第十一届全国优秀科技图书奖二等 奖

书　名 骨与关节损伤（第三版）　　作　者 王亦璁 主编

出版者 人民卫生出版社　　责任编辑 陈懿

第十一届全国优秀科技图书奖评选委员会　　中华人民共和国新闻出版总署主办

主　任 [handwritten signatures]

骨与关节损伤

Fractures and Joint injuries

第5版

全国优秀畅销书证书

人民卫生出版社：

你社出版的《骨与关节损伤》一书，经我会评选委员会评审，被评为2001年度全国优秀畅销书。

特发此证书。

中国书刊发行业协会

二〇〇一年十二月

骨与关节损伤

Fractures and joint injuries

第5版

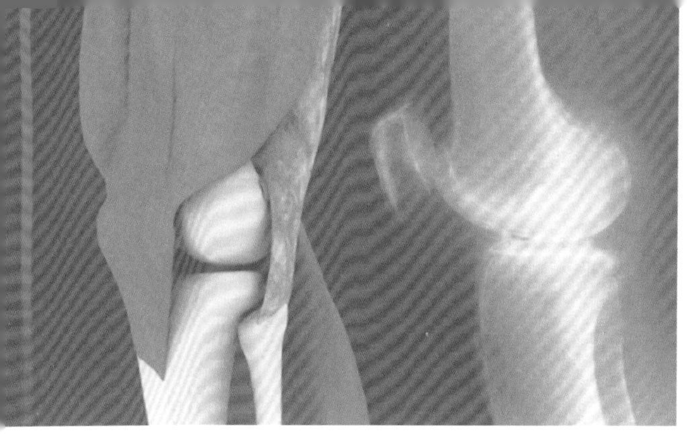

骨与关节损伤

FRACTURES AND JOINT INJURIES

第5版

主　编　王亦璁　姜保国

副主编　刘　沂　沈惠良

人民卫生出版社

编委名单

王天兵　北京大学人民医院
王正国　第三军医大学附属大坪医院　野战外科研究所
王亦璁　北京大学第四临床医学院北京积水潭医院
王安庆　中国康复研究中心北京博爱医院
王健全　北京大学第三医院运动医学研究所
王澍寰　北京大学第四临床医学院北京积水潭医院
王树锋　北京大学第四临床医学院北京积水潭医院
方绍孟　青岛市骨伤医院
付小兵　解放军总医院第一附属医院
付中国　北京大学人民医院
田光磊　北京大学第四临床医学院北京积水潭医院
田　文　北京大学第四临床医学院北京积水潭医院
田得祥　北京大学第三医院运动医学研究所
沈惠良　首都医科大学宣武医院
刘　沂　北京大学第四临床医学院北京积水潭医院
刘利民　首都医科大学宣武医院
李　刚　香港中文大学医学院
陈山林　北京大学第四临床医学院北京积水潭医院
张力丹　北京大学第四临床医学院北京积水潭医院
张殿英　北京大学人民医院
周乙雄　北京大学第四临床医学院北京积水潭医院
周东生　山东省立医院
周志道　北京京煤集团总医院
杨荣利　北京大学人民医院
姜保国　北京大学人民医院

敖英芳　北京大学第三医院运动医学研究所
郭　源　北京大学第四临床医学院北京积水潭医院
郭晓忠　北京大学第四临床医学院北京积水潭医院
侯筱魁　上海交通大学医学院附属第九人民医院
夏和桃　北京骨外固定技术研究所
徐海林　北京大学人民医院
崔寿昌　中国康复研究中心北京博爱医院
程晓光　北京大学第四临床医学院北京积水潭医院
雍宜民　首都医科大学宣武医院
薛　峰　北京大学人民医院

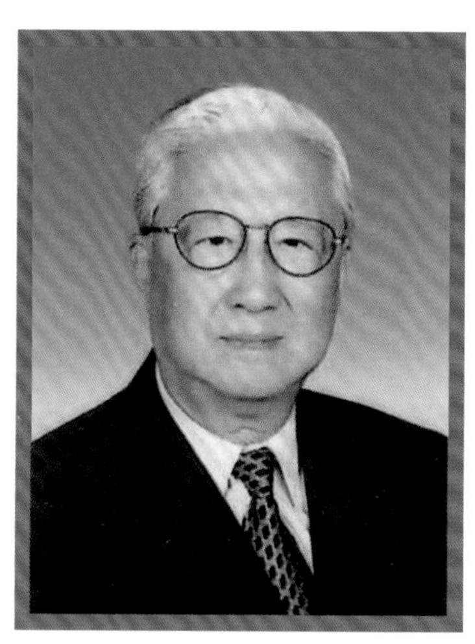

主编简介

王亦璁教授　1927年10月4日出生于北平（北京），1947年就读于北京大学医学院医疗系，1954年2月毕业后任职于北大医院外科，任住院医师。1957年，调入北京积水潭医院后，先后任职住院医师、主治医师、创伤骨科副主任，为积水潭医院骨科发展作出了卓越贡献。

王亦璁教授曾历任北京积水潭医院创伤骨科副主任、医院副院长、北京创伤骨科研究所所长、北京医科大学教授、中华医学会创伤学会副主任委员、第一、二届骨与关节损伤学组组长、中华骨科学会内固定学组组长、中国康复协会副理事长、中国医学基金会理事、中华骨科杂志副主编、中华创伤杂志副主编、中华外科杂志编委等重要职务。1988年获北京市有特殊贡献的专家称号，享受国务院政府特殊津贴，2011年获得中华医学会创伤分会"终生成就奖"。

王亦璁教授从事创伤骨科医疗、科学研究及医学教育五十余载，积累了极为丰富的理论和实践经验，尤其在骨与关节损伤和膝关节外科方面造诣颇深，不仅救治了大量的危重疑难患者，而且注重总结经验，并将其升华为理论。多年来笔耕不辍，在国内外杂志上发表了论文70余篇，主编了《骨与关节损伤》、《创伤早期处理》、《膝关节外科的基础和临床》等多部著作，四次荣获市级科技进步奖。20世纪60~70年代，王亦璁教授和家人一起下放到甘肃的偏僻山区，在艰苦的工作和生活环境中，继续从事着骨科医疗工作达8年之久。《骨与关节损伤》一书是王亦璁教授70年代在甘肃山区下放期间，在工作、生活和家庭处境极为困难的情况下，凭借执著追求的敬业精神完成了初稿。1977年返京后，组成编著小组，修订完成这本著作。这本书迄今为止已多次再版，是一部非常优秀的骨科专著，在国内骨科学界有着广泛的影响，受到广大骨科同仁的高度赞誉，长期以来为我国创伤骨科医师队伍的全面成长一直发挥着重要的作用，国内诸多医疗单位和机构将该书列为骨科医师的必读参考书，乃至成为医师晋升、研究生考试的重要评审依据。此专著深受骨科同仁的重视和喜爱，因其封面为白色书皮，被广大骨科医师称为"白皮书"。整本专著以辩证的思维来引导读者，辩证法在本书的编写思想中占有极其突出的地位，其中，认真宣扬了人文主义精神，在论述中屡屡提醒临床医师要养成"从患者的角度考虑问题"的习惯，这些观点从现在的社会环境来看是极其必要的。

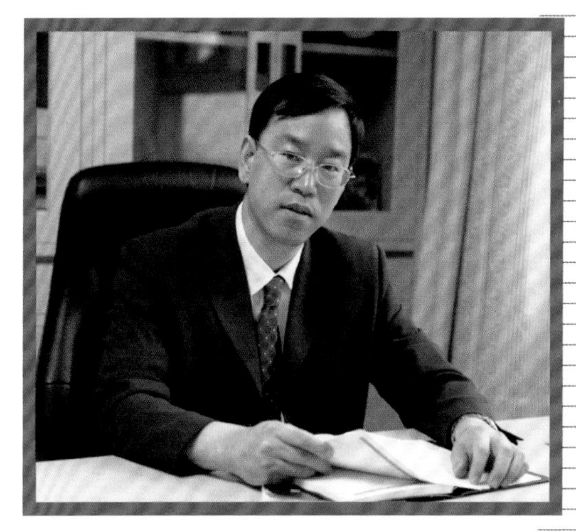

主编简介

姜保国 医学博士，教授，博士生导师。现任北京大学医学部副主任，教育部211工程重点学科——北京大学骨科学术带头人，卫生部国家重点专科——北京大学人民医院骨科学科带头人，北京大学人民医院创伤骨科主任，北京大学交通医学中心主任。兼任中华医学会常务理事、中华医学会创伤学分会候任主任委员、中华医学会骨科学会秘书长、常委、国际矫形与创伤外科学会（SICOT）中国分会副主席、中国医院协会大学附属医院分会主任委员、卫生部临床路径骨科专家组组长、中华医学会创伤学会骨与关节损伤学组组长、中华医学会骨科学分会创伤学组副组长、中华医学会骨科学分会足踝外科学组副组长、北京市创伤学会主任委员、北京市骨科学会副主任委员。并担任《Artificial Cells, Blood Substitutes, and Biotechnology》编委，《中华骨科杂志》常务编委，《中华创伤杂志（英文版）》、《中华创伤杂志》、《中华显微外科杂志》、《中华创伤骨科杂志》、《中国修复重建外科杂志》、《中国骨肿瘤骨病杂志》副主编。

主要研究方向：周围神经损伤与修复、骨折愈合的生物力学、关节周围骨折临床诊治和严重创伤救治规范的研究与推广。近年来先后主持承担国家自然科学基金（3项）、北京市自然科学基金、科技部863项目、科技部973项目（子课题）、卫生部"十五"科技攻关课题、科技部"十一五"科技支撑计划、卫生部公益行业专项课题、北京市科委重大课题研究专项等多项课题研究，2006年度获国家杰出青年基金资助。累计获得科研经费3000余万元。先后在国内外学术期刊上发表学术论文280余篇，在国外SCI收录杂志上发表研究论文33篇。获国家发明专利6项，获教育部高等学校科技发明一等奖1项，北京科技进步三等奖2项，中华医学科技奖三等奖1项。主编、主译创伤领域《创伤骨科手术图谱》、《骨盆与髋臼骨折》、《创伤骨科手术学》、《骨折固定图谱》、《创伤骨科核心知识》等著作8部。

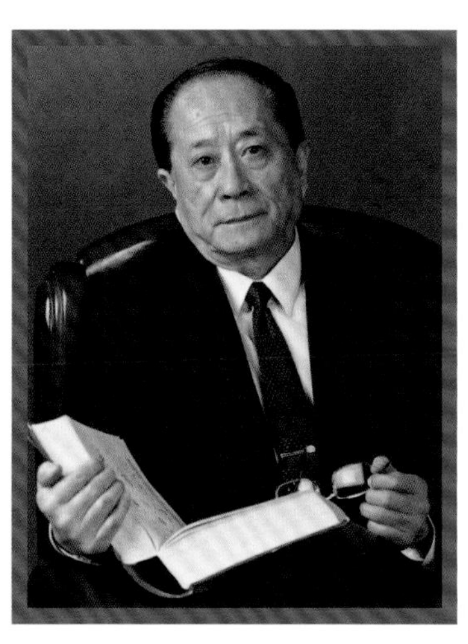

五版序言

从1980年《骨与关节损伤》面世，至今已历30个春秋。其间，再版4次，21次印刷，共出书九万余册。由此可以看出该书之价值及受同道欢迎之程度。

20世纪70年代末，由我国骨科奠基人之一孟继懋教授提议并主编一部既有原则规范，又富灵活运用与思考，既授之以鱼又授之以渔的高级骨科参考书《骨与关节损伤》。当时，骨科新秀王亦璁教授，作为孟老的主要编著助手，对此书的组织、编写、整理等方面作了大量细致的工作，于是，此书很快于1980年脱稿出版。

此书出版后很快得到同行们的认同，市场上很快销售一空，以致不得不反复重印。为了保证书的理论与技术的先进性，与时俱进的充实内容，30年来先后再版了4次。

《骨与关节损伤》一书的首版主编孟继懋教授，不幸于1980年辞世。其第2~4版均由骨科名家王亦璁教授主编完成。

正当筹措、落实该书第5版再版工作之际，2010年，王亦璁教授突然查出身罹顽疾，为确保该版的组织、编著之事顺利进行，遂邀请著名骨科专家姜保国教授共同担当主编工作。遗憾的是，在此版即将问世前夕，噩耗传来，王亦璁教授离我们而去。在怀念王教授对这部巨著的卓越贡献之余，我们悲痛不已！所好者，王亦璁教授和姜保国教授共同主编的第5版，内容之新，质量之高，足以使王亦璁教授含笑在天。

第5版《骨与关节损伤》全面介绍了骨与关节范畴内病理知识、临床诊断治疗和相关技术方法，充分反映了国内外本领域的最新进展。本版的内容涉及全身各部位骨与关节损伤的病理解剖、影像学诊断、手术及非手术治疗、功能锻炼等诸多方面，内容充实具体，涉及面广，既体现了高度的学术水平，又富于极大的实用性，可直接用于临床，指导实践。

辨证施治始终贯穿于整本专著的编写思想中，旨在通过本书的阅读，引领读者要善于辩证地看待和识别临床工作中各种具体的损伤，在进行诊断和治疗时，不要被习惯性思维所束缚，要善于打破常规、探索创新。同时，书中通过大量的图示描绘了临床工作难以用语言表达清楚的诸多实际问题，使得整版内容充满情景性和可读性，具有极高的参考价值和指导作用，这也是本书备受广大读者厚爱的重要原因之一。

衷心希望第5版《骨与关节损伤》能够成为广大骨科同道的良师益友，同时希望更多的专家学者关心本书，多提宝贵意见，希冀再版时不断完善。

王澍寰
2012年2月

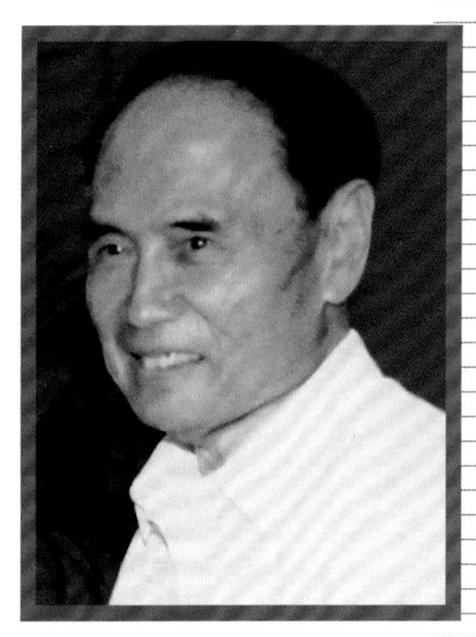

四版序言

《骨与关节损伤》是一部优秀的骨科专著，在国内骨科界有着广泛的影响，受到广大临床同仁的高度赞誉。这部专著内容丰富，条理清晰，图文并茂，论述深入，为我国创伤骨科医师队伍的全面成长，已经并将继续发挥着有益的作用。

王亦璁教授是在文革期间，身处西北山区，在工作、生活、家庭处境极为困难的情况下，凭着记忆和思考，完成了"骨与关节损伤"总论的初稿。这不仅体现了王亦璁教授执着追求的敬业精神，而且也反映出他在孟继懋教授的教导下，熏陶渐染，养成了勤于按照辩证思维的方法考虑临床问题的习惯。从多年来在临床上的成功与失败，经验和教训中，日渐形成了自己对创伤骨科问题的思维体系，和对创伤骨科学科学规律的深刻理解。作为一名应用科学工作者，这是十分难能可贵的。在一～四版的编著中，主编先后邀请了国内多位在骨与关节损伤的各个方面，有着深厚理论基础，丰富临床经验和独到见解的专家，共同完成了各版专著。这些专家各尽所能，无保留地把知识和信息奉献给读者。这是20余年来，此专著一直吸引着广大读者的重要原因。

此专著具有鲜明的风格和特色，在内容和写法上，力求全面准确地表达我国骨科前辈孟继懋教授的科学精神，如同一条主线贯穿全书，尤其在书的总论部分表达得更为精彩。这条主线就是辩证唯物主义的观点和方法：全面的观点、联系的观点、主要矛盾和次要矛盾的观点、事物在一定条件下向对立面转化的观点、具体情况，具体分析，具体对待的观点、"两分法"的观点等等。在总论章节的标题中即可见一斑，如"了解损伤形成的全过程"，"对骨折发展趋势的判断和估计"，"不要忽略多发损伤及损伤并发症"，"诊断既要及时又要作为一个过程"，"复位并非只有利而无弊"，"勿为常规所束缚"，"密切观察，及时调整"，"充分估计儿童的发育矫形能力"，"借助而不是依赖X线诊断"等等。所有这些言简意赅而又十分辩证的标题，都足以说明辩证法这一放之四海而皆准的观点和方法，在王亦璁教授的编写思想中占有极其突出的地位。该书受到广大读者的青睐，无疑与此有着重要关系。

"对20世纪我国骨折治疗的历史回顾与反思"一节，并非简单的历史事件的再评估，而应视为进入21世纪后，需要临床创伤骨科医师思考的历史借鉴。临床医师既应具备"三基"的基础、"三严"的作风，还必须学会科学地分析和哲学地概括。四版内容即使注意到以辩证的思维来引导读者，但尚难尽人意，尤其在各论部分如是。各章节在论述之末，虽多有作者的见解，也不过是一家之见，需要读者再思考、分析和概括、判断，创造性地运用。

《骨与关节损伤》第4版的内容还认真宣扬了人文主义精神。作者在论述中屡屡提醒临床医师养成“从患者的角度考虑问题”的习惯。从现在的社会环境看，极其必要。要牢记并努力实践“无德不成医”的古训。白求恩大夫早在1939年讲过一段掷地有声的话：“让我们把盈利、私人经济利益从医疗事业中清除出去，使我们的职业因清除了贪得无厌的个人主义而变得纯洁起来，把建筑在同胞们苦难之上的致富之道，看作是一种耻辱”，“更多地讨论医疗事业与国家的关系，讨论这一职业对人民的责任”。白求恩同志的这段话是医疗卫生领域里极为珍贵的精神财富，非常精辟，非常深刻，永远值得我们铭记在心，并身体力行。同时要深入学习《骨与关节损伤》一书的专业知识，并且把书中辩证思维方法真正学到手。这将有助于我们创伤骨科领域的救死扶伤事业，按照“安全、方便、优质、公平、经济”的医疗服务原则健康运行。如此，国家幸甚！人民幸甚！

郭子恒
2006年于北京

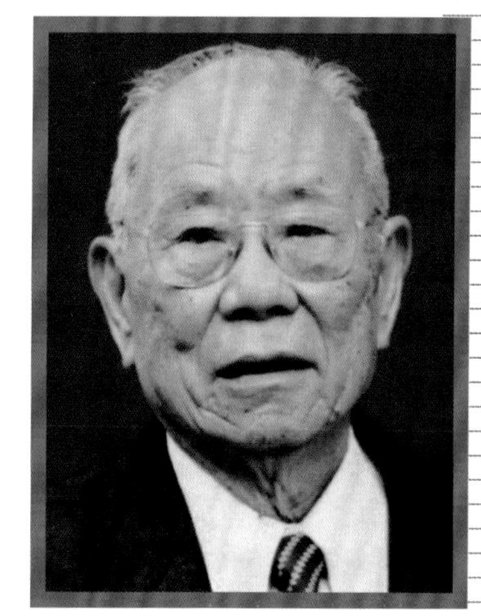

三版序言

《骨与关节损伤》是我国近20年中优秀骨科学著作之一，前两版的书早已售罄。在世纪和千年之交的时候，本书主编邀请多位新作者与原作者，更新增修大部分内容，完成了第三版。这些事实，展现本书旺盛的生命力，令人喜奋。

本书具有它独有的风格和特色。首先，各版一脉相承，贯穿发扬骨科老前辈孟继懋教授对于骨与关节损伤的认识与处理的指导思想和科学精神：诊断上要重视损伤的形成、存在及发展的全过程；治疗上要广参众法，扬长弃短，以人体正常运动的基本条件和方式为依据，不束限于常规操作和某一种技术。理论法则上要善于学习，博采精华，结合自己的实际，综合与发展，形成特点。

第二，《骨与关节损伤》一书鲜明地面向临床，理论为实用服务，内容确切少而精。强调各类损伤的应用及创伤解剖、生物力学、发生机制。具体的描述临床及影像学诊断方法和发展中的治疗原则与手段，并作了恰当的评价。总论部分，是掌握运用本书内容的重要启迪和指导，深值反复阅读。

晚近，骨科学家认为，未来骨科以生物学为基础，其聚焦点将由基于机械力学的植入物转为用再生方法恢复骨与关节的结构和功能，更多地采用生长因子及基因疗法，治愈骨与软骨的伤病。当前，高速交通迅速发展，严重复杂创伤的发生率上升，在一些国家里已成为第三位死亡原因。本书的有关章节，作了相应的深详论述，加进了一定的新资料，读者将能开阔视野，跟上进展。

蒙约写序，无比荣幸，勉为命笔。编者、作者、出版者为本书第三版付出辛勤劳动，特致崇高敬意。

冯传汉

2000年春

五版前言

30年前《骨与关节损伤》第一版问世，向广大读者表明了竭诚为专科事业的发展而努力的愿望，并展示了本专著不仅介绍同时期的专业进展，更着重于提供一条科学思维方法的特点，为读者形成自身的思路抛砖引玉。“骨与关节损伤的创伤解剖”一章，在了解具体创伤全貌，伤骨或关节本身及其周围组织的相互关系的基础上，动态分析具体创伤的发生机制、判断其发展趋势、估计其预后，用以指导治疗。这是此专著特色的范例。在2~4版中，编者尽力在逐步将此特色融入其他各章各节中，虽尚难称其成熟，但已成方向。

这30年是改革开放的30年，随着生物医学科技的快速发展，若干临床问题有了相应提高。仅就世界范围创伤骨科领域而言，诊断方面，影像学技术显示出复杂的关节内骨折(髋臼骨折等)，为治疗提供了更为精确的依据。关节镜技术日益深入，不仅范围已扩展至人体大部分关节，而且镜下手术也更为精准。骨外固定技术和设备的引进、改良和运用，也同样体现出了微创化的境界。内固定器材的改进首先在于固定观念的改变，决定了固定器材在材料和构形上的更迭。锁定加压钢板避免了钢板下皮质骨的血运损害，且对骨质疏松患者的骨折固定更为可靠。锁定髓内钉更加有效地控制骨折断端的分离以及旋转。计算机辅助手术导航系统的应用和逐步提高，更步入了“生物学固定”的平台，使患者的正常生理状态尽少受到干扰。已应用于人工假体置换的测定、规划、指导安放和评估；定位置放椎弓根螺钉；协同定位锁定髓内钉的入点和远端锁定点等。这一切措施不但在逐步消除既往的缺陷，也在改进尚存的不足，使这一学科得以迅速发展。

但科技上的任何进步与发展都是相对的，阶段性的，必然有其局限性。因此，在认识上、认可程度上保持客观、冷静十分必要。在学习并应用这些新设备、新工具以及新器材之前，更重要的是要了解：这些发展形成的理念是什么？在强势市场经济的笼罩下，还有无另一方面的影响？

在当今一项热门话题“微创术”中，讨论所及多为微创技术，很少涉及微创意识。1983年英国Wickhim首先提出微创外科这一观念，1987年法国Philip Moreut开始第1例腹腔镜下胆囊摘除术，1991年国内苟祖武始引进。而在骨外科系统更为落后，最具有微创条件的关节镜技术和骨外固定技术被多数骨科医师视为“小技”，不屑一顾；而骨外科的微创又常被误导为“小切口外科”。不从“以尽可能小的治疗代价换取尽可能多的治疗效果”这一根本的微创理念出发，往往是舍本逐末。

Elizarov 于 20 世纪后期所建立的治疗骨科伤病的思想是:原位组织再生、修复组织缺损与重建运动功能的“自然重建理念”。其核心在于调动人体组织自然修复的潜力:通过牵拉对组织施加的张应力重新启动组织细胞的生长潜力,以达到残缺组织的修复与功能重建。在临床上已能够运用于绝大部分的创伤、畸形和功能障碍的治疗。这一理念和技术已渐为全世界所承认,各地医务人员前往学习并推广应用者络绎不绝。而我国取经者却屈指可数。

这些理念的形成并非一个阶段性的现象,而是自然规律被认知的表达,它是一系列具体临床措施的根据,所以具有深远的意义。而一项临床措施则无从概括出其理论依据。

临床医生经过多年的实践,日渐熟悉了某类疾患的诊治知识和技巧,很容易形成以医生自我为中心的临床思维。在医疗决策中,首选个人所熟悉乃至偏爱的方法、手术。也有一些临床医生更习惯于首先以患者为中心来考虑,患者最需要解决的问题是什么?患者的全身和局部是否能够经受某种治疗、手术?患者的经济条件能否承受?纵观上述两项理念,体现出的正是以患者为中心的临床思维体系。有了医疗决策,还需要进一步从患者本身的条件来分析:自身尚存的康复条件有哪些?如何加以保护和提高?只有那些完全不具备康复条件的部件才考虑实施置换。以患者为中心的思维体系体现的是:医生的作用是帮助和促进患者自我康复。而以医生自我为中心的临床思维体系,就难以避免落入过度使用的陷阱。在现今快速发展的技术中,必须先将其形成的理念分辨清晰,切忌一味照搬。

第 5 版的各有关章节中,均尽可能将现代的相关科技发展予以介绍,提供参考。在若干专门章节中,着意介绍了微创意识、自然重建等重要理念。希望这期的内容有助于读者牢固地树立起以患者自身的康复为基本,以医务人员的治疗为手段的临床思维体系。

王亦璁

2011 年 7 月

四版前言

自20世纪步入21世纪，科学技术的发展已更加呈现出多学科相互融合的特点。生物学、信息学、物理学的跨学科结合，构建成生物智能时代(bio-intelligence age)，对外科的影响是极其明显的。外科的发展趋势终将经过微创而逐渐达到接近无创的境界。我国的外科医务人员也正在努力使自己融入这一主流。

21世纪之初，《骨与关节损伤》第三版于2001年5月面世，至2005年已印刷15次，印数近7万册。2003年8月又荣获中华人民共和国新闻出版总署颁发的第十一届全国优秀科技图书二等奖。广大读者将此书昵称为“骨科白皮书”。面对这一形势，作者深感不安。唯恐此专著不足以反映创伤骨科科技形势的发展，难以满足临床医师的需要。为此，经与其他作者及出版社磋商，决定对三版的内容进行充实和修订，编著本书的第四版。

学科的发展，是在前人成就的基础上，凭借相关科学提供的信息和条件，不断总结升华，努力探索创新而形成的。在专著中介绍和提供信息，不是罗列形形色色的科技理论和技术，任凭选用。而应该进行有分析，有条理的引导，成为一台启动思考的发动机。编著者的见解和评论，即使是权威性的观点，也不可能是绝对正确的。但它至少是一家之见，可以抛砖引玉。作者的一家之言无异于与读者一场对话的开场白，当读者有了自我见解之后，才能引发争论、辩解、联想……，真理必定是愈辩愈明的。读者从阅读中所得到的，将不仅是点点滴滴的知识，而是探求真理的一些思路。因此，第4版的内容在提供现代信息的基础上，仍以思维引导为主线，启动读者的分析和判断，自己作出决策。

自第一版始，我们一直在努力遵从并学习应用辩证的思维，对骨与关节损伤的各类问题加以探讨和阐述。就本专著中涉及最多的骨折而论，不了解伤前状态，就难免遗漏掉自身存在的骨折内因。不了解和分析骨折与周围组织之间的相互关系及影响，就无从判断损伤的严重程度及其发展趋势。不结合受伤原因及骨折本身的条件，对创伤机制进行分析，就难以掌握骨折形成的过程，从而制定出切合实际的治疗方案。不考虑伤者的全身状态而仅仅顾及骨折局部，就可能因小失大，甚至全盘皆输。不对骨折的发展趋势进行细致的分析，包括近期的走向和远期的预后，就无法采取有针对性的预防措施，减少并发症的发生机会或程度。当然其中有些内容需要通过治疗期的严密观察才能判明。对骨折的具体情况，具体分析，明确骨骼与相关连组织的相互关系和正负面的影响，分清治疗各期中的主要矛盾和次要矛盾，全面、动态地掌握骨折的发展趋势等等，这些辩证法的基本法则在临床实践中的运用，不仅实实在在地提高了治疗的质量，而且对我们自己在理论认识上也大有裨益。

现代医学已愈来愈体现出人文主义的精神，从“生物 - 社会 - 心理”这一新型医学模式的高度来审视，微创外科不应该只视为技术的革新，而是以人为本的人文主义的具体体现。医生首先必须时刻铭记：自己所治疗的对象是人，是有生命的、有思想的、活在社会上的人，而不是被修理的物件。医生能够做到的只是为患者创造或提供一定的有利于康复的条件。不言而喻，微创意识应该是临床决策中的重要砝码。有了它，才会有多渠道、多样化的微创方式，更安全有效地为患者解除疾痛。我们在四版的编著中，注意到了突出“微创意识”的特殊意义，并增加了“关节镜技术”、“骨外固定技术”、“骨质疏松与骨折”等章节的篇幅。

除现代理论和技术的介绍外，临床实践的具体经验也大有其可借鉴的价值。为此，我们邀请了一批正在临床第一线起重要作用的中青年医师参与了编著。除新增 5 章外，1/3 的篇章更换了作者。我们特向三版的原作者冯雨亭、崔甲荣、董天祥、荣国威、王承武、范源、陈展辉等致以衷心的感谢，他们曾为读者带来丰富而实用的知识，功不可没。

在医学和哲学两方面，我们的水平同样有限，书本上的阐述即使合乎辩证法，也只能是纸上谈兵。只有通过读者自己的辩证思维，才能达到融会贯通，使之成为解决实际问题的武器。我们再次奉告读者，切忌“照猫画虎”，“对号入座”。我们更希望读者在读后或实践后有所反馈，帮助我们改进不足，乃至纠正错误，以正视听。

王亦璁

2006 年 6 月

三版前言

骨与关节损伤一书二版问世已近十年，其间，有关骨科学的多方面进展不仅反映在临床治疗方法上，也涉及若干基础理论、治疗原则的修正和更新。为使本书能一如既往，继续为读者所用，作者在第三版作了大幅度的改编。三十三章中，半数为新著或增著。三十四位作者中，十位是新邀请的专家，他们对各自所撰写的内容，均有深刻的理解和丰富的临床经验。

本版仍力求在写法上体现出孟教授在一版中所提出的科学精神。尽管某些地方上难以恰如其分地表达出这种精神，但我们希望读者仍能领略其内涵，从各种学派活跃的思路中感受启示，而不要限于对号入座式的模仿。在本版各章节中，基本保留了有关历史背景的介绍。对一些在各个历史阶段中起到过重要作用，但已为新的内容所取代了的理论、原则和方法，进行复习及反思，不仅有益于认识有关事物的发展规律，而且也可引为借鉴，活跃自己的思路。

现代骨科学的进展，突出表现在诊治手段的现代化，精确、安全、高效。在本版若干章节中，均有所反映。但医疗手段的现代化既非医疗水平提高的唯一前提，也非问题的核心。临床医师不能只满足于设备先进，得心应手，而必须首先对患者进行全面的分析和客观的评估，才能在治疗上做出科学的选择。即使在本书多数章节中，列有适应证和禁忌证的条款，也仅仅是作为参考。对每个患者的治疗，同样存在思路得当与否的问题。

本书作者之一门振武医师在世时所撰写的章节中，有些迄今仍有其实用价值。本版保留了两节，仅做了必要的修改。

本版部分照片分别由徐均超、张纯才、张双喜、夏和桃、袁文、熊传芝等医师提供，为本书增色不少，谨致谢忱。

卫生部前副部长郭子恒同志以其哲学和骨科学家的双重洞察力，自本书编著之始，即给予了极大的关注。不仅在编著的指导思想上注入了旺盛的活力，而且在专业内容上也提出了许多关键的意见。这是本书得以倍受广大读者厚爱的重要原因之一。我们尊重他本人的意见，在第三版不再列为本书的主编。但他对本书的指导价值将与书共存。

王亦璁

2000年8月

二版前言

1980年本书的总论部分出版，而孟继懋教授却在即将出版前与世长辞。孟继懋教授是我国最早从事骨科，影响极大的老一辈专家，他的学生遍及全国各地。他治学严谨，十分重视基础理论的研究；在临床工作中，他一贯强调具体病情，具体分析，区别对待的科学精神，我们深得其益。

在总论部分的前言中，他指出了青年医师在得到数年的严格训练后，如何进一步深造，以真正掌握骨与关节损伤的临床规律而必须重视的三个方面。这三个方面针对性十分明确，具有远较一个学科更为广泛而深远的意义。在我们继续完成的各论部分中，也力求能体现出这些精神。但限于能力和条件，尚难尽人意。

参加本书编著的医师中，大多数都曾直接受教于孟继懋教授，在不同程度上受到了熏陶。重新修订总论部分，并继续完成各论部分的编著，既是表示我们对他的崇敬和怀念，也是按照他生前的夙愿，努力传播知识，引导青年医师用正确的理论指导实践，不断提高医疗水平。

书中不妥或不足之处在所难免，请读者批评指正。

王亦璁

1988年10月

一版前言

骨与关节损伤是和人们的劳动、生活有密切关系的常见病、多发病。这类疾病的诊断和治疗，一般不很困难；经过三、四年严格训练的青年医师，大多能基本掌握。但怎样才能在这一基础上，对骨与关节损伤有更深入的了解？在处理上更能运用自如？我认为至少有三方面的问题值得重视：

要善于辩证地识别和对待各个具体的损伤。在诊断上要看到其形成、存在和发展的全过程，在治疗上要学会对不同的方法扬其长、弃其短，不为常规所束缚。

要善于运用矫形的原则来指导骨与关节损伤的治疗。了解人体正常运动的基本条件和方式，并以之作为判断和治疗的依据。不把自己局限在单纯的技术操作上。

要善于学习国内、外各家的长处和经验，把论据充分的理论引为借鉴；把确已行之有效的方法取为己用。从各种学派的活跃的思路中领受启示，对已熟悉的东西不断改进，不断发展，以形成自己的特点。

为此，我们编写了这本书。书中主要介绍了我们自己的认识、经验和教训，兼及一些近年来国外的有关进展，奉给读者，特别是有了一些临床经验的青年专科医师作为参考。

由于编写这本书主要是针对临床上存在的问题，而避免作泛泛的介绍，因此，在内容上不求概括完全，在写法上也不求条陈一律。但在大部分章节中，前后则多根据需要反复引述，相互补充，以图在思路上较为系统。这种写法，我们缺乏经验，文字繁复，恐在所难免。

编写这本书的过程，实际上也是我们自己朝着上述三个方面学习提高的过程。因此，在观点上可能有不妥之处，请读者批评指正。此外，近年来各门学科技术发展迅速，我们对许多新的知识缺乏认识，也需要和读者共同学习钻研，并从实践中去检验提高。

十余年来，由于“四人帮”所造成的恶劣影响，致使我院资料遭受严重损失。术中应引用的若干资料残缺不全，有些不得不以线条图代替，深以为憾。不足之处，当于今后改进。

孟继懋

1979年春

目　录

FRACTURES AND JOINT INJURIES

上篇　总　论

第一章　骨与关节损伤的病理生理……付小兵　衷红宾　3
第一节　骨软骨与肌肉组织的结构……4
一、骨的结构与发育……4
二、骨的血液供应……7
三、软骨的组成……8
四、关节软骨的生物力学性质与损伤……8
五、肌肉的构成……9
六、肌肉损伤……10
第二节　骨与关节的生物力学……10
一、基本概念……10
二、关节生物力学概论……14
三、髋关节生物力学……14
四、膝关节生物力学……15
五、踝关节与足生物力学……17
六、脊柱生物力学……17
七、肩关节生物力学……18
八、肘关节生物力学……19
九、腕关节及手部生物力学……19
第三节　骨关节创伤后的全身反应……21
一、严重创伤后的神经内分泌反应……21
二、严重创伤后的代谢变化……23
第四节　骨折损伤的病因与修复……26
一、骨组织的构造……26
二、骨损伤病理及愈合……28
三、骨损伤修复中的基因学改变……30
四、影响骨折愈合的主要因素及促愈合措施……30
五、促进骨折愈合的主要措施……31
第五节　软骨组织创伤的病理及修复……32
一、透明软骨的组织结构与分布……32

二、软骨损伤后的修复与促修复措施……32
三、影响软骨生长与损伤修复的主要因素……33
第六节 肌腱与韧带创伤的病理及修复……34
一、肌腱与韧带的基本结构……34
二、肌腱与韧带损伤后的修复……34
第七节 骨关节周围组织损伤的病理及修复……34
一、皮肤的损伤与修复……34
二、外周神经的损伤与修复……40
三、外周血管的损伤与修复……43
四、肌肉组织损伤与修复……44
第八节 脊髓损伤的病理与修复……44
一、脊髓损伤的病理改变(实验观察)……44
二、脊髓损伤后的继发损伤和生化改变……50
三、人体脊髓损伤的病理改变……50
四、脊髓损伤的修复(实验观察)……52

第二章 骨与关节损伤的创伤解剖……王亦璁 55
一、了解创伤解剖的目的……55
二、骨折的创伤解剖……56
三、对创伤机制的分析……62
四、对骨折发展趋势的判断和估计……62
五、关节稳定性的维持……70
六、关节脱位的创伤解剖……77

第三章 骨与关节损伤的影像学诊断……程晓光 82
第一节 X线平片……82
一、骨折的X线平片……82
二、关节损伤的X线平片……84
第二节 计算机体层摄影……86
第三节 磁共振成像……88
第四节 放射性核素显像……93
第五节 超声诊断……94
第六节 合理选择应用影像学诊断……95

第四章 骨折的非手术治疗……王亦璁 96
第一节 选择合理治疗的依据首先在于确切的诊断……97
一、询问病史的要点……97
二、主要体征和典型体征……97
三、了解损伤形成的全过程……98
四、不要忽略多发损伤、合并损伤及损伤并发症……99
五、诊断既要及时,又要作为一个过程……99
六、把误诊和漏诊率减少到最低限度……100
第二节 骨折复位……104
一、骨折是否需要复位……104
二、把复位的要求与可能统一起来……105

三、手法复位……109
第三节　骨折的保护与固定……117
一、骨折固定的理由……117
二、石膏外固定……117
三、牵引……122

第五章　骨折内固定……张殿英　127
第一节　骨折固定的理由……127
第二节　内固定手术的适应证……128
第三节　AO内固定技术……128
一、加压作用的固定……129
二、支撑作用的固定……136
第四节　骨折治疗从AO到BO的进展……137
一、生物学固定的原则……138
二、对骨干骨折的复位……138
三、对骨干骨折的固定……139
四、BO新概念……140
第五节　髓内钉固定……141
一、髓内钉的类型……142
二、髓内多钉固定……142
三、带锁髓内钉……144
四、关于扩髓……145
第六节　特殊部位骨折的内固定……146

第六章　骨外固定技术……夏和桃　150
第一节　骨外固定概念及简况……151
一、现代骨外固定概念……151
二、现代骨外固定简况……151
三、骨外固定器结构与性能的改进……152
第二节　组织再生与应力法则……153
第三节　外固定器的力学生物学原理……155
一、外固定器构型及要求……155
二、外固定器构型的力学特点……156
三、外固定器力学作用方式……157
四、骨外固定器刚度对骨折愈合的影响……157
第四节　骨外固定的优、缺点……159
第五节　骨外固定适应证与禁忌证……159
第六节　创伤骨科常用外固定器构型……160
一、外固定器构型的选择……160
二、组合式外固定器常用构型……161
第七节　骨外固定基本操作技术……163
一、术前准备……163
二、操作要点……164
三、术后治疗……165
四、外固定器的拆除……165

第八节 骨外固定微创概念及原则……166
一、骨外固定微创概念……166
二、骨外固定微创原则……166
三、骨外固定微创意识……168
四、疗效评估标准……169
第九节 骨外固定的个性化原则……169
第十节 骨外固定同期治疗原则……170
第十一节 骨外固定并发症防治……170

第七章 骨与关节损伤的康复……王亦璁 王安庆 174
第一节 骨与关节损伤的康复……174
一、骨关节损伤康复的重要意义……174
二、树立早期康复的观念和意识……175
三、骨关节损伤后康复原则与作用……175
四、骨关节损伤后引起的重要功能障碍与原因……176
五、评定在骨关节康复中的地位……177
六、康复协作组是骨科康复的组织形式……177
七、骨关节损伤的康复方法……178
八、骨关节功能障碍的后期手术处理……180
九、矫形器的应用……181
第二节 康复的基础——自身功能锻炼……181
一、功能锻炼的主要目标……181
二、主动活动为主,被动活动为辅……184
三、有利的和不利的主动活动……184
四、肢体重力作用的利用……185
五、过渡阶段的锻炼……186
六、效果的检验……186

第八章 骺板损伤……郭 源 189
一、长骨骨骺的发育与组织结构……189
二、骺板损伤的分类……192
三、骺板损伤的诊断……198
四、骺板损伤的处理原则……202
五、骺板损伤并发症及其处理……204

第九章 开放骨折……付中国 208
一、正确辨认开放骨折的皮肤损伤……209
二、充分清创是治疗开放骨折的关键……214
三、骨折的有效固定……215
四、闭合伤口、消灭创面……222
五、合理地使用抗生素……230
六、开放骨折感染的早期处理……231

第十章 火器伤……王正国 李兵仓 234
一、影响和决定伤情的因素……234

二、火器伤的病理特点……237
三、火器伤的救治原则……239

第十一章　皮肤损伤与创面修复……方绍孟　241
第一节　皮肤损伤的分类……241
第二节　开放性骨折皮肤损伤的处理原则……242
第三节　闭合性骨折皮肤损伤的处理原则……243
第四节　一期闭合伤口修复创面……243
一、无张力下的直接缝合……243
二、游离植皮……243
三、皮瓣转移……244
四、带蒂组织瓣移位术……246
五、常用吻合血管的游离组织瓣移植术……273
第五节　延迟一期闭合伤口、消灭创面及 VAC 治疗……276
第六节　晚期闭合伤口、消灭创面……279

第十二章　骨折愈合……姜保国　王天兵　282
第一节　骨折愈合的分期……283
一、撞击期……283
二、诱导期……283
三、炎症期……283
四、软骨痂期……284
五、硬骨痂期……284
六、重建期……285
第二节　骨折愈合过程……286
一、具有外骨膜的长管骨的愈合……286
二、松质骨的愈合……287
三、绝对稳定内固定中的骨折的愈合……287
第三节　骨折愈合新概念……287
一、引导性骨再生……287
二、骨折渗液……288
三、初始骨痂反应……288
第四节　骨生长因子与骨折愈合……289
第五节　骨折愈合的类型……292
一、直接愈合……292
二、间接愈合……293
第六节　骨折愈合的条件……294
一、不同固定及生物力学条件……294
二、血供……296
三、氧分压……299
第七节　影响骨折愈合的因素……299
一、全身因素……300
二、局部因素……300
第八节　促进骨折愈合的物质……301
一、脱钙骨基质、骨基质明胶及骨形态发生蛋白……301

二、生长因子复合物……302
三、骨髓……302
第九节　促进骨折愈合的方法……303
一、骨移植……303
二、骨替代物……305
三、骨质疏松性骨折药物治疗……307
四、骨折愈合的电刺激及超声治疗……307
五、组织工程和基因治疗……308

第十三章　组织再生与自然重建理念……李　刚　311
第一节　组织再生与自然重建理念……311
第二节　再生重建的生物学基础……313
一、牵拉成骨理论……313
二、牵拉成组织理论……314
三、骨再生理论……315
第三节　再生重建的应力法则……315
第四节　微创意识……316
第五节　个性化原则……317
第六节　同期治疗原则……319
第七节　再生重建的临床意义……321
一、临床应用……321
二、使用策略……321
三、再生重建对医疗模式的启示……322
第八节　小结……322

第十四章　骨折不愈合……刘　沂　325
一、影响骨不愈合的因素……326
二、骨折的病理分型……328
三、骨折不愈合的治疗……329
四、作者推荐的治疗方法……343

第十五章　骨折畸形愈合……王亦璁　348
一、骨折畸形愈合——非功能位愈合……349
二、充分估计儿童的发育矫形能力……349
三、骨折畸形愈合引起的功能障碍……350
四、功能障碍的代偿……351
五、与畸形愈合有关的晚期并发症……352
六、矫形术的应用……354
七、其他改进功能的方法……359
八、防止畸形愈合的发生……362

第十六章　多发骨关节损伤……张殿英　365
一、概况……365
二、伤因及损伤特点……366
三、并发症及合并损伤……367

四、容易发生延迟诊断或漏诊的几种情况……369
五、治疗上存在的矛盾……369
六、骨折内固定的地位……374
七、严重开放骨折的治疗特点……374
八、严重多发伤中骨折的治疗方针……375

第十七章　交通伤……王正国　382
一、流行病学……382
二、伤情特点……386
三、急救和治疗……386
四、个人防护……387

第十八章　骨质疏松性骨折……张殿英　389
第一节　骨质疏松症概论……390
一、骨质疏松症的定义……390
二、骨质疏松症病理学特点……390
三、骨质疏松症的生物力学特点……393
四、骨质疏松症的流行病学……394
五、骨质疏松症的诊断……395
六、骨质疏松症的治疗……396
七、骨质疏松症的社会经济学……399
第二节　骨质疏松性骨折……399
一、骨质疏松性骨折的愈合……399
二、骨质疏松性骨折的治疗……400
第三节　骨质疏松性骨折的外科治疗……401
一、髋部骨折的治疗……401
二、骨质疏松性脊柱骨折……404
三、桡骨远端骨折……408
四、肱骨近侧端骨折……409
第四节　术后康复及治疗骨质疏松……410

第十九章　人工全髋关节置换术后股骨假体周围骨折……周乙雄　吕　明　412
一、历史背景……412
二、发病率……413
三、病因……413
四、临床特点……414
五、分型……414
六、治疗方法……416
七、治疗方案的制订……419

第二十章　关节损伤及关节软骨组织工程……王天兵　424
第一节　关节的基本结构与功能……425
一、关节囊和韧带……425
二、滑液……425
三、关节软骨……425

四、关节的其他结构……426
第二节 关节的运动……427
一、关节运动的基本形式……427
二、影响关节运动的因素……427
第三节 关节损伤的分类及病理改变……428
一、关节损伤的分类……428
二、关节损伤的病理改变……429
第四节 关节损伤的诊断原则……430
一、病史采集与分析……430
二、关节的物理检查……430
三、关节的辅助检查……431
第五节 关节损伤的治疗……431
一、开放性损伤的治疗……431
二、闭合性损伤的治疗……431
第六节 关节软骨损伤的治疗……432
一、关节软骨表层损伤的治疗……432
二、全层软骨损伤的治疗……432
第七节 其他关节结构损伤的治疗……434
一、韧带损伤的治疗……434
二、关节软骨盘损伤的治疗……435
三、关节内骨折……436
第八节 关节损伤的并发症及其防治……436
一、早期并发症……436
二、晚期并发症……437
第九节 关节软骨组织工程……438

第二十一章 关节镜技术在关节损伤中的应用……侯筱魁 441
第一节 关节镜外科的概念及历史沿革……442
第二节 急性关节损伤与关节内骨折的关节镜手术……442
一、急性关节损伤的早期关节镜手术……443
二、关节内骨折的关节镜手术……445
第三节 关节软骨损伤的关节镜手术……452
一、骨软骨骨折的关节镜手术……453
二、骨髓刺激技术……453
三、骨膜移植……454
四、自体骨软骨镶嵌移植成形术……455
五、异体骨软骨移植……457
六、细胞治疗……457
第四节 膝半月板损伤的关节镜手术……458
一、关节镜下半月板部分切除术……458
二、关节镜下半月板修复……459
三、关节镜下半月板移植术……461
四、关节镜下应用生物学技术修复半月板缺损……462
第五节 膝关节交叉韧带损伤的关节镜手术……463
一、前交叉韧带(ACL)的关节镜下重建……464

二、后交叉韧带(PCL)的关节镜下重建……465
三、应用人工韧带重建交叉韧带……466
第六节　肩关节损伤的关节镜手术……466
一、关节镜下肩袖修补术……466
二、肩关节前脱位修复术……468
三、上盂唇损伤修复术……468

第二十二章　创伤骨科的微创意识及微创术式……刘　沂　郭晓忠　张力丹　470
第一节　微创外科技术的发展与展望……470
第二节　微创观念的认识……471
一、骨科固定技术观念的改变和微创技术的发展……471
二、如何认识微创外科技术……472
三、微创外科技术在骨与关节损伤中的应用……473
第三节　计算机辅助骨科手术……483
一、工作原理和功能特点……484
二、工作程序……484
三、导航方式与进展……485
四、在骨与关节损伤中的应用……485
五、问题和展望……486
第四节　微创人工关节置换术的临床应用……486
一、微创技术概述……486
二、微创技术在人工全髋关节置换中的应用……488
三、计算机导航在微创髋关节置换术中的应用……490

第二十三章　疲劳性骨膜炎和疲劳骨折……田得祥　497
一、病因……497
二、损伤机制和病理……498
三、疲劳性骨膜炎及骨折的影像学诊断……498
四、常见的疲劳性骨膜炎和疲劳骨折……499

第二十四章　病理性骨折……杨荣利　512
一、导致病理性骨折的原因……512
二、诊断……513
三、病理性骨折的治疗……518

第二十五章　外伤性截肢及矫形器……崔寿昌　534
第一节　外伤性截肢……534
一、截肢概论……535
二、各部位截肢术的特点……545
第二节　矫形器……556
一、矫形器的分类与名称……557
二、矫形器的基本作用……558
三、矫形器治疗的适应证……558
四、常用矫形器的品种和性能……559
五、矫形器在骨关节损伤治疗中某些特殊病例的应用……565

第二十六章 创伤早期常见的并发症……刘 沂 567
第一节 创伤性休克……568
一、创伤性休克的发生机制和病理生理……568
二、创伤性休克的临床表现和诊断……571
三、实验室检查……573
四、诊断和鉴别诊断……573
五、治疗……573
第二节 脂肪栓塞综合征……577
一、发病原因……577
二、发病机制与病理生理……578
三、脂肪栓塞综合征的诊断……583
四、脂肪栓塞综合征的治疗……586
第三节 骨筋膜室综合征和挤压综合征……588
一、骨筋膜室综合征……588
二、挤压综合征……599
第四节 特异性感染……604
一、破伤风……604
二、气性坏疽……606
第五节 深静脉血栓形成……607
一、病理特点……607
二、临床表现和分类……608
三、诊断……608
四、预防……609
五、治疗……609
六、后遗症……611

第二十七章 肢体骨与关节损伤局部并发症……刘 沂 613
第一节 复杂性区域性疼痛综合征……613
一、发病率……614
二、病因和发病机制……614
三、临床表现……614
四、诊断……615
五、鉴别诊断……616
六、治疗……616
七、预后及预防……617
第二节 关节僵直……617
一、创伤病理特点……618
二、诊断和分类……619
三、治疗……620
第三节 异位骨化……622
一、病因……622
二、临床表现和分类……623
三、治疗……624

第二十八章　周围神经损伤……王澍寰　王树锋　629
一、周围神经的显微结构……630
二、神经损伤后的退变与再生……631
三、神经损伤的种类……632
四、神经损伤的原因……632
五、临床症状及检查法……633
六、神经损伤的处理原则……635
七、神经损伤的修复……635
八、移植神经的来源……638
九、影响神经功能恢复的原因……638
十、麻痹肢体的处理……639
十一、常见的神经损伤……639
十二、周围神经卡压综合征……662

第二十九章　血管损伤……王澍寰　王树锋　670
一、血管损伤处理的发展概况……671
二、血管的组织结构……671
三、血管损伤机制……671
四、血管损伤的病理变化……672
五、血管损伤诊断的主要依据……672
六、急救措施……673
七、手术治疗……674
八、术后处理……679
九、四肢血管损伤的结果……680
十、上肢动脉损伤……680
十一、下肢动脉损伤……682
十二、医源性动脉损伤……682
十三、四肢静脉损伤……683
十四、假性动脉瘤……683
十五、动静脉瘘……683
十六、血管移植物的选择……684

第三十章　创伤评分……周志道　685

下篇　各　论

第三十一章　肩部损伤……姜保国　陈建海　697
第一节　肩关节的生理运动位置……699
一、肩关节的位置……699
二、肩关节的运动……699
三、盂肱关节运动的基本形式……700
四、盂肱节律……701
五、肩胸运动……702

六、肩峰下关节的运动……703
七、肩锁和胸锁关节运动……704
第二节 肱骨近端骨折……705
一、解剖……706
二、损伤机制……707
三、骨折分型……707
四、临床表现及诊断……709
五、治疗……711
六、肱骨近端骨折的并发症……716
第三节 锁骨骨折……717
一、解剖与功能……717
二、损伤原因及外伤机制……718
三、骨折分类……718
四、临床表现及诊断……720
五、合并损伤……722
六、鉴别诊断……722
七、治疗……722
八、晚期并发症……728
第四节 肩胛骨与肩胛盂骨折……729
一、肩胛骨骨折的临床表现……729
二、肩胛骨骨折的治疗……729
三、肩盂骨折……730
四、肩胛骨脱位……736
五、肩胛胸壁分离……736
第五节 盂肱关节脱位……737
一、解剖及盂肱关节的稳定机制……737
二、盂肱关节脱位的分类及外伤机制……738
三、临床诊断……740
四、治疗……743
五、盂肱关节脱位的并发症……745
第六节 肩关节不稳定……750
一、肩关节前方不稳定……750
二、肩关节后方不稳定……754
三、肩关节不稳定的鉴别诊断……755
第七节 肩锁关节脱位……756
一、解剖……756
二、损伤机制……757
三、诊断及分型……757
四、治疗……758
第八节 胸锁关节脱位……760
一、解剖与功能……760
二、损伤原因及机制……760
三、损伤类型……760
四、临床表现及诊断……761
五、治疗……761

第九节　肩峰撞击综合征与肩袖损伤……762
一、肩袖的解剖学特点……762
二、病因……763
三、病理及分类……764
四、临床表现与诊断……765
五、治疗及预后……768
六、肩袖间隙分裂……771

第三十二章　上臂损伤……沈惠良　774
第一节　肱骨干骨折……774
一、应用解剖……774
二、损伤机制……776
三、骨折的分类……776
四、肱骨干骨折的临床症状和体征……776
五、治疗方法……777
六、并发症……782
第二节　肱二头肌、肱三头肌断裂……784
一、肱二头肌断裂……784
二、肱三头肌断裂……785

第三十三章　肘部损伤……张殿英　787
第一节　肘关节的解剖与生物力学……788
一、肘关节的骨性标志……788
二、肱骨远端……789
三、桡骨近端……789
四、尺骨近端……789
五、关节囊及韧带结构……789
六、肘关节的屈肌……790
七、肘关节的伸肌……790
八、肘关节的运动及受到的应力……790
九、肘关节的提携角……791
十、肘关节稳定性解剖和四柱学说……792
十一、活动性解剖……793
十二、损伤病理解剖……793
十三、手术解剖……793
十四、内固定与外固定解剖……794
第二节　肱骨远端骨折……795
一、肱骨髁上骨折……795
二、肱骨髁间骨折……798
三、肱骨内髁骨折……810
四、肱骨外髁骨折……812
五、肱骨小头骨折……814
六、肱骨内外上髁骨折……816
七、肱骨远端全骨骺分离……816
第三节　尺骨鹰嘴骨折……818

一、骨折分类 818
二、临床表现及诊断 820
三、治疗 820
四、预后和并发症 824
第四节 尺骨冠状突骨折 824
一、骨折分类 824
二、临床表现及诊断 824
三、治疗 825
第五节 桡骨小头骨折 826
一、生物力学及发生机制 826
二、骨折分型 827
三、临床表现及诊断 827
四、治疗原则 828
五、手术入路 831
六、手术方法及技巧 832
七、康复锻炼 836
八、并发症 837
第六节 肘关节脱位 837
一、肘关节后脱位 837
二、肘关节前脱位 839
三、肘关节内侧和外侧脱位 839
四、肘关节爆裂性脱位 840
五、单纯尺骨脱位 840
六、单纯桡骨头脱位 840
七、桡骨小头半脱位 840
第七节 复杂的近端尺桡关节骨折脱位 841
一、严重的肘关节三联损伤 841
二、经鹰嘴的肘关节骨折脱位 844
三、Essex-Lopresti 损伤 844
第八节 肘部损伤的并发症 845
一、肘关节异位骨化 845
二、创伤性骨化肌炎 846
三、创伤性肘关节强直位 846
四、肘关节骨性关节炎 847
五、骨筋膜室综合征 847
六、前臂缺血性肌挛缩 848
七、肘内翻畸形 849
八、肘外翻畸形 850
九、肘部骨折迟延愈合、不愈合 850
十、其他并发症 852

第三十四章 前臂骨折 雍宜民 曹 立 860
第一节 前臂的功能解剖和生物力学 861
一、桡骨 861
二、尺骨 861

三、前臂骨间膜……862
四、上尺桡关节……863
五、下尺桡关节……863
六、前臂的旋转肌……864
七、前臂的旋转运动……864
第二节　前臂双骨折……866
一、受伤机制……866
二、症状和体征……867
三、分型……867
四、治疗……867
五、预后……871
第三节　桡骨干骨折……872
第四节　尺骨干骨折……872
第五节　Monteggia 骨折……873
一、分型……873
二、受伤机制……874
三、症状和体征……874
四、X线检查……874
五、治疗方法……874
六、预后……875
第六节　Galeazzi 骨折……875
一、受伤机制……876
二、骨折分型……876
三、症状和体征……876
四、X线表现……876
五、治疗方法……876
六、预后……877
第七节　前臂开放性骨折……877
第八节　前臂骨折的合并症……879
一、迟缓愈合和不愈合……879
二、畸形愈合……880
三、交叉愈合……881
四、神经、血管损伤……882
五、筋膜间隔区综合征……882
六、感染……882
七、再骨折……882
第九节　创伤后前臂旋转功能障碍……883
一、发生原因……883
二、手术治疗……883
第十节　桡骨远端骨折……884
一、分型……885
二、治疗方法……885
三、手术与非手术治疗方法的选择……890
四、Colles 骨折……891
五、Smith 骨折……896

六、Barton 骨折……898
七、桡骨茎突骨折……899
第十一节 下尺桡关节脱位……899

第三十五章 腕及手部损伤……田光磊 田 文 陈山林 902
第一节 腕部损伤……903
一、功能解剖……903
二、腕骨骨折……908
三、腕骨脱位及骨折 - 脱位……912
四、腕骨不稳定……915
第二节 手部损伤……918
一、拇指腕掌关节脱位……918
二、拇指掌骨骨折……919
三、拇指掌指关节脱位及韧带损伤……921
四、手指腕掌关节脱位……923
五、手指掌骨骨折……923
六、手指掌指关节脱位及韧带损伤……925
七、掌指关节交锁……927
八、手指近侧指间关节骨折脱位及韧带损伤……927
九、远侧指间关节脱位……929
十、近节及中节指骨骨折……929
十一、远节指骨骨折……931

第三十六章 脊柱损伤……姜保国 薛 峰 935
第一节 脊柱的结构和功能……936
一、脊椎骨的形态结构特征……936
二、椎骨的连接……941
三、椎骨与椎间盘的血液供应……946
四、椎骨与椎间盘的神经分布……947
五、脊髓……948
六、脊柱的运动功能……951
第二节 颈椎骨折脱位……960
一、颈椎损伤的分类……961
二、颈椎损伤的诊断和病情评估……966
三、颈椎损伤的鉴别诊断……967
四、颈椎损伤的急救处理治疗……968
五、颈椎损伤的专科治疗……968
六、颈椎骨折脱位的常用手术技术……973
第三节 胸腰椎损伤……980
一、胸腰椎损伤的分类……980
二、胸腰椎损伤的诊断……986
三、胸腰椎骨折的治疗原则……986
四、胸腰椎骨折的内固定技术……988
第四节 椎体附件骨折及骶尾骨骨折……998
一、横突骨折……998

二、颈胸段棘突骨折 999
三、骶尾骨骨折 999
四、其他附件损伤及骨折 999
第五节 脊髓损伤 999
一、脊髓损伤的创伤病理和研究进展 1000
二、常见合并脊髓损伤的脊柱骨折 1001
三、脊髓损伤的症状和体征 1001
四、脊髓损伤的诊断 1003
五、脊髓损伤的评估标准 1005
六、脊髓损伤的治疗及进展 1010
七、脊髓损伤的并发症 1015

第三十七章 胸部创伤 ...... 付中国 1021
一、总论 1021
二、肋骨骨折 1024
三、胸骨骨折 1024
四、肺损伤 1024
五、气胸 1025
六、血胸 1026
七、气管、支气管损伤 1026
八、心脏和大血管损伤 1026
九、食管损伤 1026

第三十八章 骨盆与髋臼骨折 ...... 周东生 1028
第一节 骨盆与髋臼的应用解剖 1029
一、骨盆骨与骨连接 1029
二、盆腔与腔内脏器 1033
三、髋臼的应用解剖 1034
第二节 骨盆与髋臼生物力学 1035
一、骨盆生物力学 1035
二、髋臼生物力学 1039
第三节 骨盆骨折的急救及合并伤的处理 1040
一、抢救生命 1040
二、合并伤的处理 1042
三、骨盆骨折的急救处理 1044
第四节 骨盆骨折 1045
一、骨盆骨折的诊断 1045
二、骨盆骨折的分型 1048
三、骨盆骨折的治疗 1057
第五节 髋臼骨折 1071
一、髋臼骨折的诊断 1072
二、髋臼骨折分型 1075
三、髋臼骨折的治疗 1085
第六节 开放性骨盆骨折 1109
一、开放性骨盆骨折的分类 1110

二、开放性骨盆骨折的临床处理原则……1110
三、各级开放性骨盆骨折的处理……1111
四、术后处理原则……1116
第七节 儿童与老年骨盆髋臼骨折……1116
一、儿童骨盆髋臼骨折……1116
二、老年骨盆髋臼骨折……1118
第八节 骨盆髋臼骨折的微创治疗……1119
一、耻骨联合分离的微创治疗……1120
二、耻骨支及髋臼前柱骨折的微创治疗……1121
三、髋臼后柱骨折的微创治疗……1122
四、骶髂关节分离和骶骨纵形骨折的微创治疗……1123
第九节 骨盆髋臼骨折术后并发症……1125
一、感染……1125
二、内固定失败……1126
三、骨盆骨折畸形愈合……1126
四、骨不连……1127
五、异位骨化……1127
六、内固定物刺入关节……1128
七、骨缺血性坏死……1128
八、创伤性关节炎……1129
九、静脉血栓……1130

第三十九章 髋部损伤……沈惠良 1134
第一节 功能解剖与生物力学……1135
一、骨骼……1135
二、关节囊、韧带和血液供应……1136
三、肌肉……1138
四、髋关节的生物力学特点……1139
五、股骨头与髋臼匹配关系……1140
第二节 股骨颈骨折……1140
一、致伤原因……1141
二、分类……1141
三、临床表现及诊断……1144
四、股骨颈骨折的治疗……1144
五、青壮年股骨颈骨折特点……1156
第三节 股骨头缺血坏死及塌陷……1156
一、发生率……1157
二、症状……1157
三、诊断与分级……1157
四、治疗……1158
第四节 股骨转子间骨折……1160
一、伤因……1160
二、临床表现……1161
三、骨折分型……1161
四、治疗……1163

五、单纯的大、小转子骨折……1174
第五节 髋关节脱位和股骨头骨折……1174
一、髋关节前脱位……1175
二、髋关节后脱位……1176
三、治疗……1178
四、并发症……1184
五、陈旧性脱位……1185

第四十章 股骨干骨折 ……刘 沂 1187
第一节 股骨的解剖和生物力学……1188
第二节 股骨粗隆下骨折……1192
一、损伤机制……1192
二、常见的合并损伤……1192
三、分类……1192
四、诊断……1194
五、治疗……1195
六、病理性粗隆下骨折……1205
七、作者推荐的治疗方法……1205
第三节 股骨干骨折……1206
一、损伤机制……1206
二、常见的合并损伤……1206
三、临床诊断……1207
四、股骨干骨折的分类……1209
五、治疗……1211
六、儿童股骨干骨折的特点……1227
七、作者推荐的治疗方法……1231
第四节 股骨髁上骨折……1232
一、受伤机制……1232
二、常见的合并损伤……1232
三、股骨髁上骨折的分类……1232
四、诊断……1232
五、治疗……1233
六、作者推荐的治疗方法……1239

第四十一章 膝关节损伤 ……敖英芳 王健全 焦 晨 王 成 1243
第一节 膝关节结构及运动特点……1244
一、关节结构……1244
二、膝关节的运动……1247
三、运动膝关节的肌肉及其作用……1248
第二节 膝关节的载荷传导……1250
一、滑膜关节传导载荷的机制……1250
二、膝关节的接触面及其载荷传导……1251
第三节 半月板损伤……1252
一、半月板的功能……1253
二、半月板损伤机制及类型……1254

三、诊断……1255
四、治疗和预后……1257
五、有关膝关节半月板损伤的研究进展……1259
第四节 盘状软骨及其损伤……1263
一、盘状软骨形成的原因……1263
二、分型……1263
三、盘状软骨损伤的诊断……1263
四、治疗和预后……1264
第五节 膝关节韧带损伤及不稳……1265
一、维持膝关节稳定的因素……1265
二、韧带损伤引起的不稳定……1269
三、临床体征的检查方法……1270
四、各向不稳定形成的因素……1272
五、诊断……1273
六、急性韧带损伤的治疗……1276
七、膝关节韧带解剖重建……1280
八、膝关节交叉韧带损伤的动力学重建……1283
九、交叉韧带重建中移植物的选择……1286
十、有关膝关节韧带损伤的评估……1289
第六节 滑膜皱襞综合征……1292
一、滑膜皱襞的类型……1292
二、滑膜皱襞综合征的形成……1292
三、临床症状和治疗……1292

第四十二章 膝关节骨折脱位……沈惠良 刘 沂 王亦璁 1297
第一节 股骨髁骨折……1298
一、股骨髁的解剖特点……1298
二、临床表现和诊断……1299
三、分型和损伤机制……1299
四、治疗……1301
五、合并损伤的治疗……1306
六、股骨髁骨折畸形愈合的治疗……1306
七、预后和并发症……1306
八、术后处理……1306
第二节 膝关节软骨和骨软骨骨折……1307
一、解剖特点……1308
二、损伤机制和分类……1308
三、临床表现和诊断……1311
四、治疗……1312
第三节 髌骨骨折……1313
一、髌骨的作用及髌股关节的运动……1313
二、类型和机制……1314
三、诊断……1315
四、治疗……1316
第四节 胫骨平台骨折……1322

一、胫骨髁的解剖特点 ……1322
二、临床表现和诊断 ……1323
三、分类和受伤机制 ……1324
四、治疗 ……1326
五、手术后处理 ……1333
六、并发症 ……1333
七、预后 ……1333
第五节 膝关节外伤性脱位 ……1334
一、分类 ……1334
二、全脱位和韧带损伤之间的关系 ……1336
三、膝关节骨折脱位的特点 ……1337
四、诊断 ……1337
五、治疗 ……1338
六、可能被忽略的问题 ……1340
第六节 创伤性髌骨脱位 ……1340
一、髌股关节的解剖和生物力学特点 ……1340
二、损伤机制 ……1341
三、临床表现和诊断 ……1341
四、治疗 ……1345
五、关节内脱位 ……1345
六、上脱位 ……1346
七、髌骨垂直脱位 ……1346
八、髌骨翻转脱位 ……1346
第七节 胫腓上关节脱位 ……1347
一、胫腓上关节的解剖 ……1347
二、临床表现和诊断 ……1347
三、分类 ……1348
四、治疗 ……1349
第八节 浮膝损伤 ……1349
一、临床表现和诊断 ……1349
二、损伤机制和分型 ……1350
三、治疗 ……1350
四、儿童浮膝损伤 ……1352
五、并发症 ……1352
六、治疗结果的评定 ……1352
第九节 创伤后膝关节功能障碍 ……1353
一、创伤后膝关节功能障碍的分类及病因 ……1353
二、治疗 ……1355
三、术后康复 ……1357
四、影响手术疗效的因素 ……1358

第四十三章 胫腓骨骨折 ……刘利民 张双喜 王亦璁 1362
第一节 小腿局部解剖 ……1363
一、骨性结构 ……1363
二、骨筋膜间隔室 ……1364

三、胫骨的血液供应……1365
四、小腿手术入路……1366
第二节 小腿骨折的诊断……1367
一、受伤病史……1367
二、临床体检……1367
三、X线检查……1368
四、容易出现误诊或漏诊的问题……1369
五、骨折分型……1369
第三节 闭合骨折的治疗……1370
一、闭合复位石膏外固定……1370
二、Sarmiento功能支具固定……1372
三、牵引……1373
四、闭合穿针骨外固定器固定……1373
五、切开复位内固定……1374
六、术后处理……1382
第四节 开放性小腿骨折的治疗……1382
一、清创中容易出现的问题……1382
二、骨折固定所存在的问题……1383
三、固定方法的选择……1383
四、闭合伤口应掌握的几项原则……1387
第五节 Pilon骨折……1389
一、创伤机制……1389
二、骨折分类……1389
三、诊断……1390
四、治疗……1391
五、开放性Pilon骨折的治疗……1395
六、治疗中容易出现的问题及并发症的防治……1395
第六节 小腿筋膜间隔综合征……1396
一、诊断……1396
二、治疗……1398
第七节 小腿血管损伤……1400
一、临床特点及有关解剖……1400
二、诊断……1400
三、治疗……1401
第八节 小腿骨折的并发症及后遗症……1402
一、组织损伤及伤口感染……1402
二、骨折延迟愈合,不愈合,畸形愈合……1402
三、感染性骨不连……1405
四、关节功能障碍,创伤性关节炎……1407
五、爪状趾畸形……1408
第九节 跟腱断裂……1408
一、应用解剖……1408
二、分类……1409
三、诊断……1409
四、治疗……1410

第四十四章　踝关节损伤……付中国　徐海林　1415
第一节　踝关节功能解剖……1415
一、骨性结构……1416
二、韧带……1416
三、肌肉及神经……1416
四、运动及载荷……1417
第二节　踝关节骨折分类……1418
第三节　踝关节骨折脱位的诊断和治疗……1419
一、踝关节骨折脱位的诊断……1419
二、踝关节骨折脱位的治疗……1420
第四节　踝关节侧副韧带损伤和下胫腓联合损伤……1427
一、踝关节侧副韧带损伤……1427
二、下胫腓联合损伤……1429
第五节　特殊类型的踝关节损伤……1431
一、Maisonneuve 骨折……1431
二、踝关节损伤合并胫腓上关节脱位……1431
三、Bosworth 骨折……1432
四、Dupuytren 骨折……1433
五、无骨折的踝关节脱位……1433
第六节　创伤性腓骨肌腱滑脱……1434

第四十五章　足部损伤……徐海林　1436
第一节　足的结构及功能……1437
一、足的基本构造……1438
二、足部关节及其活动……1439
三、控制足部活动的肌肉及其功能……1440
四、足稳定性的维持……1441
第二节　距骨骨折及脱位……1442
一、距骨解剖特点……1442
二、分类……1443
三、距骨头骨折……1444
四、距骨颈部骨折……1444
五、距骨体部骨折……1446
六、距骨脱位……1449
七、距骨的缺血坏死及其治疗……1451
八、距骨骨折脱位严重损伤及并发症处理……1452
第三节　跟骨骨折……1453
一、跟骨解剖和功能……1453
二、损伤机制和分类……1455
三、损伤分类……1455
四、关节外骨折……1457
五、关节内骨折……1459
六、并发症……1464
七、跟骨畸形愈合……1465
第四节　中跗关节损伤……1466

一、中跗关节损伤 1466
二、足舟骨骨折 1467
第五节 跖跗关节脱位和骨折脱位 1469
一、Lisfranc 关节的解剖结构特点 1469
二、损伤机制 1470
三、分类 1471
四、诊断 1472
五、治疗 1472
第六节 跖、趾骨骨折及脱位 1474
一、跖骨骨折 1474
二、跖趾关节脱位 1477
三、趾骨骨折 1479
四、近侧趾间关节脱位 1479
五、籽骨骨折 1480
第七节 足部其他损伤 1480
一、足舟骨脱位及骨折脱位 1480
二、骰骨骨折及脱位 1481
三、楔骨骨折及脱位 1481
四、足筋膜间隔综合征 1482
第八节 外伤性足部皮肤缺损 1483
一、足背皮肤缺损的治疗 1483
二、足跟近端及内、外踝的皮肤缺损 1484
三、足部皮肤撕脱伤 1484
四、足部套状皮肤撕脱伤 1484

索引 1485

上篇　总　论

FRACTURES AND JOINT INJURIES

骨与关节损伤

Fractures and Joint injuries

第5版

1

第一章 骨与关节损伤的病理生理

FRACTURES AND JOINT INJURIES

第一节　骨软骨与肌肉组织的结构······4
一、骨的结构与发育······4
(一) 结构······4
(二) 细胞······5
(三) 基质······5
(四) 周围组织······5
(五) 骨的塑形······6
(六) 膜内成骨······6
(七) 骨骺······6
二、骨的血液供应······7
三、软骨的组成······8
(一) 关节软骨的组成······8
(二) 关节软骨分层······8
(三) 关节软骨老化······8
四、关节软骨的生物力学性质与损伤······8
五、肌肉的构成······9
(一) 肌肉的组成······9
(二) 肌肉的收缩与类型······9
(三) 肌纤维种类······9
六、肌肉损伤······10
第二节　骨与关节的生物力学······10
一、基本概念······10
(一) 基本概念······10
(二) 受力分析······10
(三) 骨科相关材料及其结构······11
二、关节生物力学概论······14
三、髋关节生物力学······14
四、膝关节生物力学······15
五、踝关节与足生物力学······17
六、脊柱生物力学······17
七、肩关节生物力学······18
八、肘关节生物力学······19
九、腕关节及手部生物力学······19
第三节　骨关节创伤后的全身反应······21
一、严重创伤后的神经内分泌反应······21
(一) 下丘脑 - 垂体······21
(二) 交感 - 肾上腺系统······22
(三) 甲状腺······23
二、严重创伤后的代谢变化······23
(一) 糖代谢······23
(二) 脂肪代谢······24
(三) 蛋白质代谢······25
(四) 水、电解质代谢······25
第四节　骨折损伤的病因与修复······26
一、骨组织的构造······26
(一) 骨的结构······26
(二) 骨的神经血管······26
(三) 骨的组织学······27
二、骨损伤病理及愈合······28
(一) 局部血管反应及血肿形成······28
(二) 骨折端坏死骨的吸收······28
(三) 骨痂形成······28
(四) 骨的改建和再塑······29
三、骨损伤修复中的基因学改变······30
四、影响骨折愈合的主要因素及促愈合措施······30
五、促进骨折愈合的主要措施······31
第五节　软骨组织创伤的病理及修复······32
一、透明软骨的组织结构与分布······32

二、软骨损伤后的修复与促修复措施……32
三、影响软骨生长与损伤修复的主要因素……33
第六节 肌腱与韧带创伤的病理及修复……34
一、肌腱与韧带的基本结构……34
二、肌腱与韧带损伤后的修复……34
第七节 骨关节周围组织损伤的病理及修复……34
一、皮肤的损伤与修复……34
(一) 皮肤的解剖结构与主要功能……34
(二) 皮肤软组织损伤与修复……35
二、外周神经的损伤与修复……40
(一) 有髓神经纤维的基本结构……40
(二) 外周神经的损伤和再生性变化……40
三、外周血管的损伤与修复……43
四、肌肉组织损伤与修复……44
(一) 骨骼肌的解剖特点……44
(二) 骨骼肌的损伤与修复……44
第八节 脊髓损伤的病理与修复……44
一、脊髓损伤的病理改变(实验观察)……44
(一) 脊髓损伤的基本病理改变……44
(二) 脊髓撞击伤的病理改变……45
(三) 脊髓压迫伤的病理改变……47
(四) 脊髓缺血损伤……48
(五) 脊髓锐器横断损伤……49
(六) 脊髓火器伤……49
二、脊髓损伤后的继发损伤和生化改变……50
三、人体脊髓损伤的病理改变……50
四、脊髓损伤的修复(实验观察)……52
(一) 修复的方式……52
(二) 脊髓损伤修复的方法……52
(三) 脊髓移植的现状……52
(四) 马尾损伤的修复……53
(五) 存在问题……53

骨与关节损伤是一个复杂的病理生理过程,会产生一系列损伤和修复反应,并有其特殊的修复特征与规律。骨与关节损伤造成机体代谢和功能的改变,在细胞、分子、基因水平也会发生相应的变化。

第一节 骨软骨与肌肉组织的结构

一、骨的结构与发育

(一) 结构

骨、软骨与筋膜和肌肉均由胚胎的间充质细胞(或间叶)(mesenchyme)分化而来,每个密集的间叶雏形将直接或间接地转化为骨。人体大部分骨骼由软骨成骨而来,只有少数骨为膜内成骨。正常的成熟骨组织为板层状结构,故称为板层骨(lamellar bone),成熟的板层骨可分为皮质骨和松质骨。板层骨内的胶原纤维排列规则,如在密质骨内,胶原纤维环绕血管间隙呈同心圆排列;在松质骨内,胶原纤维与骨小梁的纵轴平行排列。在未成熟或病态骨组织内可见编织骨(woven bone),编织骨组织在结构上不规则,其胶原纤维短粗,呈纵横交错,排列无规则。其骨细胞含量较多,且大而圆,组织替代过程较快。编织骨硬度较差,但柔韧性比板层骨好,编织骨在应力作用下呈规则排列。成熟的板层骨可分为皮质骨和松质骨。

1. 皮质骨(cortical bone),或称致密骨(compact bone) 占骨骼系统的 80%。由密集排列的骨单位或由哈弗管(Haversian tube)连接的哈弗系统(Haversian system)组成。骨单位中央有一条细管称为中央管,围绕中央管有 5~20 层骨板呈同心圆排列。骨板内有陷窝,内有骨细胞,连接陷窝与中央管的是骨小管。哈弗管内含有神经、血管。骨单位外层为黏合线(cement line),黏合线也限定了一个骨单位的外界。在骨单位之间,充填着一些不完整的骨单位,形状不规则,大都缺乏中央管,称为间质骨板,是部分吸收后的骨单位,也是旧有的骨单位遗迹。骨板之间由纤维束连接,但纤维束不通过黏合线,在此处骨的吸收停止,新骨形成开始。骨组织的营养由骨内循环系统供给,骨细胞经骨小管从哈弗管处获得营养,并排出代谢产物(图 1-1)。皮质骨的特点是替代过程慢,弹性模量高,抗扭、抗弯的能力较强。

2. 松质骨(spongy bone, cancellous bone)　松质骨的密度较低，其骨小梁也由骨板构成，但层次较薄，一般不显骨单位，在较厚的骨小梁中也能见到小而不完整的骨单位。松质骨替代过程较快，弹性模量较皮质骨小，而弹性更好些。

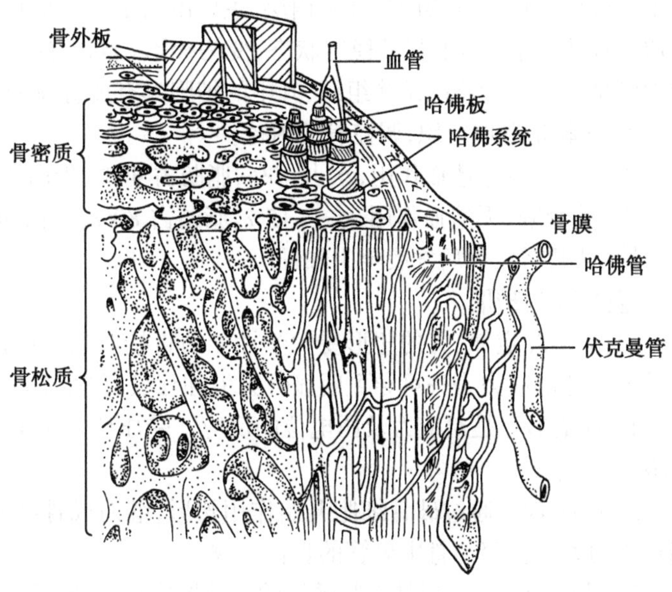

图 1-1　骨结构示意图

四肢的长管状骨，骨干周围为皮质骨，中间为髓腔，松质骨很薄，而在干骺端及骨骺内，则除薄层皮质骨外，均为松质骨。在躯干骨盆、手足等短骨，外层为皮质骨，内部为松质骨。

(二) 细胞

1. 成骨细胞(osteoblast)　主要功能是合成和分泌骨基质，来源于骨髓基质的间质细胞，制动对其有刺激作用。活跃的成骨细胞含有大量的内质网、高尔基体、线粒体以利其发挥合成及分泌骨基质的功能。具有分化能力的、代谢活跃的细胞位于骨表面，而欠活跃的细胞位于静止区，成为陷窝细胞，以维持骨细胞的离子环境。壁细胞层的细胞损伤会激活这些静止细胞。

2. 骨细胞(osteocyte)　在成人骨中，骨细胞占骨组织中细胞总数的 90%，主要功能是保持骨的性质，对骨内微骨折有修复作用，从而防止疲劳性骨折的发生，维持骨结构的完整性。骨细胞由成骨细胞转化而来，包绕在新形成的基质内以利存活。骨细胞的核质比值较高，并有长的胞质突起相连接，在基质生成方面与成骨细胞活性不同。骨细胞的重要功能之一是调控细胞外钙、磷的浓度，降钙素对此有直接的刺激作用，甲状旁腺素则有抑制作用。

3. 破骨细胞(osteoclast)　主要功能是吸收骨。破骨细胞为多核、形状不规则的巨细胞，来自造血组织，由单核细胞融合形成巨细胞，该细胞带有刷状缘，是由胞膜皱襞形成，对骨的吸收有重要作用，在其周围有透明带包绕。骨吸收发生在霍希普陷窝(Howship lacunae)，且此过程较成骨快。骨的吸收与生成是相互联系的。破骨细胞受甲状旁腺素、维生素 D_3、PGE_2、甲状腺素及糖皮质激素的间接刺激，其活性受降钙素的抑制。

4. 骨原细胞(osteoprogenitor cell)　可演变为成骨细胞。这些局部的间质细胞位于哈弗管、骨内膜与骨外膜处，在受到刺激时可分化为成骨细胞。

(三) 基质

由有机物与无机物构成。

1. 有机物　构成骨干重的 40%。其中有胶原，与骨组织的张应力有关。胶原占基质有机物成分的 90%，基本上由Ⅰ型胶原构成(Ⅰ型胶原占体内胶原总量的 90%)。胶原结构由单链胶原分子的三联螺旋结构形成，形成多孔区以供钙化，交联降低了溶解性，但提高了胶原的张应力。蛋白聚糖(proteoglycans)对骨的压应力起部分作用，实际上是抑制矿化，主要由葡糖胺聚糖 - 蛋白复合物构成。糖蛋白，如骨粘连蛋白(osteonectin)及纤连蛋白(fibronectin)都在成骨过程中起重要作用。磷脂及磷蛋白，这些物质可促进骨的矿化，骨钙蛋白(osteocalcin)吸引破骨细胞，且与骨质密度有直接关系。

2. 无机物　构成骨干重的 60%。主要有羟基磷灰石[$Ca_{10}(PO_4)_6(OH)_2$](hydroxyapatite)及磷酸骨钙，前者是骨材料抗压性能的结构基础，占无机基质的绝大部分，其功能是使基质矿化，一期矿化发生在胶原组织的缝隙处，二期矿化发生在周边。后者为磷酸骨钙(osteocalcium phosphate)，构成无机质的其他部分。

(四) 周围组织

1. 骨膜　骨膜是由致密的结缔组织组成的纤维膜，包被在骨表面的称为骨外膜，衬附于骨髓腔表面的称为骨内膜。骨外膜分为纤维层和新生层或成骨层。纤维层在骨外膜外层，主要由结缔组织构成，神经、血管穿行其中。纤维层中有些粗大的胶原纤维向内穿入骨质的外环层骨板，将骨膜牢固地固定于骨面上。新生层或成骨层在骨膜的骨外膜内层，主要由扁平梭形细胞组成，粗大的胶原纤维较少，但弹力纤维较多。在成年期中，内层的细胞呈稳定状态，变为梭形，当骨受损后，这些细胞可恢复造骨功能，参与新骨形成。骨内膜是一层含细胞的结缔组织，其中的细胞具有成骨及造血功能，还有形成破骨细胞的功能。

2. 骨髓是造血组织，调控骨的内径。

(1) 红骨髓：起造血作用，水占40%，脂肪占40%，蛋白质占20%。

(2) 黄骨髓：无造血作用，水占15%，脂肪占80%，蛋白质占5%。红骨髓随年龄增长逐渐变为黄骨髓，先开始于四肢骨，以后发展至中轴骨。

(五) 骨的塑形

根据Wolf定律，骨的塑形受力学性能的直接影响。遗传决定骨的基本水平，可防止截瘫肢体骨的完全丢失。外部应力丧失可导致明显骨丢失，但此过程经重新活动可逆转。

1. 骨塑形　是对应力及压电位的反应。受压侧是负电位，刺激成骨细胞；张力侧是正电位，刺激破骨细胞。

2. 皮质骨　通过破骨细胞开始作用塑形，继而成骨细胞分层，在黏合线产生后，板状层连续沉积，直到管道的大小变窄与骨中央管的直径一致。

3. 骨小梁　在由成骨细胞诱导的新骨形成后，在霍希普凹陷内通过破骨细胞的吸收进行塑形。

(六) 膜内成骨

在胚胎期先由间充质分化为纤维膜，再由纤维膜直接化骨，不经软骨化骨，膜内化骨仅见于扁平骨如颅顶骨，颌面骨和部分锁骨，长骨的增粗亦为此方式。其特点为以间充质细胞聚集形成致密层或膜，邻近毛细血管的细胞分化为成骨细胞并建立骨化中心。

(七) 骨骺

实际上是存在于未成熟长骨端的两个生长板，一为水平生长板(horizontal growth plate)，即骺(epiphysis)，其生长与成骨活动使骨干不断沿纵轴增长。另一为骨骺中心的球形生长板，可使骺不断增大。球形生长板与骨骺一样有同样的排列，但不整齐。肢端肥大症和脊柱骨骺发育不良均为影响骨骺的生长所致，多发骨骺发育不良对骨骺的发育有不利影响。骺软骨根据生长特点进行分层：

1. 静止软骨区(zone of resting cartilage)，又称生发细胞层(zone of germinal cells)　此层内软骨细胞含有脂肪、糖原及蛋白聚糖，其在胞质内的聚集有利于以后的生长。此层内氧张力低。溶酶体储存病(Gaucher病)会影响此层。

2. 幼稚软骨细胞增殖区(zone of young proliferating chondrocytes)　大量的软骨细胞生长活跃，数目增加，体积增大，纵向生长前面的细胞是分裂的母细胞。有丰富的软骨细胞与胶原纤维。在基质中氧张力增加，蛋白聚糖增加，可抑制钙化。此层软骨细胞增生及细胞柱形成的缺陷可导致软骨发育不良，但不影响膜内成骨，故对骨的宽度无影响。

3. 软骨细胞成熟区(zone of maturing chondrocytes)　细胞增大，形状变圆，相对靠近，仍呈栅状排列，线粒体中钙聚集，然后死亡，释放来自基质小泡内的钙。成骨细胞从纡曲的血管内游走出来，用软骨作为支架使骨形成。在此过程中出现低氧张力和蛋白聚糖聚集减少，以利钙化。由于软骨基质明显减少，故此层的韧性减弱，典型的骺骨折多发生于此层的预备钙化层，亦可横跨数层。此层在佝偻病患者中增宽，仅见少量或无预备钙化。成软骨细胞亦源于此层。黏多糖类疾病亦影响此层，导致软骨细胞退变(肿胀，异常软骨细胞出现)。

4. 软骨钙化区(zone of calcified cartilage)　此区很薄，仅有一层或几层细胞，直接附着于骨干的骨面。细胞坏死、基质钙化。软骨基质被侵入的毛细血管穿成许多隧道，伴随血管进入的间充质细胞分化为成骨细胞，或者由一些软骨细胞不退化而转变为成骨细胞。未被侵蚀的软骨基质表面，成骨细胞开始造骨活动，形成新的骨质，进一步形成纵行骨小梁。此区坚韧度较成熟区强，是骨骺与骨干连接的过渡区，软骨逐步被骨取代，即干骺端(metaphysis)。

骨骺周围结构由两部分组成：① Ranvier沟：向生长板的周围提供软骨细胞以增加骺的宽度；

② LaCroix 软骨周围环：为固定与支持骨骺的致密纤维组织。

骨骺的矿化：在胶原孔区内形成羟基磷灰石结晶并相互分支延伸、增粗完成矿化。

二、骨的血液供应

长骨的血供来自三个方面：①骨端、骨骺和干骺端血管；②骨干的营养动脉；③骨膜血管。

1. 骨干的营养动脉即髓内动脉，四肢的长骨，都有 1~2 条营养动脉经骨的营养孔进入骨内。进入骨髓腔后一般分为升降二支，即升支和降支。升支向近侧，降支向远侧，有许多分支进入骨皮质，也有一些进入髓内血管窦，其终末支达骨的两端，与干骺端或骨骺血管支相吻合。骨营养动脉多从骨干的近侧半进入骨中，肱骨营养动脉从中下 1/3 前内侧进入骨内，桡骨和尺骨的营养孔在近侧 1/3，股骨的营养动脉来于股深动脉，自股骨粗隆处进入骨内，而胫骨的营养动脉起于胫后动脉，在胫骨斜线（比目鱼肌起点）下进入骨内。在髓内的营养动脉是髓内的重要血供来源，至少供给皮质内 2/3 或更远的一些部位。

2. 干骺端，骨骺的血管来自于其周围软组织，如肌肉附着点、韧带、关节囊附着等，从干骺端周围小骨孔进入骨内，血运较丰富，呈网状结构，当其进入软骨下区时，形成终末小血管袢，此处动脉损伤，可致软骨下骨坏死。

3. 骨膜血管，主要由长骨周围肌肉的中心血管分支供给并形成血管网，是骨循环中较大的血管系统。

在骨干，骨营养动脉通过哈弗系统与伏克曼管（Volkmann canal）供养骨皮质内侧 2/3，而骨外膜血管系统供养骨皮质的外层 1/3，二者互相吻合（图 1-2）。

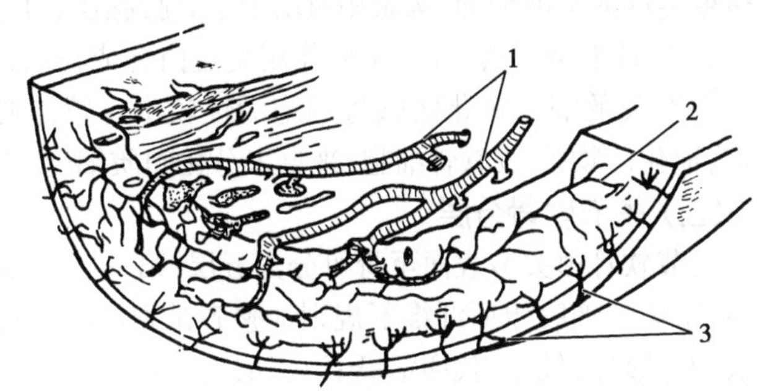

图 1-2　长骨干血液供应

1. 营养动脉（骨髓动脉）；2. 骨皮质；3. 骨外膜血管

骨的静脉回流，在长骨中有一个较大的中央静脉窦，接受骨内的静脉回流，汇集到营养静脉经骨干营养孔回流出骨，此部分静脉回流占骨静脉回流的小部分（约 5%~10%）。大部分静脉血，经过骨膜静脉丛回流，还有一些静脉血，经过骨端的静脉回流，而这些静脉也与骨膜静脉系统相交通，成为其一部分。

正常骨皮质的血流，是从骨髓腔向骨膜，但这种血流方向是可以调节的。当骨营养动脉（髓腔动脉）遭受损伤时，骨皮质内 2/3 可缺血坏死，此时骨膜动脉系统增生可向内供养其内 2/3。相反，骨膜动脉系统损伤时，骨皮质外 1/3 缺血，可以坏死，则由骨髓动脉系供养外 1/3 皮质，起互相代偿作用。但如骨营养动脉与骨膜动脉系统均受损伤，则骨皮质缺血坏死，例如胫骨中下 1/3 骨折，其远断端骨营养动脉损伤，胫骨上中、中下 3 段骨折，则中间骨段与远断端骨营养动脉损伤，此两种情况当骨膜血管系统再受损伤，例如手术剥离骨膜或小腿软组织损伤，致骨膜血供系统损伤，则胫骨骨折的远断端及 3 段骨折的中段与远端骨皮质缺血，发生坏死，难以愈合（图 1-3）。

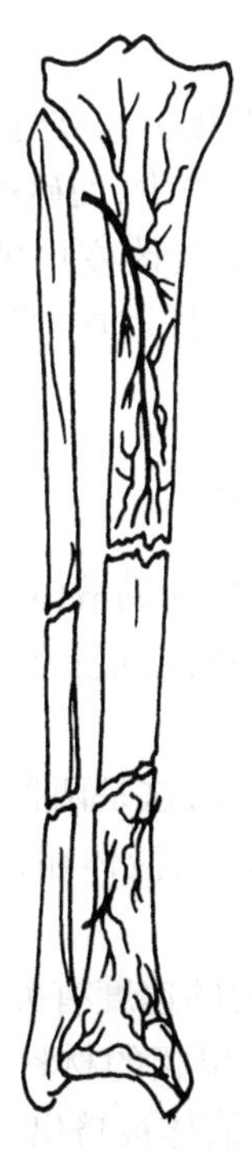

图 1-3　胫骨 3 段骨折，损伤髓腔动脉中段缺血

三、软骨的组成

软骨可分三种类型:①生长板软骨(骺软骨);②纤维软骨,如肌腱韧带在骨的止点上有纤维软骨,纤维弹性软骨构成半月板,关节软骨创伤缺损愈合后亦形成纤维软骨;③关节软骨,为透明或玻璃软骨,在关节功能方面起重要作用,即减少关节的摩擦,并使受力分散。

(一) 关节软骨的组成

1. 水　占 65%。作为对所受应力的反应,通过水的内外转移,使软骨表面发生变形。也起到了营养与润滑的作用。水含量增加引起通透性增加,受力减小。

2. 胶原　占 15%~20%。Ⅱ型胶原构成软骨结构支架,承受压应力。这种胶原蛋白网和多水的蛋白聚糖一起抵抗关节的应力和应变。

3. 蛋白聚糖　占 10%~15%。蛋白聚糖与压力有关。由糖胺聚糖组成。糖胺聚糖由透明质酸核心蛋白以及纤连蛋白(硫酸角质蛋白含量高)组成,此纤连蛋白可稳定蛋白糖原聚合物。蛋白聚糖半衰期为 3 个月,可吸收和保持水分。当外界压力超过软骨基质内膨胀压时,液体从组织外流。这种水分丧失导致蛋白聚糖溶液的浓度增加,从而相对增加了其膨胀压,直至与外界压力平衡为止。

4. 软骨细胞　占 5%。主要作用是蛋白合成,具有双向渗出屏障。可制造胶原、蛋白聚糖及一些与软骨代谢有关的酶。钙化区软骨细胞活性较小。较深的区域呈现粗面内质网减少,而胞质内微丝含量增加(为退化产物)。成软骨细胞,来自未分化间质细胞,受运动刺激,停留在陷凹内形成软骨细胞。

(二) 关节软骨分层

关节软骨由关节表面至骨可分为五层:第一层为切线层,其占整个软骨厚度的 10%~20%,在关节最表面,由密集的细胶原原纤维不规则地整齐排列,与关节面相平行,代谢活动较低,主要功能为对抗剪力;第二层为过渡层,较厚,代谢活跃;第三层为辐射层,含有大量胶原,方向为垂直,与过渡层一起对抗压应力。第二、三层约占总厚度的 40%~60%。原纤维间的间隙增大,纤维呈不规则分布;第四层为生长层,呈波纹状,功能亦为对抗剪力;第五层为钙化层,深层的胶原纤维与钙化软骨面呈垂直方向排列,有助于将软骨固定于骨骼。

(三) 关节软骨老化

随着增龄老化,关节软骨细胞变大,溶酶体酶含量增加。随着胶原的老化引起软骨硬度增加,可溶性下降。软骨蛋白聚糖在大小与数量上均减少,其比例变化表现为硫酸软骨素减少,而硫酸角质素增加。随着水含量的减少,蛋白含量增加,减弱了软骨弹性。软骨 pH 值为 7.4,pH 值的改变可破坏软骨结构。水的含量对软骨功能起重要作用,当软骨内水含量增加时,弹性模量减低,通透性增加;当水含量减少时,弹性模量增高,通透性减少。

四、关节软骨的生物力学性质与损伤

关节软骨表现为一种独特的力学性质,是一种各向异性、非均匀、黏弹性、充满液体的可渗透物质。

1. 在人体的关节软骨具有可压凹性,即由加载引起瞬时形变,而当卸载时已重新瞬时恢复,这是软骨的黏弹性形变性质。

2. 关节软骨具有渗透性,软骨间隙液体可在软骨中运动及流过关节表面,这是两种基本现象,间隙液体可以借助于组织两边的液体正压力梯度,经过多孔的可渗透的基质来输送,液体输送与压力梯度成正比,再者软骨基质可以形变,当软骨组织受到挤压时可使液体渗出。

3. 关节软骨的渗透性很低,故对液体流动有很大的阻力,这与施加外力的速度有关,在快速加载与去载的情况下(如跳跃),没有时间将液体挤出,这时软骨组织有点像弹性的、单相的材料,在承载时立刻变形,卸载后又立即复原;但如缓慢地对软骨施加载荷,例如站立,由于软骨中液体被挤出,组织发生变形,去除负载后,如果有充分的时间使软骨组织获得足够的液体,那么组织就可以恢复原来状态,这种压缩变形就是关节软骨的蠕变反应。

4. 关节软骨的润滑,有两种基本润滑类型:①界面润滑:系关节内滑液依靠化学吸附于接触软骨表面的单层滑润分子来进行；②液膜润滑：第一层较厚的润滑剂膜，使关节面之间产生较大的间隙，这层液膜的内压，可以支持承载面的负荷，这种润滑可以短期内承受很高的负荷。关节软骨还有另一种润滑方式，当关节旋转而承载区越过关节面时，例如股骨髁在胫骨平台关节面上滑动时，可使液体从承载接触区前下方的关节软骨中渗出，待峰应力过去后，液体即开始向回吸收，为下一次活动做好准备，挤出的液体量虽然不大，但它在活动软骨面上形成的液膜足以很好地润滑软骨面，这种通过软骨基质的液体加压循环，也有助于软骨细胞营养，可以将营养物质从关节腔溶液中带入软骨细胞。

5. 关节软骨的磨损有两种，承载面之间相互作用引起的界面磨损和关节变形引起的疲劳性磨损。后者如关节内骨折未获解剖复位，膝关节切除半月板之后，髋臼发育不良，股骨头骺滑脱，使关节的局部承受压力较大或较集中，则较快产生疲劳性磨损。前者如退行性关节病，在某些职业如芭蕾演员的踝关节，承受压力大，则退行性关节病发生较早。关节软骨损伤的愈合与损伤深浅有关，在波状线以下的深层撕裂，延伸至骨下时，可以纤维软骨的方式愈合。纤维软骨不如透明软骨那样耐久，反复轻微创伤可引起软骨类似于骨关节炎的改变。浅层损伤在实验中可观察到软骨裂隙与小块缺损的修复。被动活动对软骨的愈合起积极作用。

五、肌肉的构成

（一）肌肉的组成

肌肉由非收缩与收缩两部分组成。

1. 非收缩部分　有肌膜、肌肉肌腱连接和肌质网。肌膜包在每一肌束外，肌束膜包绕肌束，肌内膜包绕每个肌纤维。肌肉肌腱连接为肌肉中连接最弱的部位，撕裂常发生于此，特别是在过度收缩时。肌质网（sarcoplasmic reticulum）通过细胞内膜通道储存钙，包括 T 管和池，前者达每个肌细胞，后者为小的储存区。

2. 收缩部分　来自肌细胞。每块肌肉均由几个肌束组成，肌束又由肌纤维组成，肌纤维是收缩的基本单位，肌纤维又由肌原纤维组成，肌原纤维的直径为 1~3μm，长 1~2cm，肌原纤维由许多肌节组成。肌节（sarcomere）由粗丝和细丝组成，构成复杂排列，使纤维可以互相滑动。粗丝由肌球蛋白组成，细丝由肌动蛋白组成。细丝表面亦含有肌钙蛋白和原肌球蛋白。

（二）肌肉的收缩与类型

1. 收缩来自运动神经的刺激，冲动到达运动终板，释放乙酰胆碱，继而肌质内的内质网去极化，释放钙。钙与细丝上的肌钙蛋白结合，引起原肌球蛋白位置变化，此亦见于细丝。肌动蛋白丝暴露，形成肌球肌动蛋白横桥。随着 ATP 的释放，粗细丝相互滑动，引起肌肉收缩。

2. 肌肉收缩类型　①等张收缩（isotonic contraction）是通过一定范围的活动，肌肉的长度改变但保持张力，例如肘由伸直至屈曲 90°的肱二头肌的收缩；②等长收缩（isometric contraction）是在肌肉不短缩的情况下产生张力，例如直抬腿锻炼即为等长收缩。在强力收缩，肌肉变短，且其张力与外部负荷成比例地改变。离心收缩时，肌肉拉长；③等动收缩（isokinetic contraction）是在肌肉完全匀速收缩（不是离心性）下产生最大张力时的收缩。

（三）肌纤维种类

有慢肌和快肌两种，形成各自的运动单元，运动单元由运动神经及神经支配的肌纤维组成。

1. 慢收缩纤维（Ⅰ型，氧化型纤维，oxidative fiber）　此型纤维需氧，故含线粒体酶并以三酰甘油为能源，其含糖原及糖酵解酶的浓度较低。此类纤维特别适用于耐力活动。在无康复训练肌肉时，慢收缩纤维最先丧失。

2. 快收缩纤维（Ⅱ型，糖酵解型纤维，glycolytic fiber）　与慢收缩纤维相比，其收缩更快，运动单元更大、更强。然而消耗 ATP 酶较多，ATP 由糖酵解供给。根据肌球蛋白重链又可将Ⅱ型纤维分成亚型。

对于运动员和其训练，从遗传角度上看，快与慢收缩（FT 和 ST）纤维的分布是一定的，但通过不同的训练方式可选择性地改进这些纤维。典型的耐力性运动员慢收缩纤维所占的百分比高，而参加力量型运动的运动员有更多的快收缩纤维。耐力性训练以降低张力，增加重复性训练为主，此训练有助于慢收缩纤维效率的增加及增加线粒体的数量、毛细血管密度及氧含量。力量的训练由增加张力和减少重复性练习组成，可致使肌原纤维数量增加及快收缩纤维肥大。经过锻炼，每一种训练形式均会减慢乳酸的增加。在运动员的训练中，氧耗量是一个重要的指标。

六、肌 肉 损 伤

如前所述，多数肌肉的拉伤（最常见的运动损伤）就发生在肌肉肌腱结合处。最常发生于跨两个关节的肌肉，如腘绳肌、腓肠肌。由于初期为炎症，后期纤维化致使Ⅱ型纤维增加。在疲劳前肌肉活动时能量吸收增加可达两倍。过度牵拉是有害的，肌痛可由离心性的肌肉收缩引起，亦可与肌节I线的变化有关。典型的肌肉撕裂以致密瘢痕方式愈合。在骨骼肌肌腹处，在肌腹中部手术切断再修复常会出现远端肌纤维的退变，切割处瘢痕形成，约可恢复1/2的肌力。失神经后引起肌肉萎缩，并增加了对乙酰胆碱的敏感性，因而在运动神经元损伤后2~4周内出现自发性纤颤。

制动可引起在肌肉肌腱结合部的肌节数量的变化，作为对损伤的反应，伤肌的肉芽组织生长加速。在肌肉伸长位的固定，减少了收缩，增加了力量。肌萎缩可由失用或改变神经系统营养而引起。电刺激有助于恢复制动带来的影响。

第二节 骨与关节的生物力学

一、基 本 概 念

（一）基本概念

生物力学（biomechanics）是关于生物体内力或外力活动的科学；是力学、生物学及医学相互渗透的边缘科学；是诊断学、外科学，尤其是骨科学的理论基础的一部分。

外界施加于人体的力（force），相对于人体而言为外力；在外力的作用下，体内各部相互作用产生的力为人体的内力。内力与外力的概念是相对的，如股四头肌的伸膝作用就整体而言为人体的内力，但对于胫骨而言又为外力。

1. 静力学（statics） 是关于物体在静止或平衡状态时力状态的科学。

2. 动力学（dynamics） 是关于物体运动以及产生运动的力的科学。动力学有三个分支：

（1）运动学（kinematics）：是在不考虑运动原因，而从位移、速度及加速度的角度研究运动的科学。

（2）动理学（kinetics）：是关于作用于物体并使其运动的力的作用的科学。

（3）人体运动学（kinesiology）：是研究人体主动、被动运动的科学。

3. 载荷（load） 是作用在物体上的外力，常分为压缩、拉伸、剪切及扭转等。变形（deformation）是指受力物体形状发生的暂时的或永久性的变化。载荷的变化引起变形的相应变化。

4. 应力（stress） 指受力物体内力的强度，应力 = 力 / 面积，用来分析受力物体的内部抵抗，有助于材料的选择，应力的单位为帕（Pascal，Pa）；应变（strain）指受力物体变形量的变化，应变 = 长度的变化 / 初始长度，也可出现法向应变及剪切应变，由于应变是相同单位的物理量的比，故应变本身无单位。

（二）受力分析

受力分析是利用力、力矩、受力图（free-body diagrams）来分析力对物体的作用。

1. 力 拉力或压力等对受力物体可同时产生外部及内部的效应，即加速度及应变。为分析方便，可将一个力分解为几个部分（常分解在x轴和y轴）。三角函数的基本知识有助于受力分析，$F_x=F\cos\theta$；$F_y=F\sin\theta$，另外应记住下列公式：

$$\sin30°=\cos60°\approx0.5；$$

$$\sin45°=\cos45°\approx0.7；$$

$$\sin60°=\cos30°\approx0.9。$$

所谓“力作用于一点”是一种理想状态，实际上是分布在被作用区域内载荷的组合。合力作为一个单一的力，在效果上等同于作用在物体上的一个力系；等效力是与合力大小相等、方向相反的力。

2. 力矩与受力分析　力矩（moment）是作用力在受力物体上的某点产生的扭转效应。任一作用于离开某一特定点的力，都将对该点产生力矩。力矩（或扭矩）等于力与力臂的乘积，M=F·d。为受力分析的方便起见，可绘制受力图，即以图示形式表示作用于某一物体或物体某一部分的所有的力。物体的重力力线通过该物体的重心，人体直立时的重心位于骶$_2$椎体的前方。

受力分析的方法是将所有的力表示在受力图上进行下列分析。假定物体的运动、变形、摩擦的变化均为零，利用力的平衡条件∑F=0，∑M=0，求得未知量。受力分析应按下列步骤进行：

(1) 确立系统的要素。受力物体、已知量、假定条件。

(2) 选择参照系统。

(3) 绘制受力图。

(4) 应用牛顿第一定律：∑F=0，∑M=0。

(5) 求出未知量。

例如，计算肱二头肌在屈肘90°位时，对前臂的拉力。假定肱二头肌的止点位于肘关节以远6cm处；前臂的重心位于肘关节以远18cm处，前臂的重量按25N计算，则肱二头肌牵拉前臂在屈肘90°位时所需的力可由下列公式计算得出（图1-4）。

∑MJ=0，6MB=25N×18，MB=25N×18/6=75N。肘关节所受的力为其反作用力，可由下列方法算出：

∑Fy=0，J+B−25=0，

J=25−B，J=50N

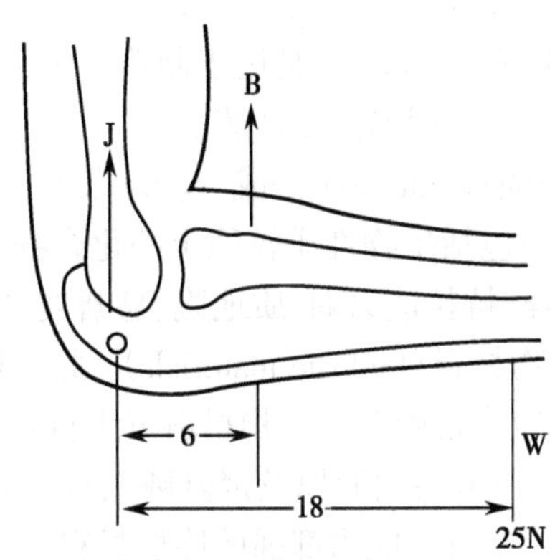

图1-4　肱二头肌牵拉至屈肘90°时的拉力计算图

B. 肱二头肌拉力；W. 前臂重力；J. 肘关节承受的反作用力

(三) 骨科相关材料及其结构

【骨科相关材料】

1. 金属材料

(1) 疲劳断裂（fatigue failure）：发生在应力小于其拉伸极限强度的、周期性负载过程中。疲劳断裂的发生取决于应力的大小及载荷的周期次数。如应力小于材料的耐性极限，则材料可以负载近无数次（大于10^6次），而不发生断裂；当应力大于耐性极限，其疲劳现象可用应力与载荷周期次数表示，即应力-载荷周期曲线。

(2) 蠕变（creep）：指金属材料的变形随时间的延长而增加的现象。如果在突发性应变产生后，施以恒定的载荷，金属仍继续发生变形，则显示其蠕变的特性，这样可以造成永久性变形，并可能影响其力学性能。

(3) 腐蚀（corrosion）：指金属材料在人体内高盐环境中发生的化学溶解。常见的腐蚀有以下几种：

电腐蚀——电化学性破坏。

裂隙腐蚀——发生在疲劳裂隙处，常伴有低氧性肌紧张。

应力腐蚀——发生在高应力区。

磨损腐蚀——产生于材料外表面的微弱摩擦运动。

其他类腐蚀——包括夹杂物、颗粒间的腐蚀现象。

腐蚀可通过下列手段得以缓解：选用相近的材料（如钢板与螺钉）；内植物的合理设计；金属材料的钝化。

(4) 金属材料的类型：骨科内植物常由低碳不锈钢、钴-铬-钼合金及镍等构成。每种金属具有不同的刚度，金属材料常出现的问题有：应力遮挡（材料弹性越大，遮挡效应越强）、离子释放、钴-铬合金导致巨噬细胞增生而造成的滑膜退变、镍所诱发的组织细胞反应等。

2. 非金属材料　其中包括：聚乙烯、甲基丙烯酸树脂（PMMA，骨水泥）、硅酮及陶瓷等。

(1) 高密度聚乙烯（high-density poly-ethylene，HDP）：是一种分子量极大的聚合物，构成中含有长碳链，常用来构成负重关节的人工假体。该材料具有良好的韧性、延展性及弹性；其表面摩擦小，具有耐磨性。聚乙烯是一种黏弹性材料，表面易出现擦伤；它还是热塑性材料，高温下易发生变化。其张力较骨组织低，弹性模量较小。聚乙烯的碎屑可引起细胞性溶骨反应。聚乙烯加以厚度小于5mm、较平滑的碳素纤维强化后，其耐用性增强；加入金属衬垫可减小其塑性变形，但也减小了有效厚度。

(2) 甲基丙烯酸树脂（poly-methyl-meth-acrylate，PMMA）：通常称为骨水泥（bone cement），以注浆的形式（非黏合）固定内植物并分配载荷。其抗拉强度差，抗压能力亦不如骨组织，弹性模量较小。通过真空、离心技术以及正确操作技术植入骨水泥，可降低其内部“蜂窝”的形成，从而增加骨水泥的强度，减少发生裂纹的机会。骨水泥通过骨内的内锁机制发挥其功能。在注入骨水泥的过程中，受者可出现血压骤降；其碎屑可激活巨噬细胞，造成假体松动。

(3) 硅酮（silicones）：是用于制造非负重关节假体的一种聚合物。由于硅酮的强度及耐磨性均较差，所以在大剂量应用时易产生滑膜炎。

(4) 陶瓷（ceramics）：是成分较复杂的一类材料，含有在高氧化状态下以离子方式连接的金属与非金属成分。其中包括生物性质较稳定的化合物，如 Al_2O_3 及较活跃的生物玻璃。陶瓷具有典型的高弹性模量、抗压能力强、抗拉能力弱、质地脆、易断裂等特点。

3. 生物材料（biologic materials） 此类材料具有其独特性质，包括黏弹性（随时间变化的应力 - 应变状态）、蠕变、应力松弛等。生物材料可进行自身调解与修复，且具有其性质随年龄变化的特点。

(1) 骨（bone）：由胶原及羟基磷灰石组成。胶原的弹性模量低，延展性好，但抗压能力差。羟基磷灰石是一种刚度及抗压能力都强的脆性材料。上述两者的结合形成一种各向异性材料，可抵抗多种外力，其中抗压的能力最强，抗剪切的能力最弱，抗拉的能力中等。松质骨的密度为皮质骨的25%，刚度为10%，而其延展性是皮质骨的500%。骨骼又是一种动力学材料，其自身修复能力随年龄增加而变化（刚度增大，延展性变小），长期制动后这种能力减弱。

(2) 肌腱（tendon）：仅抗拉能力强，其弹性模量为骨的10%，但可随加载速度的减慢而增加。组成肌腱的纤维平行排列，显示其具有蠕变、应力松弛的特点。

(3) 韧带（ligament）：抵抗关节主要力的韧带，其构成纤维平行排列；而抵抗多方向载荷的韧带，纤维排列较杂乱。骨 - 韧带复合体在长期制动后强度减低，屈服点、抗拉能力也下降。在肌腱附着处，存在着骨吸收现象。

(4) 关节软骨（articular cartilage）：含有60%的水，25%的胶原，15%的水解蛋白。其最大抗拉能力仅是骨材料的5%，弹性模量为骨的0.1%，但由于关节软骨具有较高的黏弹性，可较好地耐受压缩载荷，这在很大程度上取决于软骨的变形性强，对水的通透性好等特点。

【各种材料的结构】

1. 骨骼发生在骨断面或骨与内固定交界面处的应力遮挡现象，可造成骨的强度下降。内植物的应力遮挡效应（stress shielding），使其周围骨骼的负载量减少引起骨质疏松。此现象在钢板下、全髋置换术后的股骨矩处较常见。位于骨皮质处、直径为骨干直径的20%~30%的孔洞，无论孔内有无螺钉，都将使该处骨的强度降低50%左右，而且这种现象在螺钉取除后，需9~12个月才能恢复正常。骨皮质缺损可使骨干的强度降低70%以上（椭圆形缺损稍好）。骨骼是具有黏弹性，且各向异性材料，皮质骨的抗扭能力很强；而松质骨抗压、抗剪的能力较强。

按力学机制，骨折分为以下各型：

(1) 牵张型（tension）：由肌肉的牵拉造成，典型的骨折线为横行，与载荷的方向或骨的轴线垂直。常见于肌腱附着、松质骨成分较多处。

(2) 压缩型（compression）：由轴向的压缩载荷造成，常发生在松质骨。

(3) 剪切型（shear）：一般发生在关节周围，载荷与骨关节面平行，骨折线平行于载荷。常见于松质骨。

(4) 弯曲型（bending）：由偏心载荷或直接打击造成，骨折线起自张力侧，横行或斜行延伸。

(5) 扭转型（torsion）：是由剪切及拉伸载荷引起的螺旋形骨折。

2. 韧带与肌腱 这些结构在发生断裂前可承受5%~10%的拉应变（骨骼为1%~4%）。张力常造成纤维断裂，而剪力则常破坏纤维间联结。大多数韧带可发生塑性应变直至功能丧失，但其连续性可不出现破坏。

3. 非金属材料结构

(1) 聚乙烯：用于人工髋臼及胫骨平台关节假体。新近研制的高分子聚乙烯，与高密度聚乙烯相比，具有更好的耐磨性能。

(2) 骨水泥：其强度较骨强度低，抗生素附加物及其多孔性造成其强度进一步减低。碳素纤维的加入在一定程度上提高了骨水泥的强度。

4. 金属内植物的结构

(1) 螺钉(screws)：其功效由螺距、旋进距及其内、外径的大小所决定。

(2) 钢板(plates)：其强度与钢板的材料及旋转惯矩有关。钢板放置在张力侧最为有效。其类型包括：静力加压型(static compression)，最适于上肢骨折的加压；动力加压型(dynamic compression)，即张力带钢板；中立位(neutralization)钢板，用于防旋转；支撑钢板(buttress)，常用于植骨后。钢板螺孔处存在应力集中现象，可导致钢板的疲劳断裂。钢板在放置侧可产生较好的抗拉效应。角状钢板固定股骨粗隆间骨折时可产生比其他内固定更强的抗扭转作用。

(3) 髓内钉(intramedullary nails)：在抗扭功效及机械强度方面有待于提高，通过扩髓，一方面内植物与骨的接触面积增大，增强了抗扭功效；另一方面允许使用较大型号的内植物，增加了固定强度。髓内钉的抗弯能力强于抗扭能力；无槽髓内钉的固定强度高，但直径较小，柔度差；改进的股骨髓内钉减小了环状应力，可控制粉碎骨折。

(4) 外固定器(external fixators)：主要是凭借直径较粗的钢针来增加固定刚度。使用多针接近骨折区固定，以及固定不同的平面，可增加固定的刚度。降低钢针松动的可能性；在同一平面加用第二杆，可增强抵抗矢状面上弯矩的能力。

(5) 人工全髋关节：其设计逐渐改进，以减小生物力学方面的局限性。股骨假体分为骨水泥型与非骨水泥型，柄部的长度与假体的刚度有直接关系。在设计上，宽阔的内侧面，更加宽阔的外侧面以及较大的转动惯矩，减少了假体对周围骨骼的牵拉和压缩；设计上的另一特点，是必须考虑到旋转外力对假体的作用。假体应放置在中立位或轻度外翻，以减小力臂、骨水泥的应力及外展肌的长度。人工股骨头的型号较小者(22mm)，摩擦及扭矩小，但活动范围及稳定性均较差；而大型号者，摩擦及扭矩大，活动范围及稳定性均较好。选择时要综合上述两点的利弊，通常使用26~28mm。髋臼假体中的金属支撑物降低了骨水泥及松质骨中的应力，已研究出不同种合金及钛金的人工假体。在负重关节面上使用钛金属可出现腐蚀现象以及组织变黑。

(6) 人工膝关节：在设计方面，主要纠正了原始设计中没有考虑到人膝关节的运动状况的缺陷。全接触式设计稳定性好，活动性差，耐磨性差；低接触式设计稳定性差，耐磨性好。目前正向着取两者之长的方向发展。假体通常是由合金制成的。

(7) 髋关节加压螺钉：具有优于角状钢板的负重特点。角状钢板的抗弯性能好，但打入难度大。螺钉的滑动程度与钢板的角度、套筒内螺钉的长度成正相关。

5. 内植物的固定有三种基本形式：咬合式、阻挡式、生物学方法。

(1) 咬合式固定依赖于界面上纤维组织的生成，如稳定性维持不理想，以及使用高弹性模量材料，会发生内固定的松动。

(2) 骨水泥是通过注浆嵌合形式进行固定，其弹性模量较低，可以向骨骼传递载荷，使用时间过长可发生无菌性炎症。通过仔细操作，减少蜂窝及缝隙的形成，保持骨水泥的厚度在3~5mm，方能取得良好的固定效果。其他技术方面的改进包括使用低黏性的骨水泥、良好的髓腔准备以及插入、加压、搅拌技术的改进。

(3) 生物学固定方法或组织向内生长的固定方法，要求应用纤维 - 金属、空隙 - 金属组合体，或由直径为40~400μm的微珠珍珠面等形式。组织向内生长应保持稳定，这种生长只能占据表面的10%~30%。目前出现的问题有：纤维组织与微珠之间的松动；近端骨质吸收、腐蚀；内植物抗疲劳强度减低等。

6. 骨-内植物组合体 该整体具有骨与内植物两者特性的组合结构。金属内植物对骨断面重建越精确,其负载性能越好。钢板应起到张力带的作用。材料弹性模量过高,会导致骨质吸收;弹性模量过低,则会发生内植物的疲劳断裂。内植物的应用导致了骨愈合与内植物断裂两个力学过程的抗衡。

二、关节生物力学概论

人体关节的主要功能是活动及传递载荷,其遵守下列生物力学规律。

1. 自由度(degrees of freedom)与限制 关节活动的自由度与限制,由关节的骨结构与韧带所决定。例如肘关节肱骨滑车的关节面弧度为320°,尺骨半月切迹的弧度为180°,则肱尺关节在屈伸方向上的弧度差值为140°,即屈伸结构的自由度为140°。韧带的力学效应是维持关节的稳定并限制其自由度。

关节活动依据X、Y、Z三个方向上的转动、平移而确立,故以屈伸、收展、旋转这6种位移变化或自由度描述关节的活动。关节的平移运动不很重要,在绝大多数情况下将其忽略。

2. 关节反作用力(joint reaction force) 关节受到外力(体内、体外)作用后,在关节内部产生相应的反作用力。例如图1-4中肘关节所受的反作用力为50N,该力的大小与继发的关节退行性变有关,负重关节承受的反作用力较大,因而其退行性变的发生早于非负重关节。

3. 力偶(coupled forces) 关节在一个轴上发生转动时,必然伴随着在另一轴上的转动,这种运动是成对发生的。例如脊柱在侧屈时伴有轴向的转动,这是由于脊柱由多节段脊椎构成,其关节突关节在不同节段其方向不同所决定的。

4. 关节的适合性(joint congruence) 两关节面的相互适应,是关节活动的必要条件。可以通过X线片对此进行评价。如关节内骨折、关节破坏及发育异常均可导致关节的适合性受到破坏。适合性差的关节在运动时,由于关节软骨间的接触面积减小,使压强增大,从而引起关节软骨的应力增加,预示着关节可能发生退行性变。

5. 转动瞬心(instant center) 指关节转动时所围绕的中心。在某些关节如膝关节中,转动瞬心的位置随运动弧而变化,呈现弧形轨迹。在正常情况下,瞬心位于关节面切线的垂直线上,当瞬心位于关节面上时,则发生单纯的滚动;单纯滑动时,关节的角度无变化,故不存在瞬心。

6. 摩擦与滑动(friction and lubrication) 摩擦是指一物体在另一物体上滑动时所受到的阻力,这并不是任何两接触面间均有的功能。润滑可以降低接触面间的摩擦系数。正常关节面间的润滑由关节液完成,其摩擦系数是最好的人工假体的1/10,主要是由于界面之间的流体状态的润滑机制的结果。此外,当关节旋转而承载区越过关节面时,可使液体从承载接触区前下方的关节软骨中渗出,一旦应力峰值过后,渗出的液体即可回吸收,为下次活动周期做好准备。就渗出液体的量而言,有10μm液体层,就足以润滑关节面。

三、髋关节生物力学

1. 运动学 人体的髋关节为球窝关节,活动范围较大,仅次于肩关节,以伸直中立位为0°,具体活动范围:屈曲115°~140°、后伸10°~30°、内收30°、外展50°、内外旋转各约45°。在日常生活中,最重要的活动是屈曲、外展及外旋。由于双足站立时,人体的重心通过骨盆的中心线垂直向下,重力传递到髋关节上,等于体重的一半,如下肢重量占整个体重的1/3,则每侧髋关节所承的载荷为体重的1/3。

2. 动力学 髋关节为负重关节,负重有单、双腿之分。单腿负重时,髋关节承受的力即反作用力R是体重的3~6倍,主要由关节周围肌肉的收缩所致,此结果可由髋关节的受力图(图1-5)和下列公式获得。

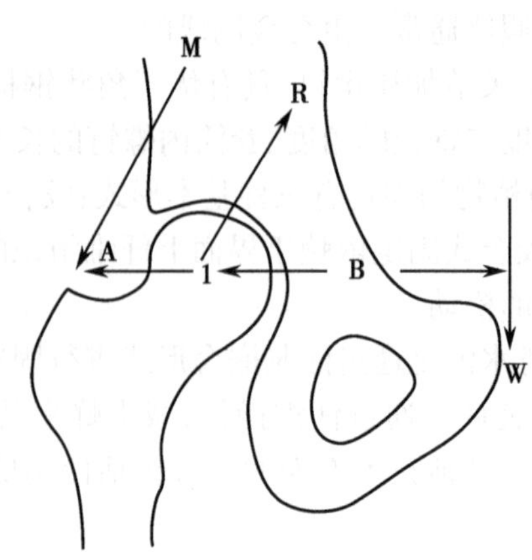

图1-5 髋关节受力图

W. 人体重力;A. 外展肌力臂;B. 重力力臂;M. 外展肌拉力;R. 关节受力

髋关节以股骨头中心为支点，由此至大粗隆顶端的外展肌止点之距离为肌力力臂 A，至身体中心之距离为重力力臂 B。

设：A=5，B=12.5，由标准受力分析得：

$$\Sigma MR=0$$

–5My+12.5W=0，亦即 5My=12.5W 故 My=2.5W

又由于 XFy=0，即 Ry=My+W　Ry=3.5W

R=Ry/cos30°　R≈4W，即 4 倍的体重

3. 病理影响

(1) 解剖结构正常的髋臼，在负重时臼顶内侧的软骨下骨所受的反作用力最大，当髋关节结构发生改变，则影响髋关节内的反作用力。从上面看出，A/B 的比值增加（如髋臼内移、使用长颈假体、大粗隆外移等），将使关节反作用力降低。如果 A=7.5，B=10，则 R≈2.3W。

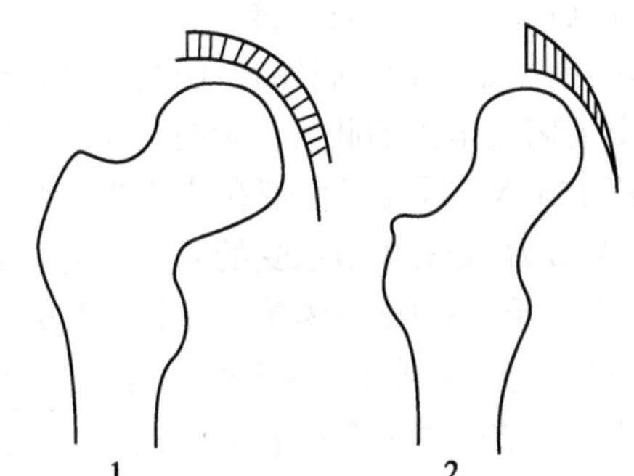

图 1-6　髋臼发育不良的关节受力状态

1. 正常髋关节受力；2. 髋臼发育不良、关节半脱位时的受力状态

(2) 髋臼对覆盖股骨头不全（如髋臼发育不良），股骨头中心力作用于髋臼外缘，应力集中，则可加速关节的退行性变（图 1-6）。

(3) 体重偏移（如 Trendelenburg 步态）、对侧用拐等可使 R 值减小，其中后者产生附加力矩，使 R 减小约 60%。

(4) 颈干角：指股骨颈、干间的内翻角，该角减小了关节的反作用力，但加大了股骨颈处的剪力。在全髋置换时，假体应保持中立或轻度外翻位，因为骨水泥抵抗剪力的能力较差。

(5) 关节固定术：髋关节固定的位置应为：屈曲 25°~30°，收展、旋转均在 0°位，以适应坐位与行走功能。

四、膝关节生物力学

1. 运动学　膝关节的运动范围自过伸 10°~ 屈曲 130°，功能范围为 0°~90°（下蹲要求屈膝 117°）。旋转运动范围随不同的屈曲程度而变化，在伸直位时，膝关节只有极小角度的旋转；在屈膝 90°时，外旋可达 45°，内旋达 10°~30°。收展运动基本为零，屈曲 30°时存在小角度的被动收展是正常的。膝关节的活动是一系列瞬心变化的转动组合，即多瞬心的转动。此转动瞬心的变化轨迹，是一条围绕股骨髁的 J 形曲线（图 1-7），此乃由于股骨两髁的曲率由后向前逐渐变大，是多中心圆弧的总和，曲率半径在伸直位增长，屈曲位变短，最前方与最后方的半径比为 9∶5。

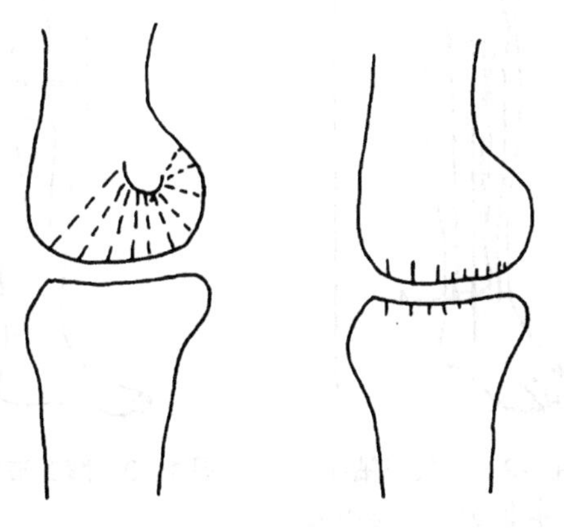
图 1-7　膝关节转动瞬心的变化轨迹　**图 1-8　股骨髁与胫骨平台间的滚动**

膝关节的屈伸运动包括滚动及滑动，滚动是指移动部分等距离的点与静止部分等距离的点相互接触，构成滚动运动；一物体沿一固定轴运动称为转动，当物体转动时，其轴亦同时向前移动时，即为滚动。股骨髁在胫骨平台上的运动即如此（图 1-8），股骨髁上 1 与 2 两点间的曲率半径不同，但与胫骨平台的接触点是等距离的。滑动是指关节运动的一端在移动时，该端上的多点与相对静止端的某一点相接触，图 1-8 中的 2~8 点在屈曲时仅与胫骨上的一点（点 3）相接触，为滑动运动。膝关节屈曲的前 20°为滚动，以后过程为滑动。另外，在伸膝至最后 15°时，股骨发生内旋，即膝关节的自锁机制，旋转的程度与股骨内髁的大小

及曲度有关。为保证关节达到最大屈曲位，股骨髁在胫骨平台上向后滑动。正常膝关节的旋转轴位于股骨内髁之中。

髌股关节为滑动关节，伸直膝关节后，髌骨可上移7cm。此关节的瞬心位于股骨髁上后侧骨皮质附近。

2. 动理学　伸膝由股四头肌及髌骨组成的伸膝装置完成。腘绳肌主要完成膝关节的屈曲。

(1) 膝关节的稳定结构：尽管骨的构形在稳定关节方面有一定的作用，但膝关节的稳定性主要依靠关节周围的韧带、肌肉来维持。

内侧：内侧副韧带、关节囊、内侧半月板、前后交叉韧带。

外侧：关节囊、髂胫束、外侧副韧带、外侧半月板、前后交叉韧带。

前方：前交叉韧带、关节囊。

后方：后交叉韧带、关节囊。

旋转：内侧副韧带控制外旋；前交叉韧带控制内旋。

前交叉韧带承担的载荷行走时为170N，跑步时为500N，而正常青年人的前交叉韧带可承受的最大载荷可高达1750N。前交叉韧带在持续的拉力作用下被伸长10%~15%时，可以出现断裂。

(2) 关节力：胫股关节承受的力在行走时是体重的3倍，而上楼梯时可达体重的4倍。半月板参与载荷的传递（约承受1/3~1/2的体重），当半月板切除后，关节面间的压力增加。髌股关节中，髌骨参与伸膝并增加了杠杆臂长度，起到分配应力的作用；切除髌骨后，股四头肌需要增加30%的收缩力，方能达到正常水平。髌股关节的关节软骨为全身最厚者，因为此关节承受的力在正常行走时为体重的1/3，而在下蹲或跑步时可升至体重的7倍。载荷与股四头肌/屈膝度数的比值成正比关系。在0°~45°的屈膝过程中，股四头肌提供了一个向前方半脱位的力。由于股骨解剖轴线与胫骨轴线呈向外开放的170°角，髌骨即在角上，故有向外脱位的趋势，尤其在屈曲位，胫骨外旋，髌骨外移，由于股骨外髁的阻挡及股内侧肌的牵拉，才能保持稳定状态。

(3) 轴线：

力学轴线：自股骨头中心至踝关节中心。

垂直轴线：身体重心垂直向下至地面。

解剖轴线：沿股、胫骨干走行。

相互关系：沿股骨两髁下端作一连线，此线与股骨解剖轴线成81°角（即股骨解剖轴线外倾9°）、与力学轴线成87°角（力学轴线外倾3°）；股骨解剖轴线与力学轴线成174°角，即膝关节外翻角为6°；在冠状面上，胫骨解剖轴线与股骨髁连线成93°角，即胫骨解剖轴线外倾5°~6°；而胫骨解剖轴线与股骨力学轴线为一条直线（图1-9）。

3. 病理影响　任何改变膝关节轴线相互关系的病理状态，都可能导致膝关节的受力增加，例如股骨髁上骨折、胫骨干骨折发生向内或外成角愈合时，或膝内、外翻畸形时，股骨的力学轴线与胫骨轴线则不再在一条直线上，从而改变了膝关节的受力状态。膝内翻时，力线内移，膝关节内侧受力增加；膝外翻时，关节外侧受力增加，加速了关节的退行性变。骨关节炎时，多为关节内侧受力增加，行胫骨上端截骨术时，需恢复股胫解剖轴线间的正常外倾角。同样，行膝关节融合术时，骨固定位置应有0°~7°外翻及10°~15°的屈曲。在安装长腿支具或大腿假肢时，膝关节的铰链应放置在关节面上方2.5cm、股骨髁中后1/3交界处，因为此点为膝铰链的中心（图1-10），这样，才能使支具或假肢

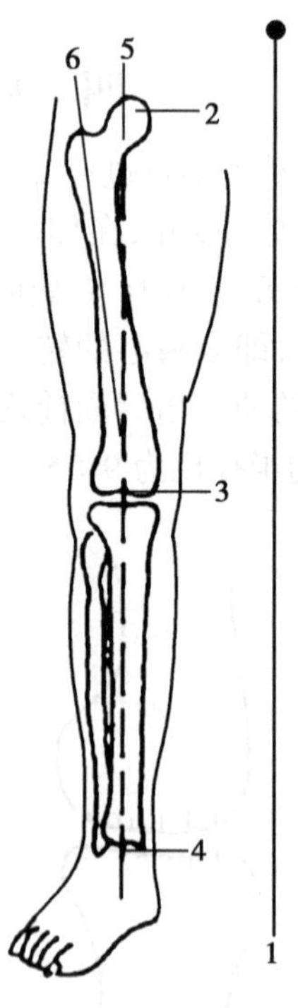

图1-9　膝关节轴线

1. 人体重力线；2. 髋中心；3. 膝中心；4. 踝中心；5. 力学轴线；6. 解剖轴线

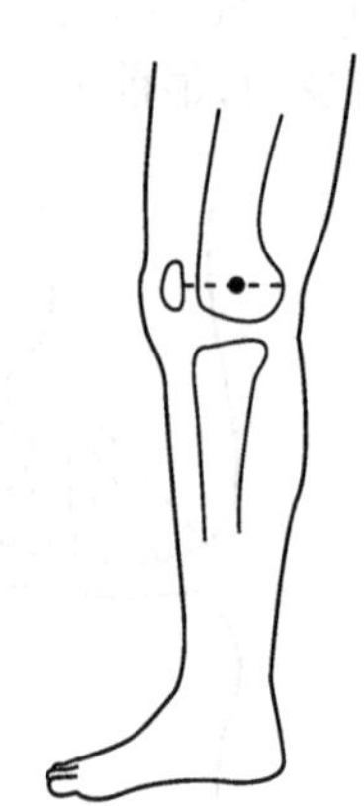

图1-10　膝关节绞链中心

的活动尽可能地符合膝关节生理上的运动轨迹。

五、踝关节与足生物力学

1. 踝关节

(1) 运动学：踝关节的运转瞬心位于距骨内，相当于踝关节的后外侧，其位置随运动有轻度变化。距骨常被描述为由体部及滑车关节面构成的一个锥形体。距骨和腓骨在踝关节背伸及外展是联合运动。活动范围：背伸 25°、跖屈 35°、旋转 5°。

(2) 动理学：踝部的主要负重关节面位于胫距关节面，其横截面上承担着相当于 5 倍体重的压力及与体重相同的、由后至前的剪力。在此关节中，宽大的关节面降低了负重时产生的应力。距腓关节只承担 1/6 体重的压力。

踝关节的稳定性是依靠具有特殊形状的踝穴及韧带来维持的。在背伸位稳定性最佳。踝关节的屈伸类似于卷扬机结构，背伸时受到趾腱膜的限制，该腱膜的张力增加引起足弓升高。在矢状面上，维持平衡的主要结构为小腿三头肌，由于站立时身体的重心落在踝关节的前方，因此踝关节的趾屈肌力远较背伸肌力强，这是站立及行走时维持踝关节动力平衡的主要因素。

踝关节固定术的位置应为中立位或小于 5° 的下垂，并有 5°~10° 的外旋。

2. 距下关节（跟 - 距 - 舟关节）　此关节的旋转轴在矢状面上倾斜 42°，在水平面上倾斜 16°。关节的运动类似斜形铰链结构，其跖屈、内收、外翻为联合运动。活动范围：内翻 5°、外翻 20°，功能范围 6°。站立时身体重心落在跟骨内侧，其自然趋势是跟骨外翻，因此维持平衡的主要动力来源是距下关节的内翻肌群，其中主要为胫后肌。

3. 跗横关节(距 - 舟、跟 - 骰关节)　其运动可在两个轴上改变足的位置。在步态早期，足呈外翻状态，两关节保持平衡状态；步态晚期，足呈内翻、下肢呈外旋状态，两关节不再平行，且活动范围受限。

4. 足　足在行走时承担约 1.2 倍体重的力，而在跑步时可达体重的 3 倍。足有 3 个弓形结构：

(1) 内侧弓：与足的纵轴平行，由跟骨、距骨、舟骨及第 1~3 楔状骨构成，距骨头为弓顶。其周围支持结构包括跟舟韧带、胫后肌、趾长屈肌、拇长屈肌、拇外展肌。

(2) 外侧弓：仍为纵行排列，由跟骨、骰骨、第 4~5 趾骨构成。支持结构为趾腱膜、小趾外展肌、趾短屈肌。

纵弓塌陷，特别是内侧弓塌陷后，成为平足，出现跟骨外翻，造成胫后肌的负担过重。

(3) 横弓：由 3 个楔状骨、骰骨、趾骨基底组成。支持结构包括腓骨长肌、胫后肌、拇外展肌。第 2 跖跗关节呈钥匙状，稳定第 2 跖骨，以利于在行走时承担最大的载荷，第 1 跖骨在站立时负重最大。

六、脊柱生物力学

1. 运动学　脊柱的功能单位是运动阶段，其前部包括两个相邻的椎体及椎间盘，后部为附件及小关节。脊柱各阶段的活动范围不同，详见表 1-1。

表 1-1　脊柱不同节段活动范围及转动瞬心

节段	屈伸（°）	侧弯（°）	旋转（°）	转动瞬心
寰枕	13	8	0	高于齿突 2~3cm 的颅骨内
$C_{1\sim2}$	10	0	45	齿突腰部
$C_{2\sim7}$	10~15	8~10	10	下位椎体
胸段	5	6	8	下位间盘中心
腰段	15~20	2~5	3~6	间盘纤维环内

脊柱在 3 个轴上均有 6° 的活动范围，且各种运动之间存在联合现象，尤其是轴向旋转与侧弯的联合。转动瞬心位于间盘内。

2. 支撑结构　脊柱的支撑结构在前方有前、后纵韧带及椎间盘；后方包括横突间韧带、关节突关节及关节囊、黄韧带。

(1) 关节突关节：该关节的功能是使脊柱在轴向负载时抵抗扭转，关节囊韧带抵抗屈曲，引导运动单位的活动方向。活动方向取决于关节面的方向，其在各节段有所不同：颈椎的关节面与横截面呈45°角，且平行于额状面，可进行屈伸、侧弯及旋转；胸椎关节面与横截面呈60°角、与额状面呈20°角，可进行侧弯、旋转，但只有少量的屈伸；而在腰椎，关节面与横截面呈90°角、与额状面呈45°角，可进行屈伸及侧弯，几乎不能旋转。

(2) 脊柱周围肌肉的运动形式：其运动形式有两种：一种为等张收缩，即肌肉缩短，使脊柱伸展，有助于将重物提起；另一种为等长收缩，即肌肉的长度不变，肌张力增加，以维持某种姿势。胸肌及腹肌犹如充满气体或水的囊壁，当其收缩、胸腹腔压力升高时，可变为较坚硬的实体，有稳定、支持脊柱及缓解间盘内压的作用。胸内压升高后，下胸(椎间盘内压)的作用；腹内压升高后，L_5~S_1间盘内压可减少30%。

3. 动理学

(1) 椎间盘：椎间盘约占脊柱高度的1/4~1/3，但不同节段的高度差异较大，胸$_4$(T_4)最薄，仅为2.1mm，L_5最厚，可达17.1mm，腰椎间盘的总高度可占腰椎总高度的1/2。椎间盘具有黏弹性、蠕变、滞后现象等特性，其承重能力由上而下逐渐增加，颈椎为320kg、上胸椎为450kg、下胸椎为1100kg、腰椎则高达1500kg。在间盘内部，髓核内的压应力最高，纤维环的拉应力最大，间盘的刚度随压缩载荷的增加而变大。载荷的增加可使间盘的变形加大、蠕变速度加快。反复多次的扭转载荷可造成髓核、纤维环、软骨板之间的分离，驱使髓核组织自纤维环破裂处突出(由剪力造成)。弯曲及扭转可加大纵向载荷。间盘内压可因身体姿势不同或搬重物的方式不同，有较大的差异，卧位时压力较小，坐、立位时均大于卧位，而扭转、侧弯及跳跃时又大于站立位。搬重物时，伸膝、屈腰重物离开躯干，间盘内压将高于屈膝、重物靠近躯干时压力的1倍以上。

(2) 椎体：其强度与骨矿含量及椎体的大小有关，椎体的皮质骨承受椎体压力的45%~75%，椎体的抗压极限约50~70kg/cm^2，就强度而言，椎体强于间盘约100倍。疲劳载荷可导致椎体部分骨折。压缩骨折常见于软骨板。

七、肩关节生物力学

1. 运动学 肩胛骨平面自额状面前倾30°，是肩关节活动范围的主要参照指标。肩关节外展时，肱骨需同时外旋，以免肱骨大结节与肩峰撞击。内旋肌挛缩者，其肩关节无法外展120°以上。肩关节的外展是个综合性的运动，其中盂肱关节完成120°，另60°由肩胛-胸壁间完成，两者以1/2的比例进行。肩锁关节的运动发生在肩胛骨转动之前；胸锁关节在外展末期起作用，伴有锁骨的轴向旋转。在盂肱关节，可以发生旋转、滚动及平移等形式的运动。

2. 动理学 肩关节的运动，主要由盂肱关节及肩胛骨的运动完成，其各种运动的肌力来源见表1-2。

表1-2 肩关节各种活动的动力来源

活动方式	动力来源	活动方式	动力来源
盂肱关节		外旋	冈下肌、小圆肌、三角肌后部
外展	三角肌、冈上肌	肩胛骨	
内收	背阔肌、胸大肌、大圆肌	旋转	斜方肌上部、肩胛提肌、前锯肌、斜方肌下部
前屈	胸大肌、三角肌前部、肱二头肌	内收	斜方肌、菱形肌、背阔肌
后伸	背阔肌、冈上肌、大圆肌	外展	前锯肌、胸小肌
内旋	肩胛下肌、大圆肌		

肩关节0°位：在此位置，肩关节所受的外力影响最小，是肩关节脱位后复位的理想位置。此时三角肌的受力情况可用受力图(图1-11)表示。

肩关节0°位为肩胛骨平面165°外展位，设三角肌止点位于肩关节下5cm处，臂重量为0.05体重(W)，则：

$$\sum M0=0$$

5D−0.05W（30）=0

5D=0.05W（30）　D=0.3W

3. 稳定性　在盂肱关节，肱骨头的关节面大于肩胛盂关节面（48mm × 45mm/35mm × 25mm）。肩关节的骨性稳定极为有限，如肱骨头的内倾（125°）、后倾（25°）及肩胛盂轻微的翻转角。而韧带（尤其是中下盂肱韧带）及旋转腱袖对维持肩关节的稳定性起至关重要的作用。肩关节的主要功能是满足手活动的需要，当肩关节的结构遭受破坏或失去外展功能时，常需要进行肩关节融合术，融合的位置为真正外展的50°（盂肱关节）、前屈 20°、内旋 25°，避免过度外旋。

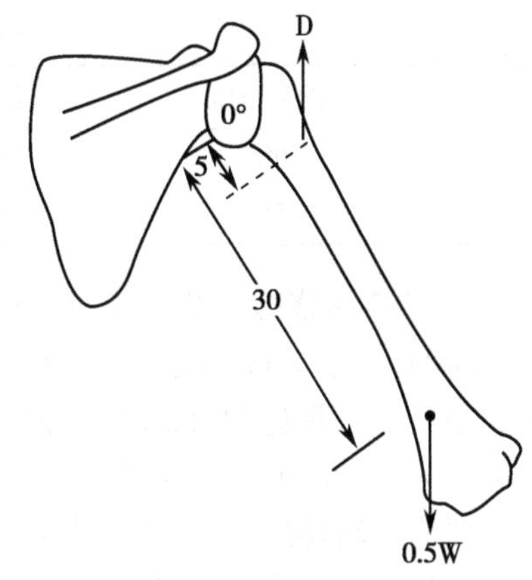

图 1-11　肩关节 0°位受力图

D. 三角肌拉力

肩锁关节可以协助肩胛骨旋转（通过喙突及斜方韧带）及平移（通过肩锁关节本身）。通过胸锁关节的活动，使锁骨在水平面上的投影延长或缩短（利用喙锁韧带）及在额状面上的上升与下降，且可使锁骨发生轴向旋转。

八、肘关节生物力学

1. 肘关节的力学功能　肘关节具有三个功能：

（1）作为前臂杠杆的一部分，调整手的位置。

（2）前臂杠杆的支点。

（3）对用拐的患者来讲，肘关节为负重关节。

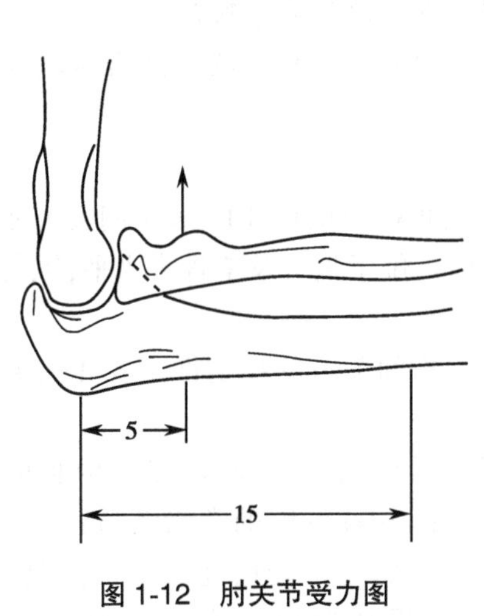

图 1-12　肘关节受力图

$\sum M0=0$

$-5B+15W=0\quad B=3W$

2. 运动学　肘关节的活动包括：伸屈 0°~150°，功能范围 30°~130°，转动轴为肘滑车的中轴；前后旋转：旋前 80°、旋后 85°，功能范围前后各 50°，旋转轴自桡骨头至尺骨远端。正常的携物角 - 肘关节的外翻角，男性：7°、女性 13°，该角随屈肘而减小。

3. 动理学　作用于肘关节的力其力臂较短，作用效果较差，因此在肘关节产生了较大的反作用力，导致肘关节较易出现退行性变。屈肘主要依靠肱二头肌，伸肘为肱三头肌。前臂旋前的主要动力来自旋前圆肌、旋前方肌，旋后为旋后肌。静态时关节内载荷接近肢体重量，而动态时则超过肢体重量。图 1-12为肘关节受力图。

由于肱二头肌的止点距肘关节很近，其中作用效果相当差，肱二头肌必须克服前臂及手持物重量之和的 3 倍，方能完成屈肘。

4. 稳定性　肘关节的稳定性部分依靠关节的构型；另外桡骨头对外翻时的稳定起到 30% 的作用，而在小于 30°的屈曲及旋前位时，则发挥了更加重要的作用。肘关节的内侧稳定性最好，内侧主要的稳定结构是内侧副韧带；外侧的稳定结构是外侧副韧带及关节囊。肘关节融合术的位置应为：单侧融合时屈曲 90°；而双侧融合时一侧屈曲 110°，另一侧屈曲 65°。肘关节融合难度较大，所幸，需融合的情况并不多见。

5. 前臂　尺骨承担了前臂 17% 的轴向载荷。前臂的旋转轴线为桡骨头与尺骨远端的连线。

九、腕关节及手部生物力学

1. 腕关节生物力学　腕关节是一个相互嵌插的节链系统的一部分。

（1）运动学：腕关节的活动范围详见表 1-3。

表 1-3 腕关节活动范围

运动	正常范围	功能范围	运动	正常范围	功能范围
屈曲	65°	10°	桡偏	15°	10°
背伸	55°	30°	尺偏	35°	15°

屈曲活动的 2/3 由桡腕关节完成，其余 1/3 依靠腕骨间关节；尺偏则由桡腕关节及腕骨关节共同完成。腕关节的转动瞬心位于头状骨的头部，但其位置随关节运动有所变化。

(2) 腕关节的三柱理论（Taleisnik 学说）：

中柱：主要为屈伸功能，由远排腕骨及月骨组成。

内柱：主要为旋转功能，由三角骨构成。

外柱：属于运动辅助装置，由舟状骨组成。

(3) 节链系统：由腕骨构成了一个由三部分组成的节链系统，桡骨 - 月骨 - 头状骨系统，这样使每个链节的运动量减少，但同时影响了关节的稳定性。稳定性的维持一方面依靠强大的掌侧韧带，另一方面通过舟状骨在两排腕骨间的桥梁作用。

(4) 相互关系：腕骨的塌陷程度可以通过腕骨高度与第 3 掌骨高度的比值进行评估，正常值约为 0.54；尺骨远端的位移程度可以通过尺骨 - 头状骨间距与第 3 掌骨高度的比值来推断，正常值约为 0.30。桡骨远端在正常情况下承担腕关节载荷的 80%，尺骨只承担 20%。尺骨的承载量可随尺骨的延长而增加（如治疗 Kienbock 病时需延长尺骨）；也可随尺骨的短缩而减少（退行性三角关节盘撕裂）。

腕关节融合术较常用，位置应为单侧背伸 10°~20°；双侧融合应尽量避免，必须融合者应为一侧背伸 10°~20°，另一侧为掌屈 10°~20°。

2. 手部生物力学

(1) 运动学：掌指关节的活动范围：屈伸 100°、收展 60°；近指间关节屈伸 110°；远指间关节屈伸 80°。

(2) 弓状结构：手部具有 2 个横行及 5 个纵行的弓状结构，横行位于腕骨及掌骨头水平；纵行位于 5 个掌骨轴线上。

(3) 稳定性：掌指关节的稳定性依靠掌板及侧副韧带；近、远指间关节的稳定性主要凭借关节构型维持，这些关节的韧带 - 关节面比值也较大。

(4) 其他相关概念：手部的键钮可以固定肌腱，防止其形成弓弦状态，同时可以减少肌腱的侧方移动。弓弦状态的形成，增加了至瞬心的臂力。矢状带（sagittal bands）可协助掌指关节达到过伸状态，而在掌指关节过伸时手内在肌必须使近指关节达伸直位，因为伸肌腱常较松弛。正常情况下，男性手的握力可达 50kg，女性为 25kg，日常生活只需 4kg；指捏合力：男性为 8kg，女性为 4kg，日常生活只需 1kg。

(5) 动理学：捏指时主要负载的是掌指关节，但由于该关节的关节面较大，故只产生较小的压强。远指间关节面的压强最大，常继发较严重的退行性变（Heberden 结节）。握抓动作产生的压强较小，但在掌指关节处集中，所以，掌指关节炎的患者常常是从事握抓动作较多的工作。再捏合时，拇指间关节的压力为 3kg，掌指关节为 5kg，掌腕关节达 12kg，故后者退行性变比较常见。

(6) 关节固定术：手部各关节融合术位置见表 1-4。

表 1-4 手部各关节融合位置

关节	融合位置	关节	融合位置
掌指关节	屈曲 20°~30°	拇掌腕关节	对掌位
近指间关节	屈曲 40°~50°	拇掌指关节	屈曲 25°
远指间关节	屈曲 15°~20°	拇指间关节	屈曲 20°

第三节 骨关节创伤后的全身反应

严重创伤后机体的反应主要发生在两个方面：一是局部反应；二是全身反应。局部反应是致伤因子作用于机体局部所引起的机体局部的应答过程，主要表现为炎症反应及其引起的一系列后果，如创面组织坏死、脱落、水肿、感染发生以及修复等一系列病理生理学过程。而全身反应则是在致伤因子强烈作用下机体为维持自身内环境的稳定所出现的一系列神经、内分泌以及代谢方面的变化，本质上是对致伤因子作用于机体后的保护与防御性反应。一般来讲，严重创伤后机体的一系列神经内分泌和代谢改变的发生常与损伤性质和致伤部位无关，但与致伤强度有关。长久以来，在研究严重创伤后的全身反应中，人们的注意力一直集中在机体创伤后神经内分泌改变(激素、介质)与代谢改变(蛋白质代谢、脂肪代谢、糖代谢以及能量代谢等)两方面，并认为创伤后的神经内分泌改变是引起代谢变化的重要原因。相反，机体一系列神经内分泌反应的作用往往又是通过全身性代谢来实现的。过去，曾有学者将严重创伤后的代谢改变分成三个阶段：即紧急阶段、休克阶段和复原阶段。但之后也有学者根据一系列临床研究，将其归纳为两个时期，即开始的一个较短暂的“退潮期”，或称休克期，这是从受伤后即刻开始的，其持续时间与受伤的严重程度有关，持续时间为数小时至1~2天不等。这一阶段的特征是以低代谢为主，整个生命活动受到抑制，能量产生和氧消耗降低、体温下降，血浆中的能源物质及葡萄糖、游离脂肪酸与游离氨基酸含量增高。当患者度过这一时期后，则进入了以高代谢为特征的“涨潮期”，患者的整个生命活动开始复苏，表现在代谢速度增快，氧消耗量增多，产热量增加以及蛋白质分解加速，出现负氮平衡。同样这一阶段持续时间可因创伤性质与严重程度不同而持续数日、数周与数月。

骨关节创伤后所发生的神经内分泌与代谢反应与其他严重创伤出现的反应类似，并没有显著的特异性，只是在严重骨折时的代谢改变中以氮代谢与磷代谢较为剧烈，其变化结果可能对骨创伤后的修复产生一定的影响。

一、严重创伤后的神经内分泌反应

机体遭受创伤甚至创伤前的危险信号以及情绪紧张等因素就可以引起一系列神经内分泌反应，其作用具有调节、代偿以及防御等功能。在机体的一系列内分泌反应中，以交感-肾上腺髓质、下丘脑-垂体以及肾素-血管紧张素三个系统最重要。创伤后神经内分泌反应的一般过程是：首先垂体激素分泌增多，如促肾上腺皮质激素(ACTH)、生长激素(GH)、催乳素(PRL)与血管加压素(ADH)，同时激活交感-肾上腺髓质系统，使血浆中儿茶酚胺水平增高(包括肾上腺素、去甲肾上腺素与多巴胺)，由于ACTH的作用，皮质醇的水平亦增高，而胰岛素与胰高血糖素的分泌则受肾上腺素水平的调节。创伤早期血浆肾上腺素与去甲肾上腺素的水平常常超过产生代谢改变所需要的阈值。实验证实，血浆肾上腺素浓度超过0.5μmol/L可引起脂肪动员，促使血浆游离脂肪酸含量增高；当超过1.0μmol/L时可通过加强肝脏与肌肉糖原分解作用使血糖与血乳酸水平增高；当超过2.2μmol/L时可抑制胰岛素分泌。这些变化都是严重创伤时的典型表现。血浆儿茶酚胺水平的增高在创伤后是短暂的，一般在伤后24小时降低至正常范围。由于下丘脑-垂体-肾上腺轴心系统的激活，血浆皮质醇水平亦可以增高，但这一增高在创伤后持续时间较短，创伤数日就可恢复至正常水平。严重创伤后胰高血糖素水平也会增高，大约在伤后12小时达到高峰。

(一) 下丘脑-垂体

丘脑-垂体系统是创伤全身神经内分泌反应的“枢纽”，其组成包括下丘脑-腺垂体-肾上腺皮质轴和下丘脑-神经垂体轴两部分反应。下丘脑下部可分泌的几种释放激素包括促肾上腺皮质激素释放激素、促甲状腺激素释放激素、促生长激素释放激素等。这些激素能促进腺垂体分泌相应的各种促激素如促肾上腺皮质激素、促甲状腺激素、促生长激素等。此外，下丘脑神经元合成的抗利尿激素和催产素，则储存在神经垂体，并经由此处再释放到血液循环中，由此可见下丘脑与垂体的关系非常密切。但是对不同的创伤刺激，腺垂体所释放激素则有所不同。对创伤和低血容量休克，垂体释放的激素主要是ACTH和ADH。

它们对调节创伤后心血管效应,维持血容量和组织器官的灌注以及代谢反应方面都很重要。在低血糖时,则主要导致 ACTH 与生长激素释放,但在疼痛、手术以及紧张活动时,垂体则主要释放 ACTH、ADH、GH 以及 PRL 等。

腺垂体促肾上腺皮质激素分泌增加的主要作用是加强肾上腺皮质功能,这一应激机制对人体来说非常重要。皮质醇可以促使肌肉蛋白分解,脂肪酸动员,糖异生增加,抑制外周组织从血中摄取葡萄糖,使血糖升高等。此外,糖皮质激素与其他激素的协同作用,还具有减少渗出、保持毛细血管完整稳定性以及减轻炎症反应等作用。此外,当 ACTH 因严重战伤刺激而达到很高水平时,它也可以调节醛固酮的分泌。ACTH 的肾上腺外的效应是促进脂肪的利用,增加能源,并保存葡萄糖与蛋白以适应创伤代谢的需要。ACTH 也有破坏肝水解酶作用(肝水解酶可以灭活皮质醇)。

伤后由于低血容量刺激颈动脉窦和心房的容量感受器,通过迷走神经传入下丘脑,促使神经垂体释放 ADH。在高渗性脱水时,它是由于高渗的细胞外液直接刺激下丘脑渗透感受器,从而使 ADH 分泌增加。此外,疼痛、颅内和胸腔脏器受伤、缺氧等也可引起 ADH 分泌增加。

ADH 是下丘脑 - 垂体系统的第二种重要激素,其作用是通过腺苷酸环化酶使细胞内 cAMP 增加,导致管腔膜上蛋白激酶激活,使膜蛋白磷酸化,改变构型,随之使细胞膜通过水的能力加强,增加管腔膜对水的重吸收从而使水排出减少,以维持血容量和增加细胞外液量。严重创、战伤后的 ADH 效应常可维持较长时间,是导致伤后稀释性低钠血症的重要原因之一。因此,伤后补液过多,尤其是葡萄糖液,可引起循环系统负荷过重或水中毒,应予以注意。

(二)交感 - 肾上腺系统

各种应激性刺激通过神经或循环系统途径作用于下丘脑,使该部交感中枢兴奋,从而导致肾上腺髓质释放儿茶酚胺增多,对人体创伤后的代谢过程和各种主要脏器的功能都有重要的调节作用,尤其是皮质部分,是生命过程中不可缺少的调节器官。创、战伤后肾上腺功能增强。

1. 肾上腺髓质　主要分泌儿茶酚胺类递质,包括肾上腺素、去甲肾上腺素及多巴胺等,对调节糖、脂肪代谢、心血管、中枢神经与自主神经系统的效应至关重要。

创、战伤可促使肾上腺髓质分泌的儿茶酚胺类物质增加 10 倍以上,在严重创伤几日内,尿中儿茶酚胺排出量增加,其中去甲肾上腺素比肾上腺素增加得更明显。

创、战伤后肾上腺素和去甲肾上腺素分泌量增加的主要作用包括:调节心血管,使具有肾上腺素能受体的皮肤、骨骼肌、胃肠道、肾、脂肪组织、脾等的小血管收缩。这一效应使血液较多地分布于心脑等重要器官以保证其需要。此类激素还能增加心肌收缩,增加心搏次数和升高血压。其次,儿茶酚胺对代谢的作用也是很重要的,如前所述,它可使伤后分解代谢增加,促使肝和肌肉中的糖原分解、转变为葡萄糖而释放到血中,并抑制胰岛素的分泌和作用,使血糖升高。同时,增加嘌呤的代谢,导致伤后氮丧失的增加,其脂溶效应则便于身体利用脂肪酸作为能源。此外,儿茶酚胺还有促进胰高血糖素分泌的作用。故在创、战伤应激反应中,儿茶酚胺分泌增多、胰岛素分泌减少的同时,胰高血糖素增多,增多的比例与创伤严重程度有关。胰高血糖素的作用与胰岛素相反,可促使肝糖原分解、糖原异生和尿氮排出增多。

伤后一般不会发生肾上腺素类激素缺乏症,因为交感神经末梢可分泌儿茶酚胺,此外,储藏肾上腺素的嗜铬细胞还分布于肾上腺髓质以外的其他组织中。

2. 肾上腺皮质　目前已知肾上腺皮质中含有四十多种类固醇,依据其生理、药理作用可分成三组:糖皮质激素,以皮质类固醇(17- 羟肾上腺皮质酮;氢化可的松)为代表;盐皮质激素,以醛固酮为代表;氮类皮质激素,以脱氢异雄酮为代表。

创、战伤刺激可使肾上腺皮质的糖皮质与盐皮质激素分泌明显增加。

糖皮质激素对机体的防御功能具有一定作用,也是维持生命活动所必不可少的。伤后其在细胞代谢中所起的作用主要是调节糖、蛋白和脂肪代谢。创、战伤后的蛋白分解、尿氮排出增加、负氮平衡、糖原异生作用、糖耐量降低等现象,均与糖皮质激素的增加有关,有人认为它还有促进脂溶的作用,但也有人认为战伤后肾上腺皮质分泌在代谢方面仅起一种微小的作用,它不激发或控制代谢变化。

皮质类固醇在创伤局部最重要的效应是减少渗出、抑制炎症、炎性水肿和组织肿胀;减少发热、细胞移动和成纤维细胞的增殖；还可抑制免疫反应和稳定溶酶体膜，减少组织破坏。一般来讲，一定量的皮质类固醇分泌对机体有利，但是，持久的皮质类固醇分泌增多则是有害的，它使感染易于侵入和扩散，抑制组织修复和伤口愈合，损害皮肤和结缔组织中胶原的形成，还可引起高血压、骨质疏松、肌肉萎缩和胃十二指肠溃疡出血等。糖皮质激素的分泌和浓度的增减是由促肾上腺皮质激素刺激肾上腺皮质所引起的。创、战伤时，在促肾上腺皮质激素的刺激下，皮质类固醇分泌可以从正常水平的20~30mg/24h增加到300~400mg/24h。

如果战伤刺激持续时间较长，例如在运送中的伤员、并发严重感染、连续手术或大面积烧伤等，血中游离的和结合的皮质类固醇可明显增加，并可维持几周甚至几个月。但短时间的刺激，如外科手术引起的此类激素的增加一般可在术后迅速恢复正常。尿中游离皮质醇(17-羟肾上腺皮质酮)的测定可反映肾上腺皮质活性变化的情况。

肾上腺皮质衰竭现象即使在严重战伤也是很少见的。但是肾上腺皮质损伤或严重肾上腺内出血有时可引起肾上腺皮质衰竭。

盐皮质激素的主要作用是增加肾远端小管对钠的重吸收，使钾、氢的排出增加。钠是血清中维持渗透压的主要离子，钠增多有助于水潴留。所以当失血、失液导致血容量减少时，这一机制在恢复有效循环血容量中的作用十分重要。但如果醛固酮分泌过多则可引起高血压，明显的原因是钠潴留后，使组织间液和血容量增加所致，但也可能直接与细胞内外钾、钠离子交换(细胞内钾离子浓度降低，钠离子浓度升高)后，改变了心肌和血管平滑肌的兴奋性，对儿茶酚胺等升压物质敏感性增加，以致血压升高。但由于伤员正常反馈机制还存在，即醛固酮分泌增多后，则肾素和血管紧张素Ⅱ的产生减少，可不致血压升高。

使醛固酮分泌增加的最主要原因是肾血流减少(如血容量减少、低血压、缺钠等)。其次，促肾上腺皮质激素虽可使醛固酮增多，但作用不强，且不持久，除非是高浓度的促肾上腺皮质激素。血清钾浓度增高，也可直接引起醛固酮的分泌。

在应激反应时生长激素的分泌也增多。它的主要作用是重新调整胰岛素对葡萄糖的反应；刺激游离脂肪酸的释放，便于身体利用；在能进食的伤员中，尚有促进氮储存的作用。注射生长激素，在禁食的伤员中并不增加氮储存的作用；但如果能给以足够的营养以维持能量的平衡，即使处于伤后分解代谢时期的危重伤员，也可有改进氮储存情况的作用。这作用可能是由于在促进了胰岛素产生的条件下，改变了糖代谢的情况而发生的。最近国内外有大量研究表明，对创、烧伤患者应用生长激素，可显著促进胃肠道和创面损伤组织的修复。

(三) 甲状腺

甲状腺素主要包括三碘甲腺原氨酸(T_3)和四碘甲腺原氨酸(T_4)等。其中有主要生理作用的是T_3。大部分T_3来自于由甲状腺释放的T_4在肝、肾外周组织转化而成。研究表明，严重创、战伤后能量消耗增加，蛋白分解代谢和脂肪氧化增加都与甲状腺素的作用有关。伤后血液内甲状腺素浓度迅速上升，可持续10天左右。有人证明，伤后组织利用甲状腺素的量增加，体内游离状态的微量甲状腺素可以进入细胞内参与代谢过程。进入细胞内的甲状腺素对增加氨基酸合成蛋白有重要的作用。这一过程在伤后立即开始。

二、严重创伤后的代谢变化

(一) 糖代谢

严重创伤的伤员在伤后常出现明显的高血糖与高乳酸血症，并且血糖与乳酸升高的程度与创伤严重程度成正比。一般来讲，进入血浆的血糖主要有三个来源：一是体外糖的摄入(如从静脉滴注葡萄糖或经口服从肠道吸收)；二是肝糖原与肌糖原的分解、释放；三是糖异生作用，主要利用乳酸、丙酮酸、丙氨酸以及甘油等非糖物质转变为糖。

严重创伤(包括休克)后高血糖症的产生包括两个时相：创伤后即刻出现的高血糖主要来源于肝糖原与肌糖原的分解，其后是糖异生作用增强以及外周组织利用糖原能力下降。导致这些变化的根本原因是交感神经兴奋与血浆中的儿茶酚胺和胰高血糖素等对肝和肌糖原分解有强烈刺激作用激素的分泌增加。肝糖原与肌糖原分解的增加是肾上腺素和胰高血糖素直接刺激所为，是创伤后早期血糖上升的主要原因。

一般来讲，肾上腺素刺激葡萄糖进入血液循环的阈值为 1nmol/L，胰高血糖素为 300pg/ml。这些激素通过刺激肝和肌细胞膜上的腺苷酸环化酶，促进 cAMP 的生成，调节细胞内磷酸化酶的结构，使其由无活力的磷酸化酶 b 转变成有活力的磷酸化酶 a，催化糖原分解成 1- 磷酸葡萄糖，再经变构酶作用转变成 6- 磷酸葡萄糖，在肝脏经葡萄糖 -6- 磷酸酶的作用下转变成葡萄糖而释放入血。由于肌肉中缺乏葡萄糖 -6- 磷酸酶，故肌肉中生成的 6- 磷酸葡萄糖则不能像肝脏一样直接转化成葡萄糖入血，而只能进入糖酵解途径生成丙酮酸，进而生成乳酸而释放入血。由于机体内糖的储存是有限的，因此肝糖原与肌糖原分解仅构成了创伤后早期高血糖的基础。而在伤员度过休克期以后数日到数月内，机体代谢保持在较高水平，血糖亦处于较高水平。这时的高血糖则主要由糖异生增强所致。

严重创伤后糖代谢降解障碍的另一大特点是由于儿茶酚胺分泌量增加，导致胰岛素分泌受抑，糖皮质激素与胰高血糖素分泌增加，使外周组织对胰岛素的敏感性下降。由于肌肉与脂肪组织对葡萄糖的摄取受胰岛素水平控制，肝脏则主要依赖细胞内外液间葡萄糖浓度来调节其进出，而脑组织对葡萄糖的摄取不受葡萄糖浓度本身和胰岛素水平的控制。因此，严重创伤后儿茶酚胺与糖皮质激素分泌增加、胰岛素分泌受抑等综合作用主要影响肌肉与脂肪组织对葡萄糖的摄取和利用。

一般来讲，糖异生作用是机体在饥饿时补充葡萄糖的重要途径，而在正常情况下机体可以有效地抑制糖异生。严重创伤后，机体对糖异生的抵抗作用减弱，使异生作用变得活跃，其可能的原因为：由于严重创伤后激素环境的改变，一方面使糖异生的原料明显增多，如骨骼肌中糖原分解增强，使乳酸释放增加；肌肉蛋白质加速分解，释放大量丙氨酸入血；脂肪动员使脂肪细胞释放出甘油等。这些都是糖异生的主要原料。另一方面，有学者观察到肝脏与肾脏中糖异生的关键酶磷酸烯醇式丙酮酸羧激酶（PEPCK）、1，6，- 二磷酸果糖磷酸酶与 6- 磷酸葡萄糖磷酸酶活性均增高，表明酶促反应的增加对糖异生起到重要作用。这种糖异生作用的增强是创伤后期血糖升高的主要原因。

葡萄糖氧化是机体获取能量的重要方式，正常情况下葡萄糖是机体的重要能源物质。严重创伤后作为机体整体应激反应的一部分，高血糖将为心、脑等重要组织器官提供能源。同时，由于血液高渗可使肠液吸收入血，这样可由此补偿部分由于创伤引起的失血所致的体液丧失。很显然，对严重创伤后出现高血糖的伤员不宜输入大量的葡萄糖液，过多的输入有可能造成患者肝脂肪变。

（二）脂肪代谢

创伤后的脂肪代谢十分复杂，包括肝脏与脂肪细胞利用葡萄糖与某些氨基酸转变成脂肪；脂肪在肝中的运输；脂肪动员以及组织摄取利用脂肪酸等。由于对其研究不如糖与蛋白质那样深入，因而有些动物实验所得的结果有时很不一致。一般来讲，由于机体储存的脂肪远比蛋白质和糖多，因而脂肪组织（三酰甘油）是人体重要的储能形式。据估计，严重创伤后，机体消耗能量的 80%~90% 为脂肪氧化所提供，故脂肪氧化供能是创伤后机体供能的最佳选择。

创伤后脂肪代谢的一个重要特点，表现在血浆中脂肪酸、酮体以及脂蛋白含量的变化。创伤后，大量分泌的儿茶酚胺和脂肪细胞的 β_1 受体结合，通过 cAMP 的第二信使作用，除此之外，创伤时含量增高的胰高血糖素、ACTH、GH、甲状腺素和某些胃肠道激素都有明显刺激脂肪酶活力升高，加速脂肪分解的作用。

脂肪组织的大量分解将导致血浆游离脂肪酸（FFA）和甘油含量增高。动物实验证实，高速投射物肢体伤后 5 分钟，血浆 FFA 浓度较伤前高 140%，中速投射物伤后血浆 FFA 浓度较伤前增加 30%。血浆 FFA 升高的程度和创伤程度有关，在肢体伤合并失血，动物处于严重休克状态时，高速投射物伤组 FFA 比无休克致伤组升高 10%，但远无预期的高，这可能是由于低血容量休克时，血浆白蛋白减少，因此和白蛋白相结合而运输的血浆 FFA 减少，同时低血容量休克时血液中乳酸积蓄，刺激 FFA 再脂化，也是血浆 FFA 升高幅度低的原因。由于甘油为水溶性的，不需和白蛋白结合而运输，同时由于脂肪组织无甘油激酶，故创伤时甘油释放增加，甘油和脂肪酸的比例失调。

释放入血的甘油主要在肝、肾等组织，经甘油激酶作用转变成磷酸甘油，可继续合成三酰甘油或进入糖代谢。各组织器官摄取 FFA 后代谢的结局不一样。心肌和骨骼肌中的脂肪酸经 β 氧化，最终生成水和 CO_2，肝脏摄取的脂肪酸经 β 氧化生成酮体，创伤后的脂肪酸代谢率加快的同时，伴有酮体生成增加。酮体代谢动力学证实，酮体代谢率和其浓度成正比，故创伤后很少超过 1mmol/L。酮体为水溶性的，易于运输，可为脑等重要器官提供能量。同时，酮体可以抑制支链氨基酸在肌肉组织中的氧化。

创伤后，血浆中过高的 FFA 也有可能造成脂肪肝或脂肪栓塞。

创伤后血浆脂蛋白的含量和成分也发生改变，它主要是低密度脂蛋白（LDL）和高密度脂蛋白（HDL）含量下降。电泳图谱中 HDL 中出现特征性的载脂蛋白 T（ApoT），同时血浆中胆固醇、磷脂含量相应下降，胆固醇下降和创伤程度成正比。一般认为胆固醇的下降是创伤时类固醇激素合成增加的缘故。

为纠正创伤患者的脂肪代谢紊乱，可输入不同浓度的脂肪乳剂。

（三）蛋白质代谢

严重创伤后蛋白质代谢的变化主要表现在机体蛋白质分解增加，尿素氮排出增多，以及机体出现明显的负氮平衡状态。

严重创伤后机体的负氮平衡状态是由于机体蛋白质分解加强，大量蛋白质分解为氨基酸进入血液，再由肝、肾、肠道等组织摄取，作为糖异生和合成急性期蛋白的原料。由于骨骼肌是机体内储存可动用蛋白质的主要场所，因而严重创伤后分解的蛋白质主要是骨骼肌蛋白。其代谢过程为：严重创伤后引起机体内环境失衡，由于酶解作用增强，使骨骼肌中大量蛋白质分解成氨基酸入血，使血浆中支链氨基酸与非支链氨基酸含量升高，特别是支链氨基酸通过转氨基作用给丙酮酸与谷氨酸，分别生成丙氨酸与谷氨酰胺而释放入血。在肝脏，丙氨酸被摄取后，脱去氨基形成丙酮酸，通过异生途径生成葡萄糖，再输送到肝脏外利用。而谷氨酰胺则主要由肾脏与胃肠道摄取与代谢。谷氨酰胺在肾脏中和氢离子结合成氨，以缓冲体内的有机酸，参与维持体内酸碱平衡。胃肠道摄取的谷氨酰胺主要在肠细胞氧化，分解成氨和 CO_2，经门静脉系统转运到肝脏代谢。谷氨酰胺也可从糖异生和尿素生成途径而生成丙氨酸。总的来讲，体内代谢生成的氨部分在肾脏经过鸟氨酸循环后生成尿素排出，从而形成严重创伤患者尿素氮排出增加。

严重创伤后体内氨基酸代谢变化的种类有一定的规律性。就骨骼肌而言，手术创伤以及感染等因素可使其必需氨基酸，特别是支链氨基酸含量升高，而非必需氨基酸含量下降，其中细胞内谷氨酰胺下降可达 50% 左右。有学者曾测定战伤伤员伤后 1 个月内静脉血清氨基酸浓度的变化，发现缬氨酸、异亮氨酸、丙氨酸、赖氨酸等 5 种必需氨基酸呈增高趋势，而组氨酸、丙氨酸、甘氨酸等在伤后 1~4 天内含量明显低于正常。还有学者测定了投射物伤员尿中氨基酸含量，发现苯丙氨酸、酪氨酸、牛磺酸以及亮氨酸有下降趋势。因此，血、尿氨基酸组分的变化和氨基酸尿也是机体创伤后尿氮排出增加的原因之一。

影响严重创伤后机体蛋白质与氨基酸代谢的因素众多。首先是创伤的严重程度和种类。一般来讲，机体蛋白质的分解与创伤的严重程度成正比，感染因素的存在可加重蛋白质代谢过程。有学者观察到，创伤、烧伤等致伤因子导致的蛋白质分解代谢方式明显不同，即在创伤条件下，机体蛋白质的合成与分解速度均增加，但分解速率大于合成，从而导致负氮平衡。而在手术患者，其负氮平衡来源于蛋白质合成速度下降，但分解速率则没有明显改变。其次，肝、肾功能状态严重地影响着蛋白质与氨基酸代谢。如在胰高血糖素作用下，肝脏可加强对糖异生氨基酸的摄取，可由此导致血浆中丙氨酸等生糖氨基酸含量下降，但由于支链氨基酸不在肝肾中代谢，故这些氨基酸在血浆中浓度上升。此外，激素特别是胰高血糖素、皮质醇、肾上腺素等也直接影响着蛋白质分解与合成代谢。新近研究表明，内源性白细胞调节因子（LEM）、诱发蛋白质分解因子（PIF）、白细胞介素 1（IL-1）、前列腺素 E_2 和 F_2（PGE_2、PGF_2）等都有明显的促蛋白分解作用，高酮血症有明显的抑制蛋白分解作用。此外治疗因素，如输入适当浓度的支链氨基酸，采用合成激素，如 GH、前列腺素抑制剂、类睾丸素类固醇等均有助于改善患者创伤后的蛋白质代谢。

在研究骨骼肌代谢中，一个很好的指标是测定患者尿中 3- 甲基组氨酸的变化。3- 甲基组氨酸是肌动蛋白与肌球蛋白分子中的一种特殊氨基酸，由这两种蛋白质生物合成过程中翻译后经化学修饰而成。机体中约有 90% 的 3- 甲基组氨酸分布在骨骼肌中，当骨骼肌肌动蛋白和肌球蛋白降解释放出氨基酸时，3-甲基组氨酸可不经任何代谢直接由肾脏排出，因而测定尿中 3- 甲基组氨酸排出量可以反映骨骼肌分解代谢速率。此外，血浆中苯丙氨酸浓度也是反映骨骼肌分解代谢的一个良好指标。

（四）水、电解质代谢

水、电解质代谢变化包括局部与全身两方面。

创伤常导致局部组织水肿，表现在损伤局部肿胀、细胞内钠、水含量增加。有研究表明，在动物后肢高速投射物伤的伤道周围肌肉变色区，在伤后不同时间均可出现组织 Na^+，Cl^- 升高，K^+、Mg^{2+} 含量下降，骨骼肌有跨膜电位降低以及 ATP 含量减少，琥珀酸脱氢酶（SDH）活力下降等现象，其结果是对后期组织修复不利。

创伤可导致血钠下降、血钾上升以及明显的钙、磷等微量元素代谢紊乱。有研究表明，严重创伤后患者可出现明显的全身低钠血症，血钠可降至130~135mmol/L，同时尿内钠钾比率也可由正常的2∶1或3∶1下降到1∶1。引起严重创伤后钠水潴留和低钠血症的主要原因是致伤因子对局部组织的直接损伤作用，以及继发的低血容量，导致组织灌流不足，使损伤组织细胞膜酶之一的 Na^+-K^+-ATP 酶活性下降，导致 Na^+ 转运出细胞膜减少。同时，机体低血容量又刺激肾素-血管紧张素-醛固酮系统以及ADH使水钠吸收增加。由于出现尿量减少，尿比重增加、尿钠减少、尿钾增多，从而加重机体钠、水潴留。

创伤后的低血钙症被认为是创伤引起儿茶酚胺和降钙素分泌增多，以及白蛋白浓度下降所致。由于钙离子在调节细胞功能、维持心肌收缩以及血管张力方面有重要作用，因此在复苏等治疗过程中应适当补充钙剂。

创伤后血磷浓度下降与儿茶酚胺分泌过多以及从尿中排泄增加有关。血磷的下降将影响细胞内 ATP 及红细胞 2,3-二磷酸甘油酸（2,3-DPG）生成，进而影响能量代谢等过程。

创伤后血锌降低将对创伤愈合产生不利影响，它的缺乏与锌离子在体内的再分布（大量进入肝脏）以及糖皮质激素增加肠道排锌有关。

第四节 骨折损伤的病因与修复

骨是机体最坚硬的结缔组织，其主要功能为构成机体骨架并有持重作用。此外，还参与体内的其他代谢，如矿物质与微量元素代谢等。

一、骨组织的构造

（一）骨的结构

骨主要由两个部分所构成：①外层的密质骨；②内层的松质骨。密质骨构成骨的外壳，主要起支柱作用，呈管状，所以有较强的稳固力。松质骨在密质骨内，含有网状结构的骨小梁，而这些骨小梁又是按压力和牵张应力的方向排列而形成，加强其机械力量。

骨的基本结构是哈弗系统，现称骨单位。它含有一组围绕中心管（直径为20μm）的向心性板层。在这些板层之间，有排列较复杂的间质性板层。这种板层现象是由于相间的骨密质所构成，与胶原纤维钙化的定向相符。中心管的长度约3~9mm，内含交织的网状组织、不同活跃阶段的成骨细胞和神经纤维束。这个系统与骨的纵轴相平行，沿着血管的分支相互连接，也与髓腔和伏克曼管相连接。伏克曼管是贯通内膜面和骨外膜面的通道。在交织板层内，有小的椭圆腔，或称凹窝，其间有细的分支小管所连接，每一凹窝内含有一个骨细胞，它有纤细的胞质突，伸延至小管内，形成真性细胞接合体。这种交织的接合体存在于整个骨的基质内。

骨的外膜是由白色纤维和弹性组织所构成。其下有生长层。生长层较疏松，血管也丰富，并含有一定成骨能力的细胞。骨外膜既是一种限制膜，也是在骨生长中累积骨物质的主要组织，它也作为肌肉的附着点和韧带、关节囊的黏着处。

骨内膜也是一种限制膜，不过是在松质骨的一侧。其结构与骨外膜类似。

（二）骨的神经血管

在骨端或干骺端，也是关节囊附着处和骨膜返折处，血管供应非常丰富，人们称之为关节血管环。通过这些血管丛，供应骨骺端和髓腔血液，以及关节软骨的外围。在骨骺区，还有终动脉供应骨和关节软骨。

在骨干中央，有一个或数个滋养动脉穿入，经过分支，穿过髓腔，并与哈弗管和干骺端区的血管相吻合。在髓腔内，终末动脉表现为窦状毛细血管，而进入与动脉相平衡的大静脉。

伴随这个血管系统，有细的带鞘或不带鞘的神经纤维也伸入哈弗系统，并大量存在于骨膜中。这些神经纤维被认为是供给血管的，但也使骨膜和骨有痛感和震动感。小儿麻痹症或外周神经切断后，由于其血液供应受到改变，骨生长和骨密度也随之而改变。

在骨膜、哈弗管和伏克曼管内的血管周围，也有淋巴管。

在胚胎期，髓内充满着红骨髓和松质骨组织，以后逐渐由脂肪骨髓所替代。至12岁，红骨髓见于骨端或骨骺端。但在肋骨、脊柱、胸骨、颅骨和髂骨，髓腔内仍是红骨髓，它们是人体造血的活跃组织。骨髓内有丰富的网状结构，内有疏松的间质和造血功能的红骨髓（图1-13）。

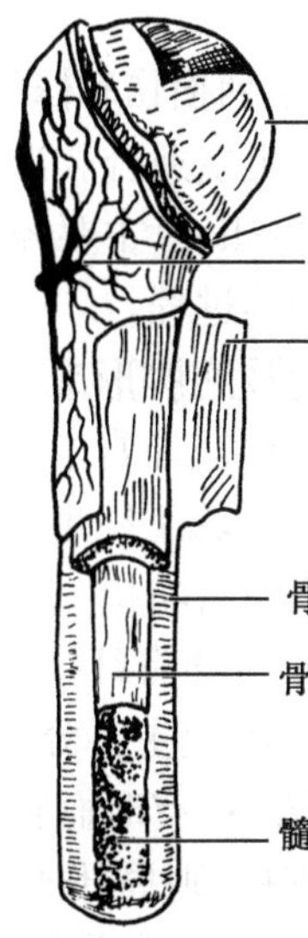

图 1-13　骨的结构示意图

（三）骨的组织学

1. 骨的细胞　按照骨组织内细胞的形态，可以将骨的细胞分成3大类型，即骨细胞、成骨细胞和破骨细胞。这些细胞起源相同，在不同条件下可以相互转化，共同完成吸收旧骨质和生成新骨质的作用。

骨细胞是骨组织中的主要细胞，包埋于坚硬的细胞间质中，呈扁卵圆形，有多个细长的突起，其细胞核大都为卵圆形，着色深。胞质呈嗜碱性，含糖原和脂滴。虽然骨细胞属于成熟细胞，但在一定条件下当周围环境改变时，它可以变形而成为另一种细胞，如成骨细胞或破骨细胞。它的另一种功能是在一定条件下促使骨基质中钙盐溶解，钙被释放入血而参与血钙浓度调节。

成骨细胞见于生长期的骨组织中，多聚集于新形成的骨质表面。细胞呈矮柱状或立方状，排列较整齐，细胞伸出细短的突起与相邻细胞相连接。胞核位于细胞一端，核仁明显。胞质嗜碱性。成骨细胞的主要功能是产生细胞间质中纤维和黏多糖。在新的细胞间质不断产生并经钙化而形成骨质的过程中，成骨细胞被包埋在其中，此时成骨细胞内合成作用停止、胞质减少，胞体变形，即变为骨细胞。

破骨细胞是一种多核的巨大细胞，常见于骨质被吸收的凹陷面。胞体巨大，核数目不等，多者可有数十个。破骨细胞的胞质一般都嗜酸性，含有泡沫样的空泡，也有的胞质嗜碱性。此外，破骨细胞胞质中尚可见到一些溶酶体，可能与溶解黏多糖蛋白质和胶原纤维有关。

2. 骨的纤维　骨纤维是细胞间质中的有机成分，大都属于胶原纤维。在结缔组织中主要为Ⅰ、Ⅲ型胶原纤维。在软骨中，胶原纤维主要由Ⅱ型胶原分子组成。在骨中，则主要为Ⅰ型胶原。此外，Ⅴ、Ⅺ型胶原也可在骨组织中检测到。由于纤维包埋在含有钙盐的基质中，因其隐蔽故不明显。骨胶原纤维与结缔组织中的胶原纤维相同，也具有等间距横纹的特点。胶原纤维大都组成较致密的纤维束，呈规则的分层排列。骨细胞被夹在骨板之间。在密质骨中的骨板大都呈分层的同心圆排列，组成骨单位。

3. 骨的基质　骨基质是由无机盐和有机物所组成。有机物是指骨胶原纤维以外的黏多糖蛋白，这些大分子含有一个中心轴蛋白、不同数目的硫酸糖胺聚糖侧链以及短的低聚糖。而集结素又是透明软骨的一个主要蛋白聚糖，由于有糖胺聚糖侧链的巨大渗透压，蛋白聚糖可使关节软骨具有韧性和低摩擦系数。蛋白聚糖的另一个亚族是同胶原纤维结合在一起的小蛋白聚糖，只有两个侧链（$PG\text{-}S_1$）或一个侧链（$PG\text{-}S_2$），小蛋白聚糖普遍存在于结缔组织中。其他蛋白聚糖对细胞与细胞外基质的黏附起一定作用，同时也作为生长因子（TGF-β）受体及其基底膜的成分。此外，骨基质的有机成分还包括骨粘连蛋白、骨钙素、磷蛋白以及血小板敏感蛋白等。骨基质中的无机盐类通常称为骨盐（bone salt），占成人骨干重的65%左右。骨盐的化学成分主要是羟基磷灰石，由钙离子（Ca^{2+}）、磷酸根离子（PO_4^{3+}）和羟基等组成。此外在骨盐中还有少量其他离子，如镁（Mg^{2+}）、钠（Na^+）、氟（F^-）、碳酸根（CO_3^{2-}）和枸橼酸根（$C_6H_5O_7^{3-}$）等。

二、骨损伤病理及愈合

骨折后组织发生一系列损伤和修复反应,最终可使骨折愈合,恢复正常的结构和功能。骨的再生能力很强,骨折后可达到完全再生愈合。当然,愈合的进程和结果还取决于很多局部和全身性因素的影响。

骨折愈合(fracture healing)主要经历局部血管反应与血肿反应、断端坏死骨吸收、骨痂形成和钙化骨化,以及骨的改建或再塑等过程。

(一)局部血管反应及血肿形成

如前所述,骨的血液供应非常丰富,一旦发生骨折,断端间从骨外膜进入骨内的血管和骨内膜的小血管遭破坏而发生断裂,附近软组织也可能发生损伤,从而在局部发生出血,形成血肿。血肿填充于骨折断端之间,但其范围却可以超出断端一定距离。骨折后出现的血肿形成过程和结局,与其他部位的血肿基本相同,一般在骨折后数小时即有纤维蛋白网形成。周围的吞噬细胞、新生毛细血管和结缔组织细胞很快侵入血肿,幼稚结缔组织细胞主要分化成纤维细胞,产生胶原,使血肿逐渐机化,形成所谓的纤维性骨痂(fibrous callus)。有观察发现,有时血肿并不被机化或形成纤维性骨痂,而是被生长的骨痂推挤至骨髓腔或周围软组织中,如不被推挤,则局部血肿被吞噬细胞清除和发生纤维化。如骨折后固定不良,即使轻微活动也可能使血管破裂或闭合血管重新开通,导致继续的血肿形成。纤维性骨痂形成在骨折愈合早期,可起到固定断端骨质的作用。

新骨形成过程中的血液供应大部分来自骨髓的血管。尤其是连接骨痂,大都来自骨髓血管,少量来自骨外膜血管,两者互相吻合。至于外骨痂,其供血在开始时全部由骨外膜血管供血,之后骨髓腔血管穿过连接骨痂进入外骨痂,便成为真正的供血来源。在骨折同时并发周围软组织损伤的情况下,外骨痂的血供大部分来自由周围软组织长出的血管,起临时的供血作用,待骨折愈合再建完成,这种临时供血即停止、消失,逐渐由骨髓血管供血。

总之,骨折时血管系统破坏和新生的程度对愈合发生重大影响,骨折处新生血管由于固定不良而再遭破坏,将直接延缓骨折愈合的速度。

(二)骨折端坏死骨的吸收

接近骨折线的断端骨质内,由于直接创伤以及创伤后的血液循环障碍,骨细胞可发生死亡。正常情况下,骨细胞位于陷窝内,其胞质突起伸入骨小管与组织液接触,并与骨内毛细血管接近,从而获得血供营养。毛细血管和较大血管位于哈弗管内,后者走向在长骨与骨干长轴平行,因此骨折时折断处的血管多发生断裂。骨外膜和骨内膜血管,有时甚至骨髓腔的血管也发生断裂,从而使断裂远侧的骨组织因无血液供应而发生坏死。坏死的骨细胞消融,使骨陷窝成为空穴。这种无骨细胞的骨质即为死骨。在骨折处,由于骨细胞消溶后所留下的空穴而常形成死骨带。在粉碎性骨折或并发骨髓炎而致片块状骨组织坏死时,则形成死骨块。

在正常愈合时,死骨带坏死的骨组织可被溶解吸收,其溶解吸收机制主要有三个方面:一是单核巨噬细胞系统发挥清除机制;二是骨组织内的破骨细胞能溶解吸收坏死骨组织。破骨细胞通过分泌其溶酶体中的蛋白水解酶(包括胶原酶)及若干种有机酸,如乳酸、枸橼酸等,可水解骨的有机基质,酸能溶解骨盐。破骨细胞还含有碳酸酐酶,其生成的碳酸亦能促进骨盐的溶解。这种经破骨细胞作用而使骨吸收称为破骨细胞性骨吸收(osteoclastic bone resorption);三是新形成的幼稚骨细胞由于含有酸性磷酸酶、氨基肽酶、蛋白酶等,也能催化骨的缓慢吸收,称为骨细胞性骨吸收(osteocytic bone resorption)。至于死骨块,应采用手术清除,或经瘘管、窦道等排除。

(三)骨痂形成

骨折时在组织损伤等多种因素刺激下可发生多种细胞的增生,形成一团新生的组织,连接骨的断端,这就是骨痂(callus)。在骨折区不同部位形成的骨痂分别称为外骨痂(由骨外膜细胞增生形成,包括骨的断端,多呈梭形)、中骨痂(断端之间,相当于长骨皮质部)和内骨痂(由于骨内膜细胞增生形成,位于骨髓腔内)。有的按骨痂的部位和作用分成骨外膜骨痂、桥梁骨痂、封闭骨痂和连接骨痂。骨痂形成要经历一个过程,其组成成分也随之而变化。

骨折后不久,既有骨外膜外层(纤维层)或者还有邻近结缔组织的成纤维细胞游动增生,同时,骨外膜内层(细胞形成层)的成骨性细胞开始游动增生,骨髓腔骨内膜细胞也发生同样的变化。毛细血管(来自骨外膜、邻近软组织和骨髓腔)并随之长入,形成纤维性骨痂,或称骨性肉芽组织。这些变化并非起始于骨折线部位,而是最初发生在离骨折线不远的远侧和近侧没有或仅有轻微损伤的骨外膜和骨内膜。这时骨痂的主要成分是成纤维细胞、幼稚的成骨细胞和毛细血管。

成骨性肉芽组织逐渐演变为交织骨软骨。成骨细胞由梭形变为多角形,突起相互连结,并产生胶原纤维的基质。在成骨性肉芽组织的转变过程中,原有的毛细血管会逐渐减少。这种类似于骨组织但尚无钙化的组织称为类骨组织。其中的胶原纤维分布不规则,没有形成板状(板层骨结构)的倾向。继之,类骨组织的基质发生钙化,乃形成编织骨。编织骨骨痂多为梭形,突出于骨的表面。骨原细胞(osteogenic cells)主要分化为成骨细胞(或称骨母细胞),但也可分化为成软骨细胞分泌骨母基质(后形成编织骨),形成软骨性骨痂。至于形成编织骨骨痂和软骨性骨痂的机制尚未完全阐明。有人认为软骨性骨痂形成与断端活动度大、承受的应力大、局部血供差、氧张力低等因素有关。在条件较差的情况下,软骨性骨痂形成增多的原因可能有以下几方面:①软骨母基质是营养物质弥散的良好媒介,即使软骨细胞远离毛细血管,仍能获得营养(如软骨内没有或极少血管,软骨细胞仍可存活),这样就有利于软骨细胞增生和软骨母基质的合成;②软骨细胞代谢的需氧量很少或不需氧,因此,有时可比成骨细胞增生更快。这样,成骨性肉芽组织不形成交织骨而形成透明软骨,这时成骨细胞起成软骨细胞的作用,在细胞之间形成软骨基质,这种变化是采用软骨下骨钻孔术修复软骨的主要机制之一,继之软骨细胞变性、坏死,基质则发生钙化。有时软骨性骨痂和编织骨骨痂混杂在一起。

在骨痂钙化过程中,首先是成骨细胞在线粒体内浓缩钙和磷,形成磷酸钙颗粒由线粒体运向细胞膜。微小的磷酸钙颗粒被分泌到细胞外之后,附着在胶原纤维上,这就是骨盐形成的开始。这种作用连续进行,便形成骨盐。缺乏维生素 D 时,可见成骨细胞线粒体内磷酸钙颗粒很少,骨盐沉积不能正常进行。有人认为体液内含有抑制物(焦磷酸盐可能是其一),所以体液中的钙盐不能任意沉积。在成骨细胞分泌胶原等生成有机基质的同时,还能分泌解除这种抑制作用的物质,抑制解除后,骨盐便开始沉积。类骨组织经进一步钙化、骨化,形成骨性骨痂。

由成骨性肉芽组织形成的编织骨和钙化的软骨只是将骨折端临时接合。在它们形成之后,有破骨细胞和毛细血管侵入,将其吸收,并由成骨细胞再次形成骨组织。这时骨形成过程中产生的胶原纤维进行有规则的板层排列,大多数板层以同心圆形式围绕着血管,逐步形成哈弗系统,而邻近骨外膜和骨内膜的板层作平行排列,与正常骨组织相同。这时便由交织骨或软骨进一步演变为板层骨。

(四) 骨的改建和再塑

骨折愈合过程中形成的内骨痂和外骨痂,只是临时性地起连接作用,它们在质和量上均不同于原来的正常骨组织。在质上,这些骨痂富含血管,属交织的松质骨,而长骨骨折时,该处原来血管很少,属板层致密骨;在量上特别是外骨痂,过度增生的钙化组织包绕骨折处,内骨痂则可充满该处骨髓腔。

骨折愈合过程是一种既有骨组织的生成,又有新骨组织消溶吸收的双相作用,以达到骨的改建和再塑的目的。主要由于骨折部承受应力的影响,应力最大的部位有更多的新骨沉积,而承力不大、机械功能不太需要的骨质则被吸收,这样就使骨折处上下两端按原来的关系(正确复位固定条件下)连接起来,外骨痂和内骨痂吸收,骨髓腔发生再通。

溶解吸收骨组织主要靠破骨细胞。它具有活跃的游动功能,其细胞形态因环境因素变化而变化,胞膜多皱,丰富的胞质在边缘部形成纹状突起,特别在与骨组织紧附的一侧面,胞核数 3~100 个不等,平均约 30 个。破骨细胞常包绕骨小梁,或位于吸收骨表面的小窝内,这种小窝是正在被吸收的骨组织的形态特点。骨质的消溶吸收主要依靠破骨细胞完成,此外,骨细胞释放出胶原酶溶解骨质的胶原基质,再由破骨细胞吞噬骨盐晶体。

在一般情况下,骨折愈合是机体最完善的组织愈合之一。在大鼠和家兔等小动物实验中,骨折后数日即有明显的骨痂形成,2~3 周后已有较坚实的连接。在人,愈合要慢得多,用 ^{45}Ca 观察骨折部位的代谢,表明活跃的改建过程可长达 12 个月。正确的医疗措施,可促进骨折的愈合和改建(图 1-14)。

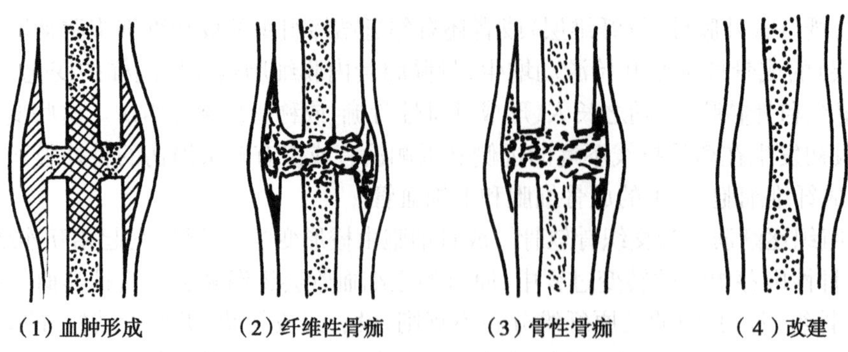

图 1-14 骨折愈合过程中的骨痂形成示意图

三、骨损伤修复中的基因学改变

如前所述，骨损伤病理及修复过程以前主要侧重于病理形态学的描述。最近借助于分子生物学技术的进展，人们已能从组织修复成分基因学的改变来描述骨修复的特征，并就其机制进行探讨。

首先在骨创伤早期，即炎症反应阶段，创面肉芽组织中成纤维细胞含有很高的Ⅲ型胶原和小量Ⅴ型胶原，而Ⅰ型胶原则几乎检测不出。进一步分析其 mRNA 水平改变，发现在伤后第 1 周Ⅲ型胶原 mRNA 水平迅速增加，而Ⅰ型胶原 mRNA 水平下降。这些结果提示，一方面炎症反应与Ⅲ型胶原的产生密切相关，另一方面由于软骨形成与骨形成都起源于Ⅲ型胶原丰富的基质，故不同类型胶原 mRNA 改变对早期骨形成有重要影响。

在软骨形成期，Ⅱ型胶原的 mRNA 在软骨基质中表达明显增加，其表达见于有软骨细胞表型的细胞上，以后尽管软骨基质为入侵的骨组织所代替，但Ⅱ型胶原的 mRNA 表达仍可见于新骨基质中。尽管在软骨形成早期也可以检测出Ⅰ型胶原的 mRNA，但一旦成熟，软骨细胞内的Ⅰ型胶原的 mRNA 就无法检出。免疫组化技术证实在新形成的基质内侧也有Ⅲ型胶原 mRNA 表达，表明软骨是沉积在以前存在的纤维基质上，而纤维基质在软骨形成之前并未完全降解。所以，Ⅰ、Ⅱ、Ⅲ型胶原纤维 mRNA 在软骨形成中均具有一定的表达模式。此外，Ⅹ型胶原 mRNA 也可以在生长骺板的肥大软骨细胞以及软骨骨痂中检测出。

在骨形成阶段，早期有新松质骨形成于断骨的表面，其基质中Ⅰ型胶原的 mRNA 表达增加，但在骨小梁表面及骨陷窝表面尚有Ⅴ型胶原 mRNA 表达，在骨小梁表面的成骨细胞内有高水平的Ⅰ型胶原基因表达。此外，在骨小梁间的间充质与哈弗管内也有Ⅲ型胶原 mRNA 表达。作为一种与组织修复密切相关的生长因子，TGF-β_1 及其 mRNA 在骨损伤至修复的全过程中均有改变，并且 TGF-β_2 的改变与其他组织修复成分的变化密切相关。骨折后 2 周，骨痂中 TGF-β_1 mRNA 水平达高峰，同时Ⅰ型胶原及骨粘连蛋白 mRNA 水平也升高数倍，这是由于 TGF-β_1 与其他因子相互作用的结果。

四、影响骨折愈合的主要因素及促愈合措施

影响骨折愈合的因素很多，包括全身性因素、局部因素和治疗因素。

1. 全身性因素 ①年龄：儿童正处在生长发育的旺盛阶段，骨组织再生能力强，故骨折愈合快；而老年人骨再生能力较弱，故骨折愈合所需时间也较长。②营养：严重的蛋白质缺乏和维生素 C 缺乏均可影响骨母基质胶原合成。③健康状况：患慢性消耗性疾病的患者，骨折愈合延缓。

2. 局部因素 ①局部血液供应情况：由于解剖学关系，骨折部分的血液供应良好者，骨折愈合快，如肱骨外科颈骨折；反之，局部血液供应差者，骨折愈合较慢，如股骨颈骨折。骨折类型也和血液供应有关：如螺旋形或斜形骨折，由于骨折部分与周围组织接触面大，因而有较大的毛细血管分布区域供应血液，使骨痂形成正常，愈合较横形骨折快。此外，软组织在骨折时受累的程度也将影响血液供应，如软组织在暴力下骨折时损伤严重，可影响血液供应而使骨折愈合延缓；②软组织嵌入骨折断端：可妨碍骨折断面的接触和骨痂的连接，造成愈合延缓甚至使骨折不能愈合；③骨质缺损：严重骨折如有大块骨组织缺损，可使巨

大的血肿积滞在断端间，影响断面的接触，并使机化时间延长而影响骨折愈合；④感染：开放性骨折（即骨折处皮肤破裂，骨折端与外界相通）时，可发生化脓性感染而引起骨髓炎，骨折断端充血脱钙，使愈合延缓。

3. 治疗因素　①牵引：如牵引过重，可使断端分离；②对位不好：造成断端骨成角、重叠、旋转等，均不利于骨折愈合；③固定不好：不合理或过早的活动均可使愈合延缓。

由于上述各种因素，骨折可有畸形愈合、延缓愈合或骨折不连接（non-union），骨痂可长期处于纤维性骨痂阶段。骨折不连接的持续时间较久，断端的相对面可化生成软骨，并在断端间形成假关节。有关影响骨折愈合的主要因素总结如表 1-5。

表 1-5　影响骨折愈合的几类主要因素

全身因素	局部因素	医源性因素
1. 年龄大小	1. 骨折部位	1. 不恰当的闭合复位
2. 营养状况	2. 软组织损伤范围	2. 不恰当的外固定
3. 健康状况	3. 骨折类型与损伤大小	3. 骨端分离
4. 精神因素	4. 感染范围	4. 切开复位
5. 伴发血管神经损伤		

五、促进骨折愈合的主要措施

创伤后骨折愈合延缓或骨不连的发生率据统计可达 5%~10%，近年来针对骨折愈合所涉及的组织学、生物学、分子生物学以及生物材料学等学科，在骨修复领域采取了一系列措施与方法来促进骨折愈合，其中一些措施是过去一些传统方法的改进与再应用，有的则是借助于现代分子生物学的进展引入骨科领域的新技术与新方法。

首先，采用生长因子促进骨折愈合是该领域进展最快的分支之一。最新的研究表明，包括骨愈合在内的机体内的所有创伤愈合过程实际上都是由生长因子参与和调控的，生长因子不仅参与了创伤愈合过程中早期的炎症反应，同时也参与了肉芽组织生长（骨折愈合中的新骨形成）以及修复后的改建等过程。在与骨折愈合关系最密切的众多生长因子中，以骨形成蛋白（BMP）研究最为深入。

研究表明，BMP 实际上是一组包括几种大分子物质在内的蛋白质，而这些大分子物质中除 BMP1 以外，其余的 BMP 均为 TGFβ 超家族的重要成员。根据氨基酸顺序可将 BMP2~BMP7 分成三个亚类：第一亚类为 BMP3；第二亚类为 BMP5、BMP6 和 BMP7；第三亚类为 BMP2 和 BMP4。大量研究表明，血管周围的间充质细胞在内源性或外源性 BMP 作用下可以分化成为软骨和骨组织，从而认为 BMP 在骨生长愈合早期的骨诱导过程、组织形态发生和细胞分化方面均有重要作用。已有基础研究证实，BMP7（OP-1）和 BMP2 在体内非骨骼部位诱导骨形成、修复骨干节段性骨缺损，促进软骨修复以及骨的重建等方面均发挥着重要作用。至于 TGFβ，尽管 BMP 和 TGFβ 同属于 TGFβ 超家族，但二者在骨修复方面的生物学作用却不完全一致。尽管局部应用 TGFβ 后可以促进骨折后骨痂的形成与提高骨痂的强度，促进分化的成骨细胞聚集和合成胶原并增加细胞中Ⅰ型胶原 mRNA 的表达等，但它无单独的异位成骨作用和在骨组织外无骨诱导性。因此，推测 TGFβ 的骨修复作用可能是与包括 BMP 在内的多种生长因子协同作用的结果，如 BMP2 在修复早期骨诱导中起重要作用，而 TGFβ 则促进骨质的形成与成熟，它们从形态发生与再生两方面促进骨折修复，二者的协调作用可以更好地诱导新骨形成，并通过重塑后使骨组织更加成熟。此外，与骨修复愈合密切相关的生长因子还包括成纤维细胞生长因子（fibroblast growth factor，FGF）、血小板衍生生长因子（platelet derived growth factor，PDGF）以及 IGF 等。由于应用生长因子促进骨创伤后的修复还存在来源、费用以及毒副反应尚未完全明了等问题，因而临床应用尚有一定的距离。

早在 1869 年就已发现了骨髓的成骨能力，并在 20 世纪 30 年代在动物实验中获得证实，现在这一古老方法在加速骨折愈合中的作用又获重视。已证实骨原细胞具有两种类型：一是诱导性骨原细胞，是一种未分化的间叶细胞，存在于所有的结缔组织中，在 BMP 作用下可以转化为成骨细胞系；二是定向性骨原细胞,仅在骨髓中发现,由骨髓多潜能干细胞转化而成,为已分化的生骨系。在机体中,骨髓是唯一含有丰富的定向性和诱生性骨原细胞的组织,且骨髓间叶细胞的诱导成骨活性最强,因此用骨髓作为移植材料来促进骨修复使其具有理论根据。目前已基本明确,用骨髓移植来促进骨创伤修复的可能机制。包括两方面:一是利用骨髓中的基质干细胞向成骨细胞系转化,并在 BMP、TGFβ 等作用下最终钙化成骨;二是利用骨髓损伤机制,即骨髓损伤时所诱发的局部与系统的成骨反应。这种反应由成骨生长肽调节,成骨生长肽为 H4 组蛋白 C 端的降解产物,以分泌颗粒的形式存在于骨髓细胞中,在骨髓损伤后释放入组织,促进成骨系细胞增生、钙化,增加骨的形成,并使骨小梁面积增大。自体骨髓移植后由于微环境的改变,供区存留的骨髓细胞和受区移植来的骨髓细胞均受刺激,释放成骨生长肽,使局部和血液中的成骨生长肽浓度增高,进而加速骨创伤的修复。这种方法与自体植骨疗法相比效果相仿,但具有方法简单、损伤轻、可在门诊进行等优点。

此外,采用培养细胞移植修复骨缺损、植骨术(特别是带血管蒂植骨和自体松质骨移植)、电刺激与机械性刺激促进骨修复,以及超声波疗法等均有研究和应用,各具一定的优缺点,但总的来讲对促进骨损伤的修复均有一定的作用。

第五节 软骨组织创伤的病理及修复

软骨是机体的特殊结缔组织,由细胞和细胞外间质构成。软骨细胞包埋于基质的小腔内,而细胞外间质则呈固体凝胶状态,部分软骨还含有较丰富的纤维。由于软骨结构的特殊性,因而使其具有韧性、抗压、滑润、减少摩擦以及在胚胎期代替骨骼构成暂时的胚胎支架等功能。

根据软骨的细胞间质中纤维的成分,可将软骨分成透明软骨、弹力软骨和纤维软骨,其中透明软骨由于分布广,功能多,因而研究也较为深入。

一、透明软骨的组织结构与分布

透明软骨在新鲜状态下呈均质性的硬蜡样,为半透明的淡蓝白色。各关节面的软骨是透明软骨,此外,还主要分布于肋软骨、喉、气管环,以及小支气管等处。

正常情况下软骨细胞包埋于软骨陷窝内。通常一个陷窝只有一个软骨细胞,有的也有两个或多个软骨细胞。在生活状态下软骨细胞充满于陷窝内,但当脱水固定后,则细胞收缩为星状,与陷窝壁分离。成熟或衰老的软骨细胞,则为圆形或卵圆形,居于软骨深部,而幼稚软骨细胞则多为扁平椭圆形,位于软骨边缘或靠近表面。软骨细胞核为圆形,有 1 至数个核仁。软骨细胞胞质略嗜碱性,其中包含有线粒体、高尔基体、脂滴与糖原颗粒。在生长活动旺盛的软骨细胞,胞质可见丰富的粗面内质网和发达的高尔基体,还可见大小不同的小泡,其中含有均质性物质,由此证明软骨细胞具有分泌基质成分的作用。而在一些无生长活性的软骨,其细胞内内质网和高尔基体均不发达,在胞质中往往只蓄积有糖原和脂滴等。

透明软骨的基质呈均质的凝胶状,主要化学成分为软骨黏多糖蛋白,由黏蛋白、硫酸软骨素 A 与 C 聚合而成。由于这些黏多糖具有强酸基,所以基质对甲苯胺蓝等碱性染料有异染性。在软骨细胞周围的基质,常显一着色深的环,称为软骨囊。由于此处含有浓度较高的黏多糖蛋白,故嗜碱性强,着色亦深。研究已证实,软骨细胞间基质中的纤维和基质均由软骨细胞产生,其纤维产生的过程大致为:纤维最早在软骨细胞的内质网生成,然后移至高尔基体,继而转入胞质边缘的小泡中,最后排出到细胞外的基质内。当然,也有人并不认为纤维最早产生于内质网,而合成阶段应在核糖体上,合成后并不经过内质网与高尔基体,而是直接出胞质排除。

二、软骨损伤后的修复与促修复措施

成人的软骨细胞几乎失去分裂能力,所以软骨本身的再生能力较差,但并非不能修复,它仍可依靠软骨膜的细胞增生与繁殖来形成新的软骨。当软骨损伤或部分切除后,该损伤部的软骨细胞和基质将发生

退化或坏死，先由软骨膜生成结缔组织，充填损伤部位，以后再变成软骨。

根据软骨缺损的不同深度可将缺损分为两种类型：一是部分厚度的软骨缺损，其损伤不穿过软骨钙化层或不妨碍潮线的软骨缺损；二是全层关节软骨损伤，其损伤范围包括骨钙化层并累及软骨下的骨组织。

根据成人关节软骨缺乏直接的血液、淋巴液以及神经供应，并有代谢率低等生理特征，在软骨自身修复能力很差的情况下，可以利用一些简单的辅助方法，如软骨下骨钻孔术、软骨细胞移植术等方法来促进软骨修复。

软骨下骨钻孔修复软骨缺损最早由 Calandruccio 发明，随后这一方法被用于关节软骨损伤、髌骨软骨软化症以及距骨软骨面骨折等关节软骨缺损的治疗。其主要机制为：软骨下骨钻孔能诱导多功能的松质骨间充质细胞，使其分裂活跃，当损伤穿过软骨下骨板后，来自软骨下骨的出血可导致缺损部位血肿形成，而后缺损由含红细胞、白细胞和未分化细胞的纤维素凝块填充。当毛细血管从伤口基部延伸至伤口，并出现成纤维细胞时，该凝块最终变成为一种有血管并含纤维细胞的修复组织，当新骨形成时，骨缺损修复，其修复最终在骨软骨结合部，而填充软骨仍为有血管的修复组织。在损伤后 1 年内，缺损部位将以褪色的、最终可变为原纤维的纤维软骨组织填充。尽管这样，修复组织的深层保持了正常软骨细胞的形态学特征，而表面则为典型的纤维软骨。至于对软骨缺损的每一个单位内钻孔的最佳数目、孔径大小以及深度则应根据损伤部位以及损伤程度而定。软骨细胞移植修复关节软骨一般是利用自体外同种异体关节软骨细胞分离后单层培养，再移植到关节软骨病损处的一种移植修复方法。由于软骨细胞可以冻存复苏，能合成Ⅱ型胶原并且修复后的组织结构与原软骨接近，故这种方法长期以来一直受到人们的重视。但在应用时应注意以下问题：一是选择适当的培养方式与细胞密度。有研究表明，采用单层培养，软骨细胞形成软骨基质的能力下降，主要合成Ⅰ型胶原；在三维立体结构中培养，细胞能保持圆形或椭圆形态，聚集异染基质，主要合成Ⅱ型胶原；如用低溶点琼脂糖对曾用单层培养进行传代而去分化的软骨细胞进行培养，则培养出的细胞性质与原软骨细胞是相同的，其合成的胶原可以从Ⅰ型转变为Ⅱ型。细胞密度的大小对培养细胞的存活起重要作用。研究表明，在无蛋白琼脂糖的培养基中，当小鼠软骨细胞密度≥ 10^6/ml 时，绝大部分细胞能存活数周，当细胞密度≤10^5/ml 时，则绝大部分细胞几日内发生凋亡。当细胞密度≤ 10^4/ml 时，应用抗氧化剂可以增加软骨细胞的存活能力，但细胞仍会在几日内发生凋亡；二是筛选适宜于软骨细胞移植的基质材料十分重要。目前适宜于移植的基质材料主要有两大类：一类是天然可降解聚合物，如胶原蛋白等；另一类是合成性生物降解材料，如聚乳酸（PLA）等。第一种基质材料的优点是软骨细胞能在胶原蛋白中生长繁殖，聚集异染基质，合成Ⅱ型胶原。以及胶原可以塑成适合缺损的形状等，其缺点是不能形成稳定的透明软骨，软骨的基质成分与正常软骨有差别，Ⅱ型胶原含量偏低等。第二种基质材料的长处是可以为细胞长期存活、分化和生长提供一个适宜的环境，结构稳定，表面生化特性适合软骨生长以及能在修复的关节软骨部位形成稳定的透明软骨组织等，据实验证实天然降解聚合物有明显优势；三是将能促进细胞增殖生长、基质形成的细胞因子加入培养基中，并使其长期发挥作用。研究表明，IGF-1、IGF-2、bFGF、PDGF、BMP 以及 TGF-β 等均在一定条件下具有促进软骨细胞分裂增殖、基质合成以及Ⅱ型胶原产生等作用。四是应用免疫学技术，最大限度避免移植物与宿主间的免疫反应，减少软骨细胞损伤。

三、影响软骨生长与损伤修复的主要因素

某些激素和营养物质对维持软骨的生长具有重要的作用，当体内缺少这些物质时，可直接影响软骨的生长，或导致软骨发育不正常。如脑垂体分泌的生长激素可促进长骨的骺软骨生长。若将幼年动物的脑垂体摘除后，则骺软骨变薄，软骨细胞变为扁平，细胞数量减少，基质中黏多糖蛋白含量降低，失去时，约在 3 天后骺软骨又可恢复正常的厚度，软骨细胞出现有丝分裂，并生成新的基质。此外，经实验表明，肾上腺的皮质激素可使软骨成熟延迟，影响基质中黏多糖蛋白的代谢。性腺的睾酮可促进软骨生长，雌激素可能有刺激软骨纤维生成的作用。

软骨的生长和发育还需要维生素、蛋白质以及矿物盐等营养物质的供给。如缺乏维生素 A 时，骺软骨变短而不规则，软骨细胞的分裂停止。缺乏维生素 C 时，软骨基质和纤维的生成受到抑制，骺软骨的细胞排列不整齐。缺乏维生素 D 可影响钙和磷的吸收，骺软骨出现增生，但不能钙化成骨。

某些物理因素也可影响软骨发育。如生长时期的软骨受X线或其他电离射线照射后，可抑制软骨的生长。软骨受机械损伤后，可使局部生长受到影响。

第六节 肌腱与韧带创伤的病理及修复

肌腱和韧带从组织学上来讲属于规则的致密结缔组织，由于其结构特征为细胞成分少、纤维成分多，且排列整齐、致密，故人们多把它看成是致密结缔组织与软骨之间的过渡类型。

一、肌腱与韧带的基本结构

构成肌腱的主要成分是胶原纤维。这些纤维排列整齐、密集、粗大，形成纤维束，并彼此扭绕形成绳状，其走向与所承受的牵拉力相一致，具有很大的抗牵拉力，但易被锐器割伤。纤维之间的连接相对较疏松，肌腱断裂缝合后若纵向牵拉则缝线容易撕脱。肌腱的细胞成分很少，仅有少量成纤维细胞，夹在纤维束之间，由于受粗大而密集纤维束的限制而发生变形，故通常将其称为腱细胞。腱细胞内有粗面内质网和线粒体，可产生胶原纤维，为肌腱的修复起一定作用。

韧带的结构与肌腱类似，只是纤维束主要由弹力纤维构成。

二、肌腱与韧带损伤后的修复

肌腱受伤后的修复主要靠成纤维细胞来完成。其过程为损伤部位腱膜中的成纤维细胞分裂繁殖，并向创面迁移。之后，成纤维细胞产生胶原纤维，最后被新生成的纤维所包埋，成纤维细胞变成了腱细胞。肌腱愈合从腱周细胞增殖开始，然后是腱内成纤维细胞的增殖，渐渐形成连接，其中以腱周细胞增殖最为活跃，发生早，修复后3~4天就开始发生了。腱细胞的增殖较慢，过程长，肌腱缝合后减少肌腱外周组织长入，加速肌腱本身的愈合能力，可以减少肌腱粘连。

第七节 骨关节周围组织损伤的病理及修复

在机体的整体构架中，骨与关节并不是独立存在的，而是与周围组织共同构成一个完整的功能单位，一起生长发育，一起协同完成各项功能。很难设想在严重创伤条件下，机体只有骨或关节损伤而没有周围组织破坏。一般来讲，这些与骨关节损伤和修复密切相关的周围组织主要包括皮肤（皮下组织）、肌肉、神经以及血管等。不同组织遭受创伤后都有各自的修复特征与规律，其中软组织，特别是体表软组织创伤后的修复过程与规律较具代表性，也是目前人们研究最多的一类组织修复形式。

一、皮肤的损伤与修复

（一）皮肤的解剖结构与主要功能

皮肤被覆于体表，其重量和体积均为人体器官中最大的。不带脂肪的皮重约为体重的4%~6%，包括脂肪时约为体重的16%~18%。一般来讲，皮肤的面积约为1.5~2m^2，体积为人体的1/7~1/6。

皮肤主要由两层结构组成，皮肤的浅层为表皮，由复层鳞状上皮构成。表皮的结构由表及里依次为角质层、透明层、颗粒层和基底层（即生发层）。基底层为单层柱状细胞，能不断进行核分裂，产生新的细胞向上推进，逐渐演化成其他表皮层。

皮肤的深层为真皮。真皮浅层为乳头层，呈皱褶状起伏与表皮紧密相连，含有丰富的毛细血管、毛细淋巴管和神经纤维。深层为网状层，在纤维束形成的网状结构中穿行有神经、血管、毛囊、皮脂腺和汗腺。

皮肤附属器。皮肤附属器由毛发与毛囊、皮脂腺、小汗腺、顶泌汗腺和甲组成。毛发由角化的上皮细胞构成。毛发的生长周期分为生长期、退行期和休止期。毛囊位于真皮和皮下组织中，组织学上可分为上、下两段。皮脂腺属泡状腺体,由腺泡和短的导管构成。小汗腺属单曲管状腺,分为分泌部和导管部。分泌部位于真皮深部和皮下组织。导管部由两层小立方形细胞组成。顶泌汗腺曾称为大汗腺,属大管状腺体,由分泌部和导管组成。毛囊、皮脂腺和汗腺都是在胚胎发育过程中由表皮下陷形成,在表皮不复存在时,潜在表皮细胞可生长繁殖成“皮岛”,对创面再上皮化起一定作用。胶原纤维是真皮的主要成分,约占纤维总数的95%~98%。甲由多层紧密的角化细胞构成,指甲生长速度约每3个月长1cm,趾甲生长速度约每9个月长1cm。

皮肤的血管、淋巴管、肌肉和神经。皮肤的血管具有营养皮肤组织和调节体温的作用。皮肤动脉来自皮下组织小动脉,主要分布在真皮下,真皮中层及乳头层下,各有血管分支将这3层血管丛联结成网。了解皮肤的血供,有助于理解不同烧伤深度的临床表现。皮肤淋巴管的盲端起始于真皮乳头层的毛细淋巴管。毛细淋巴管管壁很薄,只由一层内皮细胞及稀疏的网状纤维构成。皮肤内最常见的肌肉是立毛肌,由纤细的平滑肌纤维束所构成,其一端起自真皮乳头层,另一端插入毛囊中部的结缔组织鞘内。皮肤的神经有感觉神经和运动神经,通过它们与中枢神经系统联系,可产生各种感觉,支配肌肉活动及完成各种神经反射。皮肤的神经支配呈节段性,但相邻节段间有部分重叠。皮肤中的神经纤维分布在真皮和皮下组织中。

皮肤的厚度随性别、年龄及部位的不同而有所差异。男性比女性厚约12%,青壮年比儿童及老人厚20%~40%。人体以背部皮肤最厚,可达4.38mm,胸腹部为2.42~2.49mm,耳后皮肤最薄,只有0.89mm。表皮厚约0.04~0. 11mm,但足跟和手掌表皮可厚达1.69和0.4mm。真皮层较厚,一般都在1.1mm以上。取皮厚度刃厚为0.1~0.3mm,中厚为0.3~0.5mm,因此供皮区的愈合一般来讲不成问题。

由于皮肤所具有独特的分布特征与解剖结构,因而它在机体的生命活动中除具有分泌、调温、呼吸等基本功能外,还是人体最重要的保护屏障。可免除体液电解质丧失,防止感染发生与毒性物质侵入,防止与减轻机械性损伤、紫外线照射以及电击伤等。

(二) 皮肤软组织损伤与修复

1. 软组织创伤愈合的基本病理生理过程　现代高新生物技术的发展已从细胞、分子甚至基因水平揭示了创伤修复的许多奥秘,但传统上人们在描述组织修复的病理生理过程时仍局限在病理学领域。尽管在创面愈合的分期上不同学者有不同的区分方法,但一般来讲比较公认的分期法仍习惯将创伤愈合的基本病理生理过程大致分成创伤后早期炎症反应、肉芽组织增生和瘢痕形成三个阶段,它们之间并无截然的分界线,既相互联系,又各具特征。

(1) 炎症反应期:创伤后的炎症反应期从时间上来讲主要发生于伤后即刻至48小时。在此期间,组织变化的特征是炎症反应,受创组织出现水肿、变性、坏死、溶解以及清除等。最新的研究表明,炎症反应期的本质与核心是生长因子调控的结果。组织受伤后,出血与凝血等过程可释放出包括PDGF、FGF以及转化生长因子(transforming growth factor,TGF)等在内的多种生长因子。这些生长因子在炎症反应期可以发挥如下作用:①作为趋化剂,趋化中性粒细胞、巨噬细胞等向创面集聚,一方面释放多种蛋白水解酶,以溶解消化坏死组织,同时这些炎性细胞本身又释放出新的生长因子,进一步调控创面炎症反应过程;②趋化与直接刺激成纤维细胞、血管内皮细胞分裂、增殖,为后期修复打下基础。需要指出的是,在此阶段炎症细胞的聚集和大量的局部渗出可以发挥如下作用:①聚集的白细胞能吞噬和清除异物与细胞碎片;②局部渗出物能稀释存在于局部的毒素与刺激物;③血浆中的抗体能特异性地中和毒素;④渗出的纤维蛋白凝固后形成局部屏障;⑤激活的巨噬细胞等不仅释放多种生长因子,进一步调控炎症反应,同时也影响后期肉芽组织中胶原的形成。总之,这一阶段的变化是为后期的修复打下基础。

(2) 肉芽组织增生期:约在伤后第3日,随着炎症反应的消退和组织修复细胞的逐渐增生,创面出现以肉芽组织增生和表皮细胞增生移行为主的病理生理过程。此时组织形态学的特征为毛细血管胚芽形成和成纤维细胞增生,并产生大量的细胞外基质。通常,增生的成纤维细胞可以来自受创部位,即“就地”增生,也可以通过炎症反应的趋化,来自于创面邻近组织。而新生的毛细血管则主要以“发芽”方式形成。首先,多种生长因子作用于创面底部或邻近处于“休眠”状态的血管内皮细胞,使其“活化”并生成毛细血管胚芽,在形成毛细血管胚芽后呈袢状长入创区,最后相互连接形成毛细血管网。例如TGF-β不仅是刺激创面肉芽组织形成最有效的细胞因子,在肉芽组织中血管的形成方面,TGF-β也可以促使创面底部小血管的内皮细胞增生、分裂,最终形成血管。细胞外基质主要由透明质酸、硫酸软骨素、胶原以及酸性黏多糖等组成,其主要成分来自于成纤维细胞。肉芽组织形成的意义在于填充创面缺损,保护创面防止细菌感染,减少出血,机化血块坏死组织和其他异物,为新生上皮提供养料,为再上皮化创造条件。在创伤愈合过程中,肉芽组织的形成有着重要功能,其数量的多少与质量的好坏直接影响创面的修复程度和预后。

(3) 瘢痕形成期:瘢痕的形成是软组织创伤修复的最终结局之一。对创面缺损少、对合整齐、无感染的创面(如清洁的手术切口),伤后 2~3 周即可完成修复(愈合),此时的瘢痕如划线样,不明显,对功能无影响。而对缺损大、对合不整齐或伴有感染的创面,常需要 4~5 周时间才能形成瘢痕,且瘢痕形成较广,有碍观瞻,甚至对功能产生影响。瘢痕的形态学特征为大量的成纤维细胞与胶原纤维的沉积,其生化与分子生物学特征为成纤维细胞产生胶原代谢异常所致(表 1-6,7)。有研究表明,异常瘢痕成纤维细胞中的Ⅰ、Ⅲ型胶原前体 mRNA 之比高达 22∶1,而正常皮肤仅为 6∶1,表明Ⅰ型胶原前体 mRNA 转录选择性增强,而这种基因学的改变又与局部创面生长因子(TGF、TNF)、局部免疫(IgG、IgA、IgM)改变有关。其中 TGF-β_3 在主动调控创面愈合过程中发挥重要作用,可减轻瘢痕形成,被称为抗瘢痕因子。有研究显示外源性 TGF-β_3 可致炎性细胞和早期的纤维连接蛋白减少,血管化增加,可显著减少伤后瘢痕形成。瘢痕的形成与消退常取决于胶原纤维合成与分解代谢之间的平衡。在创面愈合初期或纤维增生期,由于合成作用占优势,局部的胶原纤维会不断增加。当合成与分解代谢平衡时,则瘢痕大小无变化。当胶原酶对胶原的分解与吸收占优势时,瘢痕会逐渐变软、缩小,其时间视瘢痕的大小而异,通常需数月之久。

表 1-6 异常瘢痕的生化改变

生化成分	改变	生化成分	改变
脯氨酰羟化酶	活性 K>HTS>NL	纤连蛋白	合成 K>NL
胶原(总)	合成 K>HTS>NL	糖胺聚糖	含量 HTS>NL
胶原(Ⅲ型)	合成 K>NL	透明质酸	降解 NL>HTS
胶原酶	活性 K>HTS>NL	4-硫酸软骨素	含量 K,HTS>NL

K:瘢痕疙瘩;HTS:增生性瘢痕;NL:正常组织

表 1-7 异常瘢痕中基因表达的改变

基因	变化	基因	变化
Ⅰ型胶原	K,HTS>NL	Ⅴ型胶原	K 中表达
Ⅲ型胶原	K,HTS>NL	纤连蛋白	K>NL
Ⅳ型胶原	HTS、NL 中表达	TGF-β_1	HTS 中表达

K:瘢痕疙瘩;HTS:增生性瘢痕;NL:正常皮肤

2. 创伤愈合的基本类型 创伤愈合的基本类型取决于创伤本身以及所采用的治疗方法等多种因素。过去 Galen(129-199 BC)主要将其分成一期愈合与二期愈合两类。但现代医学的发展,又出现了一些更细的分类法。以皮肤软组织创伤愈合为例,其修复的基本类型有一期愈合、二期愈合以及痂下愈合三类。

(1) 一期愈合:系最简单的伤口愈合类型,也是组织的直接结合所致。这类愈合主要发生于组织缺损少、创缘整齐、无感染,经过缝合或黏合的手术切口。其基本过程是:组织受创后,血液流出,在伤口及表面形成血凝块,使断离两侧连接并起保护作用。在最初 24 小时内,伤面发生炎症反应,渗出液体和炎症细胞(最初为中性粒细胞,后为单核细胞和淋巴细胞),之后血凝块为中性粒细胞释放的酶所溶解。伤后第 3~4 日,血源性巨噬细胞可吞噬清除残留的纤维蛋白、红细胞碎片和细胞碎片。之后,新生毛细血管以每日约 2mm 的速度从创缘或底部长入,形成血液循环。同时,邻近的成纤维细胞也增生并移行进入伤口,产生胶原纤维并把伤口连接。以后则是胶原纤维的继续增加和基质的改造,使伤口抗张力强度逐渐增加。过去曾长期认为此类愈合是两侧新生的表皮细胞、毛细血管内皮细胞和结缔组织在短时间内越过(长过)伤口所致,无肉芽组织形成。近来的研究表明,这一过程同样也有肉芽组织参与,其过程与其他软组织损伤修复类似,只是由于创缘损伤轻,炎症反应弱,所产生的肉芽组织量少,在修复后仅留一条线状瘢痕而已。

(2) 二期愈合：又称间接愈合，它指伤口边缘分离、创面未能严密对合的开放性伤口所经历的愈合过程。人们一般认为，由于创面缺损较大，且常伴有感染，因而愈合过程通常先由肉芽组织填充创面，继而再由新生的表皮将创面覆盖，从而完成修复过程。这种理论把创面肉芽填充与再上皮化过程看成是同步进行的。但也有学者的观点认为此类创面的修复首先为表皮细胞的再生，继之再刺激肉芽组织的形成，最终使创面得以修复，这种理论即所谓的两步法。尽管目前人们对二期愈合中创面再上皮化与肉芽组织生成的先后顺序存在争议，但对肉芽组织中新生血管的形成却有相对一致的看法。这一过程首先来自于多种生长因子(TGF、FGF)刺激创面底部或创缘"休眠"的血管内皮细胞，使之激活，再通过"发芽"方式产生新的毛细血管胚芽，经相互沟通而形成新生肉芽组织中的毛细血管网。与一期愈合相比，二期愈合的特点是：由于创面缺损较大，且坏死组织较多，通常伴有感染，因而上皮开始再生的时间推迟；由于创面大，肉芽组织多，因而形成的瘢痕较大，常给外观带来一定影响；由于伤口大、感染等因素的影响，常导致愈合时间较长，通常需要4~5周以上。

(3) 痂下愈合：是一种在特殊条件下的伤口修复愈合方式。主要指伤口表面由渗出液、血液及坏死脱落的物质干燥后形成一层黑褐色硬痂，在硬痂下所进行的二期愈合方式。如小面积深Ⅱ度烧伤创面的愈合过程便属此类。其愈合过程首先也是创缘的表皮基底细胞增生，在痂下生长的同时向创面中心移行，同时创面肉芽组织也发生增生。痂下愈合的速度较无痂皮创面愈合慢，时间长。硬痂的形成一方面有保护创面的作用，同时也阻碍创面渗出液的流出，易诱发感染，延迟愈合。因而临床上常需采用"切痂"或"削痂"手术，以暴露创面，利于修复。

3. 影响创伤愈合的主要因素 影响创伤愈合(修复)的因素众多，归纳起来有全身因素与局部因素两方面。

(1) 全身因素：就全身因素而言，患者营养缺乏，严重贫血，年老或患有全身性疾病，如糖尿病、动脉粥样硬化等，不仅延缓愈合过程，而且某些疾病还会成为局部慢性难愈合创面形成的真正诱因，如糖尿病诱发的溃疡。过去有关药物对修复抑制效应的研究以类固醇类药物为主，这类药物主要通过抑制炎症反应和促进蛋白质分解来抑制修复过程。近来，随着肿瘤治疗的进展，高剂量射线照射和一些抗肿瘤药物如多柔比星(阿霉素)类应用后对修复的影响也已引起人们高度的重视。据研究，多柔比星类药物抑制修复是通过影响组织修复细胞周期来实现的。从预防角度来讲，人们推荐以手术后2周放疗为佳。而对于由放疗或化疗造成的溃疡，有报道外源性应用生长因子类制剂有很好的促修复作用。此外，创伤后神经内分泌失调和免疫功能紊乱对修复的不利影响也是人们关注的重点。

——年龄因素：衰老是影响创伤愈合的主要全身因素。老年人由于各种组织细胞本身的再生能力减弱，加之血管老化导致血供减少，因而创伤后修复显著延迟。儿童和青年人代谢旺盛，组织再生力强，伤口愈合和上皮再生时间均比老年人短。

——全身疾患：①糖尿病：糖尿病患者易发生创伤感染。当血糖>11.1mmol/L时，白细胞吞噬细菌的功能受到抑制，在创伤愈合过程中必须控制糖尿病患者的血糖水平；②动脉粥样硬化：动脉粥样硬化影响创面的供血不足和对局部感染的抵抗能力。

——低血容量休克或严重贫血：严重创伤后低血容量休克或容量复苏不完全的伤员，为保证心脑等生命器官功能，机体首先代偿性地减少皮肤和软组织的血液供应。严重贫血的伤员，氧供不能满足组织代谢旺盛的要求，这些因素都影响创伤愈合。容量复苏充分与否，可通过皮温、皮肤颜色、血压、脉率和尿量加以判定。贫血患者可以补充新鲜血液和吸氧。低血容量和贫血患者全身抵抗力较低，术后易于发生局部或全身感染，应予警惕。水、钠补充要适量，过量则容易造成血液稀释，影响创伤愈合。

——类固醇抗炎药物：炎症是创伤愈合的先导，没有炎症就不会有纤维组织增生和血管生成。类固醇类药物是临床应用得最普遍的一种抗炎药物，有明显的抑制创伤愈合的作用。其主要机制是抑制炎症过程和促进蛋白质分解。临床证明，术前或术中使用类固醇的病例，其并发症明显增高，全身使用维生素A可拮抗类固醇对炎症的抑制效应。近来也有研究表明，掌握好创伤后类固醇药物的应用时间与用量，对创伤修复有时也有促进作用。其他抗炎药物对创伤愈合影响较小，但超过药理剂量的阿司匹林有延缓创伤愈合的作用。

——细胞毒性药物和放射治疗：多数细胞毒性药物能抑制成纤维细胞生长、分化和胶原合成，从理论上讲有延迟伤口愈合的作用，但在临床实践上未能得到充分证实。放疗亦干扰成纤维细胞的生长和分化。任何种类的照射（包括 γ 射线、X 线、α 射线、β 射线、电子束等）一方面能直接造成难愈合的皮肤溃疡，另一方面也能妨碍其他原因引起的创面愈合过程。其机制在于射线损伤小血管，抑制成纤维细胞增生和胶原蛋白的合成与分泌等。由于高剂量照射能显著延迟愈合伤口，因此人们推荐以术后 2 周放疗比较安全。

——神经内分泌和免疫反应：任何致伤因子作用于机体只要达到足够的时间和强度均可激起全身非特异性反应，产生一系列神经内分泌和免疫功能的改变，如糖皮质激素的增加，导致那些依赖胰岛素的组织（骨骼肌）糖利用障碍，蛋白质分解增强；交感神经兴奋能明显抑制全身免疫反应。非致伤因子如社会因素、职业的不稳定和精神情绪焦虑，通过对神经内分泌免疫功能的影响也会影响正常的创伤愈合过程，但由于这方面的报道不多，详细机制需进一步研究。

——营养：严重的蛋白质缺乏，尤其是含硫氨基酸（如甲硫氨酸、胱氨酸）缺乏时，肉芽组织及胶原形成不良，伤口愈合延缓。维生素中以维生素 C 对愈合最重要。这是由于 α- 多肽链中的两个主要氨基酸——脯氨酸及赖氨酸，必须经羟化酶羟化，才能形成前胶原分子，而维生素 C 具有催化羟化酶的作用，因此维生素 C 缺乏时前胶原分子难以形成，从而影响了胶原纤维的形成。在微量元素中锌对创伤愈合有重要作用，手术后伤口愈合迟缓的患者，皮肤中锌的含量大多比愈合良好的患者低。此外已证明，手术刺激、外伤及烧伤患者尿中锌的排出量增加，补给锌能促进愈合。锌的作用机制不很清楚，可能与锌是细胞内一些氧化酶的成分有关。

(2) 局部因素：

——伤道内异物：在影响创伤愈合的局部因素中，首当其冲的是创面或伤道内异物存留对修复的影响。通常较大的异物肉眼可以看见或通过 X 线透视可以发现，但毫米级以下的异物则肉眼很难发现。异物对创面愈合的影响主要来自以下方面：一是异物本身带有大量细菌，容易引起局部创面感染；二是有些异物，如火药微粒、磷粒、铅粒等，本身具有一定的组织毒性，可对周围组织造成直接损伤；三是异物刺激周围组织，加重急性炎症期的反应过程。因此，对外伤造成的创面，清创时应将异物尽量摘除。深部组织内的异物，如果不影响生理功能，也不必勉强摘取，以免造成较大的组织损伤。紧邻神经、血管外侧的锐性异物一般均应及时摘除。游离的较大骨碎片手术时应尽量复位，较小而失去生机的骨碎片亦应摘除。手术时，结扎线和缝合线也都是异物，保留得越短、越少则越好，以减轻局部炎症反应。

——伤口内坏死、失活组织和凝血块：高速投射物伤或大面积组织挫伤的伤口内都积存有大量凝血块、坏死组织碎片，伤口周围也有较大范围的组织挫伤区。特别在高速投射物致伤时，大量能量传递给组织，故伤道周围的组织在反复脉动和震荡后更易造成小血管堵塞，微循环障碍。在人体的防御功能达不到的部位，坏死组织也无法被清除掉。外科处理时可通过组织的颜色、紧张度、收缩性和毛细血管出血来判定是否为失活组织，凡是失活组织在清创时均应尽可能切除。同时，清除伤口内的失活组织、凝血块也是预防伤口感染等的必要措施。

——局部感染：伤口的轻度细菌污染，对创伤修复过程不会产生重大的影响。当伤口发生感染时，伤口内微生物在生命活动过程中和在破坏时分泌出来的外毒素，如金黄色葡萄球菌 α 毒素不仅引起红细胞及血小板的破坏，而且还促使小血管平滑肌收缩、痉挛，导致毛细血管血流阻滞和局部组织缺血坏死。葡萄球菌的杀白细胞素（SL）通过作用于靶细胞膜上的特异性受体而实现对中性粒细胞及巨噬细胞的溶细胞效应，使之溶解死亡并丧失吞噬细菌的能力。同时巨噬细胞破坏后，处理抗原及传递抗原信息的能力受到极大限制，故在葡萄球菌感染中，常不能建立有效的特异性免疫。同时能产生 SL 的菌株具有抗吞噬能力，并在吞噬细胞中增殖，以致造成易感部位的反复感染。

铜绿假单胞菌对组织修复的影响与菌体外分泌的代谢产物有关。铜绿假单胞菌外毒素 A 不仅对巨噬细胞吞噬功能有明显的抑制作用（细胞毒作用），也使易感细胞蛋白质合成受阻。铜绿假单胞菌分泌的溶解弹性蛋白的酶即弹性蛋白酶，可使动脉血管弹性蛋白层发生溶解而导致坏死性血管炎。临床分离的菌株，约 85% 出现弹性蛋白酶和蛋白酶阳性，动物肌内注射后可引起皮肤溶解和出血性坏死，滴入角膜可引起角膜溃疡和穿孔。

近年来发现从人体内分离出来的大肠埃希菌的部分纯化制品，能溶解红细胞，导致细胞内铁离子的释放。铁离子一方面能助长大肠埃希菌的生长而加重感染程度，另一方面在体外对人类白细胞及成纤维细胞也具有细胞毒作用，进一步使组织修复延缓。

创伤感染后大量细菌外毒素、内毒素和蛋白水解酶可以发生协同作用，并通过它们的细胞毒作用引起细胞因子的生物学效应及自由基损伤，造成组织水肿、出血、脓性分泌物数量增多，蛋白质和电解质由创面大量丧失，化脓性伤口的肉芽组织中蛋白质大量水解，细菌大量侵入周围组织，使肉芽组织生长缓慢或因肉芽的过度增生严重影响上皮形成，影响了创伤修复的速度。

——血肿和死腔：血肿和死腔都有增加感染的趋势，直接或间接影响创伤愈合。无污染的手术切口，在关闭切口时应彻底止血，分层缝合不留死腔。对有污染的伤口，清创时应尽可能少用结扎的方法止血，电灼或压迫止血应列为首选。关闭切口时应放置引流条，视情况在伤后48~72小时取出。

——局部血供变化：伤口周围局部缺血既有全身性原因也有局部因素。局部因素中既有血管本身因素的影响，也有血管外组织出血水肿压迫血管壁造成的缺血。在致伤因子作用下，局部出现不同程度的细胞和组织损伤，启动了炎症过程，微动脉出现一过性的挛缩，时间约数秒至数分钟不等，紧接着出现血流动力学和流变学改变的三个时相：高流动相 - 低流动相 - 血流淤滞相。如果损伤因子过于强烈或持久，则低流动相延长，血浆外渗增多，血液黏度增加，血流淤滞。另外白细胞自血管游出，在损伤区大量聚集，吞噬坏死组织和异物，氧耗量显著增加，代谢活动增强，这样，在损伤区就出现了血液供应相对不足。伤口周围组织内出血、水肿、张力增加，压迫血管，也是伤口周围组织缺血的另一主要原因。创伤修复必须要有充分的血流：一方面是向创伤区提供充足的氧和必要的营养物质；另一方面要将局部产生的毒性产物、代谢废物、细菌和异物运出损伤区。

——局部用药：在清创过程中，有些医师为了减少创面出血，在局麻药中加进了缩血管类药物和肾上腺素，这一举措的弊端在于加重了局部组织缺血和继发性伤口内出血。

——伤口缝合：伤口缝合（特别是连续缝合）时张力要适度，缝合时张力过大，加之术后切口出血、水肿势必压迫血管，造成供血不足，影响切口愈合。

——局部固定不良：邻近关节的伤口，伤后早期应该制动。过早活动容易加重炎症过程中的渗出反应，加重局部肿胀，影响供血。新生的肉芽组织非常脆弱，牵扯易于损伤出血，影响成纤维细胞的分化和瘢痕组织的形成。骨折部分过早活动也容易出现骨不连接和假关节形成。

——创面局部外环境：有研究表明，相对于保持创面干燥而言，采用保湿敷料使局部创面保持潮湿将有利于形成一个局部低氧环境，从而刺激成纤维细胞生长与毛细血管胚芽形成。在这种潮湿、低氧与微酸环境中，坏死组织的溶解增强，与组织修复密切相关的多种生长因子释放增多，且不增加感染率并能明显减轻创面疼痛。大量临床研究表明，采用保湿敷料对许多慢性难愈合创面，如糖尿病溃疡、下肢动静脉疾病所致溃疡以及褥疮等已取得明显效果。

4. 加速软组织创伤愈合的几种新措施　创伤修复（愈合）本身是一个复杂的动力学过程，有其自身的规律与特征，但在某些条件下这一动力学过程将受到各种因素的影响，使愈合过程发生困难，从而形成难愈合创面，如糖尿病溃疡、放疗所致溃疡以及褥疮等，使修复过程延迟。长久以来，人们一直希望能找出某种方法或药物来“促进”或“加速”这些慢性难愈合创面的修复。近来的许多研究表明，除了传统的手术处理外，通过采用新型敷料或外用生长因子类制剂等可以对那些“难愈”创面的修复起“推动”和“促进”作用。

所谓新型敷料，实际上就是指那些相对于传统纱布（干性敷料，也叫惰性敷料）而言的具有保湿与促修复作用的生物活性敷料，包括藻酸盐类敷料、水胶体敷料等。下面对两种敷料特点进行简要概述。

(1) 藻酸盐类敷料：该产品原材料是从棕藻中提炼出的藻酸，然后加工成为藻酸钙。该敷料与创面接触时，通过离子间交换，使不溶性藻酸钙变成了可溶性藻酸钠，藻酸盐中的钙离子在伤口表面形成一层网状凝胶，从而保持伤口的湿性愈合环境。其优点：①创面形成藻酸钠凝胶，提供湿润环境；②有止血功能；③吸收性好；④缓解疼痛；⑤可用于洞穿（腔）性创面，减少死腔；⑥防水有助于血液的凝固促进止血。由于该敷料具有极强的吸收性，能吸收相当于自身重量20倍的液体，一般可7天更换1次或在外层敷料湿润的时候更换，尤其适用于高渗出的慢性创面如褥疮、溃疡。代表性产品：褐藻胶、藻酸盐伤口敷料及填充条 Algoderm、Sorbsan、Kaltostat 等。该类敷料的缺点主要是：①有异味，敷料本身有脓液样外观，易与伤口感染混淆，故使用前需告知患者敷料的特性；②如果伤口中没有足够的渗液使藻酸钙全部转换，则伤口表面会形成硬痂，更换敷料时就可能导致伤口的再损伤。因此干燥或有硬痂的创面不宜应用。

(2) 水胶体敷料：水胶体敷料是有弹性的聚合水凝胶与合成橡胶和黏性物混合加工而成的敷料。敷料中最常见的凝胶为羟甲纤维素，该凝胶可牢固地粘贴于创口边缘皮肤，当吸收渗液后可肿胀 12 倍。适用于少到中等渗液量的伤口，维持创面的湿性环境。水胶体含内源性的酶，能促进纤维蛋白和坏死组织的溶解，有效地发挥清创作用。有黏性，可密闭创面。可以根据伤口的形状任意裁减，使用方便。根据渗液量 3~7 天更换敷料 1 次。缺点：高度闭合的特性有时会导致过度湿润及周围皮肤的浸渍。应用于大量渗出液的伤口时，需要经常更换敷料否则渗出液外漏。与藻酸盐类敷料一样，敷料本身有异味并呈现出脓液样外观。与其他闭合性敷料相同，水胶体也不可以用于感染性的伤口。主要用于慢性溃疡如静脉淤血溃疡、褥疮。与非闭合性敷料相比水胶体可以大大缩短慢性溃疡的愈合时间。水胶体现已被应用于顽固性炎症如斑块性牛皮癣、大疱性表皮松解症。同样适用于其他各种伤口如烧伤、软组织损伤的创面、表层伤口。代表性产品有：多爱肤活性亲水敷料（duoderm）、康惠尔水胶体敷料（comfeel）、安普贴敷料等。

如上所述，新型敷料利用密封与保湿原理，能给创面提供一个微酸与潮湿环境，从而达到促使创面坏死组织脱落、刺激成纤维细胞增殖、毛细血管胚芽生长以及再上皮化过程，进而“促进”愈合。由于这类产品同时具有缓解疼痛、防水以及使用方便等特点，因而受到患者和医护工作者的欢迎。

另一种方法是采用外用生长因子促进创面愈合的实践。如前所述，创伤愈合的全过程实质上是由许多细胞因子参与和调控的。生长因子不仅直接参与了创面的炎症反应，而且还影响着组织修复细胞生长周期的转变等一系列生物学过程。有研究表明，一些慢性难愈合创面之所以经久不愈，其主要原因在于一方面这些创面缺乏炎症反应，缺乏内源性生长因子的释放与生长刺激作用，另一方面其组织修复细胞（上皮细胞、成纤维细胞等）又处于一种“休眠”状态，其细胞膜上相应生长因子受体处于“下调”状态。当外源性应用血小板衍生性生长因子（PDGF）、成纤维细胞生长因子（FGF）以及表皮细胞生长因子（EGF）等生长因子后，创面“失活”的巨噬细胞得到激活，并能释放 TGF、TNF 以及 FGF 等生长因子。这样，外源性应用的生长因子加上内源性释放的生长因子相互作用，可直接作用于组织修复细胞，从而启动修复过程。有研究表明，在修复创面或培养条件下应用 EGF 与 FGF 后，成纤维细胞生长周期中的 G_0 期细胞减少，S 期速度加快，其结果是修复得到了“促进”。20 世纪 90 年代初，国外已有学者将患者自体的血小板衍生性生长因子应用于治疗包括糖尿病溃疡、褥疮、下肢动静脉疾病所致溃疡等慢性创面均取得了预想不到的效果，其治愈率高达 97%，平均愈合时间仅为 10.6 周，而对照治愈率仅为 25%，时间也显著延长。最近在国内完成的一项多中心、大样本的临床研究表明，重组牛的碱性成纤维细胞生长因子（bFGF）对浅Ⅱ度、深Ⅱ度烧伤、肉芽创面和供皮区的促愈合效果分别比同期对照提前 2.5 天、4 天、5 天和 3.5 天，且无不良反应发生。

除此之外，采用生物电刺激法、氧疗、传统医药制剂、细胞培养技术以及基因疗法等手段和方法来促进创面修复的研究也在进行之中，其效果有待进一步评价。

二、外周神经的损伤与修复

外周神经的主要成分是神经纤维，另外还包括周围结缔组织、血管、淋巴管等附属组织。它是连接中枢神经与神经终末器之间的部分，构成皮肤、肌肉与中枢神经系统之间联系的主要通路。

（一）有髓神经纤维的基本结构

包括轴突、髓鞘以及施万细胞等部分。轴突是神经元胞质突起的延伸部分，神经断裂损伤后，远端的轴突出现溃变，近端的轴突则出现芽状增生。髓鞘是包于轴突周围的膜状部分，为轴突提供绝缘层，由脂蛋白和磷脂组成。神经内膜则是围绕施万细胞与轴突的结缔组织鞘膜。此外，神经束膜与神经外膜均为包绕神经束与神经干的结缔组织膜。

（二）外周神经的损伤和再生性变化

神经纤维损伤或断裂后，可发生一系列损伤性和再生性变化，而这两方面的变化是相互交织、相互依赖的。

1. 神经细胞胞体的变化 神经细胞的胞体具有合成多种生物物质的功能,这些物质对维持轴突和突触传递,提供髓磷脂(髓鞘的重要成分)和靶组织(神经支配的组织)的营养十分重要。轴突损伤后可引起神经细胞胞体变化,有人将此称为轴突反应。神经元对轴突损伤反应的敏感性随损伤部位不同而不尽相同。越是靠近细胞体的部位轴突受损,神经元胞体的轴突反应越严重,甚至发生死亡。神经元胞体损伤早期主要表现为胞体膨胀,核与核仁偏离中心,胞质普遍呈嗜碱性化,尼氏小体消失,小体为没有核蛋白体附着的有膜小泡所代替。在核周胞质中散在着大量游离的核蛋白体,线粒体多集中在中心部分。同时,RNA合成增加,并加快转移到胞质内,制造轴突骨架的微管蛋白也大量增多,神经递质的合成酶则减少。这些变化的目的是优先制造形成新轴突所需的结构蛋白和膜的成分,为组织修复做前期准备而先不顾及神经递质的酶。还发现损伤后胞体内溶酶体和酸性磷酸酶增加。这些变化,既是变性的改变,也是对轴突损伤的反应,是为轴突再生而发生的。有人对蝾螈截肢后的感觉神经节进行动态观察,发现伤后2~4日反应明显,第7日多数神经元发生典型的染色体溶解,第21~30日后逐渐恢复,第60日,大多数神经元恢复正常。

2. 神经纤维损伤端部的变化 神经纤维受挤压或断裂后,损伤或断端(近侧和远侧端)轴突外形变得不规则,形成棒状肿大,称为轴突球(axonal spheroid)或营养不良性轴突(dystrophic axon)。其内含有聚集的线粒体、致密体和小泡状细胞器。线粒体主要来自未受损的节段,是重新分布和轴突流阻塞的结果。以后线粒体、内质网发生崩解,出现更多的致密体。致密体呈层状、绒毛状或均质状不等,是退变的线粒体、脂类、崩解的细胞器和神经递质的混合物。该处酸性磷酸酶、氧化酶和乙酰胆碱酯酶增多。这些退变产物很快被吞噬。这种损伤端处的变化在近侧端可延伸1~3个节段,在远侧端同沃勒变性混在一起。

3. 沃勒变性 神经纤维损伤或断裂后,相应的神经纤维(主要是远侧端的轴突和髓鞘)发生一系列变化,最初这种现象由Waller(1852)所描述,故称为沃勒变性(Wallerian degeneration)。变性的速度取决于轴突有无髓鞘。对于有髓纤维,变性的速度又取决于髓鞘的厚度;相同条件下无髓纤维发生变性的速度快。在光镜下可见伤后2~3天原来着色的轴突消失,髓鞘崩解。超微结构变化出现更早,在12小时内就见到轴突内神经微管和内质网分解,线粒体肿胀,神经微丝崩解为小颗粒;至24小时,轴浆变成浓集的颗粒状物质,混杂着变性的髓磷脂碎屑。轴浆的光密度(optical density)增加,并逐渐结成团块。

髓鞘的结构变化比轴突变化发生晚些。伤后24小时,出现早期超微结构变化,髓鞘板层变成波浪状,疏松弯曲,第3日髓鞘发生广泛的解体和碎裂,碎裂部分凝集形成髓鞘球体(myelin ovoid)。光镜下,第3日可见髓鞘失去正常的网状构型而呈均质状,第5日完全碎裂,大多数仍然包含在神经鞘的小管之内。

4. 神经膜细胞和神经膜管的变化 在轴突和髓鞘退变的时候,神经膜细胞(施万细胞)也发生明显的变化。胞质变为颗粒状,线粒体和内质网消失,然后核膜消失,核内容物散出,整个细胞变成颗粒状或无定形物质。伤后第2日末,即可见坏死的神经膜细胞以及碎裂的轴突,髓鞘被巨噬细胞所包绕。神经膜细胞包绕神经纤维(有髓或无髓)时,其外有一层包被,称为基板(basal lamina),它与外面的胶原原纤维相连结。基板并非神经膜细胞的胞体成分。神经膜细胞连同基板构成神经膜管(或神经鞘管,neurolemma tube)。当管内退变细胞等被巨噬细胞吞噬消除后,基板小管仍能存在,可为再生的神经膜细胞和轴突提供"网架",并引导轴突生长。

5. 局部炎症、吞噬反应 神经损伤后,局部发生急性炎症反应,包括毛细血管扩张、通透性增高和白细胞游出等。神经内的血管、神经外膜和神经束膜中的血管在功能上类似皮肤和消化道的血管;而神经内膜中的血管则类似脑内的血管,对一些物质的通过有更严格的控制。伤后第2日,巨噬细胞即穿入神经膜管,随着沃勒变性,巨噬细胞吞噬组织碎屑。大多数巨噬细胞留在神经膜管内,有些可游出而进入神经内膜间隙内。依靠其溶酶体的酶,将髓磷脂碎屑消化分解成更细小的分子,释放出胞外,而后经淋巴管带出。巨噬细胞也可在神经膜管内消亡。关于这些巨噬细胞是由神经膜细胞转化而来,还是来自组织源性或血源性还存在着争议。人们倾向认为在损伤后早期,进入伤口的主要是血液单核细胞,后来组织源性巨噬细胞和神经膜细胞也参与消除碎屑的活动。组织源性巨噬细胞来自三个部位:一是损伤端缘附近结缔组织中的血管周围的间质细胞,这是最多的;二是神经外膜和神经束膜;三是远侧端的神经内膜细胞。这些细胞受退变神经产生的化学物质的诱导,是先进入神经膜管内的细胞,吞噬碎屑,执行吞噬细胞(巨噬细胞)的功能。后来的这些细胞在局部增生,在神经损伤端缘形成细胞团,有如肉芽组织,开始细胞做放射状排列,而后逐渐由近侧端向远端作纵向排列,在神经膜管内面排列成行,形体薄而细长,有人称之为鞘细胞(sheath cell),它们以后可演变为神经膜细胞。总之,伤后的炎症、吞噬反应可以消除变性坏死产物,为神经的再生创造条件。

6. 轴突生长和髓鞘形成　神经断离后几小时至十几小时,就可看到从近侧残端轴突长出新的神经纤维嫩枝(芽)。长出枝芽的神经纤维节段内见线粒体和神经微丝等细胞器增多。一根轴突常发出许多分支。在第 2~3 日,新的轴突分支到达近侧残端的边缘,并开始向端缘的肉芽组织细胞团内长入。生长中的轴突顶端常形成棒状肿大,或裂成细丝,似刷状。这些新生的分支在肉芽组织内分散生长,常在细胞间隙内延伸,如有障碍便会转向,向阻力小的方向生长。由近侧残段中心部发出的轴突尽管可能发生偏离,但一般会到达远侧段,从近侧残段周边部发出的轴突,则易向外侧方向生长,终止于神经邻近的结缔组织或肌肉之中。有些轴突甚至受阻而逆行生长。有人计算,只有 1/7~1/6 的轴突能真正到达远侧段。轴突生长延伸的速度在穿过伤口时约为 0.25mm/d,当到达远侧段后可达 2~3mm/d。一旦进入远侧段,轴突生长能力明显加强,速度增快。轴突能排列成束地进入远侧段的神经膜管。这时,膜管内可能还有吞噬碎屑的巨噬细胞。轴突可越过这些巨噬细胞,同鞘细胞发生密切的关系。轴突常沿着鞘细胞表面生长,鞘细胞则包绕着轴突,两者多附着在一起形成很密的束,电镜下见轴突内有神经微丝和微管,鞘细胞则有电子密度较深的胞质。在伤后第 2~3 周的远侧段,既有退变又有再生现象。新生长的轴突为鞘细胞所包绕,几日之内,所有进入远侧段内的轴突,都被鞘细胞紧紧包绕,并开始形成髓鞘(髓鞘化)的过程,此时鞘细胞即分化成为神经膜细胞。很多人将鞘细胞以至更早的间质细胞统一归为神经膜细胞,即开始由神经膜细胞局部增生生成细胞团(肉芽组织),而后由其包绕再生轴突。

轴突和鞘细胞间具有生物学的相互作用,鞘细胞能产生神经生长因子(NGF)促进轴突的生长,而生长中的轴突反过来产生一种丝裂原(mitogen),引起鞘细胞增生。当再生的轴突和远侧段的鞘细胞相接触的时候,鞘细胞就加快有丝分裂。

再生轴突上的髓鞘早在伤后 6~7 天即可能开始出现,一般在伤后第 2~3 周,可见轴突表面逐渐有膜性物质沉积。这些物质呈无定形和小泡状,开始形成不连续、不规则的层状,后不断融合连接,形成连续的髓磷脂板层结构疏松地包绕在轴突的外面。髓鞘物质的沉积持续很久(可约 1 年),经沉积、成熟,最后才形成结构精细、规整而致密的髓鞘。至于髓鞘物质的来源,多倾向认为来自神经膜细胞,但有的强调髓鞘成分是由轴突和神经膜细胞共同提供的,轴突对形成髓鞘有决定性影响,鞘细胞只有同轴突接触后才演变为神经膜细胞,才产生髓鞘。有人还提出髓鞘的不少成分可能来自神经元的细胞体,经轴突运输到达伤处。目前尚未能从外周神经里获得能单独产生髓磷脂特异物质的细胞株。

随着再生轴突的不断生长、延伸和髓鞘形成,新生的神经纤维可直达末梢。由于到达末梢的纤维可感受冲动,功能的启动和维持使该根轴突、纤维得以保留,并日臻恢复其结构功能,其他分支则渐萎缩消失。近年研究已找到靶器官(神经支配部位)对神经的吸引力具有物质基础的证据。例如,虹膜去交感神经在离体培养一段时间后,其中 NGF 含量增多,而 NGF 正是交感神经发育和生存的必要物质。当然,更深入的机制,尚有待进一步研究。

如两断端差距太大(一般认为超过 2.5cm 时),或被血肿、瘢痕组织、异物等间隔,再生的轴突不能到达远侧段,便与局部增生的结缔组织长在一起,卷曲成团,遂形成创伤性神经瘤(traumatic neuroma)。在截肢后,再生轴突在截面与结缔组织混长成团,则形成截肢性神经瘤(amputation neuroma)。这些神经瘤可引起顽固性疼痛(图 1-15),一般需进行外科手术处理。非手术疗法:①脱敏疗法。按摩、局部叩击、针灸、理疗、经皮电震动刺激和超声治疗使局部去敏化,有助于缓解痛性神经瘤的症状。这些方法缺乏组织学和电生理的证据;②药物治疗。众多学者在神经瘤动物模型药物治疗取得了可喜的进展。将 60% 的酒精或无水酒精、脑脊液、三合注射液、长春新碱和秋水仙碱、呱乙啶、神经破坏阻滞药物(苯酚 - 甘油)等注射于神经瘤内,抑制神经残端轴索的再生,减少自发性放电,诱导受损神经元死亡而达到治疗目的。

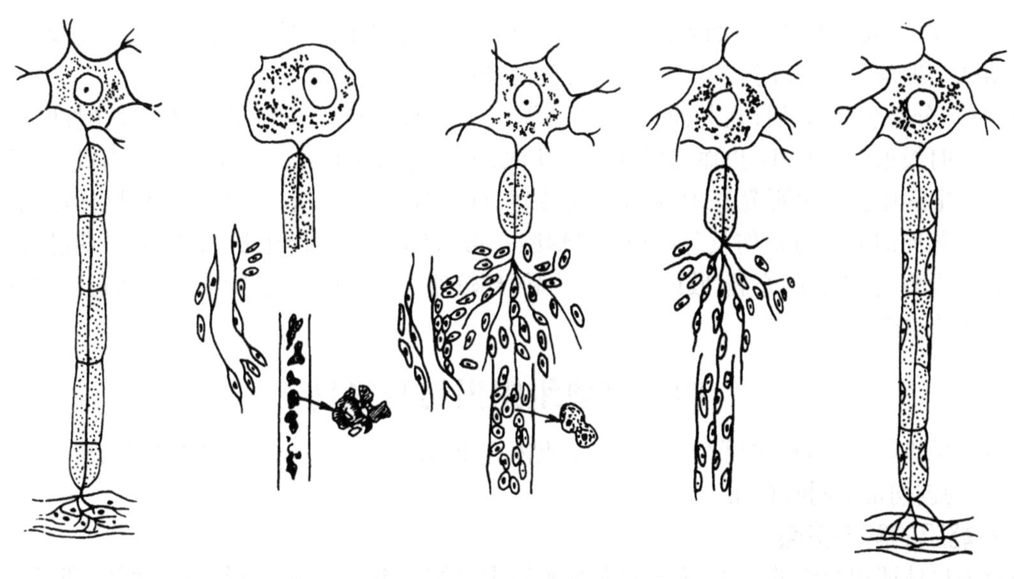

图 1-15　神经再生过程示意图

三、外周血管的损伤与修复

外周血管包括四肢及颈部的动、静脉。动脉除有静脉伴行外，有的也和大神经干伴行，如肱动脉与正中神经及尺神经相邻，胫后动脉与胫神经伴行等。因此，在严重创伤条件下，外周血管的损伤常同时伴有骨、肌肉以及神经等组织损伤，治疗时需同时处理。

1. 血管壁的组织学

(1) 血管内膜：由血管内皮细胞构成，是一层光滑、菲薄而致密的半渗透膜，弹性大，再生能力强。实践证明，在人工血管移植后 3 周即有一层光滑的内膜细胞将管壁内层覆盖。

(2) 血管中层：含有多层环状平滑肌。呈螺旋状排列，中有胶原纤维与弹力纤维。在肌肉层与内、外膜之间各有一弹性膜，为平滑肌的附着点，弹性膜也因平滑肌的收缩而保持一定的张力。在环形肌纤维层上的纵行肌纤维，能适应血管壁的回缩及延伸，环形肌纤维主要影响血管直径的变化。血管中层较内、外膜为厚。

(3) 血管外膜：主要由胶原纤维与弹力纤维组成，使血管长度有一定的伸缩性。其中有支配平滑肌舒缩的神经、血管壁的滋养血管和淋巴管。

动脉壁的结构特点是适应心脏的舒缩功能。在心脏收缩时，动脉因承受一定的压力而扩张、延长，产生收缩期血压；当心脏舒张时，血管壁回缩，产生舒张期血压。

静脉壁的结构与动脉相似，但因不承受心脏收缩的压力，血管壁中层较薄，并富含胶原纤维。

2. 外周血管损伤后的病理生理特点及分类　由于血管弹性较大，一般不易撕裂，但当外周血管遭受创伤后，根据不同的致伤原因与致伤程度可发生血管断裂、挫伤并引起血栓形成或血管痉挛，动脉部分伤引起搏动性血肿，以后形成假性动脉瘤等。动、静脉之间血管部分伤，可导致动脉血直接由静脉回到心脏，形成动静脉瘘。

(1) 动脉完全性断裂：当锐器切割或高速投射物直接击中血管时可整齐地离断血管，引起动脉完全性断裂，其结果可引起喷射样大量出血；如伤道狭小而曲折时外出血较少，形成张力性血肿。当动脉断端回缩、血栓形成，出血也可自行停止。但一般来讲需借助人力因素进行止血。

(2) 血管挫伤和栓塞：高速投射物穿过机体时，巨大能量的释放可在组织内形成瞬时空腔，可牵拉和压挫血管，使离伤道较远的血管受到损伤，这一段的血管受到挫伤，其组织学改变为内皮缺损，内弹力膜破裂、中层小血栓形成、破裂以及缺损等，并由此发生症。

(3) 血管痉挛：冲击波损伤、骨折、异物压迫刺激、血管暴露及寒冷的刺激、手术干扰以及血容量不足等，均可引起血管痉挛。主要发生在动脉，由于动脉外膜中交感神经纤维的过度兴奋，引起动脉壁平滑肌的持续收缩，使血管成细索状，血管内血流减少，甚至完全阻塞；有的同时有血栓形成，常波及一段血管，甚至影响该动脉全程及分支。静脉痉挛一般较轻，也无严重后果。

(4) 动脉部分断裂及搏动性血肿：断裂处向两端回缩使创口扩大，出血量有时较完全性断裂伤为多而不易自止。有时投射物入口小，出血为局部张力所限，形成搏动性血肿。在4~6周后因机化而形成包囊，囊壁内面由新生的血管内膜所覆盖，成为假性动脉瘤，对周围组织可引起压迫作用，使肢体远端供血减少。

(5) 动、静脉同时有部分损伤及急性动、静脉瘘：一般肢体循环受影响，脉搏减弱，早期易被忽视，但到后期局部静脉压高，表浅静脉充盈，肢体肿大，远端循环较差。如瘘口较大，距离心脏较远，可以引起心、血管血流动力学的改变。

四、肌肉组织损伤与修复

骨骼肌既是机体重要的功能器官，同时也是机体完成运动等功能必不可少的组织结构，在皮肤软组织创伤中，肌肉的创伤常常同时存在。

(一) 骨骼肌的解剖特点

骨骼肌为机体肌肉组织的主体，主要由肌细胞和少量结缔组织组成。从解剖上来讲，肌纤维的集合构成了肌束，而肌束的集合又构成了我们常见的肌肉块。包裹肌肉表面的结缔组织膜是肌外膜，深入肌肉束间包裹肌肉束的膜为肌束膜，而包裹每一根肌纤维的膜称肌内膜。此外，还有肌间隔膜，它是深入各肌群之间形成肌鞘并附着于骨组织中的结缔组织。肌肉的主要功能有连接、持重、伸缩以及参与体内代谢等。

(二) 骨骼肌的损伤与修复

严重创伤、手术干扰常导致肌组织的破坏，并且坏死缺损的肌组织很难再生，其修复过程常由肉芽组织填充，最后由瘢痕形成来完成修复过程。因此，强调在处理肌组织创伤时要格外小心，不要过多地切除肌组织（特别是与伸缩功能密切相关或手、面部肌组织），以免影响其功能。

在高速投射物致伤条件下，肌肉受损的程度与其当时所处的功能状态密切相关。当肌肉松弛时，投射物贯穿常仅形成一个狭长的裂缝状伤道，空腔效应造成的组织损伤范围小，坏死组织少，易于处理。而当肌肉处于紧张状态时，投射物在贯穿组织时除直接离断和击碎弹道上的肌组织外，巨大动能释放所形成的脉冲或瞬时空腔，可将肌肉组织向伤道周围推移、挤压，一方面造成伤道外组织的广泛性损伤，表现在肌膜下广泛出血和大小不等的血肿存在，有时整块肌肉坏死，另一方面，由于致伤瞬间瞬时空腔的表面运动，使介质粒子的内层移动，和位于弹头前面及弹头接触面的那部分粒子“松脱”后，分子层的涡流运动可使破裂和断裂组织变成碎屑而从伤腔内抛出，其距离有时可达6~7m远。因此，这样的伤道由于肌肉块的抛出，反而在清创时能够清除的组织不多。

由于高速投射物致伤的特点以及由此给肌组织损伤带来的特殊性，使外科处理这类损伤十分困难，特别在清创时要准确判定失活组织范围更是不易。除传统的“4C”法外（根据肌组织颜色、收缩性、紧张度以及切割后出血来判定），还可以借助于电刺激、光学方法以及染料法等来判定组织损伤范围，做到快速而准确的清创。

第八节 脊髓损伤的病理与修复

一、脊髓损伤的病理改变（实验观察）

(一) 脊髓损伤的基本病理改变

脊髓在横切面上可见中央呈H形的灰质，在其四周为白质。灰质中主要含有神经细胞、树突和神经末梢，并富于血管，故外观呈灰红色。白质主要由密集的有髓纤维所组成，故外观呈白色。脊髓损伤的基本病理改变如下。

1. 灰质出血 灰质出血是脊髓损伤后最早最常见的病理改变。创伤可直接致血管破裂出血，亦可致薄壁血管损伤而红细胞从血管壁中漏出。灰质出血轻者为点状或小片出血，灰质组织不发生破裂，重者则呈大片出血，且灰质组织破裂。在完全性脊髓损伤，大约于伤后12小时，白质中呈现出血（图1-16）。

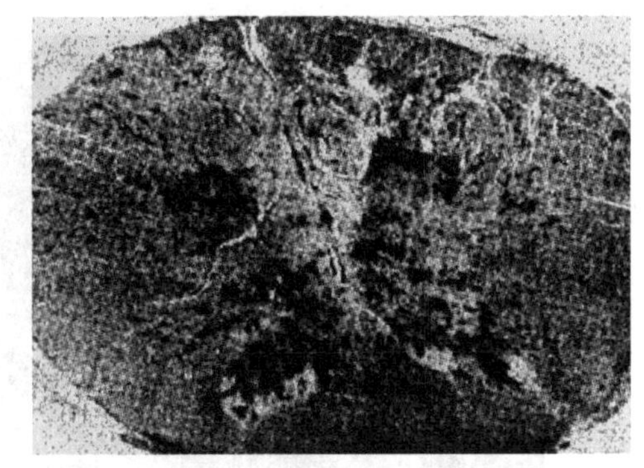

图1-16　完全脊髓损伤，伤后80min灰质前后角及中心出血

2. 神经细胞改变　创伤后神经细胞出现水肿，尼氏体染色淡，进而神经细胞核固缩或碎裂（图1-17）。

3. 神经纤维改变　脊髓损伤后，白质中神经纤维可出现轴索水肿、髓鞘退变及形成空泡，神经轴索的水肿在电镜下可见髓鞘内出现水肿，将轴索压缩（图1-18），光镜下可见轴索浊肿增粗呈圆形（图1-19），髓鞘退变在电镜下表现为散乱及破裂，退变后该轴索之框架内空虚形成空泡，大片的空泡形成可呈蜂窝状，进而破裂消失，为胶质组织代替（图1-20）。

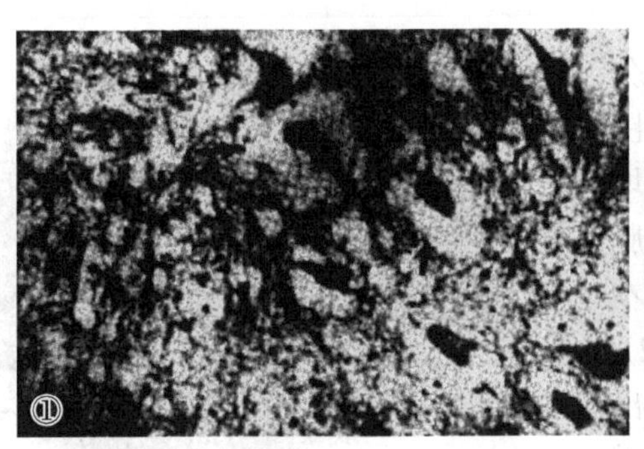

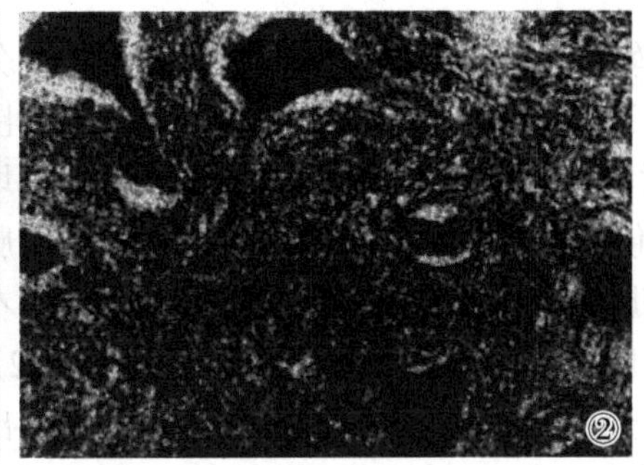

图1-17　神经细胞改变

①前角神经细胞水肿，细胞核固缩　②右下角为神经细胞退变

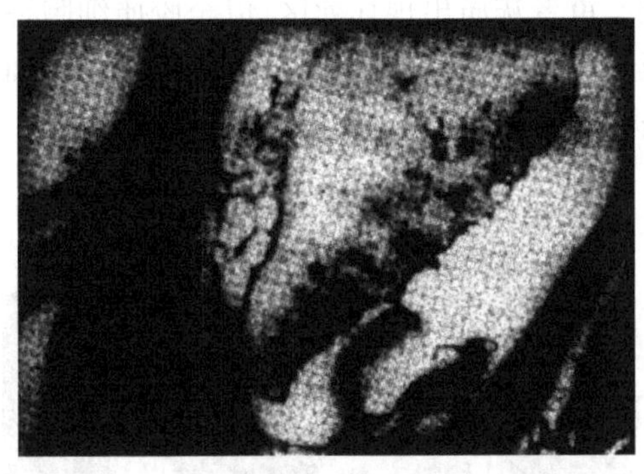

图1-18　髓鞘内水肿，轴索被压挤

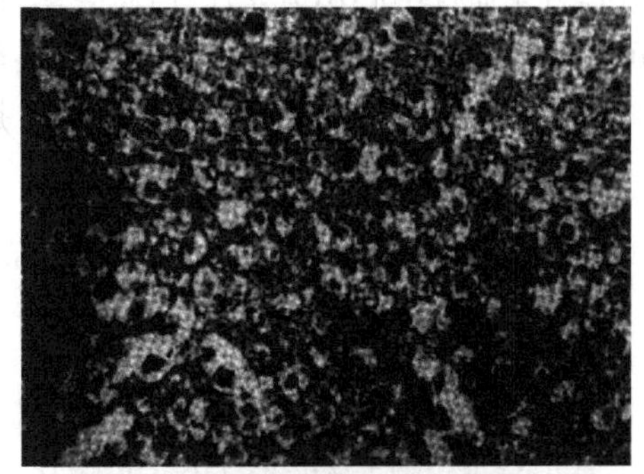

图1-19　轴索浊肿

4. 血管改变　除灰质、白质出血外，脊髓血管改变有前方血管破裂出血、脊髓内血管出血、毛细血管堵塞微循环障碍脊髓缺血（图1-21）。

5. 胶质细胞　损伤后期即脊髓组织坏死后，神经细胞与神经纤维溃变后，胶质细胞开始增生，以充填坏死之空隙。

（二）脊髓撞击伤的病理改变

Allen最早应用重物垂直下落砸击脊髓的致伤模型，来仿照人体脊柱骨折脱位损伤脊髓。从形态学上

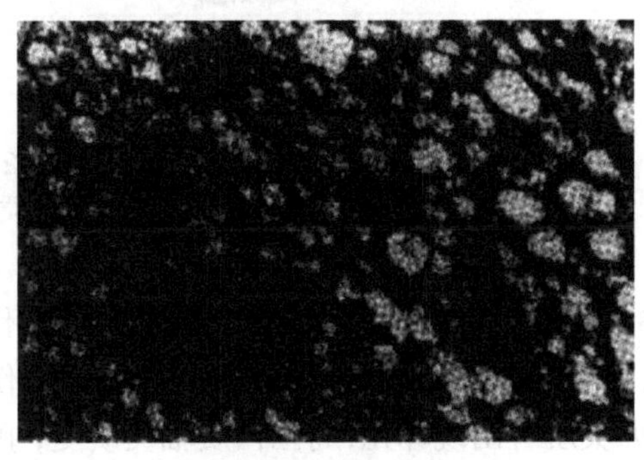

图1-20　空泡形成

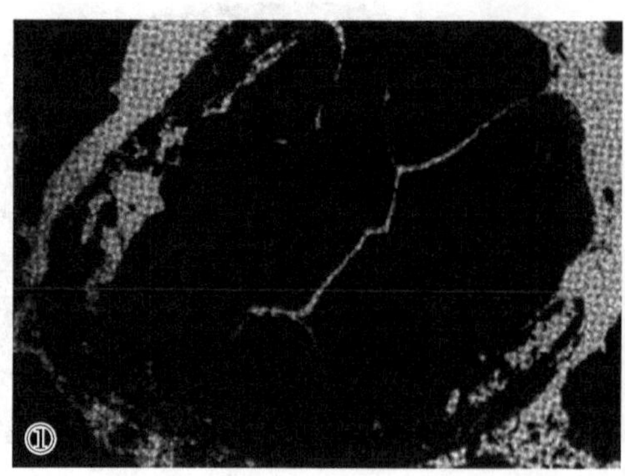
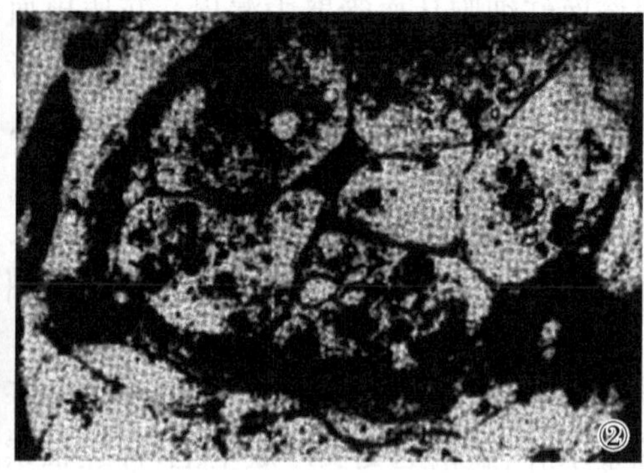

图 1-21 微血管堵塞

看，损伤程度可分脊髓轻微损伤或脊髓震荡、脊髓挫裂伤、脊髓碎裂伤或断裂伤，从与临床相关的脊髓损伤程度看可分为 4 级，由轻至重分为脊髓轻微损伤或脊髓震荡、不完全性脊髓损伤、完全性脊髓损伤和脊髓断裂。

1. 脊髓轻微损伤或脊髓震荡 伤后早期(15 分钟 ~3 小时)，脊髓灰质中可见散在点状出血，但范围很小，随着时间推移至 24~48 小时，出血一般不再增加。神经细胞与神经纤维水肿，基本不发生神经细胞坏死或轴突退变，2~3 天后逐渐恢复，组织学上基本恢复正常，临床上脊髓神经功能可完全恢复(图 1-22)。

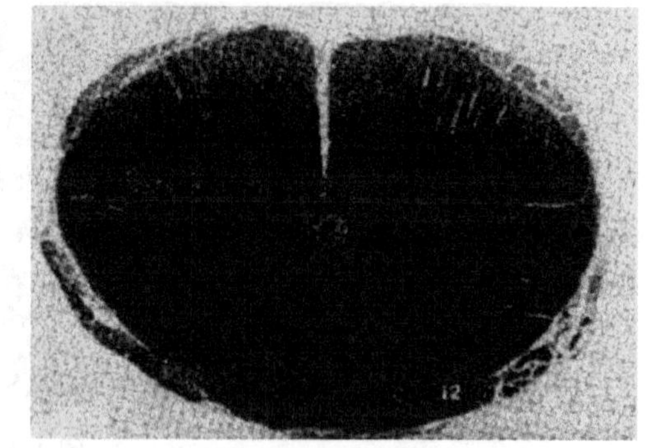

图 1-22 脊髓轻微损伤，左侧灰质内出血灶

2. 不完全性脊髓损伤 伤后 3 小时灰质中出血较少，白质无改变，此病变呈非进行性，而是可逆性的。6~10 小时，出血灶扩大不多，神经组织水肿，24~48 小时后逐渐消退。由于不完全性脊髓损伤程度差异较大，轻者灰质仅中心小坏死灶，白质受累较少，重者灰质出现坏死区，以至胶质细胞替代或形成空腔，白质中可有成片轴索溃变，网格框架成空泡，甚至形成坏死后囊腔。总之，有相当面积的轴突存在及神经细胞保存，保留一定神经功能，但不能完全恢复，是不完全脊髓损伤的病理特点(图 1-23)。

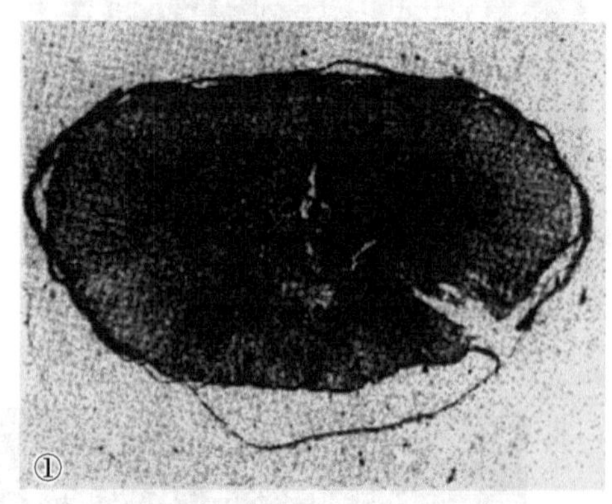
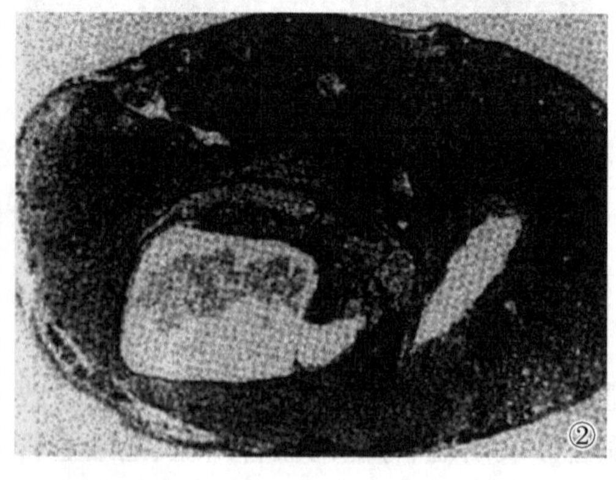

图 1-23 不完全脊髓损伤

①伤后 4 小时灰质出血；②晚期坏死软化灶及囊腔

3. 完全性脊髓损伤 脊髓组织遭受挫裂伤，伤后灰质即出现出血，多处片状出血较不全脊髓损伤为严重，重者可见灰质组织碎裂。完全性脊髓损伤的病理特点是进行性加重，白质很快出现出血，伤后 12 小时中央灰质可出现坏死，周围白质轴突溃变，组织坏死，至伤后 24~48 小时，损伤段脊髓则完全坏死，周边可见框架空泡改变：即使残留一些轴突，数量也很少，后期坏死组织被吸收或被胶质细胞替代，残留软化

灶或空腔，大约在伤后6周左右即可完成此过程。组织学上看，完全脊髓损伤没有保留住神经功能恢复的解剖基础，只有在伤后早期数小时内进行有效治疗，才有可能使完全性脊髓损伤的神经功能部分恢复（图1-24）。

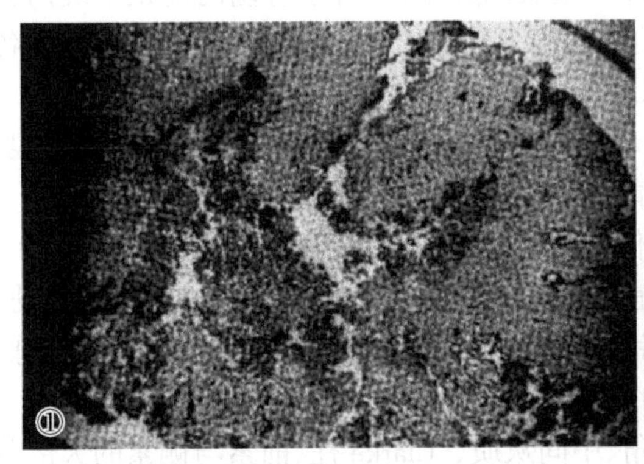
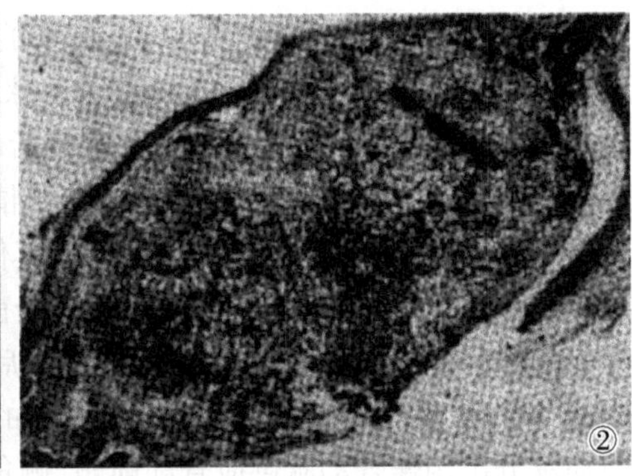

图1-24 完全性脊髓损伤

①伤后16小时灰质出血，中心碎裂；②晚期胶质化代替

4. 脊髓断裂　大体观察可见脊髓组织学上发生断裂，硬膜破裂或断裂。早期脊髓断端出血坏死、组织碎裂，裂口可长达1~1.5cm，后期断端坏死组织被胶质细胞与纤维组织代替，将两断端连在一起，外观较正常脊髓细，触之较硬（图1-25）。从功能上看脊髓断裂与完全性脊髓损伤的后果是一样的，完全截瘫。从组织学看，完全性脊髓损伤的外观可接近于正常，但晚期出现软化或囊腔。

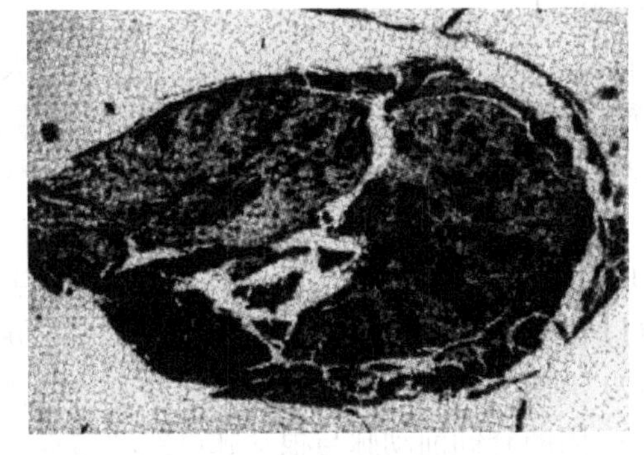

图1-25 伤后30分钟脊髓断裂，断裂出血坏死

（三）脊髓压迫伤的病理改变

脊髓损伤程度与压力的大小及压迫时间长短有关，压力越大，则造成完全性脊髓损伤所需的时间越短，多为急性压迫损伤，反之，压力越小，则造成脊髓损伤所需的时间越长。马尾神经较脊髓可承受更大的压力。

椎管内脊髓受压，常以椎管狭窄情况来描述脊髓受压的程度，而更可靠的方法，是以体感诱发电位来表示脊髓损伤程度。压迫量（液体）、椎管狭窄率与脊髓损伤程度的关系见表1-8。

病理改变与脊髓损伤程度有关，脊髓受压最早的改变仍是灰质内出血，继之则发生神经细胞与神经纤维的退变，严重的脊髓压迫损伤，灰质广泛出血，继之坏死，后期可见空洞与软化灶，白质内出现大片空泡

表1-8 压迫量、椎管狭窄率与脊髓损伤程度的关系

压迫量（ml）	压迫时间（h）	椎管狭窄率（%）	截瘫率（%）	伤后48小时平均肌力	恢复率（%）	伤后1个月平均肌力
0.10	6	36.0±3.1	20	Ⅲ	100	Ⅲ+
0.15	6	43.3±1.2	60	Ⅰ+	100	Ⅲ
0.20	6	49.7±2.2	80	Ⅰ-	80	Ⅱ+
0.25	6	57.9±1.9	100	0	80	Ⅰ+
0.30	6	61.7±2.2	100	0	20	Ⅰ-
0.40	3	67.8±1.7	100	0	60	Ⅰ
0.40	5	64.7±4.1	100	0	40	Ⅰ-

肌力按0~Ⅴ级，Ⅴ级为正常

与空腔。

(四) 脊髓缺血损伤

【动脉】

1. 脊髓前动脉　起自椎动脉的颅内段即将合并为基底动脉处，纵行于脊髓的前正中裂内，在颈髓段接受椎动脉的颈椎部分的分支和经过椎间孔而来的甲状腺下动脉的分支，在胸椎、腰椎及骶椎各水平，又接受来自肋间动脉、腰动脉、髂腰动脉及骶外侧动脉的分支。

2. 脊髓后动脉　亦起自椎动脉颅内段，脊髓后动脉计 2 支。走行于脊髓后外侧沟即沿后根的内侧缘下行，脊髓后动脉在脊髓各段接受其他动脉的分支情况与脊髓前动脉相同。

在每一脊髓节水平位，来自肋间动脉及上述其他动脉的分支均经过椎间孔，构成根动脉，在穿入硬膜后分为前根动脉和后根动脉，成人脊髓是由 6~8 个前根动脉和 5~8 个后根动脉所供应。前根动脉行至前正中裂与脊前动脉和冠状动脉相连结，后根动脉沿后根走行，与两个脊后动脉相连结。冠状动脉系围绕脊髓吻合而成的动脉环，能把血液均匀地分配给脊髓的不同水平。

脊髓前动脉分出沟连合动脉供应脊髓前角、侧角、中间灰质、Clarke 柱、前索与侧索的大部分，包括皮质脊髓侧束和皮质脊髓前束，冠状动脉供应前索与侧束的周边部，脊髓后动脉供应后角与后索。

脊髓血液供应的薄弱区为 T_4 及 L_1，特别是 T_4 最易发生供血不全的损害，在横切面上脊髓有 3 个供血薄弱区，即中央管区、皮质脊髓侧束区、脊髓前角区。

【静脉】

脊髓的静脉沿前根和后根向外，引流至巨大的脊髓脊椎静脉丛中，后者上伸至颅腔内。在胸和上腰水平，脊髓脊椎静脉丛引流至奇静脉中，脊髓脊椎静脉丛与胸腔、腹腔和盆腔静脉之间有很多的吻合。在肺与脊椎奇静脉系统之间有直接的静脉连接。脊椎静脉丛的压力很低，其血流依躯干的活动而改变，如腹压增高、喷嚏、举重等均可促进静脉血流动。

1. 实验性脊髓缺血损伤　脊髓损伤程度与缺血程度和缺血时间有关：

(1) 阻断下段降主动脉，上段与下段腹主动脉，多致动物截瘫。

(2) 夹闭 4 对肋间动脉或腰横动脉可致动物截瘫。

(3) 阻断脊髓前动脉与根动脉可致动物永久性截瘫。

(4) 阻断脊髓前动脉与后动脉，可致动物永久截瘫。

(5) 阻断脊髓后动脉或根动脉或单独脊髓前动脉，多数动物不发生截瘫或仅暂时性截瘫。

2. 脊髓耐受缺血的时限　将带气囊导管插入兔的肾动脉远侧腹主动脉，阻断血流，不同时间发生截瘫的情况如表 1-9。可见缺血 0.5 小时，一半将发生截瘫，缺血 1 小时则发生不可逆性截瘫。

表 1-9　阻断腹主动脉血流不同时间截瘫发生率

缺血时间(min)	兔数	正常	轻瘫	截瘫
15	5	5(100%)	0	0
17	10	5(50%)	2(20%)	3(30%)
20	6	2(33%)	2(33%)	2(33%)
25	8	4(50%)	1(12%)	3(38%)
60	2	0	0	2(100%)
60	40	0	0	40(100%)

3. 脊髓缺血损伤的病理改变　郑文济等以烧伤的方法闭塞脊髓血供，观察脊髓改变，因不同血管缺血而有所不同。

(1) 脊髓前动脉与根动脉闭塞：所有动物全部出现脊髓损害，早期为脊髓水肿，蛛网膜下腔与灰质及白质中出血、坏死、神经纤维脱髓鞘、轴突浊肿及断裂等，以后则软化灶形成，多数病灶累及双侧灰质前柱与侧柱，白质的前索与侧索，而由脊髓后动脉供养的后索保留，有少数动物仅累及单侧脊髓，更有少数(1/10)动物出血坏死范围大，累及后柱。

(2) 脊髓前动脉与脊髓后动脉闭塞：脊髓皆缺血坏死，形成软化灶，累及灰质前柱与侧柱，白质的前索与侧索及一侧的后柱与后索。

(3) 单纯脊髓前动脉闭塞：脊髓缺血坏死范围较前两组为小，仅部分累及，灰质前柱与侧柱发生坏死，神经纤维溃变较轻。

(4) 脊髓后动脉与根动脉闭塞：脊髓病变较轻，从出血、坏死、神经纤维溃变至形成软化灶，病变仅累及一侧后柱及后索。

(5) 双侧根动脉闭塞：病变最轻，单侧前柱的小软化灶见于 1/4 的动物，大部分动物脊髓内未见异常。由上可见供养脊髓的 3 种动脉中以脊髓前动脉供血为主，3 种动脉中有 2 种动脉发生阻塞，则脊髓发生坏死。

(五) 脊髓锐器横断损伤

1. 脊髓半侧横断损伤　将犬的 T_{13} 脊髓右侧半横行切断，术后各犬的左右后肢运动功能丧失，左后肢于术后 2~4 天开始恢复运动，10 天左右可以站立及行走，尾摇动。右后肢于伤后 3~4 周开始恢复运动，6 周时，1/2 动物恢复站立，1/3 动物可以行走。组织学检查脊髓半横断侧的断端间为纤维组织充填，未见有神经纤维再生生长通过断端间，瘢痕中为大量胶质细胞及纤维组织，断端间及近侧未断的脊髓中心可有坏死空腔，断端内灰白质均有溃变坏死(图 1-26)。动物半横断侧后肢运动功能的恢复，系代偿作用，但代偿之路径及机制尚未明了。

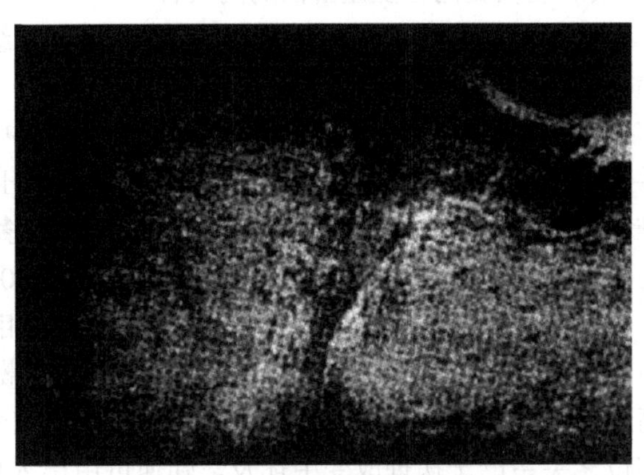

图 1-26　脊髓半横断 6 周，断端间为瘢痕

2. 脊髓全横断　断端内发生一系列改变，组织学可见神经细胞退变，但主要是白质中神经纤维的溃变，轴索断裂后，要反复丢失其自己的一部分，特别是粗及中等有髓轴索，断裂后，轴浆流在断端形成一个小泡，通过轴索溶酶体(axonal lysosomes)与水解酶等作用，致断端反复自切(自溶)而丢失一段，此过程大约至 3 周为止。故脊髓被切断后，断端自溶形成空腔。

韩风岳等将大鼠的 T_{12} 横行切断，观察 10 天至 9 个月，断端间为纤维组织与胶原细胞所充填，未见有神经纤维通过，但可见神经纤维再生，其观察了头尾端脊髓内的改变。

头端 C_4 脊髓改变：①后索薄束区与前外侧索脊髓丘脑束区的髓鞘染色，在横断后 1 个月内髓鞘不规则或断裂，伤后 2~3 个月，髓鞘脱失，而 6~9 个月时，此区塌陷或出现小空腔；②后角有少数神经元细胞尼氏体消失，2~3 个月时有少量固缩神经元，其核已碎裂，前角神经细胞无明显改变。

尾端 L_4 平面，后外侧索皮质脊髓束区可见到神经纤维的退行变性，至 9 个月时未见恢复现象，灰质后角见神经元细胞尼氏体淡染及固缩改变。前角相当其基底部及腹侧的神经元细胞可见染色质溶解及固缩改变。

在电镜下还可看到头、尾两端的神经毯(neuropile)发生退变与复苏改变。

总之，脊髓完全横断后，可见到近端的感觉纤维与远端的运动纤维发生退变，以及相应的神经细胞退变，但数量均不大。

胥少汀等近年来观察动物犬的 T_{13}~L_1 脊髓横断后 5~7 个月时，损伤远端脊髓在组织形态学上未见到明显异常。损伤远端脊髓的体感诱发电位(SSEP)与运动诱发电位(SMEP)存在，表明远端脊髓存在本身功能。

(六) 脊髓火器伤

脊髓火器伤的模型设计比较困难，因而这方面实验研究报道很少，本文作者以二百余只猪进行枪弹伤实验，观察结果如下。

1. 脊髓火器伤的病理改变　从重到轻亦分为 4 级。

(1) 脊髓断裂伤：由弹丸穿过椎管，直接损伤脊髓，以致断裂，或高速弹丸穿过椎体，由于强烈的冲击波致脊髓断裂。脊髓在弹道平面横断，硬膜破裂或洞穿，脊髓断端不整齐，中间空隙约为 1~1.5cm。镜下见两断端内中心灰质出血 1~2cm，6~12 小时时，出血扩大及白质中，神经细胞及轴突退变过半，有的中心出现坏死，24~42 小时时两断端内各约 1cm 脊髓碎裂坏死。6 周时伤段脊髓为胶质及纤维瘢痕所代替。

(2) 完全性脊髓损伤：弹丸穿过椎管后壁，如椎板、棘突根部、近椎管的棘突间隙，以及椎间盘，由于其冲击波致伤脊髓，在高速弹及损伤，86%~94% 为完全脊髓损伤，而中低速弹丸损伤，则一半为完全脊髓损伤。此种损伤的特点是病理改变呈进行性，如能在脊髓大片出血坏死之前，进行有效治疗，有可能保存部分脊髓神经纤维组织，有利于截瘫恢复。

(3) 不完全性脊髓损伤：由脊椎周边如棘突近尖部，椎体前缘等高速弹伤或椎管壁的中低速弹伤所引起，其病理改变同脊髓撞击伤的同级者。

(4) 脊髓轻微损伤：由脊椎周边损伤或椎旁软组织损伤，弹道的冲击波致脊髓损伤，其组织学改变同脊髓撞击伤的同级者。

2. 火器伤致伤脊髓的机制　在脊椎火器伤中，弹丸直接穿入椎管者占少数，大多数脊椎火器伤，弹道并未进入椎管，其致伤脊髓的机制是弹道的冲击压力波。以小型传感器置于椎管中，测得脊椎火器伤时，椎管内压力骤然增高：压力达 $(50\sim75)\times10^5$Pa 等，多致脊髓裂；压力为 25×10^5Pa 等，致完全脊髓损伤，压力为 10×10^5Pa 时致不完全脊髓损伤；而小于 10×10^5Pa 时，为轻微脊髓损伤或脊髓无伤。

3. 弹道与弹道部位　直接与脊髓损伤程度相关，在枪弹损伤，高速弹丸 86%~94% 为完全脊髓损伤，中速伤完全脊髓损伤 60%，而低速伤则 2/3 为轻微脊髓损伤。球形破片虽然弹速很高，但其穿透力较差，高速弹 71.4% 为完全脊髓损伤，中速弹 40% 为完全脊髓损伤，低速弹则多为轻微脊髓损伤或无伤。弹道部位之关系已于病理改变中述及。弹速可由出入口的比例来推测，在枪弹伤，出口大于入口，高速弹出口可大于入口 10~15 倍，中速弹出口大于入口数倍，在球形破片(弹片)则正相反，入口大出口小，且盲管伤多，高速弹片入口大于出口 10~15 倍，中速者入口大于出口数倍。

二、脊髓损伤后的继发损伤和生化改变

脊髓损伤后，脊髓内部发生一系列改变，加重了脊髓损伤，故称继发损伤，这些改变是脊髓损伤病理改变的不可分割的部分，但多是生化方面的改变，故仅做简单描述，继发损伤大约涉及以下几个方面。

1. 脊髓内微循环改变已于前述，微循环障碍致脊髓缺血缺氧。
2. 脂质过氧化和自由基改变，主要为氧自由基增多，从而加重脊髓损伤。
3. 水与电解质改变，主要是钙离子内流聚集导致脊髓微循环障碍加重。
4. 兴奋性氨基酸包括谷氨酸、天冬氨酸的神经毒性作用。
5. 神经递质改变如前列腺素(PE)、去甲肾上腺素(NE)、5- 羟色胺(5-HT)、多巴胺(DA)增加等。
6. 炎性反应及缺血再灌注损伤机制。
7. 神经肽学说、一氧化碳作用机制和内皮素作用机制等。

在这些继发损伤中，微循环障碍与氧自由基是重要一环，而钙离子是脊髓继发损伤连锁反应的关键一环。

继发损伤与原发损伤的关系：原发损伤即创伤是决定性的，其决定了脊髓损伤程度，继发损伤与原发损伤密切相关，原发损伤重，脊髓为完全性损伤者，其继发损伤亦重，从而加重脊髓损伤；原发损伤轻，致不完全脊髓损伤者，其继发损伤亦轻。在组织学上还未见到不完全脊髓损伤由于继发损伤加重成完全脊髓损伤者。从治疗方面讲，原发损伤无法治疗，而继发损伤，则是早期治疗的重点，以减缓脊髓损伤的加重，较多保留尚未坏死的脊髓组织。

三、人体脊髓损伤的病理改变

人体脊髓损伤病理改变的报道很少，特别是伤后早期数小时内的病理改变及其演变过程的报道，更少。但是我们从一些不同时间的病例尸解报道中，可以看出人体脊髓伤的病理改变与其演变过程。

1. Wozniewicz 等报道 120 具四肢瘫或截瘫的尸体解剖结果。死亡时间最早为 3 小时，最晚为数年以

后。其病理改变分为：①完全失去灰质组织；②脊髓坏死有囊腔形成，有的成为空洞；③部分失去灰质组织，但仍有白质保存。有硬膜外血肿者，并未构成硬膜外脊髓压迫。

2. Kinoshita 共报道 23 例人体脊髓损伤，其中颈段脊髓损伤 20 例，胸腰段脊髓损伤 3 例。其病理改变分为：①伤后 12 小时 1 例，C4 损伤致全瘫，脊髓破碎、出血、水肿。伤后 1 天 1 例，$T_{7,8}$ 骨折脱位，致脊髓断裂。伤后 6 天 2 例，C_5 损伤致全瘫，脊髓挫伤、出血、坏死，1 例为 T_7 损伤，致脊髓断裂。伤后 9~11 天 3 例，其中颈椎过伸损伤 1 例，$C_{5,6}$ 骨折脱位 2 例，皆致全瘫，脊髓挫伤、出血、坏死，上下灰质出血、水肿，有小囊腔；②伤后 16 天 1 例，致脊髓前动脉损伤；3 例为颈过伸损伤，致不全瘫，其中 2 例为脊髓水肿，1 例有 3 个小坏死灶；③伤后 1~3 个月 5 例，其中 1 例为颈过伸损伤致不全瘫，脊髓水肿，有小囊腔，3 例为 $C_{4\sim6}$ 骨折脱位致全瘫，脊髓出血有 3cm 大小的坏死灶，内空腔 0.5cm，水肿范围约 5cm，余脊髓软化、坏死，但无脊髓实质性损伤，1 例为 $L_{4,5}$ 骨折脱位，致马尾神经损伤；④伤后 4~6 个月 3 例，7~12 个月 2 例，18~55 个月 2 例。其中颈过伸损伤 2 例，颈椎骨折脱位 4 例，$T_{8,9}$ 骨折脱位 1 例，皆致全瘫，脊髓均软化，但无实质性损伤。

3. Kakulas 报道西澳神经病理研究所自 1950—1999 年尸体解剖资料共 1815 具，由于创伤导致死亡 566 具，其中 354 具在到达医院前死亡，125 具受伤后生存少于 6 个月，87 具受伤后生存 6 个月以上。作者发现硬膜外、硬膜下、蛛网膜下腔出血常见，但未发现脊髓压迫。

Kakulas 报道，全瘫患者残留的白质面积在脊髓横截面上约为 $3.89mm^2$。正常皮质脊髓束的神经轴突数量约为 41 472 条。1 例颈椎损伤致不完全截瘫患者，计算其 T_4 平面皮质脊髓束下行轴突数量，为 3175 条，其右足可跖屈。感觉不完全丧失的截瘫患者的脊髓后柱中最低神经纤维数为 117 359 条，而正常为 452 480 条。

4. 非完全损伤（discompletespinalcordinjury） 由 Dimitrijevic 等首先提出，即虽然损伤的脊髓组织中有健康白质纤维，电生理测定具有传导功能，但其临床表现仍为全瘫。此种情况在全瘫病例中存在不少。

5. Bunge（美国 Miami）描述中央脊髓损伤的病理，在颈脊髓损伤，其侧索皮质脊髓束退变而中央灰质尚存，此种情况中央出血是非必要的。加上以后的一些报道，包括颈脊髓损伤 20 例，胸椎脊髓损伤 8 例，伤后时间从 10 小时、数日至数月，大多数为完全截瘫，少数不全瘫脊髓的病理改变归纳如下。

伤后早期：即从 10 小时 ~1 周左右，脊髓灰质出血及白质出血，脊髓水肿，严重者脊髓充满椎管，灰质内神经元细胞无存，白质内神经纤维退变，灰质内坏死灶及囊腔，囊腔内可有血块，创伤严重者，脊髓组织碎裂，个例为断裂。出血严重者脊髓呈蓝红色，出血范围（长度）不等，最长者从 C_4~C_6 长达 10cm，脊髓皆坏死。

中期改变：所谓中期是指伤后数日至 3~4 周左右，主要改变是灰白质中的坏死灶，逐渐成为囊腔或成软化灶，是大片组织坏死的结果。坏死灶、囊腔、软化灶与早期出血水肿是交错的，水肿在 10~14 天的标本中尚可见到，而出血则至 3 周多才能吸收，称为中期是因为病理改变尚在进行中，并未停止。

后期改变：大约在 6~8 周则逐渐成为后期改变，即脊髓的坏死区、退变区逐渐被胶质细胞及胶质纤维增生所代替，多数组织较松散，不似神经组织那样紧密，故可遗留有软化灶或囊腔，囊腔是永久性的，胶质化可多可少，在完全截瘫多无神经组织残留，亦可在周边留有神经纤维，但数量少于 10% 以下，不能表现出有何功能。

6. 胥少汀曾对截瘫患者损伤节段远侧的脊髓进行观察，发现其前角神经细胞数量正常；运动神经元损伤的患者，前角神经细胞大量减少。在 18 例完全截瘫患者中，有 7 例损伤节段的脊髓幸存 27~2619 条轴突纤维。在 3 例不全截瘫患者中，有正常肢体运动 2/5~3/5 功能的一侧脊髓中通过伤区的中枢神经纤维为 5768~21 978 条，占其皮质脊髓束纤维总数的 14.80%~36.96%。另一侧肢体无自主活动，3 例不全截瘫患者的下行轴突数分别为 1214（3.5%）、3426（2.33%）和 2989（3.5%）。由此可见恢复自主运动功能达到正常肢体的 2/5~3/5 时，所需的中枢轴突纤维数目，至少需达皮质脊髓束纤维总数的 10% 以上。

7. 胥少汀等报道，创伤性的上升性脊髓缺血损伤常见于下胸段和胸腰段，伤后截瘫平面持续上升。下胸段损伤后截瘫面积可上升至 C_2 平面，患者因呼吸麻痹而死亡。解剖见脊髓前后动、静脉及髓内中央动脉均被血栓堵塞，小血管与脊髓缺血、坏死，失去神经组织。胸腰段损伤后截瘫面积可上升至 T_7、T_8 平面，解剖见脊髓供养血管损伤，脊髓缺血、坏死。

总之,除脊髓缺血病变外,脊髓损伤后,早、中、后期病理改变与大动物(犬、猪)脊髓损伤的病理改变是基本相同的,即早期为灰质出血很快白质出血,脊髓水肿,大约 24 小时脊髓坏死以后出现坏死软化灶,囊腔至 6 周左右则胶质增生(见前述),可见动物实验中不同脊髓损伤程度及其病理演变,可以相对代表人体脊髓损伤的病理改变。

还需进一步说明,人体因脊柱损伤致脊髓损伤,其损伤原因除骨折脱位撞击脊髓损伤外,还可存在压迫损伤,如骨折脱位的骨折块或椎间盘压迫脊髓,亦可有血管损伤,如骨折块压迫脊髓前或后动脉等。这说明对脊髓损伤病例应尽早尽快治疗,骨折脱位早予复位,稳定脊柱预防再次损伤,还需早在 8 小时内治疗脊髓,减少继发损伤,以保存部分脊髓功能。

四、脊髓损伤的修复(实验观察)

中枢神经损伤后不能再生的主要原因是:①受损伤的神经元死亡。神经元一直被认为是终末分化的细胞,一经发育成熟即脱离细胞周期,缺乏再生能力;②即使受损伤的神经元没有死亡,但其生长及轴突再生能力也大大降低;③宿主自身存在影响再生的微环境;④存在轴突生长相对过慢和胶质瘢痕形成过快、再生促进因子不足和抑制因子存在以及中枢神经胶质细胞在再生中作用的双向性等矛盾。脊髓损伤后,无论是完全性脊髓损伤还是不完全性脊髓损伤,脊髓功能不能完全恢复,均需要进行修复。

(一) 修复的方式

可能有以下几种:

1. 切除损伤段　以移植物充填连接即脊髓移植。
2. 切除损伤段　切除 1 个脊椎,使脊髓断端对接吻合。
3. 保留损伤段　以移植物架桥连接两端脊髓。
4. 保留损伤段　以药物促进神经再生穿过损伤段。

目前最多的实验研究是第一种形式。

(二) 脊髓损伤修复的方法

1. 组织器官水平修复　是指应用神经组织(脊髓或周围神经等)的组织块作为引导物移植到脊髓的损伤部位进行修复,以促进中枢轴突再生。

(1) 脊髓节段:Iwashita 等将新生大鼠的下胸段脊髓横断后,应用胚胎大鼠的脊髓节段进行同向原位移植修复,修复后的实验动物能够像正常状态下行走、奔跑和攀缘。

(2) 神经节段:目前的文献中神经节段移植主要包括坐骨神经和肋间神经。

2. 细胞水平修复　用于治疗脊髓损伤的移植细胞包括神经干细胞、脊髓基质干细胞、神经膜细胞、嗅鞘细胞等,其中研究最多的是嗅鞘细胞(olfactory ensheathing cells,OECs)和神经膜细胞(Schwann cell)。

3. 分子水平修复　脊髓损伤分子水平的恢复,主要是指各类神经营养因子的临床应用和基因水平的修复。目前研究较多的神经营养因子主要有脑源性神经营养因子、神经营养因子 -3 和胶质细胞源性神经营养因子等。脊髓损伤的基因治疗是将促脊髓再生的神经营养因子的基因通过载体转染给受体细胞,再植入体内持续表达外源性神经营养因子达到治疗目的。载体主要是腺病毒和腺相关病毒,受体细胞除成纤维细胞外有嗅鞘细胞、神经膜细胞和肌母细胞等。目前,基因治疗仅仅停留在实验阶段,由于病毒的安全性因素,离临床应用还有很长的路要走。

尽管脊髓损伤修复的既往研究结果令人鼓舞,但还存在着致命的缺陷,主要包括:①实验设计存在缺陷,脊髓损伤模型建立不统一,绝大多数实验没有电生理依据;②绝大多数实验结果不能重复;③基础研究和临床应用脱节;④脊髓损伤修复在理论上仍然没有突破。

(三) 脊髓移植的现状

1. 可作为移植物移植于脊髓缺损处的材料或组织

(1) 胚胎神经组织,胚胎脊髓。

(2) 培养的神经组织。

(3) 外周神经,提供 Schwann 细胞。

(4) 肌基膜管(muscle basal lamina, MBL),提供基膜管。

(5) 凝胶(gel)占据缺损区防止胶质增生。

2. 脊髓移植的效果 Fawcett(1995)提出脊髓移植是未来治疗脊髓损伤的方向吗?他指出用胚胎脊髓移植受体动物年龄越小,再生越好,移植于成年动物,仍可有神经连接,宿主脊髓轴突再生或分支长入移植物,从后根节向近端脊髓生长的感觉纤维较多,而从皮质脊髓束向远端脊髓生长者则很少,从移植物向脊髓生长的轴突最多5mm,但单胺类纤维生长可达15mm。

移植的关键问题是移植物与宿主完整的功能连接,以补偿损失的功能。虽然生理检查记录到刺激背根感觉纤维在移植的神经元记录到突触后电位,解剖学观察到宿主与移植的神经元有突触连接,似乎是有了功能连接,但其行为如何?在大鼠的脊髓部分损伤行胚胎移植后观察到损失的功能有某些恢复,但行为恢复到何种程度,大脑控制到何种程度,尚不清楚,很明显需要下行控制,近来的技术改进与成熟使对未来获得好的结果提供了希望。

移植物主要作用:①作为桥梁作用:使轴突再生达到脊髓远侧,在新生大鼠可以看到,但在成年大鼠,则未观察到;②驿站作用:即接收从宿主再生轴突来的信息,并通过其自己与宿主神经元的连接传递出去。此很像是在成年动物的移植物的恢复机制;③在损伤部位的移植物,可使脱髓鞘的神经纤维再生髓鞘,或改善脊髓的环境使未断裂但无传导功能的轴突重新获得功能,但这些可能性的证据还不足;④移植物还可作为神经营养素类的来源,刺激宿主损伤的神经元复活,并抑制空洞或胶质瘢痕形成,虽然其分泌神经营养物质尚未证实。

3. 促进与抑制因素 与胚胎神经组织移植的同时,人们研究促进神经生长的因素,最多的是Schwann细胞,尽管看到不少神经纤维长入移植物,但通过移植物长入远端脊髓者甚少,这是因成年动物脊髓内有抑制物存在之故。促进神经生长的因素还有神经营养因子,主要对感觉神经再生起作用。运动神经生长因子促进运动纤维再生等。这些因子除有促进轴突生长作用外,还可保护损伤断端的神经元免于坏死。在脊髓横断的病理中已提到的,神经纤维断裂后,有一个自切的过程,表现为脊髓断端坏死,应用NGF后可保护断端免于坏死,应用MBL充填脊髓缺损处与脊髓断端对接,未应用NGF者,移植物与脊髓断端间发生坏死,不连接,而应用NGF者移植物与脊髓断端融合较好,可见做脊髓移植时,应用神经营养因子是有益的,甚至是必需的。

胶质细胞活跃,可能抑制神经再生,形成髓鞘的少突胶质细胞可产生一种抑制蛋白。在1~2个月龄大鼠,切断中胸椎皮质脊髓束,用抑制蛋白的抗体治疗,可见神经生长增加,恢复肢体部分功能。

(四) 马尾损伤的修复

马尾为神经纤维,主要是轴突与髓鞘,与外周神经相比较,缺少支持组织,因此,马尾断裂后,多无回缩,适于对端吻合。但因缺少神经束膜修复困难。胥少汀报道1例L_1~L_2平面马尾断裂,经修复后获得双下肢运动功能的大部分和一部分括约肌功能的恢复。在实验观察方面,朱兵、胥少汀应用显微外科缝合,纤维蛋白胶(fibrin glue, FG)与自然对合修复动物马尾神经,3组均获得良好的恢复,通过吻合口的纤维数超过90%以上到达远端,而且3组间无明显差异。但从吻合口组织反应看,以FG组为好,且操作较缝合容易。刘智、胥少汀用此方法修复S_2神经,恢复膀胱排尿功能获得成功。

修复马尾遇到的问题是,运动纤维修复的效果很好,轴突生长直达效应器官并恢复功能,但感觉纤维的再生,从后根节至通过吻合口,均和运动纤维相同,但至入脊髓处则多数纤维未能进入脊髓后小根及白质的网格框架之中,因而未能恢复感觉功能。

(五) 存在问题

1. 近端轴突再生能力 虽然实验研究观察到再生轴突进入脊髓远端的再生距离很短,但另一些观察证明近端运动纤维再生可到达远端肌肉效应器官。Brunelli等(1996)将猴脊髓右半侧横断,同侧下肢截瘫,取同侧下肢腓神经与半横断近侧相接,此神经远端与同侧下肢坐骨神经吻合,18个月后观察到同侧肢体运动功能的恢复。Cullheim等(1996)将根性撕脱的臂丛神经根再植回脊髓处,获得运动功能的恢复,这说明近端神经元轴突再生能力,是足够恢复运动功能的。

2. 适合的移植材料或组织 胚胎神经组织应用于临床存在一些问题,培养的神经组织,主要是神经元,移植脊髓缺损处,对于皮质脊髓束来说,如能与之发生连接并起到驿站作用,是否影响大脑指挥下肢运动功能,尚不得而知。MBL 虽可提供神经生长的管道,但缺少对神经再生的诱导能力。外周神经 Schwann 细胞有诱导能力,又提供再生管道,是目前可采用的移植材料。

3. 再生神经纤维 通过移植物或直接到达脊髓远端的数量与分布,从运动功能恢复看,再生轴突必须进入皮质脊髓束并且达到一定数量,才能恢复截瘫肢体的功能,如能达到正常锥体束神经纤维数的 10% 才开始有运动功能,达到 30% 就恢复到不全截瘫。问题是如何控制此种再生。

4. 再生轴突与远端神经元的连接 从运动功能看再生轴突需与远端脊髓的前角细胞建立突触连接,才有可能将大脑的信息传递至下神经元的效应器官——肌肉。恢复下肢功能的动物实验说明恢复大脑指控运动功能是可能的。

总之,脊髓修复恢复功能的路很长,还需学者们百折不挠的努力。

(付小兵 袁红宾)

参考文献

1. 张红旭,胥少汀,吴霞,等 . 肌基膜管结合神经生长因子修复脊髓缺损的实验研究 . 中华骨科杂志,1995,15(1):32-35
2. 朱兵,胥少汀,姜金卫,等 . 马尾神经横断后修复方法的实验观察 . 中华外科杂志,1998,36(1):42-45
3. 刘智,胥少汀 . 修复马尾神经恢复排尿功能的实验观察 . 中华外科杂志,1995,33(12):719-722
4. 胥少汀,刘树清,张立仁,等 . 球形破片致脊柱脊髓损伤病理观察 . 中华骨科杂志,1993,13(2):134-136
5. 胥少汀,刘树清 . 创伤性上升性脊髓缺血损伤 . 中华外科杂志,1997,35(10):623-625
6. Brunelli GA, Brunelli GR, Mattiuzzo V. Experimental spinal cord repair (by means of direct connection of the above-the-lesion CNS with PNS). Surg Technol Int, 1997, 6:391-395
7. Iwashita Y, Kawaguchi S, Murata M. Restoration of function by replacement of spinal cord segment in the rat. Nature, 1994, 367:167-170
8. Davies S, Illis LS, Raisman G. Regeneration in the central nervous system and related factors. Summary of the Bermuda Paraplegia Conference, April 1994. Paraplegia, 1995, 33(1):10-17
9. Fawcott J. Spinal cord transplants: future treatment for spinal injury? Paraplegia, 1995, 33(4):491
10. Kinoshita H. Pathology of Spinal cord injuries due to fracture and fracture dislocation of the cervical spine. Paraplegia, 1994, 32(10):642-650
11. Vostman B, Schlossberg S, Landy H, et al. Nerve crossover techniques or urinary bladder reinnervation. J Urol, 1987, 137(5):1043-1047
12. Wozniewicz B, Filipowicz K, Swiderska SK, et al. Pathophysiological mechanism of traumatic cavitation of the spinal cord. Paraplegia, 1983, 21:312-317
13. Kinoshita H. Pathology of hyperextension injuries of the cervical spine. Paraplegia, 1994, 32:367-374
14. Kinoshita H. Pathology of spinal cord injuries due to fracture and fracture-dislocations of the cervical spine. Paraplegia, 1994, 32:642-650
15. Kinoshita H. Pathology of spinal cord injuries due to fracture-dislocation of the thoracic and lumbar spine. Paraplegia, 1996, 34:1-7
16. Kakulas BA. The applied neuropathology of human spinal cord injury. Spinal Cord, 1999, 37:79-88
17. Dimitrijevic MR, Faganel J, Lehmkuhl D, et al. Motor control in man after partial or complete spinal cord injury. Adv Neurol, 1983, 39:915-926
18. Tator CH. Biology of neurological recovery and functional restoration after spinal cord injury. Neurosurgery, 1998, 42:696-708

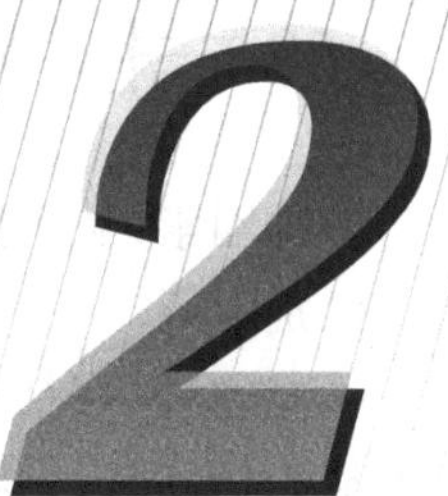

第二章 骨与关节损伤的创伤解剖

FRACTURES AND JOINT INJURIES

一、了解创伤解剖的目的……55
二、骨折的创伤解剖……56
(一) 骨折本身的条件……56
(二) 周围组织对骨折的影响……56
(三) 骨折对周围组织的影响……58
三、对创伤机制的分析……62
四、对骨折发展趋势的判断和估计……62
(一) 近期的判断和估计……63
(二) 远期的估计……67
五、关节稳定性的维持……70
(一) 维持关节稳定性的三个因素……70
(二) 各主要关节稳定性的维持……72
六、关节脱位的创伤解剖……77
(一) 相应的骨端相互关系的变化……77
(二) 关节囊撕裂……78
(三) 肌肉肌腱损伤……79
(四) 骨膜下骨化……80
(五) 神经血管的并发症……81

了解具体创伤的全貌,伤骨或关节本身及其与周围组织的相互关系;动态分析具体创伤的机制、判断其发展趋势,估计其预后,用以指导治疗。

骨与关节损伤的创伤解剖,是指该损伤局部存在的解剖状态。包括损伤组织本身的条件,和损伤组织与邻近组织的相互关系。

骨折本身的条件有:骨折的部位、类型、骨膜的完整性、骨本身的血运等。骨折与邻近组织的相互关系有:骨折对周围的皮肤、神经、血管、肌肉、肌腱、邻近脏器等的影响,以及有关肌肉对骨折的影响。

关节脱位本身的条件有:脱位的位置、组成该关节的骨骼的完整性、有关韧带损伤、关节囊损伤情况等。脱位的骨端与周围组织的相互关系有:对邻近的神经、血管、肌腱以及对脱位的骨端骨膜的影响等。

一、了解创伤解剖的目的

了解创伤解剖的目的是为了分析该创伤的创伤机制,判断其运动的发展趋势,借以指导治疗。

骨与关节损伤是常见病、多发病,而且往往患者在就诊时,体征即已十分显著,X线片所见也相当明确,多数病例诊断上并不困难。但如果只停留在初步印象上,而不根据每个具体病例做深入细致的分析和判断,则很容易在治疗措施上有所不足,甚至出现错误。

同类的损伤,尽管有许多共同点,但也必然有其各自的创伤解剖特点。同是股骨骨折,由于部位不同、类型各异,加上开放或闭合、移位大小、有无神经或血管并发症,以及周围肌肉对其移位产生的不同影响等种种因素，从而使每个具体的股骨骨折，都分别具有其各自的特点。因此，不应总是按照常规处理，而应该区别对待。

此外，在初步诊断中得到的材料是有限的，暂时的，而每个损伤实际上都在继续不断地运动变化着。从受伤当时，到就诊时，到整个治疗过程的结束，甚至在治疗结束以后一段时间，始终是在不停地变化。而我们在患者就诊时所了解到的体检、化验、X线片等材料，仅仅反映整个运动变化过程中极短暂的某一个片面。我们必须从这一短暂的片面尽可能分析、判断出其运动变化的全过程，从基本上是"死"的材料中看到"活"的变化。分析其创伤机制就是要弄清该损伤的形成过程。分析损伤本身的条件，及其与周围组织的相互关系，就是要判断该损伤进一步如何演变，结果如何。例如骨折的移位趋势如何？出现的并发症如何发展？愈合过程和结果如何？是否可能存在后遗症等。只有认清了该损伤的形成过程和可能的发展趋势，才能抓住其特点，制订出不同的、恰当的治疗计划，才能有所预见，采取可能而必要的预防措施，在治疗过程中进行有针对性的观察，并根据其发展不断调整治疗措施。

根据病史、体检及影像学所见，了解并分析创伤解剖，是从诊断过渡到治疗的一个必经过程，是更深入的诊断。

二、骨折的创伤解剖

（一）骨折本身的条件

1. 骨折的部位　骨折的部位和早期移位的趋势、可能发生的并发症、骨折愈合以及后遗症有关。股骨粗隆下骨折和股骨髁上骨折其移位的方式完全不同；肱骨下1/3骨折易造成桡神经损伤，而其髁上骨折则可能对肱动脉形成威胁；股骨颈囊内、外骨折，其愈合的机会相差甚远；髌骨体部骨折可能遗留膝关节的创伤性关节炎，而髌骨下极的骨折引起上述后遗症的机会则极少。

2. 骨折的类型　不同的创伤机制会引起不同类型的骨折（见本章之三），但骨折的类型根本上还是骨质本身所决定的。例如皮质骨就不会发生压缩骨折，青枝骨折多见于儿童。从骨折的类型除去推断创伤机制外，还可用以判断其本身的稳定性。所谓稳定是指该骨折原始存在的移位趋势很小，以及有移位的骨折在复位后不易再移位而言。稳定与否，骨折本身的类型是相当重要的，但也要重视外在因素的影响，例如肌肉对骨段牵拉的作用。仅就其本身而言，原始无移位的（包括裂纹骨折、青枝骨折）、嵌入的、横断的则较稳定，其他则多不稳定；有些粉碎骨折反而较稳定。此外，类型和愈合也有关。只从这一项因素看，接触面大的（如长斜形）愈合较快。

3. 骨膜的完整性　骨膜完整与否取决于外力的方向和骨折移位的严重程度。移位轻的，骨膜较完整；移位重的，骨膜破损的周径较大，纵行剥脱的范围也较广。从治疗上看，需从骨膜的完整性来判断其复位后的稳定程度，以及如何增强其稳定性。必须首先辨认出其破损在骨折周径的哪个方位。有成角畸形的，其凹侧骨膜多完整，而凸侧断裂（图2-1①）。蝶形骨折其骨膜破损的位置必然在蝶形折片的对侧，折片侧是完整的（图2-1②）。螺旋形骨折的骨膜破损处在螺旋形基线的对侧，其基线侧是完整的（图2-1③）。骨折部位骨膜完整的一侧形成了连接上下骨折端，使之不致分离的纽带，称之为软组织铰链。内收型股骨颈骨折，其颈后侧的支持带往往完整，构成了连接上下骨折段的软组织铰链。对有些完全移位的骨折，有时不得不在复位的过程中去体会和判断其软组织铰链的所在。完整的骨膜既意味着其骨折的原始移位很轻，也意味着它具备良好的维护作用，使骨折端不易有继发的移位。破损了的骨膜自然丧失了维护骨折端的作用，但其软组织铰链则可以利用来维持复位后的位置。

从骨膜损伤的程度和方位还可以对骨折愈合有所估计。新骨的形成主要来源于外骨膜及内骨膜。因此，愈合必然主要依靠存有软组织铰链的一侧，骨膜断裂一侧的愈合明显迟缓。

4. 骨本身的血运　血运障碍的直接影响表现为愈合的延缓和由于缺血而引起的骨坏死。胫骨骨折后，其营养血管被折断的一段缺血，严重影响愈合（图2-2）。股骨颈头下骨折、腕舟状骨腰部骨折，骨折一端的血运可能完全折断，形成缺血性坏死，愈合困难（图2-3）。

（二）周围组织对骨折的影响

主要是肌肉的影响。肌肉既有促使其移位的作用，也有有利于复位的作用；既有妨碍骨折复位和维持

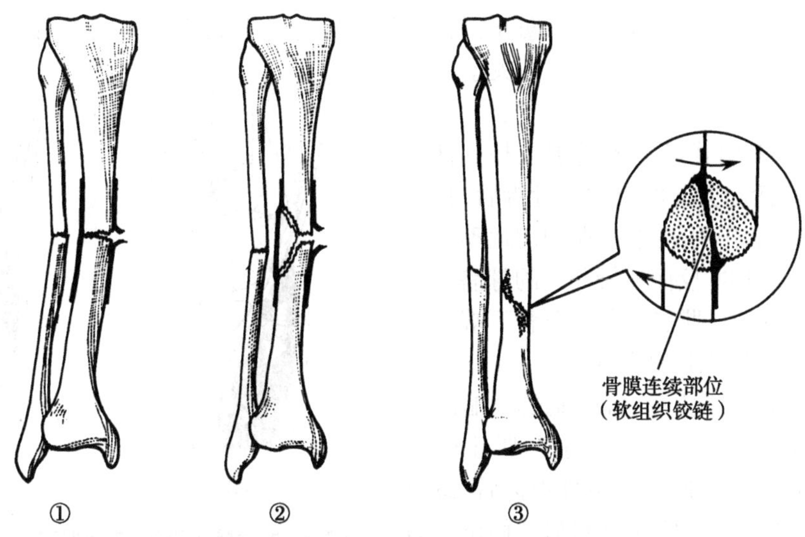

图 2-1　骨膜破损的位置与骨折类型的关系

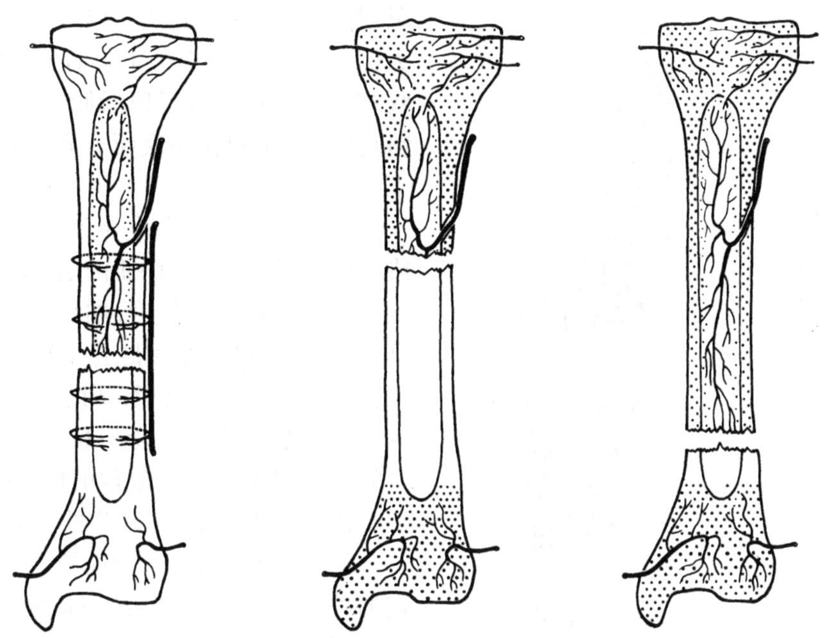

图 2-2　小腿正常血运来源及骨折后下骨折段的血运障碍

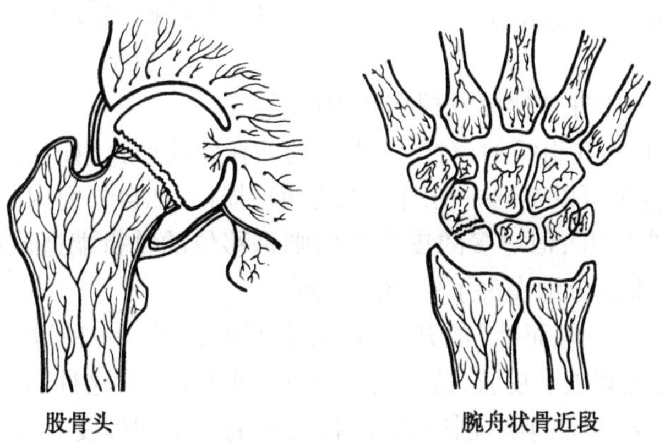

图 2-3　因血流阻断而造成一段骨折的坏死

复位的可能，也有协同复位和维护复位，防止再移位的可能。是有利或是不利，不仅取决于肌肉本身的作用，也要根据骨折的条件，即二者之间的关系如何而定。

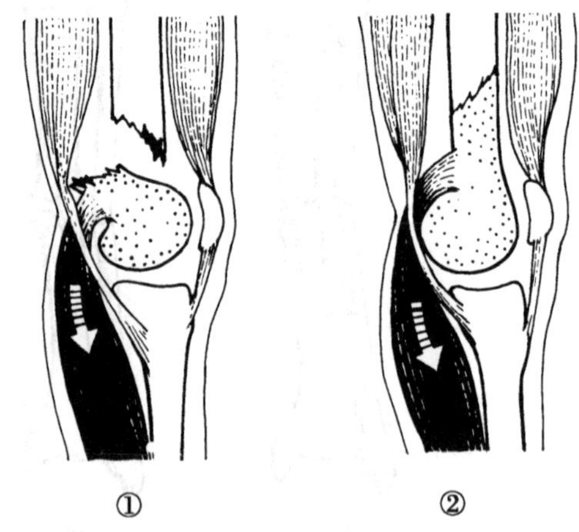

图 2-4 股骨髁上骨折，腓肠肌对下骨折段的移位作用和骨折线走行方向的关系

肌肉是以骨骼为其附着点，并依靠其支柱杠杆作用进行运动，以达到活动关节的目的。骨折后，骨骼即丧失了其作为支柱的作用。此时，肌肉的运动即不再能达到活动关节的目的，反而使折断了的骨骼产生异常运动，即骨折的移位。腓肠肌起于股骨下端两髁的后面，收缩时可屈小腿以屈曲膝关节（并非其主要的功能）。一旦发生髁上骨折后，腓肠肌的收缩即转而使下骨折段后倾移位（图 2-4）。旋前圆肌止于桡骨干中段，收缩时可使前臂旋前。桡骨骨折后，旋前圆肌则转而使其附着的骨折段向尺侧掌侧移位。通常，肌肉总是促使或加重骨折移位的，但在某些情况，却反而有利于复位。仍以前述的股骨髁上骨折为例，当骨折线为自前下至后上的斜行时，腓肠肌的收缩必然促使下骨折段后倾；如果骨折线为相反的斜行时，该肌的收缩反而有利于骨折端的紧密接触（图 2-4）。

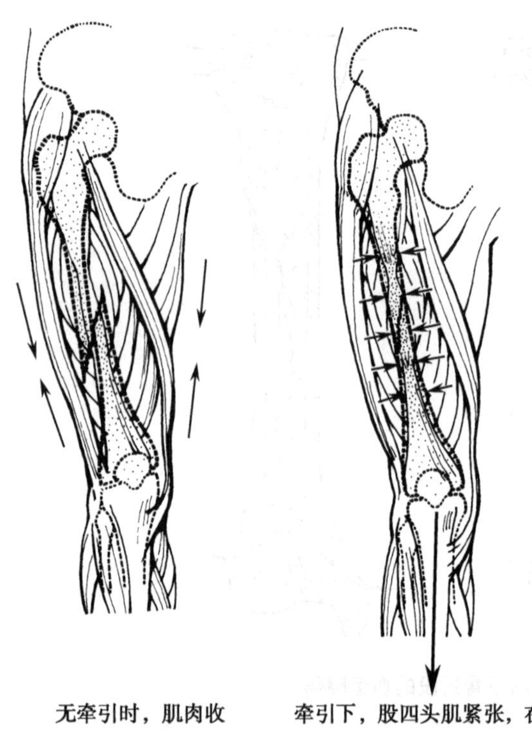

图 2-5 肌肉的软组织夹板作用

当骨折端分离，损伤的肌肉（或肌腱）嵌入其间，或骨折一端刺入周围的肌肉层中时，会妨碍骨折的复位。而有些骨折复位后，如果周围的肌肉较丰厚而且完整（例如股骨干和肱骨干），在牵引的条件下，则又会形成一软组织夹板，帮助维护复位后的位置（图 2-5）。总之，肌肉造成骨折移位的作用是主要的、经常的，而其有助于骨折复位的作用则是有条件的。这一点，将在“骨折复位”一节进一步阐述。

除对骨折位置的影响而外，对骨折的愈合也有一定的关系。肌肉的收缩既可以使骨折端保持紧密的接触，并产生纵向的挤压，有利于骨折愈合，也可以使骨折端出现成角、旋转或剪式应力（图 2-6），影响骨折的愈合。这些作用和骨折的类型、骨膜的条件等有关。

（三）骨折对周围组织的影响

骨折对周围组织的影响实质上即骨折的局部并发症问题，并发症所带来的危害往往比原发损伤更为严重。

1. 皮肤　皮肤是保护其内在组织的，对位于皮下的浅在骨骼而言（如锁骨、尺骨、胫骨）皮肤更是直接保护骨骼的。皮肤损伤和骨折可以是同一伤因造成的两种损伤，如自外而内的开放骨折（图 2-7A）、皮肤剥脱伤合并同部位的骨折（图 2-7B）；但更多的皮肤损伤则是移位的骨折端造成的，即“自内而外”的开放骨折。皮肤被骨骼损伤以后，即部分地丧失了保护的能力。

骨折端损伤皮肤而形成“自内而外”的开放骨折，有两种过程。一种过程是明显的，即在骨折的一瞬间，移位的骨折端自内而外地刺破了皮肤，造成皮肤裂伤（图 2-8）。对这种伤口，不要只从伤口的大小来判断其损伤的严重性，而更重要的是创缘（创口周缘）挫灭伤的范围和程度。挫灭伤是指钝性创伤所造成的表面上完整的软组织损伤，它不像裂伤那样容易引起注意，早期也不易识别。临床上最常发生的错误就是

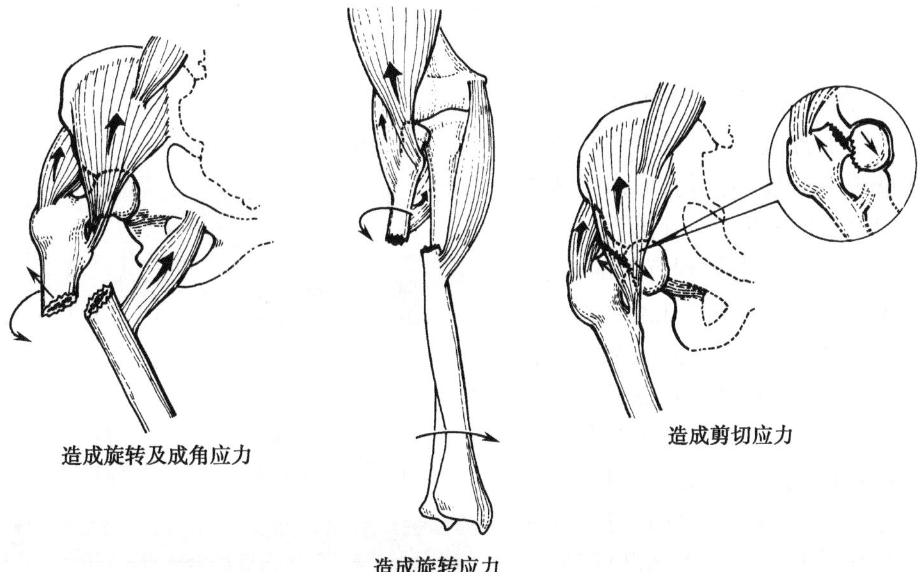

图 2-6 肌肉群对骨折的牵拉，由于方向不同而造成骨折端之间不同的应力

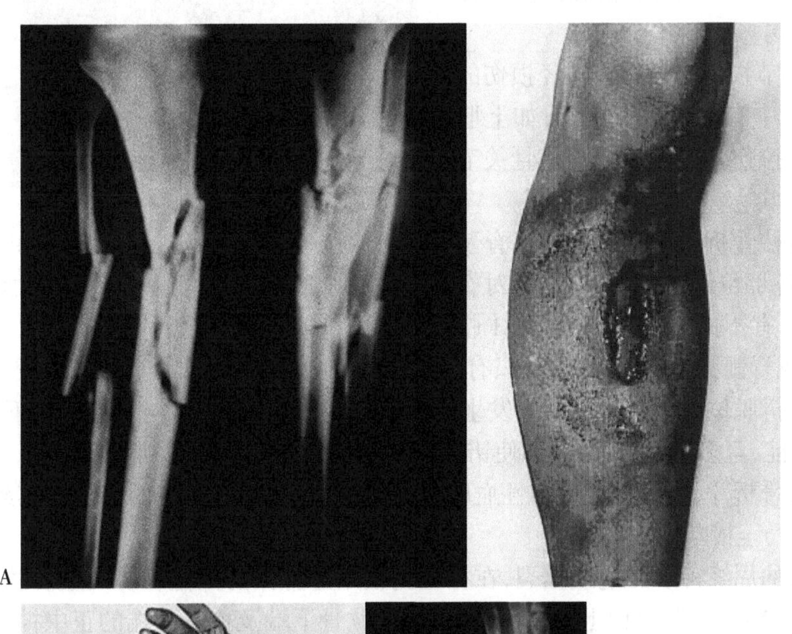

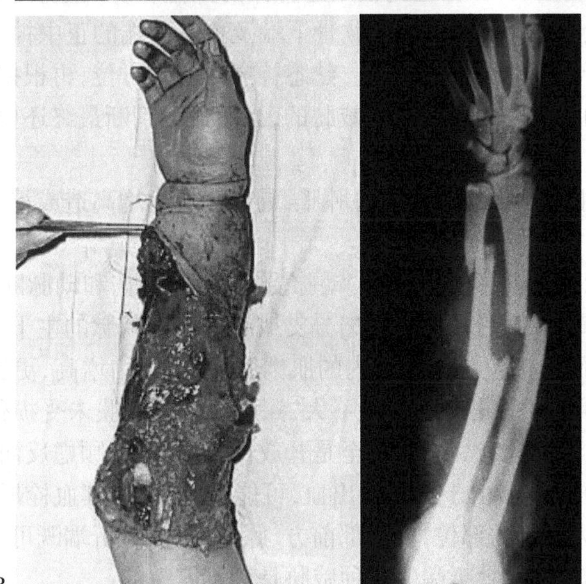

图 2-7 自外而内的开放骨折
A. 石块砸伤小腿，皮肤裂伤，并造成胫腓骨骨折；B. 前臂被机器绞伤，大面积皮肤撕脱，尺桡骨多段骨折，上尺桡关节脱位

对挫灭伤估计不足，清创不充分，以致继发坏死。因此，不能只看到表面上的裂伤，而忽略了更严重的不易辨认的挫灭伤。

另一种形成"自内向外"开放骨折的过程则是不明显的、潜在的、渐进的。骨折当时，折端只对相应的皮肤形成轻度的挫伤，而未造成裂伤。因此，当时只能作为闭合性骨折看待。但由于骨折端移位的趋势并未得到有效的控制，原已形成的皮肤挫灭伤继续不断地遭受到移位骨折端的压迫，加上软组织内渗血，使局部内在压力大为增加，影响血运，挫伤的皮肤乃逐渐坏死，终于成为开放骨折(图 2-9)。这个过程可以在若干小时到数日内完成。如观察不周，不能及早消除其压迫的因素，必然会导致骨折性质的改变。治疗的开始并不意味着诊断的结束，不能只看当时，不顾发展，不管过程。这两种情况都提醒我们：对表现不明显的、潜在的皮肤挫伤务必特别有所警惕。

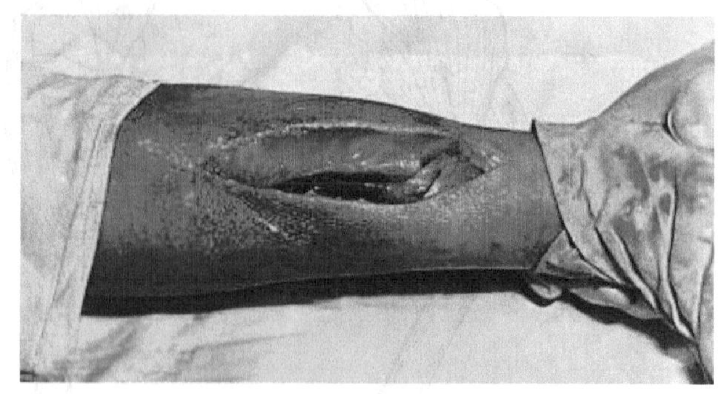

图 2-8　胫腓骨骨折
胫骨近断端自内而外哆出，进而将皮肤纵向撕裂

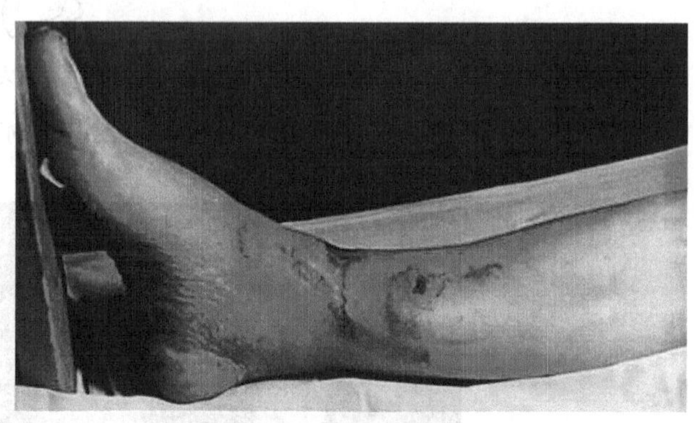

图 2-9　胫腓骨骨折
胫骨近折端哆于皮下，数日后，局部皮肤坏死，骨端外露

2. 神经　骨关节损伤同时存在神经损伤的情况不算少见。其中有些是多发损伤，如上肢骨折与臂丛神经牵拉伤。而更多的则是骨关节损伤的局部合并损伤。

各个阶段的脊柱骨折脱位均可能造成脊髓损伤，但由于脊柱各部位解剖上的差异，其对脊髓神经的影响也各有不同，脊髓延伸到第 1 腰椎的下缘平面，形成脊髓圆锥，其以下部分只有马尾神经，而且第 1 腰椎以下的椎管较其上部宽余，因此在第 1 腰椎以上的骨折脱位，即使移位较少，发生脊髓损伤的机会仍很大。相反，其以下的骨折脱位则只有损伤马尾神经的可能，且多不完全；有时即使错位严重，也不一定出现神经症状。

陷入椎管内的骨折片、椎间盘或损伤性血肿有时可压迫脊髓，而椎体的移位则容易直接挫裂脊髓，造成脊髓不同程度的乃至横断性损伤。

骨折直接造成的周缘神经压迫或挫裂，在神经比较贴近骨体的部位容易发生。肱骨外科颈部的腋神经、肱骨下 1/3 部的桡神经、肱骨内上髁后方的尺神经、肱骨下端及桡骨下端的正中神经、腓骨上端的腓总神经等之所以容易被损伤，就是基于上述原因(图 2-10)。熟悉神经的走向方位，再根据骨折的移位方向及程度，是可以判断出该骨折对邻近的神经究竟会有多少威胁的，当然这种判断最终还要凭借详细的神经检查加以证实。

另一种周缘神经的压迫伤则是继发于损伤后的出血肿胀，局部内压力增高造成神经的缺血性损伤，对伤后高度肿胀的肢体不可忽略末梢神经系统的检查。

3. 血管　骨折对周围血管可能产生的影响有三种：动脉受压、动脉挫伤和动脉断裂。动脉受压最常发生于直接暴力造成的小腿闭合性骨折，胫后动脉的肌肉分支或胫骨营养动脉的主干部分撕裂，小腿深层形成血肿，压迫深静脉，形成回流障碍。被包裹于筋膜内的肌肉肿胀，内压力增高，更影响了血液循环，造成缺血。对移位轻的骨折绝不可等闲视之，正因为移位不大，深层肌肉和筋膜未受损伤，才会因内压力增高而致动脉受压，痉挛而缺血。相反，筋膜如已破裂，甚至是开放性骨折，此种顾虑反而较少。

移位的骨折端对邻近的动脉造成挫伤，由于没有外出血，可能被忽视，但其血栓形成而致远端肢体坏死的后果却是严重的。对于动脉较为固定的部位，如肘部前方、膝下后方、骨折端既可以造成动脉的挫伤，也同时形成对动脉的直接压迫，发现并解除骨折端的这种威胁是刻不容缓的。

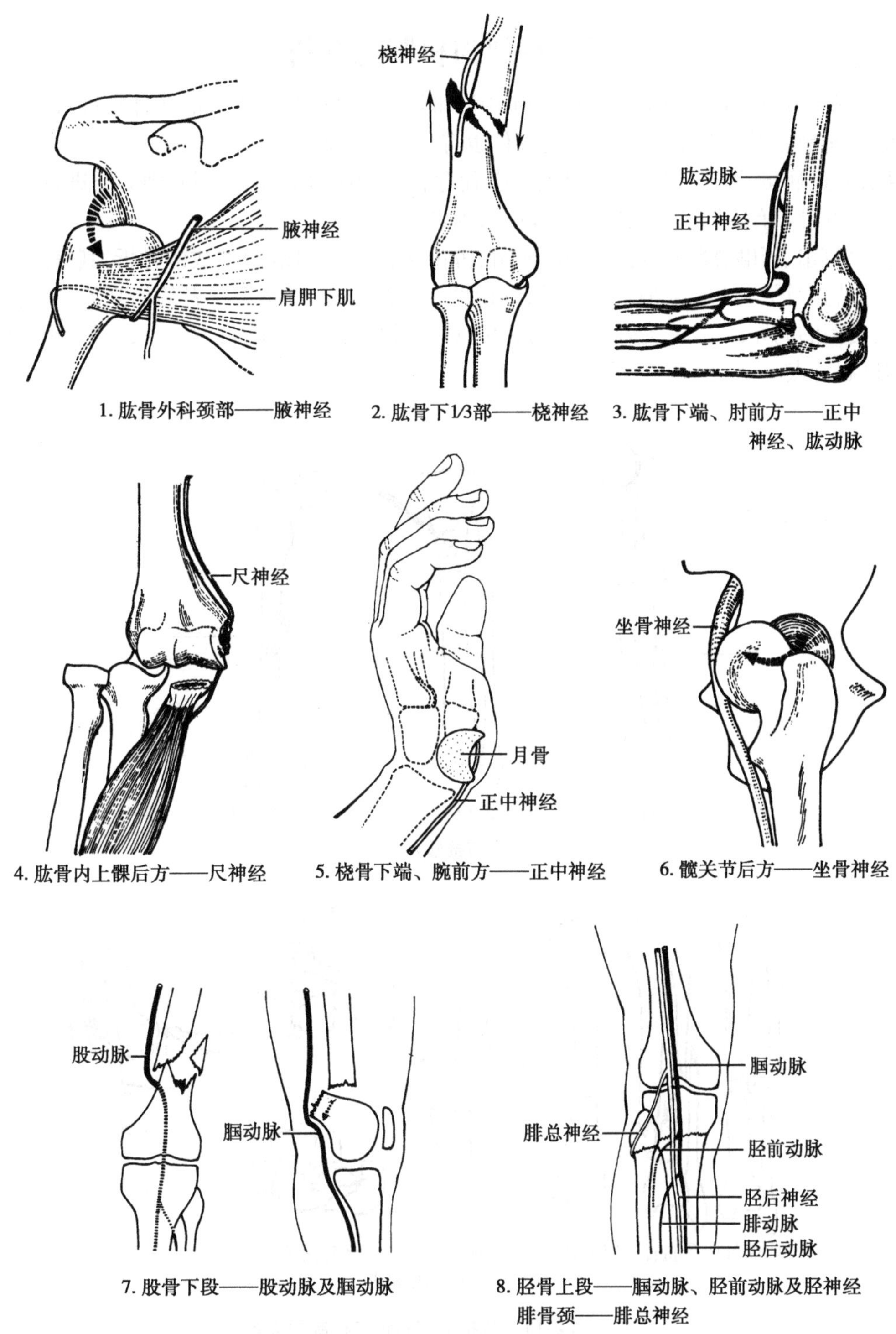

图 2-10　骨折、脱位合并神经、血管损伤之常见部位

动脉断裂(部分或完全)所造成的后果不仅仅是出血,更重要的则是所支配部位不同程度的缺血,其中尤其是腘动脉,缺血时间稍长,即使吻合成功,也会出现部分小腿肌肉的坏死。

4. 肌肉肌腱　移位严重的骨折对邻近肌肉或肌腱容易造成挫伤,甚至断裂。自内而外的开放性骨折,穿出的径路上的肌肉等组织,也必然存在挫灭乃至部分断裂。有些断端较锐利的骨端哆入邻近肌肉内,往往造成复位的困难。

5. 邻近部位器官　如肋骨骨折移位,损伤肺组织,引起血气胸;又如骨盆骨折造成尿道断裂等。

三、对创伤机制的分析

对创伤机制的分析，需结合病史中的受伤原因，和创伤解剖中骨折本身的条件来进行。其中，骨折的类型、移位的方向是分析的主要依据，骨折的部位也有一定的关系。

有些骨折通过病史，即可明确其发生的机制，而存在多种应力的复合机制，则需要进行分析。例如踝关节骨折脱位，可以兼有旋转、撞击、撕脱几种应力因素。

直接暴力（打击、压砸、穿凿）、间接暴力（成角、扭转、纵向传导、撕脱）造成的骨折，其骨折类型、移位方向均有各自的特点（图 2-11）。在前臂及小腿，均由两个骨骼组成，骨折后二者的相互关系，例如二者骨折部位的差别、类型的同异，以及一为骨折，一为脱位，或一骨骨折，一骨正常的相互关系等，也可以反映出该骨折的创伤机制特点。

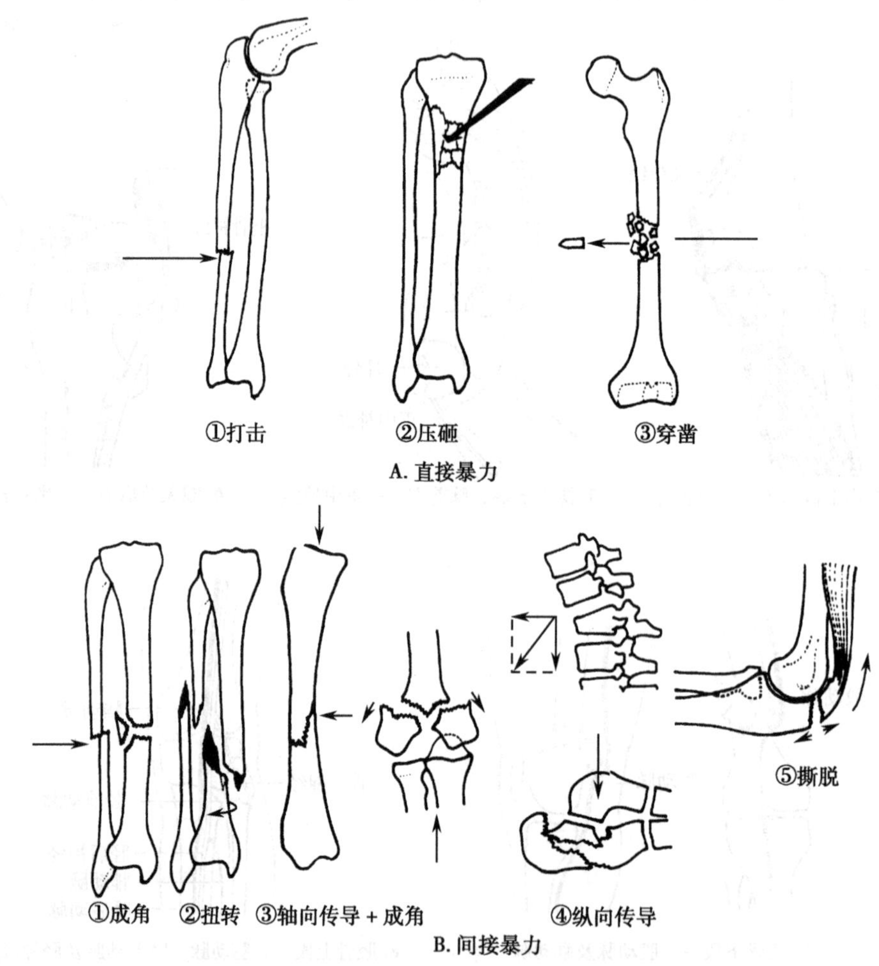

图 2-11 骨折类型和创伤机制的关系

掌握了该骨折形成的过程，即创伤机制，才能采取正确的复位步骤，并在复位后有针对性地防止再移位。

四、对骨折发展趋势的判断和估计

在对创伤解剖、创伤机制作了全面的了解和分析的基础上，应进一步判断和估计骨折的发展趋势。只有深入了解到每个具体损伤形成的过程及存在的现状，才可能预见其未来的发展，并对该损伤作出切合实际的治疗方案。

近期内骨折可能发生或引起的变化主要是移位和继发的并发症。远期的发展趋势主要是骨折愈合的趋势、功能恢复的程度和可能出现的后遗症。

(一) 近期的判断和估计

1. 移位趋势　骨折后，骨骼的连续性遭到了破坏，变成两个或更多的骨折段。其折段之间的关系如何？即所谓的骨折移位或错位，有侧移、成角、旋转、短缩和分离五种移位方式(图 2-12)。

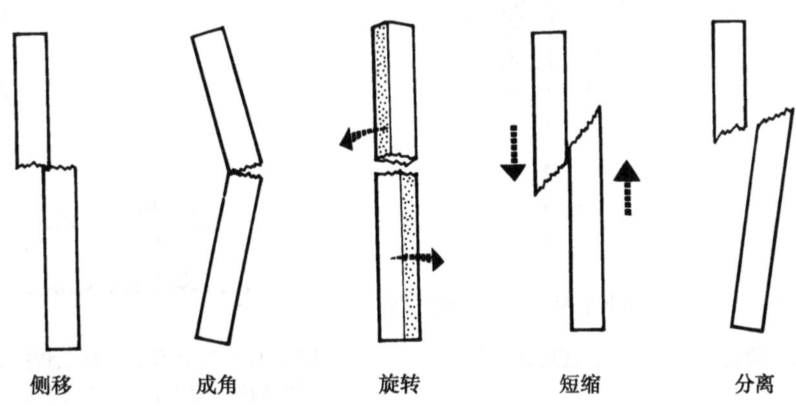

图 2-12　骨折移位的方式

(1) 侧移：是指两骨折端之间接触程度的改变，即所谓对位。侧移 1/3，即断端间接触面相当骨径的 2/3，或称对位 2/3。

(2) 成角：是指骨折上、下段纵轴线形成的角度，即所谓对线。向外成角 30°，即两骨折段纵轴线形成 30°夹角，角顶向外。

(3) 旋转：是指上、下骨段沿其纵轴线的相互扭转(如桡骨骨折的旋转移位)，或撕脱折片与主骨在某个面上的旋转(如肱骨外髁骨折片在冠状面、矢状面及水平面三个面上的旋转)。

(4) 短缩：是指伤骨长度的缩短。短缩必然同时存在着侧移或成角，但少数粉碎骨折可以只有短缩，而无明显的侧移或成角。有侧移情况下的短缩即所谓重叠。

(5) 分离：是指两骨折端完全脱离接触。

在某些特殊部位骨折的移位，有其特殊的命名方式。例如脊柱椎体压缩骨折的楔形变(图 2-13)；Colles 骨折的背倾(掌倾角变小)及桡偏(尺偏角变小)(图 2-14)；粗隆间骨折的髋内翻畸形等(图 2-15)。

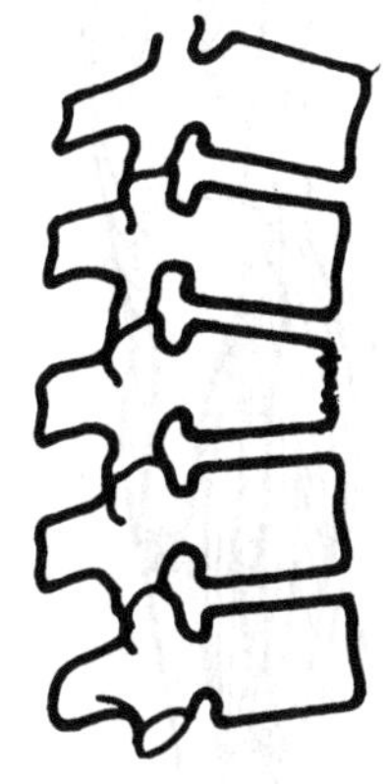

图 2-13　脊柱椎体压缩骨折的楔形变

移位是怎样造成的？在受伤当时主要取决于暴力的方向和大小，是直接的或间接的，这是原始移位。一旦形成骨折后，原始移位是否会有新的变化，也就是移位的趋势如何，则取决于伤骨本身的条件，有关肌肉对骨折的影响，以及肢体的重力作用。当然，有些继发移位是出于人为的因素，如不经心的搬运，不合要求的固定，不正确的功能锻炼等，必须十分注意。

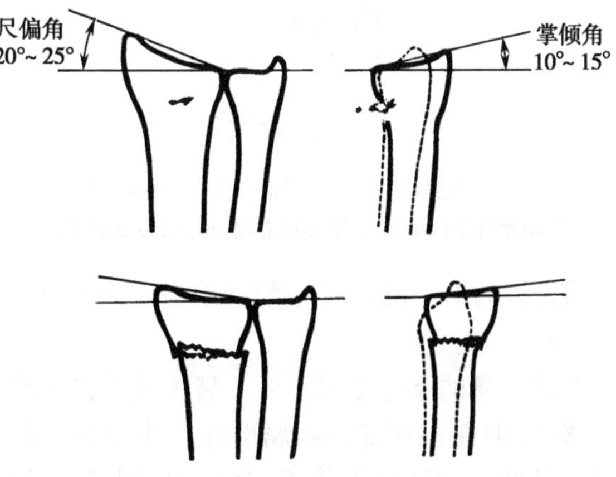

图 2-14　Colles 骨折的典型移位及其桡骨下端的角度变化

(上)桡骨下端正常的常倾角与尺偏角；(下)骨折后二角均变小

暴力造成骨折，在没有继发因素时，骨折的移

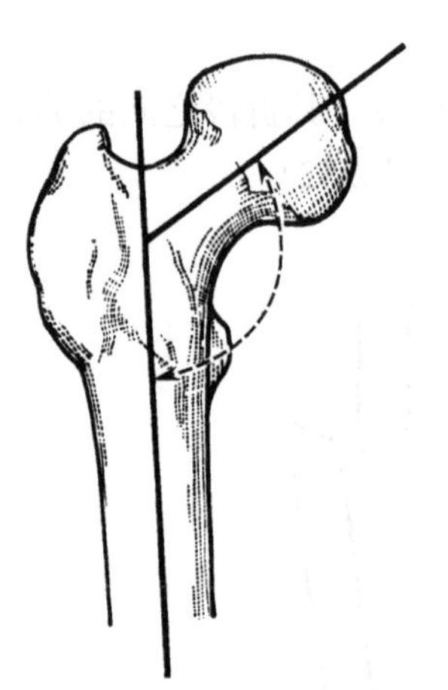

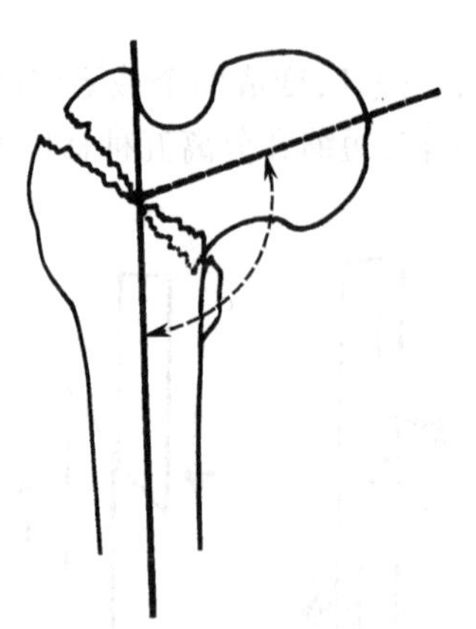

图 2-15 股骨粗隆间骨折后髋内翻畸形

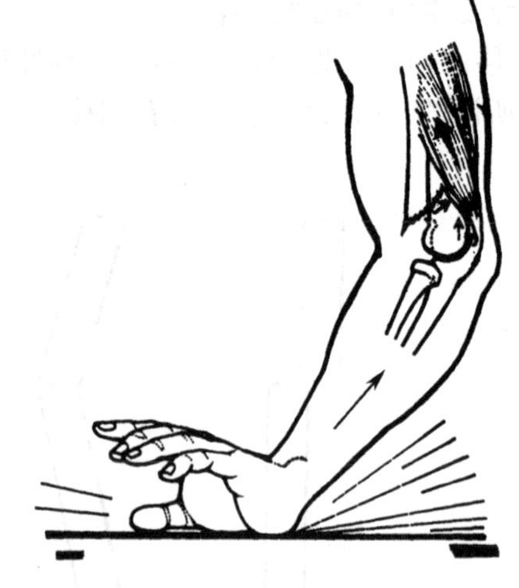

图 2-16 伸展型肱骨髁上骨折，传导暴力造成下骨折段向后上移位，肱三头肌收缩加重此移位

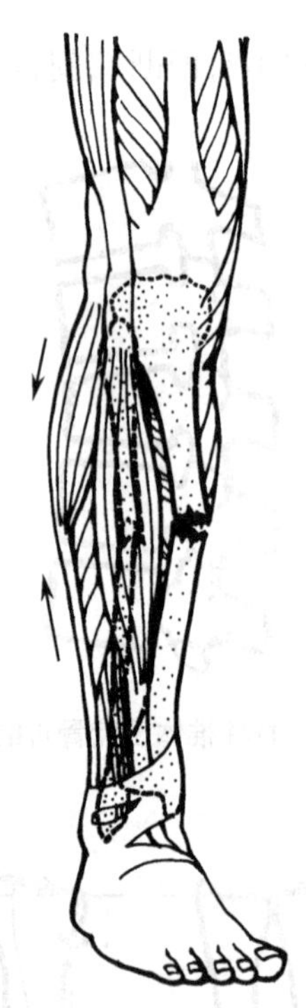

图 2-17 成角应力造成胫腓骨骨折，骨折向内侧成角移位时，小腿后外侧肌群收缩，加重此移位

位是不会改变的。手撑地的传导暴力造成肱骨髁上骨折，远段向后上移位（图 2-16），小腿遭受来自后外侧的直接撞击造成胫腓骨骨折向前内成角移位（图 2-17）等类似的情况形成后，即使有肌肉的继发影响，但由于其作用造成的影响与原始移位基本一致（肱三头肌对远段的牵拉，小腿各肌群的收缩分别对上述骨折移位的影响），因此只会加重而不会改变其移位方式，这是较常见的情况。来自前外侧的直接暴力致使股骨干发生上 1/3 骨折，其原始移位理应是向内后成角移位的；但由于强大的髋屈曲、外展、外旋肌组对上骨折段的作用，使之反而向前外侧移位。这种类型的骨折，其肌肉的继发作用可以完全改变原始移位（当然还要看骨膜破裂的情况），而且在就诊时这种继发移位多半已经形成。也有某些骨折在就诊时仍保持其原始移位状态，继发移位的出现要经历一个过程。外展型股骨颈骨折因附着于远段的肌肉向上牵拉，以及肢体重力的自然外旋趋势，致使骨折进一步演变为内收型（图 2-18）。这种演变过程可以长达 1~2 周。

肌肉因素对骨折的移位起重要作用，因此我们必须熟悉骨折的上下段分别为哪些肌肉所影响，其中什么是主要的。对于其他次要的因素，也必须结合起来进行分析。

伤骨本身的条件也很重要。裂纹或无移位的骨折，骨膜也经常是完整的，肌肉的牵拉多不足以形成继发移位，但在某些部位则属例外。外展型股骨颈骨折可完全错位而成为内收型（或 Garden Ⅰ型转为 Garden Ⅲ型、Ⅳ型），已如前述；无移位的粗隆间骨折也有可能继发髋内翻；骨端相抵触的横断型骨折，在伤骨周围的肌力作用较平衡时（如肱骨干骨折在三角肌止点以下），受肌肉的影响较轻。而当作用不平衡时（如胫骨骨折），肌肉的牵拉则可使之成角（图 2-19）。完全错位的横断骨折和其他不稳定的骨折，肌肉的作用主要是造成短缩，同时可以合并某些其他形式的移位，如成角、旋转、分离等。

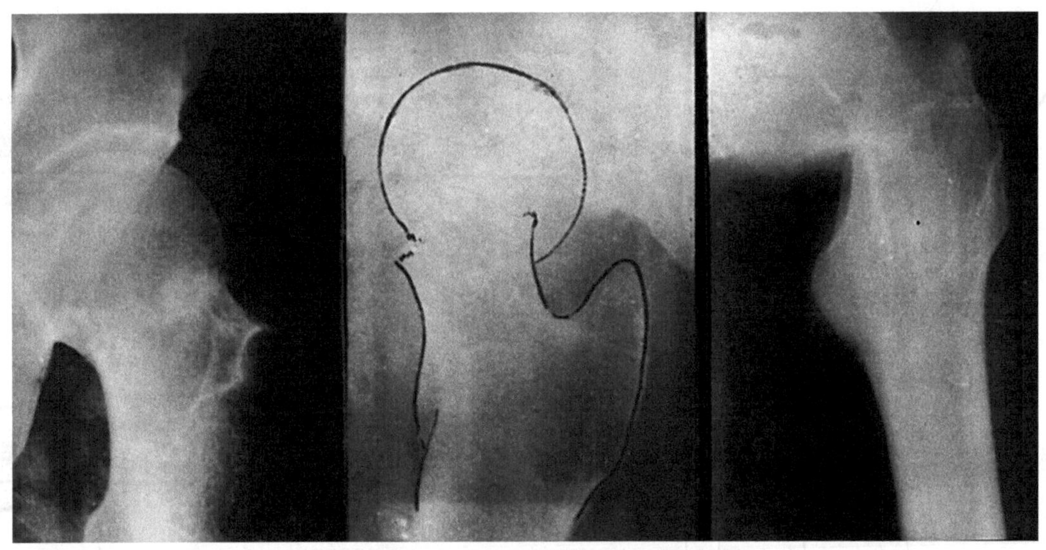

图 2-18　外展型股骨颈骨折（应为中间型）单纯卧床，未下地，2 周后完全移位成为内收型（左、中）受伤当日正侧位 X 线片（右）2 周后正位 X 线片

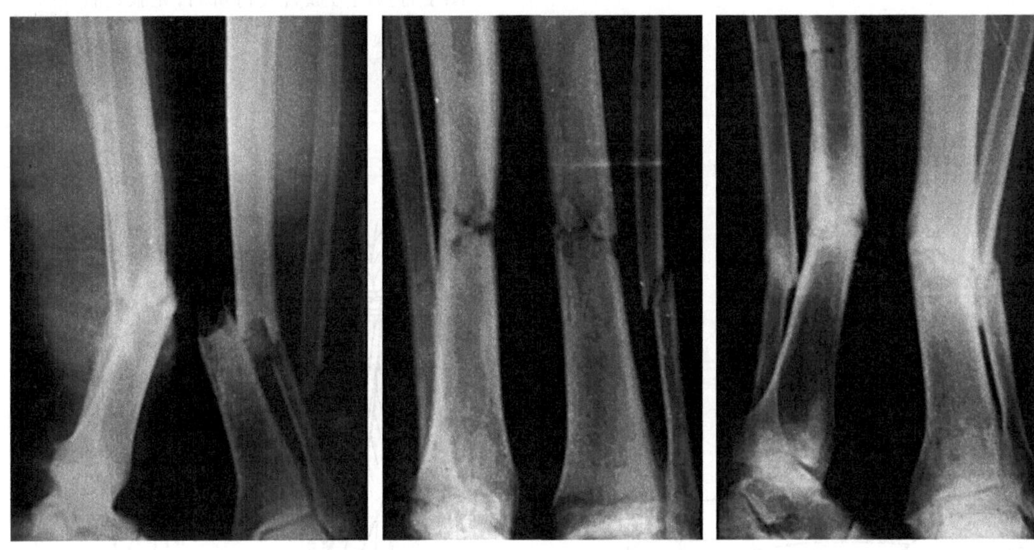

图 2-19　稳定型骨折

复位后，由于周围肌肉作用的不平衡，仍可能存在成角移位的趋势

要从X线片上推断或从复位过程中体会出软组织铰链存在的位置，它往往可以在复位和固定中，利用来限制骨折端的移位。

肢体体位的重力因素也会对骨折移位产生影响。卧位时，下肢骨折的下骨折段，其肢体重力作用的影响，总是使之外旋（图 2-20）。托附于支架上的股骨干骨折，如骨折下方的托垫失效，由于重力作用，骨折端容易向后倾（图 2-21）。肱骨干的不稳定骨折，屈肘 90°，悬挂胸前，当平卧时，重力作用则可造成骨折的向前成角（图 2-22）。

此外，骨骼的支撑作用也会使肌肉对骨折移位的影响发生变化。单独胫骨骨折，腓骨形成支撑，肌肉收缩使骨折反而向外侧成角移位（图 2-23）。

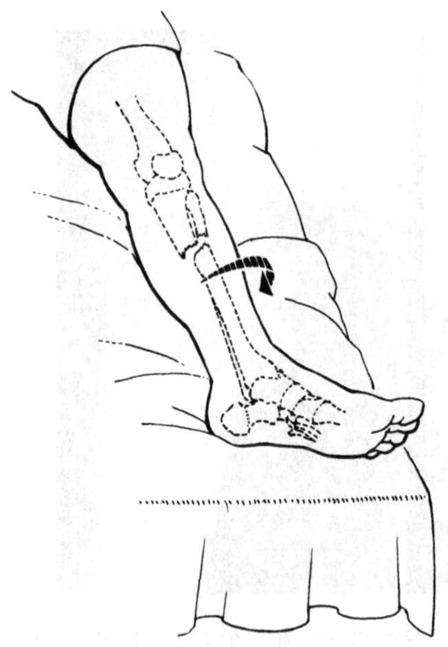

图 2-20 肢体重力对骨折的影响
小腿骨折后，卧位时其远折段因重力而外旋

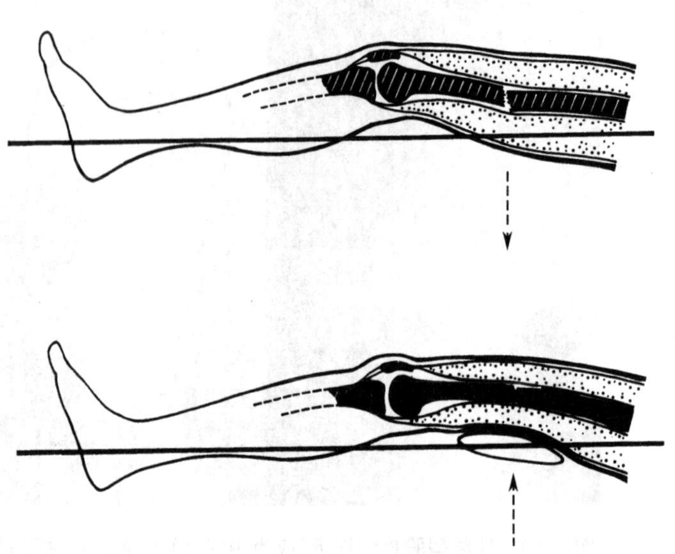

图 2-21 肢体重力对骨折的影响
上图置于托马斯架上之股骨干骨折，因重力关系而后倾
下图于骨折后方放置支持桥后，克服其后倾

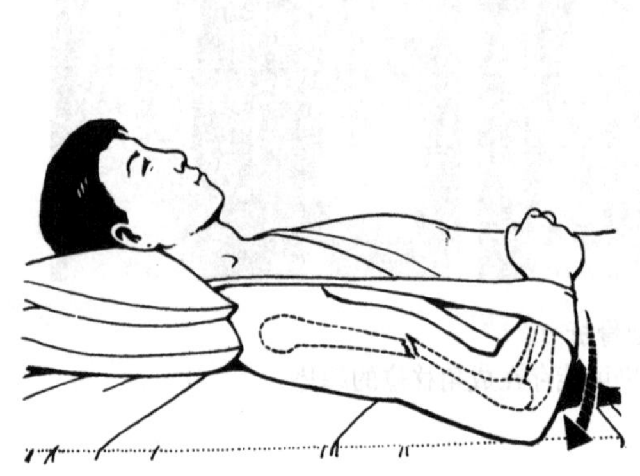

图 2-22 肢体重力对骨折的影响
肱骨干骨折患者平卧时，因前臂之重力而致骨折向前成角

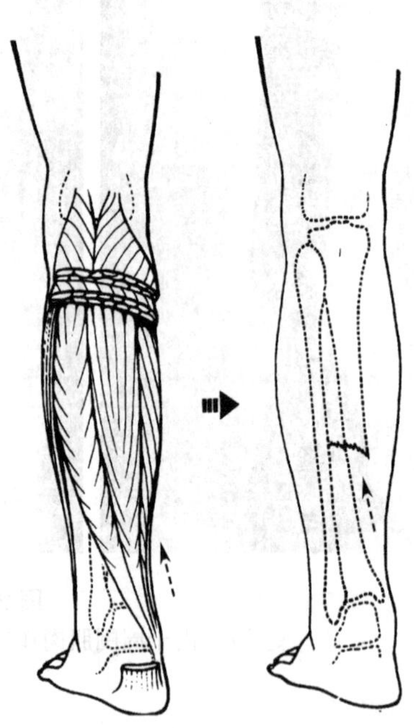

图 2-23 单独胫骨骨折时，由于腓骨形成支撑，经小腿内侧的屈肌（胫后肌、屈趾长肌、屈踇长肌）收缩时，使骨折向外成角

对于任何骨折，考虑其稳定与否，决不应仅仅根据骨折的类型，还必须把其他因素，尤其是肌肉的因素考虑在内。

随着骨折愈合过程的进展，其稳定的程度也日益增加，在早期出现的侧移、短缩等移位趋势，渐趋减少，但成角的趋势依然存在（图 2-24）。因此，所谓稳定是有条件的，只要骨折未完全愈合，就必然存在着不稳定的因素，就需要给予一定形式的限制和保护。

2. 局部并发症　在骨折对周围组织的影响一节中，曾列举了皮肤、神经、血管、肌肉、肌腱和邻近部位

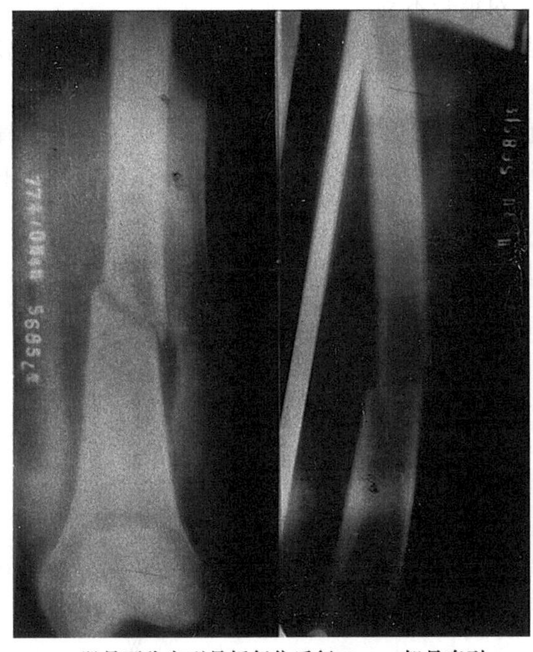
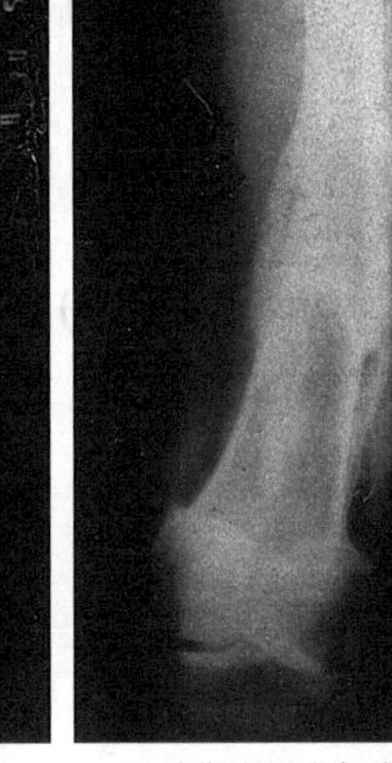

1. 股骨不稳定型骨折复位后行Thomas架骨牵引　　2. 晚期出现成角畸形，但无侧移及其继发之短缩

图 2-24 骨折移位趋势随愈合过程的进展而改变，不稳定型骨折在早期的移位趋势主要是侧移与短缩，晚期则变为成角

器官等，在受伤当时可能已出现的局部并发症。但有些并发症则是在早期发展形成的，就诊时并未出现。因此，必须根据每个具体骨折的创伤解剖特点，充分估计到将有可能进一步出现何种并发症。

(1) 骨筋膜室综合征：四肢的肌肉、神经、血管处于由筋膜形成的间隔区之中，尤其是小腿和前臂，在发生骨折或其他闭合性损伤后，因血肿及组织肿胀而致骨筋膜室内压力渐增，影响血运及组织的功能，导致肌肉坏死、神经麻痹。这种病变往往由于远端的血运仍较良好，末梢动脉仍可触及而被忽略。有时足部骨折，同时存在小腿肌肉的牵拉伤，也会导致骨筋膜室综合征，更易被人疏忽。因此，务必有所警惕，掌握住几项关键性的早期症状和体征，及早发现，及早处理，避免引起后遗症。

(2) 皮肤坏死：因骨折端自内向外的压迫而逐渐形成的皮肤坏死已如前述。一部分和骨折同时存在的闭合性皮肤剥脱伤，也有可能出现一定范围的皮肤坏死，成为开放骨折。

(3) 开放骨折感染：根据病史中了解的现场污染，以及检查伤口看到的具体污染情况，根据清创时可能做到的彻底程度和伤口闭合的条件等，应对开放伤口发生感染的可能性有足够的估计。

对全身并发症出现的可能性当然更应警惕。如出血性贫血、脂肪栓塞、挤压综合征、气性坏疽等。

有所估计，才能及时采取措施，争取做到防患于未然。

(二) 远期的估计

1. 愈合趋势

(1) 局部血运：骨折局部的血运条件是愈合的根本依据。骨折愈合过程中，无论是膜内成骨，或是软骨内成骨，都有新生血管参与；成骨组织的生长功能主要取决于血液供给的好坏。这些新生血管来自骨外膜、骨内膜，也来自断端的髓腔。因此，一切影响局部血运的因素，都会延缓骨折愈合。

正常骨骼血运除依靠骨营养血管外，关节囊、韧带和肌腱在骨骼上的附丽处都有许多血管孔以供应其血运。位于骨干两端的松质骨以及其他部位的松质骨骨折，由于血运十分丰富，因此愈合迅速。而有些骨干骨折(如胫骨)，缺乏营养血管供血的一端只有来自邻近关节部位的血液供应(见图 2-2)，因此愈合能力差。当骨折的一端完全丧失血液供应时(如股骨颈囊内骨折的头段)，只能依靠另一端的血管侵入，向缺血段进行爬行代替以完成愈合。

移位严重的骨折，其骨膜的剥离自然也较广泛，严重的粉碎骨折，骨膜的损伤程度也往往与之相当，通过骨膜而进入骨皮质的血管，在相应部位也遭到破坏，对愈合不利。

(2) 骨折端的接触：骨折端之间接触面积大的较易愈合。骨折端面积大，但彼此有显著的分离趋势，并未获得紧密的接触，同样不利于愈合。

斜形、螺旋形骨折，骨折端的髓腔广阔，有广大范围的血管区来保证骨痂生长。而且当形成骨折端之间的纤维性骨痂后，接触面积大的骨折，折端之间所遭受的应力相对小些(图 2-25)，在愈合过程中应力干扰少，容易获得临床愈合。

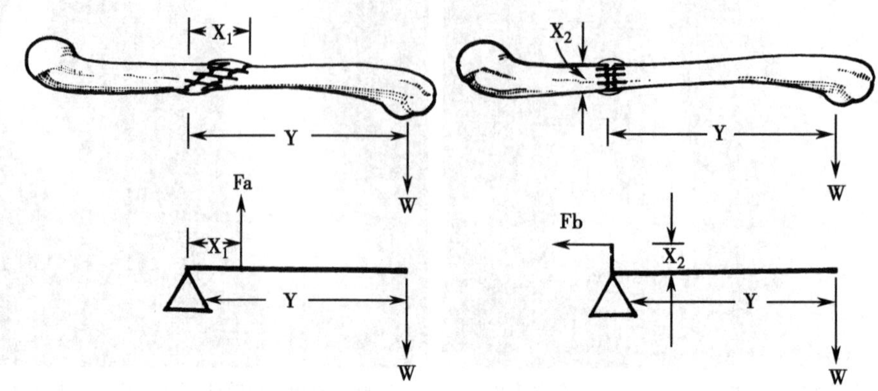

图 2-25 肢体重力作用于骨折端所造成的应力

接触面大的骨折(如斜行)所承受的应力，较接触面小的骨折(如横行)所承受的应力为小

$$F=\frac{Y}{X}W$$

W 肢体重力

F 骨折端间之应力

X 骨折线之长度

Y 骨折至骨端之距离

由于 $X_1>X_2$ 因此 $Fa<Fb$

骨折的愈合过程不仅取决于局部的条件，还可能受到种种干扰，包括人为因素的干扰。根据创伤解剖对愈合趋势进行估计，也正是为了采取必要的措施，防止和排除可能出现的干扰因素，以保证骨折愈合过程的正常进行。

2. 出现后遗症的可能性

(1) 畸形：晚期出现畸形可由于畸形愈合造成，也可以是正常愈合后发育障碍所致。应对那些易出现畸形愈合的骨折部位及其移位方式十分熟悉，例如肱骨髁上骨折远端折片向内(尺)侧移位，引起肘内翻畸形，股骨粗隆间骨折，远段内收移位引起髋内翻畸形，胫骨平台骨折，膝内(外)翻畸形愈合等。这些好发部位的共同特点是近关节，但并非所有近关节的骨折都容易出现畸形愈合，原因就在于除了部位而外，还必须考虑原始移位和移位趋势的一致性。肱骨髁上骨折远折片原移位是向外(桡)侧的则较少发生肘内翻畸形愈合，因为其继发的移位趋势是相反的。这里所指的造成畸形愈合的因素，并未包括任何人为的因素在内，如复位欠佳、固定不当等。至于正常愈合后，发育障碍引起的畸形，则完全是某些骨骺损伤的后遗症。肱骨外髁骨折既可以畸形愈合引起肘外翻，也可以是正常愈合后因骨骺发育障碍而出现晚期肱骨下端的鱼尾状畸形。桡骨下端骨骺骨折正常愈合后，也可因该骨骺早期闭合而不发育，尺骨下端继续生长，出现下尺桡关节脱位，手桡偏畸形。但单纯骨骺分离则很少出现晚期畸形。

(2) 功能障碍：引起功能障碍的因素是多方面的，仅从创伤解剖来看，以下两种因素影响较大。关节内或近关节部位的骨折，容易引起关节内及关节周围粘连，影响关节运动。移位严重的，即使复位较满意，但因局部软组织损伤往往也较严重，与骨折端粘连的机会较多，既限制肌肉运动，也影响关节活动范围。

(3) 缺血性坏死：由于创伤时对骨骼某一部分血运的破坏，使该部分因缺血而发生坏死。常见的部位有腕月状骨、舟状骨、股骨头、距骨。估计该部位的骨折(或脱位)能否引起这种后遗症，基础在于对这些骨骼血运情况的了解(图 2-26~29)。这些部位的骨折，其骨折线完全折断了一端的血运，或因骨折移位(或脱

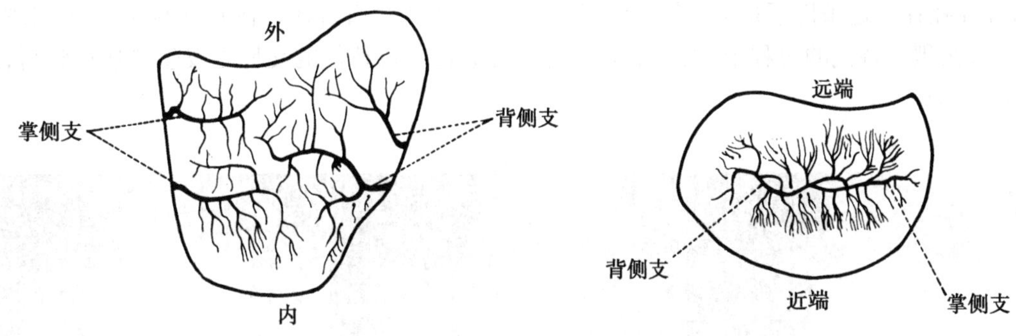

图 2-26 腕月状骨的血运

（引自 Lee MLH. Acta Scand Orthop，1963，33：43）

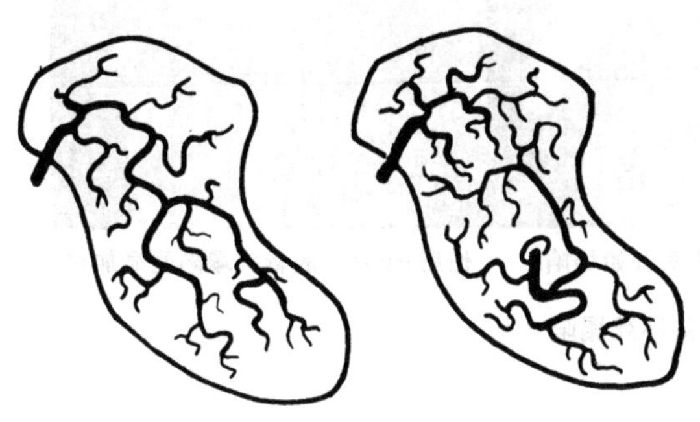

图 2-27 腕舟状骨血运

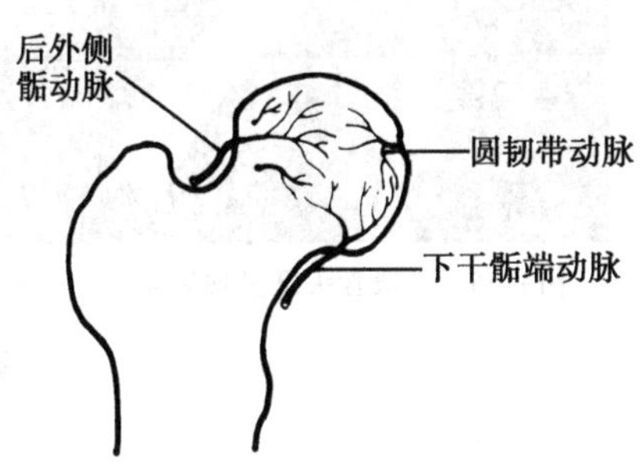

图 2-28 股骨头血运

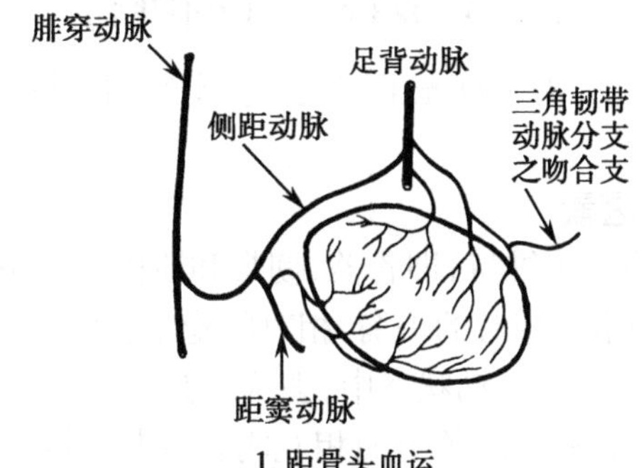

1. 距骨头血运

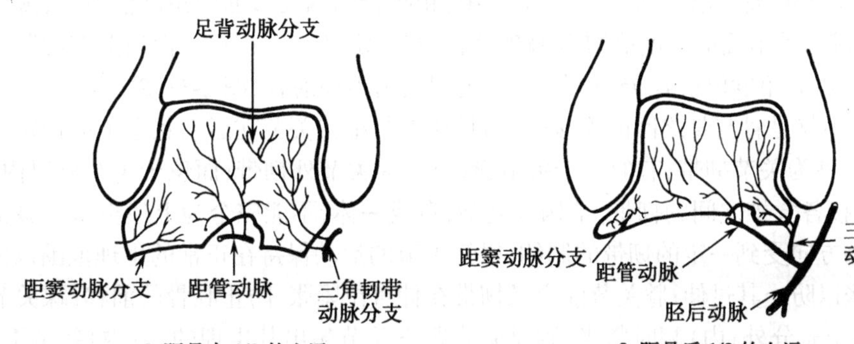

2. 距骨中 1/3 的血运

3. 距骨后 1/3 的血运

图 2-29 距骨的血运

（引自 Mulfinger CL and Trueta JJ. Bone & Joint S，1970，52（B）：162）

位）破坏了血运的来源，则必然会出现不同程度的缺血性坏死。

缺血性坏死在一定条件下是可以修复的，修复的方式称为爬行替代。在股骨颈骨折，如出现股骨头缺血性坏死时，在爬行替代的过程中，因负重而引起股骨头自爬行替代的交界处发生的病理骨折，称为股骨头塌陷（图 2-30）。

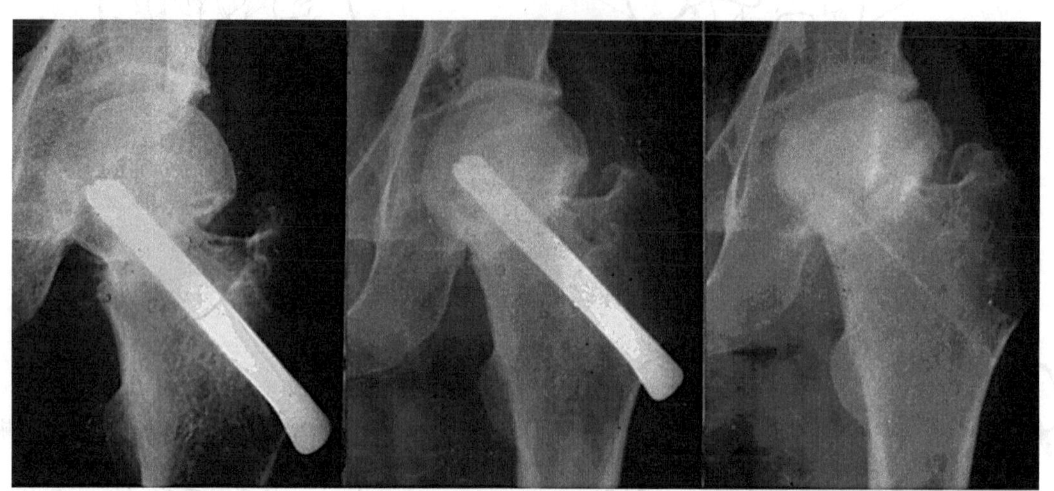

伤后45天，股骨头已呈现坏死　　伤后5个月，股骨头开始塌陷　　伤后7个月，股骨头塌陷明显加重

图 2-30　股骨头坏死塌陷

(4) 创伤性关节炎：创伤性关节炎是在关节发生创伤后的退行性变。凡是进入关节的骨折或是脱位都应估计到这种后遗症的可能。

五、关节稳定性的维持

在分析关节脱位的创伤解剖之前，需要首先了解关节稳定性的维持，它也是分析关节损伤创伤机制的基础。

（一）维持关节稳定性的三个因素

多数关节的稳定性依靠三种因素来维持，即骨骼、韧带和肌肉。关节在运动状态始终是不平衡、不稳定的，人体总是在不平衡、不稳定中求得相对的平衡，相对的稳定。因此，只从骨骼因素去认识关节的稳定性是远远不足的，更重要的还是从关节的运动状态中，去认识韧带和肌肉的稳定作用。

1. 骨骼　骨骼的因素是明显的，相应的关节面相互吻合，周围的关节囊将两骨端包围连成一体。杵臼式关节要比其他形式的关节稳定；而在杵臼关节中，相吻合的两关节面的角度值愈大，愈稳定。髋关节的股骨头关节面与髋臼关节面的角度值均为 180°，所以很稳定（图 2-31 ①）。而肩关节的肱骨头关节面角度值约为 135°，关节盂的角度值仅有 75°左右，故稳定程度远不如前者（图 2-31 ②）。

2. 韧带　韧带不仅是骨与骨之间的连接带，而且还参与维持关节在运动状态下的稳定性。有的就是关节囊的增厚部分，称为关节韧带；有的位于关节囊以外，为关节外韧带；而位于关节囊以内的，则称为关节内韧带。至于连接各脊椎之间的韧带，结构较复杂，自成一体，不能完全为上述类型所囊括。关节在运动时，总是在一定的方向受到一定的韧带的制约，以使关节的活动保持在正常的生理范围以内。髋关节伸直时，髂股韧带紧张以防止其过伸；膝关节前交叉韧带在伸直位紧张，防止胫骨的前移；踝关节内（外）侧副韧带在距下关节处于充分外（内）翻时紧张，则是防止距下关节超出其生理的外（内）翻范围，而将应力传给不具备生理外（内）翻活动的踝关节。韧带不单纯是被动的限制关节超出生理范围的活动，同时还通过韧带内的末梢感受器在张力下的反射作用，经神经中枢而组成肌肉的拮抗作用。当距下关节极度内翻时，踝关节外侧副韧带受到张力，既被动地限制其继续内翻，又通过反射，使外翻肌组（腓骨长短肌）收缩以纠正其内翻，防止这一可能导致踝关节骨折脱位的危险动作发展下去。

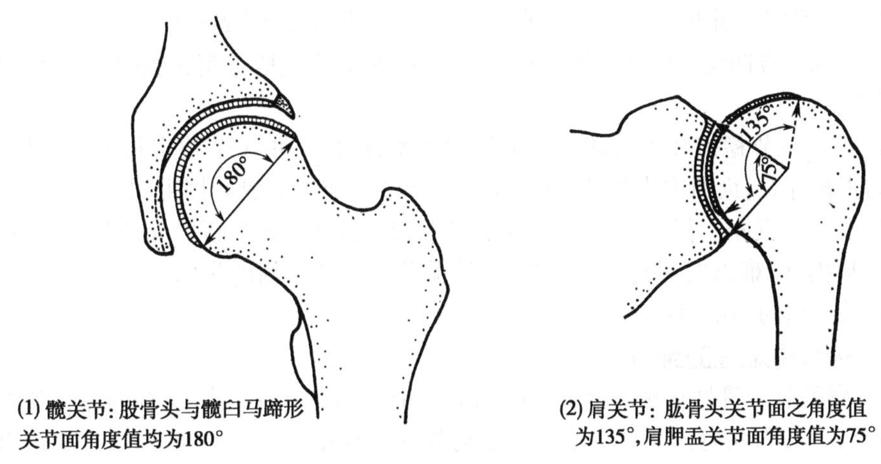

(1) 髋关节：股骨头与髋臼马蹄形关节面角度值均为180°　　(2) 肩关节：肱骨头关节面之角度值为135°，肩胛盂关节面角度值为75°

图 2-31　关节面的角度值

3. 肌肉　肌肉既是运动关节的动力，又是在运动中维持关节稳定的重要因素。它通过以下两种方式来维持关节的稳定：

(1) 拮抗：运动关节的某一特定方向的肌肉称为主动肌(agonist)，行相反方向运动的肌肉称为拮抗肌(antagonist)。例如屈肘运动时肱三头肌是屈肘肌的拮抗肌。拮抗肌对主动肌所进行的运动可以起到缓冲作用，以保护关节在该运动中的稳定，并防止关节因暴发的运动而致损伤。

当关节行顺地心引力运动时，行反向运动的肌肉收缩以拮抗重力，维持关节的稳定，拮抗肌反而成为主动肌。例如人在自然站立体位屈肘时，是逆地心引力运动，而当自屈肘90°位伸肘时，则为顺地心引力运动，其主动肌不是肱三头肌，反而是屈肘肌(图 2-32)。当下蹲时，屈膝运动的主动肌不是腘绳肌，反而是其拮抗肌——股四头肌，腘绳肌则辅助臀大肌以逐渐相应地屈髋，伸髋肌反成为屈髋的主动肌(图 2-33)。

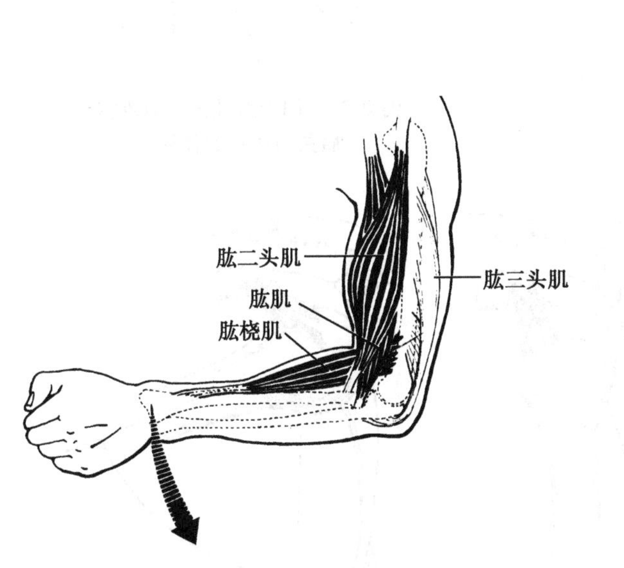

图 2-32　顺地心引力伸肘运动时的肌肉作用

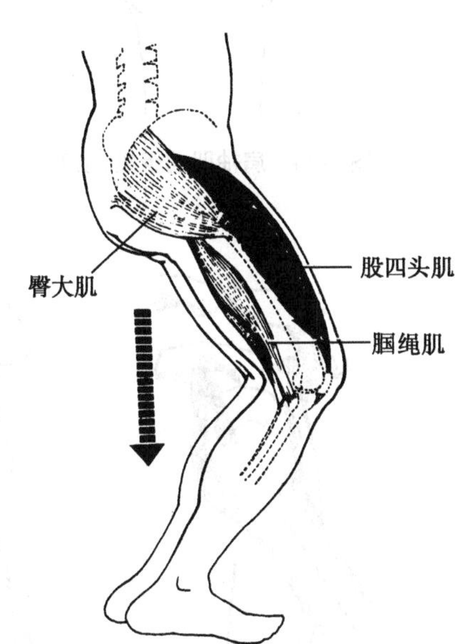

图 2-33　下蹲时的肌肉作用及髋、膝关节运动时的肌肉协同运动

(2) 协同：双关节(或多关节)肌肉为了有效地运动某关节，需使其中的另一关节稳定在一定的位置，或进行反方向的运动。完成这一稳定作用(或反向运动)的肌肉称为协同肌(synergist)。例如腘绳肌为通过髋关节和膝关节的双关节肌，其作用为屈膝关节和辅助伸髋关节，股直肌也是通过该两关节的双关节肌，其作用为伸膝关节和辅助屈髋关节。当屈膝时，需由屈髋肌(包括股直肌)将髋关节稳定在屈曲位，或向屈曲运动，腘绳肌才得以充分发挥作用；当自坐位站起时，股四头肌伸膝，腘绳肌辅助伸髋，二者均处于

有利的长度 - 张力关系[注]，并相互稳定另一关节，二者互为协同肌（图 2-33）。

和主动肌进行同一方向运动的协同肌肉称为辅助肌，例如股直肌是髂腰肌的辅助屈髋肌，腘绳肌是臀大肌的辅助伸髋肌。

骨骼和韧带维持关节稳定和平衡的作用为静力平衡，肌肉维护关节稳定和平衡的作用为动力平衡。如果关节的静力平衡存在，而肌肉失效，则在使用中会逐渐造成关节囊和韧带的松弛，而成为连枷关节，例如股四头肌麻痹后的膝反张。但如果静力平衡被破坏，例如脱位、韧带断裂等，则肌肉即在不同程度上失去了动力平衡的根据，而难以发挥其运动关节、维护关节稳定及平衡的作用。因此，对骨与关节损伤患者必须十分重视有关肌肉的功能锻炼。

（二）各主要关节稳定性的维持

1. 肩关节 肩关节的骨性接触不严紧，关节盂浅，其周缘之关节盂唇略有加深关节腔的作用。由于关节盂浅，关节囊松弛，因此肩关节具有较大的活动范围。其在运动中的稳定性，主要依靠三角肌和肩袖肌的作用维持（图 2-34）。冈上肌将肱骨头靠紧关节盂形成支点，同时三角肌起主要悬吊作用（图 2-35），以防止上肢的重力关系或因持重而造成盂肱关节分离。连接躯干与肱骨，和连接躯干与肩胛带的肌肉则可协助维持稳定。喙肱韧带限制过伸及过屈（图 2-36），盂肱韧带限制外展及外旋（图 2-37）。

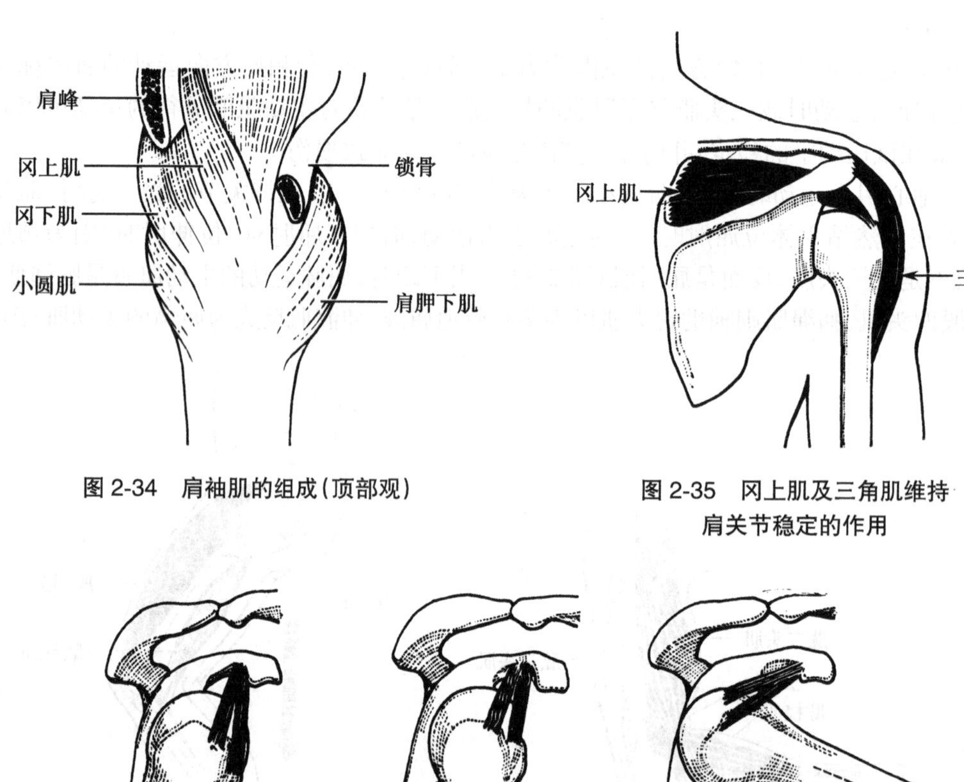

图 2-34 肩袖肌的组成（顶部观）

图 2-35 冈上肌及三角肌维持肩关节稳定的作用

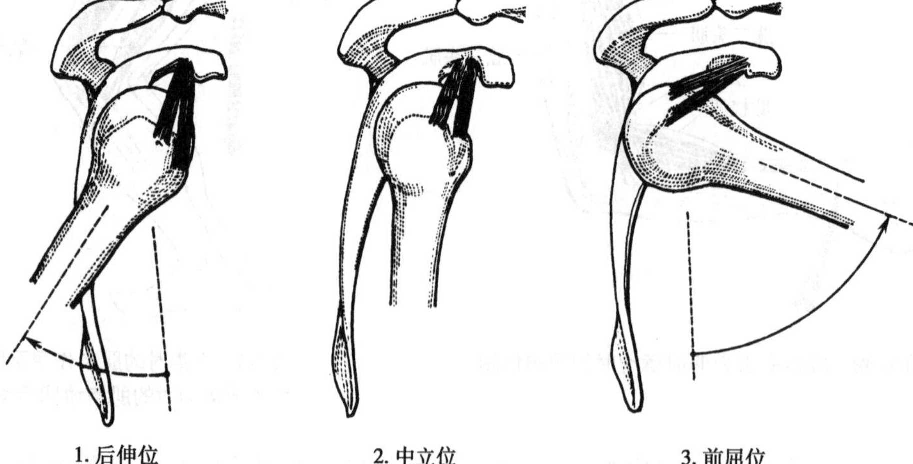

图 2-36 肩关节喙肱韧带的限制作用

[注] 长度 - 张力关系。肌肉在静止长度时产生的张力最大。为使肌肉产生最大的力量，在收缩前最好处于被拉长的状态，即长于静止长度。这样肌肉在收缩过程中会达到静止长度时所产生的张力高峰。相反则不能充分发挥肌肉的作用

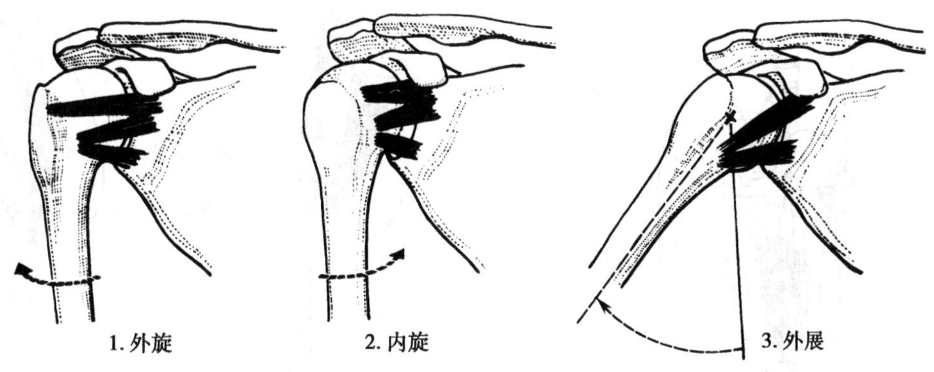

图 2-37　肩关节盂肱韧带的限制作用

2. 肘关节　肘关节为铰链关节，其非生理的侧方运动受到肱桡与尺肱关节的相互制约，以及内、外侧副韧带的限制。而其生理的伸、屈肘运动，除骨骼的静力平衡之外，主要由伸肘肌（主要是肱三头肌）与屈肘肌（肱二头肌、肱肌及肱桡肌）拮抗以达到动力平衡（见图 2-32）。

3. 髋关节　髋关节不仅其骨性结构是较稳定的杵臼式关节，其周缘尚有盂唇加深关节腔，而且具有坚强的韧带，即髂股、耻股和坐股韧带。髂股韧带限制过伸及内收，坐股韧带限制过伸、外展及内旋，耻股韧带限制外展及外旋（图 2-38）。

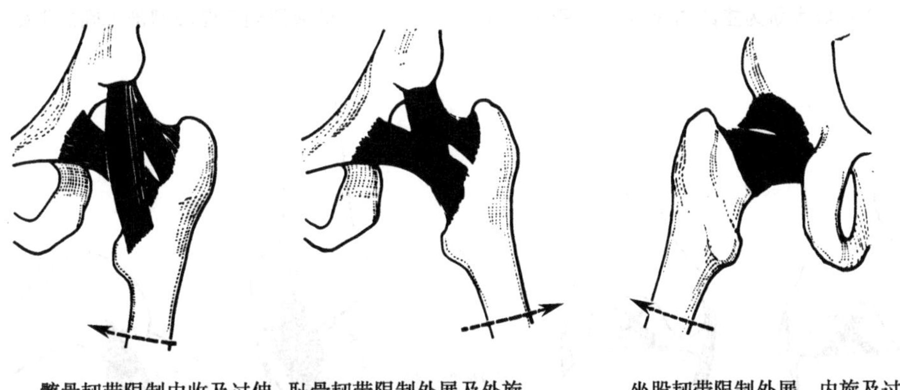

髂骨韧带限制内收及过伸，耻骨韧带限制外展及外旋
（髋关节正面观）

坐股韧带限制外展、内旋及过伸
（髋关节背面观）

图 2-38　髋关节韧带的限制作用

髋关节在额状面上的平衡，是外展肌与内收肌之间的平衡。臀中肌是主要的外展肌，内收大肌是主要的内收肌，而阔筋膜张肌则主要是髋关节在额状面的稳定肌。

当单足负重时，由于身体重心通过负重侧髋关节之内侧，骨盆乃产生向非负重侧倾斜之趋势，如倾斜超过水平线以下 15°时，阔筋膜张肌乃稳定骨盆使之不继续倾斜，而臀中肌主动收缩以维持骨盆的位置，使其不向对侧倾斜更为重要。当身体向负重侧倾斜，身体重心落于负重侧髋关节的外侧时，同侧的内收肌乃收缩以维持平衡（图 2-39）。

髋关节在矢状面上的平衡，是伸肌与屈肌之间的平衡，主要是伸肌——臀大肌。当重心线落于髋关节前方时，臀大肌乃收缩以防止髋关节突然屈曲。当重心线落于髋关节后方时，关节前方的髂股韧带乃被动紧张，起到限制髋关节过伸的作用，屈髋肌辅助维持平衡（图 2-40）。

4. 膝关节　膝关节为全身最大的关节，其前后交叉韧带及内、外侧副韧带在维持膝关节的稳定上起重要作用，关节囊也有一定的维护作用。前、后交叉韧带不仅有防止胫骨向前、后滑动的作用，而且也限制膝内、外翻及旋转。侧副韧带除防止内、外翻外，内侧副韧带尚可限制外旋。两组韧带在伸直位时均紧张（图 2-41）。

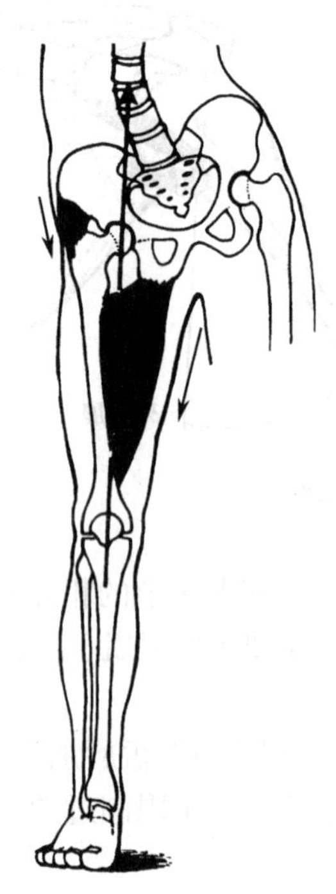

图 2-39 髋关节在额状面上的平衡以臀中肌为主的外展肌群与以内收大肌为主的内收肌群之间的平衡

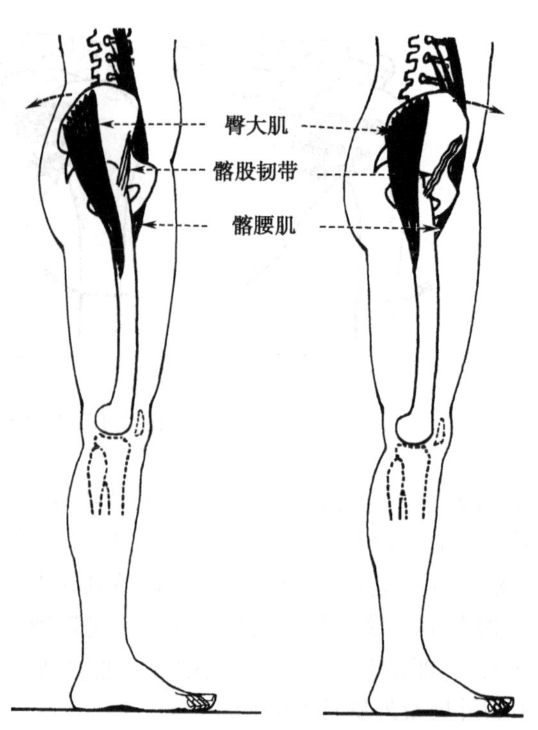

图 2-40 髋关节在矢状面上的平衡以臀大肌为主的伸髋肌组与髂股韧带之间的平衡

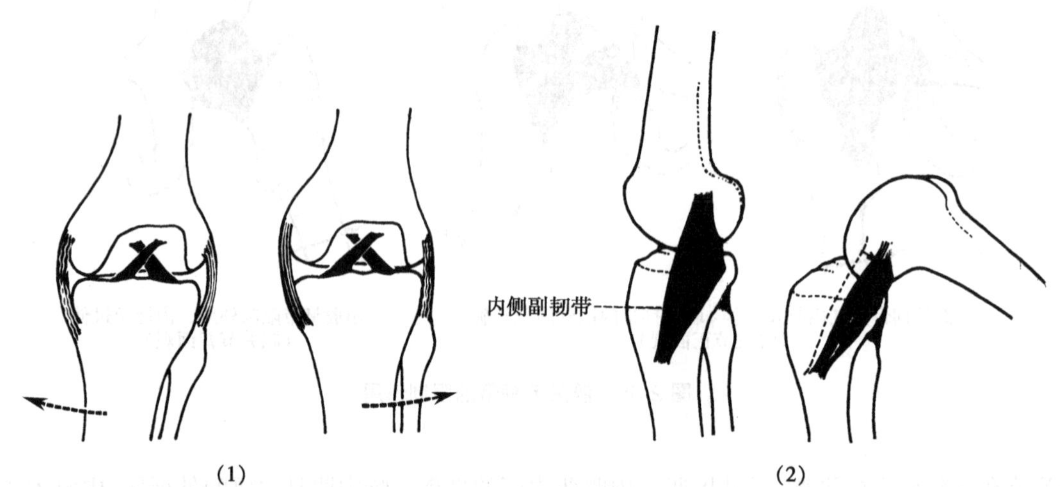

图 2-41 膝关节韧带的限制作用

(1)内、外侧副韧带防止膝关节外或内翻，前后交叉韧带防止胫骨向前或后滑动，并协助限制膝内、外翻及内旋
(2)膝内侧副韧带限制外翻，后斜韧带限制外旋

直立位时，人体重心线落在膝关节前方，有迫使膝关节被动伸直的趋势，此时韧带及后关节囊紧张以维持关节的稳定。另一方面，臀大肌及腓肠肌同时作用，牵拉股骨及胫骨上端向后，以防止膝关节发生屈曲动作(图 2-42)。单足负重时，该侧膝关节趋向于更多的伸展，通过扣锁机制[注]使膝关节更加稳定(图 2-43)，此时股四头肌是松弛的。但在双足同时负重时，则膝关节往往处于轻度屈曲位，依赖股四头肌的作用以维持其稳定，从而避免在扣锁机制时的完全伸直所引起的不适。

[注] 扣锁机制(screw home)：膝关节最后 20°伸直时，由于股骨两髁的轮廓不同，以及韧带的限制和引导，股骨髁在胫骨平台上向内旋转，而将膝关节扣锁

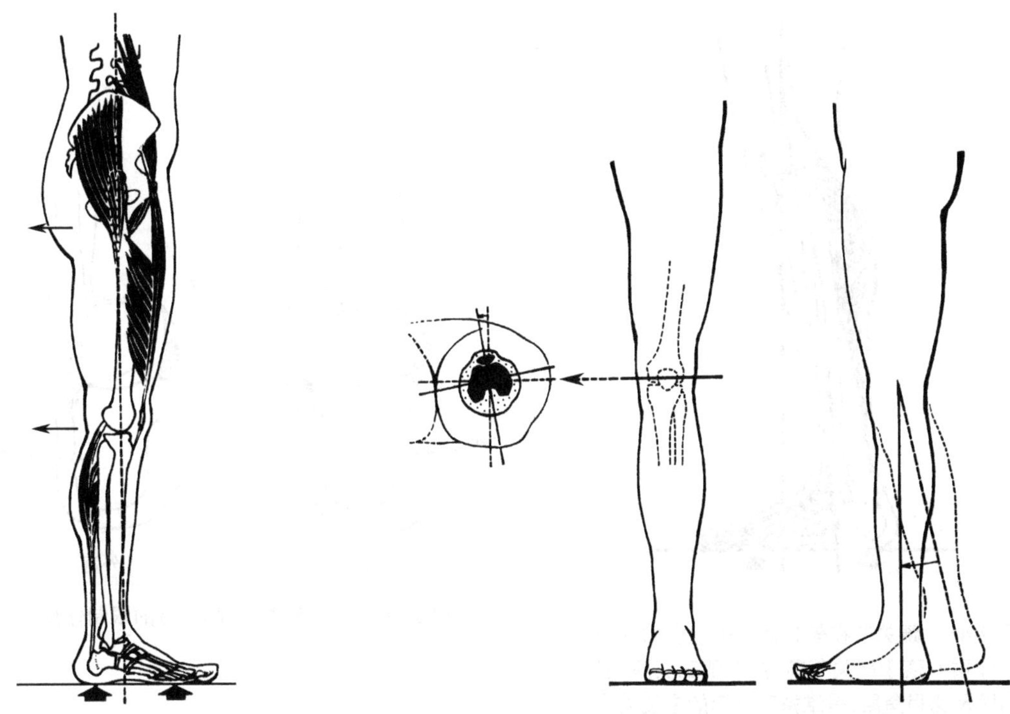

图 2-42　肌肉维持膝关节稳定的作用

图 2-43　膝关节的"扣锁机制"当膝关节自屈而伸的最后10°时，股骨在胫骨上内旋，使关节扣紧，以维持关节的稳定

行走过程中，一足之跟部着地，另一下肢进入"前摆期"，负重肢体进入"负重期"时，身体重心落在负重肢膝关节之后，股四头肌即强力收缩，防止膝关节屈曲，直到身体重心移到膝关节前方为止（图 2-44），行走中股四头肌对膝关节的稳定作用远较腘绳肌重要。

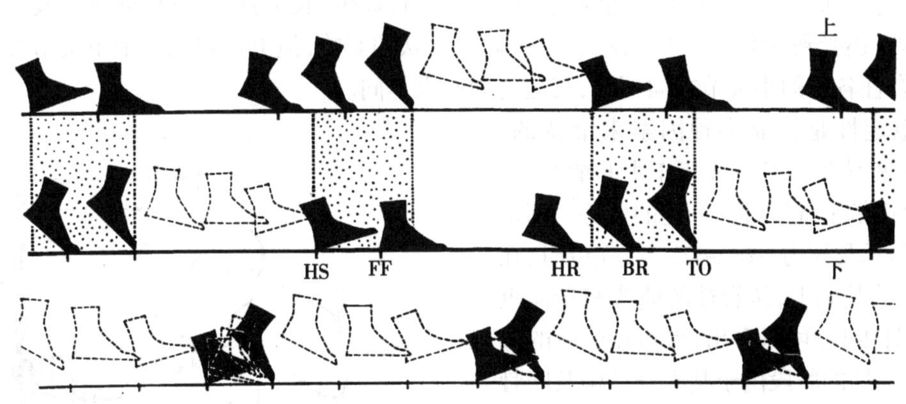

图 2-44　正常人行走时之步态分期（黑色为负重期，白色为摆动期）

上图：行走时双足之位置关系，阴影区为双负重期。下图：足在行走时的位置。

〔HS〕跟部着地〔FF〕全足平置〔HR〕跟部离地〔BR〕球部离地〔TO〕足趾离地

下蹲时，股四头肌的抗重力作用已如前述。

5. 踝关节　由胫骨下端及内、外踝形成的踝关节榫将距骨夹持其中，形成了较稳定的关节因素。关节的结构只容许背屈与跖屈。在矢状面上维持平衡的主要动力是小腿三头肌，由于站立时身体重心落在踝关节前方，因此踝关节的跖屈肌远较背伸肌为强，是站立及行走时维持踝关节动力平衡的主要因素（图 2-45）。

距下关节的运动是内、外翻，距骨与胫骨形成一体针对跟骨而运动。站立时，身体重心落在跟骨内侧，其自然趋势为外翻，因此维持平衡的主要动力是距下关节的内翻肌，尤其是胫后肌，由于踝关节不容许内

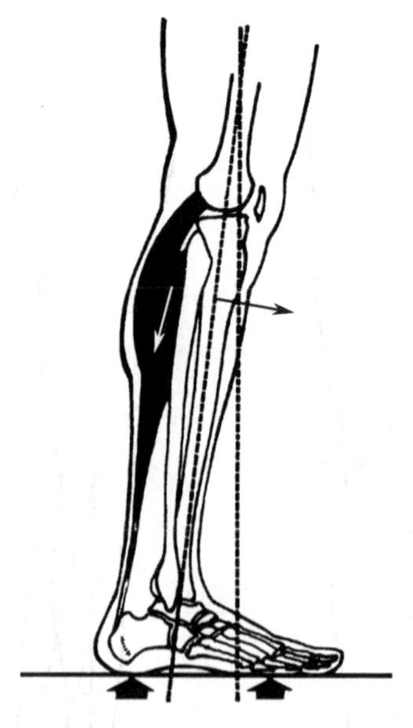

图 2-45 踝关节在矢状面上的平衡站立时人体重心落于踝关节前方，小腿三头肌（腓肠肌及比目鱼肌）是维持其平衡的主要动力

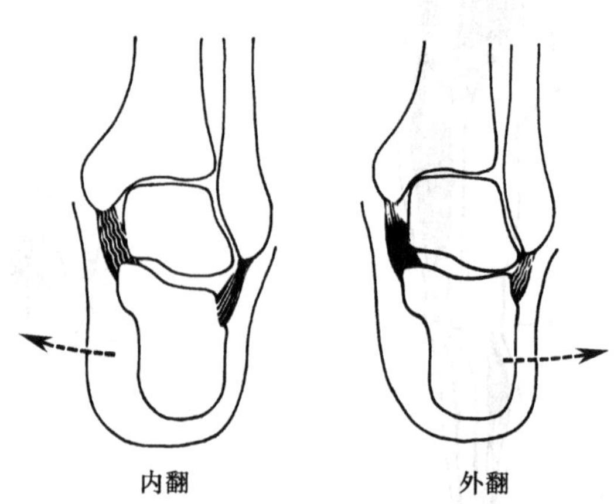

图 2-46 踝关节内、外侧韧带的限制作用

（外）翻活动，因此，当超过距下关节生理范围的内（外）翻活动传到踝关节时，其外（内）侧副韧带乃起到限制并稳定踝关节的作用（图 2-46）。

6. 脊柱 除第 1、2 颈椎的运动有其特殊性外，其余各脊椎之间均以椎体间的关节为前方的支点，以两侧的上、下关节突之间的小关节为后方的支点，形成三点运动。位于椎体间的间盘组织，由于其结构的可塑性，故可允许向各方向的运动，即屈伸、侧弯及旋转，而上、下关节突之间的关节运动则只具有与关节面方向相垂直的滑动运动。各脊椎之间的运动除受到各种韧带（长纵韧带、脊椎间韧带及关节囊的加强部分）的限制而外，还受到棘突的大小与倾斜度、椎体的形状的影响，但更重要的是上下关节突之间的关节面的方向，由于脊柱各段的小关节方向不同，其运动的面也不同。

脊柱的稳定性是依靠多种因素来维持的。脊柱的静力平衡是在肌肉不参与作用的情况下，由间盘组织及韧带来维持脊柱一定的姿势。韧带承受张力，间盘承受压力（图 2-47）。直立位时，在这种静力平衡的基础上，从脊柱的曲线和身体重心线的关系（图 2-48）可以看出：重力在前后的分布是均匀的。脊柱的胸段由于其本身结构及肋骨的限制而较稳定，颈段的前突则是为了支持头的重量并使之相对稳定，腰段的前突则是为了支持头、上肢及整个躯干的重量并使之相对地稳定。但上述体位还必须依靠肌肉的作用来随时调整，以完成此动力平衡。伸肌组包括夹肌组、骶棘肌组及横突棘突肌组；屈肌组包括颈部屈肌、腹肌及腰大肌。伸肌组起主要作用，除背伸、侧弯及旋转外，更重要的是抵抗重力，以保持身体在运动状态中的平衡（图 2-49）。

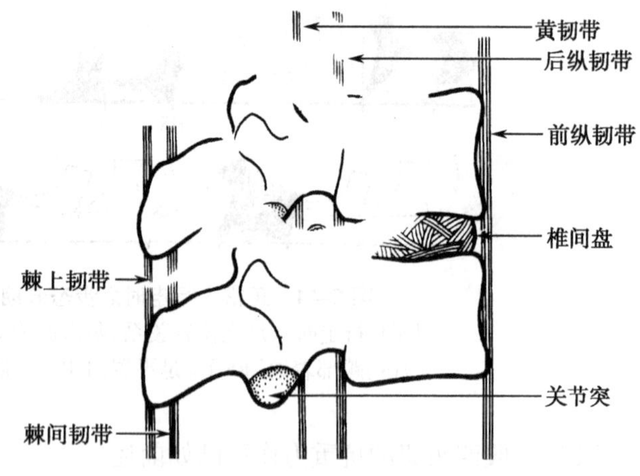

图 2-47 脊柱的静力平衡（脊椎间）

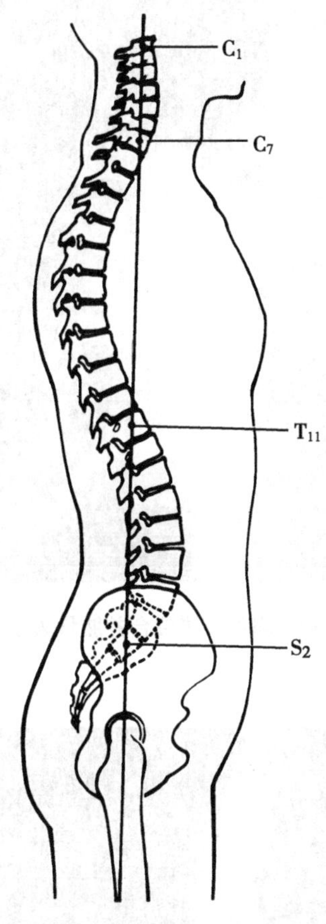

图 2-48　脊柱的曲线和身体重力线的关系

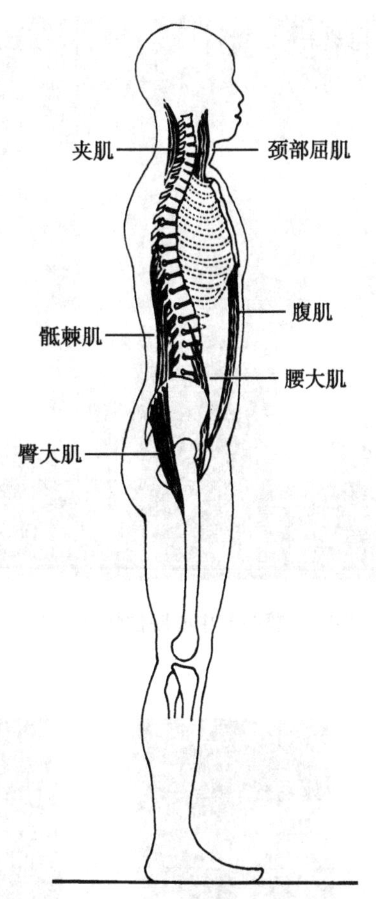

图 2-49　脊柱的动力平衡

六、关节脱位的创伤解剖

暴力作用使正常的关节关系遭到破坏，即成为脱位。由于关节的稳定性是由骨骼、关节囊、韧带和肌肉共同维护的，所以一旦发生脱位，这些组织必然有相应的变化。

(一) 相应的骨端相互关系的变化

脱位是由作用力相等，方向相反的相对运动造成的。除去相应的骨端正常位置关系的变化以外，还应考虑到彼此相反的作用力所给予关节面的影响，在相冲击的任何一方都可能造成骨折。更应考虑到在X线片上不显影的软骨面损伤的可能性，合并骨折时有以下四种可能：

1. 相应关节面的对抗　例如肩关节前脱位合并肱骨头骨折，髋关节后脱位合并股骨头或髋臼后上缘骨折(图 2-50)，髋中心脱位合并髋臼底骨折(图 2-51)。

2. 脱位合并撕脱骨折　例如肩关节前脱位合并肱骨大结节撕脱骨折(图 2-52)，肘关节脱位合并尺骨冠状突骨折。

以上两种情况是脱位引起骨折，踝关节的骨折脱位兼有上述两种类型的特点(图 2-53)。

3. 骨折合并脱位　例如尺骨鹰嘴骨折合并肘关节前脱位(图 2-54)、距骨骨折合并脱位(图 2-55)。先

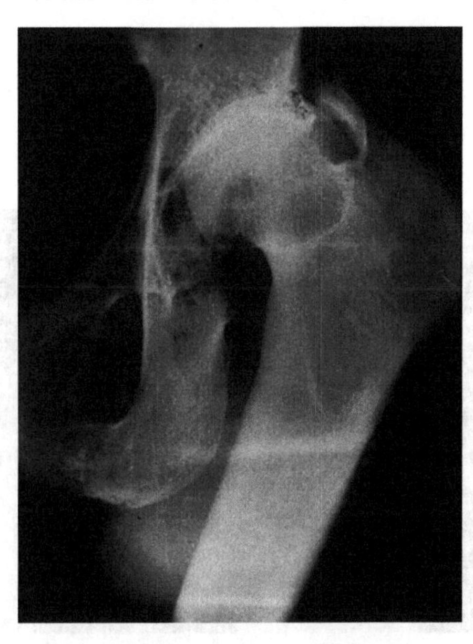

图 2-50　髋关节后脱位合并髋臼骨折

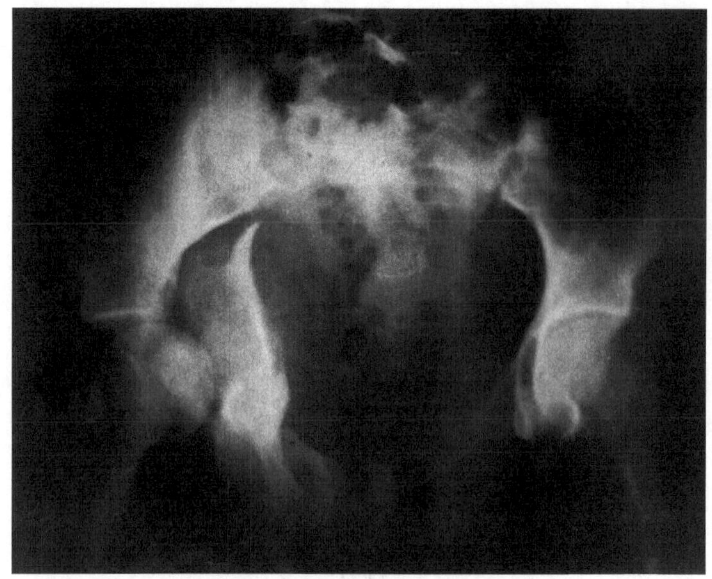

图 2-51 髋关节中心脱位骨盆骨折

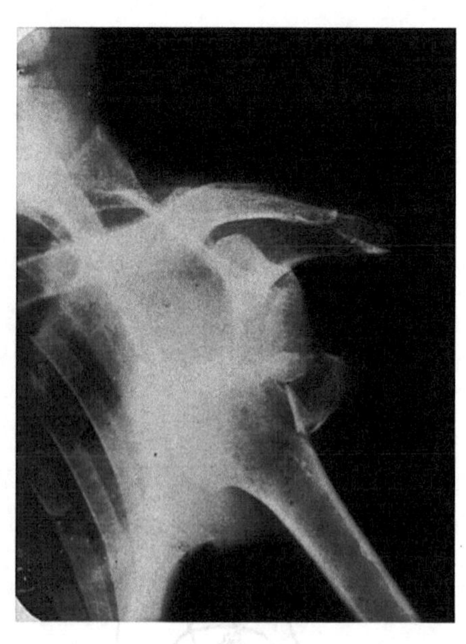

图 2-52 肩关节脱位合并肱骨大结节撕脱骨折

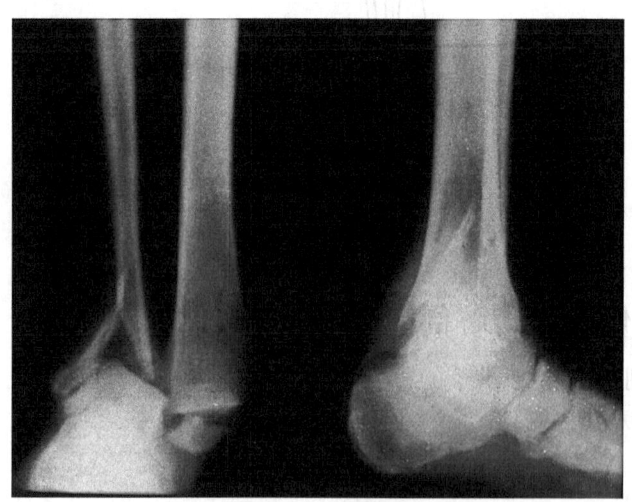

图 2-53 踝关节外展型骨折脱位
内踝为撕脱应力造成骨折外踝为向外脱位的撞击应力造成骨折

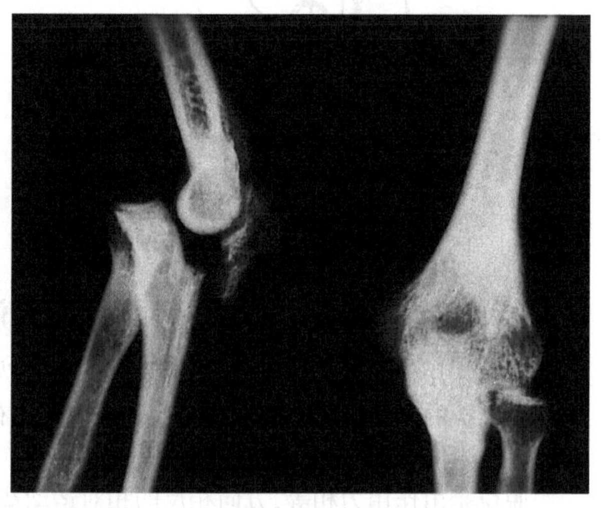

图 2-54 尺骨鹰嘴骨折合并肘关节前脱位

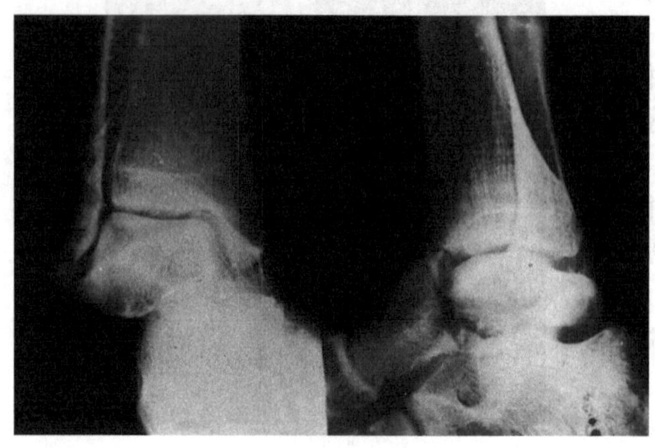

图 2-55 距骨骨折距下关节脱位

骨折而后继发脱位。

4. 脱位合并邻近部位的骨折 例如髋关节脱位合并股骨颈骨折(图 2-56),肩关节脱位合并肱骨外科颈骨折(图 2-57)。这种情况多系较大的复杂暴力所致,可能是同时造成,但显然不会是先骨折后脱位。至于 Monteggia 骨折,则往往是先骨折后脱位。

(二) 关节囊撕裂

脱位时,骨的一端最容易自关节囊的薄弱点突出。有时,较小的撕裂孔将脱出的骨端套住,形如纽扣。如膝关节脱位时,关节囊裂孔可套住一

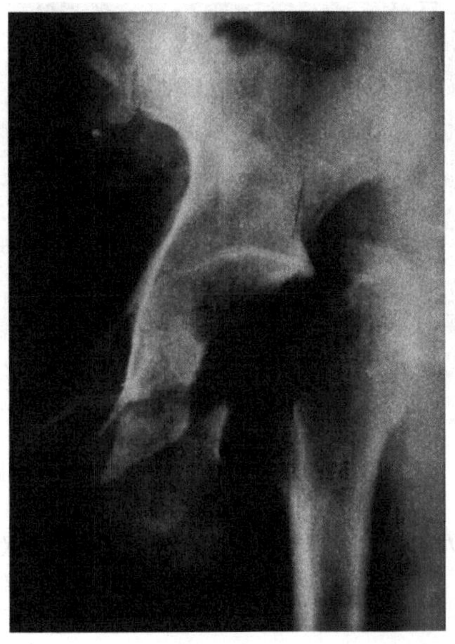

图 2-56　髋关节脱位合并股骨颈骨折

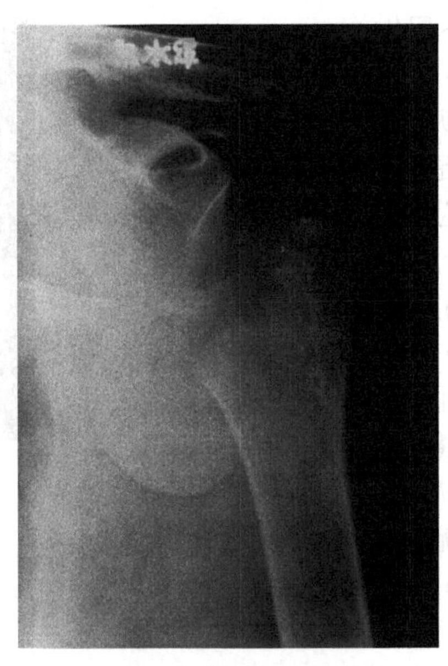

图 2-57　肩关节脱位合并肱骨解剖颈骨折

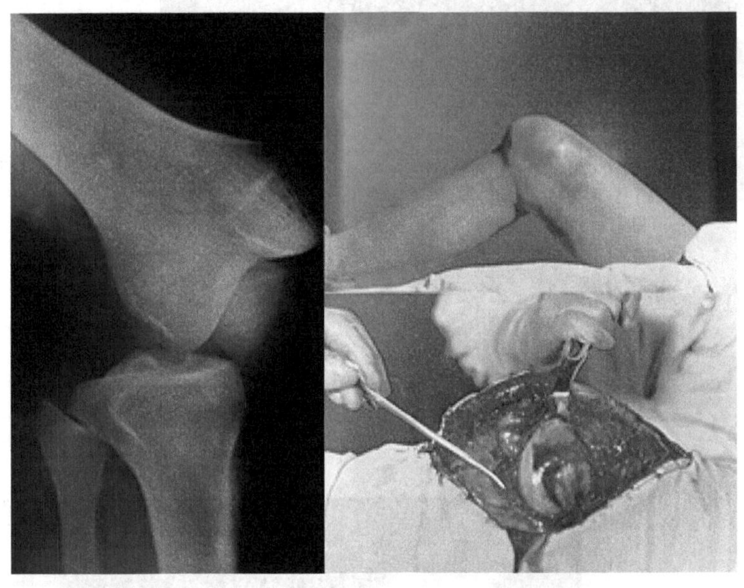

图 2-58　膝关节后外旋转脱位，股骨内髁套锁，需切开复位

侧股骨髁，妨碍其复位(图 2-58)。脱位的骨端总是趋向于撕裂(部分或完全)限制其脱位的韧带。但也有例外，踝关节脱位时往往将一侧踝撕脱，而保全了该侧的韧带(图 2-59)，其创伤机制是一样的。韧带一旦撕裂，产生脱位的条件即已形成，但却并不一定发展成为脱位。所以当发现有明确的韧带损伤表现时，必须注意其潜在的脱位趋势。踝关节外(内)侧副韧带断裂时，X 线片上关节关系可以是正常的，若被动使之内(外)翻投照时，则可以显示出其潜在的脱位。

(三) 肌肉肌腱损伤

肌肉肌腱的钝性挫伤在脱位时固然普遍存在，但真正的断裂则是偶见的。脱位后，肌肉所招致的影响主要在于部分地丧失了其运动关节的作用。髋关节脱位后，臀中肌即不再能维持骨盆的平衡；肘关节脱位后，肱三头肌、肱前肌及肱二头肌即部分地丧失了其伸与屈肘的能力。

(四) 骨膜下骨化

骨膜下血肿的形成几乎没有例外。如果及时复位,血肿吸收,可以不遗留痕迹。但由于损伤严重,或是延迟复位,或是被动强力牵拉,则可以演变为骨膜下骨化。其一种方式是脱位时一侧的骨膜被掀起,形成的血肿骨化,如肘后脱位时的肱三头肌下的骨膜被掀起而形成的肱骨后方的骨膜下骨化(图 2-60)。另一种方式则是附着于骨上的肌腱、韧带或关节囊撕脱,同时将骨膜撕脱,形成骨膜下血肿骨化。如肘关节后脱位时,肱前肌自尺骨冠状突上的肌止处撕脱,并将骨膜撕脱引起肘前方的骨化(图 2-61)。

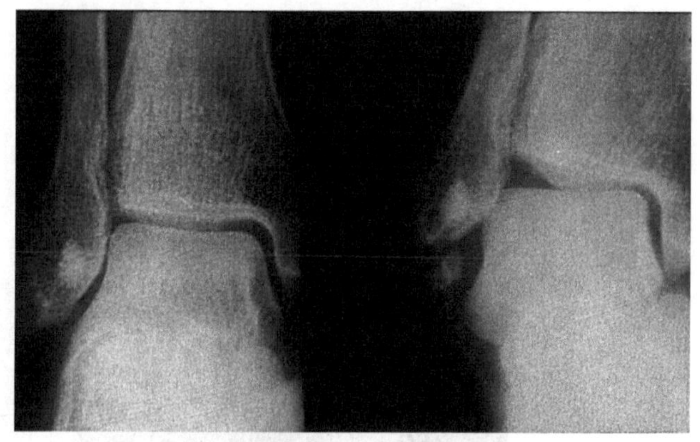

图 2-59 踝关节脱位时,往往将一侧踝撕脱,而保全了该侧的韧带

左 自然位 X 线片 右 强迫内翻使踝关节半脱位时可显现外踝尖端撕裂之骨折片

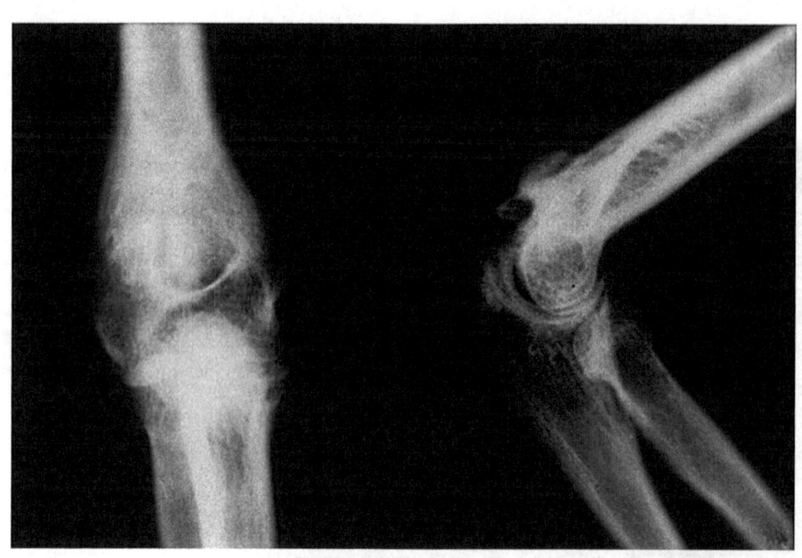

图 2-60 肘关节后方之外伤性骨化

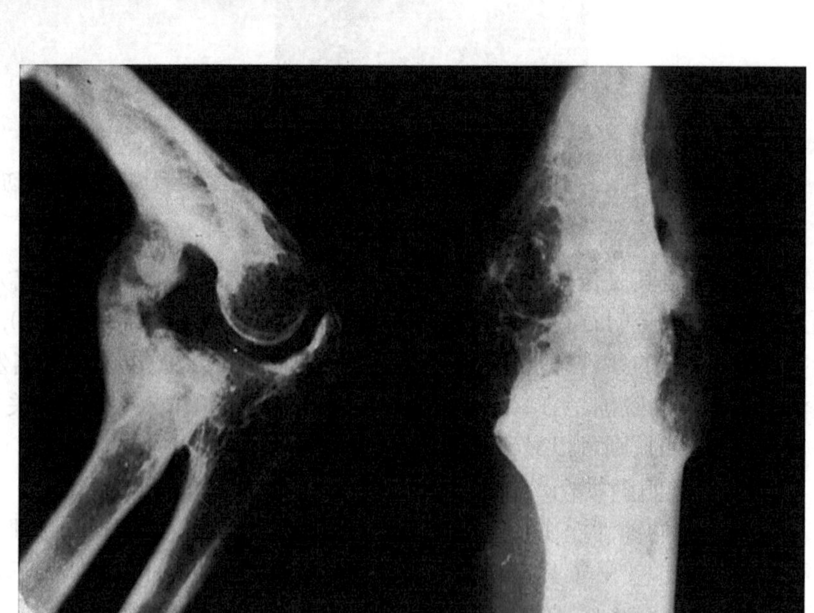

图 2-61 肘关节前方之骨化

(五) 神经血管的并发症

在某些部位有时可以出现,肩关节前脱位时的腋神经、腋动脉损伤,肘关节脱位时的尺神经损伤、腕关节脱位时的正中神经损伤,髋关节脱位时的坐骨神经损伤,以及膝关节脱位时的腘神经、腘动脉损伤,都有可能发生。

关节脱位后可能引起的后遗症,如关节功能障碍、创伤性关节炎、缺血性坏死等。

在询问病史、体检及X线检查的基础上,对创伤解剖和创伤机制进行综合分析,并对其发展趋势作出估计和判断,是一个由此及彼,由表及里的认识过程,是更深入的诊断。在决定治疗方案之前,必须经过一番周密的思考。一定要养成这样一种习惯,即使对很简单的骨关节损伤也不例外。

(王亦璁)

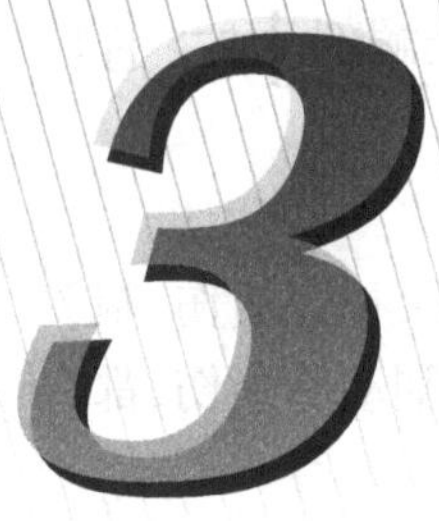

第三章 骨与关节损伤的影像学诊断

FRACTURES AND JOINT INJURIES

第一节　X线平片……82

一、骨折的X线平片……82

二、关节损伤的X线平片……84

第二节　计算机体层摄影……86

第三节　磁共振成像……88

第四节　放射性核素显像……93

第五节　超声诊断……94

第六节　合理选择应用影像学诊断……95

本章介绍了影像学技术及新进展在骨关节系统诊断的应用，内容包含了这个领域的国内外诊断现状和一些新技术的运用，对骨关节的损伤机制、临床特征、影像特点和诊断中注意事项进行了较为详细的描述。

第一节　X线平片

对于骨与关节损伤的影像诊断而言，X线平片是最常用的技术。作为一种历史超过百年的影像学手段，X线平片简单和便宜，同时又具有相对可靠的诊断准确性，因此在骨关节领域获得了广泛普及和认可。尽管新的影像技术不断出现，但在骨与关节损伤的影像诊断中，X线平片依然保持着最基础、最常用的地位。

在进行常规X线平片检查时，应该注意以下几点：①绝大多数的部位（包括四肢长骨、关节和脊柱等）都必须至少采用正交的两个方向投照，通常为正位和侧位；②摄片应当包括骨骼周围的软组织，四肢长骨摄片要包括邻近的一个关节；③对于两侧对称的部位，在诊断可疑时，可以加摄对侧片以进行对照。

一、骨折的X线平片

X线平片是诊断绝大多数创伤性骨折的基础影像学手段。在急性外伤后，X线平片可：①帮助临床确定是否存在骨折：在X线平片上，骨折主要表现为骨质（包括骨皮质和骨小梁）的连续性中断以及断端的移位或成角（图3-1）。一般而言，骨质中断后，断端分离，从而形成透亮的骨折线；但在嵌插骨折和压缩骨折中，骨折部位常表现为高密度带（图3-2），而不表现为透亮骨折线。②帮助临床进行骨折分类：依据X线平片显示的骨折程度，临床可以很容易地判断是部分性骨折还是完全性骨折。依据X线平片显示的骨折

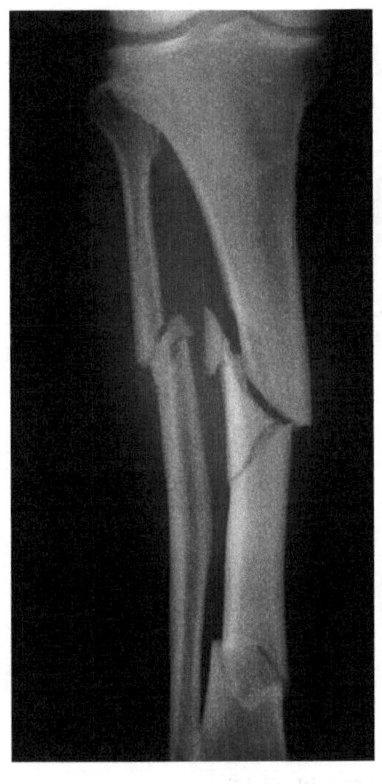

图 3-1　胫腓骨双骨折
骨折处，骨质中断呈透亮骨折线；断端间轻度移位

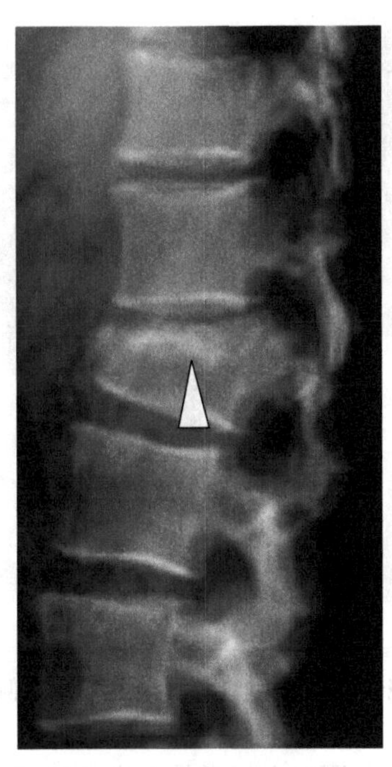

图 3-2　椎体压缩骨折
椎体上部变扁，局部呈带状骨质密度增高

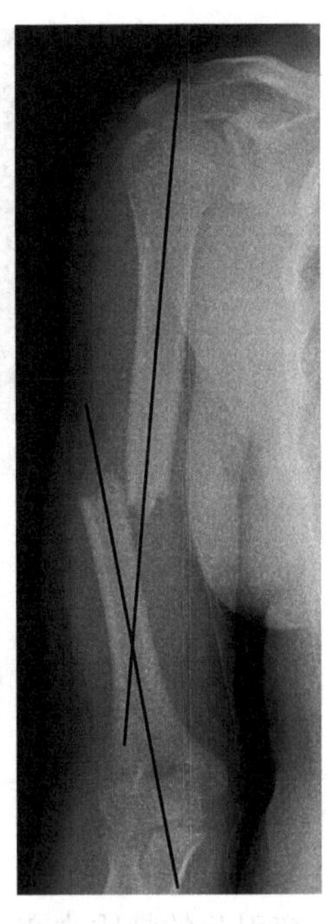

图 3-3　肱骨中段骨折
骨折断端可见水平移位和纵向（短缩）移位，提示对位不良；断端同时可见外侧成角，提示对线不良

线类型，临床也可以将完全性骨折进一步划分为横形、纵形、斜形、螺旋形等亚型。③帮助临床确定骨折断端的变位情况。为了确保临床和影像描述的一致性，长骨骨折一般以近端为参照物，评价骨折远端的变位情况；脊柱骨折则一般以下位椎体作为参照物，评价上位椎体的移位情况。在四肢长骨骨折中，若骨折断端间出现横向或纵向移位，一般称为对位不良；若骨折断端间出现异常成角，则称为对线不良（图 3-3）。

除了可以帮助确定骨折的诊断，X 线平片也是监测骨折发展的主要手段。在骨折整复后的早期，X 线平片可用于分析骨折对位情况是否符合要求。在整复后的 2~3 周时，X 线平片可用于复查固定的位置和骨性骨痂的生长情况。骨性骨痂在 X 线平片上表现为骨折断端间及其周围的高密度影，及邻近区域的骨膜反应。在整复后的后期，X 线平片可用于监测骨性骨痂的生长变化规律，以及骨折的一些常见并发症（如骨质疏松、骨折延迟愈合、骨折不愈合等）。

在儿童和青少年的骨骼创伤中，青枝骨折和骺板损伤是比较常见的类型。青枝骨折在 X 线平片上的异常比较轻微，常为局部骨皮质和骨小梁的扭曲、隆起或凹陷（图 3-4），骨质断裂的征象可能不明显。骺板损伤主要累及骨骺板，但骨折线常同时波及骨骺和干骺端。X 线平片不能直接观察到骨骺板的骨折线，但可显示骨骺与干骺端的对合关系异常，以及骨骺与干骺端的骨折线（图 3-5），从而有助于骺板损伤的诊断和分型。此外，对于监测骺板损伤导致的骨骺早闭和生长障碍，X 线平片也常为主要手段。

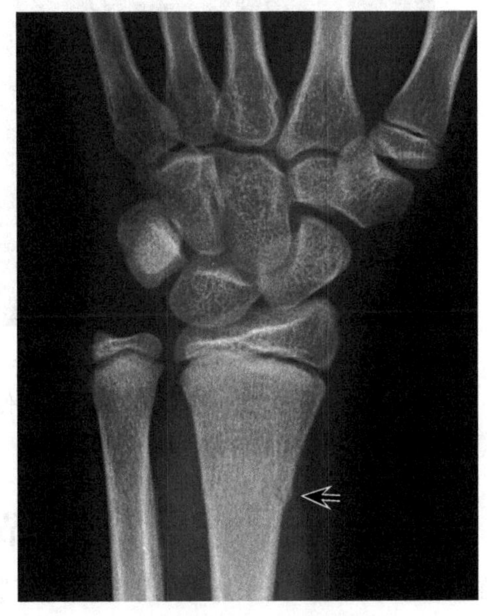

图 3-4　桡骨远端青枝骨折
局部皮质扭曲

病理性骨折是指已存在的骨病变使骨骼强度下降，即使轻微外力也可引起骨折。已存在的骨病变既可以是局限性肿瘤、炎症，也可以是全身性病变如骨质疏松、成骨不全等。X 线平片除有骨折的征象外，

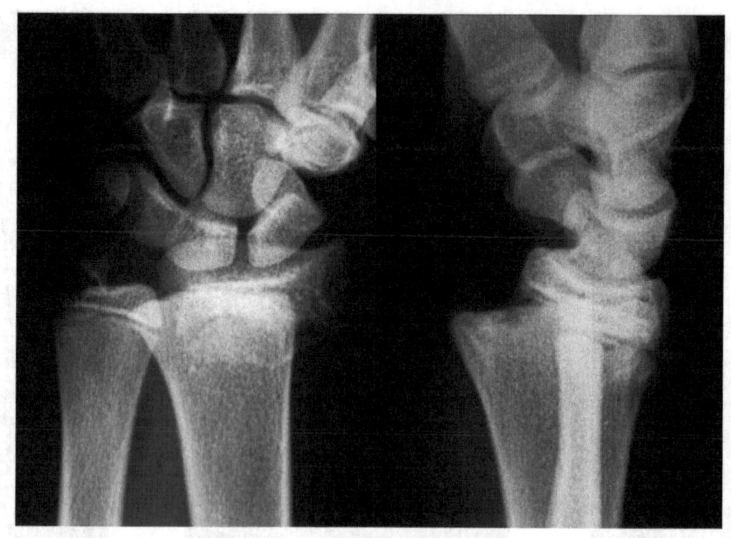

图 3-5 桡骨远端骺板骨折
桡骨远端骨骺向桡侧、背侧移位，掌侧成角

还有基础病变引起的骨质改变（图 3-6），再加上轻微外力史，可以判断为病理性骨折。

应力骨折（stress fracture）在 X 线平片上较难诊断。骨折早期（1~2 周内），X 线平片一般表现为正常；在 2 周后，骨折局部可出现骨性骨痂，表现为局部骨质增生硬化和骨膜反应，有时可出现垂直于骨皮质的低密度骨折线（图 3-7）。典型发病部位、前后 X 线对照、骨性骨痂和具有一定形态特征的骨折线常为应力骨折的诊断依据。

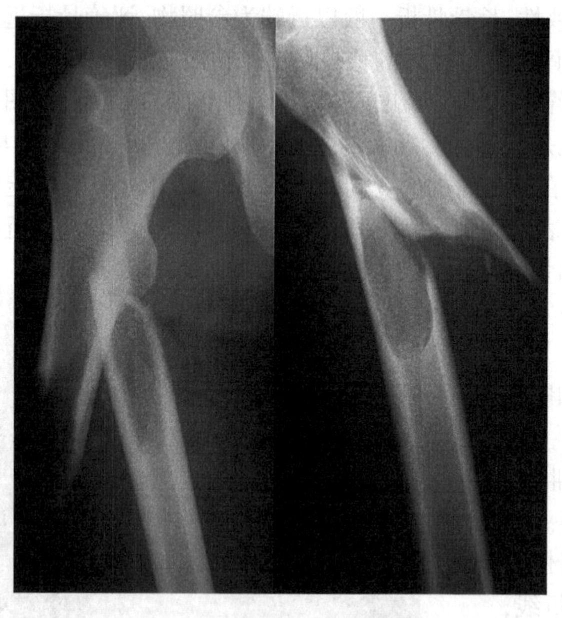

图 3-6 股骨中上段病理骨折
骨折处可见明显局限性骨质破坏（相对低密度区）

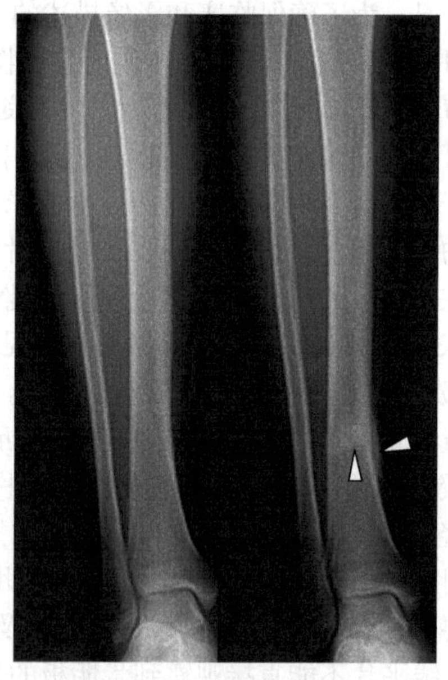

图 3-7 胫骨远端疲劳骨折
疼痛 8 天时平片未见异常（左）；50 天复查时可见局部骨质增生硬化和骨膜反应（右）

二、关节损伤的 X 线平片

在关节损伤中，X 线平片可用于证实关节脱位或半脱位。若 X 线平片显示关节组成骨的正常对合关系完全丧失，即为关节脱位（图 3-8）；若部分丧失，即为关节半脱位。肘关节、肩关节、指间关节、踝关节和髋关节为比较容易发生脱位和半脱位的关节。

关节损伤也可伴发关节组成骨的骨折，可为关节囊外或关节囊内骨折。撕脱骨折一般表现为较小的骨折块，位置比较特定，位于关节囊、肌腱或韧带的附着部（图 3-9）。骨软骨骨折通常累及关节面，可为凹陷性骨折或骨软骨切线骨折，后者可发生移位或不移位，以关节腔内薄片状骨折块为其形态学特征（图 3-10）。某些脱位可并发特定位置、特定类型的关节内骨折，如肩关节前方脱位并发的骨性 Bankart 病变和 Hill-Sachs 病变，则通常需要某些特殊投照体位才能确定。

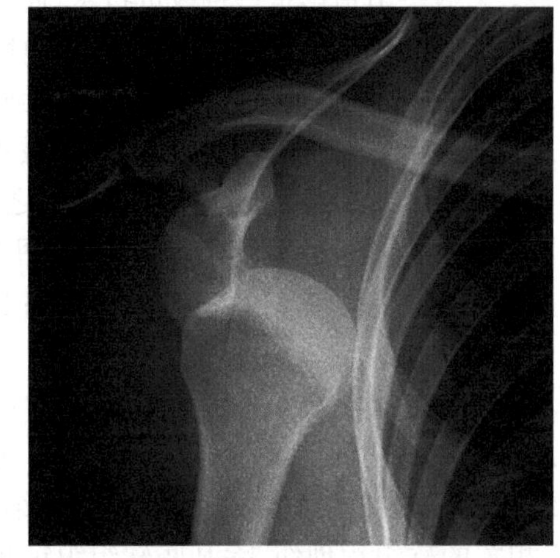

图 3-8　肩关节前方脱位

肱骨头和关节盂的正常关系完全丧失

关节损伤的一个重要并发症即为创伤性骨关节病。与原发性骨关节病相比，创伤性骨关节病从病理和影像表现上均没有差别，但更容易发生在肩关节、肘关节和踝关节。与原发性骨关节病相似，创伤性骨关节病的 X 线表现主要为关节间隙狭窄、关节边缘骨赘形成、软骨下骨性关节面的硬化和囊变、关节内游离体、关节半脱位和关节变形（图 3-11）。关节软骨本身的变薄和缺失在 X 线平片上并不能直接显示。

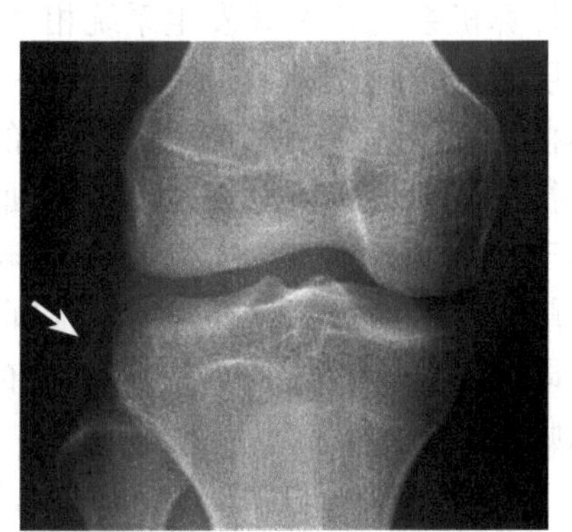

图 3-9　髂胫束撕脱骨折

撕脱骨折块呈小的片状高密度影

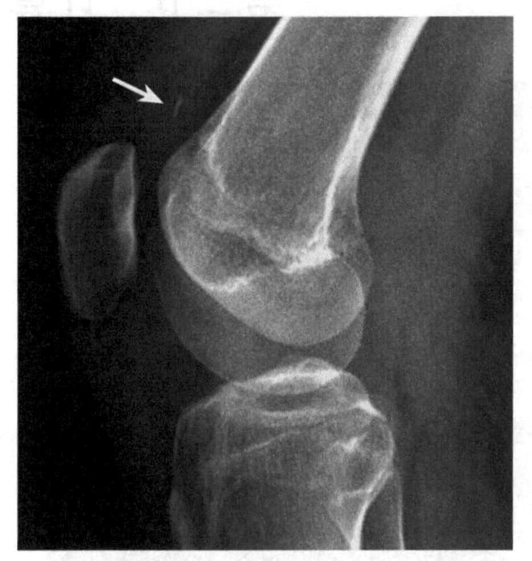

图 3-10　骨软骨切线骨折

关节腔内薄片状游离骨折块，此种形态提示骨软骨切线骨折

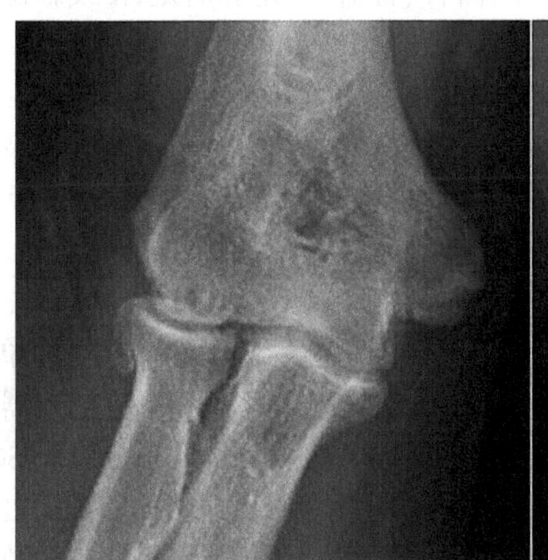

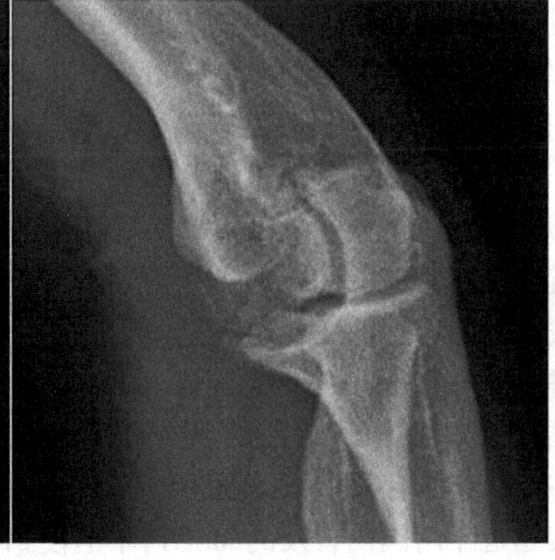

图 3-11　肘关节骨关节病

关节损伤除了累及骨结构外，更常见的是累及关节及其周围的众多软组织结构，X线平片在此方面的价值有限。X线关节造影是一种改进技术，通过穿刺关节腔，向关节腔内引入X线对比剂，人为地增加关节内各种结构之间的对比，从而有可能诊断某些软组织损伤。X线关节造影曾经风行过，但随着磁共振技术和关节镜技术的推广，目前已经趋于淘汰之势，只有少数单位偶尔应用于膝关节半月板病变（图3-12）、肩关节肩袖病变和腕关节纤维三角软骨盘病变等少数病种。

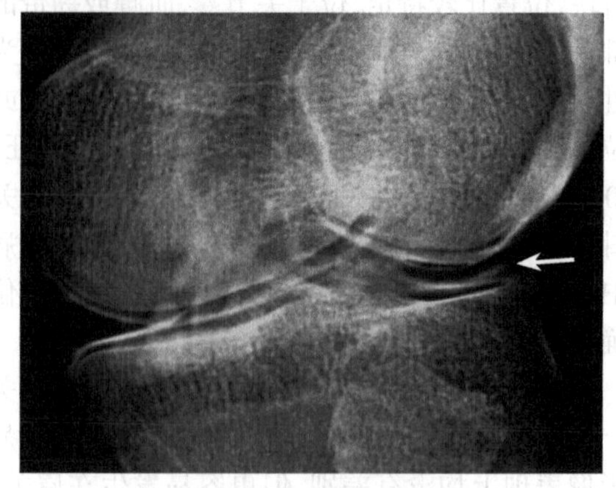

图3-12　X线关节造影
高密度造影剂（箭）呈线状进入外侧半月板前角内，提示前角撕裂

总的说来，在骨与关节损伤中，X线平片可以较好地显示骨骼本身的创伤，因为它不但可以区分骨骼与软组织，也可以区分皮质骨、骨小梁等骨内结构；但是，对于相关的软组织创伤，除某些软组织钙化性疾病外，X线平片的价值有限。

第二节　计算机体层摄影

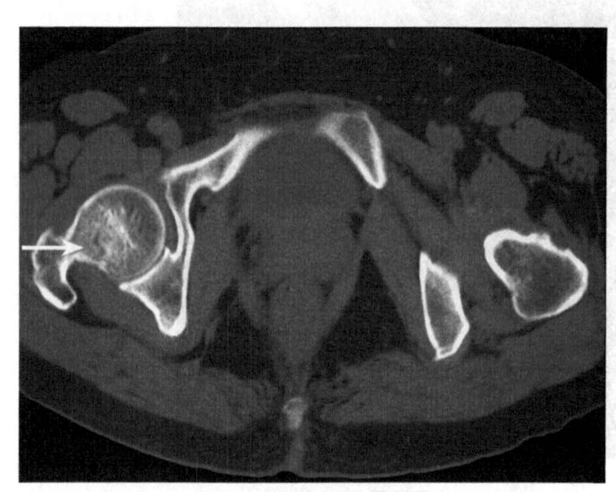

图3-13　右侧股骨颈微小线状骨折（箭头），X线平片未见异常

计算机体层摄影（computed tomography，CT）是将计算机系统和X线发生系统相结合以获得人体断层图像的方法。目前的CT设备一般直接获得人体横断面图像，在多个横断面数据的基础上，可以进行任意层面（包括冠状面和矢状面）的影像重建。由于CT具有比X线更高的组织分辨率，断层图像又解决了X线影像重叠问题，所以自从CT问世以来即在骨关节创伤方面发挥了重要的作用，主要可以归纳如下：

1. 明确是否存在骨折和脱位，以及确定骨折的范围。尤其是X线平片不能确定骨折但临床强烈怀疑时，CT一般可以提供确切的诊断（图3-13）。

2. 一些复杂解剖区域的骨折脱位，例如脊柱、颅面骨、骨盆、中足和后足，X线影像存在重叠而观察不满意，CT则可以提供非常有价值的信息（图3-14）。

3. 对于关节内的骨折块以及骨软骨骨折，CT比X线平片更有价值（图3-15）。

4. CT用于监测骨折愈合过程，可以更详尽地显示骨折对位对线情况；对于不愈合以及畸形愈合的显示也更加满意。

5. 对于外伤的患者，CT检查的舒适性明显强于X线平片。

6. 石膏固定引起X线平片图像质量下降，但是CT检查不受影响。

随着科学技术突飞猛进的发展，CT技术也相继出现了两个跨越性的进步。从最初的单层非螺旋式扫描跨越至单层螺旋式扫描，即螺旋CT（spiral computed tomography，SCT）；以及从单排探测器螺旋式扫描跨越至多排探测器螺旋式扫描，即目前的多层CT（multi-slice computed tomography，MSCT）。SCT和MSCT都是在一次扫描中就采集所有的容积数据，不但加快了检查速度，而且容积数据使得三维后处理的图像质量显著提高。尤其是近年内国内普及的MSCT，不但使扫描速度有了极大的飞跃，而且容积数据的分辨率越来越高，从而获得极佳的三维处理图像。目前，SCT和MSCT在国内已占主导地位，为CT在骨关节创伤方

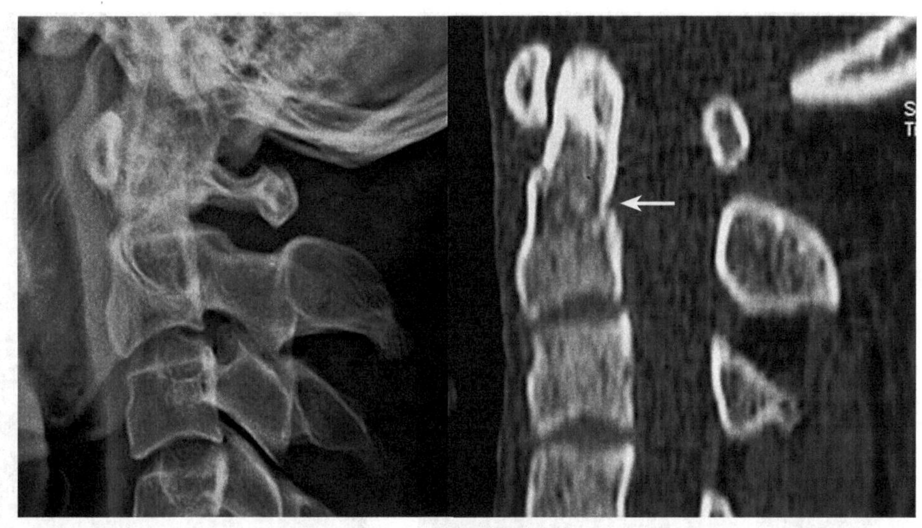

图 3-14　枢椎齿突基底部骨折

X 线平片未见异常，但 CT 清晰显示骨折线（箭）

面的应用带来了更大的空间。

1. CT 扫描速度显著加快，提高了检查舒适度并且显著减少运动相关性伪影。

2. 容积数据的采集以及提高的容积内分辨率使三维后处理图像质量明显提高。

3. 扫描层面更薄，显著减轻了金属植入物的部分容积效应，从而可以更好观察金属植入物周围的骨和软组织结构（图 3-16）。

4. 对于严重损伤患者，例如脊柱骨折脱位、颅脑创伤以及全身多处联合严重创伤病例，目前的 MSCT 设备可以在很短的时间内进行全身大范围容积扫描。从而，一次短时间的 CT 检查就可以提供诸如有无颅骨创伤、脊柱骨折以及胸腹部创伤等所有信息，减少患者来回搬运的次数并显著缩短检查时间。

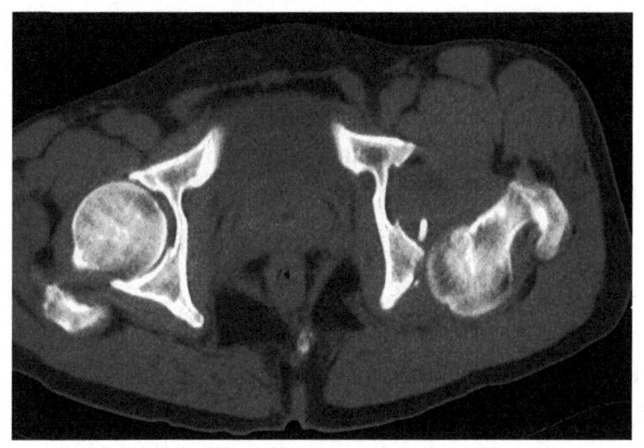

图 3-15　左侧髋关节脱位

可见左侧股骨头向后向下脱出髋臼，关节腔内有骨折碎片

在骨关节创伤中，CT 的三维后处理图像可以提供更全面和直观的信息，立体多角度的呈现骨骼与其相邻结构的解剖关系，因而在临床上被广泛应用。目前常用的 CT 三维后处理技术有以下 4 种，其中多平面重建和表面轮廓重建在骨科应用最为广泛：

1. 最大强度投影法（maximum intensity projection，MIP）　选择一个观察视角后，从该视角发出假定的投影线，使该投影线穿行轨迹上的感兴趣结构编码形成一个二维投影影像。MIP 可以变换投影角度连续施行，从而使感兴趣结构进行旋转显示。

2. 多平面重建（multiplanar reformation，MPR）　在多个横断面图像数据的基础上，可以重建出任意平面的二维图像，比如可以重建出冠状面和矢状面图像，也可以重建出任意斜面或曲面图像。目前的 MSCT 设备极大地提高了容积内分辨率，使 MPR 图像质量非常高，甚至好于传统 CT 直接冠状面扫描所获得的图像（图 3-17）。

3. 表面轮廓重建（surface shadow display，SSD）　确定一个 CT 值范围，使该范围内的所有结构构成一个三维立体模型。然后再以一假想的光源投照于三维模型表面，以灰阶的方式显示三维模型的表面影像。此种三维显示方式赋予明确的立体感，有助于详细而切实的手术设计（图 3-18）。

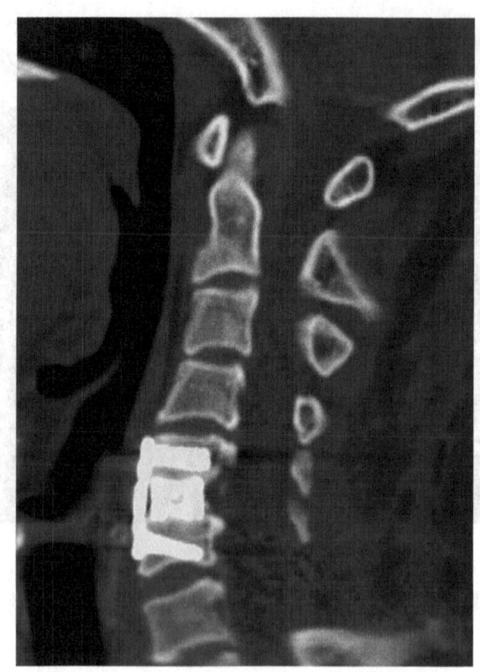

图 3-16　人工椎间盘植入后的 MIDCT MPR 矢状面，植入金属物的伪影轻微

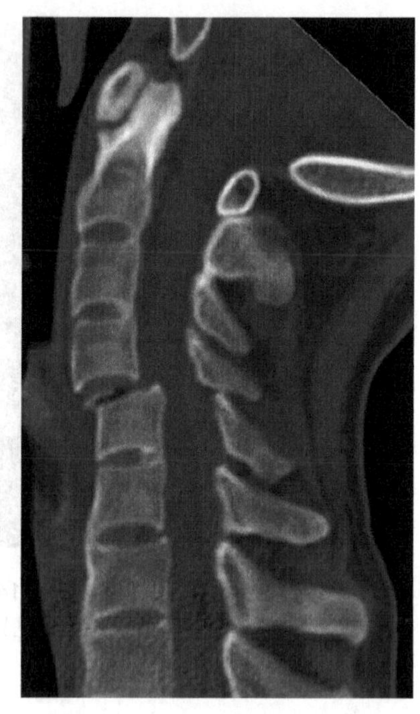

图 3-17　MSCT MPR 矢状面重建
清晰显示强直性脊柱炎颈椎的横贯性骨折和脱位

4. 容积再现技术（volume render，VR）　VR 重建扫描容积内的所有结构，包括骨骼和各种软组织，并以不同色彩和透明度显示不同的组织结构，给人以近于真实的三维结构感受。

CT 关节造影是指传统关节造影技术结合 CT 扫描的一种检查方法。由于需要进行关节穿刺引入造影剂，属于有创性检查，因而目前临床上应用较少。肩关节 CT 关节造影和膝关节 CT 关节造影目前还有一定的临床价值，尤其是当患者因某些原因不能接受磁共振检查时，前者可以显示关节盂唇和肩袖的损伤，后者主要用于评价膝关节软骨病变和关节内游离体。

尽管 CT 在骨关节创伤中能够提供很多有价值的信息，但是 CT 的缺点也是显而易见的。与 X 线平片比较，CT 检查不但增加了患者的经济负担，更重要的是增加了患者的 X 线辐射量。因此，在临床工作中，选择 CT 检查时需要对患者的利弊进行合理的衡量。

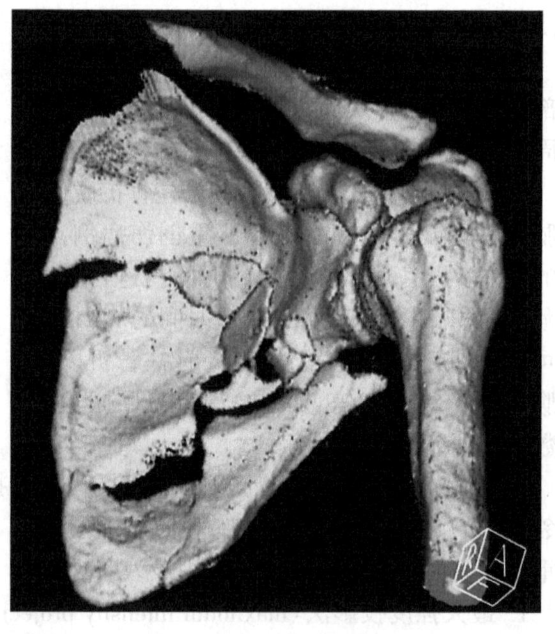

图 3-18　MIDCT SSD 重建，立体显示肩胛骨骨折情况

第三节　磁共振成像

磁共振成像（magnetic resonance imaging，MRI）自 20 世纪 80 年代应用于医学以来，骨关节已经成为其主要应用领域之一。医用 MRI 的物理原理完全不同于 X 线和 CT，它并不利用 X 线成像，而主要利用体内氢质子（H^+）在外加磁场作用下的能量变化特性而获得断层图像。

与 X 线和 CT 相比，MRI 最大的优点体现在：① MRI 不利用 X 线，不存在射线对身体的伤害，目前被认为是无损伤性的检查；② MRI 具有极佳的组织对比，尤其可以明显改善 X 线和 CT 显示不好的软组织对比，对骨关节软组织创伤有重要临床价值；③ MRI 具有直接任意平面成像能力，可随意获得冠状面、矢状面以及任意斜面图像。当然，目前 MRI 也存在一定的不足：①对骨皮质、骨小梁、各种钙化和骨化的细节显示能力明显不如 X 线和 CT；②设备较少，检查费用相对昂贵；③ MRI 检查时间较长，患者的舒适感较差。

MRI 的图像对比不再是 X 线和 CT 的单一密度差别，而是可以获得多种对比度的图像，其对比取决于所用的 MRI 扫描序列。MRI 具有丰富的扫描序列，但骨关节系统中最常用者为自旋回波（spin echo，SE）和快速自旋回波（fast spin echo，FSE），最常用的图像对比为 T_1 权重像（T_1-weighted image，T_1WI）和 T_2 权重像（T_2-weighted image，T_2WI）。骨关节系统各组织成分在 SE 或 FSE 序列 T_1WI 和 T_2WI 上的信号表现见表 3-1。

表 3-1　不同组织的 MRI 信号强度

组织	T_1WI	T_2WI
关节液、水	低到中等	高
脂肪、黄骨髓	高	中高
空气、骨皮质、肌腱、韧带、瘢痕	低	低
纤维软骨（半月板、盂唇、关节盘）	低	低
红骨髓	低	中等
透明软骨	中等	中等
肌肉、神经	中等	中等
大血管	低	低

注：MRI 上以黑白灰阶表示信号强度，信号高在图像上显示为白，信号低则显示为黑

MRI 在骨关节创伤中的应用主要包括骨折、软组织创伤以及骨缺血坏死，分述如下：

对于绝大多数的骨折，X 线平片和（或）CT 提供的信息已足够用于诊断和治疗，故不需要 MRI 检查。但是对于某些特殊骨折，MRI 则可以提供有价值的信息：①某些 X 线平片不能确定是否骨折的病例，如股骨颈可疑微小骨折，MRI 由于其极高的敏感性和特异性，非常适合于明确骨折的诊断；②骨挫伤（bone bruise）：骨挫伤通常指外伤后关节附近骨髓的信号异常，T_1WI 表现网状低信号，T_2WI 为网状高信号，边界不清（图 3-19）。这种损伤在 X 线平片、CT、关节镜通常都表现正常，其病理基础不明确，一般认为可能代表外伤后的小梁微骨折、小动脉栓塞、骨髓腔出血水肿等。骨挫伤与临床症状的关系也不甚明确，但有作者认为骨挫伤的演变与疼痛之间存在平行关系；③应力骨折：急性应力骨折 X 线平片和 CT 均难以明确诊断，但 MRI 对其则具有非常好的诊断敏感性和特异性。核素成像也用于急性应力骨折的早期诊断，其敏感性与 MRI 相当，但特异性和解剖显示能力则明显差于 MRI。应力骨折典型的 MRI 表现类似于骨挫伤，但是网状异常信号中常常可以看见横行的骨折线（图 3-20），骨质增生硬化和骨膜反应则表现为低信号，同

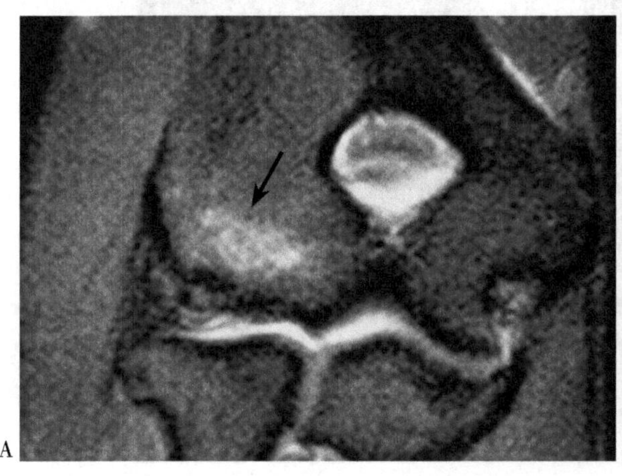

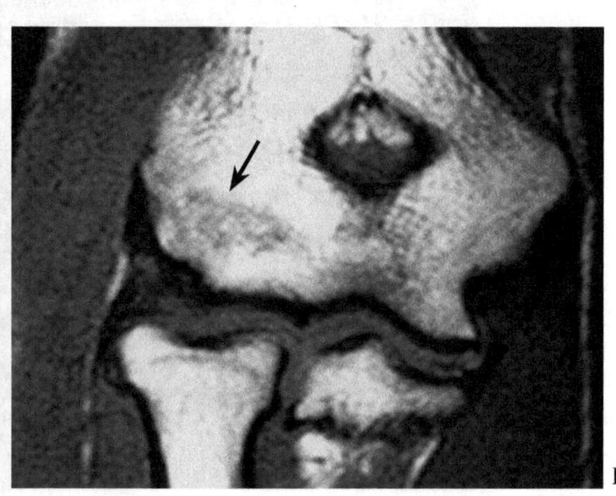

图 3-19　肱骨小头局限性骨挫伤

箭头处呈网状异常信号，T_1WI 上低，STIR 图像为模糊高信号

时伴有邻近骨髓和软组织水肿；④急性软骨骨折和骨软骨骨折：在所有的影像学手段中，MRI 是直接显示软骨的最好手段（图 3-21）。MRI 对软骨骨折的位置、大小、有无移位均可以提供比较准确的判断，而常规的 X 线平片和 CT 均不能显示软骨的损伤情况；⑤剥脱性骨软骨炎：MRI 不但可以明确剥脱性骨软骨炎的诊断，还可以准确显示病变部位、大小和范围。对于剥脱性病灶是否稳定，MRI 也可以提供一定的信息，有助于临床治疗方案的选择（图 3-22）；⑥骺板损伤：骨骺和骺板的损伤 X 线平片有时比较困难，尤其对于婴幼儿，因为此时大部分骨骺和骺板均为软骨结构，X 线上不能显影。MRI 则可以直接显示骨骺和骺板的软骨，因此可更好地确定骨折线的范围和走向，从而有助于损伤分型和预后判断（图 3-23）。对于生长板损伤之后的晚期并发症，例如生长阻滞，

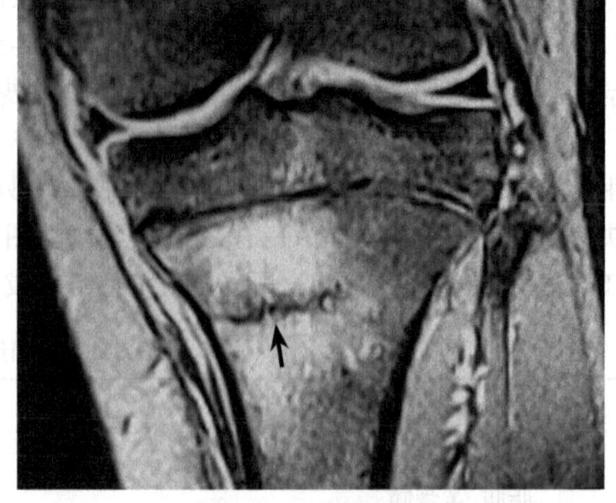

图 3-20 脂肪抑制 T_2WI 冠状面显示应力骨折骨折线（箭头）以及邻近骨髓水肿

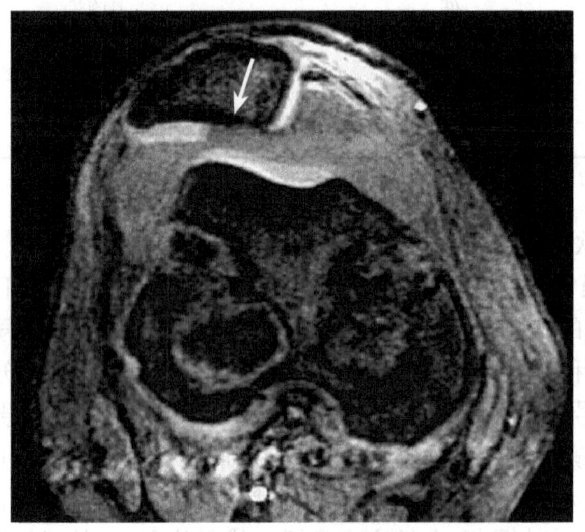

图 3-21 急性髌骨外脱位

横断面 MR 图像显示髌骨内后方的急性软骨骨折（箭），正常软骨为高信号

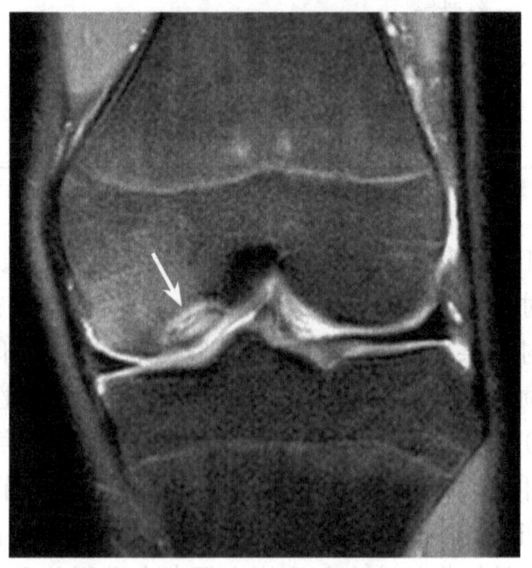

图 3-22 膝关节股骨内髁剥脱性骨软骨炎

冠状面 MR 显示游离、不稳定的剥脱块（箭）

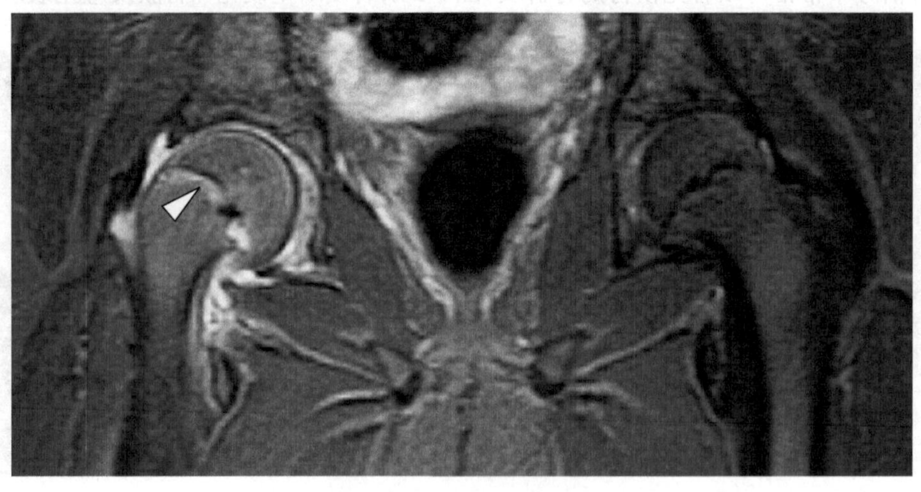

图 3-23 右侧股骨头骺滑脱

脂肪抑制 T_2WI 冠状面显示右侧骺软骨区异常高信号（箭），右侧股骨头骨骺内移

MRI 也可比 X 线平片更早确定是否存在骺早闭。

对于软组织损伤，由于 MRI 极佳的软组织对比分辨能力和任意平面成像能力，MRI 是目前最好的影像手段：①肌肉和肌腱的损伤：MRI 可以直接显示肌肉和肌腱的走行及其完整性改变，通过对异常信号的分析 MRI 也可以明确损伤的性质以及范围(图 3-24)。尤其对于临床不易明确的深部肌肉和肌腱损伤，MRI 是首选的检查手段；②关节韧带的损伤：MRI 已经广泛应用于膝关节、踝关节、肘关节等的韧带损伤(图 3-25)。韧带损伤在 MRI 上主要表现为信号异常和形态异常：信号异常包括急性损伤时的出血水肿，慢

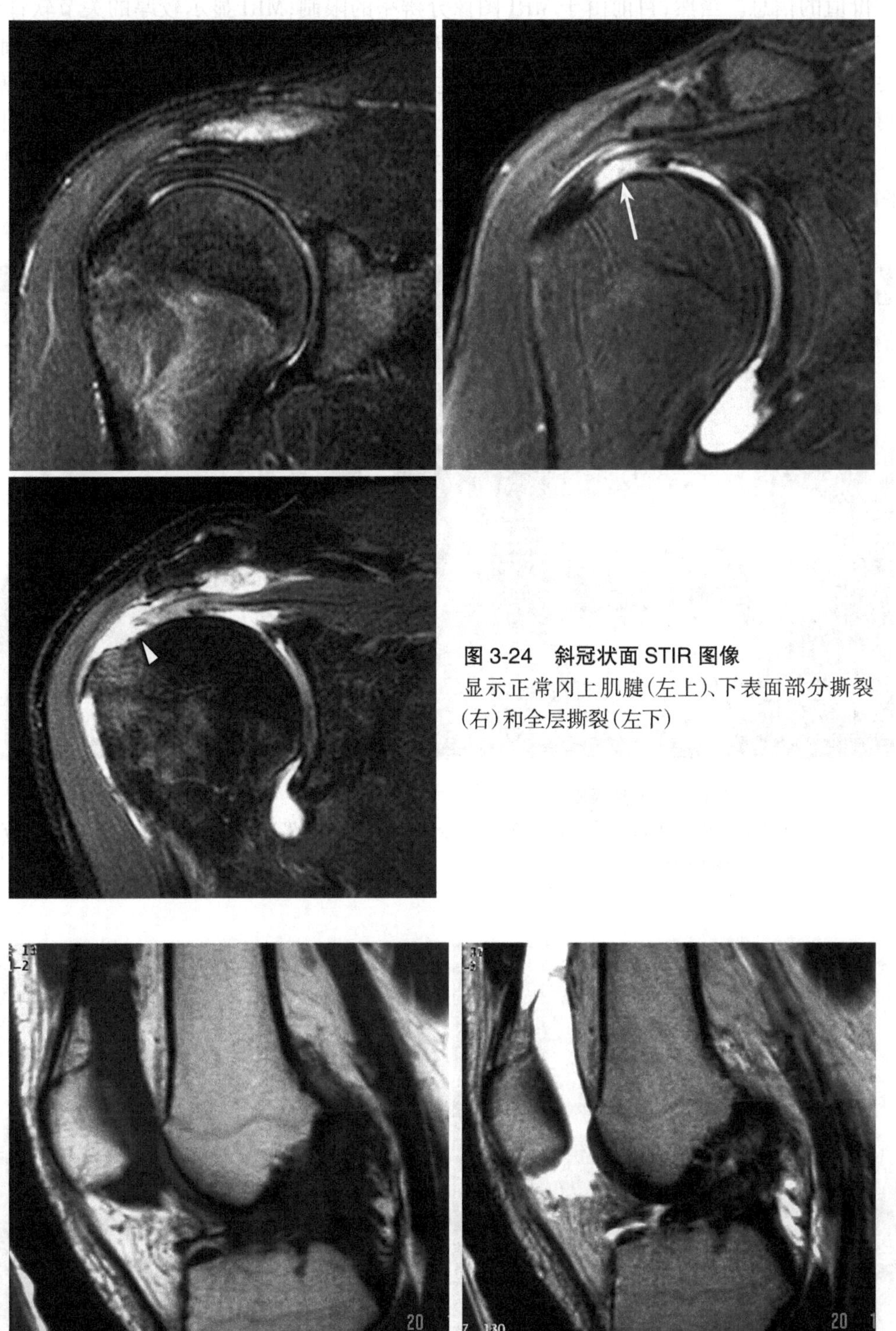

图 3-24　斜冠状面 STIR 图像

显示正常冈上肌腱(左上)、下表面部分撕裂(右)和全层撕裂(左下)

图 3-25　A. T_1WI，B. T_2WI。前交叉韧带急性完全断裂：前交叉韧带显著肿胀，轮廓不清，T_2WI 上其内部可见异常高信号。关节内大量积液

性损伤的瘢痕形成等;形态异常则更为常见和重要,MRI 可以直接显示韧带连续性中断、断端回缩、韧带增粗或变细等异常情况;③纤维软骨结构的损伤:MRI 在诊断膝关节半月板、肩关节盂唇、腕关节三角软骨盘、颞下颌关节的关节盘以及髋关节髋臼唇的损伤中发挥着重要的作用。这些结构的损伤常规 X 线和 CT 均不能提供有价值的信息,创伤性的 X 线关节造影和 CT 关节造影仅对其中某些损伤有一定的价值,而 MRI 可以在无创伤的情况下提供相当准确的诊断信息,因而被广泛应用(图 3-26);④关节透明软骨的损伤:由于 MRI 可以直接显示关节透明软骨,对于急性软骨骨折、外伤后骨关节病中软骨的变薄和不光滑均可以提供有价值的信息。当然,目前由于 MRI 图像分辨率的限制,MRI 显示较厚的关节软骨以及Ⅱ度以上软骨病变的价值较大,对于透明软骨较薄的关节以及Ⅰ度软骨软化的作用有限;⑤关节滑膜病变:MRI 可以诊断关节积液、显著的滑膜增生以及一些特殊类型的滑膜炎(如色素沉着绒毛结节性滑膜炎、局限性结节性滑膜炎、滑膜骨软骨瘤病等)。同样,由于图像分辨率的限制,MRI 对于轻度的滑膜增生难以显示;⑥外伤性关节积液:MRI 可以很好地显示外伤性关节积液、关节积血以及关节脂血症。关节积血通常表现为液 - 液平面,关节脂血症则表现为脂 - 液平面(图 3-27)。

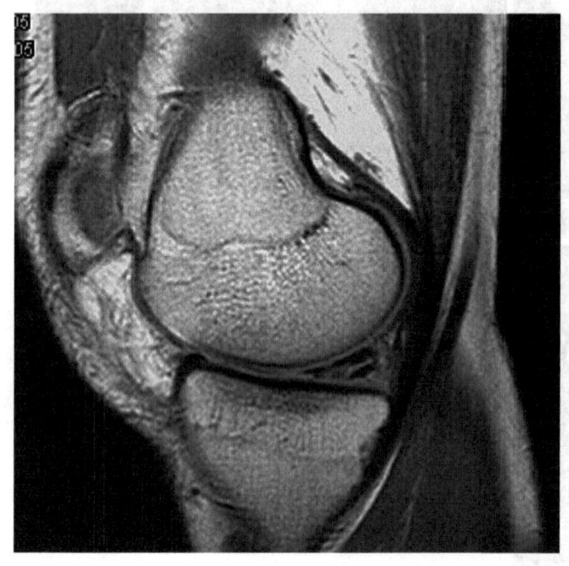

图 3-26 半月板撕裂

矢状面 MR 显示内侧半月板后角内斜形高信号,抵达半月板下表面

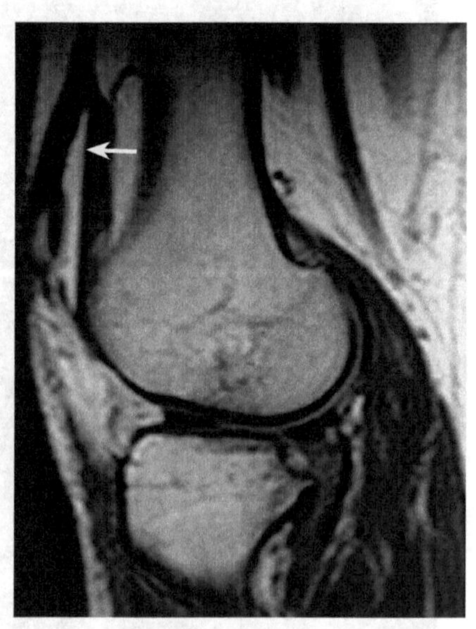

图 3-27 关节脂血征

矢状面 T_1WI 显示髌上囊内液平面,上方高信号者为脂肪,下方低信号示关节内液体

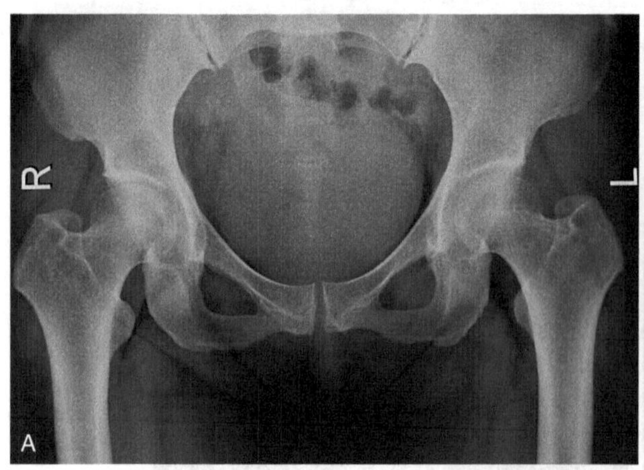

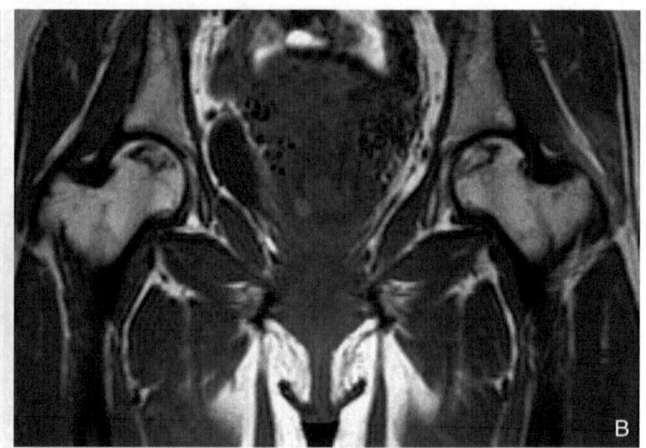

图 3-28 早期双侧股骨头缺血坏死

正位 X 线平片未见异常,但冠状面 T_1WI 显示双侧股骨头内迂曲线状异常信号,提示骨缺血坏死

对于创伤导致的早期骨缺血坏死，MRI 是目前最敏感和最特异的影像手段，而 X 线平片和 CT 均不能诊断早期骨缺血坏死（图 3-28）。核素扫描对于早期骨缺血坏死也相当敏感，但是其特异性和解剖细节显示能力明显差于 MRI。与 MRI 比较，核素骨扫描最大的优点也许在于一次扫描即可获得全身骨的信息，对于明确多发骨缺血坏死有明显的优势，而 MRI 通常每次检查只能明确身体某一区域的情况。

向关节腔内引入 MRI 专用造影剂，并结合 MRI 扫描的方法被称为 MRI 关节造影。由于需要进行关节穿刺，MRI 关节造影属于微创性检查，因而应用不如常规 MRI 广泛。但是，对于膝关节半月板部分切除术后的再损伤、半月板缝合术后的评价、肩关节盂唇的撕裂（图 3-29）、肩袖部分撕裂和小的全层撕裂、髋臼唇的撕裂、腕关节三角软骨盘的损伤、颞下颌关节盘的穿孔、踝关节韧带撕裂以及关节透明软骨病变，MRI 关节造影能够比常规 MRI 提供更多的诊断信息。

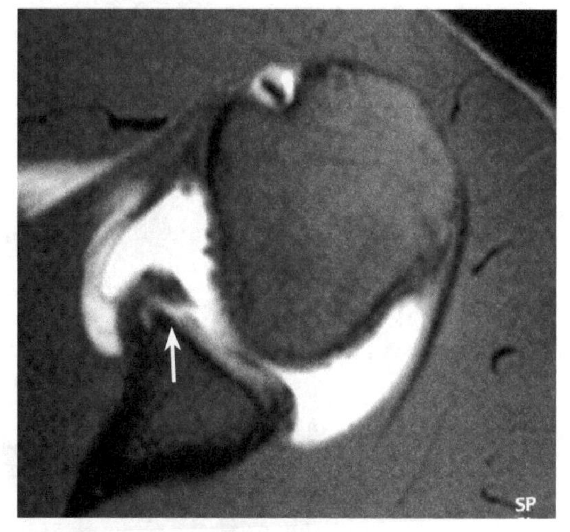

图 3-29 复发性肩关节脱位

肩关节造影 MR 横断面显示前下关节盂唇撕裂（箭头）

第四节 放射性核素显像

放射性核素显像（radionuclide imaging）是通过向体内引入放射性核素或其标记物（显像剂）而实现脏器和病变显像的方法。引入体内的显像剂能够发射穿透组织的核射线，在体表用放射性探测器接收这些核射线就可以得到显像剂在体内定量和定位分布的信息，从而重建图像。骨骼系统最常用的显像剂为 ^{99m}Tc- 亚甲基二磷酸盐（MDP）。目前临床应用的放射性探测器包括：γ 相机 - 计算机系统、单光子发射计算机断层（single photon emission computed tomography，SPECT）和正电子发射计算机断层（positron emission computed tomography，PET），后两者又统称为发射型计算机断层（emission computed tomography，ECT）。

显像剂在体内的分布和聚集差别取决于血流量、细胞功能、细胞数量、代谢率或排泄引流等因素，因此，放射性核素显像不仅可以获得形态学图像，更重要的是同时提供了组织器官功能和分子水平的信息。与目前仍以显示形态学改变为主的其他影像手段（X 线平片、CT、MRI、超声）比较，这一特点为核素显像的重要优点。

放射性核素显像在骨关节创伤中的应用归纳如下：

1. 急性骨损伤　绝大多数骨折均不需要核素显像。但对于 X 线难以明确的一些小骨（手足小骨、胸骨）和椎体附件的骨折，核素显像常可提供诊断依据；全身多发骨折时，核素显像也有助于发现隐蔽骨折。

2. 应力骨折　核素显像是早期诊断应力骨折的敏感方法（图 3-30）。

3. 骨损伤后存活性的判断　对于判断股骨颈骨折之后或腕舟骨骨折后是否存在骨缺血坏死，核素显像是早期诊断的敏感方法。

4. 骨移植存活的监测。

5. 假体（prosthesis）并发症的诊断。

6. 外伤后的骨性关节炎。

目前，放射性核素显像在骨关节创伤的实际临床应用并不是很广泛，这可能主要有三方面的原因：① CT、MRI 设备的大量普及使放射性核素显像应用受限；②核素显像尽管有很好的诊断敏感性，但缺乏特异性是其最大的缺点；③核素显像的图像空间分辨率远远比不上 CT 和 MRI 图像，因此图像效果较差。随着设备和技术的快速进展，如 PET-CT、SPECT-CT 设备的出现，核素显像可能会有更大的应用空间。

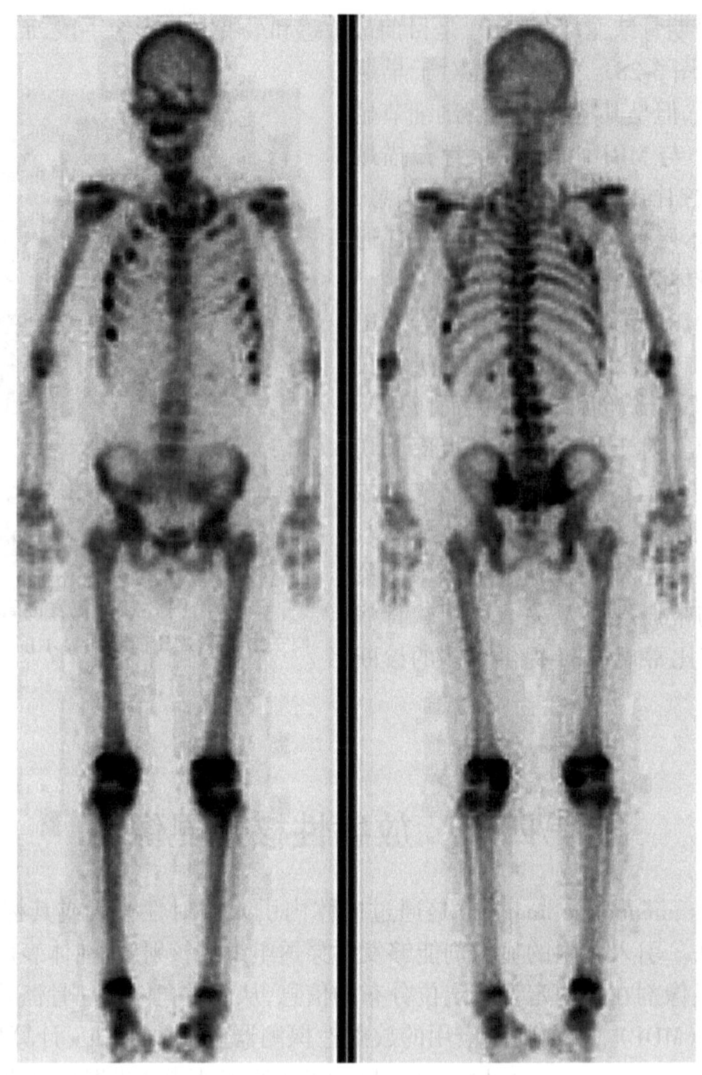

图 3-30 肾性骨病导致多发应力骨折
核素骨扫描表现为多发异常放射性浓聚灶

第五节 超 声 诊 断

超声诊断学是研究超声波通过人体组织时，被人体组织作用的规律，并利用这些变化规律来提供人体的内部信息，从而达到诊断的目的，目前临床上应用最多的是 B 型超声诊断（ultrasonography）。

由于诊断性超声波不能穿透骨组织，导致超声诊断在骨损伤中的应用受限。但是，超声波能够穿透肌肉、肌腱、韧带、筋膜、滑囊和腱鞘等，尤其是随着高频探头的应用，软组织的超声图像质量有了显著的提高，因此对软组织的损伤能够提供相当程度的帮助。目前超声诊断在骨关节创伤中的应用主要有：

1. 肌肉损伤和肌肉血肿　超声是一种简单可靠的诊断方法。

2. 肌腱病变　对于跟腱、肩袖、髌腱等部位表浅、无骨结构覆盖的肌腱病变，超声诊断较为准确可靠（图 3-31）。

3. 韧带损伤　超声对于较为表浅的一些韧带损伤比较准确，如膝关节的内侧副韧带，踝关节、肘关节或指（趾）关节韧带等。

4. 滑囊和腱鞘病变。

5. 外伤后软组织异物。

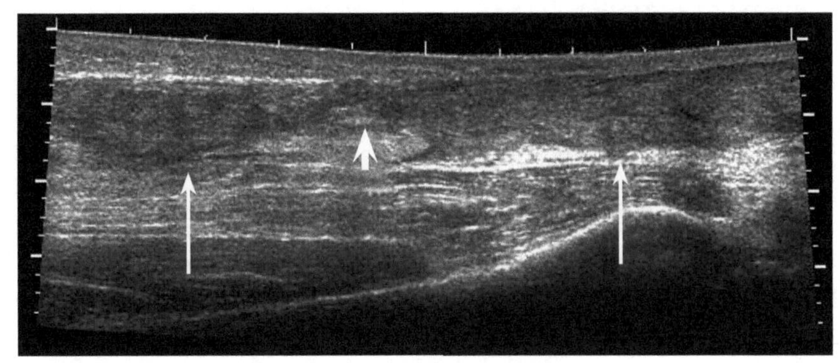

图 3-31　跟腱部分撕裂

超声显示跟腱呈低回声区（长箭），其上部局限性变薄提示部分撕裂（短粗箭），撕裂以下的跟腱不规则增粗，提示退变

与其他影像手段相比，超声诊断最大的优点在于非损伤性、即时性、价格低廉、患者无痛苦、重复检查简单易行等，但超声诊断的可靠性受操作者的技术水平和经验影响巨大，图像对比度也不像其余影像图像那样直观，从而影响了临床医生对其的信任性和依赖性。

第六节　合理选择应用影像学诊断

骨关节创伤可供选择的影像学方法众多，每一种方法又各有所长，有些方法对患者还有一定的伤害性，因此合理选择应用成为临床医师必须面对的课题。对于临床医生而言，首先应该立足于临床病史和体检，不能对影像学检查形成依赖。其次，应该掌握一定的影像学知识，了解各种影像学方法的基本特点和可能的适应证，必要时可以和影像科医生共同探讨，这样才能做到在最短的时间内、以最小的经济代价和最轻微的身体伤害代价获得最佳的诊断性能。

在目前的骨关节创伤临床诊断工作中，X 线平片、CT、MRI 占据了主导地位。从诊断能力上比较，X 线平片和 CT 对骨结构的显示优于 MRI，但 MRI 具有最好的软组织病变诊断能力；从患者安全性比较，MRI 目前被认为是无身体伤害性的检查，而X线平片和CT均存在X线的伤害；从费用上比较，X线平片最价廉，而 MRI 的费用最高。对三者的选择需要结合实际情况综合评定，表 3-2 给出了一些常见骨关节损伤的影像学方法选择方案，供参考。

表 3-2　常见骨关节损伤的影像学方法选择

	X 线	CT	MRI
骨折	大部分骨折	关节、脊柱、颅面骨、骨盆等复杂部位骨折	隐性骨折、微小骨折、早期应力骨折等
脱位	一般脱位	复杂的骨折脱位	价值不大
半月板损伤	关节造影（逐渐淘汰）	价值不大	首选方法
肩袖撕裂	关节造影	CT 关节造影价值较大	首选方法，MRI 关节造影更优
盂唇撕裂（包括肩关节盂唇和髋臼唇）	价值不大	CT 关节造影价值较大	首选 MRI 关节造影；常规 MRI 价值有限
韧带损伤	应力位有一定价值	价值不大	首选方法
关节软骨病变	关节造影（逐渐淘汰）	CT 关节造影价值较大	首选方法，MRI 关节造影更优
骨缺血坏死	早期价值不大，晚期观察关节面完整情况	早期价值不大，中晚期观察关节面完整情况	早期诊断明确（首选）

（程晓光）

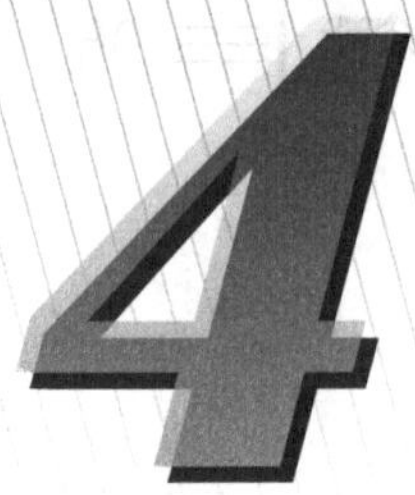

第四章 骨折的非手术治疗

FRACTURES AND JOINT INJURIES

第一节 选择合理治疗的依据首先在于确切的诊断……97
一、询问病史的要点……97
二、主要体征和典型体征……97
三、了解损伤形成的全过程……98
四、不要忽略多发损伤、合并损伤及损伤并发症……99
五、诊断既要及时,又要作为一个过程……99
六、把误诊和漏诊率减少到最低限度……100
第二节 骨折复位……104
一、骨折是否需要复位……104
(一)骨折需要复位的理由……104
(二)不需要复位的骨折……104
(三)复位并非只有利而无弊……105
二、把复位的要求与可能统一起来……105
(一)人体正常运动功能的基础……105
(二)解剖复位与功能复位……108
三、手法复位……109
(一)复位的时机……109
(二)复位方案的制订……111
(三)手法复位的要领……111
第三节 骨折的保护与固定……117
一、骨折固定的理由……117
二、石膏外固定……117
三、牵引……122

现代临床医生往往认为:手法较简单,而手术更有效。其实手法未见得简单,若干骨关节损伤要求很高的理解、手法和更严谨的配合。作为创伤骨科医师的基本功,必须首先熟悉手法治疗,然后才是手术治疗。

治疗骨折的终极目标是恢复肢体原有的功能,其基础之一则是作为支架的骨骼解剖关系的复原。当然,正常人体具有一定的代偿功能,如何估计受伤肢体功能可代偿的程度,以及可能付出的代价,在第十五章骨折畸形愈合中将作进一步的阐述。

为获得骨关节解剖关系的复原,或可代偿功能须具备的功能复位,在充分分析患者的创伤解剖上,选择手法或手术治疗。近年来,若干骨科医师从自身的好恶出发,更乐于选择手术,加上医疗手段迅速商品化的驱动,愈来愈忽略手法,有些地方竟然几乎完全抛弃了手法。严格地说,手术治疗绝非当然的首选。选择的依据仍应是:以尽可能小的医疗损伤换取尽可能多的疗效。

第一节 选择合理治疗的依据首先在于确切的诊断

一、询问病史的要点

骨折、脱位的患者，肢体畸形往往十分明显，有时即使是一般人也能作出大致的诊断。但如果医生只根据一两处显眼的外伤就下结论，或是不询问病情，只凭X线片就做出诊断，则很可能造成漏诊、误诊，或导致错误的判断。

由于工业的发展，交通的频繁，造成复合性损伤、多发性损伤和严重开放性损伤的机会显著增多，外伤患者的病情也更加复杂多变。医生只有首先从病史中了解到其复杂的受伤情况，再结合体检、影像学检查等全面分析，才能及时地作出较正确的诊断。否则容易把较隐蔽或是较轻微的损伤遗漏掉。有些多发伤，在早期可能只有某些症状而无肯定体征，例如颅脑损伤患者在就诊时可能只有短暂昏迷史和健忘史，而神经系统检查暂无阳性所见；腹腔脏器损伤患者可能开始只有疼痛，而无明确的压痛等。

有些骨折在病史上有其特点。病理性骨折的患者伤前可能即存在疼痛，外伤也往往十分轻微；疲劳性骨折的患者其致伤外力也多很轻微，在职业上也有某些特点，这些对明确诊断会有所帮助。

询问外伤病史涉及的方面虽然也很多，但为了能及时而较确切地作出诊断，应该主要抓住三个方面的问题：受伤情况（怎样受的伤）、疼痛（何处痛）和功能障碍（运动障碍、感觉障碍、排尿障碍等）。病史只是从患者或目睹者的申诉，找到可以利用的线索，根据这些线索，才能把检查的重点放在一定的范围内。

切忌主观诱导式的询问，“想当然”往往会导致错误的结论，但在检查过程中发现一些疑点而进一步询问，客观地加以印证，则是完全必要的，如此才能使诊断更为全面和可靠。

要认真听取患者的主诉，但也要防止“先入为主”，不要受申诉的限制。某些疾患，例如小儿的骨结核、骨关节化脓性疾患，患者的主诉往往是外伤，这在患儿的家长代诉病史时更为常见。外伤既可能是上述疾患的诱因，也可能是引起患者对局部注意的一个信号，当然，有的则完全是牵强附会。因此，对外伤的主诉要结合检查作深入的分析。

就诊前曾接受何种治疗？例如用药、推拿、按摩、复位、固定、伤口处理、止血带等也应了解清楚。这些经过的治疗不仅可能影响诊断，也和下一步治疗方针的决定有关。

二、主要体征和典型体征

根据一些明显的体征来诊断一种外伤，并不困难。例如：上臂的畸形和局部的异常活动，可以很容易地作出肱骨骨折的初步诊断。但却不可能依靠这种明显的体征，去发现和诊断那种较轻微、较隐蔽的损伤。需要借助于系统的检查，尤其要注意在各类损伤中所共同具有的主要体征，以作出准确的判断。

在骨折时，主要体征就是压痛，固定而局限的压痛。压痛是各种骨折共有的体征。固定就是位置不变；局限就是集中在一个小范围，一点或是一条线上。例如，腕舟状骨骨折有时局部既无畸形、又无肿胀，甚至腕关节活动也不受限，但在“鼻烟壶”部（即伸拇长、短肌腱之间）则必定存在一个压痛点。儿童的无移位的胫骨斜形骨折，局部也不一定出现畸形和肿胀，有时甚至还可以走路，但沿骨折线却有一条明显的压痛线。有些骨骺损伤，不仅可以没有肿胀畸形，甚至连X线片也难以作出判断，但在沿该骨骺板的一周，则存在一条明确的压痛环，最终通过该骨骺损伤造成的发育障碍而获得证实。

存在压痛点，并不一定就存在骨折，当然还需结合其他检查加以肯定或除外。但任何一个骨折，即使所有体征都不存在，也会找到其相应的压痛点。抓住这个主要体征，不仅有利于发现较隐蔽的骨折，而且在检查一个不合作的受伤儿童或是婴儿时，也往往是诊断的突破点，甚至是唯一的临床根据。就是在浅昏迷的患者，或是其他原因无法申诉病史的患者，寻找到局限的压痛点时，也往往会引出患者某些保护性的反应。

检查压痛应根据不同部位而有所变化。对长管骨可以沿其轴线寻找，在手指、足趾等短管状骨则可以顺其轴线纵向挤压诱发其痛点，即向轴心挤压痛。对一些深在的骨端，则可以顺轴线叩击，检查有无疼痛，即向轴心叩击痛，例如叩击股骨大粗隆部以发现股骨颈部有无疼痛。

所谓典型体征，则是指某一种脱位或骨折时所具有的一组特有的体征。熟悉这些体征，即使是在不具备更多的检查条件，甚至不能进行X线检查时，也能作出较确切的诊断，如见到髋关节屈曲、内收、内旋和短缩畸形时，便可作出髋关节后脱位的初步诊断，发现方肩和Dugas征阳性时，又会得出肩关节前脱位的印象。大多脱位都具有一组典型体征，而只有少数骨折，主要是近关节部位的骨折，才具备某些典型体征，例如Colles骨折的桡骨远端枪刺样畸形等。

三、了解损伤形成的全过程

骨与关节损伤是如何形成的？外力作用于人体的某个部位，由于人体运动系统本身的特点，和受伤当时所存在的不同状态，以及个体的差异，而产生了各个不同的损伤。根据询问病史所获得的受伤情况，了解到外力是如何作用于人体的。再根据病史、体检及影像学所见进行全面分析，进一步了解到，外力又是如何通过人体内部的具体条件，最终造成了骨或关节损伤。后者即损伤形成的创伤机制。

通常把外力区分为直接暴力和间接暴力。直接暴力包括撞击暴力、压砸暴力和穿凿暴力。间接暴力包括成角（杠杆）暴力、扭转暴力、传导暴力及撕脱暴力。

受伤情况和创伤机制应该是相互联系的，是一致的。直接暴力致伤，其受伤情况和创伤机制基本上是同一件事。例如：重物砸在脚上造成跖骨骨折，这既是受伤情况，也是创伤机制。间接暴力致伤，其致伤的外力作用点和发生损伤的部位不在一起，但其受伤情况和创伤机制仍然是一致的。从高处跌下，臀部着地（受伤情况），以致腰椎在屈曲位承受垂直传导暴力，发生腰椎椎体压缩骨折（创伤机制）。滑冰时重心不稳，足向内反转扭伤跌倒（受伤情况），以致外踝撕断，内踝被距骨撞击断裂，踝关节半脱位（创伤机制）。可见，受伤情况和创伤机制实际上就是造成损伤的外因和内因。把两者联系起来，就是为了弄清外力是如何通过人体的内部条件造成损伤的。这就是损伤形成的全过程。

同一受伤情况，可以诱发不同的创伤机制。同是跌倒时手撑地致伤，但由于年龄的差异，在老年人则往往是Colles骨折，而在儿童则多为伸展型肱骨髁上骨折。同是跌倒时手撑地致伤，同是青年患者，但由于着地时上肢与地面接触的角度不同，肘关节屈曲的程度有别，既可以产生前臂双骨折，也可以造成肘关节脱位。

同一创伤机制，也可以是不同的受伤情况或原因所引起。因传导暴力引起的髋关节后脱位，既可以是由于急刹车时，膝部顶在前座上所造成，也可以由于弯腰工作时，重物落于腰背部所造成。因为它们都具备同一的内在因素，即髋关节同样处于屈曲位。

了解损伤形成的全过程，是为了正确指导治疗。不认识损伤形成的规律，就不可能进行正确的治疗。例如，不了解老年患者股骨颈骨折的“外展”、“中间”、“内收”型，是同一机制，即外旋伸展的应力造成的骨折轻重不同的阶段（少数年轻患者股骨颈骨折的发生机制有所不同），而错误地认为是由于“外展”应力或“内收”应力造成的两种类型，就会忽略了“外展”型股骨颈骨折可以发展成为“内收”型的可能，从而放松了治疗与观察（见图2-15）。通过大量的临床病例分析总结，以及实验研究方面的报告，对许多部位骨与关节损伤的发生规律、创伤机制已有所了解。但结合每个具体病例，往往仍需作具体分析。

无论是体检或是X线片，都只能显示出一个在伤后已经形成的静止的创伤情况。我们了解受伤情况和创伤机制，就是为了把这种静止的印象还原为形成创伤过程的运动状态。但仅此还不够，为了治疗的目的，还必须探讨损伤局部在伤后的解剖特点，从而发现其进一步的运动趋势，这就是创伤解剖（详见第二章之二及六）。

治疗骨关节损伤也和治疗其他疾患一样，不能机械地按照诊断“对号入座”，一定要有分析地区别对待。了解受伤情况，创伤机制和创伤解剖，就是要弄清每个病例在发生创伤时和发生创伤后的运动特点，给以适当的有效的处理，以求得最理想的疗效。这是从诊断到作出治疗方案的必经过程。

四、不要忽略多发损伤、合并损伤及损伤并发症

在现代工农业生产、交通、运输事故中，以及某些自然灾害时所造成的人体创伤往往是复杂的、多发的。这种由于同一致伤外因所引起的多发损伤，在就诊时其症状和体征可能有重有轻，有的明显，有的隐晦。因此，有些损伤可能被主要的或显著的损伤所掩盖而不易发觉。例如，脊柱骨折脱位合并截瘫，其截瘫水平以下的某些较轻微的骨折就容易被忽略。也有些损伤早期体征可能极不肯定，例如某些颅脑损伤、脾破裂等，也容易因获得了其他明显的骨关节损伤的诊断而使之忽略。可见，对受伤情况较复杂的患者(例如塌方、坠落、车祸、爆炸等原因造成的)，既要在急诊时通过周密的系统检查发现问题，有的还需要在一定时间内进行严密细致的观察，以防漏诊。

在同一部位或相邻部位，也往往由于一次外伤而造成多种组织损伤，这些损伤彼此之间关系十分密切，其中大部分是因果关系。例如，肱骨干下 1/3 骨折引起桡神经损伤、股骨髁上骨折引起动脉断裂、骨盆骨折引起尿道断裂、肋骨骨折引起血气胸等，这些都称之为合并损伤。

另外一部分则无因果关系，而只是由于同一外力直接造成的。例如，锐器砍伤造成的皮肤裂伤，肌腱、神经、血管断裂和骨折，车轮碾压造成的骨折和同部位的皮肤碾挫伤等。这些也称之为合并损伤，而以骨、关节损伤为主，即骨、关节损伤合并其他损伤。

有的合并损伤从一开始就已经成为主要矛盾，例如脊柱骨折脱位合并截瘫，其合并损伤显然比脊柱损伤本身严重得多，自然不易被人忽略。但也确有不少合并损伤，由于各种原因在一开始并未引起注意，以致延误了治疗。

其原因之一：就诊当时，患者处于昏迷或休克状态，无法取得其合作，体检有一定困难。

其二：原发损伤所造成的某些影响与合并损伤相混淆，辨认不清。例如肱骨髁上骨折的患儿因惧怕疼痛而不敢活动患手，与并发的正中神经损伤相混淆。

其三：合并损伤与其他损伤相混淆，不易区别。例如小腿及足部的碾挫伤而致远端肿胀，触摸不清，可能与同时存在的腘动脉损伤混淆。

其四：就诊前的某些不当处理，如使用止血带时间过久、过紧的夹板、粗暴的“整复”等所造成的影响，可能掩盖了原已形成的合并损伤。当然，有些合并损伤就是这些不当的处理本身所引起的。

无论是哪种情况，只要发现有疑点而又暂时不能确定的，切勿轻率地排除，而必须严密观察，判断清楚为止，肯定或除外诊断。

除去脊柱骨折并发截瘫，肋骨骨折并发血气胸等类似情况而外，其他合并损伤往往在急诊时表现为次要矛盾，而实际上多数合并损伤在既已形成后，立即或逐渐变成了主要矛盾。耻骨支骨折仅仅是短期的痛苦与活动不便，而其合并的尿道损伤则可以引起严重得多的早期和后期的治疗困难。股骨髁上骨折经过妥善的治疗，是可以恢复正常功能的，而并发的腘动脉栓塞却可能造成丧失小腿的悲惨后果。更能说明问题，也是教训最多的则是开放性骨折。自外而内的开放性骨折，其骨折与皮肤裂伤实际上是同一外力造成的多发损伤，而自内而外的开放骨折，皮肤裂伤是骨折哆出造成的，实际是骨折的合并损伤。有时皮肤损伤不大，但也恰恰经常因轻视了这类皮肤损伤的处理，而引起坏死、感染、慢性骨髓炎等一系列严重的后果。因此，必须从一开始就十分重视合并损伤的诊断和处理。

外伤引起的人体全身性的病理生理反应，例如休克、急性肾衰竭、脂肪栓塞、微血管内弥漫性凝血等，外伤局部在伤后逐渐发展而形成的病理生理反应，例如感染、骨筋膜室综合征、组织坏死等，称之为骨、关节损伤的损伤并发症。这些损伤并发症往往比原发损伤严重得多，但由于有个发展过程，在一开始可以并无迹象，而未引起注意，因此，必须十分熟悉在哪些情况下哪些部位的哪些损伤容易引起哪些并发症，例如严重的骨盆骨折易合并出血性休克、股骨干骨折易合并脂肪栓塞、小腿骨折易合并骨筋膜室综合征等。对容易引起损伤并发症的病例应高度警惕，系统检查，严密观察，积极预防。

五、诊断既要及时，又要作为一个过程

对骨关节损伤要尽早作出全面而确切的诊断，这是一条坚定不移的原则。但同时也需要看到，有些损

伤的诊断需要有一个逐渐确立的过程。

昏迷、休克等伤情严重的患者，如一时无法了解其受伤情况，又不允许进行详细检查时，则应首先设法及时查清其造成昏迷或休克的原因，次要的损伤可以先行临时性的保护，情况好转后逐步查明。有些局部情况一时不能得到详细检查的，也可以留待以后确诊。例如膝关节损伤急性期关节肿胀，在除外一些明显的损伤，如骨折、韧带伤以后，暂不能作进一步检查时，可以先给以"膝关节内扰乱"这一过渡性的诊断。其"内扰乱"的实质是什么，再根据病情的转化，作进一步的检查。

伤情可能有进一步演变的，应根据其发展趋势进行观察，脊柱骨折并发截瘫的患者，有时需要根据其演变来区别究竟是脊髓休克，还是脊髓横断性损伤。骨折合并皮肤碾挫伤的，也要根据其皮肤出现坏死与否，来判断其是否为潜在性开放骨折。有继发于某种损伤的新的病情趋势时，例如脂肪栓塞、骨筋膜室综合征等，则应积极预防，一旦出现，尽快作出确切诊断。

根据诊断，及早进行治疗是理所当然的，但也不能把诊断和治疗截然分为两个阶段。治疗的开始并不意味着诊断的结束，这在以上叙述中已有佐证。此外，治疗本身也可成为诊断的过程。试验治疗就是以治疗作为诊断的手段，这种做法在骨关节损伤中不如内科系统应用得多，但从治疗中发现了问题从而纠正或补充了诊断的情况却并非偶见。

我们所以要讲："诊断既要及时，又要作为一个过程"，是为了防止两种倾向。一种倾向是犹豫不决，无端拖延；另一种则是只顾当时，不看发展。而两种倾向所造成的后果同样严重，往往使治疗失掉时机，陷于被动，影响预后。

六、把误诊和漏诊率减少到最低限度

为什么会发生误诊漏诊？除主观上不够细心外，也有技术上的客观原因。前几节中已提及一些，现再根据临床上最常见的情况，作一综合归纳，以便更加有所警惕。

误诊最容易发生于以下几种情况：

1. 正常骨骼影像容易误诊为骨折的有：骨营养动脉，副骨，如足副舟骨（图 4-1），距骨后结节（图 4-2），软组织与骨骼影像的重叠，骨骼相互间影像的重叠，如跖骨基底的重叠（图 4-1）等。

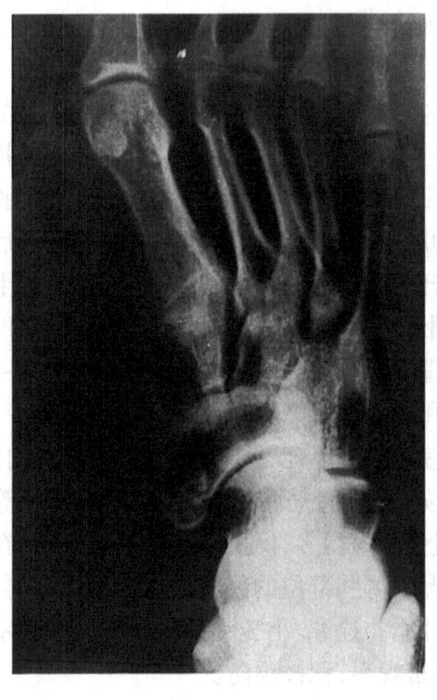

图 4-1 足副舟骨、楔骨基底重叠之影像，易被误认为骨折

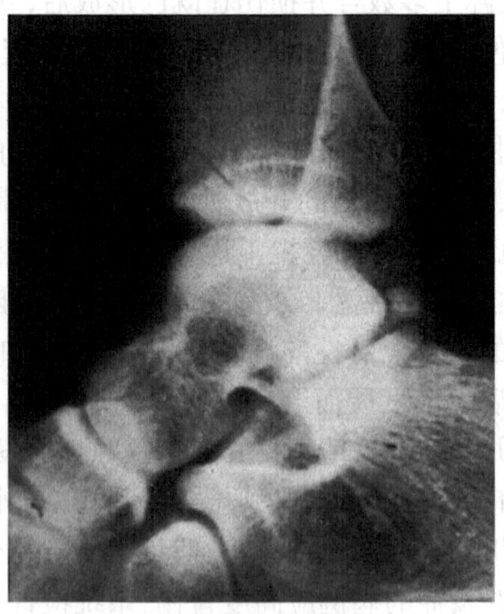

图 4-2 距骨后结节

2. 骨骺影像由于骨骺软骨不显影，因此往往造成诊断上的困难。

（1）正常骨骺线误诊为骨折，常见的有肱骨头、尺骨鹰嘴、肱骨滑车、肱骨外上髁及跟骨骨骺（图 4-3）。

（2）较小化骨核误诊为撕脱骨折，如肱骨内（外）上髁、股骨大粗隆骨骺（图 4-3）。

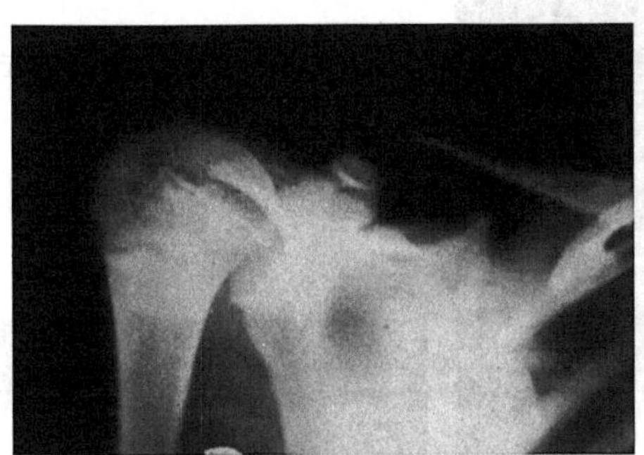

(1) 肱骨上端骨骺线往往呈双线，易误为肱骨外科颈骨折

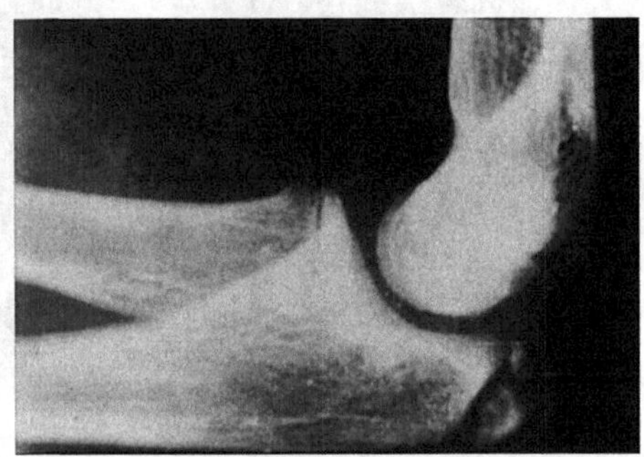

(2) 尺骨鹰嘴骨骺往往不止一个化骨核

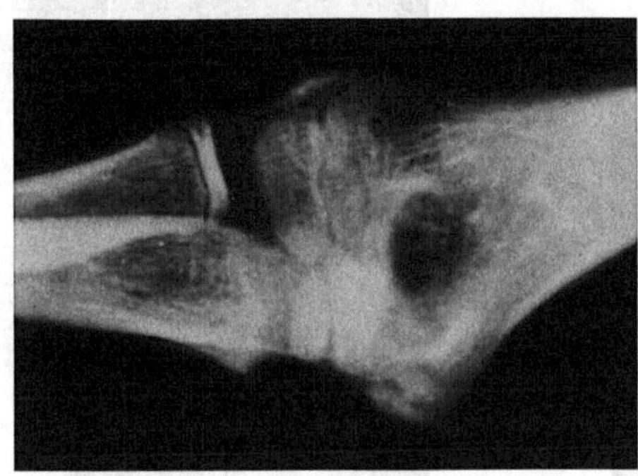

(3) 肘部骨骺多，出现年龄早晚差别较大；肱骨外上髁之骨骺小，易误认为骨折片

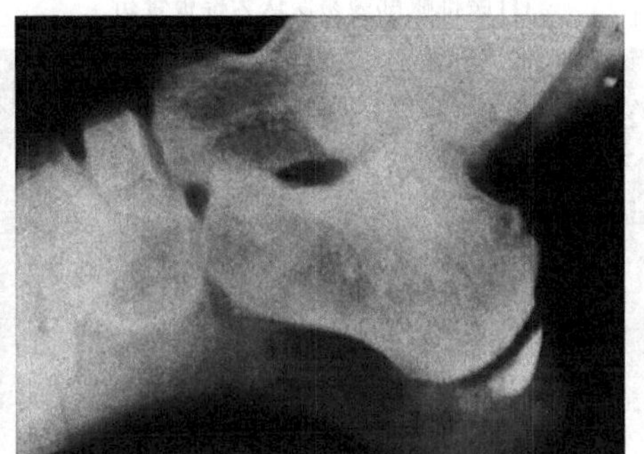

(4) 跟骨骨骺

图 4-3 正常的骨骺线易误诊为骨折

（3）肘部骨骼损伤，尤其是肱骨下端全骺分离误诊的机会很多（图 4-4）。

3. 先天性异常如枢椎齿状突不连，腰椎横突外端和椎体前上缘的额外骨骺、腰椎峡部裂、先天性髋关节脱位、先天性髋内翻、先天性胫骨假关节、二分髌骨、二分种子骨等（图 4-5）。

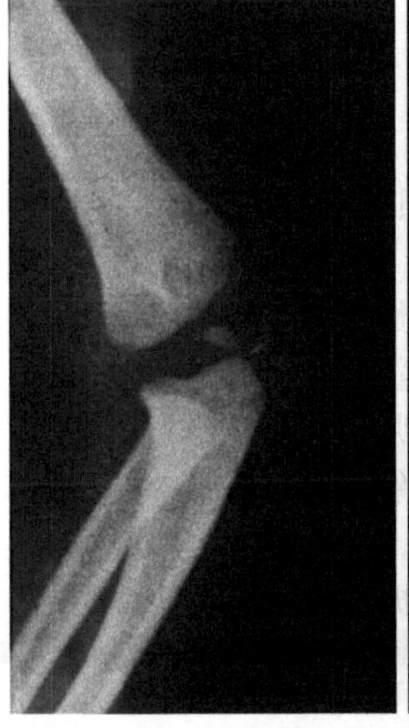

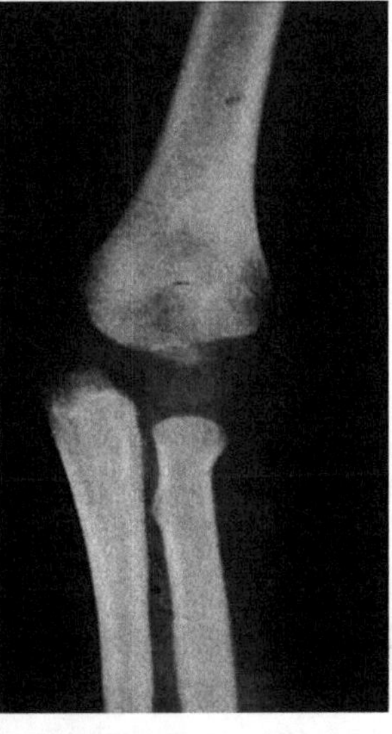

图 4-4 肱骨下端全骺分离易误诊为肱骨外髁骨折合并肘关节脱位

4. 病理改变如脊椎骨骺炎的椎体楔形变被误诊为压缩性骨折（图 4-6）、病理性骨折或化脓性关节炎，病理脱位被误诊为外伤性骨折脱位等。

5. 疲劳骨折有时被误诊为肿瘤。

在骨科知识较欠缺的情况下，为了避免发生如上的各种误诊，应该十分重视病史和临床检查。有怀疑时，可通过拍健侧X线片作对比来鉴别。在X线片上，骨折影像和正常影像的区别一般说来为：前者的裂纹不平整、不规则，而后者则多较光滑、整齐。

关于漏诊，则更应注意加强工作上的责任感。对以下各种情况需要特别注意。

（1）昏迷、休克的患者，不容许进行全面检查或检查不满意。

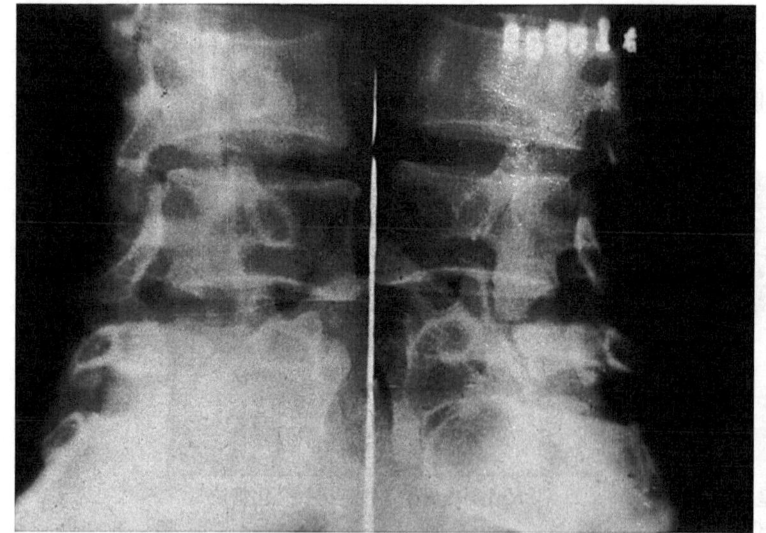

(1) 腰椎峡部裂易误认为椎板骨折

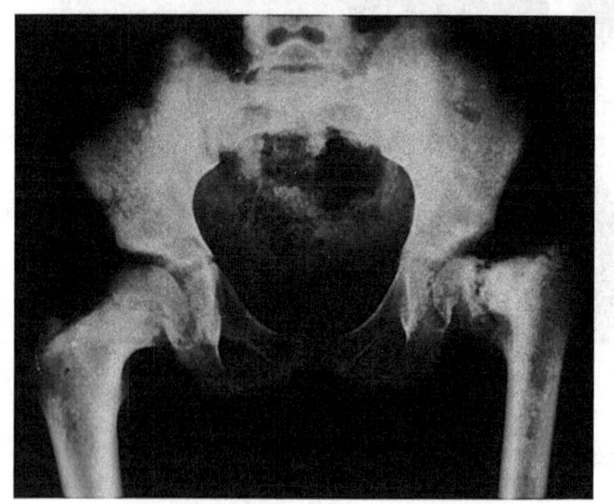

(2) 先天性髋内翻畸形易误认为股骨颈骨折

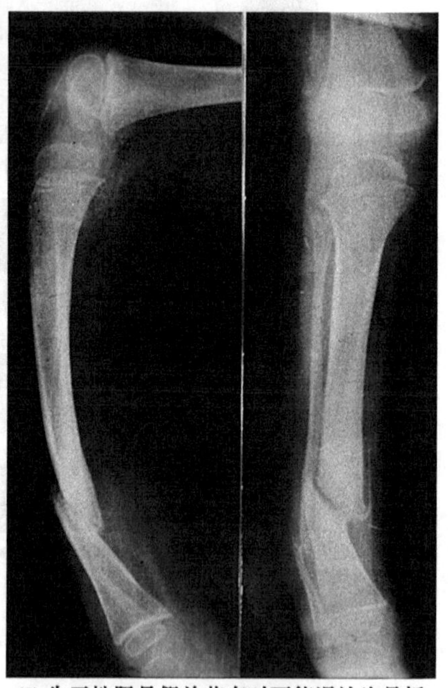

(3) 先天性胫骨假关节有时可能误认为骨折

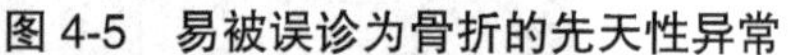

图 4-5 易被误诊为骨折的先天性异常

(2) 截瘫水平以下的损伤,局部体征可能很不明显。

(3) 多发损伤时的次要损伤,可能被暂时掩盖。

(4) 婴儿或不合作的儿童病史不明,检查困难。

(5) 早期X线片显像不明,而又未随诊。

(6) 不易辨认的重叠影像,如某些腕骨骨折。

(7) 少见的骨折脱位,如肩锁关节脱位、肩关节后脱位、半肱骨小头骨折、腕月骨周围脱位(图4-7~10)。

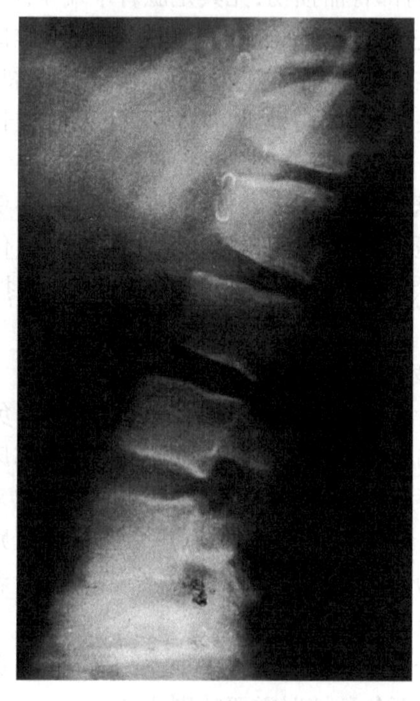

图 4-6 脊椎骨骺炎的椎体楔形变易误诊为椎体压缩骨折

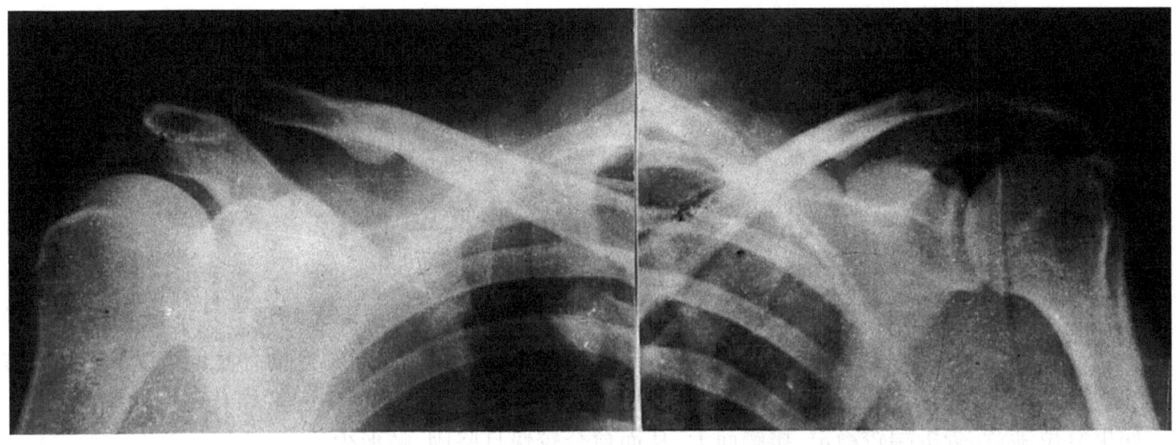

图 4-7 肩锁关节脱位，照健侧 X 线片对比，以充分显示其脱位的程度

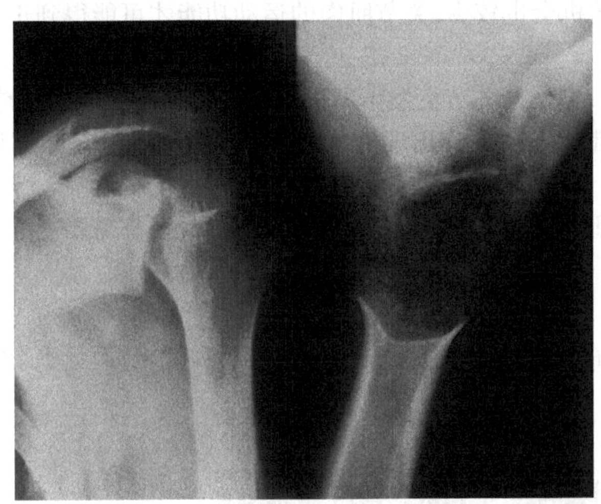

图 4-8 肩关节后脱位

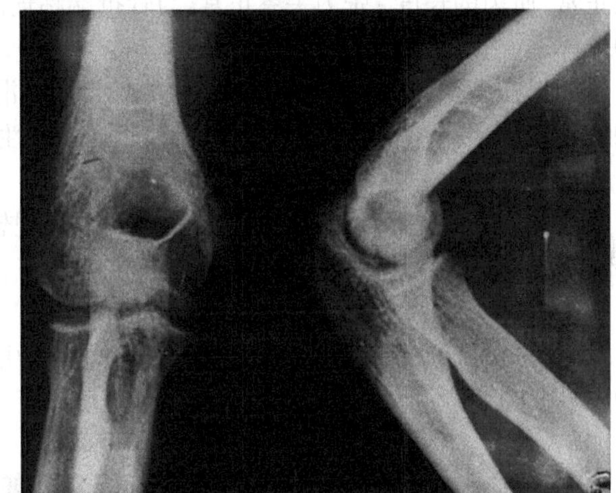

图 4-9 半肱骨小头骨折

(8) 对功能无明显影响的损伤，如腓骨骨折、无移位的肋骨骨折、腰椎横突骨折。

这些原因，或是主要矛盾暂时掩盖了某些次要的矛盾，或是识别能力限制所造成的漏诊和误诊，都不是绝对不可避免的。只要我们高度负责，问清病史，作耐心细致的系统检查，抓住主要体征和典型体征，不轻易除外一个疑点，严密观察，就一定可以及时做出正确和全面的诊断，误诊和漏诊是可以减少到最低限度的。

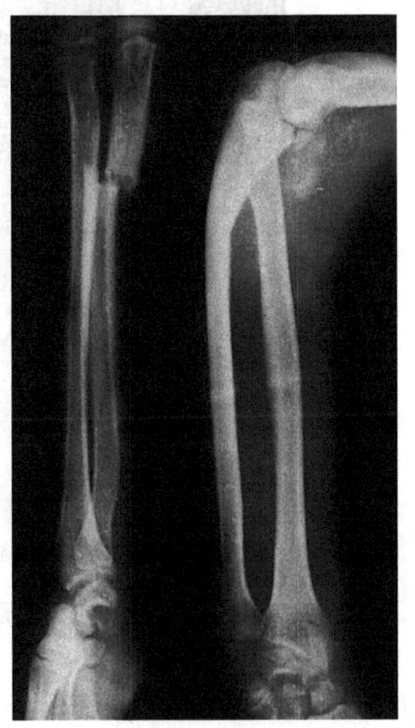

图 4-10 腕月骨周围脱位
(上端为屈曲型 Monteggia 骨折)

第二节 骨折复位

一、骨折是否需要复位

(一) 骨折需要复位的理由

治疗骨折的最终目的是使患肢功能得到最大限度的恢复,并在外观上无畸形。功能恢复取决于三个方面,即骨折的愈合、关节与肌肉正常运动的恢复和不出现后遗症。任何一方面存在问题,都会影响功能恢复的程度。除去创伤本身的条件而外,骨折复位理想与否和上述三方面的因素均有密切的关系。

如果复位满意,骨折端较稳定,接触面大,从而愈合较快且坚固,畸形少。

如果复位满意,进行早期功能锻炼便有了基础,而且当骨折愈合后,肢体在各运动面上的关节轴线接近正常,肌肉的长度-张力关系正常,与骨折端粘连的机会也较少,关节肌肉的运动功能才可能得到正常的发挥。

如果在满意的位置上愈合,关节内的骨折面平滑,创伤性关节炎发生的机会相对减少,关节外的骨折轴线正常,折端平整,晚期迟发性神经炎、肌腱自发性断裂等并发症出现机会少,因占位关系而引起的水肿出现也较少。

由此可见,骨折不但需要复位,而且应该取得理想的复位。但必须指出并非所有的骨折都需要复位。

(二) 不需要复位的骨折

当骨折无移位时,即不存在需要复位的问题。

当骨折只存在轻度移位,也无复位的必要。往往在这种原始移位的位置上反而更为稳定,而且不影响功能(图 4-11)。

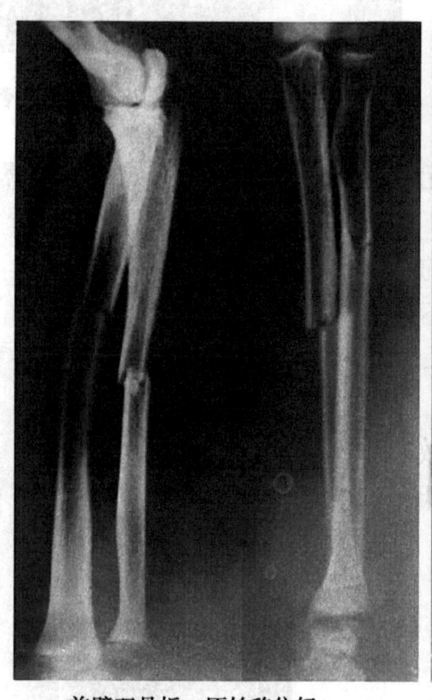

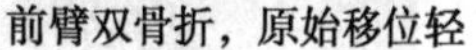

前臂双骨折,原始移位轻

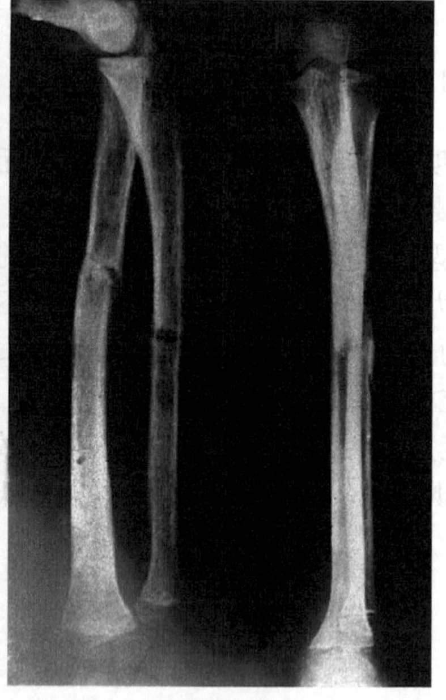

固定5周半,临床愈合,位置无明显改变

图 4-11 原始移位轻、稳定,可不复位的骨折

当骨折嵌入在有限度的畸形位置时,不必要为了复位而破坏其已存在的稳定性(图 4-12)。

当骨折即使有明显的移位,但在复位后既无法获得有效的外固定,又无必要采用内固定时(例如肋骨骨折),也无需多此一举。

(三) 复位并非只有利而无弊

只要进行复位操作，就会增加创伤。当行手法复位时，手法愈重，次数愈多，增加创伤的机会和程度也愈大。当行手术复位时，除了偶尔可能引起感染外，更重要的则是手术本身的创伤，对骨膜的剥离，使骨端血运遭到进一步的破坏。除此之外，当然还有上述的因复位而丧失了原有的稳定性，或是因手法粗暴，造成骨折片的完全离断，或是破坏了软组织铰链，而把基本上稳定的骨折变为不稳定骨折等更为严重的问题。

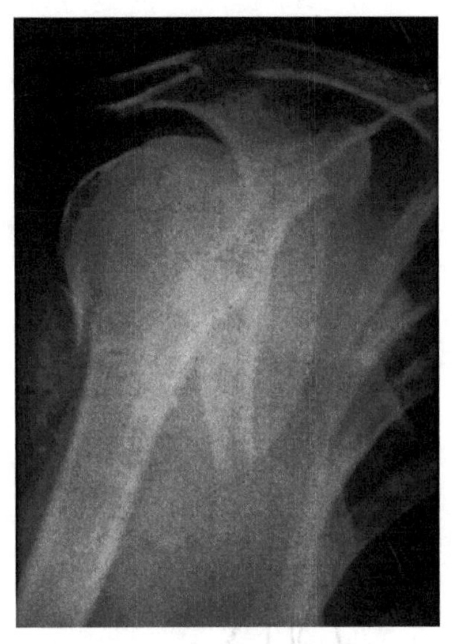

图 4-12　嵌入骨折，且正侧位均无明显畸形，不需复位

因此，在复位时，必须将其不利因素考虑在内，全面权衡其利弊。我们讲全面权衡，并非由于利弊相当，而是因为对其不利的方面往往估计不足。临床上大多数情况，复位是利多弊少的；但如果根本不顾其弊端，则即使在本来利多弊少的条件下，也会引出相反的结果。

全面权衡，既要考虑到需要或不需要复位，也要考虑到对需要复位的骨折采取手法或手术何者更为得当?

对复位有了利弊两方面的认识，作了全面的权衡，才能正确掌握复位的尺度、复位的时机和复位的方法。

二、把复位的要求与可能统一起来

(一) 人体正常运动功能的基础

从运动系统本身来看(不涉及神经支配)，它应该具备以下几方面的基本条件：

1. 正常的肌力与肌肉的长度 - 张力关系　通过骨折部位的肌肉与骨折有粘连时，肌力将削弱。当骨干向一侧成角时，对侧肌肉因长度 - 张力关系(参见第二章之五)的改变而影响肌力。

2. 正常的关节活动范围。

3. 生理的关节运动轴　包括每个关节本身的轴线和各关节轴线的相互关系。上肢主要关节运动轴，肩关节有三个(图 4-13)：沿额面轴的运动是前屈、后伸，沿矢面轴的运动是内收、外展，沿垂直轴的运动是内旋、外旋。肘关节只有沿额面轴的屈曲与伸直运动(图 4-14)。腕关节有沿额面轴的背伸与掌屈，以及沿矢面轴的桡偏与尺偏(图 4-15)。前臂的旋转运动则是以桡骨上端为顶的圆锥形运动(图 4-16)。下肢的主要关节运动轴，髋关节有三个，与肩关节的相当(图 4-17)。膝关节的运动轴主要是额面轴，运动是屈曲与

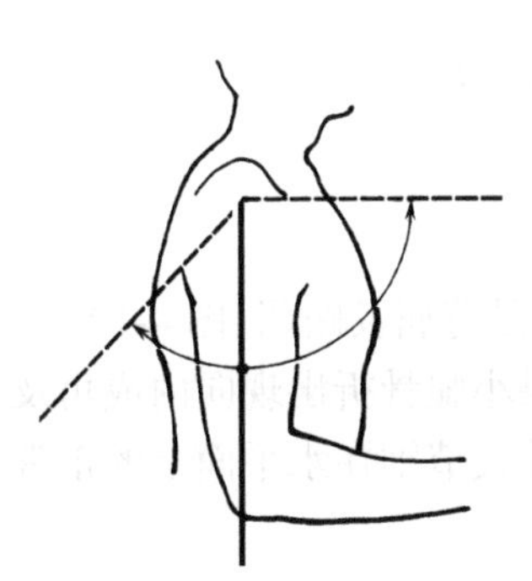

1. 沿额面轴的运动：前屈、后伸

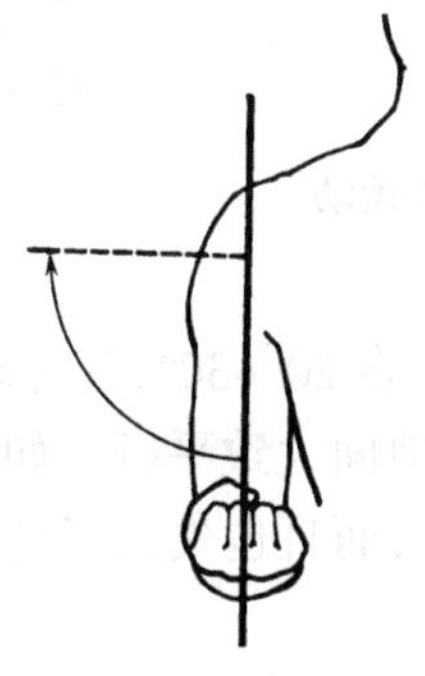

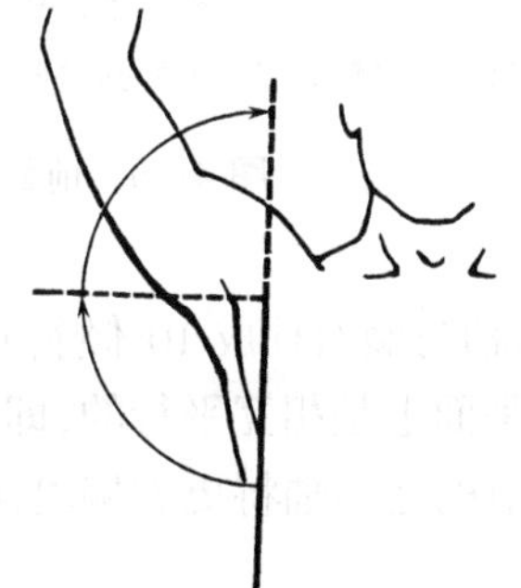

2. 沿矢面轴的运动：内收、外展
(上举为以外展为基础的复合动作)

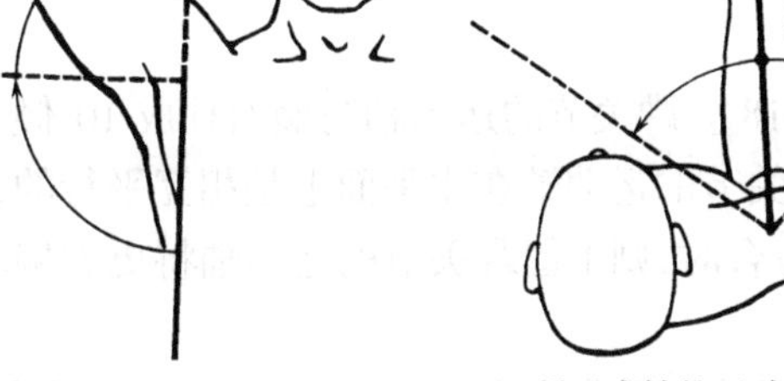

3. 沿垂直轴的运动：内旋、外旋

图 4-13　肩关节的运动

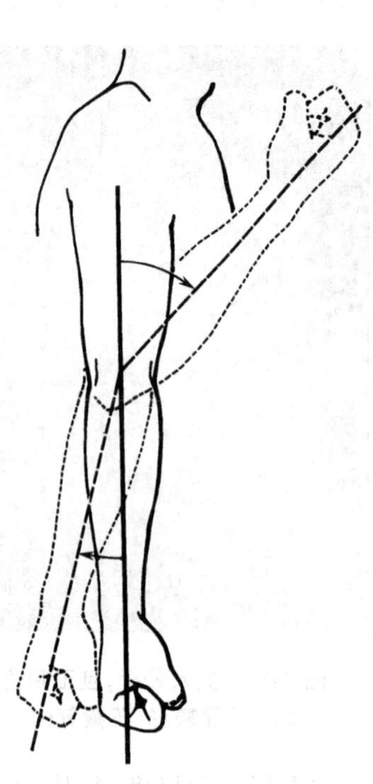

沿额面轴的运动：屈曲、伸直

图 4-14 肘关节的运动

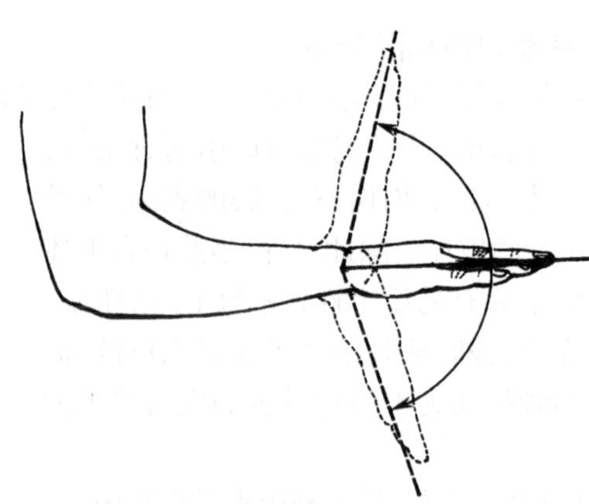

1. 沿额面轴的运动：背伸、掌屈

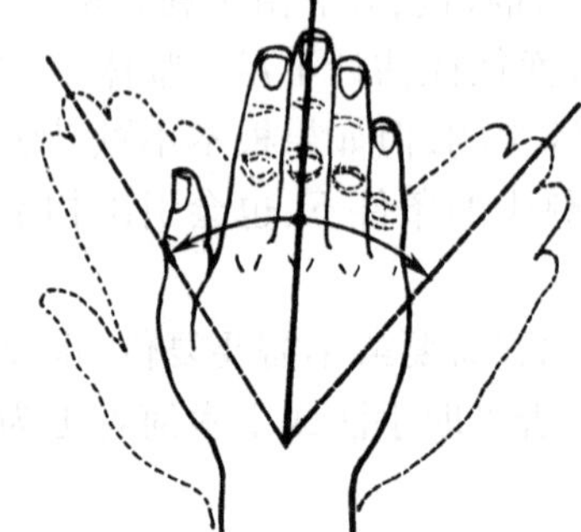

2. 沿矢面轴的运动：桡偏、尺偏

图 4-15 腕关节的运动

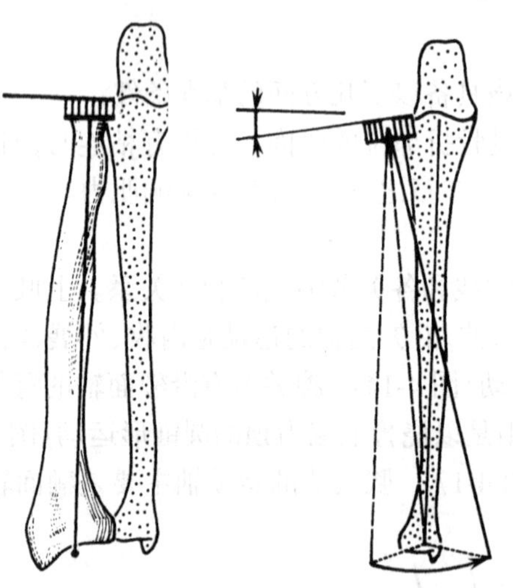

1. 前臂的旋转运动是以桡骨上端为顶的圆锥形运动

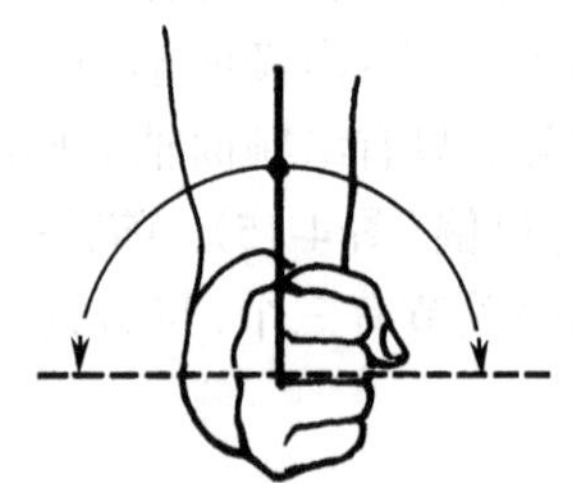

2. 旋后与旋前

图 4-16 前臂的旋转运动

伸直(图 4-18)。踝关节的运动轴与额面轴成 10°倾斜并向外旋 20°~30°,其运动是背屈及跖屈(图 4-19)。

膝、踝关节的运动轴在水平面上是相互平行的,即均与地面大致平行。如果小腿骨折出现向内成角及外旋畸形愈合时,则不但踝关节的运动轴将更加偏离额状面,而且也失去了与膝关节轴在水平面上的正常关系。

4. 生理的躯干曲线脊柱在矢状面上,颈及腰段是前突的,胸段是后突的,在额状面上是直的,没有侧方弯曲或倾斜。

5. 上、下肢生理的肢体轴线和骨干轴线肢体轴线是指整个上(下)肢的轴线。上肢轴线在肘部有 15°

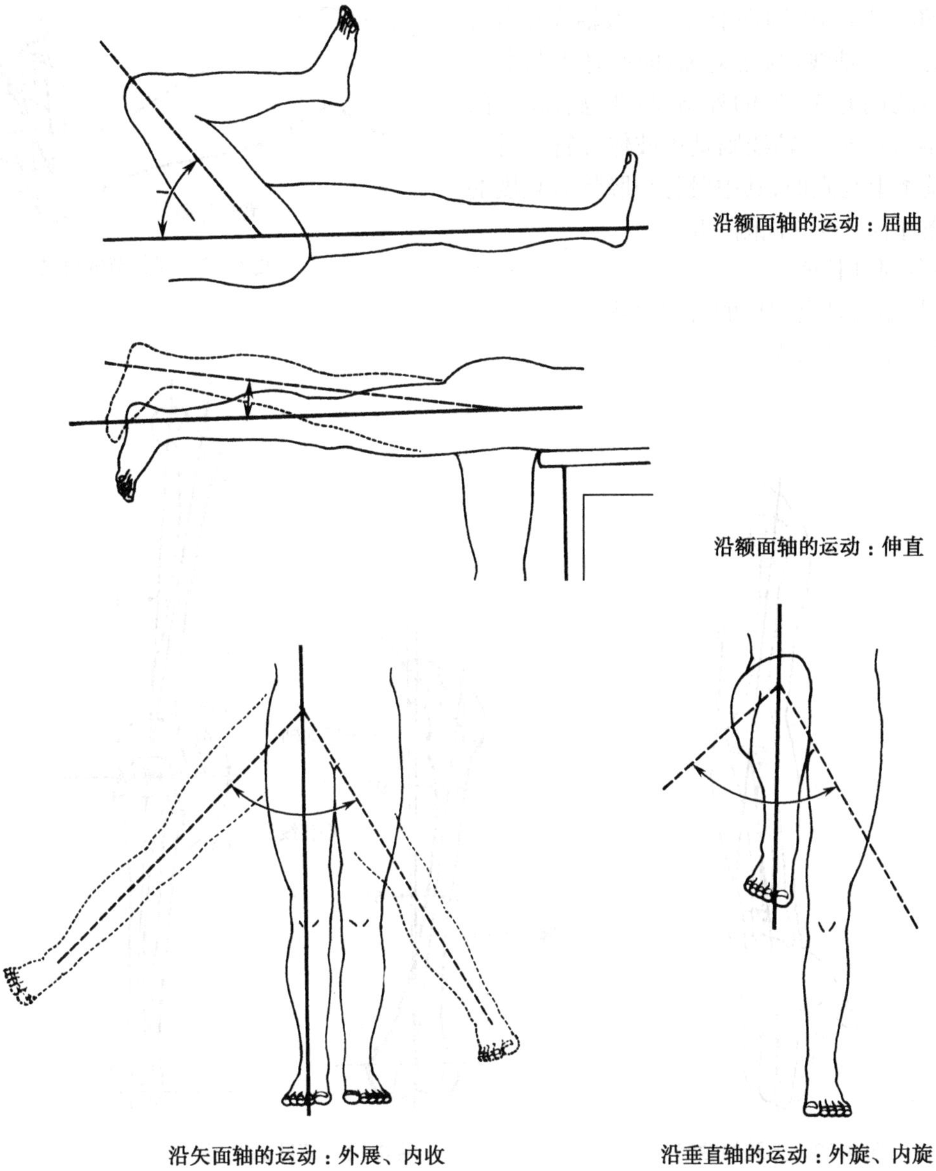

沿额面轴的运动：屈曲

沿额面轴的运动：伸直

沿矢面轴的运动：外展、内收

沿垂直轴的运动：外旋、内旋

图 4-17　髋关节的运动

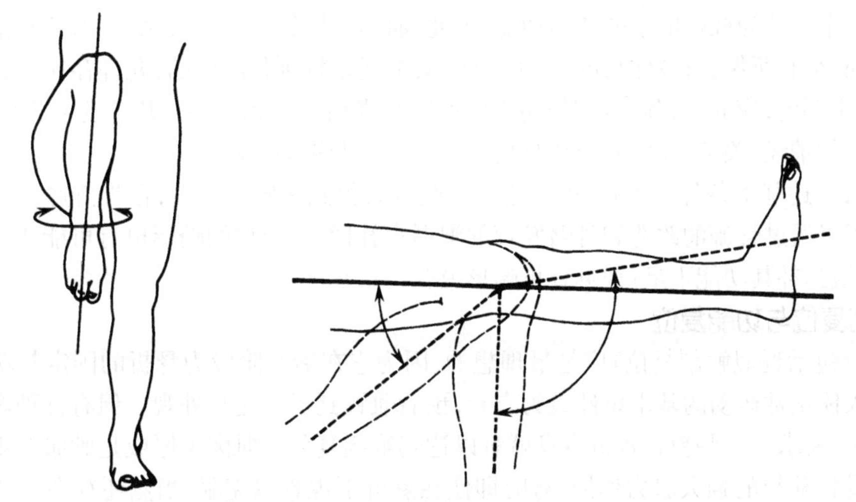

膝关节伸直、屈曲及旋转

沿额面轴的运动：伸直、屈曲

图 4-18　膝关节的运动

以内的外翻角(图 4-20),即携带角。下肢轴线在股骨的解剖轴(骨干的轴线)与运动轴(即股骨头与股骨髁间的连线)之间有 5°~7°的外倾,膝部也有相应的外翻角(图 4-21)。骨干轴线则是指肢体各管状骨本身的轴线,基本上是直的,其中股骨与胫骨有轻度的前侧弧度,桡骨有轻度的桡侧弧度。

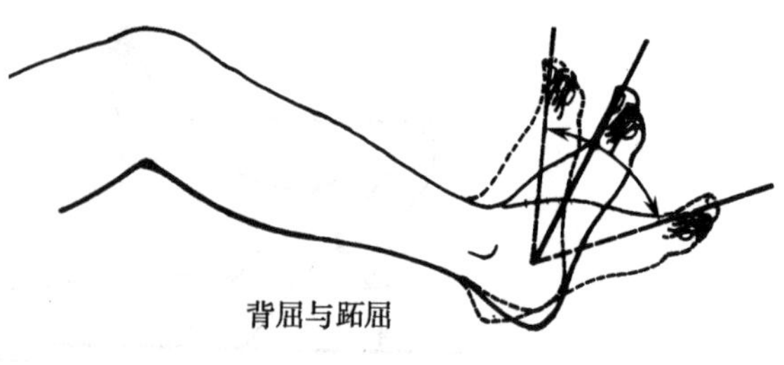

图 4-19 踝关节的运动

6. 下肢的对称长度。
7. 手的拇指与其余四指的对掌关系。
8. 足的正常纵弓与横弓。

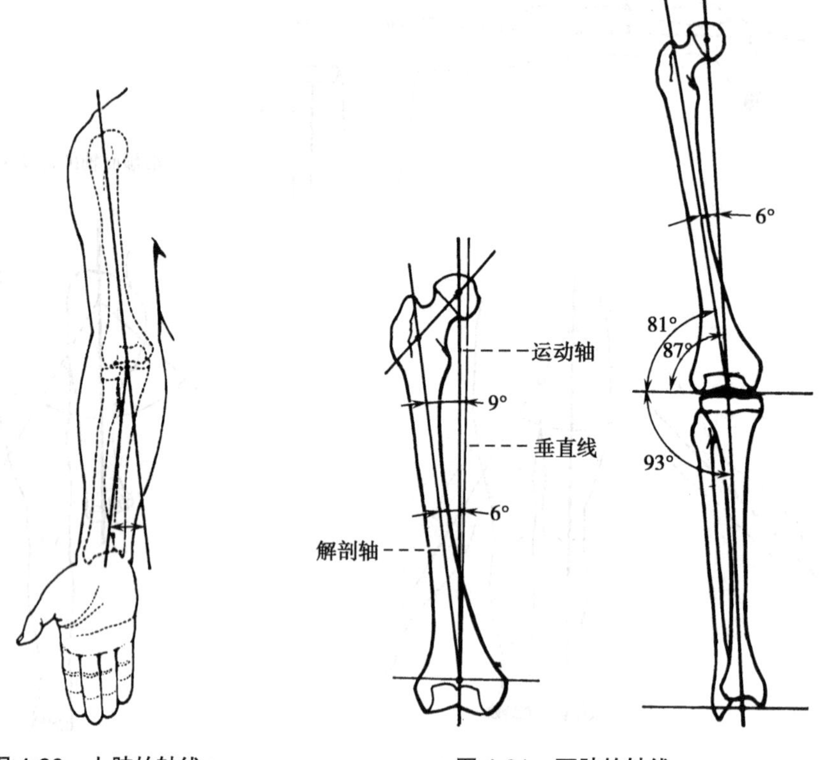

图 4-20 上肢的轴线　　图 4-21 下肢的轴线

然而,作为正常运动功能的这些基本条件并不是绝对的。在上肢,活动是主要的,应充分满足以胸锁关节为支点,整个上肢为杠杆的手的使用功能。因此,肌力、其长度-张力关系、关节活动范围、上肢的轴线、手的对掌关系必须有所保证;肢体长度、骨干轴线、关节运动轴则是次要的,允许存在一定的偏差。在下肢,负重及行走是主要的,应充分保障其在使用中的稳定与平衡。因此,肌力、其长度-张力关系、关节活动范围、肢体及骨干的轴线、关节运动轴、长度及足弓都应有较严格的要求。

另一方面,上述基本条件的欠缺,可以通过某些方式得到一定的补偿,在骨折愈合过程中以及随后的发育过程中,可以通过骨痂的改造和骨骼发育的塑形来补偿,已定型的畸形也有可能通过人体的姿势和关节代偿来部分地弥补其功能不足(详见骨折畸形愈合一章)。

(二) 解剖复位与功能复位

解剖复位(包括近似解剖复位)应是最理想的,因为它在治疗阶段为骨折的固定与功能锻炼打下了基础,恢复上述人体正常运动的基本条件最为有利,预后兼顾到了功能与外观。但有种种客观和主观上的原因妨碍达到这一要求。一些粉碎骨折本身就难以达到解剖复位。肌肉丰厚或是肿胀严重会增加手法操作的困难,造成骨折移位的强大肌力作用,有时即使在麻醉下也难以克服,当然还存在手法复位熟练程度上的差异,这些都足以使达到解剖复位的可能性受到或多或少的影响。此外,如前所述,由于复位操作必然会带来附加的创伤,如果不顾客观困难而一味追求解剖复位,则很可能出现与主观愿望极不一致的后果。

由于上下肢的要求各有不同，以及人体自身具备一定的代偿能力，因此，在不能获得解剖复位时，还有条件允许存在有限的复位差距。根据大量的临床经验，可将这种差距概括为：

1. 短缩　下肢在 1~2cm 以内，上肢可略多。

2. 成角　具有生理弧度的骨干，可允许与其弧度一致的 10°以内的成角。

3. 侧方移位　肱骨及股骨在与所属关节（肘及膝关节）的运动轴一致的平面上，允许 1/4 以内的侧方移位，即向内（外）的侧方移位，而不是向前向后的移位。否则，可能影响肱二头肌或股四头肌的运动（图 4-22）。尺桡骨可允许 1/4 以内的侧方移位，胫骨尽可能不出现侧方移位。

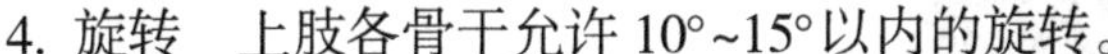

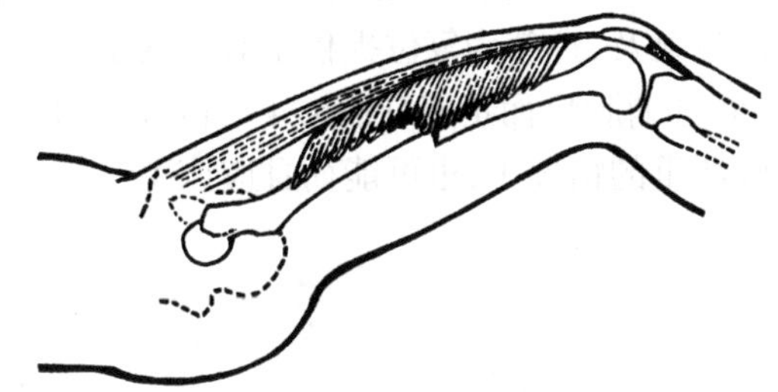

图 4-22　较严重的前后侧移畸形愈合对肌肉运动可能产生的影响

肌肉运动的径路不平滑以及与骨折端的粘连，均可能影响肌肉收缩的功效

4. 旋转　上肢各骨干允许 10°~15°以内的旋转。

涉及关节的骨折和关节附近的骨折必须严格要求，应尽量达到解剖复位，儿童骨折则可比上述差距更宽些。

这些是手法复位的最低要求，在这种限度以内，基本上可不致影响功能的恢复，因此，可称之为功能复位。如果达不到功能复位的要求，则应作为复位失败，而需要进一步采取措施，例如重新复位或改行手术复位等。至于超出最低限度以后，对功能的恢复究竟有何影响，将在骨折畸形愈合一章之三中说明。

在不过多增加创伤的条件下，尽可能达到解剖复位，至少不差于功能复位，这就是复位的原则。

三、手法复位

（一）复位的时机

骨折在伤后 1、2 小时内复位较易成功，有些甚至可以不用麻醉，即可复位或基本矫正。但由于某些原因，患者不能及时就诊，局部肿胀已经形成，势必增加了复位的困难。在这种情况下，如何掌握复位的时机？由于外力大小不同，骨折移位不同，肿胀程度不同，因此复位的时机无法以时间衡量，而应根据以下因素决定：

1. 复位成功的可能性　骨折移位较小，肿胀程度较轻，即使就诊晚，复位成功的机会也较多。

2. 引起并发症的危险大小　前臂及小腿在肿胀明显的条件下进行复位，引起并发症的危险较大，例如骨筋膜室综合征等。

3. 对重要组织已形成的威胁能否解除　移位的骨折端对邻近的神经、血管或皮肤已形成严重威胁时，必须尽快解除，如认为手法无把握，应考虑手术复位。

对于部分不能早期复位者（包括其他原因，如全身情况不允许），需要采取积极有效的措施，如抬高患肢、牵引、夹板制动等，争取肿胀较快消退，以利延期复位。

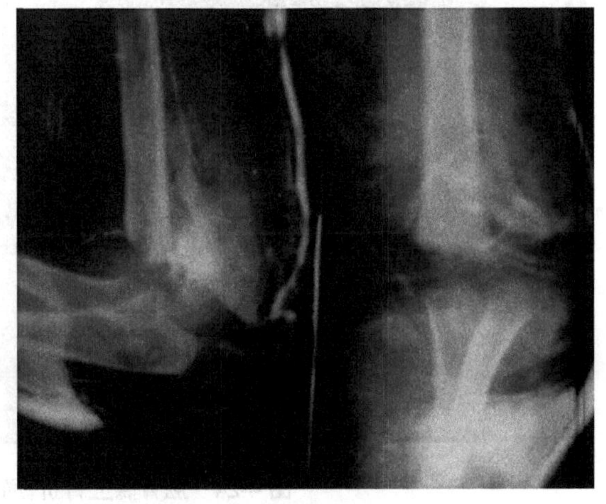

图 4-23　肱骨髁上骨折

因局部肿胀严重而延迟复位，先以石膏制动，抬高患肢，消肿时初期骨痂已形成

对于肿胀严重的骨折，应作具体分析。例如有些肱骨髁上骨折的患儿，在就诊时局部肿胀已十分严重，医生多认为这种情况下复位过于困难，而且易因操作而引起或加重肘部的神经血管并发症。因此，往往作为需要延期复位的“典型病例”看待。事实上，正是由于移位骨折端的占位关系和对肘前方血管的直接威胁，即使抬高患肢，或 Dunlop 牵引，也很难促

其迅速消肿，待到可行复位时，往往初期骨痂已形成，而丧失了手法复位的可能（图 4-23）。但即使肿胀十分严重，甚至已出现水疱，肱骨内外上髁的突起仍可触及，肱骨干下 1/3 两侧的骨嵴处于屈肘、伸肘肌之间，也可清楚触及，这就为复位提供了有利的条件。只要采取不对肘前方形成威胁的手法操作，不仅复位多可成功，而且消肿反而迅速（图 4-24）。因此，即使是对肘前方的神经血管并未形成威胁的肱骨髁上骨折，在肿胀较严重的情况下，也可能而且应该手法复位。

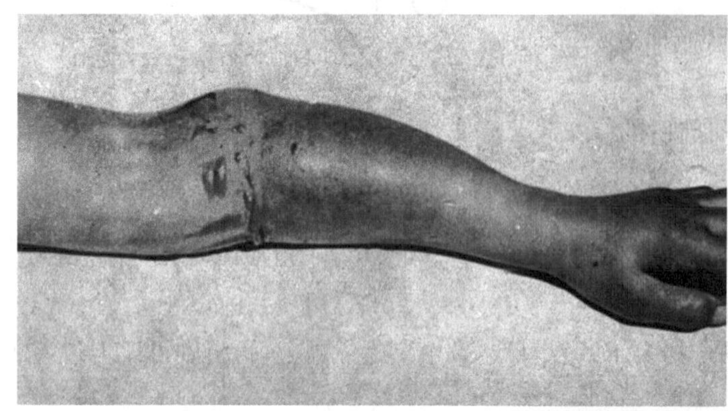

1. 就诊时局部畸形及肿胀严重且有水疱形成

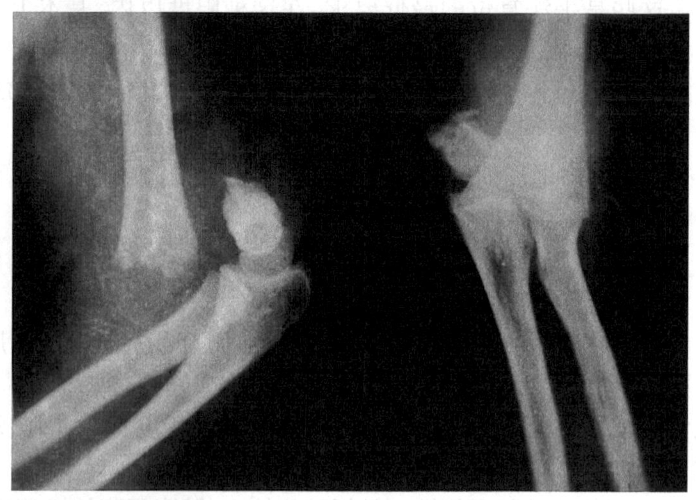

2. 骨折移位情况

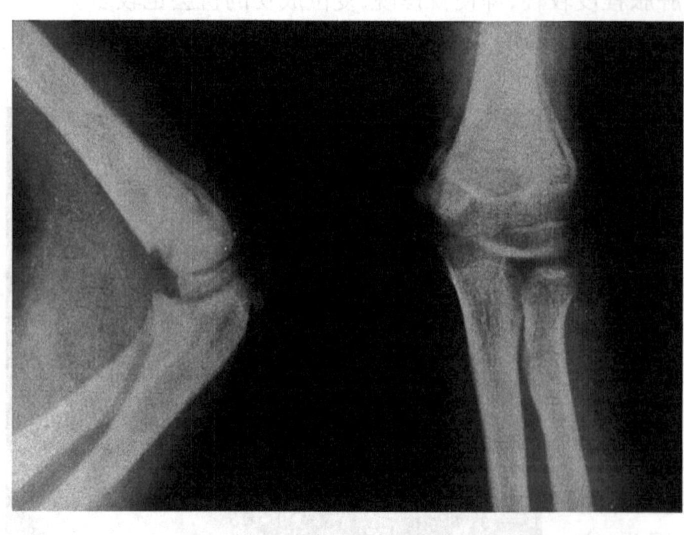

3. 骨折愈合时之位置

图 4-24 肱骨髁上骨折，局部肿胀严重，急诊手法闭合复位，以石膏托固定，肿胀迅速消退，骨折维持位置满意

（二）复位方案的制订

复位不能持有“试试看”的草率态度，必须在操作前认真分析创伤解剖和创伤机制，制订一个切合实际的复位方案。参与复位的人，在操作中相互默契，密切配合。心中无数，盲无目标，步调不一，往往导致失败。即使复位成功，也难免使局部创伤更加严重，或是丧失了原有的稳定因素。但在复位过程中，发现实际情况与方案不完全符合时，则需要调整方案，重新复位。要以方案指导操作，在操作中修正方案。

1. 明确复位步骤　方案是建立在对创伤解剖、创伤机制的了解和全面分析的基础上的。手法复位的一般规律是逆创伤机制进行，即按照该骨折形成的整个过程的先后顺序，逆转复位。有些骨折的复位有所例外，应作具体分析。制订方案首先即应明确复位的步骤。

2. 确定如何利用并保护骨折的稳定因素　要认清哪些是骨折的稳定因素，骨折的类型是否具备稳定条件，软组织铰链的存在状态如何等，以便充分利用这些稳定因素来协助并维护复位的位置，确定复位方案。

3. 确定如何消除肌肉收缩而造成的骨折移位作用　找出造成骨折移位或影响复位的主要肌肉因素为何，以确定消除其不利作用的方法。

4. 明确复位操作中的主要手法和辅助手法　有关这些问题的具体措施见下节。

总之，制订复位方案时要分析研究，进行复位时也需要脑手并用，而决不应该是单纯的手法操作。

（三）手法复位的要领

1. 利用触诊进行判断　X线的运用固然在很大程度上弥补了复位中触诊的不足，但X线透视并不能代替触诊。在复位时，术者和助手们手的感觉十分重要。实践证明：大部分关节外骨折，包括肌肉丰厚部位的骨干骨折在内，通过触诊是可能摸清骨折的基本情况，判断复位的大致程度，做到心中有数的。这种触诊的手法可概括如下：

台阶感：顺骨干轴线分别从正、侧面自上而下及自下而上地推移，寻找台阶感（图4-25），判断对位。

上下对比：在同一平面上，一手之手指夹持上骨折段，另一手夹持下段，相反方向横行推移，通过两手之对位关系，判断骨折上、下段之对位程度（图4-26）。如前述，肱骨髁上骨折时，一手夹持肱骨干下1/3的两侧，触及骨干的部位必然在肘屈伸肌群的间隙，另一手夹持肱骨内、外上髁，通过术者两手的对比，不仅可以判断侧方移位的矫正程度，也可以通过两手各自形成的夹持平面，判断旋转移位是否存在。

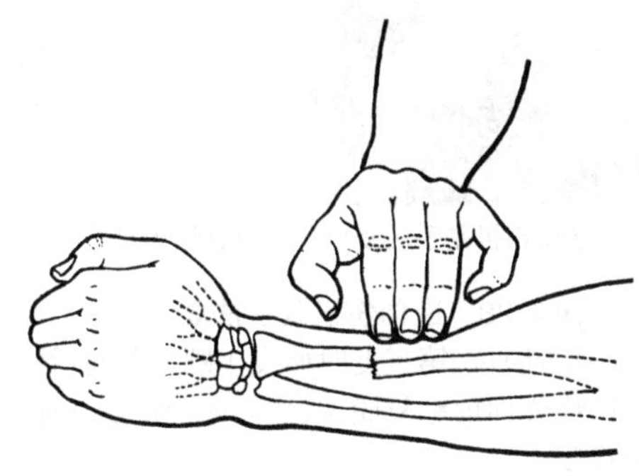

图4-25　顺骨干轴线上、下推移，寻找“台阶”感

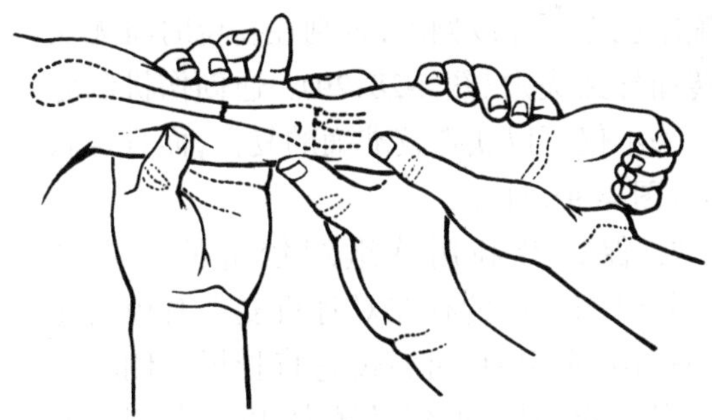

图4-26　两手分别夹持骨折段，上、下对比

骨端摩擦感：当横向推移（向左右或向前后）骨折上、下段，而使之互相接触时，可获得骨摩擦感。如系骨皮质与骨皮质摩擦，感觉较滑钝，说明短缩尚未克服；如系骨端与骨端接触时，感觉则明显粗滞，说明短缩已克服，且骨端已有对位。根据横向推移骨折段的方向和骨摩擦感的关系，还可判断两骨折端的相互位置（图4-27）。

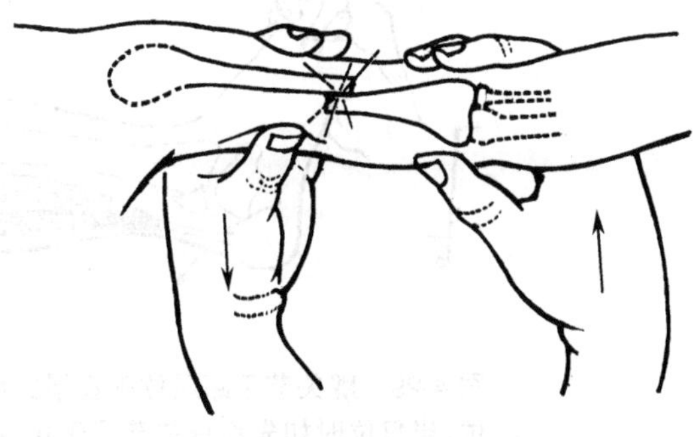

图4-27　横向推移，寻找骨端摩擦感

稳定感：完全移位的稳定性骨折，一旦复位（或部分复位）后，立即恢复了其作为支柱作用的稳定感，短

缩及错位的趋势消失，而代之以成角的动向。在复位时的骨端摩擦感和稳定感，即使在助手也多能体会到。

通过触诊认为已获得复位后，再利用X线透视加以印证，不仅避免了在透视下复位那种顾此失彼的困难境地，也大大减少了患者和术者接受X线照射所引起的损害。

若想取得闭合复位的成功，单纯依赖X线透视是难以达到目的的，必须在复位前认真分析其创伤解剖和创伤机制，在复位中熟练地运用手的感觉，把X线检查所见和手的触诊结合起来，在术者头脑中，构成一个骨折移位的运动的立体概念。因此，要努力提高复位中触诊的本领，学会利用但又不是片面依赖X线透视。有了前者，才能更合理地发挥后者的作用。有经验的医师在多数情况下，是可以只凭手感而无需依赖X线透视的。

2. 逆创伤机制施行手法　尽管对有些骨折的创伤机制并不完全了解，但我们仍有可能对每个具体骨折的形成过程作出一定的分析，作为复位的依据。

由于旋转外力造成的骨折，应反向旋转复位，由于成角应力造成的骨折，也需反向成角复位，因受外力打击而骨折，发生错位及短缩，显然短缩是继发于错位之后，因此复位时，则应先牵引克服短缩然后矫正侧方移位。这种较简单的逆创伤机制复位的道理是显而易见的。

对于创伤机制较复杂的骨折，则必须作较深入的分析。例如造成踝关节骨折脱位的应力是多方向的，同是三踝骨折，则可以由于两三组不同的应力形成。而且对形成过程的先后顺序也必须加以判断，否则在复位时将无法逆转而导致失败(图4-28,29)。逆创伤机制施行手法不仅可以获得较准确的复位，而且也较省力(图4-30,31)。

3. 保护及利用软组织铰链的稳定作用　软组织铰链的存在对骨折复位有极为重要的作用，牵引时，可通过它将骨折近侧段及远侧段连成一体，但禁忌暴力，以防撕裂仅有

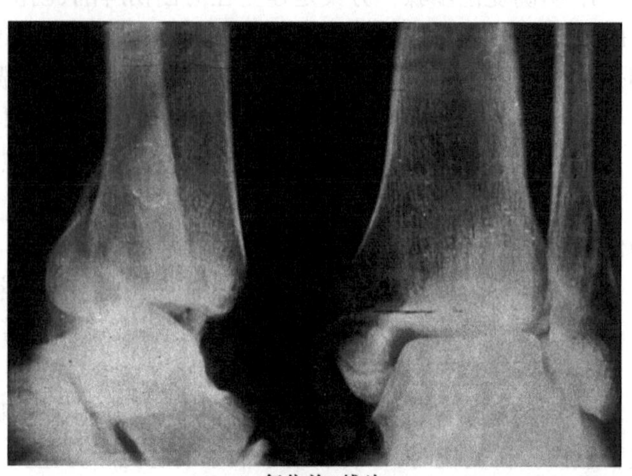

1. 复位前X线片

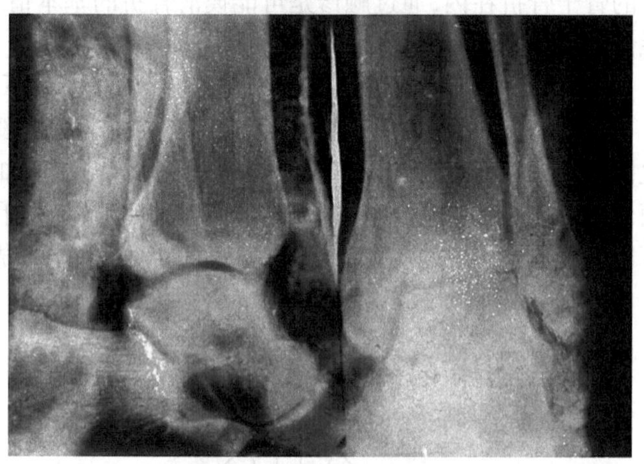

2. 逆创伤机制手法复位，石膏管型固定

图4-28　逆创伤机制手法复位

外旋型踝关节骨折脱位，第三度时始发生踝关节向后脱位，后踝骨折。因此，应先向前整复脱位，然后内旋整复外踝。如反之，则后踝很难复位

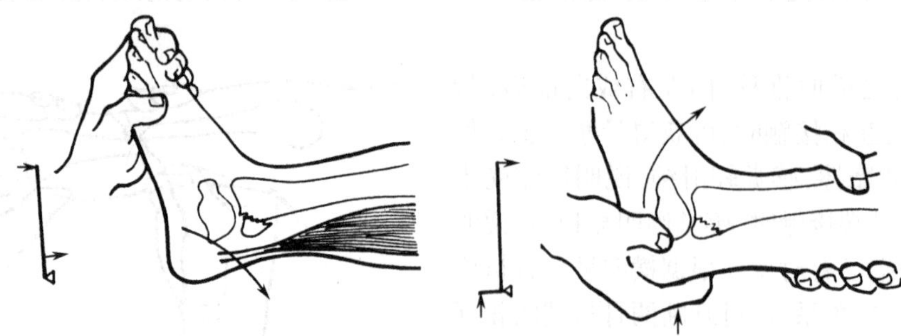

图4-29　踝关节于跖屈位垂直暴力而造成的踝关节向后脱位，后踝骨折向后上移位，当复位时如先将踝关节置于中立位，则踝关节后脱位及后踝骨折均难以复位(左)；必须先将足跟兜向前方，使踝关节复位，再将足放回中立位(右)

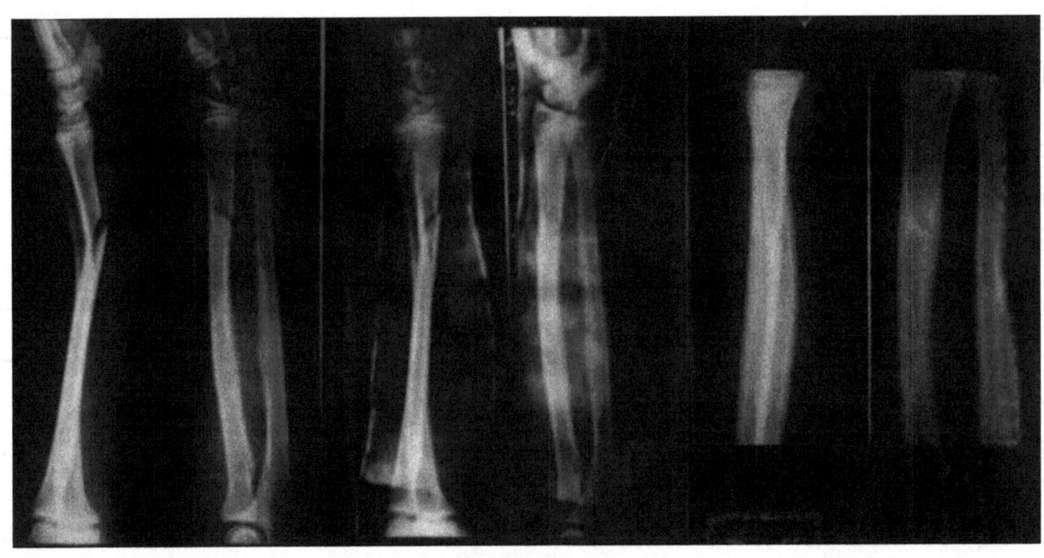

图 4-30 逆创伤机制手法复位

强迫旋后的暴力所造成的前臂双骨折，骨折向掌面成角，骨折线不在同一水平。复位时只需以成角的顶部为支点，将前臂旋前，即可整复

的软组织铰链。需要加大成角进行复位时，可利用软组织铰链作为纽带，并在骨端相抵折回原位时，借助软组织铰链的张力，形成一侧软组织夹板(图 4-32)，以维持复位的稳定。内收型股骨颈骨折利用石膏牵引台行伸直牵引然后内旋复位，则更是依靠股骨颈后侧存留的支持带的软组织铰链作用完成的。

当骨折端相互反锁时，如用牵引手法，软组织铰链的张力增大，反而使骨折端的反锁更难解除，此时则应将骨端相互回旋再行牵引使之复位(图 4-33)。

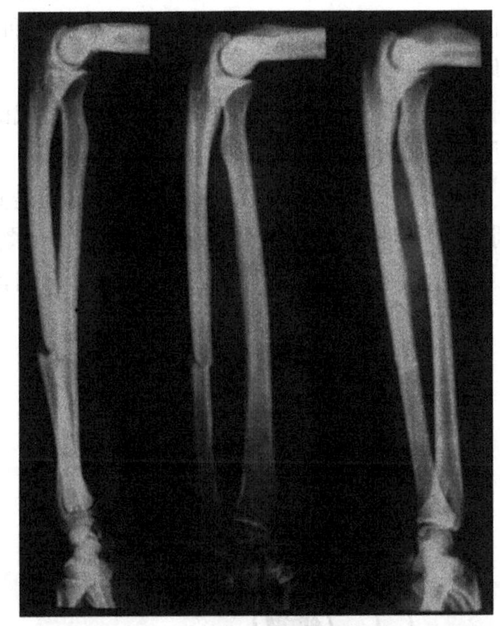

图 4-31 逆创伤机制手法复位

直接暴力造成尺骨下 1/3 骨折，因旋前方肌之牵拉，尺骨下骨折段旋后错位。将前臂旋前，骨折复位(根据尺骨茎突之投影判断)

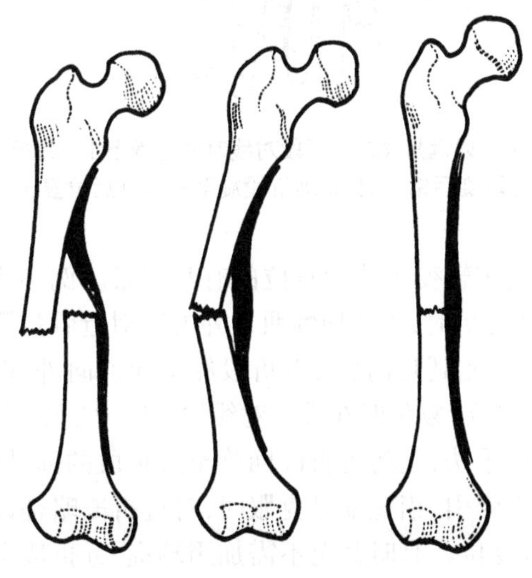

图 4-32 保护及利用软组织铰链的稳定作用，协助并维持复位

如需利用成角作用整复时，应向软组织铰链的对侧加大成角

4. 牵引手法的合理应用 复位往往是采用对抗手法，而牵引则又是在复位开始阶段最常用的对抗手法。其作用主要在于克服短缩和解除嵌入。

牵引时的力量应逐渐增加，持续，避免使用爆发力。在牵引开始时，一般需顺应其原有畸形，待短缩基本克服后，再根据术者当时的需要改变或保持牵引的方向。

当解脱刺入肌肉的骨端时，不能利用顺轴线的对抗牵引，以免骨端更被拉紧的肌肉嵌夹，而只能使两骨折段在一定的角度下牵引使之脱出。

当开始阶段的复位主要不是克服短缩时，如矫正侧方移位、矫正旋转等，牵引的主要作用则是协助保持对线，因此力量不宜过大。否则，在强大的牵引力下，骨折周围软组织十分紧张，不仅使手感不清楚，而且也妨碍主要移位的矫正。

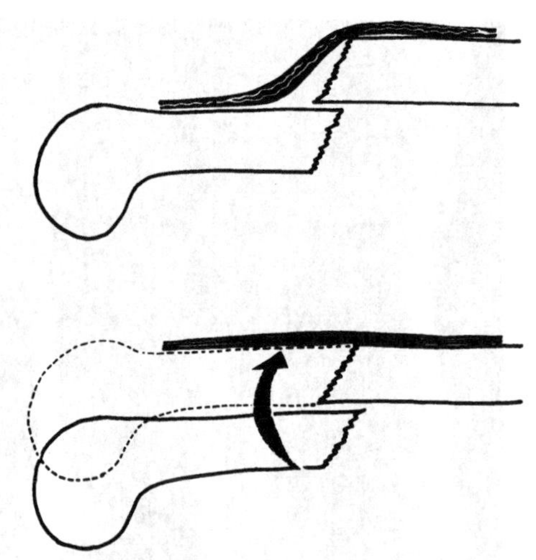

图 4-33 骨折端相互反锁时，利用回旋手法复位

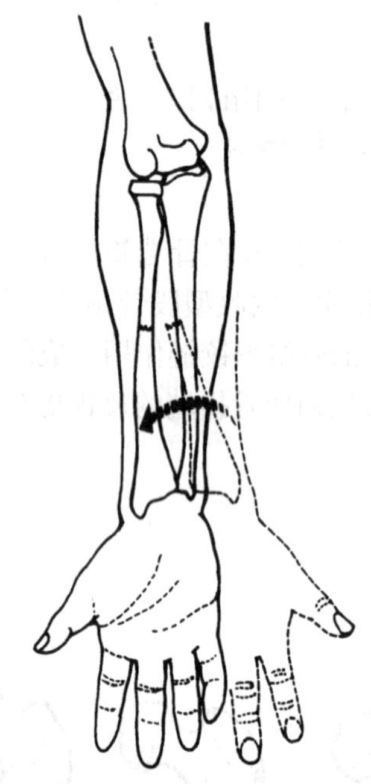

图 4-34 以远折段向近折段对线对位桡骨上 1/3 骨折，其近折段旋后错位时，将远折段旋至相应旋后位复位

5. 以远折段向近折段对线对位 当近骨折段被强大的肌肉力量所牵扯，而又不能为手法所控制时，则需以远骨折段向近折段对线对位。例如桡骨在旋前圆肌附着点以上骨折后，其近折段受强大的旋后肌所牵扯而呈旋后位时，手法无从迫使该近折段旋回中立位，因此需将桡骨之远折段也旋转至与近折段相应的旋后位(图 4-34)，再进行下一步手法。

6. 促使肌肉移位因素的转化 肌肉是造成骨折移位的重要因素，许多手法都是为了克服这种肌肉因素以达到复位。

对抗是其一，如牵引以对抗肌肉所造成的短缩，按压则是对抗肌肉所造成的侧方移位等。

利用体位放松起主要移位作用的肌肉是其二，如屈膝放松腓肠肌以利股骨髁上骨折的复位(图 4-35)。

有些骨折，造成其移位的不利的肌肉因素，还有可能利用来转变为协助复位的有利因素。例如股骨干中 1/3 骨折时，由于屈髋肌及外展肌对近骨折段的牵拉作用(尤其是前者)，近折段经常向前向外(即屈曲外展)移位。复位时在维持对线的一般力量牵引下，采取回旋手法，先将远折段回旋至近折段的前外侧，再行大力牵引，当短缩已克服时，对近折段略辅以端提，即可复位。有时甚至不需加用端提，近折段即可因屈髋肌的力量而自行弹回复位(图 4-36)。如此复位不仅省力，而且也易于维持。

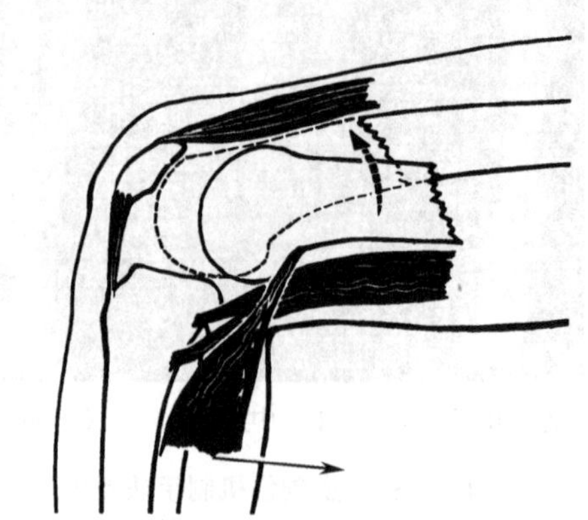

图 4-35 利用体位，放松起主要移位作用的肌肉以进行复位

股骨髁上或下 1/4 骨折，屈膝位放松腓肠肌以进行复位

7. 采取必要的过度复位 对移位趋势较强的骨折，往往需要采取过度复位的手段以求得复位的稳定。肱骨髁上骨折，其向尺侧移位的远折段应尽量

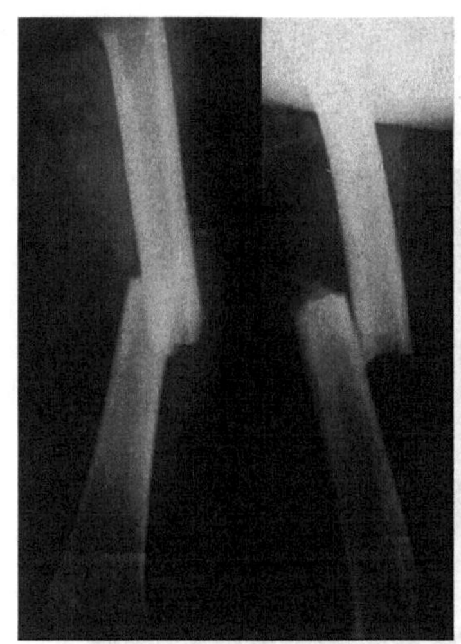
左股骨干中1/3骨折
原始移位

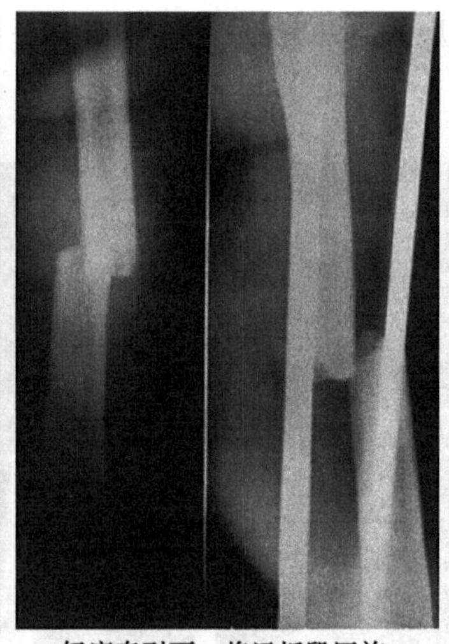
轻度牵引下，将远折段回旋
至近折段的前侧

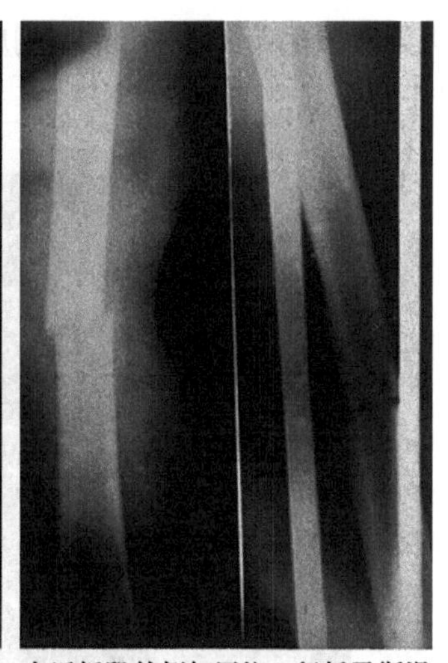
在近折段外侧加压垫，行托马斯滑
动牵引，次日骨折即自行复位

图 4-36　利用肌肉因素复位

股骨中 1/3 骨折，近骨折段因屈髋肌及外展肌作用而移位，往往位于远折段前外侧。先在轻度牵引下将远折段回旋至近折段之前侧，再行滑动牵引，近折段借助屈髋肌收缩自行复位

桡偏，内翻型踝关节骨折脱位应极度外翻等，都具有上述的意图。但由于骨骼本身的阻挡和软组织铰链侧的限制，实际上，骨折本身并不一定真正过度复位，而仅仅是固定时体位上的矫枉过正，以防止再移位(图 4-37)。

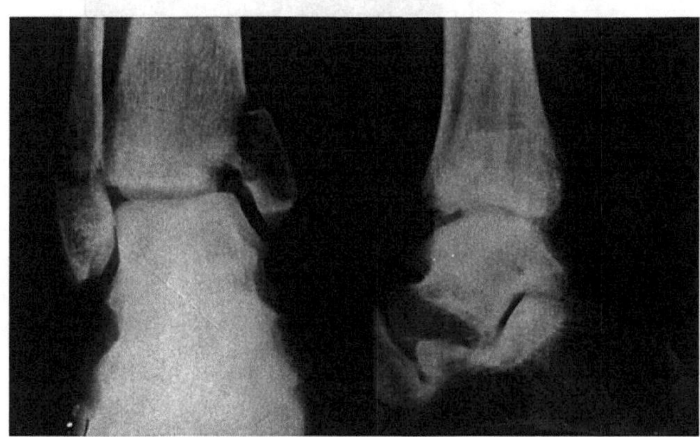
复位前

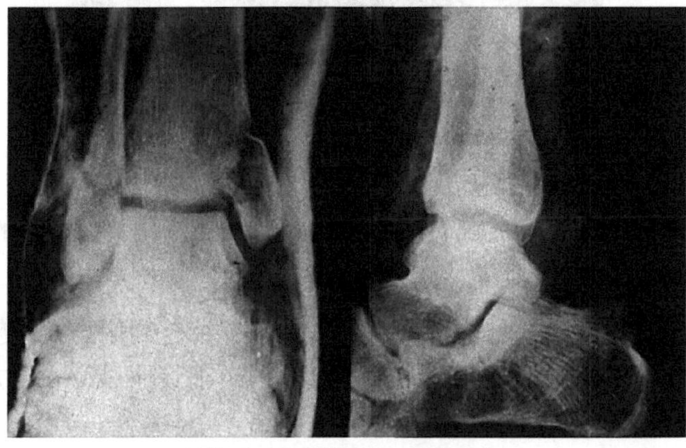
复位后，以石膏固定于足外翻位

图 4-37　过度复位实际上仅是体位上的矫枉过正

内收型踝关节骨折脱位，手法复位后，将足控制在外翻位，
但骨折本身并未过度复位

有明显弯曲畸形的青枝骨折，则应力求达到过度复位，有时甚至需完全折断，以防止弯曲畸形的重新出现（图 4-38）。

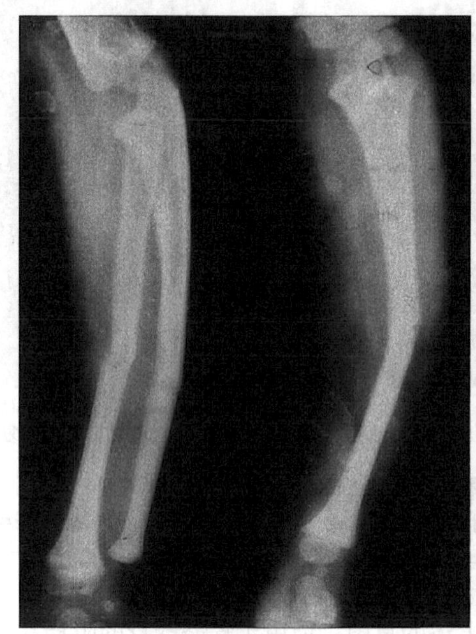

1. 前臂青枝骨折，向背侧弯曲

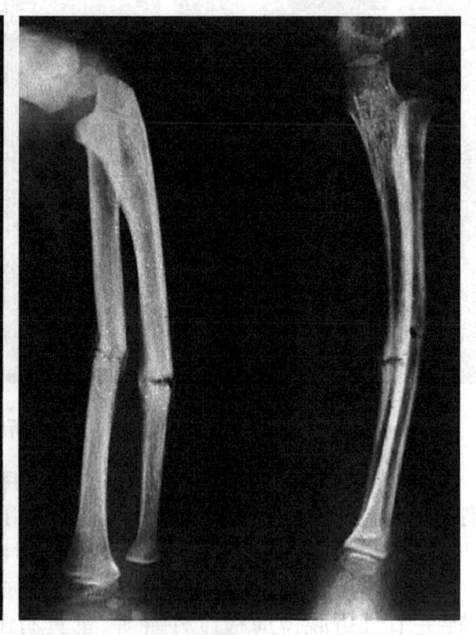

2. 复位后，以小夹板局部固定4周，弯曲重新出现

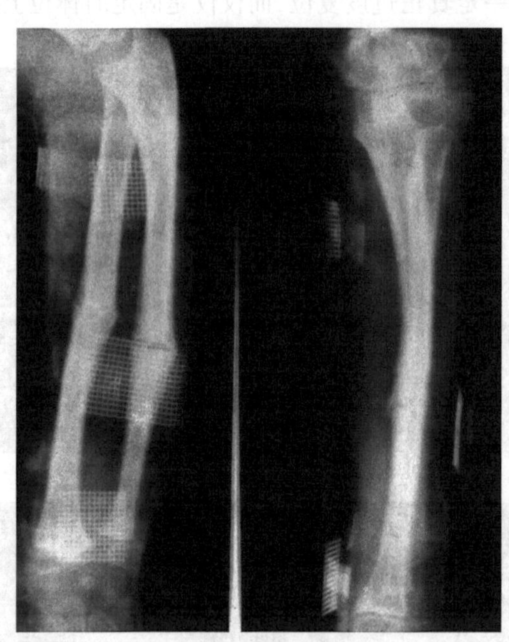

3. 手法重新折断以矫正弯曲畸形

图 4-38 需过度复位的骨折前臂青枝骨折有时需完全折断以防弯曲畸形的重新出现

上述手法复位的各要点，往往需要结合各骨折的具体情况综合利用。在一般情况下，如果短缩、侧方移位、成角及旋转同时存在时，应该首先以牵引克服短缩，再纠正其他移位。侧方移位、旋转同时存在时，应先纠正旋转；侧方移位与成角同时存在时，则应先纠正前者。

部分骨折需利用持续牵引或手术切开以达到复位的目的，将在骨折固定一章中阐述。

第三节　骨折的保护与固定

一、骨折固定的理由

从骨折到愈合，是一个相当长的过程，如何使这个过程顺利地完成？固定是其中一项重要措施。它可以达到以下目的。

1. 维持已复位的位置　当骨折已取得解剖复位或功能复位后，由于肌肉和肢体重力的影响或其他人为的因素，仍可再移位，因此必须给予固定。

2. 保障正常骨愈合过程的进行　正常骨愈合是依靠骨内、外膜膜内骨化与骨折端间的软骨内骨化(二期愈合)，或由骨内膜成骨与哈弗系统重塑(一期愈合)两种方式完成的。骨端间的剪力、旋转及成角等应力对这两种愈合方式都会产生干扰，必须依靠固定来保障骨折愈合正常进行，避免出现畸形愈合或不愈合。

3. 为早期的肌肉关节活动创造条件　肌肉与关节的运动不仅是防止肌肉萎缩及关节僵硬的必要手段，而且也有利于骨折愈合。大多数骨折如未经固定，其肢体是难以进行运动的，只有将有效的固定和合理的运动结合起来，才能使骨折局部获得相对的稳定，并为肌肉与关节运动创造条件。

4. 除以上主要目的外，固定还可以镇痛，解除肌肉痉挛，并防止骨折再移位而造成继发损伤。

20世纪60年代末AO学派的兴起，对骨折固定的目的提出了更高的要求，寄希望于依靠坚强的固定，使患肢得以早期使用，并部分获得了成功。

但也有某些骨折，即使不给予固定，也并无畸形愈合或不愈合之虑，例如稳定的裂纹骨折、嵌入骨折和压缩骨折。或是即使发生畸形愈合，也无碍于功能的恢复，例如肋骨骨折。对于这类骨折可以只作一般的限制，以缓解疼痛。也有部分骨折，它们既难复位，也不易固定，例如肩胛骨骨折，这类骨折多为松质骨骨折，愈合无困难，有些对功能的影响也不大。

由于各种骨折具体情况不同，没有一种固定方法能够在任何条件下都符合要求，或是毫无缺欠，其作用必然是有限度的，有针对性的。随着科学的进步和工业的发展，以及对骨关节损伤日益深入的理解，陆续出现了一些新的固定方法、固定器材，而更多更完善的固定方法和器材正有待于进一步的探索。

传统的、沿用较长久的、并在当前仍有其应用价值的方法，应有所回顾以及再认识。

二、石膏外固定

应用石膏固定治疗骨折已有200多年的历史。近年来，骨折的固定方法已有较大的改变，许多骨折可以利用局部固定，但传统的包括关节的石膏固定法仍具有一定的应用价值。

石膏固定主要的优点是其良好的塑形性能，既可以使石膏十分符合被固定肢体的体形，又可以利用三点固定的原理控制骨折的移位趋势。石膏固定的三点作用力是通过整个石膏的塑形产生的，而不是作用在几个点上(图4-39)，与肢体的接触大，造成皮肤压疮的机会较少。

石膏干固后，十分坚实，不易变形松散，固定作用可靠，便于转运伤员。在门诊治疗的患者，也无需因顾虑固定物的松散失效而过多增加复查的次数。

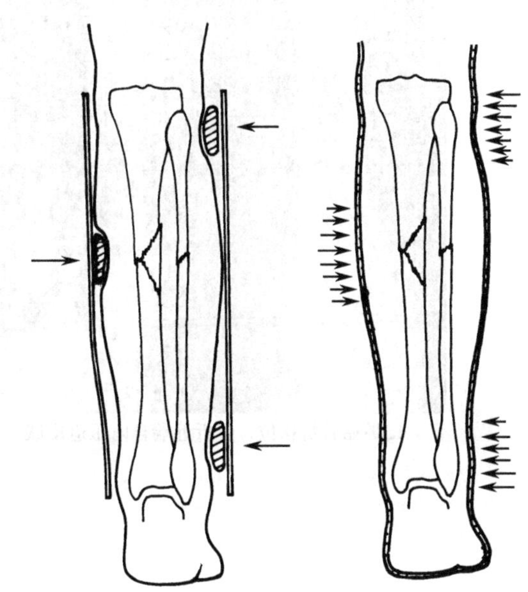

图4-39　石膏管型固定与小夹板局部固定的三点固定作用比较

在石膏管型固定中,通过楔形切开矫正骨折残存的成角畸形(图 4-40,41)仍是行之有效的方法。某些开放性骨关节损伤,利用石膏管型固定,局部开窗观察或处理创面也有其可取之处(图 4-42)。

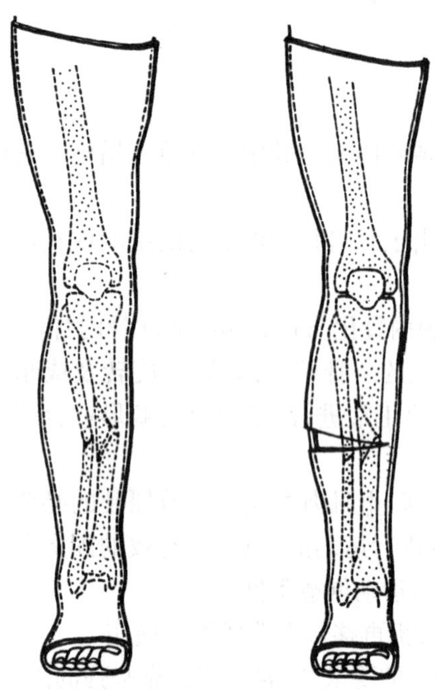

图 4-40 石膏楔形矫正

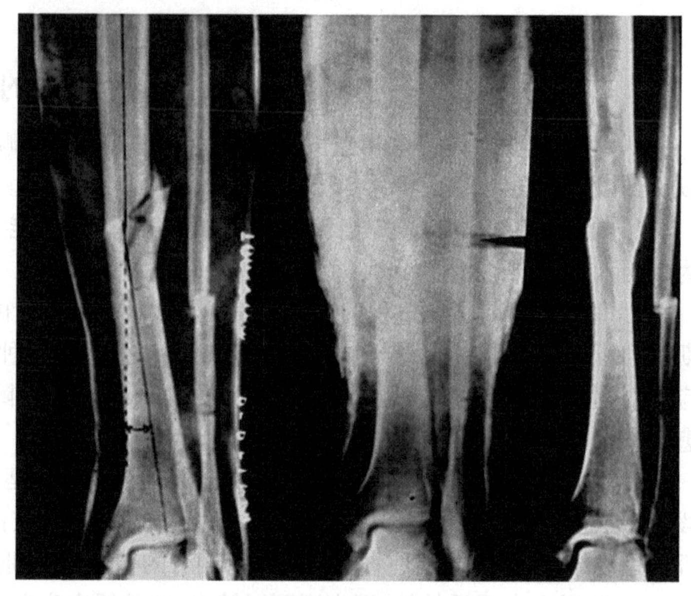

图 4-41 石膏楔形矫正

通过骨折成角之凹侧将石膏管型切开 1/2 周径,撑开后以小木块支撑,外围再以石膏加固

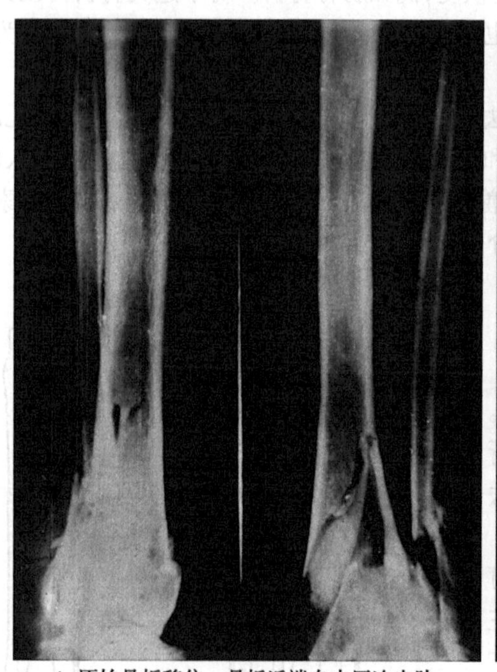

1. 原始骨折移位,骨折近端自内压迫皮肤

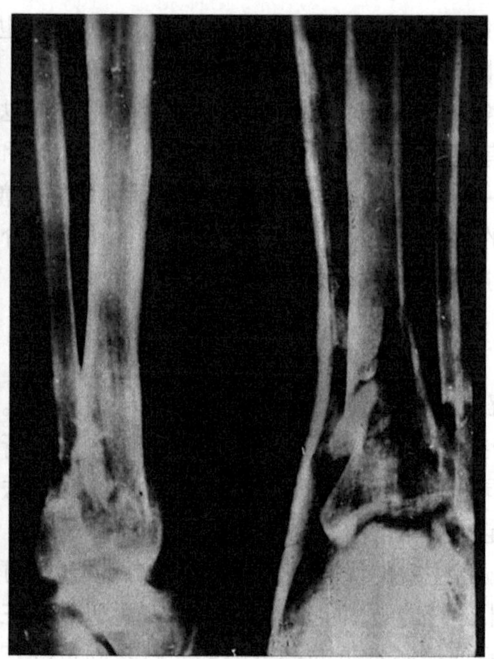

2. 经复位,压迫消除,石膏固定于轻度内翻位

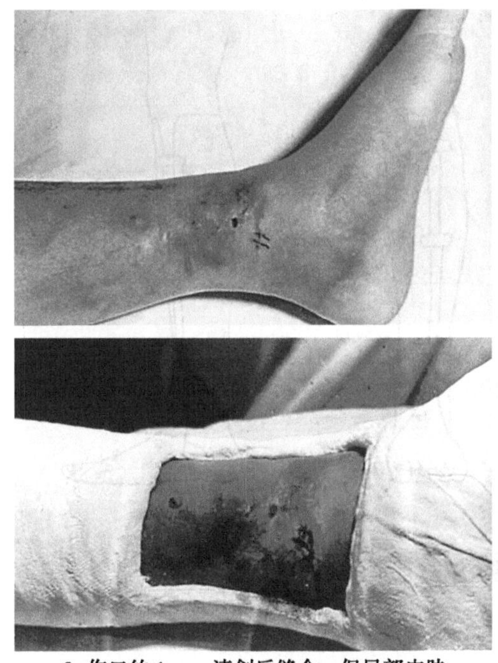

3. 伤口约1cm，清创后缝合，但局部皮肤因挫灭而呈暗紫，石膏固定，局部开窗观察

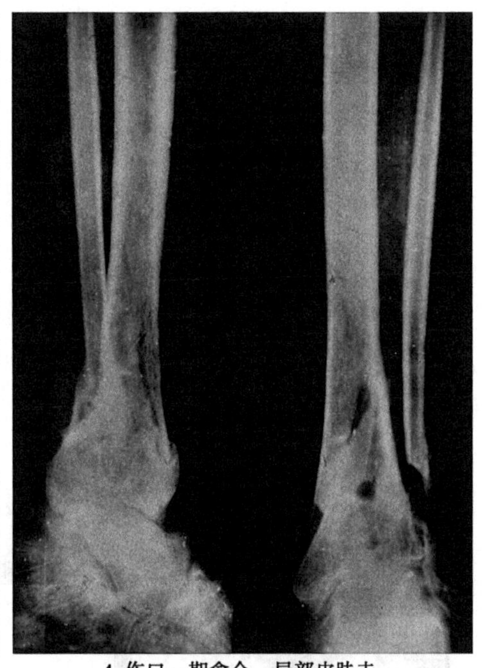

4. 伤口一期愈合，局部皮肤未发生坏死，骨折于伤后5个月骨性愈合

图 4-42 在石膏固定中，观察伤口局部皮肤变化

虽然石膏固定有上述若干优点，但也有较多不足之处。正由于石膏管型坚硬，与肢体贴合严密，所以难以适应肢体在创伤后的进行性肿胀，容易引起压迫而致血运障碍，甚至造成肢体坏死。而当肢体肿胀一旦消退，又会因石膏管型过松而致骨折再移位（图 4-43）。在急诊复位固定后，如因位置不理想需重新复位固定时，拆除并更换石膏也是十分繁琐和困难的。

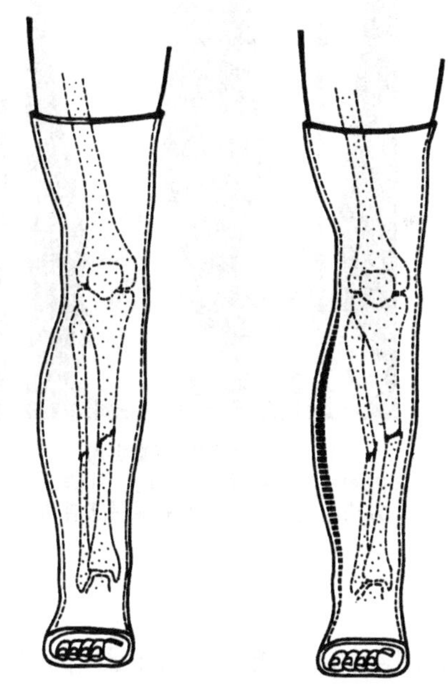

图 4-43 肢体消肿后，可因石膏管型过松而致骨折再移位

传统的包括上下关节的石膏管型固定，还限制了有关肌肉和关节的运动，长期固定可以引起关节僵硬，肌肉萎缩，甚至严重的功能障碍。因此，这种石膏管型不适宜长期使用。

为了克服这些缺欠，并继续利用石膏独特的优点，在应用石膏固定骨折的方式上也出现了一些变化。一些用局部固定有困难的骨折，例如关节附近的骨折，在采用包括关节的石膏固定时，往往改用质量优良的前、后长石膏托代替管型，而且有些只包括一个关节，而不是上下两个关节，例如上肢和下肢的 U 形石膏（图 4-44）。而有些则更接近于局部固定，例如小腿的侧方旋转石膏夹板，实为内前侧对外后侧夹板，仅其下端超过两踝（图 4-45 之 1）；前臂的旋转石膏夹板，只包括腕关节（图 4-45 之 2）。这些改进在于减少了管型带来的不便和危险，增加了某些关节早期活动的可能性。尽管有些学者认为这类石膏无法控制骨折端间的某些应力（如旋转应力），易造成骨折不愈合，但实践中证明：在适应证选择得当，以及密切观察的情况下，仍可获得良好的疗效。

在国外，应用功能石膏治疗骨折也有一定的疗效。所谓功能石膏，即不固定或少固定邻近关节，早期进行功能锻炼或负重。Sarmiento 等人曾采用的膝下功能石膏，又称髌腱负荷石膏（patellar tendon bearing

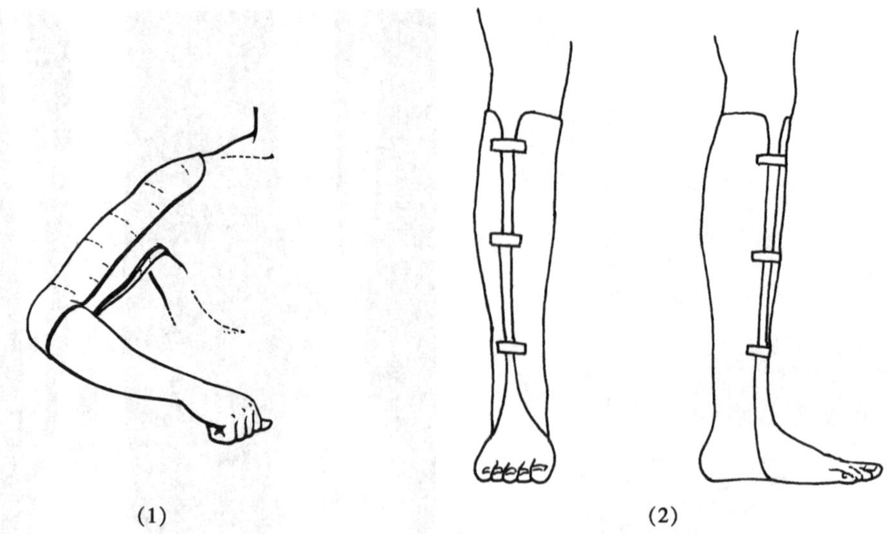

图 4-44 上肢和下肢的 U 形石膏

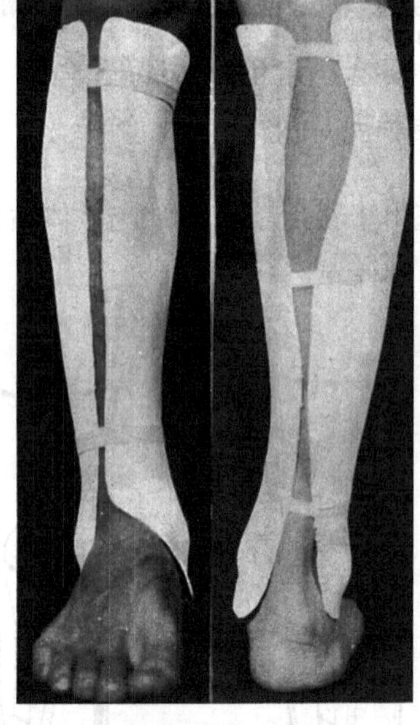

1. 小腿侧方旋转石膏夹板
内侧板前方超过中线，内、外侧下方均超过踝部，但不限制踝部活动

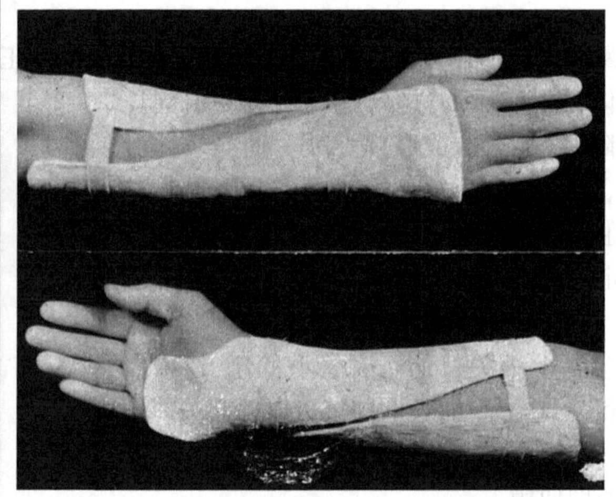

2. 前臂旋转石膏夹板
石膏适应前臂近端与远端的掌、背面旋转关系

图 4-45 局部石膏夹板

cast,PTBC,图 4-46),或类似的矫形器(patellar tendon bearing orthotic,PTBO)。通过临床及试验观察认为,在严密的 PTBC 或 PTBO 固定下负重,由于流体力学原理——即在石膏管型内软组织不可压缩的特点,可以防止骨折短缩移位(图 4-47)。经 30 余年的临床观察,Sarmiento 更加肯定了此疗法的优越性。在其 1995 年的专著中,明确了适应证主要是胫腓骨、肱骨和尺骨。并以各种型号的功能支具(functional bracing)取代了 PTBC。

到目前为止,无论从固定的方式上,或是范围上,都不能完全排除传统的石膏固定法。但在临床工作中,由于片面地否定了石膏的作用,在某些石膏技术操作上又缺乏严格要求,致使石膏固定的效果极不稳定。因此,很有必要重新强调在行石膏固定时必须遵守和注意的要点,以正确地运用它,发挥它应有的作用。

1. 严格遵守三点固定的原理 骨折一侧的软组织铰链是维持骨折稳定的重要因素,利用石膏固定骨

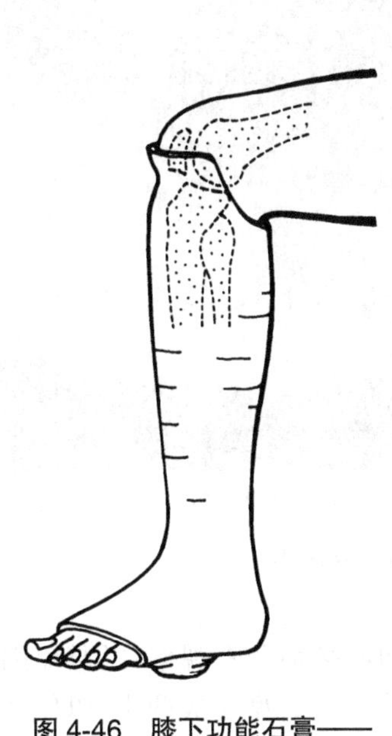

图 4-46 膝下功能石膏——髌腱负荷石膏

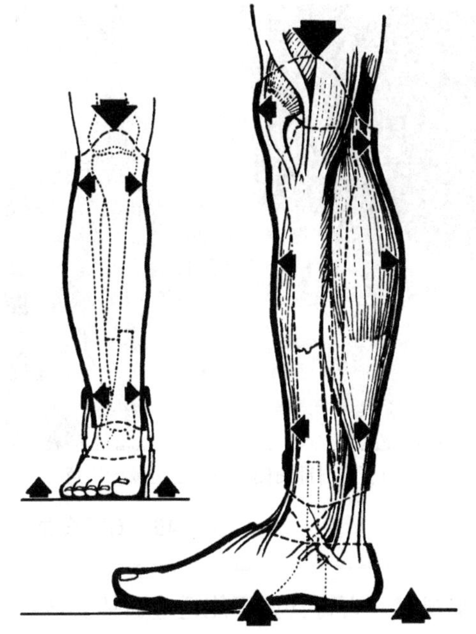

图 4-47 膝下功能支具固定小腿骨折的作用原理

患肢在良好塑形的小腿支具保护下负重时，由于其内的软组织不可压缩的特点，肌肉收缩时乃向支具内壁产生压力，并借助其反作用力以维持骨折的位置

(引自：Sarmiento,Clinical Oithopaedics,1974,105：118)

折时，也必须正确利用这一稳定因素。在存在软组织铰链的对侧为三点固定的中间力点，铰链同侧的骨干上下端各为一个力点(图 4-48)。在石膏管型上只有准确地塑出上述三点关系，才能稳定骨折，单纯依赖石膏管型将上下关节固定住，是不能维持骨折复位位置的。如果不包括上或下关节的石膏也能得到三点固定作用时，当然可以只用石膏局部固定。在石膏硬固前，术者应始终维持其三点应力关系，以防变形失效。

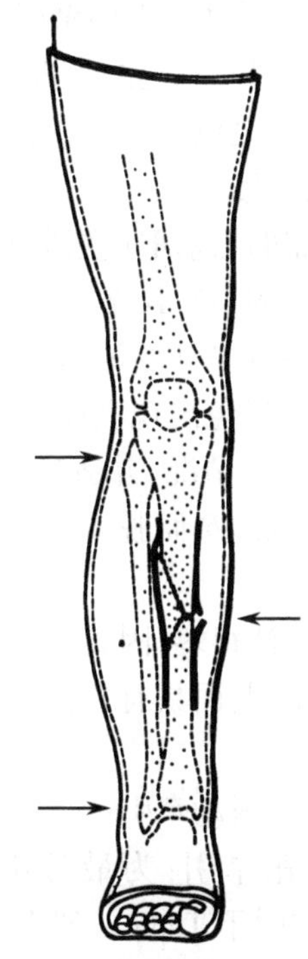

图 4-48 三点固定原则与骨折软组织铰链的关系

2. 充分做到良好的塑形　石膏之所以取得良好的固定作用，除上述的三点关系外，另一重要因素就是良好的塑形，使石膏充分符合体形，尤其是在关节部位。只有良好的塑形才能有效地控制短缩和旋转。因此在打石膏的过程中，要边打边抹，一方面避免石膏分层，而更重要的则是抹出和体形凹凸一致的轮廓。

3. 掌握合理的关节位置　除某些骨折为了维持骨折的位置，将关节固定在某种特殊体位外，一般都应固定在功能位。临床最常发生的错误是拇指的非对掌位，足的内翻位，以及石膏末端过长，妨碍了指、趾的运动。

4. 防止压疮　石膏内的衬垫要求平整，骨突起处更应充分垫匀。关节弯曲处屈侧的石膏必须顺纵轴充分拉平，以防出褶而向内压迫皮肤(图 4-49)。打石膏时，术者只允许利用手的鱼际敷抹石膏以塑形，严禁用手指按捏或挤压，在行三点固定时尤应注意。

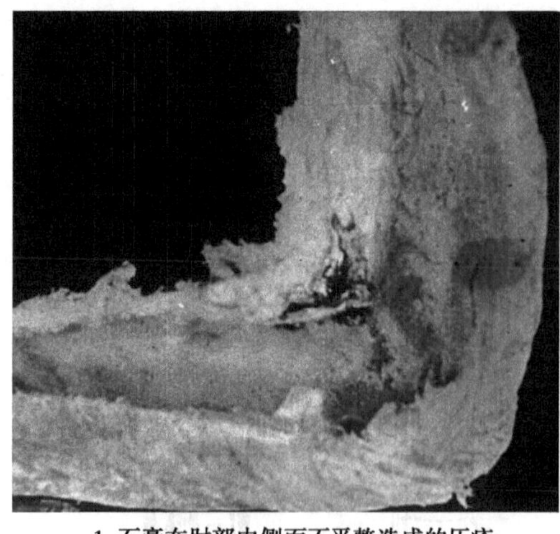
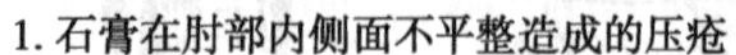
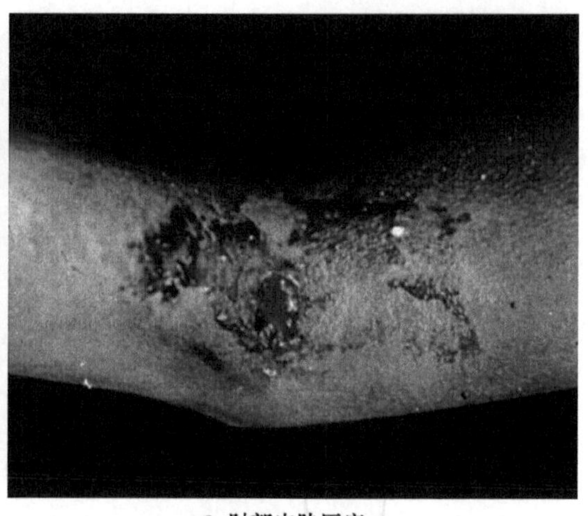

1. 石膏在肘部内侧面不平整造成的压疮　　2. 肘部皮肤压疮

图 4-49　石膏弯曲部内面不平整而造成皮肤压疮

5. 严密观察　石膏管型不能适应肢体肿胀的变化，因此，在初期必须严密观察，以避免因过紧而出现的压迫，并防止因过松而失效。在不影响固定效果的条件下可以将石膏管型切成两半，以便调整松紧。必要时应及时更换合适的石膏或其他有效的固定。

三、牵　　引

牵引是复位的手段，也是维持复位的一种措施。在分析其作用与不足之前，需要首先了解牵引的原理。

牵引是利用牵引力和反牵引力，作用于骨折部，以达到复位或维持复位的目的。可以概括为滑动牵引和固定牵引两大类。区别的根据是：牵引力的来源、反牵引力的来源和牵引对骨折端的作用。

1. 滑动牵引　滑动牵引的牵引力来自悬垂重量，而以身体体重为反牵引力。在骨折早期，对骨折部起到牵开的作用。对不稳定的骨折（如斜行），一般在 1~3 日以内，逐渐克服骨折端因肌肉收缩所造成的重叠，达到复位或部分复位。而对较稳定的骨折（如横断），则是在复位后，依靠适当重量的牵引，附加其他装置，以维持复位的位置。

滑动牵引所需的悬垂重量除根据骨折类型、部位及移位程度决定外，还应参考局部的肌肉条件。一般情况下约相当体重的 1/7~1/12。下肢较上肢所需的牵引力为大。开始牵引时，即应一次给予足够的重量，以克服短缩。而当肿胀开始消退，肌张力开始减弱时，原悬垂重量相对过大，则有发生骨端过度牵引造成分离的危险。为避免出现上述问题，从牵引开始日起，即应逐日测量肢体长度，当两侧肢体已等长时，应摄 X 线片了解复位情况，并适当减轻悬垂重量，以维持已克服短缩后的肢体长度。一般骨折断面小的，如横行骨折，容易因过牵而脱离接触，应有所警惕。

滑动牵引的方法很多，因其器械、组装及患者肢体体位不同，而具有各种命名，并多已被习惯沿用。

（1）用于下肢的滑动牵引：

Thomas 架悬吊牵引：为最常用的一种滑动牵引，患肢附于 Thomas 架上，而整个 Thomas 架又悬吊于牵引床架上。多用于股骨干骨折，在 Thomas 架上常附加一 Pearson 附架，用以屈膝及练习膝关节活动（图 4-50）。

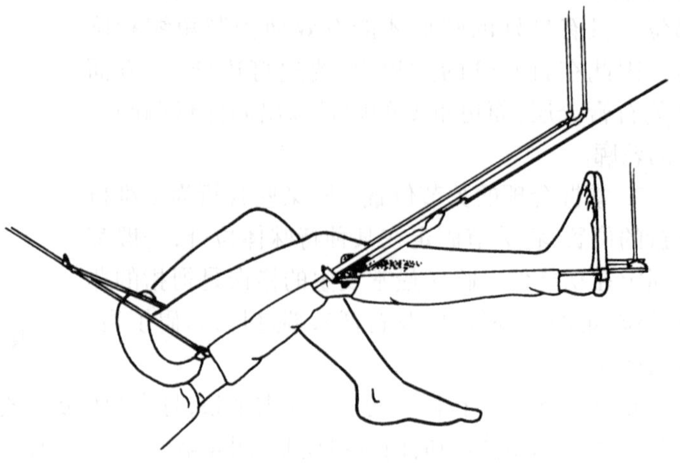

图 4-50　下肢滑动牵引

对股骨上端骨折，如股骨粗隆间骨折、

股骨粗隆下骨折，可直接使用滑动牵引，而无需使用 Thomas 架托附患肢。

Bohler Brune 架牵引：下肢呈屈膝位置于架上牵引。可用以治疗部分胫腓骨骨折及股骨干骨折（图 4-51）。

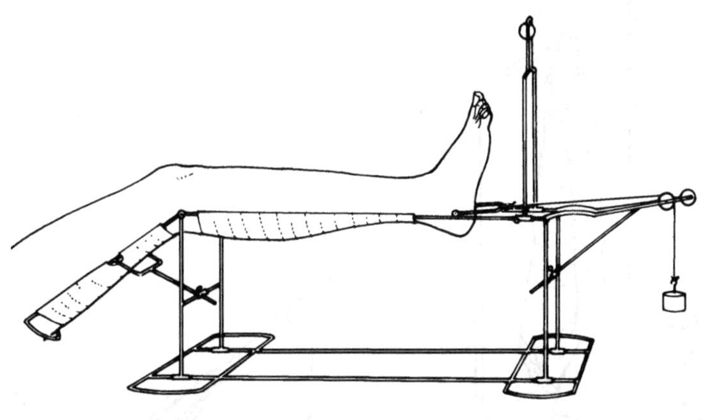

图 4-51　Braun 架牵引

Russell 牵引：利用牵引床架进行特殊组装形成合力牵引，肢体无需其他支架托附（图 4-52）。悬垂重量约相当所需牵引力的一半。患者较舒适，且便于坐起。多用于股骨粗隆间、粗隆下骨折。也可以利用两个悬垂重量的分力构成合力，以达到同样的目的（图 4-53）。与前者比较，其优点是可在两个分力上根据需要分别调整重量。

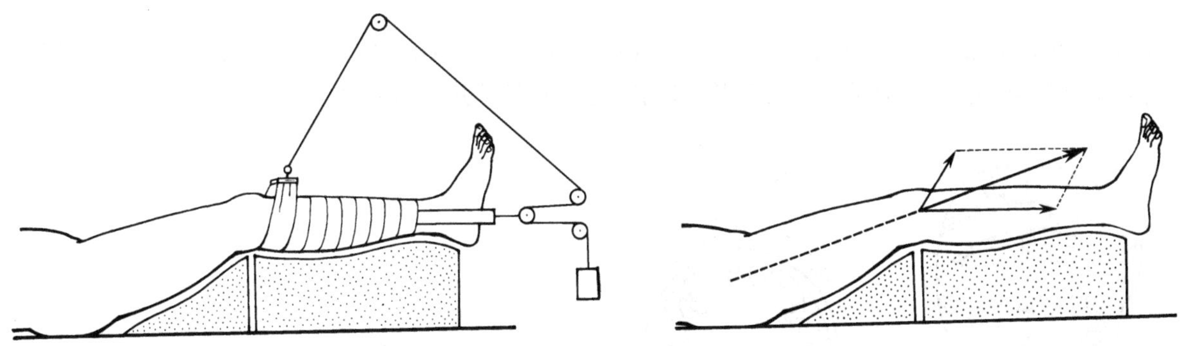

图 4-52　Russell 牵引

其合力方向应与所牵引骨干之轴线方向一致

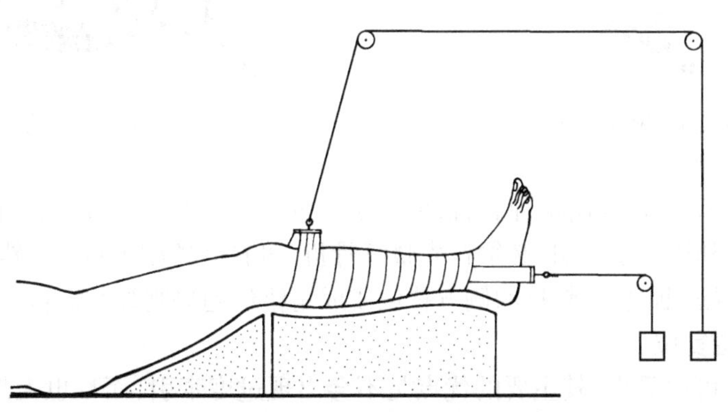

图 4-53　利用两个分力的悬垂重量构成合力

Bryant 牵引：两下肢屈髋伸膝位垂直向上悬吊牵引，臀部稍离床面。用于 4 岁以下的幼儿股骨干骨折，便于护理。也可利用 Russell 牵引的原理，减少屈髋及伸膝的度数，使患儿较为舒适。此种牵引也可利用轻便小床，家庭治疗（图 4-54）。

(2) 用于上肢的滑动牵引:Dunlop 牵引,主要目的是抬高患肢,以利消肿及防止短缩,为手法复位做好准备。多用于肘部骨折(图 4-55)。

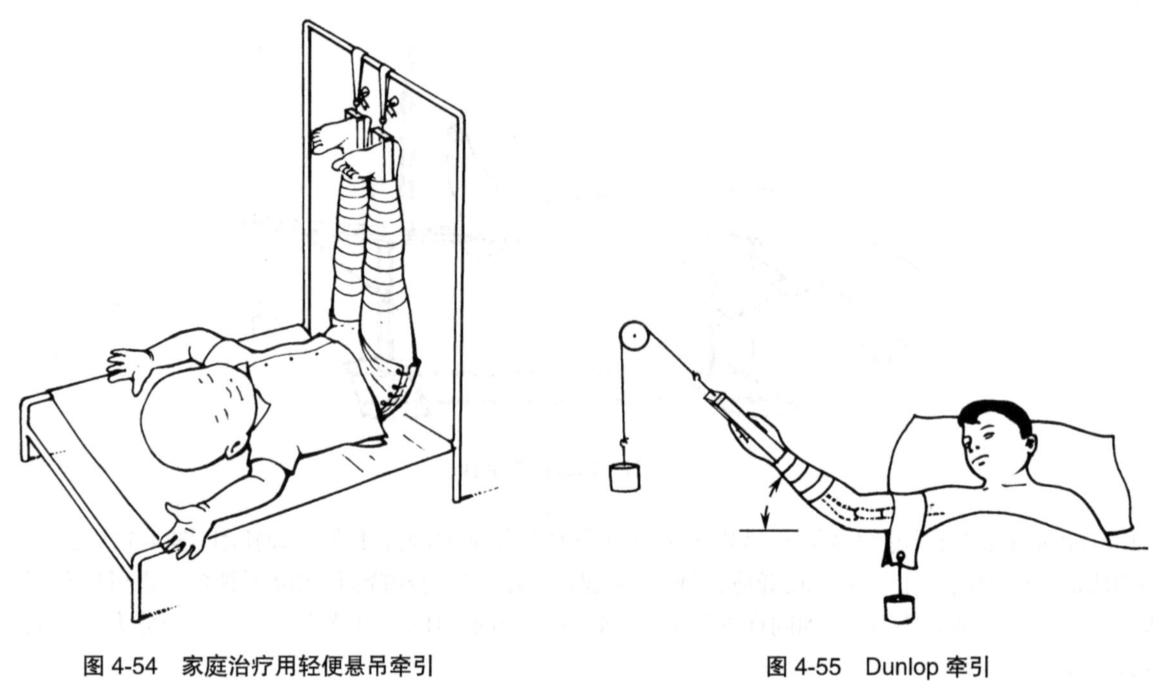

图 4-54 家庭治疗用轻便悬吊牵引

图 4-55 Dunlop 牵引

(3) 用于颈椎的滑动牵引:颅骨牵引,利用颅骨牵引弓(crutchfield)钳卡于颅骨外板内牵引,以整复颈椎骨折脱位(图 4-56)。牵引力量不需太大者,可利用枕颏吊带牵引(图 4-57)。

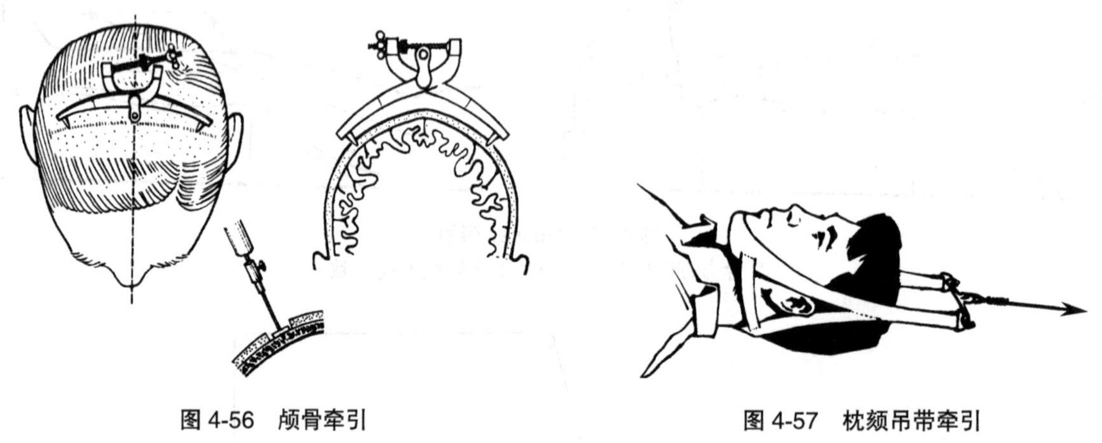

图 4-56 颅骨牵引

图 4-57 枕颏吊带牵引

2. 固定牵引 固定牵引是利用某种装置,使牵引与反牵引力均存在于患肢本身的牵引装置内,以保持该患肢的长度不变。利用固定牵引,必须首先整复骨折(可在装置架上进行),然后依靠装置维持其复位的长度,而不是依靠装置逐渐复位,骨折的侧方移位或成角错位趋势则往往需依靠在装置上附加的其他力量来控制,否则难以维持复位。

从固定牵引的原理可以看出,其主要的优点是不会出现过度牵引,而且也无需附于牵引床架上,可以随时搬动患者。而其主要的缺点则是牵引架的上端对会阴部的压迫,患者有时难以忍受。近年骨外固定的迅速发展,不仅在作用上可以取代固定牵引,而且远较前者轻便。因此,固定牵引已渐被放弃。

3. 牵引注意事项 为保证牵引的效果,需注意掌握牵引的着力点,牵引的方向,并密切观察牵引的变化。

牵引的着力点：应用骨牵引时，需严格掌握穿针的入点（图4-58），要求牵引针与其邻近的关节水平面平行，且尽量通过所贯穿骨骼的中央部分（图4-59）。牵引弓应充分保持牵引针的张力，以免牵引时弯曲，牵引弓之两足不得压迫皮肤（图4-60）。皮牵引时其黏膏之上端应该超过骨折部至少2cm（图4-61）。

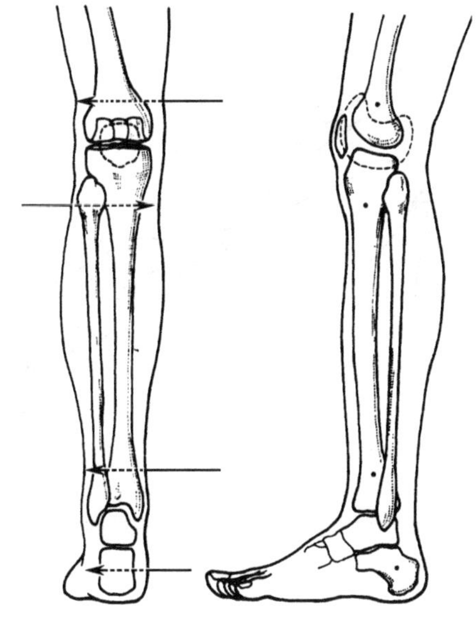

图4-58　下肢骨牵引穿针入点及方向

牵引的方向：除特殊需要外，滑动牵引的方向应与所治疗的骨干纵轴一致（见图4-50）。应用合力牵引，Russell牵引时，则应使合力方向与所牵引之骨干纵轴方向一致（见图4-53）。

牵引的变化：在长时期的牵引过程中，随着肢体局部情况的改变以及活动，牵引经常会出现各种变化。牵引松动、悬垂重量滑脱或着地、Thomas架倾斜、Pearson附架的支点移位（图4-62），患足抵于床尾（图4-63）、牵引针滑向一侧（见图4-60）、牵引针自牵引弓滑脱（见图4-60）等，均会影响牵引的效果，必须及时发现，及时调整。至于牵引并发症，如皮牵引引起的皮炎、水疱，牵引局部骨骼感染、局部压迫坏死等，更需依靠密切观察，防患于未然，或及早发现，及早处理。

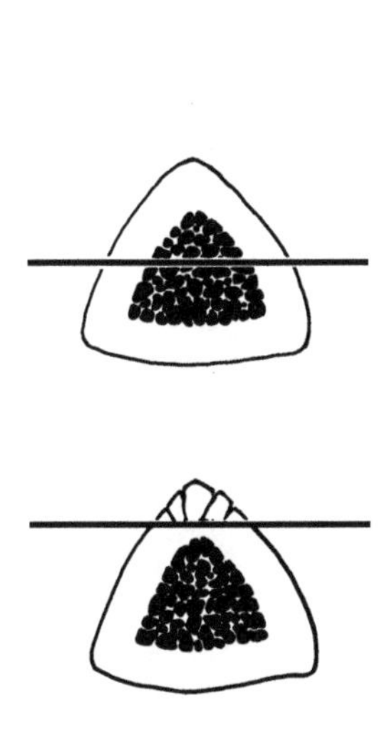

图4-59　骨牵引应贯穿骨骼之中央部分（左）
贯穿如过浅则易造成牵引部骨骼断裂（右）

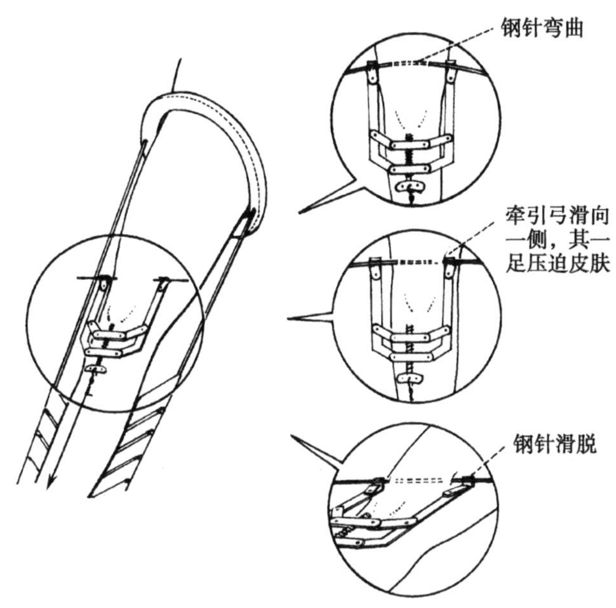

图4-60　骨牵引时，牵引弓及钢针应注意防止事项

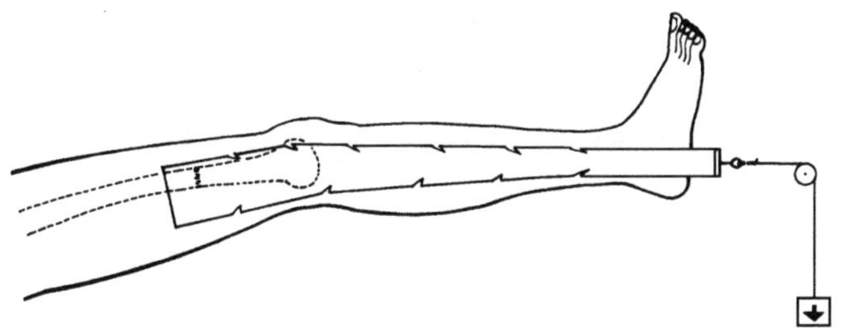

图4-61　用皮牵引时，黏膏之上端应超过骨折线

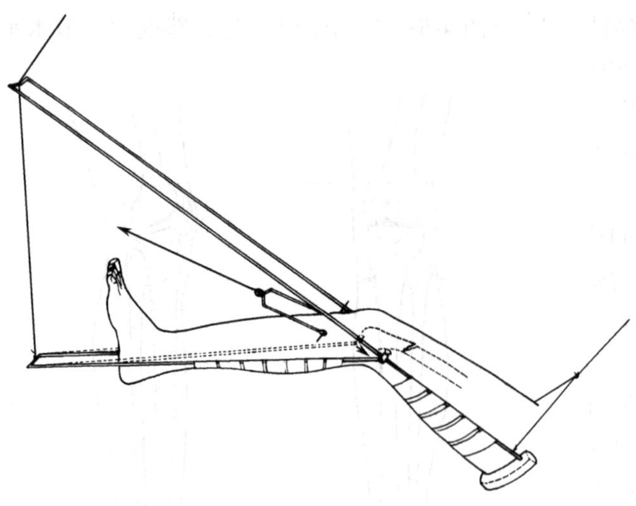

图 4-62 牵引中 Pearson 附架支点上移，造成骨折向前成角

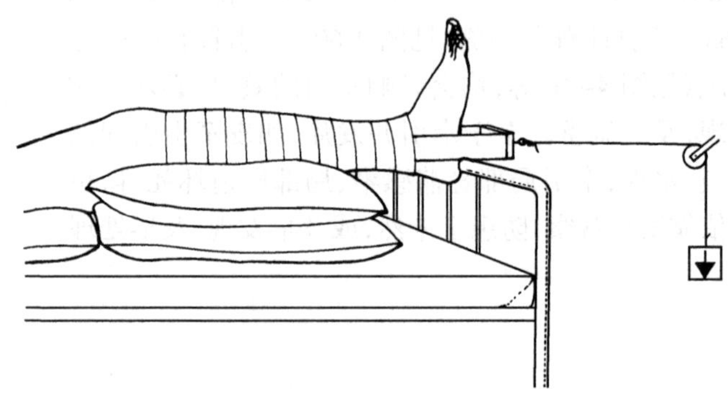

图 4-63 牵引中患足抵于床尾，影响牵引效果

（王亦璁）

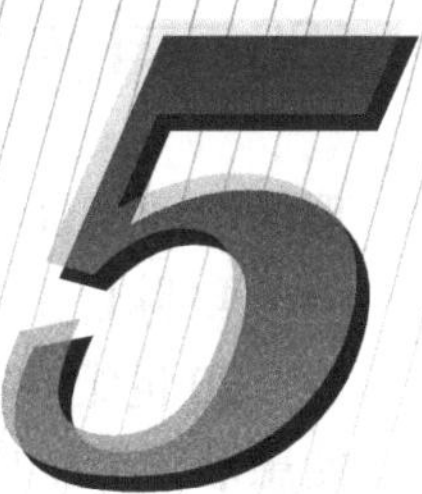

第五章 骨折内固定

FRACTURES AND JOINT INJURIES

第一节　骨折固定的理由……127
第二节　内固定手术的适应证……128
第三节　AO内固定技术……128
一、加压作用的固定……129
(一)加压固定的方式和方法……129
(二)加压固定的原则……135
二、支撑作用的固定……136
第四节　骨折治疗从AO到BO的进展……137
一、生物学固定的原则……138
二、对骨干骨折的复位……138
三、对骨干骨折的固定……139
四、BO新概念……140
第五节　髓内钉固定……141
一、髓内钉的类型……142
二、髓内多钉固定……142
三、带锁髓内钉……144
四、关于扩髓……145
第六节　特殊部位骨折的内固定……146

接骨板内固定技术和髓内钉内固定技术均在过去10年间进展迅猛,尤其是解剖型设计、有成角稳定性的锁定接骨板的出现,使关节周围骨折的疗效明显提高。基于BO理念所产生的MIPO技术也是一大进展。

第一节　骨折固定的理由

从骨折到愈合,是一个相当长的过程,如何使这个过程顺利地完成?固定是其中一项重要措施。它可以达到以下目的。

1. 维持已复位的位置　当骨折已取得解剖复位或功能复位后,由于肌肉和肢体重力的影响或其他人为的因素,仍可再移位,因此必须给予固定。

2. 保障正常骨愈合过程的进行　正常骨愈合是依靠骨内、外膜膜内骨化与骨折端间的软骨内骨化(二期愈合),或由骨内膜成骨与哈弗系统重塑(一期愈合)两种方式完成的。骨端间的剪力、旋转及成角等应力对这两种愈合方式都会产生干扰,必须依靠固定来保障骨折愈合正常进行,避免出现畸形愈合或不愈合。

3. 为早期的肌肉关节活动创造条件　肌肉与关节的运动不仅是防止肌肉萎缩及关节僵硬的必要手段,而且也有利于骨折愈合。大多数骨折如未经固定,其肢体是难以进行运动的,只有将有效的固定和合理的运动结合起来，才能使骨折局部获得相对的稳定，并为肌肉与关节运动创造条件。

4. 除以上主要目的外，固定还可以镇痛，解除肌肉痉挛，并防止骨折再移位而造成继发损伤。

20世纪60年代末AO学派的兴起，对骨折固定的目的提出了更高的要求，寄希望于依靠坚强的固定，使患肢得以早期使用，并部分获得了成功。

但也有某些骨折，即使不给予固定，也并无畸形愈合或不愈合之虑，例如稳定的裂纹骨折、嵌入骨折和压缩骨折。或是即使发生畸形愈合，也无碍于功能的恢复，例如肋骨骨折。对于这类骨折可以只作一般的限制，以缓解疼痛。也有部分骨折，如大多数的肩胛骨骨折，因对功能的影响不大，愈合无困难，也不需要坚强固定。

由于各种骨折具体情况不同，没有一种固定方法能够在任何条件下都符合要求，或是毫无缺欠，其作用必然是有限度的，有针对性的。随着科学的进步和工业的发展，以及对骨关节损伤日益深入的理解，陆续出现了一些新的固定方法、固定器材，而更多更完善的固定方法和器材正有待于进一步的探索。无论何种固定方法，要么属于外固定，要么属于内固定，具体选择何种方法，取决于患者骨折具体情况。由于内固定技术对骨折的固定更直接和牢固，且对患者的康复和锻炼更有利，因而已成为临床医师最常应用的固定方法。本章将概括介绍骨折内固定的适应证、原理及部分方法，关于各部位骨折的内固定原则和更详细的技术将在以后各章节中阐述。

第二节 内固定手术的适应证

切开(或闭合)复位内固定不仅可以获得准确的复位，而且可以依靠内固定较牢固地维持已整复的位置。无菌技术的发展大大减少了手术感染的机会，器材的改进又进而使得更多的骨折可以在术后完全免除外固定，提供了早期活动的条件，使得内固定法的优点更加明显。

尽管如此，手术本身毕竟是较大的创伤，骨折部位的骨膜剥离、髓腔的扩大、钻孔等操作又都不同程度地破坏了骨本身的血运，影响骨折的愈合。因此，仍然需要严格掌握手术的适应证。在条件较差、技术不够熟练的情况下，更应特别慎重。

只有在如下的情况时，手术内固定才是有意义的：

1. 有利于骨折愈合 如股骨颈骨折的闭合复位内固定。

2. 有助于简化治疗 如同一肢体多发骨折脱位行内固定治疗，既消除了各个损伤在治疗上的相互干扰，又便于护理。

3. 有利于合并的血管神经损伤的修复和皮肤缺损的修复 在手术当时，先固定骨折，使其恢复稳定，以利血管或神经的修复，并可使其在术后阶段，不致受到骨折移位造成的再度损伤。断肢再植更需先作内固定。

4. 有利于减少后遗症发生的机会 如关节内骨折，其内固定的治疗原则是解剖复位，牢固固定和早期的功能锻炼。通过手术解剖复位并愈合后，晚期发生创伤性关节炎的机会将大为减少。

5. 有助于不适于长期卧床的患者早期离床活动，尤其是高龄患者。

6. 经保守治疗不能取得功能复位者，尤其是某些移位明显的骨干或干骺端骨折。

上述各类情况并非绝对的，也不是只限于此，关键还在于具体情况具体分析，充分权衡手术的得与失后再作决定。

第三节 AO内固定技术

使用金属内固定器材治疗骨折约有近百年的历史，但只是在无菌技术开展以后，自21世纪初这种方法才逐渐为人们所接受。随着工业的迅速发展，无菌技术的不断提高和手术操作的日益完善，内固定的方法和器材已有了很大的改进。

20世纪60年代末，由瑞士ME Muller、M Allgower、R Schneider和H Willenegger倡导组成的AO学派，在骨折治疗的观点、理论、原则、方法、器械等各方面建立了一套完整的体系，影响遍及全球。临床实践确实获得了很大的成功，尤其是对于复杂的骨折，更加显示出了前所未有的优良效果。但同时也出现了一系列新的问题，引起广大学者的重视，并进行了若干探讨和改进。

依据骨折固定的作用，可将固定方法分为折块间加压作用（compression）、夹板作用（splinting）和支撑作用（buttress）。其中，加压作用是AO技术的核心。依靠折块间加压和骨折断端之间所恢复的稳定达到坚强固定，这是AO技术的第一特征。骨干骨折在钢板的坚强固定下，往往出现骨折的一期愈合，这是AO技术的第二特征。为使读者能了解AO体系的来龙去脉，仍需依AO的原始概念加以介绍。

一、加压作用的固定

（一）加压固定的方式和方法

加压固定的方式有两种，即骨折块间的加压和沿骨干长轴方向的轴向加压。达到加压的方法有四种，即螺丝钉固定、钢板固定、角钢板固定和张力带缝合固定。

1. 螺丝钉固定　传统螺钉分为皮质骨螺丝钉与松质骨螺丝钉两类，均可起到加压固定作用。近年流行的锁定螺钉则既可用于皮质骨，也可用于松质骨，但很少能起到加压作用，主要是支撑、桥接或中和作用。根据螺钉头的设计还可分为非自攻螺钉、自攻螺钉及自攻自钻螺钉，后者的螺钉头已是钻头设计（图5-1）。

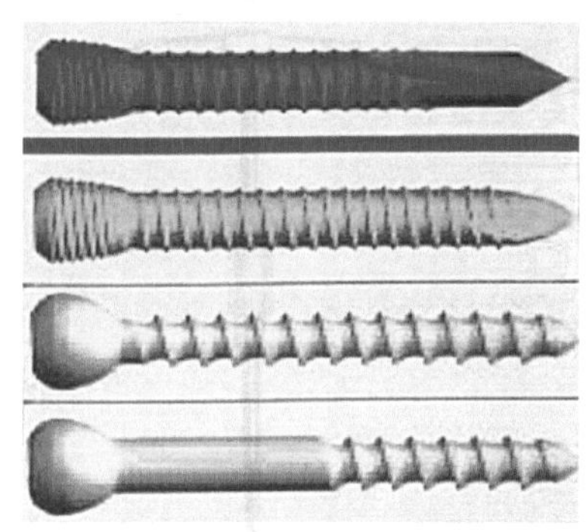

图5-1　AO的各种螺钉

自上到下依次为自钻锁钉螺钉、自攻锁定螺钉、普通非自攻皮质骨螺钉、半螺纹松质骨拉力螺钉

根据不同部位的骨折，使用不同直径、不同长度的螺丝钉。以最常用的AO皮质骨螺钉为例，其螺纹径为4.5mm，而以3.2mm的钻头钻孔（图5-2）。

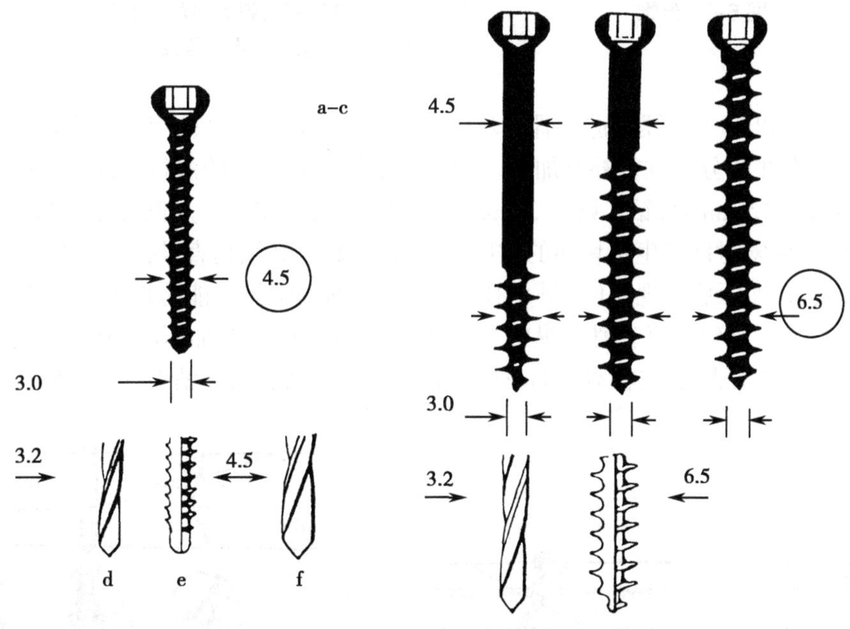

图5-2　常用的皮质骨螺钉

a. 螺纹4.5mm；b. 螺柱3.0mm；c. 螺帽8mm；d. 钻头3.2mm；e. 丝锥4.5mm；f. 滑动孔的钻头4.5mm；（右）常用的松质骨螺钉：螺柱3.0mm，螺纹6.5mm；滑动杆4.5mm；钻头3.2mm；丝锥6.5mm（引自：ME. Muller，Allgower R，Schneider H. Willenegger：Manual of Internal Fixation. 3rd. ed. Springer-Verlag Berlin Heidelberg New York，1991）

AO 自攻螺钉的钉头有沟槽以便旋入钉孔，而非自攻螺钉拧入前必须先用丝锥（tap）攻丝，然后旋入螺钉。丝锥不仅远较螺钉之螺纹切割锐利，而且还便于清除孔道内的碎屑。攻丝后，螺钉即可轻松地旋入。由于 AO 螺钉在螺帽侧之螺纹呈水平位，螺柱周围与孔道壁间隔仅 1mm，因此其把持力大大增加（图 5-3，4）。螺帽之改锥槽为内六角形，不仅增加了改锥对螺钉的控制力，也保证了旋入螺钉时始终维持垂直位(图 5-5)。

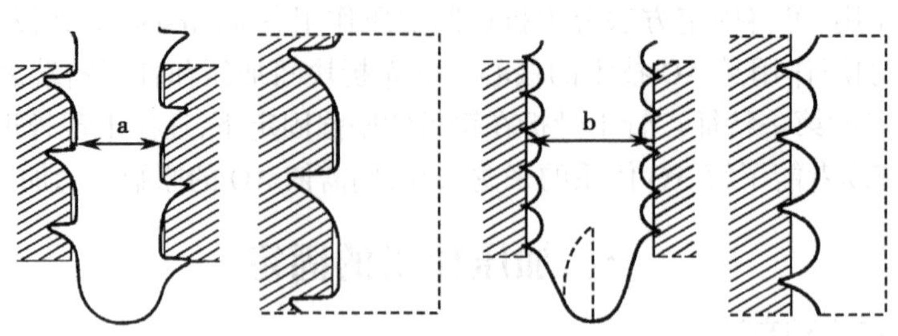

图 5-3 AO 螺钉与普通螺钉之比较

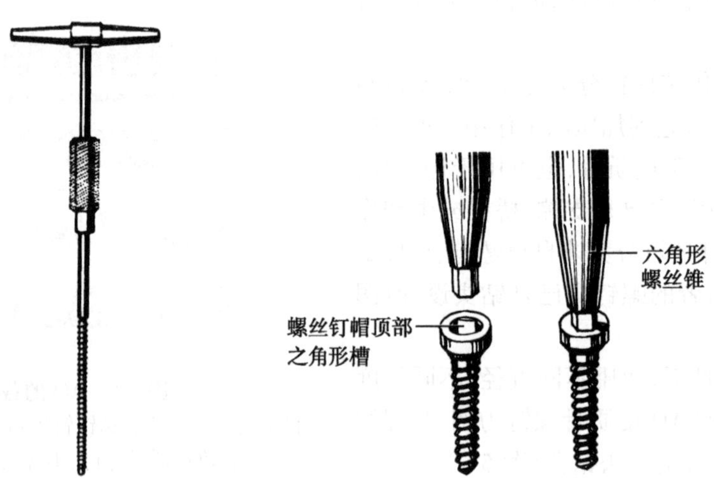

图 5-4 丝锥

图 5-5 标准 AO 螺丝钉之钉帽六角形凹槽与六角形标准螺丝锥

皮质骨螺钉加压：以皮质骨螺钉进行骨折块间加压，可用于斜形、螺旋形和蝶形骨折，或在钢板固定后，对骨折端之间尚存在的分离进行补充加压。加压是依靠入侧皮质的滑行孔而完成的。对侧皮质仍行常规钻孔（如钉螺纹为 4.5mm 时，钻孔则为 3.2mm），使钉抓紧对侧皮质。入侧孔则用和螺纹同径之钻头钻孔，使成为滑行孔，当旋紧时即产生折块间的加压（图 5-6）。螺钉必须垂直骨折面，并穿经折块周径的中央部（图 5-7），否则即会在加压后出现移位（图 5-8）。垂直骨折面的螺钉不能防止骨折短缩移位。因此，如固定的目的是防止短缩时，则钉应垂直骨干纵轴（图 5-9）。对长斜面骨折加压时，其中央的螺钉也应垂直骨干纵轴（图 5-7）。另一种做法是：先将对侧的皮质钻孔，再复位，然后用导钻引导将入侧皮质钻成滑行道。

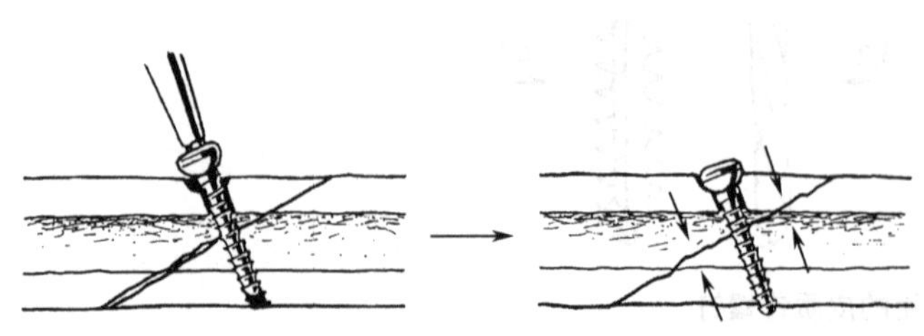

图 5-6 皮质骨螺钉加压垂直骨折面

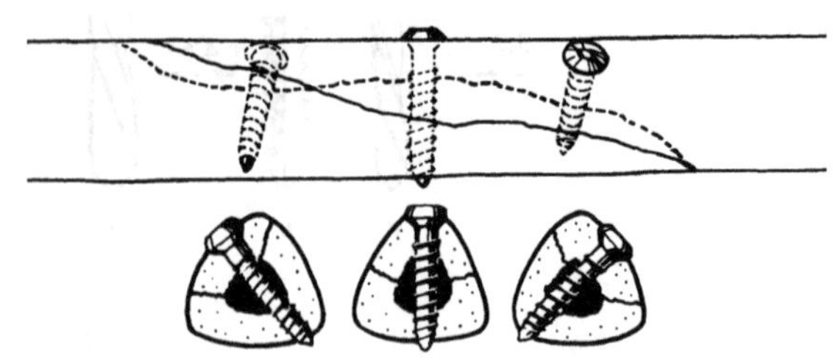

图 5-7 皮质骨螺钉置放的方向及位置

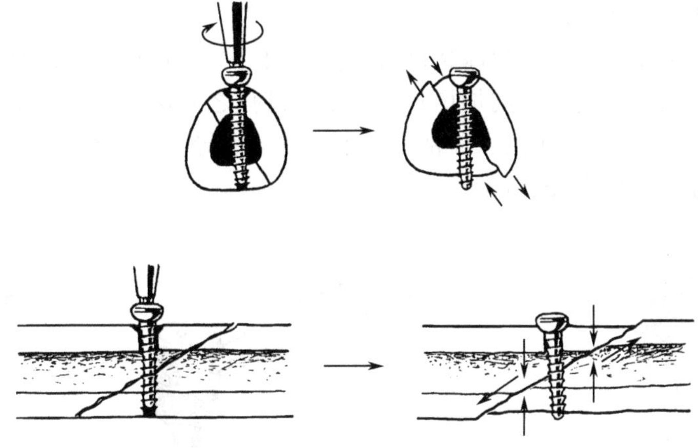

图 5-8 螺钉穿入位置错误

（上）未穿经折块中央；（下）未垂直折面

松质骨螺钉加压：不同部位、不同大小的骨端骨折应选用不同型号的松质骨螺钉。螺钉之螺纹必须超过骨折线（图 5-10），否则不能形成加压。在钉帽下需以垫圈保护，以免压入骨皮质内。

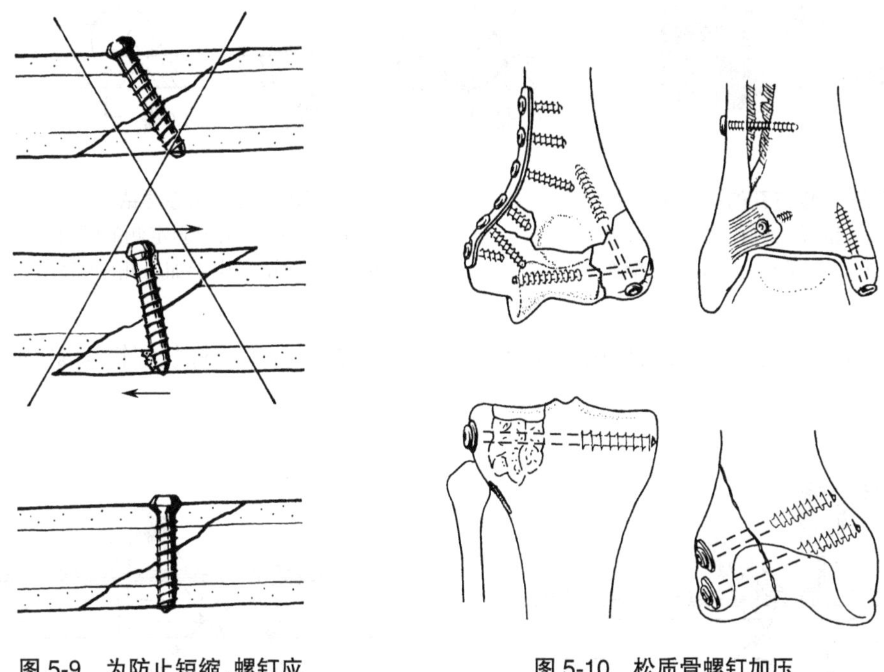

图 5-9 为防止短缩，螺钉应垂直骨干纵轴

图 5-10 松质骨螺钉加压

这两种螺钉当作为折块间加压固定时，统称为拉力螺钉（lag screw）。

2. 钢板固定 用于折块间加压的钢板固定有两种类型，加压器（articulated tension device）加压和动力加压（dynamic compression plate，DCP）。

加压器型钢板固定：在钢板之固定侧以螺钉固定后，另一侧依靠固定器的牵拉而完成折块间的加压（图 5-11）。由于此种加压需先将固定器用螺钉固定于骨干上，切口较长，近年来又已渐认识到粉碎骨折块间无需

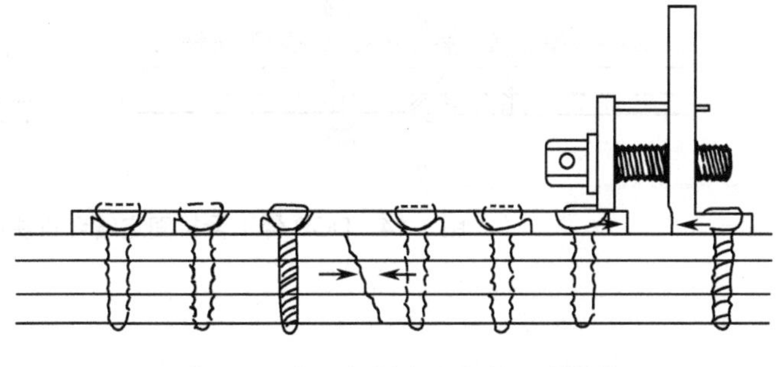

图 5-11 加压钢板内固定（加压器型）

过大的加压力，因此，应用已减少。

动力加压型钢板：固定螺钉之钉帽为球状，旋入时沿钉孔内之斜坡状滑移槽自外上滚向内下之槽底。推动其下之骨段向骨折端移行，达到轴向加压（图 5-12）。钉孔之滑移槽与螺钉帽球形体旋转滚动之轨迹严密吻合，因此，钉之入点必须准确无误。导钻是必不可缺的引导工具。在固定侧使用的导钻，其钻孔为中心型；而加压侧者则为偏心型（图 5-13）。

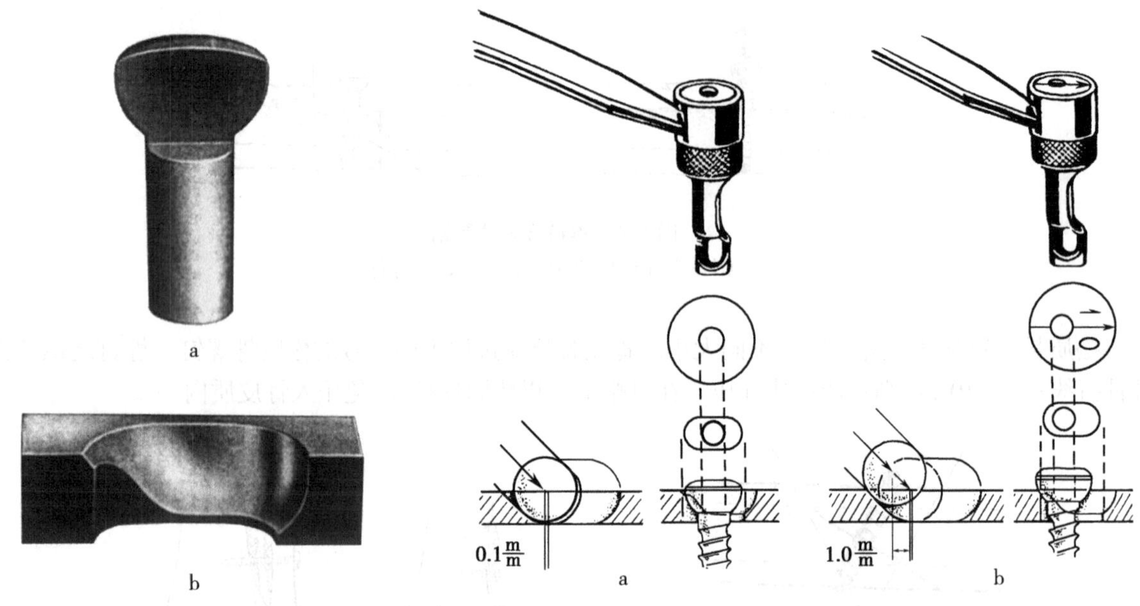

图 5-12 DCP 钢板钉孔的滑行槽

a. 螺钉帽呈球形；b. 钢板之钉孔，左侧部分为倾斜的滚动移行槽，右侧部分为水平滑动槽面

图 5-13 偏心导钻

a. 中心导钻 用于固定侧的螺钉；
b. 偏心导钻 用于加压侧的螺钉

加压固定后有时对侧会存在分离，可用皮质骨加压螺钉（图 5-14，15）或杆状螺钉（shaft screw）（图 5-16）进行补充加压。

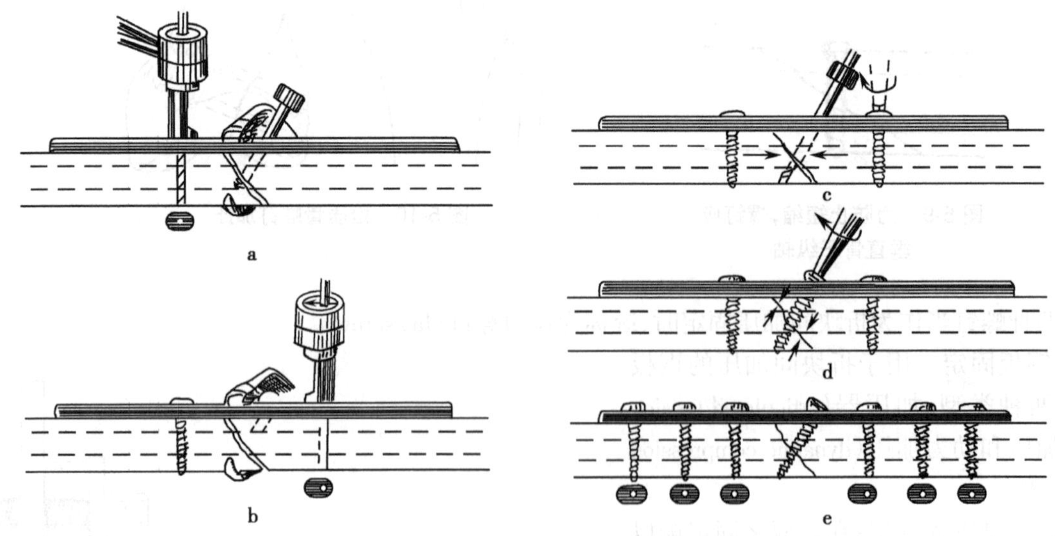

图 5-14 DCP 骨干骨折固定结合折块间皮质骨加压（自上而下）

与 DCP 有类似作用者尚有 Bagby 型钢板。该钢板螺钉外端边缘垂直，螺钉帽为斜行。当螺钉沿外缘进入骨皮层后，斜形的帽缘乃与螺钉垂直缘接触，并沿此下滑面推动其下的骨块向骨折端推移(图 5-17)，从而使骨折端相互紧密抵触。

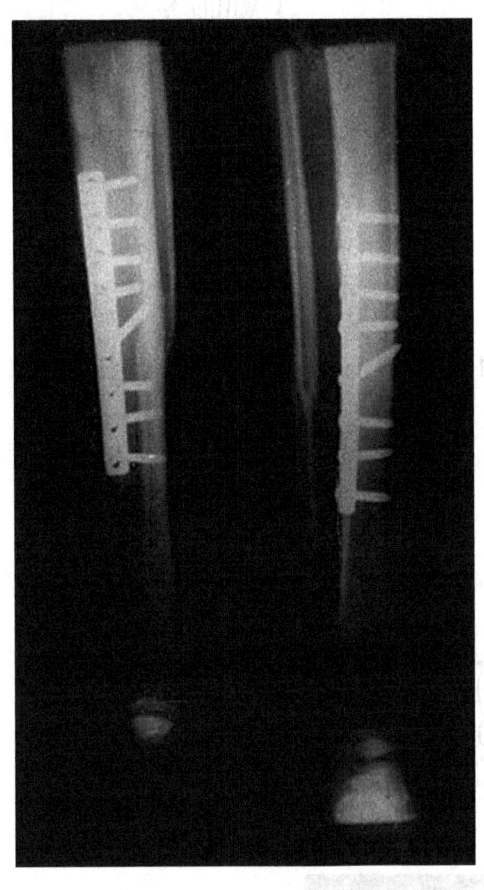

图 5-15 动力加压钢板固定(辅以皮质骨拉力螺钉消除对侧骨端分离)

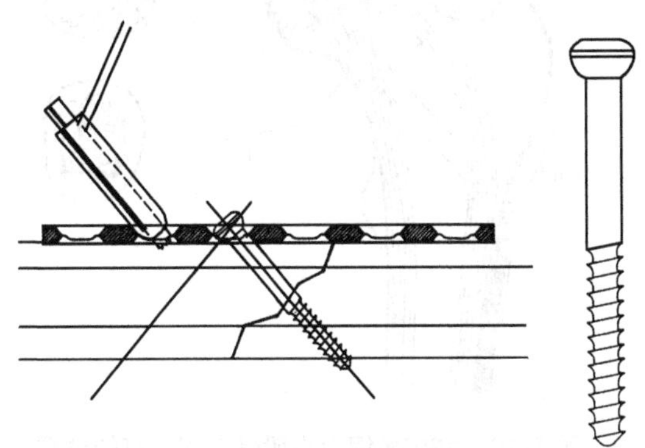

图 5-16 杆状螺钉

(左)改进之 DCP 其钉孔可允许螺钉倾斜 40°(右)杆状螺钉之滑动杆外径与螺纹同为 4.5mm，用做拉力螺钉更有利

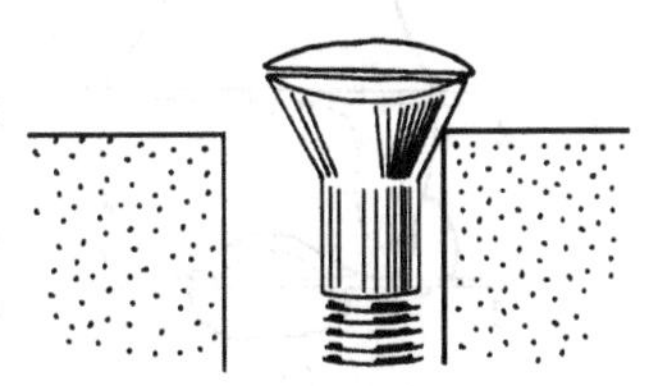

图 5-17 Bagby 型加压钢板

3. 角钢板固定 用于股骨上、下端骨折之固定。130°角钢板用于股骨上端，95°角钢板则主要用于股骨髁部，也可用于股骨上端(图 5-18)。其钉翼呈 U 形，把持力强。由于此种固定无论是用于股骨上端或髁部，占位必须十分准确。既要保证其固定效果，又不能影响关节。因此，应在一套特殊的器械导引下完成。在股骨上端，130°钉板需由股骨粗隆下 3mm 处入骨，穿经股骨距(calcar)上方 6~8mm，进入股骨头下方(图 5-19)。95°之钉板则在股骨大粗隆部入骨，穿经股骨颈外侧皮质下方，进入股骨头下部。并以一枚皮质骨螺钉将钢板固定在股骨距上(图 5-20)。由于其他技术的应用，如动力髋螺钉(DHS)和动力髁螺钉(DCS)能更好地起到加压作用，因此角钢板固定的应用越来越少。

在股骨髁部所用之 95°钉板之钢板翼应紧贴股骨外侧。钉之入点在髁的前部(图 5-21)。固定股骨髁间骨折时，则需先以松质骨拉力螺钉将复位的骨折加压固定，然后再用 95°角钢板固定，并以加压器对髁上骨折加压固定。

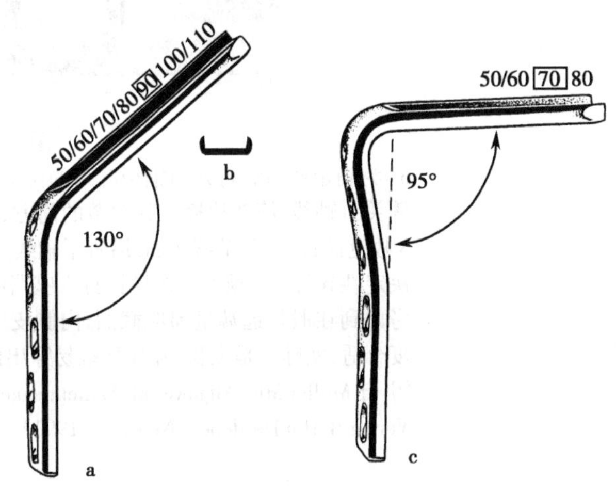

图 5-18 两种不同角度的角钢板

a. 130°钢板；b. 钢板截面；c. 95°钢板

此种固定操作较复杂，而且固定必须准确，因

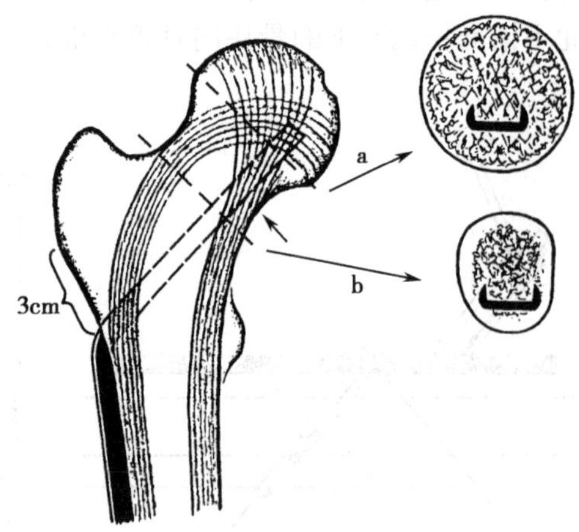

图 5-19 130°角钢板在股骨上端入钉的位置

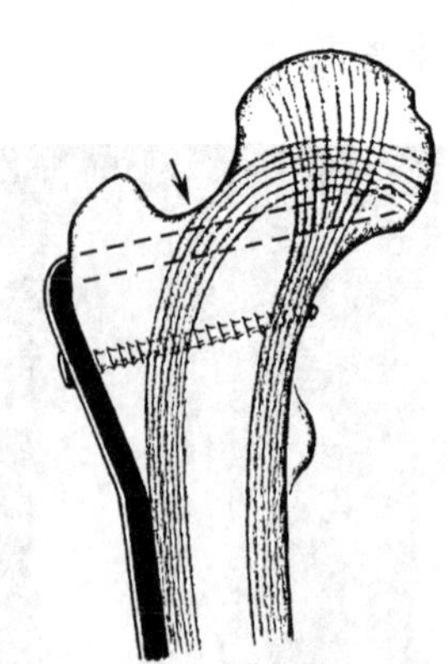

图 5-20 95°角钢板在股骨上端入钉的位置

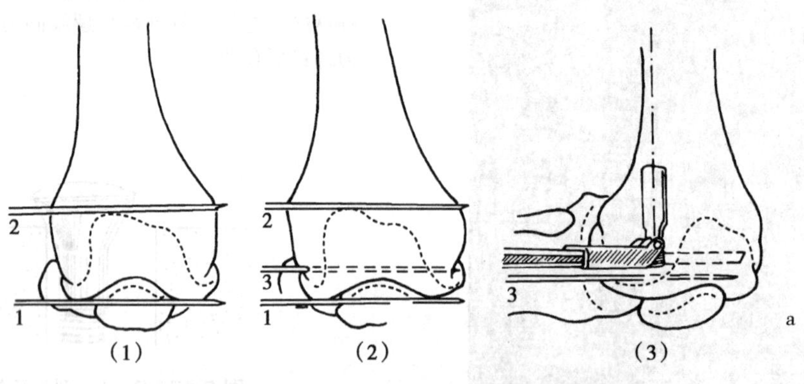

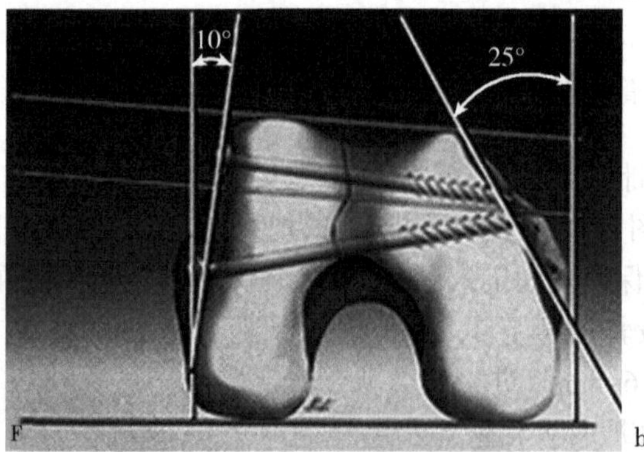

图 5-21

a. 为确定座凿和打入角钢板叶片的位置;(1)屈曲 90°穿入第 1 枚克氏针,标记膝关节轴线,第 2 枚插入膝关节的前方,它表示髌股关节的倾斜度;(2)钻进第 3 枚克氏针,距关节线 1cm,沿骨干轴线并平行前两枚克氏针,它是插入座凿的决定性导针;(3)顺第 3 枚导针打入座凿叶片;b. 在决定钢板叶片长度时,必须考虑到在股骨远端呈梯形截面,内侧皮质倾斜 25°角,若在 x 线片上见到它长度合适,实际上是太长,叶片顶端易穿出内侧皮质,位于皮下

(引自 Muller ME, Allgower M, Willennegger H.Manual of internal fixation, Springer-Verleg Berlin Herdeberg New tork, 1991)

此,术前应根据标准的X线片对手术进行设计。

4. 张力带固定(tension band fixation)　因撕脱而形成的张力性骨折,如髌骨骨折、尺骨鹰嘴骨折均可行张力带固定(图5-22)。可参见有关章节。

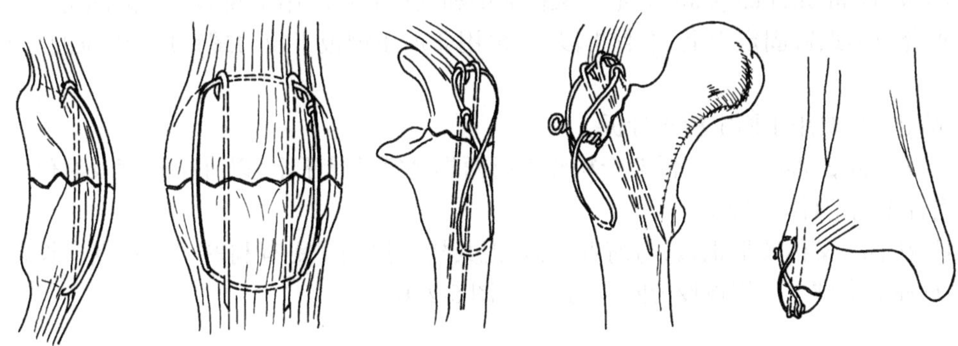

图5-22　张力带结合克氏针固定

(二)加压固定的原则

使用加压固定法治疗骨折必须遵循以下四项原则:

1. 骨折块之间最大限度的稳定　骨折在固定后是否稳定,固然与固定物本身及其骨质之间的连接是否坚强直接相关,但同时也必然和复位后的骨折是否稳定有关。稳定型骨折在复位后容易获得稳定,但不合理的固定(包括加压固定)反有可能削弱其稳定性。不稳定型骨折则需通过某些手段增加复位后的稳定性,折块间的加压则是最有效的一种手段。

2. 符合张力带原则的固定　每个偏心位承重的骨骼都承受弯曲应力。典型应力分布是在凸侧产生张力,而在凹侧产生压力,为使偏心位承重的骨折能恢复承重能力必须利用张力带来吸收张力。同时骨骼本身能接受轴向加压。股骨骨折固定后承重时,身体重力线落在骨干内侧,造成向外侧弯曲的应力,外侧为张力侧,因此,应在外侧行钢板固定(图5-23)。胫骨则不同于股骨,负重时身体重力线与胫骨轴线的关系,在负重期不断改变,张力侧也随之而改变。如从肌肉作用所造成弯曲应力考虑,则在胫腓双骨折时,多向内成角,内侧为张力侧,而在胫骨单骨折时,则相反。骨端的撕脱骨折(如尺骨鹰嘴,内踝骨折)以及髌骨骨折,其张力侧更为明确,髌骨骨折在膝关节进行伸屈活动时,其前侧分离,即为张力侧。违反张力带原则的内固定,只能加重其移位趋势。

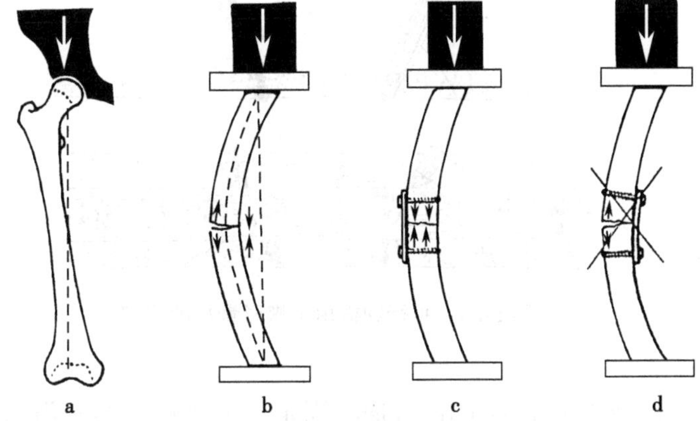

图5-23　股骨干骨折的张力侧为外侧(自左至右)

a. 骨的偏心负荷造成一侧为张力负荷,另一侧为压力负荷;b. 在偏心负荷下,间隙将首先在张力侧张开;c. 一块钢板应用到骨的张力侧将防止畸形,当负荷增加时,钢板承受张力,钢板对侧的皮质将产生压力;d. 如果钢板用在压力的凹侧,在负荷下唯一抵抗畸形的是钢板的刚度

3. 保存骨折部的血运　保存局部血运是减少骨折端坏死程度,使骨折获得正常愈合的重要条件。在暴露骨折部时应尽少加重骨膜的创伤。置于骨膜下时,则推开骨膜的范围应非常局限。粉碎骨折的任何骨块均应慎重保留其血运。

4. 伤肢早期主动活动与使用　骨折在获得可靠的固定后即应早期主动活动;骨折局部十分稳定者,甚至可以早期使用,例如下肢部分负重,逐渐增加。

二、支撑作用的固定

主要用于维持骨折的应有长度，以及对位对线关系。也无加压作用。

1. 平衡钢板（neutralization plate）固定　又称为中和钢板固定。用于蝶形骨折的固定。先将蝶形骨折块以两枚皮质骨拉力螺钉固定于上、下骨折段上，再用非加压钢板于拉力螺钉成90°位的骨面上固定（图5-24）。

2. 桥式固定　主要用于固定粉碎骨折。

桥接钢板（bridging plate）固定：桥架于粉碎骨折两端之完整骨干上，以维持长度及对位对线关系。粉碎骨块不与主骨干固定（图5-25A）。

Weber钢板固定：又称波形钢板，与前者类似，但其构形提供了更有利的力学特点。长扇形结构避免了应力集中，从而大大减少了钢板疲劳断裂的机会（图5-25B）。

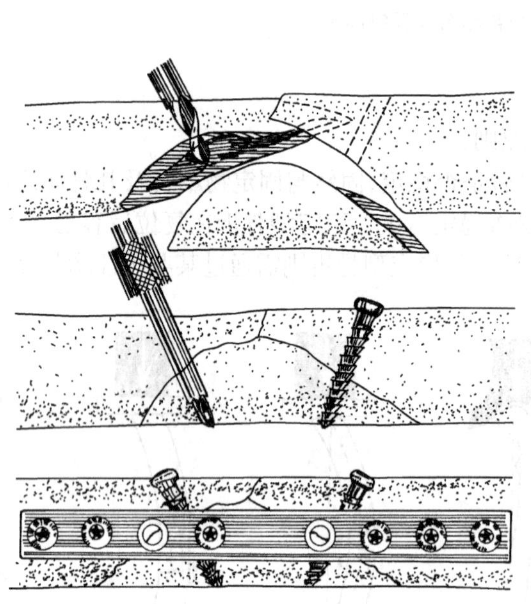

图5-24　平行钢板用于蝶形骨折的固定

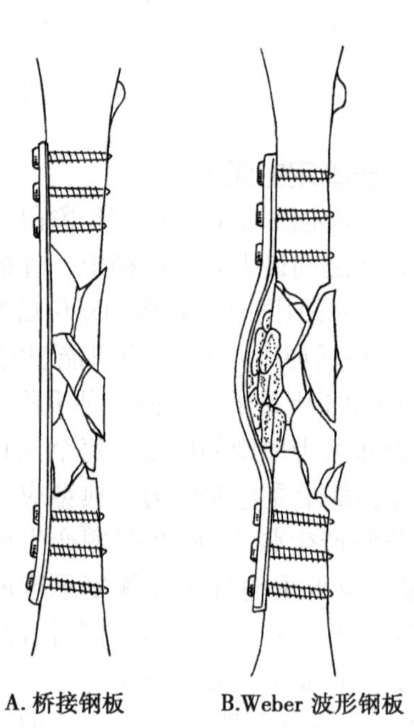

A. 桥接钢板　　B.Weber 波形钢板

图5-25　桥式固定

3. 支撑钢板（buttress plate）固定　主要用于容易滑移的干骺端骨折或关节内骨折。如用于固定Barton骨折的特形钢板（图5-26），固定胫骨骨折的T形或L形钢板（图5-27）。这些传统干骺端接骨板在骨质较好的年轻患者中仍被应用，而在骨质疏松的老年干骺端或关节内骨折患者中，已经被各种各样的解剖型锁定接骨板取代，如治疗肱骨近端的LCP、PHILOS，治疗桡骨远端的LCP等（图5-28）。后者由于采用了无需预弯的解剖型设计、锁定螺钉技术及不同螺钉方向的成角设计，可以起到更坚固的支撑作用，已经广泛应用于四肢长骨的近端和远端。大多数的关节周围骨折均可采用支撑钢板固定，其具体方法将在以后介绍各部位骨折的章节中阐述，本章节中也不再将关节周围骨折的内固定作单独重复阐述。

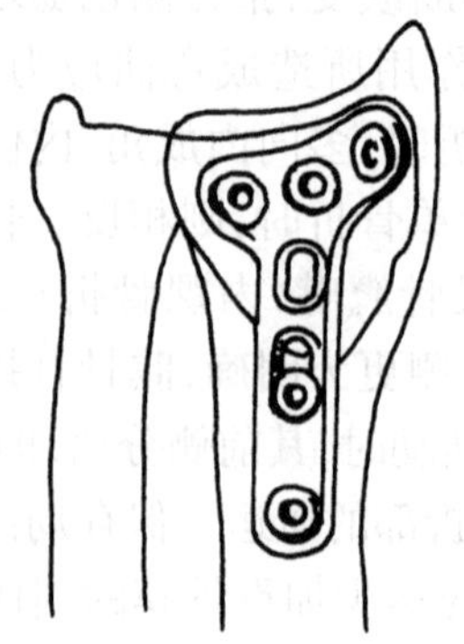

图5-26　作为支撑固定的特形钢板用于固定桡骨远端Barton骨折

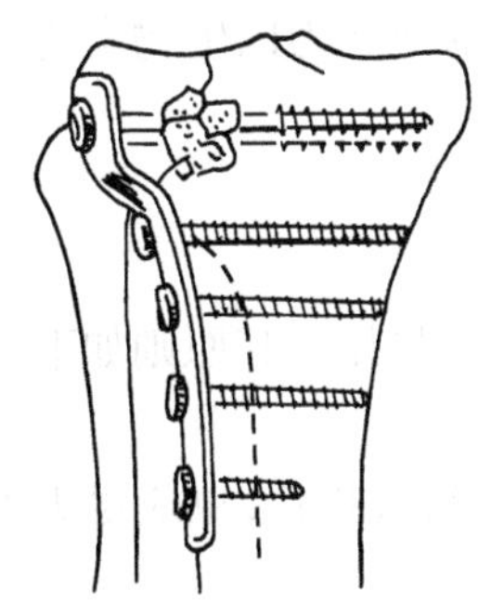
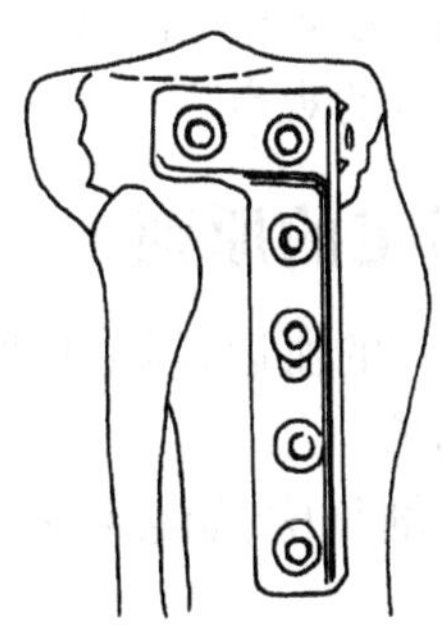
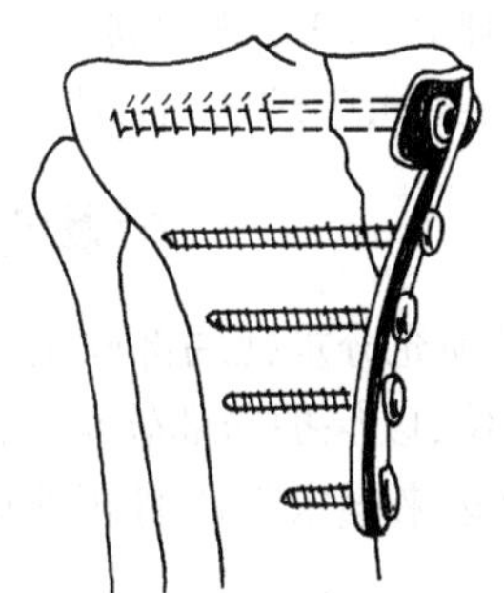
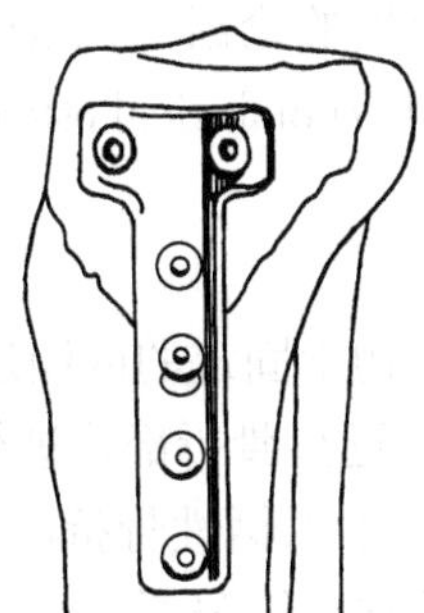

图 5-27　作为支撑固定的 T 形或 L 形钢板

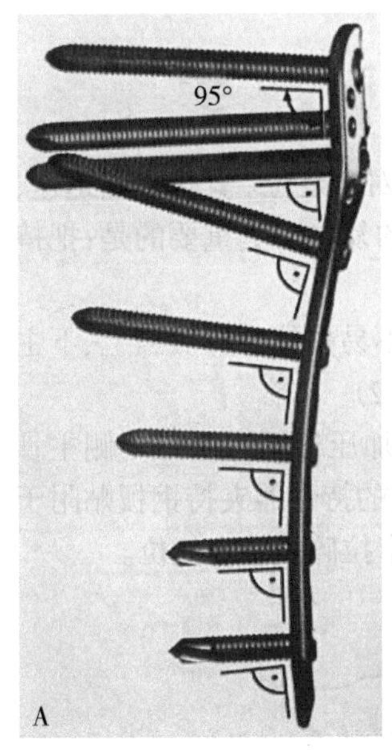

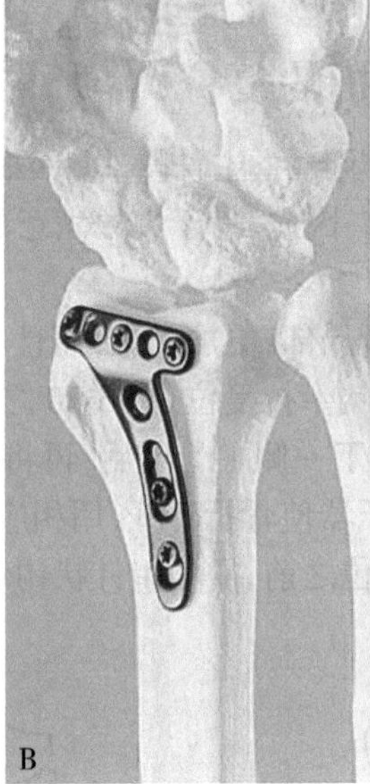

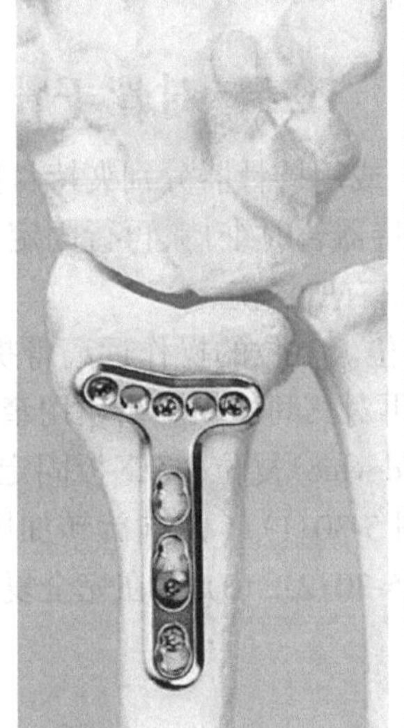

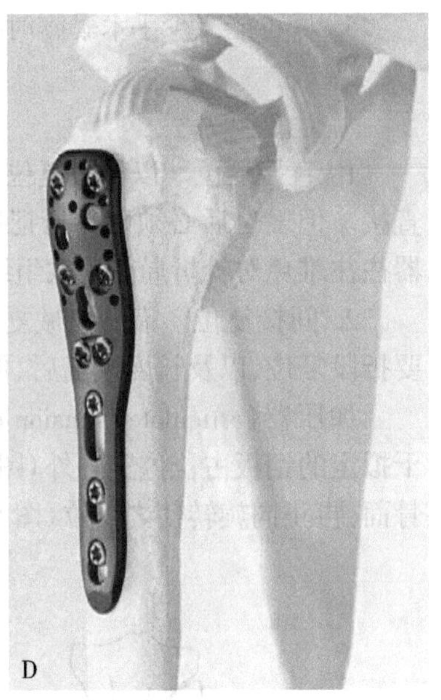

图 5-28　肱骨近端的 LCP(A),桡骨远端掌侧 2.4mm LCP(B、C),肱骨近端 PHILOS(D)

4. 夹板作用固定　所谓夹板作用的固定即固定维持骨折的对位对线关系,但无加压作用。例如肱骨髁上骨折的克氏针交叉固定(图 5-29)。从现代的进展看,将起夹板作用的固定作为一类已无实际意义。

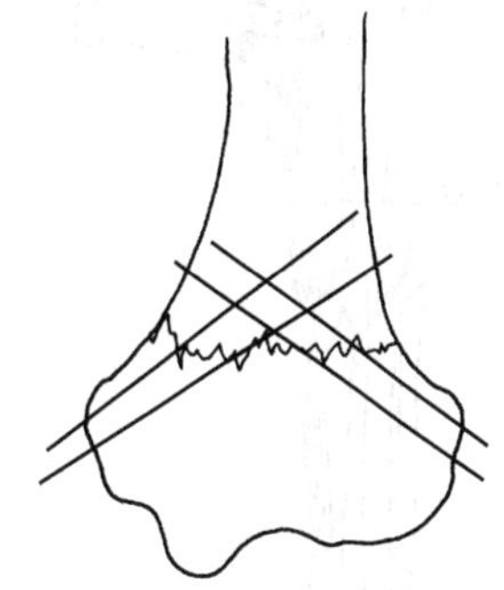

图 5-29　肱骨髁上骨折双克氏针交叉固定

第四节　骨折治疗从 AO 到 BO 的进展

在长年的实践中,确实证实了若干相当复杂的骨折,经 AO 技术处理后,获得了前所未有的疗效,但同时也陆续发现了一系列致命的缺点和问题。首先是若干骨干骨折即使按 AO 的原则进行了坚强固定,但实际上却难以达到目的。不仅无法早期使用,甚至连早期功能锻炼都需极其慎重。其次,自临床上连续出现加压钢板固定的骨干骨折,愈合后去除钢板而再骨折的报道以来,人们开始对一期愈合进行了反思。先后提出应力遮挡作用的概念,和钢板下皮质骨因血供破坏而出现哈弗系统加速重塑,临床表现为钢板下的骨质疏松的论据。在这些基础上,AO 学派从原强调生物力学固定的观点,逐渐演变为以生物学为主的观点,即 BO(biological osteosynthesis),生理的、合理的接骨术的观点。

一、生物学固定的原则

生物学固定的内涵是:必须充分重视局部软组织及骨的血运,固定坚强而无加压。其原则如下:

1. 远离骨折部位进行复位,以保护局部软组织的附着。

2. 不以牺牲骨折部的血运来强求粉碎骨折块的解剖复位,如必须复位的较大折块,也应尽力保存其供血的软组织蒂部。

3. 使用低弹性模量,生物相容性好的内固定器材。

4. 减少内固定物与所固定骨之间的接触面(髓内及皮质外)。

5. 尽可能减少手术暴露时间。

二、对骨干骨折的复位

1. 直接复位 以手法复位,或用持骨器分别夹持骨折上、下主骨段,以手法对合复位。其优点是迅速、直接。但复位后必须以骨折把持器暂时维持,再行固定。因此,易于失掉满意的复位。更重要的是:把持器往往难免对骨折局部的软组织有所损伤。

2. 间接复位 借助机械复位。复位的操作远离骨折局部,更加安全,而且不易失掉位置。当上、下主要折段复位,以及长度恢复后,再对其间的粉碎折块用牵钩牵拉复位(图 5-30 之 2)。

加压器(articulated tension device)复位:将钢板固定于一侧主骨干后,再将加压器固定于另一侧主骨干拟定的钢板占位位置之外(图 5-30(1))。反向旋转加压器使骨折牵开,用相应的持骨器夹持钢板贴附于骨面,再正向旋转使之复位(图 5-30(2), (3))。在完全复位之前,需先用针状钩牵拉碎块使之复位。

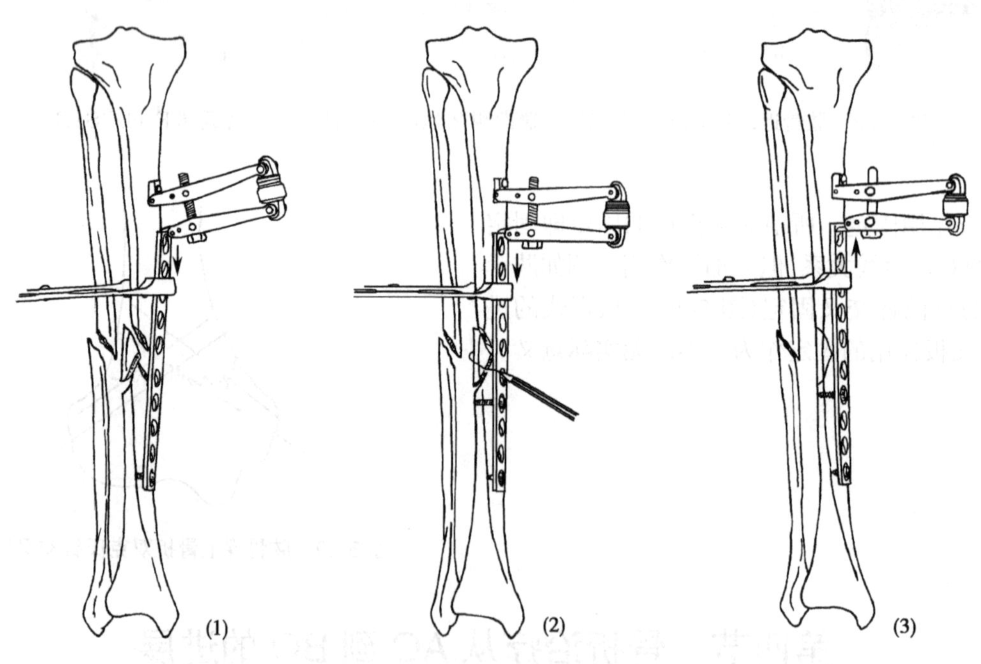

图 5-30 利用加压器进行复位

牵张器(distractor)复位:又称整复棒。将其两端各以 1 枚螺钉直接固定于上下骨折段远离骨折处(图 5-31),牵拉复位并维持之。

抗滑移钢板(antiglide plate)复位:为 Weber 所提示之概念,主要用于胫骨远端的斜形骨折。先将钢板

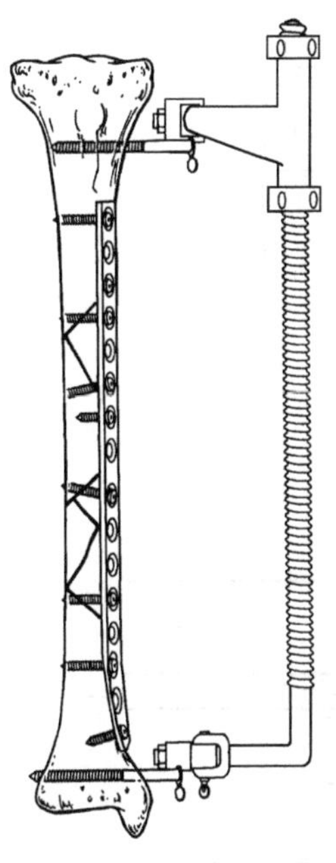
图 5-31　利用牵引器（整复棒）进行复位

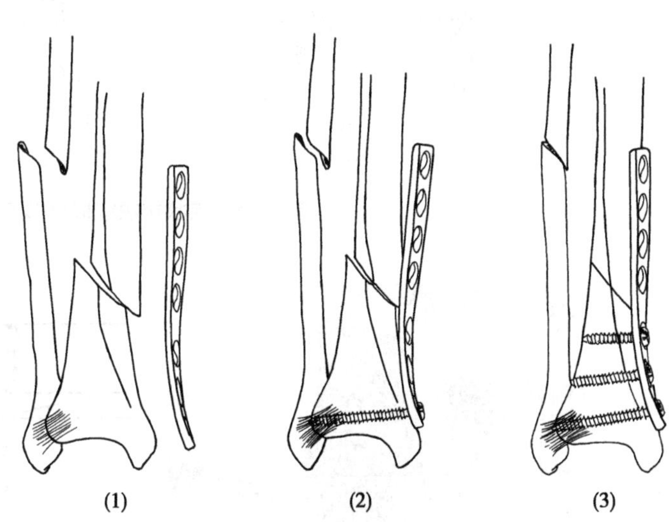

图 5-32　抗滑移钢板，用于骨折的复位与固定

依骨折部之弧形预弯及扭转（图 5-32(1)），再以一枚螺钉将钢板固定于胫骨远端（图 5-32(2)）。当将钢板向近折段骨干贴附时，骨折即被挤压复位（图 5-32(3)）。

由于机械复位对骨折局部的血供基本上不会造成影响，因此较手法复位具有更大的优越性。

三、对骨干骨折的固定

由于认识到无论是使用钢板，还是髓内针固定，在与固定物紧密接触部位（皮质骨外，髓腔内壁）的骨质，因血运破坏而出现面积一致的坏死，发生加速的哈弗系统重塑，表现出严重的骨质疏松。因此，工程人员设计了多种构形的钢板，以期减少固定物与骨之间的接触面。固定器材则选用低弹性模量的钢材。

1. 有限接触钢板（LC DCP）　为改善钢板下局部血运，在其贴骨面构形为若干深而宽的沟槽，截面呈梯形（图 5-33）。实验观察证实此种改进不仅大大减少了对骨皮质血运的影响，而且在沟槽部还会有少量骨痂生长，增强了骨折愈合部的坚强度。此外，钉孔两端的倾斜度加大，皮质骨拉力螺钉置入时可达到 40°，即使短斜形骨折也能以皮质骨拉力螺钉进行加压。

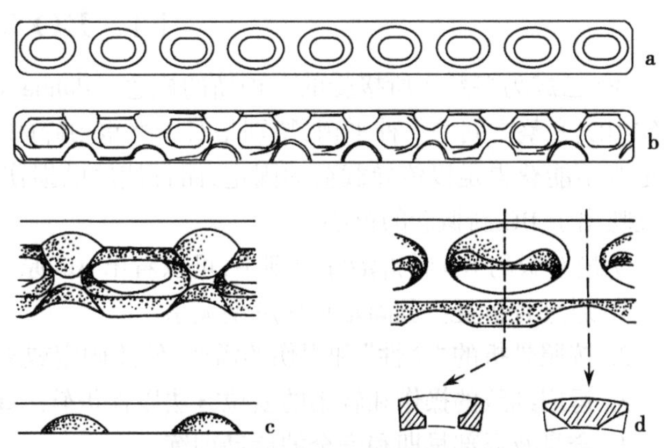

图 5-33　有限接触钢板（LC-DCP）
a. 正面观；b. 反面观（接触骨皮质面），有均匀分布的沟槽；c. 钉孔两端扩大之斜面，可以允许螺钉倾斜 40°；d. 钢板之横截面呈菱形，使钢板与骨皮质之接触面大大减少

2. 点状接触钢板（PC Fix）　钢板与固定骨仅以点状接触（图 5-34），螺钉只穿过一层皮质骨，为锁定螺钉（locked screw），螺钉头有细小的螺纹牢固地锁定在接骨板钉孔上（图 5-35）。

3. 微创固定系统（less invasive stabilization system，LISS）　特型钢板，单侧皮质螺钉固定，螺钉为自攻式的锁定螺钉。应用特有的器械将植入物放入肌肉深层。主要用于股骨远端及胫骨近端。与 PC Fix 同属于内固定器系统，其作用类似骨外固定器的原理。

4. 桥接钢板（bridging plate）　严重粉碎的骨干骨折或确有缺损者，用桥接钢板固定，主要是维持其长

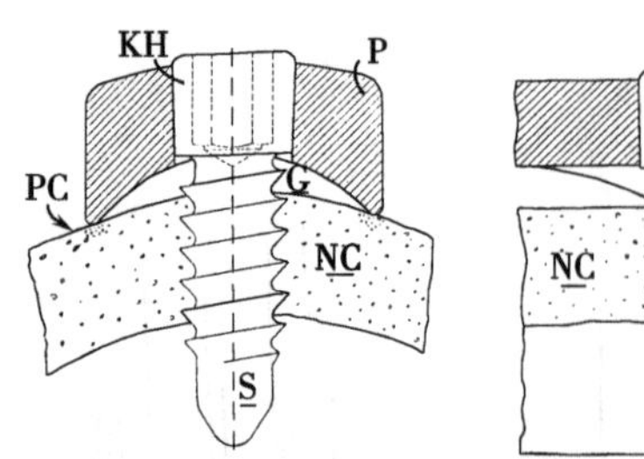

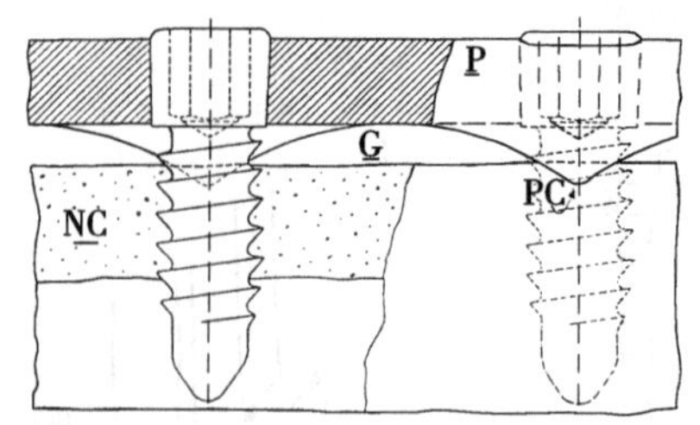

图 5-34 点状接触钢板(PC-Fix)

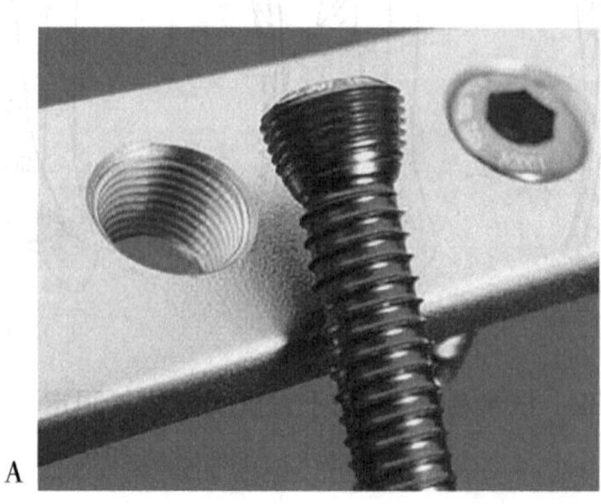
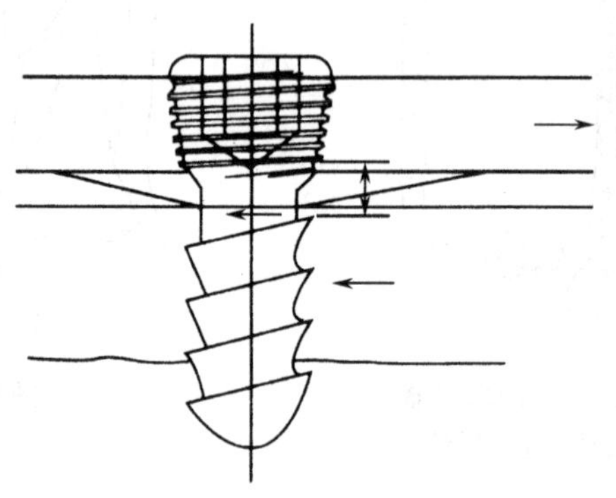

图 5-35 锁定螺钉

度和对线。它不属于稳定固定,但可以充分保存粉碎骨折部位软组织的附着及血供,以期获得二期愈合。桥式钢板跨越粉碎骨折部,远近两段则分别各以 3 枚以上螺钉固定。Weber 钢板则较一般直式者更为合理(见图 5-25B)。

从以上各种钢板的特点可以看出,不以牺牲局部软组织血供来强求达到坚强固定,是 BO 的核心概念。因此,在术后的康复措施上,必须更加强调指导监督,循序渐进,而非片面追求早期使用。

当然,无论钢板固定技术如何演变,它属于偏心固定,强度弱于中心固定的髓内钉技术。因此,对于骨干骨折、尤其是下肢长骨干骨折来讲,带锁髓内针技术可能更适合。

四、BO 新概念

BO 已成为多数人所接受的一种新的概念。Palmar(1999)指出:骨折的治疗必须着重于寻求骨折稳固和软组织完整之间的一种平衡,特别是对于严重粉碎的骨干骨折。过分追求骨折解剖学的重建,其结果往往是既不能获得足以传导载荷的固定,而且使原已损伤的组织的血运遭到进一步的破坏。这一论点基本上反映出了 BO 新概念的核心。

从最新版的 AO 骨折治疗原则中,可以看出 AO 原则有了重要的改变:

1. 通过骨折复位及固定重建解剖关系。
2. 按照骨折的"个性"和损伤的需要,使用固定或夹板,重建其稳定性。
3. 运用细致的操作和轻柔的复位方法以保护软组织及骨的血运。
4. 全身及局部早期和安全的活动训练。

此前,AO 学者 Gautier、Ganz(1994)对复位和固定的要求已有过更为具体的说明:

1. 复位 利用间接复位技术,对粉碎性骨折进行非解剖复位,主要恢复骨骼的长度、轴线,矫正扭转。
2. 固定 骨折愈合的主要条件并非一期的加压固定,而是依靠存有活力的骨块间的二期愈合。通过骨痂形成与主骨的迅速连接,钢板对侧获得支撑,防止置入物的疲劳断裂。此时的接骨板起到的多是桥接作用。

近年来流行的微创接骨板接骨术(minimally invasive plate osteosynthesis,MIPO 技术;或 minimally invasive percutaneous plate osteosynthesis,MIPPO 技术)即基于 BO 理念,其核心内容即间接复位、桥接固定。MIPO 技术已经广泛应用于胫骨远端、胫骨近端、股骨远端等部位的干骺端骨折(图 5-36)。该技术所采用接骨板由传统接骨板逐渐变为锁定加压接骨板(LCP)或 LISS 接骨板等。

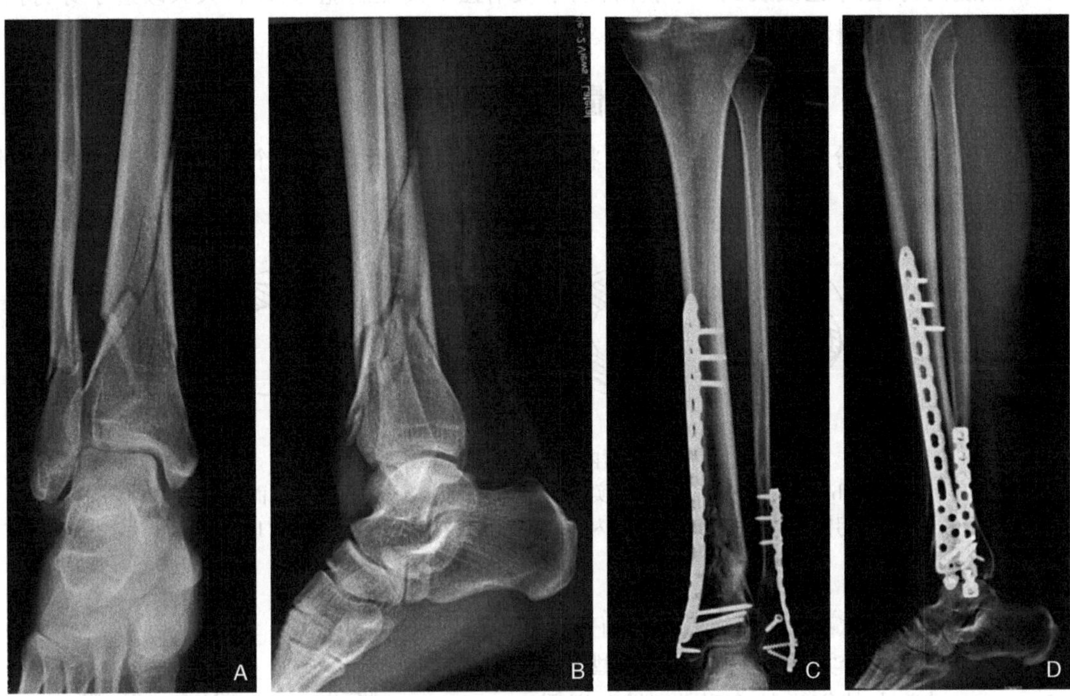

图 5-36　MIPO 技术治疗胫骨远端骨折

AO 体系的改革是在整个外科体系日益融入微创概念的影响下应时出现的。除去 AO 本身以钢板固定为主的改革而外,髓内钉固定、骨外固定等也同时有了很大的进展。在固定方式上,也有相应的改进。如结合固定技术(combined fixation technique,CFT)日益受到重视。两种或两种以上创伤小的简单固定结合应用,相互以长代短,更接近于满足上述平衡。

对关节内骨折的治疗原则不变。包括:

1. 关节面的无创性解剖复位。
2. 关节内骨折块的稳定固定。
3. 通过植骨或支撑获得干骺端重建。
4. 早期的功能锻炼。

在具体方法上更加强调局部血运的保护,多利用支撑固定,如支撑钢板、骨外固定架等。

第五节　髓内钉固定

髓内钉固定系列利用不同类型的钢针,穿入所需固定的骨干髓腔内,以控制该骨干的骨折位置。髓内钉固定属于中心固定,从生物力学角度讲,其固定强度由于偏心固定的接骨板固定技术,因此,它更适合于长骨干骨折,尤其是下肢长骨干骨折的固定,对肱骨干骨折也有很好效果。在某些关节外的干骺端骨折,如股骨转子间骨折等,髓内钉也应用广泛。

髓内钉治疗骨折虽已有百余年的历史,但真正确立其体系当属德国的 Kuntscher。他于 1940 年不仅报道了 V 形髓内钉应用于髋部骨折、股骨骨折、胫骨骨折和肱骨骨折的结果,展示了其成套设备,而且提出了和以往完全不同的观点。即:①与长骨髓腔径相当的髓内钉具有更好的固定骨折的作用,可免除外固定;②远离骨折的部位闭合穿钉,避免了对骨折局部软组织和血供的破坏。这一技术在二战中挽救了许多伤员的肢体乃至生命,从此在欧洲得以迅速推广。1957 年 Kuntscher 又在美国介绍了可屈性导向髓腔锉(reamer),即扩髓器。自 20 世纪 40 年代至今,国内外大量各种类型的髓内钉相继问世。20 世纪 60 年代后期出现了带锁髓内钉,至今已发展到一个新阶段,不仅增强了其控制能力,而且大大改进了穿钉技术。当然这一进展是和影像增强技术的发展分不开的。

一、髓内钉的类型

1. 依髓内钉的截面分型从不同截面的形状、直径和面积来反映其整个系统的弯曲及扭转性能(图 5-37)。

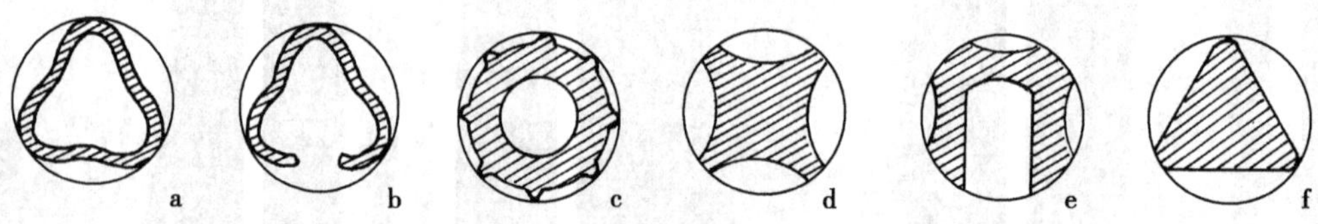

图 5-37 髓内钉的几种常见截面形状

a. 闭合三叶草截面;b. 开放三叶草截面;c. 实心的带槽截面;e. 开放的带槽截面;f. 实心的不带槽截面

(引自罗先正,邱贵兴. 髓内钉固定. 北京:人民卫生出版社,1997)

2. 依钉的数量分型分为单钉与多钉型。后者多为可弯曲性的髓内钉。

3. 依扩髓与否分型分为扩髓型与不扩髓型。扩髓钉如 Kuntscher 钉,由其衍生的多种类型钉,以及 AO 系统的髓内钉(图 5-38),基本上是开槽中空式。不扩髓者有单根与多根的。单根如常用于胫骨骨折的 Lottes 实心钉。多根者如一端带钩的 Rush 钉,有从 2.4mm 到 6.4mm 不同直径的型号,Ender 钉具有可弯曲性,多用于股骨上、下端。

4. 依带锁与否分型凡在髓内钉近端或远端附加锁钉的均为带锁髓内钉。有多种类型,从最早的 Gross Kemp 到近年的亚太型 Gamma 钉。依其作用可分为静力型与动力型。静力型者在骨折两端均加锁钉;动力型者则仅在一端带有锁钉(图 5-39)。带锁髓内钉是目前临床的主流类型。

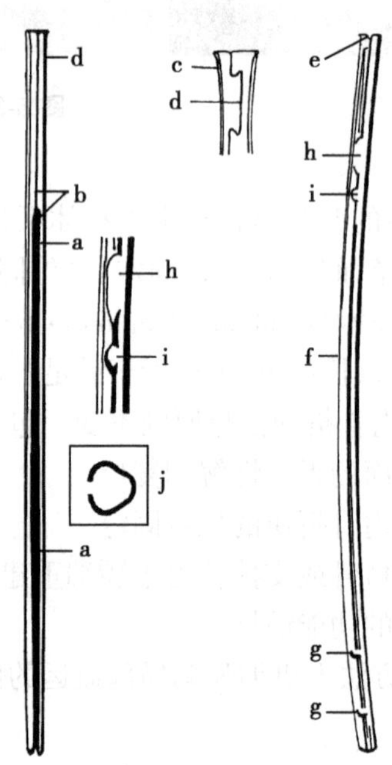

图 5-38 AO 髓内钉

a. 钉壁厚 1~2mm;b. 纵贯全长的沟槽;c. d. 打拔器之接口;e. 定位沟保证打入器确切对线;f. 1500mm 半径之弧,适应股骨之正常前曲线;g. 远端之锁孔;h. 动力型带锁髓内钉之锁孔;i. 静力型之锁孔;j. 梅花形髓内钉

二、髓内多钉固定

带锁髓内钉问世后,许多非带锁髓内钉已无太多用途,但某些组合式髓内钉由于操作简易,并发症少,价格低廉,因此仍有其一定的使用价值。

1. Ender 多钉固定 C 形可弯曲的 Ender 钉,曾用于粗隆间骨折(图 5-40),肱骨干骨折。其多钉、多方向的穿钉形成的固定在某些情况下仍有其应用价值。

2. 作为三点固定的可弯曲性髓内钉 用于胫腓骨双骨折,其移位趋势主要为向内(前)成角。自胫骨结节内侧入钉,向外侧呈弧形,弧顶抵向胫骨中段外侧之骨内壁,其上、下端两点固定于外侧(图 5-41),所形成之三点固定与骨折向内成角之应力相抵。此作用与 AO 之张力侧固定的原则异曲同工。内侧钉为主

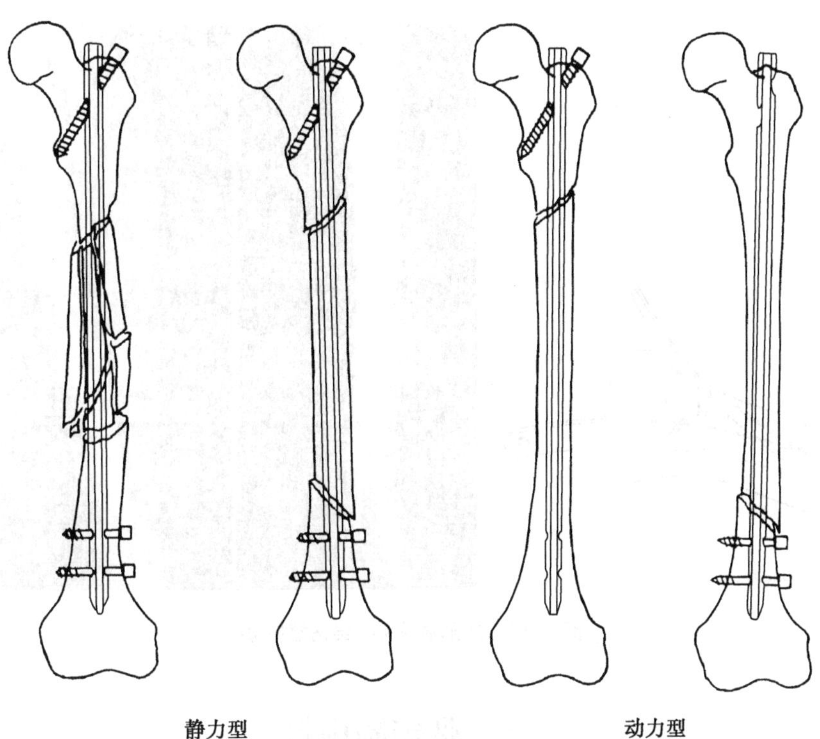

图 5-39　带锁髓内钉

（引自罗先正，邱贵兴．髓内钉固定．北京：人民卫生出版社，1997）

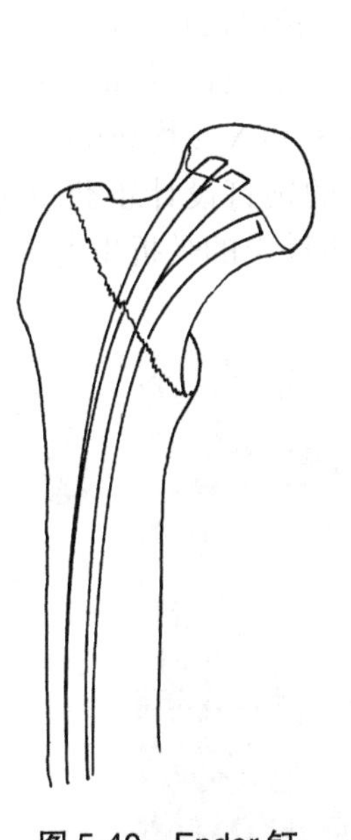

图 5-40　Ender 钉

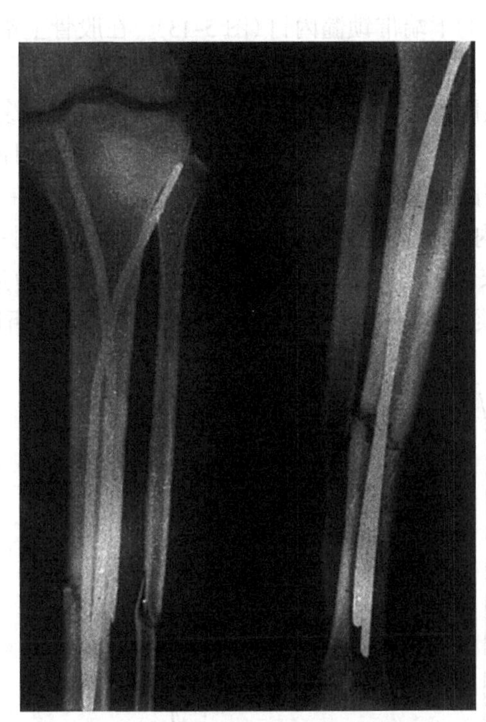

图 5-41　可屈弹性髓内钉交叉固定

胫骨骨折在中段交叉成 X 形

力钉，应使用较粗者。穿内侧钉时应将入点后移 1.5~2.0cm，以避免误成向后弯曲。

3. 双矩形髓内钉　为杨瑞和与吴岳嵩等所倡导的双矩形髓内钉，固定胫骨骨折。髓内钉呈扁平矩形，在胫骨结节两侧入骨后，紧贴骨内壁下行，至髓腔狭窄处两钉相抵（图 5-42），向下再分开成 X 状。

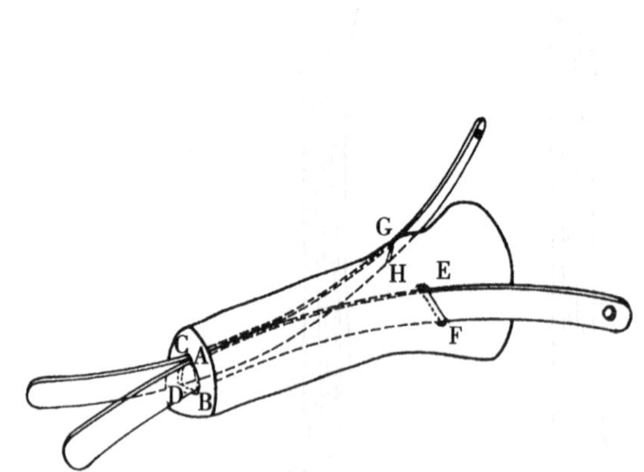

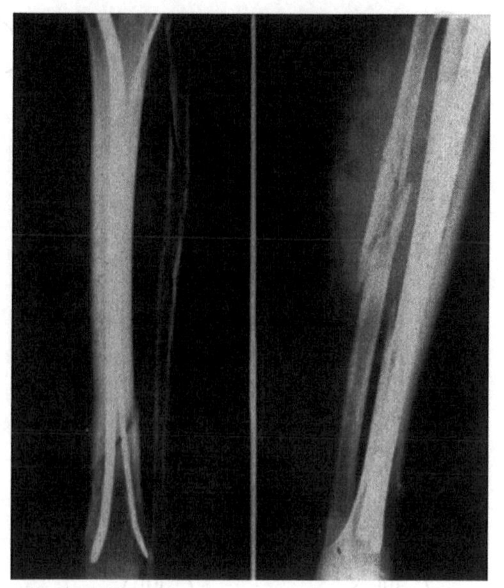
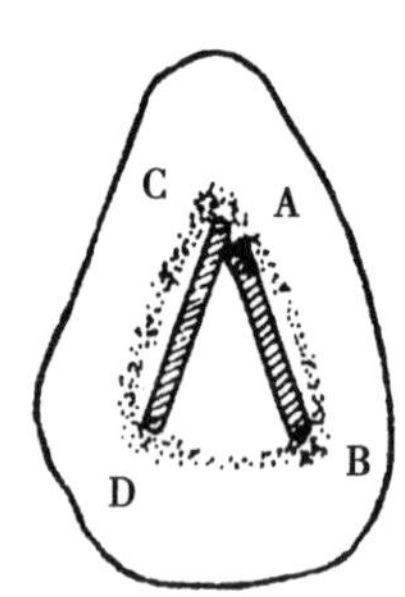

图 5-42 矩形髓内钉(吴岳嵩提供)

三、带锁髓内钉

用于锁定钉 - 骨关系的锁钉均固定在长骨远离骨折部的两端。基本上所有带锁髓内钉的远端均有两枚横向的交锁钉孔。通过一侧骨皮质钻孔,穿经髓内钉相当的交锁钉孔,固定在对侧骨皮质上。Zickle 钉则是另一种方式的下端带锁髓内钉(图 5-43)。在股骨上端,则根据需要以不同的锁钉固定。例如 Gamma 钉(图 5-44)。

以往的无锁髓内钉,对长螺旋形、粉碎形等难以维持复位的复杂骨折不能形成可靠的固定,而带锁髓内钉则大大增强了对轴向、旋转移位的固定能力,因此,目前新型的带锁髓内钉已广泛用于股骨、胫骨和肱骨。临床上应用的带锁髓内钉设计均大同小异,区别仅在于锁钉螺钉的设计、数量、方向或瞄准器设计等方面。AO 的髓内钉系统近年进展较大,其治疗股骨近端骨折的 PFN 和 PFN-A 均获得了广泛应用(图 5-45),用于胫骨的专家级髓内钉(expert-intramedullary)也因为近端更多的锁钉设计正获得更广泛的应用(图 5-46)。由于带锁髓内钉上有多个钉孔,应力集中,钉易折断,因此不稳定的骨折患者术后不应过早负重。

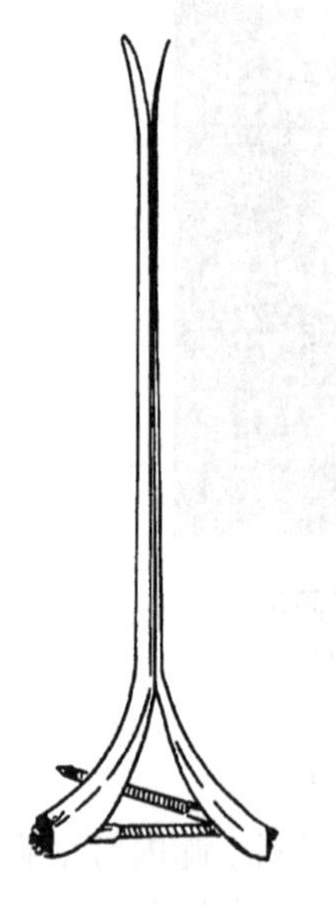

图 5-43 Zickel 钉治疗股骨髁上骨折

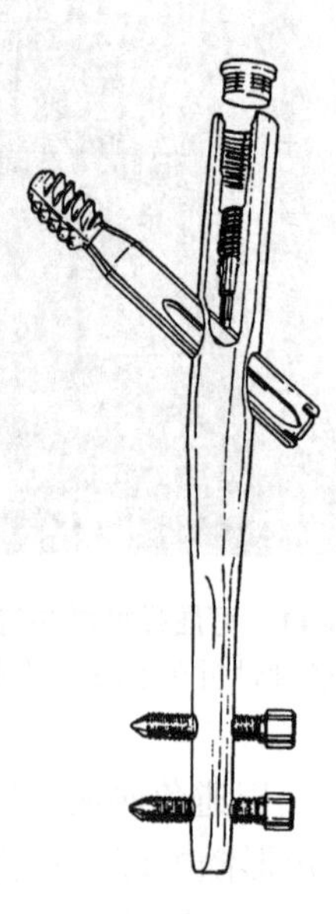

图 5-44 Gamma 钉结构(亚太型)

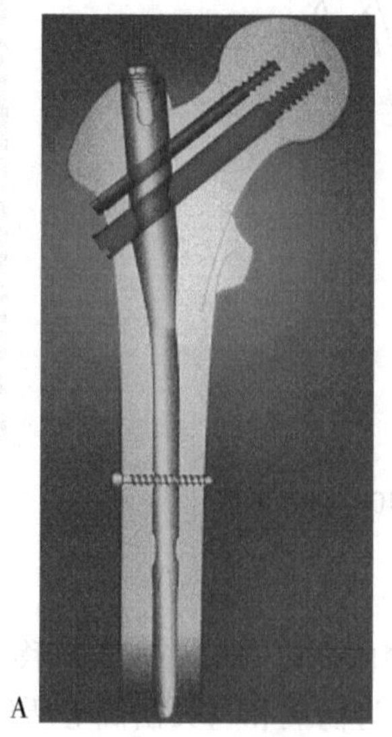

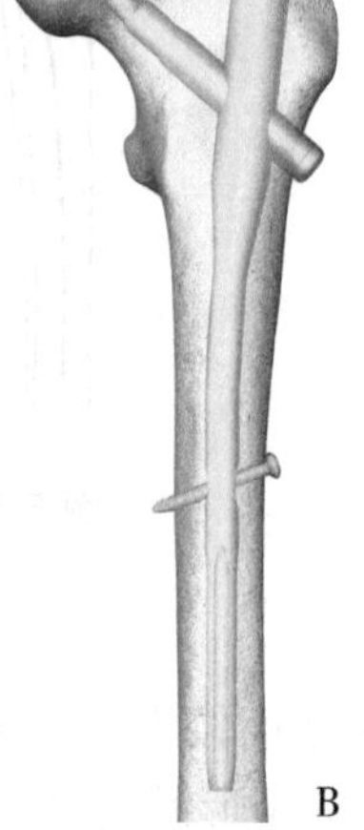

图 5-45 AO 股骨近端髓内钉 PFN 和 PFN-A

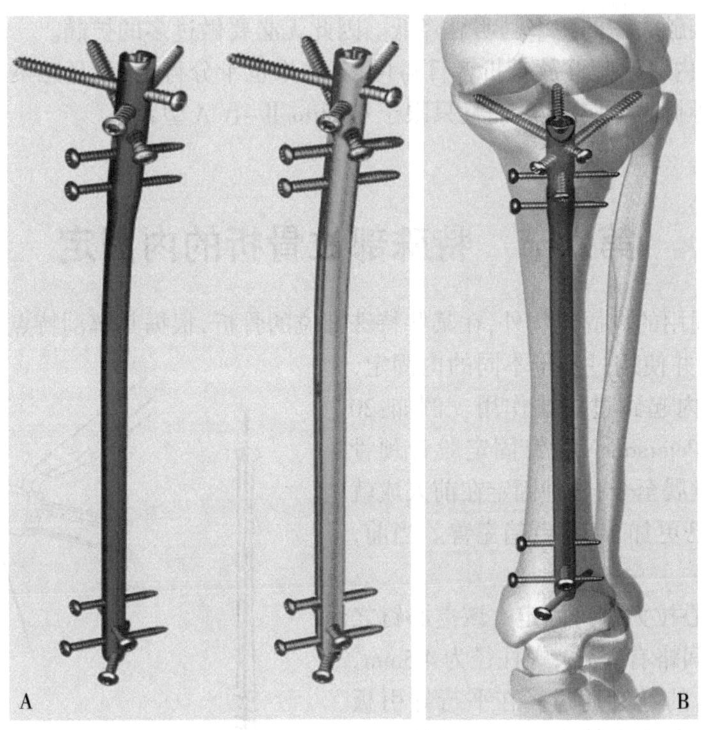

图 5-46　AO 胫骨专家级胫骨髓内钉

也有人主张在骨折愈合的后期取出远端的螺钉，使静力型变为动力型，以减少其应力遮挡效应。

螺钉穿入的技术问题较多，尤其是远端者，不仅难度大，而且术者接触 X 线较多。近年来对此有若干改进，包括与髓内钉相连的，或与 C 形臂机相连的瞄准器等，但术中透视下不用瞄准器进行远端锁钉置入的技术仍需要掌握。

吴乃庆设计的鱼口形带锁髓内钉则从钉本身予以改进，钉远端是鱼口状。对不稳定骨折，远端锁钉滑至鱼口槽之顶部，使成为静力型髓内钉。而对稳定骨折，该钉不滑至顶部，则成为动力型髓内钉（图 5-47）。

李健民、胥少汀等设计的另一种类型的髓内钉为髓内扩张自锁钉（简称 IESN），分内、外钉，外钉呈卷翼工字梁形，内翼呈三角形，远端为扁平状。利用内钉在外钉的轨道内下滑，在股骨髁部反向张开，使髓腔内壁及上下部松质骨卡牢，以起到传达弯、扭矩作用（图 5-48）。

闭合穿钉与开放手术比较，对骨折局部损伤轻，感染机会低，但需借助 C 形臂机的定位，操作较复杂。开放穿钉则相反，手术操作较容易，术者无需或很少接触 X 线照射。

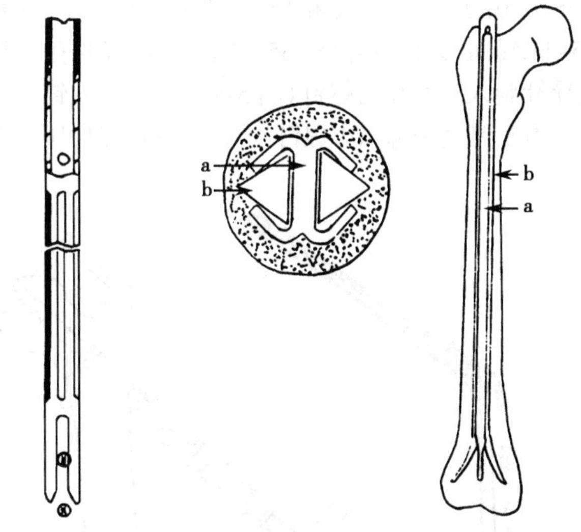

图 5-47　鱼口髓内钉　　图 5-48　髓内扩张自锁钉

四、关于扩髓

扩髓的根本目的是使钉与骨的接触面积增大，钉道变直，以便插入直径较粗的髓内钉，提高对骨折固定的稳定性。但易于破坏内层皮质的血供，增加脂肪栓塞的机会，扩髓过程中产生的压力和热量也会造成骨坏死。为避免因扩髓而过多削弱皮层的厚度，国人一般以扩至 1.2~1.3mm 为度。当扩髓 2.0mm 时，其所能增加的骨与钉的接触面积的比率已明显降低。因此无必要做过多的扩髓。

近年来,主张以髓内钉治疗开放骨折者日益增多,效果也十分肯定,而且感染率反而降低。但多数人强调用于开放性胫骨骨折时不应扩髓,而且只限于 Gustilo Ⅱ~Ⅳ A 型者。

第六节 特殊部位骨折的内固定

除前述的多种较通用的内固定物外,在某些特殊部位的骨折,根据其解剖特点和骨折脱位后所存在的主要问题,多年来设计并使用过若干不同的内固定,有些也曾在一个时期内起到过重要作用。例如:20 世纪 30 年代的 Smith Peterson 三棱钉固定股骨颈骨折即是突出的代表。发展至今,各种固定在前人成就的基础上,几经改进,已更加合理,更趋完善。当前,应用较广的有:

1. 股骨颈骨折空心拉力螺钉固定 该空心钉之螺纹径为 7.0mm(各国间略有差异),螺柱径为 4.5mm,空心,可容直径 2.0mm 的导针通过。在平行导引板(parallel guide)的保证下,将 3 枚空心拉力螺钉成△形旋入。通过骨折线,起到松质骨螺钉的加压作用(图 5-49)。

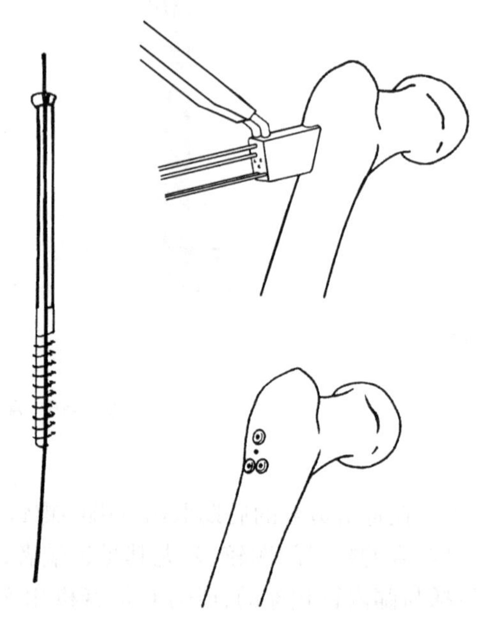

图 5-49 空心拉力螺钉固定股骨颈骨折

小型之空心螺钉(3.5mm 螺纹径)可用于长骨之一端的骨折固定,如桡骨远端、肱骨远端、胫骨内、外踝,甚至腕舟状骨。

2. 动力髋部拉力螺钉固定(dynamic hip screw, DHS) 用于固定股骨粗隆间骨折。拉力螺钉长 6.5~11.5mm,钉板带有呈 135°之套筒,板有四孔(图 5-50a)。在角度导引板的保证下,穿入定位导针,并沿此导针旋入空心拉力螺钉(图 5-50c)。再套入钉板,贴附股骨外侧皮质,以 4 枚螺钉固定(图 5-50d)。最后自拉力螺钉之尾部以小螺钉旋入,使骨折部加压。但对骨质疏松患者,不得过大加压。

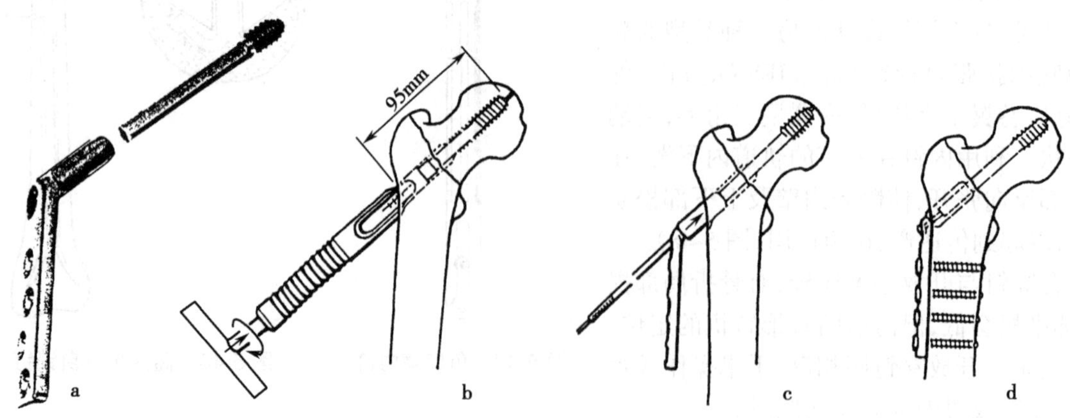

图 5-50 动力髋部拉力螺钉(DHS)固定股骨粗隆间骨折

3. 动力髁部拉力螺钉固定(dynamic condylar screw, DCS) 用于固定股骨髁部骨折。钉长 5.0~11.5mm,钉板有八孔,带有呈 95°之套筒(图 5-51a)。操作与前者相同(图 5-51b,c)。钢板套入钉尾部后,再以小螺钉旋入拉力螺钉钉尾,使髁间形成加压。如髁部骨折块较大,还可在拉力螺钉之上方另加 1~2 枚松质骨拉力螺钉，以加强髁间的加压。此后，对髁上骨折可用加压器加压（图 5-51d，e）。由于骨质疏松明显的老年患者增多，且微创技术越来越得到重视，DCS 内固定技术有被股骨远端 LISS 取代的趋势，后者的具体技术将在以后的章节中介绍。

4. 苜蓿叶形钢板固定（cloverleaf plate）　专用于胫骨下端之粉碎骨折，置于胫骨的内侧面（图 5-52）。AO 近年推出了胫骨远端干骺端 LCP，其锁定成角设计更优越，固定也更牢固，使苜蓿叶形接骨板的应用越来越少。

5. 重建钢板（reconstruction plate）　主要适用于复杂的三维几何形状的骨折，如骨盆骨折、髋臼、肱骨上端、肱骨等。钢板可沿不同的轴扭转，包括侧方扭转，以适应多种构形的需要（图 5-53）。AO 还推出了锁定重建加压接骨板（LCP），也开始在临床应用（图 5-54），但由于其厚度增加，预弯困难，因此主要应用于骨质疏松患者，对骨质较好的患者，采用更经济的传统重建接骨板足够。

6. 脊柱骨折脱位的内固定根据不同部位，不同类型的骨折，并考虑不同入路，针对不同问题，有多种固定物可供选择。参见脊柱损伤一章。

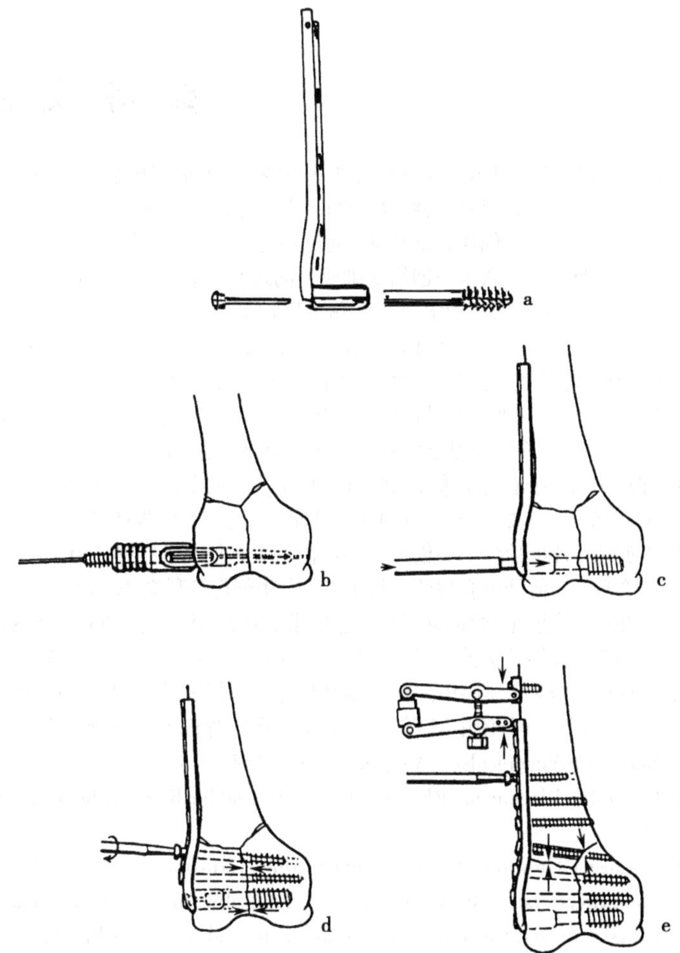

图 5-51　动力髁部拉力螺钉固定股骨髁间骨折

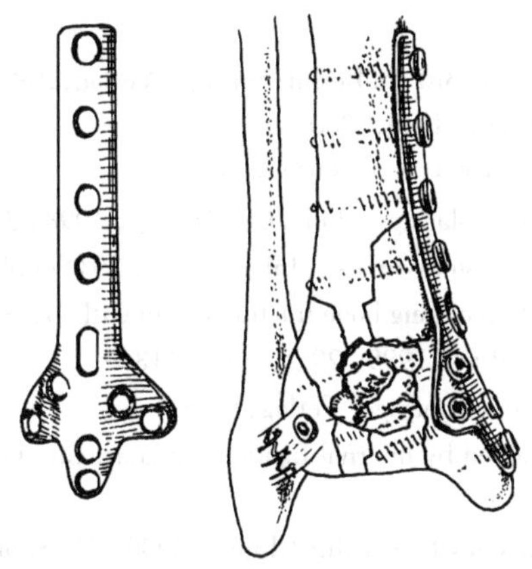

图 5-52　苜蓿叶形钢板固定胫骨下端粉碎骨折

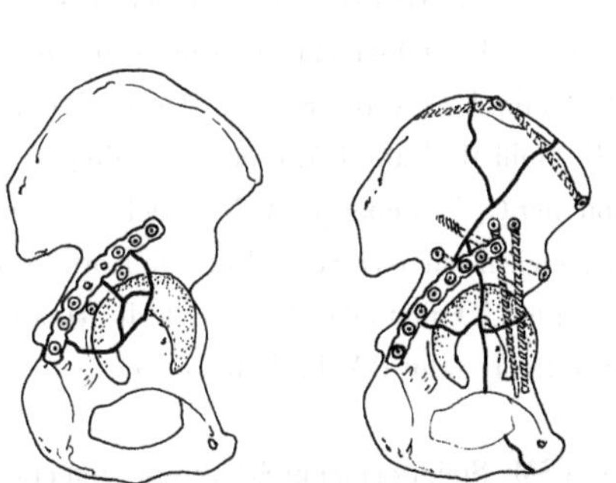

图 5-53　重建钢板固定骨盆骨折

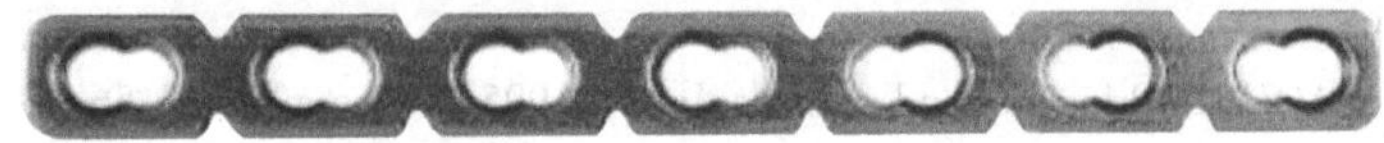

图 5-54　AO 锁定加压重建接骨板

（张殿英）

参考文献

1. 王正国 . 创伤后组织修复研究的现状与展望 . 中华创伤杂志，1995，11（3）：131
2. 付小兵 . 生长因子与创伤修复 . 北京：人民军医出版社，1991，2
3. 付小兵，王德文 . 创伤修复基础 . 北京：人民军医出版社，1997，14
4. 付小兵，盛志勇 . 软组织创伤基础研究的现状与展望 . 解放军医学杂志，1997，22：12
5. 程天民 . 创伤战伤病理学 . 北京：解放军出版社，1992
6. 刘荫秋，王正国，马玉嫒 . 创伤弹道学 . 北京：人民军医出版社，1991
7. 李玉林 . 病理学 . 第 7 版 . 北京：人民卫生出版社，2008
8. 董天华 . 积极开展加速骨折愈合的研究 . 中华创伤杂志，1997，13（3）：133
9. 付小兵 . 骨创伤修复基础研究的若干新进展 . 中华创伤骨科杂志，2004，6（1）：46
10. 许建中，杜靖远，朱通伯 . 软骨细胞移植修复关节软骨的进展 . 国外医学：创伤与外科基本问题分册，1997，18（2）：89
11. 王亦璁 . 骨与关节损伤 . 第 4 版 . 北京：人民卫生出版社，2007
12. 王亦璁 . 骨折治疗的微创术式 . 中华骨科杂志，2002，22：190-192
13. 王亦璁 . 如何理解合理的骨折治疗 . 中华创伤骨科杂志，2002，4：1-3
14. 王亦璁，周志道 . 微创意识与微创技术 . 中华创伤杂志，2005，21：81-83
15. 王亦璁 . 近年骨折治疗观点的反思 . 中华创伤杂志，1998，14：3-5
16. 姜保国，张殿英，傅中国 . 桡骨远端粉碎性骨折及关节内骨折的手术治疗 . 中华骨科杂志，2002，22：80-83
17. 张殿英，姜保国，傅中国 . 斜 T 形锁定加压接骨板治疗桡骨远端骨折的临床研究 . 中华手外科杂志，2004，20（1）：24-26
18. Burton CS.Venous ulcers.Am J Surg，1994，167（1）：37
19. Cohen IK，Diegelmann RF，Lindblad WJ.Wound healing：biochemical and clinical aspects.Philadelphia：WB Saunders Company，1992
20. Falanga V.Growth factors and wound healing.Dermatol Clin，1993，11（4）：667
21. Field CK，Kerstein MD.Overview of Wound healing in a moist environment.Am J Surg，1994，167（1）：2
22. Kingsnorth AN，Slavin J.Peptide growth factor and wound healing.Br J Surg，1991，78：1286
23. Laing P.Diabetic foot ulcers.Am J Surg，1994，167（1）：31
24. Hunt TK.Wound healing and wound infection：theory and surgical practice.New York：Appleton Century Crofts Ltd，1980
25. Evers LH，Bhavsar D，Mailänder P. The biology of burn injury. Exp Dermatol，2010，19（9）：777
26. Schultze-Mosgau S，Wehrhan F，Amann K. In Vivo TGF-beta 3 expression during wound healing in irradiated tissue. An experimental study. Strahlenther Onkol，2003，179（6）：410
27. Muller ME，Allgower M，Schneider R，et al. Manual of Internal Fixation，3rd ed. Berlin：Springer-Verlag，1991，229-231
28. Ruedi TP，Murphy WM. AO Principles of Fracture Management. AO publishing，2000
29. Gautier E，Ganz R. The biological plate osteosynthesis. Zentralbl Chir，1994，119（8）：564-572
30. Rozbruch SR，Muller U，Gautier E，et al. The evolution of femoral shaft plating technic. Clin Orthop，1998，354：195-208
31. Baumgaertel F，Buhl M，Rahn BA. Fracture healing in biological plate osteosynthesis. Injury，1998，29（Suppl 3）：3-6
32. Ruedi TP，Sommer C，Leutenegger A. New technic in indirect reduction of long bone fractures. Clin Orthop，1998，347：27-34
33. Palmer RH. Biological osteosynthesis. Vet Clin North Am Small Anim Pract，1999，29（5）：1171-1185
34. Sarmiento A，Latta LL.Functional Bracing. Berlin Heideberg，New York，Springer Verlag，1995
35. Perren SM，Cordey J，Rahn BA. Early temporary porosis of bone induced by internal fixation implants. Clin Orthop，1998，232：139-151
36. Cordy J，Perren SM，Steinemananm SG. Stress protection due to plates：myth or reality? Injury，2000，31（Suppl）：1-3
37. Karnezis LA. Biomechanical considerations in "biological" femoral osteosynthesis：an experimental study of the "bridging" and "wave" plating techniques. Arch Orthop Trauma Surg，2000，120：272-275
38. Leunig M，Hertel R，Siebenrock KA，et al. The evolution of indirect reduction techniques of the treatment of fractures. Injury，1997，28（Suppl 1）：13-19
39. Schatzkee J. Change in the AO/ASIF Principles and methods. Injury，1995，26（suppl 2）：51-56
40. Browner BD，Jupiter JB，Lecine AM，et al. Skeletal Trauma，2nd ed.science press，Harcourt asia，Saunders W B，beijng，2001
41. Rockwood CA，Green DP，Bucholz RW，et al.Fractures in adult.3rd ed. Philadelphia：Lippincott company，1996
42. Wagner M. General principles for the clinical use of the LCP. Injury，2003，34（suppl 2）：43-45
43. Semmer CH，Gautier E. Relevance and advantages of new angular screw-plate system for diaphyseal fracture. Ther Nmsch，2003，75：1-6

44. Krettek C, Muller M, Miclau T. Evolution of minimal invasive plate osteosynthesis in the femur. Injury, 2001, 32(suppl 3): 14-23

45. Goesling T, Frenk A, Appenzeller A, et al. LISS PLT: design, mechanical and biomechanical characteristics. Injury, 2003, 34 (suppl 1): 11-15

46. Weller S. Biological osteosynthesis. Langenbecks Arch Chir Suppl Kongressed, 1998, 115: 61-65

47. Gerber A, Ganz R. Combined internal and external osteosynthesis: abiological approach to the treatment of complex fractures of the proximal tibia. Injury, 1998, 29(suppl 3): 22-28

48. Broos PL, Sermon A. From unstable internal fixation to biological osteosynthesis. Ahistorical overview of operative fracture treatment. Acta Chir Belg, 2004, 104: 396-400

49. Perren SM. Evolution of the internal fixation of long fracture. JBJS(B), 2002, 84: 1093

50. Perren SM. The concept of biological plating using limited contact dynamic compression plate. Injury. 1991, (Suppl 22): 1-41

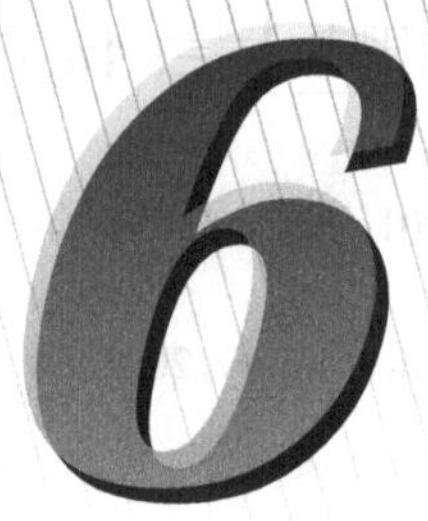

第六章 骨外固定技术

FRACTURES AND JOINT INJURIES

第一节 骨外固定概念及简况……151
一、现代骨外固定概念……151
二、现代骨外固定简况……151
(一) 国外简况……152
(二) 国内简况……152
三、骨外固定器结构与性能的改进……152
第二节 组织再生与应力法则……153
(一) DH 概念的形成……153
(二) 骨折愈合机制的研究……154
(三) 应力刺激组织再生(tissue regeneration by stress stimulation)概念……154
(四) 骨外固定自然重建的治疗理念……154
第三节 外固定器的力学生物学原理……155
一、外固定器构型及要求……155
(一) 外固定器构型的概念……155
(二) 构型的基本要求……155
二、外固定器构型的力学特点……156
三、外固定器力学作用方式……157
四、骨外固定器刚度对骨折愈合的影响……157
(一) 骨折固定适应性刚度的概念……157
(二) 适应性固定刚度的实施准则……158
第四节 骨外固定的优、缺点……159
(一) 优点……159
(二) 缺点……159
第五节 骨外固定适应证与禁忌证……159
(一) 适应证……160
(二) 禁忌证……160
第六节 创伤骨科常用外固定器构型……160
一、外固定器构型的选择……160
(一) 几何构型的选择……160
(二) 钢针种类与直径……161
(三) 钢针布局……161
二、组合式外固定器常用构型……161
(一) 骨干骨折的常用构型(图 6-5)……161
(二) 干骺端骨折的常用构型(图 6-6)……162
(三) 关节骨折的常用构型(图 6-7)……162
(四) 治疗骨缺损的常用构型(图 6-8)……163
第七节 骨外固定基本操作技术……163
一、术前准备……163
二、操作要点……164
(一) 穿放钢针的要点……164
(二) 骨折复位……164
(三) 整体固定……165
三、术后治疗……165
(一) 一般治疗……165
(二) 针孔护理……165
(三) 固定刚度的调控……165
(四) 功能锻炼……165
四、外固定器的拆除……165
第八节 骨外固定微创概念及原则……166
一、骨外固定微创概念……166
二、骨外固定微创原则……166
(一) 小切口……166
(二) 微切口……167
(三) 无切口操作……167
(四) 保护血供……168
(五) 减少生理心理干扰……168
(六) 消除隐患……168

三、骨外固定微创意识……168
四、疗效评估标准……169
第九节 骨外固定的个性化原则……169
(一) 分别应用—择长弃短……169
(二) 结合应用—取长补短……169
(三) 阶段应用—以长代短……169
(四) 牵伸指数个性化……169
第十节 骨外固定同期治疗原则……170
第十一节 骨外固定并发症防治……170
(一) 针孔感染……170
(二) 皮肤压迫坏死……171
(三) 神经与血管损伤……171
(四) 骨折延迟愈合与骨不愈合……172
(五) 钢针折断……172
(六) 针道骨折……172
(七) 再骨折……172
(八) 关节功能障碍……172

以组织再生生物学理论为基础，力学生物学原理和微创意识为准则，应用经皮骨穿针和体外机械装置与骨连接的复合系统，进行骨折治疗、骨与关节畸形矫治和肢体(骨)延长的骨科治疗方法，称为骨外固定技术，简称骨外固定。

骨外固定技术源于1840年。法国医生Malgaigne使用两枚钢钉经皮穿在骨折的远近段，钉尾与体外金属带连接进行，然后通过调整带的周径控制骨断端的移位；1843年他又设计了一种有伸缩功能的爪形外固器治疗髌骨骨折。Malgaigne发明的现实意义，不仅是为骨折提供了一种新的治疗方法，也蕴藏着现代骨科微创概念和萌发了"自然重建"的治疗理念。现今的骨外固定，不仅是治疗骨折的标准方法之一，而且从单纯的骨折治疗，发展到骨缺损等疑难骨病的治疗，以及应用到骨与关节畸形的矫治和肢体(骨)延长等多个领域。以组织再生、应力法则和微创概念为基础的骨外固定治疗理念，已成为当今创伤骨科用于处理一些棘手、疑难问题的"金钥匙"，为骨科医生解决临床疑难问题提供了新的选择和思路。

第一节 骨外固定概念及简况

20世纪80年代以来，在Ilizarov技术的影响下，在世界范围内兴起了对骨外固定技术的基础研究、器械创新和临床应用的热潮，新的外固定器与Ilizarov外固定器构成了现代骨外固定技术大家族。新的外固定器，在现代骨科临床发挥着各自的优势，为现代骨外固定技术概念的形成奠定了良好的基础。

一、现代骨外固定概念

骨外固定在160年的发展过程中，很多学者对外固定器的结构、性能和灵巧性进行过有益的改进，使骨外固定技术随着历史的进程而不断发展与完善。外固定技术不仅在治疗严重开放性骨折，骨不连、骨缺损、骨感染、外伤性畸形和肢体短缩等疑难骨折病方面彰显优势，应用骨延长、骨段延长和逐步牵伸等技术，在治疗诸多"不治之症"如感染性骨与皮肤缺损等棘手问题时也是得心应手。现代骨外固定技术的不断完善，已初步实现了理论系统化、器械系列化、操作规范化和疗效标准化，使初始的概念发生了变革。现代骨外固定概念，是指以组织再生理论为基础，应力法则和微创意识为准则，应用经皮骨穿针和体外机械装置与骨连接的复合系统，实施骨折固定、骨与关节畸形矫治和肢体(骨)延长的骨科治疗方法，称为骨外固定技术，简称骨外固定(external skeletal fixation, ESF)；体外的机械结构与钢针的连接装置，称为外固定器(external fixator, EF)。

二、现代骨外固定简况

20世纪80年代，是Ilizarov技术由俄罗斯偏僻小镇库尔干走向世界的时代。在Ilizarov技术的推动下，骨外固定技术在治疗理念、器械创新,技术原则和临床应用等方面有了很大进展,实现了新的跨越。在凸现 Ilizarov 技术在基础研究和临床应用成果的同时,也涌现了一些新的外固定器及新的技术理念,使骨外固定技术优势在临床实践中得以充分发挥,适应证不断拓展,治疗效果也显著提高。

(一) 国外简况

Ilizarov 于 1951 年发明的环形外固定器,经过 10 多年卓有成效的大量临床实证,得到了前苏联医学界和政府的认可。1980 年,又传遍了北美和全世界。前苏联在库尔干建立了现在的俄罗斯 Ilizarov 创伤修复与矫形外科科学中心(以下简称"中心")。该中心治疗的病种非常广泛,以四肢骨与关节畸形、骨不连、骨感染、骨缺损和肢体短缩为主,在脊柱侧弯、髋关节病的治疗中也有一定应用;在神经、血管和肌肉组织再生的基础研究方面取得了新的成果。近些年,Ilizarov 技术的临床应用方面也有新的进展,适应证方面甚至突破了骨科领域,如颅骨牵伸治疗脑血管后遗症等。Ilizarov 技术优良的临床效果,很大程度上激发了一些骨科医生对骨外固定技术学习、研究和创新的兴趣。Ilizarov 先后到过 100 多个国家或地区进行学术报告;1991 年,Ilizarov 在北京 301 医院进行的专题学术报告,很大程度上影响了我国正在起步之中的骨外固定的研究与应用。意大利医生 Bastiani 为简化环式外固定器结构和操作难度,研制了具有复位功能的单侧外固定器(unilateral axial dynamic fixator,UADF)。以内固定技术为主的 AO 学派研制了管道式外固定器(AO 外固定器),在创伤骨科已有应用。美国 Dror Paley 医生,先后在意大利和俄罗斯 Ilizarov 技术中心学习 6 个月,回国后在小儿骨科全面开展了 Ilizarov 技术的临床应用,撰写了大量论文,对 Ilizrov 技术进行了多方位的总结和诠释,编著了《矫形外科原则》,精准地介绍了 Ilizarov 技术的矫形原则,对规范应用骨外固定技术具有很好的参考价值。

(二) 国内简况

20 世纪 80 年代,我国的骨外固定技术也有很好发展,既有引进和改良的外固定器,也有自主品牌外固定器及独特的技术体系。如 1986 年,李起鸿研制了半环槽式外固定器,进行了骨延长的基础研究,对我国的骨外固定技术的研究、应用和推广发挥了积极作用。1988 年始,夏和桃、张晓林等研制的组合式外固定器,经过不断完善现已形成创伤、矫形、延长和治疗疑难骨病等多个系列,已成为国际骨外固定突出的项目之一(2010 年巴塞罗那国际骨外固定学术会议简况)。在应用技术方面,提出了骨折固定适应性刚度、外固定器多元化构型、延长速度个体化,下肢短缩畸形分类及评估等一系列具有实际指导意义的学术观点。1995 年我国成立了骨外固定学组(骨科分会)和骨外固定技术培训中心(创伤分会),对促进我国骨外固定技术普及发挥了积极作用。1995 年,秦泗河对骨外固定和 Ilizarov 技术表现出了极大的兴趣,在矫形骨科开展了骨外固定及 Ilizarov 技术,并进行了积极的推广工作。2005 年,我国成功举办了"北京首届国际肢体延长与重建论坛",来自俄罗斯 Iliarov 技术中心的 Shevtsov、美国的 Paley 以及英国和德国等国际著名专家与我国学者进行了深入的学术交流,促进了国内外骨外固定技术的交流,为我国骨外固定技术走向国际学术舞台,迈出了可贵的一步。

目前,国际上骨外固定技术的发展已进入新的发展阶段,在创伤骨科和矫形骨科临床应用远比我国普遍,有的医生不仅非常熟练,而且使用技巧方面有很多独创之处。我国骨外固定技术的发展,虽有良好的开端,应用技术也有很大提高,有的应用项目数量已处于国际前列,但普及程度很不均衡,技术推广的模式还有待探讨。

三、骨外固定器结构与性能的改进

现代骨外固定器结构与性能的改进主要特征是:①方便操作而进行改进:如单侧外固定器(Bastiani);②增加外固定器灵巧性而进行的改进:如组合式外固定器、AO 外固定器和 Hoffmann Ⅱ外固定器。③增加外固定器矫形功能的改进:如 Tale 外固定器等。目前,上述几种外固定器和 Ilizarov 外固定器是临床上比较常用的外固定器构型。

1. Ilizarov 外固定器　以洞孔环、细钢针(橄榄针)和全螺杆为主要构件,配有各种关节器。可以组成具有固定、矫形和延长功能的器械。钢针呈多平面交叉布局,钢针需要实施拉张。穿针技术和组装外固定器的技巧性很强,医生需要经过长期训练才能熟练掌握。近些年,对延长器进行了改进,增加了电动延长装置，延长频率可达 60 次 /d，以促进新骨生长。

2. 单侧外固定器（Bastiani）　以单侧平面构型和粗直径半针为特点，简化了操作。近来也增加了洞孔环、细钢针和弹性垫装置等构件。在创伤骨折、畸形矫治及骨延长均有应用。单侧构型仍不可避免固有的力学缺陷，如偏心受力和刚度不能调控，残余畸形的再调整也很困难，以及粗钢针易发生针孔感染，特别是进行骨延长时。用于矫形的构型显得笨重，不利于功能锻炼，使用时对此应有一定的了解。

3. AO 外固定器和 Hoffmann Ⅱ外固定器　此两种外固定器的结构有类同之处，使用中等度(4~4.5mm）直径的钢针，可以根据需要组成单侧、双边式、三角式或半环式等构型，操作也比较简便，适用于骨折固定。但器械自身没有矫形功能，固定刚度的调控也很难控制。

4. Taylor 外固定器　该外固定器以环式六杆连动为结构特点，连接杆之间形成侧方三角形和两个末端三角形，非常稳固，具有多向矫形功能。使用时必须按照严格的程序操作，借助专门的计算机辅助程序实施矫形操作。适用于长骨骨折的闭合整复固定，骨与关节一定幅度的复合畸形的矫治等。应用 Taylor 外固定器除了需要进行专门的培训外，固定刚度的调控也是缺陷之一，结构比较复杂，还有待改进。

5. 组合式外固定器（夏和桃）　在保持组合灵活的特点的同时，吸收和改进了一些新的功能件，如增加了洞孔环、各种关节器、双关节牵伸连接杆，以及弹性装置等部件，使组合性能进一步提升，功能也更加完善，可以根据临床需要组成各种构型。使用组合式外固定器，需很好了解骨外固定的基本原理和组合构型的基本规律，才能得心应手。

骨外固定技术仍有很多需要研究、探索的问题。目前的研究重点，是以应力刺激组织再生理论为基础，微创外固定技术为准则的自然重建治疗，成为骨外固定技术发展的新趋势。使器械性能、技术原理和治疗理念保持高度一致的前提下，创建一种“以尽可能小的医疗创伤和代价，获取尽可能满意的疗效”的新技术体系，既是符合国情和骨外固定技术特征，也是实现国际接轨与超越的关键环节。

第二节　组织再生与应力法则

20 世纪 60 年代以来，很多学者分别对骨外固定条件下，骨和软组织再生进行了深入研究。牵拉性骨再生（distraction osteogenesis，DO）的生物学理论，以及张应力神经、血管、肌肉的生物学特征（DH 概念）是最具代表性的研究成果。骨折愈合机制的研究证明，骨愈合也是一种骨再生（bone regeneration）的生物学行为。上述各种组织再生和骨愈合机制的研究证明，骨与软组织再生的关键因素，是合理的应力刺激。因此，骨外固定条件下应力刺激组织再生的理论，可以简称为应力法则。

（一）DH 概念的形成

在相当长的时期内，人们认为肢体延长的生物学机制，是骨痂延长术（callotasis）。直至 20 世纪 60 年代，Ilizarov 描述了骨断端在牵拉状态下的生物学特征；骨间隙骨胶原纤维的连接和新骨的骨小梁融合，新骨围绕骨胶原纤维形成，基质直接转变成骨基质的持续修复过程。还有学者发现，在人类胫骨的延长中，清晰地观察到网状骨和束状骨的出现，并最终重现类似胎儿生长发育的过程。最近癌基因（oncogene）c-fos 和 c-jun 的研究还发现，在肢体延长的早期阶段发现细胞核内与肿瘤有关的基因，认为这些基因与胚胎骨的发育有直接关系，从而进一步验证了 Ilizarov 的理论，也就是牵拉成骨导致胚胎发育过程的某些方面在成人组织中的再现，国内外很多学者发现了和 DO 有关的物质。这一理论，被称为牵拉性骨再生(distraction osteogenesis，DO）的生物学理论，为肢体延长奠定了科学的生物学基础，从而使肢体延长术的生物学原理发生质的转变，也消除了人们对肢体延长生物学方面的担心。DO 概念在临床上的应用，显著提高了骨生长质量，大幅度减少了骨不连并发症的发生。随后，人们又进一步认识到肢体延长不是简单的骨长度的增加，而是波及神经、血管、肌肉等软组织等全身相关因素，并成为人们研究的新课题。如牵拉成骨也刺激机体产生血管生成因子；VEGF 和 FGF-b（碱性纤维生长因子）在新生骨中有高的表达；在新生的骨组织中增强局部 VEGF 和它受体的表达；同时 VEGF 和受体的表达在远处的肌肉系统也出现高的表达。Alberto、

Kun Huang 及国内学者等的研究证明，神经、血管、肌肉组织对缓慢牵拉与骨细胞的机制一样，有同样的适应性和再生潜能。原本认为正常成年人不再分裂、再生的横纹肌细胞，在缓慢牵拉过程中也出现星状细胞增殖，继而分化裂为成肌干细胞，最终形成新的肌肉组织。还有研究表明，化学方面的复杂生理过程与相互影响的因素，如在缓慢的神经牵拉延长过程中，神经髓鞘细胞也可以分泌髓核蛋白，说明缓慢牵拉也能促进神经组织的再生。

由此可见，现代肢体延长是组织学、生物化学，以及全身性因素相互影响的结果，其内涵在 DO 概念的基础上有了很大的发展，已是肢体复合组织在缓慢牵拉下的再生与重建过程，即牵拉性组织再生（distraction histogenesis，DH）概念。

（二）骨折愈合机制的研究

骨折愈合是骨连续性的恢复，其与软组织损伤愈合的不同点是不遗留任何纤维瘢痕，再现胚胎原始骨发育方式，最终恢复原有骨结构和功能，确切地说应该是一种骨再生（bone regeneration），是现代骨愈合生物学机制的研究最新进展。这一研究，明确地阐明了骨折愈合也是一种骨再生的生物学现象，即骨细胞的形成过程（the process of making bone cells）和骨功能重建的连续性过程。骨生长是增加新骨细胞量及实现骨折端有效连接的必需的生物学物质基础，而骨功能重建是恢复骨结构力学强度的生物体自然选择的生命特征。骨折愈合在各个阶段由于组织形态学和骨再生进程的差异，骨结构对应力的适应性并非是恒定的，而是随骨结构逐步完善而改变的，在不同的阶段或骨再生与功能重建的进程，需有不同固定刚度和应力刺激的需求，即阶段性最佳刚度与应力刺激值。骨折愈合的生物学和生物力学的自然关系正是骨外固定技术得以充分发挥的核心技术理念，在临床实践中应该充分利用和重视。

（三）应力刺激组织再生（tissue regeneration by stress stimulation）概念

根据张应力和骨折愈合机制的研究证明：对活体组织施加不同的应力（轴向的拉、压、剪切和综合应力），组织细胞均可呈现组织再生与功能重建的生物学过程。张应力骨再生理论、骨折的加压固定和适应性刚度条件下的骨折愈合、骨延长和骨功能的重建均是应力刺激的结果。即在一定的应力刺激下，肢体组织均具有细胞分裂、增殖、再生与功能重建的潜能。这一生物力学现象可以简称为应力法则。在骨外固定临床实践中，完全可以根据应力法则，调控组织的再生，完成骨折愈合、骨延长和功能优化重建的治疗进程。

（四）骨外固定自然重建的治疗理念

自然重建治疗理念，旨在充分利用人体组织的自身的再生潜能和应力法则，应用微创外固定技术，进行骨折治疗、畸形矫治、肢体（骨）延长和疑难骨病的一种医疗思维模式，是对骨外固定技术，从基础研究、技术特点、临床应用以及人文等不同层面，科学总结与精准诠释，也是组织再生与应力法则理论的延伸与拓展。根据骨外固定自然重建治疗理念，在使用骨外固定技术的临床实践中，可以或尽可能做到：①不输血：根据不同治疗目的，如软组织牵伸矫形术、微创截骨术、加压固定术等。绝大部分骨外固定手术不用输血，有的操作可以不出血、少出血以减少生理干扰，避免输血的弊端；②不切口或小切口：如使用矫形外固定器进行骨折闭合复位；应用逐步牵伸治疗挛缩性关节畸形；适应性刚度治疗骨不连，以及小切口截骨、骨折复位等；③无供区原位再生技术：应用原位再生，治疗肢体皮肤缺损时无需皮瓣转移，治疗骨不连、骨缺损可以不用植骨；④不用异体和人工材料植入：治疗骨不连、骨缺损可以不用人工骨、异体骨或干细胞移植技术；⑤不用人工置换材料：如应用 Ilizrov 髋关节重建术，治疗髋关节疾病，可以不用人工关节置换；⑥不用高难度复杂手术：如修复骨与皮肤缺损，乃至严重复杂性骨折，无需应用显微外科技术；⑦无需使用特殊高级药物：治疗方法本身不依赖任何药物，无需特殊、高档药品；⑧无需高新医疗设备：骨外固定手术，在常规骨科手术室即可完成操作；⑨无需特殊医疗环境：术后的治疗，在基本医疗环境和普通病房即可完成；⑩无需二次手术：体内不存留异物，无需二次手术取出。

但必须强调，自然重建理念，旨在应用骨外固定技术治疗骨病时，尽可能利用人体的再生潜能、应力法则和微创概念，以最小的创伤和更低的医疗代价，获得更佳疗效的一种医疗思维模式。要根据对这一理念的理解和骨外固定的熟练程度，灵活掌握，不要作为一种技术原则勉强应用。

第三节　外固定器的力学生物学原理

骨外固定的力学生物学原理，是指外固定器与骨形成的复合系统，通过力学作用，进行骨折整复固定、畸形矫治、肢体（骨）延长，提供与治疗目的相适应的生物力学环境，并最终实现治疗目的。

一、外固定器构型及要求

（一）外固定器构型的概念

外固定器是由各种外固定器的基本构件，如钢针、钢针固定夹、连接杆和关节铰链等部件组成，骨外固定器的几何形状，以及功能和钢针布局的结构特征，称为骨外固定器构型。临床上常用的有单侧、半环式、半环三角式、全环式、全环三角式和跨关节式等构型（图 6-1）；骨外固定器构型还可按功能分为骨折固定系列、畸形矫正系列、肢体延长系列等构型；按钢针种类分为半针构型、全针构型、全针与半针构型等。

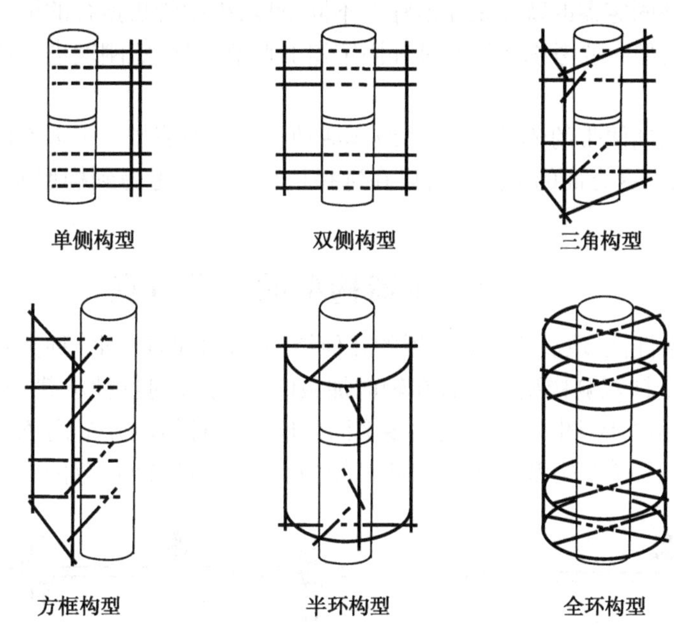

图 6-1　外固定器常用几何构型

（二）构型的基本要求

1. 结构优化、固定牢稳　结构优化指外固定器的整体结构在确保稳定和治疗要求的前提下，以最简单的结构，最少、最细的钢针组成所需构型，并且要符合轻便、灵巧，方便操作，便于术后调整以及肢体活动等要求。固定牢稳是指外固定器与骨复合系统，在各种荷载下（拉、压、弯、扭），结构不发生明显变形，骨折端不发生明显的位移、成角和旋转畸形，且固定不易失效。

2. 功能优化、主辅结合　外固定器具有固定、加压、牵伸、矫形等多种功能。选择外固定器构型时不要求全，选择的原则是根据治疗要求强调主要功能，必要时再考虑其他相关的辅助功能，同时要强调功能的有效性和可靠性，避免因求全而增加多余连接，给后期治疗和功能锻炼造成不便。

3. 钢针布局合理　钢针布局合理与否，不但影响符合系统的稳定性，而且影响并发症高低和创伤的大小。钢针布局的基本原则是，应用最细、最少的钢针，选择合理的位置，实施多向、多点和多平面穿针。多向、多点、多平面的钢针布局的优点：应力分布均匀，钢针与骨界面不发生滑动，对骨折段有较好的约束力，便于术后的调整。

(1) 骨折段上的钢针布局：尽可能不同方向、多平面、多点的钢针布局原则（图 6-2）。在一个主骨折块上，要选择两个以上平面、方向和点进行穿针，进针的方向要与骨干垂直。半针构型也应尽可能实施多向穿针，全针尽可能为交叉穿针，在近关节端的全针为交叉布局，骨折段短于5cm时，钢针有一个平面也可；全针与半针的钢针布局，要有两个平面。

(2) 整体的钢针布局：整体钢针布局分为，半针单向多点、半针多向多点、全针单向多点、全针交叉多平面、全针与半针多向多点等基本形式。

(3) 钢针种类的选择：半针单向多点布局要选用螺纹半针、半针多向多点可以由螺纹和无螺纹结合应用，全针多平面、全针交叉多平面、全针与半针多向多平面的布局，全针均为无螺纹针，半针尽可能用螺纹半针。

(4) 进针点要最大限度避开血管神经和肌腹，以免造成主要神经血管的刺伤、压迫，以及针孔的相关并发症。

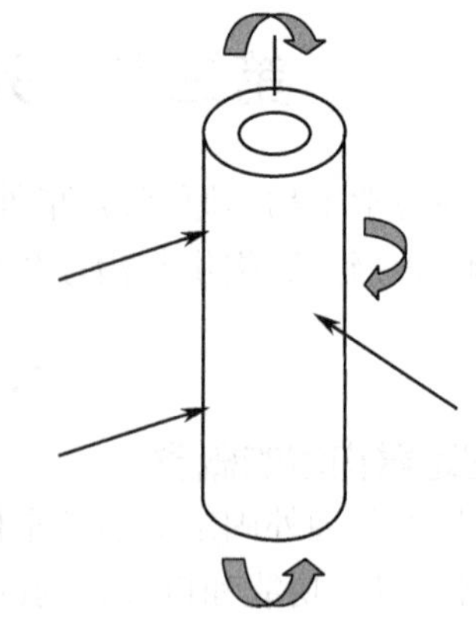

图 6-2 骨折块三维空间约束原理图

(5) 固定刚度可调：外固定器的特点是在治疗的不同阶段，根据骨折愈合的情况进行经常性的调整，特别是固定刚度。在选择构型时要考虑允许通过外固定器的调节，对固定刚度进行调整，以便为骨折愈合提供合理的生物力学环境。

(6) 便于功能锻炼：长期佩带的体外装置，对肢体活动和功能锻炼带来很多不便之处，但如果外固定器构型选择得当，就可以减少这方面的缺点。所以在选择构型时就要考虑到构型要尽可能方便术后的功能锻炼。

二、外固定器构型的力学特点

外固定器构型的力学性能，取决于外固定器的几何结构、穿针平面、钢针种类和直径。有实验证明，单侧构型的稳定性要低于全针双侧构型。前者在轴向加载时，由于非对称性承载，外固定器发生明显变形，骨折也随之发生侧方成角畸形(图 6-3)；而全针多平面的应力呈对称性分布，不发生侧方成角畸形。在钢针直径、数量相同的条件下，单侧构型的刚度为完整人体胫骨强度的28%，双侧构型则为113%。

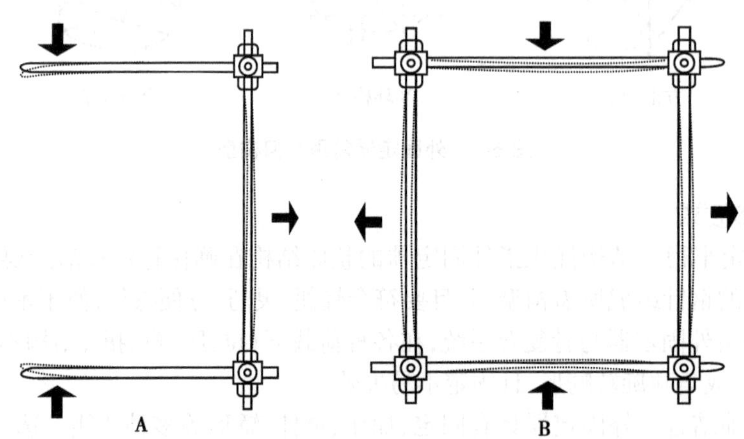

图 6-3 半针和全针轴向载荷时的变形特点

但不论是单侧构型还是全针双侧构型，对抗前后成角和抗扭转的能力均差，特别钢针细、钢针少时。D.Paerry，对ORTHOFIX、WAGNER、OXFORD、ILIZ FEM 和 ILIZ TIB（Ilizarov 小腿外固定器）五种构型的外固定器也进行过力学试验比较，他从综合刚度、轴向刚度、剪切刚度进行评价；结果，OXFORD 构型的轴向刚度大于其他刚度，而 ILIZ TIB 的剪切刚度明显大于其他刚度。而且 ILIZ TIB 构型的各种刚度均要低于其他四种构型刚度，但 Ilizarov 外固定器为骨折提供的力学性能的合理性和临床效果是其他外固定器无法比拟的，也是公认的。这一实验证明，外固定器的力学性能的稳定性是相对的，它必须与临床实践相结合，与骨折愈合相吻合的生物学环境才是最佳的固定刚度，而不是固定刚度越高越好。在实际应用中除了外固定器本身的力学性能外，由于技术原因，也会影响外固定器本身的固定刚度，影响复合系统的稳定性，在实践中要具体情况具体分析，灵活掌握。

三、外固定器力学作用方式

骨外固定器是通过穿插在骨内的钢针与体外装置连接，为维持骨折的稳定、轴向加压、牵伸（肢体或骨段延长、骨折整复和畸形矫正等治疗行为提供力学作用，即为骨外固定器的功能。

1. 维持骨断端稳定的功能

(1) 中和位固定：外固定器以维持骨断端的对线、对位和骨长度的稳定为目的。如骨断端接触良好的骨折固定；肢体（骨）延长术的新骨矿化期的稳定。

(2) 牵伸位固定功能：是指对伴有骨缺损的骨干骨折，严重粉碎性关节端骨折，如膝、踝和桡骨远端不稳定骨折，以及髋臼骨折等给予对抗软组织挛缩的牵伸力固定，防止肢体（骨）长度的短缩和关节间隙变窄。

2. 加压固定功能　外固定器对骨端施以轴向挤压，使骨折紧密接触，既能增加骨折的稳定性，又利于骨折愈合。加压固定适用于稳定骨折、骨不连和关节切除加压融合术。实施加压固定时，应掌握好加压力大小和有效性，既要确认骨断端是否承载了一定的压应力，又要避免因加压过度而发生骨折端的位移或成角畸形。加压后要注意观察与及时调整。

3. 缓慢牵伸功能　是指对骨（截骨）断端，以及关节挛缩畸形的缓慢延长（牵伸）或畸形矫治，使骨或肢体长度逐步增加，非功能位的关节畸形矫正等。

4. 畸形矫正功能　如对骨折进行复位，对畸形进行矫正。

5. 联合功能　即在同一部位使用不同方向的作用力。如长骨同时进行骨段延长与断端加压固定；肢体（骨）延长与邻近关节畸形的同期矫治等。

骨外固定器的功能由治疗目的决定，如治疗骨折即以固定功能为主；畸形矫治即以矫形功能为主；肢体延长即以牵伸功能为主。所以，骨外固定器的功能有主要功能和辅助功能之别，使用时应根据实际治疗需要选择，尽可能不要求全，选择主要功能即可。同部位有两种或两种以上情况需要同期治疗而需要多种功能的，也应分清主次，在不同阶段增减外固定器的功能部件。

四、骨外固定器刚度对骨折愈合的影响

早在 1898 年，美国 Parkhill 医生，应用骨外固定治疗 14 例骨折全部获得成功，认为：从来没有任何其他方法能够取得 100% 治愈的疗效。Ilizarov 认为：任何形式的内固定或其他方法，都不能提供骨折迅速愈合所需要的全部复杂条件，而只有骨外固定才能做到。骨折迅速愈合所需要的全部复杂条件，即与骨再生相适应的生物力学环境，因势利导的应力法则。骨外固定可以根据不同情况，为骨折（截骨）段提供坚强固定、加压固定、弹性固定、平衡固定以及牵伸延长等各种力学作用方式，在不同的治疗阶段，为骨折（截骨）段提供与骨再生的生物学相符的固定刚度，可以最大限度顺应骨再生与功能重建进程的生物学要求，促进骨折愈合的速度，提高骨折愈合的质量。以 Wolff 定律、Pauwels 理论和骨对应力适应性理论和骨胚胎原始发育方式的生物学特征为基础，根据骨外固定技术特点，实施骨折固定适应性刚度，实施准则如下：

（一）骨折固定适应性刚度的概念

骨折或截骨的治疗，固定是中心环节，骨断端的稳定是骨再生（愈合）的重要条件之一。骨折固定的早期，是维持已整复的位置，防止骨折发生移位、畸形和造成继发损伤，为早期的肌肉关节活动创造条件，减少疼痛，解除肌肉痉挛，有利于肢体血供。在中后期，为骨再生提供合理的生物力学环境——应力刺激，对促进骨再生的进程和骨功能的优化重建，具有积极意义。应用外固定器治疗骨折，尽可能选择三维力学性能的外固定器构型，采用多点多向穿针的钢针布局，以便在治疗过程中进行有效调控，在不同阶段提供相应的固定刚度。骨折固定的刚度随着骨力学强度的恢复而逐步降低，以及骨力学强度随着固定刚度的降低而逐步增加，这是刚度与强度的转换过程，这一过程称为，骨折固定适应性刚度的概念。就是充分利用

骨对应力的适应性控制、调整骨的生长与吸收，促进骨折愈合的进程，完成骨功能的优化重建，直至骨愈合恢复到最完善的程度。理论上讲，适应性固定刚度与骨力学强度之间是一种交叉曲线互转的力学关系。

(二) 适应性固定刚度的实施准则

1. 坚强固定 坚强固定的目的在于维持骨折复位的稳定，为创伤修复和血供重建，提供一个稳定的生物学环境，为原始骨痂转化创造条件。早期可以减少或避免因断端活动引起的疼痛刺激而影响血供，为早期肢体功能活动的必要条件。固定的要求必须达到复位后的骨段与器械构成几何不变体，形成一新的空间稳定体系，在外力和内力作用下，不易发生位移和成角畸形，保持骨折段之间结构形态的稳定与平衡，实现阶段性功能替代。坚强固定适用于截骨术后及骨折早期和肉芽组织形成期。

2. 轴向弹性固定 轴向弹性固定的力学性能，是在坚强固定的基础上降低轴向刚度，允许外固定器在荷载时有一定范围的轴向弹性变形，轴向弹性固定在于使骨折端局部承受一定的轴向应力刺激，避免剪切应力的干扰。微动的量可根据骨折类型和复位后的折块间稳定程度而定。Goodship、Kenrighit 和 Lanhon 认为：在骨折端诱发微小运动(每个骨间隙 1mm 为宜)。有的学者建议每个骨折间隙的微动量控制在 0.5Hz 及 1mm 左右的形变。严重粉碎性骨折，折块间难以稳定而形成多个骨折间隙时，微动量可以酌情增加到 2~4mm。轴向弹性固定适用于骨折中期的骨痂形成期：在骨折局部创伤基本修复，临床肿胀及疼痛明显减轻，断端活动消失，可以进行主动与部分负重功能锻炼时，X 线平片上显示连续性少量骨痂生成。

应力刺激分为主动和被动。主动应力刺激是由功能锻炼，特别是肢体负重运动时的肌肉内在动力所产生，既可促进局部血液循环，又能激发骨折端新生骨细胞增长。主动应力刺激是目前实施应力刺激的简便有效的手段，可以通过运动量、时间、幅度进行调整、控制。被动应力刺激，在骨外固定条件下可以通过器械调节控制加载产生，也可以通过手动、电动或电脑方法控制调节装置，提供间断的或持续的应力刺激。

3. 综合弹性固定 综合弹性固定的力学性能，是在轴向弹性固定的基础上降低外固定器的剪切刚度，允许骨折端承受轴向、剪切复合载荷时有微量的成角的弹性变形，使骨折端承受综合应力刺激。综合应力刺激主要通过逐步接近正常的负重和关节运动的主动、无痛性功能锻炼加以实现。

以往认为骨折断端间的滑动或剪切活动会影响骨折愈合。近些年来一些学者对综合应力刺激作用也进行了研究：Liskova 与 Hert 指出，施加在总的胫骨上的间歇性弯曲，可使骨膜下成骨。O'sullivan 对成年狗胫骨骨折给予外固定器治疗，并分别观察不同载荷下骨折愈合情况，结果显示增加载荷在伤后 6、12 周均较减少载荷及基线载荷有明显骨外膜骨痂增加，其衰竭能量吸收，旋转角及血流量在 6 周时亦明显增加，此时正相当于重建前最大骨痂反应时期。研究说明增加剪切应力对骨皮质重建有较大影响。综合弹性固定是充分利用功能状态下，在机械应力和骨再生之间寻求一种生理的平衡，提供一个相对的最佳应力刺激，增加骨折端的综合应力刺激，使骨生长和吸收维持平衡，使骨折愈合在功能状态条件下进行骨结构优化重建。

综合弹性固定适用于骨折中期的板层状骨痂形成期。可以进行无痛、主动运动和负重锻炼。在 X 线正、侧位平片上显示连续性中等量骨痂形成阶段。

4. 平衡固定 平衡固定是指在综合弹性固定的基础上，进一步降低综合外固定器的刚度，此时的外固定器处于一种去功能替代状态，仅仅是在充分荷载运动时对骨与外固定复合刚度的一种补充。外固定器仅是防止功能锻炼时不良应力的一种保护，以便使患者在接近正常的载荷下进行功能训练，使骨充分承受多种荷载，适应多种功能(拉伸、压缩、剪切、扭转、弯曲)的力学环境的变化，使骨功能逐步完善，最终实现骨结构的优化重建，骨结构优化的重建，可防止功能状态下的应力性骨折，避免在拆除外固定器后发生骨质疏松、再骨折等并发症。

必须指出，在不同阶段实施的坚强固定、轴向弹性固定、综合弹性固定和平衡固定之间的变更，并非是绝对的阶段性或量化关系，而是一个连续的和渐变的动态过程。所以，临床实践中必须遵循“因情而定、因势而变”的骨折固定适应性刚度原则。这就要求，骨折早期实施坚强固定，以维持骨的连续性和稳定性，软组织修复、血运重建提供稳定的环境，为早期的功能锻炼提供可能；中期提供轴向和综合应力刺激的弹性，增加骨界面和荷载能力，促进骨再生的速度；后期，提供平衡固定，使骨功能适应多种应力，完成骨结构优化重建，防止功能状态下的应力性骨折。

应力刺激的方法，以生理应力刺激为主，即充分发挥患者的配合能力，在使用骨外固定期间，医生制订一个以生活自理为主“治用并举、用炼结合”的功能康复方案：如运动范围、运动量、运动方式和运动时间，并根据骨愈合进程进行必要的调整。如此，在有效促进骨再生的同时，也可增加关节的运动范围，避免关节僵硬，减少术后对功能锻炼的依赖。但术者必须对病理特点与骨外固定器刚度适应度有一定的了解，既要确保功能训练正常进行，又能使骨断端在运动时有一定应力刺激，做到这一点，需要临床医生细心观察，不断总结。

第四节 骨外固定的优、缺点

(一) 优点

1. 符合微创外科技术原则 骨外固定远离骨折端的穿针，可以进行闭合复位和无血操作技术，无需广泛切开软组织和剥离骨膜，不加重骨折局部血运的破坏，最大限度减少对骨折局部血运的损伤。手术不用输血，对全身的生理干扰小。

2. 提供合理的生物力学环境 Ilizarov 认为：任何形式的内固定或其他方法，都不能提供骨折迅速愈合所需要的全部复杂条件，而只有骨外固定才能做到。因为骨外固定可以根据不同情况，为骨折（截骨）段提供坚强固定、加压固定、弹性固定、平衡固定以及牵伸延长等各种力学作用方式，在不同的治疗阶段，为骨折（截骨）段提供适应性固定刚度，使固定刚度顺应骨再生与功能重建进程的生物学要求，促进骨折愈合的速度，提高骨折愈合的质量。

3. 适应证广 组合式外固定器可以适应各种复杂情况的需要，如严重开放性骨折、严重粉碎性骨干骨折、关节骨折等四肢骨折，是骨缺损、骨感染治疗的优良方法。在手外科、脊柱外科、显微外科、血管外科、骨肿瘤切除后的保肢方面也有很大的应用价值和创意的空间。

4. 疗效确切，治疗周期短，并发症少 早在 1894 年美国外科医生 Parkhill 在评价骨外固定的疗效时说“从来没有任何其他方法能够取得 100% 的治疗效果”。其病种和难度均远远超越了公认的适应证范围，治疗时间比其他方法最多缩短 83%。骨外固定的并发症少而轻，一旦发生也易于处理。

5. 简便灵活 手术无需特殊条件，手术环境不像钢板等内固定手术要求高，便于在伤情复杂或紧急情况下，乃至现场或病房对骨折进行及时、有效的固定，术后允许矫正残余的轴线偏差。架空创伤外的空间固定形式，利于骨折固定与伤口处理的同期治疗，也为其他的处理带来了方便。

6. 便于早期功能锻炼 各种构型的外固定器可以适应不同部位或不同类型的骨折并提供相应的固定刚度，允许肢体进行早期有益的功能锻炼。

7. 不存留内植入物 一般情况下不需要结合内固定，无需二次手术取出。

(二) 缺点

1. 针孔易发生感染，特别是粗直径和贯穿肌腹的钢针。
2. 跨越关节，贯穿肌肉或近关节处的钢针，不同程度地影响关节活动。
3. 术后需要进行经常性的管理。
4. 有的患者对体外装置有恐惧感。
5. 体外装置对日常生活有一定的影响。

第五节 骨外固定适应证与禁忌证

骨外固定技术的适应证随着器械的不断创新和应用技术的不断提高，其适应证已从简单的骨折固定，发展到骨折疑难病（骨感染、骨不连、骨缺损）、显微外科、手外科、脊柱外科的骨折、四肢骨与关节脊柱畸形的矫治、肢体延长等更多的领域。创伤骨科公认的适应证如下。

(一) 适应证

1. 开放性、伤口感染的骨折 伴有广泛的软组织伤、伤口污染严重及难以彻底清创的开放性骨折、伤口已感染的骨折。

2. 伤情严重、复杂的骨折 多发伤骨折,需多次搬动(输送)的战伤骨折以及批量伤员的骨折,严重骨盆骨折、烧伤骨折等。

3. 用其他方法难以稳定的骨折 如严重粉碎性的骨干骨折,严重粉碎的关节骨折,骨质疏松性骨折。

4. 断肢再植术及伴有血管神经损伤需修复或重建的骨折以及需用交腿皮瓣、肌皮瓣、游离带血管蒂肌皮瓣移植等修复性手术。

5. 长骨畸形愈合,骨不连、骨缺损、感染性骨不连或骨缺损等。

6. 外伤性足下垂、膝关节伸直位僵直等。

7. 外伤性肢体短缩。

(二) 禁忌证

1. 伤肢有广泛的皮肤病。

2. 糖尿病患者。

3. 因年龄、精神等因素不能配合术后治疗者。

第六节 创伤骨科常用外固定器构型

现代骨外固定器构型,有的构型相对单一,如 Bastiani 单侧外固定器、Taylor 外固定器,有的需要用时组装,如 AO 外固定器、Ilizarov 外固定器和夏和桃组合式外固定器等。但各种外固定器构型均不是恒定不变的,均有一定的灵活性,以尽可能满足临床治疗要求。尽管很多外固定器构型均可用于四肢骨折的治疗,但对各种不同构型使用的合理性仍有待进一步提高,避免构型不当而发生的并发症。骨外固定的治疗理念,技术规范和器械设计已有很多新的进展,构型的适应性也越来越强,为临床选择提供了极大方便。临床实践中不仅要选择熟悉的外固定器构型,而且要选择更能体现现代外固定器优势的构型,遵循简便有效、适应部位、方便活动的构型原则选用。

一、外固定器构型的选择

随着临床治疗范围拓展,对外固定器的构型和性能的要求越来越严格,选用时如果不认真分析,精心设计、突出重点,很容易顾此失彼,使外固定器构型繁杂笨重,影响活动、操控困难。骨外固定器构型的选择,在确保固定牢稳、功能可靠的同时,要适合部位和功能训练要求;简单构型能达到治疗目的,不用复杂的构型,需要复杂构型时也要避免多余连接,并符合解剖特点和微创原则,以及为肢体早期使用创造条件。在临床选用时可以参考以下几方面因素选择构型、钢针及钢针布局。

(一) 几何构型的选择

1. 根据病理特点选择构型 治疗骨折的骨外固定器以稳定骨折断端为目的,如骨干骨折使用单侧构型即可;实施骨段或肢体(骨)延长应选择多平面穿针的全环式构型。

2. 根据骨折类型选择构型 治疗简单(稳定)骨折时可选用单侧骨外固定器(必要时结合简单内固定)。治疗复杂(粉碎、多段)骨折时要用力学性能好的环式构型。

3. 根据治疗时间选择构型 长时间使用时要选用细直径钢针的全环式构型。相反,则可用钢针直径粗一些、构型简单一些的半环式或单侧构型。

4. 根据治疗部位选择构型 用于小腿的构型尽可能选择半环式或全环式构型,大腿可选用单侧构型或环式三角构型。上肢的构型可以简便一些,如尺桡骨骨折使用单侧构型,肱骨可以用半环三角式构型。

5. 年龄与体形选择构型 青壮年肌肉发达或肢体较粗的尽可能选择环式、半环式和环式三角式。老年、儿童和体格瘦小者，可用简单一些的构型。

6. 根据治疗阶段选择构型　治疗早期的整体构型要紧固一些，在中后期可适当减少某些次要构件，降低固定刚度和方便功能训练。

（二）钢针种类与直径

钢针是外固定器结构中的重要部分之一，要根据治疗目的、年龄、病理特点、治疗时间和部位等具体情况，认真选择钢针的种类和直径。

1. 钢针种类　钢针可分为全针和半针。全针一般有克氏针、骨圆针和橄榄针，克氏针为常用；半针有螺纹半针（自攻式）和无螺纹半针两种，螺纹半针最为常用。

2. 钢针直径　全针直径一般为 1.8~3mm，主要应用于环式外固定器，直径 2.5mm 以下的全针应实施拉张。半针的直径有 2.5~6mm，主要用于单侧外固定器构型或与全针结合使用。钢针直径与骨径的比值不应大于 20%，以免引起针道骨折。

（三）钢针布局

钢针布局需要精心设计，长骨上的远近端钢针，尽可能布置在干骺端，最好以全针与半针结合的布局作为主要力点；骨干部位用半针作为辅助力点（图 6-4）。使用时注意以下几点：

1. 半针布局　单向多点布局要选用螺纹半针、半针多向多点，可由螺纹和无螺纹结合应用。

2. 全针布局　全针多平面、全针交叉多平面。

3. 全针与半针布局　多向多平面的布局，全针均为无螺纹针，半针尽可能用螺纹半针。

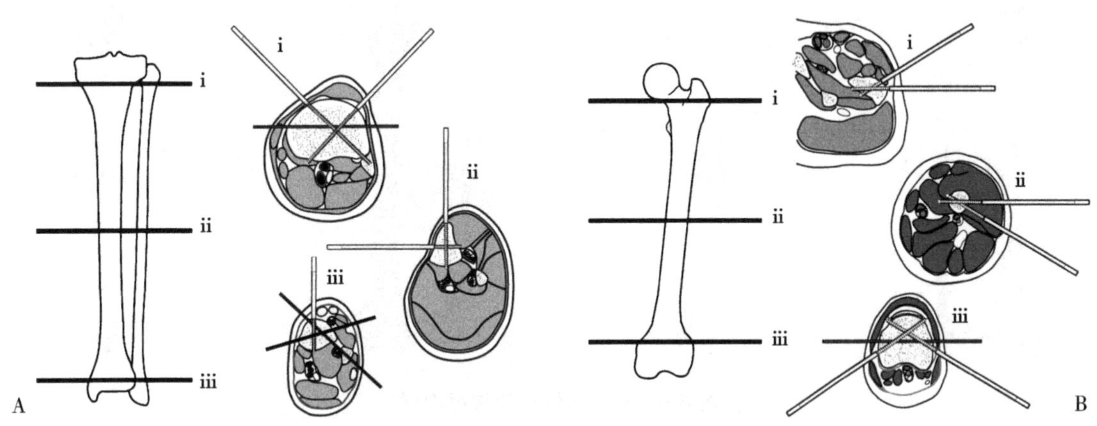

图 6-4　下肢基本钢针布局示意图

二、组合式外固定器常用构型

组合式外固定器在保持组合灵活的特点的同时，进行了新的有益改进，增加了一些功能件，如洞孔环、关节器以及弹性装置，使组合性能有了新的提升，功能更加完善，可以根据临床需要组成各种构型和功能的外固定器，已形成创伤、矫形、骨延长和肢体延长等多个系列的标准构型。熟练者可根据临床情况随机组合所需构型，非熟练者可根据不同部位、不同病理特点、不同治疗目的、年龄和肢体长度及周径等因素，选择标准构型，如骨干骨折固定器、干骺端骨折固定器、关节骨折固定器、骨段延长加压固定器、骨与关节矫形器和肢体同步延长器等标准构型，在标准构型的基础上根据实际需要进行必要的调整。

（一）骨干骨折的常用构型（图 6-5）

1. 肱骨半环三角式构型　适用于肱骨不稳定骨折的固定，操作时注意避免损伤桡神经。

2. 尺桡骨单杆单侧构型　适用于尺桡骨不稳定骨折的固定。

3. 股骨三角式构型　适用于股骨干多段骨折、不稳定骨折的固定。

4. 胫骨半环式构型　适用于胫骨干多段骨折、不稳定骨折的固定。

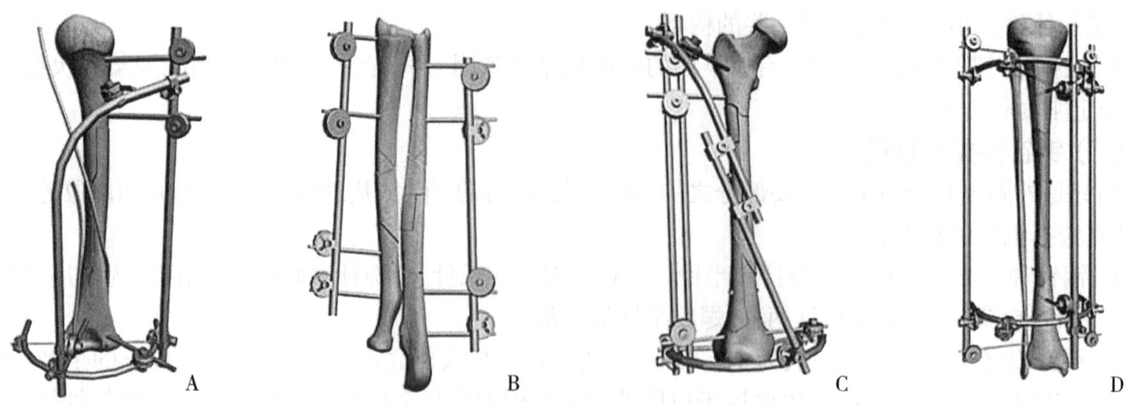

图 6-5 骨干骨折的常用构型

(二) 干骺端骨折的常用构型(图 6-6)

1. 肱骨远端半环三角式构型 适用于肱骨远端骨折的固定。
2. 桡骨远端单侧构型 适用于桡骨远端骨折的固定。
3. 股骨远端半环三角式构型 适用于股骨远端骨折的固定。
4. 胫骨远端半环三角式构型 适用于胫骨远端或近端骨折的固定。

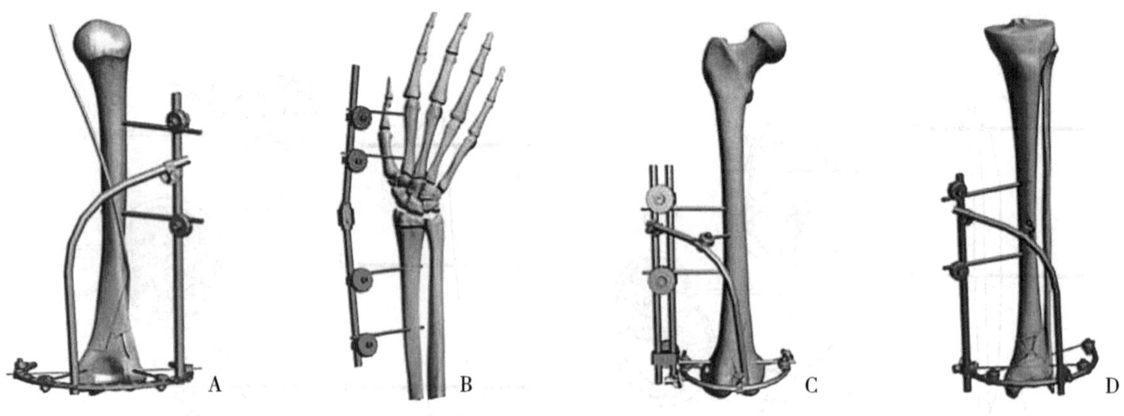

图 6-6 干骺端骨折的常用构型

(三) 关节骨折的常用构型(图 6-7)

1. 肘关节骨折动态固定构型 适用于肘关节骨折的固定。

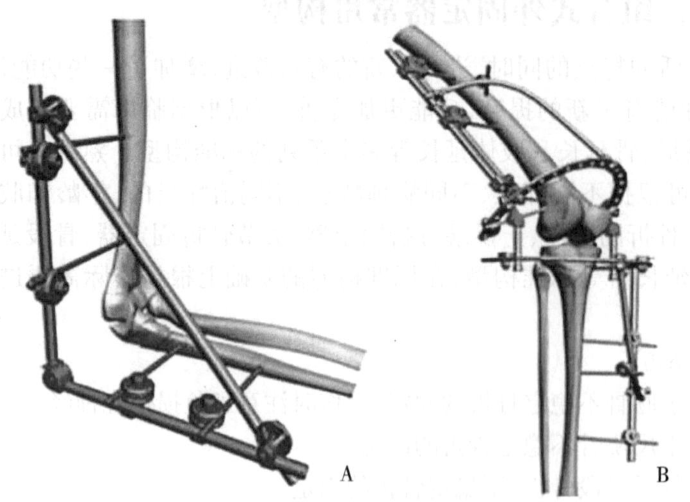

图 6-7 关节骨折的常用构型

2. 膝关节骨折动态固定构型　适用于膝关节骨折的固定。

3. 踝关节骨折动态固定构型　适用于踝关节骨折的固定。

（四）治疗骨缺损的常用构型（图 6-8）

1. 胫骨骨缺损的构型　适用于胫骨中下段骨缺损的治疗。

2. 股骨骨缺损及肢体短缩的构型　适用于股骨骨缺损伴肢体短缩的同期治疗。

3. 胫骨骨缺损及足下垂的构型　适用于胫骨骨缺损伴足下垂的同期治疗。

4. 骨外固定结合带锁髓内针构型　适用于胫骨或股骨治愈型骨缺损的治疗，可缩短外固定器的使用时间。

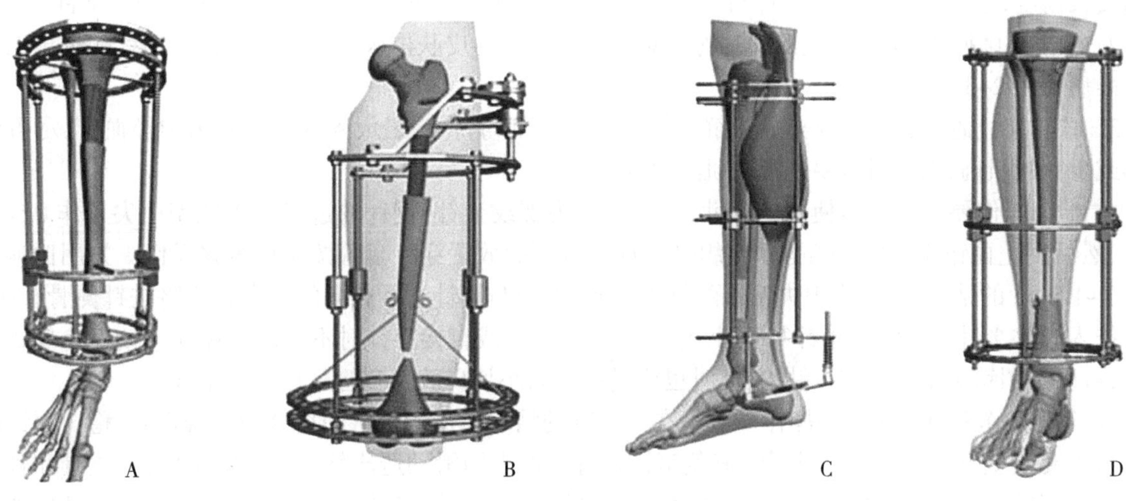

图 6-8　治疗骨缺损的常用构型

第七节　骨外固定基本操作技术

一、术 前 准 备

1. 手术方案与策略　手术方案的制订，特别是外固定器构型和钢针布局的设计，要精心谋略、反复推敲、谨慎决策，既要确保治疗要求，又要考虑为伤肢的早期使用提供技术保证，如方便患者在术后的治疗期进行以生活自理为主的有益运动，尽可能使治疗与康复实现同步。

2. 选择外固定器　根据病理特点和要求，选择相适应外固定器构型，在满足治疗要求的前提下，其构型应遵循能简勿繁、避免多余连接，性能优先、调控有效，适应部位解剖及体位、以最大限度方便患者的行动、生活自理和利于功能训练的构型原则，而且允许不同治疗阶段酌情增加或拆除某些部件。确定构型后为减少外固定器安装的操作，最好在手术前进行整体安装，并在患者身上试装直至满意，送手术室消毒待用。

3. 选择钢针　钢针直径、数量和布局，不但会影响创伤大小、针孔瘢痕多少，也会关系针孔感染率的高低，钢针布局的合理性如何，可影响局部血供和肢体血运。钢针布局是指钢针的整体穿放的位置，钢针位置应以干骺两端为基本力点，以骨干为辅钢针布局模式，以及多点多向钢针布局的基本原则。因此，要根据临床具体情况，针对不同部位、不同治疗目的的生物力学特点，以最细、最少的钢针实现有效的稳定，使骨外固定方法、器械及结构，对组织损伤和生物学环境的干扰最小，避免了某些复杂结构可能造成对生物学环境的破坏。如 Ilizarov 技术为追求外固定的无血技术和减少钢针对髓内血运的影响，采用了细钢针和拉张技术，在矫治畸形时采用了逐步矫正技术，极大程度上减少了手术操作的创伤。

二、操作要点

(一) 穿放钢针的要点

穿针是骨外固定手术的主要环节，不仅直接关系操作的安全性，也影响外固定器与骨构成的稳定性、固定矫形功能的可靠性，以及关系到并发症的高低。在穿针的每个环节要树立微创意识和严格微创技术操作。因此，穿放钢针时应严格遵循以下基本操作要点：

1. 钢针布局 单平面构型的穿针要求：在一骨折段上钢针之间的距离不少于6cm；多平面穿针时，一骨折段上钢针之间的距离也要尽可能大些。钢针与骨折线或关节面的距离不少于2cm；多平面穿针时钢针的交叉角度，全针为25°~80°、半针与全针为60°~80°。骨质疏松性骨折的穿针要求穿交叉全针。

2. 严格无菌操作，每穿1枚钢针时均要对钢针进出口的皮肤再次消毒后再穿针。钢针的进出点须避开感染病灶区2~3cm。

3. 避开神经血管肌腹 要充分了解穿针部位的解剖与特点，最大限度避开知名神经血管，尽可能不穿越或少穿越肌肉，需要时也要选择在肌间隙穿针。

4. 半针操作要点 目前使用的半针，绝大多数为螺纹半针，钢针的进口处皮肤需用尖刀作0.5cm的切口，然后用止血钳将肌肉分离等软组织进行钝性分离后放置穿针套管按穿针步骤操作。先用比钢针直径细1~1.5mm的钻头，在骨径中央钻透两侧骨皮质，再用与钢针直径相同的扩孔钻头将进针侧骨孔扩大，然后拧入螺纹半针。无螺纹半针与全针可直接钻入，钻孔或直接穿针时不要用高速动力钻。自攻式螺纹半针，可以不用钻头钻孔而直接钻入，此时也应进行皮肤小切口放置套管后再钻入半针。

5. 全针操作要点 全针的操作一般是在无套管的情况下进行，穿针时要精心、身正、臂稳。钢针进入皮肤后不要改变方向，减少反复操作，避免钢针在骨界面来回滑动造成软组织的缠绕伤，皮质骨和骨密度大的骨质穿针时要注意避免热损伤，穿针时电钻要间隙旋转，避免持续旋转，必要时可以用湿酒精纱布降温。如果出针侧软组织丰厚，可在钻透对侧皮质后用骨锤击打的方法穿出对侧。细钢针穿放后实施拉张，以减少钢针受力后的形变而影响刚度即稳定性。钢针穿好后，应活动关节检查钢针处皮肤有无张力，有张力时应切开减张并缝合。

6. 针孔包扎 用酒精纱布及无菌纱布平整包裹。

(二) 骨折复位

现代骨外固定器的改进，各种调节功能，最大限度满足了骨折复位和各种畸形矫正的要求，但整复功能再完善的外固定器，也只是骨折复位和矫形的一种辅助措施，多数情况下还要依靠医生的智慧及灵巧的手术来实施真正意义上的复位与矫形任务。目前骨外固定进行骨折复位可以采用以下方法：对于严重粉碎性骨折或复杂畸形，进行勉强的闭合复位，不但不会减少创伤，还可能增加创伤。因为钢针已经将骨与软组织固定，在强行操作中钢针必然会撕裂或压迫软组织使其受到损伤，同时也会对复位带来困难，如此可能造成更大的创伤。

1. 器械手法复位 对于稳定的或移位不明显的骨折以及简单畸形，完全可以先穿放远端的一组钢针，利用手术牵引复位，在逐步穿放近骨折端和中段的钢针，在操作过程可借助透视进一步整复，逐步矫正畸形或线位偏差，直至骨折复位满意。既可避免手术创伤，又充分体现微创的概念。

2. 骨牵引复位 首先在骨折远近端各穿1枚全针，然后用半环式外固定器进行牵引，根据牵引复位原理使骨折复位，经透视确认后再实施固定，用于牵引复位的钢针仍然可以用于固定。骨牵引复位法，充分发挥人的智慧与技能，弥补了器械的不足，很好体现了微创意识，值得提倡。

3. 器械无创复位 Taylor外固定器具有良好的三维空间整复功能，穿针固定后可以对小幅度的骨折移位借助计算机，调节外固定器进行整体的轴线复位，实现无创的骨折复位。对严重粉碎性骨折的骨块仍需结合小切口复位。

4. 小切口复位 小切口复位是指在骨折断端酌情切3cm左右的皮肤切口，外固定器进行适度牵伸，直视下使用手法、器械或手术工具骨膜外或有限显露使骨折达到优良或解剖复位。这一技术特别适用于不稳定骨折，如移位的横断骨折、斜行骨折、螺旋骨折、蝶形骨折等。这一方法已在临床广泛应用并证明，在某些情况下采用小切口进行截骨术或配合骨折复位的操作，避免了因闭合复位的操作可能带来的更大的潜在损伤，虽有小的切口同样也是符合微创原则。

骨折复位必须要树立微创意识，在争取复位满意的同时，最大限度避免骨折局部软组织和血运的再度损伤，并保护骨折碎片和骨膜、软组织之间的附着。小切口复位的操作也要细心，避免损伤更多的骨膜、血管或肌肉，不要进行过多剥离，要符合复位满意与保护血供一致性的原则，避免顾此失彼。

（三）整体固定

骨外固定器的整体固定，往往是与穿针和骨折复位交替进行，当穿针、骨折复位完成时，外固定器与骨的符合系统基本完成。此后的任务是在确认穿针和骨折复位满意后，要确认整体外固定器与肢体外周的适宜度，以及关节运动时皮肤有无张力等情况，最后要确认整体固定的牢稳性，发现疑虑时一定要重新调整。

三、术后治疗

骨外固定手术后的治疗期是指自手术始，直至外固定器拆除及肢体功能可以自然恢复为止。因此，骨外固定治疗主要任务是在手术后的治疗，医生必须克服重手术、轻术后治疗的现象。

（一）一般治疗

1. 伤肢抬高，注意观察伤肢血运和肿胀情况，因体位或肢体肿胀造成外固定器部件压迫皮肤时应及时处理。有松动的螺丝应及时拧紧。

2. 防治感染　就骨外固定本身而言，不必使用抗生素来预防针孔感染。对开放性骨折即使清创彻底，仍须应用抗生素 5~7 天，感染性骨折要适当延长抗生素的应用时间。

3. 术后第 3 天更换敷料 1 次，针孔有渗出时需每天更换敷料。

4. 针孔处皮肤有张力时应及时在张力侧切开减张。

（二）针孔护理

针孔护理是外固定器固定的一项重要工作，是预防针孔感染的一项重要环节，要经常对针孔进行护理。针孔护理不当，不但易发生针孔感染，甚至导致固定失败。

1. 术后 10 天左右，针孔皮肤即有纤维性包裹，在保持皮肤清洁、干燥的同时，每隔 1~2 天在针孔处皮肤滴少许 75% 酒精或碘伏溶液。

2. 针孔护理时要避免交叉感染。发生针孔感染时应及时进行正确的外科治疗（详见并发症处理一节），并将伤肢架高休息和适当应用抗生素。

（三）固定刚度的调控

一般在两周后，就可根据不同骨折类型和部位实施轴向弹性固定（见本章第八节）。在调整外固定器或改变构型时均要注意无菌操作，对针孔周围皮肤和钢针进行常规消毒。

（四）功能锻炼

及时正确的功能锻炼，不仅利于关节功能恢复，也利于血运重建和应力刺激，促进骨折愈合进程。一般在术后 7 天内即可在床上进行肌肉收缩及关节活动。上肢进行手部的捏、握及腕肘关节的自主运动，1 周后开始旋转功能锻炼，下肢于 1 周或创面愈合后扶双拐部件负重离床活动，3 周后逐步开始完全负重行走。也就是说外固定器拆除，肢体功能也随之恢复。所以，骨外固定的术后治疗是一个动态而精妙的过程，远远要比手术操作重要得多。

功能锻炼的时机和方式因人而异，主要视局部和全身情况而定，一般是以生活自理为主要的锻炼方式。在锻炼过程中如针孔出现红、肿、痛等炎症表现时应停止活动，抬高患肢卧床休息。

四、外固定器的拆除

当骨折已达临床愈合标准即可拆除外固定器。但如果没有把握确定骨愈合强度和存在明显的骨外固定并发症的情况下，不要过早拆除外固定器，治疗陈旧性骨折、粉碎性骨折、骨不连等情况时尤为如此。

另外，治疗中若遇有不利于继续使用外固定器的因素也应拆除外固定器，如骨折端已有中等量骨痂，软组织创面完全修复,多个针孔感染时,以及多个部位同时使用外固定器,影响功能锻炼时,改用其他固定方法更为适宜,如改用石膏固定、内固定等方法。

拆除外固定器的方法:先将骨外固定体外装置拆除让患者正常活动伤肢;注意无菌操作,拔钢针用的器械要无菌处理,术者戴手套,用碘酒、酒精认真消毒皮肤和钢针。取出钢针:螺纹钢针用套锥拧出,全针用电钻或手钳拔出。纱布压迫针孔 3~5 分钟,以减少渗血。拔出全部钢针后,纱布、绷带加压包扎。

第八节 骨外固定微创概念及原则

微创外科(minimally invasive surgery, MIS)的概念,在 1983 年英国内镜医师 Wickhanm 首次提出。尽管人们对微创概念与可行性存有争论和疑义,但改变外科的现状和推动这一概念在外科不同领域迅速发展,已成为不争的事实。微创是指采用有创方法,治疗同一疾病,与取得相似疗效的创伤比较,追求最大限度控制损害,以最小侵袭和损伤,达到最佳临床疗效的现代外科技术。现代外科微创概念与传统外科概念相比,使人们对手术方法的思维方式发生了新的飞跃,给人类的健康与尊严带来更大的利益。微创已成现代外科发展的基本特征和必然趋势。随之,骨科各种管道镜技术也应运而生,而且发展迅速。具有 160 多年历史的骨外固定技术,当时尽管没有提出这一概念,但就其技术特点和内涵而言,已蕴藏着与现代外科微创概念相符合的诸多要素,因此成为公认的骨科微创技术之一。

一、骨外固定微创概念

骨外固定技术与现代微创概念,既有相符的基本要素,也有诸多延伸的特征。骨外固定方法的发生与发展即是对微创的追求与完善,特别是由 DH 概念萌发的自然重建理念,赋予了微创概念更新的内涵。骨外固定技术方法本身与机体组织的接触仅是针状半植入式;操作时无需广泛的组织切开、剥离和显露,甚至不显露;主要器械置于体外,植入机体组织的非生理性材料总量极低,在体内留置的时间与内固定相比要短;大部分手术操作处在相对的组织封闭空间内完成,产生的创伤和干扰极小;比其他内固定方法更有利于血供的保护等优势,此外,还能充分利用组织再生潜能,实现骨折愈合、畸形矫正和肢体延长的技术特征,使微创概念的内涵更趋完善,使微创概念的目的更加满意。现代骨外固定微创概念是指,以患者为中心,用最小的创伤,更小的生理干扰和潜在危害,充分利用组织再生潜能,实现生理和心理最大限度康复为终极目标的医疗思维模式和技术原则。

二、骨外固定微创原则

骨外固定在长期的发展过程中,经历了多次与创伤有关的考验,如 Magnuson 采用 Codivilla 方法行犬胫骨 Z 形截骨延长,术中术后均发生休克;二战期间美军应用 Anderson 骨折复位固定器治疗战伤骨折,由于严重感染而被禁用;现今,仍有使用骨外固定时发生神经、血管和肌肉损伤的现象,也有使用大于骨径比值的钢针导致针道骨折的情况;以及使用粗直径钢针,发生较高严重针孔感染等与微创概念相违的诸多临床问题。由此可见,骨外固定的微创概念,还有很多问题值得探讨。骨外固定应用得当是体现微创意识全面的一种骨科技术,如果"粗取滥用"也会适得其反,即使使用了骨外固定方法,但可能没有体现微创概念的真实意义,特别是现代骨外固定微创概念。实践证明:临床实践中遵循行之有效的有关技术原则,对认识和体现微创概念将有所帮助。

(一) 小切口

就骨外固定方法本身的操作而言,可因复位、截骨、穿针等需要进行皮肤切口,穿放细钢针和关节牵伸矫形的操作虽然不用切口,但也有创伤或潜在损伤。小切口:小切口是指在 1~5cm 之间切口,可用于骨折复位、骨刀截骨术、内固定螺钉植入等操作。大腿为 3~5cm;小腿和上肢在 3cm 以下。

1. 小切口直视下的骨折整复　对于明显的骨折移位或复杂畸形,特别是粉碎性骨折、关节骨折,应用闭合复位的效果可能不会满意，若勉强进行闭合整复，可能增加更大创伤。实践证明，在某些情况下采用小切口进行截骨术或配合骨折复位的操作，增加的创伤和避免闭合复位时的创伤比，没有明显差别，最终疗效也很满意。如一个新鲜胫腓骨不稳定骨折，采用小切口直视下骨折复位，操作既简单，局部创伤也很小，还可避免使用透视下操作的诸多不便。

2. 小切口骨折复位及结合简单内固定　对某些关节骨折、多段骨折、螺旋骨折、斜形骨折，必要时可选择简单内固定螺钉进行局部固定，即可使复位更满意，也可简化骨外固定构型和钢针数量。

3. 小切口骨刀截骨术，应用骨刀截骨时需要行 3~5cm 的皮肤切口。

（二）微切口

是指 1cm 以下的切口，适用于使用微创截骨器的截骨术及穿放粗直径钢针的操作。

1. 微创截骨术　微创截骨术在骨外固定临床有很长的历史，如 1918 年，Putti 强调以最小创伤的截骨延长技术。1927 年 Abbott 提出截骨时保护骨膜的概念。1936 年，Anderson 介绍了“经皮截骨术”。Ilizarov 提出了骨皮质低能截骨，保护骨外膜和髓内的血运的概念。现今，更多学者倡导钻孔截骨术，研制了连孔微创截骨器，截骨时只需 8mm 左右的切口，而无需骨膜剥离，进一步减少了创伤，最大限度保护了血供。在截骨的操作中如不顺利，不要强行操作，必要时应适当扩大切口或借助 X 线透视定位操作，避免“不可视”的内在的和潜在的损伤。根据微创概念，不应将微创仅仅理解为切口小，牺牲治疗效果而缩小手术范围。另外，小切口和微切口条件下操作，既要避免强行牵拉皮肤切口，又要防止深部损伤。

2. 微切口穿放粗直径（5~6mm）钢针时的皮肤切口。

在小切口条件下的操作，如何避免深部损伤，可能要比切口大小更为重要。操作时，要尽可能确保皮肤切口大小与深部创伤的一致性，避免外小内大，外轻内重的创伤比。只强调皮肤切口的大小，不考虑操作对局部及深部组织损伤的微创概念是不可取的。

（三）无切口操作

闭合性干骺端骨折或骨干骨折，多数情况下可在透视下闭合整复固定或应用整复功能完善的外固定器固定，而无需进行皮肤切口。无切口，不等于无创伤，因为穿针或骨折复位也有不同程度的损伤，操作时如何避免深部组织更大的损伤，即使穿放细钢针，骨折闭合复位的操作，也应使创伤降到最低限度，操作更要强调稳、准、精、巧、快。

1. 透视下闭合骨折的整复固定　闭合性干骺端骨折，如桡骨远端骨折，胫骨远端骨折等，以及稳定的或移位不明显的骨干骨折和简单畸形，可以在透视下实施闭合复位操作，即先牵引复位，再逐步穿针固定。闭合复位也要注意骨折断端可能造成的损伤。

2. 外固定器骨折整复　闭合性胫骨、股骨干骨折，可以应用整复功能比较完善的外固定器，先固定后整复。如 Taylor 外固定器进行闭合穿针固定，然后应用外固定器的矫形整复功能，逐步矫正线位偏差或畸形，既可达到满意的复位或畸形矫正目的，又可避免手术创伤。但使用整复功能欠佳的外固定器，往往因钢针已经将骨与软组织固定，强行整复时钢针可能会撕裂或压迫软组织，以及给复位带来困难，如此可能造成更大的创伤。

3. 钢针的微创　骨外固定的钢针的直径有粗有细，有全针有半针，数量可多可少，穿针的位置也有很大的灵活性。这些因素既是实施微创概念的有利因素，也有可能变为不利因素。临床上常常发生与钢针有关的各种损伤：如神经血管损伤、切割伤、牵拉痛和限制关节运动等，有的高达 7%~100%。Ilizarov 提倡细钢针无血技术和拉张技术，减少了钢针引起的创伤和并发症。现代外固定器的钢针型号很多，方便了临床应用，只要规范使用，采用全针与半针结合，粗针与细针结合，以及干骺端采用全针与半针交叉的布局，骨干采用半针不穿越肌腹的“用其长、弃其短”和取长补短的个性化原则，并发症即可减少到 1% 以下。穿放钢针的操作也必须严格规范，位置准确避免反复操作，非熟练者尽可能借助 X 线引导操作；减少滑动防止缠绕组织，穿放细针时要避免热损伤，在皮质骨上穿针时要用湿酒精纱布进行钢针降温；既要最大限度避开主要神经血管和肌腹，也要尽可能避免穿越肌腹和肌腱上的穿针等。

(四) 保护血供

微创概念的初衷就是用最小的切口和创伤,最大限度保护血供。保护血供是微创的核心环节,不能保护血供的微创毫无意义。因此,在骨外固定操作的每一个环节,必须树立一种最大限度保护血供的微创意识,提高手术操作的技巧与感知,确实把保护血供的意识落实在实际操作之中。

(五) 减少生理心理干扰

骨外固定的手术操作可因方法本身、手术理念以及熟练程度,对患者生理和心理产生暂时的或长期的干扰。如外固定器构型的合理性、手术出血的多少和手术时间等,有时不但会影响最终疗效,还会影响治疗进程。

1. 减少手术出血 减少手术出血与保护血供有着同样的临床意义。以此,手术操作要尽可能做到不出血、少出血和不输血。小切口条件下的操作,如小腿和前臂的手术尽可能使用止血带;不能使用止血带的部位可局部注射 0.1%(mg/L)浓度的肾上腺素盐水,以减少出血。提高手术操作精度和缩短手术时间也是因素之一。骨外固定手术如果没有特殊原因一般无需输血,但手术复杂出血较多,也应及时输血。

2. 缩短操作时间 骨外固定手术操作环节,器械安装的熟练程度,对手术时间的长短有着决定性意义。但器械的熟练过程,不应依赖在手术台上完成,而在"台下"就要进行必需的知识储备(解剖)和训练(器械),为避免或减少术中无把握的重复性操作,可在术前做好构型的基本装配,对参加手术的人员进行必要的配合训练,尽可能缩短手术时间和减少生理干扰。

3. 优化构型 外固定器构型繁多,功能各有不同,有的构型缺少个性化,不能适应环境的变化,如果选用不当,也可影响骨外固定微创概念的实施。如单侧外固定器穿针位置相对固定,使用粗直径钢针,穿针靠近关节部位,不仅限制关节运动,也易诱发针孔感染,若选用全针与半针结合的构型即可减少类似问题;全环式外固定器,在髋关节部位穿放全针的技术难度极大,很容易误伤股神经血管,限制髋关节运动,以及增加疼痛和针孔感染。如果在股骨近端使用半针,远端使用全针与半针结合的环式三角式构型,问题即会随之解决。构型应在确保稳定的前提下,遵循能简勿繁,复杂而无多余连接和主要功能优先的原则。结构复杂的构型,有时会影响肢体或关节的运动,而间接影响肢体血运,造成肢体肿胀(象皮肿),还有可能引起皮肤压迫性损伤。因此,构型在满足治疗要求的同时,也要防止肢体压迫,便于生活自理和功能训练;优化构型的灵巧性和"艺术性",也有利于减少患者对外固定器的恐惧和消除心理障碍。

(六) 消除隐患

由于骨外固定钢针的点位多和位置相对分散,每个位置的钢针,既可独立发生问题(如神经血管穿刺伤),也可因钢针之间的不协调而发生相互影响的问题(如延长时对血管神经的压迫等),有的问题可能在术中表现,有的可能在术后发现,还有的问题甚至发生在拆除外固定器后(如假性动脉瘤)。所以,术中既要有防范意识,也要最大限度避开"危险区"穿针,术后有疑虑时应加强观察,一旦发现可疑情况应及时处理。在早期,要观察有无因小切口操作时,因持续牵拉引起皮肤切口边缘的坏死与感染;认真观察靠近神经血管、肌肤穿针和近关节钢针的反应。如小腿手术后应按照术后观察表的要求,认真观察相关内容,以防小腿肌筋膜间隔综合征等严重并发症的发生;在中后期的复查中,要对可疑与钢针有关的临床问题(如疼痛、感觉异常、肢体肿胀等)进行认真分析,及时消除隐患,尽可能减少和消除由于治疗方法引起的不利于骨和组织生长的生物学、流体力学和物理因素。

三、骨外固定微创意识

微创的最终目标,是生理和心理的优化重建。因此,仅仅依靠基本技术原则,是不可能充分体现骨外固定微创概念的真实意义的,而树立一种"以更小的创伤,更小的生理干扰,实现满意疗效"的微创意识和思维模式,显得比追求"小切口"更具实际意义。骨外固定微创概念所涉及的范围较广,时间很长;就整体手术操作而言,创伤有的是可视的,有的只是感知的,有的是直接的、有的是间接的,有时术中即可发现(如刺伤性神经损伤、浅表血管损伤),有时术后发现(如牵拉压迫性神经损伤、蚀性血管损伤),有时在中后期,乃至拆除外固定器后发现;技术上既有原则性的,也有很大的灵活性。仅仅用依靠一种技术原则,是难以实现最终目标的。只有强化微创意识,将微创概念贯穿于治疗过程的每一个技术环节,直至实现最终的满意效果，微创优势才能充分体现。

骨外固定微创概念与自然重建理念的融会贯通，在充分体现微创给患者带来更大、更多利益的同时，使有切口不断向无切口的推进有了实质性的进展，已初步树立一种由微创向无创延伸的意识和概念，而不仅仅只是追求小切口的问题。如原本需要开刀的骨与关节疾病，不开刀也能治愈。如治疗某些骨病不用手术切口，病灶处无创伤，应用穿针外固定即可达到治疗目的。如四肢长骨闭合性骨折，应用多杆连动外固定器即可实现优良的骨折复位与固定；某些骨不连，断端不用清理、不用不植骨，应用骨外固定加压固定、中和位固定、牵伸位固定等适应性刚度原则即可治愈。应用骨外固定跟腱牵伸术治疗足下垂，也无需切开；应用关节牵伸术治疗膝关节屈曲畸形，无需软组织松解；截骨延长与加压固定不仅可以修复大段骨缺损，可同期治疗感染性和皮肤缺损等。同期治疗原则，减少了手术次数和患者的痛苦，实现更佳的创伤与疗效比，是微创概念在骨外固定临床实践的一种创造性发挥。

四、疗效评估标准

满意的疗效，是微创概念的最终目标。现代骨外固定疗效标准的满意度，包括骨功能的优化重建，以及疗效的持久性。疗效评估时要避免医生说了算的观念。疗效标准，除了治疗局部的解剖轴、关节角和机械轴，以及关节功能的正常与否，还要考虑与健侧的对称性，甚至瘢痕等外观情况。疗效的评估，要从生理和心理两个方面评估，也要包含患者意见。医生的理性标准（科学的）和患者感知的疗效认可，才是对疗效满意度的真实评价。真正实现生理和心理最大限度康复为终极目标的疗效标准。

第九节 骨外固定的个性化原则

骨外固定是一项个性化极强的治疗技术，如果决策不当，不但发挥不了技术优势，有时还会适得其反。治疗中实施个性化治疗原则，既可发挥医生的潜能，又可充分体现骨外固定的灵活性，以及与相关技术的互补性，使最终疗效更加满意。

（一）分别应用一择长弃短

按照不同骨折的不同情况，在各种固定方法中选择最有效而妥善的方法加以应用。如开放性骨折，肢体肿胀又有伤口换药时，利用骨外固定远离创伤处固定的特点实施早期的固定，待伤口愈合后更换内固定也是一种合理选择。又如一同侧的股骨、胫腓骨多发伤骨折，可以应用外固定器固定股骨，应用髓内钉固定胫骨。这样既可使骨折达到及时的稳定，也可以缩短手术时间，还可以减少出血，少输血，以及减少对生理功能的干扰，利于相关伤的治疗和术后康复。

（二）结合应用一取长补短

当一种方法不足以完全控制骨折移位时，可同时采用另一种方法以弥补其不足。如骨外固定结合简单内固定，既使固定更加可靠，又可简化骨外固定。这一原则已为公认，内固定螺钉与外固定结合应用，克氏针与外固定器结合应用，以及带锁髓内钉与外固定器结合应用，在四肢骨折中已得到很好的应用，但在关节骨折中应用尚欠缺，特别是关节骨折是应用骨外固定的超关节整体固定与关节弹性动态牵伸原理结合简单内固定技术尚未被重视。

（三）阶段应用一以长代短

根据骨折在不同阶段的主要矛盾，及时更换更为妥当的固定，以代替已不起积极作用，或不利于肢体功能康复和正常使用的方法。如应用骨段延长与加压固定治疗感染性骨折的后期，原缺损端愈合不确定，在确认感染治愈的情况下，更换带锁髓内钉固定，证明也是一种更理想的选择。又如钢板固定发生钢板松动，骨不愈合拆除钢板改用外固定加压固定，促进骨折愈合。若勉强再次使用内固定有可能使伤情更加复杂。

（四）牵伸指数个性化

牵伸指数包括骨延长指数、软组织牵伸指数和畸形牵伸矫治指数：以往更多的仅指肢体延长指数或延长速度。1969 年，Ilizarov 等提出 1mm/d，分 4 次完成的骨延长速度（指数）的公式，已公认的标准而被广泛应用。但这一技术原则，已不能适应临床个体差异的变化，骨不连、延迟愈合的并发症仍有发生。因为不同病理特点、不同年龄、体质差异、不同截骨位置等因素也是影响牵拉性骨再生的因素，恒定不变的延长指数不能顺应个体差异的变化时，骨不连等并发症也就难以避免。另外，在骨与软组织牵伸时如何计算各组织的牵伸指数，也应该有相应的参数。临床实践中应根据患者年龄、截骨位置、病理特点、新骨生长情况、不同延长阶段、牵拉反应、延长比例和有无髓内针等情况，实施延长指数个性化。个性化骨延长指数是 0.5~1mm/d，平均 0.7mm/d，分四次完成的延长指数。牵伸矫治骨与关节畸形时应根据同心圆的原理计算牵伸指数。牵伸量 /d 与频率次数 /d，是决定组织再生的生物模式和生长质量，是决定疗效和并发症多少的直接因素，也是人们用以调控骨再生最有效的技术环节。

方法是由人来使用的，任何方法的效能都只能通过使用者的主观努力才能体现出来。骨外固定有很大的灵活性和随机性，为临床医生的创造性发挥，提供了极大的空间。用者灵活掌握，运用娴熟，掌握得当，则方法的优点才能得以充分显示，其不足之处也将得以弥补。如果心中无数，粗取滥用，即使方法的优点再多，也会无济于事，甚至适得其反。谨记以下三项基本要求：①不为常规所束缚；②使用严格，操作准确；③密切观察，及时调整。

第十节 骨外固定同期治疗原则

临床实践中既要遵循基本技术原则，又要发挥人的主观能动性，以充分发挥技术的优点，不被常规束缚。如对某些按常规需要分期治疗的病例进行同期治疗，既能充分体现骨外固定技术的优点，又可避免分期治疗的不足。如一侧肢体有多个问题；一个部位与邻近部位的问题，以及双侧肢体多个问题等。对此，传统的治疗方法与原则，需要分期治疗，多次手术才能完成最终治疗目的。在骨外固定条件下，可实施同期治疗，大大减少了手术次数，缩短治疗周期和减少患者的痛苦，而且可以获得同样的疗效。如截骨延长与加压固定治疗骨缺损，甚至同期治疗感染性骨与皮肤缺损，以及骨不连、内固定折断伴肢体短缩的同期治疗，骨段延长与加压固定即跟腱牵伸术治疗伴有足下垂的胫骨骨缺损等。有些复杂的骨与关节畸形，以往需要通过多次手术才能完成治疗任务，而在外固定条件下，一般都能一次手术完成。如多段截骨加压固定，治疗一侧或双侧下肢长骨的严重弯曲畸形；截骨延长与加压固定治疗膝关节内翻与小腿短缩畸形等。虽同期治疗原则可能会增加有限创伤，但避免多次创伤，达到多次手术的最终疗效，也是符合微创概念的一种治疗措施。早期肢体短缩、延期截骨延长，为治疗严重开放性、粉碎性长骨骨折提供了新的思路；骨段与皮肤延长，可同期修复长骨的骨与皮肤缺损；骨段延长与跟腱牵伸，可同期治疗骨缺损与足下垂等。

第十一节 骨外固定并发症防治

应用外固定器的主要并发症是针孔感染，亦可发生神经、血管损伤和骨折不愈合等严重并发症。严格掌握操作技术，认真地进行术后管理，很好掌握应用骨外固定条件下骨折愈合的生物力学原理，以及配合必要的治疗，可使并发症降到最低限度。

（一）针孔感染

从文献中难以确定针道感染的百分比。随着应用技术的提高，发生率大幅度下降，已由 2%~5% 降至 0.5%~4.7%，严重感染亦由 7% 降至 2% 以下。针孔急性感染按程度不同分为轻、重两类。另外临床可见慢性针孔骨髓炎。

1. 针孔感染的表现

（1）轻度感染表现：针孔周围微红、微痛，针孔处时有少量浆液渗出，活动关节时上述症状加重，休息后减轻。治疗措施是加强针孔护理，适当抬高患肢休息，炎症可在数日内消退。如有多个针孔感染时，需结合全身应用抗生素治疗。

(2) 严重针孔感染表现:针孔流脓,周围皮肤糜烂,有炎性肉芽组织增生,甚者有体温升高等全身症状。治疗措施应及时拔除钢针,常规外科清创处理,保持引流通畅,全身抗生素治疗。钢针拔除后需穿针时,应在离感染灶 3cm 之外。有多个针孔感染时,应放弃骨外固定治疗改用牵引术,待针孔感染治愈后再用石膏固定。

(3) 慢性针孔骨髓炎:此并发症少见,文献报道发生在 1%~4% 之间。主要表现是在拔除感染针孔的钢针后,针孔久治不愈,或时好时坏,且有少量脓液流出。典型的 X 线表现为:出现环形死骨区,为透亮的肉芽组织包绕,周围是存活的皮质骨。有的表现为骨孔增大,若皮质骨受到感染的持续侵蚀,可能发生病理性骨折。治疗方法主要是彻底清创及外科换药正确。清创时应将针孔壁骨质刮至骨面出血为止,骨孔内填以抗生素油纱,保持引流通畅,使肉芽由深向浅表生长。经过正确换药,一般可在 3~4 周治愈。

2. 针孔感染的原因及预防

(1) 细菌侵入针孔:主要原因是穿针操作时致病菌侵入,在开放性骨折及感染性骨折的操作过程中,将污染器械与穿针用的器械混淆使用易导致感染。因此,清创器械与穿针骨外固定的器械应分开,并在清创术后更换已污染的敷料,术者更换手套,穿针处皮肤重新认真消毒再行穿针。

(2) 针孔处软组织损伤:使局部免疫功能下降或皮肤坏死而引起感染。损伤可由化学或机械因素引起;如高速钻引起的热损害,穿针时软组织缠绕撕裂,针孔皮肤张力过大或受压。针孔封闭不严时包裹针孔酒精纱布上的酒精或术后滴酒精时流入针孔,均可引起针孔软组织的伤害。为避免上述损伤:穿针要使用低速动力钻(500r/min 以下)或用手摇钻;穿针时在切口内放置套管并直达骨骼表面,若不能放置套管,如穿全针时应避免快速持续旋转,最好行环式往复转动;针孔皮肤应无张力,否则引起坏死,导致感染。

(3) 钢针与皮肤界面滑动:原因是钢针在骨内松动,或肌肉收缩时皮肤随之移动。为防止钢针与皮肤界面滑动,需注意以下几点:①半针前端要有自攻式螺纹,其螺纹最好为锥形,以便于在治疗期间钢针一旦松动时能再拧紧;②全针尽可能行交叉穿针;③尽量少穿越肌肉,有选择地采用全针与半针结合的穿针方式;④单平面固定时,钢针正确预弯后可减少钢针滑动,但预弯方法不当仍可发生滑动;⑤松质骨处的穿针应选用全针,最好行交叉穿针。

(4) 穿针位置不当:在感染灶内、污染严重或清创不彻底的伤口以及血肿内穿针均易发生针道感染,均应避免。

(5) 针孔护理不当:钢针周围皮肤形成的纤维性包裹,对防止针道感染有重要意义,因此在护理过程中,切忌把纤维性包裹当作一般痂皮撕掉,操作时避免用纱布,棉球直接擦拭针孔处。在针孔皮肤清洁、干燥的情况下只需用一滴管吸取酒精或碘伏溶液滴在针孔皮肤周围即可。

(6) 针孔骨髓炎的预防注意以下几点:①避开在致密的皮质上穿针,特别是胫骨嵴;②及时处理感染针孔,若钢针已松动应及时拧紧或拔除;③感染针孔的外科换药要正规,并保持引流通畅,伤口封闭的时机是无渗出且创面新鲜。过早封闭感染针孔的伤口可使感染向深部扩散。

(二) 皮肤压迫坏死

包括来自钢针与皮肤间存在张力、外固定器的连杆或骨针对皮肤的压迫以及肢体的放置受自身重加外固定器的压迫,以上情况均可造成皮肤压迫坏死。皮肤坏死是一严重并发症,多导致继发感染,对骨骼造成威胁,皮肤缺损,久治不愈,病程延长。术中穿钢针时,应在肢体自然位置,软组织自然张力状态下进针。如有张力,应不姑息的切开减张,保持皮肤与钢针间无张力。应注意保持皮肤与连接杆之间的距离不少于 2cm。

(三) 神经与血管损伤

神经、血管损伤虽少见,但亦有在某些危险区域穿针而导致截肢的报道。钢针直接对着血管、神经钻入时,一般常是将其推向侧方,但也有可能发生慢性侵蚀损伤,一旦针孔发生感染则可出现假性动脉瘤的严重不良后果。除充分了解局部解剖,避开神经、血管穿针外,尚须注意以下问题:

1. 在危险区内尽可能采用半针。

2. 在大腿的危险区穿全针时应由内向外,并先用 10cm 长的 7 号注射针试穿无误后再沿试穿方向穿针。

3. 做皮肤切口时，手术刀的平面须与神经、血管走行方向平行刺入。

4. 术中、术后发现神经与血管损伤时，应采取相应补救措施并更换穿针位置，或放弃外固定器治疗。

（四）骨折延迟愈合与骨不愈合

外固定器的结构不合理（力学性能不好）及应用技术不当，均可造成骨折不愈合，当原始创伤严重，未采取相应治疗措施时，则更易发生骨折不愈合。

1. 骨折延迟愈合与不愈合的原因

(1) 应用技术不当，对外固定器治疗骨折的力学特点了解不够而影响骨愈合：如不同部位、不同骨折类型的钢针穿放位置、固定强度、施力方式均有不同的要求。若在使用中不加选择地应用则可造成骨折不愈合或延迟愈合。

(2) 力学环境不合理：过分坚强的骨折固定，可使骨折部缺乏所需的生理应力刺激而减少骨痂。未满足骨折固定的牢稳性要求，不能保护正常骨折愈合过程而影响连续性骨痂的生长。

(3) 原始损伤严重：这类骨折本身就容易发生骨折延迟愈合或不愈合。

(4) 骨折复位不满意，骨块间的接触不良：文献报道解剖复位平均愈合时间为4.4个月，非解剖复位为7个月。

2. 防治方法

(1) 力求使骨折达到解剖复位：对斜形、螺旋形或蝶形骨折可结合拉力螺钉固定或进行侧方加压固定。难以解剖复位的粉碎性骨折也应达到良好的线位要求，骨块间的接触要充分，必要时需进行松质骨植骨术。闭合复位失败时，应切开复位。

(2) 选择力学性良好的外固定器：防止固定强度不足同时也应避免长期过分坚强固定。对不能进行加压固定的骨折，要避免过度的应力保护作用，在骨折端已有初步愈合后，可通过减少钢针与连接杆数目等方法降低固定强度，改善骨折愈合所需的生理应力刺激。积极的功能锻炼，下肢要尽早完全负重，以促进骨折愈合及提高愈合质量。

(3) 合理施力：对骨缺损施牵伸力、粉碎性骨折施中和力、横断骨折施加压力。

（五）钢针折断

钢针折断与金属疲劳有关，较细的钢针易在钢针固定夹的钳夹部发生断裂，而螺纹半针则易在靠皮质骨外的螺纹部折断。预防办法：除选用设计合理的钢针外，须注意以下问题：

1. 使每根钢针受力均匀，避免某一钢针应力集中。

2. 钢针勿重复使用。

3. 固定细钢针的紧固力拉力要适宜。

（六）针道骨折

采用与骨直径比例不相适应的钢针，有可能在针道处发生骨折。钢针直径不应大于骨直径的20%。

（七）再骨折

发生的原因是对骨折愈合的强度判断不准确所致。拆除外固定器时要准确判断骨折愈合。不能确定时，宁可推迟拆除外固定器时间。

（八）关节功能障碍

近关节及穿越肌肉的穿针，可不同程度地影响穿针平面以下的关节功能活动而致关节僵硬。术中、术后应注意以下问题：

1. 穿针时关节位置　穿针时必须置上下关节于中立位或功能位。股骨穿针时置膝关节于屈曲90°~130°位。

2. 正确选择进针点　小腿中段尽可能不穿全针，于前内侧穿半针。踝上及胫骨结节处穿全针，其他部位虽无法避免不穿越肌肉，但穿针点应尽可能选择在肌间隙。

3. 功能训练　治用并举、无痛康复：使用外固定器间要求，可以进行床上运动，生活自理和离床行走及功能训练。术后尽早进行被动与主动功能锻炼：下肢要尽早负重行走，上肢应尽可能行生活自理。若软组织创伤严重，早期可应用托板等支具维持关节功能位，待软组织损伤修复后再行被动、主动功能锻炼。固定时间过长可发生关节僵硬。

4. 骨折愈合后及时拆除外固定器　固定时间过长影响关节活动。

总之，严格操作技术与细心护理可避免上述大部分并发症的发生。但操作技术本身还需不断提高与完善。在应用外固定器过程中，应及时发现问题，采取有效措施防止并发症发生。

（夏和桃）

第七章 骨与关节损伤的康复

FRACTURES AND JOINT INJURIES

第一节 骨与关节损伤的康复……174
一、骨关节损伤康复的重要意义……174
二、树立早期康复的观念和意识……175
三、骨关节损伤后康复原则与作用……175
(一)骨关节损伤后康复原则……175
(二)骨关节损伤后康复的作用……176
四、骨关节损伤后引起的重要功能障碍与原因……176
五、评定在骨关节康复中的地位……177
(一)常用的评定手段……177
(二)评定的内容……177
(三)评定时间……177
六、康复协作组是骨科康复的组织形式……177
七、骨关节损伤的康复方法……178
(一)康复方法……178
(二)方法的选择……179
八、骨关节功能障碍的后期手术处理……180
九、矫形器的应用……181
第二节 康复的基础——自身功能锻炼……181
一、功能锻炼的主要目标……181
(一)上肢功能锻炼的主要目标……182
(二)下肢功能锻炼的主要目标……182
二、主动活动为主,被动活动为辅……184
三、有利的和不利的主动活动……184
四、肢体重力作用的利用……185
五、过渡阶段的锻炼……186
六、效果的检验……186

现代康复医学的发展是从骨与关节损伤康复开始的。骨与关节损伤治疗水平是以最短时间内功能恢复的程度为标准。康复的目的是应用各种传统的及现代的仪器、设备和技术预防或减少并发症的发生,对已减少或丧失的功能尽快得到最大限度的恢复或补偿,尽可能地使之生活达到自理,回归家庭和社会。但功能恢复的基础必然要通过患者的自主锻炼才能取得,任何治疗都无法代替自主锻炼而只能促进或辅助它。辨证地掌握自身康复和被动康复的关系和分寸,是临床医生需要提高的一项新的课题。

第一节 骨与关节损伤的康复

一、骨关节损伤康复的重要意义

1. 现代康复医学的发展是从骨与关节损伤康复开始的。现代康复医学是在第二次世界大战后蓬勃发展起来的，战时为大量伤员进行康复的实践和经验，促使了康复医学的兴起。因此现代康复医学是从骨与关节损伤导致肢体伤残的康复基础上发展起来的，骨与关节损伤康复在康复医学中占有重要的地位。

2. 骨与关节损伤治疗水平是以最短时间内功能恢复的程度为标准。作为一名骨科医师应该把骨与关节损伤康复工作放在极为重要的位置上，骨与关节损伤治疗最终评价的重要内容之一是功能恢复及生活自理和参与社会的能力。当然正确的诊断和先进的治疗技术为功能恢复提供了重要的保证。例如目前已被世界承认和接受并已广泛推广和应用的AO内固定理论和技术，在保证了骨折尽早复位和稳定的同时又使肢体尽早进行功能锻炼和负重，这对减少肌肉萎缩、骨质疏松和避免关节挛缩都是非常有益的。

在骨折治疗的三大原则中，骨折整复、固定和功能锻炼，就早已强调了功能锻炼的重要性，而我们的某些骨科医师对此重视不够，而往往是追求新的治疗手段和技术，因而有一些患者从X线片上看骨折复位及固定得非常理想，但是肢体功能却很差，这样的治疗效果是我们不愿意接受的。因此应该将治疗与康复放到同等重要的位置上，治疗应为早期康复提供有利的条件，正确的治疗方法和手段是康复的基础，要求我们每一位骨科医师都要树立康复的观念，才能使我们的骨与关节损伤治疗水平有更大的提高。

3. 骨与关节损伤康复的目的是应用各种传统的及现代的仪器、设备和技术预防或减少并发症的发生，对已减少或丧失的功能尽快得到最大限度的恢复或补偿，尽可能地使之生活达到自理，回归家庭和社会。

二、树立早期康复的观念和意识

骨与关节损伤康复一定要强调尽早开始，在患者全身情况准许的条件下要尽早介入康复工作，为后期功能恢复创造有利的条件，预防和减少并发症及功能障碍，决不要将康复与治疗截然分开，更不能等待治疗结束再进行康复处理，那将对功能恢复带来很多困难，延长了功能恢复的时间，所以有的专家甚至强调康复是从汽车轮子底下搬运患者就开始了。例如对高位脊髓损伤四肢瘫的患者，从伤后第一天就要注意肢体位置的摆放，要被动地进行肢体各关节的活动，尤其是手的掌指及指间关节活动，避免关节伸直位挛缩是非常重要的，良好的关节屈伸活动是晚期重建手术的基础。四肢瘫患者可能一生要以轮椅作为行动的主要工具，如何用手来驱动轮椅和进行移乘动作都是至关重要的。一旦忽视了早期康复训练造成手关节挛缩，到那时才开始进行康复训练就很困难了。对股骨干骨折内固定的患者，手术后要尽早进行膝关节运动训练，不然股四头肌很快就会萎缩，膝关节粘连造成功能受限，一旦发生再进行康复训练，可能要花上很长的时间，付出很大的努力及代价才能获得功能上的一点改善。

三、骨关节损伤后康复原则与作用

(一) 骨关节损伤后康复原则

虽然骨关节损伤的严重程度、损伤部位、治疗方法有很大的差异，但是一些主要的康复原则是广泛适用的。

第一，不需要固定的关节应该尽早活动保持其功能，例如一个桡骨远端骨折用前臂石膏固定的患者，肩关节、肘关节和手指都应尽可能早的活动训练以防关节僵直。

第二，步行训练在创伤后应尽早进行，这将有助于防止由于卧床而造成的并发症，尤其是老年患者。

第三，只要骨折达到适当的稳定程度，损伤部位的活动就要开始。

第四，为了减少疼痛和肌肉痉挛可应用物理治疗，这些简单的物理治疗方法要超过药物所起的作用，因为它们是直接作用在局部而不是全身。

第五，当骨折达到适当的稳定程度，损伤部位的肌力训练应该开始，一般从损伤后开始就要进行等长的肌力训练，当关节活动开始时要进行等张肌力训练。当骨愈合比较牢固时应进行肌肉的抗阻力训练。

综合以上五项康复基本原则都强调了早期康复。也就是说康复工作应该从骨关节损伤后尽快开始。如果对早期康复训练的工作忽视，就有可能造成晚期不可挽回的功能障碍，因此从康复的意义讲，须树立康复应从急诊开始的概念。虽然每个时期康复训练的重点内容不同，康复目标不同，但是早期康复、整体康复、循序渐进康复必须贯穿始终，甚至需要很长的一段时间。

(二) 骨关节损伤后康复的作用

1. 改善肢体的血液循环,促进肿胀消退　肌肉收缩功能锻炼,发挥肌肉对血液循环的“水泵”作用,有助于回流,促进肿胀的消退。

2. 减少肌肉萎缩　通过康复锻炼不但可以减少肌肉萎缩程度,而且可以保持一定的肌力,还可以使大脑始终保持对肌肉的支配,而无需在固定解除后重新建立这种关系。

3. 防止关节粘连、僵硬　只要在骨关节创伤后尽早地进行肌肉收缩锻炼和关节活动,滑膜就不会粘连,关节囊也不至于挛缩。即使发生粘连,轻者早期通过锻炼和手法,粘连可以慢慢拉开,所以功能锻炼对防止关节粘连和僵硬是非常重要的。

4. 促进骨折愈合过程的正常发展　康复锻炼可以促进局部的血液循环,使新生血管得以较快的生长,使新的骨细胞和骨组织的生成旺盛,它可以促进骨折愈合过程的正常发展,同时又通过肌肉收缩的作用可保持骨折端的持续压力。如果早期下地负重就可在骨折断端间产生压应力效应,可以加速骨折愈合,随着肌肉收缩,关节活动及负重等功能锻炼也可使新生骨痂得到塑形改变,使之符合力线和生理功能的需要。

5. 减少骨质疏松的程度　缺少功能活动和不负重是造成骨质疏松和骨组织修复能力失常的最重要因素,只有通过康复锻炼和负重训练才能减少骨质疏松的程度,提高骨组织修复的能力。

以上说明只有加强功能锻炼,才能减少骨关节创伤后的肢体功能障碍的程度,才能得以早期康复。

四、骨关节损伤后引起的重要功能障碍与原因

1. 关节活动受限　通常是四肢骨干骨折主要影响其骨折远端关节的活动,如股骨干骨折,造成膝关节活动受限。肌肉不能有效地发挥收缩活动,致使静脉及淋巴回流不畅,组织间隙中浆液纤维性渗出物和纤维性粘连。由于关节囊、韧带、肌肉、肌腱继发的挛缩,这些都是关节活动障碍的常见重要原因。此外,还有关节周围异位骨化、关节内骨折、关节周围骨折、骨折畸形愈合、创伤性关节炎等原因。

2. 关节不稳定　维持关节稳定的韧带损伤早期没有正确的诊断和治疗,造成关节松弛。关节部位的骨折没有达到理想的解剖复位,这些都是造成关节不稳定的原因,如踝关节的旋后内收型损伤致使外侧副韧带断裂,早期不适当的治疗,使外侧副韧带失去对关节稳定的保护功能,更容易发生踝关节扭伤;膝关节交叉韧带断裂,使膝关节发生直向或旋转不稳定;儿童肱骨外髁骨折不愈合,可导致肘外翻和肘关节侧向不稳定。

3. 创伤性关节炎　多为关节内骨折或软骨损伤,骨折没有达到解剖复位,也可由于股骨干骨折成角畸形愈合致使关节继发畸形,负荷传导的紊乱。晚期关节发生退行性病变,直接造成功能障碍。

4. 肌肉萎缩、粘连、肌肉缺血变性和挛缩　骨关节创伤后肌肉萎缩是很常见的,肌肉萎缩的原因主要是失用性的,当受损伤肢体运动量相对减少时即可造成失用性萎缩,骨折后,由于主动功能活动的明显减少,很快即造成肌肉萎缩;肌肉与骨折部位的粘连也是经常发生的,如股骨干骨折后造成股四头肌与骨折端粘连,更增加了关节活动的受限;肌肉缺血变性和挛缩也时有发生。这些改变都导致运动无力及关节动力性不稳定和关节运动受限,甚至造成关节畸形。

5. 骨质疏松　任何原因致使骨关节运动的减少、肌肉收缩活动的减弱以及不能站立负重都会造成骨质疏松。在肢体采用石膏制动时表现得尤为突出,骨质疏松意味着一部分骨小梁的崩溃,不是单纯脱钙,而是整个骨含量的减少,骨质疏松的结果又反过来加重了肢体功能障碍。

6. 肢体畸形　骨关节创伤后畸形的原因较多,如骨折的畸形愈合、骨骺损伤、骨折不愈合致使假关节形成造成畸形。使患肢功能障碍。

7. 开放性骨与关节损伤所致的骨髓炎、化脓性关节炎。

8. 骨折延迟愈合、不愈合。

9. 骨缺损导致肢体短缩。

10. 合并皮肤与软组织损伤后可造成瘢痕挛缩,导致关节畸形和功能受限。

11. 合并血管损伤可致缺血挛缩,严重时可致肢体缺血坏死。

12. 合并神经损伤可致肢体运动和感觉功能障碍。

上述列举的骨关节创伤后引起的功能障碍有一些是可以预防的，除了正确的治疗之外，在医师正确指导下的康复训练也是非常重要的预防措施。

五、评定在骨关节康复中的地位

评定在骨与关节损伤康复中是非常关键的。所谓评定就是利用各种仪器、设备、技术和手段，以及徒手检查等方法对患者全面情况以及肢体的功能作出系统的、全面的正确评价。它对制订康复目标和计划，并开出康复处方都是非常重要的。它是对目前诊断、临床治疗及康复效果的总结，又是制订修改下一步康复目标和计划的依据。它进一步强调了对生活的自理、学习劳动有关的综合性功能，如日常生活活动能力的评定，广泛使用指数法或量表法进行评定。为不同的疾病或残疾拟订不同的检查指标和评定标准，例如脊髓损伤、手外伤、周围神经损伤等各有专门的功能评定量表，能较确切地全面反映患者的功能状态。

（一）常用的评定手段

有X线、CT、MRI及各种造影技术、肌电图、诱发电位、彩色多普勒超声诊断仪、骨密度仪、红外热像、等速肌力测试仪（Cybex）、平衡及稳定性测试系统和步态分析等。但徒手检查是最重要的。

（二）评定的内容

除全身状况外，肢体外形、皮肤及软组织状况、肌肉萎缩程度、肌力、肌张力、肌痉挛、肌肉挛缩、关节主动与被动运动范围、中枢与周围神经系统检查、手的功能检查、下肢站立、负重、站立平衡、行走能力和步态等都是评定的内容；另一项重要内容是日常生活活动能力的评定（ADL），使用对多种日常生活活动完成的量化指标进行评分的表格式评定方法。它是指人们为了独立生活而每天必须反复进行的、最基本的、具有共同性的身体动作群，即进行衣、食、住、行、个人卫生等基本的动作和技巧。测定的内容较多，要根据不同的疾病特点制订测定内容，一般有以下内容。如：个人卫生(洗脸、刷牙等)，进食动作，更衣动作，排便动作，器具使用，床上运动，移动动作，步行动作，认识交流动作等，每一项再分成若干小项，根据完成的程度进行打分，满分100分。能独立完成，每项2分；能独立完成，但时间长，每项1.5分；能完成，但需辅助，每项1分；不能完成，每项0分。康复训练的基本目的就是改善患者的日常生活活动能力。日常生活活动能力的测定，是功能评定和康复诊断的重要组成部分，是确立康复目标，指导康复计划，评定康复疗效的依据。

评定工作不是一个主管的医生能完成的，往往需要一组人的共同协作。

（三）评定时间

一般对住院康复患者的评定工作至少要进行三次或三个阶段。

1. 初期评定　在制订康复计划和开始康复治疗前进行的第一次评定。目的在于了解功能状况及障碍程度、致残原因、康复潜力，估计康复的预后，是制订康复目标、康复计划和开出康复处方的依据。

2. 中期评定　在康复疗程中期进行。目的是了解康复训练的效果，功能恢复进展情况，为调整康复训练计划和实施提供依据。甚至有一些功能障碍可以被判断为再进一步功能训练是无效的，需要进行其他处理方法，如手术等。例如股骨干骨折愈合后膝关节屈曲功能障碍，经过各种康复训练方法无改进，其障碍对患者功能又影响较大时，经过评定后可能做出要进行股四头肌成形的手术方案。

3. 终期评定　即患者出院前进行的最后一次评定，可以确定康复的效果，目前的状态，以及指导患者出院后在社区及家庭进一步的康复处理。

如上所述，评定工作是骨科康复中重要的不可缺少的环节，甚至称评定是康复的核心。

六、康复协作组是骨科康复的组织形式

骨与关节损伤康复是以协作组的形式进行工作的，这种形式贯穿在骨与关节损伤康复的整个康复流程中，因为骨与关节损伤康复工作不是某一个专业人员能完成的，它需要一组人从始至终地为患者的康复服务，一般它的组成人员是由骨科医师、康复医师、中医师、护士、物理治疗师（运动疗法师或士）、作业疗法师或士、理疗师、心理治疗师、职业训练师、社会工作者等，在某些患者还需要假肢或矫形器技师共同参与，进行评定、制订康复目标和计划、康复训练内容等。协作组的每一个成员都要熟悉患者的康复诊断，了解

康复计划和目标,共同为患者的康复负责。同时要确认,每一个康复目标、康复计划都是根据患者具体情况制订的个性化治疗方案,其必须具有一定的合理性和可操作性。

七、骨关节损伤的康复方法

(一) 康复方法

1. 运动疗法(physiotherapy,PT) 运动疗法是以运动学和神经生理学为基础,以各种运动的方法,徒手或借助一些器械、设备来进行的,或利用患者自身的力量,通过主动的或被动的运动,以使全身或局部功能得到恢复为目的的治疗方法。它是理学疗法中的核心部分,是康复医学的重要治疗手段之一。运动疗法随着障碍学的发展和神经生理的导入,已经形成了针对某种疾患进行康复治疗的独立体系。它根据骨关节创伤后功能损害范围及程度的不同,针对性地选择各种特殊的专门性操练,如肌力和关节活动训练,矫正姿势的训练,步态训练,平衡和协调动作训练,综合基本动作训练等。以达到使功能障碍肢体得以康复的目的。

2. 作业疗法(occupational therapy,OT) 尚不被大家所熟悉。随康复医学的发展而受到重视。它是以综合功能恢复为目的的治疗方法。利用各种材料、工具及器械,进行有目的性的和有生产性的动作和作业,即多样式的操作,在医疗管理下,有计划、系统地进行,以达到功能恢复的目的,使患者在社会生活中能克服各种障碍,并发挥出最大功能的一种治疗方法。以上肢伤残为例,假定有肘关节活动受限,三角肌肌力低下,手指疼痛,而不能进行进食动作,对上述障碍分别以温热、被动运动、肌力增强运动而得到克服但也不等于立即能进行进食动作,因为要发挥上肢的功能,需要将盘中食物以手指摄取,屈曲肩关节并上举,送入口中的综合统一运动。这不是单纯的肘关节运动,也不是三角肌力增强就能达到的,它需要综合的功能训练。对上肢伤残的作业治疗是经过功能综合训练、日常生活动作训练、职业前训练这几个程序,以达到康复的最终目的。作业疗法的训练种类很多,如编织、刺绣、金属加工、木工、木刻、陶器制作,胶泥、棋类、打字、书法、球类等,根据不同的训练目的选择不同的作业种类。

3. 理疗 超声疗法、光疗、直流电、水疗、磁疗、蜡疗、泥疗、离子导入和生物反馈等。

4. 中医中药康复疗法 中药内服或外用、中药熏蒸、针灸疗法(头针、体针、耳针、督脉针等)、拔罐、推拿、按摩等。

5. 假肢及矫形器 假肢是用于截肢者为弥补肢体缺损,代偿已失肢体部分功能而制造装配的人工肢体。使截肢者恢复一定的生活自理和工作能力。

矫形器是用于人体四肢、躯干等部位,通过力的作用以预防、矫正畸形,治疗骨关节及神经肌肉疾患并补偿其功能的支具、支架、夹板等器具的总称。矫形器在骨科康复中是非常重要的一个手段。矫形器是一种治疗疾病,达到康复手段的工具。它的作用是:①保护病变部位的骨与关节、防止或减少活动,以利病灶稳定愈合。②防止或矫正骨与关节畸形。③稳定关节,支持瘫痪无力肢体,以增加其活动功能。④保护病变组织,防止继续受损,减少患者的痛苦,以利病变组织修复。⑤功能性矫形器可以协助关节锻炼,增进肢体的功能。

6. 手术处理 手术是骨与关节损伤康复的重要手段之一,骨与关节损伤康复的手段和方法很多,绝对不要认为骨与关节损伤康复就是运动训练和理疗。例如对肢体畸形的患者,下肢有髂胫束挛缩,造成脊柱、骨盆和下肢一系列畸形,这就需要进行手术,矫正畸形,改善肢体的力线,稳定关节等,为站立及行走创造条件。对颈髓损伤四肢瘫的患者,为了上肢能驱动轮椅,可能需要进行伸肘肌力的重建;对 C_5 水平以下损伤,手仅有伸腕动作,为了重建拇指的对捏功能,就需要做屈拇长肌腱固定和拇指间关节融合的 Maberg 手术等。所以不能将手术这一重要的康复手段排斥在骨与关节损伤康复之外。

7. 牵引疗法 应用牵引方法可以改善关节挛缩。牵引可以配合一些治疗,如应用平衡滑动牵引可以使关节周围的稳定骨折患者进行早期功能活动训练。

8. 外固定架的应用 对各种原因的关节挛缩畸形可以应用外固定架进行逐渐被动矫正。

9. 石膏楔形切开矫正关节挛缩畸形。

10. 持续被动运动器械(CPM)的应用 CPM 机目前在临床上应用较广泛,特别是对:关节内骨折坚强内固定后、骨干及干骺端骨折坚强内固定后、关节功能障碍关节松解术后、关节成形术后、韧带重建术后等都是较好的适应证。

11. 关节镜微创技术　可应用关节镜进行关节清理和松解，进行半月板修复，十字韧带修复等。

12. 心理康复　心理康复疗法是指应用心理学的方法，通过语言的引导，或感情的支持、鼓励或暗示、启发等手段，对患者进行心理上的教育和治疗，以达到稳定情绪、改善症状、适应环境、促进全面康复的目的。

13. 音乐疗法　应用适宜的音乐，来调节人们的情绪，消除疲劳，而达到防治疾病、促进身心健康的方法，称音乐疗法。现已证明，合适的音乐可以降低血压、减轻疼痛、消除紧张、祛除抑郁等。以此达到促进康复的目的。

14. 职业康复　目的是使残疾人与健全人平等地参加劳动，故就业前训练项目也就是健全人从事的职业项目，具体到某个人则要根据本人的状况、所在地区的实际情况和就业时常发生的问题来确定。在职业康复发展水平较高的国家，残疾人职业训练项目很多，训练结束后的就业范围相当大，就业率也比较高。他们的训练大多在职业康复中心或训练学校中进行。

15. 社会工作者　社会工作者需要掌握社会学、康复社会学和社会医学的基本理论和方法，独立进行社会调查和分析，为帮助伤残者重新回到家庭和社会，与其家属、工作单位、街道、民政福利部门等进行联系，取得精神上、经济上、职业上和医疗上给予的支持和照顾，努力改善他们的生活条件、医疗条件与经济状况，在促进伤残者与专业人员之间的沟通、信任、互相了解方面，起到桥梁作用。

（二）方法的选择

1. 作业疗法在上肢康复中的应用　根据患者上肢功能障碍的部位、程度等选择适当的作业疗法项目，例如肩关节挛缩，上肢的上举活动受限，可选择用锯锯断置于高处的木材的作业，为锯断木材必须进行肩关节的前方上举等活动，使肩关节挛缩逐渐得到改善。当以增加肘关节活动度为目的时，可以进行拉锯、挥动锤子及用刨刮木板等作业，以恢复肘关节的功能。

2. 运动疗法在下肢康复中的应用　例如股骨干骨折，无论手术内固定或牵引治疗，均应尽早进行股四头肌肌力训练及膝关节活动的训练，从治疗第 2 天开始进行股四头肌等长收缩，并逐渐过渡到小范围的主动伸膝。如果利用"AO"内固定，骨折端非常稳定时，应更早地进行股四头肌肌力和膝关节屈伸活动功能训练，髌骨、踝及足部的运动应从治疗的次日就开始进行。可利用脚踏车的锻炼，它对下肢各关节及肌力的训练可同时发挥作用，利用 Cybex，可对下肢各关节活动度及肌力进行量的正确评价。下肢骨折，患肢负重量的确定，可以通过负荷限制仪进行测量，给以量化的标准，使治疗师及患者本人能更科学地进行功能锻炼。在开始借助拐杖下地行走时，要教会正确使用拐杖的方法，要逐渐矫正步态，可利用步态分析仪更准确地进行步态评价。步态的改善是身体姿势、下肢各关节活动度、肌力、协调、患肢负重能力等的综合体现。

3. 物理治疗的应用　对关节内骨折或不稳定性骨折早期负重可能造成骨折移位时，不要过早进行负重训练。在不负重步行训练中需要借助双拐行走，在损伤的急性期，且可以部分负重时，是以肿胀和出血为特征。应用局部冷敷疗法是有益的。冷可以使血管收缩，减少肿胀和出血，冷还有止痛的作用。后期康复以热疗为主，它可以减少疼痛，减轻关节僵硬和肌肉痉挛。所以在关节活动训练时应用热疗是非常必要的。根据不同的目的，选择不同的热疗方法，如蜡疗、水疗、泥疗、电疗、光疗等。股骨头置换术后进行水中运动是非常有效的方法，各种原因造成的膝关节僵硬在蜡疗或水疗的配合下进行膝关节活动训练会得到更好效果。对周围神经损伤的患者可用低频电疗法。应用肌电生物反馈疗法可以增强肌力，减少肌肉萎缩，进一步强化肌肉功能训练，对肌腱移植手术后的再训练非常有帮助。药物离子透入对消炎及减轻关节粘连起到一定的作用。

4. 下肢骨关节损伤的步行训练　骨关节损伤康复过程中的步行训练非常重要，步行训练应用的方法与很多因素有关，如与骨折部位、骨折治疗方法、骨折治疗的不同时期、限制负重的量多少（禁负重、部分负重和完全负重）、患者本身的因素等有关。步行训练的过程是由不负重到部分负重，最后到完全负重。除了拐杖以外还可以用步行器，对老年人更适合用步行器。应该强调的是，髌韧带负重和坐骨结节负重的完全免荷及部分免荷矫形器的应用是非常好的步行工具。这种免荷矫形器可以根据负重的量进行调整，由完全免荷到部分免荷，可以逐渐减少免荷量，最后到完全免荷负重。当骨折已有骨痂连结，可以开始部分负重。然而确定部分负重量的大小是非常重要的。负责步行训练的人员必须对患者有全面的步行训练计划，可以将患肢踏在磅秤上，能耐受体重量多少的方法来测量，也可以通过负荷限制仪来测定负重的量。随着部分负重量的增加，由使用双拐到使用单拐，在应用单拐时必须指导患者，单拐是应用在健侧而不是在患侧。例如应用髓内钉或AO钢板治疗的股骨干中段横断骨折，手术后1~2周部分负重可以是体重的25%，3~4周以后部分负重可达体重的50%，6周以后即可完全负重。完全负重的步行训练一般是在骨折已达到较牢固的愈合，在进行完全负重的步行训练时，除了进行室内的平地、阶梯、斜坡、跨越训练外，还要进行室外的步行训练。为了矫正步行的姿势可以叫患者面对镜子走，可以进一步通过步态分析仪的检查来评价和指导患者。应当指出的是从非使用性活动到肢体的正常运用之间要经过一个过程，在这个过程中往往会出现各种症状和征象。这在下肢尤其明显，例如关节疼痛、足底疼痛、小腿肌肉痉挛、足趾痉挛、肿胀、皮肤发绀等，这需要改变训练方式和采取一些相应的措施，使患肢逐渐适应。例如当进行训练时，容易出现足部的肿胀和发绀，此时可减少步行训练量，对训练的时间间隔，每次锻炼时间持续的长短进行调整，利用抬高患肢进行足、踝的主动活动，配合物理治疗和按摩，当症状减轻时再增加步行训练量，循环反复以渐适应。还应该指出的是，步行训练的进展还需要下肢有足够的肌力和一定的关节活动范围，没有足够的肌力就不能维持膝关节的稳定，部分负重肌力需在三级以上，完全负重肌力需在四级以上，因此肌力和关节活动的训练是步行训练的基础。

八、骨关节功能障碍的后期手术处理

经过一定时期系统的、综合的康复训练而确定仍然功能障碍不能改善，只有通过适当的手术，才能获得比较理想的功能效果，以达到最基本的功能改善。此时手术是康复治疗的关键手段。那些认为康复训练可以解决一切的想法是片面的。

1. 皮肤移植术的应用　晚期的瘢痕挛缩可致关节畸形和功能障碍，如腘窝部位的瘢痕挛缩导致膝关节屈曲畸形，这需要将瘢痕切除，利用植皮或皮瓣移植来修复，使膝关节屈曲畸形得以矫正。

2. 矫形术的应用　由于骨折畸形愈合所造成的功能障碍，往往需要通过矫形术才能使功能改善。这种矫形的着眼点首先是功能，矫形的目的是使肢体达到正常功能的需要。例如股骨髁上粉碎性骨折，畸形愈合导致膝内翻畸形，同时存在膝关节活动障碍，伸直受限20°，在进行手术时就需要在股骨髁上截骨，在矫正膝内翻的同时还要保持截骨部位有相应的后倾角，以使膝关节在有利的伸直位，而不是追求恢复原始的解剖关系，将已经愈合的骨折部位再重新切开复位。

3. 关节松解术的应用　对膝关节、肘关节应用较多。例如股骨干骨折后伸膝装置粘连造成膝关节屈曲活动受限，这需要行股四头肌成形术，手术中松解粘连，使膝关节达到最大的屈曲度。

我们更提倡应用关节镜的微创技术进行关节松解，如果需要可以在应用关节镜的微创技术同时配合小切口进行软组织松解。这要比应用传统的大切开进行广泛的软组织松解所取得的效果为佳。松解术后及早地进行关节活动训练是非常关键的，术后尽早的功能锻炼是手术能否取得成功的重要因素。但是很多患者都是因为术后疼痛而不能配合训练，使松解后的关节功能得不到满意的恢复。为了解决术后疼痛的问题，可应用肢体神经干周围置管，神经镇痛药物阻滞的方法，一般置管时间可以达到1周。在基本无痛的情况下早期应用CPM机进行被动持续的运动训练，获得比较满意的功能恢复。

4. 关节稳定性的重建　关节韧带损伤，如膝关节交叉韧带损伤，造成膝关节直向或旋转不稳定，这需要重建交叉韧带，恢复关节的稳定性。在关节镜下进行韧带重建是目前比较广泛开展的手术方法，它可以应用自体的肌腱，也可以应用人工的韧带进行重建和修复，手术后膝关节应用矫形器保护，三周后即可以在CPM机上进行膝关节的被动运动训练。

5. 人工关节置换术的应用　人工关节置换术的应用改善了很多难以解决的关节功能障碍，尤其是人工股骨头置换，全髋关节置换，使老年人股骨颈骨折不愈合、股骨头缺血坏死、骨关节炎所致的髋关节功能障碍，得到较满意的功能改善。膝关节的创伤性关节炎，关节畸形，功能障碍，并伴有严重的疼痛，影响患者的行走能力，尤其是老年患者，使生活质量明显下降，施行全膝关节表面置换可以获得满意的功能。

6. 关节融合术的应用 当肢体功能障碍不得不以牺牲关节的活动来换取其功能改善，且又无人工关节置换适应证时，关节融合术是值得应用的，如膝关节或肘关节的严重损伤所致膝、肘关节强直在非功能位，可行关节融合术保持关节在功能位。当踝关节骨折或距骨坏死所致踝关节创伤性关节炎造成踝关节疼痛严重，影响行走功能时，可行踝关节融合术解除疼痛，达到功能改善的目的。足的三关节融合术是治疗足部畸形的最多应用的手术方法。

7. 其他软组织手术的应用

(1) 肌腱手术：当跟腱挛缩造成马蹄足畸形时，可行跟腱延长术，肌肉缺血挛缩所致的腕和手指屈曲畸形需肌腱延长矫正畸形。当肌腱粘连而影响关节功能时需行肌腱松解术。当一组或一个肌腱功能减弱或丧失而造成功能障碍时，可利用其他肌腱代替原有肌肉的功能。

(2) 神经手术：当神经受瘢痕压迫而部分或全部丧失功能时可行瘢痕切除神经松解术。当肱骨远端骨折所致肘外翻畸形使尺神经受牵拉或肘关节骨性关节炎造成神经不全损伤时可行尺神经前移手术以恢复神经功能，当骨折或其他外伤所致神经断裂时，需行神经吻合或移植来改善功能。

九、矫形器的应用

矫形器的应用是非常重要的，它是一项重要的康复措施，应用其他治疗和康复手段不能获得更好的疗效时就需要考虑使用矫形器。例如小腿严重粉碎性骨折不愈合或伴有大段骨缺损，同时小腿软组织条件差，手术治疗有很大的难度时，可以应用髌韧带承重免荷矫形器恢复患肢负重和行走的功能。当股四头肌麻痹膝关节不稳定，可用矫形器来稳定膝关节。当股骨头缺血坏死的早期，为了减少股骨头的承重以利血运修复，可以应用坐骨结节承重的免荷矫形器。腓总神经损伤足下垂，可以应用踝足矫形器来改善功能，在步行的摆动期使患足背屈，避免患足拖地。利用功能性手指支具，可以协助手指指间关节或掌指关节的伸展，可为关节挛缩提供伸展牵引力。当颈髓损伤而桡侧伸腕肌功能完好时，可用腕驱动式手部抓握矫形器，改善手指的抓握功能。通过力的作用来矫正肢体的畸形或防止畸形加重，如利用腕关节外展矫形器以矫正腕关节尺偏畸形。通过对骨关节创伤肢体的保护来保持肢体的正常对线关系，可以促使骨折愈合。脊柱手术后应用矫形器可以早期离床活动。矫形器可以防止骨折移位和成角，早期进行功能锻炼，从而有利于骨折的愈合。减少因长期卧床导致的各种并发症。如截瘫患者用于站立及行走锻炼的矫形器。因此，矫形器在骨科，特别是在骨与关节损伤后的康复治疗中起着十分重要的作用。

第二节 康复的基础——自身功能锻炼

骨折或关节损伤后，肢体在相当一段时间内暂时丧失了功能。随着损伤的痊愈，肢体的使用功能才日渐恢复。但功能恢复的基础必然要通过患者的自主锻炼才能取得，任何治疗都无法代替自主锻炼而只能促进或辅助它。此外，通过功能锻炼，也有利于损伤后所出现的一系列病理反应的消退。

尽管功能锻炼的重要性十分明显，但在临床实践中，由于忽略了实际的锻炼而影响疗效的情况仍非少见。一方面医生经常只重视其他治疗，而缺乏对患者功能锻炼的具体指导；另一方面，患者也往往片面依赖医生的治疗，单纯求助于理疗、药物，而并不认为功能锻炼就是整个治疗中必不可少的组成部分和基础。因此需要提醒：临床医生既要向患者阐明，也需要具体指导患者的自身锻炼。把康复的责任完全交给康复科甚至患者是不可取的。

一、功能锻炼的主要目标

医生应该努力争取患者伤肢功能的完全复原，但也必须考虑到不能完全复原的可能性，和确实存在着的较严重的功能障碍。因此，即使是在大多数骨折患者都可以得到完全恢复的情况下，也必须对每个患者如何保证主要功能的恢复，在治疗上有妥善安排。这种安排在固定中多已顾及到，例如固定时如无特殊需要，关节应置于功能位等。但也有少数出于骨折稳定的需要而在固定时不能兼顾，这就尤其需要在锻炼中十分注意主要的目标是什么。

（一）上肢功能锻炼的主要目标

上肢的主要功能是手的运用。上肢各关节的结构、各关节连接方式的多样化，以及整个上肢的长度都是为了使上肢终端的手得以充分发挥其功能，完成各种复杂的劳动及生活活动。

肩部只有锁骨内端与躯干相连，与胸骨形成胸锁关节，而且盂肱关节本身接触面积小，肱骨头与肩胛盂的关节角度值差别较大，加上肩胛骨的联合运动，幅度很大，得以使远端的手在以上肢全长为半径的球形面上，得到充分的活动。

肘关节虽为单向运动，但由于有了前臂的旋转运动，更加扩大了手的运用范围及灵活性。

手本身的结构，肌肉的高度发达，尤其是拇指的对掌运动，使手指从单向运动发展为对立运动，使手的功能达到了十分精致的程度。

由此可见，上肢各关节的运动都与手的使用有关，上肢任何一个关节运动的受限，都会影响手的作用的发挥。因此，在治疗上肢骨关节损伤时，除损伤局部所属关节的功能恢复外，其他未受伤的部位都应在治疗过程中进行功能锻炼，以预防发生功能障碍。例如前臂骨折患者在治疗过程中除去手部的功能锻炼外，还需注意肩部的活动，这对老年人尤其重要。

当关节功能不能得到充分的恢复时，则必须保证其最有效的、起码的活动范围，即以各关节的功能位为中心而扩大的活动范围。

肩关节的功能位是外展50°，前屈20°及内旋25°。

肘关节的功能位是屈曲90°位，其最有用的活动范围是在60°~120°间。

前臂的功能位是旋前、旋后中立位，其最有用的活动范围是旋前、旋后各45°。但一般右侧旋前的需要较多，而左侧则旋后的需要较多。左利者相反。

腕关节的功能位是背伸20°位。但有时需根据生活及工作的特殊情况而定。

在上肢的功能锻炼中最容易出现问题的是肘关节。由于肘关节在多数情况下是固定在（或限制在）屈肘90°位，当开始进行肘关节的功能锻炼时，患者出于某些不确切的认识，往往怕肘关节伸不直，因此很自然地把锻炼的注意力集中在练习伸肘方面，而忽略了更为重要并且更难恢复的屈肘运动。加以体位和重力作用的自然趋势是伸肘，因而当肘关节功能一旦不能完全恢复时，往往是屈肘受限较多，而伸肘正常，失去了发挥手的作用的最有利的活动范围。针对这种情况，医生不仅在一开始就应向患者讲清楚锻炼的主要目标，采取有效的措施，而且还应具体指导，检查督促。

（二）下肢功能锻炼的主要目标

下肢的主要功能是负重和行走，要求各关节保持充分的稳定。

1. 站立　人体在站立负重时，稳定的程度受到三方面因素的影响，即承重面面积的大小、重心的高低以及重心线与承重面的关系。承重面大，重心低，重心线落点接近承重面的中心，其稳定性强。

由于人体承重面积小，重心偏高（约相当S_2水平），所以身体的稳定性较差，加以人体的平衡不断受到外界的干扰，因此身体总是处在神经肌肉系统的不断调节下的运动状态，把重心线的落点尽量保持在承重面中心附近。下肢各关节稳定平衡的维持方式详见骨与关节损伤的创伤解剖一章。

2. 行走时各主要关节位置的变化　正常行走分为负重期与摆动期。负重期始自足跟着地，然后足球部（跖骨头部）着地，身体垂直。经足跟离地，足球部离地，最后以足趾离地告终。从足趾离地，下肢向前摆动，到足跟部着地为摆动期。两足交替，而在一足负重期之末（足趾离地前），与另一足负重期之始（足跟部着地）有短暂重叠，为双负重期。

踝关节：行走时的活动范围在70°~110°之间，当足跟离地时约为背屈70°，足趾离地时约为跖屈110°。

膝关节活动范围在0°~60°间，当足跟着地时接近完全伸直，以后转为屈曲，到足跟开始离地时又接近伸直。这一小范围的伸-屈-伸活动，可以起到吸收足跟触地时的震动，同时也使身体重心的垂直方向的上下移动尽量减小。从足跟开始离地时，膝关节渐屈曲，至摆动期最大，达到60°。步速愈快，摆动屈膝愈大。

髋关节当足跟着地时屈曲最大，而当足球部离地时过伸10°，此外还有轻度的旋转。

各关节在行走时的活动范围与步距（两步之间的距离）有关，步距大时，关节活动的范围相对增大（图7-1）。

3. 行走时的主要肌肉作用

踝关节：背屈肌只在足跟部着地到足球部着地时起作用，防止足下垂，并减少着地时的震动。足趾离地时该肌轻微收缩，以避免足尖拖地。跖屈肌是主要的，从足跟离地时开始收缩，到足球部离地时达到高潮，从而使身体向前推进，同时屈膝为前摆作准备。

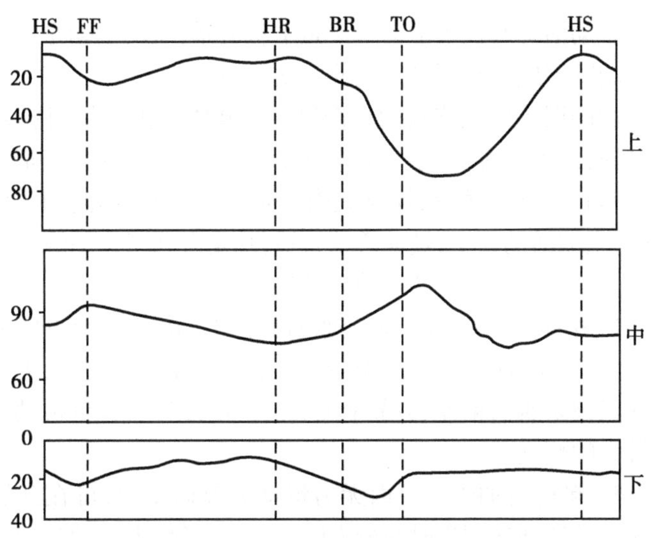

图 7-1　行走中下肢关节的运动幅度

上：膝关节；中：踝关节；下：跖趾关节；HS. 足跟着地；FF. 足平置；HR. 足跟离地；BR. 球部离地；TO. 足趾离地

膝关节：伸膝肌是主要的，当足跟着地时，另一肢进入摆动期，身体重心落在膝后方，伸膝肌强力收缩以防止屈曲。屈膝肌在足跟部着地前收缩达到高峰，使前摆缓和并防止髋过屈。足跟部着地后直到足完全承重时，乃转而伸髋，与四头肌协同作用。

髋关节：伸髋肌是主要的，足跟着地时收缩以伸髋，直到身体重心达到垂直位时收缩达到高峰。屈髋肌则在摆动时起作用。外展肌的收缩自足跟着地开始，以稳定骨盆，很快张力即降低（图7-2）。

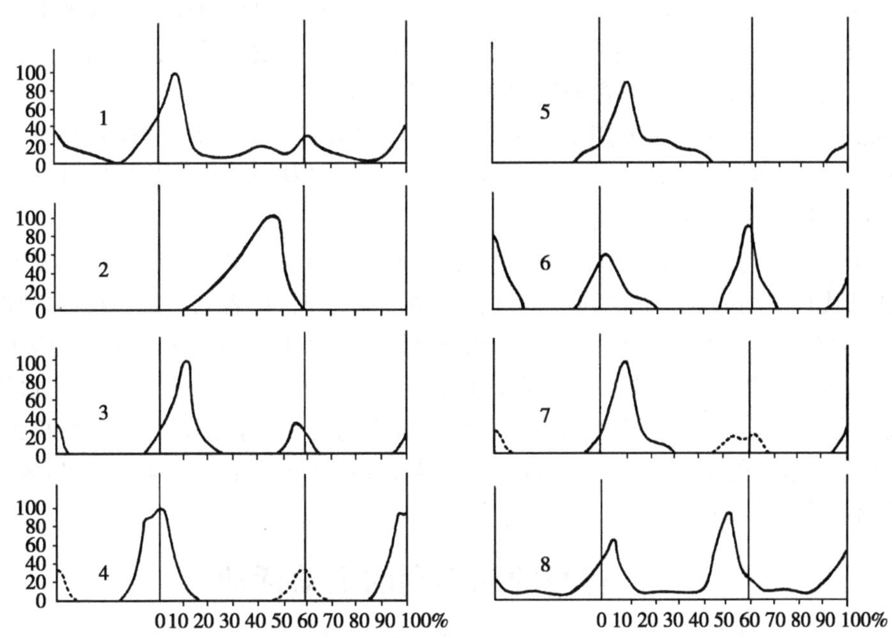

图 7-2　行走中各组肌肉的运动

1. 胫前肌；2. 小腿三头肌；3. 股四头肌；4. 腘绳肌；5. 髋内收肌；6. 髋外展肌；7. 臀大肌；8. 立脊肌

由此可见，行走时要求下肢各主要关节不仅稳定，而且须具备一定的活动范围。在各组肌肉中，尤其需要强有力的臀大肌、股四头肌和小腿三头肌，才能保证正常的行走。这些是在下肢的功能锻炼中的主要目标。

由于我国人民的生活劳动习惯，尤其是农民，往往要求能充分下蹲，而且在下肢损伤后，膝关节固定的位置多接近于伸直位，因此在进行功能锻炼时，患者往往十分注意练习屈膝，而忽略了伸膝范围和伸膝肌的锻炼，造成日后行走的困难，对此务必加以注意。

二、主动活动为主，被动活动为辅

主动活动和被动活动应该是主从关系，主动活动是锻炼的根本，被动活动则是前者的准备和补充。被动活动既不应该也不可能代替主动活动。

功能锻炼的最终目的是恢复受伤肢体的正常使用能力。在一定的条件下，被动活动固然可以预防关节粘连僵硬，或使活动受限的关节增加其活动范围，但最终仍需由神经支配下的肌肉群来运用关节和肢体。防止肌肉的萎缩，恢复肌肉的张力，协调肌肉间的支配能力等，只有依靠主动的功能锻炼才能取得。因此，主动活动为主，被动活动为辅，凡是有利于主动锻炼的被动活动是应该进行的，不利的则必须禁止。

有助于主动锻炼的被动活动包括：

1. 按摩　对损伤部位以远的肢体进行按摩，以帮助消肿胀和解除肌肉痉挛，为主动锻炼做准备。

2. 关节的被动活动　昏迷、神经麻痹、截瘫患者无法进行锻炼时，对其未僵硬的关节进行轻柔的被动活动以预防肌肉粘连、关节挛缩和畸形的发生。这种被动活动只需少量即可，但每一单次被动活动必须达到最大的幅度。

3. 起动与加强　肌肉无力带动关节运动时，可在开始给予被动力量作为起动，以弥补肌力之不足。而在主动活动达到当时的最大限度时，为了扩大运动范围，也可给以有限的外力作为加强。

4. 挛缩肌腱的被动牵长　主要是前臂的肌腱挛缩，它既影响了该肌肉本身的作用，也限制了所支配关节的反方向运动（假如屈指肌腱的挛缩可限制伸指运动）。通过逐渐增加的、重复的、缓和的被动牵拉，可使之展长。

5. 僵硬关节的手法治疗　关节内的粘连完全机化，成为缺少血管的瘢痕组织，关节的僵硬已定形时，依靠主动活动无法改善。为了创造锻炼的条件，可以手法一次撕断瘢痕组织。但这种手法一定要做好充分的术前准备，严格掌握适应证，在操作时手法缓和，严密注意防止发生骨折，或引起神经血管并发症，术后尽早进行主动的功能锻炼，这种手法在短期内不应一再重复。

6. 关节功能练习器的应用　主要用于膝关节术后，将患肢置于练习器上，在麻醉尚未恢复前即开始进行关节的被动活动。此时关节肌肉放松，疼痛不明显，活动有节律，徐缓而且持续，甚至在睡眠中也可进行。可避免关节内的粘连，保持关节的活动范围。

主动锻炼由于是患者自己掌握的，因此一般不易过分。而被动活动则不易掌握，容易发生问题。尤其是完全以被动活动代替主动锻炼的做法，必须禁止。当强力牵拉时，患者的拮抗肌反而更加紧张以图保护引起疼痛的关节，达不到活动关节的效果。有经验的骨科医师，都不止一次地看到过用强力被动牵拉治疗关节功能障碍所造成的恶果。已形成粘连的关节由于多次强力被动活动，反复损伤，出血渗出，而一再形成新的粘连，最终完全僵直。对于儿童患者更需注意。医生的责任是教会患儿及其家长正确的锻炼和辅助的方法，纠正其急于求成的错误心理，说明盲目依赖被动牵拉可能引起的后果，并委以家长督促的责任。当然还需要定期不厌其烦地加以检查和指导。

三、有利的和不利的主动活动

并非任何主动活动都是有利的，概括来说，凡是不增加或减弱骨折端应力活动的锻炼都是有利的，反之都是不利的。

肌肉的等长收缩可以促使骨折端紧密的接触，克服分离趋势，并借助外固定物的三点杠杆作用所产生的反作用力，维持骨折复位后的位置，防止侧方移位及成角。稳定的小腿骨折在有可靠保护的条件下部分负重，可产生一定程度的向轴心压力。关节内骨折在牵引、局部外固定或内固定的条件下，进行关节活动，利于相应关节面的研磨塑形，并减少关节内的粘连，这些主动活动显然是有利的。

与原始移位趋势相反的等张收缩，如伸直型肱骨髁上骨折的屈肘，Colles 骨折的腕掌屈，非背伸压缩型的踝关节骨折的踝背伸，脊柱压缩骨折的背肌锻炼，都至少无害于复位。

与此相反，与原始移位一致的等张收缩，如伸直型肱骨髁上骨折的伸肘，Colles 骨折的腕背伸，股骨粗隆间骨折的髋内收等都有加重移位的可能。同时由于骨折端之间活动的增加，而对骨折愈合大为不利。

引起骨端间的剪力、成角及扭转应力的活动，将影响骨愈合的顺利进行。这类活动主要是指增加肢体重力的活动和骨折上下段之间的不一致的旋转，肢体重力对骨折端的影响往往由于不合理的锻炼而突出了。例如小腿骨折患者在平卧位练习直腿抬高，或在屈膝位练习主动伸膝，伸膝系统通过胫骨上端的附着点而带起整个小腿，和骨折以下部分的全部肢体重力的反作用，在骨折端间形成了可观的剪力或成角应力（图 7-3）。肱骨干骨折的患者在直立位练习肩关节外展活动，外展肌组通过肱骨上段带动整个上肢外展，和骨折以下部分的全部肢体重力的反作用，同样在骨折端间形成了十分不利的应力（图 7-4）。前臂骨折的患者练习前臂的旋转活动，由于旋前后肌在桡骨上附着点的差异，而形成了上下骨折段之间的不一致的旋转运动，产生了扭转应力。这些都是不合理的锻炼。

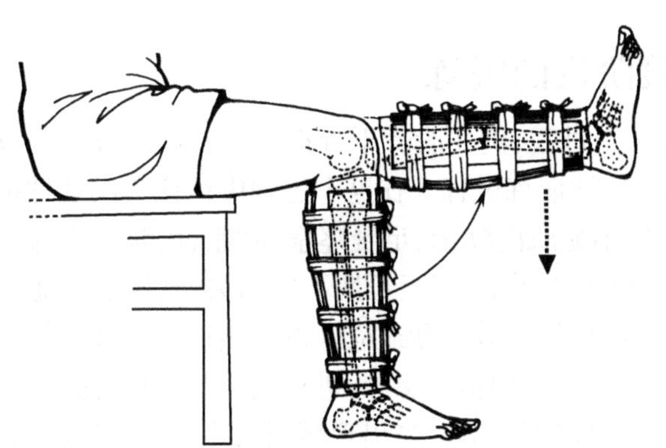

图 7-3　坐位练习伸膝运动时，产生小腿骨折部的成角应力

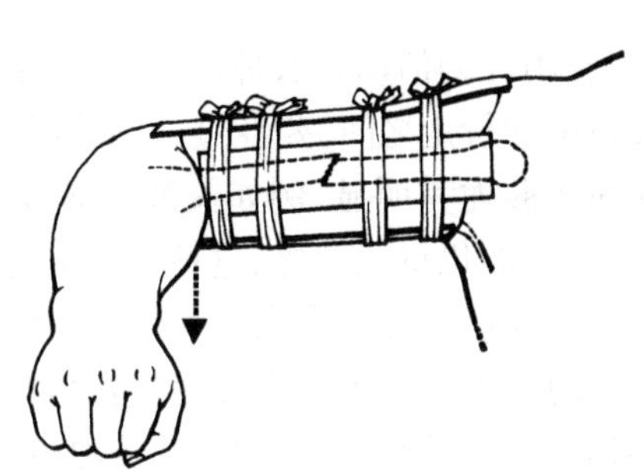

图 7-4　练习肩外展运动时，产生肱骨骨折部的成角及扭转应力

对每个患者功能锻炼的体位和具体动作都应从有利和不利两个方面加以分析，严格要求，不应盲目地，不顾时间、条件地追求早期恢复功能，而忽略了锻炼方法的合理使用。总之，一切有利的主动活动应该积极进行，而一切不利的活动都必须加以限制。

四、肢体重力作用的利用

不合理的功能锻炼，肢体重力作用有害于骨折愈合，但在消除了这方面的不利作用后，反可以利用来促进功能的锻炼。

当肌力微弱时，可利用肢体的重力作用来带动锻炼。肱骨干骨折的患者在初期练习屈肘关节活动时，如采取直立位练习屈肘，会因力弱而感到困难，效果不大。如患者平卧床上，或将上臂平置于桌面，前臂垂直向上，以屈肘 90°位为出发点，无论练习屈肘或伸肘，前臂本身的重力均可引起协同作用，效果自然显著。这种锻炼属于顺重力运动。

而当肌力已达三级左右（肌力分级详见神经损伤一章），即可以抗地心吸力运动时，为了继续增强其收缩力量，则可以抵抗其肢体重力而练习肌肉收缩。前述的肱骨干骨折患者在直立位练习屈肘，即是增强屈肘肌力的锻炼。这种锻炼属于逆重力运动。顺重力运动的目的是为了扩大关节活动的范围，而逆重力运动的目的则是为了增强肌力。

关节的相反方向的运动中，往往具有上述两方面的性质。不同的体位，所达到的锻炼目的也不同。坐位练习膝关节活动，伸膝是属于逆重力运动，是为了增强股四头肌肌力，而自伸膝位始屈膝则属于顺重力运动，是为了增加屈膝的范围。在俯卧位练习膝关节活动时则相反。

根据长度 - 张力关系原理，增强肌力的逆重力运动，必然要在扩大关节活动范围的顺重力运动的基础上才更有效。以屈膝 90°为起点练习伸膝，自然比从 30°为起点练习伸膝更能增强肌力锻炼的效果。

利用肢体的重力作用进行锻炼，其主要的优点是简便易行，不受条件的限制。但如果肌肉关节条件很差，锻炼困难较大时，仍需要依靠理疗、体疗、器械的辅助。

在肌力已获得一定的恢复，达到四级，即可抗阻力运动时，为了加强肌肉锻炼的效果，可作抗阻力的等长收缩，即肌肉抗阻力收缩而不产生运动(图 7-5)。这种肌肉收缩效果最大。阻力的大小最好由患者自己掌握，即以健肢抵抗患肢的运动，使之平衡。例如右上肢练习屈肘运动时，用左手抵抗其前臂，使之不能产生屈肘动作。如此产生的肌肉抗阻力等长收缩，力量较为适当。需注意防止给予的阻力过大，超过了收缩的肌肉当时所能承受的量，以免主动收缩的肌肉转变为被动的牵拉而受到损伤。收缩的时间也应适当，一般以每次收缩持续 1.5 秒为宜。

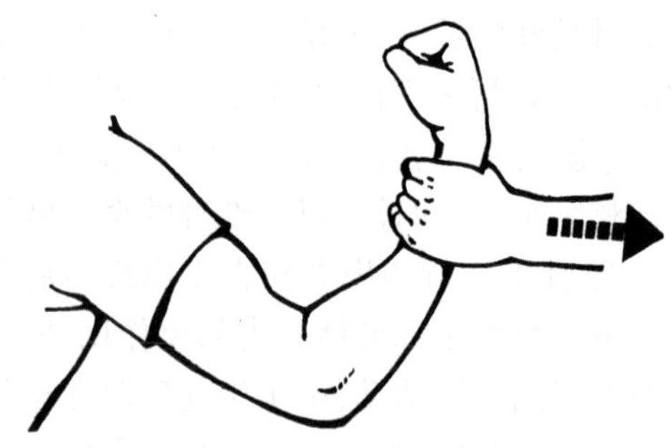
图 7-5 肌肉抗阻力的等长收缩

五、过渡阶段的锻炼

从非使用性的活动到肢体的正常运用之间有一个过程，例如股骨干骨折的患者从一般的关节肌肉活动练习，到正常行走之间，要经过一个练习负重的使用性锻炼过程。在这个过程中往往会出现种种症状和征象，这在下肢尤其明显，例如关节疼痛、足底疼痛、小腿肌肉痉挛、足趾痉挛、肿胀、皮肤发绀等。如果患者不改变方式而仍继续锻炼，这些症状和征象往往会更加严重，甚至长期不能消失，延误了功能的彻底恢复。这就需要改变方式，采取一些相应的措施作为过渡，使患肢逐渐适应。例如当进行下肢的使用性锻炼时，容易出现足部的肿胀发绀，此时需暂时中止练习负重，立即抬高患肢，进行足、踝的自主活动和按摩，一旦肿胀消失，发绀转红，又立即继续练习负重，循环反复以渐适应。当出现疼痛或痉挛时，可放入温水内作足、踝的自主活动，消退后再继续练习等。

有人把锻炼中出现的疼痛视为“警号”，只能以不引起疼痛作为锻炼的限度。事实上，在整个锻炼过程中，完全不引起疼痛是少有的。在锻炼的进展过程中，往往会出现疼痛反应。但只要它是在主动锻炼中，而不是在被动活动中出现的；它发生在关节部位，而不是发生在骨折部；它是伴随着关节活动的进展，而不是伴随着退步出现的；它是随着加大活动范围时逐渐明显的，而不是突然产生的，对它就不要顾虑重重，甚至中止锻炼。当然，为了减轻或消除这种在主动锻炼的进展过程中，出现关节部位的疼痛，采取理疗等辅助措施是有好处的。转换运动的方式、时间间隔以及每次锻炼时间持续的长短，当然要随着效果的进展而不断调整。这些最好由患者根据锻炼中的自我感觉和体会自行掌握，而不需作硬性规定。

从非使用性运动过渡到肢体的正常运用必须具备足够的条件，除去骨折的临床愈合而外，还需要足够的肌力和一定的关节范围。对下肢的要求应更严格些。当骨折已愈合而去除牵引或外固定，练习负重行走时，没有足够的肌力就不能维持膝关节的稳定(部分负重需在三级以上，完全负重需在四级以上)；而膝关节屈曲过分受限(一般在 30°以内)，也必将在负重时，增加骨折端的应力。因此，在去除外固定后，如肌力或关节的条件不足时，则应首先加强肌力并扩大关节的活动范围作为过渡，然后转入练习负重。

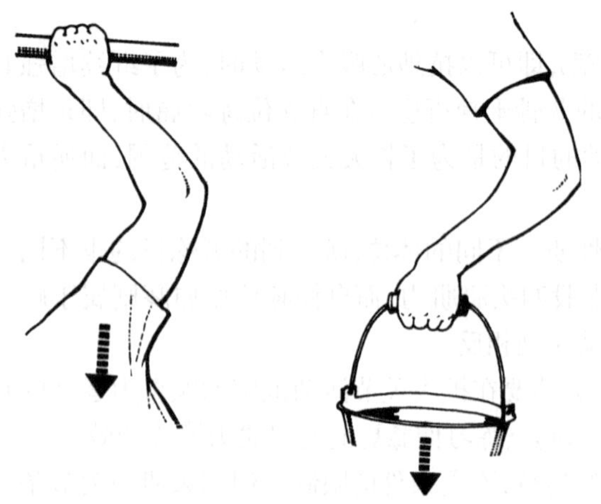
图 7-6 攀杠、提重物等粗暴手段，无益于增加肘关节的活动范围

六、效果的检验

预定的锻炼计划并不一定产生理想的效果，而患者的实际锻炼也不一定完全符合要求，因此，经常地检验锻炼的效果，以作必要的调整或纠正是十分重要的。

首先要检验锻炼是否做得对，患者可能出于种种原因而不能正确地锻炼，如害怕骨折移位、怕引起疼痛、对锻炼的要求不理解或由于保护性的抑制等。下肢损伤的患者在不同阶段都必须进行股四头肌锻炼，虽然股四头肌的收缩活动在日常生活中大量地重复着，但作为单独的一项锻炼却往往使患者感到难于掌握，甚至完全忘记。经常看到患者以其他动作来代替：

如踝背屈肌组的收缩，股内收肌组的收缩，甚至是拮抗肌腘绳肌的收缩，需要及时纠正。有些伤员急于求成，采用强力牵拉，重物悬坠等粗暴而完全被动的手段，企图在几天之内使受限的关节完全恢复正常，这种做法十分有害，如不制止，将带来完全相反的结果（图 7-6~8）。

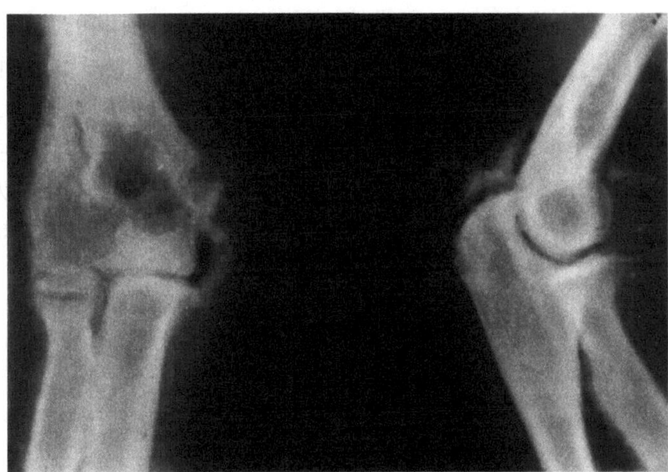

1. 经3个月，约20余次推拿后，X线片已显示有明显之肘后方骨膜下化骨

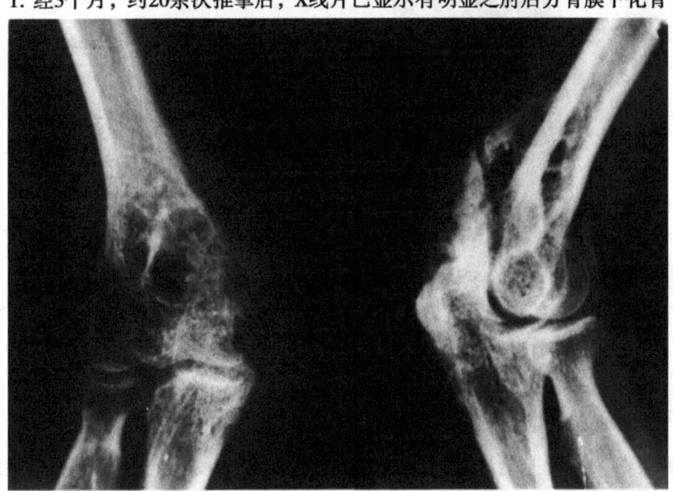

2. 肘关节已完全强直

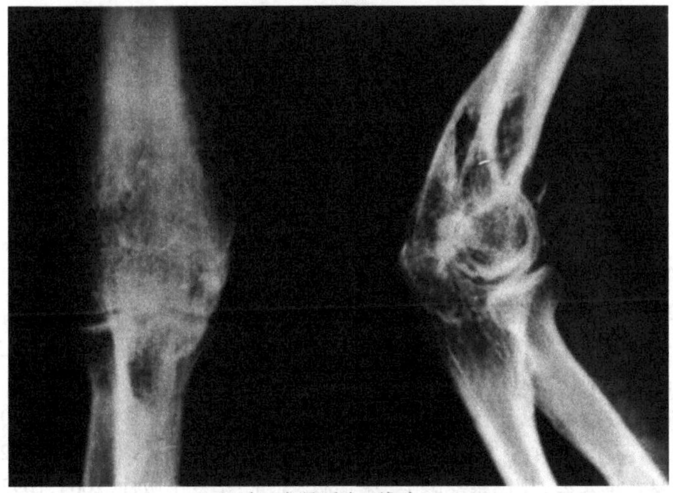

3. 1年3个月后之X线片

图 7-7　强力被动牵拉肘关节造成肘关节强直

患者女性，27岁。因手部烧伤行腹部皮瓣，断蒂后肘关节活动受限，经人多次强力牵拉，形成骨膜下骨化，终致肘关节强直

其次还要检验锻炼是否有进展。肌力的增加只需作粗略的估计，但关节活动度的改变则应作较确切的测量记录，便于比较。当发现锻炼长期停滞不前时，务必要找出其不得进展的原因，对锻炼的安排作必要的调整。锻炼过程中出现的反复是很自然的，第二天开始锻炼时的水平往往会差于前一天所取得的最高记录，这种反复是效果不巩固的表现，并不表明退步。

运动的范围有无变化，也是检验的一项内容。如果关节运动从较有利的范围变成较不利的范围，即使是幅度增加了，也同样是一种退步。有利或不利就是针对功能恢复的主要目标而言的。肘关节的功能锻炼容易出现上述情况。由于体位和重力的关系，肘关节的自然趋势是伸展。因此，在进行伸屈锻炼的过程中，应注意保持已取得的屈曲度，即在每次练习结束，以颈腕吊带将肘关节保护在当时所取得的最大屈曲位。否则，便很可能随着伸肘范围的增加而丧失了更有用的屈肘程度(图 7-9)。发现了如上的变化时，需及时纠正。锻炼是否产生了反作用，例如是否造成了骨折再移位，也是必须检验的重要内容。

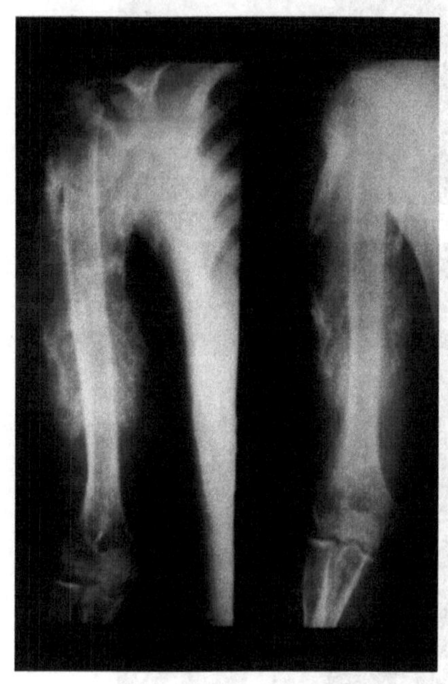

图 7-8 肱骨上端骨折
多次手法按摩后，在肱骨干上 1/2 周围大量异位骨化形成

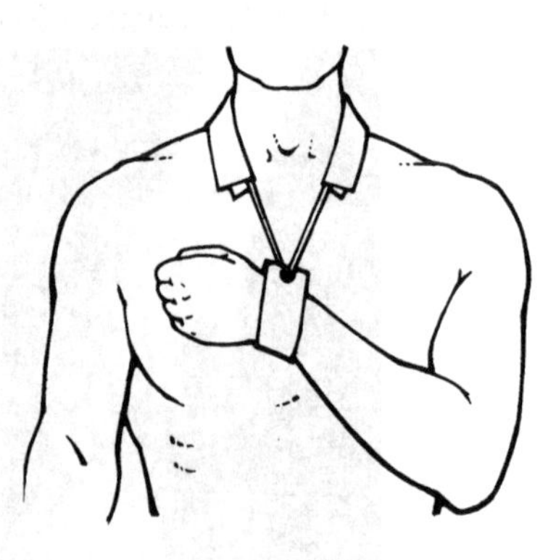

图 7-9 肘关节功能锻炼后，以颈腕吊带将肘关节悬吊于当时的最大屈肘位

（王亦璁 王安庆）

参 考 文 献

1. 卓大宏．中国康复医学．第 2 版．北京：华夏出版社，2003
2. 陆廷仁．骨科康复学．北京：人民卫生出版社，2007，6-9
3. JeMe Cioppa Moscade 等．骨科术后康复指南．陆芸，周谋望，译．天津：天津科技翻译出版社，2009
4. 关骅．临床康复学．北京：华夏出版社，2005
5. 王亦璁．骨关节损伤后的康复∥卓大宏．中国康复医学．第 2 版．北京：华夏出版社，2003，1024-1037
6. 徐莘香．遵循骨折愈合的规律指导骨折内固定术后的治疗．中华创伤骨科杂志，2002，(4)：320
7. 陆廷仁．手外伤患者的康复∥卓大宏．中国康复医学．第 2 版．北京：华夏出版社，2003，1092-1113
8. 周士枋．运动疗法∥卓大宏．中国康复医学．第 2 版．北京：华夏出版社，2003，307-355

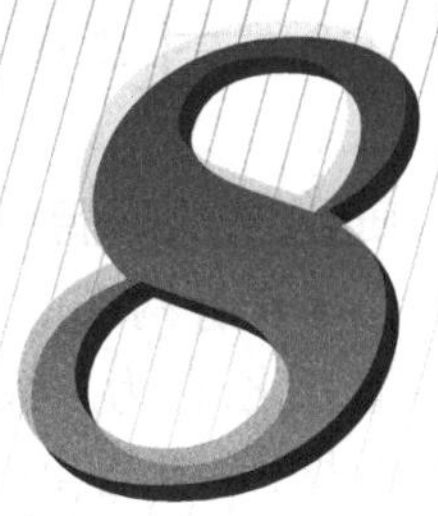

第八章 骺板损伤

FRACTURES AND JOINT INJURIES

一、长骨骨骺的发育与组织结构……189
(一) 长骨骨骺的发育……189
(二) 骺板的组织学结构……190
(三) 骨骺与骺板的血液供应……190
(四) 长骨的纵向生长潜力……192
(五) 骨化中心出现年龄与骨龄测定……192
二、骺板损伤的分类……192
(一) Salter-Harris 骺板损伤分型……193
(二) Ogden 骺板损伤分类……194
(三) Peterson 骺板损伤分类……196
三、骺板损伤的诊断……198
(一) 儿童关节部位损伤首先应考虑骺板损伤……198
(二) 以X线片上显影部分的异常作为诊断的线索……198
(三) 通过临床检查对X线片所见加以印证……199
(四) 掌握四肢长骨骨骺发育与损伤的特点……200
四、骺板损伤的处理原则……202
五、骺板损伤并发症及其处理……204
(一) 骺板损伤的并发症……204
(二) 骺板生长停滞的早期诊断……204
(三) 并发症的处理……204

骨骺和骺板皆为儿童未成熟骨骼的生长结构。骺板损伤习惯又称为骺板骨折,骨折线除通过骺板外可同时波及骨骺和干骺端。每个骨骺与其骺板共同组成骨骺复合体,生长发育与血液供应均相互依存,其中任一结构损伤都可能产生互为因果的影响,因此骺板损伤习惯又称为骨骺损伤。

四肢长骨的纵向生长是由于两端承受压力的盘状骺板增殖发育的结果,此类骺板固有生长潜力大,一旦功能受损害将严重影响骨骼发育,导致肢体短缩或关节部位成角畸形。

如果对这类损伤认识不够,临床医生非常容易发生诊断的失误和对预后估计不足,甚至对患者施行了错误的手术操作从而导致不可挽救的生长障碍和严重畸形。为了正确诊断和处理好这类损伤,临床医生对儿童骨骺发育的知识必须有基本了解。

一、长骨骨骺的发育与组织结构

(一) 长骨骨骺的发育

人体骨骼生长有两种方式:膜内化骨与软骨内化骨。四肢骨骼主要为软骨内化骨,胚胎第5~6周,具有长骨雏形的软骨胚基形成。分为中段的软骨干和两端的骺软骨。随着血管长入,软骨干首先骨化,形成衣领样的初级骨化中心,并逐渐向两端扩展而成骨干,骨干两侧喇叭形的扩张区皮质骨变薄,髓腔充满松质骨,成为干骺端,是长骨发育的塑形区(图 8-1)。

长骨两端的骺软骨多在出生后数月至数年内相继骨化,称为二级骨化中心。股骨远端骨骺骨化时间最早,一般出生时就显现,是胎儿发育成熟的标志。二级骨化中心初现时呈卵圆形,又称为化骨核。随着化骨核出现,骺软骨细胞重新排列,以化骨核为中心,在其周边形成放射状细胞柱,并开始了自中心向外连续不断的成骨活动,使化骨核体积逐渐增大。另一方面,紧贴干骺端的软骨层也进行着方向与前者相反的成骨活动,使长骨得到纵向生长。在化骨核与干骺端之间的软骨层形成双极性的软骨生长与骨化区(图 8-2A)。当化骨核发育到一定程度,形态已接近外表轮廓,其面向干骺端的软骨层逐渐由球壳形变成平直致密的骨板,又称骨终板。骨板出现表示该区软骨增殖与成骨活动终止,骨骺与干骺端间只存在单一方向的软骨增殖与成骨活动。真正的骺板形成(图 8-2B)。

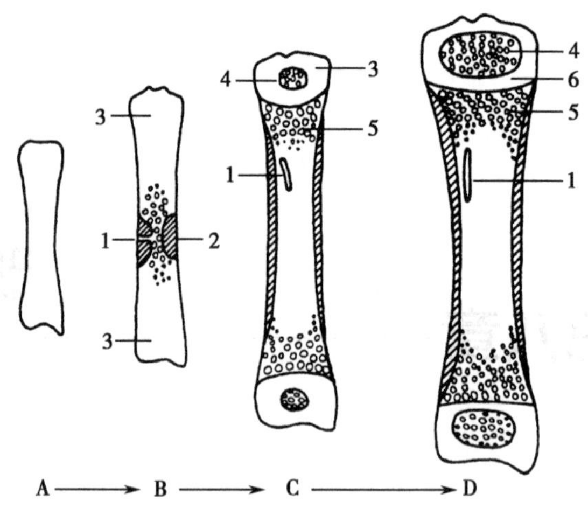

图 8-1 长骨的发育进程

A. 原始软骨膜;B. 初级骨化中心出现;C. 二级骨化中心出现;D. 骺板形成 1. 营养管;2. 初级骨化中心;3. 骺软骨;4. 二级骨化中心;5. 干骺端;6. 骺板

生长进入青春期后,所有骺板相继开始了生理性融合过程。最初表现为软骨生长区增殖活动由减慢到停止,骺板变薄,软骨化骨继续进行,直到整个骺板完全骨化,干骺端形成一致密骨板,与骨骺的骨终板靠近,最后两层骨板融合为一,X线片表现为纤细致密的硬化线,此时骨的纵向生长停止。成年后此硬化线逐渐消失,偶见此硬化线长期保留而未消失,导致临床上被误诊为骨折。

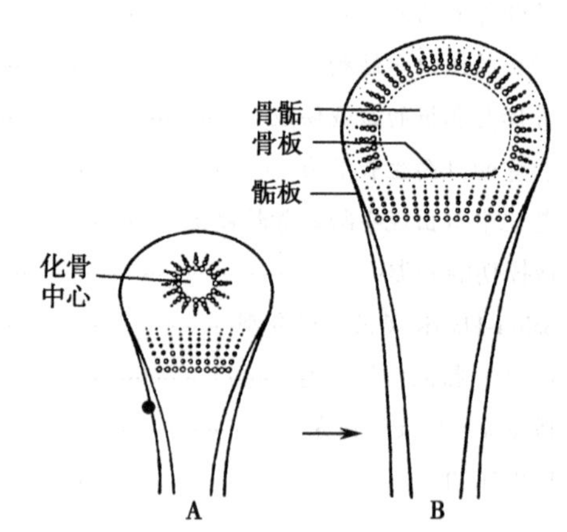

图 8-2 骨骺发育进程模式图

A. 骺软骨化骨初期,化骨核与干骺端间存在两组软骨增殖与成骨活动;B. 骨板形成后,骨骺与干骺端间只存在一组软骨增殖与成骨活动,真正骺板形成

(二) 骺板的组织学结构

光镜下观察骺板的纵切面,从骨骺到干骺端可分为 4 个细胞层或软骨层(图 8-3,4)。

1. 静止细胞层 又称储备细胞层或生发细胞层,此层紧贴骨骺,细胞小而密集,分布不均匀,生长不活跃,是幼稚软骨细胞储备区。此层软骨损伤,骺板生长功能丧失。

2. 增殖细胞层 软骨细胞生长活跃,数目增多,体积变大,呈密集柱状排列,此层与静止细胞层是软骨生长繁殖所在,合称软骨生长区。因有丰富基质与胶原纤维,在各软骨层中强度最好。

3. 肥大细胞层 软骨细胞继续增大,胞体变圆,发育已到成熟阶段,故又称软骨成熟区。此层软骨基质相对减少,强度减低。

4. 软骨内骨化区 又称细胞退化层或临时钙化带。成熟的软骨细胞开始退变,胞膜破裂,细胞解体,基质出现钙沉积,靠近干骺端一侧可见血管穿入,围绕血管附近有新骨形成。此层显示了软骨的消亡和骨的新生,亦称软骨转化区。此层可能因为基质有钙沉积而强度有所增加,外伤性骨骺分离几乎恒定地发生在肥大细胞层与软骨钙化层交界部位。

(三) 骨骺与骺板的血液供应

1. 骨骺的血液供应 骨骺的血供主要来自骺动脉。在二级骨化中心出现前进入骺软骨。其分支通过骺软骨管分布整个骨骺,并有许多分支伸向骺板,其终动脉形成许多血管袢,滋养骨骺生长区的软骨细胞层。此外,进入骨骺尚有邻近骨膜与软骨膜的微细血管,供血量远不及骺动脉。结扎骺动脉可使骺板相应部分失去营养,增殖细胞减慢或停止分裂,骺板呈偏心性生长(图 8-5)。

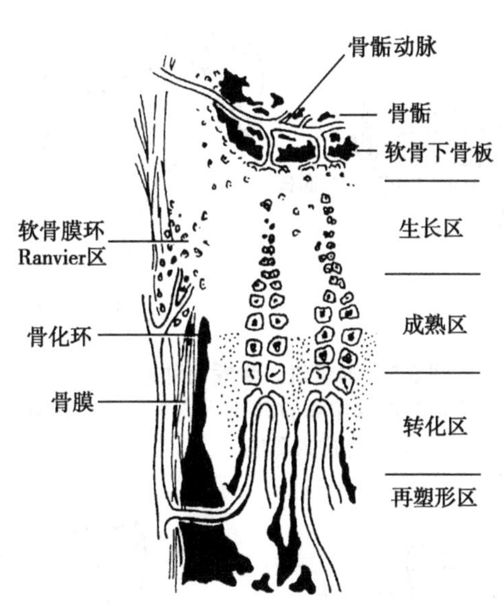

图 8-3 骺板纵切面组织学结构模式图

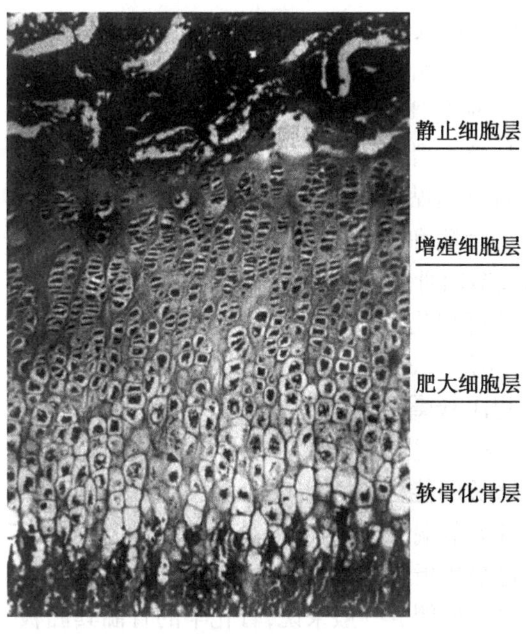

图 8-4 骺板软骨的组织切片所见

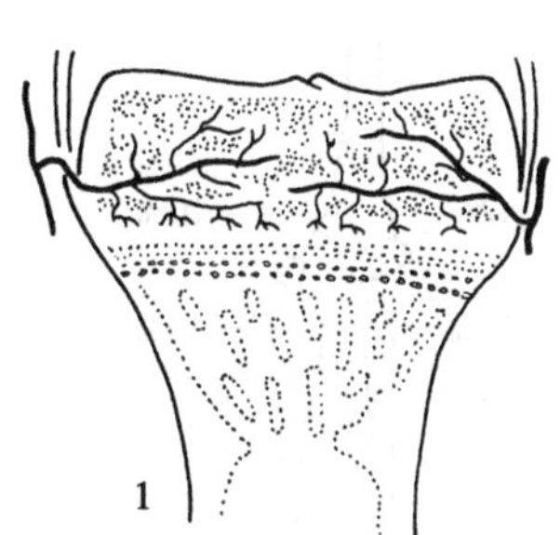

图 8-5 骨骺血供与缺血示意图

1. 骨骺血供正常；2. 右侧骺动脉血供障碍，骨骺与骺板生发细胞分裂减慢或停止，呈偏心性生长

(引自 Ogden JA. Skeletal injury in the child. Philadelphia，Lea Febiger，1982)

2. 骺板的血液供应　骺板血供来自三组血管，即骺血管、干骺端血管和 Ranvier 软骨膜血管，它们的终末分支形成系列血管袢进入骺板的软骨转化区，协助完成软骨向骨转化。

干骺端的血供来自中央区域的滋养动脉和周围区域的骨膜血管，对骺板肥大细胞区的血管侵入必不可少，干骺端周围血管断裂，受累区骺板软骨可继续增生，而软骨向骨的转化过程则被中断，骺板软骨层异常增厚，凸进干骺端(图 8-6)。

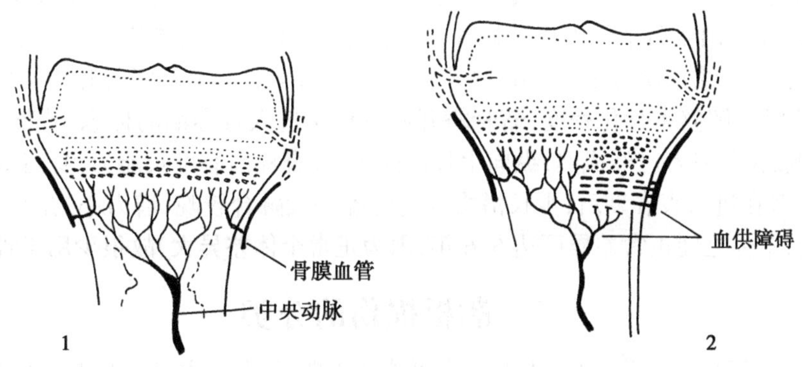

图 8-6 干骺端血供与缺血示意图

1. 干骺端血供正常；2. 右侧干骺端周围血管与中央血管血供障碍，转化区成骨活动停止，软骨层进入干骺端

(引自 Ogden JA. Skeletal injury in the child. Philadelphia，Lea Febiger，1982)

血管进入骨骺有两种方式，常见一种是骨骺的侧面有软组织覆盖，血管在远离骺板的部位通过软组织直接进入骨骺，而且进入的血管往往不止一条。此种情况在骨骺分离时，血管不易被损伤。另一种是整个骨骺在关节内为关节软骨所覆盖，血管通过紧贴骺板边缘的关节软骨进入骨骺。股骨头骨骺和桡骨头骨骺属于这种类型，即所谓的关节内骨骺。这种供血方式一旦骨骺分离，血管常遭损伤，引起骨骺和骺板缺血性坏死或生长停滞(图 8-7)。

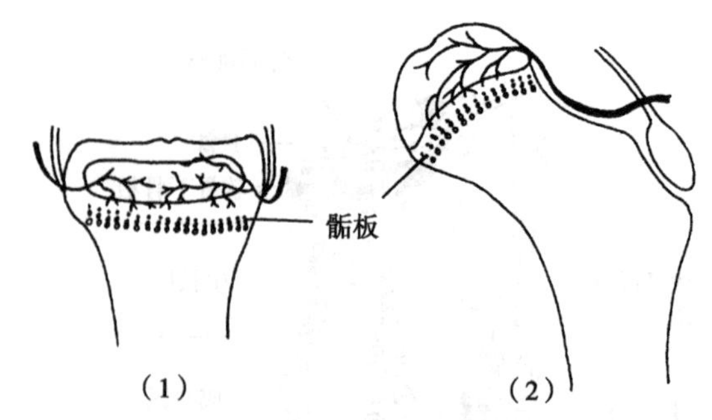

图 8-7 血管进入骨骺两种方式

(1)血管从骨骺附近软组织直接进入骨骺；(2)血管通过紧贴骺板边缘的关节软骨进入骨骺

(四) 长骨的纵向生长潜力

骺板通过软骨内化骨使骨在垂直骺板平面方向增长的能力称为骺板的生长潜力。对于四肢长骨关节端骺板而言，则是长骨的纵向生长潜力。每个骺板都有其固有生长潜力，而且相互之间有恒定比例。一般来说，骨化早的骨骺其骺板生长潜力大，骨化晚者则生长潜力较小。骺板的固有生长潜力受先天因素与后天环境影响，个体差异有时很大，但在整体发育中所占比例基本不变。许多学者对四肢长骨关节端骨骺的生长潜力进行过测试，得出的结果基本一致。上肢、肩部与腕部骨骺的生长潜力明显大于肘部，而在下肢则膝部骨骺生长潜力大于髋部与踝部(图 8-8)。

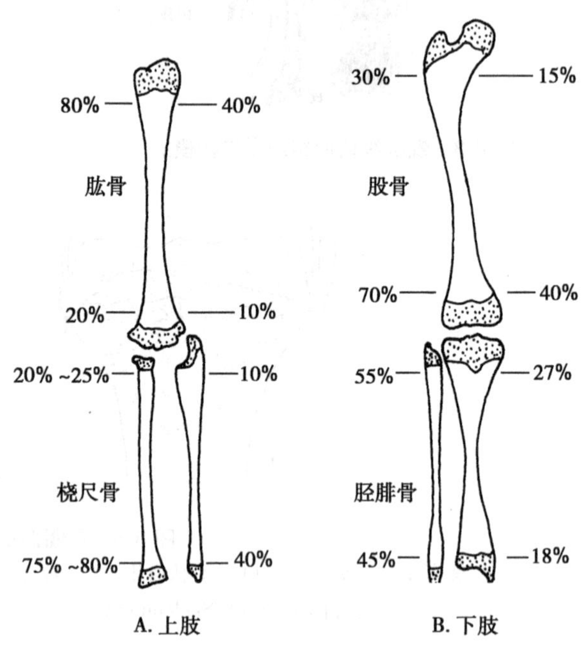

图 8-8 长骨两端骨骺在同一骨骼或同一肢体中提供长度增长的比率

(引自 Rockwood CA,et al. Fracturein Children. Philadelphia J.B. Lippincott,1984)

(五) 骨化中心出现年龄与骨龄测定

骨化中心出现与融合时间有一定规律，但在不同性别和个体之间存在正常差异，女性比男性出现早 1~3 年，个体之间正常差异可达 4~5 年(图 8-9)。骨化早的化骨中心正常差异范围较小，骨化晚者差异大。例如股骨头骨化中心在出生不到 6 个月即显现，正常差异范围仅半年；肱骨滑车骨化中心 10 岁骨化，其个体差异可大于 5 年。

了解儿童骨骼发育成熟程度，根据骨化中心出现数目或融合情况判断出来的年龄称为骨龄。手腕 8 块腕骨是初级骨化中心，出生后十年内相继显现，骨化年龄比较恒定，是 5 岁以下儿童测定骨龄的首选方法，拍一张腕关节正位 X 线片便可了解。6~12 岁测骨龄须参考肘关节二级骨化中心发育情况。5~15 岁还须拍骨盆 X 线片以了解髂嵴骨化程度，髂骨嵴开始骨化是进入青春期的标志，若整个髂骨嵴从前到后完全骨化则提示四肢长骨发育已经成熟，纵向生长已停止，仅脊柱尚有增长能力，身高基本定型。

骨骺正常融合多在进入青春期后，生长潜力大的骨骺一般融合较晚，潜力小的融合较早，大多数骨骺在 14~20 岁间融合，个体之间正常差异可达 5~6 年，因为正常个体差异大，故很少用于骨龄测定。

二、骺板损伤的分类

19 世纪末，X 线诊断应用于临床后，人们才有可能认识骺板损伤，并从一般骨折中把骺板损伤区分出来，这是骨折治疗中的一次意义重大的进步。1898 年，Poland 复习大量病例的 X 线片后，总结出骺板损伤有四种类型。1963 年，Salter-Harris 在上述基础上进一步把骺板损伤分为五型，此种骺板损伤的经典分型

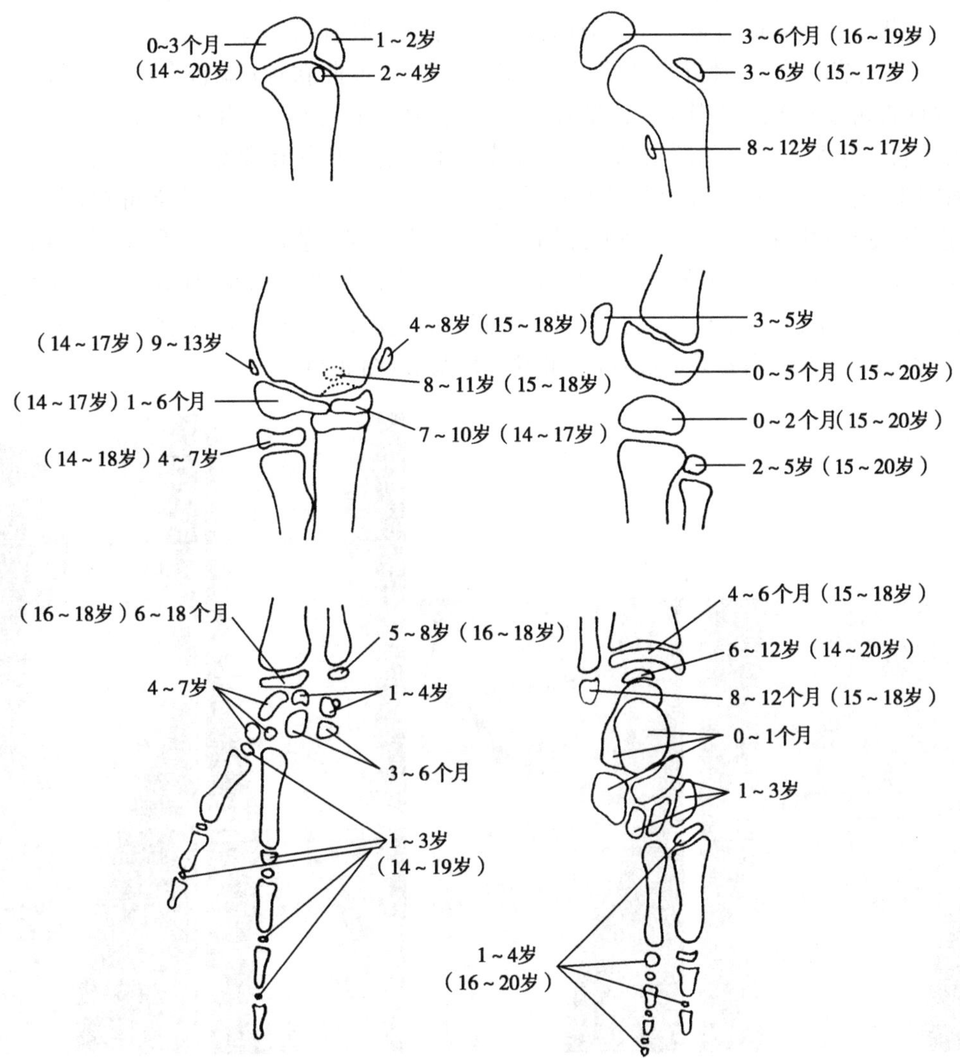

图 8-9 四肢骨骺出现与骺板闭合年龄

(括号内为骺板闭合年龄)

至今仍被临床医生普遍应用。随后,在 Rang 的建议下,Salter 又将骺板边缘的 Ranvier 软骨膜环损伤增补为第Ⅵ型骺板损伤。各型骺板损伤特点分述如下(图 8-10):

(一) Salter-Harris 骺板损伤分型

Ⅰ型:骨折线通过骺板软骨成熟区的细胞退化层,此层软骨强度最低。新生儿肱骨远端全骺分离、感染或维生素 D 缺乏病继发的病理性骺分离多属于此型损伤。

Ⅱ型:与Ⅰ型损伤近似,骨折线主要通过骺板软骨细胞退化层,到达对侧骺板边缘前折向干骺端,分离的骨骺侧带有小块干骺端骨片,骨片则为软组织铰链所在,肱骨近端骺分离多属于此型。

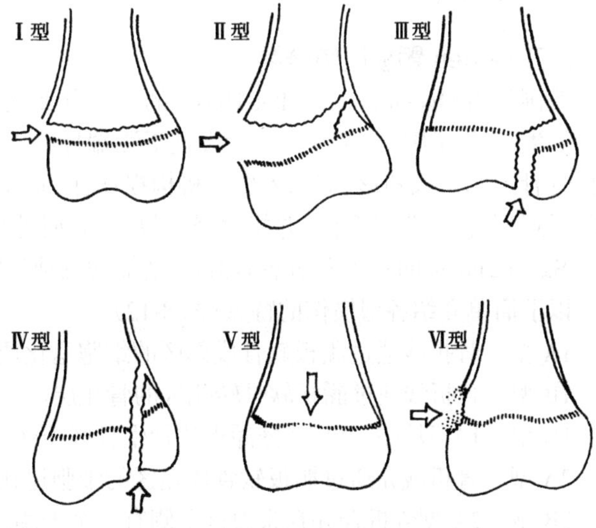

图 8-10 Salter-Harris 骺板损伤分类图

Ⅲ型：为关节内骨折，骨折线从关节面开始通过骨骺进入骺板软骨生长区与成熟区，然后 90° 转弯沿骺板软骨细胞退化层直达骺板边缘。此型损伤较少见，好发于胫骨两端骨骺。

Ⅳ型：亦属于关节内骨折，骨折线开始于关节面，经骨骺（或骺软骨）、骺板全层和干骺端三部分，肱骨外髁骨折和内踝骨折多属于此型损伤。此型骨折不稳定，复位不良容易产生并发症。

Ⅴ型：为垂直挤压暴力引起的骺板软骨压缩骨折，好发生于膝部和踝部骨骺，X 线片检查常无阳性发现，早期诊断困难，若与健侧对比可能发现骺板厚度减少。由于软骨生长层细胞严重破坏和来自骨骺营养血管的广泛损伤，常导致骺板生长功能丧失，提前闭合。临床上则可能产生较严重的肢体短缩或成角畸形。

Ⅵ型：此型为骺板软骨膜环的损伤，是 Rang 首先发现并愿意加入 Salter-Harris 骺板分类中，故又称为 Rang Ⅵ型损伤，常见于踝部割草机伤或股骨髁侧副韧带撕脱伤，此损伤除骺板软骨膜环损伤外，还常涉及邻近骨骺和干骺端。处理不当容易形成骨桥，继发成角畸形（图 8-11）。

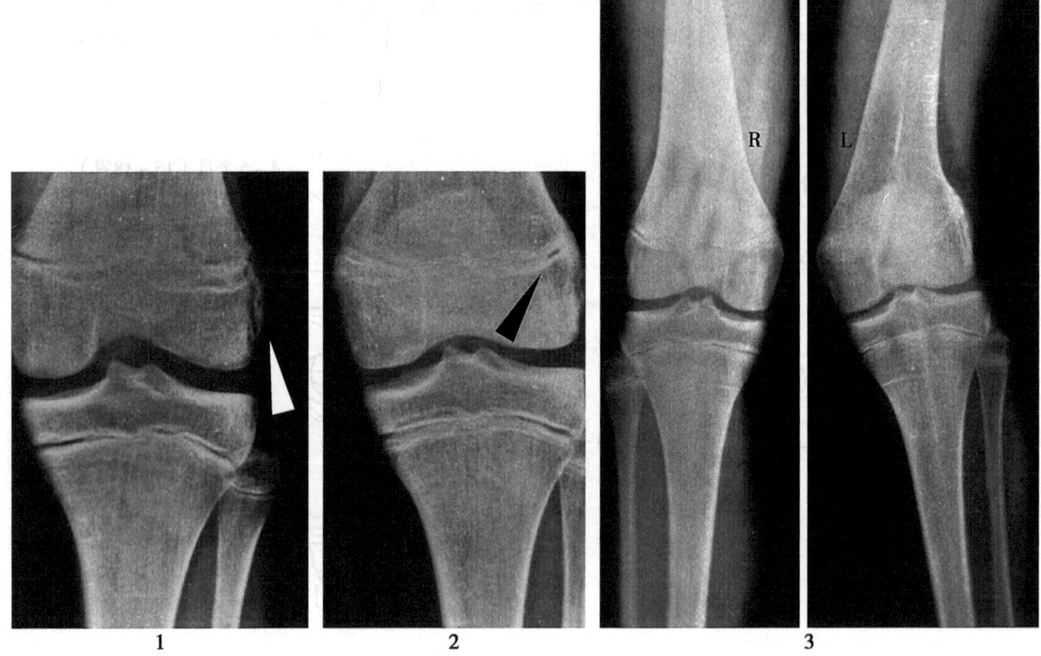

图 8-11 Ranvier 软骨膜环损伤（Rang Ⅵ型骺板损伤）

1. 左膝外侧撕脱伤，伤后 1 个月 X 线片显示股骨外髁边缘有薄层骨片向上越过骺板到达干骺端；2. 伤后 5 个月，同一部位 X 线片显示骨折已愈合，并有骨桥连接干骺端；3. 伤后两年半，X 线片显示在膝外翻，股骨髁外侧骺板生长遏制

（二）Ogden 骺板损伤分类

美国学者 Ogden 指出，Salter-Harris 的五型分类法虽然是一种比较安全和实用的方法，但是没有把所有骨的生长结构损伤包括在内。他发现干骺端骨折或骨膜大面积缺损都可能暂时或永久地影响附近骺板和长骨骨干的生长塑形，应归入生长机构损伤，因而设计了包括范围更广的九型分类方法，每一型损伤再分若干亚型，使分类更全面，并能解释少数Ⅰ、Ⅱ型骨折后出现骺板早闭或骨桥形成的原因。分类的前六型与 Salter-Harris 的六型损伤基本相同，增加的三种是损伤暴力不直接伤及骺板的间接性损伤。

以下简单介绍各型损伤的特点（图 8-12）。

1A 型　骨折线通过骺板软骨成熟区的细胞退化层。

1B 型　骨折线通过骺板软骨转化区的骨化层。

1C 型　1A 型骨折合并部分骺板软骨生长区损伤。

2A 型　骨折线先通过骺板软骨成熟区的细胞退化层然后折向干骺端。

2B 型　2A 型骨折合并在张力接受侧有一个干骺端碎片。

2C 型　骨折线通过干骺端初级松质骨层，分离的骨骺带有干骺端薄层骨质，可有或无三角形骨片，此

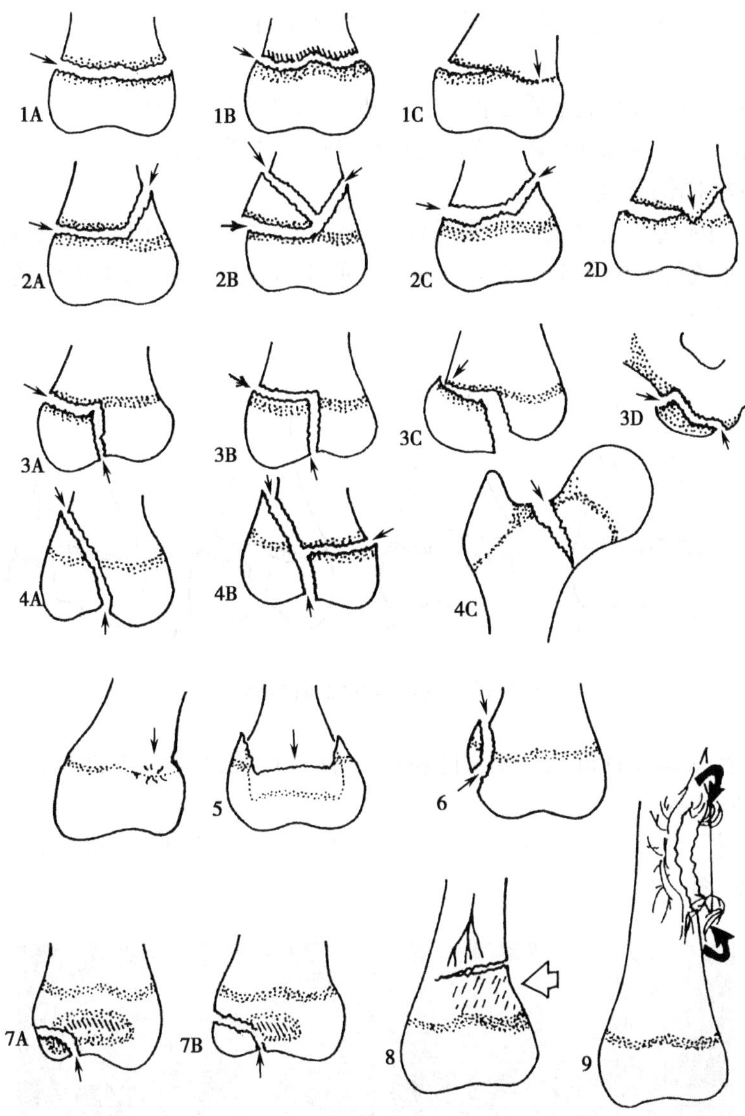

图 8-12 Ogden 儿童骨骼生长结构损伤分类图

型损伤常发生于指骨骨骺分离。

2D 型 2A 型骨折合并部分骺板软骨生发层损伤。

3A 型 通过骺板的骨折线在骺板细胞退化层。

3B 型 横向骨折线通过干骺端初级松质骨。

3C 型 3A 型骨折合并软骨膜环挤压或撕脱伤。

3D 型 骨折累及尚未骨化的骺软骨,非关节内骨折,例如坐骨结节骺软骨撕脱骨折。

4A 型 骨折线自关节面开始,经骨骺(或骺软骨)、骺板全层和干骺端。

4B 型 同一骨骺两侧分别存在 4A 型与 3A 型的复合型骺损伤。好发于股骨远端骨骺。

4C 型 骨折先通过透 X 线的骺软骨,然后相继进入骺板全层到干骺端,幼儿股骨颈骨折属于此类型损伤。

4D 型 单髁或双髁粉碎骨折,存在两块以上较大骨片,各块含有骨骺、骺板和干骺端三种成分。此损伤常发生于旋转式割草机事故。

5 型 骺板软骨生长区压缩骨折。

6 型 骺板周缘软骨膜环骨折或缺损。

7A 型 单纯化骨核骨折,不涉及骺板,骨折线经骺软骨和化骨核。

7B 型 骨折线只通过化骨核外围的骺软骨,X 线片无阳性发现。此型损伤常发生在内外髁、肱骨小头和股骨髁。

8 型 干骺端横断骨折,可影响干骺端骨生长与塑形,多为短暂性障碍。

9 型 骨膜较大范围破坏或缺损,影响骨的再塑形和膜内成骨功能。

(三) Peterson 骺板损伤分类

1994 年,Peterson 回顾过去总结的 850 例骺板损伤资料,发现有两种损伤类型未能列入现有分类,其中一种例数很多具备了流行病学意义。于是设计了一种新的分类,共有六种损伤类型,型号由小到大,损伤程度从轻到重排列(图 8-13)。

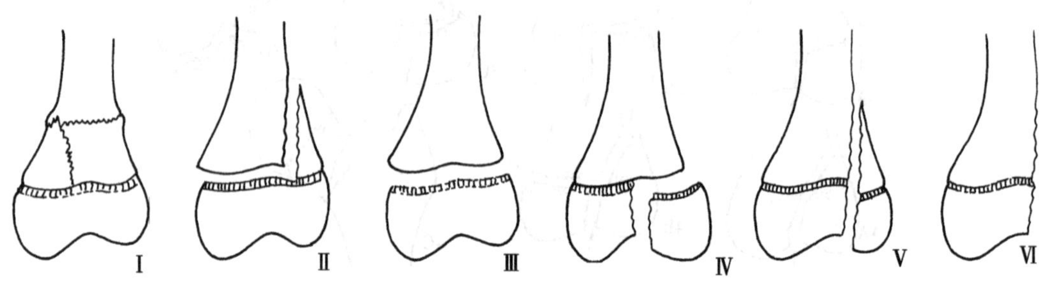

图 8-13 Peterson 骺板损伤分类

1. Ⅰ型损伤 干骺端压缩骨折,干骺端有横向与纵向骨折线,纵行骨折线延伸至骺板边缘,一般不进入骺板,临床上有四种表现:

(1) 干骺端横向骨折:涉及周围皮质骨,出现隆凸样骨折,有一条或多条纵向骨折线延伸至骺板,但不横穿骺板,无骨骺分离(图 8-14)。

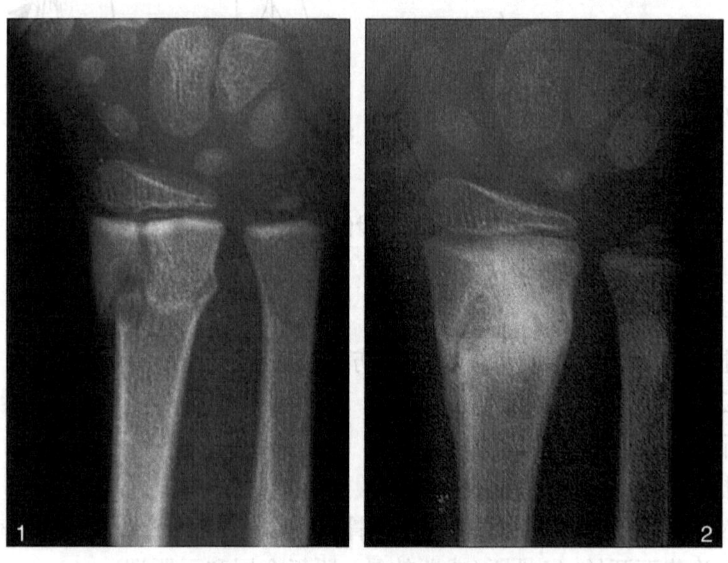

图 8-14 Peterson Ⅰ型骺板损伤

1. 桡骨远端横断骨折,有纵向骨折线伸到骺板边缘;2. 伤后 34 天,骨折部位骨硬化,骨折线模糊

(2) 干骺端有横向压缩骨折:外周原位有皮质骨块,骨块可向外移动位置,其与骺板的连接处可能破裂。

(3) 干骺端有完整的横向骨折:有分支延伸至骺板。

(4) 干骺端粉碎骨折:有多条骨折线延伸至骺板,骨骺与骺板保持无损,周围皮质骨块或骨块与骨骺、骺板分离,干骺端与骨骺联合体保持正常分离(图 8-15)。

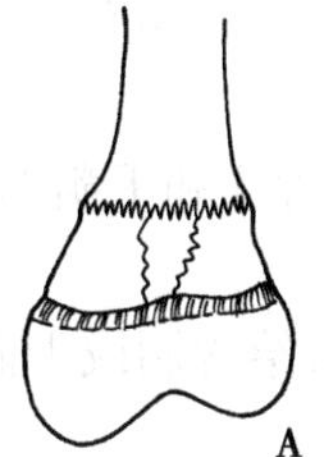

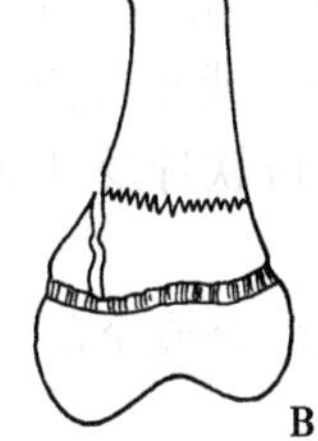

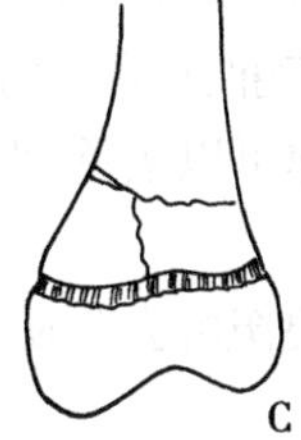

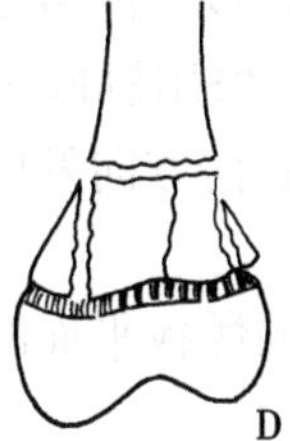

图 8-15 Peterson Ⅰ型骨折的四种模式
骨骺与骺板未受损害

2. Ⅱ型损伤 部分骨骺分离，骨骺带有部分干骺端，Salter-Harris Ⅱ型损伤相同。根据骨骺分离面积大小分为三种：

(1) 干骺端与骺板分离面积占小部分，骺板受损较小。

(2) 干骺端与骺板分离面积逐渐增大超过 2/3。

(3) 干骺端与骺板分离面积进一步增大，直到接近所有骺板都分离，只留下或大或薄的一个干骺端骨块与骨骺相连，留下骨块大则属于Ⅱ型损伤；留下干骺端骨片很薄则属于 Peterson Ⅲ型骨骺分离(图 8-16)。

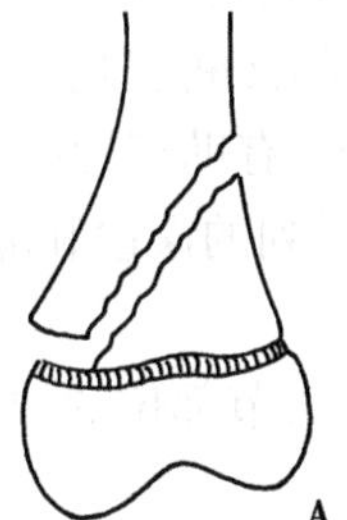

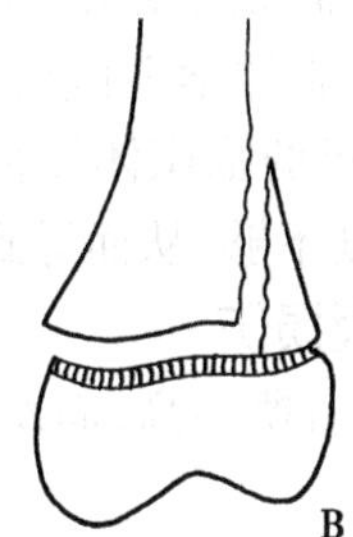

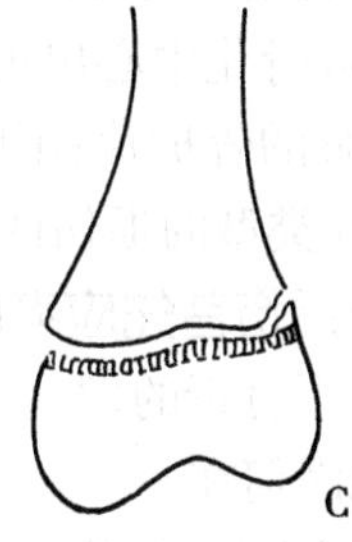

图 8-16 Peterson Ⅱ型骨折的三种模式

3. Ⅲ型损伤 此损伤属于骨骺分离，骨折从骨干开始，通过骺板任何层次使完整的骺板破裂，骺板破裂层次不同会引起不同的后果，只能通过组织学检查才能下结论。此损伤与 Salter-Harris Ⅰ型损伤相似，但有可能使骺板生长功能提前停止，因发病年龄较大，对肢体长度影响较小，不会出现关节畸形。

4. Ⅳ型损伤 此为关节内骨骺骨折，与 Salter-Harris Ⅲ型损伤相同，骨折好发于骨骺靠近中心部位骺板开始闭合的大龄儿童。骨折线从关节面软骨开始，到达骺板后 90° 转弯沿骺板平面走行直至骺板边缘。偶见同侧两半骨骺分离(Poland Ⅳ型)。术后常见骺板早闭，对肢体长度影响不大，成角畸形罕见。

5. Ⅴ型损伤 骨折经干骺端、骺板和骨骺，常涉及关节软骨，与 Salter-Harris Ⅳ型损伤相同，三平面骨折也符合这一标准。因此它是一种复杂的Ⅴ型损伤。常见为开放性粉碎骨折，需手术处理，恢复关节软骨和生长软骨的对位。复位再好有时也难以避免骨生长抑制，因为生长细胞很可能已经受到严重的损伤。

6. Ⅵ型损伤 骺板骨折合并部分骺板清除或缺损常伴有部分干骺端或骨骺缺损。幸运的是，此型损伤很少见。损伤包括三种不同模式(图 8-17)。

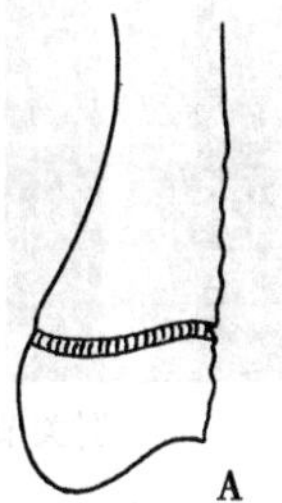

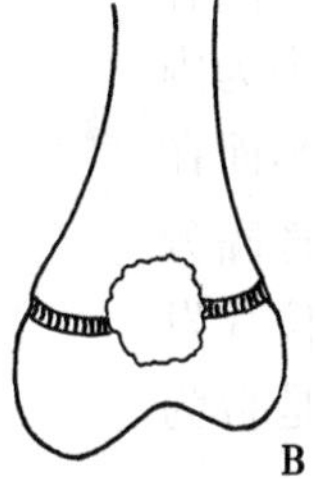

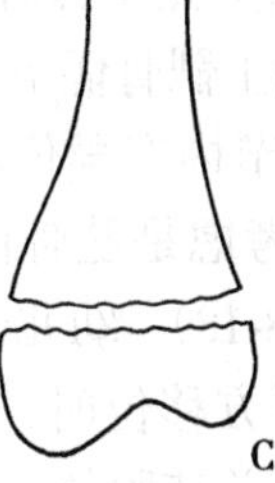

图 8-17 Peterson Ⅵ型骨折，骺板缺损

(1) 切割伤：骨折线与骺板垂直，缺损骨片带有部分骨骺或干骺端或二者均有。缺损位置各异。致伤暴力大，常为割草机、农用机械、摩托艇推进器致伤。开放或复合伤多见。

(2) 贯通伤：从任何方向发射子弹可以去除部分骺板软骨及其邻近骨骺和干骺端，横向的贯通伤对骺板损伤最大。

(3) 撕裂伤：指向骺板平面的撕裂伤可去除骺板的部分或全部，并带给骨骺或干骺端相应损害。这种损伤临床很少见。

Ⅵ型损伤多为开放骨折，须手术治疗。骺板缺损常见并发症是肢体弯曲和长度不等，术后须密切定期随诊，及时选择骺板闭合、截骨矫形或肢体延长等补救手术。

三、骺板损伤的诊断

儿童骺板损伤颇为常见，从新生儿至骨发育成熟前皆可发生。据文献统计约占儿童长骨骨折的6%~15%，近年来国外有作者报道此类损伤可占儿童骨折的15%~30%。学龄前儿童发病率较低，损伤程度也轻，11~15岁是骺损伤的发病高峰，伤情也较重。

骺板损伤有时诊断比较困难，临床容易误诊或漏诊。原因是骨骺部位的软骨成分在X线片上不显影，因此，通过软骨部分的骨折线不能被直接看到。此外，儿童期四肢长骨有很多二级骨化中心，形态与数目也存在变异，容易与骨折混淆。但诊断困难并非无法克服。首先，这种损伤的发生是有规律的；其次，绝大多数骨骺损伤发生在二级骨化中心出现之后，影像学上做出正确的诊断也是有所依据的；再次，最常见的Ⅱ型骨骺损伤都带有显影的骨折片；第四，骨折的临床体征很明确，有助于诊断。诊断上的最大困难极可能是临床医生对此种特殊类型的损伤认识程度不够，从而导致一系列的误诊和漏诊。

(一) 儿童关节部位损伤首先应考虑骺板损伤

出于力学原因，长骨干骨折的发生率远较骨骺为高，而发生在关节部位的损伤则骺板损伤远比韧带损伤或关节脱位多见，其原因何在？

关节的稳定除骨性因素外，还依靠肌肉、韧带和关节囊来维持。关节脱位总是在外力作用下，肌肉失去控制时，首先损伤部分韧带和关节囊而造成的。儿童期骺软骨板的强度远不及关节囊和韧带。通过研究证实，肌腱和韧带的强度是骺板强度的2~5倍。当作用于关节部位的暴力尚不足以引起韧带及关节囊损伤之前，已经超过了骺板所能承受的程度，因而容易发生骨骺分离而不是关节脱位。因此，儿童期关节部位的损伤首先要考虑骨骺损伤的可能性。

(二) 以X线片上显影部分的异常作为诊断的线索

尽管骨骺的软骨部分不显影，我们仍可以从显影部分去寻找不显影部位的损伤，这就需要非常熟悉骨骺的知识，包括骨骺显现与融合的时间、骨骺的形状、位置和变异，这是诊断骨骺损伤的基础。

在损伤部位可供诊断参考的影像有三个部分：

1. 以化骨核为线索　尽管化骨核显现时间不十分恒定，形状和数目也会有变异，但其位置是固定不变的。因此，出现了脱离原位的化骨核，应当考虑是创伤性移位。例如，5岁以上儿童，跌倒后肘内侧肿胀压痛，X线片显示肱骨内上髁骨骺下移应考虑为内上髁骨骺分离。若见肘关节内有异位圆形骨影而在原位内上髁骨骺缺如，应考虑是肱骨内上髁骨骺分离合并肘关节半脱位(图8-18)。幼儿骨盆正位片发现一侧股骨头化骨核向下方移位时，应考虑是否为股骨头骨骺滑脱，而不是髋关节脱位。

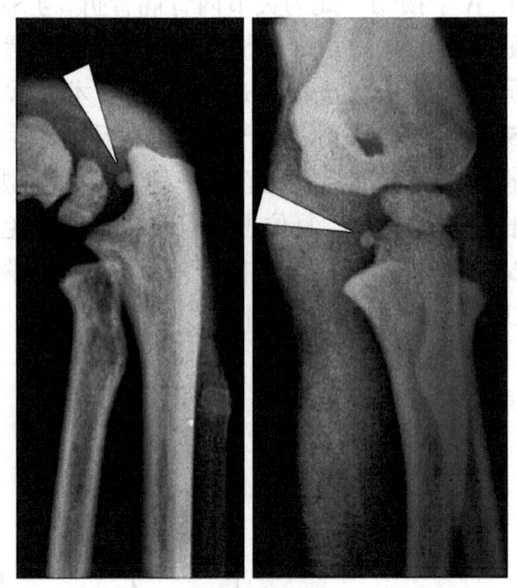

肘关节正侧位片

图 8-18　肱骨内上髁骨骺分离，肘关节半脱位

箭头所指圆形骨粒为内上髁骨骺，尺骨鹰嘴轻度外移

2. 以干骺端的骨片为线索　如果看到干骺端有

三角形骨片，则诊断更加明确。但是仍需要鉴别是Ⅱ型的骨骺分离还是Ⅳ型的骨骺骨折。

在Ⅱ型损伤中，干骺端的三角形骨片常位于软组织铰链存在的一侧，该骨片连同整个骨骺向同侧移位，骨片与干骺端的关系是靠近的。在三角形骨片的对侧，骨膜断裂，骨骺与干骺端关系是分离的。不过Ⅱ型骨骺损伤发生在肱骨远端非常罕见。

临床还有一种无移位或移位极小的所谓板状骨折（lamellar fracture）。仔细阅片可在骺线近侧发现一个与骺板平行的薄板状或片状骨影，因骨折线酷似骺板而容易被忽略。因骨骺无移位，此板状骨片是诊断的唯一线索。此损伤多见于胫、腓骨下端或肱骨外髁，容易误诊为软组织损伤。

3. 以形成关节的骨端或邻近骨干的相互关系为线索　如果看不到通过化骨核的骨折线而只有干骺端的骨折片时，又应当怎样鉴别？这就需要从损伤部位的骨骺（或骨折片）与周围的关系来判断，即：①该骨骺（或骨折片）与所属骨的关系；②该骨骺（或骨折片）与形成关节的相应骨骼的关系；③该关节上下骨端的关系。

由于肱骨滑车化骨核显现时间较晚，肱骨远端内侧Ⅳ型损伤，其骨折线常通过未骨化的骺软骨，因此不能从骨折线上判断是骨骺骨折还是骨骺分离。判断的根据应当是：该骨折片（包括未显影的滑车骺软骨）与肱骨下端的关系如何？骨折片与尺骨上端的关系如何？以及肱骨下端与尺桡骨上端的关系如何？如果骨片在肱骨外侧干骺端，同样可根据外髁骨骺或三角形骨片与周围的关系用类似方法进行鉴别。因外髁骨骺发生Ⅳ型损伤时化骨核已经出现，鉴别诊断相对较容易（图 8-19）。

（三）通过临床检查对 X 线片所见加以印证

从检查的先后顺序而言，仍应当是从询问病史入手，经过体检然后再进行 X 线检查。但当 X 线片有

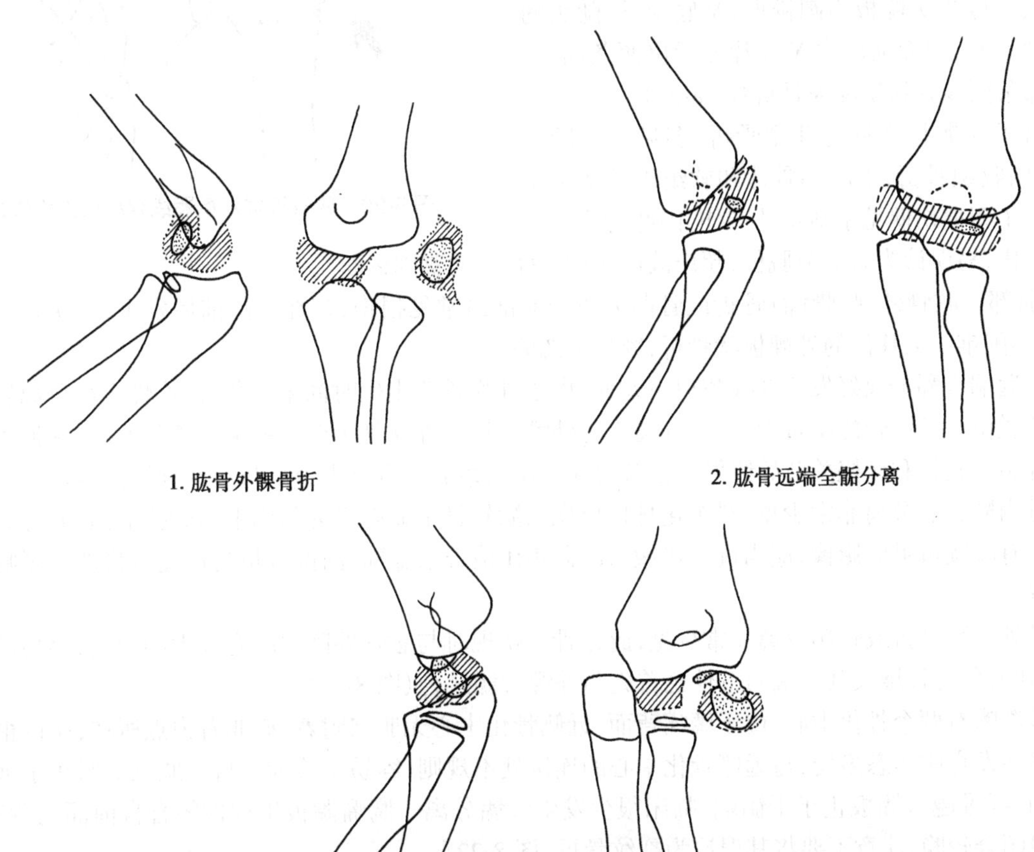

1. 肱骨外髁骨折

2. 肱骨远端全骺分离

3. 肘关节脱位合并肱骨外髁骨折

图 8-19　三种肘关节损伤的鉴别诊断

（图中有斜线区表示不显影的骺软骨）1. 肱骨干骺端与尺桡骨近端对位正常；2. 肱骨外髁化骨核与桡骨近端对位正常，外髁化骨核无旋转移位；3. 肱骨干骺端与尺、桡骨近端对位不正常（以上均为正侧位片所见）

可疑之处时，还需要再次做详细的、有针对性的临床检查，重新加以印证。此点非常重要，临床医生经常会忽视对患者的再次检查而造成误诊。

骺软骨虽然在X线下不显影，但其外形则与成人相似。因此，就某种意义来讲，临床检查甚至比X线片更为重要。

凡是应用于成人的检查方法在儿童同样适用。例如用肘后三点关系来诊断肘关节脱位的方法，同样可以用来鉴别肱骨远端全骺分离和肘关节脱位。

损伤部位骨骺周径上的压痛在诊断上很有价值，尤其是在X线检查阴性的病例。例如：无移位的Salter-Harris Ⅰ型损伤，由于骨折线只通过骺板软骨，局部出血不多，肿胀可以很轻微。如果沿整个骺板周径均有压痛而不是仅限于一侧，那么骨骺分离的可能性就较大。

有些骨骺损伤在临床检查时可以直接触及移动的骨折块，例如翻转移位的肱骨外髁骨骺骨折或肱骨内上髁骨骺撕脱骨折，即可以通过摸到可移动的骨块而得出明确诊断。

（四）掌握四肢长骨骨骺发育与损伤的特点

身体各部位骨骺功能、受力特点和骨化时间不同，发病年龄与损伤特点也各异。有的损伤只出现在某一年龄段，有的损伤类型只发生在某一部位，了解这些规律对临床诊断很有帮助。

1. 肩部 肱骨近端有三个骨化中心：肱骨头、大结节和小结节，依次在半岁、3岁和4岁显现，5岁左右大结节与肱骨头骨骺融合为一，在完全融合前可见二者之间存在一弧形较宽的透光裂隙，勿将其误认为是骨折线。肱骨头骺板为圆锥形，基底朝下，随头的方向略向后倾，因而前后位X线片显示出两条骺线，较低的那条骺线容易误诊为骨折（图8-20）。

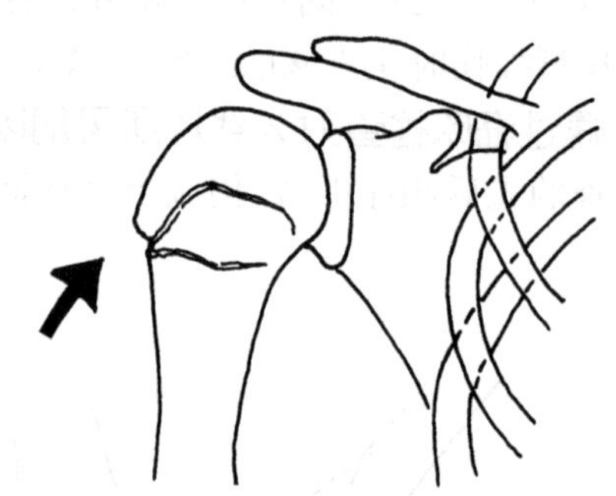

图8-20 肱骨近端双重骺线容易误诊为骨折

肱骨近端骺板常见为Ⅱ型骨折，多见于大龄儿童，常为内收型骨折，干骺端骨片和软组织铰链位于后内侧。Ⅰ型损伤偶见于新生儿产伤，因肱骨头骺软骨仍未骨化，易误诊为肩关节脱位，超声波或MRI检查有助鉴别诊断。

2. 肘部 肱骨外髁（骨骺）骨折或骨骺分离为肘部最常见损伤，多在学龄前后发生，骨块多有旋转移位，诊断不困难。无移位的外髁板状骨折，容易被忽略。

肱骨远端全骺分离好发于3~4岁以下幼儿，由于外髁骨骺出生时尚未骨化，产伤性全骺分离容易误诊为肘关节脱位。外髁骨骺出现后，全骺分离需与外髁骨折或外髁骨折合并肘关节脱位鉴别，掌握了全骺分离外髁骨骺无旋转和肱桡关节始终保持正常对线对位关系的特点就很容易与后两种损伤鉴别。

肱骨内髁骨骺分离非常少见，滑车化骨核出现前骺软骨不显影容易与内上髁骨折混淆，若分离的内上髁骨突旁有朦胧可见的影像，应当进一步做CT或MRI检查来鉴别，内髁骨折延误复位将严重影响肘关节功能恢复。

肱骨外上髁骨折或骨骺分离非常少见，此化骨核初现时与肱骨外髁之间有较大的距离，容易误诊为骨骺分离，随着化骨核增大其远端向下伸延首先与外髁骨骺融合（图8-21）。

尺骨鹰嘴有两个骨化中心，位于鹰嘴背面，近侧骨化中心无肌肉附着，亦非着力点所在，所以很少发生骨折。其在发育中形态多变，与远侧骨化中心的连接处不规则，容易误诊为骨折。肱三头肌止于远侧骨化中心，并有纤维越过骺板止于干骺端，临床很少发生骨骺分离。鹰嘴骺板生理性闭合自前面向背侧进行，背侧骺线闭合较晚，注意不要将其误诊为裂纹骨折（图8-22）。

3. 腕部 桡骨远端骨骺分离常为Ⅱ型损伤，骨骺向背侧移位，不少病例正位X线片所见正常，仅侧位片显示骨骺向背侧平移或倾斜，诊断的重点应放在侧位片上（图8-23）。

Peterson曾报道一组骺板损伤病例，桡骨远端干骺端压缩骨折，发生率仅次于骺板Ⅱ型损伤，干骺端骨折线已到达骺板，但一般不会进入骺板，仅个别严重病例出现骨骺早闭（3.9%）或者骨桥形成（2.5%）。Peterson把这种损伤列入他的骺板损伤分类中，认为其属于Ⅰ型损伤，后期需要手术者很少。轻型病例普通X线片

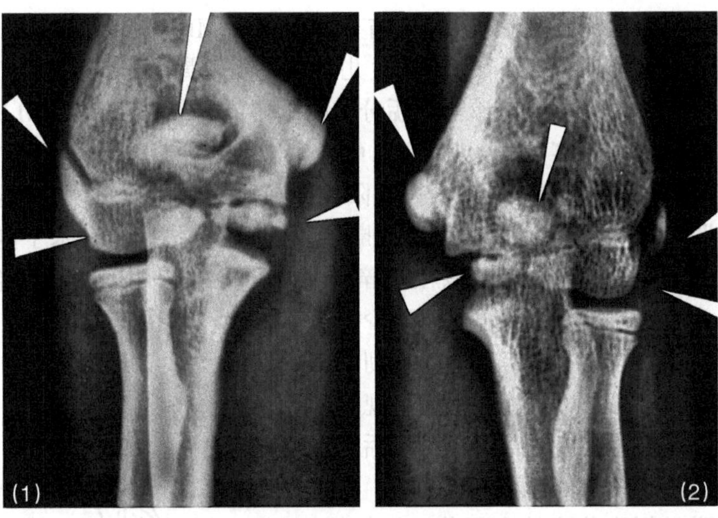

图 8-21 肘部二级骨化中心位置与形态

白箭头所指(图1从左到右,图2从右到左)依次为肱骨外髁、肱骨外上髁、尺骨鹰嘴、肱骨内上髁和肱骨滑车化骨中心

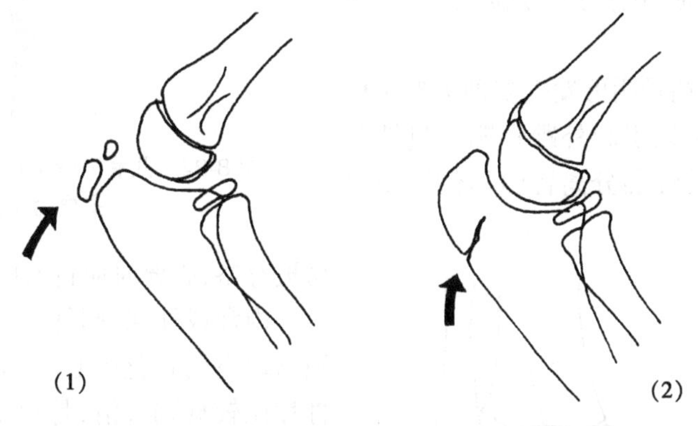

图 8-22

(1)尺骨鹰嘴正常化骨中心;(2)尺骨鹰嘴未闭合半截骺线

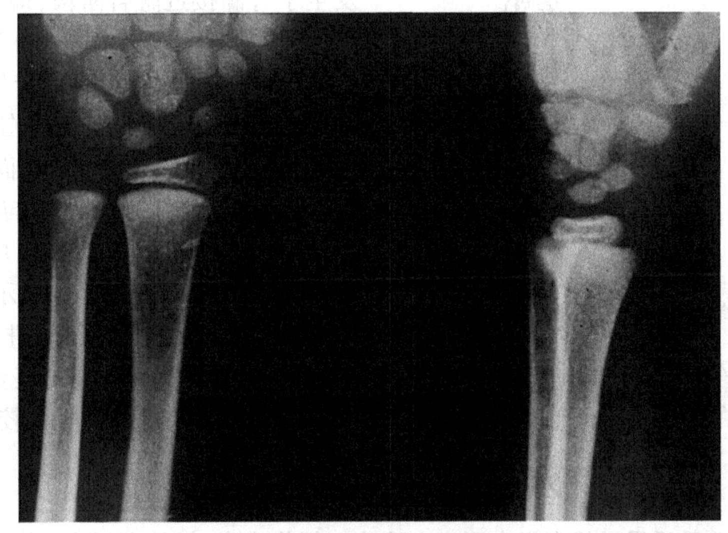

图 8-23 桡骨远端骺分离

诊断主要根据侧位片所显示之背侧干骺端三角形骨折片及骨骺向背侧轻度移位

不一定能够发现纵向的骨折线，断层摄影或 CT 扫描有助于诊断，MRI 在部分病例中具有确诊性意义。

4. 髋部　股骨头创伤性骨骺分离不多见，新生儿股骨头骺软骨尚未骨化，产伤引起的头骺分离容易误诊为关节脱位，发现关节内有骨擦感是诊断头骺分离的重要依据，超声波或 MRI 检查可以明确诊断。

5. 膝部　股骨远端骺板损伤多见于大龄儿童，可发生Ⅰ~Ⅳ型骺损伤，但以Ⅱ~Ⅳ型损伤较为常见。股骨远端骨骺分离常有自动复位倾向，临床检查有阳性体征而 X 线片所见阴性时需要进一步检查，拍斜位片常可发现隐匿的Ⅲ、Ⅳ型骨折。必要时可加照断层片或 CT 扫描确诊。基于侧副韧带损伤严重者需要手术修补，若影像学检查受设备所限则可以在麻醉下进一步检查，以明确诊断避免延误。

胫骨上端骨骺多为Ⅲ型损伤，全骺分离极为少见，可能与其独特的形态结构与两侧有跨越骺板的韧带保护有关。胫骨结节骨化早期，X 线片表现为不规则斑点状骨岛，临床应与结节骨突撕脱骨折或结节骺软骨慢性牵拉性损伤（Osgood-Schlatter 病）相鉴别。

髌骨下极套状撕脱骨折为儿童特有损伤，髌腱撕下的骨块主要是包绕髌骨下极的软骨层，X 线片上显影部分很小，正位只见膝前有一堆小骨粒远离髌骨侧位片上呈现为比真实骨块小得多的钩形点状骨化影（图 8-24）。治疗应当是切开复位内固定，恢复股四头肌连续性。

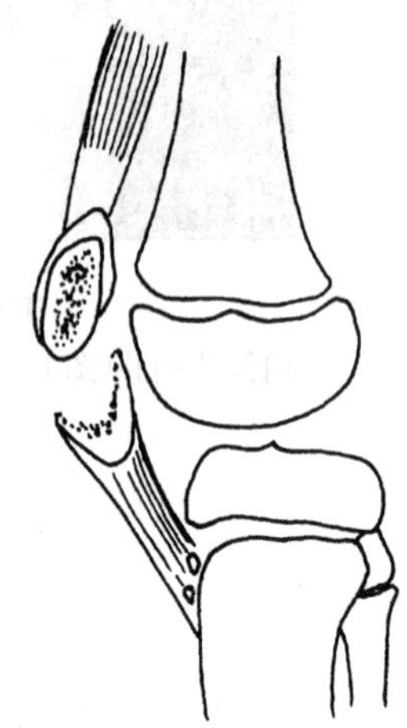

图 8-24　儿童髌骨下极套状撕脱骨折下极骨片主要为不显影软骨

6. 踝部　胫腓骨远端骨骺可发生多种类型骺板损伤，由于踝内翻扭伤可以引起外踝骨骺一过性分离，外旋扭力引起的旋转性骺分离皆因移位微小而易被忽略，必要时应行 CT 扫描或 MRI 进一步判断。

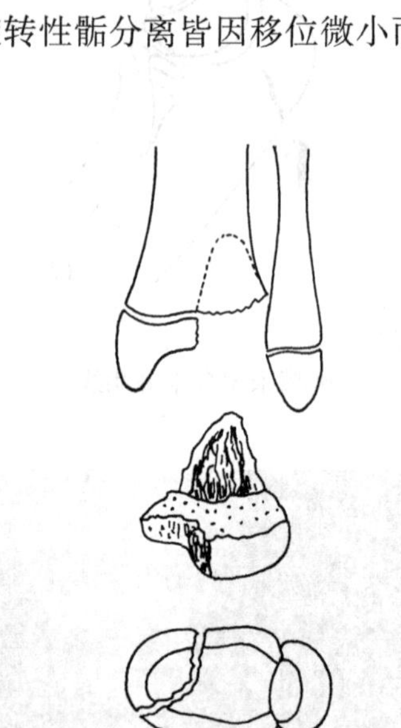

图 8-25　胫骨下端内侧和外侧三平面骨折图解

内踝或外踝骨骺撕脱骨折属于 Ogden 7 型损伤，须与踝下副骨化中心鉴别，后者多为两侧对称出现，骨片比较规则圆滑，骨化早期为圆点状，后期变为三角形，边缘较整齐。

胫骨下端骨骺有两种不太常见的损伤类型，均发生于骨骺接近融合阶段，即 Tillaux 骨折和三平面骨折（图 8-25）。前者为胫骨下端前外侧骨骺分离，属于Ⅲ型损伤，骨块前壁有韧带与外踝相连，通常移位不大。三平面骨折为Ⅳ型损伤，在骨骺的矢状面，骺板的水平面和干骺端的冠状面上发生骨折，干骺端骨片位于后侧。Tillaux 骨折与三平面骨折的前后位 X 线片的表现颇为相似，侧位片上可资鉴别，而冠状面与矢状面的骨折平片常显示不清楚。因此，应当加拍斜位片或行 CT 扫描来进一步明确诊断。此类型的骨折均不稳定，平片显示的复位也很不可靠，非手术治疗所导致的错位愈合甚至不愈合发生率很高，采用切开复位内固定的方法来保证维持骨折端的解剖复位并恢复关节面的完整性较为可取。

四、骺板损伤的处理原则

骺板损伤导致的严重后果虽然在很大程度上取决于损伤本身，但是也不能忽视正确处理的积极作用，临床上由于错误诊断和治疗所导致的严重功能障碍屡见不鲜，甚至比原始损伤所致的结果更加严重，应当引起临床医生的高度重视。对于 Salter-Harris Ⅰ、Ⅱ型损伤，治疗基本上是手法复位外固定。移位轻者，则无需强求解剖复位。个别不稳定骨折或手法复位失败者，偶需手术治疗。Ⅲ、Ⅳ型损伤是关节内骨折，要求骺板和关节面皆获得解剖复位。移位明显的骨折，闭合复位后也不容易保持位置，应当积极地切开复位内固定，争取获得一个正常的关节。骺板Ⅴ型损伤很少见，偶见于负荷大的膝关节或踝关节的压力性骨骺，早期诊断困难，对可疑病例可拍双侧关节正位片参考，观察骺板线形状和厚度是否对称。局部症状明显者应避免或较少患肢负重，持续随诊观察，观察期甚至要达到6个月。

对于Salter-Harris Ⅰ、Ⅱ型骺损伤复位手法要轻柔，对骨折移位大或软组织肿胀严重的大龄儿童，复位应当在全麻下肌肉松弛状态下进行。必须在充分牵引下两断端完全分离后再矫正侧方移位。禁忌使用暴力挤压骨骺断端的骺板软骨。3岁以下幼儿损伤一般较轻，复位比较容易，也可以不使用麻醉，牵引上肢复位时不要用力过猛过大，避免损伤血管。曾有报道12例3岁以下肱骨远端全骺分离的患儿，经手法复位治疗后7例出现肘内翻，其中6例肱骨内髁有缺血坏死表现。新鲜骨折复位时间越早越好，拖延时间会导致患肢肿胀加重，增加复位困难，并且还会造成更大的创伤。损伤超过7~10天，则不宜强行手法复位，以免损伤骺板，Ⅰ、Ⅱ型损伤或干骺端轻度成角，学龄前儿童有望自然矫正。超过两周的陈旧骨折，切开复位也有损伤骺板的危险，其处理方法根据损伤类型和畸形程度而定。陈旧性Ⅰ、Ⅱ型损伤遗留的轻度成角可不必马上手术矫正，留待日后截骨矫正比现在撬开骺板复位安全，因为此时实施切开复位极可能对骺板造成严重的损伤而致畸形。由于Ⅲ、Ⅳ型损伤是关节内骨折，轻度移位也应当切开复位，因为闭合复位石膏固定下在骨愈合过程中发生再移位的可能性非常大。

新鲜骨折切开复位时，尽量少剥离骺板周围的软组织，以免损伤其血运而造成新的损伤。用器械粗暴撬拨骺板断面而进行复位容易损伤骺板，手术中应当避免此种操作。如需使用内固定，应使用创伤性较小的骨圆针为宜，针应当接近垂直骺板的方向插入，不要横穿骺板(图8-26)。股骨髁Ⅳ型损伤需用松质骨螺丝钉固定时，须选用螺纹直径细小的专用螺丝钉。螺丝钉可以用于干骺端固定或横穿体积较大的骨骺固定(图8-27)。

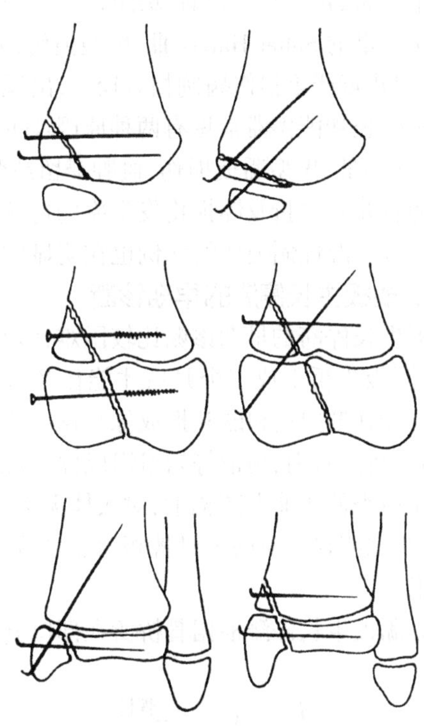

图8-26 骺板损伤的内固定方式

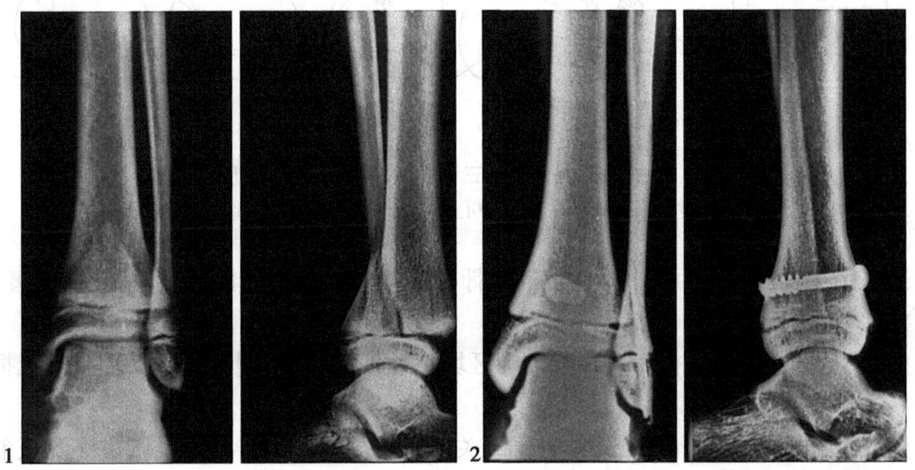

图8-27 胫骨下端三平面骨折

1. 前后位片见胫骨骨骺中央有纵向裂纹骨折，后面三角形骨片隐约可见。侧位可见干骺端纵向骨折线，胫骨断端向前移位；2. 切开复位术后，干骺端螺丝钉固定

但需注意勿伤及骺板与关节面，骨愈合后应及时取出内固定物。

上肢骨骺损伤在骨愈合后即可全面开始功能锻炼，下肢损伤则应先求关节功能恢复，负重时间应后延。股骨头骨骺分离常伴有头骺缺血性坏死，恢复需要一个缓慢的爬行替代过程，负重时间更应当推迟。

Ⅲ、Ⅳ型骺板损伤在骨愈合过程中可能形成骨桥，或骺板提前闭合而致骺板生长停滞，经治医师在处理儿童与青少年骺板损伤时应提前向家属解释病情，告知此种损伤的性质以及可能发生的并发症，强调长期随诊的重要性，同时也可避免因患者家长不知情而产生的不必要纠纷。

五、骺板损伤并发症及其处理

（一）骺板损伤的并发症

骺板损伤常见的并发症是骺板早闭与骨桥形成，二者带来的损害均为骺板生长停滞。骺板早闭一般累及整个骺板，最终引起肢体短缩畸形，骺板骨桥多累及部分骺板，引起邻近关节成角畸形。并发症多发生于损伤严重的 Salter-Harris Ⅲ、Ⅳ型损伤，尤其是胫骨远端与股骨远端的Ⅲ、Ⅳ型骺板损伤。与西方国家相比，我国儿童严重损伤病例相对较少，出现上述并发症者仅占 5%~10%。

骺板生长功能停滞常见有两种原因：①严重损伤使骺板组织结构破坏或供血障碍而致骺板失去生机，提前闭合；②Ⅲ、Ⅳ型骺板损伤，血肿滞留或骨折错位愈合，局部形成骨桥而致部分骺板生长停滞。此外，近年来随着儿童骨折及骺损伤发生率的持续上升，手术治疗儿童骨折的比例明显增大，各种内固定的不规范使用导致医源性骺损伤的病例也在明显增加，应当引起临床医生的高度重视。

（二）骺板生长停滞的早期诊断

骺板生长停滞的早期诊断比较困难，多在肢体畸形出现后才被注意，而肢体形态改变一般半年以后才有表现，骺板骨桥形成三个月后才能在 X 线片上得到辨认，这就是早期诊断困难的原因。随着医学影像技术的进步，CT 扫描和磁共振成像（MRI）技术面世，使得骨科临床诊断能力迅速提高。CT 扫描可使密度差别小的软骨、肌肉、韧带等软组织成像，骨桥形成 3 周左右便可通过 CT 扫描确诊。

MRI 检查使用非电离辐射，对人体无害。此方法可提供解剖方面的信息和软组织的病理变化，图像层次分明，对比明显。对隐匿性骺板骨折的高显示和对骨桥的高分辨率使其在临床诊断和手术治疗上起到很大作用。

部分骺板生长停滞根据骨桥所在部位分为三种类型（图 8-28）。

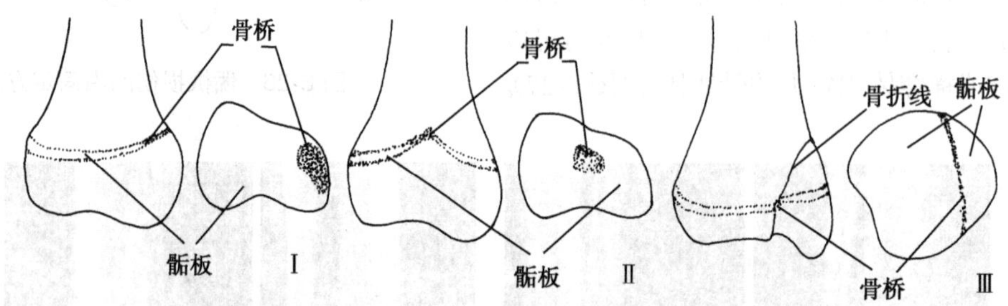

图 8-28 骺板局部生长遏制三种类型的纵切面与横断面示意图

Ⅰ型．周缘性生长遏制；Ⅱ型．中心性生长遏制；Ⅲ型．混合性生长遏制

Ⅰ型：为边缘型生长停滞，骺板外缘有小范围骨桥连接于骨骺与干骺端之间，范围大者可以导致一侧骺板提前闭合，此型损伤最常见。

Ⅱ型：为中心型生长停滞，骺板中心区或内围区域生长停滞，骺板周围软骨膜环完整无损，常见于股骨髁横断骨折。

Ⅲ型：又称线型，为混合型生长停滞，常见于踝关节Ⅲ、Ⅳ型骨折，骨桥呈线状贯穿骺板前后，两端分别伸展到骺板边缘，可引起肢体短缩或成角畸形。

（三）并发症的处理

1. 骺板早闭的早期处理　治疗方法的选择须根据患儿年龄、损伤部位和畸形轻重而定。若年龄超过

14 岁，骺板已到生理性闭合期则无切除骨桥的适应证。如果股骨髁骺板早闭，双下肢长度差异不到 3cm，或预计到骺板生理性闭合时两腿长度差异不到 3cm，而且是中心型骨桥，横截面不足骺板面积 10%，则不急于处理，患肢可先穿厚底补高鞋观察。较小年龄的患儿骺板早闭引起的轻度肢短畸形有望随着生长而自行矫正。

若 CT 扫描发现骨桥横截面不足骺板面积的 40%，患儿年龄在 10~14 岁范围，距骺板生理性闭合时间至少 2~3 年，则应尽早切除骨桥，避免出现生长停滞或消除已经存在的骺板生长停滞。Peterson 对此手术有深入研究和实践经验，认为直接切除骨桥并用某种物质填塞局部留下的空腔，使骨骺与干骺端血液循环各自独立便能防止再形成骨桥，保证未受损的骺板正常生长，使骨的纵向生长能力恢复 80%~90%，而且能矫正 20° 以下的成角畸形。并曾报道 68 例部分骺板早闭儿童切除骨桥后用骨水泥填充骨缺损空腔，未发现骨桥复发。

骨桥切除、骺板再开放术是难度极高的精细手术，须由有经验的医师来操作，术者需对骺板早闭局部的解剖结构有清晰的了解，同时对手术器械和手术中的影像成像设备要求很高。手术前要绘制骺板骨桥占位图，加深了解骨桥位置与形态。术中要有影像增强装置配合，在电视 X 线透视下进行操作。手术入路要设计好，尽量减少对正常骺板和周围软骨膜的损伤。骨桥切除所需的手术器械包括：配备有独立光源、自带喷水冷却系统、可随意调节转速的高速磨钻。确保在良好的显露和照明下准确磨除硬化的骨桥，同时防止高速运转的磨钻头产生的热能对周围正常骺板造成热烧伤而形成新的骨桥。

Peterson 对中心型骨桥切除术设计了一个对骺板损害最小的手术入路，在骺板中央区近侧的干骺端皮质开窗，刮除表层松质骨，在电视 X 线透视下用牙科磨钻和微电钻开一个通向骨桥的骨隧道（图 8-29）。并在高清晰度电视显示器的帮助下小心地磨除骨桥。磨除骨桥后产生的空腔壁抹一层骨蜡止血，然后填塞足量的内植物，常用的有骨水泥、自体脂肪组织或髂嵴骺软骨。骨隧道回填自体松质骨。闭合伤口前可在骺板附近的骨骺与干骺端骨内分别放置金属标记（图 8-30）。以便日后容易准确地测出骺板恢复纵向生长的能力。

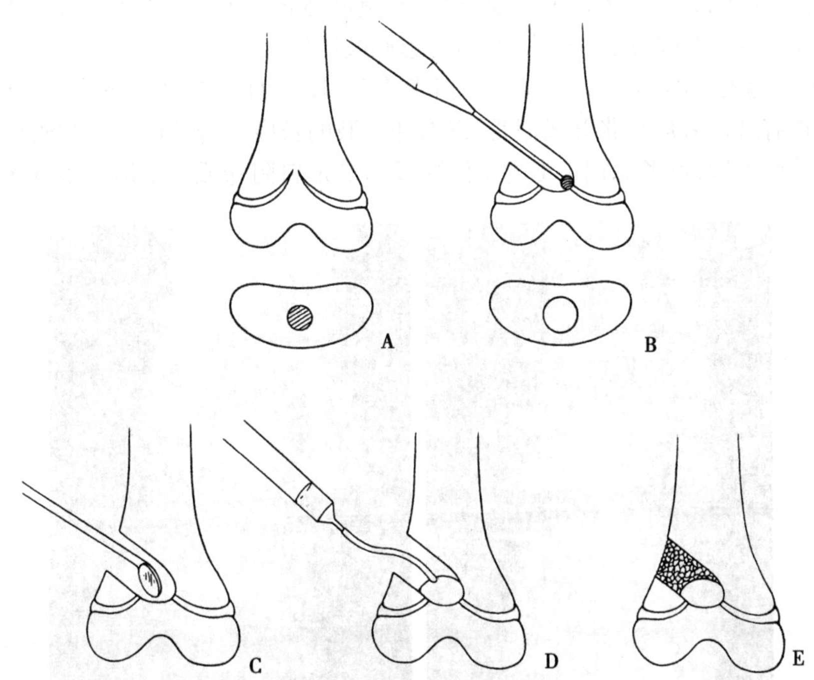

图 8-29　Peterson 中心型骨桥切除术示意图

A. 骺板中心生长遏制，外围生长正常，结果形成帐篷样骺板；B. 通过干骺端窗口进入骺板骨桥所在处，用牙科磨钻磨除骨桥；C. 将牙镜放入深部空腔，可看见所有骺板；D. 用带导管的注射器把分量足又不过多的骨水泥填充于所有骺板表面；E. 余留的空腔用自体取下的骨片填补（引自 Petersor HA. Partial growth plate arrest and its treatment. J Pediatr Orthop, 1984, 4: 246）

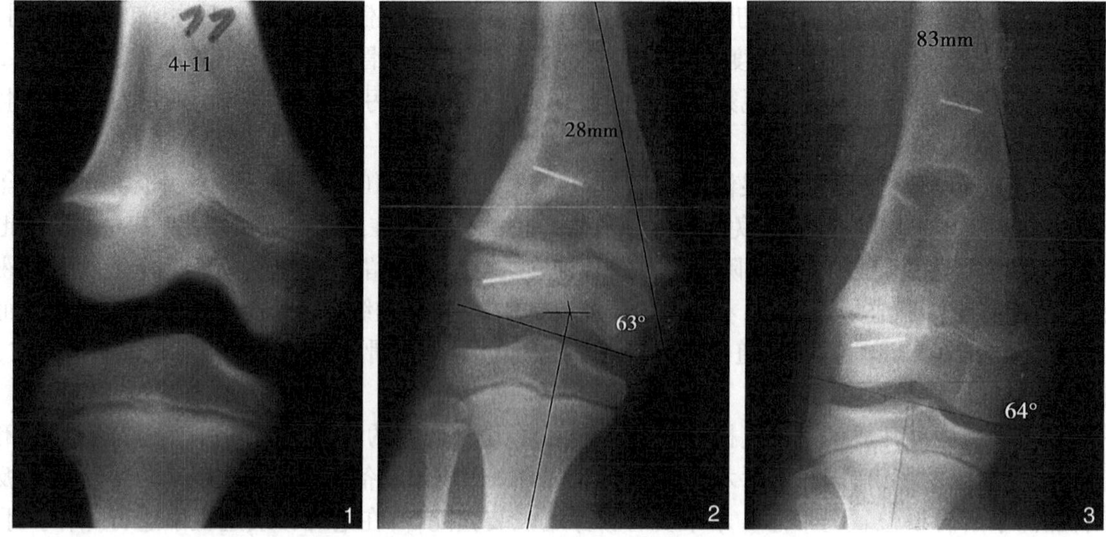

图 8-30 中心型骺板骨桥切除术后随诊结果

1. 5 岁女孩，右腿膝外翻，肢短 1.2cm，股骨干 - 股骨髁角 G2°，体层摄像发现右股骨远端部分骺板早闭，骨桥形成。入院行骨桥切除，骨水泥填充术；2. 术后 5 个月扫描摄像测量，骨骺与干骺端金属标记相距 28mm，股骨干 - 股骨髁角 63°，较术前增加 1°；3. 术后 4 年扫描摄像测量两金属标记相距 83mm，股骨干 - 股骨髁角度 64°，骺板保持开放

（引自 Petersor HA.Partial growth plate arrest and its treatment. J Pediatr Orthop，1984，4：246）

2. 骺板早闭的晚期处理　晚期处理是指推迟到青春期前后才做治疗。创伤性骺板早闭多发生在 10 岁以上的大龄儿童，故肢体长度相差一般 3~5cm，差异不是非常明显，通常先让患儿穿补高鞋，并定期记录两侧肢体相关长骨的增长速度，积累可靠数据，在骨发育成熟前 2~3 年选择适当时间行健侧肢体骨骺融合术。此手术优点是损伤小，设计手术时间准确，最后双侧肢体长度差异可缩小到 1cm 以下。其缺点是减低了部分身高，如成长后两下肢长度差过大，可再行患侧肢体延长术。

部分骺板早闭引起关节畸形，以踝内翻和膝外翻多见（图 8-31）。成角畸形大于 20° 的适龄儿童可行截骨术矫正，同时伴有肢短者应行张开式截骨，以增加患肢的长度。若畸形为半侧骺板早闭引起，而且进展迅速，距离骨成熟期尚远，可考虑把正常的半侧骺板用 U 形钉阻滞或 8 字形微型钢板固定，期待临时性

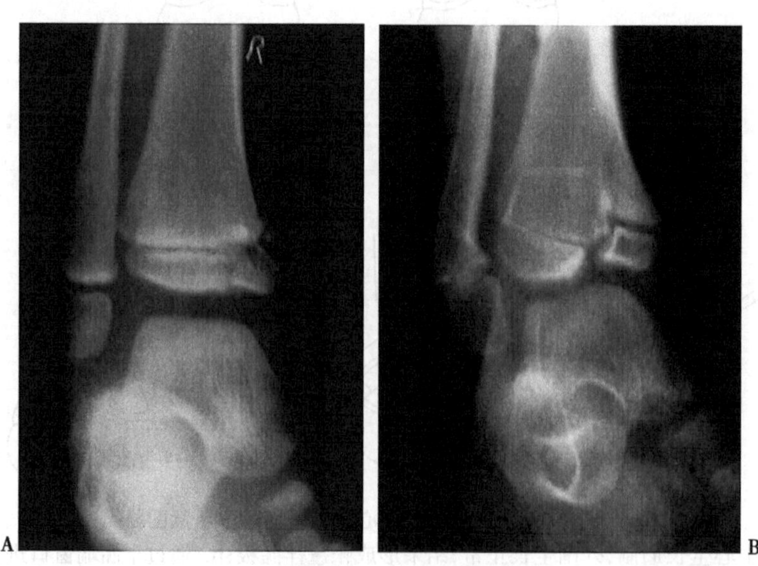

图 8-31 骺板Ⅳ型损伤，骨骺不愈合

A. 4 岁男孩，胫骨远端骺板Ⅳ型损伤，石膏固定治疗；B. 伤后 2 年 10 个月，干骺端骨折愈合，骨骺错位不愈合

骺阻滞以防止畸形加重，并密切随访，及时调整或取出内固定物。

前臂与小腿皆有两根长骨，上下骨端均有韧带包绕，其中一骨生长阻滞会使邻近骨相应变形。桡骨远端骺板早闭可致尺骨远端弯曲，下尺桡关节脱位（图 8-32）。若畸形严重可使腕关节运动受限，应行尺骨短缩截骨，同时融合尺骨骨骺，防止畸形复发。

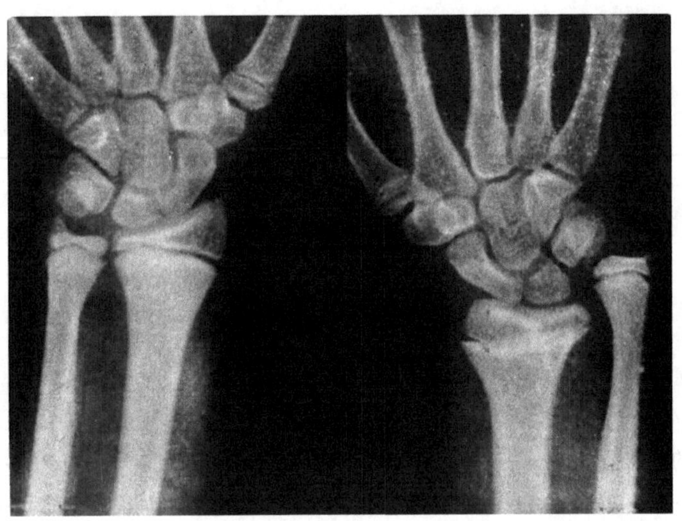

图 8-32 右侧桡骨远端骺早闭继发下尺桡关节脱位，腕桡偏畸形

（郭 源）

参考文献

1. 田伟 . 实用骨科学 . 北京：人民卫生出版社，2008，705-713
2. 荣国威，王承武 . 骨折 . 北京：人民卫生出版社，2004，1253-1284
3. Jone A Ogden. Skeletal Injury in the Child. Third Edition. Springer，2000，147-200
4. Roberts JM，Ogden JA. Symposium：update on epiphyseal injuris. AAOS 47th Annual Meeting，Atlanta，1990

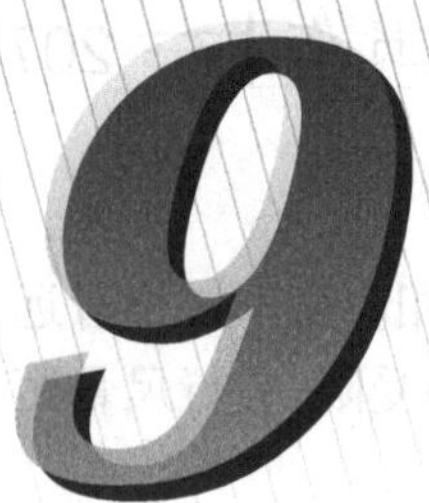

第九章 开放骨折

FRACTURES AND JOINT INJURIES

一、正确辨认开放骨折的皮肤损伤……209

（一）Gustilo 分型……209

（二）依开放骨折形成的机制分类……210

（三）潜在性开放骨折……212

二、充分清创是治疗开放骨折的关键……214

（一）清创步骤……214

（二）冲洗的重要性……214

（三）充分估计组织失活的程度……215

三、骨折的有效固定……215

（一）开放性骨折固定的目的……215

（二）内固定……216

（三）骨外固定器固定……220

（四）牵引、石膏制动……220

四、闭合伤口、消灭创面……222

（一）一期闭合伤口的时限……222

（二）需重视的几项原则问题……224

五、合理地使用抗生素……230

（一）与创面感染有关的因素……230

（二）抗生素的应用……230

六、开放骨折感染的早期处理……231

（一）开放骨折形成感染的主观因素……231

（二）感染的及早发现和及时处理……231

（三）开放骨折感染的早期处理……232

开放骨折和闭合骨折的根本区别就在于覆盖骨折部位的皮肤或黏膜破裂，骨折处与外界相通，从而使其病理变化更加复杂，治疗更为困难。由于存在已污染的伤口，给骨折带来了感染的危险。因此，开放骨折的治疗必须建立在如何防止感染这一基础上，及时正确地处理创口，防止感染。近年来，最重要的进展是负压封闭引流技术（vacuum sealing drainage，VSD）的广泛应用。

开放骨折和闭合骨折的根本区别就在于覆盖骨折部位的皮肤或黏膜破裂，骨折处与外界相通，从而使其病理变化更加复杂，治疗更为困难。由于存在已污染的伤口，给骨折带来了感染的危险。因此，开放骨折的治疗必须建立在如何防止感染这一基础上。

防止开放骨折发生感染最根本的措施便是充分清创，并在此基础上采取可靠的手段稳定骨折端，以及有效的方法闭合伤口或消灭创面。而要做到充分清创，又必须首先对局部皮肤的损伤有确切的判断。

依照开放骨折治疗的先后顺序，其治疗原则应该是：

1. 正确辨认开放骨折的皮肤损伤。
2. 充分清创。
3. 采取可靠的手段稳定骨折端。

4. 采取有效的方法闭合伤口，消灭创面。

5. 合理地使用抗生素。

这些原则彼此关系十分密切，尤其是彻底清创与闭合伤口之间，固定骨折端与闭合伤口之间，更是互相影响。因此，必须辨证地识别其间的主次关系、依赖关系，以指导具体的治疗。

一、正确辨认开放骨折的皮肤损伤

不同的致伤原因所造成的开放骨折，在皮肤损伤、伤口污染以及骨折本身等方面，都各有其特点。

骨折本身的特点比较明显，也是创伤骨科医生所熟悉的。和闭合骨折一样，它包括骨折的部位、类型和移位情况等。伤口污染的特点，通过现场情况、急救情况等有关外伤病史的了解，以及伤口的细菌培养，也可以得到较明确的判断。而对皮肤损伤的特点则往往认识不足。不能掌握皮肤损伤的特点，就很难做到对伤口的正确处理（包括清创和闭合伤口），就会给后期治疗带来一系列困难。这也正是导致开放骨折治疗结果不满意的一个重要原因。

往常以伤口的大小作为判断皮肤损伤轻重的依据，分为三型：即伤口在2cm以下者为Ⅰ型；大于2cm者为Ⅱ型；合并严重软组织撕脱或碾挫伤者为Ⅲ型。

（一）Gustilo分型

20世纪80年代Gustilo和Anderson所建议的分型，已渐被广泛采用。其分型法对伤口大小、污染程度、软组织损伤和骨损伤的特点，进行了综合评估，重点则放在软组织损伤程度和污染程度两方面。最初分为三型：

Ⅰ型 伤口不足1cm，多为较清洁的穿透伤，骨折较简单。

Ⅱ型 伤口超过1cm，软组织损伤较广泛，轻或中度碾挫，中度污染，骨折中度粉碎。

Ⅲ型 软组织损伤广泛，多为高速高能量所致，污染严重，骨折粉碎，不稳定。

因在应用中发现此分型的不足，Gustilo又于1984年将Ⅲ型再分为三个亚型：

ⅢA型 骨折处仍有充分软组织覆盖，骨折为多段或粉碎。

ⅢB型 软组织广泛缺损，骨膜剥脱，骨折严重粉碎，广泛感染。

ⅢC型 包括并发的动脉损伤或关节开放脱位。

综合如表9-1。

表9-1 Gustilo开放骨折分型

类型	伤口	污染程度	软组织损伤	骨损伤
Ⅰ	<1cm	清洁	轻	简单，轻度粉碎
Ⅱ	>1cm	中度	中度，部分肌肉损伤严重，有碾压	中度粉碎
ⅢA	一般>10cm	重	皮肤严重缺损	多粉碎，可能需软组织覆盖
ⅢB	一般>10cm	重	皮肤严重缺损	骨折部外露严重，常需软组织覆盖
ⅢC	一般>10cm	重	血管伤需修复	骨折部外露严重，常需软组织覆盖

这种综合式的分型具有较高的概括性，判断预后较为准确。Kamp等（1993）依照Gustilo分型对感染率做出预估：Ⅰ型为2%，Ⅱ及ⅢA型为7%，ⅢB型10%~50%，ⅢC型则为25%~50%。对治疗的决策显然有重要参考价值。

由于皮肤损伤的严重程度实际上并不完全与分型所反映的总体严重程度相一致，各项因素相互间也不完全一致。因此，单从对皮肤损伤的性质和严重程度的判断以及治疗决策而言，只依靠Gustilo分型是不足的。伤口的大小是皮肤损伤的特点之一，但它既不是唯一的特点，也不经常是主要的特点。伤口的大小是最容易看到的表面现象，但看起来很长很大的伤口，损伤却不一定很严重，处理也不一定十分困难，而较小的伤口有时却合并远较伤口广泛的皮肤闭合损伤，判断和处理都较困难。

要更全面地来认识皮肤损伤的特点与程度：既要看到开放伤口的大小，又要看到皮肤闭合损伤的范围；既要弄清伤口的形状，也要弄清损伤的性质（擦伤、穿破伤、撕脱伤、碾挫伤等）；既要明确皮肤本身的情况，也要明确骨折和伤口的关系；既要认识到开放伤口已经形成后的表现，还要追溯到在形成开放骨折当时的过程（骨折穿破皮肤的通路，外力造成开放骨折时对皮肤的影响等）。此外，骨折周围深部软组织损伤的程度和状态也决不可忽视。

不同的致伤原因，是构成各类伤口不同特点的主要根据。因此，按照开放伤口形成的机制分类自有其补充意义。

（二）依开放骨折形成的机制分类

主要分为自内而外和自外而内的开放骨折两大类。

1. 自内而外的开放骨折　成角或扭转暴力造成骨折成角移位时，其一端自内而外穿破皮肤，多为间接暴力形成。

(1) 尖端哆出（A1）：尖锐的骨端自内而外刺破皮肤，形成开放骨折。伤口可小如笔尖，大则不过 2cm。这类开放骨折的软组织损伤轻，骨端很少外露。

(2) 钝端哆出（A2）：宽钝的骨折端自内而外穿破皮肤形成开放骨折。这类伤口多呈横向，其大小往往与穿出的骨端直径相当。骨端外露不易自行还纳，外露部分的骨膜大部剥离，伤口上缘的皮肤由于骨端在穿破皮肤之前，首先将其自内面斜向挫灭而变薄，伤口下缘则因骨端的嵌压而使局部血运迟滞（见图 9-8）。如系远骨折段向上哆出时，则伤口上下皮缘的状况与前述者相反。由于这类损伤伤口不大，容易估计不足，创缘切除往往不够彻底。

(3) 哆出合并撕裂（A3）：强大的暴力使骨端穿出，造成前述的横向伤口后，继续作用，使皮肤沿穿出骨折段的纵轴延长撕裂，而造成 L 形的伤口，长者可达 20~30cm。这类伤口边缘挫灭严重，骨折段外露很长，但下段皮肤却反而不形成嵌压；骨膜剥离严重，周围肌肉的损伤也往往相当可观（图 9-1）。这类开放骨折的伤口在 L 形皮瓣的尖端处容易坏死，骨折移位趋势大，对皮肤很有威胁。

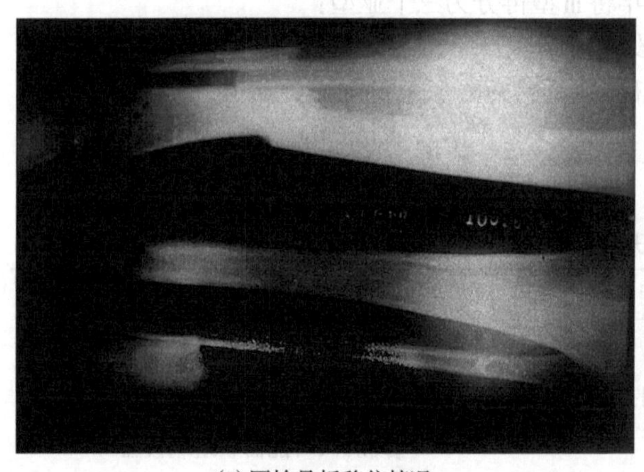

(1) 原始骨折移位情况

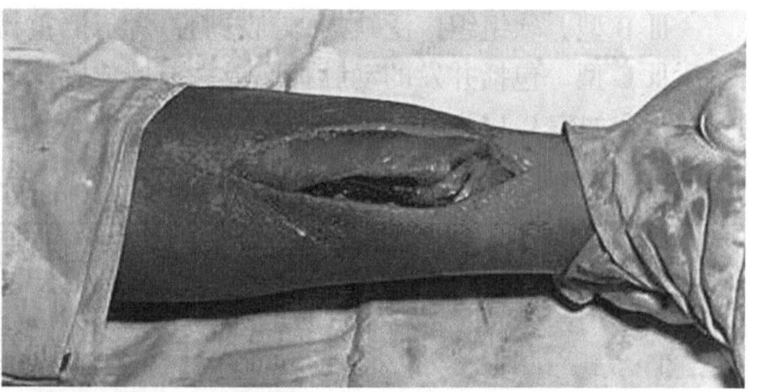

(2) 骨折近段哆出伤口，外露约 15cm，伤口呈 L 形撕裂，外露段骨膜完全剥离

图 9-1　自内而外的开放骨折，哆出合并撕裂

2. 自外而内的开放骨折　暴力直接作用于局部，同时损伤软组织及骨骼。

(1) 穿入伤（B1）：弹片之类贯穿物穿破皮肤、软组织，击断骨骼，或再经对侧穿出。伤口的大小取决于贯穿物的大小，而伤口内部的肌肉组织损伤则因贯穿物的性质而不同，往往比皮肤损伤的程度更加严重。骨折多呈粉碎型。

(2) 锐器伤（B2）：其中一种情况是锐器砍伤局部，同时造成皮肤裂伤和骨折，例如轧刀切割伤。这类开放骨折创缘较整齐，挫灭不严重，骨折移位趋势不明显。另一种情况也是外力同时造成皮肤裂伤和骨折。但皮肤裂伤既不是骨折端自内而外形成的，也不是外力造成骨折的着力点，而往往是由于坠落或倾倒的物体上较锐利的部分在接触肢体时造成的切割伤。这种皮肤裂伤不一定在骨折部位，但却和骨折端相通。这类伤口除去可能带入细菌而造成骨端感染外，伤口本身并不受到骨折端的威胁。

(3) 撞击压砸伤(B3):重物压砸、高速撞击(高速运动中的物体撞击,或自身高速运动中撞击,或相互高速运动中互撞)等类似的原因直接作用于局部,造成开放性骨折。皮肤的损伤很不规则,因致伤物不同而各异,有时为较长的裂伤(图 9-2),有时是多发而散在的小伤口(图 9-3),但伤口都正好是暴力的着力点,也正位于骨折上,其周围有一定范围的皮肤严重挫灭伤。深部组织的挫伤往往也很严重,骨折多呈严重粉碎型。正确地判断皮肤损伤的范围常较困难,而且在一个范围内挫灭的皮肤和正常的皮肤间隔存在,处理上也很棘手。

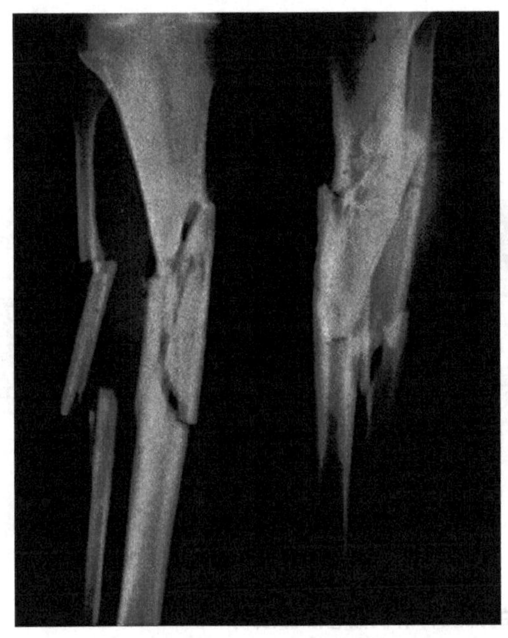

1. 重物压砸,骨折呈粉碎型,但移位不严重

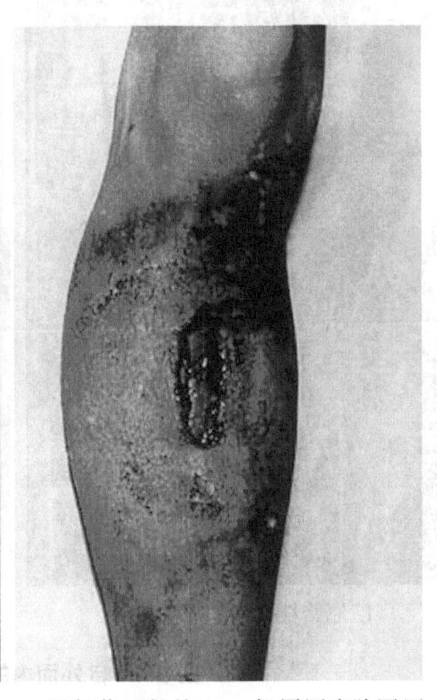

2. 局部伤口长约 5cm,但周围皮肤因压砸而渐出现散在的皮肤坏死

图 9-2 自外而内的开放骨折重物压砸伤

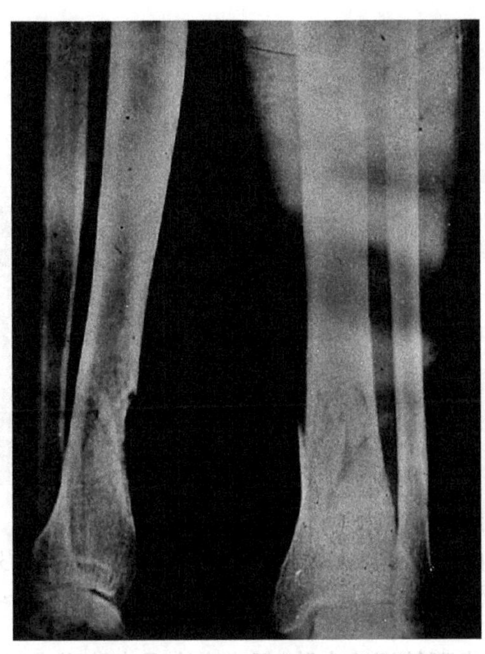

1. 重物压砸,骨折呈粉碎型,但移位很轻

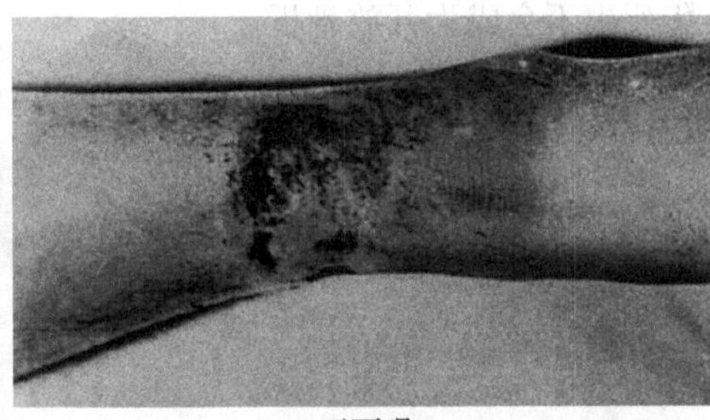

正面观

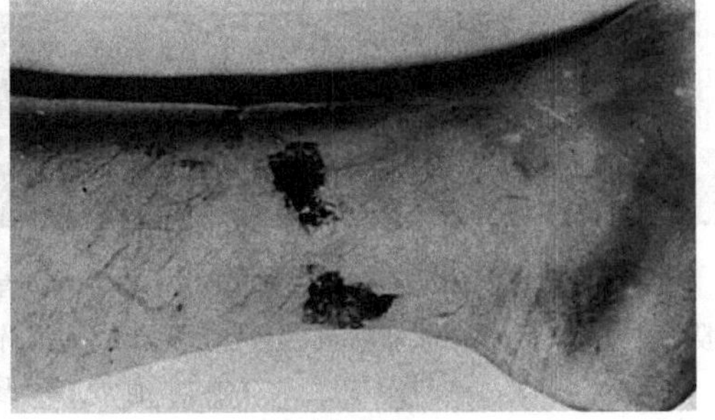

侧面观

2. 就诊时,局部仅数个小孔,但数日后渐出现散在的皮肤坏死

图 9-3 自外而内的开放骨折重物压砸伤

(4) 撕脱伤(B4)：多为机器卷压绞轧造成。皮肤常为广泛的撕脱伤，甚至肢体大部发生脱套伤。撕脱的皮肤本身大都缺乏血运，而且常合并深部软组织损伤。如肌肉、神经、血管等，骨折常为多发的(图9-4，9-19)。如未发生撕脱，则皮肤大多为广泛碾挫，伴有散在的小伤口。

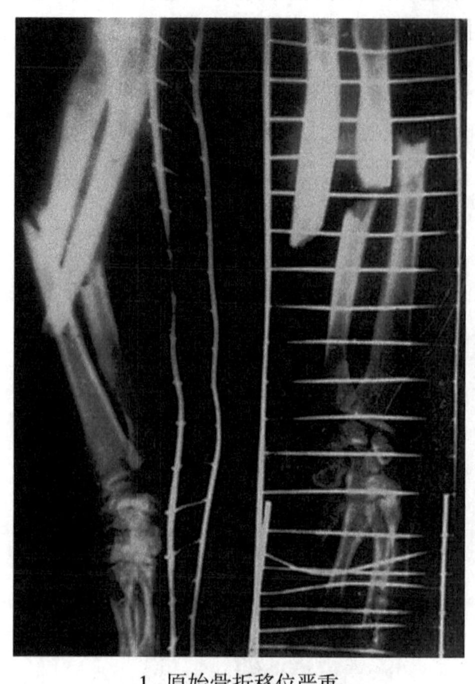

1. 原始骨折移位严重

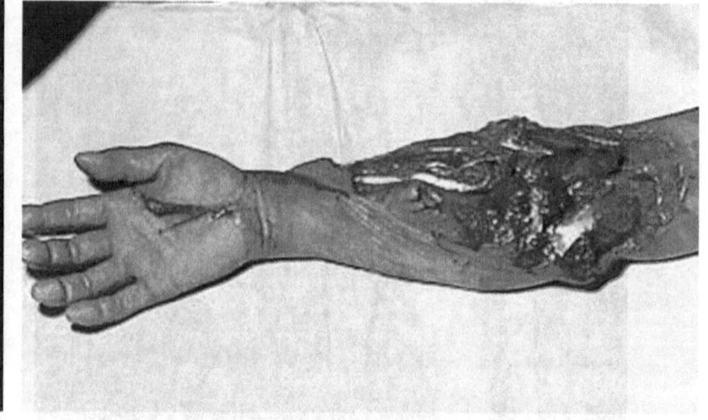

2. 皮肤、肌肉、肌腱严重撕裂

图9-4 自外而内的开放骨折机器卷压撕脱伤

(三) 潜在性开放骨折

由于重力碾挫，使皮肤广泛皮下剥离，但并无伤口，同时造成骨折，皮下剥离的皮肤往往在数日后部分或全部坏死，发展成开放性骨折(图9-5)。因此是潜在性的开放骨折。但如果骨折周围包裹有完整的肌肉，则即使皮肤坏死也不会成为开放骨折。

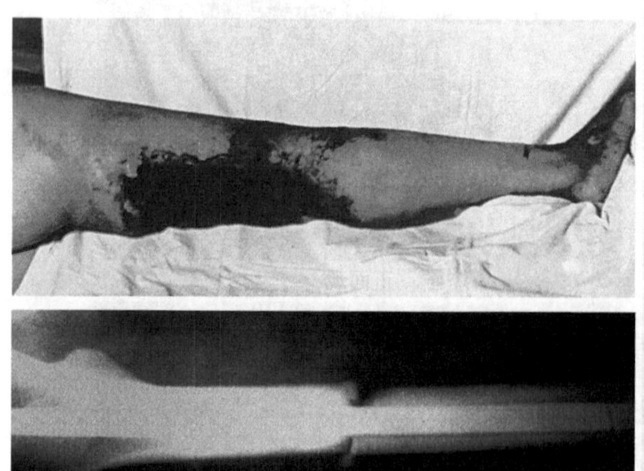

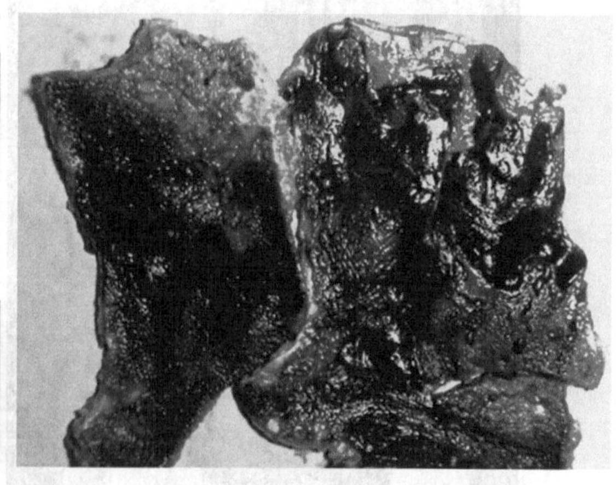

图9-5 汽车碾压伤

右股骨干骨折，周围皮肤碾磋剥伤口。闭合穿入髓内钉固定，待皮肤坏死界限分明后，切除之。见股前外侧有骨折端哆出的通道

部分移位的骨端，尤其是胫骨骨折的上骨折端，自内而外压迫皮肤，但尚未穿通皮肤形成开放伤口，如未及时解除其压迫，也会形成局部皮肤坏死，转化为开放骨折(图9-6)。这类情况也属于潜在性开放骨折。

潜在性开放骨折仅仅是存在转化为开放性骨折的可能性，如果能在早期及时作出确切的判断，采取必

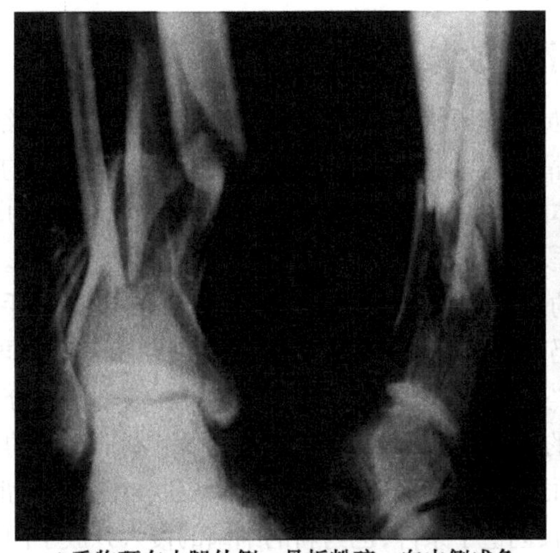
1.重物砸在小腿外侧，骨折粉碎，向内侧成角

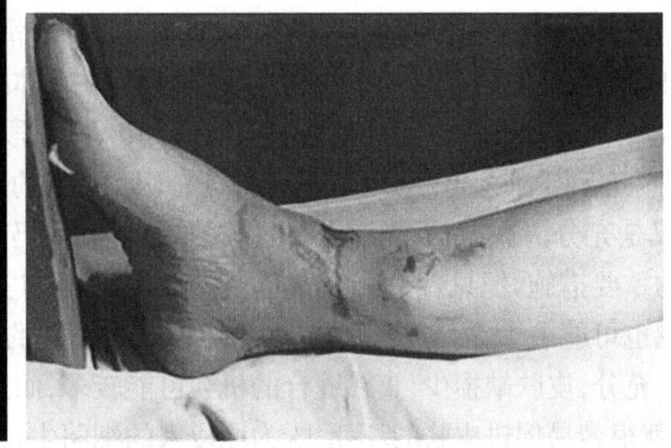
2. 向内成角之骨折端，自内而外压迫皮肤，当时并未形成伤口，但数日后，局部皮肤坏死渐明显，转化为开放性骨折

图 9-6　潜在性开放性骨折

要的措施，例如将剥脱而又无生机的皮肤切除，植皮，上述转化是可以避免的。但遗憾的是此类损伤往往被忽略而导致严重的后果。作者之所以强调此类损伤，并命名为潜在性开放骨折，目的就是提醒临床医师高度警惕，防患于未然。

综合以上可以看出：皮肤损伤和骨折、并发症之间具有鲜明的相关性（表 9-2）。而创伤机制则可视为决定各类开放骨折特点中的基本因素。

表 9-2　严重开放骨折的特点（一）

类　型	皮肤损伤			
	部　位	性　质	伤口形状	伤口范围
A2	与突出之骨折端相应	裂伤及挫灭伤	横、垂直纵轴	中
A3			L 形	大
B3	与骨折部相对应	严重挫灭	不规则	大小不一
B4	不规则	严重挫灭撕脱	多处、不规则	广泛

表 9-2　严重开放骨折的特点（二）

类　型	骨　折				并发症
	类　型	移　位	再移位趋势	骨膜剥离	
A2	横、斜、蝶	中	大	中	极少
A3	横、斜、蝶	重	大	重	极少
B3	粉碎	中	小	中	较多
B4	多段多发	重	大	重	较多

致伤原因复杂，因素是多方面的，上述分类并不足以概括完全。例如，高温滚筒压伤造成的开放骨折，就兼有压轧、碾挫和烧伤等几种因素的影响。因此，只有深入了解受伤情况，结合临床检查及 X 线片所见分析其创伤解剖，才能对组织的损伤作出较确切的判断。

各种不同的分类法，均有其侧重面，目的也不尽相同。但从临床治疗出发，尤其是从判断皮肤损伤的特点及严重程度，以决定采取的治疗措施考虑，依创伤机制分类更能起到准确的导向作用。因此，无论采用何种分类法，都仍需从创伤机制出发再加以分析，至少可作为参考。

二、充分清创是治疗开放骨折的关键

细菌侵入开放伤口内,能否造成感染,主要取决于伤员的健康状况和伤口组织的条件。当然也和细菌本身的致病能力、数量以及侵入的时间有密切的关系。在一般情况下,具备正常活力的组织,足以抵抗细菌的侵入,或是把感染局限在一定的范围。外来的细菌感染只是在人体内存在的不健康的组织上,例如坏死的肌肉、皮肤和血肿等,才容易形成和发展。实际上,即使处理时间再早,手段再先进,也不可能彻底地清除已侵入的细菌。但相对彻底地消除有利于细菌生存和生长的条件则是切实可行的。因此,充分清创才是防止感染的最根本的手段。

仅仅是充分清创,而不能继之以有效的闭合伤口,仍有造成继发感染的可能。清创和闭合伤口同样是防止感染的重要措施,但只有在充分清创的基础上,才能切实有效地闭合伤口和防止感染。清创愈充分,皮肤缺损的范围也可能愈大,闭合伤口也愈困难。但通过正确的成形手术的处理,伤口是可以顺利地消灭的。相反,清创愈不充分,皮肤缺损少,直接缝合的机会可能较多,而这种未经充分清创的不健康皮肤,在很大的张力下勉强缝合,就很容易促进皮肤的坏死,既为原侵入的细菌生长创造了条件,也为新的细菌的侵入开放了门户。

清创时存在的侥幸心理是极为有害的。清创时不依赖对软组织活力的正确判断,只是害怕清创后在闭合伤口时产生困难和麻烦,而把希望寄托在简单清创,直接缝合伤口以图侥幸获得一期愈合上,其结果往往是带来更大的麻烦和不良的后果。清创必须从难从严,绝不可从简从易。

(一) 清创步骤

1. 刷洗　刷洗是利用毛刷和肥皂水机械地清除伤肢皮肤上的污垢和沾染的细菌,以及大量无菌生理盐水冲洗创面,以达到初步清创的目的。

刷洗应在麻醉下和止血带下进行,以消除疼痛,并防止刷洗造成创面出血。如血运不佳,则最好不用止血带,或短时间、间断性使用。

刷洗的范围应限于伤肢的皮肤,直至伤口边缘。伤肢上的油污先用汽油去净,再用消毒毛刷和肥皂水刷洗。创面内一般不应刷洗,但在污染较严重,尤其是杂有泥沙、草木、棉布、机油等异物时,仍应轻轻刷洗,以利杂物的清除。刷洗创面时务必注意暴露在外的重要神经血管组织,勿因刷洗而加重创伤。刷洗的顺序应自近及远,先刷洗创缘,再向周围扩展。

应使用3把刷子共刷洗3遍,每次刷完后均用生理盐水或自来水冲洗干净,最后以灭菌水冲洗创面内。近年来,多主张用脉冲冲洗法,效果更佳。刷洗3遍结束后以消毒纱布擦干伤肢,然后以碘酒、酒精消毒皮肤。注意勿使碘酒、酒精流入伤口内。

在刷洗前后,均应采取标本做细菌培养及药物敏感试验,以便有的放矢,合理地使用抗生素防止感染。

2. 清创　清创是使用刀、剪等器械切除受污染的和失去生命力的组织。清创的基础是对伤口皮肤以及伤口内组织活力的正确判断。

清创应按照:皮肤、皮下组织、筋膜、肌肉、肌腱、骨骼的顺序先外后里依次进行。

皮肤的清创一般切除其伤口边缘约2mm即可,而在皮肤有挫灭伤的部位,尤其是骨钝端哆出的横行口的上缘挫灭部和下缘嵌压部,L形伤口的皮瓣尖端部则应切除足够的宽度。压轧伤形成的有散在小伤口的皮肤区判断较难,但凡是皮下组织已被挫灭,或切除后新的创缘仍无渗血的皮肤,均应进一步清创。

广泛的皮肤皮下剥脱伤,尤其是整个周径剥脱但并未形成伤口者,如已明确有血运障碍,可行急诊切除植皮。如判断不清时,至少应抽出皮下积血,密切观察,一旦已显示出有坏死趋势时,即行切除植皮。

伤口内污染的皮下组织、筋膜、肌肉等应该切除;凡肌肉组织暗淡无光泽,且用手术镊夹之无反应者也需切除,游离的小碎骨片可以取出,但应保留仍有骨外膜连接的骨片以及较大而游离的骨片,以避免骨质缺损过大而影响骨愈合。

清创后应注意细致止血,以免术后形成血肿。

清创后,可用1:1000~2000苯扎溴铵液浸泡创面,然后用无菌生理盐水冲洗。就诊较晚,且怀疑有厌氧杆菌感染的可能者,可用3%过氧化氢溶液浸泡创面,然后冲净,再使用苯扎溴铵液。

(二) 冲洗的重要性

1. 冲洗的作用　①将污血及碎屑冲走,以利观察及清创。②将隐藏于组织间隙、隐窝中的淤血块、松散组织和碎屑冲出。③使组织显露出其本来颜色，以利辨认是否存活。④减少细菌量，使伤口能承受残余的细菌污染而不易形成感染。

2. 冲洗方式及冲洗量 一般冲洗不足以将深部的污染源及无生机的脱落组织冲出，水枪则反而易将异物及细菌冲入组织深层。通过喷射头以脉冲方式将无菌液冲入伤口效果最理想。喷射脉冲冲洗法每分钟喷水700ml左右，压力为2~2.5kg/cm^2，喷射面积大。有增压期与减压期，可使附着于伤口内组织上的异物和细菌松动，易被冲出。也可在最后一次冲洗时，在冲洗液中加入抗生素。Gustilo通过大量病例观察，以无菌生理盐水行脉冲冲洗，用量不足10L者，感染机会大。Michael提出具体的冲洗量，对于Ⅱ型及以上的开放骨折，初始冲洗为2L，清创时为6L或更多，终结时带抗生素的生理盐水为2L，共计10L。

（三）充分估计组织失活的程度

软组织失活（devitalization）程度取决于损伤当时外来能量被肢体吸收的程度。

$$K=MV^2/2$$

（K：动能，M：致伤物体积，V：致伤物的运动速度）

当动能K超过人体组织抵抗或吸收并消散的能力时，即产生组织的损伤、失活。在询问受伤病史时必须认真了解致伤的具体情况，以便充分估计伤情的严重程度。

当行驶中的机动车自行人的侧方或后方撞击行人的小腿部时，其外侧或后侧的皮肤、肌群首当其冲，然后外力才传至骨骼而造成向内向前成角的骨折，穿破皮肤形成开放伤口。医生可以直观到的仅仅是前内面的伤口以及穿出的骨断端。但清创时常可发现在骨折血肿与后（外）骨筋膜室之间有坏死的肌肉。污染必然深及此处。如仅在伤口部进行清创处理，而未顾及后方深部，必将成为细菌繁殖的基地。

有丰厚肌肉部位的肢体受到高速运动物冲击时，不仅会造成骨折，而且液体波作用致组织移位的瞬间，形成一过性空腔也可导致邻近的神经、血管伤；气流也会将伤口邻近的物质吸入体内，包括细菌。

因碾压、撕脱导致的软组织血运破坏，既会使该组织，也会使其所覆盖的骨骼部分失活，更易遭感染。

清创时对软组织失活的判断尚缺乏有效的办法。Gregory曾提出对肌肉失活与否判断的四个C法，即观察：①颜色（colour）；②坚实度（consistency）：肌肉有无水肿；③收缩性（contractivity）：以镊夹挤有无收缩；④血容（capacity to blood）：有无活泼出血。

此法较为实际，但有时也不易明确。也有人曾注射荧光素（fluorescein）在Wood灯下观察，尚未见推广。

开放伤口常常比其深部的其他组织损伤范围小得多，所以清创时应考虑必要的伤口延长，以充分暴露深部的情况，尤其应注意是否存在非生理性隐窝。当然同时还需重视尽少破坏局部血供的原则，以及兼顾到固定物的放置。

三、骨折的有效固定

骨折固定的目的已在第四章中论及，而开放骨折的固定则有其特殊的要求。

（一）开放性骨折固定的目的

1. 消除骨折端对皮肤的威胁 移位的骨折端穿破皮肤而形成开放性骨折，当复位后，骨折端仍存在原始的移位趋势。必须采取有效的固定措施，消除其对皮肤的自内而外的威胁。

2. 减少污染扩散的机会 不稳定的骨折端在伤口内犹如搅棒，只会增加感染的机会。即使在20世纪60年代初，普遍认为内固定会增加伤口感染，禁忌使用，而且当时抗感染的措施和效果均远不如现代。但从1959—1963年5年间，积水潭医院创伤骨科在55例（74个胫骨干骨折）小腿开放骨折中使用了内固定。其中70%是严重开放性骨折，29%是多发骨折，16%合并有主要血管神经损伤。在74个骨折中，89%有严重移位，51%属粉碎型。这组病例中共4例感染，占5.4%。而其中3例是由于使用了不合要求的内固定，即对短斜形骨折使用螺丝钉固定，继发移位，自内部压迫皮肤造成坏死，继而感染。这说明在充分清创的基础上，使用可靠的内固定不但不会增加感染的机会，反而能更有效地控制感染。近年来，固定对预防感染的重要作用已十分明确。

3. 便于软组织损伤的处理 开放性骨折合并神经、血管、肌肉、肌腱损伤的机会较多,往往需进行修复,甚至需要复杂而精细的操作。而这种技术是难以在不稳定的肢体上完成的。断肢是一种特殊的严重开放骨折,断肢再植是在严格清创,普遍使用内固定稳定骨折端的基础上进行血管吻合的。大量的病例证明:骨折固定是断肢再植成功的一个重要条件。由于断肢再植受到特殊重视,要求高,操作严格,因此,即使手术时间超长,也使用了内固定,但极少发生感染。

4. 便于闭合伤口、消灭创面 直接缝合的伤口,只有在稳定的基床上才能获得良好的愈合。需要植皮的创面也不可能在不稳定的肢体上完成。至于暂时包扎,留待迟延一期或二期闭合的伤口或创面,需要进行密切观察并交换敷料。骨折有了可靠的固定,才能使上述操作较为稳妥方便,也不致因处理而使骨折重新移位。

5. 为晚期处理打下基础 开放性骨折一旦发生感染或遗留骨髓炎、骨折不愈合或骨不连,如果在早期处理时使用了可靠的固定,例如内固定或骨外固定,则在晚期即使出现了复杂的后遗症,但骨折维持了正常的长度和对线,肢体稳定,甚至保存了一定的关节功能,后期再行植骨或其他处理要容易得多,而且仍有可能获得较满意的结果。

开放性骨折固定的五点特殊目的与骨折固定的四项基本目的并无矛盾,而仅仅是层次上的差别。开放性骨折必须首先满足其五项特殊目的,而无需过分强调全面满足四项基本目的。因此,在临床上按照这一标准所进行的固定,作者统称之为有效固定,以区别于坚强固定。为尽少增加原有的创伤,为不致因过多的组织暴露反而增加感染的机会,选择有效固定而不是坚强固定是必要的。

(二) 内固定

以往,反对在开放骨折中使用内固定的主要理由是:在开放骨折行内固定,会由于广泛剥离以及内固定物本身的异物性刺激,而增加感染的机会,甚至可能造成骨髓炎。

Gristinna 和 Costerton 认为在污染的伤口内放置金属物,易使细菌形成生物膜,不利于抗生素以及自体抵抗力对之起作用,从而形成慢性感染。

作者的体验是:在手术条件逐渐改善、清创技术日益提高,以及在合理使用抗生素的条件下,上述危险很少发生。

按照尽少增加原创伤,保护局部血运,采用有效固定的原则,可选用的内固定方法如下:

1. 简单内固定辅以有限的石膏夹板 交叉克氏针(如肱骨髁部骨折)辅以短期的后石膏托;垂直于骨干纵轴的螺钉(非折块间加压)辅以石膏夹板或支具(图 9-7);松质骨加压螺钉加压固定均为简单而有效的

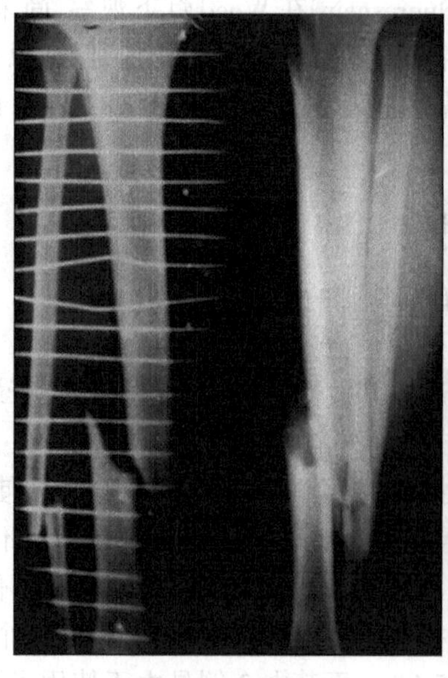

原始骨折移位情况
皮肤仅 1cm 之哆开伤口

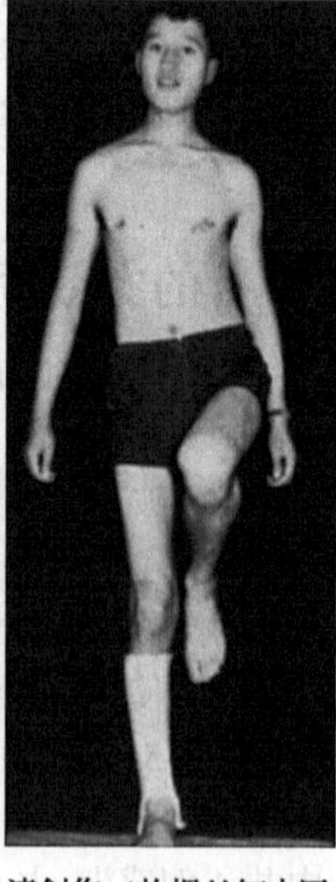

清创伤,1枚螺丝钉内固定 3 个月后骨折临床愈合,患肢在石膏夹板保护下负重情况

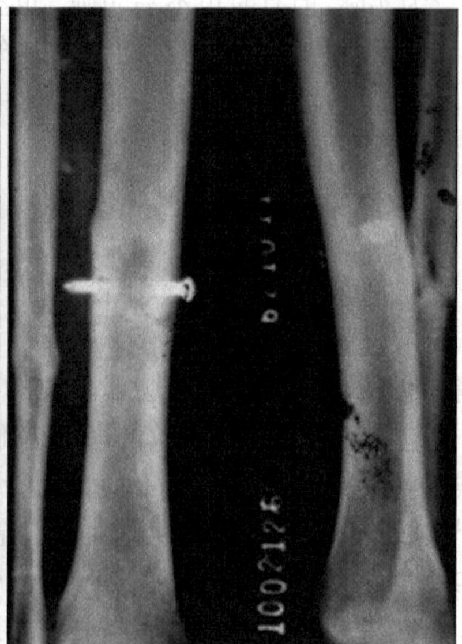

6 个月后骨折坚固愈合

图 9-7 胫骨螺旋形开放性骨折行螺丝钉及石膏局部夹板固定

固定,不会增加原创伤。当然这些方法只适用于骨折较简单的类型,如斜形、螺旋形骨折等。

2. 钢板固定 有些开放性骨折,如A3、B4型,往往大部分骨膜已剥离(见图9-1,4),仅需向另段略加延长,即可放置钢板,即使使用DCP也未尝不可。它同样符合上述原则,固定效果更可靠,术后无需外固定,对软组织修复也更加方便(图9-8~10)。应注意必须以健康的软组织覆盖在钢板之上。

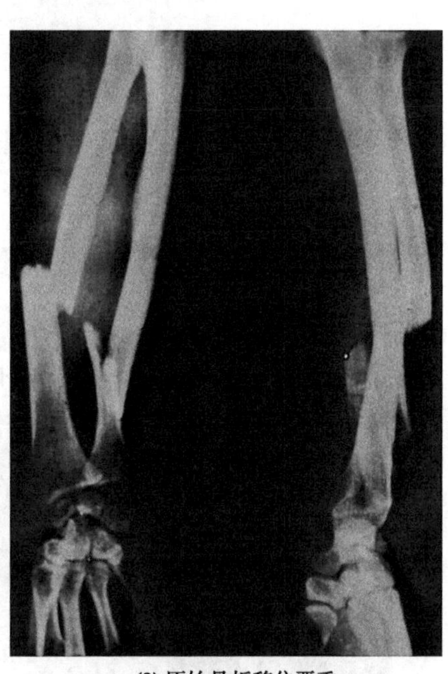

(2) 原始骨折移位严重

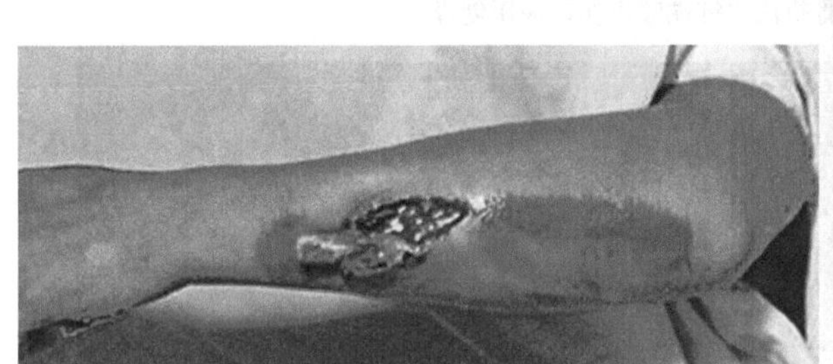

(1) 机器压伤,皮肤碾挫,尺骨骨折端外露

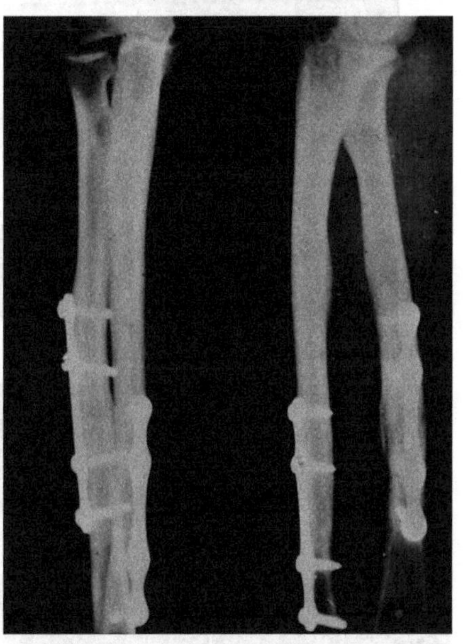

(4) 1年后骨折愈合情况

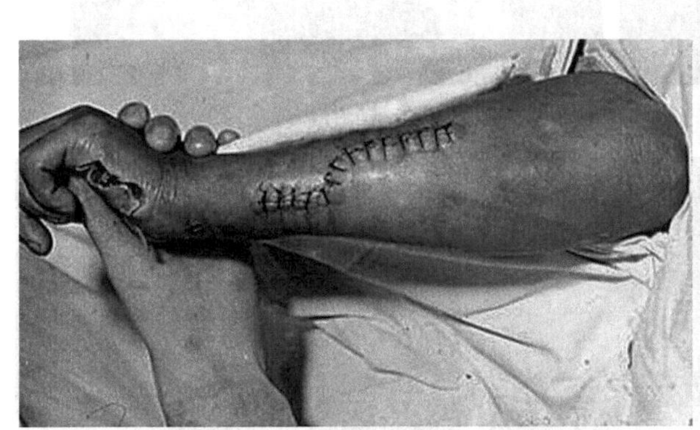

(3) 皮肤清创,延长伤口,骨折钢板内固定伤口直接缝合,术后无外固定

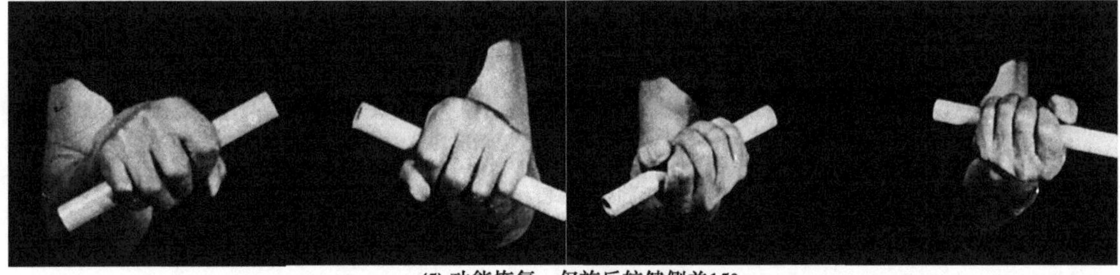

(5) 功能恢复,仅旋后较健侧差15°

图9-8 前臂开放骨折,清创后骨折钢板内固定,伤口直接缝合

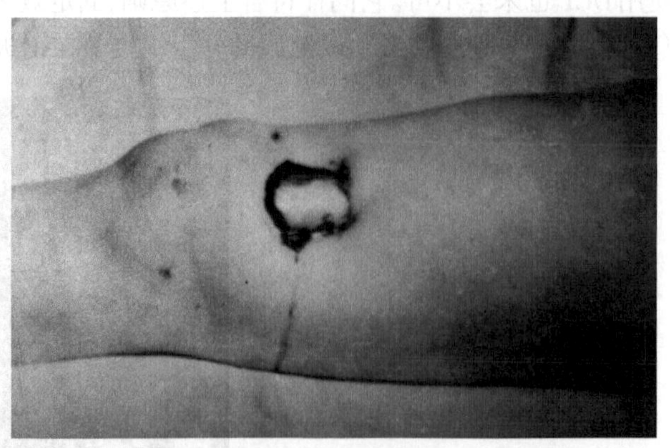

(1) 股骨干上骨折段之钝端哆出伤口嵌压创缘

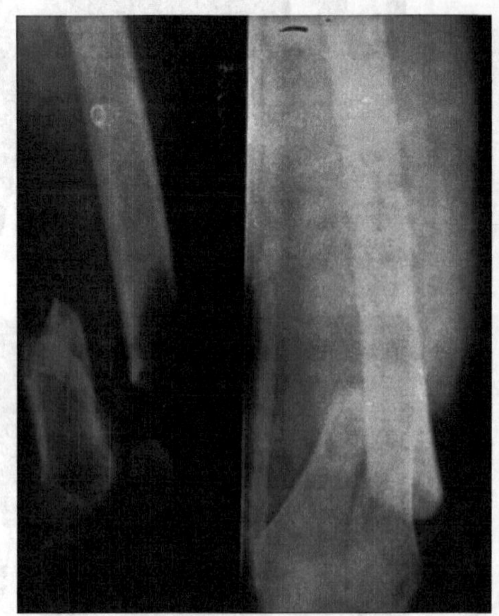

(2) 原始骨折移位情况

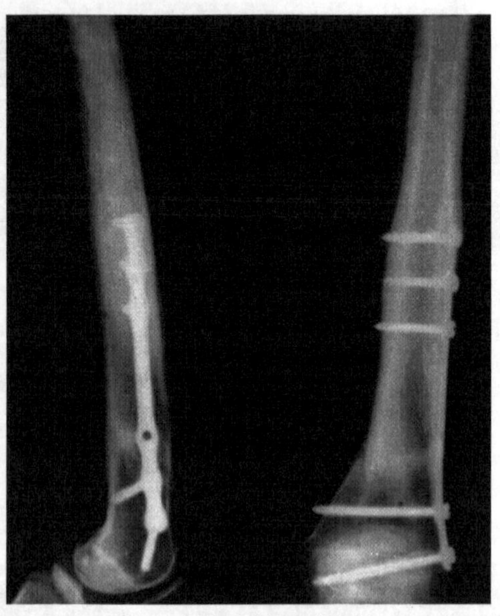

(3) 14 个月后骨折愈合情况

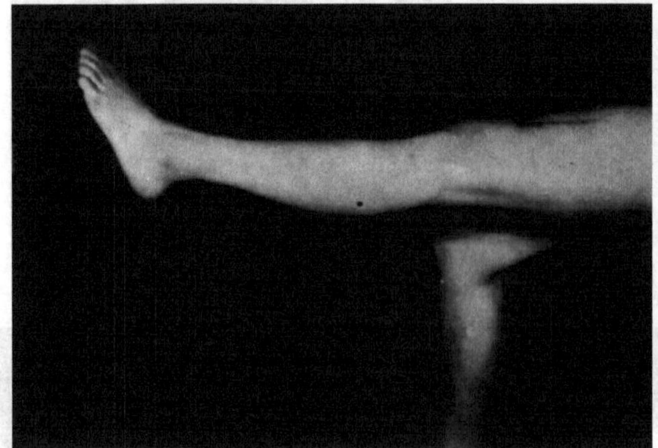

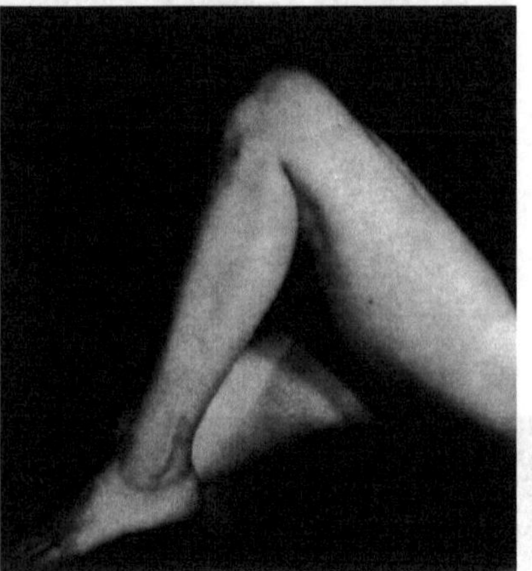

(4) 膝关节功能恢复情况

图 9-9 股骨干开放骨折及股骨髁间骨折，骨折有效固定，皮肤伤口清创后直接缝合

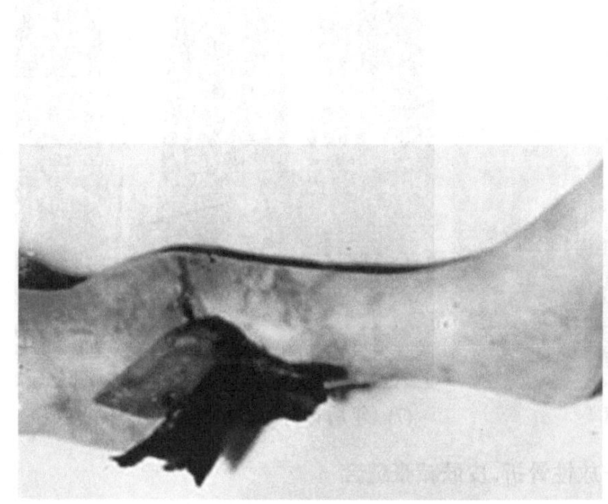

(1) 开放伤口情况，碎布嵌夹于骨折端内

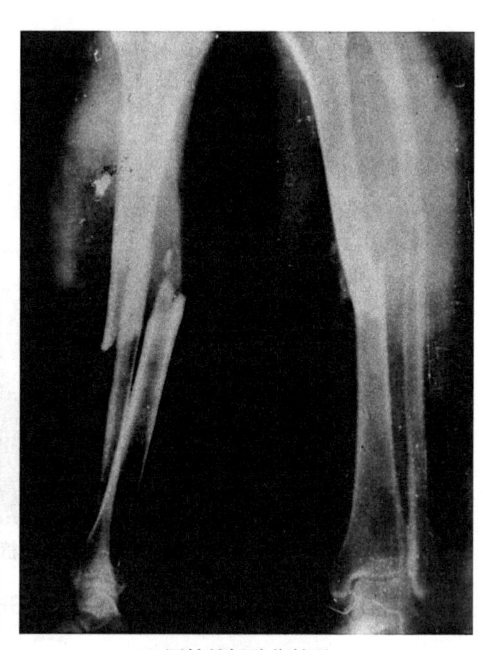

(2) 原始骨折移位情况

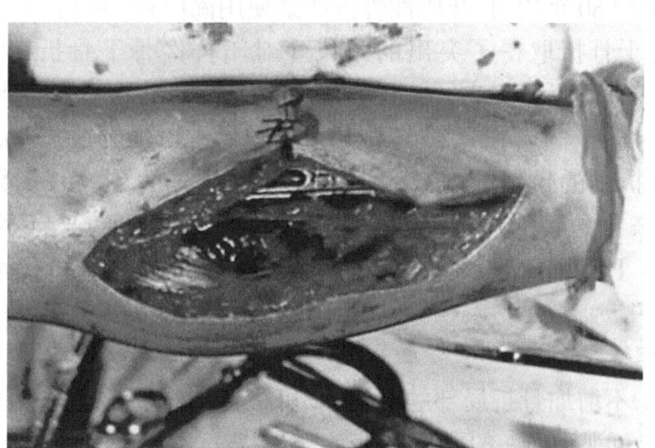

(3) 伤口清创，骨折内固定后，遗留之创面

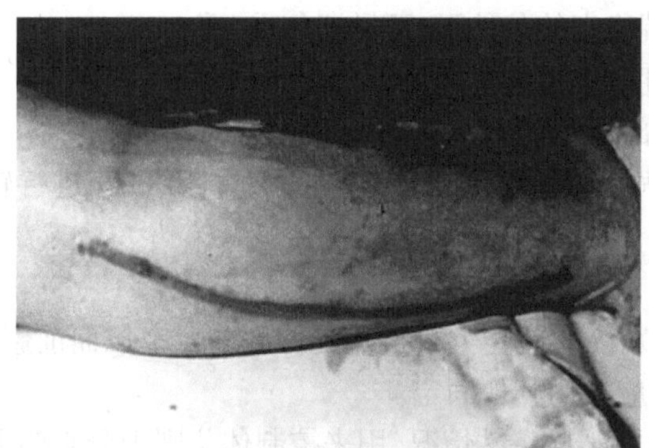

(4) 在创面之后侧作平行之减张伤口

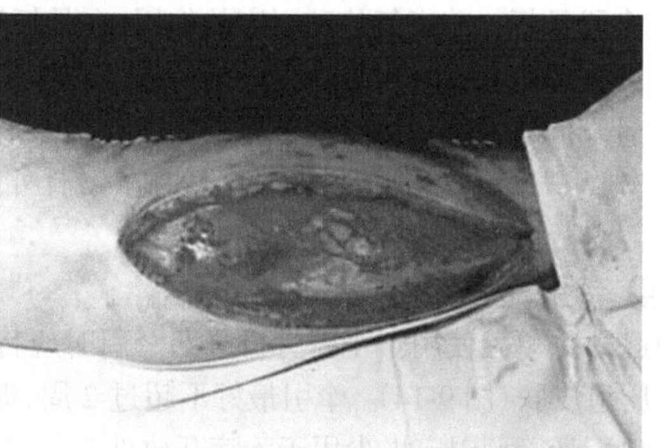

(5) 减张皮瓣向前游离，
原伤口缝合，后侧遗留之创面

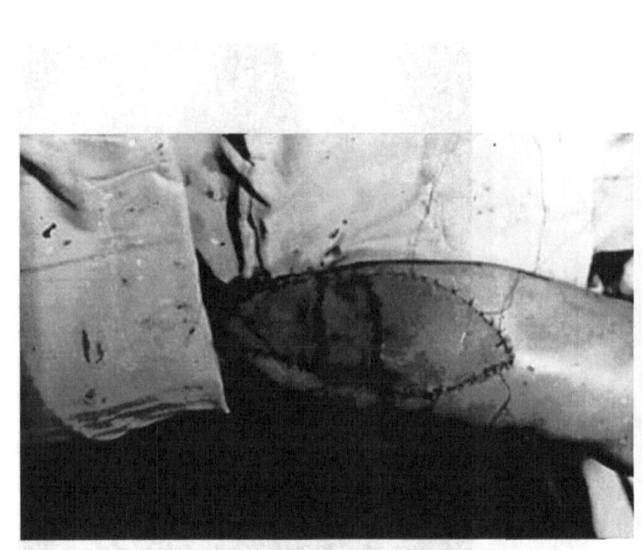
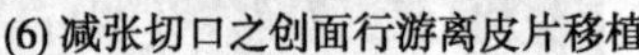
(6) 减张切口之创面行游离皮片移植

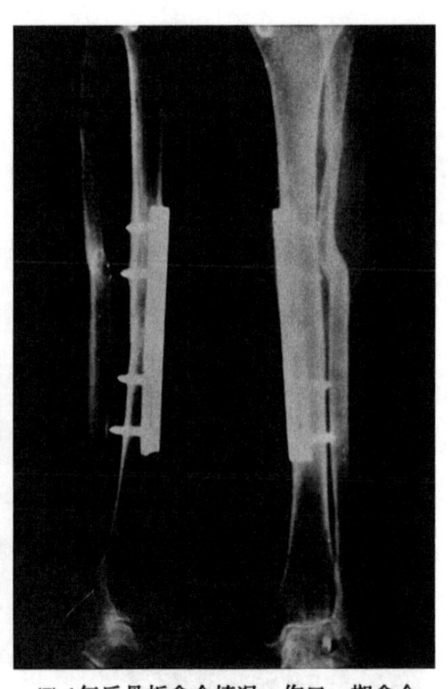
(7) 1年后骨折愈合情况，伤口一期愈合

图 9-10　小腿开放性骨折，皮肤减张缝合

3. 髓内钉固定　20世纪80年代前，开放性骨折严禁使用髓内钉。此后，尤其在带锁髓内钉推广以来，髓内钉用于治疗开放性骨干骨折取得了突出的效果。对闭合性骨干骨折，主张扩髓。而对开放性者则意见不一。Klein 等(1990)以及 Schemitsch 等(1994)进行的动物实验证明：不扩髓的髓内钉穿钉，髓腔血运破坏仅及30%，而扩髓者血运破坏则高达70%。Wiss 和 Stetson(1995)认为对绝大多数开放性胫骨骨折，使用不扩髓的带锁髓内钉固定可以获得优异的疗效。多数人认为使用髓内钉最大的好处是保护骨折局部来自骨膜的血运，通过锁钉可以控制住较复杂、不稳定的骨折。对胫骨开放性骨折，只能用于 Gustilo Ⅰ型、Ⅱ型及Ⅲ A 型，而且不应扩髓。尺骨骨折仍可用三角形髓内钉固定(图 9-19(7))。

(三) 骨外固定器固定

其最主要的优点是：①不增加骨折局部的创伤；②可维持肢体的长度；③在其他固定方法均难以奏效的情况下，骨外固定器固定可视为唯一的可行手段。

一般多应用于治疗 Gustilo Ⅲ型或就诊较晚的Ⅱ型骨折。

1. 多段骨折　兼有复位和固定的作用，在骨折端稳定的条件下，可早期负重(图 9-11)。

2. 严重粉碎骨折　可维持良好的对线及肢体长度，但不能早期负重(图 9-12)。

3. 骨端间有缺损　可维持肢体的长度并在缺损部植骨(图 9-13)。

4. 软组织广泛损伤　骨折也常为粉碎性，骨外固定器往往是唯一的选择。固定后便于进行软组织的处理。

(四) 牵引、石膏制动

现已很少单独使用。小腿骨折早期牵引时应特别注意防止上骨折端受伸膝装置牵拉而前翘，自内而外再度压迫皮肤(图 9-14)。牵引最好不超过2周，即应改用其他固定。

单独石膏管型固定极少用于治疗开放性骨折。但在某些特殊情况，用来控制体位则十分必要(图 9-15)。此外，在后期以石膏夹板保护下练习关节活动乃至负重，也大有裨益(图 9-7)。

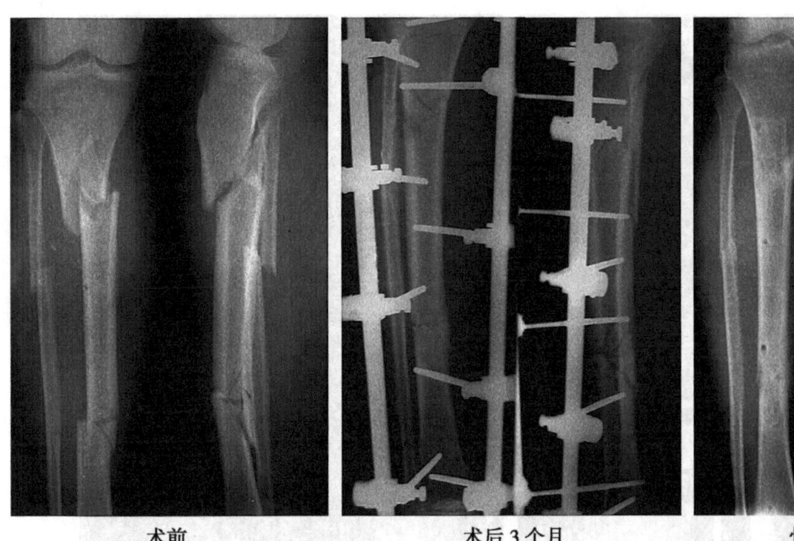

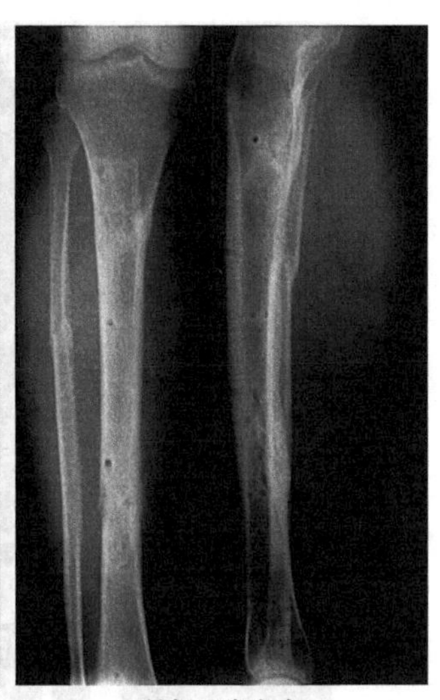

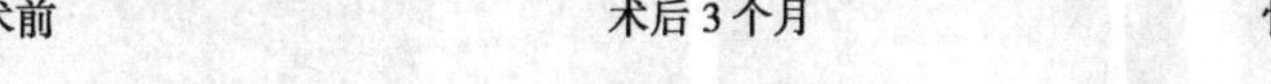

图 9-11 胫骨严重开放性多节段骨折，经骨外固定器复位固定

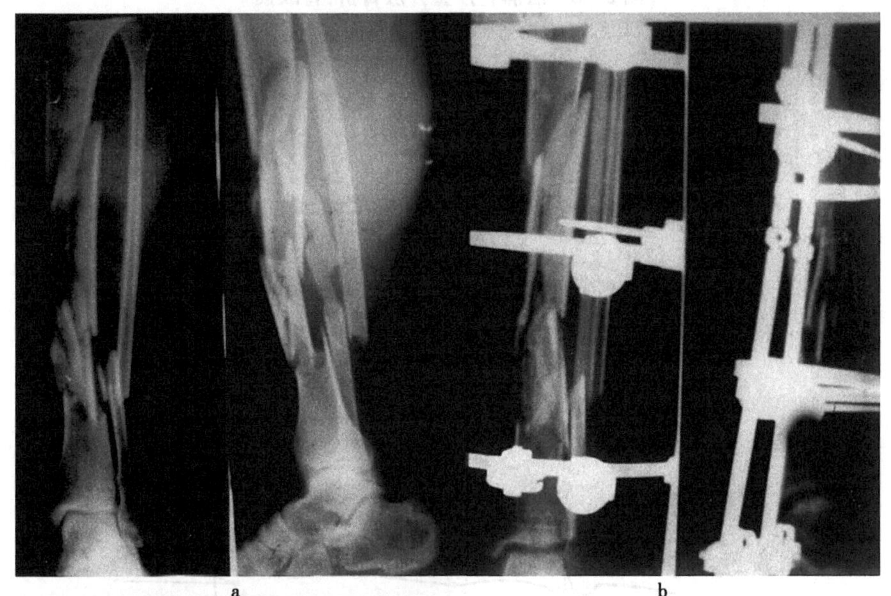

c

图 9-12 胫腓骨严重开放性骨折骨外固定器固定

a. 术前X线片；b. 骨外固定器固定后；c. 骨折愈合，去除固定器

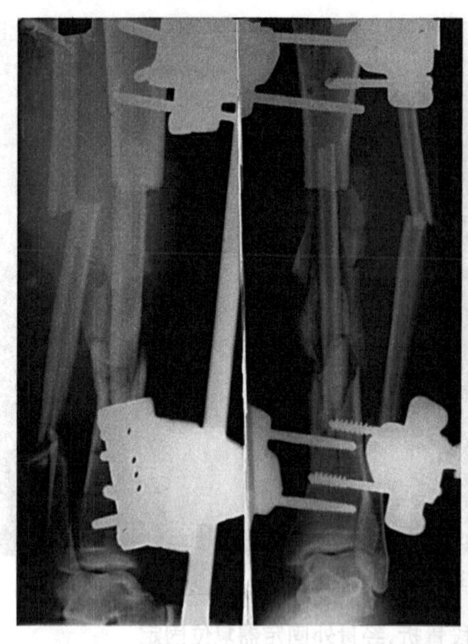
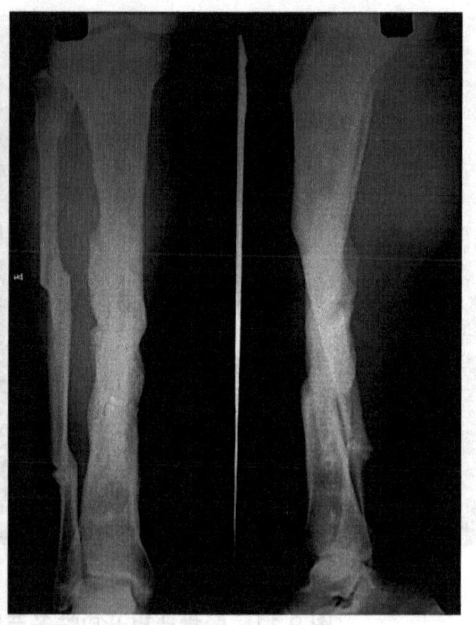

图 9-13 胫腓骨严重开放骨折，骨缺损

行对侧游离腓骨移植，髂骨片贴附植骨，骨外固定器固定。伤口一期愈合，并获骨愈合

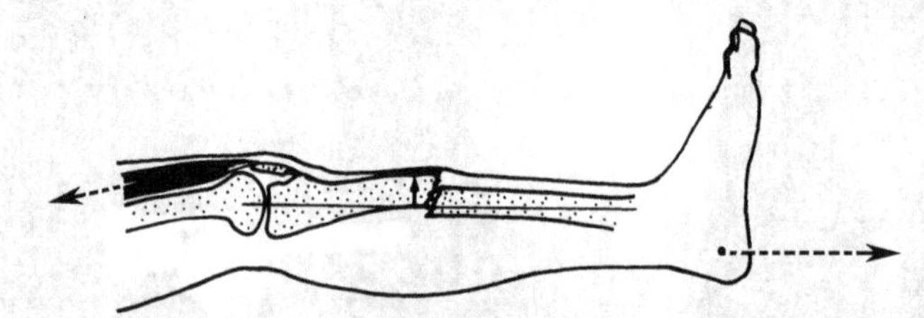

跟骨牵引时，上骨折端因股四头肌的牵拉，有向前自内而外压迫皮肤的危险

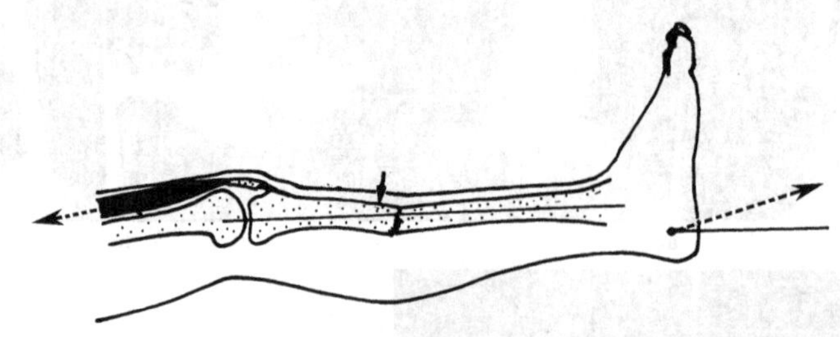

向斜上方牵引，小腿呈轻度后屈位，骨折局部压迫皮肤的危险可缓解

图 9-14 以跟骨牵引治疗小腿开放骨折时，为避免上骨折端向前压迫皮肤，需将小腿暂时置于后屈位

四、闭合伤口、消灭创面

(一) 一期闭合伤口的时限

除少数情况外，彻底清创后必须采取有效的措施闭合伤口或消灭创面，也只有保证伤口达到一期愈合，才能视为真正有效的措施。当然局部损伤的严重程度和清创是否充分，是伤口能否得到一期愈合的基础；但处理伤口的时机以及闭合伤口的方法是否得当显然也有密切关系。

以往认为开放性损伤闭合伤口的时限是 6 小时，随着外科技术的提高和抗生素的应用，时限已大为延长，而且各地经验也不一致。这说明清创闭合伤口的时限只能是相对的，不可能一概而论。应该把受伤现场的条件、伤口范围、深度、污染的程度、骨折损伤的严重程度、移位情况、肢体血运等和就诊时间、手术条

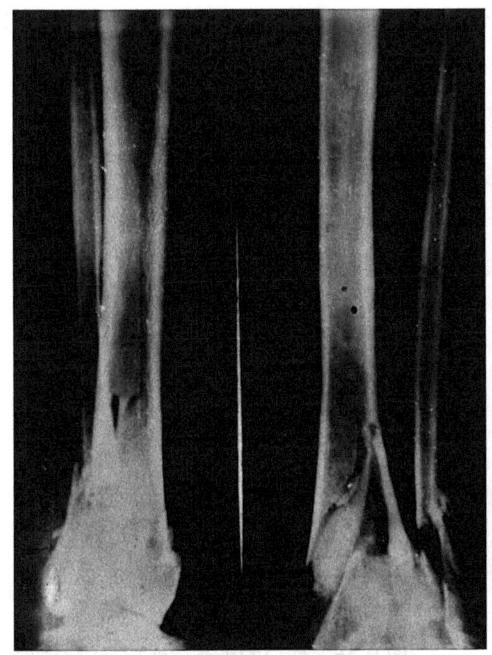
1. 原始骨折移位，骨折近端自内压迫皮肤

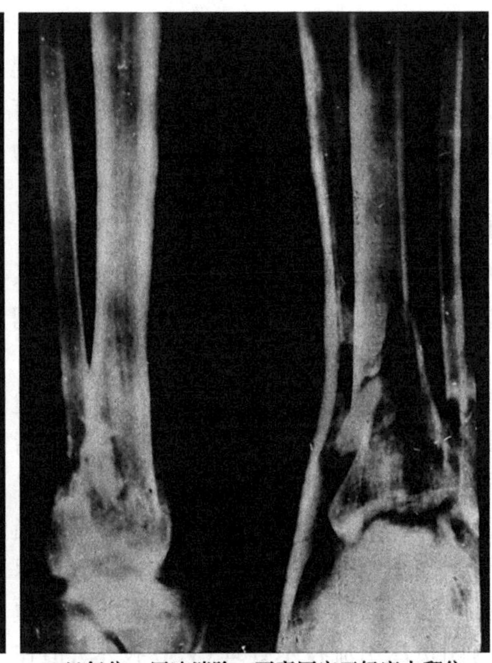
2. 经复位，压迫消除，石膏固定于轻度内翻位

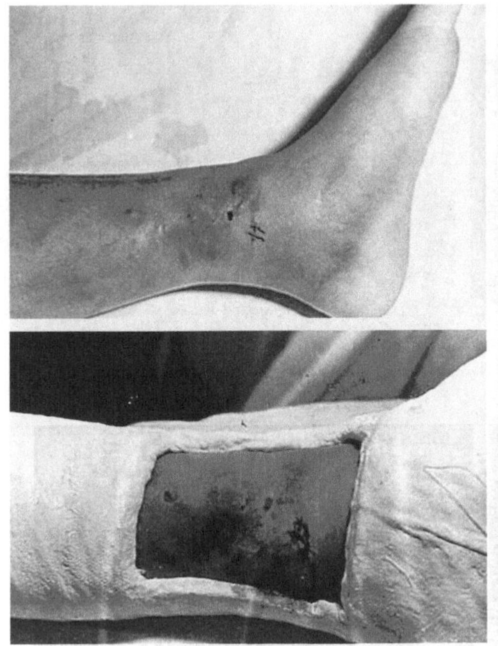
3. 伤口约 1cm，清创后缝合，但局部皮肤因挫灭而呈暗紫，石膏固定，局部开窗观察

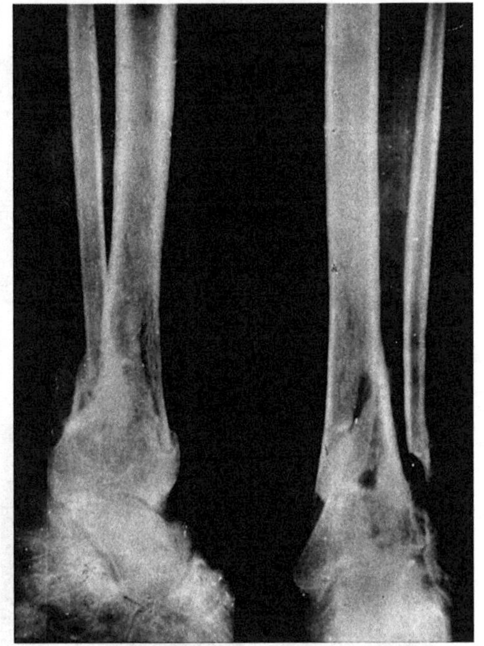
4. 伤口一期愈合，局部皮肤未发生坏死，骨折于伤后5个月骨性愈合

图 9-15　在石膏固定中，观察伤口局部皮肤变化

件以及当时的气温条件等作一综合分析和估计。当然，处理的时间愈早，感染的机会就相对地少些；而处理时间愈晚，则愈应就各方面的条件予以更慎重的考虑，在清创上更加严格要求，在闭合伤口的措施上更应妥善可靠。许多医院既有在 3 小时以内清创闭合伤口失败的教训，也有超过 30 小时后的严重开放性骨折处理成功的经验。而在断肢再植这种特殊的严重开放损伤处理成功病例中，全国各地超过 12 小时以上者已非少见。因为这类损伤在处理上往往更为慎重，更为精细，更为严格。当然，已有明显感染的伤口，即使清创后一般也不应予以闭合。

为探查神经、血管、肌腱，或为固定骨折端而又无法经原伤口进行探查者，可以根据需要和条件延长或另作切口，但必须先进行局部的充分清创。如果伤口周围邻近皮肤无明显的碾挫，可以在伤口梭形切除后的两端纵向延长(图 9-16),尽量避免与伤口交叉另作切口,以防局部皮肤坏死。如果伤口周围邻近皮肤血运欠佳,则绝不可经此区域作切口,而应另从较为健康,而又能达到目的的地方进入。在做切口时,如有必要应兼顾到原伤口的缝合。例如,切口可同时作为减张的目的,使原伤口得以直接缝合。

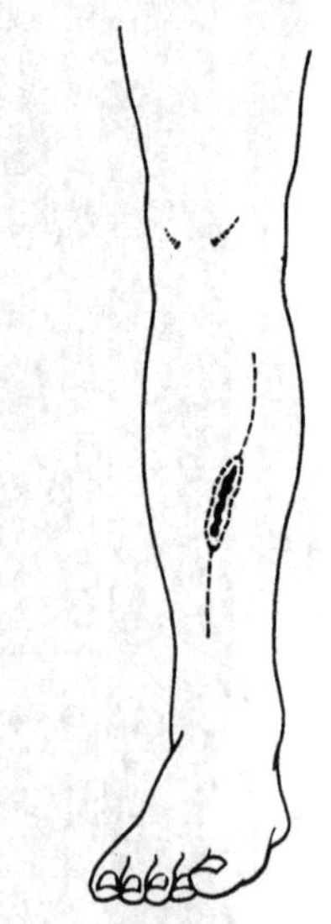

图 9-16　伤口的延长　伤口行梭形切除后可向两端纵行延长

(二) 需重视的几项原则问题

闭合伤口,消灭创面的方法将在后面章节中系统介绍。现对一些特别需要引起注意的原则问题阐述如下。

1. 骨折端及内固定物必须有健康的软组织覆盖　这是最根本的要求。严重开放性骨折在清创后常有大面积的皮肤缺损。而骨折端也恰在此区域,暴露于外(图 9-10,17)。不可在此处勉强直接缝合(当然也往往不可能),也不能在骨面上植皮。如行延迟闭合或二期闭合,可以在一期清创后,以消毒敷料覆盖,或予以封闭负压引流技术处理(VSD 技术),但在数日后闭合时仍必须以健康软组织覆盖骨面。

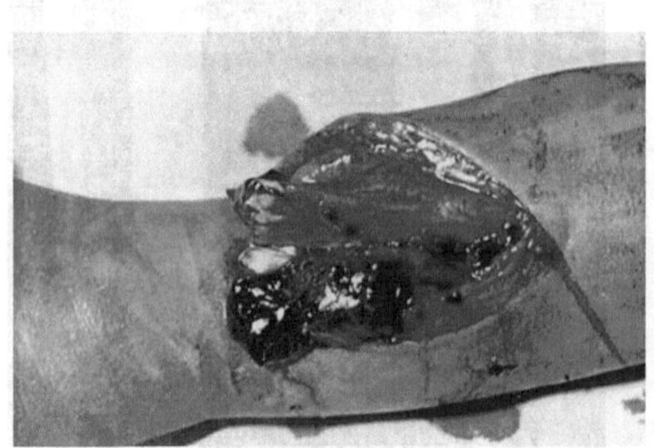

(1) 小腿严重开放骨折,伤口呈 L 形,胫骨外露长约 15cm

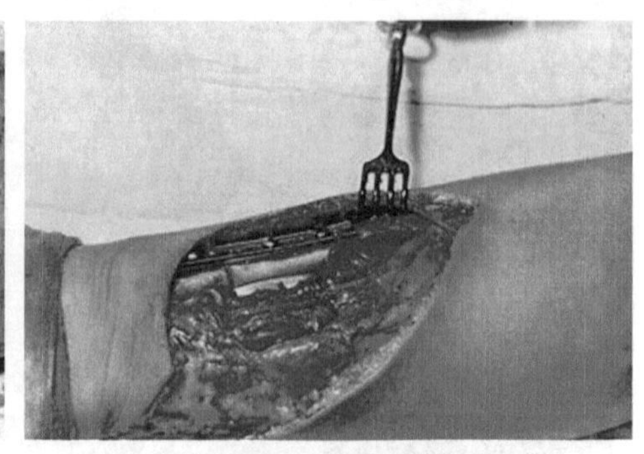

(3) 清创后,缺损创面骨折内固定,骨折部及内固定外露

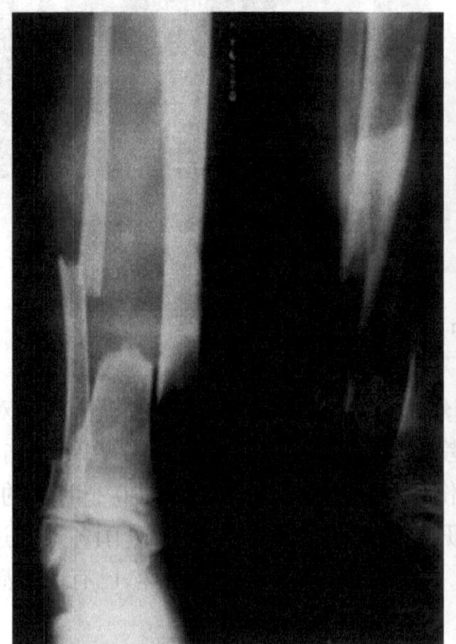

(2) 原始骨折移位严重

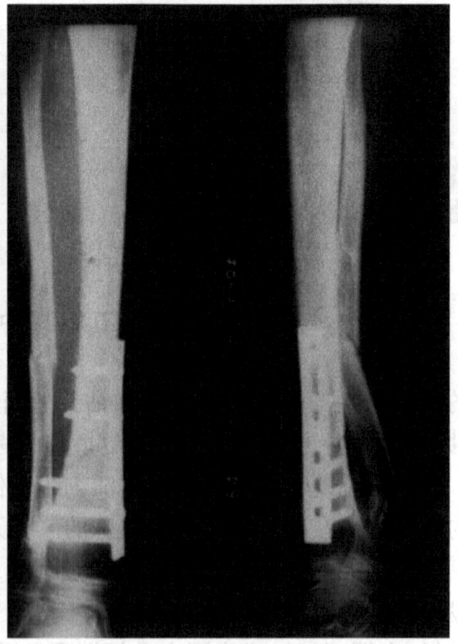

(4) 经交腿皮瓣修复,骨折愈合,踝关节活动正常

图 9-17　小腿严重开放骨折,利用内固定及交叉皮瓣治疗

2. 无张力下的直接缝合 不应为了能够直接缝合而在清创时偏于保守。如果在充分清创后确可在无张力的条件下直接缝合当然理想，但需要充分估计到术后肢体肿胀的可能程度。开放伤口在就诊时，除非深部也有严重的碾挫，且就诊较迟，肢体肿胀一般不大明显。一旦缝合后，由于不可避免的较广泛的渗血，而又不能充分自然引流，加以深部肌肉等组织在创伤后的反应，肿胀往往相当严重。医师除在手术清创时注意止血，并在术后采取必要的引流外，对闭合伤口时的张力大小，仍应有足够的估计，不可勉强行事。宁可在急诊处理时，采用必要的时间，更为妥善的手段闭合伤口或消灭创面，而绝不可因图一时的省事，留下无穷的后患。

在上肢以及大腿的开放伤口，直接缝合的机会较小腿、踝及足部为多(图 9-8,9)。而且小腿及其以下的伤口即使在手术时有可能直接缝合，术后也必须十分警惕，严密观察其可能出现的肿胀、皮肤坏死等问题。

如缝合可能张力较大时，可在伤缘进行一定范围的皮下剥离松解；必要时应作相应的减张切口，在原伤口直接缝合，而在减张切口处植皮(图 9-18, 9-10)。

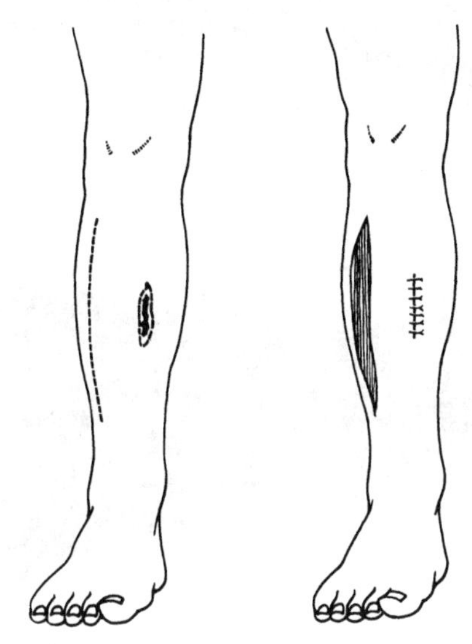
图 9-18 皮肤减张缝合

3. 剥脱皮肤的再利用 剥脱或脱套伤的皮肤在原位缝回，很易引起坏死。可以利用鼓式取皮机将其切取成断层皮片，再游离移植于原创面(图 9-19)。但必须肯定该皮肤无明显的碾挫，否则植皮将会失败。因机器卷压、车轮碾轧等原因致伤者尤应慎重。

4. 小腿局部皮瓣转移应留有余地 在小腿开放性骨折清创后遗留的创面不能直接缝合时，医生常乐于以局部皮瓣转移来消灭创面，而失败者并不少见。其原因不外乎：①周径小，尤其在小腿中下 1/3 处，皮下缺乏良好的软组织基床；②转移的皮瓣本身在创伤时已受到影响，转移后更加重了其血供的不足；③对创面估计过低，而对皮瓣转移后可以覆盖的能力估计过高；④对皮瓣血供考虑不周，方向不合理。

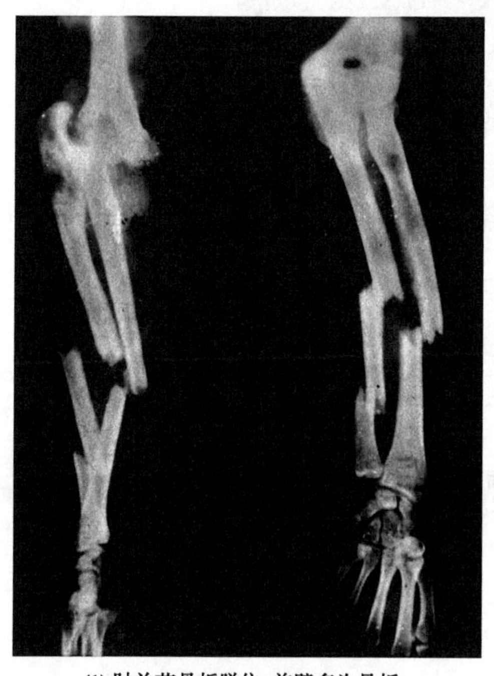
(1) 肘关节骨折脱位，前臂多为骨折

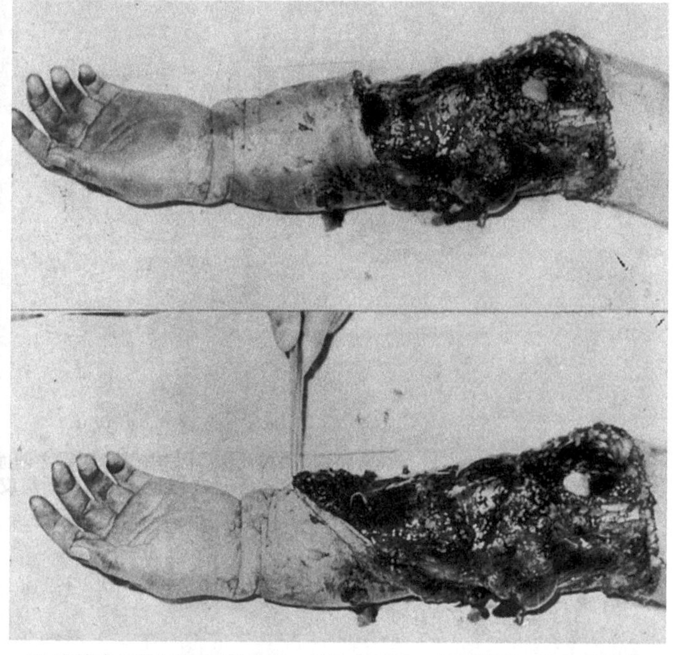
(2) 皮肤自肘部至腕部脱套伤，肘关节及尺、桡骨外露，肱动脉栓塞，正中神经挫伤

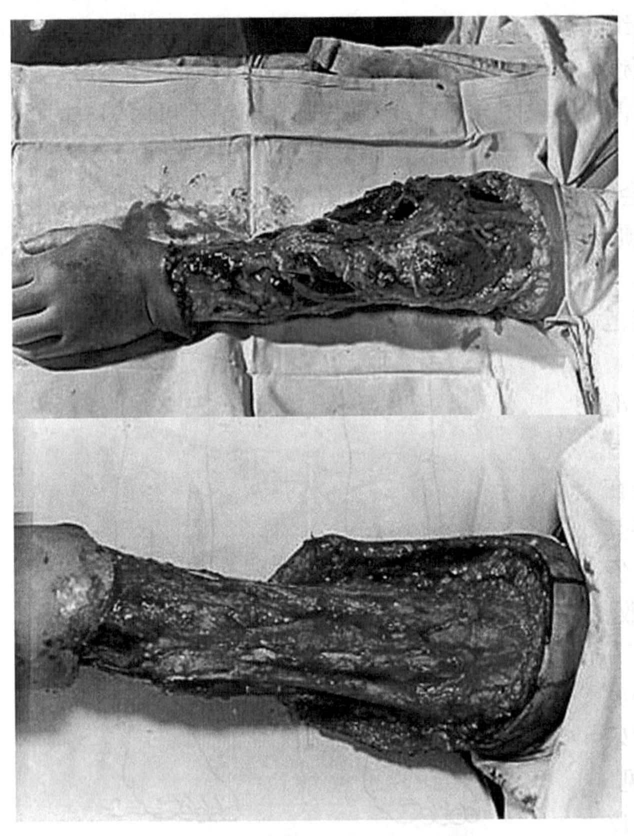

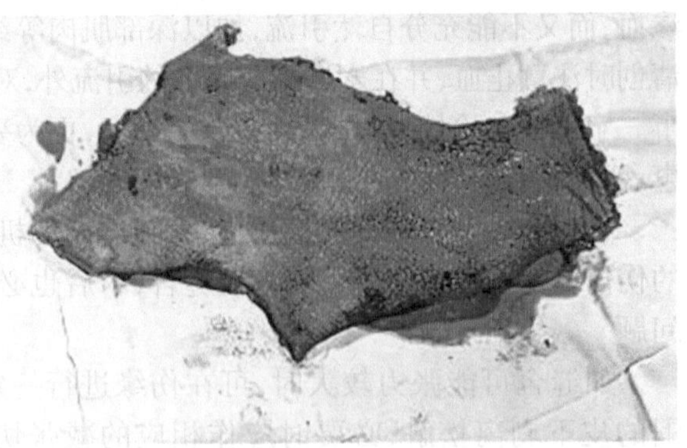

(4) 切下的剥脱皮肤

(3) 为无血运之剥脱皮肤切除后面情况

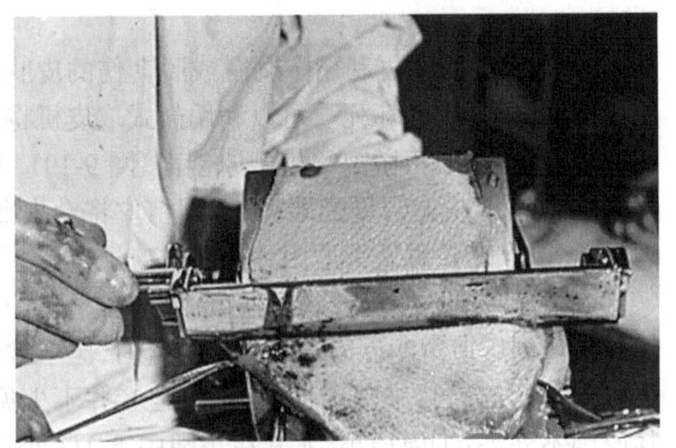

(5) 反贴于取皮鼓上，切取成断层皮片

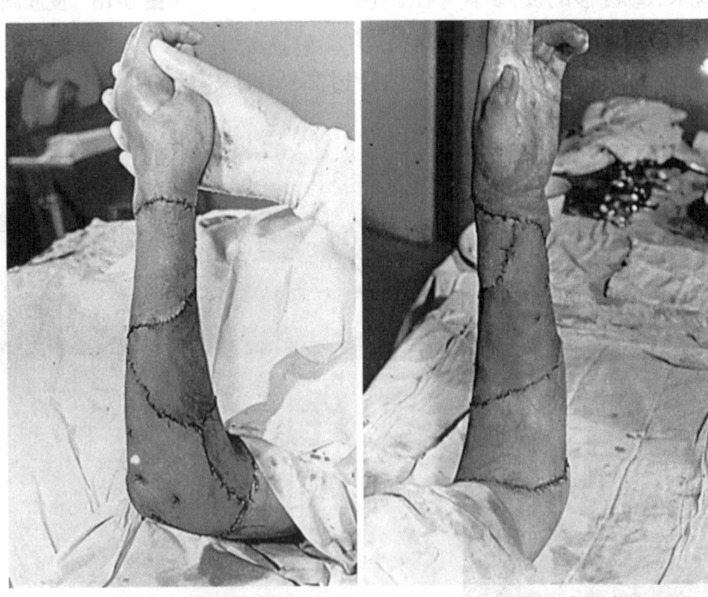

(6) 将取下的断层皮片移植于清创后之创面上（骨折已内固定），
不足之创面从大腿取断层皮片移植

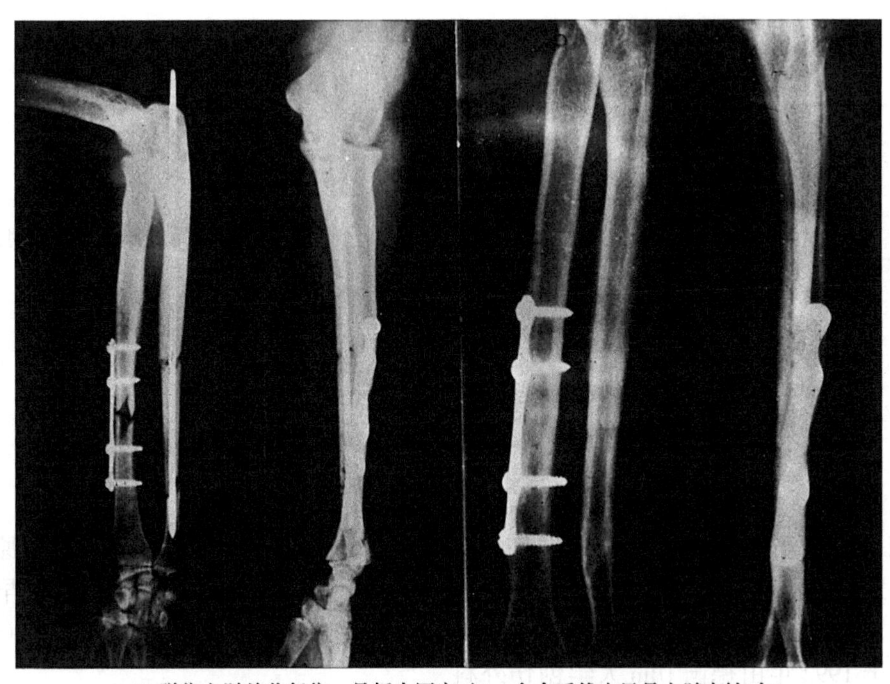

(7) 脱位之肘关节复位，骨折内固定(左)，愈合后拔去尺骨之髓内针(右)，最终功能恢复。肘关节伸屈20°~135°，前臂旋前40°，旋后50°

图 9-19 机械卷压造成严重前臂及肘部开放骨折皮肤脱套，经清创、内固定、游离植皮治愈

有鉴于此，在小腿部进行皮瓣转移，必须宽打窄用，留有充分余地。从图 9-20 之病例可以看出：遗留的创面和转移的皮瓣面积很不相当，但绝非杀鸡用牛刀。

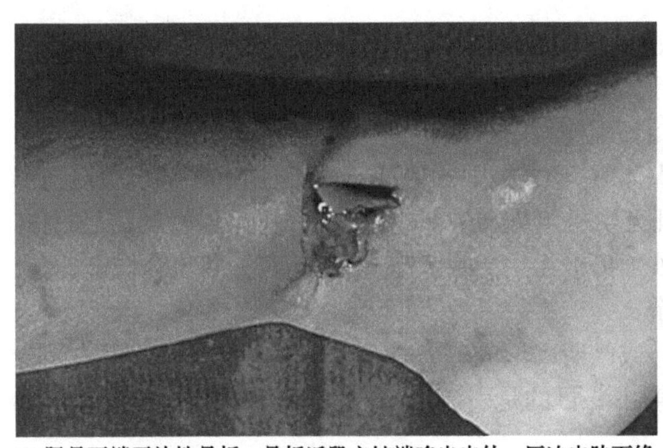

(1) 胫骨下端开放性骨折，骨折近段之钝端哆出皮外，压迫皮肤下缘

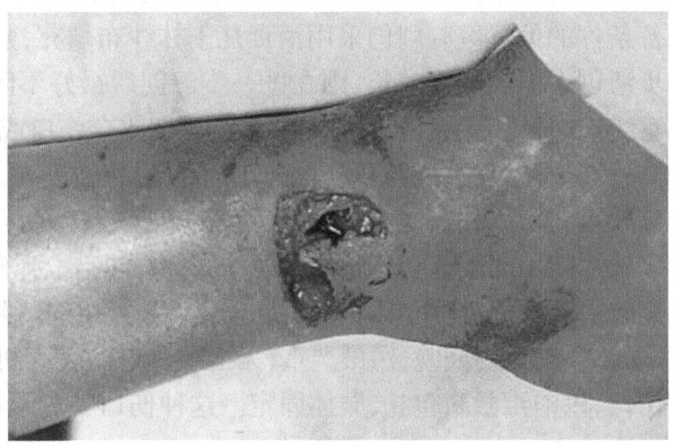

(2) 清创后将骨折复位，局部皮肤缺损，中间之皮肤无血运，后也切除

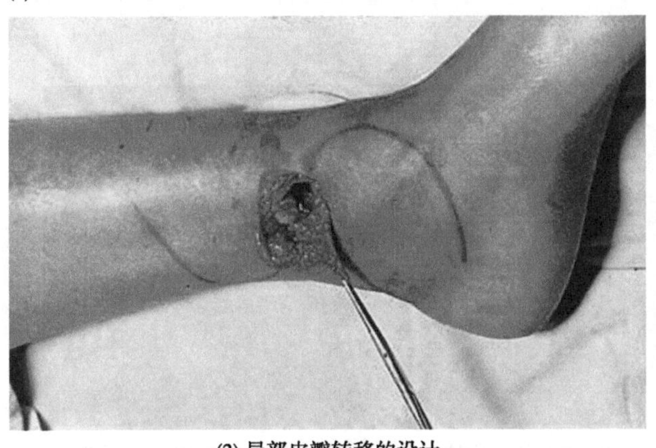

(3) 局部皮瓣转移的设计

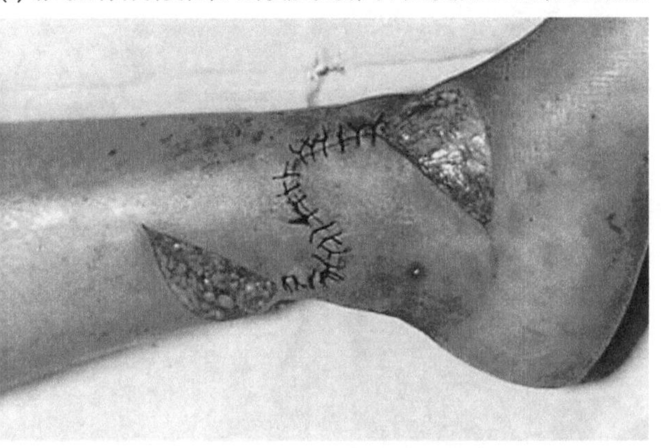

(4) 局部皮瓣转移后，骨折外露部分已被覆盖

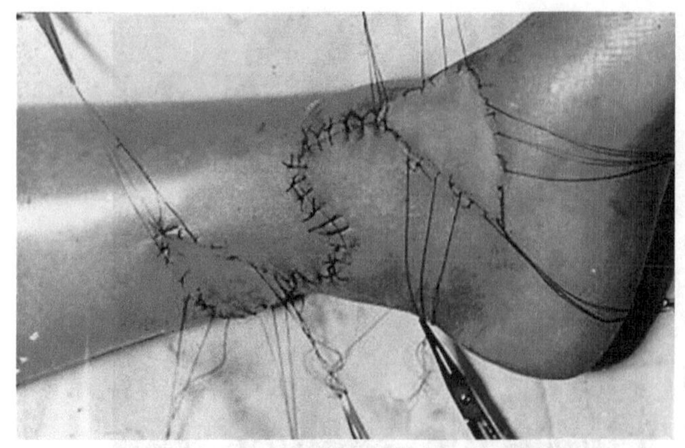

(5) 两端之三角区皮肤缺损用游离皮片移植覆盖

图 9-20 利用局部皮瓣转移消灭创面

5. 延期闭合伤口，消灭创面 尽管争取伤口一期愈合是治疗开放骨折的一项重要原则，但仍有若干情况不容许达到这一要求。有些软组织缺损明显，污染严重，清创难以彻底的伤口，早期勉强闭合，结果适得其反。对此，采用 VSD 技术治疗，延期闭合伤口更合适。负压封闭引流技术（vacuum sealing drainage，VSD）于 1992 年由德国 Ulm 大学创伤外科 Fleischman 博士首创，目前广泛用于创伤骨科，尤其是对无法一期闭合创面的污染严重、缺损或感染患者，极为有用，国内也早已引进该技术及相关产品（图 9-21）。

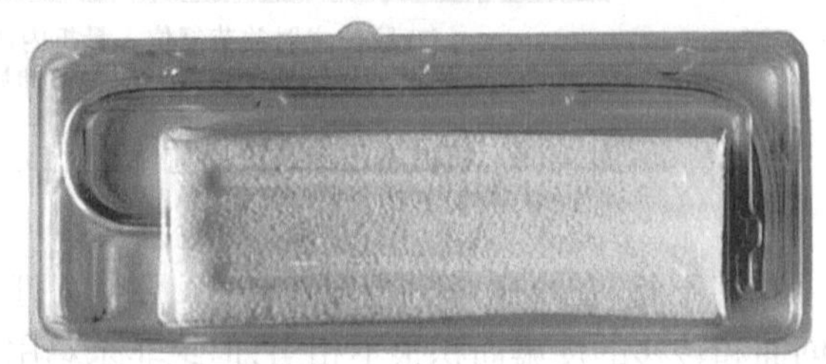

图 9-21 VSD 材料外观

(1) 当患者全身情况不允许对局部进行过多的处理时，可根据情况，局部只作清创、止血，甚至只能作创口的简单冲洗，然后应用 VSD 技术处理，在不具备条件的偏远医院则仍采用消毒凡士林纱布填充，敷料包扎，肢体固定。待全身情况好转后，应立即进一步清创。但如间隔较长，则在进一步清创后最好不闭合伤口，可更换 VSD 材料，或仍以消毒敷料包扎，观察 3~ 5 日，如无感染时，则可着手行延期闭合伤口或消灭创面（图 9-22）。

(2) 火器伤造成的开放骨折，由于投射物在进入人体时，形成极强的侧冲力，以至创道深部组织损伤十分严重，且易带入异物，坏死和感染的机会较多，而且无生机组织和健康组织之间的分界线，约需经过 3~ 5 天才能用肉眼鉴别。此外，有些投射物，如猎枪弹砂则根本无法清除干净，因此不宜一期闭合伤口，而应充分引流，以待坏死组织液化引出，或将坏死组织清除。

(3) 就诊时间晚，污染严重，无把握获得彻底清创，或已明确形成感染时，也应该尽可能清创，但不闭合伤口，以消毒敷料包扎，肢体固定。这种伤口处理早期主要目的是引流，VSD 技术非常适合这类患者。如

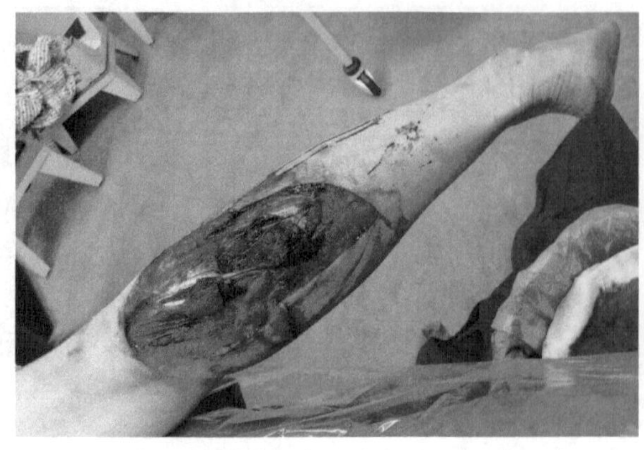

A. 右小腿开放伤，皮肤缺损，创面污染重

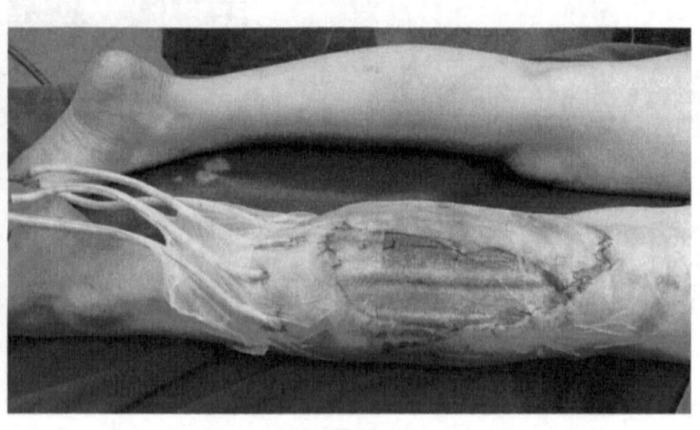

B. 进行第一次清创缝合，缺损创面采用 VSD 技术处理

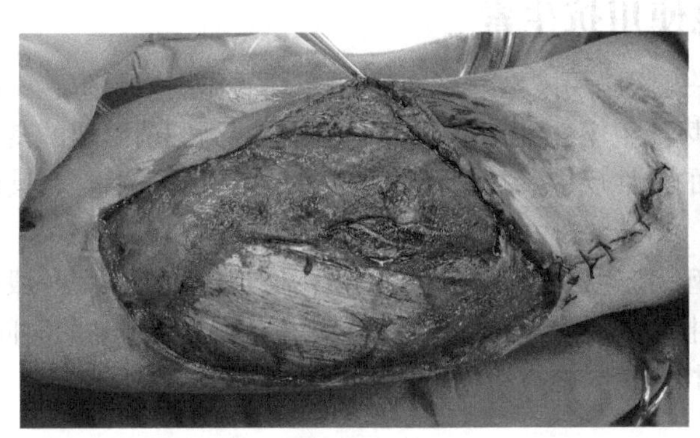

C. 术后第 4 天，部分原位缝合的皮肤坏死，进行第 2 次清创

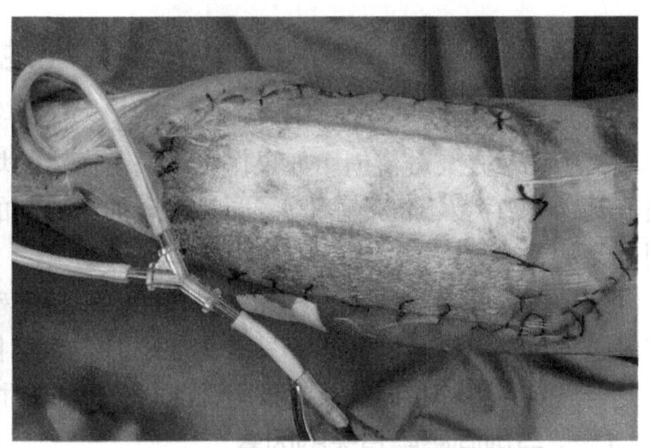

D. 第 2 次清创后仍采用 VSD 技术治疗

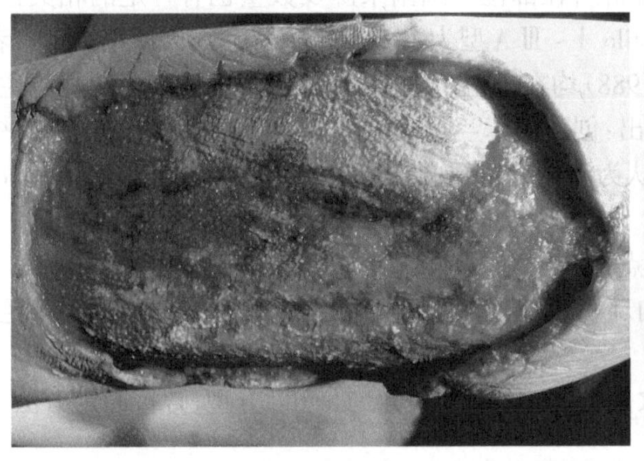

E. 术后第 8 天，去掉负压吸引海绵后，可见肉芽生长明显，呈细颗粒状

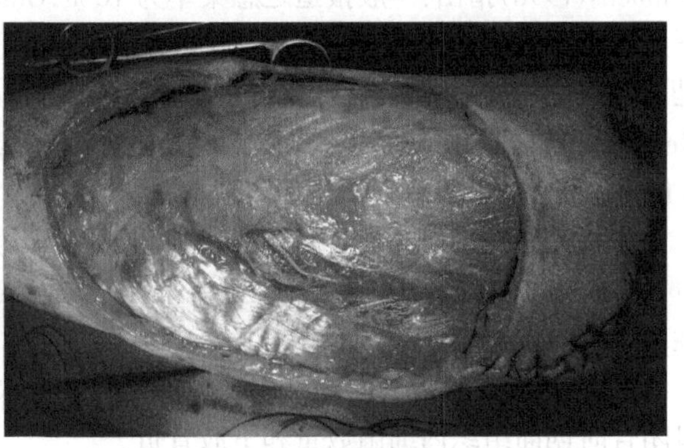

F. 再次清理创面，刮除肉芽，使创面有新鲜渗血

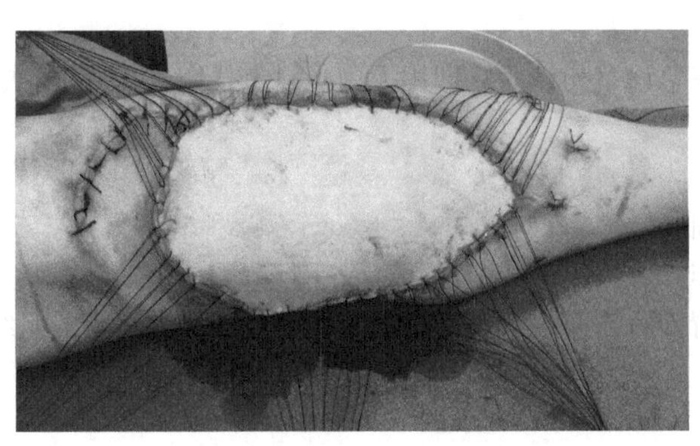

G. 取下腹部游离皮片，进行植皮，覆盖创面

图 9-22　右小腿开放伤，皮肤缺损，采用 VSD 技术治疗

果以消毒敷料包扎，敷料不宜填塞过紧，包扎也要注意松紧适当，以免影响引流及血液循环。以后的处理则应视其是否感染以及感染的深浅程度而定。

(4) 肢体血运障碍，需在术后观察其转归者，或在创面过大，暂时无法完全覆盖者，也应先以消毒敷料包扎。

上述各种情况可延期直接缝合伤口的只是少数，多数往往需要做游离皮片移植、肌瓣转移后植皮，或皮瓣移植。发生坏死或有轻度感染者则应二期进一步清创，以利新鲜肉芽组织生长。

五、合理地使用抗生素

对开放骨折的患者，使用抗生素以预防感染有一定的作用。但并不能起决定性的作用。预防感染的根本措施仍然是充分清创。如果伤口内缺乏血运的坏死组织、淤血块未经清除，则会成为细菌繁殖的良好培养基，异物存留不仅是感染源，同时也会加重局部的炎性反应。在这种情况下，即使应用了抗生素，其作用也无从到达局部。

细菌侵入伤口后，经过一定的适应时间，开始繁殖，产生毒素，使局部组织由污染转化为感染。一般约需经过 6 ~8 小时，但最迅速者只需 3~4 小时。尽早投以抗生素可以延长伤口从污染发展为感染的时间。因此，当患者就诊时，即应及时投药，同时积极争取时间，及早施行清创术。

(一) 与创面感染有关的因素

许多学者根据其各自的地域、环境、条件对与创面发生感染密切相关的因素进行过多元素的分析。其中最明显因素是：骨折类型、骨折固定的方法和骨折所在部位。细菌来源及数量也有一定的相关性。Behmens(1998)指出：一般报道之感染率为 16%，Gustilo Ⅰ~Ⅲ A 型为 12%，均为第 1~ 5 天使用抗生素者。下肢感染率 3 倍于上肢者。Daniel(1983)、Merritt(1988)均在进行了细菌学调查后，确认细菌的来源主要是从院内，多为革兰阴性菌。Gustilo 在 1984 年也指出：创面的革兰阴性菌在 20 年内从 24% 上升到 77%。Merritt 和 Breidenbach(1995)先后报道其研究结果，认为清创后组织中细菌数量如超过 105CFU/ 克(colony of forming unit)，创面感染率显著增高。

积水潭医院的研究报告(1998)中强调了以下几点：

1. 开放性骨折创面细菌污染主要来源于医院内环境，细菌多为革兰阴性菌。建议尽早应用对革兰阴性菌敏感的抗生素。

2. 与开放性骨折创面感染相关的主要因素依次是：严重全身合并伤、Gustilo 分型、骨折固定方法、伤口闭合时创面组织内细菌数量和下肢骨折。

3. Gustilo Ⅲ A 型开放性骨折中，伤口闭合前组织内细菌数如超过 104CFU/ 克，则具有显著增高的创面感染率。

4. 减少开放性骨折创面细菌污染的措施

(1) 尽可能减少暴露开放性骨折创面的时间。在急诊室初诊后立即用无菌敷料包扎伤口，不宜多次打开敷料检查伤口。

(2) 尽早进行手术，缩短受伤至手术的时间。

(3) 接触创面的所有物品应定期消毒，或为无菌制品。

(4) 清创术及骨折内固定术过程中严格无菌操作。

同济大学协和医院的研究(1998)也特别提出：清创后创面组织再污染的来源是创面已被污染的组织，和接触创面的所有物品。究其原因为：

(1) 清创顺序混乱而造成遗漏或重复清创。

(2) 参加手术人员步调不一致，助手尚在清创，术者已在修复。

(3) 物品摆放混乱，在修复阶段误用已污染的物品。

(二) 抗生素的应用

抗生素的应用当从急诊就诊时即开始。前已论及，创面污染的主要菌种为革兰阴性杆菌，国内外调查研究结果大致相同。因此，强调尽早使用对革兰阴性杆菌敏感的抗生素。也有人主张应用广谱抗生素。

与此同时，在急诊室、清创前、清创后的细菌涂片、培养及敏感试验仍应按步完成，可以作为最初用药的参照，以便补充或更换。

清创时所用的冲洗液可加抗生素，每 1L 冲洗液中加入杆菌肽 50 000U 及多黏菌素 5 000 000U 行脉冲式冲洗。

闭合创口前，可放置抗生素缓释剂，如庆大霉素明胶微珠，每粒直径 3mm，重 20g，含庆大霉素 4000U。

一般放置 10~40 粒。其载体可在 15 天后逐渐降解。

六、开放骨折感染的早期处理

(一) 开放骨折形成感染的主观因素

患者全身情况、局部组织损伤的程度及范围以及伤口污染的严重程度(侵入细菌的种类、数量、毒素等)是污染伤口能否发展成为感染的客观因素,这些因素在患者就诊时即已存在。而就诊后的处理是否得当,则足以影响这些客观因素的作用。处理上的不足或不当是开放骨折形成感染的主观因素,常见的一些主观因素有以下几种,应引起足够重视:

1. 急救转运过程中的延误或处理不当　某些不必要的时间拖延或辗转运送,以致失去了早期清创闭合伤口的时机。凡是有条件进行处理的医疗单位,务必争取时间及早治疗,而确无条件者则应毫不拖延地及时转送。

转送的医疗单位只应做急救处理,除全身情况外,局部只作必要的止血、包扎和固定,切忌多余的伤口缝合。缝合未经彻底清创的伤口不仅大大增加了感染机会,也使进行终极治疗的医师无从对伤情作出判断,难以决定进一步的处理方针。

2. 急诊处理时止血、清创不彻底　未细致止血和清创而闭合了伤口,术后形成血肿,无生机的组织坏死,加上异物的存留,为细菌的繁殖提供了有利的条件。

一些不可能一期彻底清创的伤口,如严重的火器伤缝合了伤口,也将产生同样的影响。

3. 对皮肤损伤的错误判断　对已有严重挫灭,将发生坏死的皮肤判断错误,切除不足,进行了缝合,尤其在较大张力下缝合,术后逐渐坏死,引起继发感染。

4. 骨折端缺乏有效的固定　自内而外的开放骨折,骨端缺乏有效的固定,仍存在原始移位的趋势,术后自内而外压迫皮肤,造成皮肤坏死,而引起继发感染。

上述两类由于皮肤坏死后继发感染者,其临床表现较缓和,往往在术后一周内全身症状渐平稳而后又趋加重(如体温再度上升),局部表现也逐步明显。因此,容易因早期的平复而被忽略,尤其在有石膏等外固定的情况下,由于检视伤口的困难,更不易被发现。

5. 使用了不适当的外固定　使用小夹板局部固定,伤口部位放置压力垫而致皮肤坏死(开放骨折在伤口愈合前局部不应使用压力垫),以避免继发感染。过紧的局部小夹板或石膏管型,更加重了已肿胀的肢体的循环障碍,局部组织缺氧,为感染的发展提供了条件。或者先造成局部组织(皮肤、肌肉等)坏死,继发感染。严重的甚至发生肢体坏死。

(二) 感染的及早发现和及时处理

无论何种原因引起的感染,其严重的程度、影响范围的大小除与全身和局部的条件、急诊处理的好坏密切相关外,与术后发现问题的早晚也有很大关系。因此,术后的密切观察十分重要,一旦发现有可疑感染或皮肤坏死的趋势,应立即采取必要的措施。特别是因皮肤坏死而继发感染者,如能及时发现,切除坏死组织,植皮或延期闭合伤口,则完全可能防止感染的发生,或控制在表浅部位。

表浅感染的局部表现比较容易觉察,而深度感染有时则难以判断,除体温及血象异常以及局部疼痛较严重外,局部皮肤并不一定表现有炎性浸润,可以不存在红热,但却经常有明显的水肿。无感染者,一般在伤后 3~4 日开始肢体肿胀逐渐消退,而有深部感染者则多持续肿胀,甚至日益严重。因此,有包扎或有外固定的肢体,其外露肢端的肿胀变化常可作为观测损伤深部情况的参考标志。此外,被动运动手指或足趾所引起的牵扯痛,也可作为检查前臂或小腿深部感染的一项参考体征,但应注意与肌肉的缺血性坏死相鉴别。

已行内固定的开放骨折一旦发生感染,可能表现有所不同,行髓内针固定者,感染可进入髓腔,并顺髓内针向两端引流。由于髓内针本身在髓腔内成为自然的引流器,因此,在髓内针穿入部位的皮下,可以成为最早表现出其感染所在,值得注意。行螺丝钉或钢板螺丝钉内固定者,感染除可以通过骨折线进入髓腔外,还可以通过螺丝钉进入,但却很少引起髓腔的广泛感染。从 X 线片可以看到沿螺丝钉周围的骨质有吸收,钉松动。由于此种 X 线片上的征象呈现较迟,因此对早期诊断帮助不大。

局部未放置引流装置，术后发现有皮下或深部血肿者，应以粗针头吸除，必要时切开引流。吸出液或引流液及时送涂片检查及细菌培养，以排除感染。当然，引流血肿实际上也是为了消除这一可能演变为感染的隐患。

（三）开放骨折感染的早期处理

1. 充分引流　充分引流是最重要的治疗，必要时应用VSD技术处理。首先应确定感染的深度、范围，脓肿的部位，再结合患肢的体位来设计引流切口的位置及大小，引流通道必须充分，引流方向尽可能成为

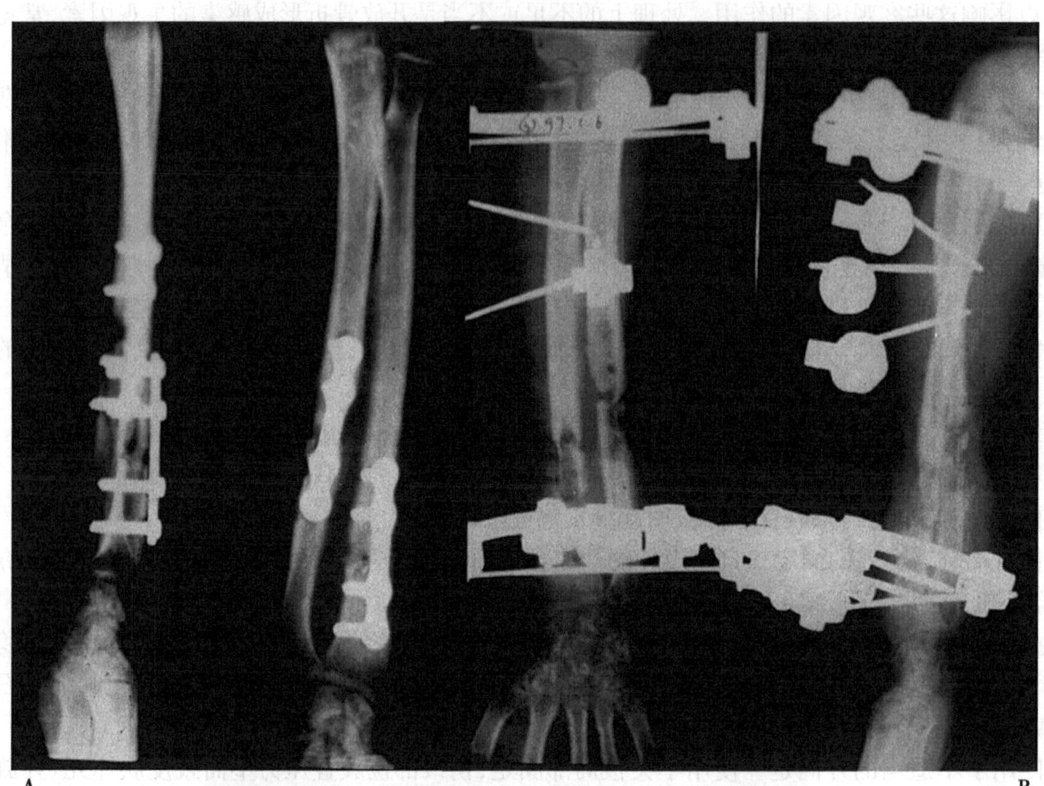

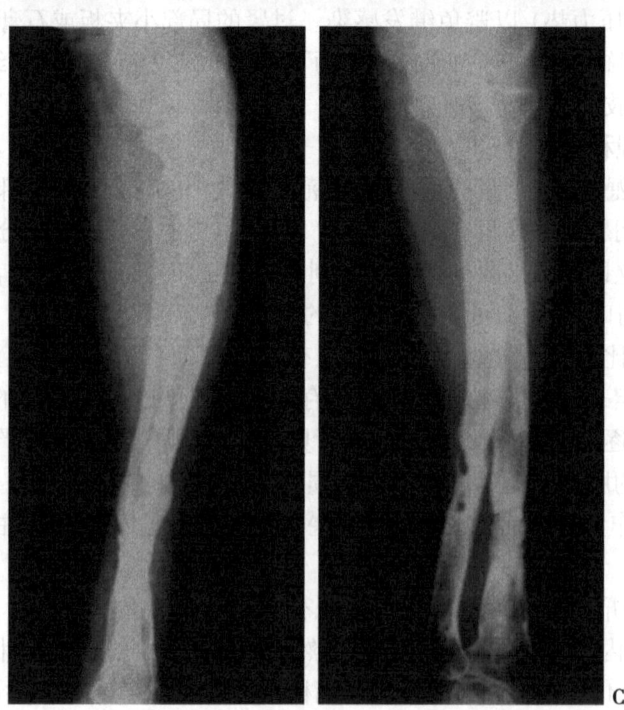

图9-23　骨折感染后更换外固定器后愈合

A. 前臂开放性双骨折，双钢板内固定；B. 感染后更换为外固定器；C. 骨折愈合

直线。对深部则需根据局部解剖,检查有关间隔区的情况。凡是已有感染的筋膜间隔区务必充分敞开,而未能确定是否受到波及的间隔区,则应设法保持其封闭状态。引流时还需注意勿波及邻近部位的重要神经血管。

2. 清除异物 局部存留的异物凡能够直接探查到的均应清除。但不可为清除异物而进行较广泛剥离。在感染区的缝线、游离的小骨片也应清除,但尚有软组织附着的骨块则不应轻易去掉,允许观察。不起作用的内固定物必须取出。

3. 更换固定 能够有效地稳定骨折端的内固定物应该保留。骨端的活动不利于感染的控制,因此,即使在感染的情况下,内固定物将会加重炎性反应,仍需要利用其稳定骨端的有利作用,在骨折愈合后再行取出。但往往内固定物多在不同程度上影响引流,因而不得不予以取出。代之以有效而又较安全的骨外固定器固定(图 9-23)。

4. 局部开放式灌注 在敞开的感染腔内灌注抗菌溶液,兼有局部杀菌及机械冲洗的双重作用。

5. 全身抗生素的使用 如观察感染有扩散的趋势,或全身反应渐明显,则应在全身使用抗生素,必要时取血送细菌培养。一旦全身使用抗生素,则药量必须给足,必要时通过静脉输入。

6. 全身支持治疗 为改善患者的全身情况,增强机体的内在抵抗力,必要时应多次少量输血,纳入适量的维生素及高蛋白。

(付中国)

参考文献

1. 王亦璁.对使用内固定治疗开放骨折的估价.中华外科杂志,1966,4:21-22
2. 王亦璁,雍宜民,刘军.治疗四肢严重开放骨折的经验和教训.中华外科杂志,1983,21:279-283
3. 王亦璁.如何掌握开放骨折的治疗原则.中华骨科杂志,1997,17(7):467-469
4. 孙淑桂,周志道,张洪美,等.矿区细菌学调查与开放骨折感染的防治.中华创伤杂志,1995,11(2):115
5. 张伯松,翟桂华,张亚莲,等.开放性骨折创面细菌数量判断及其意义.中华创伤杂志,1998,14(5):314-316
6. 刘月平,朱通伯,杜靖远,等.开放性骨折清创前后创口细菌学定量分析及其意义.中华创伤杂志,1999,15(2):153-154
7. 许建中,李起鸿,杨柳,等.骨外固定技术治疗复杂骨不连与骨缺损.中华外科杂志,2002,38(2):280-283
8. Gustilo RB.Problem in the management of type Ⅲ(severe) open fracture:a new classification of type Ⅲ open fracture. J Trauma, 1984,24:742
9. Browner BD,Jupiter JB,Levine AM,et al. Skeletal Trauma.2nd ed. Science Press. Harcourt Asia. W.B. Saunders,2001,391-415
10. Marsh DR,Shah S,Elliott J,et al. The Ilizarov method in nonunion,malunion and infection of fracture. J Bone Joint Surg(Br), 1997,79:273-279
11. Bhandari M,Guyatt GH,Swiontkowski MF,et al. Treatment of open fractures of the shaft of the tibia. J Bone Joint Surg(Br), 2001,83:62-68
12. Hutchins CM,Sponseller PD,Sturm P,et al. Open femur fractures in children.J Pediat Orthop,2000,20:183-188
13. Delong WG,Born CT,Wei SY,et al. Aggressive treatment of 119 open fracture wounds. Trauma,1999,46:1049-1054
14. Skaggs DL,Friend L,Alman B,et al. The effect of surgical delay on acute infection following 554 open fractures in children. J Bone Joint Surg(Am),2005,87:8-12
15. Steward DG Jr,Kay RM,Skaggs DL. Open fractures in children:Principles of evaluation and management. J Orthop Trauma, 2005,19:574-577
16. Olson SA,Schemitsch EH. Open fractures of the tibial shaft:an update. Instr Course Lect,2003,52:623-631

10

第十章 火器伤

FRACTURES AND JOINT INJURIES

一、影响和决定伤情的因素……234

（一）投射物的致伤能力……234

（二）组织器官的结构特性……236

二、火器伤的病理特点……237

（一）局部损伤特点……237

（二）远隔脏器损伤……238

三、火器伤的救治原则……239

（一）初期外科处理原则……239

（二）各类组织的清创原则……239

（三）感染伤口的清创原则……240

（四）金属异物的处理原则……240

火器伤（firearm wound）是以火药为动力的投射物（弹丸、弹片、弹珠等）对机体造成的损伤，是战伤中最常见的一种伤类。现代战争中，武器日趋新颖和多样化，如激光武器、微波武器、贫铀武器、燃料空气炸药（FAE）武器等，但在多数情况下，枪、炮、地雷等仍是主要的致伤武器。

一、影响和决定伤情的因素

除衣服、防弹衣、头盔等有关的防护因素外，影响和决定伤情的主要因素有投射物的致伤能力和组织器官的结构特性两个方面。

（一）投射物的致伤能力

投射物的致伤能力取决于三个方面：投射物的动能、稳定性和结构特性。

1. 投射物的动能　投射物本身的动能是决定机体遭受破坏的先决条件。计算投射物动能的公式如下：$E=\frac{1}{2}m\cdot v^2$，式中E代表动能，单位为焦耳（J）；m代表质量，单位为千克（kg）；v为速度，单位为米/秒（m/s）。从中可以看出，投射物的动能主要取决于速度和质量。

(1) 速度（velocity）：动能和投射物速度的平方成正比，因而速度是决定投射物动能大小的关键因素。一般认为，杀伤人体的最低速度为100m/s。低于50m/s的投射物通常只是造成皮肤的挫伤，而不会穿透皮肤。当投射物的速度超过200m/s时，则可造成各种类型的损伤。

投射物的速度可进一步分为初始速度、入口速度（碰击速度）和出口速度（剩余速度）。

初始速度（initial velocity，简称为初速）是指弹头（炮弹、枪弹）离开枪（炮）口瞬间的速度。就破片而言，初速则是炮弹（包括手榴弹、地雷、航弹等爆炸性武器）爆炸后，爆炸能量赋予破片的最大速度。

入口速度（碰击速度，impact velocity）是投射物碰击目标瞬间的速度。显然，在一定距离范围内，初速高，碰击速度就高，碰击动能随之就大，所造成的伤势也就越严重。

出口速度是投射物穿过机体后的瞬间速度，也称剩余速度（residual velocity）。当知道投射物的入口速度和出口速度后，体内消耗的能量就可计算出来。

（2）质量（mass）：投射物的动能与其质量成正比。投射物的速度相同时，质量越大，动能就越大，在介质中克服阻力、保存速度和贯穿组织的能力也就越强，因此造成的损伤也就越严重。反之，质量小的投射物速度衰减快，贯穿能力弱，侵彻组织浅。若提高小质量投射物的能量，就必须提高其速度。当高速小质量投射物穿入人体时，在稠密的组织介质内急剧减速，能量在瞬间骤然传递给周围组织，从而造成严重损伤。由此可以看出，当投射物的能量相同时，质量小的投射物对组织的损伤更为严重。这也正是现代常规武器向着高速、小质量发展的原因之一。

能量固然是决定损伤程度的重要因素，但更为关键的还是投射物传递给组织能量（能量传递）的多少，以及单位时间内传递给了组织多少能量（能量传递率）。试验表明，用1.03g钢珠射击猪的后肢时，速度由407m/s提高到1512m/s，速度增加到原来的3.7倍，能量传递增大到9.2倍，而能量传递率却增大到37.6倍。高速小质量投射物之所以致伤严重，原因就在于此。

2. 投射物的稳定性（stability） 投射物在飞行中的稳定性和它穿入机体时的状态，是影响武器致伤能力的又一个重要因素。弹头在空气中的稳定飞行是通过其自身的高速旋转来实现，而膛线（来福线）又决定着自旋的速度。当弹头击中介质后，章动角（nutation angle，弹头与弹道切线的夹角）增大，一方面使弹头翻转（tumbling）大于90°，另一方面使弹头飞行阻力增大，速度迅速降低。弹头的翻转增强其对组织的切割破坏能力，弹头骤然减速会在短时间将大量能量传递给组织，从而增强了其对组织的破坏能力（表10-1）。

表10-1 弹头翻转与不翻转对损伤程度的影响

弹头	弹头姿态	能量传递（kg·m）	出入口比值	伤腔容积（cm^3）
7.62mm	翻 转	25.0	5.1	16.6
	不翻转	18.9	1.6	11.3
5.56mm	翻 转	64.2	66.4	41.6
	不翻转	25.4	22.4	11

3. 投射物的结构特性

（1）投射物的外形：依常用枪弹的外形可分为两种：一种是尖形弹，其弹道系数（ballistic coefficient，即克服飞行阻力的能力）较大，飞行阻力较小，速度衰减慢，因而射程远，穿透能力强，但在稳定飞行中传递给组织的能量却较少，通常用于步枪和机枪；另一种是钝形弹，飞行阻力大，速度衰减快，射程近，穿透能力差，但传递给组织的能量却较多，多用于手枪。

破片从其形成方式上也可分为两种：一种是自然破片，即炮弹、炸弹、地雷、手榴弹等爆炸性武器在爆炸时所自然形成的破片。一般情况下，这样形成的破片大小不甚一致，形状也不完全相同，边缘多比较锋利，飞行中的阻力较大；另一种是预制破片，即通过在弹体上刻槽，或将一定形状和大小的破片（如钢珠等）预先嵌入弹体，以期爆炸时获得大小和形状比较均匀的破片。

常见破片以三角形、方形、圆柱形和球形者居多。三角形和方形破片速度衰减快，能量传递率高，当穿入肌组织时，常形成入口大、出口小伤道，或者没有出口的盲管伤。这类破片的入口呈不规则破裂，伤道呈浅而宽的倒喇叭状；球形破片的表面光滑，承受的阻力较小，因此速度衰减慢，侵彻组织深，但能量传递率比较低，其入口一般为边缘整齐的圆孔，直径略大于球径，但速度较高时（>1000m/s），入口直径也可以比较大，可为出口的10多倍。圆柱形破片能量传递率和所形成的伤道介于三角形和球形破片之间。

动物实验表明，在相同条件下，三角形破片致伤最重，圆柱形次之，球形的致伤力最轻。但是，当遇到筋膜、骨骼、神经或血管时，球形破片极易拐弯，造成多个脏器损伤。

(2) 弹头的内部结构：从内部结构来看，常用的枪弹主要为铅心弹和钢心弹两种，也有钢铅复合心弹。铅心弹比较软，强度较低，低速情况下（用于手枪）击穿较薄的软组织时，一般不容易变形和破碎，但碰击骨头时也可破碎。高速情况下（用于步枪），铅心弹在侵彻机体过程中极易变形和破碎，把绝大部分能量传递给组织，从而造成严重创伤。钢心弹的强度比较高，在侵彻机体过程中不易变形和破碎，飞行稳定性也好，因此传递给组织的能量比较少，所造成的损伤也就相对较轻（图 10-1）。

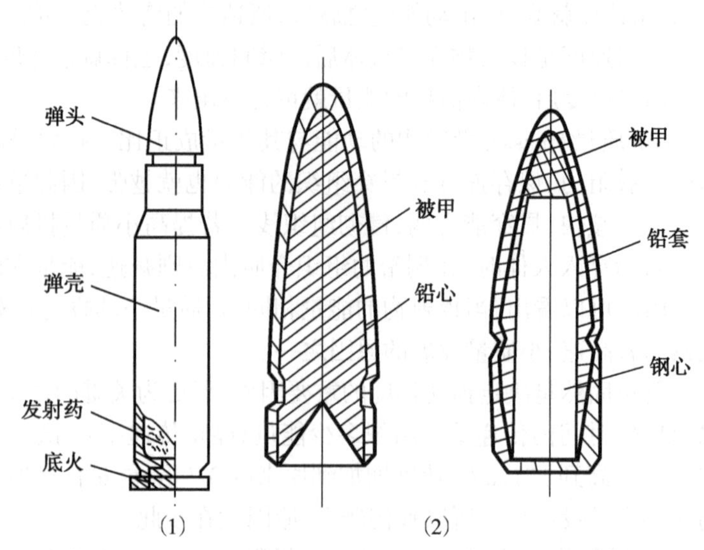

图 10-1 枪弹的结构
(1) 枪弹的组成；(2) 弹头内部结构

(二) 组织器官的结构特性

组织器官的结构特性和火器伤伤情也有着密切联系，其中影响最大的是组织密度（比重），其次是组织含水量和弹性。投射物的致伤效应随着组织密度的增加而增加；组织含水量越多，黏滞性越大，就越容易传递动能，因而损伤范围也就越大；弹性大的组织对能量具有缓冲作用，如不是被直接击中，在一定范围内不会造成明显的结构破坏。

骨组织密度最大，弹性又小，因而损伤最重。皮肤密度仅次于骨骼，但由于具有较强的弹性和韧性，对弹头的能量消耗较多。弹头穿透皮肤所受的阻力比穿透同样厚度肌组织所受的阻力大 40% 左右。肌组织密度大而均匀，含水量多，血管丰富，易于吸收和传递能量，因此当投射物击中后容易造成广泛而严重的损伤。

肝、肾等组织密度虽然和肌组织相似，但质地较脆，弹性较小，故被击中时常出现放射状碎裂。与肌组织相比，肝、肾中形成的瞬时空腔（temporary cavity，高速投射物侵入组织后瞬时形成的相当于投射物直径几倍或几十倍的巨大空腔，持续约数毫秒，图 10-2）虽然较小，其永久性伤道却较大。

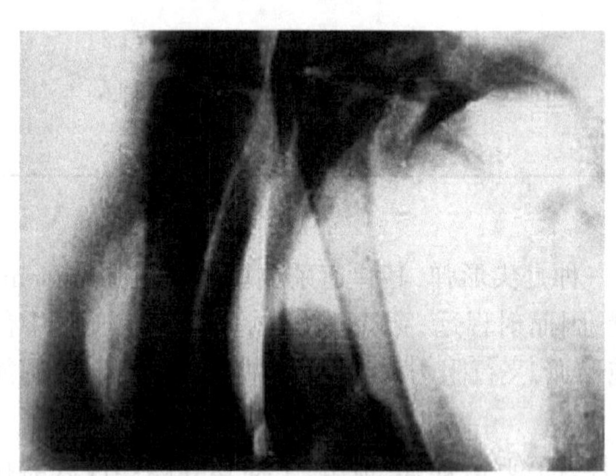
图 10-2 瞬时空腔高速 X 线摄影
5.56mm 弹射击狗双后肢，撞击速度约 950m/s
（射击后 2.315ms 拍摄）

血管的弹性较大，不易离断，但当受到投射物直接撞击，或虽未直接击中，但遭受瞬时空腔的牵拉，超过其弹性限度时，也可发生断裂，并使一定距离内的血管受到不同程度损伤。有时肉眼观察尚属正常，实际上已有血栓形成。

脑组织被包围在坚硬的颅骨内，其含水量多，黏滞性大，易于传导动能。当投射物击中颅脑时，脑组织常有广泛的损伤，并伴有骨粉碎。周围神经的弹性较大，在未被直接击中的情况下，通常不会断裂和发生明显的损伤，但压力波较强时，神经可受到严重的牵拉和位移，肉眼观察可见鞘膜下广泛出血，镜检则发现束膜内出血、髓鞘断裂、轴索变性等损伤，从而严重影响神经传导功能。

肺脏是密度小、弹性大、含气量多的器官。除动能很大的投射物击中时可发生碎裂外，一般不容易发生大面积损伤。

胃、肠、膀胱等空腔脏器含有液体和气体，可将能量向远处传播，从而造成远隔部位的破裂和黏膜损伤。当空腔脏器充满内容物而发生贯通伤时，入口通常不大，但出口可形成巨大的缺损伤，并造成远隔部位发生多处破裂。

二、火器伤的病理特点

(一) 局部损伤特点

1. 伤道类型

(1) 贯通伤：既有入口又有出口的伤道称为贯通伤。有以下三种情况：

1) 入口大出口小：近距离射击时，因弹头刚离开枪膛不远，飞行仍不稳定，加之速度快，冲力大，容易造成入口处皮肤崩裂，从而形成较大的入口，同时在伤口周围的皮肤上还可以观察到火药粉末和烧伤现象。

2) 入口等于出口：常见于弹头正位击穿机体较薄的部位，又未破坏出、入口处皮肤的收缩力时。但要特别指出，当组织较厚，伤道较长，弹头的能量大部分消耗在伤道内时，虽然入出口都较小，但深部组织的损伤却很严重。

3) 出口大入口小：当伤道较长时，弹头遇到的阻力较大，容易失稳，甚至发生翻滚和破碎，从而增加了投射物与组织的接触面积，致使更多的能量传递给出口处的组织，造成更广泛的破坏。

(2) 盲管伤：有入口无出口的伤道称为盲管伤，多见于小破片伤和距离较远的枪弹伤。组织损伤程度取决于组织吸收能量的多少，如具有很大能量的投射物突然停留在体内，能量在组织内全部消耗，破坏作用就非常大。

(3) 切线伤：投射物沿体表切线方向穿过，形成槽沟状伤道称为切线伤。切线伤的伤势取决于侧冲力的大小，即能量传递给组织的多少。通常是能量较小，损伤不重。

(4) 反跳伤：入口和出口集中于一点的浅表伤称为反跳伤。多是动能较小的投射物击中人体被弹回所致(图 10-3)。

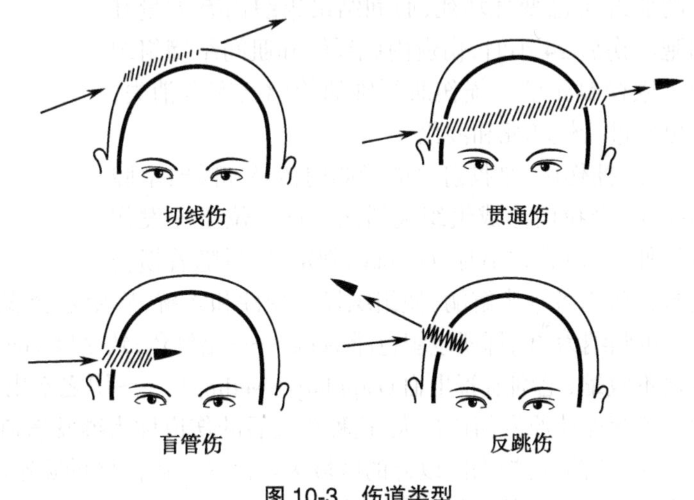

图 10-3 伤道类型

2. 伤道形态

(1) 伤道的剖面：纵断面上，典型枪弹伤的伤道可分为入口部、中间部和出口部三段。入口部又称颈部，较细长，直径略大于弹头直径。中间部也称扩大部，直径约为颈部的数倍至十余倍。出口部较中间部稍粗、稍短，但伤道的长度在 20cm 以内时，不一定出现典型的出口部，或者说中间扩大部就是出口部。伤道的断面形态在黏塑性较大的肥皂靶中表现得最为典型(图 10-4)，由于塌陷的原因，

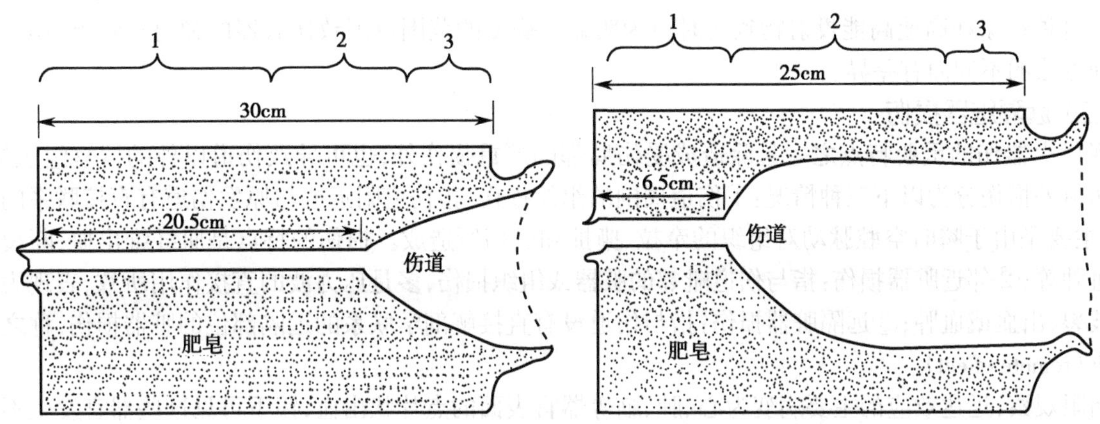

图 10-4 伤道断面形态

1. 入口部；2. 中间部；3. 出口部

在机体中不易观察到上述典型的伤道结构。高速小破片致伤时，由于能量释放率高，常形成浅而宽的伤口，伤道也无典型的三段结构。

(2) 伤道的方向：伤道的方向并非都是直线型，下列因素和伤道方向有关：一是撞击动能，投射物的撞击动能大，组织较薄，贯穿过程中又未遇到坚硬的组织，伤道就不容易发生偏斜；否则，易发生弯曲；二是投射物的种类，表面光滑的投射物如钢珠，遇到较大阻力后容易改变方向，从而形成复杂伤道，造成多处受伤；三是受伤部位。钢珠穿入颅骨后容易改变方向，形成之字形伤道。进入胸壁后，如能量较小，可沿胸廓作环行运动，形成所谓胸廓伤。四是受伤时体位，跪姿或膝部弯曲时所发生的股部或小腿创伤，或肘关节屈曲时所发生的上肢损伤，或弯腰时所发生的胸腹部伤，在肢体或躯体伸直后，伤道必然发生偏斜。

(3) 伤道内容物：除常见的组织碎渣、凝血块、砂石、泥土、衣服碎片等异物外，伤道内也常发生出血。血液和异物相混而凝结。出血有时可持续数小时。严重的火器伤，即使体表未见明显的肿胀，伤道内仍可能有活动性出血。

3. 伤道病理分区　与其他创伤不同，火器伤有独特的病理分区（图 10-5），即原发伤道区、挫伤区和震荡区。

(1) 原发伤道区：投射物直接损伤组织而形成的持续存在的空腔，称为原发腔道，又称永久性伤道，其中常见失活组织、凝血块和异物。伤后 6 小时，损伤的肌纤维已变性坏死，肌间结缔组织内有大量红细胞。伤后 24 小时，伤道内肌纤维和肌间结缔组织的界限模糊不清。损伤肌纤维的轮廓已完全消失，并出现进行性坏死和液化。

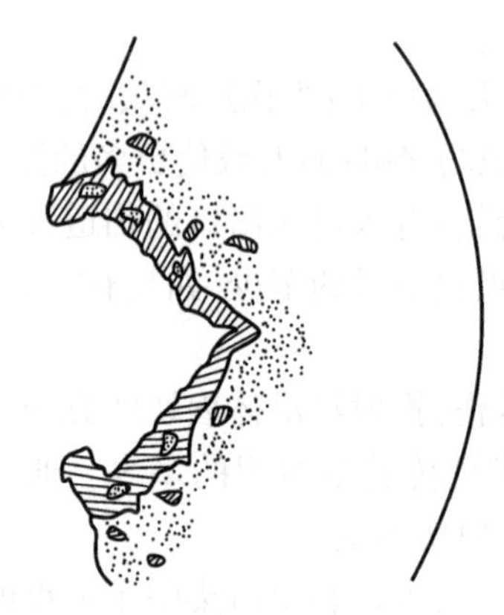

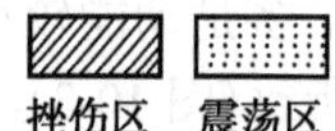

图 10-5　伤道的病理分区

(2) 挫伤区：是投射物能量侧向传导和瞬时空腔的挤压、牵拉而形成组织失活区。该区位于原发伤道的外侧，伤后数小时以内难以判定，以后随着损伤细胞释放出各种水解酶，使组织发生变性和溶解，病变才会逐渐明显地表现出来。已坏死的组织，其形态特点可归纳为 4C，即肌组织色泽(color)——暗红色；致密度(consistency)——软泥样；收缩性(contractility)——夹之不收缩；毛细血管出血(capillary bleeding)——切之不出血。挫伤区中的坏死组织，经一定时间后可发生脱落而使原发伤道扩大，这种扩大后的伤道称为继发伤道。

(3) 震荡区：挫伤区以外的区域为震荡区。震荡区的宽窄不一，和投射物传递给组织能量多少有关，有的累及伤道周围的组织仅数毫米宽，有的可达数厘米。震荡区的主要病理改变为肌纤维变性和血液循环障碍，表现为充血、水肿、血栓形成和出血等。水肿可压迫周围组织，造成局部组织缺氧和坏死。

上述伤道的三个病理分区并无明显的界限。特别是挫伤区和震荡区的病理变化，常是交错存在，参差不齐。这种现象在高速高能投射物致伤时更为明显。病变的范围也因致伤武器的弹道学特点、伤后时间和处理方法的不同而有差异。

(二) 远隔脏器损伤

现代火器伤的重要特点之一是除造成受伤局部的严重损伤外，也可导致伤道以外的器官组织损伤。这种伤道外损伤分为以下三种情况：①伤道周围的组织损伤：指伤道附近或与原发伤道有直接联系的组织损伤，主要是由于瞬时空腔脉动对组织的牵拉、撕扯和震荡所造成。损伤的特点是肌纤维出血、断裂和筋膜下血肿等；②邻近脏器损伤：指与伤道毗邻的脏器或组织损伤，多是压力波的直接作用所致，表现为脏器表层破裂、出血或血肿；③远隔脏器损伤：指与伤道没有直接解剖学联系的远隔部位的脏器损伤，称之为远达效应(remote effect)。

肉眼观察，远达效应的主要病变为心、肺、脑等器官表面的点片状出血，镜下可见这些器官发生不同程度的结构改变。心脏镜下的主要改变是，间质毛细血管内皮细胞水肿，内皮细胞膜向管腔突起或撕脱，内皮细胞间连接增宽。肺脏镜下表现为间质出血、水肿，内皮细胞肿胀变性，内皮间连接疏松，毛细血管内血小板扣押等;脑的镜下改变为组织水肿、神经纤维和神经元变性,表现为组织间隙和血管间隙增宽,髓鞘内陷、轴浆收缩、微管数量减少,神经元染色质溶解、线粒体空化或致密化等。

三、火器伤的救治原则

(一) 初期外科处理原则

清创术(debridement)是火器伤初期外科治疗中重要的基本措施,其目的是在细菌感染形成和侵袭人体组织以前,充分清除坏死、失活组织以及凝血块、异物等,以控制伤口出血,变污染伤口为清洁伤口,为争取伤口早期愈合创造良好的局部条件。火器伤伤口的清创术应遵循以下原则。

1. 早期清创 现代火器致伤后,毁损广泛,污染严重,应尽早实施清创术,以防感染形成。一般来说,从受伤至处理伤道的时间越短,效果越好,通常在伤后6~8小时进行。但时间并不是绝对的,因为伤口污染、损伤程度、全身情况、局部血液循环、温度、抗生素的及时应用等很多因素可影响感染形成的时间。因此,清创时机还需根据伤员局部和全身情况以及现场的具体条件而定。

2. 延期缝合 由于现代火器伤的伤道复杂,挫伤区和震荡区犬牙交错,伤道外累及受损的器官组织也很广泛,清创时既不容易彻底,也容易遗漏,清创后若立即实行初期缝合,势必增加感染的机会,也会使伤腔内的压力增加,加重组织水肿、缺氧和坏死。因此,应坚持清创术后进行开放引流,待3~5天后,视伤口情况行延期缝合,或在伤后2周左右行二期缝合。初期缝合仅限于以下几种情况:①颜面或眼睑伤;②头皮伤;③胸部穿透伤伴有开放性气胸者应封闭胸膜,但胸壁肌肉和皮肤仅做疏松缝合;④有肌腱或神经暴露的手部伤,需用皮肤覆盖并尽量缝合,如张力过大,可用游离植皮术封闭伤口;⑤关节伤时滑膜囊和关节囊必须缝合,但应留置塑料管以便术后灌注抗生素,皮肤不予缝合;⑥腹部伤时腹膜及腹壁各层肌肉需缝合,皮肤和筋膜不缝合;⑦外阴部伤;⑧需做血管吻合术者应予软组织覆盖或做皮肤缝合。

3. 充分显露伤道 现代高速小质量的投射物因瞬时空腔明显而伤及的范围较广。因而只有充分显露伤道才有利于探查深部组织和远离伤道组织的损伤情况。特别是对于复杂伤道,不仅切口要大,而且要切开深筋膜,并注意检查各筋膜间隔区是否减压充分,以解除深部组织的张力,改善局部血液循环,避免发生筋膜间综合征。

4. 全面了解伤情 现代火器伤常合并多种脏器伤和一种脏器的多处伤,故需进行细致的全身检查,以防漏诊。尤其是高速小质量钢球致伤,由于球面光滑,在体内遇到不同密度的组织时容易改变弹道方向,不仅形成迂回曲折的复杂伤道,也可造成多个器官损伤,因此更应注意仔细检查。全面了解伤情的目的是区分轻重缓急,危及伤员生命的情况应优先处理,以免顾此失彼,贻误治疗时机。

5. 不必清创的火器伤 下列火器伤可不必行清创术:①入、出口不大,没有组织肿胀、血肿和较大血管损伤的简单贯通伤;②没有胸壁血肿、骨折、开放性气胸和大的胸腔内出血的胸背部弹头伤或破片伤;③表浅多发的低速小破片伤。若对此类伤员强行进行清创,不仅无益,反而会加重病情;④对休克和濒死状态的伤员,禁忌进行清创处理。

(二) 各类组织的清创原则

1. 皮肤 清创时一般切除皮缘2~3mm即可,禁止切除过多。头部、面部、颈部、手部和会阴部可不切除创缘的皮肤。

2. 皮下组织和筋膜 失活的皮下组织和筋膜应全部切除。由于皮下脂肪容易阻塞引流,因此在清理皮下脂肪时,切面最好与皮肤表面垂直。松散和破碎的筋膜应予切除,横过腔隙的条状或片状筋膜应在切断其两端后切除。深筋膜要做十字或工字形切开。

3. 肌肉 所有失活的肌肉都应切除。判断肌肉失活的方法可按前述的4C法进行。当遇有色泽改变、失去张力、刺激不收缩或切之不出血的肌肉时,应予切除。

4. 肌腱 肌腱离断后不作初期缝合或移植,清创时只需修剪损伤肌腱的不整齐部分即可。肌腱血液循环差,容易发生感染和坏死,清创后应用附近软组织将其包埋,以利于后期有选择地进行重建。

5. 神经 清创时如看不到损伤的神经,可不必寻找;如发现了损伤的神经,应记录其位置,以便日后手术时参考;如神经离断,不必作固定或其他缝合标志,只需用正常肌肉组织将其覆盖起来即可;除手与面部神经争取做初期吻合外,其他部位的离断神经不做初期吻合。

6. 血管 对影响肢体存活的肱动脉、腘动脉、股动脉等重要动脉的损伤,清创后应行血管吻合术,其他动脉可予结扎。主要动脉如缺损过多,可用健侧自体静脉进行移植修复。修复血管前,血管断端需切除一小段,直至肉眼可见正常的内膜为止。与重要动脉伴行的静脉如发生损伤,也应做修复手术,以免同名静脉淤血和威胁肢体的存活。血管修复后,应用附近正常肌肉或其他软组织予以覆盖。

7. 骨 清创时应将游离的小骨片取出,较大的游离骨片应放置原处,以防骨缺损,并可对骨再生起支架作用。一切与软组织或骨膜相连的骨片,都应尽量保留。对于骨折的处理,复位后应进行外固定,战时一般不做内固定术。

(三) 感染伤口的清创原则

对于没有得到及时处理而发生感染的火器伤伤口,不再做彻底清创术,手术时只能对皮肤和深筋膜做有限的切开,以适度扩大伤口,清除显而易见的异物、血块和坏死组织等,同时也可解除深部组织的张力,此时不再做组织切除,但应保障充分引流。如对感染伤口进行过多的操作,会破坏人体天然防御屏障而致感染扩散。

(四) 金属异物的处理原则

火器伤时金属异物存留于体内的情况非常多见,及时清除虽然对预防感染和促进伤口愈合都有积极作用,但是,仅异物本身不应作为手术的适应证,更不应强求取出异物而影响其他紧急情况的处理。金属异物的取出应根据异物大小、部位、对功能影响的程度和具体技术条件等因素而定。一般来讲,遇有下列情况时应把金属异物取出:①部位较浅可以触及的异物;②异物直径大于 1cm 者;③因异物存留而引起化脓性感染而使伤口不愈合者;④异物位于关节腔内引起炎症或功能障碍者;⑤异物位于大血管和神经干附近、重要脏器内(深部脑组织除外)或其附近,估计会引起继发性损伤或不良后果者;⑥异物引起明显症状,如局部疼痛和肢体功能障碍者。

(王正国 李兵仓)

参考文献

1. 刘荫秋,王正国,马玉媛. 创伤弹道学. 北京:人民军医出版社,1991,1-3,48-52,91-113
2. 刘荫秋,李曙光,王建民,等. 现代火器伤远达效应发生机制. 解放军医学杂志,1995,20(4):305-307
3. 刘荫秋,黎鳌. 火器伤. 黎鳌,盛志勇,王正国. 现代战伤外科学. 北京:人民军医出版社,1998,70-89
4. 赖西南. 火器伤. 王正国. 外科学与野战外科学. 北京:人民军医出版社,2007,621-630
5. 李兵仓. 火器伤. 王正国. 创伤学基础与临床. 武汉:湖北科技出版社,2007,1218-1233
6. 王正国. 火器伤. 吴孟超,吴在德. 黄家驷外科学. 第7版. 北京:人民卫生出版社,2008,3254-3269
7. Suneson A, Hansson HA, Seeman T. Pressure wave injuries to the nervous system caused by high-energy missile extremity impact: Part Ⅱ. Distant effects on the central nerve system-a light and electron microscopic study on pigs. J Trauma, 1990, 30(3): 295-306
8. Rowley DI. The management of war wounds involving bone. J Bone Joint Surg Br, 1996, 78(5): 706-709
9. Peters CE, Sebourn CL. Wound ballistics of unstable projectiles. Part Ⅱ: temporary cavity formation and tissue damage. J Trauma, 1996, 40(3 suppl): 16-21

11

第十一章 皮肤损伤与创面修复

FRACTURES AND JOINT INJURIES

第一节 皮肤损伤的分类 241
第二节 开放性骨折皮肤损伤的处理原则 242
第三节 闭合性骨折皮肤损伤的处理原则 243
第四节 一期闭合伤口修复创面 243
一、无张力下的直接缝合 243
二、游离植皮 243
(一) 表层(薄层)皮片 243
(二) 断层(中厚)皮片 244
(三) 全层(全厚)皮片 244
(四) 带真皮下血管网皮片 244
三、皮瓣转移 244
四、带蒂组织瓣移位术 246
(一) 髋部、骶尾部软组织缺损的常用修复方法 246
(二) 膝部软组织缺损的常用修复方法 251
(三) 小腿上 1/3 软组织缺损的常用修复方法 255
(四) 小腿中 1/3 软组织缺损的常用修复方法 255
(五) 小腿下 1/3 软组织缺损的常用修复方法 258
(六) 足踝部软组织缺损的常用修复方法 264
五、常用吻合血管的游离组织瓣移植术 273
(一) 股前外侧皮瓣 273
(二) 阔筋膜张肌穿支皮瓣 274
(三) 腓骨骨皮瓣 274
(四) 皮瓣的监测 275
(五) 下肢软组织缺损修复后常见并发症 276
第五节 延迟一期闭合伤口、消灭创面及 VAC 治疗 276
第六节 晚期闭合伤口、消灭创面 279

临床工作中常会遇到这样的病例，骨折复位固定满意，但由于皮肤损伤处理不当，导致骨质及内固定物外露、骨髓炎，使治疗周期大大延长。损伤严重、创面巨大、深部组织外露的病例，往往需要借助修复技巧闭合伤口，甚至需要技术复杂的游离组织瓣移植，方能达到治疗目的。如何关闭创口，消灭创面，是临床医生无法回避的问题。

第一节 皮肤损伤的分类

皮肤损伤有多种分类，我们推荐 AO 的软组织损伤分类方法，该方法较为详尽、实用，对临床治疗有指导意义（表 11-1）。

表 11-1 AO 的软组织损伤分类

闭合性骨折时皮肤损伤(IC)		开放性骨折时皮肤损伤(IO)	
IC1	无皮肤损伤	IO 1	皮肤由内向外刺伤
IC2	皮肤挫伤、但无裂开伤口	IO 2	皮肤由外向内破损 < 5cm,边缘挫伤
IC3	局限性脱套伤	IO 3	皮肤由外向内破损 > 5cm,挫伤严重,边缘失活
IC4	广泛性、闭合性脱套伤	IO 4	严重的、全层挫伤、擦伤、广泛开放性脱套伤,皮肤缺损
IC5	挫伤而致坏死		

第二节 开放性骨折皮肤损伤的处理原则

对于开放性骨与关节损伤,正确评估软组织损伤程度,尽早彻底清创,稳定骨折端,闭合伤口与合理应用抗生素,仍是应掌握的治疗原则。尽可能地完整恢复或保留肢体功能,从而达到现代创伤学提出开放性骨与关节损伤的治疗目的。

首先要排除头颅、胸腹或盆腔脏器等损伤,以确保伤者生命安全,而后再考虑对肢体的救治。Parrett 等制定了下肢开放性损伤的治疗流程。流程简明扼要,易于掌握,值得参考(表 11-2)。

表 11-2 下肢开放性损伤治疗流程示意图

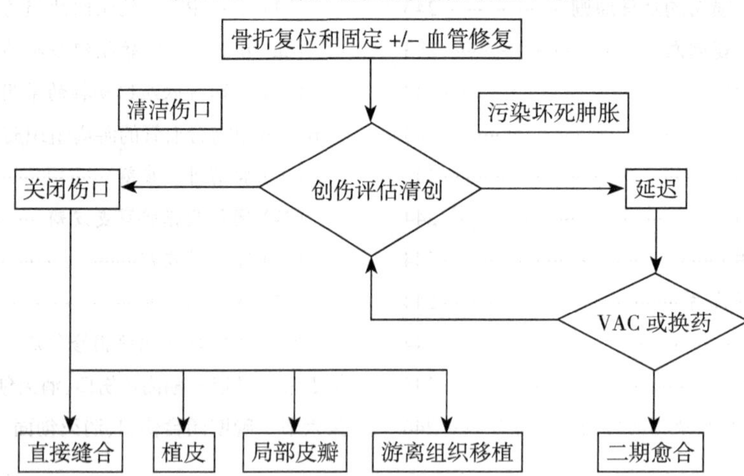

充分清创是治疗开放性骨与关节损伤的基础,有效固定与闭合伤口是治疗开放性骨与关节损伤的重要步骤。一般认为伤后 6~8 小时内,污染伤口的细菌尚未繁殖扩散,应争取时间,尽早进行清创,这时清创比较容易彻底,是清创的黄金时期,如 Gustilo Ⅰ型开放性骨折及部分Ⅱ型开放性骨折,污染较轻者,一般不超过 12 小时,经彻底清创后,大都可一期闭合伤口。但应避免张力,可作充分引流,或需要中厚皮片来覆盖伤口。对Ⅱ、Ⅲ型开放性骨折,污染及组织损伤严重时,不主张一期闭合伤口,清创后消毒敷料包扎,主张在 72 小时内根据创面情况可再次清创或反复清创,可延迟一期闭合伤口或二期闭合伤口。对 Gustilo Ⅲ A 型伤口,可通过延迟一期用中厚皮片闭合伤口。Gustilo Ⅲ B 型伤口有骨外露,可延迟一期用局部筋膜皮瓣或带蒂组织瓣覆盖,能为伤口提供良好的局部血液供应,伤口较大可用游离皮瓣或组织瓣来覆盖。Gustilo Ⅲ C 型损伤病例骨与软组织受损严重,治疗后果难以预料,主要取决于局部的伤情。应尽快彻底清创后,应用内固定或单边外固定固定骨骼,同时修复受损的血管,并作筋膜减张,预防筋膜间室综合征的发生。这些病例不必强求一期闭合伤口,可选用局部皮瓣或肌肉瓣将骨折和神经血管覆盖,剩余创面待肢体存活、肉芽修复后二期植皮消灭。缺血超过 6 小时、合并主干神经断裂的严重肢体碾轧伤,是一期截肢的适应证。

开放性胫腓骨骨折处理方法:急诊先行清创、骨折复位内固定,修复损伤的血管。然后对伤口的污染、肿胀和组织坏死情况再次评估,以确定伤口的闭合时间。常用 VAC 敷料直到肿胀消退,可选择植皮、局部皮瓣,一期或延迟一期闭合伤口。

第三节　闭合性骨折皮肤损伤的处理原则

闭合性骨折由于重物的撞击或碾压，可造成皮下剥离，骨折端再移位，局部皮肤缺血性坏死，如未引起重视，亦可能变成开放性骨折，故应密切观察IC2、IC3型损伤的局部皮肤血运。如一旦皮肤发生缺血性坏死，应及时改为切开复位，进行有效的内固定或外固定，根据软组织缺损情况，选择不同的修复方法。对于IC4型损伤，除密切观察皮肤血运外，还应及时引流皮下的积液，防止感染。IC5型损伤应视为开放性骨折处理。

闭合伤口修复创面的方法较多，简单的软组织缺损可自行愈合（二期愈合），而复杂的往往需要游离组织瓣移植修复。具体可根据伤者年龄、全身情况、损伤部位、创面广度及深度，以及骨科医师的技术水平统一权衡。原则是方法简单、安全、有效。

创面的覆盖，首选简便易行的方法，依次为直接缝合、减张缝合、游离植皮、局部筋膜皮瓣转移；其次为带蒂组织瓣转移。当上述方法不能奏效时，可选用吻合血管的组织瓣游离移植。如无条件亦可考虑应用VAC治疗。

临床实践证明，在开放性骨折治疗中，伤后时间不长，患者情况许可下，经过充分清创后，应尽量争取一期闭合伤口。如创面污染较重，或损伤广泛，一期闭合无把握时，可暂时用无菌敷料覆盖伤口，等待再次清创，若伤口污染程度较重，可反复清创后再闭合伤口，或采用VAC治疗。

在骨与关节损伤中，下肢损伤较为常见，尤其是小腿，在全身骨折中发生率最高，约占10%，同样小腿开放性骨折发生率也位居首位。本章主要介绍下肢各部位损伤的修复方法。

第四节　一期闭合伤口修复创面

一、无张力下的直接缝合

如清创后伤口边缘可对合，且能在无张力下缝合，当然较为理想。清创时应注意止血，切口内采取必要的引流。以防止缝合后肢体肿胀进一步加重，引起切口裂开、深部组织缺血的可能。术后还需严密观察皮缘血运、渗出物的变化以及肿胀程度，随时处理方能保证伤口如期愈合。

如缝合时张力较大，可沿皮肤伤缘进行皮下剥离。必要时可做相应的减张切口，减张时应将皮肤及深筋膜一同切开，进行充分剥离松解。减张后的皮肤类似双蒂皮瓣，血运丰富，且可减轻筋膜间隙张力，起到预防筋膜间室综合征的作用。如切口张力仍不能解决，必要时可在伤口另一侧加作减张切口，保证伤口在无张力下缝合。

二、游离植皮

将表皮及部分或全层真皮取下来，移植到皮肤缺损区域的手术称为游离植皮术。根据皮片的厚度，可以分为表层皮片、断层皮片、全层皮片、带真皮下血管网皮片（图11-1）。

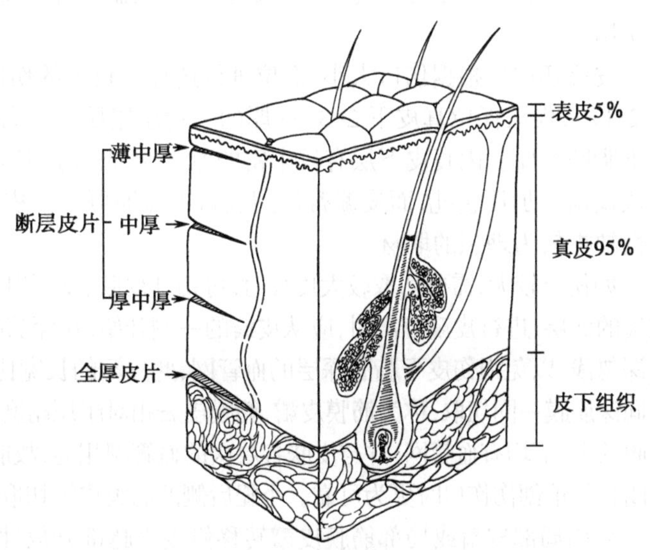

图11-1　皮片切取厚度示意图

（一）表层（薄层）皮片

此种皮片包括表皮及部分真皮乳头层，

厚度为0.2mm左右。特点是易活，但易挛缩，不耐磨。常用于肉芽创面的覆盖及具有良好血运的软组织的覆盖。

(二) 断层(中厚)皮片

此种皮片包括表皮及部分真皮层，相当全层皮肤的1/3~3/5，其厚度为0.3~0.8mm，可分别切取较薄的断层皮片、中厚皮片及较厚的断层皮片三种不同厚度的断层皮片。特点是收缩小，皮下能再生较多的结缔组织及脂肪组织，可耐压耐磨。厚断层皮片内含有神经终末小体，感觉恢复较好。

(三) 全层(全厚)皮片

此种皮片包括表皮及全部真皮，厚度为0.9~1.0mm，皮片较厚不易成活，受区要求基底血液循环要丰富，无感染。供区需缝合或从他处取皮覆盖。

(四) 带真皮下血管网皮片

此种皮片包括全层皮肤外还包括真皮下血管网，并带少量皮下脂肪组织，其厚度在1.0~6.5mm之间。移植后肤色改变少，饱满且有弹性，感觉恢复较好。适合承受压力及易磨损部位创面的修复，受区创面要求血液循环更丰富。

游离植皮在开放性骨折的治疗上，有较高的使用价值。对于创伤面积较大，经过彻底清创，不能直接缝合，但无骨骼、肌腱、神经和血管外露的伤口，可用中厚皮片覆盖创面，敷料加压包扎。对于有骨骼等重要组织外露的开放性骨折，经清创、骨折内固定，利用邻近软组织进行覆盖后，再于其上植皮。

小腿及其以远的部位，由于周围软组织不多，伤后往往有骨骼、肌腱外露，不能直接游离植皮。可利用平行减张或皮瓣转移等方法，以健康的皮肤覆盖于骨骼、肌腱之上，其继发创面再利用游离植皮覆盖。

肢体大面积皮肤撕脱伤或脱套伤，可以利用鼓式取皮机将撕脱的皮瓣削成断层皮片，回植于原创面上，多能获得较好的疗效，大腿部尤为适宜。

三、皮瓣转移

皮瓣由表皮、真皮及皮下组织形成。如皮瓣中包括深筋膜层的称为筋膜皮瓣，包含肌层的称为肌皮瓣。皮瓣血供来源主要是主干动脉经肌间隔发出的穿支和来自肌皮动脉的穿支，四肢创伤的软组织缺损的修复，多采用邻近的筋膜皮瓣转移覆盖。

根据皮肤的血管分布和血管供应皮瓣分为随意皮瓣、轴型皮瓣。前者是以随意分布的肌皮动脉穿支为血供而形成的皮瓣，皮瓣的血供由皮瓣蒂部提供，因此，皮瓣的长宽比例受到限制。后者是以直接皮动脉或深部动脉干为轴心血管形成的皮瓣。切断蒂部皮肤可形成包含供养血管在内的岛状皮瓣，可作局部带蒂转移或作吻合血管的游离皮瓣移植。

肌皮瓣是包括皮肤、皮下组织和肌肉的复合组织瓣，其血供由肌皮动脉供养。

皮瓣转移适用于有骨与关节、肌腱、神经及血管等重要组织裸露的伤口。此法简单易行，易于成活，较为实用。

皮瓣切取应根据伤口大小、部位进行选择。较小的伤口可选用真皮下血管网皮瓣。切取时，皮瓣的远侧2/3段，仅需保留真皮下2~3mm厚的一薄层脂肪。其蒂部即皮瓣近1/3段，则要切至深筋膜层，保留其皮下脂肪全厚。因真皮下层有较丰富的血管网，此皮瓣长宽之比可达3∶1。皮瓣转移修复缺损后，修薄的远段皮瓣应加压包扎，而皮瓣蒂仅用敷料覆盖即可。该皮瓣质地柔软，外观不臃肿，是修复四肢软组织创伤性缺损较为理想的取材。

如伤口较大，需要切取较大皮瓣时，可切开皮肤、皮下组织，在深筋膜表面进行剥离，因皮瓣的主要血管在皮瓣的深层，进行皮瓣分离时，应从皮瓣的一侧开始，在深筋膜表面进行锐性剥离，使之在同一平面剥离，不可忽深忽浅，以免损伤皮下脂肪深层的血管网，此皮瓣的长宽比不超过2∶1。如修复负重区组织缺损时，皮瓣可连同深筋膜一同切取，称为筋膜皮瓣，筋膜皮瓣相对耐压耐磨，可修复足跟及足底的创伤性软组织缺损，由于深筋膜的上、下均有血管网，并与皮肤各层次的血管网相通，故筋膜皮瓣的血供丰富，切取皮瓣面积大，成活率高，在闭合严重创伤伤口时更为可靠。小腿后侧的筋膜皮瓣切取时其长宽比可达3∶1，顺行、逆行皆可切取。

采用局部皮瓣或局部筋膜皮瓣转移修复小腿部开放性骨折合并软组织缺损较为简便、实用，是临床常用的有效修复方法(图11-2)。当局部皮瓣转移不能应用，或无条件应用显微外科吻合血管的游离皮瓣移

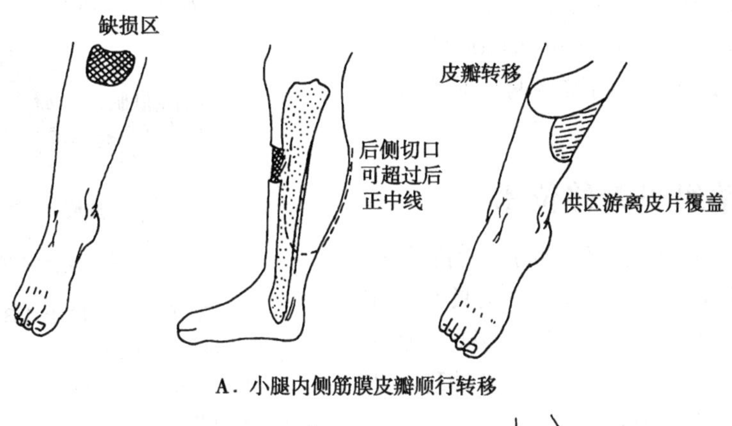

A. 小腿内侧筋膜皮瓣顺行转移

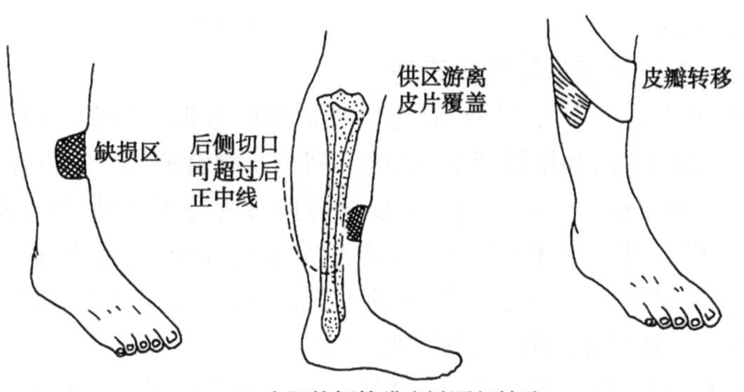

B. 小腿外侧筋膜皮瓣顺行转移

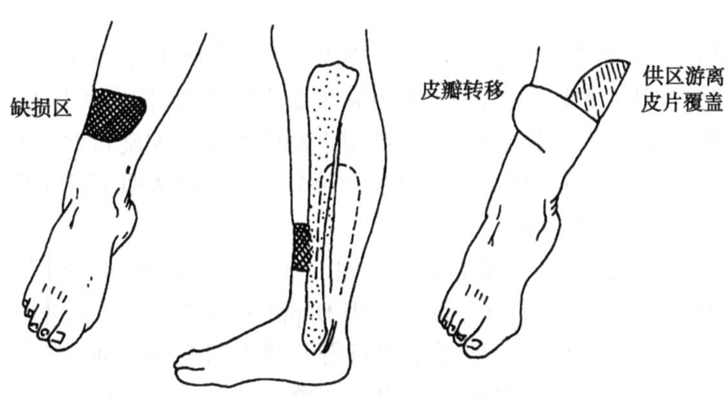

C. 小腿内侧筋膜皮瓣逆行转移

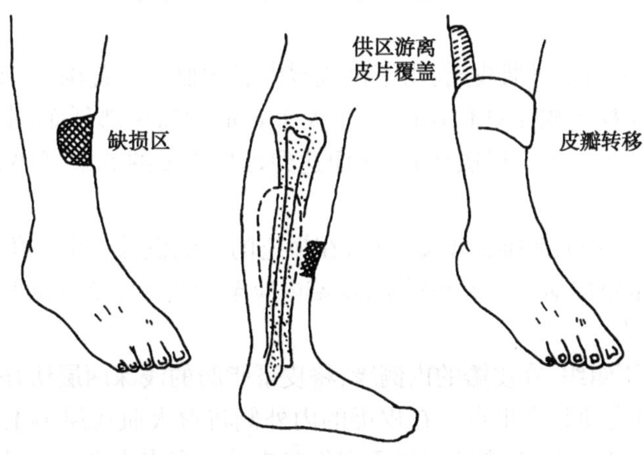

D. 小腿外侧筋膜皮瓣逆行转移

图 11-2　筋膜皮瓣修复胫前中 1/3 软组织缺损

(引自:Brown CMC, et al. Management if open tibial fractures. Br J Plast Surg, 1997, 50(8):570-583)

植时，可选用传统的交腿皮瓣。筋膜皮瓣血运较好，皮瓣的长宽比例可达 3~5：1，横断小腿筋膜皮瓣几乎达小腿皮肤周径的全长，皮瓣面积可达（30~35）cm ×（20~25）cm（图 11-3）。交腿皮瓣因需将两下肢交叉固定，给患者带来一定的不便。

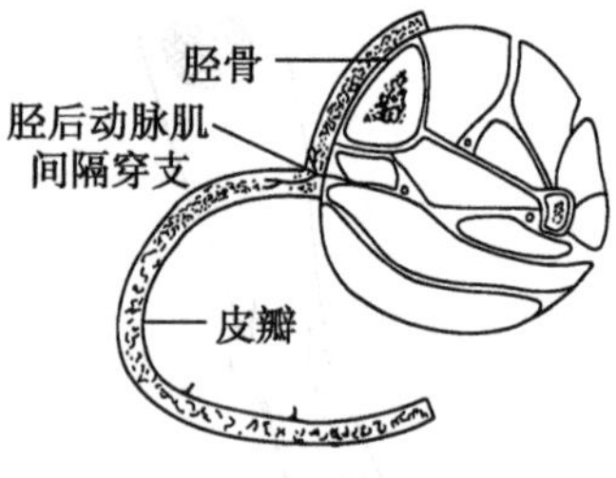

图 11-3 小腿上 1/3 皮瓣掀起

（引自：Kohli JS, et al.Large transverse fasciocutaneous leg flap: Whole leg flap. Br J Plast Surg, 2000, 53:495-498）

四、带蒂组织瓣移位术

自 20 世纪 80 年代，由于局部解剖的不断新发现，一些新的带蒂组织瓣应运而生。这些方法具有操作简单、易掌握的特点，能使基层医生迅速掌握，并运用于急性开放性损伤。有助于减少由于急诊处理不当带来的骨质外露、感染等后期困难。

（一）髋部、骶尾部软组织缺损的常用修复方法

1. 臀大肌皮瓣 臀大肌位于臀部，属髋外肌，为一不规则的方形扁厚肌。以较宽的短腱起自髋骨臀后线及线后的骨面，骶骨下部的后面和尾骨背面，骶结节韧带及腰背筋膜。肌纤维斜向外下方，以稍厚腱膜状纤维止于髂胫束和股骨臀肌粗隆。臀大肌的主要营养血管为臀下动脉、臀上动脉浅支。臀下动脉出梨状肌后，发支至臀大肌下份。臀上动脉出梨状肌上孔后分成浅深两支：深支在臀中肌深面，分支供应臀中肌、臀小肌等。浅支至臀大肌深面，主要供应该肌的上份，并有分支与臀下动脉吻合。浅支的体表投影为髂嵴与坐骨结节连线中点。两支血管间有丰富的吻合支。

臀大肌皮瓣切取形式有：臀大肌上部肌皮瓣、双侧 V-Y 推进肌皮瓣、全臀大肌旋转肌皮瓣等，重点做以下介绍。

（1）全臀大肌旋转肌皮瓣：用于修复骶部软组织缺损。沿臀大肌上缘和外缘及下缘作切口，皮瓣内侧缘与骶部褥疮相连。首先自外上方切开，将臀大肌自臀中肌表面掀起，依次切开臀大肌的髂胫束和臀肌粗隆止点，此时向内侧旋转肌皮瓣，若旋转受限，可结扎臀上动脉浅支增加旋转度。由于臀部组织松弛，皮瓣旋转后切口直接缝合，不需游离植皮。也可以以臀下动脉为蒂切取臀大肌下部肌皮瓣向内旋修复骶部、坐骨结节，向外旋转修复大转子部软组织缺损。

（2）双侧 V-Y 推进肌皮瓣：用于修复骶部皮肤缺损。在骶部创面两侧分别设计一三角形皮瓣，底边位于内侧，即创面的外侧缘，尖端位于外侧。设计前用 Doppler 探测臀上动脉潜出点，使之包含于三角形皮瓣之内。先作皮瓣上方切口，顺臀大肌肌纤维走行劈开臀大肌至臀大肌、臀中肌间隙；再作皮瓣下方切口，同样分离至臀大肌、臀中肌间隙；分离过程中注意臀上动脉的体表标志不要损伤。然后切断臀大肌外侧纤维，两侧肌皮瓣即可向中线推进覆盖创面，供区呈 Y 形闭合（图 11-4）。肌皮瓣下常规放置负压引流。

（3）多层次滑移单侧臀大肌推进肌皮瓣：由于供应臀大肌的血管位置深，试图游离血管以增加肌瓣推进幅度较为困难。单侧肌瓣推进幅度只有 6cm，对于大于 6cm 的骶尾部创面，常需要双侧推进才能覆盖创面。该方法是将臀大肌皮瓣在不同层次切开，从而达到延长皮瓣的效果，单侧皮瓣即可修复直径 10cm 创面。

皮瓣设计：与传统的 V-Y 臀大肌推进皮瓣一样，在褥疮的一侧设计一个三角形皮瓣，三角的底边为褥疮边缘，首先用 Doppler 测定肌皮动脉穿支并标志，皮瓣内应至少包含 1~2 支动脉。V 形切口做成锯齿状，每侧约 3~4 个即可，两侧对称。

沿设计线切开皮肤、皮下组织，在皮瓣的内侧缘，将皮下脂肪的浅深两层切开，切取厚度约为脂肪层的 1/3~1/2，切开范围不超过肌皮动脉穿出点。在皮瓣的内外侧将臀大肌浅层 1~1.5cm 切断（约为其厚度的 1/3），并在此平面分别向内外侧分离，分离范围以不损伤肌皮动脉穿支为度，并保持臀大肌与浅筋膜深层的联系，臀大肌深层的 2/3 仍留在原位。将皮瓣向内侧推进一个锯齿即可覆盖创面。

2. 阔筋膜张肌皮瓣 阔筋膜张肌位于髋部和大腿外侧，居缝匠肌与臀中肌之间。该肌的血供主要来自旋股外侧动脉升支，走行于股神经分支及股直肌的深面，向上外行，距髂前上棘 8cm 分为上、下两支，在

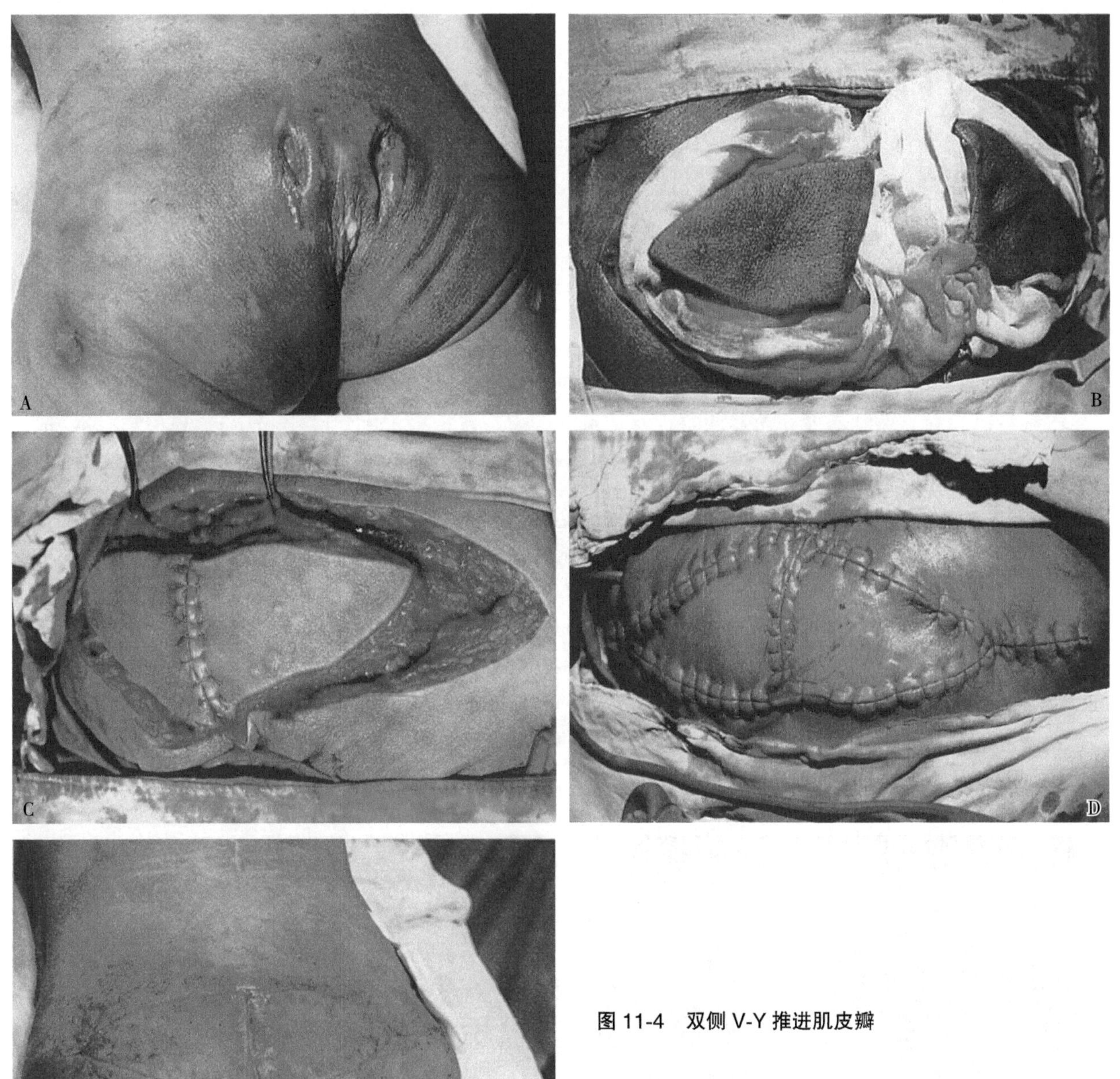

图 11-4 双侧 V-Y 推进肌皮瓣

肌深面入肌，供应该肌及膝上 5cm 大腿前外侧皮肤。

首先标出髂前上棘下 8cm 旋股外侧动脉升支入肌点，此点为皮瓣的旋转点。沿阔筋膜张肌体表走行，向远侧设计一宽度略大于创面的皮瓣，旋转中心至皮瓣最远端应稍大于至创面最远端的距离。在皮瓣前上方连接一个小三角形皮瓣，形成双叶状，以便皮瓣旋转后直接闭合创面。

可顺行切取也可逆行切取。顺行切取是先作皮瓣近端前方切口，自阔筋膜张肌与股直肌之间进入，由近及远分离两肌间隙，至皮瓣所需长度后，横断阔筋膜，再作后方切口（图 11-5A），将肌皮瓣自远端向近端掀起，至旋股外侧动脉升支入肌点，皮瓣向后旋转覆盖大粗隆创面，前方三角形皮瓣向下旋转后与远端切口嵌插缝合，所有切口一期闭合（图 11-5BC），也可逆行切取皮瓣，先行远侧切开，再作近端切口。一般不需刻意分离血管。

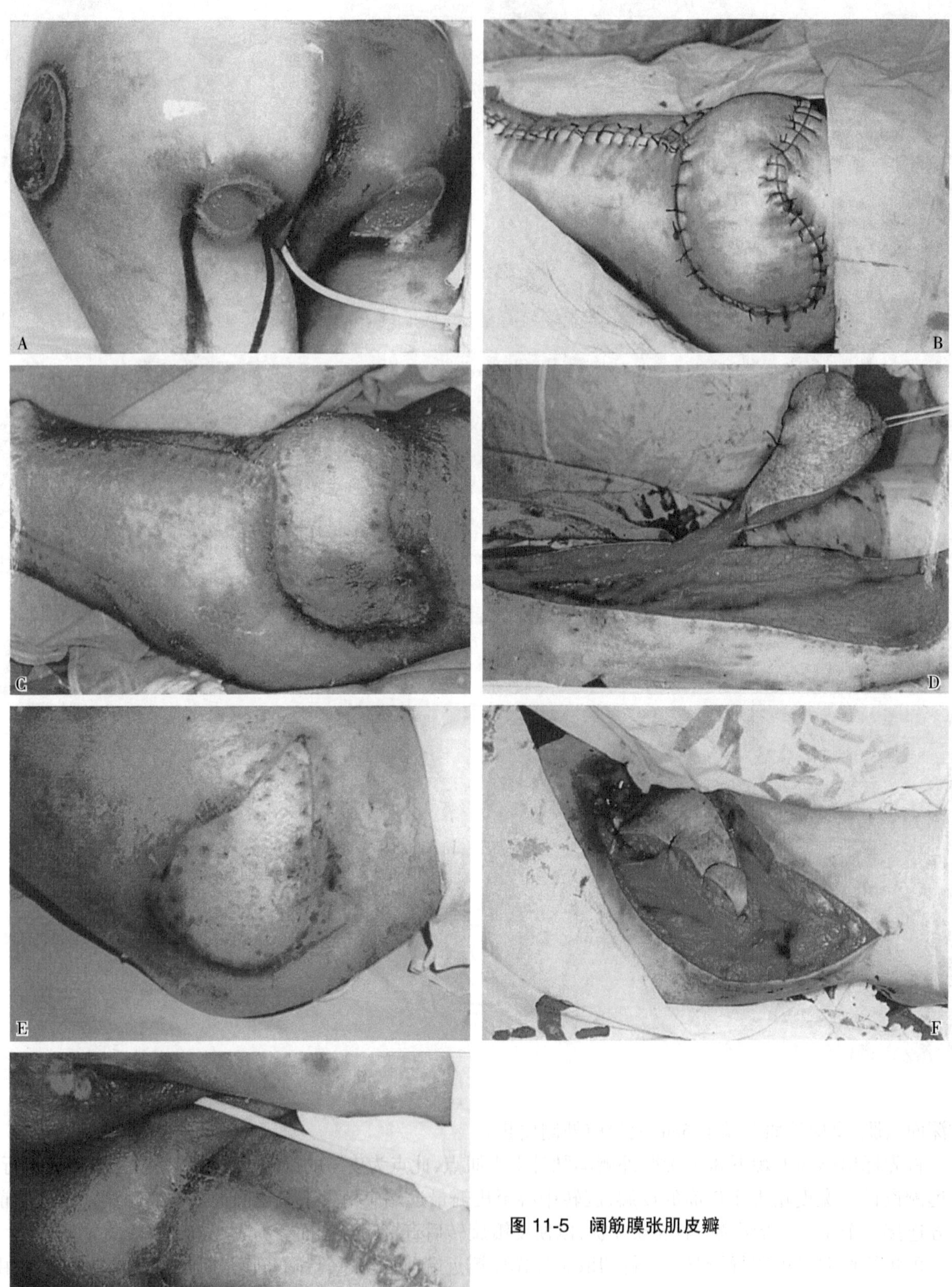

图 11-5 阔筋膜张肌皮瓣

3. 股直肌皮瓣　股直肌位于股前部正中，以直头和返折头起于髂前下棘和髋臼上方的浅沟中。两头以锐角合并向下逐渐移行于肌质，与股内外侧肌有不同程度的愈合，然后止于髌骨底及两侧。股直肌的营养血管来自旋股外侧动脉降支的股直肌支。血管沿股直肌内缘下行，约在腹股沟韧带中点下方8cm处，与股神经分支一起由深面进入该肌中上1/3处，肌外血管蒂长约4cm。以该血管神经为蒂形成的股直肌皮瓣，其旋转弧可达大粗隆、会阴、对侧耻骨和脐部。

皮瓣的设计轴线为髂前上棘与髌骨中点连线，皮瓣旋转点位于腹股沟韧带中点下方8cm处，皮瓣外界为股外侧肌内缘，内界是股内侧肌和缝匠肌外缘，远端达腱止点，在这一范围内，可根据创面大小切取相应的皮肤。

以修复大转子为例，肌皮瓣皮岛位于髌上。沿髂前上棘与髌骨中点连线上半部作切口将股直肌与股内侧肌、股外侧肌分离，远侧股直肌上方保留略大于创面的皮岛，并将皮肤与肌肉间断缝合防止肌-皮分离。切断股直肌髌骨止点，将肌皮瓣向近端掀起，切断进入肌肉远端2/3细小血管，保留旋股外侧动脉降支的股直肌支。皮瓣旋转后覆盖创面(图11-5DE)。

4. 股后肌皮瓣　半腱肌、半膜肌与股二头肌长头共同起于坐骨结节。半腱肌、半膜肌止于胫骨结节内侧，股二头肌止于腓骨小头。三者血运呈节段性分布，主要血供来自股深动脉第1穿支动脉，该血管于坐骨结节下方8cm处至股后，沿途发出肌支至三肌，主要入肌点位于肌肉中点附近。另外还有来自第2、3穿动脉的分支，因与皮瓣切取关系不大不再细述。肌皮瓣内可仅含半腱肌、半膜肌，也可仅含股二头肌，或三肌联合形成肌皮瓣。该肌皮瓣主要用于修复坐骨结节创面。

患者取俯卧位，在股后设计一倒三角形皮瓣，三角形底边即坐骨结节创面边缘，如设计半腱肌、半膜肌肌皮瓣，皮瓣的尖端位于坐骨结节与股二头肌腱连线上；若设计三者联合肌皮瓣则位于二者中间。

以股二头肌肌皮瓣为例。先作皮瓣的两侧切口，切开皮肤皮下及深筋膜，分别显露股二头肌内外侧缘，将肌肉与皮肤间断缝合数针，防止肌-皮分离。沿肌肉两侧向近端分离至坐骨结节。供应肌肉的血管走行在肌肉的深层，不需特意显露。切断坐骨结节肌肉起点，将皮瓣向近端牵拉，如果皮瓣移动幅度不够，需继续分离股二头肌与深层肌肉，此时注意不要损伤肌肉中部的血管。如皮瓣移动幅度仍不够，可将股二头肌腱在远端切断以增加推进距离。皮瓣移位后切口呈Y形闭合(图11-5FG)。

5. 股外侧肌瓣、肌皮瓣　股外侧肌是股四头肌中最宽大的肌肉，起自股骨大转子基部、股骨粗线外侧唇与外侧肌间隔，下端以股四头肌腱抵止于髌骨外上缘和胫骨髁。股外侧肌供血为主要血管加次要血管型，前者为旋股外侧动脉降支，后者为膝上外动脉(图11-6)。近来研究发现股外侧肌近端有2支旋股外动脉降支供应该肌，在其远端还有3支从股深动脉来的分支，如以远端3个动脉分支为蒂则可转移覆盖腘窝部、膝前下的软组织缺损。如以远端2个分支为蒂则可覆盖胫前上1/3部位的软组织缺损，远端分支与旋股动脉降支及膝上外动脉形成丰富的血管网。该肌肉下部有肌支进入皮下和皮肤，可形成岛状肌皮瓣。顺行转移可修复大粗隆部位的软组织缺损，逆行转移由膝上外动脉及股深动脉来的分支供血，可修复膝关节周围及小腿上1/3的软组织。股外侧肌瓣优点在肌瓣转移后对肢体功能影响不大；肌瓣血运丰富；肌瓣具有一定的长度和宽度，不太臃肿；手术操作简易。

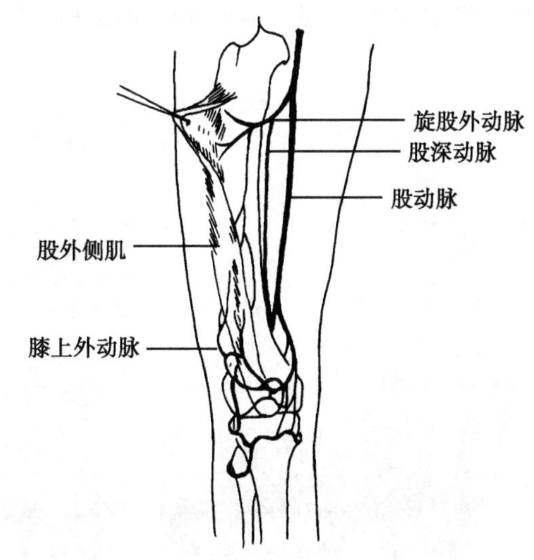

图11-6　膝外上动脉

手术做股外侧正中切口，在股外侧肌与股直肌间进行分离，在大粗隆下方一掌宽处、股直肌的深面，找到从内上斜向外下，进入股外侧肌的神经血管束。在大粗隆下将该肌起点切断，钝性分离股外侧肌与股中间肌，将该肌剥离到适当长度处切断，即可形成以神经血管束为蒂的岛状肌瓣，肌瓣下段可携带其上的皮肤形成岛状肌皮瓣，上移可修复大粗隆部的软组织缺损(图 11-7)。

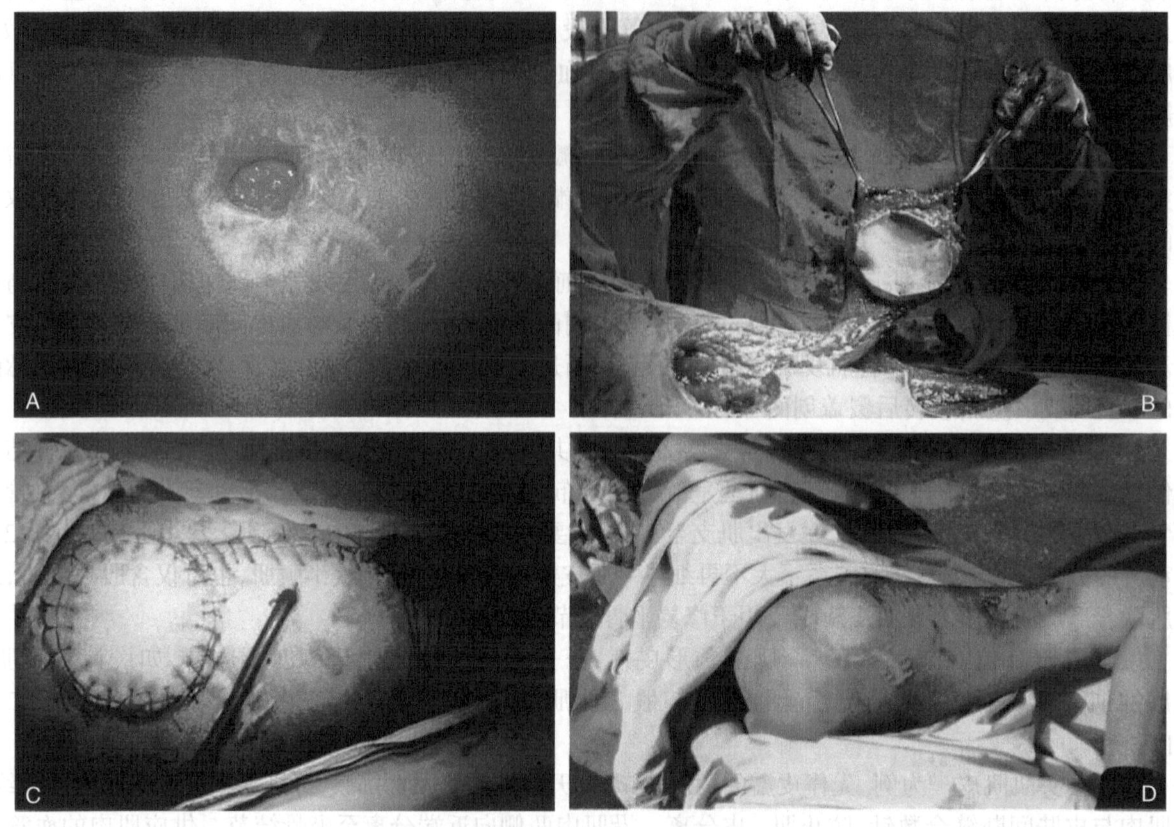

图 11-7 岛状肌皮瓣修复大粗隆部软组织缺损

如肌瓣逆行转移修复膝关节周围软组织缺损时，将肌肉起点剥下，继续向远端游离该肌，至下 1/4 为止(膝上 7~9cm)。用血管夹阻断旋股外动脉降支血液循环，待血运由膝上外动脉逆流供血恢复后，再切断结扎旋股外动、静脉降支，肌瓣可逆行修复膝关节周围的软组织缺损。肌瓣上可一期或延期皮片移植。肌肉下部可携带皮肤，可设计成股外侧肌岛状肌皮瓣(图 11-8)。

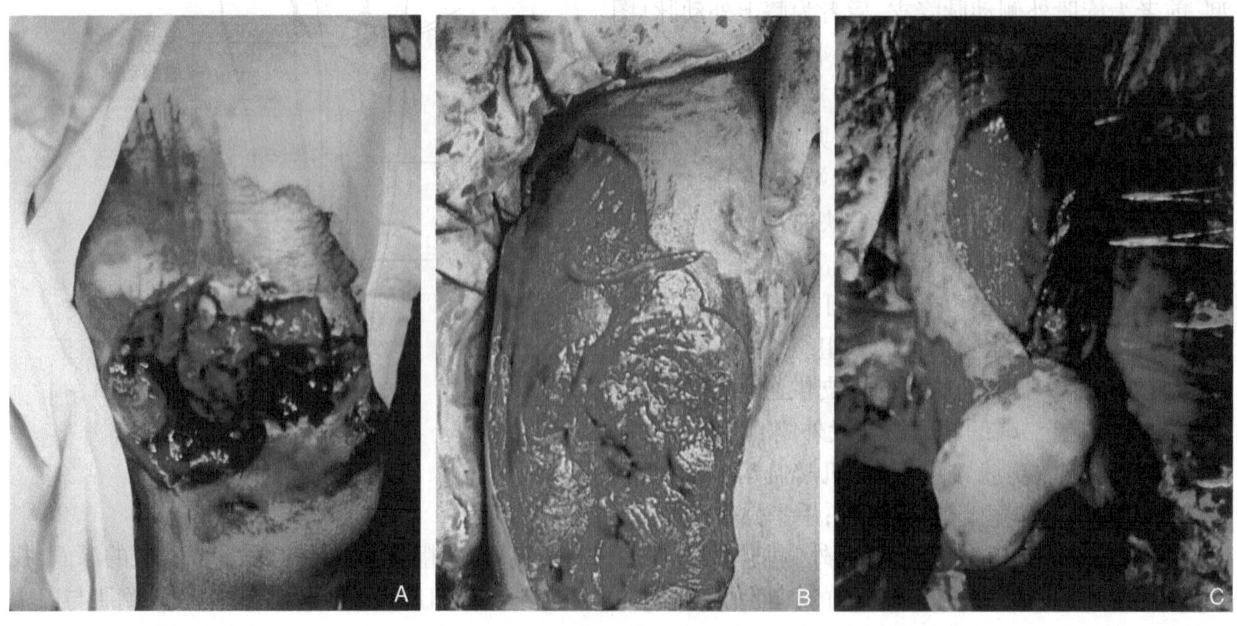

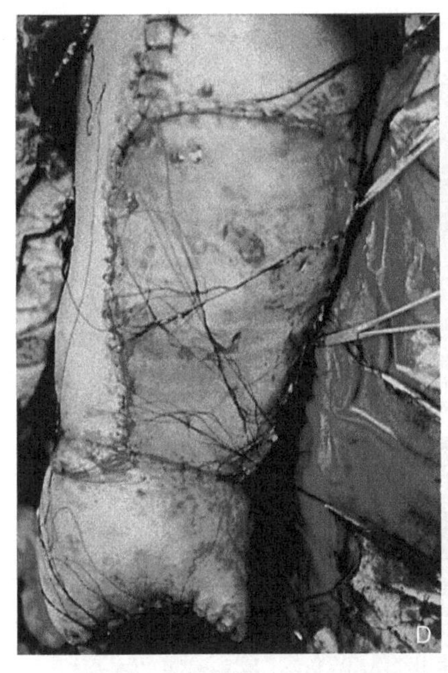

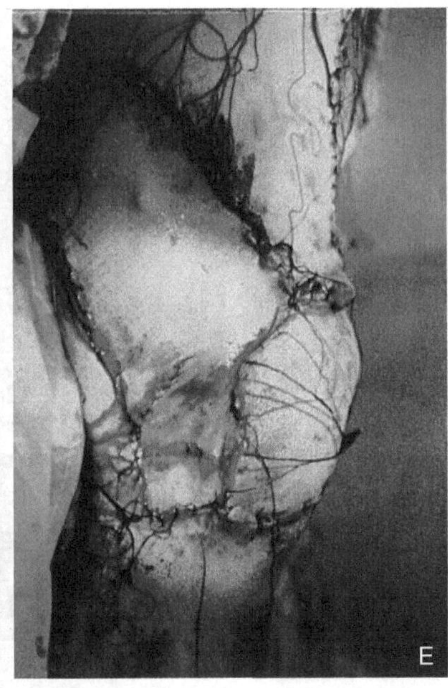

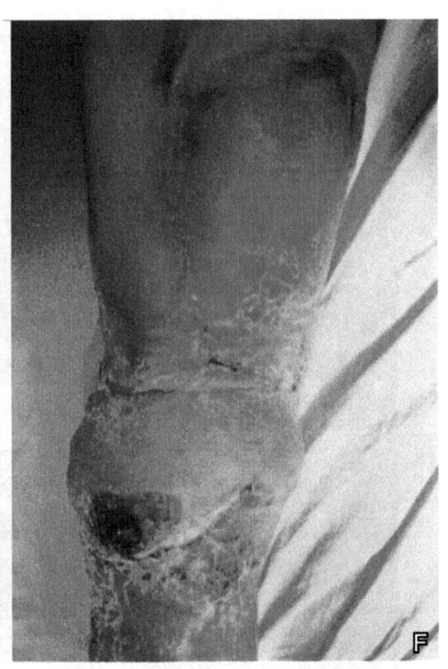

图 11-8 股外侧肌岛状肌皮瓣

（二）膝部软组织缺损的常用修复方法

1. 膝内侧筋膜皮瓣　膝部创伤性软组织缺损同样可用局部皮瓣、局部筋膜皮瓣修复。如髌骨周围的膝部软组织缺损就可以将膝内侧皮肤作 V 形切开，充分游离筋膜皮瓣，使之包含隐动脉、大隐静脉及隐神经。充分游离后，皮瓣内移，覆盖髌前软组织缺损，供区作 Y 形缝合（图 11-9），如创面较大，供区不能直接缝合时，则用游离皮片覆盖供区。同样方法可从膝外侧切取筋膜皮瓣，但需注意勿损伤腓总神经。

2. 腓肠肌内侧头肌瓣、肌皮瓣　腓肠肌内侧头起自股骨内侧髁，与腓肠肌外侧头两肌腹远端合成宽而厚的跟腱。肌肉供血为来自腘动脉的腓肠内、外侧动脉，于膝关节水平分出，血管从肌腹近端进入，贯穿整个肌腹，沿途发出许多肌皮血管，故肌瓣还可携带其表面的皮肤，一同转移，修复膝部及小腿上、中 1/3 大面积的软组织缺损，是修复小腿软组织缺损常用的取材，缺点是供区留有凹陷性瘢痕，影响外观。

手术在小腿后正中线自腘横线至跟腱移行部做切口，切开皮肤及深筋膜，在两头间钝性分离，将小隐静脉及腓肠神经拉向外侧，将内侧头肌腹远端自肌腱移行部切断，向近端掀起，游离至血管神经束进入肌肉部位为止，肌瓣即已形成。通过皮下隧道转移覆盖胫前软组织缺损处，肌瓣可一期或延期中厚皮片覆盖。如肌瓣移位范围需要更大时，可将肌肉起点自股骨髁起始部切断，仅保留血管神经束，形成岛状肌瓣，亦可修复膝部周围的软组织缺损。

腓肠肌呈纺锤形，远端较细小，覆盖膝关节软组织缺损创面时常显不足，Jac（2002）曾用腓肠肌筋膜皮下组织瓣，修复膝部及小腿大面积软组织缺损。具体方法是在切取腓肠肌内、外侧头肌瓣时，保持肌肉与其上筋膜皮下组织的连续，筋膜皮下组织瓣连同肌肉一并切取，即自肌瓣下 1/3 部，由近向远保留其上的筋膜皮下组织瓣。筋膜皮下组织瓣（图 11-10）切取面积可达 10cm × 7cm，这样使肌瓣面积大大增加，成为修复膝关节周围及小腿中下 1/3 软组织缺损的较为简便的方法之一。筋膜皮下组织瓣的血供来自肌肉血管旁支。

为解决腓肠肌瓣覆盖范围不足的问题，有人研究发现，穿过比目鱼肌至腓肠肌的血管穿支多集中在腓肠肌下段及两肌边缘部，同时证实比目鱼肌可接受从腓肠肌血管穿支逆流的血液供应。因此，腓肠肌瓣在转移时可携带其下的比目鱼肌，作为腓肠肌 - 比目鱼肌双肌瓣一同转移（图 11-11），用来修复膝部及小腿上 1/3 较大面积的软组织缺损，临床应用较为满意。

腓肠肌瓣如需要制成肌皮瓣修复时，皮瓣基部设计在小腿后上方，后缘位于小腿后正中线，前缘位于胫骨内后缘，远端应超过需要修复创面 5cm，最远可达内踝上 5cm 处，切开皮肤与深筋膜，将皮肤与深筋膜

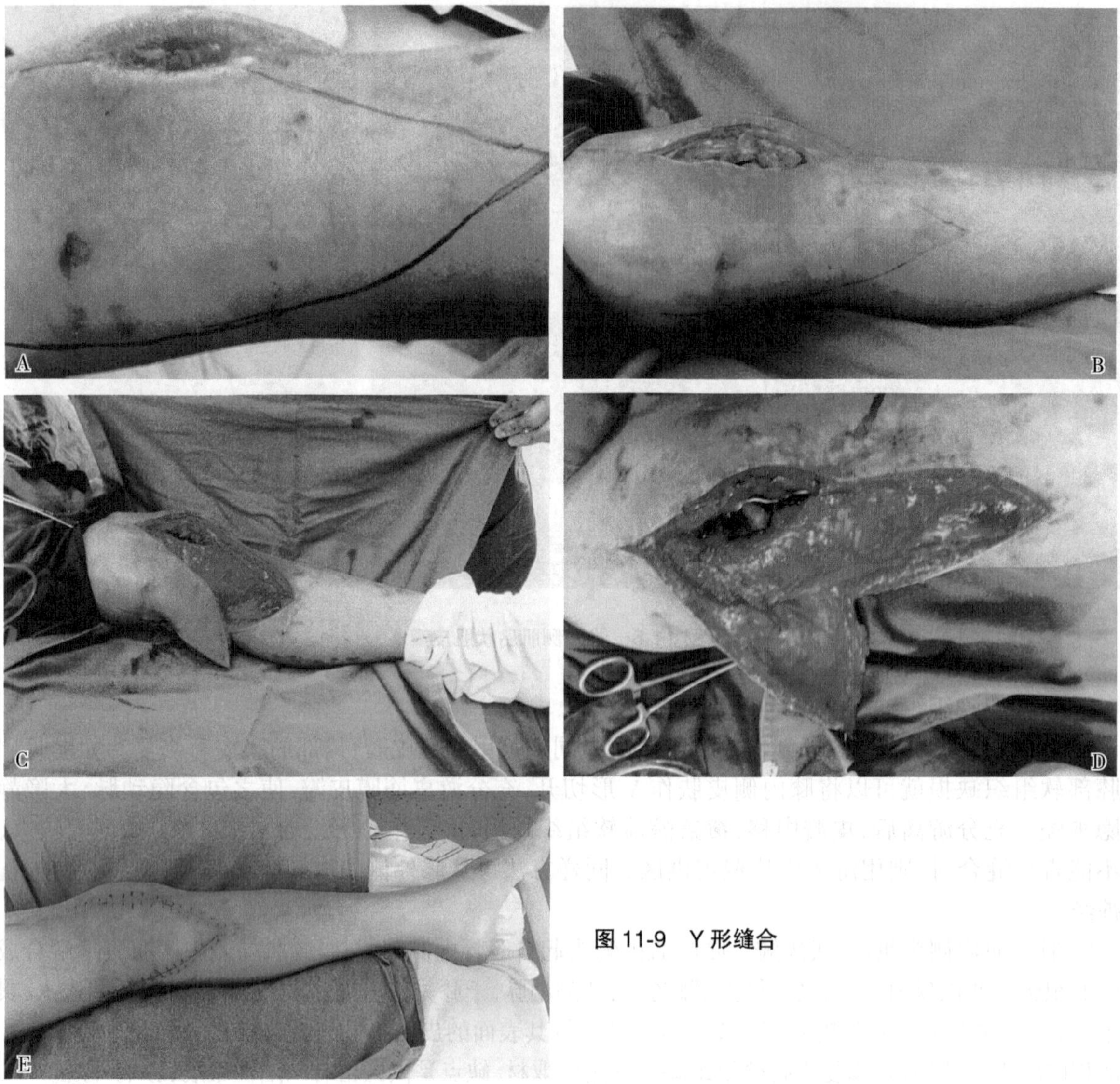

图 11-9 Y 形缝合

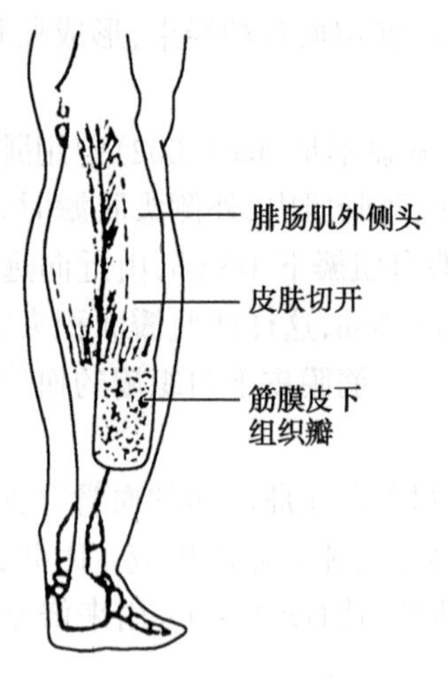

图 11-10 筋膜皮下组织瓣

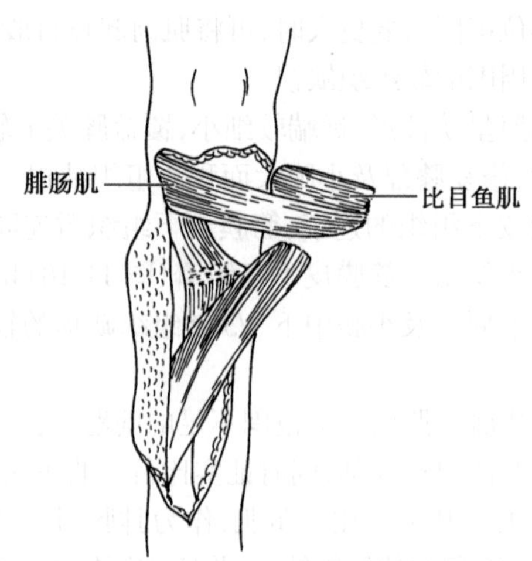

图 11-11 双肌瓣转移修复软组织缺损

固定数针，肌皮瓣切取方法同腓肠肌内侧头肌瓣相类似，皮瓣近端皮肤和肌肉起点均不切断，血管神经束不需要显露（图 11-12），手术操作简便，安全可靠。根据创面大小及转移的距离，肌皮瓣基部可将皮肤与肌肉起点切断，仅保留腓肠肌血管神经束，使呈腓肠肌内侧头岛状肌皮瓣，其移动范围更大，可用于修复膝部及大腿远端的软组织缺损。

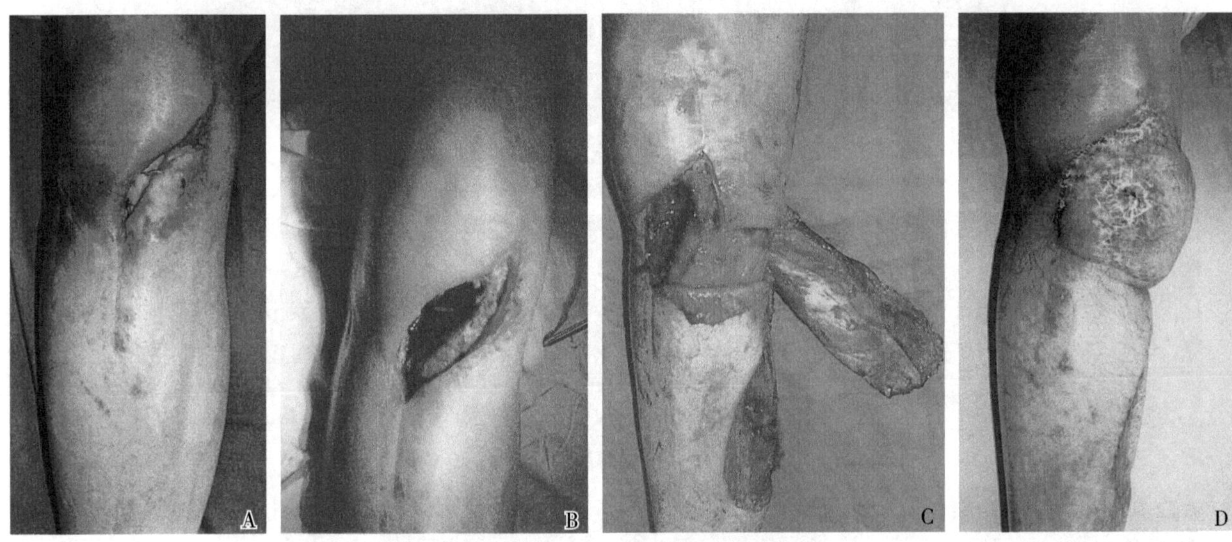

图 11-12　腓肠肌皮瓣

3. 腓肠肌外侧头肌瓣、肌皮瓣　腓肠肌外侧头肌瓣（图 11-13）、肌皮瓣的应用和手术切取与腓肠肌内侧头肌瓣、肌皮瓣相类似，修复的部位多为膝外侧或小腿外侧的软组织缺损，因外侧腓肠肌腹稍短小，故其肌皮瓣的范围较小，外侧至腓骨缘，远端皮肤携带不得低于外踝上 10cm 处。如修复膝部大面积软组织缺损时，也可同时切取腓肠肌内、外侧头岛状肌皮瓣（图 11-14）。

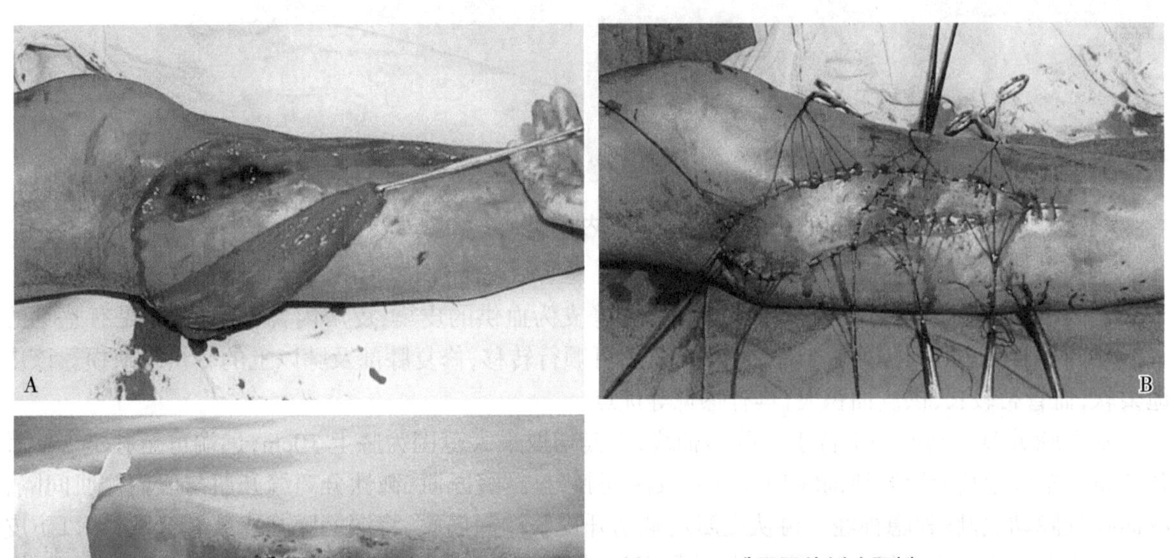

图 11-13　腓肠肌外侧头肌瓣

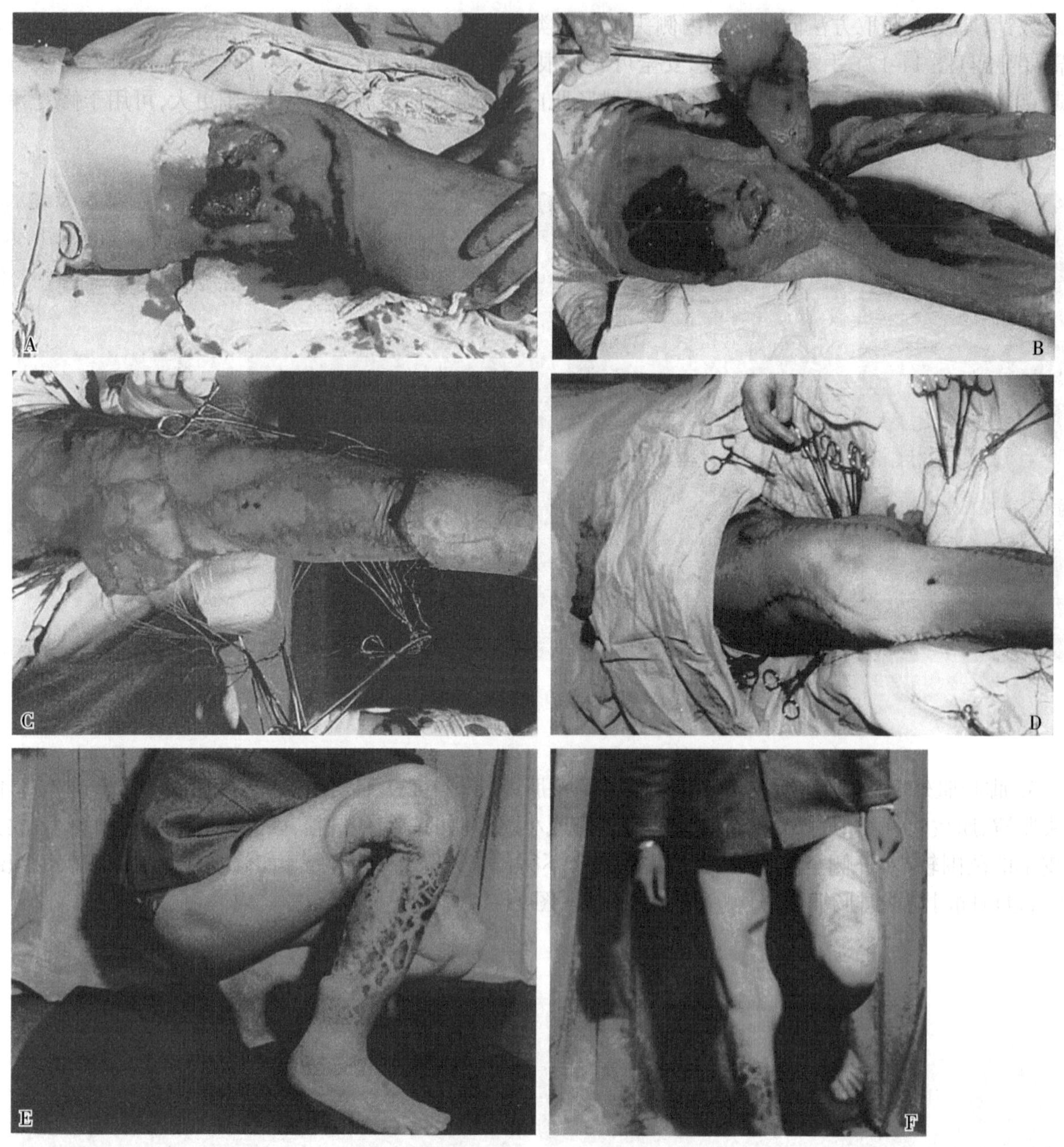

图 11-14 腓肠肌内、外侧头岛状肌皮瓣

4. 隐动脉皮瓣 隐动脉皮瓣是以膝降动脉的隐支为血供的皮瓣，皮瓣内含有隐神经，是有感觉的皮瓣，位于膝内侧，属于肌间隔血管类型的皮瓣，皮瓣可顺行转移，修复膝部及膝以上的软组织缺损。该皮瓣质地柔软，血管蒂较长，供皮面积大，具有感觉等优点。

手术在膝关节内侧做一平行于下肢的轴线，皮瓣切取最大范围为膝上 10cm，远端可至膝下 20cm，两侧各 5cm。先从近端沿缝匠肌前缘切开皮肤及深筋膜，显露缝匠肌，钝性分离缝匠肌与股内侧肌间隔，在其深面找到隐动、静脉和隐神经。再从皮瓣远端切开皮肤及深筋膜，将深筋膜与皮肤缝合数针，以防皮瓣与深筋膜分离。从远端掀起皮瓣，使隐动、静脉及隐神经包括在皮瓣内。切断缝匠肌，将关节支切断结扎，显露出隐动、静脉起始处，即形成带有血管神经蒂的隐动脉皮瓣(图 11-15)。若自膝降动脉发出隐动脉和骨膜支前将其切断结扎，可形成隐血管逆行供血的股骨髁骨瓣或骨皮瓣。隐动脉皮瓣也可以交腿移植修复对侧足跟，吻合隐神经后可获得感觉。

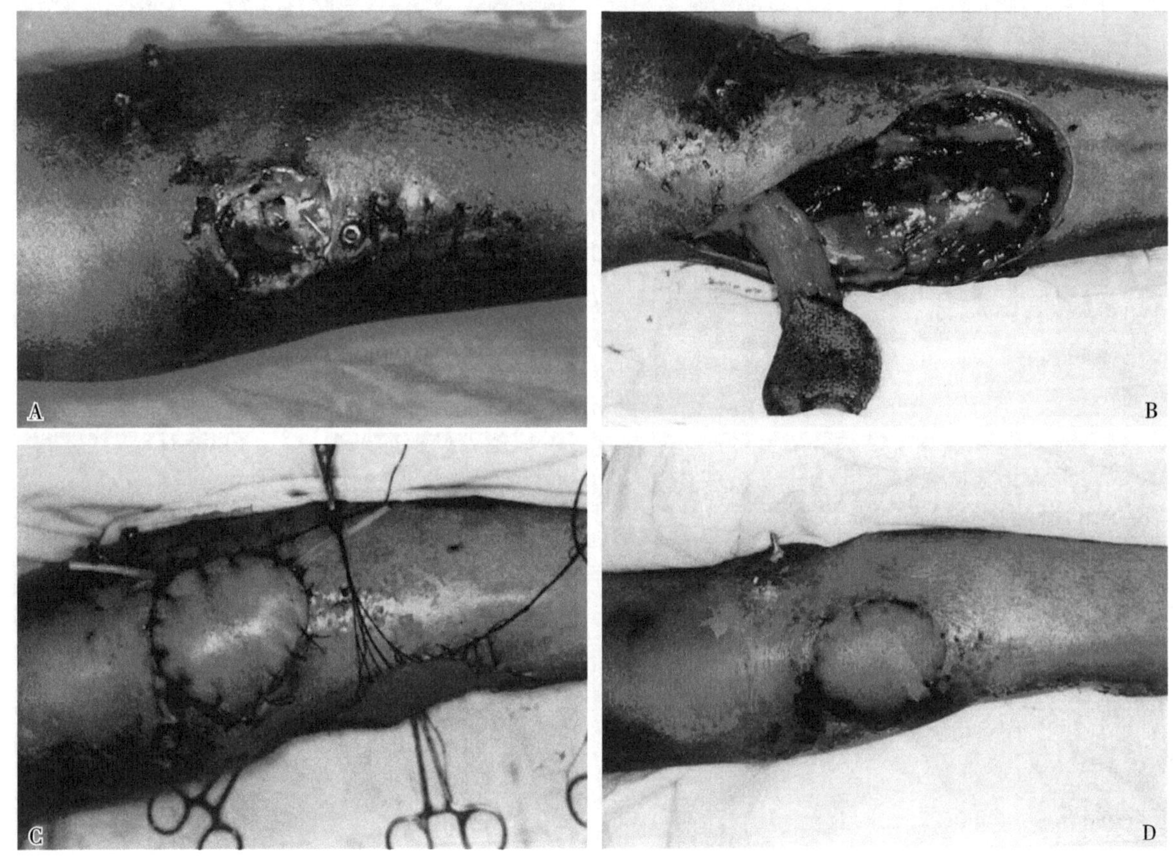

图 11-15 隐动脉皮瓣

(三) 小腿上 1/3 软组织缺损的常用修复方法

1. 腓肠肌内侧头肌瓣、肌皮瓣(见膝部软组织缺损的常用修复方法)。

2. 腓肠肌外侧头肌瓣、肌皮瓣(见膝部软组织缺损的常用修复方法)。

(四) 小腿中 1/3 软组织缺损的常用修复方法

1. 胫前肌瓣 胫前肌起自胫骨外踝、胫骨外侧的上半及邻近的骨间膜及小腿深筋膜,止于第 1 跖骨与第 1 楔状骨内侧面。肌肉血供属于节段性动脉供应,有来自胫前动脉的 8~12 支横形走向分支,彼此间有丰富的血管交通网。胫前肌可顺行转移覆盖小腿上中 1/3 的软组织缺损,如纵形劈开,可覆盖小腿中 1/3 的软组织缺损。

手术在胫前外侧自上胫腓关节至外踝上纵向切开,显露胫前肌,在肌腱移行部分离肌腹,向近端游离,切断肌肉远端的 2~3 条血管,仍保留轴腱与远端肌腱的连续性,以保留其功能,肌瓣向上转移,可覆盖胫骨上中 1/3 的骨外露。

另一种转移方式:自胫前肌外侧切取厚 1cm 之肌瓣,根据创面长度,可将劈开的肌瓣在上下端作横向切断,肌瓣如翻书一样,翻转 180°,覆盖在胫骨内侧的创面上(图 11-16),肌瓣表面用中厚皮片覆盖。

亦可将胫骨外侧骨膜连同胫前肌一起剥离,切取胫前肌内侧厚 1cm 之肌瓣,纵形劈开之肌瓣翻转 90°,覆盖在外露的胫骨前内侧创面,肌瓣上用中厚皮片覆盖。肌瓣翻转后,在牵引下可宽达 5cm,而一般胫骨中 1/3 前内侧面宽仅 3cm,足够覆盖外露胫骨的创面。

2. 腓肠肌内侧头逆转肌瓣 采用腓肠肌内侧头逆转肌瓣可修复小腿中、下 1/3 的软组织缺损。腓肠肌内、外侧头之间有 3~4 支血管相交通,二肌腹任何一头自近端起点处连同血管神经束一齐切断,劈开肌腹向下翻转,但肌腹劈开的长度不超过肌腹全长的 1/2,翻转的肌腹血液循环可由对侧肌腹的肌支提供,肌

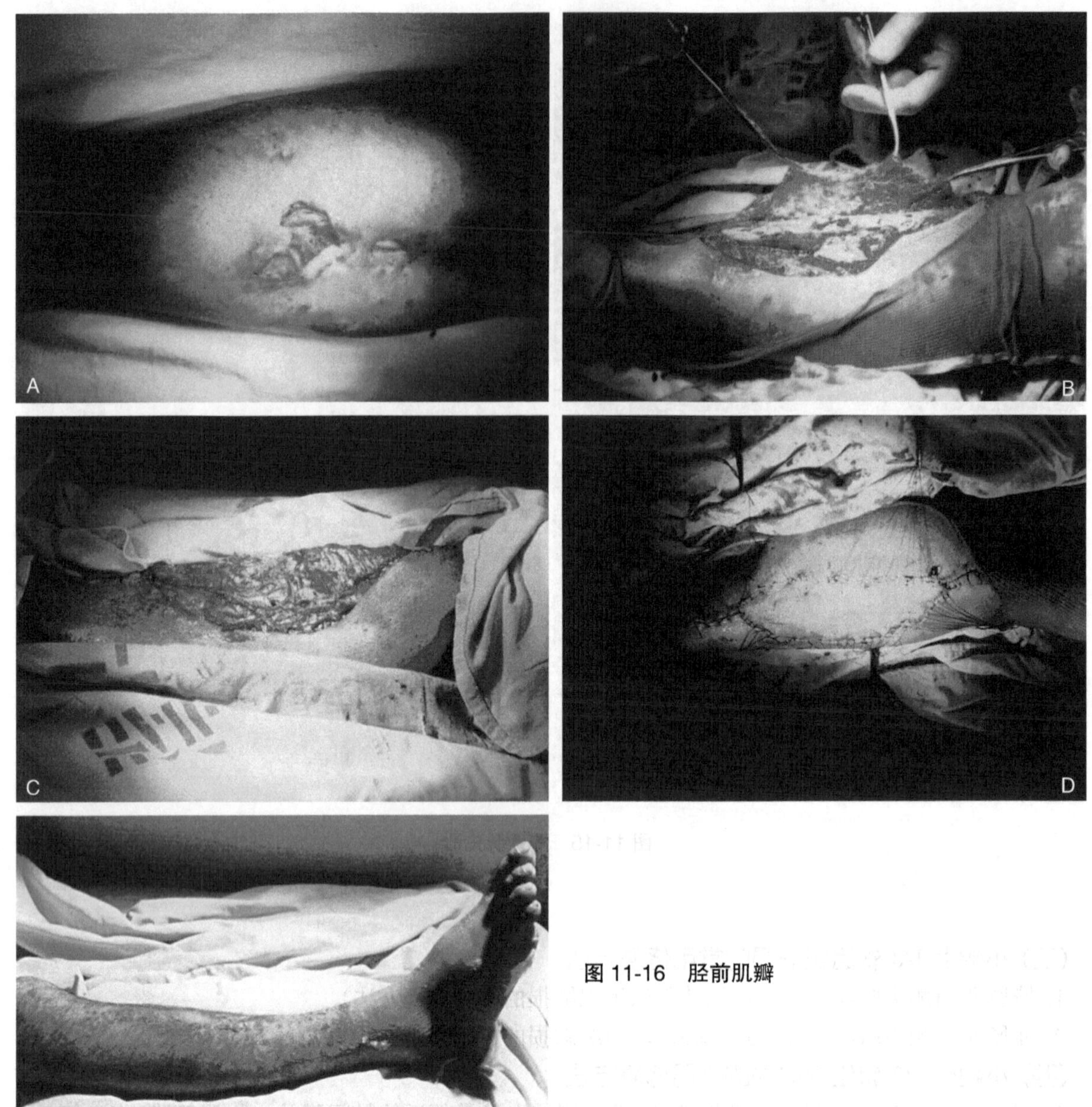

图 11-16 胫前肌瓣

腹通过皮下隧道覆盖在皮肤缺损处(图 11-17),肌腹表面用中厚皮片覆盖,缺点是肌腹较肥大,显臃肿。但日后可逐渐萎缩。

3. 比目鱼肌瓣 比目鱼肌位于腓肠肌深层,内侧起自胫骨、外侧起自腓骨上 1/3,远端移行为跟腱,肌腹宽大,肌腹较腓肠肌要低。肌肉血供来自腘动脉、胫后动脉及腓动脉,呈节段性分布,主要来自胫后动脉,其最远端的两个血管支位于内踝上 5~7cm 处。比目鱼肌可分别以胫后动脉近端或远端的血管支为蒂,形成肌瓣,顺行或逆行转移修复小腿中 1/3 或下 1/3 的软组织缺损(图 11-18)。

手术在小腿内侧胫骨后缘自上 1/3 至内踝上方做切口,将比目鱼肌与腓肠肌钝性分离,切断远端腱性移行部,将肌瓣向近端掀起,遇有血管支,则切断结扎,分离到肌瓣能覆盖胫前创面为止。通过皮下隧道,将肌瓣覆盖在创面上,如肌瓣不够长,可以在转移之肌肤上,横行切开肌膜可适当延长 1~2cm(图 11-19)。肌瓣用中厚皮片覆盖。比目鱼肌在近端与腓肠肌结合疏松,而远端结合紧密,故一般自近端游离较为可取。

如将比目鱼肌近端切断,向远端游离,仅保留内踝上 5~7cm 处胫后动脉两个主要肌支,将肌瓣翻转,可覆盖小腿下 1/3、踝及跟后侧的软组织缺损。如修复跖底创面时,可将胫后动脉切断,连同肌瓣逆行翻转

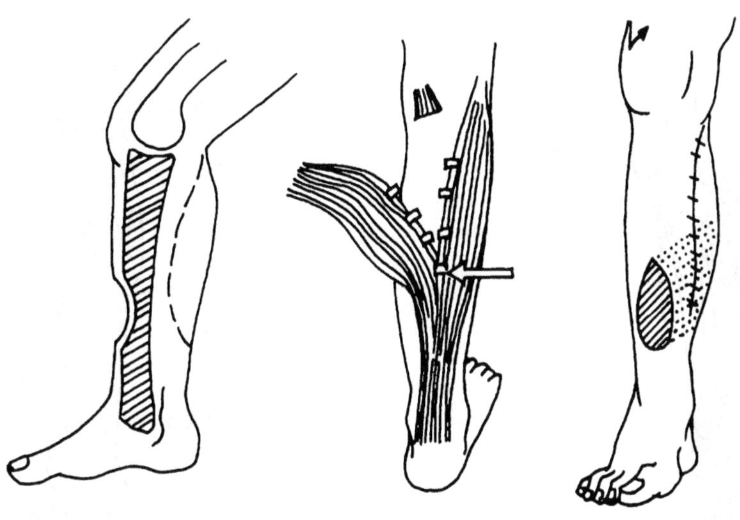

图 11-17　腓肠肌内侧头逆转肌瓣

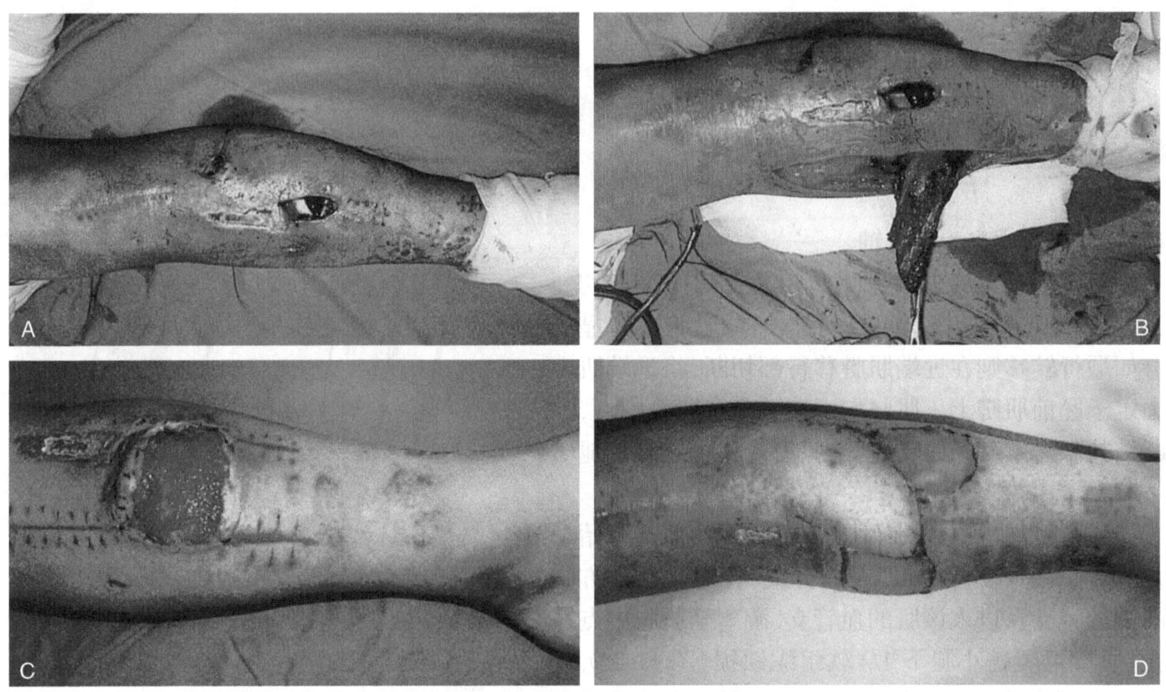

图 11-18　比目鱼肌瓣

覆盖跖底的软组织缺损，但术前必须检查胫前动脉是否正常。

当修复小腿下 1/3 缺损面积小于 50cm^2 时，可用内侧半比目鱼肌瓣修复(图 11-20)。手术作小腿内侧切口，分开腓肠肌与比目鱼肌间隙，将比目鱼肌从正中切开，如以近端为蒂顺行转移时，自下而上劈开内侧半，至小腿中下 1/3 为止。如以远端为蒂，逆行转移时，则自小腿上中 1/3 切断比目鱼肌瓣，向下劈开至小腿中下 1/3 为止，肌瓣不得低于内踝上 5~7cm 处。肌瓣逆行可修复小腿下 1/3 缺损(图 11-21)，转移后肌瓣上用中厚皮片覆盖。

4. 趾长伸肌瓣　趾长伸肌起于腓骨前面上 3/4、胫骨上端、小腿前肌间隔及小腿深筋膜，位于胫前肌与腓骨长肌之间，肌腹可达小腿下 1/3 部。该肌血供来自约 14 支节段性动脉，肌上部由旋腓动脉供应，肌下部由腓动脉穿支供应，中部由胫前动脉供应，约占总长的 67%。

趾长伸肌瓣顺行转移可修复小腿中 1/3 胫骨外露，逆行转移可修复小腿下 1/3 胫骨外露。顺行、逆行

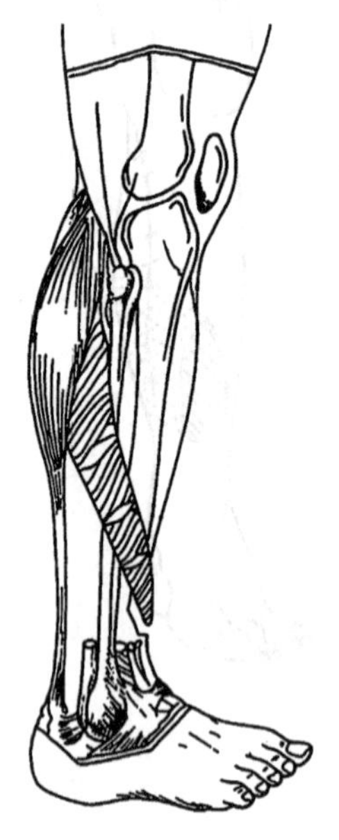

图 11-19 比目鱼肌肌瓣覆盖创面

（引自：Beck JB, et al. Reconsidering the soleus muscle flap for coverage of wound Of the distal third of the leg. Ann Plat Surg, 2003, 50:631-635）

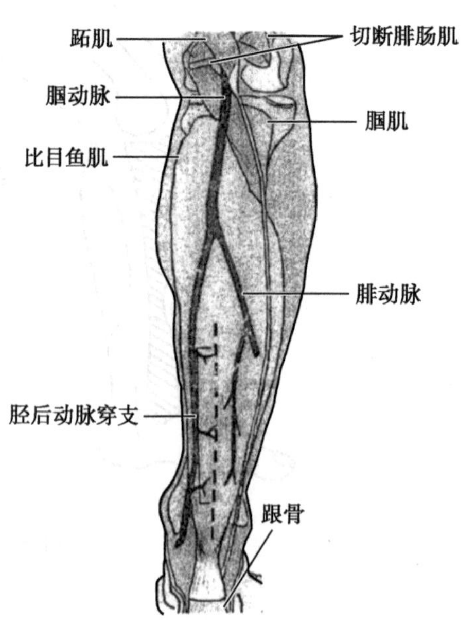

图 11-20 比目鱼肌肌瓣修复小腿缺损创面

转移，皆以肌腹中点为旋转轴。

手术从腓骨小头向小腿中 1/3 的外侧作纵形切口，在胫前肌与腓骨长肌间找到趾长伸肌，将肌腹显露。如顺行转移则在远端肌腱移行部切断，将远端肌腱固定于胫前肌腱上。肌腹向近端游离至肌腹中点，切断结扎来自下部的肌支血管，肌瓣转移可修复小腿中 1/3 软组织缺损。

如逆行转移，则从腓骨小头下开始剥离肌肉起始部，注意避免损伤腓总神经及其分支，在肌腹后内方切断神经分支及进入该肌的血管支，游离至肌腹中点为止，肌瓣可覆盖小腿下 1/3 软组织缺损（图 11-22），肌瓣用中厚皮片覆盖。肌瓣移位最远可达内外踝连线上 1cm 处。

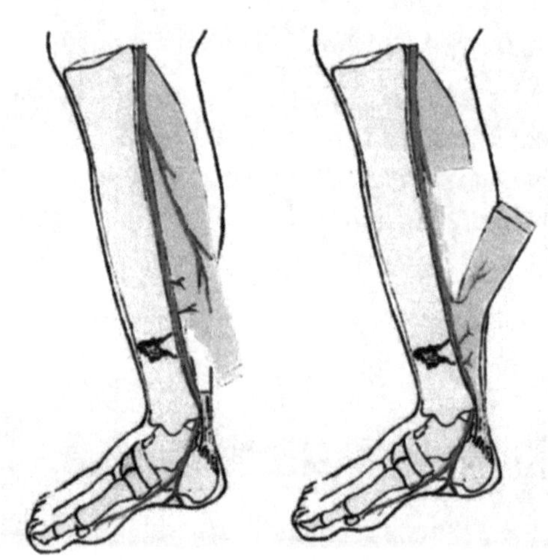

图 11-21 比目鱼肌肌瓣修复小腿部缺损

（五）小腿下 1/3 软组织缺损的常用修复方法

1. 双蒂腓肠肌肌皮瓣　与单蒂腓肠肌肌皮瓣不同的是，肌皮瓣远端的皮肤不切断，可保留内踝前方 4cm 的皮肤相连，形成近端以肌皮瓣为蒂、远端以皮肤为蒂的双蒂皮瓣。与普通双蒂皮瓣不同的是，该皮瓣近端包含轴型血管——腓肠内侧动脉，肌皮瓣的血运可自上而下延伸，远端皮蒂内有来自胫后动脉、胫前动脉及足背动脉的吻合支。

切取方法与腓肠肌内侧头肌皮瓣相似，在皮瓣远端需保留内踝前方 4cm 宽皮肤相连。若需要较大的移动范围，可将近端的皮肤及肌肉起点一并切断，只保留神经、血管蒂。这样可明显增加肌皮瓣移动范围。

2. 胫后动脉穿支筋膜皮瓣　胫后血管走行在胫骨内缘后方，比目鱼肌内侧缘的深面，与胫后神经伴行。在小腿中 1/3，胫后血管全部为胫后肌与比目鱼肌所覆盖，在小腿下 1/3，胫后血管走行表浅。胫后血管发出的皮支，走行于比目鱼肌、腓肠肌间隙，穿出深筋膜后进入皮肤。这些皮支集中出现在

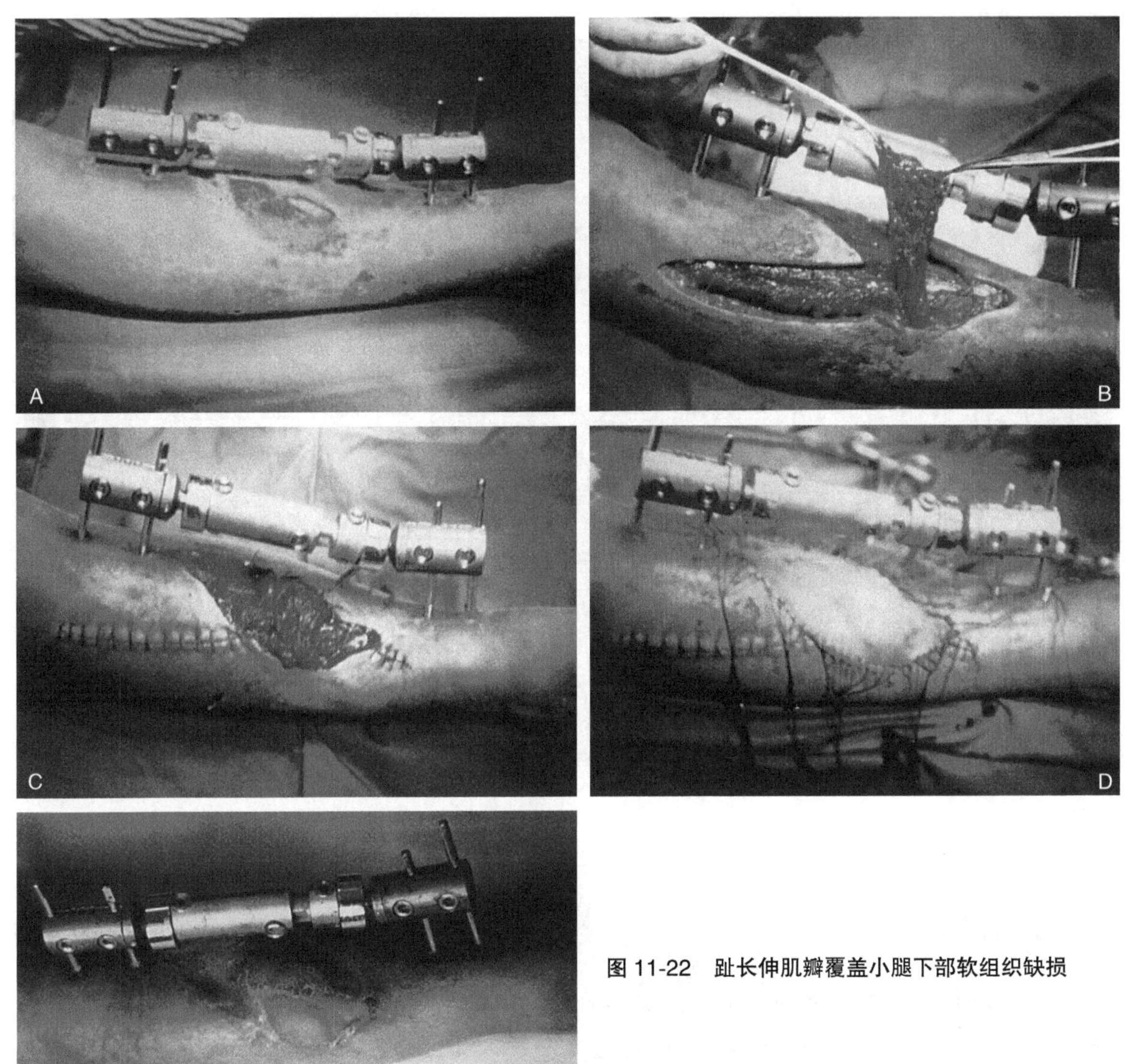

图 11-22　趾长伸肌瓣覆盖小腿下部软组织缺损

三个节段，内踝上 9~12cm、内踝上 17~19cm 和内踝上 22~24cm。皮支外径 0.5~1.5mm，常有两条伴行静脉伴行。

在小腿内侧沿其纵轴设计皮瓣，用 Doppler 沿胫后血管体表投影，测定皮支潜出点并标志，声音最强者作为供血支。皮支潜出点也是皮瓣的旋转点。此点与皮瓣最远端的距离，应大于该点与创缘最远端的距离。

首先切开皮瓣后缘，至深筋膜下，将深筋膜与皮肤间断缝合，防止皮肤筋膜分离。将皮瓣自肌肉表层掀起，当看到胫后血管穿支后，再将皮瓣四周切开，只保留进入皮瓣的胫后血管皮支及周围 0.5cm 的筋膜。将皮瓣旋转一定角度覆盖创面，供区游离植皮。皮瓣最大旋转角度可达 180°。

切取皮瓣时，由四周逐渐向中央游离，边游离边观察体表标志的穿支部位，防止损伤穿支。为更好地显露穿支，往往需要更广泛的切开。皮瓣的长宽比例有无限制尚无定论，若穿支位于皮瓣的中心，皮瓣长宽比例可达 4∶1（图 11-23）。

3. 隐神经营养血管皮瓣　隐神经营养血管逆行岛状皮瓣属于皮神经营养血管筋膜皮瓣类型。隐神经是较大的感觉神经，与大隐静脉伴行，从足内侧起始上行至膝内侧，进入缝匠肌深层，穿过内收肌腱膜，进入内收肌管。隐神经的伴行血管为隐动脉。隐动脉系膝降动脉的分支，隐动脉在缝匠

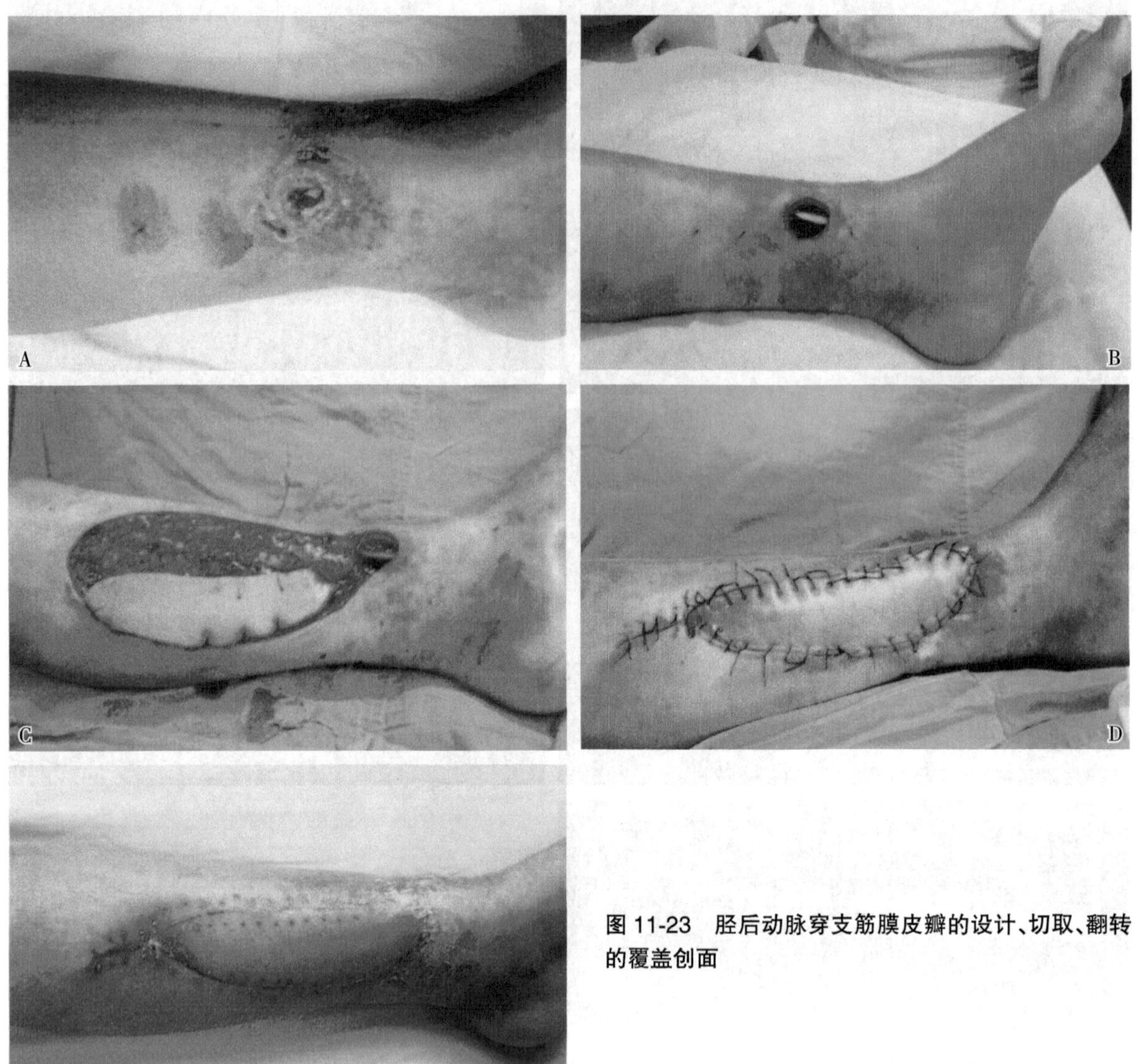

图 11-23 胫后动脉穿支筋膜皮瓣的设计、切取、翻转的覆盖创面

肌深层，与股骨髁平面从缝匠肌内后方与隐神经一起穿出进入皮下组织。在小腿内侧隐动脉在隐神经和大隐静脉之间，向远端行走，沿途发出 2~7 支较大的皮动脉，供给小腿的皮肤，在小腿上中 1/3 处，隐动脉形成丰富的血管网，围绕隐神经下行，并与胫后动脉皮支相吻合，最远的吻合支在内踝上 3~5cm 处。

以大隐静脉走行为轴设计皮瓣，上界在缝匠肌的下缘，皮瓣呈泪滴状。

先从近端作切口，切开皮肤及皮下组织，找出大隐静脉、隐神经及隐动脉，切断结扎，再切开深筋膜，在皮瓣的两侧切开皮肤及深筋膜，将皮瓣连同血管神经束及深筋膜一起向下掀起。在皮瓣下缘，只切开皮肤而不切深筋膜，沿大隐静脉切至缺损区上 5~7cm 处为止，并向两侧作皮下潜行剥离。以隐血管神经蒂为轴设计宽 3cm 的深筋膜带，使隐血管神经束包含在宽 3cm 的筋膜中，再切开两侧的深筋膜，并向两端游离，以隐血管神经束及深筋膜为蒂的逆行岛状皮瓣即完成，可逆行转移修复小腿下 1/3、踝关节及跟后侧的软组织缺损(图 11-24)。皮瓣柔软、血管蒂较长，不牺牲小腿主要血管为其优点。若供区出现胫骨外露，可用比目鱼肌瓣覆盖后，再用中厚皮片移植。为减轻因大隐静脉回流造成的皮瓣淤血，可将大隐静脉在筋膜蒂旋转处结扎，或将其与邻近的回流静脉吻合，这样既减轻了皮瓣的淤血性肿胀，又保留了回流功能。

如小腿严重创伤，软组织缺损广泛时，而无法利用患肢的附近软组织转移修复时，或受区无健康

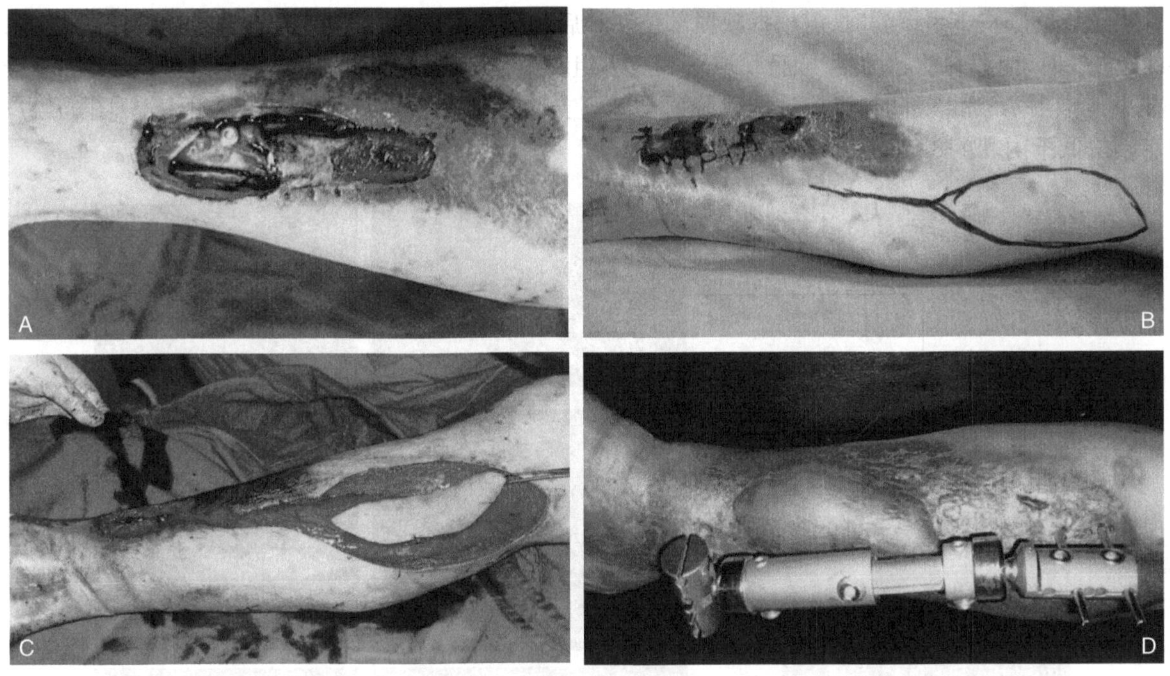

图 11-24　隐神经营养血管皮瓣修复软组织缺损

血管接受游离皮瓣移植时，亦可用健侧小腿的隐神经营养血管逆行岛状皮瓣，以交腿皮瓣的形式进行修复。

为减少供区瘢痕，可切取不带皮肤的隐动脉筋膜皮下组织瓣及胫后动脉穿支筋膜皮下组织瓣，用来修复小腿的软组织缺损。筋膜皮下组织瓣血供来自隐动脉与胫后动脉在小腿内侧肌间隔形成的纵行吻合网（图 11-25）。

在胫骨结节内侧，自胫骨内侧缘与内踝后方划一连线，胫后动脉穿支沿此连线穿出，约 2~7 个穿支，在小腿中下段较为集中（图 11-26），且位置逐渐变浅。穿支血管在深筋膜表面，及上下支间形成丰富的纵行血管网。Whetzel 等认为，筋膜皮下组织瓣的长宽比例可达 2~5：1 是安全的。穿支的穿出点，可用 Doppler 探测确定。隐动脉在髌骨内后 5cm，缝匠肌下方穿出。

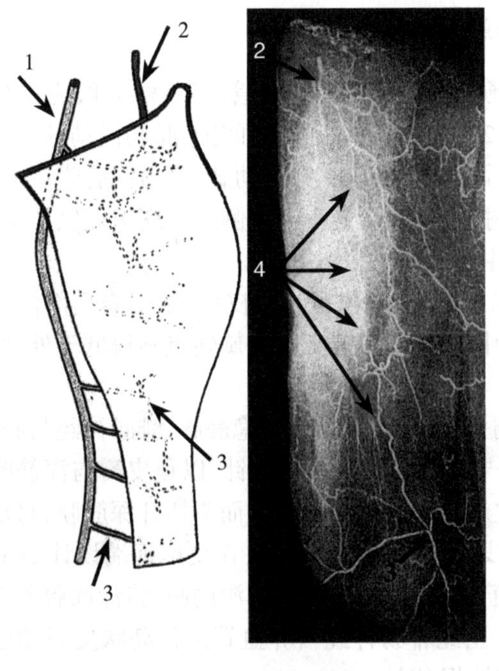

图 11-25　纵行吻合网

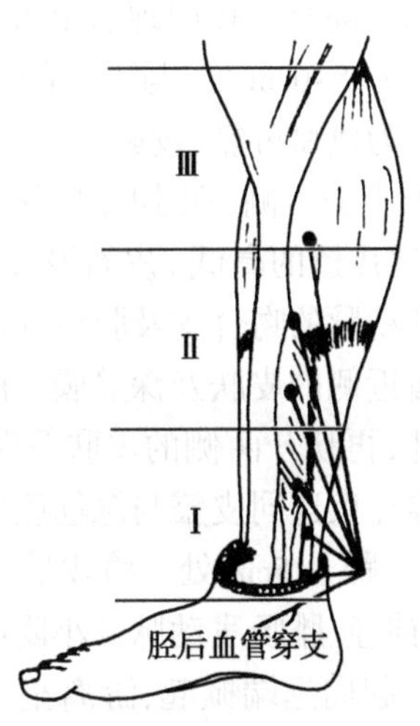

图 11-26　胫后动脉穿支

当选择筋膜皮下组织瓣时,需根据缺损部位和胫后动脉穿支位置,来决定顺行还是逆行切取。缺损在小腿上 1/3 时,应以隐动脉为蒂,顺行切取筋膜皮下组织瓣,筋膜蒂在膝内后侧,宽度必须大于 5cm。当缺损在小腿中下 1/3 和踝部时,则应选取以胫后动脉穿支为血供来源的逆行筋膜皮下组织瓣(图 11-27),旋转点不得低于内踝上 3~5cm。

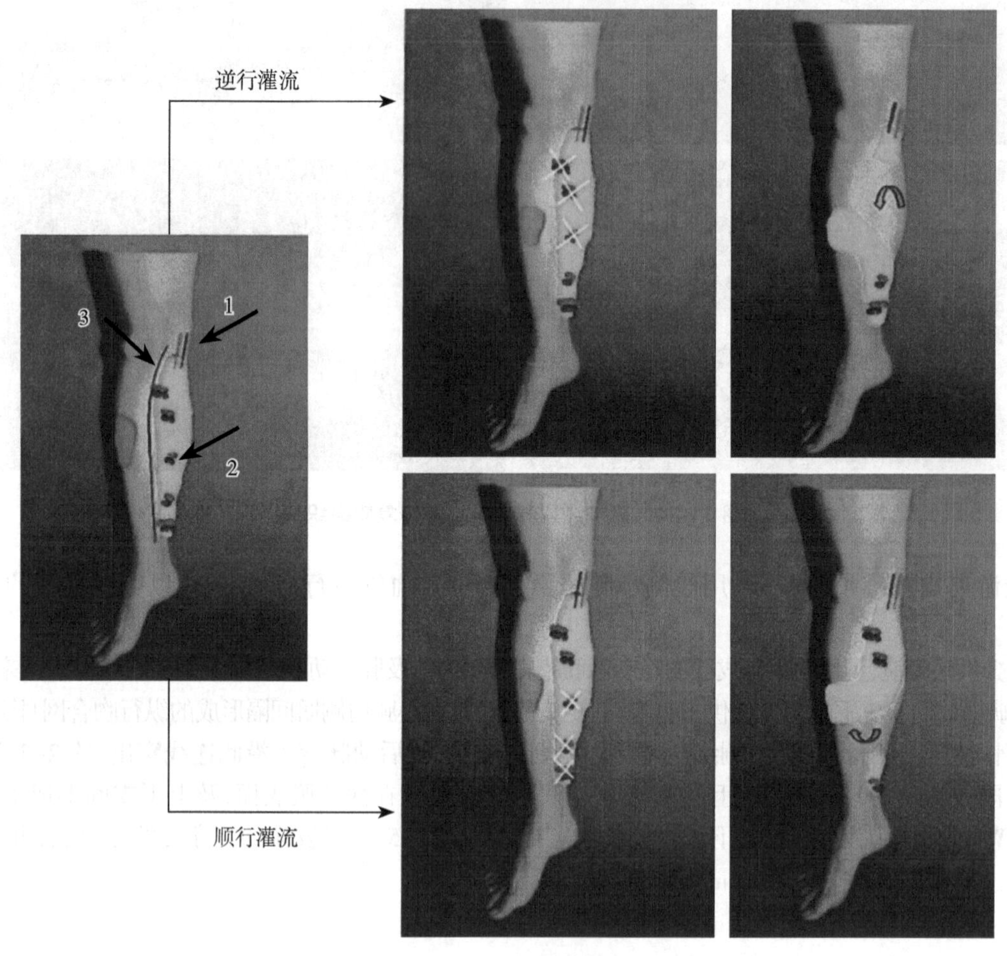

图 11-27 逆行筋膜皮下组织瓣

4. 腓肠神经营养血管皮瓣　皮瓣血供来自腓肠神经的伴行营养血管腓肠浅动脉,为皮神经营养血管筋膜皮瓣类型。该动脉分出细小的分支至小腿下 2/3 的皮肤,在下胫腓间隙,腓肠浅动脉与来自腓动脉的肌间隙支相互吻合。在内踝后上方 2~3cm 处,胫后动脉有 2~3 支穿支动脉,穿出深筋膜后上行,在内外踝连线中点上方 5~6cm 处,与下行的腓肠浅动脉呈树枝状吻合,为小腿后侧逆行皮瓣提供了丰富的血供。此皮瓣的优点为供血可靠,皮瓣易切取,不牺牲小腿主要血管。

皮瓣位于小腿后侧,在小腿正中线中上 1/3 处以下,任何部位可切取皮瓣,根据修复部位移位时所需蒂的长短,决定皮瓣的高低。皮瓣设计不能超过小腿中上 1/3 交界处。蒂的旋转点不得低于外踝上 5cm 处,以保存来自腓动脉的吻合支及胫后动脉的穿支。

切开皮瓣近侧的皮肤及深筋膜,在腓肠肌内外侧头肌腹间,显露出小隐静脉,腓肠神经与腓肠浅动脉,将其切断结扎,再切开两侧的皮肤及深筋膜,将皮肤与深筋膜间断缝合数针,以免皮瓣与深筋膜分离。将切断的血管神经束连同皮瓣与深筋膜向下掀起,在皮瓣的远侧仅切开皮肤而不切开深筋膜,将皮肤切口向下外延伸,至外踝上 5cm 处。将皮肤切口在深筋膜浅层向两侧潜行剥离,在皮瓣远端设计 2cm 宽的深筋膜带,使腓肠神经、腓肠浅动脉及小隐静脉包含在深筋膜蒂中,再切开两侧深筋膜,将深筋膜蒂连同其上的血管神经束一起向远端掀起,游离至外踝上 5cm 处,至此腓肠神经营养血管逆行岛状皮瓣即已形成。皮瓣逆行转移可修复小腿远端,踝关节及跟部的软组织缺损(图 11-28)。

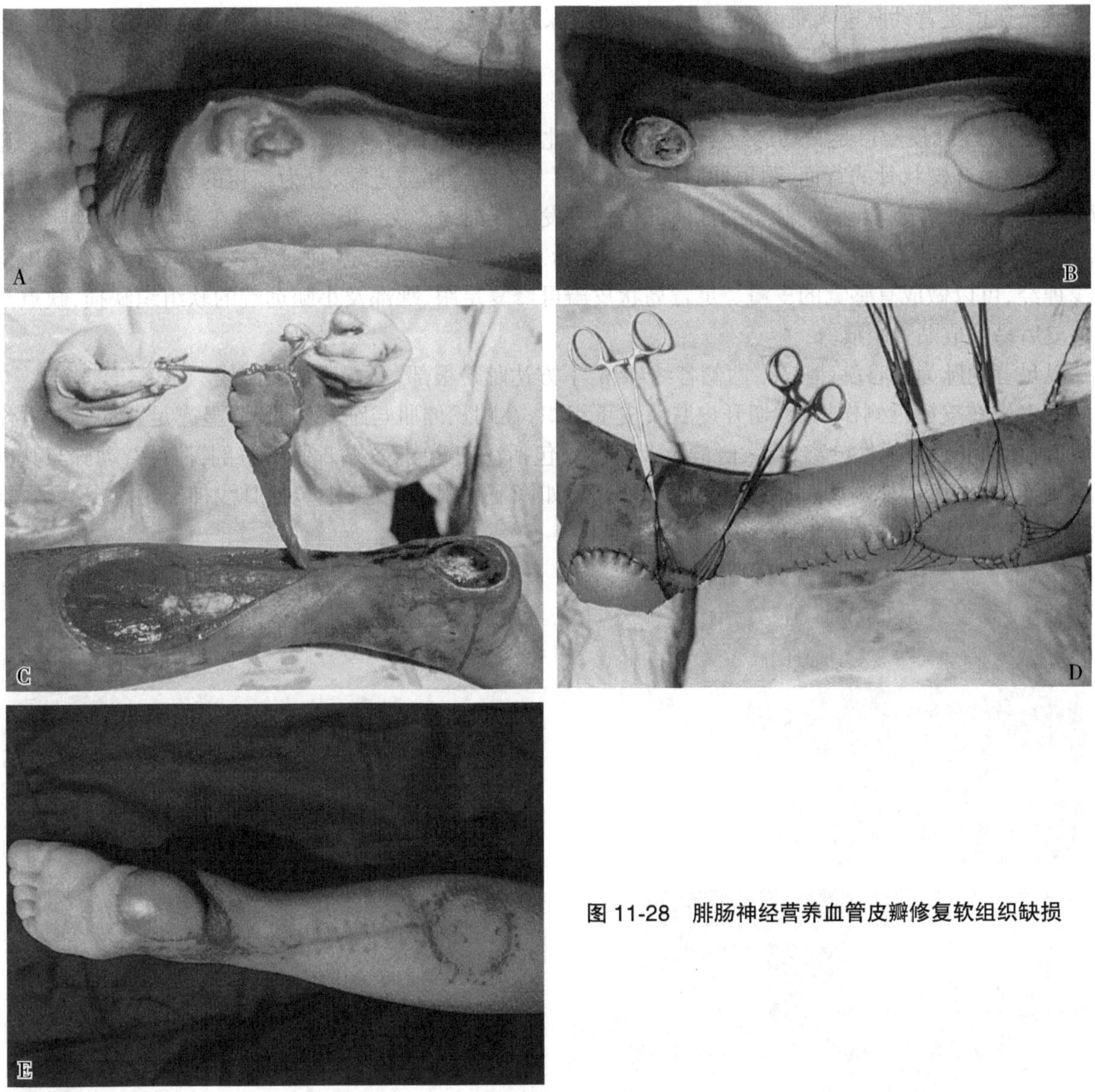

图 11-28　腓肠神经营养血管皮瓣修复软组织缺损

如修复小腿远端或踝关节的软组织缺损时，在肥胖患者，可不带皮肤而仅切取深筋膜瓣，其上再植中厚皮片，可避免局部臃肿。

腓肠浅动脉除营养腓肠神经和其表面的皮肤外，还与腓肠肌肌腹之间形成丰富的吻合网，故可形成逆行腓肠神经营养血管腓肠肌皮瓣。

皮瓣切取同腓肠神经营养血管逆行岛状皮瓣，切取时可以腓肠神经为中心，两侧各切取部分腓肠肌，切取厚度为肌肉全层，肌肉切取范围可达 6cm×9cm，切取时需将肌肉与深筋膜缝合固定，防止分离，皮瓣转移后肌肉填塞空腔，皮瓣消灭创面。

当连同腓肠肌一并切取时，皮瓣设计可达小腿上 1/3，可修复前足组织缺损。

也可只切取 1.5cm 厚的肌肉，但必须在神经血管束周围切取，并保持血管神经束与肌肉紧密联系（图 11-29）。还需应用双极电凝仔细止血，减少血管损伤。

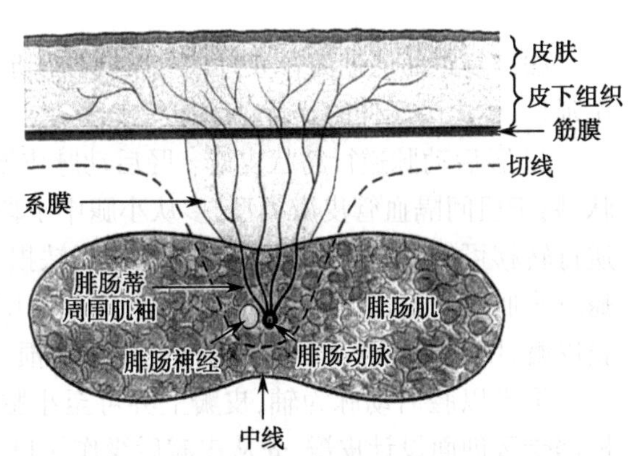

图 11-29　逆行腓肠神经营养血管腓肠肌皮瓣的切取

5. 趾短伸肌瓣　应用解剖见逆行趾短伸肌瓣。手术方法是保留足背动脉进入肌肉的分支,结扎足底深支及第 1 跖背动脉,将伸趾短肌连同足背动脉向近端游离,可修复内外踝及小腿下段皮肤缺损。

(六) 足踝部软组织缺损的常用修复方法

1. 足背动脉皮瓣 足背动脉续于胫前动脉。此动脉行向下前,经𧿹长伸肌和趾长伸肌之间,越过距骨、舟骨及第 2 楔状骨的背面,𧿹短伸肌的深面达第 1、2 跖骨间隙近端,分为较粗的足底深支和较细的第 1 跖骨背动脉两终支。足背动脉干的任何部位均可发出纤细的皮支。但大的皮支在足背动脉起点下 2cm、末端上方 2cm 发出较多。足背动脉有两条伴行静脉。足背动脉较恒定,血管蒂长,切取方便,皮瓣内含有腓浅神经,可以做成有感觉的皮瓣。足背岛状皮瓣可修复足跟、踝部及小腿远端的软组织缺损,缺点是供区植皮后易形成贴骨瘢痕。

以足背动脉为中心设计皮瓣,两侧各约 4cm,下方达趾蹼根部,上方达踝关节线。

手术先在皮瓣近侧作切口,切开皮肤及皮下组织,在𧿹长伸肌与趾长伸肌间,显露足背动脉。再作内侧切口,在深筋膜下锐性分离,将大隐静脉及静脉弓包括在皮瓣内,紧贴骨膜外解剖,使足背动脉与其皮下组织相连,再作皮瓣外侧切口,亦在深筋膜下剥离,如修复足跟部,皮瓣中包括腓浅神经足背支,可恢复良好的感觉功能(图 11-30)。

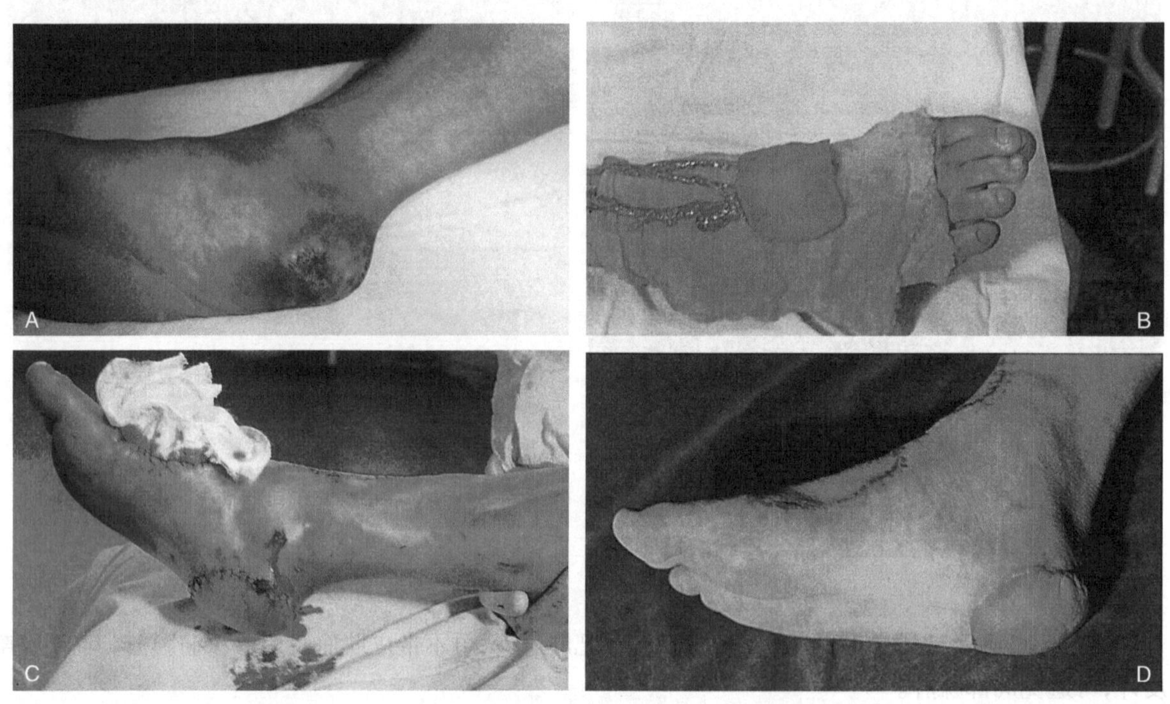

图 11-30 足背动脉皮瓣修复足踝部软组织缺损

如修复跟跖侧创面较大时,皮瓣转移后,足背动脉显紧张时,还可将足背动脉切断,移植一段大隐静脉作延长,称之为延伸的足背动脉岛状皮瓣。

2. 胫后动脉逆行岛状皮瓣 胫后动脉皮瓣是以胫后动脉为蒂,皮瓣的血供来自胫后动脉发出的皮动脉,属于肌间隔血管皮瓣类型,多从小腿中下段发出。皮瓣顺行转移可修复膝及小腿上部的软组织缺损,逆行转移可修复小腿、踝及足部的软组织缺损。胫后动脉在内踝上方 4cm 和 6.5cm 处。经趾长屈肌和小腿三头肌之间发出两条皮动脉,营养小腿下 1/3 内侧的皮肤。皮瓣可以这两条皮动脉为蒂形成内踝上筋膜皮瓣,用于修复踝及小腿远端的软组织缺损,从而避免牺牲动脉主干。

手术以胫后动脉为轴,皮瓣上界可至小腿上中 1/3 交界处,下界至内踝处,前后界可达前后正中线。根据受区创面设计皮瓣,先从皮瓣后缘作切口,切开皮肤及深筋膜,向前游离,将深筋膜与皮肤固定数针,游离至比目鱼肌与趾长屈肌间隙,见到皮动脉进入皮瓣后为止。再作皮瓣前缘切口,向后游离。前后切口在小腿内侧肌间隙相遇,游离出胫后动脉及伴行静脉,保护好分向皮瓣的皮动脉。如顺行转移,先在皮瓣远端将胫后动脉用血管夹阻断血流，观察数分钟，如足和皮瓣血运良好，则切断结扎胫后动、静脉后即可顺行转移。如逆行转移，先试将胫后动脉近端血流阻断，如足和皮瓣血运良好时，则切断胫后动、静脉近端，皮瓣行逆行转移(图 11-31)。

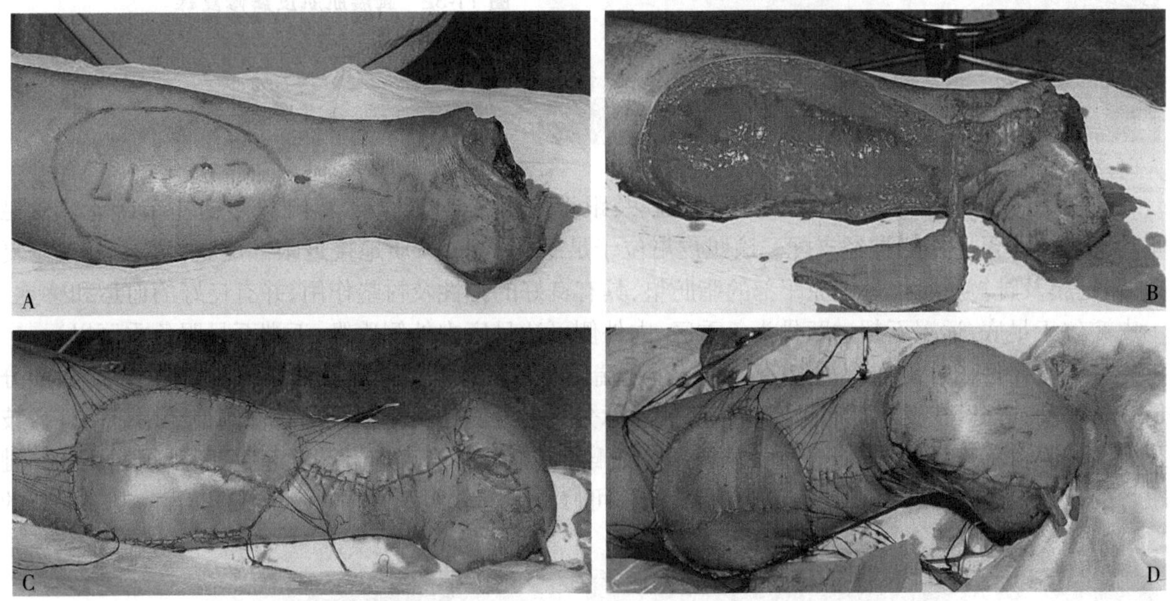

图 11-31　胫后动脉逆行岛状皮瓣修复软组织缺损

3. 踇展肌肌皮瓣　踇展肌起自跟骨结节内侧突、足舟骨粗隆及分裂韧带，其腱与踇短屈肌会合后，止于踇趾近节趾骨基底的跖侧。由足底内侧动脉供血、足底内侧神经支配。肌皮瓣位于足底非负重区，解剖结构与跟部皮肤相似，有良好血运与感觉，局部转移可修复踝部及跟部软组织缺损。

内踝前缘延续线与足内侧缘交点为旋转轴点。该轴点与 1、2 跖骨头间连线，是足底内侧动脉体表投影线，即皮瓣的设计轴线。先作远端切口，在踇展肌与趾短屈肌间隙找出足底内侧血管，切断踇展肌的远端及血管，向近端解剖，结扎至足底深层肌肉分支。将进入皮瓣的神经分支向近端行束间分离，至足底内、外侧动脉分叉处，然后切断踇展肌起点，踇展肌肌皮瓣即已形成(图 11-32)。如修复踝部软组织缺损，可将足底外侧血管切断，向近端游离胫后动脉，同时将足底内侧神经行束间分离后，皮瓣可达踝部。

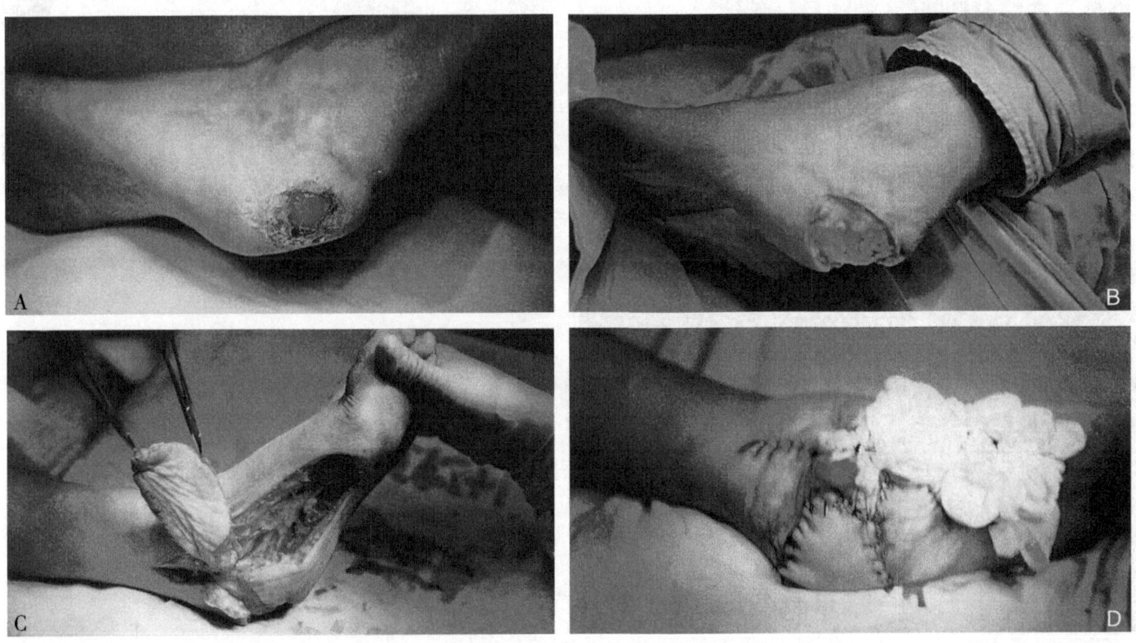

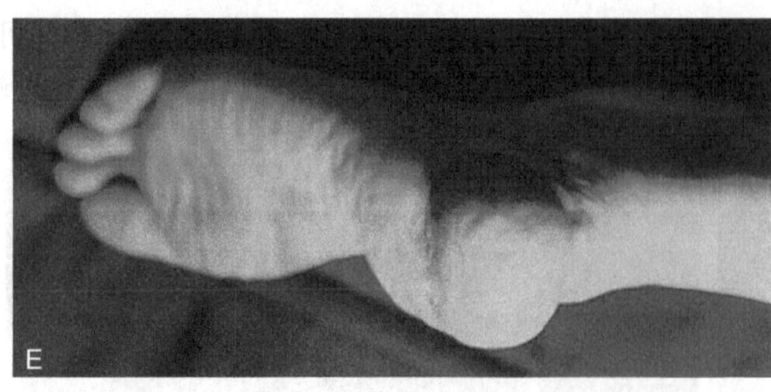

图 11-32 踇展肌肌皮瓣修复踝部软组织缺损

4. 趾短屈肌肌皮瓣 趾短屈肌起于跖腱膜及跟骨内侧突，分四个腱，止于 2~5 趾中节趾骨。受足底外侧动脉供血及足底外侧神经支配。该肌皮瓣位于足底非负重区，质地接近跟部皮肤，耐压耐磨，修复跟部后，跖腱膜及趾短屈肌代替了原跟部的脂肪垫，具有良好的弹性及衬垫作用，并有良好的血运和感觉。

皮瓣位于足底，远端不超过跖骨头负重区，内外侧可达足底内外侧边缘，近端至足跟负重区以远。

先解剖出足底内外侧血管神经分叉处。在远端切断跖腱膜及趾短屈肌四条肌腱，在跖方肌浅面分离出足底外侧动、静脉，在发出足底弓和小趾腓侧动脉分叉之近侧切断结扎。足底外侧神经用显微外科技术切开神经外膜，将分布到皮瓣的神经束劈开。将皮瓣连同血管神经束向近端掀起，切断趾短屈肌和跖腱膜在跟骨的起点，岛状皮瓣即可形成。皮瓣向后推移可修复跟部软组织缺损（图 11-33）。若修复踝关节的软

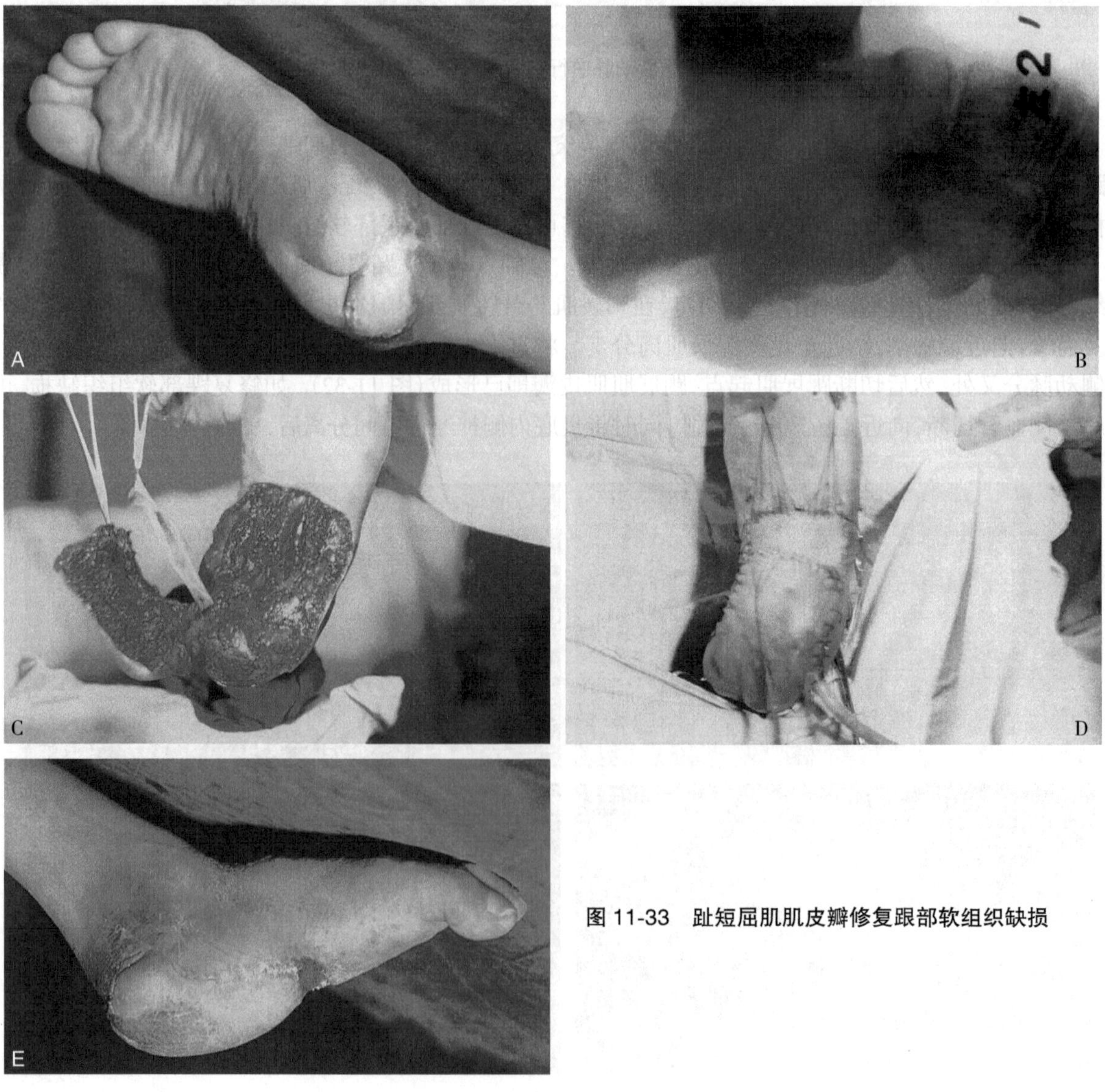

图 11-33 趾短屈肌肌皮瓣修复跟部软组织缺损

组织缺损,可将足底内侧血管切断,将血管向近端游离,并将分向皮瓣的神经束向近端劈开,可修复踝关节的软组织缺损。

5. 足底内侧皮瓣　应用解剖见逆行足底内侧皮瓣。

以足底内侧动脉为设计轴线,在跖骨头近侧先作皮瓣远端切口,切开皮肤及跖腱膜,在踇展肌与趾短屈肌间隙找出足底内侧血管,将血管远端切断结扎,由远而近在肌肉浅面分离皮瓣,保护好由深部血管发出通过肌间隙进入皮瓣的血管皮支,至足底内侧起始处为止,跖内侧神经分向皮瓣的皮支进行束间分离,岛状皮瓣即可形成,顺行转移可修复踝部及跟部的软组织缺损。

亦可以跖内侧动脉皮支为供血,切取跖内侧动脉皮支皮瓣,跖内侧动脉在行程中,在踇展肌与跗骨间恒定发出 3 条皮支,进入足内侧皮肤。其中第 2 条皮支口径最大约 1.2mm,位于舟骨结节附近。

手术时首先用 Doppler 测定皮支潜出点,以此点为中心,沿足内侧长轴设计皮瓣,上界为踇长伸肌腱内侧缘,下界为踇展肌内侧缘,远侧可达第 1 跖趾关节近侧 2cm,近侧界内踝前缘。首先切开皮瓣内侧缘,自骨表面掀起,找出穿支血管后,调整皮瓣,再切开皮瓣四周使之游离,只保留跖内侧动脉皮支与皮瓣相连。然后将皮瓣旋转 90°,覆盖足背创面,在皮瓣两侧游离植皮。局部旋转修复范围不超过第 2 跖跗关节。

6. 外踝上皮瓣　外踝上皮瓣是以腓动脉穿支为供血的皮瓣,该穿支穿过下胫腓骨间膜,在外踝上 4~6cm 处穿出分成升支和降支。升支供应小腿外侧下半部皮肤,以升支为蒂皮瓣顺行转移可修复小腿下 1/3 及踝部的软组织缺损。降支在深筋膜下继续下行,和胫前动脉的外踝前动脉、跗外侧动脉、跟外侧动脉和足底外侧动脉等吻合,以降支为蒂,可逆行转移修复足跟及足背部的软组织缺损。

皮瓣位于外踝上方,前缘不超过胫骨嵴,后缘不超过腓骨后缘,上界可达小腿中部。

自外踝上 4~6cm 处,先作前缘切口,切开皮肤及深筋膜,向后掀起,在趾长伸肌与腓骨短肌间隙,可见到升支及降支,在骨间膜靠腓侧切开,显露出腓动脉穿支。再切开皮瓣的后缘。如顺行转移则切断降支,以升支为蒂。如逆行转移,则切断穿支,以降支为蒂。

以升支为蒂顺行转移可以修复踝关节附近的软组织缺损(图 11-34),亦可切断降支,其转移范围可更大一些。如切断穿支以降支为蒂,从外踝前动脉为供血来源,则转移范围更广,甚至可切断外踝前动脉,以降支及远端吻合支为供血的逆行岛状皮瓣,可修复前足的软组织缺损(图 11-35)。

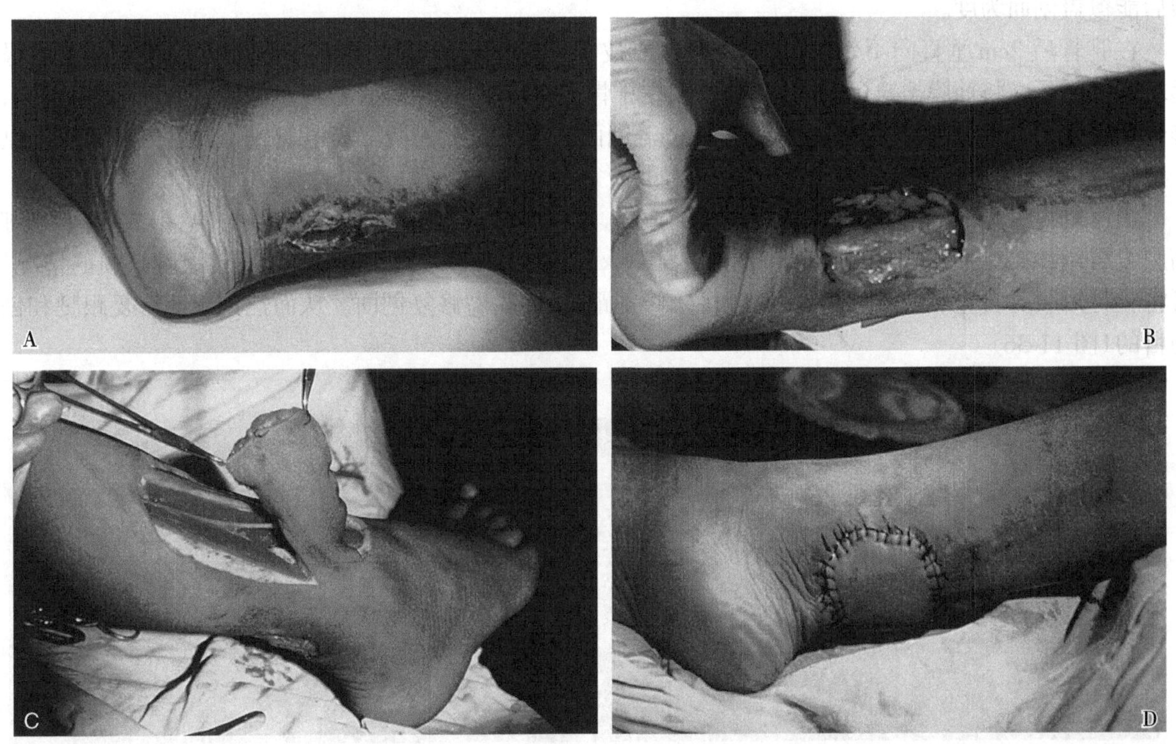

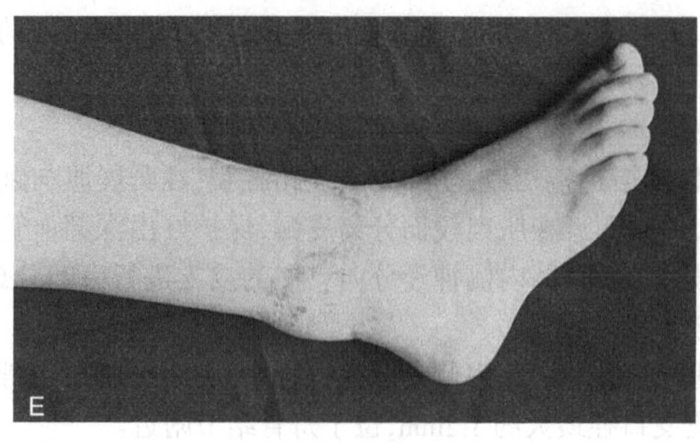

图 11-34 外踝上皮瓣升支修复踝关节附近的软组织缺损

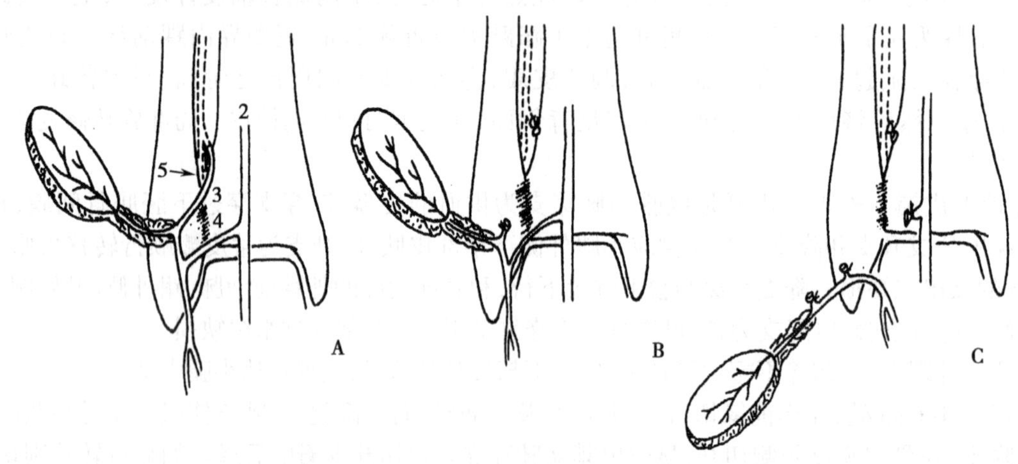

图 11-35 外踝上皮瓣降支修复前足的软组织缺损

7. 腓骨肌腱筋膜瓣 腓骨长短肌在小腿外侧肌间隔垂直向下走行，在外踝上包裹在一个筋膜鞘内，在腓骨以远滑膜鞘分为两个。该部位筋膜血供来自筋膜及肌腱的近端。

在跟腱与腓骨之间的区域设计筋膜瓣，腓骨与跟腱之间的距离即筋膜瓣宽度，蒂位于近端，长度以旋转后能覆盖创面为度。

在腓骨后 2cm 垂直向下作切口，向两侧行真皮下剥离至合适宽度，然后分别切开筋膜瓣的前后缘及远端达筋膜下。将筋膜瓣自远端向近端掀起，在腓骨支持带以近，于腓骨长短肌深面，切开腓骨肌腱鞘，使腓骨肌腱鞘与筋膜瓣一并向近端掀起，旋转覆盖创面。筋膜瓣上一期游离植皮或 1 周后二期植皮。供区一期缝合，切口内放置负压引流，并给予适当压迫。

当修复靠近端的创面时，为保证组织瓣的血供，需将腓骨短肌一并切断向近端分离，形成肌肉 - 肌腱 - 筋膜复合组织瓣。肌腱筋膜瓣切取范围可达 6cm×12cm。修复宽度为 6cm。当遇到跟腱缺损的情况，还可将腓骨短肌腱自止点切断，腓骨短肌腱桥接修复跟腱，筋膜瓣修复创面。从而达到一期修复跟腱和创面的目的(图 11-36)。

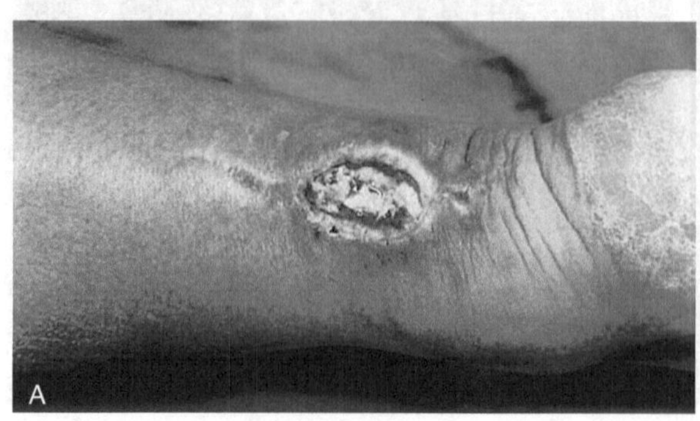

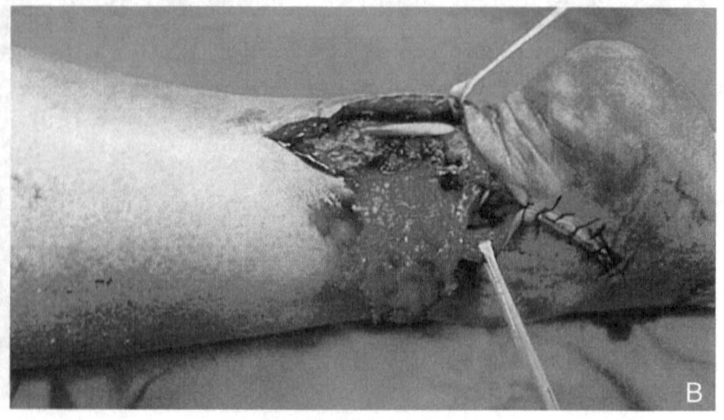

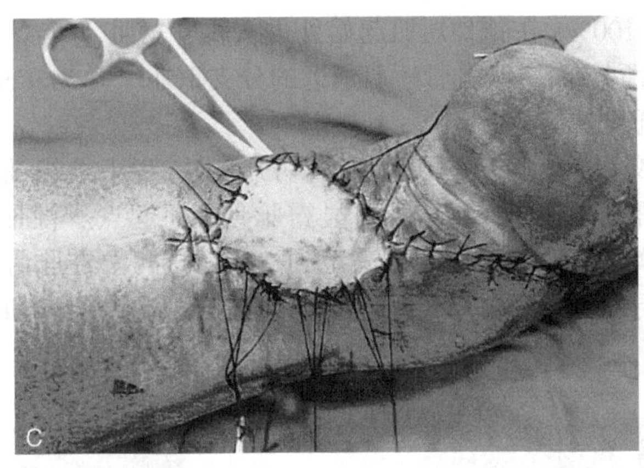
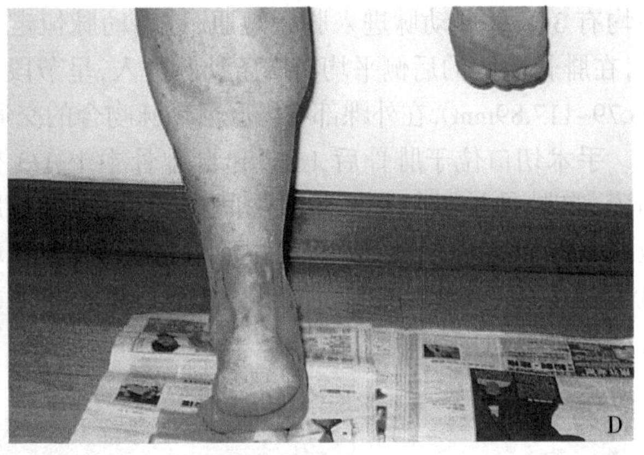

图 11-36　腓骨肌腱筋膜瓣修复创面

8. 跟外侧皮瓣　跟外侧动脉皮瓣是以跟外侧动、静脉、小隐静脉及腓肠神经血管神经束为蒂的轴型皮瓣。属皮神经营养血管筋膜皮瓣类型。血运丰富，有良好的感觉，皮瓣具有耐压耐磨的特点，是修复跟后侧及跟跖侧的理想供区。皮瓣可切成长形皮瓣，用于修复跟跖侧的软组织缺损。短形皮瓣，用于修复跟后侧的软组织缺损。亦可切成岛状，可修复踝部跟后侧或跟跖侧的软组织缺损。

手术设计皮瓣前界为外踝后缘弧形延向第 5 跖骨基底，后界为跟腱的外缘，下界为足底的外缘，切开皮肤及深筋膜，紧贴骨膜，由远向近端掀起皮瓣，使皮瓣包含跟外侧动脉、小隐静脉及腓肠神经。若修复外踝部的软组织缺损时，可切断皮肤，以深筋膜为蒂，使血管神经束包含于筋膜内，从而形成筋膜蒂岛状皮瓣(图 11-37)。

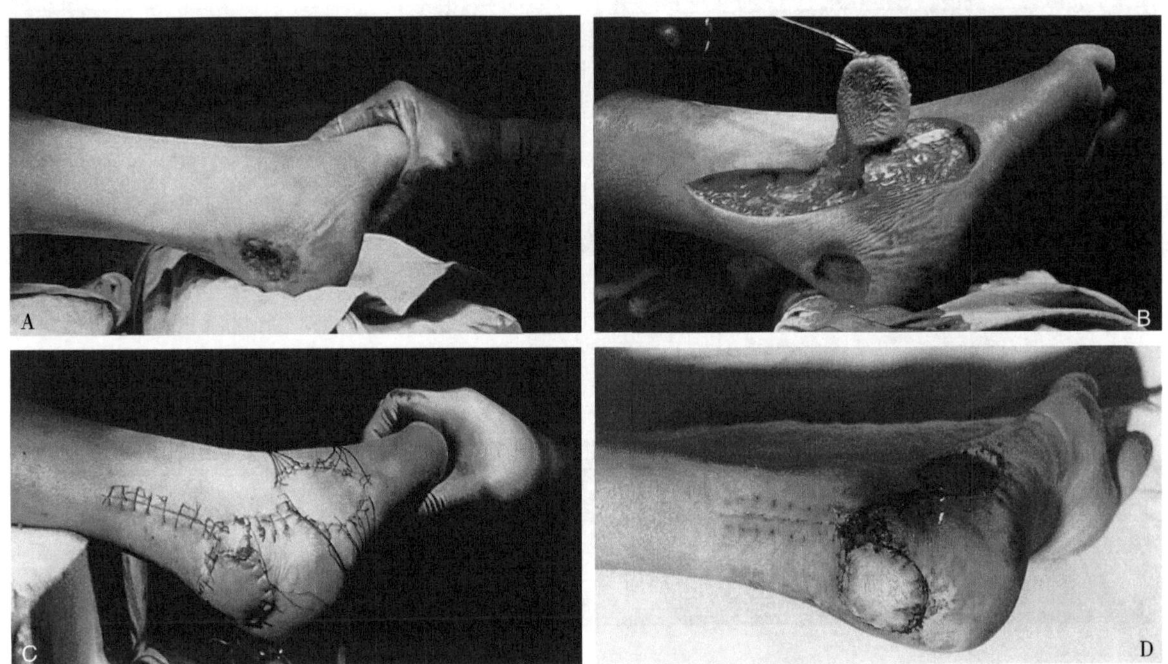

图 11-37　跟外侧皮瓣修复跟跖侧软组织缺损

9. 跟外侧筋膜瓣　皮瓣设计与跟外侧皮瓣相同。切取时行真皮下游离。与皮瓣相比有以下优点：①可保留腓肠神经不予损伤；②筋膜瓣既能旋转覆盖创面，也能翻转覆盖修复外踝。

10. 腓骨短肌肌瓣　腓骨短肌起自腓骨中上段外侧面，起始部被腓骨长肌掩盖，在外踝水平完成腱性部分，止于第 5 跖骨粗隆，作用使足外翻和踝关节跖屈。

腓骨短肌血供主要来自腓动脉的弓状动脉和腓浅神经营养血管的分支，我们通过小腿的解剖研究，平均有 3 条弓形动脉进入腓骨短肌，近端动脉恒定（100%），在腓骨短肌起始处进入腓骨短肌，穿行于肌内，在腓骨短肌的后侧平均有 2 条动脉进入，呈节段性分布，进入腓骨短肌最远的分支距外踝尖 54.92mm（33.79~117.89mm），在外踝部有与胫后动脉吻合的交通支。

手术切口位于腓骨后 1cm，起自腓骨中上 1/3 交界处，止于外踝上 6cm，切开皮肤，皮下组织及深筋膜，自腓骨长肌与比目鱼肌之间进入，将腓骨长肌肌腹拉向前方，即可显露腓骨短肌起点。将腓骨短肌自腓骨表面剥离，切断肌腹近端血管支，向远端掀起，游离长度以满足到达受区即可。在腓骨短肌远端注意不要损伤进入肌肉的血管。术中不需寻找血管，游离不宜超过外踝上 6cm，以免影响肌瓣血运（图 11-38）。

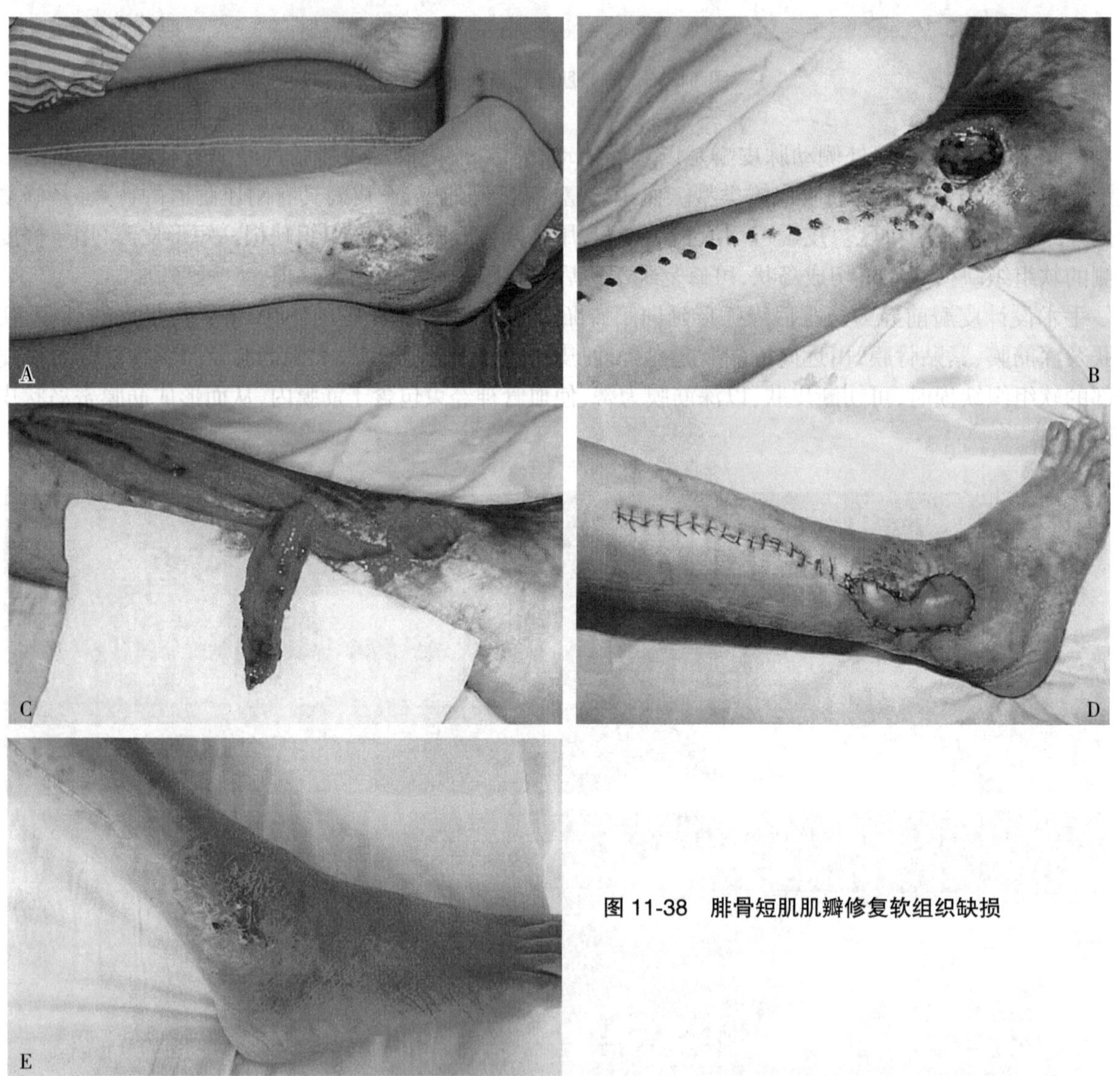

图 11-38 腓骨短肌肌瓣修复软组织缺损

腓骨短肌肌腹较长，旋转弧度大，向内可达内踝和胫骨下端，向后可修复跟腱。手术不牺牲主要动脉，操作简单易行。

11. 逆行趾短伸肌瓣　趾短伸肌位于趾长伸肌腱下方，由 4 条小肌肉组成，最内侧为踇短伸肌，止于踇趾近节趾骨基底的背侧，其余 3 条肌腹止于 2、3、4 趾长伸肌腱的外侧，跗外侧动脉在伸肌支持带远侧下方起自足背动脉，跗外侧动脉发出后行向下外侧，发出数支血管进入趾短伸肌的近端，同时足背动脉在行程中也有分支进入趾短伸肌中部。

手术沿足背动脉走行做切口，起自伸肌支持带至跖跗关节，将伸趾肌腱分别拉向一侧，切开伸肌支持带，将足背血管自发出跗外侧血管的近端切断结扎，游离跗外侧血管，保护进入趾短伸肌肌支，用锐利骨刀将趾短伸肌起点自跗骨表面剥离，连同足背动脉一并掀向远侧，足背血管动、静脉游离至足底深支起始处，切断趾短伸肌腱，即可将肌瓣翻转覆盖前足创面（图 11-39）。可修复面积 5cm × 4cm，修复范围可达跖趾关节。为防止损伤足背血管，腓深神经需一并切断保留于蒂内。

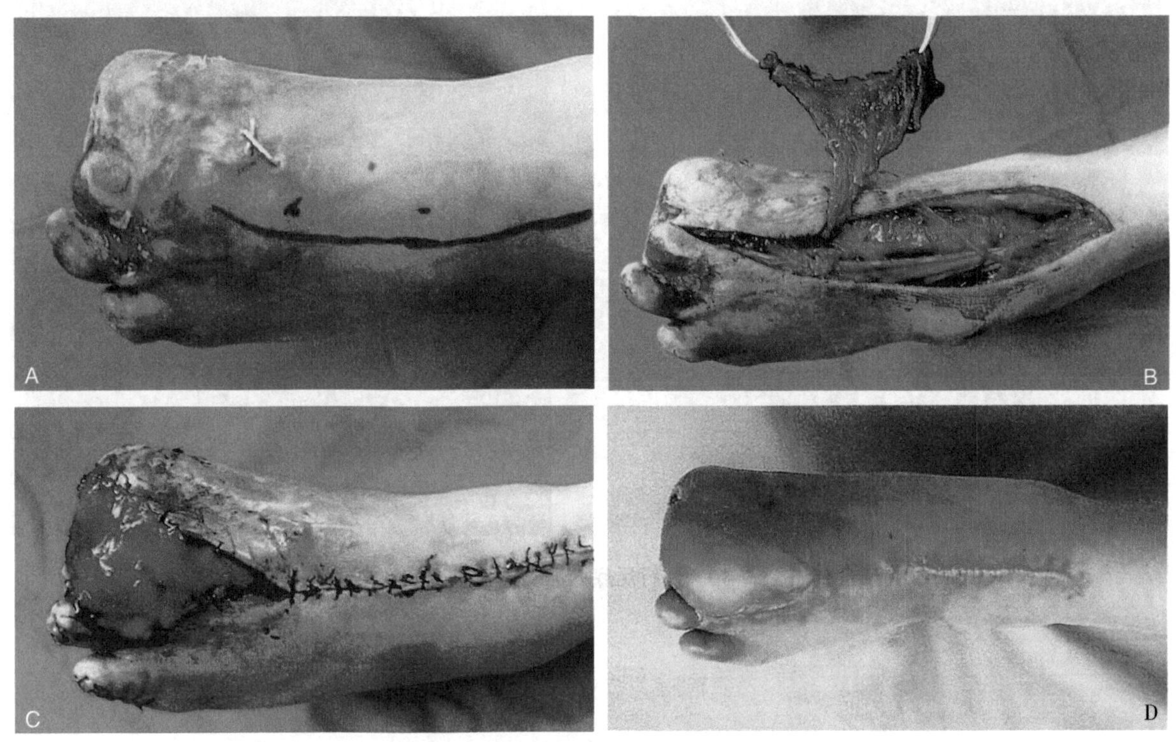

图 11-39　逆行跖短伸肌瓣覆盖前足创面

12. 逆行足底内侧皮瓣　跖内侧动脉在屈肌支持带下缘自胫后动脉发出后沿足内侧缘行向前足底，在蹲展肌内外侧各发出一组皮支，主干于第 1 跖骨头水平穿出蹲展肌与趾短屈肌的间隔，分为蹲趾动脉及趾总动脉，与跖外侧动脉终末支构成跖浅弓，并发出分支与第 1 背侧骨间动脉相吻合。内侧皮支多数发出 4 条皮动脉，最多可达 11 条，于蹲展肌和屈趾短肌之间潜出，外径约 0.2~0.5mm。外侧组大多发出 3 个主要皮支分别起自跖内侧动脉起点以远 1.21 ± 0.35cm、2.56 ± 0.48cm、3.71 ± 0.43cm，在蹲展肌与跗骨之间进入足内侧皮肤，外径约 1.18~1.5mm。

内踝前缘延续线与足底内缘交点和第 1、2 跖骨头之间连线为皮瓣的设计轴线。在此线两侧足底非负重区设计皮瓣。因采用逆行转移，故皮瓣宜靠近侧设计。

首先在内踝与跟腱之间切开，游离胫后动脉，沿胫后动脉走行向足底解剖，切开蹲展肌起点，就可显露胫后动脉分叉部位。然后切开皮瓣外侧缘，将皮瓣向内侧掀起至蹲展肌与屈趾短肌间隔，将蹲展肌向内侧牵拉显露足底内侧动脉主干。保护进入皮瓣的皮支，继续游离足底内侧动脉至足底深支汇合处。用血管夹阻断足底动脉近端确认皮瓣血运无碍后，在胫后动脉分叉以远结扎足底内侧动脉，皮瓣即可转移至前足（图 11-40）。

13. 以足底外侧动脉为蒂的足底内侧皮瓣　对于前足皮肤缺损，可将足底内侧岛状皮瓣蒂部延长来修复。手术切取同足底内侧皮瓣，但需将足底内侧血管继续向近端游离，至胫后血管分叉处，在胫后血管分出跖内侧血管分叉点近侧 0.5~1.0cm 处切断结扎胫后血管，然后将足底外侧血管由近向远端游离，从而形成以足底外侧血管为蒂的足底内侧岛状皮瓣，修复范围可达蹲趾趾腹（图 11-41），缺点是对足的血供影响较大。

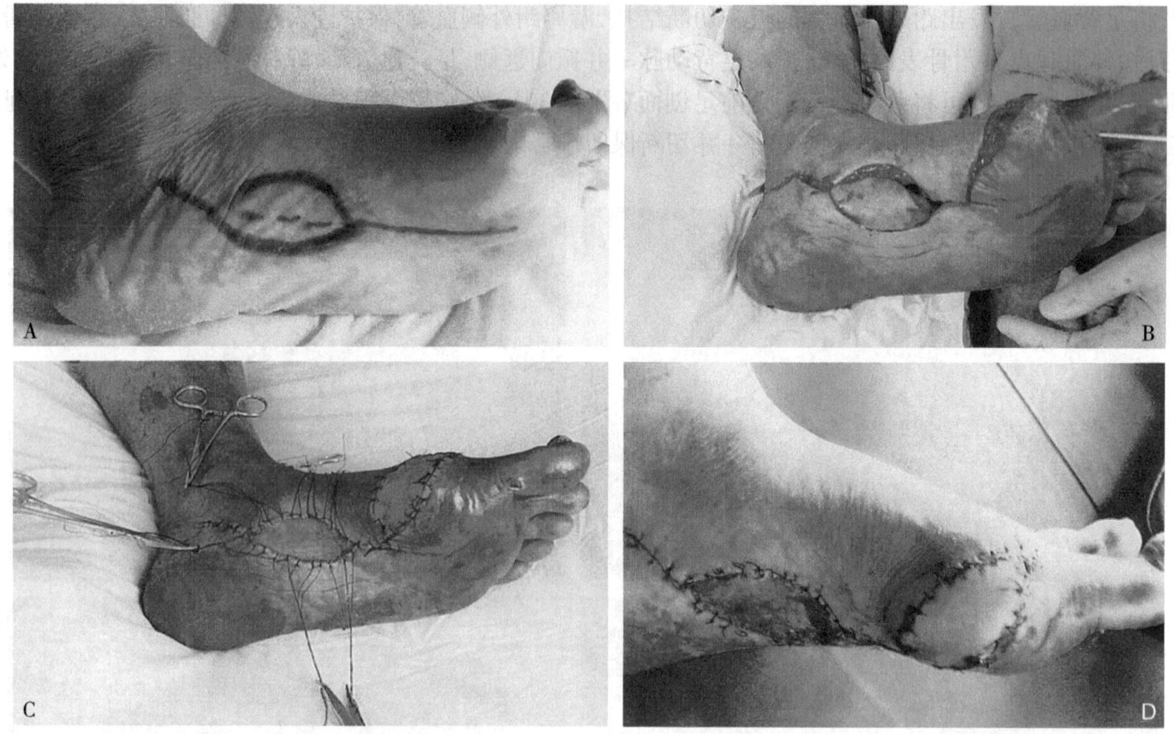

图 11-40 逆行足底内侧皮瓣转移至前足

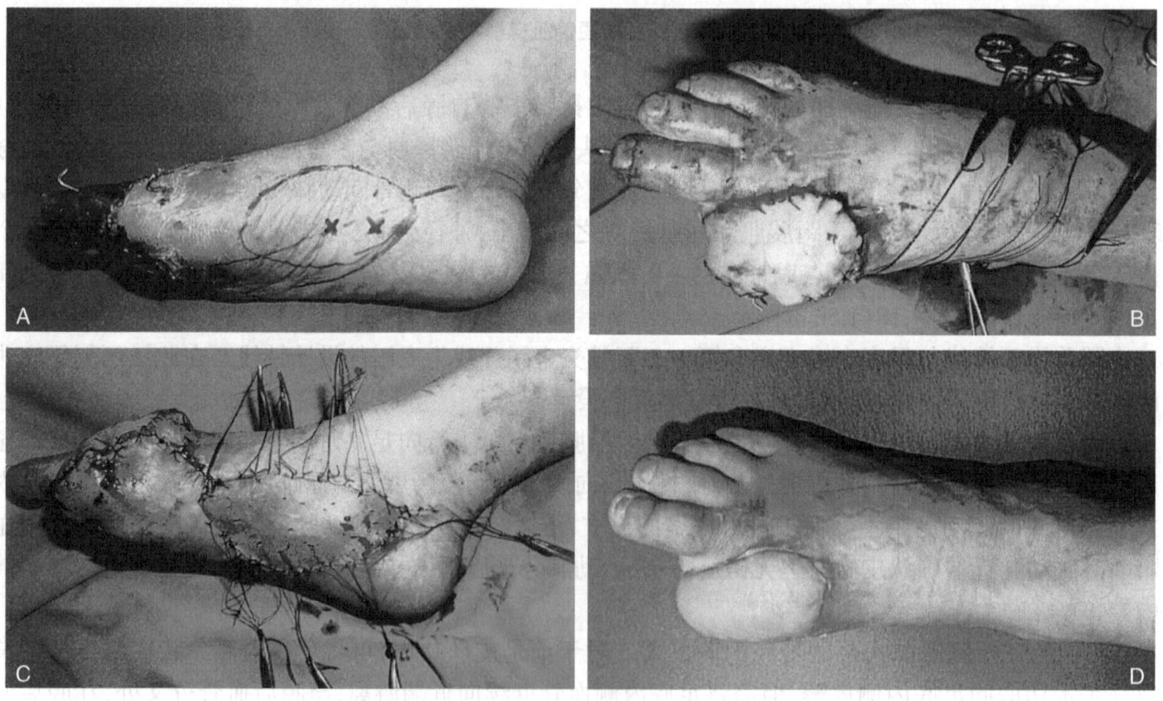

图 11-41 足底内侧皮瓣修复前足皮肤缺损

五、常用吻合血管的游离组织瓣移植术

(一) 股前外侧皮瓣

股前外侧皮瓣位于大腿前外侧,其血管蒂为旋股外侧动、静脉降支,旋股外侧动脉降支主要起自旋股外动脉,也可由股深动脉或股动脉发出,与股外侧肌神经伴行。在股外侧肌与股直肌之间分为内、外两支,外侧支沿股外侧肌与股直肌之间向外行,沿途发出肌皮穿支,穿过股外侧肌,营养股外侧皮肤,有时发出直接皮动脉,营养该区皮肤。

髂前上棘与髌骨外上缘连线中点为皮动脉浅出点,该点与腹股沟韧带中点连线为旋股外动脉降支的体表投影,以该点为中心沿大腿长轴设计皮瓣。根据我们的经验,旋股外动脉降支的直接皮动脉浅出点往往偏高,在髂前上棘与髌骨外上缘连线中点上方 5cm 处。术前应用 Doppler 测定动脉入皮点,对皮瓣的切取更为准确。

首先作皮瓣蒂部切口,自股直肌与股外侧之间进入,找出旋股外动脉降支,沿降支向远侧解剖,注意其沿途发出向外的分支,当确认为肌皮动脉后,沿其走向进行解剖,由于有时肌皮支往往较细,可于血管外保留少许肌袖,然后将皮瓣外侧和远侧切开掀起。可以肌皮动脉为蒂,也可以旋股外动脉降支为蒂,视受区血管口径而定。为增加皮瓣血供,可携带 2~3 支肌皮穿支。皮瓣的切取,也可以采用逆行切取,先切取皮瓣找出动脉的浅出点后,沿穿动脉向近端游离旋股外动、静脉降支。皮瓣切取最大面积可达 16cm × 20cm,如皮瓣臃肿,可将其修剪成超薄皮瓣。其方法是将皮瓣位于浅筋膜深层较大的脂肪球剪除,只保留位于浅筋膜层少量脂肪,以隐约看到蜘蛛痣样的血管网即可,在皮支入皮点周围需保留不少于 1~1.5cm 筋膜脂肪,以防皮支受损(图 11-42)。

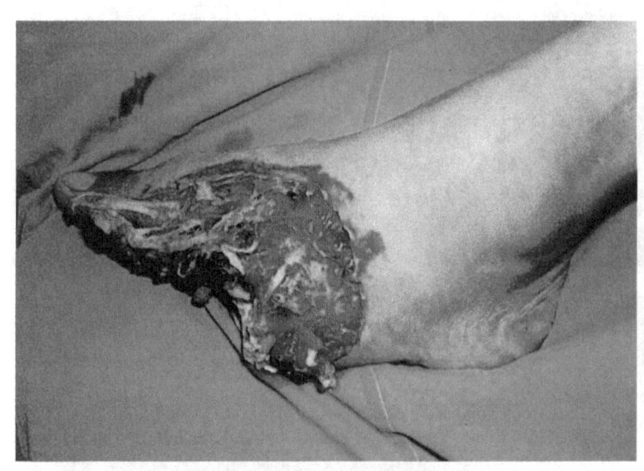

A. 前足外伤性截趾创面

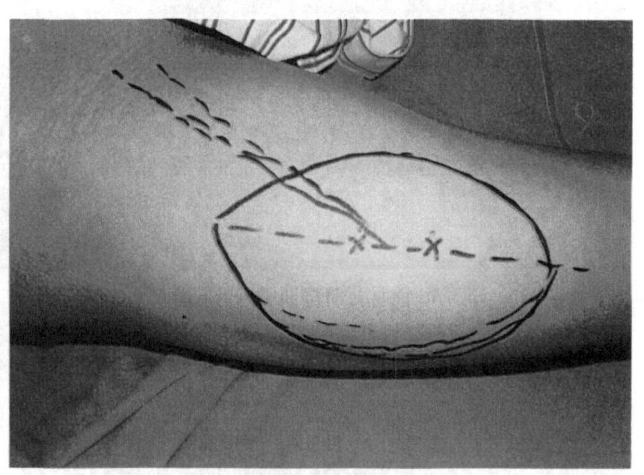

B. 皮瓣设计及动脉入皮点

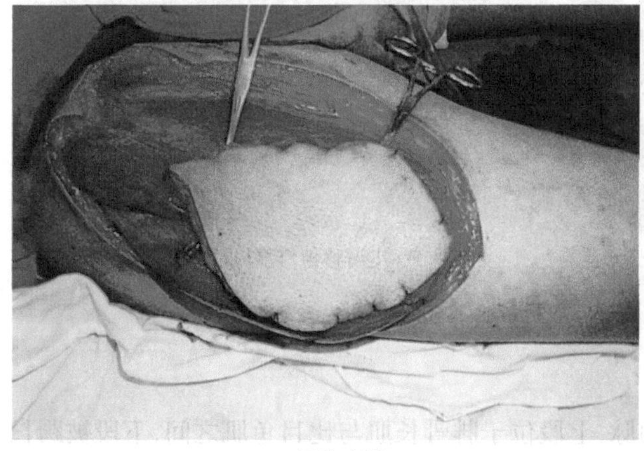

C. 切取皮瓣

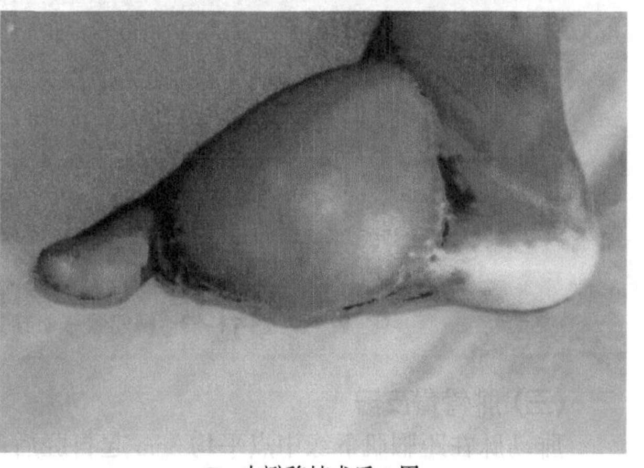

D. 皮瓣移植术后 3 周

图 11-42 股前外侧皮瓣移植修复前足外伤性截趾

对于伴有神经血管缺损的病例，在修复皮肤缺损的同时，可切取一段股外侧动脉降支和股神经外侧肌肌支，一并修复神经、血管缺损。

（二）阔筋膜张肌穿支皮瓣

旋股外侧动脉的升支或横支，发出肌皮动脉或直接皮动脉，肌皮动脉横行向外进入阔筋膜张肌，穿过肌肉进入深筋膜营养大腿上部皮肤，直接皮动脉走行于阔筋膜张肌与股直肌间隙进入皮肤。

术前应用 Doppler 测定皮动脉潜出点，该点一般位于髂前上棘下 10cm，髂前上棘与髌骨外缘连线后 2~3cm 处。以此为中心沿大腿长轴设计皮瓣。

首先切开皮瓣的前缘，切开皮肤、皮下组织及深筋膜。直接皮动脉型，此时在股直肌和阔筋膜张肌间即可见到皮动脉。肌皮动脉型需切开阔筋膜张肌肌膜，将肌膜和皮肤一并向外侧掀起，寻找穿过阔筋膜张肌进入皮瓣的肌皮动脉，沿该动脉逆行向近端游离，切开阔筋膜张肌并结扎肌肉分支，血管周围可携带少许肌袖，直至旋股外动脉总干。有时肌皮动脉有两条以上，只需保留一条即可。然后将皮瓣翻转，筋膜面朝上，修整始自皮动脉入皮点，先将皮动脉穿过深筋膜的裂孔扩大，用显微剪沿皮动脉走行，直至其进入真皮下血管网，皮支在脂肪内走行时，可分成 2~3 支，注意保护不能损伤。然后将深筋膜完全切除，大的脂肪球也予切除，保留浅层的小脂肪颗粒以保存完整的真皮下血管网。根据受区血管情况，可吻合旋股外动脉或皮动脉。皮瓣切取面积建议不超过 16cm × 12cm（图 11-43）。

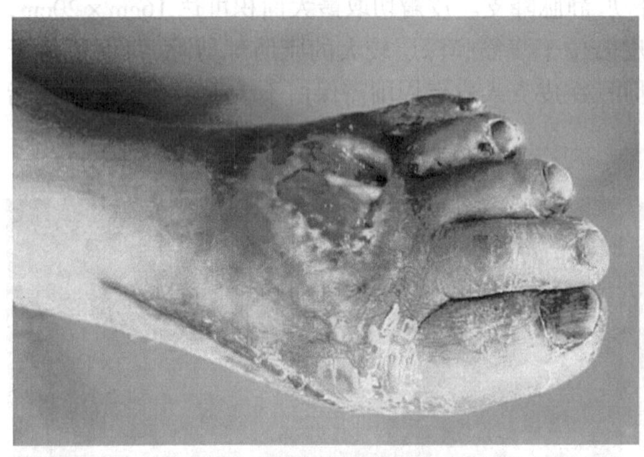

A. 前足背溃疡肌腱、骨外露

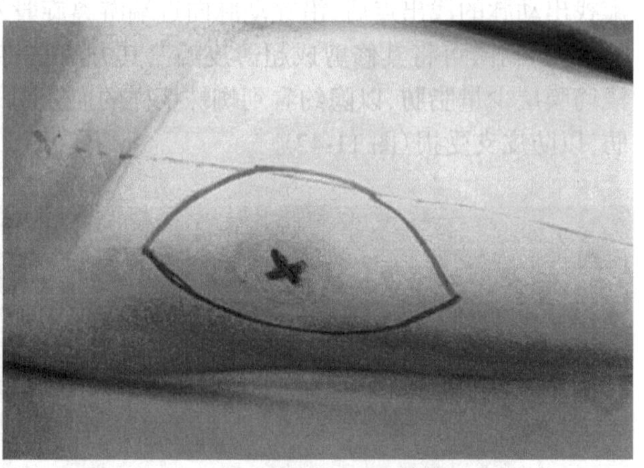

B. 皮瓣设计及皮支潜击点

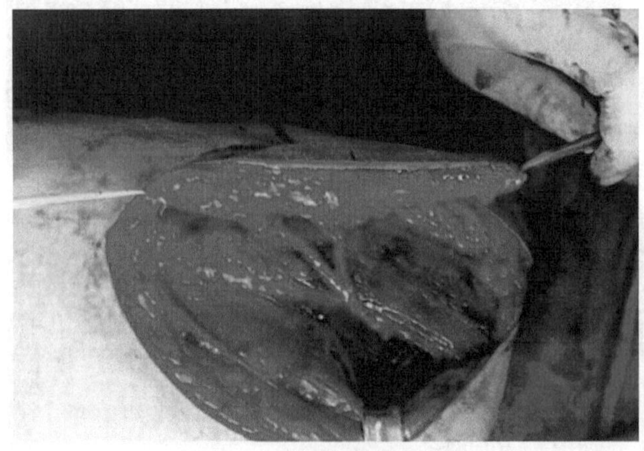

C. 切取皮瓣

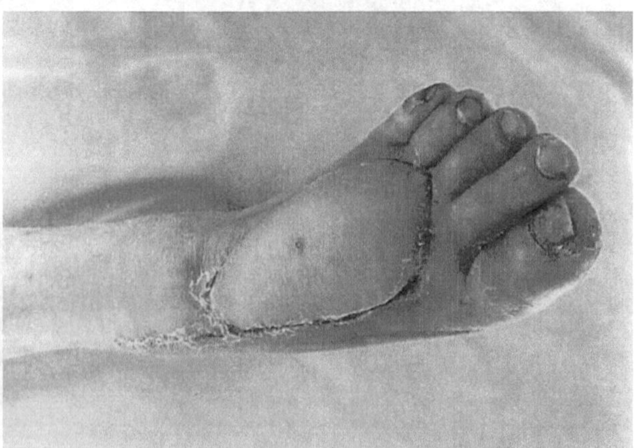

D. 皮瓣移植修复成活

图 11-43 阔筋膜张肌穿支皮瓣修复足背肌腱与骨外露

（三）腓骨骨皮瓣

腓动脉在距腘肌下缘中点平均 3cm 起自胫后动脉，上段位于腓骨长肌与比目鱼肌之间，下段被踇长屈肌覆盖。腓骨滋养动脉是腓骨的主要供血动脉，起点高度平均距腓骨头下 14.2cm；腓骨滋养动脉离开腓动脉至腓骨滋养孔外口的长度平均 1.8cm，腓动脉沿途发出数支皮动脉，其中较大的 2~3 支，位于腓骨小头下方 9~20cm 之间。腓动脉多为两条伴行静脉。

以腓骨后缘为轴设计皮瓣，用 Doppler 测定皮支潜出点，根据皮支位置上下调整皮瓣上下缘。皮瓣 1/3 位于腓骨前方，2/3 位于腓骨后方。

首先切开皮瓣后缘，自深筋膜下将皮瓣向前掀起，深筋膜与皮肤间断缝合数针，防止皮肤与筋膜分离。当游离至腓骨肌与比目鱼肌间隙时，即可看到由该间隙穿出的皮支，选择 1~2 支较大的皮支予以保留，再次调整皮瓣远近端。沿皮支走行向深部追踪至腓动脉主干，此时，可根据骨缺损大小将腓骨锯断，向前旋转腓骨便于显露其后面的腓动脉。切开踇长屈肌，保护胫后神经和皮支，同时注意不要损伤滋养动脉；尽可能向近端游离腓动脉主干，以利受区吻合之用。由于踇长屈肌起自腓骨，腓骨移除后可将该肌肉与周围组织缝合，达到保留其功能的目的。皮瓣移植后，供区游离植皮（图 11-44）。

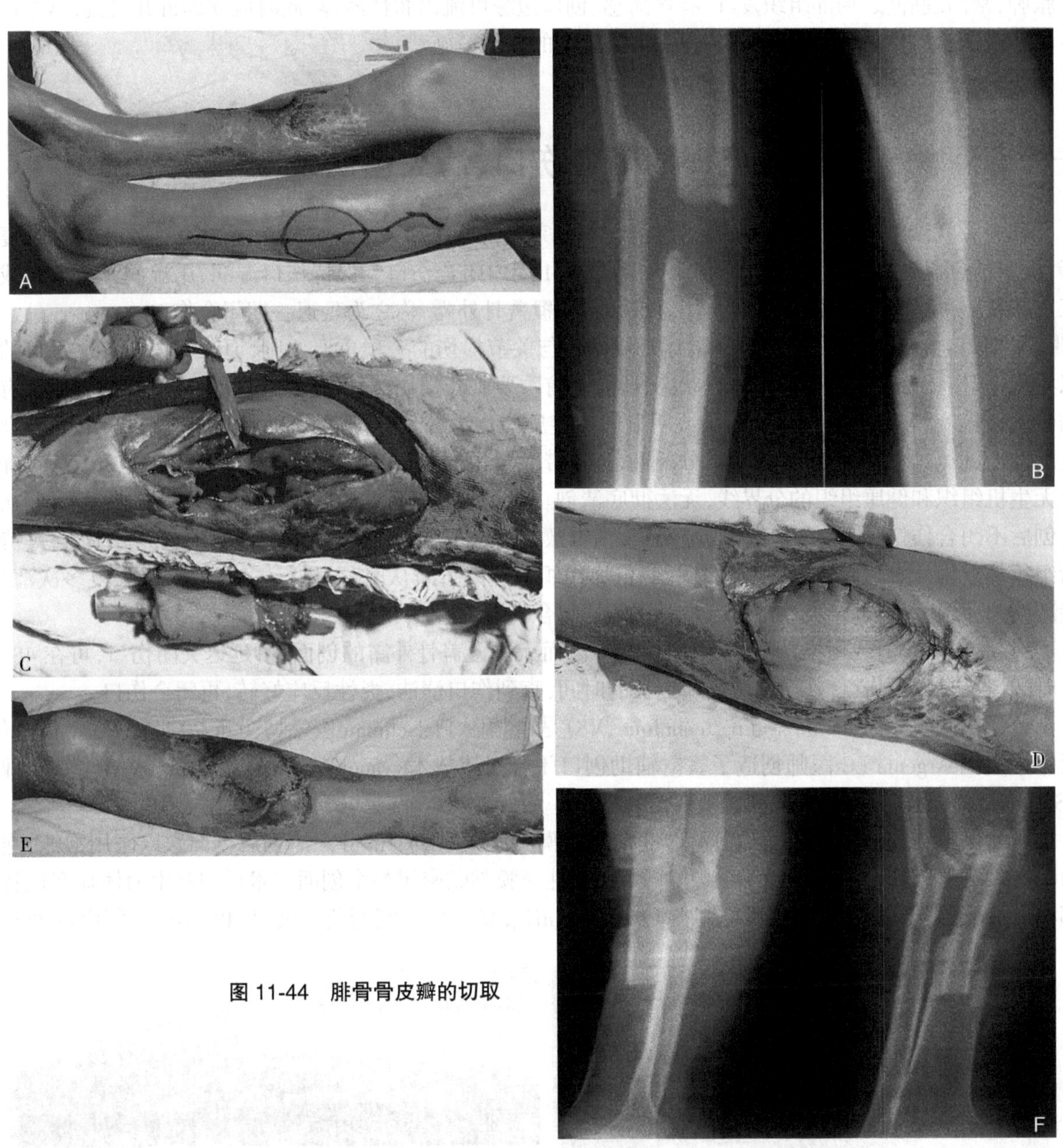

图 11-44　腓骨骨皮瓣的切取

（四）皮瓣的监测

带蒂组织瓣移植后，蒂部血管有栓塞的可能，术后 48 小时内发生率较高。如能及时发现，尚有挽救的可能。有效监测十分关键，临床观察要点为：①皮瓣的颜色，正常情况下，皮瓣颜色红润，毛细血管充盈时间约 2~3 秒，较快为静脉淤血，反之为动脉供血不足；②皮瓣肿胀程度；③皮瓣温度，正常移植的皮瓣皮温应在 33~35℃，与健侧相比差在 2℃以内；④可用多普勒仪器监测动静脉吻合质量。肌瓣移植后，由于其上多用中厚皮片覆盖，术后观察血运较为困难。

（五）下肢软组织缺损修复后常见并发症

下肢创伤修复过程中可能出现多种并发症。血肿常发生在供区和受区，虽然创口引流可以减少出血带来的危险，关键在于术中的精确止血，血肿发生后，导致术后组织肿胀，严重者可危及皮瓣血运，如肿胀持续加重，是探查切口与止血的适应证。可通过引流血肿、彻底止血，解决皮瓣供血问题。

如吻合血管的皮瓣移植术后发生血管危象，需立即手术探查，根据其原因予以纠正。

感染可以发生在术后恢复期，如为蜂窝织炎，经过抗生素的应用大多可以解决。手术部位感染时可形成脓肿，常出现肿胀、局部组织发红、有疼痛感、创口边缘可流出脓性液体，此时应立即拆开引流，做细菌培养与药敏试验。保持骨断端的稳定，也是消除感染的重要措施。

第五节 延迟一期闭合伤口、消灭创面及 VAC 治疗

如患者就诊时间超过 6~8 小时，一次清创不能完全将坏死和失活组织清除，可在 48~72 小时内反复进行，反复清创是预防伤口感染的根本方法，力争在 1 周内闭合伤口。保持伤口湿润，用湿润无菌敷料或人工皮肤覆盖，待伤口无明显感染时再用组织瓣转移覆盖骨外露，称之为延迟一期闭合伤口。

早期闭合伤口并获一期愈合是治疗开放性骨与关节损伤的一项重要原则，但一些情况下这一目的难以实现，如伤员处于严重创伤性休克状态；或合并有重要脏器损伤，对肢体的处理就要放在次要地位；有些伤员就诊较晚，伤口已有严重的污染或明显的炎症反应；或火器伤造成的开放性骨与关节损伤，由于高能量的冲击，以致创道深部组织损伤十分严重，且常带入异物，组织坏死及感染的机会较多，早期无法准确辨认无生机组织和健康组织的分界线，无法彻底清创。对于这样的开放性损伤也应尽可能地进行清创，初次清创后不闭合伤口，放置负压吸引引流装置，消毒敷料松松包扎，肢体简单固定。目的是充分引流，等待失活组织坏死液化，经过 3~5 天引流，坏死与健康组织分界线可辨认时，再进行二次清创，或反复多次清创，待新鲜肉芽组织生长后，炎性渗出减少时再酌情闭合伤口（图 11-45）。

对超过 12 小时或污染严重、软组织损伤广泛而无法覆盖骨外露的创面，可延迟关闭伤口，可在 48~72 小时酌情反复清创伤口，甚至主张延长更长的时间，直到伤口清洁，炎性反应好转，再闭合伤口。

负压封闭技术（vacuum sealing technique，VS）是由德国 Fleischman 医学博士于 20 世纪 90 年代原创。近年来美国 Argenta LC 医师创造了真空辅助创口闭合引流技术（vacuum assisted closure，VAC），其原理与 VS 基本相似，大多用于体表病变。

所使用材料为医用泡沫、引流管、透性粘贴薄膜及负压源四个部分。清创后创面敷以医用泡沫，泡沫内附有多孔引流管，另一端接负压源，再将生物透性薄膜黏贴密闭整个创面。术后观察生命体症变化及局部渗出情况，记录引流量，负压可控制在 125~450mmHg，48 小时不间断负压吸引，48 小时后采用间断吸引，

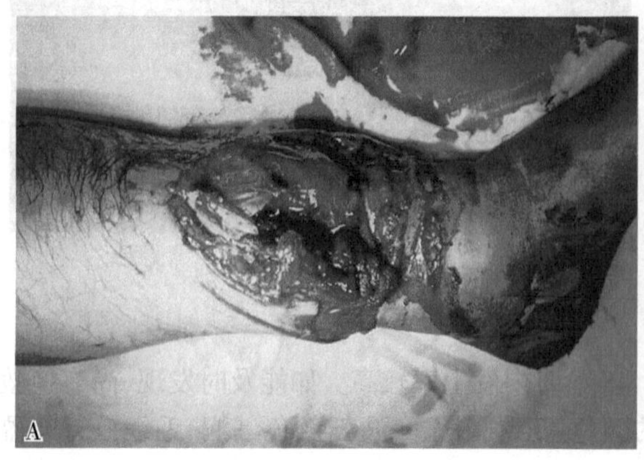

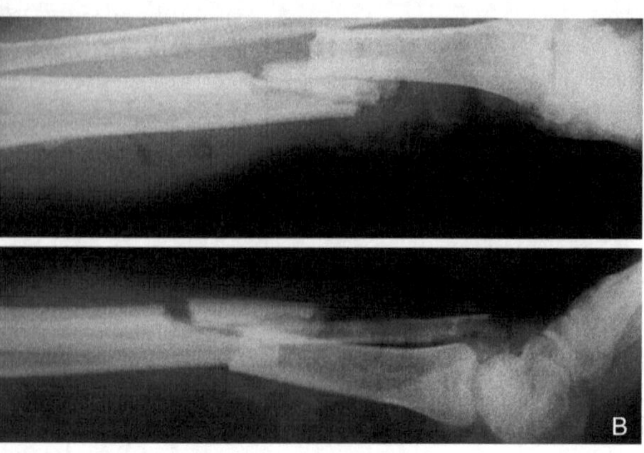

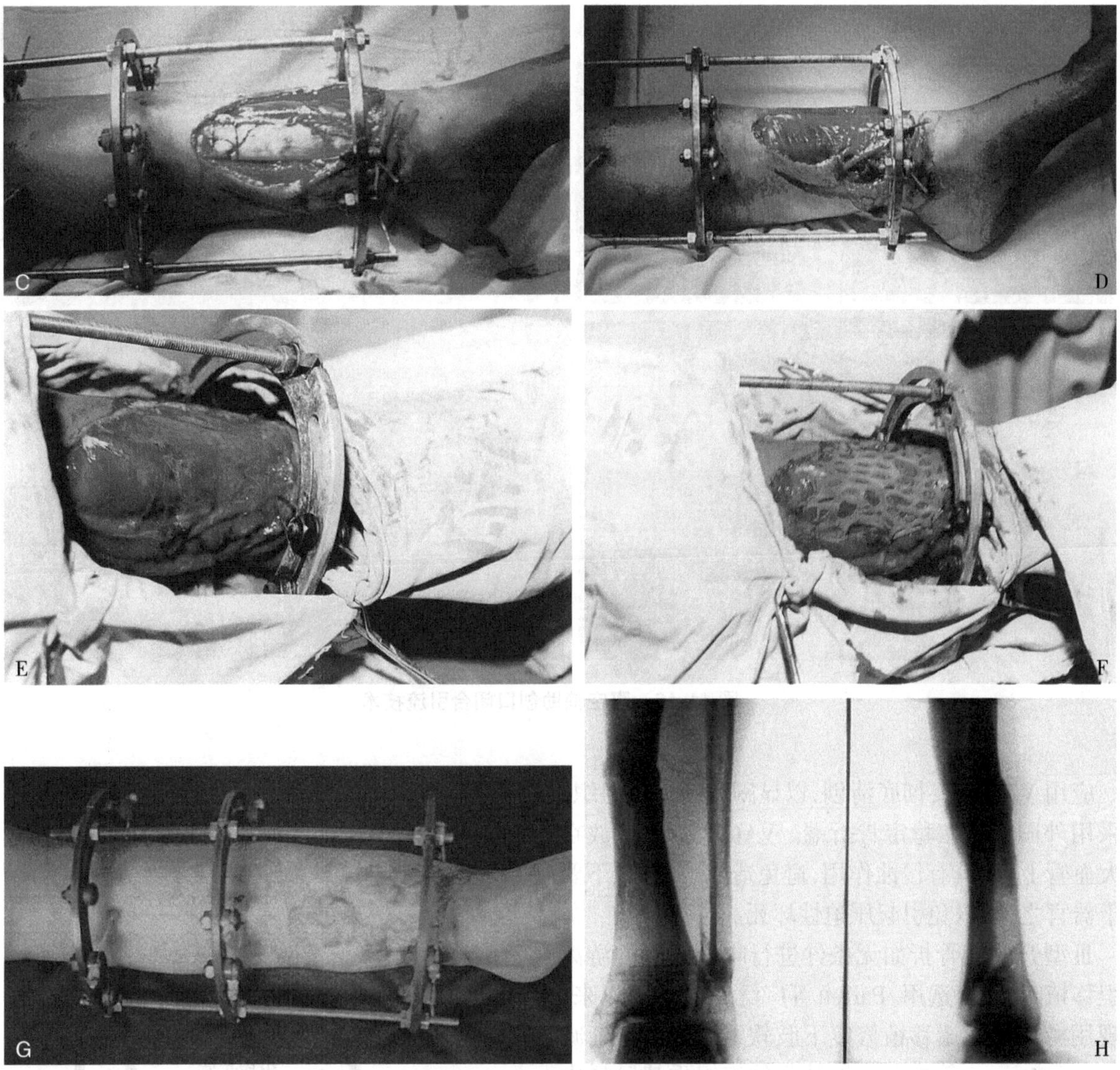

图 11-45　早期闭合伤口

每吸引 5 分钟,停止 2 分钟。一般负压引流可维持 5~7 天,通常 7 天拔除或更换。

VAC 治疗原理是在真空效应下,可吸除间质液体,减少组织水肿及细菌的繁殖,增加局部血液循环,提高局部组织的含氧量,促进中性粒细胞聚集和毛细血管的生成。从而控制感染促进肉芽组织生长。甚至肉芽组织能将裸露的肌腱、骨与内固定物覆盖。机械吸引力还可促进创面愈合,当肉芽组织消灭死腔后,再行游离植皮(图 11-46)。

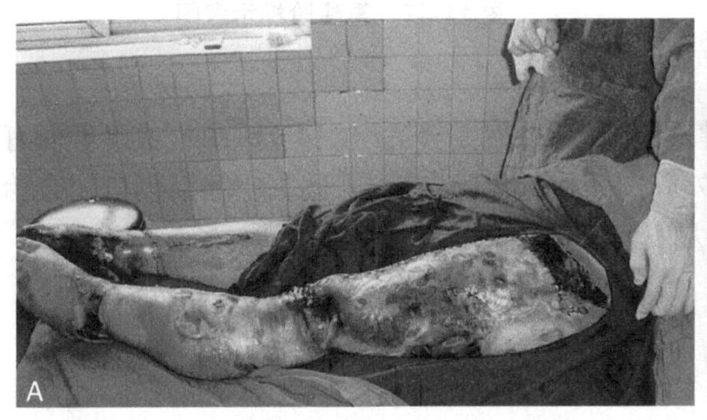

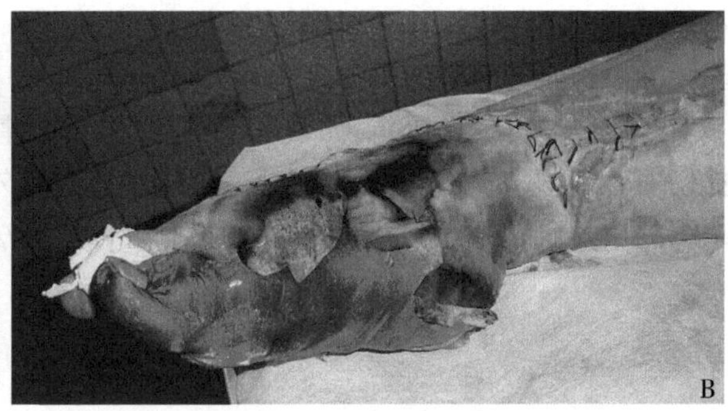

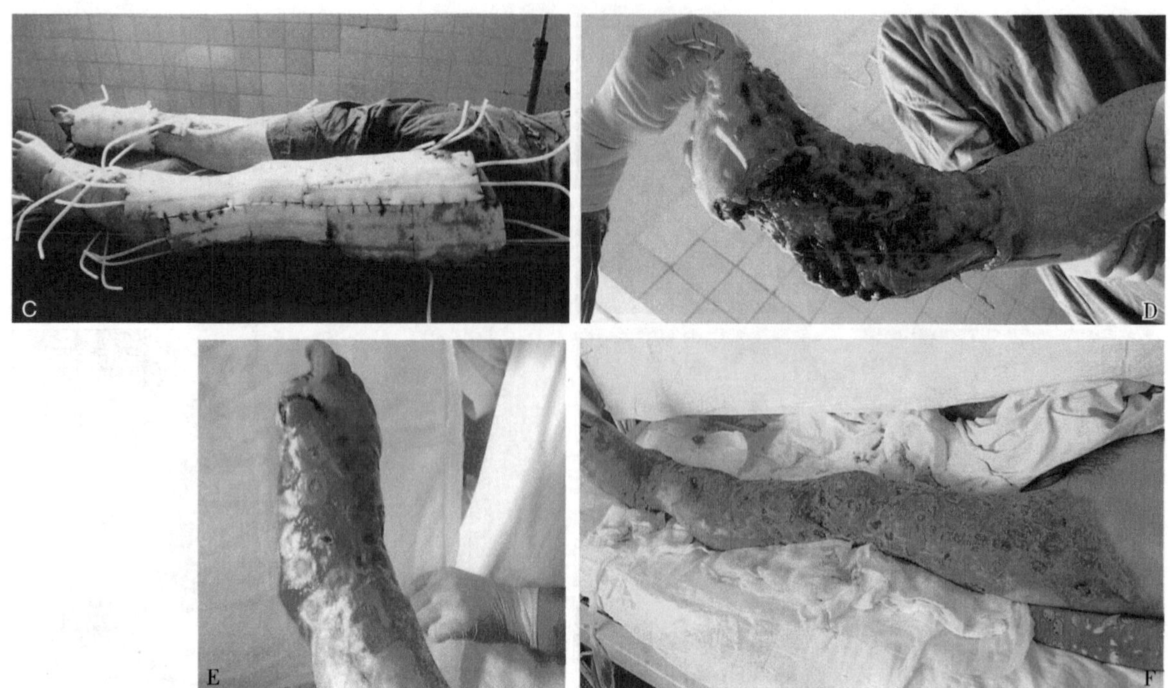

图 11-46 真空辅助创口闭合引流技术

应用 VAC 前要彻底清创，以显露有活力的组织，并采用外固定方法稳定骨折端。VAC 敷料不要放在较大血管上，因其有侵蚀作用，避免造成出血，也不要置于器官之上，以免引起压迫性坏死。

Ⅲ型开放性骨折如无条件进行吻合血管的游离组织移植时，也可选用。Parrett 等广泛应用 VAC 以来，发现用游离组织瓣移植修复下肢软组织缺损逐渐减少，甚至 Herman 等推荐应增补到软组织重建阶梯中来(图 11-47)。

对使用中或更换医用泡沫时产生的疼痛，可口服镇静剂，这种情况在慢性感染及静脉淤滞患者中发生较多。也可调节负压至 50~75mmHg 以减轻疼痛。有时在儿童及青年患者中出现创面出血，多在更换医用泡沫时发生，可用热盐水纱布及电凝止血。使用中发生的难闻气味，需要盐水清洗创面。

国内姚元章(2004)及曲永富(2005)已有应用报道，收到良好的效果，且国内已有厂家生产负压封闭装置器材。国内外已将 VS 技术应用于骨髓炎及骨折伴有筋膜间隙综合征患者的治疗。

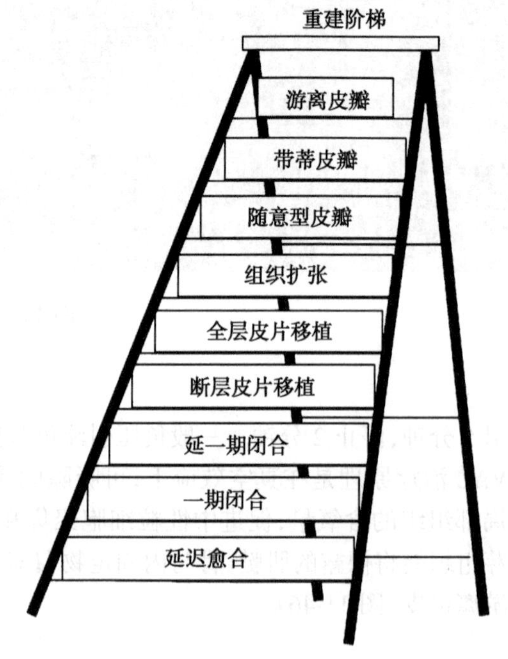

图 11-47 重建阶梯示意图

对于胫腓骨开放性骨折，如软组织损伤严重，肌腱、神经和骨外露无合适组织瓣选择时，或患者伴有脏器损伤而软组织缺损不能继续修复时，可用单边式骨外固定器将骨折固定后，采用真空辅助创口闭合治疗软组织的覆盖难题，不失为创面外露的另一种修复方法。

第六节　晚期闭合伤口、消灭创面

对于合并颅脑、胸腹脏器损伤的骨与关节开放性骨折，抢救生命、修复脏器损伤放在首位，骨与关节损伤常失去一期或延期闭合伤口的机会。或由于早期处理不当，而致伤口感染往往形成溃疡、贴骨瘢痕、骨外露、骨不连或骨缺损。对这类患者晚期治疗十分困难。传统的治疗是先控制感染，对软组织缺损、贴骨瘢痕、溃疡和骨外露用整形或显微外科方法来修复软组织缺损。后期对骨不连、骨缺损再行植骨术。如肢体有短缩畸形，待骨愈合后再行肢体等长术，通常要行3次复杂的手术，病程长，痛苦大、费用高。

目前对于此类患者，我们采用皮瓣移位和外固定技术一次手术即可治疗骨外露、骨不连或骨缺损，收到事半功倍的疗效。术前应用有效广谱抗生素。术中病灶切除要彻底。创面用碘伏反复进行冲洗，清创及病灶切除时所用的敷料、手术器械、手套及手术衣要更换，以免污染切口。根据切除后遗留创面的大小，可预先设计局部筋膜皮瓣、肌瓣或带血管蒂皮瓣、肌皮瓣覆盖创面。组织瓣覆盖要宁大勿小。切除骨不连或骨缺损之骨断端，使之成为新鲜骨创面。同时要以两骨断端能对合稳定为原则，采用半环槽式或全环外固定器固定骨断端(图11-48)。

半环槽式外固定器采用三组钢针多平面固定，可控制骨折端的剪力和扭曲力，骨断端加压时器械效应

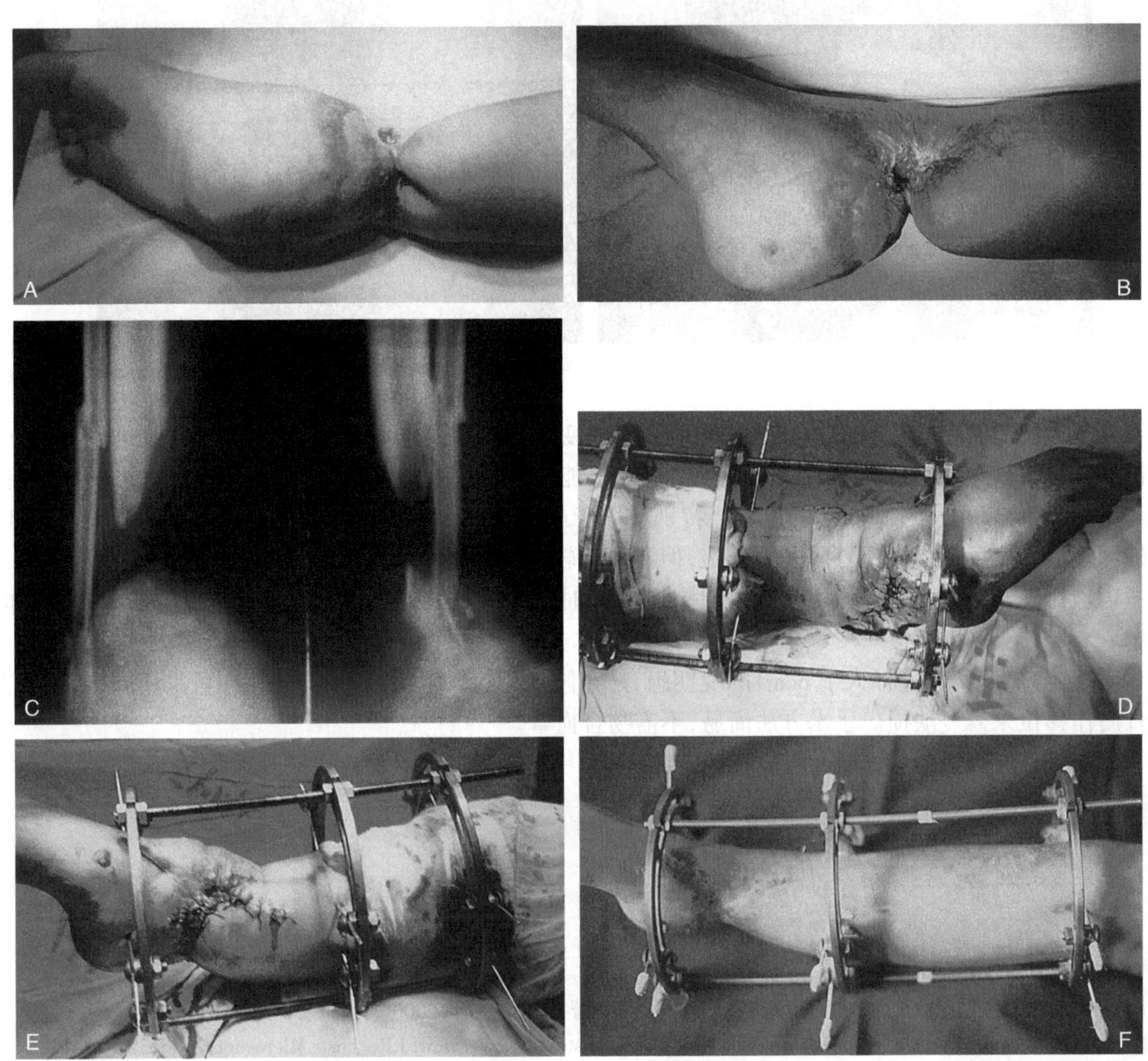

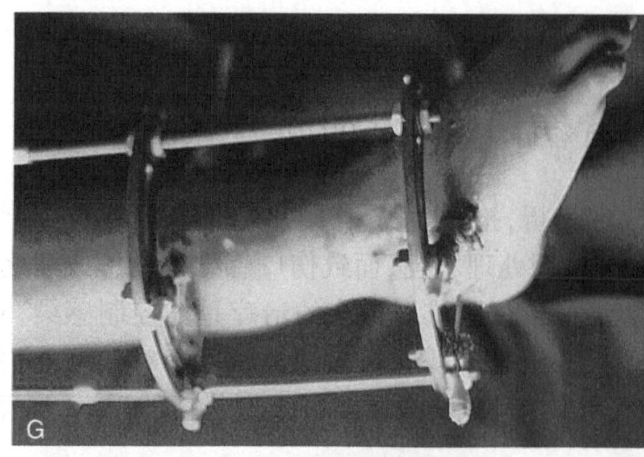

图 11-48 半环槽式或全环外固定器固定骨断端

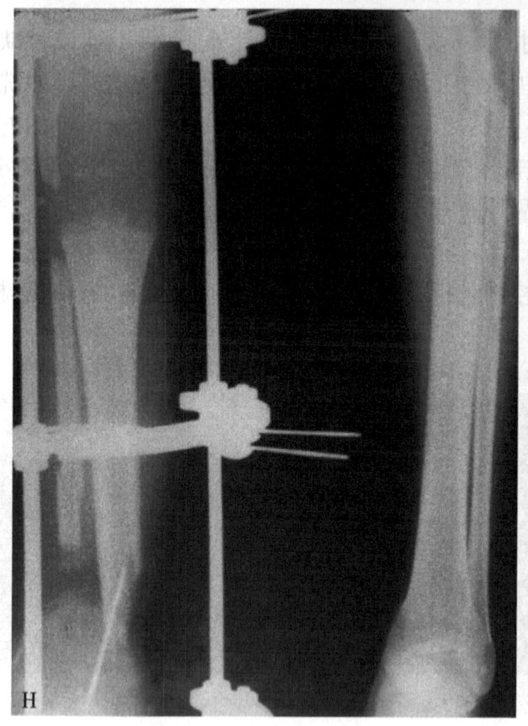

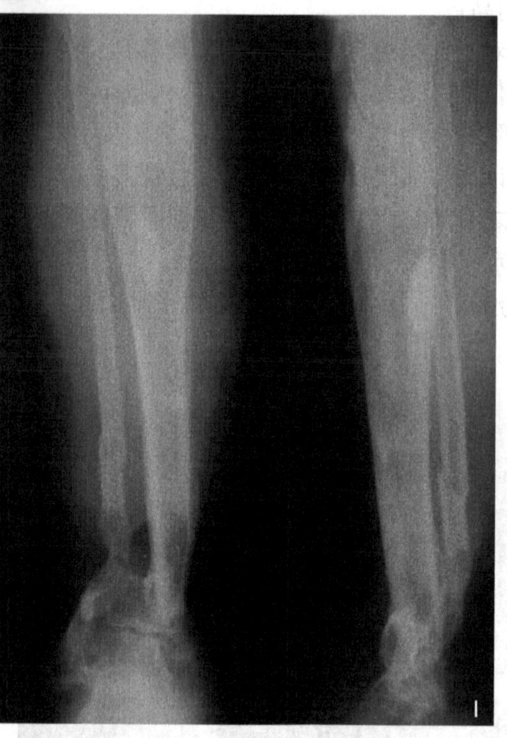

可转变成电能，可促进骨折的愈合，这种压应力能改变间质细胞的电性和电化环境，使纤维细胞的潜在能力被激活，加速钙化。加压的另一作用是生物效应，能改善细胞功能，增加局部血运。总之加压固定有利于刺激新骨形成，可促进骨断端的愈合。特别适用于严重开放性骨折和各种骨不连及肢体延长。半环槽式外固定器因用三组交叉钢针多平面固定，但不便于软组织修复手术操作。如软组织修复面积稍大时，亦可考虑应用单边外固定器，但固定不太牢固，不能同时行肢体延长。可待软组织愈合后，择期另行肢体等长术。

对于合并大段骨缺损（大于 6cm）的晚期患者，在修复胫前软组织缺损的同时，亦可采用同侧带血管蒂腓骨瓣作移位来修复缺损。手术方法简易，不需吻合血管。

如有条件亦可采用带血管腓骨骨皮瓣游离移植，一次修复软组织及骨缺损等难题。

（方绍孟）

参 考 文 献

1. 侯春林，张世民. 筋膜皮瓣与筋膜蒂组织瓣. 上海：上海科学技术出版社，2000
2. Ducic I, Hung V, Dellon AL. Innervated free flaps for foot reconstruction: a review. J Reconstr Microsurg, 2006, 22: 433-442

3. Herman CK, Hoschander AS, Strauch B. New strategies in surgical reconstruction of the lower extremity. J Chromesthesia, 2009, 24:123-129
4. Olivier H, Nicolas V, Stephane P. The medial adiposofascial flap of the leg: anatomical basis and clinical applications. Plast Reconstr Surg, 2005, 115 :793-801
5. Ozdemir R, Kocer B, Sahin B, et al.Examination of the skin perforators. Plast Reconstr Surg, 2006, 117:1619
6. Parrett BM, Matros E, Pribaz JJ, et al. Lower Extremity Trauma: Tends in the management of soft-tissue reconstruction of open tibia-fibula fractures. Plast Reconstr Surg, 2006, 117:1315-1322
7. Pu, L.L.Q. Further experience with the medial hemisoleus flap for soft tissue coverage of a tibial wound in the distal third of the leg. Plast Reconstr Surg, 2008, 121 (6): 2024-2028
8. Rohde C, Ascherman JA. Salvage reconstruction of lower extremity defects with muscle flaps. J Chromesthesia, 2009, 24: 139-146
9. Ullmann Y, Fodor L, Ramon Y, et al. The revised reconstructive ladder and its applications for high-energy injuries to the extremities. Ann Plast Surg, 2006, 56:401-405
10. Whetzel TP, Barnard MA, Stockes RB. Arterial fasciocutaneous vascular territories of the lower leg. Plast Reconstr Surg, 997, 100:1172

12

第十二章 骨折愈合

FRACTURES AND JOINT INJURIES

第一节 骨折愈合的分期……283
一、撞击期……283
二、诱导期……283
三、炎症期……283
四、软骨痂期……284
五、硬骨痂期……284
六、重建期……285
第二节 骨折愈合过程……286
一、具有外骨膜的长管骨的愈合……286
二、松质骨的愈合……287
三、绝对稳定内固定中的骨折的愈合……287
第三节 骨折愈合新概念……287
一、引导性骨再生……287
二、骨折渗液……288
三、初始骨痂反应……288
第四节 骨生长因子与骨折愈合……289
第五节 骨折愈合的类型……292
一、直接愈合……292
二、间接愈合……293
第六节 骨折愈合的条件……294
一、不同固定及生物力学条件……294
二、血供……296
（一）长管状骨血供……296
（二）血供与骨折愈合……298
三、氧分压……299
第七节 影响骨折愈合的因素……299
一、全身因素……300
二、局部因素……300
第八节 促进骨折愈合的物质……301
一、脱钙骨基质、骨基质明胶及骨形态发生蛋白……301
二、生长因子复合物……302
三、骨髓……302
第九节 促进骨折愈合的方法……303
一、骨移植……303
（一）自体骨移植……303
（二）同种异体骨移植……304
（三）异种骨移植……304
二、骨替代物……305
三、骨质疏松性骨折药物治疗……307
四、骨折愈合的电刺激及超声治疗……307
五、组织工程和基因治疗……308
（一）组织工程……308
（二）基因治疗……308

骨骼是机体不断更新的组织。骨骼损伤后，骨组织的再生和修复完成的十分彻底，可以不遗留任何纤维瘢痕组织。骨折的愈合过程是骨组织连续性恢复的过程，在这个过程中重新获得骨原先的组织结构和强度，最终完全恢复原有骨骼的性能，所以骨折的愈合过程也是骨的再生过程。

骨折愈合的条件包括：良好的生物学反应、适当的生物力学环境和控制骨细胞活性的多种分子生物学因素。骨折愈合需要骨折部位具有生物活性、充足的血供和具有多向分化功能的细胞和基质的支持。

骨折愈合的基础研究中，涉及的领域越来越多，包括分子生物学领域的分子杂交、聚合酶链反应等技术的应用；生物力学的研究大大加快了骨科内置物的发展；基因技术中基因重组 BMP 的生产及骨科疾病的基因治疗等方面，取得了很大的进展。骨折愈合的机制非常复杂，涉及细胞生物学、生物化学、生物力学、矿物学和内分泌学等多个学科，过去对于骨折愈合的描述大多数局限于组织形态学和生物力学的变化，近年来逐渐深入到细胞生物学及分子生物学水平。

骨骼是机体不断更新的组织。骨骼损伤后，骨组织的再生和修复完成的十分彻底，可以不遗留任何纤维瘢痕组织。骨折的愈合过程是骨组织连续性恢复的过程，在这个过程中重新获得骨原先的组织结构和强度，最终完全恢复原有骨骼的性能，所以骨折的愈合过程也是骨的再生过程（bone regeneration）。

骨折愈合的条件包括：良好的生物学反应、适当的生物力学环境和控制骨细胞活性的多种分子生物学因素。骨折愈合需要骨折部位具有生物活性、充足的血供和具有多向分化功能的细胞和基质的支持。

骨折愈合的基础研究中，涉及的领域越来越多，包括分子生物学领域的分子杂交、聚合酶链反应等技术的应用；生物力学的研究大大加快了骨科内置物的发展；基因技术中基因重组 BMP 的生产及骨科疾病的基因治疗等方面，取得了很大的进展。骨折愈合的机制非常复杂，涉及细胞生物学、生物化学、生物力学、矿物学和内分泌学等多个学科，过去对于骨折愈合的描述大多数局限于组织形态学和生物力学的变化，近年来逐渐深入到细胞生物学及分子生物学水平。

第一节 骨折愈合的分期

从组织学、生理学及生物化学的变化来看，骨折愈合大致可分为六期，各期通常相互重叠、逐渐转变移行，很难截然划分。

一、撞击期

发生在骨折的当时，这一期的时间短暂，从外力打击一刹那开始到能量消散为止，造成骨质的破坏，高速度、高能量损伤造成的骨质的破坏会更为严重。

二、诱导期

骨折发生后，骨骼本身、髓腔及周围组织血管破裂，在骨折断端之间，被掀起的骨膜下、髓腔内以及邻近骨筋膜室内形成血肿，伤后 6~8 小时开始凝结为含有网状纤维蛋白的血凝块，骨折断端的骨细胞发生坏死，并出现骨吸收现象。骨折血肿具有低 pO_2 及低 pH 特点，死亡的骨细胞释放含激肽、前列腺素及非胶原蛋白等产物，分解的细胞还会释放组胺、乙酰胆碱等物质，造成局部血管扩张、充血。与此同时，血肿及坏死组织释放多种诱导细胞因子及形态蛋白，邻近的间充质细胞开始活跃，逐渐增殖分化，另一些巨噬细胞和肥大细胞则开始移除坏死的骨组织。

三、炎症期

骨折后坏死组织的刺激可引起局部损伤性炎症反应，局部出现大量炎性细胞浸润，包括中性粒细胞、单核细胞、巨噬细胞、肥大细胞，吞噬坏死的细胞和残渣，同时还出现破骨细胞，吸收断端坏死部分。来自骨膜、骨髓和周围软组织的新生血管周围出现大量间充质细胞，并进入血肿内，以松散的纤维蛋白和破碎的胶原纤维为支架，分化成为成纤维细胞。坏死组织的降解产物对淋巴细胞、单核细胞具有趋化作用，与未分化的间充质细胞一起构成骨折断端之间的连接物。骨髓血肿内红细胞被破坏，纤维蛋白渗出，血肿被逐渐机化，演变为血管纤维性肉芽组织，这是骨折愈合必需的内环境（图 12-1A）。成纤维细胞产生大量成熟的Ⅰ型胶原纤丝，以及少量的Ⅱ型胶原纤丝。胶原纤丝保护骨折断端形成纤维性骨痂，初步将骨折断端连在一起。间充质细胞分化为成软骨细胞、成骨细胞，后者又合成并分泌一些细胞外基质，对骨形成过程有一定作用。此过程在骨折后2~3周完成。

四、软骨痂期

骨折间隙中的血管增多，肉芽组织逐渐被吸收，成纤维细胞由梭形转变为圆形。细胞外基质也增多。邻近骨折断端的骨膜开始增厚，生发层的成骨细胞开始增殖，随后新生血管逐渐伸入骨膜，在骨膜下出现膜内化骨。在骨外膜掀起部分，由于生发层离开骨表面，虽然间充质细胞增殖较快，但新生血管生长较慢，分化为成软骨细胞。软骨以小岛形式存在于纤维间充质、骨折裂缝和断端周围，代替肉芽组织充填于断端之间，形成骨生成的支架。在髓腔骨内膜侧也产生新骨。在骨折断端之间，肉芽组织逐渐被吸收，软骨基质钙化。由血肿机化形成的纤维组织大部分转变为软骨。软骨细胞经过增殖肥大、变性坏死、钙化基质退变，以及由骨膜及髓腔内的大量毛细血管和成骨细胞侵入，在钙化软骨的残基上沉积新骨，即软骨内骨化(图12-1B)。此阶段以软骨基质和Ⅱ型胶原mRNA的迅速增加为特征。Ⅱ型胶原的表达限于有软骨细胞表型的细胞。Ⅰ型胶原mRNA表达也增多，但不如Ⅱ型明显。Ⅸ型胶原覆盖于Ⅱ型胶原组成的胶原纤维的表面，与Ⅱ型胶原同时表达。

在骨折修复的早期，还可以出现纤维性骨痂，这种骨痂中含有大量成纤维细胞和一部分软骨细胞。成纤维细胞有两种演变的方式，一种是发生退变、死亡、碎裂、消失，其遗留空隙为钙化基质充填，形成骨组织；另外一种方式是形成由钙球及钙化胶原纤维形成的骨陷窝，其内的成纤维细胞不退变，逐渐演变为骨细胞。这种骨细胞与由成骨细胞转化的骨细胞有所不同，其胞核呈不规则椭圆形或长方形，少有溶酶体，多单独存在，以纤丝分隔，可两个或多个骨细胞位于一个陷窝内。

纤维性骨痂在血供丰富的情况下，可以逐渐转化为骨性骨痂。成纤维细胞可以提供基质钙化所必需的Ca^{2+}。细胞内钙离子绝大多数位于线粒体内，占细胞内总钙量的90%。在代谢过程中可以通过线粒体膜，经过高尔基复合体，基质小泡而排出细胞外，形成可钙化的基质小泡(matrix vesicle)。后者含有丰富的能与Ca^{2+}结合的磷脂酰丝氨酸以及ATP酶等物质，以增加局部磷酸盐浓度，而使得钙盐在基质小泡内沉积；并以细针状结构向基质小泡边缘及周围呈辐射状扩大，形成丛毛状钙球，最后融合为钙化基质，能够合成和分泌可以钙化的Ⅰ、Ⅱ型胶原纤丝。

通过上述不同方式的骨化过程，即来自骨膜的膜内化骨和部分软骨内化骨，构成新生骨，从而形成外骨痂，包绕于骨折的外侧，区别于髓腔内的内骨痂。外骨痂分为三层，贴近骨干的是由成骨细胞产生的骨性骨痂，远离骨表面的是由成软骨细胞产生的软骨性骨痂，最外层则是由骨膜生发层增殖产生的骨原细胞。在髓腔内来自骨内膜的膜内骨化和软骨内骨化的新生骨形成内骨痂。随着血肿的机化，原来沿血肿外围的纤维组织经软骨化最终骨化，从骨折断端的近、远侧相互接近而会合，并与内、外骨痂相连，形成桥梁骨痂，至此，原始骨痂已完全形成。断端重复的微动能刺激软骨痂的形成，软骨痂期的时间约持续6~10周，临床上表现为：肿胀及疼痛明显减轻，断端的异常活动逐渐消失。软骨痂将为硬骨痂提供力学支架。

五、硬骨痂期

软骨痂进一步骨化变为初级松质骨和交织骨。成骨细胞可合成溶胶原、蛋白多糖和糖蛋白，构成骨的有机基质，溶胶原在细胞外逐步合成为胶原纤丝，形成Ⅰ型胶原，成骨细胞被本身分泌的有机质包埋后变为骨细胞，软骨基质逐步被钙化，变为较坚硬的骨性骨痂。在骨化过程中，成骨细胞逐渐成熟，骨折断端之间的软骨连接也逐渐被骨连接所代替。成骨细胞释放碱性磷酸酶(AKP)，可以水解血浆内有机结合的磷酸，释出磷酸盐，与钙盐结合成磷酸钙，沉积后使类骨质转变为骨组织(图12-1C)。

软骨痂经过进一步改建，骨折断端的坏死部分由于新生血管、破骨细胞及成骨细胞的侵入，并经过爬行替代，逐渐将死骨清除，幼稚的交织骨被逐渐改建成为成熟的板层骨，骨髓腔被新生的骨痂所封闭，骨性连接更趋坚固。与此同时，新生骨小梁也逐渐增加，排列规则。这一时期，约在骨折后8~12

周完成。

在骨折愈合过程中，软骨细胞外基质中存在大量黏蛋白（一种非胶原蛋白），这种黏蛋白会抑制软骨钙化，需要被中性蛋白酶（neutral protein，NP）降解。在生理性 pH 条件下，中性蛋白酶是一种具有活性的蛋白水解酶，分子量小于 3000，不带电荷，为金属离子依赖性。NP 受 1，25（OH）$_2$D$_3$、PTH 及降钙素等调节。NP 主要在软骨内钙化过程起作用，在骨骺远端，肥大软骨细胞区的黏蛋白可被蛋白酶降解，在软骨钙化前，黏蛋白必须完全被清除，在生长板软骨基质中 pH 呈中性或微碱性，黏蛋白消失是非钙化基质向钙化基质转变的关键步骤。

在骨折愈合过程中，骨痂的钙化由细胞和基质小泡共同介导，细胞内 AKP、丙氨酰-β-萘胺酶（alanyl-β-napthy amidase）、氨肽酶（aminopeptidase）和内肽酶（endopeptidase）的活性增加，骨折后 14~17 天，这些酶的含量达到高峰，在基质小泡内同样可检测到与细胞相似的酶分布情况，但要晚 3 天出现，骨折后 14 天，骨痂内黏蛋白的活性部位位于细胞和基质小泡内。因此可认为：①中性多肽酶的临时表达与 AKP 平行，出现在骨痂钙化准备时期；②基质小泡可输送一些蛋白酶到基质降解和钙化部位。

六、重 建 期

骨的重建期是一个漫长而有序的过程，骨结构根据功能需要，遵循 Wolff 定律不断进行重建。在此期间，一方面破骨细胞对多余的骨痂进行吸收，成骨细胞在凹陷和不足的部分以膜内骨化的形式而沉积新骨。骨吸收和骨形成在时间上和空间结构上相互耦联，以维持骨的形态和生理功能的高度统一。在重建期，应用 ^{99m}Tc-MDP 扫描，能在较长的时期持续显示代谢活性增加，通过哈弗系统的重建，不成熟的交织骨可以逐渐转变为成熟的板层骨（图 12-1D）。

骨的重建期需要持续数月到数年，直到力学强度完全恢复正常，适应功能载荷为止。经过不断重建，髓腔重新畅通，骨外形恢复正常，骨折的痕迹消失，局部 pO_2 及 pH 也恢复正常，但是明显移位的骨折，经过塑形只能得到部分矫正。

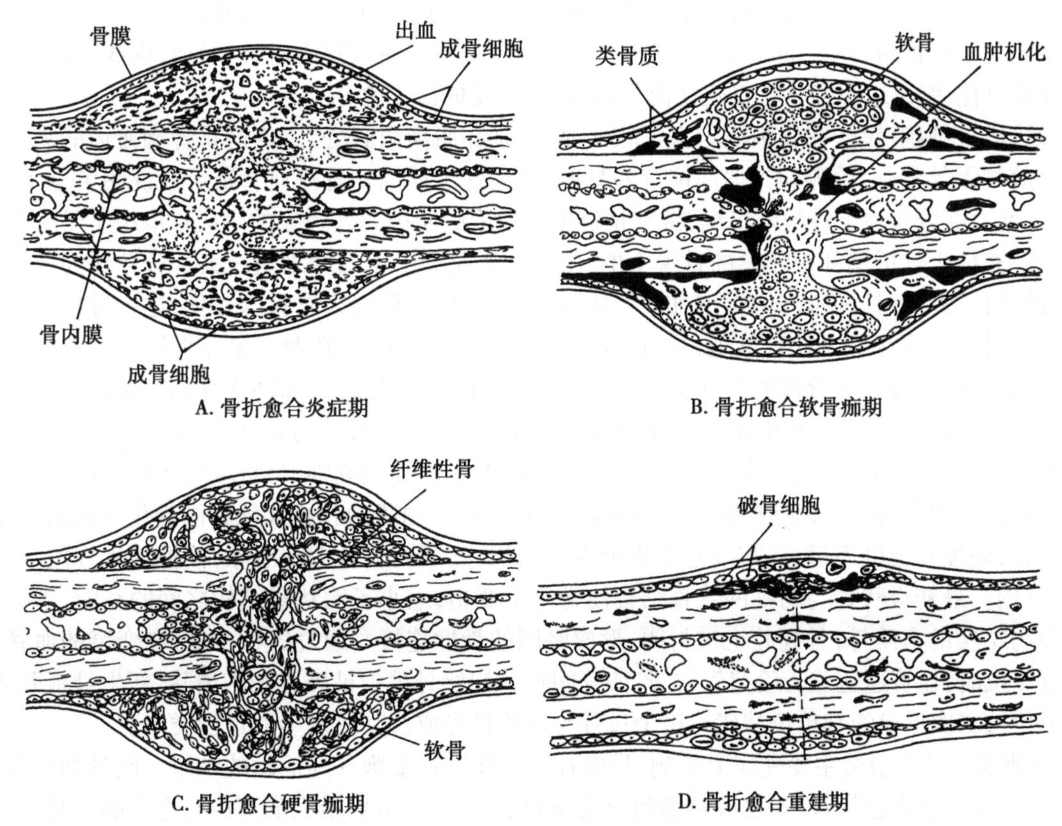

图 12-1 骨折愈合分期模式图

第二节 骨折愈合过程

不同骨折部位或不同治疗条件下骨折愈合的过程不完全一样,大致可分为以下情况。

一、具有外骨膜的长管骨的愈合

一般说来,骨折愈合是骨痂的形成和改造过程,大致可以分为四个时期。

1. 肉芽组织修复期 骨折后除骨的正常结构破坏外,周围软组织也有损伤。骨外膜被掀起或撕裂与骨表面分离,经骨外膜进入骨内的血管、骨营养动脉以及哈弗管断裂,大量的血液聚集在骨折端(股骨骨折出血量约1000ml,骨盆骨折在1000ml以上)形成血肿,6~8小时内形成含有纤维蛋白网架的凝血块。血肿周围的吞噬细胞、毛细血管和幼稚的结缔组织很快地长入血肿,后者主要分化为产生胶原纤维的成纤维细胞。

由于骨中血液中断,骨折端出现局部骨坏死区,在出血和坏死区周围很快发生无菌性炎症,多核细胞和巨噬细胞侵入骨坏死区将骨折端渗出的红细胞、血红蛋白、胶原以及骨碎片等物质清除。死骨由破骨细胞清除。随着血肿被清除、激化、新生血管长入和血管周围大量间质细胞增生,使形成的肉芽组织将骨折端初步连接在一起。这一过程大约在骨折后2~3周完成。

2. 原始骨痂形成期 外骨膜对这类骨折的愈合起重要作用,通过形成桥梁骨痂有稳定骨折端的能力。骨折后24小时内,骨折端附近的外骨膜开始增生、肥厚,以后骨膜血管网弯曲扩张,新生血管长入骨膜深层开始膜内化骨。外骨膜深层的成骨细胞增殖较快,在几天之内,外骨膜深层细胞在靠近骨折线处形成明显的环状物,并牢固地附着于骨折断端活的或死的骨皮质上,这便是骨膜骨痂(大鼠骨折第3天开始形成骨膜骨痂)。骨膜骨痂继续生长大约到第8~9天停止,等待着软骨的成熟。在第3天,肉芽组织中的间充质细胞沉着在已剥离了骨膜的骨折断端上,间充质细胞增殖分化为软骨细胞,第5天开始形成胶原,随着毛细血管的萌发生长,穿透骨膜纤维膜进入软骨,开始了软骨内骨的形成,最后在骨折断端形成桥,骨膜骨痂只是这个桥的桥台(abutment)。与此同时,骨髓和内骨膜通过膜内成骨和软骨内成骨形成内骨痂。随着血肿的机化,纤维组织经软骨骨化使内外骨痂相连,完成初步愈合。

外骨膜成骨细胞增殖,在软组织丰富区较明显,特别在肌肉附着处,因为这是骨痂血运的来源。在胫骨骨折时前侧无外骨痂,后侧和其他部位有外骨痂,正是这个原因。骨痂血管造影也说明了这个问题,外骨痂血供,绝大部分起源于骨膜外组织,特别是骨折端周围的肌肉。外骨痂的生成量取决于骨膜损伤程度和完整性。充填于骨折端和被剥离的骨膜下的、由血肿机化而形成的纤维组织大部分转化为暂时性的软骨,最终被骨代替。软骨细胞经增生、变性、骨化与成骨的过程,称之为软骨内骨化,这一过程与骨骺生长板的软骨内骨化过程相似。软骨细胞也经过4个发育时相,Robert对新西兰家兔骨折模型不同时期的骨痂进行形态学分离,分为未分化的肉芽组织、增生的纤维组织、软骨骨痂和钙化骨痂。对这4种形态的组织进行生化分析的结果表明,在生化活性方面这4种组织也与生长板中的4个带类似。

3. 成熟板状骨形成期 这一阶段新生的骨小梁渐增,排列渐趋规则,骨折端的坏死骨部分经过血管、成骨细胞和破骨细胞的侵入,完成清除死骨和爬行替代过程。由膜内骨化和软骨内骨化形成的骨痂,是幼稚的网状骨,硬度和强度不够,还需改建成更成熟的结构,逐渐被破骨细胞清除,被板状骨替代,这一过程需要8~12周。最初板状骨与幼稚网状骨结合使骨小梁变粗,缩小了网状骨结构之间的空隙,细嫩的网状骨最终变为结实的密质骨,骨髓腔也被封闭,形成坚固的骨性连接。通过这种方式,在变窄的血管通道形成初始骨单位时,血管通道成为哈弗管,在哈弗管间隙的初始骨单位被破骨细胞清除,新生骨板开始沉积,初始骨单位被二次形成的骨单位替代。这个过程与胚胎骨形成及其后发生的过程类似。

4. 塑造期 骨的塑造主要受应力影响,是成骨细胞和破骨细胞共同活动的结果。破骨细胞先在骨痂上钻一小孔,以后有血管长入,随之成骨细胞形成新的哈弗系统,应力最大的部位有更多的新骨沉积,不足的部位通过膜内化骨得到补充,而机械功能不需要的多余的骨痂则被吸收。在这一阶段,机械应力对于维持和改变骨的结构是很重要的。

成人严重成角畸形、重叠、骨短缩等愈合，经塑造是难以纠正的，但在小儿经长时间塑造能部分或完全纠正。旋转畸形，不论成人和小儿均难改善。

二、松质骨的愈合

松质骨的骨小梁相对较细，骨小梁之间的间隙较大，血运比较丰富，因此骨细胞可以借扩散获得营养，而管状骨的皮质骨主要靠髓腔的营养动脉提供血运，约占皮质骨的内2/3，仅外部的1/3靠骨外膜的血管营养。

由于结构不同，松质骨骨折后的愈合过程也不同于皮质骨，没有包绕骨折端的血肿。因此通过骨折端的血肿机化的软骨内骨化的作用微弱，缺少骨痂的形成或骨痂形成较少。由于松质骨的血运丰富，愈合过程较管状骨快。

另外，在关节内骨折，由于松质骨无外骨膜，不显现外骨痂，有的松质骨有外骨膜，但成骨能力较差，膜内化骨弱，仅有少量外骨痂形成，有的外骨膜仅为一层结缔组织，没有成骨组织，不会产生外骨痂，因此这些部位的骨折愈合，只有依赖骨髓的成骨作用。这一特征先由Schmod（1924）发现。股骨颈、髌骨、舟骨和其他腕骨的骨膜都缺乏成骨组织。

三、绝对稳定内固定中的骨折的愈合

绝对稳定内固定或称坚强内固定情况下获得的无外生骨痂的愈合形式，Danis将其称为自体焊接（autogenousweld），后来称为一期愈合或直接愈合，把通常发生的骨痂增生获得的骨愈合称为二期愈合或间接愈合。实验发现，稳定性骨折的间隙首先被骨膜骨痂形成的软骨填充，以后由骨髓形成的骨小梁进入骨折间隙形成愈合。在不稳定性骨折，则先由纤维骨膜增殖的纤维组织填充骨折断端，持续一段时间后最终由骨化的骨膜骨痂形成的骨小梁进入间隙而完成愈合。因此骨折的稳定程度决定了它们的愈合方式。

一期愈合和二期愈合的不同点在于：一期愈合是在骨折断端间隙极为微小时，新生哈弗系统可由骨折端直接进入另一骨折端。二期愈合的方式为间接性的，即在骨折端无接触或间隙较大时，预先形成含成骨组织的肉芽组织和暂时性的骨痂，然后骨痂塑造，变为永久性的愈合。一期愈合是直接的，没有肉芽组织形成，直接由软骨内骨化完成骨愈合。松质骨的线形骨折，当骨折断端稳定，对合好，无移位时，不附加机械固定就能一期愈合，但大多数骨折，只有通过牢固的内固定，才能达到一期愈合。

关于绝对稳定内固定下完成的骨折一期愈合，是否为最好的愈合方式，仍有争议。因为牢固的内固定使骨折端应承受的局部应力消失，使骨折受到过度的应力性保护，可使皮质骨强度变弱，固定去除后甚至去除前就有发生再骨折的可能。

第三节 骨折愈合新概念

一、引导性骨再生

引导性骨再生（guiding bone regeneration，GBR）是利用屏膜干扰技术，在骨折断端一定距离之间用硅胶膜包绕，形成封闭空间，防止周围结缔组织长入。早期为直接成骨的过程，由两侧断端形成成骨尖锥，相对生长直至愈合。骨生成细胞来源于骨内膜、骨膜细胞及骨髓基质细胞，共同形成肉芽组织。这些细胞不断向成骨细胞分化，在骨痂表面不断成骨，而使骨痂向前不断延伸。

在GBR过程中，哈弗系统也进行重建，表现为中央管腔扩大，管壁骨溶解，管腔内出现大量成骨细胞，与骨外周中的成骨细胞相联系。骨溶解过程中释放的骨细胞可向成骨细胞转化，发生骨溶解的局部还可释放多种生长因子，诱导周围组织中的间充质细胞向成骨细胞转化。两层外骨膜的成骨细胞来源不同，生发层来自骨表面及哈弗系统，纤维层则来自软组织。

在 GBR 封闭膜管内，骨折早期就会出现多种骨诱导因子，其表达细胞、表达时间及分布规律与一般骨折愈合并没有本质的区别，但骨诱导因子的含量明显不同。形态发生因子（bFGF）对维持软骨细胞表型起重要作用。TGF-β 可促使间充质细胞向软骨细胞分化，加快软骨细胞成熟，并刺激软骨基质合成。BMP 则决定了成骨细胞及软骨细胞的分化，早在膜管内缺损区血肿内，BMP 即呈阳性，而膜外组织几乎没有 BMP 的表达，周围肌肉也只有弥散的少量 BMP。内源性 BMP 主要来自骨端坏死组织在吸收过程中所释放出来的，成骨细胞也合成和分泌 BMP。距断端不同距离，BMP 浓度存在梯度差异、骨端的 BMP 向周围扩散，由近端向远端，浓度逐渐降低，其形成的骨量与扩散距离成反比，骨折断端，由于 BMP 重叠分布，浓度最高，有利于骨的再生。由于 GBR 封闭在膜管，也可以提高 BMP 水平，并使其分布更加均匀。

二、骨折渗液

骨折早期，在出现血肿、炎症和坏死的同时，骨折断端产生一种渗液。这种渗液中含有许多因子，如化学趋化剂、生血管因子及生长因子等。血肿内的单核细胞及巨噬细胞移行到损伤部位也产生多种生长因子，巨噬细胞可以促进纤维组织形成。血小板中也含有多种生长因子，如 TGF-β 、PDGF 及 EGF 等、血细胞中的中性粒细胞、淋巴细胞和具有多能成纤维细胞样间充质细胞逐渐移行到骨折部位。这些细胞以及上述不同来源产生的渗液均称为骨折渗液，可以促进细胞的移行、分裂及分化。早期骨折断端会产生大量透明质酸盐，7~8 天后逐渐减少。透明质酸盐能促进间充质细胞和内皮细胞的移行和增殖，细胞聚集时，透明质酸盐增加，渗液中还含有纤连蛋白（fibronectin）。骨折渗液通过血管出芽形成新血管，但需要死亡红细胞、血小板及坏死碎屑的参与。血管再生从内皮细胞出现突起开始，以后经过复制和移行等过程逐渐形成。

骨折渗液（fracture exudate）不仅含有与一般伤口渗液相同的成分，如移行细胞及芽生血管，还有从骨折断端产生的骨形态原信号物质、生长因子，这些因子能刺激骨原细胞的初始反应。张力下引起的骨形成与压力下通过负电荷引起的骨形成完全不同，这说明骨折渗液中所含的生物因子具有重要的意义，这些因子中有高浓度的骨形态原、生长因子，还有丰富的骨原细胞及新生血管。如果出现骨折不愈合，可能与骨折渗液及伴随细胞和血管产生的分子信号活性低有关，也与持续时间不够长有关。骨折渗液量的多少、持续时间长短及生物化学活性的强弱都会影响骨折愈合的成功率，保守治疗时，断端会存在一定的活动度，从而出现炎性反应，最终导致较多的骨痂出现，由骨折周围进入的间充质细胞到达断端后在该处聚集、浓集并分化成为软骨，软骨是在血液供应良好的肉芽组织中产生的。而采用加压钢板进行内固定治疗，可以消除断端的活动，从而减少炎性反应，在骨折愈合的过程中不出现骨痂。髓内钉固定时，髓内钉会破坏髓内血管，引起骨内侧皮质部分坏死，但同时可以大大刺激外侧皮质增加血液供应及骨折断端的再生活性，这种活性可以因为髓腔中挤出的内含物而得到进一步加强，肢体的早期负重还可以刺激骨折局部产生生长因子及 PGE_2。骨折早期的断端微动，能够帮助局部保持骨折渗液的活性，增加生长因子。如果骨折部位的渗液不足，就不能产生足够的活性分子信号，骨细胞的分化就会受阻，这可能是骨折延迟愈合或不愈合的原因。

骨折断端分离或感染可能使骨折渗液的活性降低。直接暴力所致的软组织损伤及断端缺血可以影响骨信号的效力，损伤的肌肉可以妨碍血管的进入，由于巨噬细胞及细胞活素干扰的分子信号的释放，可能会出现广泛的吞噬现象。其他因素如高龄、营养不良及酗酒也可使分子信号的释放停滞，骨折渗液的活性下降。骨折早期肢体适当负重、定期对已形成骨痂的部位重新造成微骨折，有时可以获得意想不到的效果，如骨延长术。在骨折的闭合治疗过程中，通过定期的再骨折，能够保持骨折渗液的活性，使生长因子迅速增加。临床资料显示，在骨延长手术中应用稳定的外固定，对已产生的骨痂不断造成微骨折，可以不断地激活骨折渗液，有利于骨折的愈合。

三、初始骨痂反应

初始骨痂反应（primary callus response，PCR）是骨折愈合的基本事件，骨折愈合是 PCR 的重复与过修复的积累。任何骨折发生后，都会出现一次性的短时反应称为初始骨痂反应（primary callus response，

PCR),骨折两侧断端的相互作用就是在不断重复 PCR 的过程,骨折愈合需要长期的应力刺激。反复的轻微外伤或骨痂的多次骨折可以不断产生成骨信号,骨折愈合的过程就是多次 PCR 的积累,其特点:①在一定范围内,PCR 随损伤程度的增大而加强,到一定程度就达到了饱和;②骨折愈合需要一个最佳的应力范围,从而达到PCR能够修复骨折损伤的强度,小于该强度可产生修复作用,大于该强度则具有破坏作用;③在一次微损伤后,需要一定的间歇时间才能再次开始 PCR,称为不应期,连续的重复损伤将不产生或仅有微弱的 PCR。

骨折发生后,在骨膜和髓腔中的初始骨痂反应直接参与骨形成,在软组织愈合前维持这种反应将有利于骨折愈合。过去认为伤后超过 1 周再行骨折固定,会加快骨折的愈合,这种继发损伤可以产生一种援助机制,延期固定会使得已形成的骨痂再骨折,此时软组织已愈合,释放的生物活性介质逐渐减少或消失,而再次轻微的损伤可以使初始骨痂反应重现。应用负重管型石膏治疗胫骨骨折可以引起局部温度升高,可持续在局部继续释放 PGE_2,以促进骨折的愈合。骨折后早期微动在于重复造成微小的损伤,这种损伤能维持初始骨痂反应较长的时间及持续地保持骨折渗液。骨延长术通过截骨后缓慢的持续牵引,在张力下逐渐地促使骨形成,在这个过程中骨折渗液为修复起到重要的作用,它不但具有高浓度的骨形态原、生长因子,还提供丰富的骨原细胞,促进新生血管的形成。

在骨折自然修复中,原发骨痂反应(PCR)作用于周围血管的间充质细胞,产生骨蛋白,骨蛋白促进断端周围形成软骨,骨蛋白从骨折线及未覆盖纤维层的骨外膜骨小梁释放出来,所以在这个部位的浓度最大,形成的软骨向外周扩散并跨过骨折间隙,随着时间的延长软骨逐渐转化成正常的骨组织。

第四节 骨生长因子与骨折愈合

骨的形成是一个复杂过程,受全身及局部的多种激素、生长因子调控。从骨基质和骨细胞中可以分离出多种骨源性生长因子:如胰岛素样生长因子、成纤维细胞因子以及骨形态发生蛋白、白介素及前列腺素等。这些骨源性生长因子参与骨形成及骨愈合过程,通过局部自 / 旁分泌(autocrine/paracrine)方式作用于靶细胞,也可通过血液循环作用于较远部位的靶细胞。局部生长因子的主要作用为提高丝裂原活性、促进其趋化、增殖、分化及溶骨作用,在骨形成的过程中,可以提高细胞增殖、分化,增加基质的合成;局部的生长因子还可以调节细胞组成成分的表达,生长因子的变化会改变间充质细胞的凝聚,从而使成骨的形状、大小及其生物力学性能发生变化。利用免疫组化(蛋白质水平)、核酸杂交(mRNA 水平)及体外扩增反转录-聚合酶链反应(RT-PCR)等方法可以检测各种生长因子的含量。

目前,关于骨愈合的分子生物学机制仍然处于研究阶段。有研究显示:注射生长因子虽能启动骨与软骨形成,却不能够使骨折或缺损部位达到最终的骨愈合。目前对于骨折不同细胞群体的募集、定位和协调控制机制仍然不明确,各种细胞因子或生长因子的分布及如何有效地对骨延迟愈合和骨不连产生作用,也未能达成共识。对于上述诸多问题仍然需要进行深入研究,才能进一步补充和完善外源性骨生长因子促进骨愈合的分子生物学机制,才能有望在骨愈合的分子生物学研究上取得突破性进展。

1. 成纤维细胞生长因子(FGF) FGF 是从牛脑垂体中提取的一种多肽,分子量 13~18kD,在人体骨基质中广泛存在,人体内的碱性成纤维细胞生长因子(bFGF)是酸性成纤维细胞生长因子(aFGF)的 10 倍。FGF 是潜在性丝分裂原,在离体条件下也能促进成软骨细胞的增殖、分化、成熟;在活体中能促进软骨修复。

骨折发生早期,bFGF 从坏死的细胞中释出,能促进成骨细胞的增殖及胶原形成,在肉芽组织及骨外膜生发层细胞中也有 bFGF mRNA 表达。bFGF 能刺激骨膜源性细胞增殖,对尚未分化的间充质细胞有促进其分裂的作用。在骨折发生后的各阶段,包括在骨缺损区新形成的类骨质中,成骨细胞也有 bFGF mRNA 的强表达,但当骨痂变为板层骨后即消失,提示 bFGF 主要在骨生长早期合成分泌,随着分化成熟其浓度会逐渐降低。

bFGF 还是一种毛细血管增殖刺激剂,能够促进毛细血管向骨断端和移植物中生长,随着软骨岛数量增多，会加快骨痂内血管的重建，由于软骨内骨化需要血液供应，所以骨痂内血管的重建能够加快骨痂的成熟和骨化。全身或局部应用 bFGF，可促进软骨和骨的生成。aFGF 在骨愈合的不同阶段基因表达水平不同，最高表达发生在软骨生成阶段。在骨折局部注射 FGF 后，软骨生长量增加，但Ⅱ型胶原 mRNA 的表达却减少。联合应用 BMP 和 bFGF 治疗骨缺损，成骨作用大于单纯用 BMP，能够促进骨成熟。

2. 血小板衍生生长因子（PDGF） PDGF 是由 A、B 两条多肽链通过二硫键连接在一起的二聚体，分子量 28~35kD，在凝血过程中从血小板颗粒释放，骨基质和骨肉瘤中也存在。PDGF 除了具有丝裂原活性外，对成纤维细胞、平滑肌细胞及单核细胞也同时具有化学趋化作用。在骨折愈合过程中，PDGF 可刺激软骨细胞和成骨细胞增生，促进骨痂中软骨形成和膜内骨化。骨折早期，骨痂中 PDGF mRNA 的表达达到高峰，能促使成骨细胞由不成熟型向成熟型分化，合成Ⅰ型胶原，加快骨形成。PDGF 也可以吸引成纤维细胞至血块，诱导其增殖和分化。

3. 转化生长因子 -β（TGF-β） TGF-β 是由两条相同肽链组成的多肽，以骨及血小板中的含量最为丰富。每条肽链含 112 个氨基酸，分子量 25kD。TGF-β 分 5 种亚型，即 TGF-β_1~TGF-β_5，以 TGF-β_1 最为重要，其中 64%~82% 的氨基酸序列相同，其前体分子中均含有精氨酸 - 甘氨酸 - 亮氨酸序列。不同种属的 TGF-β 具有高度同源性，骨中含 0.3mg/kg，是血小板的 1/10，软组织约含 3~5μg/kg。

在骨折发生的 24 小时之内，骨折断端开始出现炎性反应，血肿形成，从血肿的血小板及巨噬细胞中开始释放 TGF-β，骨外膜的生发层细胞和周围间充质细胞开始增殖，炎性细胞浸润。在炎症阶段和软骨痂形成期，骨折断端附近的膜内骨化区出现大量的成骨细胞增生，TGF-β mRNA 含量增加。此时 TGF-β 主要来自血小板，具有刺激细胞增殖，启动修复过程的作用。TGF-β 可刺激骨膜间充质细胞增殖、分化，促进成骨和成软骨细胞增生，刺激Ⅰ型胶原合成，诱导膜内成骨及软骨内成骨过程。在骨折的邻近部位，参与骨膜下膜性骨化的成骨细胞及炎性因子中均可发现 TGF-β 的表达。细胞分裂时期，在迅速增殖的细胞内及细胞外基质中均可以看到 TGF-β 的强染色。成骨细胞及软骨细胞一直有较高浓度 TGF-β，应用原位杂交技术，可以看到上述细胞在骨痂中也有 TGF-β mRNA 高表达，肥大软骨细胞中则无明显表达。

TGF-β 对各种细胞都能产生广泛的生物学作用，能影响细胞和基质的功能，如调节细胞的生长、分化、凋亡和细胞外基质（ECM）的合成等，它本身还具有双向调节作用，既能刺激细胞增殖与分化，也能细胞过度活跃时进行抑制。TGF-β 所产生的不同功能取决于作用细胞的类型、分化状态、周围环境、生长条件以及是否有其他因子共同参与作用，还决定于 TGF-β 本身浓度及作用时间。对未分化或分化早期的软骨细胞可以促进其增殖，使间充质细胞向软骨细胞分化；在分化末期可抑制Ⅱ、X 型胶原及蛋白多糖的合成，降低 AKP 的水平。对胚胎成骨细胞样细胞，能刺激其分裂、增殖，抑制Ⅰ型胶原及 AKP，对分化成熟的成骨细胞，作用则相反。即使是对同一种类型的细胞群，低浓度 TGF-β 对细胞的增殖和分化起刺激作用；高浓度则起抑制作用。TGF-β 还能诱导成骨细胞产生白介素（IL），使成骨细胞样细胞趋化到需要成骨部位。TGF-β 对破骨细胞的调节有前列腺素依赖性及非依赖性两种类型，并同样具双向作用，低浓度可起到刺激作用，高浓度则产生抑制。骨折局部的成骨细胞及破骨细胞在 TGF-β 的调节下，使骨吸收和骨形成协调进行。有实验显示，持续给予 TGF-β 能够延迟骨痂中软骨基质的钙化。随着骨痂的成熟，TGF-β 逐渐消失，在硬骨痂区和软骨内骨化区，几乎见不到细胞内 TGF-β 的存在。在骨重建期，TGF-β 可促进骨吸收。将 TGF-β 注射于大鼠股骨或颅骨骨膜下，可引起软骨内骨化及膜内骨化。在骨折线附近注射 TGF-β，可诱导骨痂增加。另有报道，将不同剂量的 TGF-β 分别于骨折后早期和后期注射于骨折部位，发现其在骨折早期的愈合作用不明显，而对于后期骨重建具有重要调节作用。TGF-β 还参与关节软骨损伤的修复，TGF-β 在骨折发生以后有一个较长的高表达时期，但随着时间的延长会逐渐降低，在骨不连的状态下，TGF-β 则会完全消失。对不同修复阶段的骨痂做切片，用 TGF-β_1 抗体进行免疫组化检查，发现在成骨细胞上的表达在伤后 28 天达高峰，在新骨的骨基质、修复的关节软骨细胞中均呈强染色，重建期在破骨细胞上的表达呈阳性，反应程度随骨愈合而逐渐降低。

4. 骨形态发生蛋白（BMP） BMP 为一种疏水性酸性糖蛋白，主要由谷氨酸、丝氨酸、天门冬氨酸及甘氨酸等组成，对羟基磷灰石有较大亲和性。BMP mRNA 是蛋白合成所必须经过的起始阶段，其表达水平决定蛋白合成种类及数量。BMP 是一类具有骨及软骨诱导活性的蛋白质，但理化性质、分子结构及功能特点不尽相同，BMP mRNA 转录增加，可使 BMP 合成与分泌增加，进一步促进间充质细胞向成软骨细胞及成骨细胞转化，通过正负反馈调节，而使局部 BMP 浓度提高。

Wozney 等（1988）利用重组 DNA 技术，首先克隆得 hBMP-1、-2 和 -3 的 cDNA，以后不断发现 hBMP 的新成员，到 1996 年已发现 BMP-l~BMP-13，并已获得相应的 cDNA。报道较多的是 BMP-2、-4 和 -7，其诱导成骨能力也较明显。在骨折后早期直到软骨痂期，免疫组化呈阳性，BMP mRNA 有较高的表达。BMP 的氨基酸序列中有 7 个半胱氨酸，其具活性的蛋白主要由两个相同亚基及相连的二硫键组成，以二聚体形式存在。BMP 在骨组织中含量甚少，提取困难，在每克骨组织中仅为 1~2ng，很难从骨组织得到高纯度的 BMP。

比较编码的氨基酸序列，除 BMP-1 属于虾红素家族（astacin family），是一种蛋白酶外，其他 BMP 均为 TGF-β 超家族成员。BMP-2 即 BMP-2A，具有促进成骨细胞分化和诱导体外成骨的能力，采用多种动物模型，将 BMP-2 分别植入肌肉内、骨缺损处以及骨膜下，可促进异位骨形成，具有较强的诱骨活性和骨缺损修复作用，可以促使成骨细胞的前体细胞定向分化为成骨细胞，提高 AKP 水平，促进Ⅰ型胶原合成。多数学者认为 BMP-3 与成骨素（osteogenin）为同一物。BMP-3 mRNA 主要分布在来源于神经外胚层的组织及细胞中，而成骨素的结合位点在来源于中胚层的组织。将部分纯化的牛成骨素与Ⅰ型胶原骨基质结合，修复大鼠颅盖骨的缺损，发现 0.125mg 成骨素加 25mg 骨基质胶原的异位诱骨活性大于 20mg 脱矿骨的诱导活性；分别植入肌肉内、骨膜下及骨缺损处，有较强的诱导成骨活性和修复骨缺损的能力，但强度较 BMP-2 弱，时间也有延迟。BMP-4 或 BMP-2B，在结构与功能上与 BMP-2 相似，单独使用时，其作用较 BMP-2 弱。DNA 的序列分析表明，BMP-2 和 BMP-4 在其分子 3′端有很高的同源性，而 BMP-4 在 5′端缺失一段 DNA 序列。BMP-5 的成骨作用与 BMP-2 及 BMP-4 相仿，但作用强度大大低于 BMP-2，且作用时间也有所延迟。BMP-6 主要在软骨组织中表达，在体内可诱导软骨组织的生长和软骨内成骨。BMP-7 又称成骨蛋白 1（osteogenic protein-1，OP-1），具有很强的成骨作用，OP-1 与Ⅰ型胶原载体结合可修复软骨缺损，间充质细胞受 OP-1 和其他细胞因子作用后可分化成为软骨细胞表型细胞，合成Ⅱ型胶原及蛋白多糖，在 OP-1 作用的部位，形成成熟的软骨，在外观上均与正常相同，修复后软骨的厚度也与正常软骨相近。

BMP 是正常胚胎时期骨、牙组织发生和成年骨修复中最重要的诱骨分化的因子，在临床上，BMP 不仅能用于骨骼组织疾病的治疗，在神经再生的修复、造血系统的修复等方面也都具有广阔的应用前景。

正常情况下，骨的内源性 BMP 含量很少，骨折后会明显增加，主要来自骨折断端坏死吸收的组织以及间充质细胞的分泌。其浓度随受伤时间不同而发生变化，在伤后 3 天 ~1 周，来自断端坏死吸收的组织所释放的 BMP 浓度会达到相当高的水平；伤后 8 天，骨折断端不再以组织坏死为主要表现，成骨能力逐渐增强，这个时候的 BMP 主要来自骨基质；伤后第 10 天，成软骨细胞、成骨细胞及间充质细胞均开始合成、分泌 BMP，BMP mRNA 的表达呈阳性。伤后 2 周，BMP 水平逐渐下降，与基质钙化及新骨成熟的周期一致。一旦形成软骨细胞和骨细胞，BMP 就不再起作用。BMP 还能抑制破骨细胞生成，对破骨细胞的功能也有一定的抑制作用，在骨重建中起作用。

BMP 在体内的分布也遵循弥散规律，在骨折不同部位存在浓度梯度，距离骨折断端越近，BMP 的浓度越高。在一些闭合骨折的区域，如裂缝骨折，在原有骨小管及骨陷窝处 BMP 浓度较高，软骨形成也较快。

5. 白介素 -1（IL-1）　IL-1 是一种细胞因子，由巨噬细胞、单核细胞和淋巴细胞等多种细胞产生，参与多种组织反应。不仅作用于骨折局部，也作用于全身，在大的骨折更是如此。IL-1 可以刺激骨细胞增殖，在特殊情况下也可刺激骨吸收细胞和骨形成细胞，另外刺激有丝分裂，也是炎性过程中 IL-1 作用的结果。

BMP 如果植入人体，在数小时之内，在血液中就可以发现 IL-1。另外，IL-1 对同种异体植骨起排斥作用。免疫抑制剂如糖皮质激素或环孢素是 IL-1 合成有抑制作用，也是 IL-1 细胞反应的抑制剂。

在 BMP 诱导的成骨早期，IL-1 就产生活性，注射抗 IL-1 抗体可以对抗这种反应。经基因克隆的重组人 rIL-1δ 及 rIL-1β 不仅在体外能与 BMP 协同诱导软骨发生，IL-1 也是 T 细胞激活剂，也是造血生长因子的协同因子。

6. 前列腺素（PG）　PG 是重要的炎性介质，PG 有多种类型，PGE_1 及 PGE_2 在培养基中可使破骨细胞的吸收增加，通过刺激破骨细胞的活性调节骨的形成。其作用在某些方面与 PTH 相似。

PG是骨吸收刺激剂，有很强的促进骨吸收作用，大剂量PG可以抑制不同各种类型的骨形成过程。PG通过抑制骨形成和促进骨吸收的过程。

第五节 骨折愈合的类型

骨折愈合可以分为两种类型：通过内塑形的直接愈合或一期愈合，以及通过骨痂形成的间接愈合或二期愈合。

一、直接愈合

骨折的直接愈合，又称一期愈合。是指在骨折在愈合的过程中，骨折断端通过哈弗系统的重建直接发生连接，X线片上无明显外生骨痂形成，而是骨折线逐渐消失的过程。骨折直接愈合的特点是在骨折愈合的过程中没有明显的骨质吸收，坏死骨在被吸收的同时就由新的板层骨取代，而达到皮质骨间的直接愈合。骨折的直接愈合仅仅发生在骨折断端在绝对稳定固定时。在绝对稳定固定中，由于断端的加压等技术使得骨折断端的活动减少或者消失，使得骨折部位的修复组织在生理负荷下的应变性完全消除，应变当小于一定界限时，断端之间就不会有对于骨痂的刺激，也就不会产生外生性骨痂，那么骨折会直接通过骨单位的形成而愈合。

无骨痂愈合本身并不是骨折治疗的目的，只是在绝对稳定和良好血供条件下所显示的一种特殊的生物学特性。骨折直接愈合的特点是建立在血管生成性成骨的基础上，骨折断端承受很小的应力，骨折愈合靠活跃的骨重建来完成。最初在骨折两端的皮质骨，首先出现切割性锥体(cutting cone)，一群破骨细胞在哈弗管的前沿进行骨吸收，犹如钻头，其后沿扩大的毛细血管周围，出现活跃的成骨细胞层，称为关闭性锥体(closing cone)。成骨细胞被其分泌的类骨质包埋而变成骨细胞。而类骨质也随之逐渐钙化，各层骨细胞以中央管为中心相继环绕，呈同心层排列，形成新的哈弗系统或新的骨单位，当一定数量骨单位跨越骨折断端之后，骨折的间隙消失，达到了骨折愈合。以这种方式完成的愈合称为接触愈合(contact healing)(图12-2,3)。

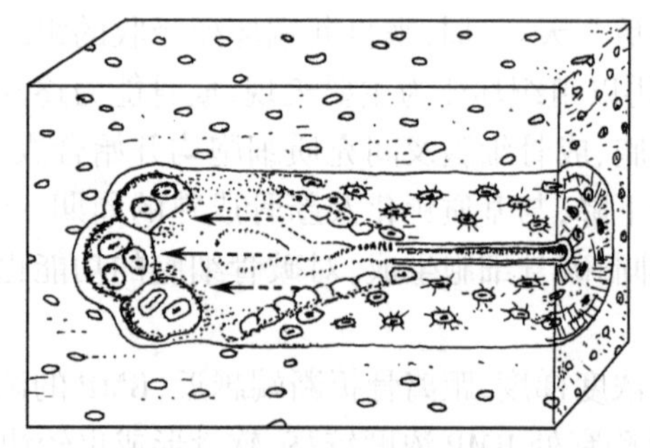

图12-2 骨单位模式图

示骨单位重建，前沿箭头所指为破骨细胞，沿中央管两侧有成骨细胞排列

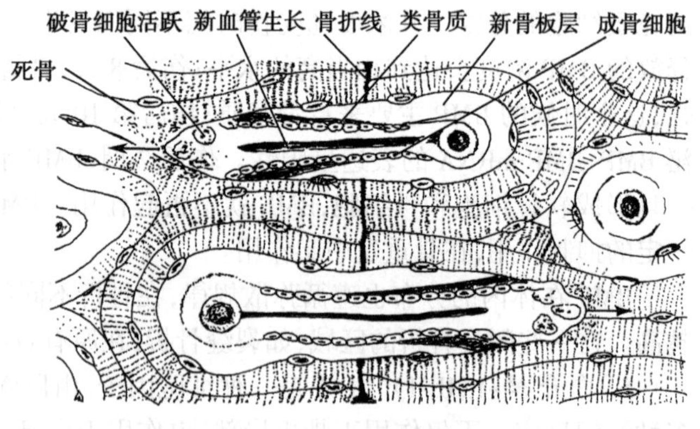

图12-3 骨单位重建越过骨折线

骨折的直接愈合是骨折断端在绝对稳定固定的条件下才可能发生，绝对稳定固定的核心技术就是断端之间的加压，目前临床上所使用的拉力螺钉、加压钢板、中和钢板技术均有可以产生绝对稳定固定，从而获得骨折的直接愈合。应用加压钢板固定骨折断端后，由于骨折断端对合紧密、固定坚强并且断端的血供良好，再生骨单位内的中央小动脉、破骨细胞及成骨细胞可以直接越过断端，进入对侧的骨小管内，从而最终获得骨折的直接愈合，也称为接触愈合。骨折断端的加压是达到直接愈合的前提条件，而愈合的过程中不产生外生性骨痂是直接愈合的特点。

1. 松质骨骨折的直接愈合　长骨干骺端松质骨小的裂缝骨折，在断端相互紧密接触的情况下，两侧骨髓内生骨细胞及毛细血管增殖，直接跨过骨折裂缝，新的纤细交织骨也可以跨过骨折断端，骨小梁逐渐形成达到骨折愈合。松质骨骨折往往发生在关节内或干骺端，需要在直视下复位，进行绝对稳定固定，从而获得骨折的直接愈合。

2. 皮质骨骨折的直接愈合　皮质骨属于致密骨，骨折后断端必然发生一定程度坏死，表面看皮质骨管道内可有新生的纵行小血管及成骨细胞进入，可获得皮质骨内愈合。如果应用合适的加压钢板固定，骨折断端的裂隙可以完全消失，骨折的愈合要靠来自皮质骨外生骨组织的侵入，而不发生皮质骨内愈合，一般情况下，皮质骨骨折在愈合过程中或多或少会产生一些外生性骨痂，其存活的组织很难完全紧密接触，但如果予以坚强固定者多同时存在皮质骨接触重建及间隙愈合(gap healing)，骨折表面很少吸收。骨单位重建直接越过断端，其血供主要来自骨内膜面，骨外膜面的血供也有一些参与。

直接愈合所依赖的基本要素是骨重建。骨折内表面的紧密接触与所施加的压力直接有关。直接愈合在X线片上的特征是不出现骨痂，也见不到骨折间隙增宽，但是由于断端快速地重建，有时会显得增宽，应注意有无骨痂形成，骨痂的出现意味着固定未能达到绝对的稳定，并且出现了骨折断端的吸收或短缩。骨痂并非是不需要的，但在坚强固定消除断端缩短的条件下，骨痂的出现则是不稳定的表现。骨折愈合时，经过重建，新骨形成有所增加，是一个放大的成骨作用，在骨折愈合部位，还存在丰富的巨噬细胞，可能与破骨细胞同一起源，有信号传达与抗原呈递的生物学作用。

直接愈合仅在人为条件下才会发生，整个过程进展缓慢，断端坏死的皮质骨不是被吸收，而是被新形成的成熟骨单位再管道化，如正常骨重建的过程。在直接愈合过程中，皮质骨的两断端能充分地接触，要做到这点，断端要完全对合，达到解剖复位，消除断端的间隙，并且保证断端之间没有任何活动。直接愈合取决于断端之间的解剖复位已经绝对稳定地固定，使得髓血管能越过断端、骨再血管化。

骨重建是在多细胞单位(basic multicellular units，BMUs)介导下并遵循Wolff定律完成的骨的修复过程，即在力线部位有大量的新骨形成；而在非力线部位，机体中的破骨细胞对多余骨痂进行吞噬、对轻度畸形进行矫正的过程。在这个过程中，破骨细胞的前体与巨噬细胞(单核细胞)均为单一的干细胞，可融合成为一个大的、具骨吸收性能的破骨细胞样多核细胞，巨噬细胞也可以释放一些细胞因子，对骨及多种组织起作用。其中如IL-1、1，25-$(OH)_2D_3$能加强其合成，纯化的IL-1在体外可刺激骨吸收的过程，对成年及胚胎骨的培养也可以刺激细胞复制及DNA合成。巨噬细胞还具有骨吸收的能力，它所释放的因子对骨形成及骨吸收均有重要作用。淋巴细胞可以产生淋巴因子，对骨代谢也起到一定的作用。IL-2是T淋巴细胞生长因子，在体外对骨DNA及胶原合成无作用。另一种淋巴细胞产物——破骨细胞活性因子可以刺激骨吸收，并抑制骨胶原合成。

二、间接愈合

骨折的间接愈合是骨折愈合过程中最常见的机制，是自然愈合的形式，间接愈合又称为二期愈合。是骨折断端应用相对稳定固定的结果，特点是骨折断端有骨痂形成。其骨折愈合的过程是通过血肿诱导、骨折断端间隙加宽、纤维血管性肉芽组织机化、软、硬骨痂形成、最后完成骨重建，从而恢复骨的连续性及结构的稳定性。肉芽组织作为骨痂前体，在组织修复的过程中起到重要的作用。骨折断端的间隙被新生骨组织充填，首先表现为修补的过程，然后再通过骨的重建获得更为致密精确的结构，整个过程常常需要数年才能完成。

骨折的间接愈合是依靠存活的骨外膜和髓腔的细胞和血管，都具有分化成为骨、软骨或纤维组织的潜能；这些组织在髓腔的骨内膜面、骨小梁周围可分化为生骨细胞，并且可以刺激骨髓基质干细胞转变成为成骨细胞。新生血管主要来自周围肌肉，也有小部分来自存留的骨外膜血管网。骨折后增殖移行的细胞和组织包括：①能迅速分化为成骨细胞、软骨细胞或成纤维细胞的生骨性细胞，也包括破骨细胞；②其他结缔组织细胞，包括成纤维细胞、组织细胞及单核细胞等；③小血管以及能芽生、管道化及发育为功能性血管的毛细血管。这些细胞与组织共同构成生骨性肉芽组织，可以在骨外膜及髓腔进行骨修复。在受损的骨髓边缘，存活的组织内首先出现血管性及成纤维细胞灶性增殖，继以有成骨活动及新骨形成，在松质骨丰富的部位，如长骨干骺端骨折、股骨转子部骨折及椎体骨折最明显。如骨折无移位，血管破坏少，髓性骨痂将顺利生长。在长骨干骨折,如果断端缺血坏死严重,髓腔将首先需要自干骺端血管获得充足的血管长入,才会将骨修复过程延缓。

新的生骨性肉芽组织开始时呈灶性生长,以后相互融合,逐渐扩展到损伤区周围的髓腔组织当中,血管及伴随细胞移行到骨折断端间隙的纤维蛋白性渗液内,移行组织内的成纤维细胞呈细长梭形,新形成的血管芽发育成为有管腔的毛细血管。增殖的生骨细胞分化为成骨细胞,并有小的不成熟的灶性骨小梁沉积。膜内骨化随着血管的移行而逐渐扩展,新的骨小梁也随之形成,直至充填骨折断端。这种骨折愈合过程是在髓腔内由成纤维细胞性肉芽组织开始进行的,随后逐渐形成细的骨小梁,也称为闭锁骨痂。在骨折部位及其周围的坏死骨被破骨细胞吸收使得髓腔变宽。如果骨折复位良好,并且获得比较稳定的固定,骨生成将直接扩展至骨折间隙。在骨折部位有时会有软骨岛形成,最终经过软骨内骨化而逐渐被骨组织代替,骨折的髓腔部分愈合,也有时在新骨越过骨折线之前,先发生纤维性桥接。

骨折间接愈合中产生来自骨外膜面的交织骨,形成骨痂,为骨折的愈合提供了力学基础。骨外膜骨痂在骨折的血肿部位由纤维组织、纤维软骨和透明软骨形成围领。骨外膜下的新骨形成类似软骨内骨化,朝向骨痂周围及中央生长。在骨内膜面也发生类似的变化,但相对骨外膜面相比程度较低。当骨折断端被骨痂连接后,骨单位的重建再次越过骨折断端,骨外膜骨痂在骨重建的过程中逐渐被吸收。随着时间的延长,原本排列凌乱的交织骨逐渐变为成熟的皮质骨。

一般在骨折发生后,只要周围软组织损伤不严重,骨的血供基本上保持完整,经过适当的整复与固定,大多数都能获得间接愈合或自然愈合,而不需采取额外的措施促进骨折愈合。理想的骨折固定方法符合骨折的弹性固定原则,骨折断端间重复的微动以及微动所引起的炎性反应有利于产生初始骨痂反应(PCR)。骨折愈合是建立在非特异性创伤反应基础上的特异性识别与修复过程,也是 PCR 的不断重复与积累。一旦骨折愈合的强度达到或接近正常,就不能再产生 PCR,骨折愈合的动力就会逐渐消失,骨折愈合的病理过程就自然转变到重建过程。

在骨折早期,需要给予有效的固定,为骨折的愈合创造一种适宜的环境,在保护骨折部位及周围软组织的血供的基础上,充分发挥骨折血肿及渗液促进骨折愈合的有利因素。过多强调骨折的坚强固定,会影响骨痂的产生,从某种意义上来讲,坚强固定所产生的骨折愈合是一种低动力愈合方式,坚强固定所引起的应力遮挡可造成骨质疏松及骨强度的下降,一旦撤除内固定装置,就有可能引起再骨折。与此相比,骨折的间接愈合是在一个封闭的空间里不断造成微损伤,重复引起 PCR,是一种高效的愈合方式,这种愈合的方式大大拓宽了人们对骨折愈合的认识。

第六节 骨折愈合的条件

一、不同固定及生物力学条件

骨的力学性能包括了刚度、强度及脆性。骨的刚度决定了在一定的载荷下,骨多大程度上能发生变形而不断裂,或发生非不可逆性变形。骨的强度是指骨能承受的最大载荷。骨的脆性则指在发生骨折前能施加的变形量。固定的稳定性是指骨折部位的活动量。发生骨折的骨在力学上被称为骨刚度的破坏,不同的力可单独或共同施加于骨折的断端,如无内或外固定,将会发生移位。轴向力可使断端压缩。牵拉,剪切力、弯矩及扭转都将会使得骨折断端移位。在骨折愈合过程中,应变耐受非常重要,如应变程度在断裂处超过其延长的程度就不会在骨折断端形成骨组织。

通常情况下,骨折断端会被施加两种不同的载荷。如果用加压钢板进行骨折内固定术,常常看到的是静力载荷,在骨折部位作用的力在一定时间内保持恒定,如果能消除骨折断端之间的活动,将发生骨折的直接愈合。而动力性载荷会随着骨折后的时间不同而发生变化,受到肌肉收缩及负重的影响,在非手术治疗或应用髓内钉治疗时可以出现这种情况,通常发生间接愈合。如果在骨折断端之间或者在骨与移植物间出现活动时,骨的表面将出现骨吸收现象,其结果是骨折断端之间的间隙加大,引起节段间组织应变能力相对降低。

1. 坚强固定(绝对稳定固定) AO/ASIF学派注意力学原则,通过坚强内固定,达到精确解剖复位和稳定。其技术的核心是骨折块之间的加压和无骨痂生长的直接或"一期"愈合。AO学说自从公示以来,在20世纪下半叶,曾在世界范围内广泛传播,在骨折损伤治疗上提出一系列新的理论、原则和方法,取得很大的成功。但随着大量病例的长期随访,也发现了一些新问题,引起了广泛的关注,包括AO学派本身也对此给予了极大的重视,其中有以下几个重要的方面:①由于追求坚强内固定,特别是对于粉碎性和复杂性骨折,为了达到骨折块之间的加压固定,不得不进行广泛的剥离,破坏了骨折周围的血供;②骨折经过准确的解剖复位以及坚强内固定,断端不会发生坏死吸收,也不产生外骨痂,骨折的愈合是由骨单位直接越过骨折断端进行骨的重建。这种骨折的一期愈合并不加快愈合的速度,也不会达到更为牢固的愈合,往往在取出钢板后,有发生再次骨折的危险;③在骨折手术后,并非所有的坚强内固定患者都能进行早期的无痛性功能锻炼,实际上,如果不根据患者的个体差异情况,盲目地追求早期功能锻炼,有可能会起到适得其反的效果,甚至发生内植物断裂或再次骨折;④无论对骨折采用何种内固定器材,一旦肢体开始负重活动,必然会发生应力的再分配,内固定越坚强,肢体的骨骼受力就越小,久而久之将发生应力遮挡及钢板下出现骨质疏松,不少学者认为这种现象是由于骨的局部发生供血障碍引起的。在临床实际观察中,也都能看到骨局部的骨质疏松及骨丢失,这也是钢板取出后发生再骨折的常见原因。

骨折后首先应该尽量达到解剖复位或与力线一致的近似解剖功能复位,以后则采用不同方法对骨折断端保持稳定的固定,以保护新生的肉芽组织及骨痂,促使骨折愈合。骨折固定的稳定性是指在载荷下,固定的骨折断端的移位程度,内固定或外固定都可以减少骨折断端所承受的载荷。骨折的稳定性不同会在骨折愈合的过程中产生不同的生物力学反应,低应变可使力学诱导的组织分化程度降低,高应变可使内固定物受到较大载荷。骨折发生后,断端的肉芽组织逐渐加入到骨形成当中,增大的骨痂可对修复组织提供良好的稳定。活动可造成断端吸收,间隙加宽,而使组织相对变形减少。如果所修复组织的应变超过临界限度,进一步分化及愈合将会停滞。

在骨折固定治疗上,无论采用何种固定方法,首先要求稳定的骨折固定,使骨折断端与固定装置构成一个不变的几何体系,这种体系不仅保持了骨折复位后的相对位置,又尽可能地减少干扰骨折断端的承受应力、抗扭转力及横向的移位及成角畸形,为今后功能活动创造条件。

通常情况下骨折的固定是一种相对稳定的固定,能够允许内固定物与所承受的载荷之间有少量的活动,这种固定显示骨与内固定物之间可以存在一定的变形或移位;绝对稳定是指骨与内固定物之间不发生任何移位,这种稳定一般是通过骨折断端之间的加压获得。

2. 生物学固定 经过多年的研究和临床实践发现:鉴于骨折的坚强固定或绝对稳定固定中存在不少缺点,如应力遮挡、骨质疏松及再骨折等,为了保持骨折早期固定物与骨折断端之间及手术损伤程度之间保持一定的平衡,一些学者提出了生物学固定(biological fixation)或生物逻辑性固定(bio-logical osteosynthesis,BO)的概念,生物学固定的主要原则是避免在骨折的局部进行复位,尽量保护骨折局部软组织的附着;不以牺牲骨折部位的血供来达到骨折断端之间或者骨折块的解剖复位;应用生物相容性好的低弹性模量内固定物;减少内固定物与骨皮质过度的接触。其主要的实施措施在于保护骨折断端的血供,为骨与软组织的愈合创造最好的周边条件。对力线较好的多发性、粉碎性骨折提供足够的稳定性,依靠骨折早期的生物学反应——骨痂的形成来保护内固定物,免受超载。

目前生物学固定,一是应用限制性接触动力加压钢板(LC-DCP),或接触更少的点状接触固定(PC-Fix),或非接触钢板(NCP),置于骨旁、皮下或筋膜下,减少内置物材料对于骨面的压迫,从而减少骨面的血运破坏和骨坏死。在应用PC-Fix治疗羊转子下骨折的临床试验中可以看到:试验组的断端桥接及骨痂矿化均优于直接解剖复位、坚强固定组。甚至小骨片上的血供也得以保存。在术后2~3周,断端就可以出现交织骨的桥接,而在用骨膜剥离取得解剖复位对合良好者术后6周仍无明显的骨痂形成。

生物学固定的核心在于外科操作中尽量保存骨折周围的血供,以持续维持骨块的存活,促进骨折愈合。为了寻求骨折稳定和软组织完整之间的平衡,并尽量减少血供的破坏,目前临床上有多种微创的手术方式,在骨折复位上,尽量采用不暴露骨折断端的闭合复位方法,包括:①间接复位;②韧带牵拉复位

(ligamentotaxis),通过保护及利用完整的软组织铰链,借助韧带对附着部位骨块的牵拉完成并维持复位;③桥接接骨板固定,用长跨度的钢板跨越骨折部位,仅在骨折两端的正常部位用钢板和少数的螺钉进行固定,而对骨折区域,特别是粉碎性骨折中的骨块不加任何固定。由于在恒定的弯曲力矩下,钢板越长,产生的应变越小,作用于螺钉的应力也越小,钢板承受的变形应力更为分散,从而延长钢板疲劳的时间。所以使用的桥接钢板往往很长。桥接钢板还可以使修复的组织获得较好的血供及有益的支撑,也较少引起骨质疏松,允许钢板下面骨皮质产生一定骨痂;④联合固定。采用两种以上创伤小、操作简单的固定方法。两种方法能够相互补充。

应当说明的是,从 AO 到 BO 绝不是简单的替代,而是一种内容的补充和修正。也是对骨折本身及骨折治疗的一个不断加深认识的过程。

3. 微动 在骨折局部保持一种可控制范围内的微动,包括纵向运动及未超过修复组织耐受性的侧方运动,能够刺激和促进骨痂的生长,并能增加骨痂的强度和刚度。这种微动也增加了骨折断端的创伤、血管和周围组织的炎症反应。新生血管周细胞的分化可提供成骨细胞及软骨细胞的来源,并能为骨折的修复提供一个较佳的力学、热、电和化学环境。毛细血管的增殖能向修复区输送营养物质,将未分化的间充质细胞及血管周细胞转化为成骨细胞及成软骨细胞。

微动可使骨折的区域产生重复的损伤。反复产生初始骨痂反应(PCR),释放更多的生化介质和丝裂原,还能促进生长因子与生长素介质参与骨折的修复。微动可增加成骨细胞和骨细胞的活性,促进骨形成。微动也可以使得细胞内 cAMP 及 IGF-I 活性增加,细胞分裂活跃。骨折后断端的轴向微动及早期载荷可产生生物电现象,可启动骨重建,增加生长因子的活性。

4. 负重 从临床上看,在骨折愈合的过程中,自然或人为地给予载荷可以产生流动电位,通过在骨折断端进行有控制的部分负重,并重复机械变形可以促进骨折的愈合。

负重对骨重建有正面影响。O' sullivan(1994)对成年狗胫骨骨折给予外固定架治疗,观察不同载荷下骨折的愈合情况,结果显示:增加载荷在伤后第 6、12 周均较减少载荷及基线载荷组有明显的增加骨外膜骨痂的作用。这个结果说明增加载荷对皮质骨的愈合有明显的促进作用。

5. 牵拉 截骨延长手术中,新骨生成量的多少取决于:①截骨后骨折断端固定的强度;②骨膜、周围软组织、滋养动脉及其分支的损伤程度;③时间生物学(chronobiology)情况,包括牵拉速率及牵拉频率。Ilizarov(1988)在其大量的临床研究中证明:牵拉成骨的机制包括了以下几点:①稳定固定及软组织保存的重要性;②牵拉方向;③骨髓的作用。

骨延长愈合是一种高效的愈合方式,其与传统的骨折愈合概念有相同的细胞分子基础,起点和终点亦相同。骨延长是在一个封闭的空间对原始骨痂进行持续不断的再骨折及再愈合的过程。

二、血 供

骨的血供对于维持骨的生长、重建非常重要。骨折后局部血供的好坏更会直接影响骨的愈合过程。长骨的血供可分为三个系统,彼此关系密切:①输入血管系统:包括主要滋养动脉、多条干骺动脉与多条骨膜小动脉,沿坚厚的肌肉筋膜附着处到达皮质骨表面,可防止由于肌肉剧烈收缩而引起血管损伤;②输出血管系统:包括静脉与小静脉,输入与输出血管在髓腔内以及在皮质骨内由毛细血管相连接;③中间血管系统:是指包含在皮质骨管道内的血管。

(一) 长管状骨血供

输入血管系统一般有三个血供来源(图 12-4)。

1. 滋养动脉(nutrient arteries) 主要滋养动脉与干骺动脉及其分支之间存在着丰富的吻合血管网。主要的滋养动脉直接发自肢体邻近大动脉干,经滋养孔进入骨干,在髓腔内分为升、降髓动脉,并一再分支,在骺板的髓腔侧呈为终末动脉。髓动脉沿途发出很多横行小支,供应骨髓、骨干皮质内侧 2/3~3/4 及松质骨,在生长期,还供应骺板。皮质骨主要由髓动脉系统供给,在皮质骨内的哈弗系统中,其中央动脉只供应自身骨单位,通过横行或斜行的 Volkmann 管与骨内、外膜血管相联系,并经过皮质与髓动脉发出的分支相吻合。皮质骨的血流呈分散型,由骨的内膜面分布到骨的外膜面,有时会出现暂时的逆流(图 12-5)。有

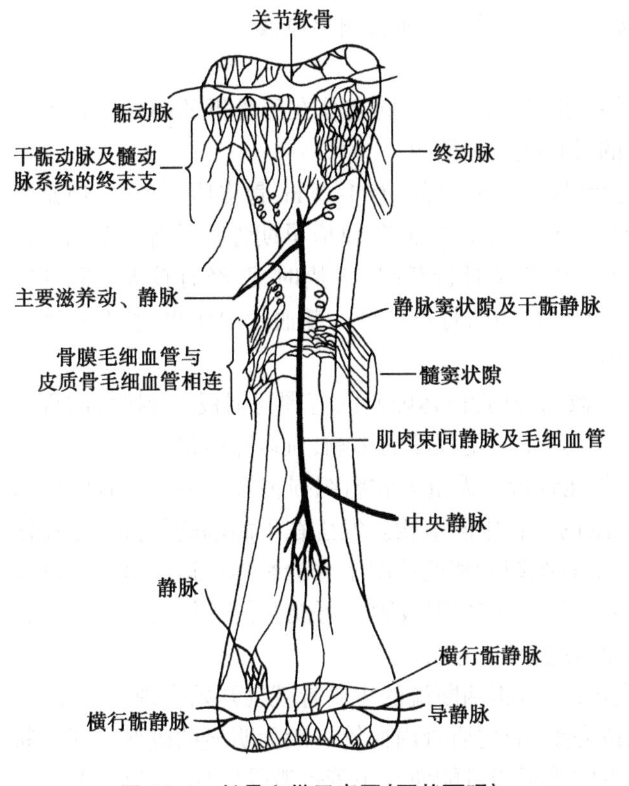

图 12-4 长骨血供示意图(冠状面观)

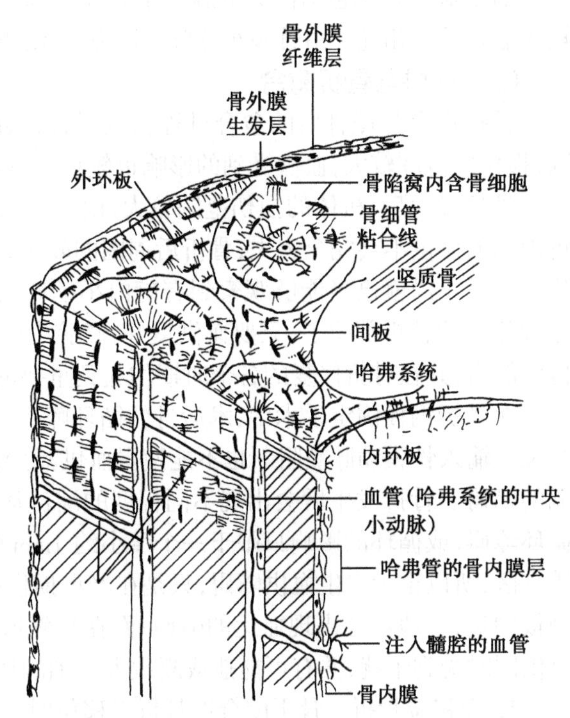

图 12-5 皮质骨血管系统(横切面及纵切面)

(引自:郭世绂.长骨骨折与血供的关系.朱通伯,戴尅戎主编.《骨科手术学》第2版.北京:人民卫生出版社,1998)

些皮质深部的血流经静脉窦又返回至髓腔,其上覆有内皮细胞,有局部内分泌作用。

2. 干骺动脉(metaphyseal arteries) 从关节周围动脉发出进入干骺端,与升、降髓动脉的终末支有丰富的血管吻合网。

3. 骨膜血管系统 为包绕长管状骨的肌肉血管的一部分。骨膜小动脉(periosteal arterioles)数量众多,呈横向阶梯状,供应骨干皮质的外侧 1/4~1/3。骨膜血管系统除通常的骨膜小动脉以外,也包括骨折后周围软组织发出的新生小动脉。正常情况下,骨膜小动脉的分布呈网状,其作用并不明显。在成年人,骨外膜深面的生骨细胞层(生发层)不断沉积新骨,由丰富的骨膜血管系统营养;而在成年人,仅在发生骨损伤时,生发层才对骨修复起作用。在肌肉骨膜血管系统与皮质骨内血管系统之间存在三种血管形式,即小静脉、毛细血管及小动脉。骨膜血管系统同时具有输入与输出双重作用(图 12-6)。动物实验显示,结扎滋养动脉或阻断干骺动脉不会引起明显的循环障碍。在滋养动脉被切断后,干骺动脉仍能维持髓腔及皮质内侧半的血液供应。将骨外膜及软组织自骨干掀起后,可以发现一个无血运而发生坏死的狭窄区域,同时阻断滋养动脉及与干骺动脉间交通,将引起皮质内 1/2~2/3 范围的缺血坏死。

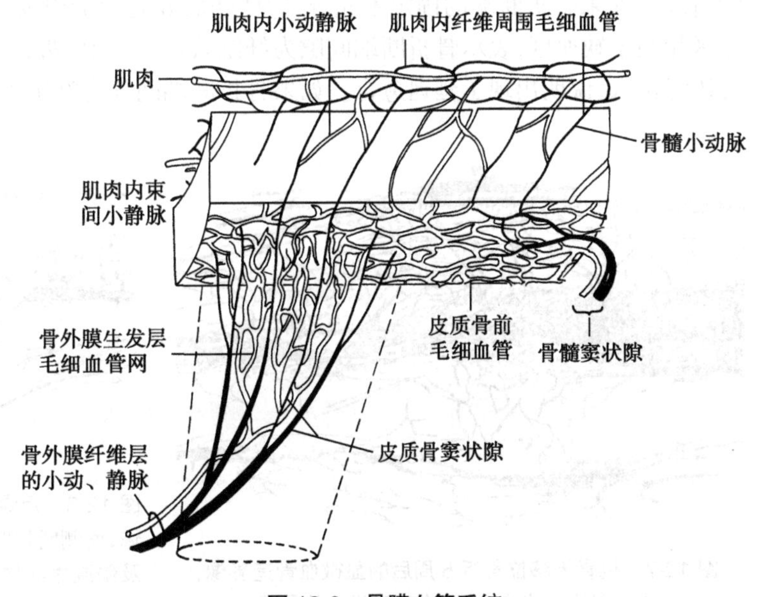

图 12-6 骨膜血管系统

(引自《骨科手术学》第2版.北京:人民卫生出版社)

输出血管系统包括同名静脉及小静脉，并通过皮质骨管道内的中间血管系统的小血管和毛细血管与输入血管系统相连。由骨膜小静脉与髓血管系的静脉汇合经骨膜毛细血管输出血液。

（二）血供与骨折愈合

骨折愈合与截骨后的愈合过程相似，与血供的关系也基本相同，不同之处在于骨折的断端通常不规则，损伤的范围较大，血供受到的影响也较重，而截骨的骨折线较为简单。

骨折发生后，机体的损伤范围较大，由于血供遭受破坏，两侧断端常有 1~3mm 骨皮质坏死区，但是骨折周围的血供不会完全丧失，骨折后周围的软组织会很快发生新生小血管，供应早期骨膜骨痂和游离的骨片。伤后 1 周就已经能够观察到有髓内小动脉及毛细血管跨越骨折断端。3 周时，已经有较大的髓动脉穿过移位的骨折部位了，只要血供良好，髓腔中会很快出现初始的骨性愈合。髓血管很快再建，有较强的再生能力，并在骨折修复的各个时期均起到重要的作用。

在骨折钢板固定手术中，术后骨的循环障碍会持续数周，其骨血运障碍的范围与钢板 - 骨接触的程度有关。输入骨膜动脉被阻断也不能使得血供减少，最多会产生一定程度的影响，血运障碍最主要是静脉回流的障碍。骨折发生后会出现不同程度的灌流紊乱，单纯骨折而无重大软组织损害者一般不会有明显的循环障碍，或循环的影响只限于一个窄小约 1mm 的范围内。在中间节段。发生在干骺端的骨折因是在松质骨区，所以很少发生血供障碍，只是在严重损伤或广泛软组织剥离的情况下才会影响血运。对骨折进行钢板固定，一般不会出现血运的障碍；而在长斜形或粉碎形骨折中，钢板固定可能会使骨外膜血供及髓腔血供同时受到干扰，并有可能造成断端大范围的坏死而引起骨折不愈合。

1. 无移位骨折　骨干闭合性骨折无移位时，伤后第 1 天骨折两断端的皮质骨就会开始出现组织坏死。髓动脉由于其具有丰富的吻合网，在损伤后能基本保持完整，而皮质骨内血管一般无明显的改变。邻近断端的毛细血管完整，因此皮质骨可继续获得血供。邻近的骨折线可能使骨小管也遭受破坏，所以并非所有的骨细胞均能获得血供。骨折后 3~5 天，髓血管及骨膜血管均明显增殖，为皮质骨的修复提供了血供，骨内、外膜面均有新骨形成。伤后 2 周更为明显，并有髓动脉穿过皮质骨供应外骨痂，对骨折修复起主导作用（图 12-7）。伤后 8 周，血供基本恢复到了正常的静止状态。

2. 有移位骨折　①骨折有移位并固定不良：3 周时髓动脉虽然明显增殖，但仍然不会越过骨折线。骨折处的血液供应主要来自周围软组织（图 12-8），肌肉 - 骨膜动脉仅在骨折早期供应最初形成的外骨痂，所以显得非常重要，有少数支芽朝向骨折血肿处生长；②骨折有移位但固定良好：3 周时大的髓动脉可越过骨折线，髓腔内出现骨性连接，较多的外骨痂由垂直进入皮质骨面的骨膜小动脉供应。如对位不良，仅嵌入的骨折片尖端出现髓性骨痂，而缺血的骨折断端间并不连接。骨膜外骨痂虽然丰富，但并不一定会越过骨折线。如果骨折断端的固定不充分，即使伤后 6 周骨折周围有大量外骨痂，而骨折线仍然清晰，X 线透光区相当于缺血区，表示骨折断端间隙为纤维软骨所充填，两侧有很多刷状的毛细血管环沿骨化前沿向软骨边缘侵入，说明出现了延迟愈合。如果骨折断端间仅有纤维组织，血管排列紊乱，就会出现骨折不愈合；

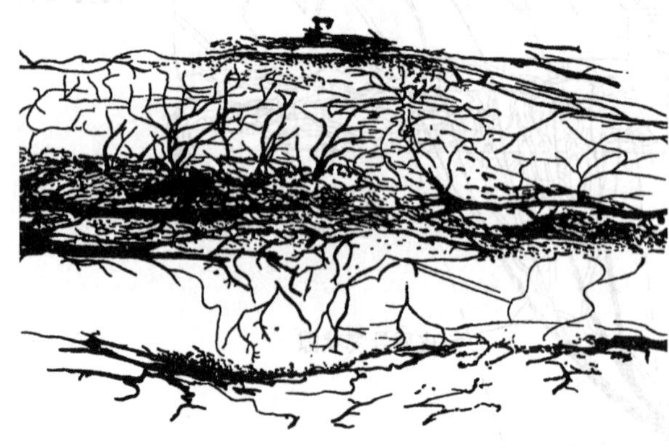

图 12-7　桡骨无移位骨折 5 周后的显微血管造影像，皮质骨进一步愈合，髓小动脉供应外骨痂

（引自：《骨科手术学》第 2 版 . 北京：人民卫生出版社）

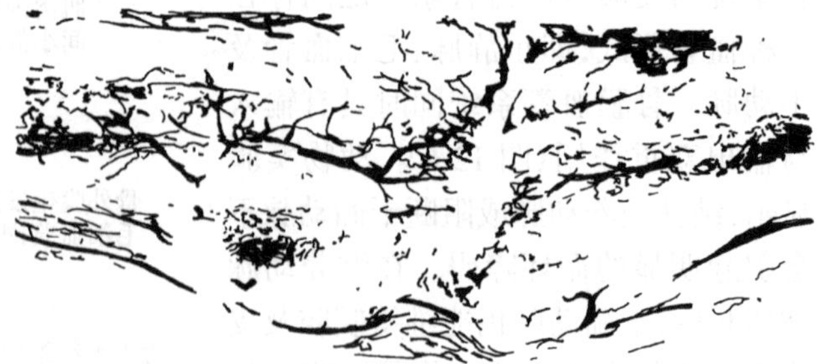

图 12-8　尺骨有移位骨折并固定不良，3 周后的显微血管造影像，两侧断端髓内血供活跃，但断端之间仍有空隙，皮质骨之间及髓腔之间均未愈合，两侧有很多刷状毛细血管环。骨外的血供大大增加

（引自：《骨科手术学》第 2 版 . 北京：人民卫生出版社）

③骨折有移位，经过复位骨折对位良好但固定不良：伤后12周，髓动脉增殖，并有穿过皮质骨至外骨痂，但大量外骨痂仍未完全骨化。此时骨膜输入动脉已恢复静止状态，骨折的愈合完全依靠髓动脉。伤后16周，在骨折断端的裂隙内有新骨越过，属于晚期修复过程。

综上所述，骨折的早期周围软组织发出的肌肉 - 骨膜动脉在骨折的愈合中起重要的作用，它供应的外骨痂，充填骨折断端的间隙，但外骨痂不会产生骨折的直接愈合，外骨痂会产生一个纤维组织及软骨的区域；与此同时，被破坏的髓动脉在两个骨折断端开始增殖，产生骨内膜骨痂，如果骨折的复位及固定均良好，这种骨内膜骨痂可越过断端而不产生纤维软骨。骨折两断端的髓动脉分支还可横行穿过骨皮质，使骨皮质变得疏松，6周时可完全穿过骨皮质而成为外骨痂的主要血供来源。骨折移位明显并且骨折严重粉碎时，骨膜输入系统的增殖可维持较长时间，是骨折修复的主要血供来源。

3. 内固定　髓血管完全断裂。术后1周看到髓血管跨越断端间隙，髓性骨痂产生最初的骨连接。如钢板最初的固定非常坚强，骨膜血管必然会一度被阻断，紧贴钢板的皮质骨外层将发生缺血和局灶性坏死，此种情况将促使髓血管活跃增殖。如果螺钉松动，钢板自皮质骨上掀起，钢板下方会有富有毛细血管的肉芽组织生长并经松动的螺钉孔进入骨内。

骨干骨折用钢丝环行结扎一般不影响血供，术后4周在钢丝周围就会有大量的骨痂生长，一般不出现骨坏死。因为供应外骨痂的血管多与骨皮质表面垂直，而纵行血管很少，又因钢丝与骨皮质接触很少，不会过多损害血供；但如用0.5cm宽的金属带紧紧环绕骨折断端，如果它环绕骨干1周，对血供的破坏较钢板更大。

骨折或截骨后，如断端两侧对合不够紧密，将以三种骨痂形式愈合：①髓性骨痂：最先对骨愈合起作用，通常是在骨折的绝对稳定固定情况下产生，可产生骨性愈合而不经软骨阶段；②骨外膜骨痂：最初在骨折或截骨处被一层纤维软骨区所阻挡，骨痂量不决定于周围血肿的大小，而与骨折断端的稳定性有关，通常是在骨折的相对稳定固定情况下产生，固定越牢固，外骨痂越少；③骨皮质间连接骨痂：一般愈合情况下，骨痂同时从髓腔面及骨膜面产生，充填断端间隙，其骨痂量的多少决定于间隙的大小(图12-9)。

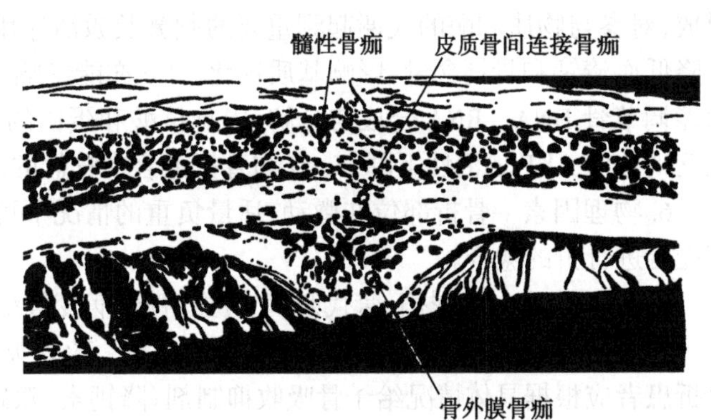

图12-9　骨折后三种骨痂
(引自:《骨科手术学》第2版.北京:人民卫生出版社)

三、氧　分　压

一般认为，骨折后在低 pO_2 条件下，如肉芽组织生长过快，缺少血供，将产生软骨性骨痂，但实际软骨的 pO_2 并不较骨小梁的低。应用抗基膜素(laminin，一种血管基膜的蛋白)抗体，可以在骨折后不同时期骨痂的软骨中发现血管样结构，多为非功能性。一旦软骨分化，并不需要血供，甚至对软骨的完整性是一种威胁，软骨可以产生一种排斥血管的物质来；另外，肉芽组织逐渐分化成为软骨，而软骨的高液压会压迫原来存在的血管，可以认为骨折后出现的软骨是在血液供应良好的微环境中产生的。

第七节　影响骨折愈合的因素

骨折发生后就开始进入再生过程，从损伤开始，直到所有愈合过程完成，整个的这个过程受到众多内分泌激素、自(旁)分泌生物化学因子及生物物理因子的调控，不同程度地影响着修复反应的各个阶段。有些因素参与了骨折愈合的全部过程，有些只是在特定的条件下及有限的时间内起作用。

一、全身因素

1. 年龄 骨折愈合速度与年龄关系密切,年龄越小骨折愈合越快,年龄越大骨折愈合越慢。老年人特别是绝经后妇女,要充分考虑到骨质疏松性(脆性)骨折。

2. 活动情况 运动和骨折的局部应力状态密切相关:有神经损伤的肢体骨折愈合慢,认为这与骨折端应力刺激减少有关,功能锻炼可以增加骨折断端之间的应力,能加快骨折的愈合。

3. 营养状态 身体强壮,骨折愈合较快;反之,身体虚弱或患者有慢性消耗性疾病,如糖尿病、结核病、重度营养不良、钙代谢障碍、骨软化症、骨折后有严重并发症者,骨折愈合迟缓。每日摄入钙量是否充足也对骨折的愈合有很大的影响。世界卫生组织(WHO)规定正常成人摄入元素钙量应为800~1000mg/d,特殊情况如怀孕、喂乳应增高至1500~2000mg/d。维生素D及其活性代谢产物对矿化很重要,充足的维生素D可减少意外跌倒的机会,维生素D及其活性代谢产物缺乏则能导致骨折的延迟愈合或不愈合。维生素A、视黄酸(维生素A类似物)在骨形成中也起到重要的作用。维生素C缺乏能直接抑制细胞外基质形成,并在软、硬骨痂中对基质中胶原排列有关。

4. 激素 研究证明,可的松可以影响骨折愈合的速度。某些实验研究证明,生长激素、甲状腺素、降钙素、胰岛素、维生素A、维生素D、同化激素等可促进骨折愈合,而皮质类固醇会引起微血管缺血坏死,长期应用糖皮质激素可引起严重骨量减少。

5. 微量元素 Fe、Mn、Cu、Zn等元素能维持组织的形态结构、调节机体的代谢过程,对骨缺损修复有明显的促进作用。Fe具有输氧功能,在骨缺损的局部供氧。Mn能够帮助前胶原向胶原蛋白转化、骨基质形成,对参与物质和酶的代谢起到重要的刺激及激活作用,并参与羟脯氨酸和赖氨酸的合成。Mn缺乏将会降低血清钙和骨钙含量,影响基质钙化。Cu亦能影响骨胶原的形成。Zn具有酶的催化作用。含Zn的酶能调节骨DNA、RNA合成与分解,影响核酸和蛋白的合成与分解,可增强血清和骨中AKP的活性;Zn缺乏则会使AKP的活性下降;Zn还与骨折愈合中骨盐的沉积有关。

6. 物理因素 骨折部位在微动、适量负重的情况下可诱导骨痂形成,电、磁场刺激和超声等物理方法都能促进骨折的愈合。

7. 某些疾患 糖尿病、骨代谢病、贫血、神经病变等疾病会影响骨折的愈合速度。

8. 药物 NSAIDs、钙通道阻滞剂、维拉帕米、苯妥英钠等药物会抑制骨折的愈合。老年骨质疏松性骨折患者应根据具体情况给予骨吸收抑制剂(降钙素、双磷酸盐、)或促进骨形成的制剂(小剂量PTH1~34片段、氟化钠等)。

9. 生活嗜好 吸烟和酗酒可以引起骨质疏松,并且抑制骨折的愈合。

10. 全身性生长因子 IGF、TGF-β、BMP、FGF、PDGF等细胞因子能诱导异位成骨,并能刺激软骨内骨化及骨痂形成。

11. 中枢及周围神经系统损伤 神经的损伤可以导致失用性骨质疏松,肌肉萎缩,严重影响骨量及骨质量。现在也有学者认为神经本身也会产生和分泌一些和骨折愈合相关的因子,并且认为周围神经损伤会延缓骨折的愈合,而中枢神经的损伤会使得骨折断端的纤维软骨痂增生活跃。

二、局部因素

1. 局部损伤因素

(1) 局部损伤的类型及程度:①复合骨折;②污染;③肿瘤及其他病理情况会影响骨折的愈合;另外电击伤和火器伤也会影响骨折的愈合。

(2) 骨折部位的血运情况:此因素对骨折的愈合非常重要。长骨的两端为松质骨,血液循环好,愈合较骨干快。一些由于解剖上的原因,血液供应不佳,骨折愈合较差,如胫骨下1/3骨折,腕舟骨、距骨和股骨颈的囊内骨折愈合均差。

(3) 骨折类型及部位:嵌入骨折、斜形骨折、螺旋形骨折因接触面积大,愈合较横形、粉碎形骨折快。闭合性较开放性骨折愈合快。

(4) 骨丢失：特别是粉碎性骨折中，骨折断端之间可能会有骨的丢失。所以在骨折复位时应该努力保留断端的碎骨片。

(5) 软组织嵌入：两骨折断端之间如果有肌肉、肌腱、骨膜、韧带等软组织嵌入，骨折可以不愈合。

2. 与治疗有关的因素

(1) 复位不及时或复位不当：没有及时将骨折复位，复位时方法不当，特别是手法复位粗暴以及多次复位，均可进一步破坏局部血运，从而影响骨折愈合。

(2) 过度牵引：过度的牵引可以使两骨断端间的距离增大，骨痂不能跨越断端，影响骨折愈合，牵引过度也可使机化的毛细血管发生绞窄，影响血运，进而影响骨折的愈合。

(3) 不合理的固定：固定范围不够、位置不当、过于松动及时间过短，都会在不同的阶段增加骨折端应力的干扰，或者造成骨折端接触不良均可影响骨折的正常愈合。

(4) 手术操作的影响：切开复位内固定时造成骨膜的广泛剥离，不仅影响了骨膜的血运，也可导致感染。在开放骨折中，过多地去除碎骨片，可以造成骨缺损，影响骨折愈合。

(5) 不正确的功能锻炼：违反功能锻炼指导原则的治疗，可以使骨端间产生剪力、成角或扭转应力，均可影响骨折的顺利愈合。

综上所述，治疗应该是为了保证骨折的正常愈合，但如果不了解骨折的愈合过程和愈合条件，不知道每项治疗步骤和治疗措施可能带来的影响是什么，就不能针对骨折愈合的不同阶段和不同情况采取恰当的治疗措施，反而会变成人为的干扰，带来不应发生的后果。

3. 与并发症有关的因素

(1) 感染：如果身体的其他部位同时合并有感染也会影响骨折的愈合，并增加骨折断端发生血源性感染的风险。

(2) 肢体营养不良：静脉淤滞、糖尿病等疾病都会由于肢体的营养不良而导致骨折的愈合受到影响。骨折肢体如果合并有周围神经损伤，也会在一定程度下影响骨折的愈合。

(3) 植入物的刺激及腐蚀：骨折的固定材料以及其他的内置物也有可能会出现局部的刺激症状，严重时会出现机体对异物的排斥反应，这些因素都会影响骨折的愈合。

第八节 促进骨折愈合的物质

一、脱钙骨基质、骨基质明胶及骨形态发生蛋白

从脱钙骨基质(DBM)中进一步提取，可获得诱导活性更高的骨基质明胶(BMG)。pBMG 由于大部分细胞成分已消失，深埋在基质内的残余细胞已萎缩死亡，所以不具有抗人体组织的抗体。动物实验将 pBMG 与 pBMP 植入小鼠肌肉内，术后 21~28 天，AKP 的活性最高，主要是因为在诱导新骨成熟过程中，成骨细胞和骨细胞持续分泌所致。此时钙、磷的含量也达到高峰。这种复合物质在植入 4 天后，植入的部位就有大量的间充质细胞聚集，7~14 天达高峰，有很多成骨细胞贴附在植入物的边缘。

Urist(1986)首次将骨形态发生蛋白(BMP)应用于临床，修复指骨内生软骨瘤刮除后的骨缺损并获得了成功，以后又有用 BMP 治愈骨不连及骨缺损的报道。国内有报道将 BMP 与 DBM、BMG 复合应用治疗骨不连和骨缺损；也有报道将 BMP 与人工骨或预制微孔锻石膏等不同载体相混合使用，获得较好的疗效。

如果给机体多次使用同种或异种 BMP，就可能产生免疫排斥反应。如在实验中植入 bBMP 修复狗一侧颅骨缺损，3 周后再植入等量的 BMP 修复另一侧颅骨缺损，发现首次缺损的愈合率为 88%~100%，第二次的仅为 56%~71%，说明首次植入的 bMMP 使受体致敏，再次植入时产生了特异性免疫反应，降低了 BMP 诱导成骨的能力。小鼠在植入 BMP 的同时，全身应用小剂量地塞米松，可使诱导成骨量增加。动物实验及临床应用证明，受体对异种 BMP 的免疫排斥反应轻微，对骨愈合无明显影响。

单独植入 BMP，效果常不理想，骨诱导活性较低，缺乏骨细胞的支持，且有可能会被迅速吸收，缺乏局

部持续刺激和诱导成骨的作用。为此在BMP植入时,不仅需要载体的支持,还需要有BMP的缓慢释放系统,对BMP的要求包括:①具有良好的生物相容性;②具有骨传导作用;③ BMP具有生物活性;④可被机体的组织逐渐吸收,其吸收的速度应与成骨的速度相匹配;⑤具有适当的孔径及孔隙率;⑥具有缓释、助溶的特点,不会引起免疫排斥反应;⑦易被组织吸收及被新骨替代。

生物性和非生物性材料与BMP复合植入治疗骨缺损,具有骨传导与骨诱导双重作用,成骨量显著大于单纯材料植入组。生物性材料制备的载体具有天然密集微孔结构,如异种纤维蛋白、胶原和DBM等。利用胃蛋白酶,可以消化牛腱中的可溶性胶原,去除其中主要引起免疫反应的Ⅰ型胶原肽端,使单体与高聚体降解,但其特有的三股螺旋体结构保持完整。将BMP与胶原混合植入肌肉组织内后,其软骨成熟程度和钙的含量均大于单纯BMP植入组,为了增强BMP的成骨效应,需要BMP与载体均匀地结合、吸附并缓慢释放,这样能克服单独使用BMP分布不均匀,用量大,易被吸收与降解,以及对较大骨缺损无支架作用等不足。还可以用脱蛋白骨(DPB)及去抗原与部分脱钙的松质骨作为生物性材料的载体。将人的DBM(hDBM)与hBMP混合起来使用,可以获更好的生物活性,其优点是:抗原性减弱,具有多孔结构,孔隙平均为127±3.4μm。DBM作为载体的功效,还与其基质中纤维素样物质的含量有关,适量的胶原对BMP缓释有利。

二、生长因子复合物

虽然不同的生长因子(GF)都具有细胞增殖、分化及诱导骨生长的能力,但是,在骨与软骨生长及修复过程中,常常是多种因子共同参与并相互作用的结果。

外源性GF有促进间充质细胞迁移、增殖与毛细血管生成的作用,并可以刺激骨细胞DNA合成,通过协同作用,能明显加速骨缺损修复的速度。BMP诱导成骨的过程,主要是通过启动血管周围未分化的间充质细胞和骨髓基质细胞,使其分化成为骨系细胞。VEGF、PDGF、bFGF与TNF-α 均能明显促进毛细血管增殖,从而帮助提供充分的血供来增强BMP诱导成骨的效应。VEGF是一种生长因子,主要是促进血管的再生,作用于血管内皮表面的相应受体,一方面促进内皮细胞增殖、迁移;另外还可以增加局部毛细血管通透性,促使纤维蛋白原渗出,支持并诱导毛细血管长入。在骨折愈合过程中,VEGF与其特异性受体结合,并以丝裂原方式诱导血管内皮细胞增殖和血管再生,促使BMP表达时间提前并延长表达时间。

BMP可与多种生长因子联合应用,如将pBMP与bPDGF联合,或者bBMP与bFGF联合应用,骨愈合率、修复后骨的力学强度以及新骨钙含量都会较单用BMP为高。Peng等(2002)认为,VEGF和BMP-4基因转染细胞可促进成骨及血管化。BMP-2也能上调成骨细胞中VEGF的表达,具有显著促血管生成的作用。BMP-2与VEGF联合,在成骨细胞与血管内皮细胞之间起到中介和桥梁的作用,诱导软骨成骨。BMP-2基因的转染通过自/旁分泌作用,产生放大效应,促进周围间充质细胞VEGF的表达,增加微血管的生成,重建骨内血管网,使血管快速侵入,加速软骨吸收矿化。单纯应用BMP-2基因治疗尚不足以诱导血管化,其与VEGF联合基因转染更有利于血管生成。

IGFⅡ+FGF,IGFⅡ+TGF-β 及TGF-β+FGF等生物因子均有促进骨折愈合的协同作用。将bBMP与bFGF联合应用,形成新骨的钙含量是单纯应用BMP的3倍,并有明显的血管增生。将BMP与TNF及脱蛋白骨(DPB)三种因子联合使用,经^{35}S和^{45}Ca液闪计数及灰分测定,三种复合优于两种,而两种又优于单纯脱蛋白骨。其他的生物因子如:TNF可促进毛细血管形成,降低免疫反应。一定浓度下具有刺激成骨的作用。还有作者报道,rhTNF-α/bDPB/bBMP组几乎没有见到炎症细胞,而bBMP/bDPB组会一过性地出现少量炎症细胞浸润,也会于术后第4周基本消失,TNF-α 可能参与了免疫调控的过程而减轻免疫反应。

三、骨　髓

红骨髓主要位于中轴骨、肢带骨及长骨的干骺端,具有造血及网状内皮两种功能,同时也是破骨细胞和IOPC的源泉。骨髓提供的血管网供应肢体的皮质骨,骨髓内的血管与骨、肌肉血管的连接靠肌肉的收缩促使血液流动。正常增殖的淋巴细胞能够产生破骨细胞激活因子(OAF),OAF在骨内膜面促使内膜骨吸收，并抑制新骨的形成，红骨髓可以在骨修复整个过程中的很多变化作出反应，如骨折、骨移植、骨缺血、照射、电刺激等。自体骨移植就说明了造血骨髓能够使得成骨细胞形成板层骨。正常的造血骨髓、造血干细胞通过前体细胞可分化成为淋巴细胞、红细胞、巨核细胞、粒细胞及单核细胞，后者又会分化成为巨噬细胞。

骨髓基质含有多能干细胞，称为骨髓基质干细胞（bone marrow stroma cells，BMSCs），属于DOPC，也称为生骨干细胞（osteogenic stem cell，OSC）。骨髓基质干细胞通过前体细胞分化成为生骨细胞、成纤维细胞、内皮细胞及网状细胞等。红骨髓所含的生骨前体细胞能对干骺端提供软骨内骨化所需要的成骨细胞。DOPC相当于生骨的前体细胞，而IOPC可能来自基质干细胞，只有经过诱导因子的刺激才能表现其生骨的活性。骨髓细胞经过体外培养，形成成纤维细胞集落单位（colony forming unit-fibroblastic，CFU-F），其数量与动物种属及年龄有关，人占（1~10）/10^6。骨髓基质干细胞经体外培养逐步分化成为：生骨干细胞→骨原细胞→前成骨细胞→成骨细胞→骨细胞。成骨细胞开始有骨钙素表达。大鼠骨髓基质OSC在体外分化至成骨细胞大约需要8~12天。在进行骨髓基质干细胞培养时，接种越密集，越有利于成骨。骨髓基质干细胞的成骨能力要强于全骨髓细胞，原代细胞的成骨能力最强，传代至第18代时，将骨髓基质干细胞植入皮下仍有成骨能力，而且经冻存复苏的细胞成骨能力不受影响。红骨髓移植可在异处生骨，利用红骨髓生骨的潜力可联合其他异体骨进行骨移植。游离骨髓移植可形成交织骨，其来源可能为骨内膜成骨细胞、骨髓的基质细胞及移植部位的宿主细胞。

近年来，自体骨髓已经在与自体骨、同种异体骨甚至异种骨联合进行移植，还可与BMP、多孔生物降解及生物活性陶瓷等联合进行移植。植入物周围组织具有丰富的血液供应能帮助新生骨组织的产生，保留骨膜的复合物移植修复骨缺损，具有更加良好的效果，既能诱导成骨，又能保留骨膜的膜内成骨的功能。有文献报道，用BMSCs修复动物关节软骨，可形成透明软骨，外观及生物学特性接近正常。

第九节 促进骨折愈合的方法

一、骨 移 植

（一）自体骨移植

1. 新鲜自体骨移植 自体骨移植是骨移植的金标准，具有放大成骨作用，放大成骨的启动机制与骨折愈合机制相同。骨移植的最终结果受很多因素的影响，包括与受区植骨床，受区的血供及是否感染都具有密切的关系。松质骨本身血供好，容易再血管化，是骨折愈合的有利条件。一般来说，自体骨移植的自然转归过程，包括坏死期、有丝分裂期、细胞移行及分化期、再血管化期、生骨、重建及生长期。在大鼠的机体内进行新鲜植骨，在头3周，所植骨的生长主要靠存活的骨内膜细胞，8周后则靠来自宿主间充质细胞，发生诱导生骨。

Urist（1980）对自体骨移植的过程定义为：供骨组织与受体新骨沉积的包被和交错过程，骨移植后的过程分为五期：第1期（几分钟～几小时）：移植床出现细胞的炎性反应及细胞的增殖。第2、3期（1~7天）：移植床细胞出现骨传导反应，并可检出来自移植骨中成骨细胞及骨基质产生的BMP。第4期（几个月～几年）：进行骨痂的再血管化及持续的新骨形成。第5期（2~20年）：具有力学性能。移植骨最终也不会达到整个活骨的完全置换。在成年受体当中，以皮质骨作为供体骨时，会有多达90%的骨未能被吸收、转化，而整个吸收和转化的过程可长达20年以上。但对儿童正处于生长期的骨来说，骨吸收及新的骨组织重建速度会大大加快，在术后第2年，从显微镜下就只能辨认出少量的供体骨了。

骨移植完成后，所移植的骨与宿主的血管逐渐发生增殖，所以，手术操作过程中对局部的损伤越小，移植的骨的存活率就越高。移植骨的内部重建与正常骨相似，但重建的程度和数量会大大增加，由骨细胞合成的BMP蓄积于新形成的板层骨基质内。长段的移植骨在移植后大部分的组织会死亡，从两端向长段骨中央生长的血管在进入坏死的髓腔后再次血管化。松质骨及含有的红骨髓可提供大量生骨细胞以及具有一定潜能的生骨细胞。将质量良好的松质骨迅速移植至血运丰富、无感染征象的部位，可以观察到有明显的新骨生成，所移植的骨将逐渐被周围的骨组织爬行替代。

2. 带血管的自体骨移植 应用显微外科技术，通过将供区与受区的血管进行吻合，从而直接建立移植骨的血运。常用的骨移植供体有：肋骨、腓骨及髂骨等，在组织培养液中低温保存的带血管蒂的移植骨可以耐受较长时间的缺血，带有自身血运的移植骨较游离的移植骨具有更强的生物力学效应。

（二）同种异体骨移植

同种异体骨有新鲜冷冻和冷冻干燥两种保存方法。同种异体骨在新鲜冷冻的条件下能够储存 1 年以上，而不会削弱其力学性能。而用冷冻干燥的方法即：经低温冷冻下抽真空包装，可在室温下长期保存，其抗原性更低。两种方法相比较，冷冻干燥骨的力学性能会降低 50%。应用环氧乙烷或大剂量 γ 射线照射消毒能会进一步降低骨的诱导功能。库存骨是死亡骨，自身不能直接成骨，新骨只能来自宿主受区部位的骨骼，移植骨在受区逐渐被周围存活的骨组织所替代。临床上认为库存骨的成骨作用不如自体皮质骨，更不如自体松质骨。同种异体植骨与自体植骨相比，其 AKP 活性可相差 8~21 倍。但也有作者比较了同种冻存骨、冻干骨以及自体松质骨的疗效，最后的结论是并无明显差异。Rh 阳性的冻存异体松质骨进行骨移植后，其红细胞可以致敏，引起 Rh 免疫反应，这一点需引起注意。

早期同种异体骨移植的最大问题是有疾病传播和免疫排斥反应的可能性。松质骨内所含的红骨髓会引起细胞免疫及体液免疫，最终会导致早期生骨停止。病理组织学显示，炎症性骨吸收常预示异体骨移植中发生了不良反应；例如出现血管病变则多表示有机体对移植骨的排斥反应，异体骨移植就可能会失败。同种异体骨的抗原性主要是来自细胞表面上的组织相容性复合体（MHC）。新鲜的同种异体骨所诱发的免疫排斥反应性最为强烈，在反应中可以产生 IL-1、TNF 及巨噬细胞 - 集落刺激因子（M-CSF），降低成骨活性以及增加破骨细胞活性，抑制移植物在体内成骨。目前骨库通过供体筛选和辐照灭菌的方法能够有效防止供体骨材料的疾病传播和感染的发生；深低温冷冻、冷冻干燥和辐照等方法都可以有效降低移植骨的抗原性。小块骨植入机体后极少发生免疫排斥反应，但大块骨植入机体后往往不能避免。与发达国家相比，我国骨库的发展还相当落后，同种异体骨的用量也很低。

同种异体骨通常分为小块骨与大块骨，小块骨主要由松质骨构成，多用于骨腔隙的充填，还可以利用术中凿下的自体骨碎片混合异体骨植于骨折断端，以促进骨折愈合。同种异体骨的微小颗粒在修复节段性骨缺损中具有良好的成骨作用，联合使用 BMP 的效果会更佳。冻干的同种异体小块骨具有良好的组织相容性及成骨性，是良好的骨移植材料。骨移植区域的稳定性、局部的血供情况以及外科操作技术都是影响骨愈合的重要因素，晚期骨移植区发生感染及骨折部位的再次骨折是主要的并发症。大块冷冻的同种异体骨主要由皮质骨构成，更适合用于良性或生存时间较长的恶性骨肿瘤的保肢术。这种骨移植的内固定要牢固，尽量避免使用螺钉固定，以防止应力过度集中导致骨折；可用骨水泥固定，但不要把骨水泥注入宿主骨与移植骨断面之间。

用同种异体皮质骨制成的骨螺钉可以用于松质骨骨折内固定，但只限于使用在非承重部位。这种骨螺钉植入 1~2 周后，骨表面的组织开始渗入骨螺钉的内部，这样可以避免应力的遮挡，同种异体的骨螺钉也能够逐渐地被宿主骨组织取代，不需要二次取出。

（三）异种骨移植

新鲜的异种骨移植在早期会出现严重的免疫排斥反应，以 Th2 反应为主，后期的排斥反应会逐渐减弱。异种骨移植通过辅助细胞对其抗原的摄取、处理和提呈，导致宿主的 T 细胞和 B 细胞被活化、增殖和分化，最终产生细胞免疫和体液免疫。异种骨移植以细胞免疫为主，IL-2 生物活性的检测是定量反映细胞免疫功能状态的重要手段。

将去除抗原活性与部分脱钙的牛松质骨与 bBMP 复合，称为重组合异种骨（RBx），含 bBMP4mg 的 RBx 成骨量是单纯植入同剂量 bBMP 的两倍。作为 BMP 载体与支架的牛松质骨和脱蛋白骨（DPB）可逐渐降解并被新骨所替代，但异种 BMP、DPB 与松质骨均可能有低抗原性，出现轻微的非特异性炎症反应，但未见到明显的排斥现象。

应用醋酸甲泼尼龙(MPA)与部分脱钙制备的复合或单纯异种骨,无论 IL-2 的生物活性或淋巴细胞转化率,术后 2 周的数值均较术前低,受伤后机体的免疫功能会有所降低,其降低的程度与损伤程度有关,也影响机体恢复的时间。手术后 4~6 周机体的免疫功能出现反弹,单纯异种骨的两项指标回升,较术前高。复合异种骨植骨区在 2 周时小梁骨出现淋巴细胞和浆细胞浸润,4 周时几乎没有淋巴细胞浸润;但是单纯异种骨组,术后 2 周会有大量淋巴细胞和浆细胞浸润,6 周仍有较多的淋巴细胞浸润,说明 MPA 局部应用可抑制细胞免疫。淋巴细胞存在多种激素受体,包括糖皮质激素受体(GCR)等,存在于细胞核或细胞质内的蛋白质中。异种骨移植后,其抗原性被识别,引起淋巴细胞活化、增殖并分泌淋巴因子(如 IL-2),通过正反馈进一步促进淋巴细胞增殖、转化。将糖皮质激素(GC)直接应用于骨移植的局部,可以直接与淋巴细胞表面 GCR 结合,抑制淋巴细胞转化,促使其凋亡,同时还抑制淋巴细胞分泌 IL-2 等淋巴因子,进一步抑制机体的免疫反应。

二、骨 替 代 物

近年来对骨替代物进行了大量的研究,主要是针对骨替代物材料的物理化学性能、生物相容性、可降解性、孔隙率及移植后与骨界面的反应等。

理想的人工骨应具备传导性和诱导成骨双重作用,同时还具有良好的力学强度。在临床上应用的骨修复材料,还希望其在体内能发生溶解和生物降解,释放出较多 Ca^{2+}、PO_4^{3-},参与钙磷代谢,并在植入的部位参与骨的沉积和骨重建。磷酸钙盐的溶解性随 Ca/P 比率的不同而不同。趋骨性材料指在定向性骨原细胞(determined osteogenic precursor cells,DOPC)存在的条件下,骨替代物的化学及结构特性能促进骨生成。移植物可为实体也可以是多孔性结构,骨长入的最小孔隙为 100μm。生物惰性陶瓷如氧化铝涂层、氧化锆涂层及钛涂层等材料,在体内均有一定的降解功能,也部分参与体内的新陈代谢,对骨细胞的生长有一定的诱导作用,促进缺损部位骨组织的修复。具生物学活性的材料如羟基磷灰石(HA)、磷酸三钙(TCP)及陶瓷等,具有耐腐蚀、耐磨损、不溶解、不变性等特点,移植物与机体间能形成一定厚度的纤维组织,产生机械性结合。

1. 羟基磷灰石(hydroxyapatite,HA) 有良好的稳固性,但不能被降解吸收,孔径在 160~500μm 之间,孔隙率为 42%~62%。HA 适合负载骨髓基质细胞分化成骨,有良好的组织相容性,允许新生骨的长入,可以与植入材料直接结合形成生物学固定,但无诱导成骨的性能。复制羟基磷灰石(rHA)为三维多孔陶瓷,含羟基磷灰石钙,取自暗礁珊瑚,孔径在 190~230μm 之间,孔隙率为 68%,质地脆,便于修剪,在临床上已经用于脊柱融合并取得较为满意的疗效。海珊瑚的空隙结构与人工骨相似,溶解快,经热微交换反应可使其中的碳酸钙转变为珊瑚羟基磷灰石(CHA)。晶体结构相为 $Ca_5(PO_4)_3 \cdot OH$,扫描电镜显示具有相互连通的微孔结构,孔径平均为 200μm,孔隙率为 53%。CHA 植入机体后 2 周,可见大量的成纤维细胞及毛细血管长入孔隙内。4~6 周后,出现大量软骨细胞样细胞和成骨细胞。8~12 周,新生骨贯穿整个移植物。到 16 周,骨组织成熟,骨髓腔形成。临床上应用的 CHA 虽然自体红骨髓未能侵入孔隙,但也取得了令人鼓舞的效果。HA 或 TCP 的合适孔径应为 200~300μm 之间。Nade 等(1983)应用 4 种不同空隙的陶瓷混合或不混合自体红骨髓植入大鼠及兔肌肉内生长至 182 天,发现只有含有骨髓者才能成骨。该作者认为在此类移植中,骨髓细胞对新骨的形成起到重要的作用。

2. 磷酸钙骨水泥(CPC) 是一种新型的具有生物学活性的、非陶瓷性羟基磷灰石类骨移植替代材料。在制备 CPC/BMP 复合人工骨植入机体 4 周后已有新骨长入,到 24 周时骨形成量和钙化程度都明显高于单独 CPC 组,其骨密度较高,最大抗扭转强度接近正常动物标本,对骨缺损有较强的修复能力。

3. β-三磷酸钙(β-TCP)与 BMP 复合物 主要成分为钙、磷,其化学成分和晶体结构与骨基质的无机成分相似。β-TCP 呈多孔状,内部结构为分布均匀并互相连通的孔道,β-TCP 在体内能逐渐被吸收。粒状松质骨磷酸钙复合物的质量分数 20% 以下,直径约 0.5~1.0mm,具有良好的凝固性能、最佳的理化及力学性质,并具有快速降解和促进骨愈合的能力。β-TCP 的溶解度远远大于 HA,在一般的溶液中较 HA 溶解更快。这种带孔的密质材料能够与骨组织发生化学反应并产生连结。β-TCP 的 Ca/P 为 1.5,而 HA 中的 Ca/P 为 1.67。β-TCP 作为人工骨材料时,通过热力的方法能够转化成为 HA。多孔 β-TCP 陶瓷人工骨植入生物体一段时间后，其无机钙和磷逐渐参与到宿主的代谢过程当中，部分转化为有生命的有机钙磷化合物。由于破骨细胞和巨噬细胞也不断参与材料的生物降解、吸收和新骨的生成过程，使人工骨植入材料的吸收和骨的生成处于一种动态平衡，逐渐地实现了从无生命组织到有生命组织的转化。将人工骨与红骨髓复合进行移植，其成骨能力大于单纯自体骨移植，而后者的成骨能力又大于单纯的人工骨移植。将 HA/TCP 按一定比例混合制成的人工骨，孔径约为 200~400μm，孔隙率为 40%~60%，再与 BMP 组合形成 HA/TCP/BMP，这两者混合人工骨均有诱导成骨作用，但后者的成骨能力更强。

4. 人工骨粒（Bi-Ostetic™） 为 60% 羟基磷灰石（HA）和 40% 磷酸三钙（β-TCP）混合组成的多孔颗粒。HA 植入体内后，在体液的作用下，Ca 和 P 自材料表面不断游离，与周围体液中的磷酸三钙进行离子交换，当达到动态平衡后，在 HA 与骨的界面上产生新的 HA，此层中的 Ca、P 离子与骨细胞的蛋白分子、周围骨组织形成紧密的键性结合，引导骨组织长入微孔中，形成牢固的骨愈合。磷酸三钙植入体内后，宿主的骨细胞可随着体液深入到磷酸三钙的表面与孔隙当中，骨细胞进行黏附生长、增殖并进行代谢。人工骨粒同时具有 HA 与 $Ca_3(PO_4)_2$ 双重生物学特性，溶解度更大，更易于降解，有利于受区骨的生长及重建。人工骨粒植入的量要充分，骨粒的充分填充不仅有利于创面止血，也有助于受区正常骨的爬行替代。Cem-Ostetic™ 液体人工骨的主要成分是磷酸三钙，植入人体后可以与周围的松质骨紧密结合，具有良好的生物学活性，能提供新骨形成的支架，经过初步的临床应用显示，人工骨的固化快，可任意进行塑形或注射，生物相容性好，能在体内降解吸收。尽管人工骨粒及液体人工骨有不少优点，但对是对于较大的骨缺损或骨不连，仍然需要有牢固的内、外固定对骨折部位进行保护。

5. 高分子降解材料 在高分子降解材料中，目前常用的有聚丙交酯（polylactide，PLA）及聚乙交酯（polyglycolide，PGA）、左旋聚乳酸（poly L-lactide，PLLA）、聚乳酸 - 羟基乙酸共聚物（poly L-lactideco-glycolide，PLGA）以及新兴的纳米材料，高分子降解材料属多孔或非编织纤维网结构，孔径 >100μm，孔隙率占 90%，可吸附大量细胞，保证细胞与外界的物质交换，PLA 及 PGA 为可降解材料，其降解产物无副作用，是软骨细胞良好的载体，易大量合成，有利于支架与细胞的相互作用；但由于其异源性，经常会出现炎症反应，增加组织感染的危险性。PLA 的力学性能介于皮质骨与松质骨之间，骨组织在与高分子降解材料结合后，其强度要大于材料本身的强度，这表明 PLA 与宿主骨界面结合后的固定强度会有所升高。PLA 通过非特异性水解及其他的生物学途径，裂解为乳酸单体，进入三羧酸循环，最终转变为 CO_2 + H_2O 由呼吸系统排出体外。PLA 植入机体后会被一层纤维组织包裹，呈现出一种正常的异物反应。PLA 裂解后，纤维组织及毛细血管长入，逐渐被修复替代。其弯曲和剪切强度为松质骨的 3~4 倍。将 PLA 植入股骨髁部修复骨缺损，术后 3 周内能维持足够强度，并保持负重部位的松质骨完成骨折愈合，但是其强度会随时间逐渐下降，剪切力在第 2 周降低 18%，到第 4 周降低 32.7%。PLA 的优点是：①降解相对缓慢，植入机体后 8 周，生物降解率为 50%，材料外形可保持相当长时间，完全吸收需要 4 年；②无毒，具有良好的生物相容性及可调性；③属延展性材料，可塑形，制成不同形状。PLA 可作为 BMP 的载体用于骨缺损的修复，BMP 在修复过程中被逐渐释放，使缺损部位的 BMP 维持在有效的浓度范围；高分子降解材料具有一定的强度，但强度随 PLA 的降解逐渐减弱，对骨折具有弹性固定作用。自身增强聚乙交酯（SR-PGA）为一种可吸收固定材料。用于治疗骨缺损、其初始强度为 370MPa，可满足固定的要求。应用 SR-PGA，在保证成骨正常发育的前提下，原始间充质细胞首先被激活，继而完成分化和机化。机体通过初始反应、信息传递和局部细胞的介质作用完成整个过程，大量胶原纤维产生纤维性骨痂，成纤维细胞和成骨细胞发育正常。随着时间的延长，固定物的刚度逐步降低，应力遮挡效应也逐渐降低。SR-PGA 愈合过程较慢，植入 4 周后，仍有大量的炎性细胞在局部浸润，尤其是中性粒细胞，说明炎性反应会持久存在，这种现象与材料的趋化性有关。巨噬细胞的活跃期在第 2 周，而到 6 周时，巨噬细胞仍然活跃，溶酶体、粗面内质网、线粒体等细胞器发育良好。PLA 与 PGA 的聚合物有诱导成骨能力。

高分子合成材料如 HA、PLA、PGA、PLLA、PDLLA 等均可吸附细胞，同时可以加入调控因子。人工合成的 HA/β-TCP 支架材料与 PDLLA 混合后，再加入Ⅰ型胶原及 rhBMP-2，可以与兔骨膜成骨细胞及肾脏血管内皮细胞混合培养构建仿生组织工程的人工骨，植入体内后能够修复长骨干的较大骨缺损，此类骨再生的过程为软骨内成骨。

三、骨质疏松性骨折药物治疗

随着人口的老龄化，骨质疏松症已经不仅仅是一个医疗问题，而是需要引起广泛关注的社会问题。骨质疏松症最严重的后果之一是骨折的发生。由于骨质疏松症涉及内分泌、妇科、老年科及骨科多个学科，而大多数骨科医师很少对骨折患者的骨质疏松引起注意，治疗骨折也只是遵循了骨折治疗的一般原则，通过非手术或手术方法进行复位、固定，很少会考虑导致骨折发生的患者自身的原因，也很少会进行相关骨密度或骨质量检查，从而给予规范的药物治疗，更谈不上预防措施。合理的预防治疗包括补充维生素D、钙剂及其他用药，使得对骨质疏松性骨折的防治提高到一个较高的水平。

药物的具体使用应根据患者的个体情况综合考虑，可服用抗骨吸收或促进骨形成制剂，前者的使用更加广泛。(雌)激素替代疗法(HRT)可预防老年女性骨折的发生，也可以用于缓解患者的症状，但使用时间不宜过长，并且小剂量使用。选择性雌激素受体调节剂(SERM)雷洛昔芬(raloxifene,Rlx)已被FDA批准用于防治骨质疏松症。Rlx不仅能预防早期绝经后骨丢失，也能减少老年绝经后妇女脊椎骨折的发生率。应用鲑鱼降钙素鼻喷剂(miacalcic spray,sCNS)200IU/d，与对照组比较，新生椎体骨折的发生率明显减少，使绝经后妇女单一椎体骨折率下降36%，多发椎体骨折率下降45%，sCNS对骨质(bone quality)的改善也有一定效果。双磷酸盐(bisphosphonates,BP)类中较新的一代如阿仑磷酸盐(alendronate)和利塞磷酸盐(risedronate)，在促进类骨质矿化和减少胃肠副作用上有很好的效果。在促进骨形成制剂的应用方面，以往有氟化物及雄性激素等，但均因存在较多副作用，已经很少应用了。目前虽有甲状旁腺激素片段(PTH 1~34)、他汀类药物(statins)、雷尼酸锶(strontium ranelate)、骨生长肽(bone growth peptide)及护骨素(osteoprotegerin)等，但多数药物目前仍然在临床试验阶段。其中比较成熟的药物有hPTH 1~34，该药能够增加腰椎及髋部BMD，但对皮质骨的BMD无明显作用。

近年来，骨质疏松性骨折的药物治疗已经越来越引起骨科医师的注意。Gardner等(2002)在一组300例随机股骨颈骨折的回顾性分析中发现，仅有19.3%的患者在出院时会接受针对骨量减少的药物治疗，其中13.3%的患者使用了钙制剂，6.0%的患者接受了预防骨质疏松的抗骨吸收治疗，其余81%的患者未接受任何针对骨质疏松的药物治疗或进行骨密度检查。Freedman等(2000)对一组1164例桡骨远端骨质疏松性骨折的患者进行分析，仅2.8%的患者做了骨密度检查，22.9%的患者给予一种或一种以上药物治疗。有一组对普通人群的随机调查结果显示：诊断为骨质疏松症并接受治疗者占9%，诊断为骨质疏松未接受治疗者14%，未被诊断为骨质疏松亦未接受治疗者77%。

另外，药物的使用不能替代运动锻炼，所以应该引起注意的是，不管采用何种药物治疗，都不要忽视运动锻炼，运动有助于保持并增加骨量。目前虽然对运动在骨质疏松的防治上的作用仍然缺乏统一的认识，也未能制订统一、合理的锻炼模式。在评估锻炼对骨质疏松症治疗的效果时，骨密度监测并非唯一有效的指标，应考虑到受试者的骨强度，包括综合肌力及关节活动度等因素。经常进行持久的锻炼包括行走、腰背肌锻炼，即使运动量小，也能增加机体反应的灵敏性，对防止摔跌、预防骨折的发生有一定的帮助。

四、骨折愈合的电刺激及超声治疗

40年来，Yasuda、Bassett等不少作者相继研制出各种电刺激的方法，包括用不同材料制成电极，如不锈钢、铂电极或铂铱电极等，以及不同的植入方法、不同电压、不同电流密度，使电刺激治疗逐渐完善。在大多数情况下，新骨围绕阴极形成，也可位于两个电极之间。直流脉冲电比交流脉冲电更加有效。

电极植入的方法包括：非侵入方法、半侵入方法或全侵入方法。前者又包括电感耦合(inductance coupling)及电容耦合(capacitance coupling)两种方法。电感耦合是通过随时间变化的电流，驱使外线圈产生脉冲电磁场(PEMF)穿过肢体，在骨折部位诱发电流。使用这种诱导耦合，患者的肢体必须用非负重支具固定。电容耦合是在治疗部位的皮肤上放置电容板，其位置不需要十分精确，携带也较方便。使用上述两种耦合，其治疗骨折不愈合的成功率能够达到70%。

长骨骨折后，干骺端及骨痂部位呈阴性电荷，而在骨干部位呈阳性电荷，在持续、适宜的直流电刺激下，骨形成发生于阴极邻近，电刺激能加速骨愈合。各种电刺激可以增加细胞外液中游离的Ca^{2+}浓度，直接或间接通过钙调蛋白激活蛋白激酶,将刺激信号传递至细胞核内,促进细胞的增殖。电磁场在刺激成骨细胞增殖的同时也可以诱导释放 IGF-Ⅱ到培养基,并增加细胞膜上 IGF-Ⅱ受体的数目。骨细胞增殖和丝裂原活性与培养基的 AKP 浓度呈正相关,表明丝裂原是由定向分化的成骨细胞产生的。利用脉冲电磁场(PEMF)作用于鸡胚颅盖骨的细胞培养基中,发现在培养 15 天和 17 天,与对照组相比,其 BMP-2 mRNA 分别增加 2.7 倍和 1.6 倍;BMP-4mRNA 分别增加 1.6 倍和 1.5 倍;而培养 19 天的颅盖骨,两种 BMP mRNA 均无明显差异。电刺激治疗的禁忌证包括:滑膜性假关节、骨髓炎等。无论采用何种电刺激,其禁忌证均相同。

超声在对于骨折愈合的作用中,有两组前瞻性随机双盲的临床研究,一组是胫骨的皮质骨应用超声治疗,愈合时间较对照组减少 40%,延迟愈合及不愈合从 33%下降至 6%;对照组中吸烟者愈合时间延长,而应用超声治疗者骨折愈合的时间大大缩短。另一组对桡骨远端骨折的治疗研究也取得了同样结果,这说明超声对松质骨骨折,也同样具有促进骨折愈合的作用。另外对一组骨折不愈合的病例通过超声治疗,骨折的愈合率也能提高至 80%~90%。

五、组织工程和基因治疗

(一) 组织工程

是应用生命科学和工程学的原理与技术,设计、构建、培育和培养活的组织,修复或重建组织器官的结构,维持或改善组织器官功能的一门新兴边缘学科。组织工程可以用少量的细胞培养出大量的软骨和骨组织,并用其替换机体缺失或功能障碍的软骨及骨组织。组织工程包括三要素:

1. 生物活性因子(生长因子) 是指能促进细胞分化、成熟、分裂的一系列活性因子,是能够影响细胞行为的可溶性蛋白质。常见的生长因子主要包括:骨形态发生蛋白(bone morphogenetic protein,BMP)、胰岛素样生长因子-1(insulin-like growth factor,IGF-1)、碱性成纤维细胞生长因子(basic fibroblast growth factor,bFGF)、血小板源性生长因子(platelet derived growth factor,PDGF)、血管内皮生长因子(vascular endothelial growth factor,VEGF)、表皮生长因子(epidermal growth factor,EGF)等。各种生长因子的结构不同,所作用的靶细胞也不同,这些因子在骨愈合过程中具有趋化、诱导骨钙素(osteocalcin,OSC)增殖分化,并相互影响。

2. 种子细胞(功能细胞) 利用微创技术切取自体组织,经过组织分离及细胞培养,再回植入机体内修复组织缺损。通常用体细胞作为靶细胞,根据疾病性质可选择不同靶细胞,如干细胞、成纤维细胞等。靶细胞一般要易于从体内抽取,并能在体外培养或者传代,也易于外源基因的导入以及稳定的表达,骨髓基质干细胞(bone marrow stroma stem cells,BMSCs)或骨髓间充质细胞(marrow mesenchymal stem cells),是存在于骨髓腔内的一类单核细胞,具有良好的增殖和分化能力,能分化成为软骨和骨,是组织工程和基因治疗的理想细胞。BMSCs 在特定的培养条件下能定向分化成为多种间质细胞。应用异体 BMSCs 移植,未发现明显免疫排斥反应,细胞生长形态稳定,增殖速度较快,且细胞的生存适应能力较强,贴壁时间短,成活率高,并具有取材方便、使用安全、来源广泛等优点。应用环氧乙烷(EO)气体或 $^{60}Co\ \gamma$ 射线能获得良好的灭菌效果。

3. 细胞支架(载体) 是支持组织细胞生长的框架。在组织工程中,会选择最佳的细胞因子和载体在体外进行调控,虽然可以将培养的细胞直接注射或植入到病变部位,但由于蛋白的短效性和体液的稀释,注射的细胞因子可能会因为不能达到适当的浓度而无法起到相应作用。

支架材料可以是原位的细胞或者是移植的宿主组织、天然基质中作为支架材料的有胶原、透明质酸等。细胞外基质可作为细胞生长、分化、传递的支架,也可以作为控制生长和形态的因子的支架。冻干脱钙骨基质是在临床上使用较早的一种细胞支架,它来源广泛,制备技术成熟,具有良好骨传导性和生物相容性。应用组织工程制备的骨是将提纯、增殖后的成骨细胞或具有成骨潜能的 BMSCs 作为种子细胞,在体外利用适当的细胞支架构建出具有活性的复合材料,能够在移植到骨缺损部位而直接发挥成骨作用。BMSCs 种植于载体上,必须保持有效的浓度才能确保新骨形成。

(二) 基因治疗

是将有功能的目的基因导入原发病灶的细胞中,使目的基因的产物在机体中大量表达,以纠正、置换或弥补机体功能不足或功能障碍的一种治疗方法。基因治疗的程序是：

1. 目的基因的准备　目的基因应是人体正常的有功能的基因，须置于合适启动子的控制之下，信号肽必须完整，以确保基因产物的表达和分泌到细胞外，发挥功能或治疗作用。先将外源性标记基因导入靶细胞中，通过原代的细胞培养和传代培养，并应用载体在培养的细胞中加入目的基因，产生预定的治疗效果。有功能的目的基因导入靶细胞后可以与宿主细胞内的基因发生整合，成为宿主细胞遗传物质的一部分，目的基因表达的产物能够对疾病有治疗的作用。目的基因导入靶细胞的方法有物理法、化学法、融合法及病毒载体等方法。

2. 靶细胞的选择或培养　选择合适的受体细胞，如骨髓基质干细胞（BMSCs）、成纤维细胞或成骨细胞等。BMSCs虽然便于培养和基因修饰，具有增生活跃，多向分化等特点，但在目前组织工程的应用中，细胞数量较少，常不能满足需要；而采用原代培养的方法又缺乏细胞系的标准化。端粒酶反转录酶（telomerase reverse transcriptase，TERT）是一种永生化基因，细胞永生化是指细胞获得持续生长、增殖能力的特性。当外源性TERT被转录到目的细胞当中并有效表达后，端粒酶RNA（TR）的反转录速率提高；TERT还可以通过保护作用或稳定作用延长TR的半衰期。这样，外源性TERT就可以激活目的细胞的端粒酶，维持端粒长度，细胞会因为染色体的稳定而逾越衰老期（senescence，M1期）和危机期（crisis，M2期），从而产生永生化。hTERT介导的永生化细胞系保留了更多正常细胞的生物学特征。

3. 载体的选择　病毒在传统上是基因导入的载体，主要包括有：反转录病毒载体系统、腺病毒载体系统、腺病毒相关病毒载体系统和单纯疱疹病毒载体系统等，其中腺病毒相关病毒载体最为常用。有一些病毒载体比较敏感，比较容易被基因导入，容易移植，寿命较长，并且可以在体外扩增到足够数量，寿命也可以被控制。腺病毒载体转染能力强，适于转染外源性基因。应用腺病毒载体的优点有：①可以选择的宿主范围广泛，人类为自然宿主；②蛋白的表达不以宿主细胞的增殖为必要条件；③高病毒效价；④重组体稳定；⑤安全无副作用；⑥无包膜，不易被补体灭活。

腺病毒载体虽然具备上述优点，但是不能将需要导入的基因整合到靶细胞的基因组DNA中，也不能形成外源性的基因表达，宿主的免疫反应可能是腺病毒载体表达时间短暂的主要原因。

除了病毒载体以外，还有非病毒载体。非病毒载体包括：不同类型的质粒，无毒性，无免疫排斥反应，安全性好，容量大，对目的基因的大小几乎没有要求，在各种环境下均能保持稳定的性能，但转染效率较低，需要大量、持续、反复地使用。脂质体也是一种非病毒载体，是由类脂质双分子层组成的类似生物膜的封闭小束，制备简单，可被细胞或生物膜利用，运载不同大小的基因片段，质粒DNA甚至可运载整个染色体或细胞核。

4. 基因转移（gene transfer）或基因转染（gene transfection）方法　是将外源性基因通过一定的载体注射到靶细胞中，以补偿靶细胞的基因缺陷或帮助靶细胞调节蛋白分泌；也包括了通过转基因的蛋白产物封闭靶细胞中的某种致病因子，以使靶细胞获得新的生物学行为和功能。基因转移需要选择合适的受体细胞，利用腺病毒载体、脂质体转染或重组DNA技术使细胞因子的基因进行表达，将一些细胞因子如：IGF-1、BMP-3（成骨素）转移到相应的组织或细胞当中。IGF-1具有促进软骨细胞合成蛋白多糖的作用，BMP-3能促进间充质细胞转化为骨细胞。

基因治疗有四个关键步骤，即转导、转录、翻译和表达。其根本点是使内源细胞产生特殊蛋白。促进骨诱导局部基因治疗的适应证为：复杂骨折、骨折不愈合、延迟愈合、骨肿瘤切除术后以及人工关节置换术后造成的较大范围骨缺损。治疗效果主要根据解剖部位、靶组织状况、治疗时间以及基因治疗的具体方案。目前已经有一些较为成熟的基因治疗方法可以满足在特定的解剖部位。在一定时间内表达目的基因，诱导成骨，促进骨愈合等方面的基因治疗相对慢性疾病的基因治疗更为简单。局部的基因治疗也可以与其他组织工程技术联合应用，能取得更好的治疗效果。

基因治疗也存在以下的缺点：①应用腺病毒作为目的基因的载体，含有编码病毒的基因，其基因所产生的蛋白质具有很强的免疫性，可诱导机体对其产生免疫排斥反应，严重时会影响治疗的效果；②转染外源性基因的细胞在体外表达，但植入体内后会使外源性基因的表达能力大大下降，但其机制尚不清楚；③病毒载体是随机地将外源性基因植入到细胞的基因组当中，如插入不当，可能会破坏其他基因的表达或激活其他基因,有可能会引发癌变,虽然目前尚未有证据证实,但其安全性需要经过长期的跟踪随访。

基因治疗已经逐渐在骨科中开始应用,将有更加广阔的应用前景。当然,目前基因治疗才刚刚起步,有关转基因的调控、转染效率、具体的转染技术等问题还需要不断地深入研究。尽管如此,它作为是人类治疗疾病的新方法和新技术,随着研究的不断发展、不断深入,相信今后会在骨损伤的治疗中发挥巨大的作用。

(姜保国 王天兵)

参考文献

1. 樊征夫,杨志明,解慧琪,等.组织工程化人工骨移植修复长骨干缺损的成骨研究.中华骨科杂志,2004,24:304-308
2. 郭世绂.长骨骨折愈合与血供的关系//朱通伯,戴尅戎.骨科手术学.第2版.北京:人民卫生出版社,1998,217-227
3. 郭世绂,罗先正,邱贵兴.骨质疏松:基础与临床.天津:天津科技出版社,2001,443-454,691-695
4. 胡蕴玉.骨诱导及骨愈合分子生物学研究进展.中华骨科杂志,1997,17:17-19
5. 康庆林,张春才,高堂成.天鹅记忆接骨器对长骨干骨折愈合的影响.中华骨科杂志,2004,24:113-118
6. 邱贵兴,孙世荃.同种异体骨植入材料的临床应用.中华骨科杂志,2004,24:635-637
7. 吴宗键,王继芳,卢世璧.诱导成骨的局部基因治疗.中华骨科杂志,2001,21:760-762
8. Anderson WF. Human gene therapy. Nature,1998,392(6679 Suppl):25-30
9. Baumgaertel E,Buhl M,Rahn BA. Fracture healing in biological plate osteosynthesis. Injury,1998,29
10. Brighton CT. The semi-invasive method of treating nonunion with direct current. Orthop Clin North Am,1984,15:33
11. Browner BD,Jupiter JB,Levine AM,et al. Skeletal trauma. Fracture,dislocations,ligamentous injuries. 2nd ed. Vol 1,Harcourt Asia,WB Saunders,2001
12. Cornell CN,Lane JM. Newest factors in fracture healing. Clin Orthop Rel Res,1992,277:297-311
13. Dreinhöfer KE,Féron JM,Herrera A,et al. Orthopaedic surgeons and fragility fractures. A survey by the bone and joint decade and the international osteoporosis foundation. J Bone Joint Surg,2004,86:958-961
14. Frost HM. The Utah paradigm of skeletal physiology:an overview of its insights for bone,cartilage and collagenous tissue organs.J Bone Miner Metab,2000,18:305-316
15. Gregg PJ,Stevens J,Worlock PH. Fractures and dislocations. Principles of management. Oxford:Blackwell Science,1996,3-27,71-86,597-615
16. Hayes WC,Perren SM. Plate-bone friction in the compression fixation of fractures. Clin Orthop,1972,89:236-240
17. Hulth A. Current concept of fracture healing. Clin Orthop Rel Res,1989,249:265-284
18. ILizarov GA. The tension-stress effect on the genesis and growth of tissues. Part Ⅰ. The influence of stability of fixation and soft-tissue preservation. Clin Orthop Rel Res,1989,238:249-281
19. O'Sullivan ME,Chao YS,Kelly PJ. The effects of fixation on fracture healing. J Bone joint Surg,1989,71:306-310
20. Panjabi MM,Walter SD,Karuda M,et al. Correlations of radiographic analysis of healing fractures with strength:A statistical analysis of experimental osteotomies. J Orthop Res,1985,3:212-218
21. Reichert ILH,McCarthy ID,Hughes SPR. The acute vascular response to intramedullary reaming. J Bone Joint Surg,1995,77:490-494
22. Terjesen T,Svenningsen S. The effects of function and fixation stiffness on experimental bone healing. Acta Othop Scand,1988,59:712-715

13

第十三章 组织再生与自然重建理念

FRACTURES AND JOINT INJURIES

第一节 组织再生与自然重建理念……311
第二节 再生重建的生物学基础……313
一、牵拉成骨理论……313
二、牵拉成组织理论……314
三、骨再生理论……315
第三节 再生重建的应力法则……315
(一) 骨折适应性刚度……315
(二) 张应力原理……316
第四节 微创意识……316
第五节 个性化原则……317
(一) 固定方法的个性化……317
(二) 构型的个性化……317
(三) 技术概念的个性化……318
(四) 牵伸速度个性化……319
第六节 同期治疗原则……319
第七节 再生重建的临床意义……321
一、临床应用……321
二、应用策略……321
三、再生重建对医疗模式的启示……322
第八节 小结……322

组织再生与自然重建理念(简称再生重建),是基于对肢体组织再生潜能、应力法则、功能适应性、微创意识、骨外固定与疗效的关联性及自然性的总结与研究,提出"以更小的创伤和医疗代价,获取更佳疗效"和"以患者利益最大化"的治疗理念、技术原则和思维模式。

骨外固定临床疗效的奇特性、可控性和自然性,以及骨与软组织再生机制的研究进展;如牵拉成骨技术(distraction osteogenesis)概念,牵拉性组织再生(distraction histogenesis,DH)、骨折愈合(骨再生 bone regeneration)和组织再生与生物力学相关性研究成果,以及在对组织再生的生物学环境和规律的观察;对力学生物学原理的了解;微创意识、个性化原则及骨外固定与疗效的关联性和自然性的研究,萌发了探讨人类肢体组织再生和功能适应性的潜能,在骨病治疗与康复中的价值和简便有效的方法,提出以人体再生潜能和应力法则为基础,微创意识和个性化治疗为准则,骨外固定为方法,遵循"因势利导、顺势而为"自然法则的治疗理念、技术准则和医疗模式。

第一节 组织再生与自然重建理念

现代基础研究证明:骨骼、神经、血管和肌肉等组织,在适宜的生物力学环境——应力应变条件下,具有一定的再生潜能和功能适应性，从生物学和生物力学两个方面验证了骨外固定临床在治疗复杂性骨折、假关节、骨缺损、四肢畸形和大幅度肢体延长时，奇特效果的科学性、可行性和自然性。萌发了人们对人类自身再生潜能在治疗与康复中必然性、自然性和方法原则的探索与研究。我国学者，在认真学习、研究、应用 Ilizarov 技术和总结临床经验的同时，对组织再生、应力法则、微创意识，个性化原则与骨外固定的关联性，组织再生的自然性（组织再生的必然规律）和疗效的必然性（功能优化的持久性），进行了研究总结，发现了一些带有规律性的相关因素；如不同病理特点、不同个体、不同年龄、不同治疗阶段，手术创伤，器械构型，以及骨折固定刚度、组织牵伸速度、微创意识和个性化原则等因素，对治疗过程和最终疗效的影响。针对影响疗效因素的认识分析，在强化骨外固定基本技术原则的同时，提出了一些具有实际指导意义的新的技术概念和原则，如骨折固定适应性固定，个体化延长速度、骨与软组织及关节同步牵伸延长的肢体延长新概念，外固定器个性化构型，个性化组织延长概念等。新的技术原则和概念，在大量临床实践中，取得“意想不到”的疗效，实证了“有无相生、难易相成”的自然法则：如应用骨外固定及适应性固定刚度治疗骨不连，在不对骨断端进行任何外科干预的情况下，即实现满意的骨折愈合；应用骨段延长与加压固定，治疗骨缺损伴肢体短缩及先天性胫骨假关节等疑难骨病，治疗时无需应用任何替代物及植骨术，同期治愈骨缺损，恢复肢体长度与功能；对伴有广泛瘢痕挛缩的外伤性足下垂，也可应用缓慢牵伸的矫治原则，实现满意的疗效；即伴有感染与皮肤缺损的严重开放、粉碎性骨折，仍可应用骨段长术、皮肤牵伸术及相关骨科技术同期治愈，不仅保留肢体良好功能，也大幅度缩短治疗周期，减少患者痛苦和医疗代价。临床实践成功的关键因素在于：①充分利用组织再生潜能，把握个性化再生的规律，精准有效的调控；②骨外固定器具有独特固定方式和体外装置简便有效和确切的调控功能，根据不同病例特点和治疗目的，通过调控装置为骨折或截骨矫形，提供适应性固定刚度；或对截骨端、关节、皮肤等组织实施缓慢的“因势利导”的个性化牵伸速度，“因情而定、顺势而为”的有效调控，使治疗过程顺利和最终疗效满意；③激发医患两个潜能，医患认真配合，强化“医患潜能”在治疗与康复过程的地位与价值，实施“治用并举、用练结合”和“及时发现，正确处理”的治疗与康复原则。

虽然对组织再生、应力法则、功能适应性、微创意识和个性化技术原则等因素与疗效的关联性、自然性和必然性有了一定认识，但不管是从现代医学理论或临床角度上讲，尚难以用精确或量化具体技术标准来指导临床实践；如不同病理特点骨折，在不同治疗阶段的具体固定刚度；肢体（骨）延长时、不同个体和不同阶段的个体化延长速度等。尽管目前已有相应的技术原则，仍然不能有效防止某些并发症的发生，如常因固定刚度不合理而导致延迟愈合或骨不连；因牵伸速度与组织生长能力的差异而造成新骨的生长障碍、骨不连、畸形愈合等，不但影响骨外固定技术优势的充分发挥疗效，也有碍骨外固定技术的普及。骨外固定的临床实践证明：对于熟练者而言，可以做到“效由心生”和“随心所欲”的境界，但对于非熟练者来说，还缺少个性化技术标准的指导，若能在相应的治疗理念和技术原则指导下，灵活发挥，谨慎开展，严重并发症即会逐渐较少，直至避免。

基于上述理由和对肢体组织原位再生的自然性，微创意识，个性化原则和骨外固定的关联性，以及疗效必然性的经验总结、理性认识和“医患配合、和谐共赢”医疗思维模式的理解，受东方人“因势利导、顺势而为”思维模式的启发，提出“以人体再生潜能和应力法则为基础，微创意识和个性化治疗为准则，骨外固定为方法，以更小的创伤和医疗代价，实现骨折、骨缺损、畸形和肢体短缩等患者的生理和心理上最大康复为目标的技术准则、思维模式的组织再生与自然重建的治疗理念（简称再生重建）。目的在于强调发现、挖掘和利用人类自身再生潜能和功能适应性在治疗中的价值，使骨外固定成为“简知易能”行之有效，驾驭治疗进程和满意疗效的保证；成为处理骨科临床上一些棘手、疑难问题的“金钥匙”，树立以患者生理与心理为最终康复目标的疗效观。倡导“医患不二”和“和谐共赢”的医患关系，实现“以患者利益最大化”的医疗康复思维模式。再生重建理念，可以激发医生的“潜能”和“智慧”，使“及时发现问题、正确处理问题”成为医疗技术服务中的一种习惯与自然。使骨外固定深奥知识，复杂的原理、技术原则和应用技巧，简化为一种“简知易行”的技术准则，利于在骨折治疗，骨缺损、四肢骨与关节畸和肢体短缩等临床实践中，贯彻与治疗方案的制订，构型的选择、手术的操作、局部与整体，以及术后管理等全过程，直至患者最终的生理和心理的康复。

第二节 再生重建的生物学基础

牵拉成骨技术(distraction osteogenesis)概念,牵拉性组织再生(distraction histogenesis,DH)和骨折愈合(骨再生,bone regeneration)机制与生物力学相关的肢体组织再生机制,是治疗骨折或截骨矫形,以及骨与软组织的牵伸延长的生物学基础。组织再生是肢体组织在一定应力 - 应变刺激作用下,人体再生潜能的重现,是骨外固定的生物学基础和再生重建治疗理念的理论基础。

一、牵拉成骨理论

牵拉成骨(distraction osteogenesis)的概念:20 世纪 50 年代,前苏联 Ilizarov 医生面对二战后遗留的传统骨科技术难以治疗的慢性骨髓炎并发骨缺损、骨不连、骨关节畸形的伤残病员,创造性地设计并应用了环形外固定器和微创技术,获得了良好的临床治疗效果。20 世纪 70 年代后在前苏联政府的支持下 100 多位不同专业的学者对这一课题进行了广泛深入的基础和临床研究,仅一期进行牵张 - 应力效应对组织生长及起源作用的实验研究,即用成年犬 554 只。 与其他实验一起最终形成了牵张性骨生成的 Ilizarov 生物学理论:张力 – 应力法则(law of tension-stress),即给生长中的组织缓慢牵张产生一定张力,可刺激某些组织的再生和活跃生长,其生长方式同胎儿组织一致,均为相同的细胞分裂。这一学说之后又被一些学者重复研究获得证实和理论上的完善,大量的组织学研究已经确定,人的骨牵张区域内的新骨形成是以膜内成骨机制为主,与胚胎骨发育类似之处。由于某种原因,20 世纪 80 年代前骨外固定技术仅限于在前苏联国家应用。1981 年该技术由于偶然机会传入意大利,1985 年介绍到西班牙,1986 年后北美国家及日本才开始了解和应用 Ilizarov 技术,但短时间内该技术被西方国家所普遍接受,并进行了大量的实验和临床研究。牵拉成骨技术(distraction osteogenesis)在骨科、口腔颌面外科等外科许多专业已得到广泛的应用,正在进一步的完善和发展,同时也已取得了非常好的临床效果。牵拉成骨技术是由 Ilizarov 技术的临床实践和生物学理论不断总结发展而来的。许多研究证明细胞接受生物力学的刺激以后,许多调控骨生长的基因会出现高表达或低表达。 最近发现在细胞核内的与肿瘤有关的基因(Oncogene)c-fos 和 c-jun 在肢体延长的早期阶段有很高的表达 ,因为和 c-fos、c-jun 相关的基因与胚胎的骨发育有直接的关系,在肢体延长过程中它们的高表达进一步支持 Ilizarov 的理论,也就是牵拉成骨技术导致胚胎发育过程的某些方面在成人组织中再现。最近有研究证明,在缓慢的神经牵拉延长过程中,神经髓壳细胞也可以分泌髓核蛋白,说明肢体延长本身不但能促进骨生长,也能促进神经组织的再生。扁骨牵拉成骨如下颌骨和长骨的延长再生机制基本上是一样的。骨形成蛋白 -2,4,5,6,7 在肢体延长的早期是高表达的,直到延长停止的两个星期之后还发现有持续的表达。骨形成蛋白 -3 主要是控制和抑制其他的骨生长因子,在适当地时间和部位来停止骨的再生,骨形成蛋白 -3 的基因在骨钙化阶段,如延长停止后 2~3 周有高的表达,说明骨形成蛋白在牵拉成骨的过程中调节骨形成和骨改建的平衡。在牵拉成骨的过程中新骨的形成是迅速的,同时伴随着相对快速的骨改建以去除多余的骨痂。细胞凋亡可能是调控去除多余骨痂的机制之一,因为在延长成骨的新生骨的不同部位都能看到凋亡细胞,同时也能看到破骨细胞的活性,这提示骨细胞凋亡与骨形成和骨改变是紧密相连的 。

在牵拉成骨的过程中,缓慢牵拉的直接刺激在保持骨的形态学和结构稳定方面起到了举足轻重的作用。研究发现低张应力(2% ~8% 组织变性力)对组织有抗炎症的作用,能够抑制很多促进炎症基因的表达,如 IL-8 和 COX-2 ;但是高频率的张力(15% 组织变性力)作用在组织上就会快速促进很多与炎症相关基因的表达,如 COX-2 等,同时前列腺素的分泌也会增加 。最近一些研究提示在机械力学刺激转换成生物信息的过程中,生长因子的信号表达起到了很重要的作用,如上皮组织生长因子受体的表达在成骨细胞受到流体力作用下就会有过高的表达。综上所述,这些观察提示了一个很重要的机制,骨在高频张力牵拉的状态下会出现骨吸收和骨改建现象,而在低频和生理频率的张应力下骨的形成增加。这些理论可以解释为什么负重练习就可以刺激骨的再生和骨的矿化。在牵拉成骨的过程中,同时应用电磁场、超声波的刺激或超短波的刺激也能够促进骨的生成，因为这些治疗都可以对组织产生一些生理范围内或低频的张力刺激。

大量的文献已经证明牵拉成骨是一个与血管生成密不可分的过程，牵拉成骨能够刺激机体产生血管生成因子，如 VEGF 和 bFGF（碱性成纤维细胞生长因子）在新生骨中有高的表达。牵拉成骨不但能够在新生的骨组织中增强局部 VEGF 和它受体的表达，同时 VEGF 和受体的表达在远处的肌肉系统也出现高的表达。这些发现提示肢体延长能够引起全身的反应，如促进机体释放大量的生长因子和炎性介质、激素、干细胞等来促进愈合。在牵拉成骨过程中这些生物学层面上的调控与反馈的机制在图 13-1 中进行了概括。

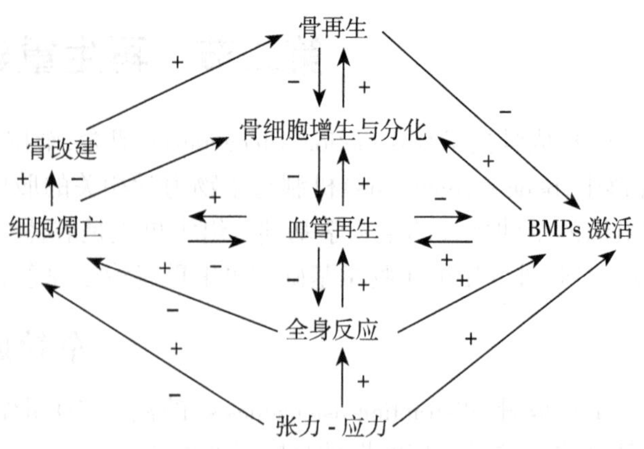

图 13-1 牵拉成骨过程中生物学层面上的调控与反馈的机制示意图

+：正反馈调控；-：负反馈调控

牵拉成骨的过程中骨形成细胞的来源，很多学者的研究认为骨膜和骨髓是骨形成细胞的主要来源。最近一个临床观察证实保持骨膜的完整性对肢体延长的成功是至关重要的。在大多数的情况下，骨膜就像一个弹性的导管一样，把新生的骨紧紧地包围着，骨膜与新生骨的骨皮质在肢体延长的早期就紧紧地粘连在一起，在肢体延长的中、晚期基本上不再改变位置。在手术过程中，如果发现骨膜的质量不好或没有可能保持完整的骨膜结构，则术者就可以预计该患者的骨形成的速度可能会减慢。由此可见，如果能够保持合适的软组织条件和进行一定的物理治疗管理，那么在牵拉成骨过程中保证骨形成质量并不是一个临床上的主要的难题。有研究报道，在接受牵拉成骨的治疗之前接受大量化疗的患者，其肢体延长骨形成的质量也未受影响，这就提示牵拉成骨是非常独特的临床手段，能够调动和促进机体自身修复和再生的潜能。

李刚等研究牵张成骨中细胞凋亡的作用，实验牵拉成骨分为中央未矿化纤维组织区、两侧矿化前沿区和新骨形成区，采用 TUNEL 标记技术对凋亡细胞进行标记发现在牵拉成骨的中央区和矿化前沿区的凋亡细胞呈高水平表达，而新骨改建主要发生在新骨形成区。还观察到在牵张成骨过程中成骨细胞进行的凋亡，可以启动破骨细胞迅速对骨小梁的改建形成编织骨的过程。在牵拉成骨过程，TGF - β_1 激活间充质干细胞，促进包括Ⅰ型胶原在内的细胞外基质蛋白的产生，直至最终的骨化，而 TGF - β_1 是关键的调节因子。研究证实：FGF-2 能促进骨形成和新骨矿化，以及促进机体释放大量的生长因子和炎性介质、激素、干细胞等来促进愈合。 基质金属蛋白酶 -3（Matrix Metalloproteinase-3，MMP-3）和胰岛素样生长因子（insulin-like growth factor，IGF）在牵张成骨的新骨形成中也起着重要的调控作用。牵拉成骨也刺激机体产生血管生成因子，如 VEGF 和 bFGF 在新生骨中有高的表达。

二、牵拉成组织理论

牵拉性组织再生（distraction histogenesis，DH）概念：国内外学者的研究证实：神经、血管、肌肉组织对缓慢牵拉与骨细胞的机制一样，有同样的适应性和再生潜能。正常成年人原本不再分裂、再生的横纹肌细胞，在缓慢牵拉过程也出现星状细胞增殖，继而分化裂为成肌干细胞，最终形成新的肌肉组织。还有研究表明，化学方面的复杂生理过程与相互影响的因素。如在缓慢的神经牵拉延长过程中，神经髓壳细胞也可以分泌髓核蛋白，说明缓慢牵拉也能促进神经组织的再生。由此可见，现代肢体延长的是组织学、生物化学，以及全身性因素相互影响的结果，其内涵在牵拉成骨的概念的基础上有了新的延伸，已经是肢体复合组织在缓慢牵拉下的再生与重建过程，即牵拉性组织再生概念，并为“再生重建”治疗理念奠定了生物学基础。

虽然牵拉成组织技术的应用使骨科的很多疑难疾病获得了良好的临床疗效，但是牵拉成组织技术并不是如此的完美。随着广泛的临床应用以及长期的术后随访，牵拉成骨技术也逐渐暴露出了自身的一些不足。如治疗周期较长，患者常常需要等待很长时间使新生的骨钙化，才能安全地去除外固定架，而且部分患者会出现骨的形成和骨的矿化延迟，或骨形成的质量较差，并发生感染及再骨折等并发症，及外固定架带来的不舒适感导致生活质量的下降等。因此，根据牵拉成骨生物学机制的研究结果，很多学者提出了一些促进骨的形成和矿化的方法。例如有控制地负重锻炼能够促进新生骨的钙化，主要是通过刺激血管再生，而骨外膜部位的新生血管的增生对于机械力学刺激比内骨膜部位的血管更加敏感。脉冲电磁场刺激能够促进骨的钙化，有报道说电磁场刺激能够减少术后到牵拉开始的等待时间，从7~10天可以降到1天，而不会影响到牵拉成骨所形成的新骨的质量。全身系统使用促进成骨的药物和激素如生长因子(Growth Hormone)、前列腺素E(Prostaglandin E)、抗骨吸收的药物如二磷酸盐也能促进骨再生。局部应用骨形成蛋白(rhBMP-2)也是有效的方法之一。然而这些方法实施起来费用昂贵，步骤繁琐，疗效得不到保证。因此，当务之急是探索一种迅速、安全、可靠、廉价的治疗方法来克服上述牵拉成骨技术的一些不足。根据人体再生潜能，应力法则，"顺势而为、因势利导"的骨外固定技术原则，实现"以尽可能小的创伤和医疗代价获取尽可能满意的疗效"的治疗策略，将更有利于患者。

三、骨再生理论

现代骨折愈合的生物学研究证明：骨折愈合是骨连续性的恢复，其与软组织损伤愈合的不同点是不遗留任何纤维瘢痕，再现胚胎原始骨发育方式，最终恢复原有骨结构和功能，确切地说应该是一种骨再生(bone regeneration)。这一研究进展，明确地阐明了骨折愈合其生物学过程与牵拉成骨机制均是一种骨再生的生物学现象，并非传统意义上骨痂愈合。骨再生包含了骨生长(osteogenesis)即骨细胞的形成过程和骨功能重建的连续性过程。骨生长是增加新骨细胞量及实现骨折端有效连接的必需的生物学物质基础，而骨功能重建是恢复骨结构力学强度的生物体自然选择的生命特征。另有实验研究和临床实践证明：骨折愈合在各个阶段由于组织形态学和骨再生进程的差异，骨结构对应力的适应性并非是恒定的，而是随骨结构逐步完善而改变的，在不同的阶段或骨再生与功能重建的进程，需有不同固定刚度和应力刺激的需求，即阶段性最佳刚度与应力刺激值。所以，骨再生与功能重建理论，科学地表述了骨折愈合的生物学和生物力学的相互依赖关系。

骨再生与重建的基础理论，已成为现代骨外固定临床实践的技术核心，对外固定器的创新，应用技术的规范，适应证的合理拓展和临床效果的提高，是举一反三的理论，具有很大的实际指导意义。

第三节 再生重建的应力法则

骨折后刺激全身和局部的生物化学反应，激活生长因子，促进组织的适应性。生物学反应是骨折愈合的基础，没有生物学反应，骨折愈合就无法进行。在原始骨痂形成后，进入骨生长及骨功能重建阶段，骨再生过程表现出的适应性，是一种新的功能对应力的适应过程，即骨的形态结构如何随着用于骨应力而变化。骨的功能适应性，不仅表现在骨的几何特征与力学特征上，且在骨组织的成分上也表现出来。这个适应过程的反馈路线是开放的，与外环境(恢复结构与力学生物学环境的关系)的关系极大，不仅可以干预，而且是生物学反应和骨生长与骨功能重建的必需和自然规律。

(一) 骨折适应性刚度

我国学者根据骨胚胎原始发育方式的生物学特征，以Wolff定律、Pauwels理论和骨对应力适应性理论为依据；以骨外固定的技术特征为条件，结合多年的临床经验，总结了外固定器条件下骨折固定刚度的特点；在传统固定刚度的基础上，提出了适应性固定刚度的概念。通过20多年的临床应用，在5000多例复杂性骨折、骨不连、肢体延长的临床实践，适应性固定刚度为实现理想的临床效果，起到了很好的指导作用。从理论上讲，适应性固定刚度与骨愈合的力学强度之间有一种交叉曲线关系，即固定的刚度随着骨力学强度的增加而降低，骨力学强度随着固定刚度的降低而增加的一个渐变的动态过程。坚强固定、轴向弹性固定、综合弹性固定和平衡固定之间的变更，并非是绝对的阶段性关系，而是一个连续的和渐变的过程。所以在临床实践中必须因情而定、因势而变。但理想的适应性固定刚度，只能在固定装置实现智能化后才能真正可行。目前，为了便于适应性固定刚度的临床实施，根据不同阶段的生物学特征和不同固定刚度的力学特点，有选择地分阶段应用；在骨折早期实施坚强固定，以维持骨的连续性和稳定性，为软组织修复、血运重建提供稳定的环境，为早期的功能锻炼提供可能；中期提供轴向和综合应力刺激的弹性，增加骨界面和荷载能力，促进骨再生的速度；后期，提供平衡固定，使骨功能适应多种应力，完成骨结构优化的重建，防止功能状态下的应力性骨折。

骨折适应性固定刚度，就是外固定器在维持骨折复位稳定性的同时，按照骨胚胎原始发育方式，充分利用骨对应力的适应性控制、调整骨的生长与吸收，促进骨折愈合的进程，完成骨功能的优化重建，直至骨愈合恢复到最完善的程度，即“因势利导”为骨折提供“顺其自然”的阶段性最佳力学环境的自然法则。

（二）张应力原理

牵伸速度个体化：牵伸指数包括肢体（骨）延长指数、软组织牵伸指数和畸形牵伸矫治指数——骨延长指数或延长速度（详见第五节）。

第四节 微创意识

传统的微创概念，是指采用有创方法，治疗同一疾病，与取得相似疗效的创伤比较，追求最大限度控制损害，以最小侵袭和损伤，达到最佳临床疗效的现代外科理念。微创概念，在创伤骨科和矫形骨科领域主要是指应用内固定和骨外固定时，因手术操作所造成创伤的大小和对血供的影响程度。骨外固定的发生与发展即是对微创概念的追求与完善，其方法本身与机体组织的接触仅是针状半植入式，操作时无需广泛的组织切开、剥离和显露，甚至不显露；主要器械置于体外，植入机体组织的非生理性材料总量极低，在体内留置的时间与内固定相比要短；大部分手术操作处在相对的组织封闭空间内完成，产生的创伤和干扰极小，以及比其他内固定方法更有利于血供保护等优势。所以，骨外固定更能体现微创概念的本意，而在创伤骨科和矫形骨科领域，受到更多重视。特别是再生重建理念的形成和骨外固定技术的创新，又赋予了微创意识新的内涵、延伸与发展。微创意识与再生重建理念的融会贯通，以充分利用组织再生潜能，实现骨折愈合、畸形矫正和肢体延长的技术特征，进一步完善了微创意识的内涵及技术原则，对临床效果的提高，具有一定实际指导意义。微创意识是指，以患者为中心，以更小的创伤（或无创）和医疗代价，实现尽可能满意疗效为终极目标的技术概念和技术原则。

骨外固定是体现微创意识较为全面的一种方法，但就骨外固定方法本身的操作而言，可因穿放钢针、骨折复位、截骨术等需要进行皮肤切口；穿放细钢针和关节牵伸矫形虽然不用切口，但也有微细创伤或潜在损伤的可能。如果“粗取滥用”即使应用骨外固定，如大切口、大显露的骨折复位和截骨术；骨与关节畸形矫治时的广泛的软组织松解术等，既不符合传统概念上的微创原则，更有违于现代微创意识的基本原则。

骨外固定微创意识是广义的，并非仅仅是手术切口和创伤的大小问题。就整体手术操作而言，创伤有的是可视的，有的只是感知的，有的是直接的，有的是间接的，有时术中即可发现（如刺伤性神经损伤、浅表血管损伤），有时术后发现（如牵拉压迫性神经损伤、蚀性血管损伤），有时在中后期，乃至拆除外固定器后发现；技术上既有原则性的，也有很大的灵活性。因此，仅仅用凭借手术切口的大小来评判微创是片面的，只有强化微创意识，树立一种“以更小的创伤，最大限度保护血供、更小的生理干扰，以实现更佳疗效”为目的的微创意识，显得比只追求以小切口或多个小切口的微创更具实际意义。骨外固定微创意识，在充分体现微创给患者带来更大、更多利益为原则，“融会”再生重建理念的同时，使小切口或微切口不断在向无切口的延伸进程中，已有了实质性的进展，初步树立一种由微创向无创延伸的意识和原则，如原本需要开刀的骨与关节疾病，不开刀也能治愈；治疗某些骨病不用手术切口，病灶处无创伤，应用穿针外固定即可达到治疗目的；四肢长骨闭合性骨折，应用多杆连动外固定器即可实现优良的骨折复位与固定；某些骨不连，断端不用清理、不用不植骨，应用骨外固定加压固定、中和位固定和骨痂牵拉技术，即可治愈；应用骨外固定跟腱牵伸术治疗足下垂，也无需切开；应用关节牵伸术治疗膝关节屈曲畸形，无需软组织松解；截骨延长与加压固定不仅可以修复大段骨缺损，可同期治疗感染性和皮肤缺损等。

最小创伤——以最小的生理、心理干扰的微创原则指导下，提倡“能不切口就不切口”的无创原则；需要切开尽量采用小切口或微切口的原则；如闭合骨折可选用具有整复功能的外固定器进行骨折整复固定：矫治挛缩性关节畸形时，能应用逐步牵伸较重的，不进行肌腱延长和软组织松解手术；肢体延长，为避免足下垂需进行跟腱延长者，应实施骨与软组织同步延长技术等；截骨矫形时，应尽量使用小切口线锯和钻孔截骨技术；以及外固定器构型要个性化，简便有效，适应部位，方便生活自理和功能训练。钢针布局要精心设计，以巧力取稳，如全针与半针结合应用和干骺端以全针为主，骨干使用半针的原则。钢针直径能细勿粗，穿针位置尽可选择远离神经血管和肌腹部等技术原则，最大限度减少因治疗造成的手术创伤和血供破坏，避免术后因使用不当而造成的肢体血运障碍。尽可能及时消除不利于骨折愈合和功能康复的潜在因素(参见第六章第八节)。

第五节　个性化原则

强化应用技术的个性化，是评价医生能否在临床实践充分发挥技术优势的标准之一。技术的利与弊，是所有技术的另一个特征，唯一不变的是“技术是由人掌握使用的”。因此，充分发挥技术价值，是掌握技术的人，而个性化技术原则是趋利避害，充分发挥技术优势的关键环节。骨外固定是个性化极强，变化无穷的一种骨科技术，除了严格适应证外；病理特点、不同部位、治疗目的、不同阶段，以及固定方式、器械构型、钢针布局、牵伸速度等均有一定的个性化特点。但目前，尚难以根据复杂情况，制定个性化技术实施细则供临床应用，而只有按照“用其长、弃其短”的基本原则，尽可能发挥骨外固定的技术优势，减少并发症的发生，使治疗效果更加满意。

(一) 固定方法的个性化

骨外固定多数情况下可以单独应用或全程应用，但在某些情况下与带锁髓内钉、简单内固定等方法，按照用其长、弃其短的原则，结合应用、阶段应用等，可能是体现微创意识和好的选择。

1. 分别应用—择长弃短　如严重开放性胫骨骨干简单骨折，在早期可以利用骨外固定实施架空创伤处的固定方式，既可有效稳定骨断端，又便于伤口处理和减少感染概率；在伤口愈合和肿胀消退后，更换髓内钉固定，可能更为合理；如果是严重开放性、粉碎性胫骨干和干骺端骨折，全程应用骨外固定治疗的安全性和疗效的确切性，要比内固定显得更有把握；对多发骨折或多发伤骨折，可根据全身和不同部位的骨折类型，分别选用外固定器，带锁髓内钉，钢板固定方法，发挥不同固定方法的优势，在对尽快对骨折进行及时有效的稳定的同时，也可缩短手术时间，减少出血和生理功能的干扰。

2. 结合应用—取长补短　当一种方法不足以完全控制骨折移位时，可同时采用另一种方法以弥补其不足。如骨外固定结合简单内固定，既使固定更加可靠，又可简化骨外固定。这一原则已在临床有更多的应用，如简单内固定螺钉与外固定结合，在四肢骨折中已得到很好的应用，如螺旋、斜形、蝶形骨折；带锁髓内钉与外固定器治疗骨缺损，以及进行肢体延长中的应用；治疗关节骨折时，在骨折解剖复位后应用螺钉内固定实施骨折局部固定，然后应用骨外固定实施超关节的牵伸、动态和弹性的整体固定，实现整体与局部的稳定与协调，并维持适度的关节间隙。术后即可进行早期关节活动，减少关节骨折的并发症，为骨折愈合和关节功能的康复创造更有力的条件。

3. 阶段应用—以长代短　意在根据骨折在不同阶段的主要矛盾，及时更换更为妥当的固定，以代替已不起积极作用，或不利于肢体功能康复和正常使用的方法。如应用骨段延长与加压固定治疗感染性骨折的后期，骨折断端愈合迟缓，确认感染彻底治愈后，更换带锁髓内钉固定也是一种理想的选择；钢板固定发生钉板松动与骨不愈合，拆除钢板改用外固定加压固定或中和位固定，实施适应性固定刚度的应力法则，也可使骨折满意愈合，若勉强再次使用内固定即有可能使伤情更加复杂，造成肢体短缩的现象。

(二) 构型的个性化

外固定器构型的个性化，是指以简便有效，方便生活自理和功能训练的外固定器构型。就创伤骨科而言，不同年龄、不同部位、不同骨折类型所需固定的力学环境不尽一样；就一个部位的不同骨折类型而言，对固定的构型也有很大差别。在初用时即可参考以下因素选择构型，熟练后即可实现“器随心转”的自由程度。

1. 根据治疗目的选择构型　外固定器有骨折固定、骨段延长、肢体延长、矫形矫正以及联合功能，选用时应以治疗目的选择相应功能的构型（图 13-2）：如治疗骨折的构型以固定功能为主（A）；治疗缺损的构型需要有固定、骨段或肢体（骨）延长及加压固定的功能（B）；矫治关节畸形的构型，要能实施跨关节固定配有关节器与弹性前生装置，能实施动态弹性牵伸的功能（C）；肢体延长时应选择跨关节固定实施骨与软组织同步延长和关节弹性动弹牵伸功能的构型（D）。

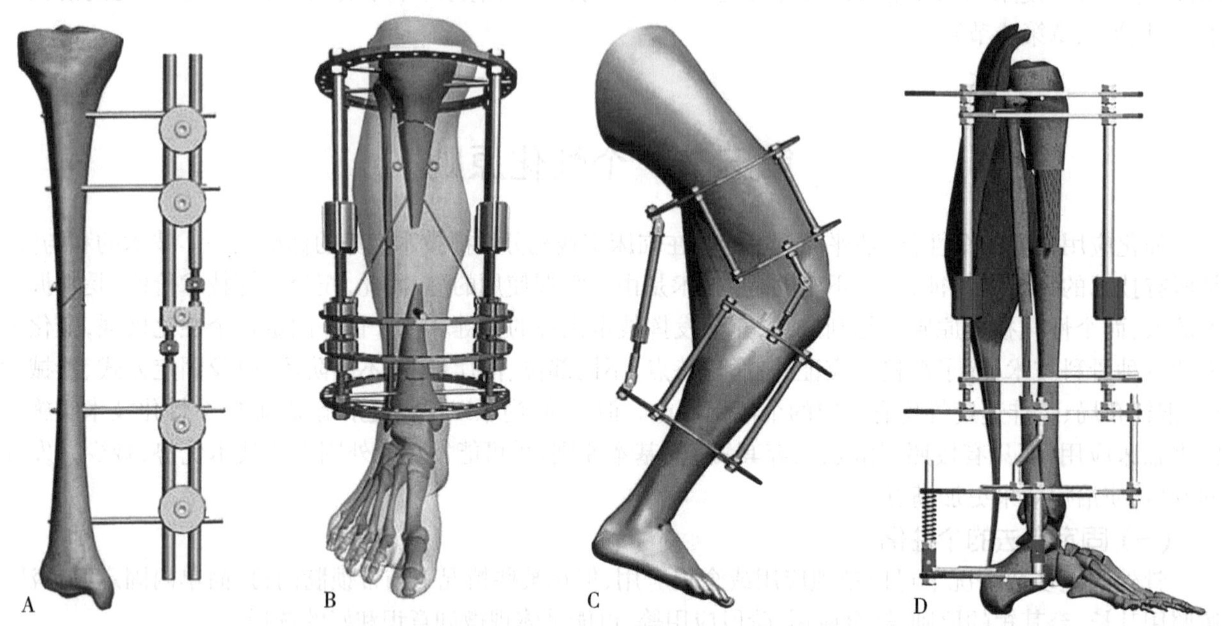

图 13-2　用于治疗骨折固定、治疗骨缺损、矫治膝关节屈曲矫形和小腿同步延长的外固定器构型

2. 不同骨折类型的构型要求　治疗简单（稳定）骨折时可选用单侧骨外固定器（必要时结合简单内固定）。治疗复杂（粉碎、多段）骨折时要用力学性能好的环式构型。

3. 治疗部位不同的构型要求　用于小腿的构型尽可能选择半环式或全环式构型，大腿可选用单侧构型或环式三角构型。上肢的构型可以简便一些，如尺桡骨骨折使用单侧构型，肱骨可以用半环三角式构型。

4. 年龄与体形差别的构型要求　青壮年肌肉发达或肢体较粗的尽可能选择环式、半环式和环式三角式的血供。老年、儿童和体格瘦小者，可用简单一些的构型。

5. 不同治疗阶段的构型要求　治疗早期的整体构型要紧固一些，在中后期可适当较少某些次要构件，降低固定刚度和方便功能训练，必要也可更换更为合理的固定方式。

（三）技术概念的个性化

随着骨外固定应用技术的完善与规范，提出了一些个性化技术概念及相应的原则，以使操作规范化，疗效标准化，便于学术交流和技术推广。有必要使比较成熟的，新的技术概念加以规范，避免因概念混淆，误解乱用而影响疗效。

1. 骨延长的概念（骨痂牵伸术，callotasis）　骨延长是指截骨后在两骨端上穿针，通过延长器上的延长装置逐步骨长度逐渐增加，因为骨长度增加的同时肢体长度也随之增加。临床应用骨延长术可以进行小幅度肢体长度，延长率在 20% 以下是安全的。如果与现代肢体延长而混淆，实施大幅度肢体延长（延长率 > 20%）有可能发生艰难性后果。如关节脱位、关节僵直、新骨畸形、关节软骨损害等。

2. 肢体延长的概念　是指在肢体延长骨的两段与跨越远端关节的骨上穿放钢针，通过延长装置使肢体骨与软组织长度同步增长，以及关节的动态、弹性牵伸，以达到肢体各种组织同步延长的技术，称为肢体延长术。正确使用，即可以实施安全大幅度的肢体延长。现代肢体延长概念应包括：①肢体的骨与软组织在同一张应力下同步生长;②延长骨的功能与关节功能同步恢复;③肢体长度的增加与功能恢复的目的相一致。

3. 骨段延长的概念　是指在一骨折段截骨后,安放骨段延长加压固定器,对截骨段进行缓慢延长,使两骨缺损间隙逐渐缩小,直至两骨折端接触的方法,称为骨段延长与加压固定术。临床上治疗长骨的骨缺损。

4. 骨横向牵伸的概念　骨横向延长是指在长骨的进行纵向截骨,穿针固定后,应用外固定器的侧方牵伸装置的逐步牵伸,使骨直径逐渐增加。骨横向牵伸技术,主要用于下肢血运障碍性疾病,如脉管炎、细骨径增粗以及肢体直径的增粗。

(四) 牵伸速度个性化

延长指数(牵拉量 /d)与频率(次数 /d),决定骨再生的生物模式和延长质量,是决定疗效和并发症多少的直接因素,也是人们用以调控的骨再生最有效的技术环节。Ilizarov 等提出 1mm/d,分 4 次完成的延长方式,是公认的骨延长指数而被广泛应用。但在临床实践中仍有骨不连、延迟愈合等并发症发生。因为不同病理特点、不同年龄、体质差异等因素,会成为影响骨再生的因素。因此,根据患者年龄、截骨位置、病理特点、新骨生长情况、不同延长阶段、牵拉反应、延长比例和有无髓内针等情况,实施个性化延长速度,有利于减少生长缓慢、骨不连、延迟愈合等并发症的发生。个性化延长速度是指以 0.5~1mm/d,平均 0.7mm/d,分 4 次完成的延长指数。另外,在延长的不同阶段,还要根据骨生长综合指标的评价,对延长指数进行调整,而不是始终不变。

第六节　同期治疗原则

骨科临床中,一侧肢体有多个问题;一个部位与邻近部位问题共存,以及双侧肢体多个问题等情况,并非偶然。传统治疗原则大多主张分期,分部位的治疗原则。这一原则有安全性和易行性,但由于多次手术,不仅给患者增加痛苦,也会增加相应的医疗代价。以再生重建治疗理念,微创意识为准则,发挥骨外固定优点,根据具体病理特点,实施同期治疗原则。如截骨延长与加压固定治疗骨缺损,甚至同期治疗感染性骨与皮肤缺损;骨段延长与加压固定及跟腱牵伸术,治疗伴有足下垂的胫骨骨缺损;多段截骨加压固定,治疗一侧或双侧下肢长骨的严重弯曲畸形;截骨延长与加压固定治疗膝关节内翻与小腿短缩畸形;骨段与皮肤延长,可同期治疗感染性骨与皮肤缺损(图 13-3)。

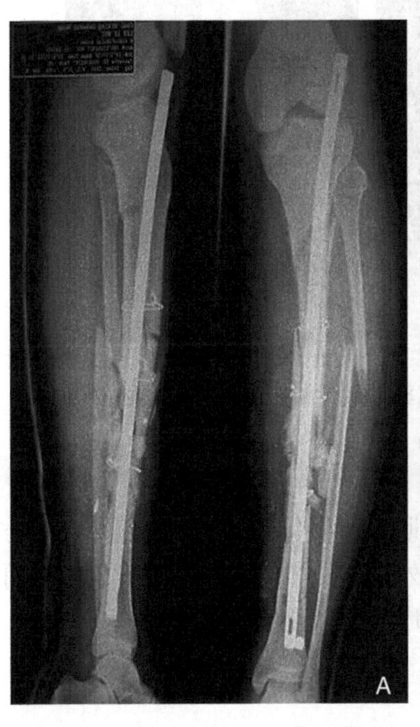

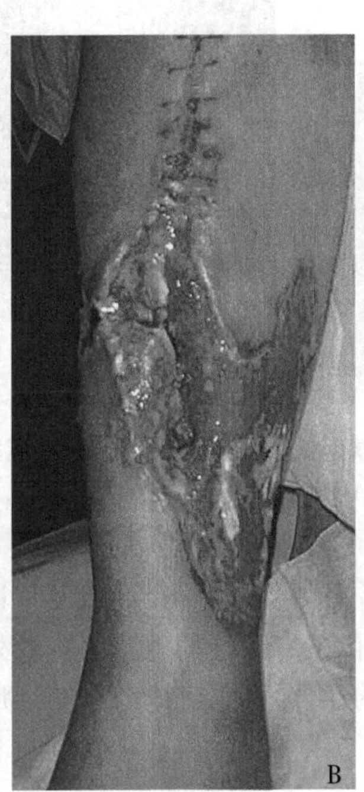

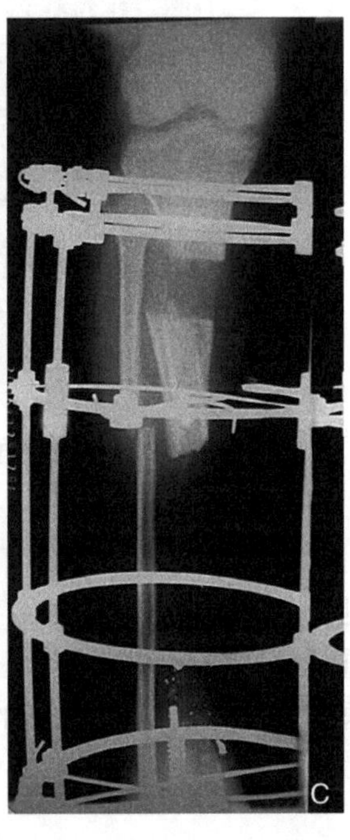

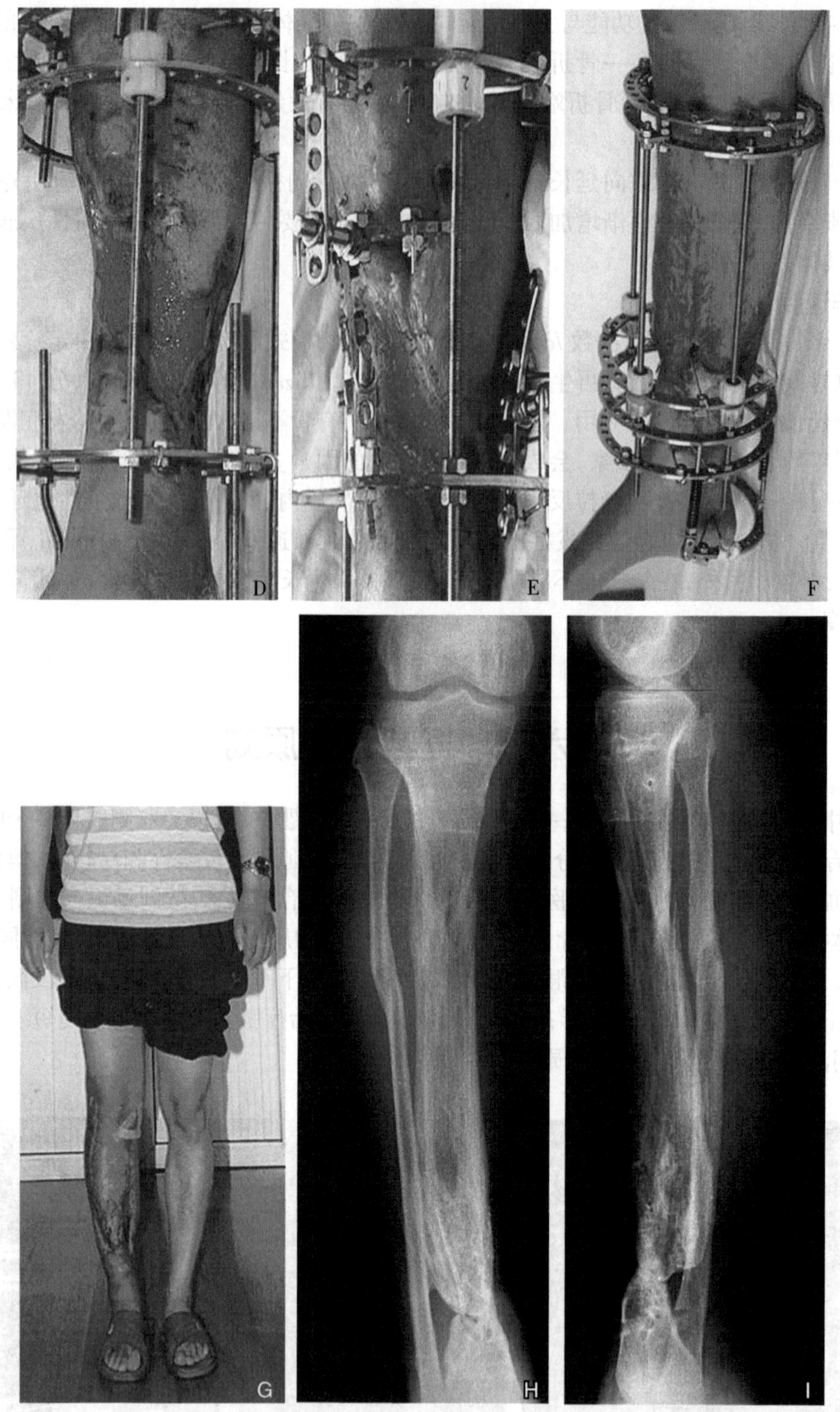

图 13-3 骨段与皮肤延长同期治疗小腿开放性、感染性胫骨骨折的骨与皮肤缺损
A-B. 治疗前;C-F. 治疗中;G-I. 治疗结束

骨段延长与跟腱牵伸,同期治疗骨缺损与足下垂;以及早期进行肢体短缩、延期截骨延长方法,也为治疗小腿严重开放性、粉碎性骨折,提供了一种新的思路等。骨外固定同期治疗原则,不仅安全可行,减少手术次数和医疗代价,也可减少患者的痛苦,可以获得与分期治疗同样或更加满意的疗效。

第七节　再生重建的临床意义

传统骨科技术在创伤很小的情况下，手术操作过程中不切口或小切口，难以对各种复杂的骨折、畸形和疑难骨病实施有效的治疗。以 Ilizarov 技术为代表的现代骨外固定技术，既是萌发组织再生自然重建理念的本源，又是最大限度符合组织再生自然重建理念的骨科技术，患者在治疗过程中可以行走活动与生活自理，治疗结束后基本不留切口瘢痕。由于此种治疗骨科疾病的方法不用输血，不需要价格昂贵的高顶尖设备，很少用抗生素，不需二期手术取内固定物，避免了传统手术方法易发生的切口感染、钢板断裂、关节强直等并发症，真正实现了以组织再生与自然重建理念治疗疾病的目的。Ilizarov 技术和张力 - 应力法则被认为是 20 世纪矫形外科的里程碑之一。牵拉成骨技术已成功应用到了骨科、小儿外科、口腔颌面外科、整形美容外科、神经外科等领域。在俄罗斯和东欧国家的大部分医院，Ilizarov 技术和张力 - 应力法则是治疗创伤骨折及骨科疾病的常规方法，在北美和欧洲的大部分医院它也是治疗一些疑难疾病的首选方法。

一、临 床 应 用

四肢长骨骨缺损（bone defect）一直以来都是困扰骨科医生的难题，尤其是大于长骨长度 30% 以上的大段骨缺损。流行病调查显示：由外伤、感染、肿瘤切除等造成的骨缺损十分常见，尤其肢体创伤所造成骨缺损的发病率更高达 10%。近年来，随着工业、交通业的迅速发展，高能量外伤尤其是四肢的严重外伤逐年增多，且伤情严重复杂，导致了四肢骨缺损更高的发生率。另外原发骨肿瘤发病率为 2~3/10 万人，大约占全部肿瘤的 6.2%，而继发骨肿瘤的发病率是原发肿瘤的 30~40 倍，按我国 13 亿人口估算，因骨肿瘤切除造成大段骨缺损的患者就有上百万。此外，因骨髓炎、骨不连等原因造成四肢长骨骨缺损及软组织缺损的患者数量也是相当大。这些因外伤、感染、肿瘤切除等造成骨缺损的患者常常反复多次就医，对患者造成了极大的心理负担和巨大的经济损失，不但严重影响患者生活质量，而且耗费大量的医疗资源，为家庭和社会带来沉重的经济和社会负担。因此，如何能迅速、安全、有效地修复骨缺损已日益受到医学界和社会的重视。

造成四肢长骨骨缺损的原因有很多，例如开放性骨折、骨髓炎、骨不连、骨肿瘤等。目前，骨外固定和内固定结合自体骨移植治疗骨缺损已被广泛应用，但这些传统的治疗方法，治疗周期长，骨矿化和重塑缓慢，感染及再骨折发生率高，并且有可能发生骨不连、肢体短缩、关节功能障碍等并发症。因此，探索骨愈合机制并在此基础上寻找新的治疗方法一直是医学界的热点之一。随着牵拉成骨技术的不断成熟和完善，以及近些年来生物材料的飞速发展，为改进四肢长骨骨缺损的治疗方法奠定了坚实的基础。骨的再生重建理念，是在对牵拉成骨技术生物学的基础上，以及临床实践中对人体自身再生潜能的认识与观察，提出的一种骨外固定治疗理念。

二、应 用 策 略

牵拉成骨技术（DO）概念、牵拉性组织再生（DH）概念和骨折愈合及生物力学等方面的基础研究进展，初步揭示了骨与神经、血管和肌肉等组织在一定的张力 - 应力刺激下，进行缓慢牵拉，肢体组织细胞可以发生分裂、增殖等类似胎儿生长发育的再生与重建的生物学现象，科学地验证了人体组织在一定应力环境下的再生潜能，为临床应用奠定了良好的生物学、力学生物学理论基础，对指导临床实践、技术创新和创造性发挥，提供了科学依据。根据再生重建治疗理念，充分利用组织再生机制，以无创或微创技术概念，因势利导的骨外固定技术原则，作为手术方案的设计策略：能再生重建的就不进行组织移植（骨、皮瓣等），避免使用永久性人工“产品”；能用自体原位再生重建的，不用异体材料重建等。如对大段骨延长采用同步延长骨与相邻的肌腱、韧带，采用跨关节固定弹性牵伸，最大限度保证关节活动。充分体现人体再生潜能与骨外固定技术原理的自然融合。整体治疗策略的制订应考虑以下问题：

1. 最大限度利用人体自身的再生潜能，进行骨折治疗，畸形矫治、肢体延长和骨缺损、皮肤等组织的修复性治疗。

2. 无创观念　如应用六连杆外固定器逐步整复技术对骨折进行无创复位；对非骨性畸形的足下垂、膝关节屈曲畸形、伸直位僵硬可以进行逐步矫治；对骨不连可以用加压固定或适应性刚度等无创技术治愈。

3. 无供区观念　应用原位再生，无需"拆东补西"，如应用皮肤牵伸术修复肢体皮肤缺损无需皮瓣供区；治疗骨不连、骨缺损等无需应用自体骨植骨。

4. 无异体人工材料植入　治疗骨不连、骨缺损也无需任何人工骨、异体骨或干细胞移植；以及无人工替代性置换，如治疗髋关节疾病，无需进行人工关节置换。

5. 避免二次手术，体内不存留异物，无需二次手术取出。

根据上述要求，骨外固定微创意识的动态和不断延伸的思维模式，在组织再生、力学原理和骨外固定条件下，可以从不同方面，充分利用再生重建理念，在创伤骨折、四肢骨与关节畸形，骨折疑难病和肢体短缩的治疗加以体现。当今的带锁髓内钉和钢板内固定很难充分体现再生重建理念，但也可以在微创和保护血供的方面加以体现。

三、再生重建对医疗模式的启示

再生重建治疗理念，从组织再生潜能、应力法则、微创意识、个性化原则、骨外固定、更低代价、疗效满意、医患不二等与医疗技术与服务相关基本概念，还从生命医学、医学科学、临床科学、自然科学、医学哲学、功能适应性、思维模式和医患关系等不同层面，探讨了治疗技术的自然特性、最终疗效的必然性。在凸显医生的智慧、良心与责任的同时，又强化了医患潜能在治疗与康复过程的地位与价值。治用并举、用练结合和及时发现，正确处理的治疗理念，使患者认识到自身在医疗中的自身价值，提高配合能力，增加对疗效的认同感，体现"医患不二"与和谐共赢的医疗服务模式。新医疗模式在实施过程，不仅使以往诸多被视为"不治之症"的残疾肢体恢复了功能，也为创伤骨科、矫形骨科、骨肿瘤切除等骨科疾患，特别是疑难骨病的治疗，提供了新的服务术理念和无限的发挥空间。实践证明：骨外固定治疗过程和相应的医疗代价也相对较其他方法为低，与我国实际的医疗国情相适应，在有限医疗资源的情况下，使其健康发展和积极推广，将利于以患者利益最大化的医疗思维模式的创建。

第八节　小　　结

综上所述，生命的特征是自然性，骨外固定融组织再生、微创意识、骨外固定、临床实践、功能适应，以及国人智慧于一体，形成了新的医疗思维模式。再生重建的基础理论、技术原理和方法，符合组织再生、因势利导、功能适应、再生重建的法则，揭示了骨外固定简知易从的原理与特征，对临床医生具有很好的实际指导意义。再生重建治疗理念，既是一种技术原则、新医疗思维模式，也是一种学术思想，可以贯彻在复杂骨折，畸形矫正，疑难骨病，以及肢体短缩的治疗方案的制订，局部与整体、器械的选择、手术的操作、术后的管理，直至功能康复治疗的全过程，以完美的方式符合：以最小组织损伤，最少痛苦小，获得最佳疗效的治疗原则，不仅体现了以人为本的诊疗理念，也充分体现了调动生命自然性在与疾病抗争过程中积极的一面，为评价治疗方法科学性、疗效的持久性。骨外固定还有很多问题有待于深入研究，临床应用范围也有很大的创新空间，特别是组织再生医学和力学生物学的相关性研究，还有待深入，以进一步支持临床实践。我国仍是一个发展中国家，有数倍于俄罗斯的人口，复杂骨折、疑难骨病、四肢畸形等肢残患者有数百万之多，绝大多数是骨外固定的适应证，不可能普遍应用现代高新医疗技术进行医治，积极推广骨外固定技术是国情的需要，但仅凭少数医院开展远远满足不了世纪需求。现代骨外固定，仍有很多需要研究的问题和创新的空间，需要更多的科技投入和立志奉献骨外固定事业的科技、临床工作的参与，技术普及还有待学术界更多重视和支持。

（李　刚）

参考文献

1. Ilizarov GA.Transosseous osteosynthesis-theoretical and clinical aspects of regeneration and growth of tissue. Berlin:Springer-Verlag,1992,137-257
2. Kocaoglu M,Eralp L,Sen C,et al. Management of stiff hypertrophic nonunions by distraction osteogenesis:a tale of 16 cases. J Orthop Trauma,2003,17:543-548
3. Aronson J,Shin HD.Imaging techniques for bone regenerate analysis during distraction osteogenesis. J Pediatr Orthop,2003,23:550-560
4. Matsumoto K,Nakanishi H,Kubo Y,et al. Advances in distraction techniques for craniofacial surgery. J Med Invest,2003,50:117-125
5. Rhee ST,Buchman SR.Pediatric mandibular distraction osteogenesis:the present and the future. J Craniofac Surg,2003,14:803-808
6. Lewinson D,Rachmiel A,Rihani-Bisharat S,et al. Stimulation of Fos-and Jun-related genes during distraction osteogenesis. J Histochem Cytochem,2003,51:1161-1168
7. Hara Y,Shiga T,Abe I,et al. P0 mRNA expression increases during gradual nerve elongation in adult rats. Exp Neurol,2003,184:428-435
8. Yazawa M,Kishi K,Nakajima H,et al.Expression of bone morphogenetic proteins during mandibular distraction osteogenesis in rabbits. J Oral Maxillofac Surg,2003,61:587-592
9. Li G,Berven S,Simpson AHRW,et al.Expression of BMP-4 mRNA during distraction osteogenesis. Acta Orthop Scand,1998,69:420 -425
10. Li G,Bouxsein ML,Luppen C,et al. Bone consolidation is enhanced by rhBMP-2 in a rabbit model of distraction osteogenesis. J Orthop Res,2002,20:779-788
11. Li G,Dickson GR,Marsh DR,et al. Rapid new bone tissue remodelling during distraction osteogenesis is associated with apoptosis. J Orthop Res,2003,21:28-35
12. Agarwal S,Long P,Seyedain A,et al. A central role for the nuclear factor-kappaB pathway in anti-inflammatory and proinflammatory actions of mechanical strain. FASEB J,2003,17:899-901
13. Ogata T.Increase in epidermal growth factor receptor protein induced in osteoblastic cells after exposure to flow of culture media. Am J Physiol Cell Physiol,2003,285:C425-432
14. Kesemenli CC,Subasi M,Kaya H,et al. The effects of electromagnetic field on distraction osteogenesis. Yonsei Med J,2003,44:385-391
15. Chan CW,Qin L,Lee KM,et al. Low intensity pulsed ultrasound accelerated bone remodeling during consolidation stage of distraction osteogenesis. J Orthop Res,2006,24:263-270
16. Hu J,Zou S,Li J,et al. Temporospatial expression of vascular endothelial growth factor and basic fibroblast growth factor during mandibular distraction osteogenesis. J Craniomaxillofac Surg,2003,31:238-243
17. Hansen-Algenstaedt N,Algenstaedt P,Bottcher A,et al. Bilaterally increased VEGF-levels in muscles during experimental unilateral callus distraction. J Orthop Res,2003,21:805-812
18. Kaspar D,Neidlinger-Wilke C,Holbein O,et al. Mitogens are increased in the systemic circulation during bone callus healing. J Orthop Res,2003,21:320-325
19. Tselentakis G,Kitano M,Owen PJ,et al. The behaviour of the periosteum during callotasis. J Pediatr Orthop B,2003,12:277-283
20. Gravel CA,Le TT,Chapman MW. Effect of neoadjuvant chemotherapy on distraction osteogenesis in the goat model. Clin Orthop,2003,412:213-224
21. Stricker A,Schramm A,Marukawa E,et al. Distraction osteogenesis and tissue engineering—new options for enhancing the implant site. Int J Periodontics Restorative Dent,2003,23:297-302
22. Cho BC,Moon JH,Chung HY,et al. The bone regenerative effect of growth hormone on consolidation in mandibular distraction osteogenesis of a dog model. J Craniofac Surg,2003,14:417-425
23. Li M,Ke HZ,Qi H,et al. A novel,non-prostanoid EP2 receptor-selective prostaglandin E2 agonist stimulates local bone formation and enhances fracture healing. J Bone Miner Res,2003,18:2033-2042
24. Little DG,Smith NC,Williams PR,et al. Zoledronic acid prevents osteopenia and increases bone strength in a rabbit model of distraction osteogenesis. J Bone Miner Res,2003,18:1300-1307
25. Kokoroghiannis C,Papaioannou N,Lyritis G,et al. Calcitonin administration in a rabbit distraction osteogenesis model. Clin

Orthop,2003,415:286-292

26. Hamdy RC,Amako M,Beckman L,et al. Effects of osteogenic protein-1 on distraction osteogenesis in rabbits. Bone,2003,33:248-255
27. Wu CC,Chen WJ.Tibial lengthening:technique for speedy lengthening by external fixation and secondary internal fixation. J Trauma,2003,54:1159-1165
28. Moore DC,Leblanc CW,Muller R,et al. Physiologic weight-bearing increases new vessel formation during distraction osteogenesis:a micro-tomographic imaging study. J Orthop Res,2003,21:489-496
29. Fredericks DC,Piehl DJ,Baker JT,et al. Effects of pulsed electromagnetic field stimulation on distraction osteogenesis in the rabbit tibial leg lengthening model. J Pediatr Orthop,2003,23:478-483

14

第十四章 骨折不愈合

FRACTURES AND JOINT INJURIES

一、影响骨不愈合的因素……326
（一）影响血运的因素……326
（二）固定存在的问题……326
（三）感染……327
（四）其他假说……327
（五）骨折不愈合的周身因素……328
二、骨折的病理分型……328
（一）肥大型……328
（二）萎缩型……328
三、骨折不愈合的治疗……329
（一）骨折不愈合的内固定……329
（二）植骨和植入其他诱导成骨的物质……330
（三）电刺激治疗……338
（四）骨缺损的治疗……339
（五）截肢和安装义肢的适应证……341
（六）高能震波治疗骨不愈合……342
（七）低强度脉冲超声促进骨折愈合……343
四、作者推荐的治疗方法……343
（一）延迟愈合……344
（二）萎缩型不愈合……344
（三）肥大型骨不愈合……344
（四）假关节的治疗……344
（五）骨缺损的治疗……344
（六）感染性骨不愈合……344
（七）骨折不愈合合并畸形……344
（八）骨折不愈合合并关节僵硬……345

骨折不愈合常是多种因素引起，临床上常见如骨折端的血运障碍、固定存在问题、感染等因素，骨不愈合的类型，大体可分为具良好血运和成骨能力的肥大型和血供不良，缺乏成骨能力的萎缩型骨不愈合。治疗应依据骨不愈合的类型、是否有骨缺损、有无畸形、周围软组织的条件、是否合并感染、邻近关节功能的状况，下肢更应考虑肢体是否等长等因素，个性化的选择治疗方法。

骨折愈合是骨再生使骨结构得以重塑的过程，它可以是骨内愈合、骨膜愈合或两者均有之。骨折不愈合是指骨折修复过程完全停止，不经治疗则不能发生骨性连接者，临床上最肯定的体征就是骨折端之间的异常活动。延迟愈合是指骨折后超过一般正常愈合时间，骨端无明显硬化及髓腔闭塞，骨端无明显吸收及间隙，周围也无连续骨痂生长。不同条件的骨折，即使在同一部位，愈合时间可以有很大差别，因此，确定骨折是延迟愈合或不愈合，主要依据临床症状和X线表现，视其愈合的发展而定，时间只应作为参考。

我院通过520例骨折不愈合和延迟愈合病例分析，多见于男性和青壮年，男与女之比为3∶1，21~50岁病例组占85%左右，这与男性青壮年从事体力劳动和较多的受伤机会有关。骨折不愈合和延迟愈合在长骨干分布的顺序是前臂、胫骨、肱骨和股骨。在各长骨干中，前臂下1/3、股骨中1/3、胫骨下1/3和肱骨下 1/3 最多见，与国外文献报道略有不同(表 14-1)。

表 14-1 各作者骨折不愈合病例分布比较

作者	病例数	股骨	胫骨	肱骨	尺桡骨	锁骨	其他部位
Okhotsky(1978)	197	51	88	27	31		
Rosen(1979)	102	35	26	22	16	3	
Muller(1979)	114	31	51	14	9	9	
作者(1986)	520	77(11)	129(24)	104(11)	189(25)	4	17

(括号内数字为延迟愈合骨折，其他部位包括非长骨干部位骨干骨折)

一、影响骨不愈合的因素

一个部位的骨折不愈合是受多种因素影响，除周身因素外，取决于骨折部位血运的状况，骨折类型，原始的治疗，尤其是与固定的好坏和是否有感染等因素有关。

(一) 影响血运的因素

1. 受伤暴力 直接暴力损伤多见于间接暴力，上肢以机器绞伤为主，下肢以压砸伤多见。直接暴力损伤常易造成骨折周围软组织的严重损伤，在胫骨更易造成开放性损伤，与闭合损伤之比为 2.79∶1。

2. 骨折类型 以粉碎和蝶形骨折较多，占 60.7%，并有部分病例合并有血管神经损伤。由于周围软组织的严重损害，可影响骨折端周围的血液供给。研究表明，骨膜的细胞具有繁殖和在骨折部形成骨痂的能力，而骨膜的血液循环阻断或骨膜大量切除或缺损，均可影响骨折的愈合能力。由于骨膜与周围为同一循环血管，为了保证形成骨痂的血液供应，软组织的完整非常重要，很多证据也表明，有活力、有功能的骨骼肌对正常的骨折愈合很有帮助，骨折后软组织内血管扩张及增殖，并参与其骨愈合的过程，血管增殖与骨膜细胞的增殖同时达到高峰，因此在骨折部骨痂的产生中起重要作用。解剖学研究证明肌肉与骨膜之间存在着丰富吻合的血管网，直接暴力所致的肌肉受损，会导致骨折愈合的延迟。

3. 骨折的部位 骨的营养动脉是从营养孔直接进入骨髓腔，成为营养动脉，分上行支和下行支，走向干骺端，呈蛇状走行，并向骨皮质发出放射状的细小分支，营养动脉一般是一支，但股骨是两支。骨骺和干骺端的营养是来自骨骺端的动脉和干骺动脉，与营养动脉三者吻合。除上述暴力造成骨折周围软组织损伤因素外，骨干的血运主要是受营养动脉的影响，骨干的营养动脉通常由中下 1/3 处进入骨干，这些营养孔集中在很小区域内，手术或骨折易切断营养动脉，而造成骨折不愈合和延迟愈合，我院病例骨干下 1/3 骨折不愈合及延迟愈合较多见。

(二) 固定存在的问题

骨折早期治疗中，因固定不当，常易造成骨折不愈合，如在牵引治疗中发生过度牵引，其牵引张力可以使机化血肿内的毛细血管受到绞窄，影响血液供应。牵引张力也可使血肿机化过程中新形成的细胞层被撕开，骨折端由于牵引后分离，失去接触也是骨折不愈合和延迟愈合的原因。

骨折固定范围不够，固定位置不当，以及时间过短，多会在不同阶段增加骨折端的应力干扰。内固定存在的问题表现有松动、弯曲和折断。骨折固定的不稳定，存在过度的活动，骨折端间由于内固定或牵引可引起的骨折端的间隙，或软组织的嵌入，骨的缺损或丢失及对位不良。如间隙很小，在钢板和螺钉固定时存在 3~4mm 的间隙，根据 Perren 和 Cordey 理论，在此狭窄的间隙可有相当高的应变而不能成骨，形成的软骨或纤维组织可较好地承受应变。反之骨折端间隙较大，如在骨干有骨缺损，由于应变太低而不能刺激成骨，成纤维细胞充满间隙。因而 Perren 和 Cordey 认为成骨需要在骨折端间存在适当量的应变，否则可引起延迟愈合或不愈合，但所需应变量的大小至今仍不确切了解。

内固定的失效，尤其在粉碎骨折或钢板固定的对侧或髓内钉固定时一侧有骨缺损，由于应力集中于骨折部位的内植物处，常易引起钢板或髓钉的疲劳弯曲或折断(图 14-1)。

由于成骨需要完善稳定的固定，在再血管化的过程中，毛细血管须通过骨折线，骨折端的加压形成的固定稳定性，消除了微小的间隙和断端间的活动，可形成无骨痂的哈弗系统的再塑性，促使成骨和愈合。

若骨折端存在活动，并具有良好的血供，将形成软骨样组织，通过内或外固定，得到骨折端的稳定性，将出现软骨的骨化，如存在一定程度的异常活动，折端间形成的脆弱骨痂，可因骨折端应力存在，逐步增生肥大，而不能形成连续骨痂，而形成所谓肥大型骨不愈合或杵臼状假关节（图 14-2）。若骨折端间有很大的间隙，并由纤维组织充满，骨折端由于高能量损伤造成的开放损伤，形成节段性或粉碎骨折；或者由于骨折的开放复位，广泛的骨膜剥离及在置入内植物的过程中严重地损害了软组织的血供，此将发生缺血性的不愈合（图 14-3）。

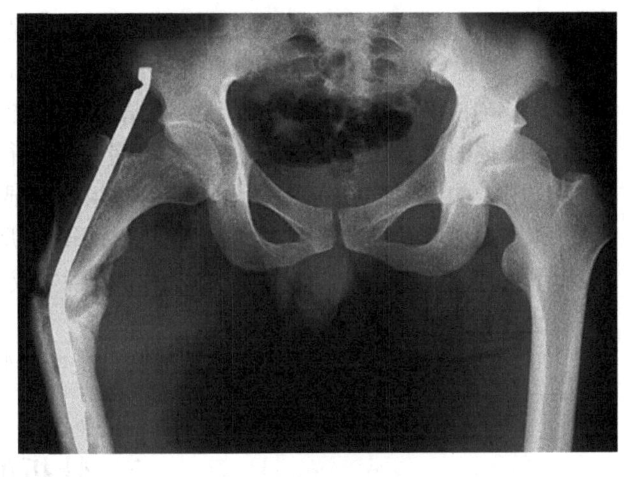

图 14-1 由于内固定失效而引起的骨折不愈合

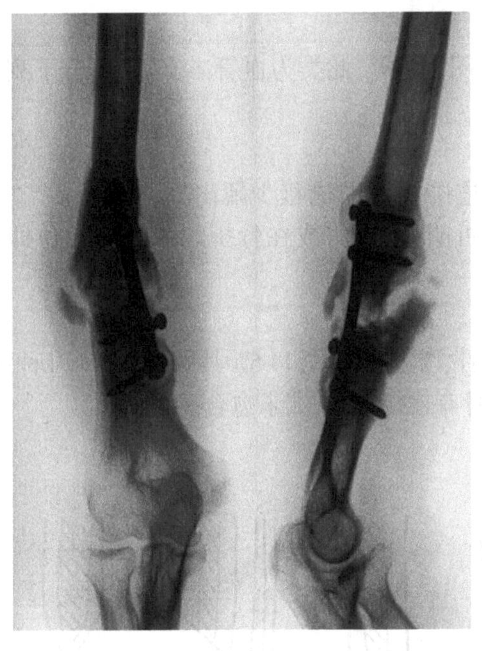

图 14-2 骨折端有良好血运，而固定不稳定，折端间存在异常活动，而造成的肥大型骨折不愈合或形成杵臼状假关节

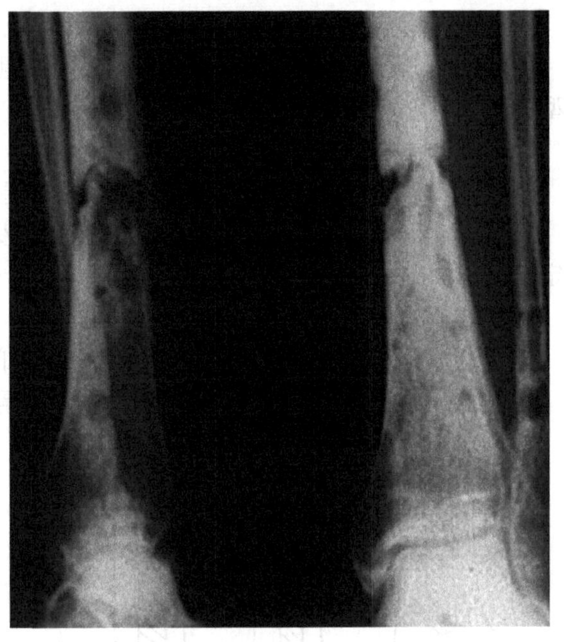

图 14-3 骨折端的血运不良引起的缺血性不愈合

（三）感染

感染本身引起不愈合也类同于非感染性骨折，由于感染所引起的皮质骨坏死，死骨的形成；由溶骨性感染肉芽组织形成的间隙和内植物松动引起的骨折端间的活动造成。Boyd 等复习了 8442 例长管状骨不愈合病例，感染是三大骨不愈合的因素之一。感染可改变 pH、白细胞酶的存在等原因，都将阻抗骨折血肿的形成和机化，也会因局部血管的栓塞导致局部血运障碍，有严重骨感染者，由于血运障碍和成骨能力的减弱，局部炎症性的充血，可导致骨折端的吸收萎缩，形成所谓萎缩型骨折不愈合。虽然感染是不愈合的重要原因，并常是混合感染，据研究表明，在局部感染情况下，骨折仍能有愈合的机会。

（四）其他假说

关于骨折不愈合的原因，有作者提出周围结缔组织侵入骨缺损是导致骨缺损不愈合的直接原因，张永刚等利用隔膜技术排除了周围组织的干扰，认为骨缺损中的纤维结缔组织只是不愈合的结果而不是不愈合的原因，在骨缺损修复过程中组织出现异常分化是导致骨缺损不愈合的根本原因，作者认为骨诱导因子对骨组织分化起决定性作用，骨诱导因子含量（bFGF，TGF-β）下降是导致组织学变化，即骨组织分化障碍的根本原因。马信龙等的研究认为骨折愈合过程中血供起重要作用，创伤后血管的生成由多种细胞因子诱导，其中 VEGF（vascular endothelial growth factors）起关键作用，而 VEGF 的表达是由一些细胞因子如 TGF-β_1、FGF_2、PDGF 等和骨折局部的微循环来调控。TGF-β_1 对 VEGF 具有促进和抑制的双向调节作用。较大骨缺损时骨膜缺损很多，造成膜内成骨无法进行是骨折不愈合的重要原因，又因为微环境的改变，各种生长因子的作用浓度减少，而形成的肉芽组织明显增多，大部分的肉芽组织由于得不到足够生长因子的作用而最终形成纤维结缔组织，另外骨缺损使得骨折区空间扩大，改变了使得 VEGF 的表达能顺利进行的低氧环境，VEGF 减少骨修复所必需的新生血管生成不足，是骨缺损不愈合的另一个重要原因。

（五）骨折不愈合的周身因素

如老年、营养不良、使用激素或抗凝和抗炎类药物如吲哚美辛、烧伤和放射损伤常可影响骨愈合，但不是骨不愈合的主要原因。

二、骨折的病理分型

依据 X 线片及术中病理所见，长骨干骨折不愈合可分为两种不同的病理类型：

（一）肥大型

骨端硬化，髓腔闭塞，周围有肥大增生骨痂，但不连续（图 14-4）。此类为血管丰富型，可分下列几种亚型：

1. 象足型　有肥大丰富的而不连续的骨痂。
2. 马蹄型　很少有肥大的骨痂，且骨痂质量差，不足以连接，可能伴有极少硬化。
3. 缺乏营养性不连接，无肥大改变及骨痂，发生在骨折明显移位，或在骨折端未正确对位即作内固定。

（二）萎缩型

骨端萎缩吸收，有的呈锥形，骨质疏松，骨端间有间隙，无明显增生骨痂（图 14-5）。其可分成以下几种亚型。

1. 扭转楔状不愈合，有缺乏血供的中间骨片，骨片近端骨有连接，另一端未愈合。

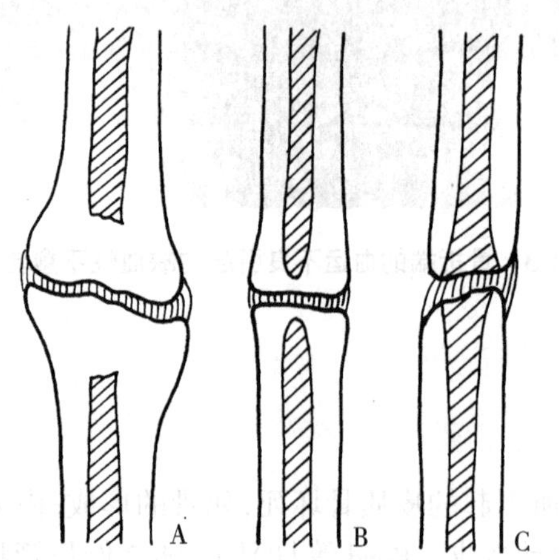

图 14-4　肥大型骨折不愈合
A. 象足型；B. 马蹄型；C. 缺乏营养性

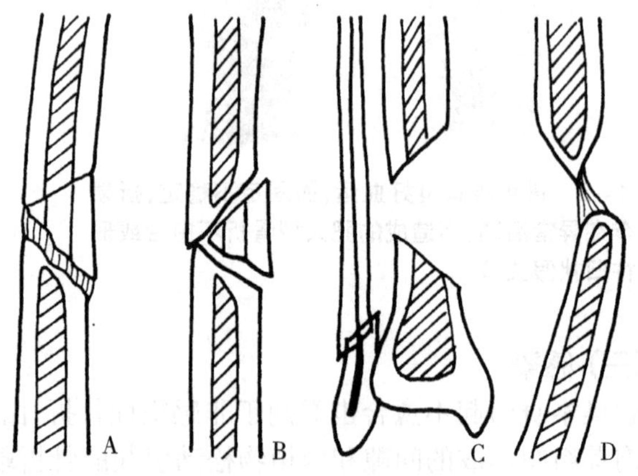

图 14-5　萎缩型骨折不愈合
A. 扭转楔状不愈合；B. 粉碎性不愈合；C. 缺损性不愈合；D. 萎缩性不愈合

2. 粉碎性不愈合，有一块或多块无血运的中间骨折块，X 线片上无骨痂。
3. 缺损性不愈合，骨折端有骨缺损，虽断端有血运，但连接不能跨越缺损部位，骨折端萎缩。
4. 萎缩性不愈合，有骨缺损，其间瘢痕组织又缺乏成骨潜力，骨折端疏松萎缩。

为便于对不同类型的骨折延迟愈合、不愈合和假关节的治疗，可基于下列因素分类（表 14-2）。结合临床特点、病理特征、部位及感染来选择治疗方法。

表 14-2 延迟愈合、不愈合和假关节分类

严重程度	骨痂	严重程度	骨痂
延迟愈合(6个月)	肥大型(有血运、反应性)	部位和移位	无窦道(3个月)
不愈合(6~8个月)	象足型	骨干	静止性
有活动	营养不足,缺血型	无移位	活动性
有张力	萎缩型(缺血、无反应)	有移位	有窦道
无疼痛	无间隙	干骺端	
滑膜性假关节	坏死蝶形骨块或骨折块	关节外	
肥大型	有间隙	关节内	
萎缩型	感染		

三、骨折不愈合的治疗

在讨论治疗之前,须了解其治疗目的,虽然治疗主要目的是要使骨折愈合,但并不是唯一目的,如无功能伴有畸形和疼痛、关节僵硬的肢体,仅达到骨折愈合常不能使很多患者得到满意的结果,因此应强调的是恢复肢体和患者良好的功能。应根据具体情况,如是否有成角和旋转畸形、下肢短缩和关节僵硬等情况采取不同的治疗措施,包括截骨矫形、Ilizarov的肢体延长和关节松解等方法。

为得到骨折愈合,一般应满足于以下三方面的要求:①固定须充分可靠,以保证骨折愈合过程的顺利进行;②有诱导成骨的因素;③骨折端良好的血运。所采取的措施可单独使用或综合使用。

应积极治疗骨折延迟愈合,防止成为真正的不愈合,如没有畸形存在需增加骨折固定的稳定性,可应用内或外固定方式,并避免负重,外固定则可采用石膏支具或外固定架,在已有钢板固定时为增加骨折端的稳定性,在折端间可用拉力螺钉固定,若用髓内钉固定对防止旋转、剪力和弯曲应力,应内锁或通过铿髓腔更换更粗的髓内钉以增加固定的稳定性(图 14-6),适当使用植骨以利骨折愈合。

骨折不愈合通常可采用以下治疗措施:

(一) 骨折不愈合的内固定

应根据骨折部位,病理特点及实际具有的设备条件来选用。用加压内固定治疗骨折不愈合,具有固定

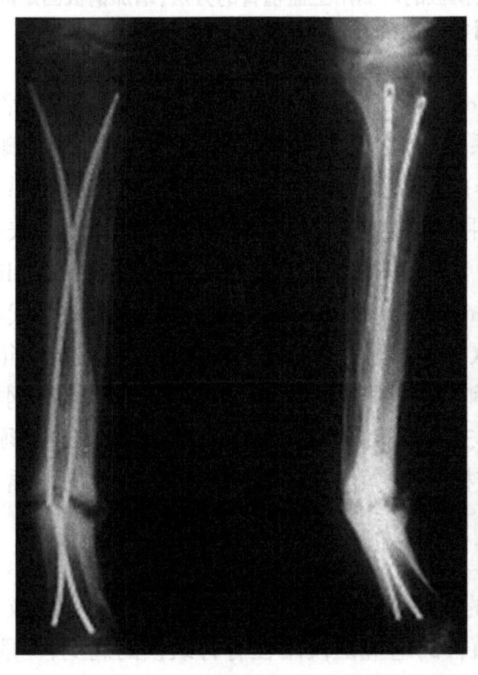

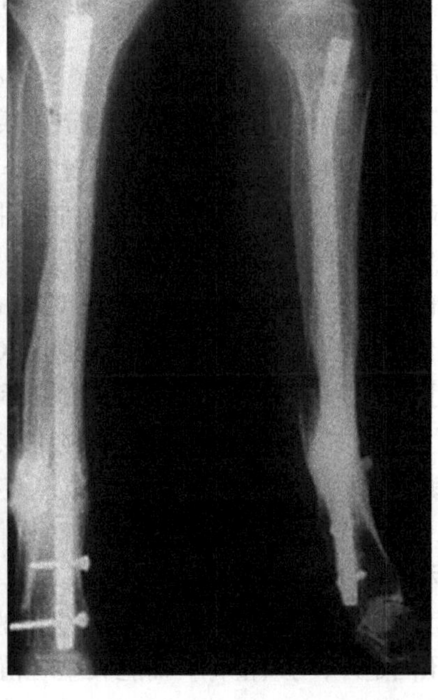

图 14-6 Ender 钉内固定植骨后,骨折不愈合伴畸形,矫正畸形扩髓后用内锁髓内钉,增加固定的稳定性后骨折愈合

稳固、早期功能活动、在肥大型骨折不愈合无需植骨的优点。我院用加压钢板和加压髓内钉治疗 96 例骨折不愈合，总愈合率达 97.4%。使用加压钢板仍须有足够的长度，一般选择长度应是骨折端直径的 5 倍。若用钢板固定，应根据骨折的解剖特点，包括骨折畸形成角的方向、肌肉的拉力、骨折的类型来决定。一般原则，钢板应放在骨折的张力侧，以增加骨端间的压缩力，有时在骨折端有间隙时，应辅以加压器加压，来达到折端间的加压作用。加压钢板起到骨折端间的纵向加压，在斜型骨折端对合时，骨折端间的加压仍须用 1~2 枚拉力螺钉来固定。由于加压固定增强了内固定的稳定性，从而为简化或不用外固定提供了可能性。Christopher 等内固定采用锉髓腔的内锁髓内钉，并在折端间加压治疗 39 例股骨干骨折不愈合，一次手术总愈合率是 74%，两次或多次手术愈合率是 97%，作者认为这是治疗股骨干不愈合的成功的方法。

对于明显骨质疏松的病例，为提高固定的稳定性，我们常在固定钢板的对侧用取自髂骨或胫骨的骨板作上盖植骨，固定钢板的螺钉同时固定到植骨板上，即可增加固定的稳定性（图 14-7）。

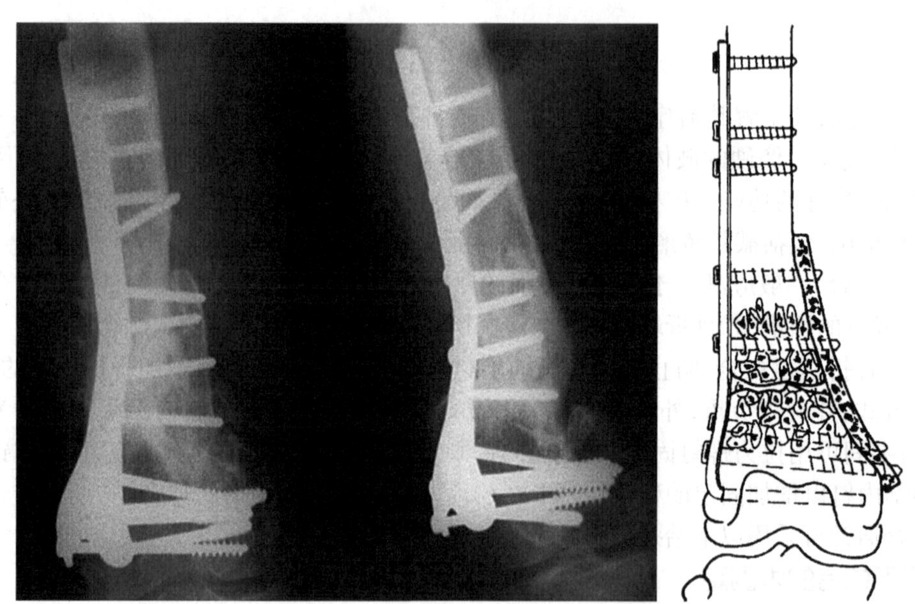

图 14-7 在有骨质疏松的情况下，在固定钢板的对侧用上盖植骨的方法，增加钢板固定的稳定性，同时植骨板起到桥接植骨的作用

在具有骨质疏松和骨皮质缺损的骨不愈合，Schuhli 设计的一个与 AO 的 4.5mm 皮质骨螺钉和动力加压钢板孔相适合的螺母，使其成一个完整固定体系，螺母在钢板下与螺钉锁定，抬高钢板，螺母和骨面间成点状接触，并与钢板间成 90° 角，此固定装置在羊的胫骨弹性模量和生物力学测试其机械特性，表明减少在钢板下骨的应力，它的轴向硬度是小于通常使用的标准螺钉，而在循环负荷下硬度丧失率是类同，在邻近皮质骨有缺损的情况下，螺钉仅拧入对侧皮质，与单独的标准钢板螺钉固定相比 Schuhli 螺母和钢板固定装置是明显地改善了结构的稳定性，此表明 Schuhli 螺母固定装置能作为缺损骨的替代物，也能用于骨质疏松的骨折不愈合，可防止螺钉螺纹的松脱。Kassaba 等在 44 个患者 48 次手术，在 4 年间并有同一个医生完成所有手术，这些病例存在有皮质骨缺损和以前内植物遗留的孔，用标准的螺钉钢板固定系统，一般并不可靠，而采用附加的锁定螺母，在 44 例中 43 例的随访中，40 例达到完全愈合，3 例须再次手术。

当前采用锁定钢板使钢板和螺钉成一完整结构，具成角稳定的特点，钢板可经皮下插入，不进一步破坏血运，使用长钢板少螺钉使应力分散，有利疏松骨折固定的稳定性。

（二）植骨和植入其他诱导成骨的物质

植骨是治疗骨折不愈合的重要方面，萎缩型的骨折不愈合为缺血性的骨折不愈合，成骨能力极差，该类病例除须加压固定外，均须植骨。而肥大型者植骨的适应证仅用在有骨缺损的病例，一般无需植骨。

1. 植骨的种类

（1）自体骨植骨：效果可靠，与受骨融合速度快，常被用作衡量其他骨移植效果的标准。在自体骨移植中，皮质骨的成活要比松质骨迟得多。Phemister 称植骨后骨愈合的过程为爬行替代现象，并认为移植骨与受骨的融合完全取决于移植骨的血管再生情况。在骨痂形成的初期起重要作用的是来自移植骨的细胞(3 周内)，以后阶段(移植后 8 周内)的新生骨由受骨上间充质细胞分化而成。移植骨上的细胞是否成活，决定于它是否能直接吸收到它所需要的营养，松质骨为开放结构，可使骨细胞直接与体液相接触而得到营养，而皮质骨则不然，血管只能通过哈弗管才能长入。总之，新骨形成需要三个条件：①有可以成骨的细胞；②足够的营养供给；③具有诱导成骨的物质。自体植骨的缺点为需要另作切口取骨，增加患者痛苦，且无法提供大量植骨来源。

(2) 同种异体骨：存在有免疫排斥反应，如新鲜异体骨片在移植后两周内也可产生新骨，但 3 周后这些新骨即坏死随后被吸收。一般认为松质骨的免疫反应较皮质骨更为严重，这是因为松质骨的开放结构使抗原物质容易与受体的体液相接触，而皮质骨的骨细胞深埋在骨基质中，要在异体骨逐渐被吸收过程中，才能与受体接触。为了减少免疫反应，许多作者对异体骨采用多种物理或化学方法来进行处理。Burchard 等提到常用的几种处理同种异体骨的方法有：①煮沸骨：虽可破坏抗原，但同时破坏了诱导成骨的能力，不易与宿主骨愈合；②脱蛋白骨：力学强度小，质脆易断，仅能用于填充较小的骨缺损；③脱钙骨：Urist 认为骨在脱钙后有机部分基质中，有能诱导成骨的生物活性物质，称为骨形态形成蛋白 BMP(bone morphogenetic protein)。它与间充质细胞膜受体结合，从而使间充质细胞向成骨细胞系分化。脱矿物质骨基质的作用在于其内含有成骨因子能刺激成骨前体细胞的分化，成骨因子还包括 BMP，它能通过促进母细胞的分化来诱导骨形成。Node 与 Burwell 在动物实验中发现脱钙骨浸透自体红骨髓移植后，新骨生长较用未脱钙骨或 EDTA 脱钙者佳。作者也曾用脱钙骨治疗骨折不愈合 13 例，骨愈合率达 87.5%(图 14-8)。

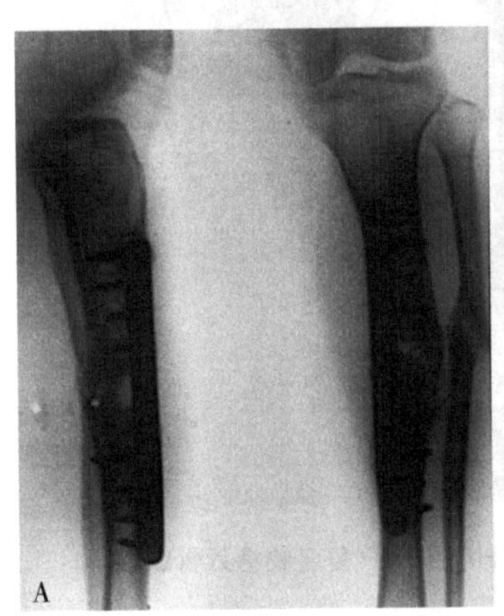

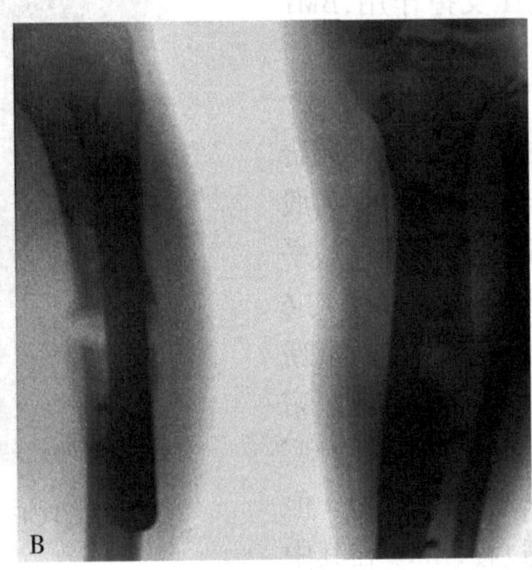

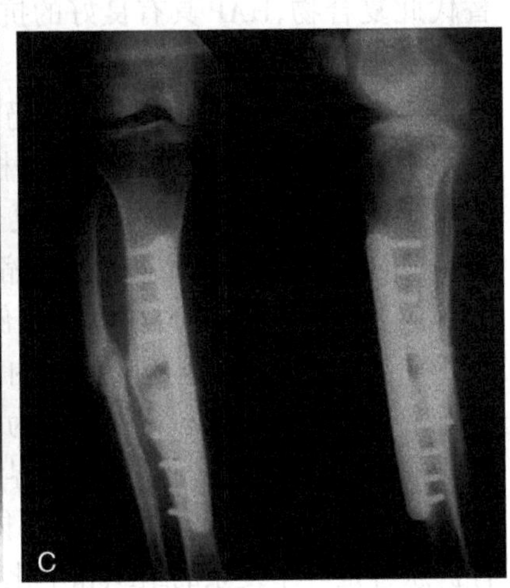

图 14-8
A. 胫骨骨缺损钢板内固定；B. 骨缺损处用脱钙骨移植；C. 骨缺损愈合

(3) 促进骨愈合的生物性因子：包括有骨形态形成蛋白(BMP)、转化生长因子 β、成纤维细胞生长因子、胰岛素样生长因子、血小板衍生生长因子、甲状旁腺激素、生长激素基层金属蛋白酶等，生物活性因子在骨折愈合过程中发挥三种作用：①自泌作用：生物活性因子作用于相同来源的细胞或与其表型相同的细胞；②旁分泌作用：作用于与其来源细胞表型不同的比邻细胞；③内分泌作用：作用于与其来源细胞表型不同并且相隔较远的细胞。目前临床具实用价值是 BMP，它是存在于骨基质中的一种低分子量酸性多肽，可以诱导未分化间质细胞分化为软骨细胞，具有诱导骨形成的生物学特性。实验证明它具有低抗原性及不同种族间的同源性，在实验中将其植入到动物的骨缺损中可有效地使骨缺损修复，现已证实 BMP 是一种高诱导因子，将 3~5mg 或更少量的 BMP 植入小鼠的肌肉中即可诱导出一定量的新骨形成，并与其植入量成正比。1986 年 Urist 首先将人 BMP 应用于临床骨缺损的修复获得成功。Takagi 及 Urist 以 BMP 植于鼠的股骨中段骨缺损中，导致新骨形成，但骨缺损仅在植入 BMP 和自体红骨髓复合物方能愈合，此说明自体骨髓的基质细胞和受体的前成骨细胞及间叶细胞同样地对 BMP 敏感，能在 BMP 刺激下分化为成骨细胞，发生新骨填充大的骨缺损。Opran 等认为重组的人 BMP-2 是一种骨诱导蛋白,在骨生长和再生占有一个关键作用,大量的动物模型和研究,确定其功效和安全性,作用机制及药代动力学研究,形成了临床应用的基础。目前许多研究正在从事发现理想的 BMP 载体,Urist 认为 BMP 的载体释放系统应当是在软骨与骨形成后相当短的时间内降解,载体不能影响骨的再塑型。Yamazaki 用煅石膏与 BMP 混合加水剂复合物植入小鼠肌肉中有良好骨诱导作用,但煅石膏遇水产热可能对 BMP 活性有影响。白血海等采用先将其制成微孔状晶体待其热量释放出后,再与 BMP 复合,从而避免了产热的不利影响,有关 BMP 载体的研究目前仍处于实验研究阶段。国内学者对此也作了广泛研究,丁真奇等用人脱蛋白骨(h-DPB)、人脱蛋白骨 / 骨形成蛋白(h-DBP)、人工骨(HAP)和 HAP/BMP 作比较修复颅骨缺损,探讨其成骨差异,结果依次为 h-DPB/BMP > HAP/BMP($P<0.05$) > h-DPB 和 HAP($P<0.01$),而 h-DPB 和 HAP 无显著差异,作者认为 h-DPB 来源丰富,成本低,比 HAP 更适合作 BMP 载体,h-DPB/BMP 是目前较理想的骨移植材料,其优点是:①h-DPB 类似受体骨基质其内的天然密集微孔结构和胶原纤维更适合作 BMP 的载体;② h-DPB 保存有一定的弹性,易被形成各种形状,能较紧密地嵌入骨缺损空间,起支架作用;③ h-DPB 和受体骨类似,易在体内降解吸收,被新骨替代。有作者认为纤维蛋白是 BMP 的理想载体,它降解好,不产生排斥反应,它的充填可塑性,黏合度均优于其他载体,对无明显骨缺损的骨不愈合植入此混合物很快能促进骨内、外膜骨痂形成,得到快速愈合。我们曾采用 TCP(磷酸三钙)、HAP 和 BMP 复合物置入骨缺损的空腔,此填入物的特点是,利用 TCP 的可降解的特点,易于新生骨长入替代此复合物,HAP 具有良好的抗压支撑作用,BMP 的诱导成骨作用(图 14-9)。

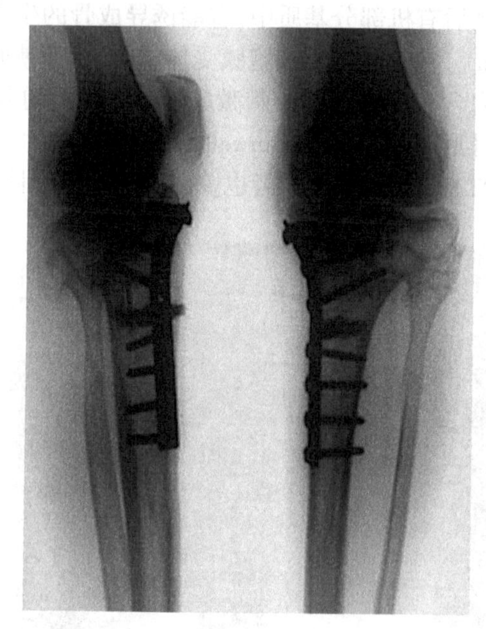

图 14-9 TCP-HAP-BMP 复合物植入骨缺损

总之关于 BMP 载体的研究仍在不断的探索中。近年来有用人体 BMP 同种异体移植治疗股骨不愈合的报道,Johnson 等报道用 BMP 复合物治疗 30 例股骨不愈合的修复,其中 24 例为萎缩型骨折不愈合,平均年龄是 47 岁,随访 55 个月,24 例在手术后平均 6 个月内愈合,其他 6 例中 4 例因内固定失效,而重新固定后愈合,2 例失访。作者认为 BMP 复合物在宿主骨立即产生骨形成,与受体的界面进一步再塑型,在 1~2 年内恢复连续性,可作为自体骨的替代物。但骨折愈合是一个复杂的组织和生化过程,BMP 在其中发挥重要但非唯一的作用,在骨痂中确认 BMP 及其受体的存在仅仅是研究他们在骨折愈合中作用的第一步,如何使 BMP 的应用最合理,仍需进一步研究。Giannoudis 等在 45 个不愈合患者用 BMP-7 作为骨愈合刺激因子和传统自体骨移植结合使用愈合率为 100%。

(4) 对移植骨进行照射,用来进行灭菌和消灭骨内抗原,灭菌时需要 2~3Mrad,这种剂量足以破坏植骨的抗原,也同时影响移植骨诱导成骨的能力。

(5) 冷冻和冷冻干燥骨:临床和实验研究表明这种植骨至少仍保存部分免疫性,失败率为 20%,但在所有经过处理的异体骨中,其抗原性最弱,冷冻干燥骨并不损害所有的蛋白结构,但能使其抗原性减弱,其原因不明。

(6) 自体红骨髓:骨折修复必然包括骨组织的合成,这一过程需要未分化的骨软骨母细胞向成骨细胞和软骨细胞转化,Owen Friedenstein 指出骨髓内存在的间充质组织的干细胞,具有与血细胞生成过程类似的细胞体系,体内外试验表明骨髓起源和骨膜起源的母细胞能产生骨与软骨。分化过程似乎在很大程度上依赖于大量细胞因子的作用,特别是转化生长因子 β 家族。最近已研究出一些新的很有潜力的治疗大的骨缺损的方法,如在骨折区域应用生物活性因子刺激局部存在的母细胞或直接将大量的成骨细胞导入骨折部位。自体骨髓与其他骨诱导材料复合移植可促进骨愈合已被一些研究所证实。自体红骨髓内含有大量的骨原细胞和基质细胞，可被诱导分化为软骨和骨细胞，骨原细胞有两种类型，一种是诱导性骨原细胞，另一种是定向性骨原细胞，骨髓是含有这两种骨原细胞的唯一组织。张效良等的实验研究的组织学发现，新生骨不仅在骨端，也可发生于缺损的中央区域，最终形成大量新生骨性骨桥。胡蕴玉等通过动物实验证明，骨髓中富含有骨形成蛋白（BMP）、基质细胞、骨内膜细胞和骨原细胞。骨髓中的单核细胞及血小板等能产生生长因子，认为自体红骨髓在骨缺损的修复中具有促进作用。Fridemanstin 等研究观察骨髓干细胞可直接转变为成骨细胞，在诱导因子和刺激因子的情况下，其他器官组织的干细胞可转变为骨髓细胞，因此骨髓不但自己有成骨作用，还可诱导刺激骨不连处其他组织细胞转变为成骨细胞，大大提高了局部生成能力。Sharma 等通过动物实验证明，注射自体红骨髓能修复 1cm 骨缺损。Connelly 首次报道 5 年中用自体骨髓注射治疗 20 例胫骨骨不连，认为此方法可替代手术植骨。Gay 等在研究中发现，骨移植后的成骨能力，骨髓及骨内膜占 60%，骨外膜占 30%，来自周围组织的诱导成骨占 10%。有作者实验表明，在骨缺损部位注射自体骨髓后，证实在骨缺损部位有明显成骨作用。近年来已有有关自体骨髓移植的临床报道，它来源广泛，创伤小，采取方便，不受骨不连部位软组织条件的限制，不存在免疫反应的问题，供区和受区并发症少，用此法可治疗 1cm 的骨缺损，但有血源性疾病、骨不连处有骨感染创面者禁忌。有作者认为舟骨骨不愈合注射 10~15ml，一次即可，而四肢长骨不愈合需注射 30~50ml，2~3 次，间隔 3~4 周，所需量较大超过 30ml 应在髂后上棘取 2~3 点穿刺，Garg 报道 1 例自体腓骨移植后治疗先天性胫骨假关节失败的病例，采用自体红骨髓移植成功，是世界首例。骨髓与自体、异体脱钙骨基质及骨诱导载体（陶瓷）的联合使用，在实验中表明均能得到有效愈合，主要原因是骨髓中含有成骨细胞。但在临床中，涉及年龄大的患者，尚不知道是否存在充足的未分化母细胞对这些细胞因子产生反应，对骨髓的研究显示母细胞随年龄增长而减少，实验表明随年龄的增长母细胞的数量上或是对细胞因子的反应性均有下降。梁雨田报道 31 例中 26 例愈合，5 例失败，其原因可能与年龄较大，骨髓成骨能力有所减弱和固定失效有关。Connolly 等在治疗胫骨不愈合时，在骨折部位注射自体骨髓，在有石膏管型固定的条件下 80% 达到骨愈合，用髓内钉固定则全部愈合，由此认为在治疗胫骨不愈合注射骨髓与自体骨移植一样有效。

(7) Kelly 等在多中心的前瞻性研究 109 个骨缺损的患者使用的硫酸钙制剂作为植骨的替代物，其是单独使用或与其他物质混合使用，如骨髓，去矿物质的骨机质或自体松质骨，在手术后 6 个月 99% 硫酸钙已被吸收和 88% 的缺损由骨小梁充填，有 13 个并发症，仅 4 例（3.6%）归因于硫酸钙产品，作者认为硫酸钙是一个安全和容易提供的植骨替代物。Bolleli 等治疗 26 例长骨不愈合和骨缺损的病例，有并发症包括不愈合 4 例和伤口感染有窦道 5 例，窦道合并蜂窝织炎 1 例，单纯蜂窝组织炎 1 例。一次手术后愈合的有 22 例（85%），两次手术愈合的达 92%，作者认为硫酸钙增加植骨材料容积，有利于骨形成，是不愈合和骨缺损治疗的安全方法（图 14-10）。

异种骨移植，虽也有作者做了研究，但仍不成熟和罕有临床报道。Salama 报道了异种骨加自体红骨髓复合体移植在临床的应用，认为最合适的异种骨是新鲜小牛骨（Kiel bone）加上自体髂骨穿刺吸取的红骨髓，浸渍后进行移植。

2. 植骨方式　常用的植骨方式有下列几种：

(1) Phemister 植骨：即骨折端周围植以松质骨条，适用于对位对线均好的骨折不愈合或延迟愈合，骨端硬化或吸收不严重者为宜。其主要优点是手术简单，剥离范围小，只需推开骨膜显露骨折端，不切除断端间的瘢痕纤维组织，在周围植以松质骨条即可，也不需缩短骨干长度。此种移植骨比较疏松，容易建立血液循环，成骨作用好，抗感染能力也较强（图 14-11）。

黄雷等在 126 例感染性骨折不愈合，用直径小于 5mm 的骨条或骨块在扩创后一期植入感染性骨折不愈合的病例于骨折端的周围或缺损处，植骨的营养最初来自周围的组织液，以后周围的新生血管长入骨折块而获取营养。由于伤口开放而不会发生严重感染，若在闭合伤口的情况下应用灌注的方法来预防感染。经我们随诊观察骨块逐渐融合在一起并与受骨愈合，本组病例平均随访 2.4 年（8 个月 ~4.5 年）3 例骨折未愈合，4 例出现窦道，2 例感染复发。植骨块的表面由来自周围的肉芽组织覆盖逐渐瘢痕愈合，或若创面较

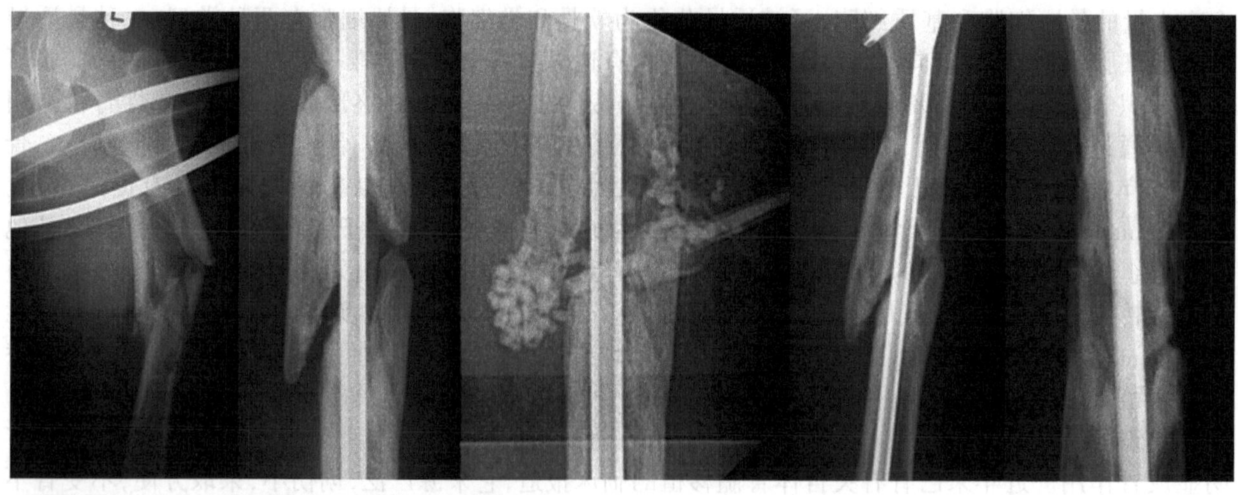

A

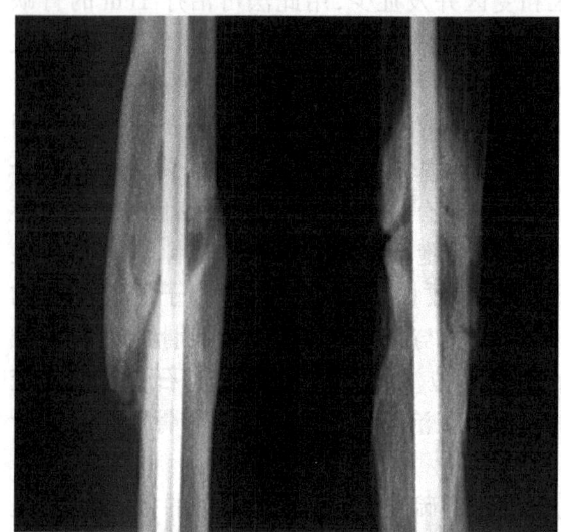

B

图 14-10 使用硫酸钙制剂作为植骨的替代物

A. 萎缩型骨不愈合，用硫酸钙和自体松质骨移植后骨愈合；B. 因内固定失效引起的骨折不愈合，重新内固定、硫酸钙和自体松质骨移植后骨愈合

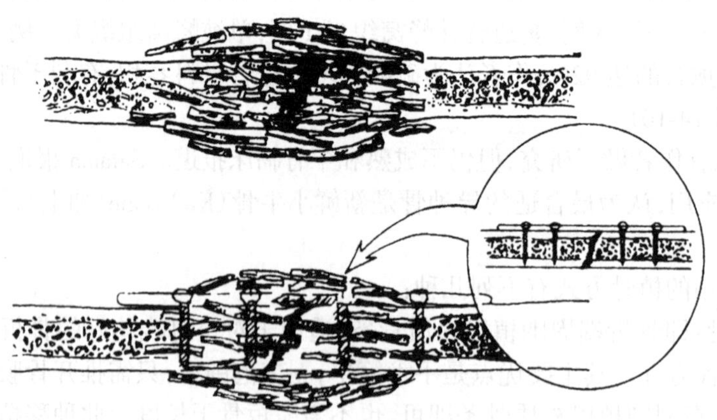

图 14-11 Phemister 植骨

大可在肉芽组织上植皮闭合伤口。这种方法治疗感染性骨折不愈合的适应证是：骨缺损不大于 3cm；骨端血运良好的情况（图 14-12）。开放植骨术是治疗感染性骨折不愈合和骨缺损的简单、积极而有效的方法。与传统方法相比，疗程缩短，手术次数减少。感染并非植骨的绝对禁忌证。彻底清创、牢固外固定、大量植骨、创面充分暴露和术后严格无菌换药可提高治疗成功率。

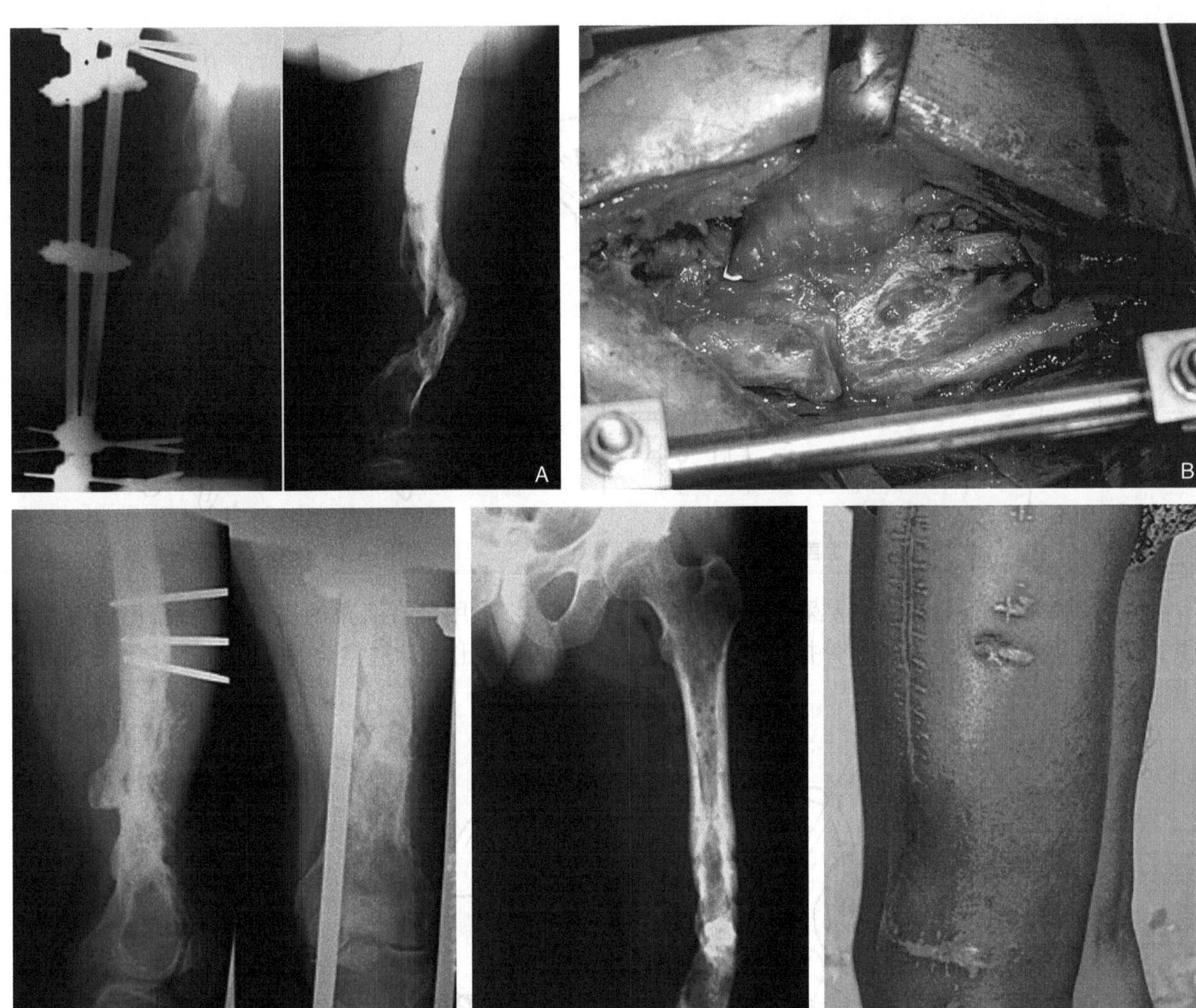

图 14-12 扩创 I 期植骨治疗感染性骨折不愈合
A. 感染性骨折不愈合伴畸形；B. 扩创后植骨；C. 外固定架固定；D. 骨折愈合；E. 伤口愈合

既往常采用在扩创后为消灭死腔，放置敏感的抗生素链，在几周后取出，在基底形成肉芽组织后，再行植骨术可以开放伤口，盖以湿敷料，称之为 Papineou 技术，在肉芽组织生长行断层植皮。此方法与我们在扩创后立即植骨相比疗程延长。Ring 等比较 Ilizarov 方法和有软组织覆盖的自体松质骨植骨治疗感染性胫骨不愈合，作者认为如有良好血运的软组织覆盖的情况下，植骨是安全有效，而 Ilizarov 方法适合治疗近侧和远侧干骺端的骨不愈合和不愈合合并大的下肢骨缺损的病例。

(2) 上盖植骨法：适用于骨干中段骨折不愈合，以及较小的骨缺损患者。手术可取自胫骨上段部分皮质骨和松质骨作移植用，在骨折端一侧皮质去平，形成骨床，两端长度各有 5cm 左右，如有硬化及髓腔封闭者可切除断端之瘢痕，沟通髓腔，骨板用螺钉固定，螺钉至少 4 枚，断端周围再植以松质骨。在骨质明显疏松者常置于钢板对侧，加强钢板固定作用（图 14-13）。

(3) 嵌入植骨及滑槽植骨：适用于对位对线较好的骨折不愈合者，尤为胫骨中上 1/3 部位。手术时将骨折端之上下各做成骨槽，取合适的大块坚质骨嵌入。也可做滑行嵌入植骨，即一端槽长，另一端短，将长侧之骨条滑移之断端间（图 14-14）。

此种植骨的优点是无需涉及其他部位；仍保留管状结构，愈合后持重性能好：不增加植骨部位周径，容易闭合伤口。

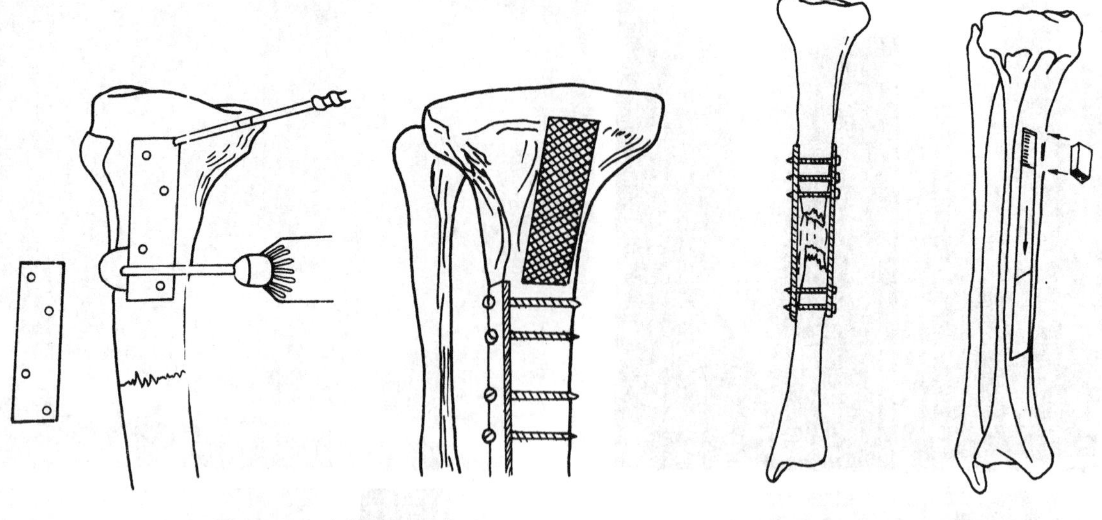

图 14-13 上盖植骨技术

图 14-14 嵌入植骨及滑槽植骨

(4) 带肌蒂植骨术：目前主要采用在股骨颈骨折治疗中，采用带有肌蒂的血供骨移植，但带有的血供很有限，笔者在治疗股骨颈骨折曾与单纯松质骨两组病例比较骨的愈合率和坏死率均无明显差别(图 14-15)。

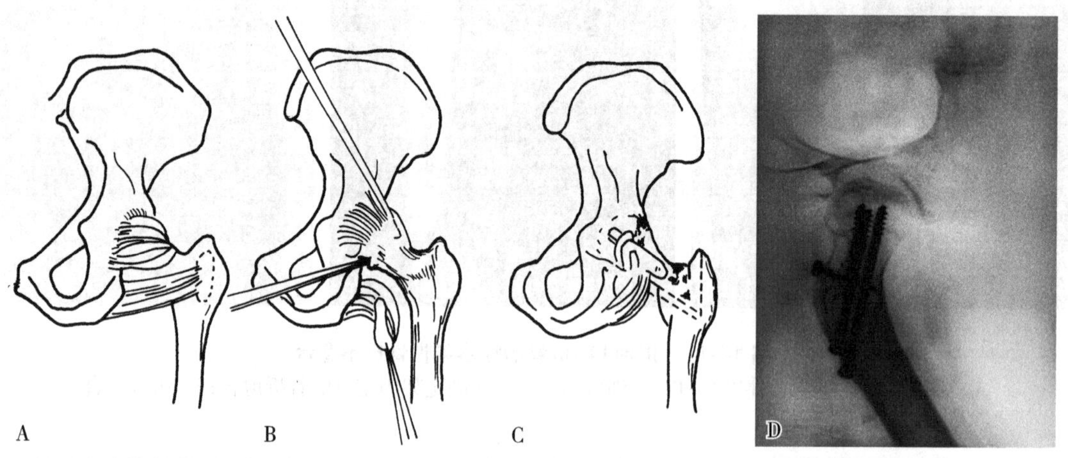

图 14-15 带肌蒂植骨术

A. 股方肌带骨瓣示意图；B. 切取后带股方肌带骨瓣；C. 植骨后并内固定；D. 带股方肌蒂股移植后 X 线片骨愈合

(5) 骨皮质剥脱术：此方法由 Judet 等首先报道，即用骨刀将骨皮质表层切成薄片，骨片大约 2~3mm 厚，切下的骨皮质应与周围的软组织连接，保持骨片的良好血运，骨皮质的剥脱范围应大于周径的 1/2~3/4，不愈合断端两侧至少各 5cm，大大增加了掀起的剥离皮质和骨之间的界面，在其内可植骨，填满死腔，利于骨愈合，如果有钢板固定，则固定侧不剥离。如骨质特别疏松，仅做薄层剥离或根本不做，因为它可明显地减弱皮质骨强度，在没有钢板固定的部分钻孔，以增加皮质的再血管化，特别在松质骨移植时，无论治疗感染性或非感染性不愈合，这种有血运的骨片将形成牢固的骨痂而使骨折愈合(图 14-16)。

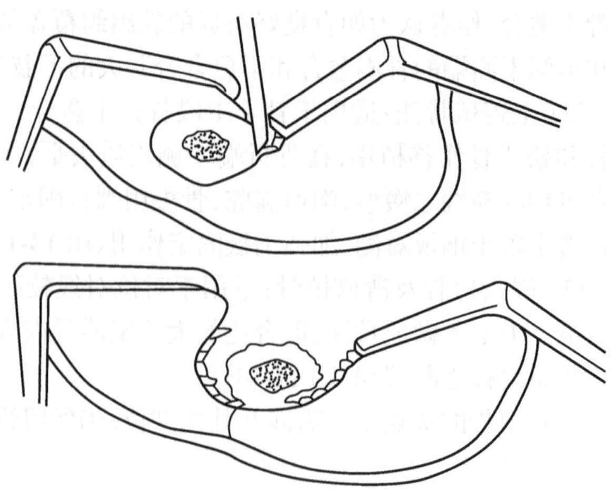

图 14-16 骨皮质剥脱术

Delloye 等比较同种皮质骨移植，钻孔与不钻孔，用在动物羊骨制成的骨缺损，钻孔改善了新形成的骨量，推测钻孔形成的腔道增加了有活力的软组织和同种移植骨之间的界面，有利骨愈合。

(6) 带血管蒂的骨移植：在一般骨移植中，因植骨片的血供中断，移植骨仅起到一种细胞爬行替代所需的支架作用，在骨缺损大于 6cm 时，此种手术容易失败。带血管的则可保持骨细胞的成活，无需爬行替代过程，而成为正常的骨愈合过程，减少固定时间，对供骨的大小限制性小，可进行远距离转位移植。但此种手术操作时间长，技术要求高，并需要一定的设备，故有人主张只在经一般植骨失败或大块骨缺损时应用。手术后如何证实带血管的骨移植是否存活，虽可通过血管造影或核素扫描来证实，有的临床难以应用(如血管造影)，而一周后的扫描即不可靠。植骨块的两端虽可见与受骨愈合，但整个植骨块是否存活，达到预期结果需要有长期随访来证实(图 14-17)。

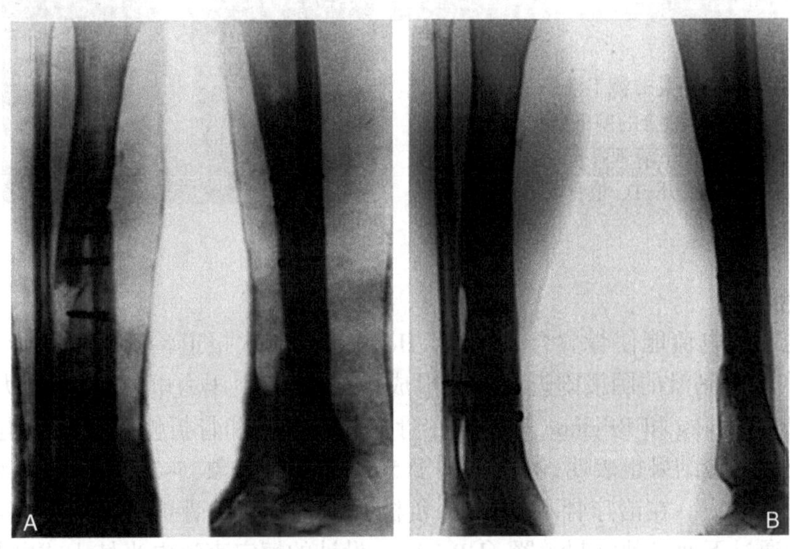

图 14-17　带血管蒂的骨移植

A. 胫骨骨缺损，带血管蒂的腓骨骨移植；B. 骨缺损愈合

(7) 关节镜下植骨：在骨折有稳定固定的条件下的延迟和不愈合可采用此法进行植骨，手术操作可在 C 形臂下定位骨折不愈合的部位，在两侧相距 4~5cm 处分别置入关节镜的入水和操作杆，在关节镜的直视下，清除骨折端间的纤维瘢痕组织，即可在断端间置入松质骨(图 14-18)。

笔者等在 1999 年开始采用此方法，取得满意结果。此手术创伤小，不进一步损伤周围软组织和破坏血运，有利于骨的愈合。但在操作时应在低压下灌注，在手术后应充分吸引组织间的水分，以避免出现骨筋膜室综合征。此技术符合微创外科技术的优点，我们已推广应用在股骨头缺血坏死的植骨和良性骨肿瘤治疗。

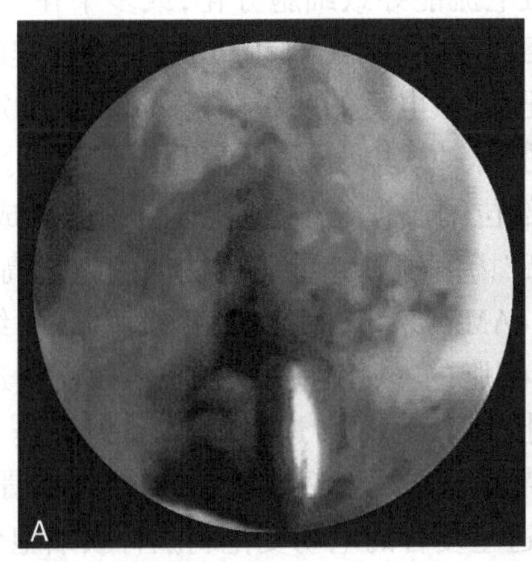

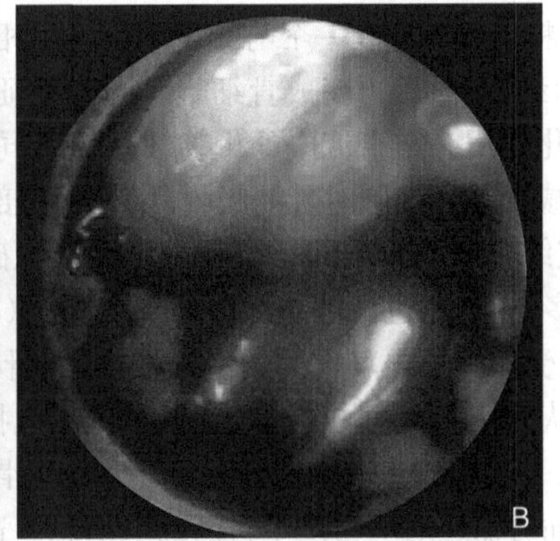

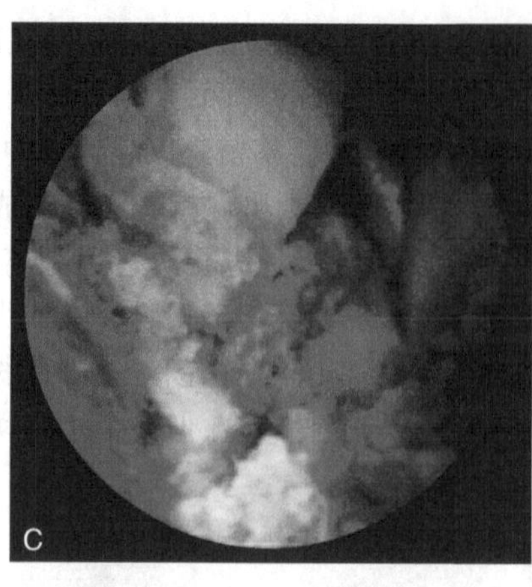

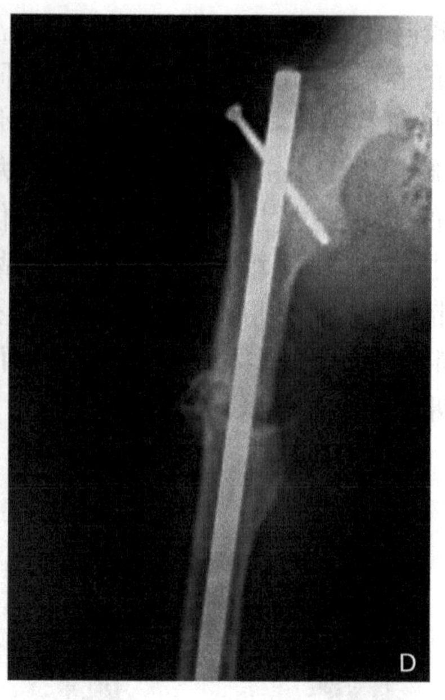

图 14-18 关节镜下植骨
A. 骨折不愈合的镜下所见骨折端的情况;B. 在镜下清理骨折端后所见;C. 关节镜下植骨术;D. 植骨后 X 线片

(三) 电刺激治疗

实验和临床均证实电流能使骨愈合,1812 年 Hertshorne 首次报道治疗 1 例胫骨骨折不愈合。1953 年 Yasuda 实验证实在电刺激的阴极附近有新骨形成;在骨内产生压力电位时,受压力侧呈负电,张力侧产生正电。同时 Friedenberg 和 Brighton 等发现在骨生长活跃区和骨折修复区呈负电位,而在较不活跃区呈中性或正电位。实验结果也表明,电流量小于 5μA 无成骨现象,5~20μA 逐渐有骨形成,大于 20μA 显示细胞坏死而无骨形成。在治疗骨不愈合时,负极必须直接放于骨折处。1979 年美国 FDA(food and drug administration)通过下面三种电刺激器:①Brighton 设计的恒定直流电半植入式电刺激器;②Dwyer 和 Wwickham 设计的恒定直流电全植入式电刺激器;③Bassett 等设计的感应耦合(非植入式)。所有三种方法治疗的成功率均在 80%~85% 之间。若骨间隙大于骨折不愈合处的骨直径的一半时,常不能在电刺激时成骨,有滑膜性假关节存在时也无效。但电刺激治疗骨折不愈合同样需要遵循骨折固定的原则,骨折不愈合的骨折端也应作适当处理及松质骨植骨。

至今电刺激治疗骨折不愈合的机制不详,目前有几种解释:①改变细胞的微环境:Brighton 等认为是影响骨、软骨细胞周围微小环境发生生物化学改变的结果,由于电流通过对微环境的作用间接影响细胞,降低局部组织的氧张力和提高局部组织的 pH 值,两者均有利于骨的形成;②电流对细胞的直接影响:直流电刺激似乎可以激发成骨细胞的有丝分裂和聚集,但大多作者认为成骨的机制是电极 - 组织界面处的电化学反应,导致氧的消耗和 pH 的上升。但 Spadaro 认为电极的微动才是直流电刺激造成成骨反应的根本原因,电本身仅是增大此反应。也有作者认为微电流能导致细胞分化,或多半在分化后再分化。在直径 10mm 的塑料培养皿放在一个与骨折周围电场相同的环境中(0.1~0.9μA)培养青蛙的血细胞,发现血细胞先变成原始细胞,而后再变成骨细胞。同时还证实,微电流的阴极附近,胶原纤维定向,导致立体排列,从而加强骨化作用。与直流电的生物学效应不同,脉冲式电磁场似乎可作用于已分化的骨细胞而不是祖细胞,可以减少破骨细胞对骨的吸收,增加骨折部位的血管分布,加快成骨细胞的成骨速度。Mcleod 和 Rubin 的研究结果表明 15~30Hz 范围内脉冲式电磁场信号对骨重建活性的刺激比高频或极低频信号(<1Hz)要强得多;③电流也有可能激活环磷酸腺苷(cAMP)系统,直接作用于骨和软骨细胞的第一信使,Norton 等发现在受振荡性电场作用的生长板内,软骨细胞的 cAMP 明显增加,从而支持这一假设;④电控制系统:有作者认为在哺乳动物体内存在一种基本电控制系统,可传递组织愈合的信息。并假设所有的神经膜细胞膜连在一起形成一个原始信息传递系统。骨折一方面刺激神经系统,使之在骨折部位产生直流电信息;另一方面骨骼还对应力产生自己的电信息。这些复合的电场变化刺激骨膜细胞分裂成骨细胞,同时使骨髓内的红细胞回复为原始细胞,然后再分化为成骨细胞,所以局部给以定量的电流,能使骨折不愈

合患者的控制系统重新起作用；⑤Bassett 从动物和临床通过 X 线片及病理活检发现，应用脉冲电磁场所产生骨愈合形式与骨折用 AO 内固定的骨愈合方式几乎完全相同，作者认为不是电场直接刺激成骨，而是由于改变纤维软骨细胞的功能，以消除影响骨愈合的任何软组织；⑥李起鸿等认为直流电可改善血液供应从而有利骨愈合。这可能是直流电刺激使生理性关闭的微血管重新开放的结果和尚有促进骨折区微血管生长的作用。由于血供丰富，骨折区纤维骨痂形成加速，成骨细胞增生，功能活跃，大量间质形成与钙盐结晶沉积，沿血管散布的骨小梁也因微血管增多，而得以较快成骨（图 14-19）。

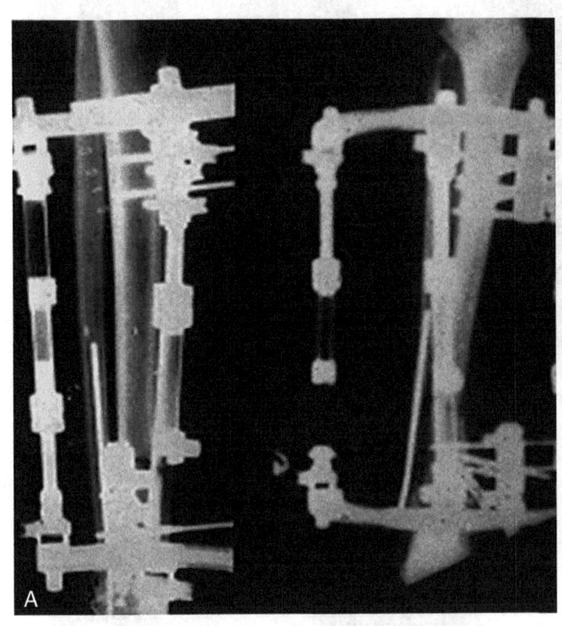

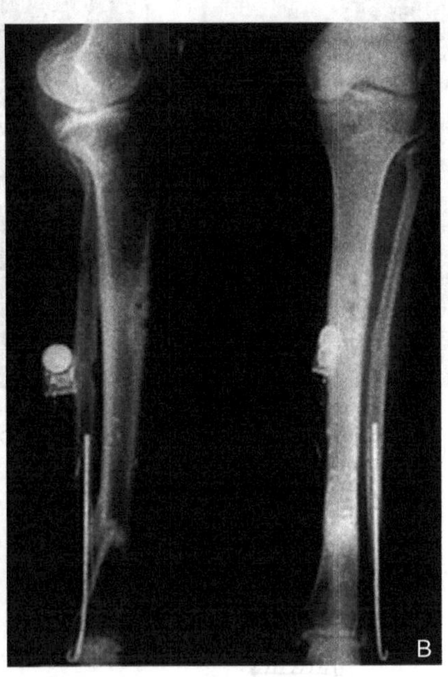

图 14-19 开放骨折

早期外固定治疗，骨迟延愈合用自体植骨和植入式电刺激治疗骨折愈合

（四）骨缺损的治疗

长骨缺损，在战争年代，以火器伤多见。和平时期，创伤后合并感染多见。由于感染后的骨缺损，多在局部形成广泛皮肤瘢痕，且与骨组织紧密粘连，尤在胫骨骨缺损多见。因而在治疗骨缺损前，必须先修复软组织，可改善局部血运，也便于局部行植骨手术。骨缺损的修复常用的有几种方法：

1. 腓骨移植　整块腓骨移植治疗尺桡骨缺损，是一种较理想的方法。因腓骨为管状型，比胫骨骨板更为坚硬，也不增加局部体积，便于软组织缝合。但肱骨干骨缺损，由于不带血管的腓骨移植不会增粗。可发生移植的腓骨骨折，因此较少使用。儿童的胫骨缺损可用腓骨移植，术后固定时间要充分，以防腓骨骨折（图 14-20）。

2. 双重外置植骨　适于完全骨缺损，用于肱骨干和伴骨质疏松的骨缺损（图 14-21）。

手术时须注意移植骨片的长度和宽度，为便于软组织缝合，先用骨刀在受骨区削成扁平状植骨床，而不暴露髓腔。在双重骨板植骨区间再填以松质骨。

3. 松质骨嵌入植骨（Nicoll 法）　即用松质骨块和钢板内固定骨折端，此法特别适用于缺损 2.6cm 或更短的病例（图 14-22）。

4. 半侧腓骨髓腔内移植治疗长骨干缺损　刘建国等经生物力学实验证明，在髓腔内植入腓骨后，胫骨干表面及截骨面所承受的扭转应力明显低于不植腓骨组，钢板受力均匀，较不植腓骨组明显减少，可减少应力集中和疲劳折断，提高钢板的工作安全系数，并且对螺钉周围骨质的挤压力显著减小，这对防止螺钉孔周围骨质坏死及螺钉松动均有一定作用，为骨愈合创造了极为有利的力学环境，使一次完成长骨干不连的结构及功能重建的优越性和可行性。此种植骨技术不仅考虑到植骨的生物学特性，且对植骨区起到良好的力学固定效应，作者认为髓腔内植入腓骨应与髓腔壁紧密接触，腓骨必须有足够强度，缺损段上下至少应各有 2 枚螺钉穿过腓骨方能达到理想固定。

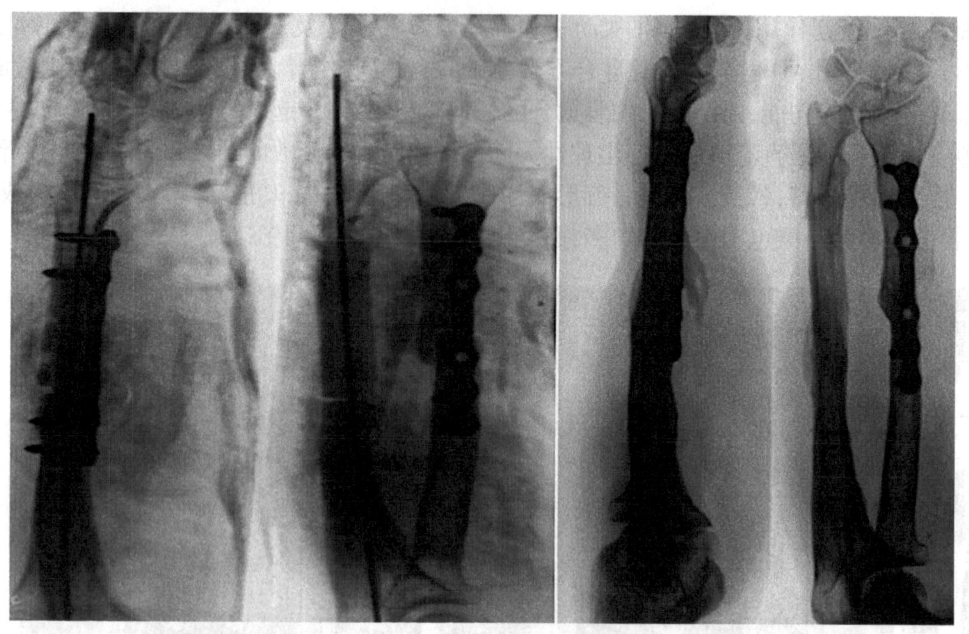

图 14-20 全腓骨移植治疗尺骨 11cm 长的骨缺损，克氏针和石膏外固定，骨折愈合

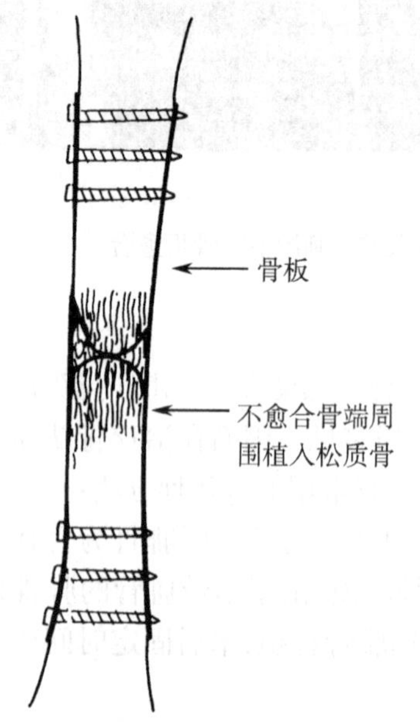

图 14-21 双重外置植骨和局部松质骨植骨

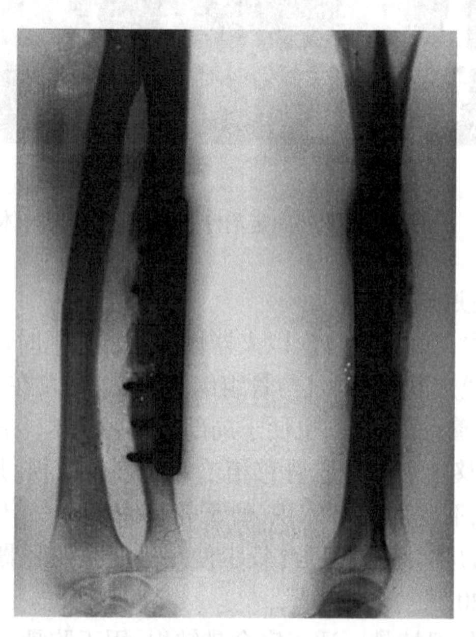

图 14-22 松质骨嵌入植骨（Nicoll 法）

5. Ilizarov 法 适用于骨缺损伴肢体短缩的病例。其方法是在作骨延长的同时，逐渐压缩骨缺损的间距，此是通过环行外固定架来实施。文献报道通常采用截骨术或皮质骨截骨术两种方法，有作者比较两种方式在组织学、X 线片及临床上没有明显差别。也有作者实验表明在髓腔横断之后迅速即发生动脉的再生和沟通，仅在用摇摆锯截骨时可见动脉灌注造影时桥接血管减少。我们病例均采用截骨术，随诊观察并未影响骨膜成骨，我们认为问题在于保留完整的骨膜。关于截骨的部位，我们同意大多作者采用干骺端部位，该处血运丰富和大量松质骨成骨能力强。有作者比较干骺端和骨干截骨两组结果，认为干骺端组不愈合率(6.2%)低于骨干截骨组(18.7%)，同时矿物沉着在干骺端组更早。外固定架固定平面在近远端各以两个平面为宜，以达到固定的相对稳定性。延长开始时间，一般在截骨后 7~10 天，以每天 1mm 的速度，并分 4 次进行。在截骨反应消失后，就应鼓励患者作远侧关节的功能活动及开始部分负重，一般负重约 15kg，此可产生间断性

应力刺激，有利于新骨形成。在X线片上约在牵伸4周后可出现影像，并随时间延长而趋于成熟。目前成骨多用X线片来判断。近来报道采用DEXA和QCT牵伸愈合指数等来估价新骨形成的客观量的指标，并减少X线摄片需要。骨膜成骨通常按所受应力方向塑型，也只有在骨膜成骨完善塑型后才能拆除外固定架。也可分阶段进行，逐步增加患肢负荷应力，以利骨的塑形。治疗的并发症有针道感染、畸形和血运障碍等（图14-23）。

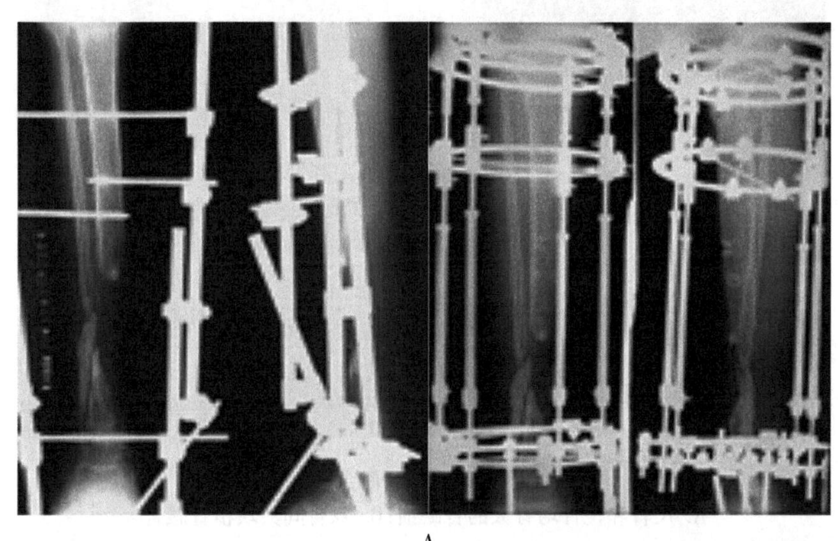

A

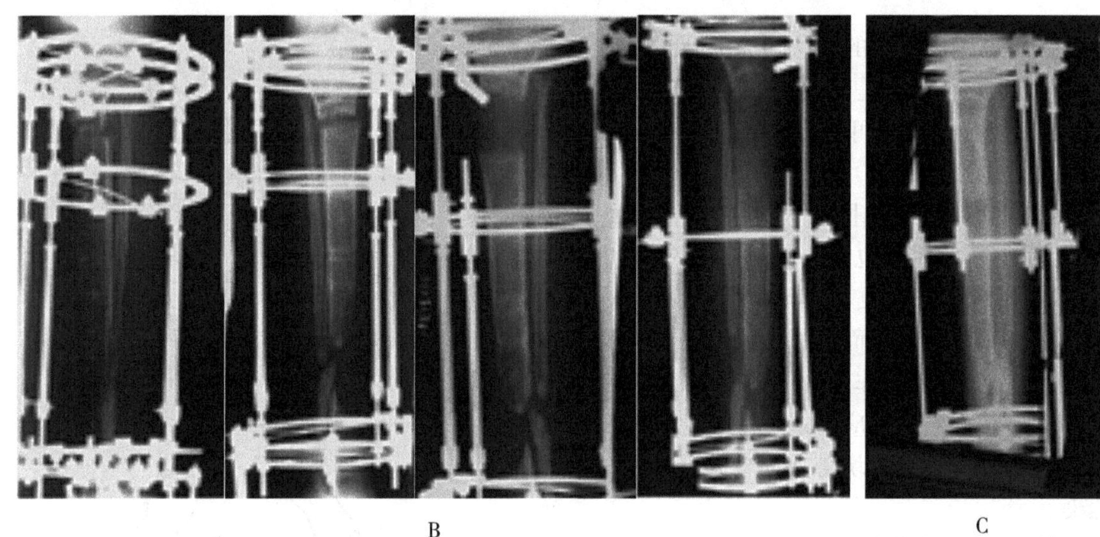

B　　C

图14-23　Illizarov法

A. 胫骨骨缺损；B. 近干骺端截骨向下移位并延长，使骨缺损逐步减小后消灭；C. 骨缺损愈合

感染性不愈合在扩创切除感染死骨，形成的间隙，通过近侧或远侧干骺端皮质截骨，在不愈合的部位施行加压，而在截骨部位牵开延长，若骨不愈合应附加植骨。Lammens在30例肱骨假关节的病例使用全环或改良半环的固定器加压固定，除2例外骨折均愈合，平均愈合时间是4.6个月，而均未植骨除浅表的针道感染和少数的暂时性感觉神经障碍，虽然其结果类同于钢板固定手术后，没有桡神经麻痹或深部感染，表明此治疗方法并发症少的优点。Eralp等采用外固定和髓内固定的综合方法治疗长骨不愈合合并慢性骨髓炎，可早期拆除外固定器可增加患者的舒适度，减少并发症发生率和利于康复。

6. 双骨融合术　当骨缺损大于5cm，局部软组织条件较差，前臂又不可能得到旋转功能的改善，可考虑行双骨融合术（图14-24）。

（五）截肢和安装义肢的适应证

无痛性的骨不愈合，若是肥大性骨不愈合，有时易误认为骨已愈合，但在应力作用下引起不适（如跑步、跳跃等活动），对此无功能影响和无真正畸形的病例，可用支具或石膏局部固定，可选用电刺激治疗。

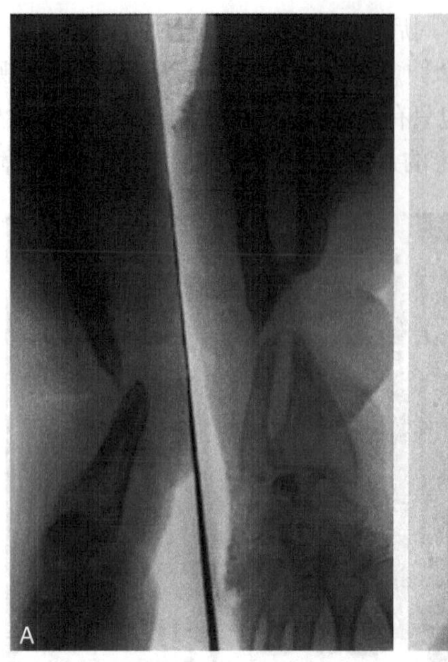

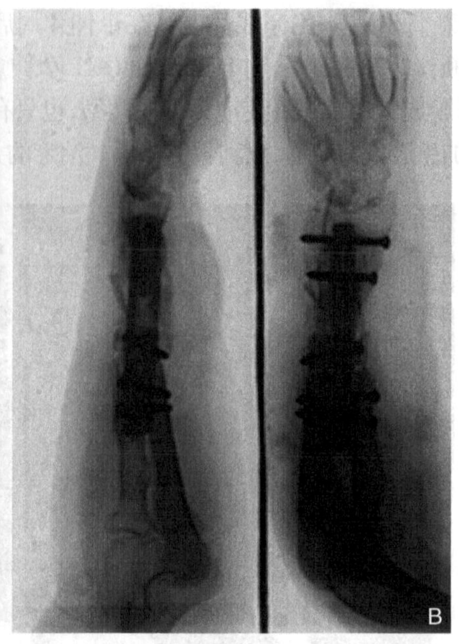

图 14-24 双骨融合术

A. 尺骨和桡骨均有大的骨缺损；B. 双骨间大块植骨融合

无疑也可采用加压内固定的方法。Sarmiento 主张使用负重的功能支具，特别是用于治疗胫骨不愈合，若腓骨完整或已愈合，否则可在胫骨不愈合处造成分离和成角（图 14-25）。

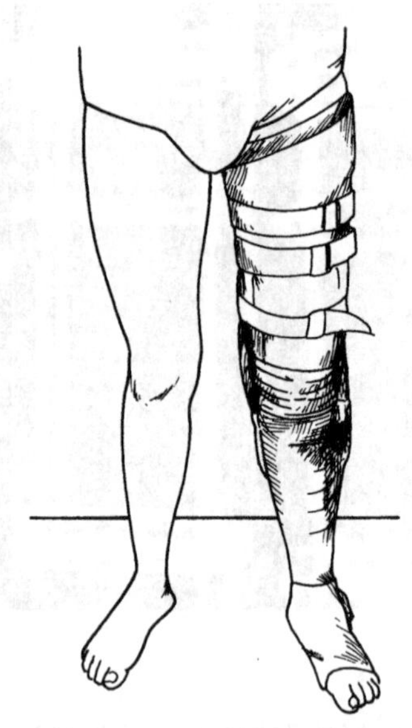

图 14-25 Sarmiento 的负重的功能支具

在下肢（胫骨）骨缺损同时合并关节、软组织等严重损伤，用复杂的手术也无法恢复其功能，而患者又拒绝截肢，可考虑装配支具，解决负重问题。在前臂单骨，尤为尺骨不愈合，而通过假关节可得到部分旋转功能的代偿，患者又非从事体力劳动，不应考虑假关节的治疗。截肢的适应证是不能重建或有不可恢复的神经血管损害及大块骨缺损合并慢性难以治愈的感染。

（六）高能震波治疗骨不愈合

由于骨组织的声阻抗比软组织和水的声阻抗大 5 倍，由于受到治疗泌尿系结石的启发，20 世纪 90 年代人们开始将体外冲击波治疗应用于骨科。目前仍处于探索阶段，实验研究表明，高能震波（high energy shock wave，HESW）对骨组织直接作用可以造成骨膜下点状出血，产生微型骨折、微骨折和大量细小的骨碎片（0.1~3.0mm），并可能有骨折血肿形成。这些反应可以刺激骨痂形成，且促进骨折愈合。Johunnes 等认为 HESW 可以击碎硬化骨端并使其产生微裂隙，可以增加骨折局部血运，粉碎骨片可以刺激成骨而使骨折愈合。Scheberger 等认为 HESW 可具有骨诱导的生物学效应，从而使骨折端间软组织被骨组织所替代，产生骨愈合，作者认为这种再次损伤，使本已愈合的组织再次发生反应，释放大量成骨活性物质，尤其使骨折部位诱导成骨效应及 BMP 浓度大大增加，从而使纤维组织被骨组织替代，而得到骨折愈合。HESW 对组织细胞的损伤效应随 HESW 的能量水平和震波次数的增加而增加。Henpt 认为低能量的密度的 HESW 可以刺激骨化和伤口愈合，而较高能量密度的震波则有抑制作用，HESW 治疗的能量强度和剂量的最佳参数仍没有明确结论。Kaulesar 等在体外研究了不同剂量和能量的 HESW 对兔皮质骨作用效应，发现高能量的 HESW（21.1kV，0.6mJ/mm^2）可以造成皮质骨的明显破坏，甚至发生完全骨折，而当能量在 14.6kV，0.54mJ/mm^2 水平以下时，可见剥脱皮质骨骨碎片（直径 0.1~3mm），但未见严重的骨破坏和完全性骨折，施以 HESW1000~2000 次时开始见到损伤效应发生，而当震波次数超过 5000 次以上则会发生更多的改变，说明 HESW 的效应是剂量依赖性和可饱和性。也有实验表明比较冲击波治疗前后骨不愈合间隙的变化，治疗后骨不连间隙减小或消失，差异非常显著（$P < 0.01$），这是由于骨不愈合断端骨折片小和量大，随之形成血肿，而周围软组织及骨膜完整，因此使两断端向中间移位，这种改变及其引起的无菌性炎症，可募集骨原细胞，激活静止状态的成骨细胞和间充质细胞，即激活骨不愈合的生物学状态，同时也改善了局部的血运，其形成的碎骨片具有良好的诱导成骨作用，因为冲击波经聚焦，焦点范围在 1.5cm^2 内，对较粗的骨干骨不连，应选择多点进行治疗，并且选择点应位于骨不愈合断端的边缘。Rompe 等报道 43 例胫骨、股骨干和干骺端和截骨不愈合，使用 HESW，股骨固定方式不变，在一次治疗用 3000 次，能量为 0.6mJ/mm^2，43 例中 31 例在平均 4 个月后愈合。作者认为无并发症发生，是一个有效非侵入性刺激骨愈合的方法。Schaden 等 115 例不愈合和延迟愈合的患者用 HESW 治疗，87 例（75.7%）在一次治疗后骨折牢固愈合，仅有轻度的局部反应（肿胀、血肿和淤斑样出血），作者认为应是对不愈合和延迟愈合患者的第一治疗选择。Wang 等在 72 例长骨不愈合的患者用 HESW 治疗的前瞻性观察，震动波的剂量在股骨和胫骨是 28kV，6000 次，肱骨 3000 次，尺桡骨 24kV，2000 次，跖骨 1000 次，骨愈合率在 3 个月是 40%，6 个月为 60.9%，12 个月为 80%，震动波最成功的治疗结果是肥大型和有骨缺损的不愈合，萎缩性骨不愈合疗效最差，无周身性并发症或装置的相关问题，局部并发症包括淤斑和血肿形成可自行消除，而无手术治疗风险。Cacchio 通过不同治疗方法的比较，认为体外震波在治疗肥大性长骨不愈合，如同手术治疗具较好的短期效果。

到目前为止国内外大量文献报道均认为高能震波是一种十分安全、可靠的治疗方法。它的安全性主要表现在以下三个方面：①人体软组织与水有着相似的声阻抗，高能震波穿过时不会引起能量释放而损伤组织；②高能震波能精确定位和聚焦，使能量高度集中在约 1.5cm^2 范围的靶区内发挥效应；③高能震波破碎作用是以一种内爆炸形式产生的，因此所形成的碎片动能极小。这使得高能震波很少在治疗过程损伤邻近组织。虽然如此，高能震波也不是毫无创伤性的。它在治疗过程中可以引起周围正常组织的轻度、可复性损伤。高能震波还可以干扰心电引起心律失常。心电监护、心电起爆可以减少严重并发症的发生。

（七）低强度脉冲超声促进骨折愈合

该研究已有将近 20 年，国外已有大量的研究和应用，表明低强度脉冲超声（low-intensity pulsed ultrasound，LIPUS）可明显促进骨折愈合，并已成为唯一受美国 FDA 承认的促进骨折愈合的手段。低强度脉冲超声促进骨折愈合最早的报道是在 1983 年，Xavier 和 Duarte 用强度为 30mW/cm^2 的 LIPUS 治疗骨折不愈合患者，其中 70 例患者获得成功，且没有任何副作用。同年 Duarte 又发表了动物实验的研究结果也证明 LIPUS 对骨折愈合的促进作用，开始受到医学界的重视。Wang 等报道股骨骨折的实验大鼠，用髓内钉固定同时用 LIPUS 照射治疗结果表明，即使有金属内固定的骨折，LIPUS 同样可以促进其愈合，并增加骨的机械强度。有实验也表明 LIPUS 可增加骨矿含量、骨密度、最大扭矩、刚度以及加快软骨内骨化过程。

LIPUS 促进骨折愈合的机制探讨。超声波是一种能量形式，在生物体内传播时，通过它们之间一定的相互作用，可引起生物体系的功能或结构发生变化。目前公认的超声治疗作用有三种效应：机械效应、温热效应和理化效应。高强度、大剂量超声对机体组织器官起抑制或破坏作用，低强度、小剂量起刺激调节作用。强度和频率、超声作用时间长短对其效应有重要影响。低强度脉冲超声促进骨折愈合的机制为在体内引起一系列的生理效应，包括对细胞活性、基因表达、局部血流的影响。

四、作者推荐的治疗方法

如果我们对骨折不愈合的发病原因和病理特点有了正确的认识，在选择治疗方法上必须基于下述的特点具体考虑：①骨折不愈合和延迟愈合的类型，尤其应区分是延迟愈合或是萎缩型、肥大型和是否已形成假关节；②是否存在畸形、成角和旋转及短缩；③有无骨缺损；④原有的固定方式是否有效；⑤是否合并感染；⑥局部软组织的条件；⑦治疗的设备和条件；⑧患者的职业和要求；⑨应符合生物学固定原则等因素来决定采用最佳治疗方式，而不应采用千篇一律，甚至在没有相应的条件下勉强地实施做不到的治疗手段，常是造成治疗失败的原因。笔者认为下述不同类型的延迟愈合或不愈合应采用的治疗方法如下：

(一) 延迟愈合

在有稳定和有效固定，并不合并畸形情况下，可采用红骨髓局部注射或关节镜下 Phemeister 植骨的方法，若无确切固定的情况下，加强固定是最重要的因素，固定的方法可选用外固定或内固定的方式，依据软组织的条件和设备及技术条件。

(二) 萎缩型不愈合

此种类型的骨不愈合表明血运和成骨能力均较差，骨皮质较薄，骨质相对疏松，作者在 36 例骨不愈合的患者用双光子骨密度测定仪测定患肢的骨密度，发现有不同程度的骨质疏松，无论是内或外固定要得到稳定的固定有一定的难度。内固定可选用长钢板，少螺钉的锁定钢板经皮下固定技术，不进一步损害局部血运。极度疏松的骨质可考虑采用上盖植骨的方法置于钢板的对侧，增强固定的强度，同时起到植骨的桥接作用，半腓骨的髓内植骨方法也是可取的方法。由于此种类型的骨不愈合的治疗需提供利于成骨的条件，植骨和脱钙骨加自体红骨髓或含有 BMP 的复合物是必需的治疗措施。

(三) 肥大型骨不愈合

此种类型的骨不愈合有良好的成骨能力和血运，不愈合常是固定失效的原因，在骨折端没有骨缺损的情况，单纯的加压固定即可得到骨的愈合，硬化的骨端和髓腔是否必须切除，并不是必要的条件，但在有骨缺损的情况，植骨常是必需的，以免内固定的失效，笔者采用关节镜下植骨具有微创技术的特点，不进一步破坏骨折端周围的血运的特点。在无畸形的情况下扩髓的加压髓内固定，可选择更适合的髓内钉的直径，是一个更符合生物学固定的方法。除内固定外也可采用外固定加压固定，并可在有稳定固定的保证下部分负重，此方法操作简易，对软组织要求的条件也较低。当然此治疗方法也有其固有的并发症。近年来高能量冲击波是此类型骨不愈合可考虑采用的方法。

(四) 假关节的治疗

滑膜性假关节的治疗必须将局部的断端进行修正，切除关节端内的纤维组织和修正骨端和沟通髓腔，复位和稳定的固定植骨或骨皮质剥脱术是一个可取的方法。

(五) 骨缺损的治疗

无疑可采用两种治疗方法：其一是显微外科技术，常可采用带血管的腓骨或同时带有肌肉皮瓣的复合组织移植，此需要有显微外科的技术水平，创伤也较大，它具有类同带有血运的骨折愈合条件。目前很难以判断移植的腓骨是否成活，一些病例常在 1~2 年后未见腓骨的增粗和发生再骨折，对有肢体短缩的病例并不能恢复其长度，手术要求局部软组织条件较高；另一种方法可采用 Ilizarov 的外固定技术，此操作方法是微创性，简便易行，局部软组织条件要求也低，同时可恢复肢体的长度，笔者等治疗 25 例均获得满意疗效，但此方法需较长时间地携带外固定器，要严密观察和预防针道的感染。外固定器的选择我们认为环行或半环行的细针的固定具有比单边的管型粗针 AO 型外固定器具有优越性，它在骨折端的延长或均匀加压，穿刺针细在延长过程中发生针道感染较轻等优点。

(六) 感染性骨不愈合

按传统的方法，须先扩创清除感染坏死组织和死骨，后再修复软组织，等待感染稳定后(3~6 个月)再行植骨内固定手术，往往治疗期长达 1 年以上。Papinener 等在扩创后在新生肉芽生长后再行植骨术，笔者在扩创后一期松质骨植骨，采用伤口开放或闭合灌注，外固定架固定方法，植骨逐步融合的同时，创面有肉芽组织覆盖，逐步愈合或行简易的植皮手术消灭创面，缩短了疗程，笔者等治疗 40 余例均得到愈合，疗效满意。

(七) 骨折不愈合合并畸形

骨折不愈合合并有非功能位的畸形，即使经治疗后使骨折愈合，必然会导致造成一系列功能障碍的原因，畸形愈合的骨折尤其是远侧关节功能活动受限；肢体各关节之间运动不协调，尺桡骨的畸形愈合引起的旋转功能障碍；如在下肢不仅由于成角畸形可引起骨折上下关节的载荷传导紊乱，引起关节软骨的退变，若有旋转畸形可引起步态的失调，在此情况下在治疗骨折不愈合的同时必须矫正畸形(图 14-26)。常可通过手术截骨的方法矫正，并有肢体短缩时可矫正畸形后断端加压固定，在干骺端截骨延长恢复肢体长度。

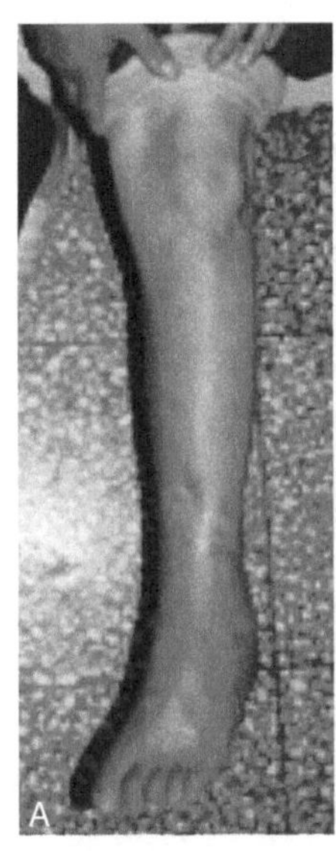

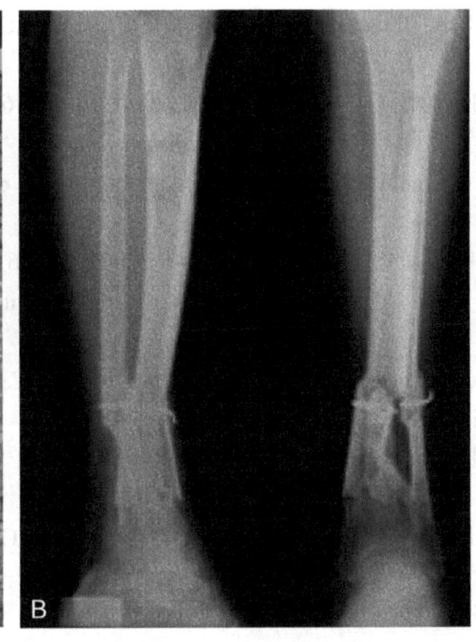

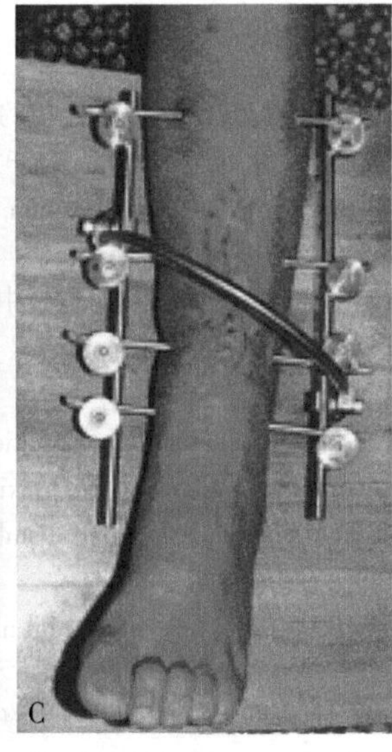

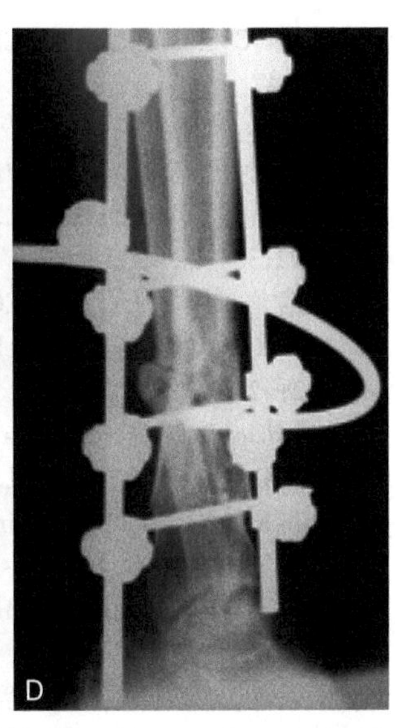

图 14-26　骨折不愈合合并旋转畸形

A. 小腿骨折明显的内旋畸形；B. 骨折不愈合；C. 矫正旋转畸形外固定架固定和植骨手术；D. 骨折愈合

（八）骨折不愈合合并关节僵硬

在骨折早期处理的不当，尤其是内固定的失效，长期地限制关节的活动，不仅骨折未能愈合，并导致关节功能障碍，常见于股骨远端的骨折合并膝关节的屈曲功能受限，在这些骨折不愈合的处理中，仅仅得到骨折的愈合常不能使患者感到满意，更要求恢复肢体的功能。此类关节常是纤维性僵硬，通常须通过松解手术和术后早期功能活动来改善其功能。但松解手术的前提是骨折能获得有效和牢固的固定，否则即使完成了松解手术，而不能行使早期的功能活动，常得不到关节功能的改善，关节过早地活动，由于关节的僵硬，应力常集中于骨折端，有使内固定失效的危险，结果两者均不能得到预期的目的，在此类病例常有失用性的骨质疏松，无论内或外固定均难以得到有效稳定的固定，在此情况下是否考虑在治疗骨折不愈合的同时行松解手术，应取决于内固定是否确实有效，若达不到此目的则应先解决骨折不愈合后再行第二步的关节松解或成形手术改进关节功能。

（刘　沂）

参 考 文 献

1. Finkemeier C G, Michael W C. Treatment of femoral diaphyseal nonunions.Clin Orthop, 2002, 398: 223-234
2. Johnson EE , Urist MR . Human bone morphogenetic protein allografting for reconstruction of femoral nonunion. Clin Orthop, 2000, 371: 61-74
3. Wang CJ, Chen HS, Chen EC, et al.Treatment of nonunions of long bone fractures with shock waves.Clin Orthop, 2001, 187: 95-101
4. Schaden W, Fischer A, Sailler A. Extracorporeal shock wave therapy of nonunion or delayed osseous union.Clin Orthop, 2001, 387: 90-94
5. Borrelli J, Prickett WD, Ricci WM, et al. Treatment of nonunions and osseous defects with bone graft and calcium sulfate.Clin Orthop, 2003, 411: 245-254
6. Eralp L, Kocaoglu M, Rashid H.Reconstruction of Segmental Bone Defects Due to Chronic Osteomyelitis with Use of an External Fixator and an Intramedullary Nail. J Bone and Joint Surg, 2007, 89(A): 183-195
7. Rompe JDR, Rosendahl T, Schollner C , et al.High energy extracorporeal shock wave treatment of nonunions. Clin Orthop, 2001, 387: 102-111
8. Alexande VO, John W, et al. Clinical evaluation of recombinant human bone morphogenetic protein-2.Clin Orthop, 2002, 395: 110-120

9. Delloye C, Simon P, Behets CN, et al. Perforations of cortical bone allografts improve their incorporation.Clin Orthop, 2002, 396: 240-247
10. 李晓林,余南生,杜靖远,等.高能量震波治疗骨不连接的实验研究.中华创伤杂志,2000,16:607-609
11. 彭昊,钟俊,李家元,等.冲击波治疗骨不连的研究.中华实验外科,2000,17:265-266
12. Rozbruch R, Herzenberg JE, Tetsworth K, et al. Distraction osteogenesis for nonunion after high tibial osteotomy.Clin Orthop, 2002, 394: 227-235
13. 马信龙,谢军,王沛,等.VEGF,TGF-β 在骨缺损不愈合中表达的实验研究.中华骨科,2002,22:561-566
14. Kelly CM, Wilkins RM, Gitelis S, et al.The use of a surgical grade calcium sulfate as a bone graft substitute.Clin Orthop, 2001, 382: 42-50
15. Kolodziej P, Lee FS, Patalms A, et al. Biomechanical evaluation of the Schuhli nut.Clin Orthop, 1998, 347: 79-85
16. Ring D, Jupiter JB, Gulotta L. Atrophic nonunions of the proximal ulna.Clin Orthop, 2003, 409: 268-274
17. Chin KR, Nagarkatti DG, Miranda MA, et al. Salvage of distal tibia metaphyseal nonunions with the 90° cannulated blade plate. Clin Orthop, 2003, 409: 241-249
18. Haddad FS, Spangehl MJ, Masri BA, et al. Circumferential allograft replacement of the proximal femur.Clin Orthop, 2000, 371: 98-107
19. 刘兴炎,葛宝丰,高秋明,等.肱骨干骨不连的不同外科修复.中华显微外科杂志,2000,23:97-98
20. Finkemeier CG, Chapman MW. Treatment of femoral diaphyseal nonunions.Clin Orthop, 2002, 398: 223-234
21. Perry CR.Bone repair techniques, bone graft and bone graft substitutes.Clin Orthop, 1999, 360: 71
22. Hak D, Lee S, Goulet J. Success of exchange reamed intramedullary nailing for femoral shaft nonunion or delayed union. J Orthop Trauma, 2000, 14: 178-182
23. Weresh M, Hakanson R, Stover M, et al. Failure of exchange reamed intramedullary nails for ununited femoral shaft fractures. J Orthop Trauma, 2000, 14: 335-338
24. Thiel M. Application of shock waves in medicine.Clin Orthop, 2001, 387: 18-21
25. Tsuchiya H, Uehara K, Abdel-Wanis ME, et al. Deformity correction followed by lengthening with the Ilizarov method. Clin Orthop, 2002, 402: 176-183
26. Browner BD, Jupiter JB, Levine AM, et al. Skeletal Trauma.2nd.Science press, Harcourt asia, Saunders WB Beijing, 2001
27. Hadjiargyrou M, McLeod K, Ryaby J, et al. Enhancement of Fracture Healing by Low Intensity Ultrasound.Clin Orthop, 1998, 355: 216-229
28. Ryaby JT. Clinical Effects of Electromagnetic and Electric Fields on Fracture Healing.Clin Orthop, 1998, 355: 205-215
29. Connolly, John F. MD Clinical Use of Marrow Osteoprogenitor Cells to Stimulate Osteogenesis. Clin Orthop, 1998, 355: 257-266
30. Michael GU, Rachel AP, Mark SH, et al. Low-intensity ultrasound stimulation in distraction osteogenesis in rabbits. Clin Orthop, 2003, 417: 303-312
31. Leung KS, Cheung WH, Zhang C, et al. Low intensity pulsed ultrasound stimulates osteogenic activity of human periosteal cells. Clin Orthop, 2004, 418: 253-259
32. David R, Peter K, John K, et al. Locking compression plates for osteoporotic nonunions of the diaphyseal humerus.Clin Orthop, 2004, 425: 50-54
33. Baixauli CF, Baixauli GA, Montesinos BE, et al. Nonunion of the humeral shaft: long lateral butterfly fracture-a nonunion predictive pattern? Clin Orthop, 2004, 424: 227-230
34. George JH, Daniel JB. Nonunion of fractures of the subtrochanteric region of the femur. Clin Orthop, 2004, 419: 185-188
35. Eduardo GC, Jose CMT. Circular external fixation in tibial nonunions. Clin Orthop, 2004, 419: 65-70
36. Juan GP, Emillo BV, Lopez GG, et al. Free vascularized fibular grafts have a high union rate in atrophic nonunions. Clin Orthop, 2004, 419: 38-45
37. Roy KA, Barbara DB, Mck CD, et al. Stimulation of growth factor synthesis by electric and electromagnetic fields. Clin Orthop, 2004, 419: 30-37
38. Roy KA, McK CD, Bruce J S. Treatment of nonunions with electric and electromagnetic fields.Clin Orthop, 2004, 419: 21-29
39. Carlos RME, Femando GC. Internal fixation of nonunions.Clin Orthop, 2004, 419: 13-20
40. Carlos RME, Fracisco F. Nonunion: general principles and experimental data. Clin Orthop, 2004, 419: 4-12
41. Davey PA, Simonis RB. Modification of the Nicoll bone-grafting for nonunion of the dadius and/or ulna. J Bone Joint Surg, 2002, 84: 30-33
42. HU Yunyu, ZHANG Chao, LU Rong.Repair of radius defect with bone-morphogenetic-protein loaded hydroxyapatite/collagen-poly (L-lactic acid)composite .Chinese Journal of traumatology (English Edition), 2003, 6 (2): 67-74
43. WANG Zhigang, LIU Jian, HU Yunyu , et al.Treatment of tibial defect and bone nonunion with limb shortening with external fixator and reconstituted bone xenograft. Chinese Journal of Traumatology (English Edition), 2003, 6 (2): 91-98

44. Jones AL, Bucholz RW. Recombinant Human BMP-2 and Allograft Compared with Autogenous Bone Graft for Reconstruction of Diaphyseal Tibial Fractures with Cortical Defects.J Bone Joint Surg,2006,88(A):1431-1441
45. Hierholzer C,Sama D,Toro JB,et al.Plate Fixation of Ununited Humeral Shaft Fractures:Effect of Type of Bone Graft on Healing. J Bone Joint Surg,2006,88(A):1442-1447
46. Saridis A,Panagiotopoulos E,Tyllianakis M,et al. The use of the Ilizarov method as a salvage procedure in infected nonunion of the distal femur with bone loss. J Bone Joint Surg ,2006,88(B):232-237
47. Gao H,Luo CF,Shi HP,et al. Treatment of Diaphyseal Forearm Nonunions with Interlocking Intramedullary Nails. Clinical Orthopaedics & Related Research,2006,450:186-192
48. 毕霞,徐卫东,吴岳嵩.骨缺损的局部基因治疗.中华创伤杂志,2006,22(3):233-235
49. 金丹,裴国献,王珂,等.hBMP-7 基因转染修复骨缺损的实验研究.中华骨科杂志,2003,23:747-751
50. 丁真奇,翟文亮,康两期.异体脱脂骨板加自体腓骨移植治疗前臂节段性骨缺损.中华创伤杂志,2005,21(8):575-577
51. 顾敏琪,刘沂,王金辉,等.外固定器治疗成人创伤后肢体短缩 27 例.中华创伤杂志,2001,17(2):99-101
52. 曾炳芳,丁坚长.骨节段性缺损的治疗.中华创伤杂志,2003,19(8):505-506
53. 刘天初,曾元临,钟招明.同种异体骨移植的研究进展.中华创伤杂志,2003,19(8):507-509
54. 黄长明,王臻,童星杰,等.大段同种异体骨移植愈合的实验研究.骨与关节损伤杂志,2000,15:355-358
55. 黄旭东,刘晋才.脱钙骨基质治疗长骨骨折延迟愈合及骨不连的远期临床观察.中华创伤杂志,2003 ,19(5):297-299
56. 王贵清,蔡道章.骨髓基质细胞移植治疗骨缺损的实验研究.中华创伤杂志,2003,19(8):474-476
57. 黄雷,李兵,刘沂,等.开放植骨治疗感染性骨折不愈合.中华骨科杂志,2005,25(1):30-34
58. 王志强,汪琦,苏立新,等.同种异体冻干小块骨的临床应用.中华骨科杂志,2004,24(10):590-596
59. 刘延青,娄思权.骨髓基质中的骨源性干细胞.中华骨科杂志,2000,22(2):114-116
60. 许建中,李起鸿,杨柳,等.骨外固定技术治疗复杂骨不连与骨缺损.中华外科杂志,2002,40(4):280-283
61. Furia JP,Juliano PJ,Wade AM,et al. Shock Wave Therapy Compared with Intramedullary Screw Fixation for Nonunion of Proximal Fifth Metatarsal Metaphyseal-Diaphyseal Fractures. J Bone Joint Surg,2010,92(A):846-854
62. Cacchio A,Giordano,Colafarina O,et al. Extracorporeal Shock-Wave Therapy Compared with Surgery for Hypertrophic Long-Bone Nonunions .J Bone Joint Surg,2009,91(A):2589-2597
63. GUO Qifeng,XU Zhonghe,CAI Weishan. Monitoring island flap for fibular graft in 30 patients with long bone defects .Chinese Journal of Traumatology(English Edition),2003,6(5):275-279
64. Jones AL,Bucholz RW. Recombinant Human BMP-2 and Allograft Compared with Autogenous Bone Graft for Reconstruction of Diaphyseal Tibial Fractures with Cortical Defects.J Bone Joint Surg,2006,88(A):1431-1441
65. Hierholzer C,Sama D,Toro JB,et al.Plate Fixation of Ununited Humeral Shaft Fractures:Effect of Type of Bone Graft on Healing. J Bone Joint Surg,2006,88(A):1442-1447
66. 毕树雄,戴尅戎,汤亭亭.新鲜同种与异种骨移植免疫反应的比较研究.中华创伤杂志,2004,20(1):36-40
67. 谭祖键,李起鸿,许建中,等.聚乳酸作为骨形态发生蛋白载体修复骨缺损的实验研究.中华骨科杂志,2000,20(12):742-746
68. Cacchio A,Giordano,Colafarina O,et al. Extracorporeal Shock-Wave Therapy Compared with Surgery for Hypertrophic Long-Bone Nonunions.J Bone Joint Surg,2009,91(A):2589-2597
69. Cole PT,Miclau T,Ly TV,et al.What's New in Orthopaedic Trauma.J Bone Joint Surg,2008,90(A):2804-2822
70. Mollon B,Silva V,Busse JW,et al. Electrical Stimulation for Long-Bone Fracture-Healing:A Meta-Analysis of Randomized Controlled Trials .J Bone Joint Surg,2008,90(A):2322-2330
71. Susan S,Tseng SS,Lee MA,et al.Nonunions and the Potential of Stem Cells in Fracture-Healing. J Bone Joint Surg,2008,90(A):92-98
72. Carofino BC,Lieberman JR.Gene Therapy Applications for Fracture-Healing . J Bone Joint Surg,2008,90(A):99-110
73. Khan Y,Laurencin CT.Fracture Repair with Ultrasound:Clinical and Cell-Based Evaluation. J Bone Joint Surg,2008,90(A):138-144
74. Eralp L,Kocaoglu M,Rashid H.Reconstruction of Segmental Bone Defects Due to Chronic Osteomyelitis with Use of an External Fixator and an Intramedullary Nail. J Bone and Joint Surg,2007,89(A):183-195

15

第十五章 骨折畸形愈合

FRACTURES AND JOINT INJURIES

一、骨折畸形愈合——非功能位愈合······349
二、充分估计儿童的发育矫形能力······349
三、骨折畸形愈合引起的功能障碍······350
(一)关节活动受限······350
(二)肢体各关节之间运动的不协调······350
(三)平衡失调与步态失常······350
(四)肌肉作用的削弱······351
四、功能障碍的代偿······351
(一)关节代偿······351
(二)体位代偿······351
(三)平衡代偿······352
五、与畸形愈合有关的晚期并发症······352
(一)关节的劳损······352
(二)创伤性关节炎······352
(三)代偿部位的劳损······353
(四)迟发性神经炎······353
(五)自发性肌腱断裂······354
六、矫形术的应用······354
(一)功能的矫形······354
(二)有选择地矫形······354
(三)选择适当的手术时机······354
(四)矫形并不意味着骨折再复位······355
(五)各类畸形造成的主要功能障碍及其矫形方法······355
七、其他改进功能的方法······359
(一)上肢关节······361
(二)下肢关节······362
八、防止畸形愈合的发生······362

骨折畸形愈合首先需要解决的是功能障碍,其次才是外形。解决的方法也不仅限于二度解剖复位。

尽管有许多骨折都不是在解剖位置上愈合的,往往存在或多或少的错位,但这种错位愈合究竟会给功能恢复带来多少障碍,是不是愈合位置好,功能恢复就一定满意或者愈合位置较差,功能恢复就一定不理想?

在临床上往往遇到这样一些情况:患者因为X线片上显示的轻微错位而要求重新整复,害怕骨头长不结实、将来会引起疼痛、走路瘸等。经验不足的医生也会出于类似的顾虑而急于使用某些多余的手段,重新折骨、切开复位等,从而大大延长了患者恢复的时间,甚至使本来可以复原的肢体,反而遗留下令人终生遗憾的功能缺欠。

X线片上的影像固然为骨折治疗提供了更可靠的依据,但在对于影像所反映的临床意义缺乏认识时,却往往会引起一些不必要的顾虑。因此,医生不仅需要自己正确理解骨折愈合位置和功能恢复的关系,而且还必须帮助患者认清此问题,正确看待那些非解剖位置愈合的骨折。

一、骨折畸形愈合——非功能位愈合

功能恢复和许多因素有关:原始损伤的严重程度、接受治疗时间的迟早、整复的位置是否理想、治疗的过程是否顺利、功能锻炼是否积极、是否得法、愈合的速度正常还是延迟等,都会影响到最终功能的恢复。从病理上找原因,也是多方面的,神经、肌肉、关节的因素都会引起功能障碍。因此,愈合位置好,功能并不一定就好。如果只就骨折愈合位置一点来讲,二者的关系应该基本上是一致的,但不是绝对的。

人体骨骼当长期受到恒定外力的作用时,其形态和结构都会产生相应的改变,以适应外力加之于骨骼上的应力作用。骨折愈合后,根据肢体使用的影响,也会产生如上的适应形态和结构的变化。另外,与骨折部位有联系的关节、肌肉也可以形成功能的代偿,以弥补存在的不足。由于这种关系,一定程度的错位愈合在功能恢复上,是可以得到补偿的。这个界限就是在骨折复位一节中所提到的"功能复位",超出了这个界限,功能就容易受到影响。因此,在错位愈合的骨折中,只应把那些造成了肢体功能障碍,或有明显外观畸形的,称之为骨折畸形愈合,或者更直截了当地称为非功能位愈合。

二、充分估计儿童的发育矫形能力

骨折错位愈合后,通过肢体的使用,使骨骼在形态和结构上发生相应的改变,这就是骨折愈合后期(塑形期)所经过的塑形作用。儿童期间对畸形矫正的能力表现得格外突出,它不仅具有骨折局部的塑形能力,而且还可以通过骨骼在发育过程中对骨组织的改造矫正,以适应肢体使用的需要。如儿童时期严重侧方错位愈合的骨干骨折数年后能看不出任何骨折痕迹;几十度的成角畸形愈合最终完全长直;邻近关节部位的骨折错位愈合,造成关节活动阻碍,而在若干月后,由于骨骼的生长,骨折部远离关节,和突出的骨折端部分吸收,自行排除了阻碍,活动完全恢复正常;股骨骨折一定限度内的短缩畸形愈合后,最终两下肢长度相等,或相近,有些甚至反而较健侧长。许多类似的临床实例充分说明了儿童发育期间所具备的骨组织的改造能力是十分惊人的(图 15-1)。但这种改造能力毕竟不是无限度的,仍然有一定的规律。

1. 年龄愈小,改造能力愈强,骨骺愈接近闭合,改造能力愈差。
2. 骨折距骨骺部位愈近(但非骨骺本身的损伤),改造能力愈强;愈远,改造能力愈差。

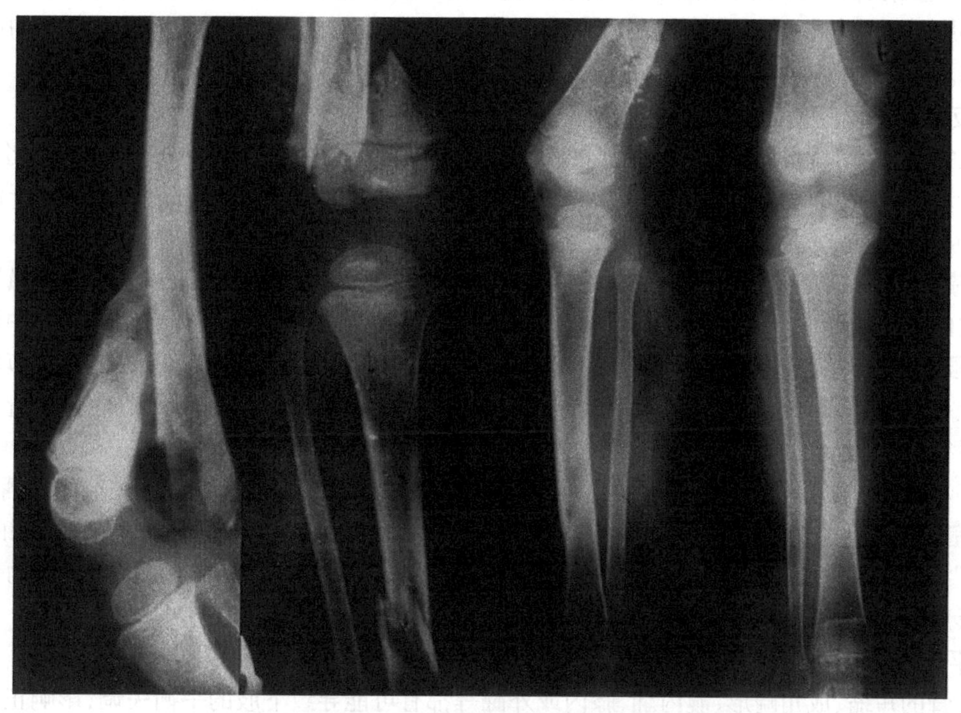

图 15-1 儿童骨干骨折畸形愈合,生长过程自我矫正

同一肢体之股骨髁上及胫骨骨折畸形愈合,3 年后获得了完全矫正

3. 与所属关节运动方向在一个平面上的成角畸形，改造矫正的可能性较大，不在一个平面上的可能性较小。例如通过股骨干的肌肉，对膝关节形成的运动主要是在矢状面上的，即伸膝和屈膝，如果骨折成角畸形也是在矢状面上的，即向前或向后，改造矫正的可能性就较大，如果向内或向外成角，可能性则小。

4. 与骨干生理弧度一致的改造能力强，不一致的则差。仍以股骨干为例，向前成角的矫正较向后成角更容易些。

5. 短缩畸形可通过骨骺生长发育的速度得到矫正，旋转畸形则不易矫正。

6. 侧方移位畸形是依靠骨干本身的发育和塑形来矫正的。

这些因素是错综复杂的，例如骨折畸形愈合形成的肘内翻、肘外翻、膝内翻、膝外翻，虽然骨折是在骨骺附近，改造矫正的能力应该较强，但这类畸形实际上是骨折向侧方倾斜移位形成的（当然也有骨骺损伤发育形成的），相当于额状面上的成角畸形，与各自的运动平面不一致，因此，并无改造矫正的可能。

很难过分具体地列出一个标准，用来判断畸形能否得到改造矫正。在骨折复位一节中所列举的功能恢复的标准，只是作为复位的最低要求，事实上，略低于这个要求的骨折错位愈合，其功能并不是绝对不能代偿的，尤其在儿童，可代偿的范围远远超过功能复位的标准。因此，在确定骨折畸形愈合并且必须给予人为的矫正时，尺度宁可放宽些。复位上的严格要求和确定骨折畸形愈合时的灵活掌握，二者是统一的。只有在复位时，争取达到高标准，才能为防止出现畸形愈合打好基础，也只有在一旦发生错位愈合时，充分估量其功能代偿的可能性，才能把不必要的干预减少到最低限度。

三、骨折畸形愈合引起的功能障碍

骨折畸形愈合所直接引起的功能障碍有：①关节活动受限；②肢体各关节运动不协调；③平衡失调与步态失常；④肌肉作用的削弱。

（一）关节活动受限

突出的骨折端对邻近关节的活动形成阻碍。例如伸直型肱骨髁上骨折，近骨折端突向肘前方，阻碍屈肘，股骨髁上骨折的上骨折端突向前方，抵触髌骨，妨碍伸膝系统的正常运动等。

邻近关节的骨折畸形愈合后，失去了其骨端的正常角度，限制了某个方向的活动。例如 Colles 骨折畸形愈合，桡骨远端失去了正常的掌倾角与尺偏角，使腕关节的掌屈及尺偏受限。肱骨外科颈骨折在内收畸形位愈合，使肩外展受限。尺骨或桡骨成角畸形愈合，或桡骨旋转畸形愈合时，前臂所特有的旋转功能将会受到限制。

（二）肢体各关节之间运动的不协调

肢体在完成某种动作时，需要参与动作的各关节共同配合，这些关节如果不协调，动作必会遇到困难。日常生活劳动中，大量的动作都是需要多关节的巧妙配合来完成的，而骨折畸形愈合后，由于影响了这种协调配合，因此会使这些生活劳动中的动作受到限制。

例如：梳头。这一简单的生活动作，是用一侧从手、腕、前臂、肘以至肩关节的上肢“总动员”来完成的。在这些部位的骨折畸形愈合，影响到某个关节的活动范围时，都会感到梳头动作有困难。其中尺桡骨骨折畸形愈合，限制了前臂旋转运动时，所带来的困难尤其明显。站立或行走时，膝、踝关节的关节轴线与足底应该基本上平行于地面，因此，也是相互平行的。小腿骨折的向内（外）成角畸形愈合，势必造成三者相互之间的不平行，造成运动时的不协调，影响站立与行走。

下蹲姿势主要由髋关节屈曲、外展、外旋，膝关节屈曲、踝关节背伸，足旋前（距下关节的外翻和前足的外展）所共同完成的。股骨或胫骨的旋转畸形愈合都会给下蹲带来困难，或在下蹲时造成髋、膝或踝的不适感。

“盘坐”是在农村中一种极普通的生活习惯，是髋关节极度外旋、屈曲同时屈膝的协同动作。而在股骨内旋畸形愈合时，此动作则很难完成。

（三）平衡失调与步态失常

下肢长骨的短缩、成角畸形、髋内翻、膝内或外翻等都有可能导致下肢的平衡失调，影响正常步态。例如：一侧下肢短缩的患者，在行走时必须加大健肢各关节的屈曲，以适应患肢的短缩，或利用患侧足的马蹄位（加大跖屈）以增加患肢的长度，使两侧的长度差尽量减小，同时当患肢负重时，骨盆倾向该侧，以利健肢的前摆。

髋内翻畸形和股骨向外成角畸形愈合的患者，直立时大粗隆相对上移，造成臀中肌无力，行走负重时不能稳定骨盆而出现侧方摇摆，称为臀中肌失效步态（Trendelenburg 步态）（图 15-2）。股骨骨折内旋畸形愈合，程度较严重时，由于负重行走时其畸形愈合侧的股骨上段相对外旋，臀中肌的收缩则不能再起到外展髋关节或稳定骨盆的作用，而转为伸髋。因此，也会出现类似步态。

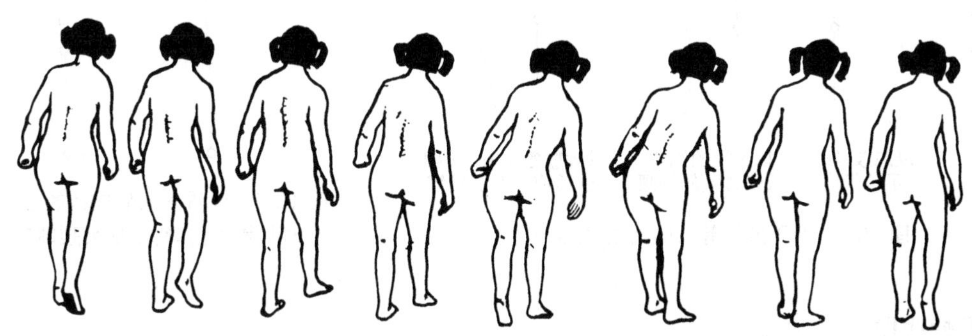

图 15-2　臀中肌失效步态（右侧）

（四）肌肉作用的削弱

肌肉从起点到止点，所经过的行程、方向以及和关节的关系决定了它的作用。股四头肌（除股直肌直头外）起于股骨，经股骨前、外及内侧向下会合止于髌骨，并通过髌韧带止于胫骨结节，它位于膝前方，这就决定了它的作用是伸膝。更重要的功能是控制屈膝，稳定膝关节。

骨折的成角、旋转畸形愈合，改变了有关肌肉的行程、方向，甚至影响到它和所属关节的关系，就会在不同程度上影响到该肌肉的作用。膝外翻畸形对股四头肌作用的影响不仅仅是力量的削弱，而且也引起了髌骨向外脱位的趋势。

骨端突出部与肌肉的粘连，影响了肌肉收缩，使肌肉不能正常运动所属关节。严重的骨折短缩畸形愈合，则等于缩短了肌肉之间的距离，使肌肉相对的松弛，都将使肌肉的效能削弱。

四、功能障碍的代偿

错位愈合后，通过骨愈合的塑形和儿童期骨骺发育的改造作用仍不能得到矫正的，就会造成功能障碍，已如前述。但人体在使用过程中，对于已造成的功能障碍，仍可以通过肌肉关节的调节作用来代偿或部分代偿。代偿的方式可概括为关节代偿、体位代偿和平衡代偿。

（一）关节代偿

一个关节的活动障碍，由另一个关节来代偿。例如：肩关节是全身关节中运动幅度最大的关节，它的活动受限直接限制了手的运用范围。正常情况下，肩关节的外展是由盂肱关节和肩胛骨的运动共同完成的。二者运动的比例大约为 2∶1，当盂肱关节外展受限时，肩胛骨的运动可以部分地代偿。

手部的旋转运动主要是来自前臂的旋前、旋后，但肘关节在伸直位时，肩关节的旋转可以使其增加更大的幅度。一旦前臂旋转功能发生障碍时，在肘关节伸直位，肩关节的内旋及外展可以弥补前臂旋前的不足，旋后障碍则难以代偿。

（二）体位代偿

利用体位或姿势来弥补功能方面的不足，也是一种常见的代偿方式，如两下肢不等长的患者在站立时，为了维持其躯干的直立状态，稳定身体的重心，往往利用腰椎的侧弯以代偿骨盆的侧倾。但在两侧肢体长度差距较大时，则是以患肢的马蹄足位来弥补患肢的短缩，升高患髋的位置，或是以健肢各关节的屈曲来迁就患肢的短缩（图 15-3）。

髋关节伸直受限的患者在站立时，骨盆势必强迫前倾，而躯干直立姿势的维持，就需要从加大腰椎前突来取得。在股骨向后成角畸形愈合时，直立位骨盆也前倾，同样会出现这种代偿（图 15-4）。

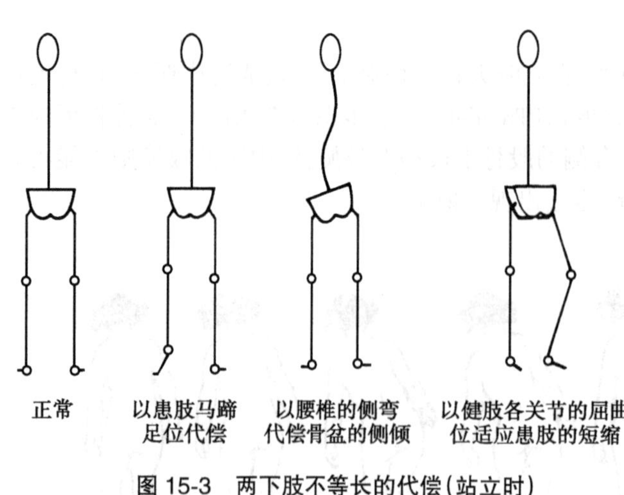

图 15-3 两下肢不等长的代偿(站立时)

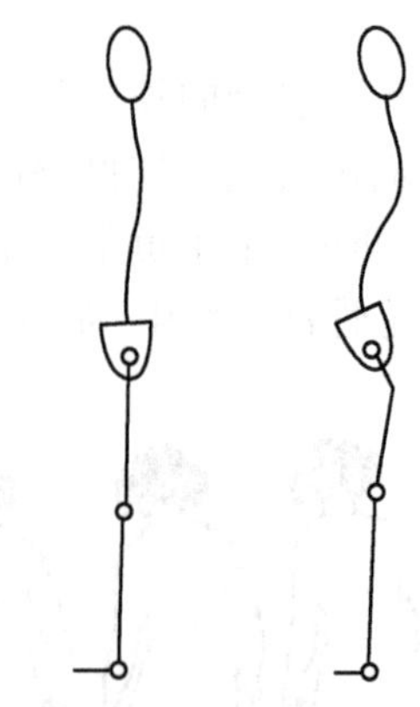

图 15-4 股骨干向后成角的患者,直立时其骨盆前倾,以加大腰前突代偿

(三) 平衡代偿

行走时平衡失调的代偿主要依靠身体重心的移动来调节。最典型的例子就是臀中肌失效步态。凡是大粗隆相对的上移(如髋内翻、髋脱位、股骨向外成角畸形愈合等),以致臀中肌的效能显著降低,无力维持骨盆在额状面上的稳定时,患肢负重,身体重心位于患髋内侧,骨盆即会倒向健侧。为了消除这种不平衡状态,身体就需要摆向患侧,使身体重心移到患髋上方(见图 15-2)。

类似的平衡失调所引起的重心移动步态,在肌肉麻痹时更为显著。由于神经麻痹、肌肉失效、关节僵硬等因素造成的功能障碍,其代偿方式更加复杂多变,这里并未涉及。但上述的代偿方式有些是和其他因素的代偿有共同性的。例如髋内翻的步态即表现为臀中肌失效步态,二者造成功能障碍的机制和代偿机制都是相似的。

列举这些功能代偿的例子是为了说明:即使出现了畸形愈合,造成了功能障碍,人体仍然有能力通过各种方式来弥补存在的不足,以满足生活和劳动的需要。但还应认识到:第一,代偿是有限度的,尤其是老年患者,有些只可能部分代偿。第二,代偿是有代价的,例如体力消耗而易于疲乏,代偿部位长期处于非功能位而引起劳损等。因此,长期的代偿将会引起晚期并发症。

五、与畸形愈合有关的晚期并发症

(一) 关节的劳损

直接受畸形愈合的影响而发生的关节劳损主要见于下肢,如小腿骨折侧方成角畸形愈合后,踝关节的平面与地面不平行,负重时关节一侧软组织(韧带、关节囊)承受的应力过大,日久可引起踝关节的劳损以及足弓的劳损。

膝外翻畸形愈合,或是骨折后发育障碍出现的膝外翻,都会使膝内侧副韧带长期处于牵拉应力状态,劳损往往是不可避免的。

由此可见,与所属关节运动面不一致的骨干成角畸形愈合,既不能被修复塑形或发育改造矫正,也不能得到有效的代偿,晚期的并发症往往是难以避免的。因此,这类畸形必须尽量防止出现。

(二) 创伤性关节炎

关节面不平整或体重不均匀的传导而引起的关节面承重不平衡,都可以造成晚期创伤性关节炎。

关节内骨折整复不完善或固定不可靠而错位愈合,关节本身又无时不在运动,下肢关节更负有承受体重的作用,长期的磨损使关节软骨退变,这是最常引起的创伤性关节炎的原因。

创伤性关节炎的基本病变是关节软骨的退行性病变和继发的软骨增生、骨化。早期的病变在X线片上是不易诊断的,当已看到增生的骨质时,局部病变已达到后期。因此,一个关节的功能已基本恢复后,又重新开始出现疼痛。活动受限时,即使X线片上尚无表现,或只有间隙变窄,而无骨质增生时,也应考虑到创伤性关节炎的可能性。

骨折畸形愈合形成的膝内(外)翻,踝关节倾斜,都会使下肢在负重时形成不均匀的传导,关节面承重不平衡,而使部分关节软骨退变,也会造成创伤性关节炎(图 15-5)。

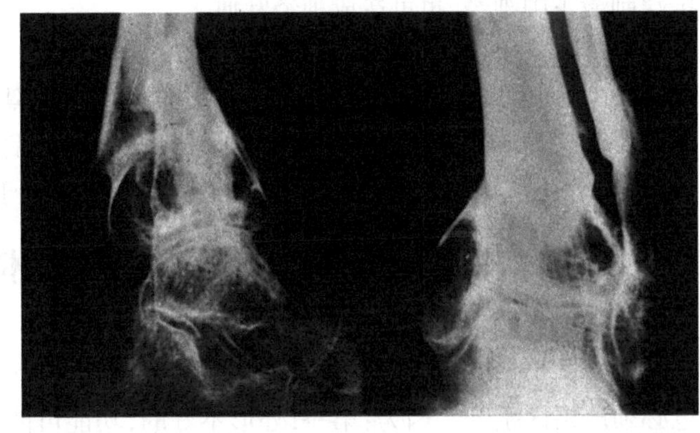

图 15-5　踝关节倾斜,负重时形成不均匀的传导,关节面承重不平衡而使部分软骨退变(外侧变窄),形成创伤性关节炎

保证关节内骨折的解剖对位和肢体的正常生理轴线,是预防创伤性关节炎的两个基本条件。

(三) 代偿部位的劳损

骨折畸形愈合后,功能障碍能够得到代偿的,由于其代偿部位的关节或肌肉长期处于非生理状态,晚期往往出现劳损症状,如两下肢不等长所引起的代偿性脊柱侧弯,晚期可因骶棘肌、腰肌以及脊柱韧带的慢性劳损而产生下腰痛。

代偿程度愈大的,出现劳损的症状可能愈早,愈严重。因此,我们不应该满足于患者已经获得的代偿,而应充分估量到代偿的代价有多大,把可能出现的并发症考虑在内,采取必要的措施来减少需要代偿的程度。

(四) 迟发性神经炎

末梢神经在行经与骨骼最贴近的地方,可以由于骨痂包裹、粘连等原因长期压迫刺激,而出现神经炎。而骨折畸形愈合所引起的迟发性神经炎则有以下两种情况:

1. 因牵拉引起　尺神经通过肱骨内髁后方的尺神经沟下达前臂。当外伤造成晚期肘外翻畸形时,使尺神经长期受到牵拉而发生尺神经炎,而出现神经麻痹(图 15-6)。

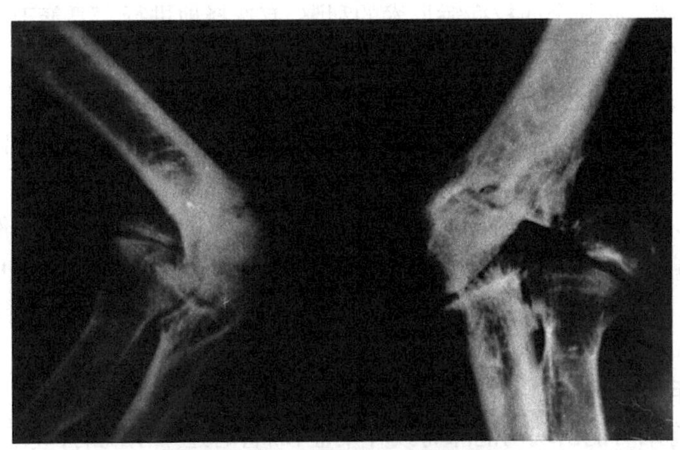

1. 陈旧性肱骨外髁骨折,肘外翻畸形

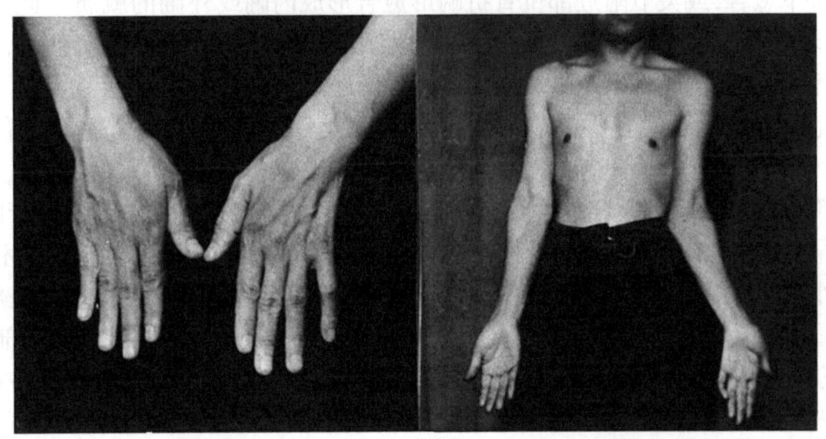

2. 肘外翻畸形(右)　　3. 尺神经麻痹的手部表现

图 15-6　肘外翻畸形引起迟发性尺神经炎

2. 因骨端刺激引起 错位的骨端突出部,对经过的神经长期刺激,例如复位不佳的 Colles 骨折,近骨折端刺激正中神经,也可造成神经麻痹。

(五) 自发性肌腱断裂

错位的骨端突出部,使经过的肌腱长期磨损而断裂。

关节劳损、创伤性关节炎和迟发性神经炎之类并发症,由于早期可以全无表现,或很少有症状,往往易被忽视。在治疗期间,务必要预见到这种可能性,防患于未然。

六、矫形术的应用

(一) 功能的矫形

骨折畸形愈合行矫正术的根本目的是改善功能,而不是为了外形。这两个目的尽管经常是一致的,但也必须严格区别开。因为:第一,外形不好的,功能可能并无障碍,或得到了完全的代偿。锁骨骨折畸形愈合很常见,在外形上也十分易于觉察到,但对功能可以毫无影响,完全没有必要仅为了外形的美观而大动干戈;第二,如果把改善外形摆在首位,就容易把矫正术限制在位置复原的范围里,而排斥了其他可能更为简单易行的方法。

因此,治疗骨折畸形愈合总的原则只应该是改善功能,兼顾外形。主要是功能的矫形而不是外观的矫形。

(二) 有选择地矫形

错位愈合不需要矫形,畸形愈合也并非都需要矫形。

错位愈合可以通过骨折的塑形和发育的改造自行矫正;畸形愈合也可以获得部分的功能代偿。就是得不到代偿的也并不一定通过手术来矫正,而在需要通过手术获得功能矫形的骨折中,也不仅限于闭合折骨或切开复位这一类范畴。必须全面权衡矫形术的利弊,有选择地进行。要善于判断其代偿是否充分,并应预见到晚期会不会产生并发症。

儿童期的畸形愈合,即使很严重,也不一定需要手术矫形,其理由已如前述。

骨折畸形愈合功能有障碍而又得到了充分代偿的,还需进一步分析其晚期出现并发症的可能性有多少,可能性确实很大的仍应矫正。

功能有障碍而又得不到充分代偿的,也应该首先考虑更简单的非手术方法。例如两下肢不等长,差距不太大的,可以适当加高患肢的鞋底,方法易行,效果可靠。髋内翻畸形出现臀中肌失效步态的老年患者,利用手杖支持健侧,以抵消患肢负重时的骨盆健侧倾斜趋势,可以基本行走自如,不一定需要通过手术治疗。

(三) 选择适当的手术时机

骨折畸形愈合后,将来可能出现功能障碍或并发症,而暂时还未出现的,应不应该矫正?关节内骨折在对位不良的条件下愈合,或关节附近部位骨折畸形愈合形成内翻或外翻的就属于此类情况,有时判断有困难。畸形较轻,但晚期出现并发症的可能性仍存在的,并不一定需要早期手术,而容许通过使用观察其转归。一种转归是长期不出现并发症,一种则是逐渐出现了早期症状。发现了早期症状,自然应当机立断,避免无谓的拖延。有些关节内骨折畸形愈合后,关节自行融合在功能位,也不一定再作手术处理。

儿童期关节部位的骨折畸形愈合,往往影响到骨骼的正常发育,造成关节畸形,而且晚期处理相当困难,因此,需要尽早矫正(其中由于骨骺本身损伤造成的晚期发育畸形,无法通过早期手术预防。详见第八章)。例如,肱骨外髁骨折畸形愈合,晚期不仅会形成肘外翻,甚至会继发迟发性尺神经炎,应早期矫正以预防发生。但肱骨下端骨骺本身损伤所造成的鱼尾畸形则难以早期预防。在儿童骨干部位的骨折畸形愈合,由于自身矫正的能力很强,因此,可以给予更多的观察机会。此外,有些预计到不易自行矫正的,如肱骨髁上骨折的肘内翻畸形,对功能的直接影响不大,也容许有一段时间观察。

一切应施行矫形术的,为了能在术后得到较迅速的恢复,应该在术前尽量消除一切不利的条件:置换局部血运不良的皮肤,改善肌肉的萎缩,增加僵硬关节的活动度和消除骨质失用性脱钙状态。为了改进局部条件而推迟手术时间，将使术后功能恢复较快，整个疗程反而缩短，效果也更为理想。

（四）矫形并不意味着骨折再复位

畸形愈合的骨折重新截断复位，恢复其原始的解剖关系，应该是合理的，在多数情况下也是切实可行的。在骨折愈合还不坚固时，以手法闭合折骨，争取获得功能复位，或在愈合已较坚固时行切开复位，是治疗骨折畸形愈合经常采用的手段。

但畸形愈合的矫形应该以最大限度地恢复功能为目的，而并不意味着骨折再复位。因此，在某些情况下，矫形措施并不一定通过原骨折部位，也不一定是骨折的原位对合。

当畸形愈合部位的骨质已十分坚硬时，经骨折部截骨矫形，不仅因为局部粘连，骨质坚硬而使操作困难，也很容易造成延迟愈合。如果有选择地，从接近干骺端的部位截骨，对原有的旋转或成角畸形作相应的矫正，上述两个弊端都可以避免。

有些骨折畸形愈合后，涉及的关节已僵硬或限制在某个固定的范围，矫形术显然需要把两骨折端对合在有利的功能位，以尽可能排除受限关节的影响，而不是追求恢复原始的解剖关系。例如桡骨骨折旋转畸形愈合后，造成旋转功能障碍，在行矫形手术时，并不一定是恢复桡骨的解剖复位，而应检视其上骨折段尚存在的旋转范围，根据这个范围来决定下骨折段放在那个旋转度数上与上段对合，以使将来的功能兼顾到旋前和旋后。

在术前对存在的功能障碍有清楚的判断，和对矫形后可能获得的功能改善有较确切的估计，才能恰到好处地把骨折畸形矫正在最有利的对合位置上。千篇一律地把骨折畸形复原到解剖关系上，并不一定能符合改善功能的要求。

（五）各类畸形造成的主要功能障碍及其矫形方法

1. 侧方移位畸形愈合　造成肌肉与骨折局部粘连，而影响肌肉作用的机会较多。在下肢则会使重力的传导不均匀，而涉及其远端所属关节的承重不平衡。此外，皮下的骨骼（如尺骨、胫骨）侧方移位畸形较严重时，将带来明显的外观上的恶感。此类畸形如需矫正时，多依靠截断后重新复位内固定。

2. 成角畸形愈合　骨干骨折成角畸形严重时除外观问题外，在尺桡骨可能造成旋转功能障碍（图 15-7），下肢则因肢体轴线的改变而影响各关节之间的正常关系，造成运动不协调。矫正的手段主要是以凸侧为基底，凹侧为顶作楔形截骨。但有时为避免因楔形截骨而造成肢体的短缩，也可以在成角畸形部位截断后自凹侧撑开植骨（图 15-8）。

3. 旋转畸形愈合　骨干骨折旋转畸形愈合，最直接的功能影响是其邻近的近端关节的反向旋转受限。例如肱骨干骨折，其远折段内旋畸形愈合，将会造成肩关节外旋受限；桡骨骨折远折段旋前畸形愈合，

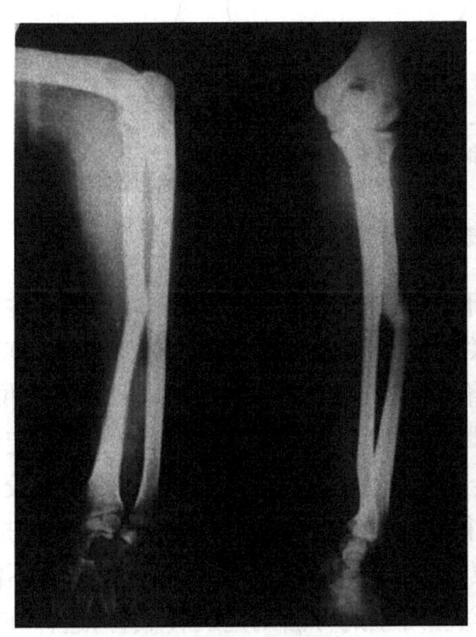

1. 术前X线片，桡骨成角畸形愈合，影响前臂旋转功能

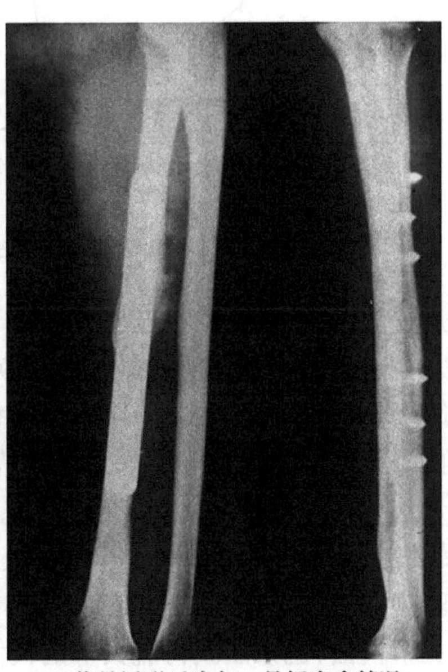

2. 截骨矫形后半年，骨折愈合情况

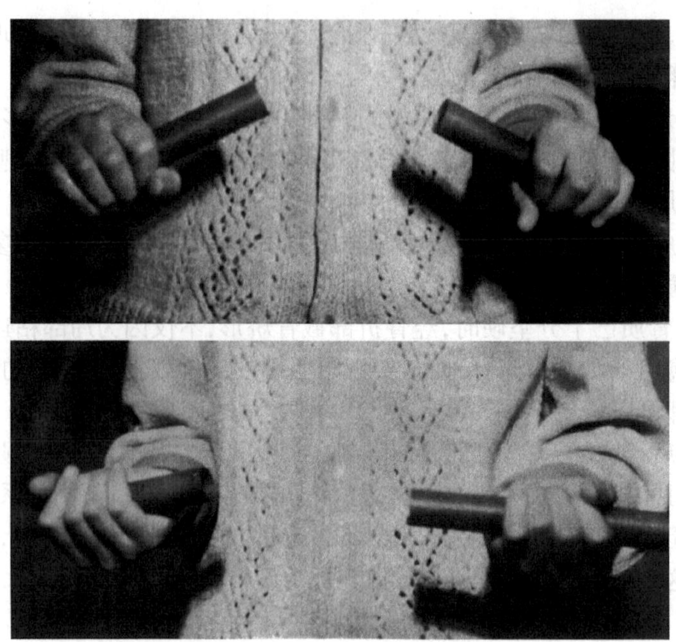

3. 术前功能旋前0°，旋后70°，术后完全正常。图为术后前臂旋转功能

图 15-7 桡骨骨折成角畸形愈合，影响旋转功能，经截骨矫形后功能恢复

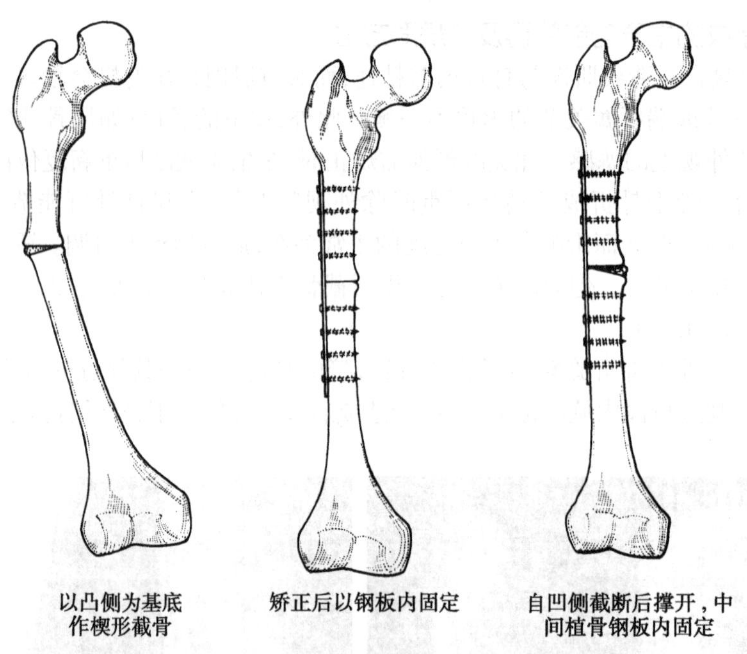

图 15-8 成角畸形愈合的矫形术

将会引起前臂旋后受限。此外，无论上肢或下肢骨干骨折旋转畸形愈合后，在运动时往往需要其近端的有关关节的代偿，以减少使用时动作不协调，但这种关节代偿有时会影响到该关节本身的功能，例如股骨干骨折，远折段内旋畸形愈合后，当负重行走时必须将骨折以远部位的小腿及足置于中立位，骨折以上的髋关节则处于相应的外旋位以代偿之。因此，改变了臀中肌的走行方向，从而削弱了其稳定骨盆的作用。有些部位的旋转畸形愈合，在肢体使用时很难代偿，会造成极大的不便。例如尺桡骨骨折较严重的旋转畸形愈合，前臂的旋转功能明显障碍。当屈肘位时，能获得的肩关节代偿非常有限。胫腓骨骨折旋转畸形愈合，小腿多呈外旋，正常行走时，膝关节必须保持在旋转中立位。因此，小腿的旋转畸形既不能由不具备有效的旋转功能的膝关节代偿，也无法获得髋关节的代偿。矫正的方法则是旋转截骨，这种旋转截骨不一定通过原骨折部，而可以从该骨干的上或下干骺端部进行，以利愈合。此外，在尺、桡骨行旋转截骨矫正时则需根据具体条件以决定矫正的旋转度数，而不一定是解剖复位(图 15-9)。

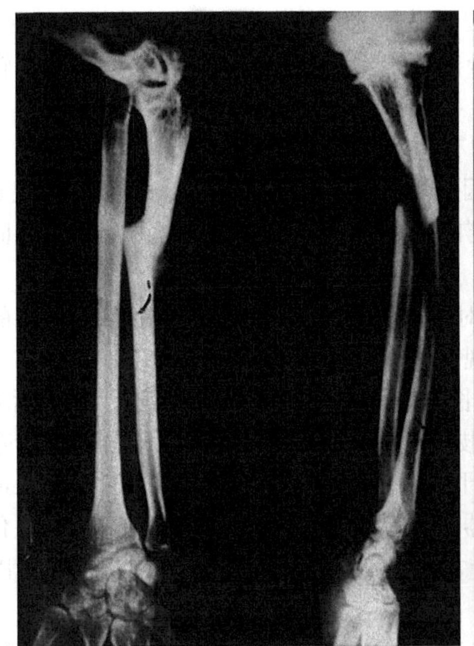

尺骨骨折畸形愈合，桡骨头脱位

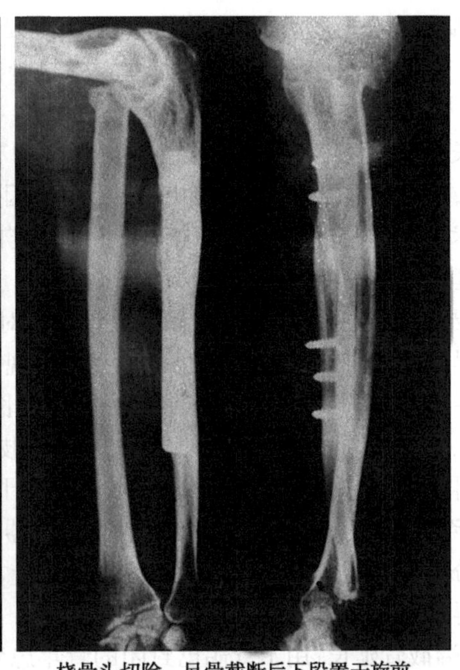

桡骨头切除，尺骨截断后下段置于旋前45°位，钢板固定，半年后愈合X线片

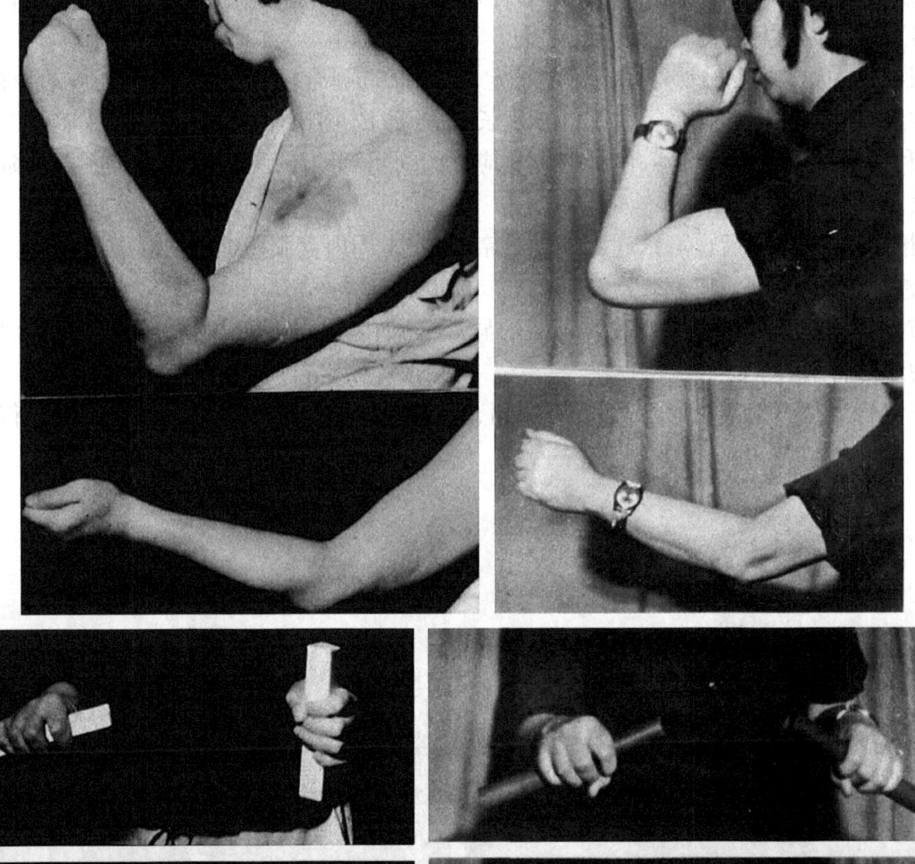

术前功能

术后功能，屈肘及旋前有明显改进

图 15-9　尺骨旋转截骨矫形改进功能

4. 短缩畸形愈合 此类畸形所引起的后果主要是肢体的不等长。在下肢，肢长相差在 2cm 以上时，跛行较明显。在前臂，单骨短缩畸形时（主要是桡骨），将引起下尺桡关节脱位，影响前臂旋转及腕关节的运动。

肢体延长是解决短缩畸形的主要措施。以往曾有短缩健肢求得平衡的方法，现已弃用。肢体延长早在 20 世纪初，即有人试以截骨牵引加以解决，可惜因并发症过多而往往失败。直至 20 世纪 60 年代末，由于器械和技术方面的改进提高，才日渐成熟。国内自 20 世纪 70 年代初也陆续开展。骨外固定器的迅速发展为肢体延长提供了可靠的基础。

器械既要满足稳定可靠的固定，保证截骨端的对位对线关系，又要能进行精确的、可控的延长。可延长的长度需尽可能达到预期的要求，但又不允许出现任何神经、血管并发症或骨不连。

延长术主要用于下肢，包括骨盆、股骨和胫骨延长等。方法有：①骨骺牵伸延长；②干骺端截骨牵伸延长；③单骨上、下干骺端同时截骨牵伸延长；④同一肢体股骨干和胫骨干之干骺端同时截骨牵伸延长。据国内报道，单骨一般延长为 4~10cm。同一肢体双骨干同时延长者，李起鸿报道最长达到 26cm。

(1) 骨骺牵伸延长：在骨骺板尚未封闭前，通过器械的牵伸，使骨骺板在肥大细胞层与退化细胞层之间的最薄弱处分离延长。作为牵伸的骨骺应在短缩骨之一端。但股骨下端之骨骺尽量少用，以免将来发生关节功能障碍。此法之优点是无需手术截骨。

(2) 干骺端截骨延长：用于骨骺已封闭的青年患者，在关节面下（上）2cm 处及骨干中段和下（上）段分别穿入一组钢针，再于干骺端或近干骺端处截骨，以骨外固定器牵伸延长（图 15-10）。也可在上、下干骺端同时延长，或在同一下肢的股骨、胫骨干骺端同时截骨延长。应注意在胫骨延长时，需将腓骨同时截断，并将外踝与胫骨下端固定，以免外踝上移。

延长术成功的关键在于：①骨外固定器的稳定固定；②选择合理的截骨面；③缓慢的牵伸。低牵伸力有益于促进神经、血管、肌肉和骨膜等组织同步生长，而不致产生组织的损害。近年来，夏和桃等对胫骨延长者，设计并利用了小腿同步延长器，使骨骼和相应软组织得到同步延长，显著增加了肢体延长的安全性、延长率和质量。

(3) 个别情况下，截骨术后也可以利用滑动骨牵引，在 1 周内克服短缩，矫正畸形，并维持到骨愈合（图 15-11）。但须注意应斜行截骨，以利骨愈合。

5. 近关节部位的畸形 主要造成肢体轴线的异常，例如肘内（外）翻、髋内翻、膝内（外）翻等。矫形的手段一般为楔形截骨术（图 15-12，15-13）。

骨折畸形愈合往往不是单向的，例如既有成角，又有旋转，同时又有短缩，因此，在决定行矫形术时，必

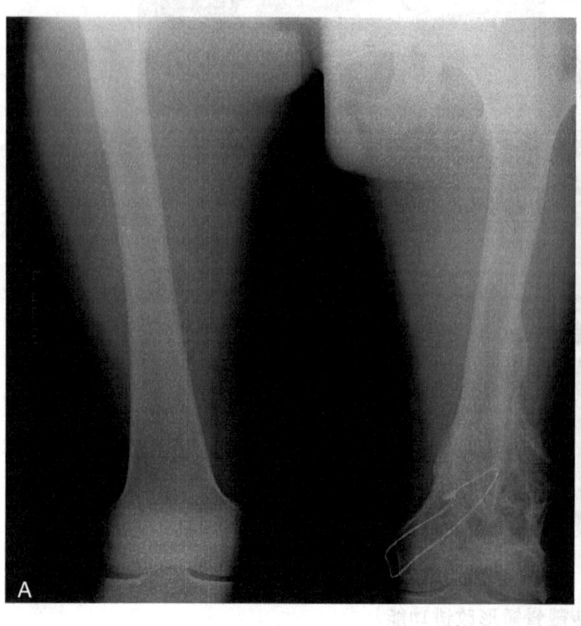

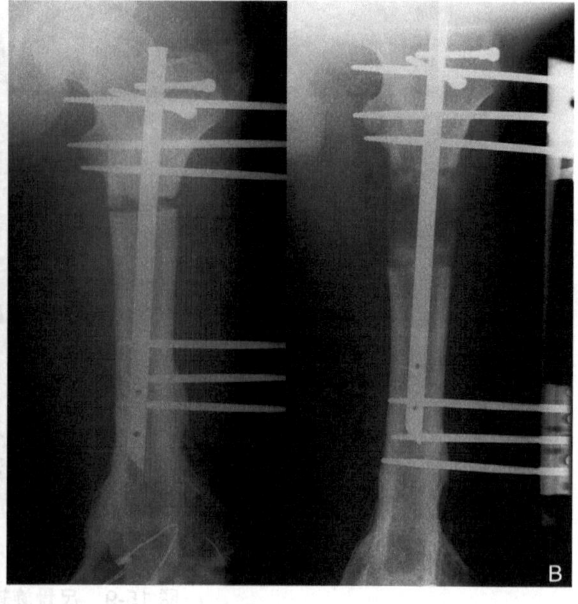

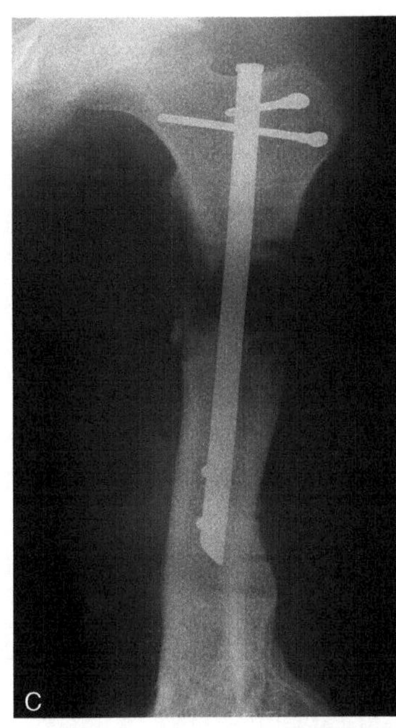

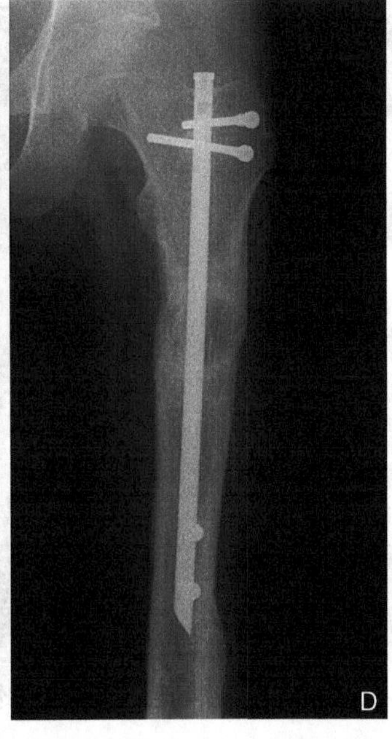

图 15-10 干骺端截骨延长
A. 左股骨下端骨折短缩 5cm；B. 粗隆下截骨，骨外固定器固定下延长；C. 达到等长后，去除外固定器，以髓内钉维持；D. 骨延长完成

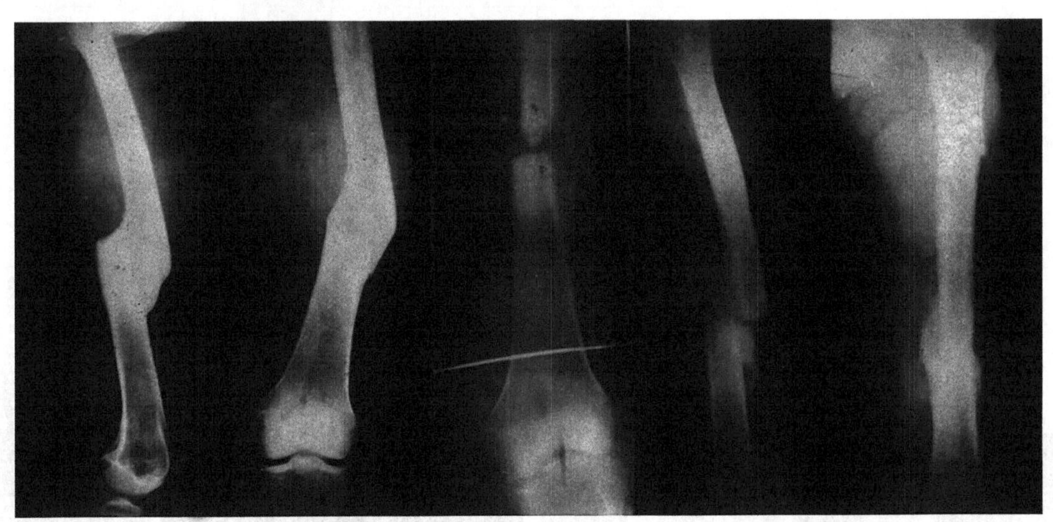

图 15-11 截骨后利用牵引延长患肢

须结合具体情况，综合分析以制定有效的手术方法。运用 Ilizarov 法则（参见第六章、第十三章）以骨外固定器一期解决多项畸形愈合，更能显示出其以患者为中心的优越性（图 15-14）。

七、其他改进功能的方法

某些骨折畸形愈合，尤其是关节内的，其所造成的功能障碍已不能依靠单纯矫正畸形的手段来解决时，还可以利用其他手术方法获得改进。关节内骨折畸形愈合造成关节功能障碍的原因主要是：关节面不平整、关节内（以及周围）粘连和创伤性关节炎等。它既可以造成直接的机械性的障碍，也可以由于疼痛而限制了活动。改进的方法包括关节融合术、关节成

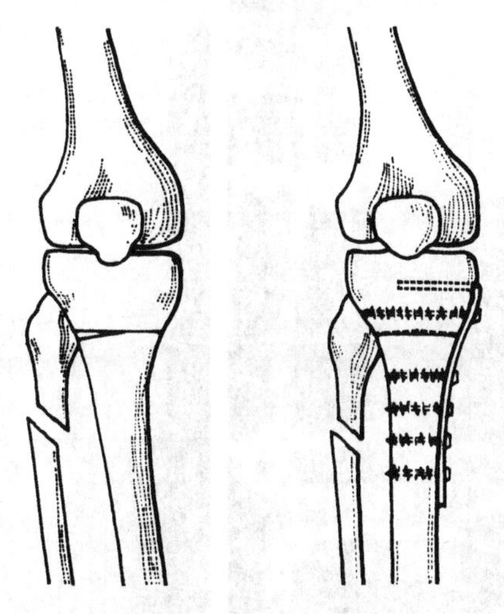

图 15-12 膝内翻畸形，楔形截骨矫形后，以 L 形钉板固定

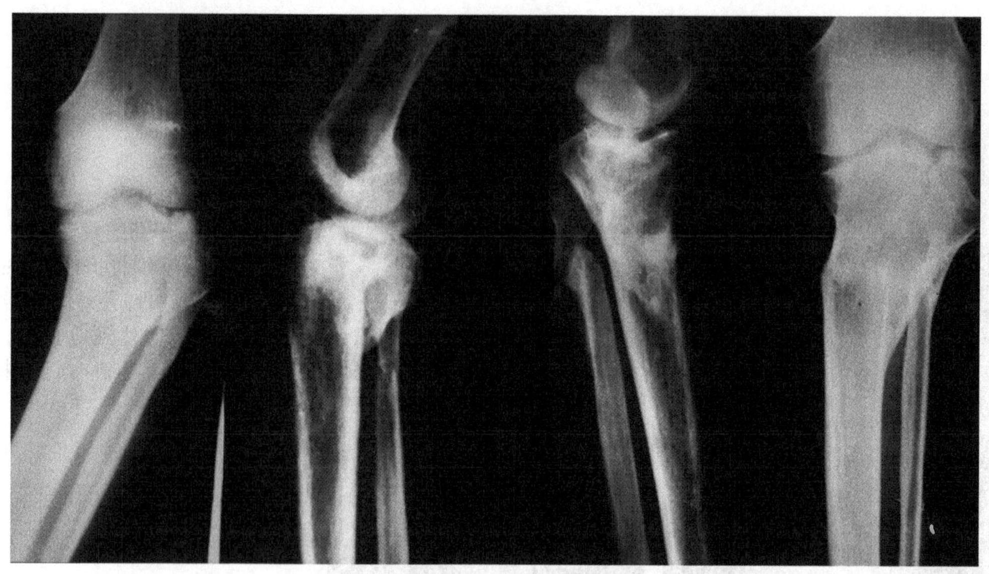

图 15-13 膝内翻畸形，通过干骺端截骨矫形

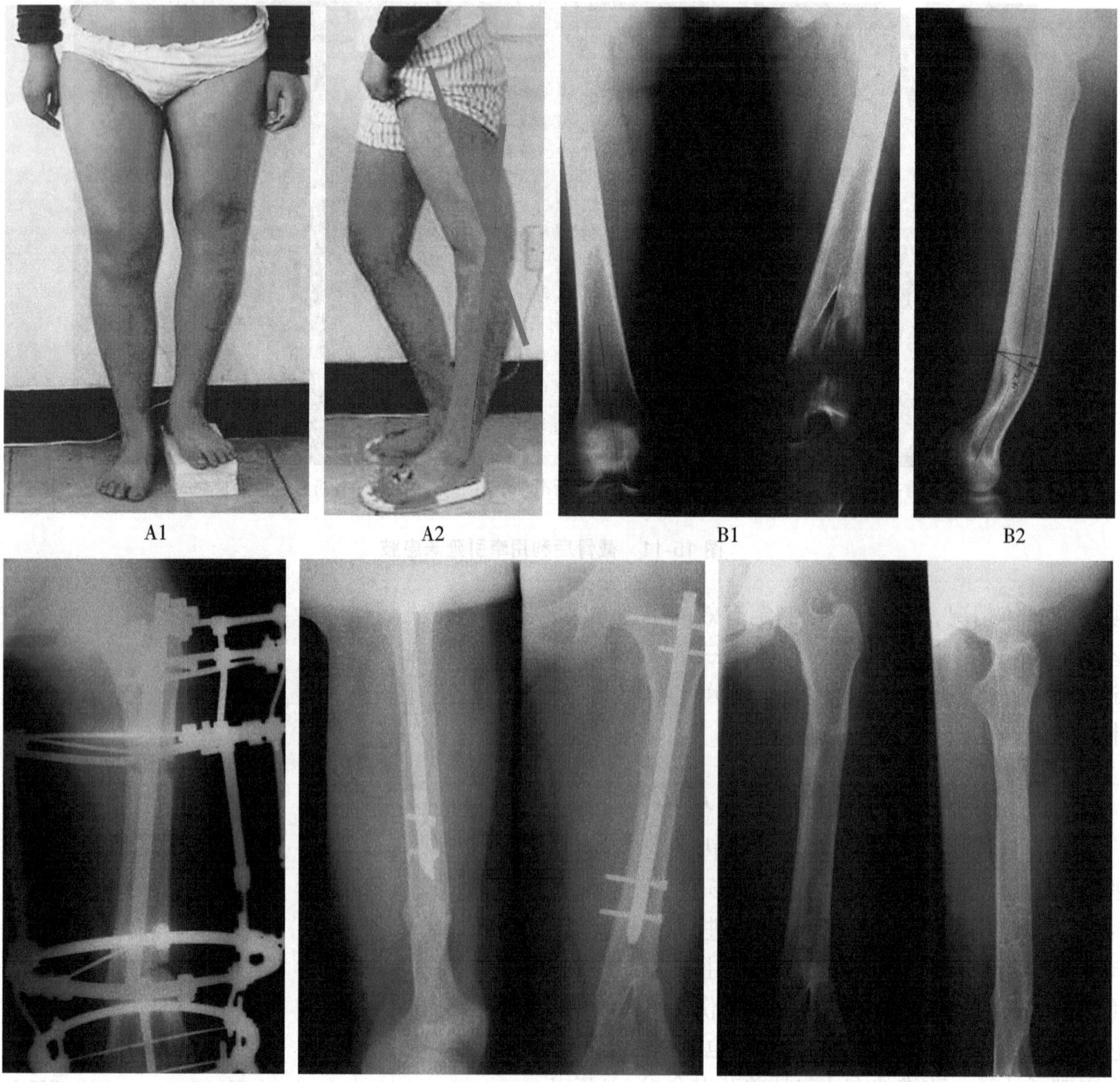

A1 A2 B1 B2

C D E

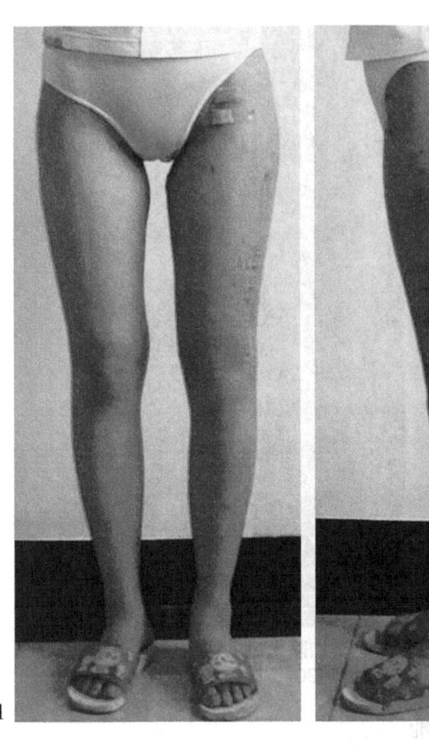

图 15-14 左股骨下段骨折畸形愈合，短缩 5cm，向后成角，依 Elizarov 法则，以骨外固定器矫形

A. 左股骨畸形愈合，短缩 5cm，向后成角 30°；B. X 线片显示畸形愈合；C. 股骨粗隆下截骨，下端成角处截骨矫形。以骨外固定器及髓内钉内外双固定，下端加压，上端逐日延长；D. 延长完成后，仅保留髓内钉维持；E. 截骨愈合后，畸形完全校正；F. 矫形后外观

形术、人工关节术、骨端截除术以及神经移位术等。由于各关节损伤的特点，功能的特点各异，加上患者在日常生活和劳动中的需要不同，以及目前手术所能取得的效果也有所差别，因此，何种关节功能障碍究竟应使用何种手段解决仍需根据具体情况考虑。但总体说来，上肢仍应以争取活动范围为主，下肢以稳定为主。当然，随着人工关节材料和装配技术的发展以及外科手术的提高，在条件允许的情况下，关节的活动与稳定应该也是可以兼顾的。

（一）上肢关节

1. 肩关节　其关节外的骨折畸形愈合基本上都可以通过截骨术来解决，而肱骨上端骨折畸形愈合则很少造成严重功能障碍。并且肩（盂肱）关节的功能障碍，可以通过肩胛骨胸壁的运动得到一定的代偿，因此，肩部的改进功能的手术往往是出自畸形愈合以外的原因。

2. 肘关节　肘关节部骨折畸形愈合（如肱骨髁间骨折畸形愈合），其所造成的困难往往是活动受限与疼痛。肘关节成形术可以获得较为有用的活动范围，但术后关节是否足够稳定和有力则取决于肌肉的条件与切除的范围大小。人工肘关节置换有所应用，报道不多。

因肱骨外髁骨折畸形愈合而致肘外翻者，如出现迟发性尺神经炎，可行髁上楔形截骨或行尺神经移位（图 15-15）。

3. 肱桡关节　肱骨外髁骨折、桡骨头或颈骨折畸形愈合后引起创伤性关节炎机会较多，疼痛，肘关节伸屈及前臂旋转往往都受限，通过桡骨头切除术可以减轻疼痛，改善功能（见图 15-9）。但在一定程度上有下尺桡关节脱位的可能。

4. 腕关节　前臂骨折、Galleazzi 骨折脱位以及 Colles 骨折等的畸形愈合，往往会造成下尺桡关节脱位引起前臂旋转障碍、腕关节活动障碍及活动时的疼痛。如无条件作骨干的矫形术时，行尺骨下端切除术将有助于上述症状的消除（图 15-16）。

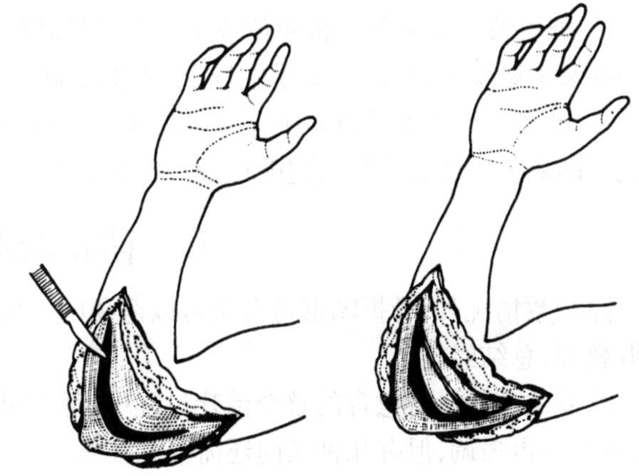

图 15-15 尺神经移位术

将尺神经移出肱骨内上髁沟，置于肘关节之内侧前方以松解之

桡骨下端粉碎骨折畸形愈合后引起的腕关节

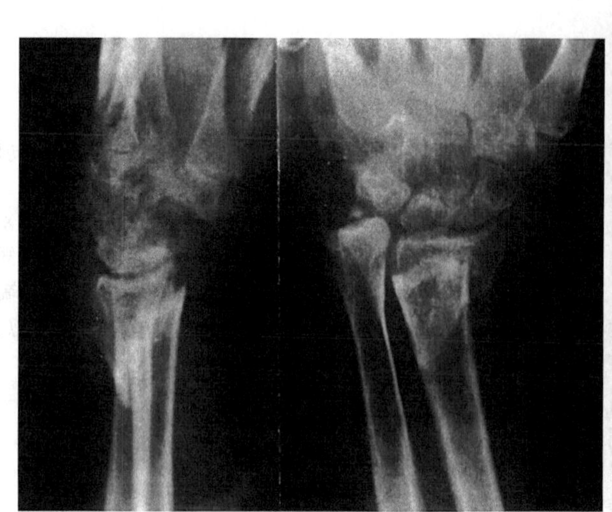

桡骨远端骨折畸形愈合，下尺桡关节脱位，腕部疼痛旋前旋后仅各30°

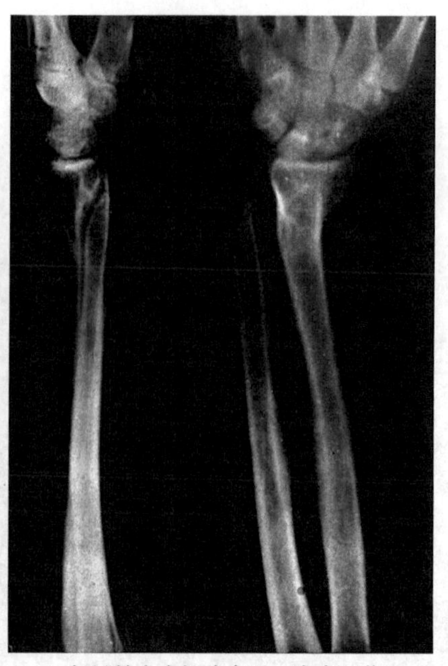

行尺骨小头切除术后，疼痛显著减轻，旋前30°，旋后增至90°

图 15-16 利用骨端截除术改进功能

创伤性关节炎,如疼痛不消,甚至日益严重,则应考虑腕关节融合,以取得腕关节的稳定与无痛。腕关节在背伸 20° 功能位的融合所带来的困难不太明显,因此,很少需要做关节成形术。

(二)下肢关节

1. 髋关节　髋臼骨折畸形愈合,涉及负重区的股骨头骨折畸形愈合,或股骨头缺血坏死后头塌陷,都可能造成髋关节功能障碍或创伤性关节炎,引起疼痛及功能障碍。以往这些后遗症可通过髋关节融合,髋关节成形以及粗隆下截骨术予以改善。由于髋关节是下肢承重的主要关节,应力求稳定,因此,髋关节融合术可较好地解决负重及行走的要求。但另一方面,髋关节又是多方向运动的关节,一旦强直,所引起的不便也将是多方面的,尤其是在生活及劳动中,习惯于或是需要采取下蹲位的患者,将会更加感到困难。此外,腰椎活动较差的患者,如行髋关节融合,无论是坐位、站立或行走,腰椎都难以代偿。近年多行人工关节置换术,可以兼顾到关节稳定与活动两方面的要求。髋关节创伤性关节炎也可通过股骨粗隆下截骨术来改变股骨头的承重面以缓解疼痛。

2. 膝关节　胫骨平台骨折或股骨下端骨折畸形愈合所致创伤性关节炎,有时需行膝关节融合术或人工膝关节置换术以改善行走的能力。髌骨骨折畸形愈合仅在绝对必要时才考虑髌骨切除术。

3. 踝关节　踝关节骨折脱位或距骨骨折后畸形愈合的机会较多,因创伤性关节炎严重而需手术治疗者往往采取踝关节融合术,效果较肯定,功能影响不明显(图 15-17)。人工踝关节的应用目前报道尚不多。

4. 足部　跟骨骨折畸形愈合,有时需做距下关节融合术(图 15-18)或三关节融合术以消除疼痛,改善功能。跖跗关节骨折脱位后遗畸形及疼痛有时也需作跖跗关节融合术。

八、防止畸形愈合的发生

除少数情况外,骨折畸形愈合是可以避免的。如要做到基本上不发生,就需要从已发生的畸形愈合中吸取教训,总结经验。

从复位直到骨折愈合的整个治疗过程中,都有可能出现畸形。前面章节中,对防止发生畸形愈合的问题,虽曾一再强调,但有几种倾向还需十分注意。

第一,关于复位:不惜一切代价地盲目追求解剖复位是不妥的,但是把功能恢复的希望完全寄托于愈合本身的塑形、发育过程的改造以及功能的代偿上,而在复位时不作必要的努力,这种倾向更为不当。但功能复位仍是最起码的要求。

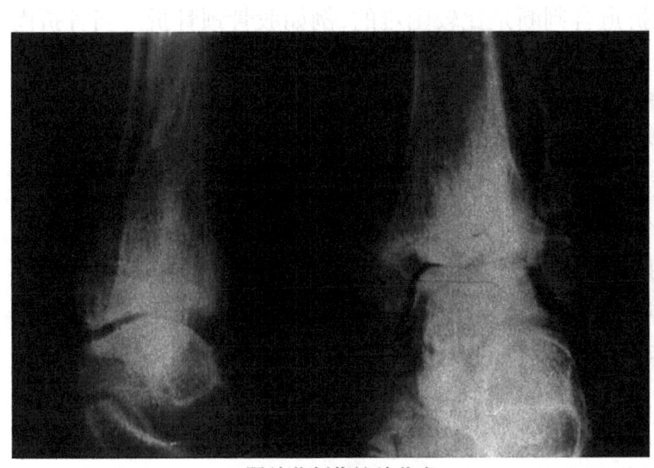

1. 踝关节创伤性关节炎

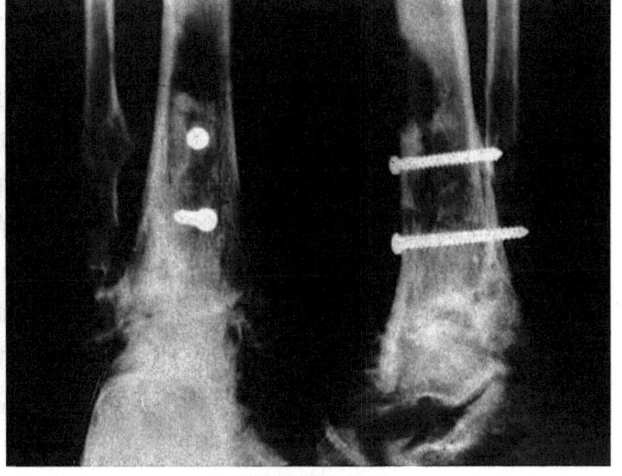

2. 踝关节融合术后

图 15-17　踝关节骨折脱位后畸形愈合，创伤性关节炎，行踝关节融合术后

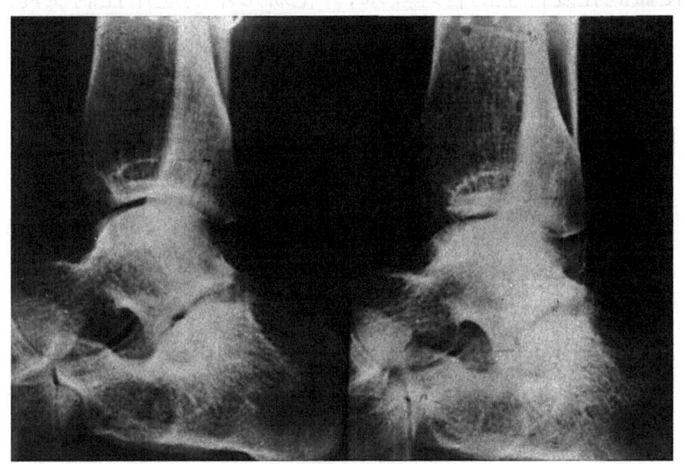

1. 距下关节创伤性关节炎

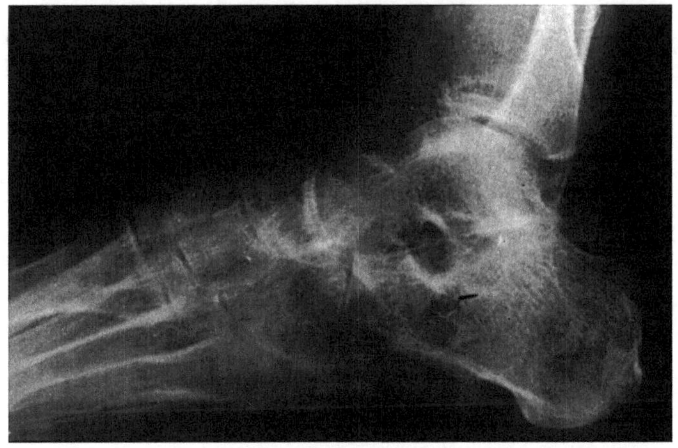

2. 距下关节融合术后

图 15-18　跟骨骨折，距下关节创伤性关节炎行关节融合术后

第二，关于固定：除少数骨折外，骨折局部有效的固定是骨折愈合的重要保证。但绝不可片面依赖方法本身的固定作用，把一种方法认为是绝对可靠的，而严重地忽略了周密的观察。不去检验固定的效果，不因情况的改变而作必要的调整，就会使本来有效的固定完全失去作用。有些骨折复位固定后，一直等到预期的愈合时间再作复查，畸形已成定局。这是造成骨折畸形愈合的最为常见的原因。

第三，关于骨折愈合：每种骨折都有一个大致的愈合时间，但是每个个别骨折都必须根据其自己的愈合过程和征象，来判断其是否完成了愈合。有的骨折愈合判断是比较困难的，例如股骨颈骨折。当骨折尚未愈合而判断错误，并去除固定，甚至过早使用患肢，就会使本来位置良好的骨折变形，最终畸形愈合。在下肢尤应注意，例如粗隆间骨折的髋内翻，股骨骨折的成角畸形往往是这样造成的。在看待骨折愈合时间上，不应抱有"宁快勿慢"的倾向，不适当地追求愈合时间的加速，而置愈合的标准于不顾。有的只看到尚未连接的骨痂就去除固定，有的只达到临床愈合就完全负重，结果出现了畸形，再作矫形治疗，反而延长成倍的时间。因此，在判断骨折愈合上，必须有足够的把握，再去除固定，如有怀疑，宁可多观察一段时间。

总之，大多数骨折都应该做到正常愈合，至少是功能位愈合。错位愈合的，一般通过骨折本身的塑形或发育上的改造，可以基本上得到矫正，而不致影响功能。如果出现了畸形愈合，引起了功能障碍，有的也可以通过肌肉、关节的调节作用得到代偿，儿童时期则通过发育的改造能力，更可能获得相当充分的矫正。但代偿是有限度有代价的。凡是得不到代偿的，或是判断其晚期很可能出现并发症的，在经过短期的观察后，仍需要有选择地进行功能的矫形。

本章中的叙述并非只是针对少数畸形愈合的骨折而言的，更重要的还是通过对骨折畸形愈合的形成，代偿和晚期并发症的发生，进一步来理解如何从功能恢复的需要出发，正确掌握骨折复位后和愈合后的位置能否接受的尺度，以便做到在复位上的合理要求，并把矫形术的应用控制在真正必要的范围内。

（王亦璁）

16

第十六章 多发骨关节损伤

FRACTURES AND JOINT INJURIES

一、概况……365
二、伤因及损伤特点……366
（一）交通损伤……366
（二）重物压砸伤……367
（三）高处坠落伤……367
（四）机器损伤……367
三、并发症及合并损伤……367
（一）并发症……367
（二）合并损伤……368
四、容易发生延迟诊断或漏诊的几种情况……369
五、治疗上存在的矛盾……369
（一）开放骨折并发休克……370
（二）同一肢体多发骨折脱位……371
（三）双侧股骨干骨折……371
（四）截瘫合并下肢骨干骨折……374
六、骨折内固定的地位……374
七、严重开放骨折的治疗特点……374
八、严重多发伤中骨折的治疗方针……375

多发骨关节损伤，尤其是交通伤造成的多发骨关节损伤患者日益增多，已经引起全社会的关注。除了通过对驾驶员强化立法、行政等管理，以减少事故发生之外，探讨新的救治模式，包括院前急救和入院后的处理，是相关交通损伤研究机构的重要工作。

一、概　　况

在近代社会中，多发损伤有着日益增多的趋势，特别由于工业、交通以及高层建筑等事业的发展，使致伤机会增加，多发严重损伤已成为城市人口致死或致残的主要原因之一。且受伤者多为青壮年，这就不能不引起人们的高度重视，不少国家纷纷建立创伤中心，以提高抢救和治疗质量，并从事对这一专题的研究，这在我国亦属当务之急。

多发损伤包括全身各个部位和各个系统的损伤，涉及范围甚为广泛，在医学科学深入发展的今天，如欲达到高水平的抢救和治疗，是任何一种专业医生所不能胜任的，需要各专业医生的协同，如神经外科、胸外科、腹部外科以至麻醉科等。而骨科医生的任务，是处理其中骨关节损伤的部分，同时从事这方面的专题研究。

对多发损伤的抢救和治疗，应从肇事现场开始，这就需要有一支训练有素的专业抢救队伍，负责由现场至医院途中的初期处理，这支队伍应与创伤中心有着直接的和密切的联系，构成一个完整的抢救治疗系统，这是十分重要的措施。

目前各地的综合性医院对多发损伤需要多科会诊,由各科医师分别进行诊治。这就延长了抢救和治疗的时间,对于一些严重的多发伤往往造成致命的后果。因此作者体会到如能建立创伤专业机构和队伍集中对多发伤患者进行诊治,必将有较大改进。一个条件完善的创伤科,除了相应的医生,还应有创伤ICU,可以对所有的伤员均在一科内诊治,避免分科会诊和转院的时间拖延。

由于多发损伤患者受到应有的重视,使近年来对多发损伤患者的抢救成活率逐渐提高,从而骨科医生处理多发骨关节损伤的机会亦随之增加;另一方面,在处理骨关节损伤时,往往是与患者全身情况相联系的,这就要求骨科医生除精通本专业的业务技术外,亦应具备估计和处理患者全身情况的基本知识。

什么叫多发骨关节损伤,迄今为止尚无一个明确而被公认的诊断标准。在各自的文献报道中,很少有人提到多发骨与关节损伤的确切含义,因而所筛选的病例缺乏可比性。

据临床经验及大量病例资料的回顾性分析,试提出一个多发骨与关节损伤的诊断标准。考虑这一诊断标准时,主要应从临床特点和实际应用为依据。如果只机械地从伤及的骨关节数目出发,凡两个或两个以上骨或关节损伤者皆称为多发骨与关节损伤显然不具有临床意义,如多个掌、指骨,跖、趾骨,肋骨,脊椎,尺、桡骨,胫、腓骨等骨折均不列为多发骨与关节损伤;相反,同一骨的骨干骨折合并关节脱位却具有明显的、与单一损伤不同的临床特征,如股骨干骨折合并同侧髋关节脱位在诊断和处理上均与单一损伤具有显著差异。因此,应赋予一个有临床意义的诊断标准。

作者提出以下诊断标准:

将人体分为 24 个部位:头面、胸、骨盆、脊柱各为一个部位;双侧肩、肱骨干、肘、尺桡骨干、腕手;双侧髋、股骨干、膝、胫腓骨干、踝足。

凡伤及上述两个或两个以上部位者均称为多发骨与关节损伤。

同一部位内的多处骨与关节损伤,由同一外力机制所造成的联合损伤,如踝关节损伤合并腓骨上段骨折,尺骨骨折合并桡骨头脱位,桡骨骨折合并下尺桡关节脱位等,均按单一损伤计算。

脑、肺、腹腔脏器等其他系统损伤均列为合并损伤。易于划分,能体现多发骨与关节损伤的临床特征。

二、伤因及损伤特点

多发骨与关节损伤的伤因颇有规律,归纳起来共有四种类型,依次为交通损伤、重物砸伤、高处坠落伤及机器损伤,这四种伤因占全部伤因的绝大多数。每种伤因所造成的损伤各具特征,了解这些伤因规律及临床特征,将有利于防止或减少其发生,有利于全面诊断和及时治疗。

(一) 交通损伤

近年来,随着交通事业的发展,各种车辆增多及城市人口密集而导致多发骨与关节损伤显著增加。近几年,道路交通事故造成 10 万左右的人员死亡,其造成的多发骨与关节损伤患者更不计其数,国内尚无具体统计。目前对交通损伤的研究越来越受到重视,北京大学交通医学中心和第三军医大学交通研究所等机构正致力于交通损伤相关方面的基础和临床研究,其他部分医院也开始总结自己医院收治的交通损伤患者的流行病学和救治特点。根据北京积水潭医院的资料,1958-1976 年间交通损伤占多发骨与关节损伤全部伤因的 27.8%,而在 1977-1986 年间上升到 47%;北京急救中心资料显示,1989-1991 年则为 59%,1989-2003 年升为 73%。均呈明显上升趋势,占各种伤因的首位。

具体致伤原因以机动车最为常见,包括汽车、摩托车、拖拉机与火车等。其中发生最多者为行人或骑自行车者被汽车撞伤或轧伤,占全部交通损伤的 47.2%。其他依次为汽车翻车、汽车互撞、拖拉机轧伤及火车撞伤等。发生诱因中多数由于违反交通规则,诸如强行超车、违章横过马路、不遵守自行车行车规定等原因所造成;少数由于酒后开车、非司机驾驶或机动车故障等。提示应严格交通管理、车辆检查并进行法规教育,以减少交通损伤的发生。

临床特征:

1. 休克发生率最高。

2. 死亡率最高。直接死亡原因多为大量失血、严重颅脑或胸部损伤。

以上两个特征显然是由于高速度、高能量损伤所致,随着高速公路的发展,车速加快,交通损伤的严重程度将随之增加。

3. 损伤部位。以下肢最多，依次为股骨骨折、胫腓骨骨折、肋骨骨折。损伤机制以撞击和碾压为主，保险杠的高度约相当于成人膝部，故撞伤时易发生下肢骨折；而肋骨及骨盆骨折多因碾压或挤压所致。

4. 最常见的合并损伤为胸及颅脑。

（二）重物压砸伤

多因在劳动中不慎，或由于机械事故被重物砸伤，或突然塌方被砸埋致伤。受伤者多为年轻工人或农民。

临床特征：

1. 截瘫发生率高。这与损伤机制有关，多数系于弯腰劳动时被重物由后上方砸伤，首先伤及腰背部发生屈曲型脊柱骨折而导致截瘫；同时可伤及下肢，或直接砸伤下肢及骨盆。因此，对所有塌方砸伤者均应注意到有无脊柱骨折及截瘫，在解脱及搬运过程中防止发生或加重脊髓损伤。

2. 损伤部位。依次为胫腓骨骨折、股骨骨折和脊柱骨折。

3. 胫腓骨骨折中开放骨折的发生率较高，且伤口污染较严重，少数合并特殊感染如气性坏疽等，在处理伤口时应予注意。

4. 最常见的合并损伤为胸部及脊髓。

（三）高处坠落伤

多因高空作业或其他原因失足由高处坠落致伤。根据对53例确切记录分析，在施工中由高层楼房或脚手架上不慎坠落者29例，占54.7%；上房顶或在楼上擦玻璃等生活劳动坠落者14例，占26.4%；跳楼自杀者7例(其中精神病患者4例)，占13.2%。因此，加强高层建筑施工中的安全措施是减少此类损伤的关键。

临床特征：

1. 由高空坠落时，由于反射性自我保护作用，多以双足首先落地，反作用力向上经下肢、脊柱传导至颅底，常形成典型的足踝-下肢-脊柱-颅底骨折传导性连锁损伤。少数人以双手支撑着地，造成上肢及颌面部损伤，以儿童由树上或墙上跌落为多见。头颅先着地者多当场死亡。

2. 由于人体下落时的加速度和落地后的反作用力均较强大，所造成的损伤部位亦最多，在各种伤因中占首位。

3. 最常见的损伤部位依次为足踝部骨折脱位、脊柱骨折和股骨骨折。

4. 合并损伤中以颅脑及脊髓最为常见，截瘫发生率亦较高，与砸伤组相似。

（四）机器损伤

肢体被卷入机器正在运转中的滚轴、齿轮或传送带中是主要致伤机制，多数为青年工人或农民。根据积水潭医院资料，40岁以下者占82.6%，工人占67.4%，农民占30.2%。主要诱因为忽视安全操作规程或精神不集中，少数由于机器陈旧或缺乏防护装置，如农村中使用的脱粒机及铡草机等。因此，加强安全操作规程教育，在机器上安装防护设施是防止或减少此类损伤的主要措施。

临床特征：

1. 最典型的损伤为同一上肢的多发骨折脱位，伤及下肢者较少，当手、手套或衣袖被卷入后，随着机器的转动将肢体继续绞入，可将肢体扭转数周，导致手、尺桡骨及肱骨干骨折的典型损伤。如未能及时停机，患肢被机器强力牵拉，致使胸壁挤压在机身上而导致肋骨骨折，甚至合并血气胸。

2. 在各种伤因中，开放骨折的发生率最高。积水潭医院资料显示，86例机器损伤中共有开放骨折者62例，发生率为72.1%。

3. 软组织损伤大多广泛而严重，致使有些肢体难以保留，由于原发损伤严重而截肢者占35%。

4. 合并损伤中周围神经及血管最为多见。

三、并发症及合并损伤

（一）并发症

多发骨关节损伤的主要并发症早期为休克及脂肪栓塞；晚期为成人呼吸窘迫综合征及多脏器功能障碍。

1. 休克 由多发骨关节损伤直接造成的休克，其主要因素是失血过多。特别是骨盆和股骨干骨折，严重开放骨折等；多处骨折失血总量过多，亦可引起休克。Coleman（1959）估计出血量：股骨骨折为1000ml，髂骨骨折为750ml，胫骨骨折为400ml，肱骨骨折为400ml，坐、耻骨骨折为350ml，尺、桡骨骨折为300ml。然而Light（1980）提出估计出血量的方案为：骨盆骨折1.5~4.5单位，髋部骨折1.5~2.5单位，股骨干骨折1.0~2.0单位，肱骨干骨折1.0~2.0单位，胫骨骨折0.5~1.5单位，踝部骨折0.5~1.5单位，肘部骨折0.5~1.5单位，前臂骨折0.5~1.0单位。开放骨折的失血量往往超过闭合骨折。因而伴有骨盆、长管状骨或严重开放骨折者，对其出血量应有充分估计，均应注意休克的发生。如伤后时间较短，就诊时尚未发生休克，但继续失血仍有发生休克的可能，应注意观察。

休克的发生率，据一般文献报道，约占多发骨关节损伤的1/4以上，如Revenko等（1971）报道453例，发生率为24.7%。Chan等（1973）报道146例，发生率为26%。积水潭医院报道360例（1979），发生率为26.9%。北京急救中心（2004）报道多发伤1446例，发生率为35%。

2. 脂肪栓塞 脂肪栓塞最常见于骨盆及较粗大的长管状骨骨折，尤以包括这些部位的多发骨折更为多见。据一些报道称，多发骨折患者死亡后，尸检时脂肪栓塞发生率高达90%以上，但表现有明显临床症状者，则发生率很低，且各家报道悬殊较大，可能与对此症的认识尚不够确切有关。随着诊断技术的提高，近年来脂肪栓塞的检出率相应增加。Chan等(1973)报道130例伤后直接来院者中，发生脂肪栓塞者15例，发生率为11.5%。Riska等（1974）报道33例至少有两个长管状骨骨折的多发损伤，发生脂肪栓塞者8例，发生率为24.2%。Möjer等（1977）报道21例同一肢体股骨和胫骨脂肪栓塞2例，发生率为9.5%。国内文献报道发生率较低。

3. 急性呼吸窘迫综合征（ARDS） ARDS是多种致病因素在肺部形成的一种综合征，所有能导致肺功能不全的致病因素均可引发ARDS，临床上常见到的因素为严重休克、脂肪栓塞、严重感染、胸腹部严重创伤以及大量输血等。其病理学基础是肺泡毛细血管膜的损害，临床上表现为严重低氧血症和高碳酸血症。早期抗休克可有效防止其发生；一旦发生易诱发多脏器功能障碍。

4. 多脏器功能障碍（MODS） 创伤后多脏器功能障碍是一种综合征，是指创伤，尤其合并感染后，发生两个或两个以上脏器的功能障碍。直接由严重创伤或休克诱发的MODS多发生在伤后3~4日内，为数较少，约占10%；而由感染所致的MODS多发生在伤后1周或更晚，约占90%。感染源可以是来自开放伤口的外源性感染，但随着外科技术的进步，创面感染的威胁正逐渐减少；而来自消化道、呼吸道和泌尿道等内源性感染源已成为主要因素。MODS一旦发生，其死亡率极高，因此早期控制感染，消除内、外感染源，防止MODS的发生，是治疗严重多发伤的又一重点。

（二）合并损伤

合并损伤中最常见的是脑、脊髓和肺部损伤，其次为周围神经损伤、泌尿系损伤、血管损伤和腹腔内脏损伤。其中一部分系由骨折直接造成的损伤；另一部分是与骨折同时发生的损伤，而非由骨折引起。根据积水潭医院360例分析，合并脑、脊髓损伤77例，肺损伤49例，周围神经损伤42例，泌尿系损伤24例，血管损伤18例，腹腔内脏损伤5例。

1. 脑、脊髓损伤 颅脑损伤中，经常表现为重度脑震荡或脑挫裂伤所致的神志障碍，少数为颅内血肿。以坠落伤发生率最高，且多为颅底骨折合并脑挫裂伤；其次为交通损伤，多为颅顶骨折合并脑损伤。

脊髓损伤中以砸伤发生率最高，表现为不同水平的部分或完全性截瘫。

2. 肺部损伤 主要是肋骨骨折损伤肺及胸膜，继发血胸、气胸或血气胸表现为进行性呼吸困难。以交通伤和砸伤发生率最高。

3. 周围神经损伤 绝大多数为上肢神经损伤，且最多发生于机器损伤。

4. 泌尿系损伤 一般为骨盆骨折的继发损伤，积水潭医院69例骨盆骨折中，发生泌尿系损伤者24例，发生率为34.8%。其中多数为尿道及膀胱损伤。

5. 主要血管损伤 机器伤的发生率最高，多数为开放性损伤，少数为闭合伤，或由于筋膜间区压力增高引起的血运障碍。

6. 腹腔内脏损伤 脾、肝和肠均可发生损伤。

四、容易发生延迟诊断或漏诊的几种情况

多发骨关节损伤常有全身情况的变化,需要诊断和处理同时进行;患者在提供主诉时往往顾重失轻,甚至无法提供主诉;在检查时,由于种种条件的限制,也容易造成顾此失彼的现象,因而使诊断不能及时而发生延迟诊断或漏诊。

经第一次检查未能发现,而于再次检查始发现者,称为延迟诊断;已失去治疗时机或死亡者称为漏诊。根据积水潭医院360例分析,延迟诊断的发生率为16.1%,漏诊率为1.4%。

发生延迟诊断或漏诊的原因是多方面的,例如临床经验不足,检查不够细致,对不同伤因所形成的损伤特点缺乏认识等。

分析容易发生延迟诊断或漏诊的情况,大致可归纳为以下几种类型。

1. 躯干及其邻接部位的损伤 包括无移位的肋骨骨折,轻度椎体压缩或横突骨折、骨盆骨折和肩胛骨骨折等。由于这些活动范围小,功能障碍及畸形表现不显著,伤势较重的患者往往不能翻身配合,甚至被动翻转亦有困难,如检查患者仅限于仰卧位,则可能延迟诊断,甚至漏诊。

对于暴力较大的砸伤、交通伤和坠落伤,均应常规检查胸部、骨盆和脊柱进行X线检查,以除外这些部位的骨折。

2. 同一肢体多发损伤 包括同一骨的骨折和脱位,和同一肢体不同骨的骨折和关节脱位。

(1) 骨干骨折合并脱位:此类损伤比较容易发生延迟诊断或漏诊,如股骨干骨折合并同侧髋脱位,肱骨干骨折合并同侧肩脱位等。由于骨干骨折使关节脱位的畸形不易显现,如髋关节后脱位所造成的下肢内收、内旋、屈曲畸形,因股骨干骨折而被掩盖,而且股骨骨折又妨碍对髋关节的检查;此外X线片往往只包括膝关节,而未包括髋关节,这样就造成延迟诊断或漏诊,且个别病例发现较晚,影响了疗效(图16-1)。

(2) 同一肢体多发骨折脱位:此类损伤多见于上肢的机器伤,已如前述。首先发生手部及尺、桡骨开放骨折,继而由于扭转外力发生肱骨干骨折。但患者主诉多注意伤势最重的前臂开放骨折,而且现场处理也只限于前臂,甚至上臂仍上着止血带即转来院。这说明医生对机器损伤的特点认识不足,而对患者又未做全面检查,仅满足于显而易见的前臂损伤的诊断,而遗漏了不引人注意的肱骨干骨折。

3. 躯干及其邻接部位的损伤 四肢末端小骨折如尺骨茎突、桡骨远端、腕舟骨、跖趾骨骨折等,与骨干骨折相比,易被忽视。

4. 神经损伤 神经损伤主要发生于上肢机器损伤,且多为同一上肢多发骨折脱位合并较严重的软组织损伤。由于皮肤、肌肉和肌腱的广泛捻挫或撕裂,有些神经损伤在早期不易查出,确定诊断有一定困难,往往在手术探查或晚期始能确诊。

5. 脏器损伤 脏器损伤后果严重,如不能及时诊断,是造成死亡的重要原因。在诊断上有一定困难,特别对于有肋骨骨折的患者,应高度警惕胸腹脏器损伤的可能,及时地进行X线检查、体腔穿刺或计算机断层诊断,并严密观察,遇有可疑情况应积极考虑手术探查。

由以上分析中可以看出,对多发骨关节损伤的诊断,其首要任务是确定有无全身并发症和局部合并损伤,如休克、脂肪栓塞、脏器损伤、血管和神经损伤等,然后才是骨关节损伤。

五、治疗上存在的矛盾

在治疗多发骨关节损伤时,首先应针对其并发症和合并损伤采取紧急措施。分析积水潭医院死亡10例中,死于脏器损伤者3例,其中肝、脾和肺损伤各1例;由于继发感染而死亡者3例,其中脑脊液漏继发颅内感染1例,肠破裂来院时已呈晚期腹膜炎者1例,骨盆开放骨折合并感染1例;死于脂肪栓塞者2例;肺水肿1例和重度休克1例。

骨关节损伤的治疗并非都很困难,有些损伤在处理上与单发损伤者无何区别,但有些病例则比较复杂,在处理上矛盾较多,需要加以分析。

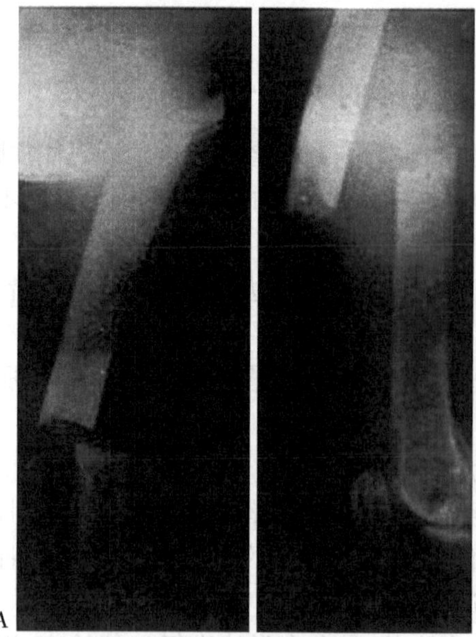
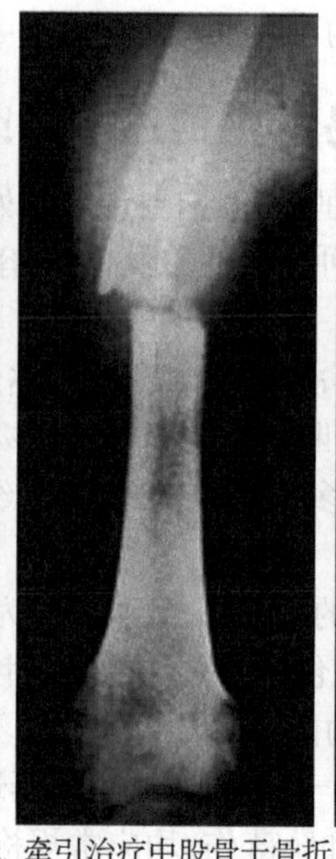
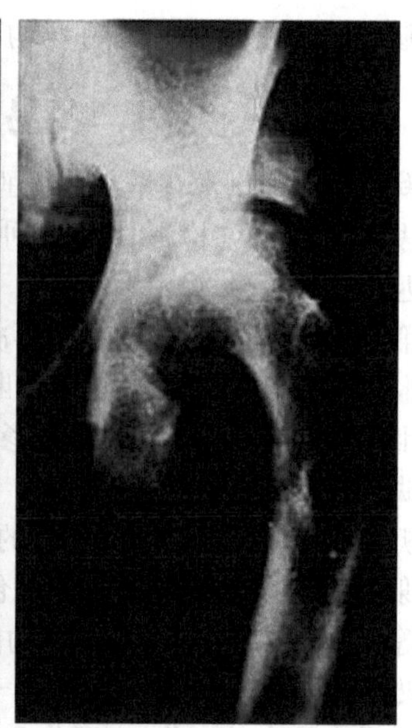

A

1. 伤时X线片未包括髋关节　2. 牵引治疗中股骨干骨折端内收畸形不能矫正而怀疑髋部存在异常　3. 延迟诊断髋关节骨折脱位

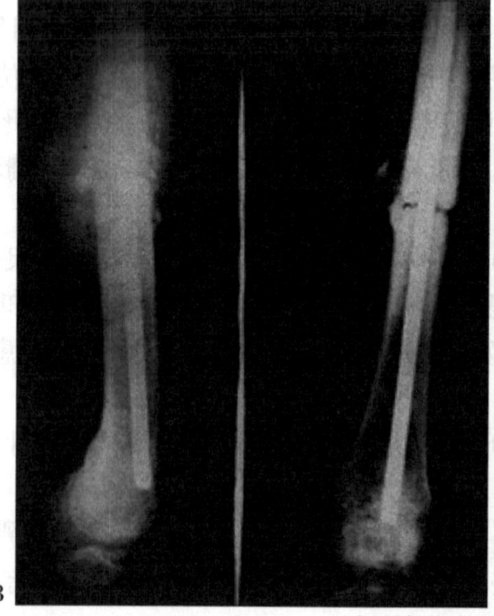
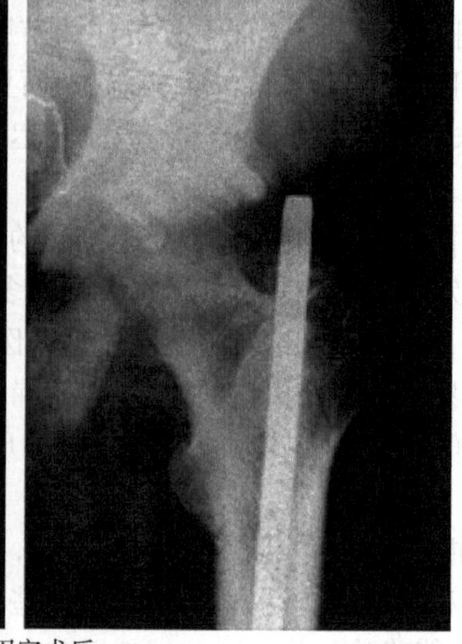

B

4. 切开复位内固定术后

图 16-1　股骨干骨折合并髋关节脱位

(一) 开放骨折并发休克

闭合性骨关节损伤并发休克的患者,在治疗上二者无明显的矛盾。对有骨关节损伤的肢体可先给以暂时的制动,全力抢救休克,全身情况好转后再处理局部,不致有所延缓。

开放性损伤并发休克的患者,治疗上则存在一定的矛盾。不幸的是,在休克患者中,开放骨折的发生率相当高,因此,必须根据具体情况,分清主次,重点解决。

一般情况下,应首先集中力量救治休克,一切加重休克的操作,包括搬动患者,处理伤口,投照某种体位的X线片,都应暂缓。但伤口活跃出血是加重休克的重要因素,必须迅速局部加压控制,需要时可在止血带控制下检视伤口,彻底止血。在基本上矫正休克后,才能进行清创。如在清创过程中患者休克加重,则应暂停手术,待情况好转再继续进行。

为了避免因处理伤口而加重休克,清创时应尽量少搬运患者,最好采用臂丛麻醉、乙醚吸入麻醉或氯胺酮静脉注入麻醉。此外,清创术还应在止血带下进行。

只要患者情况允许，清创术应尽可能彻底，而不应草率从事。但在缝合伤口时需根据组织情况加以考虑，较之无休克的患者，可能更多需采用二期闭合，或延期一期闭合，以免过分延长手术时间，以及增加感染的机会。

休克患者全身抵抗力下降，抗感染的能力减低。根据有关资料分析，多发骨关节损伤中，开放骨折的伤口感染率为12.1%；而合并休克的患者，其感染率高达24.3%。因此，应在就诊时即尽早投以抗生素，最好静脉输入广谱抗生素。

（二）同一肢体多发骨折脱位

同一肢体多发骨折脱位经常存在一些矛盾，完全采取保守治疗，往往不切合实际。例如在整复时，常顾此失彼；外固定常不易保持骨折稳定；关节的早期活动也受到限制等。因此，在条件允许的情况下，内固定的指征应比单一骨折者适当放宽，对合并开放骨折的病例更为适应。当对其中一个部位或两个部位施行内固定后，常可使矛盾简化，得以早期开始功能活动，获得较好疗效。由于损伤部位和程度不同，处理措施也不相同，本章将分以下几种情况加以讨论。

1. 肱骨干骨折合并尺、桡骨干骨折　此种类型最为常见，其治疗方法的选择主要取决于尺、桡骨骨折。如移位不大而无需复位，或极易复位且位置稳定者，可采用非手术治疗，分别以夹板或石膏固定。如有明显移位者，应行手术切开复位内固定，特别在机器损伤中，尺、桡骨常为开放骨折，手术适应证更强，否则在骨折复位和维持，以及创面处理上，均存在较大的困难，因而大多数均适应手术内固定。内固定以尺、桡骨为主，对肱骨干骨折一般可采用非手术治疗，或也可施行内固定(图16-2)。如采用闭合复位和外固定，则以先整复尺、桡骨，后整复肱骨骨折为宜。

2. 股骨干骨折合并胫腓骨骨折　此类骨折亦较多见，文献报道中称为漂浮膝。如何决定治疗方法，应视具体情况而定。一般如两者均较稳定，可将小腿用外固定，而股骨行牵引治疗；如其中之一不稳定，可将不稳定骨折行内固定；对小腿开放骨折应行内固定，需做皮瓣修复创面时，则同时行股骨内固定，以利术中及术后处理。这一矛盾解决不当，常造成膝关节功能障碍，因此，不少人均采用股骨闭合髓内钉内固定，可获得优越疗效。

3. 骨干骨折合并邻近关节脱位　我院曾遇到以下几种类型：股骨干骨折合并髋关节脱位，肱骨干骨折合并肩关节或肘关节脱位，尺、桡骨骨折合并肘关节脱位，胫腓骨干骨折合并膝关节脱位等。由于骨干失去连续性，尽管关节脱位闭合复位相当困难，但并非不可能，不一定皆需要手术处理，可先试行闭合复位。对骨干骨折可根据需要再决定采用保守或手术治疗。

(1) 股骨干骨折合并髋关节脱位：在充分麻醉下，牵拉患肢同时推挤股骨头复位仍是可能的。关节复位后，如骨折位置稳定，可行牵引治疗，但多数情况下，以内固定为妥。髋关节需切开复位者，最好先行股骨干骨折切开内固定。

(2) 肱骨干骨折合并肩关节脱位：关键在于肩脱位能否复位，如关节已复位，则对于肱骨干施行夹板或石膏固定，对肩关节的功能活动并无矛盾；但如肱骨骨折位于上1/3，而外固定需包括肩关节者，则以施行内固定为宜。如关节不能闭合复位，可施行关节切开复位，同时对肱骨干骨折行保守治疗。或先将肱骨干内固定后，再整复肩关节脱位。

(3) 肱骨干骨折合并肘关节脱位：肘关节闭合复位多无困难，对肱骨干骨折的处理原则同上，中1/3以上施行外固定不影响肘关节活动者，行保守治疗；下1/3则宜行内固定，以便于肘关节早期活动(图16-3)。

(4) 尺、桡骨干骨折合并肘关节脱位：肘关节闭合复位并无困难，而尺、桡骨骨折往往错位严重，极不稳定，需要进行内固定治疗，以利于肘关节活动(图16-4)。

(5) 胫腓骨干骨折合并膝关节脱位：在牵引下，两处同时闭合复位，一般多无困难。复位后可行长腿石膏固定；复位困难者，可行切开复位，或同时行胫骨内固定。

4. 髌骨骨折合并股骨干骨折　由于髌骨骨折需要解剖复位和早期膝关节活动，而股骨干骨折愈合时间较长，故对有错位的髌骨骨折和股骨干骨折均应行切开复位和内固定。

（三）双侧股骨干骨折

双侧股骨干骨折皆行牵引治疗，在某种情况下是有弊端的，其主要缺点有：①患者不能抬臀、翻身，甚至

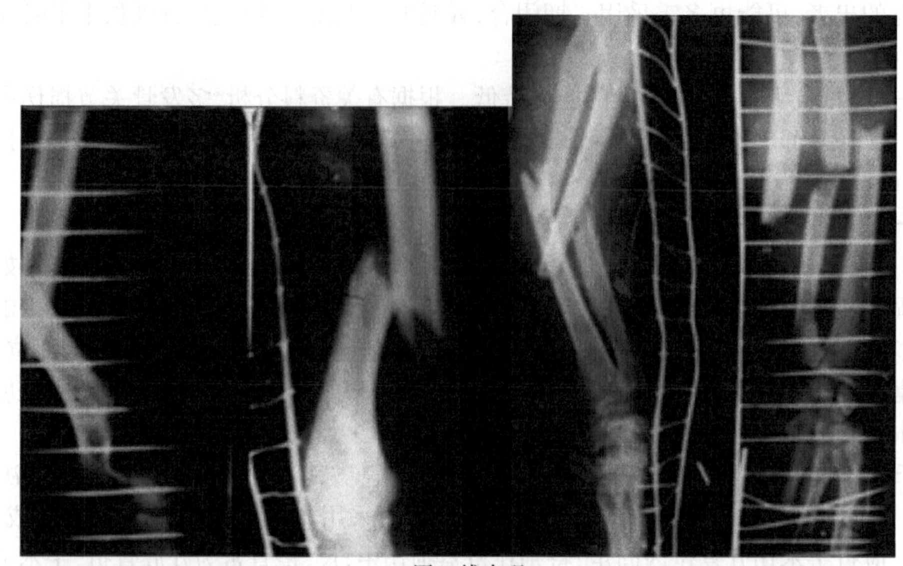

1. 原X线表现

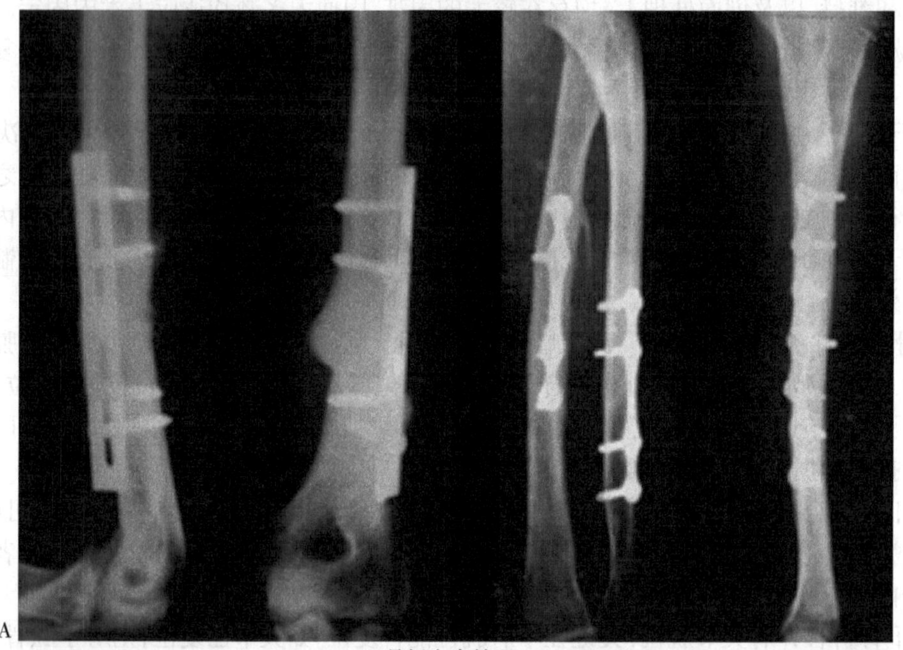

A

2. 骨折愈合情况

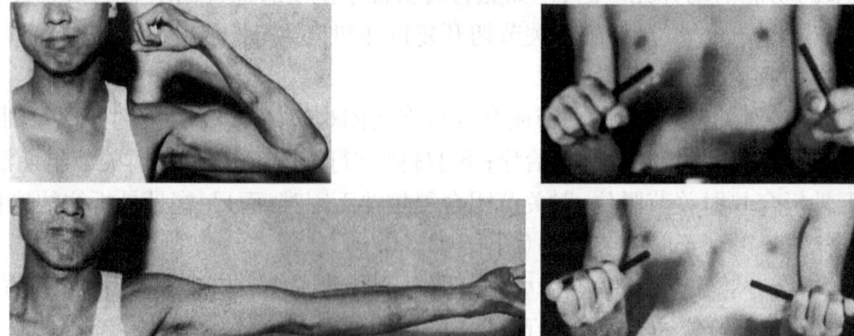

B

3. 功能恢复情况

图 16-2 同侧肱骨干、尺、桡骨骨折均行切开复位内固定及术后功能情况

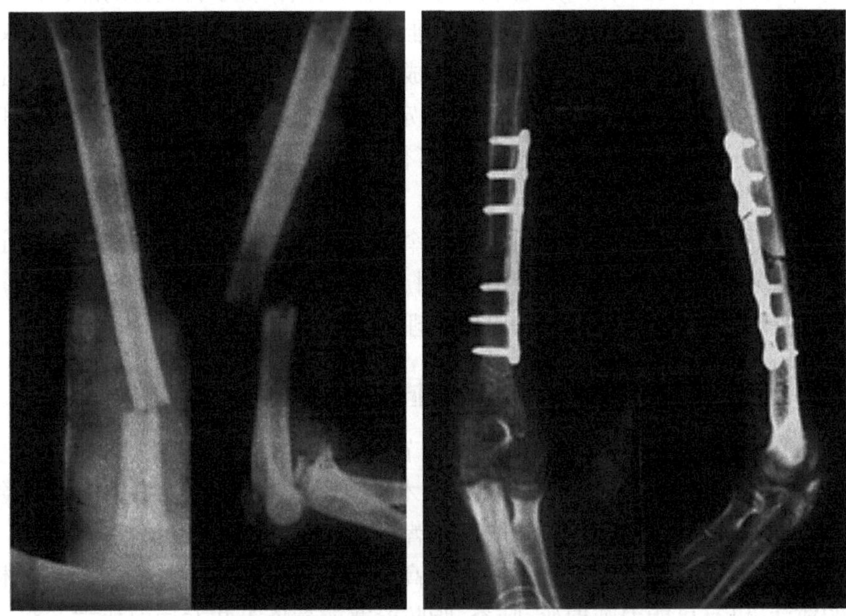

图 16-3　同侧肱骨干骨折及肘关节骨折脱位

肱骨干骨折切开复位内固定，肘关节脱位保守治疗

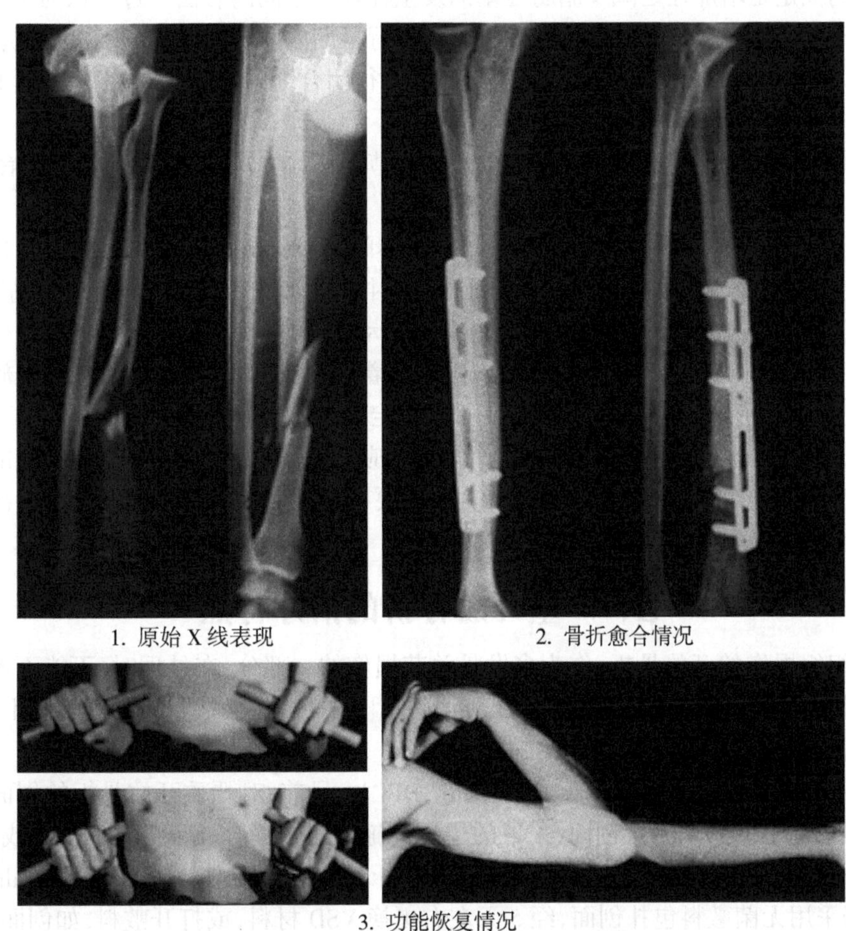

1. 原始 X 线表现　　2. 骨折愈合情况

3. 功能恢复情况

图 16-4　桡骨骨折合并下尺桡关节脱位及肘关节脱位

桡骨骨折切开复位内固定，肘关节脱位保守治疗

坐起困难,长期卧床容易引起并发症,尤其是老年人;②双侧托马斯架抵于臀及会阴部,增加大、小便等护理上的困难;③妨碍功能锻炼,中西医结合规定的练功程序难以进行;④比单一骨折更容易发生双下肢长度不等。

根据以上理由,双下肢牵引最适用于儿童。对于成年人,特别是老年人,应选择不稳定的一侧,或宜于内固定的一侧施行手术内固定,或分期施行双侧内固定,以髓内钉固定为佳。手术后便于早期活动,减少并发症,有利于功能恢复。对于无条件做内固定者,可行牵引治疗或钢针贯穿外固定。

(四) 截瘫合并下肢骨干骨折

截瘫患者需要经常翻身,对下肢骨干骨折不适于牵引治疗。如施行石膏或夹板外固定,由于下肢感觉和运动麻痹,极易发生压疮。因此,非手术治疗皆易引起并发症,而这些并发症一旦发生,多难以治愈。故对此种情况应争取早期施行下肢骨折内固定,以便护理、预防并发症和保持骨折位置。

六、骨折内固定的地位

由以上分析中可以看出,骨折内固定在多发骨关节损伤的治疗中有着特殊的地位。大多数文献报道皆强调骨折内固定的重要性,再加上近年来内固定技术和器材的改进,主张采用内固定治疗者日益增多,甚至有些创伤中心已成为常规的治疗方法,并取得显著疗效。这一做法的依据是:

1. 有利于患者的抢救治疗　由于抢救水平的提高,很多严重损伤的患者能够度过休克复苏阶段,但并不意味着最后的成活,仍有可能因肺梗死、肺炎、脂肪栓塞或褥疮等并发症而死亡。在这种情况下,特别是有多处大骨干骨折时,单纯依靠外固定或牵引治疗,必然会给全身治疗和护理造成困难,甚至难以预防并发症。反之,若早期施行坚强内固定,就为全身处理和护理带来方便,有利于防止并发症。

长期以来对内固定是增加还是减少脂肪栓塞的发生存在着不同的看法。过去认为手术内固定会增加脂肪栓塞的发生机会,但近年来有人报道,对大骨干骨折行早期内固定后,由于控制了骨折端的活动,反而减少了脂肪栓塞的发生。如果能够在影像增强器控制下,行闭合髓内穿钉,则手术快速,创伤轻微,全面衡量利大于弊。

基于以上原因,不少人皆主张,越是严重的多发骨关节损伤,越应争取早期行内固定治疗,有时应按急症手术处理。

2. 有利于功能康复　特别明显的是表现在同一肢体的多发骨折,如上述漂浮膝,股骨和胫骨各作为一个单独骨折来讲,可能并非手术内固定的适应证,但同时出现于同一肢体,则只有施行坚强的内固定,保持骨折的良好复位和稳定,尽早地开始肌肉锻炼和关节活动,才可能获得最佳功能。

由此可见,在处理多发骨关节损伤时,骨折内固定有着较广泛的适应证,而且应尽早施行手术。在选择内固定方式时,一定要达到坚强的程度,尽量免除外固定,否则仍不易达到预期效果。

还必须指出,早期内固定手术是有条件要求的,首先应有较高的麻醉水平,麻醉师应能保持患者在手术过程中全身情况的稳定,以保证手术顺利进行。其次要有正规而熟练的操作技术。再次要有合适的内固定器材。切忌不顾主客观条件,贸然行之。

七、严重开放骨折的治疗特点

伴有严重软组织损伤的开放骨折,作为多发骨关节损伤的一部分,在处理时,不能不考虑到患者的全身状况、手术占用时间、抗感染能力以及伤口愈合能力等因素,与单一开放骨折的处理则不尽相同。

其特点主要表现在两个方面:

1. 创面的延期一期闭合(delayed primary closure,DPC)　目前,对严重开放骨折的创面闭合存在着两种做法:一种是尽可能争取一期闭合创面,采取的主要措施是减张缝合、游离植皮、皮瓣或肌瓣转移等;另一种是强调创面的延期一期闭合,即在彻底清创后,用负压封闭引流技术(vacuum sealing drainage,VSD)处理,在偏远医院仍采用无菌敷料包扎创面,经 5 天左右更换 VSD 材料,或打开敷料,如创面清洁无感染,即行植皮闭合创面。

当前的趋势是更多的人主张延期一期闭合,特别是对多发骨关节损伤的处理,已被不少人列为常规的方法,尤其是 VSD 技术的广泛引用,更是取得了良好的效果。这样做的主要优点有:

(1) 安全可靠：由于软组织损伤及污染往往相当严重，彻底清创并非易事。如在争取创面一期闭合的指导思想下进行清创，则有可能影响清创的彻底性。再则，创面一期闭合后，使皮肤及软组织坏死和感染的可能性增加，因此不如延期一期闭合更为安全可靠。

(2) 缩短手术时间：越是严重的开放骨折，一期闭合创面需时越长。一个转移皮瓣有时可能占用数小时之久，对于一个多发骨关节损伤的重症患者，显然是一个不利因素。而延期一期闭合创面，则手术简化，大大缩短了手术时间。虽然这样做需要两次手术，但此时患者全身状况多已平稳，且手术损伤甚小，故仍然是利多弊少。

2. 外固定器的应用　主要用于胫骨骨折合并严重软组织损伤者，与内固定相比，它具有手术损伤小、无需剥离骨膜、不占组织内的空间、便于软组织处理、亦可适用于粉碎骨折或骨缺损等优点。使用外固定器与延期一期闭合创面相配合，使手术变得简便易行且有利于患者的整体治疗。

八、严重多发伤中骨折的治疗方针

当多发骨关节损伤伴有休克或其他全身并发症时，或合并其他系统损伤时，应如何处理骨关节损伤，对这些问题是有争论的，也是临床实际工作中经常遇到的。

本节着重讨论骨与关节损伤的处理与全身处理的关系。毫无疑问，当伤员处于即刻生命威胁时，挽救生命是首要的，但对于生命体征处于相对稳定的严重多发伤伤员，如何处理骨与关节损伤，在认识上是有一个发展过程的。简言之，在20世纪70年代以前趋向于保守治疗或晚期手术，20世纪70年代以后有所转变，至20世纪80年代开始认识到早期手术治疗骨关节损伤的必要性及其优点，不少学者认为这是治疗多发伤的一大进展。但这一概念尚未为我国医务工作者普遍接受，或者是心有疑虑，在实际临床工作中仍偏向于保守。

为了强调这一概念及其重要性，作者认为，有必要引用国内、外一些资料和文献，以促成向这一新概念的转变。

Allgöwer M(1983)报道：在20世纪70年代中期以前，对于多发损伤的患者，在入院当晚只应做为了保全生命和肢体所需要的手术，认为伤情太重而不能做任何其他手术。结果，当时对骨折几乎全部用石膏或牵引治疗，这种保守治疗使患者被迫固定在仰卧位，对心肺功能有不良影响。到20世纪70年代中期，人们对多发损伤患者的手术治疗制订了新方案，即早期手术的方案。应优先将股骨骨折在伤后几小时内施行稳固的内固定，同时对开放骨折在几小时内进行稳固的内固定也是非常重要的。上述治疗方式的进展明显提高了多发损伤患者的存活率，也减少了疼痛、住院费用和时间，以及残疾的程度。

Reln J 和 Mülled-Färder(1983)报道：目前随着良好的医疗条件的改善，对多发损伤的患者是可以而且应该采取早期骨折内固定，这有助于对患者的监护。但必须在心、肺功能稳定，没有威胁生命的其他潜在损伤的情况下进行内固定手术，这就需要有经验的麻醉师及外科医生以保证迅速而良好地完成手术。股骨干骨折最急需复位内固定。良好的内固定对严重肢体损伤十分有利，可促进伤员的康复，缩短住院时间，而且大大有助患者工作能力的恢复。

Sander E(1983)报道：在急诊时，多发损伤患者的骨折治疗并非最紧急的，而是相对紧急。作者说，他们早就放弃使用大的石膏固定，因为这给护理上增加了困难，同时骨折的固定并不牢固。多年来，他们采用急诊骨折固定，为了缩短时间，采用 Rush 针或 Küntcher 髓内针而不扩大髓腔。内固定是在损伤当天进行，在循环恢复之后，其他器官损伤并发症出现之前手术。特别是肢体近端的骨折早期固定能达到减少疼痛，便于床边护理的目的。对颅脑损伤的伤员要尽量减少疼痛反射，这类反射对自主神经系统极为不利，因此，在进行颅脑手术时应同时治疗其他损伤。但对意识丧失者则放弃早期手术，延期几天再行内固定。

Riska 和 Myllynen(1982)报道：1967-1974年间629例多发损伤至少合并一处骨折的病例，对其中384例骨折采用了非手术治疗，结果，发生脂肪栓塞者84例，发生率为22%；而245例采用手术固定骨折者，有11例发生脂肪栓塞，发生率为4.5%。另一组211例(1975-1978年)均采用早期骨折手术固定，发生脂肪栓塞者仅3例，发生率为1.4%。

材料对比表明，早期施行骨折内固定可有效地防止或减少脂肪栓塞的发生。由于脂肪栓塞是多发骨关节损伤时威胁生命的早期并发症之一，而且是ARDS形成的重要因素，因此，防止或减少脂肪栓塞的发生十分有利于对危重患者的救治。

Johnson 等(1985)报道:132 例有长骨骨折的患者,损伤严重度评分超过 18 的治疗结果,发现对股骨骨折在 24 小时内未行内固定者,发生 ARDS 的可能性较已行内固定者大 5 倍。在损伤严重度评分超过 40 的患者中,早期手术治疗组 ARDS 的发生率为 17%;而晚期手术者高达 75%。

近年来,越来越清楚地了解到严重多发损伤患者常并发 ARDS,而且一旦发生则处理困难,预后不佳,往往成为致死的原因,早期对主要长骨骨折施行内固定可有效地防止或减少 ARDS 的发生。

著者参加美国第 53 届骨科医师年会(1986)时获得一组报道资料,共报道 138 例多发损伤,其中对 75 例骨折行非手术治疗或延期内固定,ARDS 的发生率为 32%,病死率为 9.3%,平均住院日为 32 天;对 63 例行早期骨折内固定,ARDS 的发生率为 9%,病死率为 3.4%,平均住院日为 16.6 天。两组疗效对比,早期骨折内固定组明显优于非手术治疗或延期内固定组。

以上文献资料表明,对多发损伤患者早期将主要骨干骨折行手术内固定,有利于防止严重并发症及器官衰竭,降低死亡率;并为后期功能恢复创造条件。

进入 21 世纪以来对多发伤患者施行早期骨折内固定的概念已被普遍接受和采用。而文献报道多转向如何防止漏诊、急救程序和建立创伤中心等方面。

Gordon 和 Donna(2002)报道加拿大多伦多大学医学院在 567 例多发伤中 46 例,漏诊率为 8.1%,经分析认为其中 56.3% 是可以避免的;43.8% 是难以避免的。漏诊部位中,肌肉骨骼系统最多,占 54%;其次为周围神经,占 14.3%;中枢神经占 9.5%;胸部伤占 6.3%;盆腔脏器占 6.3%;血管伤占 3.2%;腹部伤占 1.4%;其他占 4.8%。

Stephan G 等(2003)报道:德国和瑞士 33 个医院,1993-1998 年共 3814 例严重多发伤。其中 70% 通过呼叫急救车送来医院,伤员多为年轻人,以车辆撞上最多;而自行来院者多为高处坠落伤。两组相比,在急诊室处理和治疗结果并无明显差别。作者特别强调建立每周 7 天,每天 24 小时开放全天候创伤中心是很重要的。

Achin B 等(2004)报道:德国 Dresden 大学医学院 403 例多发伤。伤员送往创伤中心共四种途径:第一,由直升机接送至大学医院 140 例;第二,由急救车送往地区医院 102 例;第三,由急救车送往大学医院 70 例;第四,由急救车送往地区医院再转至大学医院 91 例。经分析四组伤员的年龄、性别和平均 ISS 并无明显差别,但死亡率有很大差别,第二组的死亡率比第一组约大 1 倍(41.2% ∶ 22.1%)。结论是直升机或急救车直接送往一级创伤中心可明显降低死亡率。

北京急救中心自 1989-2003 年共收治多发伤患者 1941 例,伴有骨关节损伤的 1446 例,占 74.5%。其中男性 995 例(68.8%),女性 451 例(31.2%)。年龄最小 8 岁,最大 95 岁。伤因中以交通损伤最多,共 1055 例(73%),其次为坠落伤 159 例(11%),砸伤 101 例(7%),机械伤 73 例(5%),其他伤 58 例(4%)。伤情严重度评定采用 AIS_{98}-ISS 法进行评分,评定结果:≤15 分者 231 例(17%),16~30 分者 550 例(38%),31~45 分者 433 例(30%),46~60 分者 189 例(13%),>60 分者 43 例(3%),每例平均为 31.3 分。合并颅脑损伤 832 例(颅骨骨折、颅内血肿、脑挫裂伤),胸部损伤 541 例(肋骨骨折、血气胸、肺挫伤、肺撕裂伤、心脏损伤),腹部损伤 299 例(脾、肠、肝、肾、尿道、膀胱损伤),神经、血管损伤 115 例,颌面部损伤 93 例。伴有休克者 506 例(35%),伴有开放损伤者 634 例(43.8%),其中开放骨折 389 例(27%)。

对 1446 例(1194 例行手术内固定)主要部位的骨折全部施行了早期手术内固定,手术时间的分布为:(以 1194 例为统计对象)到院后 4 小时内施术者 295 例(24.7%),4~12 小时内施术者 228 例(19.1%),12~24 小时内施术者 196 例(16.4%),24~48 小时内施术者 260 例(21.8%),48~72 小时内施术者 153 例(12.8 %),72 小时后施术者 62 例(5.2%)。换言之,于 4 小时内施术者占 24.7%,12 小时内施术者占 43.8%,24 小时内施术者占 60.2%,48 小时内施术者占 82%,72 小时内施术者占 94.8%。只有 62 例于 72 小时后施术,其中因全身情况不稳定者 47 例,来院时开放伤口已感染者 15 例。

治疗结果:①全组共死亡 61 例(以 1446 例为标准)死亡率为 4.22%,较文献报道低(表 16-1)(行手术内固定者 13 例,其中 10 例死于严重颅脑损伤,另 3 例死于多器官功能衰竭,未行手术内固定者 48 例)。②内固术后 7 例发生 ARDS,14 例发生 MODS。均伴有其他脏器严重损伤,ISS 在 45~60 分之间,部分伴有基础病。未发生脂肪栓塞(未行早期手术内固定者发生脂肪栓塞 4 例,均为股骨干骨折)、深静脉炎及其他

表 16-1 死亡率比较

Meek	1986	71	37.4	15	(21)
Hoffmann	1991	58	38	22	(37.9)
Kamy-Jones	1992	2023	12.1	131	(6.5)
蔡汝宾等	2004	1446	31.3	61	(4.2)

全身并发症。③骨折延迟愈合 21 例,胫骨 14 例均为中、下段开放粉碎骨折合并皮肤坏死及骨外露,股骨 3 例,肱骨 4 例。④术后伤口感染 34 例(2.8%)发生骨髓炎 5 例,胫骨 4 例,股骨 1 例,均为开放骨折,皮肤创面较大、污染严重,且伤后来院时间较晚。

结合本组资料和经验,作者认为,一旦患者全身情况稳定,早期骨折内固定可以减少并发症,降低死亡率,并为功能恢复创造条件。因而这一方针是值得推荐的。在骨折固定的选择上,作者提出三优先的原则:①内固定与外固定相比,优先选择内固定。因为内固定后可免除或简化外固定,便于术后处理和监护,减少并发症,有利于早期功能活动;②髓内固定与髓外固定相比,优先选择髓内固定。因为髓内固定手术损伤小、出血少、时间短、固定作用强;如能施行闭合穿钉,则优势更为明显;③大骨干骨折与其他骨折相比,优先处理大骨干骨折。特别是对股骨干骨折施行早期髓内固定后。对全身的救治常起到关键的有利作用。

例 1:女性,28 岁。车祸伤。伤后 1 小时来院。经检查诊断为:颅骨开放骨折伴颅内硬膜外血肿、骨盆骨折、右股骨干骨折、右胫腓骨骨折,全身情况稳定;立即输液、备血,直送手术室,在全身麻醉下分两组同时手术。一组行头颅清创、硬膜外血肿清除术;另一组行胫骨骨折钢板内固定术。两组手术结束后,重新消毒、铺单,行股骨干髓内钉内固定术。共计约 5 小时,顺利结束。术后送入监护病房,未发生任何并发症,1 个月痊愈出院,1 年后复查,骨折愈合良好,下肢功能完全恢复正常(图 16-5)。

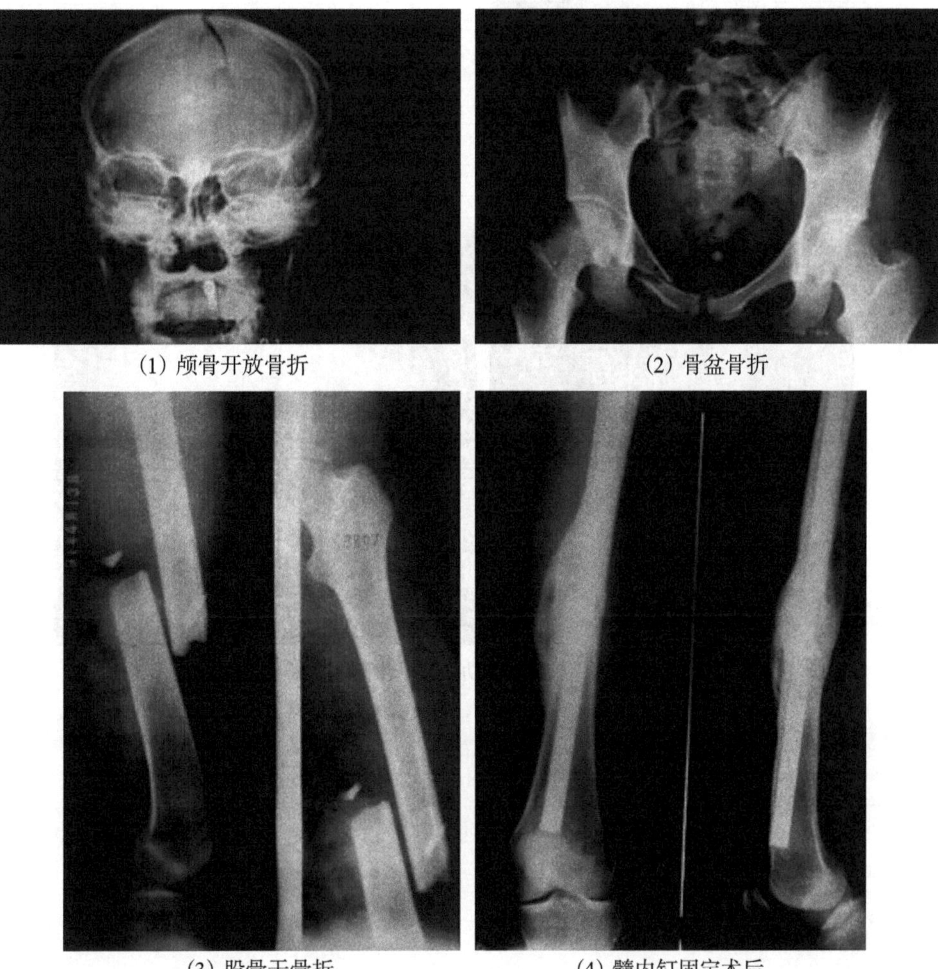

(1) 颅骨开放骨折　(2) 骨盆骨折

(3) 股骨干骨折　(4) 髓内钉固定术后

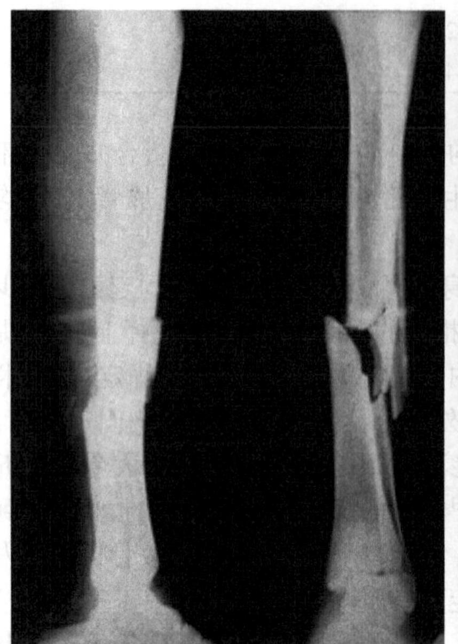

(5) 胫腓骨骨折

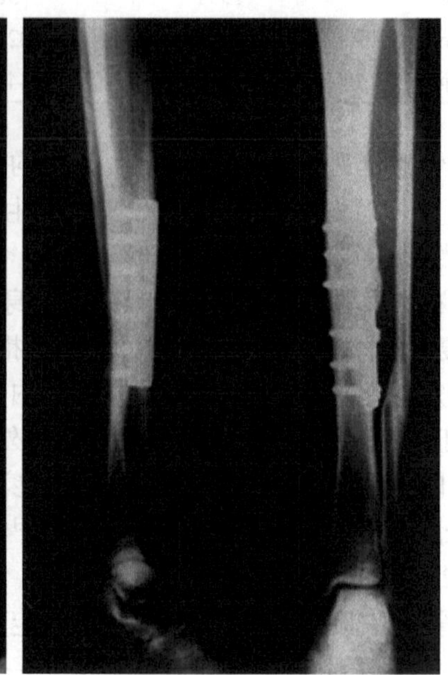

(6) 钢板内固定术后

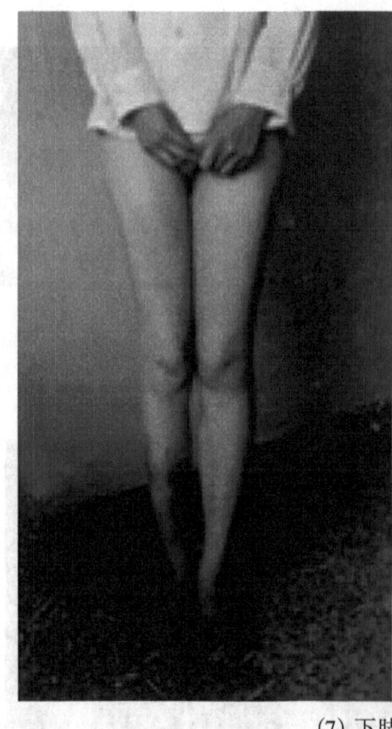

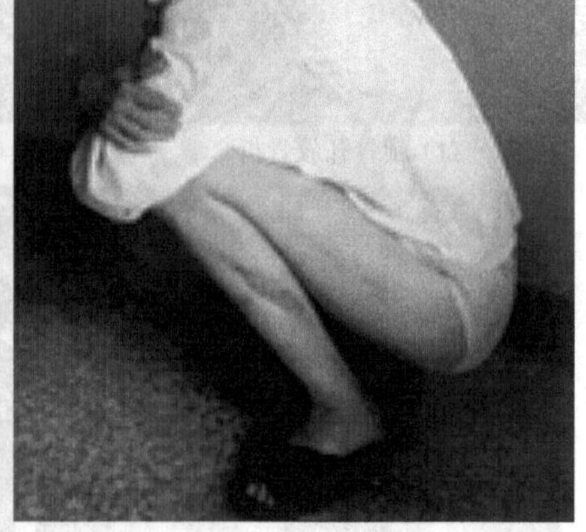

(7) 下肢功能完全恢复

图 16-5 多发损伤

例 2：女性，21 岁。交通伤。伤后 2 小时来院。严重休克。急诊立即行深静脉穿刺置管，吸氧、输液等抗休克治疗，休克纠正后行各项检查。并同时备血，通知手术室做好手术准备。经检查诊断为：严重多发伤，创伤失血性休克，颅骨骨折，左侧多发肋骨骨折，左侧血气胸，双股骨干粉碎骨折，左胫骨粉碎骨折，左髌骨粉碎骨折，右桡骨盖氏骨折。诊断明确后，急诊行左侧胸腔闭式引流术。后立即送手术室，在连续硬膜外麻醉下，先后行双股骨干骨折带锁髓内钉内固定术，手术顺利，手术时间约 2 小时。术后送 ICU 监护病房治疗。次日，在连续硬膜外麻醉下，行左胫骨骨折带锁髓内钉内固定术，左髌骨骨折张力带钢丝内固定术，第 3 天行右桡骨骨折钢板螺丝钉内固定术，3 次手术共计用时 4.5 小时，术后监护病房监护治疗。未发生任何并发症，38 天后患者痊愈出院（图 16-6）。

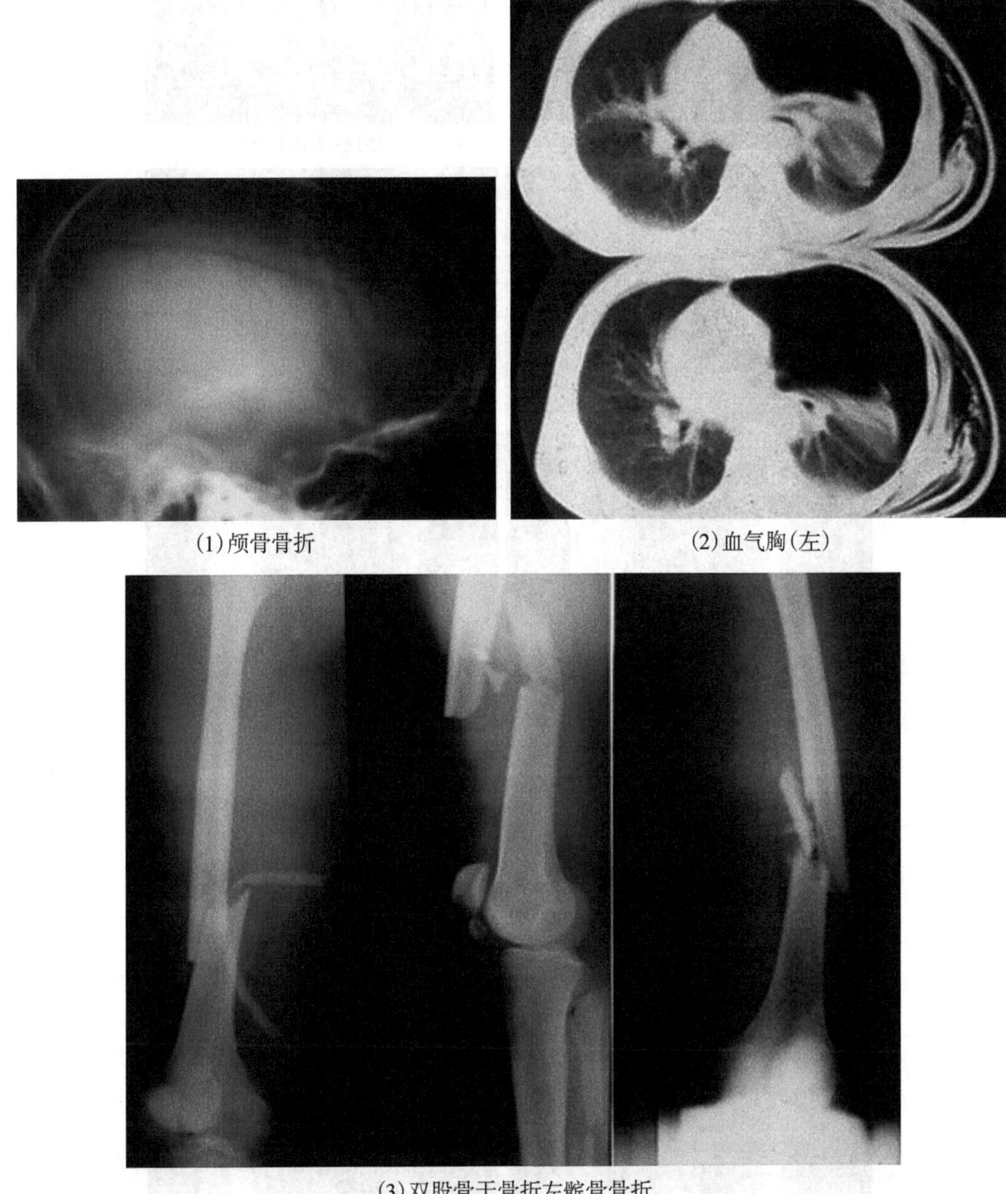

（1）颅骨骨折　（2）血气胸（左）

（3）双股骨干骨折左髌骨骨折

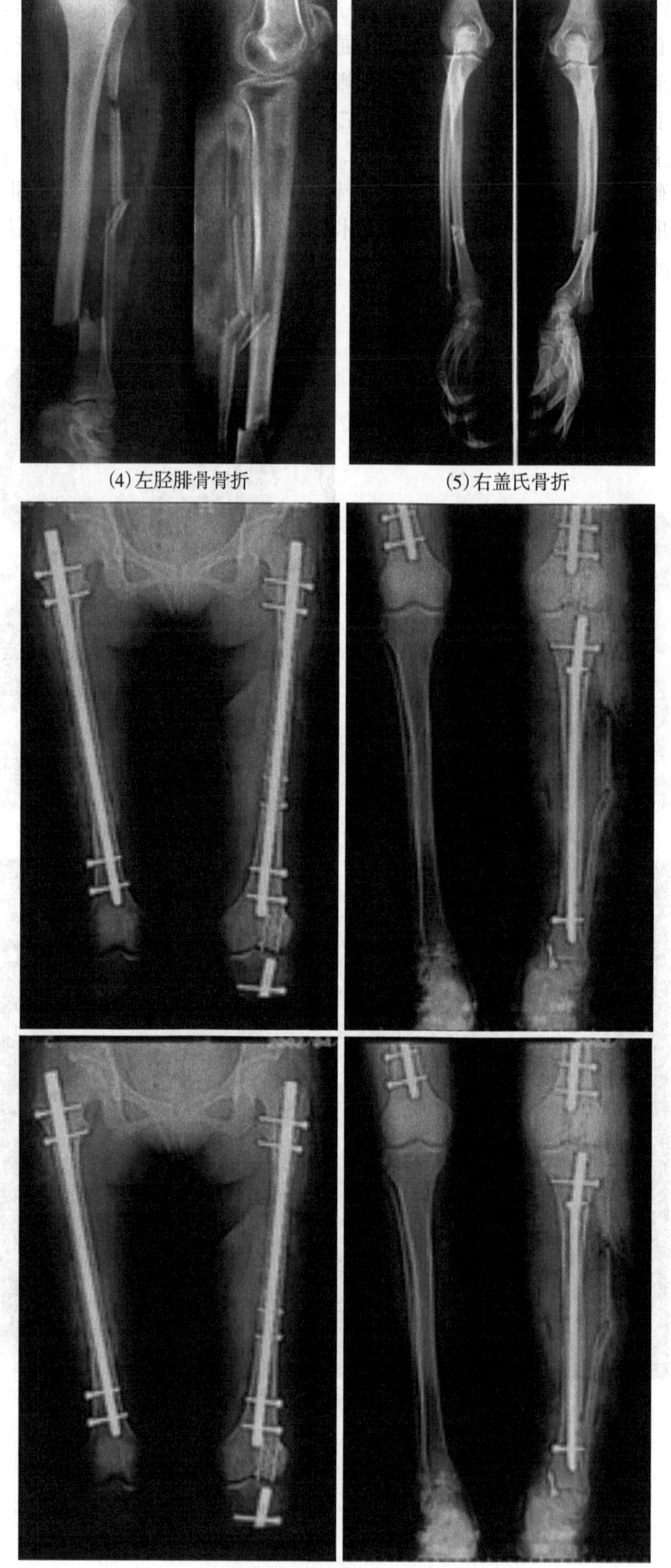

(4)左胫腓骨骨折

(5)右盖氏骨折

(6)双股骨干及左胫骨骨折内固定术后

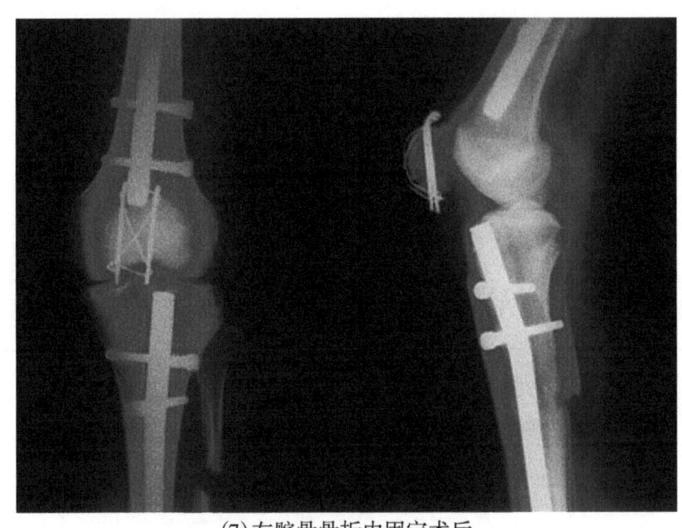

(7)左髌骨骨折内固定术后

图 16-6　严重多发性骨折的治疗

(张殿英)

17

第十七章 交通伤

FRACTURES AND JOINT INJURIES

一、流行病学……382
（一）全球现状和趋势……382
（二）国内情况……382
（三）原因分析……384
二、伤情特点……386
三、急救和治疗……386
（一）急救……386
（二）治疗……387
四、个人防护……387

近几十年来，随着全球城市化进程的加速和机动车等现代化交通工具数量的急剧增多，交通伤害已成为威胁人类生命安全和健康的最严重公害之一，自1896年8月17日，在伦敦发生第一起致死性的交通伤以来，100多年间，约有3200万人死于车轮之下，远远超过一般战争或自然灾难的死亡人数。随着经济发展和交通管理跟不上需要等因素，这种悲剧还可能不断地重演，甚至有增无减。

一、流行病学

（一）全球现状和趋势

据估计，全世界每年约有120万人死于道路交通伤，亦即每天平均有近3300人死亡，相当于10架大型客机坠毁。受伤人数约为3000万~5000万。今后20年，道路交通伤亡人数将增加65%左右，其中85%的死亡和90%的致残发生在低/中收入国家。专家预测，在2000-2020年间，高收入国家道路交通伤死亡人数会下降27%，而低/中收入国家会增加83%，到2020年，道路交通伤害将成为全球疾病和伤害负担的第三位原因（表17-1）。

（二）国内情况

2002年以前，随着经济快速发展和机动车数量急剧增多，道路交通事故数和伤亡人数不断上升。2002年以后开始出现下降趋势（表17-2，表17-3，图17-1）。下降的原因主要是政府重视，严格执法，改进监管设备，加强道路使用者的安全教育等。

2009年8月15日，公安部在全国范围严厉整治酒后驾车交通违法行为的专项行动，三个月中共查处酒后驾车违法行为21.3万起，其中醉酒驾车3.2万起。因酒后驾车引发的交通事故、死亡人数、受伤人数，与去年同期相比分别下降32.4%、34.7%和25.9%。

表 17-1　2000 年与 2020 年全球疾病和伤害负担(DALYs*)前十大原因排序

谱序	疾病或伤害名称		谱序	疾病或伤害名称	
	2000 年	2020 年预测		2000 年	2020 年预测
1	下呼吸道感染	缺血性心脏病	6	脑血管疾病	下呼吸道感染
2	腹泻病	抑郁症	7	结核病	结核病
3	围产期疾病	道路交通伤	8	麻疹	战伤
4	抑郁症	脑血管疾病	9	道路交通伤害	腹泻病
5	缺血性心脏病	慢性阻塞性肺疾病	10	先天性畸形	艾滋病

DALYs:伤残疾病调整寿命年(disability adjusted life years),综合了死亡和失能对健康造成的损失

表 17-2　1978 年与 2002 年全国机动车数、交通事故数及伤亡人数比较

年份	机动车总数(辆)	交通事故次数	死亡人数	受伤人数
1978	1 588 700	107 251	19 096	77 471
2002	79 756 763	773 137	109 381	562 074
2002/1978	50.20	7.21	5.73	7.62

表 17-3　2002 年与 2007(2008)年全国机动车数、交通事故数及伤亡人数比较

年份	机动车总数(辆)	交通事故数(起)	死亡人数	受伤人数
2002	79 756 763	773 137	109 381	562 074
2007	159 777 589	327 209	81 649	380 442
2007/2002	2.00	0.42	0.75	0.68
2008/2002		0.34	0.67	0.54

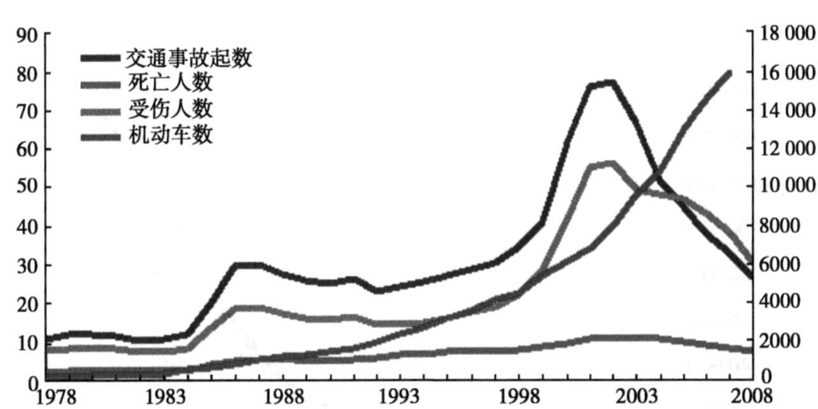

图 17-1　我国 1978-2008 年机动车数、交通事故起数、死亡及受伤人数变化趋势

尽管我国在交通安全方面已取得了不少成绩,但距先进国家还有很大差距,主要表现在:①道路使用者,特别是驾车人安全意识和守法观念还较差,许多事故都是由于驾车人不遵守法规(如醉酒驾车、超速驾车、逆向行驶、未按规定让车、无证驾车等)造成的;②交通法规不健全,如至今没有完善的安全带法、头盔法、儿童安全装置法等;③执法时紧时松,专项行动时(如整治酒后驾车等)抓得很紧,效果显著,以后就放松下来,甚至恢复原状;④社会监督和宣传教育不够,如国外为了让摩托车手佩戴头盔,动员学校老师和

家长一起做工作；为了防治醉酒驾车，展出大幅广告牌“他们饮酒，他们驾车，我们死亡”（they drink，they drive，we die）等；⑤先进的监控装置不够普遍，交通管理水平有待提高。

（三）原因分析

造成道路交通事故的原因有四个方面：①人员因素，约占 90% 以上，包括道路使用者的生理和心理状况、安全意识、驾驶技术等；②道路因素，约占 0.15%~0.2%，包括平整度、坡度、弯曲度、路面宽度、路基宽度、安全设施、交通标志和照明等；③车辆因素，约占 5%~6%，包括视野、制动性、操纵稳定性、照明、报警装置、碰撞保护能力和驾驶室舒适性等；④环境因素，约占 1%~3%，包括气温、天气情况、能见度、交通法律法规的制定和执行情况、交通安全管理水平等。

这里仅就人员因素作深入分析。

1. 酒后驾车(drinking driving) 在多数高收入国家，约 20% 交通伤致死的司机，其血液酒精浓度(BAC)超标；在低 / 中收入国家，33% 和 69% 致死司机以及 8% 和 29% 的非致死伤司机在发生交通事故前曾饮过酒。

据南非 2001 年的一份报道，在 6859 例交通伤死亡人员中，2372 例(34.6%) 作了 BAC 检测，其中 51.9% 死者的 BAC 增高，在这些死亡者中，91% 的 BAC 达 0.05g/dl 或更高，行人最多，其次为司机(表 17-4)。司机死亡者中平均 BAC 为 0.17g/dl，相当于限值(0.05g/dl)的 3 倍。

表 17-4 南非 2372 例道路交通伤死亡者血液酒精浓度(g/dl)测定(2001)

%	0	0.01~0.04	0.05~0.14	0.15~0.24	≥ 0.25
行人	37.5	5.4	12.0	20.5	24.7
车内乘员	62.6	4.7	14.0	13.7	5.0
司机	48.2	5.3	18.2	18.8	9.5
其他	61.3	3.2	15.1	14.0	6.5

司机饮酒量越大，造成交通事故的危险性越大，摩托车手 BAC 达 0.05g/dl 时，其危险性是 BAC 为 0 时的 40 倍。

美国的一项研究表明，BAC 为 0.04g/dl 时发生交通事故的相对危险性就有所增加，BAC 为 0.1g/dl 时，是 BAC 为 0 时的 5 倍，BAC 为 0.24g/dl 时为 0 时的 140 倍(图 17-2)。

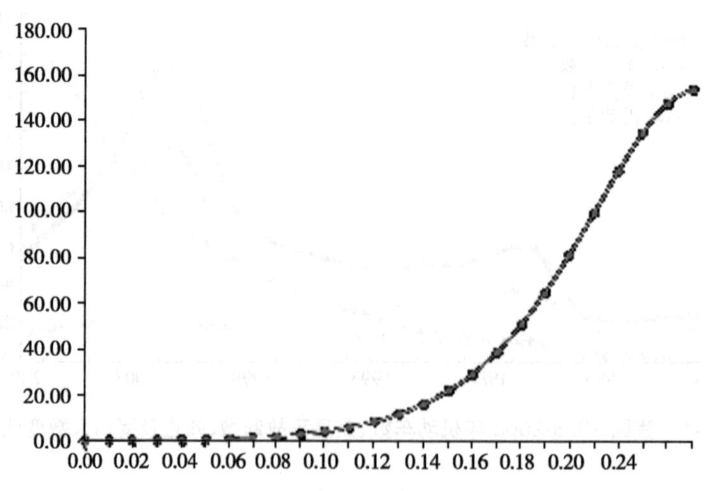

图 17-2 酒精含量与碰撞危险性关系

以上资料说明，酒后驾车会大大增加交通事故伤亡的危险性。

2. 超速驾车(speeding drive) 超速驾车是指超过规定的限速驾车或虽未超过限速，但在当时情况下属于过快的驾车。大多数专家认为，超速是最重要的单项致死因素，车速加快，更易造成事故和严重创伤。

这是因为，车速增快后，司机反应时间延长（1.5~4 秒），停车距离（stopping distance，紧急刹车后行驶的距离）也随之加大（图 17-3），发生事故的几率有所增加。

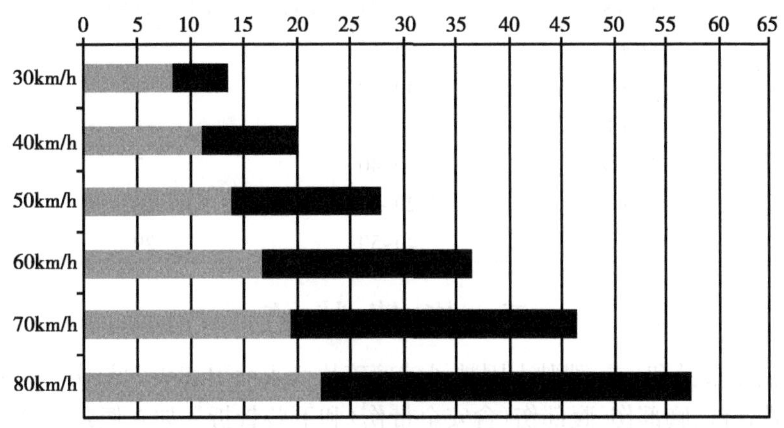

图 17-3 车速与反应时间、停车距离的关系

1. 灰色示反应时间内行车距离；2. 黑色示刹车后停车距离

研究显示，车速与撞击的危险性大体上呈一次方关系，与受伤的危险性呈二次方关系，与致死的危险性呈四次方关系。另一项研究估算，车速平均增加 5%，受伤性撞击增加 10%，致死性撞击增加 20%，由此说明，车速和事故危险性有多么密切的关系。

3. 青少年交通伤　在全球道路交通伤中，25 岁以下的青少年约占 30%。每天，因道路交通事故夺去 1000 多名青少年的生命。15~19 岁人群中，道路交通伤是第一位死因，10~14 岁和 20~24 岁年龄段的人群中则为第二位死因。从性别上看，25 岁以下男性死亡数为女性的 2.36 倍，男性驾车人道路交通伤死亡数约为女性驾车人的 3 倍。青少年更易因道路交通事故而伤亡的原因如下：

(1) 弱势群体（行人、骑自行车人、摩托车手、公交车乘客等）易发生交通事故，这些人中常以青少年为主。

(2) 青年人特有的性格和生活方式：外向、活泼、有激情、喜冒险、情绪不稳定等。

(3) 不少青年人倾向于高速驾车、酒后驾车和不用安全带等违章和危险行为。

(4) 不成熟，缺乏驾车经验和对意外情况的应变能力差。

4. 个人防护　头盔和安全带：在高收入国家，摩托车在机动车中所占的比例较少，其死亡率约占交通伤总死亡率的 5%~18%，而在低 / 中收入国家，摩托车常作为一种主要的交通工具，如印度，两轮摩托占全部机动车的 69%，27% 的道路交通死亡者是摩托车手，泰国为 70%~90%，马来西亚为 60%。

在欧洲，两轮摩托车手死亡者中头部伤占 75%，在低 / 中收入国家，死亡者头部伤占 88%。应用头盔后，头部伤大为减少（表 17-5），死亡率也显著降低。大体上，应用头盔后可减少 40% 的死亡和 70% 以上的头部重伤。

表 17-5 摩托车手佩戴头盔的效果

不戴头盔	戴头盔
发生头部伤危险性高	减少 72% 头部伤的危险性和严重性
头部伤严重程度高	最高可减少 39% 死亡的可能性（依碰撞速度而定）
住院时间长	住院时间短，碰撞后的医疗费用少
头部伤致死的可能性较大	头部伤致死的可能性小

安全带使用后可使前排乘员致死性危险减少 40%~50%（表 17-6），后座乘员减少 25%~75%。不同的安全带效果也有差异，其中以气囊 + 腰 / 肩带最佳。

表 17-6 安全带应用的效果

	减少死亡的有效程度(估计值 %)			
	Evans	美国高速公路管理局	Wilson & Savage	Huelke 等
气囊 + 腰 / 肩	46 ± 4	45~55	—	—
腰 / 肩	41 ± 4	40~50	31	32
肩	29 ± 8	—	—	28
腰(后座)	18 ± 9	30~40	17	13
单一气囊	17 ± 4	20~40	18	25
气囊 + 腰带	—	40~50	29	34

二、伤情特点

1. 车内人员　前排乘员和(或)驾驶人因挡风玻璃碎片刺入而引起头颈部伤,驾驶人因突然停车后方向盘阻挡而发生颅骨骨折、胸部伤、腹部伤(含安全带伤)和下肢骨折。如未佩戴安全带,可被抛掷车外而引起严重损伤,特别是多发伤。

后排乘员可因碰撞车内坚硬部件或前排椅背而发生头、胸部伤。

2. 摩托车手　多被直接碰撞和抛掷而致肋骨和胸腹脏器伤,如未戴安全头盔,则易发生严重颅脑伤。

3. 骑自行车人　自行车车速较慢,冲击力不大,单纯自行车相撞时伤势多较轻,如被汽车碰撞或碾压,则可能造成严重颅脑伤、胸腹伤和四肢骨折。

4. 行人　被机动车碰撞后发生直接损伤,同时被抛掷后还可产生二次损伤,发生频数常依次为下肢、头部、上肢、胸、腹、骨盆和脊柱。

三、急救和治疗

国外报道,严重道路交通伤患者现场死亡者约占总死亡人数的 50% 以上,死因主要为严重颅脑和心脏大血管伤;伤后 1~2 天死亡约占 35%,死因主要为头、胸腹伤和大出血;伤后 1~4 周死亡约占 15%,死因主要为感染等并发症。我国调查资料显示,院前死亡占 66%~93%,平均为 80%,由此说明伤后尽早抢救的重要性。

(一) 急救

1. 缩短反应时间　反应时间(reaction time)指从急救部门接到呼叫电话至急救车到达事故现场所用的时间,是患者能否得到紧急救助的直接反映。反应时间过长,会使一些危重患者失去救治机会。反应时间的长短与急救组织的人员组成、通信联络和运输工具密切相关。

急救人员一般以急救员或医助为主,由少数医生指导,只是在特殊情况下医生才出动至现场。急救员应经过专门的技术培训,有丰富的急救知识和较高的技术水平,能进行人工呼吸、心肺复苏等紧急救助工作,能迅速由症状和体征初步评估患者的状况和预后,并给予针对性的急救,及时组织运送。

在紧急救助的过程中,性能良好的通信联络系统具有十分重要的作用,应备有急救电话网络系统,并时刻保持有线和无线电话在内的通信联络系统畅通。

交通工具对反应时间有重要影响。目前国内外急救组织常用的交通工具有以各种急救车为主的陆地交通工具和以直升机为主的空中运输工具。对于急救车等专用运输工具,除了配备必需的急救药品、器械外,还应配有现代化的远距离联络装置。车内各种装备应安放有序,定期检查,随时补充,以保证药品充足和通讯设备正常工作。运用直升机进行空中救护,可以争取抢救时间,具有快捷、高效的优势,但费用昂贵,暂时还不能普及开展。

2. 现场伤情判断、急救和后送

(1) 快速伤情评估:检查脉搏、呼吸、血压、意识状态、瞳孔、运动能力和皮肤颜色等生命体征,以此初步判定伤情,确定有无生命危险。

(2) 针对威胁生命的原因进行急救处理,保持呼吸道通畅,控制出血,有条件时应用抗休克裤。抗休克裤充气后可将两下肢和盆腔血管内的部分血液压到横膈以上，增加心、肺、脑等生命器官的血供，并纠正休克；同时，抗休克裤还能维持骨盆、髋部及股骨骨折的稳定，甚至控制腹腔内出血。发现患者进行性昏迷加重，须立即送往能处理颅内伤的医院进行治疗。应注意脑外伤后易发生水肿，急救时应限制输液量，维持在正常需要水平即可。处理好胸部损伤对维持正常呼吸和血液循环有重要影响。对连枷胸的现场处理应以固定胸廓、减少反常呼吸为主。对开放气胸患者应立即用消毒敷料堵塞、封闭伤口。张力性气胸患者常有明显缺氧及呼吸窘迫症状，须立即用粗针头减压。诊断患者有血胸和心脏压塞时应快速后送，在现场一般不做处理。有效的固定对减轻疼痛、防止继发性损伤有重要意义。对怀疑有颈椎损伤的患者，应以颈托进行严格固定，小心地将患者平移或翻滚，使患者仰卧在脊柱板上，用沙袋分别置于头两侧以固定头部，胸、骨盆及双下肢均用宽布带固定在脊柱板上，防止任何颈部旋转、侧弯、过伸或过屈活动。转运过程中继续观察脊髓损伤的并发症，如呼吸障碍和神经源性休克。肢体固定应包括骨折上、下两个关节，在固定过程中应尽量减少肢体的活动。

(3) 迅速后送到适当的医院进行院内救治，途中做好监护。

(二) 治疗

经院前和急诊室急救后，部分重患者需转至重症监护室救治或直接转送至各专科进行相应的手术治疗。

四、个 人 防 护

机动车驾驶人员和行人应自觉遵守交通法规，养成良好的交通习惯，司机应避免超速行车或违章行车。开车前做好车辆的检查、维修和保养；要有充分的睡眠，行车 2~3 小时后要休息一段时间以防疲劳驾驶。行车中必须佩戴安全带，这样可使致死性危险减少 40%~50%。行车前不要饮酒或服用兴奋性药物。遇到雨、雪、雾等恶劣天气和崎岖道路、弯路、斜坡路、光滑路面等危险路况时，要特别小心并减慢车速，防止打滑和冲出路面甚至翻车。

道路交通事故在今后相当长的一段时间内仍会继续存在，甚至有所发展，因此，不仅交通管理部门，而且所有社会人士都要共同致力于交通安全。1997 年瑞典议会通过了一项大胆创新的交通安全政策，即零死亡计划（Vision Zero），它要求所有道路使用者和管理者通力合作，在交通过程中不发生死亡和重伤（在瑞典有的中等城市已基本达标），这是一项崇高的以人为本的计划，许多国家都据此制订本国的交通安全目标，并已取得不同程度的成效。我国也应紧跟其后，学习先进国家经验和总结自己的经验，不断改善交通安全，以创建一个安全、和谐和温馨的社会。

（王正国）

参 考 文 献

1. 王正国 . 交通医学 . 天津：天津科技出版社，1997，10，28，29
2. Peden M，Scurfield R，Sleet D，et al. World report on road traffic injury prevention. Geneva，World Health Organization，2004，3，5，39，82
3. 公安部交通管理局 . 中华人民共和国道路交通事故统计年报 . 1994-2008，2009
4. Haworth N，Smith R，Brumen I. Case-control study of motorcycle crashes. Canberra，ACT，Australian Transport Safety Bureau，2002（Report CR174）
5. Crompton RP. Crash risk of alcohol-impaired driving // Mayhew DR，Dussault C. Proceedings of the 16th International Conference on Alcohol，Drugs and Traffic Safety，Montreal，4-9 August 2002. Montreal，Société de l'assurance automobile du Québec，2002，39-44
6. OECD/ECMT. Transport Research Centre：Speed Management Report. Paris，2006
7. WHO. Why focus on speed? Speed management：a road safety manual，2009，6
8. http://www.who.int/violence_injury_prevention/road_safety_status/2009
9. Evans L. Traffic crashes. American Scientist，2002，90：244-253

10. Nilsson G. Traffic safety dimensions and the power model to describe the effect of speed on safety. Bulletin 221, Sweden, Lund Institute of Technology, Lund University, 2004
11. WHO. Youth and road safety, 2007
12. http://www.who/int/violence_injury_prevention/road_safety_status
13. Koornstra M. Sunflower: a comparative study of the development of road safety in Sweden, the United Kingdom and the Netherlands. Leidschendam. SWOV (Institute for Road Safety Research), 2003
14. Mohan D. Traffic safety and health in Indian cities. Journal of Transport and Infrastructure, 2002, 9: 79-94
15. Suriyawongpaisal P, Kanchanusut S. Road traffic injuries in Thailand: trends, selected underlying determinants and status of intervention. Injury Control and Safety promotion, 2003, 10: 95-104
16. Umar R. Helmet initiatives in Malaysia // Kuching, Sarawak, Malaysia. Institution of Engineers. Proceedings of the 2nd World Engineering Congress, 2002
17. COST 327. Motorcycle safety helmet. Brussels. Commission of the European Communities, 2001
18. WHO. Why are helmet needs? Global State Report on road safety. http://www.who.int/violence_injury_prevention/ road_safety_status/2009
19. WHO. Global Status Report on Road Safety. http://www.who.int/violence-injury-prevention/road-safety-status/2009
20. Evans L. Traffic Safety and the Driver, New York, USA. Van Nostrand Reinhold Publisher, 1991, 245

18

第十八章 骨质疏松性骨折

FRACTURES AND JOINT INJURIES

第一节 骨质疏松症概论 ……390
一、骨质疏松症的定义 ……390
二、骨质疏松症病理学特点 ……390
(一) 骨重建特点 ……390
(二) 骨重建的意义 ……391
(三) 骨代谢特点 ……392
(四) 骨质疏松时的骨组织形态及其结构 ……392
三、骨质疏松症的生物力学特点 ……393
(一) 骨强度的影响因素 ……393
(二) 骨塑形与重建对骨力学强度的影响 ……393
(三) 骨结构与其力学强度的关系 ……394
四、骨质疏松症的流行病学 ……394
五、骨质疏松症的诊断 ……395
(一) 脆性骨折病史 ……395
(二) 影像学检查 ……395
(三) 骨密度检测 ……395
(四) BMD 对骨折危险性评价的意义 ……396
(五) 实验室检查 ……396
六、骨质疏松症的治疗 ……396
(一) 非药物治疗 ……396
(二) 骨质疏松症的防治药物 ……397
(三) 联合治疗 ……398
七、骨质疏松症的社会经济学 ……399
第二节 骨质疏松性骨折 ……399
一、骨质疏松性骨折的愈合 ……399
(一) 骨质疏松性骨折的骨骼特点 ……399
(二) 骨质疏松性骨折的愈合 ……399
二、骨质疏松性骨折的治疗 ……400
(一) 骨质疏松性骨折的治疗原则 ……400
(二) 骨质疏松性骨折的治疗要点 ……401
第三节 骨质疏松性骨折的外科治疗 ……401
一、髋部骨折的治疗 ……401
(一) 骨质疏松性髋部骨折的特点 ……401
(二) 病因 ……401
(三) 诊断 ……401
(四) 治疗方法 ……402
二、骨质疏松性脊柱骨折 ……404
(一) 临床诊断 ……404
(二) 治疗方法 ……404
三、桡骨远端骨折 ……408
(一) Colles 骨折 ……408
(二) Smith 骨折 ……409
(三) Barton 骨折 ……409
四、肱骨近侧端骨折 ……409
第四节 术后康复及治疗骨质疏松 ……410

骨质疏松性骨折源于骨质疏松症,好发于脊柱、髋部和上肢等部位,骨折的同时又会加重骨质疏松。对于骨质疏松性骨折患者的处理,必须全面正确的评估全身和局部状况,权衡手术与非手术治疗的利弊,做出合理选择。因此,其治疗原则不仅包括复位、固定和功能锻炼等外科治疗,同时还要强调采取积极措施防治骨质疏松症。

第一节 骨质疏松症概论

一、骨质疏松症的定义

骨质疏松症(osteoporosis)是以骨量减少、骨的微细结构退化为特征,骨强度降低,致使骨的脆性增加以及骨折危险性增加的一种全身性骨骼疾病。随着对骨质疏松症研究的不断深入,其定义也在发展变化。1993 年,国际学术界认为,骨质疏松症是以低骨量及骨显微结构退化、骨脆性增加易发生骨折为特征的一种全身系统性骨骼疾病;2001 年,美国国家卫生学院(NIH)提出,骨质疏松症是以骨强度降低导致骨折危险性增加的一种骨骼疾病,骨密度和骨质量的好坏整体反映了骨强度的高低。

骨质疏松症通常分为两类:原发性骨质疏松症和继发性骨质疏松症。原发性骨质疏松症又分为绝经后骨质疏松症(Ⅰ型)、老年性骨质疏松症(Ⅱ型)和特发性骨质疏松症(包括青少年型);绝经后骨质疏松症一般发生在妇女绝经后 5~10 年内,老年性骨质疏松症一般指 70 岁以后发生的骨质疏松,而特发性骨质疏松症主要发生在青少年,病因不明。继发性骨质疏松症是由于非绝经和增龄因素导致的低骨量并可以确定诱因的骨质疏松症。

骨质疏松症是一个具有明确的病理生理、社会心理和经济后果的健康问题,是继心脑血管疾病、糖尿病、癌症之后在世界范围内引起严重关注的老年性疾病。

二、骨质疏松症病理学特点

(一) 骨重建特点

骨骼由骨基质、无机物和骨细胞组成。骨基质由 90% 的胶原及 10% 的骨基质蛋白组成(osteocalcin, osteonectin, osteopontin),骨内无机物为羟基磷灰石(钙及磷)等构成,骨细胞有破骨细胞(osteoclast)、成骨细胞(osteoblast)及衬细胞(lining cell)等。在人的生长过程早期,即生长期,骨量呈线性增长,表现为骨皮质增厚,骨松质变密集。在成人期,生长停止,而骨的形成和吸收仍在继续,处于一种平衡状态。进入更年期后体内性激素急速下降等因素导致骨吸收增加,骨形成减少。骨质疏松时骨重建(bone remodeling)过程呈现以下一些特点:

1. 激活(activation) 激活所反映的是破骨细胞被吸引到骨表面的过程。在绝经期及绝经后期,由于雌激素分泌明显减少,骨表面上的细胞激活频率明显增加。细胞活性比平时要高 2~3 倍。对于健康人而言,激活频率每 10 秒 1 次,而在老年人激活频率每 10 秒 3~4 次,激活频率很大程度上决定了新的骨重建点的数量。性激素的减少使甲状旁腺素和甲状腺素增加,而甲状旁腺素和甲状腺素可增加激活频率,性激素和降钙素则抑制激活频率。

2. 吸收(resorption) 在骨吸收阶段,破骨细胞以每天 20μm 速度在松质骨表面挖掘,在 4~12 天内挖出一个深约 40~60μm 的陷窝。此后多核细胞消失,取而代之为单核细胞继续吸收,但吸收陷窝变得光滑;再过 7~10 天,一层黏合物质(cement substance)出现,它富含蛋白多糖、糖蛋白和酸性磷酸盐,而胶原很少,这一过程也称为逆转期,标志着破骨细胞活动的终止及骨形成的开始。老年人破骨细胞的数量增加 2~3 倍,骨重建的激活频率也增加,不仅吸收点多了,吸收的陷窝也明显增大及加深。

3. 耦联(coupling) 吸收和逆转完成后出现耦联。耦联过程即为吸引成骨细胞进入吸收陷窝,并分泌类骨质、一些化学趋化蛋白,如胶原碎片或转移生长因子以促进骨形成。新骨的形成取决于成骨细胞的数量和活性。研究发现,在绝经后成骨细胞的数量明显减少,功能减弱,在成骨细胞上存在雌激素受体。雌激素水平的下降导致成骨细胞的凋亡。

4. 形成(formation)与矿化(mineralization) 成骨细胞在骨吸收陷窝内的出现标志着骨形成的开始,分基质(类骨质)形成和矿化两个阶段。类骨质形成后数天,便开始矿化。矿化首先开始于富含小血管周围,这里含有丰富的碱性磷酸酶和骨钙素,均由成骨细胞分泌。老年期成骨细胞数量下降和凋亡增加,使骨形成和矿化率明显减少。

成骨细胞分泌基质完成后，成骨细胞的形态即出现改变，在矿化阶段，成骨细胞变为长形。而一旦矿化完成，则成骨细胞变成扁平状，整个重建完成。

(二) 骨重建的意义

骨骼分为皮质骨和小梁骨两类。皮质骨即密质骨，它分布于长骨骨干和所有骨的外层，皮质骨约占骨骼的 80%，但是仅占总骨表面积的 20%，每年约更新 3%；小梁骨即松质骨，它主要分布在骨骼的内层，大部分位于中轴骨，小梁骨约占骨骼的 20%，但是占总骨表面的 80%，每年约有 25% 的更新。

骨的正常生长由骨塑建(modeling)和骨重建决定(图 18-1)。骨塑建可以使骨成分更新及骨大小、形状发生改变；骨健康主要依靠骨重建(以新骨取代旧骨的过程)来维护，骨重建由破骨细胞和成骨细胞的成长决定。破骨细胞由造血干细胞分化而来，它的主要功能是移除旧骨(骨吸收)；成骨细胞由间充质细胞分化而来，可产生新骨基质，通过矿化形成成熟的骨(骨形成)。当破骨细胞和成骨细胞处于正常的动态平衡时，骨就处于健康的状态；当骨吸收大于骨形成时，发生骨丢失即骨量减少，长期的骨量减少将导致骨质疏松症。骨的重建和塑形都是在组织水平进行的，它们都需要成骨细胞与破骨细胞的参与。当骨重建完成后，骨结构单位形成了骨壁厚度，随着年龄的增加，此厚度明显减少，尤以激素性骨质疏松最为明显。由于每一个骨重建周期成骨细胞均不能填满陷窝，即使骨的转换率不增加，其净骨丢失同样发生。如果此时有激活频率增加，则骨丢失将进一步增加。由于骨转换率增加，净骨丢失增加。成骨细胞分泌类骨质，矿化新骨形成的每一陷窝的净吸收空间(resorption space)加大。如此循环往复，必将造成骨量大量丢失，骨小梁穿孔，骨皮质变薄，易于骨折。

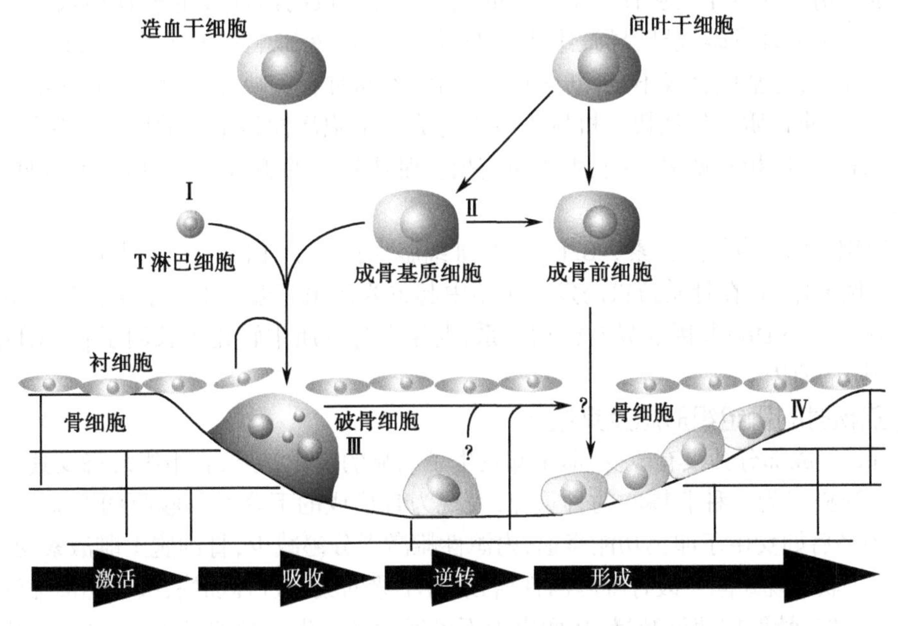

图 18-1　骨质疏松时的骨重建特点

(引自:LG Raisz J. Clin. Invest, 2005,115:3318-3325)

人们在青壮年时期，通常成骨细胞的成长速度大于破骨细胞的成长速度，因而骨会成长，当骨大小及骨矿物的累积趋于稳定时(巩固期)，就形成骨峰值。不同部位的骨骼达到骨峰值的时间各异：脊椎通常在 21~27 岁时达到骨峰值，而髋部在 19~24 岁时就达到了。骨峰值的高低由遗传因素和生活方式决定，性别和种族的遗传因素决定了 70% 的骨峰值，30% 的骨峰值受生活方式的影响，如是否补充钙、维生素 D、运动、抽烟等。

骨丢失发生包括以下情况：当骨吸收速度大于骨形成速度时；当骨达峰值后，随着年龄的增加也会逐渐发生骨丢失。一般说来，女性骨峰值较男性低且骨丢失速度大于男性；当骨丢失发生时，骨显微结构会发生退化，骨质量会下降；如果没有骨折发生，骨丢失一般无症状。

(三) 骨代谢特点

一般认为骨质疏松与内分泌紊乱、钙吸收不良和失用有关。

一些加速骨重建和减少骨形成的复杂因素，都能影响骨代谢而引起骨质疏松。雌激素水平下降，对下丘脑及垂体负反馈机制减弱，结果引起FSH、LH升高，且FSH高于LH。雌激素不足相关的骨吸收增加、绝经后妇女肾远曲小管对钙的重吸收功能下降以及绝经后肠钙吸收障碍有关。雌激素减少后，①维生素D的活性代谢产物1,25二羟维生素D_3［1,25$(OH)_2D_3$］的生成与活性降低，减少肠道钙的吸收；②增强骨对甲状旁腺激素（PTH）的敏感性，致使骨吸收增多；③降钙素（CT）水平降低，增加了破骨细胞的活性，骨吸收增强；④可直接抑制成骨活性，骨基质形成不足。上述综合作用的结果是骨吸收超过骨形成的作用，所致的净骨量减少，骨强度降低，骨的脆性增加的骨代谢性疾病。20世纪80年代中期雌激素在细胞水平的作用机制被阐明，证实成骨细胞上有雌激素受体及缺乏雌激素所导致的促进骨吸收的细胞因子释放并促进破骨细胞凋亡。

随年龄的增长，三种钙调节激素（即CT、PTH及1,25$(OH)_2D_3$）的分泌失调致使骨代谢紊乱。CT是由甲状腺C细胞所分泌，可降低骨转换，抑制骨吸收，促进骨形成。老年人C细胞功能衰退，CT分泌减少，骨形成下降。PTH使骨代谢活跃，促进骨吸收，老年人肾功能显著下降，肌酐清除率降低，导致血磷升高，继发性使PTH上升，骨吸收增加，骨钙下降。1,25$(OH)_2D_3$促进钙的吸收利用，老年人肾内1α羟化酶活性下降，使1,25$(OH)_2D_3$合成减少，肠钙吸收下降，又反馈性PTH分泌上升。

老年人钙摄入量大大减少，其净钙吸收率（即食物钙与粪钙之差）也明显减少。有三种情况可以造成慢性负钙平衡：①钙摄入减少；②钙吸收不足；③钙排泄增加。这三种因素之间正常情况下由一种内在因素维持一定平衡。在老年人从食物中摄取的或内源性合成的活性维生素D均减少，同时因为肝、肾功能减退，维生素D代谢障碍，最后导致维生素D缺乏，并必然影响钙的吸收。长期蛋白质摄入不足，可造成血浆蛋白降低，骨基质合成不足，新骨形成落后，若同时有钙缺乏，骨质疏松即会很快出现。另外，吸烟过多，酗酒亦可使骨质丢失加快。机械性应力对成骨细胞活性是重要的刺激。失用时，成骨细胞活性减弱，而破骨细胞活性相对增强，遂发生骨质疏松。卧床较久的患者，尿钙和粪钙均明显增加，产生负钙平衡。

此外，许多细胞因子，诸如降钙素、BMP、成纤维细胞生长因子、白介素、前列腺素、肿瘤坏死因子等对骨代谢起明显的调节作用，在骨质疏松的发生机制中起重要作用。近年来分子生物学的研究表明骨质疏松症与维生素D受体（VDR）基因变异有密切关系，老年人骨基质中转化生长因子β（TGF-β）减少很可能是骨形成能力下降的原因。

(四) 骨质疏松时的骨组织形态及其结构

骨质疏松时其组成部分并没有改变，但量却发生了明显的变化，导致骨组织形态及其结构的改变。

原发性骨质疏松多为一种非耦联的骨重建，表现为骨形成的下降及骨吸收的增加，并导致骨基质及BMD的减少。绝经后妇女由于卵巢功能衰退，内源性雌激素分泌减少，骨细胞上雌激素受体下降，骨吸收和骨形成之间的耦联出现缺陷。破骨细胞活性增强，骨小梁的吸收过程加快，吸收陷窝加深，与此同时，成骨细胞活性相对减弱，骨形成速度减慢，从而出现不可逆的骨丢失。导致骨小梁变薄和间隙增宽，最终导致骨体积的减少和骨小梁彼此连结的破坏，从而造成骨质疏松症。研究发现BMD的下降是骨质疏松性骨折的主要危险因素；而低骨矿物含量是骨质疏松性疾病诊断的最重要的指标之一，并可用作骨折高危人群的筛选指标。骨组织是一个代谢旺盛的器官，骨的新生和改建活动在持续不断地进行着。随着年龄的增加，骨组织主要表现为进行性的萎缩。在人的成年期，破骨细胞的重吸收和成骨细胞的骨形成活动处于动态平衡，此后，骨的重吸收逐渐增加且多在骨内膜面，成熟骨单位逐渐减少，哈弗管被钙化，结缔组织阻塞的骨单位和被无机盐填塞的骨陷窝开始出现。而到老年，成骨细胞的活性降低，成骨功能减退，使破骨细胞的重吸收活动相对增强，于是破骨和成骨过程失去平衡（即失耦联），骨质的量逐渐减少，又因重吸收以骨内膜面为主，使内膜面重吸收陷窝数量明显增加，未成熟骨单位增多；至70岁时，骨重吸收陷窝可达到25%。70岁以后，成熟骨单位更少，密度较高的和未成熟骨单位却特别多，被填塞的骨陷窝较多且多见于间在骨板中；此时骨组织呈多孔，疏松状态。据统计，妇女终身丢失骨量可能占其骨量峰值的30%~40%，男性为20%~30%。由于骨的有机质和无机质的比例随年龄增加而变化:儿童时期各占骨干重的一半,成年有机质占1/3、无机质占2/3,到老年时有机质更加减少而无机质也逐渐减少。所以,尽管骨质的外形无明显变化,但是骨皮质明显变薄,骨髓腔逐渐扩大,哈弗管扩大,海绵状骨的骨小梁变细变短,且数量减少。于是骨的弹性减弱,脆性增加,抗压力降低,容易发生骨折或发生压缩变形等,即形成了通常所称的老年性骨质疏松。

三、骨质疏松症的生物力学特点

骨质疏松症的本质特征是骨力学性能下降,从而导致骨折的危险性增加。在研究非力学因素,如内分泌、细胞生长因子、维生素D、钙等时,对骨质疏松症的后果——骨力学强度下降的检测和分析,表明生物力学因素在保持骨的结构与强度、引发骨质疏松症的机制中所占的重要地位,包括应该考虑软骨、周围肌肉、肌腱、神经等结构的生物力学作用。

(一)骨强度的影响因素

影响骨强度的因素主要包括骨量因素和骨质因素。对于骨质疏松来说,骨骼能够经受多大的负荷而不发生骨折,这比骨骼自身的物理学参数(如骨量,BMD)重要得多。骨骼的强度不同于骨量,强度是从整体上评估力学性能,除骨量外,骨骼的强度还受到骨的存在部位、取向等结构形态学因素的影响。决定骨的强度的因素可以分为物理因素和生物因素。物理因素有:①骨材料本身的强度:硬度、弹性等材料属性因素;②在骨横截面上的骨量。在生长阶段骨量通常是逐渐增加的,到成人时达到高峰,然后减少;③骨横截面的大小、形状以及骨的长度;④骨的完整性,骨质中细微损伤的量,及其修复情况。遗传因素对材料属性因素起到了重要的作用,并且在人的一生中保持相对稳定。

骨质疏松的主要特点是骨强度降低,而骨强度取决于骨质量和骨量两个因素。骨量可以通过骨密度仪得以精确地测量,而骨质量是一个综合指标,与骨骼的结构、骨转换率、矿化程度、累积损伤、胶原特性/矿化程度等有关。近年来,随着对肌肉量与骨量、体重与骨密度、体重与骨几何尺寸等关系研究的深入,骨强度指标逐渐从实验室走向了临床,对骨折的描述也由单纯的结构指标(骨密度)发展到结构加功能(骨强度)的综合指标。在分析骨强度的过程中,当力以人体的体重为单位时,骨的强度被称为抗骨折能力,而抗骨折能力的大小取决于每个人骨的几何结构、骨密度、骨骼的材料性能、体重及肌肉力量等诸多因素,任何一个量的变化,都可以引起人的抗骨折能力的变化。把抗骨折能力作为诊断骨质疏松的新指标,提高了骨质疏松诊断的准确性,实现了个体化的定量诊断。

(二)骨塑形与重建对骨力学强度的影响

除了上述物理因素,骨骼的强度更受到生物因素的控制。骨骼的基本代谢过程是塑形和重建:①塑形是骨自然增加其强度(和骨量)的主要方式,它能够增加局部的骨量及改变组织的微观和(或)宏观结构。在儿童时期,由于塑形引起的骨形成大于骨重建引起的骨减少,所以骨强度和骨量增加。成年后,骨的塑形过程停止而重建过程仍在继续工作,于是骨强度和骨量通常减小;②塑形与重建的控制:机械负荷(应力)作用于骨,使之发生变形(应变),较大的应力产生较大的应变。这些动态的应力产生了能够控制骨塑形和重建的信号。应变阈值范围将控制塑形以增加骨量和骨强度;并控制重建进行保持或减弱骨强度。日常生活中,在骨发生的所有应变中只有不到0.01%的应变过程可以启动骨的塑形过程。当骨所受的应变超出塑形阈值(MESm)时,骨的塑形过程将增加骨的强度和骨量以减少同样应力引起的应变,这种变化是通过改变骨的结构和外形来增加骨量的。

反复的负荷、解负荷过程将使骨发生疲劳损伤即细微损伤(microdamage,MDx)。MDx使骨强度减小,MDx的积累可能导致骨软化症的假性骨折以及先天性股骨头无菌性坏死的软骨下骨塌陷。以BMUs为基础的骨重建过程可以通过新骨的替换来修复有限数量的MDx,骨细胞可以探测到这一损伤,而基本多细胞单位(BMUs)负责修复。当骨所受的应变超出细微损伤阈值时,将产生太多的MDx,超出了骨重建的能力。这种细微损伤积累起来,使骨的脆性增加,增加骨折的危险度。尽管有些观点认为非机械因素(如激素、钙、维生素C、维生素D、药物等)决定出生后骨的强度,但目前还没有发现哪种骨活性因子在功能上能够替代机械负荷在维持骨的功能适应性方面的作用。

(三) 骨结构与其力学强度的关系

骨质疏松性骨折较常发生于松质骨结构为主的骨结构部位。

股骨上段主要为松质骨结构,从股骨头颈内部松质骨的形态结构发现,股骨头颈内部由大量拱形结构的骨小梁组成一立体网状结构。这些骨小梁的拱形结构相互交叉,大拱内有小拱,形态各异,但拱顶总朝向股骨头表面,形成一种多拱形复杂网状结构。当纵向载荷传导至骨小梁拱顶时,通过拱形结构,该载荷被转换成水平推力,使拱体所受的弯矩减小,从而主要承受轴向压力。同时,拱结构又可使骨结构承受能力较差的剪应力和拉伸应力转化为压应力,从而使骨小梁处于理想的应力环境之中。这种复杂的拱形结构能最有效地吸收和缓解冲击载荷,吸收震荡。此外,骨小梁是由胶原纤维与矿质沉积所构成的复合结构。构成骨小梁的胶原纤维是由成层排列的纤丝束组成。这些纤维束层相互交错,沿骨小梁长轴排列,在小梁与小梁拱体交汇处更是明显交错。这样,矿质沿胶原纤维方向沉积于胶原纤维上或之间,构成了一复合结构。这种复合结构具有更高的结构强度,使围成拱形的骨小梁具有更高抵抗载荷的能力。力学性能测试表明,松质骨的应力应变曲线表现为先是一初始弹性区,随着骨小梁断裂而发生屈服,继之是一段很长的平台区,这是由于越来越多的骨小梁逐渐断裂所致。断裂的骨小梁逐渐充填髓腔。随着年龄增大骨质疏松,骨密度相应降低。由于骨密度下降时,骨强度明显下降,因而当遭受暴力或反复受载时,引起骨折的发生。由于老年骨质疏松症患者骨小梁变细、减少,在同样的负载情况下,变细的骨小梁更易屈服于应力而发生骨折。在骨质疏松患者股骨头、颈交界处发现有大量的显微骨折,这可能就是为什么老年人易发股骨上端骨折的原因。

脊柱骨结构与性别和年龄密切相关,骨密度则与年龄变化的关系更加明显。椎体负载的高峰为 20 岁左右,与骨量高峰相一致。30 岁以后负载能力进行性下降,40 岁以后下降更加明显,但性别差异不大。一些学者注意到,40 岁以后骨小梁骨量低时,只有不到 40% 的负载力经过椎体中央区骨小梁传导,而 40 岁以前骨小梁骨量高时,40% 以上的负载力是经过椎体中央骨小梁传导的。椎体的几何形态、结构、骨量等对其强度有重要影响。日常生活中,致密骨不断发生微细破裂(microcrack),骨小梁不断发生微细骨折,并在修复中形成微细骨痂。随着年龄的增长,水平小梁吸收,皮质骨变薄,骨小梁联结性减低和骨量的丢失,以及骨小梁上反复出现微细损害的积累,导致骨脆性增加,骨强度下降和骨折危险性增加,特别是骨质疏松时表现更加明显。目前认为椎体松质骨的破裂是广泛微细骨折、弯曲(bending)或弯倾(buckling)的结果。对正常腰椎结构作有限元分析发现骨小梁模量减少 50%,则终板上的应力增加 74%;如果没有皮质骨存在,终板应力将增加 20%。骨质疏松的椎体,骨小梁模量减少 50% 时椎体前方的最大压缩应力将增加 250%。骨结构的改变和异常应力的增加,致使当较小的创伤,诸如咳嗽等时,椎体前方小梁骨和皮质骨压缩,发生楔形压缩骨折。进一步的研究发现,骨强度随年龄的增加而降低。骨强度不完全取决于骨密度,即便骨密度处于最低水平时,骨折的危险性亦不可能达到 100%。骨密度具有一定的安全范围,当骨量减低 50% 时,有时仍能支撑日常生活负载。而当发现某个椎体骨折时,其他椎体已经同时存在很大的骨折危险性,即某一骨折的出现可间接反映出相邻椎体亦存在骨强度降低,具有结构相等,随之而来的结果就是骨折。可以肯定,单个椎体的畸形变将改变相邻上、下位椎体和所有椎体的承载、应力和应变分布,严重影响整个脊柱的力学结构和力学强度。

四、骨质疏松症的流行病学

一般说来,骨量减少 / 骨质疏松症的患病率会随着人群年龄的增加而增加,患者中约 80% 为女性,白人患病率高于黑人。以美国为例,1000 万人有骨质疏松症(T 值≤-2.5),其中 800 万为女性、200 万为男性;3400 万人存在骨量减少(-2.5<T 值<-1),其中 2200 万为女性、1200 万为男性。目前中国还没有比较确切的骨质疏松症流行病学研究资料,据推测,我国现有骨质疏松症患者约 9000 万,到 2010 年将增加到 1.2 亿,到 21 世纪中叶将超过 2.1 亿。

骨质疏松症发生后,如果不进行治疗或治疗方法不正确,会带来严重的后果,骨折是它最常见的后果之一。欧洲人群最易发生骨折,髋部骨折率在不同国家中可相差 7 倍以上,其中在斯堪的纳维亚半岛(Scandinavia)的发生率最高。骨折的发生率为双峰型,分别发生在青年人群(15~25 岁)和老年人群(85 岁以上)中。在年轻人群中,长骨骨折较为常见,常发生于创伤后,且年轻男性发生率大于年轻女性。45岁以上人群中,女性骨折发生率随年龄的增长而迅速增加,骨折发生率比男性高两倍。

美国每年约有150万人发生骨质疏松性骨折,其中包括70万脊椎骨折、30万髋部骨折、20万腕部骨折及30万其他部位骨折。50岁以上女性中每2位就有1位会因患骨质疏松症发生一次骨折;而50岁以上男性中每8位就有1位会因患骨质疏松症发生一次骨折。骨质疏松骨折最易发生的部位是脊椎、股骨近端、桡骨远端及肱骨近端。目前,全世界至少有2亿人患有这种疾病,其中每年约有5000万人因此发生骨折,有近千万人因此而死亡。

五、骨质疏松症的诊断

(一) 脆性骨折病史

通常临床病史和物理检查能诊断进展期中的骨质疏松症,但多数患者在发生第一次骨折后才被诊断。由于第一次骨折是发生再次骨折的主要危险因素,因此应尽量在第一次骨折发生前作出诊断。目前尚缺乏直接测定骨强度的临床手段。临床病史和物理检查可帮助评价骨折危险性,特别是能帮助鉴别低骨量危险因素(不能替代BMD)与骨折和跌倒危险因素。临床病史和物理检查可预测脆性骨折、疼痛、身高减少、驼背等情况的发生。

低骨量的临床危险因素包括高龄、白人或亚洲人、家族史、骨骼小、绝经年龄、低钙摄入、低维生素D摄入、吸烟、缺乏锻炼、低体重等。

(二) 影像学检查

通常X线片只能诊断明显的骨质疏松症,而有明显骨质疏松症的患者,其平片也许只表现为骨量减少(平片示密度减低)或骨折,所以X线平片主要用于骨折的诊断和随诊、BMD测量前的患者筛查、多发性骨髓瘤、转移瘤等的辅助诊断等。如果平片提示有骨量减少,患者应该进一步做骨密度检查证实。

影像学检查可以确定骨折部位、类型、移位的方向与程度,通常只有30%的脊椎骨折可以通过X线检查得以诊断。合理应用CT和MRI检查,对椎体骨折、微细骨折的显示,尤其在鉴别诊断方面有较大价值。CT三维成像技术对于关节内或关节周围骨折能清晰显示,MRI检查对鉴别新鲜和陈旧性骨质疏松性椎体骨折具有重要价值。

(三) 骨密度检测

BMD在所有年龄层都是常态分布,平均BMD随年龄增加而降低,BMD降低伴随骨折发生率增加。WHO根据中轴双能X线吸收法(DXA)测定BMD而定义骨质疏松症,能够在骨折发生前对无症状个体进行骨质疏松症诊断。低骨密度不能解释发病原因;在继发因素排除后,单独的低骨密度并不能简单判断为原发或绝经后骨质疏松症。目前有很多骨密度测量设备,根据测量部位的不同,这些设备可分为中轴骨骨密度测量仪:DXA与定量计算机断层技术(QCT);以及单能X线骨密度测量仪(SXA)、超声波骨强度仪(QUS)等外周骨骨密度测量仪。DXA是目前国际上公认的BMD检查方法,其测定值作为骨质疏松症诊断的金标准。

根据WHO的建议,BMD值低于同性别、同种族健康成年人骨峰值不足1SD属正常;降低1~2.5SD之间为骨量减少;降低程度等于和低于-2.5SD即可诊断为骨质疏松。BMD降低程度符合骨质疏松诊断标准同时伴有一处或多处骨折时为严重骨质疏松。

BMD检测的临床指征:

1. 女性65岁以上和男性70岁以上,无其他骨质疏松危险因素。
2. 女性65岁以下和男性70岁以下,有一个或多个骨质疏松危险因素。
3. 有脆性骨折病史和(或)脆性骨折家族史的男、女成年人。
4. 各种原因引起的性激素水平低下的男、女成年人。
5. X线片提示有骨质疏松改变者。
6. 接受骨质疏松治疗进行疗效检测者。
7. 许多因素可引起骨量减少。如引起骨量减少的内分泌疾病有高尿钙症、性腺功能低下(包括男性高催乳素血症)、甲状旁腺功能亢进症、甲状腺功能亢进症、库欣综合征(Cushing 综合征)等;下列药物的使用也可引起骨量减少:过量糖皮质激素、过量甲状腺素、肝素、促性腺激素释放激素(GnRH)激动剂、甲羟孕酮醋酸酯、苯妥英钠、苯巴比妥、环孢素 A、四环素、含铝抗酸药、利福平、离子交换树脂等;引起骨量减少的消化系统疾病有胃切除、肠道炎症、腹腔病变(非热带性口炎腹泻或麸质肠病变)、小肠短路手术、原发胆汁性肝硬化、胰腺功能不全等;引起骨量减少的骨髓疾病和肿瘤包括多发性骨髓瘤、溶血性贫血、血红蛋白病、骨髓和淋巴增生病变、骨转移(全身或局限性)、高雪病、肥大细胞增生症等;骨量减少还受一些遗传病的影响,如松皮症(埃勒斯 - 当洛斯综合征)、马方综合征、高胱氨酸尿症、成骨不全症等。

(四) BMD 对骨折危险性评价的意义

由于皮质骨和松质骨标本(材料特性)和整体骨(结构特性)的生物力学研究中,BMD 与骨强度相关,流行病研究中 BMD 对未来骨折有预测作用(低骨量可以预测第一次骨折的危险因素并且可以量化),所以常用 BMD 预测骨折危险性。

国际临床 BMD 测量学会(ISCD)提出,BMD 测量适用于所有 65 岁以上的妇女、所有 70 岁以上的男性、所有脆性骨折史患者、由疾病或药物等引起骨质疏松症的患者及任何考虑骨质疏松症治疗的患者(当 BMD 结果有助于作出决定),或用于监测治疗。

DXA 骨密度测定值受骨组织退变、损伤、软组织钙化和成分变化以及体位差异等影响会产生一定偏差,也受仪器的精确度及操作规范程度的影响。因此,应用 DXA 测定 BMD 要严格按照 ISCD 的质量控制要求。临床上推荐的测量部位是腰椎 1~4 和股骨颈,诊断时要结合临床情况进行分析。

(五) 实验室检查

化验检查不能用于诊断骨质疏松症,可用于排除引起继发性骨质疏松症的因素,有些检查可用于监测治疗。当患者有低骨量、BMD 正常但有骨折、患者骨密度与临床情况不符合、T 值小于 –2.0,患者应考虑做化验检查,可以根据临床情况决定需要做哪些化验项目。

1. 骨形成指标 血碱性磷酸酶。

2. 骨吸收指标 ①尿羟脯氨酸;②尿羟赖氨酸糖苷;③血浆抗酒石酸盐酸性磷酸酶;④中胶原吡啶交联(PYr)或I型胶原交联 N 末端肽(NTX)。

3. 血、尿骨矿成分的检测 ①血清总钙;②血清无机磷;③血清镁;④尿钙、磷、镁的测定。

4. 其他 男性血睾酮、促性腺激素、骨髓穿刺、骨活检等检测方法。

六、骨质疏松症的治疗

骨质疏松症并不是不治之症,进行合理的膳食及身体锻炼,保持健康的生活方式并服用一定的药物,是可以预防和治疗骨质疏松症的。骨质疏松症治疗目的是:缓解骨痛、增加骨量、降低骨折发生率。其中降低骨折发生率是治疗的最重要和最终的目的。骨质疏松的药物中,大部分是抑制骨吸收药,通过减少破骨细胞的生成或减少破骨细胞活性为主的药物来抑制骨吸收,防止骨量过多丢失。对快速丢失的严重骨质疏松症患者可利用骨吸收抑制剂药物。目前,尚缺乏刺激成骨细胞活性的骨形成药物。对缓慢骨丢失的人群应用此类药物有利于维护骨小梁结构的完整性。目前对骨质疏松症的治疗可以采用非药物治疗和药物治疗。

(一) 非药物治疗

包括调整生活方式和一些骨健康基本补充剂等基础措施。美国国家骨质疏松症基金会(NOF)建议,为了保持骨骼健康,要进行合理的膳食,每天应摄入充足的钙和维生素 D,如每天补充钙剂 1200mg、维生素 D 400~800IU,并有规律地进行负重和肌肉强度锻炼、避免吸烟和酗酒等。采取和防止跌倒的各种措施,加强自身和环境的保护措施。关于钙与骨质疏松症的重要性,目前的共识是钙是骨骼中的一种主要矿物质成分,是骨正常生长的先决条件,在青春期可促使骨量的发育,对老年人可延缓绝经后的骨质丢失;钙是骨质疏松的一个基础治疗,尤其在绝经后的妇女,如发生髋部骨折,其总体钙丢失可达 50%,因此老年人平时应从饮食中摄入足够量的钙。但是,高钙摄入不能替代因雌激素不足而进行的雌激素补充治疗,并且对骨质疏松较严重的患者不能单独用补钙治疗。

（二）骨质疏松症的防治药物

患骨质疏松症后，可以使用药物减轻症状，如减轻疼痛；最大限度地恢复机体生理功能，对患者提供心理支持治疗，通过阻止骨丢失或增加骨量，保持或改善骨质量，以降低骨折危险。

1. 抗骨吸收的药物

（1）双膦酸盐类（bisphosphonates）：双膦酸盐类药物在提高骨量的同时，通过有效抑制破骨细胞的活性，降低骨转换，延长了矿化时间，从而减少了骨小梁的穿孔和断裂，减少皮质骨的孔隙率和松质骨的表面吸收空间，增加了骨基质胶原的沉积，改善骨质量，在提高骨密度的同时能显著降低骨折的发生，故在骨质疏松性骨折治疗中越来越受到重视。其主要通过以下途径抑制破骨细胞介导的骨吸收：①抑制破骨细胞前体的分化和募集，抑制破骨细胞形成；②破骨细胞吞噬双膦酸盐，导致破骨细胞凋亡；③附着于骨表面，影响破骨细胞活性；④干扰破骨细胞从基质接受骨吸收信号；⑤通过成骨细胞介导，降低破骨细胞活性。

近年来成功开发的多种第三代双膦酸盐的抑制骨吸收能力增强，故一般治疗剂量不会引起骨矿化障碍。第三代双膦酸盐类药物以阿仑膦酸钠（alendronate，福善美）的研究和应用最为广泛，福善美预防（每日 5mg）和治疗（每日 10mg 或每周 1 次，70mg）绝经后骨质疏松症，也用于治疗糖皮质激素引起的骨质疏松症（glucocorticoid induced osteoporosis，GIOP），治疗男性骨质疏松症（每天 10mg 或每周 1 次，70mg）。它能维持或增加 BMD，有报道服药 3 年后，脊椎正前位 BMD 增加 9%、髋部 BMD 增加 6%。阿仑膦酸钠能减少脊椎骨折新发病例（下降 55%）、减少非脊椎骨折发生率，减少髋部骨折发生率（减少 51%）。但阿仑膦酸钠的生物利用度低，必须空腹一大杯水送服药物，并保持至少 30 分钟非卧位和不进食。其他新型的双膦酸盐如利塞膦酸钠的给药剂量较简单；国产阿仑膦酸钠（固邦）等治疗量每天 10mg 用于预防治疗绝经后骨质疏松症。

（2）降钙素类：降钙素与骨强度降钙素通过直接与破骨细胞的受体结合，快速抑制破骨细胞的活性，从而发挥抑制骨吸收的作用。可以防止骨小梁断裂、穿孔，增加高转换型骨质疏松症的骨量及抑制低转换率型骨质疏松症的骨量减少和维持骨量。降钙素拮抗血钙升高，血钙高时降钙素分泌增加，血钙低时分泌下降，以维持生理血钙浓度和生理上维持骨量；降钙素还作用于骨上层细胞，拮抗甲状旁腺素的促进骨钙释放入血的作用；还促进磷从血往骨流入，增加骨表面钙磷复合体形成。其通过改善钙代谢作用、中枢性镇痛作用和对肌肉收缩功能三个方面来发挥镇痛作用，对骨质疏松症的腰背痛、骨病引起的骨痛有良好的效果。降钙素有强烈镇痛作用，临床上对于骨质疏松症引起的腰背部疼痛（特别是椎体的急性骨折时）的高转换率骨质疏松症患者，该类制剂可作为首选药物之一。此外，降钙素作用于神经中枢特异性受体，升高 β 内啡肽水平，降钙素阻止钙离子进入神经细胞，抑制疼痛介质前列腺素的合成。但降钙素长期应用会导致降钙素受体的减少，必须在治疗时注意。

降钙素分为鳗鱼降钙素和鲑鱼降钙素两大类，临床使用鲑鱼降钙素（密钙息）50IU，肌内注射，根据病情每周 2~5 次；鳗鱼降钙素（益钙宁）20IU 每周 1 次，肌内注射，并用钙剂 300mg/d，口服。其药效高，作用时间长，稳定性好，副作用小。鼻喷降钙素使用剂量为每天 200IU。鼻喷降钙素具有止痛作用，它的不良反应为偶有鼻刺激，罕有鼻出血。

（3）雌激素替代疗法（HRT）：1948 年，Albright 提出了绝经后骨质疏松的雌激素缺乏理论，雌激素替代治疗（HRT）首先有效地应用于绝经后骨质疏松症。20 世纪 80 年代中期雌激素在细胞水平的作用机制被阐明，证实成骨细胞上有雌激素受体及缺乏雌激素所导致的促进骨吸收的细胞因子释放并促进破骨细胞凋亡。绝经后妇女由于卵巢功能衰退，内源性雌激素分泌减少，骨细胞上雌激素受体下降，骨吸收和骨形成之间的耦联出现缺陷。雌激素治疗绝经后骨质疏松症已在临床应用数十年了，对缓解绝经综合征和减少骨质疏松与骨折、改善妇女的生活质量、减轻对社会和家庭的压力和负担起到了重要的作用。由于雌激素疗法常常带来较多的不良反应，该临床疗法一直有争议。临床研究证实，雌激素能保持或增加绝经早期妇女的 BMD，应用 3 年后，脊柱正前位 BMD 增加 3%~5%，髋部 BMD 增加 2%。且已经证实能降低髋部骨折危险。应用雌激素能缓解雌激素缺乏引起的症状，但会增加深静脉血栓形成的危险，增加患心血管疾病危险及增加患乳腺癌、子宫内膜癌的危险。所以应用雌激素用于骨质疏松症的预防时，应向医生咨询，权衡 HRT 的益处，及其评估应用后对心脏、脑卒中、血液黏度、乳腺癌和结肠癌的风险，权衡利弊。应用雌激素后，应该坚持有规律的乳腺癌照相和乳房自我检查。大量的临床和实验研究已证明，雌激素缺乏是绝经后妇女骨质疏松症的首要病因，绝经后补充雌激素可以预防或减少骨量丢失，并能纠正与雌激素不足有关的其他健康问题，如更年期综合征等，HRT 对于减轻绝经后症状的益处大于应用后带来的危险。

(4) 选择性雌激素受体调节剂(selective estrogen receptor modulator，SERM)：20 世纪 70 年代发现的植物类雌激素和 80 年代中期合成的选择性雌激素受体拮抗剂(SERMs)以新的面貌进入防治骨质疏松的行列。SERMs 能选择性地作用于不同组织的雌激素受体，但兼有雌激素受体激动剂和拮抗剂的作用，在不同的靶组织分别产生类雌激素或抗雌激素作用，这种作用取决于其作用的靶组织，并与体内雌激素水平有关。由于不同 SERMs 结构上的特点，对各种受体的亲和力可有所差异，从而在组织中发挥不同的生物效应。现试用于防治绝经后骨质疏松症的选择性雌激素受体调节剂有：他莫昔芬(tamoxifen，TAM)，雷洛昔芬(raloxifene，RLX)等。雷洛昔芬可有效抑制破骨细胞的活性。使用剂量为每天 60mg。该药能维持或增加脊椎和髋部 BMD，应用 3 年后脊椎正前位 BMD 增加 2.4%，全髋部 BMD 增加 2.4%。研究证实它能降低新发脊椎骨折病例(脊椎骨折下降 30%~50%)，对髋部和其他非椎体骨折的疗效不明确。此外，雷洛昔芬不减轻潮热，对子宫没有刺激作用，可能降低乳腺癌的危险性，静脉血栓发生率明显增加，但属轻度，对心血管疾病的影响还不明确。

2. 促进骨形成的药物

(1) 甲状旁腺素 PTH(1-34)：骨质疏松症的治疗药物中，大部分是抑制骨吸收药，通过减少破骨细胞的生成或减少破骨细胞活性为主的药物来抑制骨吸收，防止骨量过多丢失。目前，尚缺乏刺激成骨细胞活性的骨形成药物。PTH 类药物是目前最有前途的骨形成促进剂，将开发用于原发性骨质疏松症的防治。PTH 的基本生理作用是刺激破骨细胞骨吸收，使钙、磷从骨骼中释放，促进肾小管对钙重吸收、抑制磷回吸收，增加 25(OH)D_3 在肾脏转化为 1，25(OH)$_2D_3$，促进肠道对钙、磷的重吸收。甲状旁腺素 PTH(1-34)用于治疗高危骨折的绝经后骨质疏松症的骨合成促进剂，可增加骨密度、骨标记物和降低骨折危险性；也用于高危骨折的男性原发性或低性腺激素性骨质疏松症，以增加 BMD(尚无关于男性骨折疗效的资料)。研究证实甲状旁腺素能降低新发脊椎病例 65%~69%。但值得注意的是，在大鼠试验研究中，发现甲状旁腺素能引起骨肉瘤，所以如果存在 Paget 疾病或骨肉瘤危险性增加时，不宜使用甲状旁腺素。对于儿童患者、干骺端未闭合、肿瘤骨转移或骨恶性肿瘤、骨质疏松症外的其他代谢性骨病、原已有高钙血症或以前曾进行骨骼放射治疗的患者，也不宜使用甲状旁腺素。它的使用剂量为每天注射 20μg，治疗时间不超过 2 年。

(2) 活性维生素 D：维生素 D 的缺乏是骨质疏松症发生的重要原因之一，活性维生素 D_3 在骨吸收和骨形成的代谢过程中起着双向作用，它在治疗骨质疏松症时则以促进骨形成、增强肌力为主要表现，虽然提高骨量并不十分明显，但在改善骨质量、缓解神经肌肉疼痛、降低脊柱骨折发生方面有显著效果。维生素 D 治疗骨质疏松症的机制主要是：①促进小肠对 Ca^{2+}、P^{2-} 的吸收：小肠全段都有维生素 D 的受体，以十二指肠浓度为最高，主动转钙有关的钙结合蛋白存在于肠的柱状上皮内，钙结合蛋白的多少与维生素 D 的量有关；②促进骨吸收作用，维生素 D 可增加破骨细胞的活性和数量，PTH 促进骨吸收的协调作用，以保持血钙水平；③促进骨矿化作用和骨生长作用，尤其可促进骨骺软骨板化，因而具有抗佝偻病作用。老年人肠道对钙的吸收功能不良，1，25(OH)$_2D_3$ 血清浓度下降，肾脏 1α- 羟化酶活性降低，因而活性维生素 D 含量不足。临床应用活性维生素 D_3 治疗骨质疏松症较为普遍，实践证明活性维生素 D_3 不仅能单独应用，也可与多种其他抗骨质疏松症药物联合应用，且疗效显著。常用的活性维生素 D 主要为阿法骨化醇[1α(OH)D_3]和骨化三醇[1，25(OH)$_2D_3$，罗钙全]0.25~0.5μg/d。给予阿法骨化醇后，会迅速在肝脏转化生成骨化三醇。

(三) 联合治疗

目前还有联合治疗骨质疏松症的报道。联合两种抗骨吸收药物对增加 BMD 有轻度协同作用，如阿仑膦酸钠与雌激素或雷洛昔芬联合应用、利塞膦酸钠与雌激素联合应用。但目前对联合应用两种抗骨吸收药物对骨折的疗效尚不明确，且医疗费用增加，也有可能增加不良反应的发生。联合应用抗骨吸收药物和骨形成药物理论上值得研究，但目前尚无这方面的报道。

七、骨质疏松症的社会经济学

骨质疏松症治疗的费用非常巨大。以美国为例，1997年的资料显示，每年因骨质疏松性骨折的费用为100亿~150亿美元，髋部骨折的费用为40亿~160亿美元；每例髋部骨折的花费为26 000~37 000美元。因骨质疏松性骨折的间接支出则可能更大而难以计算。骨质疏松症与其他慢性病的比较，美国骨量减少和骨质疏松症的患病率为2800万，而高胆固醇血症为5200万，高血压病为3500万~5400万，糖尿病为1400万。经统计计算，65岁以上的白人女性中，髋部骨折的发生率大于脑卒中、乳腺癌及糖尿病的发生率。女性一生中因骨质疏松症引起的骨折危险性约为40%，大于乳腺癌、子宫内膜癌及卵巢癌的总和，男性一生中因骨质疏松症引起的骨折危险性约为13%，大于前列腺癌的发生率。有调查显示，我国华北、中南、东北、西南四地50岁以上中老年中髋部骨折的患病率为1.17%，而在60岁以上人群中，这一比例更高。由此可推知我国60岁以上老龄人群中髋部骨折的患者应在150万例以上。据推测，我国现有骨质疏松症患者约9000万，到2010年将增加到1.2亿，到21世纪中叶将超过2.1亿；目前每年用于骨质疏松骨折的治疗经费达150亿元人民币。

第二节 骨质疏松性骨折

一、骨质疏松性骨折的愈合

(一) 骨质疏松性骨折的骨骼特点

1. 骨皮质薄。
2. 松质骨稀疏。
3. 愈合慢（患者体弱）。
4. 粉碎性骨折多见，近关节处多，有时波及关节面。

脊椎骨折是骨质疏松症引起的最常见的骨折，30%~60%的骨折是因跌倒所致。脊椎骨折的诊断率非常低，只有30%的脊椎骨折可以通过X线片得以诊断，且很多在X线片上可看到的脊椎骨折并没有得到报道。另一项研究发现，X线片可看到的脊椎骨折有49%被诊断，而其中只有19%的患者接受了治疗。

髋部骨折在常见骨质疏松性骨折中排第二位，大多由从身体站立高度跌落所致。5%是自发性的，1%的跌倒会导致髋部骨折。髋部骨折发生后，死亡率会增加10%~20%，而因脊椎骨折增加的死亡率为1%~4%。髋部骨折发生之前，患者通常不能得到诊断和治疗。

前臂远端骨折是第三位常见的因骨质疏松症而发生的骨折，多发生于跌倒过程中手外展的保护动作，常以临床症状诊断并以X线片确认，骨折的发生不会增加患者死亡率。女性会随年龄的增加而增加该类骨折发生率，男性则与年龄无相关性。反射性交感失调是该类骨折的常见并发症。

骨质疏松症由于其本身导致的代谢异常，使得骨质疏松性骨折患者骨骼损伤的恢复与正常人不同。特别是骨质疏松症患者以老年人居多，这些老年人不仅由于骨质疏松引起骨矿盐和骨活性因子代谢失衡，而且老年人本身各器官功能减退、钙的吸收和重吸收减退、钙储备能力降低难以保证基质矿化时所需要的钙。因此，在其骨折修复的各阶段，修复能力均低于正常。

(二) 骨质疏松性骨折的愈合

总体而论，骨质疏松性骨折的骨愈合启动过程与非骨质疏松性骨折相同。但骨折部位的成骨细胞数量较少，血肿机化期延迟，破骨细胞的吸收能力旺盛。8~12周时骨的吸收仍较旺盛，骨矿化相对较少，胶原纤维形成不足，骨痂成熟及骨形成迟缓。

伤后1周：骨质疏松性骨折的纤维骨痂疏松且毛细血管生成较少，断端血肿机化比较迟缓。

伤后2周：骨质疏松性骨折原始小梁骨表面成骨细胞数较少，结缔组织数量多，小梁骨较细小，骨小梁间为结缔组织所填充。小梁骨及其小梁胶原纤维排列方向较紊乱。

伤后4~8周:骨质疏松性骨折的软骨痂向骨性骨痂转化缓慢,骨折端仍可见透明样软骨,其软骨痂向骨性骨痂转化缓慢。已形成的骨小梁排列杂乱,小梁粗细不等。

伤后8~16周:骨质疏松性骨折的软骨痂向骨性骨痂的转化,及原始小梁骨向成熟小梁骨的转化均缓慢,且原已形成的成熟小梁状骨多吸收、消失。可以看到大量活跃的巨噬细胞和破骨细胞。巨噬细胞和破骨细胞的功能亢进及胶原纤维的减少直接影响着骨质疏松骨折后期的愈合。

二、骨质疏松性骨折的治疗

骨质疏松性骨折的治疗原则基本与创伤性骨折相同。但其治疗亦有其特殊性,因骨强度明显降低,所以在治疗时应给予相应处理。在选择内固定方法及固定材料的同时,必须考虑另一相对立的问题,即骨对螺钉的把持力(holding power)。因为骨质疏松时骨组织已发生病理改变:骨皮质变薄,皮质骨内孔隙增多,松质骨骨小梁数量减少、变细,甚至断裂。骨对螺钉把持力减弱了,失去对骨折的固定力。为了增强其对螺钉的把持力,可考虑应用骨水泥以增加其把持力。毛克亚、卢世壁等报道应用碳酸化羟基磷灰石骨水泥优于传统的聚甲基丙烯酸甲酯,前者能够提高松质骨螺钉植入体内后的稳定性,并随植入时间的延长,固定强度增加。碳酸化羟磷灰石骨水泥可降解使骨组织得以长入。手术内固定治疗,在选择内固定强度的同时,必须考虑骨的质量(图18-2,3)。

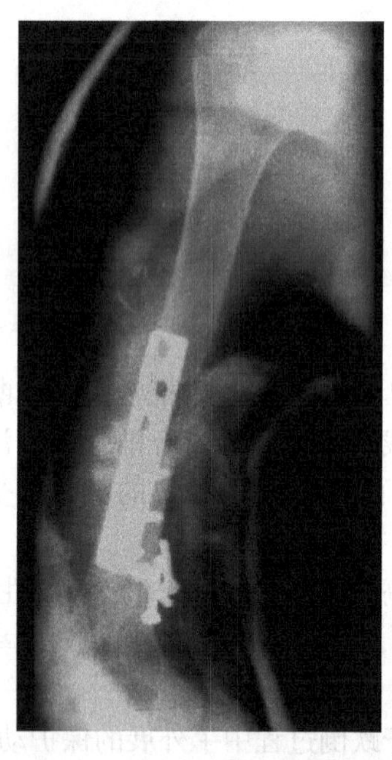

图18-2　男性,82岁。肱骨干骨折,钢板螺钉固定术后两周,螺钉全部掉出,骨折失去固定

(引自:毛克亚等.医用生物力学,2004,19(4):205-208)

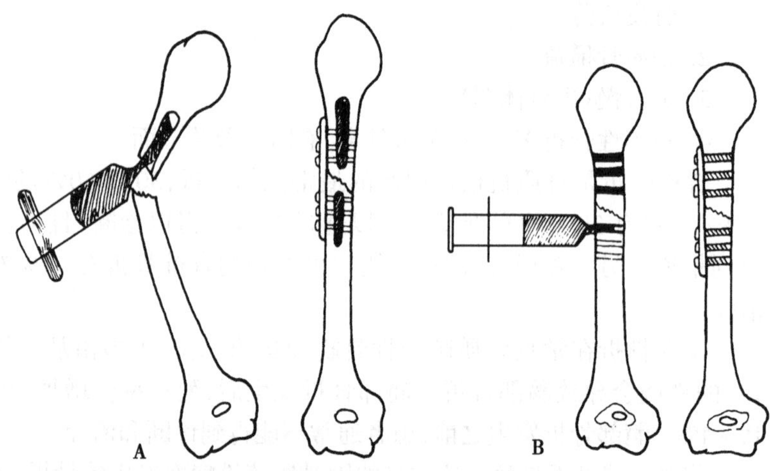

图18-3　骨质疏松骨折内固定时,为增强骨对内固定物的把持力(holding power)可将骨水泥注入髓腔内或螺钉周围

(引自:毛克亚等.医用生物力学,2004,19(4):205-208)

(一)骨质疏松性骨折的治疗原则

骨质疏松性骨折的治疗原则是复位、固定、功能锻炼、抗骨质疏松治疗。

骨质疏松性骨折的特点是轻微外力导致骨折。在一般情况下不会对机体骨骼产生影响的暴力,如较低高度坐倒、喷嚏等,甚至于在扭转身体、持物、开窗等日常生活中,没有任何较大附加外力的情况下也会发生骨折。骨折的发生部位常较固定,好发部位是胸、腰椎椎体、桡骨远端、股骨上端及踝关节等。复位时力度要适当,最好有麻醉,避免副损伤或产生新的骨折。内固定时要充分考虑内固定物的可靠性和对骨的把持力。有效的抗骨质疏松治疗对于提高疗效和预防再骨折有重要意义。

(二) 骨质疏松性骨折的治疗要点

1. 尽可能快地采取有效治疗,恢复运动和功能,减少各种卧床并发症。一般说来,随着卧床时间延长,患者健康状况将下降,并发症增多,死亡率增加。尽早手术将大大地减少致残率和死亡率。

2. 手术干预应采用微创法,以减少出血、手术时间和生理应激。

3. 手术干预应获得稳定固定及早期功能恢复。对于下肢骨折要求在治疗期间恢复负重。

4. 关节内骨折要求解剖复位,骨干和干骺端骨折要求达到稳定。

5. 应选用产生最少应力遮挡的固定装置,以减少进一步的骨质疏松;良好的折块间加压,可促进骨愈合。滑动螺钉、髓内钉、张力带钢丝及外固定装置是最佳的考虑。

6. 手术目的不是为术后评分,而是应尽最大可能恢复其伤前的应用功能,强调功能锻炼。

7. 加强营养,尽早开始抗骨质疏松治疗。

骨质疏松性骨折的治疗目的是期望获得早期、稳定的固定。当然,不同部位、不同性质的骨质疏松性骨折的诊治也应稍有区别。骨质疏松性骨折作为一种代谢性疾病的特殊转归,预防在其诊治过程占据十分重要的地位。

第三节　骨质疏松性骨折的外科治疗

一、髋部骨折的治疗

髋部骨折主要包括股骨颈骨折和股骨转子间骨折,是由骨质疏松引起的老年最常见骨折之一。有文献报道,60 岁以后每增加 5 岁发病率成倍增长,女性发病率为男性的两倍以上。北京友谊医院自 20 世纪 60 年代初至今,有记录的收治髋部骨折共 1043 例,男性 532 例,占 51%;女性 511 例,占 49%。其中 50 岁以上 854 例,占 81.7%。进一步的统计显示,粗隆间骨折患者的平均年龄高于股骨颈骨折,发病率两者基本相同。50 岁以下的髋部骨折多为暴力所致或为病理性骨折。临床上该病患者多为平时活动较少,或有骨质疏松诊断史而未经特殊治疗者,以往有一次以上骨质疏松性骨折史的患者也是本病高危人群。

(一) 骨质疏松性髋部骨折的特点

1. 死亡率高　患者平均年龄高,受伤前常患有高血压、心脏病、糖尿病及脑血管疾病等多种老年疾病,伤后卧床时间长,易合并肺炎、褥疮和静脉炎等症,导致患者死亡。

2. 不愈合率高　由于解剖上的原因,骨折部位承受的剪切力大,影响骨折复位的稳定性。此外,由于股骨头血供的特殊性,骨折部位的血供减少,造成骨折不愈合率高。还可发生股骨头缺血坏死,发生率约为 20%~40%,特别多见于股骨颈骨折后。

3. 致畸率高　股骨粗隆间骨折愈合率高,少有不愈合,但常留有髋内翻、下肢外旋短缩畸形,影响下肢功能。

4. 费用高　由于以上特点,髋部骨折的治疗不仅是骨折本身的治疗,还应针对并发症和继发症进行处理。另外,此类骨折的康复和护理亦有较高的要求,所以费用高于其他骨折。

(二) 病因

老年髋部骨折,缘于该部位以松质骨为主,骨质疏松使骨小梁微结构破坏,轻微暴力即可造成骨折。除了骨质疏松使骨质量降低外,老年人因视觉、听觉功能下降,神经系统及运动系统综合反应能力降低,容易跌倒,外伤发生率明显增高,也是造成骨折的重要原因。

除了骨质疏松性骨折外,不能忽视转移瘤导致的转子间病理性骨折。该部位以松质骨为主,血运丰富,是转移性肿瘤好发部位之一。常见转移瘤包括肺癌、乳腺癌、肾癌、前列腺癌、甲状腺癌等。

(三) 诊断

1. 病史　除病理性骨折外,一般都有不同程度的外伤史,老年人行走时平地滑倒,在室内跌倒等较轻微暴力都可能造成髋部骨折。有些老年人骨折前已存在重度骨质疏松病史或既往骨折史,或存在诸多并存症，如高血压、心脑血管病及糖尿病等。但青壮年人的髋部骨折一般都因较强的暴力作用所致，如高处坠落、交通事故等。在询问病史时应重视各系统内科的并存症，如高血压、心、脑血管病、糖尿病、肝、肾疾病、认知障碍及肿瘤等病史。

2. 症状与体征 髋部明显疼痛，下肢不能站立、行走，粗隆间骨折时髋部皮下可显现淤斑，局部软组织肿胀，大转子处压痛与叩痛明显。下肢出现短缩、外旋、内收等畸形，股骨纵向叩击时髋部出现疼痛。

3. 影像学检查

X线摄片：常规髋部正侧位X线片可清楚显示骨折部位、骨折类型及骨折移位情况，是确定骨折诊断的主要依据。

CT检查：有助于在横断面上了解骨折程度和移位状况，对骨折分型、治疗方法选择有一定帮助。螺旋CT的三维成像技术更能显示骨折部位三维立体形态。

MRI：对于疑有病理性骨折者，MRI有助于作出诊断，确定病变范围和周围软组织累及情况。

ECT（全身骨扫描）：不作为常规检查，对转移性病变，多发骨髓瘤等能作出鉴别诊断。

其他检查：如胸部摄片、心电图、常规血液生化检查及血尿常规检查等都是必需的检查项目，不仅对患者全身状况有一个全面了解，有助于对患者健康状态作出综合性评价，而且有助于鉴别诊断。

4. BMD检测 根据WHO的建议，股骨近端骨密度低于 -2.0~2.5SD 即可诊断为骨质疏松。Olszynski（1998）认为，每个标准差代表大约10%的骨量丢失及2倍的骨折危险性；BMD值低于平均值减去1SD，骨折危险性增高两倍；低于 -2SD，骨折危险性增高4倍；低于 -3SD，骨折危险性增高8倍。

5. 骨折分型 髋部骨折常由直接或间接暴力引起，患者在跌倒过程中髋部承受了较大的扭转暴力，成为应力集中区而导致骨折。转子间骨折的分类方法很多，有按照暴力类型分类和按骨折线方向分类等方法，使用较多、较为实用的是转子间骨折的Evans-Jensen分类法，而股骨颈骨折多采用Garden分类法。

（四）治疗方法

髋部骨折传统的治疗方法是卧床牵引，但长期卧床牵引常会引起各种全身性并发症。在创伤后的2周之内，因免疫功能下降、肺炎及感染性疾病的发生率较高。由于长期卧床，即使骨折愈合后，因全身性体能明显下降，肢体肌肉萎缩、关节僵硬或认知障碍等影响，康复水平和生活质量将大幅度降低，此外粗隆间骨折部位的髋内翻畸形以及肢体短缩与外旋畸形在非手术治疗记录中也屡见不鲜。近代医学技术的发展使手术安全性提高，手术治疗适应证相对扩大，早期康复水平、生存质量明显提高，而手术的并发症和死亡率均有下降。故近年来，国内外学者倾向于在无明确手术禁忌证的情况下，早期手术复位与内固定治疗及人工关节置换已成为髋部骨折治疗的主要方法。

1. 非手术治疗

(1) 指征：①存在多种并存症，伴有重要器官功能不全或衰竭，短期内难以纠正；② Garden Ⅰ型或部分Ⅱ型股骨颈骨折；③ Evans-Jensen ⅠA型或部分ⅠB型股骨转子间骨折；④伤前活动能力很差或长期卧床不起，已失去了负重和行走功能，或存在严重意识障碍；⑤预期生存期不超过6个月。

(2) 方法：①下肢骨牵引术：于胫骨结节或股骨髁上穿针行骨牵引术，维持外展、中立位，并保持肢体长度；②骨牵引8周以上可改用下肢皮肤牵引或长袜套式牵引；③也可用丁字鞋于外展、中立位维持位置。骨折愈合需10~12周；④治疗期间应注意加强观察护理，预防褥疮、肺炎的发生，按摩和被动活动肢体，预防下肢深静脉血栓形成。其他注意事项与一般的髋部骨折传统治疗方法相同。

2. 手术治疗

(1) 目的：准确复位，坚强固定；早期离床活动；防止长期卧床引起的致命性并发症。

(2) 手术指征：凡患者健康状况允许，能耐受麻醉和手术治疗者，大部分的髋部骨折均可考虑采用手术治疗。近年对于高龄股骨颈骨折患者，或有内科并存症不宜长期卧床者，应争取时机，创造条件实施一期人工关节置换术，以避免因内固定术后等待骨愈合时间过长，影响下地、负重时间而导致全身性并发症；转子间骨折患者亦应尽早复位与内固定治疗。

(3) 手术禁忌证

1) 急性心肌梗死或脑出血病史3个月以内者。

2）伤侧肢体已形成深静脉血栓者。

3）衰老、长期卧床不起或已失去负重、行走功能者。

4）难以纠正的心、肺、肝、肾等器官功能衰竭。

老年人髋部骨折是否适合手术治疗，年龄不是唯一的决定性因素，患者的全身健康状况与内脏功能状态是直接影响预后的重要因素。对老年人髋部骨折治疗应采取既慎重又积极的态度。详细询问病史，全面、仔细的体格检查，对健康状况作出客观的评价，周密的术前准备和处理，术中及术后的监测，及时发现及时处理各种并发症，并就早期康复训练等制订综合的治疗计划和措施，能使治疗取得理想的效果。

(4) 术前准备：术前应进行常规血尿检查、血糖、肝、肾功能的生化及血型、凝血象的检查，摄取胸片及心电图检查。有呼吸系统疾病患者应行血气分析或肺功能检查，存在并存症的患者宜请内科、神经科、麻醉科有关专科医师会诊，协助处理，尽早使患者达到能够耐受麻醉与手术要求，提高手术的安全性。

3. 股骨颈骨折

(1) 空心钉内固定术：稳定的股骨颈骨折（如 Garden Ⅰ、Ⅱ型骨折），其骨折愈合率高、愈合后的股骨头坏死率低，不主张一期行人工关节置换术。空心钉内固定具有创伤小、出血少、不输血，手术安全性高等优点，是治疗稳定型（Garden Ⅰ、部分Ⅱ型）股骨颈骨折较为理想的手术方式（见图 31-22，23）。

(2) 动力髋螺钉（DHS）内固定术：适于股骨颈基底型骨折，有防旋转移位的作用。

(3) 人工髋关节置换术：Garden Ⅲ、Ⅳ型骨折表明骨折端损伤严重、骨折有移位，骨折周围血运破坏明显，骨折愈合率不高。即便骨折愈合，亦存在较高的股骨头坏死率，尤其年龄大于 65~70 岁以上者。所以，对此类骨质疏松骨折者可首选人工髋关节置换。对年龄较轻、骨质量相对较好者可考虑选用生物固定型假体。伤前运动能力较好的患者采用全髋或双极头人工髋关节置换术，伤前运动能力较差或年龄超过 80 岁以上的患者或伤侧肢体有残疾者可采用单纯人工股骨头置换术。

人工髋关节置换术的优点是：

1）假体置换后，可允许老年患者立刻负重并恢复活动能力，有利于预防卧床和不活动引起的并发症。

2）作为一种早期的治疗方法，假体置换消除了股骨颈骨折后可能发生的骨不连接和缺血性坏死。

3）对于有移位的股骨颈骨折，假体置换与内固定相比，可减低再手术的几率。研究发现，内固定术后 2 年内再手术的比率为 20%~36%，同一时间内，半髋置换的再手术率为 6%~18%。假体置换后再手术的累积几率随时间延长而增加。

4. 股骨转子间骨折　目前对股骨转子间骨折以早期手术治疗为主，包括动力髋螺钉、Gamma 钉、股骨近端髓内钉（PFN）、外固定架固定术等。对于不稳定的股骨转子间骨折尤其是反转子间骨折，应首选髓内钉中心位固定。此种固定的优点是保护骨折端血运和具有较好的抗弯曲应力能力。无论使用何种手段治疗，骨折端很少出现不愈合。但仍要遵循优先选择创伤小，安全性高的手术方式为原则。

(1) 动力髋螺钉（DHS）内固定术：适于各型转子间骨折和股骨颈基底型骨折使用，有防旋转移位的作用。DHS 内固定术创伤较大、出血多，取内置物时的损伤仍然大。因此，不建议老年股骨转子间骨折的首选治疗方法。对转子下骨折也能使用，可采用加长的侧钢板。由于内固定物较坚强，骨质疏松患者如过早负重会引起头内切割或穿透股骨头的并发症。

(2) 短重建髓内钉内固定术（重建钉，PFN）：股骨头颈部有两枚螺钉固定，具有更强的抗弯和抗旋转能力，大大降低了头钉切割的发生率。是目前较为理想的股骨近端髓内固定材料，适用于股骨转子间骨折、股骨转子间反向骨折和高位股骨转子下骨折。对较为严重的骨质疏松性的股骨粗隆间骨折，须自行设计股骨上端特制假体进行治疗。

(3) 外固定架固定术：外固定架固定的主要优点在于创伤很小、操作亦简单，出血少、不输血、费用低、固定可靠。如果头颈内行交叉穿针固定，可明显提高其固定强度和稳定性。但外固定架固定术后护理较麻烦，存在针道感染之风险，且对膝关节屈伸活动有一定影响。所以，对于不能接受短重建髓内钉内固定术者可考虑选用。

(4) 人工髋关节置换术：没有明确手术指征者不建议使用。

手术后下肢的功能练习是恢复髋膝关节功能的主要方法。通常是手术次日即让患者坐起，1 周后在床边行膝关节的屈伸训练，2 周后扶拐下地，3~4 周开始扶拐负重行走。一般股骨颈骨折空心钉内固定以后应观察 3 年以上以确认骨折愈合情况，及时了解骨折愈合情况和有无股骨头坏死情况发生。

二、骨质疏松性脊柱骨折

（一）临床诊断

1. 病因 脊柱骨折是骨质疏松常见的并发症。脊柱骨折患者中，约 1/3 与跌倒有关，其余则与压缩性损伤如抬高变换位置有关。其特点是在日常生活中，不需较大外力作用即可发生，有时常自行发生或微小的损伤（如咳嗽）引起，以绝经期妇女多见，60~70 岁发病最高，此后发病率并不随年龄的增加而增加。可发生一个或多个椎体骨折，主要发生在胸腰椎，以 T_{12} 最多，其次为 L_1 和 T_{11}，再次为以上椎体邻近的椎体。上位胸椎和下位腰椎也可发生，颈椎骨折几乎没有。

2. 临床症状 由于骨质疏松引起的脊柱骨折，部位仅局限于椎体，不影响椎弓，故导致脊髓压迫损伤的情况罕见。骨质疏松性脊柱骨折常见的症状为腰部疼痛和脊柱畸形，其次为身高变矮、驼背、呼吸系统障碍等。

疼痛主要原因：一是非外伤性脊柱压缩骨折引起的腰背痛；二是由于骨转换过快，骨吸收增加。在骨吸收过程中，骨小梁破坏消失，骨皮质下骨的破坏均会引起腰背痛。另外，骨质疏松症患者的负重低于正常人，其躯干活动时，腰背肌进行超常的活动，经常处于紧张状态，逐渐导致肌肉疲劳，出现肌痉挛，某些致痛物质的增加，从而产生肌肉及肌膜性腰背痛。

3. 诊断 骨质疏松性脊柱骨折的患者常发生漏诊，应根据病史和临床症状，结合影像学检查。

（1）标准 X 线平片仍然是诊断骨质疏松性脊柱骨折的非常重要手段。椎体骨折的形状分为鱼椎样变形、楔状椎变形、扁平椎变。

附：Genant 分类法（图 18-4）。

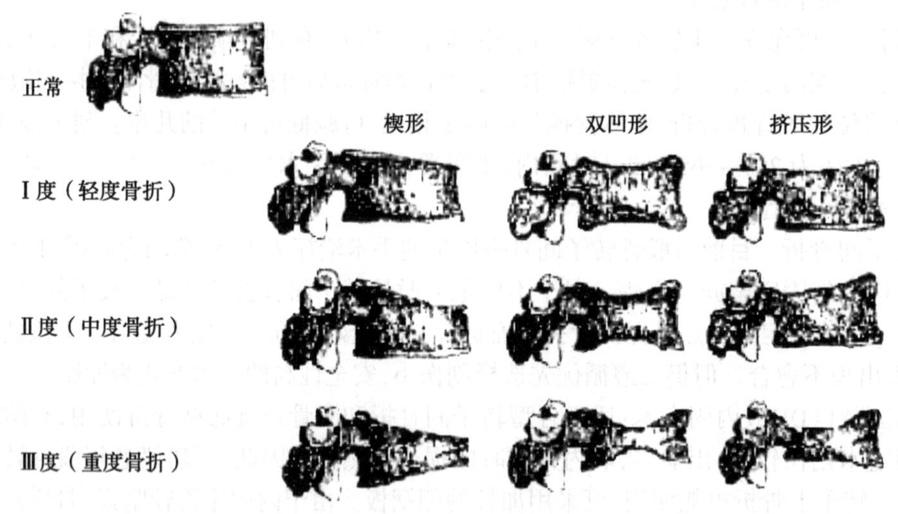

图 18-4 Genant 分类法

Ⅰ度：椎体的前后高度差小于 20%~25%；Ⅱ度：高度差在 25%~40% 之间；Ⅲ度：高度差大于 40%

（引自：H.Genant，C.Wu，et al. J Bone Miner Res，1993，8（9）：1137-48）

（2）BMD 检测。

（3）CT 检查：有助于在横断面上了解骨折程度和椎体周围的状况，特别是骨折椎体后方的骨突显示有助于手术椎管减压的评估、椎体前后壁完整性的显示有助于椎体成形术骨水泥流向的评估。

（4）MRI：MRI 有助于作出诊断，确定病变范围和周围软组织累及情况。

骨质疏松性脊柱骨折要注意与其他疾病引起的急慢性腰背痛鉴别。其中较常见的是骨髓瘤、椎体转移瘤、近年来逐渐增多的结核、骨软化症、甲状旁腺功能亢进、急慢性腰扭伤和腰肌劳损等。

（二）治疗方法

包括骨质疏松症本身的治疗和骨折的治疗。骨质疏松症本身的治疗是基础，它可以缓解症状，巩固疗效，防止日后骨折的再发生。骨质疏松性骨折的治疗一般为非手术治疗为主，微创手术（如经皮椎体成形术）可有效地缓解疼痛，早期下床活动；仅少数有神经症状者给予前路或后路手术，辅以内固定，但是由于骨质疏松器械多数后期松动，不太适合体弱多病的高龄患者，手术效果较差，且创伤大，花费高，是目前治疗研究的重点难点。

1. 非手术治疗 骨质疏松性骨折不累及椎弓根结构，一般不致压迫脊髓引起截瘫症状，故骨折的治疗一般为非手术治疗为主。骨质疏松症本身的治疗非常重要，降钙素通过改善钙代谢作用、中枢性镇痛作用和对肌肉收缩功能三个方面来发挥镇痛作用，可作为高转换型骨质疏松症患者腰背痛（特别是椎体急性骨折时）的首选治疗药物。除卧床休息外，口服止痛药物和佩戴支具等，但长期卧床可引起机体功能的丧失，导致肺不张、肺炎、深静脉血栓的形成和肺栓塞。

2. 前路钢板或后路椎弓根螺钉内固定系统 少数有神经症状的骨质疏松性脊柱骨折患者应给予手术前路或后路减压及内固定治疗，内固定物的选择以及手术操作上应充分考虑到患者的特点。目前对于中老年，特别是50岁上下的骨质疏松性胸腰椎椎体爆裂性或压缩性骨折的治疗，经前路钢板或后路椎弓根螺钉内固定系统手术治疗仍是重要的方法，为减少或防止内固定松动发生，应该注意：

(1) 骨折复位后经椎弓根向塌陷的椎体内植入自体髂骨；或前路向椎体内植入可塑性人工骨，有作者在前路椎体减压后采用骨水泥固化再辅以钢板内固定。

(2) 适当增加椎弓根螺钉矢状位进钉的角度，以增加椎弓根骨质对螺钉的把持力。尽量选用能增加椎弓根骨质对螺钉的把持力或强化椎弓根螺钉内固定系统。

(3) 根据椎弓根的大小，选择适当直径的椎弓根螺钉。

(4) 无论前路或后路手术，尽可能将骨折塌陷的椎体解剖复位。

部分椎体上、下终板以及椎体实质塌陷的部分，由于前或后纵韧带以及纤维环的断裂，塌陷的终板或椎体实质被压缩的部分有时不能通过体位复位及内置物的撑开作用而使复位满意。此时，可以用带有弧度的简易复位器或髓核钳通过椎弓根向塌陷的伤椎进行撑开复位，这样不但能恢复椎体终板的外形从而给椎间盘一个良好的支撑，而且可以扩大植骨的空间，增加植骨量，提高椎体的强度。

通常可通过以下方法增加椎弓根的骨质对螺钉把持力：

(1) 为增加椎弓根螺钉在骨中的摩擦力，可将螺钉的入点选择稍偏外，但是具体入点的选择还要参照患者的正位X线片及CT所显示的椎弓根横径的大小来决定螺钉的入点和螺钉与椎体矢状面的角度。入钉的角度与椎体的矢状面一般呈20°~30°角，这一角度较正常入钉的角度稍大，以保证螺钉贴近椎弓根内外侧的皮质骨。这样拧入椎弓根螺钉时会感到比螺钉置于椎弓根中央时更有力。

(2) 针对椎弓根皮质骨变薄、管径相对变大和骨质疏松的情况，应适当加大螺钉的直径，最大时直径达到7mm。

(3) 膨胀椎弓根螺钉的应用。

(4) 强化椎弓根螺钉内固定系统经后路脊柱内固定的方法。螺钉的稳固性是内固定成败的关键，它取决于骨-钉界面的连接强度。手术直视下进行，手术显露后，在CT或X线透视引导下沿椎弓根轴方向导孔，攻丝后沿孔道边观察边注入骨水泥，出现注入渗漏后停止，并继续观察5~10分钟。骨水泥开始固化时拧入椎弓根螺钉。

(5) 少量碎骨块沿椎弓根植入孔道后拧入椎弓根螺钉可适当增加对螺钉把持力。

3. 经皮椎体成形术 近年来，随着脊柱影像和外科技术的进步，一项新的微创脊柱技术——经皮椎体成形术和后凸椎体成形术应运而生。它通过将生物材料，如聚甲基丙烯酸甲酯（polymethylmethacrylate，PMMA）注入病变椎体来增加椎体的抗压强度。对于脊柱骨质疏松患者，椎体强化能消除或减轻腰痛，预防椎体再骨折发生。经皮椎体成形术和后凸椎体成形术用于治疗骨质疏松性脊柱压缩性骨折，因其创伤小、费用低、疗效好而在欧美国家迅速传播开来。但它仍然为综合治疗的一部分，不能取代骨质疏松药物治疗和康复治疗。

经皮椎体成形术于1987年由法国介入放射学家Demmmd首先应用于脊柱血管瘤的治疗，随后在欧美国家迅速推广，用于骨质疏松椎体压缩性骨折、椎体骨髓瘤和椎体转移性肿瘤等。疼痛缓解率大约为

70%~95%。主要的并发症有两类：一是骨水泥聚合产热引起的炎症反应所致发热和疼痛，术后 2~4 天给予抗炎药物可有效缓解；另一类是骨水泥漏入椎体周围毗邻结构而引起的脊髓、神经根的压迫。还有一些罕见的并发症，如肺栓塞。

通常采用经椎弓根入路，术前可以从 CT 或 X 线片上测量椎弓根的宽度，术中在 C 形臂监视下确定椎弓根的位置，进针点尽量靠椎弓根的外上方。用皮质开口器穿透皮质，插入导针，C 形臂下证实导针进入椎弓根内，建立工作通道。将骨水泥或可注射性人工骨调和至适当黏度，用特制骨水泥套管加压注入椎体，侧位 C 形臂下密切监视注入物的充填及扩散情况，边注入边后退套管到椎体后沿，切勿超出椎体的前后缘。平均注入量约 6~8ml。

(1) 手术要点：

1) 要求手术者有熟练的脊柱外科技术及良好的椎弓根螺钉技术，这是椎体穿刺针准确通过椎弓根进入伤椎及有效填充的保证。

2) 为防止填充物进入椎管，穿刺针进入时必须位于椎体前中部。有学者认为应当在椎体的前 1/3 与中 1/3 交界处（图 18-5）。

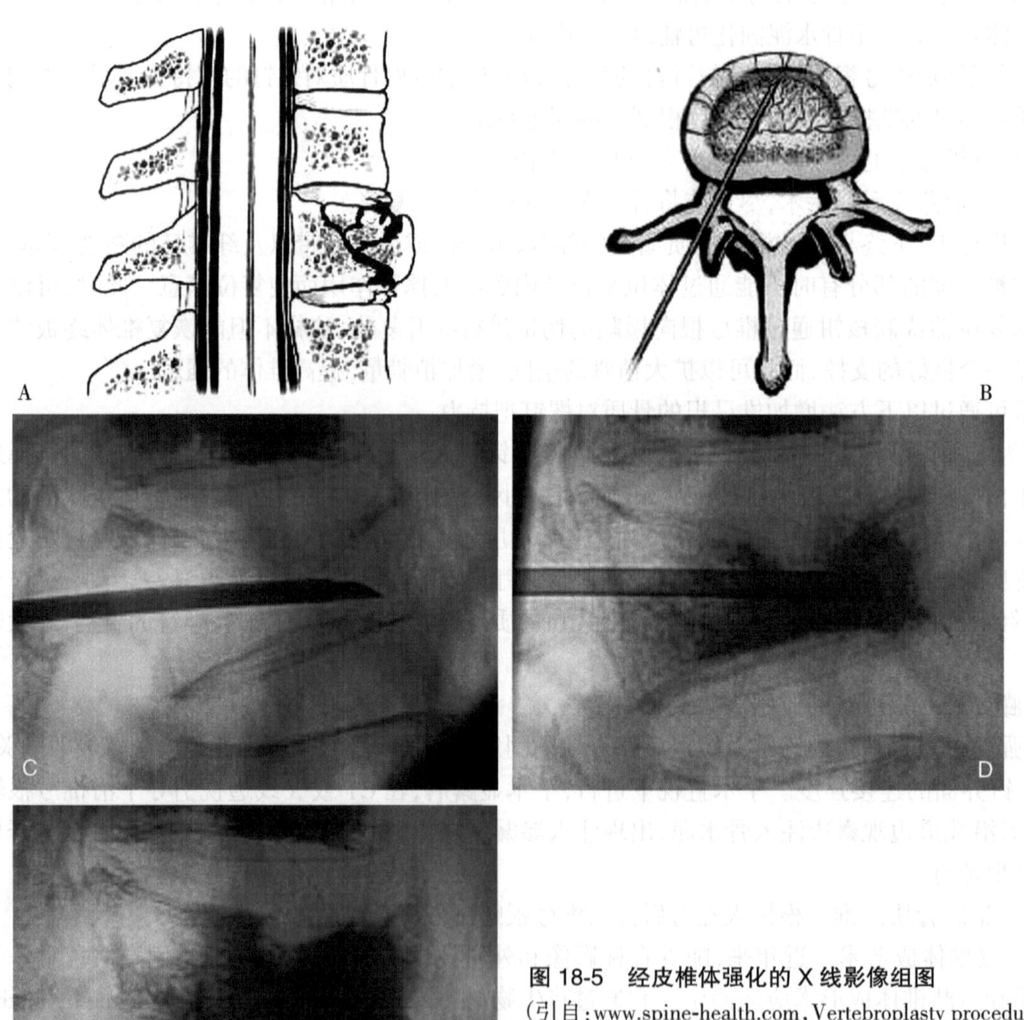

图 18-5 经皮椎体强化的 X 线影像组图

（引自：www.spine-health.com, Vertebroplasty procedure.）

3）术前根据影像学确认脊椎双侧椎弓根无断裂，正位片上观察椎体哪一侧压缩明显，手术从压缩明显侧的椎弓根注入。如手术中发现填充不够，则最好是通过双侧椎弓根注入骨水泥。

4）要注意填充物的调配比例，不能过干也不能过稀不成形，过干无法注入椎体，过稀可被松质骨源源不断地出血冲出，且其极细粉粒可通过静脉回流引起肺栓塞等并发症。

5）术中若发现填充物流入椎管，应立即行开放手术减压，以免发生严重并发症。

(2) 后凸椎体成形术（图 18-6）：是在椎体成形术的基础上发展而成，其最大优点在于不但可以有效止痛，同时可以部分恢复椎体的高度，因此更加受到临床医生的重视。后凸椎体成形术的术式与椎体成形术的术式基本相同，其最大不同是前者使用一种特制的扩张气囊，将压缩的椎体撑开，撤出气囊后形成一个低压空腔，然后再注入骨水泥，这样就可以避免由于高压注入骨水泥所带来的渗漏和肺栓塞等并发症，使手术更为安全可靠。

(3) 椎体成形术的禁忌证：包括椎体压缩达 80% 以上；椎体后壁出现骨折或损坏；骨碎片进入脊髓；成骨性转移瘤缺损；不能纠正的凝血障碍；身体状况不能承受急诊减压手术。

经皮椎体成形术和后凸椎体成形术治疗骨质疏松椎体压缩性骨折在国内刚刚起步，是一种新的微创脊柱外科技术，可用于治疗骨质疏松性椎体压缩骨折、椎体血管瘤和椎体转移瘤。对经皮椎体成形术技术最大的疑问在于，目前的报道均为回顾性研究，病例较少，而且缺乏严格的随机对照，但从其应用趋势来看，前景

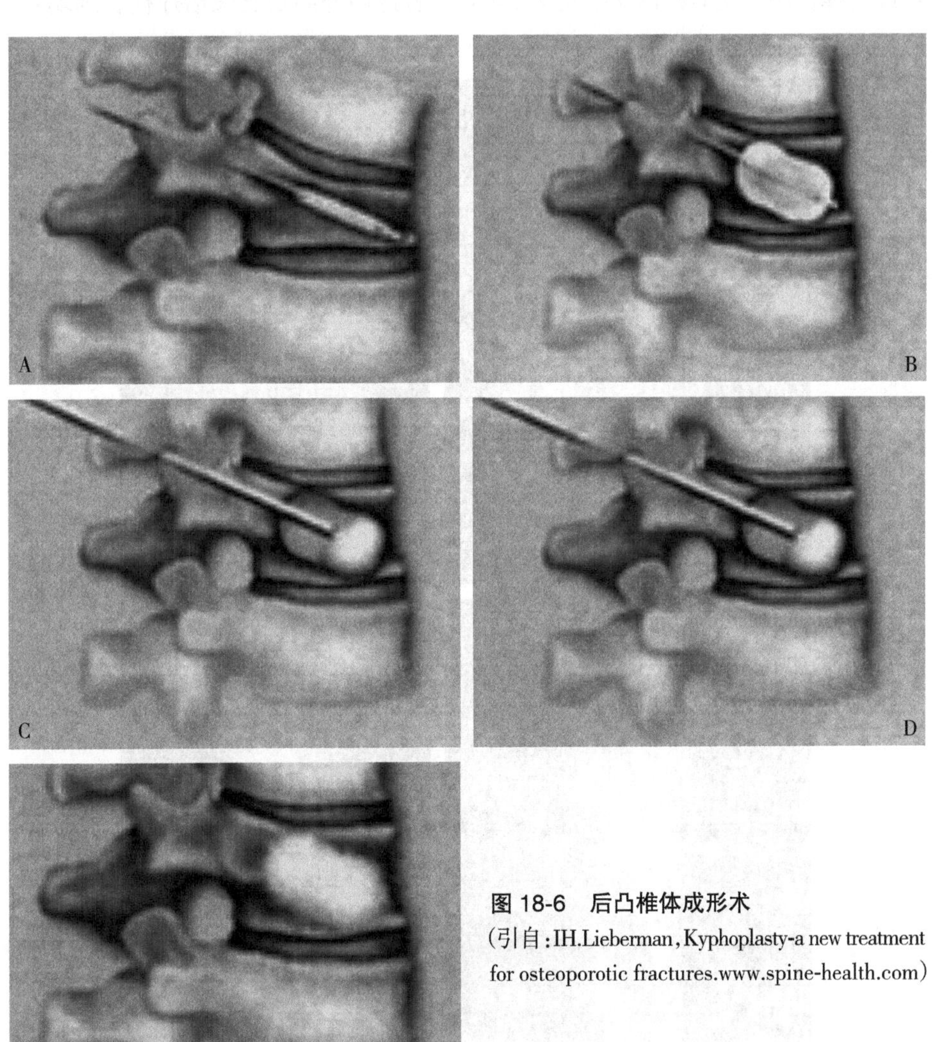

图 18-6　后凸椎体成形术

（引自：IH.Lieberman，Kyphoplasty-a new treatment for osteoporotic fractures.www.spine-health.com）

广阔，特别是在目前对骨质疏松症还没有有效的预防与治疗手段的情况下，该方法不失为一种有益的选择。

三、桡骨远端骨折

桡骨远端骨折临床多见，常发生于骨质疏松的老年人，约占急诊骨折总数的 1/6；在 60 岁以上年龄组，女性明显多于男性，约 4∶1。受伤机制均为跌倒所致，老年人跌倒，无意识地手掌或手背撑地，体重的反作用力沿手掌（背）根处向上传导至桡骨远端。此部位骨质以松质骨为主，是骨质疏松最早发生且程度最严重的部位，易发生骨折。程度较重者多为粉碎性骨折，影响腕关节面。骨折后如不及时整复和治疗，常造成腕关节和手指功能障碍。在腕部骨折中，Colles 骨折最常见，此外有 Smith 骨折和 Barton 骨折。

（一）Colles 骨折

Colles 骨折为桡骨远端背伸型骨折，远侧骨折段向背侧移位。Colles 骨折多见于老年骨质疏松患者，女性发病率约为男性的 6 倍。由于前臂旋前、腕关节背伸，手掌部着地，间接外力造成桡骨下端骨折。

桡骨远端骨折中手法复位不满意或复位后再移位的病例大部分为不稳定骨折，往往影响远期疗效。因此，随着内固定技术及内固定材料的不断发展，对桡骨远端不稳定骨折的治疗越来越多的采用各种内固定方式（见图 26-38）。桡骨远端不稳定骨折中那些关节内严重粉碎、复位后再移位或伤后未及时就诊错过手法复位时间的病例大多数需行切开复位 T 形钢板内固定。T 形钢板在术中一般常置于桡骨远端掌侧或背侧，多以承托或支撑作用为主（图 18-7）。此外，亦有学者选用外固定支架治疗桡骨远端骨折。

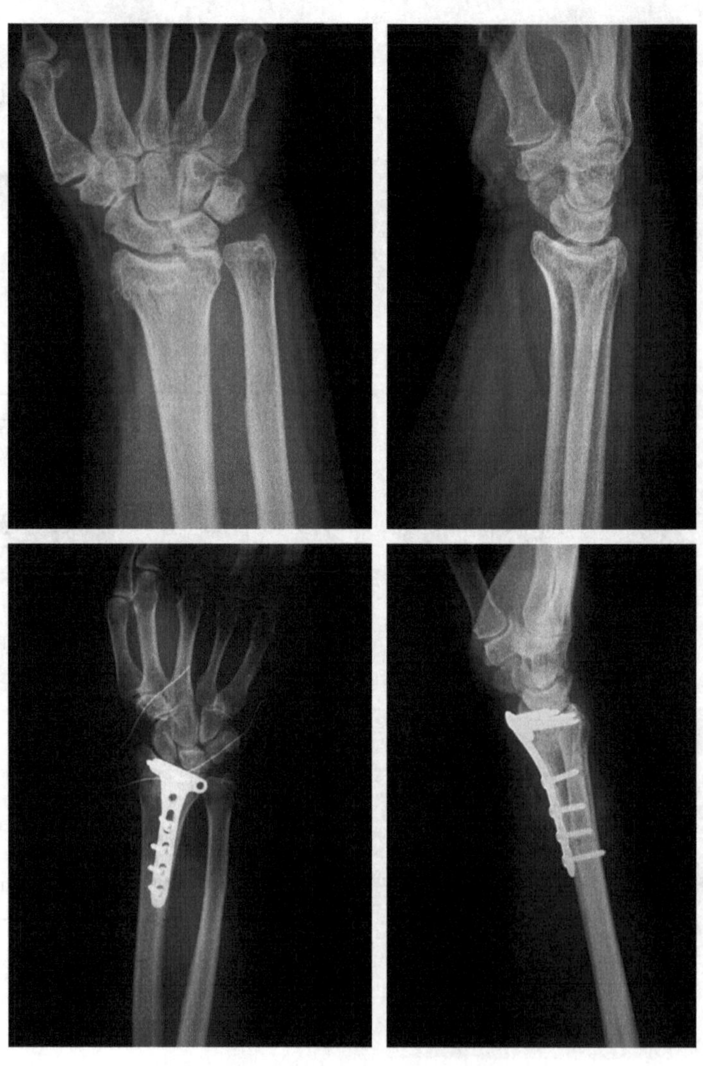

图 18-7 桡骨远端 C1 型骨折

关节面塌陷，台阶大于 2mm，骨折向背侧移位，选择掌侧入路，2.4mm 锁定 T 形板植入

(二) Smith 骨折

1847 年由 Smith 首次提出并命名，其骨折平面与 Colles 骨折相同，但移位方向相反，故又称为反 Colles 骨折，较 Colles 骨折少见。腕掌屈位摔倒，手背着地，致使桡骨远端骨折。老年骨质疏松者多见。

1. 无移位骨折可用前臂掌侧石膏托或夹板固定腕关节于功能位 4 周左右。

2. 有移位骨折可行复位治疗。整复手法与 Colles 骨折相反，将骨折远端推向背尺侧并旋后，使骨折复位，用石膏固定 4 周。

3. 对不稳定骨折应采用支撑钢板内固定，有利于腕关节早期功能练习。

4. 药物治疗同 Colles 骨折。

(三) Barton 骨折

Barton 骨折可分为背侧 Barton 骨折和掌侧 Barton 骨折两种，常发生于骨质疏松患者。复位不满意或骨折不稳定者，可行切开复位内固定术。

T 形锁定接骨板(LCP)钢板符合桡骨的解剖形状，切迹较低，基本不需额外塑形(见图 26-42)；LCP 钢板远端的 2~3 枚锁定螺钉确保桡骨远端关节面的稳定性，防止复位二次丢失稳定整复后的骨折端，阻止了远端骨折块的侧方移位；钢板及螺钉构成的内固定支架系统可以使植入的骨块有效紧密地填充缺损的空间，并且为骨折愈合提供了稳定的微动环境；坚强的内固定有利于达到腕关节早期功能锻炼的目的。

四、肱骨近侧端骨折

肱骨近侧端骨折占全身骨折的 4%~5%，最常发生于老年人，随着老龄人群的增长，此种骨折也在增加。老年人肱骨近侧端骨折的特点是轻度外伤或低能损伤导致骨折，多为轻度移位，经常由间接暴力引起。BMD 测量分析证实肱骨外科颈部是肱骨最薄弱部位，此处骨密度和机械强度仅为肱骨头的 1/2 和 1/3。

1. 非手术治疗　肱骨近端骨折的治疗方法争议较多，多数肱骨近端骨折仅有较小的移位，一般用非手术治疗可以取得较好的疗效，主要是手法整复和外展支架固定，伤后 14 天，早期开始被动运动；伤后 4~6 周，有了明显骨愈合征象，即可开始主动运动。治疗后可达到一定的功能康复和满足日常生活活动需要。

2. 外科手术治疗　对于 20% 左右有移位的不稳定骨质疏松性骨折，尤其是三折块以上的骨折的处理方法，选用内固定还是假体置换尚有争议。但经整复后任何明显的移位明确的不稳定均为手术治疗的适应证。

外科手术治疗包括张力带钢丝内固定、拉力螺钉内固定、经皮克氏针内固定、Ender 钉内固定、直角板内固定、T 形钢板螺钉内固定以及刚应用于临床的锁定接骨板(LCP)等(见图 23-14,15)。AO 骨折治疗原则既要求坚强的固定，又要求尽量减少软组织和血运的破坏，LCP 的应用能够很好地解决这一问题。由于 LCP 钉板间的锁定，使它可作为一种内固定支架，允许在接骨板和骨骼之间存在一定空隙，最大限度地保护了骨膜和骨的血运；而 LCP 近端的锁定螺钉和接骨板成角固定，较普通板钉固定更牢固，这针对骨质疏松的老年患者是较好的适应证，尤其是对骨质疏松严重、骨折不稳定的患者。

对于一些固定困难、骨松质丢失严重的患者，也可采用低黏度骨水泥填充，加内固定物联合固定，以增加骨折固定的强度。

肱骨近端 3 或 4 折块骨折的治疗仍有争议。8 字张力带固定和 Ender 钉联合应用是常用的固定方法。也有报道用经皮撬拨复位、螺钉固定的方法能取得好效果，提示应当采用创伤小的骨接合术以获得较好的治疗效果。四折块骨折在治疗时如有可能保留肱骨头者，仍应考虑尽可能保留肱骨头，特别对骨质量好、外翻、嵌插型骨折的患者，如内侧骨膜仍然完整，肱骨头仍可能保存血供，经用低创的内固定术(LCP)后，肱骨头坏死率相对较低(9%~11%)。解剖学重建很重要，直接与功能的康复相关。若术中无法得到满意复位，则应考虑改用人工假体置换术。

3. 肱骨近侧端骨折人工肩关节置换术指征

(1) 四折块骨折，或四折块骨折合并脱位。

(2) 肱骨解剖颈骨折及肱骨头劈裂骨折。

(3) 肱骨头压缩骨折，大于肱骨头面积的 40% 以上。

(4) 老年人骨质疏松性骨折中三折块以上的粉碎性骨折合并或不合并脱位。

(5) 能接受并完成术后的全程康复治疗。

对老年人肱骨近端四折块骨折合并或不合并脱位,肱骨头置换仍然是首选方法。早期的一期假体置换术比保守治疗或因内固定失败二期再做人工假体置换者,可以获得更好的功能。假体置换中,必须将大小结节固定到假体或肱骨干近段上,才能使肩袖功能重建,肩关节功能得以康复。此外,肱骨头假体大小及厚度,必须适宜,否则造成盂肱关节张力过大或过分松弛,可能导致机械性或动力性撞击症。欧洲及其他地区一些学者至今仍主张对近端骨折采用一期内固定重建手术,肩关节置换术只作为前者失败后的补救性手术。高龄患者,特别是70岁以上老年人,近端粉碎骨折,骨质重度疏松,内固定难以达到稳定可靠,而且骨愈合时间较长,功能康复缓慢,肩关节功能往往都留有障碍和僵硬,如内固定失败,再次接受假体置换,因肌肉萎缩,关节囊挛缩,康复时间更长,疗效更差。因此对此类患者一期人工假体置换仍然是首选的方法。

第四节 术后康复及治疗骨质疏松

术后康复对于治疗结果有重要影响,一个完善的康复治疗计划不仅能使伤肢功能得到早期恢复。术后应及时发现并纠正重要脏器的功能障碍,使之尽早恢复到正常生理功能水平。全身性支持疗法对老年体弱患者尤为重要,此外进行必要心理治疗与心理护理,解除患者精神压力、焦虑、情绪低落、忧郁,对内向性的患者是不可缺少的。体能的恢复是全身健康水平改善及心理康复的一个综合性标志。

早期行肢体锻炼,不但能使关节、肌肉在活动中恢复功能,还能预防下肢深静脉血栓形成。肌肉的等长收缩与等张收缩,关节的被动与主动运动不仅对肢体运动功能的恢复有利,而且被证实对骨折的愈合也有益处。如转子间骨折患者术后负重时间应依据骨折类型、移位程度、骨的质量及内固定质量来决定,对于严重骨质疏松患者的Ⅲ~Ⅳ型不稳定性骨折行内固定者不宜早期负重,否则任何坚强的内固定都不可避免地会出现内固定物松脱或股骨头被切割、穿透等并发症。骨质疏松症是全身骨骼系统的病变,除了对骨折部位进行必需的外科治疗外,全身抗骨质疏松的药物治疗也是十分必要的,否则随增龄而骨质量进一步退化,将导致其他部位的骨折发生及已愈合部位的再骨折。

(张殿英)

参考文献

1. 郭世绂,罗先正,邱贵兴. 骨质疏松治疗的基础与临床治疗. 天津:天津科技出版社,2001
2. 黄公怡. 骨质疏松性骨折. 老年医学与保健,2003,9(2):79-81
3. 林华. 骨质疏松临床治疗的选择与实施. 国外医学 内分泌分册,2003,23(2):101
4. 罗先正,胡侦明. 中国骨质疏松症防治的过去、现在和未来. 中华骨科杂志,2005,5:73-76
5. 毛克亚,郝立波,唐佩服,等. 碳酸化羟基磷灰石-骨界面的生物力学和组织学研究. 医用生物力学,2004,19(4):205-208
6. 徐苓,Cumming SR,秦明伟,等. 北京老年妇女脊柱骨折的流行病学研究. 中国骨质疏松杂志,1995,1(1):81-84
7. Genant H, Wu C, van Kuijk C, et al. Vertebral fracture assessment using a semiquantitative technique. J Bone Miner Res, 1993, 8(9): 1137-1148
8. Genant H, Li J, Wu C, et al. Vertebral fractures in osteoporosis: a new method for clinical assessment. J Clin Densitom, 2000, 3(3): 281-290
9. Hallberg I, Rosenqvist AM, Kartous L, et al. Health-related quality of life after osteoporotic fractures. Osteoporos Int, 2004, 15(10): 834-841
10. Youm T, Koval KJ, Zuckerman JD. The economic impact of geriatric hip fractures. Am J Orthop, 1999, 28: 423-428
11. 胡侦明,戴尅戎. 骨小梁的生物力学特性. 医用生物力学,1996,11(2):120-124
12. 胡侦明,戴尅戎. 椎体结构与其力学强度的关系. 医用生物力学,1997,12(2):119-122

13. 杨庆秋,胡侦明,劳汉昌,等. 雌激素对骨质疏松性骨折愈合过程中基质 mRNA 表达的影响. 中华创伤杂志,2001,2(17):96-98
14. 秦岭,张戈. 美国国家卫生研究院有关骨质疏松症的预防、诊断和治疗的共识文件. 中国骨质疏松杂志,2002,8(2):179-182
15. Boockvar KS,Halm EA,Litke A,et al. Hospital readmissions after hospital discharge for hip fracture:surgical and nonsurgical causes and effect on outcomes. J-Am-Geriatr-Soc,2003,51(3):399-403
16. Pols HA,Felsenberg D,Hanley DA,et al. Fosamax International Trial Study Group. Multinational,placebo-controlled,randomized trial of the effects of alendronate on bone density and fracture risk in postmenopausal women with low bone mass:results of the FOSIT study. Osteoporos Int,1999,9:461-468
17. Black DM,Thompson DE,Bauer DC,et al. Fracture risk reduction with alendronate in women with osteoporosis:The Fracture Intervention Trial. Clin Endocrinol Metab,2000,85(11):4118-4124
18. Neer RM,Arnaud CD,Zanchetta JR,et al. Effect of parathyroid hormone(1-34)on fractures and bone mineral density in postmenopausal women with osteoporosis. N Engl J Med,2001,344:1434-1441
19. 王秋根,陆晴文. 骨质疏松性骨折的外科治疗进展. 中华骨科杂志,2004,24:678-682
20. Tidermark J,Ponzer S,Svensson O,et al. Internal fixation compared with total hip replacement for displaced femoral neck fractures in the elderly:a randomized,controlled trial. J Bone Joint Surg(Br),2003,85:380-388
21. Adams CI,Robinson CM,Court-Brown CM,et al. Prospective randomized controlled trial of an intramedullary nail versus dynamic screw and plate for intertrochanteric fractures of the femur. J Orthop Trauma,2001,15:394-400
22. Mattsson P,Larsson S. Stability of internally fixed femoral neck fractures augmented with resorbable cement. A prospective randomized study using radiostereometry. Scand J Surg,2003,92(3):215-219
23. Lorich DG,Geller DS,Nielson JH. Osteoporotic pertrochanteric hip fractures:management and current controversies. Instr Course Lect,2004,53:441-454
24. Robinson CM,Adams CI,Craig M,et al. Implant-related fractures of the femur following hip fracture surgery. J Bone Joint Surg Am,2002,84(7):1116-1122
25. 汤欣,吕德成,王福生,等. Gamma 钉和 DHS/Richard 钉治疗股骨近端骨折相比较的 Meta 分析. 中华创伤骨科杂志,2004,6(5):520-524
26. Chiras J,Sola-Martinez MT,Weill A,et al. Percutaneous vertebroplasty. Rev Med Interne,1995,16:854-859
27. Douglas C,Movre MS,Ranjan S,et al. Restoration of pedicle screw with an in situ setting calcium phosphate cement. Spine,1997,22:1696-1705
28. Tohmeh AG,Mathis JM,Eenton DC,et al. Biomechanical efficacy of unipedicular versus bipedicular vertebroplasty for the manage-ment of osteoporotic compression fractures. Spine,1999,24:1772-1776
29. 唐海,鲁英,王炳强,等. 后凸成形术应用单一球囊治疗多椎体骨质疏松性脊柱压缩骨折. 中华外科杂志,2005,43(24):520-552
30. 唐海,王炳强,李东. 椎体后凸成形术治疗骨质疏松性脊柱压缩骨折初探. 中国脊柱脊髓杂志,2005,8:450-452
31. Looney MA. Molecular and mechanical property changes during ageing of bone cement in vitro and in vivo. J Biomed Res,1986,20:555-561
32. Soshi S,Shiba R,Kondo H,et al. An ex-perimental study on transpedicular screw fixation in relation to osteoporosis of the lumbar spine. Spine,1991,16:1335-1341
33. Isani A,Melone CP Jr. Classification and management of intra-articular fractures of the distal radius. Hand Clin,1988,4(3):349-360
34. Zemel NP. Fractures of the Distal Radius. West J Med,1989,150(6):684-689
35. Sommer C,Babst R,Muller M,et al. Locking Compression Plate Loosening and Plate Breakage. J Orthop Trauma,2004,18(8):571-577

19

第十九章 人工全髋关节置换术后股骨假体周围骨折

FRACTURES AND JOINT INJURIES

一、历史背景……412
二、发病率……413
三、病因……413
四、临床特点……414
五、分型……414
（一）Johansson 分型……415
（二）Bethea 分型……415
（三）Cooke 和 Newman 分型……415
（四）AAOS 分型……415
（五）Mont 和 Maar 分型……415
（六）Vancouver 分型……416
（七）Beals 和 Tower 分型……416
六、治疗方法……416
（一）非手术治疗……417
（二）手术治疗……417
七、治疗方案的制订……419

假体周围骨折的处理比一般骨折困难得多，在处理骨折时要兼顾骨折、假体以及股骨剩余骨量三方面。

股骨假体周围骨折是人工全髋关节置换术后严重的并发症之一，其发病率随着人工髋关节置换数量的增多，尤其是翻修术的增多以及老年患者的增多，亦呈上升趋势。据 Mayo 临床中心统计，在 1989-1993 年间，股骨假体周围骨折已成为导致全髋翻修术的第二大原因，位于无菌性松动之后，感染和脱位之前。国内人工全髋关节置换术虽起步较晚，但随着经济的发展和手术技术的提高，人工全髋关节置换术也越来越多，关于术后股骨假体周围骨折也有相关报道。人工全髋关节置换术后股骨假体周围骨折已成为髋关节重建外科领域内越来越受关注的问题。假体周围骨折的处理比一般骨折处理起来困难得多，在处理骨折时要兼顾骨折、假体以及股骨剩余骨量三方面。文献上报道了许多种处理方法，由于假体周围骨折很复杂，尚没有理想的治疗方法。

一、历 史 背 景

自 1962 年 Charnley 设计的低摩擦人工髋关节问世后，人工髋关节置换术进入了一个新纪元。随着对人工关节材料、设计和生物力学研究的飞速发展，人工髋关节置换术越来越成熟，已成为治疗髋关节疾病的主要方法。在成功的髋关节置换术背后，依然存在着很多问题，如假体的磨损、松动、断裂、骨溶解、髋部骨折、感染和脱位等并发症。

股骨假体周围骨折是人工髋关节置换术后较少见的严重的并发症之一。1954 年 Horwitz 和 Lenobel 报道了第 1 例发生在 Thompson 人工股骨头置换后的股骨假体周围骨折。1966 年 Charnley 报道了第一例骨水泥型人工全髋关节置换术后股骨骨折，当时采用牵引治疗后骨折愈合。1974 年 McElfresh 和 Coverntry 通过回顾 Mayo 临床中心 5400 例人工全髋置换术，报道了 7 例股骨骨折，他们发现股骨侧皮质缺损和假体尖端骨水泥的不均匀分布是术后股骨骨折的危险因素，治疗上仍建议使用牵引术和石膏制动，除非采用牵引和石膏制动不能获得良好的对位和对线时才能使用切开复位内固定治疗。1981 年 Johansson 报道了 37 例，并提出了 Johansson 分型，其中发生在术后的有 14 例，仍主张非手术治疗，如假体已松动，可在骨折愈合后再行翻修术。1982 年 Bethea 等报道了 31 例，认为股骨假体周围骨折与高能量创伤和由于既往手术或假体松动导致骨量减少继发的应力增加有关，建议所有股骨髁上骨折均可采用非手术治疗，而发生在假体柄周围的骨折在非手术治疗后，松动率很高(50%)。1988 年 Cooke 和 Newman 报道了最多的一组病例，共有 75 例，均为术后发生的骨折，建议对粉碎性骨折和发生在假体尖端的横行骨折应采取手术治疗，对于发生在假体柄周围的螺旋形骨折可以手术治疗或非手术治疗，但非手术治疗后假体松动是存在的主要问题，且非手术治疗后的畸形愈合为下一步的翻修术带来了很大困难。同年，Zenni 等报道了近端使用 Parham 带、远端用螺丝钉固定的 Ogden 钢板治疗 19 例股骨假体周围骨折，获得了良好的临床结果。此后，手术处理人工髋关节置换术后股骨骨折被广泛接受，包括使用钢丝钢缆、钢板螺丝钉、异体皮质骨板和长柄翻修假体等，因骨折类型和手术方法的不同，其临床结果也有所差异。因此，对于股骨假体周围骨折的治疗仍然是大家研究的重点。

二、发　病　率

人工全髋关节置换术后股骨假体周围骨折的发病率与假体的类型(骨水泥型和非骨水泥型)、手术方法(初次置换和翻修术)以及假体植入时间的长短有很大关系，确切的发病率很难统计。但有一点是肯定的，即翻修术后股骨假体周围骨折的发病率明显高于初次全髋置换术。据文献报道，人工全髋关节置换术后股骨假体周围骨折总的发病率从 0.1% 到 2.1% 不等。据 Mayo 临床关节登记中心统计，初次全髋置换术后其发病率为 1.1%，翻修术后为 4.0%，初次骨水泥型全髋置换术后为 0.6%，初次非骨水泥型全髋置换术后为 0.4%，骨水泥型全髋翻修术后为 2.8%，非骨水泥型全髋翻修术后为 1.5%。

三、病　　因

导致人工全髋置换术后股骨假体周围骨折的直接原因绝大部分为外伤，而绝大多数是由微小创伤所致，因较大创伤所致的假体周围骨折并不多见。Beals 和 Tower 报道了 86 例，其中 66% 是在室内摔倒所致，18% 是在室外摔倒，仅 8% 是较大创伤所致，另外 8% 为自发性骨折，其中 38% 的患者有既往腰椎骨折或干骺端骨折史，多数患者 X 线表现有骨量减少。

因此，除外伤外，还存在骨折的易感因素，由这些因素导致的宿主骨机械力量的减弱和应力增加是人工全髋置换术后股骨骨折的主要病因，包括骨皮质缺损或穿孔、翻修术、假体松动、骨质疏松和骨溶解等因素。

1. 骨皮质缺损或穿孔　皮质骨缺损或穿孔是术后假体周围骨折的重要原因之一，尤其是在假体尖端应力集中部位存在皮质薄弱区时，会使术后假体周围骨折的危险增加。术后 1 年内发生的股骨假体周围骨折与手术造成的骨皮质缺损有很大相关性。Larson 等通过动物实验证明股骨前外侧的皮质缺损超过 50% 时可使其抗扭力降为原来的 44%，通过假体柄桥接缺损后可恢复其抗扭力为原来的 84%。这些缺损可以发生在对股骨髓腔的偏心锉磨、股骨假体的内翻安放、股骨开窗以及翻修术时骨水泥和假体的取出等过程中或是取出原来的内固定后遗留的骨皮质缺损。容易导致皮质缺损或穿孔的情况包括：女性患者、骨质疏松、股骨既往骨折、髋部既往手术史，以及股骨髓腔狭窄，如：先天性髋脱位、青少年型类风湿等。如存在这些情况，在锉磨髓腔或取出骨水泥时要高度警惕，尽可能避免皮质穿孔的发生。

2. 翻修术　术中和术后股骨假体周围骨折有很大一部分发生在翻修术。文献报道翻修术术中骨折发生率为 17.6%，翻修术术后股骨骨折的发生率为 4.0%。主要与对既往手术造成的瘢痕组织松解不够、既往手术造成的骨性结构异常、锉磨髓腔不充分以及对术中开窗或骨水泥取出后遗留的骨缺损处理不当、骨水泥渗出、骨溶解等因素有关。

3. 假体松动 文献报道与假体松动有关的股骨假体周围骨折约占75%。假体固定良好的人工关节，应力可均匀向下传导，当假体松动后，在假体与骨接触相对少的部位会出现应力集中，当应力超过骨皮质所能承受的范围就会发生骨折。另外，假体松动一般与骨溶解有关，骨溶解造成骨量丢失，进而降低了皮质骨的机械力量。

4. 骨质疏松 各种原因导致的严重的宿主骨骨质疏松，都会使人工全髋关节置换术中和术后股骨假体周围骨折的危险增加。导致术中和术后股骨假体周围骨折的许多机械性因素在某种程度上是可以为医生所控制的，但骨科医生对骨质疏松所能做的就很有限了。

全身性骨质疏松与患者的年龄、性别、原发疾病有关。患者年龄越大，骨质相对就差，尤其是绝经后的老年妇女，文献上报道假体周围骨折的女性患者稍多于男性患者。患者的原发疾病如类风湿、骨软化症、Paget病以及其他代谢性骨病等也会造成全身性骨质疏松。另外医源性因素，如长期使用皮质类固醇药物也是造成全身骨质疏松的原因。局部骨质疏松可由磨损颗粒造成的骨溶解导致。

5. 骨溶解 局部或广泛的骨溶解会导致骨量丢失、骨皮质变薄，从而削弱了皮质骨的机械力量，增加了术后假体周围骨折的危险。

四、临床特点

1. 年龄 高龄是术后股骨假体周围骨折的危险因素。股骨假体周围骨折的发生同老年人髋部和桡骨远端骨折一样，一是因为老年人协调能力和反应差，容易跌倒；二是因为老年患者普遍存在着骨质疏松。Cook和Newman报道了73个患者75例骨折，平均年龄为74岁(27~93岁)。Beals和Tower报道了86个患者93例骨折，平均年龄为67岁(24~86岁)。

2. 性别 人工全髋关节置换术后股骨假体周围骨折的患者中，女性患者偏多，Mayo临床关节登记中心514例术后假体周围骨折，302例(59%)是女性。

3. 与假体类型的关系 不同类型的假体，骨折发生的时间不同。据Beals和Tower统计，非骨水泥型假体术后股骨骨折多发生于假体植入后半年内，与扩髓腔时导致的股骨皮质应力增加(皮质缺损或穿孔)有关，在以后的时间里皮质骨会出现增生，应力可均匀传导，后期不易发生骨折(创伤性除外)。Austin-Moore假体术后股骨骨折常发生于术后1年左右，多发生在骨质疏松患者，因Austin-Moore假体为近端固定型，远端固定差，抗旋转能力差，因此在骨质疏松患者易发生螺旋形骨折。固定良好的骨水泥型假体术后股骨骨折常发生于术后5年左右，多发生在股骨柄尖端或以远。松动的骨水泥型假体术后股骨骨折多发生于术后8年左右，常常与局部或广泛的骨溶解有关。

4. 临床表现及诊断 患者在骨折前可以有进行性疼痛，提示可能存在股骨假体的松动。多数假体周围骨折的患者有明确的跌倒或扭伤后疼痛、不能负重、活动受限病史，有些可在平地行走时发生。由于有假体的存在，对于假体尖端以上的骨折，假体柄对骨折可起到稳定作用，畸形和反常活动可不明显，但骨折处可有压痛，纵向叩击痛可阳性。对于有较大创伤史的假体周围骨折诊断并不困难，其表现同一般骨折，由于能量高，常致粉碎性骨折。X线检查可以确诊，并可进一步了解骨折的情况、假体的稳定性和股骨骨量情况。实验室检查可无明显异常，如为感染病例，白细胞计数、血沉、CRP可升高。

五、分 型

分型的目的是为了指导治疗、评价预后，并使各种治疗方法的结果具有可比性。

人工全髋关节置换术后股骨假体周围骨折不同于一般股骨骨折，影响假体周围骨折治疗和预后有多方面因素。包括患者因素，如年龄、健康状况、活动水平等；骨折局部因素，如是否接受过放射治疗、是否有骨质疏松、是否有骨溶解、既往有无骨折、是否存在应力增加部位、骨折的特点(骨折部位和形态)等；假体因素，如稳定还是松动、压配型假体还是骨水泥型假体、长柄还是短柄等。在治疗前，医生要对以上诸多因素进行综合评价，才能制订合理的治疗方案。

假体周围骨折与一般股骨骨折比较起来具有以下特点：①人工假体的存在使一些常规固定方法难以应用；②骨折部位常合并有不同程度骨丢失与骨缺损；③处理假体周围骨折时必须充分考虑到假体的稳定

性。因此,理想的假体周围骨折分型除能提示骨折的部位与形态外,尚要能提示假体周围诸如骨丢失、骨缺损等骨质情况,以及假体的固定情况。

文献上存在着很多种分型系统,绝大多数分型是依据骨折与假体的位置关系和骨折的形态,有些还考虑到了骨折的稳定性,仅有 Vancouver 分型综合考虑了患者、骨折、假体和骨量因素。

以下按发表时间顺序详细介绍几种分型方法:

(一) Johansson 分型

1981 年发表的 Johansson 分型是应用最广泛的股骨假体周围骨折分型方法,此分型方法简单、容易掌握,包括了术中和术后发生的股骨假体周围骨折。但此分型完全依据骨折发生的位置,没有考虑到假体的稳定性和剩余骨量等情况,对指导治疗帮助不大。其依据骨折与股骨柄的相对位置,分为三型:

Ⅰ型:发生在股骨柄尖端以上的骨折,假体仍位于髓腔内,对骨折有一定的稳定作用。

Ⅱ型:发生在股骨柄尖端的骨折,可以是骨折从股骨干近端延伸至股骨柄尖端或其下方,假体从远端髓腔中脱出,假体对骨折无稳定作用。

Ⅲ型:骨折线完全位于股骨柄尖端以远。

(二) Bethea 分型

1982 年发表的 Bethea 分型依据骨折与股骨柄的位置关系和骨折形态分为 A、B、C 三型:

A 型:发生在股骨柄尖端的骨折,可以是横形骨折,也可以是远端螺旋形骨折。

B 型:发生在假体柄周围的螺旋形骨折。

C 型:发生在假体柄尖端以上的粉碎性骨折。

Bethea 分型并没有将股骨髁上骨折列入分型内,因为其认为这种骨折的处理同一般髁上骨折的处理,采用牵引或石膏制动都可获得良好的结果。Bethea 分型同样没有考虑到假体的稳定性和剩余骨量等情况。

(三) Cooke 和 Newman 分型

1988 年 Cooke 和 Newman 通过对 Bethea 分型加以改进,提出了骨水泥型 THA 术后股骨假体周围骨折的分型。其依据骨折的位置和形态分为四型:

Ⅰ型:发生在假体柄周围的粉碎性骨折,假体多是松动的,骨折不稳定。

Ⅱ型:发生在假体柄周围的斜形或螺旋形骨折,由于假体的存在,骨折具有稳定性。

Ⅲ型:发生在假体柄尖端的横形骨折,假体可以是稳定的,但骨折不稳定。

Ⅳ型:骨折完全位于假体柄尖端以远,包括自假体尖端向下的股骨干螺旋形骨折。

Cooke 和 Newman 分型源自 Bethea 分型,并将其完善,把发生在假体尖端以远的骨折列入分型内。此分型方法虽然考虑到了假体的稳定性,但不详尽,而且仍然没有考虑到剩余骨量情况。

(四) AAOS 分型

1990 年 AAOS 髋关节协会提出了假体周围骨折的 AAOS 分型。此分型也是依据骨折发生的部位,适用于术中和术后发生的骨折。

AAOS 分型先将股骨分为三区,Ⅰ区是小粗隆下缘以上部分,Ⅱ区是Ⅰ区以下 10cm 范围,Ⅲ区是Ⅱ区以远其余部分。此分区使骨折的部位更明确,然后依据骨折的部位分为六型:

Ⅰ型:发生在Ⅰ区,没有超过粗隆间线。

Ⅱ型:发生在Ⅰ区,是垂直或螺旋形骨折,但没有超过小粗隆下缘。

Ⅲ型:发生在Ⅱ区,是垂直或螺旋形骨折,超过小粗隆下缘,但没有超出Ⅱ区。

Ⅳ型:发生在Ⅲ区,是假体柄尖端的骨折。如骨折为螺旋形,则为ⅣA 型;如骨折为横形或短斜形,则为ⅣB 型。

Ⅴ型:粉碎的Ⅲ型或Ⅳ型骨折。

Ⅵ型:发生在Ⅲ区,是假体尖端以远的骨折。

(五) Mont 和 Maar 分型

1994 年发表的 Mont 和 Maar 分型是通过对文献上各种分型加以综合而提出的,并对各型骨折的发病率作出了统计,共分为六型:

Ⅰ型：发生在粗隆间的骨折，发病率2%。

Ⅱ型：发生在近端股骨干的骨折，发病率24%。

Ⅲ型：跨过假体尖端的骨折，发病率29%。

Ⅳ型：骨折线完全位于假体尖端以远，发病率41%。

Ⅴ型：发生在各部位的粉碎性骨折，发病率为4%。

Ⅵ型：股骨髁上骨折，未统计发病率。此型可按一般骨折处理，将其列入分型仅为了分型系统的完整性。

（六）Vancouver分型

Vancouver分型是由Duncan和Masri 1991年提出，1995年发表的。Vancouver分型综合考虑了骨折部位、假体的稳定性和宿主骨剩余骨量等因素，根据骨折部位将股骨假体周围骨折分为A、B、C三型，又根据假体是否松动以及是否有骨缺损，将B型分为B1、B2、B3亚型。

1. 根据骨折部位　分为A、B、C三型。A型骨折位于假体近端，是大粗隆（A_G）或小粗隆（A_L）骨折。B型骨折发生在假体柄周围或刚好在其下端。C型骨折发生于距假体尖端较远的部位，可只单独对骨折进行处理。其中A型骨折占4%，B型占87%，C型占9%。

2. 根据假体的稳定性　A型骨折可进一步分为稳定性和不稳定性，决定于假体的固定方式。B型骨折可根据股骨柄的稳定性分为B1型——假体固定牢固和B2型——假体松动。

3. 根据周围骨量　根据宿主骨的骨量情况，将B型分为B1、B2、B3三个亚型。在B1、B2亚型中，骨量是充足的。当假体松动并有严重的骨量丢失，无论是由全身性骨质减少、骨溶解引起，还是由严重的粉碎性骨折引起，都归为B3亚型。其中B1型占18%，B2型占45%，B3型占37%。

4. 综合分析　在处理假体周围骨折时，首先要将其分型，然后根据患者的一般情况，如：年龄、健康状况以及患者的活动量等，制订合理的治疗方案。对患者一般情况进行仔细评价很重要，因为术后许多并发症都有可能发生，有些是灾难性的甚至是致命的。

Vancouver分型综合考虑了骨折部位、假体的稳定性和宿主骨剩余骨量等因素，而且其可靠性和准确性也是经过心理测试的，因此Vancouver分型已成为大家所公认的最有助于指导治疗和预后的一种股骨假体周围骨折分型系统。

（七）Beals和Tower分型

1996年发表的Beals和Tower分型是依据骨折的部位分为四型：

Ⅰ型：发生在粗隆区。

Ⅱ型：发生在近端干骺端或股骨干，不累及假体柄尖端。

Ⅲ A型：发生在假体柄尖端，不向近端延伸，骨与假体界面分离小于25%。

Ⅲ B型：发生在假体柄尖端，并向近端延伸，骨与假体界面分离大于25%。

Ⅲ C型：发生在长柄假体尖端的股骨髁上骨折。

Ⅳ型：发生在距假体柄尖端很远的股骨髁上骨折。

Beals和Tower分型提出了一种少见的类型，即Ⅲ C型发生在长柄假体尖端的股骨髁上骨折，因在此部位任何内固定方法都很困难，所以采用牵引和石膏制动是最为合理和有效的治疗方法。

六、治疗方法

对于人工全髋置换术后股骨假体周围骨折的治疗，有很多种治疗方法，对于最佳治疗方法的选择，大家均各持己见，文献上报道的治疗结果和并发症发生率也有很大差异。尽管大家采取的治疗方法不同，但治疗目的是一致的，即：使骨折愈合并接近解剖力线、使假体稳定、恢复其骨折前的功能、能够早期活动。治疗方法的选择要根据骨折部位、假体的稳定性、剩余骨量的多少以及患者的年龄、健康状况和活动水平而定。一般原则是：移位的骨折需要进行固定；松动的假体需要进行翻修；骨缺损严重者需植骨。

治疗方法可分为：非手术治疗、手术治疗（包括髓内固定、髓外固定或联合使用）。

(一) 非手术治疗

包括保护下负重、牵引、石膏或支具制动。

适应证:非手术治疗的绝对适应证很少。术后早期出现的或术中没有发现的股骨近端纵行不完全裂缝骨折(AAOS Ⅱ型,Vancouver A型)可以不进行手术治疗(图 19-1),但应密切观察。相对适应证包括假体稳定、没有移位的骨折和有手术禁忌证的患者。

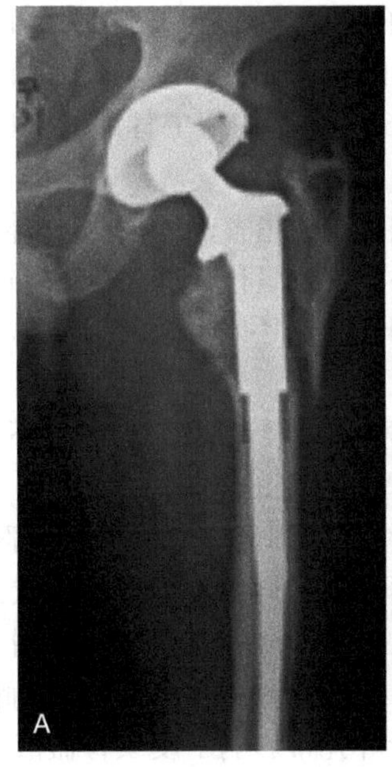

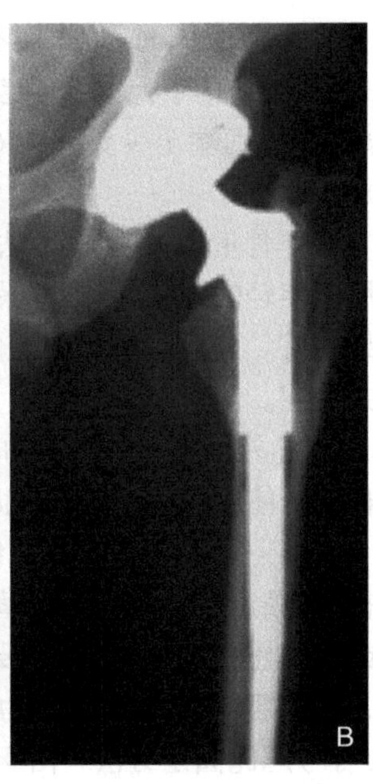

图 19-1

A. 患者男性,59 岁。翻修术后 7 天拍片时发现 A 型大粗隆骨折,假体稳定;B. 翻修术后 2 年,骨折处愈合良好,假体稳定

1. 密切观察或保护下负重 密切观察或保护下负重适用于术中或术后早期发现的股骨近端稳定的不完全裂缝骨折(AAOS Ⅱ型,Vancouver A 型)。如果使用的是远端固定型假体,一般不需要特殊固定,因为许多非骨水泥型假体要求患者要保护下负重 4~8 周,以利于骨长入。

2. 牵引术 选择牵引治疗要慎重,因为牵引治疗一般需要患者卧床很长时间,对于老年患者会出现褥疮、肺炎、血栓等长期卧床并发症,有些甚至是致命的。牵引治疗的其他并发症还包括骨折不愈合、畸形愈合、肢体短缩、假体松动等,如出现这些并发症仍不能避免手术治疗。而骨折畸形愈合会为进一步的手术治疗带来很大困难。因此,牵引治疗仅适用于体质差、不能耐受手术的患者。对于假体稳定的假体柄周围长斜形骨折采用牵引治疗的效果要稍好于假体已松动的假体柄周围骨折,也好于发生在假体柄尖端或以远的骨折。

皮牵引可用于手术前或石膏固定前的临时固定,但要注意避免褥疮和皮肤溃疡的发生。对于不稳定骨折的长期处理,骨牵引要好于皮牵引。

3. 石膏或支具 适用于移位不明显且假体稳定的骨折。可继牵引 4~7 周后使用,也可在开始即使用石膏固定。常采用长腿石膏或髋人字石膏,髋人字石膏效果更好。

(二) 手术治疗

适应证:一般来说,除无移位的、假体稳定的 Vancouver A 型骨折可非手术治疗外,如无手术禁忌证,均应手术治疗。强烈适应证包括假体松动或断裂,骨折明显成角畸形、移位或粉碎性骨折。

手术方法可分为髓内固定技术和髓外固定技术两类,常常是两种技术联合使用。髓内固定技术包括髓内针和翻修术。髓外固定技术包括钢丝钢缆、环扎带、钢板螺丝钉和异体骨板等固定技术。

1. 髓内固定

髓内针:逆行髓内针可用来处理发生在假体尖端以远的骨折。早期有人使用弹性髓内针处理发生在人工股骨头置换术后假体远端的骨折获得了成功,如 Rush 钉和 Ender 钉,因其需要逆行插入至大粗隆部位,对于现在的骨水泥型假体以及压配型的非骨水泥型假体不适用。如使用硬性髓内针,要注意不要在假体和髓内针之间留有空隙,否则术后此部位应力增加,易造成新的骨折。

翻修术:适应证为假体松动的骨折。翻修的原则是要尽可能地保留骨量、尽可能使假体与完整的宿主骨之间获得牢固固定。近期文献报道使用长柄远端固定非骨水泥型假体联合异体皮质骨板髓外固定处理假体松动的股骨骨折获得了很好的临床结果,并认为应将其视为处理假体已松动的股骨骨折的常规方法。由于假体松动的患者股骨侧都有不同程度的骨量丢失,使用近端涂层远端光滑的非骨水泥型长柄假体在翻修时并不能获得良好的固定和骨长入,失败率很高,因此对于股骨近端骨折合并近端骨量丢失的患者使用这种假体效果很不理想。有医生报道使用长柄骨水泥型假体处理股骨假体周围骨折时获得了良好的结果,但考虑到翻修术时使用骨水泥型假体失败率较高的临床结果,而且当选用骨水泥型假体时，骨水泥有可能从骨折端渗出，继而会影响骨水泥的加压效果和骨折的愈合。因此文献报道多倾向于远端固定的长柄非骨水泥型假体，假体的长度至少要超过骨折端两倍于股骨直径的距离，骨折远端至少要有 4~6cm 完好的宿主骨以利于良好固定，还可联合异体骨板使用，以增强固定并增加骨量。

对于骨量丢失严重、无法重建的患者，可以采用异体骨假体复合物或肿瘤型假体重建股骨近端。前者适用于年轻的患者，此法可保留软组织和肌肉止点。Wong 和 Gross 报道了 15 例，其中 13 例随访平均 5 年，结果良好。而后者适用于老年患者，手术方法相对简单，更重要的是能使患者早期负重活动，避免长期卧床并发症。

2. 髓外固定　内固定的材料一般包括钢丝钢缆、环扎带、钢板螺丝钉和异体骨板等，通常是几种内固定物联合使用。适用于假体固定良好的骨折。

(1) 环扎固定：钢丝或钢缆环扎固定一般用于处理假体柄周围的螺旋形或长斜形骨折，由于假体柄的存在，其固定的稳定性可显著增加。但由于钢丝的机械力量差，单独使用的情况很少，一般联合钢板螺丝钉或异体骨板使用，使用时要注意避免其在骨皮质上滑动。Incavo 通过体外试验证明经过钢丝环形固定后，使近端裂隙骨折延伸的力量要高于三倍的体重。因此，对于在植入假体柄时发生在股骨近端的裂隙骨折，可考虑此固定方法。由于环扎带影响了皮质骨血液循环，继而影响了骨痂的形成，临床结果比钢丝或钢缆差，因而应用没有钢丝钢缆广泛。

(2) 钢板螺丝钉(或钢丝钢缆、环扎带)：适用于假体无松动、假体力线好(无内翻)的股骨假体周围骨折。

钢板固定技术是骨科医生最熟悉、最常用的固定方法，因其能够保证骨折精确复位，并能提供坚强固定，允许患者早期活动，在处理股骨假体周围骨折时应用广泛。使用钢板固定成功的关键在于钢板必须和假体末端有部分重叠。如钢板未与假体重叠，在钢板和假体柄尖端之间为应力增加区，术后此部位易发生骨折。而如何固定假体与钢板重叠部分是一个难题。因为对于骨水泥型假体，螺丝钉固定会破坏骨水泥壳，继而可能会造成假体松动；对于非骨水泥型假体，由于假体与宿主骨压配很紧，难以获得牢固固定。因此对于这部分的固定常规采用环扎方法，即钢丝钢缆或环扎带。这就需要使用能够为钢丝、钢缆或环扎带等提供支点的特殊钢板，如：Ogden 钢板、Dall-Miles 钢板。如使用螺丝钉固定，须使螺丝钉向前或向后成角避过假体，或使用单层皮质钉。

Dennis 对五种股骨侧固定方法进行了体外研究。五种方法包括：仅使用钢板和钢缆、钢板近端使用钢丝或钢缆而远端使用双层皮质钉、钢板近端使用单层皮质钉而远端使用双层皮质钉、钢板近端使用钢丝或钢缆加单层皮质钉而远端使用双层皮质钉、两块皮质骨板加钢丝或钢缆固定。对标本进行轴向加压、侧方弯曲和旋转测试，结果表明近端使用单层皮质钉(单独使用或联合钢丝钢缆使用)的稳定性明显高于其他方法。

有人提出使用 Mennen 钢板治疗股骨假体周围骨折，其优点在于手术简单、耗时少、骨膜及软组织剥离少，有助于患者术后康复和骨折愈合。但由于其固定不牢固，术后骨折易发生旋转或成角移位，尤其是不稳定骨折，因此术后仍需石膏或支具予以保护；而且由于钢板强度不够，术后易发生弯曲或折断。故有作者建议在处理高龄、体质差的患者时，此方法可作为非手术治疗或翻修术的替代方法。

钢板螺丝钉固定的优点是固定牢固，其缺点是与假体重叠部分固定困难，如果在钢板和假体之间留有空隙会造成新的骨折，另外由于钢板的应力遮挡作用会导致骨量丢失，对于已有显著骨量丢失的患者，单独使用钢板是不恰当的。因此，有的医生使用异体皮质骨板代替钢板，或两者联合使用，亦获得了良好结果。

(3) 异体皮质骨板：一般使用钢丝钢缆固定，可联合钢板使用，也可联合翻修假体使用以增加骨量，尤其适用于骨缺损严重的病例(图 19-2)。

在过去 10 年里，在髋关节翻修术中使用异体皮质骨板取得了很好的结果。Emerson 等报道在 8.4 个月时异体骨和宿主骨可获得牢固愈合，愈合率 96.6%。而使用异体皮质骨板处理股骨假体周围骨折还是一项较新的技术。Haddad 等对 40 例假体固定良好的股骨假体周围骨折使用了异体皮质骨板固定，骨折 98% 愈合，而且在术后第 1 年内有典型的宿主骨异体骨愈合发生，并认为应将异体骨板用作假体周围骨折

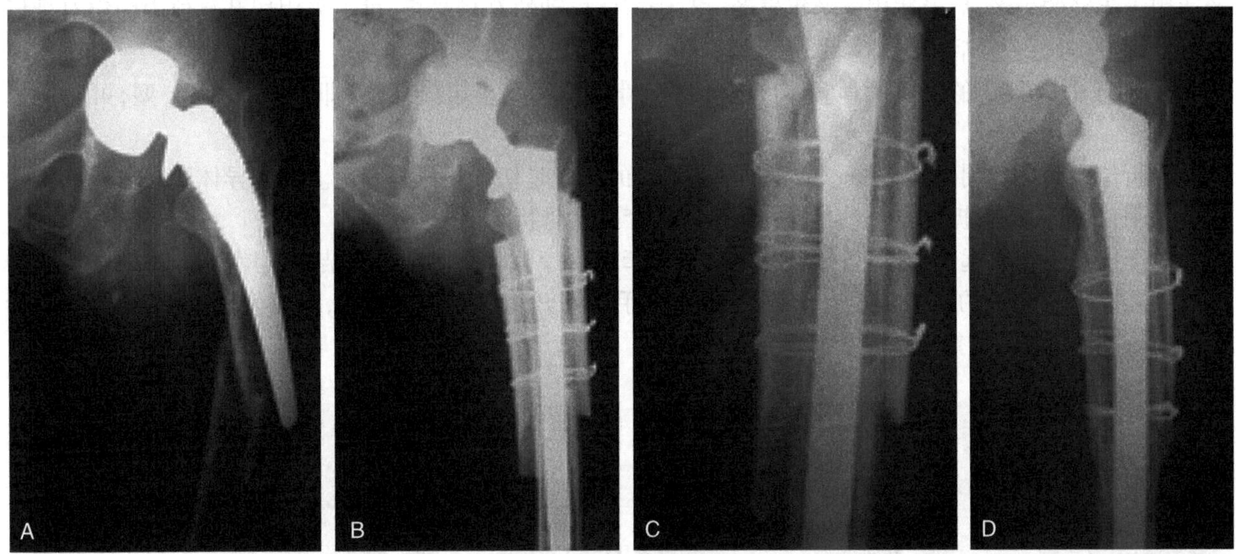

图 19-2　异体皮质骨板

A. 1 例 B3 型骨折；B. 使用长柄非骨水泥型假体翻修，联合异体皮质骨板固定。术后 2 周 X 线片；C. 术后 4 个月 X 线片，可以看到异体皮质骨两端变圆钝；D. 术后 4 年异体皮质骨板与宿主骨愈合良好

的常规固定方法。

手术方法：一般需要两块深低温冷冻异体皮质骨板，最好取自同侧异体股骨，因股骨前弓的存在，同侧股骨骨板贴附最好，也可取自异体胫骨或对侧异体股骨。因胫骨没有前弓，其贴附性要比股骨差。在此之前需要对异体股骨或胫骨进行扩髓腔，然后将异体骨做成骨板并进行修整，以使之与宿主骨能很好贴附。一般取其前侧和外侧两块，其宽度为宿主骨周径的 1/3，长度要有 16cm。理想的长度和宽度在文献上并没有报道过，但要保证其能桥接骨折部位上下各两倍于宿主骨直径，又不能过于宽大，因为在放置骨板时需要有足够显露，这就需要对周围软组织进行广泛分离，会造成严重的局部血运破坏。异体骨板可以相互垂直放置，一块放于前侧，另一块放于外侧；也可相互平行放置，一块放于外侧，另一块放于内侧。异体骨板的固定可以使用多股钢缆，也可使用单股钢丝。在固定之前，可在异体骨与宿主骨之间进行异体骨颗粒植骨，以增加接触面积，有助于促进骨折愈合和异体骨整合。另外很重要的一点是，要保证股外侧肌覆盖异体骨板后没有张力。

异体皮质骨板的优点在于弹性模量与宿主骨相近，可作为生物骨板起固定作用，应力遮挡很小，可促进骨折愈合，增加宿主骨骨量，与钢板相比更容易塑形。其缺点在于费用高，在整合过程中机械力量会削弱（最大削弱发生在 4~6 个月时），另外可传播疾病。但由于其令人鼓舞的临床结果，此技术已被越来越多的医生所接受。

3. 髓内髓外固定技术联合使用　对于假体松动的骨折，在翻修的同时联合髓外固定是最佳的选择。对于假体柄周围的长斜形骨折，使用长柄假体翻修和钢丝环扎固定要比单独使用长柄假体进行翻修效果好。而对于短斜形或横形骨折要联合钢板或异体皮质骨板固定。

七、治疗方案的制订

治疗方案要根据骨折部位、假体的稳定性、剩余骨量的多少以及患者的年龄、健康状况和活动水平而定。

1. 对于假体松动的术后股骨假体周围骨折　应选用长柄远端固定非骨水泥型假体进行翻修，假体的长度要超过骨折端至少两倍的股骨直径，考虑到异体皮质骨板理论上的优越性和良好的临床结果，在翻修的同时可以联合使用异体皮质骨板钢丝钢缆进行髓外固定，尤其是有骨量丢失的病例。而对骨量丢失严重，如一些粉碎性骨折，通过翻修术不能重建的，可采用异体骨假体复合物或肿瘤型假体重建股骨近端，前者适用于年轻的患者,后者适用于老年患者。对于假体松动的C型骨折,可先采用切开复位内固定对骨折进行处理,待骨折愈合后再行翻修术。

2. 对于假体稳定的术后股骨假体周围骨折　骨折位于大小粗隆部位,即Vancouver A型,可非手术治疗。

骨折位于假体柄周围,即Vancouver B1型,最佳的治疗是切开复位内固定。由于异体骨板可起到生物骨板作用,又可促进骨折愈合、增加骨量,可用于治疗此型骨折。

对于假体尖端以远的骨折,虽然文献报道采用牵引治疗可以获得良好的结果,但考虑到一般骨折的治疗原则和非手术治疗的诸多并发症,现在的观点以手术切开复位内固定为主,可以使用钢板、异体皮质骨板或逆行髓内针固定(图19-3)。

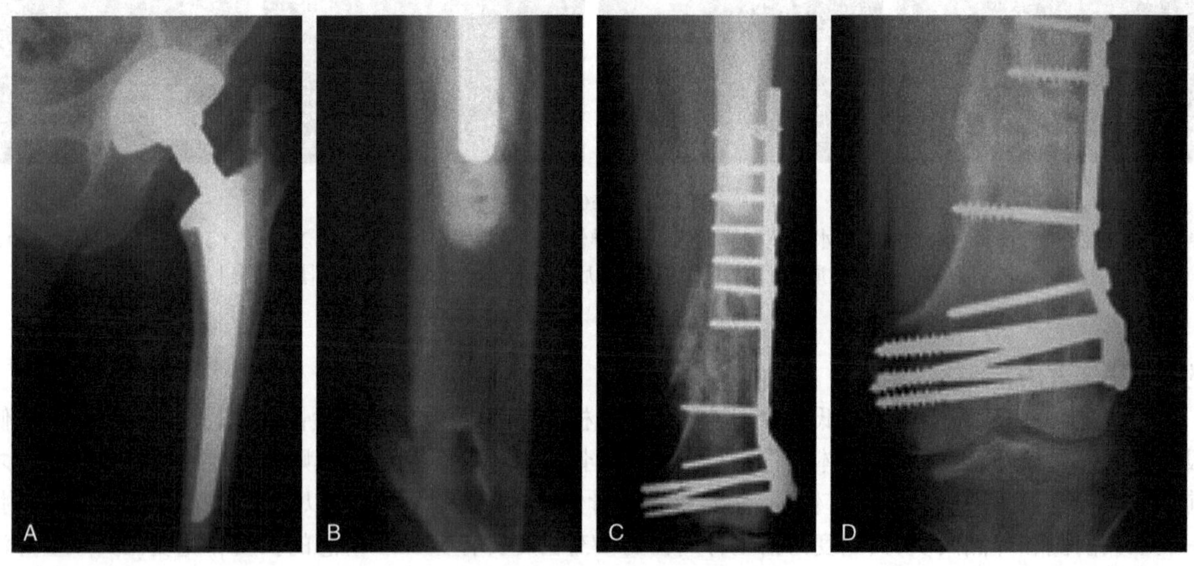

图19-3　手术切开复位内固定

A、B. 患者男性,45岁。THA感染二期翻修术后38个月,因摔倒致C形骨折;C. 采用股骨髁钢板切开复位内固定术后X线片,骨折端进行了自体骨植骨;D. 术后1年X线片示骨折愈合,假体稳定

(周乙雄　吕　明)

参考文献

1. Iorio R, Healy WL, Richards JA. Comparison of hospital cost of primary and revision total hip arthroplasty after cost containment. Orthopedics, 1999, 22(2): 185-189
2. Lewallen DG, Berry DJ. Periprosthetic fracture of the femur after total hip arthroplasty: Treatment and results to date. J Bone Joint Surg Am, 1997, 79: 1881-1890
3. 吕厚山.人工关节外科学.北京:科学出版社,1998,22-36
4. 杨长春,戴尅戎,李纯志,等.环状记忆环抱内固定器治疗髋关节假体置换术后股骨骨折.中华创伤杂志,1999,15(1):66-67
5. 张震宇,张波,李力壮,等.人工全髋关节置换术后股骨干骨折的处理.中国矫形外科杂志,2000,7(8):821-822
6. 纪青,辛风,刘家滨,等.改良Mennen钢板在人工髋关节置换术后股骨干骨折中的临床应用.中国矫形外科杂志,2001,8(6):611-612
7. 眭述平,张先龙.环抱器治疗人工髋关节假体周围骨折.中国临床康复,2002,6(22):3390-3391
8. 周宗科,裴福兴.同种异体皮质骨板治疗全髋关节置换术后股骨假体远端股骨骨折的近期疗效观察.四川医学,2002,23(8):780-782
9. Horwitz IB, Lenobel MI. Artificial hip prosthesis in acute and nonunion fractures of the femoral head. JAMA, 1954, 155: 564-566
10. Charnley J. The healing of human fractures in contact with self-curing acrylic cement. Clin Orthp, 1966, 47: 157-163

11. McElfresh EC, Coventry MB. Femoral and pelvic fractures after total hip arthroplasty. J Bone Joint Surg Am, 1974, 56: 483-492
12. Johansson JE, McBroom R, Barrington TW, et al. Fracture of the ipsilateral femur in patients with total hip replacement. J Bone Joint Surg Am, 1981, 63: 1435-1442
13. Bethea JS, DeAndrade JR, Fleming LL, et al. Proximal femoral fractures following total hip arthroplasty. Clin Orthop, 1982, 170: 95-106
14. Cooke PH, Newman JH. Fractures of the femur in relation to cemented hip prostheses. J Bone Joint Surg Br, 1988, 70: 386-389
15. Zenni EJ, Pomeroy DL, Caudle RJ. Ogden plate and other fixation for fractures complicating femoral endoprostheses. Clin Orthop, 1988, 231: 83-90
16. Serocki JH, Chandler RW, Dorr LD. Treatment of fractures about hip prostheses with compression plating. J Arthroplasty, 1992, 7: 129-135
17. Dave DJ, Koka SR, James SE. Mennen plate fixation for fracture of the femoral shaft with ipsilateral total hip and knee arthroplasties. J Arthroplasty, 1995, 10: 113-115
18. Moran MC. Treatment of periprosthetic fractures around total hip arthroplasty with an extensively coated femoral component. J Arthroplasty, 1996, 11: 981-988
19. Haddad FS, Marston RA, Muirhead-Allwood SK. The Dall-Miles cable and plate system for periprosthetic femoral fractures. Injury, 1997, 28: 445-447
20. Chandler HP, Tigges RG. The role of allografts in the treatment of periprosthetic femoral fractures. J Bone Joint Surg Am, 1997, 79: 1422-1432
21. Tower SS, Beals RK. Fractures of the femur after hip replacement: The Oregon experience. Orthop Clin North Am, 1999, 30(2): 235-247
22. MacDonald SJ, Paprosky WG, Jablonsky WS, et al. Periprosthetic femoral fractures treated with a long-stem cementless component. J Arthroplasty, 2001, 16: 379-383.
23. Berry DJ. Periprosthetic fractures after major joint replacement epidemiology: Hip and Knee. Orthop Clin North Am, 1999, 30(2): 183-190
24. Beals RK, Tower SS. Periprosthetic fractures of the femur: An analysis of 93 fractures. Clin Orthop, 1996, 327: 238-246
25. Rockwood CA, Green DP, Bucholz RW, et al. Fractures in adults. 4th ed. Lippincott-Raven, 1996, 576-586
26. Steinberg ME, Garino JP. Revision total hip arthrop-lasty. Lippincott Williams&Wilkins, 1999, 493-503
27. Haddad FS, Masri BA, Garbuz DS, et al. The prevention of periprosthetic fractures in total hip and knee arthroplasty. Orthop Clin North Am, 1999, 30(2): 191-207
28. Scott RD, Turner RH, Leitzes SM, et al. Femoral fractures in conjunction with total hip replacement. J. Bone and Joint Surg, 1975, 57: 494-501
29. Talab YA, States JD, Evarts CM. Femoral shaft perforation: A complication in of total hip reconstruction. Clin Orthop, 1979, 141: 158-165
30. Gill TJ, Sledge JB, Orler R, et al. Lateral insufficiency fractures of the femur caused by osteopenia and varus angulation: A complication fo total hip arthroplasty. J Arthroplasty, 1999, 14: 982-987
31. Larson JE, Chao EYS, Fitzgerald RHJ. Bypassing femoral cortical defects with cemented intramedullary stems. J Orthop. Res, 1991, 9: 414
32. Pellicci PM, Inglis AE, Salvati EA. Perforation of the femoral shaft during total hip replacement: Report of twelve cases. J Bone Joint Surg Am, 1980, 62: 234-240
33. Fitzgerald RH, Brindley GW, Kavanagh BF. The uncemented total hip arthroplasty: Intraoperative femoral fractures. Clin Orthop, 1988, 235: 61-66
34. Kanis JA. Osteoporosis. Blackwell Healthcare Communications, 1997, 81-113
35. Brady OH. Periprosthetic fractures after major joint replacement: Classification of the hip. Orthop Clin North Am, 1999, 30(2): 215-220
36. Maloney WJ. Common threads in hip, knee, and shoulder arthroplasty. J Arthroplasty, 2002, 17 (Suppl 4): 2
37. Berry DJ. Management of periprosthetic fractures: The hip. J Arthroplasty, 2002, 17 (Suppl 4): 11-14
38. Mont MA, Maar DC. Fractures of the ipsilateral femur after hip arthroplasty: A statistical analysis of outcome based on 487 patients. J Arthroplasty, 1994, 9: 511-519
39. Duncan CP, Masri BA. Fractures of the femur after hip replacement. Instr Course Lect, 1995, 45: 293-304
40. Schmidt AH, Kyle RF. Periprosthetic fractures of the femur. Orthop Clin North Am, 2002, 33(1): 143-152
41. Schwartz JT, Mayer JG, Engh CA. Femoral fracture during non-cemented total hip arthroplasty. J Bone Joint Surg Am, 1989, 71: 1135-1142
42. Adolphson P, Jonsson U, Kalen R. Fractures of the ipsilateral femur after total hip arthroplasty. Arch Orthop Trauma Surg, 1987,

106:353-357

43. Fredin HO, Lindberg H, Carlsson AS. femoral fracture after hip arthroplasty. Acta Orthop Scand, 1987, 58:20
44. Taylor MM, Meyers MH, Harvey JP. Intraoperative femur fractures during total hip replacement. Clin Orthop, 1978, 137:96-103
45. Whittaker RP, Sotos LN, Ralston EL. Fractures of the femur about femoral endoprostheses. J Trauma, 1974, 14:675
46. Harrington IJ, Tountas AA, Cameron HU. Femoral fractures associated with Moore' s prosthesis. Injury, 1979, 11:23-32
47. Nolan DR, Fitzgerad RH, Beckenbaugh RD, et al. Complications of total hip arthroplasty treated by reoperation. J Bone Joint Surg Am, 1975, 57:977
48. Pellicci PM, Wilson PDJ, Sledge CB. Revision total hip arthroplasty. Clin Orthop, 1982, 170:34
49. Ali Khan MA, O'Driscoll M. Fractures of the femur during total hip replacement and their management. J Bone Joint Surg Br, 1977, 59:36
50. Jensen TT, Overgaard S, Mossing NB. Partridge cerclene system for femoral fractures in osteoporotic bone with ipsilateral hemi/total arthroplasty. J Arthroplasty, 1990, 5:123-126
51. Dysart SH, Savory CG, Callaghan JJ. Nonoperative treatment of a postoperative fracture around an uncemented porous-coated femoral component. J Arthroplasty, 1989, 4:187-190
52. Parrish TF, Jones JR. Fractures of the femur following prosthetic arthroplasty of the hip. J Bone Joint Surg Am, 1964, 46:241-248
53. Pankovich AM, Tarabishy I, Barmada R. Fractures below no-cemented femoral implants: Treatment with Ender nailing. J Bone Joint Surg Am, 1981, 63:1024-1025
54. Kolstad K. Revision THR after periprosthetic femoral fractures: An analysis of 23 cases. Acta Orthop Scand, 1994, 65:505-508
55. Peters CL, Rivero DP, Kull LR, et al. Revision total hip arthroplasty without cement: subsidence of proximally porous-coated femoral components. J Bone Joint Surg Am, 1995, 77:1217-1226
56. Berry DJ, Harmsen WS, Istrup D, et al. Survivorship of uncemented proximally porous-coated femoral components. Clin Orthp, 1995, 319:168
57. Malkani AL, Lewallen DG, Cabanela ME, et al. Femoral component revision using an uncemented, proximally coated, long-stem prosthesis. J Arthroplasy, 1996, 11:411-418
58. Mulliken BD, Rorabeck CH, Bourne RB. Uncemented revision total hip arthroplasty: A 4-to-6-year review. Clin Orthp, 1996, 325:156-162
59. Kavanagh BF. Femoral fractures associated with total hip arthroplasty. Orthop Clin North Am, 1992, 23(2):249-257
60. Amstutz HC, Ma SM, Jinnah RH, et al. Revision of aseptic loose total hip arthroplasties. Clin Orthp, 1982, 170:21-33
61. Callaghan JJ, Salvati EA, Pellicci PM, et al. Results of a revision for mechanical failure after cemented total hip replacement. J Bone Joint Surg Am, 1985, 67:1074-1085
62. Kavanagh BF, Ilstrup DM, Fitzgerald RH. Revision total hip arthroplasty. J Bone Joint Surg Am, 1985, 67:517-526
63. Kershaw CJ, Adkins RM, Dodd CAF, et al. Revision total hip arthroplasty for aseptic failure: a review of 276 cases. J Bone Joint Surg Br, 1991, 73:564-568
64. Retpen JB, Jensen JS. Risk factors for recurrent aseptic loosening of the femoral component after cemented revision. J Arthroplasy, 1993, 8:471-479
65. Sandhu SS, Fern ED, Parsons SW. An improved cementing technique for revision hip surgery after peri-prosthetic fractures. Injury, 1999, 30:195-198
66. Yablon I. The effect of methylmethacrylate on fracture healing. Clin Orthp, 1976, 114:358-363
67. Chandler H, Clark JC, Murphy S, et al. Reconstruction of major segmental loss of the proximal femur in revision total hip arthroplasty. Clin Orthp, 1994, 298:67-74
68. Wong P, Gross AE. The use of structural allografts for treating periprosthetic fractures about the hip and knee. Orthop Clin North Am, 1999, 30(2):259-264
69. Incavo SJ, DiFazio F, Wilder D, et al. Longitudinal crack propagation in bone around femoral prosthesis. Clin Orthop, 1991, 272:175-180
70. Jones DG. Bone erosion beneath Partridge bands. J Bone Joint Surg Br, 1986, 68:476
71. Tadross TSF, Nanu AM, Buchanan MJ, et al. Dall-Miles plating for periprosthetic B1 fractures of the femur. J Arthroplasty, 2000, 15:47-51
72. Venu KM, Koka R, Garikipati R. Dall-Miles cables and plate fixation for the treatment of peri-prosthetic femoral fractures: Analysis of results in 13 cases. Injury, 2001, 32(5):395-400
73. Dennis MG, Simon JA, Kummer FJ, et al. Fixation of periprosthetic femoral shaft fractures occurring at the tip of the stem: A biomechanical study of 5 techniques. J Arthroplasty, 2000, 15:523-528
74. Radcliffe SN, Smith DN. The Mennen plate in periprosthetic hip fractures. Injury, 1996, 27:27-30
75. Noorda RJP, Wuisman PIJM. Mennen plate fixation for the treatment of periprosthetic femoral fractures: A multicenter study of

thirty-six fractures. J Bone Joint Surg Am, 2002, 84: 2211-2215

76. Head WC, Malinin TI, Mallory TH, et al. Onlay cortical allografting for the femur. Orthop Clin North Am, 1998, 29(2): 307-312
77. Brady OH. Periprosthetic fractures after major joint replacement: The treatment of periprosthetic fractures of the femur using cortical onlay allograft struts. Orthop Clin North Am, 1999, 30(2): 249-257
78. Haddad FS, Duncan CP, Berry DJ, et al. Periprosthetic femoral fractures around well-fixed implants: Use cortical onlay allografts with or without a plate. J Bone Joint Surg Am, 2002, 84: 945-950
79. Emerson RH Jr, Malinin TI, Cuellar AD, et al. Cortical strut allografts in the reconstruction of the femur in revision total hip arthroplasty: A basic science and clinical study. Clin Orthop, 1992, 285: 35-44
80. Park JH, Paprosky WG, Jablonsky WS, et al. Femoral strut allografts in cementless revision total hip arthroplasty. Clin Orthp, 1993, 295: 172-178
81. Springfield DS. Massive autogenous bone grafts. Orthop Clin North Am, 1987, 18: 249-256

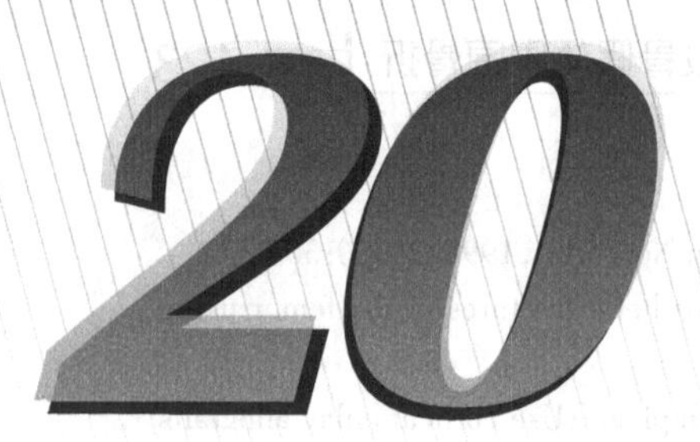

第二十章 关节损伤及关节软骨组织工程

FRACTURES AND JOINT INJURIES

第一节 关节的基本结构与功能······425
一、关节囊和韧带······425
二、滑液······425
三、关节软骨······425
四、关节的其他结构······426
第二节 关节的运动······427
一、关节运动的基本形式······427
二、影响关节运动的因素······427
第三节 关节损伤的分类及病理改变······428
一、关节损伤的分类······428
二、关节损伤的病理改变······429
第四节 关节损伤的诊断原则······430
一、病史采集与分析······430
二、关节的物理检查······430
三、关节的辅助检查······431
第五节 关节损伤的治疗······431
一、开放性损伤的治疗······431
二、闭合性损伤的治疗······431
第六节 关节软骨损伤的治疗······432
一、关节软骨表层损伤的治疗······432
二、全层软骨损伤的治疗······432
(一) 刺激关节自身修复与再生······432
(二) 自体软骨膜与骨膜移植修复关节软骨缺损······433
(三) 同种异体骨软骨移植······433
(四) 自体非负重区软骨移植······433
(五) 自体软骨细胞与骨膜移植······433
(六) 组织工程化软骨移植······434
第七节 其他关节结构损伤的治疗······434
一、韧带损伤的治疗······434
二、关节软骨盘损伤的治疗······435
三、关节内骨折······436
第八节 关节损伤的并发症及其防治······436
一、早期并发症······436
二、晚期并发症······437
(一) 关节僵硬······437
(二) 创伤性滑膜炎······437
(三) 关节不稳定与习惯性关节脱位······437
(四) 关节内游离体······438
(五) 骨关节炎与骨坏死······438
第九节 关节软骨组织工程······438
(一) 种子细胞······438
(二) 支架······439
(三) 细胞因子······439

骨与骨之间通过纤维结缔组织、软骨或骨组织相连，构成骨连结。由于身体各部分骨的形态和功能不同，按其连结的方式，可分为两大类：直接连结和间接连结。间接连结又称关节，在结构上的特点是骨与骨之间有空隙及滑液，相对的骨面（关节面）以外有纤维结缔组织膜相连，因而能作较广泛程度的活动。关节是人体骨连结的主要形式，在运动中作成杠杆装置的支点，骨骼以关节为轴心，在肌肉牵动下产生运动。

关节软骨表面光滑，能减少相邻骨之间的摩擦，缓冲运动时产生的震动。关节结构复杂，关节损伤发生率高，损伤后并发症发生率高。

第一节　关节的基本结构与功能

全身各部位的关节无论其大小和形状，都有共同的基本结构，主要包括构成关节相对应的骨端表面的关节软骨、纤维囊、滑膜、滑液、关节内外韧带、关节内软骨盘、关节腔和其他结构。这些结构的有机组合，使关节产生多个方向的移动，并完成各种功能。

一、关节囊和韧带

关节囊附着在构成关节的骨端周围，形成密闭的关节腔。关节囊包括外面的纤维层和内面的滑膜层。纤维层为纤维结缔组织，主要含成纤维细胞、少量脂肪细胞和其他细胞成分。多种细胞成分分布在主要由Ⅰ、Ⅲ型胶原构成的网架上，形成具有较大韧性及一定弹性的保护装置。富含神经及血管。纤维层在不同关节或在同一关节的不同部位其厚度有较大差别。一般而言，在活动度大的关节，纤维层较薄而松弛；在双轴运动的关节，屈、伸侧纤维层较薄，而侧方则较厚，以增强关节的稳定性。较薄的部位常是关节容易脱位的部位，同时也易向外膨出，形成滑液囊。

纤维层在某些部位增厚，形成关节外韧带，以增强关节的稳定性。关节外韧带的分布、方向、厚度、韧性和强度与各个关节的功能相适应。如膝关节内外侧有很强的侧副韧带，前方有髌韧带，而后方则较为薄弱，因而易发生后脱位。韧带的抗张强度大于单纯的纤维层，在遭受暴力时，可在起点、止点、中部导致损伤，表现为起、止点的撕脱骨折、韧带的牵拉伤或完全断裂。在某些关节如膝关节内有前交叉韧带和后交叉韧带，髋关节内有股骨头圆韧带，主要由韧带细胞与Ⅰ、Ⅲ型胶原组成，是关节内的主要稳定机制。

滑膜层在关节囊的内面，为疏松结缔组织，紧贴纤维层，薄而光滑。滑膜层上有许多小的突起或皱襞突入关节，分别称为滑膜绒毛和滑膜皱襞，具有分泌和吸收功能。滑膜分泌的滑液，量虽少，但对关节的运动十分重要。正常情况下，滑膜的分泌和吸收保持一定的平衡，若滑膜分泌的速度超过了吸收的速度，则发生关节内积液。在一些病理状态，如损伤、炎症等情况下，滑膜的绒毛或皱襞可以过度生长并异常血管化，对关节活动功能造成影响。

二、滑　　液

滑液是由滑膜细胞分泌的透明、微黄的黏性液体，呈弱碱性。滑液含多种细胞成分，包括中性粒细胞、淋巴细胞、单核细胞、吞噬细胞和滑膜细胞等，还含有蛋白多糖、透明质酸、酶及一些无机盐成分。通过渗透或“泵”作用，滑液与关节内结构如软骨、韧带等进行物质交换，提供所需营养物质，并带走代谢产物。

滑液所含的黏多糖是保持滑液黏性的主要物质。滑液的黏性主要为关节的运动提供润滑机制，减少关节面的摩擦。滑液所提供的保护机制保证了关节任何情况下的运动需要。当一些病理因素影响了滑液的量和质时，如黏多糖减少，细胞数量增多，水分大量增加等，都会对关节的营养代谢和运动功能造成影响。

由于滑液的特殊成分及对软骨的营养作用，近年来，有研究用正常滑液作为软骨细胞培养基的添加物之一，并取得了良好效果。

三、关 节 软 骨

关节软骨构成关节骨端的最表面部分。大多数为透明软骨，少数为纤维软骨。关节软骨的厚度在不同的关节面，或同一关节的不同部位是不一致的，一般为 2~7mm 厚。正常关节软骨表明光滑、微呈蓝色，富有弹性，其弹性为 $20mm/m^2$，相当于汽车轮胎的弹性，在运动时有减轻冲击、吸收震荡、分散应力的作用，因此能承受极大的负荷。关节软骨本身的结构不具有降低摩擦性的作用，其表面的滑液是减少摩擦的主要原因。据报道，有滑液的关节软骨摩擦系数在 0.002 以下，这是维持关节运动的主要机制之一。

软骨的组织结构分为四层，从表层向深层分别为表层、过渡层、深层和钙化层。在不同区域、不同层次，细胞的代谢活动亦不同。在成人，表层细胞密度较大，越向深层，细胞密度逐渐减少。表层最薄，为扁平的软骨细胞，含水量最多，而蛋白多糖含量最低，细胞密集地排列在均匀的薄层胶原纤维上。此层含有两层胶原：第一层是薄的光滑层，由五层彼此平行排列的胶原纤维覆盖在软骨表面，赋予软骨很强的力学性能；第二层由垂直于关节面的胶原纤维组成。表层的特殊组织结构决定了软骨的力学性能，同时也是阻止大分子如滑液中的抗体进入软骨的屏障，使软骨不受免疫系统影响。如果表层破坏，不但影响关节软骨的力学性能，也破坏了这种屏障作用，易发生免疫反应及炎症反应，而导致骨关节病。过渡层有圆形的软骨细胞，被细胞外基质围绕，胶原纤维是随机排列的，蛋白多糖含量高。深层的软骨细胞聚集呈柱状，细胞量最少，由软骨细胞分泌的基质量也是最少的。蛋白多糖含量高，含水量低。胶原纤维一般是朝向关节面排列，大约 55μm 直径的大束纤维交叉随机排列。一条波浪状的、不规则的潮标将深层与钙化层分开。超微结构显示潮标为一层纤维束，作为非钙化层的胶原纤维穿越进入钙化层的一种阻止机制。潮标的小间隙为提供营养物质通过的渠道。潮标的结构是高度多变的，不规则，与广泛的退变损害相关，在关节周围非负重区最突出。钙化层紧贴于软骨下骨，是由位于非钙化层间隙的圆软骨细胞的特性决定的，此层缺少蛋白多糖，胶原纤维垂直于关节面排列，并固定在钙化基质上。扫描电镜显示，在钙化层和非钙化层界面间小纤维束聚集成为大束。在深层和钙化层的纤维直径较粗。

软骨细胞是软骨的功能细胞，是特化的高分化细胞。在成人，约为软骨组织的 1%。在不同部位的软骨，细胞的数量、形态也是多变的，产生的细胞外基质、胶原组织、蛋白多糖和非胶原蛋白是高度有序的结构，在软骨的不同层次，其代谢活动也不同，如在表层的软骨细胞合成聚蛋白聚糖、非聚蛋白聚糖的量比深层软骨细胞合成的蛋白聚糖多。软骨细胞接受由细胞外基质传导的电学、力学、物理化学信号，并产生应答调节细胞的代谢活动。软骨细胞在培养条件下易出现去分化现象，大约在 4 代以后有成纤维细胞表型。

软骨组织含有大量细胞外基质，主要由组织液和大分子组成，包括胶原，蛋白聚糖和非胶原蛋白。在不同的关节其含量和分布不同。组织液主要含有水及可溶性电解质、气体，小分子蛋白和代谢产物。组织液和基质大分子间的相互作用提供软骨的强度和弹性。

胶原有多种类型，其中Ⅱ型胶原占关节软骨胶原量的 80%~90%，其他还有Ⅹ型、Ⅸ型、Ⅺ型。Ⅱ型、Ⅸ型和Ⅺ型胶原是关节软骨组织特异性的，这些胶原纤维互相交织成网，形成细胞外支架，赋予软骨的形成和构建、张力强度和力学特性。

非胶原蛋白是关节软骨的另一种成分，如锚定蛋白 CⅡ，有助于软骨细胞锚着在胶原纤维上。其他的非胶原蛋白包括肌腱蛋白和纤连蛋白，则对软骨细胞和基质间的相互作用产生影响，并在关节炎和骨关节炎中起重要作用。软骨基质蛋白与软骨细胞结合则可增加骨关节炎的发生。在关节炎时，软骨细胞能表达软骨基质蛋白。

由于关节软骨缺少血管、淋巴管和神经，其营养主要由滑液获得。滑液是从滑膜超滤过产生的血浆，含有水和营养物质，如电解质、小分子、糖和代谢产物，如氧和二氧化碳。滑膜细胞能合成透明质酸蛋白酶和炎症介质，在关节炎时影响关节软骨。滑液的营养物质要达到软骨细胞必须通过两个灌注系统，一个是滑膜，另一个是软骨基质。

四、关节的其他结构

1. 关节内软骨　在膝关节、尺腕关节、颞下颌关节和胸锁关节内有独立的关节内软骨，又称软骨盘。关节内软骨为纤维软骨，主要由软骨细胞及胶原组成。过去认为关节内软骨无血运、神经及淋巴管。近年的研究发现，膝关节半月板外侧与滑膜紧密接触部分有一定的血液供应，而靠近内侧的游离缘是无血供的，因此在治疗上主张区别对待。有血供的部分损伤后有可能愈合，因此应予以修复，而游离缘则难以修复。关节内软骨的主要作用是填充部分关节间隙使关节的两个面更加适应，既可增加关节的稳定性，又可增加关节的活动轨迹，同时有吸收震荡、分散应力的作用。

2. 关节盂唇　少数关节（如肩关节、髋关节）关节窝的周围附着一层环形的纤维软骨，称为盂唇。关节盂唇牢固地附着在其基底的骨质上，有加深关节窝、增强关节稳定性的作用。关节盂唇的游离缘无血供，主要依靠滑液营养，一旦损伤，自身修复能力差。

第二节　关节的运动

一、关节运动的基本形式

关节运动是一个复杂的过程。由于关节的结构、形态不同，其运动的形式多种多样，但有其共同性，主要有以下几种基本形式。

1. 滑动运动　在关节面相对平整、形态基本一致的关节，如腕骨和跗骨间关节，在其运动时，可观察到滑动，其移动距离小，只有很小的移位。有时也可见到轻微的成角运动及旋转运动。这种运动常与其他关节的运动协调才能有较大范围的运动。

2. 成角运动　构成关节的两骨端发生在轴线上的运动，产生一定的角度为成角运动。通常有两种形式，即屈和伸、展和收的运动。

(1) 屈伸运动：围绕关节冠状轴的运动为屈伸运动。这种运动使两骨端之间的夹角增加或减少。若以中立位为0°，夹角增加为屈，夹角减少为伸。如肘关节伸直为0°，当运动时角度加大，为肘关节屈曲运动；相反，使角度减少，甚至成负数（过伸肘关节）时为伸直运动。正常情况下，有些人的肘关节囊比较松弛，可有5°~10°过伸运动。

(2) 内收和外展运动：围绕关节矢状轴的运动为内收和外展运动。如上肢在伸直位，腕关节向尺侧的运动为内收运动，向桡侧的运动为外展运动。而手指的内收、外展运动则是以中指为标准，向中指靠拢的运动为内收，远离中指的运动为外展。

3. 旋转运动　旋转运动为围绕骨干纵轴的运动。如构成肩关节的肱骨向内的旋转（内旋或旋前）和向外的旋转（外旋或旋后）运动。当屈肘90°时，前臂的旋转则发生在尺桡上关节和尺桡下关节之间，桡骨围绕尺骨旋转。旋转运动的弧度与关节的结构密切相关，如膝关节仅有很小的旋转运动，而尺桡上、下关节的旋转运动则较大。

4. 环转运动　同时发生在冠状面和矢状面的关节运动为环转运动。如肩关节可进行屈、伸、展、收、联合的环转运动，这是上肢灵活功能的运动学基础。

解剖学研究发现，人体的每一个关节的关节面都不是对称的，为非标准几何图形，因此在关节运动时，很少为单一的屈、伸或展、收运动。在运动的不同时段，其运动轴不断发生动态改变，使关节既有灵活性，又保持稳定性。

在日常活动中，常是多个关节的协同运动。如肩关节的环转运动，除了肱盂关节的运动外还包括了肩锁关节、肩胸关节和肩胛骨体在胸壁的协同运动。这一点有重要的临床意义，如当盂肱关节因某些因素不能运动时，则有肩胛骨体与胸壁间的运动来代偿，在肩周肌肉肌力正常情况下，这是肩关节融合术作肩关节动力性功能重建的主要依据。

二、影响关节运动的因素

1. 关节解剖结构的完整性　构成关节的解剖结构异常，如构成关节的骨结构和位置异常（如关节脱位），关节软骨损伤，关节囊损伤，关节内、外韧带损伤及关节面的骨折，关节内软骨盘损伤等，均可影响关节的运动范围及运动轨迹。

2. 关节内的组织增生　关节内滑膜组织过度增生嵌入关节内、关节内异物（包括游离体）等阻碍关节的运动。

3. 滑液质和量的改变　关节液是关节软骨的重要营养来源及润滑机制，一旦滑液的成分发生改变或量的增加，都会影响关节软骨的营养及代谢活动，导致滑膜、软骨、韧带的病理改变，影响关节运动。

4. 关节炎症　任何原因导致的关节内感染，无论是细菌性炎症或非特异性炎症，不仅引起关节内结构改变，同时引起关节疼痛，关节外肌肉痉挛，使关节运动受到影响。

5. 动力肌改变　关节的主动运动依靠动力肌的收缩和舒张。任何原因导致动力肌的痉挛、麻痹或萎缩（如周围神经病变、脑或脊髓病变）、损伤（肌肉损伤、断裂、起止点撕脱或移位），以及在动力肌损伤后采用肌移位术重建运动功能时的肌肉张力调节不好或起、止点重建不稳、力线发生改变等，均可影响关节运动功能。

第三节　关节损伤的分类及病理改变

一、关节损伤的分类

关节结构复杂，形态各异，致伤因素不同，导致的结果差别很大，临床上一般将关节损伤按以下原则分类：

1. 根据关节腔是否与外界相通分类　可分为开放性损伤和闭合性损伤。开放性损伤一般是指暴力因素直接穿过关节囊，使关节腔与外界相当。通过伤口带入异物、病原菌，易导致关节感染。闭合性损伤是致伤物直接或间接作用于关节，并未导致关节囊破裂，可能会在关节囊表面皮肤有伤口，但其深度未达关节腔。只要经过合理治疗，一般不会导致关节感染。

2. 根据损伤程度分类　可分为关节挫伤，扭伤，关节内骨折，关节脱位，关节骨折脱位。

(1) 关节挫伤：一般是关节遭受直接暴力，损伤因素经皮肤传导到关节内，引起关节囊、滑膜损伤，出血，关节肿胀，疼痛，活动障碍。可出现皮下淤斑。经保守治疗可痊愈。若损伤程度较重，在出血停止后，滑膜的修复尚不完全，使滑液分泌增多，纤维素渗出，炎性细胞增多，使关节持续肿胀，疼痛，功能障碍，称为创伤性滑膜炎。经过积极、正确治疗，仍可痊愈。

(2) 关节扭伤：一般是暴力并不直接作用于关节，而是由远离关节部位的损伤通过力的传导，或通过杠杆作用，间接作用于关节，导致关节结构的损伤。较典型的损伤是足部着地姿势不当或跌倒，踝关节（或膝关节）处于内翻（或外翻）位，使关节囊、韧带损伤。可引起韧带撕裂，松弛，但连续性存在；韧带完全断裂；韧带附着的骨撕脱骨折；关节内出血等。

(3) 关节内骨折：无论是直接暴力或间接暴力作用于关节，可引起关节内骨骨折。一般这种暴力常较大，如高处坠落时，足着地，暴力沿胫骨向近端传导，加上落下时的身体重力作用，导致胫骨平台骨折。根据暴力的大小，受伤姿势，这类骨折可出现多种类型。由于骨折影响了关节面的光滑平整，且软骨的再生能力极低，应尽量争取解剖复位。关节内骨折易引起骨关节炎。

(4) 关节脱位：可由直接暴力或间接暴力引起。暴力作用使构成关节的骨端突破了关节囊的薄弱处而发生两骨端的位置改变。常见的关节脱位有肩关节的前脱位、肘关节后脱位、髋关节的后脱位、膝关节后脱位等。导致关节脱位的暴力常较大，首先是两骨端关节面的碰撞，导致关节软骨、关节内软骨盘、韧带损伤，若此时暴力未显著衰减，则可使一侧骨端突破关节囊的薄弱处而发生半脱位或脱位。因此关节脱位不只是关节囊的损伤，常合并不同程度的关节软骨、韧带损伤。早期处理，即时进行复位和固定，适当的康复治疗可使损伤组织得到良好修复，可不遗留并发症。若处理不当，损伤组织修复不良，可发生关节僵硬，再脱位或习惯性脱位。若损伤早期未能作出明确诊断，使关节脱位一直存在，超过 2~3 周则为陈旧性脱位，此时手法复位将难以成功。

(5) 关节骨折脱位：在关节脱位的同时合并关节内骨折，为关节骨折脱位。这类损伤的关节遭受的暴力较强，在导致骨折时并未使暴力衰减，力量继续作用发生骨折脱位。最常见的是肘关节内侧髁或外侧髁骨折合并后脱位；肩关节脱位合并肱骨大结节骨折，肩关节脱位合并关节盂骨折；髋关节脱位合并髋臼骨折等。有时常规 X 线检查不能发现骨折，必要时应进行 CT 检查以助确诊。

临床上有时在发生关节脱位的同侧肢体或构成关节的骨干同时发生骨折，常只注意了骨折的诊断治疗而忽略了关节脱位的即时诊断与治疗，注意了关节脱位而忽略了骨干骨折。如股骨干骨折合并髋关节脱位在诊断、治疗中出现的疏忽已不是少见的现象。临床医生应有整体观念，仔细查体，进行必要的特殊检查，避免出现这样的错误。

3. 根据损伤的组织分类 可分为关节软骨损伤、关节内软骨盘损伤、关节内韧带损伤。

(1) 关节软骨损伤：只要有关节骨端的碰撞均会发生关节软骨损伤，尤其在运动过程中，这种损伤十分常见，但并不一定被重视。较轻微的损伤可能只发生关节软骨面的小区、损伤表浅，常不引起患者及医生的重视，多以关节挫伤行保守治疗。较重的损伤可发生关节面软骨骨折、碎裂、脱落，出现较重的疼痛及一定程度的功能障碍。后期可出现关节内游离体或脱落的软骨碎片引起关节卡锁，常在关节镜检查时才得以确诊。由于软骨的自身修复能力极差，晚期常发生骨关节炎。

(2) 关节内软骨盘损伤：临床上软骨盘损伤多见于膝关节半月板损伤，常为扭转暴力引起。半月板损伤可以发生在不同部位，临床症状及功能障碍程度在不同个体差异较大，常需要 MRI 或关节镜检查才能确诊。半月板在关节内有重要的生理功能。正常情况下，半月板作为两个垫子垫在胫骨和股骨之间，使两关节面非常适应，均匀地将应力分散至整个关节软骨面上。当半月板切除后，则应力集中在胫骨平台中心的软骨面上，其承受的应力增加了 3 倍，对受力中心的软骨造成损害，软骨细胞易于老化、胶原纤维变性，后期骨关节炎的发生率较没有切除半月板的高很多。因此现在主张对半月板的损伤根据不同情况选择不同的治疗方法。

(3) 关节内韧带损伤：具有重要临床意义的关节内韧带损伤是膝关节内的交叉韧带。无论是前交叉韧带或后交叉韧带损伤后，膝关节都失去了关节内的稳定机制，股骨髁的运动轨迹发生改变，膝关节的运动轴及负重轴线发生偏移，均可导致膝关节不稳定，后期继发骨关节炎。

4. 根据致伤暴力作用时间分类 可分化急性损伤、慢性损伤。急性损伤是指暴力作用的瞬间即发生的关节损害，如交通事故伤、跌倒等。由于慢性累积性暴力，如长期从事登山、攀岩、长跑职业者，易致关节慢性损伤。急性损伤延迟诊断或未进行早期有效治疗，也可迁延成为慢性损伤。一般认为，急性损伤后 2~3 周即为慢性损伤。

二、关节损伤的病理改变

1. 关节囊的病理改变 较轻的暴力可致关节囊挫伤，重者可使关节囊破裂，发生关节脱位。损伤的关节囊在滑膜层及纤维层均表现为明显的创伤反应，微血管破裂出血、体液渗出、修复细胞增生、细胞分泌基质增加、胶原纤维增生，最终达到组织愈合。在正常情况下，经过良好治疗可以痊愈。如果暴力因素强大，损伤严重，处理不当，这一修复过程可能被延迟。

2. 滑液的病理改变 滑膜遭受创伤后，滑膜细胞增生活跃，分泌滑液量增加；血管通透性增加，使血浆渗出，纤维蛋白进入关节内；炎性细胞增多、集聚；关节液糖消耗增加，使糖含量减少；细胞分泌的蛋白溶解酶，使软骨表面胶原成分破坏。由于滑液的质和量均发生改变，滑液对软骨的营养作用、润滑机制、保护作用均受到影响，加重了软骨的损害。

3. 关节面软骨的病理改变 软骨遭受创伤后，细胞肿胀、崩解、坏死、碎裂、脱落，软骨组织间出现裂隙，或称为软骨微小骨折；软骨细胞损伤后，分泌蛋白质溶解酶及胶原酶，使软骨基质遭受破坏，蛋白聚糖降解或丧失，胶原纤维暴露，逐渐出现老化，导致软骨进一步损害；严重软骨面损伤可致软骨下骨暴露，甚至软骨下骨骨折，出血，形成新骨，使骨的硬度增加，呈象牙样改变，使软骨的弹性下降，正常软骨的吸收震荡、缓冲应力的生物力学功能降低；软骨微细骨折间隙被肉芽组织充填，经磨造逐渐形成纤维软骨，部分软骨钙化，形成骨赘，骨赘碎裂成片，成为游离体。

第四节 关节损伤的诊断原则

一、病史采集与分析

对于关节损伤的诊断与其他骨关节疾病一样，需要详细收集病史，并对其进行分析、综合，提出进一步检查的方案。在病史采集中，除收集常规的一般情况外，应特别注意以下几点：①受伤的时间、地点、环境；②致伤物的性质、质量、速度、作用方向及时间；③受伤时肢体所处的姿势；④伤时的急救措施；⑤伤后的检查结果及曾经接受过的治疗方法及其治疗效果；⑥目前存在的主要问题；⑦有无合并伤及对合并伤的诊治经过；⑧过去有无类似损伤或同一部位有无重复损伤等。病史采集越详细，对诊断治疗的帮助越大。在系统地采集病史之后，对关节损伤进行初步分析，决定对其进行物理检查的重点和拟采取的检查方法。根据物理检查结果，结合病史，制定出特殊检查的项目。多数情况下，不需要实施特殊检查的全部项目，只要针对性地选择 1、2 项可能对诊断有重要意义的项目。原则是从一般项目开始，如常规 X 线摄片，必要时再进行 CT 或 MRI 或关节镜检查。在保证准确诊断的前提下，选择操作简单、费用少的项目。

二、关节的物理检查

在各论中将会对各个关节损伤的检查法详细介绍，本节重点介绍关节物理检查的基本原则。

1. 充分暴露 关节损伤有时并不是孤立的，常合并其他损伤，需要充分暴露肢体才能进行全面而又有重点的检查。临床上常见的漏诊情况，如髋关节脱位合并股骨干骨折，腕关节骨折脱位合并尺或桡骨骨干骨折，或远离关节其他部位的合并伤未被发现，多是因为暴露不充分、检查不仔细造成的。在充分暴露进行检查时，应有适当的隔离，注意保护患者的隐私部位；避免暴露时间太长而受凉。

2. 系统与重点检查相结合 在高能量暴力损伤时，特别要注意全身系统检查，以判断是否有合并危及生命的严重损伤，同时应重点检查损伤局部，判断损伤的部位、损伤程度、损伤性质、有无合并伤等，避免发生漏诊、误诊。

3. 对比检查 对一些暴力不大、症状较轻、功能障碍不明显的损伤，应注意双侧肢体对称部位的对比检查，可发现较微小的关节损伤或轻度的脱位。

4. 检查手法正确、轻柔 关节损伤的检查切忌粗暴，一般从健康部位开始，逐渐到损伤部位。手法轻柔，不可强行进行增加患者痛苦的功能检查。检查手法操作要正确，才能获得正确的信息。

5. 正确理解特殊体征在诊断中的作用 在对每一个关节进行检查时，都有一些特殊检查法表达一些特殊的体征，并具有特殊的临床意义。这些特定检查对诊断有很大帮助，但应正确分析和理解其意义。如检查髋关节的 Bryant 三角的底边缩短只能说明大转子上移，应结合其他检查法寻找出大转子上移的原因，可能是股骨颈骨折，髋关节前脱位、后脱位或中心性脱位，或髋关节后脱位合并髋臼骨折。Thomas 征只能说明髋关节强直，应进一步分析其引起强直的病因。

6. 关节活动度的检查应以解剖学统一的度量标准为准，一般以肢体在伸直位为 0° 计算，远离 0° 位为屈曲的角度，向 0° 位靠近的角度为伸直角度；超过 0° 位的伸直角度为过伸角度。旋转活动为围绕骨干纵轴的运动，如前臂的旋转活动侧以上臂内收、屈肘 90°、前臂中立位为标准。

7. 动态观察 某些损伤早期的检查并不能完全反映患者的伤情，如腕关节损伤，早期常被认为是关节扭伤或挫伤，甚至 X 线片也未能反映出骨折脱位。在高度怀疑而早期又不能完全确诊时，应动态观察，2~3 周后复查，有可能发现微小骨折、脱位或关节不稳定。

8. 重视综合运动功能检查 关节运动需要神经、肌肉的参与。关节运动障碍不一定是关节疾患引起，应检查关节的主动活动和被动活动。若被动活动正常而主动活动不能，则应仔细检查与关节活动相关的肌肉及神经支配。如高位神经损伤时，可引起肌肉麻痹，使相应的关节发生运动障碍，主要表现为主动活动不能而被动活动正常。

三、关节的辅助检查

1. X线检查　关节损伤应常规进行X线摄片检查。一般应包括正位、侧位，若有需要，还应包括斜位等。如腕、手各关节的X线摄片，若只有正位、侧位，由于侧位重叠影像太多，很难准确判断损伤部位及性质，一般都应加摄斜位片。为了确定关节的稳定性，有时还需要在过伸、过屈、尺偏、桡偏位摄片。对于某些部位如腕舟骨、髌骨、跟骨，还应拍摄轴位片。

2. CT检查　CT检查能准确地判断出微小骨折、关节内结构的损伤程度、准确的损伤部位及骨折移位情况，对选择治疗方法提供重要参考依据。有条件可以进行CT三维重建，能更准确和直观地观察骨折的程度和移位情况。

3. MRI检查　MRI（magnetic resonance imaging）检查是利用磁共振成像的原理对关节结构进行检查的方法，具有高对比度、无骨伪影、无损伤等优点，能较好地显示肌腱、韧带等软组织和关节内软骨，对隐匿性骨折也有较高的诊断价值。缺点是价格较高，对一些病损的三维诊断有一定困难，体内存在金属异物也不能应用。

4. 关节镜检查　关节镜是将光学系统与手术器械、电视摄像系统联合应用，进行关节内病变诊断、治疗的一套特殊装置。经过20多年的发展，目前这一系统已广泛用于大、小关节，如膝、肩、肘、腕、掌指关节等。近几年又发展了针对某些软组织损伤、疾病的治疗系统，逐渐形成内镜系统。通过关节镜的冷光源系统，能在直视下诊断关节内病损，亦可通过摄影像系统反映在电视荧光屏上，可以供多个操作者观察，可贮存图像供教学用。通过关节镜的套筒放入手术器械，对损伤、病变组织进行切除、分离、缝合修补，或植入修复材料，重建关节内结构。由于关节镜系统创伤小、操作不复杂，并发症少，已广泛用于关节损伤、疾病的诊断和治疗，逐渐成为门诊诊断的常规操作技术。

关节镜检查要求按严格的操作规程、绝对的无菌技术、并熟悉关节的影像表现；在某些疑难情况下可以切取组织行病理检查，在关节伤病的诊断中越来越发挥重要作用。但关节镜检查有时也会出现并发症，如粗暴操作造成的附加损伤、出血；对影像学不熟悉导致的误诊、漏诊；关节内感染等。为避免并发症，操作者均应接受系统的训练，并在实践中不断总结经验，提高技术水平。

第五节　关节损伤的治疗

各部位关节损伤的治疗在各论中有详细介绍，本节重点介绍关节损伤的治疗原则。

一、开放性损伤的治疗

无论何种原因引起的关节开放性损伤，治疗原则是：①变开放伤为闭合伤；②防止感染；③尽可能一期修复各种组织结构；④适时进行功能锻炼，尽可能恢复关节功能。

在开放性损伤的治疗中，清创术是关键，其基本原则见第九章开放性骨折。在关节的开放损伤清创术中有以下几点需特别注意：①避免伤口在冲洗过程中，将外界污染物带入关节腔。比较简单有效的方法是先用无菌纱布填塞伤口，在伤口周围刷洗。取出纱布后，边冲洗边吸引冲洗液。采用大量无菌生理盐水冲洗及吸引，可使外来污染降低到最低程度；②伤口扩创要彻底，但不能矫枉过正，牺牲过多难以判断成活的组织，为闭合创面带来困难；③采用直接缝合，自体带蒂组织移位等方法尽可能修复损伤组织，恢复结构的完整性，并一期闭合创面，为早期功能恢复创造条件。当判断伤口感染难以避免时（如伤口暴露时间太长、创面污染已经十分严重），则不能一期修复及闭合创面，感染基本控制后二期处理；④怀疑有感染可能时，在清创术的同时，在关节内置入冲洗、吸引系统，冲洗液中添加敏感的抗生素，有可能控制感染的发生。

二、闭合性损伤的治疗

对于关节扭伤、挫伤、韧带不完全性损伤等闭合性损伤，早期宜采用局部外固定制动，冷敷，加压包扎等保守治疗措施，大多数可以治愈而不遗留功能障碍。关节内血肿若张力不大，可自行缓慢吸收，若张力较大，疼痛严重，在严密消毒条件下穿刺抽液后加压包扎。2~3周后软组织损伤可得到良好修复，即可开始逐渐增加活动。关节闭合性损伤的早期正确处理常不被患者及医生重视。尽管损伤较轻，若软组织未能有效修复，日后可发生关节囊、韧带松弛，导致关节的稳定性减弱，易再受到损伤，并使组织修复更加困难。最常见的例子是踝关节扭伤，由于早期未能有效修复，以后反复扭伤，最终可致关节囊、韧带松弛、半脱位甚至骨关节炎。

第六节 关节软骨损伤的治疗

关节软骨由特异的细胞外基质包绕稀少的软骨细胞构成。根据损伤类型和修复反应的不同，关节软骨损伤可以分为三个等级：①软骨表面完好的软骨内损伤，伴或不伴软骨下骨损伤；②局限于关节软骨的非全层软骨缺损，未累及软骨下骨；③关节软骨合并软骨下骨的全层缺损。关节软骨内没有血管、神经以及淋巴组织，组织的代谢率较低，其营养物质主要来源于关节内滑液和软骨下骨，通过弥散方式作用于软骨细胞，损伤后其自身修复能力极差。由于外伤和退行性变等引起的软骨损伤可导致关节长期疼痛和功能障碍，是临床上的常见疾病，给患者带来了很大的痛苦和不便。目前的治疗方法，如微骨裂、软骨下钻孔，软骨、骨膜以及软骨膜移植等难以形成正常关节软骨来进行替代修复，多为纤维样软骨或类似透明样软骨而无法达到正常关节的生理需求，组织工程软骨治疗软骨缺损正在试验阶段，也有其局限性。

一、关节软骨表层损伤的治疗

软骨下骨完整的表层损伤大多数采用保守治疗，即早期制动，减少关节活动，急性期过后，若患者疼痛明显，可以关节内注射玻璃酸钠，补充滑液，同时也增强关节的润滑作用，可部分改善临床症状。另外，关节镜下可以冲洗关节腔，清除关节腔内大量的炎性因子和游离的软骨碎屑及软骨表面剥脱的软骨片，可以缓解患者疼痛。有人研究向关节内注射细胞来治疗这类损伤，如自非负重区的自体软骨分离培养的软骨细胞，从自体髂骨抽取的骨髓分离骨髓基质干细胞，经过定向诱导分化为软骨样细胞，经扩增到较大数量后，一次或多次向关节腔内注射，期望细胞能富集于损伤处发挥修复作用。研究结果表明：注入的细胞并不能大量锚定在损伤区，注入前细胞经过Brdu标记，在损伤区并未发现标记细胞的存在。虽然有的研究证实软骨有部分修复，但不能确定是注入细胞发挥的修复作用还是损伤区软骨细胞自身修复。主要原因可能是：①注入细胞的量有限，在关节内滑液的稀释下，细胞数显得更少；②损伤区不能分泌特异的趋化因子，注入细胞不能靶向定位于损伤区；③损伤后，关节内分泌大量的炎性因子，不利于注入细胞的生长繁殖；④滑液在软骨表面（包括损伤区）形成薄膜，妨碍了注入细胞的锚定及生长。总之，关节软骨的表层损伤目前的治疗效果较差，需要继续深入研究。

骨髓刺激修复的原理是将骨髓中的间充质干细胞引至软骨缺损区，干细胞能分化为纤维软骨细胞，构建修复性的纤维软骨。目前使用最多的是微骨折术。微骨折术是在软骨下骨钻孔术的基础上改进而成。微骨折术使用的工具是特制的尖端为圆锥形的凿子，前端有弯曲，利于关节镜下操作，使用凿子在处理后的软骨下骨上凿孔，穿透软骨下骨板，孔间距可掌握在3.0~4.0mm，恰当掌握深度，关节镜下见有脂肪球从隧道中溢出即可，避免过大的操作导致大面积软骨下骨板塌陷。临床及实验研究证明，在4mm直径以下的这类损伤有可能自行修复。修复的组织学显示深层为透明软骨，而表层则为纤维软骨。如果损伤的表层软骨有碎片脱落入关节腔，有可能形成关节内游离体。经检查确诊后，应尽早通过关节镜取出。

二、全层软骨损伤的治疗

对于较大范围的包括软骨下骨破坏的全层关节软骨损伤的修复有过很多研究，其中值得提到的有以下几种方法。

（一）刺激关节自身修复与再生

钻孔术属于骨髓刺激技术。微骨折术亦属于骨髓刺激技术，通过克氏针或微骨折尖锥在软骨损伤区造成骨小梁微骨折，达到修复的目的。组织学表明修复的软骨主要是纤维软骨且纤维软骨会发生退变，因此，仍不能从根本上解决关节软骨损伤的再生问题。

（二）自体软骨膜与骨膜移植修复关节软骨缺损

软骨膜的成软骨作用是Lester（1959）在为儿童漏斗胸畸形的矫正术中发现的。Skoog（1972）在动物实验中证实了来自于肋软骨的软骨膜有成软骨作用。在20世纪七八十年代，有用自体肋软骨膜移植修复掌指关节、肘关节、髌股关节软骨缺损的临床报道。手术中，需将关节软骨切除至软骨下骨，暴露出骨松质，并保持关节端的外形。将整片软骨膜覆盖在裸露的骨面上，生发层朝向关节腔，周围应妥善缝合固定。仔细修复关节囊及韧带。骨膜的生发层细胞被认为含有间充质细胞，在特定条件下，可自发向成骨、成软骨方向分化，因此可用于修复骨缺损及软骨缺损，在20世纪八九十年代有将自体骨膜用于临床的报道。手术方法是：在软骨损伤区经过清创，切除损坏软骨，暴露骨松质至有出血。在胫骨前（或髂骨）切取略大于软骨缺损面积的骨膜，尽量去除骨膜浅层的疏松组织，骨膜深层不带骨块，并保留深层的完整。将生发层朝向关节腔铺于软骨缺损区，缝合或用纤维蛋白胶固定。

虽然软骨膜和骨膜移植可形成透明软骨样修复组织，改善临床症状，但长期效果不理想；Homminga（1990）发现肋软骨膜移植术后1年，关节镜检查90%为关节软骨样组织。8年后再次关节镜检查，60%出现钙化。

（三）同种异体骨软骨移植

McDermott（1984）曾用同种异体关节软骨移植修复关节软骨缺损，其方法是将同种异体关节的软骨及软骨下骨在无菌条件下切取，经过深低温冷藏1~3个月后复温，用于修复关节软骨缺损，获得部分成功，远期疗效尚不确定。其优点在于能将完整的关节软骨移植于缺损处，提供完整的软骨基质，恢复关节的外形。主要存在以下问题：①免疫排斥反应：由于软骨无血管、神经、淋巴，软骨细胞位置固定，过去一直认为软骨是免疫豁免区，同种异体移植不发生免疫反应。然而在切取、处理、移植过程中，使软骨细胞及陷窝受到破坏，释放出抗原物质，产生免疫反应；同时，与软骨相连的骨也存在免疫反应。经低温冷冻处理可降低其免疫源性；②营养来源：移植的骨软骨需要从受区尽快获得营养，软骨通过滑液，骨通过血液循环重建，在一段时间内，其营养来源是有限的。营养条件改变使骨软骨发生退变、坏死，影响了移植骨软骨的质量，同时移植骨软骨的坏死会影响周边正常骨软骨的代谢；③移植的骨软骨很难与损伤区解剖相匹配，难以愈合。因此这种治疗方法尚需进一步研究、提高其治疗效果。

（四）自体非负重区软骨移植

Scheibel M等（2004）用自体膝关节软骨移植修复肩关节软骨缺损，取得较好的早期临床效果。目前自体软骨移植术的代表为马赛克移植关节成形术。其方法是通过关节镜技术确定关节软骨损伤，并打磨至软骨下骨。根据缺损的大小，再从自体关节非负重区取多个圆柱状的骨软骨移植物，再将这些骨软骨移植物以压配的方式嵌入修整后的软骨缺损处。经过短期关节制动后，不负重行走，术后3、4周需限制患肢负重以防移植体内陷，并使用CPM锻炼。这一治疗方法的优点是移植材料是全层骨软骨，有相同的结构和功能，并有良好的力学强度。自20世纪90年代用于临床以后，取得一定效果。但对较大范围缺损其修复效果不好。一般认为该方法适于在软骨缺损面积小于$4cm^2$、损伤深度小于10mm的病例中开展。这一技术存在的主要不足是：①虽然切取非负重区软骨，但毕竟是一种创伤，供区缺损很难完全修复，因此易导致骨赘形成，关节退变，影响关节功能；②移植的骨软骨复合体在受区很难嵌合紧密，常易遗留一定程度的间隙，导致关节软骨面不平；③这种移植的软骨再生能力极弱，很难达到移植物与宿主间软骨的完全愈合，后期发生骨关节炎的机会较大；④移植物的固定也是一个尚待解决的问题。

（五）自体软骨细胞与骨膜移植

Grande（1989）首先尝试用兔自体关节软骨细胞移植加自体骨膜移植修复关节软骨全层缺损。6周后组织学检查发现有82%软骨修复，而对照组只有18%。其基本方法：在非负重区凿取小块软骨作细胞分离培养、扩增，达到一定数量后，再经过关节镜明确关节软骨缺损的部位，切除病损软骨至软骨下骨，同时切取自体胫骨骨膜，缝合覆盖软骨缺损区，在骨膜下注射自体软骨细胞悬液。术后经过一段时间制动以后逐渐恢复功能训练。Brittber(1994)用于临床治疗16例，经16~66个月随访，14例效果满意，其中15例活检，

11 例证明为透明软骨，免疫组化检查为Ⅱ型胶原阳性，优良率为 78.5%。1997 年 8 月美国 FDA 批准用于临床。Peterson（1998）对 219 例患者经过 2~10 年随访，组织学发现 74% 为透明软骨。但 Richardson 通过关节镜活检，组织学及免疫组织化学检查发现，修复组织表现不均匀，深部为类似透明软骨修复，而浅层更像纤维软骨。这一方法的优点是无免疫排斥反应，临床效果有了提高。存在的问题是：需要多次关节镜操作，增加患者痛苦以及患者经济负担；切取非负重区关节软骨可能引起并发症，如关节出血、供区骨赘形成等；植入的细胞可能丢失；从理论上尚未阐明修复作用是来自植入的细胞、植入的骨膜或者是两者的共同作用；术后恢复期长达 1 年左右。

为了解决这些弊端，又产生了第二代自体软骨细胞移植技术，包括基质介导的自体软骨细胞移植术、透明质素支架介导的软骨细胞移植术等。基质介导的自体软骨细胞移植技术是把自体软骨细胞种植到Ⅰ、Ⅲ型胶原复合膜上，复合膜呈双层结构：一层胶原纤维密度较高，利于降低摩擦并阻止软组织生长侵入；一层多孔粗糙，利于软骨细胞附着。透明质素支架介导的自体软骨细胞移植是把软骨细胞种植于多孔、三维的透明质素支架中，这些二代自体软骨细胞移植技术使软骨细胞分布均匀，抑制了软骨细胞的去分化作用，避免了自体切取骨膜，取得了不错的临床效果。

自体软骨细胞移植能修复不超过 $15cm^2$ 的早期关节软骨缺损，这就要求在关节损伤初期，做出即时诊断，一旦确诊即应进行细胞治疗。我国的关节损伤患者就诊较晚，发现的关节软骨损伤较严重，面积较大，难已用细胞治疗修复，应探索适合我国人群特点的治疗方法。

（六）组织工程化软骨移植

随着生物医学工程的发展，组织工程概念被引入到软骨缺损治疗中。软骨组织工程的基本方法是将种子细胞经体外培养扩增后。接种到一种组织相容性好并且可以降解吸收的三维生物支架上，将细胞生物支架复合体植入软骨缺损部位，生物材料逐渐被降解吸收，而种植的细胞继续增生繁殖，形成新的有功能的软骨组织，最终形成一个与正常关节软骨在组织学及生化组成上相同的组织，从而完成软骨缺损的修复。

关节软骨损伤的修复方法很多，但其临床效果均有待提高。临床治疗中，应根据伤者的具体情况，选择合适的治疗方法。小区域软骨缺损的自体软骨细胞移植加骨膜移植修复较好。目前国内尚没有专门进行细胞培养、扩增用于治疗的公司。若医院自行培养、扩增软骨细胞用于治疗，需经过有关部门批准，并要严格控制细胞培养、扩增过程的安全性。骨软骨的全层缺损采用自体非负重区骨软骨镶嵌移植也是可选择的治疗方法，但对供区的处理要十分注意，尽可能避免骨赘形成，近年来有较多的经冷藏的同种异体骨软骨移植的报道，需对供者进行严格筛查，并进行规范化处理，以保证其临床应用的安全性及有效性。

第七节　其他关节结构损伤的治疗

一、韧带损伤的治疗

1. 关节外韧带损伤　韧带损伤的临床分度：

Ⅰ度：局部有肿胀、压痛，关节运动使韧带紧张时有疼痛，无明显关节松弛现象；

Ⅱ度：局部症状及体征显著，可有皮下淤血或关节内积血，有轻度关节松弛现象；

Ⅲ度：局部症状同上，有明显关节松弛或半脱位，在张力位作 X 线检查可确诊。

关节纤维囊增厚形成的关节外韧带常在直接或间接暴力作用下损伤。治疗的原则是恢复韧带的长度及张力，或重建起止点。早期可采用改变关节位置的外固定方法使韧带自行修复，如踝关节外侧韧带损伤，在外翻位固定 2~3 周，可自行愈合。若伴有较大的撕裂骨折块，即时切开复位，松质骨螺钉内固定或可吸收螺钉内固定。对于韧带的完全断裂，自行愈合的可能性较少，在确诊后，大多数应采用手术探查，明确损伤情况后采用直接缝合或筋膜、肌腱移植修复。术后在韧带松弛位固定 4~6 周，可获得良好功能。对于影响功能的陈旧性韧带损伤，首先采用加强关节周围肌肉肌力（如有指导的适当锻炼）来增加关节的稳定性。

若不奏效，可采用手术方法，切取自体筋膜、肌腱移植重建韧带；或采用人工韧带（如聚四氟乙烯韧带）重建；或采用相邻肌腱或韧带移位修复。术后外固定 4~6 周后开始功能锻炼。

2. 关节内韧带损伤　关节内韧带损伤是指髋关节的圆韧带、肩关节的肱二头肌长头、膝关节的交叉韧带损伤。一般认为，股骨头圆韧带损伤可不修复，不影响关节的稳定性。肩关节的肱二头肌长头肌腱断裂发生机会少，发生在起点上的撕脱，若阻挡肩关节活动，应手术修复。临床上最多见的是膝关节交叉韧带损伤，由于交叉韧带在膝关节稳定性中的重要作用，是研究最多，也是修复方法最多的关节内韧带。膝关节交叉韧带损伤是膝关节常见损伤之一，膝关节交叉韧带损伤后会造成严重的膝关节不稳。对于膝关节交叉韧带损伤现在公认的治疗方法是关节镜下韧带的重建。主要包括下列方法：①自体肌腱移植：半腱肌肌腱或半膜肌肌腱，股二头肌腱，部分髌韧带重建前交叉韧带。但采用自体移植物有很多潜在的问题，如取自体髌腱移植物后的髌骨前方疼痛、髌腱炎、髌腱断裂等并发症，取自体腘绳肌肌腱后会造成腘绳肌肌力下降等。因而造成自体肌腱移植物在膝关节交叉韧带重建时的局限性；②同种异体肌腱移植：优点有：来源充足，取材方便，手术时间短，不对患者造成新的损伤。但采用异体肌腱也存在费用昂贵、免疫原性、疾病传播和体内的再生过程较长等问题；③人工韧带（聚四氟乙烯人工韧带）重建；④组织工程韧带。重建方法的选择及手术操作应根据患者的具体情况，手术医生的经验、患者本人的意愿综合考虑。无论采用何种方法重建，重建的韧带方向要与原来的韧带保持一致，维持韧带的适当张力和妥善的固定，及时功能锻炼也是十分重要的。目前采用较多的固定方法有螺钉固定、自体骨栓固定、同种异体骨栓固定和可吸收螺钉固定，一般认为以自体或同种异体骨栓固定更好。

组织工程韧带修复交叉韧带损伤，其方法是从交叉韧带中分离培养韧带细胞，将其接种在可生物降解的支架材料上，经过体外培养后形成组织工程韧带，用于修复动物交叉韧带损伤。虽然实验研究取得了一定成功，但尚未能用于临床，其主要原因是：①组织工程韧带的营养与代谢，包括血管化尚不清楚；②生物力学强度还不足以承受膝关节的运动；③构建组织工程化韧带还有一些其他科学问题，如选择支架材料、种子细胞及模拟体内生物力学环境的动态培养技术等都尚待研究。

二、关节软骨盘损伤的治疗

关节软骨盘损伤的治疗是目前骨科治疗的难题之一。颞下颌关节软骨盘损伤的治疗可参见颌面外科有关著作。

1. 尺腕关节的软骨盘及三角纤维软骨损伤　腕关节盘横隔于桡尺远侧关节与桡腕关节之间，而将此两关节腔完全隔开。为增强关节的滑动性并防止在回旋时的损伤，有囊状隐窝借以缓冲。三角纤维软骨是腕关节尺侧的缓冲垫，是桡尺远侧关节的主要稳定结构。先天性、创伤性、退变性均可引起腕关节三角纤维软骨损伤。症状主要是慢性腕尺侧疼痛伴有腕部无力，腕关节功能受限，前臂旋转活动及抗旋转活动时引起疼痛，尤以旋后时疼痛加重。体检：腕尺侧、桡尺远侧关节压痛，腕部屈伸、旋转活动受限，握力下降，关节弹响。如伴有周围韧带损伤可发生腕关节不稳定，晚期可出现腕关节创伤性关节炎的表现。常规 X 线摄片不易作出诊断，CT、MRI 或腕关节镜可作出诊断。治疗方法有多种选择：对损伤早期、症状不重者，采用暂时性腕关节固定，如石膏、护腕、绷带包扎等。损伤早期尽量避免腕部活动，5~7 天疼痛减轻或消失后可在外固定的保护下逐渐行腕关节功能活动，做伸握拳动作等。但是，功能活动以不引起尺骨小头周围疼痛的情况下进行。若症状持续，疼痛严重，影响工作，可考虑腕关节镜下的软骨盘切除术治疗。尺骨远端切除由于破坏了腕尺侧稳定性，宜谨慎使用。

2. 膝关节半月板损伤的治疗　膝关节半月板的损伤机制、治疗方法已有很多研究与临床应用（详见本书半月板损伤）。半月板损伤的治疗，以往偏于手术，认为半月板血供差，创伤后难以修复，只有手术切除才是唯一的根治方法。近年来，由于对其功能认识的深化，在处理上也愈趋慎重，由于关节镜外科的进步，半月板的手术也有通过关节镜下进行的，手术方式有半月板全部切除、部分切除以及半月板修复手术和盘状软骨板的成形手术等。急性期：局部冷敷，石膏托外固定，以便消肿止痛。慢性期：保守治疗无效后，应作半月板撕裂部分摘除术，以防止发生创伤性膝关节炎。尽量使用膝关节镜手术，以便术后尽快恢复。

三、关节内骨折

关节内骨折是指关节囊内的骨折。可能有两种情况：一种是影响关节软骨面的骨折，如胫骨平台骨折，髌骨骨折，肘关节的肱骨内外髁及髁间骨折，肱骨小头骨折，桡骨头骨折，尺骨鹰嘴骨折，内外踝骨折，股骨头骨折，腕舟骨骨折等；另一种是骨折线不影响关节软骨面的骨折，如股骨颈骨折、桡骨颈骨折等。关节内骨折的治疗原则：解剖复位；坚强内固定；早期功能锻炼；避免术后外固定；干骺端的骨缺损应予以植骨；纠正干骺端力线。本节主要介绍影响关节软骨面的骨折。

无移位的关节内骨折只需功能位固定4~6周，即可开始功能锻炼。

有移位的关节内骨折应争取达到解剖复位，恢复关节软骨面的平滑，降低创伤性关节炎的发病率。在多数情况下，手法复位难以成功，以切开复位内固定为主要治疗方法。关节内骨折直视下复位容易，但维持复位至愈合较困难，一般情况下均应采用内固定。较小的骨折可以采用缝合法固定、克氏针固定，较大的骨折块可采用松质骨螺钉固定。近几年用可吸收高分子材料研制的螺钉已较多地用于关节内骨折内固定，具有固定可靠，可降解，不需再手术取出，材料降解产物为水和二氧化碳，可被机体排出等优点。但降解产物为酸性，在一些较敏感的患者可能产生无菌性炎症反应，在临床应用时，应注意观察，并及时处理。

对于较大块的关节内骨折，复位后常会遗留松质骨缺损，需即时切取自体骨或库存骨移植充填缺损，一方面有利于骨的愈合，另一方面也有利于维持复位骨块的稳定性。

一般认为，关节台阶不能超过软骨的厚度。关节面移位1~2mm的骨折不需解剖复位，可以通过相对应的关节面的模造作用恢复功能。如果是在非负重区，这一治疗方法是可以选用的。但能否达到完全的模造，对相对应的关节软骨可能造成的影响是应该考虑的问题。在负重区，仍应尽量争取解剖复位，以尽可能减少后期关节软骨的继发损伤。

近年来由于关节镜技术的普及，已开始使用关节镜下的关节内骨折复位与固定技术，可减少手术的创伤，缩短恢复期，功能恢复较快。

第八节 关节损伤的并发症及其防治

一、早期并发症

1. 关节内出血 出血主要来自于关节囊内的血管破裂。少量出血可自行吸收，大量出血可致关节严重肿胀，疼痛剧烈，功能障碍明显，甚至导致关节外软组织肿胀。如膝关节、踝关节的出血，肿胀可导致肢体的循环障碍。股骨颈骨折囊内出血会增加关节囊内压力，影响股骨头的血运，加重股骨头缺血。最主要的防治措施是即时进行关节复位，外固定，抬高患肢。对于闭合性损伤立即使用冰敷，减少出血及渗出。关节肿胀严重，疼痛剧烈时，可在严格无菌条件下穿刺抽血，加压包扎。合并严重软组织肿胀伴肢端血液循环障碍者，可作筋膜切开减压。可适当使用脱水剂减轻肿胀。

2. 合并神经血管损伤 肩关节脱位易合并臂丛神经损伤，肘关节脱位易合并肱动脉及正中神经损伤，膝关节脱位易合并腘动脉及胫神经损伤，腕关节骨折脱位易合并正中神经损伤。一旦出现神经血管损伤均会有相应的临床表现，只要认真检查，诊断一般不困难。但在诊断中，应特别注意判断神经血管损伤的程度，是压迫损伤还是断裂伤。在治疗上，首先进行关节复位，若症状逐渐缓解，多为压迫或挫伤，若局部出现进行性肿胀，肢端血液循环不良，应考虑主干血管破裂，宜即时进行手术探查，根据手术发现对血管进行修复。神经的完全断裂伤应即时吻合神经。

3. 感染 开放性创口有发生感染的危险，必须及时正确地处理创口，防止感染，力争创口迅速愈合，从而将开放性创口转化为闭合性创口。侵入创内的细菌，最初仅停留在创口表面，此时创口仅受污染。在细菌繁殖和侵入组织之前这段时间称为潜伏期。潜伏期的长短与创口的性质、部位、污染程度；细菌的种类、数量、毒性；患者局部和全身抵抗力的强弱及环境温度等因素有关。在潜伏期内(6~8小时内)施行清创术,多可一期愈合。应进行彻底的清创、扩创;采用直接缝合、皮瓣移植等方法,争取一期闭合创面;关节囊外放置引流物;合理使用抗生素等。当感染已不可避免时,应即时引流,感染控制后再作进一步处理。

二、晚期并发症

(一) 关节僵硬

这是骨折和关节损伤最为常见的并发症。关节损伤导致的关节僵硬大多数为关节内外纤维粘连,关节囊和周围肌挛缩引起,很少因为骨性连接导致关节僵硬。

1. 病因 ①关节损伤出血,血肿未及时清除,机化,导致关节囊粘连;②损伤关节周围组织水肿,静脉和淋巴回流不畅,纤维素性渗出,导致关节外韧带粘连。如肘关节挫伤后,肱三头肌腱与肱骨下端及后侧关节囊的粘连;膝关节损伤后,股四头肌腱与髌上囊的粘连等;③外固定时间太长,或固定姿势不当,导致关节囊或韧带挛缩。如掌指关节的伸直位固定时间太长,背侧关节囊及侧副韧带挛缩,肘关节长期伸直位固定,后侧关节囊挛缩等;④没有及时有效地康复治疗以及固定时间过长,导致关节周围肌肉挛缩。关节损伤后由于疼痛,肿胀,患者配合欠佳,甚至医生重视不够等原因,关节僵硬在临床上十分常见。因此在患者疼痛明显缓解后,建议早期行 CMP 治疗。

2. 预防和治疗 ①早期积极处理,立即复位关节,局部冷敷、制动、抬高患肢都是积极的措施。尽可能减少出血。必要时应行关节穿刺抽出积血,加压包扎,可减少因血肿机化引起的关节内外粘连;②合理使用外固定,石膏、支具等,包括外固定时间、体位。关节脱位固定 3 周即可,合并骨折固定 4~6 周。应该将关节固定在功能位;③早期、积极地康复治疗。康复治疗应贯穿整个治疗过程。早期注意肌肉的等张收缩训练,关节囊、骨折基本愈合以后,应积极进行循序渐进的屈、伸、展、收、旋转等功能活动,主动与被动运动相结合,并配合理疗、器械疗法(如 CPM 训练器),可使关节僵硬的发生率减少到最低限度;④异位骨化严重影响关节活动,经过较长时间的治疗无明显好转,可考虑手术治疗,切除骨化组织,仔细止血,术后早期、适度锻炼。

(二) 创伤性滑膜炎

1. 病因 持续存在的关节内积血,对滑膜产生刺激;反复的关节损伤,损伤的滑膜未能很好修复;关节内存在未修复、未愈合的损伤,在关节活动时不断发生新的损伤,这些因素均可使滑膜受到炎性介质刺激,反应性滑膜增生肥厚,血管扩张,渗出增加,使滑膜分泌与吸收不能达到平衡,关节液大量增加,引起关节肿胀、疼痛、功能障碍。

2. 预防和治疗 ①重视早期积极有效处理关节损伤,避免滑膜遭受慢性刺激;②正确处理休息与活动关系。在积液未消退前,应暂停主动与被动活动。从开始就锻炼股四头肌(等长收缩),积液消退后,开始膝关节活动及行走。强调股四头肌锻炼是治疗中的关键;③关节积液量大,症状严重者,可行关节穿刺抽液,加压包扎;④病变持续时间长,关节功能障碍明显,保守治疗无效时,可行关节镜检查,大量液体冲洗,或作滑膜部分切除;⑤局部可做理疗、热敷、使用消肿化瘀中草药。

(三) 关节不稳定与习惯性关节脱位

1. 病因 关节不稳定与习惯性关节脱位是指在创伤后关节脱位经过复位以后,在轻微外力作用下,或姿势不当时,反复发生的移位或再脱位。常见于肩关节和髌股关节。主要原因是肱骨头外形近于半圆形容易出现脱位;外伤性脱位后,关节囊、韧带修复不良,变得松弛,成为薄弱部位;脱位时合并关节盂唇撕裂,关节稳定性差;严重的关节内外韧带撕裂,关节的稳定性极差;肩部肌肉的协调收缩下降。在这些情况下,由于姿势不当或轻微牵拉即可发生再脱位。关节不稳定与复发性脱位均容易引起创伤性滑膜炎,后期演变为骨关节炎。

2. 预防和治疗 关节不稳定和习惯性脱位重在预防。对于新鲜关节脱位,复位后应妥善固定 2~3 周,使损伤的关节囊及韧带有足够的修复时间,达到完全恢复。积极进行肌肉锻炼,增强肌力使关节获得稳定。严重的关节囊、韧带损伤应即时进行手术修复。一旦出现反复发作的习惯性脱位,可导致关节软骨的反复损伤,发生骨关节炎或形成游离体,影响工作和生活,应再手术,重建或加强松弛的关节囊及韧带,取出游离体,切除边缘骨赘,多数情况下能获得良好治疗效果。采取微创方法,在关节镜下进行肩袖、盂唇损伤,肩峰撞击综合征，创伤性肩关节不稳定等肩关节常见损伤的相关治疗，是较为成熟的手术。

(四) 关节内游离体

1. 病因 关节损伤时发生关节面软骨撞击，可使软骨脱落，或关节囊、滑膜、韧带部分损伤，碎裂片脱落进入关节腔，逐渐形成关节内游离体，另外骨赘脱落、关节内出血机化也可导致游离体。游离体会导致关节卡锁、软骨面磨损，加重关节软骨损害。有人认为关节滑膜的肥大绒毛脱落也是形成游离的原因。常见于膝、肘和肩关节。

2. 预防和治疗 损伤早期一般检查难以发现小块的脱落物，较大脱落物一旦发现应即时取出。经X线摄片或CT检查，证实关节内存在游离体，应即时取出。由于关节镜器械的发展，操作技术水平的提高，膝、踝、肩、肘、腕关节均可经关节镜取出游离体，很少需开放手术。

(五) 骨关节炎与骨坏死

1. 病因 关节损伤时，易致软骨表层撞击伤，发生胶原纤维断裂，细胞死亡，使软骨失去光泽及弹性，软骨面变薄、变硬；软骨面边缘则发生代偿性增生肥厚，形成骨赘；滑膜充血水肿，绒毛增生肥大，分泌一系列炎症因子，如IL-1β、IL-6、TNF-α和MMP-3等；软骨下骨受到创伤发生血液循环障碍，目前倾向于认为软骨下骨改变在骨关节炎形成过程中起先导作用。这些都是创伤后骨关节炎及骨坏死的诱发因素。在单纯关节脱位，骨关节炎及骨坏死的发生率较低，合并关节内骨折则发生率显著增加。髋关节脱位，股骨头缺血坏死发生率在10%以下，合并股骨颈骨折则在25%以上。

2. 预防和治疗 正确及时的早期处理可预防大部分骨关节炎及骨坏死的发生。对病损时间较长，症状较重的骨关节炎，宜减少负重，支具保护关节，服用抗炎镇痛药，关节内注射玻璃酸钠等。若症状严重，影响工作和生活，可考虑关节镜下切除骨赘、增生肥厚的滑膜，打磨关节面等。对有适应证的患者可施行人工关节置换术或截骨术。总之，关节面精确复位是避免骨性关节炎的唯一方法。

第九节 关节软骨组织工程

关节软骨组织缺少血管系统、淋巴系统和神经支配，软骨细胞又被包围在致密细胞基质中，组织损伤后自行修复能力很差，直径大于4 mm者一般不能自发修复。

自从1965年Smith成功分离培养软骨细胞以后，就开始了软骨组织工程研究。近10多年发展极快，取得了很多令人鼓舞的成果，但至今尚少有真正意义的组织工程化软骨组织移植修复关节软骨缺损的临床报道。

软骨组织工程的基本方法是将自体或异体的组织细胞经体外培养扩增后，接种到一种生物相容性良好、可吸收的生物材料上，形成细胞生物材料复合物，回植到体内组织缺损部位，在生物材料逐渐被机体吸收的过程中，细胞就形成新的有功能的组织，从而达到修复组织的目的。软骨组织工程研究需具备三个主要条件：①足够数量功能正常的种子细胞；②适当的细胞外支架；③调节种子细胞分化增殖，并维持其表型特征的细胞因子。

(一) 种子细胞

获得足够数量功能正常的种子细胞是软骨组织工程技术的必要条件之一。理想的种子细胞需具备以下条件：①来源广泛、取材方便、对机体损伤少；②在体外培养中具有较强的增殖传代能力、保持良好的生物学活性和表型表达稳定；③植入体内能耐受机体免疫、高质量地修复关节软骨缺损并能保持良好的远期疗效。目前研究用于软骨组织工程的种子细胞主要有软骨细胞、骨髓间充质干细胞以及胚胎干细胞等。

1. 软骨细胞 软骨组织细胞成分单一，体外经酶消化分离可以得到高纯度的软骨细胞，且软骨细胞被包埋在软骨陷窝内，软骨囊成为其天然屏障，可阻挡免疫细胞直接侵入，不易被机体免疫系统攻击，排斥反应轻。不过软骨细胞在体外培养一段时间后，细胞会发生去分化，丧失成软骨能力。因此难以用少量自体细胞经体外培养扩增获得大量正常功能的软骨细胞，从而限制了其临床应用。但三维培养技术的出现和发展，模拟了体内的细胞外基质微环境，使体外培养的软骨细胞能够保持表型稳定，维持高分化状态，为自体和异体软骨细胞作为种子细胞的应用提供了一条途径。

2. 骨髓间充质干细胞　骨髓间充质干细胞具有多向分化潜能和强大的增殖能力，取材方便、创伤小，且易于从骨髓中分离及体外扩增纯化，不涉及道德伦理问题，是用于软骨组织工程较理想的种子细胞，与软骨细胞相比具有更大的优势。在体外培养过程中，间充质干细胞可以在短期内大量扩增并且保持良好的生物学活性，然后在体内不同的环境中快速增殖并定向分化为所需软骨表型。间充质干细胞存在于多种成人组织中，包括脂肪、骨膜、滑膜、肌肉、皮肤、血液、骨髓、骨小梁等，具有多向分化潜能。目前以间充质干细胞为种子细胞仍面临许多问题，如：哪些因素影响种子细胞的成软骨能力，软骨细胞的发育过程有哪些因素和因子的参与，间充质干细胞分离纯化及体外培养后的鉴定标准，如何防止修复组织退变等。

3. 胚胎干细胞（ESCs）　ESCs 是指来自胚胎期桑葚胚的卵裂球或胚泡的内细胞团，可以分化成胎儿和成体内各种类型的组织细胞。改变体外培养条件，可使胚胎干细胞向不同的细胞系分化。胚胎干细胞具有以下特点：①具有高水平的端粒酶活性并维持稳定的二倍体的正常核型；②无限制的对称分裂，进行非分化增殖或永久性自我复制；③并保持正常核型并表达一些干细胞特异的转录因子；④具有亚全能分化特性。Hwang NS 等在 BMP-2 和 TGF-β_1 的调控下，成功诱导 ESCs 向软骨转化。胚胎干细胞用于临床需要解决如下问题：①保证足够细胞数目和细胞活性的同时防止其致瘤性；②影响胚胎干细胞分化的条件，提高定向分化效率以及分化可控性；③胚胎干细胞衍生物移植导致的免疫排斥；④细胞的临床应用所面临的伦理学问题。

（二）支架

支架的主要作用是模拟细胞在体内的生长空间，为细胞形成软骨提供一个继续增殖分化的微环境，因此支架材料相当于人工的细胞外基质。目前常用的支架材料可分为天然材料、人工合成材料及多种材料相结合的复合材料。

1. 天然支架材料　天然支架材料接近于自然状态下的软骨细胞外基质成分，生物相容性好，有利于细胞识别附着以及保持分化能力。但其力学性能较差，难以在早期提供足够强度的支撑和保护，有的材料来源稀少，价格昂贵，难以大量制备。目前已证实可以应用的天然支架材料主要有胶原、脱钙骨基质、纤维蛋白、硫酸软骨素、透明质酸、藻酸盐、壳聚糖、聚羟基丁酸酯等。

2. 人工合成支架材料　合成材料的优点是具有良好的生物相容性，容易获得且可大批量生产，如聚乙醇酸（PGA）、聚乳酸（PLA）、聚氧乙烯（PEO）等。但其有如下缺点：①亲水性和表面活性不足，细胞吸附力较弱；②降解产物可能对机体有害，其中酸性中间产物可使局部 pH 下降，引发无菌性炎症，也影响种子细胞的黏附和生长。

3. 复合支架材料　可以克服单用一种材料的缺点，人们开始同时使用两种或两种以上的不同材料，或对已有的材料进行物理化学和生物学等方法改性和仿生处理，保留其优点，克服其缺点，形成复合支架材料，取得了较好的效果。

然而到目前为止还没有任何支架被公认为是最理想的，因此，解决支架材料的问题是软骨组织工程的又一关键。

（三）细胞因子

软骨组织内含有多种生长因子，主要包括转化生长因子 -β、胰岛素样生长因子、骨形态发生蛋白、成纤维细胞生长因子等，它们通过自分泌、旁分泌等方式，共同作用于软骨细胞分裂、生长、成熟、老化的各个阶段。近年来利用工程学方法将有特定信号识别功能的生物分子与现有的材料结合成新一代有特定修复功能的三维支架上，使其兼具生物和人工合成材料的优点，即所谓智能材料，是当前生物材料研究的重点方向。

细胞与支架材料在静态或动态（生物反应器）培养后，修复动物实验性关节软骨缺损，从组织学上看已类似于关节软骨的修复。具有分层的细胞排列，分泌细胞外基质，与软骨下骨的良好整合等。但存在以下问题：①软骨细胞在第 4 代以后出现去分化现象，使细胞来源受到限制；②骨髓间充质干细胞潜在的钙化倾向影响了在软骨组织工程中的应用；③支架材料的降解与细胞分泌细胞外基质的速度尚不能达到平衡；④动物体内植入后，修复的关节软骨生物力学强度较正常软骨低 1~2 个数量级；⑤组织工程技术构建的工程化软骨要经过很多环节，在细胞培养、组织构建、体内植入等过程，如何保证生物安全性；如果要实现产业化，需要同种异体细胞构建，免疫反应也是一个尚待解决的问题。

（王天兵）

参考文献

1. 刘兴漠，项禹诚，麦海民，吴刚，王迎军，潘滔．关节软骨-骨一体化修复体修复全层关节软骨缺损的实验研究．中华骨科杂志，2011，31(4)
2. 史新立，胡堃，孟祥提．关节软骨修复与相关细胞因子的作用．中国组织工程研究与临床康复，2011，15(11)：2047-2050
3. 杨志明，王跃，解慧琪．应用无支架离心管培养技术构建组织工程化关节软骨．中华骨科杂志，2000，20(9)：4
4. 王洪博，刘东兴，任志杰，尹树仁．运动性关节软骨损伤修复材料的选择及其生物力学特征．中国组织工程研究与临床康复，2011，15(12)：2237-2240

21

第二十一章 关节镜技术在关节损伤中的应用

FRACTURES AND JOINT INJURIES

第一节 关节镜外科的概念及历史沿革……442
第二节 急性关节损伤与关节内骨折的关节镜手术……442
一、急性关节损伤的早期关节镜手术……443
（一）交叉韧带急性损伤的关节镜检查与手术……443
（二）侧副韧带损伤的关节镜检查与手术……444
（三）关节软骨面急性损伤的关节镜检查与手术……444
（四）半月板急性损伤的关节镜检查与手术……444
（五）滑膜和其他组织损伤的关节镜检查与手术……445
（六）膝关节急性损伤关节镜处理的并发症……445
二、关节内骨折的关节镜手术……445
（一）胫骨棘骨折……445
（二）胫骨平台骨折……446
（三）髌骨骨折……449
（四）股骨髁上骨折……449
（五）桡骨远端关节内骨折……449
（六）腕舟骨骨折……450
（七）胫骨远端干骺端关节内骨折……450
第三节 关节软骨损伤的关节镜手术……452
一、骨软骨骨折的关节镜手术……453
二、骨髓刺激技术……453
三、骨膜移植……454
四、自体骨软骨镶嵌移植成形术……455
（一）手术方法……455
（二）优缺点及并发症……456
（三）修复结果……456
（四）康复……457
五、异体骨软骨移植……457
六、细胞治疗……457
第四节 膝半月板损伤的关节镜手术……458
一、关节镜下半月板部分切除术……458
（一）纵向垂直撕裂……459
（二）斜形撕裂……459
（三）退变性撕裂……459
（四）放射状撕裂……459
（五）水平撕裂……459
（六）盘状半月板撕裂……459
（七）半月板囊肿及其撕裂……459
二、关节镜下半月板修复……459
（一）关节镜下半月板缝合……459
（二）其他关节镜下半月板修复方法……460
（三）半月板修复术后康复训练……460
三、关节镜下半月板移植术……461
四、关节镜下应用生物学技术修复半月板缺损……462
（一）纤维蛋白凝块……462
（二）组织工程方法修复半月板损伤或缺损……462
（三）基因增强组织工程修复半月板损伤或缺损……463
第五节 膝关节交叉韧带损伤的关节镜手术……463
一、前交叉韧带(ACL)的关节镜下重建……464
（一）骨-髌腱-骨复合体(B-PT-B)重建ACL……464
（二）腘绳肌肌腱重建ACL……464
（三）未成年人的ACL损伤后重建……465
二、后交叉韧带(PCL)的关节镜下重建……465
三、应用人工韧带重建交叉韧带……466
第六节 肩关节损伤的关节镜手术……466
一、关节镜下肩袖修补术……466
二、肩关节前脱位修复术……468
三、上盂唇损伤修复术……468

关节镜技术是一种微创手术方法,20 世纪 70~80 年代,国内外开始应用关节镜方法诊断和治疗急性或慢性关节创伤,特别在运动损伤领域中应用更广。

关节损伤涉及关节和关节周围组织,造成关节正常结构的破坏。若不能早期、及时、正确处理,常导致关节的病症。传统的诊断和治疗方法都存在一定的局限性,尤其是高能量的关节创伤,临床疗效并不满意。关节镜技术是一种微创手术方法,20 世纪 70~80 年代,国内外开始应用关节镜方法诊断、治疗急性或慢性关节创伤,特别在运动损伤领域中应用更广,疗效甚佳,为广大骨科医师和患者所接受。

第一节 关节镜外科的概念及历史沿革

自从 1806 年 Botzini 创造双管烛光膀胱镜以来,内镜的发展已经历了两个世纪。进入 21 世纪后,关节镜外科已成为微创外科的重要分支,关节镜下手术有两项无可比拟的优点:微创和清晰的手术视野,目前不仅应用于膝关节,也扩展到了全身大部分关节的诊断和治疗。随着关节镜下操作技术和器械的发展,使得大多数原本需要切开操作的手术得以镜下完成。

关节镜出现在 20 世纪早期。1918 年,Kenji Takagi 应用膀胱镜观察尸体的膝关节,次年他应用 7.3mm 膀胱镜检查了第 1 例膝关节结核。1921 年,Eugen Burcher 将 Jacobaeus 腹腔镜用于膝关节检查并发表了创伤性关节炎和半月板损伤方面的文章。1931 年,Kenji Takagi 首次应用其研制的 1 号关节镜(3.5mm)检查膝关节,并用液体扩张关节腔获得成功,其后相继采用黑白和彩色照片进行图像记录,并描述了关节镜下滑膜皱襞的病理改变。Masaki Watanabe 是 Kenji Takagi 的学生,他发展了关节镜理论并改进了操作器械和技术,于 20 世纪 50 年代研制了较近代的关节镜,使观察视野达到 102°,焦距为无穷大,并使用冷光源和纤维光导管,获得了清晰的图像;他在关节镜下切除关节内滑膜黄色细胞瘤,并于 1962 年完成了首例关节镜下半月板切除术。1974 年在美国费城成立了国际关节镜学会(International Arthroscopy Association,IAA),由 Watanabe 任首届主席,学会的成立推动了国际关节镜事业的发展。20 世纪 70 年代中期,光学的发展以及电视技术应用于关节镜,促进了关节镜手术水平的提高;随着操作器械和设备的改进,膝关节的手术指征也随之扩大,半月板修复、移植和交叉韧带的重建等都取得了良好的效果。除膝关节外,肩、髋、肘、腕等关节甚至脊柱、颞下颌关节的关节镜检查和手术也在 20 世纪 80 年代开始应用并获得迅速的发展。关节镜的微创性和直观性的特点也决定了它与关节内损伤的诊治有密不可分的联系。20 世纪 90 年代开始使用的钬激光和射频汽化装置更显示了操作上的优点。钬激光是一种脉冲式的高能量激光,具有止血作用,通过功能、频率及能量水平的调节可以对组织施加切割、凝固、分离。钬激光通过弯曲的光导纤维传递,适用于小关节镜手术。射频汽化仪是应用了冷融化技术,作用温度为 40~70℃,它仅作用于靶组织的表层,减少了对组织的不良反应,具有切割、磨削、紧缩及止血作用,可用于滑膜、韧带、软骨、半月板等的处理。通过先进技术、设备的应用,更有利关节创伤的手术和功能重建。

第二节 急性关节损伤与关节内骨折的关节镜手术

随着损伤暴力的性质、大小、方向不同,关节发生不同程度损伤,严重创伤导致骨折脱位时,骨折块发生一定的位移或关节脱位,即使仅仅存在脱位的趋势,也可以对骨、软骨、韧带、关节囊、肌肉肌腱等结构有不同程度的损伤。这些伴随的损伤、关节内骨折块移位及其不稳定性,如不能及时诊断和修复,将造成关节结构和功能的不良结果,影响关节的活动和稳定性,产生不同程度症状,甚至更严重的结果。因此,当关节创伤、骨折后,除了观察有无骨折外,必须进行全面的关节稳定性评估。关节镜技术是关节创伤评估的重要手段之一。关节镜手术的微创性，能直接在镜下观察关节结构的病变，评估关节损伤后的稳定状态，又能直接在关节镜监护下微创手术修复、进行固定，有利于关节康复训练和功能恢复。

一、急性关节损伤的早期关节镜手术

关节急性损伤机制复杂，即使不发生骨折仍可能导致关节内外重要结构损伤。不同暴力的方向和程度，以及肢体所处的位置和动作，产生创伤后多种病理变化。以膝关节为例，无论是接触性或非接触性运动损伤常引起前交叉韧带损伤，而这种损伤可以伴有半月板和（或）侧副韧带损伤。Neyes 报道膝关节严重外伤 83 例，72% 病例有前交叉韧带损伤。Dehaven 统计 145 例无明显骨折的严重膝部损伤，73% 为前交叉韧带损伤，且大部分伴半月板撕裂，骨软骨损伤 6%，后交叉韧带损伤 2%。关节创伤后，迅速产生关节及周围软组织肿胀，明显疼痛，关节腔内血肿形成，活动受限，影响了各种体征的检查。关节内许多结构，包括软骨损伤，难以在普通的 X 线片或 CT 片上显示，影响早期的正确诊断。关节 MRI 软骨三维重建可以帮助软骨损伤的诊断。然而关节镜能直接观察关节内各种结构包括软骨组织的病理变化，能在直视下综合分析复合创伤的程度和相互关系。在目前的关节镜设备条件下，完全可以在镜下作一期或二期的创伤修复或重建手术，有利于早期康复和关节功能的恢复。总之，早期关节镜检查能提供比较客观的判断，给予及时和合理的处理。否则将贻误诊断，不能及时修复关节韧带和其他关节结构损伤，导致关节不稳定、创伤性关节炎和骨关节炎的发生，严重影响关节功能恢复。本文将以急性损伤发生率较高、解剖结构复杂的膝关节为例，叙述急性关节损伤的关节镜下处理原则。

凡膝关节急性损伤，诊断不完全明确，怀疑关节内主要结构损伤，但无法从其他检查得出结论，或某些损伤同时需要在关节镜下手术，都可以进行关节镜检查。在某些特殊情况下，如关节脱位后关节囊完全破裂，严重的广泛的软组织损伤，或疑有血管神经损伤等，均不宜进行关节镜手术。

损伤后 2~14 天内施行膝关节镜检查。在整个检查和手术过程中，必须连续冲洗，保持冲洗系统通畅以获得清晰的视野。不主张应用关节镜泵系统进行灌注，避免液体通过破损关节囊流至大腿或小腿筋膜间室。主要观察的结构是交叉韧带、半月板、邻近侧副韧带的滑膜隐窝以及关节软骨面。应该注意，当膝关节损伤后，关节腔内有较多的出血凝块，水肿充血的滑膜绒毛和脂肪组织。这些组织常常遮挡镜头，影响操作。这时需要改换进水口，从关节镜鞘入口进水，直接通过水的压力冲去遮挡物，或适当刨削、吸引，腔内应用射频汽化或钬激光系统止血，以改善视野。

关节镜下诊断过程也是系统地、按解剖部位和常规逐步检查的过程。首先要认识这些结构创伤后的病理表现，即镜下所见的病理改变，它具有一定的特征性。当明确损伤后，要对损伤程度加以肯定，常常用探针测试或做一些物理检查方法观察韧带的张力变化。同时改变关节的位置，在不同的应力状态下观察韧带或半月板的变化。当清楚观察关节内结构损伤状况后，再分别决定它们的治疗方案，以一期立即加以处理或稍作修整后二期手术重建。

（一）交叉韧带急性损伤的关节镜检查与手术

前内侧或前外侧入口，观察前交叉韧带比较容易，但韧带表面常覆盖凝血块或纤维素渗出物，韧带滑膜充血、水肿，影响观察韧带的实质损伤，此时需要使用电动刨削系统去除覆盖物，并以适量液体冲洗。观察后交叉韧带可以由前内侧或后内侧入口，进入髁间窝或后侧间室，直接观察后交叉韧带的股骨及胫骨附着处。后交叉韧带损伤时，覆盖在韧带前方的滑膜袖和滑膜下脂肪不一定撕裂，因此，从前方入路观察后交叉韧带难以发现真正的损伤。位于后交叉韧带前方，从外侧半月板后角走向股骨内髁的 Humphrey 韧带，在后交叉韧带损伤时仍可保持完整，即使用探针测试，仍易误认为后交叉韧带无损伤。

正常交叉韧带呈银白色，有光泽，张力高。损伤后，韧带部分或完全断裂，呈细丝状或残株状，残端有凝血丝或纤维膜包绕。部分断裂则韧带仍有张力存在，它依据断裂程度、残留韧带纤维多少而不同。断裂纤维呈细丝状飘浮于关节腔内（图 21-1）。一般在关节镜下可确定为前内、后外或中间束哪一部分断裂，明确韧带损伤对稳定性影响，以及是否需要修复。如果韧带受损不多于 40%，采用保守治疗。超过 50% 则应视为完全撕裂，需要手术治疗。前、后交叉韧带在胫骨或股骨附着处撕脱骨折，发生于青少年较多，常为运动损伤。胫骨嵴骨片分为完全撕脱或部分撕脱。若为部分撕脱，骨片无翻转，韧带张力试验基本正常，无需进一步固定。若完全撕脱,应在复位后将骨片内固定。交叉韧带的韧带部断裂较少见,单纯前交叉韧带完全断裂,直接缝合效果不佳,可以一期修复重建,一般取髌骨-髌韧带-胫骨复合体或半腱肌、股薄肌腱,在关节镜下重建前交叉韧带。当膝关节复合损伤或合并骨折时,作者认为二期修复重建较好。

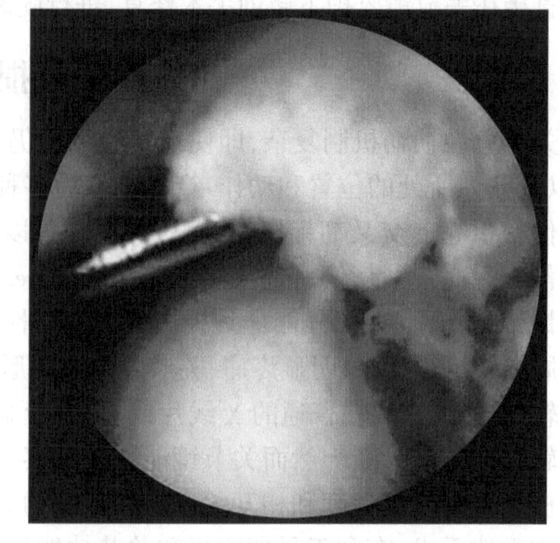

图 21-1 关节镜下前交叉韧带断裂

交叉韧带损伤常常是比较严重的复合损伤。如前交叉韧带损伤有 50%~70% 伴半月板损伤。但后交叉韧带损伤则很少伴有半月板损伤,不过常合并关节后外复合体损伤,这些均需仔细观察发现和及时处理。

(二) 侧副韧带损伤的关节镜检查与手术

在关节镜下观察关节腔胫股关节内外隐窝滑膜和滑膜下病变有助于识别有无侧副韧带损伤。尤其是与半月板密切相关的内侧副韧带,可见滑膜缘半月板撕裂,邻近的滑膜充血、水肿,出现淤斑,或有裂隙可见。在镜下进行侧副韧带试验,发现裂隙有增大趋势。在这种情况下,先进行内侧半月板修复。在处理关节内损伤后,作内侧切口修补损伤的内侧副韧带。若损伤程度轻,未见明显裂隙,则无需手术修补。

(三) 关节软骨面急性损伤的关节镜检查与手术

在膝关节急性损伤时,涉及软骨面有以下几种情况:

1. 髌骨软骨损伤 绝大多数病例在发生脱位后,髌骨自行复位,若不详细检查,易误诊为内侧副韧带损伤。其原因是在膝外翻胫骨外旋应力下发生的髌骨向外脱位,出现内侧支持带撕裂,或伴有内侧副韧带损伤。当发生脱位时,髌骨与股骨外髁撞击,产生软骨或骨软骨骨折,甚至形成游离体。当损伤未涉及骨组织时,X 线摄片常常阴性,这就需要关节镜检查。Dainer 报道即使骨软骨骨折大于 5mm 时,约 40% 不能通过 X 线摄片诊断。在关节镜监视下,清理软骨碎片,刨削损伤软骨边缘,由台阶状变为平坡状,取出游离体以及部分附着但又不稳定的骨软骨碎片。至于在急诊状态下是否要做内、外侧支持带手术仍有争议。约 80% 病例保守治疗效果较好。

2. 股骨髁关节软骨损伤 这类损伤发生在髌骨脱位,胫骨平台骨折等情况下,虽暴力未导致骨折,但常常存在软骨面的碎裂。一般碎裂面积小,掀起或破碎的软骨面使用篮钳或刨削器去除、修整。在关节腔内的游离软骨片必须摘除。

(四) 半月板急性损伤的关节镜检查与手术

在膝关节急性损伤时,随着股骨髁与胫骨平台的撞击、侧向和扭转应力的变化,常常伴发半月板撕裂。Dehaven 报道急性膝部损伤有 18% 病例出现明显的半月板损伤,包括移位较大的桶柄状撕裂。他统计内侧半月板损伤发生率高于外侧(3∶1)。作者曾报道急性膝关节损伤时出现半月板撕裂的病例,在关节镜下表现不一,严重的病例内外侧半月板大部分游离,纵向撕裂并飘浮于关节腔内;也有外侧半月板前 2/3,包括前角游离扭曲,嵌顿在胫股关节间隙中(图 21-2)。约半数病例撕裂程度较轻,位于滑膜缘或游离缘,或仅表现为半月板松弛(反复用探针检查也未发现撕裂部位,可能与半月板退变有关)。凡发现半月板撕裂的病例,

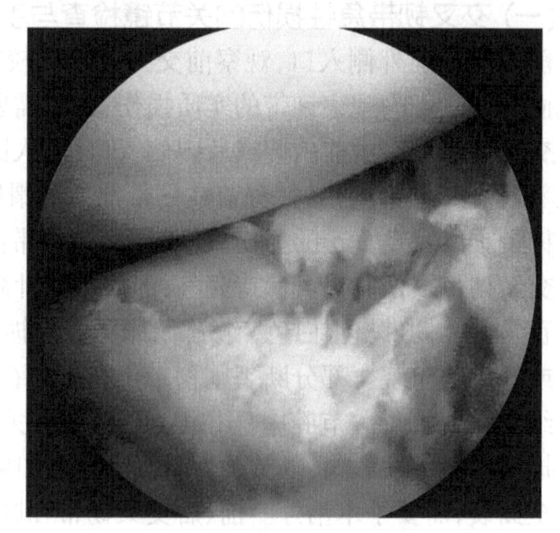

图 21-2 关节镜下外侧半月板损伤

均在关节镜下一期修复缝合或部分切除，术后效果满意。

(五) 滑膜和其他组织损伤的关节镜检查与手术

无论髌上囊、髁间窝或胫股关节两侧隐窝，滑膜和绒毛组织都出现创伤后变化，充血、水肿、有暗红色出血淤斑，绒毛水肿增粗或呈乳头状。时有新鲜血液由撕裂处流向关节腔内，影响关节镜视野。此外，若损伤时间稍长，关节腔内有较多纤维素渗出，呈网丝状或束条状，遍布于腔内各部分，以髁间窝和损伤处最明显。对于病理改变明显的滑膜组织和纤维绒毛组织应用刨削器切除吸出，并进行反复大量冲洗。如发现刨削后出血，则应用射频汽化仪或钬激光器械止血处理创面。

(六) 膝关节急性损伤关节镜处理的并发症

膝关节急性损伤施行关节镜检查很少有并发症。Johannsen 和 Fruensgard 报道 126 例仅 1 例在术后产生深静脉栓塞。Dandy 认为在用大量生理盐水冲洗后，如果关节囊破裂，液体有可能流入小腿，引起筋膜间室综合征，然而这种情况罕有发生。预防这些并发症的发生，要求手术中尽量不用压力泵灌注冲洗，适应缩短手术时间；手术后严密观察下肢循环与感觉运动等神经症状的变化；并作早期下肢被动或主动功能训练。

二、关节内骨折的关节镜手术

关节内骨折指骨折线进入关节内的骨折，它必然涉及构成关节面的软骨组织，随着暴力能量、方向和关节体位的变化，也常造成关节内其他结构的损伤。1987 年 Schatzker 阐明了关节内骨折的治疗原则，强调解剖复位、坚强内固定和早期功能训练的重要性，指出主要关节面的整合是关节内骨折复位的关键之一。至今该项原则依然是关节内骨折的处理准则。

关节内骨折导致关节面出现裂隙、台阶或缺失，不同程度地失去了正常关节面的解剖形态和光滑性。应用关节镜技术在镜下可以清晰地观察关节面的种种病理变化，更可以在镜下操作，监视和辅助骨折复位，有助于骨折的固定。笔者自 20 世纪 80 年代后期开始应用关节镜技术处理胫骨平台骨折，取得了满意的疗效，并逐步应用于腕、踝关节等关节内骨折。

(一) 胫骨棘骨折

胫骨棘骨折在关节镜下可分为部分撕脱或完全撕脱，可见前交叉韧带（ACL）充血，以探针探查，发现 ACL 松弛，其胫骨棘附着处骨块呈不同程度翻转（图 21-3），撕脱骨块大小、方向不一，骨折处有鲜血溢出。根据骨折移位的程度将胫骨棘骨折分为四型：

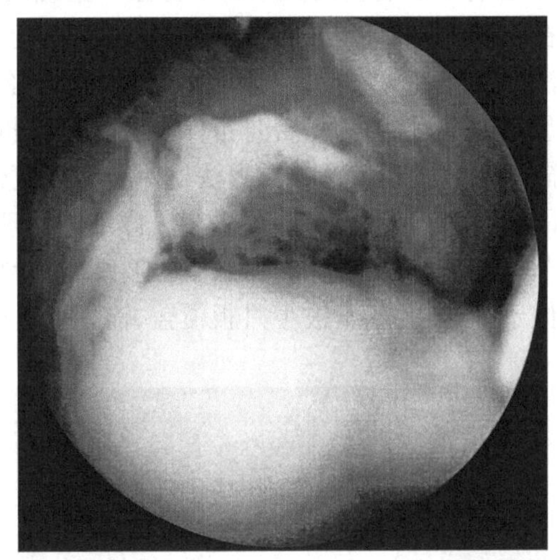

图 21-3　关节镜下胫骨棘骨折

Ⅰ型：移位小于 3mm；

Ⅱ型：骨折瓣前方抬高骨折块的 1/2；

Ⅲ型：整个骨折块矢状位移位，常伴有旋转；

Ⅳ型：粉碎骨折完全移位。

自从 1978 年就开始了关节镜下治疗胫骨棘骨折，适合用于Ⅱ型、Ⅲ型和Ⅳ型胫骨棘骨折。首先进行常规膝关节镜检查，发现骨折块抬高妨碍观察髁间窝时，先清除骨折基底部的积血和碎屑，牵开可能嵌入骨折端的半月板或韧带组织，屈膝 90°，用探针或复位钳在直视下复位。通过髌旁小切口插入导针斜行贯穿骨折块中央暂时固定，测深后拧入 3.5mm 或 4.5mm 直径空心自攻丝骨螺钉固定。未成年人则可用长 22~30mm 螺钉以防止穿入骨骺。螺钉应靠前以免在屈膝时与股骨髁间窝撞击。也可以使用缝线固定，先用克氏针或 ACL 重建的瞄准器协助固定骨折块，在胫骨结节内侧缘做 1~2cm 切口，顺瞄准器由胫骨皮质钻入 2mm 克氏针，平行打入第 2 根克氏针，间距 8~10mm，穿入导线环，引入 5 号肌腱丝线，在 2 个胫骨外口引出，丝线在骨块上方形成缝线环，纵向牵拉复位骨折块，缝线打结固定于胫骨皮质上（图 21-4）或固定于另一 6.5mm 螺钉上，此时可加用垫圈。术后伸膝位固定 2 周，4 周内屈膝到 70°；3 周内不负重，3~6周部分负重，6周时完全负重。

如果ACL松弛变形，在胫骨棘复位后可能仍残留有松弛，在必要时需切除部分骨块重新固定以建立理想的张力，或使用动力磨钻处理胫骨侧止点的骨床使骨块可沉入骨床加强韧带张力。如果韧带破裂较严重，可以关节镜下一期修整，二期手术重建ACL。当骨折粉碎严重，或骨块过于细小难以镜下复位固定时，可切开关节开放复位固定。

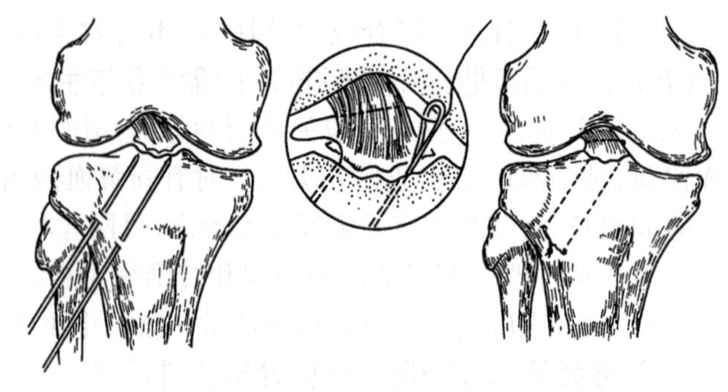

图 21-4 胫骨棘骨折镜下固定示意图

（二）胫骨平台骨折

胫骨平台骨折的治疗要求是达到解剖复位、重建关节面、坚强固定和恢复下肢负重力线，并能允许早期功能锻炼。而传统的胫骨平台骨折治疗方法已难以达到上述要求。胫骨平台骨折的另一特殊之处在于：膝关节内有半月板、交叉韧带等特殊结构，骨折时常合并这些特殊结构的损伤。据文献报道，3.8%~10%的胫骨平台骨折合并内侧副韧带损伤，5.4%伴前交叉韧带损伤，33%有半月板损伤。临床上，常因为只注意骨折的处理而延误了这些结构损伤的诊断和治疗，而这些结构的损伤对膝关节的稳定性和协调性有重要影响。延误诊断使损伤得不到早期有效治疗，可能引起膝关节不稳和后期创伤性骨关节炎。关节镜技术相对于传统的治疗方法，具有创伤小、能监视关节面的复位、及时发现和处理关节内伴随的损伤、允许术后早期关节功能锻炼等优点，符合胫骨平台骨折的治疗要求。胫骨平台骨折的关节镜辅助治疗的探索最早始于1975年，Jenning在1985年首次进行报道。Fowble等报道23例劈裂或劈裂塌陷型骨折关节镜复位和经皮固定，并与开放性复位内固定相比较。两组损伤程度相当，他们发现关节镜复位达到解剖标准为100%，而开放性复位仅55%；关节镜组住院日为5天，开放组10天；关节镜组术后活动范围更满意，并发症更少。

1. 胫骨平台骨折的关节镜下分型　正确的分类和对不同类型骨折的了解是治疗成功的重要因素之一。在临床上，多采用Schatzker分类，它是基于病因学和X线表现的分类，具有较好的实用价值，指导治疗方法的决策和方案的实施。该分类方法将胫骨平台骨折分为六类：Ⅰ型为劈裂型；Ⅱ型为塌陷型；Ⅲ型为劈裂塌陷型；Ⅳ型为平台骨折伴有胫骨棘骨折型；Ⅴ型为内外侧平台双骨折型；Ⅵ型为胫骨平台合并胫骨干骺端联合骨折。该分类方法适用于切开复位时对骨折的评估，然而在关节镜下胫骨平台骨折的复位和内固定时，常常发现一些更直接更详细的病理变化，因此，笔者根据关节镜手术经验提出胫骨平台骨折的关节镜下分型，共分为八型：Ⅰ型为裂纹型，骨折线呈细而浅的线状裂缝，探针难以插入；Ⅱ型为边缘型，骨折位于平台边缘，常被半月板覆盖，需用探针牵开半月板才能发现；Ⅲ型为裂隙型，骨折线宽而深，探针可轻易插入（图21-5）；Ⅳ型为塌陷型，可见骨块下陷犹如陷阱，上有血凝块和纤维渗出覆盖；Ⅴ型为裂隙塌陷型，兼有上述两型特点；Ⅵ型为粉碎型，平台面分为数块骨折块，常伴有半月板等关节内结构严重损伤；Ⅶ型为平台骨折伴有胫骨棘骨折型；Ⅷ型为合并其他骨折型，镜下可见股骨或髌骨关节面骨软骨骨折。

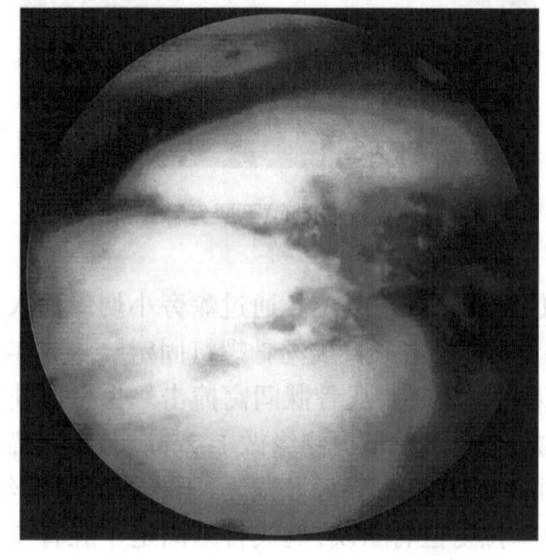

图 21-5 关节镜下裂隙型胫骨平台骨折

必须注意，任何胫骨平台骨折都存在着个体化的病理特点，包括损伤机制、暴力的能量大小、年龄和预先存在的病理改变（有无关节不稳、骨关节炎或骨质疏松等）。这些和骨折类型一样均应在计划治疗方案时予以考虑。

2. 手术方法

(1) 胫骨平台骨折关节镜下手术指征：无移位骨

折，且不怀疑存在关节内其他结构损伤，可以采取保守治疗方法，也不需要关节镜下手术。凡可能伴有关节内结构损伤的各种类型胫骨平台骨折，特别是关节面不平整者，均适宜在关节镜监护下手术。干骺端严重骨折或关节周围软组织严重创伤，要慎用该方法。一般认为适合此方法为 Schatzker 分型Ⅰ、Ⅱ、Ⅲ、Ⅳ型，或 AO 分型的 A1、B1、B2、B3 及 C1 型骨折。

(2) 手术最佳时间为创伤后 2~10 天。由于胫骨平台骨折损伤暴力较严重，有可能伴有复合损伤，一般不主张急诊手术。

(3) 常规的关节镜检查方法：为了取得清晰的视野，要保持良好的冲洗灌注系统，但不主张应用关节镜泵，压力过大，灌注液可能经过破裂关节囊和骨折处渗入小腿筋膜间隔，可造成不良后果。首先检查关节内不同结构损伤的病理改变，应用探针测试其张力和损伤程度，必要时用刨削系统清除凝血块和纤维素渗出物。观察清楚后，确定骨折的镜下类型和关节内创伤情况，制订进一步手术方案。

(4) 不同类型胫骨平台骨折的处理：随着全面观察骨折部位、程度和移位情况，以及交叉韧带、半月板等结构的病理变化，结合术前综合评估，确立关节镜下骨折分类，按不同类型进行处理：

1) 裂纹型：因骨折无移位，不需复位，直接将骨折块应用 1~2 枚带垫圈的松质骨拉力螺钉固定。镜下监视固定过程，防止内固定物侵及关节面，进入关节腔。

2) 边缘型：需用探针牵开半月板进行观察。该型骨折无明显移位，X 线片上往往难以发现。由于平台边缘的骨折处于次负重区，骨折块较小，可不予固定，不影响术后功能训练。

3) 裂隙型：多见于劈裂型骨折，骨折线较宽，深达皮质下松质骨，由带纤维素血凝块充填缝隙，有出血。软骨边缘不整，两侧高低不等，时有小软骨块存在，探针容易插入。手术时先在准备固定骨块侧作皮肤纵形小切口，直达骨膜。进行复位后与关节面平行钻入克氏针固定骨块，X 线透视和关节镜检查下证实位置正确后(图 21-6)，沿导针用空心自攻拉力螺钉固定，注意使用垫圈。螺钉应低于关节面下 5mm。加压适当，使骨折固定牢固，又不致发生关节面碎裂。镜下监视全过程，避免螺钉侵及关节面进入关节腔。对于骨折块大、不稳定的骨折，应用支撑钢板内固定更为合适。

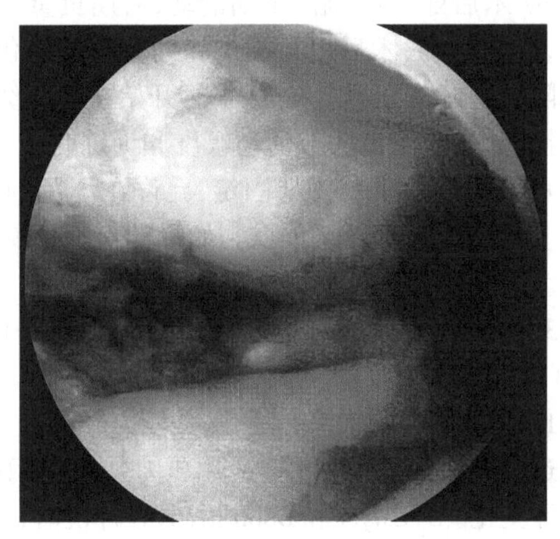

图 21-6 解剖复位后获得平整的关节面

4) 塌陷型：下陷的骨软骨块稍有碎裂，尚完整。手术时，可用如下方法复位：在镜下明确平台塌陷的部位(图 21-7)，用撬拨手法复位或应用 ACL 重建定位导引器，将定位针指向塌陷部位的中央，由胫骨进针点选择合适的角度，钻入导引针，顺导引针用空心钻头穿透胫骨皮质后，用特制空心顶推器顶起塌陷的骨折块(图 21-8)。关节镜下可看到带软骨的塌陷骨块逐渐上移，注意应用探针在关节内协助调整，直到恢复平台关节面平整。升起骨块下方遗留的骨缺损处，应用自体髂骨或同种异体骨植骨，也可以用骨水泥充填。老年患者适宜填塞骨水泥，有利于早期功能活动。平台塌陷时骨折累及负重面，且塌陷骨块较大，要用支撑钢板固定。由镜下监视复位成功后，作皮肤侧切口，适当剥离骨膜，置入胫骨支撑钢板。近端打入 2 枚松质骨螺钉或锁钉，钢板较下方至少打入 2~3 枚皮质骨螺钉，并通过关节镜确定内固定物未侵入关节面。

(5) 及时处理关节镜下发现的其他结构损伤：

1) 半月板损伤：根据半月板损伤的类型，分别采用缝合、修补、部分或次全切除半月板手术。

2) 前交叉韧带(ACL)损伤：ACL 部分撕裂，纤维呈细丝状飘浮在关节腔内，韧带的部分束支断裂，但大部分韧带结构存在，用探针测试或做抽屉试验张力正常，不作修补。前交叉韧带断裂为附着处撕脱骨折，行一期修复。韧带体部完全撕裂，目前均采用二期重建手术。还有相当一部分病例，镜下见交叉韧带充血、水肿，有淤血可见，呈现挫伤迹象，未做处理。

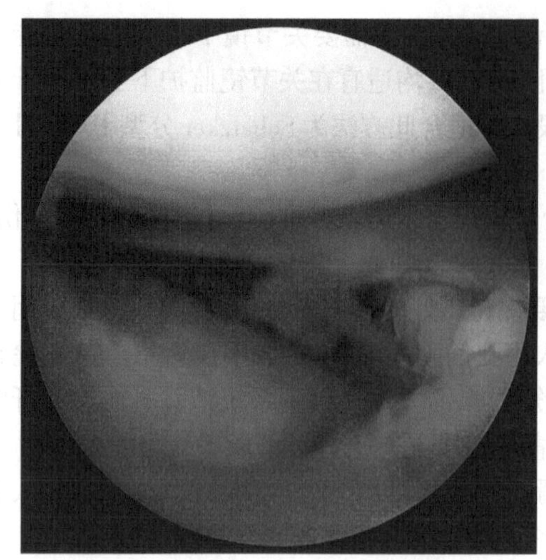

图 21-7 关节镜下塌陷型胫骨平台骨折

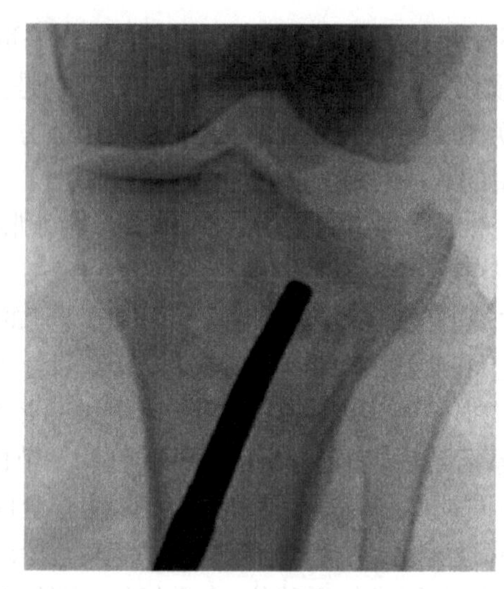

图 21-8 术中透视下顶起胫骨平台骨折塌陷部分

3）内侧副韧带损伤：若韧带完全或大部断裂，在镜下见内侧半月板中部处滑膜破裂、出血，另行切口手术修补。部分损伤病例，不影响膝关节稳定，术中未做处理。

(6) 术后处理：遵循“早期活动，后期负重”的原则。Schatzker 分类胫骨平台骨折 Ⅰ~Ⅱ型，只要复位满意，固定确切，术后用大棉垫膝伸直位加压包扎。24 小时后更换敷料，若发现关节腔内大量积血，予以抽除后继续加压包扎。72 小时开始在弹力绷带保护下进行 CPM 被动运动。股四头肌和腘绳肌主动活动操练，逐步增加关节活动幅度和训练时间。6~8 周内禁止负重行走。至于其他类型胫骨平台骨折，应用可控角度的下肢支架固定，允许在小范围内关节活动并逐步增加不负重活动范围，1~2 周后 CPM 训练。10~12 周后逐渐负重。如果伴有交叉韧带、侧副韧带手术，按具体情况决定手术后固定与训练时间。

3. 并发症　关节镜监视下微创治疗胫骨平台骨折的并发症发生率低，与其他膝关节关节镜手术相似。

(1) 早期并发症：

1）小腿筋膜间室综合征：这是较为严重的并发症，至今文献记载较少，Dandy 曾报道 1 例。原因是灌注液过量外渗。原则上不能应用压力泵灌注，手术后要密切注意小腿肿胀情况，及时观察肢体感觉、运动和循环变化。O'Dwyer 和 Bobli 指出，在冲洗时，关节内压力不能过高，否则液体将通过骨折裂缝进入小腿，引起筋膜间室综合征。

2）深静脉栓塞：因患者血流动力学问题或手术后肢体缺乏运动，手术后可产生肢体深静脉栓塞或肺栓塞。Johannse 和 Fruensgard 报道 126 例胫骨平台骨折关节镜下处理仅 1 例在术后深静脉栓塞。作者在 130 例关节镜监视下治疗的胫骨平台骨折中有 1 例发生肢体深静脉栓塞。

3）骨折复位或内固定失误：由于术前评估和术中在关节镜下正确地分类和制订治疗计划，在作者的治疗病例中，未发生复位或内固定失误，内固定螺钉未出现在关节腔内，也没有影响骨软骨的愈合。

(2) 远期并发症：

1）创伤性骨关节炎：通过长期随访发现，胫骨平台骨折后发生关节不稳定，关节软骨面损伤、缺失或不平整均可造成创伤性关节炎的发生。但在关节镜监护下手术，充分处理关节内各种创伤改变，使远期创伤性骨关节炎的发生减低至较少比例，发病率约 7.7%，远较其他方法低。

2）膝关节不稳定：由于在关节镜下及时发现和处理关节内、外其他结构的损伤，一定程度上降低了胫骨平台骨折后关节不稳定的发生。据 39 例胫骨平台骨折，经关节镜下处理治疗后平均 4 年的随访，膝关节不稳的发生率仅 2 例，均为内侧副韧带松弛导致的侧向不稳定，伴轻度膝外翻畸形。

3）关节僵直：关节镜治疗胫骨平台骨折，不同学者长期随访资料分析，无论是 Hohl 评分法或 HSS 评分法，优良率均在 90% 左右。没有完全关节僵直的报道。据作者观察，手术后是否应用外固定，特别是长腿石膏固定对关节活动度影响较大，当固定时间超过 4 周后，必将影响关节功能恢复，评分指数明显下降。

因此，必须强调复位正确，内固定可靠，术后尽可能不使用外固定，早期不负重功能训练是恢复关节功能的关键。

（三）髌骨骨折

髌骨骨折由于涉及关节面，也属于关节内骨折，治疗的原则和其他关节内骨折一样需要解剖复位关节面，除了直视下可以做到，也可在关节镜下采用微创技术完成。将产生 2mm 以上台阶或 3mm 以上缝隙的髌骨骨折定义为有移位的骨折，对横行、纵行骨软骨骨折和有移位的髌骨骨折适合应用关节镜辅助下内固定治疗。

有研究表明骨块间加压螺钉固定的生物力学强度要高于张力带固定的强度。但对严重的粉碎性骨折和骨缺损过多的髌骨骨折则在关节镜下固定较困难。首先常规关节镜下检查髌骨及股骨的关节面，清理骨折块间的积血和碎屑，手法复位，巾钳固定，屈膝 10°~20° 位由远端向近端钻入两枚导针暂时固定，C 形臂机透视及关节镜下证实关节面的复位程度，拧入两枚 3.5mm 或 4.5mm 空心骨螺钉固定，骨质疏松患者必要时应加用垫圈以防止螺钉陷入骨质内。也可以用两根克氏针固定骨折块后，经硬膜外穿刺针自皮下导入两根钢丝行张力带固定。Appel 报道关节镜监视下，以空心螺钉治疗髌骨简单骨折获得成功。曾有报道 33 例髌骨骨折，其中在关节镜下手术成功 27 例，平均随访时间 16.4 个月，优良率 95% 以上。

（四）股骨髁上骨折

股骨髁上骨折的固定方法很多，如角钢板、动力性髁螺钉或逆行髓内钉等；其中逆行髓内钉是固定较确实，效果较好的固定方法，但切开关节打入髓内钉增加了关节腔内出血、粘连、感染及功能障碍等的危险。因此，应用关节镜辅助逆行髓内钉植入可更准确地定位髁间位置，减少关节内并发症的发生，结合闭合复位方法可更有效地减少骨折处的血运破坏。具体方法如下：常规置入关节镜，清理髁间切迹的增生滑膜纤维组织使视野清晰。然后在髌骨下极髌韧带中点做 2cm 纵行皮肤切口，将斯氏针通过切口插入至髁间窝，在关节镜监视下将斯氏针定位于髁间窝后交叉韧带前上方 1cm 处。在镜下将带有套管保护的 9mm 开口器插至髁间窝，开口后依次扩髓，将选定的髓内钉在关节镜监视下准确打入股骨远端直到钉尾陷入髁间窝内，然后常规进行近端和远端交锁钉固定。

（五）桡骨远端关节内骨折

长期以来对桡骨远端骨折一直沿用传统的复位标准，然而，若仅仅是以 X 线片为观察依据，很难反映骨折后关节面损伤的实际状态。多项研究表明保持关节面的平整与连续性要比传统的复位标准更重要，如果关节面长期不平整，会导致创伤性骨关节炎发生。Knirk 等发现复位后关节面移位 2mm 以内的患者创伤性骨关节炎发生率仅 11%，反之达到 91%，因而认为关节内骨折移位超过 2mm 有手术复位的指征。

桡骨远端骨折的关节镜下诊治有一定的优越性，可同时观察关节面的平整，诊治并发的腕关节韧带损伤。这往往要求医生不仅具有关节镜下操作的技巧，同时也要对骨折复位固定有熟练的技术。腕关节内韧带撕裂和桡骨远端骨折可能有相似的损伤机制，约 41% 关节外桡骨远端骨折至少伴有一条腕关节内韧带撕裂。更有报道甚至有 89% 伴有韧带损伤，最常见的是月三角韧带、远侧尺桡关节损伤。手术最好在骨折后 3~5 天进行，出血较少，视野清晰，如时间过久则纤维组织形成可造成骨折复位困难和影响视野。手术前先在透视下进行闭合复位，如发现舟骨和月骨或月骨和三角骨对线异常则提示舟月韧带或月三角韧带断裂。常规腕关节镜入路，首先在关节镜下冲洗去除血肿和纤维凝块，检查关节内骨折类型、关节面平整度(图 21-9)及韧带、三角纤维软骨复合体(TFCC)、关节囊和软骨的损伤情况。若手法复位后关节面仍不平整，可在关节镜下用探针或克氏针撬拨复位，使

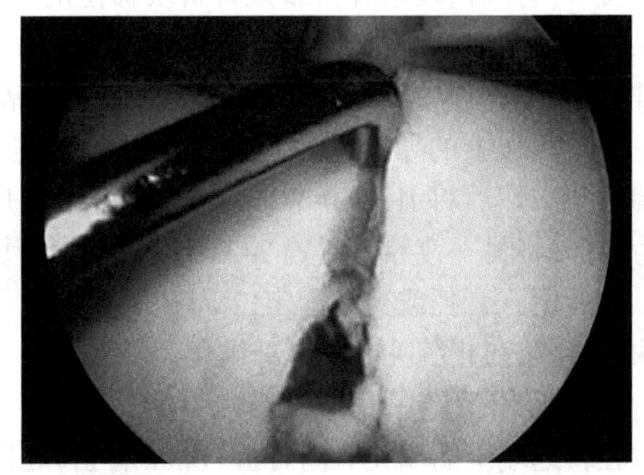

图 21-9 腕关节镜下桡骨远端骨折

关节面台阶小于 1mm。从桡骨茎突或尺骨远端钻入 2~3 根克氏针固定。如桡骨远端关节面塌陷骨折，可在桡骨干骺端做一小切口，切开伸肌支持带，将小骨凿插入压缩骨折块下方撬拨复位。复位后桡骨干骺端遗留骨缺损者，应植骨充填。克氏针固定不稳定可加用单边外固定架固定或有限切开桡骨远端支撑钢板固定。桡骨远端桡背侧和掌内侧不稳定骨折合并三角纤维软骨复合体撕脱伤，可导致下尺桡关节不稳。在这种情况下应从尺骨远端向桡骨远端经皮克氏针固定，不仅能维持下尺桡关节对位，而且还能稳定桡骨远端骨折。

过去常忽视桡骨远端骨折伴随的软组织损伤的治疗，以致骨折愈合后仍可遗留腕关节功能障碍或不稳定。随着腕关节镜技术的应用，人们对桡骨远端骨折合并的其他软组织损伤有进一步的认识。Geissler 等报道 42 例桡骨远端有移位的关节内骨折，腕关节镜下发现 32% 合并舟月韧带撕裂，15% 合并月三角韧带撕裂，43% 合并 TFCC 撕裂。Hanker 曾报道过类似结果。腕关节镜可以探查到腕骨间韧带撕裂（图 21-10），而这常常是 X 线片和关节内造影所容易忽视的。腕骨间韧带撕裂是引起腕关节不稳定和关节内交锁的主要原因。腕关节镜重点检查舟月韧带、月三角韧带和三角纤维软骨复合体（TFCC）。舟月韧带或月三角韧带撕裂的处理主要是在关节镜下用克氏针或探针清除嵌入舟、月、三角骨之间的软组织，恢复腕骨间正常关系；同时刨削修整韧带断端，使其原位愈合。术中发现复位后腕骨间仍不能保持稳定，可加用克氏针固定。TFCC 中心部撕裂行关节镜下清理术，清除游离的撕裂瓣，防止撕裂瓣嵌顿引起关节交锁；TFCC 桡骨附着缘撕裂伤一般较小，且在前臂旋转时不发生撕裂伤口改变可不必处理。TFCC 尺侧缘损伤较少见，若具备 TFCC 缝合装置可缝合修补。由于 TFCC 在稳定腕关节中的重要作用，应尽可能保留其结构，不轻易做大部切除。

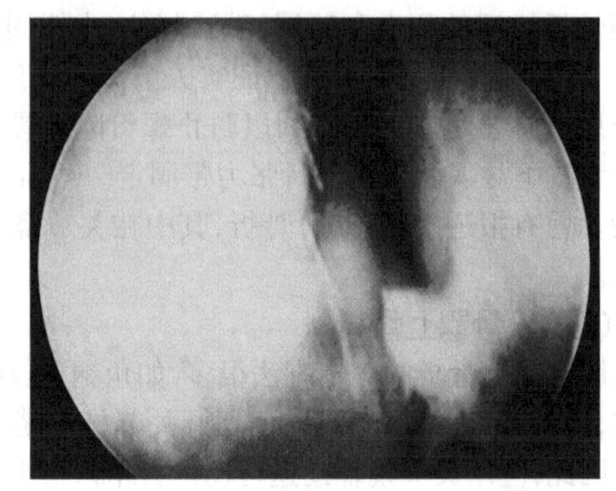

图 21-10 腕关节镜下舟月关节脱位伴韧带撕裂伤

（六）腕舟骨骨折

腕舟骨骨折传统的手术可经掌侧或背侧入路，然而手掌部的瘢痕可造成腕关节背伸功能障碍，而背侧入路常进一步破坏舟骨血供。关节镜监视下复位内固定则可最大限度地保持骨折块的血供。手术指征是无移位或轻度移位的骨折，或不允许长期石膏固定的病例，而对粉碎性骨折或无法手法复位的骨折则适于切开复位内固定。

手术方法：在舟三角关节中央，桡侧腕屈肌腱桡侧做一弧形纵向 12~15mm 掌侧切口。伸直腕关节显露舟三角关节，T 形切开关节囊，视情况决定是否凿除三角骨的掌侧结节，显露舟骨远端关节面。牵引患侧示、中指协助复位。将直径为 2.7mm 的关节镜从腕骨间桡侧入路，刨削器从腕骨间尺侧入路进入。先清理关节内血肿，观察骨折线及骨折块移位的方向，在关节镜监视下复位。复位后，关节镜改从 4~5 入路进入桡腕关节，将 Whipple 压缩导向器的弯钩插入固定于关节面从桡侧到尺侧 2/5 处，拧紧导向器维持位置（图 21-11a）。根据导向器上的刻度估计导针钻入的长度，在 C 形臂 X 线机监视下将两根导针分别从导向柱和导引架上的导向孔内钻入舟骨近端，固定骨折处防止旋转。用空心电钻沿导向柱上的导针向舟骨近端钻孔。然后将 Herbert-Whipple 空心钉钻入舟骨，钉尾应刚好位于关节面下方（图 21-11b）。如果骨折线为斜形，将另一枚导针留置 2~3 周以防止骨折块旋转。

术后用石膏托或支具固定，2 周开始在保护下主动活动，制动时间不应超过 4 周。早期活动有利于关节软骨营养，防止腕关节韧带纤维化。

（七）胫骨远端干骺端关节内骨折

胫骨远端干骺端关节内骨折（Pilon 骨折）是胫骨远端累及踝关节面的骨折，大部分伴有腓骨骨折。由于该部位创伤解剖的特殊性，复位、固定较为困难，容易发生软组织坏死、感染、骨不连、畸形愈合、创伤性

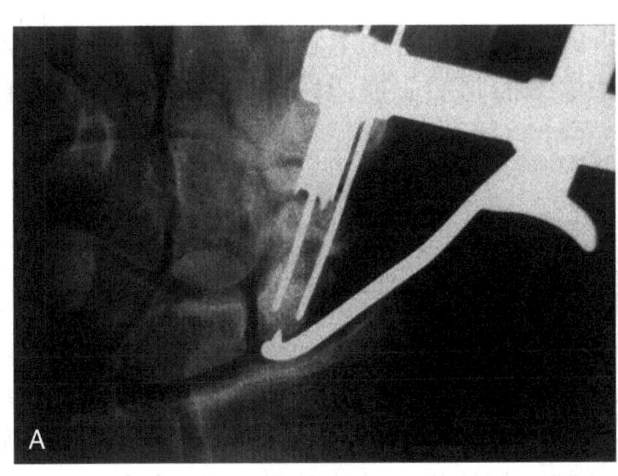

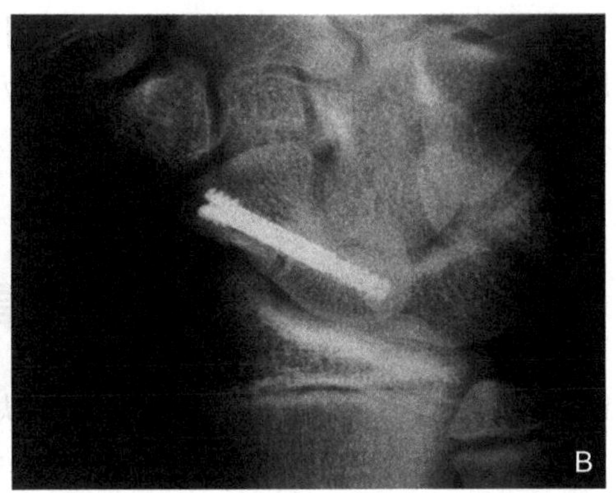

图 21-11　关节镜下经皮双螺纹螺钉固定舟状骨骨折

踝关节炎等并发症。为更有利于骨折的复位、固定,减少并发症的发生,笔者在关节镜监视下微创手术内固定治疗 Pilon 关节内骨折。

术前详细检查小腿下段软组织完整性,皮肤张力和组织肿胀情况,以及神经、血管,特别是足背动脉情况。CT 及其三维重建有助于准确判定骨折类型,尤其是关节面损伤,以利于确定合适的手术方案。关节监视下手术适用于 Ruedi-Allgower 分型Ⅰ型、Ⅱ型或 AO 分型 B1 型、B2 型、C1 型和 C2 型。一般在伤后 7~14 天进行手术治疗为宜。

Pilon 骨折手术治疗基本要点为:①腓骨长度的恢复;②胫骨关节面重建;③干骺端植骨;④胫骨内侧或前侧支撑钢板坚强固定。其中关键是关节面的重建和坚强的内固定。经踝部前方常规入路置入 4mm 关节镜和相关器械,前外侧入路位于伸趾长肌腱外侧的关节线上,前内侧入路位于胫前肌腱内侧的关节线上。关节镜可观察踝关节前方大部分关节面,适当做踝关节牵引,则能从前方观察踝关节后室。用带钝芯的管套从矢状窝轻轻地插入,将关节间隙撑开,插入关节镜后,通过镜头旋转可以观察踝关节后室。在关节镜监视下清除关节内血凝块、骨软骨碎屑,观察关节面骨折的移位情况(图 21-12)。简单骨折可直接撬拨复位,涉及干骺端粉碎骨折多有关节面骨折块嵌插,在关节面近侧上方胫骨前缘作 3~4cm 纵形切口,钝性分离直达骨折处,用窄骨膜剥离子撬拨复位,镜下观察骨折基本满意,关节面平整要小于 2mm 的差距,用 1.5mm 克氏针临时固定。干骺端的骨缺损处以人工骨或自体骨充填植骨。内踝向上切口长约 3cm,切开深筋膜,用骨膜剥离子建立胫骨内侧或前侧的深筋膜与骨膜之间潜行隧道。解剖型胫骨远端钢板插入潜行隧道,手法牵引复位,保持正常力线,非关节面的骨折块不强求解剖复位,维持牵引,于钢板两端钉孔内各打入 1 枚斯氏针,穿胫骨两层皮质,然后在体外将同一规格钢板相比拟,在对应孔作皮肤小切口,在骨折两端各打入 3~4 枚骨螺钉固定插入钢板。如仍需固定关节面骨折块,使用空心螺钉后再拔去临时固定的克氏针。术后患肢弹力绷带包扎,第 2 天开始踝关节功能锻炼。笔者手术 38 例随访 6~23 个月,Mazur 踝关节功能评分,优 24 例,良 19 例,一般 4 例。

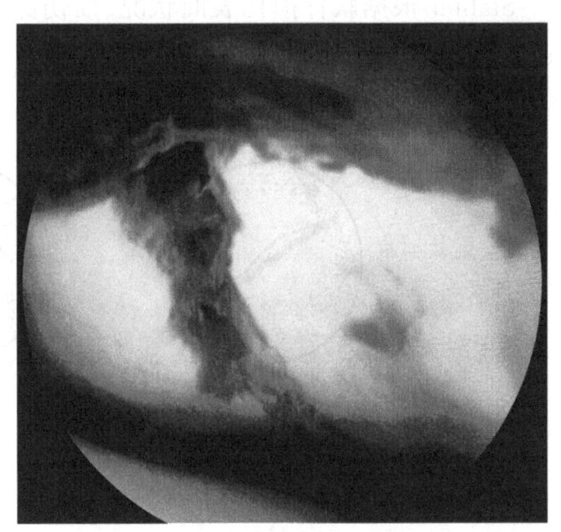

图 21-12　踝关节镜下胫骨关节面骨折

踝关节镜技术是胫骨 pilon 骨折微创治疗的重要辅助手段,通过关节镜直接观察骨折关节面的复位与固定,清除关节内游离骨软骨块和嵌入滑膜等组织,了解三角韧带、距腓前韧带和关节稳定结构的损伤程度,以便术中修复和术后处理。

总之,关节镜下辅助骨折的治疗有其独到的优势,它可以更精确地复位关节面的平整,同时诊断并处理关节内其他结构的并发损伤;由于骨折部位的血运很大程度上被保存,因此术后康复期缩短;它不仅适用于膝关节骨折的治疗,同样也适用于其他关节骨折的治疗。要求手术者必须熟悉关节镜下操作和骨折治疗原则以及有限切开复位内固定方法,同时也应严格掌握其适应证,对镜下复位及固定困难的病例,应立即切开复位固定以缩短手术时间,减少损伤程度。

第三节 关节软骨损伤的关节镜手术

确切地说目前还没有一种方法可以完全地解决软骨缺损修复的问题。成熟的透明软骨是分层的结构,其基质以Ⅱ型胶原和蛋白聚糖为主,而目前的修复手段多为类透明软骨或纤维软骨的方式修复软骨缺损,并且其生物力学性能和正常透明软骨相比仍有一定差距。但从临床治疗效果来看,许多方法在改善症状,延缓病情进展方面仍有一定疗效。关节镜手术为软骨损伤的诊断和治疗提供了新的途径。

按损伤机制的不同,软骨损伤分为外源性和内源性两类。外源性损伤指因直接外部打击所致,常为骨软骨联合骨折,多见于髌骨、股骨远端、胫骨平台骨折以及各种经关节复杂性骨折。内源性损伤发生于关节内部旋转与挤压联合创伤,往往以单纯软骨损伤为主。

关节软骨损伤后,患者常常出现疼痛、肿胀和交锁症状,除非X线片上出现骨折征象,往往难以明确诊断。MRI能较好显示骨与软骨组织,高质量的MRI甚至能显示3mm以下的骨、软骨骨折和损伤。

关节镜检查是关节软骨损伤确诊的最佳手段之一,它不仅能发现损伤部位,还能进行分类。1988年Bauer等对股骨软骨损伤提出了关节镜下六型分类法:Ⅰ型为线性裂开;Ⅱ型为星形损伤;Ⅲ型为软骨舌瓣形损伤;Ⅳ型为火山口样缺损;Ⅴ型为软骨纤维化;Ⅵ型为软骨退化(图21-13)。该分类对软骨损伤本身,尤其是Ⅰ~Ⅳ型软骨不同程度损伤作了较形象的描述,但却未能体现损伤范围、损伤部位等重要参数。Noyes、Stabler根据软骨损伤表面状况、损伤深度、损伤直径与损伤部位提出了更系统的分类方法。具体如下:

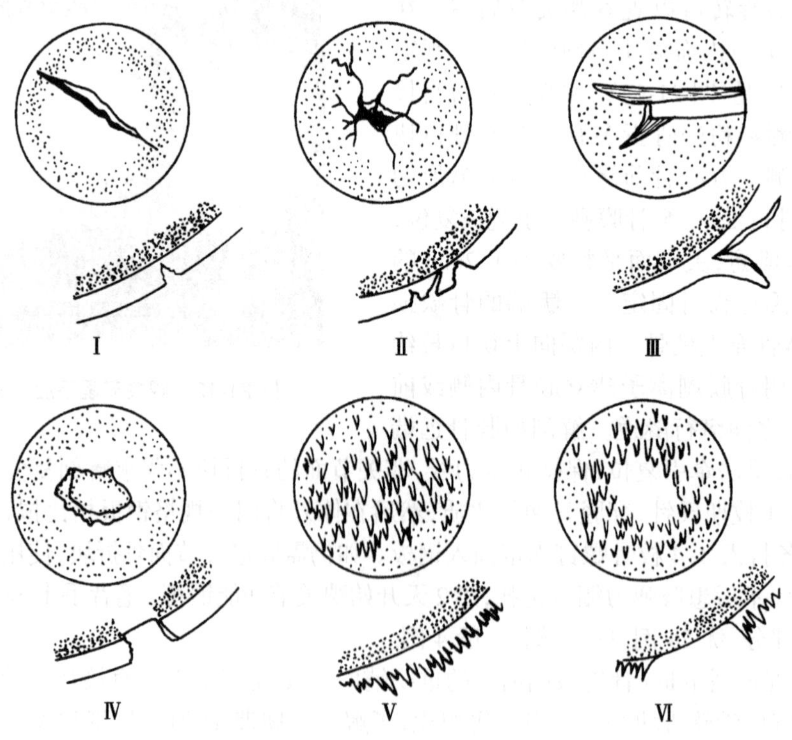

图21-13 软骨损伤关节镜下分类

在明确软骨损伤的关节镜下分类后，根据损伤部位、程度、范围、深度，结合术者操作技术水平和专用器械，决定镜下处理的方案。软骨修复应遵循个体化原则，选择合适的治疗措施。

一、骨软骨骨折的关节镜手术

关节骨软骨骨折原则上均需复位，固定于原有位置，尤其是负重区的损伤。有研究显示，单纯去除游离体（骨软骨块）将导致继发性关节炎产生。关节镜下骨软骨块复位固定取决于骨折部位、骨软骨块大小及较熟练的关节镜手术技术。镜下手术指征为：①骨软骨骨折部位仅有一处，且骨折块仅 1~2 块；②手术时间较早，骨软骨骨折块与骨折床形态未改变，镜下可良好复位；③骨软骨骨块中有足够骨组织，可允许螺钉或其他材料固定；④骨折部位是关节镜入路可到达处。

以股骨髁远端骨软骨骨折为例，镜下首先运用持物钳将骨软骨骨块准确复位于原骨折处，以探针维持骨块，再用细克氏针固定骨块，根据骨软骨骨块所含骨量大小选取不同的空心螺钉固定。目前国际上常用两种不同螺钉做骨软骨骨折的固定：一种为带头 Mecron 螺钉，该螺钉适用于骨量较少的骨软骨骨块固定，由于其螺钉头较大，不易埋入软骨内，故对小骨块的固定较牢靠，其缺点是需二期取出，且骨折愈合期膝关节不容许负重；另一种为 Herbert 螺钉，该螺钉是一种埋入式细螺钉，适用于骨量较多的骨软骨骨块固定，由于螺钉整体固定时深陷于软骨内，无需二期取出，且容许骨折愈合期膝关节部分负重，Herbert 螺钉对小骨块的固定效果较差。笔者运用可吸收螺钉固定骨软骨骨折，固定强度可靠，膝关节可早期功能锻炼，且无需二期取出，也获得了较好的临床疗效。

二、骨髓刺激技术

早在 1959 年 Pridie 便开始运用关节镜下骨髓刺激技术修复表浅的软骨缺损。这类技术包括软骨下骨钻孔、微骨折等，其治疗思路是通过不同方式使软骨下骨髓腔与关节相通，利用骨髓内的间充质干细胞充填缺损空隙，使其在缺损处利用关节腔内乏氧、低氧张力的环境下分化为类软骨组织。钻孔恰恰可以为其正常进程提供必要的修复细胞及必要的修复环境。软骨下骨钻孔后，来自髓腔的内含红细胞、白细胞及未分化间充质细胞的纤维素血凝块填充，提供修复的起源细胞，此凝块 Steadman 称之为超级凝块（super clot）。此凝块可在关节腔内独特的生物化学和生物力学环境中衍变为软骨组织修复缺损，并且启动了出血和炎症反应，加速软骨衍生。软骨下骨钻孔使骨与关节软骨破裂，导致出血、纤维蛋白凝块形成和炎症反应。钻孔后不久纤维蛋白凝块便迅速充填缺损，炎症细胞及间充质细胞也侵入至纤维蛋白凝块中，此凝块可使骨组织释放生长因子，影响细胞的多种功能如迁移、增生、分化、基质合成等，如血小板衍生生长因子（PGF）、转化生长因子 -β（TGF-β）等，这些因子可能会刺激未分化间充质细胞或成纤维细胞样细胞迁移到凝块中去。生长因子在软骨组织缺损的局部浓度和类型会影响这些细胞的增生活力，这也可能是钻孔会修复软骨缺损的机制之一。

尽管骨髓刺激技术产生的修复高度不完全，不能执行透明软骨的全部功能，但其对于缺损处的覆盖却可延缓关节软骨退变的进程。修复组织有正常关节软骨基质分泌的能力，可以复合水分，基质中水分的摩擦阻力和耐压可使修复组织亦能承受较高的负荷，并且也可以促进输送营养物质，润滑关节。同一缺损部位的软骨和骨的修复组织，其分化的显著区别提示了在缺损的不同部位的不同环境导致了同型修复细胞产生不同型的组织。不可否认，软骨下骨钻孔法修复关节软骨缺损其修复组织特性介于透明软骨与纤维软骨之间，并且有些修复组织在相当长一段时间内也会像正常关节面一样具有较满意的功能，并且有重塑成非常类似于正常关节软骨的可能。这恰恰是在临床上患者所追求的，并且在相当长一段时间内患者对功能的恢复与症状的不同程度的改善是满意的。但对修复组织的压力性黏弹特性的比较研究显示，其修复组织总是比正常软骨更易变形，这也可能与修复组织中蛋白多糖浓度低有关。修复组织具有比正常组织弹性模量低和渗透性高的固体基质。这两个特点使该组织的液压负重能力降低。修复软骨和正常关节软骨在材料特性方面的差别提示修复软骨在经历较长时间后常会发生退变。

软骨下骨微骨折术所使用的工具是尖端为圆锥形的凿子，在用其凿孔前，先将软骨缺损处用刨削器清理干净，去除残余的软骨，修整缺损边缘。然后，用微骨折凿在软骨缺损处凿孔，微骨折凿尖端基座的直径有 3mm 和 4mm 两种，因而所凿得孔的直径也在 3~4mm 左右。凿孔深度为 3~4mm，以有脂肪滴或血液从孔中流出为准(图 21-14)。凿孔深度不宜过深，过深会加大损伤，严重的甚至造成塌陷骨折。

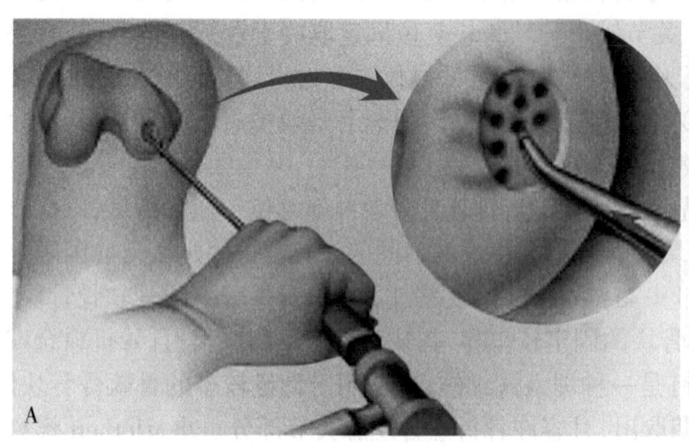

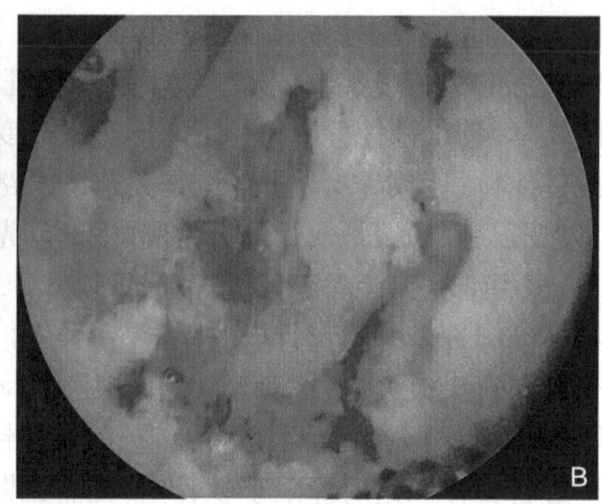

图 21-14 关节镜下微骨折技术

软骨下骨微骨折术所凿孔与孔之间的间距越小越好，也即孔孔之间紧密相连，但相互间又不能贯通，孔与孔的界限应该清晰。在进行凿孔时，视野要清楚，微骨折凿应与软骨缺损面垂直或接近垂直，因此微骨折凿应从软骨缺损的同侧入口进入，在施行股骨髌骨滑车部软骨缺损的软骨下骨微骨折术时，微骨折凿从髌骨旁入口进入，患膝伸直，关节镜在膝前外侧入口处进行观察。

软骨下骨钻孔术的手术方法和原则与软骨下骨微骨折术相似，所不同的是其使用的是电钻，手术难度较大，钻孔的深度不容易控制，而且钻孔时产生热量，容易对软骨下骨造成损伤。然而目前研究对软骨缺损每一单位面积内钻孔的最佳数量、孔径、深度仍缺乏标准规范。

软骨下骨微骨折术和软骨下骨钻孔术的关键是在软骨下骨表面形成一层由流出的血液和骨髓液组成的凝块，以后由这层凝块化生形成软骨。这一过程约需 6~8 周。因此，在软骨下骨微骨折术和软骨下骨钻孔术后，需要限制负重 6~8 周，以保护软骨形成。在这段时间内，4 周内可使用双拐帮助行走，4 周后改用单拐。同时，加强各项康复训练，其中，被动功能锻炼尤其重要，这不仅因为被动功能锻炼可加大关节活动度，而且，关节被动功能锻炼可以使软骨下骨微骨折术和软骨下骨钻孔术再生软骨的质量提高，据实验显示，进行被动功能锻炼后，修复软骨中的Ⅱ型胶原的含量显著提高。

关节镜下软骨磨削成形术可获得约 73% 的成功率；微骨折可达到 82% 优良效果，并且可用于运动员等对关节功能要求高的患者。但由于修复组织数量有限，仅适用于比较表浅的局限性小面积软骨缺损的镜下处理。软骨下骨微骨折术和软骨下骨钻孔术的禁忌证是：关节力线不正，有内外翻畸形；在患膝禁止负重时，对侧肢体不能负担身体的重量。年龄超过 60 岁是相对禁忌证。

三、骨膜移植

骨膜在其形成的胚胎发育阶段是由软骨膜衍化而来，其生发层内含有未分化的间叶细胞，具有成骨和成软骨的双重能力。胚胎时期骨膜的生发层细胞具有根据环境变化而分化成软骨细胞和骨细胞的可能，而且成年组织中这种细胞也具有多向分化的潜能。骨膜再生软骨的过程包括未分化的间充质细胞衍化为软骨细胞及细胞分化过程中产生软骨基质的过程。将游离骨膜进行体外培养发现，将骨膜放置于高氧张力(PO_2>35%)的环境中培养，所有骨膜皆形成骨，而 PO_2<5% 培养时形成软骨组织并且不再继续骨化。关节内是乏血管区，且其分泌的滑液中氧分压较低，这种低氧张力和局部较大的应力可使骨膜生发层细胞分化为软骨细胞且不再继续骨化。曾有许多学者对生发层不同朝向修复软骨的优劣进行讨论。如生发层朝向关节腔可由类透明软骨组织完整地覆盖创面，原因可能为乏氧且局部承受高应力

的环境可进一步促使其向软骨细胞分化；朝向创腔的骨膜组织接受软骨下骨出血的相对高血供环境，使其向骨组织分化，更有利于与软骨下骨基质愈着。同时应强调的是锐性切取，以尽量避免过多损伤间充质细胞，并且切割过程也是对其进行理化刺激的过程，可能更有利于其由休眠状态进入分化状态。骨膜的营养供应除了来自滑液的营养之外，还有来自软骨下骨基质的血液供应。生发层细胞分化成软骨细胞分泌基质包埋并阻挡免疫细胞与移植物细胞接触，可免于免疫排斥。虽然自体骨膜移植可增加创伤，但目前临床上应用自体骨膜移植要远多于异体骨膜移植，除骨膜移植的免疫与疾病传播问题外，自体骨膜移植骨膜剥除量小，不影响骨组织血运，故相对安全。骨膜生发层朝向关节腔的移植增生分化形成软骨细胞是一个连续进行的过程，大致可以分为三个阶段：①细胞增殖分化期：术后 1~4 周，移植的骨膜增厚，在其基底部有软骨岛形成，有向表面移行的趋势，与受区骨创面间有纤维骨性连接；②幼稚软骨形成期：术后 4~8 周，增殖组织以软骨样组织为主，且有大量成软骨细胞，深部有部分软骨内钙化，但软骨细胞分泌软骨基质较少，此时化生的软骨组织与周围软骨及软骨下骨已结合相对紧密；③软骨改造塑形期：术后 8 周以上，此期分化形成的软骨细胞可根据所受应力的方向与性质加以塑形成熟，分泌的软骨基质已接近正常。

由于骨膜移植的固定方法多为缝合固定，而这在关节镜下操作困难，因此多为切开关节进行。目前已有用黏贴方法固定在镜下完成骨膜移植。

四、自体骨软骨镶嵌移植成形术

自体骨软骨镶嵌移植成形术（cartilage inlay graft angioplasty）是近年来新兴的治疗骨软骨缺损的手术方法，在经过数年的研究、随访发现具有一定的优越性。自体骨软骨镶嵌移植成形术的本质是多个自体圆柱形骨软骨柱的组合镶嵌式移植修复骨软骨缺损。自体骨软骨柱镶嵌式移植修复骨软骨缺损是由 Matsusue 首次于 1993 年提出，之后由 Hangody 等加以推广应用。经过 10 余年的发展，目前技术路线已趋向成熟，相继有数种专用的手术器械问世。专用手术器械的应用使得该手术更为规范、实用，临床效果也更为理想。

起初，自体骨软骨镶嵌移植成形术的适应证仅限于股骨髁和髌股关节的中、小面积软骨缺损或骨软骨缺损。当发现治疗成功率较高后，其适应证便逐渐扩展至其他关节面，如距骨顶、肱骨头、股骨头、胫骨等。理论上与研究结果提示合适的治疗缺损面积为 1~4cm^2，髌股关节股骨周边部供区可切取 3~4cm^2，特殊情况下也可取自双侧供区治疗 8~9cm^2 缺损，但此时供区并发症的发生率很高。

禁忌证有：感染性或肿瘤性缺损；广泛关节炎症、类风湿或退行性变；供区软骨薄或缺损周围软骨质量差；对线不良，关节不稳定，如内、外翻，髌骨半脱位等。50 岁以上治疗效果相对较差。

（一）手术方法

可供切取的骨软骨柱移植物的直径在 2.7~10mm 不等，供区也多选择在股骨髁间沟和髌股关节面股骨边缘（图 21-15A），包括内、上及外侧缘，最多可切取 15 个直径为 4.5mm 的骨软骨柱。

手术可在关节镜下或有限切开同时进行。首先对缺损面进行磨削塑形，使深度达到正常的软骨下骨并较平坦，且有适当的角度，缺损边缘达到正常软骨，摘除游离的软骨块。然后测量缺损区的直径及深度，决定供区部位及移植物的直径、高度以及数量。选用合适的直径在 2.7~8.5mm 不等的钻头对骨床钻孔，如单纯软骨面缺损需钻 15mm 深度；如为骨软骨缺损，则应比缺损深度加深 10mm 左右钻孔，可达到 20~25mm。然后自股骨髁内侧远离髌股关节承重区用与钻头相同直径的特制环钻钻取相同高度的骨软骨柱，与软骨面垂直钻取是关键步骤。由于环钻边缘锐利不带锯齿，因此常轻击环钻可获得光滑的边缘，轻轻晃动环钻使骨软骨柱与骨床分离。用扩张器将受区骨洞稍加扩张后，用顶出器嵌入缺损处，可从环钻周围的侧孔观察骨软骨柱的高度。重复操作将相同或不同大小的骨软骨柱镶嵌排列填充缺损。如关节软骨面的曲率与受区不一致，可用特制钻头取出骨软骨柱调整后嵌入，动作应轻柔以免骨软骨柱折断，至少应覆盖 70% 缺损面积，供区之间应间隔 3mm，而受区应尽可能将骨软骨柱的间距控制在 1mm 以内（图 21-15）。

在关节镜下操作最适合修复小于 2cm 直径的缺损，最多可切取 4~6 块移植物，由于必须垂直切取和

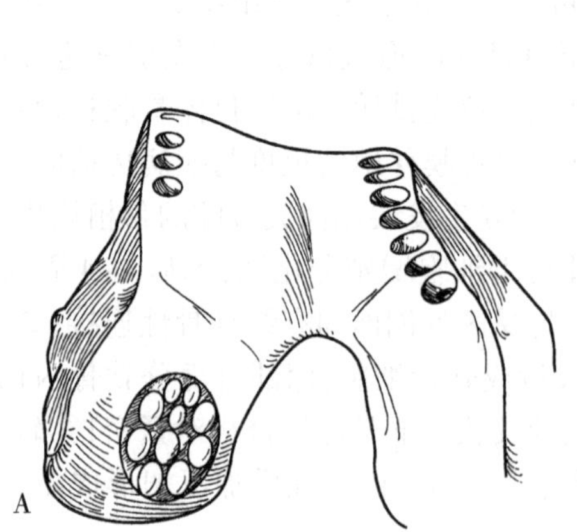

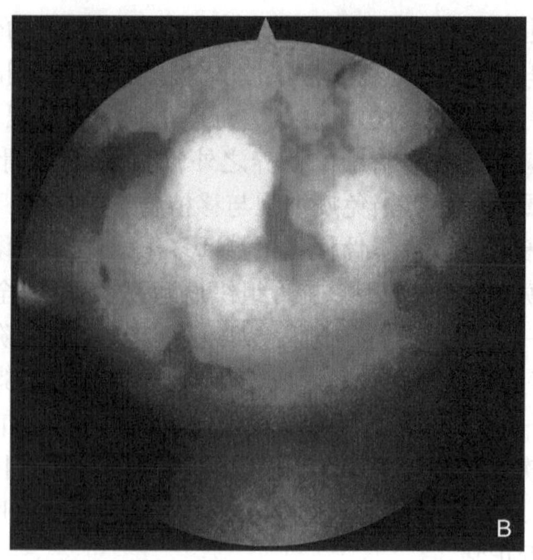

图 21-15 股骨骨软骨镶嵌移植成形术

移植，因此选择合适的入路很重要。由于股骨髁的缺损常接近髁间窝，因此工作通道往往比常用的前内或前外入路更接近中线，而且患者体位必须允许 120° 屈膝。缺损骨床应修整直至出血为止。通过内侧髌周入路于股骨滑车内侧缘切取骨软骨柱，如切取困难也可在髌内侧作 1.5~2cm 切口。如移植物切取不足以修复缺损，也可作小切口自髁间沟边缘切取，但此处软骨厚度比髁间窝处要薄些。

其他关节的自体骨软骨镶嵌移植成形术与膝关节类似，但常需要切取同侧膝关节骨软骨柱，在一定程度上限制了应用，并且在术前应讲明供区可能出现的并发症并征得患者的书面同意。

（二）优缺点及并发症

自体骨软骨镶嵌移植成形术的优点是可以同时提供已经形成完善的软骨细胞和细胞外基质成分，其比例与正常相近，这对于软骨组织发挥正常生物学功能是重要条件；并且可一期同时重建坚强的软骨下骨支撑。自体骨软骨镶嵌移植成形术术后的修复组织内含有 70%~80% 透明软骨，20%~30% 为纤维软骨；相同大小的移植物理论上可获得 78.5% 的充填，而达到 80% 充填比例即可获得良好的效果。

供区不足是限制自体骨软骨镶嵌移植成形术推广的主要原因之一。大多数供区都取自膝关节非负重区，然而事实上并不存在绝对的非负重区，修复距骨等其他关节面时有时也需要自膝关节中切取骨软骨柱，并且大于 $9cm^2$ 面积的缺损单纯应用自体骨软骨柱移植修复存在困难，在某种程度上限制了临床应用。

自体骨软骨镶嵌移植成形术的技术要点之一是垂直软骨面切取移植骨软骨柱，并力争表面曲率和软骨厚度与受区一致，但这对于曲率及软骨厚度不一的关节面有时很难做到。因此可能残留部分软骨面平整程度不足，突出的骨软骨柱可导致局部应力集中，磨损移植的软骨面，而凹陷的移植物则可能由于失去正常应力而有远期退变之虞，但关于由此造成的远期并发症报道极少。

自体骨软骨镶嵌移植成形术的术后并发症相对较少，主要有深部感染、关节疼痛性血肿以及供区紊乱等。Simonian 等对膝关节自体骨软骨镶嵌移植成形术的供区进行接触压力的检测，结果发现以外侧髁间沟下方最高，在外侧髁间沟上方及髁间窝内侧最低，但相差不大。并且供区可由髓腔血提供的细胞成分修复，在 8~10 周可由中央的纤维软骨和周缘的透明软骨填充。因此总体报道的供区并发症发生率仅为 3% 左右。

（三）修复结果

大多数学者报道的自体骨软骨镶嵌移植成形术术后效果较好。在较大的一组样本中，匈牙利学者 Hangody 回顾总结了 831 例病例进行自体骨软骨镶嵌移植成形术的中、远期效果，随访 2 个月 ~9 年，其中 597 例股骨髁缺损，118 例髌股关节缺损，距骨顶 76 例，胫骨髁 25 例，肘关节 6 例，股骨头 6 例，肱骨头 3 例。效果优良率在股骨髁为 92%，胫骨为 87%。髌骨及股骨滑车为 79%，距骨则为 94%，供区不适仅为 3%。

在83例行关节镜检查的患者中有69例关节面光滑平整，组织学检查表明移植的透明软骨存活，有纤维软骨覆盖供区，14例有轻度或严重退行性变。

在与软骨细胞移植的效果进行比较的研究中，各学者研究结果不一。Bartley对骨膜覆盖下自体软骨细胞移植术和自体骨软骨镶嵌移植成形术进行比较研究，平均缺损达4.66cm^2，随访19个月，功能评分证实软骨细胞移植组有88%效果优良，自体骨软骨镶嵌移植成形术组为69%；二次关节镜检查自体骨软骨镶嵌移植成形术组仅为34%优良率，且所有5例髌骨自体骨软骨镶嵌移植成形术皆失败。而在另一项研究中的结论恰恰相反，在术后6~24个月的观察过程中，软骨细胞移植组患者的恢复情况均慢于Mosaicplasty组；组织学检查发现自体软骨细胞移植组以纤维软骨为主，而自体骨软骨镶嵌移植成形术组仍保持透明软骨表型。目前尚缺乏关于两者比较的更为详尽而有说服力的研究。

在另一项多中心前瞻性研究中，对413例关节镜下四类处理软骨缺损的手术进行比较，包括钻孔、磨削成形术、微骨折及自体骨软骨镶嵌移植成形术。结果由于自体骨软骨镶嵌移植成形术是以透明软骨形式修复缺损，而其他三种则以纤维软骨为主。因此其临床效果皆明显优于其他三种，尤其是在3~5年之后更为明显。

(四) 康复

自体骨软骨镶嵌移植成形术技术利用松质骨的愈合能力来作为骨软骨移植组织的支撑，其良好的效果有赖于移植物的长期稳定性，骨性愈合以及平滑光整的软骨面。在骨愈合与修复组织长入之前的任何不稳定因素都会影响表面的平整及远期效果，并且会影响血管的长入及愈合进程。在术后7天内，移植物的拔出 - 压入强度下降明显，因此在这段时间内的康复进程不宜过于激进。

自体骨软骨镶嵌移植成形术的术后康复类似于软骨细胞移植术后的康复过程。大致可以分为保护期(4周内)、过渡期(5~6周)和成熟期(7~12周)。在术后2周内绝对不负重；过渡期内允许部分负重(30~40kg)；在保护期内可马上开始CPM功能锻炼、股四头肌及腓肠肌功能练习等；术后4周开始等长功能练习；在过渡期内可轻度屈膝0°~45°下蹲；在成熟期内可双膝下蹲、行走、游泳等。但建议术后不宜再参加激烈的竞技运动。

五、异体骨软骨移植

异体骨软骨移植可以更随意地根据缺损深度、大小及形状将匹配的骨软骨块填充缺损，对创伤或肿瘤切除导致的大面积骨软骨缺损而言是比较理想的修复手段，但异体移植的免疫排斥以及疾病传播等危险仍需要医师慎重选择。大多数学者认为冷冻保存的骨软骨移植的效果不如新鲜骨软骨移植；并且放射线照射灭菌不但可以破坏软骨细胞，更可以改变软骨基质的特性，因此可考虑其他消毒方法；术前配型无疑可以提高移植的成功率。对是否需用免疫抑制剂，许多学者认为其对机体的损害要大于其可能带来的收益，移植的骨软骨块携带的骨量越少，对机体造成的免疫负担便越小，愈合也越快，因为软骨细胞被周围分泌的基质包绕，因此与骨组织比较其免疫原性大为减低。

移植物的固定方法有压配式固定、骨螺钉、可吸收螺钉及其他关节内固定材料等。文献报道的异体骨软骨移植成功率在56%~95%不等，并且随着时间延长，其效果也逐渐降低，在多伦多大学随访的126例中，5年时成功率达95%，10年时仍有71%，而到20年时仅余66%。

六、细胞治疗

自体软骨细胞移植修复软骨缺损在欧洲等西方国家已经积累了丰富的经验，并已经显示了初步疗效，其成功率在67%~92%不等。需要进行两次手术，首先进行关节镜下检查，同时从股骨髁间窝或滑车两侧等低负重区切取软骨，体外分离培养及扩增软骨细胞约3~5周；然后二次手术切开关节，自胫骨上端切取骨膜覆盖缺损区，6-0可吸收线缝合固定于周围软骨上，留下供注射针头插入的缝隙，先用针头注入生理盐水观察是否有液体溢出，如有则加缝数针或用纤维蛋白胶密封；然后注入自体软骨细胞悬液，缝合骨膜密封，周围涂抹蛋白胶密闭(图21-16)。在此基础上经过改良，有学者提出了新的“三明治”修复技术，是用两层骨膜先覆盖缺损，骨膜的生发层分别朝向对侧，然后在骨膜之间注射软骨细胞，如此生发层的未分化细胞有利于提高修复质量，并且如果手术失败，骨膜覆盖的缺损骨床也便于进行再次手术。自体软骨细胞移植可以修复 2~15cm^2 的缺损，尤其是修复形状不规则的表浅软骨缺损更有其优越性；但对伴有软骨下骨缺损的病例，则需要分次手术，先进行自体骨移植填充软骨下骨缺损，经过 6~8 周骨愈合后，再行软骨细胞移植。大多数临床修复效果较好，但对修复组织进行组织学观察发现，修复组织也是由类透明软骨、纤维软骨、透明软骨、纤维组织等组成的混合体，约 70% 为类透明软骨组织，30% 为纤维软骨或纤维组织。因此，修复组织的质量及长期效果和转归有待于进一步观察。

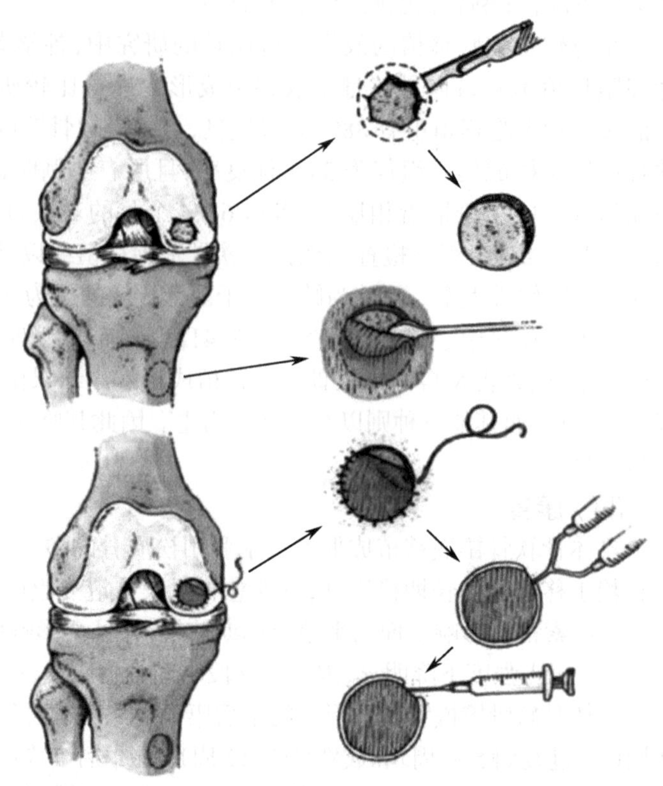

图 21-16 自体软骨细胞移植示意图

随着组织工程概念的提出和迅速发展，细胞治疗又进入了一个新的发展阶段，目前已出现了关节镜下自体组织工程化软骨移植的报道，将体外培养的自体软骨细胞接种圆盘状支架，镜下用特制模具处理缺损后，将支架移植到缺损区，采用压配方式固定，初步效果较好。总之，随着组织工程方法的进步，软骨缺损的修复将达到一个新的高度。Grande 将组织工程支架材料与可吸收内固定材料相结合，应用软骨细胞种植在Ⅰ~Ⅲ型胶原膜上，关节镜下以专用的纤维胶固定于软骨缺损处。Rouga 在关节镜下用基质诱导软骨细胞移植（MACI）技术修复胫骨平台软骨面缺损。术后 1 年症状消失，活动正常 MRI 检查发现修复组织保持类透明软骨的信号，关节面光滑。

软骨缺损的修复应在病例选择上掌握各种方法的适应证及优缺点，根据患者的年龄、活动要求、职业、体重及并发疾病，以及缺损的部位、大小、数目、深度、形状等进行综合考虑决定手术方法。对 25 岁以下的年轻患者，缺损面积在 4~5cm^2 以上时可考虑行软骨细胞移植，翻修则考虑骨软骨移植；而 40 岁以上患者软骨细胞活力都有不同程度的下降，可行骨软骨移植。对治疗失败的病例，其翻修顺序为：骨髓刺激方法——软骨细胞移植（或其他组织工程方法）——自体或异体骨软骨移植。

第四节 膝半月板损伤的关节镜手术

膝半月板的功能包括传递胫股关节载荷，减轻震荡保护关节软骨，提高关节稳定性，限制膝关节过度伸屈，关节润滑及营养等。半月板切除将影响胫股关节负重应力，半月板切除 1/4，胫股关节面应力增加 45%；全切除后则增加约 313%，因此全切除后造成的关节面磨损不可避免，加速骨性关节炎的发生。随着对半月板的功能和特性的认识，半月板全切除术显然已被淘汰，半月板修复和移植渐渐成为主流选择。膝半月板手术无论部分切除、缝合或其他方式修补、半月板移植等都能在关节镜下微创手术完成。

一、关节镜下半月板部分切除术

只有半月板撕裂部分在负重时引起关节交锁或移滑至胫股关节面之间时，又难以修复缝合才考虑行部分切除术，同时应尽可能保留半月板周边部分（至少应距滑膜边缘 3~4mm）以利于关节的稳定；切除后应仔细修整残余的边缘组织使之保留光滑的弧度；在切除时应避免损伤附近的关节软骨和重要的结构；在尽可能地保留正常半月板组织的前提下，不能姑息任何不稳定因素，这常需要医师根据经验及时做出准确判断。对于青少年半月板损伤更要慎重选择和处理。

先在关节镜下对半月板损伤的类型和部位作出判断，决定切除的范围；应注意将半月板的前后角及边缘部分全部检查以免遗漏。根据半月板撕裂的种类决定切除方式：

（一）纵向垂直撕裂

纵向垂直撕裂（桶柄样撕裂）的撕裂范围常占半月板的 2/3 以上，撕裂部分易卡入关节。先观察半月板后角，插入 3mm 篮钳部分咬除撕裂部和后角的连接部，再以持物钳抓住撕裂部前端，咬断连接处，取出撕裂部分，修整残余半月板边缘至光滑。

（二）斜形撕裂

常出现于内侧半月板的中后 1/3 处，撕裂部分可卡在关节中间，导致撕裂加重。切除时先在瓣状撕裂片段的基底部切断，然后修整剩余的边缘部分，所有可能卡入关节面的撕裂部分都应切除，如果撕裂部分大而坚硬时，先用篮钳咬除，后用电动刨削器修整。

（三）退变性撕裂

半月板的后角变软松弛、纤维化，呈裙边样改变，相邻的关节表面常有软骨软化。仔细检查后，用篮钳和电动刨削器切除撕裂部分，修整边缘，应注意保留半月板的边缘部分，不必切除所有的纤维化部分。关节软骨软化区可修整，如有骨质部分裸露，可打磨或钻孔。

（四）放射状撕裂

常见于外侧半月板中后 1/3 连接处或接近后部胫骨附着处。如果累及半月板大部而无法修复时，可行次全切除术；注意控制切除的深度，不需要超过撕裂的深度，尽可能保留滑膜缘半月板。

（五）水平撕裂

自半月板中部的游离缘向关节囊方向的水平状撕裂使半月板分为上下两层，这种撕裂常波及关节囊，并且可能向四周延伸，因此较难确定其切除范围，应尽可能保留部分健全的半月板组织，常切除下层以保留半月板的功能。

（六）盘状半月板撕裂

盘状半月板可发生单处或多处撕裂，多见复合型撕裂，偶尔有中央水平撕裂，镜下仅见波浪状改变，此时不能只切除撕裂处，而应施行盘状半月板镜下成形术，切除其中心包括撕裂部分，保留和正常半月板宽度类似的边缘部分，切除时先自后部向前，最后用弯篮钳咬除前部，残余边缘用电动刨削器修整。游离缘修整成斜坡状，尽可能适应胫股关节的解剖形态。

（七）半月板囊肿及其撕裂

以前对半月板囊肿的治疗多为囊肿和半月板的全切除，现在则多在镜下处理。关节镜检可见半月板邻近囊肿处撕裂，其水平或斜形撕裂可延伸入关节囊或囊肿内，囊肿破裂可有黄色黏稠液体流出。先切除半月板撕裂部，然后修整其边缘；此时如果囊肿破裂不需特殊处理，不必切开皮肤摘除囊肿，由于来自撕裂半月板的长期刺激已经去除，囊肿不会复发；如果囊肿未破，也可用穿刺针经皮吸出内容物，术后加压包扎。

二、关节镜下半月板修复

Thomas Annandale 于 1883 年 11 月 16 日进行了第 1 例开放式半月板修复术，但当时并未引起注意。1969 年，Ikeuchi 在东京进行了第 1 例关节镜下半月板修复术；1980 年，Henning 进行了北美第 1 例关节镜下半月板修复术。目前对于半月板有血运区，即所谓的“红区”（占内侧半月板边缘 10%~30%；外侧半月板边缘的 10%~25%）的撕裂，无论新鲜或陈旧损伤均主张缝合修复。而在“红 - 白区”撕裂是否缝合取决于撕裂类型和缝合技术。对“白区”的缝合则需要同时给予纤维蛋白凝块或其他生长因子才能愈合。

半月板撕裂的缝合指征还取决于损伤类型、病程长短、撕裂的严重程度、患者年龄和关节的稳定等因素。

（一）关节镜下半月板缝合

1. 由内向外缝合法（inside-out repair）　以内侧半月板后角损伤为例，先作后内侧辅助切口，分层解剖后，使用腘窝拉钩牵开腘窝血管神经。关节镜下观察撕裂处，先对半月板破裂创缘进行磨锉，由前内侧入路放置短套管缝合器，从靠近后侧撕裂处开始缝合。选用两端带针的不可吸收缝线(2-0)，第1针从半月板下面向上进针，由后方切口出针；另一端针与第1针垂直排列，自下方从半月板-滑膜结合部进针，两针出针方向成角，在后内侧切口内打结。如果撕裂处较长，从后角向前间隔3mm，从半月板上下面交替垂直缝合第2针。如果同时进行ACL重建，缝线应在重建完成后打结。

2. 由外向内缝合法(out side-in repair) 关节镜下由外向内缝合法可精确选择进针点从而避免了血管神经和关节内其他结构损伤的危险。应用穿刺针缝合，可完成除后角外的大部分半月板撕裂的修复。以外侧半月板撕裂为例，由前内侧入口插入关节镜观察，除前外侧常规入口外，在前外侧关节间隙另作0.5cm横切口，切开皮肤、浅筋膜后将穿刺针(一般选用直径较大的腰穿针)插入半月板撕裂面两侧，将折成双股的钢丝穿入针芯，在前外侧常规入口用血管钳进入关节将其夹出，钢丝暂留置皮肤外。同样方法穿入第2针，穿刺方向为使缝合后缝线与半月板呈垂直方向。将不可吸收缝线两头分别由钢丝牵出至前外侧0.5cm切口处在皮下打结固定。按撕裂长度决定缝合的针数，针距间隔2~3mm(图21-17)。

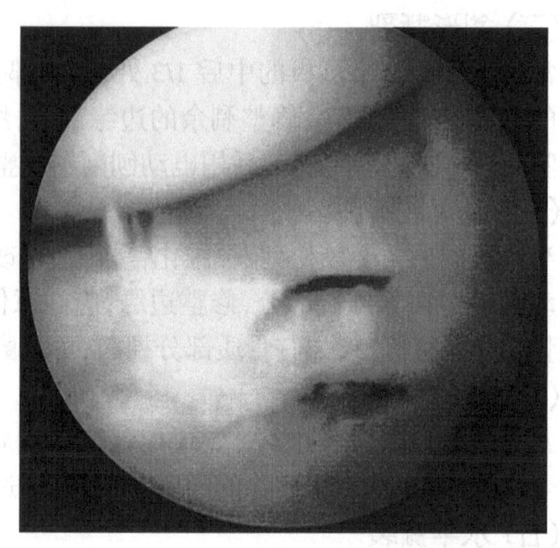

图21-17 关节镜下半月板撕裂缝合

3. 关节腔内缝合法 由Morgan在1991年提出，可以修复半月板后角及靠近胫骨止点处的损伤，但需要专门的器械操作。于后外侧或后内侧入路插入8mm直径的手术套管，将半月板撕裂缘修整，再插入专门的钩形管状半月板修补缝合针，将其尖端由半月板后下缘穿入，跨越撕裂线后由前上方穿出，置入1-0尼龙线，取出缝合针。镜下将尼龙线的两端通过手术套管拉出关节外，打结并用特制的打结器通过套管推紧。

(二) 其他关节镜下半月板修复方法

1. 可吸收内固定装置 多由可降解的聚乳酸(PLA)或聚乙醇酸(PGA)制成，材料植入后在4~6个月开始降解，在18~24个月可完全吸收。各种装置形式多样，有如半月板骑缝、半月板箭钉、半月板蜂尾钉、半月板螺钉等，有特殊装置进行关节镜下置入，操作相对方便，可达到一定的固定强度。下面以半月板箭钉(meniscus arrow)为例介绍操作方法(见图41-28~30)。其入路根据内、外侧半月板的不同部位而选取不同的方法：内侧半月板后角撕裂从前内入路，中部撕裂从前外入路，前角撕裂选取髌外侧入路；而外侧半月板前1/3撕裂从髌内侧入路。先将半月板撕裂两侧及滑膜缘锉成新鲜创面，将导针自距离撕裂缘3mm外与撕裂处呈直角进针，穿过撕裂处，拔出导针，将大小合适的箭钉沿导针通道穿过半月板，用内芯加压。再打入其他箭钉，间距为5mm，同时避免箭钉的T端位于较薄的半月板边缘上。

2. T形固定技术 由Hayhurst提出，由于避免在膝关节后方做切口，减少了血管神经损伤并发症。将缝合针穿过撕裂缘两侧，再穿入带T形固定装置的缝线，用推进器将其推入进行缝合，再进行下一个缝合，将相邻的缝线在关节外打结，用打结器推入关节腔内。

3. 可吸收固定装置的并发症——吸收失败 可吸收半月板固定装置操作简单快速，并可减少血管神经损伤的危险。缺点是最初固定强度明显小于缝合法，难以固定半月板下表面，可能产生异物反应如无菌滑膜炎、囊性血肿、软骨损伤等。可吸收装置材料降解时间2周~6个月，有可能影响半月板的愈合。有作者报道材料吸收时间过长而导致固定物损伤周围结构。

(三) 半月板修复术后康复训练

半月板修复术后康复训练计划应根据缝合修补情况、是否伴有关节内其他损伤的修复(如ACL重建术)来决定。一般在术后2~3日开始被动功能训练，主动训练股四头肌。不负重的主动关节活动锻炼也要循序渐进，要避免膝关节旋转活动。可持双拐不负重行走。6周后开始部分负重，逐步增加负重量，一般

2.5~3 个月后完全负重。

三、关节镜下半月板移植术

半月板移植无疑可以重建半月板缺损区的解剖结构完整性,移植的半月板组织在细胞和基质结构等都接近于正常组织,因此,半月板组织愈合后可在生物力学和生物学行为上发挥正常的功能。在同种异体半月板移植的实验研究中发现移植的半月板组织可与受区的周边部位愈合,并发现其中有自体来源的细胞存在,可保持正常大体外观,并与宿主组织通过纤维血管瘢痕组织愈合,经放射自显影和偏振光显微镜观察发现深低温冷冻法可以有效地杀死半月板组织内的所有细胞,植入体内后可被来自滑膜组织的细胞重新聚合充填,在 3~6 个月时细胞的形态和代谢活动于正常组织均相似。

Milachowski 于 1984 年进行了第 1 例开放式同种异体半月板移植术,并取得了良好的效果。Veltri 等对 14 例新鲜冷冻异体半月板移植患者随访 8 个月,发现有 71% 完全愈合,2 例为部分愈合,1 例完全愈合者中央有部分退变。然而即使深低温或冷冻保存的半月板也可能发生排斥反应或免疫介导炎症反应,并有传播病毒性疾病的可能,尽管 γ 辐射可减少传播疾病的风险,但在 25% 患者中也发生严重的滑膜炎症反应。目前主要应用三种同种异体半月板的保存方法:冻干法、深低温冷冻法、低温储存法,其中只有低温储存法中的半月板内含有活细胞。三种方法均可取得较好的疗效,但冻干的半月板易发生收缩,且组织重塑时间长,疗效相对较差。很难证实冷冻和低温保存的半月板移植的长期疗效有何不同,但许多研究证实,含有成活半月板软骨细胞对移植后的长期疗效是有利的。

半月板移植的长期疗效目前仍不确定,需要大样本的评估结果。有许多因素可影响半月板移植的效果。手术技术和术前准备对移植半月板功能的发挥是重要因素,半月板不匹配,手术时对半月板的损伤都可导致不愈合的出现,不完全愈合一般不会引起关节交锁和肿胀等严重的并发症。成活的移植物有利于愈合和保持正常的半月板结构。射线照射也可能损伤半月板的结构而产生退变,可能会引起患者重新出现术前的许多症状,导致手术失败。撕裂或细胞水平的退变可造成移植半月板功能的丧失,在术前一定要矫正膝关节对线不良和稳定性的重建,前交叉韧带功能不全而未重建者应视为半月板移植术的禁忌证。有严重关节软骨退变者行移植术后虽然可缓解疼痛,但手术失败率较高。

半月板移植时应考虑患者的年龄、症状严重程度、伴发的关节畸形和磨损程度、关节稳定性等。半月板全切除或部分切除的患者为半月板移植的适应证,尤其是那些强烈期望手术的患者,如有严重的膝关节疼痛和功能障碍,发育已成熟,其他治疗方法无效者。随着技术的发展,严重的关节炎已成为相对禁忌证。在术前要有患者的详细临床和放射学资料,了解其半月板的剩余情况,通过对健侧半月板的测量决定移植半月板的大小,最好选择与受区同侧的半月板移植,并恰好能覆盖胫骨平台关节面,过大的半月板应适当修整周围部分,但应保留其外形的完整;过小则应弃用。

手术方法:

1. 内侧半月板移植　切取半月板移植物时应将完整的半月板和其前后角骨栓一并切下,直径 8mm,深 12mm,每个骨栓用 2-0 可吸收线作 Kessler 缝合,并在半月板边缘缝上 4 根 0 号聚二乙二酮线。使用标准的前内侧及前外侧关节镜入路,常规检查膝关节,清除残余的半月板至关节囊结合部,注意不要损伤关节囊,用骨刀凿除周围骨赘。助手维持膝关节于屈曲 20°,旋转中立位,并外翻。如视野受胫侧副韧带和后斜韧带的限制,可在股内侧肌下缘和股骨内上髁间做一切口,凿去胫侧副韧带和后斜韧带在内上髁的附着骨质增加显露。用骨刀凿除股骨髁边缘的骨赘以及胫骨隆突的内侧上 1/3。将瞄准器由前内侧入路置入关节,关节外一端定位于胫骨结节下 3cm 的胫骨前外侧面上。先沿瞄准器将导针钻至半月板后角附着处,然后扩大钻孔直径为 6mm,并用刮匙将近端出口扩大为 8mm。做小切口显露胫骨平台前缘,清理半月板前角附着处,并加深至 10mm,将近关节部扩大为直径 8mm 的圆形。用钻头从胫骨前内侧向前角附着处骨床中央钻孔。由后角附着处的骨隧道将两根 0 号不可吸收缝线送入关节腔,用 Caspari 缝合器在关节内将其缝于后关节囊上,再由前内侧入路拉出关节外,穿小圆针,将线水平缝合于半月板后角,两线打结。此时于屈膝 60° 外翻位牵引缝线将半月板由内侧入路拉入关节内(图 21-18A),并将线由胫骨通道抽出。后角的骨栓用弯探针将其放于合适的位置,压入胫骨隧道,将线拉紧打结,同样处理前角骨栓。同时重建 ACL 者可植入 ACL 移植物,固定

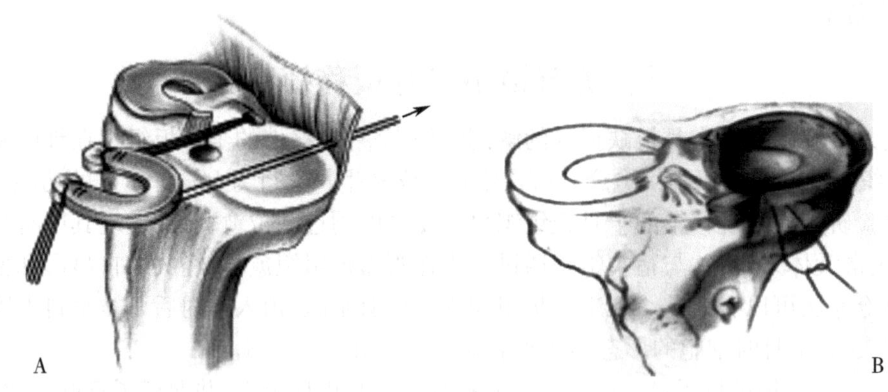

图 21-18 内侧半月板移植示意图

其股骨侧，胫骨侧在半月板缝合完毕后再固定。用 2-0 PDS 线由内向外将半月板周缘缝于关节囊上（图 21-18B）。缝合完毕后抽出定位的牵引线，在皮肤切小口，用血管钳将缝线抽出打结，缝合皮肤。

2. 外侧半月板移植 外侧半月板移植的术前准备和关节镜入路均类似内侧半月板，移植的半月板用 9mm 宽、22mm 长的骨岛连接前后角。清除残余半月板组织至与关节囊连接处，用骨刀在紧邻 ACL 胫骨止点外缘的关节面上凿出长 22mm，宽 10mm，深 10mm 的骨槽，用形状及大小与移植半月板骨岛一致的硅胶模板放入骨槽中检查大小是否匹配。延长前外侧入路显露胫骨平台外侧边缘，在外侧间隙后侧用穿刺针放置两根牵引线。第 1 针屈膝 90° 从腓骨头外侧进针，送入 0 号牵引线从前外侧入路穿出；第 2 针从后外侧间隙的中后 1/3 处进针，也同样送入 0 号牵引线从前外侧入路穿出，将两根线缝于半月板的后部，再拉出后关节囊作牵引用。在移植半月板骨岛上预先打入一根直径 3.5mm，长 30mm 的皮质骨螺钉，然后将半月板由前外侧入路拉入关节腔内，镜下用探针将骨岛推至沟槽处，拧紧螺钉固定。检查半月板的位置，然后从后角开始缝合半月板周缘，屈膝 90°，在皮肤上标出腓骨头和股二头肌腱位置，用 0 号 PDS 线从外向内缝合可避免伤及腓总神经。然后用从内向外法缝合半月板的中部和前角，线结埋于皮下，缝合皮肤。

3. 术后康复 术后用长腿固定支具固定 6 周，第 1 周可扶拐不负重行走，在 6 周内逐渐过渡到部分负重至完全负重。先进行活动度的锻炼，然后锻炼肌力及神经肌肉的电刺激训练等。负重锻炼应在支具保护下进行，但应避免屈膝。1 年内在不平道路行走或体育运动时均应戴上支具。在术后 5 个月以后，如果功能恢复至正常的 90% 以上，股四头肌肌力恢复至正常 85% 以上时，可允许适当体育活动。

四、关节镜下应用生物学技术修复半月板缺损

（一）纤维蛋白凝块

1988 年 Arnoczky 发现将纤维蛋白凝块放入半月板撕裂口内可以促进半月板无血运区愈合。由于其中含有成纤维细胞生长因子、纤维连接素、血小板衍生生长因子等细胞因子可有助于愈合。取患者 50~70ml 自体静脉血放入一塑料容器内，用 5ml 或 10ml 玻璃注射器搅拌 5~10 分钟，直到血凝块贴附于玻璃管壁上，用湿纱布取下纤维蛋白凝块；半月板缝合完成后暂时不打结，排空关节腔内液体，将凝块塞入撕裂部位后打结固定。

（二）组织工程方法修复半月板损伤或缺损

应用生物学方法修复半月板损伤可能是今后的一个发展方向，采用可降解生物支架复合自体或异体种子细胞来修复损伤或缺损的半月板组织有诸多优势存在，并初步显示了其优越性。当前的组织工程法重建半月板组织有如下几个要素：种子细胞、三维支架材料、培养方式、细胞因子或基因等。常用的支架材料包括胶原、聚乳酸（polylactic acid，PLA）、聚羟乙酸（polyglycolic acid，PGA）、聚左旋乳酸（PLLA）、聚左旋羟乙酸（PLGA）、聚四氟乙烯网（teflonnet）、硅、碳纤维、涤纶（dacron）等。种子细胞也有半月板细胞、纤维软骨细胞以及其他未分化细胞如骨髓基质干细胞等。培养方式有单层培养和生物反应器三维培养等；影响培养结果的生长因子主要有转化生长因子 β（TGF-β）、胰岛素样生长因子（IGF）、碱性成纤维细胞生长因子

(bFGF)、血小板衍生生长因子(PDGF)、成骨蛋白-1(OP-1)、骨形态发生蛋白-2(BMP-2)等。Ertl用兔异体半月板细胞及PGA为支架修复半月板缺损,在术后6个月组织学检查发现了缺损的愈合。Ibarra等采用PGA、PLA复合支架制成山羊内侧半月板模型,并复合以自体纤维软骨细胞,种入皮下培养数周后植入自体膝关节内替代内侧半月板,组织学检查发现结构类似正常半月板,在主要由胶原纤维组成的网状结构的细胞外基质中有成纤维细胞及软骨样细胞存在。胶原支架也可为自体细胞的进入提供一个暂时的支架。有学者将胶原支架植入24只犬切除半月板的膝关节中,结果在术后9、12周组织学发现有类似于半月板的结果存在。在临床试验中,10例患者术后36个月时有9例症状得到改善。

(三)基因增强组织工程修复半月板损伤或缺损

基因增强组织工程(gene-enhanced tissue engineering)的修复效果初步展示了其优越性,因此如何加强其修复效果,加速愈合进程成为了人们的下一个目标。最初对于生长因子可能对半月板愈合修复有效的设想来源于植入血凝块对促进愈合有利。在对体外培养的半月板细胞加入生长因子后可以促进细胞DNA、蛋白聚糖的合成,并加速其分裂增殖,因此生长因子的应用已渐渐成为组织工程流程中的一个重要因素。但在应用生长因子时受到了种种限制,如费用昂贵、半衰期短、需要重复多次注射等。因此便产生了将生长因子转入种子细胞,使之在体内一段时间内分泌来发挥其促进修复过程的作用的想法。Hideyuki Goto首先应用腺病毒及反转录病毒为载体,将LacZ标志基因转入体外培养的半月板细胞和完整的半月板组织,体内实验组则将携带LacZ标志基因的腺病毒混入全血,将凝块植入兔半月板损伤处;用反转录病毒转染同种异体半月板细胞后,以胶原明胶为支架植入犬体内半月板缺损处。结果发现体外培养的半月板组织及半月板细胞内基因表达可达20周以上,在兔体内凝块中和部分毗邻半月板细胞内表达3周以上,在犬体内可在转染的半月板细胞中表达6周以上。

由于半月板与软骨组织的在生物学特性上的相似性,使得许多用于保护、修复软骨组织的方法也可用于半月板组织。半月板细胞对腺病毒及反转录病毒的转染都较敏感,转入TGF-β cDNA后可激发蛋白聚糖及胶原的合成,并且不改变细胞的表型,但直接注射腺病毒载体进入半月板仅可转染少数细胞,并且这种方法也不能提供新的细胞到达并修复损伤区域。在体外模型中,同种异体的半月板细胞可在体内持续表达标志基因达6周之久。因此,采用ex vivo的转基因组织工程方法可能更适用于修复部分缺损的半月板组织,不但可以提供修复的种子细胞,也可发挥转基因细胞的分泌生长因子的功能,可在一定程度上改善组织工程的修复效果。因此,用更安全、更有效的转基因方法,将多种具备更强生物学活性的生长因子转入更有效的种子细胞,符合生物学和生物力学性能更适合的支架修复半月板损伤,随着关节镜技术的深入应用,将可以产生更好的效果。

第五节　膝关节交叉韧带损伤的关节镜手术

交叉韧带对于膝关节的稳定起着至关重要的作用,并影响着膝关节本体感觉。因此理论上所有交叉韧带的断裂和不稳定都应手术重建,防止半月板、软骨继发损伤以及创伤性关节炎的发生。

尽管影像学和关节镜可以明确诊断交叉韧带损伤,体格检查也是不容忽视的诊断方法。对于前交叉韧带(ACL)损伤,前抽屉试验的阳性率为25%;而Lachman试验的阳性率可达80%~90%。关节内血肿出现时,约75%伴有ACL损伤;但后交叉韧带(PCL)损伤时的关节内血肿不如ACL伤时明显,因为破裂的后关节囊可使血肿溢出。约50%~70%的ACL损伤伴有半月板破裂;20%ACL损伤伴有软骨骨折。因此关节镜下探查交叉韧带的质地和断裂程度的同时应仔细检查关节内其他结构有无损伤。ACL断裂小于40%时可以保守治疗;而大于50%的断裂则可在功能上认为完全断裂,常需手术重建。

PCL损伤可同时伴有膝关节后外侧韧带复合体损伤,此时非手术治疗的预后明显不如单纯PCL损伤,同时由于后外侧不稳,可以使重建的交叉韧带因为逐渐拉伸而断裂。所谓后外韧带复合体(posterolateral complex,PLC)包括以下结构:外侧副韧带、腘肌腱、弓状韧带、豆腓韧带、后外侧关节囊及外侧半月板后角。因此在重建交叉韧带的同时应一并将后外韧带结构修复。

自体材料是临床上最常用的交叉韧带重建材料，在选用时应考虑材料的力学特性。骨-髌腱-骨复合体的初始强度较高，可达2900N，为正常ACL的168%；单根半腱肌腱与股薄肌腱并用的初始强度可达2736N，为正常ACL的158%；而将半腱肌腱与股薄肌腱折成4股合用，其初始强度达到4589N，为正常ACL强度的2.65倍。然而，单束与双束移植物的应用，不仅是力学或解剖学上的问题，其优缺点仍难以评论，本文暂不作进一步讨论。

一、前交叉韧带（ACL）的关节镜下重建

（一）骨-髌腱-骨复合体（B-PT-B）重建ACL

手术方法：

1. 移植物的获取与制备　先在髌腱内侧作上起髌骨下极，下至胫骨结节，长8cm纵形切口。切取骨-髌腱中1/3-骨复合体，胫骨端骨柱长2.5cm，厚1.0cm，髌骨端骨柱长2.0cm，厚0.8cm；骨柱的宽度都和切取的髌腱中1/3宽度相同。修整切取的复合体使其能顺利通过测量器套管，套管的内径即制作骨隧道的钻头直径。在骨柱中线靠近边缘部位间隔5mm钻两个直径为1.5mm的骨孔，将涤纶编织线穿过牵引。

2. 关节镜下操作　常规关节镜检查，适当处理ACL残端，充分显露髁间窝外侧壁。将定位瞄准器放入关节内，尖端固定于胫骨ACL残端后方纤维上，使导针的出口位于ACL残端中心稍偏后内2mm；然后在胫骨结节内侧钻入导针，再用选定直径的空心钻头经导针制作胫骨隧道。然后在股骨外髁髁间窝按照左膝1点，右膝11点定位，所选定位点应在屈膝和完全伸膝时移动范围在2mm以内。将导针由胫骨隧道口伸入关节腔，在股骨髁间窝选定点作一个深3.0cm骨隧道，用选定直径的空心钻头经导针制作股骨隧道。清除骨隧道内及四周碎屑。

3. 移植物的植入与固定　用导针将穿有牵引线的骨-髌腱-骨复合体引入关节内，使股骨侧骨柱嵌入骨隧道内，松质骨面朝上，其腱-骨交界处与隧道口平齐。经髌腱内下软组织将导针插入股骨侧隧道骨柱松质骨面和隧道壁之间，将空心挤压螺钉拧入固定，使钉尾与隧道口平齐。将胫骨侧骨柱向外旋转180°，使其松质骨面向下，屈膝30°拉紧移植物，同样用界面螺钉固定胫骨测骨柱。被动屈伸膝关节，检查移植物的稳定性。缝合切口，伸膝位固定。

术后48~72小时即可开始肌肉收缩锻炼；3~5天逐渐开始60°内的被动活动，2周时可开始部分负重；4周时可屈膝至90°；第8周时屈伸膝关节可至正常动度，膝关节支具保护3个月；1年内避免剧烈体育运动。

（二）腘绳肌肌腱重建ACL

与骨-髌腱-骨相比，自体腘绳肌肌腱重建ACL有其优越性。它不存在伸膝装置异常和髌股痛及髌损伤断裂等并发症，而且四股半腱肌腱的强度为ACL的2.5倍。其腱-骨的接触面积较大，有利于肌腱愈合。对某些不适合应用骨-髌腱-骨重建ACL的病例，如发育未完全的患者，髌腱过小，存在髌股紊乱的患者以及依赖伸膝装置的患者，如自行车、芭蕾舞、滑冰、跳高等运动员和演员也可选用两股或四股半腱肌腱重建ACL。

手术方法：屈膝80°，在膝关节前内侧接近鹅足腱附着处内上方平行鹅足腱做一长4~5cm切口，解剖半腱肌腱后用取腱器切取全长肌腱，注意切断肌腱与腓肠肌内侧头间的腱膜连接。从中间反折后固定在操作台上，80N预牵张5分钟以上。反折端用4~6mm聚酯缝线连接在缝线钢板的中心孔内，另一端用0号涤纶编织线连续锁边缝合。在缝线钢板的两个边孔内穿入不同颜色的缝线用于牵引和旋转钢板。测量肌腱在关节腔内的长度，计算肌腱在股骨隧道内植入的深度，不应小于1.5cm，股骨隧道总深度减去肌腱在隧道内的长度即为聚酯带的长度。用定位器钻胫骨侧隧道，并在髁间窝底部钻取股骨侧隧道，测量股骨侧隧道的长度。在股骨侧用双隧道技术可更接近正常解剖位置重建前交叉韧带的前内束和后外束。在移植物插入股骨隧道长度的近端6mm做标记，利用导针将移植物经胫骨隧道拉入关节腔，经股骨隧道拉出，当标记点到达股骨隧道内口时，牵拉旋转线使钢板旋转，再回拉使其卡在股骨隧道外口上固定。股骨侧用双隧道技术可用两个缝线钢板分别固定，也可将两束肌腱缝线打结固定在中间的骨桥上。屈膝30°拉紧移植物远端，胫骨侧可使用挤压螺钉、带倒齿纽扣或捆绑于另一骨螺钉上。

术后处理：术后用带铰链的支具屈膝20°固定，在1周内不负重。1周后逐渐活动膝关节，获得最大活动度后开始肌力训练。在6个月以后如果肌力和活动度的恢复正常，可允许逐渐开始体育运动。但如伴

有其他膝关节损伤则应相应调整康复计划，如半月板修复后应支具制动 2~3 周，并相应延长康复计划。

总之，ACL 重建是相对较为肯定的手术方式，但临床上仍发现部分病例重建后的 ACL 仍残存不同程度的松弛，甚至症状改善不明显。应该说手术指征、材料选择、隧道位置与多少、固定方式与术后康复是影响手术效果的因素，必须在今后临床和研究工作中进一步讨论。

（三）未成年人的 ACL 损伤后重建

儿童和青少年的 ACL 自身的强度比它在股骨和胫骨的附着点强度要高，甚至比骨骺生长板区都要坚强，因此骨韧带复合体的损伤将首先导致胫骨棘的撕脱或骺板骨折。未成年人过度的生理性膝关节松弛容易被误诊为前交叉韧带功能不全，体检可发现双膝对称性松弛。儿童的生理性松弛比成人明显得多，在体检是应从各个平面予以评估，生理性松弛的儿童前抽屉试验可能异常，但最终停顿时可坚强而明确。

未成年人 ACL 损伤应用关节镜检查，以明确损伤病理。如需要自体移植可选择 BPB，腘绳肌（常为双股或四股半腱肌，伴或不伴有股薄肌加强）。异体移植仍然有感染的可能并且灭菌后移植物的强度下降明显。合成的肌腱替代物存在使用寿命、固定方式、异物反应问题。同时未成年人的 ACL 多为胫骨棘撕脱伤，常伴有 ACL 的强度减弱，因此将骨块塞入胫骨深部很重要，因为儿童的 ACL 常被拉长，而成人则不存在这个问题。儿童常在术后 6 个月内去除内固定，成人有时则不需要去除内固定。

在过去对未成年人 ACL 损伤的手术治疗一般都要推迟到骨骺闭合后进行。然而功能不全的患者反复损伤会导致半月板撕裂和骨软骨的损伤，这种损伤会加速提前出现关节退变。但和成年人相比，未成年人很难适应 ACL 功能不全和限制他们的活动。因此在某些情况下需要采用手术治疗，因为手术带来的风险要远小于重复损伤的后果。对非手术治疗无效且在日常生活中持续存在膝关节不稳定的患者可考虑手术治疗。根据 Tanner 分期原则进行未成年人关节镜下 ACL 重建手术：Ⅰ期为发育不成熟期，常伴有半月板损伤，手术重建要避开骨骺结构；Ⅱ期为发育部分成熟期，可用部分经骨骺手术；Ⅲ期为发育成熟期，可行完全经骨骺手术。

二、后交叉韧带（PCL）的关节镜下重建

后交叉韧带是保持膝关节后稳定和旋转稳定的重要结构，它是膝关节强度最大的韧带。PCL 损伤常常是能量大的复合伤，可伴有关节内其他重要结构的创伤。即使单纯的 PCL 损伤，绝大部分患者在日常生活中出现关节疼痛症状，约 50% 病例显示膝关节不稳定。因此，积极修复 PCL 损伤是十分必要的。近年来，许多学者的研究结论是：要得到理想结果，最好的选择是尽可能地重建原来的解剖结构，即应用对组织损伤最小的关节镜技术重建 PCL。

应用关节镜技术完成 PCL 重建术，可以准确地定位股骨和胫骨的隧道，并在术中评估放置好的移植物功能状况。PCL 重建的指征是 PCL 损伤出现膝关节疼痛和进行性不稳定，后抽屉试验大于 10mm（应用 KT-2000 测定更为正确）的移位，出现异常的旋转松弛度（大于 5°）。若伴内外翻松弛或膝关节多发性结构损伤者 PCL 修复更是必需的。后外侧韧带复合体损伤应同期修复。

在关节镜下 PCL 重建，首先必须确定在关节内股骨和胫骨的髓道口，即新建韧带的附着处。它选择的正确与否，将决定移植物的张力、在关节运动时长度的变化以及术后并发症的发生率。

1. 移植物的获取和准备　目前常用的移植物是自体骨 - 髌韧带 - 骨或半腱肌、股薄肌腱。作者应用以后者居多，这也更适用于股骨双隧道的移植。如应用骨 - 髌韧带 - 骨移植物，必须将胫骨侧骨块修成弹头形，以方便通过胫骨和股骨的隧道。

2. 胫骨、股骨隧道的准备　采用标准的前外和前内侧关节镜入路，先准备胫骨隧道，经前内侧入路插入导向器通过髁间切迹间隙，在胫骨平台后方关节面下 10~12mm 的 PCL 附着面放置定位导向器尖端。调整定位导向器方向使之与胫骨关节面成 60° 角，从胫骨结节下内侧循导向器钻出胫骨隧道。PCL 的股骨解剖附着点在股骨内髁关节软骨缘后方约 10mm，在右膝 1 点或左膝 11 点位置。股骨隧道的外口位于股内侧髁和外上髁中线的股骨上，相当此部位作长 2~3cm 切口，将股骨隧道定位器由前内侧入路放入膝关节，尖端埋入 PCL 股骨附着面等长点的远端，使移植物在膝关节屈曲时保持紧张，当膝关节屈曲 90°，其位置在关节软骨面后方 8~10mm，钻出隧道。

3. 移植物的放置与固定　以半腱肌腱为例，移植物以近端向远端放置。先用钢丝穿入胫骨隧道，进入髁间切迹，然后从股骨隧道中拉出，将钢丝与移植物远端缝线打结，将移植物在钢丝牵引下从胫骨隧道中拉出，用挤压螺钉固定韧带的股骨部分。在固定远端之前需在镜下评估韧带是否等长，有无磨损，张力如何，移植物应在屈曲膝关节 20°~100°范围内轻度紧张。移植物在膝关节屈曲 70°~90°位置下的抽屉试验应处于紧张状态。韧带胫骨部分可用挤压螺钉固定。当移植物固定好后，做后抽屉试验时可有一明显的终止点感觉。冲洗关节腔后关闭切口。

4. 术后康复　单纯后交叉韧带重建术后在 2 周内行 0°~60° CPM 功能锻炼，3 周后逐渐加强被动活动范围。2~3 周部分负重，至 2.5~3 个月才可完全负重。PCL 联合后外侧重建术后 3 周内屈膝 30°固定，3 周后逐渐加强锻炼，直至 6 个月后才可行运动训练。

三、应用人工韧带重建交叉韧带

在重建前交叉韧带的移植材料中，自体肌腱的替代材料包括同种异体韧带、异种韧带和人工合成材料等。生物移植物重建韧带损伤存在疾病传播、免疫反应等风险，并且经历组织坏死、血管重建、细胞增殖和塑形成熟韧带化的过程，此时移植物强度明显下降，影响膝关节的稳定性。

1980 年以后随着合成材料的发展，临床上开始使用人工韧带。早期的人工韧带多为碳纤维人工韧带、Gore-Tex 永久性人工韧带、涤纶人工韧带、Leeds-Keio 人工韧带、加强人工韧带（LAD）等。初期的人工韧带被认为属于韧带假体，而后期的人工韧带如 LARS 则界定为软组织内固定物。既往的研究发现，人工合成可吸收生物材料虽然可避免生物材料的风险，但其生物力学特性与正常肌腱是不同的，且在一定时间段降解呈加速反应而使力学强度下降明显，影响关节稳定。术后 2~3 年由于材料疲劳而容易断裂，并且由于组织相容性问题出现滑膜炎等并发症，因此此类人工韧带临床效果有限。

LARS 人工韧带于 1985 年由法国 Laboureau 应用聚酯材料（聚对苯二甲酸乙二醇脂）模仿韧带的解剖结构和生物力学原理设计而成，由关节内和关节外两部分材料组成，关节内部分由多根纵向平行纤维构成，没有横向结构的制约，因此具有良好的重复抗扭性能，抗拉强度达 2000~4000N，有满意的抗疲劳强度。其强度远超出正常韧带的应力负荷极限，早期可获得即时的稳定，允许术后早期锻炼。临床试验发现术后 6 个月胶原纤维和血管内皮细胞可长入韧带，而且胶原纤维排列平行有序，无急性滑膜炎出现。LARS 人工韧带早期主要在欧洲应用，国内近几年开始应用，术后早期效果较好。虽然近期疗效较佳，然而长期随访失败的病例也时有报道，主要是因为材料力学强度和抗摩擦性质随着时间延长减弱，疲劳断裂发生率高，因此，人工韧带的临床应用目前仍存在学术上的争议。笔者认为交叉韧带损伤需要重建的病例，用自体韧带重建仍为首选，只有多发韧带损伤、翻修病例才考虑人工韧带。

组织工程人工韧带的研究为韧带材料提供了一个新的方向，使用生物纤维和组织使细胞可在其上进行的黏附和生长，可形成生物化的韧带结构。目前使用的材料分为天然聚合材料和人工合成聚合材料，主要有胶原、丝蛋白、乳酸乙醇共聚物、聚左旋乳酸等。这些材料表现出了良好的生物相容性，可促进细胞的黏附、生长、分泌，并能逐渐生物降解。但支架材料的力学强度不足和种子细胞的来源有限是目前限制组织工程人工韧带发展的主要困难。

第六节　肩关节损伤的关节镜手术

肩关节镜技术最早是由 Burman 于 1931 年阐述，随着肩关节镜专用器械、设备的研创，许多学者对肩关节镜解剖及关节创伤病理深入研究，到目前为止，大多数肩关节创伤性损害如肩袖撕裂、肩关节不稳定、肩峰下撞击综合征、肩盂损伤等都可在镜下完成检查和治疗。

一、关节镜下肩袖修补术

1911 年 Codman 首次报道肩袖撕裂切开修补术。1972 年，Neer 报道了前肩峰成形术结合肩袖修补术治疗肩袖损伤。1987 年 Ellman 报道肩关节镜下肩峰下减压技术使人们对镜下肩袖修补产生了兴趣。主要是小切口与镜下修补或完全镜下修补两种方法。由于创伤小,减少对三角肌的损伤。而且。随着腱-骨固定工具改进,缝合修补更可靠,有利于术后康复。

手术方法:肩关节镜前后入路进行常规镜下诊断。检查肱二头肌腱和上部盂唇复合体的病变情况,检查前部盂唇、肩胛下肌腱和盂肱韧带有无撕裂或松弛,并对肩袖撕裂的程度及组织的质量作出评估。

1. 肩袖清理术 在肩峰前外侧缘的最突出部位向前外侧方向穿刺入肩峰下滑囊,用套管针在肩峰下搔刮以分离滑囊的粘连;然后插入关节镜,进入肩峰下间隙,辨认撕裂的肩袖断端使用刨削器清理撕裂的组织,切除炎性滑囊及滑膜,用磨钻去除肩峰下表面的骨赘使下表面平坦。

2. 关节镜辅助小切口肩袖修补术 在行关节镜常规检查及肩峰下减压后,在肩袖大结节附着位置用磨钻将骨质磨成粗糙面或浅槽;用抓持器将肩袖拉向大结节处。如回缩大于 1cm 难以牵拉到大结节处,可用关节镜缝线传送器在肩袖游离缘留置缝线协助牵拉,在肩袖的滑囊和关节面的边缘剥离以增加游离度。在三角肌外侧肩袖撕裂处上方做小的 2cm 横切口,显露在大结节上准备的肩袖附着处,将肩袖牵拉至此,如骨质较好,可用缝合锚钉将肩袖固定;如骨质疏松,可在骨质上钻孔后用不可吸收缝线将肩袖水平褥式缝合固定。

也可选择 Burkhart 技术行小切口入路修补肩袖,在三角肌前外侧做 4cm 肌肉切口,在撕裂肩袖上缝一根牵引缝线评价其活动度,分离肩袖表面的滑囊和粘连,将肩袖的关节面从关节盂边缘分离。刨刀在邻近肱骨关节面处预制骨床直至出血。将加压锚钉在靠近关节面 1cm 间隔以 45° 角植入骨床。从撕裂的前缘和后缘开始修复,逐渐向中央靠拢。如果为 U 形撕裂,先在内侧进行从后边到前边的缝合,再将撕裂边缘固定至骨,如果张力过大可遗留部分肩袖不予修复。

3. 关节镜下肩袖缝合 患者取侧卧位,保持上肢外展 25°,前屈 35°。应用标准的关节镜入口,包括一个后入口,一个前外侧入口和紧邻肩峰的新入口用于置入缝合锚钉。先应用标准入口完成盂肱关节的关节镜下诊断和清理;自外侧工作入口进行肩峰下减压,这样可以扩大修复操作的空间。

自后入口观察撕裂的肩袖(图 21-19),由前外入口用肌腱抓持钳移动肩袖组织,使其能够到达紧邻关节软骨边缘的沟中,必要时可行关节囊和滑囊的松解。通过前外入口用刨削刀制备骨床,位于紧靠关节边缘的大结节上。用 18 号腰穿针经过皮肤穿过肩袖前后缘置于预制的皮质骨表面,通过三角肌和肩袖上缘将其复位于骨床上。

紧邻肩峰外侧缘做一个中肩峰入口,在关节镜直视下在肩峰外侧缘方向做一个 1cm 皮肤切口,插入锚钉,调整其尖端带上适量的肩袖肌腱边缘,将缝线从肩袖头端拖出。用血管钳分离三角肌形成新通道置入其他锚钉。提起肩袖,将一根缝线自肩袖下方抽出经套管拉出,另一根缝线在肩袖上面从滑囊上方经套管抽出。打结后将结推进完成修复(图 21-20)。

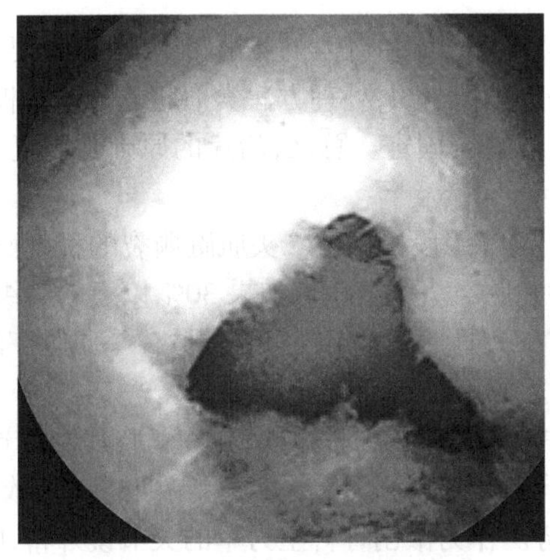

图 21-19 关节镜下可见撕裂的肩袖

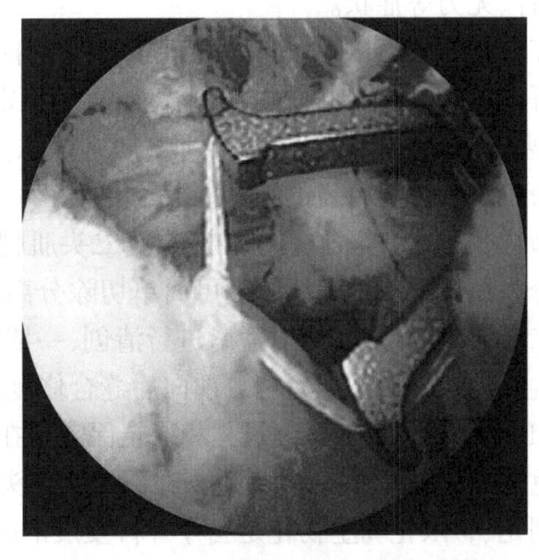

图 21-20 关节镜下肩袖损伤的修复

二、肩关节前脱位修复术

关节镜在治疗肩关节前脱位方面有其独到的优势，据报道其长期疗效与切开手术相似。主要用于创伤性或非创伤性肩关节前脱位或半脱位者，术前常规拍摄肩胛盂前后位片、腋窝投照侧位片及出口位片明确诊断。患者为半侧卧位，向后倾 30°。常规关节镜检查，排除后向不稳定存在。肩关节不稳定时可见有盂唇 - 前下盂肱韧带复合体的撕脱或拉伸松弛，也可有盂唇撕裂或肱骨头创伤性缺损。清除瘢痕组织，修整盂唇及韧带边缘；如果韧带过度松弛，可在盂唇和韧带间切除部分组织，可用香蕉刀或电动刨削器在肩胛盂的 5 点或 6 点位置切开韧带复合体；用磨钻将肩胛盂在 2~5 点范围内向内磨削 1cm；在前入口内插入缝合器，等距离缝合 6~8 针；在前入口插入导针向内下方钻透肩胛颈，在冈下窝穿出，将前方的韧带缝线通过导针下后切口拉出打结缝合固定于冈下肌筋膜上，使盂唇 - 前下盂肱韧带复合体拉向内上方，与肩胛颈磨削面对合。

三、上盂唇损伤修复术

由于肱二头肌腱的牵拉或肱骨头向上撞击上盂唇，可引起上盂唇韧带复合体的损伤，损伤范围可自肱二头肌腱后方向前延伸到盂中切迹，称为上方盂唇从前向后损伤（superior labrum anterior and posterior lesion），简称 SLAP 损伤。通过关节镜不但可以诊断 SLAP 病损（图 21-21），还可评估其损伤程度并进行镜下治疗。治疗原则是要维持一个稳定的肩盂 - 肱二头肌复合体和肩盂连结。

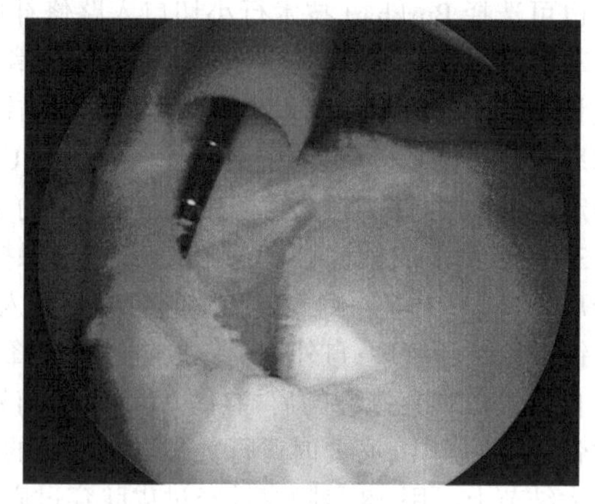

图 21-21 关节镜下 SLAP 损伤

1990 年 Snyder 等将 SLAP 损伤分为四型五类：Ⅰ型为上盂唇的磨损和变性，盂唇的肩胛缘附着点完整，肱二头肌腱附着点完整。Ⅱ型是上盂唇和肱二头肌腱自其上肩胛盂附着点分离，使复合体从盂颈部分离。Ⅲ型使半月状上盂唇的桶柄样撕裂，剩余的肱二头肌腱和盂唇边缘附着完好。Ⅳ型为上盂唇桶柄样撕裂柄延伸至肱二头肌腱附着处，撕裂的肱二头肌腱和盂唇瓣移位进入关节内。复合病损是两个或两个以上 SLAP 病损的联合，最常见的是Ⅱ型和Ⅲ型或Ⅱ型和Ⅳ型联合病损。

肩关节疼痛的原因很多，单纯靠不典型的症状很难做出非常明确的诊断，可能存在联合病变。目前 SLAP 病损的诊断主要依靠关节镜。牵拉和挤压是最常见的原因，患者可有疼痛的主诉，也可伴有交锁、弹响、摩擦音、无力等症状。

治疗应根据 SLAP 病损的类型而定。Ⅰ型病损由于盂唇复合体和肩盂仍连结紧密，所以只要清除磨损组织即可，应用篮钳和刨削器清除上盂唇直至稳定缘，去除撕裂组织，处理方法类似膝关节半月板撕裂；Ⅱ型 ~ Ⅳ型 SLAP 病损则需将盂唇 - 肱二头肌腱复合体复位缝合固定。总之，治疗的原则是恢复稳定的肩盂肱二头肌复合体与肩盂的连结。

Ⅳ型损伤除了盂唇撕裂之外还有肱二头肌腱撕裂。治疗手段根据肱二头肌腱撕裂的程度而定，如果撕裂部分在肌腱的 30% 以下，则可简单切除分离的盂唇和肱二头肌组织。如果 30% 以上的组织受累，患者有肱二头肌刺激症状，则对盂唇进行清创，一期固定肱二头肌腱。对年轻患者的肱二头肌腱广泛撕裂并伴有上盂唇桶柄样撕裂患者可自前向后缝合修复撕裂的盂唇。

SLAP 损伤修复后的康复过程相对较保守。在旋转中立位吊带内保护 3 周，允许上肢其他关节活动。4 周内避免肱二头肌腱紧张；然后逐渐在保护肱二头肌下开始功能锻炼，3 个月内不能做肱二头肌收缩活动。

微创化、有限化和生物化是当今外科发展的必然趋势。作为微创骨科主力军的关节镜外科，随着理论和临床研究的深入，手术技术、内植物和器械设备的发展，应该说大部分关节内和关节周围损伤都能在关节镜下完成诊断和手术治疗，达到微创要求，显示更好的治疗效果。生物技术的深入研究，为关节镜下关节内外结构损伤的治疗提供更好的材料与方法，例如组织工程化或人工合成肌腱、韧带、半月板、软骨与骨等新生物材料的研制和临床应用，将降低手术造成的继发创伤，提高手术效果，减少术后并发症等。然而对一些有争议的热点问题要进行多中心、前瞻性、随机化研究，进行中、长期随访，才能获得更客观、真实的答案，例如人工韧带的应用、单束、双束或多束韧带重建、半月板移植、各种生物或合成材料的应用等。总之，随着关节镜外科的不断发展，更加微创的技术必将出现并渗透至骨科、外科的各个领域。

（侯筱魁）

参考文献

1. Musahl V, Tarkin I, Kobbe P, et al. New trends and techniques in open reduction and internal fixation of fractures of the tibial plateau. J Bone Joint Surg (Br), 2009, 91 (4): 426-433
2. 侯筱魁，孙骏．胫骨平台骨折的现代治疗．中华创伤骨科杂志，2004，6（3）：244-245
3. Guofen C, Doi K, Hattori Y, et al. Arthroscopically assisted reduction and immobilization of intraarticular fracture of the distal end of the radius: several options of reduction and immobilization. Tech Hand Up Extrem Surg, 2005, 9 (2): 84-90
4. Lubowitz JH, Elson WS, Guttmann D. Arthroscopic treatment of tibial plateau fractures: intercondylar eminence avulsion fractures. Arthroscopy, 2005, 21 (1): 86-92
5. 侯筱魁，王友，史定伟．胫骨平台骨折的关节镜下分型．上海医学，2001，24（9）：520-522
6. Kayali C, Oztürk H, Altay T, et al. Arthroscopically assisted percutaneous osteosynthesis of lateral tibial plateau fractures. Can J Surg, 2008, 51 (5): 378-382
7. 侯筱魁，王友，史定伟，等．关节镜监护下治疗胫骨平台骨折．中华骨科杂志，1997，17：26-28
8. 侯筱魁．必须重视关节骨折的稳定性评估．中华关节外科杂志，2009，3（3）：275-287
9. Gomoll AH, Farr J, Gillogly SD, et al. Surgical management of articular cartilage defects of the knee. J Bone Joint Surg (Am), 2010, 92 (14): 2470-2490
10. Järvinen TL, Alami GB, Karlsson J. Anterior cruciate ligament graft fixation—a myth busted? Arthroscopy, 2010, 26 (5): 681-684
11. Noyes FR, Barber-Westin SD. Repair of complex and avascular meniscal tears and meniscal transplantation. J Bone Joint Surg (Am), 2010, 92 (4): 1012-1029
12. Hangody L, Feczkó P, Bartha L, et al. Mosaicplasty for the treatment of articular defects of the knee and ankle. Clin Orthop Relat Res, 2001 (391 Suppl): 328-336
13. 张海宁，侯筱魁．自体骨软骨镶嵌移植成形术．中华骨科杂志，2004，24（10）：628-630
14. Kato Y, Hoshino Y, Ingham SJ, et al. Anatomic double-bundle anterior cruciate ligament reconstruction. J Orthop Sci, 2010, 15(2): 269-276
15. Kohen RB, Sekiya JK. Single-bundle versus double-bundle posterior cruciate ligament reconstruction. Arthroscopy, 2009, 25(12): 1470-1477
16. Atanda A Jr, Reddy D, Rice JA, et al. Injuries and chronic conditions of the knee in young athletes. Pediatr Rev, 2009, 30 (11): 419-428
17. Stärke C, Kopf S, Petersen W, et al. Meniscal repair. Arthroscopy, 2009, 25 (9): 1033-1044
18. Singh A, Jawa A, Morman M, et al. Massive rotator cuff tears: arthroscopy to arthroplasty. Instr Course Lect, 2010, 59: 255-267
19. 侯筱魁，张海宁．膝关节创伤的关节镜手术进展．中国矫形外科杂志，2004，12（13）：1028-1030
20. Gorantla K, Gill C, Wright RW. The outcome of type Ⅱ SLAP repair: a systematic review. Arthroscopy, 2010, 26 (4): 537-545
21. Finnan RP, Crosby LA. Partial-thickness rotator cuff tears. J Shoulder Elbow Surg, 2010, 19 (4): 609-616
22. Dodson CC, Altchek DW. SLAP lesions: an update on recognition and treatment. J Orthop Sports Phys Ther, 2009, 39 (2): 71-80
23. Henry MH. Management of acute triangular fibrocartilage complex injury of the wrist. J Am Acad Orthop Surg, 2008, 16 (6): 320-329
24. Elkowitz SJ, Posner MA. Wrist arthroscopy. Bull NYU Hosp Jt Dis, 2006, 64 (3-4): 156-165
25. Hintermann B, Regazzoni P, Lampert C, et al. Arthroscopic findings in acute fractures of the ankle. J Bone Joint Surg (Br), 2000, 82 (3): 345-351
26. 史定伟，侯筱魁，王友．踝关节镜下微创经皮钢板内固定治疗胫骨 Pilon 骨折的临床研究．中华关节外科杂志，2009，3(3): 290-295

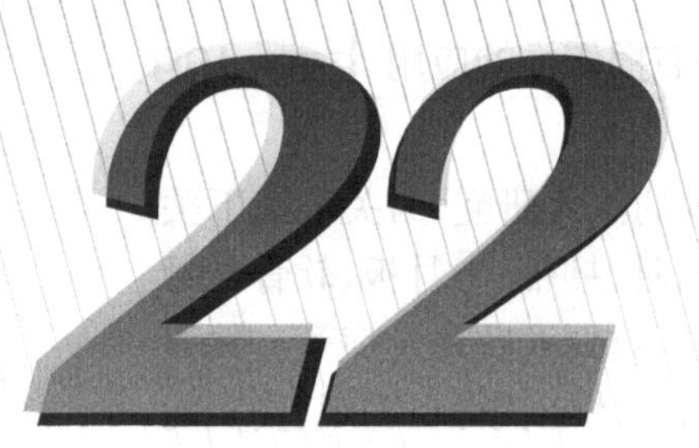

第二十二章 创伤骨科的微创意识及微创术式

FRACTURES AND JOINT INJURIES

第一节　微创外科技术的发展与展望……470
第二节　微创观念的认识……471
一、骨科固定技术观念的改变和微创技术的发展……471
二、如何认识微创外科技术……472
三、微创外科技术在骨与关节损伤中的应用……473
（一）微创外科技术应遵循的基本原则……473
（二）微创外科技术在骨与关节损伤中的应用……474
（三）微创外科在脊柱损伤中的应用……483
第三节　计算机辅助骨科手术……483
一、工作原理和功能特点……484
二、工作程序……484
三、导航方式与进展……485
四、在骨与关节损伤中的应用……485
五、问题和展望……486
第四节　微创人工关节置换术的临床应用……486
一、微创技术概述……486
二、微创技术在人工全髋关节置换中的应用……488
（一）微创髋关节置换的适应证和禁忌证……488
（二）微创全髋关节置换入路的选择……488
三、计算机导航在微创髋关节置换术中的应用……490
（一）导航技术与微创技术融合的合理性……490
（二）X线透视下双切口微创全髋置换术……491
（三）计算机导航下后侧小切口全髋置换术……491

微创外科的发展在外科治疗观念上充分体现了以患者为中心，使外科手术的创伤降到最低，痛苦最小，功能恢复最快的治疗理念，已成为本世纪外科发展的主旋律。微创外科的发展是多学科高科技结合的结果，同时也向外科医生提出更高的手术技能要求，目前微创术式在骨与关节损伤中的应用仍处于起步阶段，随着科学技术的发展必将使外科技术朝向微创化、智能化和数字化的方向发展。

第一节　微创外科技术的发展与展望

微创外科的发展已有近百年历史，Wickham 于 1983 年首次提出了微创外科的概念（minimally invasive surgery，MIS），直至 1987 年法国 Mouret 成功施行了世界上首例腹腔镜下胆囊切除术以后，微创外科的概念才逐渐被广泛接受。由最初的腔镜技术对疾病的诊断，发展成现在涉及几乎所有专业的外科技术，是外科治疗技术观念上发生的改变，外科技术作为治疗疾病的一种手段，也必然带来新的创伤，如何减少手术本身的创伤，又达到疾病治疗的目的，不仅涉及损伤的局部也影响到患者的整体，包括精神因素在内，王亦璁提出“在任何外科创伤应激状态下,达到和保持最佳的内环境稳定状态”应该是外科所必须遵循的基本原则。微创外科其本身并不是一个专科,使外科手术对患者的创伤降到最低。微创外科也属于生物技术,它以现代生命科学为基础,结合先进的工程技术而发展起来,融合了信息科学、生命科学、材料科学和医学工程学,使外科手术能达到微创化、功能化、智能化和数字化的程度。它安全、有效、损伤小,病情恢复快,能满足广大患者的需要和利益因而受到重视,也是上述外科基本原则的充分体现,应成为治疗患者的首选的治疗技术。

微创外科的发展和更新,使外科专业的许多手术从传统的开放式转向用微创技术方法来完成。使既往认为切口越大,暴露越清楚的外科医生的思维观念发生了根本改变,在不低于甚至高于传统治疗效果的前提下,转变为尽可能地减少患者因手术带来新的创伤的恐惧心理和尽早康复,恢复生活自理和工作的治疗观念。在骨关节损伤中,随关节镜外科、骨外固定,计算机辅助骨科手术,导航技术等的应用,微创外科技术在近年来也得到迅速的发展。随着高科技的发展,电脑机器人手术无疑将成为微创外科发展的新阶段,通过术者操纵电脑来遥控机器人做手术操作,使手术变得更精确。新一代的宽频因特网使远程诊断迈向远程手术成为可能,目前已在国内个别医院实施,为远在千里之外的患者进行手术治疗。纳米技术的不断发展使得微型机器人的制造成为可能。利用新一代的高性能的计算机和图像软件和现在已有微创手术的电脑模拟器,外科医生在培训中可对手术操作技术进行无限次数的练习,这可使他们在上台对患者进行真正的手术前就积累丰富的经验。借助计算机断层扫描(CT)、磁共振成像(MRI)和其他成像技术所获的信息,再现患者的解剖模拟结构,外科医生可对患者进行手术前可在电脑模拟器上对患者的病理解剖模拟结构进行操作。今后研究的重点将放在怎样通过人的自然孔道,在医生的遥控下进行探察,完成诊断与治疗,此时真正的无创时代将来临,体现了高科技的综合应用在微创外科的进展。

（刘　沂）

第二节　微创观念的认识

一、骨科固定技术观念的改变和微创技术的发展

科学发展实践表明,学术观念的改变必然会指导新技术的发展,实践的经验总结又反过来验证新技术的正确与否,又将提出新的观念,使技术得到进一步的更新和发展。从20世纪50年代AO学派提出骨折治疗的固定原则是解剖复位、坚强内固定强调骨折的加压固定和张力带的原则,符合生物力学的内植物的应用、无创手术操作技术、早期功能活动以恢复损伤肢体的功能,预防骨折病,使骨折的内固定技术得到迅速发展,并取得显著的疗效,为当时骨科医生广泛接受。但以上的骨折固定的指导原则,经数十年的临床实践表明,单纯地从生物力学的角度对人体的骨折治疗具有局限性,如坚强内固定后引起的应力遮挡和骨皮质血运障碍导致的骨质疏松,在内植物取出后发生再骨折等并发症,使单纯从生物力学考虑的机械观点的治疗原则有了更新和转变,骨折的固定不仅应考虑到其符合生物力学的特性,更应体现它的生物学的特点,使AO上述提出的原则受到挑战,是否所有的骨折需要解剖复位、是否所谓坚强的内植物就能得到牢固的固定、所谓无创的操作技术又能达到骨折的解剖复位,实质上是不可能的。任何再强的内植物也经受不了人体在活动过程中的疲劳应力,骨折固定的稳定性须依赖自身骨的愈合来保证,其基础是需要有良好的血运,随之提出的生物学固定原则,此观念的提出成为骨折固定微创技术的基础,骨折除关节骨折外的间接复位技术、闭合髓内钉固定技术、桥接非接触的锁定钢板固定、经皮下固定的操作(MIPPO、LISS)等骨折固定技术,不进一步损伤骨折局部的血运,钢板与骨面间非压迫的内植物固定方式的改变(图22-1),是微创技术充分体现,骨折的固定不仅符合生物力学的要求,也符合人体生物学特性,使骨折的治疗水平得到进一步的提高。

有关骨折是需要坚强的加压固定和弹性固定,一直也存在争议,坚强的加压固定在骨折解剖复位、良好的血运条件下,可达到早期活动和功能恢复的要求,并可达到骨折一期愈合,但后者并非应是骨折固定

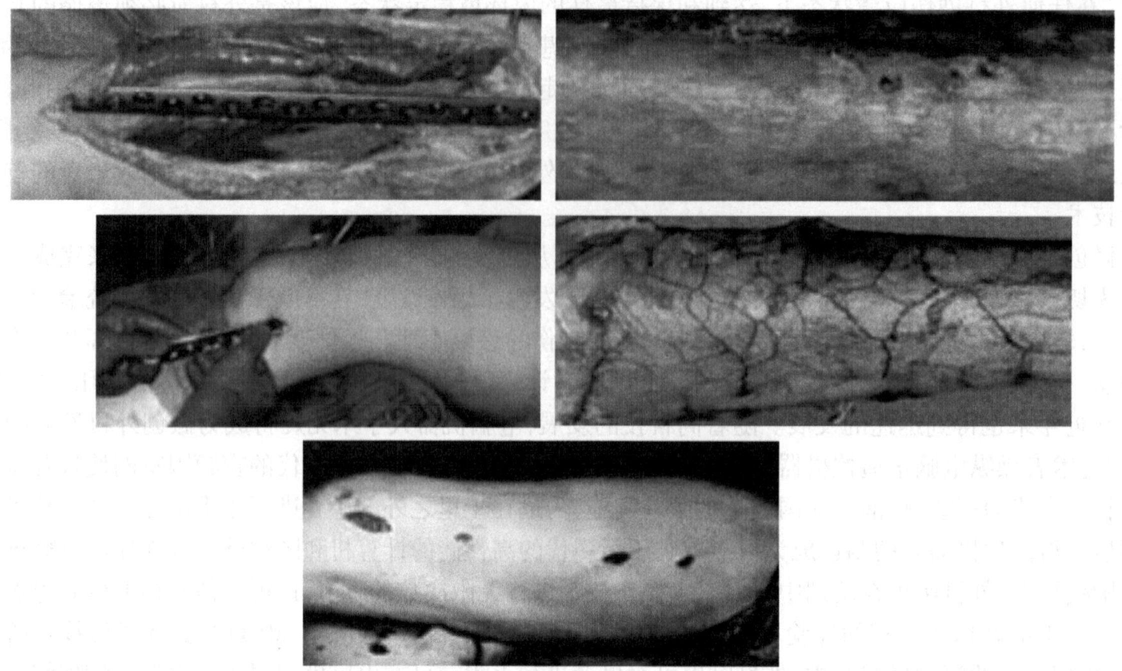

图 22-1 上两图为大切口,钢板直接压迫骨面固定;下图钢板经皮固定非接触骨面锁定钢板固定的微创固定技术,明显减少对骨膜血运的损害

所追求的目标。所谓弹性固定即指在非加压固定的情况下骨折的稳定固定。容许骨折端间存在微动而有利于刺激骨折愈合。骨愈合早期最有效,即在特异性细胞募集,早期(手术后 1 个月),同期性微动促进了骨折愈合,后期微动明显抑制愈合的进展。如外固定架治疗胫骨干骨折,早期术后 1 周 1mm 的轴向微动,有利骨痂形成,并在骨愈合时间方面均有提高,微动的幅度应随着骨愈合的进展和骨痂组织的逐渐成熟而逐渐减小,不应固定于某一个数值。因而在可控制范围内的骨折端的微动是利于骨折愈合,Ilizarov 的骨外固定技术,被认为是无血的治疗(bloodless treatment),充分体现了微创外科的观念,骨折固定原则的转变,近年来锁定钢板的出现可认作为是可植入的外固定,具有骨外固定的优点,又避免了骨外固定存在的不足。骨关节损伤的微创技术的另一个体现是腔镜外科在骨科中的应用,关节镜技术的发展,从开始的膝关节镜用于关节内结构损伤的诊断,同样也可用于关节内骨折的治疗,从切开关节的骨折复位固定转变为在关节镜监测下关节外复位和固定,并可在镜下修复。

我们也应充分认识到任何一种手术方式,均存在它的优点和不足之处,如锁定钢板虽有外固定的优点,但缺乏可调性,对关节内骨折,单纯的骨外固定不能得到关节面的平整和早期活动的缺点,若辅以关节镜下的监测就可完善手术,必须多方面结合起来考虑。

二、如何认识微创外科技术

微创外科并不是一个独立的专科,而是以患者为中心,不增加患者的负担,尽可能减少手术给患者带来病痛,向医生提出更高的技术要求,以微小的创伤和入路,特殊的器械,使已发生的骨与关节损伤修复或重建,尽早功能康复为目的的外科技术。在 21 世纪微创外科技术的发展已给传统的外科技术带来巨大的冲击,并注入了新的活力,使传统外科向微创化发展成为外科发展的主旋律。

1. 减少手术对组织的损伤,维持骨与软组织间的内在平衡,利于骨与软组织损伤的修复 如在骨折整复的间接复位技术,不进一步因复位造成骨折周围软组织损伤,如下肢和肱骨的骨干骨折的复位达到良好对线,无短缩成角和旋转畸形,而不是一味追求解剖复位为目的,固定的方式也不进一步破坏已有损害的骨折端,尤其是粉碎骨折块来自周围软组织血运,如采用的闭合内锁髓内固定技术和锁定钢板的经皮下的桥接固定,使原来需要植骨的骨折就成为无必要,有利于骨折愈合和患者功能早期康复。

2. 微创外科技术并不等于小切口手术　微创外科技术不等于显露不充分盲目操作，重要的是保护在损伤局部的血运，利于损伤的修复。小切口下的微创手术技术，必须是在特殊的影像学资料和器械下得到更清晰的手术视野，以计算机辅助导航技术，使操作更为精确安全，是对外科医生提出了更高的判断创伤病理特点和外科操作技术的能力，而不应误认为手术做的越大，体现技术水平越高的错误观念。笔者采用的关节镜下植骨技术，以小切口不进一步剥离骨膜行植骨技术治疗粉碎骨折和骨折不愈合及早期的股骨头坏死等（图 22-2）。

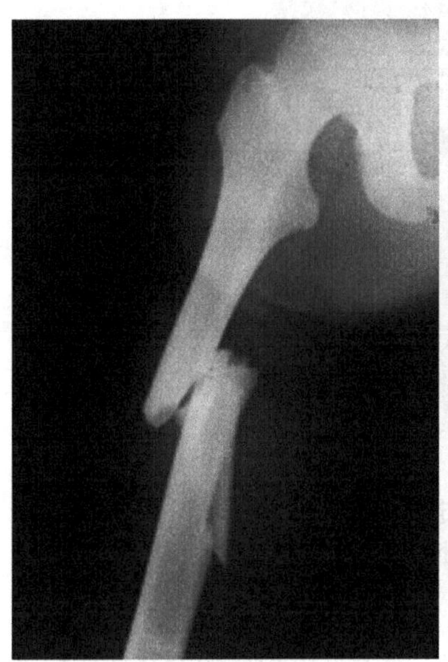
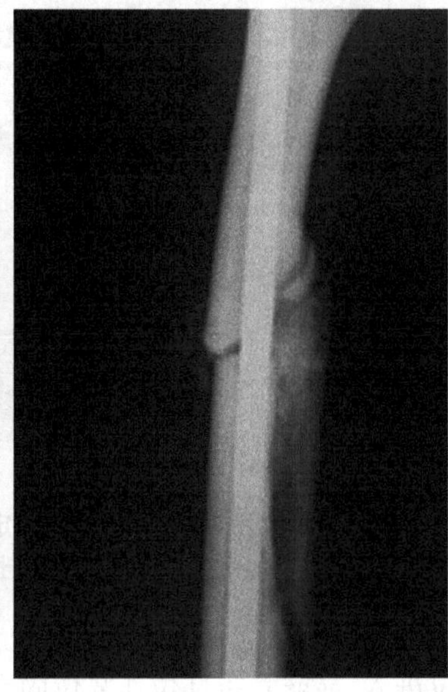
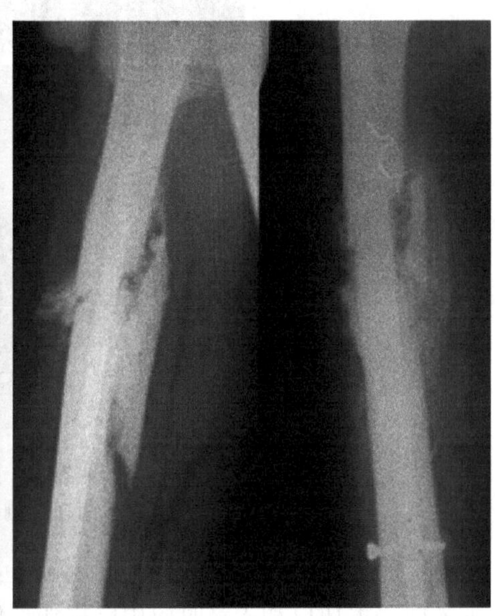

图 22-2　关节镜下植骨技术治疗股骨粉碎骨折

3. 微创外科技术被认为是体现以人为本，以患者为中心的观念，手术治疗的对象是有生命、有思想的人，而不是修理的物件，也即是说手术技术的操作应具体体现安全有效，损伤小病情恢复快的要求，而不是传统外科技术，依靠大切口显露清楚，方便医生手术操作，不考虑手术创伤的大小，术后患者痛苦及是否能尽早康复的手术方式。微创外科技术的开展，是以微创手术技术达到或更高于传统技术得到的同样疗效，充分体现以人为本，人文主义的治疗思想，是符合广大患者的需要和利益。

4. 微创外科技术是以现代生命科学为基础，与高科技技术的发展密切相关，融合了信息科学、生命科学、材料科学和医学工程学，使外科技术达到微创化、智能化和数字化的程度。可以说没有高新科技的发展及在医学上的应用，就不可能做到真正的微创科学技术。

三、微创外科技术在骨与关节损伤中的应用

（一）微创外科技术应遵循的基本原则

1. 手术者必须熟悉损伤局部的正常局部解剖　微创外科技术为减少手术创伤，常以小切口手术操作途径，在手术操作前应对局部的正常解剖有充分了解，以免盲目的操作技术，对正常结构造成不必要的损伤，如骨质疏松的肱骨近端骨折，采用锁定钢板的 MIPPO 技术，在显露肱骨近端后，经皮下插入长锁定钢板，必须考虑到是否会损伤到桡神经，若估计到此可能性的情况下，插入钢板前必须在钢板远侧显露桡神经，以免钢板插入时挫伤或在固定时压迫桡神经造成损伤（图 22-3），即使在既往的传统手术大切口也发生此不良后果。另外如在固定胫骨平台后外侧柱时应了解，腘动脉由后向前经骨间膜裂孔至胫前动脉的骑跨的分支动脉，后外侧固定的支撑钢板必须不超过 4~5cm，以免损伤此动脉造成不良后果。微创手术的骨折固定，必须对正常的解剖有充分了解。

2. 正确评估创伤病理特点，选择正确的切口和手术入路，以免进一步损伤骨折局部完整的软组织合页，破坏骨折部位的血运。如向某一方向成角的骨干骨折，成角方向的骨膜必然已由原始创伤破坏，我们

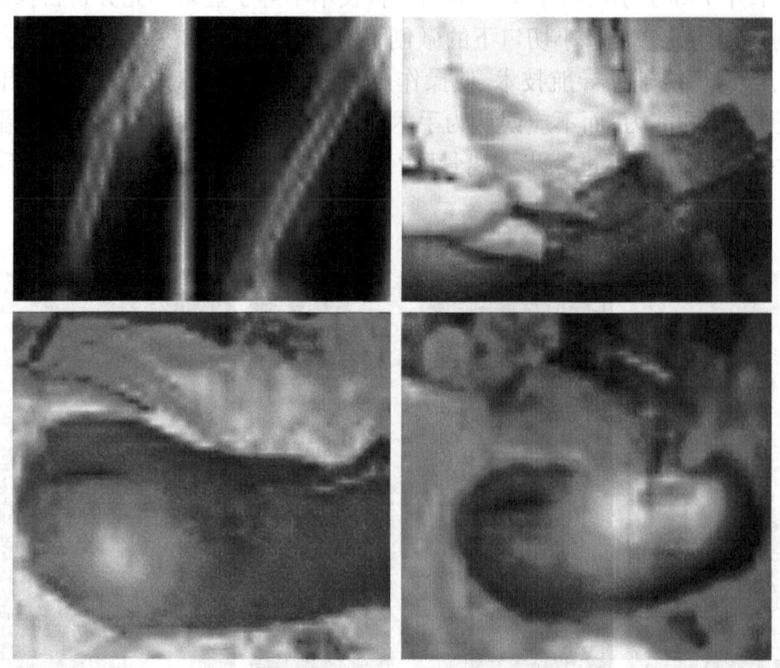

图 22-3 肱骨近端骨折采用 MIPPO 技术内固定

插入长锁定钢板前在远侧显露桡神经，以免钢板插入或固定时挫伤或压迫桡神经

在选择手术切口和入路时应由已损伤部位进入，显露骨折部位作复位固定，而不是以相反的途径造成局部血运的进一步的损伤。

3. 符合生物力学和生物学固定相结合的原则 骨折治疗的基本原则，稳定的固定是骨愈合的基础，达到此目的必须符合此两原则相结合的固定原则。下肢闭合内锁髓内钉固定技术，不仅符合生物力学的要求，也符合生物学的固定要求。在不同部位的骨折，固定方式也应有不同要求，如关节内的骨折，维持关节面的平整和骨折块间牢固的固定，拉力螺钉加压固定仍是符合生物力学要求的固定方式，骨干的粉碎骨折 MIPPO 桥接钢板固定和外固定架的弹性固定方式也是符合生物力学和生物学的固定方式。

4. 微创手术必须与高科技相结合 依据影像学的资料和计算机导航技术的应用，以防盲目的操作技术，精确固定的定位，减少组织损伤和提高骨折固定的质量，目前已运用在脊柱损伤和骨盆和髋臼的经皮肤固定技术，使原为复杂的骨折，治疗固定精确化和简单化。

(二) 微创外科技术在骨与关节损伤中的应用

近 20 年来微创外科技术在骨与关节损伤的领域中得到迅猛的发展，由用于腔镜外科的关节结构的损伤的单纯诊断技术，已发展成为不仅作为诊断技术，发展成为多关节的损伤结构的修复与重建，由关节内发展到在关节外的应用，由肢体关节的应用发展到脊柱损伤中的应用，如椎体成形术在脊柱骨质疏松骨折中的应用均取得满意疗效。微创外科技术不仅用于对创伤本身引起的骨与关节损伤的治疗，并推广运用到其发生的并发症，如骨折不愈合、骨坏死及创伤性关节炎、骨感染等。在骨折治疗中由开放复位转向间接复位技术，目的是不干扰骨折区的固定的技术，如闭合内锁髓内钉技术和 MIPPO 固定技术等，骨外固定技术的发展由单纯治疗骨折，发展为骨关节损伤的矫形和骨缺损的重建，在骨感染性不愈合早期植骨外固定治疗也取得满意疗效。以下是笔者所在医院近年来采用的微创外科技术，也仅仅是微创外科技术在骨关节损伤中应用的一部分，在国内各个骨科专业已有了广泛的发展和深入研究，相信不久的将来将取得更多新技术的开展和推广应用，使微创外科技术的发展到一个新阶段。

1. 关节镜在微创外科技术中的应用 关节镜外科是通过关节镜，电视摄像技术可显示关节内各种结构和损伤病理特点，以最小的创伤完成诊断和各种关节内损伤结构的修复和重建，手术后可早期锻炼和功能康复，是近代微创外科的重大进展。关节镜外科的发展从膝关节发展到肢体的多关节，从关节内应用发展至关节外，治疗的病种由修复损伤结构到骨与关节损伤后的并发症。近年来关节镜外科得到迅猛发展，不仅专业队伍的扩大，手术设备和器械的现代化，并与计算机技术，光学技术等科技同步发展，关节镜下手术的适应证也日渐扩大，生物技术在关节镜中的应用是极为有前途的治疗方法，使既往须切开进行的关节手术将可在关节镜下完成，进入真正意义上的微创外科时代。

(1) 关节结构损伤的诊断、修复和重建：随着关节镜外科的发展和器械的不断更新，最初仅用于诊断膝关节损伤的关节镜技术，发展成可用于多关节的损伤的修复和重建能在关节镜下同时完成，如肩关节镜下肩袖损伤和 SLAP (superior labrum anterior posterior) 损伤及 Bankart 损伤的修复。膝关节前后交叉韧带损伤的修复与重建，半月板损伤的修复，有作者并在镜下修复膝关节后外侧角损伤。笔者在后交叉韧带损伤引起的胫骨后棘撕脱骨折，在麻醉下作前抽屉试验，在关节镜下或 C 形臂透视下确认骨折块复位后，用髌骨鹰嘴化固定，极其微小的创伤，得到满意复位和固定，并用石膏或支具固定患肢(图 22-4)。

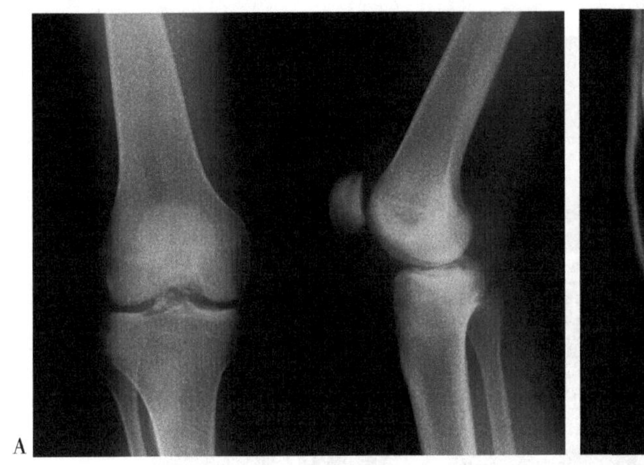
A

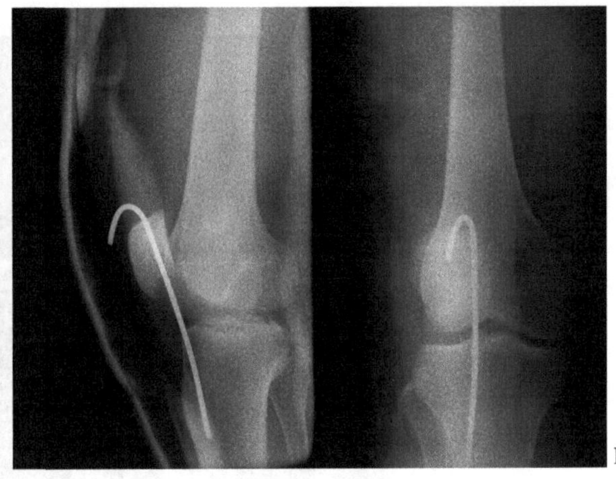
B

图 22-4　后交叉韧带撕脱骨折

髌骨鹰嘴化固定手术前、后 X 线片

(2) 关节镜下骨折治疗关节内骨折：目前已用于胫骨平台和桡骨远端及踝关节骨折，使通过切开复位的关节内骨折，可在关节外完成(图 22-5)，同时可在镜下评估关节软骨损伤和关节内结构(半月板和交叉韧带)是否损伤，并可同时在镜下修复与重建。

(3) 关节软骨损伤的镜下移植：由于软骨是无血供的组织，自行再生能力低下，部分小范围($1 \sim 4cm^2$)负重区的软骨缺损区，软骨来源取自非负重区的骨软骨柱在镜下用马赛克移植术，病例选择的对象应在 50 岁以下的患者，此方法因软骨来源的局限性而实际应用价值也受到限制(图 22-6)。

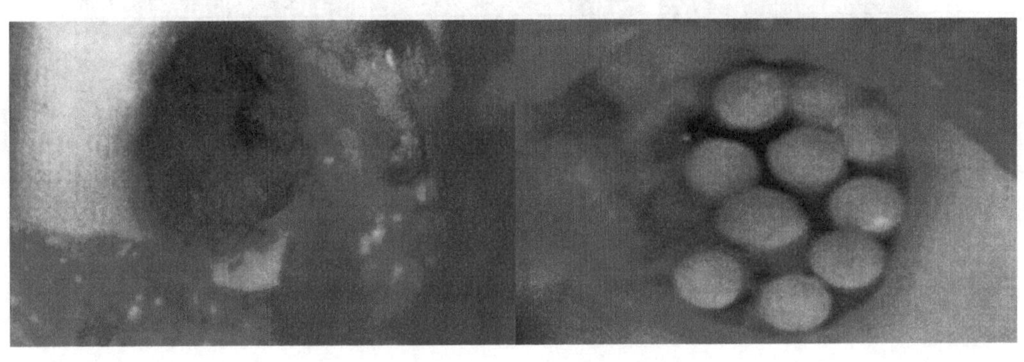

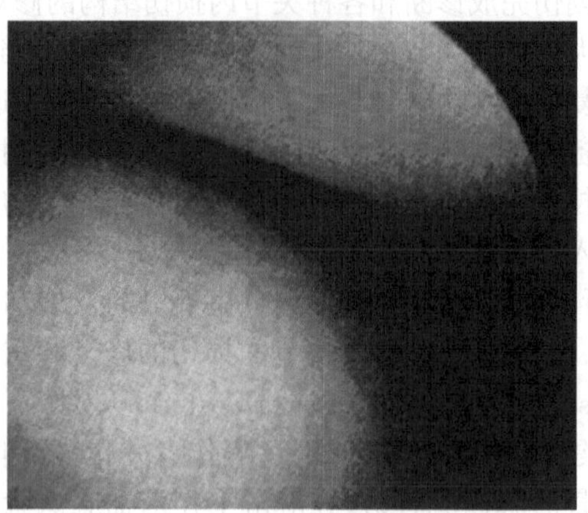

图 22-5 关节镜下治疗胫骨平台骨折

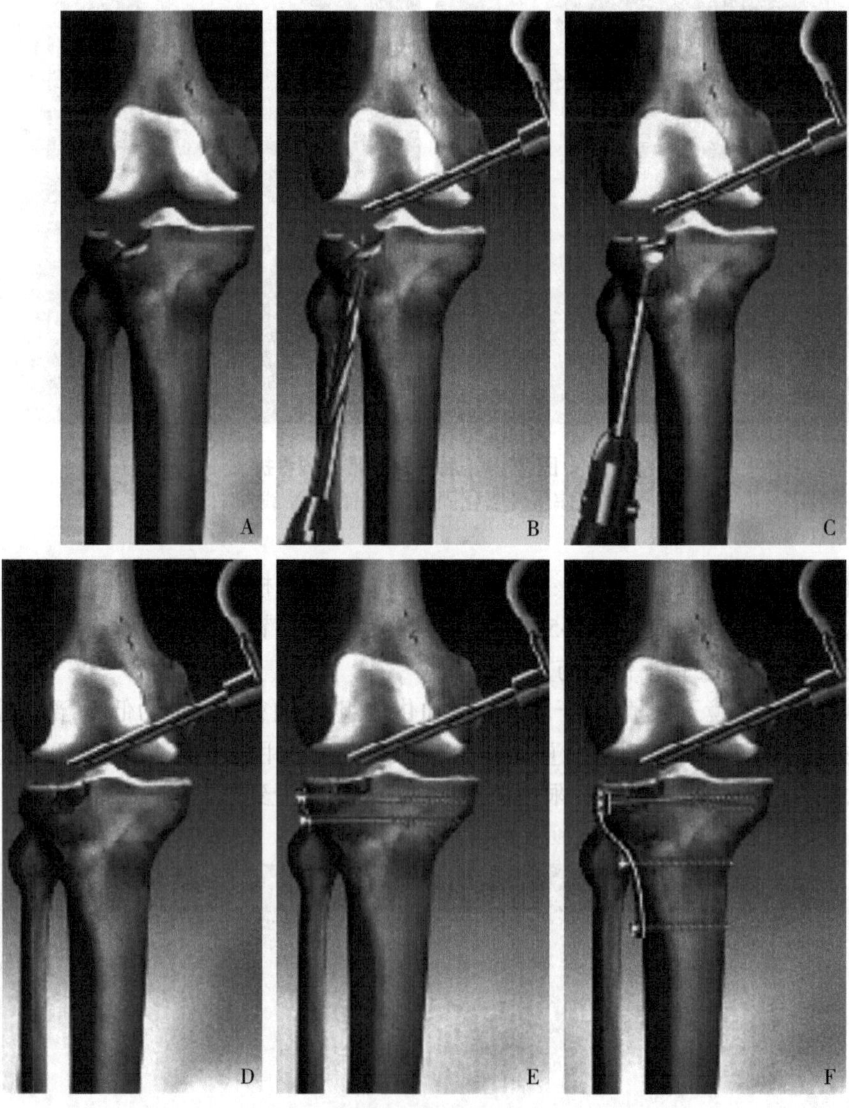

图 22-6 关节镜下自体软骨移植术

(4) 关节镜下的关节松解术来改善肘关节和膝关节纤维性僵直：损伤后关节的纤维僵直是影响关节功能的重要原因，其发生原因可以是关节外和关节内的因素，主要表现是纤维带的粘连，关节囊和关节外肌腱与骨之间的粘连和挛缩，发生的主要原因是关节外骨折长期依靠外固定制动，如股骨干和肱骨干骨折长期牵引或石膏制动，随之也可继发性关节内粘连，发生原因与长期制动有关，关节镜下最佳适应证是关节内损伤后的粘连，目前已扩展至骨干骨折后与肌腱间的粘连也可用分离棒分离粘连，再在关节镜直视下刨削粘连组织，去除粘连增加关节活动范围(图 22-7)。

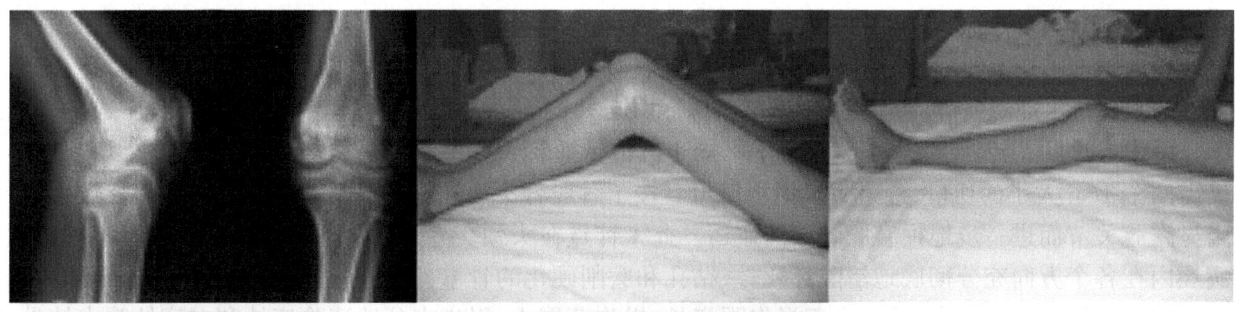

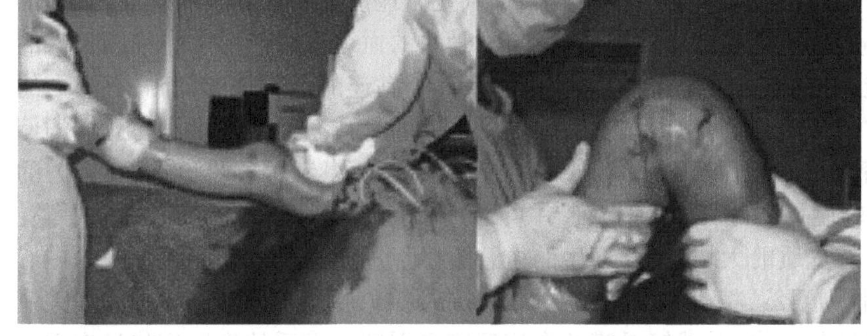

图 22-7 关节镜下膝关节松解术

(5) 关节镜下关节融合术：在踝关节融合已得到普遍开展，取得成功的结果，手术经两个关节镜操作的小口，削除关节软骨面，依据是否存在畸形做适当矫正，放置踝关节在 90°位，用两枚松质骨螺钉经胫腓骨，对对合的关节面加压，若有骨缺损也可在镜下在骨缺损处植骨，手术后用外固定架或石膏固定直至骨愈合。

(6) 关节镜下关节清理术治疗创伤后关节炎：创伤后关节炎的发生与关节软骨创伤时的损伤、关节面的不平整、负荷情况下的应力集中，下肢关节负荷轴线的偏移，继发软骨进一步的退变等因素有关。在行关节镜下清理术时大量生理盐水的冲洗使炎性物质去除可延缓创伤后骨关节炎的发展。关节内的游离碎块和不稳定或不平整软骨的修整，以及增厚卡挤在关节骨间的滑膜和在膝关节内损伤的半月板修整。上述这些措施是缓解创伤性关节炎的症状，到目前为止仍没有一种有效方法可有效地逆转关节炎的发展进程。

(7) 关节镜下植骨治疗股骨头坏死：髋关节骨折脱位，尤其更常见于股骨颈骨折后的股骨头坏死长期以来是困扰创伤骨科界的难题。文献报道在 Ficat Ⅱ型和早期Ⅲ型的股骨头缺血坏死的病例，采用植骨技术治疗已有多年的历史，植骨技术可降低骨内高压，去除阻碍再血管化的死骨(如在坏死病灶周围硬化的骨壁)植入的松质骨或带血运的皮质骨起到修复和支撑的作用，文献报道均有较好的疗效。可分为带血管蒂或肌蒂的骨移植和单纯的松质骨移植：前者常须通过显微外科技术，创伤大，需要的技术和设备条件均较高，带肌蒂的骨瓣移植，无论是供肌骨瓣和植入的部位，手术创伤均较大，即使采用的单纯植骨技术，为显露股骨头也需大的手术切口。总之，植骨技术由于病灶清除，降低了骨内压，促进静脉回流和改善股骨头供血条件，植骨为骨修复提供材料，重建骨小梁，支撑关节面，防止股骨头塌陷，无论带血管蒂和单纯的松质骨移植和皮质骨移植均起减压、支撑和骨诱导作用，后者以爬行替代的方式得到骨愈合，在 Ficat 的Ⅱ型和早期Ⅲ型的病例尤其是在 40 岁以下的患者，大多数可取得满意的效果，股骨头的保存率较高。但目前采用的植骨治疗方式创伤大，活门瓣技术甚至需将股骨头脱位，而有进一步损伤股骨头血运的可能。近

5年来笔者采用关节镜下植骨技术即能符合这些要求，比任何其他的植骨技术更具优越性，充分体现了微创外科技术的特点。

手术方法为：①术前细致的影像学评估，从X线片、CT和MRI来判断股骨头坏死的范围，部位及股骨头的轮廓，是否有关节面的塌陷，充分了解股骨头坏死的病理特点；②手术在C形臂的引导下由股骨头颈的交界处，在前外和前内侧插入导针至病灶中心，在正侧位透视确认后，通过导针用空心钻头钻孔及扩孔至孔的大小足以置入关节镜，一孔用于观察，另一孔用于在镜下操作；③在关节镜直视下了解病变的特点，并可同时通过关节镜在牵引下了解关节软骨面的状况及是否有塌陷；④清除坏死的病灶，并用磨钻磨削硬化的病灶壁直至有渗血，并可用钻头在不同方向经硬化壁钻孔至正常骨质，并可见孔内有血液流出；⑤经置入孔内的套管植入松质骨并打压或其他骨的替代物，注意勿将植骨至孔外，以免引起关节内骨化；⑥用大量的生理盐水冲洗关节，清除关节内的炎性刺激物。

手术方法的特点：①微创下直视手术不同于其他带血管蒂或单纯的松质骨的植骨手术，手术创伤小仅需两个1cm大小的切口，通过关节镜不仅可直接了解股骨头病灶的情况及关节软骨的病理特点，不会因显露髋关节而进一步地损害股骨头的血运。此入针点在头颈交界处，操作的距离短，便于在不规则的病灶内在各个方向充分彻底地清除坏死骨，钻孔和磨削硬化的骨壁，以便沟通血运。此点明显地优越于经大转子的钻孔植骨技术，后者由于操作距离长，操作范围小，很难充分地清除病灶和在病灶腔内植骨；②血运的重建，由于植入的是细小的松质骨和髂骨的皮质骨，植入骨块的血运重建需要来自周围长入的新生毛细血管，此手术即为此创造条件，血运可来自：a. 关节镜的入孔处粘连的滑膜；b. 磨削后有渗血的病灶壁；c. 经病灶壁钻孔来自正常的骨质，此手术操作中明确可见在钻的骨孔有血液渗出。在我们病例的随访中，在3个月后植入的小骨块逐步地融合成团并与病灶壁愈合，随后患者可逐步负重，在应力的作用下得到骨小梁的重建。在有轻度局限塌陷的关节面，并可通过软骨下植骨来恢复关节面的平整。笔者不主张大块的植骨，尤其是带有皮质的大块骨，因新生的血管难以经皮质骨长入及深入骨块的中心而成活，而直径小于5mm的松质骨则不然，植骨很易成活类同Phemester植骨后的骨愈合方式；③关节的冲洗，可清除因软骨磨损后的炎性刺激物，对减轻滑膜的炎症反应和缓解手术后的疼痛症状具有重要作用。

术后处理：①早期活动关节，患者可坐起或在CPM的帮助下活动膝和髋关节；②电刺激的治疗，有关电刺激对诱发成骨和利于骨的愈合已有很多报道，笔者病例在手术后常规应用；③疏通血运药物的应用，包括中药的活血药物和西药的抗凝血和扩张血管的药物；④负重时间取决于植入骨的愈合情况，需有影像学的证明，通常是在3个月后开始。自1999—2004年笔者治疗15例，年龄为28~48岁，均为青壮年(平均36岁)，其中Ficat Ⅱ型和轻度局限塌陷的Ⅲ型13例，2例晚期Ⅲ型病例。平均随访2.5年，股骨头保存13例，疼痛症状明显减轻，无进一步塌陷，关节功能改进。2例疗效差，1例后行人工全髋关节置换术，1例至随访时未作进一步治疗(图22-8，9)。

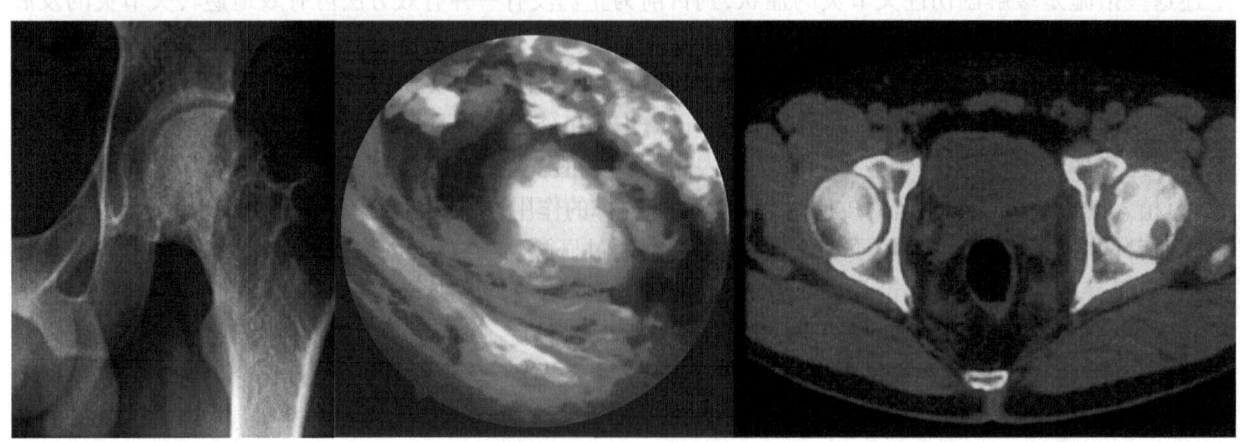

A

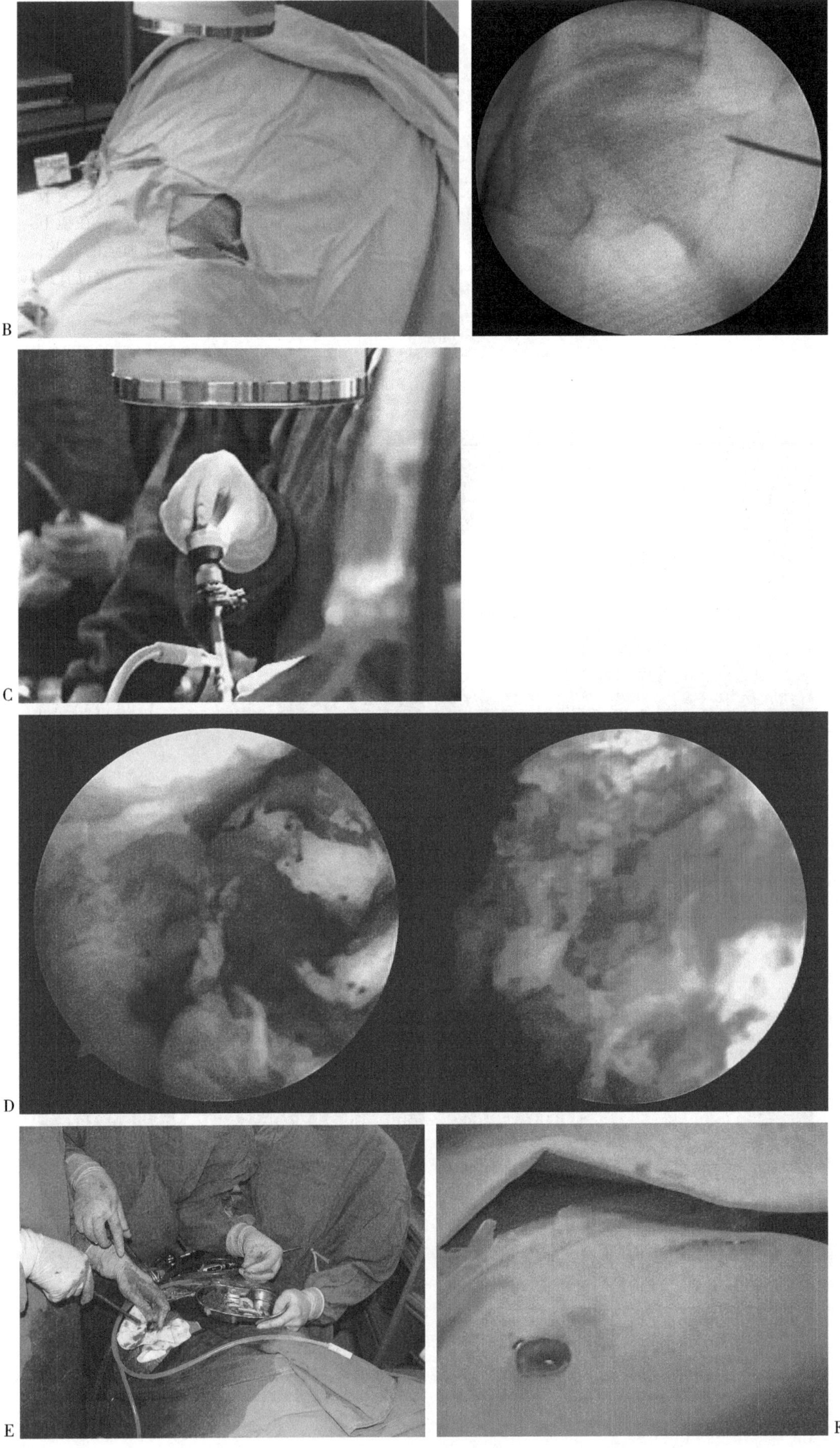

B C D E F

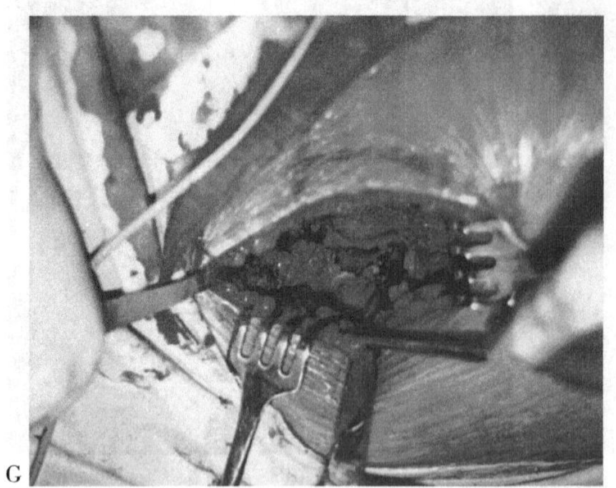

图 22-8 关节镜下植骨治疗股骨头坏死

A. 股骨颈骨折不愈合，骨折愈合内固定取出后股骨头坏死Ⅱ期，X 线片和关节镜下所见关节软骨的改变；B. CT 所见；C. 手术中在 C 形臂的定位股骨头病灶部位；D. 关节镜下操作技术；E. 坏死病灶清除前，在镜下所见骨内坏死的空腔和硬化无血运的骨壁；F. 病灶清除后可见骨壁渗血；G. 通过管道植骨到坏死的空腔图

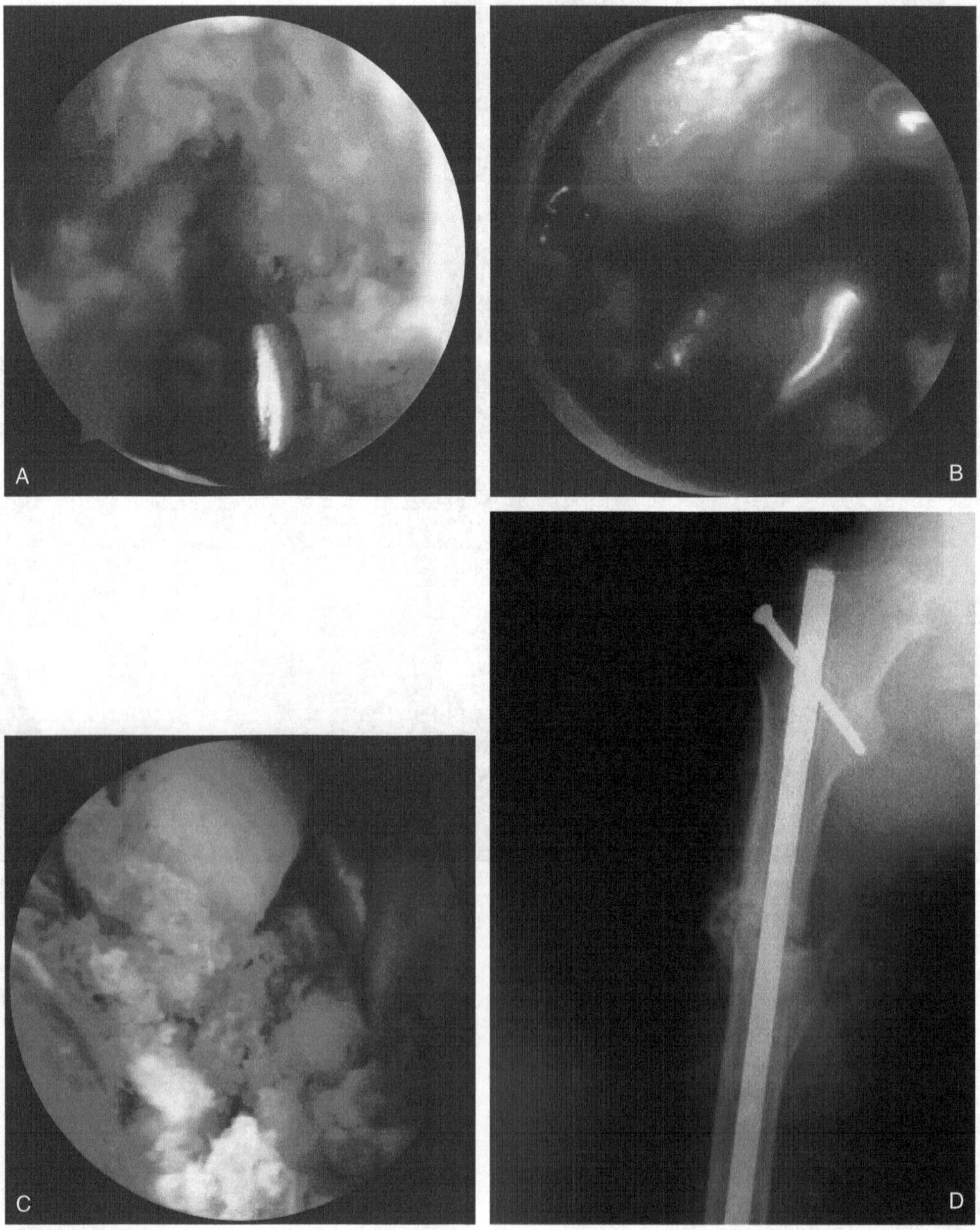

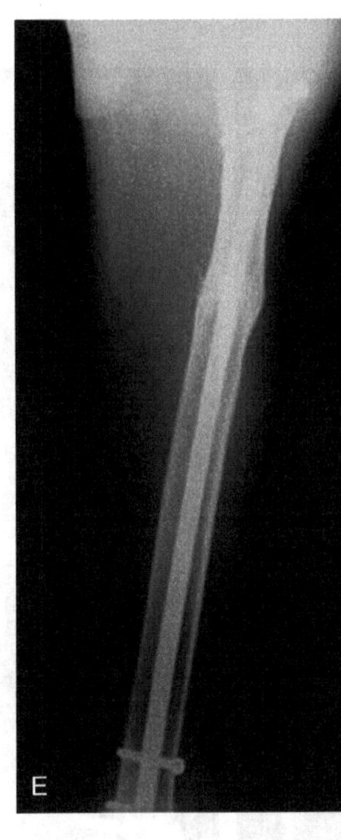

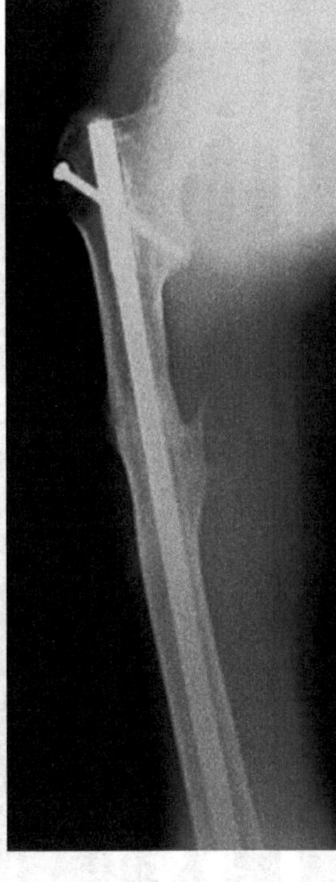

图 22-9　坏死塌陷的股骨头，镜下植骨后股骨头恢复平整

2. 关节镜技术在关节外的应用

(1) 关节镜下植骨治疗粉碎骨折：骨干尤其是股骨干粉碎骨折，通过间接复位技术，维持骨折对线，无短缩、成角和旋转畸形，虽可做到不进一步损伤骨折端及粉碎骨折块的血运，但粉碎骨折块离骨干分离较远，粉碎骨折块因有骨膜附着仍可获取血运，虽有作者认为植骨成为无必要性，若骨折块因手术导致骨膜剥离失去血运，反而有害不利骨折愈合。笔者认为从生物力学的角度上看，在粉碎骨折由于骨折端接触面小，缺乏支撑力，可因内植物经受疲劳应力增加有失效的危险，而通常的植骨方法造成粉碎骨折块因骨膜剥离失去血运，有其不足之处，笔者采用关节镜下植骨无需剥离骨膜可直接进入骨折端清除凝血块植入松质骨块，不仅不影响骨膜下骨痂的形成，又可取得折块间的愈合，增加骨折愈合的强度和有利骨折的早期愈合，避免内植物因受到疲劳应力而折断。

(2) 关节镜下植物骨治疗骨折不愈合：骨折不愈合的重要原因是骨血运受到损害和内固定的不稳定，或在骨折端间存在有间隙，在有稳定内植物的情况下，通过小切口关节镜直视下清除骨端间的纤维和硬化组织，在骨折端间和周围用小于 5mm 的松质骨块使骨折愈合，笔者多例的经验均取得成功(图 22-10)。关节镜下植骨需用液体灌注，应采用低压、低流量的方式，在植骨完成后也应将灌注的液体引出以免发生骨筋膜室综合征。

3. 骨折内固定的微创外科技术

(1) 闭合内锁髓内钉技术：通过间接复位和穿钉技术，不干扰骨折区，不再因骨折处的切开复位而损害局部的血运影响骨愈合，髓内固定与钢板固定不同，其固定处于中心位置是应力分担装置更符合生物力学的要求，闭合内锁髓内钉切口小，失血量少，在骨干骨折由于有锁定装置扩大适应证。

(2) 骨折的 MIPPO 固定技术：骨折用钢板桥接固定方法其特点类同髓内钉，其主要的特点是不再进一步地损害骨折端的血运，在粉碎骨折尤为重要，有利骨折愈合，桥接的固定方式经皮下骨膜外插入，不仅切口小，对皮肤损害也少，在小腿部位不会因皮肤张力大而影响切口愈合和坏死。近年来锁定钢板的发展，使原来依赖钢板固定与骨面间的摩擦力的增加来维持其稳定性，而改为锁定非接触的方式固定，使钢板和螺钉构成一个完整的固定结构，螺钉和钢板间的锁定也增加成角的稳定性，不仅不会影响钢板压迫引起的骨皮质血运的损害，反而会增加固定的稳定性，此固定方式已广泛应用于骨干和干骺端骨折。

(3) 骨外固定技术：骨外固定在新鲜闭合和开放骨折中的应用：骨折治疗的基本原则是复位、固定和功

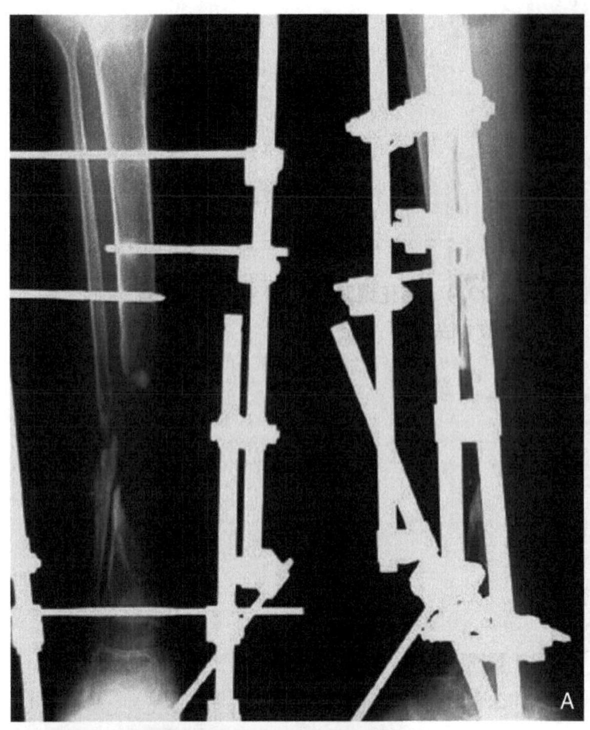

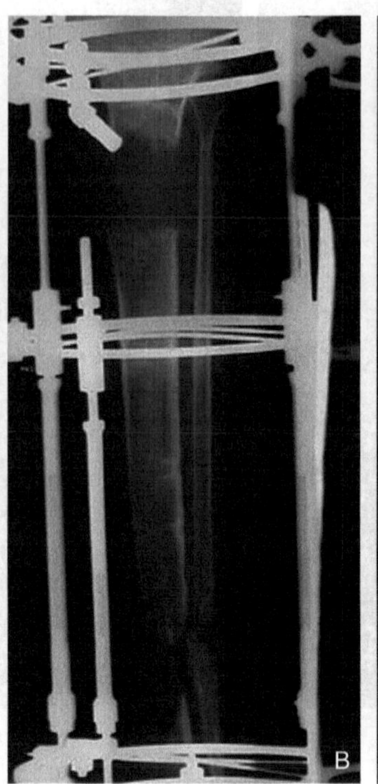

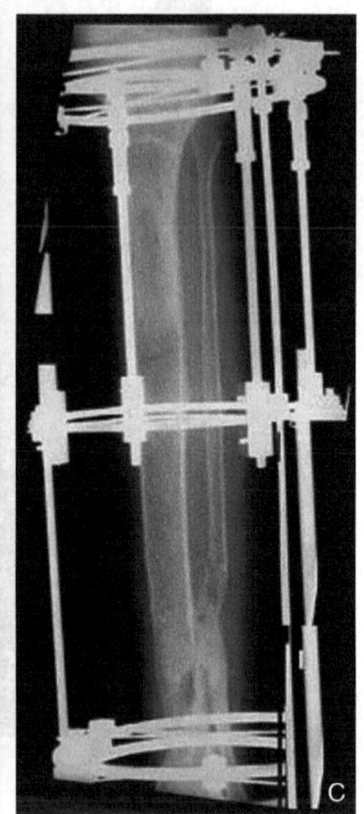

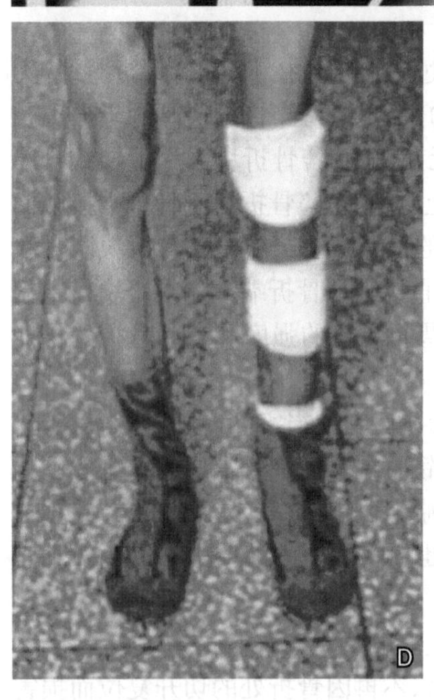

图 22-10 关节镜下植骨治疗骨折不愈合

能锻炼。选择哪种固定方法最为恰当，应遵循个性化的原则，应从患者创伤病理特点及周身情况，以及医疗条件和设备等多方面因素考虑。不同的内外固定均存在有独特的适应证，骨外固定的应用已有近百年的历史，Ilizarov 称之为是一种无血的治疗，操作技术设备条件相对简单，此固定方式具可调整性。笔者认为最佳的适应证有：① Gastilo Ⅲ型开放性骨折，早期扩创后不宜闭合伤口；②感染性骨折不愈合，笔者在伤口扩创后同时行松质骨植骨；③骨盆骨折急救固定可减少出血，或多发骨折时的临时固定；④骨筋膜室综合征须切开减张时的骨折固定；⑤大块骨缺损的骨搬移术，对软组织要求条件低，又可保持肢体长度（图 22-11）；⑥骨的严重粉碎骨折，又无做内固定条件者；⑦肢体不等长行肢体延长术等。有关外固定的具体治疗方法的讨论，将在有关章节中论述，正确地应用外固定，不失为微创外科技术的重要进展。

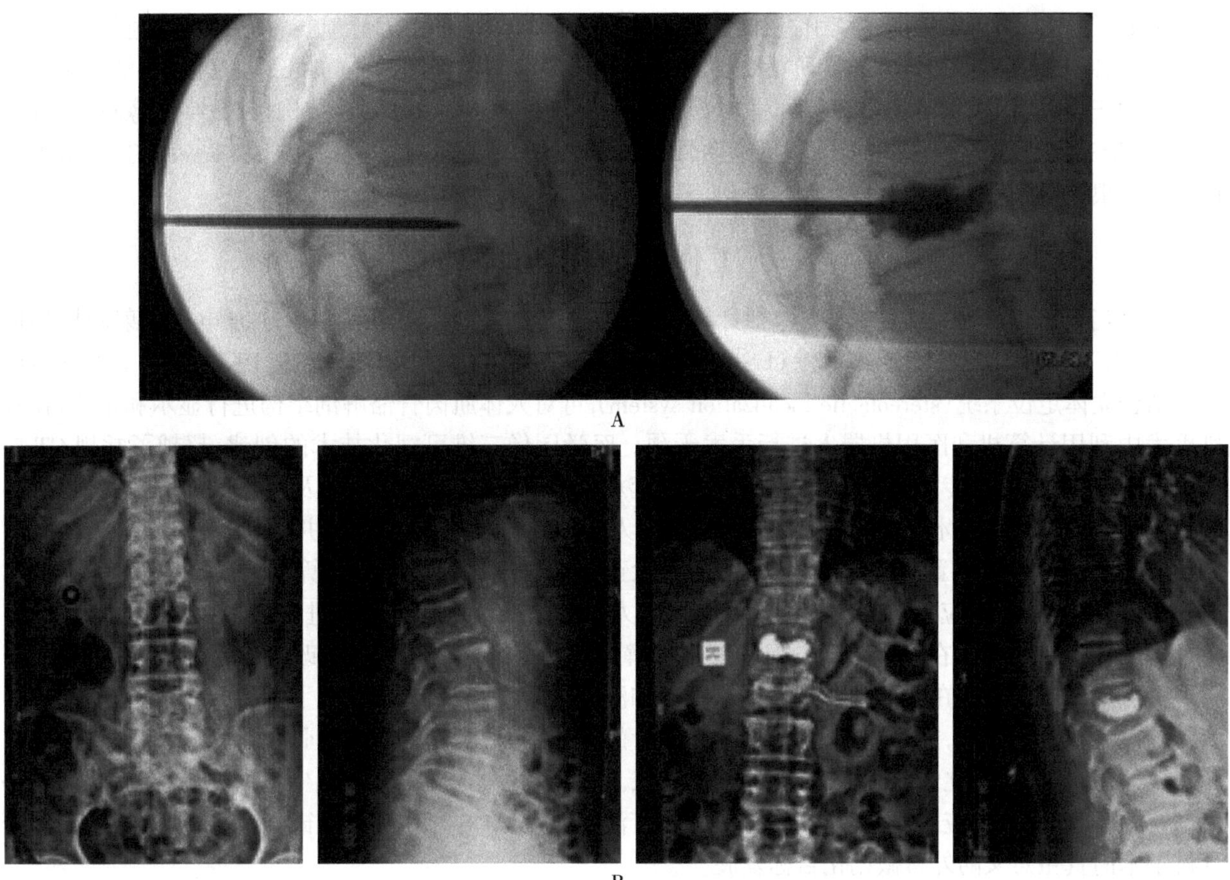

A

B

图 22-11 骨外固定技术治疗胫骨骨缺损

(三) 微创外科在脊柱损伤中的应用

微创外科技术同样已广泛应用到脊柱外科,包括间盘镜、胸腔镜等在脊柱减压固定和融合等技术中发挥充分作用。涉及脊柱损伤中,严重骨质疏松常可发生椎体自发性压缩骨折,有的甚至是多发的椎体骨折,患者常疼痛难忍不能坐起,椎体成形术是经皮穿刺至椎体注入骨水泥,使塌陷的椎体恢复正常高度,重新得到支撑作用可迅速减轻疼痛,目前已广泛用于治疗脊柱骨质疏松性骨折(图 22-12)。但骨折压缩超过 75% 且骨折线波及椎体的后壁则不适宜采用此方法。

(刘 沂)

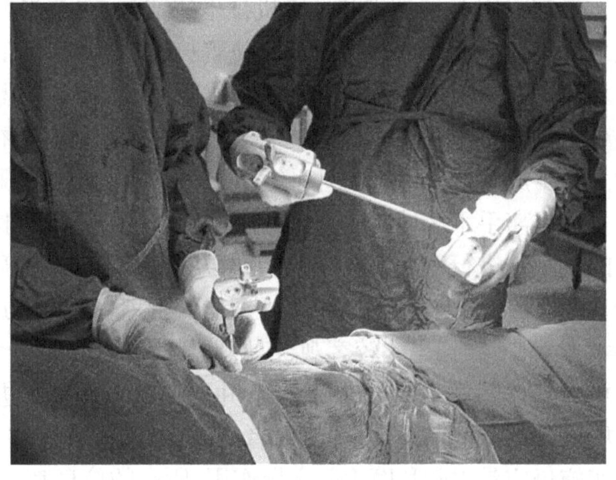

图 22-12 经皮椎体成形术

第三节 计算机辅助骨科手术

现代外科正朝着以精确化、个性化、微创化、远程化为主要特征的现代医学方向发展,成为 21 世纪医学发展的主旋律。计算机辅助导航系统(computer-assisted surgery navigation system,CASNS)或称计算机辅助外科手术(computer-assisted surgery,CAS)是一种基于计算机对大量数据信息的高速处理及控制能力,通过虚拟手术环境为外科医生从技术上提供支援,使手术更安全、更准确的一门新技术。自从 1986 年美国的 Roberts 等率先将手术导航系统引进神经外科临床后，计算机辅助手术导航技术已得到迅速的发展，现已逐步被各国外科医生和研究人员所接受。20 世纪 90 年代，美国医师 Steinmann 等将计算机辅助手术导航系统用于脊柱外科，被认为是脊柱外科发展的里程碑。由于骨组织是刚性结构，其数字影像较为准确、丰富，易于三维重建，特别适用于计算机辅助骨科手术（computer-assisted orthopaedic surgery，CAOS），近年在国内外很快得到推广，涉及脊柱、关节外科、骨与关节损伤、骨肿瘤等领域。

一、工作原理和功能特点

综合当今医学领域的先进设备，包括计算机断层扫描（CT）、磁共振成像（MRI）、正电子发射断层扫描（PET）、数字血管减影（DSA）、超声成像（US）以及医用机器人（MR）。利用 CT、MRI、PET、DSA 等的图像信息并结合立体定位系统（stereotactic localization system），可对人体肌肉骨骼解剖结构进行显示和定位，在骨科手术中利用计算机和医用机器人进行手术干预。医学图像三维可视化技术的创建，超越了常规 CT 二维图像的局限性，借助专用软件和计算机图形学方法，可以显示三维物体表面及任意剖面的全面信息，其最新进展是虚拟现实技术（virtual reality），是指可以人为控制的三维图像界面，并可快速修改和控制由 CT/MRI/PET 及其他影像装置采集的数据，并在不干扰正常外科工作的情况下计算显示，重建和传输虚拟图像。由此，外科医生能应用逼真的三维可视图像对人体解剖结构从任意角度进行观察、术前模拟、术中导向及术后评价。术前可在三维重建图像上复习理解局部解剖结构和相关病理改变，对骨与关节损伤创伤病理特点进一步评估。在此基础上进行手术模拟和演练，如设计好手术入路和手术方式，选择所需要的内植物和设计安放的位置，并确定其大小、手术中进针的方向，并判断是否需要植骨、假体置换时截骨的平面和安放的位置等，具有立体、直观、准确、全面的特点。提高了手术定位精度，减少手术损伤，实施复杂骨科手术，提高成功率。虽应用时间较短，但应用日益广泛，利用 CAOS 深化和拓展微创骨科手术，将极大促进骨科手术向真正意义的外科微创化目标发展。

二、工 作 程 序

最初采用 X 线透视和计算机技术的结合，在 C 形臂透视 X 线机的图像增强器上安装校准靶，经过一次或多次投照中获得的透视图像和位置校准后，计算机工作站就可建立起一个透视图像的模型，将需追踪的手术器械与保存的图像叠加在一起，当手术器械对获得的透视图像进行操作时，系统可以同时显示它们在多个平面上的位置关系，这种方式称为虚拟透视。透视图像可保存，透视时手术人员可从手术区域离开，大大减少放射线辐射。而且系统已保存了多次投照的影像和有效的数据，因此不必重新摆放 C 形臂。C 形臂可以推离手术区域，并可继续进行导航，也并不妨碍医生的操作。传统的骨科手术，主刀医生术前是在自己的大脑中进行手术模拟，确定手术方案，手术方案的质量高低，往往依赖于医生个人的外科临床经验与技能，而助手都很难了解主刀者大脑中形成的整个手术方案的构思。用计算机依据收集的影像学信息设计的手术方案，三维构思比较客观、定量且其信息可供整个手术组的每一位成员共享。如引入 CT 等三维图像，就可对具体图像与同行进行交流，并可在虚拟的空间进行三维手术模拟，制订出较为完善的手术方案。如果所设想的空间与现实空间（患者的术野）及位置能够正确地配准，术中就可随时以此作为参考。但 CAOS 的实施仍应是以骨科医生起主导作用，所有的信息都来自骨科医生，仅辅助骨科医生更好地进行手术操作，拓宽了骨科医生的视觉，提供导航功能，使骨科手术更安全、更准确、更便捷，而不是替代骨科医生的作用。

CAOS 的具体操作步骤包括：①从医学图像采集及扫描影像图像获取数据，定位参考坐标系统，建立数学模型及多模图像的配准，便于术中导航，引导手术的进行；②虚拟现实技术：集计算机、传感与测量、仿真及微电子技术于一体，尤其是计算机图形、网络、计算机仿真技术。利用三维医学图像虚拟一个真实的模拟环境，通过各种传感设备，医生可根据自身的感觉、使用手术技能对虚拟病损部位实施手术操作，并利用增强现实（augmented reality，AR）把患者的术野与虚拟空间正确地对应，供术中随时参考使用。VR 技术与 AR 技术两者结合，在 CAOS 系统中可进行术前模拟、术中定位，也可用于骨科医生的教育、培训；③测量扫描影像时患者解剖结构和 C 形臂之间的相对空间位置，在患者手术部位解剖结构上安装动态参考标志、C 形臂影像增强器上安装校准靶、动态参考标志和校准靶上安装必要的术中定位仪，判断影像扫描、患者解剖结构和C形臂的相对位置，建立起手术器械和患者术前影像之间的位置联系，将患者的解剖结构和影像准确对应；④术中导航及系统跟踪手术器械位置、并用虚拟探针的形式将手术器械的位置，并在多模图像上实时更新。也可利用遥感控制、电子机械技术，在CAOS主系统的控制下，指挥机器人按主系统指令行手术操作。

三、导航方式与进展

1986年，Roberts首次报道使用声波数字化仪跟踪手术器械或显微镜的方法，从而开创了无框架立体定向神经外科。随后，Bernett和Reinhard对超声波系统进行了改进，一定程度上提高了导航精度，但声学环境及温度很容易受干扰而使导航失败。1991年日本的Wanatabe和美国的Pell相继发明了遥控机械臂定位系统，可不受瞄准线的约束。但因其体积过大，影响医生的操作。1992年红外线跟踪技术的影像导航系统因精度高，目前在临床使用较多。也有学者如Kevin Foley将光学手术导航系统应用于脊柱外科。另外Gunkel推出的电磁感应型导航系统，由于手术室各种金属器械及仪器都会影响电磁场可影响其精度，而未能推广。

四、在骨与关节损伤中的应用

1. 脊柱损伤　CAOS在脊柱外科的应用始于20世纪90年代初，主要用于椎弓根钉的固定。传统的椎弓螺钉固定技术是靠C形臂或术中摄片提供形态学的监测方法，但对椎弓根螺钉三维的位置不能准确判断。文献报道，X线摄片的准确率为73%~83%，判断准确性与术者的经验有关，术中必须探测椎弓根钉道上、下、内、外、前五个壁的完整性，CAOS系统中的导航和监测系统可以在术中精确定位和引导椎弓根螺钉。CAOS可将螺钉位置不当的发生率降至2.7%(传统方法高达21%)。颈椎尤其是上颈椎手术，颈椎的椎弓根窄小，周围有重要的血管和脊髓组织，利用现有透视方法置入椎弓根螺钉难度较大，通过CAOS可提高手术成功率。美国Lunig在人体尸体骨的颈椎C_3~C_7骨折的椎弓根螺钉固定中，分别用表面做好标记物，可视、可触及的标记系统及CAOS系统，比较它们的安全性和准确性，结果表明CAOS组椎弓根钉植入位置准确，而且没有血管、神经的副损伤。当今CAOS在脊柱外科中广泛应用于各节段的椎弓根螺钉固定，并使骨科医生可以实施更为有效、操作简便、准确、侵袭较小的经皮椎体固定及成形手术。

2. 骨与关节损伤　在创伤骨科中，随着高能量损伤的增多，骨折的复杂性增加，对复位和内固定的要求也更高，一方面要尽量保护骨折周围的血运和软组织的完整，符合生物学固定原则，很多需闭合复位经皮或小切口固定，增加了术中X线透视次数，显著增加职业性的辐射。并且术中X线透视往往只能观察到单平面视图，当需多平面视图上观察内植物固定的位置，术中须不断重复调节C形臂的位置透视定位。CAOS系统可弥补C形臂的不足，无需术中X线扫描，并可实时显示内植物的位置。

随着软件和硬件的不断改进和发展，目前许多需要术中X线透视监控的骨关节损伤的手术操作，现在都可以借助透视导航技术完成。常用于：①经皮中空螺钉固定股骨颈骨折；②长骨干骨折的交锁髓内钉固定；③转子部骨折的髓内固定；④骶髂关节骨折脱位的经皮固定；⑤髂骨翼骨折的经皮固定；⑥髋臼骨折的经皮固定；⑦复杂关节骨折的Ilizarov张力钢丝插入固定；⑧椎体成形术与椎弓根螺钉固定等。

3. 关节置换　人工关节外科是骨科中发展最为迅速的学科，据统计每年美国12万例换髋手术。消除疼痛和恢复关节功能是人工膝关节和髋关节置换的主要目的。但是截骨位置的不适宜及人工关节假体设计与患者骨骼的匹配问题，影响了治疗的效果，同时这些关节置换手术较复杂、费力，骨科医生必须像安装工人一样费力地进行截骨、翻修、测量尺寸和角度，但却不能像工人那样有精密的机床来辅助装配。CAOS可利用计算机图像重构技术，术前用CT及X线摄片扫描患髋及患膝，制造出同患者真实骨骼尺寸相符的人工关节，这种个体化的人工关节同人体完全匹配，在安装过程中CAOS系统可遥控医用机器人进行准确的安装。

4. CASO在骨科康复的应用　CAOS在骨科患者的康复治疗的应用日渐增多，由美国MOTEK运动技术公司开发的CAREN(计算机辅助康复环境)系统可以让患者在各种VR产生的环境中功能练习，系统可以计算出关节的运动和肌肉的作用，把得到的数据与先前为患者建立的标准相比较，即可提供早期诊断和及时干预。练习环境和程序可以根据患者患病的程度和治疗目标设定。对于骨科患者的康复，其治疗时间可缩短50%。

五、问题和展望

计算机辅助骨科手术导航是近年来发展起来的新技术,国外尤其是欧美发达国家应用较多,获得了比较成功的经验,使骨科医生可以更安全、更精确地开展许多传统定位手段无法完成的复杂手术。经过10余年的发展,仍存在一些问题尚待解决,如影像漂移即手术进行中组织结构移位导致的导航系统影像与真实位置的误差是导航系统最大的弊病,其发生率高达>66%。CAOS操作复杂具有很高的专业性,临床应用经验不足,任何不正确的操作反而导致手术时间延长,并且不正确的导航信息会加大手术风险,甚至导致手术失败。因此CAOS应用的手术医生必须深入理解导航系统的基本原理,熟悉所用导航系统的特点和不足,最大限度地降低对导航信息的误解,同时还必须具有丰富的临床经验,必要时采用传统手术方法加灵活应对,这样才能充分体现CAOS应有的价值。

手术导航的数字化、实时化、智能化是未来发展的方向,导航系统的自动认知模式将会进一步提高手术的实用性和效率。如今的显微镜、内镜、神经电生理、超声等外部设备的影像都能输入导航系统,并与导航影像同步显示在液晶触摸屏上,可采用的导航设备有超声、显微镜、内镜、激光等,也可联合几种设备,以提高导航的精度和灵活性。将CT、MRI、血管造影和正电子发射断层摄影术(PET)等多模三维图像融合在一起,利用消隐或透明等显示技术,可形成含有解剖结构和生理功能信息的四维或多维图像。展望未来,手术导航系统将向机器人导航和模拟现实技术方向发展,机器人导航使得手术导航系统不再只是一种辅助工具,而是能够独立完成外科手术,模拟现实技术利用戴在手术医生头部的特殊视觉效果镜头,使手术医生感觉进入患者体内,置身于患者解剖结构之中,成为这个可视的模拟患者体内的一部分,得以从容地从各个角度、各个通道彻底探索认知患者的组织结构。相信在不久的将来,计算机辅助影像导航将给外科手术带来革命性的变化。当前CAOS仍然是一种高端技术,只能在个别大型医院开展。随着骨科手术向微创化、人工化、智能化方向发展,骨科手术对影像学资料和手术植入物的依赖程度提高,骨科手术中存在的骨性病理解剖结构与周围血管、神经等软组织的关系难以从影像学图片中得到确切、实时的反映,而计算机辅助骨科手术系统却可以为计算机通过患者的诊断图像(CT、MRI)来构造出患者的内部结构三维模型,以三维模型和手术器械跟踪为基础,辅以相应的软件,医生在骨科手术前后可以得到以下三方面的帮助:在手术开始之前,医生可以漫游患者手术部位的三维重构图像,从而对该部位及邻近区域的解剖结构有一个明确的认识,然后进行手术规划;规划完成后,医生可以在三维图像上进行手术的仿真操作,以确定手术方案的正确性;在手术过程中,医生可以观察到手术器械在人体组织中的位置和器械周边的组织信息,确保手术的安全进行。

CAOS将多种高科技手段应用于骨科手术,是在传统外科手术理念上的巨大进步,无论给医生还是患者都带来极大的益处,具简化手术操作,缩短手术和麻醉时间,极大地减轻患者肉体上的痛苦;缩短患者住院时间,使患者早日回归社会(避免了高龄患者长期卧床,缩短了术后康复时间,降低医疗费用等);比传统骨科手术更安全、准确、方便;对以往不能治疗或治疗困难的患者得以治愈、减少术后并发症;扩大了无需输血手术的应用对象,减少了输血感染事故;减轻了医护人员肉体、精神以及时间上的负担,极大幅度减少患者和医护人员X线的辐射。CAOS将图像处理、立体定位、精密机械和外科手术相结合,更充分地利用尖端技术和设备提供的丰富信息,更好地发挥骨科医生的主动性和灵活性。

第四节 微创人工关节置换术的临床应用

一、微创技术概述

近半个世纪来人工关节置换术已得到快速发展和手术技术也日趋成熟。既往的经验表明人工关节置换术已取得满意的疗效,假体使用的寿命也已能满足绝大多数患者长时间使用需要。尤其近些年来,无论是假体材料、假体设计、加工工艺，还是手术器械、手术技术的进展，使人工关节置换术的疗效得到更进一步提高，为绝大多数患者解除病痛，尽快康复和恢复正常生活和工作。

传统方法的关节置换手术，虽在中长期随访，假体的使用寿命和患者的功能恢复方面都有很好的疗效，但在围术期的管理和患者恢复方面不具有优势。传统手术方法存在有手术创伤大，术中术后失血多，术后疼痛重，功能恢复慢等缺点。近年来由于微创观念已逐渐被临床医生所接受。微创手术方法大大克服了传统手术方法的缺点。通过手术器械的改进和手术技巧的提高而使软组织创伤更小，术中术后出血更少，手术时间更短，术后疼痛更轻和功能恢复更快。充分体现了微创技术的优点，以最小的代价来获得患者满意的临床效果。在骨科领域中微创的观念可追溯到1970年由日本外科医生Watanabe发明的关节镜下手术。使手术创伤组织轻微损伤，细胞和体液两方面的反应小，患者在手术后仅感轻微疼痛即可迅速获得功能康复，住院时间比传统手术方式缩短，近年来微创观念和技术也为关节外科医生接受和临床应用。

微创人工关节置换手术技术的不断发展，主要体现在减少软组织的损伤，而对安放人工关节假体的骨床修整，假体（或骨水泥）与骨床充分接触和获得稳定性，骨床的准备，无论是髋或膝关节置换术，微创与传统手术方式类同。因而目前关节置换的微创技术多针对的是软组织的微创处理。手术使肌肉和周围软组织的损伤达到最小，通过小切口减少皮肤、皮下和肌肉组织的损伤。髋关节显露时应尽量不切开或少切开肌肉组织，膝关节显露时除少切开肌肉(肌腱)，同时不翻转髌骨。此手术方式有可能使术野不能充分显露，影响假体位置的安放而影响临床疗效。当前计算机辅助骨科手术在人工关节置换手术中的应用，即能弥补上述不足，充分体现了微创技术的优点。

微创人工全髋关节置换术可通过不同的入路完成，至于采用哪种入路须由手术医生的经验来决定。开展微创手术技术的医生，每年需要有一定的手术量，累积关节置换的经验，初学者需经系统的学习和培训。以便术时能较熟练地掌握微创技术。减少软组织因牵拉、碾挫而加重损伤，假体位置安放准确牢固，从而达到微创的手术目的。

微创人工全髋关节置换术入路包括：①后外侧入路：常规后外侧入路的小型化和精确化，但需切断部分髋关节小旋转肌，优点是髋关节显露较好，手术并发症较少；②前外侧入路：自臀中肌的前1/3和后2/3之间入路，L形切开臀小肌及其下关节囊。需要部分切开肌肉组织；③前侧入路：是不需要切断肌肉的微创置换，经阔筋膜张肌与缝匠肌间及股直肌间隙，显露切开前侧关节囊进入髋关节，术中需要切断和结扎旋股外血管丛。可以是单切口、双切口或三个切口入路；④ OCM入路：在臀中肌和阔筋膜张肌间隙入路。该手术需要特殊手术床，术时能使术侧下肢后伸外旋。这种体位有增加踝关节和股骨近端骨折的风险。

微创人工膝关节置换术需要满足下列条件，才能称为微创手术技术：①保护好股四头肌的伸膝装置；②不破坏髌上囊；③不翻转髌骨。微创全膝关节置换术需要采用小型化的手术器械，小的截骨模块，短的股骨髓腔定位杆，特殊拉钩和骨撬。以保障手术较为顺利进行。

虽然微创置换的概念得到了许多手术医生和患者认可，但仍然存在着很多争议，还有一些误区：

(1) 小切口并不意味就是微创技术，微创手术技术的概念更强调是对软组织的保护，不能单纯为追求小切口而忽略手术质量（长期疗效），手术质量永远是第一位，应在保障手术质量的前提下采用微创手术技术。而不能为采用微创手术，而影响到骨床的修整和假体正确的安放，影响术后长期疗效。对于较复杂的手术不能一味采用小切口微创技术。术中根据需要，可以适当延长切口，以使手术能顺利进行，保障远期疗效。

(2) 开展微创人工关节置换手术前，医生应进行严格的培训，严格掌握手术的适应证和禁忌证。年手术量较少的手术医生，应该采用传统的手术方式而不能一味追求微创技术。即使有一定传统手术经验的医生，采用微创关节置换技术前，也应有一定的学习曲线。通常尽量采用已熟练掌握的手术入路，缩短学习曲线。逐步扩大适应范围，以最小的失误，获取最大的临床疗效。

(3) 手术工具的使用和改良（常规工具的微型化和特殊器械），在采用微创手术技术时，应尽可能地采用微创工具和特殊器械，尤其对刚开始采用微创技术手术时更应如此。但也不能过分依赖器械和工具。重要的是提高术者本人的手术技巧。若传统手术技艺高超，掌握微创技术也就容易。微创技术关键是切口的精确定位、移动窗口技术和骨床修整技术等，术后配合系统的疼痛管理措施；尽量减少术中术后并发症发生,如果不经过正规训练,初学者和不熟练的手术医生就有可能增加组织的损伤,安放假体位置不良、神经血管损伤和术中骨折等并发症的发生率。

虽然人工关节置换术的微创技术的发展日趋完善,但对于许多骨科医生而言,仍是一项新的技术。因此,无论是手术技术本身还是手术工具以及假体设计等方面依然需要不断改进,以使微创关节置换操作更加容易掌握,简便准确,标准和系统化,临床结果更为稳定。近年来,导航辅助手术技术的发展并与微创关节置换技术的结合,可以有效地避免因手术切口小,术野暴露不清而导致安放假体位置的误判,避免了假体位置不佳或力线不良等情况的发生,使手术的临床结果更加优良及稳定。

二、微创技术在人工全髋关节置换中的应用

(一) 微创髋关节置换的适应证和禁忌证

在采用微创技术进行人工关节置换手术前,应该清楚微创手术并非适用于所用患者,有些患者并不适合采用微创技术。也并非所有的医师都适合采用微创技术,若常规人工关节置换手术技术都没有很好掌握,就不应采用微创技术。只有已熟练地掌握常规手术技术,才能开始采用微创手术技术。因此,正确选择适应证、术前详细的病理和影像学分析,预估手术难点和困难,以免对复杂病例采用微创技术在术中或术后出现并发症,提高手术效果。

1. 手术适应证　①患者体重不要过胖。体重指数 BMI 应≤ 30,尤其是对最初开展微创技术的医生,体重指数不能选择 BMI>30 的患者;②髋关节骨性结构基本正常,无需对髋臼进行修整重建或股骨须进行复杂处理者;③软组织条件较好,没有因既往有感染史或手术等因素造成软组织严重瘢痕化的患者。尽量选择使用熟悉的非骨水泥型假体。

2. 手术禁忌证　①患者过于肥胖,BMI>30;②髋关节骨性结构复杂,有可能需要做髋臼重建或股骨近端复杂处理。如髋关节强直或股骨头内侧巨大骨赘,需要植骨、截骨以及内固定钢板需取出者;③有严重骨质疏松的患者;④既往有髋部手术史。

(二) 微创全髋关节置换入路的选择

微创 THA 可以像传统 THA 手术一样,选用各种入路:前侧、前外侧及后外侧等,也可选用前后路双切口和前侧入路三切口行髋关节置换术。选用何种入路,应该选择手术医生熟悉的入路或经过专门培训后已经熟练掌握的入路。

1. 前侧入路　经阔筋膜张肌与缝匠肌间及股直肌间隙,显露切开前侧关节囊进入髋关节。可以是单切口、双切口或三切口入路。人工全髋关节置换术的前侧入路是一种能够做到精确安装假体和测量大腿长度的微创技术。前侧入路是在 1947 年由 Robert Judet 第一次采用的。这个入路是 Smith-Petersen 切口下部位于髂前上棘的远端和外侧的入路。Judet 选择前侧入路的原因是:①髋关节的前侧最贴近皮肤;②入路伴行于神经之间;③无需切开肌肉附丽点。手术在 Judet 手术台上操作。虽前侧入路能够很好地显露髋臼,并能使股骨的显露更加容易。最初须采用 Judet/Tasswrit 手术台,但这种手术台不能做长度测量。PRofx 手术台是利于前入路改良的手术台,手术时可考虑采用。

(1) 前侧入路的优点是:

- 采用仰卧位(更好地控制整个骨盆的位置)。
- 易经小切口进入(髋关节最浅并且皮下脂肪最薄)。
- 保护了骨盆和股骨的肌肉附丽点(也称作髋关节三角肌)。
- 便于髋臼假体位置和大腿长度的控制。
- 不需要采取脱位措施。
- 便于双侧人工全髋关节置换。
- 骨水泥或非骨水泥柄均可安放。
- 能适用所有的患者。

此切口与后侧入路对照,保留后关节囊和后侧旋转肌有助于防止脱位的发生。与前外侧入路对照,称作髋关节三角肌的臀中肌和臀小肌附丽点没有受到干扰。与双切口的技术对照,股骨假体能够经由单一

的前侧切口插入，不必再做第二个股骨切口。

(2) 手术技术：对于绝大部分患者包括肥胖的患者仅需 10cm 的切口，切口位于阔筋膜张肌的腹侧，开始于髂前上棘的外侧 2cm 和远端 1cm 处并向远端和微后方向，切开阔筋膜，穿过肌腱和肌肉的内侧部能够触及前关节囊。

将眼镜蛇形牵开器放置于关节囊的内侧和外侧，切开前关节囊并标记以便修复，髋关节脱位或选择自股骨颈部切除股骨头。

锉磨(reamer)髋臼，放入臼杯及内衬，可采用标准的髋臼导向器确定安放位置，并且术中透视以证实髋臼安放的精确性。

对于股骨侧准备，在手术台外旋股骨至 90°，将大腿远端放置于过伸位置并外展髋关节。用骨撬置于股骨近端的后侧撬起以暴露股骨。用连结于手术台的千斤顶支撑股骨于一个前伸的位置。从大粗隆内侧松解外侧关节囊，以使股骨向前外侧脱位，便于钻孔修整及插入假体。假体能用一个分叉的手动支撑柄的技术插入，也可采用类似于 Corail 柄容易插入的股骨柄，使股骨的准备和插入更为容易。按照术前模板测量和身体标志来选择股骨髓腔锉。髋关节外展，术中需要透视以得到手术侧和对侧的髋关节图像。两个X线片重叠，以对比下肢长度和偏心距。作出必要的调整，显露好术野，并安放最后的股骨假体。如果需要，活动范围和软组织张力可以在试模阶段测试。但是，由术中透视以证实的臼杯位置、下肢长度、正确安放偏心距十分重要。

2. 前侧入路双切口 Richard Berger 首先作不切开肌肉的双切口微创 THA，最初报道 100 例患者统计结果显示：患者可在一天内出院，并很快恢复日常活动。其他学者也有同样临床结果的报道。双切口微创 THA 是真正的微创手术，能在术中避免肌肉切开，减轻患者术后疼痛，并尽快康复，便于术后管理。另外有学者提出前后侧双切口，Siguier 和 Kennon 通过改良 Smith-Peterson 前侧入路和使用牵引床，总结和提出各自的前侧入路微创 THA 方法，避免切开肌肉和肌腱，大量病例结果显示良好的近远期效果。在初学的一小组手术医生的训练中，术中骨折发生率是 6%，脱位率是 3%，而早期翻修率是 3%，表明以下有几种因素可能与并发症的发生有关，包括假体和患者的选择，及从练习到实际实行手术的时间长短。

下面的资料收集采用两种切口技术的几位手术医生的 1119 个 THA。因为这些资料是自我报道，实际并发症可能会更高些。但该病例组明显的血肿、血浆渗出、深静脉血栓、术后不稳定或伤口延迟愈合少于 1%。浅表和深部的感染率为 0.4%。

最常见的并发症是股骨骨折，在 1119 个 THA 中，骨折发生率是 7.2%。其中绝大多数是轻到中度，主要涉及颈部和骨距区域，用钢缆治疗而无明显的后遗症。该组病例中仅有一个严重的股骨颈部及骨距的骨折，一个严重的大粗隆骨折和 4 个股骨干骨折。原因之一是采用了全涂层柄，而与椎形柄对比，骨折发生率较低，可能与此相关。该资料也注意到其他风险因素，如女性比男性患者的并发症发生率高和随患者的年龄(>65 岁)和体重指数(>32)的增加而增加。最重要的因素是应注重患者的选择。

3. 后外侧入路 后外侧入路与常规的入路相类似，是在传统切开基础上，将切口缩短至 8~10cm。由于该入路需要切开髋关节小旋转肌，不同于其他不切开肌肉组织的微创入路。因此，有学者将其定义为小切口手术(mini-incision surgery，THA)而非真正意义上的微创手术。首先由 Sculco 等报道，并比较了小切口(8cm)与常规切口(15cm)的两组临床资料，前者与后者的出血量比较有统计学意义($P < 0.01$)。其他学者报道采用后外侧入路具软组织创伤小，术后恢复快，住院时间短，术中术后出血少，手术时间缩短和切口外形美观等优点。

手术技术：笔者目前采用的是后侧入路，术中无需透视，与其他各种微创入路相比在术后第 10 天没有明显的临床差异。

后侧入路术中要用标准的侧卧位，认真评估和画出大粗隆的位置是皮肤切口的关键。切口以大粗隆顶点和前后缘为标志，可以分作两个三等分：切口位于大粗隆前后缘三等分的后 1/3；大粗隆顶点远近端三等分：70% 切口在顶点的远端(下 2/3)，30% 位于近端(上 1/3)，切口在股骨干上，切口长度 7~10cm，大小取决于患者的高矮胖瘦。

在确认清楚阔筋膜之后，阔筋膜的切口在皮肤切入点的正下方或稍前方。可以放置 Charnley 型牵开器具中等张力，可使牵开器额外移动而又不过度牵拉软组织。或用组织拉钩开牵开皮肤、皮下和阔筋膜张肌。显露出大粗隆后缘，此时必须严密止血：自股方肌下方沿小旋转肌表层电凝烧结旋股内侧动静脉及其分支。钝性向后剥离小旋转肌浅层脂肪，自大粗隆后缘切开上、下孖肌，梨状肌，部分股方肌止点；连同下方关节囊在大粗隆后缘止点全层切开，上缘在臀中肌后缘向后上延伸切开至髋臼后上缘。下缘自股方肌上缘向后延伸切开至髋臼后下缘。小旋转肌和关节囊用电刀整块切开并向后牵开小旋转肌和关节囊的舌形瓣，小心地保留旋转肌与关节囊，以便在关闭其附着点时尽可能得到修复。整块的后侧关节囊及前方关节囊完整保留，能够有效地保证髋关节术后的稳定性，减少脱位率。尤其是后侧关节囊舌形瓣能够很好地保护其后方的坐骨神经。反复轻柔脱位股骨头，显露出股骨头颈。很容易确认小粗隆，并行标准的股骨颈部截骨，用取头器或持骨器取出股骨头，尽可能地显露出髋臼。放置大腿于轻度屈曲内旋位，以显露髋臼。牵开器（尖骨撬）、关节定位针（短的克氏针）放置是显露髋臼的关键。笔者采用两根短克氏针和两把尖骨撬显露髋臼：一根克氏针自髋臼后缘盂唇后方关节囊处钉入，一根短克氏针自髋臼前上方钉入；一把尖骨撬放于髋臼前缘，向前撬开股骨近端。一把尖骨撬放于髋臼后下缘，向后牵开后关节囊及软组织。充分显露出髋臼。用髋臼锉准备髋臼骨床。在股骨骨床准备前极重要的步骤是在伤口内松解股骨近端，尤其是将转子间窝及大粗隆内侧软组织清除，以便充分显露股骨近端并有利于股骨骨床修整。松解内收和屈曲间隙。提升股骨颈以便见到骨距。在修整髓腔时，用组织套筒以保护皮肤。用带偏心距的特殊的手动柄打入。试模和柄按标准方式放置。伤口闭合时采用经由大粗隆打孔缝合旋转肌和关节囊瓣。此对防脱位极为重要。

三、计算机导航在微创髋关节置换术中的应用

（一）导航技术与微创技术融合的合理性

自 1918 年 Kenji 教授开始进行膝关节镜手术的探索开始，微创技术就逐渐渗入到几乎外科的每个领域。以双切口微创全髋手术为代表的一批改良术式也在影响着人工髋关节重建外科的发展方向。但随着切口的缩短，手术视野的局限和盲视操作的增加，给手术医生特别是经验不足的医生提出了难题。计算机导航技术可以帮助术者进行准确、实时地术中观察，并作出判断。可解决微创手术中术者视野范围受限的问题。此两种技术的结合具有与生俱来的互补性。近年来很多医生同时使用这两种技术取得了可贵的经验，如 Wixson 的一组 82 髋导航小切口全髋病例与无导航的 50 髋对比，结果是采用导航病例组髋臼假体的位置更加可靠一致。

早期的 CT 介导（CT-based）以及随后出现的非影像介导（image-free）下的髋关节置换术可以帮助术者精确地进行术前计划，并在术中付诸实施。髋臼的外倾角、前倾角和股骨假体的位置，以及肢体长度变化数据都可以在术中实时反映给术者。Di Gioia 最早介绍了髋关节置换手术中使用计算机导航技术。大约是同一时期，微创髋关节置换术技术的影响力也在逐渐地上升。从技术要求上讲进一步促进了导航技术的发展。

目前，全髋置换术中使用计算机辅助导航并不是常规技术。仍有医生认为它增加了手术时间和治疗费用。全髋导航技术本身也需要不断完善，比如如何对比较肥胖的患者或者有固定畸形进行精确的注册；如何克服示踪定位针术中发生松动的问题。此外，由于导航产品众多，界面的友好性和兼容性也需要众多生产商继续完善。还有光学导航设备(optical systems)的使用还是受到了手术的体位和肢体的运动的影响，未来电磁导航设备（electromagnetic systems）可能解决这个问题。专门为微创全髋设计的特殊示踪设备也正在研制和完善之中。相信导航技术会对微创髋关节置换手术起到积极的推动作用。

微创全髋置换术的概念最早由美国芝加哥 Rush-Presbyterian-St.Luke's 医学中心的 Berger 提出，他介绍了透视下采用双切口进行全髋置换的微创技术。随后欧洲开始的使用 OCM 微创技术施行全髋置换术。接着又诞生采取平卧位的 SAL（St.Anna Lucerne）微创全髋置换手术，此体位更加有利于导航设备的使用。

髋关节置换的计算机导航技术与微创技术的发展过程同样面临了很多问题。两种技术的融合和相互渗透更是近年来研究的课题。如适应证的选择，对是否适合微创全髋置换术极为重要，公认其不适用于体重指数（body mass index，BMI）大于 30 的患者。同样麻醉对于微创全髋手术的重要性，特别是需髋关节前

脱位的手术。若肌松不足，有时就不得不为牵开外展肌而需松解其在大粗隆上的附丽，尽管没有证据表明术后可使 Trendelenburg 步态的增加。另外需特别注意股骨截骨和假体的安放。相对于传统全髋置换术切口在近端较小，易造成股骨截骨偏少，并会增加股骨近端劈裂的风险。同样也须注意股骨假体的内翻和选用型号偏小。Giles 认为虽微创髋关节置换技术的最终结果尚不肯定，但对上述存在的问题应有清晰的了解。

（二）X 线透视下双切口微创全髋置换术

双切口微创全髋置换术首先由 Rush-Presbyterian-St.Luke's 医学中心的医生自 2001 年开展 100 例，并逐步在世界范围内推广，Berger 在 2003 年报道早期随访结果满意。此术式的特点是同时在髋关节前侧和外侧做两个小切口，在 X 线透视下分别进行髋臼和股骨假体的安放。虽手术过程中并没有使用到计算机导航设备，但手术的设计理念却与导航技术如出一辙，尽量借助工具减少术者操作的暴露和组织损伤，同时借助工具来提高手术的精准度（accuracy）和可控制性（controllability）。从另一个方面考虑，回顾导航技术的发展进程，我们由此体会到借助透视起到的导航作用。

患者采取平卧位，患侧臀部适当垫高，身体略倾向患侧，在透视下体表定位股骨颈，在股骨头颈交界处向远端作大约 4cm 切口。从缝匠肌与阔筋膜张肌的肌间隙进入，注意保护股外侧皮神经，用拉钩将缝匠肌和股直肌拉向内侧，将阔筋膜张肌拉向外侧。显露关节囊，沿着股骨颈的方向切开并牵向两侧，并不急于髋关节脱位，而充分地暴露股骨头颈交界处并在股骨颈的外上方和内下方分别插入两把特制的尖撬（lit Hohmann retractor）。这种尖撬的颈部具有发光管，可以照亮头部区域，帮助术者看清视野。由于切口狭小，很难将髋关节脱位后截骨，而需预先在头颈交界部截除 1cm 厚的骨片，再用螺纹针将骨块和剩余的股骨头部分取出，有时有必要把股骨头击碎后方可取出。然后牵引内旋股骨，在透视下观察股骨距的长度后再次截骨，按照术前设计保留骨距的长度。随后取出患侧臀部的垫子，使体位呈水平位。并在髋臼的上方，前方和臼横韧带处分别放置尖撬显露髋臼，切除盂唇和髋臼内的软组织。使用特制的侧方缺口髋臼锉（low-profile reamer）磨锉髋臼软骨至有渗血骨床。此髋臼锉有利于在较小的切口内进出。由于切口较小，且股骨不能被完全牵开，如用传统的直柄髋臼持器势必有困难。在安放试模和假体时都要使用特制的拐把持器（dog-leg inserter）。由于操作空间小，必须充分利用软组织的弹性让有限的切口变成一个可以移动的窗口（mobile window），动态地调整需显露的部位。由于此时身体完全平卧，就可比较准确地把握髋臼假体的前倾角度，并在透视下更有把握地确定髋臼的外倾角。

在髋臼假体安置好后，可行股骨侧的操作，此时的体位为平卧位，患肢应尽量内收。类似插入股骨髓内针的手术入路，先用一枚长针刺探股骨梨状肌窝的位置。按入针点位置在臀部的后外侧切口约 3~4cm。自动拉钩牵开软组织。用尖锥在梨状肌窝开髓，切削钻（side-cutting reamer）扩髓，同时处理大粗隆处的骨床。再换用直锉开髓直至接触到远侧的皮质骨。打入髓腔锉，这时可通过前侧的切口触摸骨距和假体的位置。股骨颈和股骨头试模也由前侧切口安装和取出。在牵引下内旋髋关节会自然复位，在透视下观察假体的位置和肢体长度。在平卧位也易直接在体外观察两侧内踝水平。作各个方向的活动以测试假体的稳定性。最后在打入假体时还应注意，在距离理想位置差 1cm 时牵引，并让股骨回到中立位，假体即可完全进入关节囊，也避免周围的软组织被卡入髓腔。作双切口全髋置换术手术平均时间为 101 分钟（80~120 分钟），平均住院时间仅 1.5 天。短期的随访结果（平均 15 个月）良好，报道仅有 1% 发生股骨距骨折。

（三）计算机导航下后侧小切口全髋置换术

与传统的全髋置换术对比，切口大小由 20~30cm 缩短至 10cm 以内。2001 年美国特种外科医院的 Sculco 随访了采用这种术式的首批病例结果令人鼓舞，特别强调是病例选择的适应证，若体重较大，比较强壮的男性或高度脱位的病例不适用此手术。与前入路不同，一般取健侧卧位，此前需要在平卧位做定位器的安置和注册。目前髋关节导航设备的产品种类繁多。计算机导航目的是帮助术者精确定位髂骨位置，准确的定位器固定是第一步。下面我们以 Stryker 公司的导航设备为例，对骨盆首要考虑的是确定骨盆前平面（anterior pelvic plane，APP）（图 22-13）。首先要在髂嵴上拧入穿过双层皮质的固定钉，股骨的远端钉入穿过单层皮质的固定钉，与冠状面成 45° 角。注册后重新消毒铺巾，转为侧卧位，虽直接在侧卧位进行骨盆前平面的注册理论上也可行，但我们在手术时习惯通过数根柱栓把患者牢牢地固定在手术床上，使侧卧位注册触摸健侧的髂前上棘困难，虽延长手术时间，而平卧位注册更为可靠。切口的选择取大粗隆尖为参考点，近端取1/3，远端取2/3。切开阔筋膜时可以皮肤切口为界向远近端各自延长约2~3cm，以增加显露。阔筋膜切开后使用Charnley自动拉钩牵向两侧。使用Hohmann尖撬分别插入臀中肌下方和股方肌上缘。用电刀切断梨状肌和小外旋肌群。并用不可吸收线标记其腱性部分。切开关节囊后将尖撬移入囊内，内旋、屈曲、内收使髋关节脱位，随后行股骨距截骨。髋臼的处理可用尖撬插入髋臼前方牵开股骨，用1枚Steinmann针插入髋臼上方，隔开臀中肌。在髋臼后关节囊与盂唇之间插入尖撬。必要时可在髋臼横韧带下方即闭孔内插入一把骨撬，需要强调的是前关节囊的松解有助获得清晰视野，由此不难看出使用合适的显露工具，如自动拉钩和各种不同形状的骨撬对微创全髋置换手术极为重要。髋臼磨锉和假体安放的过程中，使用带缺口的髋臼锉和带拐把的髋臼持器在相对狭窄的术野内完成操作十分必要。此外无论是髋臼侧还是股骨侧的操作，都要很好地使用软组织的移动窗口帮助显露。股骨侧器械的操作与传统全髋置换手术相同。

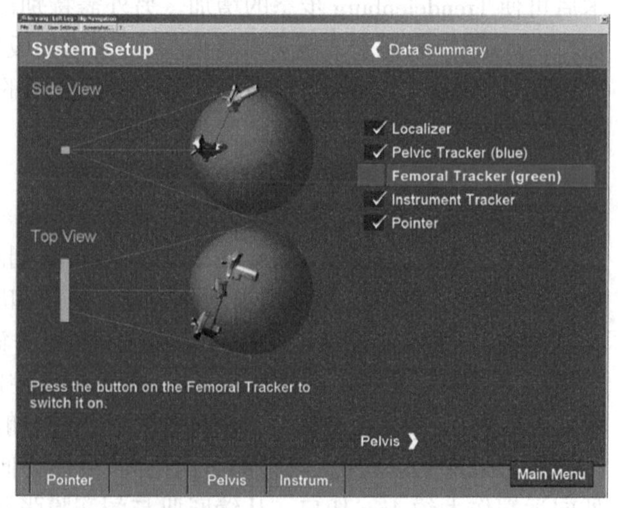

图 22-13 患者平卧位注册

平卧位，髂嵴1~2cm切口，安放锚钉，接tracker，分别注册示踪器、pointer、器械示踪器（器械的Tracker）

全髋置换术使用的导航技术由术前计划、术中注册、追踪和结果评估几个部分组成。笔者采用（史塞克髋关节导航 Stryker hip navigation）非影像介导导航下全髋关节置换术的手术步骤为：

1. 患者取平卧位，常规消毒骨盆区域铺巾后，于患侧髂嵴小切口约1~2cm，固定锚钉1枚，连接示踪器（tracker），分别注册示踪器、指针（pointer）、器械示踪器（equipment tracker），在计算机识别后用pointer分别注册左侧髂前上棘、右侧髂前上棘及耻骨联合。这时形成骨盆前参考平面，术中髋臼的前倾角及倾斜角将以此平面为依据显示于计算机界面上。将tracker取下，缝合锚钉切口（图22-13~16）。

2. 患者侧卧位，取髋关节后外侧入路8~10cm，显露髋关节后清除臼缘及臼底软组织，安放髂嵴tracker，用pointer分别注册圆韧带窝（髋臼底）、髋臼关节面、髋臼边缘。用专有接器械tracker的髋臼锉按计算机界面提示，由小至大修整髋臼至露出松质骨并作记录，计算机界面即可提示髋臼大小，磨锉髋臼的深度，在骨床准备合适后，用专用接器械tracker定位器打入髋臼假体试模，检视并记录假体试模位置及骨床环抱力冲洗髋臼骨床，按计算机界面提示，用专用器械tracker定位器打入髋臼假体，记录最终髋臼位置结果，股骨侧假体安放按常规方法进行（图22-17~24）。

导航系统在全髋关节置换术中的使用，对提高手术的精确性与安全性具有重要的临床意义。但这一技术也同样面临不少的挑战，影像介导导航系统的不利，在于CT并不是全髋关节置换术术前必需的常规检查，而且采集CT或透视数据时需要额外的射线暴露时间，这都增加了不必要的损伤和费用。所有导航系统的术中导航过程都需要增加额外的手术时间，且医生和相关人员都需要一定的学习曲线来理解和掌握导航技术。导航设备的安放对手术室环境也有一定的要求，均是导航技术目前尚难以在临床应用中广泛推广的原因。

尽管导航技术领域的发展及其在临床应用中的推广十分迅速，但目前还没有让医生以及相关技术人员能广泛接受的明确的评定标准，来判断这一技术的优劣。但医生应该确切地了解什么是全髋关节置换术真正存在的问题及可能解决方法，以及导航可以帮助解决什么问题等。导航技术未来的发展必须为建立这种标准并提供更友好的人机交互方式而作出努力。

根据笔者的临床实践：随机选择的连续病例87例106髋，53髋为常规小切口全髋，53髋采用计算机导航的小切口全髋。两组均于术前、术后常规拍摄下肢全长X线片，双髋关节正位片，测定术后髋臼倾斜角。结果导航组手术切口长度7.2~10.5cm，平均8.9cm。常规组手术切口长度7.5~11cm，平均9.1cm。

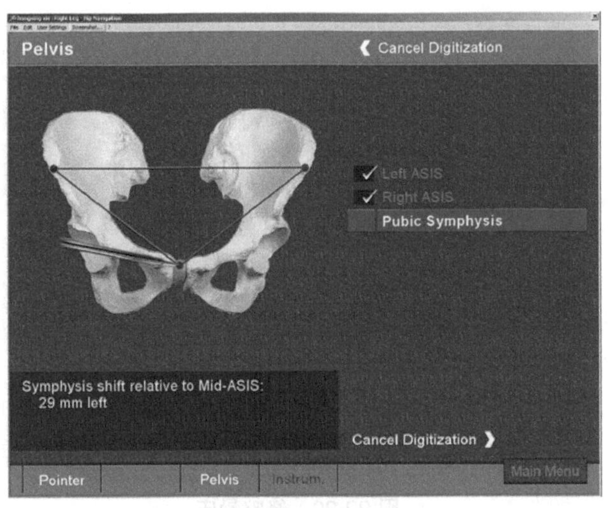

图 22-14　器械注册

注册示踪器、pointer、器械示踪器(器械的 Tracker)后计算机界面

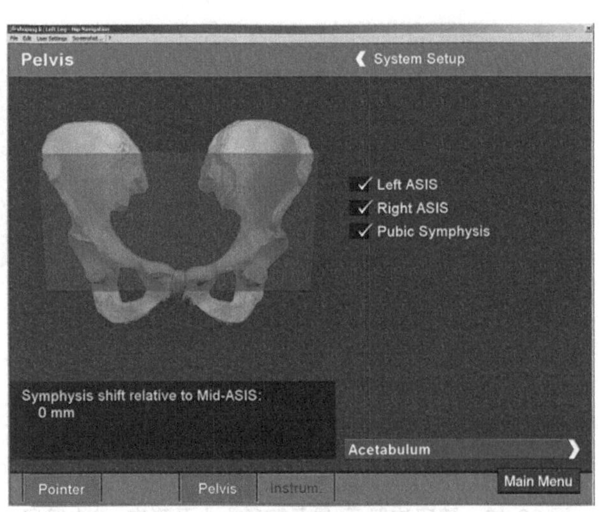

图 22-15　骨盆注册

用 pointer 分别注册左侧髂前上棘、右侧髂前上棘及耻骨联合

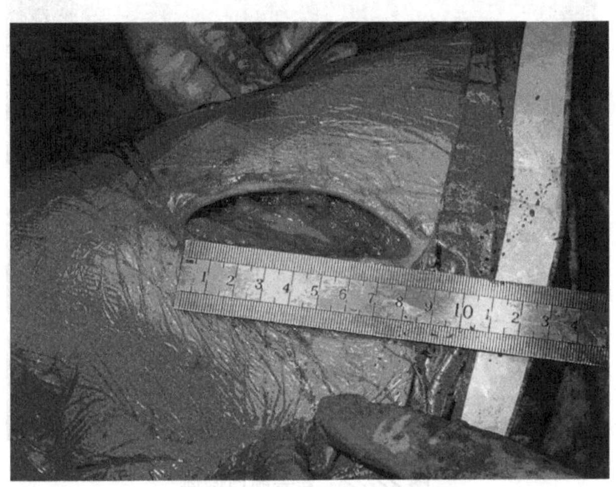

图 22-16　骨盆前参考平面

注册后形成骨盆前参考平面,术中髋臼前倾角和倾斜角定位以此平面为参考

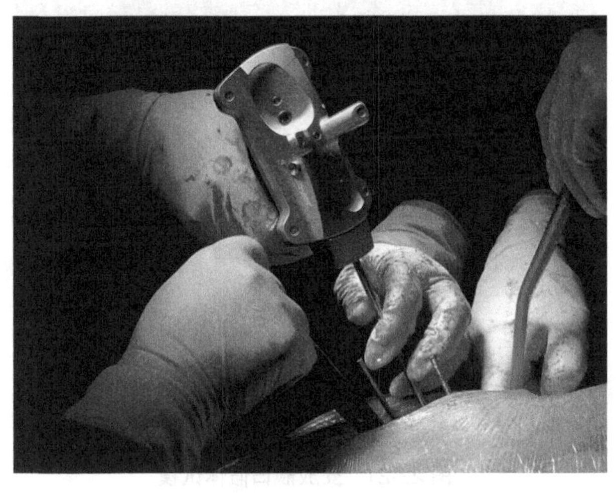

图 22-17　MIS 切口

术中切口 8.5cm

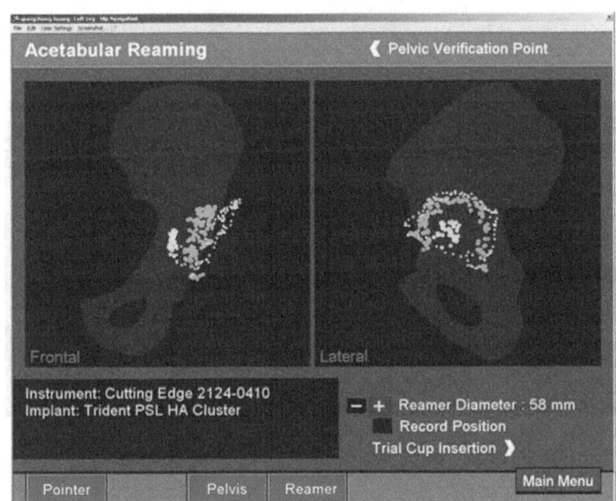

图 22-18　髋臼注册

用 pointer 分别注册圆韧带窝(髋臼底)、髋臼关节面、髋臼边缘

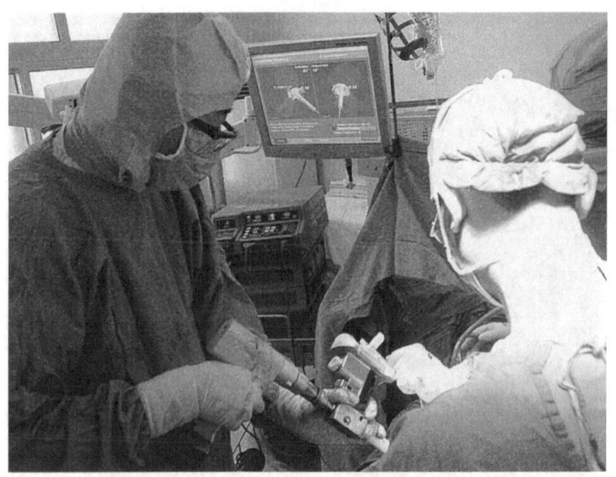

图 22-19 髋臼注册后，显示髋臼大小及形态，术中髋臼骨床修整的深度、大小以此为参考

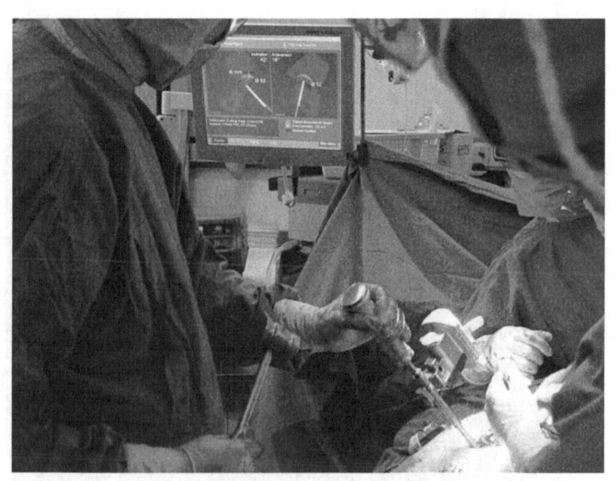

图 22-20 修整骨床

术中按计算机界面提示用接器械 tracker 的髋臼锉修整髋臼骨床至深度、大小合适

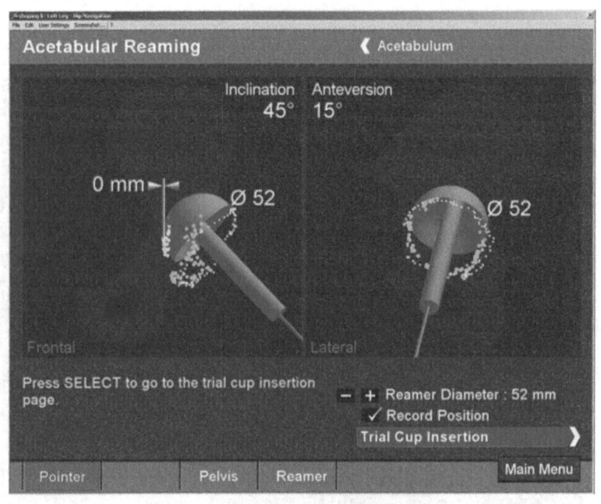

图 22-21 安放髋臼假体试模

术中用接器械 tracker 专用定位器打入髋臼假体试模，类似于直视下调整并记录假体试模位置

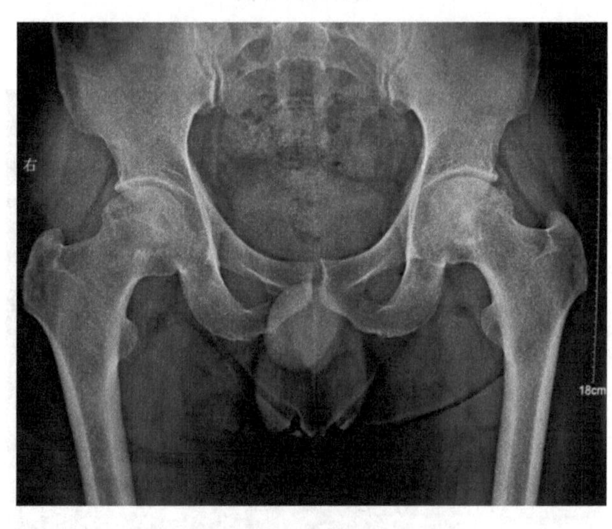

图 22-22 安装髋臼假体

按计算机界面提示，用专用接器械 tracker 定位器打入髋臼假体，调整并记录最终髋臼位置结果

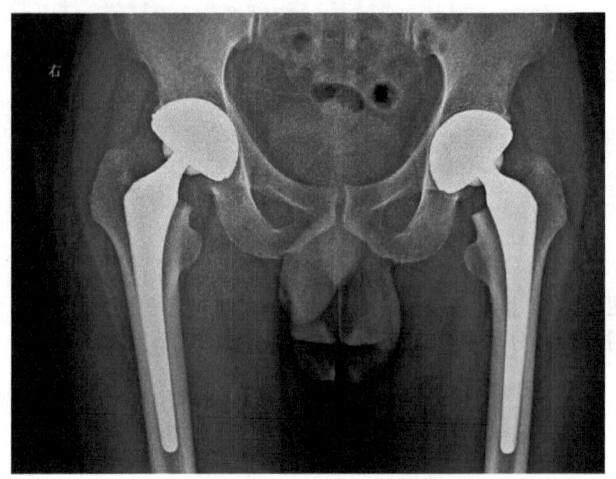

图 22-23 术前 X 线检查

双侧股骨头缺血坏死，Ⅲc 期

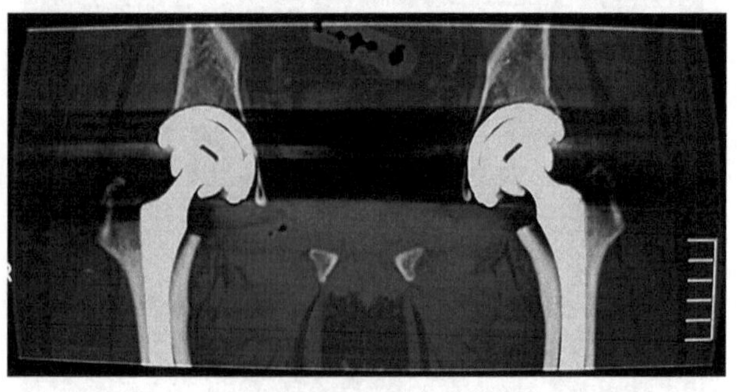

图 22-24 术后 16 个月 CT：显示假体位置良好

术后X线片显示，导航组术后髋臼倾斜角30°~54°，平均(40.6°±5.1°)，仅1髋为54°，其余52髋均在30°~50°范围内。常规组术后髋臼倾斜角28°~70°，平均(44.2°±8.7°)，导航组与常规组组间有显著性差异(P=0.012)。对两组边缘值(术后髋臼倾斜角<30°和>50°)，术后髋臼倾斜角>50°组间比较差异有统计学意义(P=0.0042)。得到的结论是计算机导航可以在小切口全髋置换术中将髋臼假体安放更加精确，减少变异性。正如Giles所说的所有这些技术的最终结果尚未肯定，但至少应清楚了解所遇到的问题所在。

(刘 沂 郭晓忠 张力丹)

参考文献

1. Keizer SB, Kock NB, Dijkstra, et al. Treatment of avascular necrosis of the hip by a non-vascularized cortical graft. J Bone Joint Surg, 2006, 88(B): 460-466
2. Hamelinck HK, Haagman M, Snoere MM. Safety of Computer-assisted Surgery for Cannulated Hip Screws. Clinical Orthopaedics & Related Research, 2007, 455: 241-245
3. Stulik J, Rysavy M, Wozniak A. Minimally-invasive treatment of intra-articular fractures of the calcaneum. J Bone Joint Surg, 2006, 88(B): 1634-1641
4. Francesco C, Lisa B, Laura G, et al. Percutaneous and Minimally Invasive Techniques of Achilles Tendon Repair. Clinical Orthopaedics & Related Research, 2007, 458: 188-193
5. 王亦璁，周志道．微创意识与微创技术．中华创伤杂志，2005，21(2)：81-83
6. 黄志强．微创外科与外科微创化——21世纪外科的主旋律．中华外科杂志，2002，40：9
7. 钟世镇．创伤骨科基础研究有关新进展．中华创伤骨科杂志，2002，4：81-82
8. 王满宜，杨庆铭，曾炳芳，等译．骨折治疗的AO原则．北京：华夏出版社，2003，44-57
9. 王军强，胡磊，孙磊，等．计算机辅助带锁髓内钉远端锁定瞄准系统的设计与实验研究．中华外科杂志，2004，42：1165-1169
10. 杨柳，段小军，郭林．关节镜辅助下胫骨平台骨折的微创治疗．中华创伤杂志，2005，21(5)：325-328
11. Lubowitz JH, Elson WS, Guttmann D. Arthroscopic management of tibial plateau fractures. Arthroscopy 2004 20: 1063-1070
12. Gill TJ, Moezzi DM, Oates KM, et al. Arthroscopic reduction and internal fixation of tibial plateau fractures in skiing. Clin Orthop, 2001, 383: 243-249
13. 刘玉杰，陈继营，蔡谞．关节镜辅助下足踝关节融合术．中华创伤杂志，2005，21(5)：333-335
14. Glick JM, Morgan CD, Myerson MS, et al. Ankle arthrodesis using an arthroscopic method: long-term follow-up of 34 cases. Arthroscopy, 1996, 12: 428-434
15. 董启榕，郑祖根．自体镶嵌式骨软骨移植修复膝关节软骨缺损．中华创伤杂志，2003，19(8)：461-462
16. 杨惠林，牛国旗，王根林，等．椎体后凸成形术治疗周壁破损的骨质疏松性椎体骨折．中华骨科杂志，2006，26(3)：165-169
17. 王军强，赵春鹏，王满宜，等．框架式计算机辅助胫骨髓内钉远端锁定手术导航系统的初步报道．中华骨科杂志，2005，25(3)：148-154
18. Schep NW, Broeders IA, van der Werken C. Computer assisted orthopaedic and trauma surgery: state of the art and future perspectives. Injury, 2003, 34: 299-306
19. Nolte LP, Beutter T. Basic principles of CAOS. Injury, 2004, 35(Suppl 1): 6-16
20. 张继春，高石军，陈百成，等．关节镜下自体骨软骨移植修复股骨关节面软骨缺损．中华骨科杂志，2004，24(3)：158-161
21. 汤欣，黄辽江，吕德成，等．微创经皮钢板内固定治疗胫骨远段骨折．中华骨科杂志，2003，23(9)：572-574
22. Carter LW, Stovall DO, Young TR. Determination of accuracy of preoperative templating of noncemented femoral prostheses. J Arthroplasty, 1995, 10: 507-513
23. Knight JL, Atwater RD. Preoperative planning for total hip arthroplasty: quantitating its utility and precision. J Arthroplasty, 1992, 7(suppl): 403-409
24. DiGioia Ⅲ AM, Jaramaz B, Colgan BD. Computer-assisted orthopaedic surgery: image-guided and robotic assisted technologies. Clin Orthop, 1998, 354: 8-16
25. Simon DA, Lavallee S. Medical imaging and registration in computer-assisted surgery. Clin Orthop, 1998, 354: 17-27
26. Foley KT, Simon DA, Rampersaud YR. Virtual fluoroscopy: computer assisted fluoroscopic navigation. Spine, 2001, 26: 347-351
27. Dessene V, Lavallee S, Julliard R, et al. Computer assisted knee anterior cruciate ligament reconstruction: first clinical tests. J Image Guid Surg, 1995, 1: 59-64
28. Fleute M, Lavallee S, Julliard R. Incorporating a statistically-based shape model into a system for computer-assisted anterior cruciate ligament surgery. Med Image Anal, 1999, 3: 209-222

29. Stindel E, Briard JL, Merloz P, et al. Bone morphing 3D morphological data for total knee arthroplasty. Comput Aided Surg, 2002, 7:156-168
30. Wentzedgen A, Zheng G, Vock B, et al. Image-based hip navigation. Int Orthop, 2003, 27(Suppl 1):43-46
31. DiGioia AM Ⅲ, Blendea S, Jaramaz B. Computer-assisted orthopaedic surgery; minimally invasive hip and knee reconstruction. Orthp Clin N Am, 2004, 35:183-189
32. Wixson RL, MacDonald MA. Total hip arthroplasty through a minimal posterior approach using imageless computer-assisted hip navigation. J Arthroplasty, 2005, 20(suppl):51-56
33. DiGioia AM Ⅲ, Jaramaz B, Blackwell M, et al. Image guided navigation system to measure intraoperatively acetabular implant alignment-The Otto Aufranc Award. Clin Orthop Rel Res, 1998, 355:8-22
34. Jolles BM, Genoud P Ⅲ, Hoffmeyer P. Computer-assisted cup placement techniques in total hip arthroplasty improve accuracy of placement. Clin Orthop Rel Res, 2004, 426:174-179
35. Stulberg SD. The rationale for using computer navigation with minimally invasive THA. Orthopedics, 2004, 27(9):943-944
36. Berger RA. Total hip arthroplasty using the minimally invasive two-incision approach. Clin Orthop Relat Res, 2003, 417:232-241
37. Bertin KC, Roettinger H. Anterolateral mini-incision hip replacement surgery: a modified Watson Jones approach. Clin Orthop Relat Res, 2004, 429:248-255
38. Chung WK, Liu D, Foo LS. Mini-incision total hip replacement surgical technique and early results. J Orthopaedic Surg, 2004, 12(1):19-24
39. Wright JM, Crockett HC, Sculco TP, et al. Mini-incision for total hip arthroplasty. Arthroplasty, 2001, 7(2):18-20
40. 郭晓忠,窦宝信,刘庆,等.计算机辅助下的小切口人工全髋关节置换术.中华创伤骨科杂志,2007,8:748-751
41. 郭晓忠,窦宝信,刘庆,等.计算机导航与非导航微创人工全髋关节置换术后髋臼倾斜角的比较.中华医学杂志,2007,9:2489-2493
42. 喻忠,王黎明.骨科手术导航系统研究现状.国外医学 骨科学分册,2005,(26)3:141
43. 肖德明.计算机辅助骨科导航技术面临的主要问题.中华创伤骨科杂志,2005,(7):617
44. 王军强,孙磊,王满宜.计算机辅助骨科手术的应用和进展.中华创伤骨科杂志,2004,1(6):112
45. 梁国穗,秦岭.外科导航技术在创伤骨科的应用.中华创伤骨科杂志,2005,7(7):602
46. 裴国献,相大勇.计算机辅助骨科技术的现状与未来.中华创伤骨科杂志,2003,5:85-88

第二十三章 疲劳性骨膜炎和疲劳骨折

FRACTURES AND JOINT INJURIES

一、病因……497
二、损伤机制和病理……498
三、疲劳性骨膜炎及骨折的影像学诊断……498
（一）X线检查……498
（二）数字X线摄影……498
（三）锝（^{99m}Tc-MDP）骨扫描和骨局部显像（核素检查）的应用……499
（四）磁共振……499
（五）CT检查……499
四、常见的疲劳性骨膜炎和疲劳骨折……499
（一）胫骨疲劳性骨膜炎与疲劳骨折……499
（二）腓骨疲劳性骨膜炎和疲劳骨折……501
（三）足跖骨疲劳性骨膜炎和疲劳骨折……502
（四）第5跖骨疲劳骨折……502
（五）第1趾骨疲劳骨折……503
（六）脊柱椎板的疲劳骨折……504
（七）股骨疲劳骨折……506
（八）髌骨疲劳骨折……506
（九）内踝疲劳骨折……506
（十）足舟骨疲劳骨折……508
（十一）距骨疲劳骨折……509
（十二）副腓骨疲劳骨折……509
（十三）耻骨下支疲劳骨折……509
（十四）其他部位的疲劳骨折……510

疲劳骨折是一种体力活动安排不当局部过劳引起的骨损伤。疲劳骨折又称应力骨折，在某些特殊职业中常有发生。军事训练的士兵、运动员、舞蹈演员中非常多见。

疲劳骨折又称应力骨折，在某些特殊职业中常有发生。军事训练的士兵、运动员、舞蹈演员中非常多见。这是一种体力活动安排不当局部过劳引起的骨损伤。一旦发生，疼痛明显，影响活动，如果是运动员则不能正常训练，影响成绩。

一、病　　因

很多种活动可以引起骨的应力性反应。发生的部位与患者从事的活动内容密切相关。如跑步者易发生胫骨近端后面、胫骨干前侧、腓骨干远侧，跖骨、股骨颈应力性骨损伤。跳跃运动可引起胫骨前面骨皮质和跟骨的应力性骨损伤，足舟骨、股骨颈的应力骨损伤；舞蹈演员、篮球运动员、芭蕾舞演员都能发生这类骨损伤。举重、体操运动员、舞蹈演员易发生脊柱椎板的疲劳骨折。棒球投手可引起尺骨干骨折。羽毛球、体操运动员可致足舟骨疲劳骨折。足球、篮球运动员可以发生第5跖骨疲劳骨折。新兵训练易发下肢疲劳性骨损伤，如某部队新兵训练3个月中1652名新兵下肢骨疲劳性骨膜炎和骨折共发生90例，占5.4%，以胫骨占大多数。而正步走训练能引起耻骨下支的骨折、股骨颈骨折、胫骨骨折。长途行军可引发跖骨疲劳骨折。投手榴弹可致肱骨疲劳骨折。

局部训练负荷过大,运动量大局部疲劳,技术动作错误是引起发病的原因。统计材料显示,疲劳性骨膜炎与训练早期没有适应有关,如军队中主要发病在新兵训练阶段,而老兵很少发生。在一份体育院校高考学生的发病统计显示,165 例疲劳性骨膜炎患者中,训练 0.5~1 年的占 40.44%;1~2 年的占 39.21%;2~3 年的占 16.67%;3 年以上占 3.68%。

疲劳性骨损伤除与专项运动有关外,还有一些致病因素,如在硬的路面上跑步也易引起胫骨、腓骨、跖骨疲劳性骨损伤。另外骨的矿物质和弹性异常也易引起这种不全性骨折;绝经期后的妇女,以及其他原因所致的骨质疏松,如类风湿关节炎,长期应用糖皮质激素类药物等都是发生疲劳骨折的因素。正常骨骼因手术螺丝钉内固定处、肌腱移植所在骨的肌肉骨骼作用力平衡改变也可致疲劳骨折,甚至足踇囊炎手术后也能引起第 2、3 跖骨的疲劳骨折。穿不合适的鞋跑步可诱发疲劳性骨损伤。

二、损伤机制和病理

骨受到应力引起反应乃是一种生理性过程。运动时肌肉收缩作用于骨上按照 Wolff 定律骨的受力方式和功能的改变则引起骨内部结构和外形的改变,再吸收和重建。在一定的刺激量范围内再吸收、重建处于平衡状态或使骨的强度逐渐增加,属生理性反应,如跳高运动员起跳腿的股骨可以比对侧股骨粗大坚实得多。当刺激超过生理负荷则转变为病理反应。据实验研究,过多的跑跳可引起胫骨骨质再吸收加快。早期哈弗系统血液循环障碍,哈弗管内血管充血扩张,淤血以及有透明血栓形成,造成骨组织缺氧,进而骨细胞坏死、破骨细胞增加,破骨作用加强骨吸收加快,使骨质内形成空腔。再建过程不能相应增加,则骨的强度减弱。

骨的肌肉附着处受到长期的牵扯、损伤,引起骨膜组织松弛,骨膜淤血、水肿、血管扩张、血细胞渗出、骨膜下出血。久之骨膜下出血机化,进而新生骨形成。这是一种机体代偿性反应,对变弱的骨组织具有支持和保护作用。即所谓疲劳性骨膜炎。如在小腿,有人认为也与小腿后间隔缺血有关。

在体育院校新生入学后 1~2 个月训练中,或新集训运动员反复练习足尖跑和在硬地上跑跳、后蹬等易引起胫骨的疲劳性损伤;军队中新兵训练阶段尚未适应时,都易发生以上变化。如不改变训练,在此基础上骨小梁进一步破坏,则出现骨的断裂。形成应力(疲劳)性骨折。

另一方面正常的肌肉对骨受到的应力有减震保护作用。肌肉疲劳收缩不协调则吸收应力的缓冲能力和减震作用减少或消失。应力直接作用于骨,超过骨的弹性变化范围,骨组织由弹性形变转变为断裂形变,也是引起应力性骨膜炎及骨折的机制。

另一种机制为骨不能适应挤压力引起的疲劳骨折,如在跟骨、足舟骨及距骨头的疲劳骨折。

三、疲劳性骨膜炎及骨折的影像学诊断

疲劳性骨膜炎及骨折常用的影像检查为 X 线检查。此检查在发病的早期 3~4 周以内往往为阴性,很难及时诊断。随着科学技术的进展,磁共振(MRI)及骨闪烁显像对早期诊断更为灵敏。

(一) X 线检查

一般在出现症状 4~5 周以后才可能有阳性所见。早期仅为受伤处的横形增白带,以后逐渐出现骨膜反应。骨膜有不规则的白色阴影。边缘多不整齐或呈薄的云雾状或丘状骨痂。如及时治疗至晚期则骨膜反应界限清晰、平整,最后皮质增厚而痊愈。若病程进展则出现骨的裂纹,但多不移位。

(二) 数字 X 线摄影

数字 X 线摄影(digital radiography, DR)检查比普通 X 线摄影检查图像更清晰,明显增加诊断信息。有作者对新近的胫骨疲劳性损伤各 30 例两者的检查对比病变处的骨折线、内骨痂及典型的骨膜增生。DR 检查组分别为 86.7%、80%、100%,而普通 X 线摄影组分别为 43%、66.7%、83%。DR 检查比普通 X 线摄影检查提高了早期损伤的诊断率。

(三) 锝(^{99m}Tc-MDP)骨扫描和骨局部显像(核素检查)的应用

本方法是基于疲劳性骨膜炎和骨折早期病理变化,骨膜受肌肉牵拉松弛,淤血水肿,血管扩张,骨膜下出血,新骨形成,局部骨代谢增强,血流增加的反应,以致放射性示踪剂浓聚、显像。

据有关资料报道,症状体征出现后4~65天内检查100例,检出86例217个病变。无症状病变为71个,占总数32.7%。另有报道2年310例检出40%,105例检出58.2%。

锝(^{99m}Tc-MDP)骨显像(骨扫描)比X线片出现阳性要早1~4个月,有的甚至比X线片早半年出现骨显像阳性。

(四) 磁共振

磁共振(MRI)对骨的疲劳性损伤早期诊断有明显的优越性,如Michael Fredericson等将胫骨疲劳性损伤按MRI的显示分为四度:

Ⅰ°:在T_2加权像上有轻度到中度骨膜水肿,T_1、T_2加权像骨髓正常。

Ⅱ°:T_2加权像显示中度到重度骨膜水肿,T_2加权像骨髓水肿。

Ⅲ°:T_2加权像中度到重度骨膜水肿,T_1、T_2加权像骨髓水肿。

Ⅳ°:T_2加权像中度到重度骨膜水肿,T_1、T_2加权像骨髓水肿,骨折线清楚可见。

并根据四度病变对赛跑运动员采取不同的治疗康复措施。

Ⅰ°:调整或停止冲击性活动,2~3周内可以恢复草地和软地上跑。

Ⅱ°:停止冲击性活动4~6周后,恢复草地和软地上跑。

Ⅲ°:停止冲击性活动6~9周后,恢复草地和软地上跑。

Ⅳ°:应石膏固定6周,再停止冲击性活动6周,而后恢复草地和软地上跑。

(五) CT检查

用于检查足舟骨疲劳骨折,有明显的阳性确诊率。

四、常见的疲劳性骨膜炎和疲劳骨折

(一) 胫骨疲劳性骨膜炎与疲劳骨折

1. 受伤机制 跑跳落地时踏地的冲击力使胫骨承受比体重大得多的重量。纵轴压力强度可达1270~2100kg/cm^2,最高张力达930~1200kg/cm^2。胫骨有向前呈弧形凸起的弯曲。前侧骨皮质较厚。运动员比正常人更厚。胫骨纵向承受压力时,前方为拉张力,后方为压缩力。承受最大牵张力处为胫骨前凸处的最高点。这种作用力的产生是因为跑跳时足跟部直接受撞击,力传至胫骨(如跳高或投掷的制动)。另外小腿三头肌猛力收缩,胫骨受到两端的牵拉的间接应力,小腿后肌犹如弓弦将胫骨两端牵拉。当作用在胫骨上的力超过其承受的生理界限及弹性范围时,则逐渐发生疲劳性骨膜炎或骨折。在疲劳骨折的基础上受到突然不大的力也可发生急性骨折。

2. 症状及诊断

(1) 此伤多发生于体育院校入学新生、训练安排不当的运动员,以及入伍的新战士军事训练时,尤其是5km武装越野训练常引起胫骨的疲劳性损伤,如某部队入伍1年的新兵400人中患疲劳性骨膜炎的有136例,占34.0%。患者多有在硬地上过多地做变速跑、跨步跑、高抬腿跑,有跳高、跳箱、跳远等训练史,或者有突然改变(增加)训练量的病史。

(2) 主要症状:胫骨疼痛,开始为训练中或大运动量后痛,个别于夜间或休息时疼痛。症状与患者的特殊活动密切相关。我们见某女跨栏运动员胫骨疲劳骨折,跑跳皆不痛,甚至做百米快速跑也不痛。只在跨栏训练时痛。

在疲劳骨折的基础上也可由突然用力再发生急性骨折,呈现急性骨折症状和体征。

(3) 体征:

1) 可凹性水肿:发生于疼痛的局部。大约有半数患者出现。

2) 压痛:约1/3患者压痛在胫骨下1/3胫骨内缘(或在内缘后侧)及前面骨板处;约1/4患者压痛在胫骨上1/3骨板处。还有一部分患者压痛散在。压痛轻重不一。压痛处可触及骨性隆凸增生。一组报道23

例中 13 例存在骨性隆凸。

3）后蹬痛：令患者足尖着地做后蹬动作时痛（但往往做肌肉抗阻力时不痛）。

（4）胫骨疲劳骨折的诊断分型：胫骨疲劳性骨膜炎与疲劳骨折有时诊断比较明显，两者很易分清。有的初诊为骨膜炎，而在仔细放大观察X线片或者追踪中又发现了骨折线。对于胫骨疲劳骨折从预后或治疗着眼可以分为三型：

Ⅰ型：骨折在胫骨上 1/3 疏松骨部分，易于治愈。

Ⅱ型：胫骨纵行螺旋骨折，Devas 认为多为螺旋扭力所致。早期似疲劳性骨膜炎。伤后约 40 天则可见长形致密新生阴影。多可保守治愈。

Ⅲ型：胫骨中下段，鸟嘴形疲劳骨折。特点是经年不愈。作者曾遇数例，长时间不能治愈，影响训练。有的手术植骨才愈合。

（5）X线检查：疲劳性骨膜炎早期多无变化。晚期有骨膜增生性反应。用放大观察时可见到骨小梁断裂影像，4 周左右可见横形增白带。明显的疲劳骨折则可见不全骨折线，或伴有骨膜反应横形致密带及丘状骨痂形成。晚期外形平整，皮质增厚（图 23-1，2）。投照位置很重要，应在骨增生隆凸、压痛处做切线位投照。否则很容易漏诊。

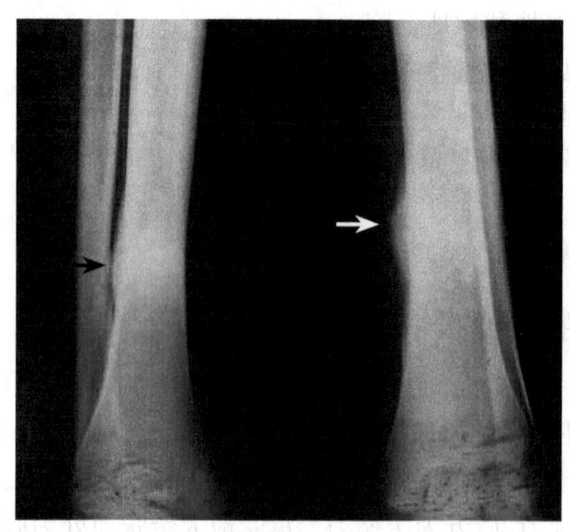

图 23-1　胫骨疲劳骨折X线表现

胫骨下 1/3 处有骨膜反应增生及骨折线。患者女性，19 岁，篮球运动员。左胫骨处疼痛后 2 个月

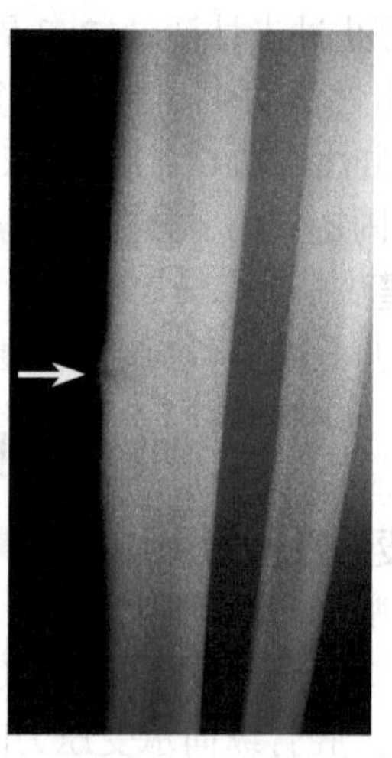

图 23-2　胫骨中段疲劳骨折（鸟嘴形）

X线表现中下段皮质骨折线，并增生突出

（6）核素检查可早期发现。

（7）鉴别诊断：疲劳性骨膜炎的骨膜反应早期易被误诊为感染性骨膜炎、骨髓炎，甚至骨肿瘤（如尤文氏瘤、骨肉瘤等）。还有因误诊为尤因肉瘤行截肢手术者。因此应特别注意误诊问题。结合患者的训练、运动史及疼痛运动时加重休息时减轻，以及X线片改变的特点（骨膜反应是连续平行状，自然向上下延伸；有骨折时则为断续性骨小梁断裂；长期患者则骨皮质增厚，骨痂为丘状、局限性；软组织可有相应的轻度肿胀，不会太严重）诊断不会困难。

慢性局限性骨髓炎X线表现骨硬化区不规则，炎性浸润与周围骨界线不清，有片状病变且密度增高明显。并可见小点状透亮区。

成骨肉瘤：疼痛多为持续性，夜间尤甚。出现软组织肿块，有红肿热痛、静脉怒张、皮肤温度增高现象。X线片表现断续性骨膜反应。往往有 Codman 三角，软组织肿块内有放射状骨针。有溶骨性破坏或斑状密度增高，不规则向外浸润。

尤因肉瘤：疼痛剧烈，持续性。X线骨膜反应呈层状。常有 Codman 三角。骨干呈广泛虫蚀样破坏，与周围骨界线不清。

3. 治疗

(1) 疲劳性骨膜炎：早期症状较轻，可用弹性绷带自下而上缠绕裹扎小腿，并控制下肢活动量，多可治愈。

症状明显，经常疼痛，运动后加重，或有跛行者，除用弹性绷带包扎外，应抬高患肢局部休息。理疗：直流电如普鲁卡因、碘离子透入，低强度脉冲超声波等，中药外用，针灸、按摩治疗。骨膜下骨增生明显，疼痛重，可用糖皮质激素类药物局封。停止训练。症状消除后再逐渐增加训练量。

(2) 疲劳骨折：Ⅰ、Ⅱ型应停止训练，休息 1~2 个月可治愈。Ⅲ型，此处骨皮质厚，肌肉少，血液循环差，愈合慢。此类患者单纯停训不能愈合。可以先行长腿石膏固定，Burrow 报道四例，两例愈合。对不愈合者可采取手术植骨治疗。前述某跨栏运动员，发病半年后经各种非手术治疗无效，手术切除新生骨，经骨折线斜行钻孔数个，意图改善循环（但术中发现骨皮质厚韧似象牙，没有血管和出血），结果失败，骨折线仍不愈合，症状如初。又半年后再次手术局部抽屉式植骨，术后 4 个月愈合。但骨质疏松，不能跨栏，直至手术后 1 年半才能跨栏训练，2 年再创成绩。手术植骨虽能愈合，但康复时间较长，对运动员的运动生涯极为不利。

有报道外固定架牵拉治疗效果良好，3~7 天疼痛消失，4~8 周拆除固定架，12 周正常工作。

应当注意的是疲劳骨折处再发生急性骨折的病例与一般的急性骨折不同，其治愈的时间要比急性骨折长得多。尤其在用钢板螺丝钉内固定时更不易愈合。必要时可以考虑髓内针固定（图 23-3）。

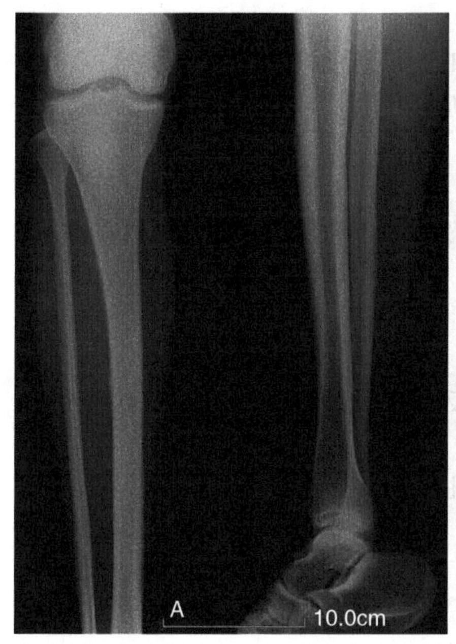

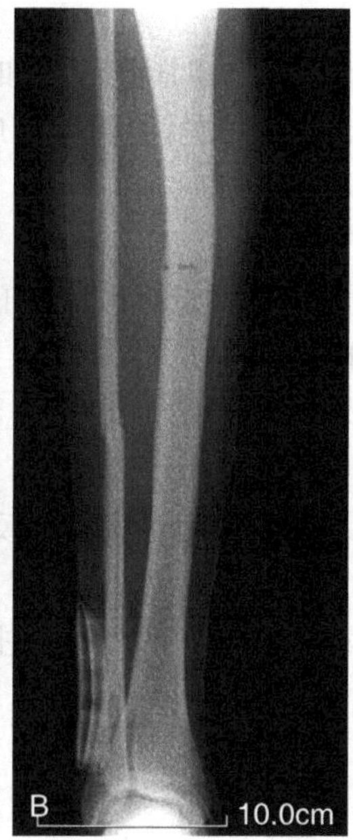

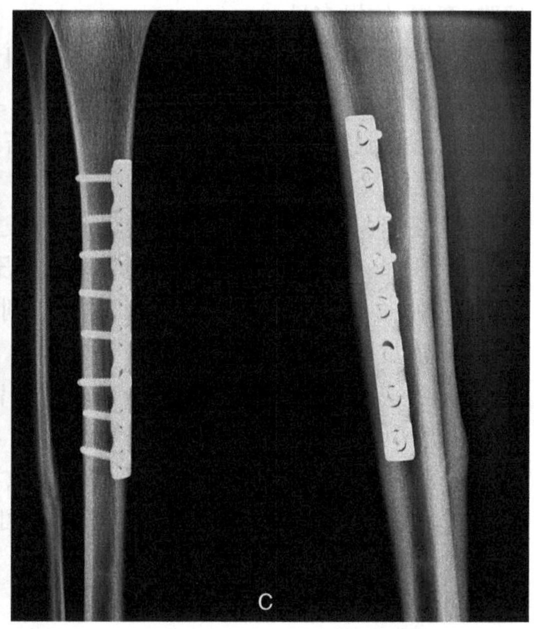

图 23-3 右胫骨疲劳骨折

患者女性，排球运动员（A）；跳起发生急性骨折（B）；手术后 5 个月仍无愈合征象（C）

4. 预防 新兵训练或运动员初入集训队时应逐步增加训练量，逐渐适应；症状出现早期要控制（减低）运动量，防止在硬地面过多跑跳训练。配合理疗、按摩。有报道每日盐水足浴可以减少发病。

（二）腓骨疲劳性骨膜炎和疲劳骨折

1. 损伤机制 腓骨的应力损伤产生的疲劳性骨膜炎和疲劳骨折被认为是跑跳足后蹬时，趾屈肌及足拇长屈肌不断收缩作用于腓骨上，或者由于腓骨长肌与胫后肌疲劳使之彼此失去平衡，丧失了对腓骨的保护作用，以致发生应力损伤。

2. 症状及诊断

(1) 疼痛：多数患者疼痛逐渐发生、加重。往往伤后 10 余天就诊。疼痛在跑步中或跑后出现。少数患者在活动中突然发生腓骨处剧痛。

(2) 肿胀:有1/3以上患者可见有可凹性水肿。多在早期出现。

(3) 局部肿块:晚期病例多可触到局部骨性隆起。

(4) 压痛:上述肿胀、肿块部位压痛阳性。

(5) X线检查:早期X线片多不见骨折线或骨膜反应。以后可见骨膜反应。一般2~3周骨折线可显现(图23-4)。

(6) 核素检查。

3. 治疗 一经诊断疲劳性骨膜炎及骨折应立即停止训练,禁用足尖支撑动作。并用弹性绷带或粘膏弹力带自踝向上至腓骨小头处缠绕裹绑,至无压痛时除去。一般6周可愈。如继续训练则骨膜下出血或骨折刺激产生新骨刺激骨膜疼痛,可用糖皮质激素类药物局部封闭。

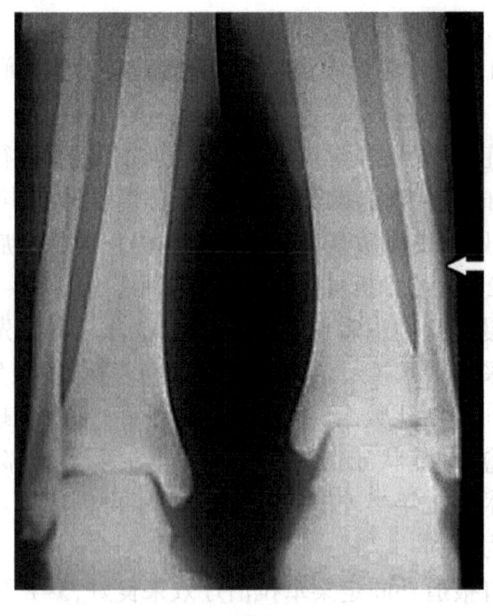

图23-4 腓骨下段疲劳性骨折X线片所见

(三) 足跖骨疲劳性骨膜炎和疲劳骨折

又称行军足或行军骨折。因主要发生在步行的士兵中而得名。以第2、3跖骨多见。体育运动中以中长跑、竞走、体操多见。

1. 损伤机制 足跖骨的疲劳性损伤的机制是因长时间行走(如行军)或跑跳,骨间肌等痉挛、牵扯将骨膜牵拉剥脱和引起骨膜骨等血管阻塞水肿。引起骨脱钙、骨膜反应增厚、骨膜下化骨、新生骨形成。在此基础上,骨脱钙,肌肉疲劳失去保护,支撑挤压,以致断裂。

2. 症状及诊断

(1) 疼痛:早期为跑跳运动时痛,如继续发展则日常走路也痛,如发生骨折往往突然疼痛剧烈。

(2) 压痛:在相应的跖骨间及跖骨背侧有压痛。

(3) 肿胀:足背可见软组织肿胀,并能触到增生不平的骨组织。

(4) 前足踏地痛。

(5) X线检查:早期可为阴性。一般症状出现2~3周后可见骨膜反应增厚,骨膜下化骨。骨干梭形变粗。如为骨折3周后则骨痂生长并可见骨折线。

3. 治疗 早期无骨折线时可用糖皮质激素类药物局部注射往往收效。并应减少或停止运动,直至症状消失。如有骨折线应停止训练。1个月多可治愈。

治疗期间可配合理疗、按摩。

(四) 第5跖骨疲劳骨折

此伤可视为一种特殊的跖骨疲劳骨折,与上述第2、3跖骨疲劳骨折不同,可以长时间不愈合,易发生于足球、篮球运动员。

1. 损伤原因机制 本伤病的发生可能与足外侧承重多有关,跑跳时体重直接作用在第5跖骨上,反复的应力支撑引起骨小梁破坏,足球运动员更有其特点,骨折多在足球鞋外后侧的鞋钉处,可能是鞋钉的反复直接撞击致伤。骨折多发生在第5跖骨的近1/3~2/3的交界处。

2. 症状及诊断

(1) 症状:患者跑跳痛,足外侧着地时明显。若仅用足内侧着地则症状减轻。

(2) 检查:足外侧第五跖骨的近1/3处可出现轻度肿胀或有骨性隆起。压痛阳性,做足旋后旋前会出现疼痛。有时有轴心压痛。

(3) X线检查:在第5跖骨的近1/3处出现骨折线及骨膜反应,多不移位(图23-5)。

(4) 核素检查:可见核素浓聚现象(图23-6)。

3. 治疗 早期限制跑跳。石膏固定治疗效果欠佳,往往较长时间不能愈合。竹板足底固定方法效果

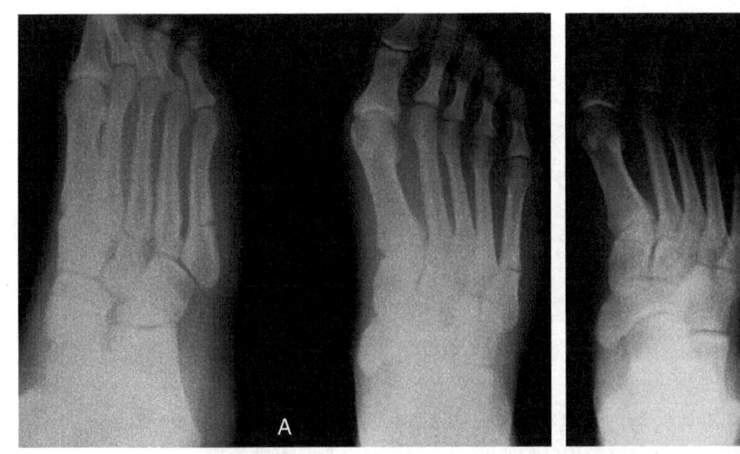
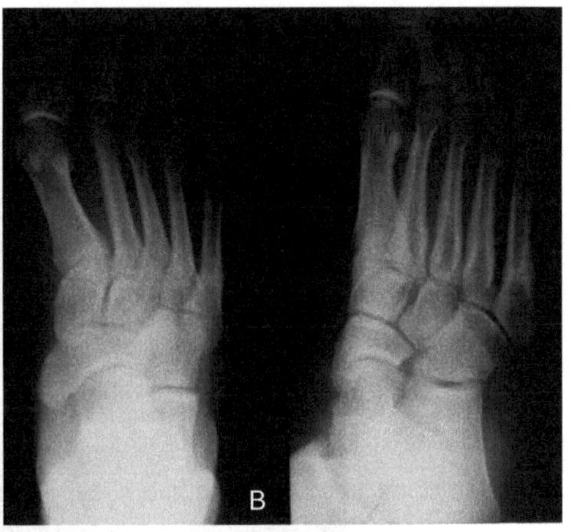

图 23-5　第 5 跖骨疲劳骨折

A. X 线显示近 1/3 骨折线数月不愈合；B. 竹板固定 1 个多月后基本愈合

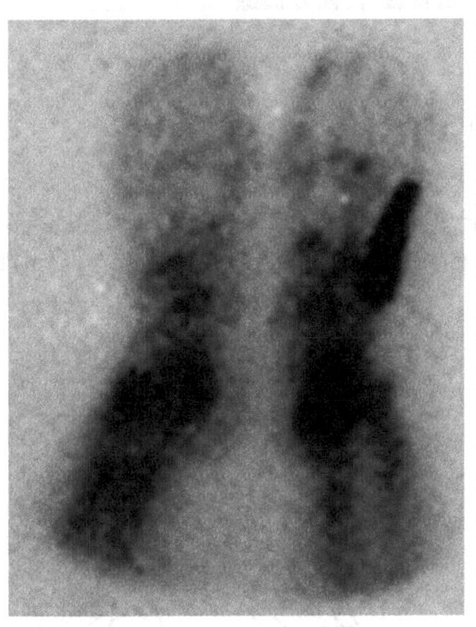
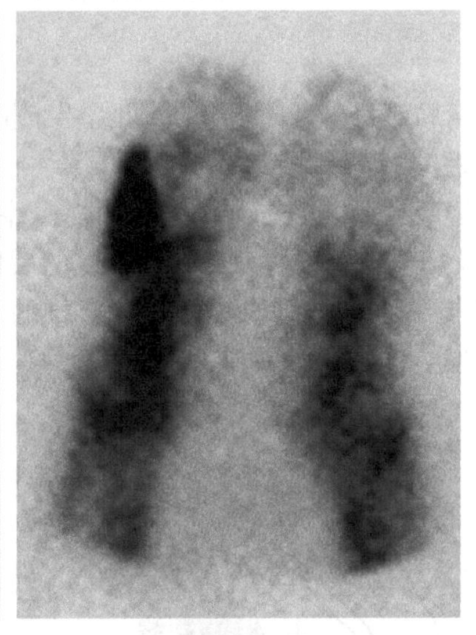

图 23-6　另一患者第 5 跖骨骨折核素显影

较好，值得推荐：足底外侧在第 5 跖骨下，跖骨头近侧——骰骨（跨过跟骰关节）辅以竹板（相当竹制压舌板厚度及宽度）用粘膏绷带绑固。可以继续行走，参加部分训练（图 23-7）。一般 4~5 周可愈（图 23-5B）。

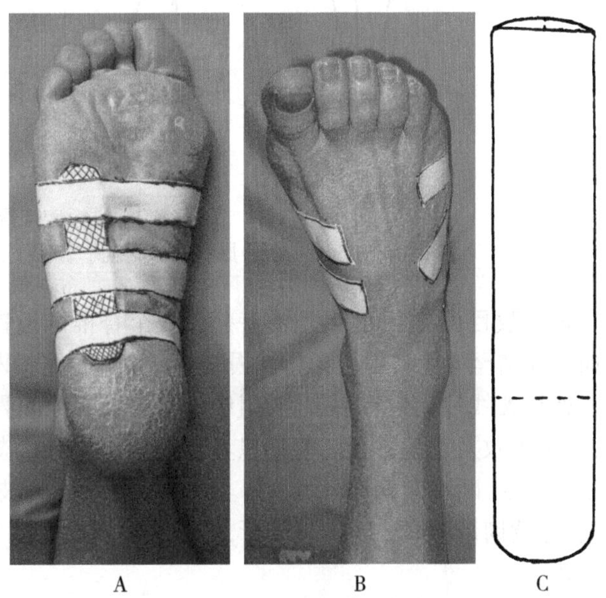

图 23-7　第 5 跖骨疲劳骨折竹板固定方法

（五）第 1 趾骨疲劳骨折

本骨折非常罕见。作者仅见 1 例。文献也少见报道。

1. 受伤机制　可能是拳击运动中经常前脚支撑弹跳，下肢及足内旋，则第 1 趾骨头下反复受力撞击受到应力刺激，久之发病。

2. 症状及诊断　前脚踏跳疼，局部可有轻度肿胀、骨性隆凸及压痛。X 线检查可见骨折线及增生（图 23-8）。1 年多不能正规训练（跳及踏地痛）。保守治疗无效，最后手术植骨愈合，

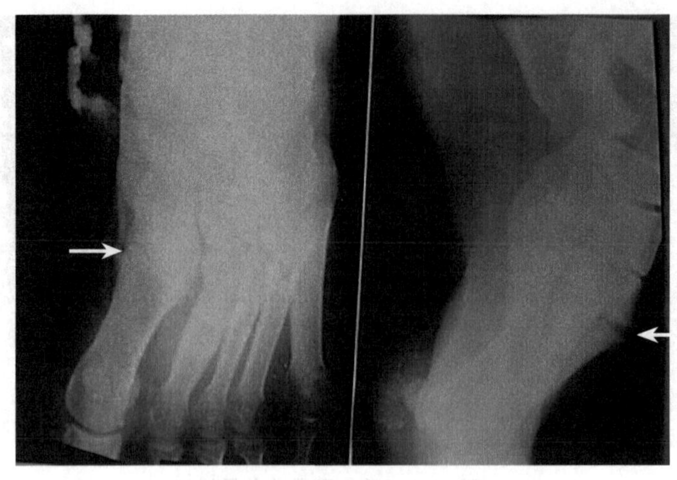

图 23-8 第 1 趾骨近侧疲劳骨折 X 线所见

患者男性，拳击运动员。1 年多不能正规训练（跳及踏地痛）。保守治疗无效，后行手术植骨愈合，恢复训练

恢复训练。

3. 治疗 早期局部固定可望愈合，晚期需手术植骨。

（六）脊柱椎板的疲劳骨折

脊柱椎板的疲劳骨折（峡部裂）多发生于体操、举重、技巧等项目，羽毛球项目也多发。

1. 损伤机制及病理 一般认为是脊柱反复的后伸动作（如摔跤、体操“作桥”、“担腰”、“挤腰”、“后软翻”），举重时的挺举后伸（挺腹缩髋），上一脊椎的下关节突撞击下一脊椎的椎板，反复作用致使椎板骨折（图 23-9）。个别学者认为反复屈曲也可致伤。

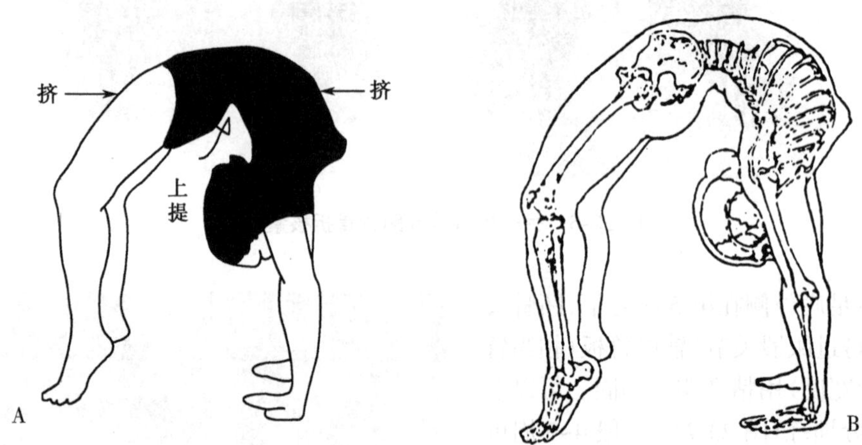

图 23-9 椎板疲劳骨折的动作及机制

A. 下腰作桥；B. 上一脊椎下关节突撞击下一脊椎椎板

骨折数目可单发可多发，有一病例 4 个脊椎椎板骨折。其为举重运动员开始为 1 个以后随训练年限增加逐渐增至 4 个。但从无急性损伤史。由此也可推断为疲劳骨折。

如在 X 线片上仅有小裂隙，组织切片可见裂隙间骨小梁吸收、骨质部分坏死，并可见类软骨及骨样组织，显示吸收及增殖并存。晚期患者断端呈不愈合状态，X 线骨折线清晰光滑。组织片可见骨髓腔增大，骨小梁清晰，断端向软骨组织移行。纤维软骨渐变为玻璃软骨。间隙间有大量瘢痕组织，可与腰神经根粘连，引起黄韧带增厚。L_5 椎板骨折，由于腰生理性前凸及重力关系，可发生滑椎，可引起坐骨神经及马尾神经症状。

2. 症状及诊断 一般都有腰部活动多的训练史，如体操、举重、舞蹈、摔跤等。症状轻重不一。可以完全没有症状或表现腰肌劳损等症状。重者可有腰腿痛。

(1) 腰骶部疼痛：多于大运动量后出现，表现为酸痛、胀痛。

(2) 下肢放射痛或麻木，往往为一过性。如体操高下法时出现。卧床休息可消失。随病程发展而加重。如有滑椎往往随滑椎而出现。

(3) 活动受限：多为后伸痛。

(4) 检查：多无特异压痛点。可能有腰肌压痛，后伸痛阳性。可见腰肌痉挛。活动僵硬。

触诊往往触及椎板骨折脊椎的棘突与上一脊椎的棘突间有轻度的阶梯感。如有滑椎则更明显（坐位检查更易触到）。

(5) X线检查：是诊断椎板骨折的关键。

脊柱斜45°位是观察椎板骨折的最佳投照角度。斜位上显示椎板在“狗颈”部位。如有骨折则狗颈断裂（图23-10）。侧位有时显示不清。但诊断滑椎此位置可显示（滑椎分为四度。将椎体纵分四份，滑移一份为一度）。正位X线片往往诊断困难（图23-10，11）。

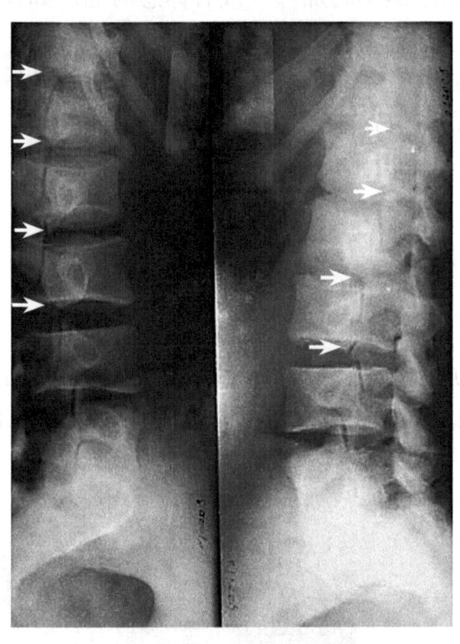

图23-10　某举重运动员胸腰椎板疲劳骨折逐渐发展成4个（T_{12}，$L_{1,2,3}$）

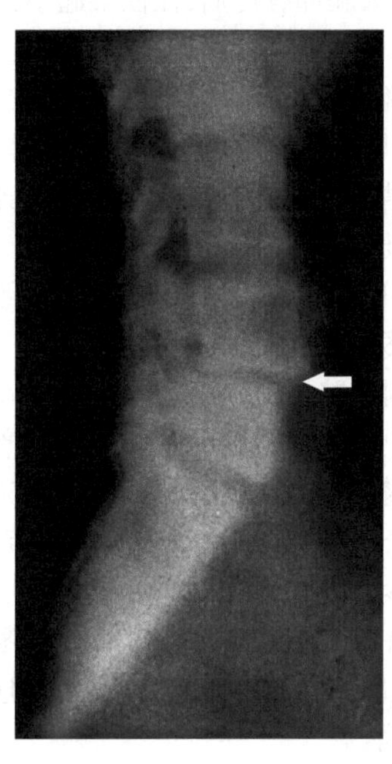

图23-11　侧位X线片示腰椎4滑椎

3. 治疗

(1) 保守治疗：一般多采用非手术治疗，能坚持训练。

1) 训练安排：①减少腰部负担，尤其是腰的后伸（后弯）动作：无症状或仅有轻度症状者可参加正规训练。但应控制腰部活动量。减少软翻下桥动作。纠正不正确的下腰、塌腰动作。举重运动员禁止塌腰的犯规动作。体操、技巧运动员应加强肩、胸、髋的柔软性训练，以减少腰的过伸范围；②新鲜的椎板骨折：可用石膏背心固定治疗，1~2个月可望愈合。也有文献报道陈旧性骨折外固定、卧床也有部分患者愈合；③慢性患者：症状轻微可以训练，但应加强腰背肌及腹肌训练，以稳固腰椎。禁止突然甩腰动作。有症状时，训练中应使用围腰保护，限制过度后弯，④有神经症状者应停止训练，卧床休息。

2) 局部治疗：针对腰肌等症状可对症治疗，如理疗、按摩。按摩治疗禁用俯卧下用力下压的手法。

对有滑椎的患者应每半年照侧位像复查有无发展。如滑椎逐渐加重，应停止训练。

(2) 手术治疗：

1) 指征：①滑椎逐渐发展加重；②严重滑椎在Ⅱ度以上，有症状者；③有持续的神经症状。

2) 手术方法：一般做融合术。作者推荐椎板横突植骨固定。此方法术后不影响腰椎活动，较为理想。

4. 预防

(1) 对要求腰柔软高的项目,如体操、技巧、舞蹈等应自幼年练起。这样,发展柔韧性较好,逐渐加强腰胸活动范围,不致受伤。同时注重肩关节、髋关节的柔软性以替代(减少)腰部的后弯的程度,降低受伤机会。

(2) 举重运动员要避免塌腰动作。举重时应使用硬围腰保护。

(3) 加强腰腹肌练习,稳固脊柱。

(4) 挑选新运动员时,如已有椎板骨折不宜参加体育集训。

(七) 股骨疲劳骨折

股骨疲劳骨折并不少见,多见于新兵训练和径赛运动员。Alan W.Jahnson 在体育俱乐部 2 年观察 914 名运动员中有 34 例股骨疲劳骨折。其中 7 例为股骨干骨折。由于股骨疲劳骨折较少容易误诊,甚至被误诊为骨肉瘤或骨髓炎,应予注意。

1. 症状和诊断 一般有训练史。

(1) 疼痛:在大腿部有疼痛,往往架起小腿或者承重、运动时加重。或有休息时痛。如骨折在股骨颈往往疼痛在髋部。

(2) 杠杆试验(fulcrum test):阳性率很高。令患者坐位,术者前臂放在大腿股骨骨折处后面,作为支点。另一手向下压大腿远端。疼痛则为股骨骨折。支点臂的位置往往是骨折部位。

(3) X线检查:早期可为阴性。晚期可见骨膜反应,新骨形成。

(4) 核素闪烁图检查往往能早期确诊。

2. 治疗 一般无错位。休息 6~8 周多可治愈。

(八) 髌骨疲劳骨折

1. 损伤机制 髌骨疲劳性骨折发病机制是当膝屈曲位时,股四头肌与髌腱的向上向下牵拉的合力使髌骨表面产生拉张力,髌骨的深面(关节面)产生压力。这引起骨小梁的变化。据研究,压力的变化与膝屈曲角度有关,屈膝角增加 1 度,则压力增加 6%。如走路髌股关节反作用力为体重的 0.5 倍;上下台阶为 3.3 倍;深蹲为 7.6 倍;屈膝 90° 为 6.5 倍。膝关节反复伸屈是引起髌骨疲劳骨折的重要机制。

2. 症状及诊断

(1) 症状:患者往往有一段髌骨处用力疼痛的病史。而后在一次因膝屈伸用力时突然疼痛加重,不能用力抬腿,支撑痛。

(2) 检查:髌骨骨折处背侧肿胀及压痛阳性,多发生在中下 1/3 处。抗阻伸膝痛阳性。

(3) X线检查可见骨折线,多无移位(图 23-12)。

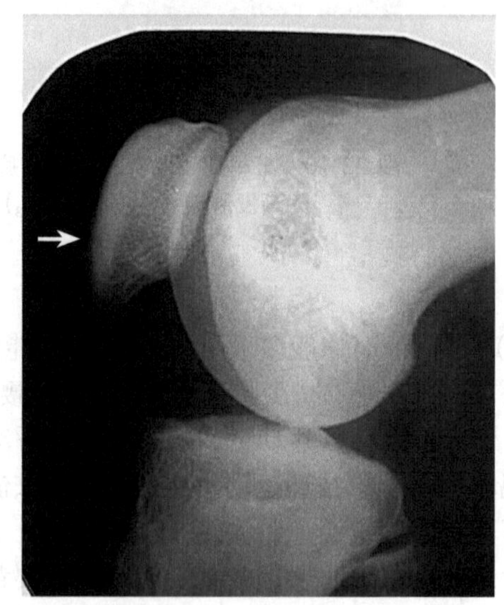

图 23-12 髌骨疲劳骨折

在下 1/3 髌骨前面可见模糊骨折线。无错位

3. 治疗 髌骨疲劳骨折一般无移位,或者极轻度移位。停止下肢的支撑用力活动,如运动员停止训练多能自行愈合。长腿石膏或夹板固定将加速愈合。如果移位明显可考虑切开内固定。但多数无需手术。

(九) 内踝疲劳骨折

1. 损伤机制 距骨体前宽后窄,踝关节突然背伸,内踝承受压力过大引起应力损伤。据实验,踏跳瞬间足支撑反作用力男子可达 416kg,女子可达 300kg。踝由跖屈突然背伸或者胫后肌、足踇屈、趾屈肌突然收缩也使内踝受压,久之造成疲劳骨折。

2. 症状及诊断 一般有剧烈运动、踝部负重史(如踏跳过多)。症状逐渐发生、加重。

(1) 症状:内踝处疼痛,训练后加重,休息减轻,活动开后减轻,运动后加重。

(2) 压痛：在胫前肌内侧深部压痛阳性。胫前肌抗阻或主动强力背伸踝时压痛消失。

(3) 肿胀：一般不明显或有轻微肿胀。

(4) X线检查：症状出现两个月左右可见内踝处有骨折线及周围局限性密度增高(硬化)。无骨痂出现。如2~3周局部有骨质稀疏、骨小梁中断(放大观察)则可诊断(图23-13)。

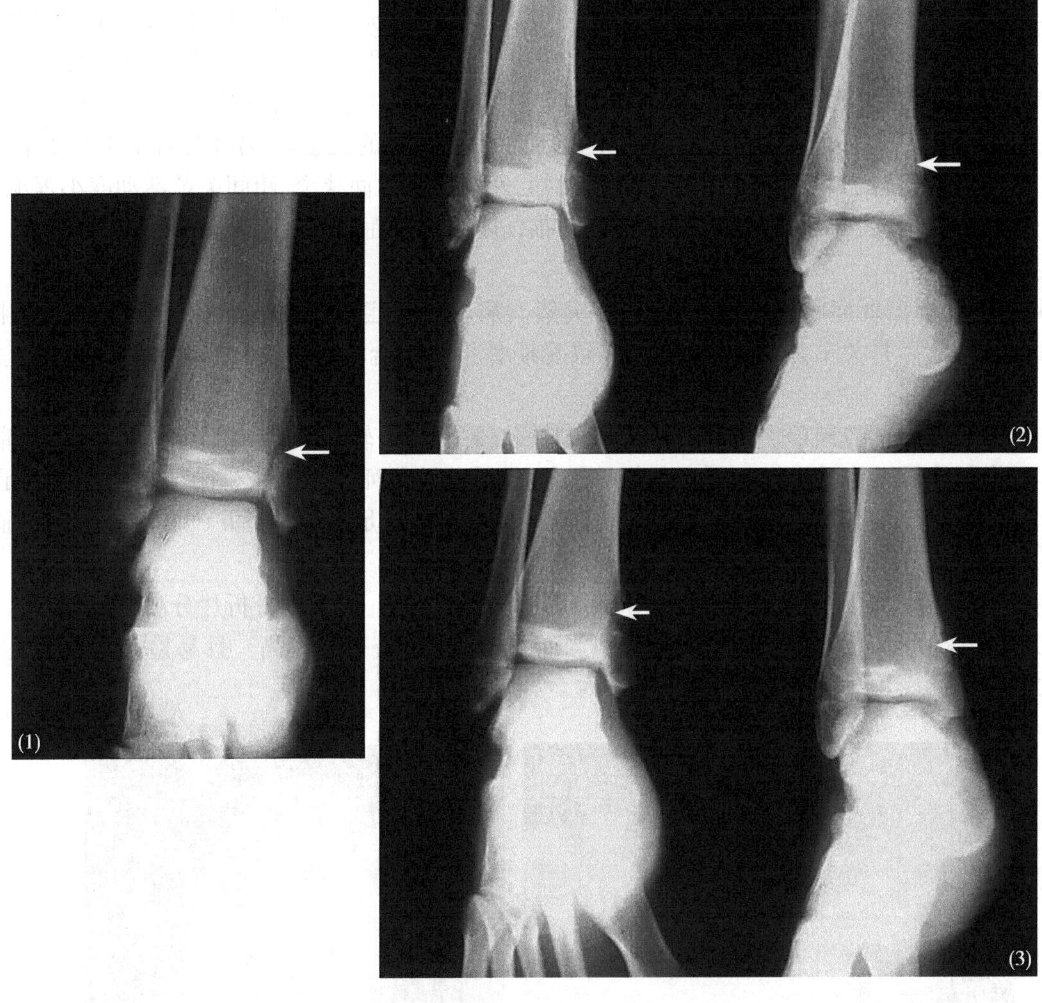

图23-13　内踝疲劳骨折

女性，15岁。体操运动员。右内踝部痛，照像未见异常。(1)3周后，X线片内踝出现纵裂纹；(2)石膏固定3周后骨折线不清，恢复训练；(3)又3周后复查愈合良好

(5) 核素检查：有助早期诊断(图23-14)。

3. 治疗　症状轻微，X线片骨折线模糊者停训3~4周多可治愈。症状严重骨折线明显者宜石膏固定3~4周。治疗期间可配合理疗，弹性绷带固定。

4. 预防

(1) 运动前做好准备活动。循序渐进训练。

(2) 防止踝突然背伸过大的动作。跑跳应前足着地，身体不要过度前倾使踝过度背伸。

(3) 矫正不协调动作。

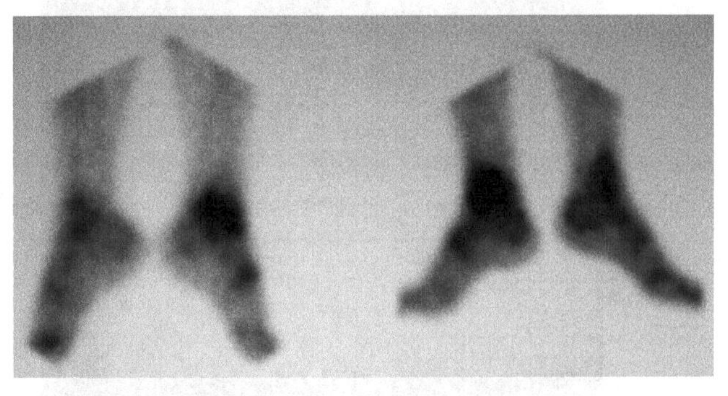

图23-14　内踝骨折核素显像

(4) 防止在水泥地等硬地上训练。

(十) 足舟骨疲劳骨折

足舟骨疲劳骨折据 Karim M 统计 137 例的资料表明田径运动员中最多，占 81 例，主要是中长跑项目及跳跃项目；足球 31 例，其中澳大利亚足球 25 例；其他如篮球 14 例；曲棍球、羽毛球、芭蕾、体操等都可发生。

1. 损伤机制　跑跳过多，肌肉的反复作用和负重超过舟骨的适应能力，舟骨承受不了压缩力和肌肉的收缩作用的力。过劳和训练不当是舟骨应力骨折的重要因素。运动员足尖站时，前脚肌肉的牵拉对抗内侧足弓，足弓内侧缘受力大于体重。距舟关节间进一步受压。肌肉疲劳足弓下陷导致舟骨承受更大的压缩力。旋前和跖屈，足内外翻，舟骨在距骨额状面上滑移 5°~10°；从前面看舟骨旋转 25°~30°；矢状面上，在距骨头关节面上下滑移 45°。广泛的活动范围增加了舟骨受创的机会。另外舟骨中 1/3 没有血管，此处易导致疲劳损伤。足的其他解剖异常如第一跖骨短，距舟关节内面狭窄、跗间关节活动度小等也可能与舟骨疲劳骨折有关系。舟骨疲劳骨折可进一步同时损伤距舟关节面的关节软骨。

2. 症状及诊断

(1) 劳损可逐渐出现症状，也可在跑步途中突然发病。早期症状往往不典型，很像是舟骨周围软组织损伤。或诊断为距舟关节创伤性滑膜炎，以致晚期骨折不愈合或舟骨变形，继发距舟关节骨关节病症状。

早期足背舟骨处痛，跑跳痛。足背舟骨处轻微肿胀，压痛阳性，轻重不等。第 1、2 跖骨纵轴压痛阳性。晚期足弓下陷。骨折片受压而分离、变形，多不愈合，呈无菌性坏死。出现舟骨结节向内侧突出足外展。继之舟骨周围创伤性关节炎。不能训练。也有个别运动员虽然有足舟骨骨折并严重变形但无明显症状，正常训练比赛。

(2) X 线检查：投照足正位及斜位像。早期可见舟骨骨折分开。晚期则骨折片分离、压缩变形。

(3) CT 影像检查：X 线检查常因投照位置不当而漏诊，CT 检查确诊率高。且易检查出距舟关节面的病变（图 23-15,16）。

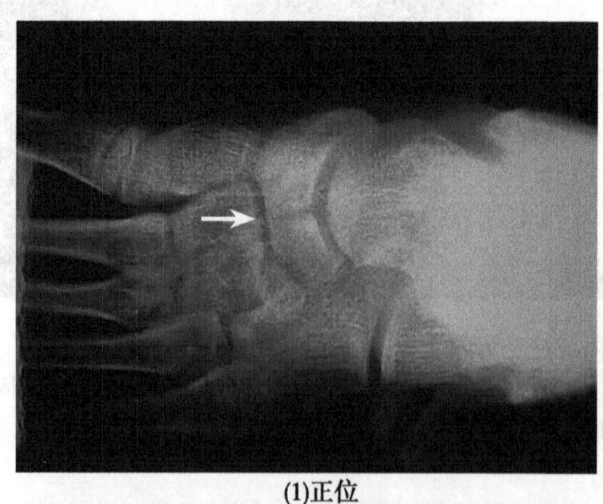
(1)正位

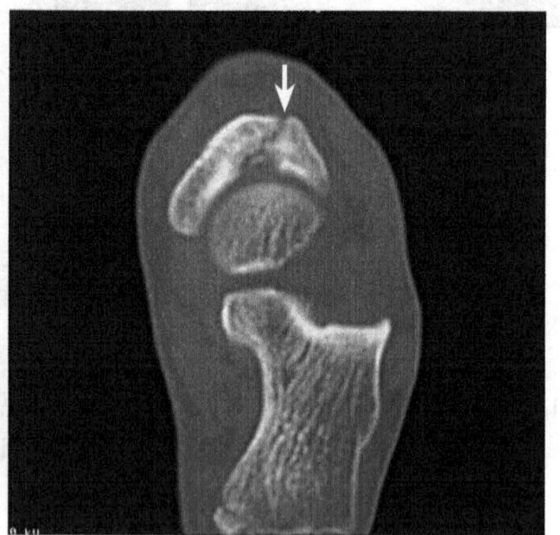
(3)CT检查

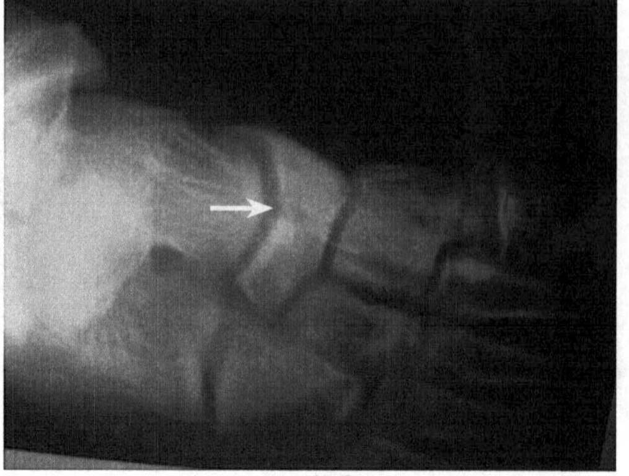
(2)斜位

图 23-15　足舟骨疲劳骨折早期 X 线检查

3. 治疗　一经诊断即应石膏固定至少6周，不负重。再改负重石膏4~6周，然后功能练习。恢复训练的标准，不能只依赖CT或X线片的结果，临床症状及体征应作为恢复训练的主要依据。对不愈合者有人手术内固定治疗。如果已有骨缺损分离明显，吸收变形应同时植骨。但骨质吸收变形明显者及继发距舟关节软骨严重破坏者预后较差。

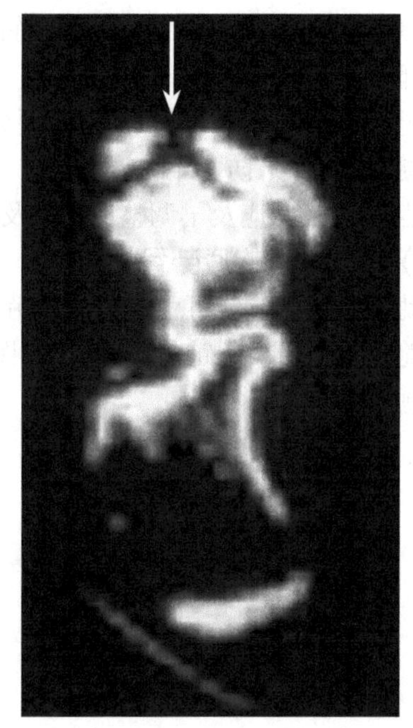

图23-16　舟骨骨折晚期CT检查

显示舟骨骨折分离变形，并引起距舟关节病变

（十一）距骨疲劳骨折

国内冯继超曾报道1例女跳高运动员距骨颈疲劳骨折，练习跳高过多而发病。董莲淑等报道了2例运动员距骨疲劳骨折。

发病机制：冯氏认为是起跳足跟触地作用力挤压距骨所致。或者是起跳和落地时踝足反复承受过大负荷致伤。实验资料：原地单足起跳脚承受的负荷男性400kg，女性300kg，可见负荷之大。

症状：一般都有剧烈运动史，但无暴力损伤史。踝广泛酸痛、疼痛可波及胫骨下端或足背，发软，训练后明显，休息减轻。

检查：距骨颈跗骨窦压痛，踝后凹压痛，有叩击痛。X线检查可见骨折线或见骨痂。

停训包扎休息，结合理疗，一般2个月左右可愈。

（十二）副腓骨疲劳骨折

副腓骨是腓骨长肌腱中的种子骨，发生率约10%。它在腓骨长肌腱转向足底的骰骨转折处。与骰骨间有关节面。跳跃运动员肌肉牵拉时副腓骨与骰骨相撞击，久之可发生骨折。

症状及诊断：起跳疼，腓骨肌抗阻痛阳性。X线像可见骨折。

治疗：新伤确诊后固定治疗，常能愈合。

陈旧骨折无症状可正常训练。症状明显手术切除即可。

（十三）耻骨下支疲劳骨折

主要发生在新入伍正步训练的女兵中。

1. 损伤机制　耻骨下支的疲劳骨折发生于练习正步走的开始阶段。发生机制与内收肌的作用有关，军事训练的正步走动作，要求一腿支撑一腿抬起静力练习，甚至抬起的腿上还要负重（如砖头、沙袋等）。这种超负荷训练在耻骨下支骨皮质承重区产生骨微细损伤，积累至骨折。内收肌群以耻骨外2/3和内1/3界点为中心，外侧肌水平向外，内侧肌斜向下。支撑腿内收肌收缩时，两组肌肉收缩在耻骨下支外2/3与内1/3处产生剪力，耻骨下支细弱、抗应力小、易折；抬起的腿再加重量加重了剪力作用；女性骨盆横径较男性为宽，故女兵更易罹患。

2. 症状和诊断　一般在正步训练一周末出现症状。

(1) 症状：疼痛在耻骨联合外下方的深部，大腿根内侧。健侧下肢向前踢出后，患侧下肢支撑做内收外展疼痛剧烈。加速跑疼痛明显。

(2) 检查：

1) 压痛：仰卧放松下肢，压痛在耻骨联合下1.5横指，外2横指处。

2) 内收外展痛明显。

3) 屈髋屈膝不痛，但再做外展动作疼痛加剧。

(3) X线检查：症状出现后1~2周在耻骨下支距耻骨联合中线约2cm处可见线形骨折，一般无错位。因骨折线微细很易漏诊。约3周可见局部骨痂生长。

3. 治疗和预防

(1) 治疗:确诊疲劳骨折后应停止训练卧床休息。X线片愈合后再逐渐增加活动量开始训练。

(2) 预防:

1) 合理安排训练科目。男、女战士要分别对待。

2) 掌握动作要领,防止不协调动作。

3) 一旦出现症状应及早调整训练并及时拍摄X线片。如症状不减应间隔3周复查,防止漏诊。

(十四) 其他部位的疲劳骨折

投掷动作不协调过劳可引起肱骨疲劳骨折;上肢用力不协调可引起尺骨疲劳骨折、肋骨疲劳骨折(图23-17);短跑运动员可引起趾骨疲劳骨折(图23-18);长跑也可引起骶骨疲劳骨折。治疗:局部休息,保守治疗多可治愈。

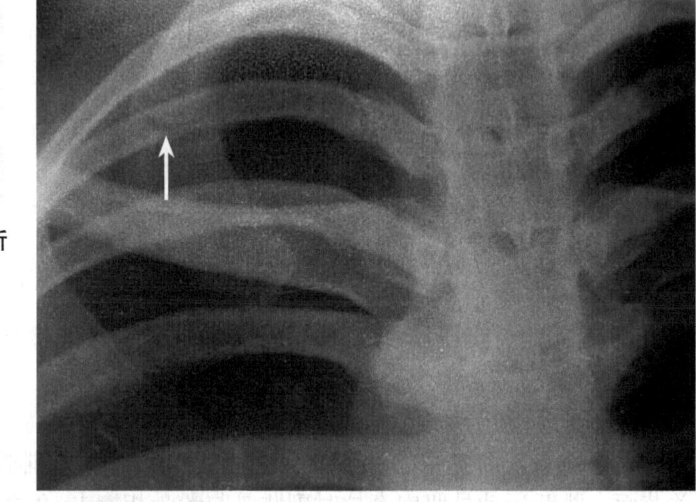

图 23-17 第1肋骨疲劳骨折

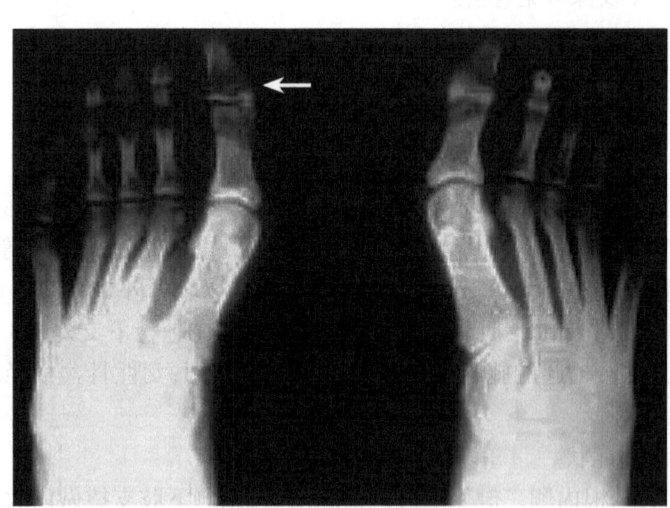

图 23-18 跗趾近节趾骨疲劳骨折

患者女性,16岁。短跑运动员。跗趾趾间关节疼痛,无急性伤史,症状逐渐加重。X线片显示跗趾近节趾骨疲劳骨折,保守治疗无效,最后手术螺丝钉内固定愈合

(田得祥)

参考文献

1. 曲绵域 . 实用运动医学 . 北京：人民体育出版社，1982
2. 邓敬兰 . 下肢骨应力性骨折的早期影像学诊断 . 中华核医学杂志，1994，14(1)：9
3. 郝效刚 . 左侧尺骨上段疲劳骨折一例报道 . 医学影像学杂志，1994，4(3)：165
4. 张宏文 . 正步训练致耻骨下支应力骨折 4 例分析 . 中华骨科杂志，1995，15(4)：244
5. 陈曼 . ^{99m}Tc-MDP 骨显像对疲劳性骨膜炎及骨折的诊断价值 . 中华核医学杂志，1984，4：193
6. 李破 . 肱骨干疲劳性骨折 7 例小结 . 湖北中医杂志，1991，3：40
7. 李国平 . 兔胫骨应力骨折的模拟实验研究 . 中国运动医学杂志，1985，2：65
8. 张瑞鑫 . 胫骨上段疲劳骨折：附 23 例分析 . 中华骨科杂志，1984，6：345
9. 李光业 . 运动员内踝应力骨折：附 6 例报道 . 中国运动医学杂志，1984，1：28
10. Fredericson M BergmanAG，Hoffmann KL，et al. Tibial stress reaction in Runners. The American Journal of Sports Medicine，1995，23(4)：472
11. Karim M. Khan，Peter D. Brukner. Tarsal navicular stress fracture in athletes. Sports Medicine，1994，17(1)：65
12. Richard H. Alfred，George Belhobek，et al. Stress fractures of the tarsal navicular. The American Journal of Sports Medicine，1992，20(6)：766
13. Alan W. Johnson，Carl B. Weiss，et al. Stress fractures of the femoral shaft in athletes -more common than expected. The American Journal of Sports Medicine，1994，22(2)：248
14. Carol C. Teitz，Richard M. Harrington. Patellar stress fracture. The American Journal of Sports Medicine，1992，20(6)：761
15. Jean Schils，Jean-Philippe Hauzeur. Stress fracture of the sacrum. The American Journal of Sports Medicine，1992，20(6)：769
16. Kathryn H. Myburgh，Janice Hutchins，et al. Low bone density is an etiologic factor for stress fractures in athletes. Annals of Internal Medicine，1990，113(10)：754
17. Michawel E. Brunet，Stephen D. Cook，et al. A survey of running injuries in 1505 competitive and recreational runners. The Journal of Sports Medicine and Physical Fitness，1990，30(3)：307
18. Richard H. Daffner，Helene Pavlov. Stress fractures：Current concepts. AJR，1992，159：245-252
19. 聂云天 . 某部新兵军事训练致下肢疲劳性骨折调查 . 军事医学，2007，50(1)：3-4
20. 孙普庆 . 疲劳性骨折发生的生物力学机制 . 中国中医药现代远程教程，2010，8(04)：163
21. 赵秀斌 . 运动性疲劳骨折研究进展 . 内江科技，2009，12：27
22. 夏正平 . 湖南省体育高考考生疲劳性骨膜炎调查研究 . 中华中西医学杂志，2009，7(2)：6-7
23. 张富军 . DR 在疲劳骨折中的应用 . 医疗卫生装备，2007，28(8)：67，70
24. 李丹，罗旭 . 股骨干疲劳性骨折误诊 7 例分析 . 中国误诊学杂志，2007，7(3)：418
25. 董莲淑，陈彬 . 浅谈运动员疲劳性踝部骨折的治疗和预防 . 临床研究，2008，17(22)：183-184
26. 李兴 . 盐水足浴在防治新兵胫骨疲劳性骨膜炎中的应用 . 重庆医学，2008，37(20)：2339-2340
27. 韩春鸣 . 外固定架治疗胫骨疲劳性骨折 22 例 . 西北国防医学杂志，2008，29(3)：232

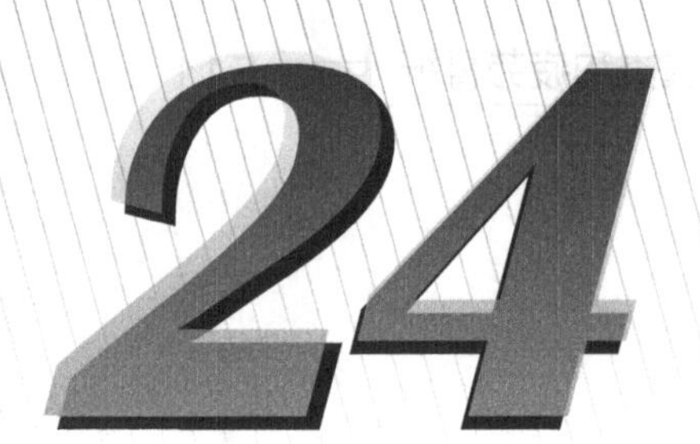

第二十四章 病理性骨折

FRACTURES AND JOINT INJURIES

一、导致病理性骨折的原因……512
二、诊断……513
（一）病史及受伤机制……513
（二）体格检查……513
（三）实验室检查……515
（四）影像学检查……515
（五）病理活检……518
三、病理性骨折的治疗……518
（一）非肿瘤性及良性病变病理性骨折的治疗……518
（二）肢体原发恶性骨肿瘤合并病理性骨折的治疗……520
（三）肢体转移癌合并病理性骨折的治疗……521
（四）骨盆病理性骨折的治疗……523
（五）脊柱病理性骨折的治疗……528

病理性骨折是指骨本身已存在影响其结构坚固性的内在因素，在不足以引起正常骨骼发生骨折的轻微外力作用下，所造成的骨折。只有正确认识病理性骨折的概念与病因，掌握其诊断方法和处理治疗原则，才可能使病理性骨折患者获得良好的预后。

一、导致病理性骨折的原因

在临床工作中，病理性骨折十分常见。但误诊误治却时有发生，特别是在处理骨折急诊时，常把病理骨折按照一般骨折来处理，从而导致治疗效果不佳，延误对原发疾病的诊疗。特别是恶性骨肿瘤引起的病理性骨折，在未对其充分认识的基础上，进行外科治疗，可导致肿瘤播散，术中大出血等严重后果，给进一步治疗带来困难。因此正确认识病理性骨折的概念和病因，必须对病理性骨折做出正确判断，特别是对导致病理性骨折的病因做出判断，这对及时正确的诊疗至关重要。

1. 原发恶性骨肿瘤　其中容易发生病理性骨折的包括骨肉瘤、软骨肉瘤、纤维肉瘤、恶性纤维组织细胞瘤、多发性骨髓瘤、骨原发淋巴瘤等。病变主要以溶骨性破坏为主，负重骨容易发生病理骨折。骨折前患者局部有疼痛或包块，病情进行性发展，有些患者甚至在无任何外力作用下也可发生病理骨折。

2. 良性骨肿瘤及瘤样病变　骨巨细胞瘤、孤立性骨囊肿、动脉瘤样骨囊肿、骨纤维异样增殖症和非骨化性纤维瘤等均容易导致病理性骨折。患者原发病灶往往无症状或症状轻微，而在外伤以后或在轻微外伤以后突发骨折。有些疾病，如骨纤维异样增殖症导致的骨折移位不明显，症状轻微，且可多次反复发生，最终导致应力性骨骼畸形。

3. 转移性骨肿瘤　近年来随着其他系统原发恶性肿瘤的治愈率和生存率的不断提高，骨转移瘤的发生率也不断增加。甲状腺癌、肺癌、肝癌、乳腺癌的骨转移病灶以溶骨性破坏为主，易合并病理骨折。就部位而言，脊柱病理性压缩骨折和下肢粗隆间骨折最常见。成骨性转移，如前列腺癌骨转移也可发生病理骨折。

4. 不明原因的代谢性骨病及异常增生性骨疾病　严重的骨质疏松症、糖尿病、风湿免疫病、原发性甲状旁腺功能亢进、畸形性骨炎（Paget 病）、大块骨质溶解症、骨发育不全症、佝偻病、骨质软化症、维生素 C 缺乏（坏血症）、氟中毒以及骨硬化病等均可以导致病理性骨折。

5. 骨感染性疾病　多见于亚急性骨髓炎，急性和慢性骨髓炎也可发生病理骨折；特异性感染如结核，也可导致椎体病理性压缩骨折。

6. 放疗后导致的病理骨折　常见于大剂量放疗导致骨应力下降，多发生在负重骨。

7. 骨与软骨发育障碍性疾病　主要有黏多糖病和骨发育不全症。

8. 其他　如关节僵硬，肢体萎缩，在人工关节及金属内固定物与正常骨的连接点，由于应力集中或长期卧床，继发骨质疏松，可导致该部位病理骨折。

二、诊　断

病理性骨折容易误诊，骨折的鉴别诊断时要考虑到病理骨折的可能。影像学检查是诊断病理骨折最重要的依据。对于病因的诊断则必须结合体检、化验和病理学的检查。病理骨折误诊的原因往往是患者有明确的外伤史，患者骨折前无症状以及查体时忽略对全身的检查。由于病理性骨折有其特殊的治疗原则，被误诊误治后会影响患者的预后，因此使用先进影像医学技术来帮助确诊病理性骨折是非常重要的。

尽可能在手术前做出病因诊断。有些疾病可以通过病史，全身的检查，影像学资料来达到确诊的目的。例如，患者有佝偻病或局部放射治疗的病史，在发生骨折时则有明确的病因提示；骨囊肿、纤维异样增殖症、典型的骨肉瘤可以通过影像学检查达到确诊。但有些病理性骨折确切的病因学诊断，往往要借助于病理组织学检查。但对于部分病例，病理组织学检查也无法做出明确诊断，这与穿刺活检得到的组织块小不能反映出整个肿瘤的性质有关，也与骨折后出现的出血和骨修复表现与原发病灶的病理表现不易鉴别有关。

（一）病史及受伤机制

在患者提供病史时，可以明确诉说骨折部位过去已存在疼痛和包块。夜间局部疼痛常使人注意到恶性肿瘤的可能性。既往是否存在恶性肿瘤病史，骨折部位是否接受过其他治疗，都应注意到病理性骨折的存在。

通过询问病史明确病理性骨折的病因。在询问病史时要注意对家族史，遗传病史进行询问，明确家族中有无类似易于发生骨折的患者。成骨不全、骨软骨瘤、血友病等疾病大多有遗传病史或家族史（图 24-1）。对骨折部位是否存在的畸形，是否接受过放化疗，有无外科手术等要进行详细询问（图 24-2）。在原有疾病存在的情况下，轻微的外力导致疼痛加重，要考虑病理性骨折的发生，对有其他系统疾病及其全身治疗情况也要进行详细询问，包括这种疾病是否会造成骨破坏，治疗药物是否会造成骨丢失，以及骨折前患肢的活动情况和活动能力。另一方面，还要注意对受伤机制进行分析，结合 X 线平片及骨折移位情况，对其所受的应力进行综合分析，尽可能对病因学诊断提供依据。

（二）体格检查

病理性骨折的体格检查包括局部检查和全身检查，怀疑病理性骨折时，一定要先行全身的检查。患者是否存在慢性消耗，贫血，如果存在要考虑到原发或继发恶性骨肿瘤的可能。特别是恶性肿瘤晚期骨转移的病理性骨折，其慢性消耗性面容和体征是常见的。另外，要注意全身其他骨骼是否存在畸形和发育障碍（图 24-3）。在儿童患者有合并佝偻病的体征，如方颅、鸡胸、肋骨串珠样改变及双下肢的发育畸形。还要注意是否存在全身皮肤的改变，如风湿免疫病，关节的肿胀、僵直情况，系统性红斑狼疮的皮疹，以及多发神经纤维瘤病的结节、色素沉着斑，Albright 综合征的第二性征改变及骨发育畸形。这些体征都提示存在病理性骨折发生的可能性。要对全身各主要脏器是否存在肿瘤进行排查。

局部检查要仔细，特别要注意到外伤应力导致骨的局部畸形情况，并与对侧肢体或相邻关节，相邻椎体结合起来仔细检查。病理性骨折所受应力可以较小，所致畸形往往较轻。骨肿瘤导致的病理性骨折，无论是原发还是继发，局部常伴有软组织肿块，与对侧肢体对比可能存在肌肉萎缩。在多发肿瘤病灶时，还

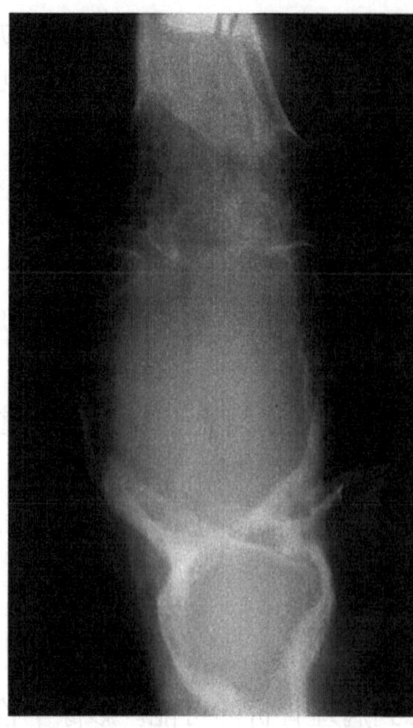
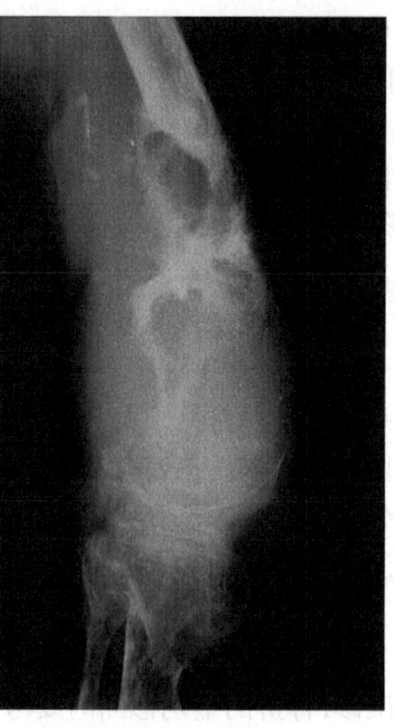

图 24-1 血友病所致病理性骨折

患者男性，48 岁。反复膝关节周围疼痛、肿胀、膝关节活动受限。X 线显示左股骨下端、胫骨上端囊性破坏；左膝关节间隙变窄，股骨下端骨皮质不连续，经化验证实为血友病所致病理性骨折

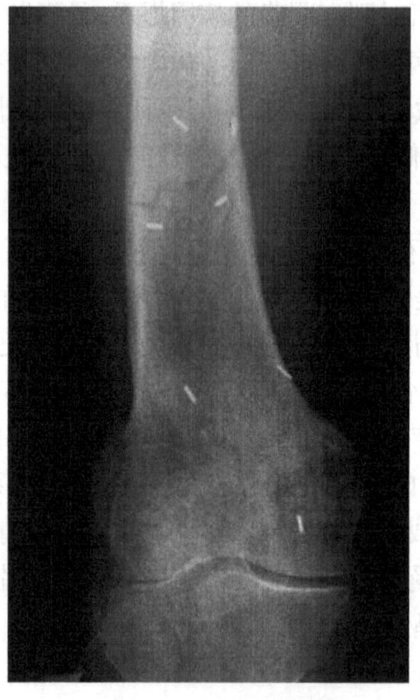

图 24-2 软组织肉瘤

患者男性，53 岁。左大腿软组织肉瘤，手术及放疗后致病理性骨折

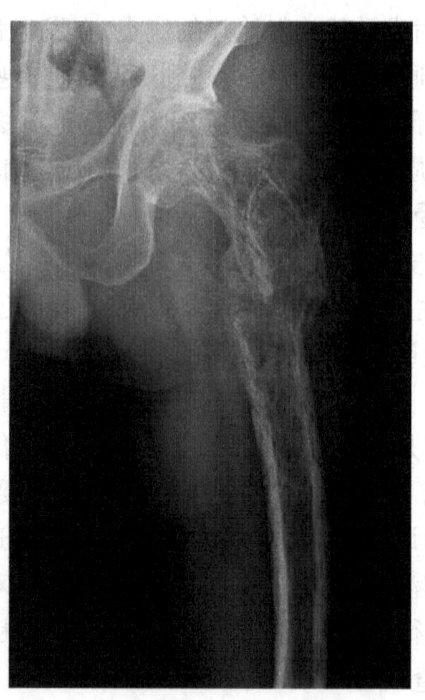

图 24-3 外伤后致左股骨上端骨折

男性，68 岁。X 线片显示左中上段发育畸形，骨小梁稀疏，骨皮质变薄，伴骨纹理变粗，病理活检证实为畸形性骨炎

可以在同一骨骼或其他骨骼检查到压痛或肿块等阳性体征。在急性骨髓炎或高度恶性骨肿瘤，如 Ewing 肉瘤，局部可表现为红、肿、热、皮温增高等。相邻的关节是否存在活动障碍、肿胀情况。局部及相邻骨骼是否存在发育畸形，多发性内生软骨瘤病，相邻掌指可以发生增粗畸形。成骨不全患者可因多次骨折，存在相应骨折的明显畸形。在老年患者，一定要注意是否存在多发病灶，特别是脊柱骨盆及肋骨部位，因为骨转移癌、多发性骨髓瘤是引起病理性骨折的常见原因。对病理性骨折的部位，肿瘤压迫脊髓、截瘫的程

度和平面，以及相邻椎体的压痛、叩痛等阳性体征，要做详尽记录。若术前无明确症状，又有明显外伤所导致的病理性骨折，如单发股骨上端骨囊肿导致的病理性骨折，临床检查不易与外伤性骨折相鉴别，往往要借助于影像学检查才能排除。

（三）实验室检查

实验室检查对排除病理性骨折的帮助是有限的，特别是对病因学的诊断大多无特异性意义。但有些实验室检查的阳性发现可提示一些原发疾病。白细胞增高，特别是中性粒细胞比例升高，血沉增高都提示有炎症存在的可能。贫血、血沉增高在恶性肿瘤中常见，特别见于多发性骨髓瘤和淋巴瘤。嗜酸细胞计数升高，应注意考虑嗜酸性肉芽肿的可能。便潜血阳性和血尿，要注意到消化道和泌尿系统原发肿瘤的可能。血生化检查中异常蛋白的升高，A/G 比值，免疫球蛋白，蛋白电泳的异常要考虑多发性骨髓瘤，风湿免疫病的可能。高钙低磷及碱性磷酸酶的升高，在甲状旁腺功能亢进、肾性佝偻病及骨软化症中可见。恶性骨肿瘤常伴有碱性磷酸酶及乳酸脱氢酶升高并与治疗、预后以及是否存在转移相关。有些转移癌导致的病理性骨折，原发病在生化检查中可表现出较高的特异性，如前列腺癌可表现出 PSA 的升高；肝癌可表现出 AFP 升高；胃肠道肿瘤、妇科肿瘤表现出 CEA 等肿瘤标记物升高。

总之，血液生化，免疫学，酶学等各领域不断出现新的诊断方法，可以为病理性骨折的病因学诊断提供更多、更有价值的诊断依据。

（四）影像学检查

病理性骨折的影像学检查，首先要依赖于 X 线平片。随着影像技术的发展，CT、MRI、DSA 及核素骨扫描等，为病理性骨折提供更多的诊断依据，特别是对病理性骨折病因学的诊断提供线索。通过影像学检查首先要确定是否为病理性骨折。在病因方面，要确定肿瘤及非肿瘤性疾病。在肿瘤性疾病中要确定良恶性。如果为恶性肿瘤，通过影像学检查来区别原发还是继发性肿瘤。确定组织学起源是相当困难的，往往要通过病理组织学检查，结合临床加以分析，才能做出较准确的判断。

1. X 线平片　X 线平片不但能发现有无病理性骨折，更重要的是能提供导致病理性骨折的原发病的重要线索。要注意病理骨折部位，周围软组织情况，骨膜反应情况，局部骨皮质是否有膨胀、变薄，骨折两端是否存在溶骨性虫蚀样改变，以及两端髓腔的骨密度情况（图 24-4）。骨折软组织阴影中是否存在骨化、钙化，骨折邻近骨及关节是否存在发育畸形，是鉴别非肿瘤性疾病、良恶性骨肿瘤的主要依据。良性骨肿瘤有骨皮质变薄、膨胀，一般没有骨膜反应及软组织肿胀（图 24-5）。部分良性骨肿瘤具有特征性的改变，如骨囊肿可见到薄片皮质骨断裂后内陷，出现折叶征（图 24-6）；骨纤维结构不良可伴有骨

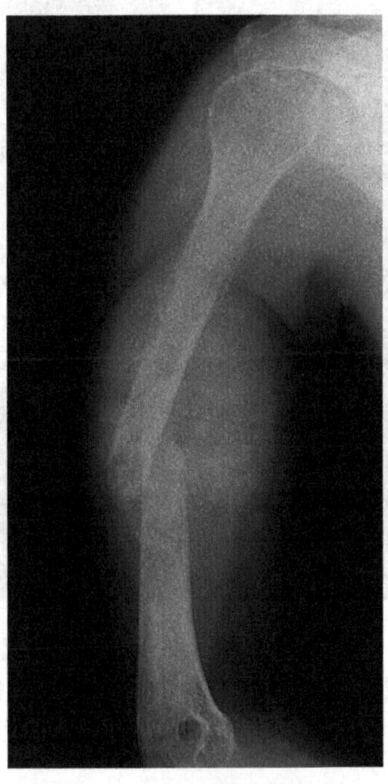

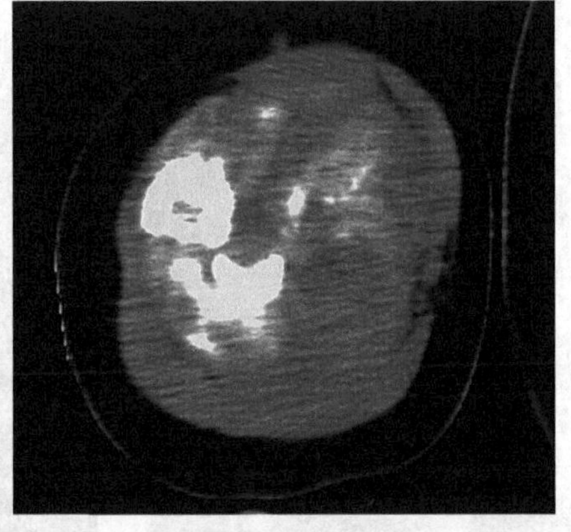

图 24-4　轻微外伤后病理性骨折

患者男性，24 岁。X 线片显示骨折两端溶骨及成骨性破坏；局部可见较大的软组织包块影。界限不清。软组织影中可见骨化和钙化。CT 证实软组织内钙化肿瘤影。术后病理证实为骨肉瘤

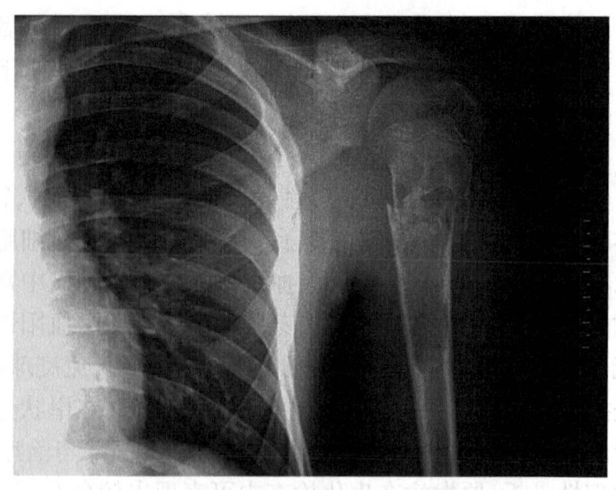

图 24-5 轻微外伤后肱骨上端骨折

患者女性，13 岁。X 线片显示肱骨中上段中心位、多囊膨胀的溶骨性破坏，骨皮质变薄，病灶上 1/3 骨皮质不连续，伴有游离骨折碎片

畸形，髓腔内可见到毛玻璃样改变（图 24-7）；软骨来源的肿瘤可见有钙化影。有些良性病变也可见到骨膜反应，如嗜酸性肉芽肿、骨髓炎、疲劳骨折等，需要与恶性骨肿瘤相鉴别。恶性骨肿瘤不存在膨胀，常常有骨皮质破坏，肿瘤界限不清，骨折两端可出现虫蚀样溶骨，并出现软组织肿块影和骨膜反应。骨膜反应表现包括中断型的骨膜反应如 Codman 三角，葱皮样骨膜反应或针状、放射状骨膜反应。软组织界限不清，有肿瘤性成骨或钙化。有些病理性骨折在 X 线平片上，不具有典型的良恶性肿瘤的特征，骨折也干扰医师对骨膜反应、破坏边界及软组织肿块的判断，必要时需及时做进一步影像学检查来判断局部的情况。

2. CT、MRI 及 DSA　CT 检查，特别是螺旋 CT 检查能更清晰地反映四肢病理性骨折局部的情况，对脊柱、骨盆及肩部病理性骨折的诊断更有意义，而这些部位的信息是 X 线平片所不能提供的。CT 能二维或三维地反映这些部位的骨结构。特别对一些移位不明确的病理性骨折更具诊断意义。CT 能较明确地反映骨折端的骨破坏情况，在确定软组织肿块的大小、范围，及骨折导致的血肿方面也有意义（图 24-8）。通过对软组织肿块 CT 值的测定可区分血肿还是肿瘤。特别要注意软组织肿块中是否有钙化或肿瘤性成骨，这对诊断肿瘤有帮助。增强 CT 可反映肿瘤血供情况，对确诊恶性肿瘤以及恶性肿瘤化疗疗效的评估具有重要意义。MRI 检查可以更加详细反映出四肢病理性骨折端髓腔及软组织肿块情况。对于椎体病理性骨折，MRI 更能反映出受累相邻椎体及附件的病变情况。MRI 对病理性骨折髓腔出血，细小的骨小梁骨折以及不典型的疲劳骨折有诊断意义（图 24-9）。但其对肿瘤的组织学诊断特异性小，仅对脂肪来

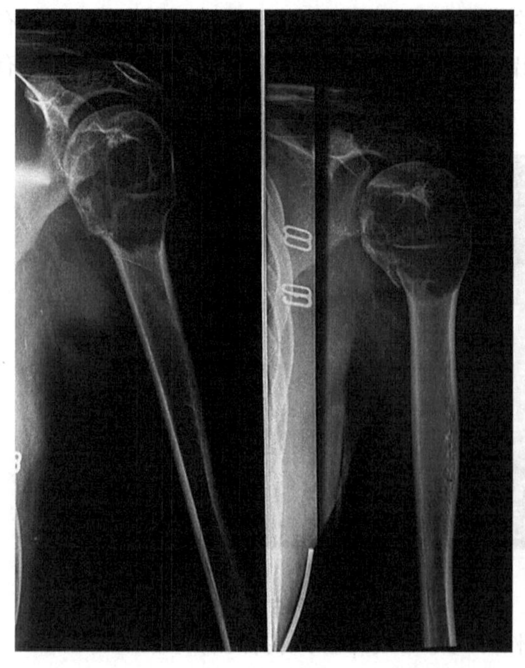

图 24-6 左侧肱骨上端骨囊肿伴病理性骨折

患者女性，14 岁。可见折叶征

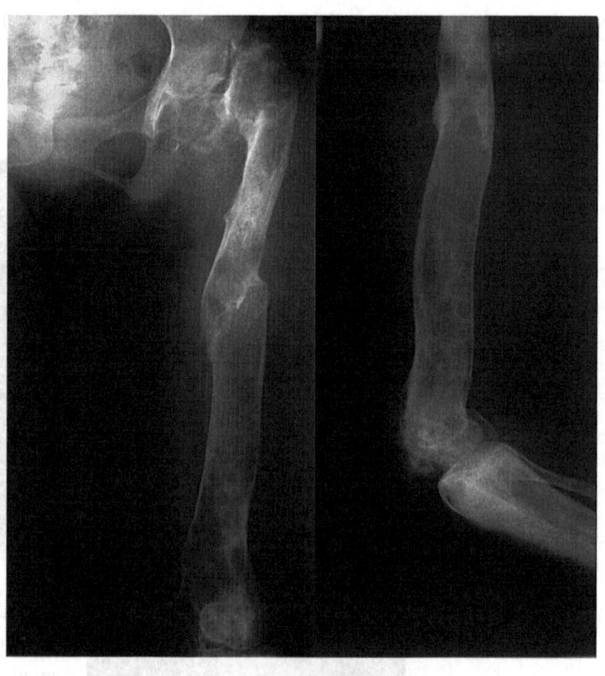

图 24-7 左股骨短缩髋内翻畸形

患者男性，28 岁。X 线片显示股骨颈、粗隆部多处陈旧性病理性骨折，骨皮质变薄，髓腔变大，可见毛玻璃样肿瘤影

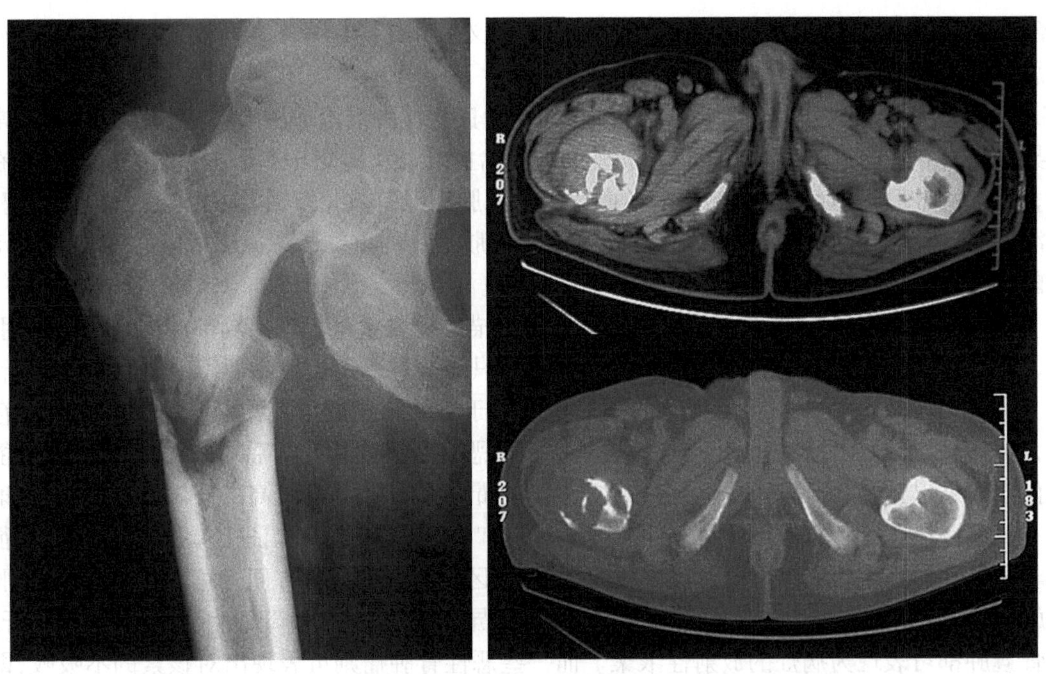

图 24-8　右股骨上端外伤后骨折

患者男性，56 岁。骨折断端未见明确骨质破坏及软组织包块影，但 CT 显示局部明确的软组织包块

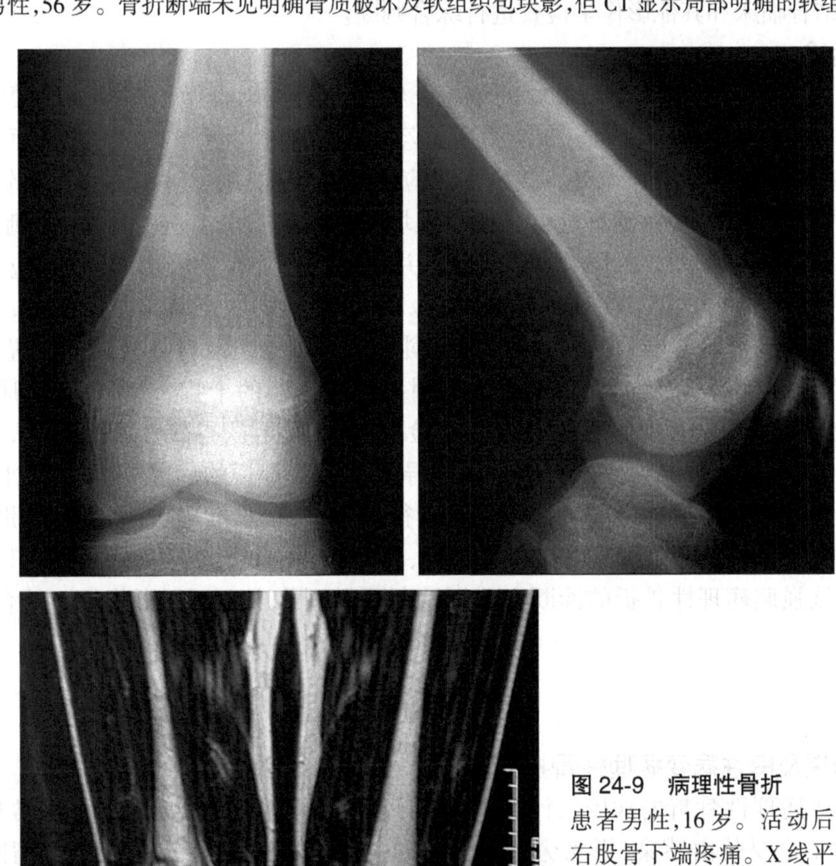

图 24-9　病理性骨折

患者男性，16 岁。活动后右股骨下端疼痛。X 线平片显示骨膜反应。MRI 显示清晰的骨折线

源、神经来源、骨组织、致密纤维组织有较特异的诊断意义。MRI 的信号不均质改变可反映出肿瘤性质，对判断良恶性骨与组织肿瘤有帮助。

DSA 检查主要可反映病理性骨折的血供情况，判断良恶性肿瘤及非肿瘤性疾病。恶性肿瘤常可见到较多的异常血管和肿瘤的浓染。可提供判断肿瘤的供给血管以及病变与主干血管的关系。DSA 在恶性骨肿瘤中，可作为判断化疗疗效的重要依据。血运丰富的肿瘤经有效化疗后，肿瘤性血管出现闭塞或消失。肿瘤性浓聚区可较化疗前减轻，也可以作为选择是否保肢治疗的重要参考。还可以通过 DSA 做动脉化疗和手术前的栓塞治疗，有利于减少术中出血和保肢治疗。

3. 全身核素骨扫描　病理性骨折在全身核素骨扫描的检查中可表现出局部浓聚。目前采用的 ^{99m} 锝骨扫描，它主要反映骨局部代谢和骨修复的活跃情况，只能够进行定位诊断而不能进行定性诊断，其优点是能较 X 线平片早 6 个月提示可能存在的病灶。常用于骨转移瘤的早期诊断。能够发现可能存在的多发病灶，也可以用于恶性骨肿瘤的化疗疗效评估。目前恶性骨肿瘤化疗前后对 ^{201} 铊的吸收差异能够反映肿瘤的化疗效果，与病理组织学的评估相一致。骨扫描最大的缺点是有较高的假阳性率，即有放射性浓聚的地方不一定存在病变。通常要进一步行 X 线平片、CT 或 MRI 来进一步证实。并结合病史、体征情况进行确诊。全身骨扫描病灶浓聚情况在判断病理性骨折、区别良恶性病变方面有意义，但很多良性肿瘤也可表现为放射性浓聚，如骨巨细胞瘤、纤维皮质缺损、纤维异样增殖症、软骨母细胞瘤、软骨黏液样纤维瘤、动脉瘤样骨囊肿都可表现为病灶的放射性浓聚。而一些恶性骨肿瘤则可表现出对核素的不吸收，即表现出冷区，如脊索瘤、骨髓瘤常表现为冷区，骨折还可以干扰对核素的吸收，骨折后核素吸收量和范围往往增加，因此，一定要结合临床和其他影像学检查进行综合判断。

(五) 病理活检

病理学活检是确定病理性骨折最重要的依据。特别是对病因学做出明确诊断要有明确的病理依据，为进一步治疗的选择提供参考。病理活检要由经验丰富的医生来实施，实施前要密切结合临床资料和影像学资料，选择合理方法和入路。我们主张应用闭合活检，用骨肿瘤专用活检针，穿刺到病灶后拔出针芯，多方向抽吸组织块，保证有足够量的组织块来进行检查。为避免污染，穿刺道应选择计划下一步手术的切口入路，并在下次手术时将穿刺道一并切除。另外在抽吸组织块时，应尽可能让针头保持在病灶内，并带负压抽出。穿刺后伤口加压包扎。穿刺活检的缺点就是组织块小，不能较全面反映整个病灶特性。为达到准确诊断目的，要告知病理科医生穿刺组织取自骨折端的位置和距离病理性骨折的发生的时间，以排除骨折后血肿、修复等因素对病因学诊断的干扰，以便综合临床表现，影像检查达到对病理的最准确判断。必要时可以做切开活检，其优点是可获得较多的组织块，来明确诊断。并可进一步进行免疫组织染色和特殊染色，准确判断导致病理性骨折的病因。但手术创伤相对较大。可增加肿瘤的污染几率。术中冷冻活检对诊断还存在很多困难，很难准确诊断，但能帮助确定手术方案。在鉴别良恶性肿瘤时要注意肿瘤细胞的形态、大小、异型性、核分裂象，并对肿瘤组织来源标志染色加以分析。所以应该强调病理性骨折的诊断和鉴别诊断要做到临床、病理、影像学三结合综合分析，才能做出准确的诊断。

三、病理性骨折的治疗

(一) 非肿瘤性及良性病变病理性骨折的治疗

首先明确导致病理性骨折的病因，针对病因进行系统、规范化的治疗。老年人常见的原因主要是骨质疏松。青壮年主要是由感染、甲状旁腺功能亢进等其他骨代谢性疾病引起。病因明确者应对导致骨强度减弱的因素积极治疗，如切除甲状旁腺、抗感染等；同时应用补钙及增强骨修复的药物进行治疗；对发生骨折的部位，根据出现骨折的畸形及功能丧失情况，进行评估，采取保守治疗与外科治疗相结合的方法。对脊柱多发病理性压缩骨折，若无神经症状，可先行绝对卧床，保守治疗；若出现神经或脊髓压迫，脊柱不稳定的表现，则可选择外科治疗，采用闭合椎体成形或减压内固定植骨融合的方法；对四肢负重骨，同样可选择内、外固定的方法来治疗。在病理性骨折局部外科处理时，局部往往同时存在病灶或骨缺损，必要时要对局部彻底清除病灶，以去除妨碍骨折愈合的因素，必要时移植自体骨以促进骨愈合。良性病变导致的病理性骨折，病变缺损比较大时，单纯外固定不易愈合，可直接选择手术，切除病灶、植骨、内固定（图 24-10）。也可先行外固定，待骨折愈合后再行手术切除病灶，植骨内固定（图 24-11）。

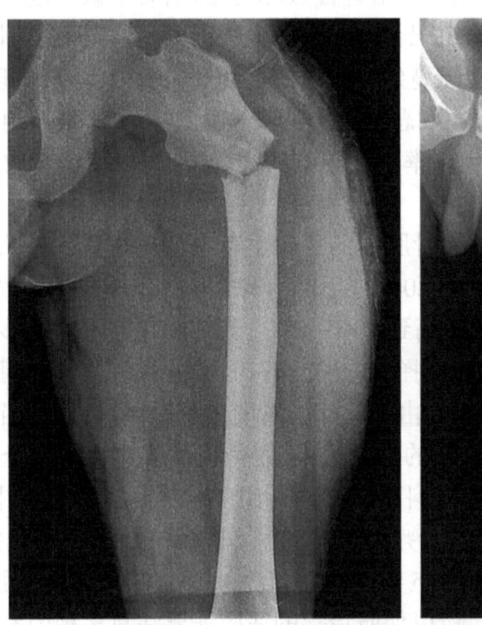
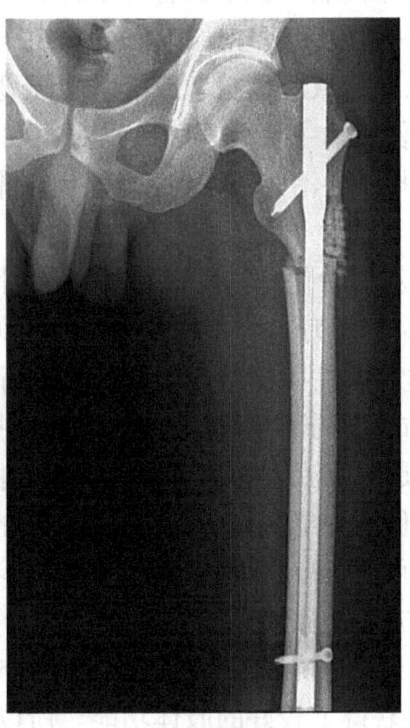

图 24-10　左侧股骨纤维异样增殖症合并病理性骨折
患者男性，19 岁。行肿瘤刮除、植骨、带锁髓内针内固定术

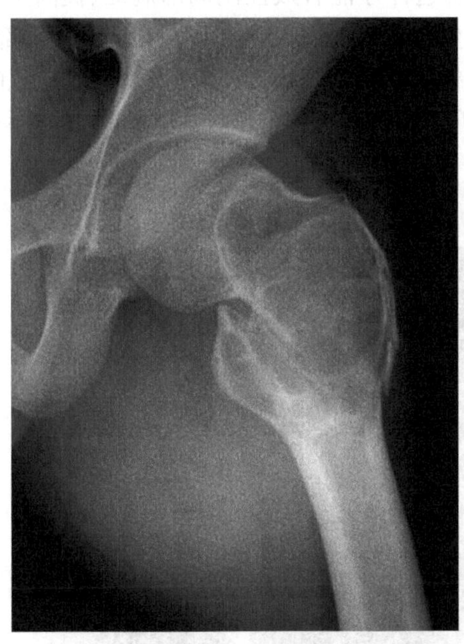
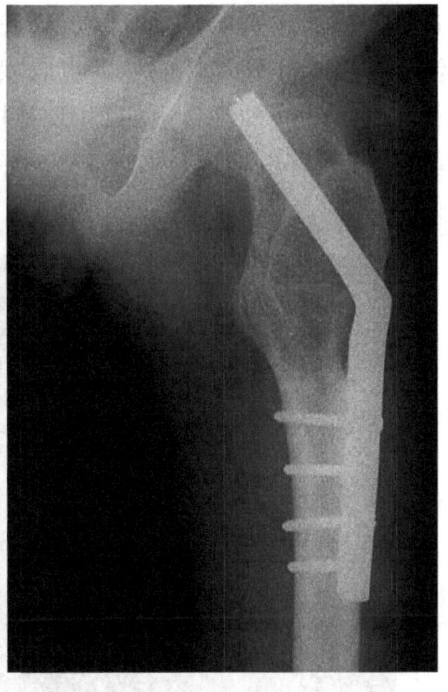

图 24-11　左侧股骨上端骨囊肿合并病理性骨折
患者男性，21 岁。行肿瘤刮除、植骨、内固定术

病理性骨折的外固定时间要相对长些，并定时拍片，调节骨折位置及观察骨愈合情况。外固定方法有骨牵引、外固定架固定、石膏或夹板固定。根据病理性骨折愈合情况来决定固定时间。通过外固定，良性病变的病理骨折可以愈合；感染性病变引起的病理骨折，给予全身抗感染治疗，能有效控制病情；恶性肿瘤辅以有效化疗，能使病理骨折稳定，有利于肿瘤局限，为进一步治疗提供有利条件。

(二) 肢体原发恶性骨肿瘤合并病理性骨折的治疗

骨肉瘤和尤因肉瘤是青少年最常见的肢体原发恶性肿瘤，也是最常引起儿童病理性骨折的肿瘤。在成年人中以恶性纤维组织细胞瘤、纤维肉瘤及软骨肉瘤最常见。老年人则以多发性骨髓瘤最多见。恶性纤维组织细胞瘤、纤维肉瘤常位于长骨骨干，主要以溶骨性破坏为主，沿骨干破坏范围较大，易合并病理性骨折。恶性骨肿瘤一旦发生病理性骨折，肿瘤组织会突破自然生物屏障，且骨折端易刺破肿瘤的组织导致出血加速肿瘤生长，并导致肿瘤扩散或沿肌间隙蔓延。如果得不到及时有效治疗，病理性骨折不可能愈合也是影响生存率及保肢的主要因素。所以对原发恶性肿瘤的规范化综合治疗是控制局部病灶，提高生存率的基础。合理选择外科治疗方法，在确保生存率不受影响的情况下，可以使患者改善患肢的功能，提高生存质量。

规范化术前的新辅助化疗是提高肢体恶性骨肿瘤的 5 年生存率的基础。20 世纪 70 年代以前，骨肉瘤及尤因肉瘤单纯外科治疗，其 5 年生存率不到 20%。近 20 年来外科和影像技术的发展以及逐渐完善规范化的化疗，使得这些恶性肿瘤的 5 年生存率提高到 60%~80%。新辅助化疗不但能够消灭微小转移病灶，缩小肿瘤体积，预防肿瘤局部复发，还能为术后选择有效的化疗药物提供依据。以往肢体的原发恶性骨肿瘤合并病理性骨折是保肢治疗的禁忌证。近年来由于化疗的发展，病理性骨折在适当外固定保护下，有效的化疗能将骨折部位的肿瘤局限，并形成一个新的外科边界，使骨折能够愈合或部分愈合，使得病理性骨折的保肢治疗成为可能(图 24-12)。英国皇家骨科医院在对一组 499 例骨肉瘤患者中调查中，其中 40 例合并病理性骨折，27 例经有效化疗后选择保肢治疗，其 5 年生存率 64%。13 例因化疗评估中达不到 CR 及 PR，不易达到局部广泛切除而选择截肢术，其 5 年生存率仅为 47%。结果显示保肢组 5 年生存率不但高于截肢组，患者还获得了较好的肢体功能。所以保肢治疗的适应证要注意多种因素，主要先要满足肿瘤外科切除边界的原则，病理性骨折不一定要截肢治疗，主要是使得保肢复发率和无病生存率与截肢相同。对于合并病理性骨折经术前化疗达不到有效控制的病例应选择截肢。截肢水平应该考虑到病理性骨折导致的局部污染的问题，必要时需行超关节离断，只有这样才能有效控制局部病灶、提高生存率。对于Ⅲ B 期的患者，合并远处转移的患者，为缓解症状，延长生存，病理性骨折可以应用外固定，局部辅助放疗控制，同时给予化疗控制处理，对于转移灶的处理也应积极。在我们一组 68 例四肢骨肿瘤导致的病理性骨折治疗病例中，我们根据导致的病理性骨折的病因、骨折部位及骨折移位情况，选择不同的外科治疗方法，获得了疼痛缓解和局部肿瘤较好的控制(图 24-13,14)。

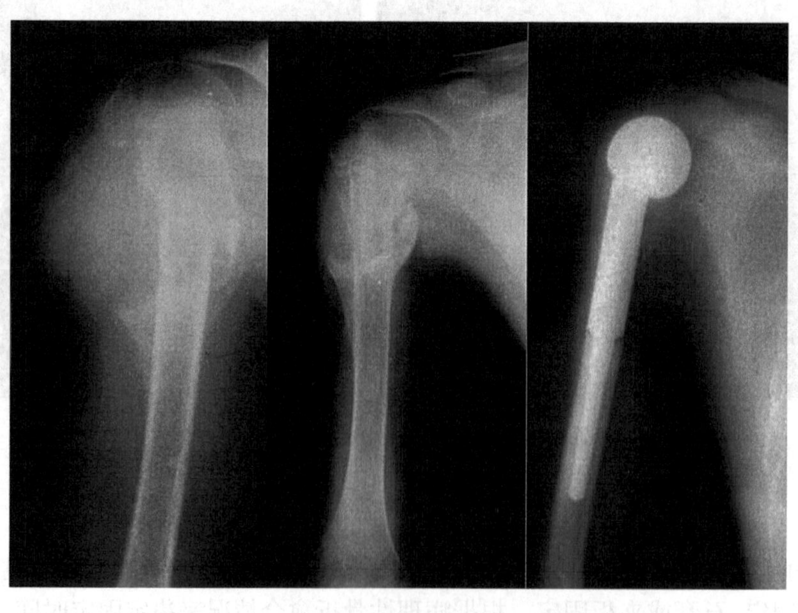

图 24-12 右肱骨上端骨肉瘤，合并病理性骨折

患者男性，12 岁。经化疗后软组织肿块明显缩小，骨折愈合，行肿瘤瘤段切除，特制肱骨上端假体置换

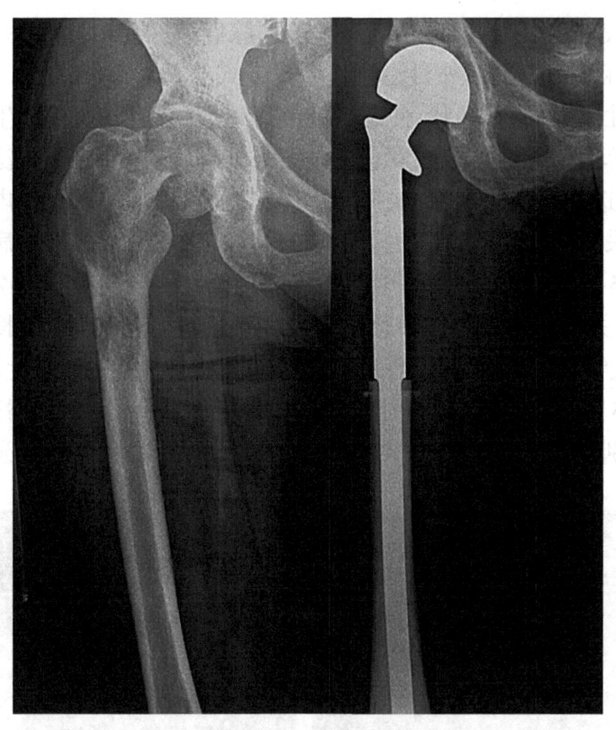

图 24-13　右股骨上端软骨肉瘤

患者女性，46 岁。行肿瘤广泛切除，特制人工关节置换术

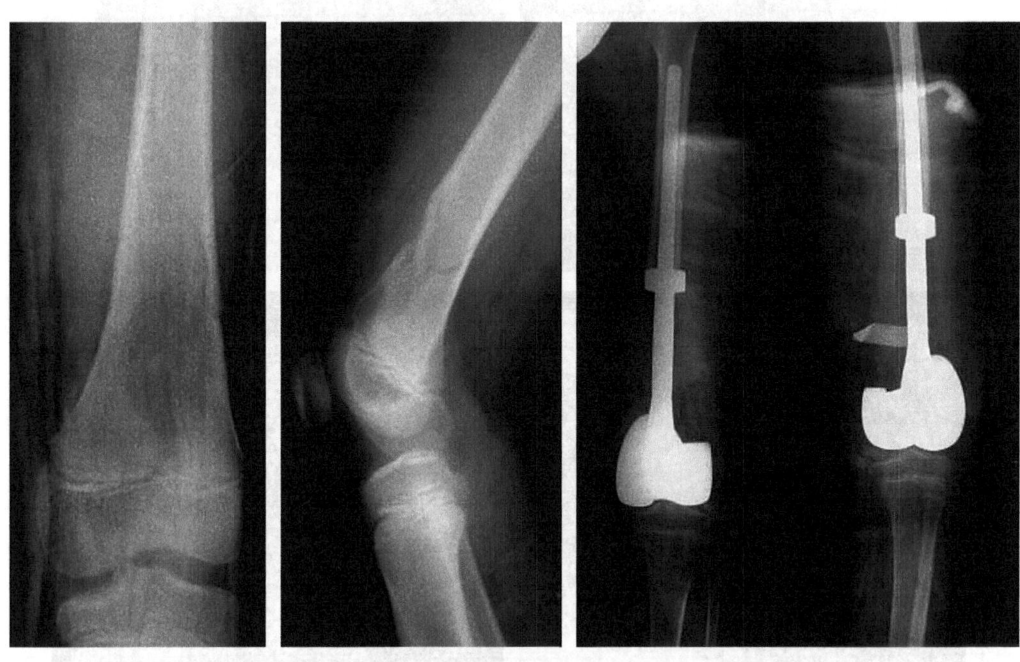

图 24-14　右股骨下端骨肉瘤，合并病理性骨折

患者女性，11 岁。行系统化疗后行肿瘤瘤段切除，特制半关节假体置换

(三) 肢体转移癌合并病理性骨折的治疗

肢体转移癌最好发于股骨近端及肱骨近端。而发生病理性骨折的则以下肢多见，尤以粗隆间及股骨颈为多。主要与承重及应力有关。骨折后患者丧失功能，不能行走，伴有剧烈的疼痛，严重影响生活质量，并发症多。所以对肢体转移癌导致病理性骨折应积极选择外科治疗，但要注意结合患者的一般情况，评估患者对手术及麻醉的耐受性，预计患者的生存期，并对原发病的性质、治疗情况及预后进行相关分析。如

果患者原发病明确，预后较好，如甲状腺癌、乳腺癌、前列腺癌、肾癌等都应积极治疗。患者预计生存期超过3个月，可耐受手术及麻醉都应选择外科治疗。手术方式与预后有相关性，主要达到延长生存期、控制局部肿瘤、恢复骨的连续性，缓解局部症状、使患者能够行走或生活自理，提高生存质量的目的。不同部位所选择的手术方案不同，单发转移灶可按原发恶性肿瘤来处理，选择临界或广泛切除，并进行相应重建，多发转移合并病理骨折可以选择病灶内刮除，缺损应用骨水泥填充，并辅以坚强内固定。具体部位选择的重建方法不同，肱骨上端多采用肿瘤切除特制肱骨上端假体固定；肱骨干多采用病灶刮出、骨水泥填充、髓内针或钢板内固定（图24-15）；肱骨中下1/3病理性骨折应用两枚克氏针交叉固定；肱骨远端及尺骨近端病理性骨折则可选择特制肘关节固定。下肢转移癌导致的病理性骨折的治疗，股骨颈部位多选择双动头的特制长柄股骨上端假体置换（图24-16）；粗隆间病理性骨折，可选择特制股骨上端假体置换，也可病灶内刮除，填以骨水泥，应用DHS或γ钉固定；股骨干或上1/3骨折多选择骨水泥+髓内针固定。股骨下端及胫骨上端的病理性骨折，特别是累及关节面，单纯应用内固定无法牢固固定，则选择特制肿瘤性人工膝关节

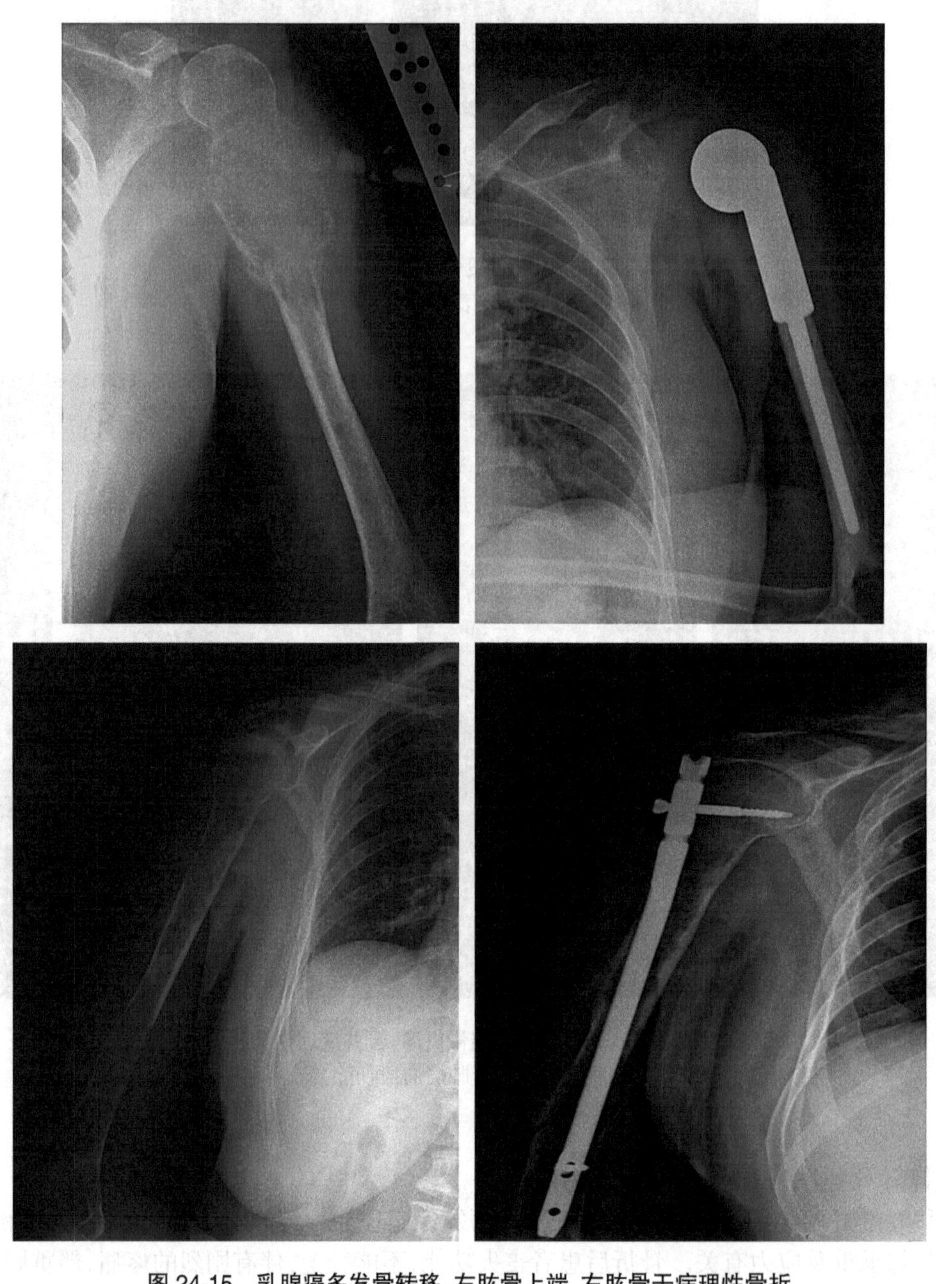

图24-15 乳腺癌多发骨转移，左肱骨上端、右肱骨干病理性骨折

患者女性，62岁。分别行左肱骨上端肿瘤切除、特制人工关节置换，及右肱骨中段病灶刮除，骨水泥填充，髓内针内固定术

置换(图 24-17)。总之,转移癌导致四肢的病理性骨折进行外科治疗,必须严格把握手术适应证,确保手术疗效。对于手术方案的选择及切除方法、重建方法要进行详细的评估和计划。手术尽可能的创伤小,内固定要坚固可靠,使患者能早期下地,生活自理,达到延长生命及提高生存质量的目的。

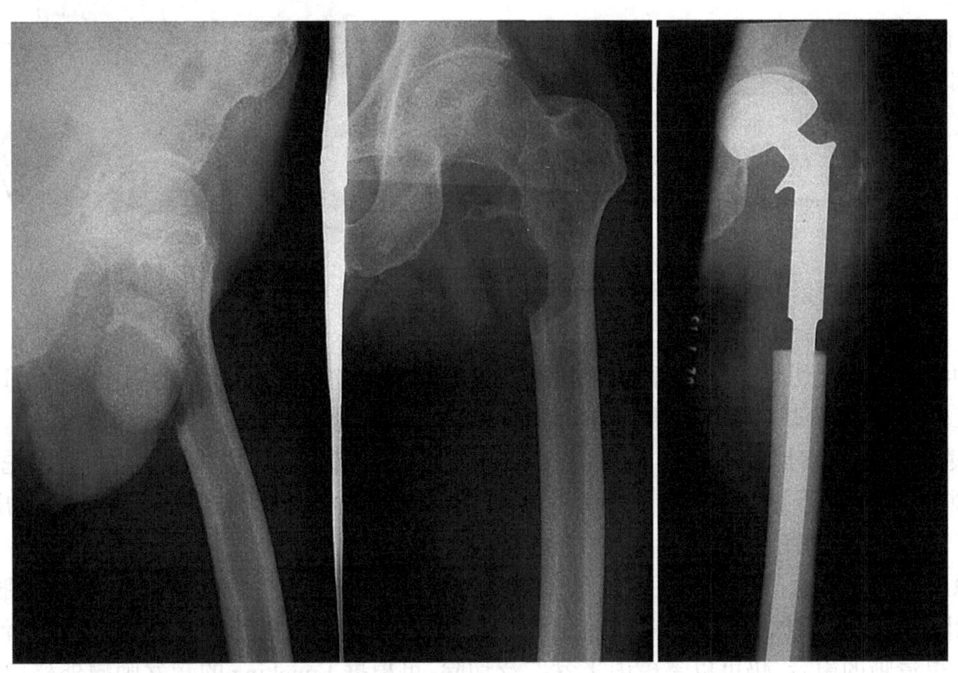

图 24-16 肾癌左股骨上端转移,合并小粗隆撕脱骨折

患者男性,68 岁。行肿瘤切除,特制人工关节置换

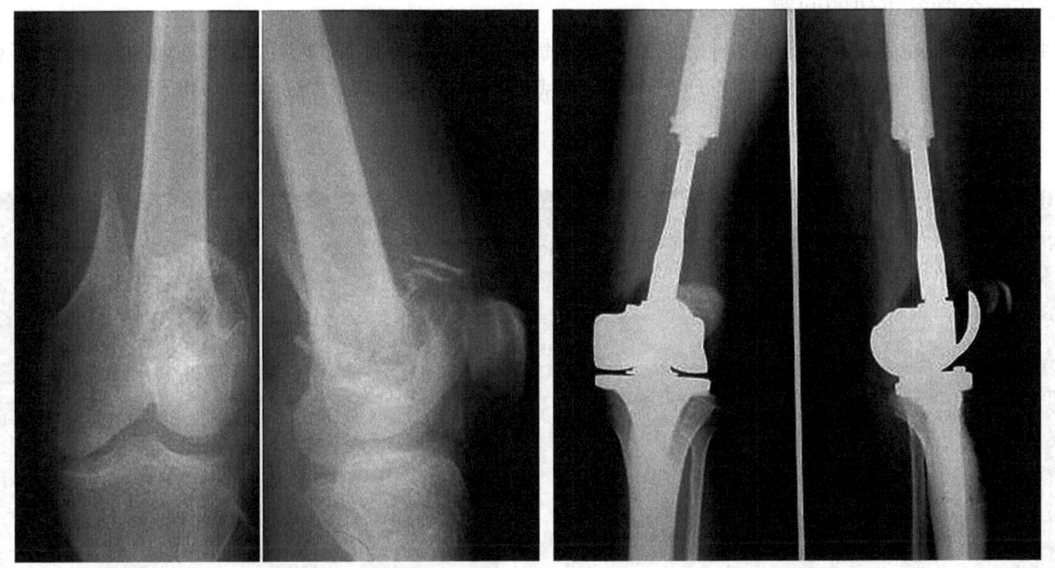

图 24-17 乳腺癌右股骨中下段转移,合并病理性骨折

患者女性,54 岁。行肿瘤切除,特制人工关节置换

(四) 骨盆病理性骨折的治疗

骨盆病理骨折的切除方案取决于病理。对于多数良性肿瘤,可考虑边缘或囊内手术。恶性肿瘤应考虑广泛切除术。对于转移性肿瘤,则需要进行系统而详细的评估,多数病例可实施简捷而有效的病灶刮除术,对于少数患者,如肾癌孤立性骨转移,也应考虑广泛切除,至少是边缘切除术。骨盆病理性骨折在骨折移位不明显时容易漏诊。如果有条件行三维 CT 重建,则可以清楚地看到骨折的类型和病变的范围。

改良 Enneking 骨盆肿瘤外科分区:按肿瘤侵及髋骨的三个主要部位,将骨盆分为四个区(图 24-18)。

Ⅰ区 髂骨区。髂骨切除,从骶髂关节至髂骨颈切除部分或全部髂骨,适用于侵及髂骨翼和其邻近的软组织肿瘤。

Ⅱ区 髋臼及其周围区。髋臼周围切除,切除整个髋臼和邻近的髂骨颈部、坐骨支和耻骨支,适用于侵及髋臼以及周围的恶性骨肿瘤。

Ⅲ区 耻坐骨区。依据肿瘤侵及部位可部分或全部切除耻骨、坐骨和部分髋臼,保留髋臼顶部及内侧壁。

Ⅳ区 髂骨翼肿瘤累及骶骨,手术是需要同时切除骶骨翼。

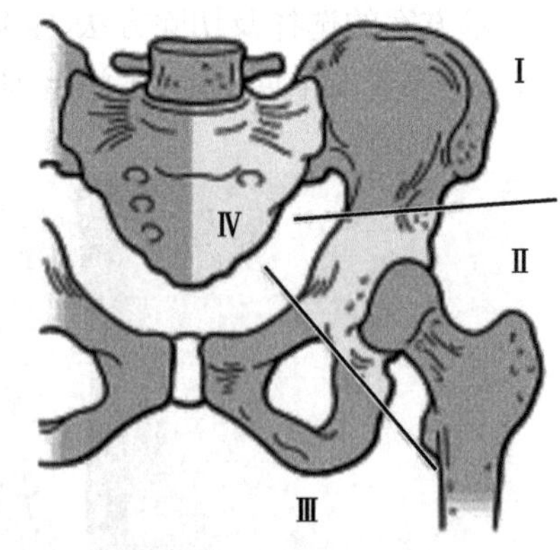

图 24-18 骨盆分区示意图

为使肿瘤达到广泛切除,上述各种类型切除方式可以结合应用,如Ⅱ区髋的周围切除可以与Ⅰ区髂骨切除或Ⅲ区坐、耻骨切除联合应用。由于力学原因,骨盆的病理骨折多发生在Ⅱ区和Ⅳ区。

1. 原发肿瘤病理性骨折的治疗 良性骨盆病变出现病理性骨折时,多数作者认为可以先行给予保守治疗,绝对卧床,同时给予患肢牵引。部分患者可以出现骨性愈合。这时候行手术治疗,术中出血少,肿瘤切除边界好,减低肿瘤复发率,同时可以有效地保留髋关节功能。

恶性原发性骨盆肿瘤出现病理性骨折时,多伴发髋关节中心型脱位,即便马上行半盆截肢术,术中也很难广泛切除边界。可根据肿瘤类型给予放化疗。仔细评估肿瘤的辅助治疗效果。对于辅助治疗效果好,肿瘤边界变得清晰的患者,仍可以考虑内半盆广泛切除,可根据 Enneking 的骨盆肿瘤外科切除方法进行手术治疗,与四肢其他部位一样保肢不以牺牲外科边界为原则。必须注意,对于多数患者,半盆截肢术依然是一个明智的选择。患者可以获得更安全的外科边界降低手术中风险,降低手术后并发症。对于保肢患者,存在一个骨盆重建的问题。

髂骨肿瘤,仅需要切除部分髂骨翼时,如果不影响骨盆环的连续性,不需要常规地进行骨移植重建。但是当全部的髂骨均被切除以后,骨盆环中断,造成的骨缺损则需要进行重建。根据术者的习惯,可以应用钉棒系统 + 植骨或骨水泥重建(图 24-19)。

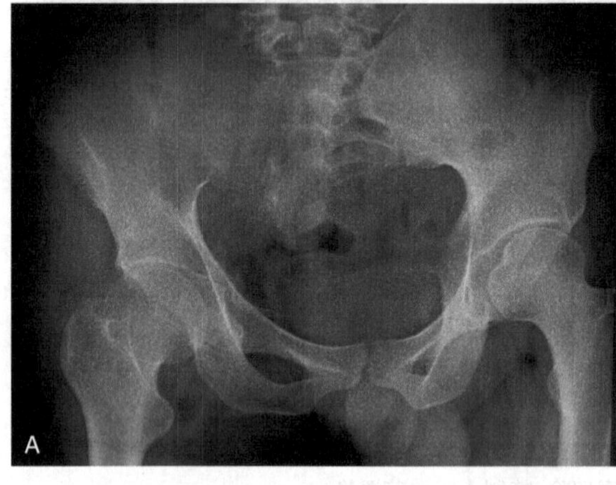

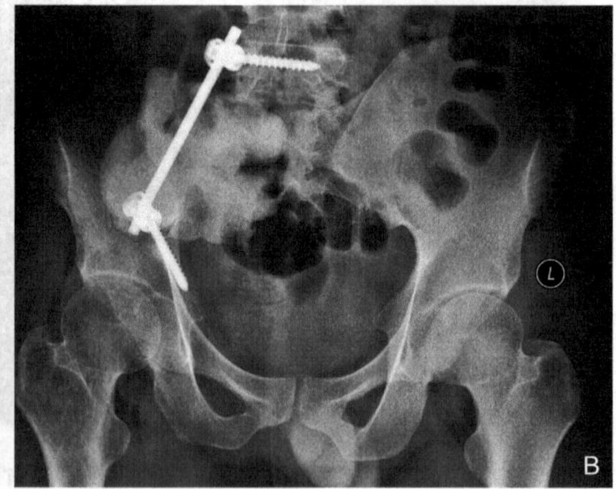

图 24-19 骨盆Ⅰ Ⅳ区肿瘤

男性,20 岁。骨盆Ⅰ Ⅳ区骨巨细胞瘤,骨盆环结构破坏,不连续,行肿瘤切除,骨水泥填充,辅以钉棒固定加强

累及髋臼的肿瘤切除后,重建髋臼骨缺损对骨科医师来讲是一个挑战。我们应用的方法有人工半骨盆置换、异体骨 + 全髋置换、马鞍式关节、髂股或耻股融合甚至旷置术。具体的操作方法及适应证选择见我科相应专著。目前常用选择的重建方式以组配式人工半骨盆为多,重建技术相对简单,近期疗效满意,远期效果尚在随访中(图 24-20)。

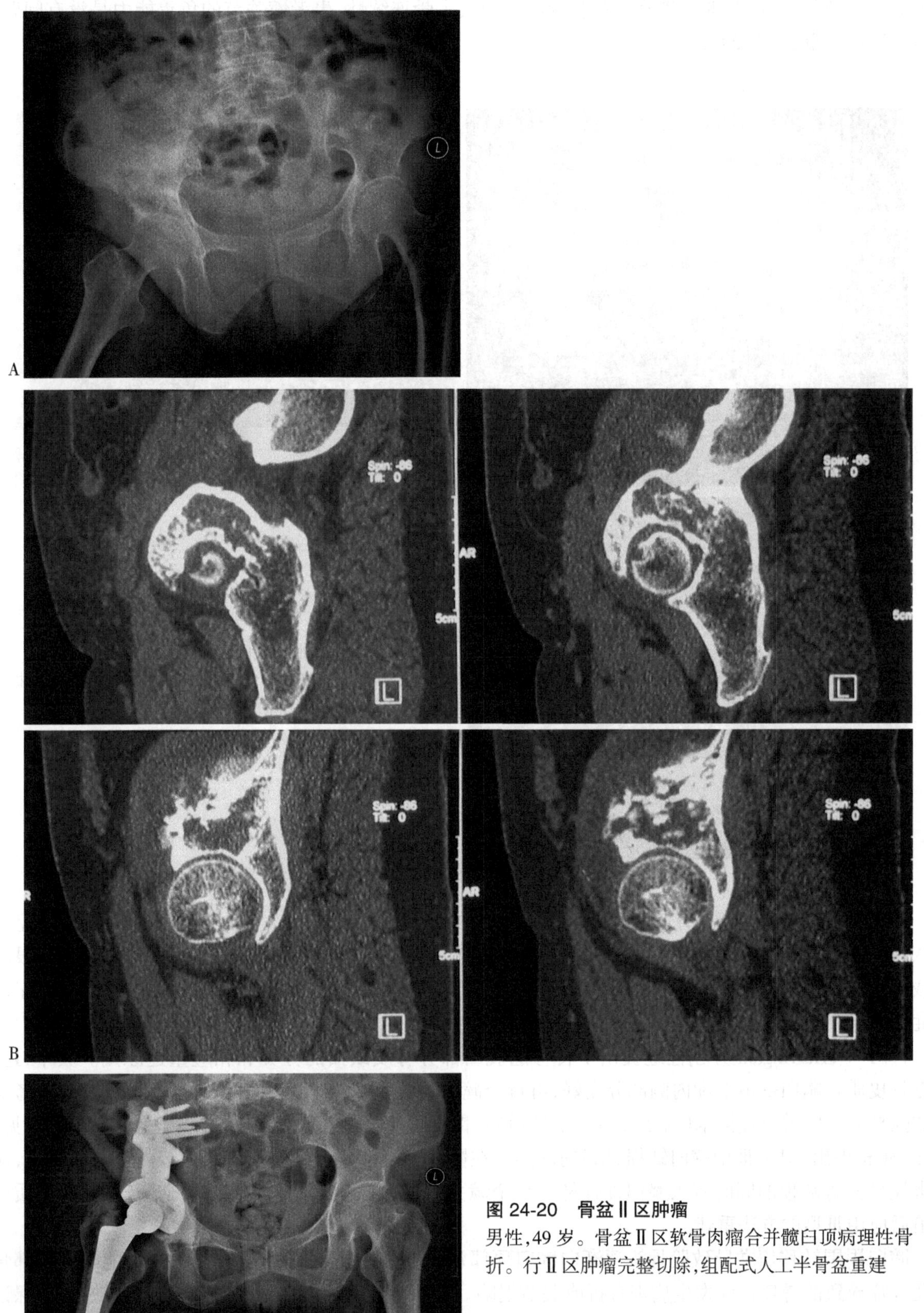

图 24-20　骨盆Ⅱ区肿瘤

男性,49 岁。骨盆Ⅱ区软骨肉瘤合并髋臼顶病理性骨折。行Ⅱ区肿瘤完整切除,组配式人工半骨盆重建

骨盆坐骨耻骨区的肿瘤切除术后，从传导体重的角度讲，不必进行重建(Enneking 和 Dunham，1978)。如果骶髂关节是完好的，即使骨盆环在耻骨联合处失去骨连续性，患者髋关节的负重能力是没有问题的。不需要进行骨重建(图 24-21)。

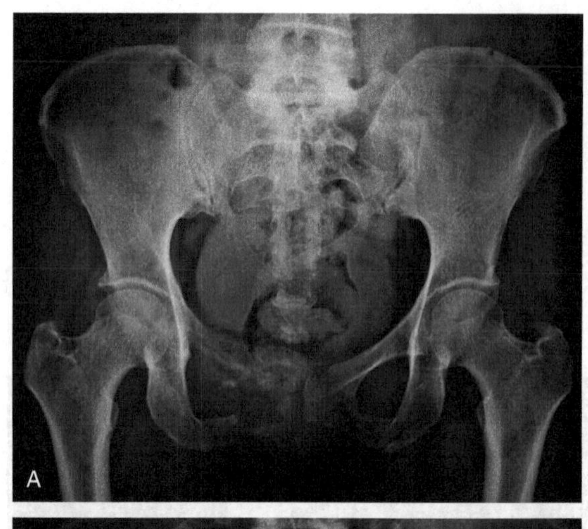

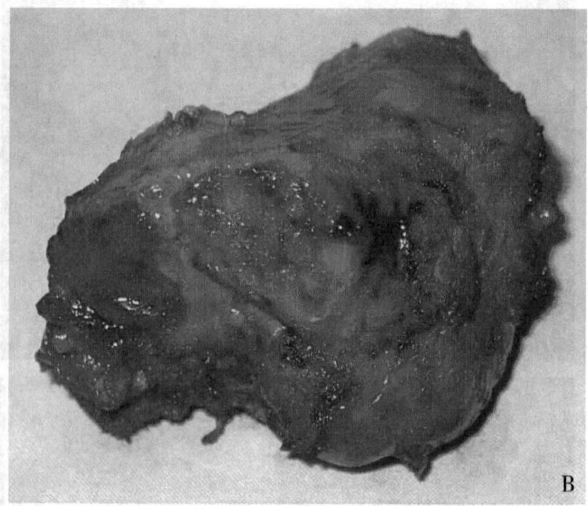

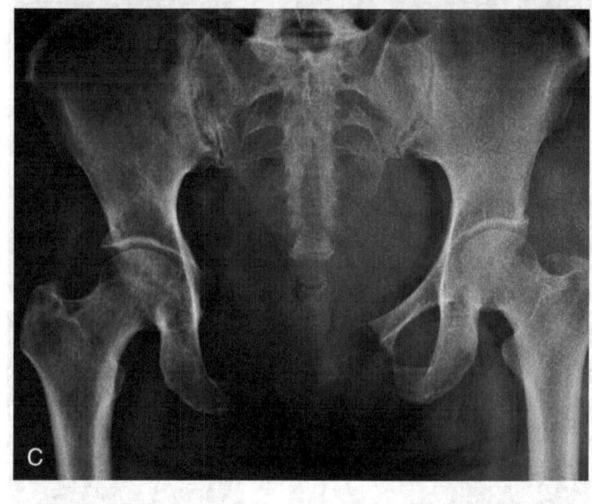

图 24-21 骨盆Ⅲ区肿瘤

女性，36 岁。耻坐骨软骨肉瘤，Ⅲ区破坏，合并病理性骨折，行局部广泛切除，未重建

2. 转移癌以及淋巴瘤、骨髓瘤　骨盆是转移瘤的好发部位。与原发骨肿瘤不同，转移瘤的控制主要依赖于放、化疗或激素治疗。但髋臼周围的转移瘤通常可导致严重疼痛和髋关节功能障碍，限制负重或单纯放疗均不能缓解。对于骨盆破坏后导致严重疼痛和行走困难的患者，常需要外科治疗以缓解症状。

1981 年，Harrington 开创性地提出了转移癌髋臼部分骨质缺损的分类和相应重建原则。其中，I型为侧方骨皮质及髋臼壁顶部和内侧部分完好，可行全髋关节置换术；Ⅱ 型为髋臼壁内侧部分缺损，可考虑髋臼加强杯 + 全髋关节置换术(图 24-22)。Ⅲ 型：侧方骨皮质及髋臼壁顶部缺损，这一型是临床上最常见的。Harrington 提出，对于Ⅲ型髋臼缺损，切除肿瘤后，在髂骨上半部残留骨质及骶髂关节内钉入斯氏针，应用骨水泥填充骨缺损的同时置入髋臼加强杯并行全髋关节置换(图 24-23)。Ⅳ型：整个髋臼切除，骨质灭活再植后应用Ⅲ型的方法重建。

髋臼周围转移瘤常导致股骨头逐渐向髋臼顶部及内侧移位，即便进行了放疗后仍可能因为局部骨破坏及放疗导致的骨坏死而发生病理骨折或关节塌陷。外科重建时需要保留髋关节，修复骨缺损，以保证向脊柱方向的力量传导。外科手术重建应有别于原发肿瘤，由于是肿瘤晚期，转移瘤切除或刮除后，要求采用简单、迅速稳定的方法进行骨盆和关节重建。且多数为多发转移，以姑息性手术为主要处理原则。手术多采用刮除、而非大块切除手术。为达到这些目标最佳的选择是采用骨水泥型的全髋置换，带翼网杯重建髋臼缺损等。不宜采用关节融合、异体骨移植、瘤骨灭活再植等重建髋臼肿瘤切除后骨缺损，因为上述方

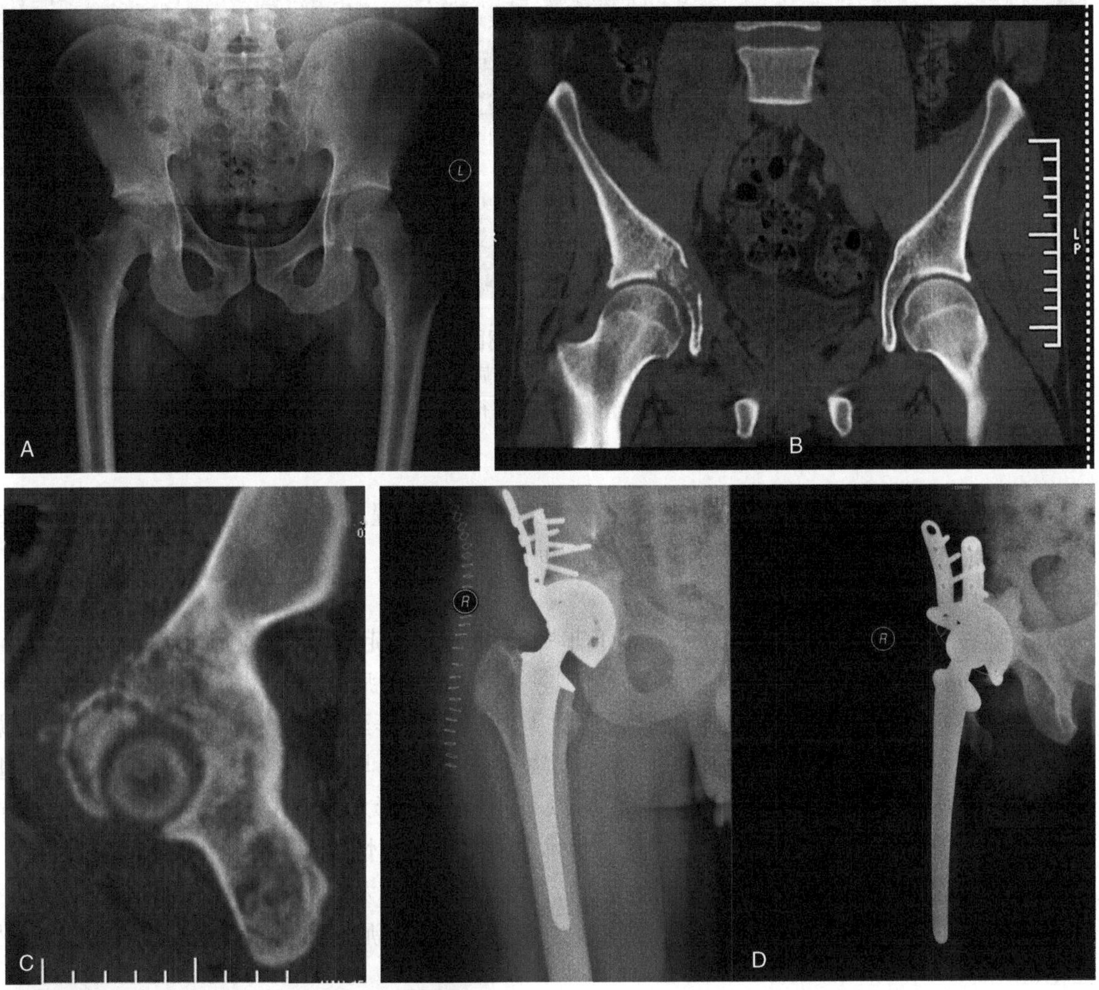

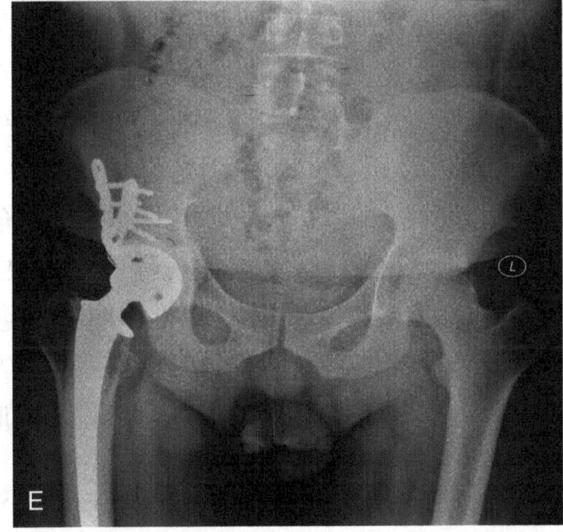

图 24-22　髋臼及其周围骨质破坏

男性,26岁。多发骨破坏,右骨盆肿瘤。CT可见髋臼骨质破坏及骨折,病理证实为非何杰金淋巴瘤:弥漫大B细胞淋巴瘤,非生发中心来源。切除肿瘤后,行带翼网杯+全髋关节置换手术。术后1年随访,髋臼内置物无松动断裂

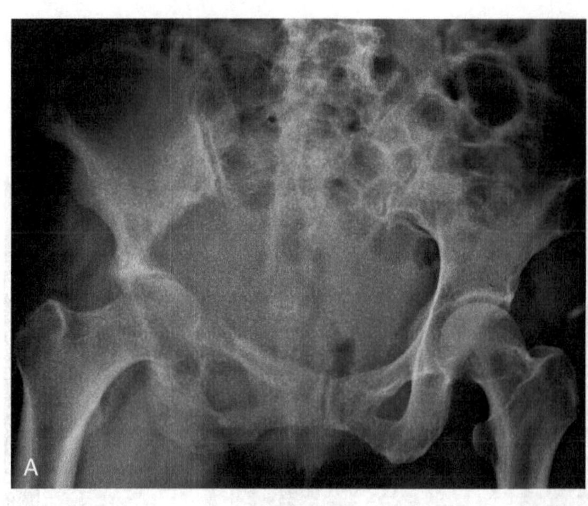

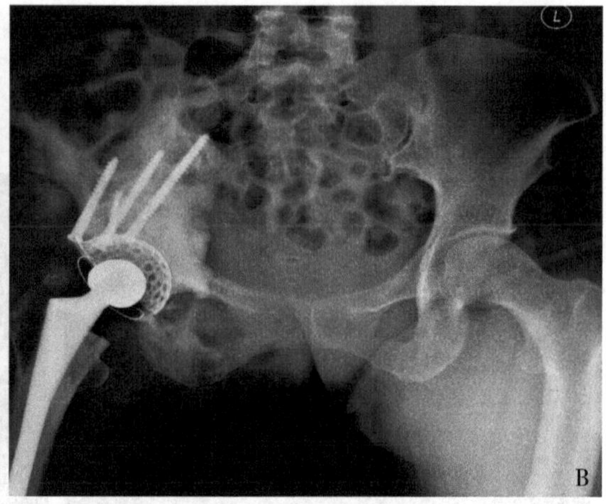

图 24-23 髋臼及其周围骨质破坏

女性,56 岁。乳腺癌骨盆转移,Ⅱ区破坏,合并病理性骨折,中心脱位,行肿瘤切除,长钉加骨水泥填充重建骨盆环,并行网杯 + 全髋关节置换

法复杂、骨愈合时间长、并发症多;应尽量避免需要骨性愈合的过程。可采用斯氏针、钢板、钉棒系统等联合应用骨水泥重建髋臼及髋关节。术后继续给予辅助治疗。

(五) 脊柱病理性骨折的治疗

1. 非肿瘤性脊柱病理性骨折的治疗　对于非肿瘤性病变引起的脊柱病理性骨折,首先要绝对卧床,针对原发病进行治疗。如为甲状旁腺功能亢进,切除原发肿瘤,结核行系统抗结核治疗。同时给予补钙,增强骨愈合能力。可选择二磷酸盐及降钙素如密盖息等药物治疗,促进骨折修复。根据脊柱骨折是否造成脊柱不稳定及神经脊髓压迫情况来决定选择手术与否。若有神经脊髓压迫、严重不稳定应选择手术减压并进行相应的内固定术,也可以采用椎体成形术,应用撑开器恢复椎体高度或球囊将压缩的椎体撑开,缺损处可以填充骨水泥。手术创伤小,病理性压缩骨折经撑开后填以骨水泥,能很快使骨折椎体坚固,术后第 2 天即可下地活动,是骨质疏松症及其他类肿瘤病变较好的治疗选择。应注意椎体后缘的完整性,在 G 形臂透视下完成手术,避免骨水泥外渗进入椎管压迫脊髓或进入血管造成栓塞。

2. 脊柱原发良性骨肿瘤的手术治疗　脊柱良性骨肿瘤及类肿瘤疾患累及椎体引起椎体病理性骨折主要表现为脊柱不稳定、疼痛、肿瘤压迫神经根或脊髓引起相应症状,造成截瘫或不全截瘫。手术的主要目的是缓解症状、解除神经根及脊髓压迫、恢复脊柱系列,坚固脊柱。手术入路主要根据病变的侵袭情况、范围,以及患者的症状体征加以选择。以 MRI 作为术前评估入路以及选择重建内固定方法的重要参考。单纯椎体的病理性压缩骨折可以选择单纯前入路、病灶内分块切除肿瘤。尽可能彻底切除肿瘤,并充分解决对脊髓及神经根的压迫。椎体缺损可应用植骨(自体大块髂骨)或人工椎体、钛网加植骨重建骨缺损,颈椎可选择前方钢板固定,腰椎可选择侧前方钢板或钉棒系统固定(图 24-24)。重建缺损椎体时要注意恢复椎体高度,内固定时注意适当地加压防止椎体重建物的滑移。当破坏椎体累及附件,单纯前入路无法切除肿瘤或减压时,则选择前后联合入路,彻底切除肿瘤充分减压,严重不稳定时选择前后联合入路,以加固脊柱的稳定性。

3. 脊柱原发恶性骨肿瘤的外科治疗　脊柱原发恶性骨肿瘤的治疗难度较大,手术难以达到广泛切除,外科切除大多数仅能达到囊内的分块切除。若肿瘤对放、化疗不敏感,或术前术后不能配合放、化疗,则局部控制率及 5 年生存率均不如肢体原发恶性骨肿瘤。应用于肢体肿瘤的 Enneking 外科分期系统在脊柱也不适用。目前脊柱分期多采用美国的 WBB 分期及日本的 Tomita 分期系统。WBB 将脊柱肿瘤划分为 12 区,根据肿瘤的浸润情况来选择手术入路及切除范围及重建方法。对脊柱原发恶性骨肿瘤合并病理性骨折要做到肿瘤广泛切除很困难。由于脊柱肿瘤所在部位的特殊性,为了避免损伤前方的血管

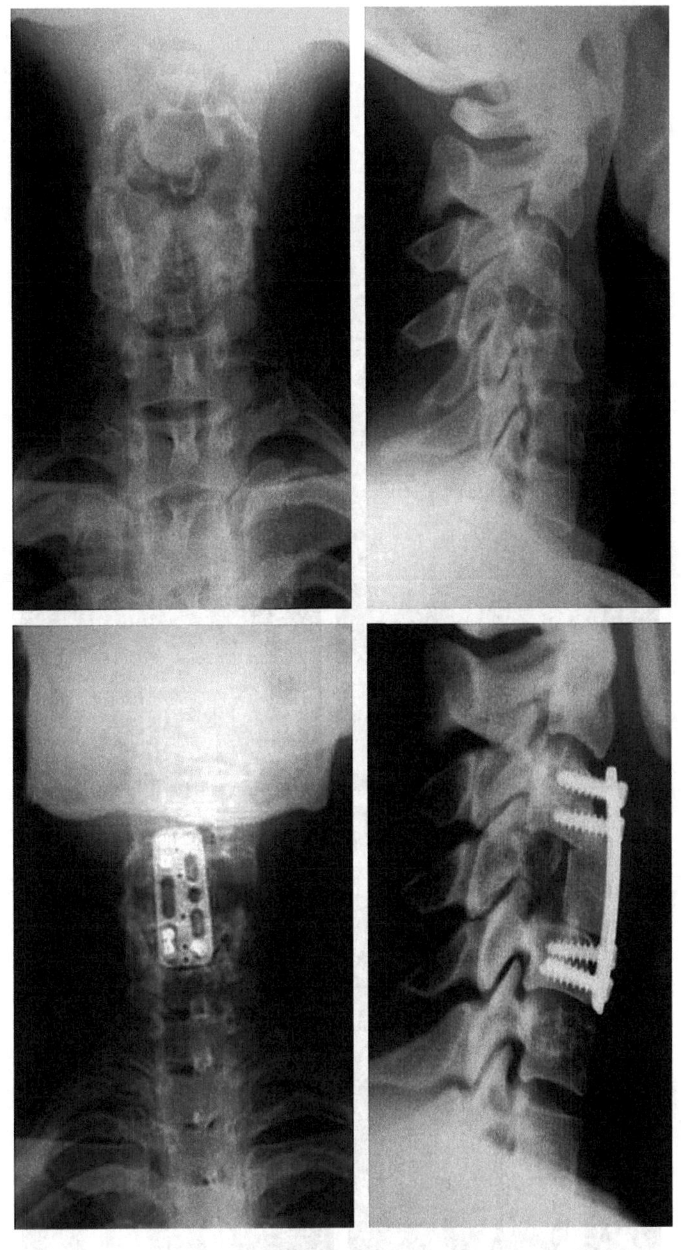

图 24-24 C_4 骨巨细胞瘤，合并病理性骨折

患者女性，38 岁。行前方肿瘤切除，植骨，钢板内固定

和重要脏器，后方的脊髓和侧方的神经根，即使做全椎体切除也要从椎弓根处截断，有污染的可能性。尤其对有脊髓明显压迫或者肿瘤突破椎体形成较大软组织肿块的病例，很难达到完整广泛切除，通常要分块囊内切除。缺损的椎体可用人工椎体或钛网进行重建，并根据脊柱的稳定情况，选择前路或前后路联合固定（图 24-25，26）。术后两周根据肿瘤对放、化疗的敏感情况，选择辅助放化疗，以达到对局部肿瘤的最好控制。

4. 脊柱转移癌病理性骨折的治疗 脊柱转移癌病理骨折在实施外科治疗前，首先要对其进行分期和评估来确定是否选择外科治疗。目前常用的分期和评估方法有 Tomita 脊柱转移癌预后评分系统，包括三项预后因素：原发肿瘤的生长速度、内脏转移情况和骨转移灶数目。Tomita 外科分类的概念，根据脊柱解剖为分五个区：椎体区（1 区）、椎弓根区（2 区）、椎板、横突和棘突区（3 区）、椎管内硬膜外区（4 区）和椎旁区（5 区），结合 Ennecking 外科分期系统，按病灶受累的顺序和范围进行外科分类为三类七型。

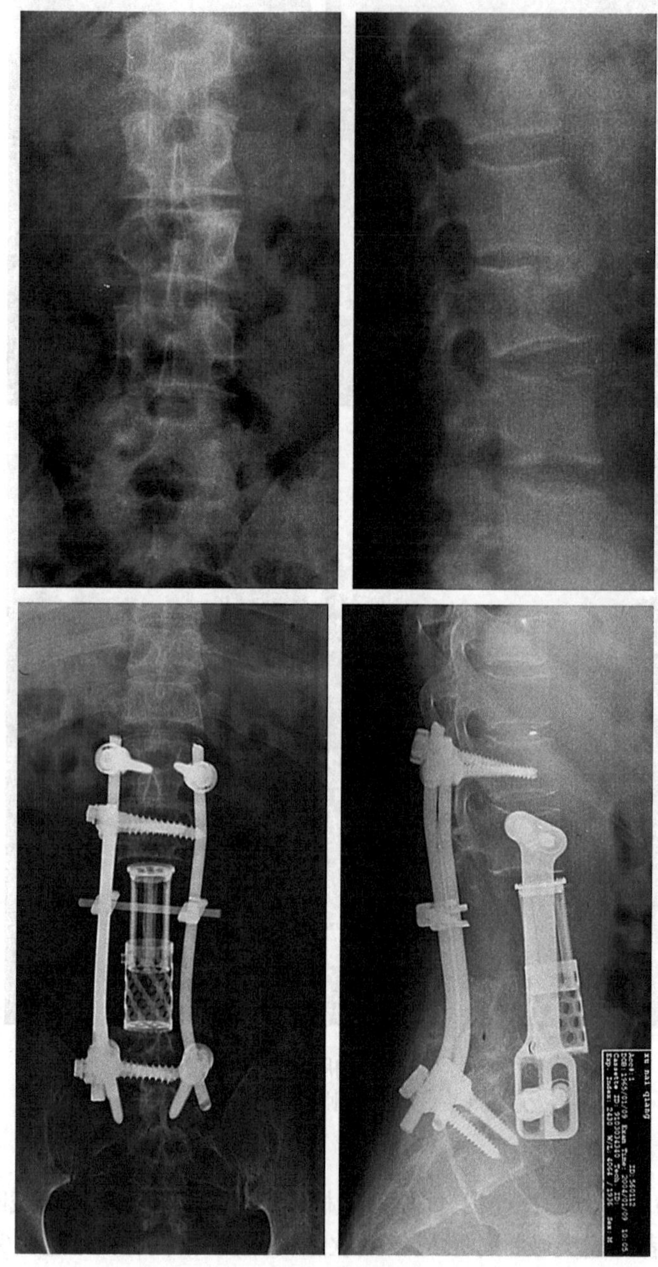

图 23-25 $L_{3、4}$ 神经纤维肉瘤，前后路联合

患者男性，42 岁。行前锥体切除，前方人工锥体重建，钢板内固定，后方行椎弓根钉固定

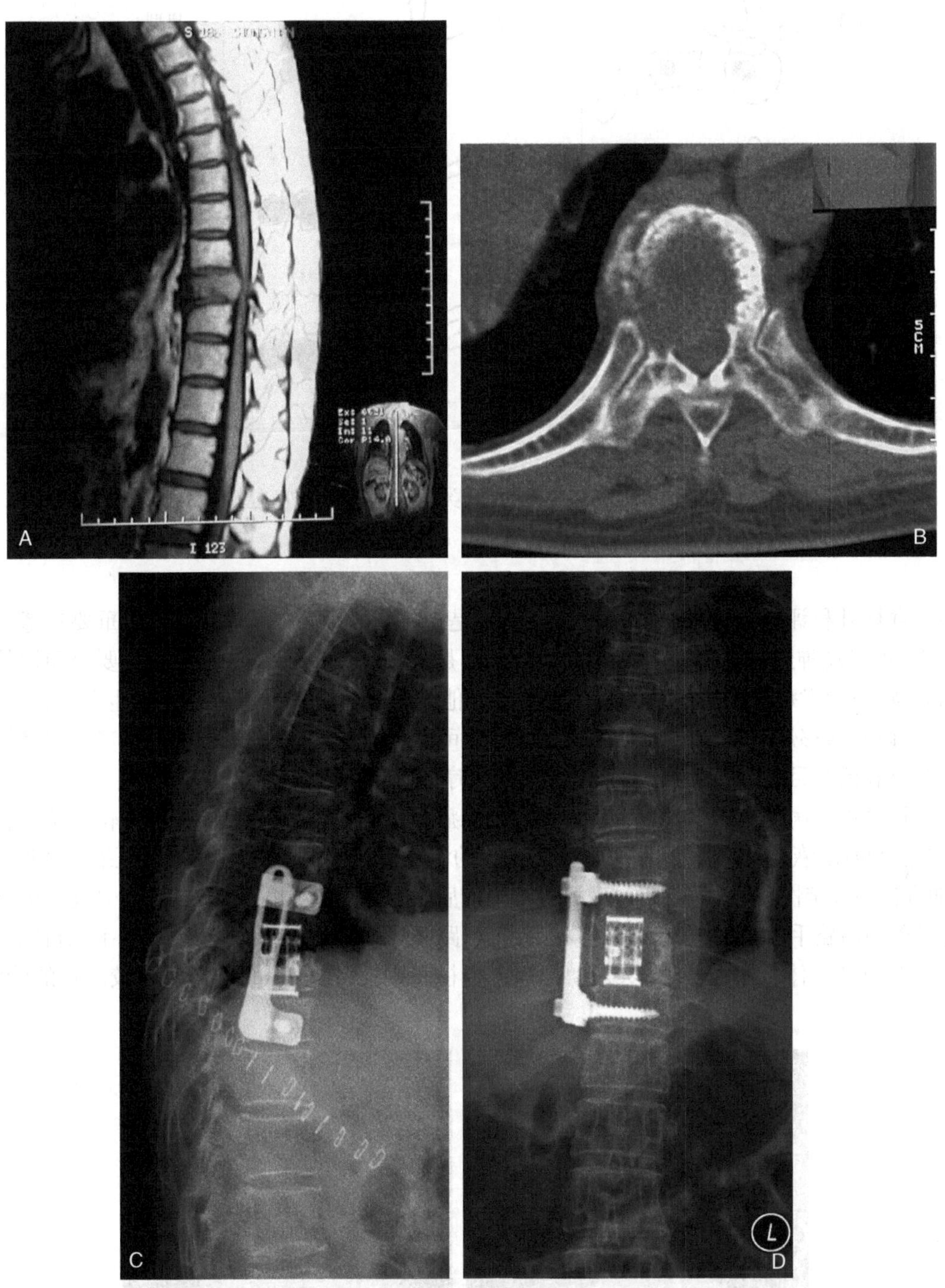

图 24-26 T_7 浆细胞肉瘤，合并病理性骨折

患者女性，63 岁。行前方肿瘤切除，人工椎体重建，钢板内固定

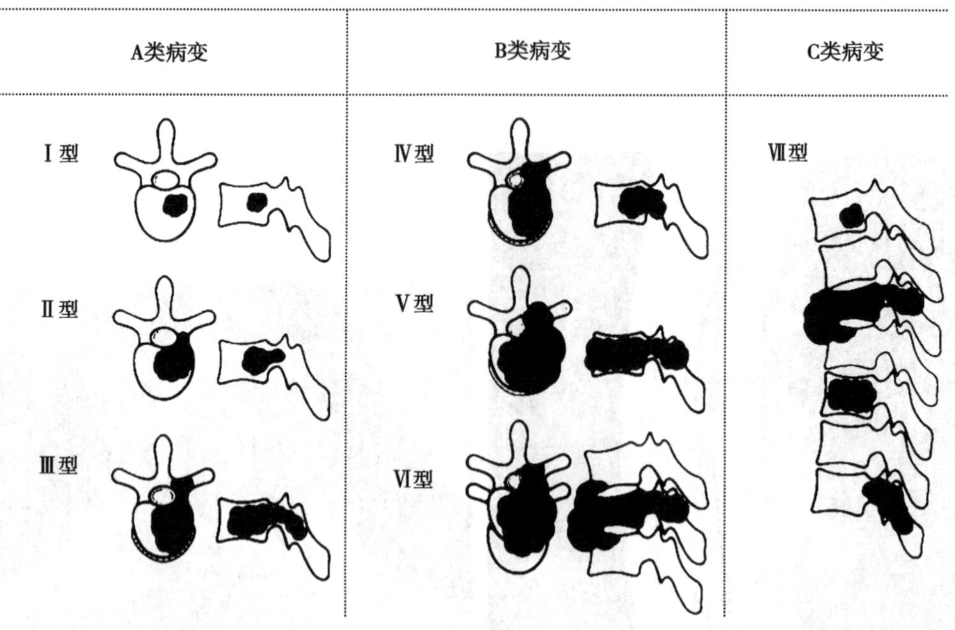

A 类病变局限在椎骨皮质内，包括Ⅰ、Ⅱ、Ⅲ型；B 类病变累及椎骨外，包括Ⅳ、Ⅴ、Ⅵ型；C 类病变为多发或跳跃病灶，包括Ⅶ型

Tomita 脊柱外科评估、分期系统被认为较客观，是选择是否手术，行何种手术的重要参考。另外脊柱病理性骨折，若出现神经根脊髓压迫，严重不稳定，则是选择外科治疗的重要指征。要全面评估是否能耐受手术和麻醉，对原发病灶明确的病例是否合并有其他主要脏器转移。患者的预计生存期，原发病对综合治疗的反应，以及转移灶出现与原发病的发病间隔时间，都是选择治疗方案的重要参考。患者及家属对治疗结果的要求和治疗目的，对预后的了解也是选择治疗的重要因素。

脊柱转移瘤椎体病理性压缩，累及单个节段，临床症状也表现为单节段的症状和体征，应选择前方入路切除病灶，充分减压，恢复脊柱强度，坚强内固定为主的治疗（图 24-27）。单纯的椎体压缩若选择后方入路减压，可增加脊柱不稳定性。合并后方附件破坏可选择前后联合入路。若相邻节段有多个压迫，患者情况较差，也可以选择单纯后路手术解决压迫，改善症状，并行后路坚强的椎弓根内固定，以达到手术目的。椎体破坏可行闭合或开放的椎体骨水泥成形术，来增强前方脊柱坚固性，以较小的创伤获取较满意的治疗效果（图

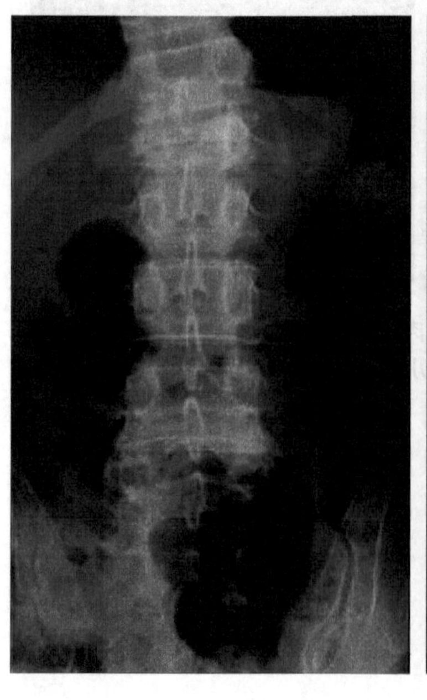

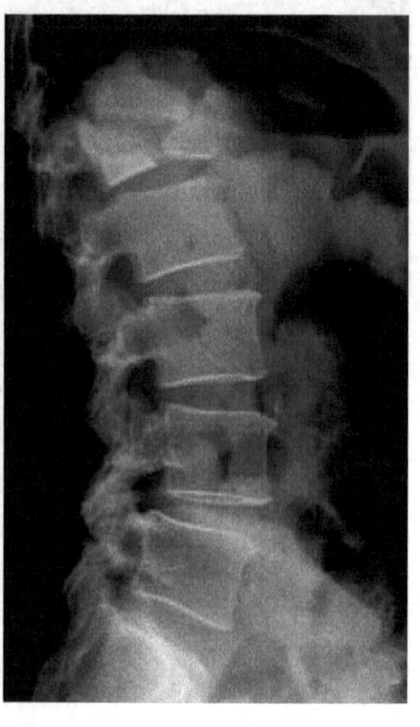

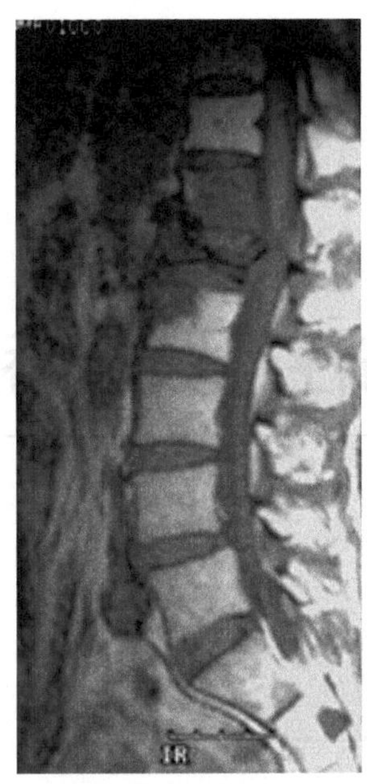
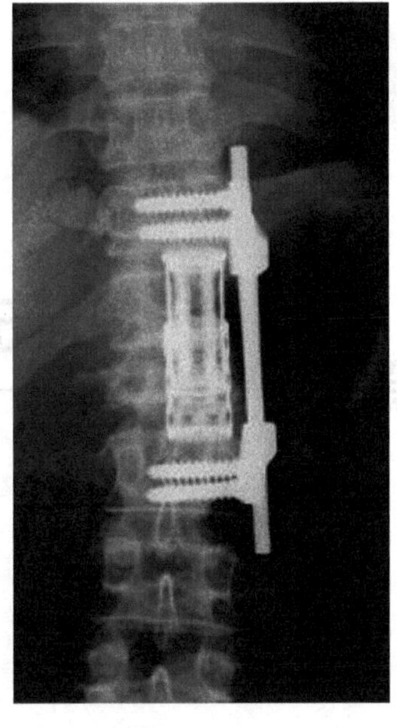

图 24-27　$T_{12}L_1$ 转移性腺癌，合并病理性骨折

患者男性，62 岁。不完全截瘫，行侧前方肿瘤切除，人工椎体重建，双棒 VentroFix 内固定

24-28）。术后 4 周，局部辅以放疗，根据原发病变性质也可以辅以化疗或免疫治疗，以提高局部控制率和生存率。对于一般情况较差，不能耐受手术的病例，则应绝对卧床休息，行放化疗或其他保守治疗来控制症状。

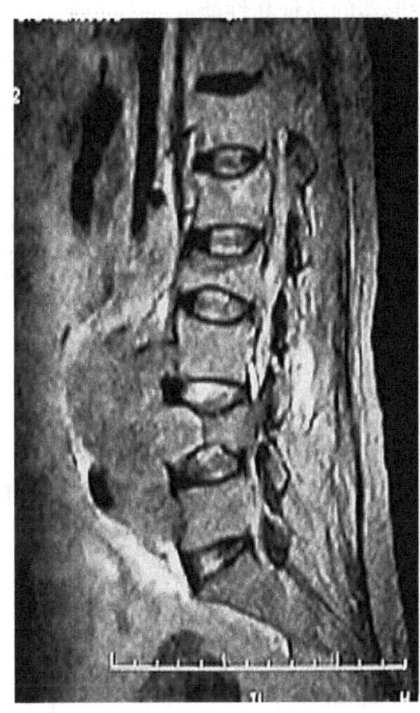
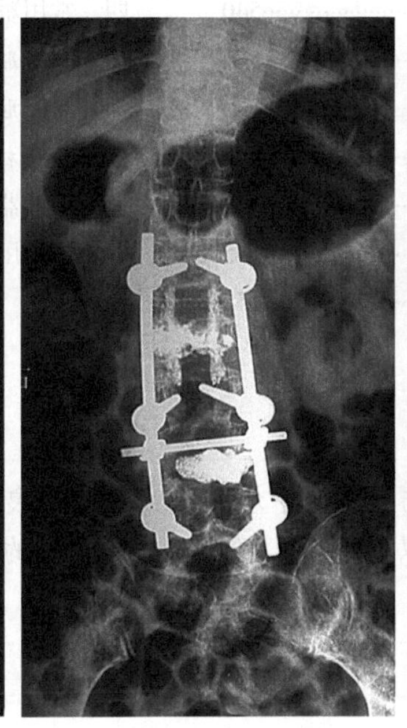
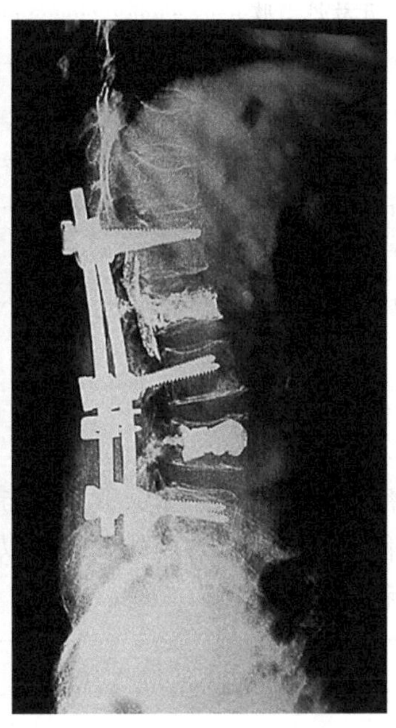

图 24-28　乳腺癌，腰椎多发转移

患者女性，56 岁。$L_{2\text{-}4}$ 病理性骨折，不完全截瘫，行后路减压，椎弓根钉固定，$L_{2\text{-}4}$ 椎体成形术

总之，对肢体、脊柱病理骨折的治疗，要根据病理骨折的病因、骨折的部位、骨折的移位情况以及对其他综合治疗的敏感性来全面评估，并对预后进行分析，选择合理的治疗方案。非手术的保守治疗，针对病因的治疗，以及根治性截肢都是必要的。合理的外科治疗，不但能使骨折愈合，骨缺损得到最合理的重建，而且患者很快能获得局部稳定性，获得好的功能，对延长生存期，提高生活质量也是最主要的治疗手段。

（杨荣利）

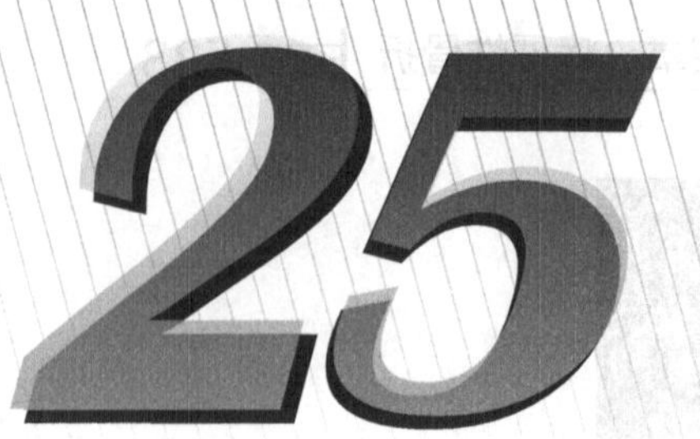

第二十五章 外伤性截肢及矫形器

FRACTURES AND JOINT INJURIES

第一节 外伤性截肢······534
一、截肢概论······535
（一）外伤性截肢的适应证······535
（二）对外伤肢体截肢与保肢的评定······536
（三）截肢水平的选择······537
（四）截肢的外科原则······539
（五）开放性截肢······540
（六）儿童截肢的特点······541
（七）残肢的手术后处理······542
（八）残肢并发症及处理······543
二、各部位截肢术的特点······545
（一）下肢截肢······545
（二）上肢截肢······553

第二节 矫形器······556
一、矫形器的分类与名称······557
（一）矫形器的分类······557
（二）矫形器的名称······557
二、矫形器的基本作用······558
三、矫形器治疗的适应证······558
四、常用矫形器的品种和性能······559
（一）下肢矫形器······559
（二）上肢矫形器······561
（三）脊柱矫形器······563
五、矫形器在骨关节损伤治疗中某些特殊病例的应用······565

截肢既是破坏性手术又是重建与修复性手术，手术后要获得良好的残肢，为安装理想的假肢和发挥更好的代偿功能做好准备。矫形器是以减轻四肢、脊柱骨骼肌系统的功能障碍为目的的体外支撑装置，用于矫治各种肢体疾患。

第一节 外伤性截肢

截肢（amputation）是截除没有生机和（或）功能及因局部疾病严重威胁生命的肢体。确切地讲，截肢是经过一个或多个骨将肢体的一部分切除；而特别将通过关节部位的肢体切除称为关节离断。然而在论述中为了简单起见，截肢这个名词被用于这两种手术。

自人类建立现代外科以来就有了截肢手术，截肢是最古老的外科手术，到17世纪，随着麻醉和无菌技术的发展以及止血带的应用使截肢技术进一步改进。第二次世界大战以后，新的截肢技术得到发展，并且为战后失去肢体的患者设计出了比较好的假肢。

在我国因外伤而截肢者仍占截肢原因的首位，目前截肢手术也仍然是骨科处理严重肢体外伤的一种方法。

近年来，随着生物力学基础理论的研究，生物工程学的发展，新材料、新工艺的应用，假肢制作技术水平的提高，截肢者康复的参与，尤其是假肢新型接受腔的应用，使传统的末端开放型插入式接受腔改变为闭合的、全面接触、全面承重式接受腔。它具有残肢承重合理、穿戴舒适、假肢悬吊能力强且不影响残肢血液循环等优点。为了适合现代假肢的良好佩戴和发挥最佳代偿功能，对残肢条件提出以下要求：残肢为圆柱状的外形、适当的长度、皮肤和软组织条件良好、皮肤感觉正常、无畸形、关节活动不受限、肌肉力量正常、无残肢痛或幻肢痛等。下肢截肢要求残肢必须达到能承重和行走的功能，Burgess 曾反复强调通过截肢手术必须要形成一个强有力的和动力型的残肢，将作为运动和感觉的终末器官。他的这个功能性残肢的概念是残肢要作为足一样的末端器官，假肢起到鞋的作用。这个“足”是使人兴奋和具有挑战性的。很多以往与截肢水平、瘢痕部位、手术方法有关的旧观念已经被抛弃，或者按目前发展的观点看它已经不再那么重要了。新的全面接触全面承重式假肢接受腔能够满意地安装在软组织愈合良好的残肢上，通常都会获得良好的功能。

因此，在截肢部位的选择、手术方法、术后处理、截肢者康复和假肢安装等方面都有了很大的改进与提高。它改变了传统的截肢观念，截肢既是破坏性手术又是重建与修复性手术，截肢手术要为安装假肢做准备。所以，需要了解截肢者康复的知识，以创造良好的残肢条件，安装较为理想的假肢，发挥更好的代偿功能，给患者生活和工作更好的补偿。

一、截 肢 概 论

(一) 外伤性截肢的适应证

目前截肢手术仍然是骨科处理严重肢体外伤的一种方法。近 20 年来，由于骨科理论和技术水平的提高，截肢手术的发生率已明显降低。因此要严格掌握截肢手术的适应证，只有外伤肢体确实无法修复存活才是外伤性截肢的绝对适应证；或者存活后无实用功能，给患者生活和工作带来不良影响，并且还不如截肢后安装假肢的功能好时，这才是截肢手术的适应证。截肢虽然有总的适应证，但是对每一个病例，每一个肢体的具体情况都要进行更全面更细致周密的考虑，才能作出最后的选择。

1. 不可修复的严重创伤　一些严重的捻压伤与压砸伤，使肢体皮肤、肌肉、神经、血管等软组织严重损伤，骨骼粉碎或缺损，以至损伤无法修复。一些外伤诊断明确，可以立即进行截肢手术。但是对某些判断不明确的外伤，需要先进行清创处理，观察几天后再做出明确的判断，是否进行截肢手术。

2. 肢体坏死　血管损伤后肢体血液循环障碍是造成肢体坏死的主要原因，肢体主要血管的断裂伤，没有及时吻合或吻合后血管痉挛、血栓形成；血管捻挫伤，尤其是广泛的血管捻挫伤，致血管内壁损伤，血栓形成；血管挤压伤，当损伤造成肢体严重肿胀，影响血液循环，没有及时减压或减压方法不正确；肢体外在压迫，如石膏或夹板压迫等，影响肢体血运，没有早期发现和妥善处理，轻者造成缺血挛缩，重者肢体坏死；地震伤肢体长时间受压缺血坏死。

3. 严重感染　威胁患者生命的急性感染，如常见的气性坏疽及非气性坏疽性感染，当用药物和切开引流仍不能控制感染的蔓延，以至威胁患者生命时；某些慢性感染，如慢性骨髓炎，长期反复发作，引起广泛破坏和肢体严重畸形，功能障碍，甚至诱发癌变者。

4. 肢体无功能　断肢再植，尤其是高位断肢再植，神经功能已无法修复；肢体外伤虽然经过手术修复，但是无实用功能，且无进一步功能再造的条件，也不能通过矫形器补偿功能，给患者生活和工作带来不良影响，并且还不如截肢后安装假肢的代偿功能好。

5. 不可矫正的严重畸形　外伤后肢体严重畸形，且不具备手术矫治的条件，尤其是下肢的严重畸形，患者失去站立和行走能力，截肢后佩戴假肢可以改善功能者。

6. 不可修复的神经损伤　在不能进行神经修复的肢体，如患足严重畸形，功能障碍，皮肤感觉消失，足部皮肤溃疡，久治不愈，或感染骨髓炎者。

7. 烧伤、冻伤后肢体坏死。

(二) 对外伤肢体截肢与保肢的评定

对严重创伤肢体试图确定保肢还是截肢经常是摆在创伤外科医生面前的一个最困难问题,即使有经验的矫形外科医生对很多损伤肢体要立即做出是否截肢的正确判断也是比较难的,关于肢体损伤的原因、其他部位的合并损伤、全身情况、生活状况、年龄以及社会因素等都对判定截肢与保肢起着重要的作用。

多年来,外科医生一直进行着努力的探讨,试图在损伤初期做出比较正确的评定,确定出对哪种类型的损伤在早期最佳治疗方法是选择截肢手术,在这里试图提供一个对急性损伤病例主观地和客观地进行评定的框架,但是有很多内在因素如心理和家庭状况都在起作用,对两个同样损伤的不同患者采用同样的治疗方法可能是不恰当的。

1. 损伤的类型　对哪种类型的损伤需要考虑进行截肢,伴有严重软组织损伤被评级较高的开放性骨折可能被考虑为截肢的适应证,它包括 ⅢB 型损伤(需要软组织重建)和钝性型 ⅢC 损伤(需要血管修复)。伴有严重软组织损伤的骨折,同时合并有一个或两个血管损伤,但是仍然有适当的血运灌注维持足的存活,它也被归入这个类型之中,而不需要血管修复和软组织再造的开放骨折不应该考虑进行早期截肢。

2. 影响成活的因素　早期截肢的最理想和最佳适应证是排除了肢体成功存活的可能性,并且最终造成晚期截肢的结果。因此,很多学者试图确定预示保肢的失败因素。

(1) 血管损伤被列为是最重要的失败因素之一:钝性 ⅢC 型开放骨折大多数病例发展的结果是截肢,一般在气温较高的条件下肢体缺血超过 6 小时就认为是截肢的绝对适应证。然而也有缺血超过 6 小时以上肢体存活的报道,因为血管损伤水平的不同和受伤机制等因素也是特别重要的。

(2) 软组织损伤的程度是造成失败因素的第二个原因:为了避免感染需要早期成功地覆盖创面,在没有良好血液供应的创面上进行皮肤覆盖很容易导致感染不愈合,并且很多病例最终仍要截肢。

(3) 身体其他部位的合并损伤以及患者本身的因素对肢体的存活也有很大关系:患者年龄、休克程度、总的损伤评分、体液平衡、间室综合征和小腿手术前情况等,对预后都有重要的意义。

3. 评分系统　一些研究者试图建立一个评分系统,企图以量的因素来预测保肢的结果,被设计的评分系统是根据已知的一些重要因素。

Helfet 等报道了回顾性和前瞻性的损伤肢体严重程度评分的评定方法(mangled extremity severity score,MESS),发现这种方法与有临床经验的外科医生相结合时是很有价值的,它是根据四个组来进行分类:骨和软组织损伤、休克、缺血、年龄。在这个评分等级中假如肢体被评分为 7~12 最终需要截肢,评分为 3~6 可以保肢,对保肢后的功能也在进一步地通过评分等级来评定(表 25-1)。

表 25-1　肢体损伤严重程度评分

类型	特征	损伤	评分
骨 / 软组织组			
	1. 低能量	刺伤,单纯闭合骨折,小口径枪弹伤	1
	2. 中度能量	开放或多水平骨折、脱位、中度压榨伤	2
	3. 高能量	猎枪爆炸伤(近距离)、高速度射击伤(火炮伤)	3
	4. 大重量的压砸伤	圆木、铁路、油井装备的意外	4
休克组			
	1. 正常血压的血流动力学	在伤地和手术室血压稳定	0
	2. 短暂的低血压	在伤地血压不稳定但对静脉输液反应敏感	1
	3. 长期的低血压	在伤地血压低于 90mmHg,仅在手术室输液有反应	2
缺血组			
	1. 无缺血	没有缺血征象、有脉搏跳动的肢体	0+
	2. 轻度缺血	没有缺血征象、但脉搏跳动减弱	1+
	3. 中度缺血	多普勒无脉搏,毛细血管再充盈迟缓,主动运动减弱	2+
	4. 高度缺血	无脉、凉、麻痹、麻木、没有毛细血管再充盈	3+
年龄组			
	1. <30 岁		0
	2. >30~<50 岁		1
	3. >50 岁		2

(引自:Helfet DL, et al. Limb salvage versus amputation: Preliminary results of the mangled extremity severity score. clin orthop, 1990, 256: 80-86)

Howe 和他的同事发现预测保肢与截肢的四个标准：

(1) 动脉损伤水平(腘窝上或腘窝下)；

(2) 骨损伤的程度；

(3) 肌肉损伤的程度；

(4) 从损伤到手术的时间。

这四个因素中的每一个在预测保肢指数方面都被评分，评分为 8 或以上的截肢率占 78%，并且最终被截肢的占 100%，并发现腘窝以下动静脉全部损伤时保肢的预后是非常差的。

Russell 等建立了保肢指数，这个指数由七个因素组成：动脉损伤、神经损伤、骨损伤、皮肤损伤、肌肉损伤、深静脉损伤、在温暖气候下肢体缺血时间。作者认为截肢的绝对适应证：①保肢指数为 6 或更大；②伴有神经损伤的 Ⅲ C 型开放骨折。对有严重创伤的肢体，如果伴有坐骨神经或胫神经损伤时，当视为截肢的候选者。

4. 评分的效果　一些作者提出不能僵硬地用这个评分标准，我们要知道评分系统也是对保肢技术能力的估价，以及对社会福利事业的性质、技术和财力所能达到的程度的估价，并且外科医生的经验占着很重要的作用。

5. 影响结果的因素　患者治疗的理想结果是恢复到损伤前的活动能力，但是有一些患者最终的结果可能截肢要比长期保肢更好，例如一些神经损伤的病例，特别是胫后神经损伤，因为胫后神经提供了足跖侧的感觉，假如这个神经损伤了保肢是不可取的。

6. 合并损伤　当患者合并有其他的严重损伤，更要考虑立即截肢，而不要为了再建肢体血运而延长手术时间，在面对一些合并有慢性疾病如糖尿病、心血管病或呼吸道疾病的患者通过截肢来挽救生命是更重要的。

单侧踝和足的严重损伤截肢也可能是更恰当的，严重足损伤的预后是很差的，这类型的损伤如果合并有严重的胫骨开放骨折，进行保肢就更困难了。

7. 社会因素　影响截肢的另外因素是患者的社会处境，这包括患者的希望与要求、职业、社会支持系统、经济状况等，这些因素在伤后初期进行评定时是很难用数字来表示的。

(三) 截肢水平的选择

选择截肢水平的总原则是一定要从病理与功能两方面来考虑，病理是要将全部病变、异常和无生机组织切除，在软组织条件良好，皮肤能达到满意愈合的部位，即最远的部位进行截肢。功能水平是首先应该对患者截肢后的康复能力做出比较符合实际的评估，要从年龄、认知能力及全身状态等方面来考虑，即截肢后是否能佩戴假肢，能否进行佩戴假肢后的康复训练，能否恢复到独立的活动和生活自理。在过去，为了安装适合的假肢，需要在特殊部位进行截肢；而近年来，随着假肢全面接触式接受腔的应用和精良的假肢装配技术，使得截肢部位的选择与已往有了显著的改变。当功能性截肢水平确立以后，截肢水平主要是以手术需要来决定。一般的原则是在达到截肢目的的前提下，尽可能地保留残肢长度，使其功能得到最大限度的发挥。截肢部位与假肢装配、代偿功能的发挥、下肢截肢佩戴假肢行走时的能量消耗、患者生活活动能力、就业能力等有着直接关系，所以外科医生对截肢水平的选择要极为审慎。

1. 上肢截肢部位的选择　每一位进行上肢截肢的外科医生都要牢牢地记住，仅保留一个正常功能的小手指也比前臂截肢后安装目前世界上最高级的假肢的功能要好得多，上肢假肢与下肢假肢的代偿功能完全不同，正常人上肢的主要功能是完成人的日常生活活动和劳动，手具有非常灵巧的协调能力，可以从事精细的作业，并且手又是非常重要的感觉器官和与他人交流的器官。目前，即使是最高级智能型的假手也不能完成上述要求，不能较好地代偿手的功能。因此，在施行上肢截肢之前一定要慎之又慎。经过外科判断和根据实际情况必须截肢时，就要尽量想方设法地保留肢体长度(图 25-1)。

(1) 肩部截肢：应尽可能保留肱骨头，而不进行肩关节离断。因为肱骨头的保留，可以保持肩关节的正常外形，从美观上讲也是需要的，圆的肩关节外形有利于假肢接受腔的适配、悬吊和稳定，有助于假肢的佩戴。从假肢观点看，虽然保留了肱骨头，它仍需要安装与肩关节离断同样的肩关节离断假肢；而从生物力学观点，肱骨头的保留有助于假手的活动控制。

(2) 上臂截肢:要尽量保留长度,因上臂假肢的功能取决于残肢的杠杆力臂长度、肌力和肩关节活动范围。长残肢有利于对假肢的悬吊和控制。然而,应该注意的是,肘上截肢患者的假肢装配必须包括一个内部的肘关节铰链装置和一个肘关节旋转盘。肘关节铰链装置的目的是使肘关节在完全伸直位、充分屈曲位或在伸屈之间的某一个位置上稳定关节;旋转盘装置是用以代替肱骨旋转。肘关节铰链装置位于接受腔远端大约3.8cm处,为了美观起见,假肢的肘关节应与健侧肘关节在同一个水平上。因此,在进行肘上截肢时截骨的水平应该至少在肘关节线近端3.8cm处,准许为了安装这个装置保留足够的空间。经过肱骨髁的截肢,其假肢装配和功能与肘关节离断是相同的,所以,当条件准许通过肱骨髁水平截肢时就不要在肱骨髁上部位进行截肢,因为肘关节离断假肢在各个方面都要优于上臂假肢。

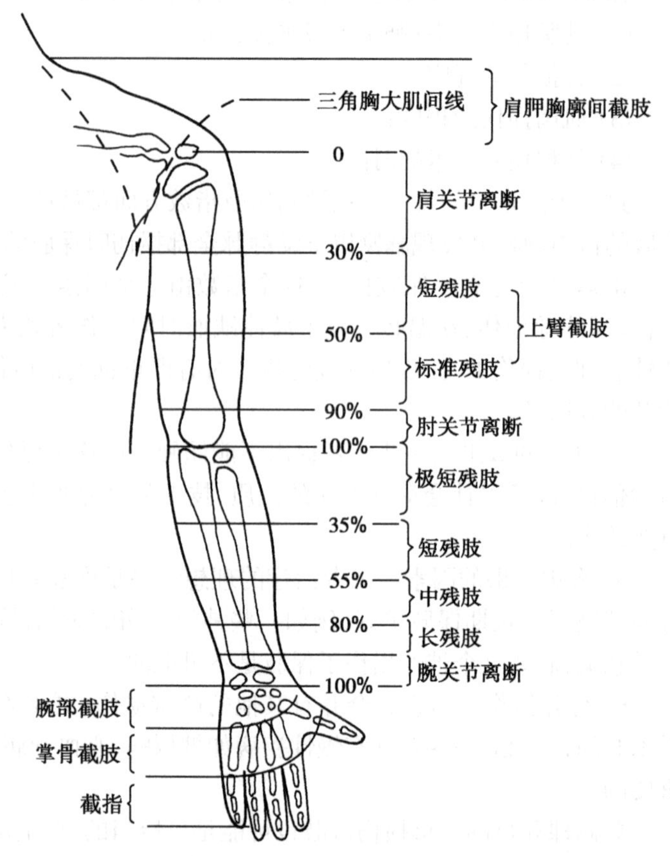

图 25-1 上肢截肢部位

(3) 肘部截肢:如果可以保留肱骨远端,肘关节离断是理想的截肢部位。近年,由于肘关节侧方铰链的设计,肘关节离断假手得到了有效的应用。由于肱骨内外髁部的膨隆,肱骨远端比较宽大,对假肢的悬吊及控制能力都是有利的,并且肱骨的旋转可以直接传递到假肢,而肘关节以上部位的截肢,肱骨的旋转不能直接传递到假肢,它是通过假肢肘关节旋转盘来完成的,则肘关节离断是良好的截肢部位,比肘上截肢更可取。

(4) 前臂截肢:要尽量保留长度,即使是很短的残肢也要保留。通过前臂近端的截肢,甚至仅保留很短的前臂残肢,如仅有4~5cm长,它也比肘关节离断或肘上截肢更可取。从功能的观点来讲保留患者自己的肘关节是非常重要的;应用改进的假肢装配技术,例如一个带有倍增式铰链的分开的接受腔,可以提供比肘关节离断假肢更好的功能。残肢越长,杠杆功能越大,旋转功能保留的也越多。当残肢长度保留80%,残肢旋转活动角度为100°;残肢长度保留55%,残肢旋转活动仅为60°;残肢长度保留35%,残肢旋转活动角度为0°。前臂远端呈椭圆形,这有利于假手旋转功能的发挥。残肢肌肉保留的越多就越容易获得良好的肌电信号,对装配肌电假手是非常有益的。

(5) 腕部截肢:经过腕关节的截肢或腕关节离断,它的假肢功能要优于经前臂截肢,因为它保留了前臂远端的下尺桡关节,它可以保留前臂全部的旋转功能,尽管只有50%的旋前和旋后运动被传递到假肢,但是这些运动对患者是非常重要和有价值的。现在可以安装性能良好和美观的经腕关节截肢或腕关节离断的假肢。所以,腕关节离断或经腕关节的截肢是理想的截肢部位,它可使残肢功能得到最大限度的发挥。

(6) 腕掌关节离断:桡腕关节的屈伸运动应该被保留,这些腕关节的运动可以被假肢应用,腕掌关节离断是可以选择的截肢部位。

(7) 手掌与手指截肢:以尽量保留长度为原则,尤其是拇指更应想方设法保留长度;当多手指损伤需要截肢时要尽量保留手的捏和握的功能。

2. 下肢截肢部位的选择 近年来,与上肢截肢同样,以保留较长残肢为其基本趋势,但是小腿截肢除外(图25-2)。

(1) 半骨盆切除:假肢的悬吊功能差,行走时接受腔的唧筒活动比较大,髂嵴对接受腔的适合及悬吊非常重要，由于缺少坐骨结节，对负重非常不利，应根据条件设法保留髂嵴和坐骨结节。

(2) 髋部截肢：如果有条件应保留股骨头和颈，在小转子的下方截肢，而不做髋关节离断。从假肢观点看，它属于髋关节离断假肢，但有助于接受腔的适配和悬吊，增加假肢的侧方稳定性，增加负重面积。

(3) 大腿截肢：要尽量保留残肢长度，在大腿远端截肢时，由于现代假肢四联杆膝关节的结构，可以无困难地用于任何大腿长残肢，取得良好的功能和步态。距离股骨髁关节面5cm以内的经髁截肢，均可以安装膝关节离断假肢。

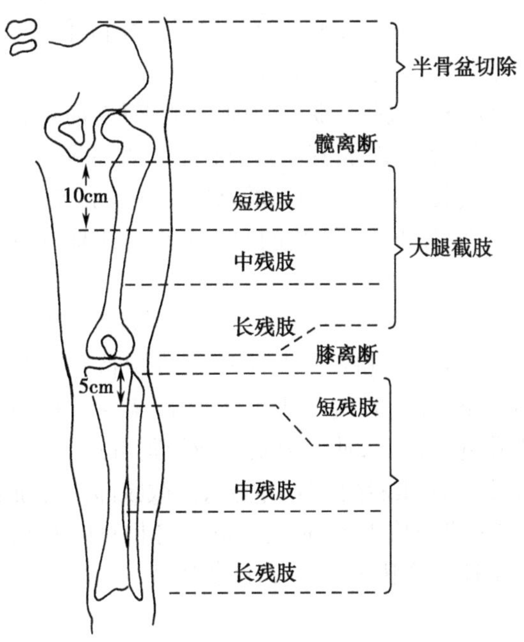

图 25-2　下肢截肢部位

(4) 膝关节离断：是理想的截肢部位。膝关节离断提供了极好的残端负重，它是残肢末端股骨髁的承重，而非坐骨结节承重。股骨髁的膨隆有助于假肢悬吊，残肢长，对假肢的控制能力强，且残肢皮肤有软的内套与硬的假肢接受腔相隔离，而大腿截肢的残肢皮肤是直接与假肢接受腔相接触。大腿假肢的主要负重部位是在坐骨结节，坐骨结节承重的假肢，体重力线是通过坐骨结节的前外侧，引起骨盆前倾，同时伴有腰前突加大，当断端负重时，力线接近正常，故不造成腰前突增大。另外，由于残肢末端负重，当站立或行走时其信息传递是直接的，而不是经过接受腔间接的传递，反作用力被残肢末端感觉，容易获得假肢膝关节的稳定性，对假肢控制有利。且由于大腿截肢使一部分内收肌被切除，减弱了大腿的内收力量，不能保持假肢侧单独负重时大腿处于正常的位置，则身体要向假肢侧倾斜，造成不同程度的侧倾步态。因此，膝关节离断假肢的代偿功能要明显优于大腿假肢。

(5) 小腿截肢：只要能保留髌韧带附着，在胫骨结节以下截肢即可安装小腿假肢。膝关节的保留对下肢功能是极其重要的，其功能明显优于膝关节离断假肢。在条件可能时应该尽量保留膝关节，尤其是在儿童的下肢截肢，保存胫骨近端的骨骺就更为必要，假如需要可以采取成形再造手术，如皮瓣移植、血管手术等。小腿截肢以中下1/3交界水平为佳，一般保留15cm长的残肢就能够安装较为理想的假肢。小腿远端因软组织少、血运不良，故不适合在此部位进行截肢。

(6) 赛姆截肢：为理想的截肢部位，虽然截肢水平是相当踝关节离断，但残端是被完整、良好的足跟皮肤所覆盖，则稳定、耐磨、不易破溃，故残肢端有良好的承重能力，行走能力良好，有利于日常生活活动，其功能明显优于小腿假肢，然而踝关节离断是不可取的。

(7) 足部截肢：同样要尽量保留足的长度，也就是尽量保留前足杠杆力臂的长度，这在步态周期中支撑末期使前足具有足够的后推力是非常重要的。当前足杠杆力臂的长度缩短，将对快步行走、跑和跳跃造成极大的障碍。术后长期随诊观察发现，中足截肢后残足发生马蹄内翻畸形，故行此手术时必须要进行肌力重新平衡的肌腱移位术和跟腱延长术。

(四) 截肢的外科原则

截肢手术同样遵守矫形外科手术的基本原则，要认真周密地设计、仔细地组织处理，为切口良好愈合、获得满意功能的残肢创造条件。截肢手术的外科原则如下：

1. 止血带的应用　除了血管病缺血肢体的截肢不能应用止血带以外，其他截肢手术都要应用止血带。由于手术视野清楚，使手术操作更容易进行，在止血带充气前先要用橡皮驱血带驱血；但在感染肢体截肢时就不能用这种方法驱血，在这样的情况下应该让肢体先抬高5分钟，再将止血带充气。

2. 皮肤处理　无论在什么水平截肢，残端都要有良好的皮肤覆盖，良好的残肢皮肤应有适当的活动性、伸缩力和正常的感觉。伤口愈合所产生的瘢痕，在假肢接受腔的活塞运动中可能会造成残肢疼痛和皮肤损伤。创伤性截肢应根据皮肤存活情况进行处理，不要为了追求常规截肢手术时皮肤切口的要求而短缩肢体，经常采用的是非典型的皮肤切口和皮瓣。

(1) 上肢截肢皮肤的处理：残肢的前后侧皮瓣等长。但是，前臂长残肢或腕关节离断时，屈侧的皮肤瓣要长于背侧，为了使瘢痕移向背侧。

(2) 下肢截肢皮肤的处理：小腿截肢，前长后短的鱼嘴形皮瓣目前已不再被普遍采用，更多应用的是需要加长的后方皮瓣，其皮瓣带有腓肠肌，实际上是带有腓肠肌内外侧头的肌皮瓣，其皮瓣的血运比较丰富，并且给残肢端提供了更好的软组织垫(图 25-3)。

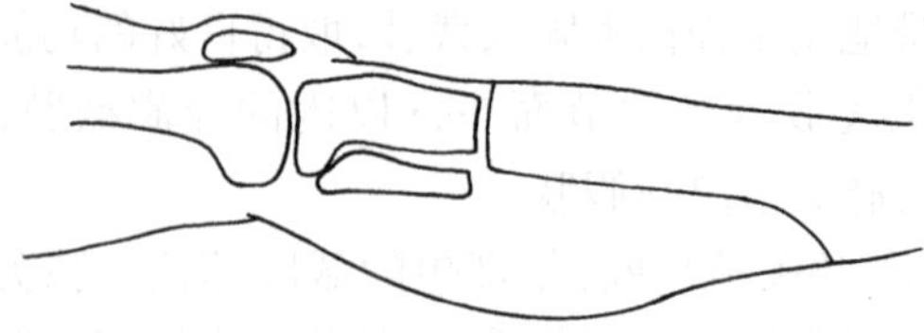

图 25-3 小腿截肢加长的后方皮瓣

3. 肌肉处理 现代的肌肉处理方法是行肌肉固定和肌肉成形术。

(1) 肌肉固定术(myodesis)：将肌肉在截骨端远侧方至少 3cm 处切断，形成肌肉瓣，在保持肌肉原有张力情况下，经由骨端部钻孔，将肌肉瓣与骨相邻侧通过骨孔缝合固定，使肌肉获得新的附着点，防止肌肉在骨端滑动和继续回缩。但是，当截肢部位的血液循环处于边界状态时肌肉固定是被禁忌的。

(2) 肌肉成形术(myoplastic)：将相对应的肌瓣互相对端缝合，截骨端被完全覆盖包埋，保持肌肉于正常的生理功能状态，形成圆柱状残肢，可以满足全面接触全面承重假肢接受腔的装配要求(图 25-4)。

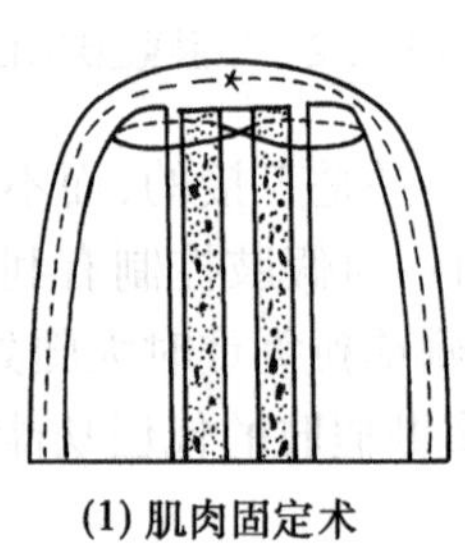

(1) 肌肉固定术

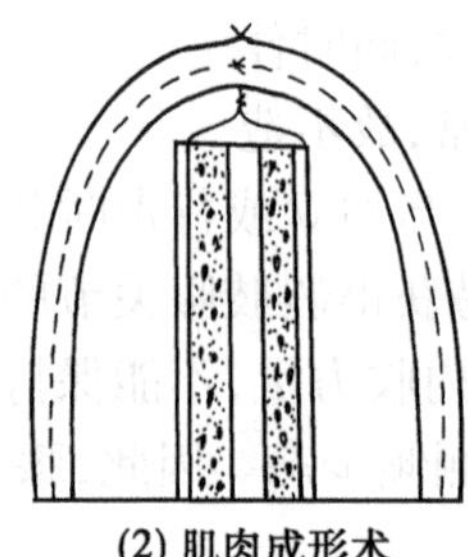

(2) 肌肉成形术

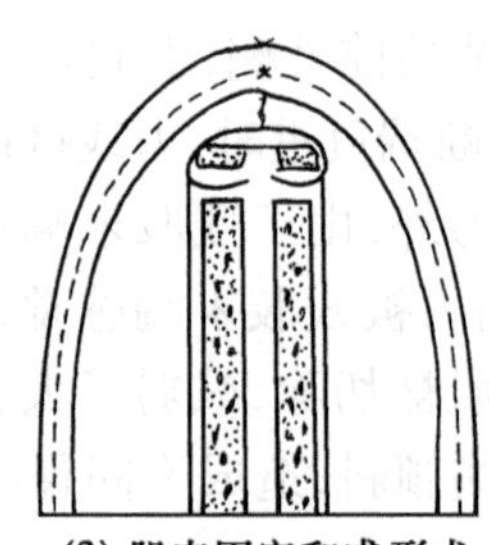

(3) 肌肉固定和成形术

图 25-4 肌肉固定术和肌肉成形术

4. 神经处理 为了预防被切断神经伴行的血管出血和神经瘤的形成，目前主张采用将较大的神经干在切断前用丝线结扎后再切断的方法；或将神经外膜纵行切开，把神经束剥离，切断神经束，再将神经外膜结扎闭锁，使神经纤维被包埋在闭锁的神经外膜管内，以免切断的神经残段向外生长而形成神经瘤。

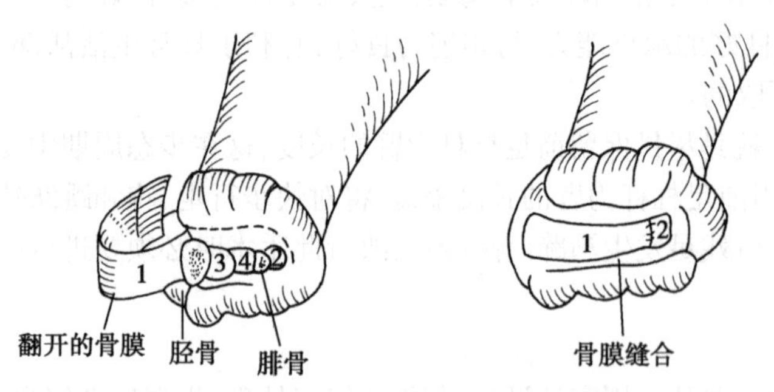

图 25-5 胫腓骨端融合骨成形术

5. 骨骼处理 一般骨与骨膜在同一水平切断，禁止骨膜剥离过多以避免骨端环形坏死。小腿截肢为获得残端良好的负重、增加残端负重面积，避免腓骨继发外展畸形，并且增加残肢外侧方的稳定性，截骨端的处理方法是胫腓骨等长，用保留的胫腓骨骨膜瓣互相缝合，最好使其骨膜瓣带有薄层骨皮质，其骨膜瓣在胫腓骨端之间架桥，使胫腓骨端融合称为骨成形术(图 25-5)。

(五) 开放性截肢

开放性截肢意指残肢皮肤不能一期闭合，关闭创面。至少要进行两期手术才能获得比较满意的残肢，因此，必须进行延迟手术闭合创口，如二期修复术、再截肢术或成形手术等。开放截肢的目的是预防和减少感染的发生，最终可以闭合残肢伤口。因此，开放截肢的手术适应证是在感染肢体；在有严重广泛组织创伤并有严重异物污染的肢体。开放截肢分为两大类，即翻转皮瓣的开放截肢和环形开放截肢。一般应用翻转皮瓣的开放截肢，因为它引流充分，并且可以在10~14天后不需要缩短残肢的情况下闭合伤口。其方法是按照截肢部位的要求设计好前后方皮瓣，要比正常截肢皮瓣略长，将皮瓣边缘向内翻转，与皮瓣根部的筋膜相缝合，使皮瓣变成封闭的皮管，暴露的创面用凡士林油纱布和无菌敷料包扎，经过换药处理，创面新鲜，条件允许时即可以二期手术，将皮管铺开，闭合伤口。与此相反，环形开放截肢，伤口闭合的时间要延长，因为它需要持续的牵引皮肤和软组织，直到有足够的长度覆盖残肢端，才能闭合伤口，且留有较大的瘢痕，给假肢装配造成困难。故一般环形开放截肢的二期处理方法是采用再截肢，则使残肢短缩。

以上两种开放截肢二期处理都有一定困难，故主张半开放式截肢术，即在彻底清创的基础上将皮肤简单对拢缝合，放置冲洗引流管，手术后应用抗生素持续冲洗一直到伤口愈合。

（六）儿童截肢的特点

儿童截肢，在操作技术上虽然与成人没有很大的差别，但是一定要考虑儿童肢体解剖结构和生长发育的因素，其截肢的原则与成人有所不同。在儿童截肢的理想水平没有作为限定的常规，然而在儿童要比成人采取更加保守的方法，应尽可能保留残肢的长度。特别是关节离断和邻近骨骺部位的保留比在这部位以上水平的截肢是更可取的。而保留关节和关节远侧骨骺的截肢，比关节离断更可取。一个5岁儿童的大腿中段截肢，由于股骨远端骨骺被切除，到14岁时变成了大腿短残肢。然而一个5岁儿童小腿截肢的短残肢，因为小腿近端骨骺的生长，到14岁时，可能形成一个比较满意长度的小腿残肢，而可以穿戴合适的小腿假肢。

长骨干截肢端的过度生长是由于新骨同位生成的原因，而与近端的骨骺生长无关，骨过度生长的长度在每个截肢的儿童差异很大，大约有8%~12%的患者需要进行一次或多次残端修整手术，试图用骨骺阻滞方法来防止骨端的过度生长绝不会成功，并且是应该被严格禁止的。这个并发症最经常发生在肱骨和腓骨，按顺序发生较少的是胫骨、股骨、桡骨和尺骨。对此最有效的治疗是将多余的骨切除。为了尽量推迟再截肢的时间，应教会儿童及其家长经常用手向残端推移残肢皮肤的方法。

由于儿童生长发育及代谢旺盛的原因，截肢后残肢的耐压和耐摩擦能力要比成人强得多，在成人不能耐受的而在儿童经常可以耐受，儿童的皮肤和皮下组织更耐受在张力下缝合关闭伤口，中厚层皮肤游离植皮比成人更容易提供永久的皮肤覆盖，即使是植皮的皮肤对假肢的耐压性能也较强。术后的并发症一般也不像成人那样严重，甚至可以耐受大面积的瘢痕，儿童截肢后很少有心理问题。断端肌肉的处理应行肌肉成形术，用以覆盖骨端，而不是行肌肉固定术，肌肉固定术对骨远端有损伤，可能造成骨端的过度生长，它导致骨端呈钉尖样，可能穿破皮肤，造成感染。用骨膜骨皮质瓣覆盖骨端的方法可以限制骨端不良的过度生长。神经瘤一般很少引起不适，很少因神经瘤需要手术治疗。儿童截肢后很少有幻肢感的烦恼。截肢年龄较小，幻肢感模糊不清，很少发生幻肢痛。儿童的小腿截肢残端胫腓骨不要行骨成形术（即胫腓骨端融合）。因腓骨近端骨骺生长长度所占比例比胫骨近端骨骺生长长度所占比例大，如果胫腓骨端行融合后，由于腓骨长得比胫骨长，则晚期可造成胫内翻畸形或腓骨头向近端脱位。

儿童对假肢的应用也比成人好，对假肢应用的熟练程度随着年龄而增加，由于儿童的活动能力强，再加上生长因素，所以假肢可能需要经常修理和调整，接受腔也要更换或安装新的假肢。

截肢儿童的残肢生长异常见表25-2。

表25-2 截肢儿童的残肢生长异常

残肢	生长异常	发生率
膝下	前弓伴有骨骺板后倾	通常
	胫腓骨前弓内翻	通常
	腓骨比胫骨长，这可能造成：	
	(1)腓骨端被形成的滑囊包裹	
	(2)骨刺突出于皮下可能穿破皮肤周围形成肉芽组织	
	胫骨的过度生长造成骨端突于皮下	较少
膝上	骨盆半侧萎缩、伴有髋外翻和小转子伸长	

续表

残肢	生长异常	发生率
(股骨近端 2/3)	股骨和髂骨比正常侧小	通常
	骨的过度生长造成骨端突于皮下(并且不与皮肤粘连)	极少
肘下	桡骨比尺骨过度生长更多,造成蟹状外形	
	桡骨近端骨骺可能倾斜	通常
	尺骨过度生长造成骨端突于皮下	很少
肘上	肱骨内翻	通常
	肱骨过度生长造成骨端突于皮下	通常
任何水平	骨刺形成,特别发生在股骨的内侧骨刺尖端向下,偶尔发生在胫骨的远端	较少

(七) 残肢的手术后处理

为了截肢后获得较为理想的残肢,获得假肢的良好适配,并且能使假肢发挥最佳代偿功能,从完成截肢手术一直到安装好假肢,对残肢的术后处理是非常重要的。

1. 正确放置残肢体位　手术后合理的残肢体位摆放对避免发生关节挛缩是十分重要的,尤其是下肢截肢后残肢体位的摆放,如膝上截肢,髋关节应伸直且不要外展;膝下截肢,膝关节应伸直位。

2. 硬绷带包扎的应用(rigid dressing)　硬绷带包扎是截肢手术后用石膏绷带作为主要材料缠绕在已用敷料包扎好的残肢上,一般方法是用U形石膏固定,它可以有效地预防血肿和减少肿胀,促进静脉回流,固定肢体,对施以肌肉固定和肌肉成形术者将有利于肌肉组织愈合,使残肢尽早定型,为尽早安装正式假肢创造条件。由于石膏固定确保了肢体的正确体位,小腿截肢的U形石膏应该在残肢的前后方成U形,石膏夹板超过膝关节,将膝关节固定在伸直位,大腿截肢的U形石膏应该是在残肢的内外侧成U形,外侧石膏夹板应该增加厚度并且超过髋关节,保持髋关节伸直、股骨放在15°的内收位,避免髋关节发生屈曲外展挛缩畸形。手术后48小时或72小时将石膏固定暂时去除,打开敷料,拔除引流,换药后重新包扎并应用U形石膏夹板固定。硬绷带包扎应用的时间与截肢手术的方法有关,在没有应用残端肌肉固定和肌肉成形的残肢一般应用2周,到伤口拆线后为止;在应用残端肌肉固定和肌肉成形的残肢一般应用硬绷带包扎3周,以使肌肉达到愈合。

3. 手术后即刻临时假肢的应用　从20世纪80年代开始,对临时假肢的安装采取了更加积极有效的方法,临时假肢的安装是在手术台上完成,称为截肢术后即装临时假肢。目前,这种方法在发达国家已广泛应用,尤其是小腿截肢的患者。由于接受腔的压迫,限制了残肢肿胀,加速了残肢定型,减少了幻肢痛,术后尽早离床,减少卧床并发症,对患者心理也起到鼓舞作用。

4. 弹力绷带的应用　为了减少残肢肿胀和避免过多的皮下脂肪沉积,使残肢尽早定型成熟,弹力绷带的正确使用是非常关键的。小腿及上肢须使用10cm宽,大腿使用12~15cm宽,约2~4m长;缠绷带的步骤是先沿残肢长轴方向缠绕2~3次,以后应斜行从远端向近端缠绕成螺旋状,大腿残肢应缠至骨盆部位,小腿残肢须缠绕到膝关节以上,上臂残肢应缠绕至胸廓,前臂残肢要缠绕至肘关节以上;全日缠绕,但是每天要更换缠绕4~5次;弹力绷带的压力是从远端向近端逐渐递减。凡是穿戴假肢的患者,只要是脱掉假肢期间,残肢就要用弹力绷带包扎(图25-6)。

5. 残肢的运动训练　在不影响残肢手术效果的情况下应该尽早地进行残肢运动训练,小腿截肢患者应该尽早进行股四头肌的等长收缩训练,大腿截肢者应该尽早进行臀大肌和内收肌的等长收缩训练,前臂截肢者要进行屈伸肘肌和肩关节周围肌肉的训练;当硬绷带包扎去除以后应该尽早在运动疗法师的指导和监督下进行恢复和增加肌肉力量及关节活动度的训练,这是预防关节挛缩、防止畸形的重要措施,也为尽早穿戴假肢创造有利的条件。

同时应该对残肢端进行手法按摩,每天按摩的次数和强度逐渐增加,尤其是在手部截肢后的残端按摩就更为重要,对手指截肢的残端除了按摩以外还可以进行适当的拍打和敲击,从轻轻地敲击柔软物体开始过渡到敲击比较硬的物体,以加速残肢端对外界物体接触时的适应能力;对下肢截肢的残端还要进行残端

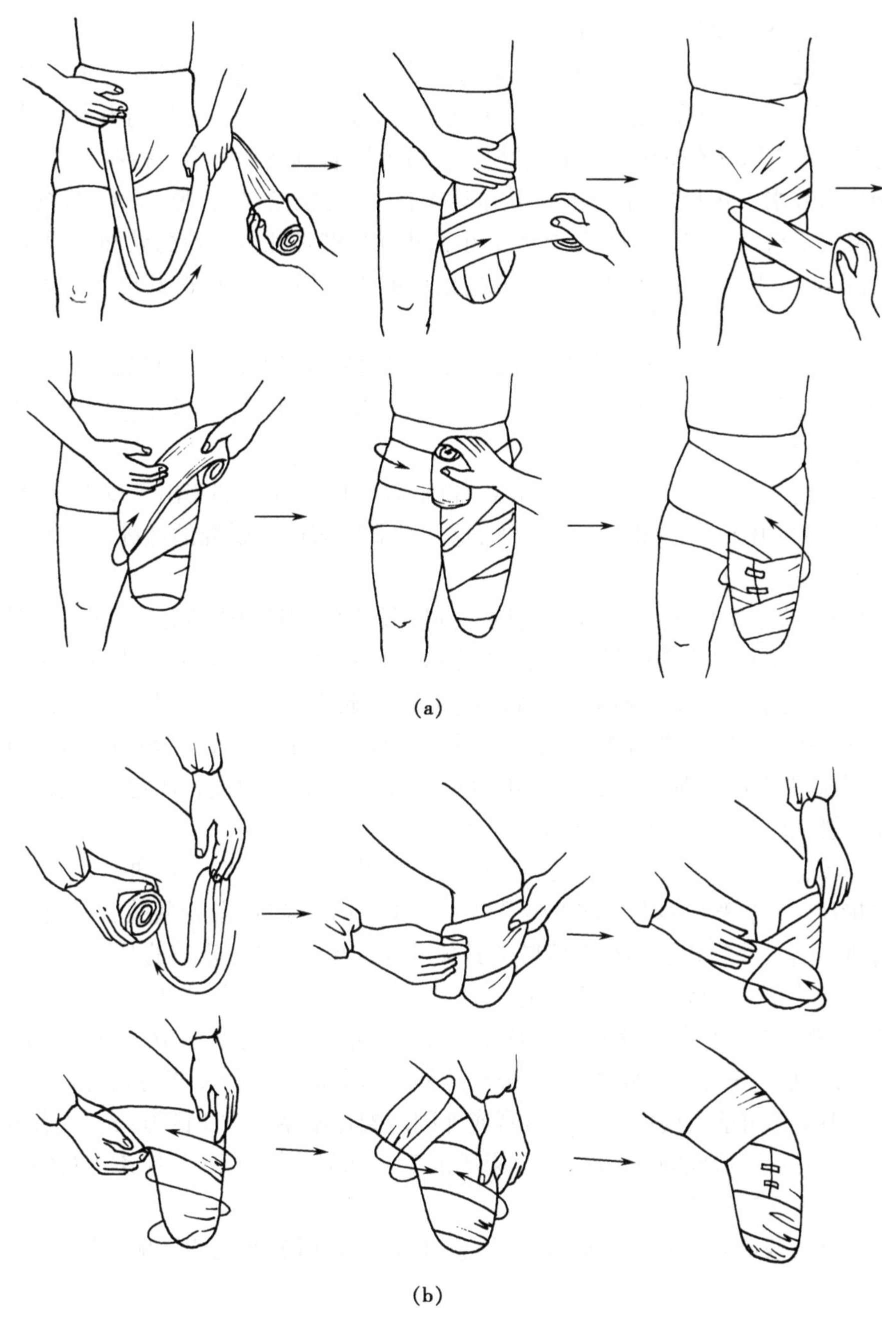

(a)

(b)

图 25-6　弹力绷带的应用方法

承重训练，可以在垫子上进行训练，根据残肢的不同长度也可以利用其他辅助用具，如椅子等，开始从部分负重逐渐过渡到完全负重，这些训练对穿戴假肢是非常有利的。

（八）残肢并发症及处理

1. 早期并发症及处理

(1) 出血和血肿：一般的原因是术中没做到仔细认真地止血，血管结扎不牢或血管断端的血栓脱落等，出血量大可以出现休克，血肿可以延迟伤口愈合，是造成感染和皮肤坏死的原因，一定要认真对待和处理。少量的出血可以局部加压包扎，出血量大应立即应用止血带，到手术室进行手术探查和彻底止血。一般的血肿可以局部穿刺，将血抽出后加压包扎，也可以根据情况拆除一两针缝线，将血肿引流后加压包扎。

(2) 感染：造成感染的常见原因是在抢救严重危及患者生命的多发复合伤时，急诊截肢手术比较匆忙；严重污染的开放伤手术中清创不彻底；已坏死肢体或已感染肢体的截肢手术；伴有糖尿病的周围血管病截肢；截肢术后血肿感染；截肢残端血运不良，切口裂开不愈合等。感染使切口裂开，可以导致骨髓炎，伤口不愈合，窦道形成，最后瘢痕愈合，影响假肢穿戴。

一旦感染应及时处理，除了全身应用对致病菌敏感的抗生素外，彻底的引流是非常重要的，应该做细菌培养和敏感实验，选择有效的抗生素，可以配合物理治疗，如超短波等。对长期不愈的慢性感染灶，必要时可以手术彻底清创并应用含有抗生素的溶液进行持续冲洗，直到炎症完全被控制。

(3) 皮肤坏死：截肢水平选择不当、截肢皮肤血运不良、如皮肤捻挫、剥脱、手术时皮肤剥离范围大、皮肤缝合时张力较大、血肿等都可以造成皮肤坏死。小面积的皮肤坏死可以换药处理，但是将造成伤口愈合延迟，较大面积的皮肤坏死，就要根据情况进行游离植皮或皮瓣移植来处理，甚至需要进行更高水平的再截肢手术。

(4) 溃疡和窦道：感染、皮肤坏死、异物等原因所致。根据病因进行治疗，可以行刮除术，中西药物换药治疗，可以彻底清创，缝合皮肤，放置引流管进行持续灌洗。如果皮肤缺损，可以应用皮瓣移植关闭伤口。

2. 晚期并发症及处理

(1) 残肢外形不良：一般为不适当的手术所致，如圆锥状残肢，即骨端突出于皮下；小腿截肢腓骨残留比胫骨长，并且腓骨端突出于皮下；腓骨外展畸形；这些都影响假肢接受腔的适配。只有影响假肢穿戴时才是手术矫治的适应证。

(2) 皮肤瘢痕和皮肤增生角化：当病变区皮肤受到假肢接受腔壁的压迫和摩擦时很容易破溃，且不易愈合，较大面积的瘢痕，尤其是增生的早期瘢痕，将影响假肢穿戴。可以试用穿戴由硅橡胶制作的残肢内套，使残肢皮肤不直接与假肢接受腔相接触。而硅橡胶的残肢内套是通过底端的杆状插锁与接受腔相连接，目前这是一种专为解决残肢皮肤不良而设计的假肢。确实对假肢穿戴有影响的瘢痕，可以根据瘢痕面积与部位，使用在瘢痕周围皮下埋囊的方法，囊的容量与数量，要视瘢痕面积而定，当囊区皮肤扩张到足够覆盖瘢痕切除后的创面时，进行瘢痕切除皮瓣移植术。

(3) 皮肤及软组织臃肿：影响对假肢接受腔的适配和对假肢的控制能力，应进行手术处理。

(4) 关节挛缩畸形：关节挛缩多发生在上臂截肢后肩关节内收挛缩、前臂截肢后肘关节屈曲挛缩，大腿残肢的髋关节屈曲、外展、外旋挛缩和小腿残肢的膝关节屈曲挛缩，足部残肢的马蹄内翻等。轻度畸形影响假肢的对线，当畸形较严重时则不能穿戴假肢。截肢手术后早期预防关节挛缩是非常关键的，肢体应放在正确的体位，早期进行增强肌肉力量及增加关节活动的功能锻炼。对挛缩畸形一定要早发现早处理，一旦发生轻度挛缩，可以通过正确摆放残肢体位，被动拉伸关节和加强控制关节的肌肉力量来矫正。对中度和严重的固定性挛缩畸形可能需要应用楔形石膏或外固定架逐渐牵拉矫正的方法。或者进行手术松解挛缩组织。对因局部瘢痕挛缩造成的关节畸形，如果不能安装和佩戴假肢者，就应该进行瘢痕切除并根据具体情况采用游离植皮或皮瓣移植。

(5) 残肢合并损伤：残肢合并骨折不愈合、畸形愈合或关节损伤，影响假肢佩戴时，要根据具体情况采用不同的治疗方法。

(6) 残肢痛：残肢痛的原因较多，可分为下列四类：神经断端刺激所致，神经瘤粘连或位于瘢痕内受到牵拉是造成疼痛的原因；残肢端循环障碍所致疼痛；残端肌肉紧张异常所致疼痛；残端骨刺等。根据具体情况采用不同的治疗方法。如物理疗法、药物疗法等。对保守疗法无效者，可采用手术治疗，如神经瘤切除术，残端骨刺切除术等。

(7) 幻肢及幻肢痛：几乎每个截肢后的患者都有或多或少地被截肢部分肢体仍然存在的感觉，这个感觉可能逐渐模糊，但是很少有疼痛，一般这种幻觉逐渐消失，特别是穿戴假肢以后。截肢术后仍存有已截除的手和脚的幻觉是谓幻肢；发生在该幻肢的疼痛称为幻肢痛。幻肢痛的性质常有不同表现，如痒、针刺状、火灼感、冰冷感、蚂蚁匐行感等。幻肢痛严重可伴有同侧感觉过敏、出汗异常、自主神经系统功能不稳定等，可能在排尿或性交时引起幻肢痛加重。极少数情况下幻肢痛非常严重，且难以治疗。虽然在少数情况下幻肢痛可通过局部神经瘤切除或残端肌肉成形翻修术来缓解，但多数情况下需要更为全面的治疗。患者需要接受全面的心理评估，然后采用如局部神经阻滞和鉴别性脊椎麻醉等诊断措施，进行生理性评估。成功的治疗措施可能包括药物治疗、心理治疗、经皮或直接的神经电刺激或联合使用这些方法。

二、各部位截肢术的特点

(一) 下肢截肢

截肢后康复的效果直接与截肢水平相关，膝下截肢患者至少有 90% 能够应用假肢，而与此相反，膝上截肢患者仅有 25% 或更少的应用假肢的成功率，虽然有一些因素对这个明显的差别起作用，但主要的因素是在行走时膝上假肢患者要比膝下假肢患者耗能明显增加。因此很明显，在下肢截肢的康复中要想取得更大的成功，这就要求我们应该尽可能地在最远的水平进行截肢。

手术前要正确判断能够保证伤口愈合的截肢最低水平。过去，最好的评定方法是在手术中观察组织的血运。目前，有一些实验方法可以在手术前帮助评定，包括用多普勒超声和其他方法进行阶段血压的测定；用放射性氙清除的方法测定皮肤血流和经皮氧分压的测定。所有这些实验在判断截肢水平方面是很有价值的，但是尚没有一个确保伤口愈合的绝对标准。当然，把这些实验综合起来分析就可能提供比较有价值的信息，当这些实验与临床和外科观察相结合就可以提供极为客观的伤口愈合的根据。选择什么实验由每个医院和外科医生来决定，经皮氧分压的测定可能对评定更有帮助，将患者在吸氧和不吸氧时测量出的肢体局部氧分压数值相对比，吸氧后氧分压值增加说明局部组织灌注良好；而氧分压没有增加指示局部组织灌注不良，伤口有不愈合的可能性。

1. 足部截肢 第 2 趾截趾后会伴有踇外翻畸形，因为大趾很容易向第 3 趾侧倾斜，填充截趾后存留的空隙。其他趾的截肢所造成的干扰比较少。小趾截肢一般不受到影响。全部足趾截肢的患者对下蹲及踮脚尖站立影响很大。这些患者不需要穿戴假肢，只穿比较合适的鞋就可以。

通过跖骨的截肢，足将造成残疾，其残疾的程度与截肢的水平相关，越靠近跖骨近端部位的截肢，功能损害越大，残疾也就更严重。第 1 和第 5 跖骨头是蹬离期后蹬力的来源，丧失后对步态会产生影响，这样的截肢患者也不需要穿戴假肢，但是要穿矫形鞋。

通过跖骨更近水平的截肢对行走产生更大的影响，走路就更不方便。跖跗关节离断（Lisfranc 截肢）由于足背伸肌附着点的丧失，后期将造成足的马蹄畸形。中跗关节离断（Chopart 截肢）可能造成严重的马蹄内翻畸形。当需要进行以上两种截肢时就一定要做肌力再平衡的肌腱移位和跟腱延长或切断手术。如果在术中和术后处理正确的话，这两种截肢手术还是可以得到较为满意的结果。

(1) 足趾截肢：切口采用长的跖侧和短的背侧皮瓣，骨的短缩应准许在无张力下软组织覆盖，这比保留趾骨长度更重要。分离屈、伸趾肌腱，使其回缩到预定截骨平面的近端。分离并切断趾神经，切断并结扎趾血管。然后在选择的平面截断趾骨。第 2 趾截趾后会伴有踇外翻畸形，用保留近节趾骨基底或第 2 趾列切除的方法可以减少或避免踇外翻畸形的发生，第 2 趾列切除后用螺丝钉固定，使前足变窄（图 25-7）。

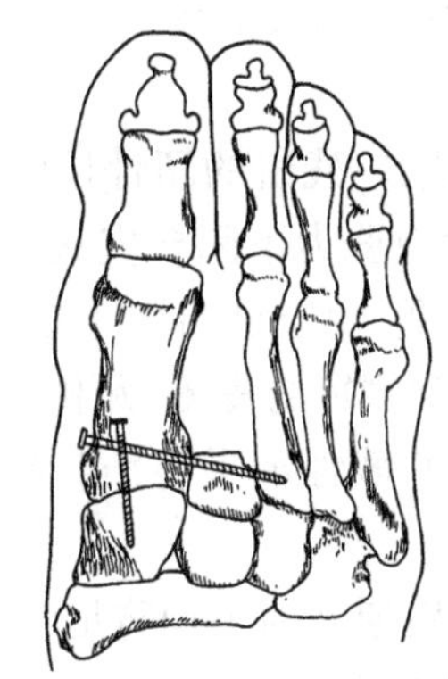

图 25-7 第 2 趾列切除后螺丝钉固定

(2) 跖趾关节离断：应该将切断的伸趾肌腱移位固定到背侧的关节囊上，这将有助于跖骨头的抬高，并且可以保持负重时使力量分散。在踇趾的跖趾关节离断，籽骨经常会回缩到第 1 跖骨的负重部，导致局部压力增高，形成胼胝和溃疡，为了防止籽骨向后移位，则应尽可能保留近节趾骨基底部，应该将籽骨完整地保留在近节趾骨基底，或用屈踇短肌腱固定，防止籽骨向近端回缩，这样也就防止了外侧 4 个跖骨头的突出。因皮肤软组织紧张或感染而不能进行屈踇短肌腱固定时则应该将籽骨切除。切除籽骨时要连同骨膜一起切除。第 5 趾的跖趾关节离断术，应将第 5 跖骨头切除，用以保持足外侧的圆滑外形和减少外侧皮肤受压以至破溃形成溃疡的危险。

(3) 足趾列截肢（足趾和跖骨一排列切除）

1) 第 1 或第 5 足趾列截肢（边缘趾列截肢）：第 1 足趾列在走路时起到向后蹬的重要作用，因此第 1

足趾列长度的保留就比第5足趾列更重要。第5足趾列截肢是经常做的，位于第5跖骨头的跖侧或外侧的溃疡较多见，经常导致骨外露和骨髓炎，第5足趾列截肢可以将全部溃疡切除，且伤口可以达到一期愈合，将第5跖骨从接近基底部切除，这样就可以保持腓骨短肌腱的附着，这是很有利的，假如整个第5跖骨需要切除，则应将腓骨短肌腱再附着到附近的部位，保持足的外翻力量（图25-8）。

2）多趾列截肢：假如是因为外伤需要做多排趾列截肢，从力学的角度要尽量保留更多的跖骨，必要时这可能需要做带血管的游离皮瓣移植，特别是在青年人。外侧2个或3个趾列切除后，往往仍可以得到理想的足部支撑功能。在某些特殊情况下，当足的内侧2列甚至3列被切除，经常能保留一个可以负重有感觉的有适当功能的脚。

3）中央趾列截肢：假如第3和第4趾列需要切除，安全闭合切口经常是困难的，因为第2趾列是固定不动的，在这种情况下进行第5跖骨基底截骨就可能使切口容易闭合了。假如不是因为感染禁忌证的话，为了便于手术操作，可以保留一部分跖骨基底，切除能够更方便。在楔骨部位进行关节离断手术是比较麻烦的，因为显露受限，并且有较强的关节囊和韧带支持，再加上跖跗关节面的角度等原因。当切口有感染时，应敞开切口，换药观察，根据情况进行二期缝合，或植皮等（图25-9）。

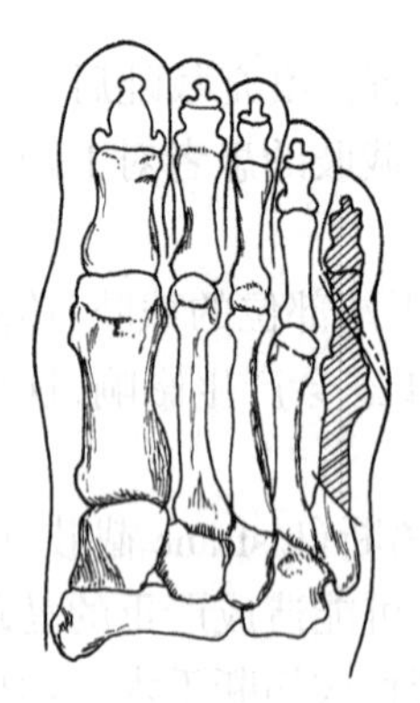
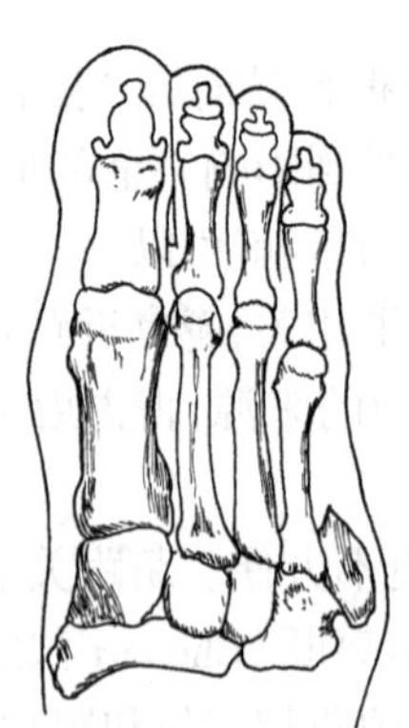

图25-8 足趾列截肢

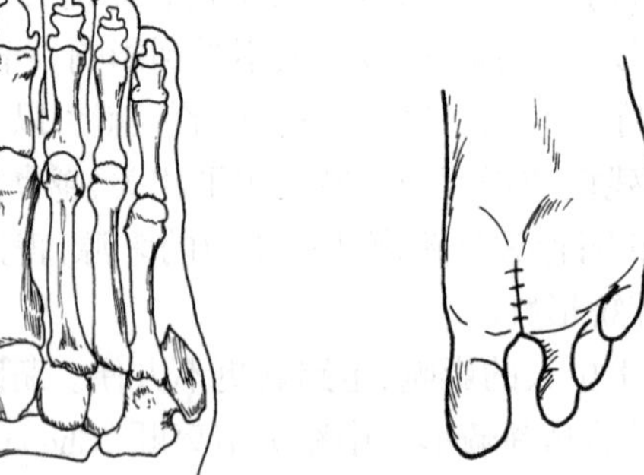
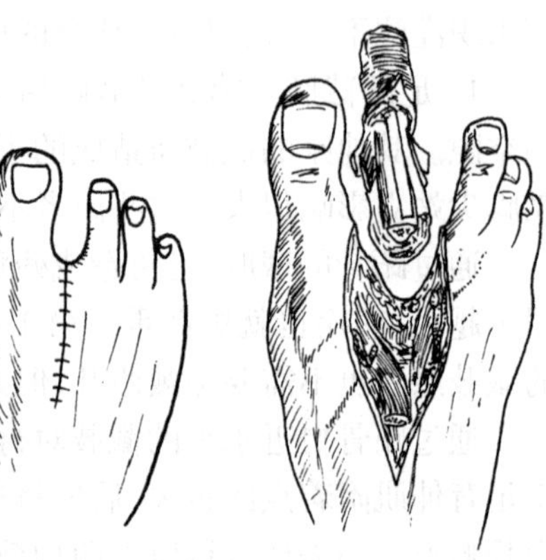

图25-9 中央趾列截肢

4）经跖骨截肢：残留的跖骨长度是非常有价值的，但是一个健康的耐用的软组织覆盖比骨的长度更重要。为了在没有张力下闭合皮肤，需要时应将跖骨短缩，足的肌力平衡在手术前就要认真考虑，特别要注意到跟腱的问题，由于足的杠杆力臂变短，因此需要进行跟腱延长。

做跖侧长、背侧短的皮瓣，跖侧皮瓣要包括皮下脂肪及薄层斜形的足底肌肉层。在跖趾关节处去掉足趾，并于预定的截骨水平将跖骨横断。用跖侧长皮瓣覆盖骨端。应用带有前足填充物的矫形鞋（图25-10）。

5）中足截肢：通常为了预防足的马蹄内翻畸形，需要进行跟腱延长，同时可以根据需要选择和利用适当的肌腱进行肌腱移位手术，如可以利用胫前肌、胫后肌、趾伸长肌、跗伸长肌或腓骨肌等肌腱通过骨的钻孔固定到足背侧的适当部位，来重建足的背伸力量，达到肌力平衡的目的。

跖跗关节离断（Lisfranc截肢）与中跗关节离断（Chopart截肢），都是采用跖侧长背侧短的皮瓣。Chopart截肢是仅保留了距骨和跟骨，则伸肌是被移位到距骨上。Chopart截肢需要安全和稳定的假肢，可以应用踝足矫形器式样的假肢或者改变成一个后方开窗样式接受腔的假肢。以上两种截肢如果处理恰当，没有发生晚期马蹄内翻畸形的话，其功能就比赛姆（Syme）截肢要好（图25-11）。

6）后足截肢：Boyd截肢和Pirogoff截肢这两种手术主要应用于儿童，因为它与赛姆截肢相比保留了较多的肢体长度和骨骺生长中心，不存在足跟垫移动的问题，改善了接受腔的悬吊，但是此手术在缺血坏死的足尤其是伴有糖尿病者一定要慎用或禁用。增加的长度使假肢装配比赛姆截肢的假肢要复杂。

Boyd截肢：此截肢的效果较好，残肢端可以负重，肢体短缩比赛姆截肢要少，而且不会发生赛姆截肢有时造成的足跟皮肤后移。

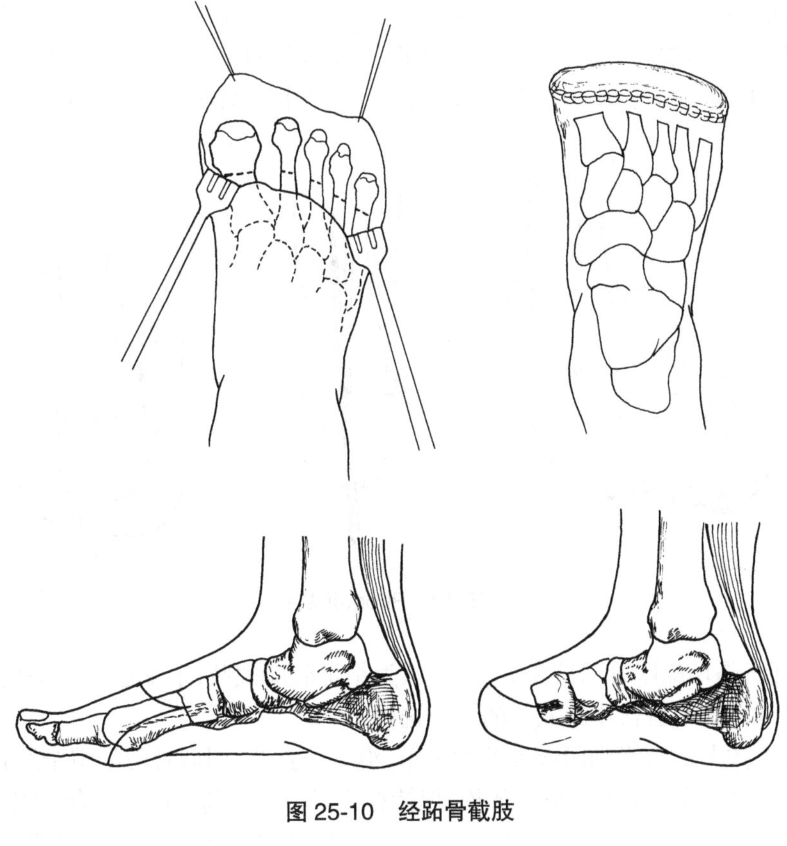

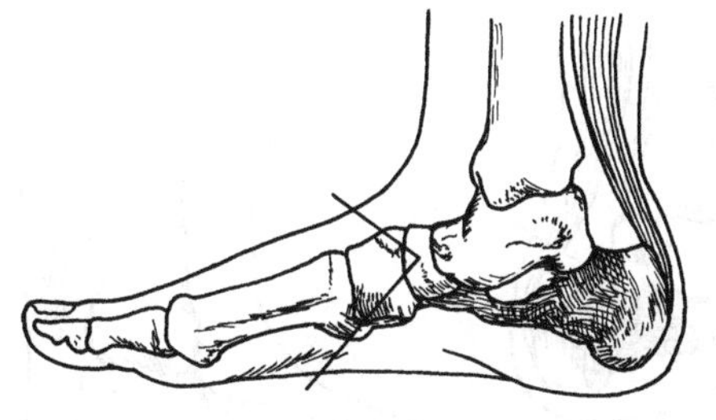

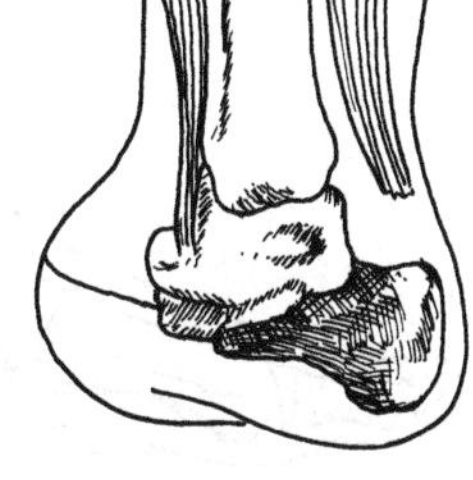

图 25-10　经跖骨截肢

图 25-11　中足截肢

手术方法：包括距骨切除、跟骨上移、行胫骨下端与跟骨融合术。其跟骨的跖面要与地面相平行。为了确保骨端对位和融合，可以采用一些相应的固定方法，如斯氏针、松质骨螺钉、加压外固定架等，这种截肢以后穿戴的假肢式样比较好（图 25-12）。

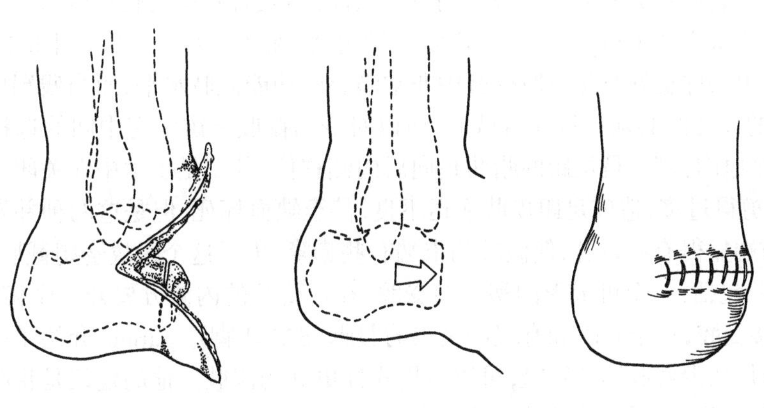

图 25-12　Boyd 截肢

Pirogoff 截肢：此截肢是将胫骨与部分跟骨固定，即跟骨前半部切除，剩余的后半部分与足跟皮肤一同向前上方旋转 90°与胫骨远端关节面垂直，行融合术，为了确保骨端对位和融合，也可以应用各种固定方法。这种截肢方法与 Boyd 截肢相比并没有什么益处，而且技术更困难(图 25-13)。

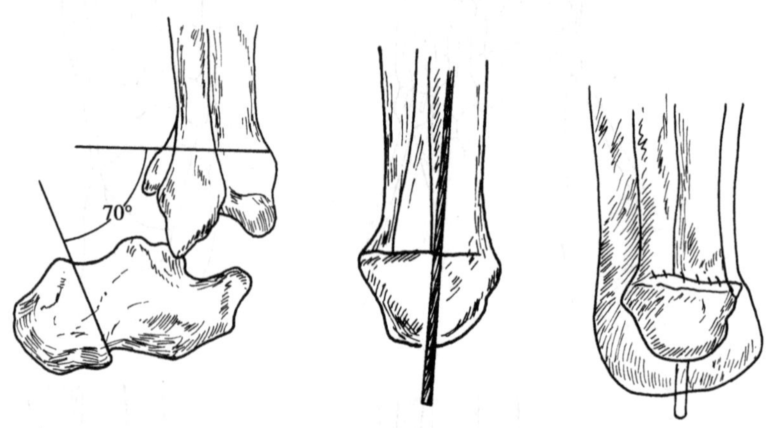

图 25-13 Pirogoff 截肢

7）部分跟骨切除：是切除跟骨后部隆突，应被认为是足后部截肢，手术适应证是足跟部有大的溃疡或跟骨骨髓炎，这个手术可能是替代小腿截肢的一个选择。

手术方法：从距下关节的后缘到跟骰关节的下角，沿一条直线，用截骨刀将整个跟骨后突切除，用石膏托将足固定在马蹄位，目的是使后方的皮肤放松，保持在无张力下以利于切口愈合。因为跟腱已切断，所以长时间的马蹄位固定不会造成问题，以后应用带有一个缓冲足跟垫的踝足矫形器样式的假肢(图 25-14)。

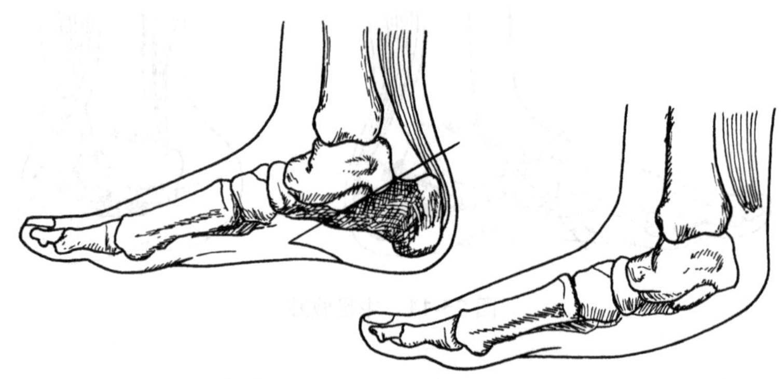

图 25-14 部分跟骨切除

8）踝部截肢(赛姆截肢)：赛姆截肢不仅可以获得最适合需要负重的残端，并且在残端与地面之间提供了很大的空间，为安装某些类型的人工假足创造了条件，不太需要穿戴假肢后的行走训练。截骨水平是在胫腓骨远端，距离踝关节面 0.6cm 处，足跟皮瓣坚韧耐磨，保证了残端直接负重的能力。对这个截肢来讲，当残端皮肤软组织条件良好时是下肢截肢中非常满意的功能截肢水平，而当残端皮肤软组织条件不良时它是绝对无价值的，因此，必须在近端再截肢，所以对赛姆截肢来讲没有中间的选择。造成不良的赛姆截肢残端一般有两个原因：其一是足跟的脂肪垫向后内侧移位；其二是手术中在关闭皮肤时将两侧有良好血运的“狗耳朵”修剪得过多，造成足跟皮肤血运不良，甚至缺血坏死，但是这两种并发症都可以在手术中加以预防。由于残肢端显得有些臃肿，使假肢的末端有些膨隆，为了这个缘故赛姆截肢一般在妇女中慎用。典型赛姆截肢的假肢包括：一个可成形的塑料接受腔，在接受腔的内侧方要开一个窗，为了使较大的残肢端能够通过狭窄的接受腔；一个硬踝和有缓冲足跟的假脚(SACH 脚)。Sarmie 介绍了一种改良的赛姆截肢手术方法，主要目的是减少残肢端的膨隆，可以应用式样更好的假肢。他的建议是将胫腓骨远端内外踝的突出部分进行适当的切除，这样残肢端就不那么膨隆了，就可以穿戴一个不需要再开窗、比较合适、样式好的假肢。因为一些新型弹性足的应用,赛姆截肢者受益于储能技术。假肢的接受腔不需要像小腿假肢那样近端到髌韧带的部位,假肢的接受腔是自行悬吊。

在儿童赛姆截肢是可取的,它保留了胫腓骨远端的骨骺。

应该强调的是,赛姆截肢与踝关节离断术是截然不同的两种手术,踝关节离断术是被禁忌的。

手术方法:赛姆截肢仅仅应用足跟部长的后方皮瓣,切口开始在外踝的远端,横行通过踝关节的前方,终止到内踝下方大约1cm处,然后切口垂直向下,横过足底到达外踝远端与切口的起点相汇合,足跖屈位,将前方踝关节囊切开。切断内侧三角韧带和外侧跟腓韧带。切开后关节囊,将跟腱于接近跟骨附着处切断。分离跟骨内外侧软组织,沿跟骨跖面行骨膜下剥离,仅保留足跟皮瓣,注意保留完整的皮下脂肪及其间隔,因为它是一种特殊的耐压组织。将足骨全部切除。于胫骨远端距离关节面0.6cm处做胫腓骨截骨,要求站立位时截骨面与地面平行,在不减弱假肢悬吊能力的情况下可将内外踝的骨隆突切除一部分。胫后神经血管束不要与皮瓣分离,于皮瓣的远端结扎切断。为了避免足跟脂肪垫向后滑移,将跟腱固定到胫骨远端后方的钻孔处,胫前肌、趾伸长肌、踇伸长肌于切断前用丝线缝合作为标记,于标记远侧方切断,最后将这些肌腱与足底部保留的跟骨骨膜相缝合,并将跟骨骨膜和内层的深筋膜与胫骨前下方骨膜相缝合,使之与胫骨远端相融合。最后将足跟皮瓣的前缘与前方皮肤间断缝合,两端形成的"狗耳朵"因为含有供应足跟皮瓣的血管,所以不要将其切除,而且以后残肢经过弹力绷带包扎形成的"狗耳朵"会逐渐消失(图25-15)。

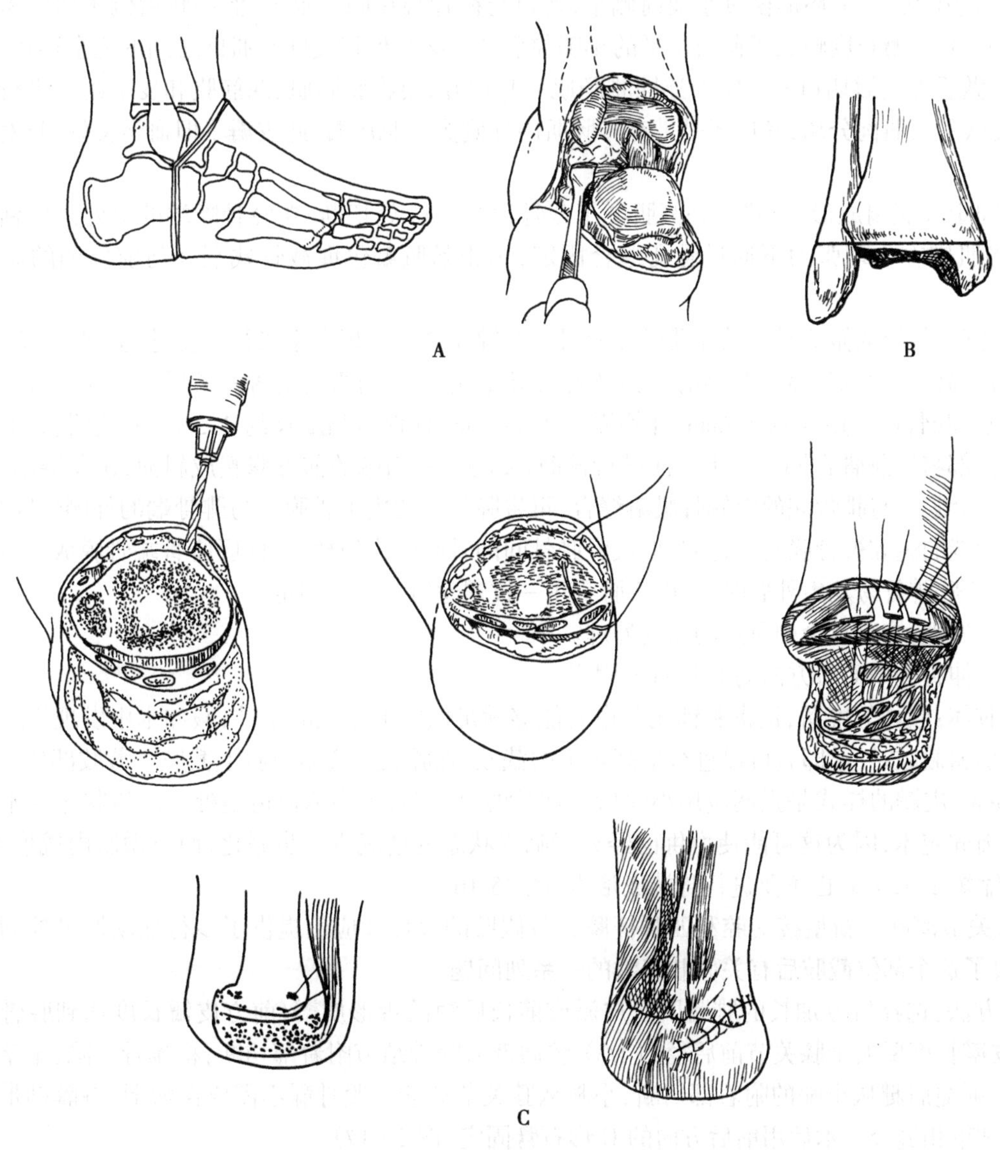

图25-15　赛姆截肢

A. 皮肤切口;B. 截骨平面;C. 跟骨骨膜与胫骨前下方骨膜相缝合

2. 小腿截肢(膝下截肢) 在下肢截肢患者的成功康复中膝关节的保留是非常重要的,一个小腿截肢的健康成年人,如果残肢条件及穿戴的假肢都比较好时,他走路的姿态几乎可以接近正常,当以一般的速度行走时,可能别人不会发现他是一个小腿截肢者,并且可以跑和跳。然而与此相反,膝关节离断或更高水平的截肢就完全不同了。目前,关于小腿截肢,在截肢部位选择、手术技术和术后处理等方面已经发生了很大变化,基本上手术被分成两大类,即非缺血肢体和缺血肢体的截肢手术。这两种手术的主要区别是截肢部位的选择、皮瓣的处理、肌肉固定和骨端成形术应用方法的不同。

非缺血肢体:截肢部位选择是在小腿中下 1/3 的交界处,也即是相当于腓肠肌腱腹交界处;皮瓣的样式可以是前后等长的、前长后短的、小腿后方加长的肌皮瓣,或根据实际需要的非典型皮瓣;要进行肌肉固定(就是将切断的肌群在生理张力下缝合到骨端)和肌肉成形术(相对应的肌肉断端互相对端缝合);近年来,为了获得残肢端的良好负重及小腿假肢的侧向稳定性(假肢对腓骨的侧向压力,腓骨越长承受外侧压力的面积亦越大,单位面积所受压力就越小,故能获得更佳的侧向稳定性),目前主张行胫腓骨远端融合术。其优点是:断端稳定;断端可以负重且增加断端负重面积;避免发生腓骨外展畸形;增加腓骨的侧向稳定性;骨膜成形后可保持正常的骨髓腔内压力,有助于改进骨端的循环状态。骨膜成形融合术的方法是胫腓骨端截骨在同一水平,利用胫骨和腓骨截骨端的骨膜瓣互相缝合架桥使之融合的方法。

皮肤处理:以小腿后方加长的肌皮瓣为最理想,皮肤切口开始是在与截骨端同一水平的小腿内或外侧前后各 1/2 的中线上,半环形横过小腿前侧半,切口与截骨端在同一水平,而小腿后侧半切口需要加长的后方肌皮瓣,其皮瓣长度略大于截肢水平的小腿前后径。必须保持皮肤与肌肉之间的完全连接,要形成肌皮瓣,则在做后方皮瓣切口时一定要连同腓肠肌一起切开,要将腓肠肌、深筋膜和皮下组织进行间断缝合固定,使皮肤不与肌肉分离,其皮瓣是带有腓肠肌内外侧头的肌皮瓣,此皮瓣不但血运良好,且对残肢端负重有利。

肌肉固定和肌肉成形:小腿前外侧肌群于截骨远端 1cm 处切断,在胫骨断端的前外侧用钻分别钻两个骨孔,将肌肉在生理张力下通过骨孔缝合固定,用腓肠肌瓣包埋截骨残端并与前外侧的肌肉断端相缝合。

骨的处理:传统的做法是残肢端腓骨比胫骨多截除 1~2cm。现在主张行胫腓骨远端骨膜成形融合术,在预定截骨部位的远端先将胫腓骨的骨膜做瓣状切开,最好是用娥眉凿将一薄层鱼鳞样的骨皮质与骨膜瓣一同掀起,胫骨内侧瓣长约 5~6cm,外侧瓣长约 2~3cm,腓骨内侧瓣长约 2~3cm,外侧瓣长约 3~4cm,于骨膜瓣的根部将胫腓骨在同一个水平面横行截断,要将胫骨断端的前方修整成斜面,避免突出皮下,将胫骨端的外侧骨膜瓣与腓骨端的内侧骨膜瓣缝合,再将胫骨端的内侧骨膜瓣与腓骨端的外侧骨膜瓣相缝合,此时胫腓骨端的髓腔被骨膜封闭,同时形成胫腓骨间的骨膜骨皮质桥,也即胫腓骨端骨膜成形融合术。当截肢部位较高,腓骨易发生外展时,可以将腓骨用一枚螺丝钉与胫骨固定。

神经的处理:按照总论中所述的原则处理。

膝关节伸直位用前后方向的 U 形石膏固定。

缺血肢体:肢体的准备,消毒和铺无菌巾要能够满足做膝上截肢的条件,假如术中发现组织的血运不准许进行小腿截肢时,立即就可以进行更高水平的截肢,如膝关节离断或膝上截肢。截肢部位一般不要超过膝下 15cm;皮瓣的样式是强调应用小腿后方加长的肌皮瓣,当小腿血运是处在临界状态时不要进行张力下的肌肉固定术,因为这可能使血供已经处于临界状态的情况进一步恶化,而只做肌肉成形术;腓骨端要比胫骨缩短 1~1.5cm,也不要进行骨端成形术(图 25-16)。

3. 膝关节离断 新型接受腔和四联杆膝关节假肢的设计及应用提供了步行摆动期可控制的膝关节结构,解决了这个部位截肢后有关假肢穿戴的一系列问题。

手术方法:选择后方加长的腓肠肌肌皮瓣或前长后短的舌形皮瓣(前方皮瓣长度达到胫骨结节的远端,后方皮瓣长度要大于膝关节前后径的 1/3);髌韧带从胫骨结节附着部切断;将髌骨切除;十字韧带从胫骨棘切断;腘绳肌腱从小腿的附着部切断,小腿从膝关节离断。股骨髁不需要再塑形;将髌韧带及腘绳肌腱与十字韧带相缝合。术后用前后方向的 U 形石膏固定(图 25-17)。

4. 大腿截肢(膝上截肢) 因为丧失了膝关节,穿戴假肢的康复训练更困难,假肢的代偿功能要比小

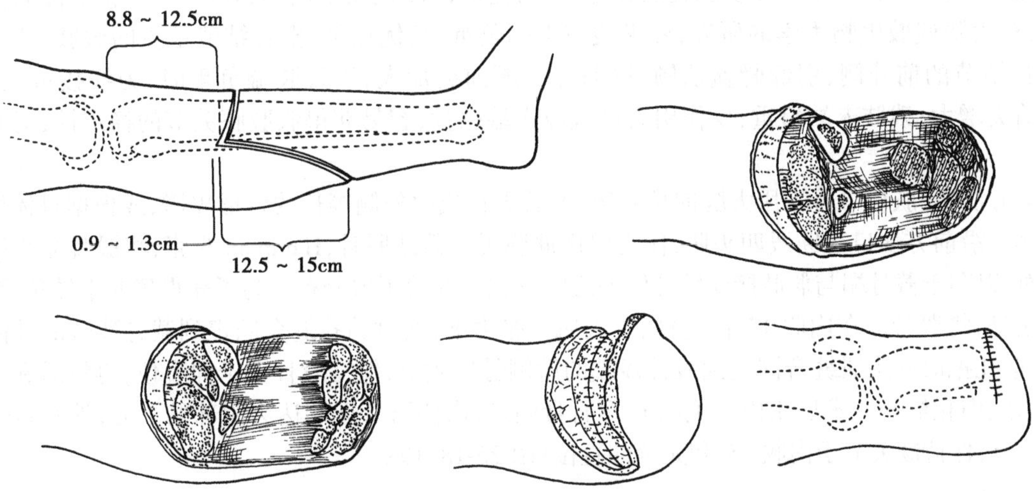

8.8 ~ 12.5cm

0.9 ~ 1.3cm

12.5 ~ 15cm

图 25-16　小腿截肢

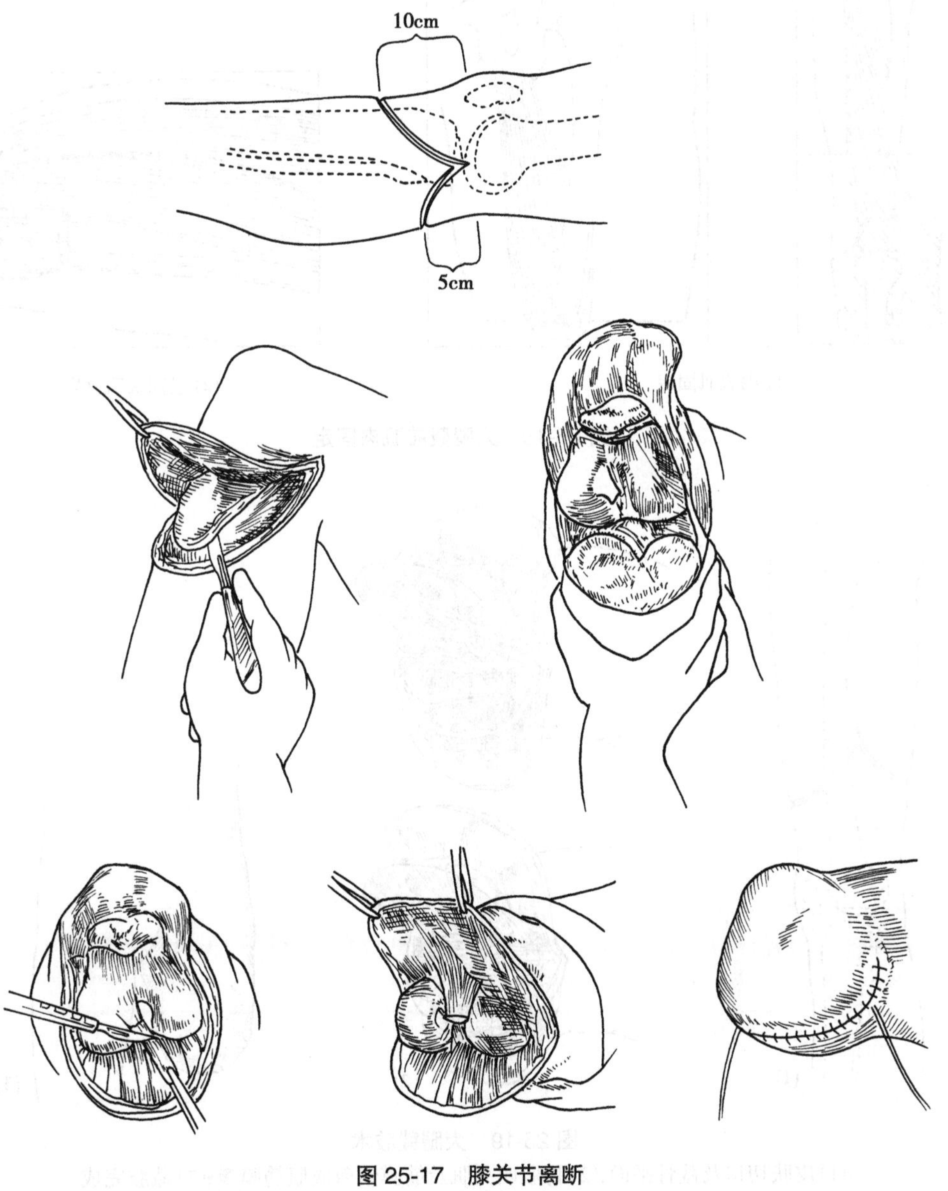

10cm

5cm

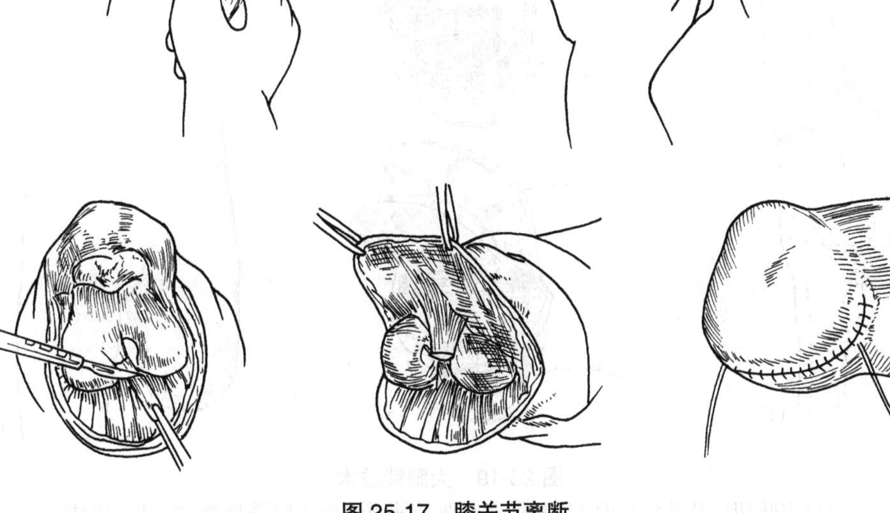

图 25-17　膝关节离断

腿假肢低很多,行走的安全性和步态也明显地差,行走时的能耗几乎比小腿截肢多一倍。随着假肢技术的改进,对大腿残肢生物力学的研究,要求残肢末端负重,其优点是:坐骨结节承重的假肢,体重力线是通过坐骨结节的前外侧,引起骨盆前倾,同时伴有腰前突加大,当残肢端负重时,力线接近正常,故不造成腰前突增大;残肢末端负重,反作用力被残肢末端感觉,容易获得假肢膝关节的稳定性,对假肢控制有利。

手术方法:皮肤切口可采用大腿前长后短、前后等长或内外侧等长的舌形皮瓣,或根据具体情况的非典型皮瓣。沿前方切口切断股四头肌,作为肌肉筋膜瓣。截断股骨,Hampton 主张,将股骨截骨端的外侧修成斜面,以利于截骨端与假肢接受腔外侧壁之间形成更好的压力分布。为了获得残肢末端负重,肌肉的处理方法是,将股骨放在内收 15°位,将内收大肌在张力下,通过钻孔缝合固定到截骨残端的外侧骨皮质上,通过钻孔把股四头肌缝合固定到截骨残端的后侧骨皮质上,保持股骨干于伸直位,再将后和外侧肌肉与这两组肌肉相缝合。术后用内外侧的 U 形石膏固定,内侧石膏近端达会阴部的下方,外侧石膏近端要超过髋关节,保持髋关节于内收 15°和完全伸直位(图 25-18,19)。

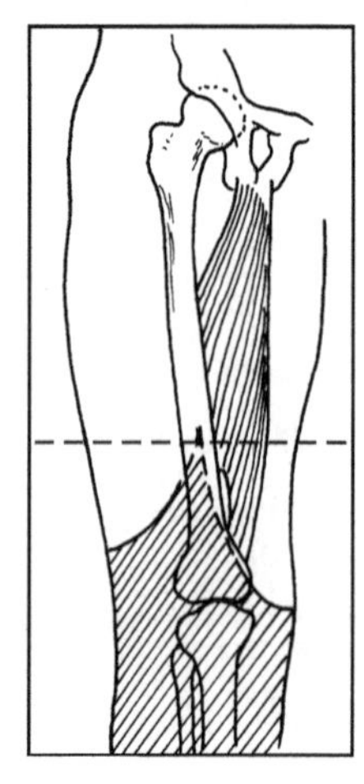

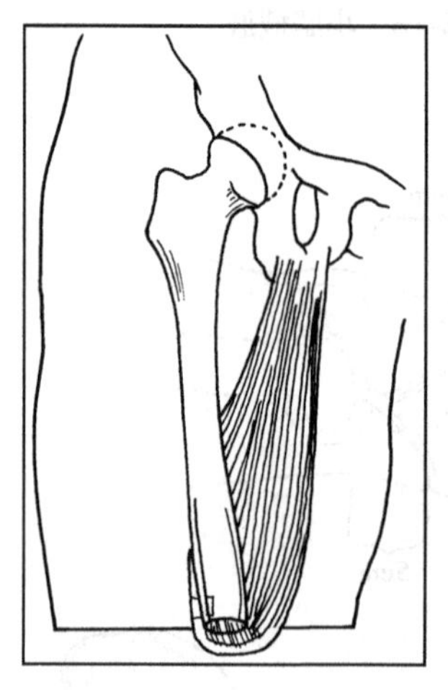

(1) 内收肌固定

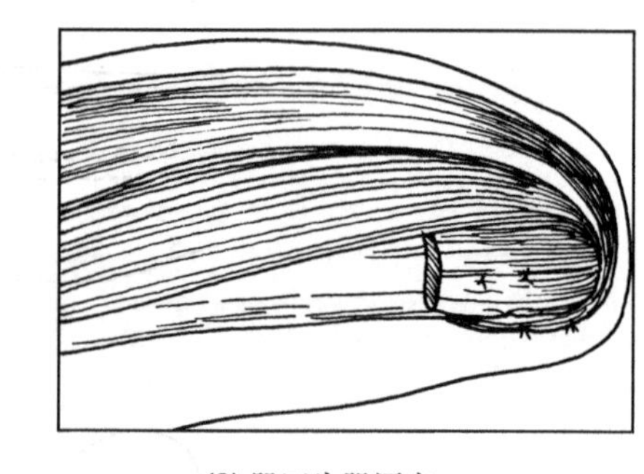

(2) 股四头肌固定

图 25-18 大腿截肢肌肉固定

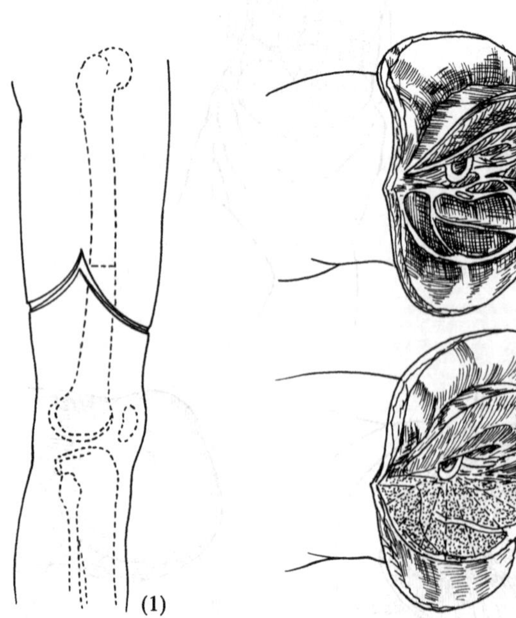

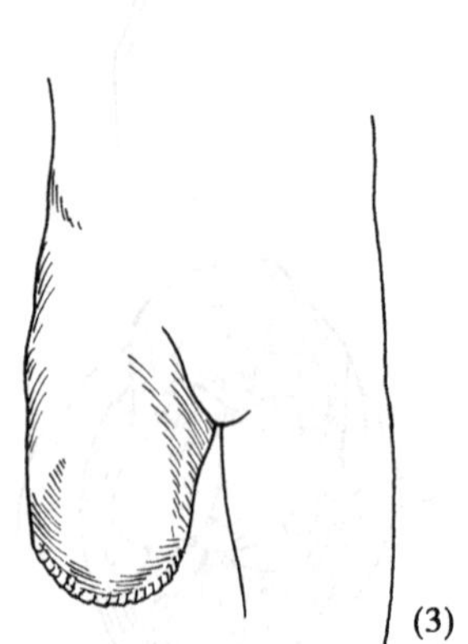

(1) (2) (3)

图 25-19 大腿截肢术

(1)皮肤切口及截骨平面;(2)将股四头肌及筋膜修剪成肌筋膜瓣;(3)截肢完成

5. 髋部截肢　髋部截肢包括通过股骨近端在距离小转子 5cm 以内部位的截肢和髋关节离断。从假肢安装角度来看，臀大肌覆盖坐骨结节部位为主要负重面，断端的下外侧部及骶尾部作为辅助负重面具有很大作用，行此手术时应尽可能在小转子以下做截肢。这样可以利用大转子的突出对假肢接受腔的悬吊起辅助作用，可以增加假肢的侧向稳定性，对控制旋转也有利；如果行小转子水平以下截肢，可将髂腰肌自小转子切断，应将内收肌缝合固定在截骨端，并用残留的股外侧肌缝合包埋截骨断端，这样可以避免术后残端屈曲和外展畸形。

髋关节离断手术方法（Boyd）：在髋关节前方做球拍状皮肤切口。将缝匠肌与股直肌自起点处分离，切断耻骨肌，于小转子附着处切断髂腰肌。将内收肌群自起点部切断。显露闭孔动脉的分支，结扎并切断。在股骨止点处切断闭孔外肌。将臀中、小肌在大转子部切断。切断阔筋膜和臀大肌最远端肌纤维，将臀大肌的腱性附着部分离。结扎并切断坐骨神经。将后方的外旋肌群于股骨附着部切断。于坐骨结节部切断腘绳肌。然后，切开髋关节囊，切断圆韧带，完成离断术。将臀肌远端与股薄肌、内收肌群起始部缝合。放置负压引流管，关闭伤口，加压包扎（图 25-20）。

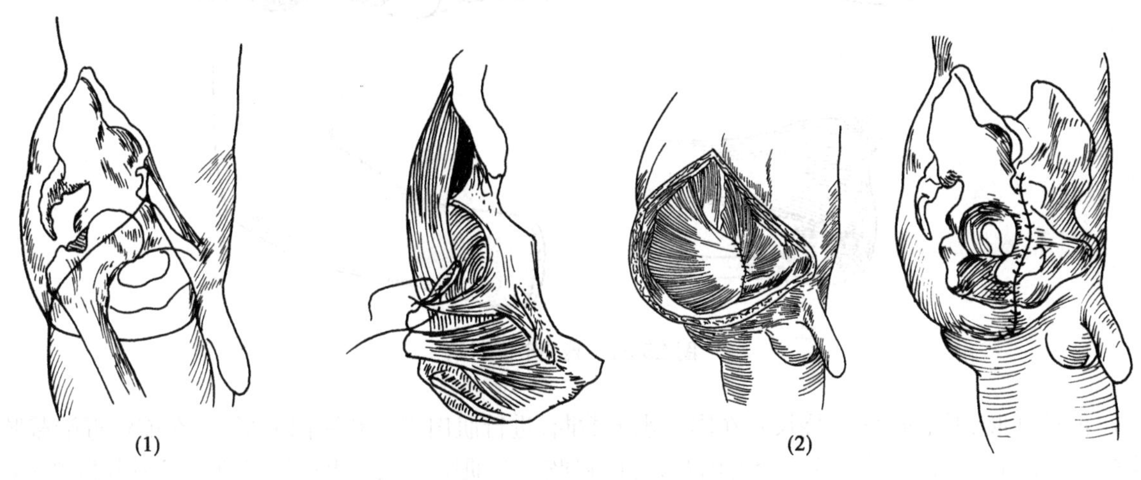

(1)　(2)

图 25-20　髋关节离断术

（1）皮肤切口；（2）切断肌肉和神经

6. 半骨盆截肢　从假肢安装的角度来看，半骨盆截肢的特征是：前方的腹直肌、腹斜肌与后方的臀大肌缝合，将腹膜包埋，断端的外下侧方为主要负重面；胸廓下部为辅助的负重部位；作为假肢接受腔的悬吊部位是利用健侧髂骨翼上部与患侧的对称部位；如果有可能半骨盆切除应设法保留髂嵴和坐骨结节，以利于假肢的悬吊和负重。目前，用于半骨盆截肢术后的假肢能达到较为理想的装配，可以步行。

（二）上肢截肢

1. 手部截肢　手术原则是必须获得无疼痛及有功能的残指。这就要求手术做到以下几点：

（1）在尽量保留手指长度的同时要确保有适当的皮肤覆盖，残指掌侧及指端应该尽量有良好的皮肤覆盖。

（2）指神经的末端要仔细地解剖，要在距离指端 6mm 处切断；切断神经时张力不要过大，避免神经近端的轴索损伤，否则会引起后期残指的不适。

（3）指动脉应该结扎或电灼止血。

（4）屈伸肌腱应向远端牵拉后切断准许其向近端回缩。

（5）当截指是通过关节时，应该将骨髁的突出部分切除，避免残端形成棰状。

（6）闭合伤口前应该放松止血带，任何的出血都要进行控制，因为血肿是造成疼痛和伤口延迟愈合的原因。

（7）在指端出现狗耳朵时不要强行切除，以免影响掌侧皮瓣的血运，一般可以自行消失。

2. 腕部截肢　现在已可以安装既美观又有良好功能的腕关节离断假肢。

(1) 经腕骨截肢术:作掌侧长、背侧短的皮瓣。切断屈指和伸指肌腱。将腕屈、伸肌腱从附着点游离。将正中神经、尺神经和桡神经的终末枝切断。结扎并切断桡动脉和尺动脉。用锯横断腕骨,边缘锉圆滑平整。将腕屈、伸肌腱固定到剩余腕骨上,以保留腕关节的屈伸活动。

如果是经腕掌关节离断,手术方法基本与经腕截肢相同,但是要注意保留正中神经到手掌侧皮肤的分支,经腕掌关节部将远端切除,要将全部腕伸、屈肌腱与腕骨周围的韧带缝合固定,以保留腕骨的屈伸功能。

(2) 腕关节离断术:将腕骨及远端结构切除,切除桡骨茎突和尺骨茎突。避免损伤下尺桡关节和三角韧带及桡尺骨远端关节软骨面,以保持前臂的旋转活动及预防下尺桡关节炎造成的疼痛(图 25-21)。

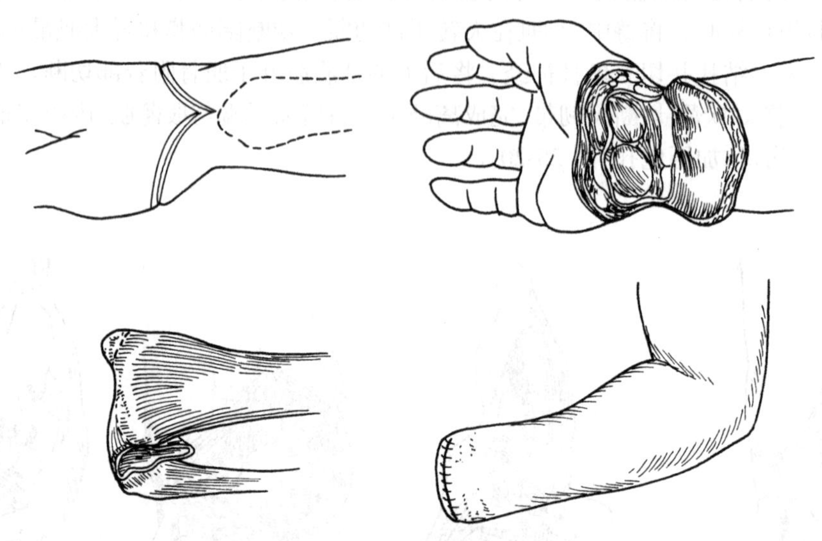

图 25-21 腕关节离断术

3. 前臂截肢(肘下截肢) 桡尺骨在同一水平截断,进行肌肉固定和肌肉成形术,在前臂近端截肢时,残肢短于 5cm 时,假肢接受腔的适合有困难,可以将肱二头肌腱从桡骨近端附着部切断并切除 2.5cm,这将相对延长残肢的长度,以增加假肢接受腔的适合度,即使肱二头肌被切断失去了功能,由于肱肌的作用肘关节仍然可以保留一定的屈曲能力(图 25-22)。

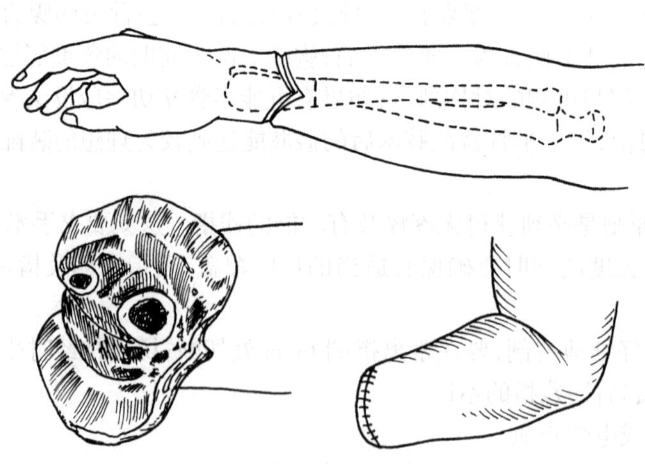

图 25-22 前臂截肢术

4. 肘关节离断 将前臂屈肌群从肱骨内上髁距起始部 1cm 处切断。起于肱骨外髁部的前臂伸肌群在肘关节远端 5~6cm 处横行切断。关节完全离断后,要保留完整的肱骨关节面,将肱三头肌腱与肱二头肌腱、肱肌残端缝合,将肱骨外髁部的伸肌群肌膜瓣修整后与肱骨内上髁残留屈肌断端相缝合,覆盖肱骨远端关节面(图 25-23)。

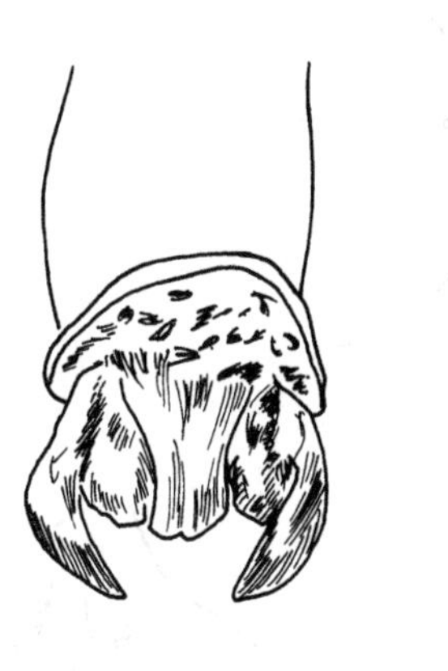
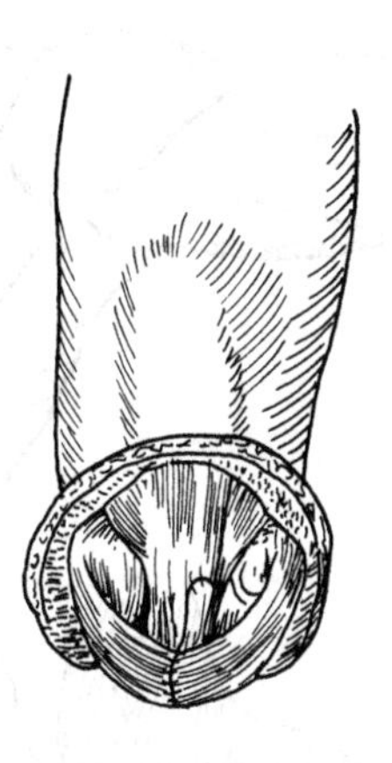
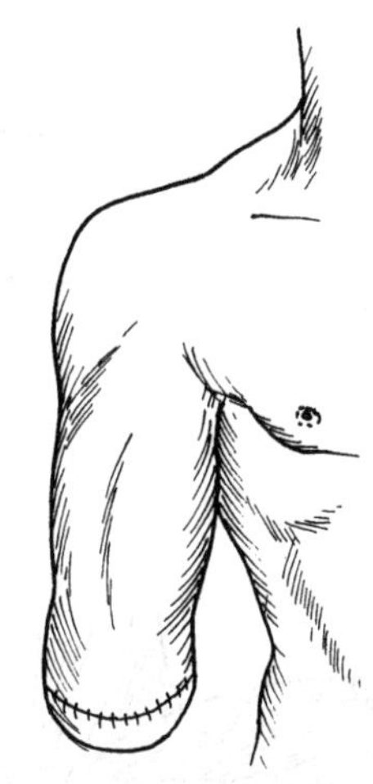

图 25-23 肘关节离断术

5. 上臂截肢(肘上截肢) 前后等长的皮瓣,肱动脉和静脉。按照血管和神经处理原则切断血管和神经。在截骨平面远端 1.3cm 切断前筋膜室的肌肉,在截骨平面远端 4~5cm 处切断肱三头肌。截断肱骨后,骨端锉圆滑。将前后方的肌肉通过骨孔缝合固定。肱三头肌覆盖截骨端与前室的肌肉断端互相缝合(图 25-24)。

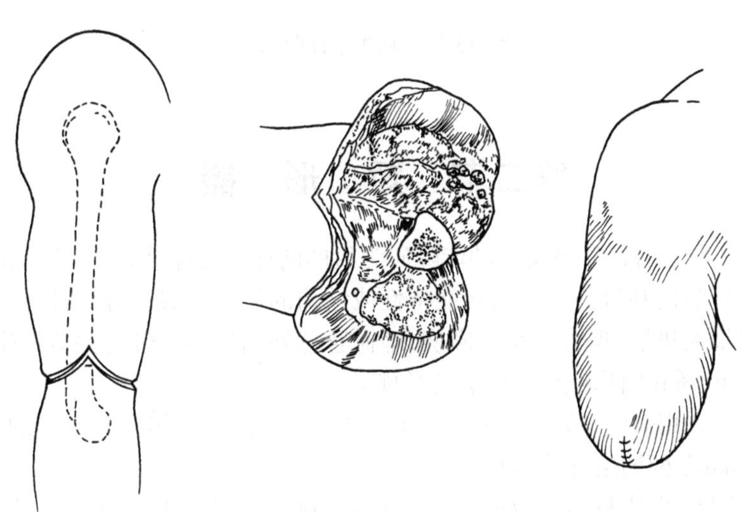

图 25-24 上臂截肢术

6. 肩部截肢 肩关节离断手术方法:前方切口开始于喙突,沿三角肌前缘向远端延伸到达三角肌的附着点,然后沿此肌肉的后缘向上到腋后皱褶的顶端,再从此切口的两端做经过腋窝的第 2 个切口。将血管、神经按原则分别切断。肱二头肌的短头与喙肱肌从喙突的附着点切断,从肱骨的附着点切断三角肌,将大圆肌和背阔肌切断,将上肢内旋显露短的外旋肌和肩关节囊的后方,切断所有这些结构,再将上肢外旋,切开肩关节囊的前方和冈下肌,将肱三头肌靠近附着点切断,切开肩关节的下方关节囊,肢体从躯干完全切除。将全部被切断的肌肉断端放入关节盂腔,并将其缝合在一起,希望用以填充肱骨头切除后造成的空虚,三角肌缝合到关节盂的下方,于三角肌的深部放置引流管,可以将明显突出的肩峰做部分切除(图 25-25)。

矫形器作为骨与关节损伤治疗的重要手段已被越来越多的骨科医生所重视和广泛应用,它不但可以预防和矫正畸形,并且可以代偿肢体丧失的部分功能。在某些骨与关节损伤的治疗中,矫形器具有非常重要的价值。

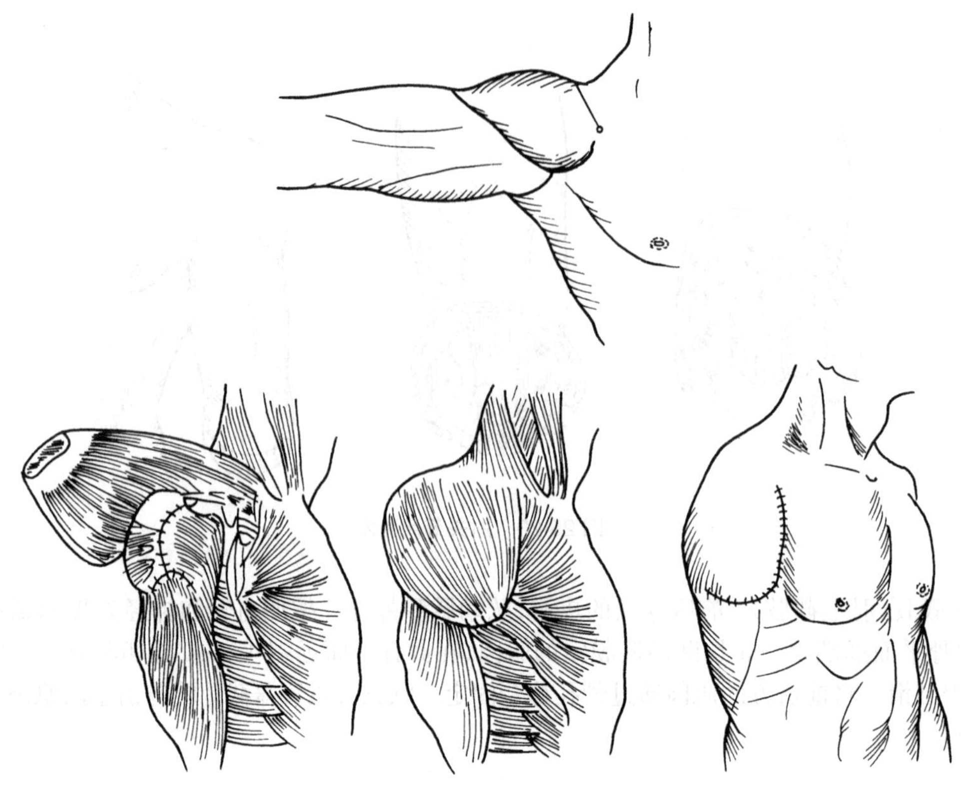

图 25-25 肩关节离断术

第二节 矫 形 器

矫形器以减轻四肢、脊柱骨骼肌系统的功能障碍为目的的体外支撑装置，用于矫治各种肢体疾患。

它是用于改变神经、肌肉和骨骼系统的功能特性或结构的体外装置。近代神经、肌肉、骨骼疾病的内科、外科治疗已经取得很大进展，但许多小儿麻痹、脑血管意外、肌无力、骨与关节损伤和疾病等患者仍然要求装配矫形器，以预防、矫正畸形或代偿失去的功能。

与假肢学（prosthetics）相对应，矫形器学（orthotics）这一名称 1953 年出自美国的 Vernon Nickel，是希腊语中“ortho”和“statikos”两词组合的略写。

随着康复医学的发展，现代材料学，如热塑性树脂材料和低温加工铸材等新材料不断问世，生物力学的发展、现代矫形器开发、制造、装配都有了很大进步，根据应用生物力学理论设计的各种新型矫形器被不断开发使用。同时还从产品的颜色、造型、透气性、减轻重量、减轻患者的压力感、增大支撑度、舒适度、使用方便和美观等方面加以考虑，让患者戴上矫形器不至于产生精神心理方面的副作用。目前国内已有很多矫形器的成品，例如颈托、护腰、护肘、护腕、护膝、膝部夹板、护踝、拐杖和轮椅等，各种型号，方便选用。同时矫形器技术和服务工作的发展又促进了康复医学的发展，特别是对神经、肌肉、骨骼运动系统损伤与疾病的治疗，对肢体残疾者的康复医疗，对残疾人回归社会，矫形器治疗是十分必要的。

矫形器作为骨科治疗手段早已被认识，我国早在 20 世纪 30 年代孟继懋教授就将矫形器的应用在北京地区推广。近年来，矫形器发展很快，在某些骨与关节损伤治疗中矫形器的应用具有重要价值，现已越来越多地被广大骨科医师重视和应用。如下肢任何部位的骨折，只要骨折有临床愈合；或是骨折虽经过内固定处理，但是尚不能单独依靠内固定达到必要的稳定程度，为了患者尽早离床站立和不借助拐杖行走，就可以根据骨折愈合情况佩戴完全免荷或部分免荷的矫形器。由于早期离床站立和行走又减少了患肢骨质疏松的程度。对患者身心和康复都起到积极的作用。

一、矫形器的分类与名称

(一) 矫形器的分类

1. 按照人体使用部位分类　矫形器分为上肢矫形器、脊柱矫形器和下肢矫形器。

2. 按其医疗目的分类　分为医疗用矫形器(在医学治疗阶段完成之前使用的矫形器,或纯粹作为治疗手段之一所使用的矫形器)、医疗用临时矫形器(使用简单的材料在短时间内可以制成的医疗用矫形器)、康复用矫形器(医学治疗结束后,在变形或功能障碍相对稳定后,为提高日常生活动作能力而使用的矫形器)。

3. 根据矫形器的使用目的分类　分为固定性矫形器、保持用矫形器、矫正用矫形器、免荷式矫形器、步行用矫形器、站立位保持用矫形器、牵引式矫形器等。

4. 按照制作矫形器所使用的主要材料分类　分为塑料矫形器、金属矫形器、金属框架式矫形器等。

5. 按其材料的弹性分类　分为软性矫形器和硬性矫形器。

6. 更进一步,也可根据矫形器的制作方法分类。

7. 按治疗疾病分类　分为小儿麻痹矫形器、马蹄内翻足矫形器、脊柱侧弯矫形器、先天性髋关节脱位矫形器、股骨头无菌性坏死矫形器、抗痉挛性矫形器等。

8. 按其他原则分模塑矫形器、外动力矫形器、标准化矫形器。

(二) 矫形器的名称

矫形器的分类与名称是比较混乱的。特别是各种医疗用矫形器,大多以矫形器的设计发明者或发明地的名字命名。

为打破这一造成混乱的命名而做了多种尝试。美国在1970年将与矫形器具体有关的人体各关节名称(英文)的第一个字母连在一起,最后再取上矫形器(orthosis)的第一个字母O,从而构成矫形器的名称。这一命名方式以美国为首逐渐在世界上推广普及。

1. 矫形器的国际统一命名　过去矫形器名称很多,国际上曾称为支具(brace)、夹板(splint)、矫形器械(orthopaedic appliance)、支持物(supporter),国内也曾称为支架、辅助器等。根据我国国家标准GB/T16432-1996(等同采用国际标准IS09999-1992),已统称为矫形器(orthosis)。

2. 按装配部位分类与国际统一命名的英文缩写见表25-3。

表25-3　矫形器的国际统一命名

中文名称	英文名称	缩写
骶髂矫形器	sacro-iliac orthoses	SIO
腰骶矫形器	lumbo-sacral orthoses	LSO
胸腰骶矫形器	thoraco-lumbo-sacral orthoses	TLSO
颈部矫形器	cervical orthoses	CO
颈胸矫形器	cervical-thoracic orthoses	CTO
颈胸腰骶矫形器	cervical-thoraco-lumbo-sacral orthoses	CTLSO
手矫形器	hand orthoses	HO
腕矫形器	wrist orthoses	WO
肘矫形器	elbow orthoses	EO
肘腕矫形器	elbow-wrist orthoses	EWO
肩矫形器	shoulder orthoses	SO
肩肘矫形器	shoulder-elbow orthoses	SEO
肩肘腕矫形器	shoulder-elbow-wrist orthoses	SEWO
肩肘腕手矫形器	shoulder-elbow-wrist-hand orthoses	SEWHO
足矫形器	foot orthoses	FO
踝足矫形器	ankle-foot orthoses	AFO
膝矫形器	knee orthoses	KO
膝踝足矫形器	knee-ankle-foot orthoses	KAFO
髋矫形器	hip orthoses	HO
髋膝踝足矫形器	hip-knee-ankle-foot orthoses	HKAFO

二、矫形器的基本作用

1. 稳定和支持作用　通过限制关节异常活动，稳定关节，恢复其承重功能，如脊髓损伤下肢肌肉麻痹者使用的膝踝足矫形器用于稳定膝踝关节，以利站立和步行。

2. 固定和保护作用　通过对病变肢体或关节的固定和保护，促进病变痊愈，如用于治疗骨折的各种骨折矫形器；用于膝关节十字韧带损伤重建手术后的矫形器。

3. 预防和矫正畸形作用　以预防为主，多用于肌力不平衡或静力作用引起的骨与关节畸形。矫正作用多用于儿童，儿童生长发育阶段由于骨关节生长存在生物可塑性，可得到一定的矫形效果。

4. 减轻轴向承重作用　系指减轻肢体或躯干的长轴承重，如坐骨承重矫形器用于治疗股骨头缺血坏死。

5. 抑制站立和步行中的肌肉反射性痉挛作用　这是控制关节运动，减少肌肉的反射性痉挛。如硬踝足塑料矫形器用于高位脊髓损伤患者，可以防止步行中出现痉挛性马蹄内翻足，改善步行功能。

6. 改进功能作用　系指改进患者步行、饮食等日常生活和工作能力，如帮助手部畸形患者改进握持功能的腕手矫形器。

三、矫形器治疗的适应证

尽管矫形器越来越多地应用于神经、肌肉、骨与关节疾病的治疗中，成为整体治疗的一部分，但是矫形器毕竟是一种体外装置，使矫形器的应用受到一些限制。在康复治疗中矫形器的最基本作用是控制运动。矫形器主要适应于以下情况：

1. 各种原因引起的肢体肌肉无力，需要控制关节运动，保持关节稳定　例如肩吊带适用于臂丛神经损伤患者早期暂时保护肩关节周围弛缓性麻痹的肌肉，预防出现肩关节半脱位；膝踝足矫形器适用于下肢肌肉广泛无力者稳定膝、踝关节，改善步行功能。脊髓损伤截瘫患者应用双下肢矫形器可以训练站立和行走。

2. 抑制站立和步行中肌肉痉挛　这是一种控制关节运动，减少肌肉反射性痉挛的矫形器。例如，硬踝塑料踝足矫形器用于脊髓损伤后下肢痉挛，可以防止步行中出现痉挛性马蹄内翻足，改善步态。

3. 预防和矫正由于肌力不平衡而引起的关节挛缩畸形，保持肢体的功能位置　如桡神经损伤后可以应用矫形器防止腕关节屈曲挛缩畸形。

4. 减免肢体骨骼的承重　如坐骨承重膝踝足矫形器用于治疗股骨头缺血坏死。对某些类型的下肢骨折延迟愈合或不愈合，可以应用部分免荷或完全免荷的下肢矫形器站立和行走。矫形器的外固定作用可靠，位于胫骨中段以下、踝关节、足部的骨折可以选择髌韧带承重式踝足矫形器；胫骨中段以上、膝和股骨部位的骨折，选择坐骨结节承重式膝踝足矫形器。由于站立行走对骨折端的垂直压应力，会起到促进骨折愈合的作用。

5. 代偿肢体失去的功能　如后侧弹性塑料踝足矫形器适用于各种病因所致的垂足患者，可以在步行摆动期代偿无力的胫前肌作用，抬起足尖，避免拖地。在 C_6 脊髓水平以下的损伤，当伸肘和伸腕肌力正常，而拇指无主动对掌和捏物功能时，可以应用手部特制的矫形器，利用腕关节的主动背伸活动带动拇指向示指侧移动，起到捏物的功能。

6. 保护和防止骨折移位　如颈椎骨折脱位治疗后在不稳定阶段应用颈部矫形器起到固定和保护作用。脊柱骨折手术后早期应用矫形器可以早期坐立和离床。在腰椎滑脱的患者应用矫形器可以预防滑脱加重。小腿骨折可以在部分免荷矫形器的保护下早期站立行走，既可以避免骨折移位又可以促进骨折愈合。足部稳定性骨折可以早期应用矫形器治疗，并可以早期站立行走。

7. 应用矫形鞋减少足部疼痛，使之正常负重和行走　各种足部畸形可以在矫形鞋的保护下站立和行走。

8. 保护损伤的韧带，促进愈合　如膝关节或踝关节韧带损伤等可以在矫形器的保护下早期进行关节功能锻炼。

9. 下肢不等长的代偿平衡作用。

四、常用矫形器的品种和性能

(一) 下肢矫形器

1. 足矫形器(OF)　是治疗踝、足疾病的特制矫形鞋垫、足套、鞋、靴的总称。它是为了矫正患者足部的变形和分散足部压力以消除疼痛等目的应用的特殊鞋。

矫形鞋的适应证:①改善站立、步行时足部的平衡状况:变形的支撑或顺应;变形的矫正(包括矫正足内翻、外翻、足下垂、弓形足等变形的矫形鞋);矫形石膏及手术后矫正肢位的维持;双下肢不等长及足不等长的矫正。②对不适宜压迫处进行免荷:疼痛部位的保护(足底胼胝、溃疡、疣子、槌状趾、骨瘤、踇外翻等);对疼痛性或不稳定性关节的运动加以限制和保护;改变与分散承重部位,消除应力集中引起疼痛。

2. 踝足矫形器(AFO)(图 25-26)。

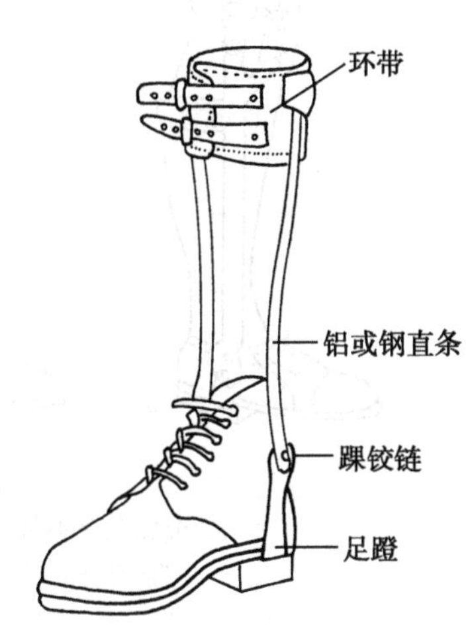

图 25-26　踝足矫形器

适应证:

(1) 稳定距下关节,限制踝关节侧向异常活动:辅助治疗外踝侧副韧带损伤、距下关节炎症,适合选用跖屈、背屈自由活动的踝关节铰链。

(2) 矫正垂足畸形:可选用踝铰链附加背屈助动装置、跖屈阻动装置的金属条踝足矫形器,亦可选用改进型或带有增强筋的塑料踝足矫形器。

(3) 预防和矫正马蹄内翻足畸形:一般康复早期多选用金属条踝足矫形器,踝铰链附加跖屈止动,踝外侧附加 T 形矫形带,后期选用塑料踝足矫形器。

(4) 抑制痉挛性尖足畸形。

(5) 矫正跟足畸形:选用金属条踝足矫形器应附加踝背屈止动或阻动装置。选用塑料踝足矫形器应选用硬塑料踝足矫形器将踝关节固定于功能位。

(6) 辅助治疗各种踝关节炎症和改善连枷足患者的步行功能:通常选用无铰链的金属踝足矫形器或硬塑料踝足矫形器将踝关节固定于功能位。

3. 髌韧带承重矫形器　亦称 PTB 踝足矫形器(patellar tendon bearing ankle-foot orthoses),属于免荷性矫形器,根据情况可以部分免荷或全免荷(图 25-27)。

适应证:

短期使用(6 个月以内):促进骨折愈合,如胫骨骨折尚需要外固定保护阶段,延迟愈合;踝关节融合术

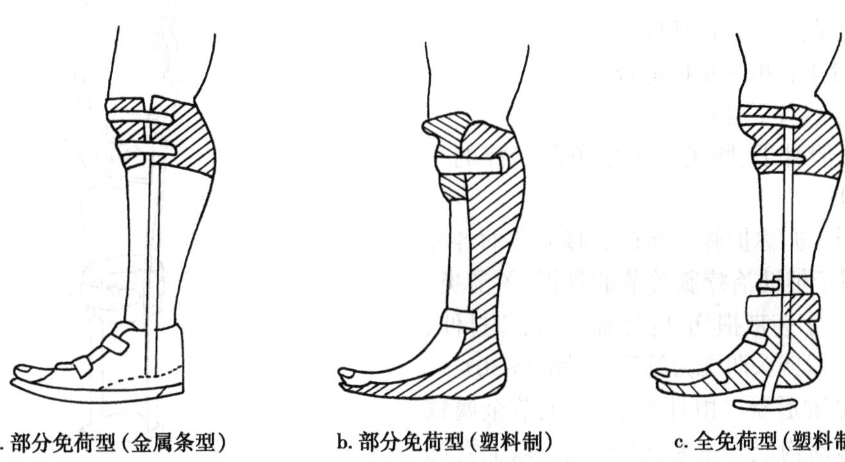

图 25-27　髌韧带承重矫形器

后；保守治疗无效的足跟痛等。

长期使用：骨折或三关节、四关节融合术后延迟愈合或不愈合；距骨缺血性坏死；距下关节和踝关节骨性关节炎；跟骨骨髓炎；足底感觉丧失；足底慢性溃疡。

4. 膝踝足矫形器 亦称长支具，具有膝关节铰链（图 25-28）。

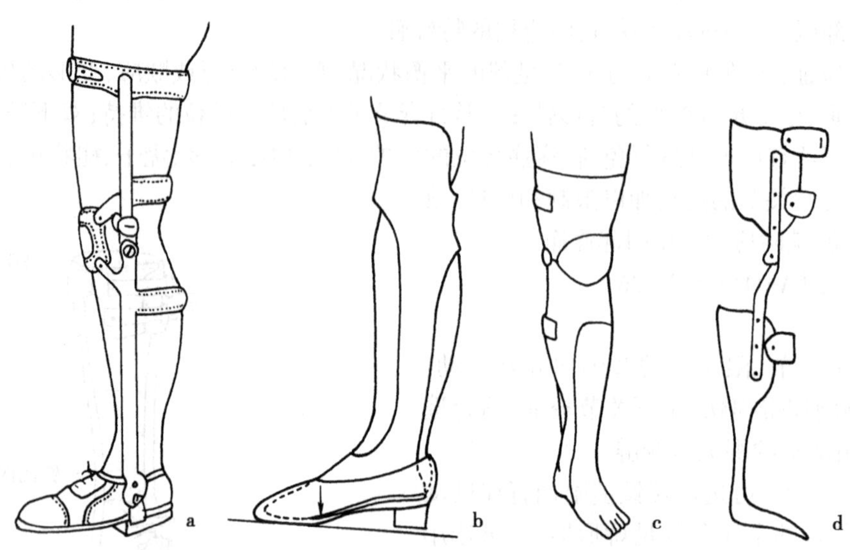

图 25-28 膝踝足矫形器

a. 金属条型膝踝足矫形器；b. 全塑料髁上型膝踝足矫形器；c. 带铰链的塑料膝踝足矫形器；d. 混合型膝踝足矫形器

适应证：

(1) 对下肢肌肉广泛瘫痪者，可用于稳定膝、踝关节，改善步行功能，但膝关节的屈曲畸形不应超过10°，如超过10°，应手术矫形后再装矫形器。

(2) 脊髓损伤患者，损伤平面为 L_1~L_3 者，用双下肢膝踝足矫形器后可扶双拐在室内步行。对于损伤平面为 T_8~L_1 的患者，可作为扶双拐步行训练的用具。

(3) 矫正学龄前儿童维生素 D 缺乏病引起的膝内翻或膝外翻畸形。

5. 坐骨承重膝踝足矫形器 亦称免荷性膝踝足矫形器，是一类带有坐骨承重装置的膝踝足矫形器。

适应证：

(1) 辅助治疗股骨头缺血性坏死。

(2) 促进股骨干骨折的早期愈合。

(3) 辅助治疗股骨干骨折延迟愈合或不愈合。

(4) 髋关节、股骨干、膝关节需要免荷治疗的一些疾病（图 25-29）。

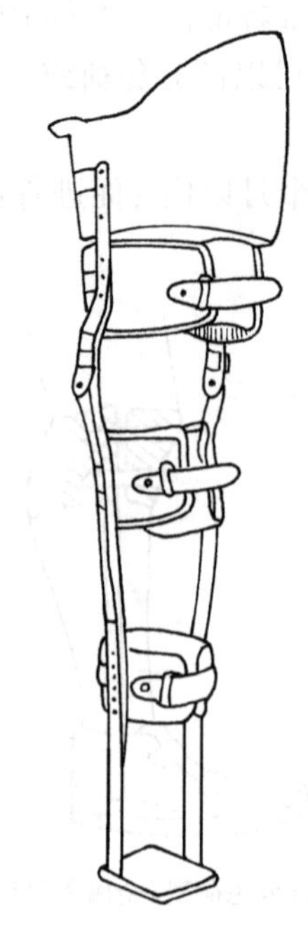

图 25-29 坐骨承重膝踝足矫形器

6. 膝矫形器 亦称护膝。能控制膝关节的各种活动。主要适用于辅助治疗膝关节的骨折、关节炎、侧副韧带损伤、十字韧带损伤、内外翻畸形、膝过伸、膝屈曲挛缩畸形、股四头肌无力等病症（图 25-30）。

7. 髋膝踝足矫形器 由骨盆带、髋关节金属铰链与膝踝足矫形器构成。主要适用于 T_{12} 以上脊髓损伤有痉挛性屈髋内旋、外旋畸形和髋周围肌肉无力

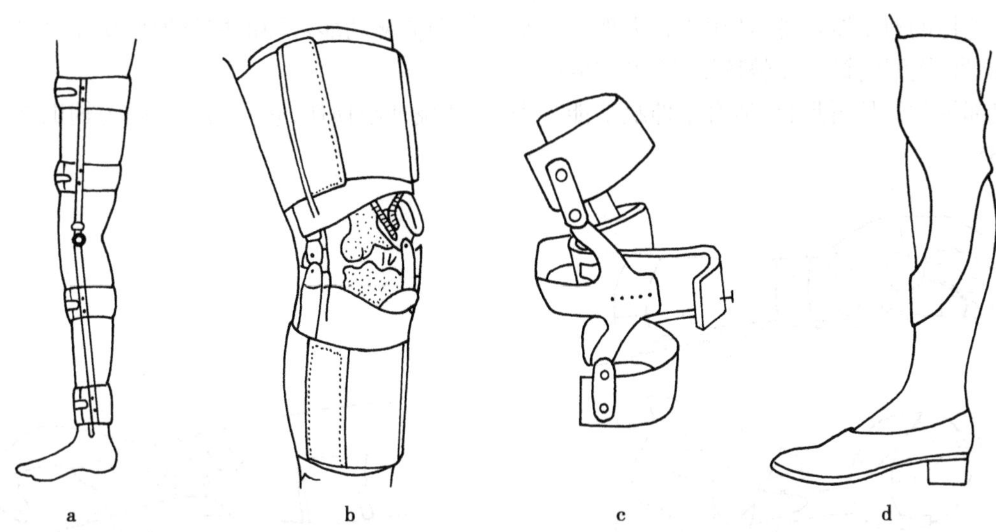

图 25-30　膝矫形器

a. 传统式膝矫形器；b. 带铰链的塑料膝矫形器；c. 瑞典式膝反屈膝矫形器；d. 髌上塑料膝矫形器

的患者，稳定髋关节和矫正髋内、外旋畸形。

8. 内翻足矫形器　手法、石膏或手术矫正后夜间应及时应用硬踝塑料踝足矫形器巩固疗效，日间穿用矫形鞋或塑料踝足矫形器。

9. 治疗儿童股骨头缺血性坏死的矫形器　应将髋关节固定在外展、轻度内旋位，减少髋外展肌引起的压力，增加股骨头的包容范围，预防股骨头的继发性变形。

(二) 上肢矫形器

上肢矫形器的主要作用是固定保护，预防或矫正畸形和代偿丧失的功能。按其作用力的情况可分为两大类：静态的（static）、动态的（dynamic）。静态的上肢矫形器将上肢固定于功能位，故主要用于保护上肢骨折与炎症等，避免恢复期有害的上肢运动和防止因重力作用、肌肉不良牵拉所致的骨折移位，预防肌肉麻痹、肌痉挛、疼痛等原因引起的关节畸形。动态的上肢矫形器亦称为功能性上肢矫形器，是一些利用弹簧、橡皮筋等助力装置辅助关节运动的矫形器，主要用于代偿丧失的功能和动态的预防、矫正畸形。

1. 腕手保护性矫形器

(1) 掌侧腕手固定矫形器：主要用于预防肌肉痉挛引起的屈腕、屈指畸形；预防 Volkmanns 缺血挛缩或瘢痕引起的屈腕屈指畸形（图 25-31）。

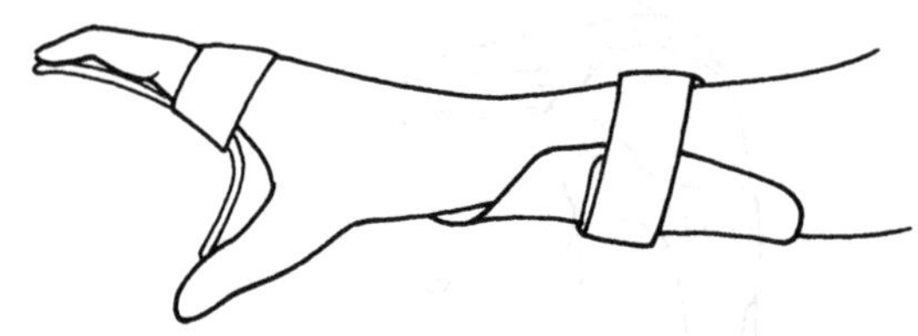

图 25-31　掌侧腕手固定矫形器

(2) 带掌侧指托的背侧腕手固定矫形器：适用于减少腕手的屈肌痉挛（图 25-32）。

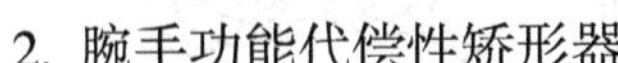

2. 腕手功能代偿性矫形器

(1) 基型对掌矫形器：适用于拇指外展肌、对掌肌麻痹者辅助恢复捏取功能；适合某些手外伤患者预防由于肌痉挛、肌力不平衡、瘢痕等原因引起的拇指内收和虎口部位的挛缩畸形（图 25-33）。

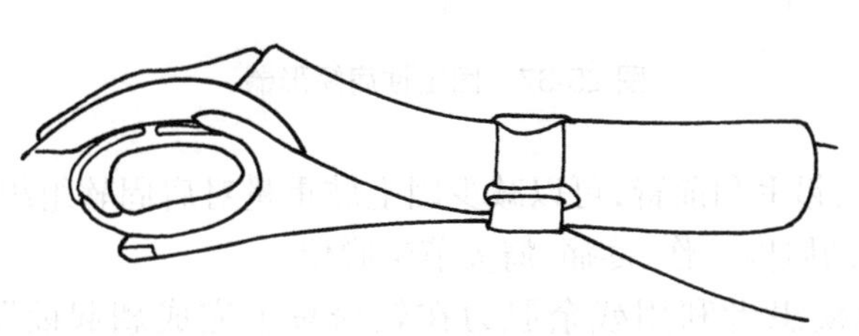

图 25-32　背侧腕手固定矫形器

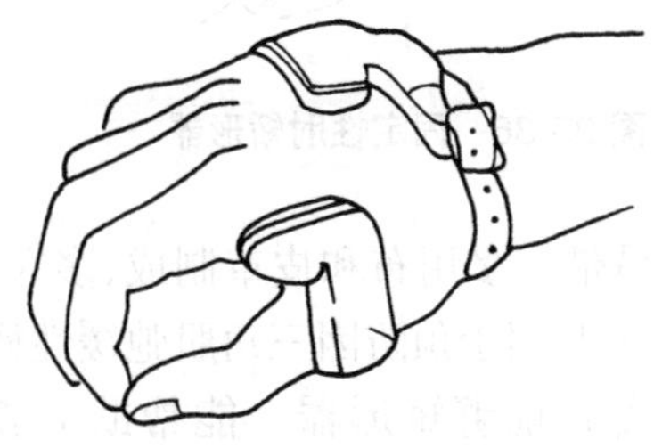

图 25-33　基型对掌矫形器

(2) 带腕控的对掌矫形器：适用于丧失拇指对掌功能和伸腕功能者辅助恢复捏取功能；也适用于预防腕关节的屈曲、桡侧偏斜、尺侧偏斜畸形(图 25-34)。

(3) 腕部钢丝助伸矫形器：适合于伸腕功能丧失者，如桡神经损伤，它利用钢丝弹力辅助伸腕，以利取物(图 25-35)。

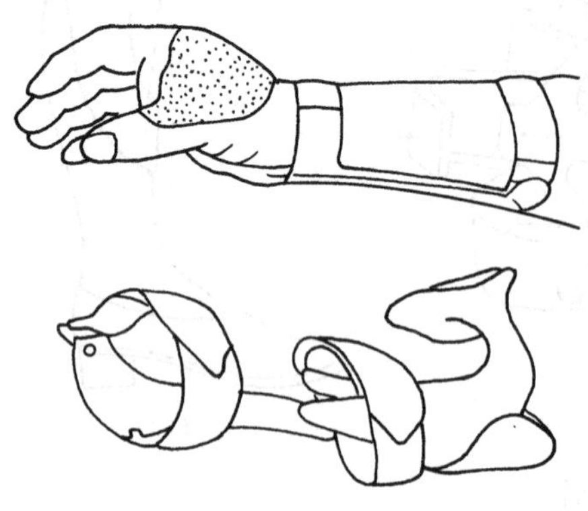

图 25-34 带腕控的对掌矫形器

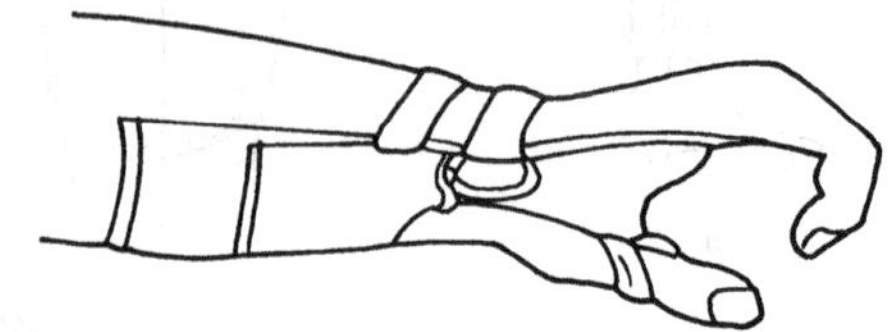

图 25-35 腕部钢丝助伸矫形器

(4) 带插口的持物器：适合丧失握持功能的患者使用，可帮助恢复持笔、匙等物品的功能，是各种具有抓握功能矫形器中最常用的。

3. 肘矫形器

(1) 固定性肘矫形器：可以将肘关节固定于屈曲 90°，适用于辅助治疗各种肘关节慢性炎症，保护关节，预防关节畸形(图 25-36)。

(2) 功能性肘矫形器：设有肘关节铰链，及铰链锁，有的还附加屈肘助力装置，多使用上臂假肢样的牵引索系统，通过对侧肩关节运动，牵拉牵引索屈肘，适用于屈肘无力者，如肌皮神经损伤后肱二头肌麻痹，代偿屈肘功能。

4. 肩关节外展矫形器 固定肩关节于功能位，主要适用于三角肌麻痹、臂丛神经损伤、冈上肌腱断裂、肩关节部位骨折、脱位复位后、肩关节融合术后的保护，有时也用于急性肩周炎的保护(图 25-37)。

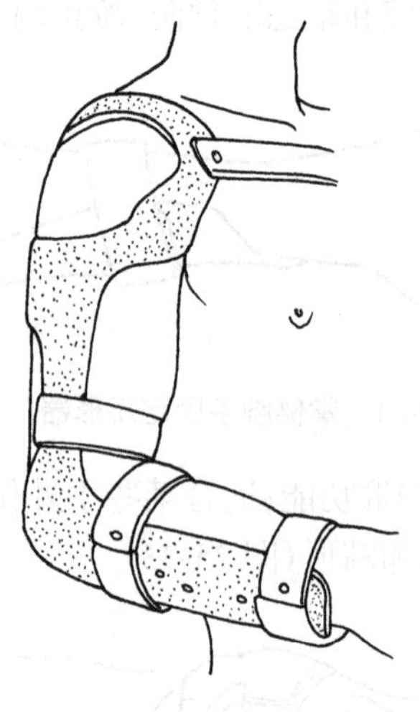

图 25-36 固定性肘矫形器

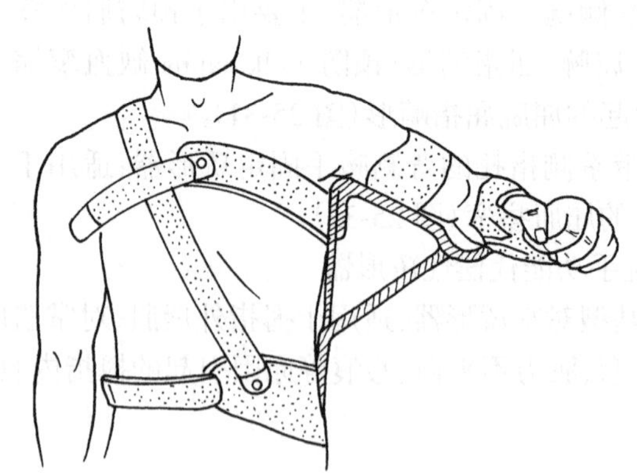

图 25-37 固定性肩矫形器

5. 肩吊带 多用布和皮革制成，多在屈肘位托起手和前臂，可以减少因上肢重量对肩周软组织的向下牵引力，主要用于预防因三角肌弛缓性瘫痪引起的肌肉拉伤、疼痛、肩关节半脱位。

6. 平衡式前臂矫形器 能帮助上肢肌肉瘫痪患者利用残余肌力在轮椅桌上完成翘起前臂，屈伸、外展肩部，屈伸肘关节，从事进食、读书、写字等工作。主要适合于肩、肘关节运动力弱者安装在轮椅上使用，要求这类患者关节有足够的被动活动范围，能将矫形器的前臂托翘起来；能在轮椅里保持坐位，患者有训练、使用的条件和积极性（图25-38）。

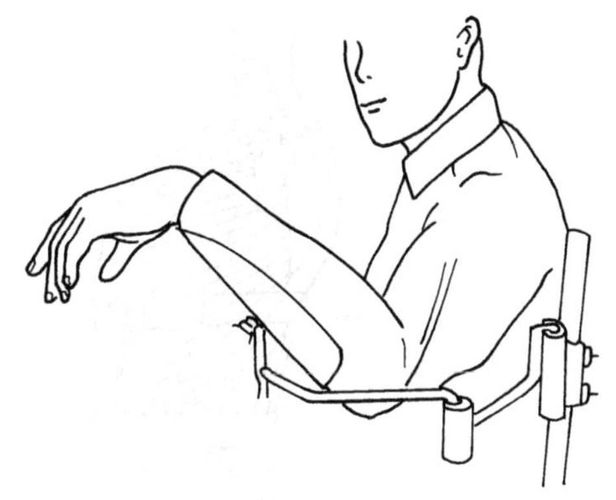
图 25-38　平衡式前臂矫形器

（三）脊柱矫形器

主要作用是限制脊柱的前屈、后伸、侧屈、旋转运动和减少脊椎的荷重。

1. 颈椎矫形器（CO）　常用的有软围领、聚乙烯软围领、费城围领、胸枕颌颈部矫形器、四杆式颈部矫形器、模塑颈胸矫形器、头环式颈胸矫形器等。各种颈椎矫形器对颈椎运动的限制程度不同。要根据病情需要选择适当的矫形器（图25-39）。

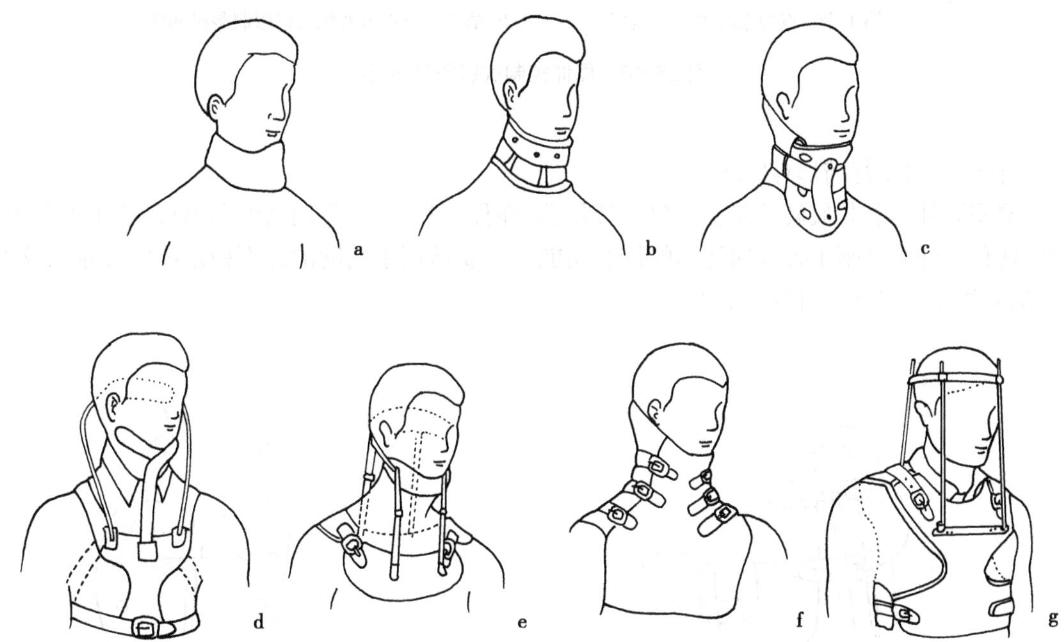

图 25-39　颈椎矫形器
a. 塑料泡沫软围领；b. 聚乙烯软围领；c. 费城围领；d. 胸枕颌颈部矫形器（SOMI）；
e. 四杆式颈部矫形器；f. 模塑颈胸矫形器；g. 头环式颈胸矫形器

2. 软性腰骶矫形器与软性胸腰骶矫形器　俗称软围腰。弹力布类围腰，穿着较舒服。皮围腰固定性、透气性较好。都具有限制腰椎运动，减少腰椎间盘承重作用，适用于辅助治疗各种慢性下腰痛、腰椎间盘突出症、轻度的脊椎滑脱。使用中应让患者加强腰背肌练习。

3. 硬性腰骶矫形器与硬性胸腰骶矫形器　亦称钢背心。

（1）屈伸控制式腰骶矫形器：亦称为椅背式腰骶矫形器，具有较好的限制腰椎屈伸、侧屈、旋转运动，减少腰椎承重作用，常用于辅助治疗腰椎间盘突出症、腰椎骨性关节炎，脊椎滑脱等疾患（图25-40）。

（2）屈伸控制式胸腰骶椎矫形器：原称泰勒支具（Taylor brace），对胸腰椎或上部腰椎的躯干有较好的屈伸控制能力。其腹带或腹托可以减少腰椎承重，适合于辅助治疗类风湿性脊柱炎，预防由于老年性骨质疏松引起的脊柱压缩性骨折。

（3）屈曲控制式胸腰骶矫形器：原称为超伸展背心，可将脊柱控制于过伸位，具有良好的控制胸腰椎屈曲的功能。

（4）屈曲、侧屈、旋转控制胸腰骶椎矫形器：多用于辅助治疗胸腰椎压缩性骨折、胸腰椎结核，也用于预

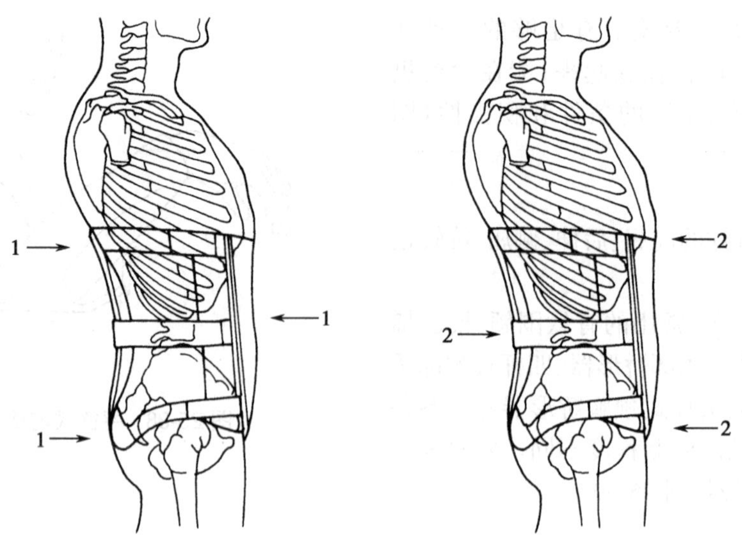

a. 第 1 个三点力系统可增加腹压　　b. 第 2 个三点力系统可以限制腰椎屈曲

图 25-40 屈伸控制式腰骶矫形器

防类风湿性脊柱炎的驼背畸形(图 25-41)。

(5) 模塑型屈伸、侧屈、旋转控制胸腰骶椎矫形器:亦称塑料背心,是用高温塑料板,按患者身体的石膏模型制成,具有较好的对躯干各方向运动的控制功能。主要适用于辅助治疗不稳定的胸腰椎压缩性骨折,保持脊柱稳定和良好的脊柱对线(图 25-42)。

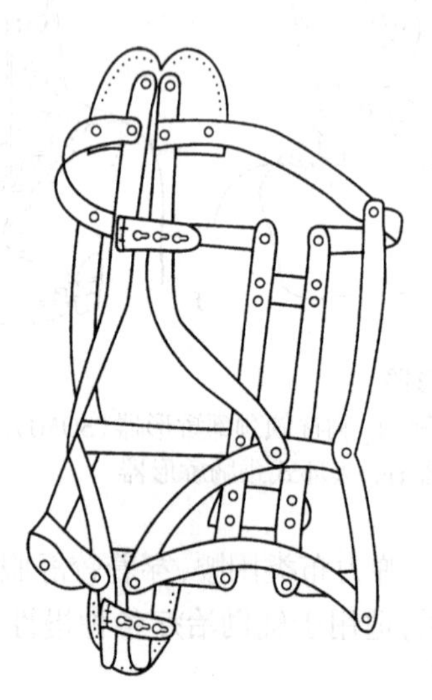

图 25-41 屈曲、侧屈、旋转控制式胸腰骶矫形器

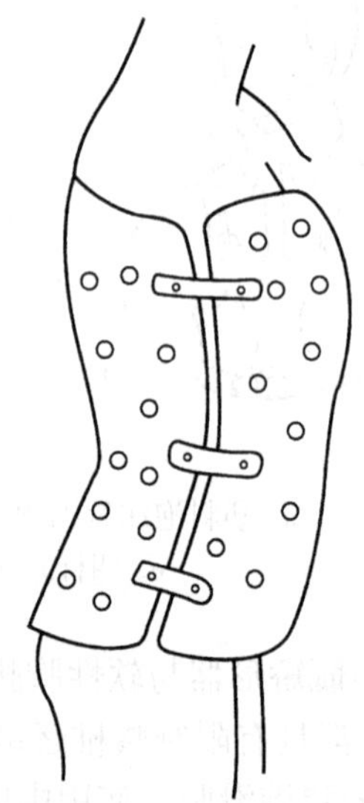

图 25-42 模塑形胸腰骶矫形器

4. 脊柱侧弯矫形器　脊柱侧弯病因很多,脊柱侧弯矫形器主要适用于矫正原发性脊柱侧弯畸形和防止原发性脊柱侧弯畸形的发展,常用以下品种。

(1) 腋下型脊柱侧弯矫形器:是一种主要用塑料板制成的胸腰骶矫形器,其基本原理都是利用三点力原理矫正畸形,应用在侧突顶椎位于 T_7 以下患者的保守治疗。使用矫形器中应注意加强患儿腰背肌的主动肌力训练(图 25-43)。

(2) 密尔沃基(Milwaukee)型脊柱侧弯矫形器:这是一种颈胸腰骶矫形器,这种矫形器主要适用于发育年龄阶段原发性脊柱侧弯,侧突顶椎位于 T_7 以上患者的保守治疗(图 25-44)。

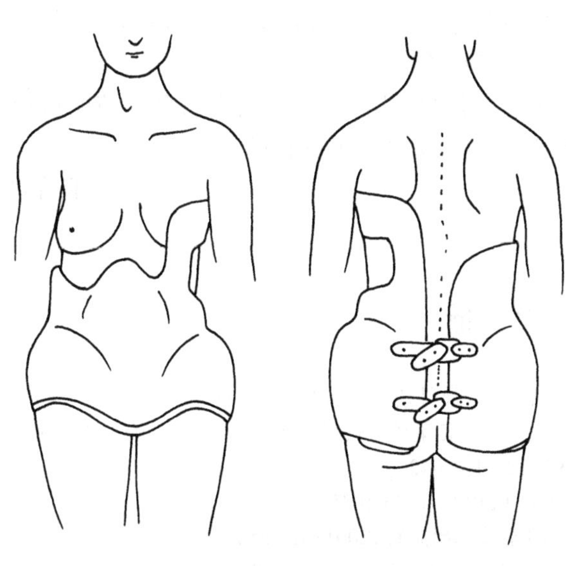

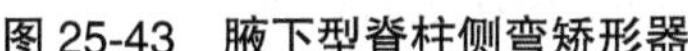

图 25-43　腋下型脊柱侧弯矫形器

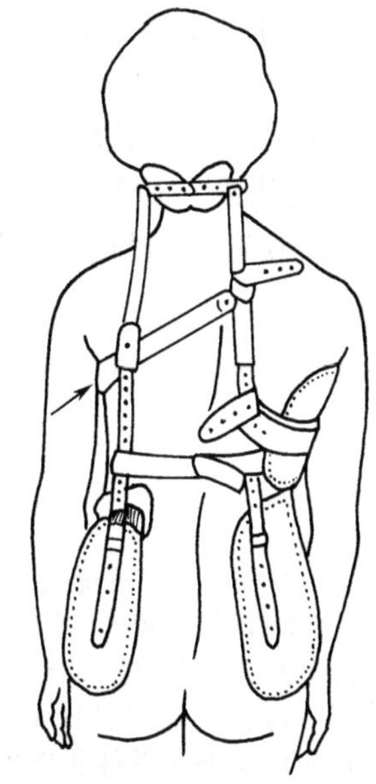

图 25-44　密尔沃基型脊柱侧弯矫形器

五、矫形器在骨关节损伤治疗中某些特殊病例的应用

在骨关节损伤治疗中当难以应用一般常规方法解决时。矫形器的应用可能会给你带来帮助。近年来，矫形器发展很快，在骨与关节损伤的治疗与康复中矫形器的应用具有重要的价值。应该重视和推广。在此，我们对某些特殊的病例在应用矫形器后使患者的功能得到明显的改善。仅给骨科医生提供一个行之有效的方法。

1. 任何原因造成的股骨大段病损、慢性感染和缺损，且软组织条件很差，没有进一步手术的可能，可以应用坐骨结节承重完全免荷的膝踝足矫形器，佩戴后患者即可以站立与行走。

2. 任何原因造成的胫腓骨大段病损、慢性感染和缺损，且软组织条件很差，没有进一步手术的可能，应用髌韧带承重完全免荷的踝足矫形器，佩戴后患者可以不需要任何辅助器具就能站立与行走。

3. 先天性胫骨假关节经过多次手术治疗失败，已无再次手术的可能时，应用髌韧带承重的踝足矫形器，即可以不需要任何辅助器具站立与行走。

4. 任何原因造成的足或踝部病损，没有进一步手术改善的可能，应用髌韧带承重完全免荷的踝足矫形器，就可以站立与行走。

5. 各种原因造成的下肢严重短缩畸形当不能穿戴加高的矫形鞋时，不管患肢足的功能如何，是否可以承重，都可以通过穿戴矫形器来调节肢体的长度，以达到平衡双下肢长度，改善行走功能和步态的目的。只要小腿近段正常，就可以穿戴髌韧带承重式踝足矫形器；如果小腿近段不正常，可以穿戴坐骨结节承重式膝踝足矫形器，根据患肢承重情况决定免荷量。这样不但可以站立行走，而且双下肢长度得到平衡，改善了步态。

6. 任何原因造成的下肢无力或麻痹，可以应用髋膝踝足矫形器。当患肢同时存在髋、膝屈曲畸形时，应该首先应用手术或其他方法将髋、膝畸形进行矫治以后才能佩戴矫形器。

7. 颈髓损伤只有伸腕功能的患者，可以佩戴特殊的腕手矫形器，当腕关节主动背伸时使拇指被动向第 2 指靠拢，获得捏物的功能。

8. 某些小腿截肢患者因为残肢皮肤条件不良，如皮肤大片瘢痕、溃疡、窦道等，尤其是位于残肢与假肢必须接触部位，如承重部位(髌韧带、胫骨上端内外侧、腘窝部等)。小腿截肢合并胫骨上端骨折、股骨骨折尚未骨性愈合。膝关节损伤后不稳定。股骨头缺血坏死、髋关节骨性关节炎等致髋部严重疼痛。以上情况均影响小腿假肢的穿戴，为了使患者尽早离床，穿戴假肢行走，就需要在不受残肢病变部位的影响下安装假肢，这就要求改变残肢的承重部位，解除对皮肤病变部位的压迫，使患肢部分免荷或完全免荷，又要对骨折部位做到有效的外固定。因此，在小腿假肢的基础上与坐骨结节承重式膝踝足矫形器连接，使假肢与矫形器联合应用，就可以比较好地解决患肢不能站立行走问题。

9. 某些肘或膝关节损伤后关节粘连屈曲畸形的患者，可以应用特制的带有肘或膝关节的矫形器，安装螺旋杆可以调节关节活动度，使屈曲关节逐渐撑开，达到矫正关节畸形的目的。

（崔寿昌）

参考文献

1. 崔寿昌，赵辉三，赵利，等．要重视截肢理论与技术水平的提高．中华骨科杂志，1997，17(3)：183
2. 澤村誠志．截肢義肢學．蕭英宏，譯．臺灣地區：高雄縣私立樹人醫事職業學校復健技術科教學委員會編印，1985
3. 泽村诚志．假肢学．孙国风，译．北京：中国社会出版社，1992，12-14，40-42
4. 陆裕朴，胥少汀，葛宝丰，等．实用骨科学．北京：人民军医出版社，1991，1023-1035
5. 卢世壁译．卡纳尔．坎贝尔骨科手术学．第9版．济南：山东科学技术出版社，2001：513-551
6. Smith DG. Principles of partial foot amputations in the diabetic. Foot Ankle Clin，1997，2：171-186
7. Pinzur MS. Amputation surgery in peripheral vascular disease. American Academy of Orthopaedic Surgeons Instructional Course Lectures，1999，48：321-328
8. Walther HO，Bohne.Atlas of Amputation Surgery. New York：Thieme medical Publishers，1987，49
9. Goodgold J. Rehabilitation Medicine. st Louis：Mosby Company，1988，601
10. 崔寿昌．现代截肢康复．中国康复理论与实践，1995，1(10)：41-42
11. 王亦璁．骨与关节损伤．第3版．北京：人民卫生出版社，2001，432-440
12. 卓大宏．中国康复医学．第2版．北京：华夏出版社，2003，542-558
13. 孙国风，译．加仓井周一．矫形器学．北京：华夏出版社，1996，1-28

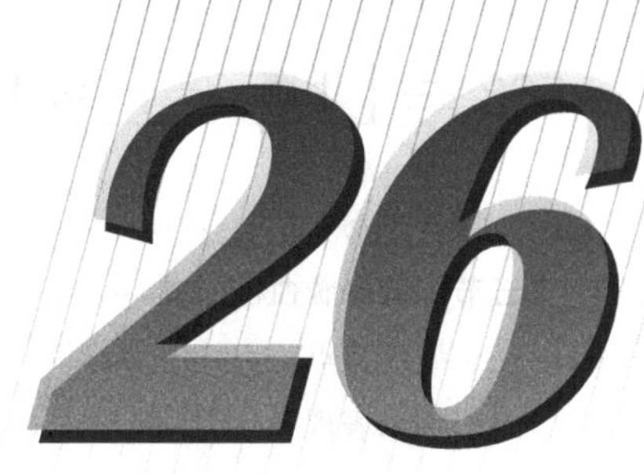

第二十六章 创伤早期常见的并发症

FRACTURES AND JOINT INJURIES

第一节 创伤性休克……568
一、创伤性休克的发生机制和病理生理……568
（一）创伤性休克时血流动力学的改变……568
（二）创伤性休克时主要脏器的功能改变……570
二、创伤性休克的临床表现和诊断……571
（一）病史……571
（二）临床表现……571
三、实验室检查……573
四、诊断和鉴别诊断……573
五、治疗……573
（一）补充血容量……574
（二）维持电解质和酸碱平衡……575
（三）血管收缩剂及舒张剂的应用……576
（四）脏器功能的维护……576
（五）其他治疗……576
第二节 脂肪栓塞综合征……577
一、发病原因……577
（一）骨折……577
（二）骨科手术……578
（三）软组织损伤……578
（四）非创伤原因……578
二、发病机制与病理生理……578
（一）脂肪栓子的来源……578
（二）发病机制……579
（三）发生脂肪栓塞综合征的诱因……580
（四）病理生理……580
三、脂肪栓塞综合征的诊断……583
（一）临床分型……583
（二）临床表现……583
（三）化验室检查……585
（四）诊断标准……586
四、脂肪栓塞综合征的治疗……586
（一）纠正休克……586
（二）呼吸支持……586
（三）减轻脑损害……587
（四）抗脂栓的药物治疗……587
（五）护理……588
（六）预防……588
（七）预后……588
第三节 骨筋膜室综合征和挤压综合征……588
一、骨筋膜室综合征……588
（一）病理生理……589
（二）诊断……589
（三）治疗……595
二、挤压综合征……599
（一）发病机制……599
（二）临床表现……600
（三）临床分型……601
（四）诊断……602
（五）预防和治疗……602
第四节 特异性感染……604
一、破伤风……604
（一）临床表现和诊断……604
（二）治疗……605
（三）预防……605
二、气性坏疽……606
（一）临床表现和诊断……606
（二）治疗……606

(三) 预防……607

第五节 深静脉血栓形成……607

一、病理特点……607

二、临床表现和分类……608

(一) 小腿静脉血栓形成……608

(二) 髂股静脉血栓形成……608

三、诊断……608

(一) 放射性核素检查……608

(二) 静脉造影及测压……609

(三) 多普勒(Doppler)超声检查……609

(四) 血管超声波检查……609

(五) 电阻抗体积描记检查……609

四、预防……609

五、治疗……609

(一) 溶栓疗法……610

(二) 抗凝疗法……610

(三) 手术疗法……610

六、后遗症……611

创伤早期的周身并发症,可因不同的病理生理和发病机制,导致血液动力学的紊乱,微循环障碍和脏器功能衰竭,其发展可由单器官(肺、肾)成多器官,乃至患者死亡。在临床诊疗中,如何正确全面的理解,并及时的处理是保证骨与关节损伤治疗和功能康复必要的先决条件。

第一节 创伤性休克

在严重创伤中,急性大量失血极为常见,健康成年人的血液总量为4500ml左右,失血30%就可能危及生命。休克是指机体受到强烈的严重打击后所发生的一种复杂的临床综合征,主要表现为血压下降、面色苍白、皮肤冰冷、出冷汗、脉搏频弱,尿量减少和神志淡漠等,将这些类似的综合征称之为休克。在20世纪60年代提出休克的微循环障碍学说,此后许多实验和临床观察进一步论证并丰富了该学说的理论,认识到休克是一个以急性微循环障碍为主的综合征,休克的特点是体内重要器官循环处于低灌流状态,导致细胞代谢障碍和器官功能紊乱,休克的关键在于血流而不在于血压。创伤性休克是严重创伤的常见并发症,Schulman等报道美国每年创伤患者的数量庞大,仅1996年就有173 900人死于创伤,2 782 400人因创伤而入院接受治疗,他们当中15%入院时即处于休克状态。随着我国工业的快速发展,创伤患者逐年增多,据北京积水潭医院81例严重创伤的分析,有休克的77例,占95%。其病因是由于机体大量失血、失液所致有效循环量不足,发生以微循环血流障碍为特征的急性循环功能不全,是一种组织灌流不良状态,导致组织缺氧和体内脏器功能紊乱,代谢障碍等病理生理变化的一种综合征。

一、创伤性休克的发生机制和病理生理

机体遭受严重创伤后,发生血容量减少的常见原因是:①机体重要的实质性脏器或大血管的损伤,引起大量失血或血浆外渗,而又未能及时纠正;②肢体挤压伤后,软组织的血管内血浆大量外渗到组织间隙;③弥散性血管内凝血造成血流障碍,使回心血量及左心排血量减少,属于相对性的血容量减少。急性失血早期或失血量为正常血容量的20%以下时,组织液可从组织间隙进入血液补充血容量的不足,失血量超过总血容量的25%以上时,体内的细胞外液总量就无法弥补丢失的液量,当失血量超过机体所能代偿的程度时,机体呈现恶性循环反应,持久的小动脉收缩,从而导致缺血性损害,甚至器官功能不全。

(一) 创伤性休克时血流动力学的改变

休克早期或代偿期:血容量急剧下降,首先刺激主动脉弓及颈动脉窦的压力感受器,神经中枢及自主神经冲动刺激即可导致各种激素释放,血中5-HT、肾上腺皮质激素及垂体迅速分泌,在休克早期引起全身的小血管,包括小动脉、微动脉,毛细血管前括约肌和微静脉、小静脉的持续痉挛,口径明显缩小,尤其是毛细血管前阻力的显著增加,微血管运动增强,同时大量真毛细血管网的关闭,微循环内血流速度显著减慢,

由线流变为线粒流，不时出现齿轮状运动，开放的毛细血管减少，毛细血管血流限于直接通路，动静脉吻合支开放，组织灌流量减少，出现少灌少流，灌少于流的情况。因而在发生创伤性休克时，中央心血管系统及血流动力学有如下改变：

急性血量减少；

心脏排血量减少；

静脉回心血量减少；

中心静脉压及心房充盈压下降；

周围血管收缩；

有选择的区域性血管收缩；

心搏过速（大多数病例中）；

全身性血压下降（多数病例中）。

由于心排血量减少和心率加快，心脏每次收缩排出的血量因之显著减少，这就产生休克时常见的脉象快、弱、脉量明显降低（充盈不足），在出现低血压时，上述表现更为明显。除脑外伤后脑组织受压时外，一般不出现心动过缓。创伤性休克的血流动力学改变，可分成两个阶段：

1. 代偿期　机体在发生休克后，出现一系列的代偿性反应，有以下几个方面：

(1) 静脉收缩：在正常情况下，周围循环中的血液有 75% 以上是在静脉中，静脉血管的扩张性很强，因之静脉系统可以看成为容量血管系统。静脉收缩能引起到迅速调节的作用，其过程如下：休克后，儿茶酚胺类物质迅速进入血液，主要作用在血管的 α 受体上，可以引起静脉的强烈反应。这种静脉张力的增加甚为迅速，在发生出血后，仅在心跳数次的时间内，即可使平均静脉压得以恢复，通过静脉容量的减少，使其能适应减少了循环血容量，使血液能顺利地回流到心脏，并进入动脉。在周围静脉发生收缩的同时，胸腔大静脉的压力下降，以利于血液回流到右心房。

血管收缩，血液重新分配在休克时，可见皮肤由于血液循环减少而苍白、发凉，四肢皮肤表现更为明显。在脏器中也发生血管收缩，但对其变化的程度还不甚了解。在机体不同的部位及不同动物中，这种变化也各异。皮肤及内脏中 α 受体多的血管处，对肾上腺素能极敏感，因之血管痉挛也最明显。原来灌流量较丰富的肾、肝、胰、胃肠道等内脏及皮肤的血液灌流量，因动脉的强烈收缩而大量缩减（如肾脏的血液灌流量原来只占心排血量的 25%，可减少到原来的 1/10 或更少），将有限的血容量重点分配给心、脑等与生命攸关的脏器，以免立即死亡。若血容量进一步减少，则心、脑的灌流量势必减少而发生功能障碍。

(2) 肝脾脏收缩：肾上腺素使脾脏强烈收缩，使原来贮存在肝和脾内的红细胞浓度较高的血液进入血液循环，犹如自体输血，并使血液浓缩，血黏稠度增高。

(3) 血液稀释：由于休克时血容量明显减少，故进入微循环的血量和速度也明显减少和减慢。此时毛细血管内压力下降，含有少量蛋白的组织液向血管内转移，使血液稀释，血浆容量得以补偿。在观察这一过程后发现，约在创伤性休克后 4 小时这一现象较为明显。血液中由于抗利尿激素（ADH）和醛固酮（ALD）的作用，使肾脏保留水分及电解质。

该期患者的临床表现为脸色苍白，四肢冰凉，出冷汗、脉搏细速，脉压降低，尿量减少，烦躁不安。此时血压可因大出血而骤降，也可略降，甚至正常或稍升高。该期为休克的可逆期，在创伤性休克及时补充血容量，恢复循环血量，防止休克进展。

2. 失代偿期　休克若发展到失代偿期，则小血管平滑肌对血管活性物质的反应变得迟钝，小静脉内血流迟滞，甚至接近停滞的程度。由于在代偿期中，原属闭合或腔径较小的毛细血管，此时逐渐开放以及扩大，结果使有效循环血量为了增补这些空间而显著分散和减少，而在这些扩张的毛细血管内的血流是极其缓慢甚至停滞，因此引起组织缺氧。毛细血管内血量的增加和淤积，则使液体静水压增加，以致经毛细血管再充盈不仅不能实现，而且毛细血管内液反而外渗，进一步使血容量缩减。毛细血管上皮细胞因缺氧致使毛细血管壁通透性增高，更加促进了外渗的液量和速率。临床所见则系血细胞比容的不断提高。此时如不大量输血，则不可能将血压维持于一定水平。随着小血管平滑肌的反应逐渐迟钝，小动脉以及毛细血管前括约肌逐渐松弛，结果造成血液向微循环大量灌入和淤积。值得注意的是，当毛细血管前括约肌已完全失去能力后，毛细血管后静脉括约肌仍然收缩，甚或痉挛，如此则形成严重的微循环内血液淤积。循环功能如已恶化到此程度时，目前所知的方法和药物就很难将此种情况逆转。即使输入大量血液或无限制地投以升压药物，亦不能使微循环功能改善，或虽有暂时改善而不能持久，此时即已达临床上所谓不可逆性休克状态。

该期的主要发生机制与下列因素有关：①长期的缺血和缺氧引起组织氧分压下降，CO_2 和乳酸堆积，发生酸中毒，而导致平滑肌对儿茶酚胺的反应性降低；②缺血、缺氧使扩血管活性物质增多；③内毒素的作用，在休克后期常有肠源性细菌和脂多糖入血，其可通过激活酶凝血，纤溶、补体系统，诱导细胞因子和 NO 的产生等多种机制引起血管扩张和持续性低血压；④血液流变学改变：休克期白细胞在黏附分子的作用下，滚动、黏附于内皮细胞上，加大了毛细血管的后阻力，此外还有血液浓缩，血浆黏度增大，血细胞比容增大，红细胞聚集，血小板黏附聚集，都造成微循环血流变慢，血液泥化（sludge）、淤滞甚至血流停止。

该期主要表现是血压进行性下降，心音低钝、神志淡漠、昏迷、少尿甚至无尿、脉搏细速，皮肤发绀。

3. 微循环衰竭期　该期可发生弥散性血管内凝血和（或）多器官功能衰竭。由于血液的进一步浓缩，血细胞比容和纤维蛋白原浓度增加，血细胞聚集，血液黏滞度增高，处于高凝状态，加上血流速度变慢，酸中毒越来越严重，可产生弥散性血管内凝血，特别在严重创伤性休克等更易诱发弥散性血管内凝血。由于凝血因子的消耗，纤溶活性亢进，出现出血，微循环血流停止，不灌不流，组织得不到足够的氧气和营养物质的供应，微血管平滑肌麻痹，对任何血管活性药物均失去反应。随着血流动力学障碍和细胞损伤越来越严重，各重要器官功能代谢障碍越来越严重，可发生不可逆损伤，休克越来越难治。

（二）创伤性休克时主要脏器的功能改变

1. 脑　休克早期，由于血液重新分配，大脑的血流量相对地得到保证，因而功能障碍不明显。随着休克的发展，动脉压下降，可影响脑的灌流，如在休克晚期，发生弥散性血管内凝血，则影响更大。脑的消耗氧量很大，对缺血、缺氧极为敏感，轻度缺氧时，患者首先表现为烦躁不安，表情淡漠，随着缺氧加重，患者可进入昏迷状态。缺氧和酸中毒可使毛细血管的通透性升高而导致脑水肿，随之颅内压升高，并可形成脑疝，压迫生命中枢导致死亡。因此休克时防止脑水肿的形成极为重要。

2. 肾　血压呈中度下降时，肾血流量和肾小球过滤率由于微动脉的反向性松弛仍保持正常，当血压进一步的下降至 50mmHg 以下时，由于失代偿，肾血管阻力增高，肾灌流的不足，很容易发生少尿和氮质血症，同时由于肾素及肾素 - 血管紧张素 - 醛固酮活性作用导致钠和水的潴留明显增多。早期是功能性的，持续时间较长可发生肾小管坏死，导致器质性的肾衰竭。

3. 肺　严重休克的晚期，在脉搏、血压和尿量平稳以后，常发生急性呼吸衰竭，肺重量增加，出血、水肿、血栓形成和肺不张、肺出血、透明膜形成等改变，临床表现为进行性低氧血征和呼吸困难。

4. 心　早期由于机体的代偿冠状动脉的血流量能够维持，因此心泵功能一般不受到显著影响，但随着休克的发展，动脉血压的进行性下降，使冠状动脉血流量减少，心肌缺氧，再加上缺氧和酸中毒、高钾血症与心肌抑制因子的作用等，心泵功能发生障碍，可发生心力衰竭。

5. 消化道和肝功能障碍　胃肠道黏膜深层的微循环，缺乏动静脉的分流支，因此休克时，胃肠道黏膜深层易呈现明显扩张，黏膜表层的血管则见动 - 静脉分流支的开放，小动脉收缩及缺血，其结果仍形成黏膜及黏膜下组织的缺血、缺氧，这是严重休克时出现应激性溃疡的致病原因。此种微循环的变化，再加休克终末期门静脉高压的发展，也是消化道发生出血的原因。肝的功能障碍，特别是解毒功能的障碍使内毒素灭活减少引起内毒素血症和全身炎症反应综合征有重要关系。

6. 胰腺　休克时，由于胰腺细胞内溶酶体破溃，细胞内水解酶析出，引起机体严重损害，休克时的缺氧，使腺泡细胞的溶酶体膜的不稳定，溶酶体逸出，酶原破坏，从而引起消化酶的析出，而这些消化酶、溶酶体酶，特别是蛋白酶、磷脂酶与不可逆性休克的产生有着重大的关系，胰蛋白酶的释放，则可直接激活第Ⅱ、Ⅻ和Ⅹ等因子，从而引起血栓形成。

7. 多系统器官功能衰竭　主要是指在严重创伤、感染、休克或复苏后，多时间内出现两个或两个以上系统、器官衰竭。

二、创伤性休克的临床表现和诊断

创伤性休克的症状是内部组织灌流不足的外在表现，在了解其病理生理的变化后，一般在临床上识别休克患者并不困难，应根据病史、临床表现及实验室检查来做出诊断。

（一）病史

均有比较严重的外伤史，如高速撞击、高处坠落、机器绞伤、重物打击、火器伤等，并可有外伤出血史。要注意了解组织破坏，感染以及受伤时寒冷、恐惧、疲乏、饥饿等不利因素，亦应考虑到患者的年龄及平时的健康状况，以此估计发生休克的可能性。

（二）临床表现

1. 意识与表情　休克早期，脑组织的血液灌流未明显减少，缺氧尚轻，神经细胞的反应为兴奋，患者表现烦躁、焦虑或激动。当休克加重，收缩压降至 50mmHg 左右时，神经细胞的反应显著降低，意识由兴奋转为抑制，目光暗淡，精神委靡，表情淡漠，反应迟钝，意识模糊，甚至昏迷。如不及时救治，常能向不可逆性休克的方向进展。反之，休克患者由昏迷转为清醒，由烦躁转为安静，是休克程度减轻、伤情好转的征象。

2. 皮肤　应注意皮肤的颜色、温度和湿度。皮肤苍白、发绀，斑状阴影，四肢皮肤湿冷，表示周围血管收缩，毛细血管灌流不足。观察肤色常用的部位有面颊、口唇和甲床。肤色的改变，往往出现在血压、脉搏变化之前。若在治疗进程中皮肤由苍白、发绀转为红润，四肢转为温暖，出汗停止，说明周围组织毛细血管灌流改善，此时即使血压尚未恢复正常，亦表示休克在好转。肢端温度降低与肢端 - 躯体温差加大，是由周围血管收缩、血流量减少所造成的。在休克程度较轻时，温度降低往往只限于指、趾，如四肢厥冷的范围扩延到肘部及膝部以上，表示休克已向深重方向发展。简单的方法，可用指背触摸比较，有条件时可同时测量肢体远端与肛门的温度以计算二者温差。在温暖环境或无周围血管病的患者中，温差一般不超过 3~4℃。凭温差的缩小或加大，可作为判断周围循环血流灌流状态的参考。

3. 脉搏　脉细而快，常在休克早期即出现，往往出现在血压下降之前，故可作为早期诊断休克的征象之一。休克患者的脉率增快，常可超过 120 次 /min。在休克晚期心力衰竭时，脉搏可变为慢而细。除观察脉率外，脉搏是否清楚亦属重要。有时血压虽然仍低，但脉搏清楚可及，手足温暖，说明微循环灌流尚好，休克好转。脉律不齐通常表明心肌有缺氧性损害，或有灶性心肌坏死。

4. 颈静脉及外周静脉　观察其萎陷或充盈情况。静脉萎陷，提示血容量不足，静脉过于充盈，提示心力衰竭或补液过多。

5. 血压　低血压是诊断休克的一个重要指标，但不是一个早期指标。在严重休克患者中，当血量丢失 20%~40%，收缩压低于 75mmHg 时，心搏血量下降 50%，腹腔内动脉血量降到 33%，肠系膜上动脉血量降到 35%，胃和肠管（特别是胃黏膜）受到明显影响。当收缩压降到 35mmHg 时，心、脑、肺等即受到严重缺氧性影响，但有的组织如肌肉、皮肤则可耐受较低的（20mmHg）收缩压。当收缩压下降时，常见舒张压随之升高。以致脉压缩小，这是由于血容量减少后儿茶酚胺的效应，使小动脉收缩、周围阻力增加的结果。若患者收缩压尚在正常水平，而脉压缩小，心率增快，就要考虑到潜在性休克的可能，应积极予以防治。在严重休克时，有时用听诊的方法往往不能测得血压，但这并不等于血压已降至零。凭动脉内直接测压法，仍能测得平均血压的高度，证明这往往是中小血管痉挛性收缩，舒张压明显升高和（或）心肌收缩力明显减低所致。针对这种情况，近年来设计了应用超声波测定血流量的方法来测主动脉压，在危重休克病例中，有它的应用价值。低血压的判断标准是：若收缩压低于 80mmHg，脉压小于 30mmHg；对原有高血压患者，如血压较原水平低 20% 以上，可判为低血压。血压虽不是诊断休克的早期或唯一指标，但无论如何，动脉血压仍不失为观察休克的重要血流动力学指标之一，若定期测量和记录，可用以指导治疗，估计预后。一般认为，最低的有效收缩压为 60~70mmHg，一般要求动脉收缩压至少维持在 80~90mmHg，脉压在 30mmHg 以上。

6. 中心静脉压（CVP）　CVP 是由以下几个因素决定的：①血容量；②静脉血管张力；③右心室排血能力；④胸腔内压力；⑤静脉回心血量；⑥肺循环阻力。尤其是静脉回心血量及右心室排血能力两者间的动态关系，最为重要，所以要连续监测。其目的可达到：①估计休克状态；②衡量治疗的效果；③估计输液的限度；④估计右心功能；⑤便于输入高渗的或刺激性较强的液体（如氯化钾等）。CVP 的零点，应以右心房为准，一般以腋中线为其表面标志，其正常值为 6~12cmH_2O。休克患者通常低于 5cmH_2O。CVP 的测定通常须通过中心静脉插管，其不仅可通过其快速输液，补充血容量同时可间断地测定中心静脉压。

7. 肺毛细血管嵌入压（pulmonary capillary wedge pressure，PCWP） 有人提出血浆胶体渗透压（colloid osmotic pressure，COP）与 PCWP 的梯度，对于血动力型肺水肿的预报有一定参考价值。若这一梯度小于 3mmHg，并持续 12 小时以上，则肺水肿的发生是几乎不可避免的；而大于 7mmHg 时，则发生肺水肿的可能性很小。由于 Swan-Ganz 导管长达 110cm，且需行经右心房右心室而至肺动脉小分支中，因此操作比较复杂，并发症亦较多。其主要用于下列情况；①血压下降的原因比较复杂者（左心衰竭，同时又有血容量减少可能者 ）；②左、右心室功能有明显矛盾者（如 CVP 明显上升而又表现低排综合征者）；③有急性心肌损害者；④心室的前负荷与后负荷有明显失调现象者。

8. 心排血量（cardiac output） 心排血量的测定是 20 世纪 70 年代对休克监测的一大进展。心排血量虽然是监测心功能的重要方法，但还是要结合临床和其他测定资料综合分析。大多数休克，尤其是低血容量性休克，心搏量和心排血量都降低，如果经治疗后能使之升高，一般认为治疗是效的。但是在创伤后感染性休克的患者，心搏量上升却不一定表示情况有好转，因为此时大部分血量被动 - 静脉短路所分流，故毛细血管床的灌流并不一定能得到改善，相反，心脏负担加重，反而促使心力衰竭更易发生。通常用心脏指数（cardiac index，CI），即每分输出量除以体表面积来表示心排血功能的改变。休克患者通常低于 3.2L/（min·m^2），休克持续时间越长，指数越低。

9. 微循环的观察 若粗略地判断，可通过指压甲床看毛细血管的充盈度；细致的方法是显微镜下观察甲皱、眼球结合膜及眼底微循环的状况。观察方法是将少许香柏油滴于患者手指甲皱部分，使聚光灯光线从 45°角方向射于该处，在低倍镜下观察毛细血管袢数目、口径、长度、血色、血流速度、细胞聚集程度、管袢显现规律、视野清晰度和血管舒缩等。观察时可有下列几种情况：①小动脉痉挛时引起的毛细血管区缺血、血管袢径缩小，管袢时隐时现，管袢数减少，视野模糊；②小静脉扩张时引起的毛细血管区淤血，主要表现为血色发紫，血流速度变慢（血流经过一个管袢所需的时间，1 秒者为正常，2~5 秒者为稍慢，6 秒以上者为慢），血流不均等；③混合型（既有毛细血管区缺血，又有毛细血管区淤血）则管袢口径挛缩，管袢数目减少至消失，管袢时隐时现，又有血色发紫，血流速度变慢，甚至出现血流来回摆动、停滞、血细胞聚集，血浆和红细胞渗出等；④不可逆休克则血管反应性极度降低，甚至麻痹；⑤如果甲皱微循环较长时间不改善，则有管径重度挛缩，或长时间看不到管袢，血流停滞。

10. 平均动脉压 由于舒张期大于收缩期，故平均动脉压不等于收缩压与舒张压的均数。

$$\text{平均动脉压}=\frac{\text{收缩压}+2\times\text{舒张压}}{3}$$

$$\text{在脉搏快时，平均动脉压}=\frac{\text{收缩压}+\text{舒张压}}{2}$$

这是由于舒张期大大缩短的缘故。

11. 总血管外周阻力

$$\text{总血管外周阻力}=\frac{\text{平均动脉压}-\text{右心房压力}}{\text{心排血量}}$$

若将很低的右心房压力略去不计，则总血管外周阻力 = 平均动脉压 / 心排血量。

前述皮肤色泽与肢端温度以及后面提到的尿量，也是判断总外周血管阻力的重要参考数据。

12. 心电图 在休克和危重患者中，内生儿茶酚胺升高，使心肌的应激性和氧耗增加，因而常发生心肌缺氧和心律失常。心电图是目前最常用的非损伤性的监测方法，对于心律的监测，以肢体导联为佳；对于心肌供氧状态的监测，则以 V_4、V_5 为宜。但对轻度缺氧，ST 段变化微小而不易识别者，有作者提出用双极导联（CM5）为佳，使 0.1~0.2mm 的微小 ST 改变，也能及时察觉。

13. 尿量 在正常情况下，血容量和血管张力的改变能迅速地通过尿量变化反映出来，所以尿量测定是简便易行的临床监测方法。如果尿量大于 0.5ml/（kg·h），表示组织的血流灌注已能维持。最近，Tonneten 阐明了尿中排出的渗透克分子量、尿排出量以及肌酐廓清率三者之间的关系，如尿量小于 16ml/(cm²·h)[4ml/(kg·h)]，尿中排出的渗透克分子量小于 21ml/(cm²·h)，说明肌酐廓清功能很可能已受到抑制。这时判别危重患者的预后有一定意义。通常收缩压在 80mmHg 上下时，如肾功能正常，每小时平均尿量 20~30ml。尿量的极度减少或无尿，说明肾小球滤过压低于 70mmHg，肾皮质的血流减少或肾小球滤过率降低。如动脉血压已正常，而仍有少尿和尿比重降低，则要警惕急性肾衰竭的发生，这时输液量要适当控制，以免过量。

14. 呼吸　休克时，患者常有呼吸困难和发绀；代偿性代谢性酸中毒时，呼吸深而快；严重的代谢性酸中毒时，呼吸深而慢；发生呼吸衰竭或心力衰竭时，更加重呼吸困难。

三、实验室检查

1. 红细胞(RBC)、血红蛋白(Hb)和血细胞比容的测定　可作为血液稀释或浓缩程度的参考，这些化验必须作动态观察，则意义更大。在休克早期，如血细胞比容低于 35%，表明失血后发生血液稀释，晚期可由于血浆向组织丢失，血细胞比容可高于 35%~45%。

2. 测定血液气体分析与体液酸碱度　可了解酸碱平衡失调的程度，决定抗酸的时机和尺度，同时借以断定有无通气或换气障碍，以便早期发现创伤后 ARDS。在中心静脉插管的患者，也可采取中心静脉血，观察混合静脉血氧分压的变化，或动、静脉血氧分压差的变化。氧分压差加大，表示低灌流状态持续存在，如逐渐缩小，则表示伤情好转。

3. 血乳酸盐及儿茶酚胺的测定　有助于判断休克的严重程度。休克患者由于组织灌流障碍，在缺乏代谢用氧的情况下，缺氧性丙酮酸 - 乳酸酶分流活跃，导致产生过量乳酸及细胞内酸中毒。乳酸性酸中毒的深度与缺氧的严重程度成正比，因此，动脉血的乳酸含量成为缺氧及灌流不足严重程度的测量标志。有灌流不足的患者，其动脉血乳酸浓度超过 2mmol/L，当乳酸浓度由 2mmol/L 升至 8mmol/L 时，存活率则由大约 90% 降至 10%。因此，血乳酸含量的测定是目前代表灌流衰竭的最好的一个客观指标。休克时，血液中儿茶酚胺的释放明显增加，属于一种维持生命的代偿性反应，也是使休克转变为不可逆性的一种有害因素。在出血性休克的实验中，血中儿茶酚胺水平可高达正常的 200~500 倍。若血浆儿茶酚胺浓度在 10~30mg/ml 时，对机体是一种有利的防御反应；超过这个浓度，则属有害；大于 100mg/ml 的浓度，则为不可逆休克的指标。

4. 凝血因子测定　在一般情况下，进行全套凝血因子和凝血情况的测定，以诊断休克后发生的 DIC 是不实际的。可仅作血小板计数、纤维蛋白原浓度的测定，如果不断下降，就要高度警惕患者的恶化。

5. 尿常规、比重及酸碱度测定　表明肾功能情况和帮助了解体内代谢的状况。

6. 电解质的测定　包括钾、钠、氯、钙、磷等。创伤后，由于组织损伤和脏器及胃肠道功能的损害，均对电解质有较大的影响，应定期根据血内电解质的测定，调整其内在平衡。

7. 有关各主要脏器功能的测定　除心、肺功能外，肝、肾功能的测定也必不可少。

四、诊断和鉴别诊断

根据对微循环的新认识，血压不是判断休克的唯一指标，但休克时血压总会有不同程度的降低，只不过有时出现较晚。若收缩压降至 80mmHg 以下(原有高血压者，血压数值下降 20% 以上或较以前所测基础数值低 50mmHg 者)，脉压小于 20mmHg，并有组织血流减少表现(如尿量小于 20ml/h，意识障碍，皮肤湿冷等)，可诊断为休克。亦可根据血流动力学的改变及临床表现，对低灌流状态的严重程度作出判断。

五、治　　疗

创伤性休克的患者多发生在多发伤和多发骨折的患者，为能维护血流动力学的稳定和脏器功能及预防并发症的发生和处理，患者应放置在加强治疗病房(ICU)进行严密观察。

创伤性休克的救治原则为消除创伤的不利影响，弥补由于创伤所造成的机体代谢的紊乱，调整机体的反应，动员机体的潜在功能以抗休克。其处理原则主要包括三方面：维持和稳定重要脏器功能；判断和纠正血流动力学及代谢的功能紊乱;查明和纠正导致休克的病理过程及其因素。

按传统的观点,在创伤性休克低血压应立即进行液体复苏,使用血管活性物质,近年来由于对创伤失血性休克病理生理过程的深入了解,人们对于液体复苏的时机有了新的认识,根据不同的病理生理特点采取不同的复苏的方案。在活动出血期,为伤后 8 小时内,该期主要是失血和失液,不主张快速给予补液进行复苏,而主张在到达手术室彻底止血前,主要应用平衡液和浓缩红细胞复苏,比例为 2.5∶1,而在彻底止血后再进行大量复苏。此时不主张用高渗液增加有效血容量,如患者血红蛋白很低,可增加浓缩红细胞的补充,此期血糖水平高,可不给葡萄糖液。

在伤后 1~3 天,此期的病理生理特点是毛细血管的通透性增加,大量血管内液体进入组织间,出现全身水肿,体重增加,治疗原则是在肺功能耐受的情况下积极复苏,维持机体足够的有效循环容量。此期由于大量血管内液体进入组织间,有血容量不足,可能会出现少尿和无尿,这时不主张用利尿剂,关键是补充有效循环容量。在血管再充盈时期,大量组织间液回流入血管内,可减少输液量,同时在心、肺功能监护下使用利尿剂。

抗休克的具体措施如下:

(一) 补充血容量

创伤性休克作为低血容量性休克,如能了解其血流动力学紊乱发生的规律,并能调节其平衡,大多数患者可得到挽救。补充足够的血容量,是提高心排血量和改善组织灌流的根本措施。

1. 确保输液的途径　静脉切开和穿刺可同时进行,以利快速输液和给药。必要时可于锁骨上或下,行锁骨下静脉穿刺。这样既可提供输液治疗途径,又可连续测定 CVP,指导合理的血容量补充。

2. 输液剂的选择　在严重创伤性休克患者的输液,应达到下列目标:①根据 CVP 测定,其血容量已充足;②血细胞比容正常,蛋白和胶体充足,补偿已丢失的细胞外液;③血液中的电解质紊乱和 pH 异常已被纠正;④补足供给所需的热量。因此,没有哪种液体能完全达到上述目标,各种液体必须调配起来联合应用,才能取长补短,使正常的血液成分、蛋白和其他胶体液得以维持。必须强调指出,休克治疗的重点是保证组织灌流,在休克治疗的开始阶段,输液的速度远比输液的种类重要。因此,在交叉配血准备输血前,必须立即开始输液。首先以最快的速度输入手边任何能够得到的液体,如等渗盐水或平衡液等电解质溶液或葡萄糖盐水。但不要单独使用葡萄糖而无电解质的水溶液,以免引起血浆的低渗透压状态和细胞水肿。一般规律是先水后血,必要时随之输入血浆或血浆增容剂,以加速恢复组织细胞的灌流,改善缺氧状况,赢得时间可进行交叉配血。等渗溶液相当于细胞外液,是在抢救低容量性休克患者时常用的基本溶液,即有效血容量的维持是以维持细胞外液为主。胶体溶液包括血浆、白蛋白等,近年来越来越多采用成分输血。人工胶体有右旋糖酐、羟乙基淀粉等,用此类胶体溶液主要是抢救争取时间,维持血容量,实践中证明是有效的方法。晶体液和人工胶体溶液缺乏携氧的功能,应注意红细胞比例不能低于 0.2,在此下限应补充红细胞或携氧的溶液,如全氟碳乳剂是一种携氧功能的人造血,并用于伤员的救助,但有选择性地被网状内皮系统摄取,有时可造成肝脾肿大,这就限制其大量使用。另外无基质血红蛋白是通过直接溶解来携氧的物质,还有一种具有稳定性的无基质血红蛋白,即双阿司匹林交联血红蛋白,实验证明其在恢复血流动力学作用方面与全血相同。在输液的过程中由于晶体溶液和人工胶体溶液都不含有血小板和凝血因子,天然胶体中库存全血的血小板也大都破坏,中等度(300ml)以下失血的治疗,临床上输血不存在问题,但在严重失血(大于 3000ml)时,大量输入不含凝血因子和血小板的溶液,会发生凝血功能障碍,因此也应注意补充。在严重休克时主张采用晶体和胶体液的比例为 2∶1 或 3∶1。晶体液以平衡液为好。近年来使用高渗盐水治疗失血性休克,常用的高渗盐水溶液有 7.5%NaCl,输入量为 100~200ml (4ml/kg),在 3~5 分钟内快速输入,15 分钟内可重复输入,总量不超过 400ml,如血压明显上升,然后可迅速输血。

创伤患者输血的血液来源,可采用自体输血法,常有两种方法:预存自体输血法和血液稀释法。其特点是携氧能力高,无传染病和并发溶血的危险,常用的是在手术中自体失血的回输,如肝或脾的破裂。但有血液污染的肠道损伤是禁止应用,此方法输血有利于急救复苏,无需交叉配血,但自身血中血小板和纤维蛋白含量均较低,大量输血后易导致止血障碍,应注意血小板的补充。库存血中,新鲜的是在 6~24 小时以内采取，其优点是血小板含量较高，而其他成分和一般库存血相差无几。在输入一般库存血时，应注意血小板的补充。血浆代用品是一种分子量接近血浆蛋白的胶体溶液，输入后其胶体渗透压起到代替和扩张血容量的作用，在失血量小于 20% 血容量时，可单独用代血浆补充，失血量 20%~40% 血容量时，代血浆输一半，失血量大于 50% 血容量时，则输代血浆 1/3，全血 2/3。理想的代血浆，应是无毒性、无抗原性、无热原及无致癌性等，输入后可保存一段时间，以期对血容量产生有效的替代作用，并利于排泄或被体内代谢，对血液有形成分和凝血系统无明显干扰，对机体重要脏器无明显损害，环境平衡无明显不良影响，理化性能稳定，可长期保存。目前常用的血浆代用品有右旋糖酐、羟乙基淀粉和明胶等。血浆代用品使用不当，如过量输入可发生凝血功能障碍；过敏反应，症状严重时应更换液体和使用激素。

3. 输液方式和速度　输液速度不仅与输液量有关，而且常常影响休克治疗的成效。快速输液的目的是早期使组织灌流得到恢复，有利于休克的纠正。有人主张低血容量最好在 2 小时内得到纠正。缓慢输入液体所需液体量多而效果差。如 2000ml 液体在 24 小时中缓慢滴入，对纠正休克无济于事，但改为头 2 小时内输入，则休克会迅速地好转。轻度失血性休克于 1 小时内输注平衡液 1200~2500ml，重者半小时内输入 3000ml，若上述措施效果不明显，应在快速输液和输血的同时迅速手术止血，根据患者需要再选择输液剂。

4. 输液量的掌握　输液量在理论上是缺多少，补多少，但事实上很难办到。在轻度低血容量休克，由于有 3 倍于血管内液的细胞外液作后盾，即使欠量补充，机体也可暂时自行代偿。另一方面，在严重休克患者中，由于微循环功能一时不能恢复正常，毛细血管的总容积增大，往往被迫超量扩容，才能恢复正常稳定的血流动力学。因此，实际上行之有效的原则是需要多少，补多少。迄今还没有一种既能运用于临床，又能安全而准确地测定血容量的方法。目前临床上多采用下列诸指标，作为有效循环血容量是否充足的诊断依据。

(1) 临床表现和实验室检查的综合估计：应根据临床表现如是否口渴、肢端温度、尿量等指标，血流动力学指标如血压、脉率等和生化指标如乳酸、儿茶酚胺、是否有酸中毒来判断。

(2) 胶体渗透压 - 静水压差度：循环性休克的血容量剧增时，其主要危险是肺水肿。无论肺毛细血管静水压的增高或毛细血管内胶体渗透压的降低，均可导致肺水肿。因此，当患者输入全血、电解质或类晶体液进行抢救时，应同时监测胶体渗透压和 PCWP。通过控制左室充盈压或输入含胶体液，维持肺水肿 - 静水压差度，使之超过 7mmHg，以防止急性肺水肿发生。

(3) CVP：CVP 主要反映回心的血量及右心室的排血能力，它应与动脉压结合起来分析，以估计血容量是否充分。在输液过程中要防止输液过多，血液过度稀释易致脑水肿；输液过快过多也可造成循环超负荷；大量输入库存血可发生出血倾向，也可发生枸橼酸盐中毒，在大量输血时应注意补充钙剂。

（二）维持电解质和酸碱平衡

创伤性休克电解质的变化比较复杂，一般受以下几个因素的影响：①组织细胞损害的程度和范围；②是否溶血；③酸碱平衡失调情况；④创伤前机体的情况；⑤治疗措施及药物影响；⑥胃肠道及肾功能的情况。治疗时必须根据个别情况分别处理。有化验条件的单位，应每日测定 1~ 2 次电解质含量，作为补充或限制的依据。

由于休克时组织的血液灌流不足，乏氧代谢的酸性产物增多，故休克患者都有程度不同的代谢性酸中毒。酸中毒的危害是：使心肌收缩力降低；影响血管平滑肌对血管活性物质的反应性而直接影响血管活性药物的疗效；引起高钾血症。其主要的酸碱指标是 pH 降低（小于 7.4），BE 呈负值（小于 ±3mmol/L），二氧化碳结合力降低（小于 27mmol/L），酸中毒治疗的最根本措施是及早补充有效血容量，改善组织灌流。只有在循环低灌流状态解除之后，乏氧代谢转化为有氧代谢，才能中断乏氧代谢产物的来源和代谢性酸中毒的发展；也只有在恢复肝脏血流量及其处理乳酸的能力，才能使增高的血清乳酸根浓度得以降低。同样重要的则是保护肾功能的健全。至于缓冲液的输入，则只能起到治标的作用。

治疗酸中毒时，有关碱性缓冲液的应用，可按下列公式计算：

(1) 体重 × 0.24 ×（正常 BE 值 – 测得 BE 值）= 所需碱性药物毫当量数

(2) 体重 × 0.3 ×（正常二氧化碳结合力 – 测得二氧化碳结合力）= 所需碱性药物毫当量数

说明：

(1) 正常二氧化碳结合力，一般以 27mmol/L 计算。

(2) 如二氧化碳结合力报道为容积 %，则除以 2.24，即可换算成 mmol/L。

(3) 0.3× 体重(kg)代表细胞外液量。若用三羟甲基氨基甲烷(THAM)时，计算为 0.6× 体重(kg)，代表细胞内及细胞外液总量。

(4) 每克缓冲液所含毫克当量数值如下：

碳酸氢钠 1g=12mEq

乳酸钠 1g=9mEq

三羟甲基氨基甲烷 1g=8.2mEq

(5) 临床上常根据公式计算结果，先输入半量，以后根据具体情况及化验而决定是否继续应用。治疗时，必须避免单纯按公式计算，应结合其他临床表现进行分析。既要纠正酸中毒，也要防止过多输入碱性液，以免发生碱中毒而引起低血钾，诱发心室颤动。目前常用碱性药物是 4% 或 5% 碳酸氢钠溶液，三羟甲基氨基甲烷的临床应用价值为大多数临床医生所否定。至于乳酸钠溶液是否适于抗休克，仍存在争论，但如无碳酸氢钠溶液，仍可考虑应用。在基层条件下，如不能进行严密的血 pH 测定和血气分析监测时，则仔细斟酌碳酸氢钠的用量，只能凭休克越重，持续时间越长，则酸血症越严重的一般规律，来掌握碱性药物的用量，每次可用 5% 碳酸氢钠溶液 200ml，然后根据血流动力学的效应，来决定追加使用量。良好的效应表现为血压、脉搏、皮肤颜色、静脉充盈度及尿量均有好转，再间断使用小量，至休克症状解除后，即无再使用的必要。

(三) 血管收缩剂及舒张剂的应用

创伤性休克属于低血容量性休克，原则应补足血容量。一般而论，在没有大血管出血，血容量的补充已经开始进行或已准备进行的情况下，为了使重要脏器的低流量状态不致拖延过久，利用升压剂可使血压暂时提升，这是合理的，但不应单独依靠或反复应用。在出现肺容量血管痉挛或左心排血功能不全，输液量并未过负荷，而 CVP 上升时，可适当应用血管扩张剂，以改善肺循环，防止肺水肿发生。鉴于舒血管或缩血管药物各有弱点，所以目前更多选用兼有舒缩作用的药物，如多巴胺；多巴胺能增强心肌收缩力，使肾动脉、冠状动脉及肠系膜动脉扩张，而皮肤、肌肉血管收缩。亦可将舒缩两种药物联合应用，如去甲肾上腺素与酚妥拉明联用时，酚妥拉明可以部分抵消去甲肾上腺素的 α 受体兴奋作用，并可发挥心肌的兴奋作用。

(四) 脏器功能的维护

1. 心功能的维护　发生创伤性休克的患者，多数在伤前心功能是正常的，而在发生休克后，由于创伤的性质和严重程度，可发生心率异常、心律失常、心肌收缩力衰竭，以及心跳停止，治疗时应针对不同情况进行治疗。

2. 肺功能的维护　注意保护呼吸道通畅，清除分泌物。若氧分压低于 80mmHg 时，需要通过鼻管或面罩给氧，氧流量 5~8L/min。必要时也可用面罩间断加压给氧，以增加潮气量或同时增加吸入气体浓度。有时有助于休克的复苏。吸入氧浓度以 40% 为宜，纯氧吸入时间过久，可引起氧中毒。若有进行性低氧血症，临床表现呼吸急促，发绀和意识障碍，则应尽早采用辅助呼吸，它既有助于严重休克的复苏，也可防止 ARDS。

3. 肾功能的维护　在严重休克患者皆应留置导尿管，记录每小时尿量。充分合理的容量补充。心血管功能的改善，以及肾动脉扩张药物的应用，都为肾功能的恢复提供了基本条件。充分利尿有利于水、电解质、酸碱平衡的自身调节和安全快速的容量补充，有利于对某些有害物质的排除及肾脏本身的保护。当容量补足，血压已回升到 80mmHg 以上，而尿量仍不恢复者，则应给予利尿剂。在应用利尿剂后，仍无尿者，则属急性肾衰竭，应考虑采用透析疗法。

(五) 其他治疗

1. 肾上腺皮质激素　药理剂量的注重用于治疗休克，多数报道是肯定的，但也还有不同的看法。北京积水潭医院用 ^{125}I 标记的皮质醇放射免疫分析方法，测定创伤患者血液中皮质醇的含量，发现多发损伤患者及因多发损伤死亡患者的皮质醇含量无明显增加，并有降低，此可能是由于严重循环衰竭，肾上腺缺血,分泌活动受抑制的缘故。但在休克被纠正及病情稳定后,确有明显增高,因而表明仅需在伤后短期内给以较大剂量的激素,以满足机体的需要。各家建议的用量,差别较大,下述剂量可供参考:每日氢化可的松 20~50mg/kg;甲泼尼龙 10~30mg/kg;地塞米松 0.5~1.5mg/kg,也可高达 3~6mg/kg;氟米松 2~6mg/kg。

2. 改善能量供应　① GIK(葡萄糖、胰岛素、氯化钾)疗法。为纠正严重创伤患者休克时糖利用低下,有的作者建议采用 GIK 疗法,即静脉投给大剂量胰岛素(由于组织细胞对胰岛素的耐性,有时需每日使用 600U 葡萄糖及钾。此疗法可以改变细胞生理紊乱,使病情得到改善;②能量合剂。对细胞的正常代谢有益。常用为三磷腺苷 20mg,辅酶 A50U,细胞色素 C 15mg,混合加入高渗葡萄糖液内,同时于每 4g 糖内加胰岛素 1U。但此药液有可能发生抗原抗体反应;③二丁酰 - 环磷腺苷(DBcAMP)。应用 DBcAMP 可以防止肝环磷腺苷下降,有利于休克细胞代谢恢复正常。当激素作用于细胞膜腺苷环酶时,后者使细胞内三磷腺苷变成环磷腺苷,环磷腺苷再通过多种机制,引起细胞应有的生理效应。

3. 抗生素　应根据敏感试验测定而选择。在化验结果未出来之前,可用广谱抗生素。休克时所用的抗生素必须由静脉滴注,以后再改肌注。尿少或肾功能不全时,抗生素的种类及剂量应予调整。

4. 止痛剂　为减轻创伤患者由于疼痛刺激引起的反应,使用止痛剂是必要的。最好静脉用药,剂量适当减少。

5. 钙剂的使用　补充钙剂至为重要,因为在钙浓度降低时,即使使用升压药也不能改善心排血量。

6. 对某些体液因子的对策　①库血中从多形核白细胞逸出或释放了溶酶体酶,所以其含量显著升高。休克时输以全血,可能进一步增加循环中溶酶体酶的浓度,须加注意;②溶酶体释放的蛋白溶酶,在休克发生上起着重要作用,应予防止。临床上使用抗蛋白酶肽 50 万 ~100 万 U/d,共 3 天,可提高休克患者的生存率;③为了对抗休克时心肌抑制因子对心肌的抑制作用,有人建议使用大量激素和前列腺素 E(PGE);④为了抗组胺的有害作用,可使用组胺拮抗药治疗。

7. 抑肽酶的应用　抑肽酶为一种多肽类物质,是强有力的激肽释放酶抑制剂,同时也抑制胰蛋白酶、糜蛋白酶和纤溶酶,对于 Hageman 因子也有抑制作用。基于上述作用,除了影响血流动力、凝血和纤溶之外,主要是通过激肽系统作用,以影响毛细血管壁的通透性,减少溶酶体酶的释放,心肌抑制因子的生成以及肺损害因素的形成等。其用量是:首次 50 万抑肽单位(KIU),以后每 6 小时 20 万 ~30 万抑肽单位,总量可用到 500 万抑肽单位。

第二节　脂肪栓塞综合征

脂肪栓塞综合征通常发生在严重创伤、特别是长管状骨骨折后。临床表现以意识障碍、淤斑和进行性低氧血症、呼吸窘迫为特征。它不同于脂肪栓塞(fat embolism),后者是一病理诊断名称。以往临床诊断也沿袭采用,现应与脂肪栓塞综合征区别使用。据文献报道,本病发生率在因骨折而死亡的患者中,病理检查可高达 90%~100%,Lindeque 报道约 90% 长骨骨折患者血中存在不同程度的脂肪球和低氧血症,其实际还要高,只因更多见于亚临床型脂肪栓塞综合征,直至出现典型的临床表现才得以确诊,既往临床报道约占 1% 左右。近年来,由于诊断技术和认识的提高,临床发生率已有明显增长,在各类骨折中,平均发生率约占 7% 左右,近年来国外报道,创伤患者的发生率在 0%~11.6% 之间,Chow 等报道,多发骨折脂肪栓塞综合征,发生率为 24%。Ten Duis 报道单纯股骨干骨折脂肪栓塞综合征的发生率为 3%,股骨、胫骨同时骨折为 10%,双侧股骨干骨折为 33%。也有报道单纯肱骨干骨折并发脂肪栓塞综合征。髋、膝关节置换手术的发生率为 0.1%。Kim 等认为在全膝置换采用导航技术与未采用导航技术在脂肪栓塞的发生没有明显差别。

一、发 病 原 因

(一) 骨折

主要发生在脂肪含量丰富的长骨骨折,尤以股骨、胫骨或骨盆骨折多见,尤其是由于高能量损伤引起,同时伴有低血容量性休克的多发性骨折发生率最高。其他部位如脊椎、胸骨、肋骨、锁骨和坐骨等骨折也可并发,开放性骨折后的脂肪栓塞综合征发生率远比闭合性骨折为低。文献报道,前者为 2%,后者可高达 30%。故临床上脂肪栓塞综合征发生与否,与进入血流的脂肪含量有关。

(二) 骨科手术

通常认为骨折手术并不增加临床脂肪栓塞综合征的发生率。Riska 报道他所在单位于 1967—1974 年共救治 1059 例多发损伤,发生脂肪栓塞综合征者共 95 例。作者比较了内固定率和脂肪栓塞综合征的发生率,认为手术内固定是脂肪栓塞发生率下降的主要原因。这可能是在内固定后使骨折稳定,从而减少或阻止脂肪颗粒继续释放和游离。但晚近报道指出,在采用保守或延迟手术固定(骨折后 48 小时),在髋和膝的人工关节置换术中,由于髓腔压力骤升,可致脂肪颗粒进入静脉。实验表明,髓腔内压力只要较正常高出 5~10cmH_2O 时,即可使注射到髓腔内的脂肪球进入静脉。此外,黏合剂聚合时所用单体,由于可以溶解脂肪,也可能促使骨髓内脂肪进入静脉。因此,脂肪栓塞综合征的发生率可达 6.8%~8%,必须引起临床上注意。有作者建议,术中在骨髓腔内放置导气管,可能使髓腔内压力降低。

(三) 软组织损伤

多数由手术或外伤累及软组织所致。如脂肪肝或含脂肪丰富的肌肉组织损伤;腹部手术如胆囊切除;开胸术,闭式心脏按压,体外循环心脏直视手术等,均有发生脂肪栓塞综合征者。但此种原因引起的脂肪栓塞发生率远较骨折后为低。

(四) 非创伤原因

烧伤、酒精中毒、感染、糖尿病合并高脂血症、胶原疾患如皮肌炎和类风湿关节炎等也有发生者。但非创伤性脂肪栓塞多属病理发现,临床上极为罕见。

二、发病机制与病理生理

(一) 脂肪栓子的来源

脂肪栓子实际上是两种成分组成,即大脂肪滴和血成分的聚集物。血液内出现的脂肪滴,可能有血管外和血管内两个来源。

1. 血管外源说 有些学者认为脂肪栓子来源于周围组织脂肪,Shier 等发现在大多数健康志愿者和没有任何脂肪栓塞综合征症状的创伤患者的静脉中有脂肪滴存在,正常时血液中的脂类呈乳糜微粒,当机体受到严重创伤后,应激反应使交感神经兴奋,在神经 - 内分泌作用下,儿茶酚胺血中浓度增高,儿茶酚胺既可激活脂肪酶,又可动员机体周围脂肪组织进入血液,活化的脂肪酶使正常血脂乳化状态不稳定,导致乳糜微粒凝结形成脂肪栓子。Peltier 认为骨折局部破裂的脂肪细胞和脂肪滴是脂肪栓子的重要来源。在骨折处或周围软组织的脂肪细胞受到损伤后,就释放脂肪小滴,进入静脉系统到肺中,在肺毛细血管中不能过滤者,就成为脂肪栓塞。脂肪小滴经过肺过滤后,或经过动脉交通支到全身循环中,散布到脑、眼,肾、皮下等处。但骨折时必须有三种情况才能发生脂肪栓塞:骨髓的脂肪栓子必须破裂;静脉系统必须有裂口;骨髓腔内的压力必须暂时高于静脉压。在用髓内针治疗骨干骨折中,扩髓时髓腔压力可上升至 600mmHg,正常髓腔压力为 30~50mmHg,在作髓内针和假体置换用骨水泥固定时在静脉血中均可发现大量的脂肪栓子,在动物实验时静脉内注射骨髓可诱发心肺症状。这也是通常所称的脂肪栓子的机械理论。下列的临床观察和实验结果,是这种理论的证据:

(1) 病理和实验证明,由肺部脂肪栓子析出的脂类,其化学成分与骨髓脂肪或皮下脂肪成分是一致的,即中性脂肪。

(2) 骨折后不久,在肺脏内不但能找到脂肪滴,同时也可见到骨髓细胞,甚至小的骨质颗粒。

(3) 在骨折患者骨折侧的引流静脉的血标本中,可检出脂肪滴。动物实验中,如在骨折近端肢体用止血带或结扎静脉,则可防止脂滴进入血液循环,从而不发生脂肪栓塞。

(4) 先用放射性物质标记脂肪组织,然后造成损伤,可在实验动物的肺脏中发现有放射性标记的脂肪。

(5) 自动物静脉注入油剂,从其胸壁上制成观察窗,通过显微镜对肺微循环做活体电影观察,可见大量脂肪球阻塞小血管,受阻血管远端缺血,并长时间不能再建循环;但肺泡通气功能仍然存在。

(6) 通过钝器造成骨骼损伤、骨折以及静脉注射各种油剂等方法，均能成功地复制脂肪栓塞的动物模型。

(7) 在动物实验中或人工关节置换术中，于引流的大静脉内安放一超声探测装置，当骨髓腔压力骤增时，可出现特殊声波（鸟鸣样）。同一部位静脉血标本内，可检出直径很大的脂肪滴，病检证实肺内有脂栓形成。

(8) 骨折合并重要脏器损伤，在机体应激机制未及充分反应时，早期死亡的患者中肺脂检出率极高，综上所述，脂栓来源于脂肪组织，并主要在肺内形成栓塞的机械说是可信的；但并不能完全解释脂肪栓塞综合征的临床表现，同时也无法解释非创伤条件下发生脂肪栓塞的病理现象。

2. 血管内源说 Lehmam 和 Moore 提出，在脂栓形成过程中，血管外的脂肪进入血液循环，并非主要因素。认为系创伤后机体应激，才使血内脂类的稳定性发生改变。在正常情况下，脂肪成为 0.5~1.25μm 直径的乳糜微粒，其中的中性甘油三酯同蛋白和磷脂结合。血内的肝素虽使它们不能聚集成团，但在损伤情况下，乳糜微粒的乳剂状态的稳定性就消失，微粒可融合在一起，成为直径 10~20μm 的小球，足以阻塞肺毛细血管。下列几个临床和实验研究结果，支持脂肪栓子起源于血液。

(1) 脂栓形成可见于许多和创伤无关的内外科疾患，也偶然并发脂肪栓塞综合征。

(2) 肉眼和显微镜检查骨折部位，有时未能发现血管外骨髓脂肪，同时发现骨折侧骨髓含量并不比对侧减少。

(3) 用色谱分析法测定脂肪栓子的化学成分，发现胆固醇含量达 5.4%~11%；而软组织和骨骼脂肪中，其含量仅占 1%。因此，认为含胆固醇丰富的最低密度脂蛋白（VLDL）参与脂栓形成；而脂肪组织不是脂栓的主要来源。近期一些临床研究也支持这一点。

(4) 创伤后，儿茶酚胺动员了游离脂肪酸，在肝脏内游离脂肪酸被合成为比重很低的脂蛋白。但是检查脂肪栓塞综合征的患者，这种比重很低的脂蛋白已从血中消失。有人认为，这种现象说明，小颗粒的脂蛋白融合成大的脂肪滴，而且是脂肪栓子的主要来源。

(5) 用 ^{131} 碘标记甘油三酯的骨折实验，发现局部注射的标记脂肪清除很缓慢，注射后 6 小时，循环中放射性脂肪含量仅及注射量的 7%~8%。因此认为，脂肪从创伤部位吸收，不是产生脂栓的主要途径。

(6) 有人认为，创伤应激状态下，交感神经系统兴奋，在神经 - 内分泌效应作用下，儿茶酚胺分泌增加，活化腺嘌呤环化酶使 3,5- 环磷腺苷增加，然后使脂肪组织中脂酶活化，造成机体脂肪动员，水解释出游离脂酸，由于脂酸的致栓子形成作用，促进血液中大脂肪球形成。但此点尚未定论。

综上所述，在创伤条件下，机体应激反应可引起血脂代谢和乳化状态的变化。但脂栓是否主要由此形成，并不肯定。因为另一些动物实验和临床观察，并未证明上述所见。如 Kerstell 实验表明，若将脂肪合成代谢器官——肝切除后，对复制脂肪栓塞动物模型并无影响。同时在高营养的动物中，核素标记的脂肪可进入乳糜微粒的甘油三酯内，但并无任何明显乳糜微粒进入脂肪栓子。近期 Lepisto 对 43 例创伤患者（其中 8 例脂肪栓塞综合征）和 10 例正常对照，进行了全面的血脂代谢观察，发现脂肪栓塞综合征组与非脂肪栓塞综合征组的血脂改变，无明显差异。认为血脂变化系创伤后机体的一般应激反应。同时有较多的实验与临床观察表明，脂肪栓塞综合征的机体应激反应，不仅限于血脂的代谢变化，而通常反映了整个血液流变学的（rheologic）改变。如血液有形成分、物理状态、神经体液以及血凝机制等，均有不同程度的变化。最近，Peltier 认为机械说与化学说可以统一，他首先肯定脂栓是实质性栓子，即骨折创伤后血管外源脂肪滴是脂栓的主要来源，但脂滴由被损的静脉进入血流并不等于脂栓已经形成，因为脂滴进入血流和创伤后机体应激反应，引起血液流变学的改变，如血小板、红细胞、白细胞和血脂乳化不稳析出的脂质颗粒，均可聚集于脂滴的异物表面，加之组织凝血活酶物质的释放，促发血管内凝血，产生纤维蛋白沉积，使脂滴体积增大，以致不能通过肺毛细血管，因而大多数在肺血管床内形成脂肪栓塞。

（二）发病机制

尸检和实验材料表明，一般在创伤后 24 小时内发生明显肺脂栓，但 1~2 天后脂栓数量开始减少，至第 5 天可以明显由肺内消失，临床上只有当大量脂肪栓子进入血流后，方可引起明显的脂肪栓塞综合征。脂肪栓子转移至脑血管,可通过以下三种途径:①栓子经右心首先到肺,大分停留肺内引起肺脂栓,而直径小于 7~20μm 的脂肪栓子,由于其可塑性得以通过肺毛细血管而进入大循环;部分栓子又可通过因肺部微循环受阻而开放的动、静脉交通支进入大循环,从而引起脑及心、肾、肝等的栓塞。②在患者胸、腹腔内压力增高时,肺静脉内的脂肪栓子可不经心脏而经 Batson 氏脊椎静脉丛直接进入脑静脉,造成脑静脉脂肪栓塞综合征。但较少见。③有房、室间隔缺损或动脉导管未闭的先天性心脏畸形患者,在因种种原因发生右心压力高于左心时,栓子可通过上述异常通道,由右心直接进入大循环或经肺支气管前毛细血管的交通支进入体循环,而引起脑等的栓塞,这种栓塞被 VonReaklin-hausen 命名为反常栓塞(paradoxical embolism)。进入体循环的脂栓,除可在脑内栓塞外,并可经肾小球滤过随尿排出,但病理和实验材料表明,这部分脂栓数量很少,而直径较大的脂栓都栓塞在肺血管床内。由于机体处于应激状态,发生体内脂肪动员,在局部脂酶作用下,使含中性脂肪的栓子水解产生甘油与游离脂肪酸,并逐渐由肺部消失。

(三) 发生脂肪栓塞综合征的诱因

1. 周身性因素

(1) 休克:Pelitier 等通过对大量多发伤继发休克后出现的脂肪栓塞综合征的患者研究认为,休克可导致血液循环血流缓慢,血液内有形成分淤积,同时创伤致血管内膜损伤导致血小板的激活,静脉血中的骨髓脂肪为淤积在循环中血液有形成分提供黏附表面,最终形成脂肪栓子。临床资料证明,脂肪栓塞综合征的死亡率与低血容量性休克的程度直接有关。有人认为,休克时的低血容量和低血压,是脂肪滴进入血液的重要因素。同时实验已证明,由于休克时发生毛细血管前的小动脉收缩,使脂肪栓子停留在该处。及时补充血容量可以减少进入血液的脂肪滴量,因此可以降低脂肪栓塞综合征的发生率。

(2) 弥散性血管内凝血:临床和动物实验报道,脂栓同时出现凝血机制异常并不少见。并指出不同程度的血管内凝血异常,必然加重肺脂栓的病理改变。但脂栓综合征是否一定出现弥散性血管内凝血,尚不肯定。

(3) 全身感染:临床和实验研究都证明,大肠埃希菌败血症可导致脂肪栓塞综合征。提示全身感染、特别是革兰阴性杆菌败血症,可以加重或诱发这个综合征。

2. 局部性因素(图 26-1)

(1) 直径小于 7~20μm 的脂栓可直接通过肺血管床进入肺循环。

(2) 脂栓经肺 - 支气管动脉交通支进入体循环:①骨折血肿内可能含有高浓度蛋白分解酶,使多肽物质释放,有促进脂滴进入血流的作用;②创伤后特别是搬运途中,没有对骨折进行可靠的固定,以致骨折断端剧烈错动和挤压,是导致脂栓发生的重要因素,部分患者与骨折整复时的粗暴手法有密切关系。

发生脂肪栓塞综合征的机制和诱因参阅图 26-1。

(四) 病理生理

1. 脂肪栓塞综合征主要的受累脏器是肺部,病理生理过程可分为机械相和化学相两个阶段。

(1) 机械相:损伤的脂肪组织的甘油三酯颗粒进入血液循环并阻塞肺血管,肺部血管包括 5μm 的毛细血管。有效地过滤了循环中 80% 的脂肪球。脂肪球的直径为 2~200μm,直径小于 75μm 的寄宿在血管内。广泛的肺血管网的栓塞,可引起血液循环的严重障碍,甚至死亡。肺脂栓的主要病理生理表现,是由肺间质的化学性炎症反应和肺血管机械性梗阻,而引起的低氧血症和急性肺心症。大面积的机械性栓塞可引起肺动脉高压、右心室扩张、静脉压升高和肝淤血管等急性右心衰竭,或类似肺梗死的改变。如果进入肺循环的脂栓数量不多,或肺循环储备功能足以代偿,只部分肺组织缺血或低灌流,但肺泡仍保持通气,而形成第一种类型的通气 - 血流比例失调,即比值增高。如果肺受累面积不大,则不发生明显分流,临床症状较少,但血气分析往往出现轻度动脉氧分压降低。

(2) 化学相:Baker 等认为机体在应激状态下,儿茶酚胺分泌增加,即可以动员大量外周脂栓入血,在骨折创伤后机体应激,通过交感神经系统的神经体液效应,释放大量儿茶酚胺,活化腺嘌呤环化酶,使环磷酸腺苷增加,肺局部和脂肪组织内脂酶活力上升,以中性脂肪为核心脂栓和体脂在脂酶作用下,水解产生甘油及游离脂酸,以致有过多的脂酸在肺内积累。而游离脂酸的毒性作用则造成一系列肺部病理改变,肺大体标本质地变硬,重量明显增加,切面和支气管腔内有含气的血性渗出物。显微镜与电子显微镜所见,

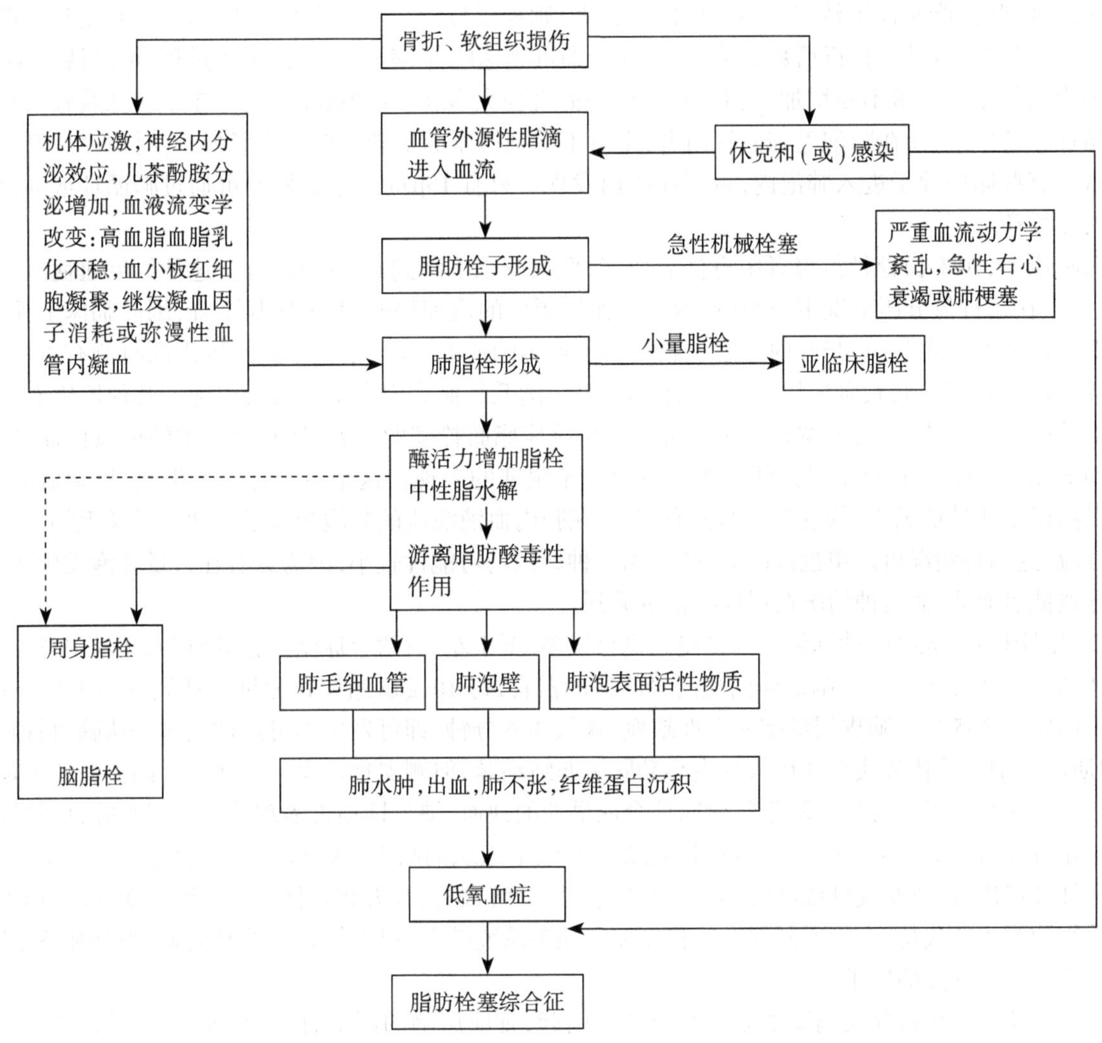

图 26-1　脂肪栓塞综合征发病机制和诱因

血管内皮细胞间的连合分离。肺间质水肿，肺泡上皮细胞损伤，导致肺泡内渗出、出血，肺泡萎陷和过度膨胀可同时出现肺组织切除行苏丹Ⅳ染色，可于肺小动脉、毛细血管和小静脉内见到脂栓，但病程较长的患者，可于肺泡内发现逸出的脂滴。此外，可见血管内皮细胞有发泡现象，并受脂栓挤压，细胞微结构消失核重染，有时内皮细胞和间质吞噬细胞内可见脂滴，肺泡毛细血管膜可增厚，肺泡Ⅱ型上皮细胞有中毒表现，从而影响了肺泡表面的活性物质新生，使肺泡表面张力加大，发生微肺不张。最终导致以水肿、出血、不张和纤维蛋白沉积为特点的肺病变下化学性肺炎。在化学相阶段，由于脂栓水解，肺血管机械栓塞相对缓解，而出现第二种类型的通气 - 血流比例失调，即比值降低，导致肺分流量明显增加。加之肺泡渗出水肿，又可出现气体弥散障碍，临床上表现明显低氧血症。晚期动脉二氧化碳分压上升，发生呼吸衰竭。Eiyokawa 等通过静脉内注射植物油的脂肪栓塞综合征的动物模型也证实了中性脂肪栓子是引起肺毛细血管损伤的主要原因。

另外有关脂肪栓塞综合征的炎症反应理论，认为血管内的脂栓几乎不产生炎症介质，但在 ARDS 的动物模型中，大量的证据证明创伤后的二次打击可产生炎症介质，Beck、Kanangat、Denham 等的实验说明肺部损伤机制中均有炎症的参与，也就是说脂肪栓塞综合征的患者可以出现全身炎性反应综合征，也可以解释脂肪栓塞临床表现中的次要症状。

2. 脂肪栓塞的脏器改变

(1) 肺脂栓：临床上以肺脂肪栓塞综合征多见，约占 3/4。因为 20~40μm 脂栓子首先栓塞于肺循环。几乎每个在骨折后 1 周内死亡的患者，其肺内均可见到脂肪栓塞(指含骨髓多的骨的骨折)。在伤后 2~3

周内死亡者，肺内脂肪栓子较多而在7周内死亡者，则栓子较少。1周后死亡者，偶尔也能见到有严重脂肪栓塞者，但并不常见。骨折后数分钟，脂肪栓子即可到达肺部，不断产生栓子的过程，可能持续1~2天，此时肺内的栓子脂肪量不断增加。肺内脂肪栓子的直径大多在20~40μm之间。在小动脉及较大血管内的脂肪珠保持原形，而在肺泡毛细血管内者，则由于受到挤压而呈椭圆形或香肠形，有时也由于断裂而呈念珠状。有些脂肪栓子进入肺泡内，可以在痰内发现。只有15μm的脂肪栓子可通过肺循环或动静脉短路进入体循环。

在临床上，50%长骨骨折患者中有低氧血症，血氧分压下降到60~70mmHg。这种低氧血症可以持续数月，由于在这种氧分压情况下，动脉血内氧合血红蛋白的饱和程度，并未明显下降，因此临床上无表现。早期低氧血症的出现时间，与肺内血管中脂肪栓子聚集的速度，及大量栓子到达肺内的时刻有直接关系。肺脂栓最可能是产生低氧血症的原因，但并不是每一例低氧血症都完全为其所引起。其他原因有创伤后肺内血栓栓子的形成、全身麻醉以及卧床等。发生临床脂肪栓塞的患者，经常有严重的低氧血症（氧分压低于50mmHg），脑、皮肤及全身其他组织有发生栓子阻塞的表现。这是由于肺内发生动、静脉血的混合，也可以由以下两种情况所引起：广泛的肺泡实变；在肺内血液灌流的肺泡减少了其通气量及毛细血管前的血液分流。这两种情况可以单独或同时存在。第一种原因的可能性较小，因为只有在大量肺泡发生实变时，才能导致低氧血症，而这种情况在尸检时很少见到。

(2) 脑脂栓：以大脑中动脉供应区受侵犯机会最多。至于左、右两半球受侵犯的机会，文献中意见分歧，但多数认为无明显差异。大脑是体内代谢最旺盛的器官，每100g脑组织每分钟的耗氧量约3.3~3.8ml，且灰质比白质多3~5倍。脑皮层细胞完全性缺血、缺氧4~6分钟，即可发生不可逆性损害。从脑血管解剖来看，白质的毛细血管比灰质少3倍。脑内小动脉虽非终动脉，但侧支吻合少，一旦闭塞，侧支循环不足以代偿其正常的血液循环需要量。脑脂肪栓塞综合征早期的缺血、缺氧性损害表现为脑组织水肿，血管周围的脂栓常是弥漫性的，且多不能立刻清除，因此必然导致脑组织的缺血、缺氧性损害，表现为脑组织水肿，血管周围灶性渗出，出血及炎性细胞浸润，继而骨髓磷脂分解，髓鞘脱失和软化坏死。至后期，以上损害逐渐被胶质细胞增生所代替，产生不同程度的脑萎缩和脑室系统扩大。以上损害可波及大脑、小脑和整个脑干，但一般很少导致脑症的发生。

Murphy认为，脑的继发病变如系动脉栓塞所引起，则应居脑的深部（白质），如系由静脉转移所引起，则应居脑的浅部（灰质）。在病理组织学上，脑脂肪栓塞的主要镜检是脂肪栓子，及由于脂肪栓子所引起球状及环状出血性微小梗死灶，缺血性变性灶或坏死灶。有诊断意义的是在脑组织微细血管腔内，见到形成栓子的脂肪。这些栓子在灰质中最多，在白质中较少，可见的病灶分布，正好与此相反，这是灰质中毛细血管丰富的缘故。此外，这些毛细血管网之间有多数交通支，所以虽然灰质对缺氧非常敏感，但仍不容易因血管阻塞而引起病变。白质由于交通支较少，所以虽然栓子数少，但却容易发生病变。脂肪栓子的形状可能是椭圆形、球形或香肠状，多数直径在10~20μm。这些栓子的数目变化也较大，可以由数个到多个，但很少达到肺内脂肪栓子那样大的数目。组织受损害的程度不同，可能与以下因素有关：血管内脂肪栓子存在时间的长短，血管是否完全为栓子所阻塞，及由于脂肪栓子而引起的局部缺血的严重程度。

(3) 心脏脂栓：严重的心冠状血管的栓塞，加之反射性血管痉挛，引起心肌供血障碍，甚至可引起心肌梗死而死亡，但一般是一过性和可逆的，而且不致产生对心脏的不良后果。一般心脏没有明显的改变，但有时在心外膜上、心内膜下及心肌中能见到多数小出血点。在心内膜下偶尔可以见到非常明显的出血，但与休克时的非特异性病变不同，发生部位并不限于左心室。

(4) 肾脂栓：镜检所见主要为在肾小球毛细血管内有脂肪栓子聚集。在肾小管周围的毛细血管中，也能见到脂肪栓子，但为数不多。大多数病理改变是在肾小球包囊间隙中能见到脂肪滴，这是由毛细血管内逸出，成为尿中脂肪的来源。虽然有时在肾小球中能见到多数脂肪栓子，但并不发生组织或炎症反应。

(5) 肝脏因血液循环丰富，故小血管的部分栓塞多不致引起严重的肝功能损害。脂肪栓子进入主动脉后，其在各个器官内的分布，取决于两个因素：①当时心排出的血液的分布情况；②各个器官的血流供应的解剖特点。由于脑和肾有较多的血液供应，因此这些器官内的脂肪栓子就多。不过每个器官和组织内，均会有脂肪栓子的存在，如心、肝、胰、脾、眼、黏膜、肌肉、骨及所有内分泌器官，但肝及脑下垂体前叶内栓子很少，这可能与其血液供应方式有关，如肝的血运主要来自门静脉系统。

上述各部位组织对缺氧的敏感性及栓子引起的病变，参见表26-1。

表26-1 各部位组织对缺氧的敏感性及脂肪栓子引起的病变

组织	对短时间缺氧(数分钟)的敏感性	微血管阻塞造成的病变
脑	+++	微小梗死灶
心肌	+	脂肪变性(可逆性)
皮肤、肺	0	出血点(或没有)
肾及其他器官	0	没有或有出血点

三、脂肪栓塞综合征的诊断

(一)临床分型

创伤骨折后是否发生脂肪栓塞综合征，取决于许多因素，个体差异极大，临床上可有各种不同类型的表现。

1. 典型脂肪栓塞综合征(又称非暴发型、亚急性或完全型脂肪栓塞综合征) 表现为创伤后的一个无症状间歇期，多在48小时内出现典型的脑功能障碍症状，且常进展为木僵或昏迷。睑结膜及皮肤在外观上有特殊点状出血点，多在前胸和肩颈部。呼吸困难，通常有心动过速和发热。临床上此型较易诊断。

2. 不完全型或部分脂肪栓塞综合征 有骨折创伤史，伤后1~6天，可出现轻度发热、心动过速、呼吸快等非特异症状，或仅有轻度至中度低氧血症，而缺少症状和相应的实验室检查所见。大多经数日而自愈，只有少数发展为脂肪栓塞综合征。由于这类患者缺乏明显症状，故易被忽略。

3. 暴发型脂肪栓塞综合征(急性脂肪栓塞综合征) 一般在骨折创伤后立即或12~24小时内突然死亡，有类似急性右心衰竭或肺梗死的表现。但很难做出临床诊断，通常最后由尸检证实。

(二)临床表现

脂肪栓塞综合征的发病年龄自婴儿至80岁老人均有报道，但以青壮年居多。对于儿童时期是否和成人一样容易发生脂肪栓塞，在过去曾有争论，认为14岁以下儿童不易发生脂肪栓塞的理由，是儿童骨髓内脂肪含量不大，及儿童骨髓内脂肪的成分与成年人不同，所含棕榈精和硬脂精(stearin)较成年人为多，而液态脂肪油精(oil liquid fat)则较少。另外一些作者认为儿童骨髓内含的脂肪并不太少。此外，还有人发现死于创伤的儿童中，尸检时发现70%有严重脂肪栓塞。根据另一报道，此种发生率可高达90%，与成年人发病率相仿。据观察，儿童3~11岁时，骨髓内脂肪已成熟到成人的形态。男、女之比为3∶1。通常因为男性较女性有较多的遭受外伤而发生胫骨骨折、股骨干骨折以及多发骨折的机会。在致死的患者中老年人占较大的比例，可能由于这些患者原来即患有慢性心脏和肺部疾患，遇到脂肪栓塞时，容易发生死亡之故。80%在伤后48小时内发病，而伤后1周发生者罕见。

1. 呼吸系统 广泛性肺脂肪栓塞综合征的临床表现为呼吸困难综合征。胸闷、胸痛、咳嗽、气促、呼吸困难及急性肺水肿，并可继发肺炎引起严重呼吸衰竭。但Hessman认为，多发骨折后所发生的急性呼吸衰竭，也可由于大量输液、输血导致低蛋白血症和肺水肿的结果。这种呼吸衰竭的患者除呼吸困难外，两肺广布湿啰音及血性泡沫痰，为其特点。而脂肪栓塞综合征引起呼吸困难是以肺小动脉痉挛引起的肺动脉高压为其特点。因此呼吸困难的初期，如肺动脉压正常，则大致不是由于肺脂栓而引起。肺脂栓的典型X线表现，被Aldred描写为暴风雪影像。与一般肺炎不同，脂肪栓塞综合征起病急，发展快，气促为突出表现，早期白细胞不高，后期出现暴风雪样改变(图26-2)。

2. 神经系统 脑脂栓多属弥漫性，因此极少出现定位体征，仅偶有斜视、瞳孔不等大及尿崩症的报道。临床上主要表现为意识障碍(烦躁、谵妄、朦胧、嗜睡、昏迷等)，可伴有呕吐、尿失禁、抽搐及自主神经功能紊乱等症状。常在早期出现病理反射，重者可出现去大脑僵直。意识障碍持续的时间可数小时至数十天不等，清醒后尚遗留不同程度的失语、反应迟钝、痴呆、精神异常或人格的改变等；也有报道发生狂躁型精神病者。重症患者可在数天内死亡。

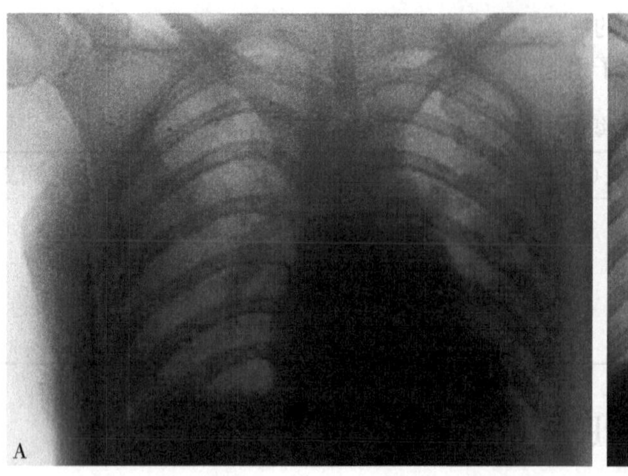

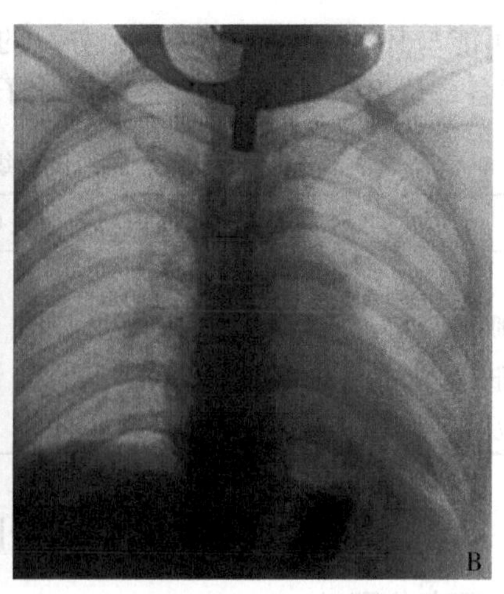

图 26-2 暴风雪样影像

A. 脂肪栓塞综合征肺部的浸润，肺部暴风雪样改变；B. 经气管切开呼吸支持治疗后肺部的浸润阴影消失

在诊断上，外伤与脑症状间的无症状间歇期是重要的。因此，当创伤性休克被纠正而意识清醒之后，再次出现颅脑损伤以外的症状时，常表明脑栓的存在。脑脂栓极易诊断为颅内血肿，二者区别可见表26-2。脑脂肪栓塞综合征的典型脑电图表现为正常节律消失，代之以弥散性高波幅多形 θ 波和 δ 波，额颞更明显。

表 26-2 脑脂栓与颅脑损伤的区别

症状、体征	脑脂栓	颅脑损伤（颅内血肿）
无症状间歇期(h)	18~24	6~10
神志	严重昏迷	中等度昏迷
昏迷的发生	突然	逐渐
心率	增快	减慢
呼吸	增快	减慢
局灶症状	无	常有
去大脑强直	早期即发生昏迷；不久即发生	临终时才发生

3. 循环系统　脉搏突然增快是脂肪栓塞综合征的常见表现，常较正常快 20~100 次，可能为肺动脉高压的反射作用和（或）冠状循环脂栓的结果。而周围循环衰竭的低血压性休克少见。心电图表现为 QT 间期延长，ST 段电压低，T 波低平或倒置，束支传导阻滞及心律失常等心肌缺血性改变。

4. 出血点　此是脂肪栓塞综合征特征性的表现之一。但出现率不一，最低 20%，最高 50% 以上。多分布在肩颈、胸腋部。有时很少，并且分散，容易忽略。埋在下眼睑结膜下最易发现，大腿部、手或胸部偶见。出血点是出于皮肤小血管脂肪栓塞，还是血小板减少，或毛细血管脆性增加所引起，尚无定论（图26-3~5）。

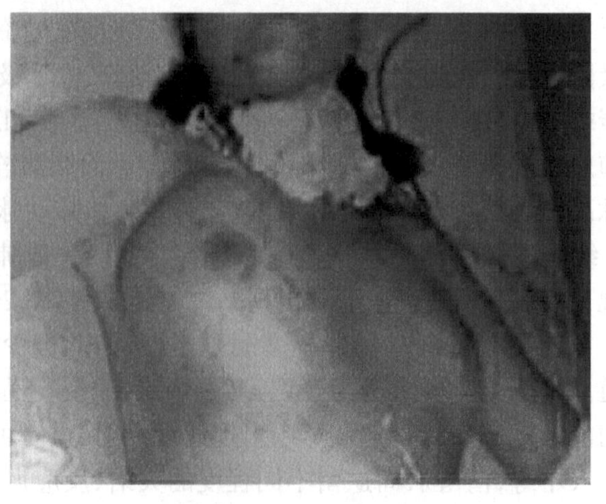

图 26-3 脂肪栓塞综合征胸部和腋部出血点

5. 发热　是脂肪栓塞综合征的常见症状之一。多在 38℃以上，发生在创伤后 48 小时之内，几乎与脑症状同时出现。临床上，凡是超出创伤的反应和急性感染范围的难以解释的突然高热，往往提示脂肪栓塞的发生。

6. 泌尿系统　肾脏的脂栓可在尿内检到脂肪

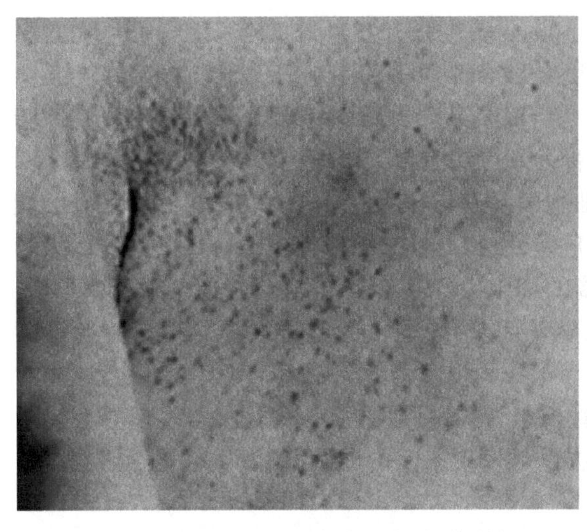
图 26-4　腋部出血点

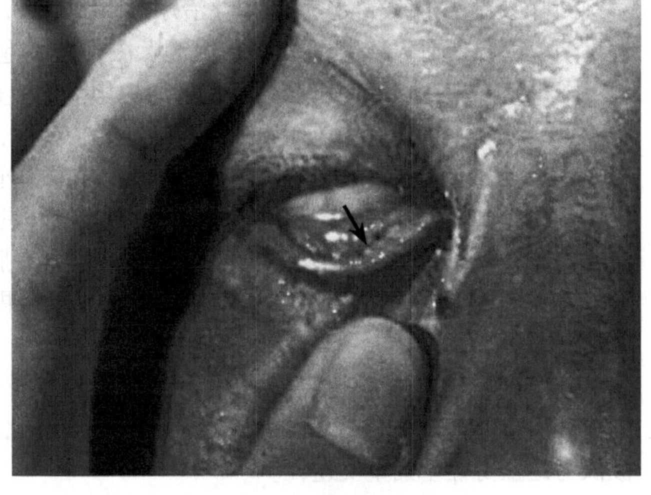
图 26-5　睑结膜的出血点

滴。由于脂肪的比重小，浮在尿液上，故取终末尿可提高阳性率。严重肾栓可引起急性肾衰竭。

(三) 化验室检查

1. 血红蛋白降低（10g 以下）　有人解释为某种毒素引起的溶血所致。在创伤后 1~2 天内，迅速较原水平降低 3g% 以上，而又不能用出血解释时具有诊断意义。国内有作者认为长骨和骨盆骨折患者，出现不能解释的血红蛋白下降即是脂肪栓塞综合征的开始。

2. 血小板降低　临床脂栓多数呈进行性减少，Peltier 解释脂肪小滴经过肺时或到肺后，表面覆盖一层血小板，因为脂肪小滴栓子总的面积很大，所以血小板的数目很快地减少。

3. 血沉增高　Gurd 认为 70mm/ 第 1 小时以上有诊断意义。

4. 尿、痰脂肪球染色　因为收集标本不易，如痰标本易被唾液中外源脂污染，而脂球在尿中是漂浮的，必须收集终末尿等因素，易造成假阳性或假阴性。加之非脂栓患者或正常人有时尿脂也呈阳性结果，因此一般认为，此指标的诊断价值不大。

5. 血脂代谢指标　血清脂酶和游离脂酸测定，据报道 50% 的患者水平上升，并可持续 5~6 天，具有一定的诊断意义。血浆白蛋白定量若降低则有诊断价值。临床脂栓有明显降低，反映了机体游离脂酸增加与之结合的水平，也为白蛋白的治疗作用提供了一定依据。上述指标和其他如血胆固醇、磷脂、脂蛋白电泳测定，是反映血脂代谢变化的指标。由于正常范围很大，只能反映数量上的改变，不能作为直接诊断指标。但系列测定和动态观察，结合临床所见，具有一定的诊断意义。

6. 凝血机制指标　项目很多，但只限于观察脂肪栓塞综合征时凝血机制的改变，没有直接诊断价值，其中以血小板计数、纤维蛋白原定量和凝血酶原时间测定，对脂肪栓塞时弥散性血管内凝血的早期诊断有意义。

7. 特殊检查指标

(1) 眼底检查阳性发现率不高，需连续观察，如发现血管内脂滴和出血渗出时，则有诊断意义。

(2) 胸部 X 线表现：一般在伤后 72 小时出现。表现为弥散性肺泡间质密度增加，或融合成斑片状阴影，以肺门及下肺野为著。呈暴风雪样影像或类似肺水肿改变。除外感染因素后，则有重要诊断价值。但 X 线改变常在低氧血症后出现。

(3) 血气分析：是早期发现临床脂栓的灵敏指标，以动脉氧分压（PaO_2）和肺泡 - 动脉氧分压差（$PA\text{-}aO_2$）两项最有诊断价值。PaO_2 降至 70~80mmHg（参照年龄）以下，称低氧血症。北京积水潭医院各类骨折创伤以及骨科手术前后的 50 例血气分析比较的结果表明，10 例以股骨干为主的多发性骨折，100% 出现低氧血症，而 80% 为显性低氧血症，伤后第 1 个 24 小时内氧分压低于 70mmHg 者有 5 例，其中 4 例发生脂肪栓塞综合征。因此结合临床，血氧测定可作为早期诊断的指标。若 PaO_2 持续降低，氧治疗无效时，应根据吸入氧浓度和动脉二氧化碳分压（$PaCO_2$）计算 $PA\text{-}aO_2$，如差数超过正常允许范围，表明肺分流量增加，对判断呼吸衰竭的发生、预后和指导治疗,都有重要价值。Moed 等主张有发生脂肪栓塞综合征危险的患者早期应用脉搏血氧计进行无创动态监测,测得血氧饱和度 <94% 时,可诊断亚临床型脂肪栓塞综合征。

(4) 有作者认为,诊断脂肪栓塞最可靠的化验室检查,是给皮肤穿刺的肾组织活检,看是否有肾小球脂肪栓子。在发生创伤后昏迷而原因不能确定的患者中,这种诊断方法有很大价值。

(5) Castella 等报道经肺动脉导管嵌压后行肺微血管细胞学检查与肺活检一样,具有很高的特异性,能早期诊断脂肪栓塞综合征。但 Chastre 等认为此检查具有危险性,特异性和敏感性也值得怀疑。他认为肺泡灌洗是快速而有特异的诊断方法,若灌洗液中含有脂滴的细胞数 >5% 时就能确诊。但 Aoki 在两组未形成和确诊脂肪栓塞综合征的患者比较此方法,结果无显著性差异,他认为此方法为非特异性的诊断方法。

(6) Pell 等用经食管超声心动图探测,在股骨和胫骨骨折患者扩髓腔后的栓塞情况,若发现有大栓子的成分可能是脂肪,此被 Aoki 等研究所证实。同时此方法也可发现未闭的卵圆孔,发生率为 20%~34%,被认为是全身栓塞的重要途径。

(7) CT、MRI 检查有助于鉴别颅脑外伤和损伤的严重性,并不能作为诊断指标。

(四) 诊断标准

目前临床上尚没有统一的诊断标准。我们认为,鹤田登代志修订的 Gurd 诊断标准值得推荐:

1. 主要标准 ①点状出血;②呼吸系统症状,肺部 X 线表现;③头部外伤以外的症状。

2. 次要标准 ①动脉血氧分压低下(60mmHg 以下);②血红蛋白下降 10g 以下。

3. 参考标准 ①脉快;②发热;③血小板减少;④尿中出现脂肪滴;⑤血沉快;⑥血清脂肪酶上升;⑦血中有游离脂肪滴。

在上述标准中,有主要标准 2 项以上,或主要标准仅有 1 项,而次要标准、参考标准有 4 项以上时,可确定脂肪栓塞的临床诊断。无主要标准项目,只有次要标准 1 项及参考标准 4 项以上者,疑为隐性脂肪栓塞。有作者报道对创伤患者用纤维支气管镜行支气管肺泡灌洗术,所获得的细胞用油红染色后发现已确诊为脂肪栓塞综合征和即将发展为脂肪栓塞综合征患者的细胞内脂肪滴染色阳性,而非脂肪栓塞综合征者均为阴性,故认为是一种快速而有特异的诊断方法。但也有作者认为此方法可靠性需进一步证实,我们认为也并非一般医院能实施的方法。也有动物实验表明,在脂肪栓塞后早期即出现了右心房压,平均肺动脉压,肺血管的阻力明显增高,临床症状均晚于血流动力学的改变,故认为血流动力学的监测也不失为早期诊断方法之一。

需与其他病因所致成人呼吸窘迫综合征、颅脑损伤及有皮肤出血点和眼底改变的创伤性窒息等相鉴别。根据病史、发病经过及脂肪栓塞综合征的临床特点,一般鉴别并不困难。

四、脂肪栓塞综合征的治疗

到目前为止,尚没有一种能溶解脂肪栓子解除脂栓的药物。对有脂肪栓塞综合征患者所采取的种种措施,均为对症处理和支持疗法,旨在防止脂栓的进一步加重,纠正脂肪栓塞综合征的缺氧和酸中毒,防止和减轻重要器官的功能损害,促进受累器官的功能恢复。脂肪栓塞综合征如能早期诊断,处理得当,可以降低死亡率和病残率。

(一) 纠正休克

补充有效循环血容量,休克可诱发和加重脂肪栓塞综合征的发生和发展,必须尽早纠正。在休克没有完全纠正之前,应妥善固定骨折的伤肢,切忌进行骨折整复。否则不但会加重休克,而且将诱发或加重脂肪栓塞综合征的发生。在输液和输血的质和量上,须时刻注意避免引起肺水肿的发生,应在血流动力学稳定后,早期达到出入量的负平衡。

(二) 呼吸支持

轻症者有自然痊愈倾向,而肺部病变明显的患者,经适当呼吸支持,绝大多数可被治愈。因此,呼吸支持是基本的治疗措施。我们认为肺功能的支持是治疗的关键,只要血氧分压不低于 80mmHg,在血气分析的监测下可显著提高疗效。

1. 对亚临床脂栓 可以鼻管或面罩给氧，使 PaO_2 维持在 70~80mmHg 以上即可。创伤后 3~5 天内应定时血气分析和胸部 X 线检查。

2. 对重度临床脂栓 ①迅速建立通畅气道：短期呼吸支持者可先行气管内插管；长期者应作气管切开；②呼吸器治疗：肺病变不严重，神志清楚者，可用定压型呼吸器，如病变重，神志不清者，以用定容型为宜。开始潮气量可稍大，如在 1000ml 左右，这样利于有自主呼吸的患者适应呼吸器频率，频率以 12~18 次 /min 为宜。如加大吸入氧浓度后，PaO_2 不能上开，$PA\text{-}aO_2$ 增大，肺顺应性降低，甚至 $PaCO_2$ 增高时，应及时采用呼气终末正压装置，防止关闭容量，增加微肺不张。对吸氧若效果不显著应改为高频正压通气，其优点是保证气体扩散至肺部更远范围；其是开放机械通气，无需考虑气道封闭措施及与患者同步呼吸的要求，可避免插管，对气道压伤的危险性小，也便于气道内吸引，并对循环及呼吸系统无不良影响。

(三) 减轻脑损害

脑细胞对缺氧最敏感，因此脑功能的保护十分重要，重点抓住三个环节。

1. 头部降温 最好用冰袋或冰帽子，高热患者尤应如此。头部降温可以大大降低脑组织的新陈代谢，从而相应减轻脑缺氧状态和脑细胞损害。

2. 脱水疗法 减轻脑水肿，改善颅内高压状态和脑部的血液循环。

3. 控制癫痫 特别是癫痫大发作和癫痫持续状态，可使用抗癫痫药物和冬眠疗法。

4. 有条件时可用高压氧治疗。

(四) 抗脂栓的药物治疗

1. 低分子右旋糖酐有良好的抗休克功效，有助于疏通微循环，还可预防和减轻严重脂肪栓塞综合征所并发的弥散性血管内凝血。但对伴有心力衰竭和肺水肿的患者应慎用。常用量小儿为 10~20ml/kg，成人 500~1000ml/d，分 1~2 次静脉滴注。

2. 肾上腺皮质激素效果较好，主要作用在于保持血小板膜的稳定性，防止血流在毛细血管内停滞，减轻或消除游离脂酸对呼吸膜的毒性作用，从而降低毛细血管通透性，减少肺间质水肿，稳定肺泡表面活性物质的作用；并减轻脑水肿。用量宜大，如氢化可的松 1.0~1.5g/d，用 2~3 天，停用后副作用很小。Lindeque 证实该药有稳定和减轻游离脂肪酸的作用，使 1/3 以上的患者显著地减少了本征的危险性。国内有作者报道给药后 24 小时之内平均肺动脉压、肺血管阻力均有所下降，可起到改善肺循环的作用。Kallenbach 等主张，甲泼尼龙每千克体重 1.5mg，8 小时 1 次，共 6 次。Lindeque 等主张为每千克体重 39mg，4 小时 1 次，共 2 次。Bulger 等认为在他的 27 例患者中使用激素未见任何改善。

3. 抑肽酶 其主要作用为可降低骨折创伤后一过性高脂血症，防止脂栓对毛细血管的毒性作用；抑制骨折血肿内激肽释放和组织蛋白分解，减慢脂滴进入血流的速度；可以对抗血管内高凝和纤溶活动。治疗剂量：100 万抑肽单位(KIU)/d，可获良好作用，副作用不大。

4. 肝素 目前肝素对脂肪栓塞综合征治疗的根本原理意见不一。多数认为，肝素强有力的抗凝作用，可防治脂肪栓塞综合征患者可能继发的弥散性血管内凝血；也有人认为肝素有使脂肪酶活化，促进中性脂肪分解的作用，从而有助于脂肪栓子的溶解和脂血症的澄清。

5. 利尿剂 当肺间质水肿渗出明显时，应用 20% 甘露醇 250ml 和呋塞米 10~15mg，每日 1~2 次，可获速效。但应避免长时间负水平衡，积极防止低血钾，以保持正常心血管功能。疗效主要表现为 PaO_2 上升，胸部 X 线征明显迅速改善。

6. 高渗葡萄糖液 单纯高渗葡萄糖液，葡萄糖液 + 氨基酸或葡萄糖液 + 胰岛素，对降低儿茶酚胺的分泌，减少体脂动员，缓解游离脂酸的毒性，均有一定效果。

7. 白蛋白 由于它和游离脂酸结合，使后者毒性作用大大降低，故对肺脂栓有治疗作用。但也有人认为，静脉滴注白蛋白，不仅不能解除肺水肿，反而加重毛细血管内皮细胞损伤，肺间质水肿，在严重低氧血症时不宜使用。

8. 酒精 有作者报道，注射 5% 酒精和 5% 葡萄糖液 1000ml，每 12 小时 1 次，连用 4 天能有效地防止脂肪栓塞综合征的发生，对已发生的患者，有助于减轻症状，促进康复。

（五）护理

1. 呼吸监护　有关治疗全局，十分重要。在使用呼吸器期间，应每日测定血气，以便随时调整潮气量、频率、呼吸比率、吸入氧浓度，或加用死腔以调整酸碱平衡。密切注意呼吸器运转，加强湿化和雾化吸入。吸氮，防止呼吸道交叉感染和肺不张。注意水与电解质出入量平衡。

2. 加强昏迷患者的护理　防止误吸、褥疮和坠积性肺炎。防止高热，应及时作物理降温，使用冰帽和人工冬眠。或用利尿剂，积极防止脑水肿。

（六）预防

1. 应极有效地防治创伤性休克　根据具体病情，及时按顺序地保持气道通畅，恢复呼吸和循环功能，给予药物治疗，支持和维护肺、脑、心和肾的功能。

2. 骨折局部制动　以防止骨髓脂肪不断或再次进入血流，加重临床脂栓和引起复发，曾有报道因制动不良而二次发生脂栓致死的患者。在搬运过程中，骨折部位应妥善固定，根据全身情况骨折类型采取不同的治疗方式。有报道，伤后即行切开复位、内固定，能有效地杜绝脂肪栓塞综合征的发生，也值得今后注意采用。对内固定，Page 认为早期扩髓髓内针固定会引起髓内压上升和髓内脂肪进入血液循环而加重已有的肺损伤，而不主张伤后 24 小时内对伴有胸部伤的长骨骨折行扩髓处理，早期应采用非扩髓固定方式，或延期扩髓固定。但 Bosse 比较扩髓固定和钢板固定两者无显著差别，他认为扩髓并不增加呼吸系统损害。Sche mitsch 等的实验也支持此观点。关于髓内钉治疗长管状骨骨折的时机问题一直存在争议。长期以来，人们一直担心，骨折后已有大量脂肪颗粒进入肺部，如果早期手术势必会因扩髓和插入髓内钉而在短时间内使更多的脂肪颗粒进入肺部，从而造成 FES，特别是多发性损伤更是如此。但近年来，许多学者通过动物实验和临床研究发现，24 小时内手术可减少 FES 等肺部并发症。有作者研究对 6 小时和 48 小时手术的髓内压、肺动脉压、血气分析和肺部脂肪颗粒数量进行比较，差异均无显著性意义（$P>0.05$）。说明早期手术并不会增加 FES 发生的危险性。早期手术可减少骨折端的移动，并降低骨折端血肿的压力，从而减少了 FES 的发生率。同时早期手术可使患者早期下地活动，从而减少肺部并发症的发生。

3. 抑肽酶　预防脂肪栓塞综合征发病的效果已有报道。常用剂量为每日 30 万 ~50 万抑肽单位静注。至于其他药物如利舍平、阿司匹林、磷酸肌醇或脂肪乳化剂、肝素、低分子右旋糖酐，也曾用于脂栓的预防，但效果不肯定。

4. 减压型髓腔锉的应用　为避免使用髓内内植物对髓内压的影响，李军等实验研究表明普通髓腔锉可诱发脂肪栓塞，并造成对血流动力学的影响；减压型髓腔锉使扩髓时髓腔内压力得到释放，减少了肺组织内的脂肪栓塞，降低了肺动脉压的增加，可有利于防止脂肪栓塞综合征的发生。

（七）预后

骨折后并发脂肪栓塞综合征并不罕见。该综合征是以肺部病变为基础，肺功能不全为中心，并有神经系统改变的一组病变。进行性肺部病变发生呼吸衰竭，是主要的死亡原因。轻症者可无死亡，或死亡率最低，约为 0%~5.5%。最高死亡率多见于股骨骨折合并多发骨折，或合并休克者，分别可达 50% 和 60%，也可因骨折部位而异，如胫骨骨折为 3.4%，股骨干为 9%，两者同时骨折则为 20%。各类骨折后，临床脂肪栓塞综合征平均死亡率为 16.3%。

第三节　骨筋膜室综合征和挤压综合征

一、骨筋膜室综合征

四肢肌肉和神经都处于由筋膜形成的间隔区中，这是一个闭合空间，当其中压力增加时，会影响血液循环及组织功能，最后导致肌肉坏死、神经麻痹。临床上首先提到此问题的是 1881 年，Volkmann 报道的前臂和手部不可逆的屈肌挛缩，他认为其病理机制是由于严重的静脉淤血和动脉供血不足，1888 年 Petersen 在松解挛缩的肌肉组织后，可改进前臂和手部的功能，他认为其发生原因是与缺血有关，1906 年

Hildebbrand 提出组织压的升高与肌肉缺血挛缩有关。Thomas 在 1909 年认为未经治疗的骨折是发生肌肉缺血挛缩最常见的原因，推测其原因可能是由于动脉损伤、血管栓塞和过紧的绷带。在 1910 年 Rowlands 认为在长期缺血后的再灌注，可引起在缺血后的神经和肌肉充血和水肿而导致骨筋膜室综合征的发生，1914 年 Murphy 首先主张在肌肉挛缩发生前，做筋膜切开术可预防肌肉挛缩的发生。以上对骨筋膜室综合征虽有一定的认识，但缺乏统一的名称，如称之为 Volkmann 缺血挛缩，胫前肌综合征，急性肌肉缺血性坏死等并对其发病原因了解得也不够深入。近年来经过研究，提出了骨筋膜室综合征的名称，可包括各个部位的病变，有助于早期发现和及时采取治疗措施。

(一) 病理生理

骨筋膜综合征的发生是由于骨筋膜间隔区内压力的增加，或空间变小(肢体外部受压)，或由于骨筋膜室内组织体积的增大(肢体内部组织肿胀)所致。肢体外部受压的原因是长时间的挤压伤或损伤肢体的包扎过紧等。肢体内部组织肿胀的原因也可有多种，如血管损伤出血造成的血肿，组织缺血后毛细血管通透性的增加和肌肉过度活动后引起的肿胀等。关于组织压力升高能造成组织血液灌注的不足，有以下几种不同见解：①有人认为骨筋膜室内压力上升，可引起动脉痉挛；② Burton 指出由于小动脉的管径较小，但管壁张力很大，因此一定要有较大的血管壁内外压力差(小动脉压减去组织压)，才能使其保持开放。如果组织内的压力上升，或小动脉内的压力下降到一定程度，以至上述压力差不存在，则小动脉发生关闭。有人用狗的模型确定，组织损伤的程度取决于压力和时间。Rorabeck 和 Clarke 发现，影响肌肉和神经功能损伤的加剧取决于受压的时间，他们发现在狗腿前侧骨筋膜室在改变腓神经传导速度之前，必须维持 30mmHg 压力 8 小时，如压力较高传导速度改变出现更早；③静脉壁较软，组织内压力超过静脉压力则会使静脉塌陷，但如继续有血液来自毛细血管，则静脉压会逐渐上升，直到高于周围组织压力时，静脉管腔开放，重新恢复血流，此时的静脉压较正常时为高，使动静脉的压力差变小，对组织血流不利。目前研究结果表明，以上三种情况在发生骨筋膜室综合征时同时存在。一般认为，当组织内的压力和动脉舒张压相等时，则会引起组织内血流中断。但近年来的观察表明，组织压较之动脉舒张压低 10~30mmHg 时，即以达到小动脉的临界闭合压力，小动脉内血液停止流动，导致组织缺血。如患者血压较低，则组织压不需升高很多，即可影响组织的血液灌流。如舒张压处于正常 80mmHg 时，则 50mmHg 的组织压肯定会使血流停止而造成组织缺血。有人认为，血压正常的人，组织压升到 40~60mmHg 时，有可能使组织微循环减慢或完全停止。Ashtor 的观察表明，当血压和血管张力均属于正常，使组织内血液循环停止的组织压，在前臂为 64mmHg，在小腿为 55mmHg。组织缺血后造成的损害与缺血时间有密切关系，一般来说，在出现缺血后 30 分钟内，即可出现神经功能异常，完全缺血 12~24 小时后，则会发生永久性功能丧失。肌肉在缺血 2~4 小时后即出现功能改变，而在缺血 4~12 小时后，可以发生永久性功能丧失，肌肉缺血 4 小时即可出现肌红蛋白尿，在循环 3 小时后达最高峰，并且可持续 12 小时。肌肉完全缺血 12 小时即足以产生挛缩。组织缺血也会影响毛细血管内皮的通透性，缺血 3 小时再恢复血运后，可因此而发生肿胀，能达到原来体积的 30%~60%，在出现骨筋膜室综合征并持续 12 小时以上，肯定会导致肢体功能障碍。如肌肉挛缩、感觉异常、运动无力等。上述的病理生理可参见图 26-6。

(二) 诊断

上臂和大腿的筋膜较薄，因此在受挤压伤后，一般较少造成严重的运动障碍，即不易发生骨筋膜室综合征。而前臂和小腿则不然，两者均有双骨，骨间膜坚厚，肌间隔与筋膜也厚，由于受骨及骨间膜和筋膜的约束，肌肉肿胀不能向周围扩展，造成骨筋膜室内严重缺血，易发生骨筋膜室综合征。

骨筋膜室内压力上升后，可造成上述肌肉及神经的改变，时间过久会导致不可逆的损害，甚至危及生命因此早期诊断和即时治疗至为重要。在急性期有时常不易早期发现，由于其他损伤的存在，如在肢体有骨折时，也会发生剧痛等，掩盖其症状而不易发现，而延误诊断。但它常与通常损伤所引起的疼痛不成比例，通常患者有一个相对无疼痛的间隔期(多半为几个小时)，然后出现严重的疼痛，需用止痛药物，患者疼痛频繁和需用更强的止痛药物。若在有包扎过紧的石膏或绷带时则疼痛更为加剧，放松后可有暂时疼痛轻度缓解，患者也可主诉麻木和刺痛，但疼痛常难以定位。有时可误诊为动脉损伤、神经损伤、腱鞘炎、蜂窝织炎或深部静脉炎等。检查时可发现，受累的骨筋膜室发硬，皮肤发亮，在触诊时常在远离骨折的部位

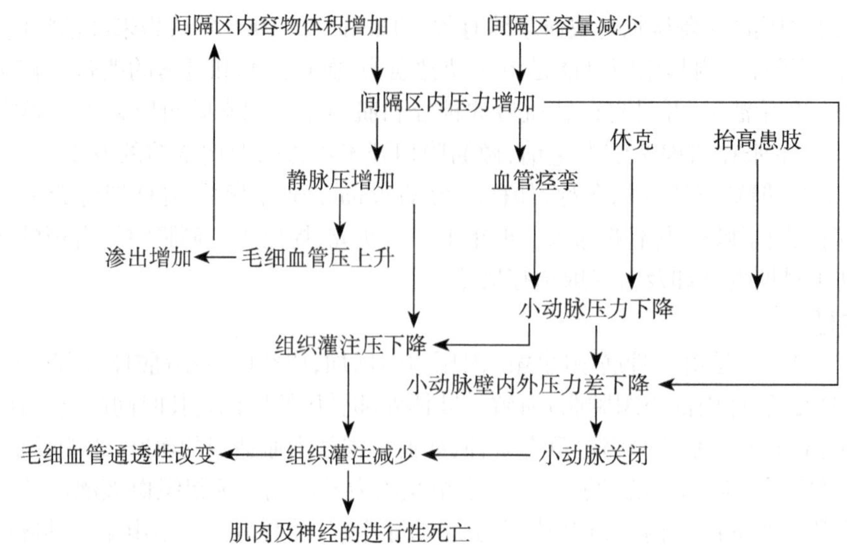

图 26-6 发生骨筋膜室综合征的病理生理

仍有严重的疼痛。少见的是骨筋膜室张力和肿胀不是很明显，特别是在前臂深部屈肌骨筋膜间隔室和小腿后侧深部骨筋膜室，此时常易漏诊。尤应注意的是，当组织压力升高到一定程度时，虽然能使小动脉关闭，但尚不足以影响肢体主要动脉的血流，因而受累肢体远端的动脉仍可触到搏动，除非有动脉的损伤。毛细血管的充盈也可存在，也易忽略骨筋膜室综合征的诊断。检查时，受累的骨筋膜室可有明显肿胀、发红和压痛，皮肤感觉由于缺血可发生改变，肌肉由于缺血，主动活动无力，而被动活动时则可引起牵拉疼痛，如在胫前骨筋膜室综合征时，被动屈曲足趾，可引起胫前肌及伸趾肌肌腹部位的剧烈疼痛，这种所谓被动牵拉试验，对早期诊断骨筋膜室综合征有很大帮助（图 26-7）。但也应了解，牵拉痛本身不是急性骨筋膜室综合征的特异体征，通常是由于肌肉的肿胀和缺血。因此有骨折的患者，未并发骨筋膜室综合征存在时，也可存在某种程度的牵拉痛。当出现明显的感觉障碍时，不可逆的神经和肌肉改变已经发生，感觉障碍常是通过骨筋膜室的神经分布区。在急性胫前骨筋膜间隔区综合征时，患者在第一趾蹼区有感觉减退（图 26-8）。估计在没有神经损伤的情况下，出现的感觉障碍常是急性骨筋膜室综合征可靠的体征。如果出现肌肉运动的减弱，在较晚期发现麻痹，须即刻采取手术措施。急性骨筋膜室综合征的一些特征可随时间而发生变化，如出现肌无力，在肌肉坏死发生后，疼痛可能成为明显压力升高的可靠的体征。

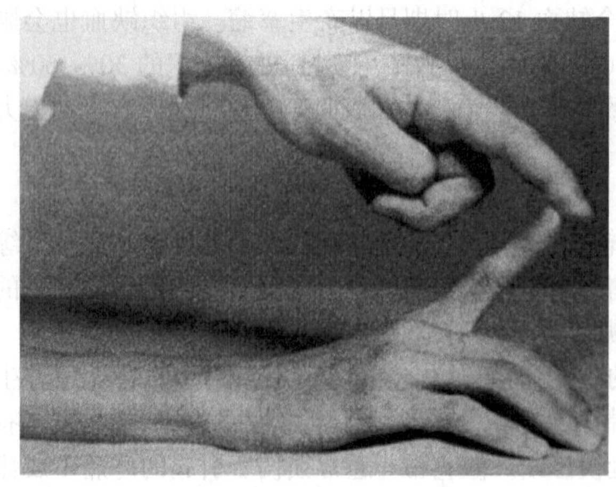

图 26-7 被动牵拉试验

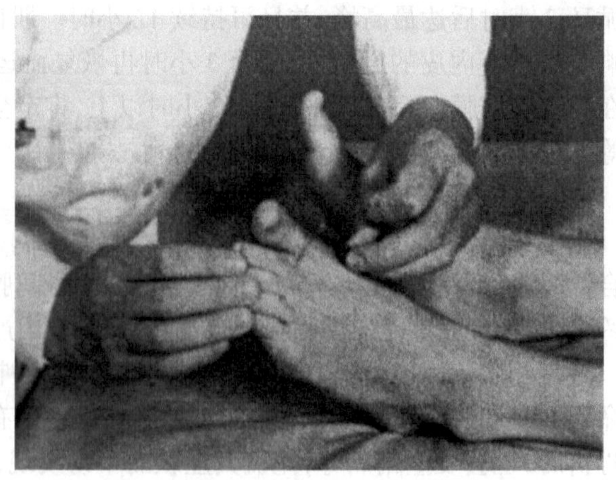

图 26-8 急性胫前骨筋膜室综合征感觉障碍区

根据临床观察的结果，各个骨筋膜室内压力升高后检查如下：

1. 前臂间隔区 前臂包括三个骨筋膜室——浅层屈肌、深层屈肌和伸肌骨筋膜室（图 26-9）。

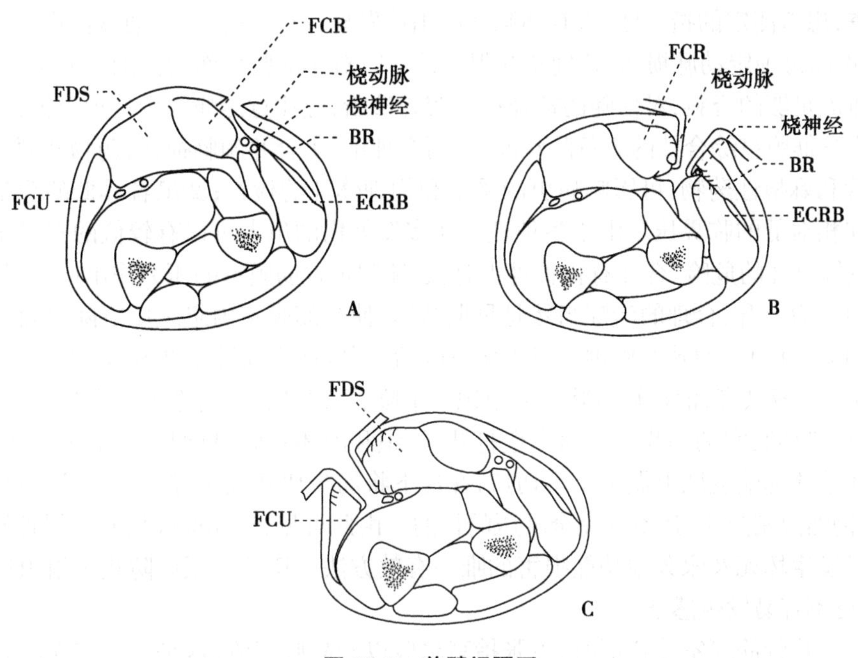

图 26-9　前臂间隔区

A. 前臂横切面示意图；B. 横切面显示尺侧显露浅层和深层前臂骨筋膜室；
C. 注意在深部深层骨筋膜室上有尺侧血管、屈指浅肌、尺侧屈腕肌

(1) 发生在背侧时，局部组织紧张，有压痛，伸拇及伸指无力，被动屈曲拇指及手指可引起疼痛。

(2) 发生掌侧时，组织紧张及掌侧有压痛，屈拇及屈指无力，被动伸拇及伸指均可引起疼痛，尺神经及正中神经分布的皮肤感觉丧失。

2. 小腿各骨筋膜室

(1) 前侧骨筋膜室：内有伸趾肌、伸踝肌、腓深神经。当骨筋膜室内压力上升时，除小腿前侧有组织紧张及压痛外（有时红肿），可有腓神经深支皮肤感觉丧失，伸趾肌及胫前肌无力，被动屈趾引起疼痛。

(2) 外侧骨筋膜室：内有腓骨肌群，腓浅神经。此间隙受压，足不能外翻，足背皮肤感觉消失。足内翻时引起疼痛，局部皮肤紧张及压痛表现在小腿外侧。但在临床上此间隙受压少见，出现上述体征时，首先要考虑到腓总神经损伤。

(3) 小腿后侧骨筋膜室：内有比目鱼肌、腓肠肌。此间隙受压多见于股动、静脉和腘动、静脉损伤而仅修复动脉者。体征表现为僵直性马蹄足畸形，背屈踝关节时引起上述肌肉的疼痛，小腿后方有肿胀及压痛。

(4) 后侧深层骨筋膜室：内有屈趾肌、胫后肌、胫后动脉、胫后神经。此间隙受压则屈趾肌及胫后肌无力，伸趾时引起疼痛。胫后神经分布的皮肤感觉丧失。在小腿远端内侧，跟腱与胫骨之间组织紧张，并有压痛（图 26-10）。

骨筋膜室综合征的患者，其体温可能升高，白细胞计数增加，血沉也可增快，但不一定说明患者有感染。骨筋膜室综合征为一种发展性疾患，刚发生时可能症状不明显，遇到可疑情况，应密切观察，多做检查，以便早期确诊。在开放骨折时也不应忽略骨筋膜室综合征发生的可能性，在开放性胫骨骨折此并发症的发生率约在 6%~8% 之间，直接与软组织损伤的严重性有关。

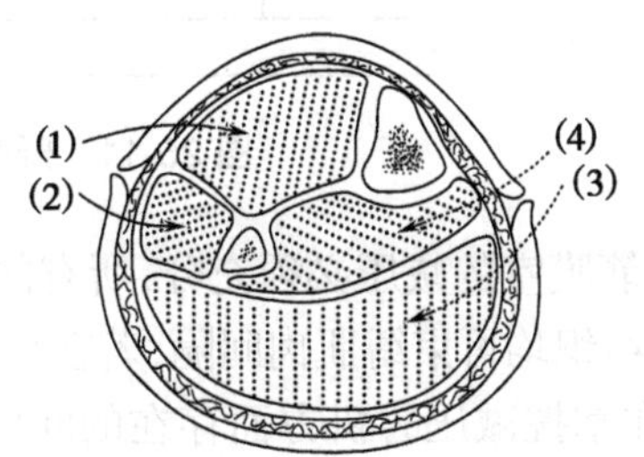

图 26-10　小腿骨筋膜室

(1)前侧骨筋膜室；(2)外侧骨筋膜室；(3)后侧浅层骨筋膜室；(4)后侧深层骨筋膜室

急性骨筋膜室综合征应与动脉栓塞、周围神经损伤相鉴别，一般动脉损伤的诊断并不困难。Johansen 等用 Doppler 确定动脉压指数（在损伤肢体的收缩动脉压除以未受伤侧的动脉压），如此值小于 0.90，须进

一步做动脉检查;患者测定的指数低,常有动脉造影阳性发现,所以凡怀疑有动脉损伤者,是动脉造影适应证。Doppler 超声图可确定动脉损伤,特别是在保守治疗时对小动脉损伤的监测。如果不能提供任何有关通过骨筋膜室血流足够的资料,对伴随的神经损伤较易诊断,应注意疼痛很少是神经损伤的特征。在多发创伤患者是发生骨筋膜室综合征的高危险状况,有两个理由:①合并颅脑损伤,药物和酒精中毒者,由于早期使用气管插管和麻痹性药物,可影响病史的采集和物理体征的检查;②患者具低的舒张压,骨筋膜室综合征即能发生在相对低的临界压。由于各种理由在多发创伤的患者可以有较低的舒张压,即预示增加发生急性骨筋膜室综合征的危险。合并有长骨骨折时,必须测定骨筋膜室的压力作出诊断。骨筋膜室综合征,由于骨筋膜室内压力上升,合理的治疗当然是早期减压,使骨筋膜室内组织压下降,静脉血液回流,使动、静脉的压力差加大,有利于动脉的血供。组织压下降后,可以使小动脉重新开放(由于小动脉的压力差变大),组织重新得到血液供应,消除缺血状态。组织压下降,可以减轻反射性的血管痉挛。要达到减压的目的,就要把覆盖该骨筋膜室的筋膜彻底而完全打开,组织和液体不同,只切开一个小口常达不到减压的目的。有人提出在肢体远端皮肤上做一个小切口,在皮下将筋膜切开减压,但多数人认为此法不可取;因切开筋膜后,皮肤仍然限制减压,达不到完全减压的目的。由此可见,早期彻底切开受累骨筋膜室的筋膜,是防止肌肉和神经发生坏死及永久性功能损害的唯一有效方法。切开减压后防止了组织坏死,并减少失去活力的组织,常更不容易发生感染。

以往有人在治疗骨筋膜室综合征时,主张抬高患肢以利静脉回流,这是一种错误的方法,不仅无效反而会加重已有的病变。患肢抬高后降低肢体内动脉压,随组织压力的增加,动脉压的下降可导致小动脉的关闭,加重组织缺血。同时在组织压高于动脉压的情况下,抬高患肢也达不到促进静脉回流的作用,并能减少动静脉压的梯度,由于减少氧的灌注,更易发生骨筋膜室综合征。任何抬高肢体,用冰袋降温,从外面按摩挤压及消极的观察等待,只能加重肌肉坏死。因此在早期的骨筋膜室综合征肢体应放在与心脏相等的水平,以利动脉血流入。在有明确神经和肌肉缺血的临床体征和症状时,治疗程序可见图 26-11,作为治疗的指导原则。

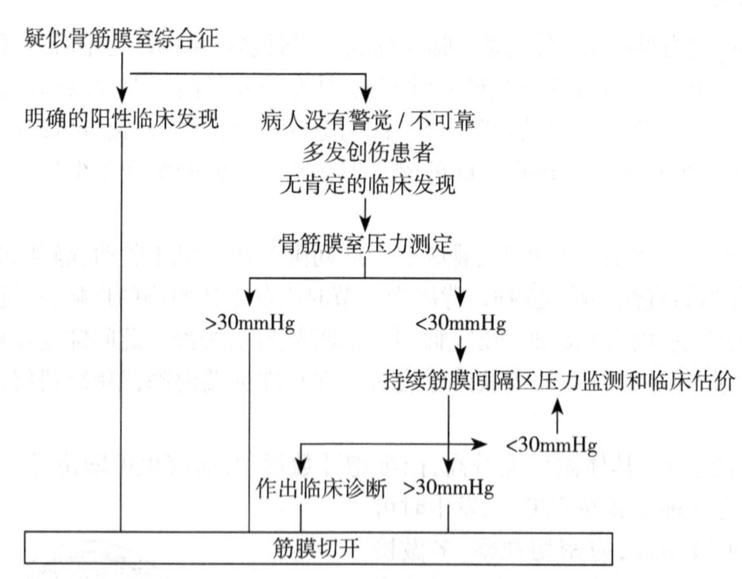

图 26-11　疑有骨筋膜室综合征的患者的治疗程序

任何骨筋膜室的减压必须充分,所有的皮肤、脂肪和筋膜层均必须广泛地切开并保持开放,Matsen 等认为每一层组织均可束缚肌肉间隔,若在切开后任何一层的部分或完全闭合伤口将对肌肉有损害。

目前,在掌握减压时机方面存在的问题是当受累肢体远端仍能触及脉搏,皮肤颜色和温度仍属正常时,往往不愿做切开减压,常会延误时机并导致神经肌肉的不可逆损害。为了解决测定组织内压力的问题,Whitessides 等提出一种测定组织压的方法,将一针连在塑料管上,另一头接一 20ml 的注射器,并通过三通与水银压计相通。先将针头一侧塑料管内充以部分盐水,然后将注射器针栓抽空气到 15ml 处,再将

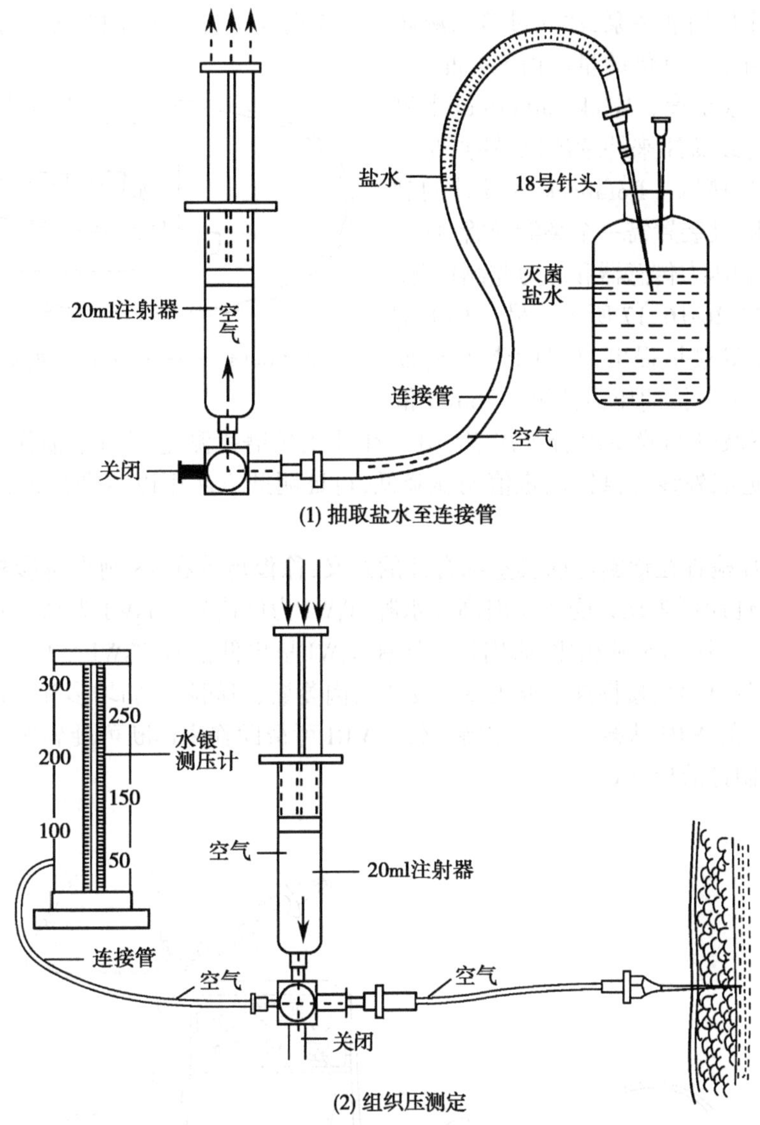

图 26-12　骨筋膜室组织压测定示意图

针头插入欲测定组织压的肌肉中。向下推动针栓，使三通开放，当所加压力稍大于组织压力时，在塑料管中的盐水即注入肌肉内，就能见到盐水柱移动，此时的压力可由血压计上读出。该作者指出，在正常情况下组织内压力应为0mmHg，组织压力上升到距患者的舒张血压只有10~30mmHg时，即表明组织的血液灌流远远不足，出现缺血。例如在一名有骨筋膜室综合征表现的患者，组织压力为40~45mmHg，而舒张压为70mmHg，则表明需要进行切开减压。作者用此法为20例骨筋膜室综合征患者测定了组织压，及时作了减压，收到良好的效果（图26-12）。

Whitesides方法的缺点是不能作持续监测。Matsen等改良了此技术，采用持续灌注盐水的方法（图26-13）。记录灌注盐水所产生的压力，也即灌注盐水所遇的阻力。Mubarak等认为此技术的确切性取决于组织的顺应性，其优点是此方法简便并可持续监测骨筋膜室内

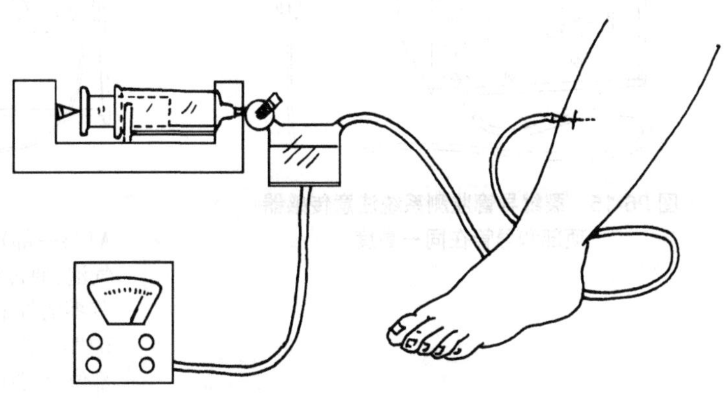

图 26-13　Matsen 骨筋膜室压力测定的持续灌注技术

的压力。缺点是由于使用灌注泵,注入过多的液体进入骨筋膜室可加重症状,灌注泵制造者建议灌注率每天 0.7ml,实际上可达 100 倍的量。由 Scholander 等设计的具有电极芯导管(Wick catherter)来测压(图 26-14),无需持续灌注来持续测压,缺点是导管的顶端易被血凝块堵塞。Rorabeck 等设计的裂缝(slit catheter)技术,其装置需一个裂缝导管,插入针头,一个连接活塞的压力传感器和压力监测仪(图 26-15),测定技术如图 26-16、17 所示。另一种毛细管灌注技术,由 Styf 等最早提出,有助于慢性骨筋膜室综合征的诊断,用于长期压力监测。Shuler 依据 14 例临床确定下肢骨筋膜室综合征患者,用近红外线光谱镜测定值与未损伤侧作对照,结果表明随着灌注压的降低近红外线光谱镜测定值明显降低,可证明此方法用以鉴别是否具有急性骨筋膜室综合征。

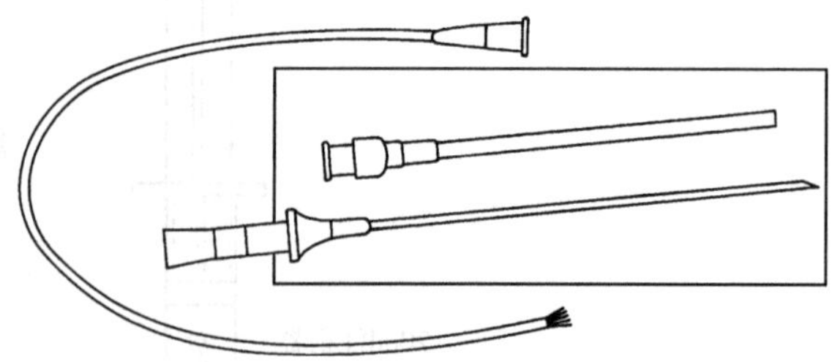
图 26-14 Schotander 电极芯(wick 导管)系统

除测压法外 MRI 检查在诊断骨筋膜室综合征的意义:徐俊玲等在 15 例小腿诊断骨筋膜室综合征做 MRI 检查发现,在急性期可表现为受累肌肉高度水肿,T_1WI 为低信号、T_2WI 为高信号,肌间隔结构模糊;亚急性期信号混杂。与肌肉水肿相比,肌肉坏死区在 T_1WI 呈更低信号,T_2WI 呈更高信号,而肌肉内出血在 T_1WI、T_2WI 上均呈高信号;慢性期主要表现为受累肌肉萎缩、肌间隔脂肪增多和深筋膜增厚。作者认为小腿骨筋膜室综合征的 MRI 表现具有一定特征性。MRI 可帮助临床诊断可疑病例,明确病变部位、范围和程度,并帮助临床制订治疗计划。

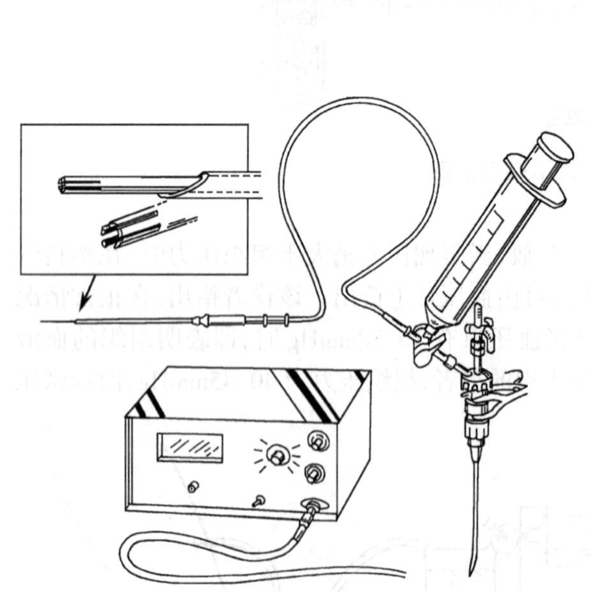
图 26-15 裂缝导管监测系统注意传感器顶部和导管在同一高度

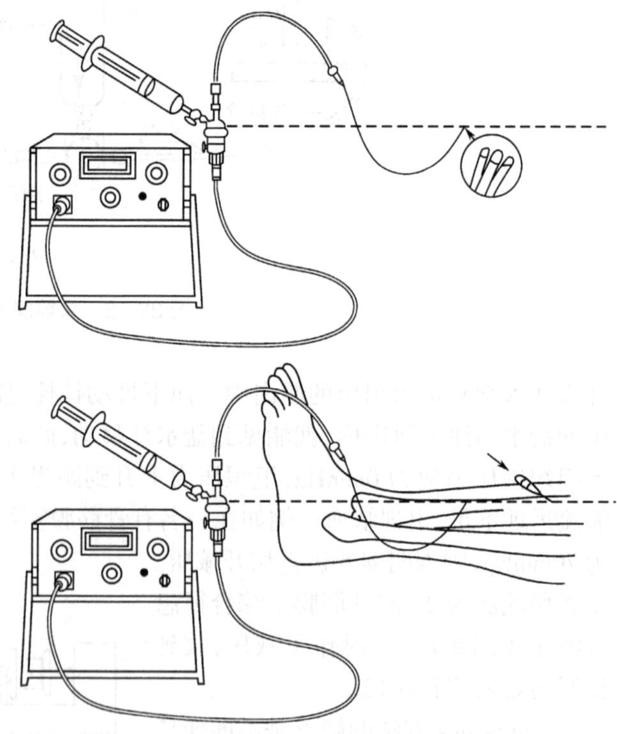
图 26-16 测定技术

A(第一部)装配各部件,用生理盐水灌满此系统,去除所有气泡,通过放置导管同传感器水平,把监测器调整至零。调节零的控制仪直至出现 0.00 度,调节报警器至所须位置;B(第二部)传感器顶部应同插入部位在同一水平,准备插入部位,与肢体长轴成锐角方向插入 14 号针头

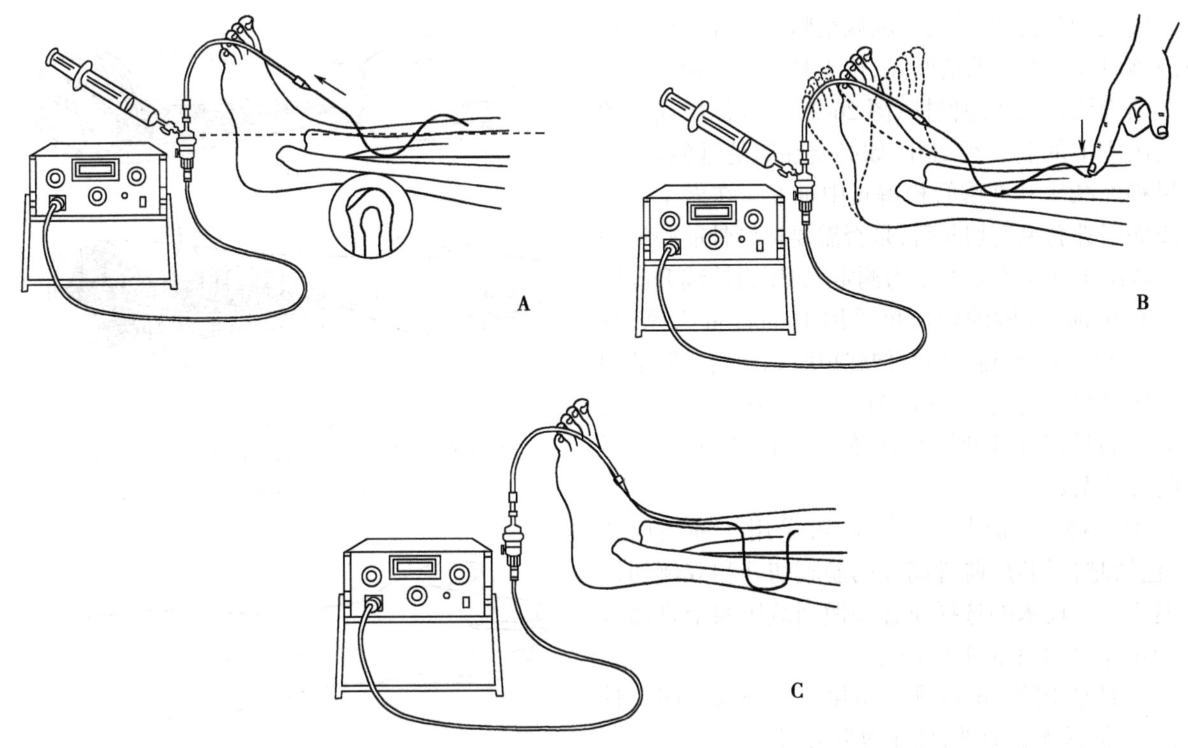

图 26-17 测定技术

A（第三部）提高导管顶端盐水滴。通过套袖插入导管；B（第四部）检查足趾屈和背屈反应和骨筋膜室内的数字压力，监测器压力将显示压力读数骤然上升；C 取出注射器，如需要，间断或持续记录压力

（三）治疗

至今对骨筋膜室综合征唯一有效的治疗方法是筋膜切开减压，早期的病例，当患者主诉不能忍受疼痛，取除包扎过紧的绷带和石膏，是一种简单和重要的方法，可降低骨筋膜室的压力，维持肌肉和神经的动脉灌注。

1. 各个部位的骨筋膜室综合征的处理

(1) 手部：此部位的骨筋膜室综合征较为少见，诊断也困难。主要表现为内在肌的牵拉疼痛和麻痹，通常发生在压砸伤和腕骨骨折等，最常见累及的是骨间筋膜室，须做背侧纵行切口减压（图 26-18）。

(2) 前臂：包括三个骨筋膜室，浅层和深层的屈肌及背侧伸肌骨筋膜室。筋膜切开在掌侧是类同于 Henry 入路或掌尺侧入路，有人证明两者同样有效，浅层和深层均须打开。掌侧的切口（Henry 入路），皮肤切口起始于肘前窝，在掌侧需延伸至腕管，手术中可测量骨筋膜室压，确定减压范围，不应使用止血带。皮肤切口起始于二头肌的内侧，通过肘纹至桡侧，沿着肱桡肌的内侧向远侧切开，直至手掌至鱼肌纹，与切口相一致的切开浅层的筋膜，短切口常表明减压不充分（图 26-19）。在肱桡肌下的桡神经浅支牵向前臂的桡侧，桡侧屈腕肌和桡动脉牵向尺侧，在深层暴露屈指深肌和屈拇长肌，远侧的旋前方肌和近侧的旋前圆肌，由于前臂的骨筋膜室综合征最常见累及的是深层的骨筋膜室，切开上述肌肉的每一个筋膜减压，以保证彻底和充分的减压。有作者主张除筋膜切开外须将肌膜切开，但并不经常必要。在手术中常难以判断肌肉的活力，活力有疑问的肌肉应在筋膜切开时小心切除，在 24~48 小时再次进行肌肉的扩创，细致地探查正中神经，如表现有过度肿胀，应做神经松解。掌尺侧切开时，上肢旋后，切口可见（图 26-20）尺侧屈腕肌的

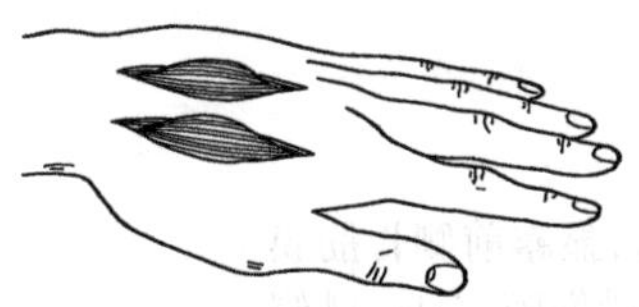

图 26-18 手部切开减压术

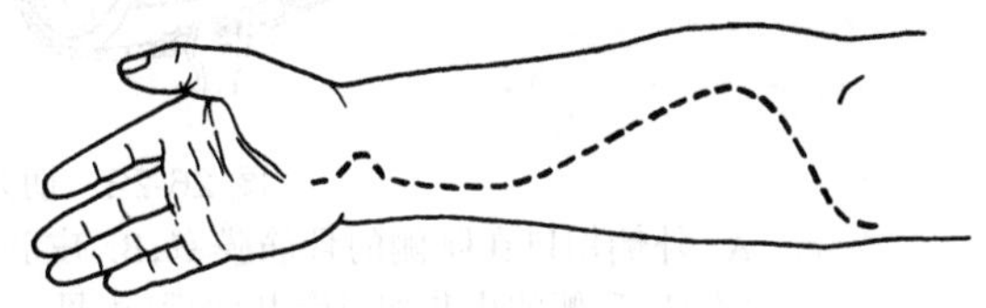

图 26-19 前臂掌桡侧切开减张

浅筋膜，近侧沿着肘筋膜和远侧至腕管切开。确定尺侧屈腕肌和屈指浅肌的间隔，位于其下的尺神经和动脉必须确认和细致地保护(图 26-21)。在深层屈肌的骨筋膜室上的筋膜须切开，如必要在腕的远侧水平，作尺神经减压和在腕管松解正中神经。在做了上述的浅深层骨筋膜室切开后，是否需要背侧骨筋膜室的切开取决于在手术室的压力测定，如压力持续升高应将前臂旋前，背侧的切口可采用 Thompson 入路，从外上髁至腕正中，确定桡侧伸腕短肌和伸指总肌的间隔。然后切开筋膜(图 26-22)。Garber 推荐采用有限的前臂筋膜切开，同时做简单的肘部前筋膜切开，但证明常是无效。

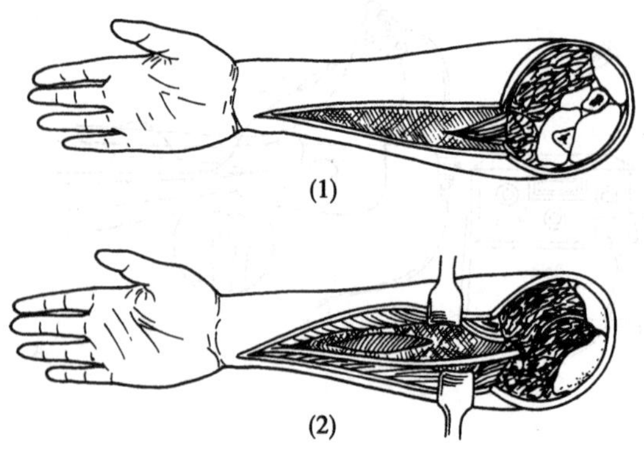

图 26-20

(1) 前臂掌尺侧切开减张切口；(2) 尺侧屈腕肌和屈指浅肌间入路

(3) 小腿骨筋膜室综合征：可采用三种减压技术，包括腓骨切除、腓骨周围的筋膜切开和双侧切口筋膜切开。技术的选择应容许做到减压四个骨筋膜室，不应仅做皮下的筋膜切开。

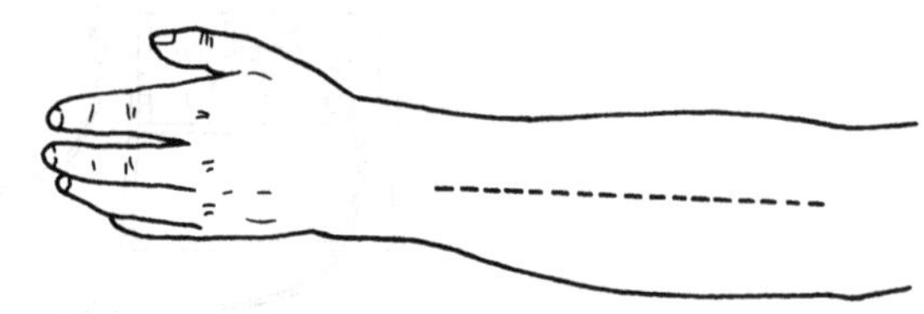

图 26-21 前臂背侧切开减张切口

1) 腓骨切除：虽然腓骨切除可充分减压四个骨筋膜室，但常无必要性，现在很少采用。

2) 腓骨周围筋膜切开：腓骨周围筋膜切开通过一个单一的外侧切口进入小腿的四个骨筋膜室，近侧从腓骨头沿着腓骨至远侧的踝关节，切开后确定前侧和外侧的肌间隔筋膜，切开是在肌肉间隔的前侧 1cm(前侧骨筋膜室)和后侧 1cm(后侧骨筋膜室)(图 26-22)。浅层的后侧间隔区容易确定和筋膜切开，确定腓侧骨筋膜室和后侧的浅层骨筋膜室的间隔，并进入和显露深层后侧骨筋膜室，近侧必须注意保护腓总神经，防止损伤，特别是在创伤的患者，由于解剖已严重损伤，在此情况下常难以确定减压所有的骨筋膜室。

3) 双侧切开：利用双侧直切口，皮肤间隔 8cm 宽(图 26-23,24)第一个切口在前侧和外侧骨筋膜室中央，由膝关节到踝关节。第二切口同样从膝关节到踝关节，在胫骨后缘 1~2cm 间，筋膜切开远侧须超出肌

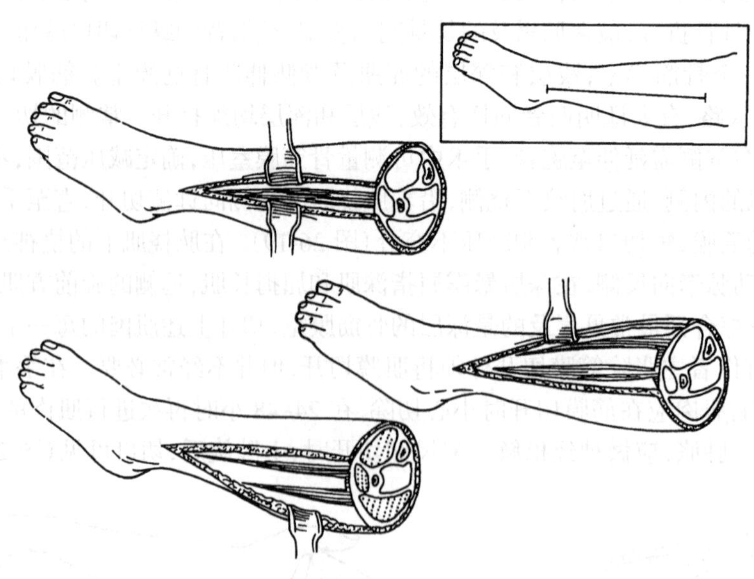

图 26-22 切开筋膜

A. 外侧切口在腓侧的骨筋膜室；B. 皮肤切口牵开向前，显露前侧骨筋膜室；C. 后侧的皮肤切口牵开向后，可见后侧浅层的后侧骨筋膜室；D. 腓侧和浅层的后侧骨筋膜牵开，切开深层骨筋膜室的筋膜

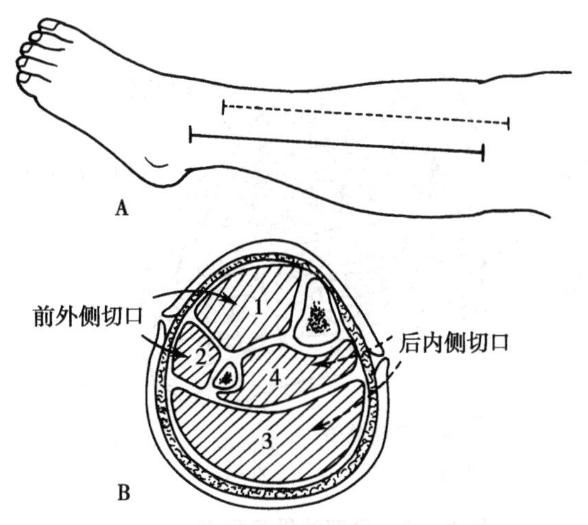

图 26-23 减张 4 个骨筋膜室的双切口技术
前外侧切口减张前侧和外侧骨筋膜室(1 和 2);
后内侧切口减张浅层和深层的骨筋膜室(3 和 4)

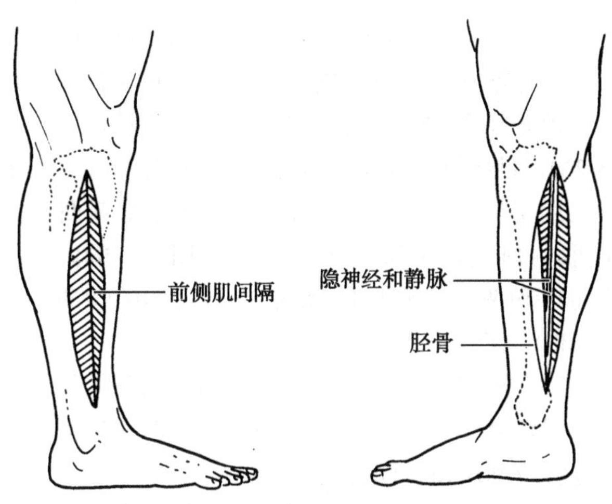

图 26-24 在胫骨和腓骨间作垂直的前切口,确定前侧肌间隔,在肌间隔的前后侧作筋膜切开;后内侧切口,注意避免损伤隐静脉和神经

肉和肌腱的结合部,尽可能地在肌肉起点的近侧。必须注意确认和保护腓浅神经。后内侧切口注意保护隐静脉和神经。切开腓肠肌和比目鱼肌的复合结构上的筋膜,暴露小腿下 1/3 后侧深层骨筋膜室,在近侧方向充分减压后侧骨筋膜室,必要时分离比目鱼肌在胫骨背侧嵴的远侧部分,显露并切开屈趾长肌和后侧深部的骨筋膜室上的筋膜,完成小腿后侧骨筋膜室的筋膜切开。此技术相对容易完成,但须两个切口,特别在创伤患者常使骨、神经和肌腱外露(图 26-25)。

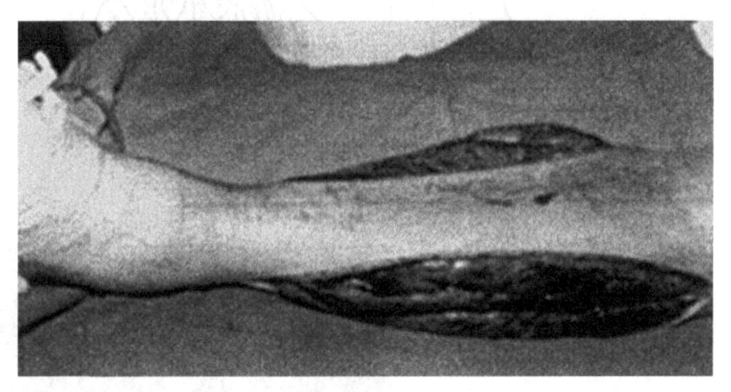

图 26-25 在小腿急性骨筋膜室做双切口减张

(4) 大腿骨筋膜室综合征:较少见,它的发生取决于损伤严重性指数和大腿软组织损伤的范围。可发生在闭合髓内钉复位固定时由于过度牵引,减少骨筋膜室的容量,而产生骨筋膜室综合征。但近来报道更常见于合并伤多而重的患者,约 77% 合并同侧小腿的骨筋膜室综合征,46% 合并同侧股骨干骨折,47% 合并肌红蛋白尿及肾衰竭,严重颅脑外伤、骨盆骨折及颌面部外伤各占 35%,腹腔脏器伤占 24%,胸部外伤占 18%,预后甚差,截肢率高,手术后感染率达 66%,肌红蛋白尿合并肾衰竭时死亡率达 88%,发生多器官功能衰竭者预后最差,幸存患者多遗有不同程度的神经、肌肉功能障碍。Schwartaz 认为对不能合作的患者,应测定骨筋膜室内压力,如压力为 25~41mmHg 应高度怀疑,压力大于 5.3kPa 者则可作出诊断。

大腿包括三个肌肉间隔区——股四头肌、腘绳肌和内收肌。也有报道单独的内收肌骨筋膜室综合征,如同闭合髓内钉固定时见到的在股四头肌的骨筋膜室综合征。

筋膜切开的入路决定于涉及的骨筋膜室,可通过压力测定来确定。四头肌骨筋膜室综合征,可沿大腿的长度作前外侧切口,沿着切口的长度劈开髂胫束和股外侧肌的筋膜。腘绳肌骨筋膜室应分开肌间隔进入,注意避免损伤血管的穿通支。内收肌骨筋膜室可通过长的纵向切口,从耻骨结节到内收肌结节连线上作切开减张。

(5) 足部骨筋膜室综合征:如同手部,足的骨间肌受到束缚,若不能及时诊断可引起肌肉神经坏死,并随后可发生爪形趾畸形,常见于跟骨骨折、Lisfranc 损伤或明显的足部钝性损伤。足部骨筋膜室综合征的诊断常不易明确,难以从局部疼痛和触痛确定,牵拉疼痛也不如手部可靠。因此诊断必须用骨筋膜室压力测定来监测。因为该部位压力的测定缺乏正常值，要依靠临床表现来确定是否须作筋膜切开。足部的骨筋膜室可分为内侧、中央、外侧和骨间四个骨筋膜室，所有的骨筋膜室均需要减压（图26-26）。足部骨筋膜室综合征一旦确定诊断后，可采用不同的技术，背侧两个切口用于显露骨间肌，内侧显露深部的屈肌，也有采用单一的内侧切口和两个背侧切口，则取决于损伤的性质和其他治疗目的（图 26-27）。

2. 筋膜切开后伤口的护理　筋膜切开的伤口常损坏外形，切开后伤口开放，须延迟通过减张缝合或断层植皮闭合伤口。

3. 骨损伤的处理　合并长骨骨折时做筋膜

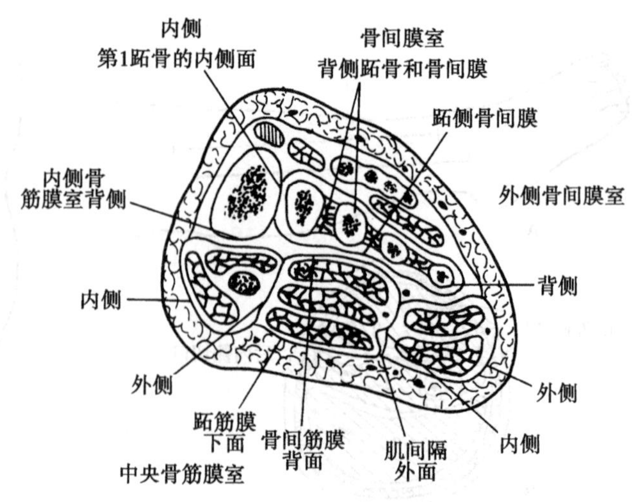

图 26-26　足部的骨筋膜室

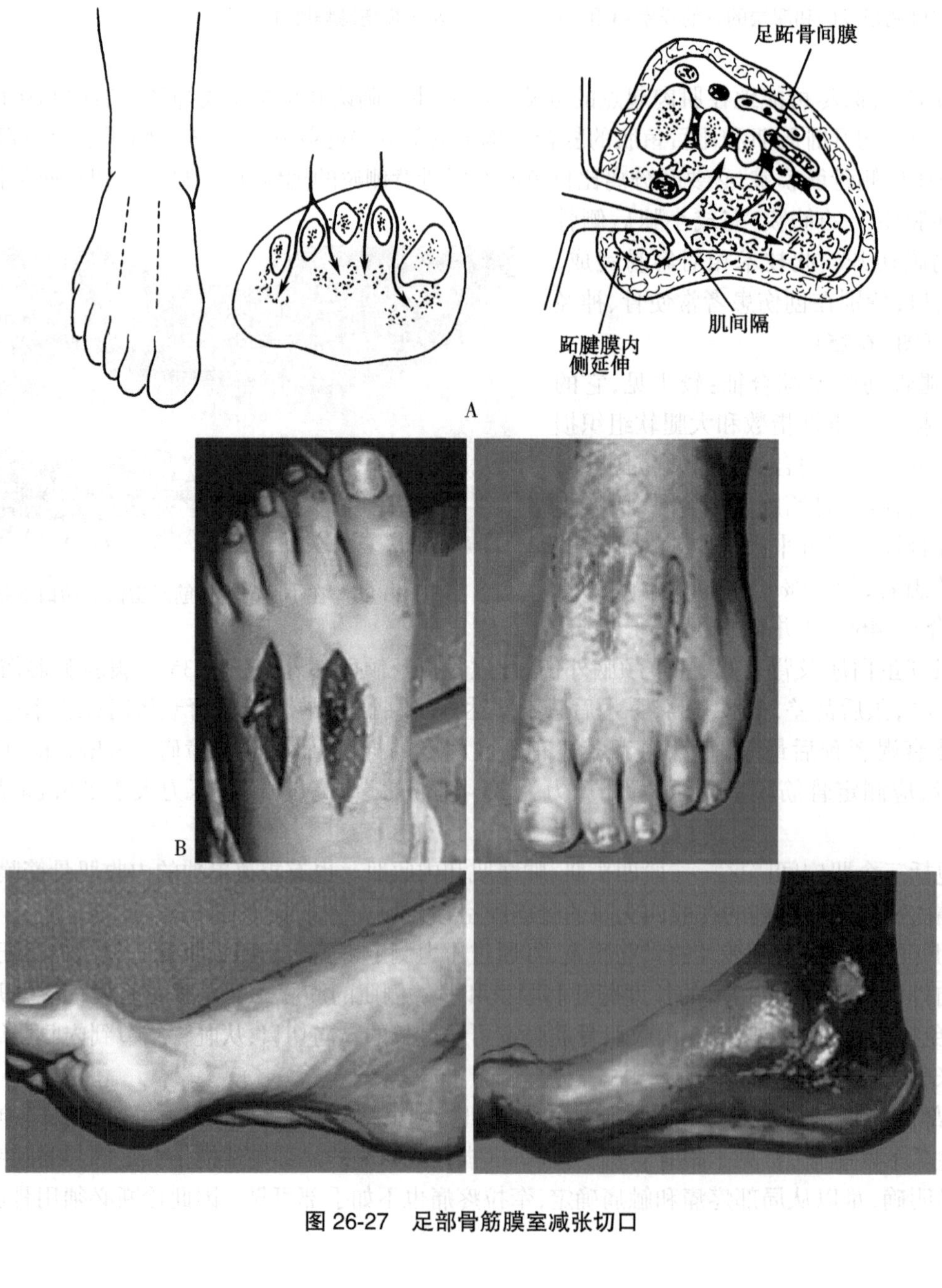

图 26-27　足部骨筋膜室减张切口

切开后骨折的处理，无论损伤的解剖部位，因筋膜切开的需要，均需要牢固固定，取决于骨折的部位和特点选择内或外固定。应尽可能减少对损害肢体的进一步创伤。尽可能选择髓内钉固定，难以做到时可选择钢板或外固定。在完成骨折固定后，应尽可能用软组织来覆盖，伤口的处理类同于通常的筋膜切开。应在不可逆的神经和肌肉损伤发生前作出早期诊断及筋膜切开，常可获得好的功能。延迟筋膜切开，或由于筋膜切开减压不完全常可发生不可逆的神经和肌肉损害。总之早期治疗优于晚期，能做到预防则更好。

二、挤压综合征

挤压综合征（crush syndrome）通常系指四肢或躯干肌肉丰富的部位，受外部重物、重力的长时间压榨，或长期固定体位的自压，而造成肌肉组织的缺血性坏死，出现以肢体肿胀肌红蛋白尿及高血钾为特点的急性肾衰竭（acute renal failure，ARF）。以往该综合征的死亡率极高，可达 50% 以上。近年来，由于对急性肾衰竭不断地深入研究，以及人工肾等透析方法的有效应用，其死亡率已明显下降。挤压综合征在非常时期常成批出现，多见于地震，战争时的空袭，房屋倒塌而造成肢体受压。平常时期常散在发生，多见于矿井、建筑工程的塌方事故；车祸；高位断肢再植后；一氧化碳中毒或安眠药过量等情况下，患者在神志不清或昏迷状态中，被动体位造成的自压等原因。

（一）发病机制

挤压综合征的临床表现出现在解除对肢体的压挤以后，而在未取掉外来压迫时，患者全无症状；说明在解除压迫后，受压肢体内的一些物质由于恢复了血运循环进入体内。以往对其发病机制不甚了解，目前由于加深了骨筋膜室综合征的进一步认识，对此挤压综合征的发病机制有了进一步的认识。包括创伤后肌肉缺血和肾缺血两个中心环节（图 26-28）。

1. 肌肉缺血坏死　通常是由于骨筋膜室内的压力升高，肌肉组织受压后，因其累及肌肉丰富的四肢

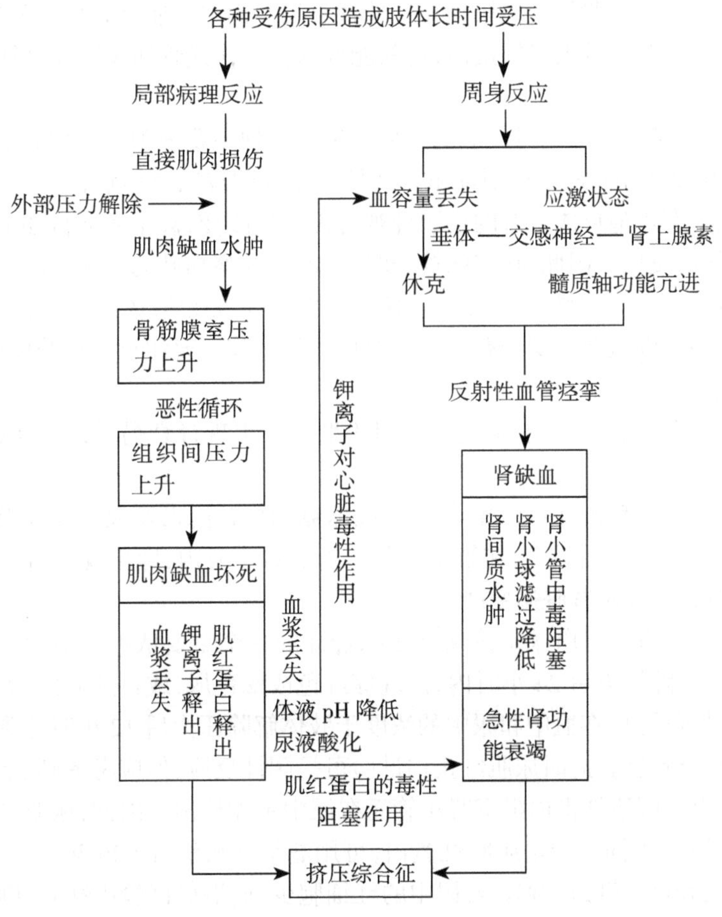

图 26-28　挤压综合征发病机制图

或其他部位，造成的肌肉坏死。在解除外界压力后，局部血液循环的重建，由于毛细血管上皮损伤，通透性增加，肌肉发生缺血性水肿，体积增大，必然造成骨筋膜室内压力升高，达到一定程度可导致小静脉回流受阻和小动脉灌流压降低，甚至发生小动脉关闭。因此毛细血管压力更为升高，造成血液成分向组织间大量渗出，包括大分子的血浆蛋白的渗出，肢体渗出增多，组织压力的上升，使原来水肿的肌肉的体积更为增大，在骨筋膜室和组织间不断压力上升，最终导致肌肉和神经的损害和坏死，随之肌红蛋白，钾、磷、镁离子，酸性代谢产物，血管活性物质，以及组织毒性物质大量释放，通过在解除外界压力后，局部一度循环的重建或侧支循环(包括骨内静脉)进入血流至体循环，可造成肾损害，发生急性肾衰竭。是否发生挤压综合征，这与受压肌肉的多少、受压的强度、受压的时间等因素有很大关系。

肌肉缺血造成的损害与缺血时间有密切的关系。一般在出现缺血后 30 分钟内，即可出现神经功能异常，完全缺血 12~24 小时，则会发生永久性功能丧失。肌肉在缺血 2~4 小时后，可以发生永久性功能丧失。肌肉缺血 4 小时，即可出现明显的肌红蛋白尿，在循环恢复后 3 小时达最高峰，肌红蛋白尿可持续 12 小时。肌肉缺血 12 小时，即足以造成挛缩。

2. 肾缺血　由于在发生骨筋膜室综合征后，血浆渗入组织间隙，可造成有效血容量的丢失，发生休克和肾缺血。也有血容量的丢失并不足以引起休克，造成肾缺血。则必须考虑到在创伤后的应激状态反射性的血管痉挛的因素。组织活性物质对肾的微循环调节有重要影响，如肾上腺素、去甲肾上腺素、组胺、血管紧张素等，这些物质通过体液因素，使肾血管发生持久反射性痉挛收缩，而致肾缺血。肾缺血时，近端肾小管内钠浓度增高而刺激密斑，导致近球细胞释放肾素，通过肾素 - 血管紧张素系统，作用于肾小球的入球动脉和出球动脉而发生收缩，一方面使肾小球滤过率下降，同时使肾缺血加重，肾小管功能也因之更加损坏。在挤压综合征时，由于体液和尿液的酸度增加，在此条件下肌红蛋白更易在肾小管内沉积，造成阻塞和毒性作用，形成少尿，甚至尿闭，加速急性肾衰竭的发生。

上述两个因素对挤压综合征的发生是缺一不可的病理过程，只要伤势达到足以使此两个过程达到一定水平上向前发展，最终导致以肌红蛋白尿为特征的肾衰竭。而只有肌肉缺血坏死形成肌红蛋白血症状，无肾缺血，肾功能正常尚能及时排出肌红蛋白，也只能称为挤压伤或骨筋膜室综合征。

(二) 临床表现

临床表现可分局部病理反应与周身反应两方面。局部表现主要表现为肇伤后四肢肿胀。一般在外部压力解除后，即出现受压部位肿胀，并逐渐加重。此外可见高位皮肤有压痕，皮肤变硬，张力增强，皮下淤血，并可于受压皮肤周围有水疱形成。有的伤肢外观可无明显改变，甚至还能自如活动，常被忽视而漏诊，并因未限制活动而使伤情发展。因此，在临床检查时，要严密观察伤肢的变化，注意肿胀情况、皮肤张力大小、水疱数目。要仔细检查伤肢血液循环状态。值得注意的是，如果肢体远端脉搏不弱甚至增强，但由于伤肢肿胀导致小血管阻塞，则肌肉组织仍有发生缺血坏死的危险。要注意检查肢体的肌肉和神经功能，以判断骨筋膜室内受累情况。

周身反应：在未出现急性肾衰竭时，周身症状可不明显。出现肾衰竭后，其症状及经过与一般急性肾衰竭相似。

1. 休克与血压　部分患者早期可不出现休克，或休克期短暂而未发现。部分患者则因大量血液成分进入组织间隙，或有开放伤口失血较多，在解除外部压力后数小时内，即出现低血压甚至休克。若随着病情的进展，出现明显高血压，预示肾脏病变严重。

2. 肌红蛋白尿　发现肌红蛋白尿是诊断挤压综合征的一个重要依据，也是与单纯创伤后 ARF 的重要区别点。患者在伤肢解除压力后 24 小时内，出现棕红色或褐色尿，或自述血尿，就应考虑为肌红蛋白尿(图 26-29)。有人证实，肌红蛋白在血中和尿中的浓度于肢体解除压力后 12 小时达到高峰，其后逐渐下降。经过 1~2 天后，尿色可自行转清，此时尿肌红蛋白试验可呈阴性反应，但应考虑到肌红蛋白血症，它可因循环因素而呈潮式现象，也可因肌红蛋白阻塞肾小管而在尿中不能检出。因此，尿肌红蛋白测定在不同时的时间，所得的检查结果可以不同。测定尿肌红蛋白，可用滤纸盐析法(图 26-30)，当条件不允许时，可先进行尿的镜检及尿潜血试验(联苯胺试验)。若尿中的红细胞少，而潜血试验阳性时，则应高度怀疑肌红蛋白尿。此时可取患者血 1~2ml，沉淀后，如血清色泽正常，没有溶血，则说明尿潜血系由肌红蛋白所致。

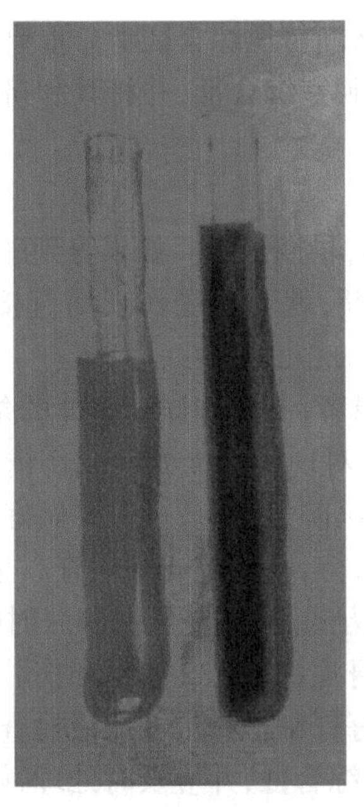

图 26-29　肌红蛋白尿呈深棕色(右)与正常尿液的对比为淡黄色(左)

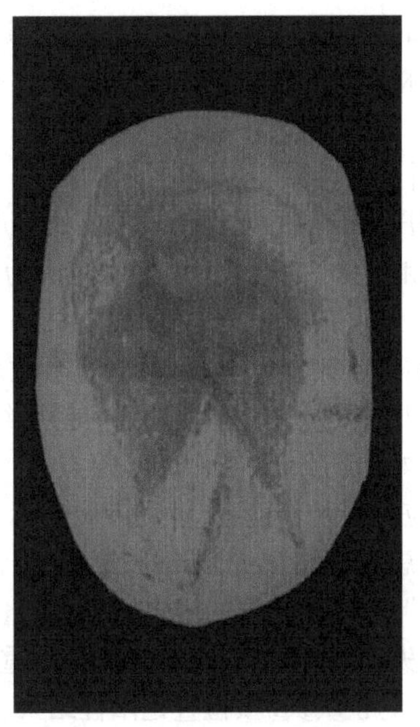

图 26-30　测定尿肌红蛋白
滤纸上显示有棕红色肌红蛋白沉积

3. 高钾血症及心脏问题　挤压综合征因有大量肌肉坏死而血中释出大量的钾,加入肾衰竭排钾困难,在少尿期,血钾可以每日 2mmol/L 的速度上升,甚至 24 小时升到致命水平。患者常可因高钾血症所致严重心律失常和心肌中毒死亡。高钾血症同时伴有高血磷、高血镁及低血钙症,可以加重对心肌抑制和毒性作用。因此,有时测定血钾浓度并不甚高(5mmol/L),也会造成严重的心脏功能紊乱。此外,挤压综合征可引起心肌充血,弥散性小出血灶,间质水肿,以及心肌实质出现大小不等的坏死灶等心肌损害。我们观察到某些患者,在电解质紊乱完全被纠正后,心电图可长期存在广泛心肌损害的改变。所以,在治疗过程中,应经常进行血钾、钠、氯、钙、磷等的测定,以判定电解质紊乱程度及透析等治疗效果。进行心电图检查,重点检查高钾血症对心肌的损害。

4. 酸中毒及氮质血症　肌肉缺血坏死以后,有大量磷酸根、硫酸根等酸性物质释出,使体液 pH 降低,呈代谢性酸中毒。严重创伤后组织代谢分解旺盛,大量中间代谢产物积聚体内,非蛋白氮 、尿素氮迅速增高,出现 ARF。因此,临床上可有神志不清,呼吸深大,烦躁烦渴,恶心等酸中毒、尿毒症的一系列表现,此时应注意了解血中二氧化碳结合力、非蛋白氮与尿素氮的变化情况,详细记录每日入量和尿量,经常测尿比重,若尿比重低于 1.018 以下时,是诊断的重要指标。

5. 其他临床检验　如测定天门冬氨酸氨基转移酶(AST)、肌酸磷酸激酶(CPK)等肌肉缺血坏死所释出的酶,以了解肌肉坏死程度及其消长规律;检查血红蛋白、红细胞计数、血细胞比容,以估计失血、血浆成分的丢失,贫血和少尿期尿潴留的程度,测定血小板,出凝血时间,可提示机体凝血、纤溶机制的异常;白细胞计数以提示有无感染存在。再如血气分析、血镁测定等,均有助于进一步的临床研究。

(三) 临床分型

伤后伴有肌肉缺血坏死,并不一定发生挤压综合征,只有在肌肉缺血坏死的容量达到一定的程度时,才发生典型的临床经过。因此有人按伤情轻重,骨筋膜室受累的容量和相应的化验检查结果的不同,将挤压综合征分为三级:

Ⅰ级:肌红蛋白尿试验阳性,肌酸磷酸激酶(CPK)增高,而无肾衰竭等周身反应者。若伤时早期不做筋膜切开减张,则可能发生周身反应。

Ⅱ级:肌红蛋白试验阳性,CPK 明显升高,血肌酐和尿素氮增高;少尿,有明显血浆渗入组织间,有效血容量丢失,出现低血压者。

Ⅲ级:肌红蛋白尿试验阳性,CPK 明显增高,少尿或尿闭,休克,代谢性酸中毒以及高钾血症者。

Ⅰ~Ⅲ级的共同点，即均有肌红蛋白尿，这对早期发现和诊断挤压综合征十分重要。Ⅰ级没有肾衰竭，严格说，不能称之为挤压综合征。因此，有人把Ⅰ级叫做骨筋膜室综合征，并将其和挤压综合征视为一个系列的疾病。

(四) 诊断

要降低挤压综合征的死亡率很重要的一点，在于早期发现，早期诊断。如果等到患者各项临床表现出现后，再诊断和治疗，就比较困难，我们认为，要进行早期诊断，就要从受伤现场直接到医院，都要严密注意。

现场判断：如在地震、战争以及塌方事故现场，因有大批患者，不允许详细查体的条件下，医疗救护人员对有肢体受压史的患者，应考虑到有挤压综合征的可能性，对现场不能处理或伤情较重者，做好标记，转送后方。做好检伤分类，在中转医疗点、后方医院以及中心医院急诊室，一定要做好检伤分类。对有肢体受压史者，应进行初步检查，可疑者做出标记，按重伤患者对待，收住院详细检查。早期做出诊断，对有肢体受压史的患者应注意：①详细收集病史：记载致伤原因和方式，肢体受压和肿胀时间，伤后有无“红棕色”、“深褐色”或“茶色”尿的历史，伤后尿量情况，相应的全身症状等。②体检和伤肢检查：测定血压、脉搏对判断有无失血、体液丢失以及休克至为重要，应对伤肢做好仔细检查。③尿液检查：包括常规、比重及尿潜血的检验。凡①②③项检查是阳性结果，可以诊断为挤压综合征，并应及时处理，如有条件，应做肌红蛋白测验，凡结果阳性者即可确定诊断。凡①②两项阳性而尿检阴性者，可以列为可疑诊断，或诊断为骨筋膜室综合征，继续严密观察。挤压综合征患者，多有合并伤，而有时合并伤需紧急处理，且要注意合并伤能掩盖挤压综合征。因此，既不应只注意需要急救处理的伤情，也不能忽视了严重的挤压综合征。

(五) 预防和治疗

1. 现场急救处理　①在地震或战时出现大批患者的情况下，抢救人员应迅速进入现场，抓紧一切时间、积极抢救患者，力争早期解除重物的外部压力，减少本综合征发生的机会；②伤肢应制动：尤其对尚能行动的患者，要说明活动的危险性，尽量减少伤肢活动；③伤肢应暴露在凉爽的空气中(冬季要防冻伤)，或用凉水降低伤肢温度；④伤肢不应抬高、按摩或热敷；⑤如挤压的伤肢有开放伤及活动出血者，应止血，但避免应用加压绷带，更不应该用止血带(有大血管断裂时例外)。

2. 早期预防的措施

(1) 在转运途中或野战医院：于检伤分类后，对受压超过45~60分钟以上的患者，或无论时间长短受压史者，可一律用碱性饮料，用8g碳酸氢钠溶于1000~2000ml水中，再加适量糖及食盐饮用，既可利尿，又可碱化尿液，防止肌红蛋白在肾小管中沉淀。对不能进食者，可用5%碳酸氢钠150ml，静脉滴注。

(2) 纠正血容量丢失，防止休克：由于受压肢体在解除压力后迅速肿胀，造成第三间隙异常，致使有效血容量减少，要及时补充液体、纠正血容量不足状态下以防止休克，增加肾血流量，预防肾血管痉挛，减少肾缺血、缺氧的机会，保障肾脏功能，所用液体有低分子右旋糖酐和等渗盐水，有条件时也可输血浆或全血。

(3) 伤肢早期切开减张：对防止和减轻挤压综合征的发生及伤肢功能的恢复，有很大的帮助，根据发病机制与临床实践，早期骨筋膜室切开减压可达到下列目的：①可避免肌肉发生缺血坏死，或缓解其缺血受压的过程；②肌肉虽然已经发生缺血坏死，但可通过减压引流，防止和减轻坏死肌肉释出的有害物质侵入血流，并可减轻机体中毒症状和有利于伤肢功能的恢复。因此，在有条件的医疗单位而又有适应证的情况下，均应及时切开减张。

3. 伤肢处理

(1) 在挤压综合征，由于截肢并不能降低其死亡率和发生率，因而不应作为伤肢早期处理的常规措施。通常仅适用于：①肢体受严重的长时间挤压伤后，患肢无血运或有严重血运障碍，估计即使能保留肢体也确无功能者；②由于患肢的毒素吸收所致的全身中毒症状，经过减压等处置并不能缓解，且有逐渐加重的趋势，将截肢作为一个挽救生命的措施；③伤肢合并有特异性感染(如气性坏疽)。

(2) 早期切开减张术

1) 适应证：有明确致伤原因、尿潜血或肌红蛋白试验阳性，无论受伤时间长短，无论伤肢远端有无脉搏，凡有 1 个以上骨筋膜室受累，局部有明显肿胀，张力高或局部有水疱发生，有相应运动感觉障碍者。

2）应当切开每一个受累的骨筋膜室，从上到下充分暴露肌肉，因此皮肤切口也应与筋膜一致，通常沿肢体纵轴方向切开减压（图 26-31）。

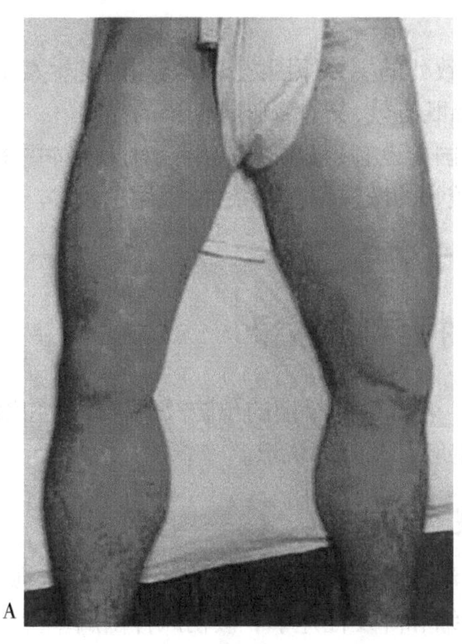

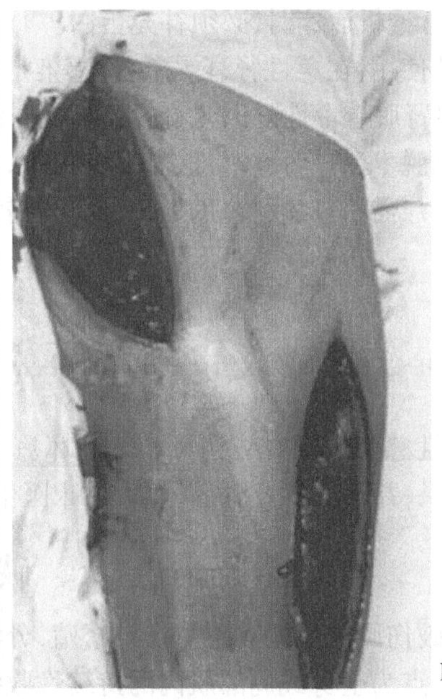

图 26-31　患者一氧化碳中毒，自身挤压伤

临床和化检符合挤压综合征，多骨筋膜室受累，早期大腿切开减张

3）切开后处理：发现有坏死肌肉组织，必须彻底切除，不可姑息。否则将容易造成继发感染，往往需再次手术治疗，不利伤肢的愈合。对肌肉组织是否坏死难以判断时，可每 1~2 天在换敷料时观察，一般在剪除肌肉时不出血，或夹之无收缩反应者，均表明肌肉已坏死。如果判断困难，可做病理检查以确定是否切除。若坏死肌肉范围广，一次切除对机体损伤过大，可分期切除。切开术后用敷料包扎，不可加压。若切口不大，伤肢肿胀消退后，多能自行愈合，若伤口过大，而局部又无感染者，可以缝合伤口，内置引流条。不能自行愈合时，应植皮。手术操作、换药和护理，必须严格无菌技术。伤口渗液量过多，极易造成低蛋白血症，应适当输血及补充血浆，以利伤口早日愈合。密切观察伤口变化，分泌物性质和颜色，每日测量体温 4 次，做 WBC 计数，伤口分泌物培养，及时选用适当抗生素。警惕继发脓毒感染。在肢体切开后，伤肢可稍行抬高。

4. 急性肾衰竭的治疗　急性肾衰竭的诊断一旦成立，就应严格按照下列原则处理：

（1）水和电解质紊乱的处理：①水中毒的防治：严重创伤者应有每日称体重、进行 CVP 监测，防止液体输入过多。每日补水量 = 不显性失水量 + 可见失水量 − 内生水量。不显性失水量成人常温每日约 600~800ml，发热、气管切开、出汗、高温时，应酌情增加，如体温 38℃以上者每增加 1℃，应增加 200~250ml。内生水量每日约 300~400ml，严重感染时约为 500~600ml；②高钾血症的防治（如青霉素钾盐、多种中药、蔬菜、水果等）：彻底清除坏组织和血肿、纠正酸中毒、预防和控制感染、供给足够的热量、减少体内蛋白分解的加速。也可缓慢滴注 10% 葡萄糖酸钙 30~50ml 或 5% 氯化钙 50ml，但在使用洋地黄时禁用。

（2）酸中毒的处理：二氧化碳结合力大于 17mmol/L（即 38 容积 %）时，可不处理。如低于 15mmol/L 时，应使用碱性药物，常用 5% 碳酸氢钠。但大量输入钠离子有水、钠过量并引起肺水肿及心力衰竭的可能，同时血液 pH 升高，可使血钙降低引起抽搐，故如酸中毒不十分严重时，可不处理。碳酸氢钠用量 5% 溶液 5ml/kg，先输液 1/2 量，观察 4~6 小时后，根据症状及化验结果，再决定是否继续使用。

（3）低钠血症、高镁血症和低钙血症的处理：低钠血症多为稀释性低钠，一般不需特殊处理。高镁血症和低钙血症可对症处理，必要时使用透析治疗。

(4) 营养和饮食管理：对肾衰竭患者，蛋白的补充，过去往往采取限制蛋白摄入以减轻氮质血症。但近年来多主张对症状轻的肾衰竭患者，适当补蛋白，以减少内源性蛋白分解增加而产生的营养不足，进而对创伤的愈合、免疫功能及体力康复产生不利影响。一般每日至少补充 20g。全静脉营养的应用提高了急性肾衰竭的疗效。使用的营养包括人体八种必需氨基酸和 35% 葡萄糖、多种维生素等成分。有人称之为肾衰注射液。进行透析治疗时，必须补充蛋白。

(5) 抗生素的使用：在急性肾衰竭患者，感染是致死的主要原因之一。常用的抗生素中，有些是由肾脏排泄的，也有的对肾脏有毒性。因此，使用时要选择既有效，又对肾脏毒性小的品种。

(6) 肾包膜剥脱术治疗肾衰竭，此法早有报道，国内也有少数临床应用。对此尚待更多的实践与总结。

(7) 肾透析治疗需请肾病科协助处理，此法在较大的医院均有此条件，采用也较多。

第四节 特异性感染

创伤后特异性感染常见有破伤风和气性坏疽。若未得到早期的预防及明确诊断和治疗，不仅给损伤肢体带来严重后果，并常可危及患者生命，临床医生应有充分的认识。

一、破 伤 风

破伤风是由破伤风杆菌侵入人体伤口繁殖，分泌毒素引起的一种急性特异性感染，预后不良。死亡率大约占 20%，其特点为全身或局部肌肉的持续性收缩和阵发性痉挛。破伤风杆菌属革兰阳性，梭形芽孢的厌氧杆菌，存在于人和动物的肠道，随粪便排出体外，以芽孢状态分布于自然界，尤其是泥土和人和动物的粪便中，对环境有很强的抵抗力，在创伤伤口中污染率很高，但发病率仅占污染者的 1%~2%，发病主要是依赖于伤处的条件和是否有组织缺氧。在火器伤、开放性骨折、盲道伤，或伤口虽小、但深的伤口，如木刺或铁钉的刺伤，在局部供血差的条件下给破伤风杆菌的繁殖形成缺氧的生存条件，如同时合并其他需氧菌的感染，进一步消耗残留的氧气，会促使本症的发生。

破伤风杆菌可产生强烈的外毒素，临床表现以神经毒性为主。而局部无明显的炎症和感染征象。在开放性损伤，适宜的厌氧环境下，如伤口内有很多坏死组织，泥土等异物，或伴有其他多种细菌混合感染，它就迅速发育繁殖，产生大量的外毒素，包括神经性的痉挛毒素、组织毒性的溶血毒素，痉挛毒素经血液和淋巴循环吸收，到达脊髓前角的灰质和脑干的运动神经核，结合于神经细胞的突触，抑制突触释放抑制性的传递介质。运动神经因失去中枢的抑制，兴奋性增强，表现为横纹肌的紧张收缩与阵发性的痉挛。毒素也可影响交感神经，导致大汗、血压波动和心率增快等症状。

(一) 临床表现和诊断

破伤风发病常有潜伏期，大多数为 5~14 天，但偶有短于 24 小时或长达几个月或数年，或仅在摘除遗留多年的异物时，才发生症状。前驱症状有乏力，头晕，头痛，咀嚼无力，反射亢进，烦躁不安，局部疼痛，肌肉牵拉感，抽搐及强直，微感下颌紧张，张口不便，咀嚼肌和颈项部肌肉紧张或酸痛等。由于缺乏特异性，经常不引起注意。在症状发作时，表现有肌肉持续性痉挛，因毒素随血流分布，故血液越丰富，活动越频繁的肌肉，先受到侵犯。患者受到轻微刺激均可诱发强烈的阵发性痉挛，发作时患者全身大汗淋漓，面唇发绀，呼吸急促，表情十分痛苦，流涎或口吐白沫，牙齿有摩擦声，头频频后仰，手足抽搐不止，表现为角弓反张，发作持续数秒或数分钟不等，间歇期长短不一，上述发作可因轻微的光、声、接触、饮水等诱发，发作时表情痛苦，但神志清醒。

患者易发生呼吸系统并发症，如肺不张、肺炎，有时尚可出现呼吸窒息。突然和强烈的肌肉痉挛而引起肌肉撕裂，出血，骨折脱位和舌咬伤。某些患者可出现凝血功能不良和神经系统的一些后遗症，如激动、失眠、肌痉挛、体位性低血压。

括约肌痉挛可引起尿潴留或便秘，吞咽困难导致摄入障碍。

一般来说，感染部位越接近中枢者，预后越差，病程一般为 3~4 周，如治疗及时和处理恰当，症状可逐渐减轻，治愈后可仍有一段时间的局部肌肉痉挛或反射亢进。

诊断主要根据病史和临床表现，有近期的外伤史和观察到典型的临床表现。在有颈部僵直时，需与脑膜炎鉴别，后者除有高热、头痛、神志不清等症状外，脑脊液常有病理改变。出现腹肌痉挛时，要与腹膜炎鉴别。四肢抽搐时，需与癔症和手足抽搦鉴别。

（二）治疗

治疗应包括伤口处理以清除毒素的来源；中和游离的毒素；保持气道通畅，防治并发症。

1. 处理伤口　伤口有脓或引流不畅者，将伤口扩大，去除坏死组织和异物，并用氧化剂（如3%过氧化氢溶液）冲洗和湿敷伤口。

2. 中和游离毒素　如破伤风抗毒素血清（TAT）试验阴性者，可注射破伤风抗毒血清，以中和游离毒素。

（1）破伤风抗毒血清：一般第1日给2万~5万IU，以后每日肌内注射1万~2万IU，共4~6天。通常第1天是将抗毒血清加入5%葡萄糖溶液500~1000ml中缓慢静滴。

（2）人体破伤风免疫球蛋白：通常只需给1次，剂量为3000~10 000U作深部肌内注射，也仅在早期使用有效，一旦毒素与神经组织结合，即很难收效。

（3）镇静解痉：这是整个治疗中的重要环节，力求患者安定，减少对外界刺激的敏感性，使痉挛减少，患者入院后应住单人暗室，避免光亮、声音的刺激及干扰，可交替使用下述的药物：①地西泮是首选的药物，趋向大剂量使用，一般用量1mg/（kg·d），重症可加大至2~5mg/（kg·d）。5天后视病情逐渐减量。地西泮使用标准化的标志：检查治疗时不再出现抽搐反应；患者处于浅昏迷状态；神经系统深反射存在，浅反射迟钝。②10%水合氯醛，每次口服10~15ml或灌肠30~40ml，4~6小时1次或其他巴比妥类药物及副醛、地西泮等。③病情严重可肌内注射或静脉滴注2.5%硫喷妥钠，每次0.5~1g，静脉滴注时应加入5%葡萄糖溶液1000ml中，以每分钟20~25滴的缓慢速度滴入，并严密观察，以防发生呼吸抑制。④冬眠疗法：疗效较好，常用哌替啶100mg，氯丙嗪、异丙嗪各50mg，加入5%葡萄糖溶液500ml中静脉缓慢滴注，或以上剂量分成2或4次肌内注射。

（4）保持呼吸道通畅：应早期气管切开，经常吸出分泌物，清洁导管，吸入雾化气体和定期滴入抗生素溶液。

（5）全身支持疗法：应给高碳水化合物，高蛋白的高热量饮食，大量维生素，以及足够水分和电解质，并注意纠正酸碱平衡失调。必要时可输血或输血浆。鼻饲者，鼻饲管有诱发喉痉挛的危险，故应作气管切开。兼有高热和昏迷重症患者，有肾上腺功能衰竭的可能，可应用肾上腺皮质激素治疗，以改善人体对致病因子的反应，增加抵抗力。

（6）抗生素：青霉素等对破伤风杆菌均有抑制作用。青霉素每日160万~240万U分次肌内注射，并可预防感染，防止肺炎。

（7）创伤部位应予隔离，用过的敷料和换药用具等均应严格灭菌。

（三）预防

破伤风的死亡率近年来虽有下降趋势，但仍然很高。如能采取有效预防措施，预防破伤风的发生，是完全可能的。首先应加强教育和管理，尽量避免各种创伤发生。对开放伤口需彻底清创，用3%过氧化氢冲洗伤口。污染严重，彻底清创有困难者，应将伤口完全打开，不予缝合。

自动免疫：是预防破伤风最好的办法，以破伤风杆菌经多代培养所产生的类毒素作为抗原，注入人体后，可产生抗体，此类毒素无毒性，不仅在军队需广泛推行，即在农村也应采用，借以减少破伤风的发生。军队中普遍采用的方法，是用破伤风类毒素作皮下注射，每次1ml，每3星期1次，共注射3次，1年后再作皮下注射1次（仍为1ml）。如士兵出发赴前线时，距末次注射已超过6个月，则需再作皮下注射1次。受伤后应立即注射同剂量1次。如破伤风类毒素与伤后预防疫苗混合注射，不但能简化手续，且所得效果更良好。

被动免疫：一般居民及曾或未曾接受过自动免疫的伤员，在受创伤后应立即皮下注射破伤风抗毒血清1500~3000IU。如遇严重污染或开放性创伤，应在第1次注射后每星期再注射1次或数次，至伤口感染控制为止。如需施行手术，术前应再注射1次。注射血清前应先作皮内血清敏感试验，以免发生过敏反应。此种被动免疫法的效果虽然也很好，但贮存（必须在2~10℃）和运输较为困难，且有注射次数多及产生过敏反应等缺点。

理想的制品是人体破伤风免疫球蛋白，无过敏反应，一次注射后在人体内可存留 4~5 周，免疫效能比破伤风抗毒血清大 10 倍以上，预防剂量为 250~500U。

二、气 性 坏 疽

气性坏疽是梭状芽孢杆菌属细菌引起的急性特异性软组织感染，多见于软组织严重开放性挫伤，特别是靠近肛门的大腿根部与臀部等处的外伤，容易发生气性坏疽。气性坏疽多为混合性感染，常见的厌氧菌有产气荚膜杆菌、败毒杆菌、恶性水肿杆菌及产芽孢杆菌。上述几种细菌中最主要的是产气荚膜杆菌。此菌形态粗短，单独或成双存在，也可成链状，革兰染色阳性，其致病作用系侵入创伤的肌肉及结缔组织。此类杆菌广泛地存在于泥土和动物的粪便中，在意外创伤中污染的机会较多，但必须要在厌氧的环境中生长发病。气性坏疽的致病菌可产生十几种有害于人体的外毒素和酶，可引发溶血与广泛的内脏损害，有的酶可使细菌易于穿透组织间隙迅速扩散；有的酶通过脱氨和脱氮、发酵的作用而产生大量不溶性气体如硫化氢、氮，气体聚集在组织间，并散发恶性臭味；有的酶能使组织细胞坏死，渗出，产生恶性水肿。由于气体和渗液的增加，局部张力增大，压迫微血管，进一步加重组织缺血、缺氧，更有利于病原菌的生长繁殖，这种恶性循环使感染急性扩散，组织进行性坏死，全身中毒症状加重，病情迅速恶化。

(一) 临床表现和诊断

本病多发生在下肢和臀部肌肉丰富部位的严重创伤处，潜伏期 1~4 天，也有短至 6 小时，常在 12~20 小时内死亡。

临床表现为剧烈疼痛，呈特“胀裂”疼痛，用止痛剂不能控制。伤口周围水肿，皮肤苍白，紧张和发亮，随后皮肤色泽转为紫红色，最后变成灰黑色，并出现内有暗红色液体的水疱。伤口内可流出带有恶臭的浆液性或浆液血性液体。伤口周围皮肤触及可有捻发音，并可见有气泡随同渗液渗出。肌肉颜色暗红、柔软、肿胀。肢体水肿，变色、厥冷和坏死。

全身表现为患者极度软弱，表情淡漠，面色苍白，出冷汗，有时烦躁不安，高热，脉率增速，增快的程度与体温不成比例，呼吸急促，以后可出现谵妄，甚至昏迷，可有黄疸和明显贫血，血压下降，严重者可发生感染性休克。

凡有严重的开放性捻挫伤的患者，表现有典型的局部表现和全身的中毒症状，渗出液涂片有大量粗大的革兰阳性杆菌，有时有芽孢，即可诊断。细菌厌氧培养可确定诊断，但通常需 2~3 天才能有结果，不能早期作出诊断。 血常规检查有明显贫血，红细胞数可迅速降至$(1\sim2)\times10^{12}$/L，血红蛋白减至 30%~40%，白细胞增加，但一般不超过$(12\sim15)\times10^{9}$/L。如早期怀疑深组织内有气体，可做 X 线摄片，以明确有无气体存在。必要时每隔 2~4 小时摄片 1 次，如肌肉内气体迅速增加或肌间隙渐渐扩大，则本症早期诊断已无疑问，病理检查可发现有坏死肌肉，肌间隙内有气泡，并可见革兰染色阳性的粗大杆菌。

气性坏疽应与以下疾病作鉴别诊断：①梭状芽孢菌性蜂窝织炎和厌氧链球菌性蜂窝织炎，其特征是发生浅部伤口，局限于皮下组织，多在伤后 3 天之后发生，感染沿筋膜向上扩展，不侵犯肌肉，但也有浆液性渗出与恶臭，较易出现气泡，有捻发音，但皮肤苍白，明显肿胀者少，中毒症状不如肌肉坏死严重，后者渗出为浆液脓性，涂片检查可发现链球菌。前者处理不及时也可发展为筋膜下肌炎，发展成为肌坏死；②开放伤口也可有皮肤下积气，可有捻发音，但仅局限于伤口周围，不在深层肌间隙中出现，不伴全身中毒症状，随时间的推移，气体常可吸收；③大肠埃希菌性蜂窝织炎，也可出现组织间有气体，并且有高热和谵妄中毒症状，切开引流脓液稀薄，呈浆液性，涂片检查为革兰阴性杆菌。

(二) 治疗

诊断一经确立，应立即开始治疗，越早越好。并应严格采取隔离措施，以防在院内交叉感染，导致严重后果。治疗方法是：

1. 手术疗法　诊断一经确定，即应做紧急手术。术前准备，主要包括静脉点注青霉素 200 万 U，补液和输血。手术一般用全身麻醉，禁用止血带。①扩创术：清除变色肌肉，异物，病变区作多次广泛的纵向切开，直达颜色正常、能够出血的健康组织为止。伤口敞开，用大量 3% 过氧化氢或 1∶5000 高锰酸钾溶液冲洗或湿敷；②截肢：如整个肢体每个筋膜腔的肌肉都已累及，或者伤肢毁损严重，有粉碎骨折和大血管损伤，动脉搏动已消失，并有严重毒血症时，应考虑做高位截肢，残端全部开放，不予缝合。

2. 抗生素　可用大剂量的青霉素1000万U，分4~6次，静脉滴注。甲硝唑和大环内类脂抗生素也有效。

3. 血清治疗　在感染细菌的类型未明确时，应由静脉内注射多价抗毒血清5万U；如果患者的中毒情况没有改善，12小时内在追加同一剂量的气性坏疽抗毒血清。气性坏疽抗毒血清使用的关键要早，如果把抗毒血清作为挽救患者生命最后手段是无济于事。因为那时细菌毒素已经使组织产生了不可逆的损害，大剂量的使用也补偿不了使用的延迟，并且有过敏反应，目前已很少使用。

4. 辅助治疗　①全身支持疗法：高蛋白、高热量和富有维生素的饮食，维持水、电解质平衡，纠正酸中毒，保护脏器功能，多次小量输血等；②高压氧舱疗法：可抑制厌氧菌生长、繁殖和产生毒素的作用，甚至可能有杀菌作用，疗效较好。治疗方法一般是第1日3次，第2及第3日各2次，3日内共进行7次治疗，每次2小时，间隔6~8小时。扩创则在第1次高压氧舱治疗后进行。组织内氧的张力可达到正常情况下15倍左右，提高治愈率，减少伤残率。

（三）预防

及早施行彻底的扩创，肌肉损伤严重者敞开不予缝合，并可用3%过氧化氢或1∶5000高锰酸钾溶液冲洗。增进创伤部位血液循环，对休克患者应保暖、输血或补液。在扩创后，可使用大剂量青霉素进行预防。患者应严密隔离，防止交叉感染，由于气性坏疽抗毒血清，只能起到暂时缓解毒血症的作用，而且有使患者对马血清过敏的危险，较少使用。为了防止气性坏疽的传播，应将患者隔离，患者用过的一切衣、物、敷料、器材应单独收集，进行消毒，有芽孢细菌的煮沸消毒，需1小时以上。

第五节　深静脉血栓形成

19世纪中期，Virchow提出静脉血栓形成的三大因素，即静脉血流的缓慢、静脉壁的损伤和血液高凝状态。但上述的三种因素中，任何一个单一因素往往都不至于致病，必须是各种因素的组合，尤其是血流缓慢和高凝状态，才可能引起血栓形成。创伤和骨折后深静脉血栓形成的机制即是由血管壁损伤、血流减慢和血凝固性增高三大因素所致，高危因素主要有高龄、长期卧床、下肢制动，患者有血栓栓塞史，各种范围大的手术，静脉曲张，大剂量使用止血剂，大量输入血液制品，在这些复合因素的高危患者中，有报道静脉血栓形成和栓塞总发生率达70%。Schckford等认为卧床超过3周，已处于血栓高危状态。Kudsk报道，卧床超过10天以上，深静脉血栓形成发生率可达60%。血液凝固性增高，几乎在创伤后立即发生，创伤引起的应激反应，血管壁和组织损伤，启动了外源性、内源性凝固系统，增加了血小板的聚集、黏附性和凝固能力，使血栓形成加快。骨盆骨折后发生下肢深静脉血栓者根据国外（主要是西方国家 ）文献报道约为2.3%~5%。而实际上未呈现临床症状，但经系统血管监测证实有静脉血栓者更为多见，称为亚临床型。另有人报道，骨盆骨折合并下肢多发伤中，深静脉血栓发生率可高达60%；较大的手术后并发下肢静脉血栓者亦高达30%~50%。而国内随着人口老龄化和生活条件和医疗条件的改善，有文献报道，我国骨科大手术后DVT的发生率与西方国家相当，尤其是人工关节置换手术后深静脉血栓的发生率高达47.1%。深静脉血栓形成的早期的主要并发症是肺栓塞，有文献报道人工膝关节置换术中的肺栓塞发生率为0.4%(4/926)，人工髋关节置换术中的肺栓塞发生率为0.06%(1/1566)，未经治疗的髂股静脉血栓有60%~70%的患者发生肺栓塞，死亡率高达18%，患者恢复后90%出现栓塞后遗症。Crutcher报道在全髋置换后发生率为54%，没有采取预防措施的近侧深静脉血栓为26%，致命的肺栓塞的死亡率约2%，因而大多作者主张应采取预防措施，但至今虽有不同的治疗计划，但必须要考虑到它的有效性和安全性，重要的是应了解其病理生理特点，防止出血。

一、病理特点

静脉血栓形成的病理变化，主要是由于血液高凝状态和血流缓慢，且在血管壁有损害的基础上形成，在早期血栓与管壁一般仅有轻度粘连，容易脱落，而在激发炎症反应后，血栓与血管壁可紧密地粘连。按照血栓的组成，静脉血栓有三种类型：①红血栓：最为常见，组成比较均匀，血小板和白细胞分布在红细胞和纤维素的胶状块内；②白血栓：是由纤维素、白细胞和血小板组成，仅有少量的红细胞；③混合血栓：是由白血栓组成头部，板层状的红血栓和白血栓构成体部，红血栓或板层状的血栓构成尾部。静脉血栓对静脉回流障碍的程度取决于受累血管的大小和部位，以及血栓的范围和性质。阻塞远端静脉压升高，毛细血管淤血，内皮细胞缺氧，而通透性增加，阻塞肢体的远端出现肿胀，深静脉压升高及静脉回流障碍，使交通支静脉扩张开放，阻塞远端血流经交通支而入浅静脉，出现浅静脉扩张，血栓可沿静脉血流方向向近心端蔓延，小腿血栓可继续延伸到下腔静脉，甚至对侧。当血栓完全阻塞静脉主干后，血栓还可向远端延伸。血栓可脱落，随血流经右心，栓塞于肺动脉，引起肺栓塞。因管腔受纤维组织的收缩作用的影响，以及瓣膜本身的破坏，可致静脉瓣膜功能不全。

二、临床表现和分类

下肢深静脉血栓形成，可发生在下肢的任何部位，临床上可分为两类，有小腿肌肉静脉血栓形成和髂股静脉血栓形成。前者称为周围型；后者为中央型，两者均可向近侧或远侧扩展延伸，而累及整个肢体，成为混合型，临床较为常见。

（一）小腿静脉血栓形成

主要血栓形成在腘动、静脉分叉以下的肌肉静脉丛内，一般不影响血液回流，临床表现并不明显。主要表现为小腿疼痛、压痛及轻度肿胀。小腿后侧的腓肠肌和比目鱼肌牵拉试验阳性，即用力背屈踝关节时感到小腿后侧剧烈疼痛，称为 Homan 征阳性。

（二）髂股静脉血栓形成

血栓形成于股总、髂外或髂内静脉内，左侧多见，可能与右髂总动脉跨越左髂总静脉，对左髂总静脉有一定压迫有关。临床可区分为原发型和继发型两种。

1. 原发型　血栓直接形成于髂股静脉内。发生率远较小腿肌肉静脉丛血栓为低。由于髂股静脉是下肢静脉血回流的主要通道，一旦血栓形成则迅速引起明显的临床症状，可概括为四个特征。

(1) 疼痛和压痛：由于血栓在静脉内激发炎性反应，引起局部持续性疼痛和压痛。在股三角区可触摸到血栓机化形成的条索状物。

(2) 肿胀。

(3) 浅静脉曲张：由于深静脉回流受阻，因而引起浅静脉代偿性扩张和曲张，以增加静脉回流。

(4) 体温升高：由于炎性反应所致，一般不超过 38.5℃。

2. 继发型　血栓起源于小腿肌肉静脉丛内，以血栓继续扩展至髂股静脉，最终表现为与原发型相同的临床症状。其特点为开始时症状轻微，如不借助于血管内血流的特殊检查多不易被发现，直至髂股静脉受累，出现典型症状时才被发现。

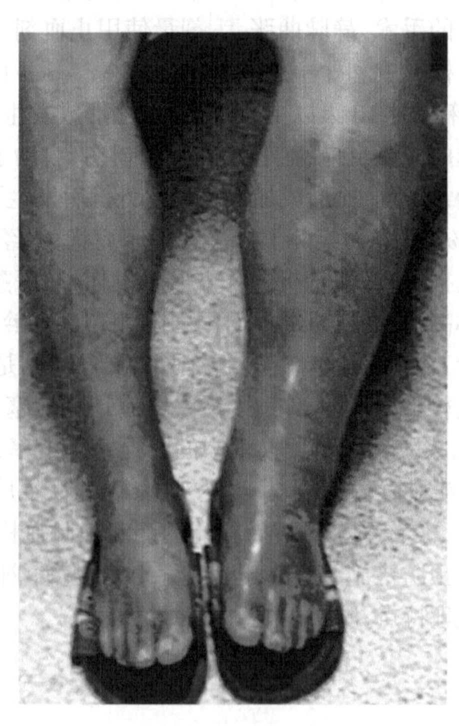

图 26-32　深静脉血栓形成的典型临床表现

三、诊　断

除根据以上临床症状进行诊断外，尚可借助于以下几种方法进行更精确的判断(图 26-32)。

（一）放射性核素检查

其原理是利用核素 ^{125}I 标记人体纤维蛋白原。当将 ^{125}I 由静脉注入，可被正在形成的血栓所摄取，此时进行体外扫描即可显示血栓所在部位有核素聚积，每克血栓中含量要比等量血液高5倍以上。对于难以发现的小腿肌肉静脉丛血栓形成最有诊断价值，可以早期发现并确诊。

(二) 静脉造影及测压

多由足背静脉穿刺做上行性下肢静脉造影。可明确血栓的有无、位置和范围。造影毕，可将针头接上测压管，对比两侧的静脉压，有静脉栓塞侧的压力增高。在站立位足背静脉正常压力一般为130cmH_2O，踝关节伸屈活动时，一般下降60cmH_2O，停止活动后压力回升，回升时间超过20秒。主干静脉有血栓形成时，站立位无论静息或活动时压力均明显升高，回升时间增快，一般为10秒左右。

(三) 多普勒(Doppler)超声检查

北京积水潭医院超声诊断科和矫形科，报道143例下肢人工关节置换手术患者的下肢深静脉血栓形成，发生率为8.4%。此检查方法主要可用于检查和监测无症状的深静脉血栓形成和是否向远侧和近侧播散，确定抗凝治疗效果，可酌情减少抗凝剂用量，预防出血倾向，检测血栓是否牢固或机化，以及侧支静脉的代偿情况，可靠地判断主干静脉是否有阻塞。是简便易行且无创的诊断方法，并可重复进行。对于彩超的可靠性，Grady-Benson报道了51例，敏感性为91%，特异性98%，正确性97%。Woolson等的报道则为敏感性和特异性为100%，正确性99%。Tremaine等认为彩超在人工关节置换手术后对深静脉血栓形成的诊断是正确可靠的。国内王文平等报道66例患者，深静脉血栓形成的检出率为100%。

(四) 血管超声波检查

这是一种无创伤性检查，利用超声波来探知下肢血管的大小形状以及血流情况，可迅速确定下肢深静脉中发生血栓的大小程度、分布范围。在有发生下肢静脉血栓的高危患者群可作为筛检工具，用以早期诊断下肢症状表现不明显的静脉血栓，并可在下肢血栓患者用药物检查后作追踪检查，以评价治疗效果，更客观地了解血栓症缓解的情形，并评估是否有静脉血栓后所造成的任何静脉血管后遗综合征的发生。而用此检查仍不能确定诊断，可考虑用静脉血管造影来确定诊断。

(五) 电阻抗体积描记检查

采用各种描记仪，测定气囊带阻断股静脉回流后小腿容积增加程度，以及去除阻断后小腿容积减少速率，从而可判断下肢静脉通畅度，以确定有无静脉血栓形成。

四、预　　防

对于骨盆骨折，特别是骨盆环严重破坏或伴有下肢损伤者，应着重预防静脉内血栓形成。原则上应从两方面进行，即防止血流滞缓和血液高凝状态。在卧床期间应鼓励患者多做主动踝关节伸屈活动以加强小腿肌肉收缩。或穿用间歇性压力袜(ICS)以促进血液回流。

对高凝状态可用小剂量肝素，术前2小时皮下注射肝素5000U，术后每日2次，连续使用5~7天。也可用低分子右旋糖酐，每日500~1000ml静脉滴注。可抑制血小板凝集，防止血栓形成。

Helfet和Stickney(1990)报道114例骨盆及髋臼骨折，连续使用多普勒血管监测。一组单独使用ICS，深静脉栓塞的发生率为16.8%；另一组同时加用肝素抗凝，深静脉栓塞的发生率为1.8%，此结果支持两种方法并用。

为避免下肢静脉血栓症复发，应定期地随诊检查，检查血液状态再加上药物治疗。在平时可穿有适当压力的弹性袜，可在直立或活动时能帮助减轻下肢血管的负担，促进静脉血流回到心脏，减少血液淤积形成血栓的机会。在休息或睡眠时应抬高下肢，减少静脉压力。在日常生活或工作时要尽量避免长时间的站立或是静坐不动，常活动下肢，帮助血液循环。

五、治　　疗

对下肢深静脉血栓形成治疗的目的是减轻因下肢静脉血栓所引起的肿胀，以及疼痛等种种症状，同时为防止血块脱落而进一步造成致命的肺血管栓塞或因血管伤害而留下后遗症。对于小腿深静脉血栓形成一般不影响小腿的静脉回流，主要治疗措施是防止血栓蔓延，甚至形成髂股静脉血栓，则情况更为严重，但治疗仍可以非手术疗法为主。

(一) 溶栓疗法

1991 年 Okarent 报道,对髂股深静脉血栓形成行血管内溶栓术,常用药物有尿激酶、链激酶和纤维蛋白溶酶。适用于发病 3 天以内的病例,首选尿激酶。它是从尿中分离获得的一种 β 球蛋白。使用方法:首次剂量 8 万 U 溶于 5% 葡萄糖液或低分子右旋糖酐 250~500ml 中,静脉滴注,每日 2 次,连续 1 周。继而应用抗凝治疗。链激酶,成人首次剂量为 50 万 IU,溶于 5% 的葡萄糖溶液中,在 30 分钟内静脉滴入,以后按 10 万 IU/h,疗程一般 3~5 天。用药期间,应监测凝血酶时间和纤维蛋白原含量,凝血酶时间正常为 15 秒左右,应控制在正常值的 2~3 倍,纤维蛋白原正常 2~4g/L,不应低于 0.5~1g/L。连续静脉滴入,直到临床症状消失,并再继续维持 3~4 小时,疗程一般 3~5 天。纤维蛋白溶酶(纤维酶、血浆酶),首次注射剂量为 5 万 ~15 万 IU,静脉滴入,以后每隔 8~12 小时注射 5 万 IU,共 7 天。一般来说经导管溶栓用药量少,只需全身用药的 1/20 就会产生比较好的溶栓效果,可以直接栓内溶栓,造成血栓内外局部的高纤溶环境,溶栓效果迅速,疗效高,应用导丝和导管置入血栓 2~3mm,产生机械性破坏血栓,有助于溶栓药与血栓接触,可在造影的监察下观察溶栓效果和指导插管到有效深度,全身的溶栓并发症少,可短时间内使血管再通,减轻缺血症状。国内景在平在慢性下肢深静脉血栓的微创技术,用导管在坚硬的髂股静脉血栓中开凿出一条隧道,与下腔静脉沟通,并用气囊扩开血栓,并先后置入 3 枚金属支架,使完全闭塞的髂股静脉恢复到正常口径,下肢淤血迅速地回流到下腔静脉,手术后症状迅速消退。

(二) 抗凝疗法

发病 3 天以上,血栓已不可能溶解,则使用抗凝疗法,给予足量的抗凝血剂,同时定时地监控凝血状态以调整药量,绝大部分的急性静脉血栓患者在治疗第 2 天可以得到一定程度的缓解,在足够的静脉抗凝血药物 5~7 天后可改成口服的抗凝血剂,持续 3~6 个月,才能达到完整的疗程及效果。常用的有以下几种。

1. 肝素　每次 50mg 静脉滴注,每 4 小时 1 次,共 1 周。也可由脂肪深层或肌肉给药,剂量的调整用每千克体重给 1~1.5mg 计算,需定期监测凝血时间。

2. 低分子量肝素(分子量 3000~8000)　为近年来所倡用,临床抗凝效果增强,出血并发症下降,且不需监测。每日皮下注射 1 次即可获得良好的抗凝效果。Eisele 等认为采用低分子量肝素同时使用快速膨胀间断气压泵比单独使用低分子量肝素更有效预防深静脉血栓。

3. 香豆素(coumadin)类衍化物　其主要作用是抑制维生素 K,在停用肝素后 2 天开始服用华法林 15mg,次日服用 10mg,第 3 天开始服用维持量 2.5mg,持续 3~6 个月。定期测定凝血酶原时间。

Letournel 和 Judet(1993)报道采用肝素或低分子量肝素 8~12 天,然后使用香豆素 75 天,取得良好效果。

在治疗过程中严密观察,特别警惕肺栓塞的发生。下肢静脉血栓一旦脱落,则栓子由静脉流入右心,继而进入肺动脉发生部分或完全阻塞,从而导致严重的肺栓塞,死亡率很高。主要临床表现为:呼吸急促而困难、胸痛和咯血。肺部出现啰音,严重者可伴有休克。根据各家报道,发病 2 小时内死亡者至少占 1/3 以上。治疗困难,应由胸外科医师协助处理。

(三) 手术疗法

1. 静脉血栓取出术　适用于病期 3 天以内的中央型和混合型,可切开静脉壁直接取出,现多用 Fogarty 带囊导管取栓,手术简便(图 26-33)。

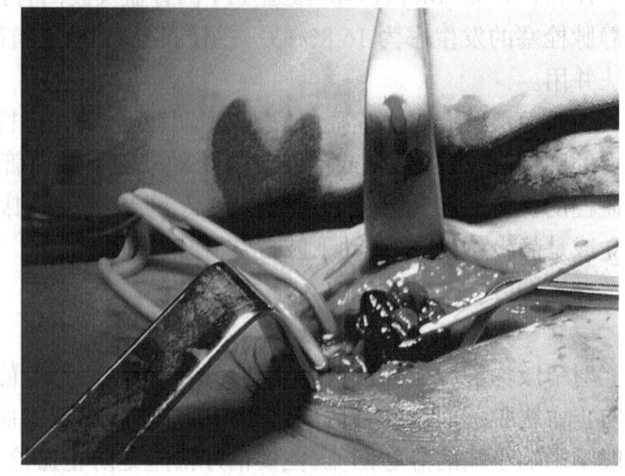

图 26-33　静脉血栓取出术

2. 滤网成形术(图 26-34)　近年来采用腔静脉滤器置入术,有效防止了致命性肺动脉栓塞的发生,此方法简便易行,通过健侧肢体静脉穿刺,置入导管,将一伞形滤网放置在下腔静脉内,该滤网在保证正常血流通过的条件下,将有效拦截 3~4mm 以上的脱落的血栓块,从而避免大面积的肺栓塞和因肺栓塞引起的突然死亡。

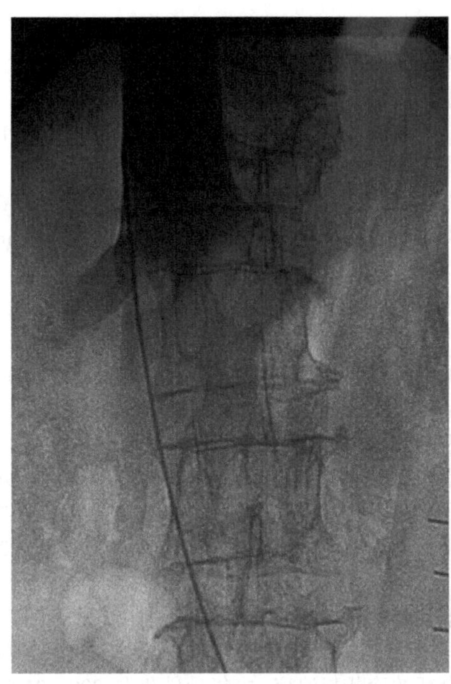
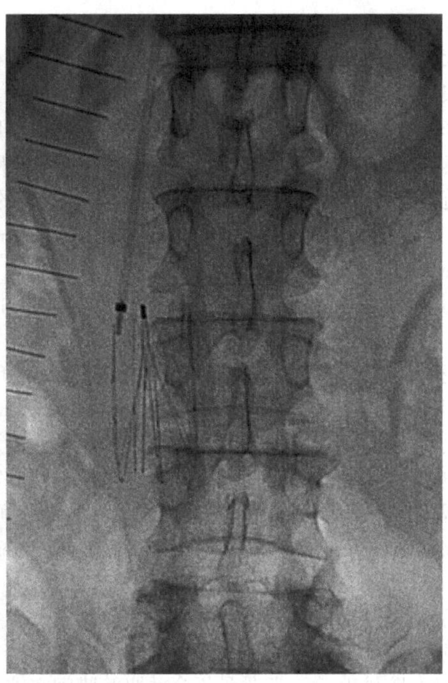

图 26-34　滤网成形术

六、后　遗　症

下肢深静脉血栓形成最主要而常见的后遗症是下肢深静脉血栓形成后综合征，依据原来的病变的类型可分为三类：

1. 周围型　血栓形成及延伸的范围在腘静脉的远侧，后期通畅率为 95%，主要病变为瓣膜破坏和踝交通支功能不全，足踝区迅速出现营养不良性变化。治疗宜少站立，抬高患肢，应用弹力绷带，并行交通支结扎。

2. 中央型　血栓形成局限于髂股静脉段，血栓很少再通，主要表现为远侧静脉回流障碍，主干静脉瓣膜和踝交通支功能未受破坏，治疗宜行大隐静脉移植转流手术。

3. 混合型　最为常见，临床表现有上述两种特点，既有静脉回流障碍，又有深静脉和交通支瓣膜功能不全。以回流障碍为主者，治疗可用各种转流手术；以逆流为主者，可行带瓣膜静脉段移植。

（刘　沂）

参 考 文 献

1. 赵克森 . 创伤性休克的新概念 . 中华创伤杂志，2005，21（1）：29-31
2. 赵克森 . 重症难治性休克的机制和治疗 . 中华创伤杂志，2003，19：325-328
3. 周志道 . 救治严重创伤的控制损害策略和方法 . 中华创伤杂志，2004，20（3）：190-191
4. 陆远强，蔡秀军，顾琳慧 . 限制性液体复苏治疗早期失血性休克的实验研究 . 中华创伤杂志，2002，18（5）：309-311
5. 刘怀琼 . 创伤失血性休克的救治原则 . 中华麻醉学杂志，1998，18：318-320
6. 梁继河 . 创伤性失血性休克的复苏进展 . 中国急救医学，1999，19：444-446
7. 何静，熊鸿燕，陈方祥，等 . 创伤输血的研究进展 . 中华创伤杂志，2006，22（4）：316-318
8. Rockwood CA，Green DP，Bucholz RW，et al. Fractures in adult. 5th ed. Philadelphia：JB. Lippincott company，2001
9. Browner BD，Jupiter JB，Levine AM，et al. Skeletal Trauma. 3rd ed. Philadelphia，PA：WB. Saunders，2003
10. 蔡贤华，陈庄洪，徐永年，等 . 多发伤并脂肪栓塞综合征中长骨干骨折的手术方法与时机 . 中华创伤杂志，2004，20（10）：627-628
11. Zhou Dongsheng，Wang Fu，Wang Baimin，et al. The diagnosis and treatment of severe cerebral fat embolism. Chinese Journal of

Traumatology (English Edition), 2003, 6(6): 375-378
12. 阿地利,沙木沙赫,冯建军. 骨折并发脂肪栓塞综合征 14 例. 中华创伤杂志, 2001, 17(7): 394
13. 张毅敏,梁国穗,冯国培,等. 扩髓对髓内压和肺部脂肪栓塞的影响. 中华骨科杂志, 1999, 19: 494-497
14. 李军,马忠泰,汤秀英,等. 减压型髓腔锉减少扩髓诱发脂肪栓塞的实验研究. 中华骨科杂志, 2003, 23(12): 752-755
15. 李军,马忠泰. 人工关节置换术相关的脂肪栓塞. 中华骨科杂志, 2001, 21(11): 692-694
16. 范卫民,王道新,李翔. 髓内钉固定对肺血流动力学影响的实验研究. 中华骨科杂志, 2000, 20(11): 689-692
17. Duwelius PJ, Huckfeldt R, Mullins RJ, et al. The effects of femoral intramedullary reaming on pulmonary function in a sheep lung model. J Bone Joint Surg, 1997, 79(A): 194-202
18. Kim YH, Kim JS, Hong KS, et al. Prevalence of Fat Embolism After Total Knee Arthroplasty Performed with or without Computer Navigation. J Bone Joint Surg, 2008, 90(A): 123-128
19. 徐俊玲,毛晓明,窦社伟. 小腿骨筋膜间隔综合征 MRI 表现及其诊断价值. 中华创伤杂志, 2004, 20(10): 596-598
20. Elliott KG, Johnstone AJ. Diagnosing acute compartment syndrome. J Bone Joint Surg, 2003, 85(B): 625-632
21. 谭军,陈雄生,叶晓建,等. 足筋膜间隔综合征的定位诊断及治疗. 中华创伤杂志, 2001, 17(11): 672-674
22. 王志刚,张伯勋,刘郑生,等. 筋膜间室综合征早期诊断的实验研究. 中华创伤杂志, 2001, 17(8): 482-484
23. 姜亮,韦峰,郭昭庆. 桡骨远端骨折并发前臂急性骨筋膜间隔综合征. 中华创伤杂志, 2002, 18(12): 763-764
24. McQueen MM, Gaston P, Court-Brown CM. Acute compartment syndrome. Who is at risk? J Bone Joint Surg, 2000, 82(B): 200-203
25. 张奉琪,张英泽,潘进社,等. 骨盆骨折腹膜后血肿并发骨盆筋膜间隔综合征一例. 中华创伤杂志, 2004, 20(11): 644
26. 徐俊玲,毛晓明,窦社伟,等. 小腿骨筋膜间隔综合征 MRI 表现及其诊断价值. 中华创伤杂志, 2004, 20(10): 596-598
27. 周许辉,贾连顺,陈雄生,等. 跟骨骨折合并肌筋膜间室综合征的诊断与治疗. 中华骨科杂志, 2001, 21(7): 408-411
28. Shuler MS, Reisman WM, Kinsey TL, et al. Correlation Between Muscle Oxygenation and Compartment Pressures in Acute Compartment Syndrome of the Leg. J Bone Joint Surg, 2010, 92(A): 863-870
29. 王文平,徐智章,何银风,等. 下肢深静脉血栓的超声杂志, 1998, 7: 35-37
30. 刘沂. 骨盆与髋臼骨折. 上海:上海科学技术出版社, 2004
31. 胡蕴玉. 现代骨科基础与临床. 北京:人民卫生出版社, 2006
32. Mithöfer K, Lhowe DW, Vrahas MS, et al. Clinical spectrum of acute compartment syndrome of the thigh and its relation to associated injuries. Clin Orthop Relat Res. 2004, 425: 223-229
33. Best IM, Bumpers HL. Thigh compartment syndrome after acute ischemia. Am Surg, 2002, 68(11): 996-998
34. Mithöfer K, Lhowe DW, Altman GT. Delayed presentation of acute compartment syndrome after contusion of the thigh. J Orthop Trauma, 2002, 16(6): 436-438
35. Olson SA, Glasgow RR. Acute compartment syndrome in lower extremity musculoskeletal trauma. J Am Acad Orthop Surg, 2005, 13(7): 436-444
36. Eisele R, Kinzl L, Koelsch T. Rapid-Inflation Intermittent Pneumatic Compression for Prevention of Deep Venous Thrombosis. J Bone Joint Surg, 2007, 89(A): 1050-1056
37. 邱贵兴,戴尅戎,杨庆铭,等. 预防骨科大手术后深静脉血栓形成的专家建议——深静脉血栓形成预防座谈会纪要. 中华骨科杂志, 2005, 25(10): 636-640
38. Fitzgerald RH, Spiro TE, Trowbridge AA, et al. Prevention of venous thromboembolic disease following primary total knee arthroplasty. J Bone Joint Surg, 2001, 83(A): 900-906
39. 刘刚,韩一生,赵建宁. 髋膝关节置换术后的深静脉血栓形成. 中华骨科杂志, 2004, 24(4): 237-240
40. 张建政,刘树清,胥少汀. 骨科围术期血栓栓塞病的预防、诊断及治疗. 中华外科杂志, 2006, 44(8): 565-567
41. 关振鹏,吕厚山,吴淳,等. 人工关节置换术后肺栓塞的早期诊断和处理. 中华外科杂志, 2003, 41(1): 37-40

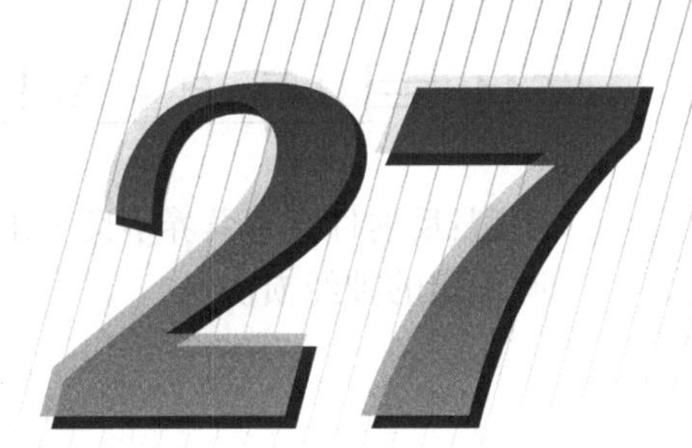

第二十七章 肢体骨与关节损伤局部并发症

FRACTURES AND JOINT INJURIES

第一节 复杂性区域性疼痛综合征……613
一、发病率……614
二、病因和发病机制……614
三、临床表现……614
四、诊断……615
(一)影像学检查……615
(二)非影像学诊断试验……615
五、鉴别诊断……616
六、治疗……616
七、预后及预防……617
第二节 关节僵直……617
一、创伤病理特点……618
二、诊断和分类……619
三、治疗……620
(一)物理和康复治疗……620
(二)手术治疗……620
第三节 异位骨化……622
一、病因……622
二、临床表现和分类……623
三、治疗……624
(一)手术适应证……624
(二)手术时机……624
(三)手术前后预防措施……626
(四)手术方式……626

骨与关节损伤的创伤反应,尤其是关节内损伤引起的复杂性区域性疼痛综合征、关节僵硬和异位骨化是直接导致肢体功能残疾的原因,了解其发生、发展的规律采取预防措施极为重要,发病后的治疗则应依据创伤病理特点、患者对功能的要求以及可采取的有效治疗措施,个性化的考虑选择治疗方法。

第一节 复杂性区域性疼痛综合征

复杂性区域性疼痛综合征(complex regional pain syndrome,CRPS)既往称之为反射性交感神经营养不良综合征(reflex sympathetic dystrophy syndrome,RSDS),是以四肢远端严重疼痛伴自主神经功能紊乱为特征的临床综合征。其命名较多,如灼性神经痛、Sudeck骨萎缩、创伤后萎缩、肩-手综合征等,但这些名称并不确切,因在损伤后软组织和骨的改变,可不涉及交感神经系统,因而在1995年国际疼痛研究学会用CRPS来替代。虽然有关名称、定义和诊断讨论仍有不同认识,但也不否认交感性疼痛仍是一个病因或至少是作为很多区域性疼痛的重要因素,国际疼痛研究学会基于在损伤后是否有神经损伤,分为两种类型:

Ⅰ型:反射性交感营养不良(reflex sympathetic dystrophy,RSD),无明确的神经损伤。Ⅱ型:烧灼痛(causalgia),有确定的神经损伤。

一、发 病 率

本病发病率相当低,国外某医院报道10年间共收治肢体创伤患者14 000例,而CRPS仅126例,国内报道病例更少。Sharma等收集流行病学和其他资料发现:女性多于男性,女性比男性多3倍,与年龄无关,可涉及任何年龄阶段,但平均诊断年龄是42岁,也有报道曾在2岁儿童诊断CRPS。近年报道CRPS的病例数在青少年和年轻人增加。研究估计2%~5%有周围神经损伤,13%~70%为偏瘫患者,成人上肢多于下肢,慢性严重的CRPS罕见(<2%),25%的Colles骨折伴随CRPS,约9周疼痛大部分缓解,25%~50%的Colles骨折有残余症状(僵硬,血管运动不稳定),最长可持续10年。根据Kline和Holder报道双侧发病罕见。

二、病因和发病机制

可发生于多种诱因,外伤(通常是轻微)为主要的诱发因素,但并不能解释有些人发生,而有些人不发生,20%~30%找不出明确促发因素。至今病因仍不清楚,早在20世纪30年代和40年代认为是躯体感觉传入纤维和自主交感传出纤维间形成的反射弧短路(short circuit)来解释过强的交感神经刺激,转之刺激交感神经系统回复到损伤部位,局部发生炎性改变,使血管痉挛导致肿胀和疼痛加重,引起更多疼痛刺激间相互触发的反应形成疼痛和肿胀的恶性循环。交感神经的兴奋可致皮肤血管收缩,使血供减少皮肤苍白。通常情况下,交感神经系统作用在伤后可持续几分钟到几小时。有作者认为是肢体对损伤的一种过度反应,当组织损伤时躯体感觉神经受到刺激释放大量的P物质,P物质一方面向中枢传递痛觉冲动,一方面又使局部炎性介质如前列腺素、缓激肽、5-HT、组胺等显著增加,引起肢体局部疼痛和肿胀,作用于血管引起血管运动障碍,同时刺激交感输出神经纤维,释放疼痛介质和去甲肾上腺素而加重疼痛。有人证明N-甲基-D-天门冬氨酸(the N-methyl-D-aspartate,NMDA)感受器具有明显涉及中枢神经系统致敏的过程,同样也推测在中枢神经系统谷氨酸水平提高促使中枢神经系统的致敏性。另有实验证明在周围神经确定NMDA感受器,因为免疫功能能调节中枢神经系统的生理,同样也推测不同免疫过程可对周围神经和中枢神经的致敏过程的最初发生和维持有关。不与创伤相关的细胞活素(cytokine)释放,增大了神经源性的炎症过程,交感神经传出纤维的结合肾上腺感受器的病理,神经胶质细胞的激活,皮质组织的再生和氧化损害(也即自由基)是包含了CRPS病理生理的所有的概念。

三、临 床 表 现

可发生于不同人群包括儿童。常见累及部位是手、腕、足、踝、膝,有时是整个肢体。患者常有奇异行为,用潮湿的毛巾包着肢体,剪开衣服防止接触皮肤,拒绝睡在薄床单上和接触光滑物体。急性临床表现可以由轻微外伤或由周围神经损伤引起,症状常可于损伤后几小时内迅速出现,也可在伤后数天或数周逐渐出现,并持续数周至数年。患者的疼痛表现超出诱发损伤的比例和程度,可以或不与解剖分布一致,即使是明确的CRPS是由周围神经损伤引起,营养的改变可超出神经的解剖分布。不能忍受冷刺激可以是早期症状,也可是此后严重症状的先期。肢体肿胀,僵硬和疼痛,颜色改变可从暗红至蓝色,疼痛具有如下特征:烧灼样疼痛,轻摸或反复轻微刺激皆可引起疼痛剧烈发作,疼痛与损伤的严重程度不成正比,疼痛持续可超过预期时间。对轻微的触摸敏感常是最常见的物理体征,可见于90%患者。受累肢体疼痛时常伴弥漫性压痛和肿胀,并出现自主神经功能紊乱的表现,如肢体忽冷忽热,时红时白,干燥或出汗。病变呈缓慢进展,晚期出现皮肤和皮下组织的萎缩与挛缩。慢性临床表现:皮肤营养改变呈光泽和平滑;指甲变脆和生长快;骨质疏松(Sudek骨质疏松);约1%的患者发生特别严重的改变(更常见在年轻的女性)。可有慢性水肿、溃疡、感染,在某些患者需要截肢。手和足为最常见疼痛部位,其他如膝、髌骨、肩、脸以及单个指或趾也偶可出现疼痛。当上肢远端受累时,患侧肩关节可出现疼痛和活动受限,导致肩-手综合征。疼痛,情绪压抑,尤其是在不知道疼痛原因情况下,可严重影响患者生活及与其他人交流。在局部疼痛和触痛区可出现弥漫性水肿。运动障碍表现为行动不便,关节僵硬。肢体活动减少,导致肌肉失用性萎缩。心理压力可加剧这些症状，个别患者可突然发作肌肉痉挛，医生常可误认为心理疾病，而延误治疗。临床一般分为三期：①急性期：数周和数月时间，为创伤后疼痛期。表现为患肢灼性痛和血管扩张，受累肢体充血、水肿、损伤区皮温增高；②营养不良期：3~6 个月持续疼痛但随时间减轻，肿胀转变为皮肤和筋膜增厚，有肌萎缩和骨质疏松表现，肢体变发凉，以血管收缩为特征，受累区皮肤除发凉外伴网状色素斑和发绀、毛发脱落、指甲变硬、易碎；③萎缩期：>6~12 个月，以肢体疼痛向近端发展，皮肤变薄、发亮、指变细、筋膜变薄、屈曲挛缩。通常症状开始发生在肢体。但可扩散至躯干或两侧脸部。症状播散有三种方式：①症状呈渐进式蔓延从手到肩；②镜像式的蔓延到对侧肢体；③独立型症状蔓延从一个单独的、身体的远离部位开始，自发地，或由第二次创伤引起播散。

骨折后长时间用石膏等外固定时，导致关节僵硬、肌肉萎缩以及局部和全身的骨质疏松等，这些并发症又称为骨折病。所有的骨折都会导致骨骼及其周围软组织的复合损伤，产生局部的循环障碍和炎症表现，引起疼痛和肢体的反射性制动。长期的外固定制动会造成组织的慢性水肿和局部的骨质疏松，水肿会引起肌肉的纤维化和萎缩，纤维化会使肌肉与骨骼、筋膜发生粘连，导致关节僵硬。

四、诊　断

至今尚没有单一的实验室测试可作出诊断。医生做出诊断不仅应正确评估患者主诉症状，必须积极寻求客观的指标，如 80% 的患者可发生两侧肢体的温差。并可伴有皮肤颜色的变化。同样温差也不是一成不变。皮肤温度可以在一个较短的时间内，依据室温、皮肤和精神压力发生局部温度的动态变化(在几分钟之内)。 在某些病例温度的差异即使没有任何明显的诱因可能自发波动，温度和肤色不同的客观差异常可被医生错过而未发现。一个相对有用的和便宜的便携式红外线温度计可测量皮肤温度的差异。若存在皮肤温度和颜色变化等客观指标，即应考虑进一步检查来明确该症的诊断。早期诊断极为重要，如未能及时诊断和治疗，由于畸形和慢性疼痛，治疗费用极为昂贵和治疗更为困难。虽该病症并不影响患者生命，但随疾病的进展患者可有严重的心理和精神障碍，对毒品的依赖和可能完全丧失工作能力。

(一) 影像学检查

1. 放射学检查　X 线平片通常显示节段性骨质缺乏，典型者可见四肢长骨和手足短骨斑片状脱钙和软组织水肿。高分辨力 X 线片还可显示骨膜下吸收、条纹形成、骨膜下洞孔和隧道形成。CT 和 MRI 检查似乎价值不大或无诊断意义。X 线片的敏感性为 60% 和并无特异性，仅表明是骨质疏松，少有可见软组织肿胀或软组织萎缩，没有一致的发现，其他影像学研究，对诊断也无意义。

2. 核素三时相骨扫描(triple phase bone scanning，TPBS)　静脉注射核素(通常为 ^{99m}Tc)5 秒、1~5 分钟和 3~4 小时后，分别观察血流显像、血池显像、延迟显影的改变，可见受累部位摄取核素显著高于正常组织，其诊断敏感性为 60%，特异性为 80%，优于 X 线检查，适用于早期局限型的病变或 X 线检查阴性者。

(二) 非影像学诊断试验

1. 温度记录法　温度记录法是一种测量血流，确定从身体发出热的变化技术，一个人处在疼痛情况的“热解曲线”经常表明对疼痛区域的血供改变，比身体在另一侧的相应部位表现不同的色度(异常苍白或紫色)，两个对称部位 1.0℃差异考虑具明显差别，如存在皮肤温度明显不对称的则更有意义，受累肢体可比未受累肢体温暖或较冷。其他热谱测定法可从测量人体表面使用特殊的红外摄像机，是一种非侵入性的诊断方法，在疑似病例使用最广泛。由于检测皮肤温度的异常变化取决于很多因素，热像图正常也并不意味着患者无此病症，而不正常可有助于诊断。

2. 出汗试验　异常出汗试验可有几种方法确定，受累的肢体涂在出汗部位粉末可发生颜色改变，但此方法不能对出汗程度量化。两种可使用的量化试验是静止的出汗排出试验和量化促汗神经轴突反射试验，这些量化出汗试验已表明与 CRPS 临床特征相关。

3. 电诊断试验　对有神经损伤的Ⅱ型 CRPS，可用肌电图测定，与周围单神经病变对比Ⅱ型 CRPS 可超出受累周围神经的分布。

4. 实验室诊断　目前无实验室测试可诊断该综合征。

主要依据临床表现，可作为主要诊断标准有以下特点，重和长期疼痛，肿胀、僵硬变色（血管运动障碍），其次有营养改变，骨去矿物质化，温度改变，手掌纤维瘤病。

国际疼痛研究学会（IASP）提出诊断标准：存在诱发有害因素或制动原因，持续性疼痛，异常性疼痛（由来自非疼痛刺激引起疼痛感觉）或感觉过敏与诱发因素不成比例。临床表现有：①水肿证明、皮肤血流改变或在疼痛区域异常促汗现象；②排除其他能解释的引起疼痛和功能异常的情况存在。根据 IASP，CRPS Ⅱ型（causalgia）诊断标准是：①存在持续疼痛、异常疼痛或在神经损伤后感觉过敏，不局限损伤神经分布区；②有一段时间水肿存在证明，皮肤血流改变或疼痛区域异常促汗活动；③排除其他能解释引起疼痛和功能异常的情况存在。

五、鉴别诊断

如下肢静脉栓塞或乳腺肿瘤扩散到淋巴腺引起肿胀，四肢疼痛。实际上，该病症可以是另一种疾病的组成部分（例如椎间盘突出，心脏病发作，腕管综合征等），诊断更为复杂。如症状蔓延到对侧肢体，因没有正常侧（对照）可作比较，可能更难以确定诊断，病症的展符合该病症的特点而更利于诊断。注意应与脑、脊髓和外周神经损伤及其重要疾病相鉴别。常需鉴别的诊断有：Reiter 综合征、腹主动脉瘤、原发性骨关节炎、骨髓炎（急性化脓性），慢性骨髓炎、手类风湿关节炎。其他考虑问题：痛性营养不良（algodystrophy）、弥漫性蜂窝织炎、弥漫性局部创伤、神经调节异常、假性营养不良、静脉炎、迁移性区域性骨质疏松症、手的硬皮病、Sudeck 骨萎缩、暂时性骨髓水肿、暂时性骨质疏松、暂时性髋关节骨质疏松、暂时性区域骨质疏松、血管损伤等。

六、治　　疗

CRPS 治疗总的策略是多学科的药物和物理及手术方法，成功治疗的关键在于早期诊断和治疗，晚期常很困难和致残。

1. 物理治疗　主要是累及肢体的脱敏，恢复运动和改善功能。虽有些患者在疾病的某一阶段，由于不能忍受触摸而无法行物理治疗，常采取防卫性避免使用或接触受累肢体。物理治疗是患者从小活动范围开始逐渐增加活动和受累部分的刺激，阶段性运动影像和镜像疗法可用于减少成人 CRPS Ⅰ型患者疼痛。也可在轻麻醉下活动肢体，但应小心勿损伤萎缩组织和防止骨折。理疗应根据病情阶段采用不同的治疗方法，如冷湿敷、热疗、蜡疗、星状神经超声疗法、针灸、电针等疗法，直接改善肢体活动功能。经皮植入电极刺激神经，可选择性地刺激较大的有髓神经感觉纤维，激发抑制系统而止痛。美国麻省总医院用植入电极法治疗 44 例中有 1/3 疼痛长期缓解，1/3 因局部瘢痕形成而疼痛复发。

2. 交感神经阻滞或切断术　局部麻醉阻滞：局部注射如利多卡因（lidocaine），常是第一步治疗，可反复注射。用于 CRPS Ⅰ和Ⅱ型患者上肢可封闭星状神经节以下的神经节。先注射生理盐水 2~8ml，如 15 分钟内无效可注射 1% 普鲁卡因（阻滞交感神经）5ml，如疼痛仍无缓解则可用 1% 普鲁卡因 20~30ml 行臂丛神经鞘内注射。下肢可用生理盐水、0.2% 普鲁卡因（交感神经阻滞浓度）、0.5% 普鲁卡因（感觉神经阻滞浓度）、1% 普鲁卡因（运动神经阻滞浓度）各 5ml 每隔 10 分钟进行硬膜外注射。根据 Andresen 等采用 CT 辅助胸交感神经阻滞是一个有效辅助疗法，并发症低。所有患者即刻感到疼痛缓解，在穿刺前后做患侧动脉彩色多普勒超声表明周围血流增加。若对多次交感神经阻滞有效，但作用时间短暂者，可考虑做交感神经切除。Shumacker 报道 34 例 35 个肢体进行交感神经切除，除 4 例有轻度后遗症外均治愈。Week 综合 6 个作者 231 例 RSDS 交感神经切除术疗效，有效率为 82%。用化学或射频方法做交感神经切除，很少报道能证明减轻患者疼痛症状。

3. 脊髓刺激　神经刺激器（脊髓刺激器）可经手术植入，减少直接刺激脊髓的疼痛，此装置电极可放在硬膜外或在中枢神经系统外神经上。有些实验证明通过阻断交感神经系统可加强患肢的血流。

4. 药物

(1) 最先应用的药物是胍乙啶，上止血带 20 分钟后局部静脉注入胍乙啶 20mg，使之中和去甲肾上腺素，12 例均取得满意疗效。Schultzer 等以利舍平取代胍乙啶进行交感神经阻滞，取得相似结果。Mckay 除胍乙啶外认为加用降钙素疗效更佳，鲑降钙素虽对交感神经阻断作用并不确实可靠，但可防止骨脱矿物质。Dellemijn 报道用静脉输注酚妥拉明进行交感阻滞，取得良好疗效。同星状神经节阻滞法相比，静脉输注酚妥拉明的敏感性低但特异性高。Mays 以 2mg 吗啡稀释到 7ml 生理盐水中行星状神经节封闭法，治疗 10 例患者，8 例完全缓解，7 例 2~8 个月内无复发。

(2) 糖皮质激素：皮质类固醇特别对那些拒绝或不能忍受交感神经阻滞疗法者有明显疗效，一般采用大剂量短疗程疗法，泼尼松 60~80mg/d，分 4 次口服，2 周后逐渐减量，3~4 周后停用。部分患者，需用小剂量泼尼松 5~10mg/d 长期应用以控制症状。Christensen 治疗 13 例患者，75% 症状改善。Kozin 治疗 17 例 RSDS，82% 疗效显著。

(3) 硝苯地平（心痛定）：是一种钙离子拮抗剂，可松弛平滑肌，增加周围血液循环，能对抗去甲肾上腺素的作用，不但可止痛而且可稳定血管运动。Prough 报道应用硝苯地平口服治疗 13 例确诊的 CRPS 患者，每次 10mg，3 次 /d，无效时可加量，有效后再服用 3 周停药。结果 7 例完全缓解，2 例部分缓解，1 例无效，3 例因不能耐受药物反应而停药。其他药物如阿米替林、酚苄明、普萘洛尔（心得安）、双磷酸盐等也有报道用于 CRPS 的治疗。

(4) 氯胺酮（ketamine）：是一种有效麻醉剂，对 CRPS 应用仍在实验阶段和存在争议。

(5) 其他药物：维生素 C、中枢作用的止痛剂、加巴喷丁（neuronin）、卡马西平（carbamazepine）。福善美（fosamax）可用于由骨质疏松引起疼痛。血管舒张药剂：哌唑嗪（prazosin）、特拉唑嗪（terazosin）、可乐定（clonidine）、胍乙啶（guanethidine）等。

5. 其他治疗　如松弛疗法和催眠可作为辅助治疗。侵入治疗方法因患者肢体敏感性，如针灸在 CRPS 患者应谨慎使用。

6. 手术治疗　最好适应证是有确定和定位的神经损伤，尚未出现自主神经的调节紊乱，使损伤神经从无血管的瘢痕组织中将神经外膜游离。

七、预后及预防

病变呈缓慢进展，晚期出现皮肤和皮下组织的萎缩与挛缩。可持续数周至数年。早期治疗 CRPS 在最初症状开始出现 3 个月内可取得好的结果，症状缓和。治疗延迟病变可迅速开展到整个肢体和引起骨、神经和肌肉不可逆转的改变。预后常不好，肌肉萎缩，失去功能甚至需截肢。

CRPS 的预防可采用下列措施：①消除和减少或避免发病因素，改善生活环境空间，养成良好的生活习惯，防止感染，注意饮食卫生，合理膳食调配。避免外伤；②注意锻炼身体，增加机体抗病能力，不要过度疲劳、过度消耗，戒烟戒酒。保持平衡心理，克服焦虑紧张情绪；③早发现、早诊断、早治疗，树立战胜疾病的信心，坚持治疗。对由于骨折原因引起的必须正确处理骨折部位固定与功能练习的关系，使肢体能早期活动，才能恢复正常功能。如已出现病症，需根据具体情况采用功能锻炼、物理疗法、药物治疗，或选用手术治疗等方式予以解决；④预防可服用维生素 C，Zollinger 等通过 427 例腕关节骨折患者服用维生素 C 的比较研究，认为每天服用 500mg 维生素 C 50 天可减少复杂性区域性疼痛综合征的发生率，但未得到对照研究证明。

第二节　关节僵直

由于各种原因造成关节活动丧失称为关节僵硬。包括纤维性僵硬和骨性强直。骨关节损伤后常见的并发症是纤维性粘连，故更确切地应称之为创伤后关节纤维僵直。关节僵直常发生在骨干骨折的远侧关节，如肱骨干和股骨干骨折后的肘和膝关节僵直等，关节内骨折脱位发生的关节僵直就发生在损伤关节的本身。骨关节损伤后的关节僵直，虽可发生在肢体各个关节，对功能影响最明显的是肘和膝关节，其创伤病理特点具有它的共性也有其不同的特点。发生的原因与原始损伤的严重性、骨折早期处理的方式、骨折复位后长期制动等有关。

一、创伤病理特点

1. 关节外因素 邻近关节的骨干骨折，肱骨或股骨的中下1/3骨折，骨折后长期超关节的制动，尤其是非功能位制动，由于骨折发生时的内爆作用，骨折的血肿与同时损伤的周围肌肉和肌腱等软组织，由于血肿机化和损伤软组织间的纤维粘连，长时间的制动并可发生肌腱挛缩。虽是关节外的骨折，由于骨折远侧关节内发生的浆液纤维素性渗出，也可导致关节内的继发性的纤维粘连。骨干骨折引起的骨与肌肉之间瘢痕粘连（图27-1），粘连的纤维带在与关节的屈伸相反的方向活动时就处于紧张状态，而在同一方向活动时即松弛。并可继发关节韧带纤维化和短缩，关节囊瘢痕化，肌肉（肱肌）瘢痕化，异位骨化，一般是无痛性。

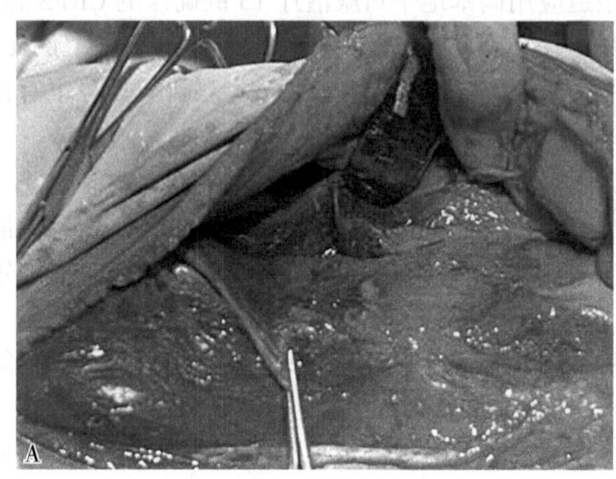

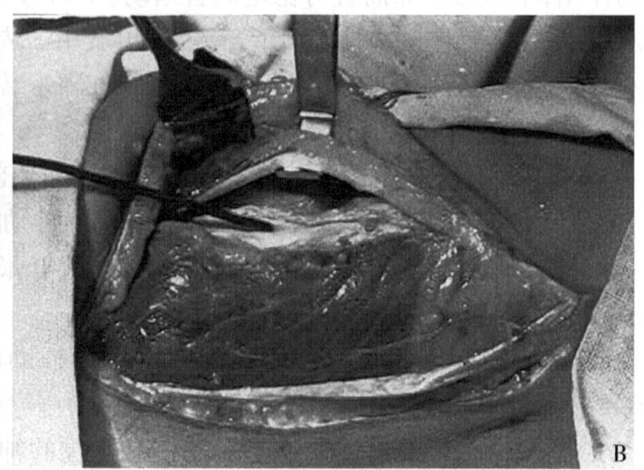

图27-1 肌肉与骨面的粘连带

2. 关节内因素 关节内骨折尤其是粉碎性骨折，发生骨折同时形成的广泛软组织（关节囊和韧带）损伤，若骨折得不到牢固的内固定辅以外固定，关节长期制动，关节内的浆液纤维性的渗出，血肿机化最终即发生纤维瘢痕粘连和关节囊增厚。此类型的关节内粘连，往往较关节外骨折形成的继发性粘连严重，关节囊和周围软组织也可发生挛缩。在膝关节周围或关节内骨折由伸直位屈曲到120°的过程中。股四头肌腱及髌骨均在股骨髁上滑动，当髌上囊粘连时则影响股四头肌肌腱的滑动。由伸至全屈位时则需下滑7cm距离。髌内、外侧支持带分别起自股内、外侧肌肌腱及髌骨沿髌韧带的内、外向下，分别止于胫骨上端内、外侧面上。屈膝时股骨内、外髁循髌内、外侧支持带前移转动。当膝关节长期伸直位固定后，支持韧带可发生纤维化和挛缩或与股骨髁发生粘连，像缰绳一样勒着股骨髁使之不能转动。除伸膝装置外，膝关节内其他结构的粘连也影响屈膝活动。膝关节的半月板随着关节运动而移动。屈膝时两个半月板均后移，伸膝则前移。在屈伸范围内，膝关节胫股关节呈半圆形的瞬时中心转动，当屈曲至较大角度时，胫股关节的接触点向前滑动，膝关节则以股骨后髁弧度的瞬时中心进行转动。膝关节后方关节囊与股骨后髁之间的间隙甚小，当后关节囊有粘连时，将妨碍股

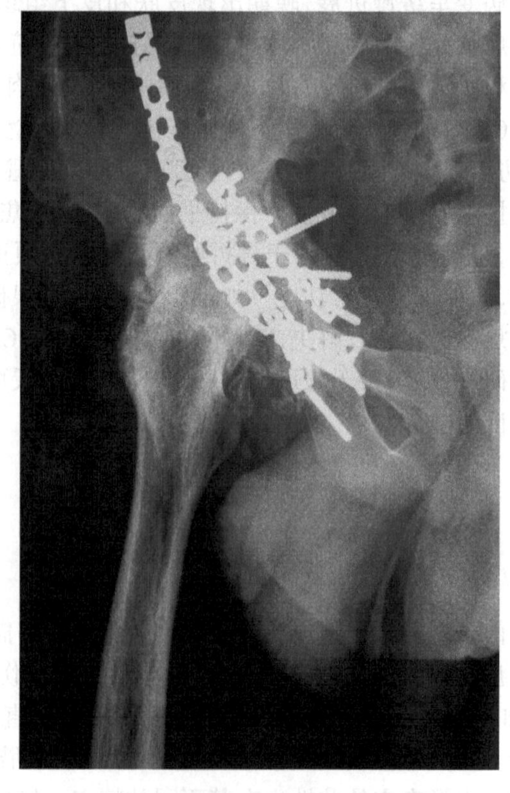

图27-2 髋臼骨折手术内固定后关节周围的异位骨化可引起髋关节活动障碍

骨后髁的滑动，致使膝关节屈曲受限。当前膝关节置换术日益增多，部分病例术后关节发生纤维僵硬，有作者报道在关节镜下行松解术，发现屈曲受限的主要原因是髌周和内外侧沟的粘连束带形成，镜下切除粘连束带被动活动膝关节，均获得良好的关节松解。对个别保留后十字韧带假体的伸直受限病例行后十字韧带松解，均取得满意效果。

3. 关节周围的异位骨化　严重的异位骨化块形成的骨挡或在关节外形成骨桥，影响关节的充分活动，也常是引起关节内粘连和肌肉挛缩，导致关节僵直的原因，常见于髋和肘关节（图 27-2）。

4. 关节软骨的退行性改变　由于关节长期的僵直，活动受限，关节软骨由于得不到正常生理应力的刺激和引起的滑液代谢障碍，即可发生软骨退变，关节内骨折由于原始暴力的损伤，关节面复位不平整，负荷轴线的改变均是引起关节软骨退变的重要原因（图 27-3）。

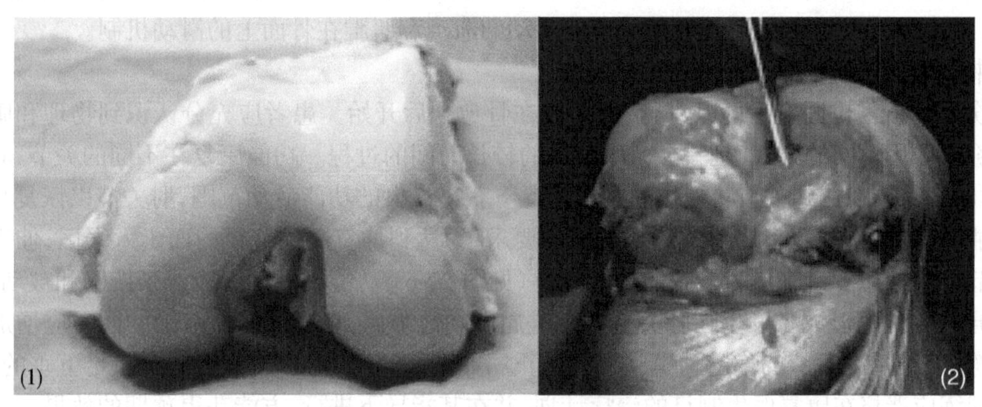

图 27-3　关节软骨的退行性改变

（1）正常股骨髁关节软骨；（2）关节软骨松解手术后见软骨明显退变

二、诊断和分类

关节僵直意味着关节功能障碍，可不同程度地影响患者的生活和工作，由于个体对各个关节的功能要求，与年龄、性别、工作性质等因素密切相关。一般来说肘关节的活动范围达到 30°~130° 能满足大部分活动需要，15°~140° 即可满足全部日常功能需要。若屈曲挛缩超过 45°，伸展活动丧失，将明显影响手的活动能力。膝关节在行走和跑步活动中，随行走和跑步的速度不同，所需要膝关节屈曲功能不同，慢步行走仅屈曲 30° 范围即可满足，而跑步时须达到屈曲 90° 以上。一般来讲，日常生活对膝关节活动的要求，可见表 27-1。

表 27-1　日常生活对膝关节的功能要求

活动	活动范围（从屈到伸）	活动	活动范围（从屈到伸）
行走	0~67°	坐位	0~95°
上楼	0~83°	系鞋带	0~106°
下楼	0~90°	举重物	0~117°

胫骨骨折后常见的是踝关节的背伸功能障碍，其原因常与后关节囊和跟腱的挛缩有关。

创伤后关节僵直的诊断并不困难，常有邻近关节的关节外或关节内骨折病史，僵直的关节有明显的功能障碍，临床检查判断的重要性在于发生关节僵硬的病变部位和程度，纤维粘连部位的肌肉和肌腱组织变硬，无松动感，若与皮肤也有粘连，在被动活动时局部可见有凹陷征，粘连的关节囊和周围组织（如膝关节周围的股四头肌腱的扩张部）与骨面间紧贴，髌骨的上下和左右的活动度明显受到限制，关节屈曲位与健侧相比，旋转活动也受限。X 线片常无骨性融合的改变，可见因关节僵直活动受限而有骨质疏松，B 超和 MRI 检查可有助于判断粘连的部位和程度。

关节僵直可因病变发生的部位和对功能的影响来进行分类，常可分为三类：关节内、关节外或混合型。

临床实践中发现单纯的关节外因素很少，即使是骨干骨折引起的关节僵硬，常不单纯是关节外的肌肉和肌腱的粘连，也会有不同程度的远侧关节内的纤维粘连和关节囊的挛缩，但病变严重性的主次不同，仍应认为是混合型，很少是单纯关节外型。Hotchkiss 依据累及的组织来分类如皮肤、肌肉、关节囊、软骨、骨的因素来分类，也有作者依影响运动障碍的特点屈曲或伸展，或两者均存在功能障碍，分成关节前、后和全关节挛缩类型。临床实践表明每一个具体患者的创伤病理特点，不能完全机械地按解剖部位来分类，各部位的严重程度不过是主次而已，应依据患者存在的问题，分析其创伤病理特点，才是临床诊断的关键。

三、治　疗

关节僵硬的治疗目的是恢复其原有的关节功能，治疗方法的选择应依据病理特点、关节软骨的变性程度、患者年龄和对关节功能的要求等因素来考虑。在损伤后首先应考虑非手术治疗，松解粘连带和挛缩肌腱，关节囊及其周围的组织，重新建立使关节能活动的肌肉和肌腱在骨面上的滑动机制。

（一）物理和康复治疗

应在伤后骨折复位固定后即刻进行，而并非在骨愈合后开始。患者应充分认识到物理和康复治疗需要在不同阶段采用不同的方式，是一个循序渐进的较长时间的过程。功能康复在不同的关节，其要求不全相同，基本原则是要在达到关节功能位的要求情况下获得最大的功能活动范围，肘关节以恢复功能范围内的屈伸功能为目的，以防患者为单纯追求美观的要求，为达到伸直肘关节目的而走入误区，伸直而不能屈曲的肘关节将会给患者带来更为严重的功能障碍（见图 27-6），功能康复期间应严禁按摩和被动牵伸，以防关节周围异位骨化的形成。发生在膝关节的常是屈膝功能障碍，在增加屈曲范围的同时应增加伸膝肌肉力量的训练，以维持膝关节的稳定。髋关节应防止屈曲挛缩畸形，而踝关节则应防止足下垂的马蹄畸形。因此康复训练应严格在康复医生制订的治疗计划，并在其指导下进行，方能获得预期的效果。

（二）手术治疗

创伤后肘关节僵硬治疗目的是恢复肘关节的功能范围（30°~130°），如非手术治疗无效，手术治疗的方式取决于关节软骨变性改变的程度，当无或仅轻度改变，可选择软组织松解术，使活动范围增加，当存在中度变性改变，关节清理包括骨赘切除、软骨修整和软组织松解仍可得到关节活动范围的增加。有严重变性改变，对肘关节要求功能低的老年患者可考虑全肘关节置换或关节成形术，而对年轻从事重体力劳动患者应慎重考虑。

1. 关节松解术　适用于关节面完整纤维性粘连病例，有人主张做小切口松解术，在关节部位做小切口，然后根据粘连的范围，用尖刀予以剥离，这仅适用于粘连较轻，范围又局限的病例，但有止血不彻底及松解不完全的问题，常是盲目性地操作尤其是在肘关节，有损伤周围神经和血管组织可能。病变以关节内粘连引起的关节僵硬，可在关节镜下松解，手术必须按步骤松解，松解过程中同时配合手法推拿，以增加活动范围，推拿同样勿使用过猛暴力，以防止发生并发症。关节镜下松解较常规的切开手术松解创伤小，在术后可早期进行功能锻炼，有利于最大限度地恢复关节活动范围。而以关节外粘连为主，关节内粘连为辅的粘连常就需切开松解。

(1) 手术松解的时机和目的：①骨折愈合且塑形完善后，若有关节周围异位骨化，必须在骨化成熟后经康复治疗，关节功能无进展可能，通常选择的时机是在伤后 1 年为宜；②取决于患者对功能的需求，因不同年龄、工作性质和性别对各自的功能要求并不相同；③将非功能位的关节僵直，转变为功能位并增加其功能活动范围。如肘关节在 >90°，膝关节屈曲位，踝关节跖屈位的僵直均是非功能位的僵直，虽关节仍保留一定的活动范围，但常不能满足日常功能活动的需求；④手术是以改善功能而并非是改善美观为目的，最关键的是肘关节应在达到功能位后，以增加屈曲活动范围。

(2) 手术松解术的要求：①肘关节松解入路选择，外侧入路可松解前或后侧，考虑有尺神经病变者可选择内侧入路，前侧入路不能松解后侧粘连，须游离神经血管。膝关节松解入路应从引起粘连的主要部位和原始切口进入，依据粘连的范围逐步延伸。术中应尽可能彻底松解粘连带：为使粘连的肌肉和腱性组织能在骨面上重新形成滑动机制创造条件；②术中手法推拿：以关节外粘连为主的股骨干骨折后膝关节屈曲功能障碍，在松解骨干粘连部分后，可在麻醉下推拿膝关节以松解关节内粘连，操作手法应轻柔防止伸膝装置的撕裂或骨折(如胫骨结节、髌骨骨折、股四头肌腱或髌腱的撕裂)。肘关节的推拿应特别注意长期处于 >90°关节僵直,因尺神经周围的粘连,屈曲推拿可由于粘连带的牵拉而引起尺神经的麻痹,通常应行尺神经前移术;③手术止血的重要性:术中应尽可能地不用止血带,因松解手术常因暴露和剥离纤维瘢痕组织,剥离范围广泛,血液渗出也多,术中严密止血对防止术后血肿形成极为重要;④尽可能不做肌腱延长成形,以避免影响早期功能锻炼。膝关节仅可因为松解术后,由于肌腱挛缩是影响屈曲功能改进的唯一因素时方可考虑,肘关节因屈肘障碍可适当做三头肌腱的延长,术后早期屈肘的活动范围常不超过肌腱延长的缝合张力,远期也不因延长三头肌腱而影响肘关节的稳定性;⑤手术后应置引流管充分引流,以防血肿形成。Gausepohl 等报道在 5 年内治疗 14 例,平均年龄 14 岁,儿童和青少年肘关节僵硬用单边的外固定器作肘关节闭合牵引方法,比手术松解方式取得更满意结果。这对发生粘连较松软的青少年关节僵直患者也是一种可选择的治疗方法。

(3) 手术后康复:术后康复与手术松解对改善功能具有同样的重要性。康复的重点应是恢复肌力,重建松解后的肌肉和肌腱组织,在骨面上形成新的滑动机制。①康复训练既要尽早,又要按步骤进行。肌力训练应在术后次日即开始,首先是恢复肌肉的收缩功能,增强肌力并利于下肢循环的恢复。48 小时拔除引流管后可在 CPM 上作关节活动(图 27-4),活动范围应逐渐增加,并辅以主动肌肉收缩,目的是使肌肉和肌腱在骨面上滑动,防止再粘连。活动次数并不要求很多,但要求活动范围达到预期的要求。肘关节的康复训练,国外常用可调静力型支具,分屈曲和伸直两种,分别用于伸直型和屈曲型挛缩,这种支具提供恒定的屈曲和伸直力量,迫使肘关节持续缓慢地屈曲和伸直,一旦有了进步,拉力就消失,并使肘关节保持在新位置,患者必须持续应用 20 周以上,睡眠时也不能间断,才会有稳定结果;②术后麻醉下推拿一般可在 3 周左右,伤口已愈合而创伤炎症反应消失,如活动范围无明显增加,比手术中达到的范围明显减小,可在麻醉下手法推拿改进活动范围。推拿手法同样须轻柔以防伤口裂开、肌腱断裂和骨折等并发症;③手术后康复时间和疗效:康复训练必须注意循序渐进的原则。过快和过猛的进展,常会再次增加创伤反应形成血肿,肘关节可引起骨化。一般这样的康复训练需坚持半年至 1 年左右。笔者在 58 例(59 膝关节)随访结果,屈膝功能比手术前增加 67°,少数病例主动伸膝减少 5°~30°,而被动仍可达正常范围,肘关节行松解术后(30 例)平均增加活动范围 30°,关节外损伤导致的关节僵直疗效明显优于关节内骨折患者。影响手术疗效的因素往往与下述因素有关:①原始创伤的严重性,尤其是关节内粉碎骨折患者,如笔者的病例中,膝关节内骨折后僵直患者松解术后平均增加屈曲范围仅 45°,关节外损伤可达 70°以上;②关节有退行性改变,关节僵直时间长,松解术前活动范围小,年龄在 40 岁以上疗效较差;③术中松解不彻底未能达到预期活动范围;④术后缺乏正确的康复训练指导,患者在出院后或因疼痛、或因训练不当而影响疗效;⑤术后出现并发症,如皮肤坏死、肌肉肌腱损伤等影响术后早期活动形成再粘连;⑥切除异位骨化再形成,尤其在肘关节术前存在有异位骨化者。

2. 关节成形术　适合肘关节屈伸功能障碍影响日常生活的需要,不从事体力劳动,为改善功能为目的老年患者,传统的关节成形术需作关节面的再造,在鹰嘴窝和肱骨远端间形成相吻合的对合面,桡骨头通常需切除。年轻患者的适应证是尺肱关节面损害超过 50%,修整关节面后可用阔筋膜覆盖等,一般

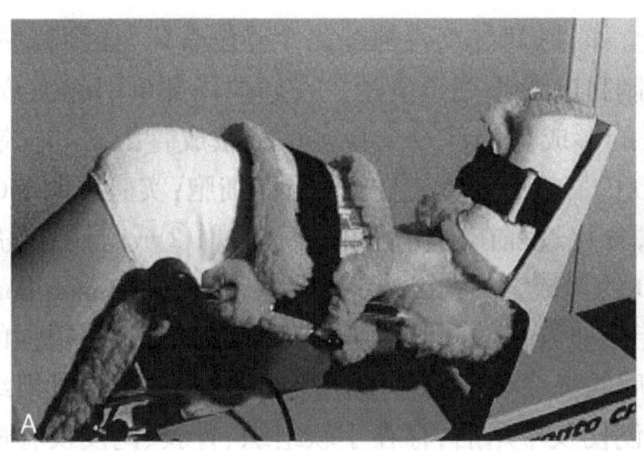

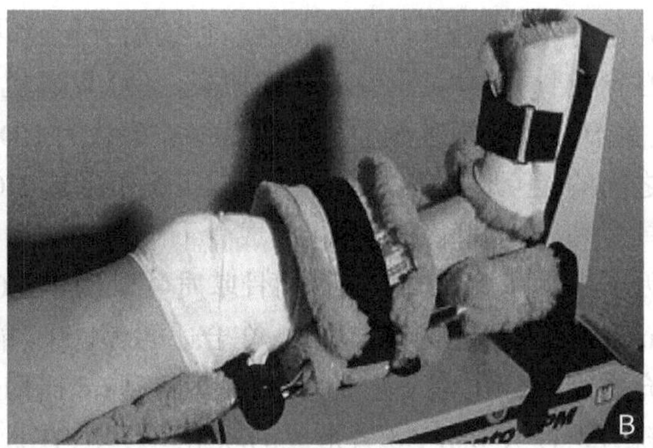

图 27-4　松解术后在 CPM 上活动膝关节

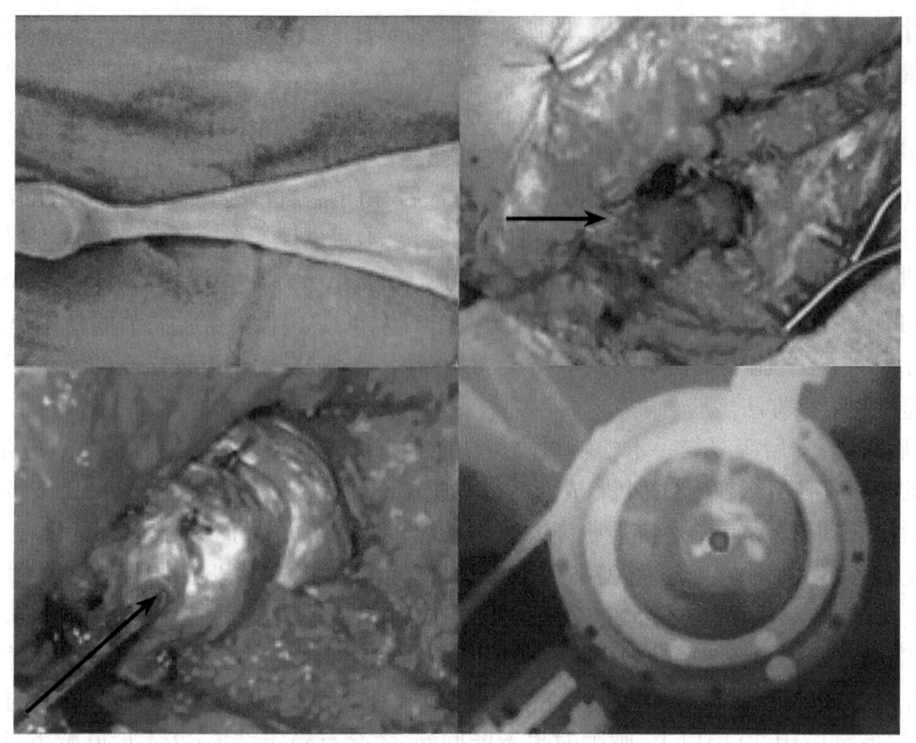

图 27-5 肘关节牵开骨端修整，阔筋膜覆盖骨面成型和动力外固定术

可考虑结合使用动力外固定器，允许关节牵开 3~5mm，关键是确保关节稳定性（图 27-5）。膝关节因是负重为主，传统的关节成形已不再使用。当前由于人工关节的进展，已替代了大部分既往使用的关节成形术。

第三节 异位骨化

关节周围异位骨化（heterotopic ossification，HO）是指在正常情况下没有生成骨组织能力的软组织里形成新生骨，常发生在关节周围，尤以肘和髋关节多见，也可称为关节周围骨化或关节周围新骨形成。关节周围骨化的病原学仍不十分了解。髋关节骨折尤其是 HO 是人工髋关节置换（THA）术后最主要的并发症。发生率为 15%~90%，其中症状性 HO 占 1%~27%，男性易发 HO，男：女为 42% ：21%（$P<0.005$），且男性形成的 HO 块较大，男：女为 2.69cm：0.79cm。

一、病 因

异位骨化的成因可分成三大类：创伤后异位骨化，如骨折脱位后；神经源性异位骨化，如颅脑损伤后；原发性异位骨化，如进行性骨化性肌炎。HO 发病机制目前尚不完全清楚。发病的局部可引起关节红肿、疼痛、关节活动受限甚至僵硬。Chalmers 等认为 HO 的形成与局部及全身多种刺激成骨因素和抑制成骨因素之间的相互作用有关。提出在软组织中形成 HO 的三个条件是：①成骨前体细胞：实验证明 HO 的形成是具多功能的间叶细胞分化为成骨干细胞的结果，分化过程在创伤后很早就出现；②成骨诱导物（又称诱导因子）：Urist 等发现了脱钙的骨基质可以诱导 HO 的形成，并提出骨形态发生蛋白（bone morphogenetic protein，BMP）是真正的诱导物质，在合适的环境中，能使非分化的间叶细胞开始分化。BMP 具很强的使原始间充质细胞分化为成骨细胞的能力。在局部损伤后的炎症反应和静脉淤滞的条件下，正常骨组织可向周围软组织释放 BMP；③骨形成的软组织环境：在骨创伤及手术后，存在于软组织、骨膜、内皮及骨髓中的多功能间叶细胞，局部软组织中的骨折块、出血、坏死肌肉，在相关因素的作用下，分化为成骨前体细胞，成骨前体细胞分化生长并形成 HO。其病理特征是早期表现局部肌肉坏死、出血，伴大量成纤维细胞增生。成熟 HO 与周围软组织分界清，切面呈白色光泽，出现典型的分层现象：内层的核心是能被 X 线穿透的软组织，包含大量增生的未分化的间质细胞，这些梭形细胞染色质丰富，有多形性细胞核，有时可见到有丝分裂，但细胞形态正常；中层有大量骨样组织及丰富的成骨细胞，并有许多纤细松质骨；外层有大量矿物质沉积，形成外壳，最后成为致密板样骨，可见成骨细胞与破骨细胞活动进行骨改建。导致异位骨化的危险因素包括血肿形成、广泛的手术剥离、延迟的手术干预和僵硬关节的暴力手法，临床中如在肘关节损伤与损伤严重性和不恰当的术后康复措施，如局部按摩、被动的牵拉密切相关（图 27-6），髋关节骨折尤其是在髋臼骨折与选择手术入路和过多剥离骨膜有关。

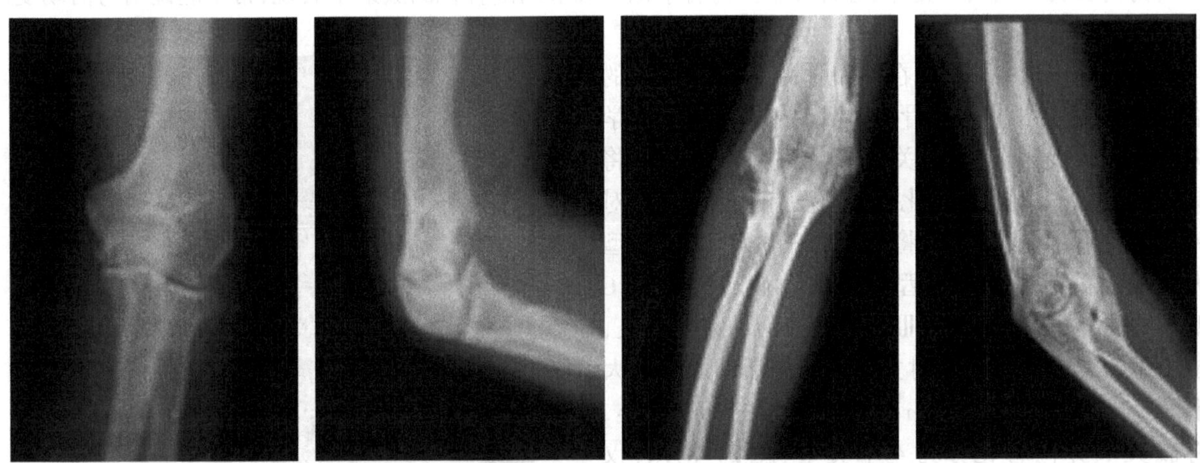

图 27-6　肘关节损伤后因按摩和被动牵拉在肘前方形成骨桥，僵直在伸直位

Forsberg 报道 1213 战伤患者发现异位骨化与是否存在脑部损伤和损伤的严重性密切相关，危险因素与年龄小于 30 岁、截肢、多发肢体损伤和损伤严重指数大于或等于 16 有关，战伤是明显多于和平时期创伤，与周身原因占主要地位。

二、临床表现和分类

进行性关节活动受限是 HO 最常见的症状，早期关节周围可出现炎症反应，如肿胀、发热、红斑等，需与深静脉血栓形成、蜂窝织炎、骨髓炎、脓肿或肿瘤相鉴别。晚期可引起关节强直，常伴有不同程度的疼痛。这些临床表现一般于损伤后 1~4 个月内出现，也有 1 年以后出现的报道，轻度患者不影响功能而无明显临床症状。

实验室检查：AKP 可以反映成骨细胞的活性，是检测 HO 的可靠指标，一般于损伤后 3 周开始升高，10 周达到高峰，可持续 5 个月，峰值达正常的 3.5 倍。AKP 并非 HO 的特异性指标，当 AKP 增高时最好同时做三相核素骨扫描以确诊。血钙水平一般正常或偏高，有时 HO 早期（1~3 周）血钙降低，但下降幅度不大。骨钙素于损伤后 10~20 分钟开始升高，但其对神经性 HO 诊断无价值。

X 线片早期无异常发现，随着病情发展出现不规则钙化影，密度逐渐增高，最后成为边界清晰、有骨小梁骨化影。放射学检查：普通 X 线片只有创伤 4~6 周后才能发现 HO。三相核素骨扫描（RNBI）是目前早期检测 HO 的最佳手段，可以判断 HO 活动性及成熟程度。静脉内注射 ^{99m}Tc 后于动脉相（Ⅰ相）、静脉相（Ⅱ相）、骨相（Ⅲ相）连续摄片。损伤后 2~4 周内Ⅰ、Ⅱ相即可检测 HO 存在，敏感率为 90%。4 周时Ⅲ相摄取率增高。当 HO 摄取率减少至与正常对照持平时，预示 HO 已经成熟。当摄取率从首次 3.0~5.0 降到 <2.0 或从首次 >5.0 降到 <3.0 时，HO 处于稳定期，此阶段一般为损伤后 7~12 周，此时手术切除 HO 复发率低。CT 与 MRI 检查：CT 可以明确 HO 的具体部位，与周围关节、肌肉的关系，有利于指导手术完整切除 HO。Bressler 用 CT 发现 14 例髋或骨盆 HO 与周围肌肉之间出现低密度组织，多位于臀肌之间或闭孔内肌与臀大肌之间。其中 5 例五年后低密度影仍存在，7 例低密度组织转变为 HO。此低密度组织为非成熟、

没有骨化的结缔组织，具有骨化潜能，几年后可以自然骨化。手术等创伤刺激亦可促进此类结缔组织骨化。因此手术切除 HO 时应参照 CT 将其周围低密度结缔组织一并切除，否则容易复发。HO 的不同阶段 MRI 呈现不同特点。HO 早期：T_1 加权上损伤处与肌肉同等信号；T_2 加权上损伤中心呈轻到中度不均匀高信号局灶影，密度比脂肪高，其周围组织广泛水肿，有时出现低信号环状影。HO 进展期：T_1 加权上损伤中心信号等于或高于周围肌肉，HO 周围出现低信号环；T_2 加权上损伤中心出现极高信号，周围组织极度水肿并有完整的低信号环。HO 成熟期：T_1 加权上损伤中心高信号，与脂肪同等密度，高信号周围存在低信号环；T_2 加权上 HO 外周及中央均为低信号。这些特征性表现并非在所有 HO MRI 中出现，但只要 T_2 加权上出现环形低信号带，HO 诊断基本成立。有人提出测定血清碱性磷酸酶和离子钙及锝 -99 扫描来协助诊断，并预测其发展和成熟程度，但对其可靠性仍有争论。关节周围骨化的放射学表现，常不能说明与活动受限的相关性。

异位骨化因主要常见在髋和肘关节周围，目前的临床分类，主要根据异位骨化对活动的影响和放射学影像上的改变来分类，肘关节 Hastings 和 Graham 将其分成三型：Ⅰ型异位骨化对活动没有影响。Ⅱ型对关节活动有部分影响，又将其分为三个亚型，ⅡA 型为影响肘关节屈伸，ⅡB 型累及前臂旋转活动，ⅡC 型影响屈伸也影响旋转。Ⅲ型肘关节活动完全丧失，位于鹰嘴窝或冠状窝对肘关节的屈伸活动影响最大(图 27-7)。髋关节 Brooker 基于放射学的标准分类，将髋关节异位骨化分为 4 个类型(图 27-8)，若仅根据正位 X 线片而定，显然非三维立体影像不够全面。如一些 X 线片分类为Ⅳ型“僵直”的患者，可能是不同骨块重叠的投影正位片形似骨桥，而临床检查仍有一定活动范围。因此僵直性骨化的确定诊断，需依据两个方位 X 线片和髋关节可动性的分析，为避免以前已存在的骨岛被认作为异位骨化，术后和术前的片子必须作比较。更确切的判断须作 CT 扫描(图 27-9)，但常易因存在内植物受到干扰。

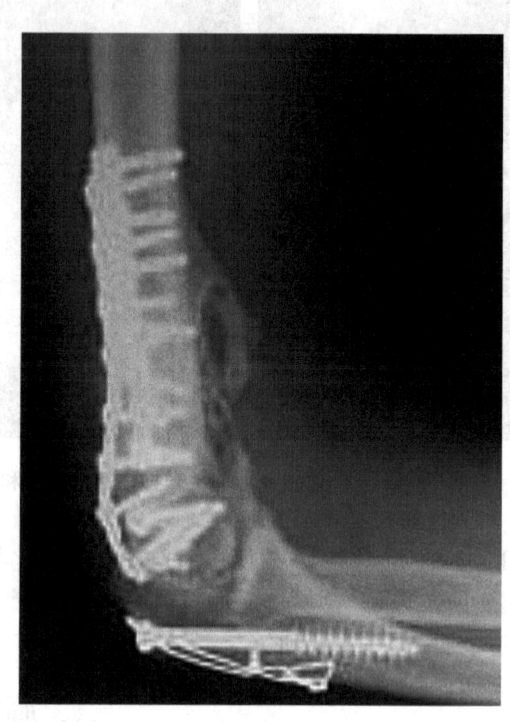

图 27-7 肘关节前方和冠状窝内形成异位骨化，影响肘关节屈曲活动

肘关节异位骨化在创伤后的发生率从 1.6% 到 56% 不等，随创伤严重性增加，伴随颅脑损伤可高达 89%，可引起功能损害或完全僵直。

三、治 疗

(一) 手术适应证

异位骨化重在预防，手术切除是解决严重异位骨化造成功能障碍的一种治疗方法，只有当影响了关节功能时采用手术切除，有的病例即使有明显的骨化，而活动范围仍很好，必须结合临床考虑手术适应证。

(二) 手术时机

近年来有文献报道强调早期治疗获得良好效果，认为延迟治疗可引起关节融合，但早期切除因无法确定切除范围，效果也不理想，也并不能阻止其发展，通常大多作者认为应在异位骨化成熟时切除，须由临床及 X 线片，或借助于检查血碱性磷酸酶、锝闪烁摄影等来判断。Pape 认为成熟时机的条件是：①局部无急性炎症的红、肿、热的反应；② AKP 正常；③骨扫描显示正常或接近正常。另外通过定量的系列骨扫描技术，可以正确地反映异位骨化的代谢活性，决定手术时机，并预测手术后异位骨化复发的可能性。大多数作者主张最少等到异位骨化形成 14 个月后进行手术切除，而组织学表明异位骨化是在 18

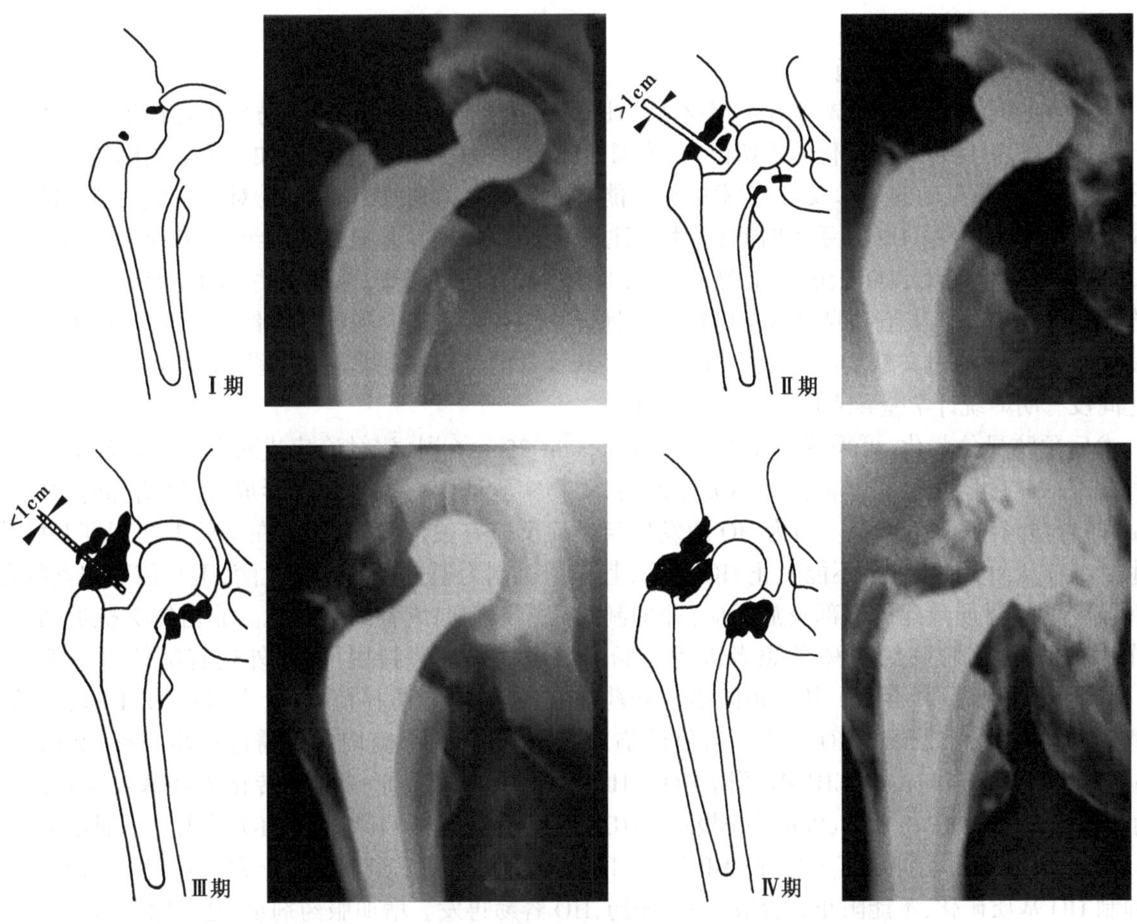

图 27-8　Brooker 的影像学分类

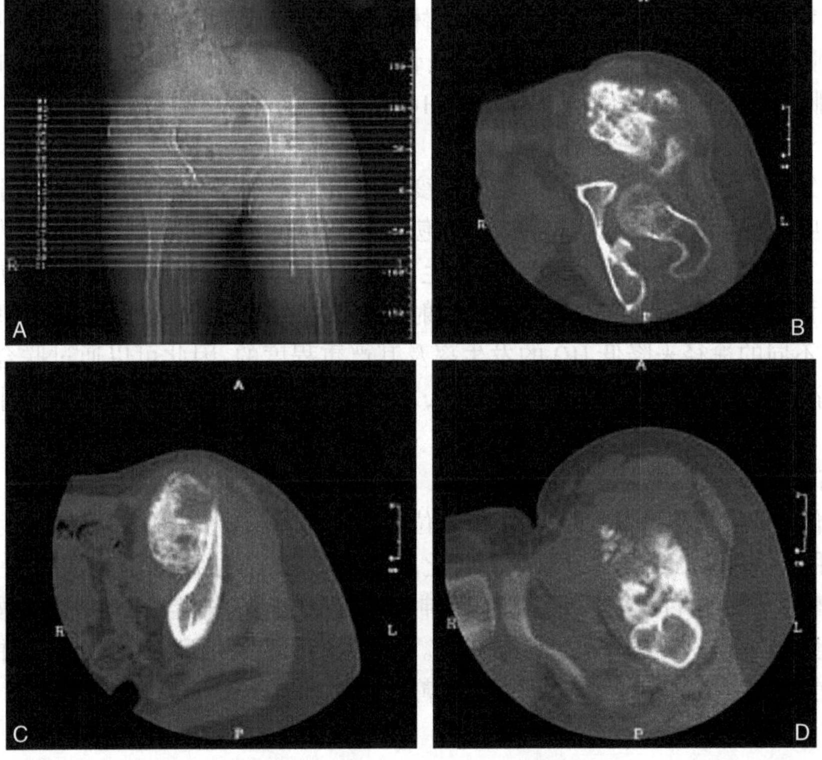

图 27-9　异位骨化的 CT 扫描

A. CT 显示左右髋;B. 通过上髂骨扫描;C. 通过髋关节;D. 通过近侧股骨

个月后成熟。

(三) 手术前后预防措施

术前 4 小时可进行一次放射治疗，手术后口服用吲哚美辛（消炎痛）可预防异位骨化复发。①术前应进行 CT 检查，以确定异位骨化的确切位置、范围、解剖关系和手术的危险性，如与关节周围的主干血管和神经关系等，选择正确的手术入路；②术中尽可能减少骨膜剥离和肌肉损伤；③对不造成关节功能影响的异位骨化块无需切除；④缩短手术时间；⑤术中注意无创操作，避免骨屑进入软组织；⑥对失活组织进行清创，术中用大量生理盐水冲洗伤口；⑦彻底止血；⑧术后放置伤口引流；⑨早期关节功能锻炼，也有预防 HO 的作用。但也有作者报道吲哚美辛在单独髋臼骨折并没有明显减少严重异位骨化的发生，而不建议预防性使用。Vavken 通过文献复习 1925 例患者，并经统计学的分析发现非甾体类药和放射治疗，在预防异位骨化间没有明显统计学差异或临床重要性差别。

术后预防异位骨化，可采用吲哚美辛（indometacin）25mg 6 周、放射治疗或两者并用对预防较重的异位骨化有效。吲哚美辛是非甾体类消炎镇疼药，动物实验证明有减少新骨形成，抑制哈弗骨（Haversian bone）的再塑，有碍骨折愈合。因为 HO 的发生与炎症反应有关，有作者建议在术后 1~2 天即开始给药；若术后 5~7 天开始给药，常不能阻止 HO 形成，其作用机制为通过抑制环氧化酶，阻止前列腺素的合成，从而改变触发骨质重建的局部炎症反应，并抑制间充质细胞向成骨细胞分化。非甾体类抗炎药的主要副作用为消化性溃疡，约 30% 的患者因为胃肠道反应而不能坚持用药，此外还有降低血小板凝聚功能，抑制创伤愈合及肾毒性。其他预防措施和药物有：①游离脂肪移植：部分学者认为 HO 切除后实施游离脂肪移植可有效预防 HO 发生。但目前临床应用例数尚少，确切效果需进一步观察；②四磷酸盐（ethylhydroxydiphosphonate，EHDP）预防 HO：EHDP 可以抑制非晶形磷酸钙转化成羟基磷灰石，从而阻止了骨基质矿化。1973 年 Nollen 首先报道 EHDP 可以有效预防 THA 术后 HO 形成。小剂量 EHDP 只能抑制晶体吸收，不能抑制其生长，EHDP 预防 HO 最低剂量为 20mg/(kg·d)，疗程为 6 周。然而 EHDP 只能抑制 HO 基质矿化，不能阻止其合成，一旦停药，HO 容易再发。增加服药剂量、延长服药时间并不能得到好的效果。鉴于 EHDP 治疗时间长、副作用大、药物昂贵、效果不确切等因素，目前已不主张用 EHDP 来预防 HO；③华法林（warfarin）预防 HO：骨钙素占骨中总蛋白的 1%~2%，占非胶原蛋白的 10%~20%，骨钙素的产生必须依赖维生素 K 的羧化反应，而华法林可以抑制维生素 K 的自身还原反应，阻止其参与羧化反应。因此，理论上讲华法林能够抑制骨钙素、骨基质形成及骨质矿化。Buschbacher 等回顾 227 例易发患者，其中服用华法林的 33 例均没有发现 HO，未服用者中 34 例（15%）在受伤后平均 12.5 周时发现 HO。

放射治疗的主要作用机制为离子射线，通过改变细胞核 DNA 来发挥对快速分化细胞的抑制作用。放射线可以阻止多功能间叶细胞分化为成骨的干细胞。大多数学者倾向于术后 24 小时内单剂量 6Gy 照射来预防 HO 形成。由于放疗的副作用较多，尤其对生育年龄的患者不适合，所以放疗的应用受到一定限制。使用方法为：术后 72 小时内给 100cGy，分 5 次照射，或依次照射 700cGy。药物、放疗联合应用：放疗与吲哚美辛是通过不同的途径来降低 HO 的发生率及其严重程度的，因此可以通过联合应用取得更好的效果，但放射治疗费用较高，仅在有高危因素患者，才使用两种结合的方法，应用在术中已取出骨化块的区域。

(四) 手术方式

依据主要骨化的部位选择手术入路，为了解异位骨化的血管与异位骨化的相关性，手术前可作动脉造影（图 27-10）用手术刀和剪刀细致地逐渐暴露骨化块，留有一薄层的组织，分离肌肉直至骨化区，用骨凿取出尽可能大的骨块（图 27-11），为不伤害周围的神经或支配肌肉的神经束，经常需要按步骤地取出骨化块。在取出所有骨化块后充分地灌洗和细致地止血。插入粗的引流管保证充分的引流，并留置 3~4 天取出。手术切除结合术前后的放射治疗，活动范围可有改善。

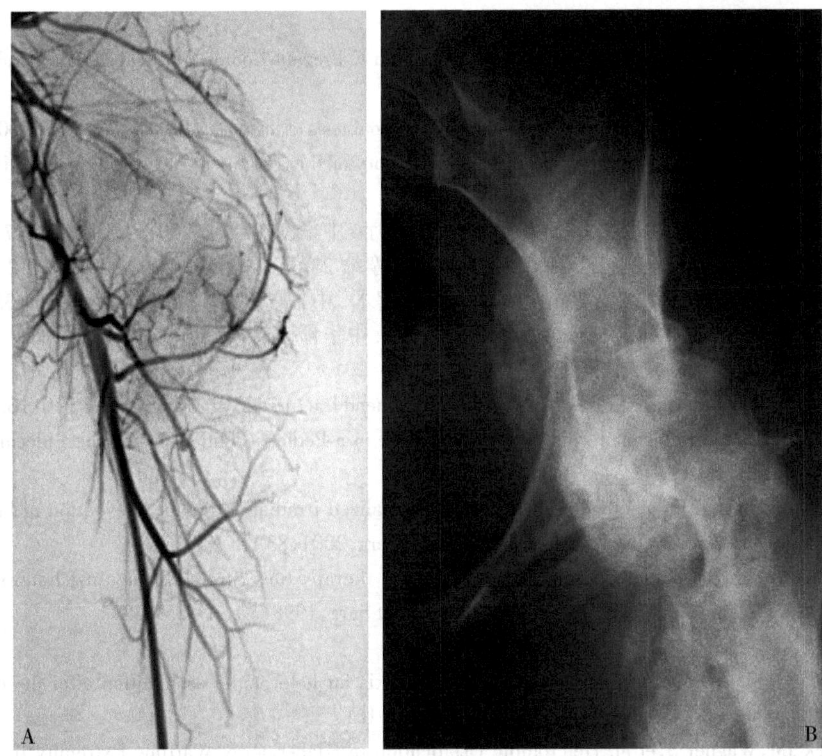

图 27-10　股动脉造影

A. 股动脉造影显示血管与异位骨化的相关性；B. X 线片显示异位骨化的范围

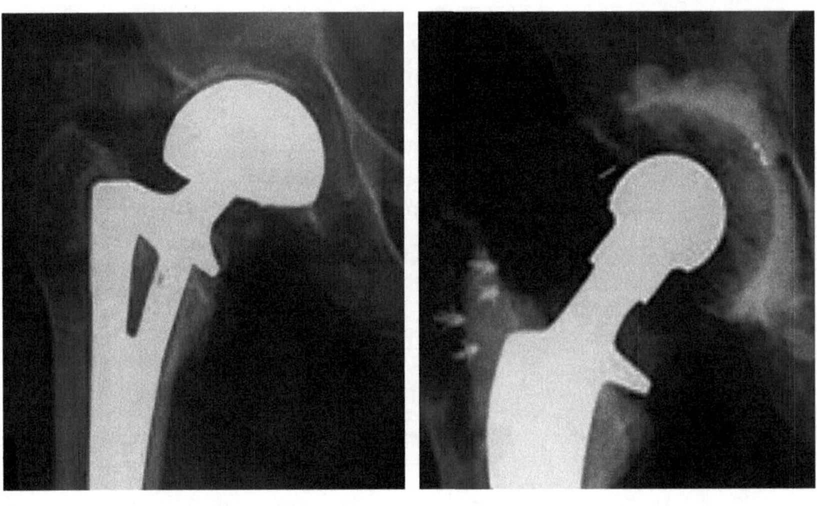

(1)异位骨化手术前　　(2)异位骨化手术切除手术后

图 27-11　手术切除后的影像学改变

（刘　沂）

参 考 文 献

1. Rockwood CA, Green DP, Bucholz RW, et al. Fractures in adult. 5th ed. Philadelphia: JB Lippincott company, 2001
2. Browner BD, Jupiter JB, Levine AM, et al. Skeletal Trauma. 3rd ed. Philadelphia, PA: WB Saunders, 2003
3. Rogers BA, Ricketts DM. Can Vitamin C. Prevent Complex Regional Pain Syndrome in Patients with Wrist Fractures? J Bone Joint

Surg,2008,90(A):447-448

4. Zollinger PE,Tuinebreijer WE,Breederveld RS,et al. Can Vitamin C Prevent Complex Regional Pain Syndrome in Patients with Wrist Fractures? J Bone Joint Surg,2007,89(A):1424-1431
5. Wang JH,Zhao JZ,He YH. A New Treatment Strategy for Severe Arthrofibrosis of the Knee. J Bone Joint Surg,2007,89(A):93-102
6. Mader K,Koslowsky TC,Gausepohl T,et al. Mechanical Distraction for the Treatment of Posttraumatic Stiffness of the Elbow in Children and Adolescents. J Bone Joint Surg,2007,89(A):26-35
7. 胡怀建,雍宜民,常棣芳,等.创伤后肘关节功能障碍的手术治疗.中华创伤杂志,2001,17(12):718-721
8. 杨丰真,姜正明,陆宸照,等.改良外侧径路治疗创伤后肘关节挛缩23例.中华创伤杂志,2001,17(2):123-124
9. 吴海山,李晓华,吴宇黎.全膝关节置换术后粘连的关节镜松解术.中华骨科杂志,2001,21(6):354-357
10. 张春礼,李明全,曾智侠.严重膝关节粘连的关节镜下松解术.中华骨科杂志,2001,21(5):311-312
11. 戴尅戎.现代关节外科学.北京:中国科学技术出版社,2008
12. Byrd JW. Elbow arthroscopy for arthrofibrosis after type Ⅰ radial head fractures. Arthroscopy,1994,10:162-165
13. Frost SG. Treatment of Complex Regional Pain Syndrome Type 1 in a Pediatric Patient Using the Lidocaine Patch 5%:A Case Report. Current Therapeutic Research,2003,64:626-629
14. Burd TA,Lowry KJ,AnglenJO. Indomethacin compared with localized irradiation for the prevention of heterotopic ossification following surgical treatment of acetabular fractures. J Bone Joint Surg,2001,83A:1783-1788
15. Moore KD,Goss K,Anglen JO. Indomethacin versus radiation therapy for prophylaxis against heterotropic ossification in acetabular fractures:A randomized,prospective study. J Bone Joint Surg,1998,80(A):259-283
16. 胡蕴玉.现代骨科基础与临床.北京:人民卫生出版社,2006
17. Karuna MA,Bosse MJ,Sims SH,et al. Indometacin as prophylaxis for heterotopic ossification after the operative treatment of fractures of the acetabulum. J Bone Joint Surg,2006,88(B):1613-1617
18. Forsberg JA,Pepek JM,Wagner S,et al. Heterotopic Ossification in High-Energy Wartime Extremity Injuries:Prevalence and Risk Factors. J Bone Joint Surg,2009,91(A):1084-1091

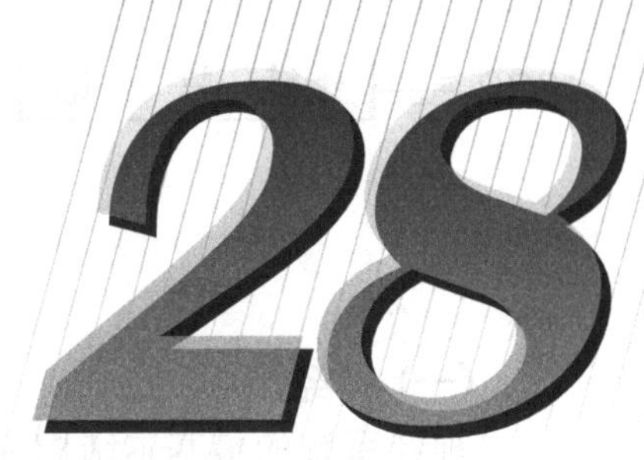

第二十八章 周围神经损伤

FRACTURES AND JOINT INJURIES

一、周围神经的显微结构……630
（一）神经元……630
（二）神经干……630
二、神经损伤后的退变与再生……631
三、神经损伤的种类……632
（一）神经断伤……632
（二）轴索中断……632
（三）神经传导功能障碍……632
四、神经损伤的原因……632
五、临床症状及检查法……633
六、神经损伤的处理原则……635
（一）闭合性神经损伤的处理……635
（二）开放性神经损伤的处理……635
七、神经损伤的修复……635
（一）神经松解术……635
（二）神经吻合术……635
（三）神经缺损的修复……636
八、移植神经的来源……638
（一）自体神经移植……638
（二）异体神经移植……638
九、影响神经功能恢复的原因……638
十、麻痹肢体的处理……639
十一、常见的神经损伤……639
（一）上肢神经损伤……639
（二）下肢神经损伤……658
十二、周围神经卡压综合征……662
（一）胸廓出口综合征……662
（二）肩部四边孔综合征……663
（三）桡管综合征……663
（四）前臂骨间背侧神经卡压综合征……664
（五）肱骨髁上骨突综合征……664
（六）旋前圆肌综合征……665
（七）前臂骨间掌侧神经卡压综合征……665
（八）腕管综合征……666
（九）肘管综合征……666
（十）腕尺管综合征……667
（十一）梨状肌综合征……667
（十二）股神经卡压综合征……667
（十三）腓总神经卡压综合征……668
（十四）跗管综合征……669

周围神经损伤是很常见的外科疾患，可以单独发生，也可与其他组织损伤合并发生。由于周围神经功能的重要性及其组织特点，神经损伤后，受该神经支配区域的肢体运动，感觉和营养均将发生障碍，患者功能往往很难恢复，甚至导致残疾。近年来随着显微外科技术的发展，周围神经损伤的治疗出现了新的突破和进展，周围神经修复效果逐步提高。

一、周围神经的显微结构

（一）神经元

神经系统的最基本结构为神经元。神经元包括神经细胞胞体及突起，后者又分为轴突及树突（图 28-1）。31 对脊神经的运动神经纤维发自脊髓前角内的运动神经元，感觉神经的一级神经元胞体位于后根的脊神经节内，自主神经细胞位于脊椎旁交感神经节内。神经细胞的突起构成神经纤维，连接到终末器官，感觉神经纤维接受末梢的刺激做向心传导，运动神经纤维将细胞冲动作离心传导（图 28-2）。

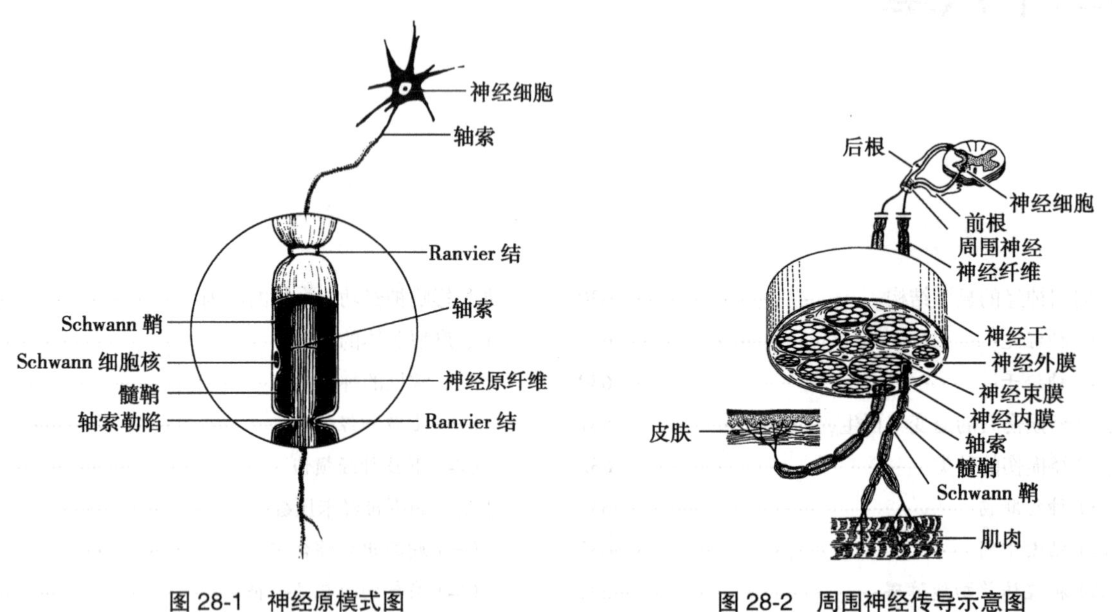

图 28-1　神经原模式图　　　图 28-2　周围神经传导示意图

神经元位于脑与脊髓之内的部分，为中枢神经；位于脑与脊髓之外的部分，为周围神经；二者相连，构成神经系统。脊神经的后根位于脊神经节与脊髓之间，虽在脊髓之外，但实质上具有中枢神经的特点。

（二）神经干

由神经纤维、支持组织及营养血管组成。

1. 神经纤维　神经细胞的突起形成神经纤维的轴索，轴索内含有原纤维（fibril）。轴索外包有一层髓磷质为髓鞘，其外层由 Schwann 细胞包绕成被膜，称 Schwann 鞘。这种纤维称有髓鞘纤维，如运动纤维、感觉纤维均为有髓鞘纤维。另一种，在轴索外无髓磷质鞘，直接被 Schwann 鞘包绕，称为无髓鞘纤维，如交感纤维属此类。

Schwann 细胞包绕在神经纤维外层，依次排列首尾相接，两细胞边缘相接处，将神经纤维缩窄呈环状，称 Ranvier 结或绞环，也就是两个 Ranvier 结之间有一个 Schwann 细胞，具有一个细胞核。Ranvier 结的间距不一致，粗大的神经纤维，其间距也较大（图 28-1）。初生时，大的神经纤维 Ranvier 结间距为 230μm，发育到成年人时，不同神经间距可增长 2.5~4 倍。在 Ranvier 结处，轴索可分出分支称侧支，一个神经细胞多的可具有 200 多条神经纤维。也就是一个运动细胞可支配 200 多个肌纤维。

神经纤维的粗细可由 1~18μm 不等，粗纤维传导速度较快（约 60~120m/s），细纤维传导速度较慢（约 0.3~1.5m/s）。

2. 支持组织　周围神经干内的运动、感觉及交感神经纤维，包裹在结缔组织膜内（图 28-3），神经干的最外层为神经外膜（epineurium），外膜上有些纵形弹力纤维，可使神经干经常保持在纡曲状态下，以便于关节屈伸活动，或缓冲外力牵拉。当神经干横断时，断端外膜回缩现象即证实此点。

神经外膜的结缔组织向神经干内延伸，形成很多间隔，将神经纤维分隔，形成神经束。结缔组织包绕神经束形成一个鞘，名神经束膜（perineurium）。神经束内包括有运动、感觉及交感神经纤维。一个神经干内神经束的大小及数目，在不同水平各不相同。在神经干内，神经束随着向远端走行可不断分支，然后再组合成束，如此再分支，再成束，形成神经内丛，贯穿神经干的全长。结果使神经干内的束型在不同水平变化很大，一个固定的束型最长不超过1.5cm。神经干越靠近端，神经束内的神经纤维越是混合性的，只有靠近末梢端，才逐渐形成以感觉或运动纤维为主的功能神经束。但是，神经束末梢内也常不是单一的纤维。如以感觉纤维为主的指神经内，仍包含有支配毛囊、汗腺的离心神经纤维；以运动纤维为主的肌支内，也包括有传导肌肉、肌腱、骨关节感觉的向心神经纤维。

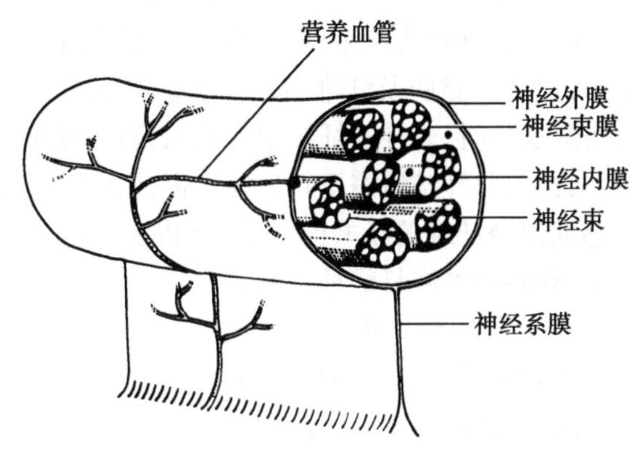

图 28-3　周围神经断面示意图

神经束膜的结缔组织向束内延伸，分隔并包绕神经纤维，形成神经内膜（endoneurium）。神经内膜紧贴神经纤维的Schwann鞘，当神经损伤发生退变时，神经内膜所形成的微形管不消失，以保证神经再生的通道。

神经干的张力及弹性决定于支持组织的多少，神经束越多，束间组织及被膜也越多，神经干就较耐受牵拉、磨损。近脊神经根处，结缔组织较少，受牵拉后，神经纤维易遭损伤。

3. 营养血管　神经干的营养血管从神经系膜（mesoneurium）进入，主支在神经干表面沿纵轴行进，然后分支深入，分布在束间及束内。神经系膜静脉，有的与动脉伴行，有的与动脉相距较远。神经干通过外膜、束间及束内构成的三维立体血管交通网，其血供丰富，当神经干仅一端相连时，其营养的长度可达1∶42，即神经干外径为5mm，远端20cm处仍有血供（传统皮瓣长宽比例为1∶1.5）。即使如此，做神经修复游离神经断端时，应注意保护神经系膜，将系膜尽量带在游离的神经干上，以减少损伤营养血管的机会。

二、神经损伤后的退变与再生

周围神经断裂后，断裂处远段的神经，在3~4天内发生华勒退行性变（Wallerian degeneration），即轴索及髓鞘先后崩解成碎片。约5天后出现吞噬细胞，将崩解的碎片吞噬、消化、清除掉，只留下中空而塌陷的Schwann鞘。随后，Schwann细胞核变大，胞质增多，又使塌陷的Schwann管变粗。此种退行性变化，遍及断裂的神经远段。为神经纤维的再生提供通道。

神经断裂初期，远段内未发生退行性变时，神经纤维仍有传导作用；发生退行性变后，则传导作用消失。在损伤早期，在退行性变进行时，神经内出现早期炎性反应，神经干肿胀稍粗，待反应过后髓鞘塌陷时，神经鞘萎缩变细；Schwann细胞肥大充盈Schwann鞘后，神经又可恢复原来的粗细。

假若神经远断端未与近断端缝合，由于Schwann细胞及支持组织中的成纤维细胞增生，可形成球形膨大的断端。

神经近断端同样发生华勒退行性变，但只限于数个Ranvier结范围内。整齐的切割伤，逆行退行性变的距离较短；牵拉、压轧伤，退行性变距离稍长。神经断裂后，与断裂神经纤维相连的细胞一般无明显变化；若损伤断裂处离脊髓太近，有时神经细胞可溶解崩溃。神经近断端若未与远端吻合，由于纤维组织增生，其中包埋着大量的再生神经纤维，形成球状膨大，又称假性神经瘤。因为有大量再生神经纤维，神经近断端的膨大较远端更为明显。断裂的神经如未修复，时间过长，由于失用，近端神经纤维可以萎缩变细，传导速度减低。肢体截除后，在中枢神经的相应部位也可发生萎缩。

断裂的神经修复后，两断端的成纤维细胞及Schwann细胞增生，以远断端较为活跃，生长较快，将断端的支持组织连接愈合，沟通Schwann管，近端的神经轴索开始再生，长入远端。有的轴索长入Schwann鞘，有的长入间质内，随着时间的延长，越往远端生长轴索数目越少。长入每个Schwann鞘的轴索不只一条，有的逐渐生长成熟，有的逐渐萎缩消失，原来有髓鞘的轴索，长入Schwann鞘后，可以再生髓鞘；原无髓鞘的纤维则不再生髓鞘。神经修复对合得越准确，长入Schwann鞘并到达终末的轴索越多，功能也恢复越好。

但无论修复多好，最后生长成熟时，神经纤维的直径及数目均较正常者小且少。新生的神经纤维遇冷则生长及成熟较慢，理想的温度是稍高于体温。

肌肉失去神经支配后，很快发生萎缩，随着时间延长，肌横纹逐渐消失，间质组织逐渐增多，最后肌纤维消失，代之以脂肪及纤维组织。轴索退变后，肌纤维中的运动终板至少可保存一年，以后逐渐消失。神经损伤修复及时，若神经纤维很快长入终板，功能可迅速恢复。若时间延长，终板的入路受阻，或终板已消失，轴索长入肌纤维后需重新形成终板，则功能恢复将推迟。

感觉神经纤维的终末接受器，如 Pacinian 和 Meissner 小体，神经伤后 9 个月仍可找到。延迟数年的神经修复，有的仍可恢复感觉功能。

神经纤维的再生速度，每天约 3mm。但断裂的神经修复后，吻合端有愈合的过程，再生的神经纤维通过吻合点到末梢的运动终板或感受器时，生长及成熟过程均有延缓，所以从神经修复到恢复功能计算，神经纤维的生长速度平均每天 1~2mm。

三、神经损伤的种类

根据神经结构的损伤情况及创伤病理改变，分为三类：神经断伤（neurotmesis）、轴索中断（axonotmesis）和神经传导功能障碍（neuropraxia）。

（一）神经断伤

神经完全离断，或外观连续性虽未断，但神经内有瘢痕间隔，阻挡神经纤维的自然再生。常由切割伤、牵拉伤、神经内或其附近注射有害药物、缺血等原因致成。需经手术修复，才有恢复功能的可能。

（二）轴索中断

损伤处轴索及髓鞘失去连续性，损伤处远段神经纤维发生退行性变。但由于 Schwann 鞘及神经支持组织，如各层神经膜等未断，再生的轴索可沿原路长入末梢，功能恢复较快，质量较好，一般不需手术治疗，但有时需做神经松解，以利于神经纤维的再生。在有些情况下，如闭合性骨折伴有神经损伤，在早期很难鉴别是轴索中断或是神经断伤，需密切观察在一定时间内有无恢复现象，以逐渐明确诊断。

（三）神经传导功能障碍

又称神经失用症。神经暂时失去传导功能，可持续数小时、数天或数月，以后逐渐自行恢复。有时有轻度损伤，如局部压迫等，有时无明显外伤史。高速弹片从神经附近通过时，多可发生传导功能障碍。动物实验发现在此种损伤中有局限性失髓鞘改变。临床表现运动功能障碍明显，感觉丧失多为不完全，可能与运动纤维较粗易受累有关。

四、神经损伤的原因

了解各种损伤的特点，对确定诊断、决定治疗及预后均有直接关系。

1. 切割伤　锐利物所致的神经损伤，无论完全离断或不完全离断，均属神经断伤。只要造成神经功能障碍，早期即应做修复。

2. 弹伤　当高速枪弹穿过组织的一刹那，产生组织内压力。若从神经附近通过，即使没有直接贯穿神经，也可因牵拉作用而损伤神经，致神经传导功能障碍或轴索中断，甚至晚期形成神经内瘢痕。无论神经完全或不完全离断，因在早期不易决定损伤范围，应留做二期修复。

3. 牵拉伤　周围神经的张力强度（tensile strength）较大，但弹性较小，牵拉后容易造成神经内损伤，如臂丛神经损伤较常见。轻者可致成神经传导功能障碍或轴索中断，重者可使支持组织损伤或神经断伤。前者多可自行恢复，后者由于损伤多较广泛，不宜早期修复，二期修复也较困难。

4. 压迫伤　轻的神经压迫，可有麻痛、肌肉无力等症状，压迫重者可致轴索中断或神经内瘢痕形成。临床常见的情况如止血带麻痹、胸腔出口综合征、肘部外伤后尺神经受压、腕管综合征、梨状肌综合征、跖管综合征等，以及骨折外固定物直接压迫神经所引起的。如能及时解除压迫原因，症状多可自行缓解。

5. 缺血性损伤　周围神经较肌肉耐受缺血，单纯的神经缺血性损伤不常见，多因其周围肌肉发生缺血性坏死，瘢痕形成，而继发神经损伤。严重的病例，神经本身可变成纤维索条。另外，神经完全缺血 8 小时，可发生不可逆的损害。前臂肌肉缺血性挛缩常伴有正中神经及尺神经的缺血性损伤。

6. 电烧伤 电流击伤，损伤组织较深，常伤及神经。神经受损范围多较广泛，有时甚至波及脊髓。如不能自行恢复，手术也常不可能修复。

7. 放射线伤 深部治疗用的大剂量放射线可产生周围神经损伤，病变发展缓慢，常在数月、数年后逐渐出现症状。神经可沿纵轴产生神经内瘢痕。如周围组织也烧伤，同时可有外在瘢痕压迫神经。此类病例症状逐渐加重并出现剧烈疼痛，即使做神经松解，也难以取得好的效果。对已出现功能障碍者，再做神经松解时，术后有可能出现残留功能丧失。临床观察提示：局部皮瓣或肌皮瓣转位覆盖损伤区周围神经，并不能最终改善神经损伤症状，神经损害症状仍会逐渐加重直至功能完全丧失。采用激素局部封闭可取得短暂的效果。

8. 化学药物损伤 如在神经附近或神经内注射对神经有损伤性的化学药物，可致成不同程度的神经损伤，若将一段神经完全破坏，形成瘢痕，须行手术截除，并做神经修复。

9. 无菌性炎症可造成神经干自发断裂 近年来临床上多见，此病也叫臂丛神经炎或疼痛性肌萎缩。部分患者发病后可出现桡神经、正中神经、前骨间神经等自发断裂。有文献认为其发病机制为自身免疫性疾病。

五、临床症状及检查法

1. 运动功能障碍 神经损伤后，其所支配的肌肉即发生麻痹，数周后可见肌肉萎缩。临床上可见到各种体位畸形，如桡神经损伤后的垂腕、垂指畸形，尺神经损伤后爪形指畸形，正中与尺神经损伤后的扁平手畸形，腓总神经损伤后的垂足畸形等。如果未及时采取适当措施，让患肢长时间水肿，关节长期处于畸形位置，缺乏被动活动及控制在功能位置，时间过长后将发生继发畸形，如肌肉挛缩、关节固定畸形或关节脱位等。

检查肌肉是否麻痹，不能单纯以关节活动功能为依据，例如肱二头肌（肌皮神经）麻痹时，患者可以利用肱桡肌（桡神经）、旋前圆肌（正中神经）来屈肘。屈腕肌麻痹时，利用屈指肌也可以屈腕。正中神经损伤，外展拇短肌及对掌、拇指肌麻痹时，利用尺神经支配的屈拇短肌也可以使拇指外展。所以要确切地了解肌肉的麻痹情况，除检查与肌肉有关的关节活动功能外，还应采用观察和扪触的方法，仔细检查每个肌肉肌腱的收缩情况。

肌力检查分为六级（Lovett 方法）：

0 级：肌肉完全无收缩，肌腱张力无变化。

1 级：可扪到及看出肌肉收缩及肌腱张力增加，但不能使关节产生运动。

2 级：排除肢体重力，肌肉收缩可使关节主动活动，且活动可达正常范围。

3 级：抗地心引力，关节可主动活动至正常范围。

4 级：抗地心引力及检查者所加给的一定阻力，关节可活动至正常范围。

5 级：正常肌力。

检查肌肉功能时，应注意区别一些补偿动作或假象等，以免混淆诊断。如手的骨间肌麻痹时，利用屈、伸指肌可产生类似并指、分指的动作。桡神经麻痹时，用力屈腕，可相对地增加麻痹的伸指肌的张力，而产生像是伸指的动作。腓总神经麻痹后，用力屈趾后突然放松即产生似有伸趾的动作。利用肢体重力，可使关节产生屈伸动作，如肱三头肌麻痹后，可利用前臂及手的重力来伸肘。

2. 感觉功能障碍 每个感觉神经在皮肤上有一定的分布区域范围，且互相重叠，没有重叠的部位，称单一神经分布区。如正中神经感觉支分布在桡侧三个半手指上，尺神经感觉支分布在尺侧一个半手指上。但正中神经损伤后，只有示、中指远端一节半手指感觉完全丧失，正中神经分布的其他部位只是感觉减退。也就是说，正中神经感觉支虽然分布广泛，但其单一神经分布区只有示、中指远端一节半手指。同样原因，尺神经损伤时，只有小指远端一节多的感觉完全丧失。桡神经损伤时，只有拇指蹼背侧一小块皮肤感觉完全丧失，上述区域也叫神经的绝对感觉支配区。

一个神经损伤后，初期感觉丧失区较大，可能由于附近未受伤的神经末梢发生暂时抑制作用的关系。数天后感觉消失区迅速缩小，直至缩小到单一神经分布区的范围，后者需待损伤的神经修复后逐渐恢复。

感觉功能包括：痛觉、触觉、温度觉及实体感觉等。特别是手部，感觉非常灵敏，一旦神经损伤，即使修复非常理想，恢复也很满意，感觉功能也很难恢复到原来正常的程度。

检查感觉功能时，医生要非常耐心，患者要充分合作，无论检查者或被检查者，都要尽量做到客观。①检查痛觉：用的针如果过于尖锐，容易刺破皮肤；过于圆钝，检查结果不易与深部感觉相区别。二者都会影响检查结果，所以针的锐度应适宜。检查时从感觉消失区向四周检查，所得感觉障碍的范围较确切；②检查皮肤触觉：宜用棉毛或软毛刷，而不用较粗重的物件做检查，以免所得结果与深部感觉相混。

(1) 两点区别试验：能说明触觉及痛觉功能，能代表感觉恢复的程度，在手上做此试验很有用。手部正常的两点区别能力在儿童约为 2mm，在成年人约为 4~6mm。指端两点区别能力较强，越靠近端越差。

(2) 拾物试验：用患手从桌面上拾起小物，如硬币、螺母、曲别针、大头针等。首先在直视下操作，然后再在没有视觉的帮助下重复操作。这能代表手的感觉及运动的综合功能。

(3) Tinel 征：沿损伤神经的主干走行进行叩击，在该神经的感觉支配区出现放电样麻痛或蚁走感。1915 年 3 月首先由德国生理学家 Paul Hoffmann 描述，1915 年 10 月法国著名的神经病学家 Jules Tinel 也发表了相同的研究论文，二者的研究互不知情。Tinel 征多用来判定周围神经损伤的部位及神经再生情况。但是对于判定周围神经损伤后神经纤维再生的速度以及质与量均存在争议。由于 Tinel 征主要是由细小的无髓感觉神经纤维所诱发，即便很少的无髓感觉神经纤维长到损伤区以远，也可诱发出 Tinel 征，因此，理论上难以用来判定神经再生的质与量。但作者在临床研究中观察到，神经修复后吻合口处及以远 Tinel 征强阳性，以及 Tinel 征向远端前进的速度超乎寻常的快，往往提示神经再生不良或神经吻合口周围瘢痕多以及局部软组织水肿，如果始终这样发展下去，最终的结果往往是神经恢复不理想。而叩击神经吻合口的部位及以远有 Tinel 征出现但患者反应并不强烈，甚至麻痛症状似有非有，但随着时间的延长逐渐向远端前行，往往提示神经再生的质量比较好，最终功能恢复比较满意。若 Tinel 征沿神经干前进的过程中停滞不前，说明神经纤维再生受阻。若叩击神经损伤处或吻合处 Tinel 征为阳性或出现感觉支配区放射性疼痛，而远端无反应，说明吻合口断裂或局部神经瘤形成。Tinel 征可用来判定神经损伤的部位、初步判定神经修复后神经纤维再生的质与量，并可用于判定神经纤维的错长。如正中神经修复后，当触及示指末端，患者会出现示指麻木(实际上亦是 Tinel 征)，如果同时出现拇指麻木，说明正中神经内原来支配拇指的部分感觉神经纤维错长到示指，即感觉与感觉神经纤维错长；同样，当挤压鱼际肌，中指出现麻木，说明正中神经原支配中指的感觉神经纤维错长到鱼际的支配神经中去，即感觉与运动神经纤维错长(感觉神经纤维游离在肌纤维之间，但不会形成有效的终板)。

3. 自主神经功能障碍　自主神经到皮肤上的纤维与感觉纤维分布相同。主要管汗腺的分泌和血管的舒缩，感觉消失区与无汗区相符合。神经中断后，其所支配的区域出汗停止、皮肤干燥、脱屑、皮肤纹渐变平、光滑发亮，指甲发弯、出现横嵴。在神经损伤初期，由于失去神经控制，血管舒张，支配区发热、发红或发绀，以后皮温逐渐下降，至 2 周左右降至稍低于正常皮温。

检查出汗情况，可帮助判断神经损伤及再生情况，在儿童更为有用。

检查出汗情况的最简单而实用的办法是用手触摸或用眼直接观察。用手触摸时，检查者首先将自己的手擦干，再检查患手，有汗者为黏涩感，无汗时为光滑感。用眼观察需在光线较好的地方，必要时用放大镜看，若出汗，可在皮肤纹内看到亮点。用淀粉和碘的检查方法可清楚地观察到有汗区和无汗区。将检查区涂布碘液，待完全干燥后再撒布上淀粉，出汗区渐变紫色。

茚三酮试验(ninhydrin test)检查指端出汗情况较方便，且可保留记录，将患指按在印纸上，印纸遇汗液，经过处理可呈现紫色指纹。

4. 肌电检查　用灵敏度很高的肌电图机，将神经及肌肉兴奋时所发出的微量生物电引出、放大，并描记下来，用以检查下运动神经元疾患及肌病，并测定神经传导速度，称为肌电检查。

在周围神经损伤中，可用肌电检查协助临床进一步诊断及判断预后：

(1) 协助鉴别周围神经损伤与脊髓前角疾患所致肌肉麻痹。

(2) 当神经根受压时，可分别检查所支配肌肉的肌电反应，以确定受压的神经根及受压范围。

(3) 如周围神经损伤程度临床诊断不清时，肌电检查有助于确定损伤程度、范围和指示预后。

(4) 神经修复术后，观察神经再生及功能恢复情况。

(5) 神经传导速度的测定，可协助临床鉴别诊断。当神经轴索中断时，传导速度减慢或不能传导。但在脊髓前角细胞病变、肌病、癔症等病例中，神经传导速度无改变。还可协助诊断周围神经损伤的程度和部位。神经部分损伤，则传导速度减慢；若为完全横断，则丧失传导。在损害部位以远，根据伤病程度，传导速度明显减慢或丧失。损害部位以近，传导速度无明显改变。

六、神经损伤的处理原则

根据神经损伤情况，采取手术或非手术治疗。

(一) 闭合性神经损伤的处理

闭合性神经损伤，多为牵拉伤，可致成轴索中断或神经断伤。闭合性牵拉伤，以臂丛神经最常见。损伤早期一般不做探查手术，密切观察有无功能恢复。上干损伤恢复机会较多，中干及下干损伤，恢复较为困难；肩关节以下骨折、脱位并发神经损伤，一般多可自行恢复。当怀疑神经有可能嵌入骨折端间或脱位的关节内时，应行探查手术。当骨折或脱位本身需行手术治疗，应同时探查损伤的神经，并做适当处理。髋关节脱位合并的坐骨神经损伤，多为单纯牵拉伤；如脱位同时有髋臼严重骨折，神经有可能嵌夹在骨折片中，必要时应行探查手术。股骨中段骨折，在少数情况下可损伤坐骨神经，最好早做神经探查；膝关节脱位所致神经损伤，如伴有血管损伤，亦应同时探查处理。

(二) 开放性神经损伤的处理

开放性神经损伤大致可包括切割伤、撕裂伤、弹伤等。

1. 锐利物切割伤断裂较整齐，无论完全离断或部分离断，早期均应修复。如果是部分损伤，患者就诊又较晚，损伤部分的功能开始有恢复征象者，可继续观察。

2. 神经撕裂伤如断裂比较整齐，可争取做断端彻底清创及早期修复。如在断肢再植病例中，神经断端常可随着肢体残端做较多缩短，达到能够做一期修复的条件；如果断端撕裂程度严重，则需待晚期修复。

3. 高速弹伤对周围组织有较大的冲击压力，经过神经附近的弹伤，虽未直接接触神经，有时也可因冲击压力而致成神经的牵拉伤。直接由弹片损断的神经，冲击压力给予断端的损伤，也远比肉眼所见者要广泛，所以均不宜做早期修复。

七、神经损伤的修复

(一) 神经松解术

神经受牵拉，长时间压迫、磨损后，可使轴索中断，如肘部尺神经炎或腕管综合征中正中神经所受损害等，产生神经内瘢痕，妨碍功能恢复。神经本身未受损伤或损伤较轻，而周围组织损伤严重，形成的瘢痕压迫或绞窄神经，如在肌肉缺血性挛缩中所见到的情况，间接致成神经损伤。这些都需做神经松解手术，将神经从周围瘢痕中彻底游离出来，并切除周围瘢痕组织，将神经置于血运良好的基床上，以利恢复。如有神经内瘢痕形成，应在手术显微镜下做神经内松解术，同时应去除造成压迫的原因，或将神经移位于较理想的基床上，以免再受压迫、牵拉和摩擦。

(二) 神经吻合术

过去都用缝合神经外膜的方法吻合神经，自从显微外科技术应用到临床上以来，始用缝合神经束膜方法吻合神经。从理论上来说束膜吻合较单纯缝合外膜更为理想，临床应用也取得较好效果。

1. 神经外膜吻合法　用细尼龙丝线间断缝合神经外膜，以吻合神经断端。吻合时，可用神经干断端的形状、神经束在断面的布局情况及神经表面营养血管的部位等作为标志，使神经断端对合得尽量精确，以利神经的再生(图 28-4)。尽管如此，神经吻合后也不能保证神经束对合得很好，例如有的神经断端的神经束比较多、细小、束间连接松散、神经外膜很薄且软，进行神经外膜缝合时可造成神经束之间的分离，吻

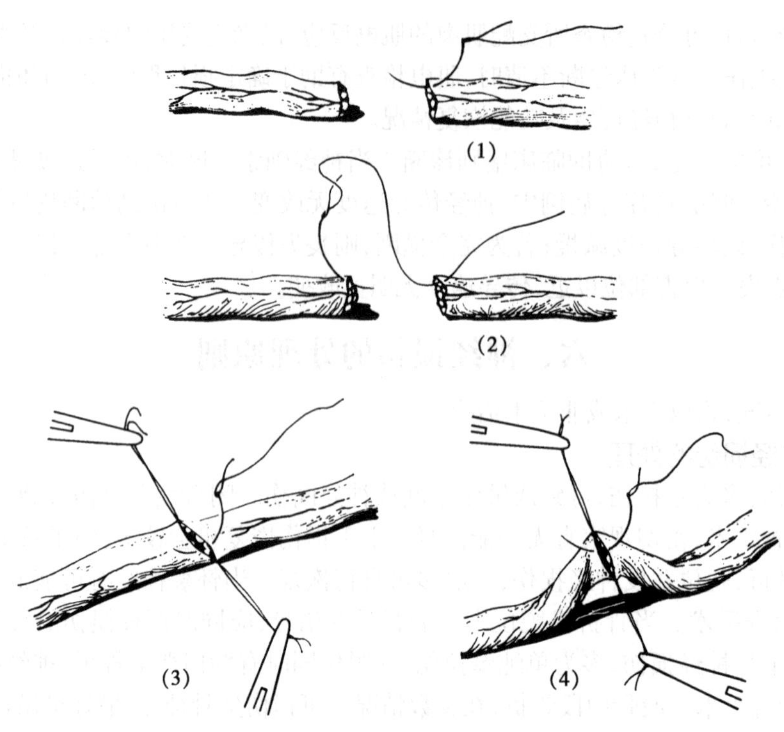

图 28-4 神经外膜吻合法

合后神经束断端会发生卷曲，或者神经束断端间会有间隙，会妨碍神经再生(图 28-5)。电缆状神经移植更容易发生上述情况。神经吻合前，用 9-0 或 10-0 的无损伤缝线在显微镜下先将神经断端的神经束或移植的腓肠神经在纵向 2~3 个层面上仔细地缝合成一个整体(不要只缝合一个层面)，断端修剪平整，然后再进行吻合，可避免上述情况的出现。

2. 神经束膜吻合法 用细尼龙丝线缝合神经束膜，吻合神经两断端的相对应的神经束或束群。神经束的吻合平面最好相互错开，以减少彼此粘连的机会。神经断端附近的神经外膜应做适当切除，以避开神经束的吻合点(图 28-6)。因有人认为外膜可生长较多的瘢痕组织，妨碍吻合的神经束的神经再生。

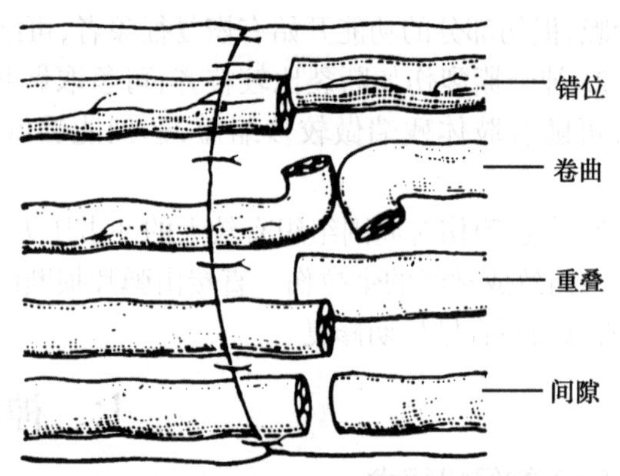

图 28-5 神经外膜缝合后，神经束可能发生的几种情况

束膜吻合时，断端的神经束分离不可过多，以免影响血液循环。缝合处应避免有张力，因神经束膜较薄，不能耐受张力缝合。如神经断端经适当游离，关节适当屈曲后，神经两断端仍不能在无张力下吻合，则需做神经束移植，避免在张力下缝合。

(三) 神经缺损的修复

损伤的神经不能直接吻合时，可根据具体情况采取适当措施，以达到修复目的。

1. 游离神经断端神经有缺损时，松解游离两断端，有时可获得一定的长度，以达到直接吻合的目的。游离神经断端时，应尽量保存神经外膜及系膜，使其带在游离的神经干上，以保存血液循环。游离过程中遇到肌支，不重要的可以切断，重要的可沿纵轴切开，从主干上分离适当长度，以使主干获得较多的延伸。

2. 利用肢体关节可屈性利用关节的屈曲，可使关节远近侧的神经断端接近。但只允许关节在适度屈曲下吻合神经。如需极度屈曲才能吻合时，则需选用其他方法以达到神经修复的目的，否则会妨碍关节功能的恢复，而且在术后锻炼关节伸直的过程中，会过度牵拉修复过的神经，也不利于神经再生。

3. 利用神经球形断端缝合及牵拉二期神经修复因神经缺损过多，可先将近断端的假性神经瘤与远端

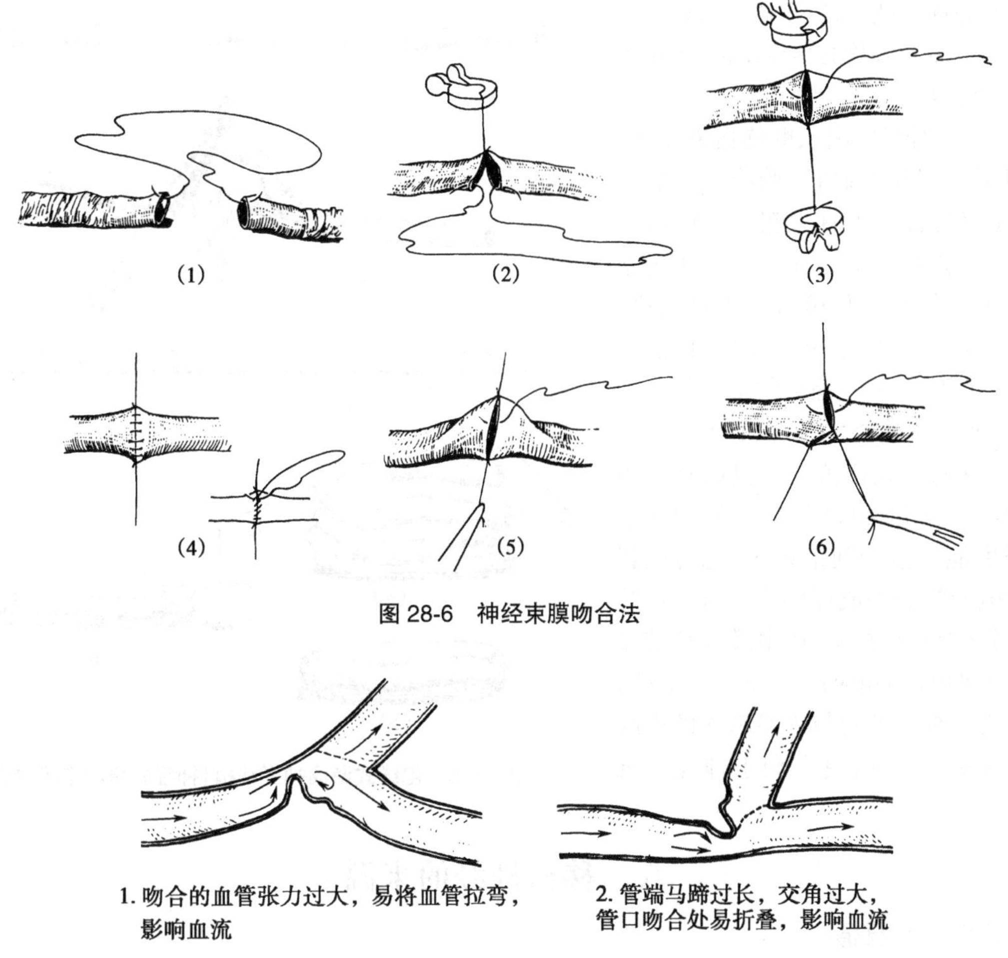

图 28-6　神经束膜吻合法

图 28-7　带蒂神经移植(尺神经移植修复正中神经)

的球形瘢痕组织缝合在一起。术后通过肢体伸展的缓慢牵拉,可逐渐延长损伤神经的远、近两端。如是再次手术时,切除神经断端瘢痕,往往可以直接吻合。

4. 神经移位某些神经转移位置后,可相对地增加长度,如将桡神经从肱骨的后外侧转移到前内侧;又如将尺神经从肘后转移至肘前等。

5. 骨干缩短伴有骨折的神经损伤,或肢体离断伤时,缩短骨断端,以争取吻合神经。

6. 神经移植有带蒂神经移植及游离神经移植两类。如神经缺损较长,可适当将较粗的神经干做带蒂的移位,可保持移植段的血液供应,有利于神经纤维再生。如前臂部正中神经及尺神经损伤缺损较多时,做带蒂移植用尺神经修复正中神经(图 28-7)。又如坐骨神经损伤,缺损较多时,可利用坐骨神经的一半做带蒂移植,修复远端的腓总神经或胫神经(图 28-8)。

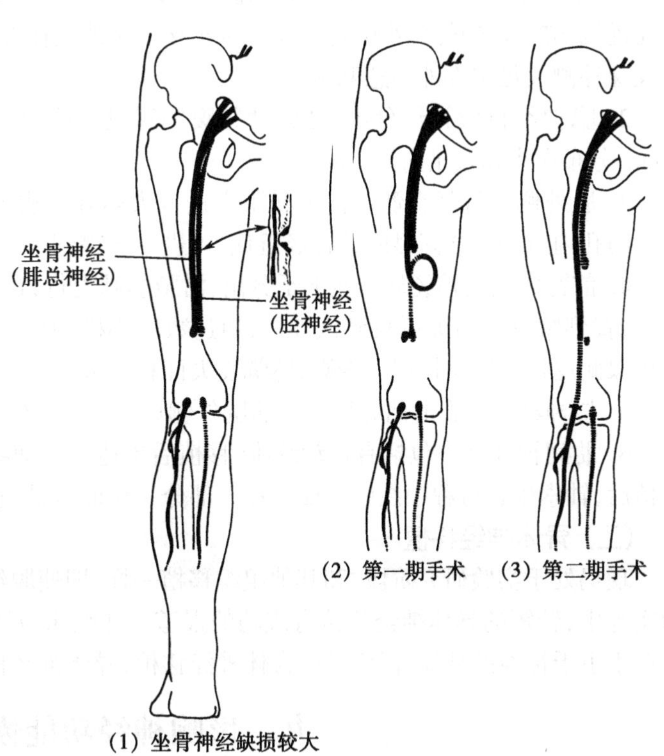

图 28-8　坐骨神经带蒂移植

肢体上的神经缺损,适于做带蒂移植的情况及部位不多。多数的神经缺损,需用游离神经移植修复。

游离移植的神经,因已断绝血液供应,需靠由周围组织长入血管,始能建立血液循环,故移植的神经不宜太粗,否则,因血液供应不足,会发生中心坏死。临床观察证实用皮神经做神经移植可以不带血供,用主干神经做移植如尺神经、正中神经、桡神经、腓总神经、胫神经等必须带血供。为此,多用较细的皮神经,按缺损所需长度截成数段,组成电缆式移植段修复缺损。当移植的神经束超过4股时,为了使中间走行的神经束能够接触到组织床,此时应将电缆状移植的神经编成螺旋状走行。近几年来,应用显微外科技术,用电缆式移植段来桥接神经两断端相应的神经束或束群,即将移植段的神经外膜与神经断端的束膜缝合(图28-9)。这样,更有利于神经纤维的再生。

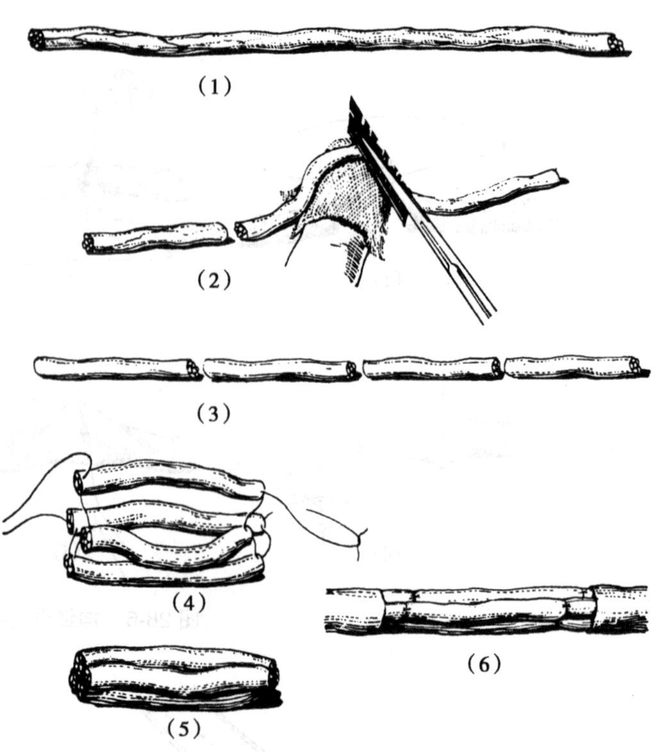

图28-9 电缆式游离神经移植(神经外膜与束膜缝合)

八、移植神经的来源

(一)自体神经移植

理想的做移植用的神经,应是较细而长,分支少,切取后不产生明显功能障碍,常用者有以下数条神经。

1. 腓肠神经可切取30~40cm,中途5分支,在膝上部从坐骨神经分出,在小腿中上部位于筋膜下,至小腿远端1/3达皮下,在外踝后外方分3~4支。该神经在近侧包含有2~3束,在远侧包含有6~8束。切取后仅踝外侧及足中部外侧感麻木。

2. 隐神经自股神经分出,经股动脉腹侧穿过内收肌筋膜,沿缝匠肌后缘远行,过膝后位皮下,长约40cm,分布在小腿及足内侧皮肤。

3. 股外侧皮神经在髂骨前上棘下方进入大腿外侧皮下,长约15~20cm。如果从髂骨嵴做切口,在腹膜与闭孔内肌筋膜之间显露该神经近侧,可进一步得到15cm的长度。

4. 前臂内侧皮神经从臂丛下干分出,沿腋静脉走行,在前臂内侧远端1/3分支。在上臂内侧近端做横切口,找到腋静脉后即可找到该神经,通过数个小横切口可切取20~30cm长,若同侧尺神经已损伤,则不宜再取此皮神经做移植用。否则,感觉丧失面积太大。

5. 桡神经浅支在肘前方肱二头肌腱外侧可找到桡神经,认清皮支,往远端切取。可取20~25cm长。

6. 肋间神经其中包括有运动纤维,移植后更适于运动纤维生长。不利的方面是,该神经中途分支多,移植后,轴索生长过程中在中途要废掉一部分。切取时易损伤胸膜。

(二)异体神经移植

现仍处于实验研究阶段,和其他组织移植一样,即使脱细胞的异体神经仍存在着免疫排斥问题。在动物实验中,较短的异体神经移植有成功的报道。在临床应用上,国内外均有修复指神经缺损的研究报道。但对于主干神经的缺损,仍应进行自体神经移植,异体神经移植的疗效肯定会明显较自体神经移植差。

九、影响神经功能恢复的原因

损伤的神经修复后,有的功能恢复很好,有的效果很差,主要原因有下列数种:

1. 手术操作 修复神经做断端游离松解、清除断端瘢痕、吻合等操作时，都要强调用无创技术。术后，神经纤维容易生长。如果手术过程中，对断端反复夹捏、捻挫，缝合用粗针、粗线，对组织损伤严重，广泛的神经吻合后，局部势必瘢痕增生，妨碍神经再生。缝合神经外膜，可用7-0或8-0的无创缝合针线。缝合神经束膜应用10-0或11-0的针线。

2. 缝合张力 缝合处张力过大，断端间会产生间隙，由于持续牵拉作用，吻合处会生长较多瘢痕，神经干张力过大，也可使神经内缺血。这些都会影响神经再生和功能恢复。

3. 损伤部位 损伤部位越高，预后越差。神经修复后，神经纤维需要从近端生长到神经终末才能恢复功能。组织失去神经支配后，时间过长就会变性，如肌肉麻痹时间过久，即发生萎缩、纤维变性，即使再恢复神经支配，也不能再恢复功能。

4. 不同的神经 不同的神经损伤修复后，预后常不一样，如桡神经，主要为运动纤维，所支配者均为较大肌肉，且肌支位置较高，所以修复后恢复所需时间较短，恢复质量较好。尺神经包括运动纤维及感觉纤维，且所支配者主要为手的骨间肌，这些肌肉失去神经支配后极易萎缩变性，故修复后效果多不理想。

5. 伤后时间 从受伤到修复的时间越长，感觉及运动功能特别是后者恢复越差。

6. 年龄 一般来说，儿童及青少年神经损伤修复后，较年长者，功能恢复为好。因此，对于儿童及青少年的周围神经损伤要想尽办法尽早进行修复，只要修复了，大多数均能取得好的效果。

7. 局部条件 修复的神经需要有一良好的局部条件，才能很好地愈合、生长。如果紧贴骨痂或包埋在瘢痕组织之中，吻合或移植的神经缺乏足够的血液供应，甚至受瘢痕压迫绞窄，会严重影响神经再生及妨碍功能恢复。

十、麻痹肢体的处理

神经损伤后，特别是高位神经损伤，肢体广泛麻痹，如果注意力只集中在损伤神经本身的治疗，而忽略了对整个麻痹肢体的处理，会产生一系列的不良后果，如继发意外损伤，如烫伤、冻伤、压疮、营养性溃疡，以及肌肉萎缩、关节脱位、关节畸形、关节僵直等，这些会严重影响神经的功能恢复。所以，在治疗神经损伤的同时，对麻痹的肢体应给予足够的重视和相应的处理。

1. 被动活动 按时被动活动麻痹肢体的关节，可以预防关节僵硬，促进血运，预防水肿的发生，或促进水肿的消退，改善肢体营养状况，减轻肌肉及骨质萎缩。保持活动的关节，即使神经功能不能恢复，仍能为其他措施如肌腱移植手术等创造有利的条件。

2. 功能位支托 将麻痹肢体支托在功能位，不但有利于神经功能的恢复，而且也防止关节畸形的发生，例如桡神经麻痹后，将腕及掌指关节控制在背伸位和拇指外展位；腓总神经麻痹时，控制踝关节与小腿成直角和脚趾在伸直位。

3. 电刺激 电刺激对预防肌肉萎缩有一定作用。对手部内在肌等小肌肉效果较好，对长而体积大的肌肉作用不肯定。

4. 主动锻炼 麻痹的肌肉一旦恢复神经支配后，应及时开始做主动锻炼。轴索中断性神经损伤，恢复神经支配后，多不需特殊锻炼，即可自如地应用肌肉。神经断伤吻合后，有一部分轴索交错长入远端及终末，无论皮肤及肌肉恢复神经支配后，必须有一个重新训练的过程，否则不能很好地发挥感觉及运动功能。

十一、常见的神经损伤

（一）上肢神经损伤

1. 臂丛神经损伤

（1）臂丛神经的解剖：

1）椎管内臂丛神经的解剖：臂丛神经：由C_5~C_8及T_1神经根组成。椎管内臂丛神经前后根呈丝状结构，前支自前外侧沟发出和后支自后外侧沟进入。前根根丝数目一般为4~6根，后根5~11束。前后根根丝数目自C_5向下渐减少。前根根丝在齿状韧带前方向外下行走，向相应椎间孔处聚集形成脊神经前根，在后根的前下方进入椎间孔与后根在神经节外侧合成神经根。前根的有髓神经纤维数目见表 28-1。

表 28-1 臂丛神经前根的测量数据($\bar{x}+s$)

神经前根	N	有髓神经纤维数目	椎间孔段外径(mm)	神经前根	N	有髓神经纤维数目	椎间孔段外径(mm)
C_5	30	6596 ± 878	1.5 ± 0.1	C_8	30	5868 ± 784	1.5 ± 0.2
C_6	30	5979 ± 853	1.6 ± 0.2	T_1	30	3896 ± 377	1.2 ± 0.2
C_7	30	6732 ± 868	1.6 ± 0.2				

2）椎间孔段的解剖：从前后根出硬脊膜处到它们在神经节后相互结合，臂丛神经基本在椎间孔内走行。两者各自由硬脊膜的延续形成神经外膜，直到汇合后才由一层外膜包裹，在此段可以将两者容易分离。C_6 和 C_7 神经根明显粗大，T_1 神经根最细。前根和后根分离后分别的直径也有这样的规律。前根椎间孔段的长度，从 C_5 开始向下逐渐增加。神经节的位置位于椎间孔内，其实臂丛神经的节前损伤是相对于感觉神经节而讲的。C_5~C_7 神经根在椎间孔外口，均有发自上一椎体横突的致密的结缔组织自后上向前下包裹神经根，并与神经外膜融合在一起，即上半椎韧带。C_7~T_1 神经根在穿椎间孔时没有此韧带的支持，仅以一层疏松组织与周围相连。在成人，C_5、C_6 神经根还与前中斜角肌起点处的腱性组织相连续。故臂丛受牵拉时，C_5、C_6 神经根可发生椎孔外神经根断裂，尤其是 C_5 神经根椎孔外常有神经根残留。而 C_7~T_1 神经根则多发生根性撕脱伤，少有自椎孔外断裂。

3）椎孔外臂丛神经及其分支的应用解剖：脊神经根出神经孔后分为三支：①返支：即脊膜支。自神经根分出后又进入椎管，又分出升支及降支，相互连接分布在脊膜上。返支中主要为感觉纤维及交感纤维，因此脊椎及脊膜伤、病时可引起交感神经症状；②后支：分布于半棘肌、斜方肌及脊柱两侧皮肤；③前支：C_5~C_8 及 T_1 脊神经根的前支组成臂丛神经。干及股的平均长度为 1.0cm，束的长度平均为 3.0cm。臂丛神经的根及干位于锁骨上区，前后股多位于锁骨后，束部位于锁骨下、胸小肌的深面。臂丛神经探查时根据神经损伤的定位确定手术切口的位置是在锁骨上或锁骨下或联合切口，见图 28-10。

发自神经根的分支：①发自 C_5 神经根的肩胛背神经支配肩胛提肌。肩胛提肌还接受来自 C_3、C_4 神经根的纤维。C_5 根还发出纤维进入膈神经；②发自 C_5~C_7 神经根的分支组成胸长神经，起自神经根的深面，沿中斜角肌的前面下行，支配前锯肌。该肌还接受 3~7 肋间神经支配；③发自 C_5~C_8 神经根的分支组成斜角肌肌支及颈长肌肌支，发支部位靠近椎孔外口，支配相应的肌肉。

发自神经干的分支：①发自上干的肩胛上神经，纤维主要来自 C_5 神经根。支配冈上肌和冈下肌；②发自上干前股的锁骨下肌支到锁骨下肌。

发自神经束的分支：①胸前外侧神经，发自外侧束，由 C_5~C_7 的神经纤维组成。做神经的干支分离时会发现，胸前外侧神经分别起自上干及中干的前股，二者汇合后组成胸前外侧神经，沿外侧束前侧走行，支配胸大肌的锁骨头；②胸前内侧神经，由内侧束发出，与胸前外侧神经来自 C_7 前股的部分神经支组成。其神经纤维来自 C_7、C_8 及 T_1。支配胸大肌的胸骨头及

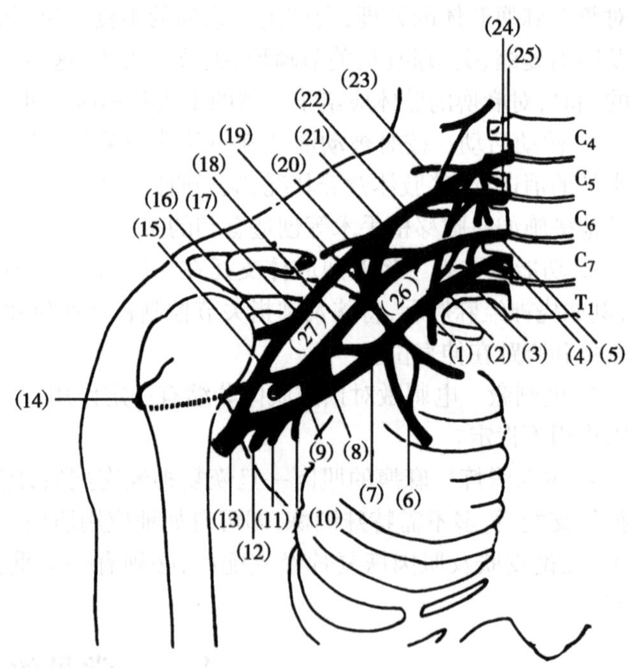

图 28-10 臂丛神经示意图

(1) 胸长神经；(2) 下干；(3) T_1 神经根；(4) C_8 神经根；(5) C_7 神经根；(6) 胸前内侧神经；(7) 内侧束；(8) 上肩胛下神经；(9) 下肩胛下神经；(10) 臂内侧皮神经；(11) 前臂内侧皮神经；(12) 尺神经；(13) 正中神经；(14) 腋神经；(15) 桡神经；(16) 肌皮神经；(17) 外侧束；(18) 后侧束；(19) 胸前外侧神经；(20) 肩胛上神经；(21) 到锁骨下肌；(22) 上干；(23) 肩胛背神经；(24) C_6 神经根；(25) C_5 神经根；(26) 中干；(27) 胸背神经

胸小肌。单纯上干或下干损伤时，临床查体时会发现胸大肌的锁骨部或胸骨部萎缩并不太明显，一旦伴有 C_7 损伤时，则就很明显。C_7 神经根对胸大肌的支配比例很大。对于臂丛神经损伤者，胸大肌麻痹与否是鉴别臂丛神经损伤水平的重要参考依据。胸大肌麻痹，表明臂丛神经在束以上损伤；若胸大肌锁骨头麻痹，表示臂丛上干或上中干（C_5、C_6 或 C_7 神经根）损伤；如果胸大肌正常，表示臂丛神经损伤在束部；③从后束依次发出上肩胛下神经，支配肩胛下肌；胸背神经，支配背阔肌（C_6~C_8 神经纤维）；下肩胛下神经，支配肩胛下肌（C_5、C_6 神经纤维）。

臂丛神经终末支：①腋神经：从后束发出，支配小圆肌、三角肌。腋神经在进入四边孔前即分为内外侧支，过四边孔后，外侧支变成前支，内侧支变成后支。前支支配三角肌的前 2/3，后支支配三角肌的后 1/3。腋神经的起始部位于桡神经的后外侧。胸背神经的起始有时和腋神经的起始共干，但位于其后内侧；②肌皮神经：从外侧束外侧发出，支配喙肱肌、肱二头肌、肱肌。肌皮神经的走行变异较多，常见的变异为肌皮神经很粗，发出到喙肱肌、肱二头肌、肱肌的肌支及前臂外侧皮神经后，其余部分又重新加入正中神经；另一种变异为肱二头肌肌支直接来自正中神经，肌皮神经缺失；③桡神经：是后束的延续，分支进入肱三头肌、肘后肌、肱桡肌、旋后肌、伸腕肌以及伸指、伸拇肌。其实，支配肱三头肌的肌支在背阔肌止点处已经开始与主干分开，三头肌支位于桡神经的后内侧，支配前臂伸肌群的桡神经主干位于前外侧。临床上偶尔会见到三头肌支完全断裂导致伸肘功能障碍而伸腕、伸指、伸拇功能正常的患者，多为肩部直接暴力所致；④正中神经：正中神经外侧头发自外侧束，以感觉神经纤维为主。内侧头发自内侧束，以运动神经纤维为主，二者组成正中神经。主干进入前臂支配旋前圆肌、腕桡侧屈肌、掌长肌、指浅屈肌、部分指深屈肌、拇长屈肌、部分鱼际肌及桡侧二蚓状肌。正中神经在肘上已经开始分为三个束组，前侧束组主要支配旋前旋前圆肌、腕桡侧屈肌，后内侧束组分为前骨间神经及支配掌长肌的神经支，中间束组主要支配手部的神经支及指浅屈肌支；⑤尺神经：发自内侧束，进入前臂后分支支配尺侧腕屈肌、指深屈肌尺侧半、小鱼际肌、骨间肌、拇收肌、拇短屈肌深头、尺侧二蚓状肌；⑥臂内侧皮神经：发自内侧束，分布到臂内侧皮肤。来自 T_2 的神经纤维也司臂内侧皮肤感觉。全臂丛神经损伤后，上臂内侧痛觉仍存在，当上臂内侧痛觉缺失，提示前臂内侧皮神经及臂内侧皮神经起始处或内侧束有双重损伤；⑦前臂内侧皮神经：发自内侧束，延续到前臂内侧皮肤。

4）臂丛神经与周围组织关系：臂丛神经根部位于前、中斜角肌间隙中。前、中斜角肌在颈椎横突的前、后结节上都有起点，二肌的肌纤维及腱性纤维在神经根间有相互交叉。臂丛神经下干经第 1 肋上缘下行。臂丛各干形成股后穿过肋锁间隙，再通过胸小肌与胸壁之间的间隙进入腋部。然后分支和延续进入上肢，支配上臂和前臂的肌肉，司理上肢的皮肤感觉。

5）上肢肌肉神经节段支配：关于上肢肌肉支配神经的来源仍存在一些争议，表 28-2 为 Myao Clinic 发表的上肢肌肉神经节段支配表。

（2）臂丛神经损伤原因：主要致伤原因为交通事故伤尤其是摩托车伤，近年来机器及传送带绞伤、高处坠物砸伤也逐渐增多，其他还有爆炸冲击伤、切割伤、枪弹伤等。

（3）臂丛神经损伤的机制、类型：臂丛神经损伤绝大多数为闭合损伤，造成臂丛神经根性损伤的外力主要是作用于臂丛神经的牵拉力。车祸尤其是摩托车伤及肩部的重物砸伤等均可造成头肩分离应力，此种伤力可传至臂丛神经。另外，上肢的机器绞伤也可将伤力传至臂丛神经。作用于臂丛神经的牵拉力可传导至椎间孔，造成神经根在椎间孔处的固定韧带断裂，并继续传至椎管内，将硬脊膜、蛛网膜撕破，造成臂丛神经前后根断裂。由于 C_5、C_6 神经根在椎间孔处的固定韧带较坚固，牵拉暴力造成此两个神经根在椎孔外或椎间孔段断裂也较多见（节后损伤），尤其是 C_5 神经根。而 C_7、C_8 及 T_1 神经根在椎间处的固定韧带较疏松或缺如，相同的牵拉力容易造成中、下干的神经根撕脱伤。颈椎的严重创伤，可造成脊髓的横向或纵向移动，此种情况下也可造成椎管内神经前后根的断裂（节前损伤），但相应的神经节并未撕脱椎孔外。

头肩分离外力造成的臂丛神经损伤，首先致上干的损伤，当牵拉暴力足够大时也可造成中下干的撕脱伤。机器牵拉伤多造成上肢过度外展，致下干过度紧张而上干相对松弛，故首先容易撕脱下干，当牵拉暴力足够大时也可造成中上干的撕脱。

表 28-2 上肢肌肉神经节段支配表

肌肉名称	支配神经来源	肌肉名称	支配神经来源	肌肉名称	支配神经来源
斜方肌上部	C3,C4,X1	小圆肌	C5,C6	小指固有伸肌	C(7),C8
斜方肌中部	C3,C4,X1	旋前方肌	C7,C(8),T1	示指固有伸肌	C7,C8
斜方肌下部	C3,C4,X1	旋前圆肌	C(6),C(7)	拇长伸肌	C(7),C8
肩胛提肌	C(3),C(4),C5	桡侧腕屈肌	C(6),C(7)	拇短伸肌	C6,C(7)
菱形肌	C4,C(5)	屈指深肌(中、环指)	C7,C(8),T1	拇长展肌	C6,C(7)
冈上肌	C(5),C6	屈指浅肌	C7,C(8),T1	尺侧腕屈肌	C7,C(8),T1
冈下肌	C(5),C6	掌长肌	C7,C(8),T1	指浅屈肌(4、5)	C7,C(8),T1
前锯肌	C(5),C(6),C(7)	屈拇长肌	C7,C(8),T1	小指展肌	C8,T(1)
大圆肌	C5,C5	拇短屈肌长头	C6,C7,C(8),T1	拇收肌	C(8),T1
肩胛下肌	C5,C6	拇短展肌	C6,C7,C(8),T1	小指对掌肌	C8,T(1)
胸大肌锁骨头	C5,C(6),C7	拇对掌肌	C(8),T(1)	骨间背侧肌 1	C8,T(1)
胸大肌胸骨头	C7,C(8),T1	蚓状肌(1,2)	C8,T1	骨间背侧肌 2	C8,T(1)
胸小肌	C6,C7,C8,T1	肱三头肌	C6,C(7),C8	骨间背侧肌 3	C8,T(1)
背阔肌	C6,C(7),C8	旋后肌	C(5),C6	骨间背侧肌 4	C8,T(1)
二头肌和肱肌	C(5),C6	肱桡肌	C(5),C6	骨间掌侧肌 1	C8,T1
喙肱肌	C5,C6,C7	伸腕长肌	C(6),C(7)	骨间掌侧肌 2	C8,T1
三角肌前部	C(5),C6	伸腕短肌	C6,C7,C8	骨间掌侧肌 3	C8,T1
三角肌中部	C(5),C6	尺侧腕伸肌	C(7),C8	蚓状肌(3,4)	C8,T1
三角肌后部	C(5),C6	指总伸肌	C(7),C8	拇短屈肌短头	C8,T(1)

引自 J Hand Surg,2010,35(A):678-688

从理论上讲,作用于臂丛神经的牵拉力,可造成神经根在椎管内断裂,也可导致椎孔外神经根、干的断裂,也可仅造成臂丛神经的牵拉伤。

臂丛神经束部的损伤多见于直接暴力(撞击锁骨下区、肩部、腋部)及锁骨下区的锐器刺伤。另外,上肢被机器皮带的绞伤,在牵拉过程中如伴有上肢的前屈,臂丛神经以锁骨形成支点,也可造成臂丛神经束部的损伤。

(4) 臂丛神经损伤的诊断:臂丛神经损伤的准确诊断对手术时机的确定、术式的选择、预后的判定等均具有重要的指导作用。根据临床表现,臂丛损伤的初步诊断并不困难。然而由于臂丛神经的行程较长,组成复杂,准确判定损伤的部位在节前还是节后,是锁骨上还是锁骨下,是完全断裂还是牵拉伤,有时非常困难。由于臂丛神经根的起始部位于椎管内,此处是一个薄弱区,当臂丛神经根在椎管内断裂时(节前损伤),其椎孔外臂丛神经根尤其是下干除稍感松弛外,其外观、质地、连续性仍可能正常。传统的锁骨上臂丛神经探查有时也难以确定是否真正发生了神经根的撕脱,除非常规打开椎管进行探查。臂丛神经损伤的准确诊断需要仔细的临床查体同时结合影像学检查、电生理检查进行综合判定。尤其是近年来随着脊髓造影后 CT 检查(CTM)、MRI 的应用,为臂丛神经损伤的定位及定性诊断提供了直接的依据。

1) 常见臂丛神经损伤的临床表现:

A. 上干或上中干完全损伤:主要临床表现均为肩外展及屈肘功能障碍。如何根据临床查体区别上干损伤与上中干损伤或 C_5、C_6 与 C_5、C_6、C_7 损伤?理论上,单纯上干损伤其胸大肌锁骨部肌力为 0 级,但查体时,会发现整个胸大肌肌力仍接近正常,仔细检查会发现仅其上部很少的部分萎缩;上中干同时损伤者,可以感到胸大肌肌力与正常有非常明显的区别,仅胸大肌下 1/3 肌力近正常,中上部萎缩,肌力 0 级。同样,检查背阔肌肌力会发现上干或 C_5、C_6 损伤者,其肌力与健侧区别不明显,而中下干损伤者,其肌力虽在 3 级或以上,但查体时会发现与正常侧仍有明显区别。另外,我们观察到通过检查桡侧腕屈肌的肌力,可区别上干与上中干损伤。上干或 C_5、C_6 损伤者,其肌力仍在 3 级以上,后者则肌力多为 0 级。根据上述查体,可初步确定患者是上干还是上中干损伤。能否根据临床查体确定神经根为节前损伤或节后损伤？理论上讲，胸长神经发自 C_5~C_7 神经根出椎间孔后约 1cm 处，上中干根性撕脱伤可出现胸长神经麻痹，患侧可出现翼状肩胛。但实际上，即使上中干发生撕脱伤，临床查体也不容易观察到翼状肩胛。当前锯肌麻痹而肩胛带其他肌肉功能及肩关节运动功能正常或较好时，翼状肩胛容易表现出来。上、中干撕脱后，由于肩关节的外展、外旋功能完全丧失，肩胛骨的运动范围明显减少，即使前锯肌完全瘫痪，也不表现出翼状肩胛。而通过神经移位，当肩外展功能恢复后，在做肩外展动作时，则可观察到翼状肩胛。因此，靠翼状肩胛来判断上中干是否是节前损伤，无多大使用意义。锁骨上 Tinel 征(+)对判定椎孔外是否有残留神经根具有指导意义。如果 C_5 神经根断裂(节后伤)，锁骨上叩击时，可出现放射性麻木，并可沿上臂外侧达肘上(沿 C_5 的感觉支配区放射)；如果 C_5、C_6 神经根椎孔外均有残留，则可放射到前臂外侧并到达拇指；如果沿上臂外侧、前臂桡侧放射到掌心，则 C_5、C_6、C_7 可能均为节后损伤。由于椎管内前根更容易发生撕脱，有时仅残留完整后根，锁骨上叩击时仍可出现上述征象(假阳性)，但前根已发生撕脱。

B. 上中干完全、下干不全损伤或 C_5~C_8 神经根损伤：临床主要表现肩外展、屈肘、伸肘、伸腕、伸指功能丧失。由于仅存留 T_1 神经根，屈指及手内在肌功能大部分存在，拇长伸肌及示指、小指固有伸肌功能有时部分存在。与上中干完全损伤的区别：前者伸肘、伸腕、指总伸功能完全丧失，同时胸大肌及背阔肌完全麻痹。

C. 中下干完全损伤、上干功能正常：手指屈伸及手内在肌功能完全丧失，但肩、肘、腕功能均存在。胸大肌仅上 1/3 肌力正常，背阔肌肌力虽在 3 级或以上，但与健侧相比，仍感觉与健侧有明显区别。

D. 下干完全损伤，中上干正常或 C_8、T_1 完全损伤：与中下干完全损伤的区别为：除屈指及手内在肌功能障碍外，伸指功能存在(伸掌指关节)。查体时很难发现患侧胸大肌及背阔肌肌力与健侧有区别。

E. 中下干完全损伤、上干不全损伤或 C_6~T_1 完全损伤、C_5 残留：由于仅残留 C_5 神经根，临床表现为肩外展存在，胸大肌锁骨部残留小部分肌肉收缩，肩以下功能多完全丧失。

F. 全臂丛神经损伤：上肢运动功能完全丧失，除上臂内侧痛觉存在外，肩以下感觉功能缺失。全臂丛损伤不等于全臂丛神经撕脱伤，有 30% 左右的患者椎孔外仍可找到残留神经根如 C_5、C_6，尤其是 C_5 神经根。临床查体发现 Horner 征(+)是下干撕脱伤的表现。根据锁骨上 Tinel 征放射的部位可判定是否有神经根发生节后损伤。部分患者桡动脉搏动消失或明显减弱。

G. 臂丛神经束部损伤：多见于传送带绞伤、轮胎爆炸冲击伤、肩部直接撞击等。由于损伤的部位在锁骨下，因此其临床表现为患者肩外展功能仍部分存在或正常，肩以下功能全部或大部丧失。但查体时会发现其胸大肌功能正常，同时背阔肌肌力也可能正常。此是与干部或根部神经损伤最明显的区别。束部损伤根据内侧、外侧及后束累及的多少，其临床表现会不同。常见的临床表现为上肢自肩以下功能完全丧失，即内侧束、外侧束、后侧束同时损伤，但应注意仔细检查三角肌、背阔肌是否麻痹，临床上三角肌麻痹的比较多，与背阔肌同时麻痹的相对少，二者同时麻痹，提示后侧束损伤的部位在三个后股汇合处。另一种常见的损伤类型为内侧束发出的尺神经功能存在，临床表现为中、环、小指可屈曲，尺神经支配手内在肌功能存在，拇、示指屈曲及拇外展功能丧失，同时屈肘、伸腕、伸指或伴有伸肘功能丧失。此种情况为外侧束、后侧束损伤，正中神经内侧头自内侧束起始处损伤。后侧束损伤部位的高低可通过检查肱三头肌、三角肌、背阔肌的功能来进行确定。此类患者锁骨下 Tinel 征(+)。束部损伤也可表现为肩外展功能同时丧失，此种情况见于肩部受到直接暴力撞击，伴有肩峰或锁骨远端或肩胛骨骨折，造成肩胛上神经在冈上切迹处及腋神经在四边孔处同时断裂(临床上少见)。因此，当上肢功能完全丧失，但临床查体发现胸大肌或伴有背阔肌功能正常时，应考虑到此特殊类型束部损伤的可能。

2) 臂丛神经损伤的影像学诊断：包括拍颈椎正、侧、斜位 X 线片，观察颈椎情况，如颈椎曲线、骨折、脱位、椎间隙、神经孔、骨质增生等，有助于诊断。1947 年 Murphey 报道了脊髓造影术，通过观察颈神经根袖是否存在以及假性囊肿是否出现，来判定椎管内神经根的结构是否正常。由于颈段椎管内神经根较腰段短，脊髓造影后神经根袖是否存在或完整有时难以确定，故敏感性较低。另外通过腰穿向蛛网膜注入造影剂，并通过体位改变使造影剂流至颈段，如此，造影剂浓度较低，影响神经根显影的质量，而通过颈段穿刺脊髓造影术又有一定的风险性。1986 年 Marshall 和 de Silva 报道了脊髓造影术后 CT 检查(CTM)。脊髓造影术在诊断臂丛神经根节前与节后损伤的临床应用，有逐渐减少的趋势，而 CTM 则成为常规检查。近年来随着扫描序列的不断改进，MRI 用于臂丛神经损伤的诊断也逐渐增多。

A. CTM 诊断臂丛神经节前损伤：由于 CT 的敏感性较普通 X 线检查高，脊髓造影后再行 CT 检查，可以显著提高椎管内臂丛神经前后根的显影质量，老式 CT 由于扫描速度慢、层厚及扫描间隔较大，神经前后根显影欠佳，其假阳性与假阴性的比率较高。近年来快速螺旋 CT 的出现，尤其是目前 64 排及以上 CT 的出现，采用容积扫描，减少了信息量的丢失，并能够进行曲面冠状位三维重建，可使臂丛神经的前根或后根在一个平面上同时显示，显著提高了 CTM 诊断臂丛神经节前损伤的准确率。CTM 提供了直观显示椎管内臂丛神经前后根存在与否的影像资料。由于臂丛神经的前根自脊髓起始后向下走行，与脊髓的夹角自 C_5~T_1 逐渐减少，逐渐变陡，C_8、T_1 神经根横断面上显示的前后根近似其垂直截面，CTM 显示 C_8、T_1 神经前后根的图像为脊髓两侧前后各两个近似圆形充盈缺损。C_5~C_7 神经前后根的走行相对较水平，但通过横断面解剖观察，其前后根充盈缺损为长条形。

CTM 检查方法：首先行腰穿，有脑脊液流出后，成人注入伊索显（Isovist）10~15ml，儿童 3~5ml，胸膝位，头后仰，使造影剂到达颈段并防止进入脑室。30 分钟 ~1 小时后行螺旋 CT 检查。仰卧、颈椎伸直位，双肩部向远端牵引。扫描定位于 C_4 椎体上缘至 T_2 椎体上缘。层厚 2mm，扫描角度与椎间盘平行。节前与节后损伤的 CTM 判定标准：根据横断位与冠状位的重建图像，以椎管内相应神经根前、后支的充盈缺损消失为节前与节后损伤的判定标准，同时与健侧相应的神经根进行对比。CTM 诊断臂丛神经节前与节后损伤的准确率达 90% 以上。绝大多数 C_8、T_1 神经根可同时伴有假性硬膜囊肿出现（图 28-11），而 C_5、C_6 神经根很少出现（图 28-11，12）。假性囊肿的出现仅表示硬脊膜及蛛网膜破裂，该处发生过损伤。相应的前后根是否撕脱，仍以前后根充盈缺失为诊断标准。作者曾对 25 例臂丛神经损伤患者的 CTM 检查结果进行分析，其中 4 个 C_8、T_1 神经根椎管内出现假性硬膜囊肿但相应神经前后支充盈缺损仍存在，且手恢复了部分功能。另外，约 10% 的仅出现前根充盈缺损消失，后根充盈缺损存在，说明仅前根发生撕脱，而后根连续性仍存在。64 排 CT 可进行冠状位的三维重建，可使椎管内臂丛神经的神经根的定位更容易、更准确（图 28-13）。总之，CTM 仍被认为是影像学诊断臂丛神经节前损伤的金标准。

CTM 诊断臂丛神经节前与节后损伤尚存在的问题：臂丛神经根发生椎管内损伤后，可导致蛛网膜下腔的粘连，造成颈段蛛网膜下腔造影剂充填不佳，CT 扫描时会发现造影剂的密度很低，难以显示神经前后根，发现后应立即将患者放置在头低、头后仰、足高位，并不断摇动其躯干部，使造影剂在颈段蛛网膜下腔

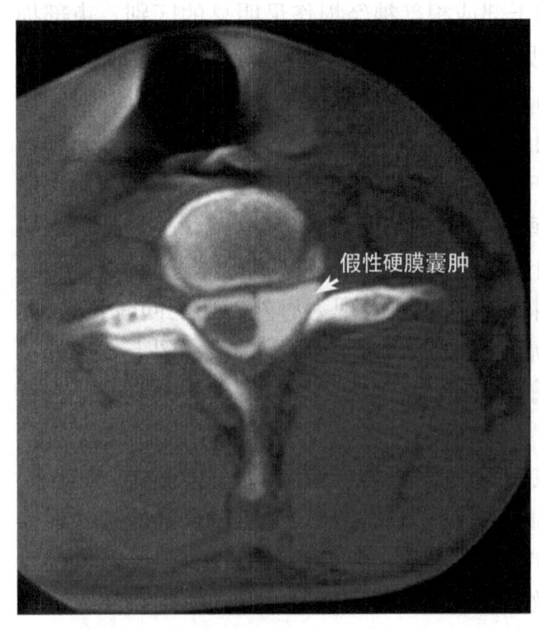

图 28-11　右手侧神经前后根充盈缺损消失，假性硬膜囊肿出现，提示左手侧神经前后根撕脱

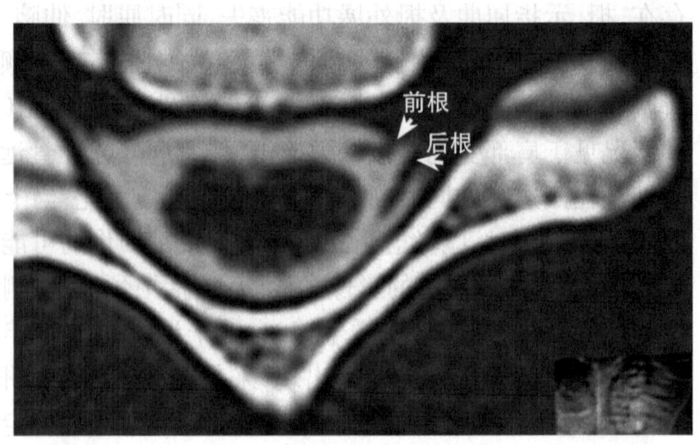

图 28-12　右手侧神经前后根充盈缺损存在，左手侧神经前后根充盈缺损消失，提示左侧神经根撕脱

充分充盈。即使如此，仍有极少部分患者因蛛网膜下腔严重粘连，而造成CTM检查失败。另外，为了防止肩胛骨的阻挡而造成的伪影，通过在CT扫描时向远端牵拉双上肢，使肩胛骨下移，可显著减少伪影对C_8、T_1神经前后根的显示。

B. 磁共振在臂丛神经损伤诊断中的应用：由于MRI检查具有无创伤性以及较好的软组织对比性，其在临床上已广泛应用，尤其是在脊柱及脊髓疾患的检查。1987年Blair将MRI用于臂丛神经损伤的诊断，此后大多利用自旋回波序列（SE）或快速自旋回波序列（FSE）来显示外周神经，为最基本的成像序列。臂丛神经损伤的MRI成像应包括椎管内段和椎孔外段（主要是锁骨上臂丛神经的根和干部）。然而由于脑积液的波动、呼吸动度、吞咽等的影响，MRI难以恒定、清楚地显示椎管内臂丛神经前后根。近年来MR脊髓造影（MRM），显示椎管内臂丛神经前后根较成熟的MR扫描序列方法为三维快速自旋回波序列（3D-FSE）和三维稳态构成干扰序列（three dimensional constructive inference in steady state，3D-CISS）。上述两种扫描序列通过重T_2加权像，可使脑脊液成为高信号，可与脊髓图像信号明显区分开来，在横断面上可以取得类似CTM的图像，而在冠状面上达到类似传统的脊髓造影的效果。因为只有清楚地显示椎管内臂丛神经前后根，才能准确地判定臂丛神经是否在椎管内发生了断裂。神经前后根的缺失作为节前完全损伤的诊断标准。1997年在Gasparotti R等报道了应用三维稳态构成干扰序列（3D-CISS），对20例臂丛神经损伤患者的椎管内臂丛神经根进行MR扫描，扫描条件：1.5T磁共振仪，TR 14，TE 21，激发1，FOV 20cm，矩阵256×256，翻转角度50°，层厚2mm，三维重建采用多强度投影（MIP），以CTM诊断结果作为对比，MR诊断椎管内臂丛神经损伤的敏感率、特异率、准确率分别为：88%，100%，98%。虽然，目前文献报道MR诊断臂丛神经节前损伤取得了较好的效果，但笔者近5年来，通过大量临床病例的临床应用，观察到不管是横断位还是冠状位，现有的技术难以较恒定地显示椎管内臂丛神经前后根，无法达到CTM的效果。臂丛神经节前损伤的影像学诊断，目前仍以CTM作为其金标准。然而，MRI对于臂丛神经的椎孔外段的显示具有独特的优势。以往采用自旋回波序列（SE）或快速自旋回波序列（FSE）进行扫描，得到的神经信号为组织的混合信号包括神经束间连接组织、脂肪组织、神经纤维的髓鞘、神经轴突内低蛋白的轴浆流等，成像后表现为灰度较低的信号，然而由于正常臂丛神经椎孔外的神经根或干因有脂肪组织衬托，借此可显示为高信号的脂肪组织包绕中的低信号线条影，但仍难以与周围的肌肉组织明显区分开来。尤其当臂丛神经损伤后，其根和干周围可能被瘢痕组织包绕后，此种扫描序列很难再将椎孔外神经根和干显示出来。1992年，Filler等首先报道了磁共振神经成像术（magnetic resonance neurography，MRN），此项技术主要利用神经束内轴突有含水的低蛋白轴浆流，通过重T_2脂肪抑制可使周围神经呈现高信号，该项扫描技术也可使血流缓慢的小静脉及淋巴呈现高信号，但通过背景血管抑制技术，可较清楚地显示椎孔外段臂丛神经的根和干，是真正显示周围神经细节的成像。我们经大量的临床病例应用，MRI可较清楚地显示椎孔外臂丛神经的根和干部，尤其是C_5~C_7神经根。当椎孔外臂丛神经发生损伤后，神经根和干发生扭曲、变形以及瘢痕包绕，MRI仍难以对损伤的神经根作出定性诊断。但对于椎管内仍有完整神经根存在的臂丛神经损伤（椎孔外断裂），为术

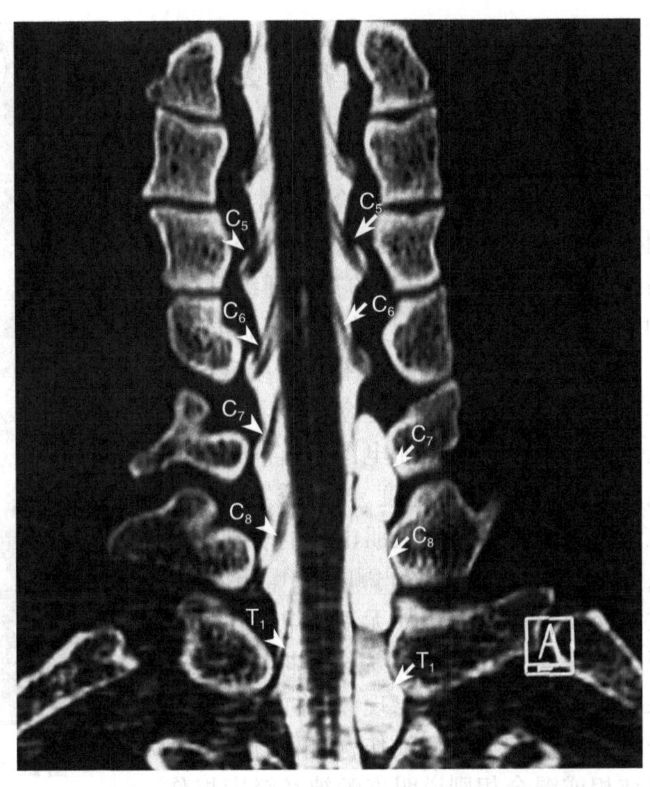

图28-13 64排CT冠状位重建后的CTM图像

左手侧C_5~T_1神经前根充盈缺损存在，右手侧C_5，C_6神经前根充盈缺损存在，C_7~T_1神经神经根充盈缺损消失，提示右手侧C_7~T_1神经神经根节前撕脱伤

前判定在椎孔外能否找到相应的残留神经根作动力神经源，具有重要的作用（图 28-14）。

3）电生理诊断：肌电生理检查有助于臂丛神经损伤的定性、定位、治疗及预后判断。对于臂丛神经损伤，肌电图检查要在伤后 3~4 周进行检查才准确，主要是臂丛神经损伤是高位神经损伤，损伤以远的神经纤维完全华勒变性需要 3~4 周时间，过早进行肌电图检查，因神经干内仍有完整的神经纤维残留，仍具有电传导特性，会造成检查结果不准确。电生理检查包括针极肌电图、复合肌肉动作电位、感觉神经传导速度、体感诱发电位等。肌肉失神经支配后针极肌电图的表现有：插入电位延长，出现大量纤颤电位，嘱患者用力收缩所要检查的肌肉如无动作电位出现，表现为电静息，提示该肌肉完全失神经支配；如果仅有单个动作电位出现，动作电位波幅低表示其支配神经重度损伤；如果动作电位为单纯相或混合相则说明支配神经轻度损伤。通过检测相应神经根或分支所支配肌肉群，可推断哪几个神经根发生了完全损伤或部分损伤。

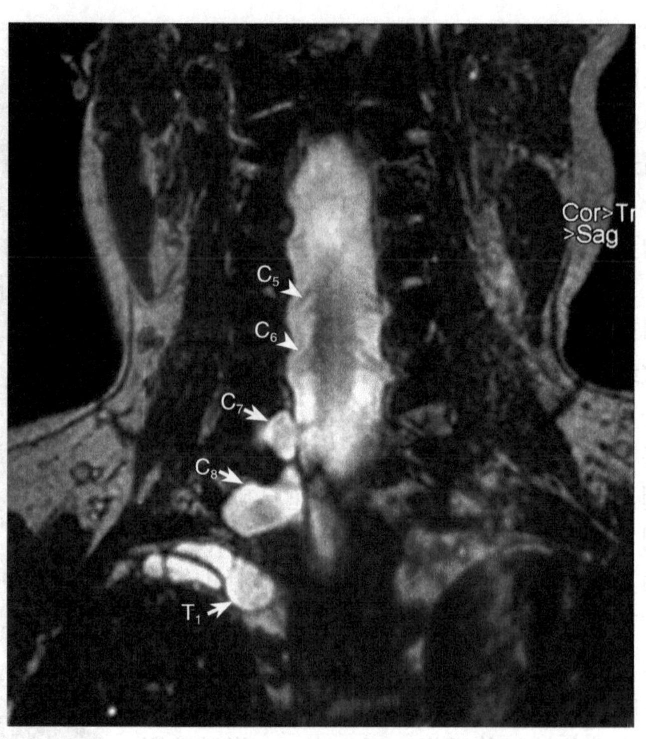

图 28-14 MR 显示左手侧椎管内 C_5,C_6 神经根完整，C_7~T_1 节前神经根撕脱伴假性硬膜囊肿

电生理诊断节前与节后损伤：臂丛神经的躯体感觉神经纤维的一级神经元的胞体不在脊髓而是在脊髓外的神经节，位于椎间孔段。自神经节到脊髓后外侧沟的神经后根称为节前神经纤维，神经节以后到效应器的神经纤维为节后感觉神经纤维。当节前神经纤维断裂时（损伤部位位于神经节与脊髓之间），前根的运动神经纤维将发生华勒变性，而位于神经节内的感觉神经元在一定的时间内仍然存活，与其相连的节后感觉神经纤维会继续得到神经元的营养，因此其节后感觉神经纤维不会发生华勒变性，仍然能够保持其电兴奋传导的生理特性。当节后神经纤维损伤时，由于感觉神经纤维失去了神经元的营养，必将会发生华勒变性，其电兴奋传导的生理特性消失。因此，通过测量神经干内感觉神经动作电位（sensory nerve action potential，SNAP）是否存在，来判定相应的神经根的损伤部位在节前还是位于节后。但是，不管节前还是节后神经完全损伤，从上肢皮肤特定的支配区给予电刺激，已不可能上行传导到大脑皮层后回，故在大脑皮层记录不到电信号，此称为体感诱发电位（somatosensory evoked potential，SEP）消失。该项技术用于 C_8、T_1 神经根节前与节后损伤的区别时，准确性较高，主要是因为 C_8、T_1 神经根在手及前臂内侧有特定的神经支配区。如果电生理检查提示尺神经支配的肌肉完全失神经支配，同时其 SEP 消失，但尺神经的 SNAP 仍存在，则提示 C_8、T_1 为节前损伤；如果其 SEP 和 SNAP 均同时消失，则提示 C_8、T_1 神经根为节后损伤或节前伴节后损伤。怎样区分后二者？可通过检测颈段相应椎旁肌是否有失神经电位来鉴别，如果有，可能为节前伴节后损伤；如果无，可能为节后损伤。但由于椎旁肌的神经支配为交叉支配，单纯依靠此项检查难以确定哪一个神经根发生损伤，可作为参考。另外，对于 C_5~C_7 神经根，由于在上肢难以找到一个绝对的感觉神经支配区，而且上干节后同时有损伤的比率较高，因此，该项检测技术对判定 C_5~C_7 神经根是否发生节前与节后损伤的作用不大。由于膈神经的神经纤维来自 C_3~C_5 神经根，而且出椎孔后即发出神经分支组成膈神经，如果电生理检查证实膈神经完全损伤，则说明 C_3~C_5 神经根椎管内损伤（节前损伤），但是临床上也发现膈神经在前斜角肌表面因瘢痕压迫造成其麻痹，此种情况下，则出现判断错误。再者，椎管内神经前根的直径较后根细，前根较后根更容易发生节前断裂，即部分臂丛神经根性损伤患者，其前根已发生撕脱，后根的结构可能仍完整，此占节前损伤的 10%~15%，而电生理诊断是通过检测体感诱发电位（SEP）及感觉神经传导速度（SNAP）来判定臂丛神经前后根发生节前损伤，因此，此种情况下，肌电图诊断容易将

节前损伤(此种情况神经不会自发恢复)漏诊。

(5) 臂丛神经损伤的治疗:

1) 手术时机的选择:对于开放性臂丛神经损伤如为锐利物切割伤,应做一期神经修复,术后应注意采用支具固定4~6周。对于同时伴有颈部大血管损伤如颈动静脉、椎动静脉破裂导致失血性休克者,可先止血抢救生命,待全身情况好转后,尽早二期修复。若为枪弹伤,因为神经损伤范围不容易确定,可留作二期修复,待伤口完全愈合后实施,但不宜无故拖延。对于闭合性臂丛神经损伤,何时进行手术有很多争议。从理论上讲,对于神经根已经完全撕脱或椎孔外完全断裂者,无论再等待多长时间,已无自发恢复的可能,只要全身情况许可应尽早进行神经修复手术。而对于椎孔外神经根或干的牵拉伤,因有自发恢复的可能,至少应观察3个月。因此,何时进行手术治疗,准确诊断是关键。当碰到一个臂丛神经损伤的患者,不要再一律盲目地等待3~5个月,也不要都过早地进行手术探查。例如,对于一个因传送带绞伤导致的全臂丛损伤,不要因为其肩外展功能自发恢复,就认定其手功能也一定会自发恢复(此种情况下,神经根的损伤自下向上,因此下干较上干损伤重)。同样,对于摩托车祸造成的全臂丛神经伤,也不要认为出现手指屈曲活动,就认为肩外展及屈肘功能也一定会自发恢复。我们应该运用临床查体、电生理检查、影像学检查及早地对每一个神经根的损伤部位及损伤性质作出正确判定,然后再决定是否及早进行手术治疗。现有的方法对绝大多数患者可作出早期准确诊断,确实诊断不清楚者,可等待观察一段时间。

2) 治疗原则:对于影像学检查证实椎管内神经前后根完整而手术探查椎孔外神经根和干的连续性存在,质地较好者,可行神经松解手术;对神经根椎孔外断裂者,如果影像学检查证实椎管内相应神经前后根的连续性存在,可切除中间损伤段神经,行神经移植修复缺损;对于神经根撕脱伤者,应行神经移位术。对于晚期神经损伤者可行功能性肌肉移植或肌肉、肌腱转位重建上肢功能。

3) 常用的神经移位手术:20世纪60年代以前,臂丛神经撕脱伤尚无一种好的治疗方法,其治疗仍以肩下截肢为主。1963年Seddeon为一例16岁小女孩进行肘下截肢,即将截肢平面下移,同时应用2根肋间神经移位修复皮神经,用前臂远段废弃的尺神经作为桥接神经,即用尺神经远端的主干和腕背支分配与肋间神经吻合,尺神经的近端与肌皮神经吻合,尺神经长度12cm,术后恢复屈肘90°,肱二头肌力3级。但在此后,其他学者进行此项手术的效果却不理想,有效率仅为20%。直到20世纪70年代初,日本学者Tasumaya和Hara报道了肋间神经与肌皮神经的直接吻合,手术的有效率提高到60%以上。从此神经移位治疗臂丛神经损伤进入快速发展时期。此后出现了颈丛神经深支、副神经、膈神经、舌下神经、健侧胸前外侧神经、健侧C_7神经移位术等。

除了臂丛外神经移位外,对于臂丛神经部分损伤,丛内神经移位也取得了较大进展。1993年Oberlin报道了尺神经束支移位修复肌皮神经的肱二头肌支,重建臂丛神经上、中干撕脱伤的屈肘功能,目前已被推荐为臂丛神经上、中干撕脱伤屈肘功能重建的首选术式。

A. 肋间神经移位术:肋间神经的解剖:肋间神经系由胸神经根的前支组成,在相应肋骨的下缘走行在肋间内外肌之间。到达腋中线发出外侧皮神经,浅出支配皮肤感觉,深支继续前行。但是12对肋间神经之间也有一些区别。第1肋间神经由T_1神经根出椎间孔后即发出的一个小分支,前者参与臂丛神经的组成。第1肋间神经沿第一肋下缘走行,终末支达胸骨旁,支配此区域的感觉。由于第1肋间神经为感觉神经,故不用做神经移位用。第2肋间神经的前支在肋间内外肌之间前行,并发出分支支配肋间内外肌。第3~6肋间神经的走行同第2肋间神经,但是第2肋间神经的外侧皮支支配腋前壁的感觉,亦与臂内侧皮神经或前臂内侧皮神经形成吻合。第7~11肋间神经支配前腹壁的感觉与腹壁肌。其中运动神经纤维相对较多,但距离臂丛神经相对较远,当用其作为动力神经源时应该间隔切取,以防止腹壁肌的麻痹。根据上述解剖结构特点,第3~6肋间神经更适合作为神经源进行神经移位。肋间神经的有髓神经纤维数目在800~1200之间,其中40%为运动神经纤维,运动神经纤维数目最多为500根。肋间神经沿肋骨下缘自后向前的走行过程中,每走行10cm,约有50根运动神经纤维发出。在腋后线肋间神经约含有400根运动神经纤维,在腋前线约含有200根运动神经纤维。

肋间神经移位修复肌皮神经术:肋间神经移位修复肌皮神经重建屈肘功能,是臂丛神经损伤常用的术式。目前临床上均采用肋间神经与肌皮神经的直接吻合。肋间神经的切取:沿腋中线做纵切口。依次切开皮肤、皮下组织,为了使肋间神经切取得更长,需要在前侧将胸大肌掀起,后侧将背阔肌前缘向后牵开,沿肋骨走行方向横行切开前锯肌并切开肋骨膜,将肋骨膜向下剥离,游离肋骨下缘,在肋骨下缘用小弯钳分离肋间内外肌,即可找到肋间神经,其感觉支逐渐浅出,而深支继续沿肋间内外肌之间前行至腋前线处,然后向后游离至腋后线处,肋间神经的游离长度约 7~10cm 备用。上臂近端纵切口或锁骨下胸大肌、三角肌之间隙切口进入,找到肌皮神经,将其向近端做干支分离后切断,远端备用。将肋间神经通过腋窝皮下牵至上臂近端或锁骨下胸大肌与三角肌之间隙的切口内,将肋间神经与肌皮神经直接吻合。吻合方法:先将三根肋间神经用 9-0 或 10-0 的无损伤线编制在一起,然后与肌皮神经的前外侧吻合。也可三根分别与肌皮神经的前外侧吻合,每根缝合两针即可。

肋间神经移位修复肌皮神经重建屈肘功能的疗效比较肯定,2000 年胡臻报道了 32 例肋间神经移位修复肌皮神经的临床观察,均采用第 3、4 肋间神经移位。20 例采用神经桥接,神经桥接长度平均 10.2cm,12 例采用直接吻合。前者的优良率为 25%,后者为 75%。该结果也进一步说明,肋间神经移位只有与肌皮神经直接吻合才能取得较好的效果。成年人行肋间神经移位修复肌皮神经,约在术后 12 个月以上才开始出现肱二头肌的收缩(吸气时),而且肌力上升相对缓慢。肋间神经移位修复肌皮神经一般需要 2~3 根肋间神经即可。

肋间神经移位修复肱三头肌长头支:肋间神经的切取同上。在上臂近端内侧做纵切口,在三头肌长头前缘与肱骨内、后侧面之间找到桡神经,在桡神经的内侧可见到肱三头肌长头肌支,将其向近端做干支分离后切断,可用两根肋间神经与其直接吻合。肋间神经移位修复肱三头肌长头支的疗效尚好,但伸肘肌力一般只达到 2~3 级肌力,因为只修复了三块伸肘肌中的一块。另外,当已用膈神经移位修复肌皮神经重建屈肘功能时,尽量不再用肋间神经移位修复肱三头肌长头支,以免吸气时屈肘与伸肘相互拮抗。

肋间神经移位修复正中神经:肋间神经的切取同上。锁骨下胸大肌与三角肌之间隙进入,切断胸大肌止点。找到正中神经,向近端追踪至正中神经内、外侧头,将正中神经内外侧头干支分离后切断,肋间神经运动支缝合编织在一起后与正中神经内侧头的一较大束支吻合,或将三个肋间神经分别与内侧头的三个束吻合。肋间神经的感觉支与外侧头吻合。在成年人,肋间神经移位修复正中神经难以取得有效的屈指动作,但可恢复手指的部分感觉。有作者报道在儿童,屈指肌力恢复到 3 级或更好的比率达到 60% 以上。

B. 膈神经移位术:1997 年顾玉东设计了膈神经移位术,膈神经移位修复肌皮神经重建屈肘功能,以及修复肩胛上神经重建肩外展功能,均取得了良好的疗效。目前,膈神经移位已在临床上广泛开展。膈神经为颈丛神经中最粗大的运动支,由 C_2~C_4 神经根组成,以 C_4 神经为主,C_5 神经根也常发出神经支加入到膈神经。其神经纤维以运动为主,约含有 2600 根神经纤维。膈神经沿前斜角肌的表面由外上斜向内下走行,位于颈横动脉起始部的深面,在锁骨下动静脉之间进入纵隔。膈神经进入纵隔后,右侧靠近上腔静脉,左侧靠近主动脉弓及主动脉,然后沿两侧的心包纵隔胸膜下行,在主动脉弓下方,心包膈动脉发出分支伴行膈神经,在心包膈肌角处进入膈肌,发支支配膈肌。在纵隔内膈神经与发出 3~5 支支配纵隔胸膜及心包膜。膈神经有时也受损伤。膈神经移位术前应对其功能状况常规进行判定。常用的方法有胸透及膈神经的电生理诊查。膈神经功能正常时膈肌的活动方向应与对侧一致,幅度应达到上下各一个肋间隙。膈肌活动度丧失,提示膈神经功能完全丧失;而膈肌活动度减弱,提示膈神经有部分损伤。膈神经的电生理检查:刺激电极放置在胸锁乳突肌后缘平环状软骨水平,记录电极放置在腋前线第 7、8 肋间,当膈神经完全损伤时,则记录不到诱发电位;部分损伤时,其诱发电位波幅明显降低,潜伏期延长。

膈神经移位修复肌皮神经:锁骨上臂丛神经显露后,膈神经多可在前斜角肌的表面找到。如果前斜角肌表面瘢痕较多,膈神经的寻找有时困难,此时可先找到颈横动脉的起始部,将其游离后在其深面再仔细寻找。当术前检查怀疑膈神经有损伤,应在切断前给予电刺激。如果为全麻,应在肌松剂药效过后给予电刺激,否则,由于肌松剂阻断神经节的传导,即使膈神经功能正常,也难以诱发出膈肌收缩。切断膈神经时也应观察膈肌有无收缩。当膈神经功能正常时,靠近胸廓上口处切断。膈神经移位重建屈肘功能,有两种术式:一种是将膈神经移位至肌皮神经。肌皮神经在锁骨下胸大肌与三角肌之间隙找到,靠起始部切断,中间桥接皮神经,长度一般在 8~12cm,一股腓肠神经或一股前臂内侧皮神经即可;第二种手术方式为膈神经与上干前股直接吻合。由于肌皮神经纤维在上干前股的定位主要在其前外侧,故应将膈神经与上干前股的前外侧吻合。两种术式重建屈肘功能的优良率均在80%以上。膈神经与上干前股的直接吻合,因为只有一个吻合口,术后肱二头肌出现肌肉收缩的时间要早于膈神经修复肌皮神经,并且前者可以恢复部分胸大肌锁骨部的肌力,此对于全臂丛神经撕脱伤患者的肩关节更多功能的恢复有一定的好处。对于成年患者膈神经移位至肌皮神经多在术后10~12个月开始出现肱二头肌收缩,而膈神经与上干前股的直接口吻合一般会在术后8~10个月出现肱二头肌收缩,肱二头肌达到3级肌力所需要的时间更短,而且在锁骨上一个切口内即可完成。但是,当上干撕脱到锁骨后或上干包绕在致密瘢痕组织中,以至无法分离出具有正常结构的上干前股时,应选择膈神经移位修复肌皮神经。另外,当上干前股较粗,或其断面有多个小束组成时,而膈神经又较细,此时难以确定将膈神经与何处吻合,也应选择膈神经移位修复皮神经,如此可避免膈神经的神经纤维过多地长到正中神经外侧头或胸前外侧神经中去,而影响肌皮神经的修复。影响膈神经移位术后疗效的因素主要有:膈神经术前有部分损伤、肌皮神经损伤后神经质量差、肱二头肌失神经时间超过1年以上。

膈神经移位与下干后股直接吻合重建伸肘、伸指功能:伸指功能的重建,是全臂丛神经撕脱伤手基本功能整体重建的重要组成部分。如何有效地重建伸指功能,是目前急需解决的一个难题。当健侧C_7这一强大的动力神经源用来修复下干及肌皮神经后,剩下的可供移位的动力神经包括副神经、肋间神经、膈神经、颈丛运动支,均较细小、动力神经纤维数目有限。又因伸指肌距离上述动力神经距离远,因此重建有效的伸指功能非常困难。传统的伸指功能重建多采用肋间神经移位至桡神经,由于动力神经较细、纤维数目不足以及桡神经比较粗大,再生的神经纤维在桡神经中分散,经过长距离生长后,最后到达伸指肌的神经纤维数目有限,其疗效不满意。虽然膈神经的再生能力强大,但其外径及神经纤维数目与桡神经仍然不匹配。如果将膈神经与桡神经深支吻合,则需要超长段神经移植,同时因两个吻合口而影响术后效果。从理论上推测,如果能将膈神经与单独控制伸指肌的神经束进行直接吻合,不但能使有限的动力神经纤维集中再生到伸指肌中,而且只有一个吻合口,其术后效果必将获得提高。如何在臂丛神经中确定相对独立、集中支配伸指肌的神经束?从已有的解剖学资料分析,桡神经的神经纤维来自后侧束,而后侧束由上、中、下三干的后股组成,其中与伸指有关的神经纤维来自中、下干的后股,此处应是伸指肌支配神经在臂丛神经近端相对集中的部位。现有的动物实验及临床研究均证实,指总伸肌主要由C_7(中干)支,而C_7又通过其后股进行支配。既然指总伸肌主要由C_7(中干)支配,那么为什么在健侧C_7神经根切断后,伸指功能却无明显障碍?另外从临床病例分析,上、中干完全损伤,下干正常者,患者的伸指功能仍正常,而伸指功能又是通过下干后股支配的,说明仅有下干后股支配,其伸指功能仍能正常。据上述现象推测,下干后股(来自C_8、T_1)亦是指总伸肌的主要支配神经。

手术中观察到下干后股的外径较中干后股明显细小,膈神经与其相对更匹配,下干后股对指总伸肌的支配应较C_7后股更集中,而且根据臂丛神经根的支配规律,手指固有伸肌及拇长伸肌的支配亦以下干后股支配为主,因此从理论上推测,膈神经与下干后股的直接吻合可能是重建伸指功能的最佳选择。到底支配伸指肌的神经纤维来自下干后股及C_7后股的比例是多少?另外,在临床上观察到,上中干完全损伤、下干正常者,患者的肱三头肌长头肌力在3级或以上,仍能完成伸肘功能,说明下干后股(主要来自C_8)亦支配肱三头肌长头。2005年6月,作者设计了膈神经移位与下干后股直接吻合重建全臂丛撕脱伤伸肘及伸指功能的术式。

手术方法:将膈神经向纵隔内延长后再切断,为了使膈神经与下干后股直接缝合,需要将桡神经、后侧束游离,并向近端追踪至上、中、下三干后股,切断上干后股到桡神经的神经束,然后切断中干后股,将桡神经及下干后股向近端移动至锁骨上,将膈神经与下干后股无张力直接吻合。

术后两年以上的随访证实,重建伸肘、伸指功能的优良率(肌力3级或以上)在未成年组(≤18岁)已达90%以上;成年组:伸肘达70%,伸指接近40%。

胸腔镜取长段膈神经修复正中神经:膈神经在胸段的长度约25cm,传统的膈神经移位将其在锁骨上切断,因此膈神经较短。史其林等首先进行了胸腔镜辅助下切取长段膈神经的解剖学研究,1998年韩国学者在临床上首先进行了胸腔镜辅助下取长段膈神经,1999年1月张高孟等进行了开胸取长段膈神经,

2000 年徐文东等首次报道了胸腔镜取长段膈神经。该方法使切取的膈神经长度明显延长，使其长度超过 20cm。术前首先确定膈神经功能正常，并常规进行肺功能检查，证实肺功能正常。常规胸片检查排除胸膜粘连。患者仰卧位，胸背部垫高，全麻，双腔气管插管，单肺通气。于腋前线第 5、6 肋间做 1cm 长切口，插入胸腔镜，如果肺萎缩良好，可能看到沿纵隔侧方走行的膈神经，并有心包膈动脉伴行。如果肺与纵隔胸膜有结构粘连，则先将粘连分离，再寻找膈神经的走行。在锁骨中线第 2 肋间、腋前线第 3、4 肋间分别作 1cm 长切口，插入操作器械。右侧在近心包膈肌角处、左侧在膈神经绕心包处用无损伤剪将胸膜剪一小口，将膈神经提起，钝性加锐性将膈神经向远近端分离，右侧向近端分离时应防止损伤上腔静脉，近端到胸廓上口，远端到神经近入膈肌处，用 1~2 枚钛夹将膈神经远端夹住，此时观察有无膈肌活动，在钛夹近端切断膈神经。将膈神经经胸廓上口或锁骨下第 1、2 肋间引至胸腔外。根据术中心包膈动脉发出位置的高低及向远端走行时是否伴行膈神经，术中决定切取膈神经时是否携带心包膈动脉。当心包膈动脉发出位置低或与膈神经距离相对较远，如果强行携带血管，必将使膈神经引到胸腔外的有效距离受限。另外当携带血管时必须经锁骨下第 1、2 肋间引至胸腔外。胸腔放置闭式引流管。膈神经可与正中神经内侧头的一大束直接吻合，也可将前骨间神经自起始处向近端做干支分离后切断，通过一股腓肠神经桥接，使膈神经修复前骨间神经。

由于传统的膈神经移位修复肌皮神经已经取得了 86% 优良率，长段膈神经如果能修复正中神经恢复屈指功能，其意义可能更大。但是，长段膈神经切取后是否会因神经缺血而发生远段变性，其修复正中神经的效果如何？目前尚未见明确的研究报道。笔者自 2002~2003 年，共为 15 例臂丛神经损伤患者进行了胸腔镜辅助下取膈神经，其中 9 例用来修复正中神经，8 例随访时间在 3~4 年。其中修复正中神经内侧头 4 例；通过神经桥接修复前骨间神经 3 例、修复正中神经前侧半 1 例。屈指肌力达到 4 级 1 例，3 级 3 例，2 级 2 例，无恢复 2 例。15 例中有 5 例切取的长段膈神经首先预置在上臂近段皮下，其中 3 例为带血供的膈神经，经锁骨下第 1、2 肋间引出胸腔；2 例为不带血供的膈神经。术毕即刻及预置后 6 周分别取病理，病理显示 5 例膈神经最远端以近 1~2cm 均发生变性，1 例两次取病理，在其最远端以近 8cm，其神经纤维仍变性。1 例预置术后 1 年再取病理，其远端为新生的细小神经纤维，说明胸腔镜切取长段膈神经后，不管带与不带血供，因缺血或手术创伤会导致膈神经远端发生变性（图 28-15，16），但是神经变性的最长距离是多少仍难以确定。徐文东等通过对胸腔镜切取长段膈神经修复肌皮神经的病例进行随访，也发现带与不带血供组，最终结果相同。长段膈神经远段发生变性但不是坏死，其近端神经纤维仍可再生到远端，由于膈神经较长可与正中神经内侧头直接吻合，与传统的膈神经移位修复正中神经内侧头需要用腓肠神经桥接相比，最起码少一个吻合口，有利于更多的神经纤维再生到远端。膈神经切取后对青壮年患者的肺功能无明显影响，但婴幼儿可出现膈肌明显抬高、膨隆，影响切取侧的胸廓发育，个别患儿术后反复出现肺部

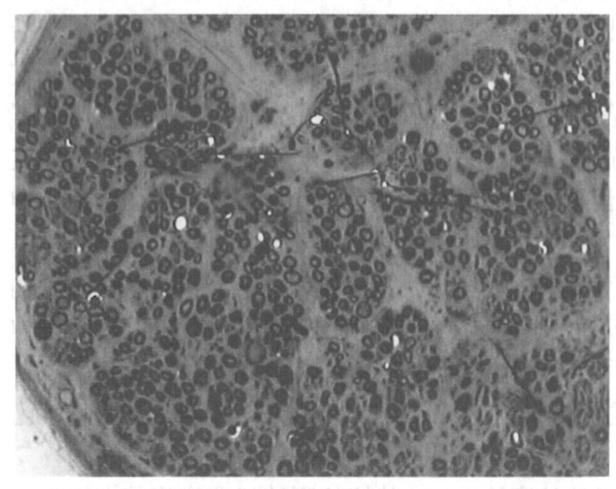

图 28-15 术毕即刻在膈神经远端取病理，半薄切片（甲苯胺蓝染色）示膈神经有大量髓神经纤维

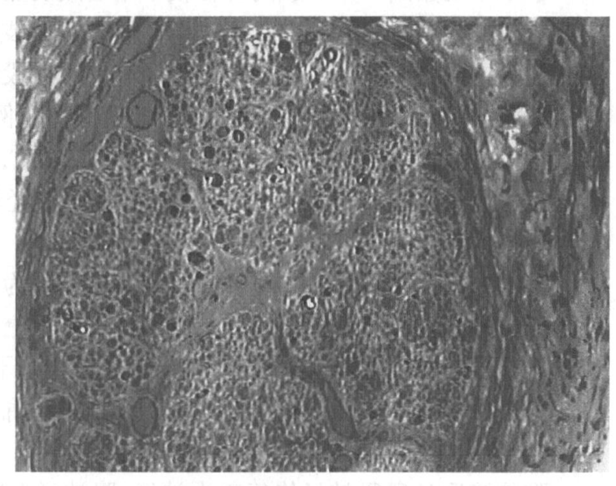

图 28-16 膈神经预置在皮下 6 周，在膈神经远端以近 1cm 处取病理，半薄切片（甲苯胺蓝染色）示膈神经远段发生变性

感染。因此，在 2 岁以下及年龄较大的患者，切取膈神经应慎重。

C. 副神经移位术：1972 年 Kotani PT 首先报道了副神经移位术修复肌皮神经，重建臂丛神经撕脱患者的屈肘功能，取得了较好的效果。1989 年 Narakas 认为副神经移位修复肩胛上神经重建肩外展功能，是副神经移位的最佳选择。副神经为运动神经，由颅根和脊髓根组成。颅根起自疑核，在迷走神经根丝下方出延髓；脊髓根起自副神经核，由前后根之间的脊髓上行，经枕骨大孔入颅腔，与颅根合并成副神经干。然后与舌咽、迷走神经一同自颈静脉孔出颅腔，分两支：内支为颅根的延续，加入迷走神经，支配咽喉肌。外支为脊髓根的延续，较粗，出颅后行向外下，47% 的副神经穿经胸锁乳突肌，有的甚至穿经其表面（在颈后三角取淋巴结活检时，遇到此型更容易造成副神经的损伤），53% 的位于胸锁乳突肌的深面。副神经在胸锁乳突肌的后缘穿出点距乳突平均 5.5cm。副神经发出 2~4 支肌支支配胸锁乳突肌。进入颈后三角区，副神经沿斜方肌的前缘走行，一般发出 3~4 个小分支支配斜方肌的上部。在锁骨上颈后三角区，C_2、C_3 均发出分支加入到副神经主干中。平锁上缘斜方肌附着点的深面约 2~3cm，副神经先发出 1~2 个小肌支进入斜方肌，主干下行约 2cm，分为几乎等直径的内、外侧肌支。在内侧支入肌前。C_3、C_4 常发出 1~2 支加入到内侧支中，这也是术中确认副神经的一个标志。加入到副神经的 C_2~C_4 的神经分支到底是感觉还是运动神经纤维一直存在争论，作者曾对此进行过组化染色研究，认为是感觉神经纤维。在臂丛神经撕脱伤患者中，常伴有副神经的损伤，副神经损伤的部位，多位于颈后三角区。当副神经完全损伤时，患侧肩下垂，耸肩功能丧失，斜方肌上部触不到肌肉收缩；当副神经部分损伤时，如果将肩能够耸到水平位，此时在颈根部应至少看到一个横纹，说明斜方肌的肌力达到 3 级。另外，也可通过结合肌电检查来判定副神经是否有损伤。用副神经作为动力神经源进行移位时，斜方肌的肌力至少要达到 3 级。

副神经移位修复肩胛上神经重建肩外展功能：良好的肩关节功能，是上肢充分发挥功能的基础。因此在臂丛神经撕脱伤患者，其肩关节功能的重建至关重要。对于臂丛神经撕脱伤患者，由于动力神经源有限，一般多重建其肩外展功能。目前，肩外展功能的重建术已经基本定型，即早期神经移位重建肩外展功能的效果要比斜方肌移位好；神经移位应首先修复肩胛上神经，当然，如果动力神经源充足，腋神经应尽量修复。这主要是因为冈上、下肌是肩外展的起动肌，即肩关节要完成外展的动作，必须有肩袖肌的收缩将肱骨头与关节盂间对合好，才能开始肩外展的动作。另外，冈上、冈下肌也是肩关节外旋与外展的主要肌。在临床上也常见到单纯三角肌完全麻痹患者，其肩外展可达到 90°，上举接近正常。修复肩胛上神经的首选动力神经源应该是副神经，两者不但可以直接吻合，而且斜方肌也是肩外展的协同肌。因此副神经移位修复肩胛上神经，是目前重建肩外展功能最常见的术式。

副神经的切取：副神经的寻找目前多采用逆行法，即先找到斜方肌在锁骨附着部的前缘，将其前侧的脂肪垫与斜方肌钝性分离，在附着点的深部约 2cm，斜方肌的肌膜下即可找到副神经。在寻找副神经的过程中容易将其与颈丛神经的分支混淆，以下几点可供鉴别参考：副神经走行在斜方肌前缘的肌膜下，而颈丛神经的分支则走行在斜方肌前缘前侧的脂肪垫中；由于副神经固定在肌膜下，找到后可见到其走行较迂曲，但是副神经在入肌前不会走在肌肉内，故不要在斜方肌内去找副神经；副神经一般分内外侧支入肌，并且入肌前可见到有颈丛神经的分支横行加入到副神经的分支中去，电刺激或切断副神经时有耸肩动作（全麻时肌松药效过后，才能观察到肌肉收缩）。副神经一般在内侧分支处切断，可保留其近侧到斜方肌的肌支。

肩胛上神经的寻找：肩胛上神经系上干后股发出的第一个分支，一般情况下找到上干后，在上干前后股发出处，可见到肩胛上神经自上干后股发出，走向外下方，在肩胛舌骨肌起始部的内下方向外侧走行，自前向后穿经肩胛上横韧带的深面，而肩胛上动脉位于韧带的浅层。肩胛上神经在穿经横韧带之前，常发出一小分支，支配冈上肌，穿经韧带后分为两支，其中一支支配冈上肌，另一支走行在冈上肌的深面走向后侧，支配冈下肌。有时上肩胛下神经发出的位置较高，容易与其混淆，下面两点可作为鉴别的要点：首先肩胛上神经要比上肩胛下神经粗，其外径约 1.5~2mm，相当于火柴棒的粗细，另外其近端断面为独立的一个神经束，而上肩胛下神经则至少有两个或以上的小神经束组成。当上干撕脱到锁骨后或上干外面有大量致密瘢痕组织包绕时，再从其起始部寻找则比较困难。此时可采用逆行寻找的方法。锁骨上臂丛神经探查横切口向外侧延长，将斜方肌在锁骨远端的附着点切断，在锁骨远端的深面找到肩胛舌骨肌的起始部，游离后牵向后上方，在其深面用手指可触到横行走向的条索状结构，此多为肩胛上神经，用直角钳将其挑起后，再仔细辨认并向近端追踪。如果仍然找不到，则沿着肩胛舌骨肌向外追踪，找到其起始处，在其外侧找到肩胛上横韧带并切断，此时在肩胛上切迹内可找到肩胛上神经，再沿其向近端追踪。在极个别情况下，如锁骨远端骨折或肩胛骨骨折的病例，由于此处被大量致密瘢痕组织填充，则难以找到正常结构的肩胛上神经。肩胛上神经找到后靠近起始部切断，可以与副神经无张力直接吻合。当肩胛上神经其近端已损伤或靠近肩胛上切迹处断裂，则需要进行神经移植。

副神经与肩胛上神经吻合术后，在成年人肩外展的恢复一般在术后 8~10 个月，最终肩外展角度的恢复一般在 40°~60°。如果同时修复腋神经，肩外展角度会更好一些。臂丛神经上干损伤者其肩外展恢复相对要好，部分患者肩外展可达 90°，儿童患者可超过 90°，这主要与肩周围部分肌肉如胸大肌中、下部，胸小肌、背阔肌功能接近正常有关；而全臂丛神经损伤因其肩周围肌肉大部分麻痹，故肩外展角度的恢复相对差，很难达到 90°，临床上也能见到少部分病例的肩外展角度达到或超过 90°，此种情况多与损伤的神经有自发恢复有关，并非完全是神经移位的结果。

D. 改良的健侧 C_7 神经移位术：1986 年顾玉东设计了健侧 C_7 神经移位术，为臂丛神经撕脱伤的治疗提供了强大的动力神经源，健侧 C_7 切取后对上肢功能无明显影响。C_7 神经根的椎孔外段有到前中斜角肌的细小分支，以及到胸长神经的分支。C_7 神经根发出前后股，分别加入到外侧束及后侧束。将前后股向远端干支分离后再切断，可使其长度延长。作者对 70 例健侧 C_7 神经移位术中的 C_7 神经根的长度进行测量，其长度为 4.4~8.5cm，平均 6.3 ± 0.9cm，78% 的患者 C_7 神经根长度在 6cm 以上，84% 的患者 C_7 神经根长度在 5.5cm 以上。C_7 神经根的外径约 6mm，有髓神经纤维数目约 22 000 根。

健侧 C_7 经椎体前通路修复患侧上干重建肩外展及屈肘功能：健侧 C_7 是一个强大的动力神经源，但要移位到受区神经，需要移植长段神经进行桥接。缩短桥接神经的距离，是提高神经移位修复效果的一个重要因素。为此，我们设计了健侧 C_7 神经移位经椎体前、食管后通路修复患侧臂丛神经上干的术式，使桥接神经的距离较传统的经颈前皮下隧道短近 50%。手法方法：患者仰卧位，患侧锁骨上臂丛神经探查横切口，显露臂丛神经，确定上干撕脱后，然后健侧做锁骨上臂丛神经探查横切口，显露臂丛神经，确认 C_7 无误后，向远端游离至前后股分出处切断，近端游离至椎孔处，测量其长度。将双侧锁骨上臂丛神经探查切口均向内侧延至胸锁乳突肌的内侧缘，沿健侧胸锁乳突肌内侧缘钝性分离，在其深面将颈血管鞘内侧缘分离，将食管牵向内侧，显露椎体，用手指经椎体前食管后间隙钝性分离至对侧，患侧分离方法同健侧。首先自前斜角肌的前面分离至其内侧缘，自前向后用大弯钳钝性分离前斜角肌在 C_6 横突附着，并切断其起始处的纤维韧带直至 C_7 神经根出椎孔处，将健侧 C_7 神经根自前斜角肌的后侧通过隧道引至其前侧，然后钝性分离颈长肌外侧浅层肌纤维，显露椎动、静脉，用直角钳在其深面绕过并自后向前靠近椎体前外侧穿过颈长肌至椎体前食管后间隙，将一直径 5mm 的塑料管穿过此通道，然后经食管后引至患侧食管与颈血管鞘间隙。由于椎动静脉已显露，制备此通道时可防止其误伤，同时又可直视下将此段通道内的纤维束带剪切断，防止其对 C_7 神经根形成压迫。首先将健侧 C_7 远端放置在塑料管内并缝合固定，牵引塑料管将 C_7 神经根引至患侧（图 28-17，18）。去除塑料管，测量健侧 C_7 至患侧上干前后股的距离，据此切取适当长度的腓肠神经，编制成电缆状，分别桥接健侧 C_7 与受区神经。该术式的效果如何？作者曾对术后 3 年以上的 41 例患者进行了随访。7 例为全臂丛神经撕脱伤，34 例为 C_5~C_8 神经根撕脱伤。伤后时间平均 3 个月，平均年龄 29 岁。8 例同时有膈神经及副神经损伤，3 例伴有副神经损伤，12

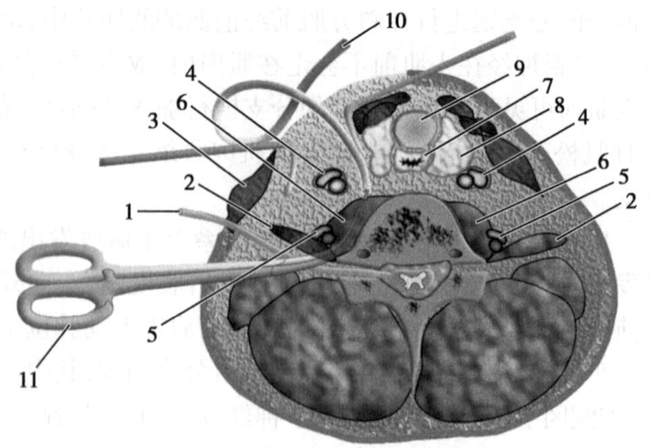

图 28-17 健侧 C_7 经椎体前通路移位模式图

1. 健侧 C_7 神经根；2. 前斜角肌；3. 胸锁乳突肌；4. 颈血管鞘；5. 椎动脉；6. 颈长肌；7. 食管；8. 甲状腺；9. 气管；10. 塑料导管；11. 直角钳

例伴有膈神经损伤。术后平均随访 47 个月。30 例同时行副神经或膈神经移位修复肩胛上神经，另 11 例仅行健侧 C_7 神经修复上干。术后肱二头肌、三角肌、胸大肌锁骨部肌力达到 3 级或以上的分别为 85.4%，82%，92.6%。行副神经或膈神经修复肩胛上神经组其平均肩外展角度为 73°，未单独修复组为 33.6°。因此，健侧 C_7 神经移位修复上干的同时，应单独用副神经或膈神经修复肩胛上神经。当膈神经和副神经同时损伤，应在健侧 C_7 的后股上单独找一个粗细合适神经束，通过一至两股腓肠神经桥接，单独修复肩胛上神经。在锁骨上修复上干或上干前后股，术前应采用超声常规对腋神经、肌皮神经进行检查，或同时进行锁骨下探查，以确定锁骨下是否有多平面损伤的可能。两处损伤的发生比率本组约 10%。

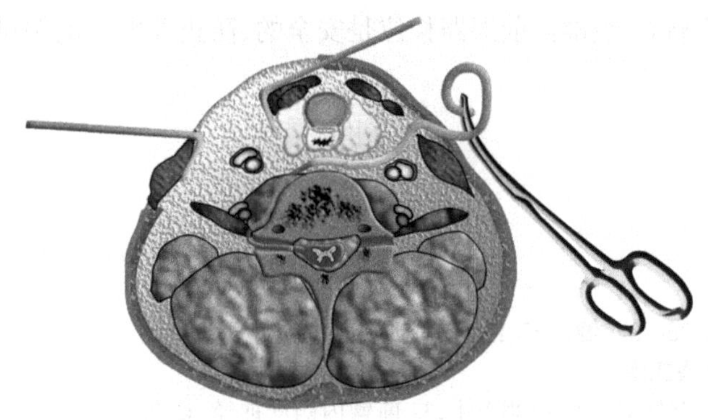

图 28-18　健侧 C_7 经椎体前通路移位模式图

健侧 C_7 神经根牵引至患侧食管与颈血管鞘间隙

健侧 C_7 神经移位与下干直接吻合重建屈指功能：全臂丛神经撕脱伤的手功能重建一直是一个医学难题。其中屈指肌力恢复不佳是一个难点。动力神经源数目不足是其中一个主要原因。顾玉东设计的健侧 C_7 移位术，为臂丛神经撕脱伤的修复提供了强大的动力神经源，现已在国内外广泛开展。大量的临床资料证实健侧 C_7 切取后对健侧上肢功能无明显影响。

健侧 C_7 神经移位修复正中神经重建全臂丛神经撕脱伤的屈指功能，已在临床上广泛应用。

健侧 C_7 神经移位修复正中神经需要长段尺神经进行桥接，再生神经纤维除经过长途跋涉外，还要通过两个吻合口，使其重建屈指功能的疗效受到影响。在应用解剖学研究的基础上，我们在 2004 年 5 月设计了健侧 C_7 经椎体前通路移位与患侧下干直接吻合重建屈指功能的术式，取得了较好的疗效。手术方法：①患侧下干的相对延长方法：仰卧位，患侧锁骨上、下臂丛神经探查联合切口，下干撕脱伤诊断确立后。锁骨下切口内先找到正中神经、尺神经的起始部，沿其向近端追踪，找到内侧束、下干，直至 C_8、T_1 神经根。术中注意观察内侧束、下干、C_8、T_1 神经根的连续性、质地，有无瘢痕。尽量靠近端切断下干。将下干的远端提起，先切断下干后股，然后切断胸前内侧神经，并继续向远端游离。为了更进一步增加下干向近端移动的距离，需将内侧束上的三件套即正中神经（内侧头）、尺神经及前臂内侧皮神经自内侧束起始处一直游离到上臂中段，而正中神经外侧头则需向近端游离，直至外侧束完全游离。将患侧肩关节轻微内收、前屈，向近端牵拉下干，观察其向近端滑动距离。如果正中神经外侧头或肌皮神经限制其向近端移动，切断肌皮神经（上干正常或部分损伤者不能切断）。如果下干近端已到达或跨越颈中线到达对侧颈部，提示下干可以与健侧 C_7 无张力吻合。当下干因损伤瘢痕化不能使用或吻合口张力大，可通过肱骨短缩使下干进一步延长。在三角肌止点以远、肱二头肌的外侧缘进行钝性分离并剥离骨膜，用线锯将肱骨横断，据神经缺损的长短，确定肱骨截除的长度。截骨长度一般不超过 5cm，肱骨外旋 40°左右，用 4~6 孔钢板在肱骨内侧固定。肱二头肌近端腱性部分做紧缩缝合。关闭锁骨下切口，放置引流管；②健侧 C_7 的切取及经椎体前通路移位的方法同前（图 28-19）。自 2004 年 5 月 ~2010 年 5 月共完成 300 例临床应用，有 90 例术后随访时间超过 3 年并获得面访。本组平均年龄 26.5 岁。伤后到手术时间平均 3.6 个月。全臂丛神经损伤 84 例，C_6~T_1 或 C_7~T_1 撕脱伤 6 例。术后随访时间平均 44 个月。肌力达到 M3+ 或以上的比率分别是：屈指 68%；屈拇 57%；掌长肌 49%；尺侧腕屈肌 74%。该术式由于缩短了神经再生的距离并且只有一个吻合口，显著提高了健侧 C_7 神经移位重建屈指、屈腕功能的效果。健侧 C_7 与患侧下干无张力直接吻合的标准：患侧肩关节内收、前屈至 0°~10°位及肘关节屈曲 90°位，神经吻合口上下移动的距离约 1cm（包括将下干或内侧束外膜悬吊固定后）。支具固定 6 周，去除后吊带屈肘 90°，悬吊 2 周后，开始进行功能锻炼。适当的肱骨短缩、健侧 C_7 神经根经椎体前通路时无束带卡压、受区神经质量正常、吻合口无张力是保证屈指功能取得良好疗效的关键。近来的随访中发现患侧尺神经前移有利于屈指功能的及早恢复。对于成年人该术式尚不能恢复手内在肌功能，部分儿童患者已取得手内在肌的有效恢复。前臂屈肌群有损伤、前臂骨折、手部骨关节僵硬、肌腱挛缩、伤后到手术修复的时间过长不利于术后屈指功能的恢复。健侧 C_7 切取过程中防止损伤下干后股是避免术后健侧上肢出现伸肘及伸指功能障碍的关键。超过500例的临床应用证实，健侧 C_7 经椎体前通路移位是安全的，防止并发症的关键是椎体前通路的制作过程应在直视下进行。

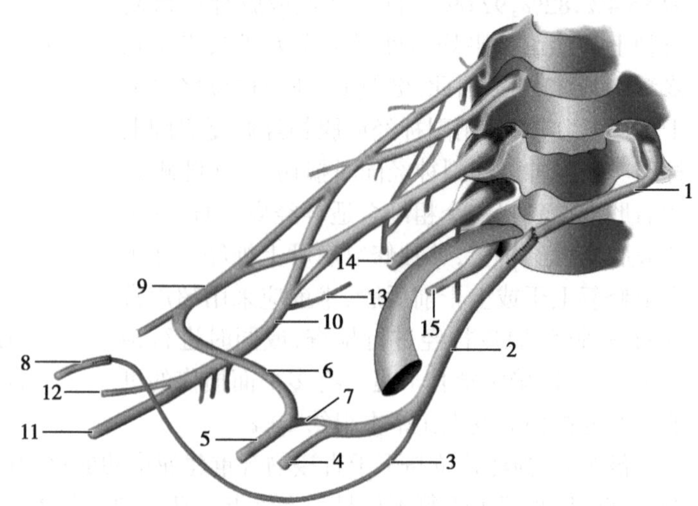

图 28-19 健侧 C_7 经椎体前通路移位与下干直接吻合模式图

1. 健侧 C_7；2. 患侧下干；3. 前臂内侧皮神经；4. 尺神经；5. 正中神经；6. 正中神经外侧头；7. 正中神经内侧头；8. 肌皮神经；9. 外侧束；10. 后侧束；11. 桡神经；12. 腋神经；13. 下干后股；14. C_8 神经根；15. T_1 神经根

E. 尺神经、正中束支移位屈肘功能重建：臂丛神经上干根性撕脱伤造成肩外展及屈肘功能障碍。1994年法国学者 Oberlin 报道了尺神经束支移位修复肌皮神经的肱二头肌支重建屈肘功能，取得良好的疗效。此术式已作为成熟的手术方法在国内外广泛采用。国内常万绅首先在临床上开展此项手术，并进行了应用解剖学研究，同时进行了正中神经束支移位修复肌皮神经的肱二头肌支。肌皮神经在胸小肌下缘发自臂丛神经外侧束，斜穿喙肱肌发出2~3个肌支支配该肌后沿肱二头肌下面偏内侧下行，先后发出肱二头肌肌支与肱肌肌支。在肘关节前外侧穿出浅筋膜，延续为前臂外侧皮神经。肌皮神经肱二头肌肌支解剖类型有三种：①共干型，从肌皮神经发出一级分支，走行9~11mm后再分成2支二级分支，分别进入肱二头肌的短头和长头；②分支型：肌皮神经先发出分支进入肱二头肌短头，之后再发出分支进入肱二头肌长头，两分支相距平均24mm；③混合型：肌皮神经发出共干型分支后，下行60~80mm有分支进入肱二头肌肌腹下部，此类型较少见，约占10%。肱二头肌近端肌支分出部位与喙突的距离平均约为123.4mm。

手术方法：①尺神经束支移位修复肌皮神经的肱二头肌支：上臂近端内侧做7cm长纵切口，依次切开，注意保护前臂内侧皮神经。在肱二头肌与喙肱肌之间找到肌皮神经，沿肌皮神经向远端追踪，可见到肌皮神经发出的肱二头肌肌支，该肌支位于肌皮神经的外侧。分清肱二头肌肌支的解剖类型，向近端干支分离肱二头肌肌支至神经纤维交叉处切断。在相应的位置切开尺神经外膜，在尺神经的前外侧，找到一至两个粗细合适的神经束，机械刺激初步选定的神经束，最好以诱发出尺侧屈腕动作为主的神经束为动力，切断神经束，将其近端与肱二头肌肌支的远断端在手术显微镜下用9-0的无损伤缝线进行断端吻合（图 28-20）。少部分患者的肌皮神经起始有变异，肱二头肌的肌支由正中神经发出，因此当找不到肌皮

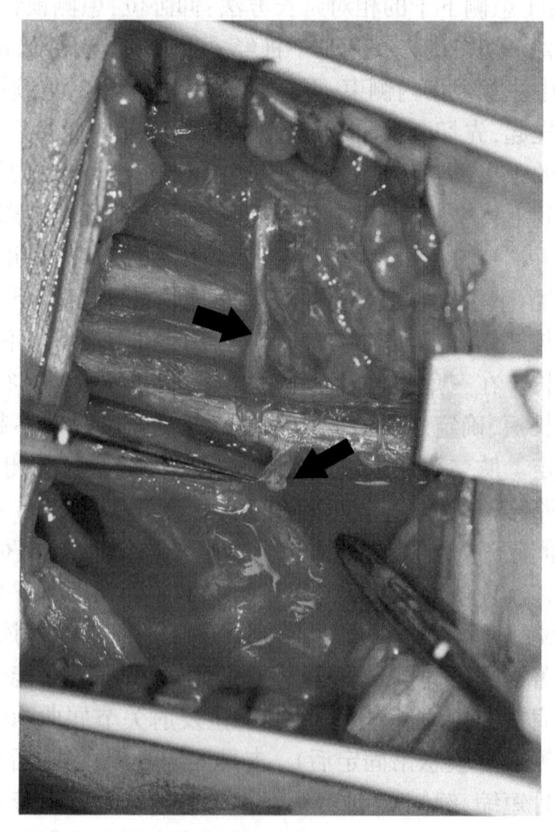

图 28-20 尺神经束支移位修复肌皮神经的肱二头肌支

下箭头示切断的尺神经束支，上箭头示肱二头肌支

神经时，可在肱二头肌长头与短头的肌腹之间直接寻找肱二头肌支，肌门处均可见到肱二头肌的营养血管支，也可以此为标志来寻找肌皮神经的肱二头肌肌支；②正中神经束支移位修复肌皮神经的肱肌支：近年来，为了进一步提高屈肘功能重建的效果，可同时采用正中神经的束支修复肌皮神经的肱肌支。上臂内侧中远1/3交界处为中心，做长7cm左右的纵切口，在肱二头肌与肱肌之间钝性分离，可见到肌皮神经向内侧发出的肱肌支及向外侧走行的终末支-前臂外侧皮神经，起始处切断肱肌支，在正中神经的内侧选择粗细合适的神经束，切断之，近端与肱肌支的远断端做端侧吻合。

该术式的最佳适应证为臂丛神经上干或上中干撕脱伤，C_5~C_8神经根撕脱或上中干撕脱伴下干部分损伤者尽量不采用此术式。由于移位神经靠近效应器，术后功能恢复快，且疗效肯定，尤其适用于伤后时间较长者。术后3~6个月，当患手做屈指、屈腕动作时，可见到明显的肱二头肌收缩。超过6个月仍无肱二头肌的收缩，应考虑到吻合口断裂或瘢痕形成的可能，可尽早进行吻合口的探查。肱二头肌肌力恢复到3级或以上的比率可达80%以上。从理论上讲，由于尺神经由内侧束发出（来自C_8、T_1），而正中神经的内侧头来自内侧束而外侧头来自外侧束，当上干或上中干损伤后，正中神经主干内有超50%的神经纤维会变性（来自外侧头部分），因此采用正中神经束支进行移位时，所选择的神经束的神经纤维可能不完全正常，而尺神经内的神经束却完全正常，因此用尺神经束支移位修复肱二头肌支更合理。当然在此基础上再用正中神经束支移位修复肱肌支，可进一步提高屈肘功能重建的效果。靠远端切取正中神经束支尤其是靠后内侧，可造成屈拇、屈示指功能障碍（在肘上，前骨间神经位于正中神经的后内侧），应引起注意。

4）臂丛神经撕脱伤神经修复术式的选择：神经移位仍是修复臂丛神经撕脱伤的主要术式，根据可供移位的动力神经源的功能状况、神经根损伤的多少、患者的年龄、伤后时间，采用不同的神经移位组合。一般来讲，所选择的动力神经源的功能最好与所重建的功能相同，如副神经移位修复肩胛上神经；能直接吻合的尽量不做神经桥接，如肋间神经与肌皮神经的直接吻合；能用同侧的动力神经尽量不用健侧的；神经移位所重建的功能尽量不要有拮抗作用，如已用膈神经移位修复肌皮神经，尽量不再用肋间神经移位修复桡神经的肱三头肌的长头支，以免吸气时肱二头肌与肱三头肌同时收缩。以下是作者常用的神经移位修复臂丛神经撕脱伤术式。

A. 上干撕脱伤：a. 首选尺神经束支移位到肌皮神经的肱二头肌支，副神经移位到肩胛上神经，肱三头肌支移位到腋神经；b. 副神经移位到肩胛上神经，同侧C_7神经移位到上干；c. 副神经移位到肩胛上神经，膈神经移位到上干前股或肌皮神经，尺神经束支移位到腋神经；d. 副神经到肩胛上神经，尺神经束支到肱二头肌支，膈神经或同侧C_7的后股部分束支移位到上干后股的C_5部分（位于后外侧）；e. 副神经移位到肩胛上神经，尺神经束支到肱二头肌肌支，正中神经内侧头束支移位到腋神经或其外侧支。

B. 上、中干撕脱伤：①首选尺神经束支移位到肌皮神经的肱二头肌支，副神经移位到肩胛上神经，膈神经移位到上干后股的C_5部分（位于后外侧）或腋神经；②副神经到肩胛上神经，膈神经移位到上干前股或肌皮神经，尺神经束支移位到腋神经的外侧支；③副神经到肩胛上神经，尺神经束支移位到肱二头肌肌支，正中神经内侧头束支移位到腋神经或其外侧支；④当副神经或膈神经有一个损伤时，可采用没损伤的一个修复肩胛上神经，尺神经束支移位到肱二头肌支，如果腋神经也要修复，可用肋间神经与腋神经外侧支直接吻合，或行肋间神经到肌皮神经，尺神经束支到腋神经外侧支。

C. 上、中干撕脱、下干不全损伤或C_5~C_8撕脱伤：①可采用副神经移位到肩胛上神经，用健侧C_7神经经椎体前通路修复患侧上干或前后股。伸腕伸指功能采用肌腱移位二期进行功能重建（中指或环指的浅屈肌腱移位重建伸腕，指总伸及伸拇长肌腱悬吊）。②副神经移位到肩胛上神经，用健侧C_7神经经椎体前通路修复患侧上干或前后股，膈神经与C_7后股直接吻合重建伸指功能。③副神经移位到肩胛上神经，膈神经移位到上干前股或肌皮神经，肋间神经到肱三头肌支重建伸肘，腕伸指功能采用肌腱移位二期进行功能重建。④当膈神经、副神经全部损伤时，可采用健侧C_7神经经椎体前通路修复患侧上干，同时健侧以C_7后股的单独一束通过一股腓肠神经桥接修复肩胛上神经。

D. 全臂丛神经撕脱伤：如果膈神经与副神经的功能均好，可采用一次性神经移位的方法修复患侧上肢的主要功能。神经移位大方式：a. 副神经移位到肩胛上神经，健侧C_7经椎体前通路与患侧下干直接吻合，同时应用患侧下干上发出的前臂内侧皮神经及健侧C_7神经的胸大肌支通过一股腓肠神经桥接修复肌皮神经(即健侧 C_7 神经移位同时重建屈指及屈肘功能),膈神经移位与下干后股直接吻合重建伸肘、伸指功能。b. 当副神经或膈神经有一个损伤时,可以用没损伤的一个修复肩胛上神经,可采用健侧 C_7 神经经椎体前通路与患侧下干直接吻合,应用患侧下干的前臂内侧皮神经修复肌皮神经,二期采用肋间神经做动力神经源,行游离股薄肌移植重建伸肘、伸指功能。

E. 下干撕脱伤:采用健侧 C_7 经椎体前通路与患侧下干直接吻合,膈神经移位与下干后股直接吻合重建伸指功能。

2. 腋神经损伤 腋神经为臂丛后束分支,与旋肱后动脉伴行,穿过肩部四边孔,绕肱骨外科颈,发出肌支支配三角肌后、中、前部肌肉及小圆肌,发出皮支分布在三角肌部的皮肤(图 28-21)。

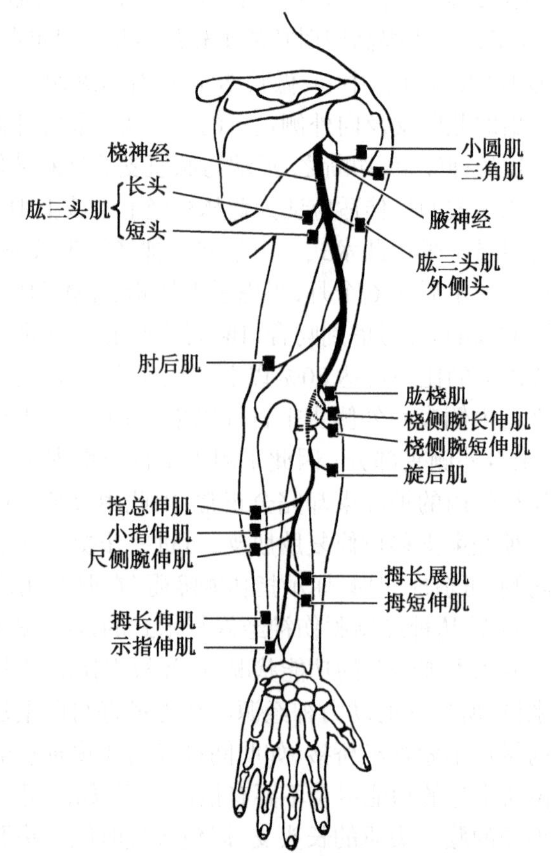

图 28-21 腋神经为臂丛后束分支

肩关节骨折、脱位,肩后部的撞击伤或穿刺伤可伤及腋神经。腋神经损伤时主要为三角肌麻痹。由于肩胛上神经功能正常,单纯腋神经损伤其肩外展功能仍可正常。但查体时会发现患者肩外展时三角肌无收缩。

对于闭合性牵拉伤或撞击伤所致的腋神经损伤,先行保守治疗。经密切观察 3 个月不能自行恢复者而且肌电图检查三角肌仍为电静息,应积极进行手术探查,腋神经断裂的比较多。作者近年来共完成 40 多例的腋神经修复手术,大部分腋神经断裂的部位为腋神经入四边孔处。前路手术入路可找到腋神经的近端,部分患者需要自三角肌的后缘另做切口,寻找远断端。切除损伤段神经,用 2~3 股腓肠神经进行修复,缺损长度一般为 5~8cm,术后效果满意。如果远断端靠近入肌点且瘢痕化明显,修复后的效果往往不理想。另有少部分腋神经断裂的部位在起始处,近断端位置高且较深,寻找困难,且容易造成副损伤,可用肱三头肌支移位修复腋神经。极少见的情况为肩部创伤后仅出现肩外展功能障碍,其余上肢功能正常。此种情况为肩胛上神经在肩胛上切迹处也同时损伤或断裂,处理起来比较困难。如果打开肩胛上横韧带后,肩胛上神经远断端在切迹处仍找不到,应放弃肩胛上神经的修复,可待三角肌功能恢复后,行肌腱移位重建肩袖的功能,效果满意。

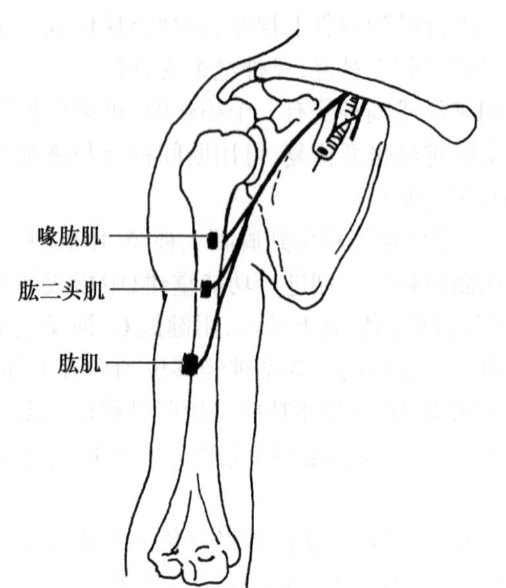

图 28-22 肌皮神经支配的肌肉

3. 肌皮神经损伤 肌皮神经为臂丛神经外侧头分支,穿过喙肱肌至上臂,发出分支支配喙肱肌、肱二头肌及肱肌。皮支从肘部外侧穿出深筋膜,分布到臂外侧皮肤(图 28-22)。多为开放性创伤直接伤及神经。肱骨上、中段骨折偶可使肌皮神经受伤。

肌皮神经损伤主要临床表现为肱二头肌麻痹。

闭合性肌皮神经牵拉伤,早期应观察,期待其自行恢复。逾期无恢复迹象者,应探查神经,酌情做神经修复。

晚期,肱二头肌已完全萎缩,应选用背阔肌、胸大肌移位或尺侧腕屈肌移位,重建屈肘功能。

4. 桡神经损伤 桡神经来自臂丛神经后束。后束在肩胛下肌部位分出腋神经后，即延续为桡神经。下行至大圆肌平面发出四根神经支，支配肱三头肌的长头、内侧头、外侧头及肘后肌。主干在肱三头肌长头与外侧头之间向外下方延伸，在肱骨上、中1/3交界处进入肱骨的桡神经沟，在肱骨中下1/3交界处发出分支，支配肱桡肌、桡侧腕长伸肌及肱肌。桡神经继续下行，在近肘关节平面分为深支及浅支。浅支中分出一支配桡侧腕短伸肌的肌支，其余为感觉支继续下行，至腕上约5cm处穿出筋膜，分布在手的桡背侧。深支为骨间背侧神经，穿过旋后肌发出分支支配旋后肌、指总伸肌、固有小指伸肌、尺侧腕伸肌、拇长展肌、拇长伸肌、拇短伸肌、固有示指伸肌。桡神经所支配肌肉的主要功能为伸肘、伸腕、伸指、伸拇(图28-21)。

肩后部撞击伤、肱骨干骨折、肱骨的手术、肘部穿通伤、桡骨小头脱位等，常伤及桡神经。

桡神经在肩部损伤，可致伸肘无力及伸腕、伸指、伸拇功能丧失；神经在上臂部损伤，伸肘功能不受影响，只有伸腕、伸指、伸拇肌麻痹；神经在肘部或肘以下损伤，肱桡肌及桡侧腕长伸肌不受影响，仅伸指、伸拇不能。根据临床体征，诊断多无困难。

肩部腋部创伤、肱骨干骨折以及止血带麻痹等所致桡神经损伤，多为撞击、牵拉、压迫伤，多可自行恢复。观察4个月后，如损伤神经所支配的最近距离的肌肉仍无恢复功能迹象，应考虑神经探查，并做相应的处理。肱骨干骨折闭合复位时，骨端容易刺伤神经。复杂的骨折，有人主张做切开复位内固定，以减少损伤桡神经的机会。做肱骨干手术时应辨认、分离桡神经并妥善加以保护，以免误伤。桡神经中主要为运动纤维，感觉纤维较少，神经损伤修复后，运动功能多较好。晚期病例，如所支配的肌肉尚未完全萎缩，都应争取做神经修复。

5. 正中神经损伤　正中神经是由臂丛神经的内、外侧束分出的正中神经内、外侧头组成。在上臂无分支。达肘部，神经从上臂内侧转向肘前方，从肱二头肌腱内侧进入旋前圆肌，并发出分支(图28-23)。正中神经支配的肌肉支配该肌，穿过该肌深、浅两头之间，在指浅、深屈肌间下行，发出分支支配桡侧腕屈肌、指浅屈肌、掌长肌、桡侧半的指深屈肌、拇短展肌、拇对掌肌、拇短屈肌浅头以及第1、2蚓状肌。当正中神经进入指浅屈肌起始部的腱弓时，从神经背侧发出一分支即骨间掌侧神经，支配指深屈肌桡侧半、拇长屈肌及旋前方肌。

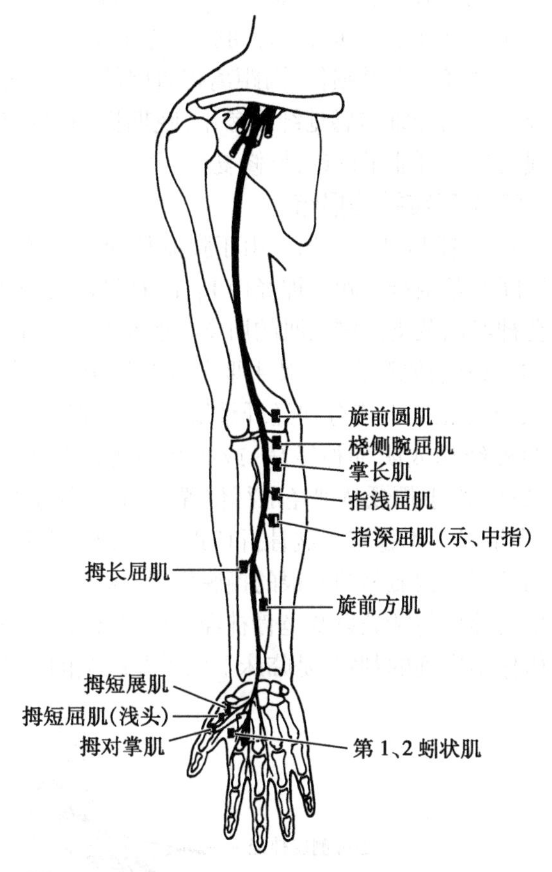

图28-23　正中神经支配肌肉

肘部骨折脱位所致正中神经损伤，多为牵拉伤，神经所支配的前臂屈肌及手部肌肉均可麻痹，拇指不能外展，感觉支所分布区的感觉减退或消失。但经非手术治疗多可自行恢复感觉和运动功能。

前臂远端掌侧切割伤，因正中神经位置表浅，极易损伤。临床表现为鱼际肌麻痹及拇、示、中指感觉减退或消失。前臂掌侧切割伤，必须时刻考虑有正中神经损伤的可能，并加以仔细检查及手术探查，以免漏诊，贻误治疗时机。

6. 尺神经损伤　尺神经来自臂丛神经内侧束，经过大圆肌上缘进入上臂内侧。至上臂中部，神经由臂内侧肌间隔前方穿到后方。在肱骨内上髁后侧进入尺神经沟，跨过肘关节达前臂。约在肱骨内上髁下3cm处，分出2~3分支支配腕尺侧屈肌。在腕尺侧屈肌深面继续下行，发出指深屈肌尺侧半的肌支。约在腕上5cm处分出腕背支，分布至手掌及小指尺侧的皮肤。尺神经下延穿过豆钩骨间即Guyon管分浅、深支。浅支中的肌支支配掌短肌，感觉支分布至小及环指尺侧皮肤。深支从手掌尺侧转向桡侧，走行于指深屈肌腱深面，发出分支至小指展肌、小指短屈肌、小指对掌肌、所有骨间肌、第3蚓状肌、第4蚓状肌、拇收肌及拇短屈肌深头(图 28-24)。

上臂及前臂的尺神经损伤,多由开放性创伤所致。在上臂部尺神经与肱动脉伴行,肱动脉损伤时都应考虑有无尺神经损伤。尺神经在上臂部完全损伤时,其所支配的肌肉均麻痹,感觉完全消失。

前臂远端掌侧切割伤较常见,容易损伤尺神经。尺神经在此处损伤,尺侧腕屈肌肌腱多同时断裂,但该肌肌肉不麻痹。又因损伤位置低,尺神经背侧支并未伤及,所以手指尺侧及手掌尺侧的感觉仍存在。但小指末节及环指尺侧感觉多不存在。所有小鱼际肌及骨间肌出现麻痹。

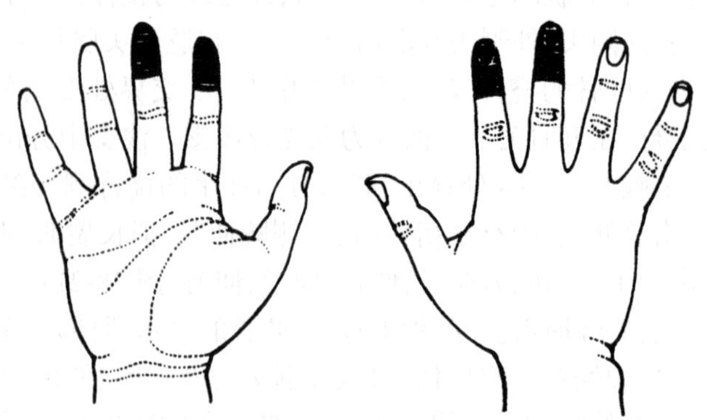

图 28-24 正中神经皮支单一分布区

尺神经在上臂损伤,因距离靶肌肉较远,手内小肌肉又容易萎缩,即使早期修复也多不理想。又因尺神经中运动纤维与感觉纤维参半,晚期损伤缝接时很难对位准确,也是影响疗效的重要原因。因此,尺神经损伤应尽可能早确诊,早修复。

(二) 下肢神经损伤

1. 腰骶丛神经损伤 由于腰骶丛神经根的组成复杂,分支多以及走行位置深,腰骶丛神经损伤的准确诊断非常困难。腰丛神经由 L_1~L_3 神经前支及 T_{12}、L_4 神经前支的一部分组成,其主要分支包括股神经、闭孔神经以及支配腰大肌的肌支。骶丛神经由 L_5 和 S_1、S_2、S_3 神经根组成,L_4 神经根前支的一部分加入到 L_5 神经根组成腰骶干。其主要分支为臀上、臀下神经,坐骨神经、股后皮神经、阴部神经等。因 S_4 神经根与 S_3 神经根的一部分神经纤维组成阴部神经,因此有学者认为 S_4 是骶丛的一部分,也有学者将其归为独立的神经丛或阴部神经丛,或将其归为尾丛的上部。总之,S_4 神经根不参与下肢运动功能的支配(图 28-25)。由于腰骶丛神经走行位置深,而且处于骨盆的保护,因此造成腰骶丛神经撕脱伤常需要强大的暴力,多继发于不稳定骨盆骨折(Tile B、C 型)及骶骨骨折。近年来,随着严重骨盆骨折的增多,腰骶丛神经损伤尤其是腰骶丛神经根的撕脱伤,临床上也逐渐增多。临床上如何鉴别腰骶丛神经根撕脱伤、腰骶丛神经根的挫伤与断裂以及坐骨神经损伤,尚缺乏详细的临床研究报道。对腰骶丛神经根损伤的范围、损伤的性质作出准确的判定,是临床上急需要解决的一个难题。从理论上讲,腰骶丛神经根的撕脱伤是不会自发恢复的,而腰骶丛神经根的挫伤或牵拉伤是有自发恢复的可能。准确的诊断对手术时机的确定、术式的选择具有重要的意义。

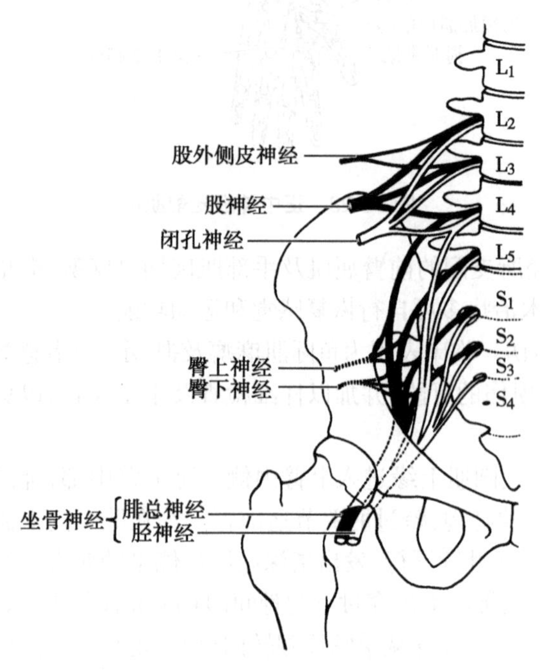

图 28-25 腰骶丛神经示意图

腰骶丛神经损伤的初步诊断可依据患者的临床表现进行确定。由于坐骨神经及股神经是腰骶丛的两个主要分支,因此对于骨盆骨折、骶髂关节脱位以及骶骨骨折等伴有股神经及坐骨神经同时损伤表现的患者,应高度怀疑腰骶丛神经联合损伤。通过检查髂腰肌及臀肌是否瘫痪,腰骶丛神经根的损伤容易与单纯的股神经或坐骨神经损伤或二者联合损伤区别。

单纯骶丛神经损伤的临床表现与坐骨神经损伤相似,多见于骶髂关节脱位、骶骨骨折等造成的损伤。根据腰骶神经根对下肢肌肉支配的特点,L_4 神经根支配的关键肌为胫前肌,L_5 神经根支配的关键肌是踇长伸肌,S_1 神经根为小腿三头肌。因此,L_4、L_5 神经根或腰骶干损伤的临床表现为足下垂、伸趾功能障碍,类似腓总神经损伤。二者的鉴别可依据骶神经丛在盆腔内发出的神经分支所支配肌肉有无功能障碍来判定。臀上神经发自 L_5 神经根(或腰骶干)与 S_1 神经根，因此当临床查体有坐骨神经损伤的表现，伴有臀中肌功能障碍(Trendelenburg 阳性)，说明此应为骶丛神经损伤。对于 S_1~S_3 神经根的完全损伤，其对下肢运动功能的影响相对较小，主要表现为踝关节跖屈、屈趾肌力下降，其与胫神经不全损伤的区别主要有前者可造成鞍区及大腿后侧感觉障碍，部分患者出现排尿、排便功能障碍。

腰骶丛神经根全部受累的临床表现为患侧下肢的广泛性瘫痪包括屈髋、伸膝、髋后伸及外展、屈膝、踝关节的跖屈与背伸，此种情况多见于腰骶丛神经根的撕脱伤。腰骶丛神经根部分受累多见于腰丛完全损伤、骶丛不全损伤或腰丛不全、骶丛完全损伤。前者腰丛神经根支配肌肉功能几乎完全丧失(髂腰肌肌力有时部分存在)，而骶丛下位神经根支配肌肉的功能尚有部分残存，推测造成腰骶丛神经根撕脱的牵拉暴力自上而下传导，损伤的神经根多为撕脱伤。如果仅有 S_2、S_3 神经根存留时，患侧下肢后侧肌肉如臀大肌、屈趾肌肌力仅残留 1~2 级，而腘绳肌、腓肠肌、屈趾的肌力为 2~3 级；当仅有 S_3 神经根残留时，患侧下肢除屈趾肌肌力残留 1~2 级肌力外，其余运动功能几乎完全丧失。后者的临床表现为股四头肌、闭孔内肌肌力明显减退，而坐骨神经支配肌肉功能及臀肌完全麻痹。通过物理查体，可确定腰骶丛神经根损伤的范围。

腰骶丛神经根是否有撕脱(椎管内神经根断裂)是腰骶丛神经损伤诊断的一个难题。电生理检查虽然对腰骶丛神经损伤的确定有很大帮助，但是目前尚无可靠的指标来确定神经根是否有椎管内断裂(节前损伤)。CTM 已广泛用于臂丛神经撕脱伤的诊断，被认为是影像学检查诊断臂丛神经节前损伤的金标准。从理论上推测，CTM 诊断腰骶丛神经根撕脱伤也应具有同样的价值。撕脱的腰、骶神经根在椎管内常有假性囊肿出现，提示神经根对应的硬脊膜、蛛网膜有撕裂，此处发生过神经根损伤，但神经根充盈缺损的消失是 CTM 诊断腰骶丛神经根撕脱的可靠指标。我们临床应用证实 CTM 诊断腰骶丛神经根撕脱伤具有重要的价值。尤其是近年来 64 排 CT 的应用，不但可以进行快速薄层扫描，同时也可以进行冠状位曲面重建，可以清楚显示腰骶神经根充盈缺损是否存在，CTM 必将是诊断腰骶丛神经撕脱伤的必备检查(图 28-26)。

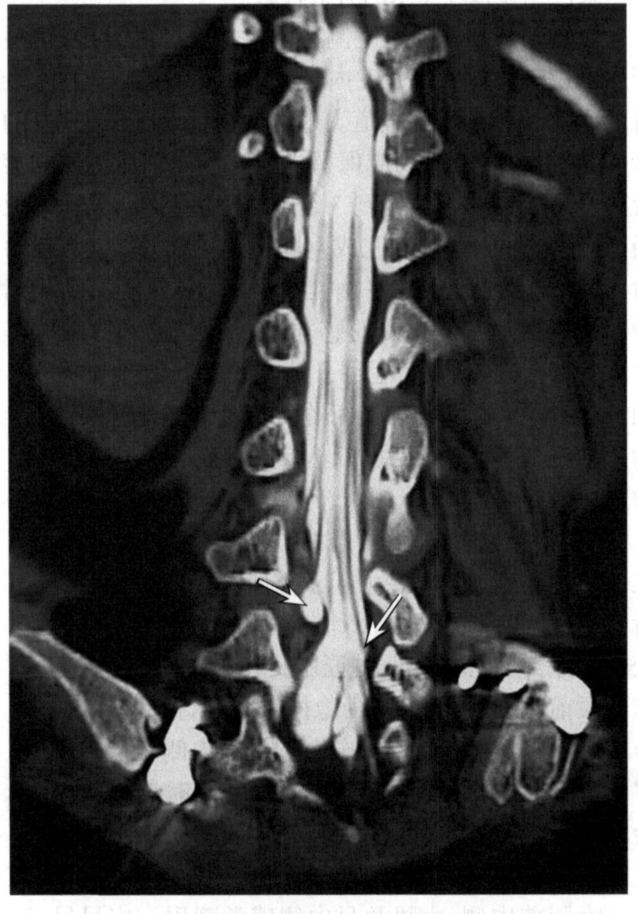

图 28-26 腰骶丛神经根撕脱伤的 CTM 图像

左手侧箭头示 L_5 神经根椎管内假性硬膜囊肿，神经根充盈缺损消失，右手侧箭头示椎管内 S_1 神经根存在

腰骶丛神经根撕脱伤的治疗非常困难，且极具挑战性。虽然对腰骶丛神经损伤的认识已有 50 多年，然而对此类患者的治疗多采用等待观察、让其自行恢复或行松解术，其治疗效果不满意。从理论上讲，对于单纯神经根牵拉伤可采用等待观察或行松解手术，而对于腰骶丛神经根撕脱伤患者，只有进行早期神经修复才有可能恢复下肢部分功能。对于神经根撕脱者椎管内是否伤残留神经根，目前的研究报道较少。Lang 等曾报道了通过打开椎管，找到残留神经前根，通过神经桥接为腰骶丛神经根撕脱伤患者进行修复，患者恢复了髋膝部分功能，但最终结果难以确定。借鉴臂丛神经撕脱伤治疗的经验，神经移位应该是治疗腰骶丛神经根撕脱的理想方法。目前已有文献报道，所采用的动力神经多为下位肋间神经，然而由于肋间神经细小，移位到腰骶神经丛多需神经桥接，故难以取得满意效果。开发新的有

效动力神经源是修复腰骶丛神经撕脱伤的前提。

腰丛神经撕脱伤后将造成髂腰肌及股四头肌的瘫痪，尤其是当伴有骶丛神经损伤时，可造成患侧下肢严重功能障碍。此类患者应首先恢复股四头肌及臀肌的功能，此对于患肢的自主行走及膝关节的稳定具有重要作用。怎样寻找新的动力神经源？闭孔神经自主干起始至闭孔内口处的长度为9cm，此段闭孔神经游离较容易，将健侧闭孔神经自闭孔内口处切断，自腹膜后椎体前转位至患侧可与股神经进行直接吻合，不需要进行神经桥接，减少一个吻合口(图 28-27)。由于闭孔神经的神经纤维数目为6100~7800根且以运动神经纤维为主，其神经纤维数目为股神经的1/3，临床应用已证实其重建股伸膝功能的效果满意。对于单纯骶丛神经撕脱伤者，利用同侧闭孔神经移位可直接修复 L_5 或骶神经根(S_1)或腰骶干，来重建臀肌或小腿三头肌的运动(儿童)及足底的感觉功能。对于 L_4、L_5 及 S_1~S_3 神经根撕脱伤(L_1~L_3 正常)，也可用健侧闭孔神经移位修复患侧臀上、下神经，来恢复髋关节的稳定。本组1例儿童采用同侧闭孔神经移位可直接修复骶神经根(S_1)，术后11个月随访示踝关节跖屈及屈趾肌力3级，足底感觉恢复至 S_3。上述结果已初显该项手术的有效性。

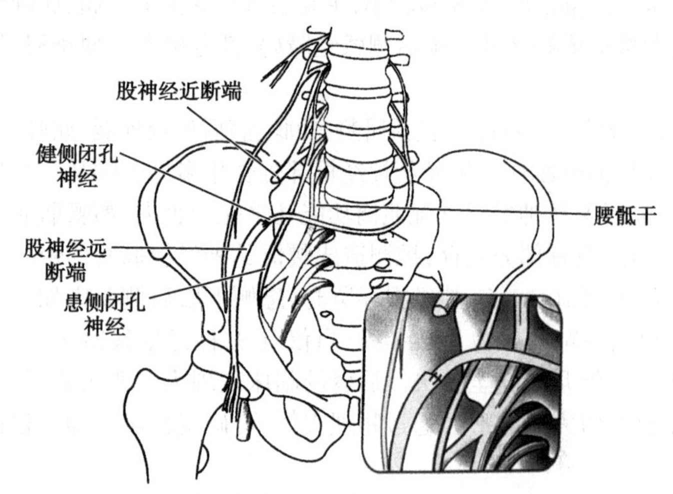

图 28-27 健侧闭孔神经移位修复股神经模式图

闭孔神经切取后对健侧下肢的功能是否会造成明显的功能障碍？虽然闭孔神经切断术及内收肌切断术已广泛用于脑瘫并发内收肌痉挛患者，然而闭孔神经切断后对正常人下肢内收功能是否造成障碍，目前尚无相关的研究报道。解剖学研究示大收肌受闭孔神经及坐骨神经的双重支配，从理论上推测切断闭孔神经后，供肢仍应保留内收功能。临床应用观察到，术后早期均出现供肢内收功能受限，多数患者在术后1周左右恢复到3级或以上。另外，大腿内收肌功能障碍到底对下肢功能有什么具体影响？当患者仰卧位时，难以完成直腿抬高动作(屈髋伸膝动作)，该动作的完成需要髋关节的外展与内收肌力、前屈与后伸肌力的平衡，当内收肌力小于3级，此动作难以完成。另外，难以完成盘腿动作。闭孔神经切断后对大腿内侧的感觉影响较小，术后大腿中段内侧有麻木区，但无一例主诉对其有明显影响。因此，健侧闭孔神经可作为一个安全、有效的动力神经源，用于修复腰骶丛神经损伤可取得满意的效果。

2. 股神经损伤　股神经由 L_1~L_4 神经后支组成。在髂窝内发出肌支到腰大肌及髂肌。在两肌之间下行，在腹股沟韧带深面进入股部，距韧带下方2~3cm处发出分支支配耻骨肌、缝匠肌及股四头肌。皮支分布到股前侧皮肤，终末支为隐神经，跨越膝关节内侧至小腿，与大隐静脉伴行，分布到小腿内侧及足内侧皮肤(图 28-28)。因股神经较深在，和平时期损伤机会较少。骨盆骨折和腹股沟部手术有时伤及神经。主要临床表现为股四头肌麻痹，膝关节不能主动伸直。大腿前内侧、小腿及足内侧感觉障碍。应尽早做神经修复。

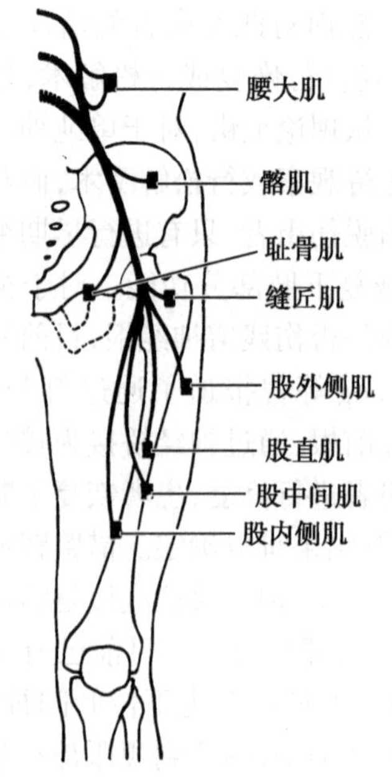

图 28-28 股神经支配肌肉

3. 闭孔神经损伤　闭孔神经由 L_2~L_4 神经腹侧

支组成。支配闭孔外肌、长、短收肌、部分大收肌和股薄肌，其功能为内收髋关节。该神经单独损伤很少见（图 28-29）。

4. 坐骨神经损伤　坐骨神经由 L_4~S_3 神经组成（图 28-25）。出坐骨大孔经梨状肌下缘进入臀部及股后侧。该神经粗大，神经主干为两支完全分离的神经，即腓总神经及腓神经。其所支配的肌肉功能为屈膝、屈伸及内外翻踝关节、屈伸趾及足内在肌。皮肤感觉除股前侧、小腿、足内侧外，全下肢均为坐骨神经感觉支分布。平时坐骨神经损伤多由髋部骨折脱位牵拉所致。采用非手术疗法多可自行恢复。开放损伤所致坐骨神经损伤，应一期修复腓总神经及胫神经。

5. 腓总神经损伤　腓部神经由 L_4、L_5、S_1、S_2 神经组成。该神经在股部支配股二头肌短头，在小腿支配胫前肌、长伸肌、趾长伸肌、腓骨长肌、腓骨短肌、第 3 腓骨肌、趾短伸肌，感觉支分布在小腿外侧、足背及足外侧（图 28-30）。

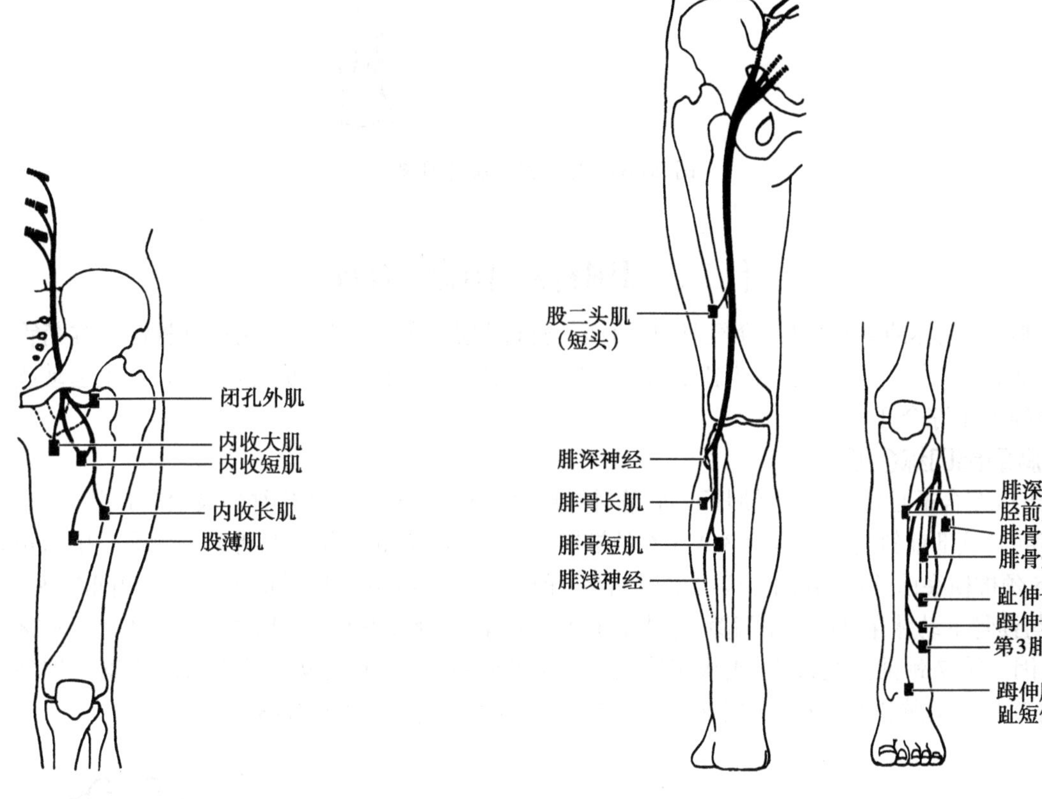

图 28-29　闭孔神经支配的肌肉

图 28-30　腓总神经支配的肌肉

腓总神经在近腘窝处与胫神经分开，下行至膝外侧，绕过腓骨颈分成肌支及皮支至小腿及足部。在腓骨颈部腓神经浅在并较固定，膝关节脱位，腓骨上端骨折或局部压迫、撞击等易损伤腓总神经。临床表现为垂足、垂趾、小腿及足外侧皮肤感觉障碍。去除致伤原因后多可自行恢复。如为开放损伤，应及时修复神经。

6. 胫神经损伤　胫神经来自 L_4、L_5 及 $S_{1\sim3}$。在腘窝近侧与腓总神经分开，沿小腿后中线下行，发出肌支至跖肌、腓肠肌、比目鱼肌、长屈肌、趾长屈肌及胫后肌。神经终末支自内踝后方穿至前方，肌支支配足内在肌，感觉支分布到足跖面皮肤（图 28-31）。

由于胫神经深在，且周围多软组织，受伤机会较少。膝关节脱位、严重的小腿损伤可损伤胫神经。主要临床表现为足及足趾不能主动跖屈，足底感觉丧失。闭合性损伤有自行恢复机会，开放性损伤应手术修复。

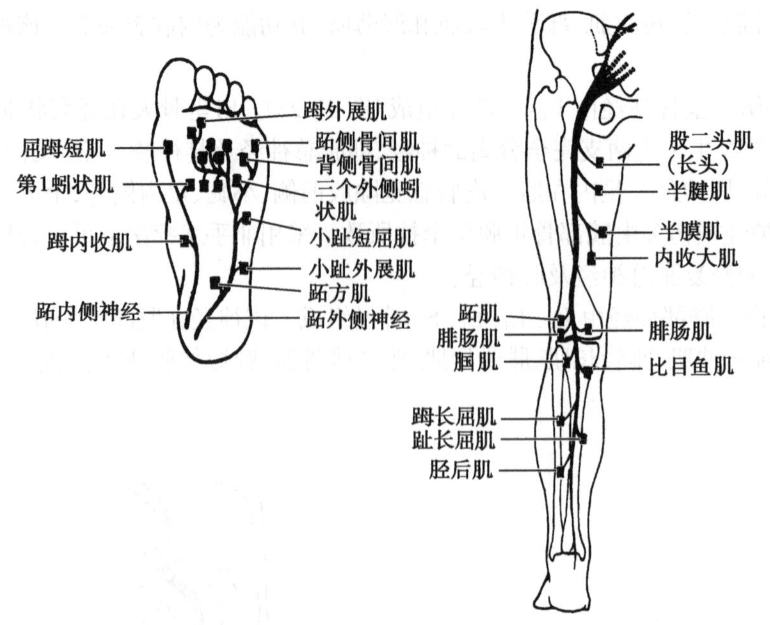

图 28-31 胫神经支配的肌肉

十二、周围神经卡压综合征

周围神经在肢体的某些部位，穿经肌肉、肌肉的腱性起点，绕经骨性突起或穿过骨性纤维鞘管。因为这些部位的组织或为硬韧、固定，或为狭窄管道，经长时间压迫、磨损，可致成神经损害，产生运动或感觉障碍，名为神经卡压综合征。

（一）胸廓出口综合征

胸廓出口综合征是臂丛神经、锁骨下动、静脉在胸廓出口部受卡压，产生神经及血管症状。

1. 解剖 颈部前斜角肌起自第 3、4、5、6 颈椎横突前、后结节，止于第 1 肋骨前内侧缘。中斜角肌起于第 2、3、4、5 颈椎横突前、后结节，止于第 1 肋骨后缘。前、中斜角肌与第 1 肋骨形成一个三角间隙，称颈三角。臂丛神经与锁骨下动脉穿过此三角间隙，跨越第 1 肋骨上缘，经锁骨下及小圆肌深面进入上肢（图 28-32）。

2. 病因 第 7 颈椎横突过长，或从该处长出异常肋骨称颈肋，有时从颈肋上有纤维索条连到第 1 肋骨，都可将锁骨下动脉和臂丛神经向上顶起，产生血管、神经压迫症状（图 28-33）。

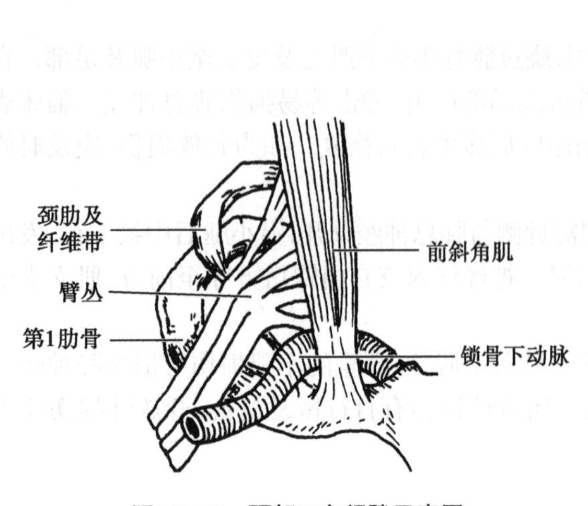

图 28-32 颈部三角间隙示意图

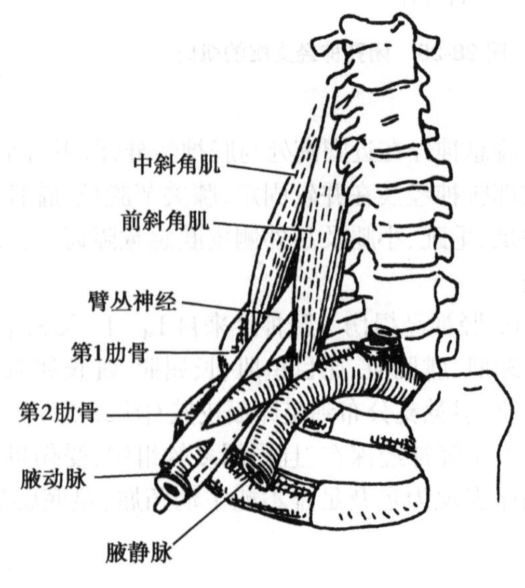

图 28-33 颈肋及纤维带顶起臂丛及锁骨下动脉

前斜角肌变异、肥大、痉挛等原因使颈三角狭窄，压迫臂丛或锁骨下动脉；锁骨骨折畸形愈合，第1肋骨畸形等致肋锁间隙变窄，挤压神经血管；局部肿物也可直接压迫神经血管；职业性长期使颈后伸，上肢高举，可使肋锁间隙变窄，反复挤压神经血管，也可产生胸廓出口综合征。

3. 症状一般为患侧上肢麻痛，臂丛下干受压机会较多，可产生手内在肌萎缩，出现爪形手畸形。动脉受压时，上肢可有供血障碍。锁骨下静脉受压明显时，患肢可出现水肿。常用的检查方法有：

(1) 斜角肌压迫试验（Adson 试验）：检查者手摸患侧桡动脉脉搏，嘱患者头向后伸，同时深吸气，将下颌由一侧转向另一侧，以拉紧斜角肌使颈三角进一步变窄，若出现桡动脉搏动减弱或消失，则为阳性。

(2) 挺胸试验：患者端坐，挺胸、肩向后下方移，使肋锁间隙进一步变窄，如出现桡动脉搏动减弱或消失为阳性。

(3) 肩外展试验：将患肢外展90°并外旋，拉紧胸小肌，使其与喙突之间间隙变窄，如桡动脉搏动减弱或消失，患肢出现麻痛无力，则为阳性。

其他如上胸部X线像、肌电图检查等都有助于诊断。

4. 治疗诊断确立后，症状明显者应手术治疗。根据不同原因采取不同手术。如因前斜角肌问题压迫神经血管者，应从第1肋骨止点切断前斜角肌，必要时切除部分肌肉，以缓解压迫；如因颈肋及纤维索条压迫，应切除纤维索条。颈肋若无妨碍可不必切除；若由于锁骨或肋骨挤压神经血管，应切除部分锁骨或肋骨，以去除压迫；若因胸小肌与喙突间隙狭窄致成压迫，应切断胸小肌以减压；因局部肿物产生压迫症状者，应切除肿物。

（二）肩部四边孔综合征

四边孔综合征，是腋神经通过肩后部的特殊解剖部位处受压引起的三角肌麻痹，临床上较少见。

1. 解剖　在肩关节后部有一个由骨、关节与肌肉组成的四边形间隙。上边为肩胛骨颈、肩肱关节及肱骨颈，下边为大圆肌，内侧为肱三头肌长头，外侧为肱骨干。腋神经自臂丛神经后束发出后与旋肱后动脉伴行，穿经四边孔，分出肌支至三角肌及小圆肌；皮支分布到覆盖三角肌的皮肤上（图28-34）。桡神经的肱三头肌肌支也靠近四边孔。

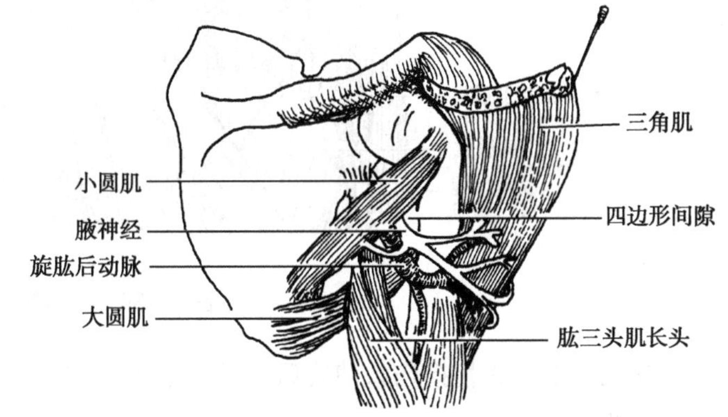

图28-34　四边孔结构及腋神经示意图

2. 病因　四边孔间隙约有指端大小，四周为硬韧组织，腋神经从四边孔穿过，活动性较小。局部受撞击伤，肩胛骨、肱骨近端骨折等，可导致腋神经损伤。

3. 症状　主要表现为三角肌及肱三头肌麻痹，肩不能上抬，肘不能主动伸直；肩部皮肤感觉减退或消失。四边孔综合征多并发于肩部损伤，如不注意检查容易漏诊。

4. 治疗　闭合性损伤所致四边孔综合征，应采取非手术治疗观察，如神经损伤较轻，多可自行恢复。如3个月仍无恢复迹象，应手术探查，根据损伤情况做神经松解、神经吻合或神经移植。因腋神经在四边孔处位置较深，如肩后侧切口显露不充分，可做肩前、后切口暴露，以便操作。

（三）桡管综合征

桡神经在上臂经过狭窄的间隙时受压，产生完全或不完全神经麻痹。

1. 解剖　桡神经自腋内后方绕至肱骨外侧桡神经沟。出桡神经沟后走行于肱肌和肱桡肌之间，再沿肱桡肌与桡侧腕长伸肌之间下行，进入旋后肌腱弓。在桡神经沟下方，肱三头肌有纤维腱性组织覆盖桡神经。桡神经在上臂远端处其外侧为肱桡肌、桡侧腕伸肌，内侧为肱二头肌、肱肌，前面为上臂深筋膜，后面为肱骨、肱桡关节，形成一个骨、纤维、肌肉管型结构，称为桡管（图28-35）。

2. 病因 桡神经在狭窄硬韧的桡管内移动性小，容易遭受牵拉磨损，骨折片或骨痂压迫，局部肿物挤压等，致桡神经麻痹。

3. 症状 患者自觉肘上部酸痛，压迫患处时更明显。伸腕、伸指、伸拇无力，严重时出现垂腕、垂指、垂拇。第1指蹼背侧皮肤感觉减退或消失。

4. 治疗 多需手术治疗，松解桡管。

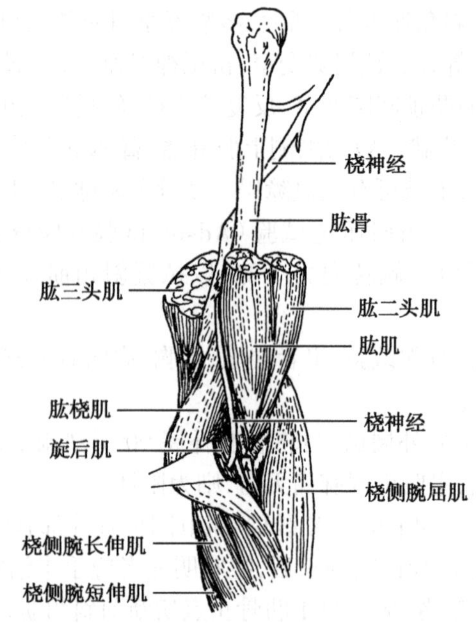

图 28-35 桡管示意图

(四) 前臂骨间背侧神经卡压综合征

前臂骨间背侧神经在进入旋后肌处被卡压，产生部分桡神经支配肌麻痹，临床上较为常见，又称旋后肌综合征。

1. 解剖 旋后肌起自肱骨外髁、环状韧带及尺骨旋后肌嵴，从后、外至前侧包绕桡骨近端1/3。旋后肌分浅、深两层，浅层近侧缘为腱性组织呈弓状，称旋后肌腱弓，又称 Frohse 腱弓。

桡神经在肘上约3cm处，分成浅、深两支。浅支沿旋后肌表面下行，有肌支支配桡侧腕短伸肌，皮支分布到手的桡背皮肤。深支进入旋后肌腱弓，即骨间背侧神经，均为肌支，支配指总伸肌、小指固有伸肌、腕尺侧伸肌、拇长展肌、拇长伸肌、拇短伸肌及示指固有伸肌(图 28-36)。

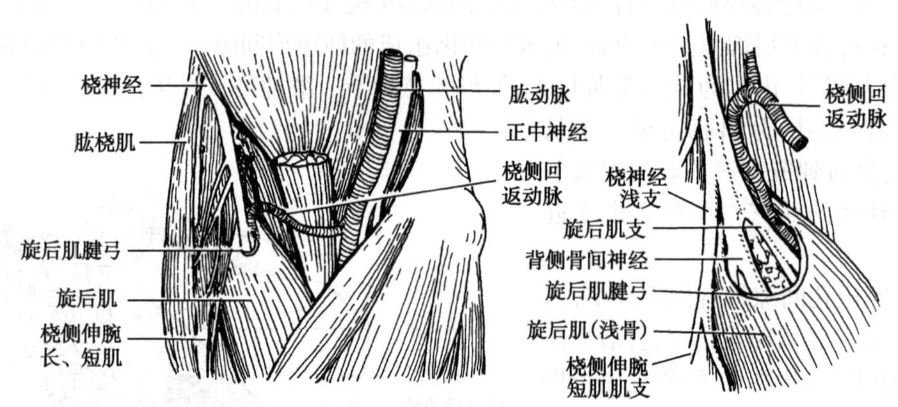

图 28-36 旋后肌腱弓

2. 病因 肘部慢性损伤致使旋后肌腱弓卡压桡神经深支，局部肿物压迫，肘关节类风湿病等，均可致桡神经麻痹。

3. 症状 因神经卡压程度不同，可使伸指、伸拇力减弱或丧失。因支配伸腕肌支在桡神经进入腱弓前发出，故伸腕功能不受影响。肘部可有疼痛不适，局部压迫或前臂抗阻力旋后时，症状可加重。因桡神经深支不含感觉纤维，故无感觉障碍。

4. 治疗 诊断明确后切开或切除腱弓，仔细探查其他卡压神经的原因，以松解神经，如诊断较早治疗及时，效果多良好。

(五) 肱骨髁上骨突综合征

是指在肱骨髁上有骨性隆起，压迫正中神经、肱动脉、尺神经所产生的症状。

1. 解剖 在肱骨下端前内方生有先天性骨突，欧洲人多见，常有遗传性(图 28-37)。

2. 病因 正中神经、尺神经、肱动脉从骨突附近经过，可产生压迫症状。

3. 症状 压迫神经时，可产生所支配肌肉的麻痹，感觉支分布区的皮肤麻痛。压迫肱动脉时，可产生前臂缺血性疼痛，称前臂间歇痛。前臂用力旋前时，可使神经血管症状加重。局部可触及异常骨隆起。X

线片可明确骨突位置及大小。

4. 治疗 切除骨突及与骨突相连的纤维索条。探查旋前圆肌的肱骨头起点，若有压迫神经血管原因应一并解除，力求松解彻底，以免复发。

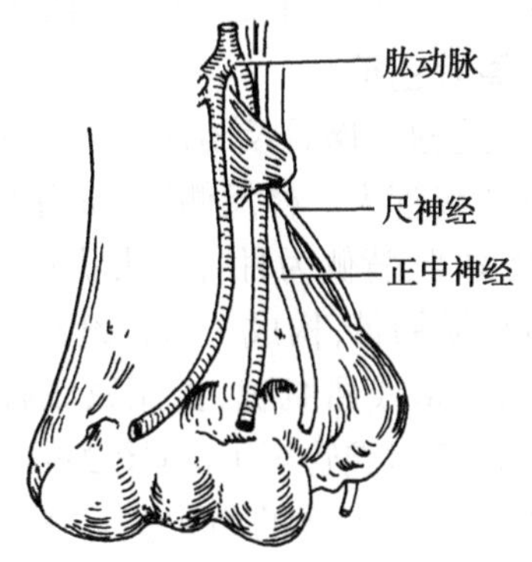

图 28-37 肱骨髁上骨突

（六）旋前圆肌综合征

正中神经穿过旋前圆肌时受压，产生运动及感觉障碍。

1. 解剖 正中神经自上臂经肱二头肌腱尺侧进入旋前圆肌浅头（肱骨头）与深头（尺骨头）之间，再下行经指浅屈肌内侧头与外侧头间的腱弓，在指浅屈肌深面至腕及手部。肌支支配旋前圆肌、桡侧腕屈肌、掌长肌、指浅屈肌、指深屈肌桡侧半、旋前方肌、拇长屈肌、拇短屈肌浅头、拇对掌肌及第 1、2 蚓状肌，感觉支分布到手的桡侧半，示、中指末节为正中神经单独分布（图 28-38）。

2. 病因 旋前圆肌浅、深两头之间，常有腱性组织及异常纤维索条，可压迫正中神经产生症状。局部肿物、肘关节附近骨折也可压迫神经。

3. 症状 正中神经在旋前圆肌处受压，其所支配的肌肉均可有不同程度的肌力减弱或麻痹。手部桡侧感觉也有不同程度的障碍。旋前圆肌处可有压痛，前臂极度旋后时，由于旋前圆肌张力加大，可使症状加重。

4. 治疗 手术探查旋前圆肌，切除腱性组织或异常纤维索条，解除其他压迫神经的原因，如肿物、瘢痕等，以松解神经。

（七）前臂骨间掌侧神经卡压综合征

前臂骨间掌侧神经在指浅屈肌起始部受压，致使其所支配肌肉麻痹。

1. 解剖 正中神经穿过旋前圆肌后，进入指浅屈肌内侧头及外侧头之间的腱弓，正中神经从主干背侧发出一肌支即骨间掌侧神经，支配指深屈肌桡侧半、拇长屈肌和旋前方肌。该分支无感觉支（图 28-39）。

2. 病因 骨间掌侧神经常在指浅屈肌起始处被硬韧的腱弓、异常纤维索条或局部肿物所压。

3. 症状 临床表现为屈拇、屈示指力弱或不能。旋前方肌肌力虽受影响，但临床上很难查出。无感觉障碍。压迫指浅屈肌腱弓处有疼痛感。

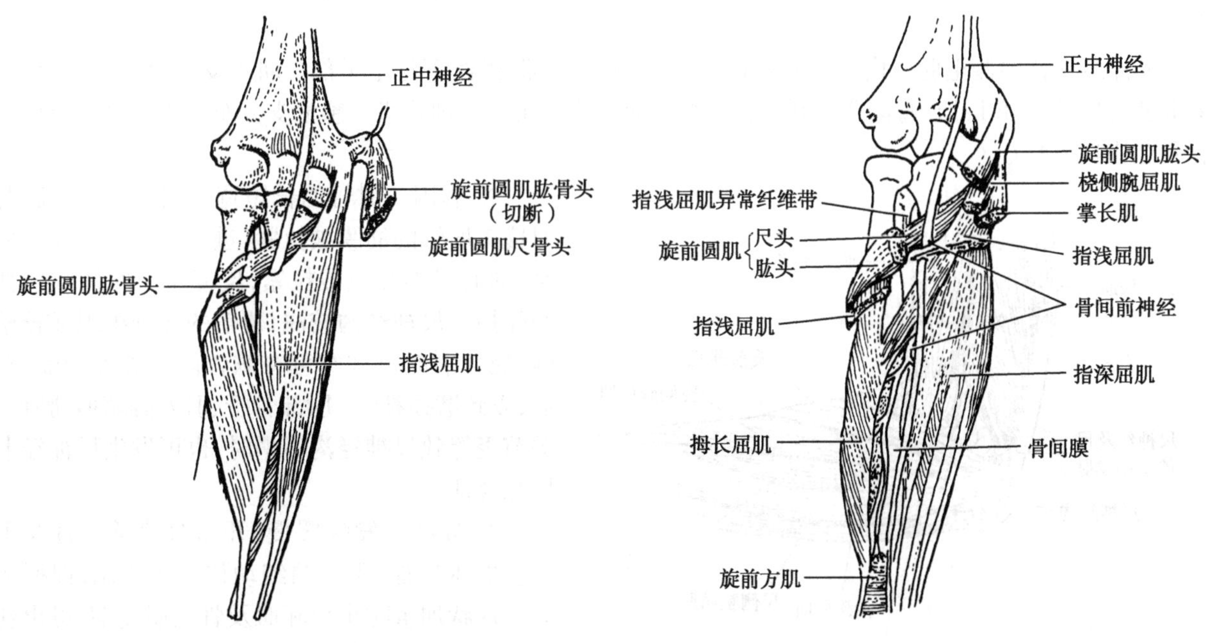

图 28-38 正中神经与旋前圆肌的解剖关系

图 28-39 正中神经与指浅屈肌的解剖关系

4. 治疗 探查指浅屈肌起始部,切除压迫神经的腱性组织、异常纤维索条、肿物等,以松解神经。

(八) 腕管综合征

正中神经通过由腕骨及腕横韧带构成的骨纤维管道处受压,引起神经功能障碍。

1. 解剖 腕管为一桡尺侧宽、掌背侧窄的椭圆形管道。有四壁,桡侧为腕舟、大多角骨,尺侧为豌豆骨、三角骨及钩骨,背侧为月骨及头状骨,掌侧为硬韧的腕掌横韧带,构成一骨性纤维管道。有拇长屈肌腱、指浅屈肌腱、指深屈肌腱各4条及正中神经,经过腕管至手部(图28-40)。

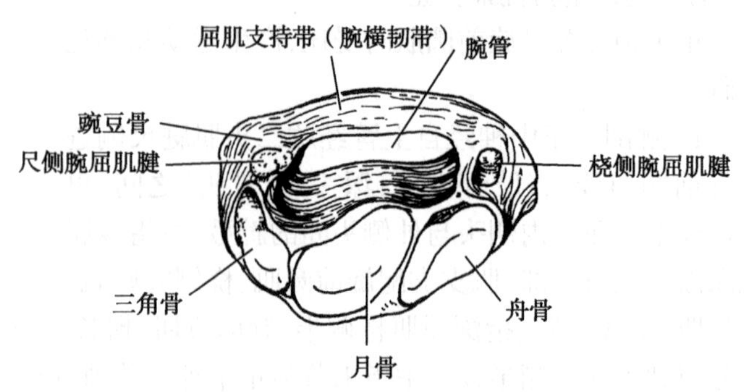

图28-40 腕管横断面示意图

2. 病因 构成腕管的组织坚韧无弹性,通过的肌腱及神经在其中排列十分紧密无空余之处。任何原因引起腕管内压力增高时,如肌腱滑膜增厚、腕骨脱位、关节炎性病变、指浅屈肌肌腹过低、蚓状肌肌腹过高、腱鞘囊肿以及其他肿物等,都可使正中神经受压产生功能障碍。

腕管综合征临床常见,但多数原因不明显。女性较男性发病率高,多发生在停经期、妊娠期或哺乳期,可能与内分泌有关。

3. 症状 正中神经在腕部受压后,拇、示、中指产生麻痛,有时向肩或肘部放射。症状常在夜间明显,麻痛醒后经健手挤压患手或甩动患手后症状可缓解。有时出现拇短展肌、拇对掌肌麻痹,鱼际凹陷。

医者用指压患腕正中神经1~2分钟后,症状可加重。双腕被动极度屈曲,利用腕掌横韧带近侧缘压迫正中神经,患侧麻痛感加重。典型病史及检查不难确立诊断,需注意与颈椎病鉴别。

4. 治疗 早期可用泼尼松龙0.25ml加1%普鲁卡因1.5ml作腕管内注射,每周1次,3次为一疗程,多可见效。反复发作或有鱼际肌萎缩者应手术治疗,切除腕掌横韧带,以减缓腕管内压力。腕横韧带下受压的正中神经若变细变硬,需在手术显微镜下做神经内松解。手术中还应探查肌腱及腕关节掌面,看有无腱鞘囊肿、骨性隆起或其他异常,以免遗漏诊断。

(九) 肘管综合征

尺神经在肘部绕经肱骨内上髁与尺骨鹰嘴之间时,受卡压磨损产生神经功能障碍。

1. 解剖 肱骨内上髁与尺骨鹰嘴之间形成一沟,即尺神经沟,沟上有深筋膜覆盖,形成一骨性纤维管称肘管。

尺神经从臂内侧至肘后内侧,穿经肘管进入尺侧腕屈肌,继续下行至手部。肌支支配尺侧腕屈肌、指深屈肌尺侧半,小鱼际肌、骨间肌、拇收肌、拇短屈肌深头及第3、4蚓状肌。感觉支分布到手的尺侧及尺侧半手指(图28-41)。

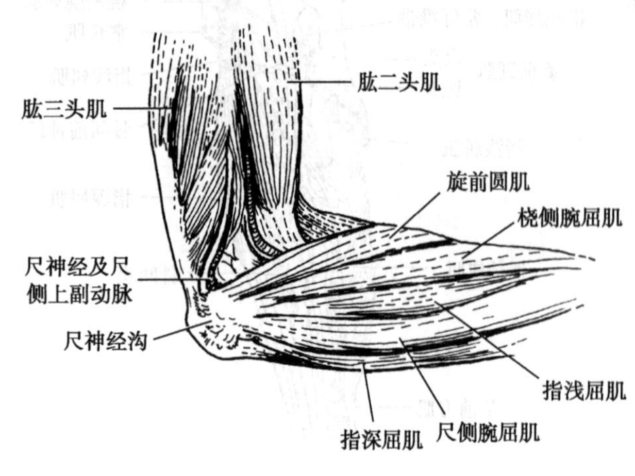

图28-41 肘管示意图

2. 病因 肘管的长短宽窄因人而异。屈肘时覆盖肘管的筋膜被拉紧,进一步使尺神经沟变窄,同时尺神经也被拉紧,反复挤压摩擦致使神经受损。尺神经沟较浅,覆盖的纤维组织又较松弛,屈伸肘时尺神经可在肱骨内上髁处滑前、滑后,以致磨损神经。肘部骨折、肘外翻畸形、肿物、关节炎等致尺神经沟不平时,也可发生尺神经卡压综合征。

3. 症状 发病缓慢,开始时感觉前臂及手尺侧麻木疼痛,手做精细动作时不协调,捏握无力。症状加重时小鱼际肌及骨间肌萎缩,可出现爪状手畸形。手的尺侧、环指及小指感觉减退或消失。肘管处可触到尺神经粗硬，局部压痛明显并可放射至手部尺侧。注意与颈椎病鉴别。

摄肘部正位、侧位及尺神经沟切线X线片，了解骨、关节情况，以助诊断及明确病因。

4. 治疗 明确诊断后及早做尺神经前移术。如病变处神经粗硬，需做束间松解，以利神经功能恢复。病程短、病变轻者，手术效果较好。病期长，手内在肌萎缩明显者，神经松解减压后，麻痛症状可有所改进，手内在肌功能较难恢复。

（十）腕尺管综合征

尺神经在穿经由豌豆骨及钩骨所形成的管沟处受压，产生运动及感觉功能障碍。

1. 解剖 豌豆骨与钩骨之间有一间隙，其背侧为豆钩韧带，掌侧为腕掌横韧带及腕尺侧屈肌腱扩展部纤维所覆盖，形成一骨纤维管道，即腕尺神经管，也称Cuyon管。尺神经至腕部分浅、深两支，穿经腕尺神经管后，浅支有肌支至掌短肌，感觉支分布到小指及环指掌侧皮肤；深支为肌支，支配小指展肌、小指短屈肌、小指对掌肌、第3、4蚓状肌、骨间肌、拇收肌及拇短屈肌深头（图28-42）。

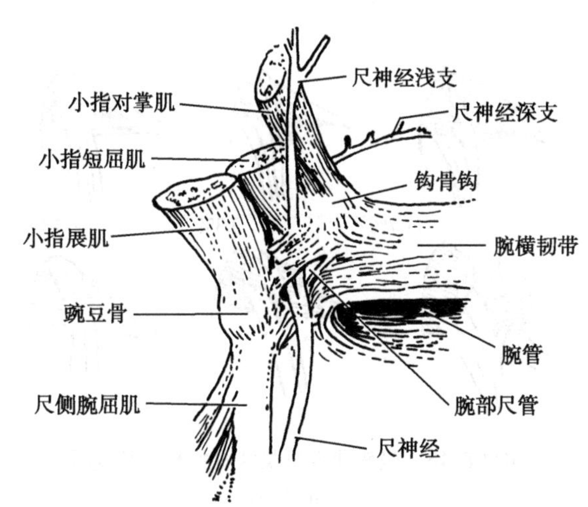

图28-42 腕尺神经管示意图

2. 病因 任何原因致腕尺神经管变形或狭窄者，都可使尺神经受压，如豌豆骨、钩骨骨折、脱位、腱鞘囊肿、血管瘤、脂肪瘤或局部炎症等。

3. 症状 发病时患手麻痛，久之，握、捏力减弱，骨间肌萎缩。压迫腕尺管时症状加重。单独卡压浅支时，表现为小指及环指感觉障碍；单独卡压深支时，则呈现骨间肌力弱或萎缩。

此病较少见，患者有低位尺神经障碍时，应考虑到此症，依靠仔细临床检查，不难做出诊断。

4. 治疗 可行腕尺神经管减压，去除其他卡压尺神经原因多可奏效。因受卡压的尺神经已接近终末支，距靶组织较近，若治疗及时效果较好。

（十一）梨状肌综合征

坐骨神经在通过梨状肌出口处受卡压而产生下肢运动及感觉障碍。

1. 解剖 梨状肌起自骶骨前面，经坐骨大孔向外，止于股骨大转子。坐骨神经起自L_4、L_5和$S_{1\sim3}$神经的前股与S_1、S_2神经后股。从梨状肌下缘出骨盆下行至大腿后面，分为胫神经及腓总神经，感觉支及运动支主要分布到小腿及足部皮肤和支配小腿及足部肌肉。坐骨神经经过梨状肌处，因二者均常有变异而产生卡压症状（图28-43）。

2. 病因 梨状肌与坐骨神经变异，梨状肌创伤后瘢痕化，周围筋膜炎症、水肿，局部肿物等，均可磨损、压迫坐骨神经，产生感觉及运动功能障碍。

3. 症状 坐骨神经症状主要为放射性疼痛至大腿后侧、小腿外侧及足底。重者可出现足下垂。检查跟腱反射减弱或消失；直腿抬高试验阳性。臀中部可触到横行硬韧索条或隆起的梨状肌，局部压痛明显并加重向下肢放射痛。

注意与腰椎间盘突出症、椎管狭窄症和椎管内肿物鉴别。

4. 治疗 诊断明确后，症状轻者先采取非手术疗法，包括物理治疗、梨状肌封闭等，如无效应考虑手术探查，找出卡压原因予以解除。

（十二）股神经卡压综合征

股神经经过腹股沟韧带深层髂腰肌膜鞘管处受压，产生感觉及运动功能障碍。

1. 解剖 股神经来自$L_{2\sim4}$，在腰大肌与髂肌之间下行，经腹股沟韧带深侧入股。感觉支分到股前部及小腿与足内侧皮肤，运动支支配耻骨肌、缝匠肌及股四头肌。在腹股沟部，神经外侧及后侧为髂骨，内侧为耻骨梳韧带，前侧为腹股沟韧带，是一个硬韧的间隙（图28-44）。

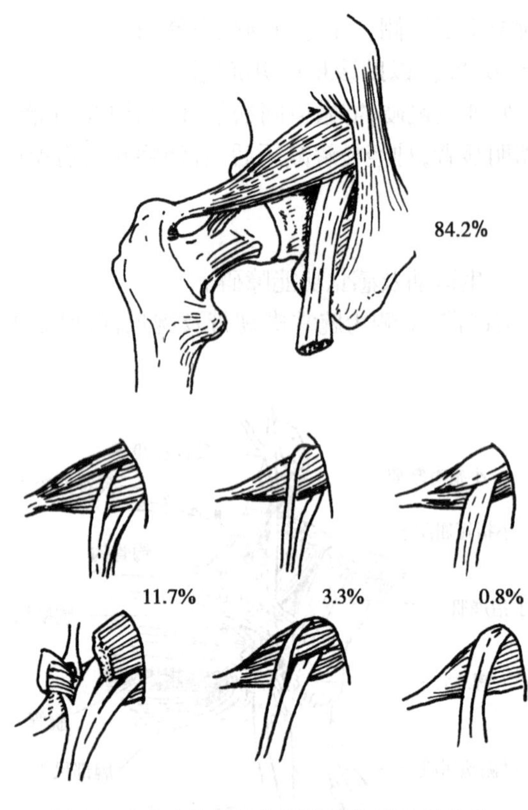

图 28-43 坐骨神经与梨状肌关系及其变异
（Beaton 和 Anson）

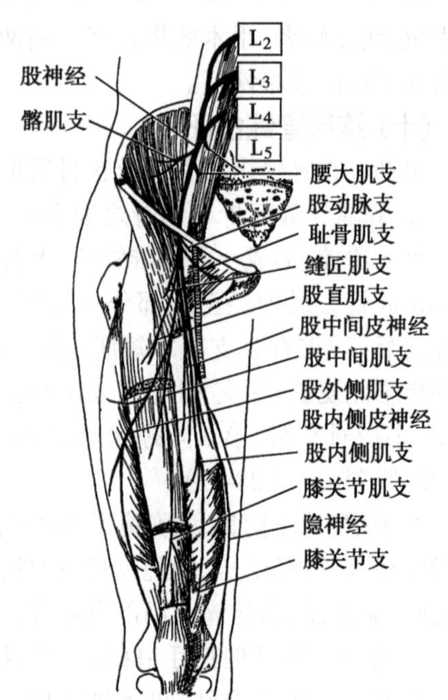

图 28-44 股神经解剖示意图

2. 病因 任何原因引起的髂腰肌筋膜间隙或纤维鞘管内压力增加，如髂腰肌过度牵拉或强烈收缩所致肌肉损伤、肿胀、血肿、局部肿物或血友病局部形成血肿等，均可产生神经卡压症状。

3. 症状 多先出现感觉障碍，大腿前侧及小腿、足内侧皮肤感觉减弱或消失，伸膝无力，股四头肌萎缩。膝反射弱或消失。下腹部或腹股沟部深压痛，有时可触及肿物。

4. 治疗 明确诊断后应早手术，切开髂腰肌筋膜减压，并探明病因去除原因。术前需详查有无血友病，若有，需经适当治疗后才可手术。

（十三）腓总神经卡压综合征

腓总神经在绕经腓骨颈处受卡压而引起的症状。

1. 解剖 腓总神经在膝关节上自坐骨神经分出后，沿股二头肌腱深侧向外下行，达股二头肌腱与腓长肌外侧头之间，穿经腓骨长肌两头之间，绕过腓骨颈至其前方，分成腓浅神经及腓深神经。腓浅神经肌支支配腓骨长肌、腓骨短肌，皮支分布到小腿外侧、足背和趾背皮肤；腓深神经肌支支配胫前肌、趾长伸肌、长伸肌、第3腓骨肌、短伸肌、趾短伸肌、第1、2骨间背侧肌，皮支分布到第1、2趾间隙背侧皮肤（图 28-45）。

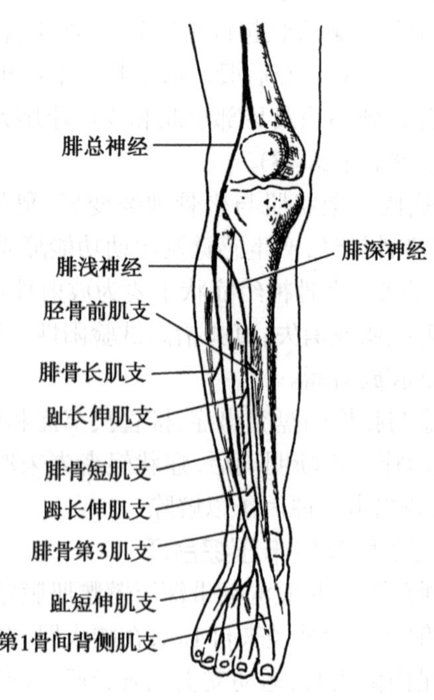

图 28-45 腓总神经解剖示意图（实用解剖图谱）

2. 病因 腓总神经绕经腓骨颈处较为固定，又浅在皮下，深部为腓骨，腓骨长肌起始处常有纤维束带形成。来自内部或外部压迫常损伤神经。内部压迫如腓骨颈骨折、胫骨近端骨折、纤维束带、局部肿物等。外部压迫如石膏管型、夹板、蹲位或盘腿坐位时间过久、患者侧卧或仰卧膝下垫枕时间过长等。

3. 症状　来自内部的神经卡压多起病缓慢，小腿酸胀，足背伸、伸趾无力，小腿及足背感觉减退，严重者发生足下垂，皮肤感觉消失。来自外部压迫，一次压迫即可造成腓总神经麻痹。

根据症状、检查，诊断多无困难。外因性压迫，病史对诊断很重要。肌电图检查、X线片等有助明确诊断。

4. 治疗　外因性压迫所致神经麻痹，应及早发现，去除原因，保守治疗，常可自行恢复。如压迫严重或时间过久，受压处神经已形成瘢痕，需行神经移植术。内因性压迫，需手术治疗，根据不同原因解除压迫。

（十四）跗管综合征

胫后神经在跗管内受卡压引起的感觉及运动功能障碍。跗管因在踝部又称踝管。又因经过管沟的神经血管肌腱均到足跖侧，故又名跖管。

1. 解剖　踝关节内侧有屈肌腱支持带，起自内踝后下方，止于跟骨内侧，形成一骨性纤维管沟即跗管。胫后神经、胫后肌肌腱、趾长屈肌腱、长屈肌腱及胫后动、静脉由小腿下行经跗管到足部。胫后神经感觉支分布至足跟内侧及跖侧皮肤。神经出跗管后，分为足底内侧神经及足底外侧神经。前者有感觉支分布到胫侧足趾，肌支支配展肌、趾短屈肌、短屈肌、第1蚓状肌；后者即足底外侧神经，皮支分布到腓侧足趾，肌支支配第2、3、4蚓状肌、收肌、骨间肌（图28-46）。

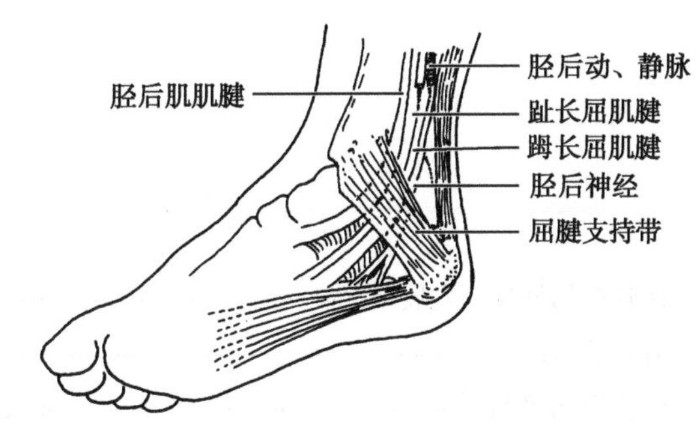

图28-46　跗管解剖示意图

2. 病因　胫后神经从小腿内侧下行，经硬韧狭窄的纤维骨性跗管弯向前方至足部。跗管内又有数条肌腱通过，走路时管壁与肌腱对神经的磨损，管内滑膜肥厚对神经的挤压，局部骨折或肿物使管骨不平或压力增高，均可致神经损伤。

3. 症状　神经症状早期可出现跖侧灼性疼痛，症状加重则感觉神经分布区麻木，所支配之肌肉萎缩。血管症状可出现踝、足部水肿，静脉曲张，局部皮肤苍白或发绀，皮温发凉或发热，出汗或干燥等。压迫跗管时症状可加重。肌电图及局部X线片有助于诊断。

4. 治疗　先采用非手术治疗，减少足踝活动，穿宽松鞋子，局部注射类固醇药物等。如效果不显著或反复发作，需手术治疗，根据卡压原因彻底减压以松解神经及血管。

（王澍寰　王树锋）

参 考 文 献

1. 王澍寰．手外科学．第2版．北京：人民卫生出版社，1999
2. 顾玉东．臂丛神经损伤与疾病的诊治．上海：复旦大学出版社，2001

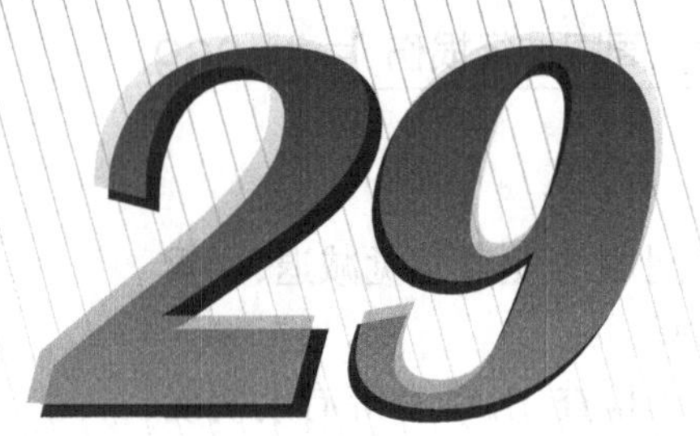

第二十九章 血管损伤

FRACTURES AND JOINT INJURIES

一、血管损伤处理的发展概况……671

二、血管的组织结构……671

三、血管损伤机制……671

四、血管损伤的病理变化……672

五、血管损伤诊断的主要依据……672

（一）血管损伤的主要症状……672

（二）血管损伤的主要检查……673

六、急救措施……673

七、手术治疗……674

（一）手术指征……674

（二）筋膜减张术……674

（三）血管的修复……674

八、术后处理……679

九、四肢血管损伤的结果……680

十、上肢动脉损伤……680

（一）锁骨下动脉损伤……680

（二）腋动脉损伤……681

（三）肱动脉损伤……681

（四）桡、尺动脉损伤……681

十一、下肢动脉损伤……682

（一）股动脉损伤……682

（二）腘动脉损伤……682

（三）胫前、胫腓动脉损伤……682

十二、医源性动脉损伤……682

十三、四肢静脉损伤……683

十四、假性动脉瘤……683

十五、动静脉瘘……683

十六、血管移植物的选择……684

在战时，火器伤常致成血管损伤；在平时，单纯的血管损伤以锐利物切割、穿刺伤为主。更多的是与四肢的严重开放创伤、关节脱位或骨折等损伤合并发生。手术时偶有伤及血管者。肢体挤压伤多不直接损伤血管；但由于肿胀等原因，常可造成伤肢缺血或继发血管栓塞等，其所发生的问题与血管损伤相似。

血管损伤的诊断及处理是否及时、得当，关系着伤肢的能否保留、功能好坏以及生命的安危。单纯的血管损伤诊断如能及时，治疗也多较容易，但与其他损伤合并发生血管损伤时，常因对血管损伤情况辨认不清，而贻误治疗时机，造成不可挽回的后果，在临床工作中应该时刻有所警惕。

在战时，火器伤常致成血管损伤；在平时，单纯的血管损伤以锐利物切割、穿刺伤为主。更多的是与四肢的严重开放创伤、关节脱位或骨折等损伤合并发生。手术时偶有伤及血管者。肢体挤压伤多不直接损伤血管；但由于肿胀等原因，常可造成伤肢缺血或继发血管栓塞等，其所发生的问题与血管损伤相似。

血管损伤的诊断及处理是否及时、得当，关系着伤肢的能否保留、功能好坏以及生命的安危。单纯的血管损伤诊断如能及时,治疗也多较容易,但与其他损伤合并发生血管损伤时,常因对血管损伤情况辨认不清,而贻误治疗时机,造成不可挽回的后果,在临床工作中应该时刻有所警惕。

一、血管损伤处理的发展概况

在外科领域中,血管外科的发展较晚,直到第二次世界大战结束时,对血管损伤的处理,基本还停留在止血、结扎血管、截肢等技术上。第二次世界大战结束后,DeBakey 报道 2471 例由战伤所致的大血管损伤,采用结扎法治疗的结果,其截肢率为 49%。至 20 世纪 50 年代初期,由于外科生理及手术技术方面的进步,血管外科逐渐得到发展,对血管损伤的处理,由过去的以结扎血管止血、挽救生命为主,逐渐过渡到修复血管、重建血液循环、保存肢体、恢复伤肢功能的治疗原则。20 世纪 70 年代 Hughes 在以血管修复方法治疗 269 例大血管损伤的结果中,截肢率降低为 13%。

自断肢再植工作开展以后,血管外科方面取得了显著的进步,如对血管损伤的判断、损伤血管的清创、血管痉挛的缓解、血管的吻合以及血管移植等技术,都获得了比较成熟的经验,使血管修复的成功率明显提高。

20 世纪 60 年代以后,由于显微外科的发展,使直径 1mm 左右的小血管能吻合成功,成功率在 90% 以上。现显微血管外科技术已广泛应用到临床上,如断指再植、游离器官及组织移植等,使血管外科技术,逐渐达到更高水平。

二、血管的组织结构

四肢血管管壁结构由三层组成:

1. 血管内膜 由多角形内膜细胞构成一层薄而半透明膜,表面非常光滑。内膜有分泌内皮素、前列腺素的功能。

2. 血管中层 此层主要由平滑肌构成,肌纤维呈螺旋形及锥形排列。肌层内外各有一层弹性膜与血管内、外膜相接。螺旋形肌舒缩使血管收缩或扩张,锥形肌纤维可使血管缩短或延伸。

3. 血管外膜 主要为结缔组织。外膜上有自主神经末梢,支配血管舒缩;有营养血管壁的小血管及淋巴管。

静脉血管与动脉结构相似,但肌层较薄,不直接承受心脏搏血的压力。

三、血管损伤机制

直接或间接外力均可引起血管损伤。直接损伤多由锐利的致伤物所伤,如刀、剪、玻璃的切割或穿透致成。均为开放性损伤,可部分或完全断裂。钝性暴力也可直接伤及血管,如压砸、冲撞、骨折脱位的压迫、牵拉等。可使血管内膜、中层以至血管断裂,可继发血栓形成、血管堵塞等。多为闭合性损伤,常遇诊断困难和贻误治疗时机。

血管部分断裂,由于管壁有部分相连,靠血管收缩不容易闭合裂口或穿孔,故出血较多,常发生休克、皮下及较大的肌间隙血肿。有时血凝块堵住管壁破口而血管腔仍有血流通过,故肢体远端不一定有缺血表现,应周密考虑,仔细检查,以免漏诊。

血管完全断裂,由于远近端管口能充分收缩,很快被凝血块堵住而自然止血,出血反倒少。但不明显影响断裂血管远端肢体的供血。又由于断裂血管远端的管腔内血流明显减慢,可引起血栓形成并向远端蔓延,进一步加重肢体远端缺血。

不同程度的钝性外力可致成不同程度的血管壁损伤,轻者致成血管内膜挫伤,继而引起血栓形成;重者可致成内膜撕裂,管壁夹层血肿,以致内膜、中层断裂,形成血栓、堵塞血管等,造成肢体缺血。

当动脉壁部分破裂,局部形成血肿,但血肿仍与管腔相通,血肿中心可渐液化吸收,周围渐被纤维结缔组织包绕,可形成创伤性动脉瘤。当伴行的动静脉同时受伤,动脉主流因压力高于静脉,动脉血可流入静脉中,可逐渐形成创伤性动静脉瘘。视动静脉瘘发生部位及异常血流情况不同,对瘘管以远肢体血液循环影响也不同。

四、血管损伤的病理变化

血管损伤后，血管本身以及由该血管供血的组织会发生一系列变化。

1. 血管痉挛　血管受到外力刺激后，会引起防御性反应，发生不同范围的血管痉挛，主要由于管壁肌肉层呈环形收缩所致。如管壁组织没有损伤，外力刺激去除后数小时血管痉挛多可自行恢复。若肢体远端肤色苍白，皮温降低，动脉搏动减弱或消失等肢体缺血现象长时间不缓解，需考虑血管有内膜损伤、血栓形成。

2. 血栓形成　当外力使血管内膜挫伤或撕裂时，由于机体的反应性保护，使血小板黏附在粗糙的内膜处，继而使红细胞、纤维素聚集形成血栓。栓塞血管的远端，血流减慢，易使血栓扩展蔓延，堵塞血管的分支，从而加重肢体的缺血。损伤6小时内血栓多局限在管壁损伤处，6~24小时血栓向远端延伸。血栓形成早期，手术时容易取出，数日后血栓机化与血管壁粘连则不易分离。

3. 侧支循环建立　肢体重要血管损伤，血液供应中断后，缺血组织引起机体反应，使原有的侧支开放和重新建立侧支循环，以改善肢体缺血状况。但侧支循环建立的快慢以及肢体耐受缺血情况，因人而异，因血管损伤的部位、损伤程度、血管床的良好与否而差别很大。锐器损伤，血管损伤局限，周围组织破坏少，侧支循环建立快。肢体挤压伤，血管损伤范围大，血管床亦遭破坏，加之受伤肢体肿胀加重缺血，则不利于侧支循环的建立。

肢体大血管损伤，血管结扎后的肢体坏死率出入很大，各家报道不同。一般说来，战伤的血管伤，多合并有其他组织损伤，战地医疗条件也较差，血管损伤的截肢率较高。平时的血管损伤相对较轻，而且医疗条件较好，所以截肢率也多较低。表29-1所列为最常沿用的四肢主要动脉结扎后远段肢体的坏死率。

表29-1　四肢动脉结扎后肢体坏死率

部位	结扎动脉	坏死率（%）	部位	结扎动脉	坏死率（%）
上肢	锁骨下动脉	28.6	下肢	髂总动脉	53.8
	腋动脉	43.2		髂外动脉	46.7
	肱深动脉近端	56.0		股总动脉	80.0
	肱深动脉远端	25.0		股浅动脉	54.8
				腘动脉	72.5

4. 心脏的影响　肢体大血管的动静脉瘘可影响心脏功能。瘘孔的大小、部位及时间的长短，决定对心脏功能影响的程度。动脉血压力很大，在瘘孔处一部分血液流到压力低的静脉中，不经末梢循环而直接流回心脏，心脏搏出量大增，回心血量也增多，心脏逐渐扩大，以致心力衰竭。瘘孔越大，越靠肢体近端，时间越久，对心脏的损害就越大。

五、血管损伤诊断的主要依据

在开放性创伤中，判断有无血管损伤多无困难。但在闭合性创伤中，常不易确切地诊断有无血管损伤，尤其是损伤的程度更难判断。

在闭合性损伤中，怀疑有血管损伤时，应详细询问创伤性质、外力大小、作用力方向，结合受伤部位、主要症状，考虑血管有无损伤的可能及损伤程度如何。

（一）血管损伤的主要症状

1. 皮肤颜色及温度的改变　当肢体血运发生障碍时，患肢皮肤颜色会随之发生变化，如血流减慢，血液中还原血红蛋白增多，氧合血红蛋白减少，则皮肤呈现发绀。若静脉回流受阻，血液淤滞，则发绀加深。相反，如动脉受阻，供血断绝，皮肤乳头下静脉丛的血液排空，则皮肤呈苍白色。

皮肤温度随局部血流速度改变，血流缓慢或停止时，皮温立即下降。但正常肢体的血液循环，特别是肢体末梢的血液循环，经常随环境温度或其他因素而变化，温度波动范围很大，所以只测量单侧肢体温度的改变，不能作为判断血液循环是否异常的根据，必须与身体对称部位的皮温相对照，才有参考价值。若患侧较健侧低2℃以上，表示患侧血流已缓慢；若低4℃以上，则说明血液循环有严重障碍。

2. 疼痛 肢体缺血可产生疼痛，急性缺血可发生剧烈疼痛。疼痛产生的原因，一部分可能由于动脉突然损伤或受阻，激惹动脉壁的结果。但更主要的机制可能是血液循环中断后，肢体远端缺血、缺氧所致。肌肉的血液循环较丰富，急性缺血后，很快丧失舒缩能力及失去弹性，被动牵拉时会产生剧痛。

3. 肿胀 肢体及血管损伤后，损伤的肢体很快会发生肿胀。其原因可由于软组织广泛损伤直接引起；也可能是血肿所致，特别是在闭合性血管损伤较常见。此外，如静脉断裂、外力压迫、血栓形成等原因引起静脉回流受阻，以及组织缺血特别是肌肉组织较长时间缺血后，细胞膜渗透压改变，组织水肿，也是造成肢体肿胀的原因。血管损伤可导致肢体肿胀，肢体肿胀可引起组织中微循环障碍，进一步加重伤肢缺血。前臂和小腿的肌肉，包在较厚韧的筋膜中，肿胀后无缓冲余地，如肿胀严重，持续时间较长，即使浅在的主要动脉，如桡动脉或胫前、后动脉通畅，动脉搏动仍可以触知，肌肉也可因缺血而坏死液化，或发生缺血性挛缩。

4. 感觉及运动障碍 周围神经末梢及肌肉组织对缺氧非常敏感，当肢体发生急性严重缺血时，皮肤感觉会很快减退或消失，肌肉发生麻痹。如不能及时重建血液循环，伤肢将不能存活。由于血液循环障碍而发生感觉消失及肌肉麻痹，表明组织缺血程度已十分严重，虽有时能触到末梢动脉的搏动，也不能放松对血液循环障碍的处理。

5. 搏动性血肿 多发生在闭合性血管损伤，动脉壁部分破裂或完全断裂，较多量的出血积存在肌肉和筋膜之间，形成血肿。动脉破口未闭合，血肿与动脉管腔相通，血肿随心脏搏动而搏动，且常可听到血流杂音。血肿张力过大，可压迫伤肢侧支循环，进一步加重伤肢缺血。如伤肢能够存活，血肿又未及时处理，晚期可形成假性动脉瘤。

（二）血管损伤的主要检查

1. X线检查 对诊断血管损伤很有参考价值，如分析骨折、关节脱位的情况，异物存留的位置等，再综合其他症状，以明确诊断。

2. 超声多普勒检查 可记录血流流速波形。动脉如出现单相低抛物线波形，表明动脉近端有阻塞。舒张期末出现增大的逆向血流波形，有可疑血管痉挛或筋膜间隔综合征。由于是无创检查，可反复检测，以助判断动脉管腔是否狭窄、肢体远端缺血情况以及管腔是否栓塞。

双相多普勒血流仪、脉量描记仪、光电体积描记仪等，对动、静脉阻塞性伤病定位很有帮助，可根据设备情况选择应用。

3. 血管造影 肢体创伤常合并有骨折、关节脱位、肢体严重肿胀等，在急性期常不适用血管造影。当闭合性创伤高度怀疑有血管损伤，而诊断又不能明确；创伤肢体需手术治疗，但手术部位又探查不到可疑损伤的血管；肢体肿胀部位与骨折、关节脱位及软组织损伤不符合；已知血管损伤，但部位及范围不明确时；术中血管造影了解内膜、弹力层损伤情况及范围，在伤情许可的情况下，具备条件的情况下，可做血管造影以明确诊断。

4. CT、MRI造影 可清楚地显示动静脉瘘、假性动脉瘤、大血管截面等。

5. 选择性动脉造影 经动脉将导管插入想要造影血管的分支内，快速注入造影剂后同时拍片，可清晰地显示所要了解的血管。

6. 数控减影造影 通过静脉注射造影剂，经计算机程序控制，可将造影剂充盈之血管清晰地显影。

六、急救措施

1. 止血 开放性血管损伤，必须立即采取有效的措施止血。简单而有效的办法，就是局部压迫。首先在损伤动脉的近端，按解剖部位以手指压迫血管，然后立即以消毒敷料或清洁布类填塞出血处，再加压包扎，同时抬高伤肢。伤口内最好不放止血药粉或凝血海绵等，这些会给清创手术及血管修复增加困难。

在现场急救止血时，不应使用止血钳钳夹血管，以免加重已损伤的血管的创伤，或误伤其周围未损伤的血管或神经。

2. 止血带的应用　急救止血或转运患者时，如使用止血带，伤肢可因侧支循环被阻断，而处于完全缺血状态，同时还可压迫其他重要组织，如神经及未损伤的血管等，因此最好只在发生创伤的当时，用止血带控制大出血，然后以敷料绷带局部加压包扎，随即松去止血带。

不得已需用止血带时，止血带要宽，要有弹性，压力要适当，上肢止血带压力相当于250mmHg，下肢相当于300mmHg。上止血带的时间要注明，如果是长时间转运，途中每一个半小时应放松5分钟，使伤肢间断地恢复血液循环，放松时应以手指在出血处之近端压迫主要出血的血管，以免每放松一次丢失大量血液。

因使用止血带致伤肢持续缺血时间过长，放松后伤肢缺血组织的代谢产物进入血液循环后，会产生中毒症状，尤以肌肉较多的下肢，发生机会较多，必须十分注意和密切观察。

如果伤肢损伤严重准备做截肢者，可使用止血带，一直到伤肢截除后再松去止血带，以免引起毒血症。

3. 止痛　疼痛可使伤员晕厥，或加重休克。减少伤员的疼痛可从两方面入手，一是妥善地局部制动，适当选择转运工具，尽量避免途中颠簸；另一方面可给适当的镇静止痛剂，但不要因药物作用而使神志模糊，以致妨碍对全身情况的观察。当伤员因创伤关系已有神志不清，或怀疑有颅脑损伤时，即不应再使用这类药物。

4. 矫正休克　低血压可减少损伤血管的出血，所以在没有有效地控制出血以前，不急于采取升压的措施。当出血被控制后，立即开始矫正休克，补充液量或输血。同时注意保暖，一般不使用升压药物，以免末梢血管收缩。

5. 离断肢体的保存　完全离断的肢体，或不全离断但已完全缺血的肢体，在较长时间的转运过程中，应设法做降温保存，以延长断肢组织耐受缺血的时间。简单而有效的方法是，将断肢放在塑料袋中，外置冰块降温，勿使冰块或冰水直接与肢体接触。肢体不要浸泡在生理盐水或其他药液内。如果环境温度低，转运时间又不太长，可以不用降温措施；若气温炎热，且转运又需时较长，应立即施行降温保存。下肢比上肢肌肉组织多，离断缺血后更应强调降温保存。

七、手术治疗

(一) 手术指征

四肢血管严重的损伤，如果处理不及时，会遗留功能障碍甚至丧失肢体。所以怀疑有血管损伤时，必须仔细分析症状，严密观察体征，不使贻误诊断及手术时机。

开放性血管损伤，损伤的血管继续出血，或损伤处远端肢体有缺血现象时，应立即处理损伤的血管；闭合性损伤，有明显动脉供血中断现象时，如伤肢有缺血性剧痛、感觉及运动功能障碍、肤色苍白、皮温下降、脉搏消失等，需及时行血管探查手术；闭合性损伤出现搏动性血肿，或张力血肿影响伤肢血运者，应行探查手术；广泛挤压碾挫伤，软组织肿胀严重，伤肢有血液循环障碍者，应行切开减张及探查血管。

(二) 筋膜减张术

血管损伤或其他软组织创伤，肢体肿胀到一定程度后，可加重或继发血管损伤。筋膜弹性很差，肢体肿胀时，起压迫绞窄作用的组织，主要是筋膜，其次为皮肤。伤肢肿胀到一定程度时，做筋膜切开减张，是缓解肌肉肿胀，减少继发血管损伤，处理肢体缺血的重要辅助措施。筋膜切开减张做得适时，可防止肌肉发生缺血性坏死，但不能救治不可逆的肌肉缺血性改变。

筋膜切开的范围，根据伤肢肿胀情况而定(有关筋膜减张详细内容见筋膜间隔区综合征一章)。

(三) 血管的修复

血管损伤后，修复能否成功，不单纯取决于血管缝合技术的好坏，其他如损伤血管的清创是否理想，痉挛的血管是否得到有效的缓解，缝合材料的质量如何，血管本身及周围组织的条件怎样等，都直接或间接影响血管修复的成功与失败。

1. 血管清创　血管在修复前,必先将损伤部分做彻底的清创,切除损伤处或断端的管壁。血管壁是否损伤可借助下列一些现象来判断:

(1) 血管的外膜和内膜碾挫,不完整,失去光泽。

(2) 管壁内有血肿形成。

(3) 管腔内有血栓形成,血栓取除后血管内膜呈现粗糙。

(4) 在冲洗血管时,如内膜有破损,冲洗液可溢入管壁,形成血管外膜下积水,呈半透明状局限性膨隆。上述情况均表现血管有损伤。损伤部分必须予以清除(图 29-1)。在做血管清创时应以如何做得彻底为原则,不应以清创后是否还能直接缝合或吻合作为前提。

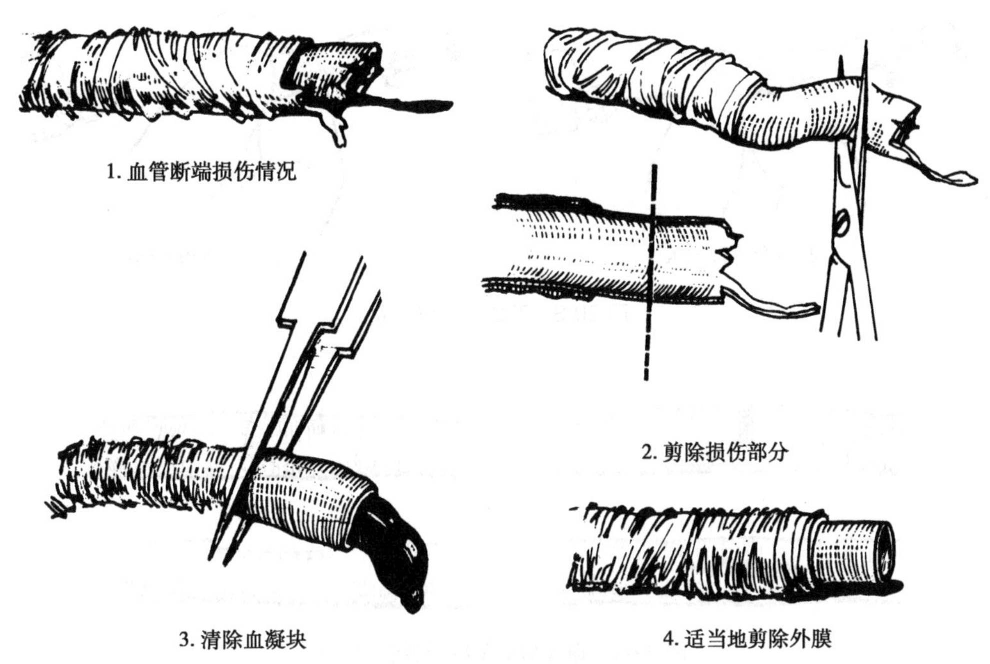

图 29-1　血管断端清创

2. 缓解痉挛　血管痉挛可使管腔变细,血流缓慢,严重的痉挛可使管腔闭塞,血流中断。在痉挛状态下修复血管,可因血流不畅,容易发生栓塞,或根本不能重建血液循环。所以,必须将痉挛的血管解痉后再做修复。血管断端的痉挛,可用组织镊、血管钳或特制的血管扩张器轻柔地扩张管口,注意避免损伤内膜(图 29-2)。若血管痉挛范围较大,可用加压注液扩张法。用适当管径的平头针,轻轻地插入血管断端,用手指捏住针头上的血管,助手再用手指按压或适当器械钳夹住血管断端的远端或近端,然后将肝素或罂粟碱的稀释溶液缓缓地加压注入,同时可见血管从痉挛状态逐渐地被扩张开,扩张到适可而止,不能因过度扩张而损伤内膜(图 29-3)。如血管痉挛部分过长,可以用做皮试的细针头刺入管壁,以同法做分段扩张,缓解痉挛。

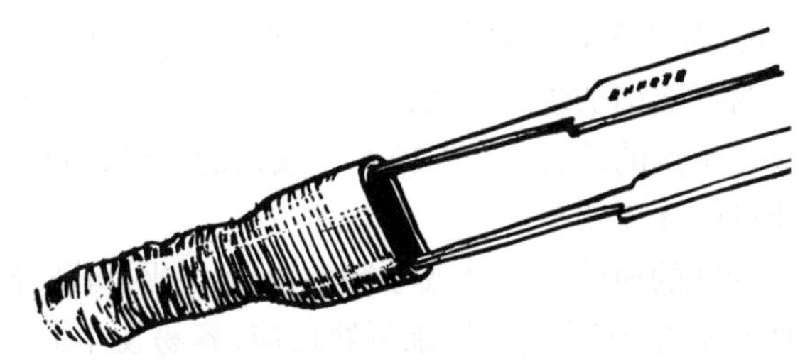

图 29-2　以器械扩张血管,缓解痉挛

3. 管壁裂伤的修复　较粗的血管如肱动脉和股动脉,管壁纵形或横形裂伤,经清创后如管壁缺损不多,可采用直接间断或连续缝合(图 29-4)。若缺损较多,纵形缝合管腔会造成狭窄,横形缝合会使血管成角。因此,在较粗的肱动脉或股动脉,管壁缺损稍多时,可移植静脉片以修补(图 29-5)。在较细的动脉如桡、尺动脉,胫前、后动脉,若管壁裂伤,又不宜直接缝合时,可将损伤管壁截除,做端对端直接吻合,或行静脉段移植以修复缺损。

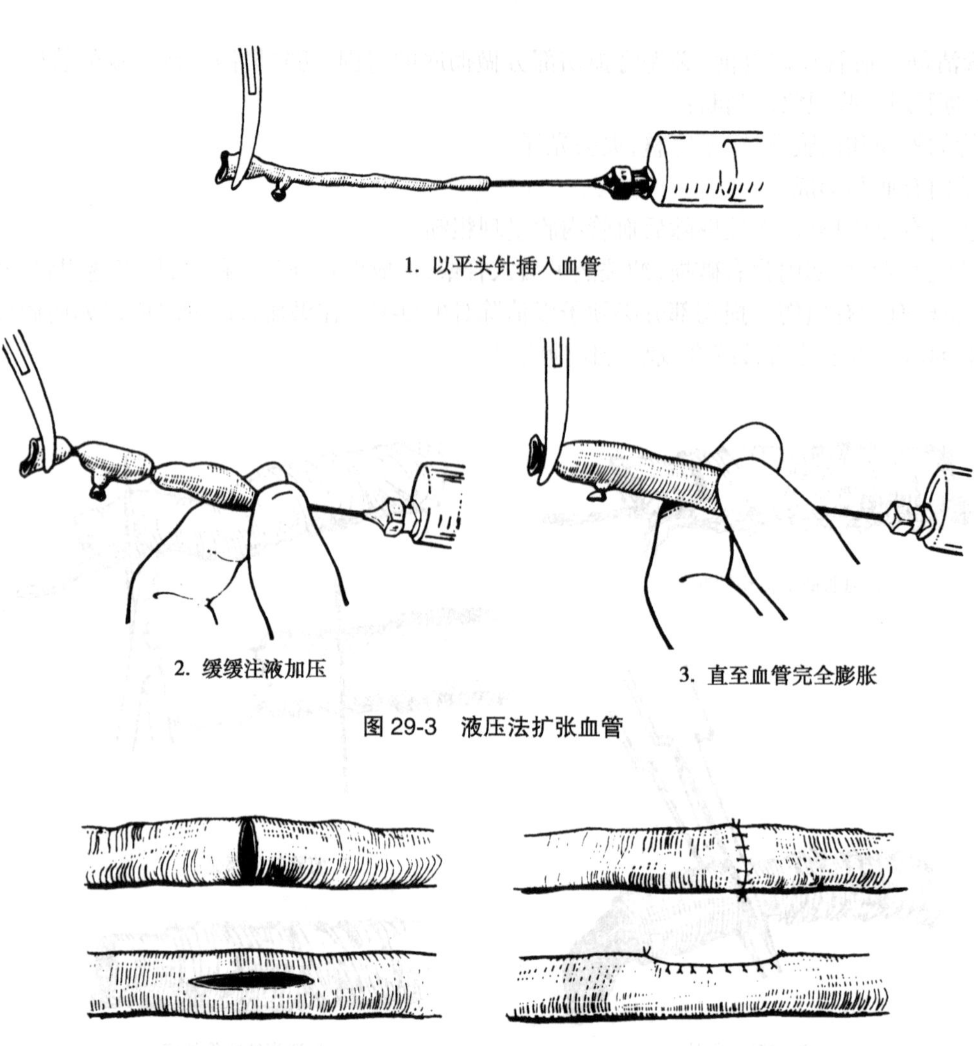

1. 以平头针插入血管

2. 缓缓注液加压

3. 直至血管完全膨胀

图 29-3 液压法扩张血管

图 29-4 血管横形及纵形裂伤的修复

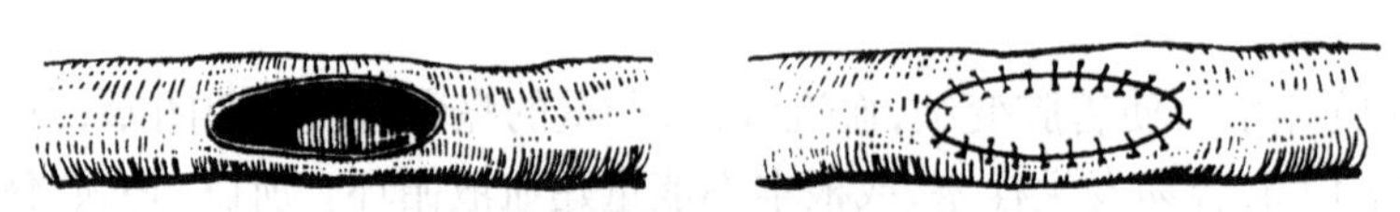

图 29-5 移植静脉片修复管壁

4. 血管端对端吻合术 整齐的切割伤，断裂的血管如果没有缺损，可行端对端吻合。如果断端稍短，可将两断端稍加游离松动，结扎一些小的分支，或利用关节的屈曲以获得无张力的缝合。吻合时采用两定点或三定点的缝合法（图 29-6）。较粗的血管，可用连续缝合法，但儿童不宜采用，因在发育过程中，血管吻合处可能逐渐狭窄。

较细的血管如前臂或小腿的血管，宜用间断缝合法，以免缩窄管腔。缝合的针距及边距要适当，以不漏血为原则。缝合过密增加异物反应，容易发生血栓；缝合过稀会漏血，且管腔内不平整，也容易凝血堵塞。缝合时必须使管壁断面对合精确，或使内膜能轻度外翻。褥式缝合虽能做到内膜外翻和不易漏血，但易缩窄管腔，所以吻合四肢的血管多不采用。吻合血管时应做到一次缝合理想，放松血管夹或止血带后，吻合口稍有渗血，局部稍加压后，即可自行停止，尽量避免因漏血多而再补针缝合。

5. 血管端对侧吻合术 血管搭桥、血管移位吻合或带血管蒂游离组织移植，有时做端侧血管吻合，准备做吻合的管壁口最好切成梭形，管端口切成马蹄形，以增加吻合口的口径。端侧吻合时的两个血管的交角不宜过大，张力要适中，否则均会影响血流，并容易栓塞（图 29-7）。端侧吻合时，先在吻合口远近两端做褥式二定点缝合，因为吻合处的血管不易翻转，故应先缝合血管后壁的吻合口，再缝合血管的前壁（图

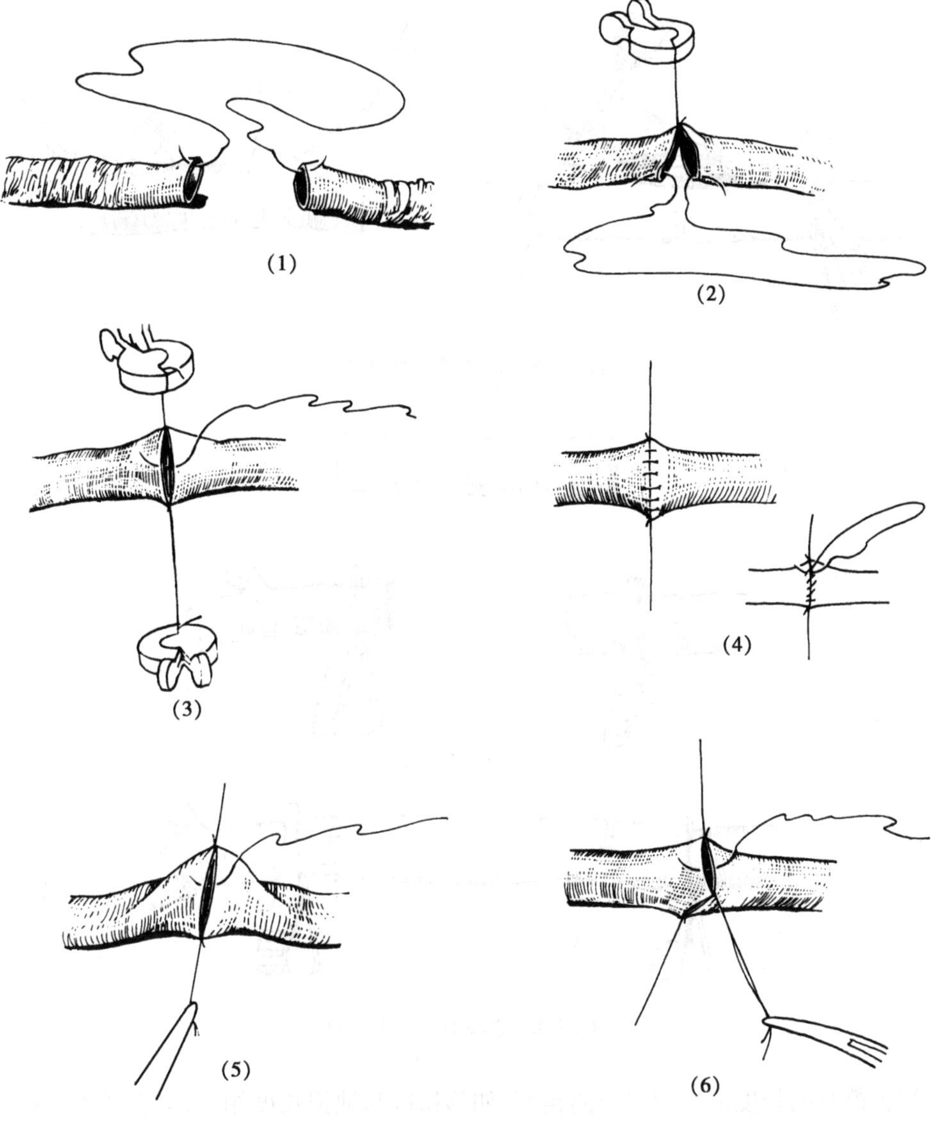

图 29-6 血管端对端吻合法

(1)~(4)两定点间断或连续缝合法;(5)(6)三定点缝合法

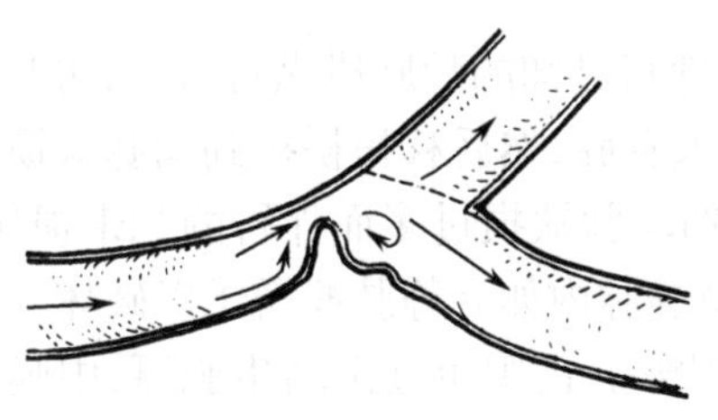

1. 吻合的血管张力过大，易将血管拉弯，影响血流

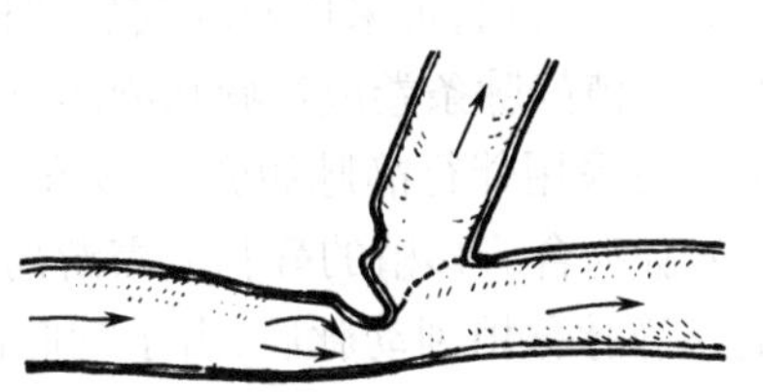

2. 管端马蹄过长，交角过大,管口吻合处易折叠，影响血流

图 29-7 血管端对侧吻合容易发生的缺点

29-8)。粗的血管可用连续缝合;细的血管应间断缝合。

6. 血管移植术 四肢血管损伤后如有缺损,临床上最实用的修复方法是用自体血管移植。移植的血管可取自同时受伤而不准备修复的动脉,但更多的是用静脉作移植(图 29-9)。如果所需静脉较细较短,可从伤肢本身切取,若需较长而粗的血管,一般多采用大隐静脉,该静脉壁厚韧,移植给动脉较适宜。移植的静脉若较长,其中多有静脉瓣存在,移植时必须将远近端倒置,以防静脉瓣阻碍血流。因血管的两断端均

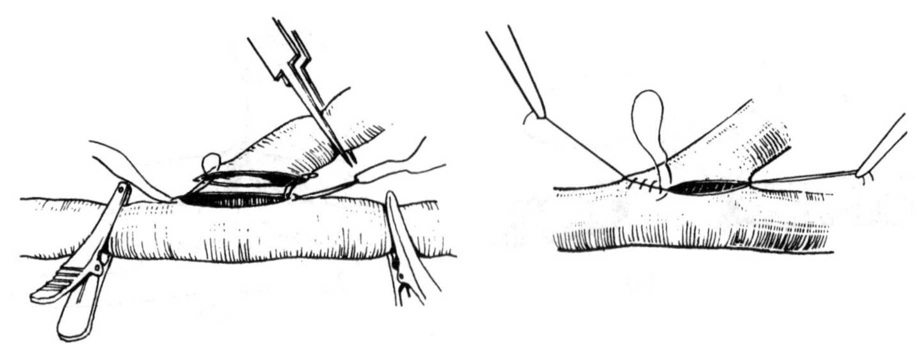

图 29-8 血管端对侧吻合法

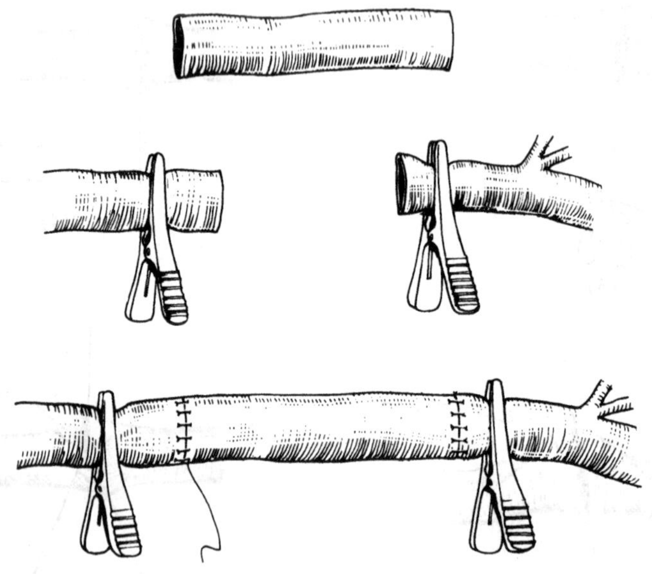

图 29-9 血管移植修复缺损

有回缩，所以移植静脉的长度需较缺损距离稍短，如移植段与缺损长度相等，吻合通血后移植血管会出现纡曲过长。移植的静脉切取后都呈现明显的痉挛，吻合前必须用加压注液法扩张，扩张到与所要修复的血管口径相近以便于吻合。如不能采用自体血管时，亦可考虑用人造血管。创伤污染严重者，应尽量采用自体静脉移植。

如果待修复的血管较粗，可采用螺旋式静脉移植。即将已知的静脉段纵行劈开，再与接受移植动脉管径一致的支架上将移植静脉条卷成螺旋状静脉管，亦增大管腔，然后移植桥接到动脉缺损处。

适当的病例还可采用伴行静脉做旁路移植。当损伤动脉缺损过多而伴行静脉未损伤，可将动脉两断端清创后与伴行静脉吻合。移植的静脉无需游离。移植静脉内如有静脉瓣需予以破坏。

值得顾虑的是静脉移植到动脉后，由于管腔内压力增高，内膜可逐渐增生肥厚，中膜平滑肌层可渐产生胶原及成纤维细胞而瘢痕化，管腔可因此而变狭窄或闭塞。

7. 人工血管移植术 如缺损的动脉粗大且长，无合适的自体动脉供移植，可选用人造血管，如涤纶或聚四氟乙烯制品。多适用于肱动脉及股动脉等。

8. 显微血管吻合术 血管吻合的质量，直接影响血管修复的成败。较细的血管，在肉眼直视下缝合，不能保证吻合的质量，近年来有人提出直径小于 3.0mm 的血管，均应在手术显微镜或放大镜下吻合。显微镜下手术，对识别血管损伤情况，血管缝合质量，有明显好处，能显著地提高血管吻合的成功率。显微血管手术除需有手术显微镜外，还需有一套适合在镜下做手术的显微外科器械，如特制的镊子、剪刀、持针器、血管夹及无创缝合针线等(图 29-10)。术者还必须经过显微外科技术的训练。

9. 缝合材料 血管的吻合方法有数种，如黏合法、套接法、用 U 字形钉固定、缝合法等，但临床上实用

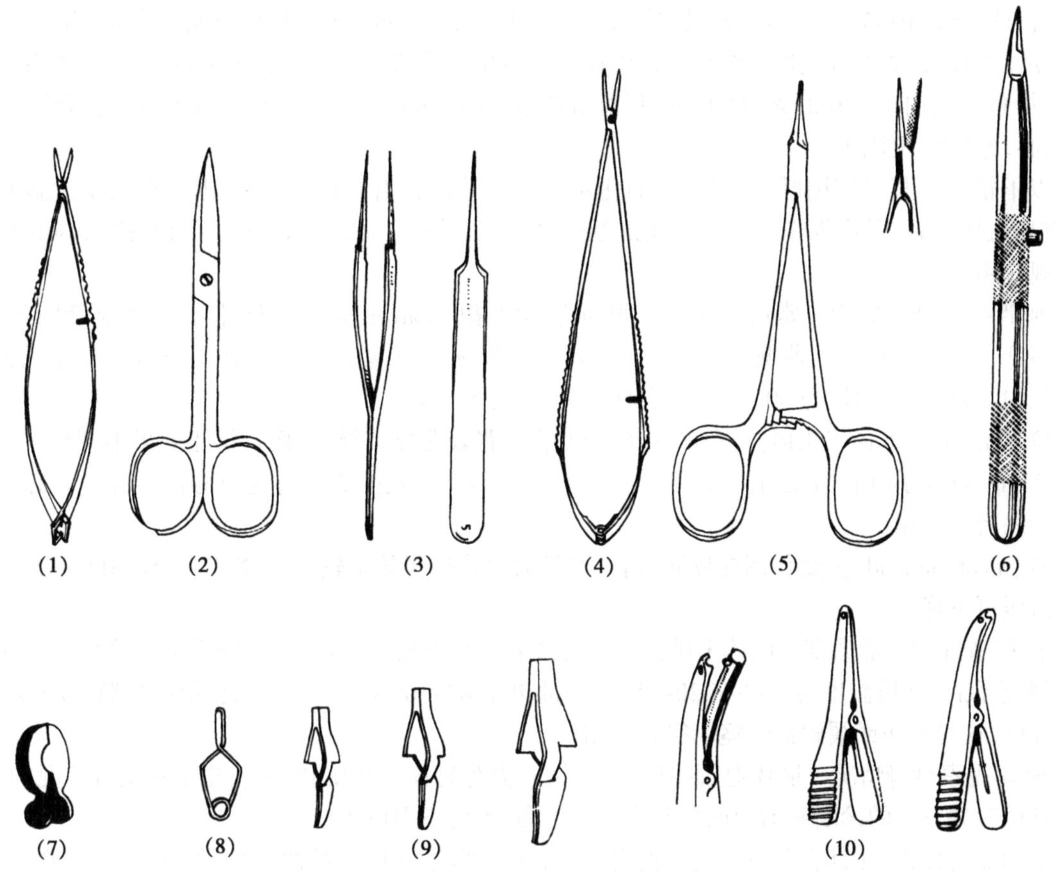

图 29-10 显微外科手术器械

(1)~(2)剪刀;(3)组织镊;(4)~(6)持针器;(7)线坠;(8)~(10)血管夹

的只有缝合法。缝合用的材料,因血管口径不同,要求也不一样,但需要光滑,创伤小,组织反应小,能承受一定的拉力。目前,修复四肢血管损伤,通用的缝合材料为尼龙单丝制成的无创缝合针线。视血管口径粗细和管壁的厚薄,选用 7-0、8-0 或 9-0 无创针线。直径小于 1mm 的小血管,应用 11-0 的无创针线缝合。

10. 血管修复的注意事项 血管不宜在张力下缝合,否则影响血流,容易形成血栓。如虽能勉强缝合,但张力必然较大,不如采用血管移植以缓解张力。如吻合技术较理想,移植血管虽有两个吻合口,但要比在张力下直接吻合为好。修复的血管,要有一个血液循环良好的软组织基床和良好的肌肉或皮肤覆盖。修复的血管避免贴近骨质、接触筋膜的切割缘,或贯穿于血肿或架空于死腔中。

血管修复后注意避免内在或外在原因的压迫。如有筋膜或肌间隔压迫时,可将硬韧的组织松解或切除。血管吻合点最好避开皮肤创缘,因肢体环形的皮肤创缘,肿胀后常形成狭窄环,妨碍血液循环或直接压迫血管,应做 Z 形切开减张缝合。包扎外敷料或应用制动物时,应时刻考虑到妨碍血液循环或压迫血管的可能。

八、术后处理

1. 抗凝剂的应用 从术中即可开始应用低分子右旋糖酐,可以降低红细胞和血小板之间的凝集作用和附着血管壁的作用,并可增加血容量,减低血液的黏稠度。每日静脉可输入低分子右旋糖酐 500~1000ml,持续 1 周左右。

肝素可以预防血栓形成,或控制已形成血栓的生长,但容易引起局部或全身出血,所以一般不作为常规使用。在血管修复技术不断提高的基础上,四肢较大的血管修复术后已不使用肝素,只有在个别的显微血管外科手术后考虑应用。如若使用肝素,多从静脉注入,可立即起作用,而且持续滴入,血液中浓度平稳。将肝素 12 500U 加入 5% 葡萄糖注射液 1000ml 内作静脉点滴,利用点滴速度将凝血时间延长到正常值的两倍左右,持续给药3~5天。肌内注射局部易出血肿,且注入后需60~90分钟药效始达高峰,由于间断给药,血中浓度波动较大,故不宜应用。给药过程中如发现有出血趋势,立即停药,多可自行矫正;若有严重出血现象,可给鱼精蛋白以中和肝素,每100U肝素给鱼精蛋白(protamine)1~1.5mg。给药不宜过快,以防发生低血压、心动过速等副作用。

有以下情况者禁忌使用肝素:如患有消化系溃疡或其他有出血趋势的病、近期曾发生过脑血管意外者、严重高血压患者、严重创伤者等。其他抗凝药物,如双香豆素(dicoumarol)、阿司匹林(aspirin)等,均不作为常规应用。

2. 血管扩张剂的应用　常用的血管扩张药为罂粟碱(papaverine),该药直接作用在血管壁肌层,以缓解血管痉挛。对侧支循环的薄壁血管作用不肯定。经静脉给药,有时发生心律不齐,口服可减低药效,一般均用肌内注射,成人剂量为60mg,每6小时1次,应用5~7天。

妥拉唑啉(tolazoline)作用类似组胺,对皮肤血管扩张较明显,对较大血管扩张效果不理想。一般成人剂量为25mg,每6小时肌内注射1次,共5~7天。用该药有时发生心动过速或心律不齐。有心肌梗死或消化系溃疡者不宜用。

烟酸(nicotinic acid)主要作用在皮肤血管,对较大血管扩张效果较差,每次口服50~100mg,每日3次,服用后血压可下降。

3. 保持适宜的环境温度　肢体末梢血管容易随着环境温度升高而扩张,随着温度降低而收缩。血管损伤和修复术后,环境温度应保持在20~25℃,局部再用60~100W的照明灯泡,距离患肢40~60cm照射,以维持温度,这对预防或缓解血管痉挛很有作用。

4. 密切观察全身情况　肢体血管损伤术后,注意力容易集中在伤肢,而放松了对全身情况的观察,有时会因延误对并发症的诊断和治疗而危及患者的生命,不可不引以为戒。

严重的血管损伤,尤其合并有其他损伤者,术后除一般注意呼吸、脉搏、血压外,还应严密观察血容量、肾功能以及精神状态,以及早预防或发现休克及毒血症等。

5. 严密观察伤肢血液循环情况　一般通过观察伤肢皮肤或甲床颜色,或末梢毛细血管充血反应,来了解血液循环情况,常不够准确。当有阻性充血或局部受到挫伤时,局部皮肤颜色及毛细血管反应均可有假象发生。利用皮温计测量皮温,并与健侧同一部位的皮温及室温比较,对了解血液循环情况比较客观准确。在观察过程中,如果患侧皮温与健侧皮温差距逐渐增大,而与室温逐渐接近,则表明伤肢血液循环已发生障碍,应及时处理。

九、四肢血管损伤的结果

根据第二次世界大战的经验,四肢主要血管损伤结扎后,截肢率为50%左右。其余能保存下来的50%左右的肢体,仍呈现程度不同的缺血,如肢体萎缩、挛缩、营养不良、疼痛或间歇性跛行、关节僵硬等,会严重影响功能。所以,治疗四肢血管损伤的标准,不应以能否保存肢体为标准,应以能恢复充足血运及良好功能为目标。

肢体各种组织耐受缺血的时间不同,感觉及运动神经末梢最不耐受缺血,缺血15~30分钟即可出现麻痹。其次对缺血敏感的为肌肉,缺血6~8小时后即开始坏变,虽再重建血液循环也不能完全恢复正常,会有部分肌肉纤维化。一般视缺血时间长短,决定肌肉坏变的多少。皮肤在断绝血液循环后可存活24小时。所以,血管损伤后应争取时间重建伤肢的血液循环。如延误时机,即使能挽救肢体,也不免遗留程度不同的功能障碍。

十、上肢动脉损伤

上肢动脉从锁骨下动脉起直到指动脉都有神经伴行。伴有神经损伤的动脉损伤,特别是高位伤,多影响血管修复的疗效。有神经损伤的病例,都要考虑有血管损伤的可能,应仔细检查予以明确诊断。

(一) 锁骨下动脉损伤

锁骨下动脉左侧起自主动脉弓,右侧起自头臂干,经前斜角肌的后侧,在第1肋的外缘延续为腋动脉。

以前斜角肌为界分为三段，自起始到前斜角肌的内侧缘为第一段，斜角肌的后侧部分是第二段，自前斜角肌外侧缘到第1肋外缘是第三段。锁骨下动脉前有锁骨及胸骨保护，一般不易受伤。锁骨下动脉损伤多由锐器、锁骨骨折断端或移位的骨折块刺伤所致，也偶见于臂丛神经探查、锁骨上肿瘤切除所导致的医源性损伤。开放性损伤，常致大出血，发生休克以致危及生命。急性开放性锁骨下动脉损伤，可先采用经锁骨入路，显露锁骨下动脉，如果有裂口，可用指尖堵住出血裂口或向后下压迫锁骨下动脉，控制出血后，显露锁骨下动脉，必要时切断前斜角止点，显露其近端，细的红尿管或细绷带条控制破裂口远近端的锁骨下动脉，用6-0或7-0普理灵无损伤缝线直接修补。

对于闭合性锁骨下动脉损伤局部形成巨大血肿或假性动脉瘤者，骨科医生进行探查修复手术时，应非常慎重。只要在任意一个部位打开血肿，都相当于开放锁骨下动脉，出血非常凶猛，而且出血不容易控制住，尤其靠锁骨下动脉近端的裂口。术前一定要通过血管造影了解血管破裂的部位、侧支循环情况。右侧可采用锁骨胸骨联合切口显露。左侧经第3~4肋切口显露较好（也要切断锁骨）。先将锁骨下动脉的起始显露，要分别显露锁骨下动脉第一段的主要分支：椎动脉，甲状颈干、胸廓内动脉。否则，即便控制住锁骨下动脉的起始处，从椎动脉反流回来的血，也会造成凶猛的出血。只要控制住锁骨下动脉、椎动脉、甲状颈干起始处以及损伤处远端的锁骨下动脉或腋动脉，就能控制住出血，锁骨下动脉的修复就可以顺利完成。

上肢车祸伤、机器或传送带绞伤均可造成锁骨下动脉的闭塞，多见于全臂丛神经撕脱伤或臂丛束部损伤。对于闭合性损伤，从理论上讲，只要锁骨下动脉栓塞的部位位于前斜角肌内侧缘以远，上肢的血液循环可通过肩胛上动脉、颈横动脉的深支——肩胛背动脉、肩胛下动脉的旋肩胛动脉形成的肩胛血管网来供应，很少出现上肢血供障碍，除非是开放性损伤，局部软组织严重挫伤。因此，对于此类患者，不必单纯为了锁骨下动脉闭塞而进行血管探查和修复。对于臂丛神经损伤伴锁骨下动脉闭塞者，在进行神经修复的同时，是否进行锁骨下动脉的修复，目前尚无临床对比研究资料。理论上讲，同时修复锁骨下动脉肯定会增加上肢的血供。但是，我们进行大量病例的临床观察，即使不进行锁骨下动脉的修复，也未发现肢体远端有血运障碍。但在手术中，应尽量避免或少结扎切断动脉分支，尤其是做锁骨上臂丛神经探查时，不要结扎颈横动脉及肩胛上动脉；锁骨下探查臂丛神经时，不要损伤肩胛下动脉。锁骨下动脉闭塞后，虽然肢体远端血运尚好，但上肢肌肉的血供是否充足？锁骨下动脉闭塞后，肱动脉及尺桡动脉的搏动往往触不清，说明闭塞段以远的血管压力较正常低。近年来，我们应用无搏动的肱动脉为供血动脉进行游离股薄肌移植重建上肢功能，术后股薄肌成活仍然良好，而且移植肌肉功能的恢复与此亦无关。因此，我们在做臂丛神经探查修复手术时，对于锁骨下动脉的闭塞，不常规进行血管的修复。

（二）腋动脉损伤

腋动脉与静脉及神经伴行。直接穿透伤或间接暴力伤如肩关节脱位、肱骨干骨折等，都可能伤及腋动脉。不正确地使用拐杖可造成慢性动脉损伤，使内膜形成血栓，同时多并发腋神经损伤。

由于肩部侧支循环较多，腋动脉血流中断后有时远端仍可触及脉搏，需加警惕以免漏诊。必要时，可从股动脉插管做动脉造影，以明确诊断。

腋动脉损伤多可做直接修复，或切除损伤管壁后做端端吻合。如缺损较多，应做静脉或人工血管移植。注意不可为争取直接吻合而过多游离血管，以致损伤侧支循环。单纯腋动脉损伤修复后效果良好。

（三）肱动脉损伤

肱动脉损伤较常见。锐器伤、钝性伤、肱骨骨折、肱动脉穿刺插管等都可致伤。肱深动脉为其主要分支，在其近端损伤对肢体远端血供影响较大，在其远端损伤肢体缺血发生较少。静脉和神经与动脉伴行，同时受伤机会较多。

肱动脉损伤一般诊断无困难。需要时，可经腋动脉插管至锁骨下动脉做造影，以明确损伤情况。

该动脉损伤多可做管壁修复或端端吻合。因其血管较细，如缺损较多，应尽量用大隐静脉或头静脉移植，因直径较细的人工血管容易栓塞，故不宜用。

肱动脉修复失败或血流不畅，前臂靠侧支循环供血虽不致坏死，但可发生不同程度的缺血性挛缩。

（四）桡、尺动脉损伤

桡、尺动脉在前臂部彼此相距较远，在手掌部形成掌深、浅弓，供应手部血液循环。多为单一血管损伤，对手的血供影响不大。前臂尚有骨间动脉供应手部血运。当桡、尺动脉同时受伤,如果骨间动脉较粗,手部也不致发生严重缺血。桡、尺动脉损伤,特别是在前臂远端掌侧,常由切割伤所致。长期桡动脉插管做动脉压监测、血气分析等,易引发桡动脉血栓。应用震荡性工具如气钻、电锯等,可致成慢性血管损伤,诱发雷诺病(Raynaud disease)。

桡、尺动脉损伤诊断及治疗多无困难。桡、尺动脉中单一血管损伤,虽不致明显影响手的血供,但手是劳动器官,活动量很大,且常暴露在寒冷空气及水中,所以单一血管损伤也应修复。慢性震荡所致的血管自主神经功能紊乱,可考虑做胸交感神经切除,或局部动脉外膜剥离术。

十一、下肢动脉损伤

下肢动脉损伤多伴有其他组织创伤,如骨折、脱位、软组织挤压伤等。由于下肢的侧支循环较少,故动脉主干对伤肢供血就显得重要。下肢主要动脉供血中断,截肢率高达 70% 以上,髂动脉位于盆腔内,在此不作叙述。

(一) 股动脉损伤

股动脉与股静脉伴行,容易同时损伤。股总动脉及股深动脉位置较深,受伤机会较少,股浅动脉浅在,受伤机会较多。穿通伤及股骨骨折常致伤动脉。早期若遗漏诊断,可形成创伤性动脉瘤或动静脉瘘。闭合性牵拉伤可致动脉内膜损伤而形成血栓。血栓多慢性形成,血管可生侧支,肢体多不致坏死,但有缺血症状,间歇性跛行等,应积极治疗。

股部穿通伤或股骨干骨折后伴有肢体局部异常肿胀,伤肢胫后动脉或足背动脉搏动减弱或消失时,都要考虑有股部主要血管损伤。诊断不明确时,应从可疑损伤血管的近端做动脉穿刺注入造影剂,或从健侧股动脉插管到腹主动脉做伤侧股动脉造影,以明确血管损伤位置及情况。

股动脉壁裂口可以直接缝合。如裂口较大,应用静脉片修补,以防动脉狭窄。动脉缺损不多时,常可做端对端吻合;如缺损较多,应做静脉或人工血管移植。股深动脉损伤如修复有困难,若旋股外侧动脉完好,可结扎股深动脉,不致发生肢体严重缺血。股静脉损伤,应重视修复,否则静脉回流不畅,造成肢体肿胀,也会长期影响肢体功能。

(二) 腘动脉损伤

腘动脉位于膝后腘窝中,股骨下端、胫骨上端骨折或膝关节脱位,可直接刺破或牵拉腘动脉致伤。膝部侧支循环虽较丰富,但当膝关节受伤时,侧支血管多同时被破坏。所以腘动脉伤常造成小腿及足部严重缺血,且易并发小腿筋膜间隔综合征。

膝部损伤伴有腘窝严重肿胀,尽管足背动脉有时仍有搏动,仍需高度怀疑腘动脉损伤。腘动脉造影可明确诊断并及时修复损伤血管,以免拖延时间继发小腿肌肉缺血性病变。

动脉缺损可利用膝关节屈曲以达端对端吻合的目的。如缺损较多,则不可勉强利用关节屈曲争取血管长度,应选用大隐静脉移植修复血管。

动脉损伤如在 6 小时以内修复血管通血,小腿发生缺血性病变机会较少,若拖延时间较长,可做预防性小腿筋膜切开减压。

(三) 胫前、胫腓动脉损伤

胫动脉经胫股关节下行,分成胫前动脉及胫腓动脉。胫前动脉穿过骨间膜沿小腿前外侧肌间隔下行,延续为足背动脉;胫腓动脉又分为胫后动脉和腓动脉,沿后深筋膜间隔下行,胫后动脉贴胫骨后面走行,在踝关节周围形成血管网。

胫腓骨骨折以及小腿严重挤压伤,可直接损伤血管,或引起肌间隔压力增高,以致压闭血管或血栓形成。

小腿一条动脉损伤时,足背动脉仍常能触到搏动。小腿近、中侧损伤伴有软组织肿胀严重时,应做动脉造影,以明确诊断,并及早采取适当措施。根据情况做取血栓或血管修复术。

十二、医源性动脉损伤

由于医疗技术的发展,用动脉穿刺、插管做诊断、治疗者日渐增多。此项操作常继发局部出血、血肿、假性动脉瘤、血栓等。

做动脉穿刺、插管进行诊断、治疗前，应注意矫正凝血机制。穿刺或拔管后局部压迫15分钟。小的血肿可等待自行吸收，血肿继续增大者应手术止血。血栓形成且影响血运者，应摘除栓子复通血运。假性动脉瘤应做血管修复，重建血液循环。

十三、四肢静脉损伤

四肢血管，静脉多与动脉伴行，动脉损伤手术治疗时多可明确静脉是否损伤。较大静脉单独损伤约占四肢血管损伤的1/3。

单纯静脉损伤诊断并不很容易。开放性损伤可从伤口出血情况判断：闭合性损伤血肿及局部肿胀程度与创伤严重程度不符，即应怀疑有静脉损伤。下肢在腘窝以上疑有静脉损伤时，可做足背静脉穿刺造影以明确诊断。

无论单纯静脉或是动脉伴行静脉损伤，凡位于肢体近侧较大的静脉干，都应明确诊断并予以修复，以利肢体血液循环重建，减少后遗症。

十四、假性动脉瘤

较大的动脉破裂后局部形成血肿，血肿机化形成囊腔，囊腔与血管沟通，动脉血可流经囊腔，由于动脉压力高，囊腔可逐渐增大形成假性动脉瘤。局部多有锐器损伤史。

1. 症状和体征

(1) 局部有搏动性肿块，可逐渐增大。

(2) 肿块有胀痛、跳痛、压痛。如压迫相邻的神经，可有向肢体远端放射痛。

(3) 局部可听到伴随心脏收缩期的杂音，由血液流经囊腔产生涡流所致。手触之有震颤感。

(4) 肢体远端可有苍白、发凉、麻木、无力等缺血现象。

(5) 深在的假性动脉瘤一旦破裂，局部肿块可突然增大，疼痛加剧。浅在者可破到体外，呈喷射状鲜红色出血，抢救不及时可导致休克，甚至危及生命。

2. 诊断

(1) 根据病史、症状和体征。

(2) 血管造影假性动脉瘤体远近的动脉常呈梭形膨大，瘤腔呈囊状。如腔内充满血块，则囊腔不显影。

(3) MRI造影能显示瘤体。在T_1和T_2加权图像上均为低信号或无信号，供血动脉为无信号暗区。

(4) 超声检测可探知血流速度、流量，血管粗细，管壁厚薄，动脉有无夹层等。彩色多普勒可直接观测血流颜色。动脉血呈橘红色，静脉血呈淡蓝色。瘤体腔内血液因涡流而减慢流速，常不显颜色。

3. 治疗　根据情况可从瘤腔内修补动脉裂孔。切除瘤体或截除病变动脉段，采用管壁缝合、静脉补片、静脉移植等办法修复血管缺损。如肱动脉、股动脉近心端大血管缺损过多，可用人造血管移植。

十五、动 静 脉 瘘

四肢的主要血管干多是动脉静脉伴行。动静脉同时损伤时，在愈合过程中动静脉之间可形成异常通道。动脉血可经过异常通道流入静脉，是为动静脉瘘。多有局部外伤史。

1. 症状和体征

(1) 动脉血流经瘘管进入静脉多形成涡流，局部可听到心脏收缩期杂音，同时可触到震颤。

(2) 动脉血直接流入静脉，高压可使静脉膨隆、纡曲。

(3) 动脉血经短路流入静脉，局部皮温可增高。肢体远端因动脉血流减少而出现苍白或发绀、发凉、水肿、脉搏减弱等缺血现象。

(4) 动脉血经短路流入静脉，静脉内压力增高，流回心脏血量加大，心脏搏出血量随之而增加，心脏可逐渐扩大，严重者可致心力衰竭。越靠中心和瘘管粗大的动静脉瘘，对心脏影响越大。

2. 诊断

(1) 根据病史、症状和体征。

(2) 血管造影由瘘管近端动脉穿刺或插管注入造影剂。经数字减影可清楚显示瘘管口大小、部位，膨隆纡曲的静脉也清晰可见。但瘘管远端的动脉常显影不清。

(3) MRI 造影在 T_1 和 T_2 加权图像上，病变血管均为低信号或无信号暗区。

(4) 超声诊断有助于探测瘘管部位，远近端血流速、流量等。

3. 治疗切除瘘管，分离静脉及动脉，分别予以修复。必要时切除病变之血管，用静脉移植或人造血管移植重建血液循环。

十六、血管移植物的选择

四肢较大血管缺损不能直接缝合时，需用移植法桥接血管。移植物有数种，可根据不同情况选择应用。

1. 自体静脉是血管移植的首选材料。可供移植的有大隐静脉，口径 4~6mm，可切取长度约 50~60cm；头静脉，口径约 4mm，可切取长度 40~50cm；颈内静脉，口径约 18mm，可切取 8cm。

自体静脉移植符合生理要求，特别在关节附近可以耐受屈伸。移植后栓塞率低。但耐受感染力较差，感染后容易破溃大出血。在感染可能性大或软组织覆盖不良的创面内不宜应用。

2. 同种异体血管动物实验中，经深低温冷冻处理的异体动、静脉，移植后可以成活，并有较高的通畅率。无明显排斥反应，但临床上尚缺乏成熟的经验报道。

3. 涤纶（dacron）及聚四氟乙烯（PTFE）人工血管可制成不同口径和长度的人工血管。适于桥接较大口径的血管缺损。口径 <4mm 的血管不采用，因容易形成血栓。人工血管使用方便，粗细长短可任意选择。血管床条件不理想，软组织覆盖较差或创面污染较重时，可选用人工血管，因其可耐受周围组织缺血，或有感染时不致造成破溃大出血。但关节附近不宜使用人工血管。

（王澍寰　王树锋）

参 考 文 献

1. 王澍寰 . 手外科学 . 第 2 版 . 北京：人民卫生出版社，1999
2. 马廉亭，郑玉明，楚宪襄 . 创伤性假性动脉瘤与动静脉瘘 . 郑州：河南科技出版社，2002

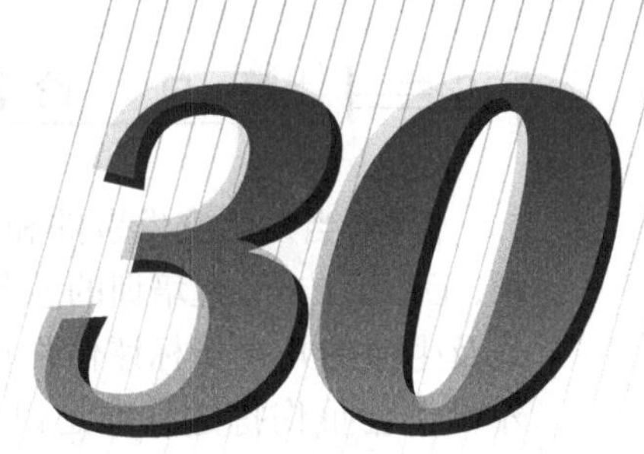

第三十章 创伤评分

FRACTURES AND JOINT INJURIES

创伤评分能够判定单一伤、多部位伤、多脏器伤、多发骨关节伤、多发伤和复合伤伤员的伤情严重程度，估算伤员的生存概率，并作为检验救治工作质量和创伤研究等方面的标准。因此，创伤评分是开展创伤临床和研究工作必要的标准，是创伤工作者共同的语言。

当今世界，局部战争绵延，天灾人祸不断，恐怖袭击仍频，交通事故犹酣，创伤事件不仅日日出现，且发病率每每上升；多发、复合伤增多，伤情复杂，伤势严重，死亡率高。因而对伤员救治工作的要求、难度和负荷亦日趋增高。

救治伤员应先了解伤因和解脱过程，而初步评估伤情并立即实施有效的救治措施是取得良好效果的关键所在。科学的伤情评估是现场救治，伤员拣送，急诊科和院内救治的依据。在现场，运送过程中和刚刚到达急诊科时，救治人员在未做出临床诊断之前，根据伤员的神志、循环和呼吸状态等生理指标以及外伤机制、受伤部位等一般资料评估伤情的标准称为院前方案；在医院中确立诊断后，根据临床诊断以及生理、生化等指标评估伤员伤情的标准称为院内方案。经历创伤工作者多年研究已提出了许多评估伤员伤情的方案。在诸多方案中所采用的指标（参数），依其严重程度加以量化和对机体整体影响的大小予以权重处理后，经数学计算得出的分值称为伤情评分；各种院前、院内伤情评分方案总称为创伤评分。创伤评分能够判定单一伤、多部位伤、多脏器伤、多发骨关节伤、多发伤和复合伤伤员的伤情严重程度，估算伤员的生存概率，并作为检验救治工作质量和创伤研究等方面的标准。因此，创伤评分是开展创伤临床和研究工作必要的标准，是创伤工作者共同的语言。在我国目前尚未建立独立的创伤学科，医护人员特别是骨科医生常处于救治伤员的第一线，因此，均应了解、掌握和运用判定伤员伤情的评方案。

院前评分

自 1971 年 Kirkpatrick 建立创伤指数以来，在诸多院前评分方案中以创伤记分（trauma score，TS）、院前指数（prehospital index，PHI）、CRAMS 和修订的创伤记分（revised trauma score，RTS）最为知名，其中 RTS 应用最广。RTS 方案的内容见表 30-1，伤员 3 个参数级别分值之和即为其 RTS 分值；12 分视为正常状态，0 分为临床死亡，≤11 者即视为重伤。

表 30-1 RTS 方案

GCS	SBP kPa（mmHg）	RR 次 /min	分值	GCS	SBP kPa（mmHg）	RR 次 /min	分值
13~15	>11.86（89）	10~29	4	4~5	0.13~6.53（1~49）	1~5	1
9~12	10.13~11.86（76~89）	>29	3	3	0（0）	0	0
6~8	0.66~10.0（50~75）	6~9	2				

但是,当发生突发事件和意外灾害时,解脱伤员和紧急救治同时进行,且伤员为数众多,现场气氛紧张,工作繁忙,经过培训的急救人员应用 RTS 方案评估伤员伤情仍需时费神;因而专家们提出仅用反映危及生命的几个指标评估伤员伤情,从而能快速地识别危重者并给予及时急救,迅速转送。例如,美国外科学会重伤拣送标准是以外伤机制(mechanism)、解剖损伤(anatomy)、生理参数(physiology)三大项(包括 28 小项)组成的 MAP 现场分拣表进行伤情评估,以确定需要后送至创伤中心救治的重伤员。用 MAP 现场分拣效果虽好,但仍需填写有 20 多项的 MAP 表再确定重伤者。又如,赵伟等提出对蒙受灾害者应用窒息(asphyxia)、出血(bleeding)、昏迷(coma)、死亡(dying),即 ABCD 法初评伤情。还有 Baxt 等提出创伤分拣标准(trauma triage rule,TTR),即:①血压 <85mmHg;②格拉斯哥昏迷指数(GCS)运动分级 <5;③头、颈或躯干有穿透伤,凡是有三项之一者即确定为重伤员。TTR 简捷有效,适用于院前伤情评估。

院内评分

简明损伤定级标准(abbreviated injury scale,AIS):1969 年美国医学会和机动车医学发展协会制定了简明损伤定级标准。本方案使用国际疾病分类(ICD-9CM)对损伤的诊断名称确定伤情,是对单一伤伤情严重程度进行评估的院内评分方案。30 多年来在使用中逐步修订,已有 1985、1990、1998 和 2005 年 4 个修订版本,其中文译本均由重庆市急救医疗中心完成。2005 AIS 版本将人体划分为头、面、颈、胸、腹、盆腔、颈椎、胸椎、腰椎、上肢、下肢、体表共 11 个部位,应用国际疾病分类(ICD-10)组织器官解剖损伤诊断名称并依照其损伤严重程度分为 6 级,分别给予分值:轻度 1 分,中度 2 分,重度(不危及生命)3 分,严重(危及生命)4 分,危重(或可存活)5 分,最危重 6 分。华西医科大学于 1998 年制作了 AIS-90 版本简化表(表 30-2),以便于快速查找使用。

NFS 未进一步描述,TBS 总体表面积损伤严重度评分(Injury Severity Score,ISS):鉴于 AIS 不能评估多发伤或复合伤者伤情,因此于 1974 年 Baker 等在 AIS 的基础上建立了损伤严重度评分方案。ISS 是评定多部位伤、多发伤、复合伤者全面伤情严重程度的院内评分方案。ISS 将 AIS 划分的 11 个解剖部位重新组合为头颈(包括颈椎),颌面,胸(包括胸椎),腹(包括腰椎)四肢(包括骨盆),体表六个部位,计算三个最严重损伤部位中最重伤 AIS 分值的平方和即为其 ISS 分值。例如某伤员诊断为:①头皮裂伤;②右 3~5 肋骨骨折;③右血胸;④肝破裂;⑤右股骨干粉碎骨折;⑥右手挫裂伤。取胸部③,腹部④,四肢⑤三个部位最重伤,其 AIS 分别为 3、4、3 分,伤员 ISS 为 $3^2+4^2+3^2=34$。经计算的 ISS 分值可为 1~75。此外,方案规定凡有一处 AIS 为 6 的伤员,其 ISS 即为 75。临床工作中常以 ISS < 16 为轻伤,≥16 为重伤,≥25 为严重伤。多发伤者其最重伤常以 MAIS 表示。目前,ISS 仍是最常用的院内评分方案。

ISS 方案仍有一些不足之处,例如:不能显示同一部位单一伤和多个伤的区别,特别是单一肢体骨折和多发骨关节损伤的区别;ISS 相同而 MAIS 不同的伤情差异;年龄、伤前健康状态以及伴随疾病等对伤情和预后的影响等。

TRISS 和 ASCOT 评分法:针对 ISS 的不足之处,Champion 等用生理指标评分方案 RTS,解剖指标评分方案 ISS 和年龄为参数,以美国严重伤结局研究(major trauma outcome study,MTOS)为准绳,运用特定公式计算伤员的生存概率(probability of survival,Ps)来表示伤员伤情严重程度的院内评分方案称之为 TRISS(trauma injury severity score)。为了评估的准确性,作者将 RTS 所用三项指标经过权重处理。即 GCS × 0.968,SBP × 0.7326,RR × 0.2908 ;经权重处理三项之和最高值为 8.0408,最低为 0。TRISS 与 ISS 相比虽有改进,但仍有不足之处。因此,作者针对 TRISS 方法对 ISS 方案中只计算同一部位中最重伤,年龄只分两个档次,提出 ASCOT(a severity characterization of trauma)来计算伤员的 Ps。ASCOT 法将同一部位中对伤员伤情具有影响的损伤(AIS > 2)全部作为评定伤员伤情的参数,因而是一合理的改进。还有 NISS(new injury severity scale)方案提出,无论身体部位,将伤员三个 AIS 最重伤分值的平方和作为 NISS 评分。此外,亦有针对局部损伤严重程度建立的方案,以此作为选择治疗方法的依据。例如肢体严重毁损严重评分(mangled extremity severity score,MESS)(表 30-3)。

表 30-2　简明 AIS-90 评分标准

分值		1	2	3	4	5	6
1 头部	头皮	挫 / 裂 10cm，撕裂 < 100cm^2	裂伤 > 10cm/ 撕脱伤 > 100cm^2	左述 + 失血 > 20%/ 全头皮撕脱伤			(挤压性) 颅脑全区域广泛破坏伤
	颅骨		穹隆部闭合性线形骨折	粉碎 / 哆开•移位 凹陷颅骨骨折≤2cm 颅底骨折伴有 / 无脑脊液漏出	开放颅骨折 + 脑组织丢失 颅骨凹陷 > 2cm 开放颅底骨折 + 脑组织丢失		
	血管◆			大脑前 / 后 / 椎动静脉或分支 / 海绵窦的血栓闭塞或创伤性动脉瘤	大脑中动脉血栓闭塞 大脑前 / 中 / 后 / 椎基底的分支 / 乙 / 横 / 矢窦撕裂	大脑前 / 中 / 后 / 椎 / 基底动脉动静脉撕裂伤 海绵 / 乙 / 矢 / 横窦开放裂伤或节段性血管缺失	
	神经与脑组织		Ⅰ~Ⅻ脑神经挫 / 裂 / 撕裂伤	小脑挫伤 < 15ml，直径 < 3cm 大脑挫伤 < 30ml，直径 < 4cm 中线偏 < 5mm 大脑小脑范围多发伤(总量 < 30ml 脑垂体损伤	小脑挫伤 15~30ml，直径 > 3cm 大脑挫伤 30~50ml，直径 > 4cm 中线偏 > 5mm 大 / 小脑撕裂伤或小血肿 NPS	小脑挫伤 > 30ml 大 / 小脑 / 弥漫性轴索损伤(白质剪切伤) 大脑广泛多发伤总量 > 50ml 大 / 小脑贯通伤，脑干挫伤 / 梗死 / 受压	脑干撕裂 / 毁损 / 穿通伤
	血肿				小脑硬膜内外血肿≤30ml，厚 < 1cm 小脑内血肿≤15ml，直径≤3cm 右述血肿 < 右述标准 大脑内出血≤30ml，直径≤4cm	小脑硬膜内外血肿 > 30ml，厚 1cm 小脑内血肿 > 15cm，厚 > 3cm 大脑硬膜内外血肿 > 50ml，厚 > 1cm，(≤10 岁 > 25ml，厚 > 1cm) 大脑内血肿 > 30ml，直径 > 4cm	
	脑室			轻度脑肿胀：脑室受压 / 脑干池(–)脑肿胀 / 梗死 / 缺血 / 蛛网膜下腔出血	中度脑肿胀：脑室 + 干池脑室内出血	重度脑肿胀：脑室 / 脑干池受压消失	
	意识	清醒、GCS15 或伤后无意识丧失但有头痛 / 头晕	左述 + 神经功能异常 意识丧失持续时间 NFS/ <1 小时 嗜睡 / 木僵 / 迟钝 GCS9~14 脑震荡 逆行性健忘	伤后曾意识丧失 + 神经功能异常。不清醒持续 > 1h+ 神经功能异常 左述：神经功能异常或昏迷 < 6 小时，现场或入院时昏迷(GCS < 8) 已知意识丧失时间 1~6 小时遗忘	左述 + 神经功能异常 左述 + 神经功能异常 左述 + 神经功能异常 已知意识丧失 6~24 小时 无论昏迷长短 + 痛刺激才活动	左述 + 神经功能异常，或昏迷 > 24 小时 软瘫 / 痛无反应 / 去大脑 / 去皮层状态	

续表

分值		1	2	3	4	5	6
2 面部	全区域	穿通伤:NFS/浅表/擦挫伤	长度 > 10cm 并深入皮下	失血量 > 20%			
	皮肤	浅表撕裂/撕脱 < $25cm^2$	组织丢失 > 25cm，但失血量 < 20%	失血量 > 20%			
	血管	颈外动脉分支浅表裂伤或NFS					
	神经	视神经眶内段损伤NFS	视神经挫/裂/撕脱伤				
	器官	耳:外、中、内耳各种损伤 眼附属器官损伤 眼球除右述以外的损伤 口部除右述以外的损伤	眼剜出/撕脱视网膜剥离、舌撕裂深/眼球破裂颞颌关节脱位				
	骨骼	颌骨齿槽骨折除右述外 鼻单纯闭合性骨折	下颌支/体/踝下/骨折或开放/粉碎 颧骨折:上颌骨折 ≤ LeFort Ⅱ	眶骨开放/移位/粉碎性骨折 上颌骨折 LeFort Ⅲ	上颌骨失血量 > 20%		
3 颈部	皮肤	擦/挫(血肿)/轻裂伤NFS撕脱伤 < $100cm^2$	左述长度 > 10cm 并深入皮下 组织丢失 > $100cm^2$ 但失血量 < 20%	失血量 > 20%			
	血管◆	颈外静脉轻度裂伤或NFS	颈外动脉/颈内静脉/椎动脉轻度裂伤	颈内/总动脉轻度撕裂/血栓闭塞 颈外动静脉/椎动脉重度撕裂/血栓闭塞	血管伤伴神经功能异常但与头伤无关		
	神经	迷走神经损伤	膈神经损伤，声带单侧损伤	声带双侧损伤	咽伤累及声带、咽穿孔		
	器官	甲状腺挫伤(血肿)或NFS	甲状腺裂伤，喉挫/裂伤(未穿孔)	喉穿孔、咽挫伤、涎腺管损伤		咽/喉严重毁损(撕脱/碾压/破裂/横断)	头部离断

续表

分值		1	2	3	4	5	6
4 胸部	皮肤	浅表穿通伤/轻度挫裂伤 NFS/撕脱伤 < $100cm^2$	乳房撕脱伤，皮肤裂伤 > 20cm 深入皮下 组织丢失 > $100cm^2$ 但失血量 < 20%	失血量 > 20%			
	骨骼	肋/胸骨挫伤 单根肋骨折	胸骨折 单根多处肋折，2~3 根骨折	一侧肋折 > 3 根，另侧 < 3 根胸廓稳定，开放/移位/粉碎性肋骨折（> 1 肋骨）	左述 + 血或气胸，肋折 + 肺挫伤连枷胸/双侧肋折均 > 3 根	双侧肋折均 > 3 根伴血/气胸/双侧连枷胸，连枷胸 < 15 岁	
	胸膜腔		胸膜撕裂伤	血胸或气胸，血气胸，纵隔气肿	开放性（吸吮性）胸外伤	张力性气胸	
	肺	叶支气管挫伤	主支气管内膜/裂伤	支气管断裂（未分离）肺单侧挫/裂伤	复杂性支气管断裂 单肺挫伤伴纵隔积血 单肺裂伤失血 > 20% 双肺裂伤	气管/主支气管断裂，喉-气管分离 单肺裂伤大量漏气/肺裂伤 + 体循环气栓 双肺裂伤失血 > 20%/伴张力性气胸 双肺挫伤伴连枷胸	
	膈食管		膈肌/食管挫伤（血肿）	膈/食管破裂（未穿孔）	食管穿孔，纵隔积血/积气	食管腐蚀伤，食管破裂	复杂/多发性心室挫伤
	心脏		心包撕裂（穿刺伤）	心轻度挫伤/破裂但未穿孔	心脏重度挫伤	心脏瓣膜/腱索/间隔穿孔 心脏穿通伤，心脏疝出	
	血管◆		奇/半奇/乳内/腔静脉轻度挫伤 胸廓内/肋间动静脉轻度裂伤	主动脉弓的三大分支动静脉轻度撕裂伤 肺动静脉轻裂伤，上腔静脉轻裂伤 左述各静脉的重度裂伤	胸主动脉 NFS，内膜撕裂 胸主动脉轻度裂伤（穿通）NFS 弓三分支动静脉重度裂伤 肺动静脉重裂伤，上腔静脉重裂	左述 + 主动脉瓣或主动脉根部撕裂/瘫痪 胸主动脉重度撕裂伴局限于纵隔的出血 腔静脉裂 + 肺部气栓	双侧胸部辗压变扁/主动脉裂伤血出纵隔外
5 腹部	皮肤	擦/挫/浅撕裂（< 20cm）/撕脱伤 < $100cm^2$	皮肤裂伤 > 20cm 深入皮下组织，丢失 > $100cm^2$ 但失血量 < 20%	会阴大块撕裂/复杂破裂左述 + 失血量 > 20%			

续表

分值		1	2	3	4	5	6
5 腹部	血管◆		髂内外静脉轻度裂伤	髂内外静脉重度裂伤，髂总静脉轻裂伤 髂总 / 内 / 外动脉轻度裂伤 门 / 肾 / 脾 / 肠系膜上动脉轻度裂伤 下腔静脉轻度裂伤	髂总静脉重度裂伤 髂总 / 内 / 外动脉重度裂伤 左述静脉重度裂伤 左述动脉重度裂伤 下腔静脉重度裂伤 腹腔静脉 / 腹动脉轻裂伤	腹主动脉 / 腹腔静脉重度裂伤	肝撕脱伤（肝的所有血管全部断裂）
	内部器官和空腔器官	肾上腺 / 肛 / 卵巢 / 阴茎 / 会阴轻挫伤	左述 / 空腔 / 实质器官 / 胰腺轻挫裂（未穿通） 网膜 / 肠系膜 / 挫 / 裂伤失血量＜20%	空腔器官穿破（未横断）尿路 / 子宫 / 阴道 / 肾上腺 / 卵巢大块撕脱，胰腺挫裂伤，胎盘剥离伤 NFS 左述＋失血量＞20%	胃肠 / 肛大块撕脱 / 复杂破裂 胆管横断，胰重度撕裂 直肠破裂 / 复杂 / 组织丢失 膀胱 / 十二指肠穿孔未横断 胎盘剥离伤失血＞20%	十二指肠破裂累及壶腹或胰 十二指肠撕脱 / 复杂破裂 / 污染	
	实质器官		肾轻挫 / 裂＜1cm 限于腹膜后，无漏尿 肝挫裂，包膜下面积＜50%，直径＜2cm，深＜3cm 脾挫 / 裂伤面积＜50%，直径＜2cm，深＜3cm	肾包膜下挫＞50%/ 裂＞1cm 无漏尿 肝 / 脾挫伤包膜下＞50%，直径＜2cm 肝 / 脾裂伤深度＞3cm，失血＞20%	肾裂伤延伸至皮质、髓质、主肾，主肾血管受累 肝裂伤实质＜50%，深＞3cm 脾段破裂 / 组织撕脱	肾门撕脱伤，全肾及血管毁损，肝复杂伤累及肝 / 门 / 腔静脉 / 肝动脉 / 主要肝管 脾大块毁 / 脾门破裂 / 撕脱 / 星状裂	
	神经丛		臂 / 骶丛挫 / 裂 / 牵位 / 撕脱伤	完全性臂丛挫 / 裂 / 牵拉 / 撕脱伤			
	神经根		腰神经根单根损伤	神经根或骶丛多根损伤 马尾挫伤伴一过性神经体征 不完全性马尾损伤综合征	完全性马尾损伤综合征		C_3 或以上神经根损伤
6 脊椎	脊髓			脊髓挫伤伴一过性神经体征	不全性脊髓损伤综合征	完全脊髓损伤综合征（四肢或截瘫 / 无感觉）不全或完全性脊髓撕裂 / 横断 / 压榨伤（C_3 或以下）	C_3 或以上脊髓损伤
	椎间盘		椎间盘损伤(无神经根伤)	椎间盘损伤伴神经根伤			
	骨关节		寰枕关节，小关节突 NFS 损伤	寰枢关节（齿状突），小关节突双侧伤			
	附件	急性扭伤，无骨折或脱位	椎骨棘 / 横断折或椎体前部压缩≤20%	椎板 / 椎弓根骨折 / 椎体压缩＞20%			

续表

分值		1	2	3	4	5	6
7 上肢	皮肤	擦/挫/裂伤,手<10cm/臂20cm 撕脱伤/手≤25 cm^2/上肢≤100 cm^2	擦/挫/裂伤,手>10cm/上肢>20cm 撕脱组织丢失/左述标准	左述+失血量>20% 左述+失血量>20%			
	血管◆	除腋动静脉和肱动脉外的小裂伤	腋动静脉/肱动脉轻度裂伤	腋/肱动静脉/其他有名称的动静脉重裂伤			
	神经	指神经伤,/桡/尺/正中神经挫裂伤	桡/尺/正中神经单/多根撕裂,伴运动丧失				
	肌/腱/韧带	肌腱撕裂伤	肌肉撕裂伤 关节囊撕裂伤	上肢外伤性离断/部分/全部毁损			
	关节	腕掌关节以下/指关节的脱位,各关节扭/挫伤	腕骨间/桡-腕关节以上脱位(除肘)撕裂伤入关节/或伴有神经撕裂	关节骨/软骨的广泛毁损			
	骨骼	指骨折	掌/腕/桡/尺/肱/锁骨/肩胛/肩峰/闭合性骨折 断指毁损	桡/尺/肱骨开放/移位/粉碎骨折 桡/尺/肱骨折伴桡/尺神经损伤			
8 下肢	皮肤	擦/挫/裂伤口≤20cm 撕脱伤≤100cm 穿通伤轻度	擦/挫/裂伤口>20cm并深入皮下 撕脱伤>100cm^2 穿通伤重度(组织丢失>25cm^2)	左述+失血量>20% 左述+失血量>20%			
	血管◆	膝以下有名称动静脉挫裂伤	膝以下动静脉重度撕裂伤 腘动静脉/股静脉重度撕裂伤	股动脉轻度撕裂伤	股动脉重度撕裂伤		

续表

分值		1	2	3	4	5	6
8 下肢	神经	趾神经挫/裂伤	股/胫/腓神经挫/撕裂,坐骨神经挫伤(功能丧失)	不全/完全坐骨神经撕裂伤			
	关节	膝以下关节脱位各关节挫伤/扭伤(除膝)	膝关节扭伤,髋/膝脱位,膝及其以下毁损撕裂入关节内,半月板破裂	膝关节及其以上广泛毁损,撕裂入髋关节内 膝关节以下外伤性离断	膝关节及其以上离断		
	肌-腱		肌腱/肌肉撕裂伤,骨筋膜室综合征	膝后交叉韧带断裂			
	骨骼	趾/腓骨骨折	股骨各部位骨折<12岁,内/外髁开放/移位/粉碎骨折 髋臼/膝以下各部位骨折/盆骨闭合骨折	股骨骨折>12岁,骶髂骨折/耻骨联合分离 胫(除内踝)盆骨开放/移位/粉碎骨折	骨盆变形和移位伴血管损伤 腹膜后大血肿,失血量≤20%	左述+失血量>20%	
9 体表其他	皮肤	擦/挫/裂/脱套/穿通伤	撕脱伤,脱套伤指/前臂/上臂/趾/小腿/大腿	脱套伤手/手掌/膝/踝/足底,穿通伤,失血>20%			
	烧伤	I°<50%+≥1岁,面/手/生殖器受累Ⅱ°<10%	I°>50% TBS+<1岁 Ⅲ°<10%/Ⅱ°或Ⅲ°10%~19%+<5岁	Ⅱ°或Ⅲ°29%~30%	Ⅱ°或Ⅲ°20%~29%+<5岁 Ⅱ°或Ⅲ°39%~40%	Ⅱ°或Ⅲ°30%~39%+<5岁 Ⅱ°或Ⅲ°40%~89%	Ⅱ°~Ⅲ°≥90%
	低体温(指意外事故所致)	肛温34℃	肛温33~32℃	肛温31~30℃	肛温29~28℃	肛温≤27℃	
	电击		高压电击	高压电击伴肌肉坏死			电击心肌停搏
	CO_2			轻度:碳氧血红蛋白<20mg%	碳氧血红蛋白20~40mg%	中度:碳氧血红蛋白>40mg%	

● 哆开性骨折仅用于单纯性颅骨折,仍属于开放性骨折。当硬脑膜撕裂时,则命名开放性骨折

◆ 血管裂伤:轻度~浅表,不完全横断,管壁周界不完全受累,失血量<20%血容量;中度~破裂,完全横断,血管节段性缺损,管壁周界完全受累,失血量>20%

关于20%失血量的估计:20%=体重100kg/失血1500ml,=75kg/1125ml,=50kg/750ml,=25kg/375ml,=10kg/150ml,=5kg/75ml

格拉斯哥昏迷指数(GCS):睁眼:(自动-4,呼吸-3,刺痛-2,无反应-1);语言(回答正确-5,回答错误-4,含混不清-3,唯有声叹-2,无反应-1);

运动:(遵命动作-6,定位动作-5,肢体回缩-4,肢体屈曲-3,肢体过伸-2,无反应-1)

GCS=3项参数值之和

表 30-3　MESS 评分

参　　数	分　值
一、骨与软组织损伤	
低能量(刺伤、单纯骨折、民用枪伤)	1
中能量(开放或多发骨折、脱位)	2
高能量(近距离猎枪伤、军用枪伤、碾压伤)	3
特高能量(上述 + 严重污染或软组织撕脱)	4
二、肢体缺血	
脉搏减弱或消失,但组织灌注正常	1*
无脉、感觉异常、毛细血管返白试验延长	2*
凉、麻痹、麻木、无感觉	3*
* 缺血 > 6 小时,分值加倍	
三、休克	
收缩压通常 > 90mmHg	0
一过性低血压	1
持续性低血压	2
四、年龄(岁)	
< 30	0
30~50	1
> 50	2

Johnansen 等研究认为,MESS < 7 者可行保留肢体的治疗;≥7 者应考虑一期截肢。

评定收治在 ICU 伤员伤情严重程度的方案即为 ICU 应用的评分方案。应用伤员生理、生化等指标,以及年龄和既往健康状态为参数的 APACHE(acute physiology and chronic health evaluation)Ⅱ和Ⅲ两种方案最为知名,APACHE Ⅱ应用最广。

由于伤员体质、年龄、伤前原有疾病的不同和创伤本身的复杂性等情况的多样性,目前应用的创伤评分方案均非十全十美;特别是对伤员个体伤情严重程度的评估和预测伤员个体预后尚不够准确;但是,几经改进的现代评分方案具有定量表达伤员伤情严重程度的标准化作用,因而对创伤救治工作仍是不可或缺的标准。2007 年第三军医大学野战外科研究所研制的《创伤评分系统 V3.0》软件,既再次强调了院前和院内创伤评分的重要性和必要性,也为评分的实际应用提供了便捷的手段。总之,现在应用的创伤评分方案将会继续得到修订和创新,但创伤评分将继续发挥其不可替代的作用。

(周志道)

参 考 文 献

1. 刘国龙,赵吉星,王灿 . 简明损伤定级标准(1990 年修订版,1998 年更新本). 重庆市急救医疗中心编译 . 重庆:重庆出版社,2002:8-9
2. William G Baxt, Gene Jones, et al. The triage rule: A new resources based approach to the prehospital identification of major trauma victims. Annals of Emergence Medicine, 1990, 19: 1401-1406
3. Mary-Anne Purtill, Kent Bennidict, et al. Validation of a prehospital trauma triage tool: A 10-year perspective. J Trauma, 2008, 65: 1253-1257
4. 赵伟 . 灾害救援现场的拣伤分类方法——评述院外定性与定量法 . 中国急救复苏与灾害医学杂志,2007,22(5):291-294
5. Boyd CR, Tolson MA, Copes WS. Evaluating trauma care, the TRISS method. J Trauma, 1987, 27: 370-378
6. Champion HR, Sacco WJ, Copes WS, et al. A revision of the trauma score. J Trauma, 1989, 29: 623-629

7. Osler T, Baker SP, Long W. A modification of the injury severity score that both improves accuracy and simpifies scoring. J Trauma, 1997, 43:922-926

8. Tay SY, Sloan EP, Zun L, et al. Comparison of the new injury severity score and the injury severity score. J Trauma, 2004, 56:162-164

9. Bergeron E, Rossinol M, Osler T, et al. Improving the TRISS methodology by rstricting age categoris and adding comordities. J Trauma, 2004, 56:760-767

10. Russell R, Helcom E, Caldwell E, et al. Difference in mortalitypredictions between injury severity score triplets, a significant flaw. J Trauma, 2004, 56:1321-1324

11. Arthur E. Baue. What is the score? J Trauma, 2008, 65:1174-1179

下篇 各论

FRACTURES AND JOINT INJURIES

骨与关节损伤

Fractures and Joint injuries

第5版

31

第三十一章 肩部损伤

FRACTURES AND JOINT INJURIES

第一节　肩关节的生理运动位置……699
一、肩关节的位置……699
（一）肩关节的中立位……699
（二）肩关节的功能位……699
（三）肩关节的休息位……699
二、肩关节的运动……699
（一）前屈、后伸运动……700
（二）肩部的外展与内收……700
（三）上举和下降……700
（四）内旋、外旋活动……700
三、盂肱关节运动的基本形式……700
（一）盂肱关节的类型……700
（二）肱骨头和肩胛盂之间的基本运动形式……701
四、盂肱节律……701
五、肩胸运动……702
（一）肩胸关节……702
（二）肩胸运动的概念……703
（三）肩胸关节的运动……703
六、肩峰下关节的运动……703
七、肩锁和胸锁关节运动……704
（一）胸锁关节及其运动……704
（二）肩锁关节及其运动……705
第二节　肱骨近端骨折……705
一、解剖……706
（一）骨及附属结构……706
（二）肱骨近端的血供……707
（三）肩关节神经支配……707
二、损伤机制……707
三、骨折分型……707
（一）Neer 分型……708
（二）AO 分型……708
四、临床表现及诊断……709
（一）临床评估……709
（二）影像学评估……710
五、治疗……711
（一）大结节骨折……711
（二）小结节骨折……712
（三）外科颈骨折……713
（四）三部分骨折……713
（五）四部分骨折……713
六、肱骨近端骨折的并发症……716
第三节　锁骨骨折……717
一、解剖与功能……717
二、损伤原因及外伤机制……718
三、骨折分类……718
（一）Craig 分型……718
（二）Robinson 分型……720
四、临床表现及诊断……720
五、合并损伤……722
六、鉴别诊断……722
七、治疗……722
（一）婴幼儿及儿童锁骨骨折……723
（二）成人锁骨骨折……723
（三）手术治疗的注意事项……728
八、晚期并发症……728
第四节　肩胛骨与肩胛盂骨折……729
一、肩胛骨骨折的临床表现……729
二、肩胛骨骨折的治疗……729

(一) 非手术治疗 729
(二) 手术治疗 729
三、肩盂骨折 730
(一) 诊断 730
(二) 分类 730
(三) 治疗 731
四、肩胛骨脱位 736
五、肩胛胸壁分离 736
第五节 盂肱关节脱位 737
一、解剖及盂肱关节的稳定机制 737
(一) 盂肱关节骨性稳定结构 737
(二) 关节囊及韧带结构 737
(三) 肌肉 737
(四) 力学因素 738
二、盂肱关节脱位的分类及外伤机制 738
三、临床诊断 740
(一) 病史及原因 740
(二) 症状 740
(三) X 线检查 741
四、治疗 743
(一) 新鲜肩脱位 743
(二) 陈旧性肩关节脱位 745
五、盂肱关节脱位的并发症 745
第六节 肩关节不稳定 750
一、肩关节前方不稳定 750
(一) 病理机制 750
(二) 诊断 750
(三) 治疗 751
二、肩关节后方不稳定 754
(一) 损伤机制及病理表现 754
(二) 临床表现 755
(三) 诊断 755
(四) 治疗 755
三、肩关节不稳定的鉴别诊断 755
第七节 肩锁关节脱位 756
一、解剖 756
二、损伤机制 757
三、诊断及分型 757
(一) Allman 分类法(1967) 757
(二) Rockwood 分类法(1984) 757
四、治疗 758
(一) 非手术疗法 758
(二) 手术疗法 758
第八节 胸锁关节脱位 760
一、解剖与功能 760
二、损伤原因及机制 760
三、损伤类型 760
(一) 根据锁骨胸骨端移位的方向分类 760
(二) 根据损伤程度分类 760
(三) 根据损伤时间分类 760
四、临床表现及诊断 761
(一) 症状 761
(二) 诊断 761
五、治疗 761
(一) 保守治疗 761
(二) 手术治疗 762
第九节 肩峰撞击综合征与肩袖损伤 762
一、肩袖的解剖学特点 762
二、病因 763
三、病理及分类 764
四、临床表现与诊断 765
(一) 临床表现 765
(二) 特殊检查 766
(三) 影像学诊断 766
(四) 关节镜诊断 767
五、治疗及预后 768
(一) 保守治疗 768
(二) 手术治疗 768
六、肩袖间隙分裂 771
(一) 病因 772
(二) 临床表现 772
(三) 诊断 772
(四) 治疗 772

肩关节的运动是多个关节和类关节结构的复合运动。其中包括胸锁关节,肩锁关节,盂肱关节三个真正的关节,还包括肩胛胸壁关节和肩峰下关节两个非解剖意义的关节。肩部损伤伤情多样,其中任意一个关节结构的损伤都会显著影响肩关节的功能。常见损伤包括软组织损伤,骨折和脱位。一般轻微的软组织损伤多可通过简单处理后很快恢复正常功能,但少数情况下,轻微的软组织损伤也会导致肩关节僵硬,表现为肩关节持续，长时间的疼痛和活动范围受限。对于骨折，要根据不同的骨折特点进行具体分析，要结合骨折的特点和患者对功能的要求制订相应的治疗方案。以往对于肩部关节脱位的治疗多集中于对急性脱位的治疗，对于晚期关节不稳定的治疗方法还没有获得广泛的普及，本章介绍了对肩关节不稳定的治疗原则。肩袖撕裂多是退变性损伤，仅有少数是明显创伤所致，但创伤性肩袖撕裂后肩袖肌肉会很快出现脂肪浸润和萎缩，因此对此类撕裂建议早期手术治疗。肩部损伤经过手术治疗后常常需要较长时间的康复训练，术前与患者充分沟通，获得其配合才能更好的恢复功能。

第一节 肩关节的生理运动位置

一、肩关节的位置

仅看肩关节的活动范围，就可知其复杂程度，没有哪个关节像肩一样，能够完成如此大幅度的活动。其活动形式的多样性，在矢状面、冠状面、水平面都可以得到体现，从而肩可以在解剖学各个平面内完成接近甚至超过180°的活动。肩关节是一个全能而优美的关节，从某种意义上讲，人类的进步不只是解放了手，肩关节的进化同样重要，没有肩关节的支持，手是无法发挥作用的。

肩关节由肱骨、肩胛骨和锁骨及其附属结构组成，肩关节的活动常常是多个关节的复合运动，因此有肩关节复合体的说法，肩关节复合体包括盂肱关节、肩锁、胸锁关节和肩胸、肩峰下两个关节样结构以及喙锁韧带连接。肩胛带与躯干之间大部分都是肌肉连接，通过锁骨与胸骨构成的胸锁关节韧带结构强韧，是唯一的连接关节。肩关节运动范围大，肩胛盂表浅，骨性稳定性较差，因此肩关节的稳定依赖于骨性结构的完整、关节囊盂唇韧带的完整，也需要肩关节周围肌肉的张力平衡。

（一）肩关节的中立位

肩关节中立位是指上肢自然下垂于身体两侧，肘部伸直，肌肉放松，肩胛骨轴线与身体冠状面约呈30°夹角，肩胛盂面朝向前外方，肱骨处在与重力线平行。肩胛盂关节面约有5°的下倾角。

（二）肩关节的功能位

肩关节的功能位是指肩关节处于外展40°~50°，前屈15°~25°，内旋25°~30°的位置。在肩关节融合术中，手术将肩关节固定于该位置，患者利用肩胛骨与胸壁间的活动范围基本上可以满足日常生活的要求，患侧手臂一般可以触到头面部及臀部。在青少年患者，由于肩胛骨比较灵活，肩胸关节和胸锁关节的代偿活动良好，肩关节融合可固定于外展50°位，其他角度与成人相同。随着成长发育和重力的作用，到成年期此角度常可减少至外展40°左右。

（三）肩关节的休息位

上肢于外展60°、前屈30°、旋转中立位、屈肘90°的位置，多种肩关节手术后的制动体位都可以参考肩关节的休息位。

二、肩关节的运动

肩关节的活动由肱骨、锁骨、肩胛骨以及盂肱关节、胸锁关节、肩锁关节和肩胸关节样结构协同完成。肩的每一个功能并不能真实地描述，任何一个活动都是复合运动的过程。在整个肩部运动中，除盂肱关节本身的运动外，肩锁关节在冠状面的活动范围约30°，胸锁关节约40°，锁骨的轴向旋转活动约30°，肩胛骨在冠状面的旋转约60°，肩胛骨在水平面的前屈和后伸活动范围约40°。由肩关节的解剖特点所决定，肩关节在最大外旋位外展上举和90°内旋位前屈上举活动最终都可达到肩关节的最大上举位。另外，肩部的上举活动也有脊柱运动的参加，当单臂外展上举到达上肢与躯干夹角180°时，肩关节的复合运动仅占150°~155°，脊柱向对侧的代偿性侧弯构成了剩下的25°~30°，我们在检查时应固定脊柱。

肩关节的活动范围如下：

(一) 前屈、后伸运动

肩部的前屈是指自中立位开始，上臂沿身体的矢状面向前运动。盂肱关节的前屈活动同时伴有锁骨外侧端上抬和轴向后旋，肩胛骨在冠状面外旋和在矢状面沿胸壁向前滑动。肩关节前屈复合活动范围是0°~180°。

肩部的后伸是指自肩关节中立位，上臂沿身体矢状面向后运动。后伸活动范围是0°~60°。盂肱关节后伸时，锁骨外侧端下降，肩胛骨在冠状面内旋，肩胛骨下角向中线靠拢。

(二) 肩部的外展与内收

肩部外展是指以盂肱关节为中心，上肢沿冠状面自中立位开始向两侧运动并侧举，在肱骨内旋时，肩部外展活动范围一般不超过90°。所以在达到外展90°前，为使肱骨大结节更易于通过肩峰下，必须外旋肱骨。当上肢外旋时，肩部外展活动可超过90°，并最终完成肩部上举活动。肩关节外展复合活动正常范围是0°~180°。

内收为肱骨远端于冠状面内逐渐移向身体的中线。肩部自中立位内收活动的范围约45°。

在肩部外展、内收活动时，肩胛骨同时出现冠状面的向外上和向内下方的旋转运动，以及矢状面沿胸壁的前后滑动。

(三) 上举和下降

上肢在前屈和外展(外旋位或中立位时)超过90°以上，最终结果就是肩的上举。理论上可以上举到180°，但在一般情况下只有少数男性(<5%)和一部分女性可以上举到这一范围。肩部的上举活动包括了盂肱关节的运动，肩胛骨的旋转、滑动，锁骨的升高和旋转活动。单臂上举到达180°时，还包括有一定程度的脊柱侧弯活动(一般为30°左右)。双臂最大上举位时，还包括了盂肱关节的内收和肱骨的外旋活动。

下降可以理解为与肩关节上举运动方向相反的活动，但盂肱关节下降运动节律并非完全是上举时盂肱节律的逆转。

(四) 内旋、外旋活动

旋转活动是肩部另一个重要的运动功能。由肩的解剖和运动学特征所决定，在不同的体位时，肩部的内、外旋活动范围也有所不一。在上肢中立位，屈肘90°，肩部的外旋活动一般小于90°，内旋活动为90°~95°。当肩部外展90°时，肩部内旋和外旋复合活动范围分别是0°~70°，0°~90°。

三、盂肱关节运动的基本形式

严格地说，盂肱关节的运动是指肱骨头与肩胛盂之间的相对运动。盂肱关节是人体中活动范围最大的关节，肩部的前屈、后伸、内收、外展、上举、旋转主要由盂肱关节来完成。

(一) 盂肱关节的类型

解剖上，肱骨头关节面的形态约为球体的1/3，表面弧度为150°，向内上倾斜45°，以肱骨内外髁轴线为标准，肱骨头关节面约有30°~40°的后倾角。肩胛盂为一梨形关节面，浅凹型，骨性肩胛盂面的深度仅占关节盂实际深度的一半，另一半由关节软骨和纤维软骨的盂唇构成。在冠状面肩胛盂表面弧度约为75°，形态类似一个倒写的逗号，其纵径长约3.5~4cm，在矢状面上，肩胛盂表面弧度约50°，前后径约为2.5~3cm，盂面向上、后倾斜。肱骨头和肩胛盂两者的关节面之比约为3∶1。肱骨头关节面为球形面，通常只有一少部分与肩胛盂相接触，Saha根据对肩关节标本的研究发现，由于肱骨头和肩胛盂关节面的曲率半径不同，可以将盂肱关节面分成三种类型(图31-1)。

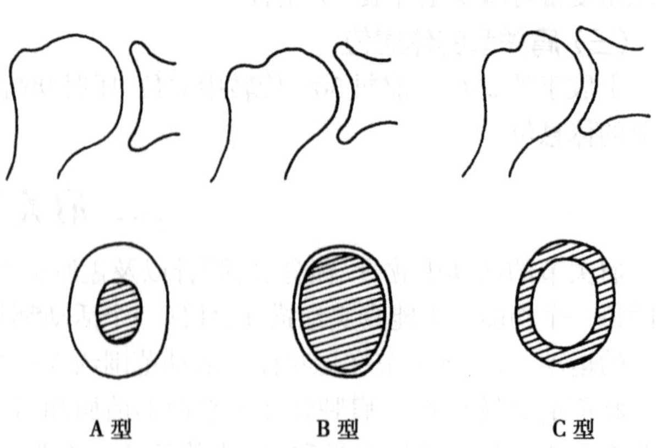

图31-1 盂肱关节面的类型

A型：肩胛盂曲率 > 肱骨头曲率；点状接触型；B型：肩胛盂曲率 = 肱骨头曲率；面状接触型；C型：肩胛盂曲率 < 肱骨头曲率；环状接触型

A 型:肱骨头关节面曲率半径小于肩胛盂面曲率半径,肱骨头盂之间为点状接触。

B 型:两者曲率半径相等,肱骨头与肩胛盂之间为面状接触。

C 型:肱骨头关节面曲率半径大于肩胛盂面,则两者之间为周边接触。

因此,肱骨头与肩胛盂之间解剖关系的不同,可能会导致不同个体间运动形式的差异。虽然目前尚不能完全解释盂肱关节的运动状态,但现有的研究表明,肱骨头和肩胛盂之间存在着某些特定的运动方式及规律。

(二) 肱骨头和肩胛盂之间的基本运动形式

有四种:滚动、滑动、旋转、漂浮运动(图 31-2)。

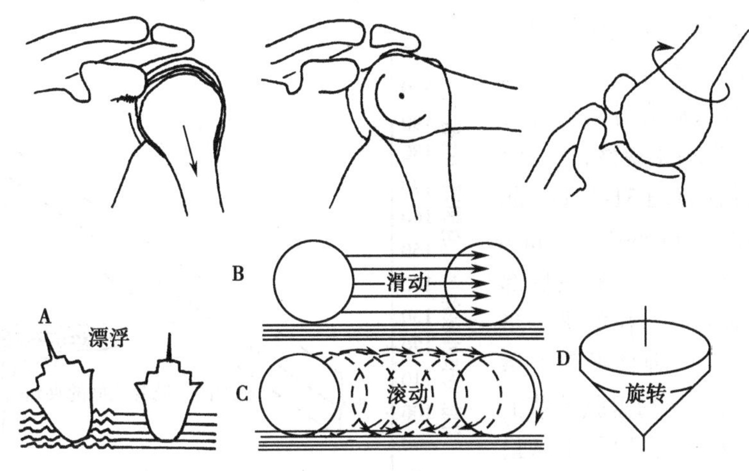

图 31-2 盂肱关节的基本运动形式

1. 滚动　是指肱骨头在肩胛盂关节面上的滚动,这种运动可以伴有或不伴有肱骨头与关节盂之间相对位置的变化。前者肱骨头像是行进中的车轮,肱骨头的滚动伴有相对肩胛盂面的接触点的变化;而后者肱骨头转动时其旋转中心相对肩胛盂无明显位移,即原位旋转运动。在正常的盂肱关节运动中,后一种滚动形式占主导地位,特别是在肩关节上举过程中,肱骨头相对肩胛盂的移位是很小的。

2. 滑动　是指在某一时间内肱骨头或肩胛盂上某点,在另一侧相对的关节面上作滑动,这种运动正常情况下受到关节囊、肩周肌群、肩胛盂骨性和软骨结构的限制,外伤暴力下的异常滑动是导致肩关节脱位的主要运动形式。

3. 旋转　是指肱骨头进行的沿肱骨干长轴为旋转轴的转动。

4. 漂浮运动　漂浮运动是肩关节特有的,是指上肢在自然下垂位时由于重力,肢体运动惯性与肩部肌肉力量相互作用而产生的肱骨头相对肩胛盂的上下浮动,在肩关节有松弛症的患者这种浮动现象会加大。

5. 复合形式的运动　是指上述四种基本运动形式的复合。例如在肩部外展上举活动中,肱骨头在肩胛盂表面的滚动、滑动和沿肱骨长轴的外旋活动直到上举 150°左右。滑动消除了两个关节面之间直径和面积上的差异因素,使在肩关节运动的整个过程中肱骨头始终保持在肩胛盂内。上臂上举过程中不同阶段出现不同形式的复合运动,不仅取决于肩胛盂和肱骨头的骨性形态,还受到肩峰、喙突、喙肩弓等结构的限制和肩关节囊、关节韧带及肌肉的影响。

四、盂 肱 节 律

在肩关节活动中,构成肩关节的两个主要部分——肩胛骨和肱骨遵循一种特定的规律协调运动,这种规律即被称之为盂肱节律(scapulo-humeral rhythm)。目前,有关盂肱节律的研究大都是在身体的冠状面或肩胛骨平面利用肩部的上举活动进行的。

盂肱节律的研究:

自20世纪30年代起,许多作者研究发现在肩部上举时,肢体与躯干之间的夹角并不完全是肱骨和肩胛骨之间(盂肱关节)的活动范围,同时也包括了肩胛骨在上举过程中的自身的旋转和角度变化。早期人们普遍认为,肩胛与肱骨之间的运动规律是在外展上举中首先是盂肱关节活动达到外展上举120°,然后由肩胛骨在胸壁上发生旋转活动,最终达到最大上举位——上肢与躯干之间夹角180°。因而得出盂肱关节活动范围为120°,肩胛胸壁间活动范围约为60°的结论。在当时,也有许多作者通过临床观察发现在肩部上举活动中,肩胛骨和肱骨之间的活动是同时进行的,所以对上述结论提出异议,目前我们了解到,盂肱关节活动范围其实很小,很少有人能超过80°。1944年,Inman根据自己的临床研究提出了在上举活动中,盂肱关节与肩胛骨在胸壁上旋转活动所占比例为2∶1,他指出在上肢外展上举的最初30°,和前屈上举的最初60°内,盂肱节律在不同个体中差异较大,没有特定的规律,但此后继续上举到170°,盂肱关节的运动和肩胛骨旋转的角度变化规律是比较恒定的,即上举时上肢与躯干之间夹角每增大15°,其中盂肱关节占10°,肩胛骨的外旋为5°,其比率为2∶1。作为临床观察,这一研究结果是很有参考价值的(图31-3,4)。此后,其他作者如Freedman(1966)、Norman(1976)、和信原(1979)分别发表了利用肩部X线摄片和其他方法对盂肱节律的进一步研究。Freedman认为,在肩胛骨平面上举过程中,肩胛骨每旋转2°,平均盂肱关节上举3°。Norman的研究发现,在肩部上举最初30°主要是盂肱关节的活动,在上举超过30°以后,盂肱关节与肩胛骨旋转活动之比约为5∶4。此外,信原和Norman都指出,在肩部上举的各个时期,肩肱与肩胸运动所占比例是不恒定的。

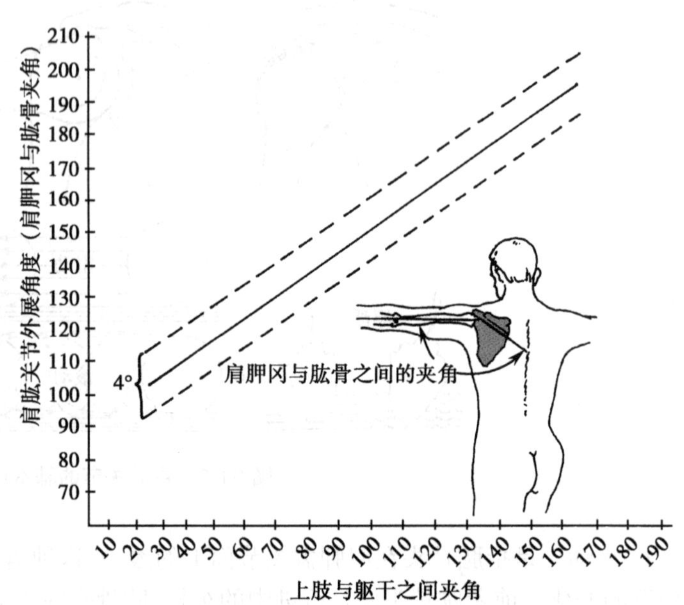

图31-3 肩关节外展上举的肩肱节律(Inman)

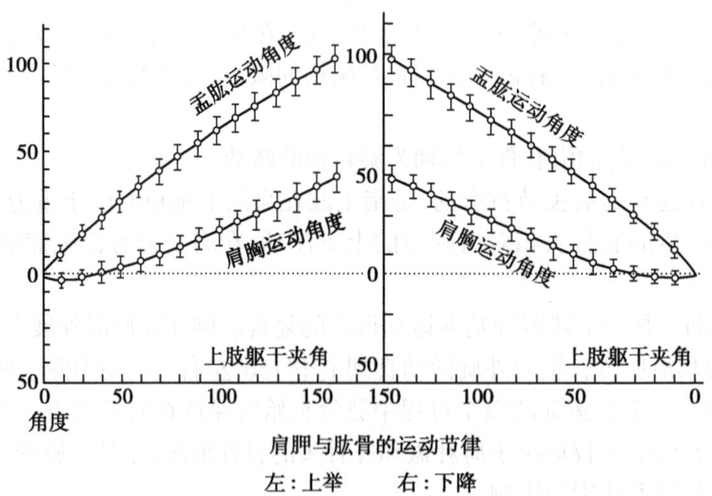

图31-4 肩关节上举和下降过程中盂肱关节与肩胸关节的活动规律

五、肩胸运动

(一)肩胸关节

肩胸关节通常是指肩胛骨与胸壁之间的疏松结缔组织结构。这一连接结构没有明确的关节囊和韧带,肩胛胸壁间的肌肉张力、肩锁和喙锁结构以及大气压力是维持其正常解剖关节的主要因素。

(二) 肩胸运动的概念

肩胛骨与胸壁之间的相对运动是肩部运动的一个重要组成部分,因而肩胸结构也被许多人称之为肩胸关节,实际上肩胛骨与胸壁之间的相对活动与肩锁关节、胸锁关节以及喙锁韧带的协调运动密切相关。肩胛骨通过肩锁关节、喙锁韧带、锁骨的支撑以及肩胛骨周围的肌肉(斜方肌、菱形肌、肩胛提肌和前锯肌)悬吊于胸壁表面,并间接受到脊柱活动的影响。因此,肩胸关节的运动是指肩胛骨、锁骨在肩胛胸壁周围肌群的控制下的一个复合运动,锁骨大都随肩胛骨一起运动。重力对肩胛骨和上肢的作用是肩胸运动的一个重要力学因素。

(三) 肩胸关节的运动

肩胛与胸壁之间的运动形式主要有两种:平移(translation)和旋转(rotation)。分为:上下和水平的移动,内外旋转。

1. 平移　是指肩胛骨沿胸壁表面上下、前后的平行滑动。由胸壁外形所决定,这种运动同时伴有肩胛骨与身体冠状面之间夹角的变化。

2. 旋转　是指以肩胛或胸壁上某点为中心,肩胛骨自身的转动。通常肩胛骨与胸壁的运动是上述两种运动的复合形式。肩胛骨上下方向的移动范围约 1.0~2.0cm,内外平移的距离约为 1.5cm,在肩部上举活动中,肩胛骨在与冠状面夹角 30°~40°的平面内的旋转角度约为 60°。

在肩部上举活动时,肩胛自身还存在着前倾、后仰、内收和外展活动。分别表现为肩胛骨的水平轴和长轴与身体冠状面之间的角度变化。Kondo 利用 X 线对肩胛骨在上举时活动进行研究,结果发现,在肩部上举时,肩胛骨与身体冠状面之间的夹角(medially tilting angle),在中立位(resting position)时为 39.29°;上举 90°时是 39.86°;上举 150°时是 40.53°;最大上举位是 47.46°。多数认为,肩胛骨平面与冠状面夹角为 30°~45°。

六、肩峰下关节的运动

Pfuhl 于 1934 年首先注意到肩峰和肱骨头的解剖关系,认为这种解剖关系属于关节样结构。1947 年,三木将肩峰下的构造命名为肩峰下副关节。同年,Deseze、Ryckevaert 和 Robinson 等对肱骨大结节与肩峰的解剖关系以及肩关节运动中大结节在肩峰下的运动轨迹进行了研究后提出:由肱骨头与肩盂组成的盂肱关节为第一肩关节,由肩峰下面与肱骨大结节构成了第二肩关节。其后,Bateman(1955)以喙肩韧带和肩峰下滑囊为中心,对肩峰下结构进行了详细的探讨。Grant(1958)认为肩峰下面是由软骨面覆盖的关节臼窝样结构,属于肩关节的继发性盂窝(second socket)。即肩峰下关节或称第二肩关节。

所谓肩峰下关节,在解剖上由肱骨大结节、肩袖、肩峰下滑囊、肩峰、喙突和喙肩韧带构成。在功能上,肩峰下关节在肩部外展和上举以及旋转活动中起到重要的关节功能。肩峰、喙肩韧带和喙突相当于关节臼窝的组成部分,肱骨大结节相当于关节的杵状突部分,如果将肩袖比作半月板,肩峰下滑囊的滑液腔则相当于肩峰下关节的关节腔(图 31-5)。在正常的肩关节运动中,肩袖肌群(特别是冈上肌)和肱二头肌长头是维持肩峰下关节正常运动功能的主要动力结构。肩峰下滑囊则是肩峰下关节主要的润滑、散热和应力吸收装置。当上述结构出现功能或结构异常时,就会影响肩关节的正常运动功能。

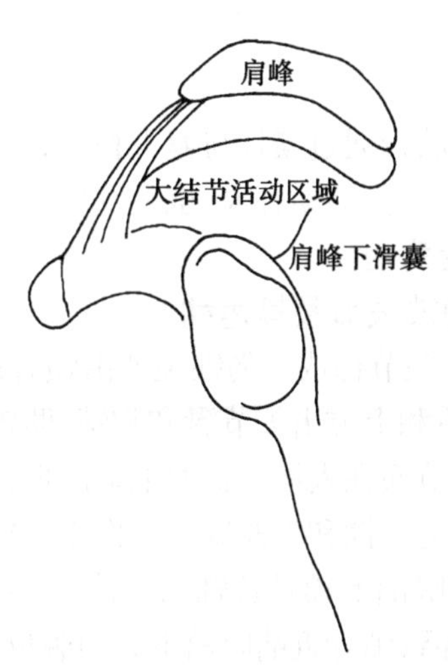

图 31-5　肩峰下关节结构模式图

肩峰下关节的运动及功能:在肩关节运动时,肩峰下关节中的肩峰、喙突、喙肩韧带共同组成喙肩弓,有防止肱骨头向上方、后上方脱位的功能。特别是在肩关节外展和前屈上举活动的起始阶段,肩部周围的肌肉:三角肌、胸大肌、背阔肌、肱三头肌收缩的力量产生使肱骨头向后上方脱位的趋势,肩袖肌肉(主要是冈上肌)和肱二头肌长头的收缩迫使肱骨头下降,以维持肩峰和肱骨头之间的正常间距;肩袖和肩峰下滑囊在其间滑动,共同完成肩峰下关节的运动功能。

肩峰下关节的运动机制是一个重要而又复杂的问题,曾存在不少争议。例如,肩部外展活动中,肱骨大结节是否发生旋转活动,1950 年 Saha 指出不少人认为肩关节外展超过 90°,大结节必须外旋,以避免肩峰阻挡而不能继续上举。而他本人的研究发现,正常中青年人肩峰下关节有足够的空间供大结节通过,外展上举时,冈上肌、肱二头肌腱长头收缩,可以下压肱骨头,上举中大结节是否旋转,不成为问题。但在临床上,肩关节不能外旋的患者大多数不能完成上举活动。Sohier(1967)提出,在肩关节外展上举,肱骨大结节通过肩峰和喙肩韧带时必须旋转,以避免发生撞击。肱骨大结节的旋转活动作为标志,Sosier 将肩关节外展上举时肩峰下关节的活动划分为三个区域:在上举到达 80°以前,大结节尚未发生旋转,因此称为大结节旋转前期;上举 80°~120°时大结节刚好位于肩峰和喙肩韧带下方,肱骨外旋,称为旋转期;当上举超过 120°时,大结节通过喙肩韧带外旋停止,称为旋转后期(图 31-6)。这样,肩关节可以在正常活动范围内的任何一个运动平面外展上举,或前屈上举到肩关节的最大上举位。在临床观察中可以发现,在肩关节于内旋位前屈上举和肩关节处于外旋位(最大外旋位)外展上举最终到达肩关节最大上举位时,肩关节的位置是相同的。在肩关节上举过程中,肱骨大结节分别于喙肩弓(肩峰、喙肩韧带、喙突)前缘和后缘跨过喙肩弓。因此,这两条路径就是肱骨大结节的前方路径和后方路径。肩关节在其余位置(如中立位,在肩胛骨平面内)的外展上举活动,肱骨大结节需经过旋转通过肩峰下关节,即是肱骨大结节的中间途径。

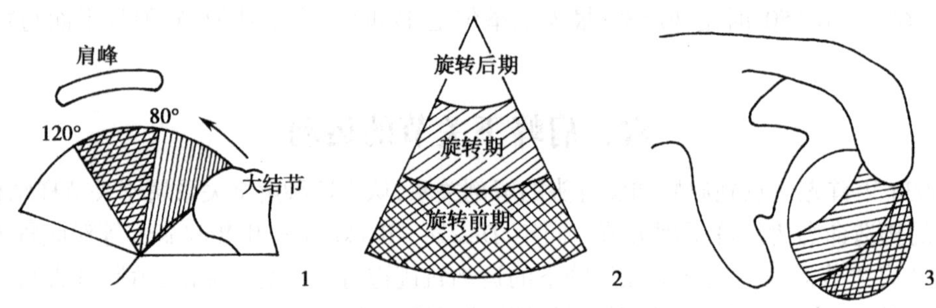

图 31-6 肩峰下关节运动的分期(根据肱骨大结节的运动方式)

1. 上肢外展 <80°为旋转前期;2. 上肢外展 80°~120°为旋转期;
3. 上肢外展上举 >120°为旋转后期

七、肩锁和胸锁关节运动

肩胛上肢带通过锁骨与躯干相连,在锁骨两端分别形成了肩锁和胸锁关节,通过胸锁、肩锁关节,上肢与躯干连接,它们活动有限,也常发生退变。相比之下,肩锁关节更为重要,对肩关节的外形和活动影响更明显,常引起疼痛。

(一) 胸锁关节及其运动

1. 胸锁关节构成 胸锁关节由锁骨近侧端、胸骨上端和第 1 肋胸骨端构成。胸锁关节通常有完整的软骨盘,前后和上方由关节囊和胸锁、肋锁之间的韧带及胸骨切迹上的锁骨间韧带起到稳定关节结构的作用。胸骨关节面在人体冠状面上呈凹形,水平面呈凸形,两鞍状关节面之间有软骨盘相隔。软骨盘起到增加两关节面适应性和缓冲振荡的作用。锁骨近端在冠状面呈凸形,水平面呈凹形,与胸骨关节面呈对应性鞍状结构。解剖上锁骨长轴与人体(胸骨)冠状面之间有约 30°的夹角,所以当暴力沿肩部传达到胸锁关节时,容易导致锁骨近端向前下方的脱位。

2. 胸锁关节的运动 胸锁关节可进行前后、上下方向的运动和一定程度的旋转活动。胸锁关节的单一形式的运动是不能完成的。由于胸骨与肩锁以及肩胛与胸壁之间结构上的关联性，胸锁关节于垂直轴上的前后运动，常伴随有锁骨远端的下降和上升。同样，胸锁关节对于矢状轴上的上、下活动，会伴随有锁骨远端的向后和向前方的水平移位。

3. 胸锁关节的活动范围

(1) 锁骨轴向的旋转运动：从上臂下垂位到最大上举位，锁骨轴向后旋最大度数约 30°，胸锁关节的马鞍状结构对旋转活动起到限制作用。旋转活动的范围取决于胸锁韧带的松弛度和两关节面的吻合程度。此外，锁骨旋转需要肩胛 - 胸壁和肩锁关节的联合运动。

(2) 锁骨上升和下降活动（矢状轴）：胸锁关节的上升和下降约为 60°，其上下关节囊和锁骨间韧带、肋锁韧带是锁骨下降和上升的制约性结构。

(3) 锁骨前后方向运动（垂直轴）：胸锁关节前后方向的活动范围约为 25°~30°。

以胸锁关节为轴心，锁骨远端可进行水平方向的悬垂旋转活动，包括了胸锁关节的上下、前后方向的运动和锁骨自身的旋前和旋后（即锁骨后下缘旋向前上和锁骨前上缘旋向后下）运动。

（二）肩锁关节及其运动

1. 肩锁关节构成　肩锁关节位于皮下，由肩胛骨的肩峰关节面和锁骨外侧端的锁骨关节面构成。肩峰关节面朝向前、内，锁骨关节面向外向后，冠状面上肩锁骨关节的关节面排列可分成三种基本类型：由外上斜向内下（overriding）、垂直型（vertical）以及由内上斜向外下（underriding）。仅有 1% 的人关节内可见到完整的软骨盘结构，两关节结构之间有完整的关节囊包绕并有肩锁韧带加强，其关节囊的上下壁有喙肩韧带的部分纤维加入，与关节囊共同起到防止锁骨远端脱位的作用。肩锁关节的前方有斜方肌和三角肌的腱性部分加强。此外，喙锁韧带包括圆锥韧带和斜方韧带，前者起于喙突基底的内侧面，向上行于冠状面内，止于锁骨喙突粗隆下面；后者偏外，起于喙突基底内侧和上面，向外上行走于矢状面内，止于锁骨下面，控制锁骨前移和锁骨外侧端的滑动。两条韧带协同作用，可以防止肩胛骨的后移，同时对维持肩锁关节的稳定性起着重要的作用。

2. 肩锁关节的活动范围　肩锁关节是一个不典型的球窝关节，具有三维空间的活动范围，其运动中心位于肩锁关节和喙锁韧带之间，形成了一种特殊的运动机制。由于肩锁关节和喙锁韧带的运动中心位于肩胛自身轴心之前，所以肩锁关节的运动很难通过正常的解剖平面来测量，肩锁关节运动范围常以两结构之间相对的关系变化作为标准。

(1) 轴向的旋前与旋后活动：肩峰（即肩胛骨）于锁骨外侧端上的旋前和旋后角度之和一般为 30°，由于肩锁关节和喙锁韧带的协同作用，肩胛骨旋前时，锁骨长轴与肩胛冈之间夹角增大，旋后时两者之间夹角减小。

(2) 肩锁关节的外展和内收活动：由于肩锁关节和喙锁韧带位于该运动的同一平面内（冠状面），所以肩锁关节的外展活动受到喙锁韧带（特别是圆锥韧带）的限制。内收运动则因喙突碰撞锁骨外端而受到限制。肩锁关节的内收和外展活动范围之和一般接近 10°。

第二节　肱骨近端骨折

肱骨近端骨折是成人上肢骨折的常见类型之一，在临床上约占在所有骨折的 5%，在所有的肱骨骨折中占到将近一半。女性的发病率高于男性，比例约为 3∶1。多见于老年人群，大约 3/4 的肱骨近端骨折发生于 60 岁以上的老年患者，其发生明显与骨质疏松相关。通常继发于低能量损伤，如摔倒。大多数的老年肱骨近端骨折为无移位或轻微移位，保守治疗效果良好；15%~20% 的为移位骨折，大多需要手术治疗。青年人的肱骨近端骨折多数继发于高能量损伤，如车祸伤、癫痫发作和电击伤。这类骨折通常移位明显或合并严重的软组织损伤，故多需手术治疗。近年来肱骨近端骨折发病率持续升高，国外有文献报道称在未来的 30 年，其发病率会提高 3 倍。随着对肱骨近端骨折认识的深入以及内固定材料的发展，其治疗方法也在不断地进步。但复杂的肱骨近端骨折的治疗仍存在困扰。

一、解 剖

(一) 骨及附属结构

肱骨近端的解剖结构包括肱骨头、大结节、小结节和肱骨干。肱骨头关节面下方至大小结节上方连线之间为解剖颈,大小结节下方连线至胸大肌肱骨止点上方为外科颈。临床上解剖颈骨折很罕见,极易发生肱骨头坏死;而外科颈为肱骨近端生物力学上相对应力集中的部位,故容易发生骨折,且骨折预后满意。大小结节之间为结节间沟,肱二头肌长头腱在此通过,也称为二头肌腱沟。

肱骨近端的解剖学参数包括肱骨头的后倾角、头干角、偏距、肱骨头的高度和曲率半径。肱骨头后倾角的确定方法并不统一。近端参照可以选择:肱骨头关节面平面、肱骨头旋转中心和关节面中心的连线或大结节至关节面中心的连线;而远端参照也有多种选择,包括肱骨滑车轴线、肱骨髁间连线或前臂。由于参照平面选择不同,后倾角度的变异程度很大,从 8°~50° (图 31-7)。肱骨近端的头干角为关节面基底线和肱骨干髓腔轴线的夹角。肱骨头的头干角度为 125°~150°。肱骨近端偏距描述了肱骨头关节面同肱骨干髓腔之间的位置关系,为肱骨头旋转中心至肱骨干髓腔的距离。偏距分为冠状面上的内侧偏距和水平面上的后偏距。内侧偏距为 4~14mm,后偏距为 –2~10mm。肱骨头的曲率半径为 20~30mm,肱骨头高度通常为曲率半径的 3/4(图 31-8)。

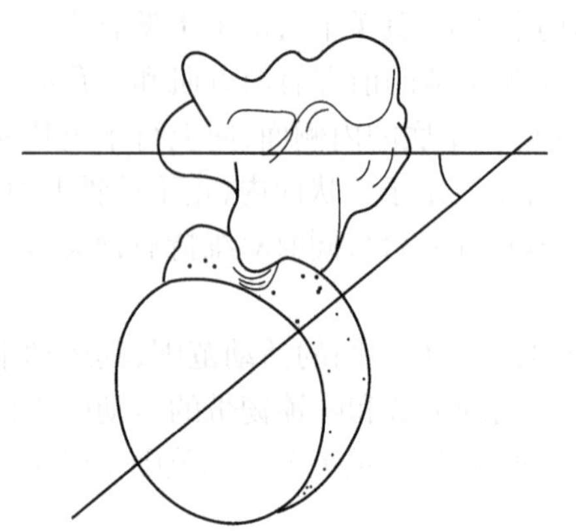

图 31-7 以肱骨髁间连线测量肱骨头的后倾角度

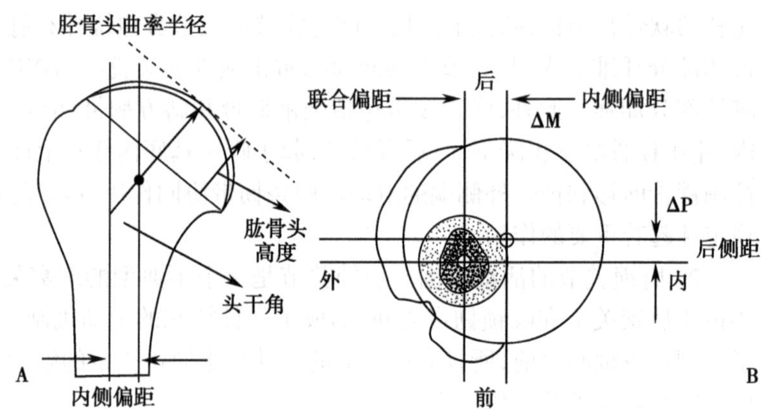

图 31-8 肱骨头高度和曲率半径

A. 肱骨头内侧偏心距的测量;B. 肱骨头后偏心距的测量

肱骨头与肩胛骨的肩胛盂共同构成盂肱关节。肩胛盂的宽度约为高度的 3/4,平均高度为 4cm。其顶部较下部略窄,呈梨形。肩胛盂边缘有盂唇和关节囊附着。肩峰是肩胛冈向外的延伸部分,位于盂肱关节上方。肩峰、喙肩韧带和喙突共同形成喙肩弓,喙肩弓为一坚强的骨韧带结构,起到了稳定肩关节的作用。喙肩弓下方与大结节之间有肩峰下滑囊和肩袖。肩峰下滑囊在三角肌下的延伸部分称为三角肌下滑囊,是由滑膜组织包绕的囊性结构,对肱骨头及三角肌的活动起保护及减少摩擦的作用。肱骨近端骨折时肩峰下滑囊可出现增厚,纤维化甚至粘连,最终影响盂肱关节活动,所以肱骨近端骨折术后应早期功能锻炼,以减少粘连的发生。

肩袖由冈上肌、冈下肌、小圆肌和肩胛下肌组成。均起于肩胛骨,止于大小结节。冈上肌在肩关节外展时稳定肱骨头,与三角肌协同作用使肩关节外展。冈下肌和小圆肌为外旋肌,肩胛下肌为内旋肌。大结节骨折时,受冈上、下肌及小圆肌的牵拉,骨折块向后上方移位,甚至骨块翻转;小结节骨折时,受肩胛下肌的牵拉,骨块会向前内移位。

参与肩关节运动的另外两块重要肌肉是胸大肌和三角肌。胸大肌是主要的内收肌,当发生外科颈骨折时,使远端的肱骨干向内侧移位。三角肌是主要的外展肌,三角肌外展肩关节时,必须在肩袖稳定盂肱关节的协同作用下才能完成,即由肩袖肌群稳定肱骨头,同时通过冈上肌收缩的启动作用,三角肌才能发挥功能。临床上,冈上肌断裂时,患者不能以盂肱关节为轴心完成肩的外展与上举功能。

(二) 肱骨近端的血供

肱骨头血供来自于大量骨外和骨内交通血管。尽管肱骨头有丰富的血供网,但肱骨近端骨折-脱位合并移位后仍可出现肱骨头的缺血坏死。Meyer 等通过研究证实旋肱前动脉的前外侧支提供了肱骨头大部分血运(图 31-9)。此动脉为腋动脉的分支,沿肩胛下肌浅面走行,而后沿结节间沟与肱二头肌腱内侧面平行上升,进入骨内形成弓形动脉,弓形动脉在肱骨头内走向后内侧,与旋肱后动脉的骨内分支广泛交通。旋肱后动脉内侧支在内后侧距内侧关节面 1cm 内进入肱骨头内。以往认为旋肱后动脉只供给大结节后侧部分及肱骨头后下方小部分区域,但最新的研究显示结扎旋肱前动脉的升支后肱骨头的血供仍然良好,提示旋肱后动脉对于肱骨头的血供有重要的代偿价值。

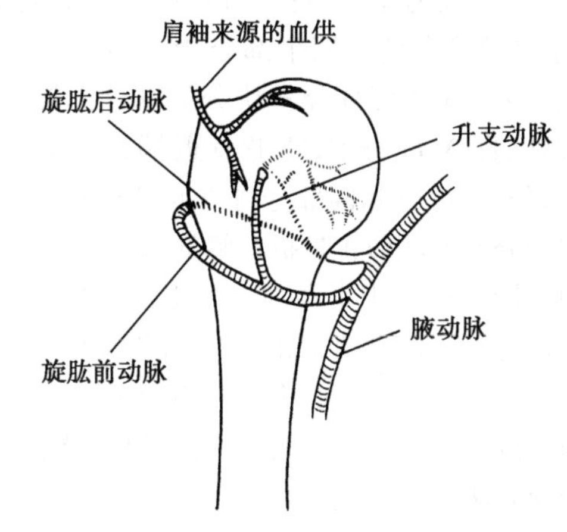

图 31-9 肱骨近端血供

(三) 肩关节神经支配

肩关节由臂丛神经支配。肱骨近端骨折脱位时最容易合并腋神经损伤,腋神经起于臂丛神经后束(C_5、C_6 神经根),在肩胛下肌的前方下行后转向肱骨外科颈的后方,与旋肱后动脉伴行,穿过四边孔,发出分支支配小圆肌。而后走行在三角肌深面,发出分支支配三角肌,文献报道腋神经至肱骨头顶点的平均距离为 6.1cm(范围 4.5~6.9cm),其至肱骨外科颈的平均距离为 1.7cm(范围 0.7~4.0cm),其终支为臂外侧皮神经,支配三角肌区域的感觉。外科手术也可造成腋神经损伤,如肱骨近端骨折采用劈三角肌入路时容易造成腋神经前支的损伤,从而造成三角肌前方和中部肌束的萎缩。

肩胛上神经起于臂丛神经上干,支配冈上肌和冈下肌。其损伤易发生于两个部位:其上干起始部位以及其穿越肩胛上切迹的部位。

肌皮神经由 C_5、C_6 和 C_7 神经根构成。起于臂丛神经外侧束,在距离喙突 3.1~8.2cm 的位置进入联合腱,其终支为前臂外侧皮神经,支配前臂外侧的感觉。肌皮神经损伤较少见,肩部的牵拉伤和钝击伤可损伤该神经。

二、损伤机制

肱骨近端骨折最常见的损伤机制为摔伤,特别是 60 岁以上的老年患者。轴向负荷可以通过屈曲的肘关节或者伸直肘关节时屈曲的手掌或前臂传导至肱骨,引起骨折。远端骨折块的移位方向取决于施加轴向负荷时手掌和肘关节的位置。间接暴力往往作用于摔倒过程中外展伸出的手臂。这时大结节无法避开肩峰,从而造成肱骨头顶撬在肩峰上而导致外科颈骨折。

而青年人的肱骨近端骨折多数继发于高能量损伤,如车祸伤、癫痫发作和电击伤。车祸伤常常会造成更加严重的合并创伤,而且对合并创伤的治疗与最终疗效密切相关。癫痫大发作或受到电击时肌肉剧烈收缩可以导致肩关节严重的骨折脱位,部分为双侧肱骨近端骨折。由癫痫大发作或电击造成的骨折发生率为 1%~3%。

此外局部肿瘤,如多发性骨髓瘤或转移瘤,或者代谢性骨病,会导致病理性骨折。对于临床上轻微暴力即引起的骨折应考虑到该可能。

三、骨折分型

骨折分型的意义在于能够深入分辨骨折的严重程度并指导治疗,理想的分型方法不仅应该包括骨折的各种类型,还应具有描绘精确、使用简便的特点。在过去的一个世纪中,众多的分型法被用于描述肱骨近端骨折。但大多数分型法并不完善,早已被临床所舍弃。为了避免造成读者的混乱,本文不再描述那些已不使用的分型法。目前临床上使用最多的肱骨近端骨折分型方法为 Neer 分型和 AO 分型。

(一) Neer 分型

1934 年,Codman 描述了肱骨近端的四个解剖部分,即以骺线为基础,将肱骨近端分为肱骨头、大结节、小结节和肱骨干四个部分(图 31-10)。1970 年 Neer 在 Codman 的四部分骨块分类基础上提出新的分型方法,即 Neer 分型,将肱骨近端骨折分为一部分、二部分、三部分和四部分骨折或骨折脱位(图 31-11)。此种分型方法包含骨折的解剖部位、骨块移位的程度和不同组合等因素在内。可概括肱骨近端不同种类的骨折,并可提供肌肉附着对骨折移位的影响和对肱骨头血液循环状况的估计。从而可更加准确地判断和评价肱骨近端骨折的预后,以便指导选择更合理的治疗方法。

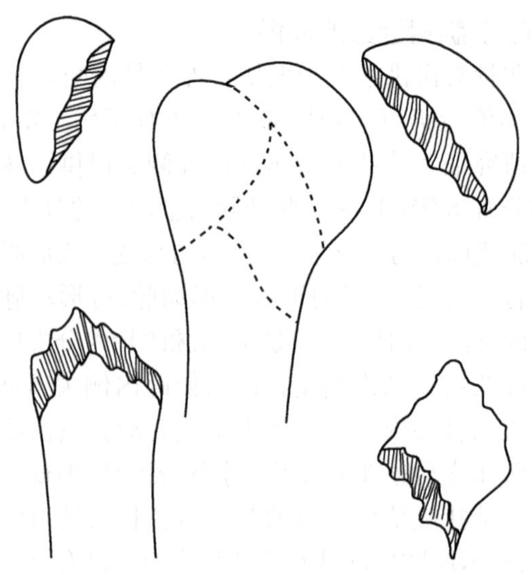

图 31-10 肱骨近端的四个解剖部分

Neer 分型考虑到骨折的部位和骨折的数目。但分型的主要依据是骨折移位的程度——即以移位大于 1cm 或成角畸形大于 45°为标准进行分型。

肱骨近端骨折,无论几处的骨折,只要未超过上述的明显移位的标准,说明骨折部位尚有一定的软组织附着连接,尚保持一定的稳定性。这种骨折为轻度移位骨折,属于一部分骨折;二部分骨折是指某一主骨块与其他三个部分有明显的移位。大结节骨折或骨折脱位以及外科颈骨折是最为常见的类型,小结节骨折和单纯解剖颈骨折非常少见;三部分骨折是指有两个骨折块彼此之间以及与另两部分之间均有明显的移位。通常是肱骨头、外科颈以下的肱骨干和其中一个结节;四部分骨折是肱骨上端四个主要骨折块之间均有明显移位,形成四个分离的骨块。此时肱骨头成游离状态并失去血液供应。

此外,四部分骨折中有一种特殊类型的骨折,即所谓的外翻嵌插型骨折。此概念最早由 Jakob 等提出,并逐渐得到其他学者的承认。此类骨折的特点是肱骨头下方松质骨压缩造成外翻畸形,大结节向后上方移位,但小结节仍与肱骨干或肱骨头紧密相连,肱骨近端的内侧骨膜通常保持完整,理论上可以保留肱骨头的血供,出现肱骨头缺血坏死的概率相对于其他四部分骨折较低。

Neer 对肱骨近端骨折脱位的诊断有明确、严格的定义。真正的骨折脱位是骨折伴有肱骨头脱出盂肱关节,而不能将肱骨近端骨折时伴有的肱骨头向下半脱位(关节内)或肱骨头的旋转移位混为一谈。

根据脱位的方向可分为前脱位、后脱位。根据骨折移位的数目可分为二部分骨折脱位、三部分骨折脱位和四部分骨折脱位。

肱骨头的劈裂骨折和关节面嵌压骨折是特殊类型的肱骨近端骨折,是 Bigliani 对 Neer 分型的补充。根据肱骨头关节面嵌压的范围大小可分为小于 20%、20%~45% 和大于 45% 三种。肱骨头劈裂骨折可参照上述标准分类。关节面后方的压缩骨折又称为 Hill-Sachs 损伤,可发生于盂肱关节前脱位时,由后方关节面撞击盂唇的前缘造成。与此类似,关节面前方的压缩骨折又称为反 Hill-Sachs 损伤,由后脱位时盂唇的后缘撞击关节面前方所致。

(二) AO 分型

AO/ 内固定和创伤研究协会(ASIF)和创伤骨科学会提出了 AO 分型。在 Neer 分型的基础上,AO 分型是对 Neer 分型进行改良,分型时更加重视肱骨头的血液循环供应情况,因为肱骨头的血液循环状况与缺血坏死的发生和骨折治疗的预后有密切关系。

根据损伤的程度,AO 系统将肱骨近端骨折分为 A、B、C 三种类型。A 型骨折是关节外的一处骨折。肱骨头血液循环正常,因此不会发生头缺血坏死。B 型骨折是更为严重的关节外骨折。骨折发生在两处,波及肱骨近端的三个部分。一部分骨折线可延及到关节内。肱骨头的血液循环部分受到影响,有一定的头缺血坏死发生率。C 型骨折是关节内骨折,波及肱骨解剖颈。肱骨头的血液循环常受损伤、易造成头缺血坏死。此外每个类型的骨折又包括三种骨折方式,每一种骨折方式又按照移位的程度分成了三个亚型,

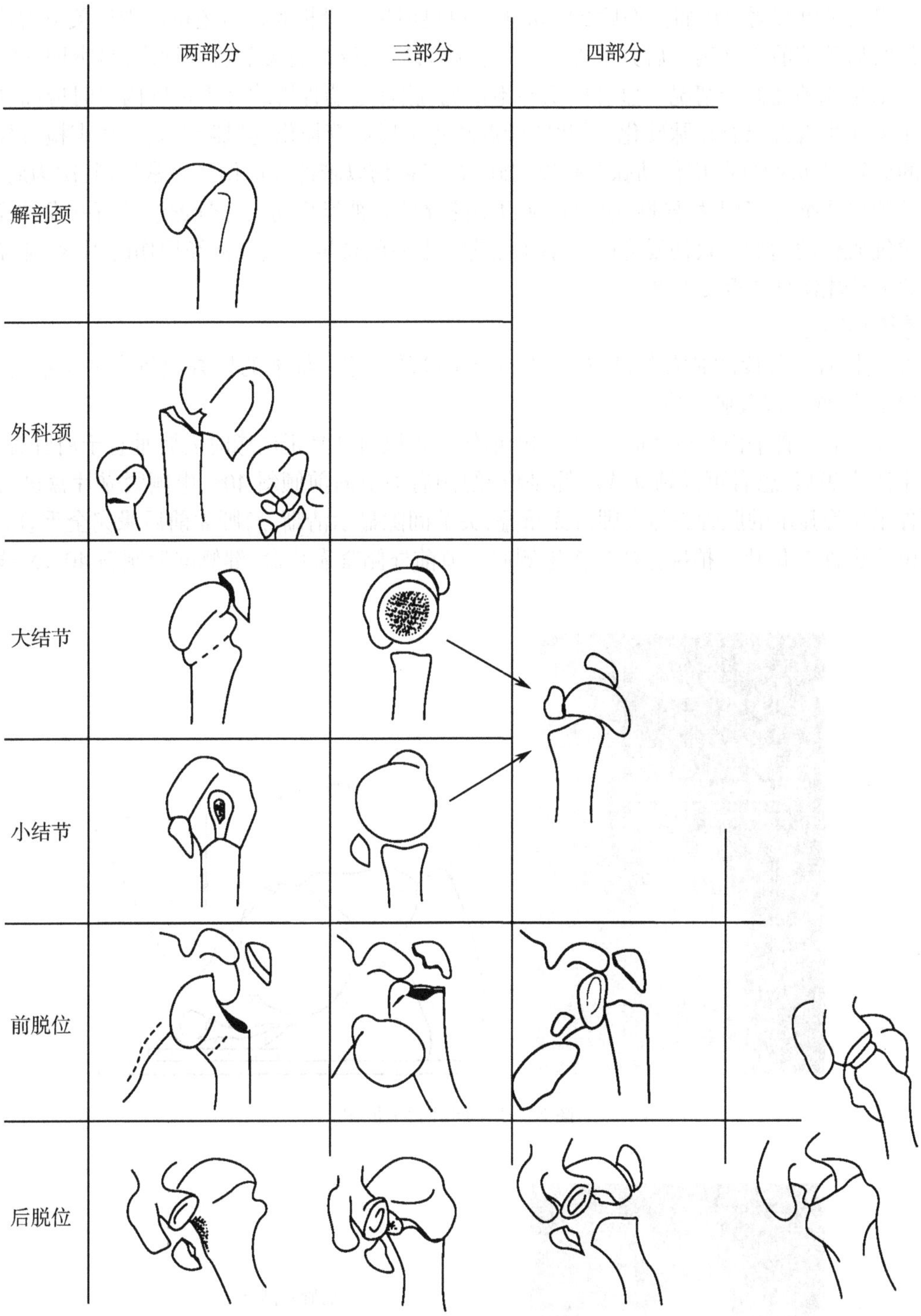

图 31-11 肱骨近端骨折的 Neer 分型

这样每一个类型的骨折就包含了九个亚型。尽管这一分类方法可以详细描述许多骨折类型，但较 Neer 分型更为复杂，临床应用不如 Neer 分型广泛。

四、临床表现及诊断

(一) 临床评估

肱骨近端骨折主要症状是患侧肩关节疼痛，肿胀以及活动受限。由于肩部肌肉丰富，畸形常不明显。病史的询问应当包括：患者的职业，优势手，受伤前肩关节功能，创伤机制以及内科合并症等。还应详细评估健侧肩关节功能。

体检时患肩可触及明显压痛。伤后 24~48 小时可见淤斑。骨折脱位时还可出现肩关节脱位的相应体征。前脱位时肩关节前方饱满。后方空虚，呈方肩畸形；后脱位时肩关节后方饱满，喙突明显突出。查体时应注意评估患侧神经血管情况。血管损伤并不常见，肱骨近端骨折肱骨干过度内移时应高度怀疑血管损伤。由于老年患者常患有动脉硬化，因此肱骨近端骨折后血管损伤的风险更高。超声检查异常或临床上有明确的血管损伤表现时，应行动脉造影以明确。神经损伤以腋神经损伤最为常见，其次为肩胛上神经。应检查肩外侧皮肤感觉，但无特异性，感觉正常也不能除外腋神经损伤。肱骨近端骨折并发神经损伤的发病率高于单纯脱位的病例。致伤暴力的大小及受伤时上肢的位置是造成神经损伤的因素，神经损伤是影响患者肩关节功能恢复的重要因素。

（二）影像学评估

术前 X 线检查是首诊的必需项目，有助于指导正确的治疗。标准的检查项目为创伤系列片，包括肩胛骨平面的正位，侧位以及腋位像。

正常情况下肩胛骨平面与冠状面呈 35°~40°前倾。拍摄肩胛骨正位像时需要垂直于肩胛骨平面透视。以颈腕吊带固定患肩，患者可以站立或取仰卧位，健侧肩关节向前倾斜 40°，患侧紧靠片盒进行投射。理想的肩胛骨正位像显示的肱骨头与肩胛盂无重叠，关节间隙显示清晰，肩胛盂前后缘完全重叠（图 31-12）。肩胛骨侧位片也称 Y 位片。拍摄方法是将患侧肩关节前外侧紧靠片盒，健侧向后倾斜 40°，X 线通过肩胛

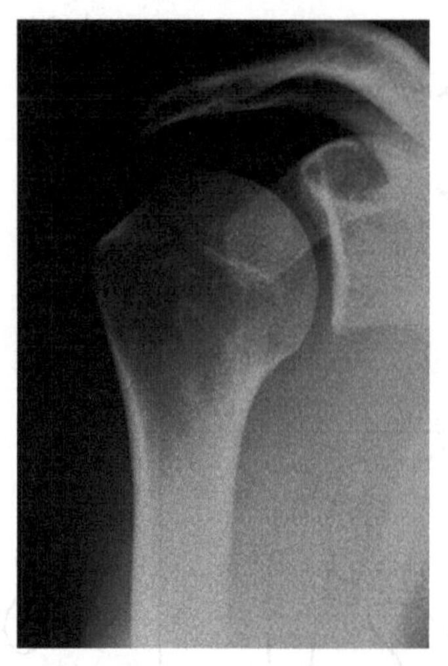

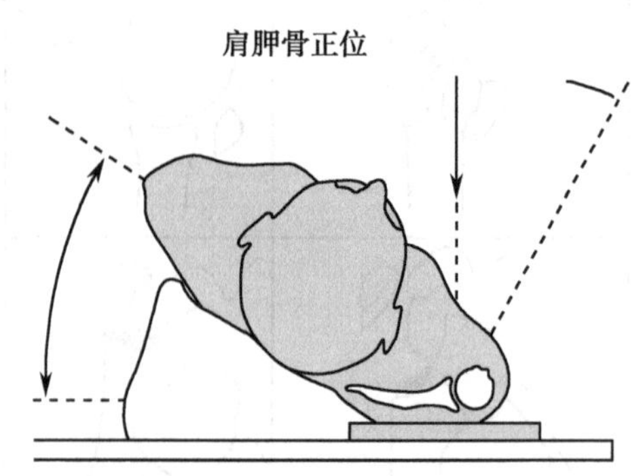

图 31-12 肩胛骨正位像

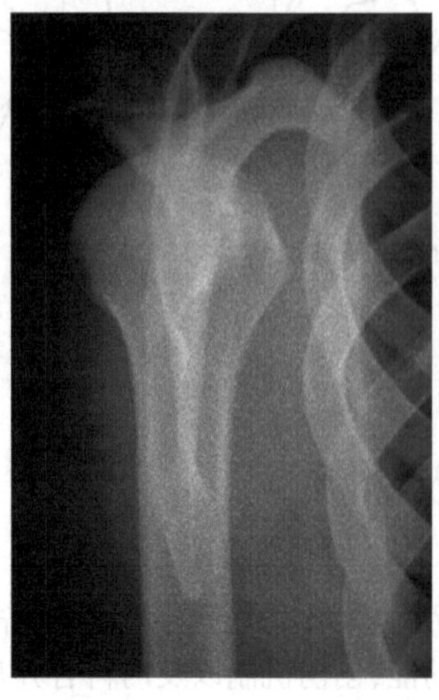

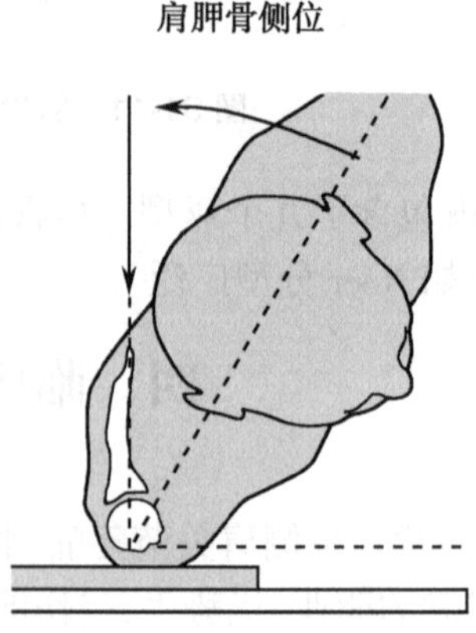

图 31-13 肩胛骨侧位片

冈下切线投射。在Y位片上前方的分叉为喙突,后方为肩胛冈,下方的纵型分叉为肩胛骨体的切线投影,肩胛盂位于Y形结构的中心(图31-13)。对于肱骨近端骨折,只有在真正的肩胛骨正侧位片上才能清楚判断骨折移位的大小和成角的方向,普通的肩关节前后位不能真正反映移位、成角和脱位的情况。

腋位像拍摄方法是患肩外展70°~90°,片盒置于肩上,球管稍低由腋下向上投射。新鲜骨折的患者由于疼痛,通常不能配合行肩外展腋位像检查,可按Bloom和Dbata提出的改良腋位像投照,即Velpeau位。方法是患者取站立位,上半身向后方倾斜约30°,片盒置于患侧肩关节的腋下,X线由上向下投射(图31-14)。在清晰的腋位像上可准确诊断肩关节后脱位、大小结节骨折移位方向和程度、盂缘骨折及肱骨头骨折。

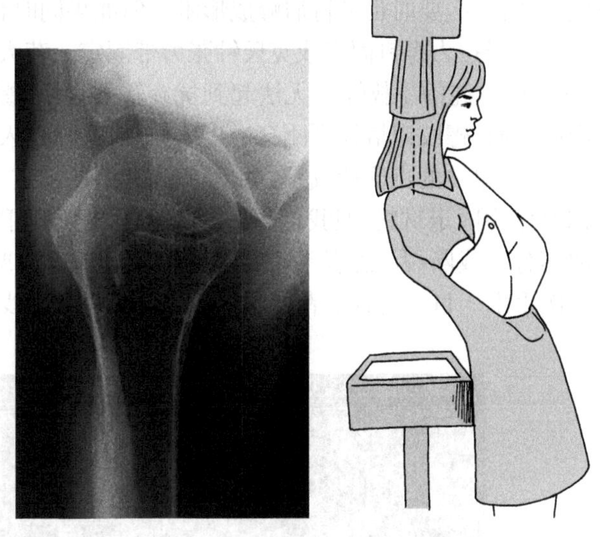

图31-14 腋位像

即使是完成了标准的创伤系列片,对X线片的判读向来困难。虽然Neer将骨折移位的标准定义为1cm或45°,但具体的数值还需依靠对X线片的判断。对移位的肱骨近端骨折X线评价的观察者间差异和观察者自身差异都会对治疗方法的选择和最终治疗效果产生显著的影响。

CT扫描,特别是三维重建CT,能够更好描绘骨折的形态。虽然有文献认为CT检查对肱骨近端骨折分型并无显著意义。但CT的三维重建技术有助于了解骨折情况,尤其在判断大小结节移位的程度、骨折粉碎的程度以及关节面损伤的范围方面有重要价值,同时可以辅助医生进行关节置换的手术设计。

对于新鲜骨折MRI检查极少使用。因肱骨近端骨折后关节囊内骨性结构粉碎,关节腔内积血,难以准确评估病情。对于肱骨近端骨折合并盂肱关节脱位患者,闭合复位后为排除肩袖损伤,应进行MRI检查。如果怀疑是原发肿瘤或转移瘤,MRI有助于判断肿瘤的分期。

五、治 疗

多数的肱骨近端骨折无明显移位,为Neer一部分骨折。这类骨折占肱骨近端骨折的47%~85%。肩袖、骨膜和肱二头肌长头腱维持着骨折的位置。治疗上以保守治疗为主,将患者的肩关节以颈腕吊带固定,患侧腋窝下方可放置棉垫保护皮肤。早期鼓励患者进行手指、腕关节和肘关节的主动活动。2周后可在医生的治疗下进行患肩主动钟摆活动。肩关节超过2周以上的制动会造成肩关节疼痛以及功能障碍。注意应定期行X线检查明确骨折移位有无进一步加重。6周后可行轻度的抗阻力锻炼。肩关节的活动范围应在3~8周内恢复。

大约20%的肱骨近端骨折移位明显或粉碎严重,需要手术治疗。手术方式包括:闭合复位经皮螺纹针固定,切开复位内固定或肱骨头置换术。在制订手术计划时必须考虑患者的骨折严重程度、骨量、肩袖的状况、患者的年龄、活动量以及健康状况。对生活质量要求较低或存在有严重的内科并存疾病(如痴呆)的患者应选择保守治疗。肱骨近端骨折的治疗目的是重建无痛的功能正常的肩关节。医生必须熟悉肩关节手术的特殊技术和漫长的术后康复方法。

(一)大结节骨折

针对大结节骨折的研究表明,需要对这类骨折进行更加慎重的评价。移位1cm或成角45°作为移位的诊断标准过于宽泛,特别是在大结节在关节面上方时,当肩关节外展,畸形愈合的大结节会造成肩峰下撞击。McLaughlin认为移位超过5mm的大结节骨折便会造成撞击和肩袖损伤。Park认为对于需要手臂过头的重体力劳动者和运动员即使3mm的移位也应被矫正。

解剖上,大结节作为冈上肌、冈下肌和小圆肌的止点。肩袖撕裂容易发生在这些肌肉止点发生严重移位的患者上。在老年患者中，更常见的移位是一小骨块被牵引至肩峰下间隙同时合并冈上肌撕裂。在年轻患者中，冈上肌、冈下肌和小圆肌牵拉着整个大结节向后方移位。

对于无移位的大结节骨折可考虑保守治疗，遵循上文所描述的方案。手术治疗时患者全麻，取“沙滩椅”体位。通常选择三角肌胸大肌入路。也有学者推荐使用劈三角肌入路，因为该入路显露大结节更加方便，同时在必要时也可行肩峰成形术。但如果同时合并外科颈骨折，还应选择三角肌胸大肌入路。

可选择拉力螺钉固定或克氏针张力带固定。若大结节骨折块完整，可使用拉力螺钉固定，但至少需要2枚螺钉，单纯的1枚螺钉无法起到抗旋转的作用，螺钉的方向应指向肱骨距，即肱骨干和肱骨头交界处的内侧皮质，螺纹以恰好刚刚穿透皮质为宜，这样拧入对侧皮质骨使螺钉具有更好的把持力。若大结节骨折块粉碎，单纯的克氏针或螺钉很难起到有效的固定，故采用张力带的固定方法。张力带固定传统上是采用钢丝作为固定材料，但我们更倾向于使用5号不可吸收的缝线以8字的形式固定大结节骨块。钢丝易于剪切骨质或断裂。患者常可经X线注意到这种情况，并受其困扰。同时使用缝线还避免了取出内固定的二次手术。目前还有学者使用带5号不可吸收缝线的锚钉固定大结节骨块（图31-15）。

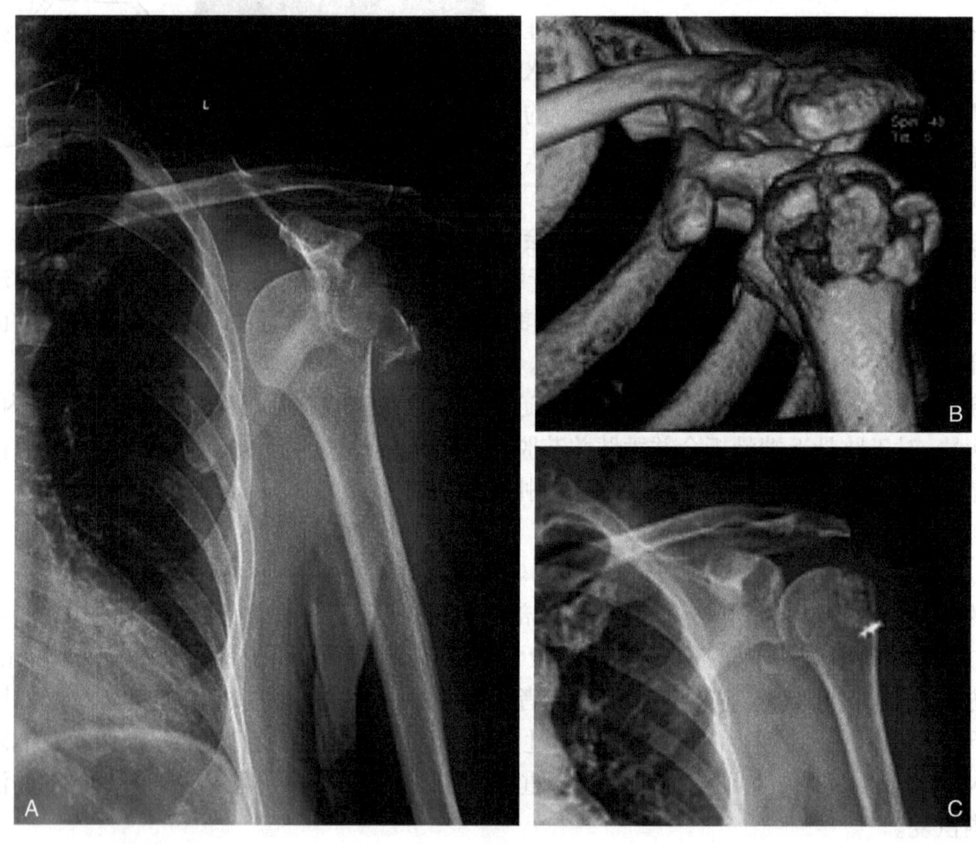

图31-15 大结节骨折

术中需探查冈上肌有无损伤，并根据损伤情况予以修复。关节镜技术在肱骨大结节骨折的治疗中亦具有积极作用。关节镜镜检发现隐匿大结节骨折及肩袖损伤后可一期修复。且具有术中骨折块显示清晰，刨刀可以对骨折床周围形成的纤维组织进行彻底清理，有利于精确复位。在临床工作中可酌情采用。

术后即可开始钟摆运动和被动的前举和外旋功能锻炼。6周内禁止内旋和内收。6周后进行主动功能锻炼以恢复肩关节的活动范围并进行被动的力量训练。应告知患者临床康复需要6个月~1年的时间。

（二）小结节骨折

不伴有肩关节后脱位或外科颈骨折的单纯小结节骨折十分少见，仅占肱骨近端骨折的0.27%。小结节是肩胛下肌腱的止点，故骨折块通常向内侧移位。如果骨折块较小、移位轻微且不影响内旋运动，可采用保守治疗轻度外旋位（外旋10°）固定制动。如果骨折较大且移位超过1cm或小结节骨折块带有一部分肱骨头关节面则应考虑切开复位内固定。

在更多的情况下小结节骨折通常合并肩关节后脱位。闭合复位脱位后还可依照上述原则选择治疗方式。应注意后脱位是否合并有反 Hill-Sachs 损伤,若前关节压缩骨折接近肱骨头面积的 40%,需要术中加以处理。有两种方法:一种是将小结节骨折块转移到骨缺损的部位并以螺钉固定;另一种是用同种异体骨填补骨缺损。如果关节面超过 40% 以上缺损,应采取肱骨头置换术。

(三) 外科颈骨折

外科颈骨折占肱骨近端骨折的 60%~65%。其中 80% 的外科颈骨折无明显移位只需保守治疗。手术治疗的指征包括:骨折移位,多发创伤,同侧上肢损伤,大血管损伤,开放性骨折等。如果大小结节和关节面关系正常,多数患者可接受畸形愈合。

对移位骨折首先进行闭合复位。给予患者血肿内阻滞麻醉或神经阻滞麻醉,复位需要在 C 型机透视下进行。骨折后肩袖牵拉肱骨头,使其前屈、外展、外旋;而肱骨干被胸大肌向前、向内牵拉;多数情况下后内侧骨膜仍保持完整。复位时肩关节内收牵引,使胸大肌放松,同时自前向后下压肱骨干近端纠正向前成角。复位成功后,使用颈腕吊带固定,定期复查 X 线。也可以在闭合复位后经皮克氏针内固定,该方法避免了切开复位的组织剥离,对骨折端的血运破坏较少,有利于骨折的愈合,且固定较单纯的颈腕吊带更加稳定,但技术难度较高。如果闭合复位不成功,应怀疑是否有软组织,如肌肉、关节囊或二头肌腱长头嵌顿阻碍复位,这就需要手术治疗。肩关节手术需要全麻,患者取“沙滩椅”体位。手术采用三角肌胸大肌入路,可采用克氏针固定或板钉固定技术。对于严重骨质疏松患者,可采用锁定接骨板以增加稳定性。近年来,也有学者使用肱骨近端锁定髓内钉对肱骨外科颈骨折进行治疗,疗效满意。欧洲 OTA(创伤骨科学会)2009 年底发布了一项多中心前瞻性研究用以评价肱骨近端骨折的新型的角度稳定形髓内钉,结果表明对于 AO 分型 A 型的外科颈骨折疗效较好,但对于 B 型及 C 型仍需要谨慎评估。

(四) 三部分骨折

在三部分骨折中,肱骨干和其中的一个结节分离,最常见类型是外科颈骨折合并大结节骨折。保守治疗只适用于存在严重内科并发症不能耐受手术的患者,由于损伤严重,骨折块数量较多,手法复位通常难以成功,保守治疗的满意率通常低于 50%。Neer 在 1970 年报道 39 例肱骨近端三部分骨折患者保守治疗后只有 3 例患者达到满意。保守治疗效果不佳的原因包括:骨折畸形愈合、骨折不愈合、肱骨头吸收和肱骨头坏死。

三部分骨折手术治疗的一个重要原则是尽可能地对移位的大小结节进行解剖复位。如结节愈合不良将对肩关节功能产生很大的影响。如接骨板固定后小结节复位仍不够满意,可以使用缝线将其固定。传统的 T 形钢板和三叶草形钢板是通过螺钉加压增加钢板与骨骼之间的摩擦力来提高内固定的稳定性。但对于肱骨近端骨折来说,由于骨折近端位于关节内,因此螺钉不可能穿透对侧皮质而降低了其把持能力,从而导致固定失效,造成肱骨头的内翻畸形。加之肱骨近端骨折常发生于骨质疏松情况严重的患者中,更降低了传统内固定物的固定强度。目前临床上 LCP 锁定接骨板已经得到较为广泛的应用。该内固定系统具有以下优点:接骨板轮廓与肱骨近端更为匹配;接骨板近端多向螺钉孔的设计使得螺钉把持力更强,尤其适用于骨质疏松的患者;锁定成角稳定性,通过钉板间的牢固锁定起到内支架作用,钢板和骨面不产生压力,保留了骨折区的血供;接骨板边缘的缝合孔可将肩袖进行缝合固定。因其具有上述优点,肱骨近端锁定接骨板系统已经成为临床推荐的内固定方式。接骨板应位于肱骨近端外侧,接骨板位置不要过高,以免引起术后内植物与肩峰撞击影响肩关节外展。螺钉应打入关节面软骨下骨(距关节面 5mm)可获得最大的螺钉把持力(图 31-16)。

(五) 四部分骨折

在绝大多数的四部分骨折中,肱骨头关节面部分与其血液供应完全分离。非手术治疗效果很差。在患者可以难受手术并可以参与术后功能康复的情况下应积极手术治疗。手术方式包括切开复位内固定和肩关节置换术。切开复位内固定即使采用 LCP 锁定接骨板也很难达到足够的稳定性来进行早期功能锻炼,不愈合、畸形愈合以及肱骨头缺血坏死等晚期并发症发生率较高。因此这类骨折是人工肩关节置换最常见的适应证。Compito 等统计对比了应用不同方法治疗四部分骨折的结果。在应用保守方法治疗的 5 个

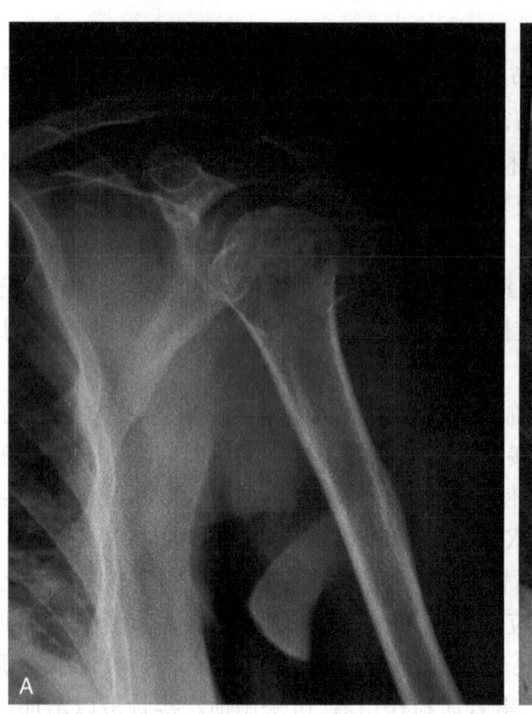

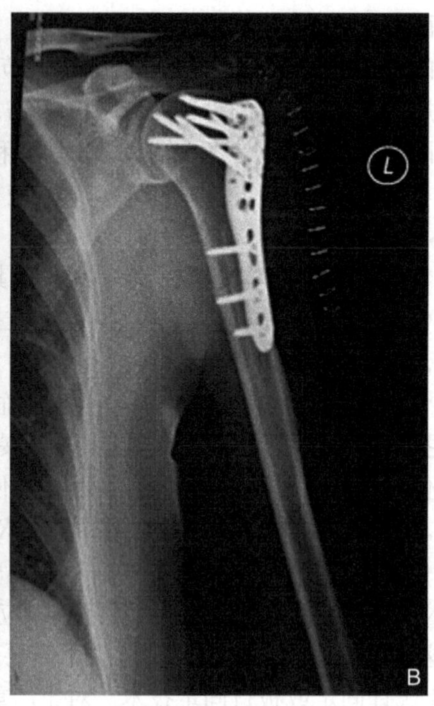

图 31-16 三部分骨折手术固定

系列 97 例病例中，治疗满意率仅为 5%。在应用切开复位内固定治疗的 5 个系列 56 例病例中，术后满意率为 30%（17 例）。而在应用肩关节置换治疗的 9 个系列 171 例病例中，术后优良率为 80%（136 例）。然而年轻患者（小于 50 岁）存在假体长期使用需要翻修的问题，一般主张切开复位内固定。

目前肩关节置换术治疗肱骨近端骨折的适应证包括：①四部分骨折和骨折脱位；②肱骨头劈裂骨折；③移位的解剖颈骨折；④关节面压缩骨折超过 40%~50%；⑤合并严重骨质疏松的三部分骨折脱位。手术禁忌证包括严重心、肺等重要脏器功能不全者，不能耐受全麻手术的患者；患肩疼痛不明显，对肩关节功能要求不高者。需要强调的是肩关节置换术术后需要长时间临床康复治疗（6 个月 ~1 年），患者需要进行艰苦的功能锻炼，对于那些心理或生理上不能耐受，特别是嗜酒者或合并有精神疾病的患者为手术禁忌，应考虑保守治疗（图 31-17）。

肩关节置换术的手术难点在于假体的正确植入和大小结节重建。假体植入需要考虑的技术问题是适当的高度和肱骨假体的后倾角。如果后倾角过小重建后的小结节张力增加，会出现小结节固定失败，同时由于肩胛下肌张力增加，会出现肩关节外旋活动度的减小；相反如果后倾角度过大重建后的大结节张力增加，出现大结节固定失败以及肩关节内旋活动受限。很多现代假体系统一般都配有确定后倾角度的装置，如导针或导向器等，以便于将假体的后倾角度定位于 20°~40°。肌间沟也可以作为判断肱骨假体后倾角度的参考。研究表明在外科颈水平将假体的外侧翼置于肌间沟后缘约 5mm 处即可实现肱骨头的平均倾角。但创伤患者的肱骨近端骨折多粉碎严重，有时判断结节间沟的解剖位置也十分困难，这时就只能依据肱骨髁间连线来判断后倾角度了。

如果假体插入肱骨髓腔太深，即假体的位置过低，为大小结节预留的空间减少，大小结节复位困难，同时复位后的大小结节会过于凸出，突入盂肱间隙造成肩关节活动范围受限。同时 Boileau 和 Walch 研究发现肱骨长度的缩短会导致假体会向下半脱位，冈上肌和三角肌正常力臂丧失，其有效肌力将会减弱，特别是在肱骨短缩超过 1cm 时更加明显。如果假体插入过浅，假体过于突出，那么重建大小结节时张力增加，从而增加术后大小结节不愈合或移位的风险。同时肩峰下间隙的减少会导致术后的肩峰撞击综合征的出现，最终结果仍然是肩关节功能受限。对于那些骨折发生于外科颈和肱骨头交界处的病例，在肱骨距完整的情况下，可以将肱骨头假体试模的下端置于与肱骨干的近端骨折线肱骨距相接触的位置（图 31-18）。对于内侧皮质粉碎的病例，可根据胸大肌腱肱骨止点上缘的位置确定假体的高度。Murachovsky 研究发现胸

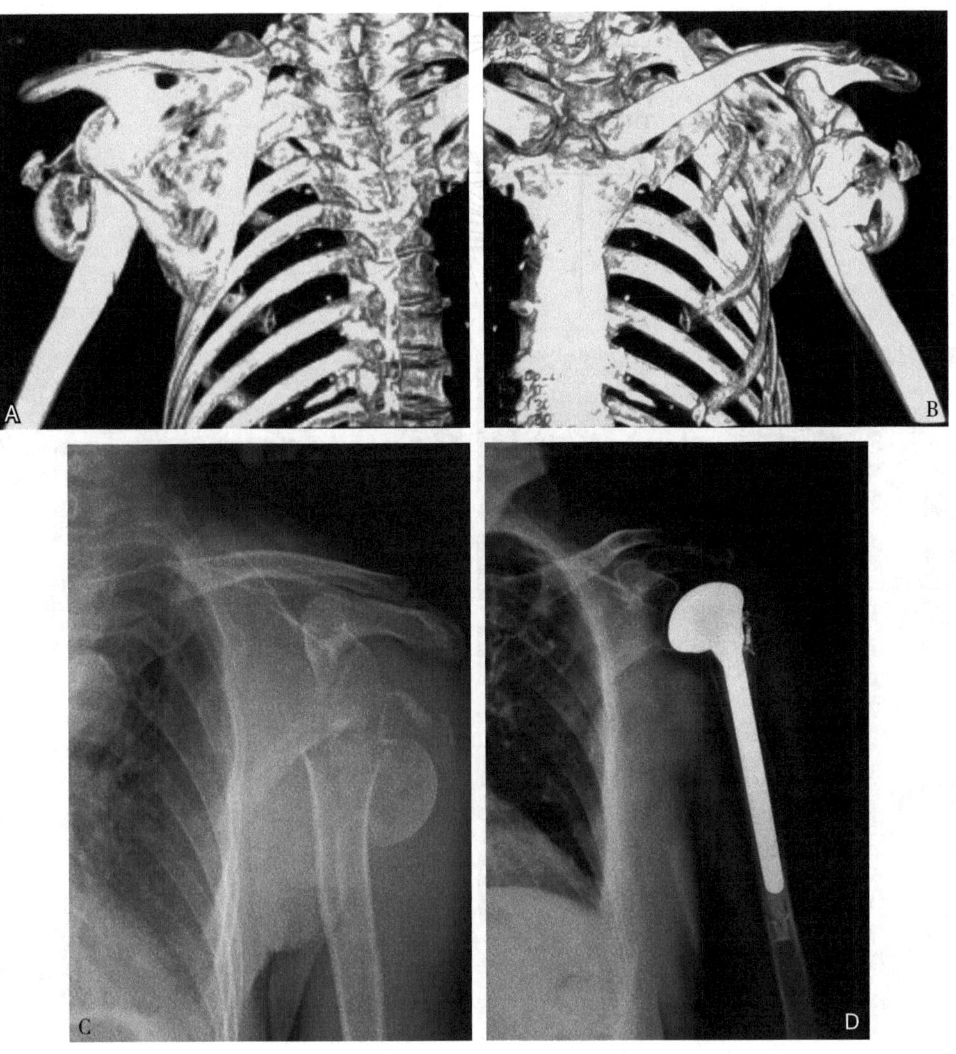

图 31-17 肩关节置换术

大肌腱肱骨止点上缘距离肱骨头关节面顶点的平均距离为 5.6cm。我中心通过尸体解剖学研究发现该距离平均为 5.1cm(图 31-19)。

将结节固定到假体和肱骨干上这个步骤十分重要。结节固定的首要目的是实现初始复位并使结节略微覆盖肱骨干,从而实现骨愈合。文献中提供了诸多方法,但无外乎水平方向将大小结节同假体牢固固定,以及垂直方向将大小结节同肱骨干近段牢固固定。大小结节的复位需粗的不可吸收缝线(如 5 号 Ethibond 肩关节缝线),以达到坚强固定。我中心采用 cable-needle 内置式环扎 T 形加压固定大小结节的固定方式,疗效满意。缝合固定前应在结节间和结节与干骺端之间植入取自自体肱骨头的松质骨以促进大小结节愈合。应先打紧纵向缝线,然后是横向缝线。避免纵向缝线将结节过度复位。

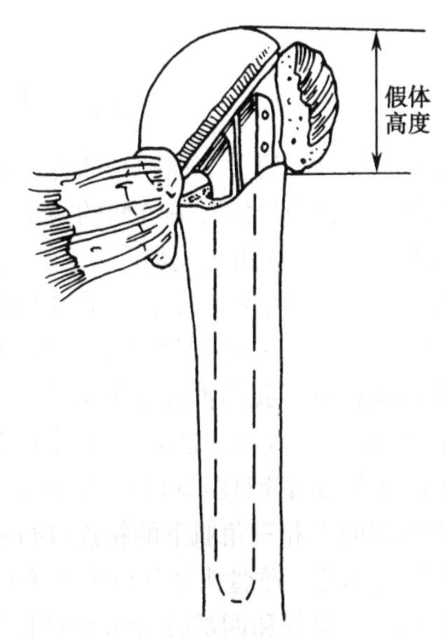

图 31-18 假体置入

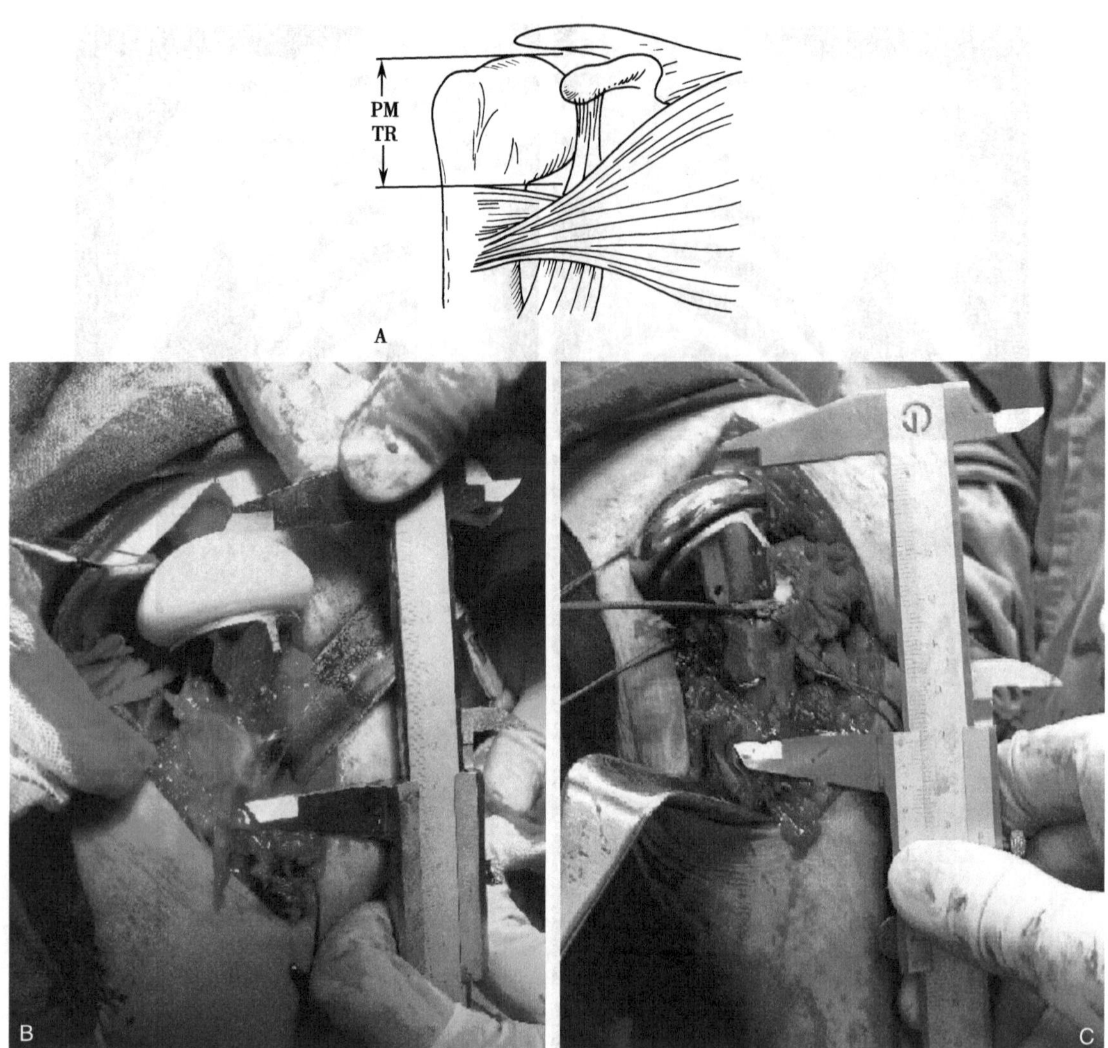

图 31-19 假体置入高度的确定

六、肱骨近端骨折的并发症

1. 肩关节僵硬　肩关节僵硬是肱骨近端骨折晚期最为常见的并发症。可能同以下因素相关：损伤的严重程度，固定制动的时间，关节面的畸形以及患者对于康复治疗的配合程度。根本原因是瘢痕形成和关节囊挛缩。手术时软组织剥离和功能锻炼的延迟，可造成关节囊韧带滑囊粘连和肩周肌肉的挛缩。对于移位轻微的患者采用保守治疗，应在 2 周时开始功能锻炼，固定时间过长会增加肩关节僵硬的风险。过去曾采用麻醉下闭合手法松解的方法治疗肩关节僵硬，但存在骨折再移位、骨质疏松骨折和肩袖损伤的风险，我们不常规推荐。我们推荐对于术后经过积极功能锻炼仍存在肩关节僵硬的患者，于术后 6~12 个月，与取出内固定同时完成切开松解，松解瘢痕和挛缩的粘连组织，松解喙肱韧带和盂肱下关节囊。松解也可在关节镜下完成，关节镜技术可以在微创下对关节进行评价，可以松解前、后和下关节囊表面以及肩袖间隙，还可以对肩峰下和三角肌下的粘连进行松解和清理。

2. 肱骨头坏死　肱骨头坏死的发生率取决于初次外伤的严重程度以及手术技术（软组织的剥离和内植物的植入）。三部分和四部分骨折或骨折脱位发生肱骨头坏死并不少见。肱骨头坏死最初可通过 MRI 检查发现。X 线检查可发现肱骨头塌陷，以及关节盂边缘的退变。对于肱骨头坏死所引起的肩关节严重疼痛和功能障碍可通过半肩关节置换术治疗，如果退变累及关节盂，需要行全肩关节置换术。

3. 骨折不愈合　肱骨近端骨折不愈合并不常见，通常继发于老年骨质疏松的患者，发生率在该类别患者中达到了23%。导致骨折不愈合的因素包括:软组织嵌顿,骨折复位不良,骨折固定欠稳定,酗酒以及内科并发症,如糖尿病等。骨折不愈合的手术指征包括:严重的疼痛,畸形以及功能障碍。切开复位内固定并自体髂骨取骨植骨是常用的治疗方法。如果肱骨头已吸收或囊性变,就需要行肩关节置换术了。应尽量避免行肱骨头切除及肩关节融合术。

4. 骨折畸形愈合 骨折畸形愈合通常继发于闭合复位不理想或切开复位内固定失败。大结节畸形愈合可以导致肩峰撞击综合征,从而引起疼痛和肩关节无力。如果大结节的畸形超过5mm同时合并肩关节疼痛及功能受限,就需要行手术治疗重新复位固定。对于大结节骨块移位程度较轻但存在症状的畸形愈合来说,同时做大结节部分切除、肩峰成形及粘连松解术也是一种治疗选择。外科颈骨折不愈合很少会引起严重的临床症状。但内翻畸形的形成会引起撞击,从而需要手术治疗,方法是关节镜下的肩峰成形术或大结节成形术。如果畸形成角较大导致前举受限,就需要行肱骨近端截骨内固定术了。对于三部分或四部分骨折畸形愈合后关节匹配不理想的病例也可行肩关节置换术。

5. 异位骨化 异位骨化通常是由于严重的软组织损伤,反复进行手法复位以及伤后治疗延误所造成。但异位骨化很少造成肩关节强直。如果异位骨化造成肩关节功能障碍,需要手术切除异位成骨。

第三节 锁骨骨折

锁骨位于胸廓的顶部前方,全长位于皮下,是上肢带与躯干连接的骨性结构。易遭受外力发生骨折,在儿童时期尤为多见。国外报道锁骨骨折占所有骨折的2.6%,国内侯春林等报道锁骨骨折约占所有骨折的5%,占肩胛带损伤的44%。其中锁骨中1/3骨折占76%,锁骨外端骨折占21%,锁骨内端骨折仅占3%。

一、解剖与功能

锁骨是人体最早形成的骨,并且是唯一单纯由膜内成骨方式骨化的长管状骨。其初级骨化中心位于锁骨中段,5岁之前都由它发育成锁骨。锁骨内外两端各有一次级骨化中心,但通常只有内侧的骨化中心在X线上成像。这个骨化中心长成锁骨80%的长度。它在12~19岁出现,到22~25岁与锁骨干闭合。它出现晚,闭合也晚,是长管状骨中最后闭合的骨骺。青少年时期胸锁关节外伤时,因为骨骺板强度较弱,所以易发生锁骨内端骨骺分离。但是由于锁骨内端骨骺尚未骨化,X线片表现类似于胸锁关节脱位,容易造成诊断上的混淆。锁骨外端继发骨骺在19岁左右时出现,并很快闭合,因此临床上拍摄X线片时较少发现。

锁骨是连接上肢和躯干的唯一支架,从正面观察锁骨外形近似于直线形,而从上面观察呈S形。锁骨两个弯曲,外侧弯曲凸向后方,内侧弯曲凸向前方。锁骨长轴横截面的形状不同,外1/3呈扁平状,中1/3呈管状,内1/3呈菱形。外1/3呈扁平状以适应肌肉的附着和牵拉,中1/3呈管状以抵抗轴向的压力和拉力。锁骨中1/3是内、外两端的移行交接部位,直径最小,仅有锁骨下肌及薄层胸大肌腱膜附着,而且正处于两个相反弧形凸起的交汇处,是锁骨的力学的薄弱点。当轴向负荷作用于弯曲的锁骨时,会形成一剪式应力,在中1/3容易造成骨折。

锁骨外端与肩峰形成肩锁关节,锁骨外端由肩锁韧带、喙锁韧带以及三角肌和斜方肌所稳定。

锁骨的内端即胸骨端与胸骨柄的锁骨切迹相关节,其前后缘分别构成锁骨下动脉沟的前后界。除胸锁关节囊外,关节内的软骨盘、肋锁韧带和锁骨下肌都对锁骨起稳定作用。

锁骨是很多肌肉起止点的支架。锁骨外1/3是斜方肌的止点,也是三角肌的起点。胸锁乳突肌锁骨头起自锁骨内1/3的后缘。胸大肌锁骨头起自锁骨前缘。锁骨下肌起自胸骨柄和第1肋,止于锁骨下面。锁骨骨折常位于该肌止点的外侧。锁骨为上述肌肉提供稳定的起止点基础,因此有利于肌肉的收缩和功能的发挥。

锁骨骨架的支撑作用和肌肉的附着以及与肩锁关节和胸锁关节的连接,便利于肩胛带及盂肱关节的活动。肩胛骨的旋转是与肩锁关节、胸锁关节以及锁骨的旋转活动相关联的,在上臂上举及后伸的活动中锁骨绕其纵轴旋转约50°。锁骨以弯曲形状起类似一曲柄的作用,便利于锁骨的旋转,参与肩胛带的活动。锁骨是肩胛带与躯干唯一的骨性连接支撑结构,借助于肌肉和韧带的附着,可以加强上肢带的稳定作用,尤其在上肢支撑和向上举重物时更为重要。锁骨内侧向前弯曲的弧度以及形成的肋锁间隙,可容纳神经及大血管通过,并形成-坚强的骨性保护。除上述主要功能外,锁骨的存在使肩部外形美观。若其缺如,就会造成肩宽度变小,肩部下垂。锁骨还参与辅助呼吸,上举肩胛带带动锁骨上移,从而牵动胸廓肌肉使肋骨上移,因此可作为加强呼吸锻炼和人工呼吸的辅助方式。

锁骨的血供丰富,其主要来源滋养动脉和骨膜动脉,肩胛上动脉及胸肩峰动脉。骨滋养动脉由锁骨中1/3后面进入骨中;骨膜血管主要在锁骨两端进入骨中。所有的血管在骨松质中吻合成网。锁骨由胸前神经及锁骨上神经的分支支配。

二、损伤原因及外伤机制

锁骨骨折以儿童最为多见。大约50%的锁骨骨折发生于7岁以下的儿童。

摔伤是锁骨骨折的主要原因。直接外力,如从前方打击、撞击锁骨,或摔倒时肩部直接着地均可造成锁骨骨折。摔倒时手掌着地,外力通过传导至肩,再传至锁骨,遭受间接外力和剪切应力也可造成骨折。

产伤是新生儿锁骨骨折的常见原因。占产伤的第一位。发生率为2.8%~7.2%。产伤所致锁骨骨折与很多因素有关。如胎儿的重量、产式、产妇分娩的体位、医生的经验等。剖宫产很少引起锁骨骨折。

婴幼儿锁骨骨折多是从床上、椅子上、平地摔伤所致。常为不全的青枝骨折。骨折部位弯曲成弓形。

成人锁骨骨折多由间接外力引起,但有相当多的病例是由接触性竞技运动和高能量交通外伤引起。常常发生多处损伤。

近年来一些报道和研究表明,锁骨骨折绝大多数是肩关节直接外力引起。而伸展位摔倒,经传导外力所致骨折只占少数。认为摔倒时,手掌虽首先着地,但是由于患者的体重和摔倒时的速度,肩部也会直接着地,因此造成锁骨骨折的最后外伤机制仍为直接外力所致。

此外当肩部受到直接外力时,造成锁骨中1/3与第1肋骨相顶触撞击,从而可造成锁骨中1/3螺旋骨折。

除创伤因素外,非外伤原因也可造成锁骨骨折。锁骨本身发生病理改变时,在轻微的外力作用下即可发生骨折。如锁骨骨髓炎、良性及恶性肿瘤放射治疗后、颈部淋巴结清除术后,也可发生锁骨应力骨折。

三、骨折分类

Allman最早将锁骨骨折分为三类:锁骨外1/3骨折,锁骨中1/3骨折,锁骨内1/3骨折。Neer和Rockwood将锁骨远端骨折又进一步分为多个亚型。

(一) Craig分型

Craig在Allman与Neer等的基础上,将锁骨远端骨折进行了更为系统的分类,该分类已被广泛应用。

Craig锁骨骨折分型	Ⅳ型:儿童移位骨折,韧带连着骨膜,完整
Ⅰ组:锁骨中1/3骨折	Ⅴ型:粉碎,韧带连着碎骨块向下方移位
Ⅱ组:锁骨外1/3骨折	Ⅲ组:锁骨内1/3骨折
Ⅰ型:微小移位(韧带间)	Ⅰ型:微小移位
Ⅱ型:喙锁韧带内侧骨折	Ⅱ型:移位伴韧带损伤
ⅡA:锥形韧带和斜方韧带完整	Ⅲ型:胸锁关节面骨折
ⅡB:锥形韧带断裂,斜方韧带完整	Ⅳ型:骨骺分离(儿童和年轻人)
Ⅲ型:肩锁关节面骨折	Ⅴ型:粉碎

锁骨中1/3锁骨骨折最为多见,约占锁骨骨折总数的75%~80%。中1/3移位骨折发生典型的移位(图31-20)。骨折可为横行、斜行或粉碎性。

锁骨外1/3骨折较为少见,约占锁骨骨折总数的12%~15%。根据喙锁韧带与骨折部位相对关系,可再分为几种类型(图31-21)。

Ⅰ型:骨折位于喙锁韧带与肩锁韧带之间,或位于锥形韧带与斜方韧带之间。韧带未受损伤,因此骨折断端相对稳定,骨折没有明显的移位。是外1/3骨折中最为常见的类型(图31-22,23)。

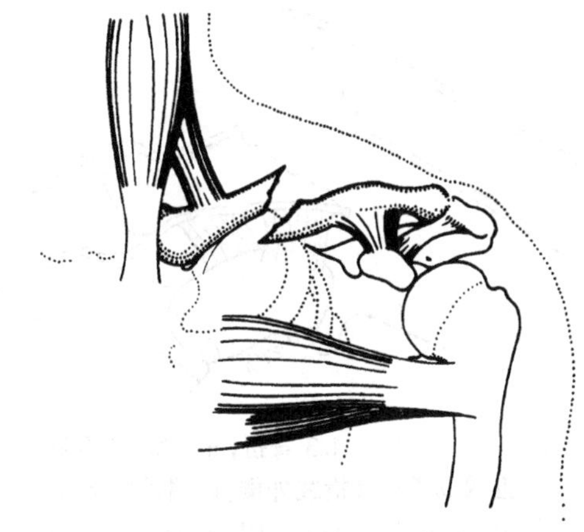

图31-20 锁骨中1/3骨折移位

Ⅱ型:锁骨外1/3骨折,喙锁韧带与内侧骨端分离(图31-24,25)。可再分为A、B两型。ⅡA型:锥形韧带和斜方韧带与远骨折段保持连接,近骨折块不与喙锁韧带相连,并向上移位(图31-24)。ⅡB型:骨折线位于锥形韧带与斜方韧带之间,锥形韧带断裂,斜方韧带与骨折远段仍保持联系(图31-25)。

锁骨外1/3 Ⅱ型骨折,由于近骨折段失去喙锁韧带的稳定作用,又因受胸锁乳突肌和斜方肌的牵拉,发生向上向后方的移位。而远骨折段由于受肢体的重力作用以及胸大肌、胸小肌、背阔肌的牵拉,向下向内移位。肩关节活动时可带动骨折远端一起活动。因此这种类型的骨折难以复位和维持复位,易发生骨折不愈合。

Ⅲ型骨折:为锁骨外端关节面的骨折。喙锁韧带保持完整。如骨折没有移位,早期诊断有一定困难。有时易与Ⅰ度肩锁关节脱位相混淆。必要时需行CT检查才能诊断。

外1/3骨折Ⅲ型发生于肩锁关节面。尽管Ⅱ型可以发生于关节内,Ⅲ型定义为关节面骨折而韧带完整。

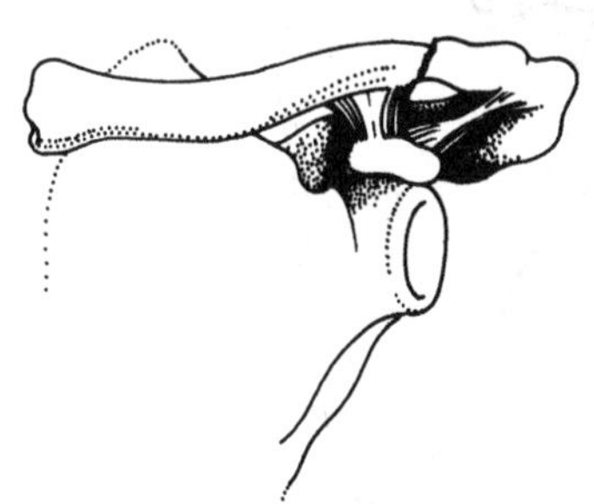

Ⅰ型:骨折无移位

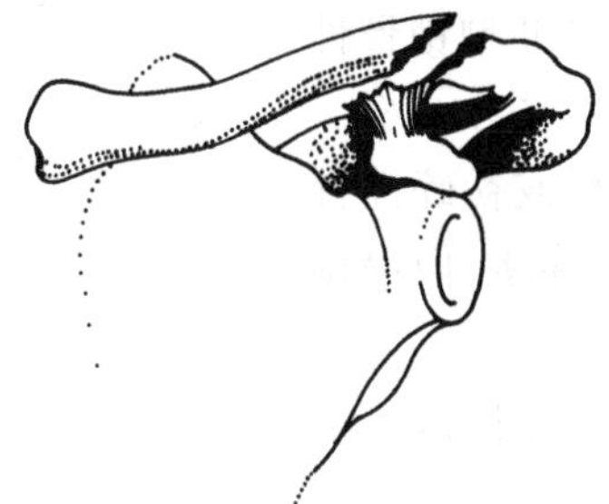

Ⅱ型:喙锁韧带损伤骨折移位

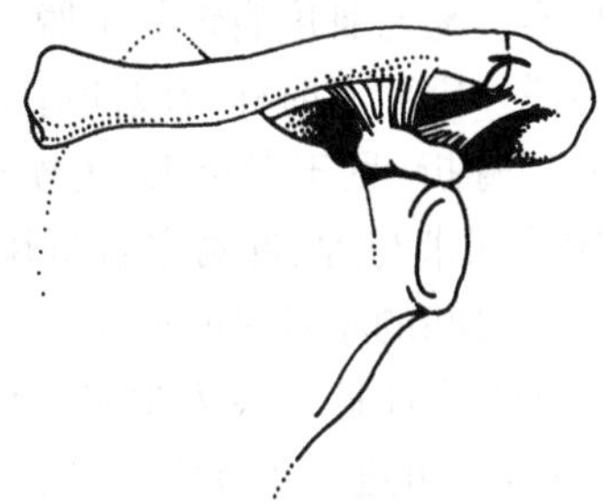

Ⅲ型:关节面骨折

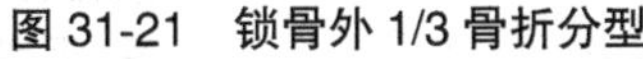

图31-21 锁骨外1/3骨折分型

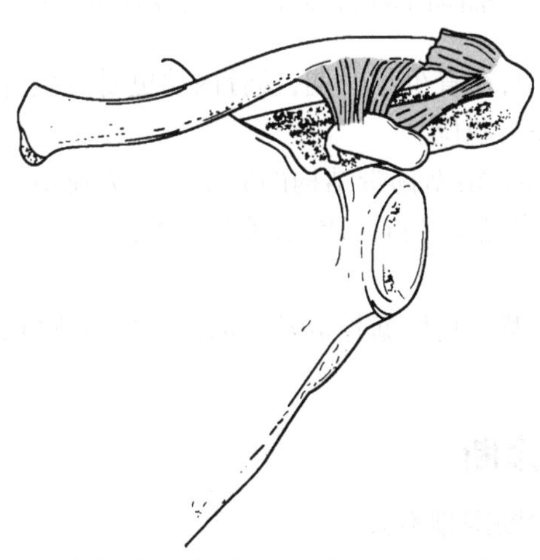

图31-22 锁骨外1/3骨折,Ⅰ型,无移位
(引自:Rockwood CA, Green DP eds. Fractures 3 vols, 2nd ed. Philadelphia: JB Lippincott, 1984)

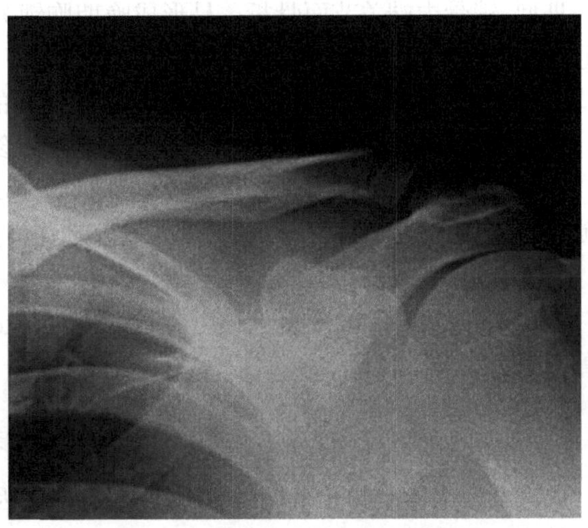

图31-23 Ⅰ型骨折,韧带完整,骨折在韧带牵拉下无移位

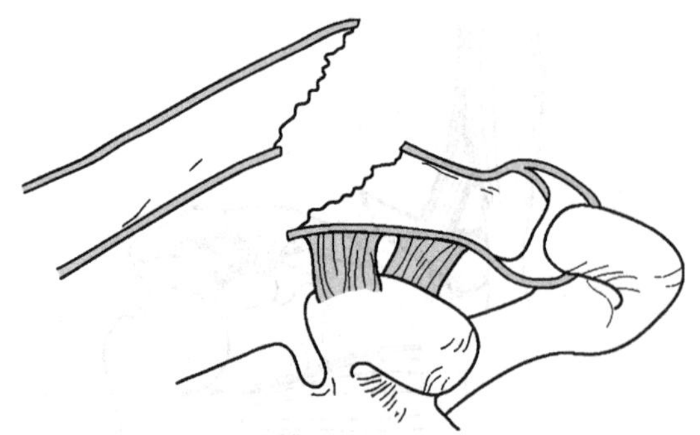

图 31-24 锁骨外 1/3 骨折，ⅡA 型，斜方韧带 / 锥状韧带在骨折线外侧，近端骨折移位

（引自：Rockwood CA，Green DP eds：Fractures 3 vols，2nd ed. Philadelphia：JB Lippincott，1984）

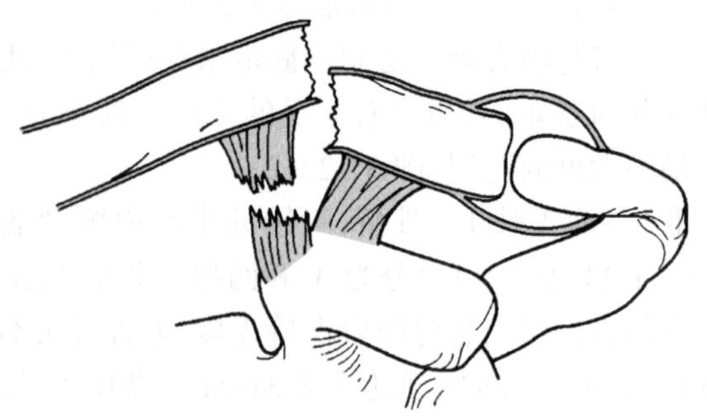

图 31-25 锁骨外 1/3 骨折，ⅡB 型，斜方韧带完整，锥状韧带断裂，近端骨折移位

（引自：Rockwood CA，Green DP eds：Fractures 3 vols，2nd ed. Philadelphia：JB Lippincott，1984）

Ⅲ型骨折可能微小，与轻微肩锁关节脱位混淆，需要拍摄特殊 X 线片才能发现。实际上，它与肩锁关节退变有关。另外，举重运动员锁骨或者锁骨远端吸收，可能与微小创伤或骨折后继发血管增生有关。

Ⅳ型骨折：主要发生于 16 岁以下的儿童。由于青少年骨与骨膜连接较松，因此锁骨外端骨折后，骨与骨膜易发生分离，骨折近端可穿破骨膜袖，受肌肉的牵拉向上移位。而喙锁韧带仍与骨膜袖甚或部分骨块相连。易与Ⅲ度肩锁关节脱位、远端Ⅱ型锁骨骨折相混淆。因此有时称为假性肩锁脱位（图 31-26）。

Ⅴ型骨折：见于老年人，为楔型骨折或粉碎性骨折。喙锁韧带与远、近两主骨折块失去连接，但保持与主骨块之间的小骨块的连接。

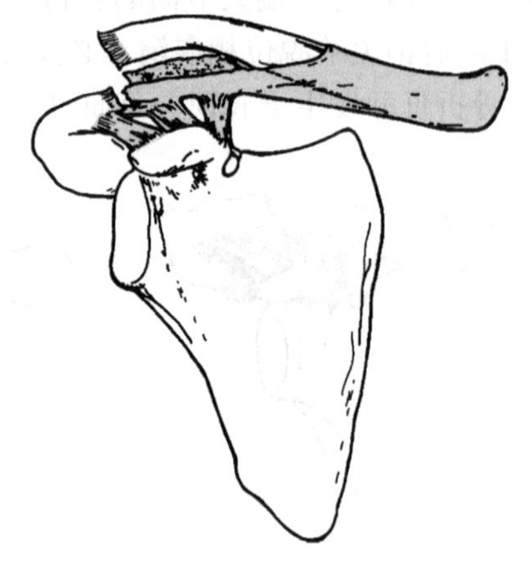

图 31-26 Ⅳ型骨折发生于小孩，称为假性肩锁关节脱位。喙锁韧带保持完整，连接骨膜，近端骨折在肌肉牵拉下向上方移位

（引自：Rockwood CA，Green DP eds：Fractures 3 vols，2nd ed. Philadelphia：JB Lippincott，1984）

内 1/3 锁骨骨折最为少见。约占锁骨骨折总数的 5%~6%。可进一步分为三型：

Ⅰ型：骨折线位于肋锁韧带附丽点的内侧，韧带保持完整，骨折无明显移位。

Ⅱ型：肋锁韧带损伤，骨折有明显移位。

Ⅲ型：锁骨内端关节面骨折。易形成晚期胸锁关节退行性变。

由于骨骺板强度较骨与韧带结构弱，因此同样的外力作用，在青少年时期，锁骨内端更易发生骨骺分离。当锁骨内端骨骺尚未骨化时，X 线片诊断易误诊为胸锁关节脱位。

内 1/3 骨折，占所有锁骨骨折的 5%~6%。与远端骨折类似，根据韧带结构的完整性分为亚型。如果肋锁韧带完整，连接着外侧骨折块，没有或少量移位。儿童常常是骺骨折。成人，关节面损伤常引起退变。

（二）Robinson 分型

Robinson 分析了 1000 多例锁骨骨折，提出了 Robinson 分型。它根据骨折发生部位及严重程度，将锁骨骨折分为三类 12 型。

四、临床表现及诊断

成人及较大年龄的儿童能以主诉病史及症状，因此一般诊断困难不大。

临床表现为锁骨骨折处局部肿胀、畸形。骨折近段上翘，上臂连同肩下坠。儿童常因肩部疼痛将患侧上臂靠在胸壁上，或以健手托住患侧肘部。患儿头常倾斜向患侧，以缓解因胸锁乳突肌牵拉引起的疼痛。触诊时骨折部位压痛，可触及骨擦音及锁骨的异常活动。

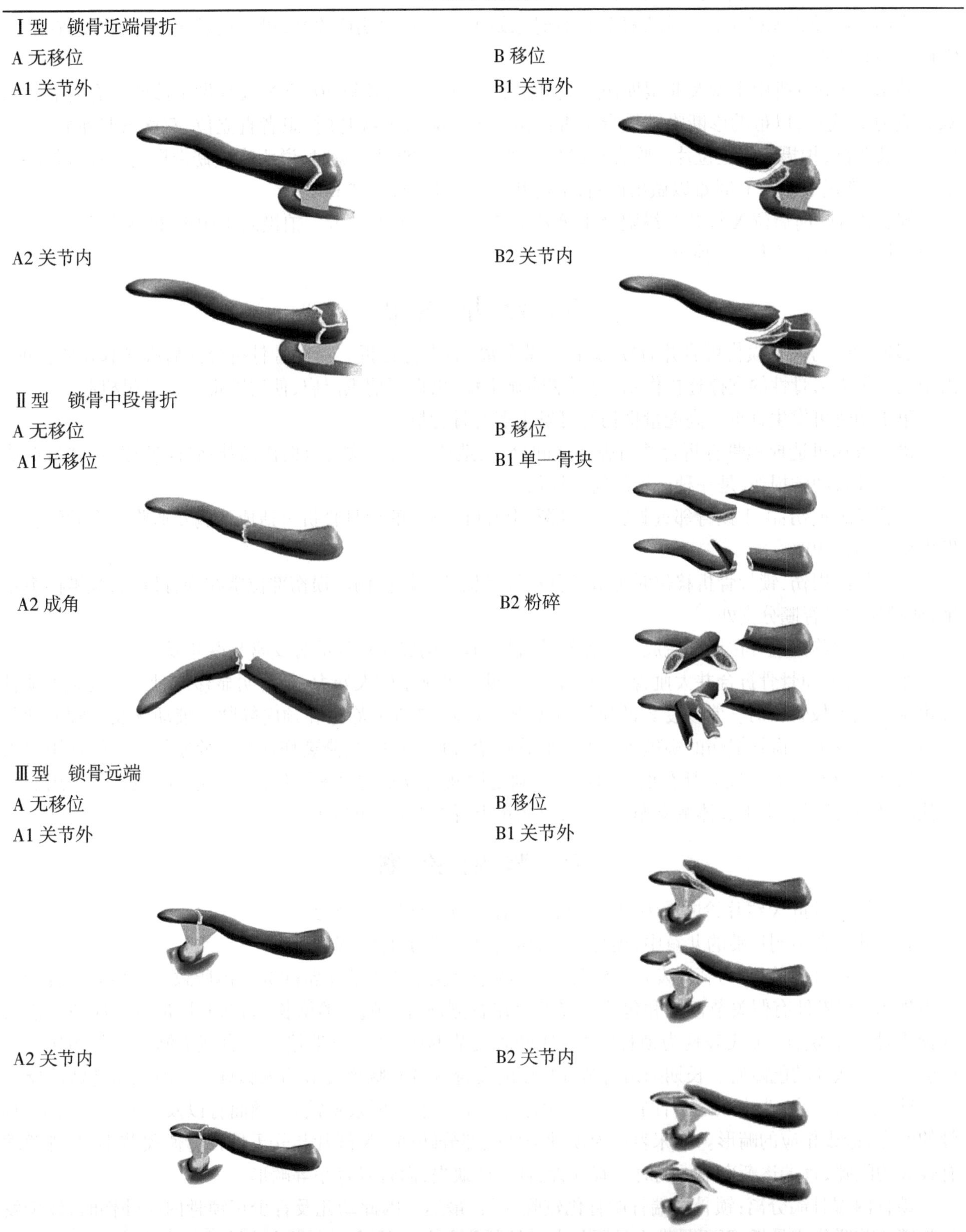

引自:Fractures of the clavicle in the adult. Epidemiology and classification. J Bone Joint Surg,1998,80(Br):476-484

诊断锁骨骨折的同时,应除外其他的合并损伤,如气胸、胸部、肩部的骨折以及神经、血管损伤。

邻近肩锁关节及胸锁关节部位的骨折,应注意与关节脱位、骨骺分离相鉴别。

疑有锁骨骨折时需拍 X 线片确定诊断。一般中 1/3 锁骨骨折拍摄前后位及向头倾斜 40°斜位片。拍摄范围应包括锁骨全长,肱骨上 1/3、肩胛带及上肺野,必要时需另拍胸片。前后位片可显示锁骨骨折的上下移位。40°斜位片可观察骨折的前后移位。

婴幼儿的锁骨无移位骨折或青枝骨折有时原始X线片难以明确诊断,可于伤后5~10天再复查拍片,常可表现有骨痂形成。

外1/3锁骨骨折中Ⅰ型及Ⅱ型损伤一般可由前后位及向头倾斜40°位X线片做出诊断。有时需拍摄双肩应力X线片,以帮助诊断喙锁韧带是否损伤。拍摄应力X线片时,患者直立位,双腕各悬重物,5kg,放松上肢肌肉,拍摄双肩正位片。喙突与锁骨近骨折段距离明显增宽时,说明喙锁韧带损伤。锁骨外端关节面骨折,常规X线片有时难以做出诊断,常需断层X线片或行CT检查。

锁骨内1/3前后位X线片与纵隔及椎体片重叠,不易显示出骨折。拍摄向头倾斜40°X线片,有助于发现骨折线。有时需行CT检查。

五、合并损伤

邻近的骨与关节损伤可合并肩锁、胸锁关节分离、肩胛骨骨折。当锁骨骨折合并肩胛颈移位骨折时,由于上肢带失去骨性的支撑连接作用,骨折端明显不稳,出现所谓漂浮肩,使肩胛带失去悬吊机制。

第1肋骨可发生骨折。高能量损伤时可发生多肋骨骨折。

机器绞伤可造成锁骨骨折合并肩胛胸壁间分离,造成广泛的软组织损伤,肩胛骨向外移位,并可造成臂丛神经及腋动脉损伤,是一种严重的复合损伤。

胸膜及肺损伤:由于锁骨邻近胸膜的顶部和上肺叶,移位的锁骨骨折可造成气胸及血胸。合并气胸的发生率可高达30%。

臂丛神经损伤:锁骨骨折移位时可造成臂丛神经根的牵拉损伤。损伤部位常在锁骨以上,颈椎横突水平,或神经根自脊髓分支处。

骨折块的移位也可在局部造成臂丛神经的直接损伤,构成尺神经的分支常易受累及。

血管损伤:锁骨骨折合并大血管损伤者较为少见。可见于较大暴力、骨折明显移位时。偶也见于锁骨成角畸形或青枝骨折时。常易受累的血管有锁骨下动脉、锁骨下静脉和颈内静脉。腋动脉及肩胛上动脉损伤也有时发生。血管损伤的病理改变可为血管痉挛、血管外压迫、撕裂伤或血管栓塞等。血管造影对诊断损伤的部位和损伤的性质都有很大的帮助。确定诊断后应及时手术治疗,修复损伤的血管。采用血管结扎术是不可取的,由于肢体侧支循环不足,对老年患者尤有较大的危险。

六、鉴别诊断

成人锁骨骨折X线片诊断较为明确,但有时需注意病理骨折的诊断。

新生儿及在不同年龄的儿童中,锁骨骨折有时需与一些其他病损相鉴别。

先天性锁骨假关节:为胚胎发育中锁骨内、外两个骨化中心未能正常融为一体所致。新生儿表现为锁骨中外1/3交界处有假关节活动和包块。多发生在右侧锁骨。随年龄增长,局部畸形加重。应与产伤所致锁骨骨折相鉴别。X线表现为锁骨中外1/3处假关节形成,两骨折端接近并表现为鳞茎状的团块。不产生临床症状和功能障碍。长期随访对锁骨长度的发育、肩锁、胸锁关节均无影响。一般无需特殊治疗。

锁颅发育不全:为家族遗传性膜内成骨发育异常的疾患。可累及锁骨、颅面骨以及骨盆、脊柱、手、脚骨的发育,造成相应的畸形。临床表现为锁骨全部或部分缺如。X线片与先天性锁骨假关节不同,骨两端有较大的间隙,骨端逐渐变细。同时伴有颅骨、骨盆环缺失,面骨发育小等畸形。

锁骨内端骨骺分离:锁骨内端骨骺骨化较晚,闭合最迟。因此幼儿及青少年锁骨内端外伤时,较少发生胸锁关节脱位或骨折,而更易发生骨骺分离。骨骺分离在X线片上表现为胸锁关节脱位的征象。

肩锁关节脱位:儿童的锁骨外端骨折在临床上及X线片有时也难与肩锁关节分离相鉴别。必要时需用断层X线片或CT检查。

七、治　　疗

锁骨骨折的治疗方法很多,主要应以非手术治疗为主。非手术治疗虽然难以达到解剖复位,但绝大部分骨折均可达到愈合。非手术治疗骨折不愈合率仅为0.1%~0.8%。而手术治疗骨折不愈合率可高达3.7%。

(一) 婴幼儿及儿童锁骨骨折

新生儿及婴儿锁骨骨折,由于骨折愈合很快,皮肤细嫩,不需特殊固定,以免损伤皮肤。只需注意避免压迫,活动锁骨即可。

对于因疼痛不敢活动患肢的假性麻痹患儿,用软棉垫将腋窝及上臂保护好,患肢屈肘90°,将上臂固定于胸侧。两周后去除固定。由于疼痛症状消失,患儿即恢复使用上臂,如患儿仍不能使用上臂,则可能合并有臂丛神经损伤所致。

幼儿的锁骨骨折后,由于骨塑形能力很强,因此一定的畸形在生长发育过程中可自行矫正。没必要为取得较好的复位而反复整复,更不宜采用手术治疗。

对青枝骨折和无移位的骨折,只需用颈腕吊带保护,限制患肢活动即可。6岁以下儿童移位的锁骨骨折,一般不需特别复位,可用8字绷带固定3周即可。注意固定不要过紧,以免压迫皮肤坏死或造成肢体循环障碍。

年龄较大的儿童或10余岁的少年锁骨骨折时,由于患儿活动量较大,因此需严格制动。一般骨折复位后以8字绷带固定,必要时需以石膏加固。一般制动4~6周。伤后3~4个月内避免剧烈运动。

对于儿童的锁骨内端或外端骨折,可用吊带保护。外端骨折即使有较大的移位,一般骨膜仍保持联系,因此骨折仍易于愈合。

手术治疗的指征少见且具有争议,有研究报道了15例年龄较大的儿童因为开放性骨折,移位骨折断端有潜在损伤神经血管或纵隔、顶破皮肤的危险,肩胛带严重短缩影响外观而接受了手术治疗,疗效尚满意。作者的经验是弹性钉髓内固定优于克氏针等其他方式。

(二) 成人锁骨骨折

保守治疗:对于大多数(80%以上)锁骨骨折来说,非手术治疗的结果仍然是比较满意的。非手术治疗可使用多种外固定方法,在实践中,我们发现真正维持骨折的复位很难做到,患者经常感到极不舒适,并且各种固定方法之间在结果上没有明显的差异。传统的8字绷带简单易行,但仍有很多患者不甚满意。需要强调一点,上述的制动方式仅适合于锁骨中段骨折以及部分稳定的锁骨远端骨折。对于Craig Ⅱ、Ⅴ型锁骨远端骨折(Neer将锁骨远端骨折定义为位于斜方韧带内侧缘以外的骨折),各种非手术方式往往只能贻误治疗时机,徒增患者痛苦。因此建议对于不稳定的锁骨远端骨折应尽早手术治疗。

保守治疗的优点是费用低廉,操作简单,且无麻醉风险,无骨髓炎、血管神经损伤等手术并发症。有文献报道8字绷带固定和简单的三角巾悬吊两者的疗效无显著性差异,但采用三角巾悬吊患者的满意度明显高于采用8字绷带固定患者,故后者更为常用(图31-27)。

手术治疗:绝大多数锁骨骨折采用非手术治疗可望得到满意的治疗结果。但在某些情况下,一些类型的骨折需采用手术治疗。以下为手术治疗的参考指征:①移位的骨折,伴有神经血管损伤;②合并其他临床病变,使非手术治疗无法实施,如帕金森病或癫痫发作;③开放骨折需要手术清创;④患者对外形要求较高,特别是年轻女性,无法接受畸形愈合的局部包块;⑤锁骨远端骨折,骨折位于喙肩韧带内侧,伴有显著移位;⑥漂浮肩,即锁骨骨折伴不稳定的肩胛骨骨折;⑦多发伤,采用手术固定可以使创伤治疗更加容易;⑧骨折移位明显,严重压迫皮肤,采用闭合复位无法获得良好的骨折复位。

1. 锁骨远端骨折 外1/3 Ⅰ型骨折因喙锁韧带完整,骨折移位不大,通常可以保守治疗。可用吊带保护患肢4~6周,伤后定期拍片复查,骨折多数愈合良好。

外1/3 Ⅱ型锁骨远端骨折不稳定,治疗方法存在争议。因为近骨折端与喙锁韧带失去连接,骨折移位较大,难以用手法复位。因此原则上需采用切开复位、内固定治疗。较早期采用Knowles针固定,也可采用粗克氏针固定。针尾需折弯,以防止固定针向近侧游走。断裂的喙锁韧带可行修复。需要时可行植骨。术后患肢辅以吊带保护。手术后6周,X线检查有骨折愈合表现时,可去除固定,仍用吊带保护。

也可选用通过肩锁关节的克氏针张力带固定,或以T形钢板固定(图31-28)。但固定的强度都不足以

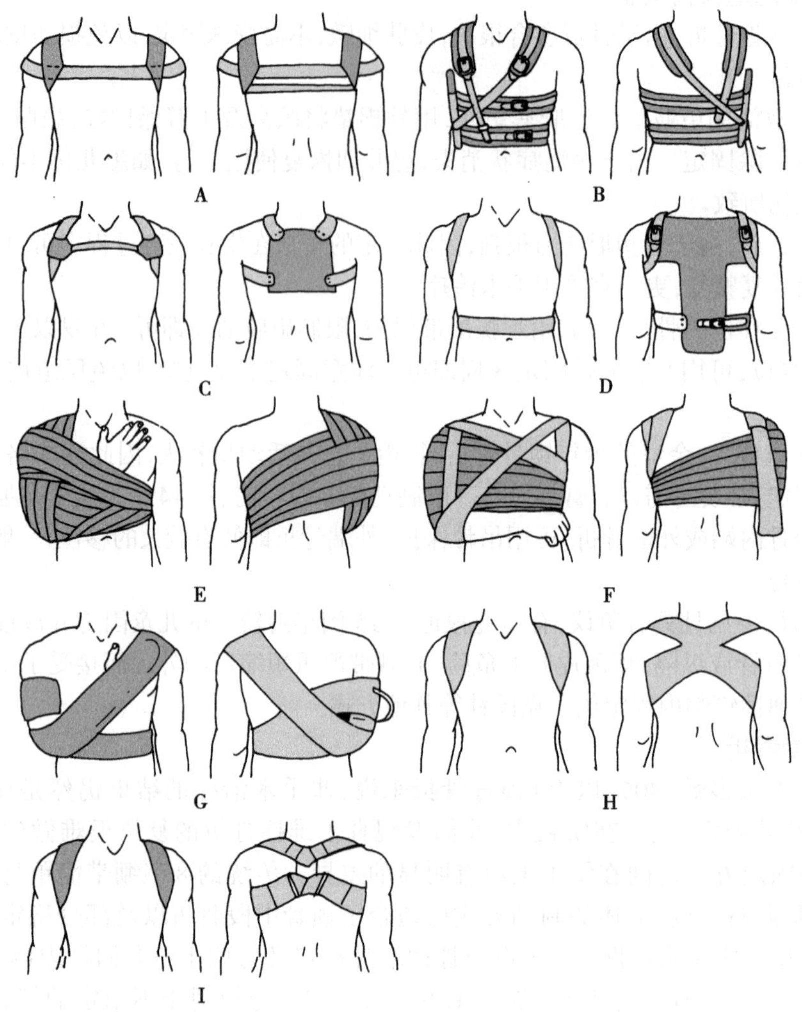

图 31-27 成人锁骨骨折绷带固定法

图片参考自：Mark D. Lazarus CS. Fractures of the Clavicle, in Rockwood & Green's Fractures in Adults, JDHC. Robert W. Bucholz JDHC. Robert W. Bucholz Editors. Lippincott Williams & Wilkins, 2006, 1211-1255

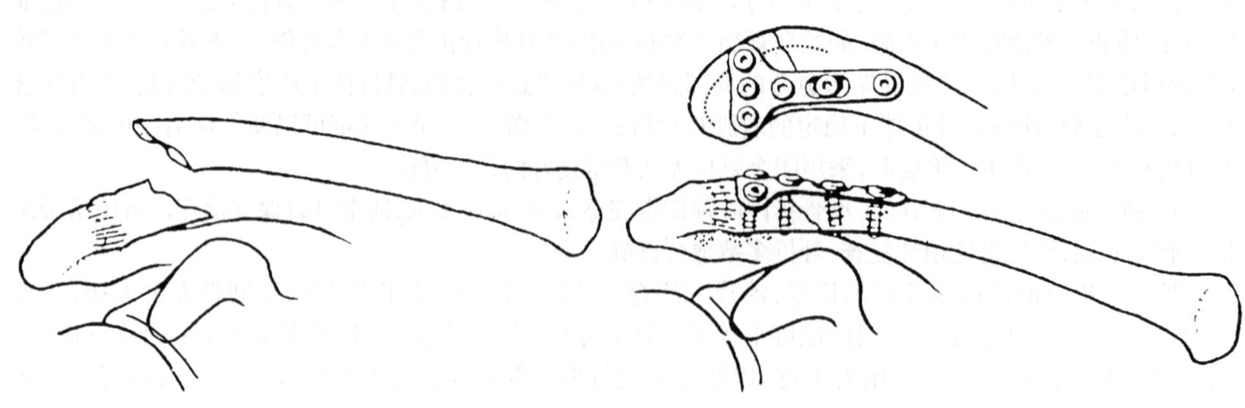

图 31-28 成人锁骨骨折 T 形钢板固定

满足肩关节早期功能练习，术后需要吊带保护直至骨折愈合，固定失效时有发生。

近年有学者报道用带钩锁骨钢板(clavicular hook plate)治疗此类骨折并取得了较好的疗效。术后 1 周患者均能进行肩关节主动活动，术后 6 周恢复日常生活和工作能力。锁骨钩钢板有固定确实，不损伤关节面，可以早期功能锻炼等优点，但问题是创伤较大，在肩峰下方加一钢板厚度，无疑增加了肩峰下撞击征的可能性，而且骨折愈合后还需再次手术取出钢板，其疗效还需大批病例和长期随访的临床研究评定(图 31-29)。

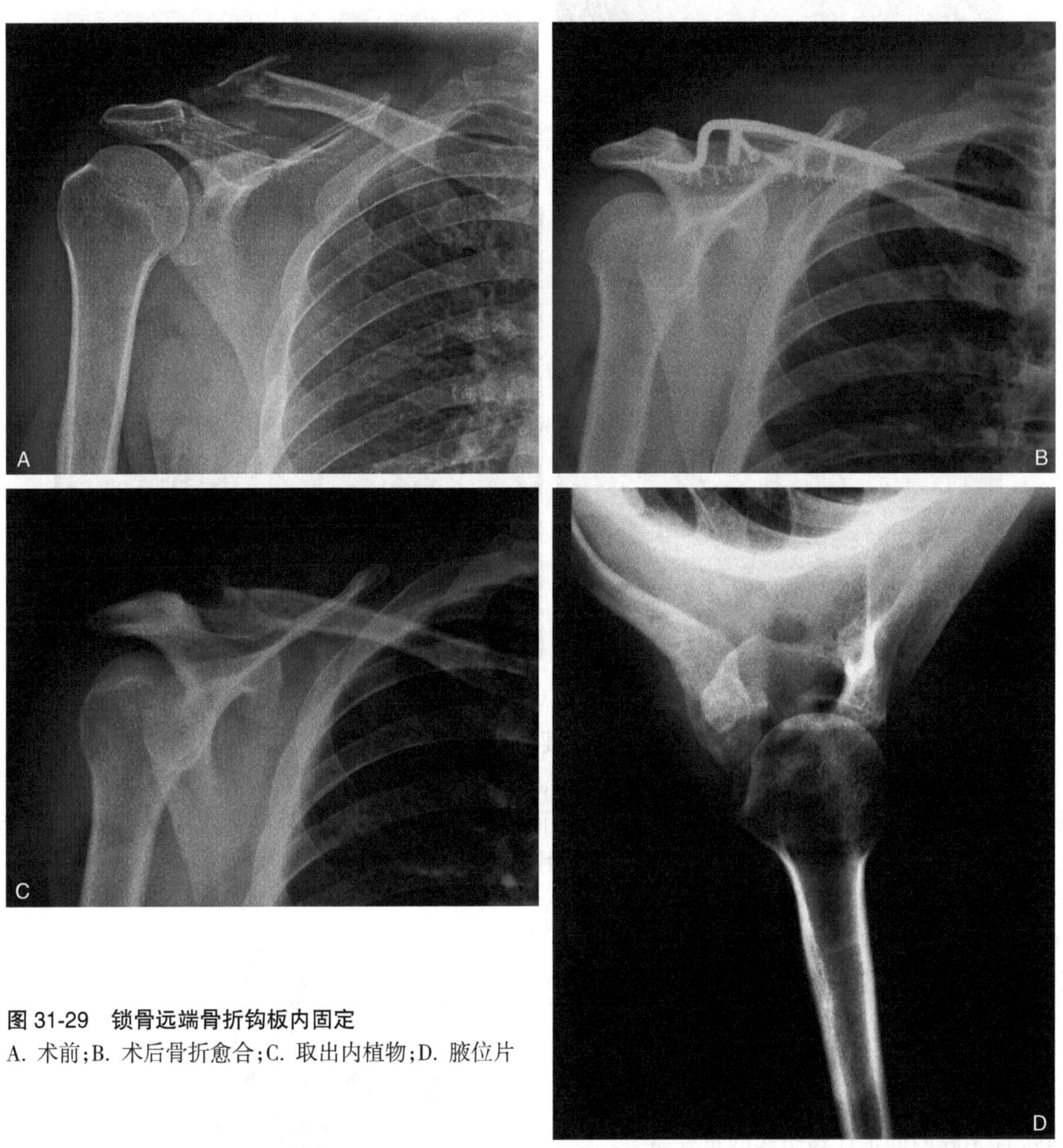

图 31-29　锁骨远端骨折钩板内固定

A. 术前；B. 术后骨折愈合；C. 取出内植物；D. 腋位片

另外一种最新开展的手术是关节镜下锁骨远端骨折的内固定手术。适用于没有累及锥形韧带锁骨止点的骨折类型。优点在于创伤小；不需要二次取出内固定；同时治疗肩关节内损伤；不存在肩峰下撞击的危险。临床应用时间短，需要长时间的临床疗效观察(图 31-30)。

锁骨外 1/3 Ⅲ型骨折早期一般采用非手术方法治疗。晚期有肩锁关节退行性改变时，可行锁骨外端切除术。

2. 锁骨胸骨端骨折　内 1/3 骨折一般移位不大，只需吊带保护止痛，早期开始肩关节功能锻炼。有神经、血管合并损伤时，需行手术治疗，内固定应慎用，以免损伤局部重要结构。

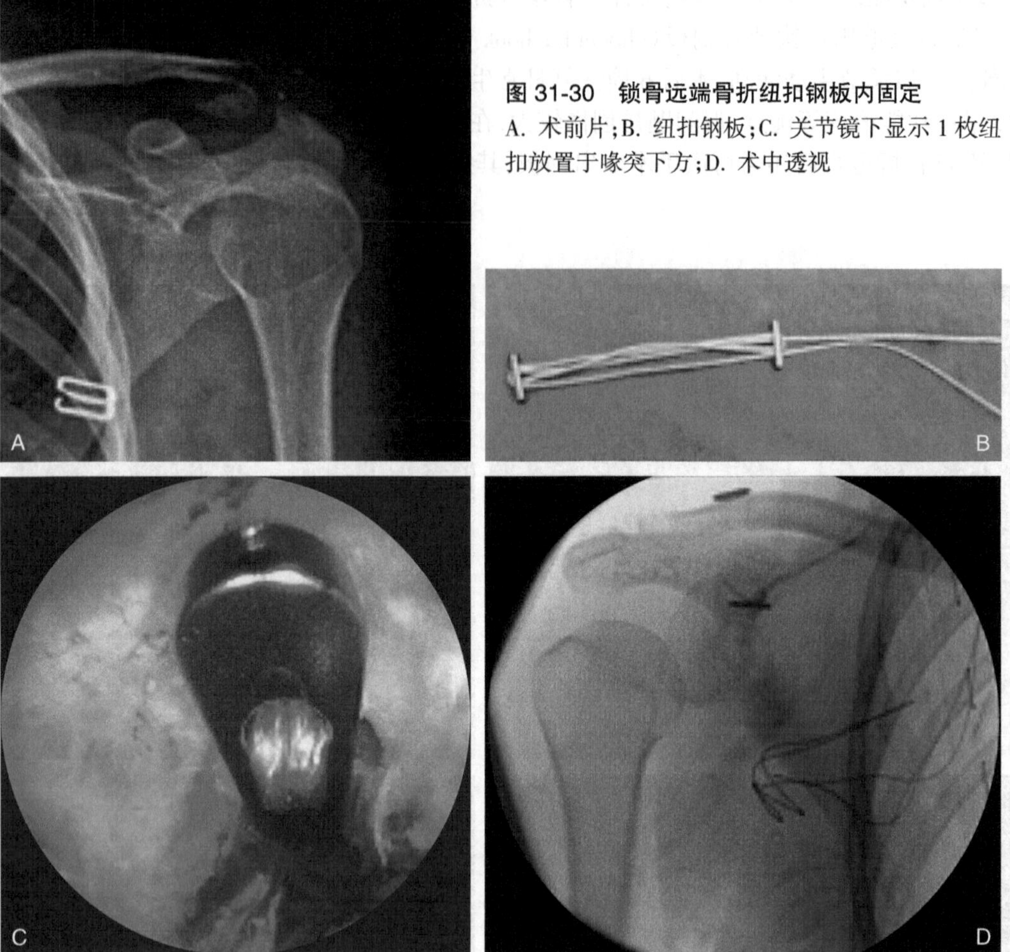

图 31-30 锁骨远端骨折纽扣钢板内固定

A. 术前片；B. 纽扣钢板；C. 关节镜下显示 1 枚纽扣放置于喙突下方；D. 术中透视

3. 锁骨中段骨折 锁骨中段骨折手术方式主要包括钢板固定和髓内固定两种。

(1) 髓内钉：髓内固定如克氏针、Knowles 钉、Hagie 钉、空心钉及弹性钉等(图 31-31)。它具有切口小，骨膜剥离少，操作简单等优点。缺点是稳定性稍差而固定强度不及钢板，髓内装置漂移或断裂，固定物尾端顶破皮肤等。其中克氏针虽然在基层中广为应用，但很容易发生游移、断裂，不能很好地控制骨折端的旋转，需要牺牲患者早期肩关节功能康复。

(2) 钢板固定：切开复位、钢板螺钉内固定仍然是治疗锁骨干骨折的主要方法。

钢板固定优缺点：钢板内固定是目前最常用的手术治疗锁骨中段骨折的方法，它不仅具有张力带力学功能，固定可靠，可防旋转，且无髓内固定迁移引起的重要组织结构损伤之缺点。但钢板内固定存在骨膜剥离范围广，易感染，同时存在损伤锁骨下血管神经的风险，以及术后钢板顶住皮肤而引起不适，钢板取出后再骨折等问题。

钢板放置方式：通常的做法是钢板放置于锁骨前上方。近年来提出了钢板前下方放置技术。

钢板前下方放置可实现以下理论上的

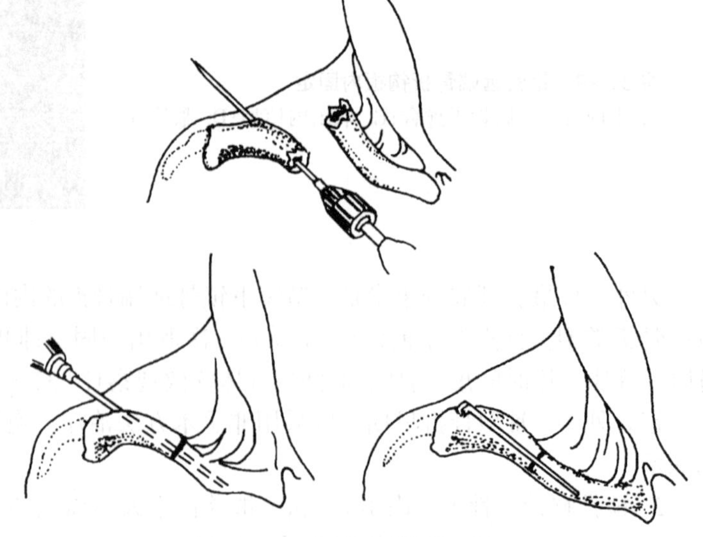

图 31-31 锁骨骨折的髓内固定

优点：①螺钉后外方进入，避开了锁骨下重要的解剖结构；②该方向通过锁骨扁平的最宽横径，从而可以使用更长的螺钉获得更稳定的力学把持；③不会在皮下形成包块，外形美观。另外，前下方置板也不会对骨折稳定产生不利影响。Collinge C 的研究中，58 例锁骨骨折仅 3 例由于硬件原因取出内固定，其余患者几乎无相关不适主诉。同时他也认为，对于锁骨中 1/3 骨折及需要外科干预的痛性骨折不愈合，应该采用前下方置板。

手术情况：采用颈丛或基础麻醉加局麻，患者取上身沙滩椅仰卧位，垫高患侧肩背部，消毒包扎患侧上肢，于锁骨骨折处上缘作横形或弧形 3~8cm 切口，暴露骨折端，推开骨膜，尽量保护骨折碎片的血供，复位骨折。根据骨折部位及粉碎情况选用合适长度的重建钢板或 LC-DCP 钢板螺丝钉作内固定材料。先用模板置于锁骨前方并紧贴锁骨，套出需要预弯钢板的弯曲弧度，再将选用的钢板按其弧度进行折弯，使得折弯后的钢板能紧贴锁骨前方骨面并骑跨于骨折端两侧，分别在骨折端两侧的钢板螺孔中钻孔攻丝，由前向后骨折端每侧至少攻入 3 枚螺钉，距离骨折断端最近的螺钉至少离断端 1cm。对于结构不完整的碎骨块，在接骨板安放完毕后，将其靠拢骨折断端，不用拉力螺钉固定。

前下方固定时，患者取仰卧位，脊柱和肩胛骨间垫高，使患者的肩带垂向后方，以显露锁骨长度。在不愈合的病例中，钻开髓腔。取 3.5mm 动力加压板或 3.5mm 重建板塑形以适应锁骨前下缘。螺钉从前下方进入(图 31-32)。

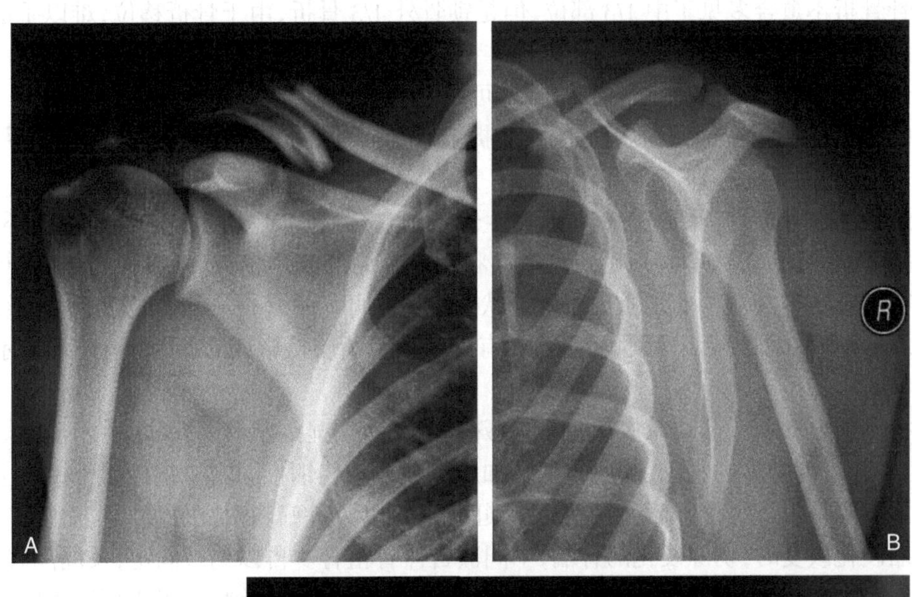

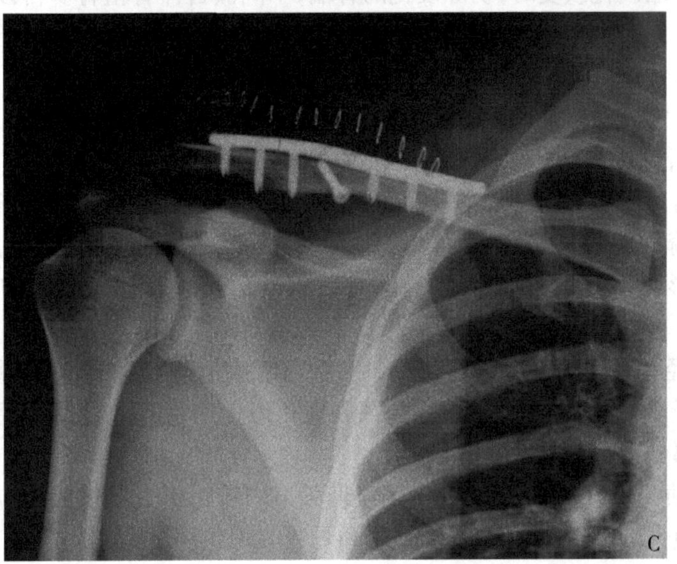

图 31-32 锁骨中段骨折
A. 术前正位片；B. 术前侧位片；C. 术后片

(三) 手术治疗的注意事项

锁骨骨折采用手术治疗时,应注意尽量减少手术创伤和骨膜的剥离。新鲜骨折应首选髓内针固定。可采用 Knowles 针或直径 3.2mm,一半长度带螺纹的 Steinmann 针或粗克氏针固定。采用克氏针固定时针尾必须折弯,以免克氏针游走移位。为减少不愈合的发生,最好同时行自体松质骨植骨。术后以三角巾或吊带保护 6 周。8~10 周骨折初步愈合后,可拔除内固定。

对于粉碎的锁骨中段骨折,也可采用钢板螺钉固定。可用小型动力加压钢板或小型重建钢板。钢板至少应有 6~7 孔,以保证固定效果,钢板最好置于锁骨上方。

也有使用小型 Hoffmann 外固定架治疗锁骨骨折的报道。可用于新鲜锁骨骨折和骨折不愈合的治疗。

八、晚期并发症

1. 骨折不愈合　锁骨骨折不愈合较为少见。锁骨骨折不愈合多见于成年人,中 1/3 约占 75%,外 1/3 不愈合者约占 25%。一般认为伤后 4~6 个月,临床及 X 线片未能达到正常的骨折愈合进程,即诊断为骨折不愈合。

儿童锁骨骨折后很少发生骨折不愈合,如发现锁骨不连时,应注意与先天畸形相鉴别。

损伤的严重程度,骨折移位的大小明显影响骨折的愈合进程。软组织损伤严重、开放骨折、骨折端夹入肌肉或其他软组织,都可影响骨折的愈合。

虽然锁骨骨折不愈合多见于中 1/3 部位,但是锁骨外 1/3 骨折,由于骨折移位,难以手法复位和维持固定,因此也容易造成骨折不愈合。

手法复位后制动时间不足,制动方法不当都可导致骨折不愈合。

不适当的手术治疗、内固定不牢固是造成骨折不愈合的重要原因。因此锁骨骨折的手术指征应严格,手术操作应规范,内固定应合理。

一些报道指出锁骨再骨折的病例有明显发生骨折不愈合的倾向。认为与局部血液循环供应改变有关。

锁骨骨折不愈合时,多数引起一定的临床症状。可有局部或颈、肩部疼痛。局部有异常活动及压痛。少数病例可有臂丛神经及血管的刺激或压迫症状。X 线片可显示骨折不愈合的表现。X 线片表现骨端肥大者约占 70%,少数病例骨端表现硬化、萎缩或有骨缺损。断层摄影或 CT 更可清楚地显示骨折不愈合的征象。

锁骨骨折不愈合如不引起临床症状,不需特殊治疗。有明显症状时,可采用手术治疗。骨端肥大型改变者,手术时切除过度增生的骨痂,选用 6~7 孔加压钢板或重建钢板固定。钢板置于锁骨上面,骨折端上、下植松质骨。不要将植骨块植于锁骨后方及肋锁间隙内,以免骨痂刺激、压迫神经、血管。

骨端萎缩硬化改变时,切除硬化的骨端,中间嵌自体骨植骨。再以钢板固定,及周围置松质骨植骨。

锁骨外 1/3 骨折不愈合时,多需选用 Konwles 针或斯氏针加植骨治疗。术中可以不吸收固定线固定喙突及锁骨近骨折段,以保持骨折部位的稳定。

手术后常需吊带保护上肢 6~8 周。内固定针术后 6 周应予取出。

2. 骨折畸形愈合　移位的锁骨骨折经非手术治疗后,多存在一定的成角短缩畸形。一般不引起症状,对功能活动无明显影响。儿童骨折的成角畸形,在发育过程中多可自行得到矫正。

对于畸形明显,短缩大于 15mm 以上的畸形,并引起症状影响肩部活动时,患者会提出治疗的要求。对畸形明显的病例,可考虑行截骨矫正畸形,内固定加植骨治疗。但是截骨有造成骨折不愈合的危险。

3. 神经、血管并发症　锁骨骨折后,后下缘大量骨痂生成,可导致肋锁间隙变窄,可引起臂丛神经和大血管的受压症状,与胸廓出口综合征表现相似。症状严重时,需行手术治疗。复位固定骨折,修整骨痂甚或切除部分锁骨以减除压迫。

4. 肩锁关节、胸锁关节炎　常因早期关节内骨折引起。造成相应的关节疼痛和关节活动受限。X 线片表现为锁骨端骨囊性改变,骨质增生和骨吸收现象。关节间隙变窄。常需断层摄影或 CT 检查帮助诊断。

经保守治疗无效、关节内封闭可减轻疼痛时可行锁骨端切除术。

第四节 肩胛骨与肩胛盂骨折

肩胛骨骨折占全身各部位骨折的1%，占肩部骨折的5%。肩胛骨体部骨折占50%，肩胛冈及肩峰部骨折占14%，喙突部骨折占1.5%，肩胛盂的骨折占30.5%，肩盂颈部骨折约占4%。超过90%的肩胛骨骨折移位轻，可以保守治疗。绝大多数肩胛骨骨折患者都是高能量损伤，80%~95%合并全身其他部位骨折、软组织损伤或者脏器损伤，平均有3.9处损伤。最容易受累的包括同侧肩胛带、上肢、肺和胸壁。25%~45%的患者合并肋骨骨折，15%~40%患者有锁骨骨折，25%有颅骨骨折，10%~40%患者有颅脑损伤。肩胛骨骨折患者死亡率达到2%。

肩胛骨骨折主要由直接暴力引起，重物的直接打击，肩胛骨部位受到撞击均可造成肩胛骨体部骨折。但喙突骨折往往由于肱二头肌短头及喙肱肌的强烈收缩造成了撕脱性骨折。而肩盂部位骨折主要由于前臂传递暴力使肩盂受到冲撞所致。肩盂前、后缘骨折可在肩关节脱位中出现；肩胛盂下缘的骨折也可以因肱三头肌牵拉引起。

一、肩胛骨骨折的临床表现

患者绝大多数都经受了高能量创伤。患侧肩胛骨区肿胀，压痛，患者保护性地将患侧上臂内收，肩关节活动因为疼痛受限，外展尤其明显。

X线检查肩胛骨前后位及侧位像为常规检查方法，分辨率好、清晰度高的X线片可显示肩胛骨体部的骨折线，侧位可显示骨折移位方向。但仍有较高的漏诊率。

CT及CT的三维成像能清晰显示骨折与骨折块的移位。对于累及肩胛盂的骨折常常可以通过CT三维重建获得充分的信息，诊断价值明显优于X线摄片。

二、肩胛骨骨折的治疗

(一) 非手术治疗

由于肩胛骨表面有丰富的肌肉覆盖，背侧有冈上肌、冈下肌，胸壁侧有肩胛下肌；肩胛冈上缘有斜方肌，下缘及肩峰部有三角肌的附丽，因此肩胛骨体部的骨折受到胸、背侧肌肉的保护，起到肌肉夹板的稳定与保护作用，如无明显移位，或仅属线形骨折，仅用三角巾悬吊固定即可达到骨折的愈合。三角巾悬吊保护4~6周，期间在可以耐受的范围内进行肩关节被动活动练习，以减少创伤性凝肩的发生；待骨折初步愈合后即开始肩关节及肩胛带肌肉的力量训练和协调性训练，尽早恢复功能。

(二) 手术治疗

1. 手术适应证

(1) 骨折合并肩胛上神经损伤：涉及肩胛上切迹、盂上切迹的骨折，如果同时伴有肩胛上神经损伤应选择手术治疗，固定骨折并同时探查肩胛上神经。

(2) 肩峰部骨折：肩峰骨折后，由于受到斜方肌和三角肌的牵拉，骨折端常常不稳定，容易导致不愈合。因此，对于移位的肩峰骨折可以选择手术治疗，通过克氏针张力带或者空心螺钉加压固定。

(3) 严重移位的肩胛骨体部骨折：骨折严重移位，预计骨折端有肌肉嵌入或者骨折畸形愈合后容易导致肩胛胸部运动障碍者可以手术治疗。

(4) 浮动肩：肩胛颈骨折并肩锁结构损伤者建议采用切开复位，内固定恢复肩胛盂的正常解剖位置并获得肩锁稳定。

(5) 明显移位的肩胛颈骨折：移位大于1cm，成角大于40°。

2. 常用手术入路 ①肩胛冈入路；②外侧腋缘入路；③肩胛骨内缘切口联合肩胛冈的横T形切口。

注意事项：

(1) 肩胛冈入路，显露冈上窝或冈下窝时应注意避免损伤肩胛上神经及肩胛上血管。

(2) 腋缘入路在显露肩盂下缘及肩胛骨外缘嵴部时,应注意避免损伤腋神经。

(3) 肩胛冈及肩胛骨内、外缘的嵴部是作为钢板内固定的部位。

3. 术后康复治疗　单纯肩胛骨体部骨折,不涉及肩盂,骨折部渗血仅进入其表面的骨膜下或肌肉内,一般不进入盂肱关节或胸壁肩胛间隙,因此肩的功能康复相对较容易。术后或非手术治疗 1 周后即可开始物理疗法。在 2~3 周开始行肩的功能训练,包括外展、内收、上举及后伸。初始以被动运动为主,2 周后做主动运动。

三、肩盂骨折

肩胛盂骨折属于关节内骨折,需要解剖复位、稳定固定和早期康复练习以保留肩关节功能。肩胛盂骨折畸形愈合或者不愈合常导致肩关节僵硬、创伤性关节炎、肩关节不稳定。

(一) 诊断

1. 损伤史　肩盂骨折主要由肱骨头撞击所致。肩胛盂前下缘或者后下缘撕脱性骨折常常是肩关节脱位时损伤盂唇韧带结构所致。

2. 症状　肩部疼痛,活动时加重,患者常常拒绝肩关节大范围被动活动。

3. X 线摄片　常规摄取前后位 X 线片和改良腋位 X 线片有助于发现肩盂的骨折及骨折移位方向。改良腋位片对于发现肩胛盂前后缘骨折有重要意义。

4. CT 及 CT 三维成像能清晰显示肩盂骨折和骨折的移位情况(图 31-33,34)。

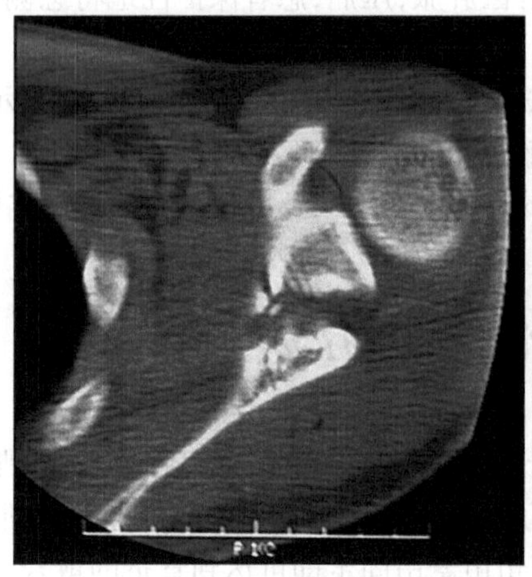

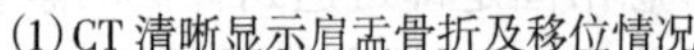

(1) CT 清晰显示肩盂骨折及移位情况

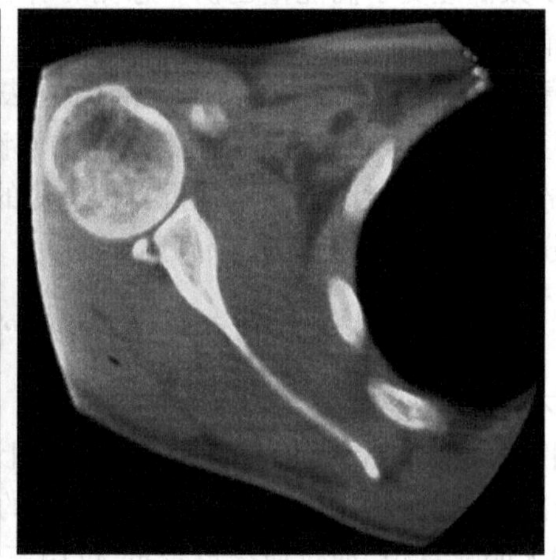

(2) Ⅵ型骨折,后方肩盂骨折,无明显移位

图 31-33　CT 清晰显示肩盂骨折及移位情况

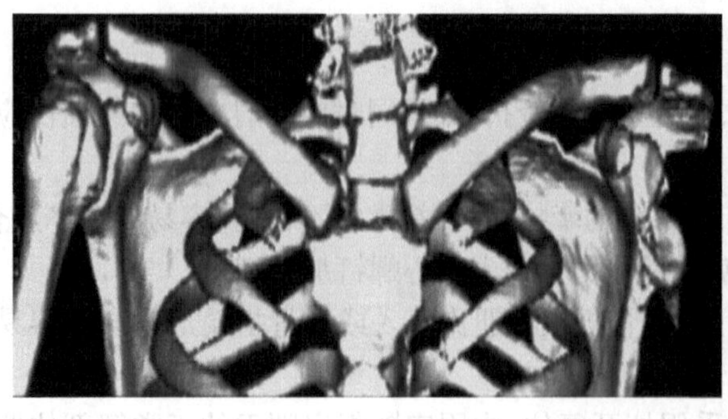

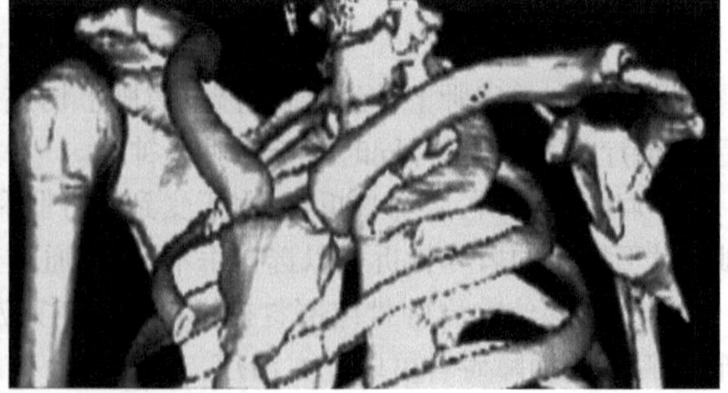

图 31-34　肩盂骨折 X 投影与 CT 三维成像之比较

(二) 分类

依据 Ideberg(1984)的分类法,肩盂骨折可分成六型(图 31-35)。

Ⅰ型:肩盂前缘或前下缘骨折,占肩盂骨折的 83%。此型骨折为肱骨头撞击肩胛盂边缘关节面所致,为真正的骨折,不同于脱位所致的撕脱性骨折。

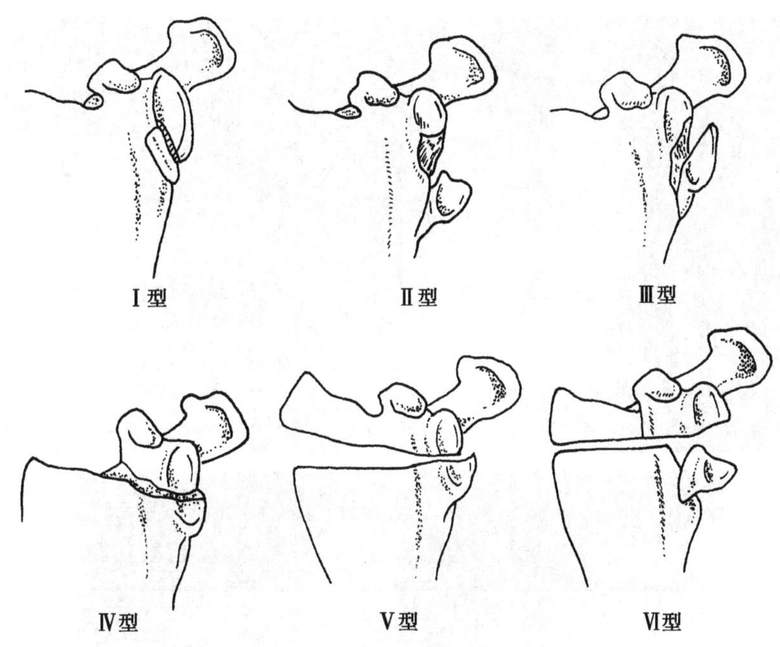

图 31-35 Ideberg 肩盂骨折分型

Ⅱ型:肩盂下缘包括部分肩盂颈嵴部的骨折,占 2%~3%。

Ⅲ型:肩盂上部骨折,骨折线斜向内上,累及喙突的基底部,约占 2%~3%。

Ⅳ型:肩盂上部的水平方向骨折,自肩盂经肩盂颈,水平延伸至肩胛骨内缘,占 5%。

Ⅴ型:Ⅳ型骨折基础上合肩盂下部及肩盂颈的骨折,占 4% 左右。

Ⅵ型:肩盂后缘骨折,常常是盂肱关节后方脱位的合并骨折。

(三) 治疗

1. 治疗原则

(1) 使骨折块之间尽量靠拢,关节断面间隙应小于 3mm。

(2) 恢复肩胛带悬吊装置的稳定性。

(3) 恢复盂肱关节稳定性。

(4) 防治并发症:撞击,盂肱关节不稳定,神经卡压,肩胛上神经损伤。

(5) 重视康复训练及肩功能恢复的质量。

2. 治疗指征与方法

(1) Ⅰ型肩盂骨折:包括肩盂前缘骨折(Ⅰa 型)和后缘骨折(Ⅰb 型),前下缘骨折块达肩盂 1/4、后缘骨折达到肩胛盂 1/3,或者骨块移位 >1cm,都有可能导致盂肱关节不稳定,均应复位及内固定治疗。对骨折块进行解剖复位可以重建肩胛盂关节面的骨性完整性,恢复盂肱关节骨性稳定,避免出现肩关节不稳定和创伤性关节炎。可以一枚或两枚拉力螺钉予以固定(图 31-36)。

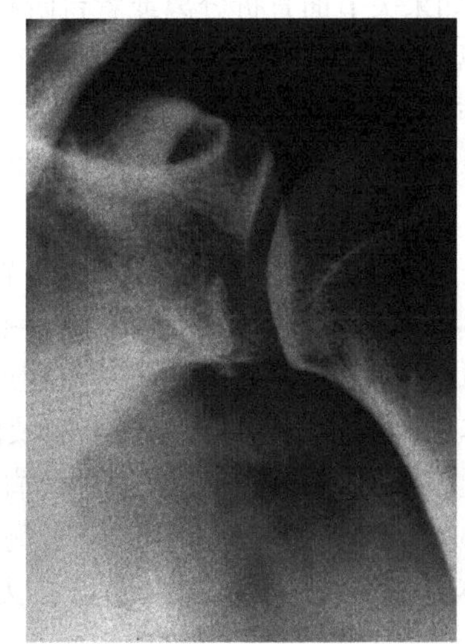
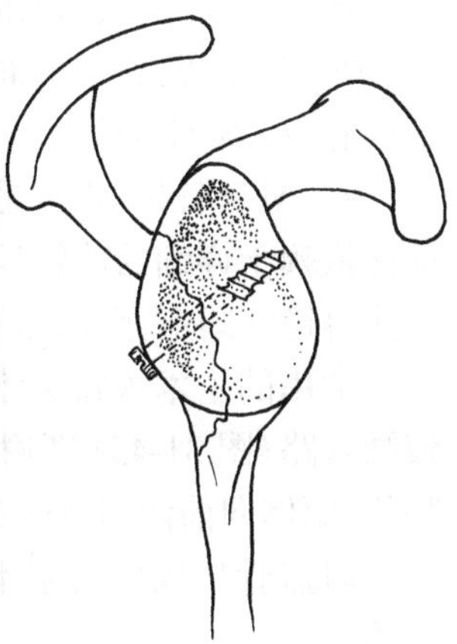

图 31-36 Ⅰ型骨折,螺钉固定

(2) Ⅱ型骨折:往往是肱骨头冲击肩胛盂下部关节面所致骨折(图 31-37)。移位大于 5mm 者,或者肱骨头下移不能保持在肩胛盂中心者,应行切开复位及内固定术。可用拉力螺钉,支撑钢板固定或克氏针交叉固定等方法。

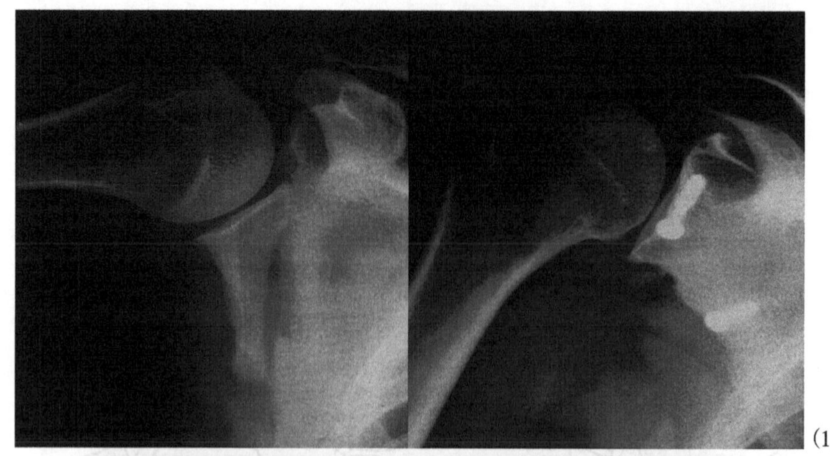

(1)

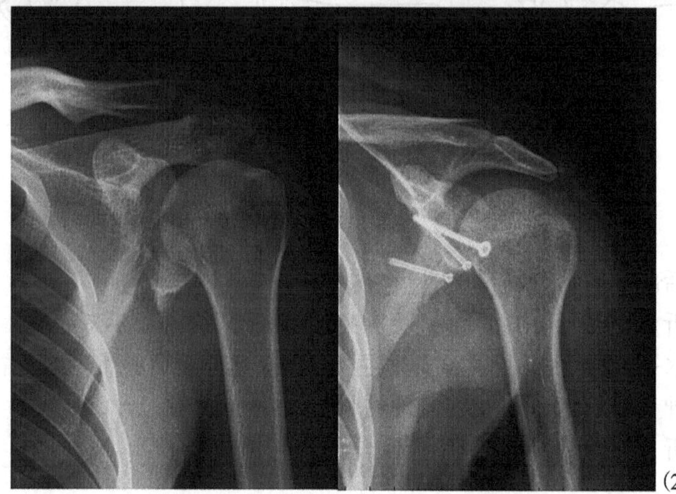

(2)

图 31-37 Ⅱ型骨折，螺钉内固定术前后

(3) Ⅲ型骨折：肩盂上方骨折块有上移或旋转移位，有可能合并肩胛上神经损伤。宜行切开复位和内固定。若同时合并喙突肩峰的喙肩弓或肩锁关节损伤，则导致肩胛带的悬吊结构破坏，是手术治疗的指征。可采用钢丝捆绑，钢板固定，克氏针交叉固定等方法（图 31-38，39）。

(4) Ⅳ型骨折：是肩胛骨上部水平方向骨折，虽有肌肉夹板的复位、固定机制，但大部分此型骨折肩盂均有明显移位（图 31-40），如果关节面骨折分离或者台阶超过 5mm，应该进行切开复位，内固定治疗。可采用后方肩胛冈入路，于肩盂颈后方及外侧嵴部以钢板螺钉固定。也可在 C 形臂 X 线诱导及关节镜监察下行闭合复位，经皮微创内固定（图 31-41，42）。

(5) Ⅴ型骨折：关节面一般都有明显分离，伴有较高的肩胛上神经卡压和损伤发生率。手术治疗往往不可避免（图 31-43）。

(6) Ⅵ型骨折：常常是肩胛盂的严重粉碎性骨折，关节面骨折块的数量常常在三块以上。治疗方法的选择依赖于详细的放射学检查，比如 CT 三维重建，是否手术治疗需要个体化研究。如果骨折块可以重建并获得稳定固定，则选择手术治疗；如果骨折块无法重建或者稳定固定，保守治疗不失为明智的治疗方法。

常用的手术入路及体位：①肩胛冈切口，分冈上窝及冈下窝入路（图 31-44）；②肩胛骨外侧缘切口，即腋缘入路（图 31-45）；③肩上方入路：需切除部分锁骨及肩锁关节（图 31-46）；④肩的后方入路：一般采取侧卧位，躯体向前倾斜 20°~30°，患臂外展 70°（图 31-47），胸臂部置软垫。

肩盂骨折固定的基本方法有：①克氏针固定；②拉力螺钉固定；③缝合固定；④钢板固定；⑤联合固定等。

陈旧性肩盂骨折若已有骨性愈合（图 31-48），但盂肱关节尚稳定，经功能练习后，盂肱关节功能能满足日常生活所需，则不必行手术干预，采用保守治疗也能得到较好的结果。

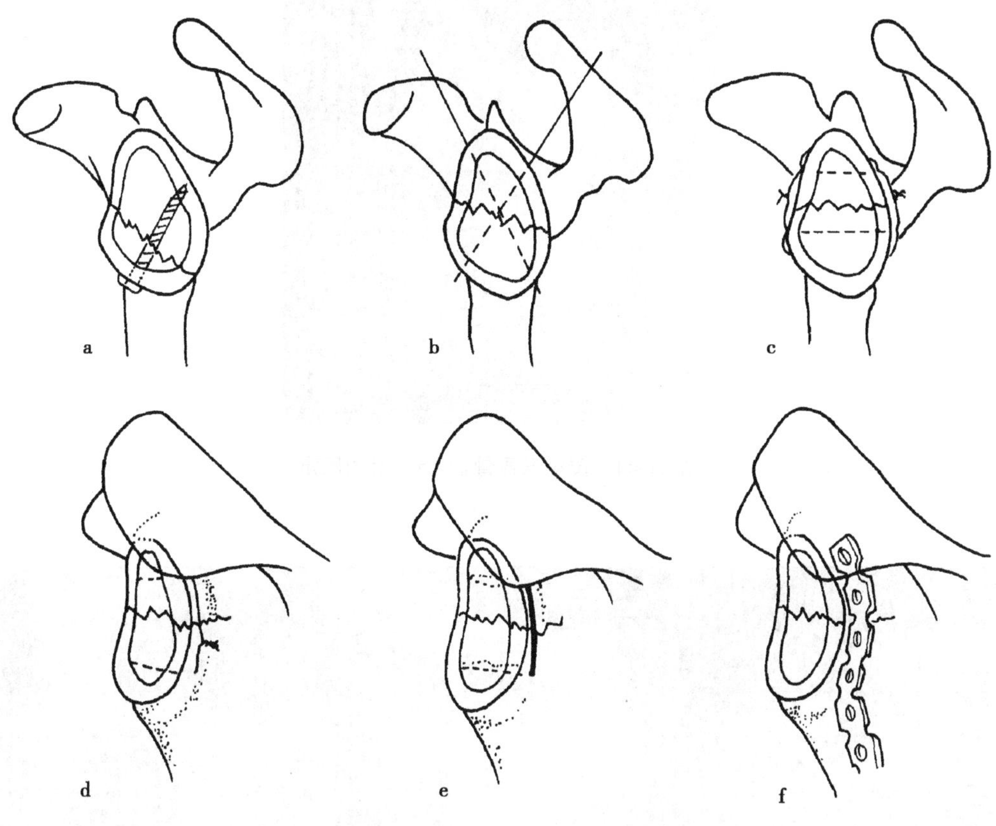

图 31-38 Ⅲ型骨折，手术治疗方法

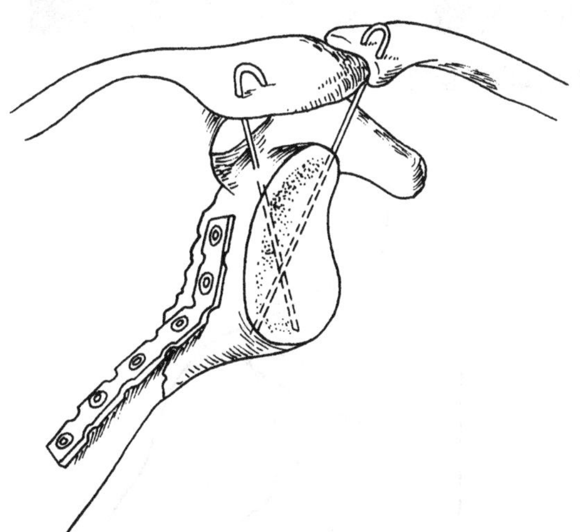

图 31-39 联合固定方法

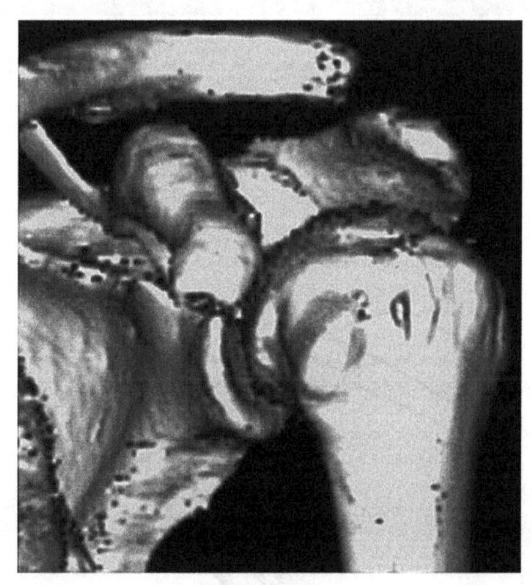

图 31-40 Ⅳ型肩盂骨折，CT 三维成像

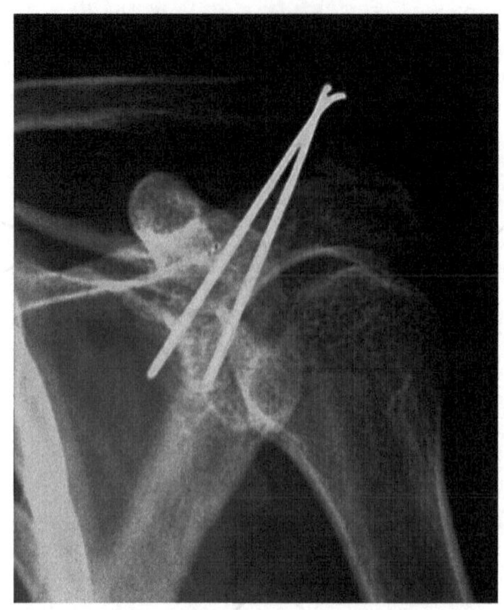

图 31-41 Ⅳ型肩盂骨折,克氏针内固定

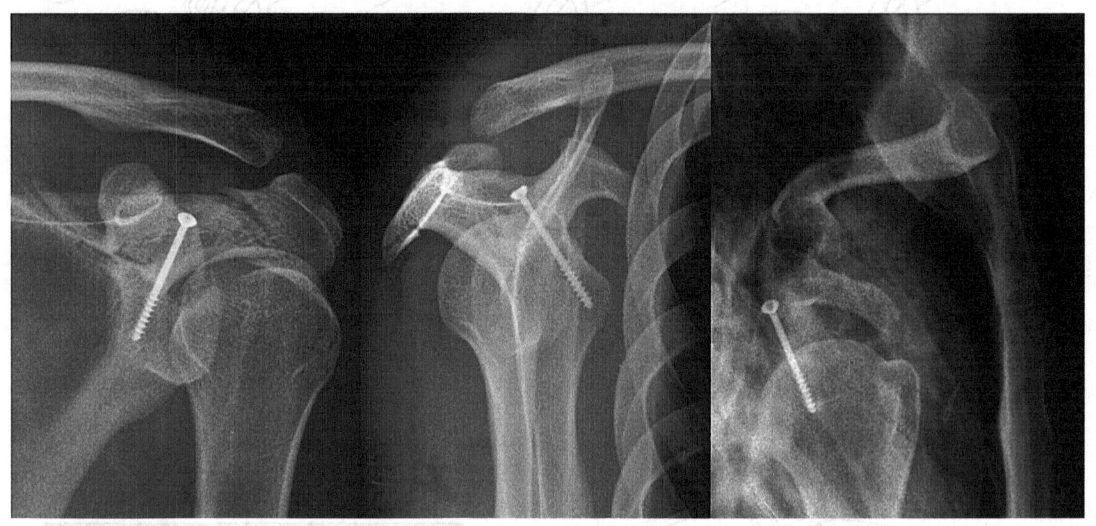

图 31-42 Ⅳ型肩盂骨折,螺钉内固定

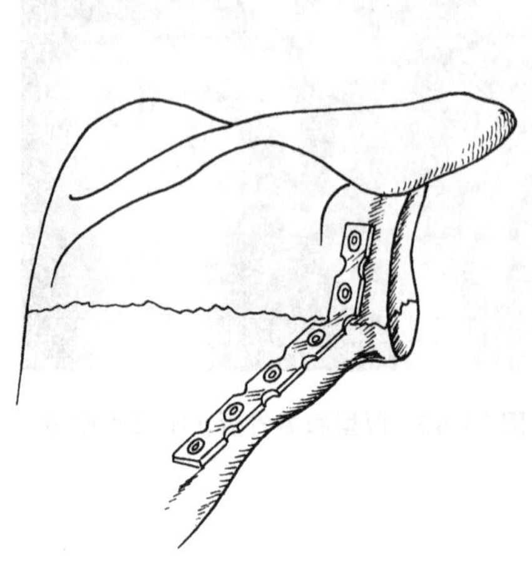

图 31-43 Ⅴ型肩盂骨折,重建钢板内固定

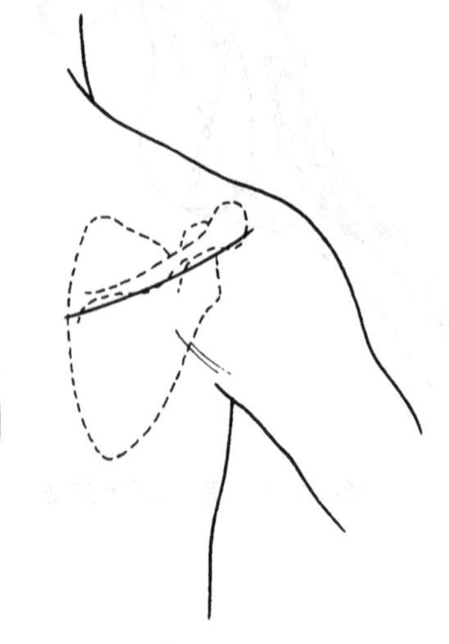

图 31-44 肩胛冈切口

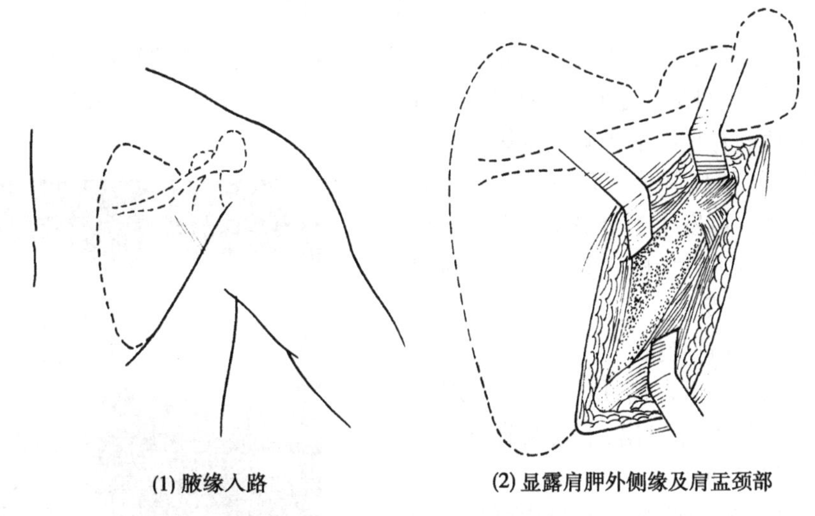
(1) 腋缘入路　(2) 显露肩胛外侧缘及肩盂颈部

图 31-45　肩胛骨外侧缘切口

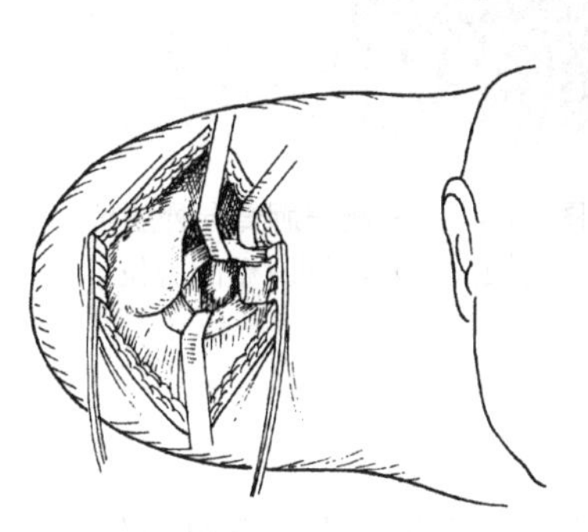
图 31-46　肩上方入路
需切除部分锁骨及肩锁关节

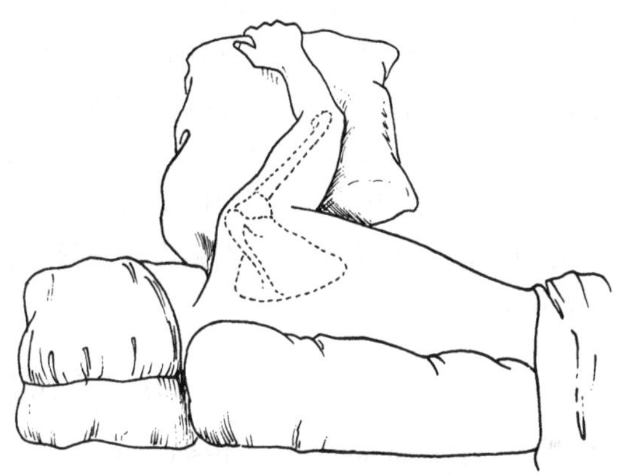
图 31-47　肩后方入路

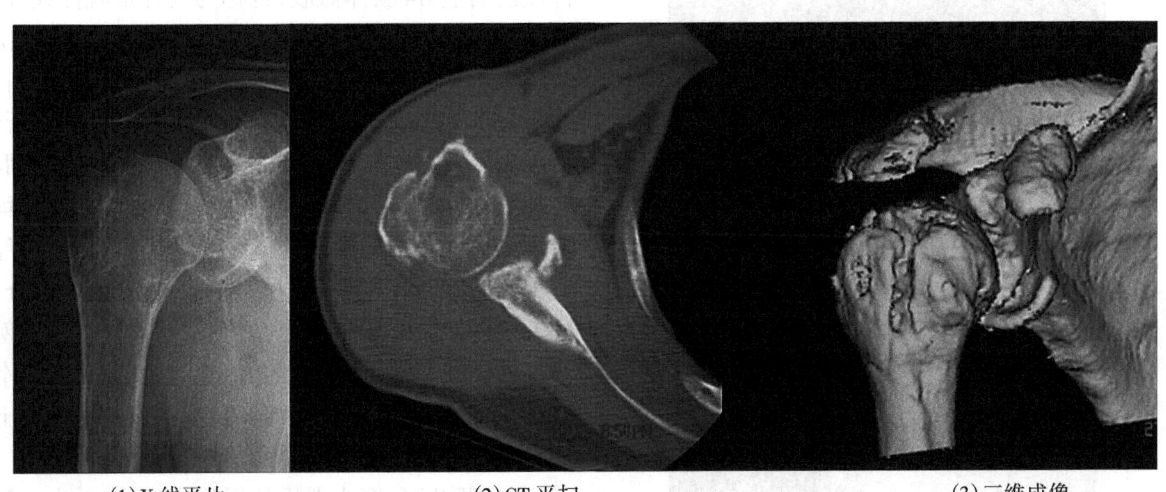
(1)X 线平片　(2)CT 平扫　(3)三维成像

图 31-48　陈旧性肩盂骨折

四、肩胛骨脱位

肩胛骨脱位也称肩胛绞锁(locked scapula),是肩锁关节及肩胛胸壁间脱位,罕见。当上肢受到牵拉损伤,肩胛骨处于极度外展、外旋,或外力直接作用于肩胛骨后方,使肩胛骨发生外展外旋,并使肩胛骨向前方移动时,肩胛骨下角的脊柱缘卡于侧胸壁第3~4肋间或第4~5肋间隙内。使肩胛骨下角绞锁于不正常的位置,不能随意活动。可发生于全身多发关节松弛的患者,也可见于遭受较大外力的正常人中。肩胛骨绞锁时,菱形肌受到牵拉发生一定程度的损伤,也可同时发生肋骨骨折和肩胛骨骨折。

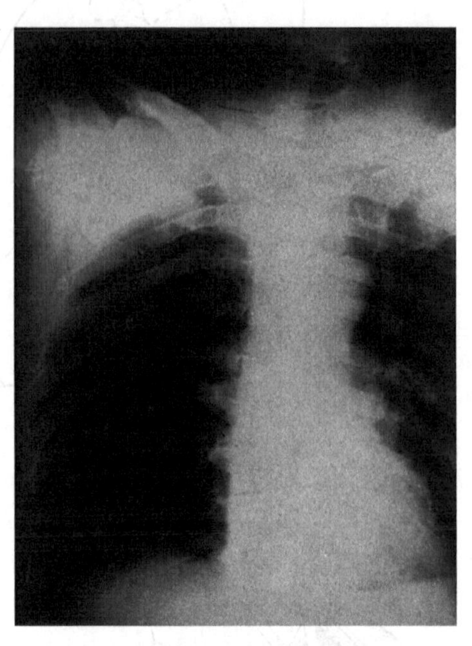

图 31-49 右侧肩胛骨向外脱位
(肩锁关节及肩胛胸壁间脱位)

肩胛骨脱位时,患者主诉疼痛,肩胛骨活动受限。肩胛骨向外上方移位,腋窝缘突出,下角及脊柱缘不能触及。肩胛骨固定在畸形位。

胸正位X线片或患侧向前倾斜X线片可显示肩胛骨移位畸形(图31-49)。

新鲜肩胛骨绞锁,可在全麻下行手法复位。将患侧上肢置于外展位向侧方牵引,以松脱肩胛骨下角与肋骨的绞锁。牵引同时,术者一手推肩胛骨腋窝缘向前并施以向前内旋转的外力,另一手向后推肩胛骨的脊柱缘。绞锁一旦解脱,肩胛骨即自动恢复其正常的位置。复位后可用三角巾保护2~3周。陈旧性肩胛骨脱位,如时间已较长,已有瘢痕组织粘连,需行软组织松解后才可复位。

五、肩胛胸壁分离

肩胛胸壁分离(scapulothoracic dissociation)是指在强力作用下,由于肩胛部广泛肌肉软组织损伤,使肩胛骨向外侧明显移位,可发生胸锁关节或肩锁关节分离、锁骨骨折,也可合并大血管及臂丛神经牵拉损伤。一般皮肤仍保持完整连续性,因此有时称之为闭合性创伤上1/4肢体截肢,也称为肩胛带脱位或分离。是一种罕见的严重损伤。致伤原因多为机器绞伤上肢所致。1982年,北京积水潭医院曾报道两例肩胛胸壁分离的患者(图31-50),均属机器绞伤上肢所致。临床表现及损伤病理相似,表现为肩胛胸壁及上肢明显肿胀,患肩外形增宽。两例患者前臂以下皮肤均呈暗紫色,前臂皮肤感觉、肌肉运动均丧失。X线片显示1例肩胛骨连同锁骨外移约6 cm,胸锁关节分离。另1例肩锁关节发生分离,肩胛骨明显外移。两例均行上臂高位截肢术。术中发现臂丛神经及血管牵拉损伤,1例术中发现臂丛神经自上臂截肢水平以上约20cm处撕脱断裂。

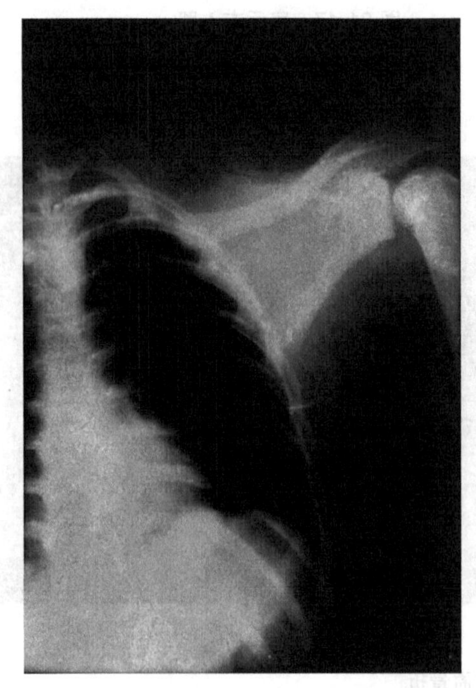

图 31-50 左肩胛带脱位肩胛骨连同锁骨外移

肩胛胸壁分离为严重的损伤,由于合并大血管以及广泛的软组织损伤,有较高的死亡率。肩胛骨外移的程度可由胸片棘突至肩胛骨内缘的距离,或由胸骨切迹至肩盂外缘的距离来测定。由于广泛的肌肉撕裂和神经、血管的牵拉损伤,因此治疗主要为抢救生命,高位截肢极少有行修复手术的条件。

第五节 盂肱关节脱位

盂肱关节是肱骨头与肩盂构成的关节。通常也称为肩关节。人类对于肩关节脱位的认识和记述已有两千余年,更早可以追溯至4000余年以前人类最古老的书籍中就有记载。两千余年以前,Hippocrates对肩关节脱位的创伤解剖、类型和有关复发性肩脱位的一些问题做过详细的记述,并介绍了世界上最早的复位方法和手术治疗方法。

盂肱关节脱位(肩关节脱位)是全身大关节脱位中最常见的部位。有的报道占45%~50%。

一、解剖及盂肱关节的稳定机制

肩关节是全身活动范围最大的关节,而且在正常的活动中又能保持其相对的稳定性。这与盂肱关节的结构特点以及与肩锁、胸锁关节和肩胛胸壁间的活动密切相关。

(一)盂肱关节骨性稳定结构

盂肱关节的骨性结构是由肱骨头与肩盂组成。是盂肱关节稳定的因素之一。肱骨头外形近于半圆形,约占圆周的2/5。冠状面肱骨头颈的轴线与肱骨干纵轴成角约130°~135°。横断面肱骨头颈有向后20°~30°的倾斜角,称为肱骨头的后倾角。后倾角的改变与关节的稳定性有一定的关系。

肩盂关节面呈梨形、凹窝状,与肱骨头相吻合。垂直径大于横径。肩盂关节面相当于肱骨头关节面的1/3~1/4。肩盂纵径与肱骨头直径比值,或横径与肱骨头直径比值小于0.75,皆说明肩盂发育不良,会影响盂肱关节的稳定性。肩盂的纵径及横径与肱骨头直径的比值称为盂肱关节指数。

当创伤性肩关节前脱位时,如发生盂前缘的撕脱性骨折,或肱骨头后上侧的压缩骨折时,均可影响盂肱关节的稳定,成为复发脱位的病理基础。

盂的关节面在75%的正常人中有平均7.4°(2°~12°)后倾角度。后倾角减小也是盂肱关节不稳定的因素之一。此外肩峰及喙突也可限制肱骨头向后上及前上方向的过度移位。

(二)关节囊及韧带结构

维持盂肱关节稳定的另一因素是关节囊及韧带结构。盂肱关节的关节囊较大而且松弛,容许肱骨头有足够大的活动范围。肩关节的韧带有喙肱韧带,前方的盂肱上韧带、盂肱中韧带、盂肱下韧带前部,以及后方的盂肱下韧带后部。盂肱韧带是关节囊增厚的部分。由于在肩胛骨止点部位有不同的变异,因此其稳定关节的作用也不相同。附丽点距肩盂越远,关节囊越松弛,稳定关节的作用越差。在通常活动范围情况下,由于关节囊松弛,因此不能发挥防止盂肱关节移位的作用。只有当关节活动到终末活动范围时,当关节囊韧带处于张力状态下,才能发挥其限制肱骨头过度移位的稳定作用。其中,盂肱下韧带前部和后部对肩关节稳定作用的意义最大。

盂唇是一纤维性软骨的边缘。是盂缘骨、骨膜、关节软骨、关节囊及滑膜组织的相互连接的结构。可以加深盂窝,增加对肱骨头的稳定作用。同时也是连接盂肱韧带和二头肌长头肌腱到肩盂的附丽结构。实验切除盂唇软骨后,肩盂防止肱骨头移位的稳定作用减少50%以上。创伤性肩关节前脱位时,大多数病例发生盂唇软骨分离,称为Bankart病变。在复发性肩关节前脱位的病例中,Bankart损伤是重要的病因之一。

(三)肌肉

肩部的肌肉对于肩关节的活动和动力的稳定作用都是非常重要的。二头肌长头和组成肩袖的诸肌肉是盂肱关节的主要动力稳定因素。借助于这些肌肉的选择性收缩或协调收缩,可以通过肌腱与盂肱关节囊韧带的交织结构主动地调节这些结构的张力,从而可以提供一动力韧带的作用。同时也可抵消其他动力肌肉收缩活动时引起的影响肱骨头稳定的活动。

Depalma等通过尸体实验和手术观察,证明肩胛下肌是防止肱骨头向前脱位的重要动力因素。

肩关节的活动与相对的稳定与上述的解剖结构和功能活动密切相关。肌肉的稳定作用也称为主动稳定因素。骨结构、关节面的形状、关节囊韧带、盂唇软骨等静力稳定作用也称为被动稳定因素。

(四) 力学因素

除了上述与解剖有关的静力与动力稳定因素之外。盂肱关节的稳定还与物理学中一些力学规律有关。

盂肱关节囊是一个封闭的有限关节腔。正常时关节内有约 1ml 的游离关节液分布在滑膜及关节软骨表面。当肱骨头与肩盂之间发生相对的移位时，关节内产生的负液压会阻止进一步的关节之间的分开，同时使关节囊贴近关节间隙，使关节囊的纤维受到牵拉，阻止关节移位。

正常的关节内存有负压，这是由于组织间隙内的渗透压和关节内渗透压存有差异所致。关节内的负压使关节不易发生分离，有利于关节的稳定。

大气压对于肩关节的稳定作用已经得以肯定。悬挂的尸体肩关节标本，当切除肩部肌肉后，肩关节没有向下半脱位的现象，但是当用注射器针头穿刺关节囊，有空气进入到关节腔内时，则立即会发生肱骨头向下半脱位的现象。

维持盂肱关节稳定的另外一种力学机制是肱骨与肩盂之间的黏滞力。物理学中当两种物体表面之间接触紧密时，两种物体分子之间会产生一种相互吸附的力，物理学中称之为黏滞力。在正常关节内，肱骨头与盂光滑软骨面的衔接以及滑液的作用，恰似两片湿的玻片贴在一起，彼此之间可以滑动，但不易被分开。

临床上当肱骨近端骨折时，关节腔内可有出血或反应性渗液，从而使上述的稳定作用减弱，X 线片可显示肱骨头有向下半脱位的现象。

二、盂肱关节脱位的分类及外伤机制

盂肱关节脱位可有很多不同的分类方法。

1. 根据造成脱位的原因分类　可分为创伤性盂肱关节脱位和非创伤关节脱位两类。创伤性关节脱位是正常的肩关节遭受外力导致盂肱关节脱位，约占关节脱位发生率的 95%~96%。

非创伤性肩关节脱位约占 4%，一般没有外伤诱因，或由极轻微的外力引起。此类疾患原始肩关节多有骨发育异常，如肱骨头过度后倾、肩盂发育不良或盂的畸形。也可患有神经、肌肉系统疾患。非创伤性盂肱关节不稳定的患者常表现双肩不稳定或肩关节多方向的不稳。有的患者可以随意控制肩关节的脱位和复位。此类患者常合并有感情上和精神病学的问题。此类患者一般不宜于采用手术治疗，应以康复治疗为主。

2. 根据关节脱位的程度分类　可分为盂肱关节脱位和半脱位。关节脱位是指肱骨头与肩盂关节面完全分离，不能自动复位。而盂肱关节半脱位是肩关节活动至某一位置的瞬间，肱骨头与盂的关系发生一定程度的错位，产生一定的症状，并可自动恢复到正常的位置。患者有时可感到肩关节有暂时的错动不稳的感觉，此种疾患可发生于原始肩脱位治疗后、手术治疗后，也可伴发于复发性肩脱位。

3. 根据关节脱位的时间及发作的次数分类　可分为新鲜脱位、陈旧脱位和复发脱位等。文献中有的将脱位时间超过 24 小时者称为陈旧性脱位。但从创伤病理变化以及治疗方法考虑，将脱位时间超过 2~3 周者称为陈旧性脱位较为合理。

复发性肩脱位是指原始创伤脱位复位后的一段时间内(一般在伤后两年以内)，肩部受轻微的外力或肩关节在一定位置活动中即又发生脱位。而且在类似条件下反复发生脱位时称为复发性脱位。

4. 根据盂肱关节不稳定的方向分类　可分为前脱位、后脱位、上脱位及下脱位等。

(1) 前脱位：是最为常见的盂肱关节脱位类型，约占盂肱关节脱位的 95% 以上。直接外力虽可造成肱骨头脱位，但主要发生机制是肩外展、后伸伴外旋的外力，由于肱骨头的顶压，造成前关节囊和韧带以及盂唇软骨的损伤，外力继续作用可使肱骨头脱向前方。常伴有肱骨大结节或肩袖的损伤。根据肱骨头脱位后的位置不同，前脱位又可分为如下几种类型(图 31-51)：

喙突下型：肱骨头脱位至喙突下方。

盂下型：肱骨头脱向前下，位于盂下缘。

锁骨下型：肱骨头脱位后向内侧明显移位，至喙突的内侧、锁骨下方。

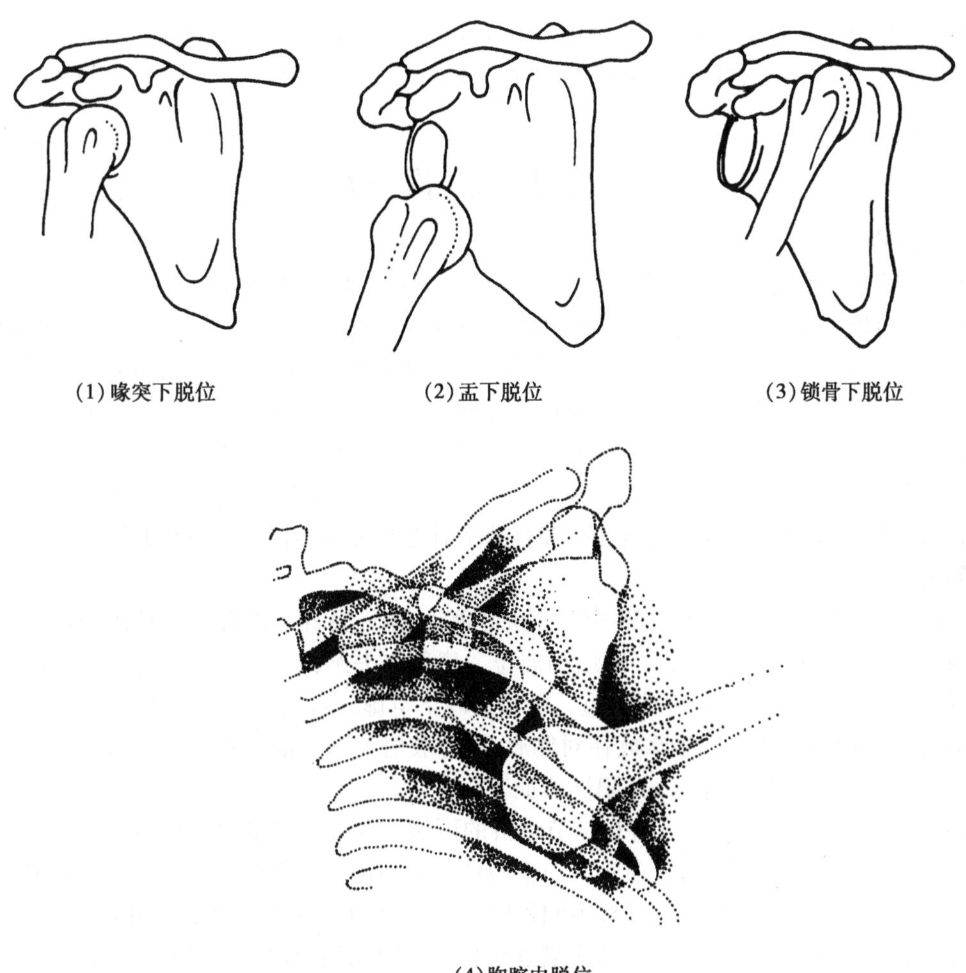

(1) 喙突下脱位　(2) 盂下脱位　(3) 锁骨下脱位

(4) 胸腔内脱位

图 31-51 肩关节前脱位四种类型

胸内脱位型：是较为少见的类型。肱骨头移位通过肋间进入胸腔。常合并肺及神经、血管损伤。

(2) 后脱位：是较为少见的损伤。发生率约占肩关节脱位的 15%~38%。当肩关节在内收、内旋位肱骨遭受由下向上的轴向外力时，可造成盂肱关节后脱位。

此外当癫痫发作、电休克治疗时，由于肌肉痉挛收缩也可造成关节脱位。肩部内旋肌群的肌力（胸大肌、背阔肌及肩胛下肌）明显强于外旋肌群的肌力（冈下肌、小圆肌），因此发生后脱位的概率高于前脱位。

直接外力作用于肩前方也可造成后脱位。

后脱位造成后方关节囊、盂唇软骨的损伤，肩胛盂后缘骨折（图 31-52），也常合并小结节骨折。后脱位又可分为肩峰下脱位（占后脱位的 98%）、后方盂下脱位及肩胛冈下脱位。

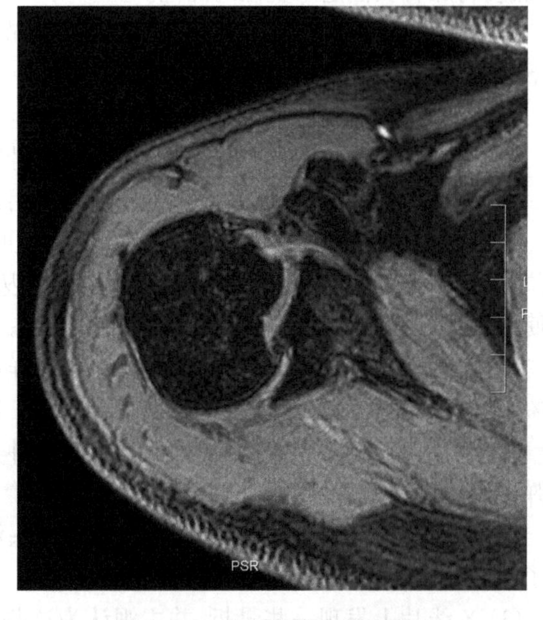

图 31-52 肱骨头陈旧性后脱位

磁共振检查可见肱骨头后脱位合并肩胛盂后缘骨折

(3) 盂肱关节下脱位：是罕见的脱位类型。1962 年 Roca 复习世界文献仅收集到 50 例。发生机制为肩部遭受过度外展的外力，使肱骨颈与肩峰顶触并形成一个支点，将肱骨头自关节囊下方撬出关节。使肱骨头关节面顶端向下，头绞锁于盂窝下，肱骨下端竖直向上。因此也称为垂直脱位。常合并有严重的软组织损伤。

(4) 上脱位:是更为罕见的脱位类型。1912 年 Stimson 复习文献仅有 14 例报道。外伤机制是肩在内收位遭受向上方的外力引起。肱骨头向上移位,可造成肩峰、锁骨、喙突或肱骨结节的骨折,以及肩锁关节、肩袖和其他软组织损伤。

三、临床诊断

(一) 病史及原因

对疑为盂肱关节不稳的患者应详细询问有关的病史。应了解是否为第一次发作,以及首次发作的时间。首次脱位年龄越小者,以后成为复发脱位的发生率越高。年龄 20 岁以下的患者,首次脱位以后变成复发脱位的发生率在 50% 以上。其次应询问致伤外力的大小以及外伤机制。Rowe 指出,复发脱位发生率与原始损伤程度成反比。轻微外力即造成脱位者,说明盂肱关节稳定因素有缺陷,易转化为复发不稳定。而严重外伤引起脱位者,由于软组织损伤较重,经修复形成瘢痕组织,可使盂肱关节变得更为稳定。

外伤的原因、外伤时肩关节的位置以及外力作用的方向,有助于对以往脱位方向的分析。此外有无原始脱位的病历资料、X 线检查,是否易于复位,都有助于对盂肱关节不稳定的分析判断。

(二) 症状

1. 急性前脱位的临床表现　为肩部疼痛、畸形、活动受限,患者常以健手扶持患肢前臂、头倾向患侧以缓解疼痛症状。上臂处于轻度外展、外旋、前屈位。肩部失去圆钝平滑的曲线轮廓,形成典型的方肩畸形。试图任何方向的活动都可引起疼痛加重。触诊肩峰下空虚,常可在喙突下、腋窝部位触到脱位的肱骨头。患肩不能内旋、内收。当患肢手掌放在对侧肩上,患肢肘关节不能贴近胸壁。或患肘先贴近胸壁,患侧手掌则不能触及对侧肩,即所谓 Dugas 阳性体征。

诊断脱位时应注意合并肱骨颈骨折和结节骨折的可能。合并大结节骨折的发生率较高,文献中报道为 15%~35%。此外,应常规检查神经、血管。急性脱位合并腋神经损伤的发生率为 33%~35%。

2. 陈旧性肩脱位的体征　肩关节可有不同程度的活动范围。肩部肌肉萎缩明显,尤以冈上肌及三角肌为著。有的患者没有疼痛的主诉,但多数患者在脱位一定时间后会出现逐渐加重的疼痛,并进行性影响残留的肩关节功能。

陈旧性肩关节前脱位的病理改变是在新鲜脱位病理损伤基础上,随着时间的迁延,一些损伤组织得到修复,一些组织由于失用和挛缩发生了相应的继发病理改变:

(1) 关节内和关节周围血肿机化,形成大量纤维瘢痕组织填充肩盂,并与关节囊、肩袖结构和肱骨头紧密粘连,将肱骨头固定于脱位的部位。

(2) 关节周围肌肉发生失用性肌肉萎缩,关节囊、韧带和一些肌肉发生挛缩并与周围组织粘连。以肩胛下肌、胸大肌及肩袖结构尤为明显。

(3) 原始损伤合并肱骨大结节骨折者,可发生畸形愈合。骨折周围可有大量骨痂以及关节周围骨化。

(4) 关节长期脱位后,肱骨头及肩盂关节软骨发生变性、剥脱、关节发生退行性改变。

(5) 肱骨上端、肱骨头以及肩盂由于长期失用,可发生骨质疏松,骨结构强度减低。

以上病理改变增加了闭合复位的困难,脱位时间越久,粘连牢固程度越重,越不容易复位。强力手法复位,不但易于造成肱骨上端骨折,而且由于臂丛神经及腋部血管与瘢痕组织紧密粘连,也易造成损伤。即使采用切开复位,也需由有经验医生谨慎操作。

3. 急性后脱位的体征一般不如前脱位那样明显、典型,很容易造成误诊。有的报道误诊率可高达 60%。因此肩关节后脱位有"诊断的陷阱"之称。容易形成误诊或漏诊有如下几方面的原因:

(1) 肩后脱位绝大多数为肩峰下脱位,而这种类型的脱位没有前脱位时那样明显的方肩畸形以及肩关节弹性绞锁现象。患侧上臂可靠于胸侧。

(2) 只拍摄前后位 X 线片时,X 线片中肱骨头没有明显脱位的表现。骨科医师只依赖于正位片表现排除了脱位的可能是造成误诊的主要原因。

(3) X 线片上发现一些骨折,并主观认为这些损伤就是引起肩部症状的全部原因,从而不再认真检查主要的损伤。

(4) 肩关节后脱位是较为少见的损伤,一些医师缺乏体检和诊断的经验,因此易于误诊。

因此,接诊医生应该进行详细的病史询问和体格检查。如果肩部症状发生于电休克治疗或者癫痫发作之后,要高度怀疑后脱位的可能性。尽管后脱位的临床表现不明显,但关节脱位的特有体征如弹性固定还是存在的,体格检查发现肩关节主被动活动范围显著受限时也要引起注意并进行详细放射学检查。拍摄肩胛骨平面的肩关节正侧位片可以准确判断有无后脱位。陈旧的后脱位常常会有肱骨头前上部的凹陷性骨损伤,和(或)肩胛盂后下缘骨缺损,CT 检查和三维重建可以准确评估骨性损伤程度。

4. 下方脱位临床体征非常明显、典型。上臂上举过头,可达 110°~160°外展位。因此也称为竖直性脱位。肘关节保持在屈曲位,前臂靠于头上或头后。疼痛症状明显。腋窝下可触及脱位的肱骨头。常合并神经、血管损伤。在老年人中多见。

5. 上方脱位上臂在内收位靠于胸侧。上臂外形变短、肱骨头上移,肩关节活动明显受限。活动时疼痛加重。易合并神经、血管损伤。

(三) X 线检查

外伤后怀疑有肩关节脱位时,需拍摄 X 线片确定诊断。以明确脱位的方向、移位的程度、有无合并骨折。更为重要的是明确有无合并肱骨颈的骨折。不能只根据临床典型的体征做出脱位的诊断,更不能不经 X 线检查就采取手法复位治疗。否则不仅复位会遇到困难,也有可能造成医源性骨折,使治疗更为复杂、困难,形成医疗上的纠纷。

1. 肩正位片　由于肩胛平面与胸壁平面呈 30°~45°夹角,因此通常的肩正位片实际是盂肱关节的斜位片。肱骨头与盂面有 6/8~7/8 相重叠,肩峰下后脱位时肩正位 X 线片常常给以正常表现的假象。从而使经验不足或粗心大意的医生落入"诊断的陷阱"之中。实际在肩关节正位 X 线片中肱骨头与肩盂大部分相重叠,形成一椭圆形阴影。头关节面与盂前缘的影像均为光滑弧形曲线,彼此成平行关系。肱骨头关节面影像与盂前缘影像之间的距离较小。

而肩峰下后脱位时,由于肱骨头内旋并移向盂的后外上方,因此在正位 X 线片上的影像发生一定的改变。肱骨头与肩盂重叠的椭圆形阴影明显减少或消失。由于上臂内旋畸形,大结节影像消失,小结节影像突向内侧,因此肱骨头关节面内缘的影像不再是光滑的弧形曲线,与盂前缘弧形失去平行关系。头关节面与盂前缘距离增宽。给以盂窝空虚的外形。肱骨头关节面与盂前缘距离大于 6mm 时,则高度可疑为后脱位。后脱位时,由于上臂处于内旋位,颈干角的投影减少或消失,从而使头、颈的轴线在一条直线上。

肱骨头后脱位时,肱骨头的前内侧被盂后缘嵌压形成压缩骨折。在 X 线上显示为一平行于盂后缘的密度增高的弧形线,其内侧为相对密度减低区,后脱位时有 75% 的发生率。

2. 创伤系列 X 线片　由于普通肩前后位 X 线片易于漏诊肩关节后脱位的诊断,因此在无 CT 等先进设备的单位,建议对肩部骨折脱位采用创伤系列 X 线片投照,即肩胛面正位、肩胛侧位和腋位。

(1) 肩胛面正位片投照时,将片匣与肩胛骨平面平行放置,X 线垂直投照,中心指向喙突。正常肩关节的影像表现为头的关节面与盂关节面相平行,显示有关节的间隙(图 31-53)。盂肱关节脱位时,头盂之间的间隙消失,出现重叠影像。

(2) 肩胛侧位像是盂肱关节的真正侧位投影。正常肩关节影像为肱骨头位于盂窝中央(图 31-54)。肱骨头脱位时,在肩胛侧位上可清楚显示前、后的移位。

(3) 腋位 X 线片也是盂肱关节的侧位投影,对于盂肱关节的骨折或脱位可以提供更为清晰、明确的影像。可清楚显示头与盂的前后关系以及肱骨头、结节的骨折。

新鲜肩部损伤患者因为疼痛往往不能使患肩外展达到需要的角度,因此影响腋位片的拍摄。可采用改良腋位投照。不需外展上臂,可仰卧位拍照,也可采用站立位,身体向后仰斜 30°位拍照。也称为 Velpeau 腋位(图 31-55)。

3. 穿胸位 X 线片　有时也可采用穿胸位 X 线片用于诊断盂肱关节的损伤。拍片时患肩侧方贴近片匣,健侧上臂上举过头,X 线自健侧通过胸廓投照。所得影像为肩关节的斜位片。肩胛骨腋窝缘与肱骨上端后内缘的影像形成一光滑的弧形曲线,称为 Moloney 线,肱骨头前脱位时,由于头向前移,肱骨头外旋,使颈干角及肱骨颈的轮廓充分显现,因此在穿胸位 X 线片上 Moloney 顶端弧线增宽。而后脱位时,由于肱骨头及颈向后上方移位，因此使 Moloney 弧形变窄，顶上变尖（图 31-56）。必要时行 C T 检查可清楚显示盂肱关节脱位的方向以及合并的骨折。

4. CT 断层扫描　能清晰显示肱盂关节横断面的解剖关系，对于脱位方向、脱位程度及是否合并骨折等骨结构状态起提供重要的信息作用（图 31-57）。在断层扫描基础上的三维图像重组更能立体地显示脱位与骨折状态，对于脱位合并骨折病例更有价值（图 31-58）。

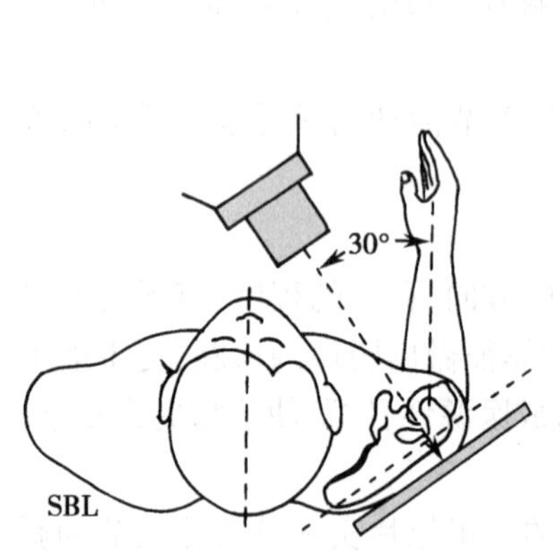

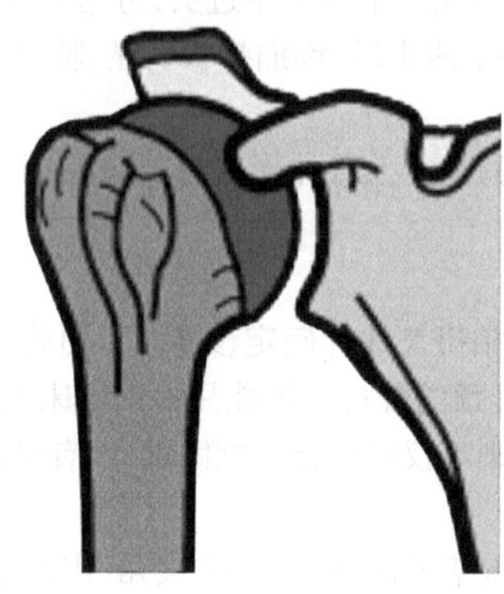

图 31-53　肩关节在肩胛骨平面正位片

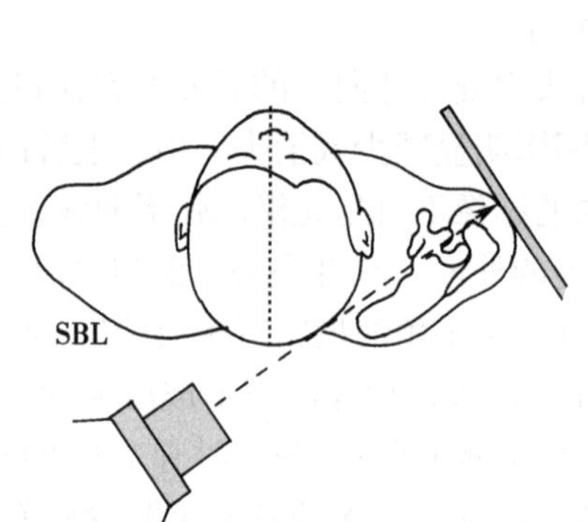

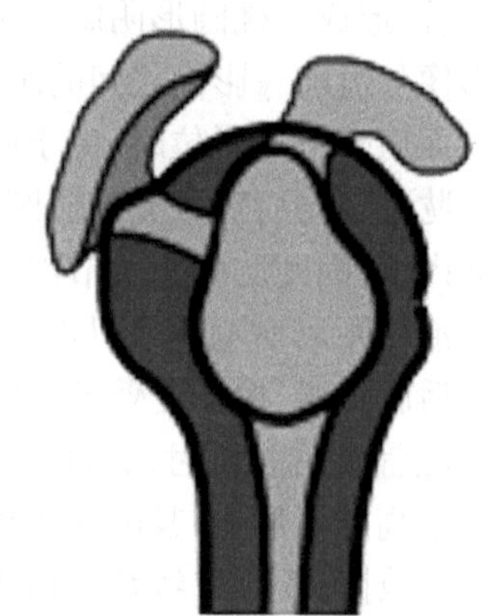

图 31-54　肩胛骨平面的肩关节侧位片

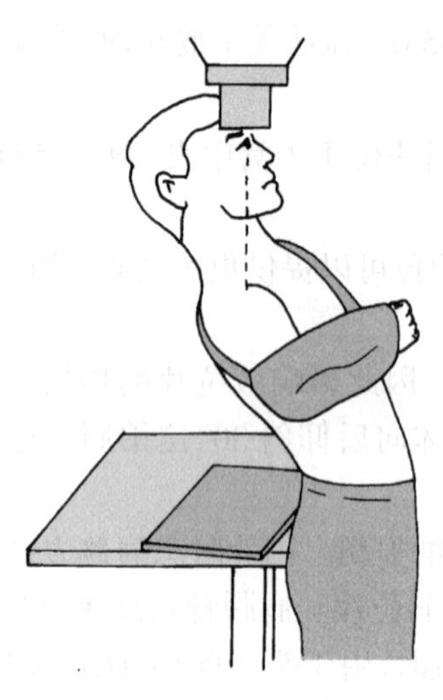

图 31-55　Velpeau 腋位

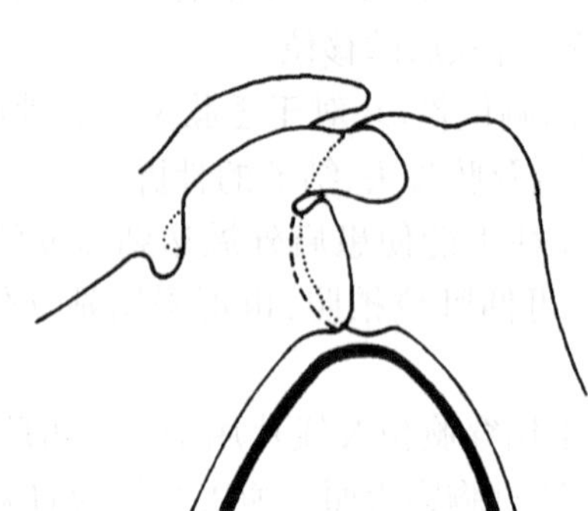

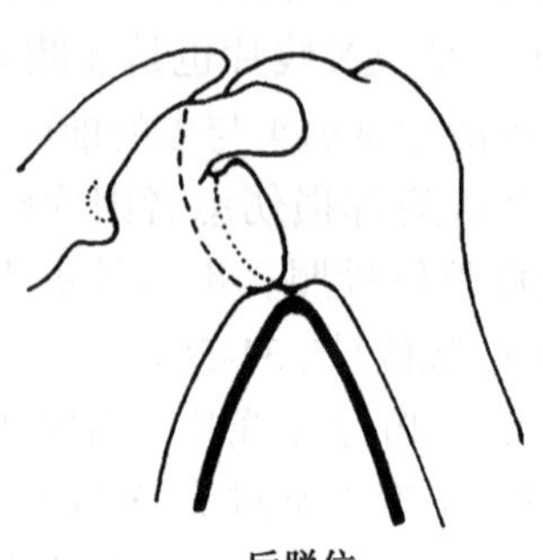

图 31-56　Moloney 线

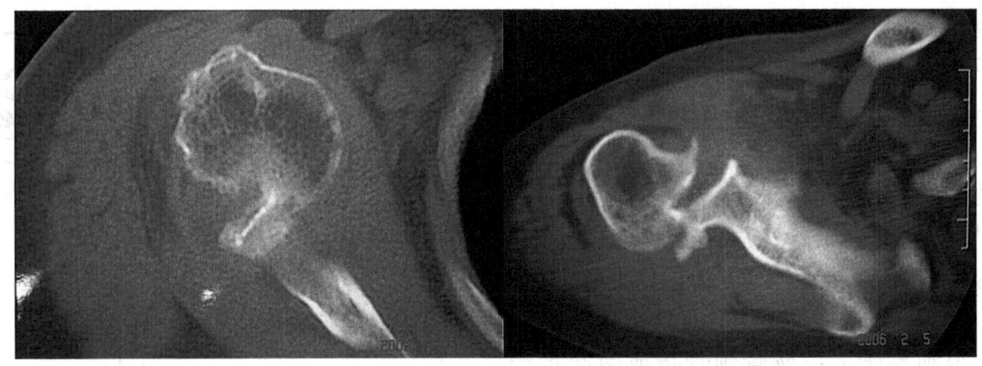

1. 前脱位,显示前脱位及后方 Hill-Sacks 畸形　　2. 后脱位

图 31-57 肩关节脱位之 CT 扫描

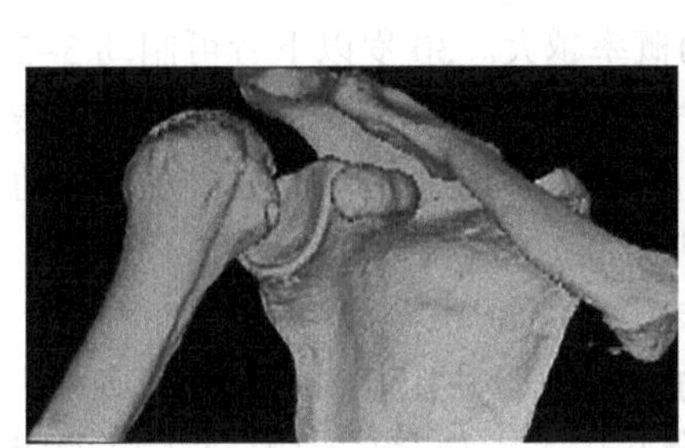

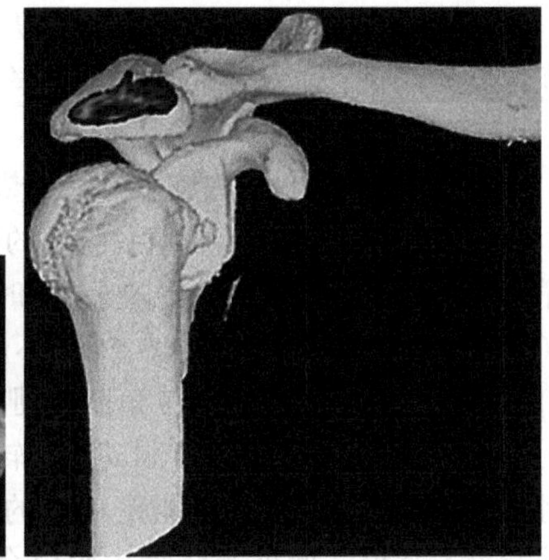

图 31-58 肩关节后脱位之 CT 三维重建

5. MRI 对于脱位同时合并的软组织创伤的分辨具有优势。关节囊、韧带、盂唇、肩袖肌腱以及新鲜骨折都能从图像与信号提供的信息予以分辨。新鲜损伤在骨与软组织内的出血,MRI 即可反映出信号的异常,在鉴别诊断方面十分有价值。对于中老年患者肩关节脱位后出现持续性的疼痛者,建议进行核磁检查,此类患者常常有肩袖损伤。

四、治　疗

(一) 新鲜肩脱位

新鲜肩脱位的治疗原则应当是尽早行闭合复位。不仅可及时缓解患者痛苦,而且易于复位。一般复位前应给予适当的麻醉。复位手法分为以牵引手法为主或以杠杆方法为主两种。一般以牵引手法较为安全。利用杠杆手法较易发生软组织损伤及骨折。

1. 新鲜前脱位　常用如下几种方法复位:

(1) Hippocratic 复位法:是最为古老的复位方法,至今仍被广泛应用。只需一人即可操作。患者仰卧位,术者站于床旁,术者以靠近患肩的足蹬于患肩腋下侧胸壁处,双手牵引患肢腕部,逐渐增加牵引力量,同时可轻微内、外旋上肢,解脱肱骨头与盂的绞锁并逐渐内收上臂。此时常可感到肱骨头复位的滑动感和复位的响声。复位后肩部恢复饱满的外形。此时复查 Dugas 征变为阴性,肩关节恢复一定的活动范围。

(2) Stimson 牵引复位法:患者俯卧于床上,患肢腕部系一宽带,悬 2.5kg 重物垂于床旁。根据患者体重及肌肉发达情况可适当增减重量。依自然下垂位牵引约 15 分钟。肩部肌肉松弛后往往可自行复位。有时需术者帮助内收上臂或以双手自腋窝向外上方轻推肱骨头,或轻轻旋转上臂,肱骨头即可复位。实践体

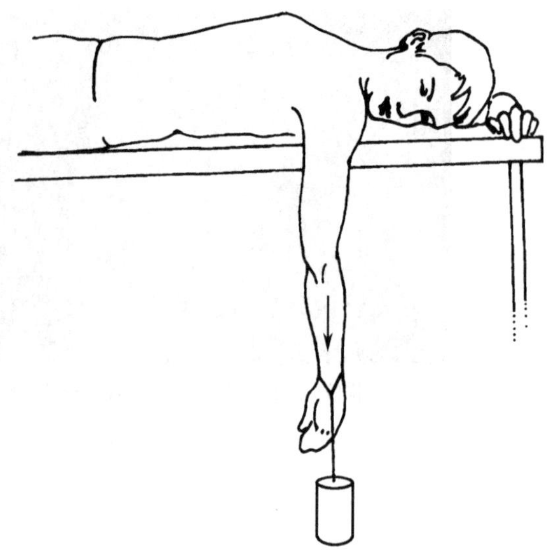
图 31-59 Stimson 复位方法

会此种方法是一种安全、有效、以逸待劳的复位方法。一般不需麻醉即可实行(图 31-59)。

(3) Kocher 方法:是一种利用杠杆手法达到复位的操作。需有助手以布单绕过患者腋部及侧胸部行反牵引,然后术者沿患肢上臂方向行牵引,松脱肱骨头与肩盂的嵌压。然后使肱骨干顶于前侧胸壁形成支点,内收、内旋上臂,使肱骨头复位。操作时手法应轻柔,动作均匀缓慢,严禁采用粗暴、突然的发力,否则易于造成肱骨颈骨折或引起神经、血管损伤。

Otmar Hersche(1994)报道 7 例肩脱位患者行闭合复位时造成医源性肱骨颈部骨折。其中 3 例原始损伤没有骨折。因此在复位前应仔细阅片后再行复位。合并有结节骨折的病例,发生颈部骨折的概率较大。

患肩复位后,将患肩制动于内收、内旋位。腋窝垫一薄棉垫。可以颈腕吊带或三角巾固定。制动时间可依患者年龄而异。患者年龄越小,形成复发脱位的概率越大。30 岁以下者可制动 3~5 周。年龄较大的患者,易发生关节功能受限,因此应适当减少制动的时间。早期开始肩关节功能锻炼。复位后 6 周以内的早期锻炼遵循 90-0 原则,即前举不超过 90°,外旋不超过 0°。超过 6 周后增加被动活动范围直至恢复肩关节正常活动范围,同时进行肩袖肌肉和三角肌、肩胛带肌的力量训练。

也有文献报道前脱位复位后将肩关节制动于旋转中立位 6 周,可以降低复发率一半。

新鲜脱位闭合复位不成功时,有可能是移位的大结节骨块阻挡或关节囊、肩袖、二头肌腱嵌入阻碍复位。此时需行手术复位。此外当肱骨头脱位合并肩盂大块移位骨折、肱骨颈骨折时,多需手术切开复位。

2. 新鲜盂肱关节后脱位复位时,患者仰卧位,沿肱骨轴线方向牵引,如肱骨头与盂后缘有绞锁,则需轻柔内旋上臂,同时给予侧方牵引力以松脱开头与盂缘的嵌插绞锁。此时从后方推肱骨头向前,同时外旋肱骨即可复位。复位成功的关键是肌肉应完全松弛,因此应在充分的麻醉下进行。复位手法力求轻柔,避免强力外旋,以免造成肱骨头或颈部骨折。

复位后如较为稳定,可用吊带或包扎固定于胸侧。将上臂固定于轻度后伸旋转中立位 3 周。如复位后肱骨头不稳定,则需将上臂置于外旋、轻后伸位以肩人字石膏或支具固定。也可在复位后以克氏针通过肩峰交叉固定肱骨头。3 周后去除固定开始练习肩关节活动。

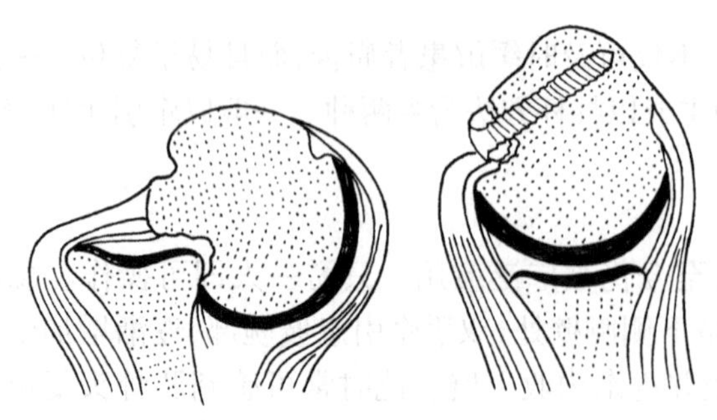
图 31-60 肩后方脱位小结节与肩胛下肌腱骨缺损区移植

闭合复位不成功时,或合并小结节骨折复位后骨折仍有明显移位、复位后不稳,需行切开复位固定。肱骨头骨折缺损较大时,可用肩胛下肌或连同小结节填充缺损处(图 31-60)。

3. 盂肱关节下脱位应先行闭合复位。沿上臂畸形方向向外上方牵引,以折叠的布单绕过患肩向下方做反牵引。术者自腋窝部向上推挤肱骨头,同时逐渐内收上臂以达复位。有时由于肱骨头穿破关节囊不能闭合复位时,则需切开复位。

4. 盂肱关节上脱位更为少见,一般采用闭合复位治疗。如合并肩峰骨折使关节复位后不稳时,则需手术治疗,固定移位的骨折。

(二) 陈旧性肩关节脱位

陈旧性肩关节脱位的治疗方法是难以确定的。一般应根据患者的年龄、全身状况、脱位的时间、损伤的病理、症状的程度、肩活动范围以及患者对肩关节的功能要求等因素综合分析决定。首先确定脱位是否还需要复位。如需复位,能否行闭合复位。如需手术治疗采用何种手术方式。如下几种治疗方法可供做治疗参考:

1. 功能治疗 功能治疗作为一种治疗方法,是因为很多病例经过一段时间的功能锻炼后,肩部功能活动可以得到明显的改进。因此在陈旧性肩脱位时,医生和患者不要把脱位的复位作为唯一目的,而应以最后的功能恢复结果作为治疗的目的。不要把功能治疗看成是一种消极的、无能为力的方法。在一定条件下,对于一些病例,功能锻炼可能是较为合理、有效的治疗方法。

功能锻炼适于年老、体弱、骨质疏松者。脱位时间超过 2 个月以上的中年患者或半年以上的青年病例,由于软组织粘连,关节软骨的退变,难以手术复位并取得满意的手术治疗效果。一般通过 2~3 个月的功能锻炼,肩关节的功能活动可得到明显改进,可胜任日常的生活和工作。

对于接受功能治疗的患者,医生要向患者交代清楚的是,肩关节功能会得到一定程度的改善并满足部分功能要求,但随着时间的延长,可能会出现逐渐加重的肩部疼痛和随之导致的功能受限。

2. 闭合复位 一般适用于脱位时间在 1 个月以内,无神经、血管受损的青壮年患者。合并有骨折者一般应行手术复位。脱位时间在 1~2 个月者也偶有闭合复位成功的机会。脱位时间越长,闭合复位越困难。

陈旧脱位行闭合复位时,必须在麻醉下进行,以使肌肉完全松弛。复位时先行手法松动肱骨头周围的粘连。一助手固定住肩胛骨,另一助手握住患肢前臂行轻柔牵引。术者握住患者上臂轻轻摇动并旋转肱骨头,逐渐增大活动范围松解开肱骨头周围的粘连。在牵引下经证实肱骨头已达到肩盂水平,且头与盂之间无骨性嵌插阻挡时,可根据不同脱位的方向试行复位的手法,推挤和旋转肱骨头使其复位。复位中禁用暴力和杠杆应力,以免造成骨折。如肱骨头达不到松动程度,或试行 1 ~ 2 次操作仍不能复位时,则应适可而止,放弃复位或改行切开复位。不要把复位的力量逐步升级反复整复,以免造成骨折或引发神经、血管损伤。

Schulz 报道 61 例陈旧肩脱位患者,40 例试行闭合复位,其中 20 例复位成功,但脱位时间超过 4 周者仅有 1 例。

3. 切开复位 适用于脱位时间半年以内的青壮年患者,或脱位时间虽短,但合并有大、小结节骨折或肱骨颈骨折者。

陈旧性脱位后,由于软组织损伤、瘢痕粘连,使肱骨头固定。腋动脉及臂丛神经变位并与瘢痕组织粘连,因此陈旧性盂肱关节脱位切开复位是困难而复杂的手术。很容易造成神经、血管的损伤。行切开复位时,应靠近肱骨头处切断肩胛下肌肌腱和关节囊,松解出肱骨头。复位后如不稳定,可用克氏针交叉固定。

4. 人工肱骨头置换术 适用于脱位时间较长,关节软骨面已软化,或肱骨头骨缺损大于 30%~40% 的病例。

由于人工关节置换术的进展,目前已很少采用单纯肱骨头切除术和肩融合术来治疗陈旧性肩脱位。

五、盂肱关节脱位的并发症

1. 肩袖损伤 中年以上患者前脱位时合并肩袖损伤较为多见,后脱位时则较少发生。Peterson 报道创伤性肩脱位患者,经关节造影证实有肩袖撕裂者高达 31.3%。Tijmers 报道前脱位合并肩袖损伤率为 28%。并指出随年龄增加,发生率有增加趋势。肩袖损伤时肩外展、外旋活动受限,活动时疼痛。超声波检查及核磁检查有助于诊断。症状明显时需行手术治疗(图 31-61)。

2. 血管损伤 肩脱位可合并腋动脉、静脉或腋动脉分支的损伤。常见于老年人,血管硬化者。可发生于脱位时或闭合复位时,也可发生于手术切开复位时、陈旧性脱位切开复位时,由于血管解剖位置移位

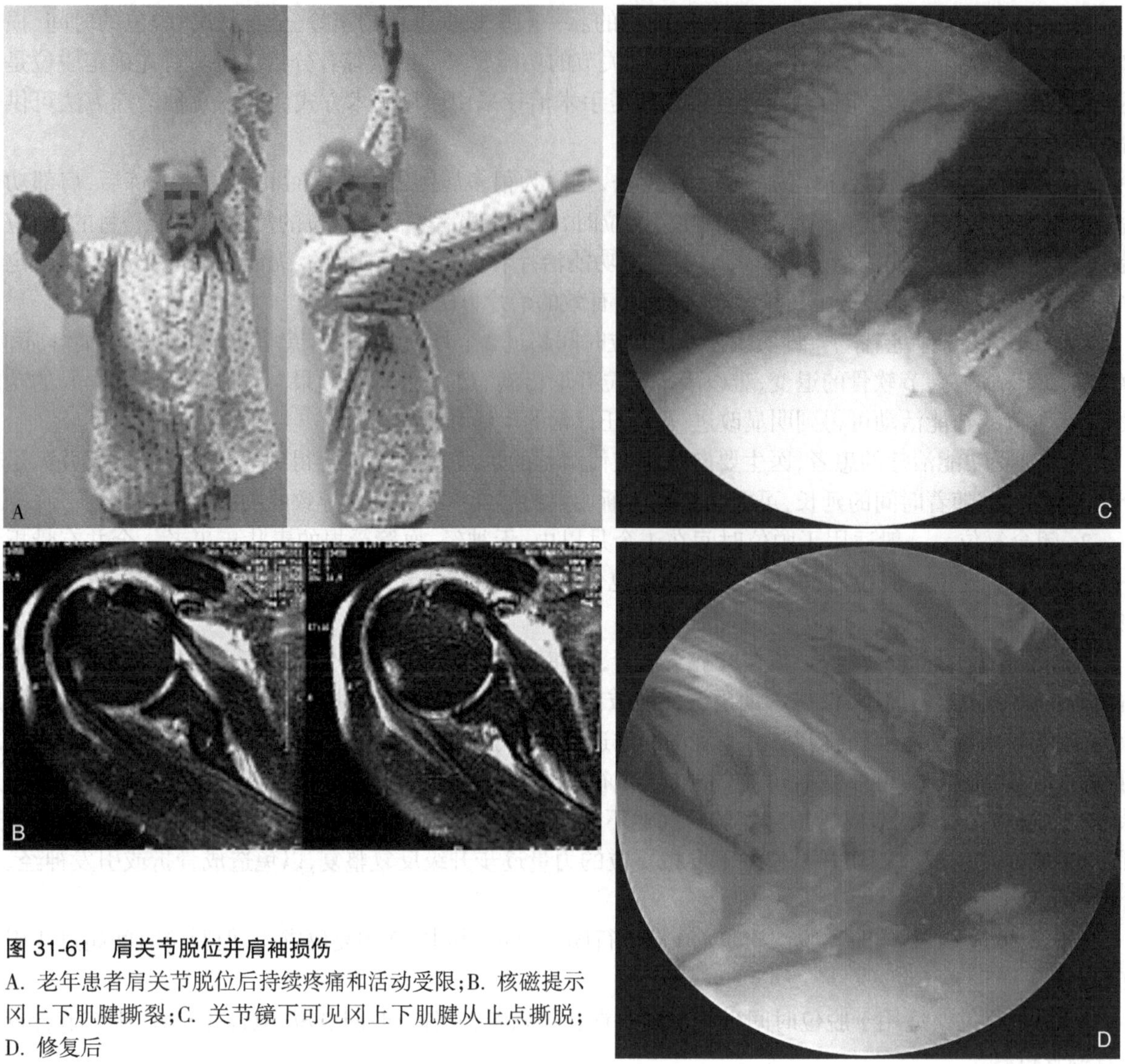

图 31-61 肩关节脱位并肩袖损伤

A. 老年患者肩关节脱位后持续疼痛和活动受限；B. 核磁提示冈上下肌腱撕裂；C. 关节镜下可见冈上下肌腱从止点撕脱；D. 修复后

和粘连，更易遭受损伤。

腋动脉依其与胸小肌的解剖关系可分为三部分（图 31-62）。第一部分位于胸小肌内侧，第二部分位于胸小肌后方，胸小肌的外侧为腋动脉的第三部分。腋动脉行经胸小肌下缘时，受到该肌肉的束缚作用。肩关节脱位后，肱骨头顶压腋动脉向前移位，使腋动脉在胸小肌下缘受到剪式应力的作用，因此在该处易受损伤。可造成血管断裂、撕裂或血管内膜损伤而致栓塞。

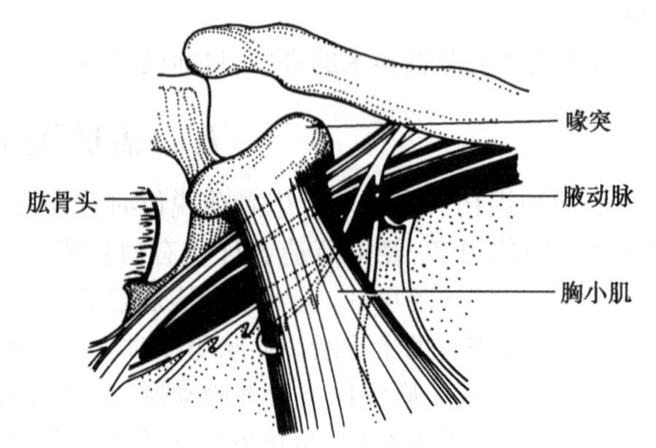

图 31-62 腋动脉局部解剖

腋动脉损伤时肩部肿胀明显，腋窝部尤甚。患肢皮肤苍白或发绀，皮肤温度低，桡动脉搏动消失，肢体麻痹。腋部有时可听到动脉搏动性杂音。严重时可有休克表现。血管造影可诊断损伤的部位。确定诊断后必须行手术治疗。多需行人造血管移植或大隐静脉移植修复，不宜采用血管结扎治疗，否则可造成上肢的功能障碍甚至坏死。

3. 神经损伤　肩关节前脱位合并神经损伤比较常见。有的报道发生率为 10.5%~25%。最常见为腋神经损伤。1994 年有报道 101 例肩脱位及肱骨颈骨折患者，根据临床及电生理检查，发现有 45% 患者有神经损伤的表现。损伤的发生率依次为腋神经(37%)、肩胛上神经(29%)、桡神经(22%)及肌皮神经。并指出，老年患者以及局部有明显血肿形成时发生率较高。

肩部骨折、脱位合并神经损伤容易漏诊。尤其在老年患者，关节的功能活动受限往往由制动引起关节僵直所致。只根据皮肤感觉障碍来诊断有无神经损伤是不准确的。一些患者有皮肤感觉丧失，但肌肉运动正常。也有的患者有肌肉运动丧失，但相应支配区的皮肤感觉正常。因此，神经损伤诊断主要应以肌肉运动和肌电图检查来确定诊断。

由于腋神经的局部解剖特点(图 31-63)，其损伤多为牵拉伤。大多数病例在 4 个月内可恢复。神经损伤应早期诊断，密切观察，积极进行理疗。腋神经损伤完全恢复可迟至伤后 1 年。如果伤后 10 周仍无恢复迹象，则预后不好。

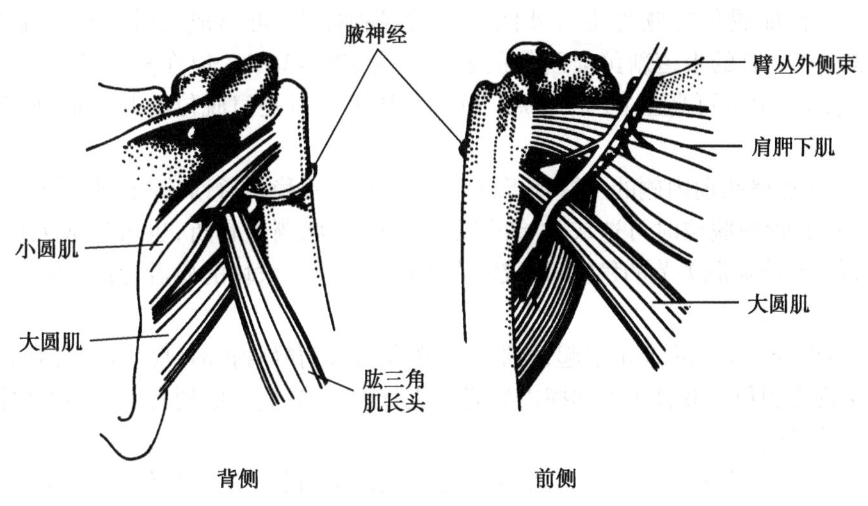

图 31-63　腋神经局部解剖

肩关节前脱位合并臂丛神经损伤也有报道，但多数是不完全损伤且预后较好，一般不需要手术治疗。

4. 肩关节复发脱位　是急性创伤性肩脱位的常见并发症，尤其多见于年轻患者。一般报道 20 岁以下者复发脱位发生率超过 50%，40 岁以上复发率为 10%~15%。

创伤性盂肱关节脱位后，使关节囊、盂唇软骨撕脱，肱骨头发生嵌压骨折，从而改变了关节的稳定性，形成了复发脱位的病理基础。

创伤性原始脱位复位后的制动时间与复发脱位发生率没有直接关系。因此，不需要对所有前脱位复位后都进行 4~6 周的制动。对于年轻患者可以制动时间长些，对于老年患者，为了避免出现创伤性凝肩，制动时间可以短于 3 周。早期开始功能练习有助于保护肩关节功能。有文献报道前脱位复位后制动于肩关节旋转中立位或者轻度外旋位有助于降低复发率，其依据在于在外旋位时，损伤的前下盂唇关节囊韧带结构可以回复到肩胛盂表面，有利于解剖愈合。

5. 合并肩部骨折

(1) 大结节骨折：盂肱关节前脱位约有 15%~35% 的病例合并有肱骨大结节骨折。可由肩袖撕脱或肩盂撞击引起。绝大多数病例当脱位复位后，骨块也得到复位(图 31-64)，因此可采用非手术方法治疗。如肱骨头复位后，大结节仍有明显移位(大于 1cm)，则会明显影响肩关节功能，应行手术复位，以螺钉或张力带钢丝固定。合并大结节骨折的肩关节前脱位复位后再脱位的机会降低。

(2) 小结节骨折：常合并于后脱位时发生，由撞击或肩胛下肌牵拉所致。一般脱位复位后骨折也即复位，不需特殊处理。如骨块较大或复位不良时，需行手术复位固定(图 31-65)。

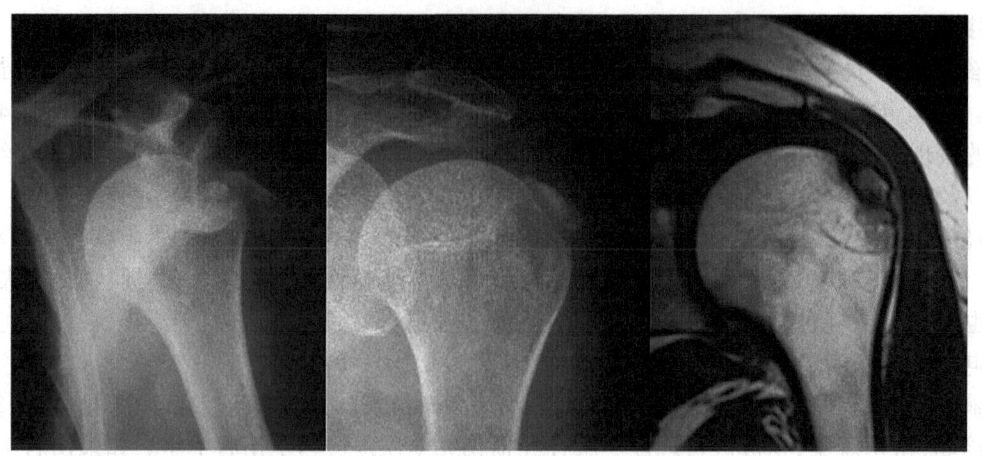

图 31-64 肩关节前脱位合并肱骨大结节骨折

(3) 肱骨头骨折:前脱位时肱骨头后外侧与盂前缘相撞击,可形成肱骨头的压缩骨折,称为 Hill-Sachs 损伤(图 31-70)。有的报道新鲜前脱位的发生率为 27%~38%。但在复发性盂肱关节前脱位的病例中,肱骨头骨折的发生率可高至 64%~82%。肱骨头压缩骨折是肩脱位的并发症,同时又可成为复发脱位的因素。

后脱位时可发生肱骨头前内侧的压缩骨折,可形成肩后方不稳,可行肩胛下肌腱及小结节移位治疗。

(4) 肩盂骨折:肱骨头脱位时可造成盂缘的压缩骨折、片状撕脱骨折,也可造成大块的肩盂骨折(图 31-66)。压缩骨折可影响盂肱关节的稳定,形成复发脱位的因素。大块的肩盂骨折,如有移位,可影响肱骨头的稳定,应手术复位固定。

(5) 肩峰骨折:由肱骨头脱位撞击引起,当肱骨头脱位合并肩峰骨折时,应复位以内固定物固定肩峰骨块,以防止肱骨头继发脱位。肱骨头上移撞击肩峰造成骨折时,尚应考虑到夹于其间的肩袖也有可能被损伤,应及时诊断并给予治疗。

(6) 喙突骨折:前脱位合并喙突骨折少见,多因肱骨头撞击引起。一般移位不大,不需特殊处理。

(7) 外科颈骨折:肱骨头脱位合并外科颈骨折是少见的严重损伤(图 31-67)。可见于外伤后,也可发生于复位治疗时。肩脱位合并外科颈骨折应与单纯外科颈骨折合并肱骨头假性脱位鉴别(见肱骨近端骨折)。

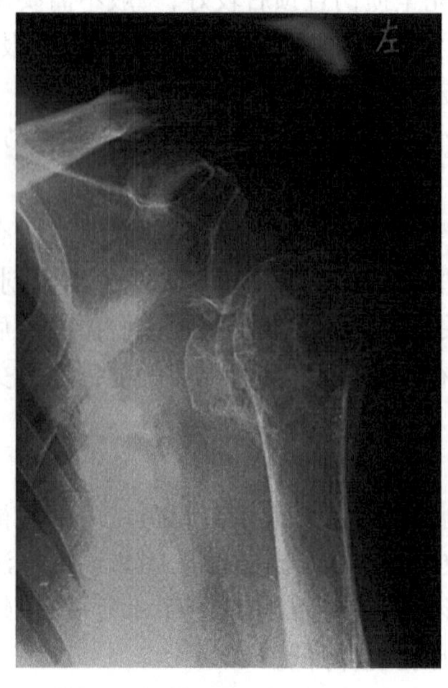

图 31-65 肩关节前脱位合并骨小结节及肱骨近端骨折

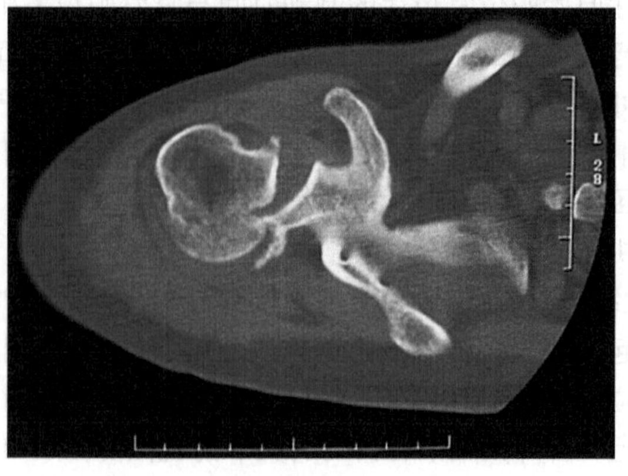

图 31-66 肱骨头脱位合并肩盂骨折

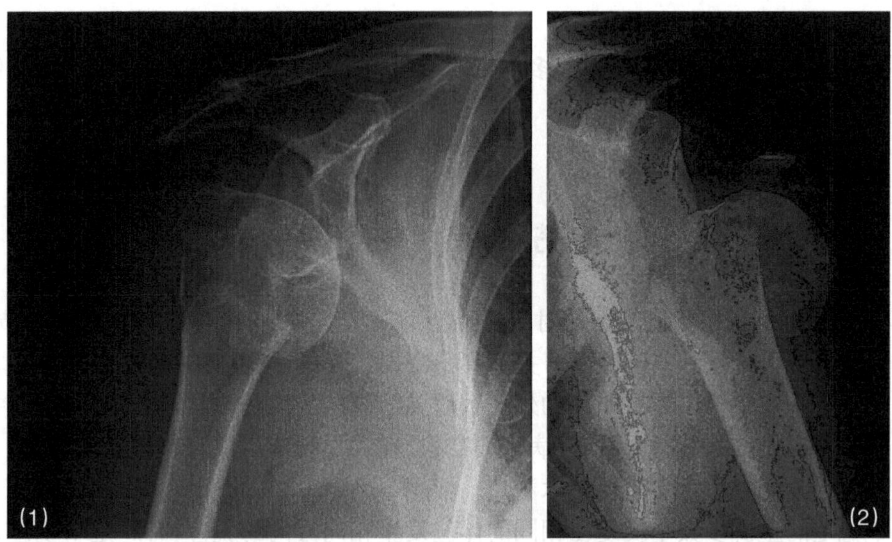

图 31-67 肩关节前脱位合并肱骨外科颈骨折

肩脱位合并外科颈骨折多需切开复位。手术操作时应注意减少软组织剥离,尽力保留肱骨头的血液循环免受进一步损伤。

闭合复位偶有成功的可能。1980 年北京积水潭医院总结 5 例伤后两天以内的骨折脱位患者,有 3 例经手法复位成功。复位时不需牵引,认为牵引可使关节囊破口以及喙肱肌、二头肌短头变紧,不利于复位。术者以双手拇指自腋下向后外上方推压肱骨头,可使复位成功。肱骨头复位后,再整复外科颈骨折。

(8) 解剖颈骨折:是少见的严重损伤。只能依 X 线片与外科颈骨折合并脱位相鉴别。因肱骨头失去血液循环供应,易发生缺血坏死。治疗宜采用人工肱骨头置换术。

(9) 肩脱位合并肱骨干骨折:此种损伤组合较为少见。常由机器绞伤、交通事故、重物砸伤所致。由于肱骨干骨折后局部的疼痛、肿胀畸形,掩盖了肩部的症状及畸形,因此容易造成肩脱位诊断的漏诊。1995 年北京积水潭医院总结报道 4 例患者,其中 2 例初期治疗时漏诊肩脱位的诊断。1 例肱骨骨折手术治疗后拍 X 线片始发现肩关节前脱位,后经闭合复位治疗(图 31-68)。

为防止盂肱关节脱位的漏诊,应重视全面体检的重要性,重视骨折相邻关节的检查和拍 X 线片,以减

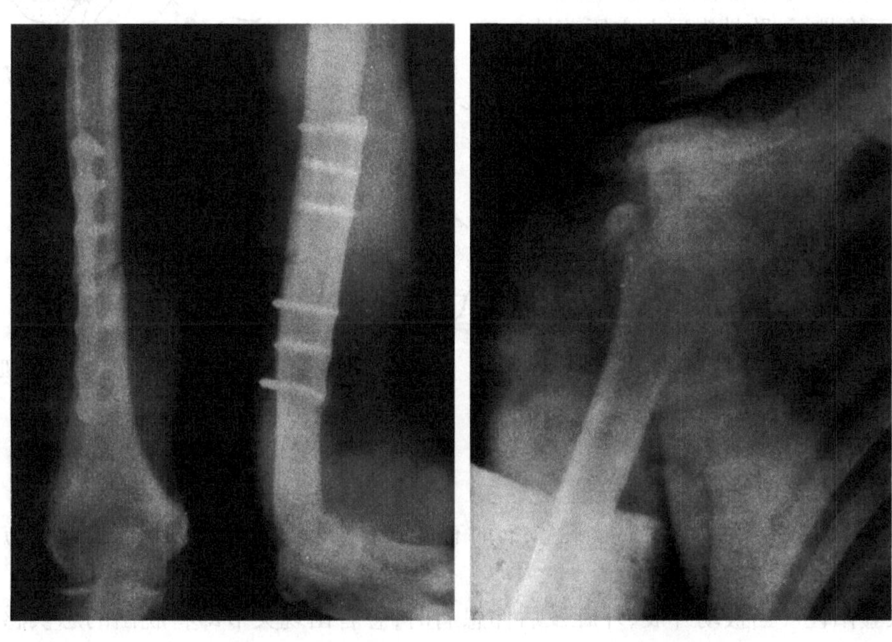

图 31-68 肱骨干骨折合并同侧肩关节前脱位

少漏诊的发生。

肱骨干骨折合并肩脱位时，肩关节脱位多可行闭合复位治疗。肱骨干骨折采用切开复位内固定，以利于早期开始肩关节功能锻炼。

第六节　肩关节不稳定

肩关节不稳定是指患者在肩关节活动时反复经历肩关节脱位、半脱位或者感受到关节要脱出的恐惧感。分为创伤性肩关节不稳定和非创伤性肩关节不稳定，其中以创伤性肩关节不稳定多见。

创伤性肩关节不稳定绝大多数有明确的外伤致肩关节脱位的病史，多数都有明确的肩关节骨性损伤，或者盂唇关节囊韧带损伤，或者肩袖损伤等病理改变，且在首次脱位后没有获得解剖愈合。多为单向不稳定，通常保守治疗效果不明显，常常需要手术治疗。根据不稳定发生的方向主要分为前方不稳定和后方不稳定。患者对不稳定的主诉多数是反复在相同的体位发生相同方向的脱位，有时是半脱位，也有患者仅仅感受到关节即将脱出并因惧怕出现脱位而表现出的恐惧感。

非创伤性肩关节不稳定常常好发于年轻女性患者，多数有全身多关节松弛，多数表现为肩关节多个方向不稳定，没有明确的病理损伤基础，经过系统的康复锻炼多数获得关节稳定，手术治疗不是主要治疗方法。

一、肩关节前方不稳定

好发于青壮年，25 岁以下占 80%，40 岁以上较少见。男女之比为 4~5 : 1，右侧明显多于左侧。绝大部分患者有明确外伤史和首次脱位史。

（一）病理机制

年轻患者在初次肩关节前脱位时，常常出现前方稳定结构损伤（前下方盂唇、盂肱下韧带前部连带关节囊从前下方肩胛盂撕脱，即 Bankart 损伤）。在关节复位后，前方稳定结构并没有回复到正常解剖位置愈合，而是向内、下移位后与肩胛颈畸形愈合，导致前方稳定结构的肩关节稳定功能丧失。此后，当患者肩关节再次到达首次脱位时的体位时，前方稳定结构不能束缚肱骨头，从而导致肩关节前方不稳定。部分患者初次脱位同时出现肩胛盂前下缘骨折、肱骨头后上方压缩性骨折（Hill-Sachs 损伤），或者在多次的肩关节前方脱位时肱骨头反复磨损前下方肩胛盂导致肩胛盂骨性缺损，这些都是导致肩关节不稳定的骨性因素（图 31-69）。

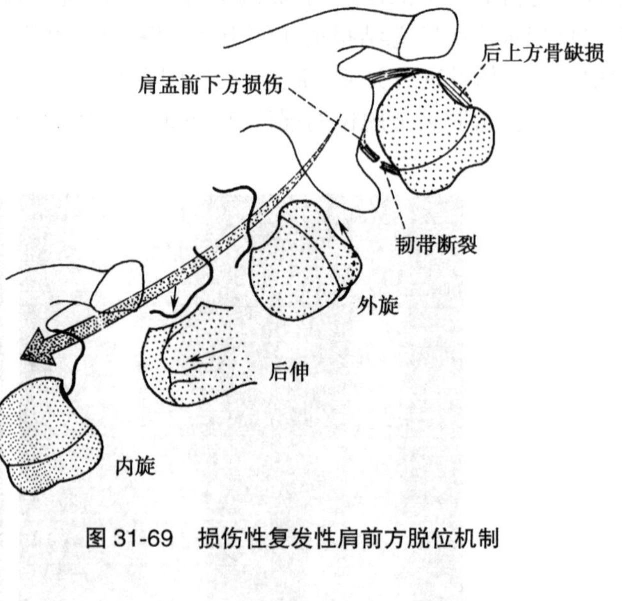

中老年患者出现肩关节不稳定的机会小于年轻患者。中老年肩关节不稳定的机制不同于年轻患者。年轻患者是肩关节前方稳定结构损伤，中老年患者常常是肩袖损伤，包括肩胛下肌腱损伤和冈上下肌腱损伤。

图 31-69　损伤性复发性肩前方脱位机制

（二）诊断

1. 首次外伤性肩关节脱位史或反复脱位史。

2. 肩关节主动和被动活动范围一般正常，有时有外旋、外展超过健侧的可能，提示前方或者下方关节囊松弛。

3. 恐惧试验阳性　当被动外展、外旋及后伸患肩时，患者出现关节即将脱出的恐惧感受。单纯感受到疼痛不是阳性。

4. X线诊断　在脱位时摄取前后位和盂肱关节轴位X线片，可以明确显示肱骨头的前方或前下脱位。肱骨的内旋位做前后位摄片，能显示肱骨头后上方缺损（Hill-Sachs 畸形）（图 31-70），轴位 X 线片可以显示肩盂前方骨缺损。

5. CT平扫及三维重建　CT断层扫描能清晰显示肱骨头骨缺损或肩盂骨缺损。并能测量肩盂后倾角，及肩盂横位和肱骨头横位比值（肩盂指数），以及肱骨头后倾角，有助于确定是否存在盂肱关节的发育不良因素。在鉴别前方脱位或后方脱位方面，CT 扫描无疑是有确定性诊断意义的方法。三维重建可以通过与健侧肩胛盂的形态对比，准确测量患侧肩胛盂骨性缺损的大小，为临床决定是否需要进行骨性重建提供依据（图 31-71）。

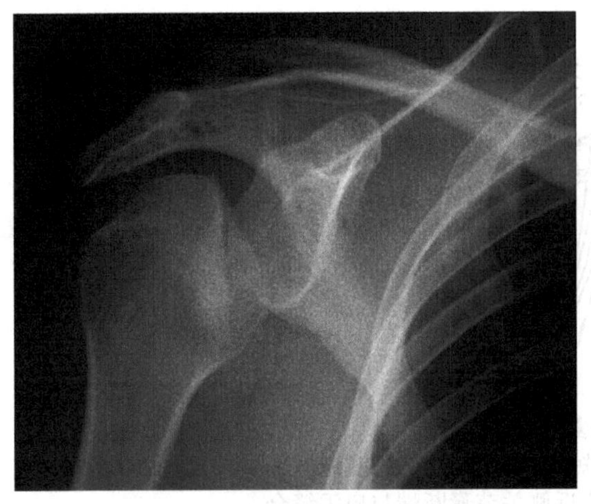

图 31-70　复发性脱位肱骨头后上凹陷骨折（Hill Sachs 畸形）

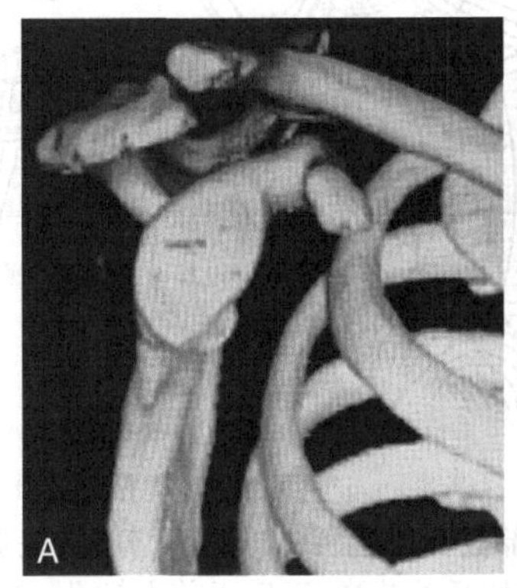

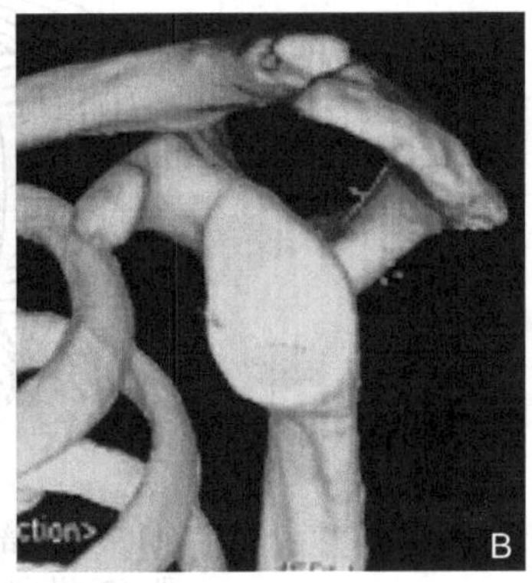

图 31-71　肩关节前方不稳定患者，多次脱位史。3D 重建显示患侧肩胛盂前下缘严重骨缺损

6. 核磁检查　一般肩关节前方不稳定不需要核磁检查来确定诊断。核磁检查的意义在于：了解盂唇损伤的范围，是否合并 SLAP 损伤；有无肩袖损伤并评价肩袖肌肉的萎缩和脂肪浸润程度；是否存在继发性肩峰下撞击综合征。

（三）治疗

创伤性肩关节前方不稳定的治疗主要分为两类：一类是康复锻炼，通过对肩袖肌肉、三角肌、肩胛带肌肉的力量和协调练习增强肩关节的稳定性，有效率低于 10%；另一类是手术治疗，重建前方稳定结构或者进行骨重建。绝大多数患者都需要手术治疗。手术治疗的方法主要分为两类：一类是软组织手术，又称为 Bankart 手术；另一类是针对肩胛盂或者肱骨头骨缺损的骨性重建手术。

1. 软组织手术　适用于没有明显肩胛盂骨性缺损的病例。

(1) 前关节囊紧缩或成形术例如，紧缩前壁关节囊，并使外侧端缝合于肩盂前缘上（图 31-72）。Neer Ⅱ 的前关节囊紧缩加固成形术，使前壁关节囊成倒 T 形切开，形成上、下两个关节瓣，并使上、下两瓣交叉重叠缝合，达到前关节囊紧缩加固的目的（图 31-73）。手术的主要目的是重建前方稳定结构并对前方及下方关节囊的松弛度进行调整。

(2) 前关节囊及肩胛下肌重叠缝合如加固前关节囊的 Putti-Platt 方法（图 31-74）。Magnuson 方法是用肩胛下肌自小结节附着部切离重新固定到大结节下方，使肩胛下肌张力增高，并限制肱骨头过度外旋（图 31-75）。上述两种方法在术后都会造成肩关节外旋度数的丢失，是以牺牲一定的活动范围达到关节稳定重建的方法。临床目前较少使用。

2. 骨性重建手术　适用于有严重肩胛盂骨性缺损的病例。在此种情况下，单纯进行软组织手术不能恢复关节的骨性稳定结构，手术失败率极高。常用的方法有取髂骨植骨 + 前方稳定结构重建；喙突 + 联合腱移位于肩胛盂前下缘 + 前方稳定结构重建。

Bristow 法（图 31-76）是肩前内侧稳定结构动力性重建方法。一方面增加了肩胛下肌张力，另一方面

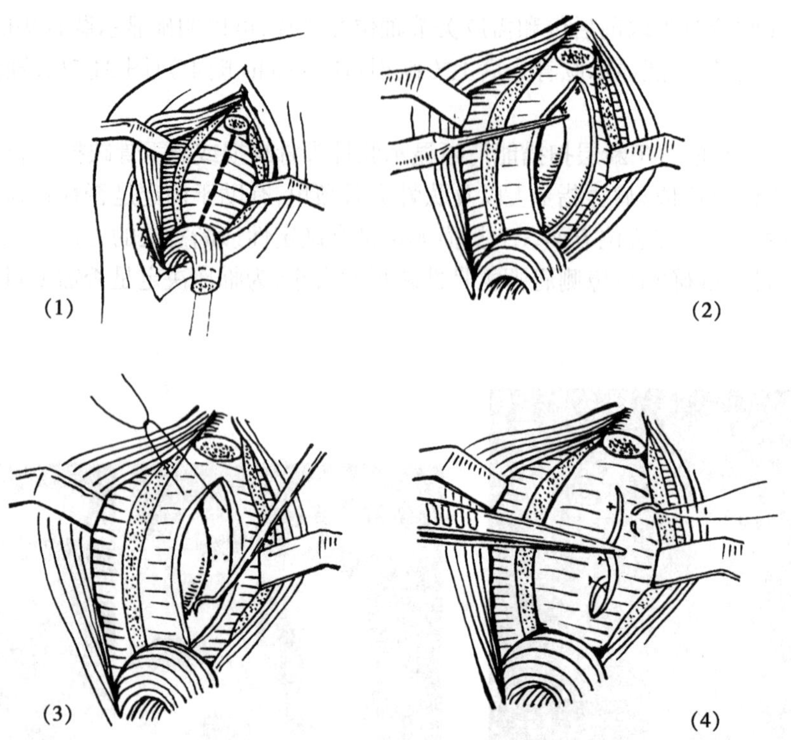

图 31-72 Bankart 修复法

(1)从喙突部截骨切断翻转喙肱肌与肱二头肌短头的联合肌腱,切开肩胛下肌;(2)纵向切开关节囊,于肩盂前方钻孔;(3)使近侧关节囊断端与肩盂缝合固定;(4)远侧关节囊瓣重叠缝合于近侧关节囊前壁

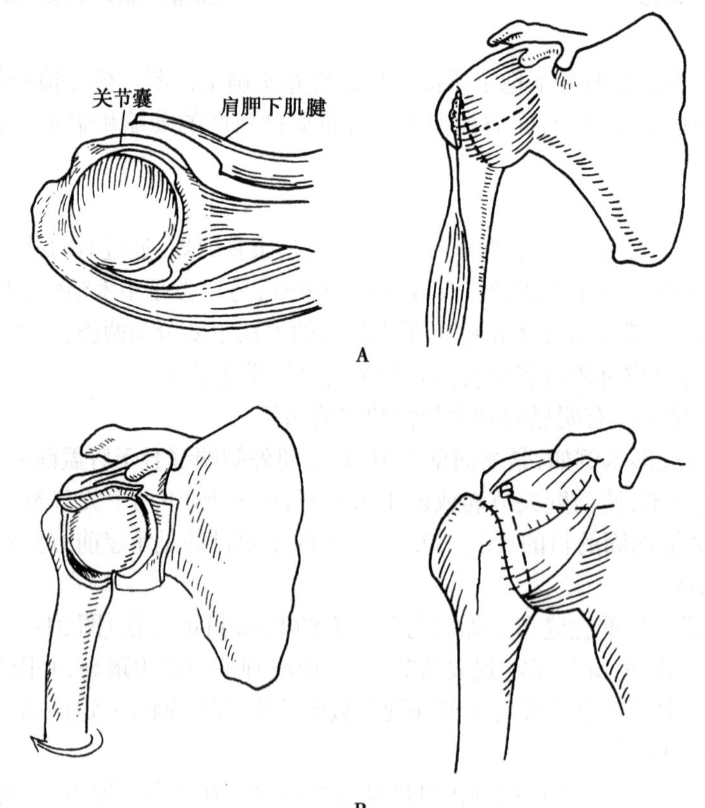

图 31-73 Neer Ⅱ的前关节囊紧缩成形术

A.(1)肩胛下肌切离(横断面);(2)关节囊瓣切断成形;B.(3)外旋肩关节显露关节腔;(4)于内旋位,上、下交叉重叠,紧缩缝合关节囊瓣,加固关节前壁

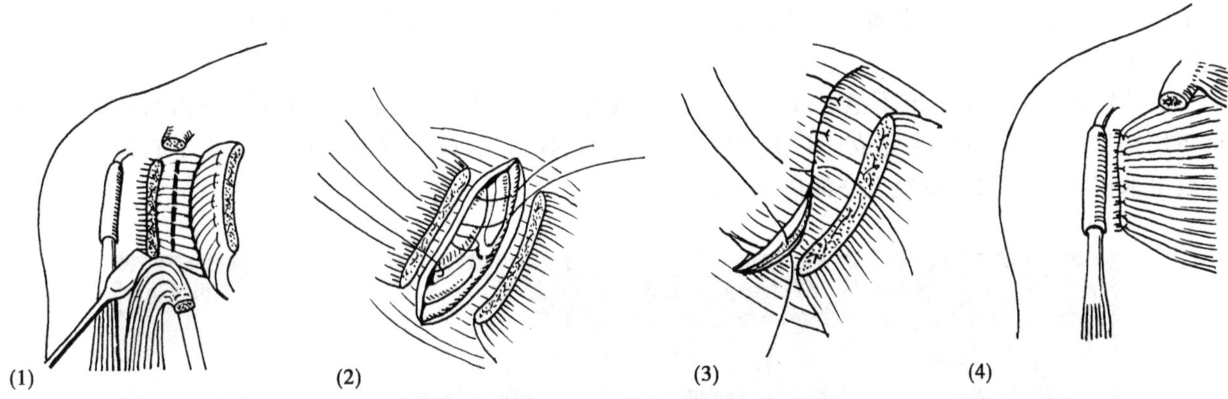

图 31-74 Putti Platt 法修复前关节囊

(1)切开肩胛下肌显露前关节囊;(2)使远侧肩胛下肌与关节囊瓣与近侧关节囊瓣缝合固定;(3)远侧肩胛下肌肌瓣与盂唇及关节囊瓣固定;(4)使近侧肩胛下肌瓣重叠缝合固定于远侧肌瓣表面,加固盂肱关节前壁

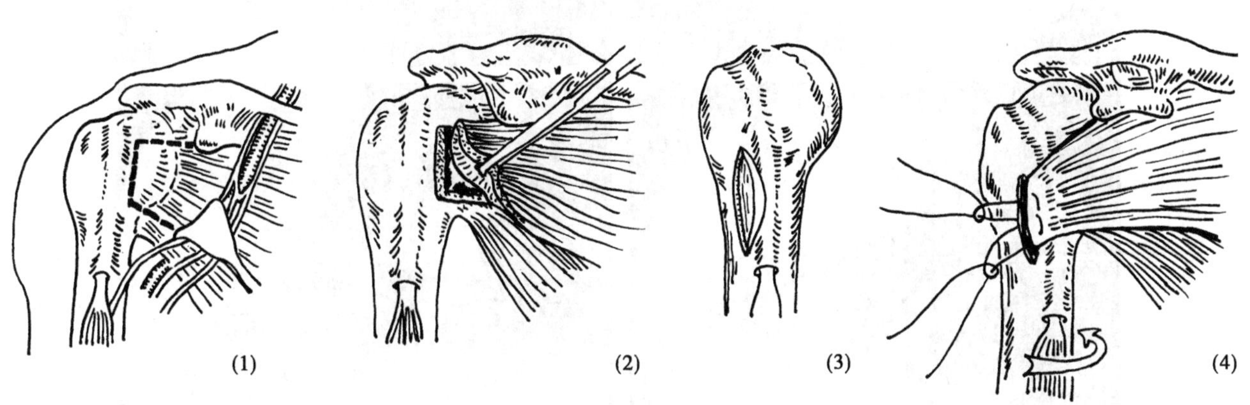

图 31-75 Magnuson 修复法

(1)显示肩胛下肌及切断范围;(2)形成肩胛下肌肌瓣;(3)肱骨大结节下方切开骨槽,制成骨槽;(4)使肌瓣外侧端植入骨槽内并予固定

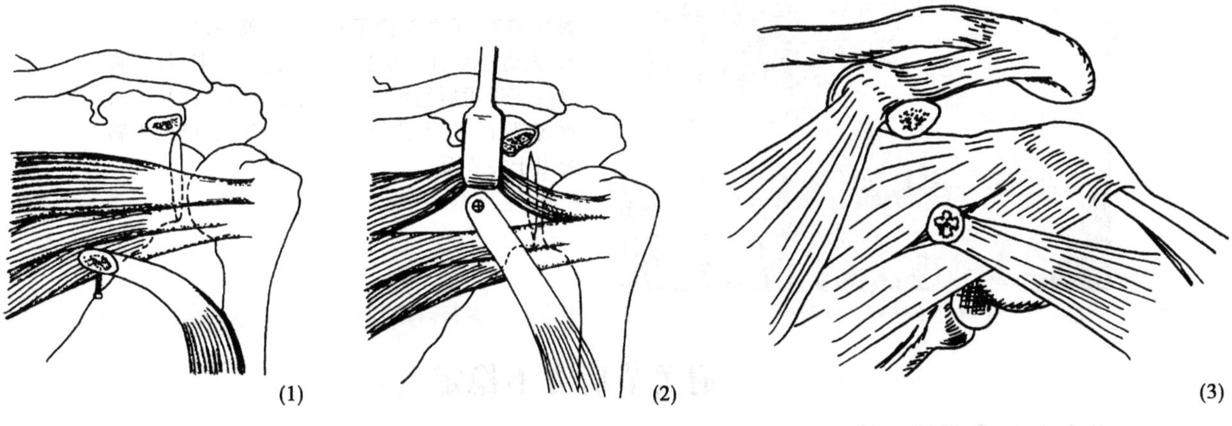

(1) (2) (3)

图 31-76 Bristow 手术方法

(1)切断喙突,游离联合肌腱;(2) 使喙突及联合肌腱重新固定于肩盂前方;(3) 当肩关节外展,后伸时联合肌腱在肱骨头前方阻挡肱骨头向前脱位

在上臂外展后伸位时,联合肌腱在盂肱关节前方张应力增强,并形成肌腱性阻挡,同时压迫肱骨头向后,防止肱骨头向前脱出。

关节镜治疗肩关节前方不稳定:近年关节镜下微创手术得到长足发展。前关节囊及盂唇的修复可在镜下用锚钉(anchor)固定来完成(图 31-77)。如果病例选择得当,肩关节镜下 Bankart 手术的临床效果与开放手术相同,术后 2 年的复发率都在 5%~10%。

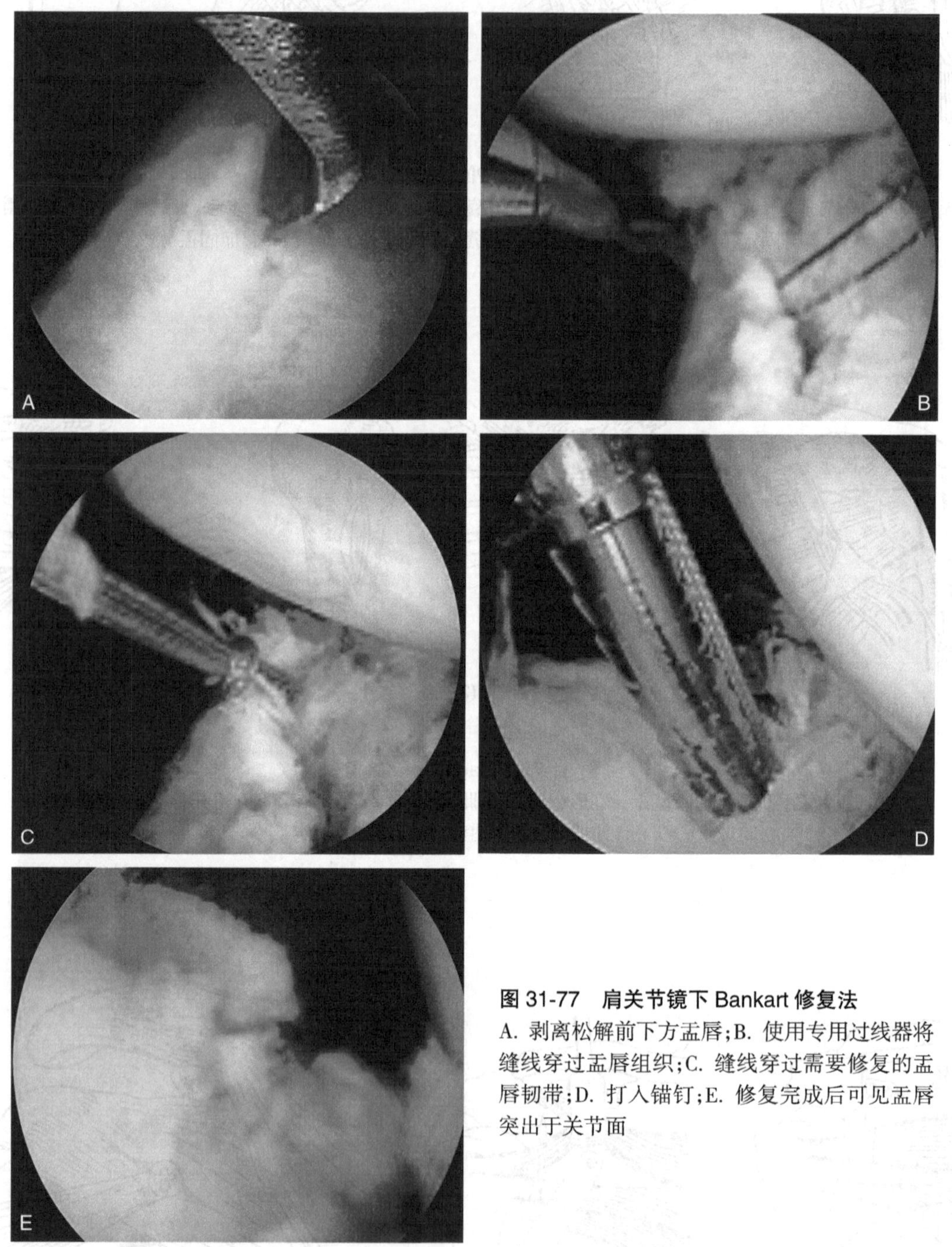

图 31-77 肩关节镜下 Bankart 修复法

A. 剥离松解前下方盂唇;B. 使用专用过线器将缝线穿过盂唇组织;C. 缝线穿过需要修复的盂唇韧带;D. 打入锚钉;E. 修复完成后可见盂唇突出于关节面

二、肩关节后方不稳定

(一) 损伤机制及病理表现

创伤性肩关节后方不稳定的病例损伤类似于前方不稳定,多数是后下方盂唇、盂肱下韧带后部及关节囊从肩胛盂撕脱,也可以伴有肩胛盂后下缘骨损伤和肱骨头前上方压缩性骨折。

(二) 临床表现

三角肌及冈下肌变薄，挛缩，患臂前举及内旋位易复发脱位，并伴有疼痛，脱位后不能自行复位。被动前举90°并内收肩关节，当进行内旋动作并轴向加压时，患者出现恐惧感。

(三) 诊断

1. 损伤性后脱位病史。
2. 复发性脱位伴疼痛，不能自行复位。
3. 肩盂前方空虚感，后方可扪及突出的肱骨头。
4. 肩部轴位X线摄片可显示肱骨头后脱位及肱骨头凹陷性缺损。
5. CT断层扫描更能清晰显示并确定肱骨头后脱位的诊断(图31-58)。

(四) 治疗

应该指出的是，肩关节后方不稳定首选治疗方法是康复锻炼，超过80%患者经过康复锻炼可以获得临床疗效。康复练习无效者可以选择手术治疗。手术方法主要包括：

1. 后方软组织修复及关节囊紧缩成形术(类似前关节囊紧缩成形术)。

2. 后方肩盂骨挡手术　取髂嵴或肩胛冈骨块植于肩盂后方形成骨挡，防止肱骨头向后脱出(图31-78)。

3. 肩盂切骨成形术　切骨后植骨可增大肩盂下方及后方面积。使肩盂向外、向前上的倾斜角加大，增加了盂肱关节稳定性。

4. Neer的改良Mclaughlin手术　将肩胛下肌腱连同小结节移植到肱骨头前内侧骨缺损处，用螺丝固定(图31-79)。

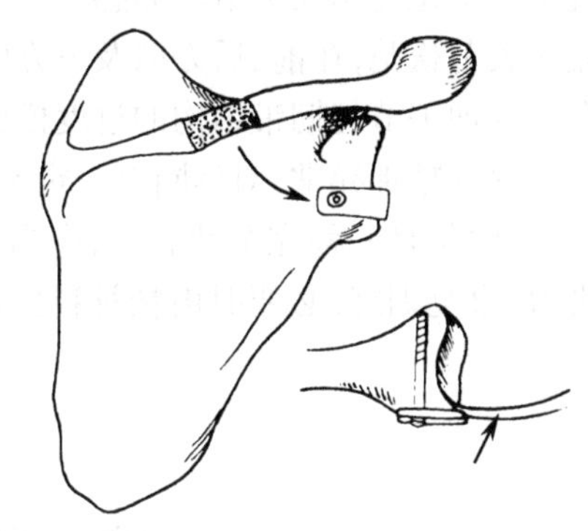

图31-78　肩盂后方骨挡术，防止肱骨头后方脱位

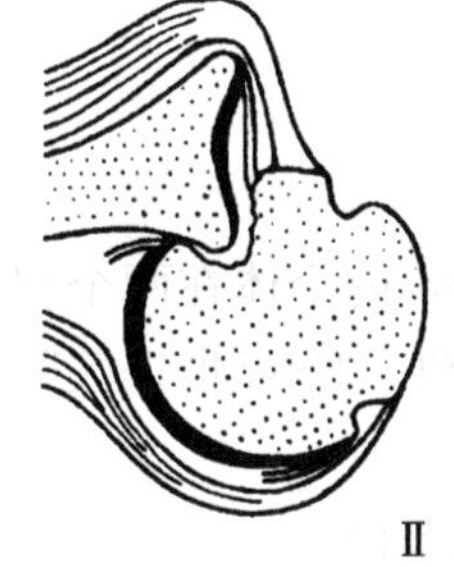

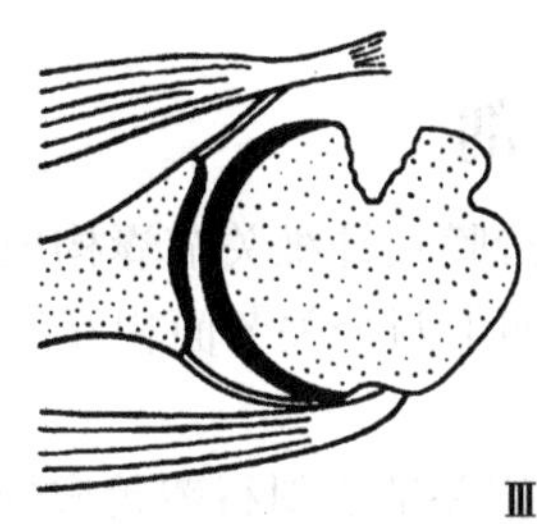

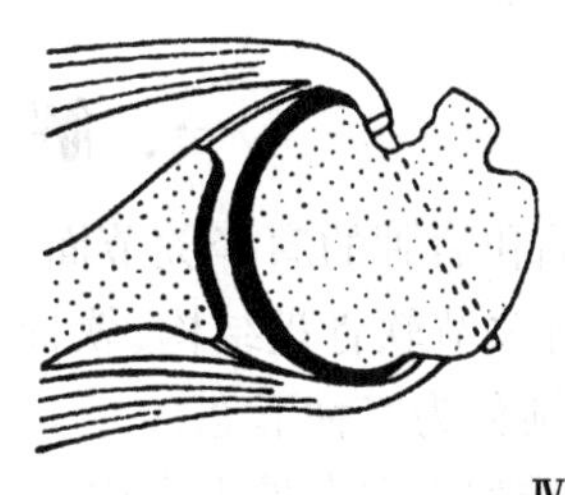

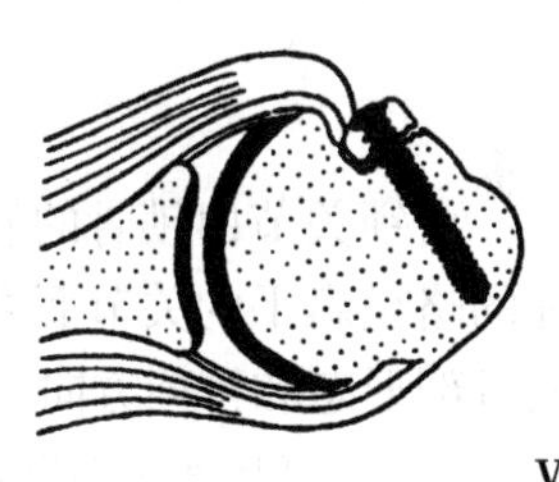

图31-79　Neer Ⅱ的改良Mclaughlin方法

Ⅲ，Ⅳ为肩胛下肌移植于肱骨头缺损部，Ⅴ为肩胛下肌连同其小结节止点移植于肱骨头缺损部

术后应于肩关节外旋20°位做支具固定6周，6周后开始康复训练，增强肌力及改善关节活动范围。

三、肩关节不稳定的鉴别诊断

创伤性肩关节不稳定应与非创伤性肩关节不稳定进行鉴别。

1. 先天性脱位或发育性异常

(1) 骨骼因素：包括肩盂发育不良及肱骨头发育异常。

(2) 软组织因素：中胚叶发育缺陷全身性关节囊及韧带松弛症(Ehlers Danlos syndrome)。

Saha(1971)指出：肩盂纵径与肱骨头直径比值小于0.57，肩盂横径与肱骨头直径比值小于0.57，属于肩盂发育不良。正常肩盂略呈后倾，平均后倾角7.5°，Sala发现肩关节不稳定病例中80%的患者肩盂呈前倾。肩盂臼面过深，凹面曲率大于肱骨头球面曲率，头盂间呈周边接触，极易发生脱位。软组织发育异常从详细询问病史、仔细的体格检查及明确的阳性体征提供鉴别诊断依据。先天性或发育性肩关节不稳定病例的发病年龄较轻，均出现于青少年时期。

2. 麻痹性盂肱关节不稳定及脱位。

3. 特发性肩松弛症 原因不明，好发于青少年，表现为多方向性盂肱关节不稳(multidirectional unstable shoulder)。可发生于单侧或双侧，无明显外伤诱因。临床检查可发现肱骨头与肩盂间存在上下、前后及轴向不稳定。患臂上举时肱骨头在肩盂上发生滑脱现象(slipping)，在牵引患臂向下时，肱骨头极易向下松弛移动(loosening)。被认为是局限于盂肱关节腔内的不稳定。该病发生完全脱位者较少见，一般为半脱位和关节失稳。与创伤性复发性肩脱位不难做出鉴别。

4. 随意性肩关节脱位(voluntary dislocation or subluxation) 是随患者自身意志控制在特定体位和姿势时盂肱关节脱位，并能自动进行复位的一种病理现象。本病在10~20岁年龄段多见，四肢关节、韧带较松弛。可能并存精神异常因素。其诊断要点如下：

(1) 随意性脱位及自动整复的特点。

(2) 脱位及复位时均无关节疼痛感。

(3) 盂肱关节松弛，在前、后方向及下方的不稳定。

(4) 全身其他关节与韧带结构的过度松弛。

(5) 合并存在精神异常，对诊断有一定参考意义。

随意性肩脱位是一种完全性脱位，应当与创伤性肩关节不稳定认真做出鉴别。本病以非手术疗法为主，增强肌力，康复训练，必要时由精神科医师配合治疗，而手术治疗的效果极差，值得引起外科医师的警惕和重视。

第七节 肩锁关节脱位

肩锁关节(acromioclavicular joint)是构成肩关节复合体的五个关节之一，属运动关节。肩锁关节与胸锁关节构成了上肢和中轴骨的连接。

一、解 剖

肩锁关节由锁骨的肩峰端和肩胛的肩峰关节面、关节滑膜及纤维关节囊构成。20%的个体在两个相邻的略呈扁平的关节面之间有关节软骨盘结构，软骨盘增加了两个关节面相互的适应性。Urist根据关节面解剖形态和排列方向，把肩锁分为三种形态：

Ⅰ型：冠状面关节间隙的排列方向自外上向内下，即肩锁关节面斜行覆盖肩峰端关节面。

Ⅱ型：关节间隙呈垂直型排列，两个关节相互平行。

Ⅲ型：关节间隙由内上向外下，即肩锁关节面斜行覆盖锁骨端关节面。

Ⅲ型的结构属于稳定型，Ⅰ型属于不稳定型。在水平面上，肩锁关节的轴线方向由前外指向后内。

肩锁关节在功能上属微动关节，参与肩关节的联合运动。当上肢上举超过120°，肩锁关节除了有外展、关节面相互靠拢等运动外，锁骨端关节面随锁骨旋后而发生旋转运动。这些运动虽然范围不大，但却参与了肩部各方向的活动，这也导致对肩锁关节产生了较强的挤压、分离和扭转等应力作用。

肩锁关节关节囊薄弱，肩锁韧带、斜方肌和三角肌腱纤维在其上方加强，下方则有强劲的喙锁韧带(斜方韧带及锥形韧带)维持该关节的稳定性。锁骨的任何向上或向后倒移位程度都取决于肩锁和喙锁韧带、肩锁关节囊以及斜方肌和三角肌的损伤程度。Rosenorn和Pedersen在尸体解剖中发现：如果肩锁关节、关节囊以及这些肌肉被切断，锁骨向近端移位0.5~1.0cm，更重要的是如果肩锁韧带和关节囊被切断后，还会出现明显的前后向稳定；如果再切断喙锁韧带，锁骨则向上方移位1.5~2.5cm。

二、损伤机制

肩锁关节脱位(dislocation of acromioclavicular joint)为一常见损伤,多发生于青壮年,约占肩部创伤脱位的12%。肩锁关节脱位一般均有明确的外伤史。最常见的是患肢处于外展位跌倒后的直接暴力作用于肩部所致,其次患侧手臂撑地的间接暴力损伤也是肩锁关节脱位的主要暴力形式。肩部受力后肩部向下方移位,而锁骨内端受第1肋抵触不能继续下移,应力集中在肩锁关节和喙锁韧带,造成该关节的不同程度损伤——撕裂伤、半脱位或脱位。

三、诊断及分型

仔细的查体和正确的影像学检查是诊断的核心所在。依据损伤下垂负重位投照和脱位程度的不同,可表现为肩部疼痛,患侧上肢上举或外展时疼痛加重。肩锁关节局部压痛或出现畸形,肩峰外侧端隆起,往下推压出现反弹性的琴键征(piano sign)。琴键征阳性意味着肩锁关节的完全性脱位。部分患者出现斜方肌前缘的肿胀和压痛。

X线检查做前后位水平投照,而双侧对比有助于做出正确诊断。对于部分脱位病例,如在对照时双上肢采取下垂负重位,将有助于加强患侧肩锁间分离,使诊断更加明确。但Bossart等(1988)回顾了82例不典型的Ⅲ型肩锁关节脱位的患者肩应力位摄片,能通过肩应力位摄片明确诊断的只有5例患者,因此不推荐常规行肩应力位摄片。

为了避免肩胛冈与肩锁关节重叠,可行Zanca位摄片,摄片方法为患者站立,与前后位摄片不同的是X线发光管头倾10°角(图31-80)。

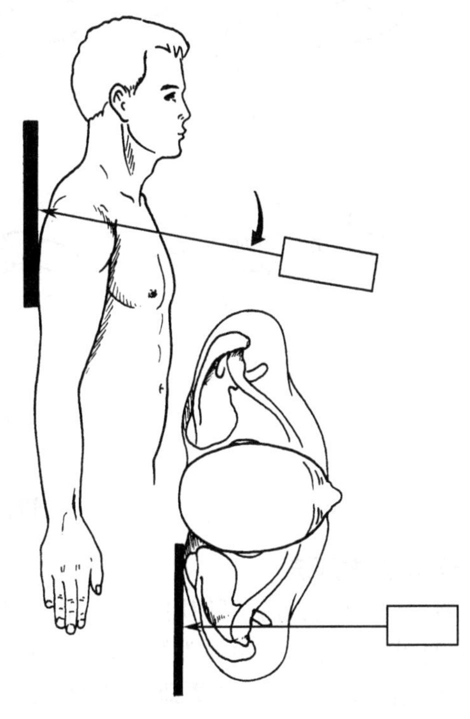

图31-80 Zanca位

在较为全面及准确地评估损伤程度后,应根据其病情对损伤进行分型。不同类型治疗方案不尽相同,同时也有利于医生判断患者预后。

(一) Allman分类法(1967)

肩锁关节脱位常常由于肩峰外侧受到直接冲撞所致。肩锁关节脱位约占肩部损伤的12%左右。Allman把肩锁关节损伤分为三度:

Ⅰ度:指肩锁关节的挫伤,并无韧带断裂或关节脱位。

Ⅱ度:是肩锁关节半脱位,肩锁关节囊和肩锁韧带已破裂,喙锁韧带中的斜方韧带部分也有断裂,肩锁关节分离或部分性脱位。

Ⅲ度:是肩锁关节完全脱位,喙锁韧带两个组成部分即斜方韧带和锥形韧带均断裂,肩锁关节完全分离,锁骨外侧端向上后方隆起,有浮动感,所谓琴键征(piano sign)阳性。通常还合并三角肌和斜方肌部分肌纤维断裂。

对于Ⅰ、Ⅱ度损伤,一般采用非手术治疗。Ⅲ度的肩锁关节完全脱位是手术治疗的适应证。Ⅲ度损伤因关节结构及周围软组织损伤较重,关节稳定装置均遭破坏,即使手法复位成功,也极难维持复位后的位置。

(二) Rockwood分类法(1984)

Rockwood把肩锁关节的损伤分为六类。

Ⅰ型、Ⅱ型与Ⅲ型分别与Allman分类中的三型一致。

Ⅰ型:是肩锁关节挫伤,并未形成肩锁间的脱位,喙锁韧带被牵拉,可能有部分韧带纤维的断裂,但二组韧带的连续性仍然保持。

Ⅱ型：是肩锁关节半脱位，肩锁关节囊和肩锁韧带已破裂，喙锁韧带中的斜方韧带部分也有断裂，肩锁关节分离或部分性脱位。

Ⅲ型：是肩锁间的完全性脱位，缘于喙锁韧带的组成部分——圆锥韧带和斜方韧带已完全断裂所致。

Ⅳ型：是较少见的一种完全性脱位，锁骨端向肩峰的后方移位，在前后位上肩峰与锁骨外侧端形成重叠移位，此型脱位原则上需要手术复位与固定，手法复位难以成功也难以维持位置。

Ⅴ型：肩锁关节脱位锁骨外侧端向头端翘起，难以使肩峰与锁骨外端对合，原因是锁骨外侧端往往插入斜方肌前缘，导致二分离骨端间的肌肉阻隔。手术治疗是其适应证，而且往往要修复斜方肌的前缘。

Ⅵ型：肩锁脱位是最为少见的一种类型，完全脱位的锁骨外侧端移位至喙尖下方，喙肱肌和肱二头肌短头联合肌腱的后方。此型脱位有可能伴有臂丛或腋动脉血管的损伤，应引起重视，也是手术治疗的指征(图 31-81)。

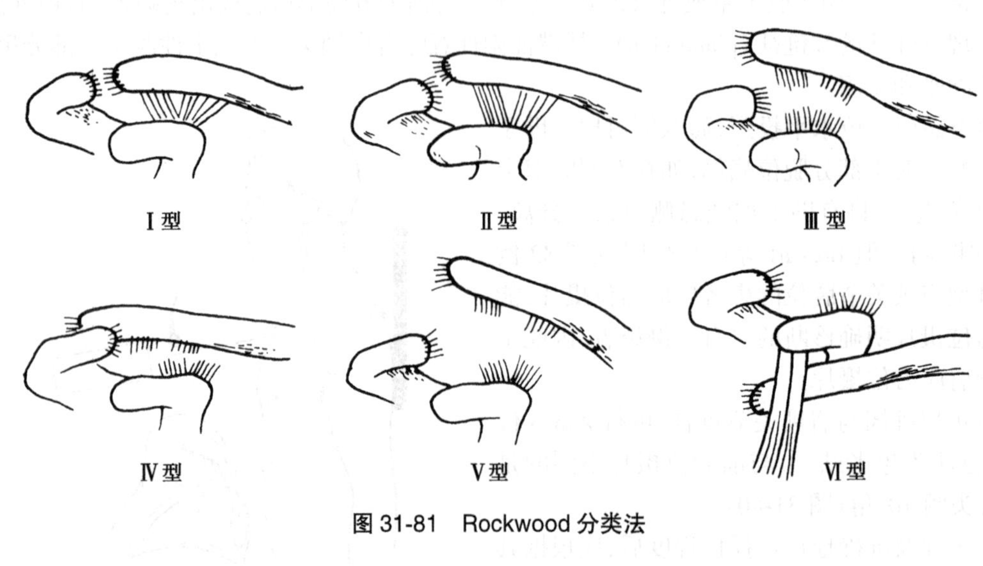

图 31-81 Rockwood 分类法

四、治　　疗

(一) 非手术疗法

Ⅰ型：最轻微的损伤，可使用支具或吊带固定 5~7 天以减少肩锁关节的应力。受伤后 48~72 小时冰敷消肿，同时可对症服用非甾体类抗炎药(NSAIDs)。只要患者症状减轻即可尽早行轻柔功能锻炼防止关节僵硬。对于运动员来说，1~2 周即可完全恢复体育运动。

Ⅱ型：虽然软组织损伤较Ⅰ型严重，但治疗原则相同。只是治疗时间略微延长，一般来说吊带或者支具固定需 1~2 周，同样冰敷 48~72 小时，对症服用非甾体类抗炎药(NSAIDs)。运动员 2~3 周亦可恢复体育运动。但Ⅱ型可有一部分人可能存在轻微畸形影响美观。或是于伤后出现肩锁关节退行性变，若症状不减则需关节镜下修复或开放行锁骨远端切除术。

Ⅲ型：治疗方案一直存在争议。一般来说仍推荐保守治疗，虽然晚期结果多有畸形存在，但症状和功能丧失常不明显。对于投掷运动员来说，因其上肢活动范围及应力长期较正常人高，因此会对其运动造成影响，故不推荐保守治疗。保守治疗的原则及方法大体同Ⅰ、Ⅱ型，冰敷、固定及对症消肿止痛。

(二) 手术疗法

对于Ⅳ、Ⅴ、Ⅵ型损伤，手术治疗是首选方法。肩锁关节脱位手术修复的方法很多，其手术方式可归纳为以下几类——肩锁间固定；喙锁间固定；韧带修复或重建。

1. 肩锁关节穿针固定术　以克氏针交叉固定肩锁关节，维持位置，同时缝合、修复喙锁韧带和肩锁韧带，并修复斜方肌和三角肌止点的损伤。此种方法目前已经很少使用，原因是多方面的：①固定不稳定，肩锁关节不能获得牢固的固定，不能进行早期功能锻炼，容易导致创伤性凝肩；②内植物失效：克氏针断裂、退出甚至进入体内威胁重要组织的并发症时有报道；③克氏针穿过肩锁关节，造成肩锁关节额外损伤，术后肩锁关节炎发生概率大增。

2. 锁骨钩板螺钉内固定术 锁骨钩板适用于肩锁关节脱位和锁骨远端骨折。是目前临床常用的治疗方法。

手术技术要点:沿锁骨走行方向做切口,切口远端至肩锁关节外侧缘。也可以采用经过锁骨外侧缘的沿皮纹方向的切口。显露锁骨外侧部、肩锁关节,必要时显露喙突。探查有无肩锁韧带和喙锁韧带损伤。显露肩锁关节的后缘,作为钩板钩插入的位置。将钩板钩插入肩锁关节后方、肩峰下缘。将钩板贴附于锁骨上表面,检查复位情况以及锁骨与肩峰的正确解剖关系已经恢复,避免出现与肩袖发生撞击,确定钩与肩峰下缘接触。C形机透视下检查肩关节的各个方向的活动,尤其在肩关节外展和外旋活动顺畅,确保没有肱骨头与锁骨钩的撞击发生。锁骨钩的深度有15mm和18mm两种,先尝试15mm,如果板与锁骨贴附困难,则选择18mm锁骨钩。使用3.5mm皮质骨螺钉或者4.0mm松质骨螺钉将钩板与锁骨固定。固定完成后再次检查肩锁关节是否获得良好的复位和稳定,检查肩关节各向活动顺畅,没有肱骨头与锁骨钩的撞击发生。术后患肢颈腕吊带悬吊保护。6周内进行肩关节主动辅助性功能练习。6周后进行肩关节主动活动。

锁骨钩板螺钉固定的缺点是锁骨钩诱发肩峰下撞击的风险。一般需要在术后6个月以内取出。

3. Bosworth法 即喙锁间加压螺丝钉内固定和喙锁韧带缝合术。采用加压螺丝钉自锁骨向喙突体部垂直加压固定,使肩锁关节复位并得到固定,同时必须做喙锁韧带缝合修复。本法也有因加压螺钉松动滑出,肩锁关节脱位复发的报道。对老年人存在喙突骨质疏松者慎用(图31-82)。

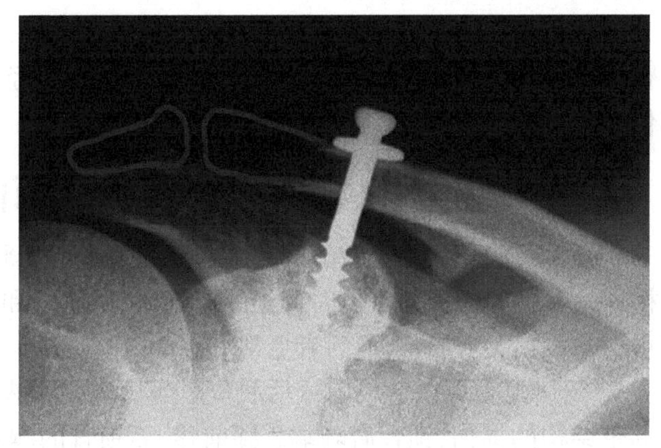

图31-82 喙锁螺钉固定

4. Neviaser法和Weaver法 利用韧带移位修复方法重建肩锁间结构,恢复喙锁间稳定性。由Neviaser于1952年首先报道。1972年Weaver报道了将喙肩韧带的肩峰端切断、游离后移位到锁骨上,重建喙锁韧带的方法。操作简单,不需要任何内固定。仅适用于新鲜的肩锁关节脱位病例(图31-83)。

手术方式及争论众多,恰恰说明没有一个公认的结果满意的方法。应根据伤者的年龄、职业、合并损伤情况、患者意愿、医生经验以及医疗设备条件来决定手术方式,贸然手术可能不能得到满意结果,反而事与愿违。

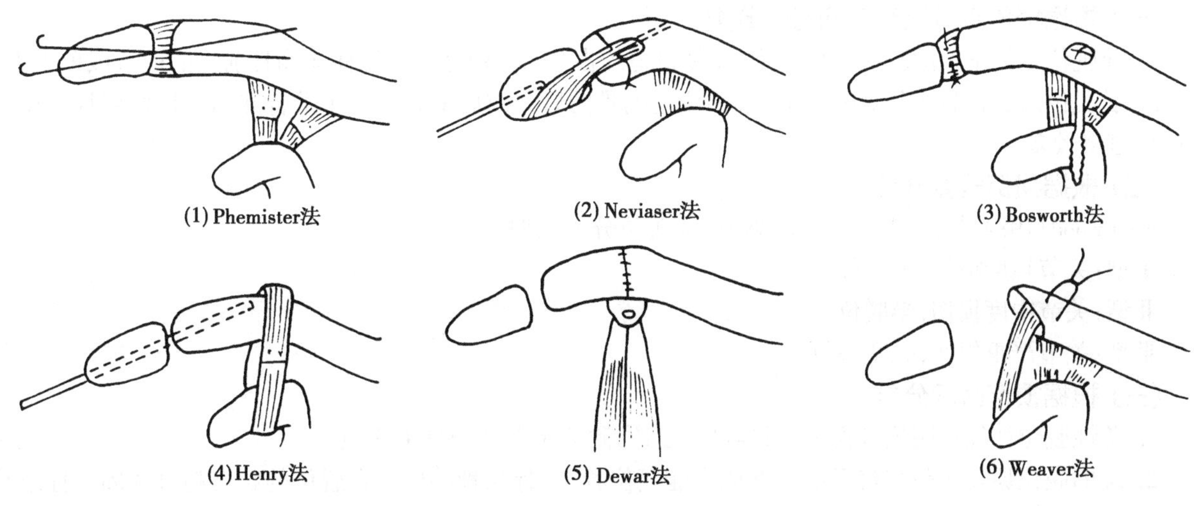

图31-83 各种肩锁脱位固定方法

第八节 胸锁关节脱位

与其他肩部损伤相比,胸锁关节脱位(dislocation of the sternoclavicular joint)是比较少见的损伤。由于有强大的韧带保护,往往较大的暴力才能造成胸锁关节损伤。在肩部创伤中仅占0.5%,在各种脱位中其发生率<3%。另一方面,因为毗邻上纵隔内大血管和其他重要的结构,胸锁关节损伤经常合并神经和软组织损伤。

一、解剖与功能

胸锁关节是一个双动关节,由锁骨的胸骨关节面与胸骨锁骨切迹及第一肋软骨构成,为球窝关节,关节腔被纤维软骨盘分隔为二。是上肢与躯干唯一以真正关节形式相连的结构。锁骨的胸骨端在水平面上是凹形的,在矢状面上是凸形的,这种鞍状的结构使得胸锁关节可以在所有平面上活动,包括30°~35°上举活动,35°的前后活动和沿长轴45°~50°的旋转活动。

胸锁两骨的关节面很不相称,接触面也很不适合,因此胸锁关节的骨性结构很不稳定,其稳定性主要是由韧带结构来提供的。前侧为胸锁前韧带,后侧为胸锁后韧带,上方为锁骨间韧带,下方为肋锁韧带。锁骨下肌为动力性稳定结构。

胸锁关节和锁骨内1/3后方有胸骨舌骨肌、胸骨甲状肌以及斜角肌。在其深层为无名动静脉(头臂干、头臂静脉)、锁骨下动静脉、膈神经、迷走神经、喉返神经、气管和食管等重要结构。胸锁关节后脱位或在该部位行手术操作时,有可能压迫或损伤上述结构。

二、损伤原因及机制

胸锁关节脱位常由于较大外力引起。多发生于青壮年,最常见的致伤原因是交通事故和运动创伤,如橄榄球。其他原因包括跌倒时臂外展位触地,挤压伤和举重物等。从受伤机制来看,直接外力和间接外力均可引起胸锁关节脱位,但后者更常见。

1. 间接外力可以造成前或后脱位。当肩部受到来自后外侧的挤压力,通过锁骨传至胸锁关节,可造成韧带结构的损伤,锁骨肩峰端急骤前移,而锁骨的胸骨端形成向后的分力发生相应的后脱位。反之,来自肩部前外侧的挤压力会造成胸锁关节前脱位。

2. 直接外力通常引起后脱位。外力直接作用于锁骨前方内侧,锁骨近端被推挤向胸骨后方,进入上纵隔。

三、损 伤 类 型

(一)根据锁骨胸骨端移位的方向分类

1. 前脱位是最常见的胸锁脱位类型,文献报道约占73%。锁骨胸骨端移向胸骨前缘的前方或前上方。

2. 后脱位后脱位较少见,锁骨胸骨端移位至胸骨的后方或后上方。由于常合并纵隔损伤或神经血管损伤报道得较多。

(二)根据损伤程度分类

Rockwood(1984)按照损伤程度将胸锁关节脱位分为三型。

Ⅰ型:关节轻度损伤,无脱位。

Ⅱ型:关节中度损伤,半脱位。

Ⅲ型:关节严重损伤,完全脱位。

(三)根据损伤时间分类

1. 急性脱位往往有明确外伤史,很难自行复位,除非患者全身韧带松弛。

2. 陈旧脱位原始脱位未经及时诊断或未能复位者,锁骨胸骨端保持在脱位的状态超过3周。标志是关节周围组织纤维化妨碍了复位。

3. 复发性胸锁关节脱位平常胸锁关节处在复位状态下，但急性脱位损伤的韧带未经正常修复，在轻微外力作用下即可重复发生半脱位或脱位。

4. 先天性脱位出生时即出现，以胸锁关节的骨或韧带结构发育异常，伴有固定不变的脱位或复发性半脱位为特征。

除上述外伤原因可致胸锁关节脱位外，非外伤原因也可造成胸锁关节畸形、脱位，需与创伤性胸锁关节脱位相鉴别。

四、临床表现及诊断

及时准确诊断出诊断胸锁关节半脱位或脱位最重要的因素是临床上保持警惕性。如果48小时内损伤得到诊治的话，治疗就相对简单疗效也更满意。经常有胸锁关节损伤由于双侧胸锁关节外形对称而被误诊为软组织挫伤。所以，任何一个胸壁的直接打击伤或肩部的间接挤压伤都需要进行全面的检查。

(一) 症状

1. 轻度扭伤外伤后患者主诉胸锁关节部位疼痛。活动上肢时疼痛加重。局部轻度肿胀及压痛。由于韧带为部分损伤，胸锁关节保持稳定。

2. 中度扭伤由于韧带受到较重的部分损伤，因此局部肿胀及疼痛较为明显。可进行前后方向稳定性检查：抓握住锁骨中段将锁骨胸骨端依次向胸骨前后方推移。与健侧作比较，可发现锁骨胸骨端位移加大。

3. 重度扭伤局部疼痛更加剧烈，肿胀和畸形更明显。但由于疼痛和脱位的关节弹性固定，前后方稳定性检查往往不能进行。

4. 急性脱位由于胸锁关节的韧带损伤，锁骨胸骨端发生向前或后的脱位。任何上臂的活动或咳嗽、打喷嚏和深呼吸都会加重疼痛。患者常以头肩前倾向伤侧、健侧手托住患肢以减轻疼痛症状。由于锁骨胸骨端移位，患肩宽度变短。仰卧位或双肩对向挤压时均可使疼痛加重。前脱位时可触及向前方移位的锁骨端位于皮下，并有一定的活动度，易于发现。

5. 后脱位疼痛症状更为明显。胸锁关节处变平，颈静脉切迹位于皮下，锁骨胸骨端不可触及，触诊空虚。后脱位的并发症发生率达25%。锁骨胸骨端向后移位可压迫重要组织结构，气管受压可出现呼吸困难、气短、窒息感或声嘶。食管受压时患者会主诉吞咽困难和喉部紧迫感。压迫大血管（无名动静脉或锁骨下动静脉）可出现颈部或上肢静脉充血、发绀和血液循环障碍。颈部杂音常提示无名动脉受压。压迫臂丛可出现同侧臂感觉异常。

(二) 诊断

胸锁关节损伤需拍X线片帮助诊断。普通前后位X线片难以显示出锁骨胸骨端的移位，特别是后脱位，极易漏诊，因此需拍摄特殊位置的X线片。由于锁骨胸骨端主要为前后方向的移位，因此胸锁关节在头足方向的侧位X线片，可清楚显示锁骨的前后移位。

Hobbs投照位是近于头足方向成90°的投照方法。向头倾斜40°X线摄片，投照中心指向胸骨，比较双侧锁骨胸骨端的位置也可帮助诊断。

CT能更清楚显示胸锁关节的损伤及脱位的方向和程度，更方便与健侧对比。CT的另一优势是可以显示锁骨胸骨端与纵隔内血管、食管和气管的关系。

五、治 疗

(一) 保守治疗

1. Ⅰ型胸锁关节脱位 急性期使用冷敷，NSAIDs类药物对症治疗。三角巾或吊带保护7~10天。然后每天可逐渐对患肢进行活动锻炼。

2. Ⅱ型胸锁关节中度扭伤时或有向后半脱位时，可用手法复位，然后同样急性期冷敷，NSAIDs类药物对症止痛。以8字形绷带固定双肩，保持复位。一般维持3周后，患者可逐步恢复上肢活动。

3. Ⅲ型胸锁关节重度扭伤，也即胸锁关节脱位，一般主张采用闭合复位。胸锁关节前脱位可在镇静加肌松剂或全麻下进行。患者取仰卧位，双肩胛间以沙袋垫起，用一布单绕过胸部对抗牵引，上肢90°外展、

10°~15°后伸方向持续牵引，同时向后推压锁骨胸骨端，一般皆可复位。复位后如比较稳定，可用 8 字绷带和颈臂吊带固定，维持复位 6 周。去除固定后，练习肩关节活动。由于将肩部抬高离床可便于肩胛骨收缩，沙袋需要足够大，以使得肩部抬高至少 5cm。沙袋过小往往是复位失败的原因。胸锁关节前脱位复位容易但极不稳定，非手术治疗结果常遗留有半脱位或复发脱位，但切开复位内固定危险性大，疗效也欠佳，所以如无明显症状，即使再脱位也可予以忽略，晚期功能均不错。

胸锁关节后脱位方法如前脱位，只是不用推压锁骨胸骨端，但常有较严重的并发症，在行治疗前，需请心胸外科医生会诊。治疗方法应以闭合复位治疗为首选，复位困难时应适当麻醉。患者仰卧，肩胛间以布垫起。患肢沿锁骨方向进行牵引，并逐渐后伸上臂，此时常听到复位的响声。如果仍不能复位时，助手可用手指抓住锁骨帮助复位，或用一巾钳夹住锁骨内侧协助复位。后脱位复位后较前脱位复位稳定，以 8 字绷带维持复位 3~4 周。

（二）手术治疗

闭合复位不成功或复发脱位可以考虑行切开复位内固定术，手术目的在于修复破裂的关节囊及其加强韧带，固定脱位的骨端。1951 年 Burrows 提出用锁骨下肌腱代替梭形韧带的肌腱固定术，修复关节囊及肋锁韧带，成为最常用的方法。而固定脱位的骨端用何种方法尚存较大争议，目前克氏针因其简便使用最多，但其游走传入肺部、肺动脉主干、心包等时有报道。因此有学者明确反对。其余还可选用有螺钉、孔钉钢丝张力带、尼龙绳等。胸锁关节的任何固定手术都比较难做，而且因为附近有重要的血管等组织结构，所以手术的一切操作均应该贴骨面进行，隧道的钻孔和进、出口的位置都应该在直视下进行操作。

Rockwood 认为如果有足够关节囊供修复及固定时，可行胸锁关节修复，但若得不到良好的关节囊及韧带材料，建议切除锁骨内端 1~4cm。但目前看来，晚期效果不佳，常造成上肢无力。因此并不被推崇，必须慎重采用。

第九节 肩峰撞击综合征与肩袖损伤

一、肩袖的解剖学特点

肩袖是由冈上肌、冈下肌、肩胛下肌、小圆肌的肌腱在肱骨头前、上、后方形成的袖套样肌样结构（图 31-84）。冈上肌起自肩胛骨冈上窝，经盂肱关节上方止于肱骨大结节上部，由肩胛上神经支配，主要功能是上臂外展并固定肱骨头于肩盂上，使盂肱关节保持稳定；此外，冈上肌还能防止三角肌收缩时肱骨头的向上移位。冈下肌起自肩胛骨冈下窝，经盂肱关节后上方止于肱骨大结节外侧中部，也属肩胛上神经支配，其功能在上臂下垂位时使上臂外旋。肩胛下肌起自肩胛下窝，经盂肱关节前方止于肱骨小结节前内侧，受肩胛下神经支配，在臂下垂位时具有内旋肩关节功能。小圆肌起自肩胛骨外侧缘后面，经盂肱关节后方止于肱骨大结节后下方，由腋神经支配，功能是使臂外旋。

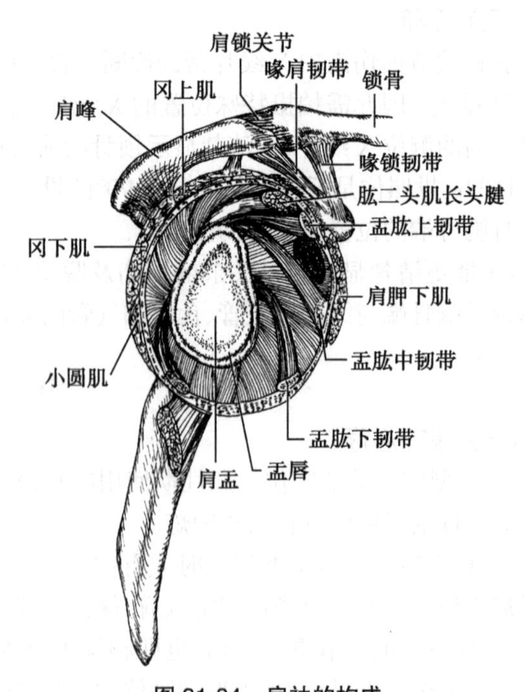

图 31-84 肩袖的构成

肌腱末端、关节囊、喙肱韧带、盂肱韧带复合体最终融合成一体止于结节。冈上下肌腱在止点以近 15mm 处融合，无法钝性分开，冈下肌腱和小圆肌腱在腱腹交接区融合，冈上肌腱和肩胛下肌腱在长头腱入口处形成鞘管包绕长头腱，冈上肌腱构成上壁，肩胛下肌腱构成下壁。喙肱韧带是起于喙突的一束厚韧纤维结构，行走于冈上肌腱和肩胛下肌腱之间的关节囊表面，止于大小结节。此韧带在肩袖深层，与关节囊和冈上肌腱构成长头腱鞘管的顶。另一束1cm宽的喙肱韧带在关节囊和肩袖之间向后到达冈下肌腱的后缘。还有一束行向后外覆盖于冈上下肌腱的表面。

肩袖的共同功能是在任何运动或静止状态维持肱骨头在肩胛盂关节面上的旋转轴心的稳定。其中，肩胛下肌与冈下肌、小圆肌内外旋肌力的平衡对维持肱骨头在肩胛盂关节面上的稳定尤为重要。

肩袖的组织学构成：冈上下肌腱的组织学切片显示五层(图31-85)：从表面向深层，第一层，包含大的血管和喙肩韧带结构，厚达1mm；第二层，由肌腱的大束、平行排列、致密纤维束构成，厚3~5mm。肩胛下肌腱止点有类似结构，成束排列、平行于长轴，一部分纤维与冈上肌腱纤维融合构成长头腱鞘管的底，鞘管顶的纤维来自冈上肌腱第二层；第三层，较细的纤维束相互成45°交叉行程网状结构并到达止点，厚度3mm；第四层，包括疏松结缔组织、厚纤维束与喙肱韧带一同融合于冈上肌腱最前缘；第五层，包括关节囊和从盂唇向肱骨走行的网状纤维，厚2mm。

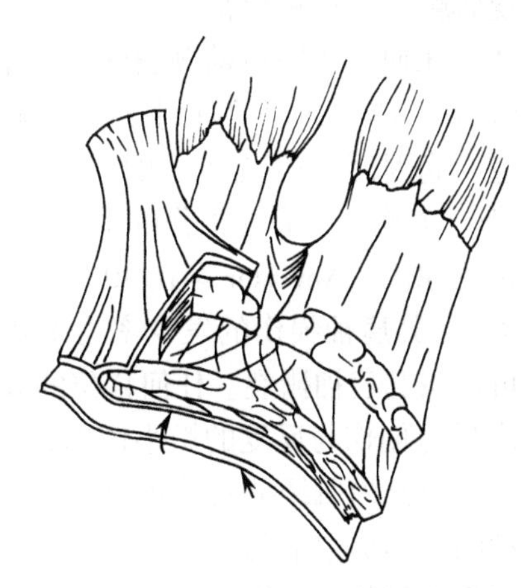

图31-85 肩袖肌腱的组织学构成

足印解剖：

肩袖从止点的内侧向外侧的宽度(冈上肌腱、冈下肌腱、小圆肌、肩胛下肌腱)：分别是12.7mm、13.4mm、11.4mm和17.9mm。从内向外最小的宽度在冈上肌腱中部，为14.7mm。关节面边缘到肌腱止点关节面侧缘的距离也不同，冈上下肌腱前2.1cm内，距关节面边缘1mm以内。然后向后逐渐增大，在小圆肌腱下缘达13.9mm。肩袖止点前后长度依次为16.3mm、16.4mm、20.7mm和24.3mm。

rotator cable：前后径4.1cm，内外径1.4cm。cable宽度1.2cm，厚度4.7mm。从关节镜下看是从冈上肌腱前缘到冈下肌腱下缘的新月形结构。有分散应力的作用。此cable可以看成是喙肱韧带后束。冈上下肌腱损伤多数发生在cable的远端。

二、病　　因

肩袖损伤的病因尚无定论。最著名的学说有两个，一个是外源性的机械性撞击，即肩峰下撞击导致肩袖损伤；另外一个是内源性退变导致肩袖损伤，此外还有血运影响以及创伤所致肩袖损伤。

1. 退变学说　Yamanaka从尸检标本描述肌腱退变的组织病理表现，肩袖内细胞变形、坏死，钙盐沉积，纤维蛋白样增厚，玻璃样变性，部分性肌纤维断裂，原纤维形成和胶原波浪状形态消失，小动脉增殖，肌腱内软骨样细胞出现。肩袖止点(enthesis)退化表现为潮线的复制和不规则，正常的四层结构(固有肌腱、潮线、矿化的纤维软骨和骨)不规则或消失，或出现肉芽样变。这些变化在40岁以下的成人中很少见，但随年龄增长呈加重的趋势。

Uhtoff等研究表明肌腱止点病变(enthesopathy)的病理特点，肌纤维在止点处排列紊乱、断裂及骨赘形成。肱骨头软骨边缘与冈上肌腱止点间距离——袖沟(sulcus)退变程度与袖沟宽度成正比。肌腱止点变性降低了肌腱张力，成为肩袖断裂的重要原因。肌腱的退化变性、肌腱的部分断裂及至完全性断裂在老年患者中是常见病因。

2. 血运学说　Codaman最早描述了危险区(critical zone)位于冈上肌腱远端1cm内，这一无血管区域是肩袖撕裂最常发生部分。尸体标本的灌注研究都证实了危险区的存在，滑囊面血供比关节面侧好，与关节面撕裂高于滑囊面侧相一致。Brooks发现冈下肌腱远端15cm内也存在乏血管区。但冈上肌的撕裂发生率远高于冈下肌腱，因此除了血供因素外，应当还存在其他因素。

3. 撞击学说　肩撞击征(subacromial impingement syndrome)的概念首先由NeerⅡ于1972年提出，他

认为肩袖损伤是由于肩峰下发生撞击所致。这种撞击大多发生在肩峰前 1/3 部位和肩锁关节下面或喙肩弓下方。Neer Ⅱ依据撞击征发生的解剖部位分为冈上肌腱出口撞击征(outlet impingement syndrome)和非出口部撞击征(non outlet impingement syndrome)。Neer Ⅱ认为 95% 肩袖断裂由于撞击征引起。冈上肌腱在肩峰与大结节之间通过,肱二头肌长头腱位于冈上肌深面,越过肱骨头上方止于顶部或肩盂上粗隆。肩关节运动时,这两个肌腱在肩喙穹下往复移动。肩峰及肩峰下结构的退变或发育异常或者因动力原因引起的盂肱关节不稳定,均可导致冈上肌腱、肱二头肌长头腱及肩胛下肌腱的撞击性损伤。早期为滑囊病变,中晚期出现肌腱的退化和断裂。

但一些临床研究表明肩袖撕裂的病例中有相当部分与肩峰下的撞击无关,单纯由于损伤或肌腱退化所致,此外存在肩峰下撞击的解剖异常的病例中也并非都会发生肩袖破裂。因此,肩峰下撞击征是肩袖损伤的一个重要病因,但绝不是唯一的因素。

4. 创伤 创伤作为肩袖损伤的重要病因已被广泛接受。劳动作业损伤、运动损伤及交通事故都是肩袖创伤的常见原因。Neviaser 等在 40 岁以上的患者中发现,凡发生盂肱关节前脱位者,在复位之后,患肩仍不能外展者,其肩袖损伤的发生率为 100%,而腋神经损伤仅占 78%。在老年人中,未引起骨折或脱位的外伤也可以引起肩袖撕裂。任何移位的大结节骨折都表明存在肩袖撕脱性骨折。创伤就其暴力大小而言分为重度暴力创伤与反复的微小创伤,后者在肩袖损伤中比前者更重要。日常生活活动或运动中反复微小损伤造成肌腱内肌纤维的微断裂(microtear),这种微断裂为部分肌腱或全层撕裂。这种病理过程在从事投掷运动的运动员中常见。

急性损伤常见的暴力作用形式是:

(1) 上臂受暴力直接牵拉,致冈上肌腱损伤。

(2) 上臂受外力作用突然极度内收,使冈上肌腱受到过度牵拉。

(3) 腋部在关节盂下方受到自下向上的对冲性损伤,使冈上肌腱受到相对牵拉,并在喙肩弓下受到冲击而致伤。

(4) 来自肩部外上方的直接暴力,对肱骨上端产生向下的冲击力,使肩袖受到牵拉性损伤(图 31-86)。

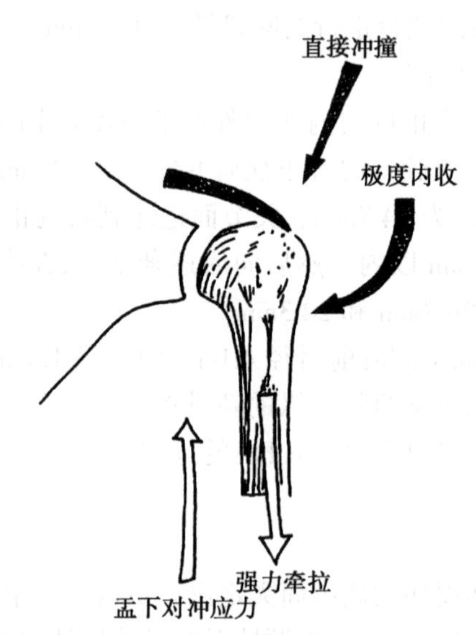

图 31-86 肩袖断裂的外力致伤机制

此外较少见的损伤有锐器刺伤及火器伤等。

综上所述,肩袖损伤的内在因素是肩袖肌腱随增龄而出现的肌腱组织退化,以及其解剖结构上存在乏血管区的固有弱点。而创伤与撞击加速了肩袖退化和促成了断裂的发生。正如 Neviaser 强调指出四种因素在不同程度上造成了肩袖退变过程,没有一种因素能单独导致肩袖的损伤,其中的关键性因素应依据具体情况分析得出。

三、病理及分类

1. 按损伤程度分类 可分为不完全断裂及完全断裂。

肩袖肌腱纤维的部分断裂可发生于冈上肌腱的关节面侧(下面)或滑囊面侧(上面),以及肌腱内部(图 31-87)。不完全性断裂处理不当或未能修复常发展为完全性断裂。

完全性断裂是肌腱全层断裂,使盂肱关节与肩峰下滑囊发生贯通性的损伤。此种损伤最多见于冈上肌腱,其次为肩胛下肌腱、冈下肌,小圆肌腱较少发生。冈上肌腱与冈下肌腱同时被累及者也不少见,肩胛下肌腱多为上缘撕裂。

新鲜肌腱断裂断端不整齐,肌肉水肿,组织松脆,盂肱关节腔内渗出。陈旧性断裂断端已形成瘢痕,光滑圆钝,比较坚硬,关节腔有少量纤维素样渗出物,大结节近侧的关节面裸区被血管翳或肉芽组织覆盖。

2. 按照肌腱断裂的大小分类 Bateman 按照术中测量肩袖撕裂的大小分为:小型 <1cm;中型 1~3cm;

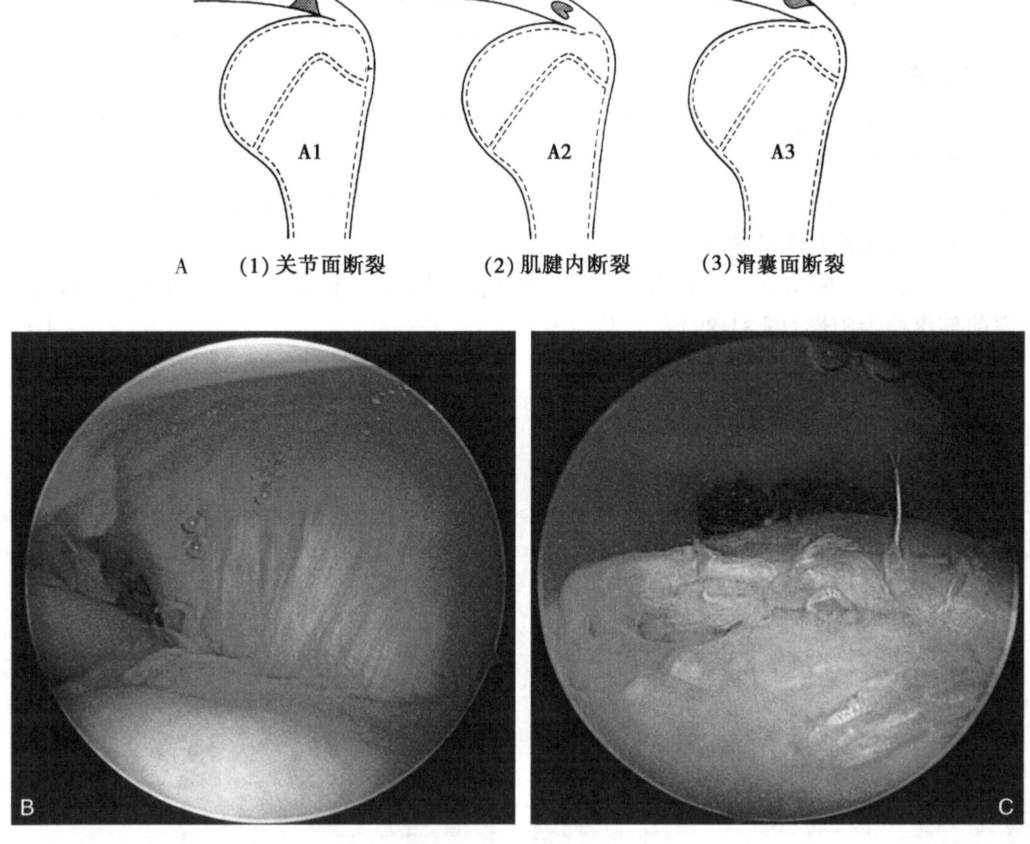

图 31-87 肩袖部分断裂

A.(1)~(3)示意图;B. 关节侧撕裂;C. 滑膜侧撕裂

大型 3~5cm;巨大撕裂 > 5cm。

Burkhart 提出根据撕裂形态的分型:根据术前核磁测量 T_2 相冠状面肩袖撕裂的长度和矢状面撕裂的宽度,进行分型。

1 型:长度小于宽度,长度小于 2cm。

2 型:长度大于宽度,宽度小于 2cm。

3 型:长度大于 2cm,宽度大于 2cm。

4 型:有明显的盂肱关节炎,肩肱间隙消失。

四、临床表现与诊断

(一) 临床表现

1. 疼痛　绝大多数患者有严重的肩关节疼痛,且历时很长,多数表现为肩前方疼痛和肩部弥漫性钝性疼痛,不能患侧卧位,夜间痛是肩袖损伤的典型表现。疼痛严重时,常用的消炎止痛药物不能明显缓解疼痛。肩关节前举诱发疼痛加重。疼痛多数局限在肩周及三角肌区,合并长头腱炎时,疼痛会放射到肘部。

2. 压痛常见部位是肩前方,比如结节间沟和大结节前部。

3. 关节活动范围受限　由于长时间肩部疼痛,患肩关节会出现继发性凝肩,表现为肩关节内收、外旋、内旋主动和被动活动范围减小;但随着时间的延长,疼痛的缓解,肩关节被动活动范围会逐渐改善,多数肩袖完全性撕裂患者肩关节被动活动范围基本正常,但主动活动范围可能会持续性受限。

4. 肌力降低　肩袖全层撕裂者会出现损伤肌肉支配方向活动的力量下降。对于部分撕裂者,由于疼痛导致肩袖功能失常,也会出现肌力下降。

5. 肩关节摩擦感 肩袖损伤常常伴有肩峰下及三角肌下滑囊炎性增生和粘连，被动活动肩关节可以感受到关节活动时的摩擦感。

6. 肩关节不稳定 常见于巨大肩袖撕裂患者。表现为肱骨头向前上方半脱位。

（二）特殊检查

1. 肩坠落试验（arm drop sign） 被动抬高患臂至上举90°~120°范围，撤除支持，患臂不能自主支撑而发生臂坠落和疼痛，即为阳性。

2. Neer撞击征（impingement sign） 检查者一手稳定住肩胛骨，另一手将患肢在肩胛骨平面上举，患者出现肩前部疼痛为阳性（图31-88）。

3. Hawkins-Kennedy撞击征 检查者一手稳定住肩胛骨，另一手将患肢屈肘90°在肩胛骨平面内旋，患者出现肩前部疼痛为阳性（图31-89）。

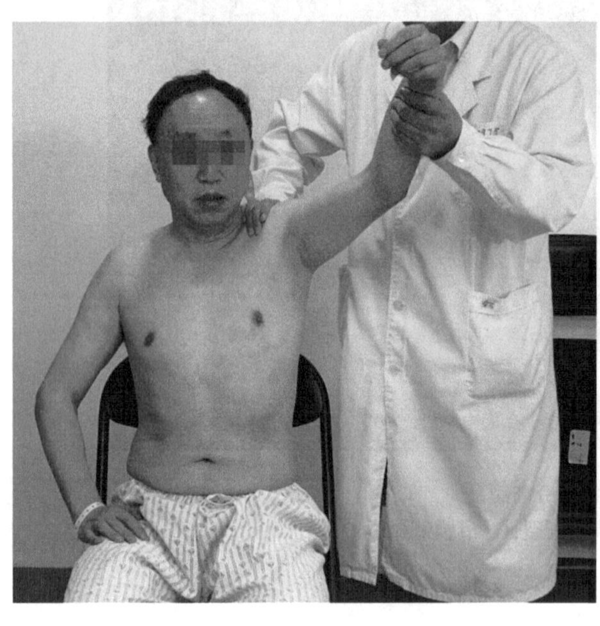

图31-88 Neer撞击征的检查方法
检查者一手稳定住肩胛骨，另一手将患肢在肩胛骨平面上举，患者出现肩前部疼痛为阳性

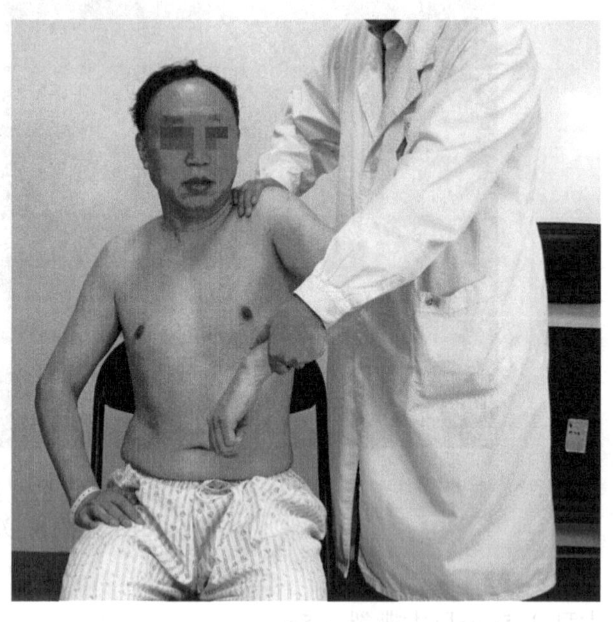

图31-89 Hawkins and Kennedy撞击征

4. 疼痛弧征（pain arc syndrome） 患臂上举60°~120°范围内出现肩前方或肩峰下区疼痛。对肩袖挫伤和部分撕裂有一定诊断意义。

5. Neer撞击试验（impingement sign） 在检查完Neer撞击征后，如果结果为阳性，可向肩峰下注射利多卡因溶液，如果再次检查撞击征阴性，即为撞击试验阳性。

对肩袖断裂做出正确诊断并非易事。凡有肩部外伤史，肩前方疼痛伴大结节近侧或肩峰下区域压痛的患者，若同时合并存在上述四项中任何一项特殊阳性体征者，都应考虑肩袖撕裂的可能性。如同时伴有肌肉萎缩或关节挛缩，则表示病变已进入后期阶段，对肩袖断裂可疑病例应做进一步的辅助检查。

（三）影像学诊断

1. X线摄片 X线平片检查对本病诊断无特异性。在1.5m距离水平投照时，肩峰与肱骨头顶部间距应不小于12mm，如小于6mm一般提示存在大型肩袖撕裂。在三角肌牵引下，可促使肱骨头上移。X线平片显示出肩峰下间隙狭窄。部分病例大结节部皮质骨硬化，表面不规则或骨疣形成，松质骨呈现骨质萎缩和疏松。此外存在肩峰位置过低，钩状肩峰，肩峰下关节面硬化、不规则等X线表现，则提供了存在撞击因素的依据（图31-90）。患臂上举运动的动态观察，可以观察大结节与肩峰相对关系及是否存在肩峰下撞击现象。X线平片检查还有助于鉴别和排除肩关节骨折、脱位及其他骨、关节疾患。

2. 关节造影 在正常解剖情况下盂肱关节与肩胛下肌下滑液囊及肱二头肌长头腱腱鞘相通，但与肩

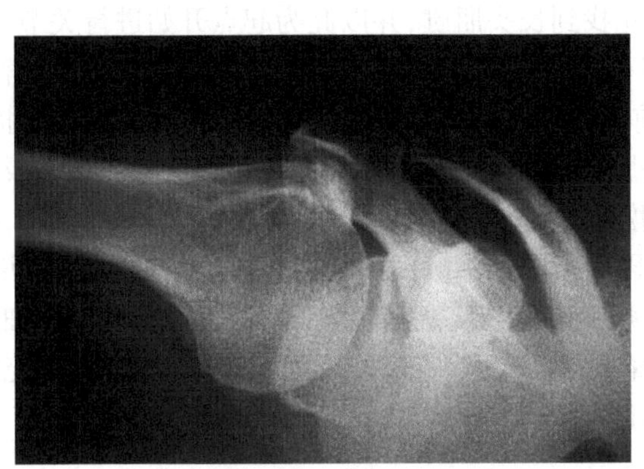

图 31-90 显示肩峰下关节面硬化

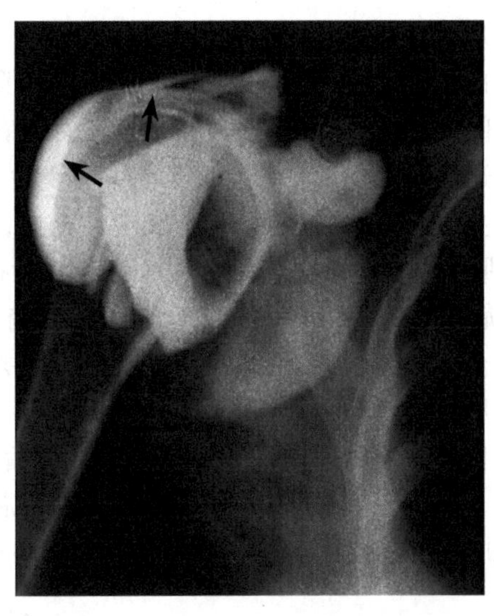

图 31-91 肩袖破裂，盂肱关节造影

峰下滑囊或三角肌下滑囊不相交通。若在盂肱关节造影中出现肩峰下滑囊或三角肌下滑囊的显影，则说明其隔断结构——肩袖已发生破裂，导致盂肱关节腔内的造影剂通过破裂口外溢，进入了肩峰下滑囊或三角肌下滑囊内（图 31-91）。盂肱关节腔的造影对肩袖完全断裂是一种十分可靠的诊断方法。但对于肩袖的部分性断裂不能做出正确诊断。

造影剂进入肩峰下滑囊及三角肌下滑囊盂肱关节造影不仅能显示肩袖破裂，而且可根据造影剂溢出部位及范围判断裂口大小，此外还能识别肩袖间隙分裂、盂肱关节挛缩、冻结肩及盂肱关节不稳定等病理改变。如做泛影葡胺及气体的双重对比造影（前者 4~5ml，后者 20~25ml），于肩外展 90°的轴位相还能清晰显示盂唇及关节囊的解剖形态，对于没有条件做 CT 扫描的医疗单位，无疑是一种有用的辅助诊断方法。

3. CT 断层扫描检查　单独使用 CT 扫描对肩袖病变的诊断意义不大。CT 扫描与关节造影合并使用，对肩胛下肌及冈下肌的破裂以及发现并存的病理变化有一定意义。在肩袖广泛性撕裂伴有盂肱关节不稳定时，CT 扫描有助于发现肩盂与肱骨头解剖关系的异常及不稳定表现。

4. 磁共振成像　对肩袖损伤的诊断是一种重要的方法。磁共振成像能依据受损肌腱在水肿、充血、断裂以及钙盐沉积等方面的不同信号显示肌腱组织的病理变化（图 31-92）。磁共振成像的优点是非侵入性检查方法，具有可重复性，而且对软组织损伤的反应灵敏，有很高的敏感性（达 95% 以上）。但是高的敏感性很难区分与鉴别，导致较高的假阳性率。进一步提高诊断的特异性还有待深入进行影像与病理对照研究，以及病例数量和实践经验的积累。

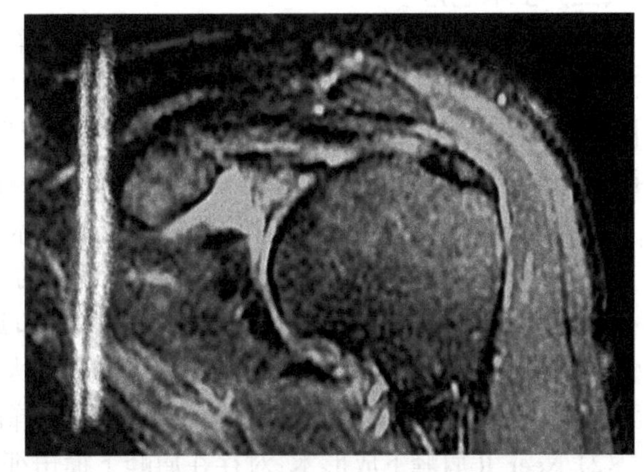

图 31-92 MRI 显示冈上肌断裂

5. 超声诊断　超声诊断也属于非侵入性诊断方法。简便、可靠，能重复检查是其优点。对肩袖完全性撕裂能做出清晰分辨。高分辨率的探头能显示出肩袖水肿、增厚等挫伤性病理改变，肩袖部分断裂则显示肩袖缺损或萎缩、变薄。完全性断裂能显示断端和裂隙，并显示肌腱缺损范围。但检查结果的准确性依赖于检查者的技术水平。

（四）关节镜诊断

肩关节镜技术的发展非常迅速，已经成为多种肩关节疾病的主要治疗手段。一般用于疑诊为肩袖损伤、盂唇病变、上方盂唇前后方向损伤（SLAP）病变以及盂肱关节不稳定的病例。在任何肩关节镜下治疗之前，都要进行规范的关节镜下检查：患者取沙滩椅体位或者侧卧位上肢前屈外展牵引。术前使用画线笔标记处肩部解剖标志，如肩峰、喙突、锁骨、肩锁关节。关节镜首先从后通道插入关节腔，穿刺点在肩峰后外侧角内侧的肩峰下缘，关节镜套筒带芯从穿刺点刺入，并指向前方喙突，穿过三角肌及肩袖肌肉后感受肩关节间隙，并顺此间隙插入关节腔。关节镜直视下在喙突外侧缘向经肩袖间隙向关节腔插入针头，确认位置合适后建立前方工作通道。在关节镜检查时首先找到长头肌腱，并以此为起点开始进行关节内检查：检查长头腱有无磨损、部分撕裂和炎性充血，长头腱在盂唇上的止点有无损伤；前方及前下方盂唇有无损伤；肩胛盂和肱骨头关节面有无退变和软骨损伤；前屈并内旋肩关节，检查肩胛下肌腱止点有无损伤；外展、外旋肩关节检查长头腱滑车有无损伤，有无长头腱滑脱和不稳定；有无冈上下肌腱完全损伤或者关节侧不完全损伤；关节镜继续沿肩袖止点后移并转向肱骨头后方，检查下有无肱骨头后上方骨损伤，后方关节囊及后方盂唇有无损伤。全程检查完毕后关节镜再次指向长头腱回到起点。对于关节内的损伤要同时进行评价并决定处理方法。对于术前怀疑后方盂唇病变者还要将关节镜转到前方工作通道，详细检查后方盂唇。肩峰下间隙检查：将关节镜套筒带芯从肩峰下缘插入，检查肩峰下间隙有无滑膜增生、充血和粘连，肩袖有无滑膜侧部分撕裂，肩峰前下表面有无撞击损害。

五、治疗及预后

肩袖损伤无论是部分撕裂还是全层撕裂，一旦发生，多数都难以自行愈合，且会随着时间的延长逐渐增大。保守治疗的目的在于缓解症状，通过康复练习改善剩余肩袖的功能而恢复肩关节功能。已经存在的肩袖撕裂不能愈合。

(一) 保守治疗

1. 肩关节休息，三角巾悬吊、制动 2~3 周，同时局部物理疗法，消除急性炎症反应及疼痛。疼痛剧烈者可采用 1% 利多卡因加皮质激素做肩峰下滑囊或盂肱关节腔内注射，疼痛缓解之后即开始做肩关节功能康复训练。

2. 症状充分缓解后，开始肩关节功能性活动。功能性活动是指患肢可以在身体前方、低于肩关节水平的范围内进行日常使用，以不引起明显疼痛为限，不要做上举、摸后背等动作以免诱发疼痛。

3. 康复性锻炼　包括肩关节囊的牵拉训练和肩袖肌肉、三角肌、肩胛带肌肉的力量、耐力和协调性训练。目的是恢复肩关节的活动范围，通过改善肩袖肌肉的功能恢复肩关节功能。锻炼过程中要避免引起剧烈的疼痛，锻炼之后出现的短暂疼痛不适是正常的，但如果出现持续性、加重的疼痛就说明锻炼强度过大，需要降低强度。

4. 肩关节功能康复、症状缓解之后，也要进行一定时间的肩关节康复练习以避免症状复发。

(二) 手术治疗

经过 6 周以上的保守治疗后，如果症状不缓解、肩关节功能恢复没有进展，就需要考虑手术治疗。手术治疗的方法可以归纳为三类：第一类是对损伤的肩袖进行完全的解剖性修复；第二类是对肩袖进行了功能性修复；第三类是对于不可修复性的巨大肩袖撕裂通过肌腱移位的方法进行功能重建。一般来说，对于肩袖损伤修复的同时，都进行肩峰前下缘成形和肩峰下滑膜清理。

对肩袖撕裂进行解剖性或者功能性修复的手术方法可分为以下三类：

1. 经典的切开手术修补方法方法很多，常用的有：

(1) Mclaughlin 法：在肩袖原止点部位一大结节近侧制一骨槽。于患臂外展位使肩袖近侧断端植入于该骨槽内（图 31-93）。此方法适应证广泛，适用于大型、广泛型的肩袖撕裂。为防止术后肩峰下间隙的粘连和撞击，肩袖修复同时应切断喙肩韧带，并做肩峰前外侧部分切除成形术。

(2) Neer Ⅱ肩峰下成形术：对存在肩峰下撞击征患者，肩峰成形术是其适应证（图 31-94）。

(3) Debeyre 冈上肌的推移修复法：对冈上肌腱巨大缺损也是一种选择方法。在冈上窝游离冈上肌，保留肩胛上神经冈上肌支及伴行血管束，使整块冈上肌向外侧推移，覆盖肌腱缺损部位，并使冈上肌重新固定在冈上窝内（图 31-95）。对大型肩袖缺损还可以利用合成织物移植进行修复。

2. 小切口的修复肩袖方法　在肩峰前下方做 3cm 左右小切口。纵向分开三角肌纤维，切开肩峰下滑囊。向内、外旋转肱骨头，显露肩袖撕裂部位，用直接的边对边缝合或肌腱断端与骨组织的缝合，也可采用

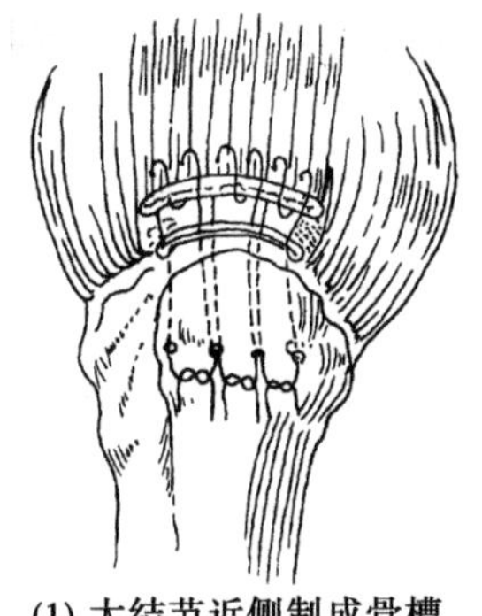

(1) 大结节近侧制成骨槽

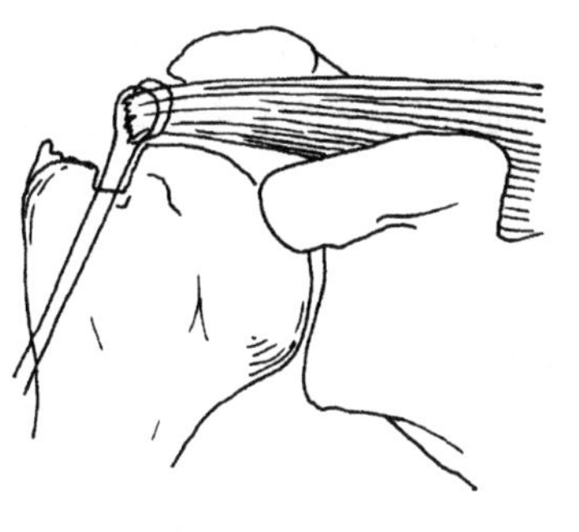

(2) 使肩袖断端修整后植入骨槽

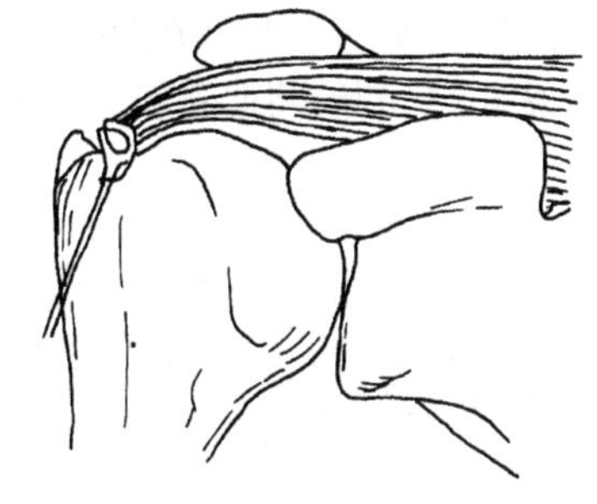

(3) 完成肩袖止点重建

图 31-93 Mclaughlin 肩袖修复术

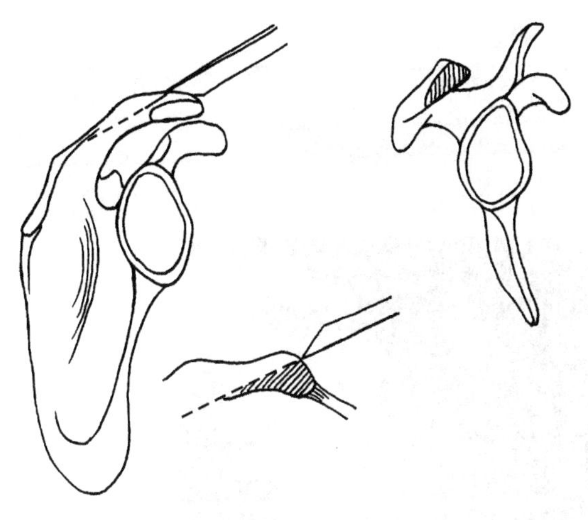

图 31-94 Neer Ⅱ肩峰下成形术
切除肩峰前外侧部分

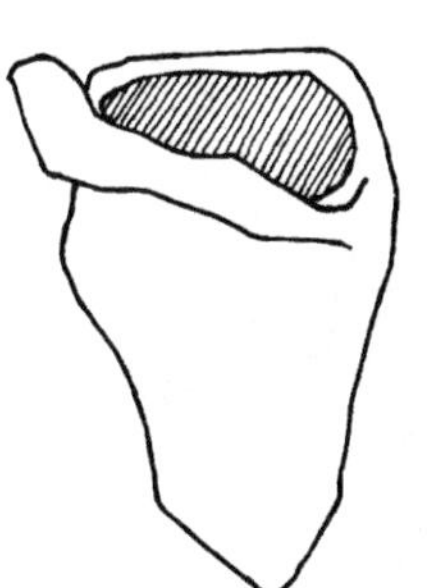

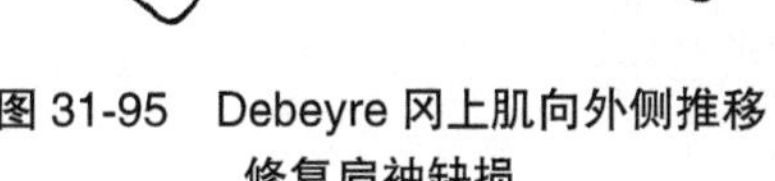

图 31-95 Debeyre 冈上肌向外侧推移
修复肩袖缺损

缝合锚钉固定的缝合修补方法。此方法的指征是中小型肩袖撕裂，也可在关节镜辅助下进行。

3. 关节镜内修补方法 随着镜内手术器械的发展与完善，近 20 年来关节镜下治疗肩袖损伤由简单的镜下滑膜刨削清创进步到了完全的镜下修补。与传统的切开手术相比，镜下手术软组织损伤小，避免了三角肌的剥离；术后疼痛较轻；可以更早地进行功能锻炼；可以同时对盂肱关节腔病变进行全方位的评估，并治疗关节内的并存损伤。

关节镜下肩袖修复的技术要点：先进行关节镜下检查，了解肩关节内损伤的情况，评价肩袖撕裂的大小，回缩的程度。使用射频和刨刀清理肩袖止点骨面，去除增生硬化骨，磨去止点部分皮质骨，暴露出渗血骨面。贴近关节面拧入带线锚钉，通过专门设计的缝线器将缝线穿过肩袖肌腱，然后打结固定。对于回缩较大的肩袖撕裂，应对肌腱进行松解，使之可以无张力地拉回到止点位置。

随着手术技术的进步，镜下肩袖修复适用于大多数肩袖损伤，并取得和开放手术类似的临床效果。

日本信原病院报道了迄今国际上最大的一组肩袖修补手术病例，1148 例，1235 个肩，平均随访 6.73 年的手术结果。70.1% 患者的疼痛完全消除，肌力恢复达到 5 级者，占 79.4%，活动范围正常、能满足日常生活需要者达 94%。

巨大肩袖损伤的肌腱移位手术：主要包括前上肩袖损伤的胸大肌移位术和后上肩袖损伤的背阔肌或者大圆肌移位术。

(1) 胸大肌移位术：适用于不可修复性的肩胛下肌腱损伤合并或者不合并冈上肌腱损伤。

技术要点：三角肌胸大肌间沟入路，清理小结节，去除瘢痕组织，暴露渗血骨面。将胸大肌从肱骨干止点切断，移位于小结节，通过固定在小结节上的锚钉缝线固定胸大肌肌腱。

(2) 背阔肌或者大圆肌移位术：适用于冈上下肌腱不可修复性损伤。

技术要点：肩关节后方纵向入路，拉开三角肌显露大结节，同样方法处理肌腱止点。找到背阔肌或者大圆肌，从止点切断，将肌腱转位至大结节，通过锚钉缝线缝合固定（图31-96）。

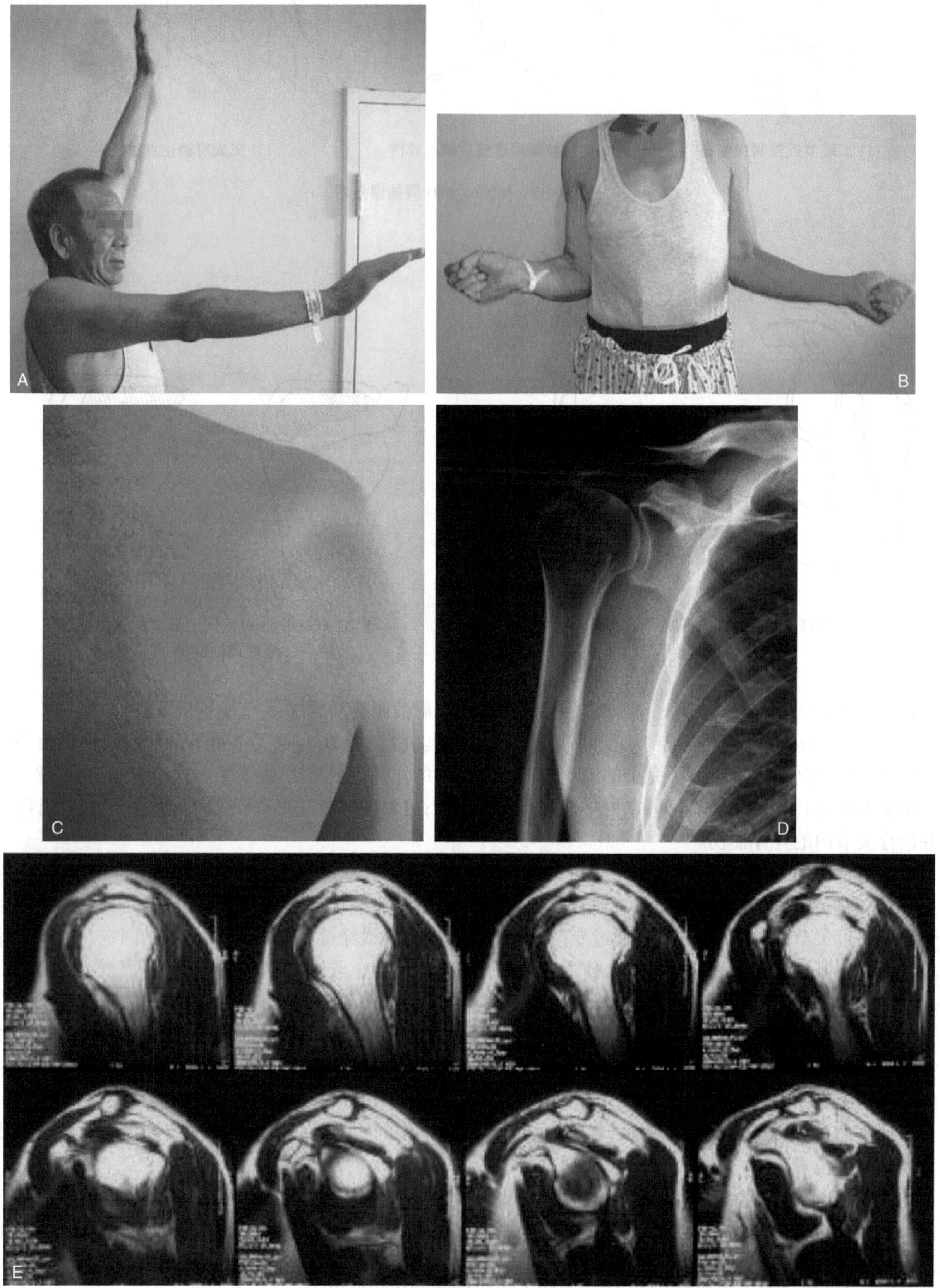

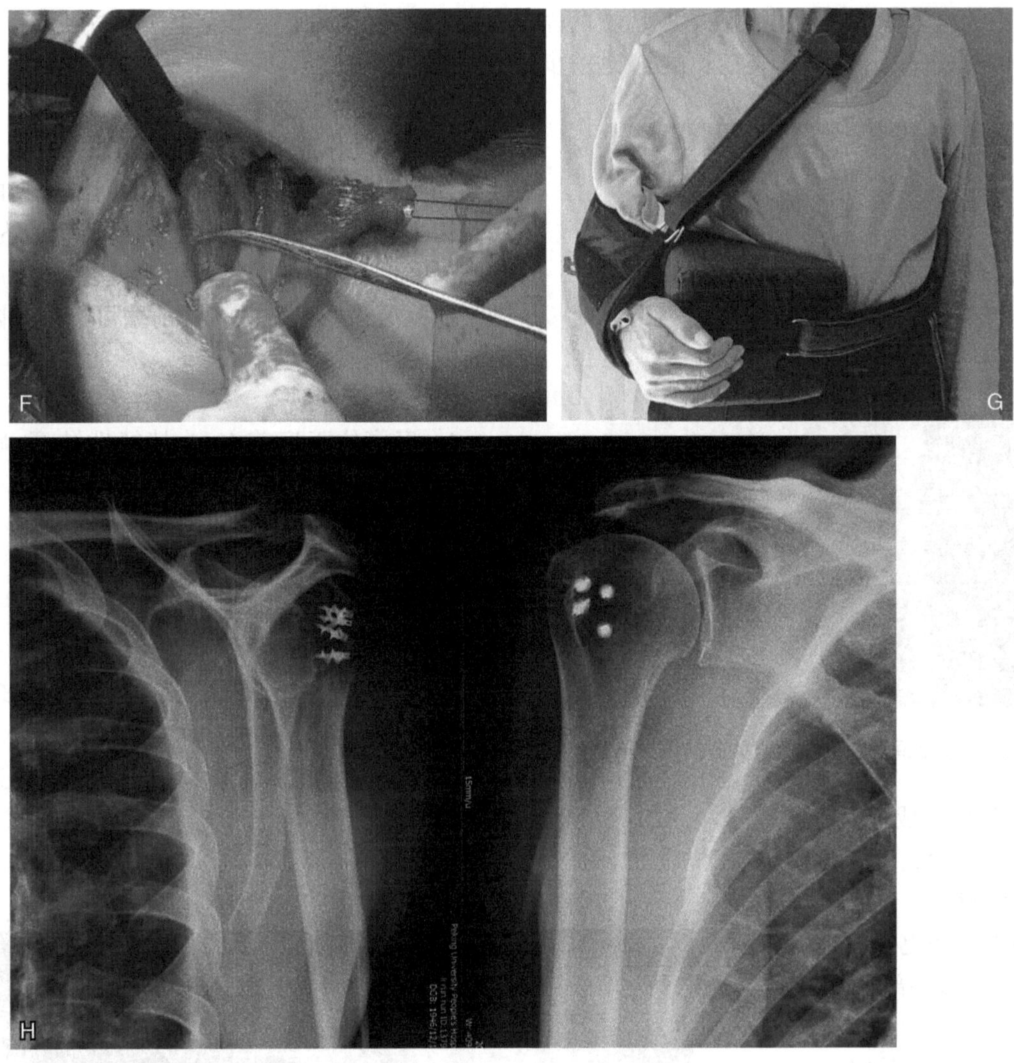

图 31-96 背阔肌移位重建后上肩袖损伤

老年患者，长期右侧肩痛并活动受限。A，B. 术前活动受限；C. 冈上下肌萎缩；D. 肱骨头轻度上移；E. 核磁检查可见冈上下肌腱撕裂，回缩，肌肉严重萎缩和脂肪变性；F. 术中进行背阔肌移位；G. 术后制动体位；H. 术后片

需要指出的是，通过肌肉移位方法进行的肩袖功能重建手术，其术后效果并不稳定，个体差异较大。因此，建议对功能失常的肩袖损伤尽早治疗，争取解剖或者功能性修复，避免肩袖撕裂进展到不可修复性阶段。

正确诊断，早期处理，术后系统的康复治疗是取得满意疗效的基本条件。反之，若不进行修复，顺其自然发展，最终会导致肩袖性关节病，出现关节不稳定或继发性关节挛缩症，导致关节功能的丧失。

六、肩袖间隙分裂

喙突外侧、肩胛下肌和冈上肌之间的肌间隙称肩袖间隙（rotator interval）。Post 于 1978 年曾对该解剖部位进行描述。该间隙有疏松结缔组织，联结冈上肌和肩胛下肌，间隙前方有喙肱韧带使之得到加强。Palma（1973）发现正常人群中的 9% 肩袖间隙呈开口状。Rowe（1981）报道 37 例复发性肩关节半脱位患者中 20 例肩袖间隙为开口状，认为二者具有明显的相关性。肩袖间隙分裂多见于青壮年，发病年龄在 20~40 岁之间较多。肩袖间隙分裂是肩袖组织顺肌腱纤维方向的纵形撕裂。与一般的肩袖损伤相比，病因、病理及预后都有不同的特点。肩袖间隙是肩袖结构的薄弱部位，一旦发生分裂，冈上肌与肩胛下肌在上臂上举过程中的合力作用减弱，肱骨头在肩盂上的固定力量下降，易使盂肱关节发生松弛与滑脱。盂肱关节不稳定又可造成肩峰下滑囊的炎症和粘连，进一步可继发关节挛缩。

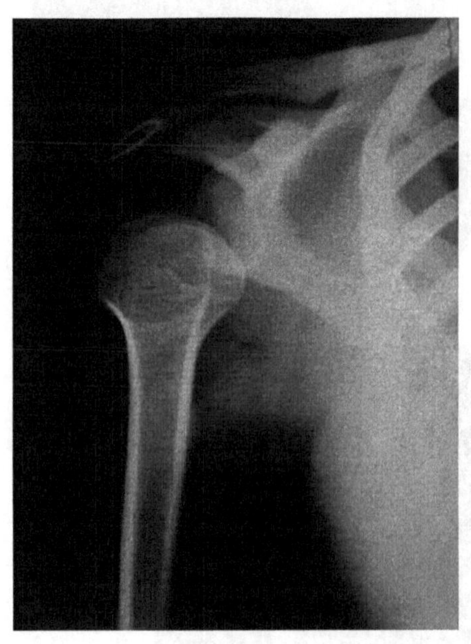

图 31-97 肩袖间隙撕裂致盂肱关节前下方不稳定

（一）病因

常因劳动作业损伤、运动损伤或多次重复的累积性损伤引起。投掷运动引起肩袖间隙分裂的损伤机制是由上臂的外旋、外展状态急速转变为内收、内旋状态，导致肌间隙疏松结缔组织破裂，冈上肌腱与肩胛下肌腱分裂。盂肱关节囊前壁可自该间隙疝出或同时发生撕裂。

（二）临床表现

1. 疼痛位于肩前方，为持续性钝痛，肩关节运动后症状加重。在喙突外侧肩袖间隙部位有局限性压痛。

2. 乏力和疲劳感。

3. 肩关节不稳或松弛感。

4. 关节内弹响。

5. X 线摄片患臂最大上举位，有时出现盂肱间滑脱现象（图 31-97）。

6. 盂肱关节造影显示出肩袖间隙部位造影剂溢出，在喙突外侧形成带状、乳头状或小片状不规则影（图 31-98）。

7. 关节镜检查可见肩袖间隙部位充血、渗出。

（三）诊断

1. 肩部外伤史。

2. 肩前痛及肩部乏力、疲劳感。

3. 喙突外侧局限压痛。

4. 盂肱关节不稳定。

5. 臂上举的前后位 X 线片存在盂肱关节滑脱现象。关节造影出现肩袖间隙异常显影。

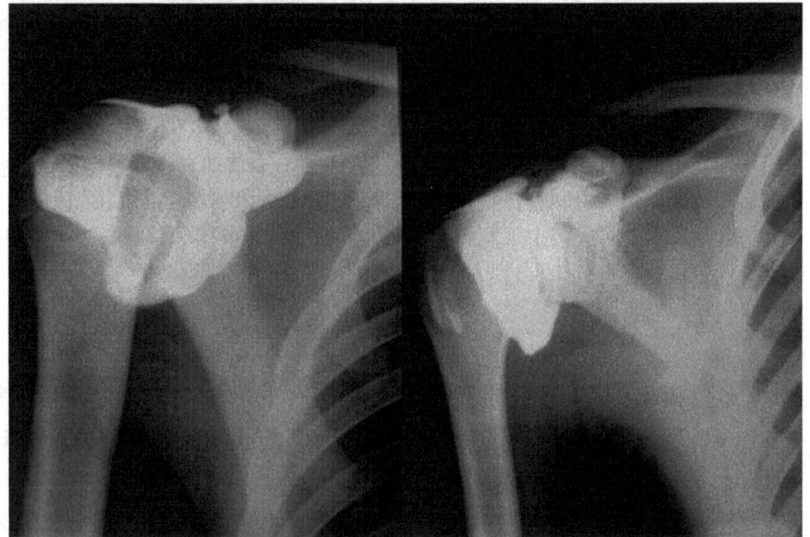

图 31-98 肩袖间隙撕裂，肩关节造影

（四）治疗

凡属新鲜损伤，首先采用非手术治疗，如制动、口服消炎镇痛剂、物理疗法。也可采取卧床做患臂零位牵引 3 周，或牵引 1 周后改用肩人字石膏或支具继续做零位固定。零位时肩胛冈和肱骨处于同一轴线，并在同一平面上。达到解剖轴与生理轴的一致性，肩袖处于松弛的休息状态，肌电位最低。低应力状态下有利于新鲜的裂隙重新愈合。固定期内可做物理治疗，去除固定后开始关节功能康复训练。

手术治疗的指征：

1. 经两个月以上非手术治疗无效。

2. 盂肱关节明显不稳定，或已有关节挛缩的陈旧性肩袖间隙分裂。

3. 并存喙肩弓下撞击因素者。

手术检查关节盂内是否松动，观察肩袖间隙部位有否撕裂或出现指腹大小的凹陷。如前关节囊壁也已破裂，探查关节腔，包括关节软骨、滑膜、盂唇等。如关节囊前壁尚完整，则行冈上肌腱和肩胛下肌腱边对边的间断缝合。喙肩韧带切除及肩峰下间隙粘连的松解，有利于术后肩关节功能的康复。术后一般均能获得较满意的疗效。

（姜保国　陈建海）

参考文献

1. Postacchini F. Epidemiology of clavicle fractures. J Shoulder Elbow Surg, 2002, 11 (5): 452-456
2. 王诗波，侯春林，吴韬．锁骨骨折．中国矫形外科杂志，2004，12 (16): 1262-1264
3. Carl J. Basamania CARJ. Fractures of the Clavicle, in The Shoulder, 4th ed.FAMI. Charles A. Rockwood JR, FAMI. Charles A. Rockwood JR Editors. Saunders: Philadelphia, 2009, 455-519
4. Robinson CM. Fractures of the clavicle in the adult. Epidemiology and classification. J Bone Joint Surg Br, 1998, 80 (3): 476-484
5. 王满宜．锁骨骨折的治疗现状．中国骨伤，2008，21 (7): 487-489
6. Mark D, Lazarus CS. Fractures of the Clavicle, in Rockwood & Green's Fractures in Adults, JDHC. Robert W. Bucholz, JDHC. Robert W. Bucholz Editors. Lippincott Williams & Wilkins, 2006, 1211-1255
7. 敖荣广，陈云丰．锁骨骨折的治疗．国际骨科学杂志，2008，29 (1): 26-28, 45
8. 曾炳芳，刘旭东．锁骨骨折治疗现状分析．中华外科杂志，2007，45 (20): 1372-1374
9. Iannotti MR. Effects of plate location and selection on the stability of midshaft clavicle osteotomies: a biomechanical study. J Shoulder Elbow Surg, 2002, 11 (5): 457-462
10. Harnroongroj T, Vanadurongwan V. Biomechanical aspects of plating osteosynthesis of transverse clavicular fracture with and without inferior cortical defect. Clin Biomech (Bristol, Avon), 1996, 11 (5): 290-294
11. Collinge C. Anterior-inferior plate fixation of middle-third fractures and nonunions of the clavicle. Journal of Orthopaedic Trauma, 2006, 20 (10): 680-686

32

第三十二章 上臂损伤

FRACTURES AND JOINT INJURIES

第一节　肱骨干骨折……774
一、应用解剖……774
二、损伤机制……776
三、骨折的分类……776
四、肱骨干骨折的临床症状和体征……776
五、治疗方法……777
（一）非手术治疗……777
（二）手术治疗……779
六、并发症……782
（一）桡神经损伤……782
（二）血管损伤……783
（三）延迟愈合与不愈合……783
（四）晚期并发症……784
第二节　肱二头肌、肱三头肌断裂……784
一、肱二头肌断裂……784
二、肱三头肌断裂……785

上臂是人体运动系统中非常重要的一部分，从某种程度上来讲，上肢的生理功能及社会功能较下肢更为重要。肱骨周围走行着控制前臂及手感觉和运动的重要神经如正中神经、尺神经及桡神经等。肱骨骨折及肱二头肌及三头肌肌腱损伤等会对上肢造成较大的功能损害，如若再合并上述神经的损伤，往往会给患者上肢功能带来灾难性后果，患者甚至可能会因此丧失劳动能力。经治医师要熟悉肱骨周围的解剖特点、损伤机制及骨折分类等，选择最佳的治疗方法，防治相关并发症，从而最大程度恢复患者上肢功能。

第一节　肱骨干骨折

肱骨干骨折一般系指肱骨外科颈以下2cm至肱骨髁上2cm之间的骨折。约占全身骨折总数的1.31%。

一、应用解剖

肱骨干上半呈圆柱形，下半部呈三棱柱形，可分为三缘：前缘、内侧缘和外侧缘，三面：前外面、前内面和后面。前缘自大结节嵴至冠状突窝外缘，其下部有肱肌起始。内侧缘起自小结节嵴，向下续于内上髁嵴。其中段和下段分别为喙肱肌、肱肌和肱三头肌内侧头附着处，此缘中部可见一滋养孔。外侧缘上部相当于大结节后部，有小圆肌和肱三头肌外侧头附着，向下续于外上髁嵴，有肱桡肌和桡侧腕长伸肌附着。前外面的中部有V形粗面，为三角肌粗隆，有三角肌附着。前内面的上部较窄，下部平坦光滑，两面下部有肱肌附着。后面的中部相当于三角肌粗隆的后方，有由内上斜向外下的桡神经沟，此沟的外上方及下方分别为肱三头肌外侧头和内侧头附着处，桡神经和肱深动脉绕过该沟向下，故肱骨干中、下 1/3 的骨折容易合并桡神经的损伤。内、外侧肌间隔膜将上臂分为前、后两个肌间隔，肱二头肌、肱肌、喙肱肌和肱桡肌位于前肌间隔内，神经、血管束沿着肱二头肌内缘向下走行，其中包括：肱动静脉、正中神经、肌皮神经和尺神经。后肌间隔内包括：肱三头肌和桡神经（图 32-1~3）。

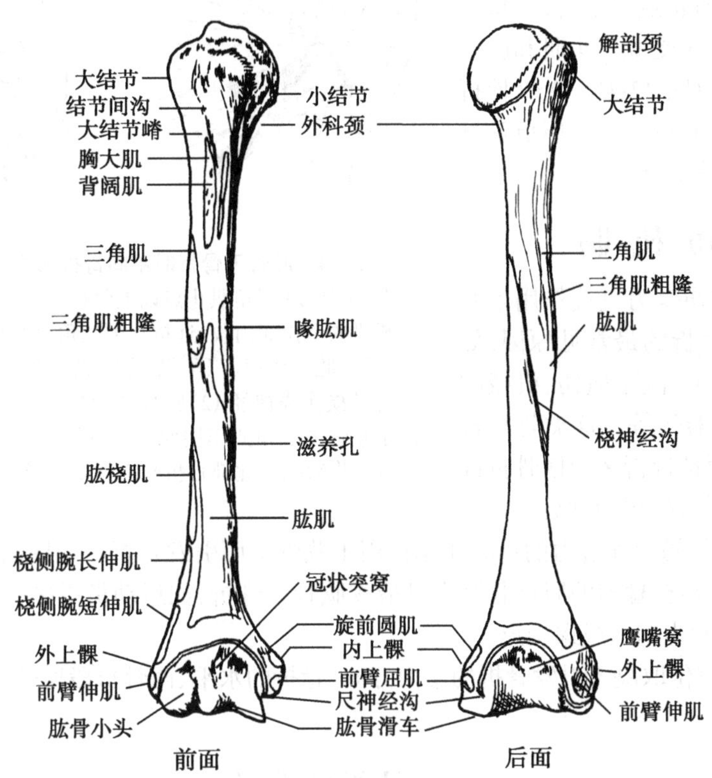

图 32-1 肱骨的解剖标识

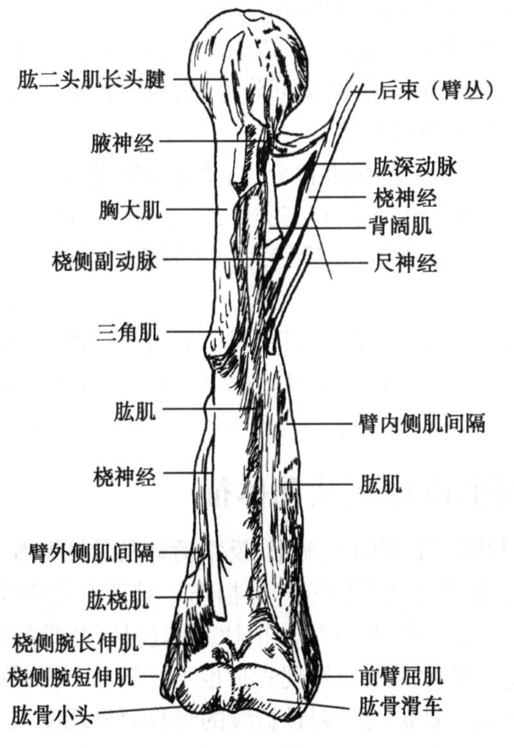

图 32-2 与肱骨相邻的重要血管、神经

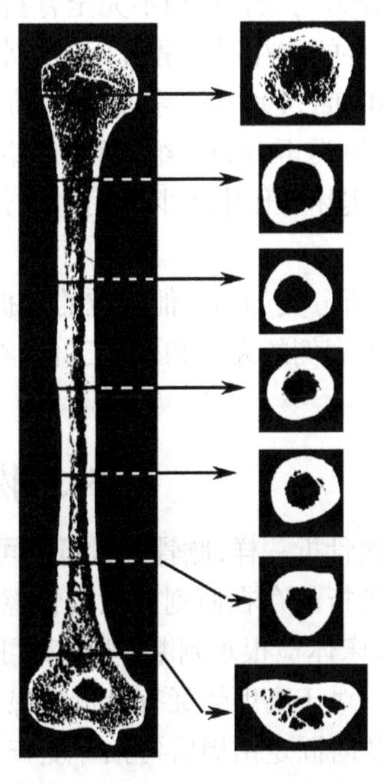
图 32-3 肱骨纵断面和横断面

肱骨干骨折后，可因附着于骨干远、近骨折段肌肉的牵拉作用而使骨折段产生不同形式的移位。当骨折位于三角肌止点以上时，近骨折段受胸大肌、背阔肌和大圆肌牵拉而内收，远骨折段受三角肌牵拉外展，但因同时受肱三头肌、肱二头肌和喙肱肌的牵拉而使两骨折段重叠。当骨折位于三角肌止点以下时，三角肌牵拉近骨折段外展，远段受肱三头肌和肱二头肌牵拉而向上移位(图 32-4)。偶尔骨折断端以不同程度的成角维持接触，但更常见的是断端的移位和重叠畸形。

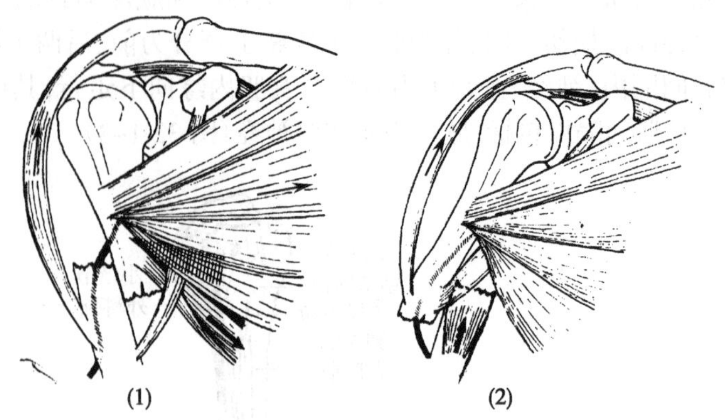

图 32-4 肱骨干骨折时不同骨折部位形成不同的移位方式

(1)肱骨中 1/3 三角肌止点以上骨折：近折片由于胸大肌、背阔肌、大圆肌的牵拉而内收，远折片因三角肌的牵拉而外展。但由于肱二头肌、肱三头肌、三角肌、喙肱肌的牵拉两折片有重叠。中 1/3 骨折易损伤桡神经；(2)肱骨中 1/3 三角肌止点以下骨折：近折片由于较强的三角肌作用而外展，远折片处于正常位，但由于长肌的牵拉将短缩。此部骨折易损伤桡神经

二、损伤机制

1. 直接暴力 致伤暴力直接作用于肱骨干，是造成肱骨干骨折的最常见原因，如棍棒或锐器的直接打击、汽车撞伤、机械的挤压、高处坠落伤、火器伤等。这类骨折常表现为开放性骨折，而且骨折多为横骨折或粉碎性骨折，肱骨上、中 1/3 更为常见。

2. 间接暴力 致伤暴力通过力的传导作用作用于肱骨干而引发骨折。如摔倒时肘部或手掌着地、两人之间强力掰腕子等，甚至猛烈的肌肉收缩也可造成肱骨干骨折，如运动员投掷标枪、垒球时。多发生在中下 1/3 处，骨折类型常为斜形或螺旋形。

骨折端的成角和移位取决于引发骨折的暴力方向、骨折的水平、两骨折段所受到的肌肉牵拉作用的复合影响。

三、骨折的分类

同其他骨折的分类一样，肱骨干骨折可依据不同的分类因素构成多种分类方式。根据骨折是否与外环境相通可分为开放和闭合骨折，因骨折部位不同可分为三角肌止点以上及三角肌止点以下，由于骨折程度不同可分为完全骨折和不完全骨折，根据骨折线的方向和特性又可分为纵、横、斜、螺旋、多段和粉碎型骨折；根据骨的内在因素是否存在异常而分为正常和病理骨折等。

AO(Muller, 1990)的骨折分类，将所有的骨折予以统一的标准化分类，基本原则是；每一骨折先分做三类，然后将每类再分为三组，而每一组又再分为三个亚组。一共有三类 9 组，若根据 AO 骨折分类再进一步分亚组，实际工作中较少采用。该分类中 A1 为最简单骨折、预后好，而 C3 骨折则最为复杂且预后最差(图 32-5)。

AO 骨折分类如同其他部位的骨折分类，在国内已被广泛采用，其分类方式有一定的科学性和规律性，有利于临床病例的总结和研究工作，在国际上也有较大影响，若采用此种分类形式，更有利于同行间的学术交流。

四、肱骨干骨折的临床症状和体征

同其他骨折一样，肱骨干骨折后可出现疼痛、肿胀、局部压痛、畸形、反常活动及骨擦音等，骨科医师不应为证实骨折的存在而刻意检查骨擦音，以免增加伤者的痛苦和桡神经损伤。对于不完全或无移位的骨折，单凭临床体检很难判断，所以对可疑骨折的患者必须拍 X 线片。拍片范围包括：肱骨的两端、肩关节和肘关节。对于高度怀疑有骨折的患者，即使在急诊拍片时未能发现骨折也不要轻易下无骨折的结论，可用石膏托暂时固定两周后再拍片复查，若有不全的裂纹骨折此时因骨折线的吸收而显现出来。

若骨折合并桡神经损伤，可出现垂腕、手部掌指关节不能伸直、拇指不能伸展和手背虎口区感觉减退

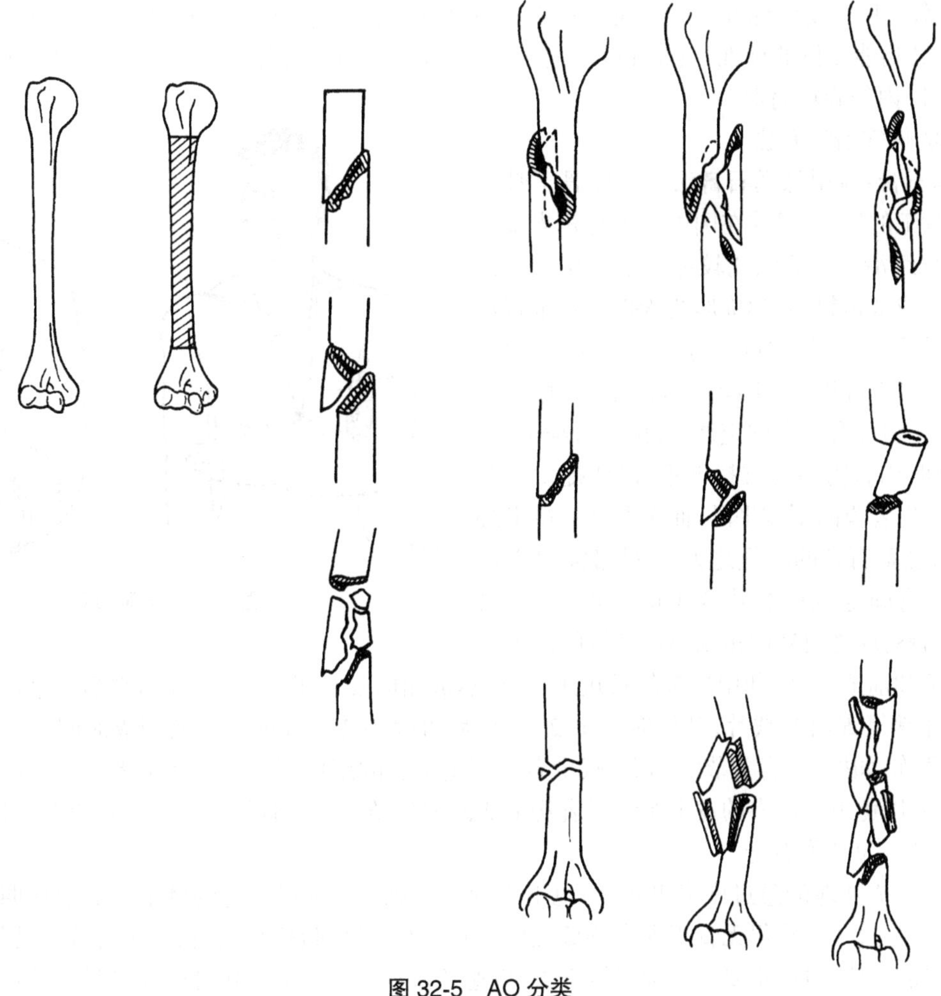

图 32-5 AO 分类

或消失。肱骨干骨折的患者应当常规检查患肢远端血运的情况，包括：对比两侧桡动脉搏动、甲床充盈、皮肤温度等，必要时可行血管造影，以确定有无肱动脉损伤。

五、治疗方法

近几十年来，骨折固定技术有了极大的提高，治疗手段远比过去丰富，在具体实施何种治疗方案时必须考虑如下诸多因素：骨折的类型和水平、骨折的移位程度、患者的年龄、全身健康状况、与医生的配合能力、合并伤的情况，患者的职业及对治疗的需求等。此外经治医师还应考虑本身所具备的客观设备条件，掌握各种操作技术的水平、经验等。经过全面分析比较后再确定一最佳治疗方案。根本原则是：有利于骨折尽早愈合，有利于患肢的功能恢复，尽可能减少并发症。

（一）非手术治疗

近几十年来的骨科著作中，均强调绝大多数肱骨干骨折可经非手术治疗而痊愈，国外的文献报道中其成功的比例甚至可高达 94% 以上。但在临床实际工作中能否达到如此高的比例仍值得商榷。此外，现代的就医人群已对骨科医师提出了更高的要求，即不仅要获得良好的最终治疗结果，而且希望治疗过程中尽量减少痛苦，在骨折愈合期间有相对高的生活质量，甚至仍能够从事一些工作。那种令患者佩戴沉重的石膏夹板、支具或外展架上苦撑苦熬数周至数月、夜间无法平卧的传统治疗方式很难为多数患者所接受。依现代的治疗观点，保守治疗的适应证应结合患者的具体情况认真审视后而定。

1. 适应证 可供参考的适应证为：

(1) 移位不明显的简单骨折（AO 分类：A1、A2、A3）。

(2) 有移位的中、下 1/3 骨折（AO 分类：A1、A2、A3 或 B1、B2）经手法整复可以达到功能复位标准的。

2. 非手术治疗的复位标准 肱骨属非负重骨,轻度的畸形愈合可由肩胛骨代偿,其复位标准在四肢长骨中最低,其功能复位的标准为:2cm 以内的短缩,1/3 以内的侧方移位、20°以内的向前、30°以内的外翻成角以及 15°以内的旋转畸形。

3. 常用的保守治疗方法

(1) 悬垂石膏:应用悬垂石膏法治疗肱骨干骨折已有半个多世纪的历史,目前在国内外仍有相当多的骨科医师在继续沿用。此法比较适合于有移位并伴有短缩的骨折或者是斜形、螺旋形的骨折。悬垂石膏应具有适当的重量,避免过重或过轻,其上缘至少应超过骨折断端 2.5cm 以上,下缘可达腕部,屈肘 90°,前臂中立位,在腕部有三个固定调整环(图 32-6)。在石膏固定期间,前臂需始终维持下垂,以便提供一向下的牵引力。患者夜间不宜平卧,而采取坐睡或半卧位(这是使用悬垂石膏的不便之处)。吊带需可靠地固定在腕部石膏固定环上,向内成角畸形可通过将吊带移至掌侧调整,反之向外成角则通过背侧的固定环调整。后成角和前成角,可利用吊带的长短来调整,后成角时加长吊带,而前成角则缩短吊带。使用悬垂石膏治疗应经常复查拍 X 线片,开始时为 1~2 周,以后可改为 2~3 周或更长的间隔时间。石膏固定期间应注意功能锻炼,如握拳,肩关节活动等,减少石膏固定引起的副作用。对某些患者,如肥胖或女性,可在内侧加一衬垫,以免由于过多的皮下组织或乳房造成的成角畸形。当骨折的短缩已经克服、骨折已达到纤维性连接时,可换为 U 形石膏。

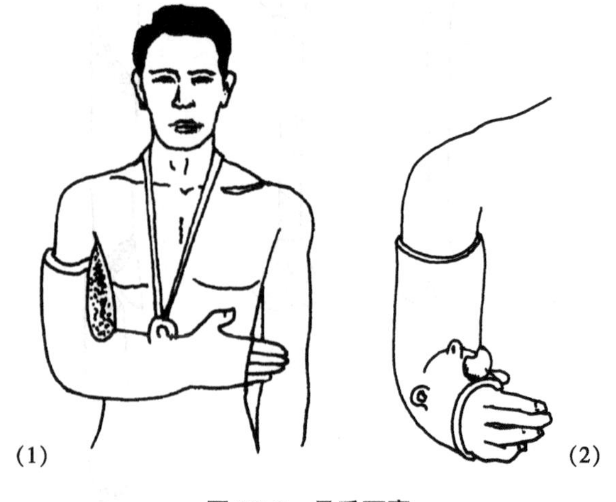

图 32-6 悬垂石膏

悬垂石膏曾成功地治愈过许多患者,但也不乏骨折不愈合或延迟愈合的例子。故治疗期间应注意密切观察,若固定超过 3 个月仍无骨折愈合迹象,已出现失用性骨质疏松趋向时,应考虑改用其他方法如:切开复位内固定加自体植骨,不要一味地坚持下去,以避免最后因严重的失用性骨质疏松导致连内固定的条件都不具备,丧失有利的治疗时机,对中老年患者更应注意这点。

(2) U 形或 O 形石膏:多用于稳定的中下 1/3 骨折复位后,或应用其他方法治疗肱骨干骨折后的继续固定手段。所谓 U 形即石膏绷带由腋窝处开始,向下绕过肘部再向上至三头肌以上。若石膏绷带再延长一些,使两端在肩部重叠则成为 O 形石膏。U 形石膏有利于肩、腕和手部的关节功能锻炼,而 O 形石膏的固定稳定性更好一些(图 32-7)。

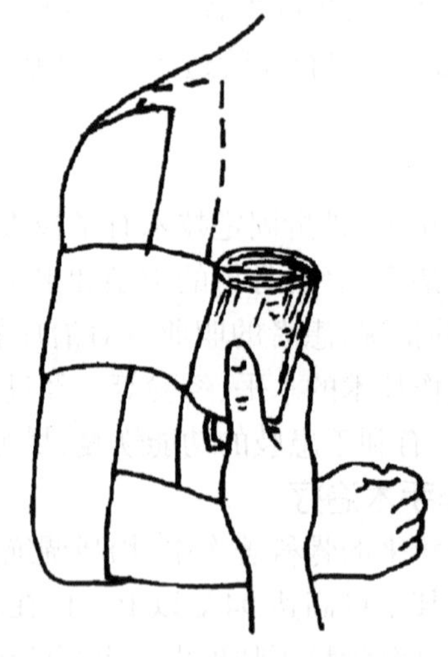
图 32-7 U 形石膏

(3) 小夹板固定:对内外成角不大者,可采用二点直接加压方法(利用纸垫),对侧方移位较多,成角显著者,常可用三点纸垫挤压原理,以使骨折达到复位。不同骨折水平的骨折需用不同类型的小夹板,如:上 1/3 骨折用超肩关节小夹板,中 1/3 骨折用单纯上臂小夹板,而下 1/3 骨折需用超肘关节小夹板固定。其中尤以中 1/3 骨折的固定效果最为理想。

利用小夹板治疗肱骨干骨折时,经治医师需密切随诊、观察病情的变化,根据肢体肿胀的程度随时调整夹板的松紧度,避免因固定不当而引发并发症,同时鼓励患者在固定期间积极锻炼患肢功能。近年来,各种材料和类型的支具发展较快,在很大程度上可以取代传统的石膏和小夹板固定,有些支具材料具有透气性,佩戴期间患者更容易接受。各类支具的具体使用方法各异,但固定的基本原则相同。

(4) 其他治疗方法:采用肩人字石膏、外展架加牵引或鹰嘴骨牵引等治疗肱骨干骨折,虽在某些情况下仍偶有应用,但多数情况下已经较少使用。

(二) 手术治疗

如果能够正确掌握手术指征并配合以高质量手术操作,绝大多数的肱骨干骨折可以正常愈合。同时可以减少因长期石膏或小夹板等外固定带来的邻近关节僵硬、肌肉萎缩和失用性骨质疏松等不利影响,甚至可在固定期间从事某些非负重性工作,其间的生活质量相对较高。不利的方面是:所花费用较多、有时需二次手术取出内固定物、手术本身具有一定的风险等。

1. 手术治疗的适应证

(1) 绝对适应证:①保守治疗无法达到或维持功能复位的;②合并其他部位损伤如:同侧前臂骨折、肘关节骨折、肩关节骨折,伤肢需早期活动的;③多段骨折或粉碎性骨折(AO 分型:B3、C1、C2、C3);④骨折不愈合;⑤合并有肱动脉、桡神经损伤需行探查手术的;⑥合并有其他系统特殊疾病无法坚持保守治疗的,如严重的帕金森病;⑦经过 2~3 个月保守治疗已出现骨折延迟愈合现象、开始有失用性骨质疏松的(如继续坚持保守治疗,严重的失用性骨质疏松可导致失去切开复位内固定治疗的机会);⑧病理性骨折。

(2) 相对适应证:①从事某些职业对肢体外形有特殊要求,不接受功能复位而需要解剖复位的;②因工作或学习需要不能坚持较长时间的石膏、夹板或支具牵引固定的。

2. 手术治疗的方法

(1) 拉力螺钉固定:单纯的拉力螺钉固定只能够用于长螺旋形骨折,而且术后常需要外固定保护一段时间,优点是骨折段软组织剥离较少,骨折断端的血运影响小,正确使用可缩短骨折愈合时间。适用此种方法的病例较少,如某些 A1 型骨折。

(2) 钢板内固定:尽管带锁髓内钉的使用趋于增多,但现阶段钢板仍是最主要的内固定方式,缘于其操作简单、易于掌握,无需 C 形臂透视等较高档辅助设备,术后基本没有肩部疼痛现象。选用钢板应有足够长度,远近端螺钉数目分别不得少于 3 枚。除了传统的 4.5mm 动力加压钢板(DCP 或 LC-DCP)外,近年来出现各种类型的锁定钢板、解剖锁定钢板,其中锁定螺钉可以选用直径 3.5mm 规格,固定效果多优于传统钢板。对于 B2、B3 粉碎性骨折可考虑同时植入自体松质骨(图 32-8)。手术入路:肱骨干中上段可采用前外侧入路,而下 1/3 骨折采用前外侧或后侧入路均可,取决于医生的经验。

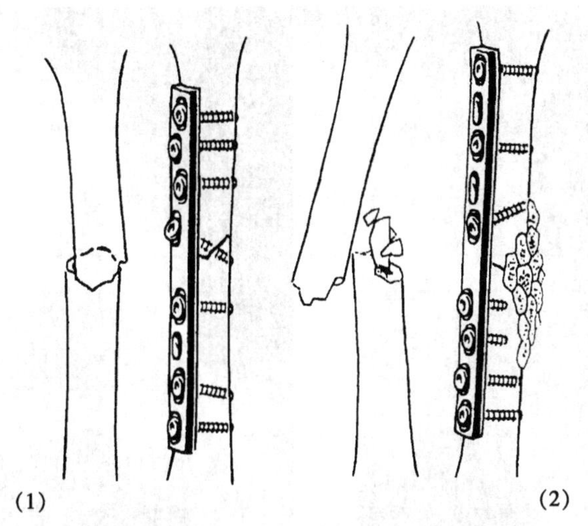

图 32-8 肱骨干骨折钢板螺钉内固定

(1)横形骨折的固定方法;(2)如为粉碎性骨折应Ⅰ期自体松质骨植骨

熟练掌握一些新型的锁定钢板操作后,有些医生可以采用微创小切口完成此类固定手术(图 32-9~12)。

(3) 髓内针固定:随着带锁髓内针的普及应用,以往的 Rush 针或 V 形针、矩形针已较少使用。使用带锁髓内针的优点是:软组织剥离少,术后可以适当负重,用于粉碎性骨折时其优点更为突出。由于是带锁髓内针,其尾端部分基本与肱骨大结节在同一平面,远期对肩关节功能影响不大(近期可能有一定影响)。使用时可采用顺行或逆行穿针方法,与股骨或胫骨不同的是,其近端锁钉一般不穿过对侧皮质(避免损伤腋神经),而远端锁钉最好采用前后方向(避免损伤桡神经)。逆行穿钉适用于肱骨中下段骨折,入钉点位于鹰嘴窝上 2cm,所以骨折线最低点应当位于鹰嘴窝上 4~5cm 以上。逆行穿钉操作不当容易发生医源性骨折,选取此种手术方法,应当有改用钢板固定的准备,不可强行操作,开髓中和扩髓中遇到较大困难应及时更改固定方式,避免医源性骨折。对于严重分离的多段骨折、肥胖患者、不推荐采用髓内固定。因国人骨骼的特点,即使经过良好的扩髓,直径大多适用≤ 8mm 的规格(图 32-13~15)。

(4) 固定架固定:从严格意义上讲,外固定架固定是一种介于内固定和传统外固定之间的一种固定方式,其有创、有固定针进入组织内穿过两侧皮质,必要时可切开直视下复位。优点是:创伤小、固定相对可

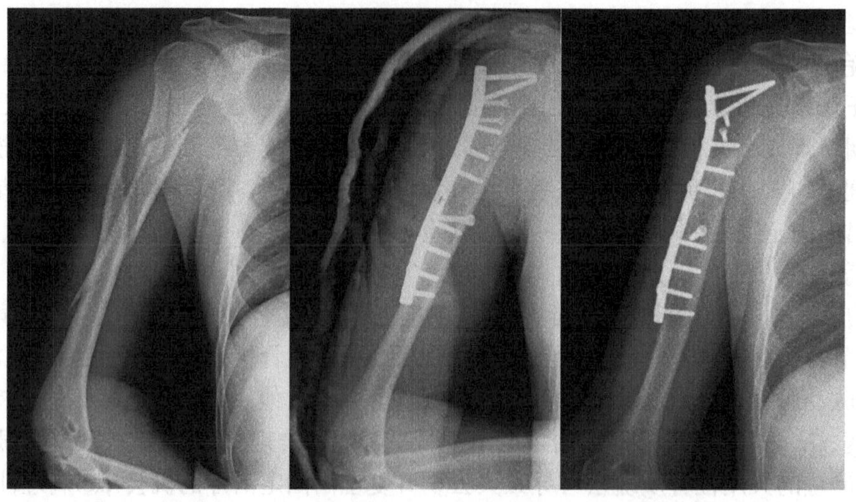

图 32-9 肱骨干 C-1 型骨折术前,DCP 固定术后,及骨折愈合后

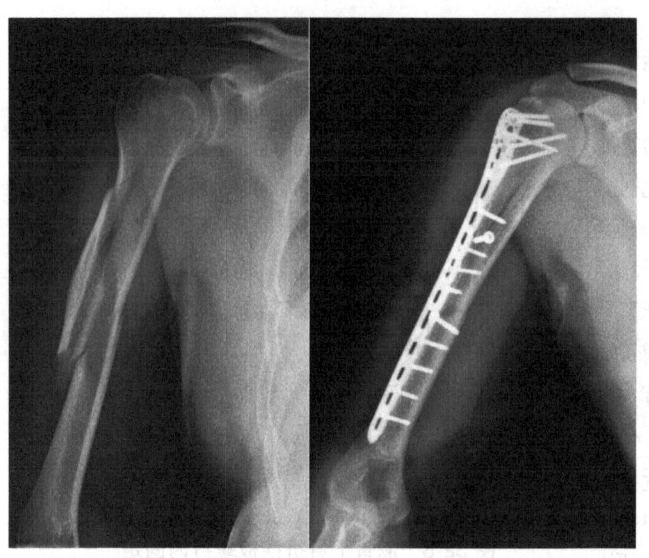

图 32-10 肱骨干 B-2 型骨折术前及 Philos 锁定钢板固定术后

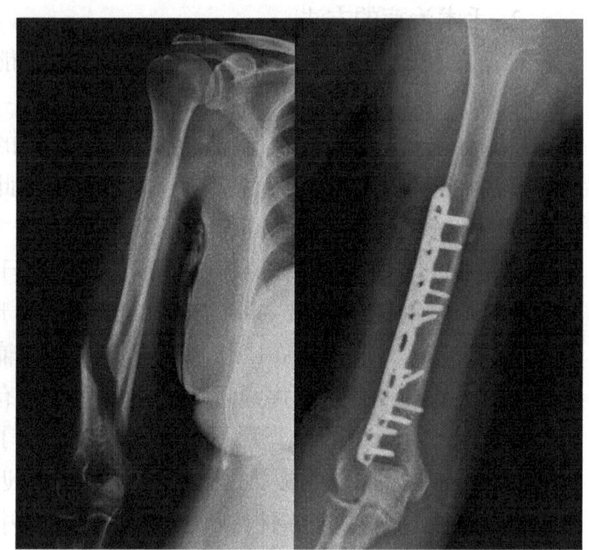

图 32-11 肱骨干远端 B-2 型骨折术前及干骺端锁定钢板固定术后

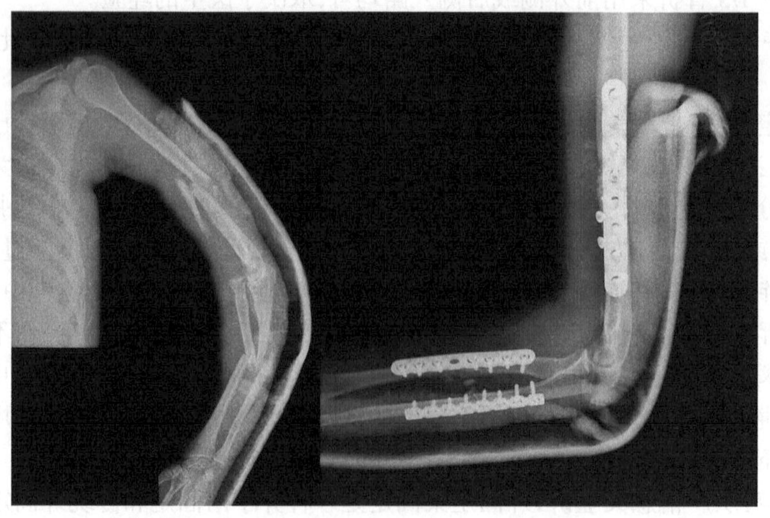

图 32-12 钢板固定治疗肱骨干合并邻近多发骨折

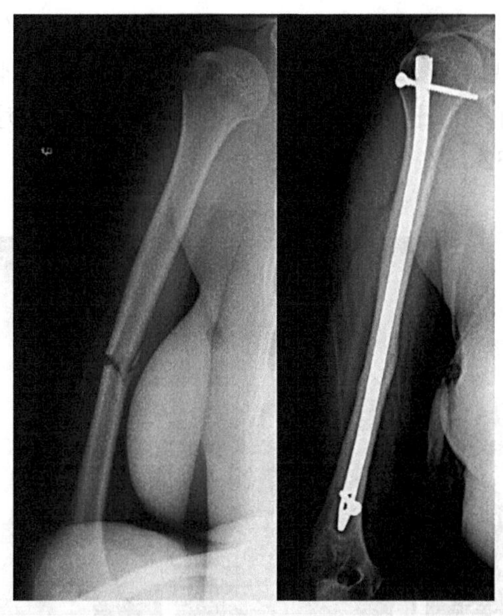

图 32-13 髓内针治疗肱骨干骨折

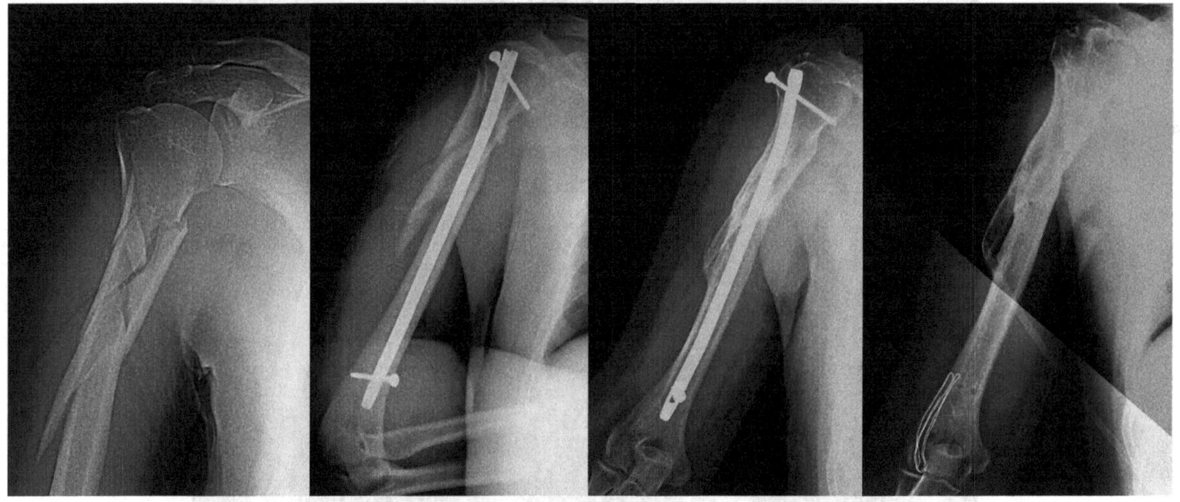

图 32-14 肱骨干 C-2 型骨折术前，髓内钉固定术后，骨折愈合及取出髓内钉后

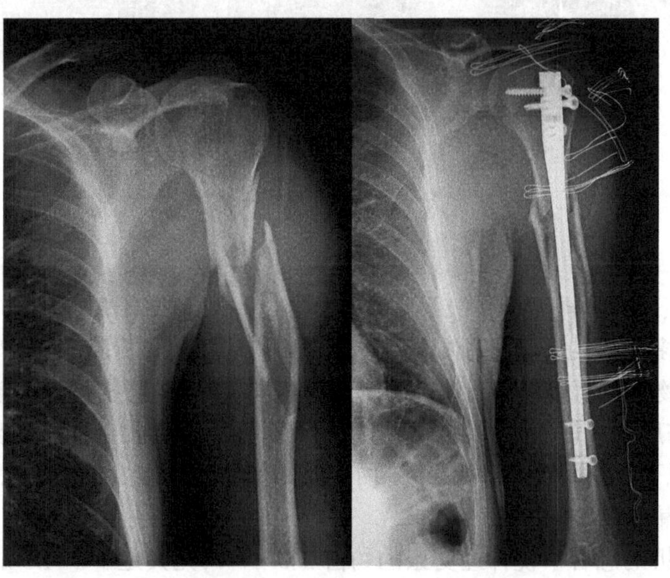

图 32-15 肱骨干 C-3 型骨折术前，髓内钉固定术后

靠、愈合周期比较短、不需二次手术取出内固定物、对邻近关节干扰小。缺点是：针道可能发生感染，尽管其固定物已经比其他外固定方式轻便了许多，但仍有不便，用于中上 1/3 骨折时可能影响肩关节活动。肱骨干骨折多用单边固定方式，有多种比较成熟的外固定架可供选择，治疗成功的关键在于熟悉和正确使用，而不在于外固定架本身（图 32-16）。

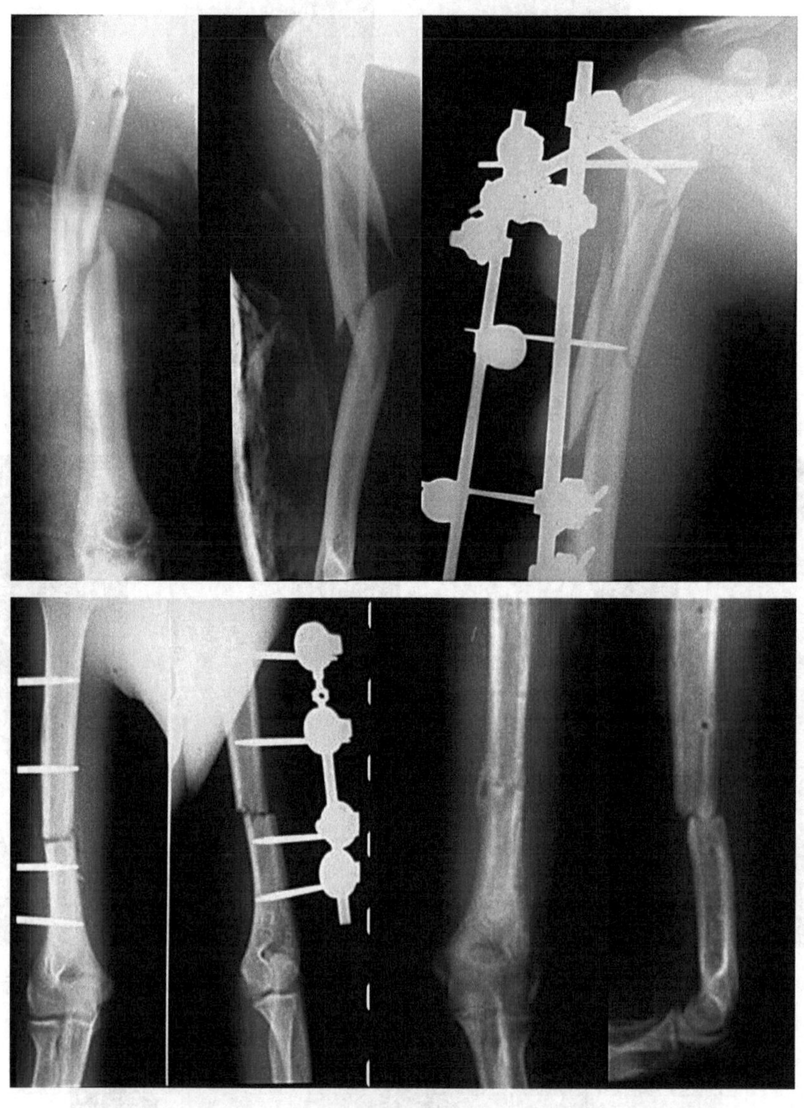

图 32-16 外固定架固定治疗肱骨干骨折

六、并 发 症

（一）桡神经损伤

肱骨干骨折并发症中以桡神经损伤最为常见。桡神经紧贴肱骨干后方的桡神经沟走行，如遇较大的创伤暴力，骨折移位较多或搬动转运过程中缺乏有效的固定措施，骨折断端、粉碎性骨折块直接嵌压造成神经损伤；也可是致伤物体的直接作用，如火器、钝器、锐器伤。桡神经损伤可表现为牵拉伤、挫伤、部分或完全断裂。桡神经损伤后的表现包括：伸腕、伸拇指、伸掌指关节不能，手背虎口区域感觉障碍。但此时仍能在屈掌指关节的情况下伸指间关节，这是手部内在肌的作用。遇多发损伤的患者时，应注意鉴别有无桡神经损伤的问题，切勿漏诊。

据统计，肱骨干骨折的患者中桡神经受累的约占 5%~10%，尤其是中下 1/3 的螺旋骨折。大多数的桡神经损伤是由于牵拉和挫伤造成的不完全损伤，在数日至数月内能够自行恢复。所以，如果考虑行闭合治疗一般不必急于行探查手术。有下列情况时可考虑行神经探查术：①开放性骨折合并有神经（或和血管）损伤的；②保守治疗观察已超过 3 个月，肌电图表现仍无进展的。当然，若经治医师采取更为积极的治疗态度，一期即采取切开复位内固定，同时探查桡神经也并不为过。完全性桡神经损伤的二期修复效果一般比较满意，并不比早期的效果差。

（二）血管损伤

肱骨干骨折合并血管损伤系紧急情况，需积极地予以及时、恰当处理。在急诊中遇到肢体远端有缺血表现，如皮温低、甲床充盈欠佳、桡动脉搏动减弱或消失，应考虑到有肱动脉损伤的可能。

血管造影对判断损伤的有无和损伤的水平有较大的参考价值，但在急诊情况下，并非每所医院都具备此种检查条件，因而不必完全依靠该项检查结果。与桡神经损伤不同，对肱动脉损伤的处理应当非常积极，一旦怀疑有血管损伤，就应做好手术探查的各方面准备。动脉修复前先行骨折内固定，动脉损伤修复的办法应根据损伤的部位和类型，动脉壁裂伤短而洁净的可直接吻合；断端有挫伤、参差不齐者，则需修整、部分切除后再行吻合。吻合时血管张力不应过高，否则应行自体静脉或人造血管移植。

对于动脉损伤后呈现痉挛状态而无阻塞和裂伤者，可行动脉周围普鲁卡因浸润，以解除动脉痉挛。有些病例也可行星状神经节封闭，对于痉挛持续存在者，应行手术探查。

（三）延迟愈合与不愈合

肱骨干骨折延迟愈合或不愈合的发生率相对较高，仅次于胫骨，原因主要是局部因素，但全身性因素也应在考虑之列，如肾衰竭、糖尿病、贫血、严重营养不良、甲状旁腺功能亢进等疾患，以及某些药物如抗凝、抗癫痫、非甾体消炎止痛、四环素、氟化物等药物可影响骨折的愈合；维生素 D 缺乏可影响钙盐沉积。影响骨折愈合的局部因素包括：

1. 骨折位置　肱骨干骨折发生部位以中段为最多，又以中下 1/3 骨折不愈合率为更高。由于肱骨干中段骨折，尤其是中下 1/3 交界处的骨折易于招致滋养动脉的损伤。肱骨干的主要动脉大多数只有一支，直接由肱动脉分出，通常在肱骨中下 1/3 交界处或中点附近的前内侧进入骨内，并在骨皮质内下行，并发出分支。该滋养动脉的损伤直接影响骨折断端的血运，易于导致延迟愈合与不愈合。

2. 粉碎性骨折　例如高能量的 B3、C1、C2、C3 骨折，属比较严重的粉碎骨折，较 A 型骨折更容易发生延迟愈合和不愈合。

3. 开放性骨折　开放骨折多为直接暴力致伤，软组织损伤严重，局部血运差，骨折类型也多为粉碎性，固定难度较大，而且开放的伤口容易发生感染，易于发生骨折不愈合。

4. 手术治疗的干扰　内固定治疗可以达到解剖复位，正确使用可以缩短愈合时间并减少邻近关节僵硬。但手术本身也可以增加软组织损伤，骨膜的剥离使本来就已缺血的骨端又失去了骨膜而来的部分血运。尤其是那种为获得较好的显露而过于广泛剥离骨膜和周围的软组织。应当强调手术的操作质量，尽量减少不必要的显露，除骨断端 2~3cm 范围内，其他部分只要推开骨干周径的 1/2 即可，钢板固定钻骨孔时对侧的保护可通过限制钻头的长度来完成（在钻对侧骨皮质时导钻上方仅留下 0.5cm 的余量），不必在对侧放置一金属物，以减少组织的剥离。粉碎性骨折块尽可能不要使其完全游离，保留一定的血供。

5. 缺乏可靠的固定措施　从理论上讲，只要有可靠的固定措施，绝大多数骨折都能愈合。由临床实际情况看，多数骨折不愈合或延迟愈合都能够找到医源性的原因。内固定方面：使用的内固定器材不当，而未附加其他固定措施，造成骨断端分离；使用四孔钢板甚至较薄的葫芦形钢板固定强度不够，出现松动、弯曲、断裂；内固定手术质量不高、骨折复位欠佳，出现较大的缝隙或较严重的粉碎性骨折未能一期植骨或植骨质量欠佳（图 32-17）。国内有学者统计，肱骨干骨折手术后发生延迟愈合或不愈合的病例中，有 50% 以上属技术性原因，包括使用的钢板、螺钉不当和骨折复位质量不高。外固定方面：小夹板或石膏固定期间未能适时地加以调整，骨断端之间没能达到骨愈合所需的稳定状态，如使用悬垂石膏固定，当骨折短缩已经克服已达到纤维性连接时，没有及时更换为 U 形或 O 形石膏。

感染可增加骨折端的坏死，延长了局部充血的时间并一直持续到感染被控制时方停止。因此骨断端的坏死吸收更加明显，形成断端之间的缺损，血管再生和重建血运的爬行替代过程延长，骨痂的形成和转化过程也相应受到影响，骨折愈合时间被延迟，最终导致不愈合。

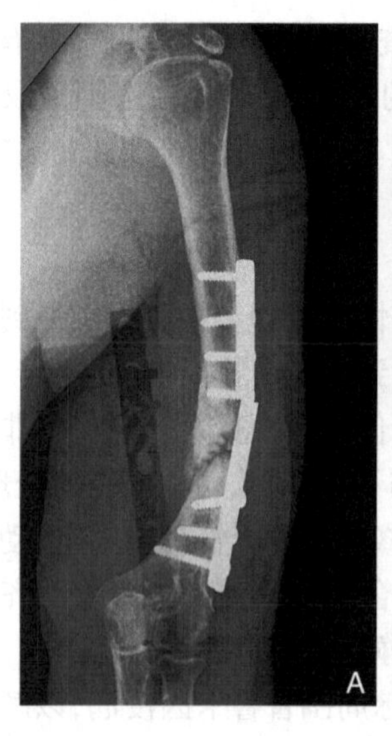

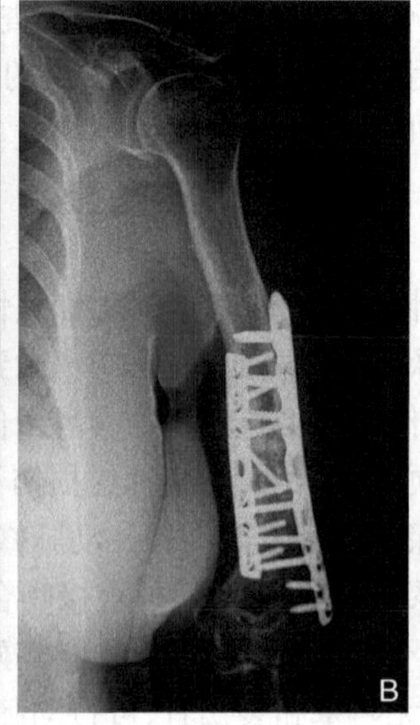

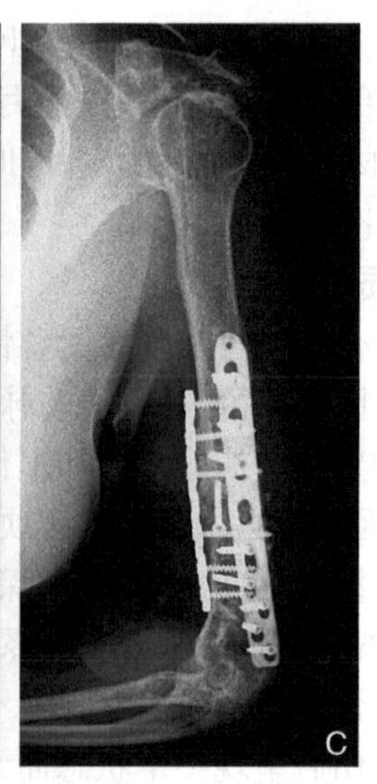

图 32-17 肱骨干骨折不愈合

女性,56 岁。初次为带锁髓内钉失败,后改为钢板固定,人造骨植骨,18 个月后钢板断裂骨干短缩 1.5cm,再行双钢板固定加自体植骨,术后 6 个月骨折愈合,遗留向外 12°成角

感染的病例不必急于对骨折不愈合进行手术,首先应处理感染,包括:引流、清创、局部灌洗、合理应用抗生素(全身和局部),有条件的可试用抗生素珠链。待伤口愈合 3~6 个月后再通过植骨加内固定或外固定架治疗不愈合。

影响肱骨干骨折不愈合的因素很多,其中手术治疗中的粗暴操作和内固定质量不佳是影响不愈合的重要因素。因此应强调严格掌握手术指征,在条件不具备或缺乏必要的手术经验情况下,不要滥用手术治疗。倘若需手术处理,应注意尽量减少骨膜剥离和损伤骨营养动脉的可能。严格选择内固定物,正确使用,保证达到可靠固定、骨折断端之间无异常活动,有条件的可选用带锁髓内钉、锁定钢板或外固定架。如为粉碎性骨折,可在一期植足量的自体松质骨,以增加骨折端之间的接触面积,并可通过松质骨块内的骨髓细胞成分刺激成骨。

(四) 晚期并发症

1. 关节僵硬　同其他部位的骨折一样,长期的制动可造成邻近关节的活动受限,主要是肘关节和肩关节,尤其是采用保守治疗的中老年患者或内固定不可靠附加外固定的患者。因此在选择治疗方案时就应考虑到发生此种情况的可能。治疗过程期间尽可能缩短肩肘关节的制动时间。尤其是肘关节,固定时间尽量不超过 2~3 周,同时还应向患者强调功能锻炼的重要性,调动其锻炼的积极性,将残留关节活动障碍的可能性和程度降到最低。

2. 骨化性肌炎　骨化性肌炎的确切病因并不十分清楚,一旦发生很难处理。下列几点被认为是有关因素:伤后局部血肿、骨膜剥离或破裂、年龄(儿童发生的可能性较小)。与肘关节损伤相比,肱骨干骨折后骨化性肌炎的发生率相对较低。骨化性肌炎重在预防,治疗中注意避免反复多次的粗暴手法复位,关节功能锻炼时禁忌粗暴的被动屈伸肘关节。

第二节 肱二头肌、肱三头肌断裂

一、肱二头肌断裂

肱二头肌的长头腱起于肩胛骨的盂上粗隆,短头起于喙突。二头在上臂的中下部移行合并为一整块肌腹,以肱二头肌腱止于桡骨粗隆。肱二头肌跨越肩、肘两个关节,其功能包括:加强肱骨头与肩盂的接触、屈肘和前臂旋后。肱二头肌断裂相对少见，包括近端的肱二头肌长头腱和远端的肱二头肌腱。

当肘关节屈曲、前臂旋后位，提拿重物，使二头肌处于紧张收缩状态时，用力过猛或受到外力突然作用于前臂，常常可造成肱二头肌断裂。急性外伤性断裂常见于青少年，断裂部多位于腱腹交界处；慢性病理性断裂多发生在老年人，长头部断裂为多，乃慢性磨损退行变所致，断裂部位于肌腱穿出关节囊处或腱腹接合部。

临床表现：二头肌腱断裂：急性断裂时，受伤的瞬间可听到肌腱断裂的声音，上臂部剧烈疼痛，屈肘无力，损伤部位肿胀、压痛，肩关节旋转和外展受限。完全性断裂的二头肌肌腹退缩呈现为肿块，屈肘时隆起更为明显。若因受肱骨头、结节间沟慢性磨损引起的二头肌长头腱断裂者症状相对较轻、局部压痛不明显，仍可屈肘，容易造成漏诊或误诊。肿胀和压痛部位有助于判断是近端或远端断裂。

治疗：长头腱断裂：老年人的肱二头肌长头腱断裂多无明显功能障碍，一般不需特殊治疗。对有严重功能障碍的青壮年可早期手术，若肌腱在上 1/3 断裂，可将断裂的远端缝合固定至喙突；若断裂平面在关节囊以下，可将远断端固定于结节间沟或胸大肌肌腱止点处。如断裂在肌腱肌腹交界处，可直接行褥式缝合，或有时需阔筋膜加强修补。术后石膏固定于屈肘 90°位，4 周后去除行功能锻炼。对于肘关节处的二头肌腱断裂，因其对屈肘和前臂旋后作用影响较大，故应尽可能将断端固定于桡骨粗隆，术后屈肘 110°、前臂旋后位固定 4~6 周。

二、肱三头肌断裂

肱三头肌长头起于肩胛骨盂下粗隆，外侧头和内侧头均起于肱骨后面，向下以深浅两层腱性组织在肘关节上方延续为肱三头肌腱，其中绝大部分止于尺骨鹰嘴，肌腱外侧有一腱膜带，由外侧头继续下行，越过肘后肌之上与前臂深筋膜相融合，肱三头肌在 90°位时伸肘力量最强。

肱三头肌断裂临床上比较少见，造成肌腱断裂的原因多是肘关节半屈位时三头肌强力收缩或受到打击，即为急性损伤。由于肌腱慢性病变，发生三头肌自发性断裂者也偶见报道。例如，工作中肘关节长期在半屈位使三头肌处在紧张收缩状态而引起三头肌腱自发性断裂。肱三头肌腱断裂均发生在远端肌腱附着部位。

临床表现和诊断：急性创伤一般都有明显的外伤史。肘关节后方软组织疼痛、肿胀，鹰嘴窝部凹陷，肘后皮下不能触及三头肌腱，而在鹰嘴上方可触及断裂的三头肌腱断端。肘关节运动轴指向地面时，伸肘力量极弱，不能抵抗轻微阻力。屈肘鹰嘴指向地面时不能抗阻伸肘。肘关节侧位 X 线片有时可见撕脱的来自鹰嘴的小骨片。

治疗：三头肌腱断裂引起伸肘功能障碍，当诊断明确时应积极手术治疗。新鲜损伤可在鹰嘴上钻孔，以 10 号粗丝线或 1-0 可吸收缝线或钢丝缝合，伸肘 50°~70°固定 3~4 周。陈旧损伤可将肌腱残端与周围组织分离，切除残端上的瘢痕组织或骨化物，取大腿阔筋膜一端缝合于三头肌腱、另一端经骨孔缝合至尺骨鹰嘴，在缝合鹰嘴端之前，可在鹰嘴骨面上以骨刀打凿出新鲜创面，以利愈合。术后伸肘 70°位石膏固定 4 周。多数修复后的三头肌腱功能良好，相当部分患者的肘关节屈伸功能可达正常范围。

（沈惠良）

参考文献

1. Denies E, Nijs S, Sermon A, et al. Operative treatment of humeral shaft fractures. Comparison of plating and intramedullary nailing. Acta Orthop Belg, 2010, 76: 735-742
2. Muramatsu K, Ihara K, Iwanagaa R. Treatment of metastatic bone lesions in the upper extremity: indications for surgery. Orthopedics, 2010, 33: 807
3. Pape G, Zeifang F, Bruckner T. Humeral surface replacement for the sequelae of fractures of the proximal humerus. J Bone Joint Surg, 2010, 92(Br): 1403-1409
4. Flury MP, Schmoelz W, Schreiber U. Biomechanical testing of rectangular humeral shaft prosthesis: higher torsional stability

without increased fracture risk. . Arch Orthop Trauma Surg, 2011, 131: 267-273

5. Oteo-Alvaro A, Moreno E. Atrophic humeral shaft nonunion treated with teriparatide (rh PTH 1-34): a case report. J Shoulder Elbow Surg, 2010, 19: 22-28
6. Heineman DJ, Bhandari M, Nork SE. Treatment of humeral shaft fractures--meta-analysis reupdated. Acta Orthop, 2010, 81: 517
7. Apard T, Ducellier F, Hubert L, et al. Isolated interfragmentary compression for nonunion of humeral shaft fractures initially treated by nailing: A preliminary report of seven cases. Injury, 2010, 41: 1262-1265
8. Suzuki T, Hak DJ, Stahel PF, et al. Safety and efficacy of conversion from external fixation to plate fixation in humeral shaft fractures. J Orthop Trauma, 2010, 24: 414-419
9. Sharma M, Sharma S. Comment on: shape memory Ni-Ti alloy swan-like bone connector for treatment of humeral shaft nonunion. Int Orthop, 2010, 34: 1071
10. Li X, Heffernan MJ, Mortimer ES. Upper extremity stress fractures and spondylolysis in an adolescent baseball pitcher with an associated endocrine abnormality: a case report. J Pediatr Orthop, 2010, 30: 339-343
11. Mathison C, Chaudhary R, Beaupre L, et al. Biomechanical analysis of proximal humeral fixation using locking plate fixation with an intramedullary fibular allograft. Clin Biomech (Bristol, Avon), 2010, 25: 642-646
12. Fenton P, Qureshi F, Bejjanki N, et al. Management of non-union of humeral fractures with the Stryker T2 compression nail. Arch Orthop Trauma Surg, 2011, 131: 79-84
13. Joshi AK, Singh S. Comment on An et al. : plating osteosynthesis of mid-distal humeral shaft fractures: minimally invasive versus conventional open reduction technique. Int Orthop, 2010, 34: 1069
14. Prasarn ML, Achor T, Paul O, et al. Management of nonunions of the proximal humeral diaphysis. Injury, 2010, 41: 1244-1248
15. Bernard de Dompsure R, Peter R, Hoffmeyer P. Uninfected nonunion of the humeral diaphyses: review of 21 patients treated with shingling, compression plate, and autologous bone graft. Orthop Traumatol Surg Res, 2010, 96: 139-146
16. Kobayashi M, Watanabe Y, Matsushita T. Early full range of shoulder and elbow motion is possible after minimally invasive plate osteosynthesis for humeral shaft fractures. J Orthop Trauma, 2010, 24: 212-216
17. Hak DJ, Althausen P, Hazelwood SJ. Locked plate fixation of osteoporotic humeral shaft fractures: are two locking screws per segment enough? J Orthop Trauma, 2010, 24: 207-211
18. Garnavos C, Lasanianos N. Intramedullary nailing of combined/extended fractures of the humeral head and shaft. J Orthop Trauma, 2010, 24: 199-206
19. Olerud P, Ahrengart L, Söderqvist A. et al. Quality of life and functional outcome after a 2-part proximal humeral fracture: a prospective cohort study on 50 patients treated with a locking plate. J Shoulder Elbow Surg, 2010, 19: 814-822

第三十三章 肘部损伤

FRACTURES AND JOINT INJURIES

第一节 肘关节的解剖与生物力学……788
一、肘关节的骨性标志……788
二、肱骨远端……789
三、桡骨近端……789
四、尺骨近端……789
五、关节囊及韧带结构……789
（一）关节囊……789
（二）韧带……790
六、肘关节的屈肌……790
七、肘关节的伸肌……790
八、肘关节的运动及受到的应力……790
九、肘关节的提携角……791
十、肘关节稳定性解剖和四柱学说……792
（一）肘关节稳定结构的组成部分……792
（二）四柱理论……793
十一、活动性解剖……793
十二、损伤病理解剖……793
十三、手术解剖……793
十四、内固定与外固定解剖……794
第二节 肱骨远端骨折……795
一、肱骨髁上骨折……795
（一）骨折类型……795
（二）临床表现与诊断……795
（三）治疗……795
（四）并发症……796
二、肱骨髁间骨折……798
（一）骨折类型……798
（二）临床表现与诊断……799
（三）治疗……799
三、肱骨内髁骨折……810
（一）骨折类型……811
（二）临床表现与诊断……811
（三）治疗……812
四、肱骨外髁骨折……812
（一）骨折类型……813
（二）临床表现与诊断……813
（三）治疗……813
（四）预后……813
五、肱骨小头骨折……814
（一）骨折分类……814
（二）临床表现与诊断……814
（三）治疗方法……814
六、肱骨内外上髁骨折……816
（一）肱骨内上髁骨折……816
（二）肱骨外上髁骨折……816
七、肱骨远端全骨骺分离……816
（一）分类……817
（二）临床表现及诊断……818
（三）治疗……818
第三节 尺骨鹰嘴骨折……818
一、骨折分类……818
二、临床表现及诊断……820
三、治疗……820
四、预后和并发症……824
第四节 尺骨冠状突骨折……824
一、骨折分类……824
二、临床表现及诊断……824
三、治疗……825

第五节 桡骨小头骨折 …… 826
一、生物力学及发生机制 …… 826
二、骨折分型 …… 827
三、临床表现及诊断 …… 827
（一）病史及体格检查 …… 827
（二）影像学检查 …… 828
四、治疗原则 …… 828
五、手术入路 …… 831
六、手术方法及技巧 …… 832
七、康复锻炼 …… 836
八、并发症 …… 837
第六节 肘关节脱位 …… 837
一、肘关节后脱位 …… 837
（一）受伤机制 …… 837
（二）临床表现及诊断 …… 838
（三）治疗方法 …… 838
二、肘关节前脱位 …… 839
三、肘关节内侧和外侧脱位 …… 839
四、肘关节爆裂性脱位 …… 840
五、单纯尺骨脱位 …… 840
六、单纯桡骨头脱位 …… 840
七、桡骨小头半脱位 …… 840
第七节 复杂的近端尺桡关节骨折脱位 …… 841
一、严重的肘关节三联损伤 …… 841
（一）受伤机制 …… 841
（二）诊断 …… 841
（三）治疗 …… 841
（四）并发症 …… 844
二、经鹰嘴的肘关节骨折脱位 …… 844
三、Essex-Lopresti 损伤 …… 844
第八节 肘部损伤的并发症 …… 845
一、肘关节异位骨化 …… 845
二、创伤性骨化肌炎 …… 846
三、创伤性肘关节强直位 …… 846
（一）非手术治疗 …… 847
（二）手术疗法 …… 847
四、肘关节骨性关节炎 …… 847
五、骨筋膜室综合征 …… 847
（一）临床表现 …… 847
（二）诊断 …… 848
（三）治疗 …… 848
六、前臂缺血性肌挛缩 …… 848
（一）病因 …… 849
（二）治疗 …… 849
七、肘内翻畸形 …… 849
八、肘外翻畸形 …… 850
九、肘部骨折延迟愈合、不愈合 …… 850
十、其他并发症 …… 852

肘部损伤的诊断和处理在过去几年有深入进展，最主要的是复杂肱骨远端骨折的垂直或平行双板固定技术，以及全肘关节置换技术。其次是对于复杂肘关节不稳定的损伤机制有了更深入的认识，包括内、外侧旋转不稳定，“恐怖”三联征，经尺骨鹰嘴的骨折脱位等。对于复杂不稳定的肘关节，一期进行骨折固定并韧带修复，必要时可采用铰链外固定架技术，可获得良好效果。

第一节 肘关节的解剖与生物力学

肘关节是上臂和前臂的机械性连接，解剖上虽然只有一个关节腔，但生理上却具有两种不同的功能——旋前和旋后发生在上尺桡关节，屈伸发生在肱桡和肱尺关节。肘部良好的活动范围和稳定有力有助于发挥手和肩关节的功能。肘部创伤在临床上比较常见，治疗不当可致慢性疼痛和永久性功能丧失。正确处理各种新鲜损伤非常重要，以求最大限度地恢复功能，减少残疾和疼痛。

一、肘关节的骨性标志

肘关节有三个明显的骨性标志，它们是尺骨的鹰嘴、肱骨的内侧髁和外侧髁。完全伸肘时，内、外侧髁和鹰嘴几乎在一条直线上；屈肘时，三者组成一个等腰三角形。

另一个骨性标志是肱骨小头的外侧缘，它位于外侧髁的远端和前方，不应与外侧髁相混淆。

二、肱骨远端

肱骨远端前后位扁平，有两个关节面——滑车和肱骨小头。滑车关节面的上方有三个凹陷，前侧有冠状突窝和桡骨头窝，屈肘时容纳冠状突和桡骨头；后侧为鹰嘴突窝，伸肘时容纳鹰嘴突，它比冠状突窝深，使完全伸肘成为可能并可轻度过伸。有时鹰嘴突窝与冠状突窝两窝之间的薄骨板缺如，两窝直接相通。若有其他组织位于此处，如移位的骨折块或内固定材料等，则将影响肘关节的屈伸活动。

肱骨远端骨质比较坚硬的部分位于冠状突窝和鹰嘴突窝的两侧，形成叉状支柱，称之为内侧柱和外侧柱，向远端延伸张开，由鹰嘴窝分隔；再进一步靠远端，由滑车分隔。从结构和功能上看，它分成了独立的内、外侧两个部分，每一部分都包含有关节和非关节部分。非关节部分称之为上髁，也是髁上缘的终点，即内上髁和外上髁。外上髁前外缘粗糙，是前臂浅层伸肌的起点；内上髁比外上髁大，是前臂屈肌的起点，其后面光滑，以容纳尺神经通过肘部。

外髁的关节面呈半球形并向前突出，称之为肱骨小头，其凸出的关节面与桡骨头凹状关节面相对合，组成了肱桡关节。

内髁即滑车的关节面类似于圆柱或卷轴，与尺骨的滑车切迹相关节，组成肱尺关节；其内、外缘明显突出，对维持内外侧的稳定非常重要。滑车轴相对于肱骨长轴在男性外翻近94°，女性外翻98°，滑车轴相对于内外侧上髁的连线可以外旋转3°~8°，这种定位使肘关节屈曲到90°时轻度向外旋转（图33-1）。

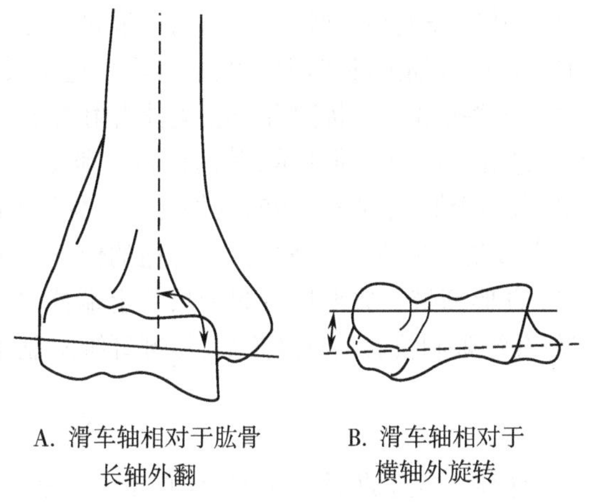
A. 滑车轴相对于肱骨长轴外翻　　B. 滑车轴相对于横轴外旋转

图33-1　滑车轴

肱骨小头和滑车关节面自肱骨远端向前、向下倾斜，与肱骨干成角约30°~45°，但内外髁的旋转中心都处于同一水平面上。当有一个髁的旋转中心相对于另一个髁发生异常时，就会影响肘关节屈伸活动。

三、桡骨近端

桡骨近端包括关节面呈盘状的桡骨头、桡骨颈及桡骨结节。桡骨头和部分桡骨颈位于关节内。桡骨头并不呈圆形，而是呈椭圆形，长轴在前后位并且稍斜行，长径约为28mm，短径约为24mm，角度值为70°~80°，其浅凹状关节面与肱骨小头凸状关节面相关节，完全位于关节囊内，周围无任何韧带、肌腱附着。桡骨头的血供在骨骺愈合之前完全靠附着于桡骨颈周围的滑膜内血管供给。桡骨头边缘的关节面与位于鹰嘴半月切迹桡侧的桡骨切迹相关节，并且有环状韧带环绕，称之为上尺桡关节。桡骨结节属关节外结构，后方粗糙，为肱二头肌腱附着处；前方光滑，将肌腱与桡骨结节分开。

四、尺骨近端

包括鹰嘴突、冠状突及二者组成的半月切迹。半月切迹有一条纵形的骨嵴，起于上方的鹰嘴突，向下向前延伸，止于冠状突，其形态与滑车中央沟形态相一致，嵴的两侧为凹面，与滑车的凸状关节面相吻合，提供了肘关节的内在稳定。内、外侧副韧带附着于尺骨近端，肱三头肌也附着于鹰嘴后方的宽阔区域，前方还有肱肌附着于冠状突远端，此附着点比既往认为的要宽阔和更位于远端，故冠状突骨折并非多为撕脱骨折，而大多是撞击骨折。

五、关节囊及韧带结构

（一）关节囊

关节囊在前、后分别附着于冠状突窝上缘和鹰嘴窝上缘，两侧附着于内、外上髁下方和半月切迹的两侧,外侧还附着于环状韧带。滑膜衬于关节囊内面,在冠状突窝与鹰嘴窝内有脂肪组织充填,它于肘侧位X线片中在前后方向上显示有正常阴影,前侧宽约6~7mm,后侧1mm,若此阴影增宽则表明关节腔内有渗出或出血。桡骨头及冠状突完全位于关节囊内,骨折后易于游离并造成关节腔出血,鹰嘴骨折也可使鹰嘴皮下滑囊与关节腔相交通。

前、后关节囊薄弱,又称之为前、后韧带,它不是维持关节稳定的主要结构,但分别由肱二头肌腱和肱三头肌腱加强。

(二) 韧带

包括内侧(尺侧)副韧带、外侧(桡侧)副韧带、环状韧带及方形韧带,加强了关节的稳定性。

1. 内侧(尺侧)副韧带　内侧副韧带是肘内侧最重要的稳定结构,呈扇形,起于内上髁,分为三束:前束止于冠状突内侧缘,为坚强的圆形束,伸肘时紧张;后束(又称为Bardinet韧带)止于鹰嘴内侧,较薄弱,屈肘时紧张;中束(又称为Cooper韧带)止于冠状突与鹰嘴之间的骨嵴上。

2. 外侧(桡侧)副韧带　外侧副韧带起于外上髁,也呈扇形,分为三束:前束在前方加强环状韧带的前部,中束在后方加强环状韧带的后部,后束止于尺骨上端的鹰嘴突,加强了后关节囊。

3. 环状韧带　环状韧带围绕桡骨头附着于尺骨上端桡骨切迹的前后缘,对维持桡骨头的位置有重要作用。它由坚强的纤维构成,其内面衬一薄层软骨,与桡骨切迹的软骨衬里相连,构成一个完整的纤维骨环。约占整个圆周的3/4~4/5,其外侧有外侧副韧带附着,可防止桡骨头脱位。环状韧带本身具有一定的弹性,能够允许椭圆形的桡骨头在合适的位置自由旋转而自身保持一定的张力。

4. 方形韧带　方形韧带起于尺骨上端桡骨切迹的下缘,止于桡骨颈,覆盖肘下方滑膜层,薄而松弛。其前部纤维限制桡骨的过度旋后,后部纤维限制桡骨的过度旋前。

六、肘关节的屈肌

1. 肱肌　起于肱骨下半的前面,止于冠状突尖部的远端。其功能为屈肘,是少见的具有单一功能的肌肉之一。

2. 肱桡肌　起于肱骨髁上的外侧嵴,止于桡骨茎突。主要作用为屈肘,但当前臂旋前时它又成为一个旋后肌。

3. 肱二头肌　为主要的屈肘肌。其长头起于盂上结节,其短头起于肩胛喙突,两头在肱骨前侧汇合而止于桡骨结节。由于肱二头肌起于肩胛骨,所以能保持肩关节面的接触。其次,它在前臂旋后运动中也起了重要作用。当肘关节屈曲时该肌的强烈收缩可造成桡骨头脱位。

七、肘关节的伸肌

1. 肱三头肌　内侧头起于肱骨桡神经沟水平以下,整个肱骨的背面;外侧头起于桡神经沟上方肱骨外侧边缘:长头起于肩胛骨盂下结节。三个头汇集于一个肌腱,止于尺骨鹰嘴突。

2. 肘肌　起于外上髁,止于尺骨上端外侧面。其主要作用是伸肘,但近年来认为它对维持肘后外侧稳定有一定作用。

八、肘关节的运动及受到的应力

肘关节主要的运动形式是屈伸活动,其运动轴位于肱骨干长轴与尺骨长轴交角的平分线上,由内侧背侧向外侧掌侧,接近于通过滑车的中部,可大致看作与肱骨滑车的轴线一致,但并不是恒定不变的,在屈伸过程中有轻微的摆动,可以看成是基底在内侧的锥形,锥形顶角为10°,基底直径为2mm。Morrey和Chao指出肘屈伸运动的瞬时转动中心变化在2~3mm之间。

肘关节的运动范围以完全伸直为0°计算,则其主动伸屈范围为0°~145°,当肌肉完全放松被动伸屈时,其范围可达0°~160°。有些妇女和儿童,由于他们的韧带松弛度较大,因而有5°~10°的过伸。在伸肘位屈肘肌以最大的等长收缩时,关节受到的总负荷(即关节接触力)相当于体重的2~3倍。这一数值充分反映了既往认为上肢关节属非负重关节是不正确的,从生物力学的观点来看,上肢关节属非负重关节的概念应当改变。通过比较屈肘与伸肘时的关节力，发现伸肘时关节的负荷比屈肘时要大，主要是因为伸肘肌的力臂短，屈肘肌的力臂长，当前臂的重力不变时，伸肘肌必须发挥更大的作用才能达到平衡，从而使关节受到的负荷也较大。肌肉收缩力大小还与肌肉开始收缩时的长度有关（长度 - 张力关系），关节由伸肘位开始屈肘时，屈肘肌的长度最长，其效率应该最高，但在屈肘位，屈肘肌的力臂比伸肘位加长，因此屈肘肌的效率增加。力臂长短的不同比肌肉长度的变化对屈肘效率的影响更大，所以屈肘肌在屈肘位比伸肘位耐受的负荷更大。

肘关节的功能位是指屈肘 90°，旋转中立位。肘关节的功能位也是肘关节的固定位置。

九、肘关节的提携角

伸肘位时肱骨干轴线与前臂轴线并不在一条直线上，形成的交角称为提携角，提携角的形成和变化主要是由于肱骨远端及尺骨近端的几何形态决定的，肱骨下端两侧的隆起为内外髁，均为非关节部分，前者较大，居于较下平面且突出，后者与肱骨小头之间无明显界限，由于肱骨小头的横轴与肱骨干不相垂直，而向内侧倾斜，且由于肱骨滑车外旋角造成肱骨滑车尺侧低于桡侧 5~6mm，使其横轴与水平线形成 4°~8° 夹角；同时鹰嘴的横轴与尺骨干形成一小于 90° 的外偏角，尺骨近段从鹰嘴到尺骨干有两次偏斜，这两个角参与了提携角的形成，因此在肘关节伸直时，肱骨长轴和尺骨长轴并不在一直线上。肘关节屈伸过程中，前臂约有 10° 左右的轴向旋转变化，在屈曲 0°~80° 过程发生内旋，肘屈曲超过 80° 以后又转为外旋，旋转中心大致在滑车中心。

随着对肘关节解剖和生物力学认识的不断深入，提携角的定义也发生了变化。Braune 和 Kyrklund 首先提出了提携角的概念：当肘关节完全伸直，前臂处于中立位时，上臂与前臂并不在一条直线上，前臂的远侧端偏向外侧，二者之间形成一向外开放的钝角，这个角度约 155°~17.7°，其补角约 3°~25°，称为提携角。Atkillso 测量男性提携角为 14.4°，女性提携角为 16.2°（图 33-2），并提出提携角在不同性别、年龄、种族之间有一定差别。目前常说的提携角是一种动态概念，在肘关节屈伸活动中，以尺骨相对于肱骨的外展、内收角度来表示，为一变化值，随着肘关节屈曲而变化。Morrey 发现，肘关节从伸直到屈曲位时，提携角逐渐变小，由外偏角转为内偏角，完全屈曲时内偏可达 3°~60°，提携角的变化与肘关节屈曲角度成负相关。活动为主肢体的提携角明显大于对侧（$P<0.05$），在肘关节屈曲过程中，女性提携角的变化大于男性，可能与生长发育过程中机体内激素水平差异有关。

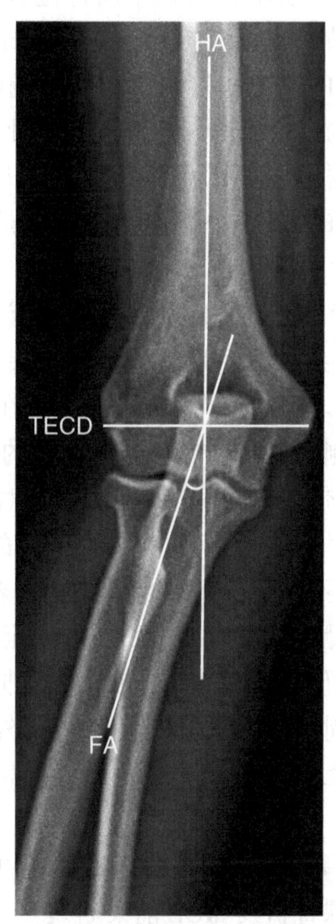

图 33-2　成年女性右肘关节前后位
前臂中轴（FA）和肱骨中轴（HA）之间的夹角即为提携角

提携角是人类在长期进化过程中逐渐形成的，它的存在不仅是便于提物，而且使人类上肢在形态上更加协调与优美，从生物力学角度它还能减小提物时的力臂，从而减轻疲劳。由于先天或后天疾病，尤其是儿童、少年期肘部骨折，可引起提携角的改变，提携角小于正常角度称为肘内翻，大于正常角度称肘外翻。这两种畸形，不但影响外形美观、影响日常生活，还会导致肘关节周围肌力不平衡，引起肘关节不稳定。由于不同性别及左右肢体提携角在肘关节不同屈曲位的变换范围及变化幅度不尽相同，因此，当行肘关节畸形矫正设计和安装肘关节假体时，应充分考虑到性别及左右侧肢体提携角的差异，根据不同个体制订相应的手术方案，以期患肢在外形和肘关节功能上有良好恢复。

十、肘关节稳定性解剖和四柱学说

肘部的骨性结构反映了手在三维空间上的活动要求与在处理重物时的稳定要求之间所需的平衡，肱尺关节的屈伸改变了手与躯干之间的距离，有利于最大限度地发挥手部功能；上下尺桡关节的旋转保证上肢能够进行各种复杂动作。双足哺乳类动物在发育进化过程中，为了保证在肘部活动范围增加的同时稳定有力，发生了许多结构性改变，具体表现为滑车前倾、滑车切迹变深、冠状突明显突出、滑车切迹嵴与滑车沟紧密咬合以及桡骨保持传导应力的作用。

（一）肘关节稳定结构的组成部分

1. 骨性和关节部分　滑车切迹包裹滑车约 180°，使肘关节成为人体最受限制的关节之一，在很大程度上具有良好的内在稳定性。肱骨远端关节前倾 30°，与滑车切迹的后倾相适应，它具有两个重要作用：首先它使冠状突相对更加突出，防止屈伸活动时向后半脱位；其次，它使冠状突与肱骨间的屈肌群有足够空间，使得屈肘活动范围增加。冠状突、鹰嘴突及相对应之冠状突窝、鹰嘴突窝为肱尺关节在极度屈曲和伸直时提供了更大的活动度与稳定性。肱尺关节的形态也进一步增加了稳定性，滑车呈线轴样，且其冠状面有一深沟与鹰嘴切迹相咬合，从而增加了关节的稳定。

尽管在进化过程中为了保证前臂旋转，桡骨头变得更小、更圆，但它仍具有传导负荷及稳定关节的作用。尸体研究表明不管肘处于何种位置，桡骨头均传导手和前臂至肱骨的负荷。当前臂处于旋前、伸肘位时，肱桡关节具有最大接触面积并传导最大负荷；即使将骨间膜切断，肱桡关节仍传导手和前臂至肱骨载荷的 60%。Hotchkiss 等人进行的外翻稳定实验表明，桡骨头在伸肘位承担外翻稳定的 24%，屈肘 45° 是 27%，屈肘 90° 是 32%。将桡骨相对尺骨进行固定并给关节一外翻应力，当切除桡骨头后，12 组尸体研究均显示肘部对抗外翻应力下降约 30%，即使行人工桡骨头置换，亦仅能部分恢复其抗外翻阻力，尤其当假体材料为硅胶时，其抗外翻应力作用更是非常有限，即使选择较硬性材料制作假体也仅能恢复约 50% 的抗外翻应力。

2. 关节囊、韧带部分　临床上已经认识到，单纯桡骨头骨折时切除桡骨头并不影响肘部稳定，与肱桡关节稳定性关系最为密切的是侧副韧带的完整性。研究表明 50% 的关节稳定由侧韧带提供，另 50% 由骨性结构提供。只有一个例外，那就是在完全伸肘位，前关节囊能够对抗内翻和外翻应力，此点对骨折脱位合并内、外侧副韧带和前关节囊撕裂的治疗很重要。

内侧副韧带（MCL）完整时，桡骨头对抗外翻应力的作用最小；MCL 薄弱或撕裂后，保持肱桡关节的完整可有效对抗外翻应力。对抗外翻应力的最主要结构不是完整的桡骨头，而是内侧副韧带。换言之，桡骨头是防止外翻不稳定的重要辅助结构。若 MCL 保持完整，桡骨头对抗外翻应力的作用很小，但 MCL 薄弱或撕裂后，桡骨头则成为一个重要的稳定结构。

系列尸体研究表明，MCL 前束在不同屈肘状态下提供 1/3~1/2 抗外翻应力；完全伸肘时，前关节囊紧张，关节囊及周围软组织提供了 40% 抗外翻应力和 1/3 抗内翻应力，主要归功于前关节囊。也有人认为在屈肘 0°~20° 时，外翻稳定主要由骨性结构维持，MCL 的作用有限；屈肘 20°~125°，MCL 是维持外翻稳定的重要结构。

冠状突近基底骨折时，MCL 前束至少有部分受损；而另一种内侧稳定结构受损则表现为大块的冠状突骨折、内上髁骨折及 MCL 前束断裂。

外侧副韧带（LCL）起自外上髁肱尺旋转轴线，止于环状韧带，后者将桡骨头固定于尺骨近端桡骨切迹。一些学者着力强调其尺骨止点而将其称为外侧尺骨副韧带（LUCL）。大部分未伴骨折的复发性肘脱位的原因是 LCL 损伤后导致后外侧旋转不稳定。但近年来通过尸体研究各种外侧软组织结构作用后对 LUCL 的重要性提出了疑问，认为后外侧稳定取决于 LCL 止点、AL 本身以及肌肉、肌腱结构的完整性，后者包括旋后肌腱、尺侧腕伸肌筋膜及被外侧肌间隔加强的伸肌腱。维持 LCL 的正常张力和覆盖于其上的肌肉肌腱结构完整才能保证肱骨小头与桡骨头的正常对合。发生骨折脱位时，不仅需要修复或置换桡骨头，亦需对受损的韧带组织进行重建。

3. 肌肉部分　跨越肘部的肌肉对肘关节也有稳定作用,肌肉收缩能帮助维持肱尺关节对合。一组尸体标本研究显示,切断 MCL 前束后,模拟肌肉生理性收缩,可使关节动力学获得部分性恢复。

(二) 四柱理论

根据骨性结构及关节囊韧带损伤范围,Helm 等人认为应将肘关节看作是一个由前、后、内、外四柱结构组成的一个完整稳定环。前柱包括冠状突、肱肌、前关节囊,后柱包括鹰嘴突、三头肌、后关节囊,内侧柱由 MCL、冠状突、内髁或内上髁组成,外侧柱则由桡骨头、肱骨小头和 LCL 组成。此环的组成部分破坏增加时,肘部稳定性即下降。放射学检查显示有一个柱的结构破坏时,需要考虑到柱的对应部分亦可能受累。

十一、活动性解剖

肘关节的屈曲是相对于肱骨干结构而言,肱骨滑车呈向前平移,并通过位于肱骨远端前面、滑车上部的冠突窝和桡窝得以增强的。肘关节伸展则是通过位于其后方,肱骨滑车上部的鹰嘴窝而使其增强。肘关节在损伤后,经关节囊增厚、瘢痕化、关节窝内的纤维组织增生以及异位骨化,而显示出一种易发生关节僵硬的倾向。

十二、损伤病理解剖

肘部损伤是在特有模式下发生的。对这模式的认识能有助于骨科医生预测到伴随的骨折和韧带损伤,更好地推测损伤的预后,并计划和实施手术治疗。例如,根据后外侧旋转机制,肘部脱位所致关节囊韧带损伤将由外侧向内侧发展。肘关节后部脱位时,桡骨头和(或)冠突与肱骨远端发生碰撞,可发生骨折,最不容易损伤的结构是内侧副韧带的前束。另一方面,内翻的后内侧旋转力的损伤模式也可致使肘部不稳定,其特征表现为冠突前内侧面骨折,伴随有一个外侧副韧带的损伤,或一个尺骨鹰嘴骨折,或两者都同时发生。下面更详细地描述每一个具体的损伤所特有的损伤模式解剖。

外侧副韧带和内侧副韧带典型的功能丧失是从内、外上髁的起始部位撕脱下来,连同不定数量的总伸肌或总屈肌肌肉组织也被撕脱下来。这就使得对损伤的识别和修复变得容易。内侧副韧带起于内上髁的前下部。外侧副韧带起于外上髁上的一个小结节的下部,代表肘部旋转的中心。

内侧副韧带前束附着到冠突基底部。因而,在伴随有冠突基底部的大骨折或前内侧冠突骨折的复杂性骨折时,内侧韧带的前束可能是完整的,它的功能丧失是因骨的损伤所致,通过稳定的内固定予以恢复。肱肌有一个宽阔的附着部,其向远端延伸到冠突。甚至在有较大的冠突骨折时,肱肌附着部的大部分仍能保留在尺骨干上。前关节囊有几毫米附着在冠突尖部的下方。通过这就解释了,累及冠突尖部末端部分的非常小的冠突骨折(Regan&Morrey Ⅰ型),可能表现为一个游离的关节内碎骨块;然而,手术治疗小的冠突骨折揭示,冠突尖骨折暴露时所见到的比 X 线所估计的大得多,而且总包括含有关节囊的附着部。鹰嘴和近侧尺骨干骺端结合部位于鹰嘴的横沟处,它是一个非关节区,因而软骨下骨更少,在矢状面上也是一个相对狭窄的区域。这些因素可能会增加这个部位骨折的易发性。

十三、手术解剖

对于所有的肘关节外科来说,一些一般性原则是相似的。上肢皮肤强有力的血液供应增加了提升皮瓣的安全性,甚至在创伤后面对的是皮肤的肿胀、水疱和挫伤。因此,肘关节外科常惯于做一个单一的、长后侧皮肤切口,通过这个切口,肘部所有的面都能得到暴露,包括肘前部的结构。单独的内侧切口和外侧切口也被用到,但是在肘关节的内侧尺神经在肱骨内上髁部位穿过紧束狭窄的肘管,并且在肘部远端被 Osbourne 筋膜紧紧包裹达数厘米。因此,无论是由急性的、亚急性的还是慢性引起肘部损伤后,通常可见到尺神经出现功能障碍就不是什么令人感到意外的事了。在许多情况下,将尺神经移动和转位就会使内上髁或冠突的内固定变得更容易操作。对任何较大的肘部创伤,可以考虑原位解除症状,特别是那些伴有肘部不稳定的患者,应尽力减少与尺神经有关的后遗症的出现。

其他神经血管结构通过细心地分离和放置牵引器相对较安全。牵拉使桡神经最容易受到损伤。通过更广泛地将总伸肌和桡侧腕伸肌从外侧髁上剥离下来，可以提高牵拉的安全性。操作者在对桡骨颈应用植入物时也必须谨慎地保护骨间后神经。肱肌通常保护的是正中神经和肱动脉。

在肘的内侧面和外侧面会常规用到一些肌肉间隙。这些肌肉间隙不一定是神经之间的间隔，但是因为它们的构成仅有几厘米长，神经对肌肉的支配通常是安全的。在内侧面，可将屈肌旋前肌群劈裂为两半，也可对有尺神经穿行的尺侧腕屈肌裂缝处进一步扩展，还可将整个屈肌旋前肌团块从后侧到前侧剥离尺骨提起，或将屈肌旋前肌团块剥离下来向远端进行翻转。

在肘部的外侧面，基本上可对任何间隙进行操作。最常用的间隙是位于桡侧腕长伸肌和桡侧腕短伸肌之间(或是在桡侧腕短伸肌和指总伸肌之间)，以及 Kocher 入路(图 33-3)，或是在伴有外侧副韧带起点断裂，以及外上髁骨折时候，可对整个总伸肌团块进行翻转。

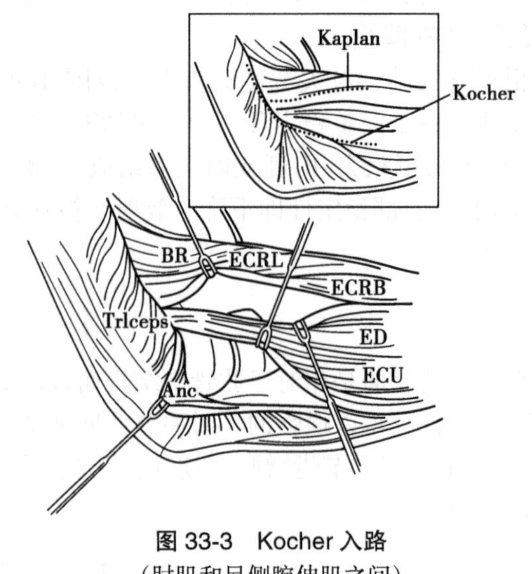

图 33-3 Kocher 入路
(肘肌和尺侧腕伸肌之间)

十四、内固定与外固定解剖

肱骨滑车的支持是通过骨性的内、外侧柱，两柱的形成是因在肱骨远端的中央区即鹰嘴窝和冠突窝所在部位，相对缺乏骨质而造成的。外侧柱是伴随肱骨远端关节面结构的前移而呈曲线向前，但内侧柱是直形的，与肱骨干一致(图 33-4)。因此放置在肱骨远端外侧面的钢板时，应当将远端部分向前弯曲，一块直形钢板可能具有将肱骨远端固定在一个相对直位置的风险，从而可使肘部屈曲受到限制。

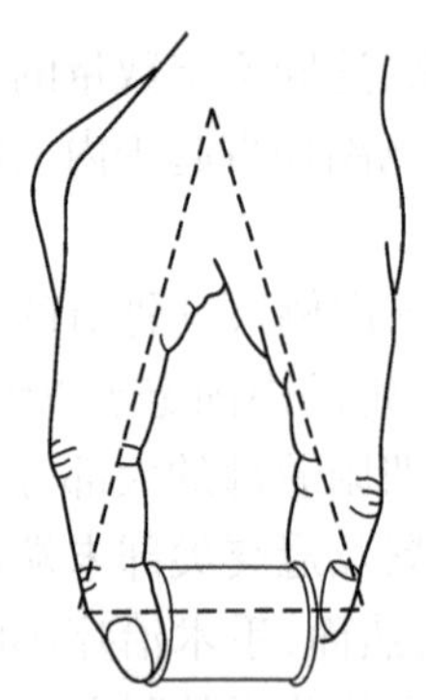
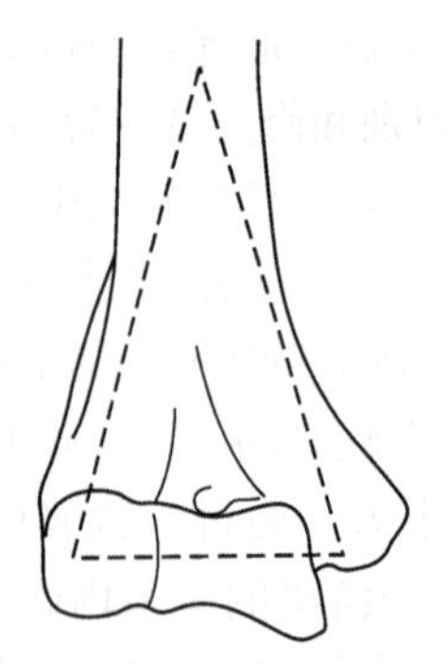

图 33-4 由于内侧住和外侧柱支持着肱骨滑车，且由于鹰嘴窝和冠突窝的存在而在肱骨远端的中心相对缺乏骨质，肱骨远端的骨就形成了一个三角形

肘部植入物手术必须注意关节面、窝以及神经血管结构。将尺神经转位可提供另外的非关节部位，用做固定肱骨远端内侧柱和冠突内侧面。后柱的外侧面属于非关节部位，可以容纳一块钢板到肱骨的远侧边界。桡神经相对安全，除非需要非常接近肱骨干的暴露，或者需要应用铰链外固定器，在那种情况下，需要谨慎保护神经，因为在肱骨的外侧面，桡神经是从后侧跨向前侧。骨间后神经跨过桡骨颈表面，并且可能直接与骨接触。用外侧入路到达桡骨头时，旋前位有助于保护桡神经，而在使用前侧入路时，旋后位则能起保护作用。

桡骨头有非常少的非关节面用于放置植入物。非关节区域的确定可通过一个大致 90°的弧，在手臂中立位时其中点正对外侧，在前部有一个稍大的边缘。更直接的方法是，术中在前臂完全旋后状态下应用一块尽可能靠后的钢板来确定一个安全区，或在近端桡骨上确定一个区域，其对应于远端桡骨上李斯特结节和桡骨茎突之间的那个区域。

桡骨头的解剖很难用一个假体复制出来。它有一个稍呈椭圆形的横截面，与尺骨桡切迹以及肱骨滑车的外侧唇都精确地交错吻合在一起，更不用说其本身与肱骨小头关节面相接触。近端桡骨与桡骨干轻微成角使得试图重建和替代桡骨变得进一步复杂化。

三头肌有一个非常宽厚的止端附着于尺骨鹰嘴的后面及近侧面。当应用一块钢板将其塑形包裹这部分骨时就值得注意，如没有将三头肌的附着部从中心劈开并从骨上提起，钢板的近端放置时就应与骨保持适当的距离。对复杂的尺骨鹰嘴骨折，这种折中方法有时比额外的切割软组织的附着更合宜。

第二节 肱骨远端骨折

肱骨远端骨折是指肱骨髁上以远的部位的骨折。

肱骨远端骨折的 AO 分类(见附二图 8)。

肱骨远端骨折包括肱骨髁上骨折、肱骨髁间骨折、肱骨内、外髁骨折及肱骨小头骨折等，下面分别叙述。

一、肱骨髁上骨折

此类骨折为 AO 分类的 A 型骨折，最常见于 5~8 岁的儿童，约占全部肘部骨折的 50%~60%。属关节外骨折，及时治疗后功能恢复较好。

(一) 骨折类型

根据暴力来源及方向可分为伸直、屈曲和粉碎型三类。

1. 伸直型　最多见，占 90% 以上。跌倒时肘关节在半屈曲或伸直位，手心触地，暴力经前臂传达至肱骨下端，将肱骨髁推向后方。由于重力将肱骨干推向前方，造成肱骨髁上骨折。骨折线由前下斜向后上方。骨折近段常刺破肱前肌损伤正中神经和肱动脉。骨折时，肱骨下端除接受前后暴力外，还可伴有侧方暴力，按移位情况又分尺偏型和桡偏型。

(1) 尺偏型：骨折暴力来自肱骨髁前外方，骨折时肱骨髁被推向后内方。内侧骨皮质受挤压，产生一定塌陷。前外侧骨膜破裂，内侧骨膜完整。骨折远端向尺侧移位。因此复位后远端容易向尺侧再移位。即使达到解剖复位，因内侧皮质挤压缺损也会向内偏斜。尺偏型骨折后肘内翻发生率最高。

(2) 桡偏型：与尺偏型相反，骨折断端桡侧骨皮质因压挤而塌陷，外侧骨膜保持连续。尺侧骨膜断裂，骨折远端向桡侧移位。此型骨折不完全复位也不会产生严重肘外翻，但解剖复位或矫正过度时，亦可形成肘内翻畸形。

2. 屈曲型　较少见。肘关节在屈曲位跌倒，暴力由后下方向前上方撞击尺骨鹰嘴，髁上骨折后远端向前移位，骨折线常为后下斜向前上方，与伸直型相反。很少发生血管、神经损伤。

3. 粉碎型　多见于成年人。本型骨折多属肱骨髁间骨折，按骨折线形状可分 T 形和 Y 形或粉碎型骨折。

(二) 临床表现与诊断

伤后肘部肿胀，偶有开放伤口。伤后马上就医者，肿胀轻，可触及骨性标志；多数病例肿胀严重，已不能触及骨性标志。骨折远端向后移位，可与肘后脱位相混淆，但肘后三角关系正常，据此可鉴别。伤后或复位后应注意是否有肱动脉急性损伤和前臂掌侧骨筋膜室综合征，是否出现 5P 征，即：①疼痛(pain)；②桡动脉搏动消失(pulselessness)；③苍白(pallor)；④肌肉麻痹(paralysis)；⑤感觉异常(paresthesia)。正中神经、尺神经、桡神经都有可能被累及，但以正中神经和桡神经损伤多见。X 线检查可明确骨折的类型和移位程度。

(三) 治疗

主要取决于合并同侧肢体骨与软组织损伤的情况，特别是神经血管是否有损伤。所有骨折均可考虑首先试行闭合复位，但若血液循环受到影响，则应行急诊手术。

1. 非手术治疗　无移位或轻度移位可用石膏后托制动 1~2 周，然后开始轻柔的功能活动。6 周后骨折基本愈合，再彻底去除石膏固定。

闭合复位：尺骨鹰嘴牵引：在某些病例，行鹰嘴骨牵引也是一种可选方法。Smith 提出的行鹰嘴骨牵引的指征是：①用其他闭合方法不能获得骨折复位；②闭合复位有可能获得成功，但单纯依靠屈肘不能维持复位；③肿胀明显，血液循环受影响，或可能出现 Volkmann 缺血挛缩；④有污染严重的开放损伤，不能进行外固定。侧方牵引和“过头”牵引都可采用。应用“过头”牵引容易消肿和方便敷料更换，在重力的帮助下还可以早期进行肘关节屈曲活动。

2. 手术治疗 有两种术式：

(1) 闭合复位、经皮穿针固定：臂丛神经阻滞麻醉无菌操作下行整复，待复位满意后，维持复位，一助手取 1 枚 2.0mm 克氏针自肱骨外上髁最高点穿入皮肤，触及骨质后在冠状面上与肱骨纵轴呈 45°角，在矢状面上与肱骨纵轴呈 15°角进针，直至穿透肱骨近折端的对侧骨皮质。再取 1 枚 2.0mm 克氏针在上进针点前 0.5cm 处穿入皮肤，向近折端尺侧穿针至透过对侧骨皮质。C 形臂 X 线机透视复位、固定满意后，将针尾屈曲 90°剪断，残端留于皮外。无菌纱布包扎针尾，石膏托固定于屈肘 90°前臂旋前位（图 33-5）。

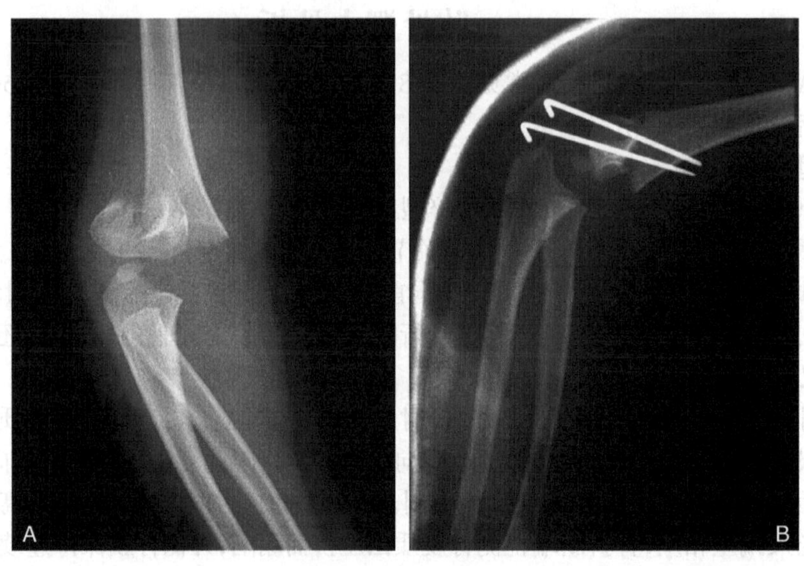

图 33-5 肱骨髁上骨折闭合复位经皮穿针内固定，石膏托外固定

术后常规服用抗生素 3 天以预防感染。当日麻醉恢复后即可行腕关节的屈伸及握拳活动，4 周后拔除克氏针，解除外固定，加强肩、肘关节的功能锻炼。此外，对于较严重的粉碎性骨折，可行外固定架固定（图 33-6）。

(2) 切开复位内固定（ORIF）：成人常需采用此种方法。手术指征包括：①骨折不稳定，闭合复位后不能维持满意的复位；②骨折合并血管损伤；③合并同侧肱骨干或前臂骨折。另外，对老年患者应尽量选择 ORIF，以利于早期功能锻炼。若合并的血管损伤需进行修补，更应同时稳定骨折端，可通过前方的 Henry 入路来完成。若未合并血管损伤，则可以采取内、外侧联合切口或后正中切口。多数认为后正中切口显露清楚，能够直视下复位骨折，也方便进行内固定。可使用 AO 半管状钢板、重建钢板或特制的 Y 形钢板，尽可能用拉力螺钉增加骨折端稳定（图 33-7）。Heffet 和 Hotchkiss 已证实两块钢板呈 90°角分别固定内、外侧柱，其抗疲劳性能优于后方单用一块 Y 形钢板或双髁螺丝钉固定。Home 认为如果因骨折粉碎不能获得良好的稳定时，可采取非手术疗法，但此观点并不适用于所有移位的粉碎骨折。粉碎骨折内固定同时应一期植骨。如内固定不稳定则需延长石膏制动时间以维持复位，将导致疗效欠佳，故应尽可能获得稳定固定，手术后不用外固定，以便进行早期功能锻炼。开放骨折应及时行清创术，污染严重者可考虑延期闭合伤口，彻底清创后可用内固定或外固定稳定骨折端。

（四）并发症

肱骨髁上骨折的并发症较多，有以下几种：

1. Volkmann 缺血挛缩 为髁上骨折最严重的并发症，发病常与处理不当有关。出血和组织肿胀可使筋膜间室压力升高，外固定包扎过紧和屈肘角度太大使间室容积减小或无法扩张是诱发本病的重要因素。

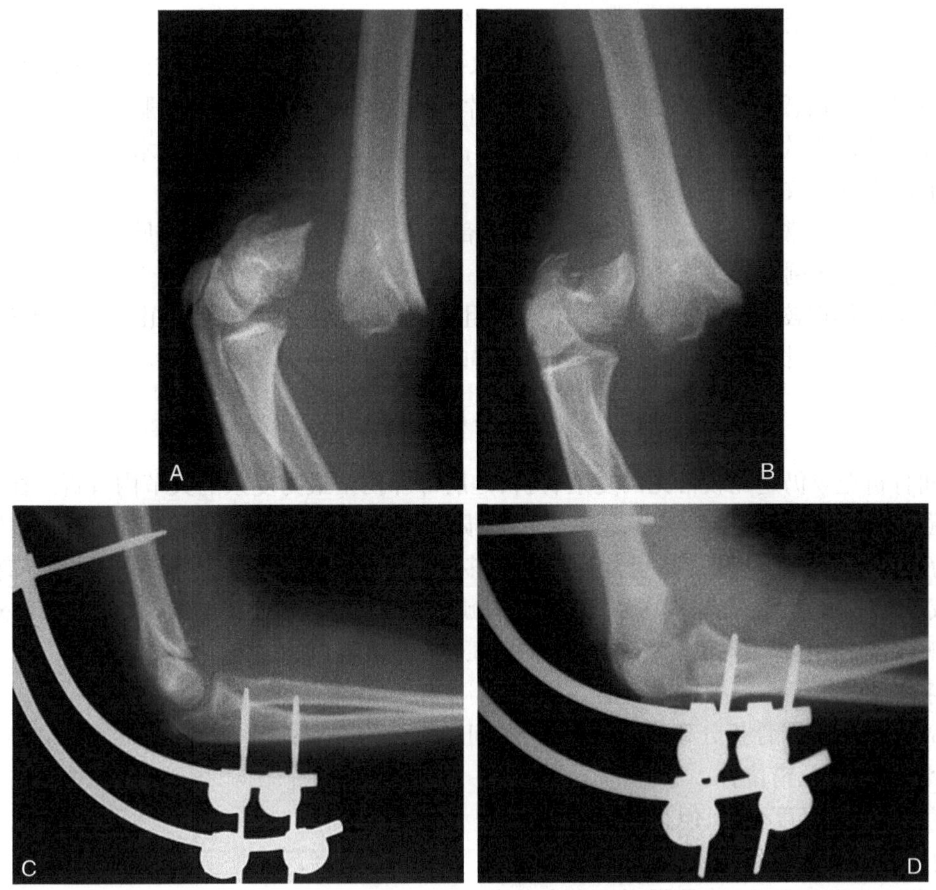

图 33-6 儿童肱骨髁上骨折外固定架固定

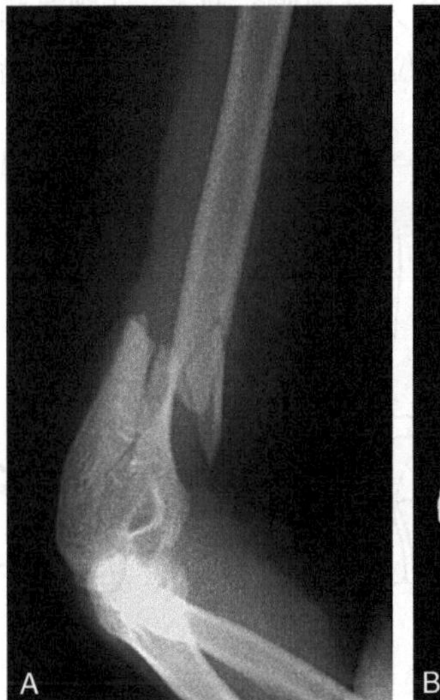

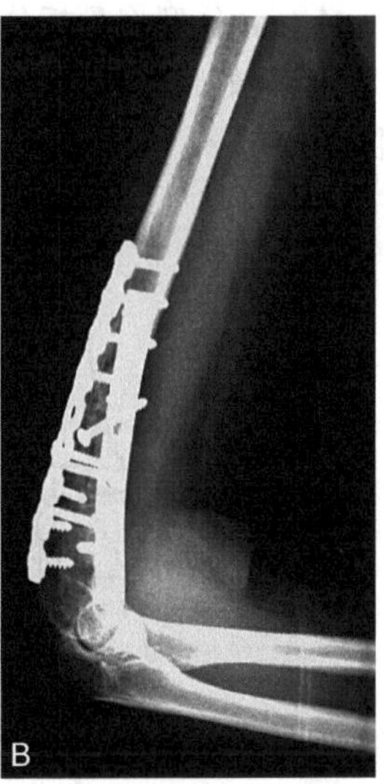

图 33-7 肱骨髁上骨折切开复位重建钢板内固定

早期：伤肢突然剧痛，部位在前臂掌侧，进行性灼痛，当手主动或被动活动时疼痛加剧，手指常处于半屈曲状态，屈指无力。同时，感觉麻木、异样感、继之出现感觉减退或消失，肢端肿胀、苍白、发凉、发绀。受累前臂掌侧皮肤红肿，张力大且有严重压痛。桡动脉搏动减弱或消失；全身可有体温升高，脉快。晚期：肢体出现典型的 Volkmann 缺血挛缩畸形，呈爪形手，即前臂肌肉萎缩、旋前、腕及手指屈曲、拇内收、掌指关节过伸。这种畸形被动活动不能纠正。桡动脉搏动消失。

2. 肘内翻　为髁上骨折最常见的并发症，尺偏型骨折发生率高达 50 %。轻度肘内翻无需处理，肘内翻 >15° 畸形明显者可行髁上截骨矫形。

3. 神经损伤　肱骨髁上骨折并发神经损伤比较多见，发生率 5%~19%。大多数损伤为神经传导功能障碍或轴索中断，数日或数月内可自然恢复，神经断裂很少见，偶发生于桡神经。正中神经损伤引起运动障碍常局限于掌侧骨间神经支配的肌肉，主要表现为拇指与示指末节屈曲无力，其他分支支配肌肉不受影响。

神经损伤的早期处理主要为支持疗法，被动活动关节保持功能位置。伤后 2~3 个月后临床与肌电检查皆无恢复迹象应考虑手术松解。

4. 关节活动障碍　大多数患儿愈后肘关节功能不受影响，或只有轻微屈伸受限。少数患者由于组织挛缩近期可有 20°~30°屈伸障碍,随着生长发育都会有所改进。

个别患儿由于骨折端严重重叠愈合,在关节线水平有较大骨突向前隆起,妨碍锐角屈肘。每屈肘到受限角度时便有机械阻挡感觉或响声,此刻照肘侧位片可见前臂骨近端与隆起的肱骨近端骨突相触。确立诊断后对已无自矫能力的大龄儿童可考虑切除骨突,改善屈肘范围和外观。但术前必须排除由于肱三头肌挛缩或关节内因素所致的屈肘障碍。

关节活动严重障碍常见于并发前臂缺血挛缩和部分切开复位治疗患者,偶见于曾被多次手法复位和暴力拉伸活动关节的病例。

切开复位采用创伤较大的后侧入路,手术操作粗暴,对正常组织剥离太多,由于止血不充分而术后关节内积血,外固定时间太长等都是导致关节活动障碍的重要因素,应该注意避免。

二、肱骨髁间骨折

肱骨髁间骨折至今仍是比较常见的复杂骨折,是肘部外伤中最为复杂的关节内骨折。在青年患者中,其往往是由强能量损伤引起,在老年患者中,低能量损伤即可造成。肱骨髁间骨折多见于青壮年严重的肘部损伤,常为粉碎性。严重的肱骨髁间骨折常伴有移位、滑车关节面损伤,内髁和外髁常分离为独立的骨块,呈 T 形或 Y 形,与肱骨干之间失去联系,并且有旋转移位,为 AO 分类的 C 型,治疗较困难,且对肘关节的功能影响较大,采用非手术治疗往往不能取得满意的骨折复位。

(一) 骨折类型

Riseborough 分型根据骨折分离错位情况,将髁间骨折分为四型:

Ⅰ型:骨折无分离及错位;

Ⅱ型:有骨折块的轻度分离,但无旋转;

Ⅲ型:内外髁均有旋转移位;

Ⅳ型:关节面有严重破坏,肱骨髁明显变宽分离。

这种分型反映了骨折的严重程度,对判断手术难度和愈后有指导意义,但在具体指导治疗方面存在不足。

Mehne 分型将骨折分为经髁横行骨折、外髁骨折、内髁骨折、T 型、H 型、Y 型和 λ 型。这种分型较为复杂,能很好评价骨折线位置及骨折粉碎程度,在指导治疗方面很有帮助,临床上最为常用。Mehne 分型如图 33-8。

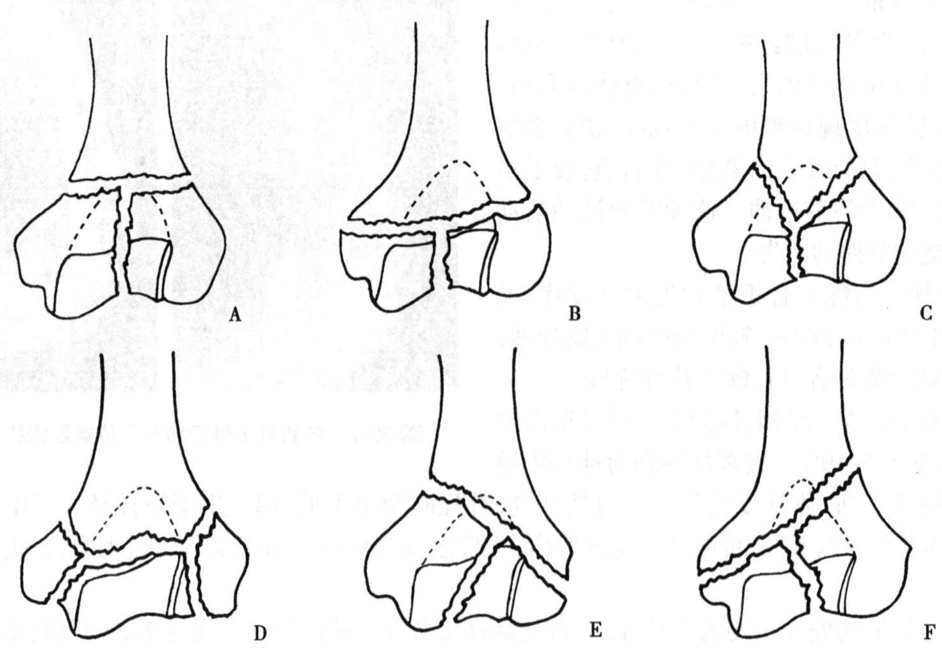

图 33-8 肱骨髁间骨折的 Mehne 分型

A. 高 T 型;B. 低 T 型;C. Y 型;D. H 型;E. 内 λ 型;F. 外 λ 型

AO 分型根据骨折线位置和骨折粉碎程度将肱骨髁间骨折分为：C1：关节简单骨折，干骺端简单骨折；C2：关节简单骨折，干骺端粉碎骨折；C3：关节粉碎骨折，干骺端简单或粉碎骨折。这种分型便于记录、储存及医师间的交流，对治疗和估计预后也有帮助，但不能反映骨折块的大小、骨折面等因素，在评估手术方式的选择、手术难度及预后方面有较大的局限。

（二）临床表现与诊断

局部肿胀，疼痛。因髁间移位、分离致肱骨髁变宽，尺骨向近端移位使前臂变短。可出现骨擦音，肘后三角关系改变。明显移位者，肘部在所有方向均呈现不稳定。摄肘关节正侧位 X 线片（必要时加拍斜位）可明确骨折的类型和移位程度。需注意的是骨折真实情况常比 X 线片的表现还要严重和粉碎。因此在做 X 线检查时，可使用镇静剂或麻醉情况下对患肢进行轻柔的牵引，从而拍摄牵引位 X 线片。这有助于辨别骨折的形态，另外判断骨折粉碎程度还可行 CT 或重建 CT 检查。CT 矢状位与冠状位重建以及三维重建（尤其是将尺桡骨从图像中剔除）可以提供更加详细的信息，尤其是对 B3 和 C3 型骨折更有用。不同类型的骨折，手术入路和固定方式的选择也不一样，因此对骨折进行精确的分类十分重要。

（三）治疗

治疗目的：肱骨髁间骨折是一种关节内骨折，由于骨折块粉碎，不但整复困难，而且固定不稳，严重影响关节功能的恢复，故而对髁间骨折要求解剖复位，维持关节面的平整，保持肱骨髁原有的宽度，维持足够的活动度和稳定性，保证肘关节良好的功能；稳固固定，以便早期进行功能锻炼，以争取获得满意的效果。治疗时必须根据骨折类型、移位程度、患者年龄、职业等情况来选择恰当的方法。

处理原则：肱骨髁间骨折固定包括髁间和髁上两部分，首先复位髁间骨折并固定，将复杂髁间骨折变为简单髁上骨折，然后处理髁上骨折。显露并复位后，可用克氏针临时固定后再永久固定。如内外髁有骨折，先将内或外髁嵴部固定于干骺端，然后用解剖钢板、Y 形钢板或双钢板将组合在一起的髁部固定于干骺端。

骨折复位的标准为：①恢复肱骨远端三角形的完整性及关节软骨的平整；②恢复鹰嘴窝、冠突窝、桡骨窝的解剖形状；③恢复肱骨远端的前倾角。

对于肱骨远端严重粉碎性骨折或骨质疏松明显的老年患者，无论采取何种内固定方法，预后欠佳，并发症发生率很高。近些年发展起来的全肘关节置换术治疗这类患者效果较好。

治疗方法：

1. 非手术治疗　对于内、外髁较为完整及轻度分离无明显旋转者，可于透视下手法复位长臂石膏前后托固定，2 周后再换一次石膏，肘部的屈曲程度不能单纯依靠是屈曲型还是伸直型来定，而要在透视下观察在何种位置最稳定。制动时间为 4~5 周，去除石膏后再逐渐练习肘关节的屈伸活动。无移位的骨折仅维持骨折不再移位即可，可用石膏托制动 4 周。

尺骨鹰嘴牵引：对于伤后未能及时就诊或经闭合复位失败者，因局部肿胀严重，不宜再次手法复位及应用外固定，许多学者主张采用此方法，它能够使骨折块达到比较理想的对线。在“过头”位，能迅速使肿胀消退，一旦患者能够耐受疼痛就开始活动。但单纯采用纵向牵引并不能解决骨折块的轴向旋转。可待局部肿胀消退，肱骨髁和骨折近端的重叠牵开后，做两髁的手法闭合复位。

2. 外固定　应用外固定治疗肱骨髁间骨折较少，其适应证为：①患者已有神经损伤，周围肌肉已无功能；②开放的肱骨髁间骨折，尤其是伴有大的软组织缺损或感染，可以采用微型外固定架固定；③对于髁间严重粉碎性骨折，切开复位内固定的预后很差，也有人主张采用外固定技术；④患者肘关节已融合于功能位；⑤患者伴随严重的内科疾病，不能经受切开复位手术治疗。通常应用石膏、夹板或外固定架固定患者肘关节于功能位，当疼痛减轻后（通常 4~6 周），在可以耐受的情况下开始主动活动，以期获得肘关节的部分功能。这种保守治疗的预后比想象中更差，患者通常有严重的肘关节僵硬，活动时伴有明显的疼痛，仅能恢复极少部分肘关节功能。

3. 切开复位内固定　经过数十年的发展，肱骨髁间骨折手术技术有了长足的发展。切开复位、牢固的板钉内固定和早期功能练习已被视为首选的治疗方法 .

(1) 手术入路：手术切口有很多种，但后正中切口（图 33-9）优点最多，目前应用最广。Dowdy PA 等人研究表明，与等长的内侧切口或外侧切口相比，后正中切口破坏的皮神经最少。此外，经后正中切口牵引

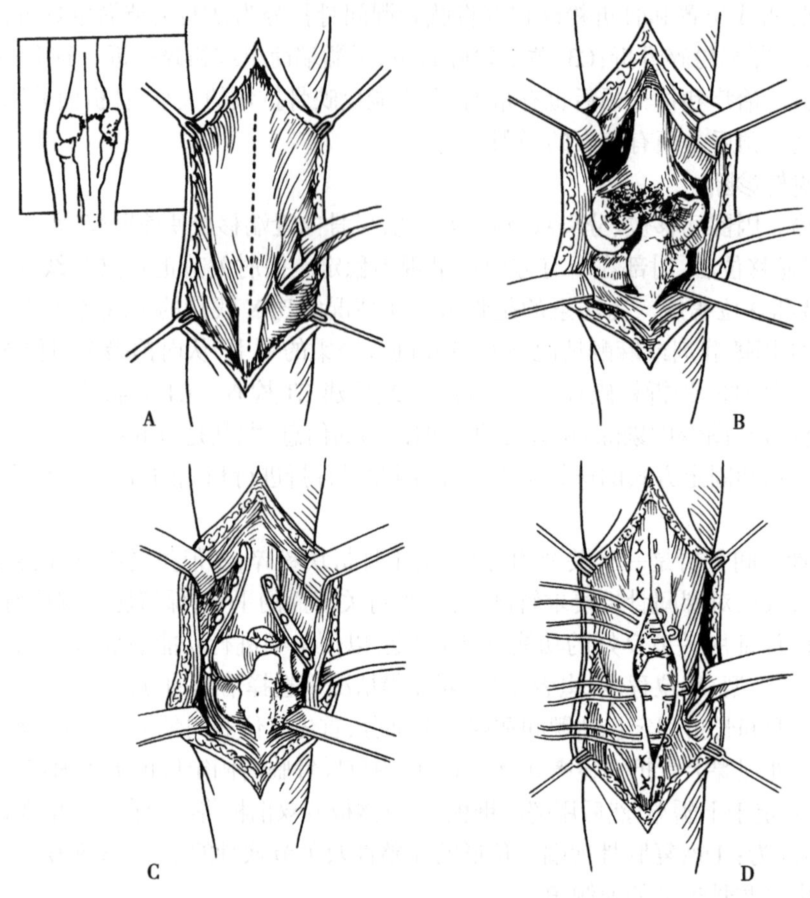

图 33-9

A. 左肘后面切开皮肤和皮下组织的后面观。虚线代表通过肱三头肌和肌腱的设计切口。辨认尺神经并用 Penrose 引流条牵开并全程保护；B. 沿肱三头肌和肌腱中线切开后显露骨折部位，通过从鹰嘴上锐性剥离肌腱显露并在内侧和外侧附近保留一层，这样可以在术后缝合时再连接。屈曲肘关节或用一纱布向后牵拉鹰嘴，以扩大关节的前侧视野；C. 肱骨双柱、关节内骨折在内外侧柱上用钢板固定后的肘部后侧观。在鹰嘴上打孔以再连接肱三头肌，此时评估活动范围和骨折复位程度；D. 间断缝合肱三头肌切口，包括经过鹰嘴上的孔缝合

(From Mckee MC, et al. J Bone Joint Surg, 2000, 82(Br): 1701-1707)

组织显露内外髁更方便，将来也可经此切口行全肘关节置换术。尺骨鹰嘴截骨入路、肱三头肌舌形皮瓣入路和纵劈肱三头肌入路的具体选用尚有一些争议。Wilkinson 和 Stanley 研究了通过三种入路显露关节面的百分比，分别为 57%、46%、35%，提示经尺骨鹰嘴截骨入路对髁间骨折显露最好。

经尺骨鹰嘴截骨入路在 1982 年由 Thomas 提出，并在临床上广泛应用（图 33-10）。该入路显露肱骨远端关节面效果理想，避免肱三头肌损伤，因其保持肱三头肌的完整性，减少损伤和术后粘连，同时髁间显露充分，复位精确，固定稳妥，常不需用外固定。固定后为骨与骨之间愈合，术后肘关节粘连少，僵硬程度轻，关节可早期功能锻炼。其缺点是人为造成关节内骨折，易导致创伤性关节炎、尺骨鹰嘴截骨不愈合及内固定脱出等。随着手术技术的发展，V 形截骨、解剖复位、有效固定大大降低了截骨不愈合的发生率。Ring 等报道应用这种技术获得了 98% 的愈合率。对截下的尺骨鹰嘴复位后使用的固定为 1~2 枚直径为 6.5mm、长度不短于 6.5cm 的松质骨螺钉髓内固定 + 张力带钢丝或 2 枚平行克氏针髓内固定 + 张力带钢丝（图 33-11）。需要特别指出的一点是：在做尺骨鹰嘴截骨时应尽量避免使用电锯，因其可造成骨量的丢失，从而导致尺骨鹰嘴的短缩或复位不良而影响手术效果。

经肱三头肌舌形皮瓣入路在 1972 年由 Alonso-Llames 提出，在早期应用较多。这种入路对肱骨滑车和小头显露欠佳，不适宜 C3 型骨折，但它没有尺骨鹰嘴截骨，减少了内固定，应用于 C1 和 C2 型骨折它有

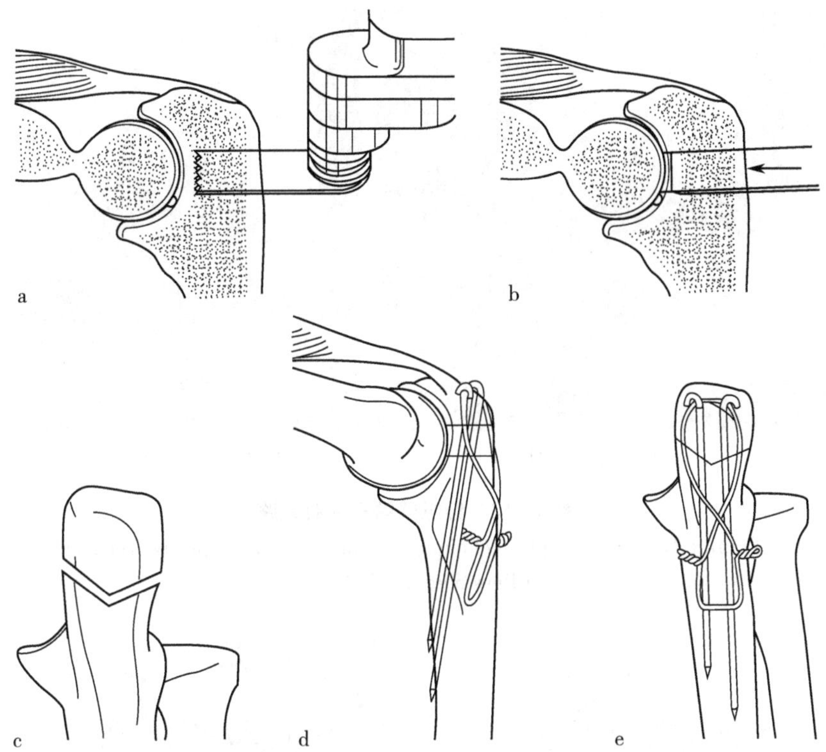

图 33-10 尺骨鹰嘴 V 型截骨：首先使用摆锯进行截骨(a)，在最后几毫米时采用骨刀截断(b,c)。使用 2 根克氏针和张力带钢丝 8 字固定尺骨截骨端(d,e)。克氏针必须置于肱三头肌下

(引自：Rüedi TP，Buckley RE，Moran CG. AO Principles of fracture management. 2nd edition. AO Publishing Davos Switzerland，2007)

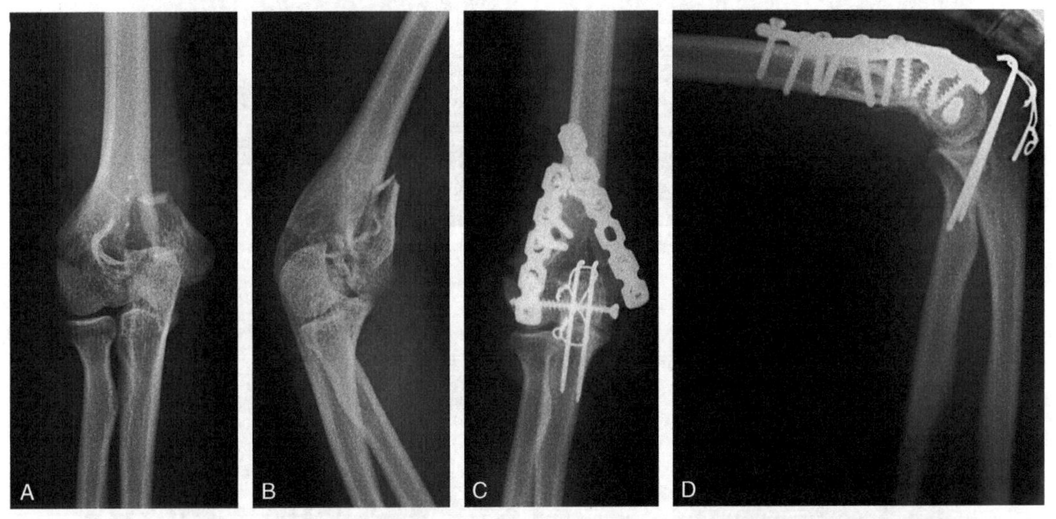

图 33-11 低 T 型肱骨髁间骨折，采用尺骨鹰嘴截骨入路，AO 双重建钛板螺钉内固定

很大的优势。其缺点是显露不够充分，且不利于早期功能锻炼。

经纵劈肱三头肌入路由 Campbell 首先描述(图 33-12)。这种入路避免了尺骨鹰嘴截骨，并发症少。其缺陷在于显露肱骨滑车和肱骨小头困难，整复复杂 C3 型骨折也更困难。Pajarinen 和 Bjorkenheim 一项研究表明经纵劈肱三头肌入路手术优良率为 33%，而经尺骨鹰嘴入路为 67%。

也有部分作者采用经三头肌两侧入路来治疗肱骨髁间骨折(图 33-13)。这种方式避免了截骨和肱三头肌损伤，完整保留了伸肘装置，并发症少，但显露肱骨滑车困难，仅适用于 Riseborough Ⅱ型和部分Ⅲ型。

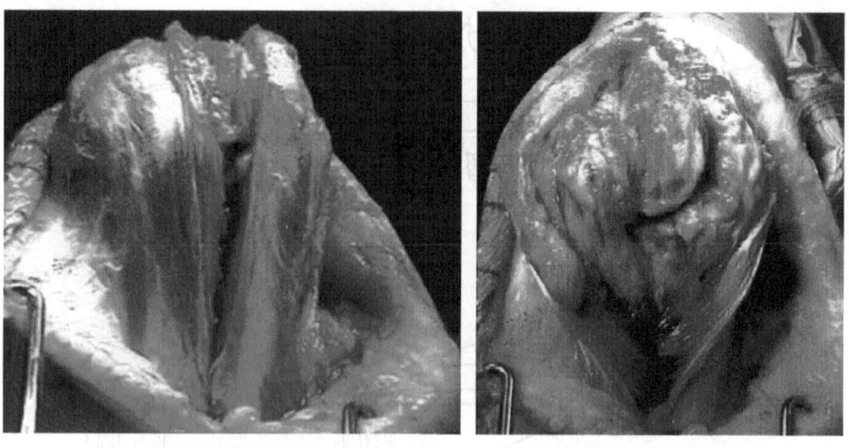
A. 劈开肱三头肌　B. 劈开延长至尺骨缘

图 33-12　经纵劈肱三头肌入路

(引自:Frankle MA:Triceps split technique for total elbow arthroplasty,Tech shoulder Elbow Surg,2002,3:23)

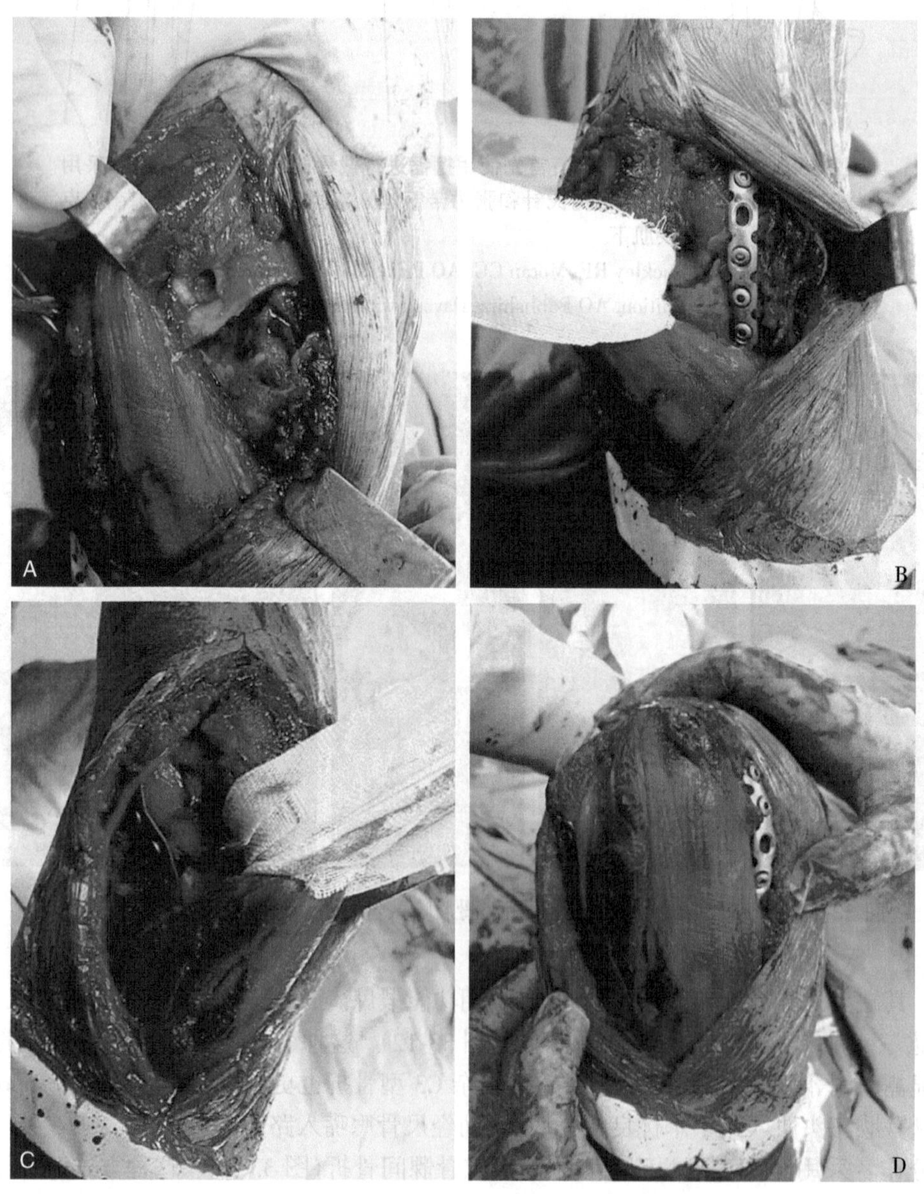
图 33-13　经三头肌两侧入路双钢板固定肱骨髁间骨折

临床上通常需要充分暴露来评估骨折情况，因而应用此入路较少。

(2) 内固定物选择：对于髁间骨折部分，需依据骨折块的大小和相互关系选用合适的螺钉。在 C1 和 C2 型骨折，若髁上部不能用双钢板固定，可用两枚直径为 4mm 的松质骨拉力螺钉固定；若能，可仅用一枚髁螺钉或松质骨拉力螺钉固定。螺钉从尺侧还是桡侧拧入要视骨折线的位置和螺钉的螺纹能否跨过骨折线而定。在 C3 型骨折，肱骨滑车和小头骨折粉碎程度重而骨质丢失，如滑车部有骨缺损，首先要植骨，不能植骨者应选用全螺纹螺钉而非拉力螺钉固定，这样可维持滑车部的宽度，避免造成滑车变窄，影响对合关系。板钉系统可以较牢固地固定大部分 C3 型骨折。对于粉碎严重的 C3 型骨折，推荐按照图 33-14 进行操作。

对于髁上骨折部分，有多种内固定方法：① Y 形钢板，它的两臂对肱骨小头、肱骨滑车具有一定的夹持作用，有助于维持关节面骨折的稳定性，容易塑形，可达到有效固定。但 Y 形钢板必须放置在肱骨远端背侧，其可移动范围小，经常有骨折线刚好通过钢板固定螺孔的情形，且其两翼对肱骨内外上髁的把持力较差，易引起骨折再移位。在严重粉碎的髁间骨折中，Y 形钢板应用受到限制；②钢板加对侧拉力螺钉及外侧髁解剖型钢板，这两种方法使用较局限，仅适用于部分 C1 型、C2 型骨折，即内侧髁骨折块较大并较完

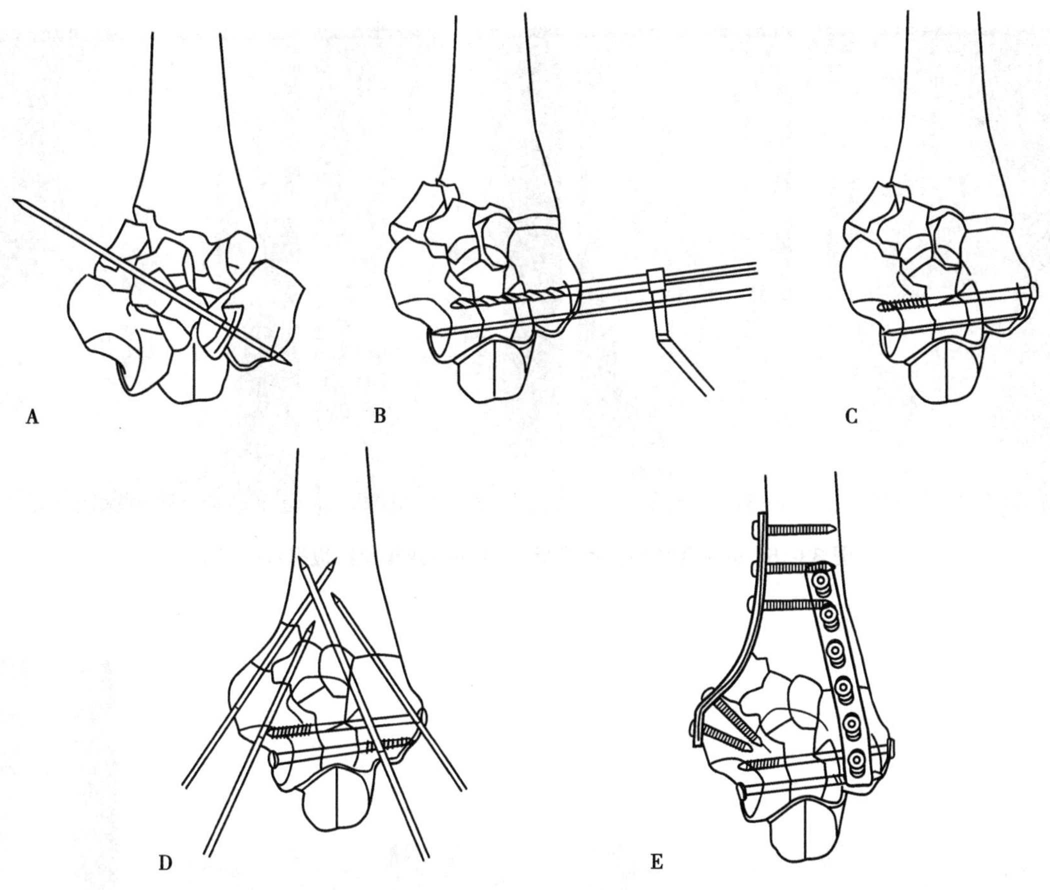

图 33-14 重建粉碎性肱骨远端骨折的步骤

A. 使用 1.6mm 克氏针由里向外重建肱骨滑车和肱骨小头；B~C. 完成 3 个关节面骨折块的复位后，由相反方向植入克氏针。可以用它作为 3.5mm 空心钉的导针，或平行克氏针拧入螺钉；D. 一旦将关节面骨折块稳定地固定为一个整体后，再用克氏针将其与肱骨干进行复位临时固定；E. 为了将关节面骨折块固定到肱骨干，首先将一块准确塑形的 3.5mm LC-DCP 钢板置于肱骨远端的后外侧。钢板可以根据肱骨小头的形态进行塑形后贴附于后方关节面。在内侧固定时，可将钢板放在内侧嵴上（与外侧钢板垂直）以增加稳定性，特别是置放的钢板远端需要达到内上髁时。对于肱骨远端骨折伴骨量丢失或严重粉碎性干骺端骨折，建议采用两块 LCP 钢板互成 90°垂直放置。在使用角度稳定性螺钉时需注意避免穿透关节面

（引自：Rüedi TP，Buckley RE，Moran CG. AO Principles of fracture management. 2nd edition. AO Publishing Davos Switzerland，2007）

整时；③双钢板固定：这种技术根据肱骨远端解剖学特点，外侧使用 3.5cm 重建钢板，内侧髁嵴使用 1/3 管型钢板或重建钢板，固定肱骨远端内外侧柱，恢复肱骨远端三角形，达到牢固固定（图 33-15，16）。Self 等实验证明双板固定比以往其他固定方式更牢固。但在具体安放位置上尚有一些争议。Helfet 等实验表明，双钢板在两个互成 90°的平面上的固定刚度和抗疲劳作用最强。Schemitsc 研究表明：当解剖复位时，双板安放在两侧嵴上或相互垂直固定强度无差异；当复位有台阶时，双板必须安放在两侧髁的骨嵴上，并位于不同的平面。Self 和 Jacobson 等人研究发现，双重建板安放垂直或平行与否固定的稳定性并没有差别，且垂直安放螺钉脱出的概率更高。Shawn 结合上述实验，得出三个结论：仅当使用 1/3 管型钢板时双钢板需互成 90°安放，使用双重建板则没有必要；在矢状面上平行安放两个重建板和相互垂直安放时一样稳定；使用固定骨块的螺钉将两个重建板连接在一起可加强固定的稳定性。

（3）术后康复：内固定结束后，如果尺神经距内固定物很近，则将尺神经前置，放置引流条，术后 24~48 小时内拔除。早期有效的肘关节功能锻炼，对于肘关节功能的恢复是至关重要，肘关节制动时间一旦过长，则必将导致关节纤维化和僵硬。骨折坚强固定的病例，患肢不做石膏固定，术后 3 天内开始活动肘关节。

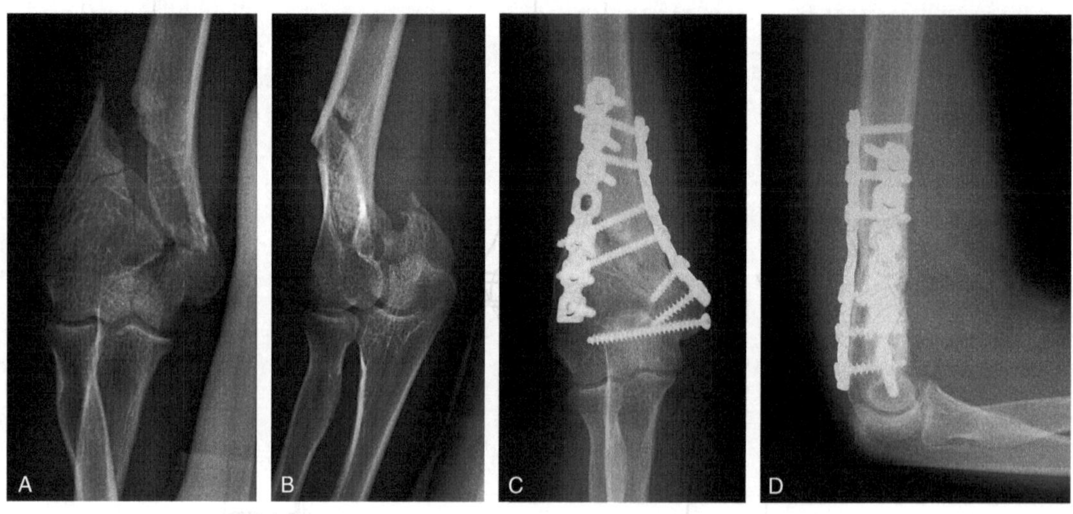

图 33-15 外 λ 型肱骨髁间骨折，采用 AO 双重建钛板螺钉内固定

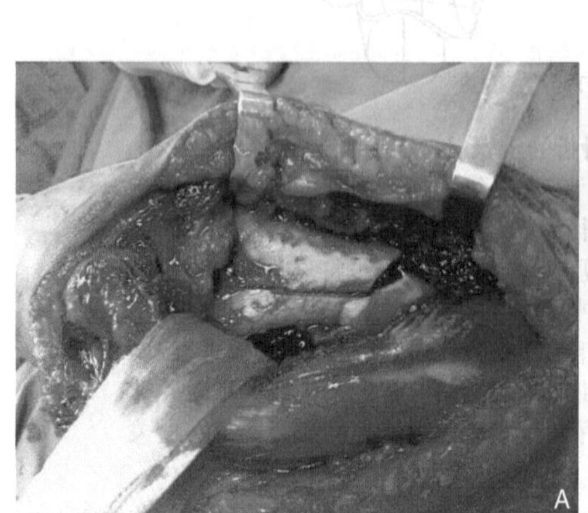

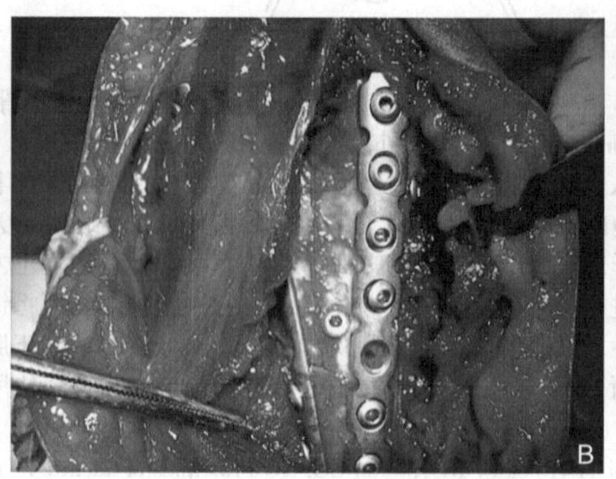

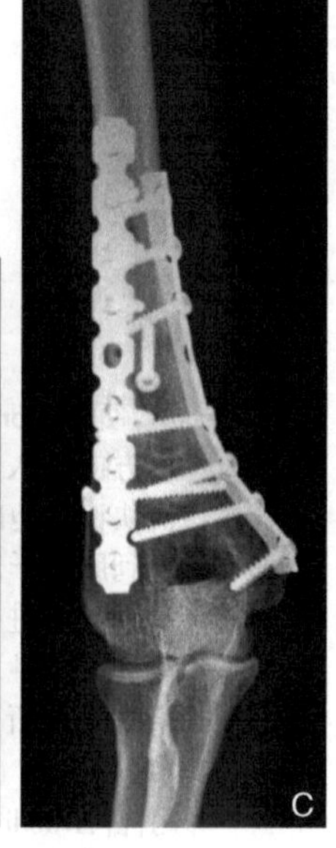

图 33-16 高 T 型肱骨髁间骨折，采用 AO 双重建钛板螺钉内固定

内固定不确实的均石膏托屈肘固定 3 周左右，去除石膏后无痛性主动活动肘关节，辅以被动活动。

早期利用 CPM 进行功能锻炼，有利于肘关节周围骨与软组织血液供应恢复，肿胀消退，能加快关节内滑液的循环和消除血肿，减少关节粘连，可刺激多种间质细胞分化成关节软骨，促进关节软组织的再生和修复，可抑制关节周围炎性反应。

4. 全肘关节置换(TEA)

(1) 人工肘关节技术的发展：尽管肢体关节置换已开展了 150~200 年，但还没有出现一种能满足每位肘关节功能丧失患者需求的关节置换。总体说来，肘关节置换术发展可分四期：第一期为 1885—1947 年，为肘关节切除置换术和肘关节解剖置换术(植入或不植入间置材料)阶段(图 33-17,18)；第二期为 1948—1970 年，为全限制性或部分限制性金属对金属的铰链型关节置换术阶段；第三期为 1971—1975 年，包括聚甲基丙烯酸甲酯合成技术出现阶段；第四期为 1976 年至现今，半限制性的金属对聚乙烯铰链假体和非限制性金属对聚乙烯重建关节面关节置换阶段。

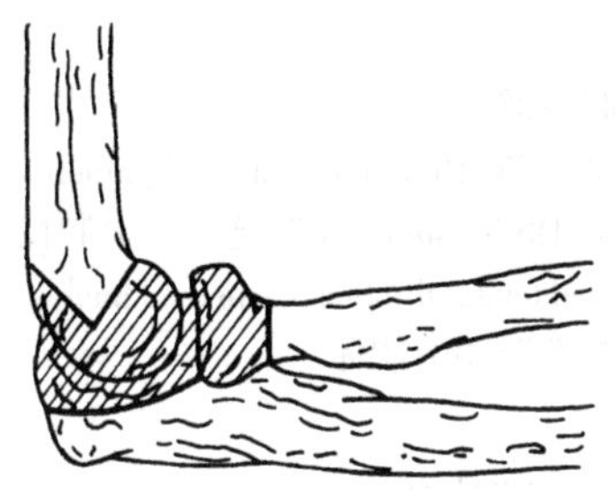
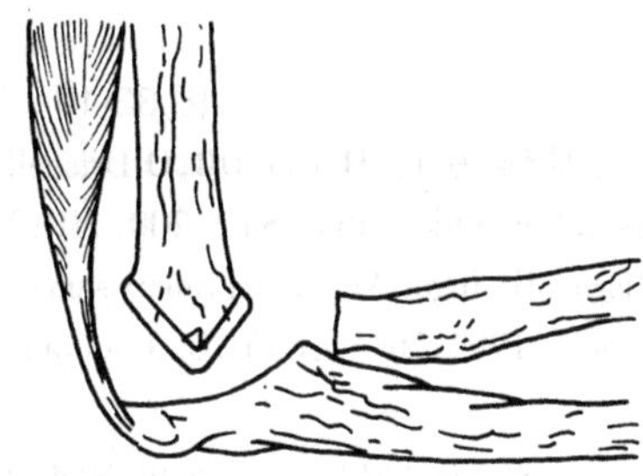

图 33-17 关节切除置换术

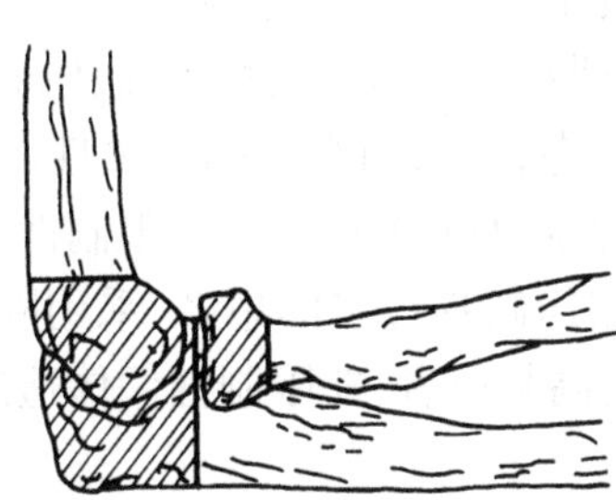
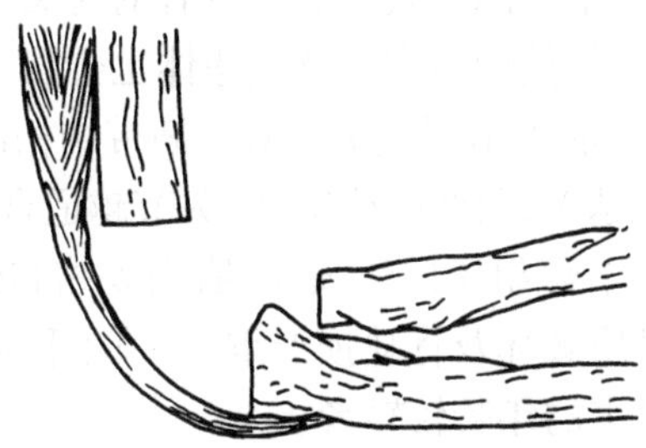

图 33-18 功能性关节置换术

(引自：Canale & Beaty：Campbell's Operative Orthopaedics, 11th ed. Mosby, An Imprint of Elsevier, 2007)

TEA 最初应用于治疗类风湿关节炎，随着关节假体设计和手术技术的不断进步，TEA 的适应证不断扩大。肱骨髁间严重粉碎性骨折及严重骨质疏松老年患者，应用切开复位内固定预后较差，并发症高，术后肘关节功能严重受限。全肘关节置换术已成为治疗这些骨折的有效方法之一。肘关节置换技术发展至今已相当成熟，但因其要求手术医师有较高的手术技巧，并且病例相对较少，需要较长的培训周期才能掌握，因此此项技术只掌握在少数医师手中。

(2) 假体的选择：根据肱骨假体和尺骨假体之间固定程度的不同，可将肘关节假体分为限制性、半限制性和非限制性三类。其中，限制性假体容易发生松动和折断，因此极少采用。但在补救性肘关节手术时，由于存在广泛的骨质缺损，采用肱尺关节牢固连接的假体比较合适。

半限制性假体通常由 2~3 部分组成，由金属对高分子聚乙烯材料构成关节，关节通过锁针或咬合匹配装置连接，有内在的外翻和内翻松弛度，利于分散外力。GSB Ⅲ、HSS-Osteonics 和 Coonrad-Morrey 假体属于半限制性假体(图 33-19)。

非限制性假体通常由两部分组成(金属假体和与之形成关节的高密度聚乙烯假体)，不需要咬合匹配及锁针，力图模仿肘关节的正常解剖关系，包括关节表面置换组件。所有表面重建或非限制性假体均要求

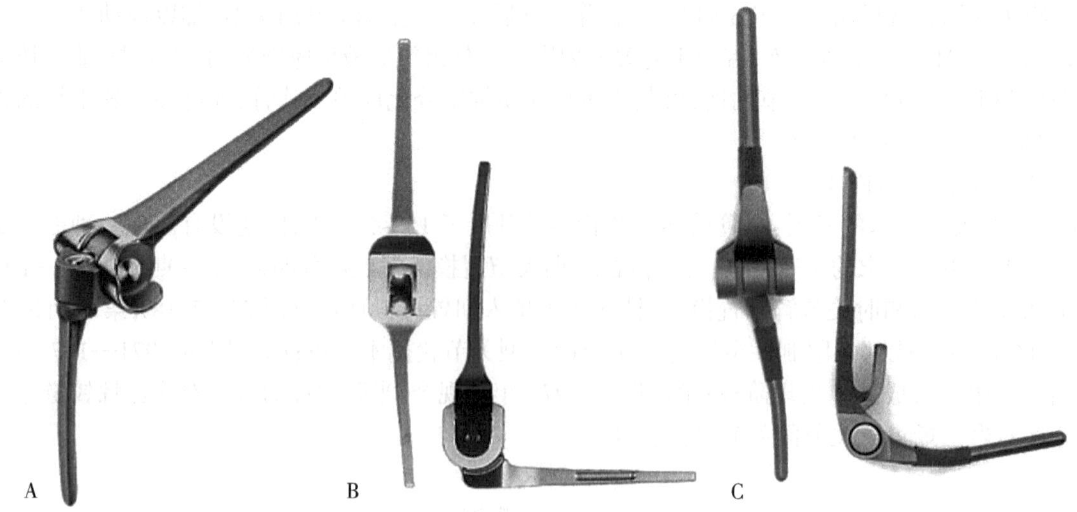

图 33-19 半限制性假体

A. GSB Ⅲ 型肘关节假体(引自:Herren DB,O'Driscoll SW,An KN. Role of collateral ligaments in the GSB-linked total elbow prosthesis,J Shoulder Elbow Surg,2001,10:260);B. HSS-Osteonics 铰链式半限制性肘关节假体(引自:Kraay MJ,Figgie MP,Inglis AE,et al. Primary semiconstrained total arthroplasty:survival analysis of 113 consecutive cases,J Bone Joint Surg,1994,76(B):636);C. Coonrad 半限制性肘关节假体

韧带和前部关节囊结构完整,如骨缺损或关节囊破坏严重不能应用。

全肘关节置换术(TEA)除某些特殊情况外,非铰链式假体和铰链式假体使用范围是一致的,大多数病例中,假体的选择出于术者的个人意愿。所有的肘关节假体均有一定的限制性,对于非铰链式假体主要存在关节不稳定的风险,但使用不当铰链式假体也会出现早期松动。对于肘关节假体的选择,术前可根据以下三方面进行评估:①肘关节周围关节囊 - 韧带结构的状态;②肌肉组织的完整性;③肘关节骨组织的保留情况。骨组织保留越多,关节越稳定,肘关节越适合做表面关节置换术或非限制性假体植入术。对于稳定肘关节的韧带和关节囊组织广泛损伤、肌肉萎缩和骨组织缺损过多的患者,采用限制性假体。总之,半限制性假体适用于骨质破坏及骨缺损严重、关节不稳定的高龄患者;非限制性假体适用于关节运动明显受限、骨质良好、关节稳定的年龄较轻者。

(3) 手术适应证与禁忌证:

全肘关节置换术适应证包括:①肱骨髁间骨折 C3 型,关节面损毁严重,无法复位并行内固定;②老年患者,骨质疏松明显,内固定不能获得满意的强度;③内固定失败;④术后创伤性关节炎,严重疼痛或功能障碍。目前,这种由骨折引起并最终需行全肘关节置换术的患者已占所有行肘关节置换术患者的40% 以上。

禁忌证包括:①肘关节近期感染;②肘关节已长时间融合于功能位,不伴疼痛,不影响功能者;③软组织损伤伴有大量的骨和软组织缺损,尤其是尺骨近端明显的骨缺损;④肘关节周围肌肉瘫痪者;⑤患者期望过高或伴有严重的内科疾病不能经受手术。关节呈连枷肘或不稳定是应用非铰链式假体的相对禁忌证,建议使用铰链式假体(图 33-20)。如同侧肩关节也需关节置换,应选择病情较重一个先行手术,两个假体柄之间至少间隔 3cm。

(4) 手术方式:按照 Kamineni 等推荐的方法进行操作。大体步骤如下:臂丛麻醉或全麻,仰卧位,患肢置于胸前,应用止血带,选择后正中直切口并于鹰嘴尖稍偏内侧,长约 18cm,先松解尺神经并予以保护,然后将屈肌 - 旋前肌从内上髁的附着点处锐性剥离,去掉所有的内侧骨折块并游离软组织的附着点,再向外侧掀起皮瓣,从外上髁锐性剥离伸肌总腱起点,去掉残留的外侧碎骨块,再从肱三头肌腱的外侧面显露肱骨远端部分,一般情况下无需截骨,只要按照内植物的大小简单地用髓腔锉将髓腔锉至合适大小。通常肱骨假体插入的深度根据放置在冠突窝顶的假体翼来决定。如果骨折已延伸至冠突窝顶更近端,插入试模后在屈肘位给前臂一个轴向负荷,以估计肱骨假体插入的深度。从三头肌腱的内侧缘显露尺骨。剥离肱

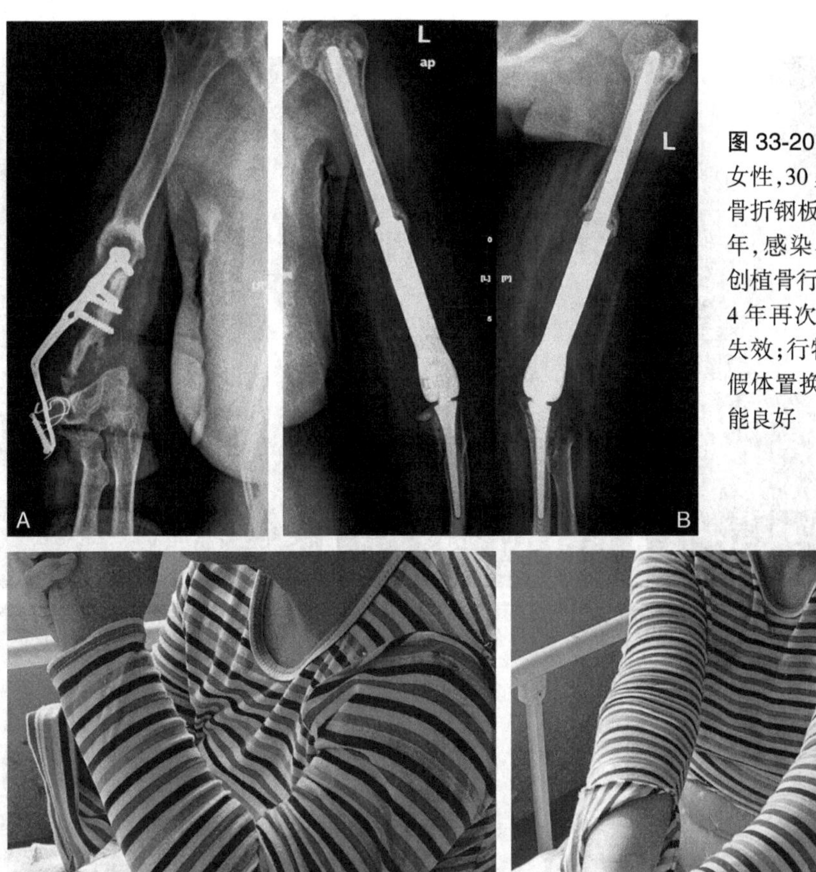

图 33-20 假体置换术 女性,30岁。左肱骨远端骨折钢板螺钉内固定术6年,感染、骨折不愈合清创植骨行DCP固定,术后4年再次外伤,钉板固定失效;行特制长柄肘关节假体置换术,术后屈伸功能良好

三头肌腱鹰嘴附着点内侧面的20%~25%,以便牵开三头肌腱的内侧缘。屈曲并旋转前臂以显露鹰嘴和冠状突,切掉鹰嘴尖。在冠状突基底用钻头打开尺骨髓腔的近侧部分。注意定位髓腔锉的方向以免穿透尺骨皮质。确认髓腔锉的柄垂直于尺骨近端扁平面,即可以确定尺骨假体的正确方向。然后用一系列的髓腔锉扩髓。放入假体试模,试行复位,并检查复位后肘关节的活动度。髓腔中注入骨水泥,尺骨假体插入的深度应该是其关节轴心位于鹰嘴和冠状突的中点。从切掉的滑车骨折块上取下3mm厚的骨块。将这骨块移植到肱骨远端前面,然后插入肱骨假体,轻轻敲击,使假体翼压紧骨折块。插入连接"套针"复位关节。连接完毕后,一般的关节活动度均应从完全伸直至屈曲150°范围。前移尺神经,并用2-0可吸收线缝合软组织瓣固定尺神经。伸肌总腱缝至三头肌腱的外侧缘,屈肌总腱缝至三头肌腱的内侧缘。常规关闭伤口并放置引流,肘关节放到伸直位。

关于应用半限制性Coonrad-Morrey假体手术过程中应注意的事项有以下几点:第一,一般来讲,肱骨远端6cm以内的粉碎骨折都可以接受肘关节置换;截骨平面达到肱骨远端8cm时即可带来屈伸力量的减弱,故肱骨远端骨缺损最多不能超过8cm;第二,尺神经常规前置;第三,显露过程中保留三头肌的鹰嘴附着处的大部分止点。显露尺骨冠状突基底以便看清尺骨干的方向,以免扩髓时钻透尺骨皮质;第四,提供充分的假体-骨水泥界面;第五,肱骨柄不要向近端插入太深,因为屈肘时容易导致软组织卡压,同时会造成假体-骨水泥界面的应力增大;第六,肱骨内外髁剥离下来的伸肌总腱和屈肌总腱腱膜应缝合于三头肌腱远端接近止点处的内、外侧,防止腕关节屈伸和握力减弱。典型病例见图33-21,22。

(5) 术后康复:术后48小时或没有引流液时拔除引流管,3~5天后检查伤口,没有渗液和血肿即可开始主动活动及被动屈肘训练。如肱三头肌已修复可被动伸肘和重力辅助下主动伸肘,术后6周练习抗阻

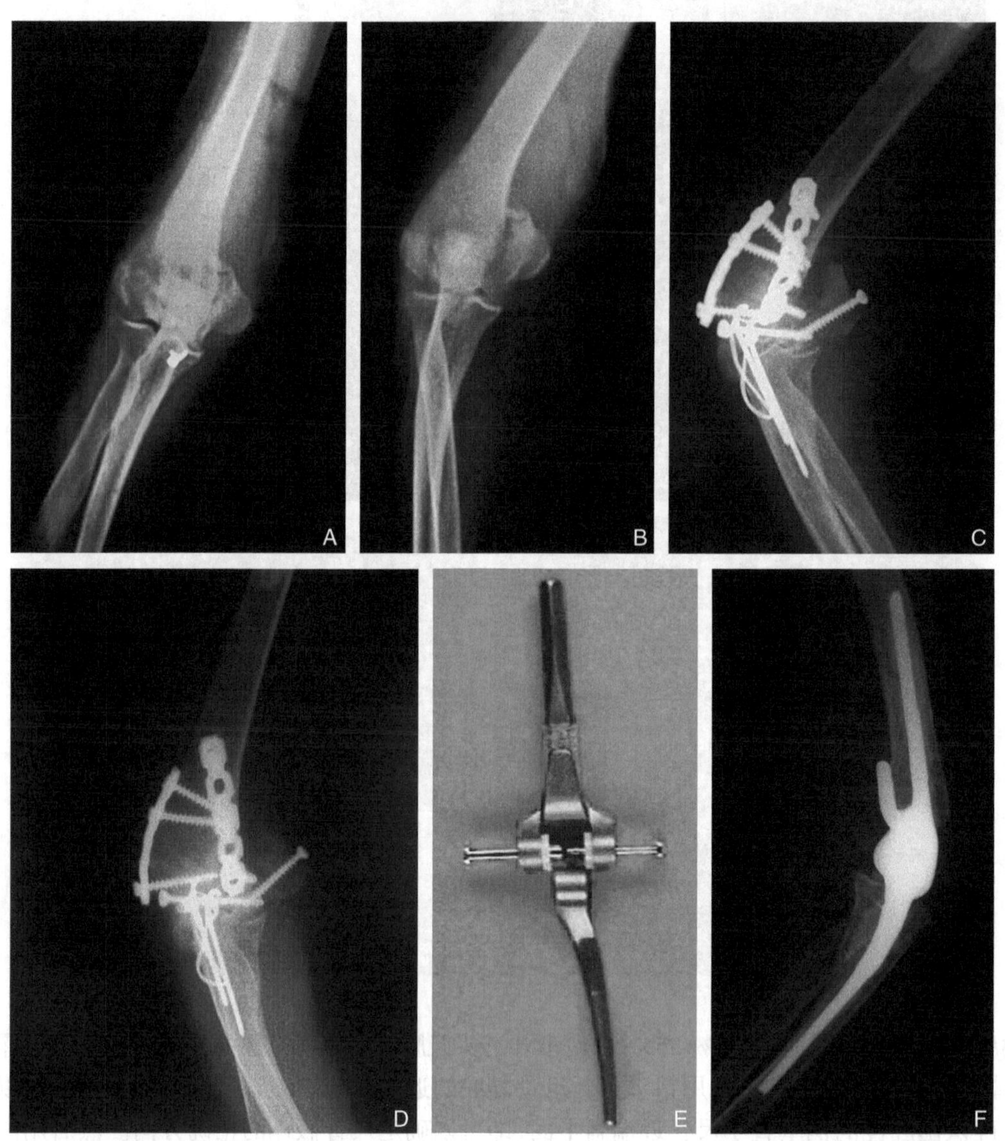

图 33-21 半限制性假体置换术

患者女性，83 岁。A，B. 术前平片提示 H 形髁间骨折，骨质疏松明显；C，D. 经尺骨鹰嘴截骨入路，骨折复位 AO 双重建板及螺钉内固定术后半年，内固定物松动，骨折移位；E. 半限制性（Coonrad-Morrey）人工肘关节假体；F. 二期行肘关节置换术

力伸肘。如术中未剥离肱三头肌，可主、被动伸肘甚至抗阻力训练，夜间使用完全伸直位支具维持伸肘功能。通过负重伸肘训练可纠正伸肘时残存的紧张。使用颈腕吊带保护 3 周，最初 3 个月内不提重量超过 0.5kg 的东西，以后患肢所提重量也不超过 2.5kg。

(6) 并发症：切口问题的发生率超过 5%，大多由于皮肤质量差、软组织覆盖不佳或血肿形成。建议显露肘关节时要使用全层皮瓣，骨水泥中可预防性加入抗生素，鹰嘴区域皮肤切口使用缝线好于钉皮。术后常规使用支具固定时加衬垫，开始活动前仔细检查切口，如有持续引流或红肿，可推迟活动直至切口愈合且无渗血。对于高危患者预防性使用高压氧治疗。二次手术尽量使用原切口，如另选切口要保证切口间有足够皮桥。

神经损伤的发生率约为 2%~26%，是常见并发症之一。暂时性麻痹常见，牵拉、压力、血肿、肿胀、绷带和骨水泥引起的热损伤均可引起，发生率和使用的手术入路无明显相关性。建议术中尺神经常规前移。

肱三头肌力量减弱发生率为 2%~60%，但是临床发生率可能比文献报道更高，高发生率与手术入路相

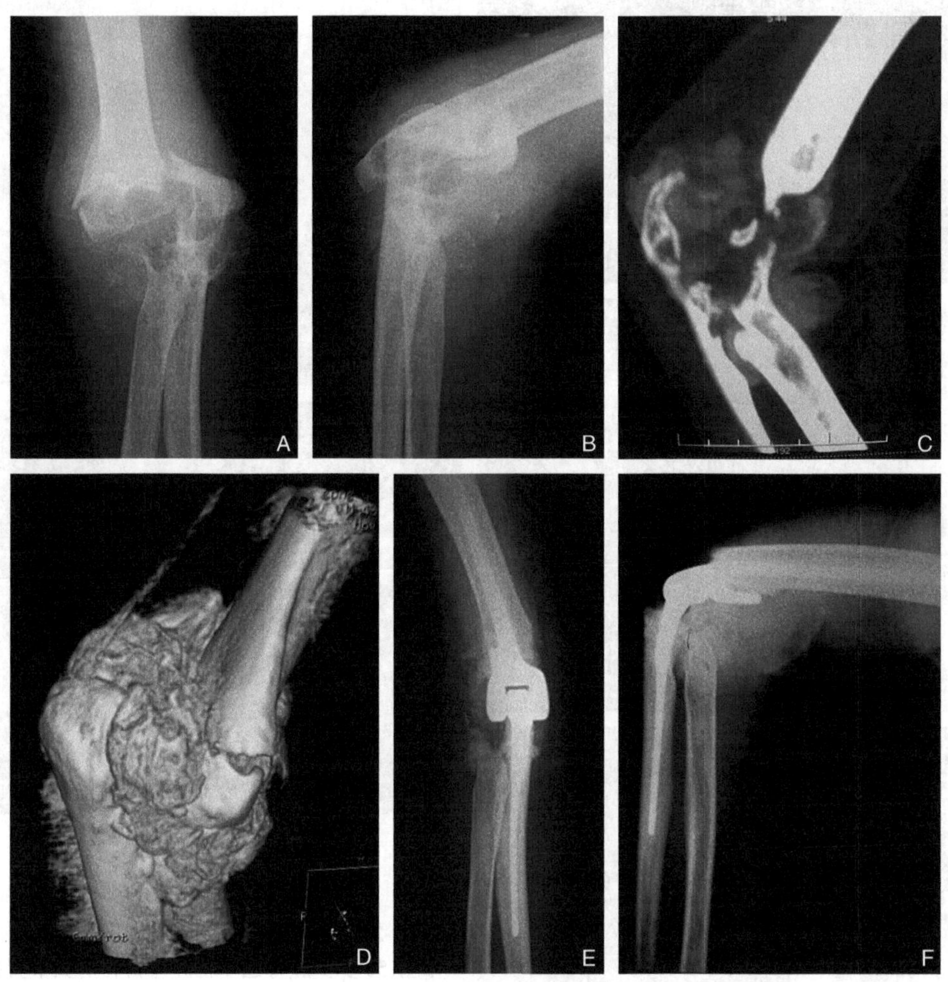

图 33-22 右肱骨髁间骨折

患者男性，38 岁。AO 分型为 C2 型，合并有血友病，行人工肘关节置换术 A-D. 分别为患者的术前正侧位片及 CT，提示肘关节毁损严重，但从影像学上难以除外骨肿瘤引起的病理性骨折，E，F. 为患者的术后正侧位片

关，肱三头肌向内侧牵开技术据报道肱三头肌力量减弱患者为 60%。对于有些患者需要进行移植以促进修复，可使用旋转肘肌肌瓣技术。将肱三头肌肌腱与骨骼坚强相连及术后正规功能锻炼可避免此类并发症的发生。

合并骨关节炎患者内上髁骨折常见的并发症为医源性骨折，发生率约 5%。截骨可使远侧骨柱变得薄弱，因此术中要仔细插入骨锉，不进行加压、避免旋转在插入肱骨侧假体时遇到阻力，可用磨钻轻度扩大髓腔入口，尺骨扩髓注意解剖方向，不要穿透骨皮质沿尺骨髓腔轴线扩髓需在尺骨鹰嘴充分开槽。

尺骨侧聚乙烯衬垫可能随着时间而磨损引起颗粒性滑膜炎，一旦发生不必更换全部假体，可通过去除双髁的锁钉和固定尺骨衬垫的锁钉而将假体轻易拆开，不需要翻修柄部即可更换衬垫。要在假体植入后仔细去除骨水泥颗粒及骨块，关节连接和切口闭合前仔细冲洗，以避免假体的磨损。假体松动少见，不使用骨水泥植入尺侧假体及软组织平衡失败，造成力线不良可能是导致假体无菌性松动和聚乙烯衬垫破坏的原因。

关节僵直与骨化性肌炎并不少见，多见于术后康复锻炼不系统，早期活动是手术修复后功能弧恢复的关键。肘关节的长期制动会导致僵硬，手术固定制动大于 3 周是发生僵硬和活动功能缺失的顶点。对于高危患者如伴颅脑外伤者，预防性使用吲哚美辛或放疗，严重者可行关节松解(图 33-23)。

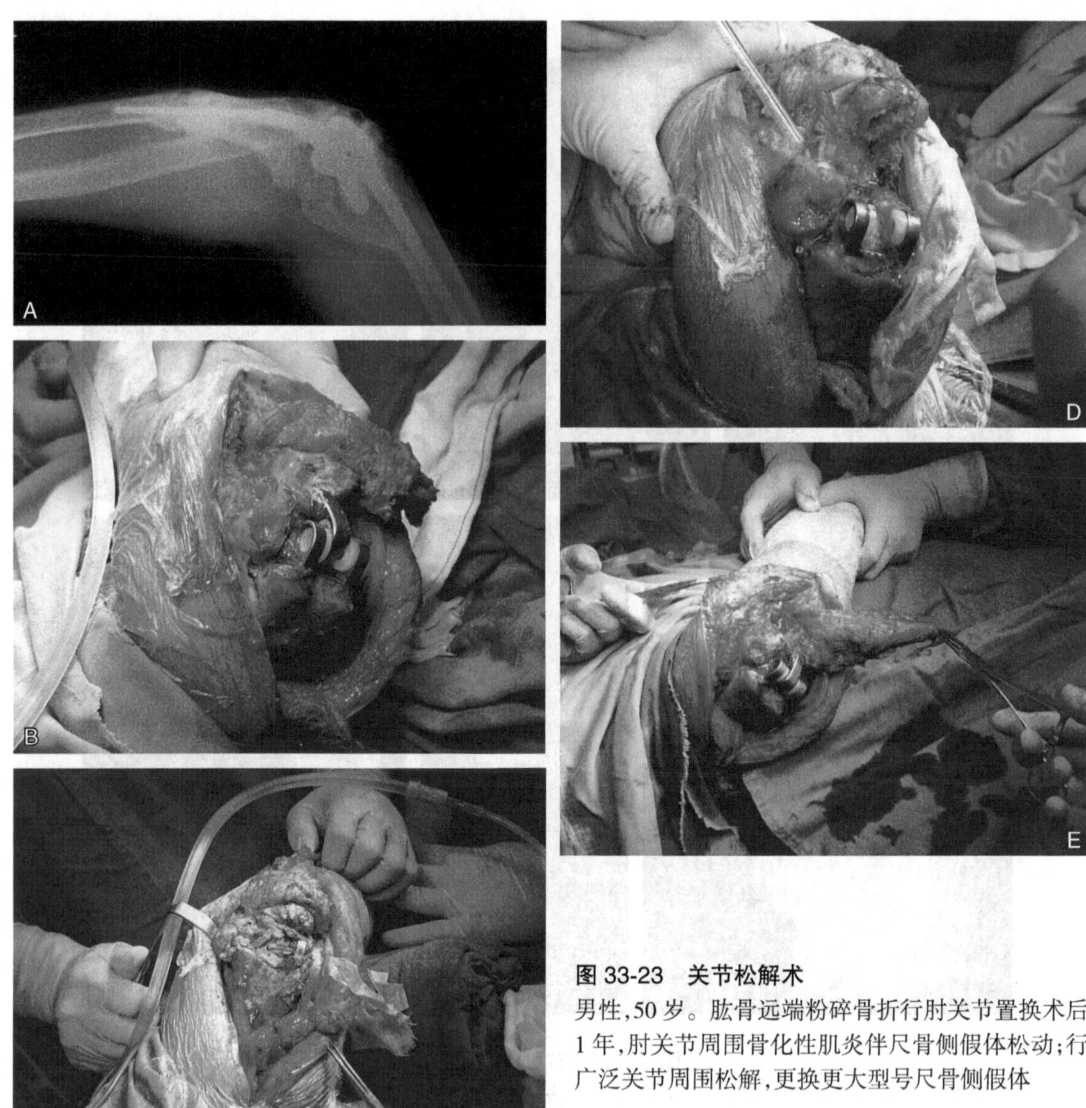

图 33-23 关节松解术

男性，50 岁。肱骨远端粉碎骨折行肘关节置换术后 1 年，肘关节周围骨化性肌炎伴尺骨侧假体松动；行广泛关节周围松解，更换更大型号尺骨侧假体

5. 肱骨远端半关节置换术（DHH） 目前进行 DHH 手术有两套系统，Sorbie-Questor 全肘系统和 Latitude 全肘系统（图 33-24）。用于患者年轻或生理活动较多，不可重建的肱骨小头和滑车外侧骨折。特别适用于肱骨小头和滑车外侧的冠状面剪切骨折患者，伴或不伴有低位的双髁横行骨折。也是一种对内固定失效、不愈合和畸形愈合的补救（图 33-25），也可用于肱骨远端骨坏死。

对于粉碎严重的肱骨远端骨折，在有些情况下，虽然关节面已经完全复位，但是内固定并不稳定，不能进行早期活动。相对于内固定后长期制动，DHH 在术后不满意率及并发症发生率上有一定优势。但应强调对于肱骨远端移位的关节内骨折切开复位内固定仍是手术的金标准。

进行 DHH 术前应考虑肱骨远端是否具备重建内、外侧柱的能力，是否拥有完整或稳定重建的桡骨头和冠状突及完整或可修复的内、外侧副韧带。DHH 的禁忌证包括感染及远处感染灶，神经和血管功能不全，骨性支持柱的缺损及软组织覆盖差，桡骨头和（或）冠状突的不稳定骨折。对于陈旧骨折或炎性关节病引起的桡骨头和滑车切迹关节软骨损伤患者 TEA 是很好的选择。

三、肱骨内髁骨折

是一种少见的肘关节损伤，仅占肘关节骨折的 1%~2%，在任何年龄组均少见，儿童相对要多一些。骨折块通常包括肱骨滑车内侧 1/2 以上和（或）肱骨内上髁，骨折块因受前臂屈肌群的牵拉多发生旋转移位，

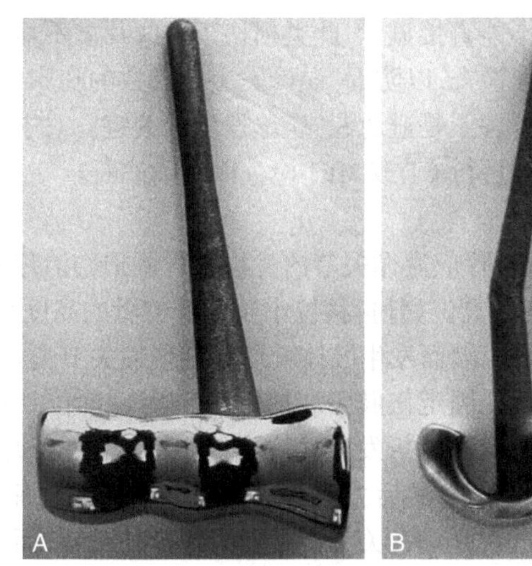
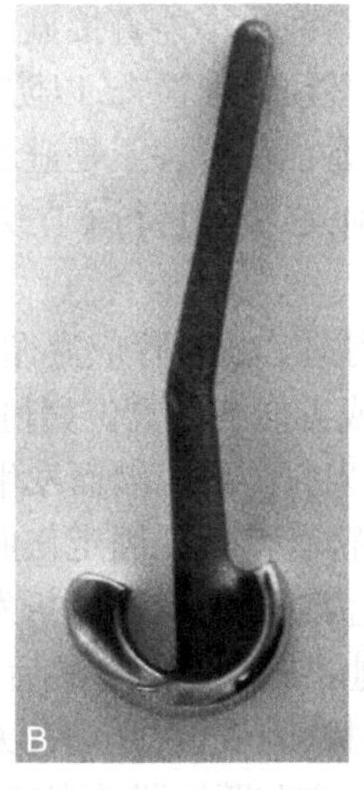
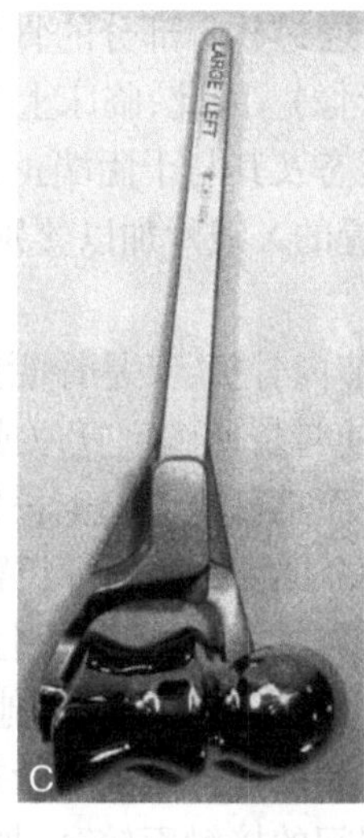

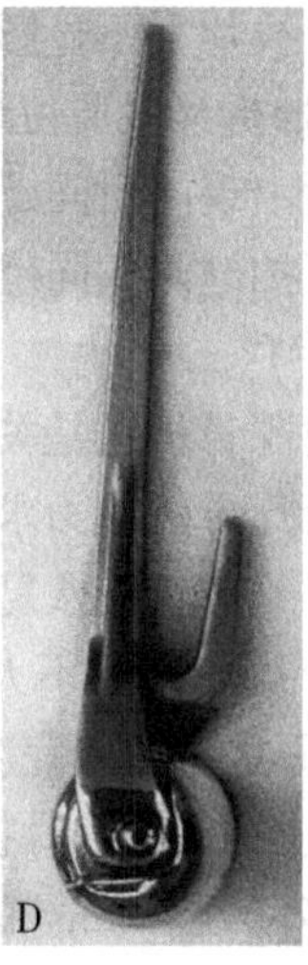

图 33-24　Sorbie-Questor 全肘系统和 Latitude 全肘系统

A~B. Sorbie-Questor 全肘系统(单块解剖型假体);C~D. 带解剖轴的 Latitude 全肘系统

(引自:Ken MD. Yamaguchi:Advanced Reconstruction Elbow. Amer Academy of Orthopaedic,2007)

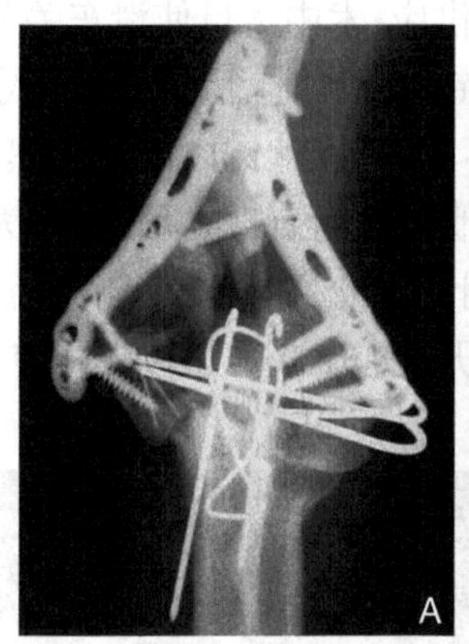
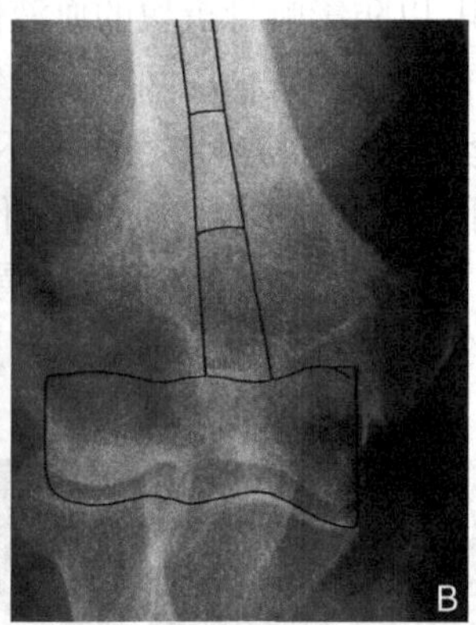
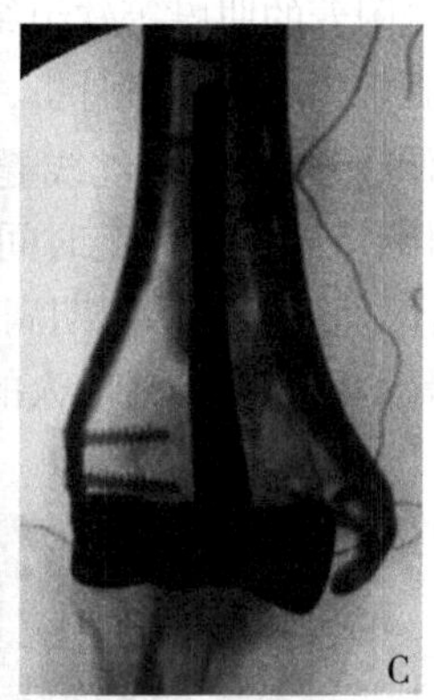

图 33-25　肱骨远端骨折不愈合内固定失效,健侧 X 线片可作为模板决定假体型号,行关节轴解剖重建植骨 DHH 术

(引自:Ken MD. Yamaguchi:Advanced Reconstruction Elbow. Amer Academy of Orthopaedic,2007)

属关节内骨骺损伤。治疗上要求解剖复位,若复位不良不仅妨碍关节功能恢复,而且可能引起肢体发育障碍,继而发生肢体畸形及创伤性关节炎。

(一) 骨折类型

肱骨内髁骨折分为三型。

Ⅰ型损伤:骨折无移位,骨折自滑车关节面斜行向内上方,至内上髁上方。

Ⅱ型损伤:骨折块轻度向尺侧或内上方移位,无旋转。

Ⅲ型损伤:骨折块明显旋转移位,常为冠状面旋转,也可同时伴有矢状面的旋转,结果骨折面向后,滑车关节面向前。

(二) 临床表现与诊断

外伤后肘关节处于部分屈曲位,明显活动受限,肘关节肿胀、疼痛,尤以内侧明显。局部明显压痛,可触及内髁有异常活动。

儿童肱骨滑车内侧骨骺出现时间为 9~14 岁。对骨化中心出现后的肱骨内髁骨折,临床诊断一般比较容易。而在肱骨内上髁骨骺骨化中心出现之前发生的肱骨内髁骨折诊断则较困难。因为骨骺尚未骨化,其软骨于X线片上不显影，通过软骨部分的骨折线也不能直接显示，此类损伤于X线片上不显示任何阳性体征（既无骨折又无脱位影像）。因此，临床上必须详细检查，以防漏、误诊发生。细致的临床检查，熟悉不同部位骨骺出现的时间、形态及其与干骺端正常的位置关系是避免漏、误诊发生的关键。对于诊断确有困难的病例可拍健侧相同位置的X线片加以鉴别，必要时可行CT或MRI检查以明确诊断。

（三）治疗

肱骨内髁骨折既是关节内骨折，又是骨骺损伤，故治疗应遵循关节内骨折及骨骺损伤治疗原则。无论采取何种治疗方法应力求使骨折达解剖复位或近似解剖复位（骨折移位小于关节软骨的高度）。复位不满意不仅妨碍关节功能恢复，而且可能引起生长发育障碍。继而发生肢体畸形及创伤性关节炎。

Ⅰ型骨折和移位不大的Ⅱ型骨折可行长臂石膏后托固定伤肢于屈肘90°，前臂旋前位。石膏托于肘部应加宽，固定范围应完全包括肘内侧，且应仔细塑形，以防骨折发生移位。1周后应摄X线片，如石膏托松动则更换石膏托；如骨折移位，则应采取其他措施。一般4周后去除石膏托行肘关节功能练习。

对于移位大于2mm的Ⅱ型骨折及Ⅲ型骨折，因骨折移位大，关节囊等软组织损伤较重，而且肱骨下端髁间窝骨质较薄，骨折断端间的接触面较窄，加之前臂屈肌的牵拉，使骨折复位困难或复位后骨折不稳定，则应采取手术治疗。

手术方法：取肘关节内侧切口，显露并注意保护尺神经，显露骨折后清除局部血肿或肉芽组织，将骨折复位后以两枚克氏针交叉固定或松质骨螺钉内固定。术中注意保护尺神经，必要时作尺神经前移；不可过多地剥离骨折块内侧附着的肌腱等软组织，以防影响骨折块的血液供应；术中尽量使滑车关节面及尺神经沟保持光滑。对于骨骺未闭合的儿童骨折，内固定物宜采用两枚克氏针交叉固定，因克氏针固定操作简单、牢固，对骨骺损伤小且便于日后取出；丝线缝合固定不易操作且固定不牢固；螺丝钉内固定固然牢固，但对骨骺损伤较大，且不便日后取出。外固定时间一般为4~6周，较肘部其他骨折固定时间稍长，因为肱骨内髁骨折软骨成分较多，愈合时间较长。固定期满后拆除石膏，拍X线片示骨折愈合后拔除克氏针，行肘关节早期、主动功能练习。对于骨骺已闭合的或成人的肱骨内髁骨折，可采用切开复位AO重建板内固定术（图33-26）。

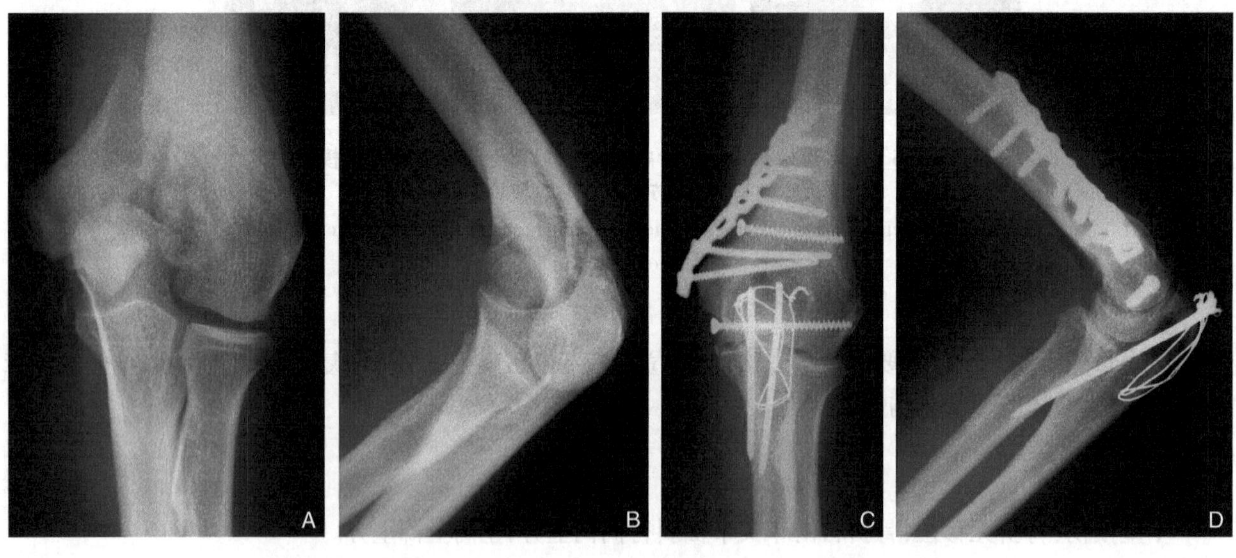

图33-26 成人肱骨内髁骨折，采用尺骨鹰嘴截骨入路，AO重建板内固定

四、肱骨外髁骨折

肱骨外髁骨折是儿童肘部常见损伤，发病多在2~18岁间，以6~10岁最为常见，亦有成人发生此类损伤。骨折块通常包括肱骨小头骨骺、滑囊外侧部分及干骺端骨质，故亦称为骨骺骨折。此类骨折多为关节内骨折且肱骨小头与桡骨小头关节面对应，骨骺部分与骨的生长发育密切相关，如治疗不当，将留有肘部畸形，导致功能障碍及远期其他类型并发症。

(一) 骨折类型

小儿肱骨外髁骨折的 Wadsworth 分类：

Ⅰ型：无移位。

Ⅱ型：有移位，但不旋转。

Ⅲ型：外髁骨折块向外侧同时向后下反转移位。

Ⅳ型：与通常骨折不同，多见于 13~14 岁，肱骨小头与桡骨头碰撞发生，有骨软骨的改变。

(二) 临床表现与诊断

肱骨外髁骨折的伤因多由间接复合外力造成，当儿童摔倒时手掌着地，前臂多处于旋前位，肘关节稍屈曲，大部分暴力由桡骨传至桡骨头，再撞击肱骨外髁骨骺而发生骨折。骨折后，肘部外侧肿胀并逐渐扩散，以致达整个关节。局部肿胀程度与骨折类型有明显关系，骨折脱位型肿胀最严重。肘外侧出现皮下淤斑，逐渐向周围扩散，可达腕部。肘部外侧明显压痛，若为Ⅳ型骨折则内侧也可有明显压痛，甚至发生肱骨下端周围性压痛。肘关节活动功能丧失，患儿常将肘关节保持在稍屈曲位，被动活动肘关节时出现疼痛，但前臂旋转功能多无受限。

肱骨外髁骨折线常呈斜形，由小头 - 滑车间沟或滑车外侧缘斜向髁上嵴。根据骨折类型不同，可出现尺骨相对于肱骨干的外侧移位。伸肌附着点的牵拉可使骨块发生移位。应与小头骨折相鉴别：外髁骨折包括关节面和非关节面两个部位，并常带有滑车的桡侧部分，而小头骨折只累及关节面及其支撑骨。

X 线摄片时因骨片移位及投照方向造成多种表现，在同一骨折类型不同 X 线片中表现常不一致；加之儿童时期肘部的骨化中心出现和闭合时间相差甚大，部分 X 线表现仅是外髁的骨化中心移位。另外因肱骨外髁骨化中心太小，放射或临床医师常因缺乏经验而造成漏诊或误诊。有些病例 X 线片肱骨外髁干骺部未显示骨折裂痕，但有肘后脂肪垫征（八字征），在诊断时应加以注意。肘外伤后，肱骨远段干骺部外侧薄骨片和三角形骨片是诊断肱骨外髁骨折的主要依据，肘后脂肪垫征（即所谓 sail 征）（图 33-44）是提示肘部潜隐性骨折的主要 X 线征象，要特别予以注意。诊断确有困难的病例可拍健侧相同位置的 X 线片加以鉴别，必要时可行 CT 或 MRI 检查以明确诊断。

(三) 治疗

早期无损伤的闭合复位是治疗本病的首选方法。肱骨外髁骨折的固定方法是屈肘 60°~90°前臂旋后位，颈腕带悬吊胸前，可使腕关节自然背伸，此时前臂伸肌群松弛，对骨折块的牵拉小，同时屈肘位肱三头肌紧张有利于防止骨折块向后移位，又由于桡骨小头顶住肱骨小头防止其向前移位。因此，骨折较稳定。另外，从前臂伸肌群的止点在肱骨外上髁的角度来看，屈曲 90°以上，前臂伸肌群的力臂减少，牵拉肱骨外髁的力变小，骨折将更稳定。但由于骨折后血肿的形成及手法复位时的损伤，可造成关节明显肿胀，屈肘角度太小会影响血液循环，所以不主张固定在小于屈肘 60°的体位，以屈肘 60°~90°固定为宜。

对于Ⅰ型和移位轻的Ⅱ型骨折（骨折移位小于 2mm），因其无翻转，仅用手法复位后小夹板或石膏托固定即可；但Ⅲ、Ⅳ型骨折，因骨折处有明显的旋转和翻转移位，由于前臂伸肌腱的牵拉，手法往往难以使骨折达到满意的复位，即使在透视下复位很好，外固定也很难保持满意的位置。可用手捏翻转、屈伸收展手法闭合复位，插钢针固定，或切开复位内固定。

手术方法：取肘后外侧切口，显露骨折后清除局部血肿或肉芽组织。可使用克氏针或 AO 接骨板内固定（如图 33-27）。同肱骨内髁骨折一样，对于骨骺未闭合的儿童，内固定物宜选用两枚克氏针交叉固定，螺丝钉固定比较稳固，但由于儿童肱骨外髁的结构特点，螺丝钉如使用不当易损伤骨骺而影响生长发育。术后外用长臂石膏托外固定 4~6 周，摄 X 线片证实骨折愈合后，去除石膏托，行肘关节功能练习。

(四) 预后

肱骨外髁骨折是儿童肘关节创伤中最多见、最重要的骨折类型，常引起畸形愈合，会发生不同程度的骺间骨缺损，即鱼尾状畸形，无论复位好坏都可能发生这种畸形。它的发生是因骨折线经过骺板全层，愈合时局部产生骨桥。骨折同时也损伤了骺软骨的营养血管，使骨折面的软骨细胞坏死、吸收，使骨折间隙增大。骨折愈合后，肱骨内、外髁骨骺继续发育，而骨桥处生长缓慢以致停滞，最终发生鱼尾状畸形。所以，损伤年龄越小，骨折复位越不满意者，畸形就越明显。肱骨外髁骨折延迟愈合或不愈合以及鱼尾状畸形是

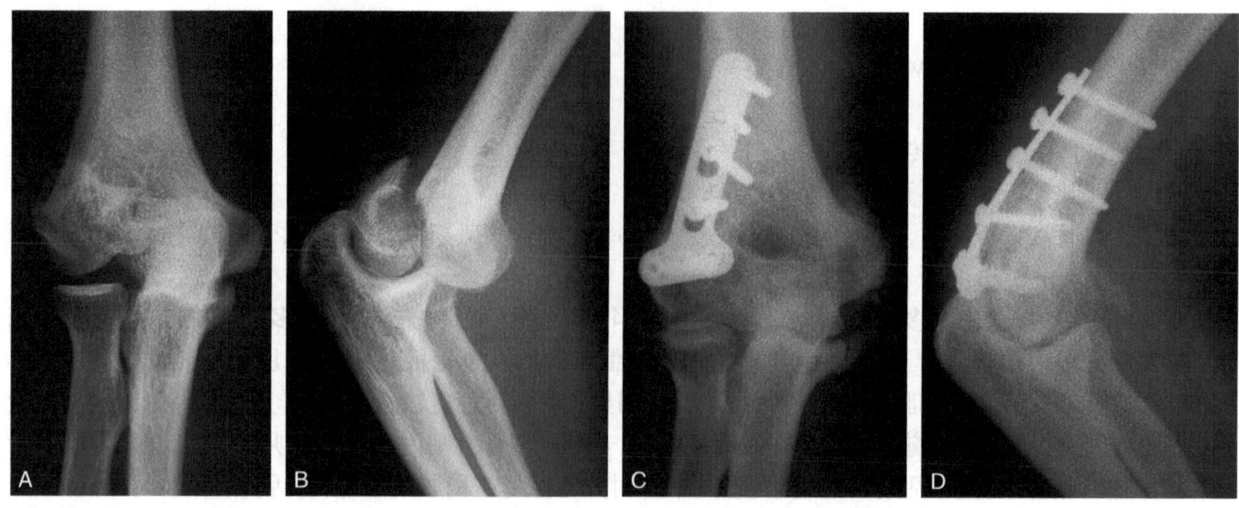

图 33-27 肱骨外髁骨折 AO 斜 T 形解剖板内固定

造成肘外翻的原因。延迟手术治疗(伤后 3 周),也可导致骨折块的坏死和肘外翻畸形。此外还可以引起肱骨外髁增大、肱骨小头骨骺早闭、肱骨小头骨骺缺血性坏死、肱骨外上髁骨骺提前骨化等后遗症。

五、肱骨小头骨折

Hahn 在 1853 年第一次提出,Kocher 自 1896 年起对此骨折倾注了许多精力进行研究,又称之为 Kocher 骨折。肱骨小头骨折是一种不太常见的肘部损伤,各种年龄组均可发生。单纯肱骨小头骨折以成年人多见,合并部分外髁的肱骨小头骨折多发生在儿童。本骨折是关节内骨折,常因有些骨折较轻,骨折片较小且隐蔽而容易漏诊或误诊,从而导致延误治疗。

(一) 骨折分类

Kocher 和 Lorenz 将小头骨折分为两类:

Ⅰ型:完全骨折,又称 Hahn-Steinthal 型,骨折发生在小头基底部,骨折线位于冠状面,包含一个较大块骨质的小头,亦可累及相邻的滑车桡侧部。

Ⅱ型:部分骨折,又称 Kocher-Lorenz 型,主要累及关节软骨,几乎不包含骨组织。

Wilson(1933)又提出了第Ⅲ型,即关节面向近侧移位,且嵌入骨组织,也有人将其称为小头关节软骨挫伤,是致伤外力不足以导致发生完全或部分骨折,早期行普通 X 线检查多不能明确诊断。

(二) 临床表现与诊断

常由桡骨头传导的应力所致,故有时可合并桡骨头骨折。最为常见的致伤方式是跌倒后手掌撑地,外力沿桡骨传导至肘部;或跌倒时处于完全屈肘位,外力经鹰嘴冠状突传导撞击小头所致。急诊患者除了肘关节积血肿胀,活动受限以外,局部症状不突出,多于拍照 X 线片时发现,前臂旋转不受限制是其特点。临床上应注意将小头骨折与外髁骨折进行鉴别。外髁的一部分即关节内部分是小头骨折,不包括外上髁和干骺端;而外髁骨折除包括小头外,还包括非关节面部分,常累及外上髁。

其典型 X 线表现如下:侧位片常常可以看到肱骨下端前面,相当于滑车平面有一薄片骨块影,因骨折块包含有较大的关节软骨,故实际的骨折片要比 X 线片所显示的影像大得多。值得注意的是侧位片上一般很难发现骨折块的来源,需要观察其正位 X 线片究其来源。正位片由于肱骨小头骨折块大都移位于肱骨下端前方,与肱骨远端重叠,故在肘关节正位片上一般都看不到骨折块影而易致漏诊。但如仔细观察其正位 X 线片,可以发现其肱桡关节间隙增宽,肱骨侧关节面毛糙,失去正常关节面的光滑结构。如出现此典型改变,再加上侧位片肱骨前下端有骨折块影出现,一般不难作出肱骨小头骨折的诊断。

(三) 治疗方法

争议颇多。包括非手术方法(进行或不进行闭合复位)、骨块切除及假体置换。无论是采取闭合或切开复位,都应争取获得解剖复位,因为即使轻度移位亦可影响关节活动。若不考虑骨折类型,要想获得良好疗效,术后康复至关重要。

1. 非手术治疗 对无移位骨折可行石膏后托固定3周。对成人移位骨折,并不建议闭合复位;儿童和青少年移位骨折,可首选闭合复位,可望获得快速而完全的骨愈合。

如有可能,可对Ⅰ型骨折试行闭合复位,伸肘位对前臂进行牵引,直接对骨折处进行施压以获得复位。对肘部施加内翻应力,可使外侧开口加大,有利于骨折复位。一旦复位满意,应保持屈肘,由桡骨头的挤压作用来维持骨折块的复位。尽管有人强调应在最大屈肘位固定以维持复位,但应注意对严重肿胀者应减少屈肘,以防出现缺血性挛缩。前臂旋前有助于桡骨头对骨折块的稳定作用。完全复位后,应将肘部制动3~4周。

2. 手术治疗 手术难度较大,因为即使获得了解剖复位,也做到了术后早期活动,仍可能发生部分或完全性的肘关节僵硬。

因骨折块位于关节囊内,并且常旋转90°,充分的手术显露很有必要。可采取后外侧入路,在肘肌前方进入关节,注意保护桡神经深支。此切口稍偏前方,优点是术中可以避开后方的肱尺韧带,减少发生后外侧旋转不稳定的危险,且不易损伤桡神经深支。若术中或原始损伤累及了后外侧韧带复合体,应在术中行一期修补,并可将其与骨骼进行锚式固定,术后将前臂置于旋后位短期制动,以维护这种修补术的效果。

术中固定可采用松质骨螺钉、克氏针及可吸收螺丝钉固定骨折块,其中以松质骨螺钉的固定效果最好,螺丝钉可自后方向前旋入固定。手术目的是恢复关节面解剖,并给予稳定固定,以允许术后早期活动。若骨折块不甚粉碎,复位满意后用松质骨螺钉固定稳定可靠,术后则不必进行制动,可立即进行屈伸功能锻炼,临床疗效较为满意。对粉碎严重的骨折,普通螺钉或克氏针固定常很难达到理想效果,则可采用外固定架固定(图33-28)。若骨折块太小或严重粉碎,则可考虑行碎骨块切除。对移位骨折,Smith认为骨折块切除的疗效优于进行闭合或切开复位,并建议早期行切除术,而不是伤后4~5天血肿和渗出开始机化时手术。术后只用夹板或石膏制动2~3天即可开始进行关节活动。骨折块切除术后发生桡骨向近端移位和下尺桡关节的异常并不多见。如果确实因骨折块太小,无法进行复位及固定,遗留在关节内又将成为游离体,进行早期切除有助于功能恢复;但对完全骨折,尤其是骨折累及滑车桡侧时,早期进行骨折块的切除显然不合适,将造成关节活动受限和外翻不稳定。

Jakobsson建议用金属合金假体来重建肱骨远端关节面,以避免发生肱骨小头折块的无菌性坏死和维持肘关节稳定性,但此种治疗没有得到普遍开展。

对陈旧性骨折伴明显移位而影响肘关节功能时,无论受伤时间长短,都应将骨折块切除。通过手术包括软组织松解,理疗和功能锻炼,肘关节功能将得到明显改善。反之,如行切开复位内固定,即使达到解剖

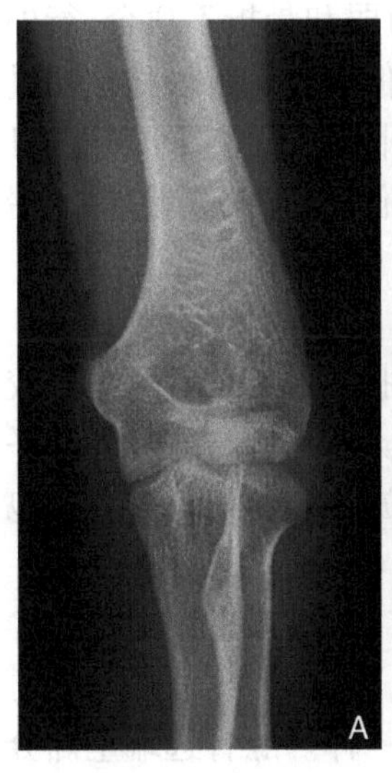

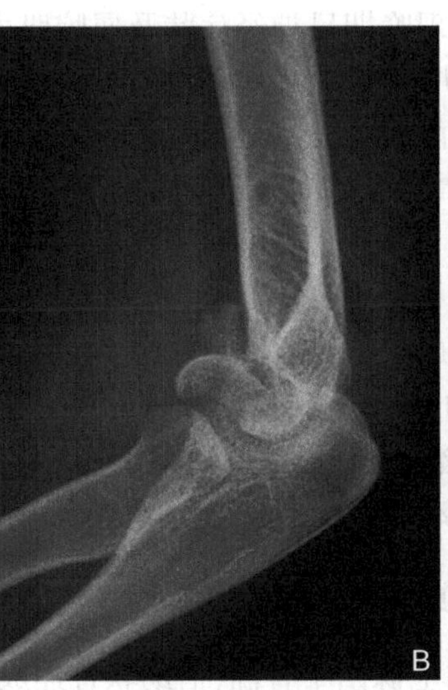

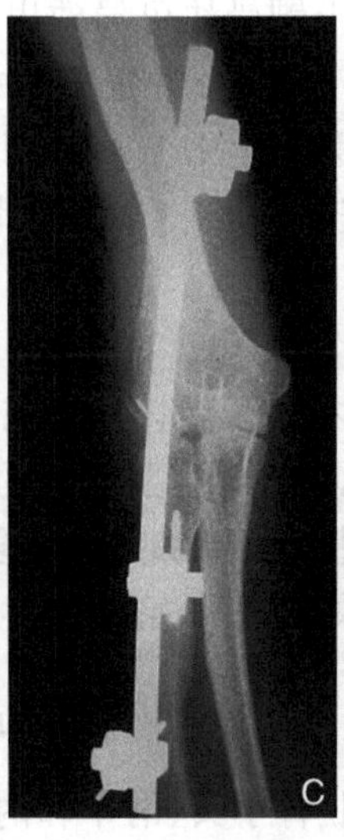

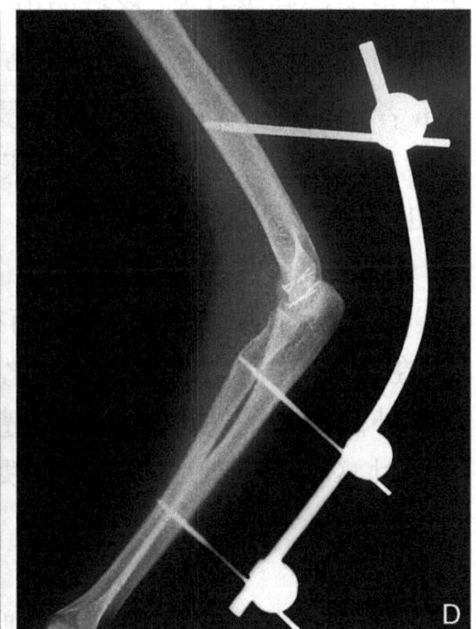

图33-28 肱骨小头粉碎性骨折,外固定架固定

复位,效果也不理想。

六、肱骨内外上髁骨折

每一个上髁都有自己的骨化中心,这在儿童肘部损伤中有其特殊的意义,因为相对于富有张力的侧副韧带,骨骺生长板本身是一个薄弱点。由于撕脱应力的作用,在儿童发生的内上髁骨折常常是一个骨骺分离。在成人,原发的、单纯的上髁骨折比较少见,大多与其他损伤一起发生。

(一) 肱骨内上髁骨折

内上髁的骨化中心直到20岁才发生融合,是一个闭合比较晚的骨骺,也有人终生不发生融合,应与内上髁骨折相鉴别。

儿童或青少年发生肘脱位时,可合并内上髁撕脱骨折,骨折块可向关节内移位,并停留在关节内,影响肘脱位的复位。20岁后再作为一个单独的骨折出现或合并肘脱位则比较少见。若内上髁骨化中心与肱骨远端发生了融合,成人就不大可能因撕脱应力导致骨折。成人内上髁骨折并不局限于骨化中心的原始区域,可向内髁部位延伸。因内上髁在肘内侧突出,易受到直接暴力,故成人比较多见的是直接暴力作用于内上髁所致的单纯内上髁骨折,这也是成人内上髁骨折的特点之一。尺神经走行于内上髁后方的尺神经沟,发生骨折时可使其受到牵拉、捻挫,甚至连同骨折块一起嵌入关节间隙,导致尺神经损伤。

1. 肱骨内上髁骨折的分类

Ⅰ型:内上髁骨折,轻度移位。

Ⅱ型:内上髁骨折块向下、向前旋转移位,可达肘关节间隙水平。

Ⅲ型:内上髁骨折块嵌夹在肘内侧关节间隙,肘关节实际上处于半脱位状态。

Ⅳ型:肘向后或后外侧脱位,撕脱的内上髁骨块嵌夹在关节间隙内。

2. 临床表现与诊断　前臂屈肌的牵拉可使骨折块向前、向远端移位。内上髁区域肿胀甚至皮下淤血,并存在触痛和骨擦音是其特点。腕、肘关节主动屈曲及前臂旋前时可诱发或加重疼痛。应仔细检查尺神经功能。

对青少年患者,应将正常的骨化中心与内上髁骨折进行鉴别,拍摄健侧肘部X线片有助于诊断。

3. 治疗　对轻度移位骨折或骨折块嵌顿于关节间隙内的治疗已达成共识。若骨折无移位或轻度移位,可将患肢制动于屈肘、屈腕、前臂旋前位7~10天即可。如果骨折块嵌顿于关节内,则应尽早争取手法复位,可在伸肘、伸腕、伸指、前臂旋后位,使肘关节强力外翻,重复创伤机制,利用屈肌群的紧张将骨折块从关节间隙拉出,变为Ⅱ型损伤,然后用手指向后上方推挤内上髁完成复位,以X线片证实骨折复位满意后,用石膏或夹板制动2~3周。

中度或重度移位骨折的治疗至今仍存争议,有三种方法可供选择:①手法复位,短期石膏制动;②切开复位内固定;③骨折块切除。Smith认为对患者来说获得纤维愈合与获得骨性愈合的最终结果是一样的。支持手术治疗者认为,移位的内上髁骨块可导致出现晚期尺神经症状及屈腕肌力弱和骨折不愈合,行外翻应力试验检查时会产生肘关节不稳定,并把上述并发症作为手术治疗的理由。但对于骨折块移位超过1cm者,笔者认为应行手术切开复位内固定,可选用两枚克氏针交叉固定或螺钉内固定(图33-29,30)。日本学者认为虽然手术治疗可以获得良好疗效,但对骨折块直径小于13mm、骨折移位小于9mm者,保守治疗也可获得满意的结果。

(二) 肱骨外上髁骨折

临床上非常少见,实际上,有很多学者怀疑它在成人是否是一个单独存在的骨折。外髁的骨化中心较小,在12岁左右出现。一旦骨化中心与主要部分的骨骼融合,撕脱骨折更为少见。外上髁与肱骨外髁平坦的外侧缘几乎是在一个水平,遭受直接暴力的机会很少。治疗原则类似于无移位的肱骨外髁的治疗,包括对肘部进行制动,直至疼痛消失,然后开始功能活动。

七、肱骨远端全骨骺分离

肱骨远端骨骺包括外上髁、肱骨小头、滑车和内上髁四个骨骺,借助软骨连成一体。肱骨远端全骺分离是指包括肱骨下端骨骺线水平、肱骨小头和滑车骨骺与肱骨干在水平轴上的分离,婴幼儿童时期肱骨远

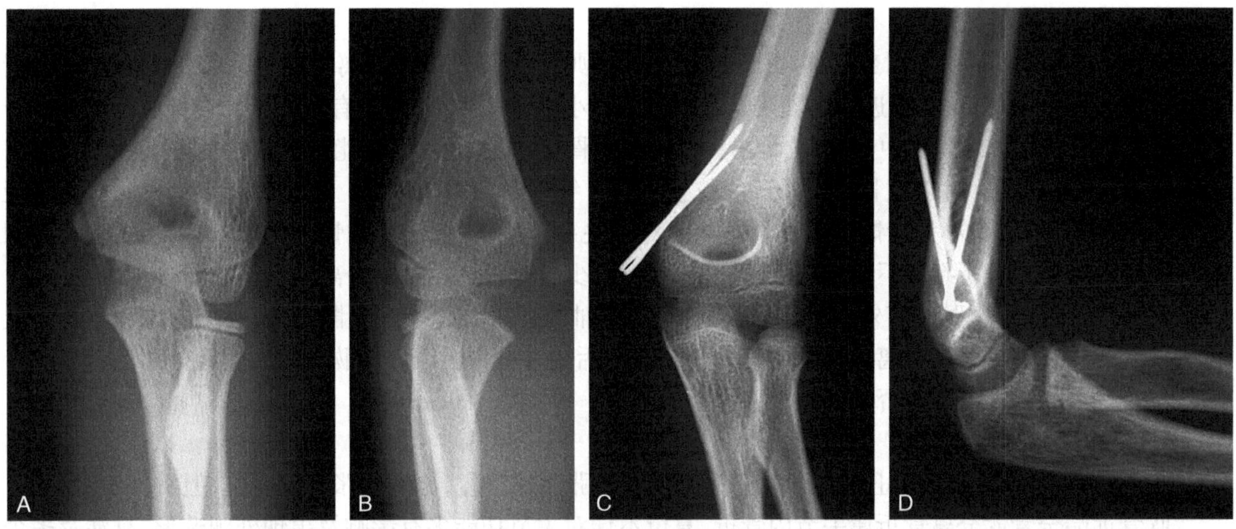

图 33-29 肱骨内上髁骨折切开复位克氏针内固定

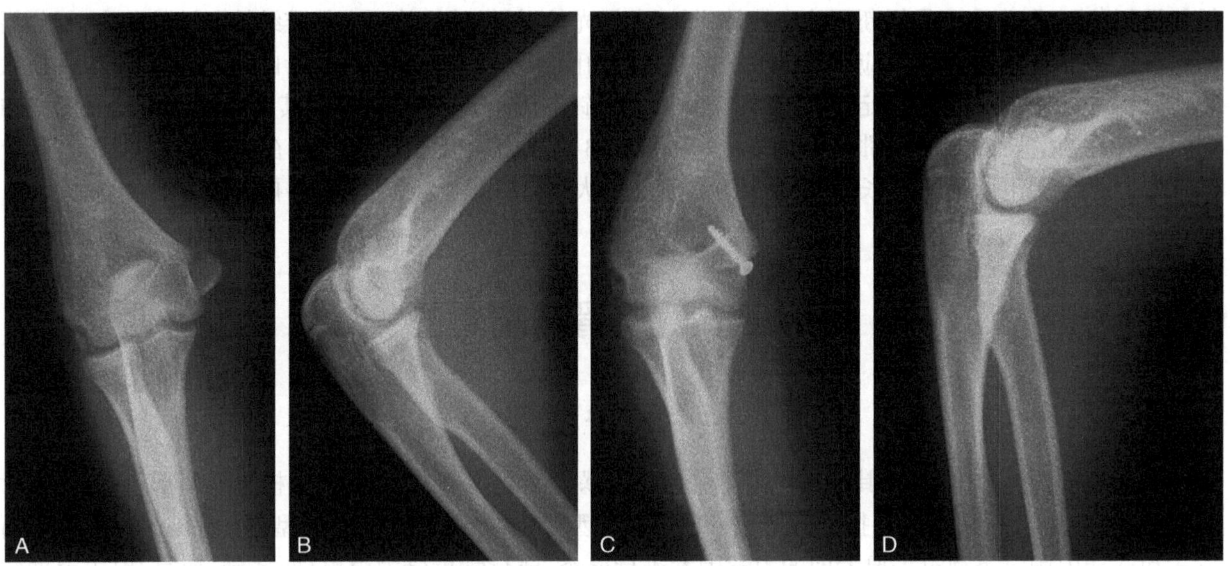

图 33-30 肱骨内髁骨折螺钉内固定

端为一大片较为扁平薄弱的软骨，在解剖学上不能属于肱骨髁的范围，其实质是一种关节内的骨骺损伤，虽然其损伤机制与髁上骨折相同，但在部位上不同于髁上 2cm 的骨折。儿童肱骨远端全骨骺分离骨折是儿童肘部损伤中较少见的一种类型，多发生于 1~6 岁学龄前儿童，因肱骨远端四块骨骺尚未完全骨化，或分离四块骨骺中仅见肱骨小头骨骺，X 线检查不能显示其全貌，常因此发生误诊。

(一) 分类

根据 Salter-Harris 对骨骺损伤分类方法，肱骨远端全骨骺分离可分为Ⅰ型及Ⅱ型损伤。

Ⅰ型损伤：多见于 2 岁以下的婴幼儿，骨折线自外侧缘经过生长板与干骺端相连接的部位达到内侧，造成了生长板以下骨骺的分离移位。

Ⅱ型损伤：多见 3 岁以上的儿童。根据肱骨干骨骺骨折块的位置和全骨骺分离移位方向，Ⅱ型损伤又可分为两种亚型：Ⅱa 亚型为骨折线自外侧缘横行至鹰嘴窝内侧部分转向上方，造成干骺端内侧有骨块伴随内移位，其骨块多呈三角形，即角征，此亚型常见，是肱骨远端全骨骺分离典型 X 线表现；Ⅱb 亚型骨折线自内侧缘横行至鹰嘴窝外侧转向上方，在干骺端外侧有薄饼样骨折片，即板征。肱骨小头骨骺与尺桡骨近端一起向外侧移位，移位程度较Ⅱa 型轻，侧位片显示肱骨小头骺和骨片有移位。

(二) 临床表现及诊断

有明显肘外伤史,伤后肘部肿痛、肱骨远端压痛。典型X线表现为分离的肱骨远端骨骺与尺桡骨近端一起向同一方向移位,桡骨近段纵轴线总是通过肱骨小头骨骺中心,常伴有肱骨干骺端骨块游离。由于这一时期肱骨远端4块骨骺中,只有肱骨小头骨骺发生骨化,在X线片上不能见到其他3块骨骺核。因此,肱骨远端全骨骺分离,常以肱骨小头骨骺的位置作为X线诊断的主要依据。判定肱骨小头骨骺与桡骨近段纵轴线的关系,肱骨小头骨骺与肱骨干骺端的对应关系,尺桡骨近端与肱骨干骺端对应关系,从X线照片上可见的影像去分析判定不显影部分的损伤,就可减少对肱骨远端全骺分离的误诊和漏诊。

在X线片,除正常肘关节外,如果见到桡骨近段纵轴线通过肱骨小头骨骺中心,则应考虑为肱骨髁上骨折或是肱骨远端全骨骺分离。但髁上骨折在肱骨干骺端可见骨折线。在肱骨干骺端有分离的骨折块伴随移位,就是Ⅱ型骨骺损伤,否则就是Ⅰ型骨骺损伤。

(三) 治疗

关于本病治疗方法较多,且颇有争议。多数学者主张手法整复,亦有主张开放复位,但常并发肘内翻。

肱骨远端全骨骺分离骨折属关节内骨折,复位不佳对关节功能多有影响及出现外观畸形,且涉及多个骨化中心,故应尽可能解剖复位。应该采用闭合复位还是手术切开复位,尚有争论。许多作者推崇闭合复位外固定,我们认为应根据具体情况,若局部肿胀不明显,且闭合复位后骨折对位稳定,则可仅作外固定。但如局部肿胀明显,由于骨折断面处为软骨,断端多较光整,仅靠单纯外固定很难维持断端的稳定,复位后若再移位则难免出现畸形,故应尽早行手术切开复位内固定。术中宜采用克氏针内固定,尽量减少损伤次数,若用1枚克氏针固定较稳定,则不必用交叉双克氏针。因小儿的生理特点,其愈合相当快,常在受伤1周后就有骨痂生长,故我们主张宜早期复位。一般在3周以内均可考虑手术,但在3周左右,骨折实际上已基本上愈合,周围骨痂亦生长多时,切开复位意义不大,可待以后出现后遗畸形再矫形。

第三节 尺骨鹰嘴骨折

一、骨 折 分 类

鹰嘴骨折属关节内骨折,其损伤机制可分为直接暴力和间接暴力,前者多为横形或斜形骨折,后者大多为粉碎性骨折。尺骨鹰嘴骨折的分型有Schatzker分型、Mayo分型、Colton分型等。Schatzker根据骨折方式和选择内固定类型时需要考虑的力学因素进行分类,横行骨折分为简单(两部分)或复杂(关节面粉碎或凹陷)两型,斜行骨折是有分离的骨折,其骨折线从滑车切迹中点向远侧延伸。最后一类包括粉碎性骨折,包括:①冠突尖骨折;②骨折延伸超过滑车切迹中点;③桡骨头骨折或脱位(图33-31)。Mayo根据骨

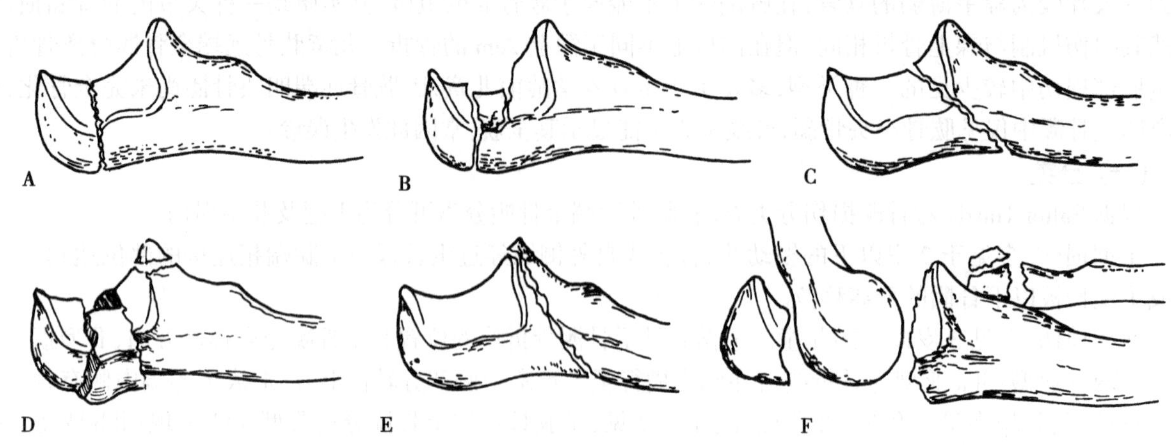

图33-31 尺骨鹰嘴骨折Schatzker分类

A. 横行骨折;B. 横行压缩骨折;C. 斜行骨折;D. 粉碎性骨折;E. 远侧斜行骨折;F. 骨折脱位

折脱位、粉碎性骨折以及尺肱关节不稳定三个因素，将尺骨鹰嘴骨折分为三型：Ⅰ型是无移位或较少移位的骨折，Ⅱ型是移位-稳定性的，Ⅲ型是不稳定性的。三型都分别分为A——非粉碎性骨折和B——粉碎性骨折(图33-32)。Colton把鹰嘴骨折分为两大类，无移位骨折和移位骨折，其中移位骨折又再细分为：A型，撕脱型骨折；B型，斜行和横行骨折；C型，粉碎性；D型，骨折脱位型(图33-33)。

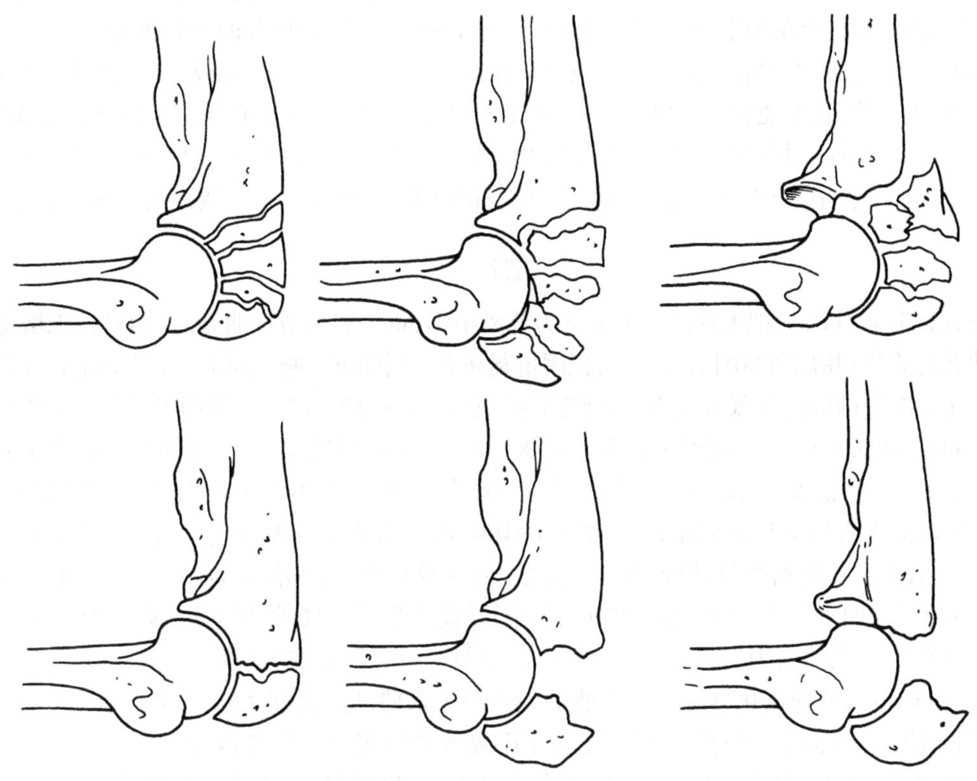

图33-32 尺骨鹰嘴骨折Mayo分型

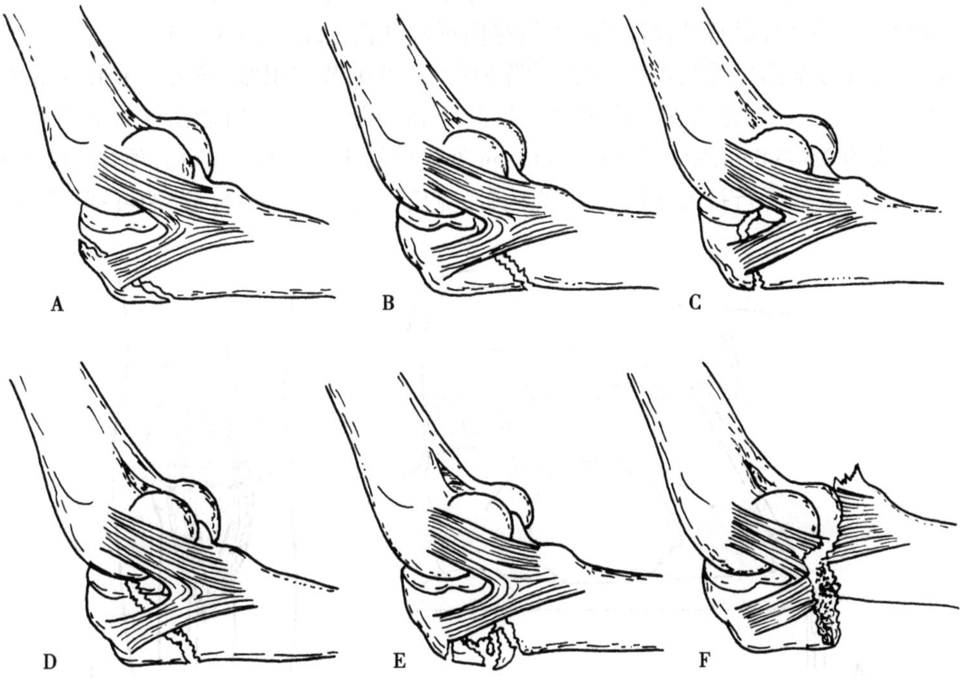

图33-33 尺骨鹰嘴的Colton分类

A. 撕脱性骨折；B. 斜行骨折；C. 横行骨折；D. 斜行伴粉碎性骨折；E. 粉碎性骨折；F. 骨折脱位型

二、临床表现及诊断

鹰嘴骨折属关节内骨折，常发生关节内出血和渗出，导致肿胀和疼痛。骨折端可触及凹陷，并伴有疼痛及活动受限。不能抗重力伸肘是可以引出的最重要体征，表明肱三头肌的伸肘功能丧失，伸肌装置的连续性中断，此体征的出现与否对确定治疗方案非常重要。有时合并尺神经损伤，特别是直接暴力导致严重粉碎骨折时，更易出现，应在确定治疗方法之前仔细评定神经功能，以便及时进行处理。

评估鹰嘴骨折时，最容易出现的错误是未能获得一个真正的肘侧位X线片，在急诊室得到的常常是有轻度倾斜的侧位片，它不能充分判断骨折长度、粉碎程度、半月切迹处关节面撕裂范围及桡骨头有无移位。在手法复位和肢体夹板固定后获得的X线片，可以提供肘部更好的影像信息，应尽可能获得一个真正的侧位片，以准确掌握骨折特点。正位X线平片也很重要，它可呈现骨折线在矢状面上的走向。

三、治　　疗

对无移位的骨折（Colton把无移位骨折定义为分离小于2mm，肘关节屈曲到90°时移位无增加，患者可以克服重力伸展肘关节），用屈肘90°长臂石膏后托固定制动2~3周即可。避免固定于完全伸肘位，因其易导致关节僵硬。固定5~7天内应行X线片检查，以确定骨折没有发生移位。固定3周即可获得充分的稳定，此时可去除石膏外固定，在保护下进行功能锻炼。骨折在X线片上表现为完全愈合之前，避免屈肘超过90°。

对有移位的骨折，需要手术治疗，常有的手术治疗方法有：①张力带钢丝固定；②髓腔内固定；③接骨板、记忆合金钩板或3.5mm LCP固定；④尺骨鹰嘴切除术。切开复位内固定或对骨折块进行一期切除已被普遍认为是治疗尺骨鹰嘴移位骨折的可行方法。对于移位鹰嘴骨折的治疗目的是：①维持肘关节的伸肘力量；②避免关节面不平滑；③恢复肘关节的稳定；④防止肘关节僵硬和运动受限。要达到上述目的，最重要的是选择何种形式的内固定，以允许患者在术后尽快获得理想的功能恢复。

骨折行内固定后，亦应准确修补肱三头肌的内外侧扩张部，这是获得优良疗效必不可少的步骤。尺骨鹰嘴骨折内固定的方法很多。包括张力带钢丝固定、髓腔内固定、AO接骨板等。

1. 张力带钢丝固定　现在临床上常用的内固定方法是AO组织推荐的张力带固定技术。此法适用于冠突近端的非粉碎性鹰嘴骨折，尤其是撕脱骨折和横行骨折。8字形结扎比单纯的环形结扎效果更好。

（1）体位及手术入路：患者平卧，患侧垫枕使其身体轻度转向健侧，患肢置胸前。切口起于鹰嘴近侧2.5cm并与鹰嘴外侧缘平行，紧贴尺骨骨干的外侧缘向远侧延长7.5cm（图33-34）。

（2）手术步骤：充分暴露尺骨鹰嘴两断端，清除血肿，冲洗关节腔积血，除去关节腔内游离之小块碎骨片，用复位钳使之复位。此时肘关节应做到对合平整，不留台阶，以免日后创伤性关节炎的发生。在尺骨鹰嘴远端距骨折线约2.5~3.0cm，距尺骨嵴0.5~1.0cm处横向钻1个1.5mm的孔，预置20#钢丝一段，再由尺骨鹰嘴骨折近端向远端平行打入2枚2mm克氏针，克氏针与关节面平行，远端可穿透尺骨掌侧骨皮质

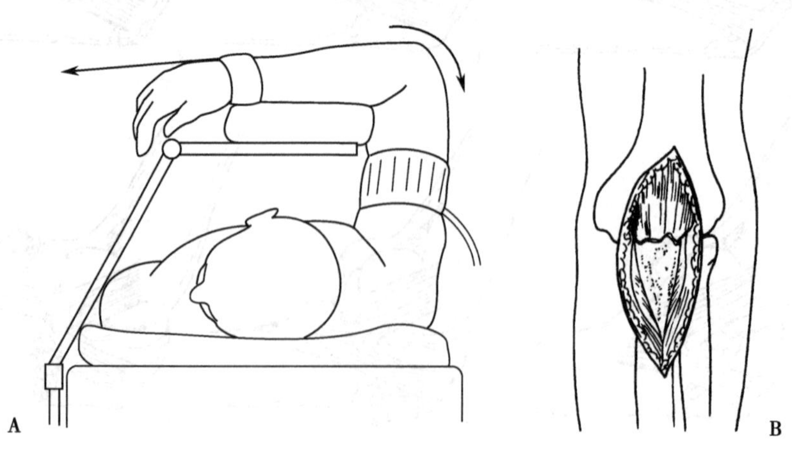

图33-34　仰卧位：肘关节置于胸前的托架上及手术入路

少许，使近端在骨表面留有 0.5cm 的针尾，将预置钢丝绕过 2 个针尾在尺骨鹰嘴表面作环形绑扎，剪去多余的钢丝残端，被动活动时关节不受影响，缝合切口。尺骨鹰嘴骨折传统的克氏针、钢丝张力带固定方法是将 2 枚克氏针自尺骨鹰嘴尖部打入尺骨髓腔内，而钢丝一端横行穿过尺骨远端，8 字形固定于克氏针与尺骨近端间。这种方法的缺点是随着固定时间的延长克氏针易松动，露于骨折近端的针尾部易形成滑囊炎，甚至刺破皮肤造成局部感染。因此，推荐将克氏针自尺骨远端掌侧骨皮质突出少许，这样克氏针固定于两侧皮质，不易松动，同时宜将克氏针尾部折弯扣住钢丝（图 33-35）。

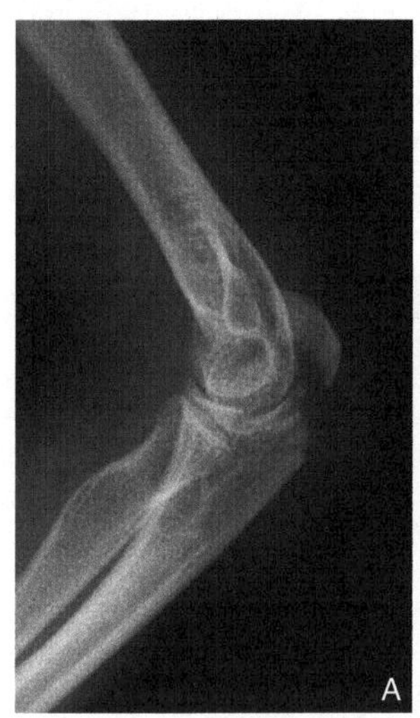

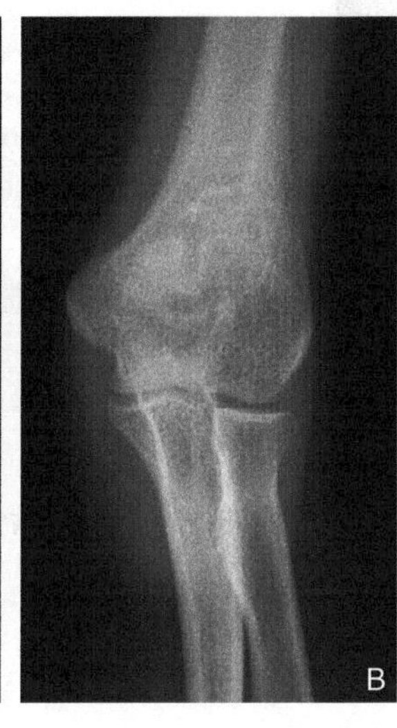

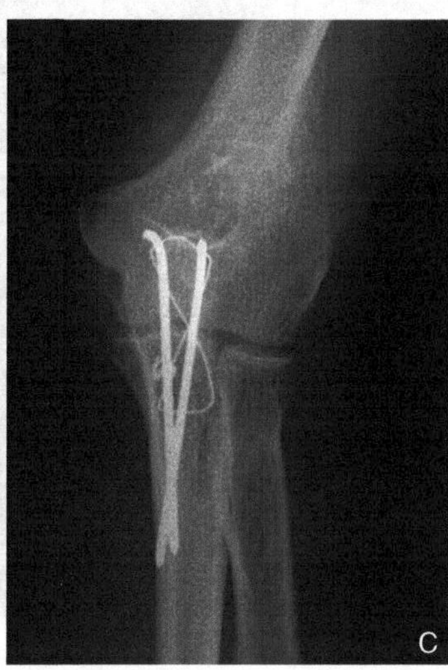

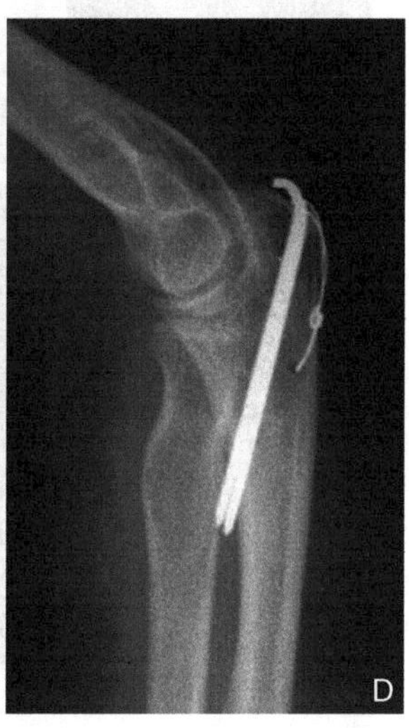

图 33-35 尺骨鹰嘴骨折张力带钢丝内固定

(3) 术后处理：用上臂后方石膏托将肘关节固定于屈曲位 90°，在术后 7~10 天，可以在辅助下进行适度的主、被动活动，避免出现肘关节挛缩，通常术后 4 周可以去除石膏外固定。

如果为斜行骨折，钢丝拉紧后骨折有剪切移位的趋势，可以加用或直接用 4mm 拉力螺钉替代克氏针，拉力螺钉可从外侧面垂直于骨折线进入对侧皮质。

2. 髓腔内固定 适用于鹰嘴粉碎性骨折及其远侧骨块和桡骨头向前脱位者。1942 年，MacAusland 第一次使用髓内螺丝钉固定治疗移位的鹰嘴骨折。自此以后，有许多类型的髓内固定物应用于临床，包括 Rush 棒、木制螺丝钉、粗螺纹的斯氏针以及专为鹰嘴骨折设计的几种螺丝钉等。需指出的是：应用螺丝钉固定，所用螺丝钉应该有足够的长度以获得对尺骨远端髓腔的牢固把持，并且宜选用两枚螺钉垂直于骨折线平行打入，否则不能获得足够的稳定（图 33-36）。

3. 接骨板、记忆合金钩板或 3.5mm LCP 固定 粉碎性骨折伴有骨缺损时，应用手工塑形接骨板可获得坚强的固定。接骨板和螺钉置于鹰嘴的内侧面或外侧面，以避免接骨板置于较少的皮下组织处（图 33-37，38）。术后石膏托外固定肘关节于屈曲 90°，前臂中立位 2 周。去除外固定后行肘关节屈伸功能练习。

对于复杂的关节内外尺骨鹰嘴粉碎型骨折，内植物亦可选择尺骨鹰嘴解剖型锁定加压接骨板。新型的 3.5mm LCP 近端具有 8 个锁定孔，外形经过预塑形处理，近端可以较好地贴附鹰嘴的尖端，亦可以采用微创置板技术，更好地保护软组织和骨的血液供应（图 33-39）。

4. 尺骨鹰嘴切除术 适用于：①骨折严重粉碎，在技术上不允许做切开复位和内固定；②非关节骨折；③切开复位和内固定失败者；④骨折不愈合；⑤开放性骨折，或局部软组织不可靠，放置内固定物的皮下部位可能存在问题者。MacAusland 和 Wyman 对尺骨鹰嘴骨折进行了广泛研究，特别是在对近端骨折块切除方面做了许多工作。根据其研究成果，他们总结了进行切除术的几个观点：①只要冠状突和前方的软组织保持完整，大部分鹰嘴突都可进行切除；②必须把肱三头肌腱用不吸收缝线重新附着于远骨折端，不推荐使用钢丝进行缝合，因为术后肘关节主动活动时可导致钢丝断裂；③只有单纯的尺骨鹰嘴骨折才考虑进行切除术，若同时合并有前方结构的损伤，比如尺骨干和桡骨头脱位（骨折 - 脱位型损伤）等，则禁忌

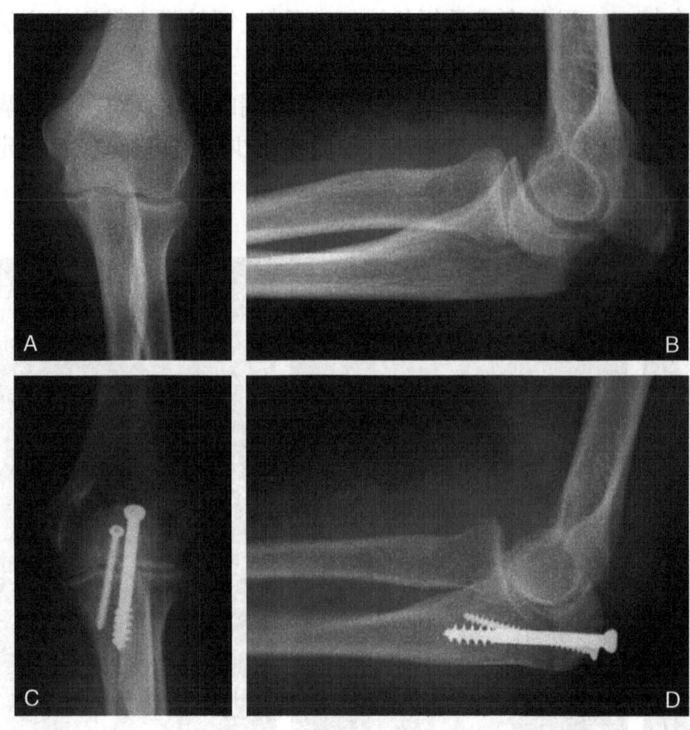

图 33-36 尺骨鹰嘴骨折螺丝钉内固定

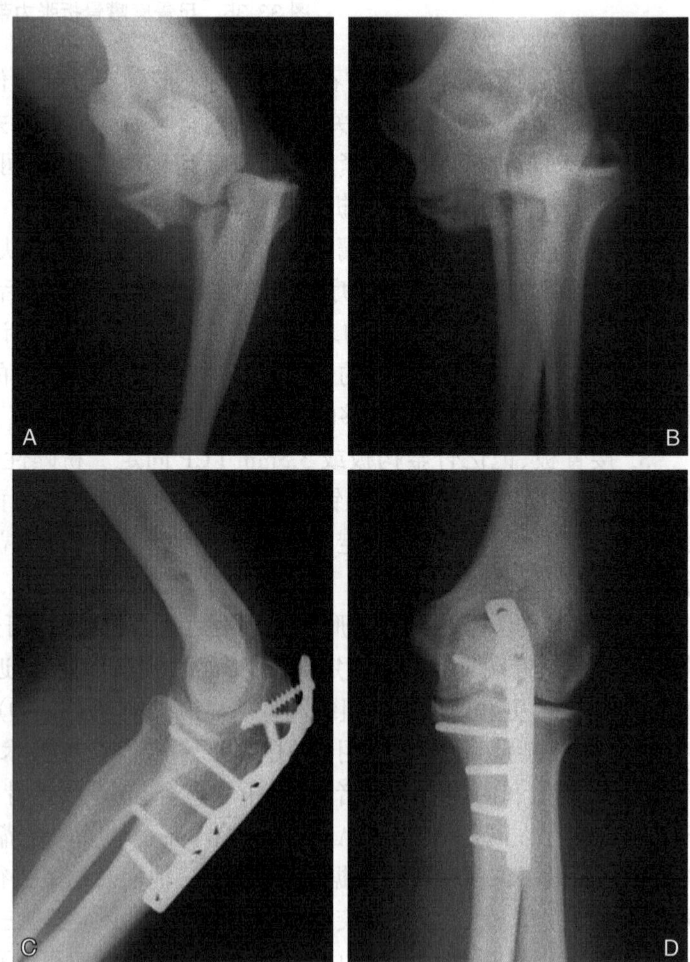

图 33-37 尺骨鹰嘴骨折接骨板内固定

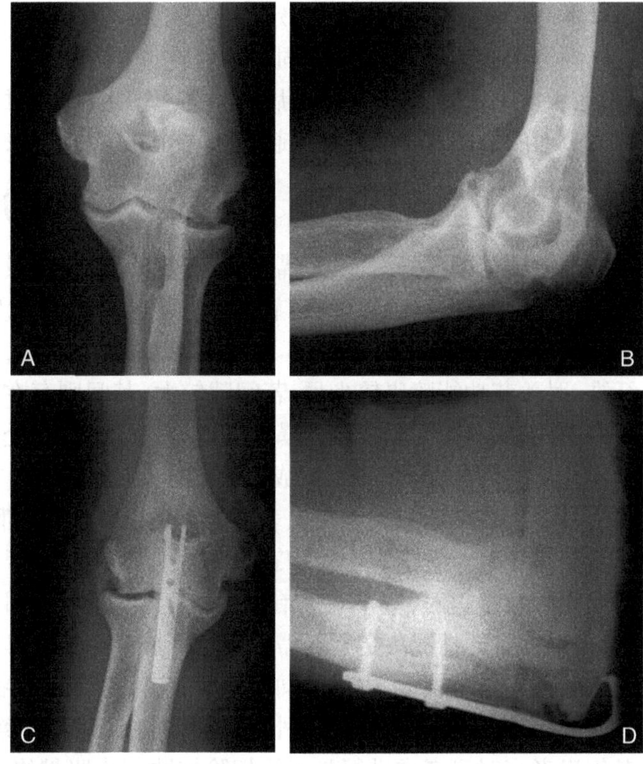

图 33-38　尺骨鹰嘴骨折记忆合金钩板固定

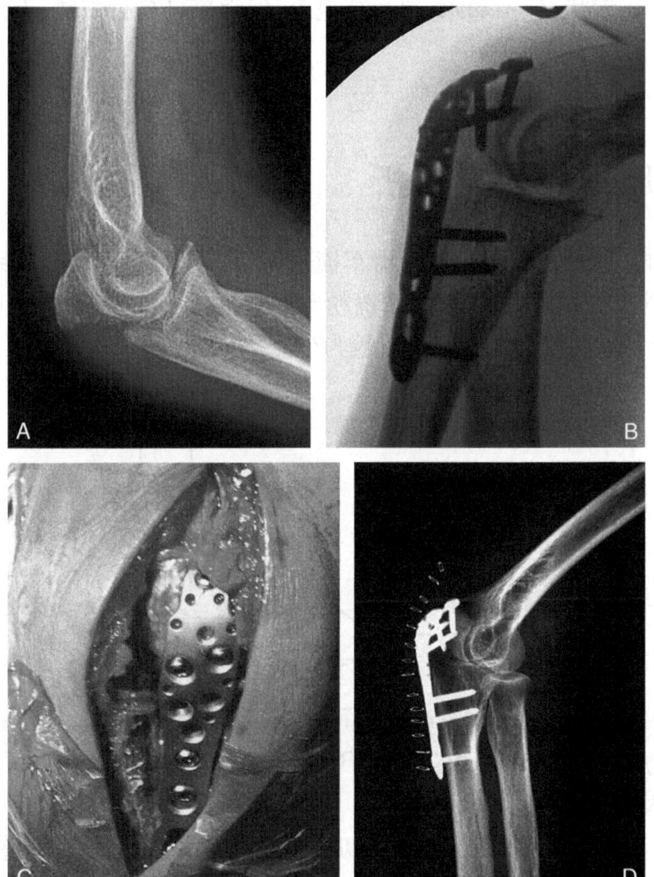

图 33-39　3.5mm LCP 固定

行切除术。否则整个肘关节的稳定性很难维持。Gartsman 认为在肘关节活动、稳定性以及肌力方面，切除术与内固定术的效果相同，但内固定术后的并发症较多。鹰嘴切除术消除了不愈合的可能性，仅需要指出的是：在行切除术时，为了防止术后肘关节不稳定，应注意保持侧副韧带的止点，肱三头肌腱应直接与远端含有关节面的骨骼缝合修补在一起，而不能固定在它原来的位置。

四、预后和并发症

鹰嘴主要由松质骨组成，鹰嘴骨折经过良好的复位及稳定的固定之后，骨折断端之间获得了紧密的接触，愈合较迅速，预后良好。但关节面损伤超过 60% 或术后关节面仍有移位超过 2mm，则预后较差。骨折不愈合较少见，发生率不超过 5%。常因骨折端存在间隙，引起纤维愈合。如间隙较小，其间存在较强的粗厚纤维，肘关节功能障碍较少见；若间隙较大，其间则存在易受牵伸的细长纤维组织，较易引起肘关节伸直功能减退，甚或再次受到较轻的暴力即可导致纤维愈合处发生断裂。骨折端分离引起纤维愈合后，使肱三头肌起止点之间的距离缩短，造成肘关节伸直力量减弱。Coonrad 提出的诊断此骨折不愈合的标准是：至少 6 个月骨折在临床或 X 线片上表现为无愈合进展；局部可有疼痛、不同程度的关节不稳定和活动受限。若骨折获得了纤维愈合，局部无疼痛，肘屈曲活动超过了 90°，可不予处理。骨折不愈合伴有疼痛或肘关节屈伸受限较严重时，应予手术治疗。对年轻患者可采用内固定加植骨。术中应注意切除骨折断端的硬化面，再根据具体情况决定是否需要用植骨块充填缺损，以及采取张力带钢丝固定还是采取钢板固定。无论采取何种固定方式，术中做轴向加压时，应注意防止冠状突与鹰嘴突之间的距离缩短。Bohler 对已发生挛缩的肱三头肌腱做延长，把内外两侧肌肉自肌腱上剥离，直至两骨折端在肘关节屈曲位能够对合为止。对老年患者有时可考虑进行骨折块切除加肱三头肌腱修补术。据 Eriksson 等人报道，有高达 50% 的患者存在活动受限，特别是伸肘受限，但在他报道的病例中并不多见，只有 3%。活动受限常不严重，对日常功能影响不大，常未引起患者注意。可能与功能锻炼不当以及固定针的针尾退出刺激肱骨远端的背侧面有关，一般无需特殊处理。10% 的患者可出现尺神经症状，包括麻木、感觉减退等，但大多可自行恢复，无需特殊治疗。

第四节 尺骨冠状突骨折

尺骨冠状突骨折是由于肘关节屈曲位着地时，尺骨冠状突与肱骨滑车撞击所致。尺骨冠状突骨折系关节内骨折，临床上常合并有肘关节后脱位、桡骨小头粉碎骨折、尺骨鹰嘴粉碎性骨折、肱骨内髁骨折及其他损伤，极易漏诊或误诊，常需 CT 检查协助诊断。单纯尺骨冠状突骨折较为少见。

一、骨 折 分 类

尺骨冠状突骨折按 Regan-Morrey 分类可分为三型(图 33-40)：Ⅰ型为冠状突顶部撕脱性骨折；Ⅱ型为骨折块所带关节面少于冠状突关节面 1/2 的单一或复杂骨折；Ⅲ型为大于冠状突关节面 1/2 的单一或复杂骨折。

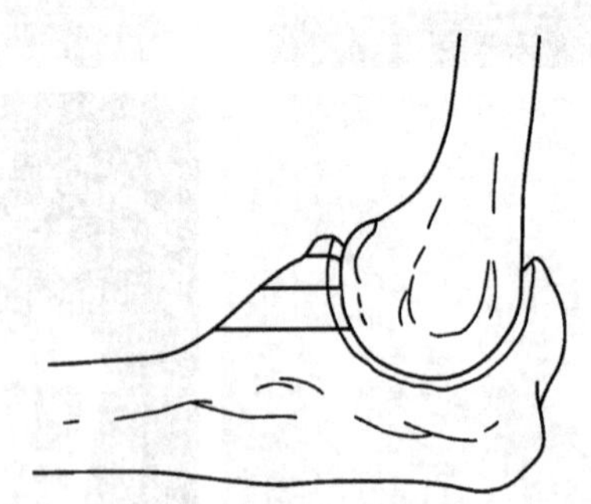

图 33-40 Regan and Morrey 分类

二、临床表现及诊断

临床表现为肘部肿痛，多局限于肘关节前方，如为Ⅲ型骨折则局部肿胀更为明显，伸屈活动受限，压痛点位于肘横线中点。X 线正位片因重叠显示不清，侧位片仔细观察半月切迹是否圆滑，冠状突是否完整。撕脱骨块多位于桡骨头前方，容易误诊为肱骨头骨折或肱骨内上髁骨折。动态 X 线透视可从多角度显示骨折及移位情况，CT 扫描能显示骨折部位，骨块大小及移位情况，提高诊断率。

三、治　疗

尺骨冠状突在解剖学上主要提供了前关节囊的中央部分及内侧副韧带前面的支持点，对维持肘关节的稳定具有重要作用。若诊断或治疗不当，可导致肘关节脱位的并发症发生，如习惯性肘关节脱位、肘关节僵硬、屈伸功能受限、创伤性关节炎、肘关节不稳定、尺神经炎、异位骨化等。

对Ⅰ型骨折以及Ⅱ型稳定型骨折，也就是说当肘关节屈曲小于40°~45°时无向后移位的Ⅱ型骨折，可采取手法复位石膏托固定屈肘90°，前臂旋后位，4~6周即可。

凡移位明显或手法复位失败的Ⅰ~Ⅲ型骨折者均应行手术治疗。手术方法：取肘前S形切口，自肘屈侧横纹上方5cm处开始，沿肱二头肌内侧向下至肘屈侧横纹。再沿此横纹向外侧延伸至肱桡肌内侧，沿肱桡肌内侧绕向下延伸3cm。注意保护前臂外侧皮神经。显露肱肌后，将肱肌沿肌纤维方向劈开，即可清楚暴露冠状突骨块及肘关节前方。屈肘45°位，将骨折块复位，用小螺钉平行于关节面固定移位的冠状突。另一种入路为肱骨尺侧入路，注意保护尺神经。用一薄凿将肱骨内上髁截骨，将内上髁连同附着的肌肉和尺神经一并牵向前方。此时可见冠状突，并可在直视下从背侧穿入螺钉固定，然后再复位内上髁，用螺钉固定（图33-41）。最后将尺神经放回原位。术后屈肘90°位石膏后托外固定，1周后去除石膏外固定行功能锻炼。

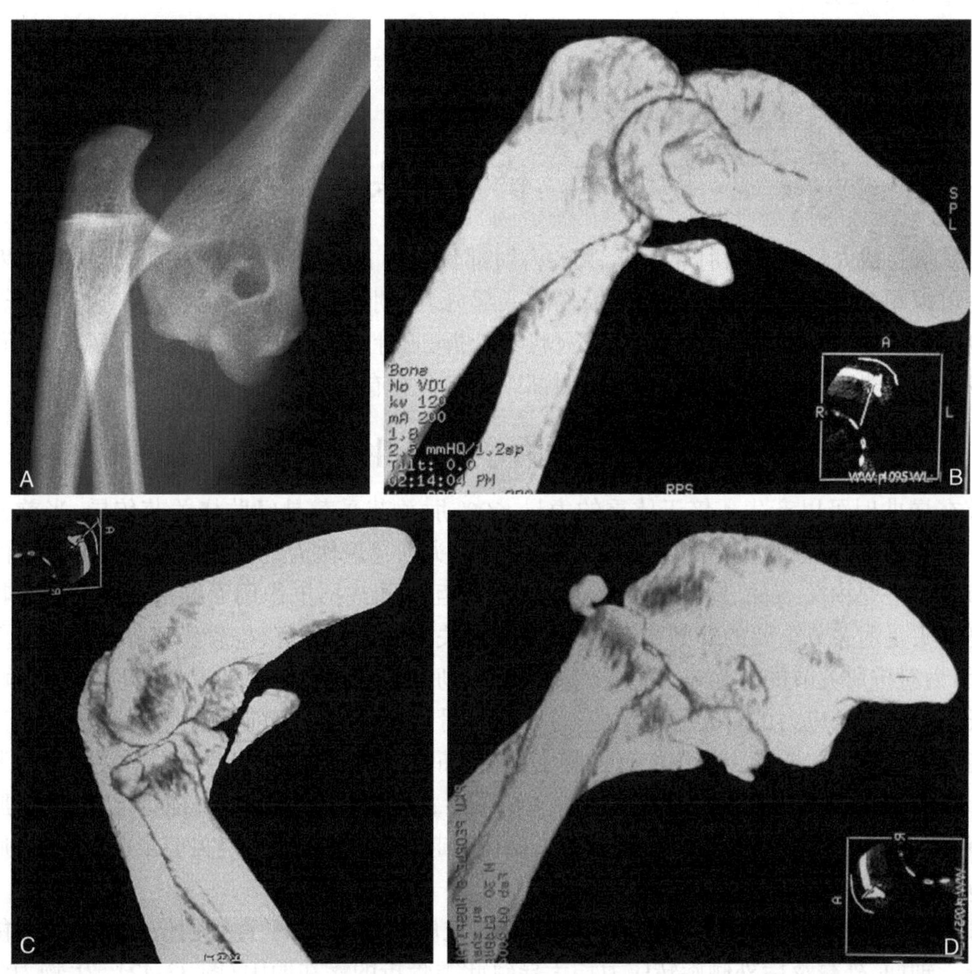

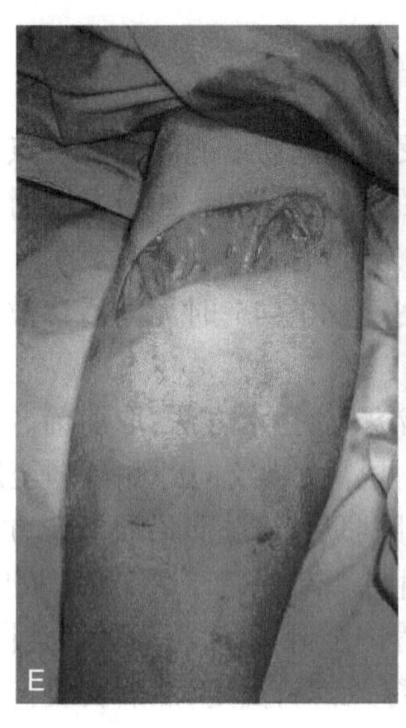

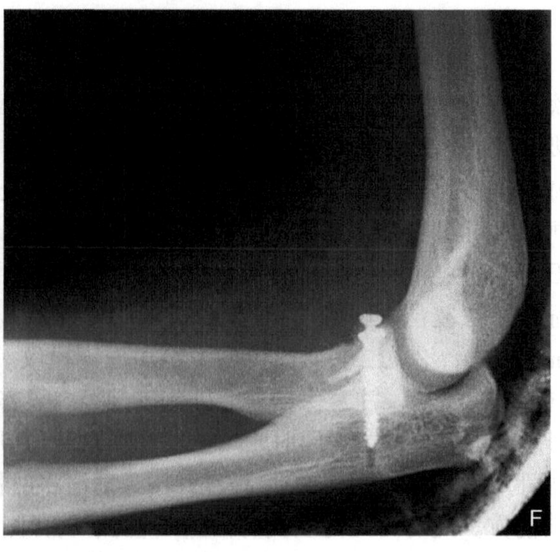

图 33-41 尺骨冠状突骨折

A~D. 术前平片提示尺骨冠状突骨折并桡骨小头骨折及肘关节后脱位;E. 位于肘前的手术切口;F. 术后侧位片,以 1 枚 3.5mm AO 螺钉固定尺骨冠状突,用 1 枚 AO 手外螺钉固定桡骨小头

第五节 桡骨小头骨折

桡骨头骨折是成人最常见的肘部骨折,大约占肘部骨折的 1/3。这些骨折 85% 见于 20~60 岁的青壮年,桡骨头骨折可以单独发生或仅为严重肘部损伤的一部分。当肘关节脱位时,桡骨头骨折通常合并有其他损伤如内侧副韧带断裂、尺骨鹰嘴骨折、尺骨冠状突骨折、肱骨远端关节面剪切骨折、孟氏骨折、恐怖三联症及 Essex-Lopresti 损伤,因此,必须仔细检查肘部以排除合并有韧带和骨性损伤。

一、生物力学及发生机制

肘关节在屈曲时可以产生 4 倍于体重的力量,60% 肘关节受载是经肱桡关节传导,当前臂旋转伸肘时,肱桡关节具有最大接触面积并传导最大负载,而桡骨头则起着作为杠杆传导肱桡关节负载的作用。

肘关节稳定性是由关节面、周围韧带及肌肉之间相互协同或拮抗作用而维持。大量的生物力学研究已经证实桡骨头是肘关节重要的外翻稳定结构,如果肘关节的韧带完好,桡骨头切除对整个肘关节活动的影响较小,因为对抗肘关节的外翻应力主要依靠内侧副韧带。但在内侧副韧带或同时合并骨间膜损伤时,桡骨头则成为对抗外翻应力的首要稳定结构。同时,桡骨头也是重要的前臂轴向稳定结构,在肘关节的后外侧旋转稳定性方面起主要稳定作用的是外侧副韧带,而桡骨头起着辅助和次要的作用,通过紧张外侧副韧带而阻止内翻及后外侧旋转不稳定。当桡骨头切除后,桡骨绝对长度缩短,桡骨上端空虚,肱桡关节及上尺桡关节接触消失,可出现桡骨向近端移位,进而可引起尺骨弯曲、下尺桡关节半脱位、骨间膜增宽或继发肘腕关节和前臂疼痛。

桡骨头骨折最常见于摔倒时肘部伸直并前臂旋前位所致,也可见于直接创伤或者作为高能量复合创伤的一部分。轴向、外翻及后外侧旋转应力均为导致此类骨折的潜在原因(图 33-42)。生物力学研究表明此时桡骨头承担着由腕关节传导过来的最主要的应力。除桡骨头骨折之外,前臂骨间膜的撕裂也可导致复杂损伤如 Essex-Lopresti 损伤。总的损伤机制与后外侧旋转不稳定有关系,当外侧副韧带复合体受损时,肘关节半脱位可导致桡骨头、冠状突及肱骨远端关节面剪切骨折。此类骨折过去常采用桡骨头切除或外固定保守治疗,但随着局部解剖、生物力学及骨折治疗方法的深入研究,我们认识到桡骨头在保持肘关节、

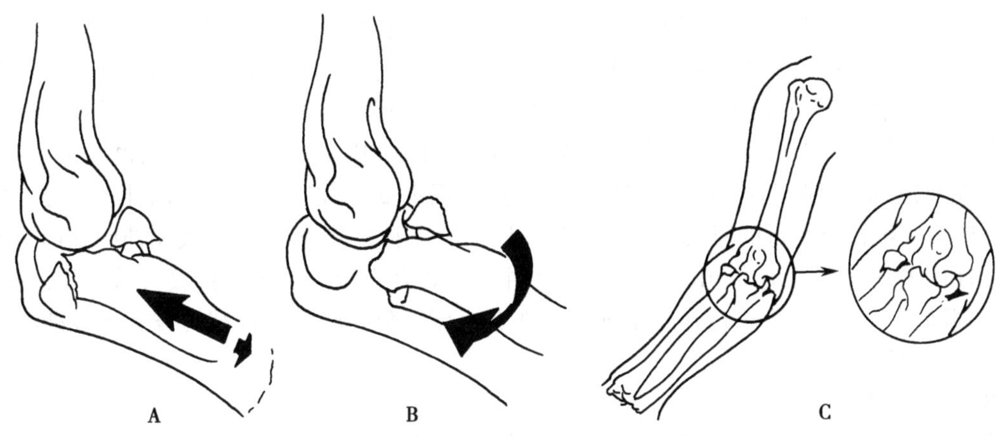

图 33-42 桡骨头骨折

A. 摔倒时手掌着地后经前臂传递一轴向载荷至肘关节而导致桡骨头骨折；B. 外侧副韧带复合体损伤致肘关节后外侧旋转不稳定而并发桡骨头骨折；C. 内侧副韧带损伤导致肘关节外翻不稳定而并发桡骨头压缩骨折

前臂及腕关节稳定性方面具有重要作用。目前重建骨折桡骨头的能力已获得极大提高，且更多可供选择的治疗方法和处理方式已极大地改善了这种常见骨折的预后。

二、骨折分型

早期 Mason 将桡骨头骨折分为三型：Ⅰ型：无移位的裂缝或边缘骨折；Ⅱ型：有移位的边缘骨折；Ⅲ型：桡骨头粉碎性骨折。由于此分类只考虑了骨折 X 线表现，而忽略了其他损伤，Johnston 在此基础上增加了第Ⅳ型，即伴有肘关节脱位的桡骨头骨折。而 Broberg 和 Morrey 则根据骨折块累及桡骨头或桡骨颈的程度进一步改良了 Mason 分型：Ⅰ型为桡骨头或颈骨折，无或微小移位（骨折关节内移位 <2mm）；Ⅱ型为桡骨头或颈骨折，移位≥2mm，累及关节面≥30%；Ⅲ型为桡骨头或颈粉碎性骨折；Ⅳ型为伴有肘关节脱位的桡骨头骨折。

Hotchkiss 在桡骨头骨折的 Mason 分型基础上根据骨折类型、移位程度、骨折部位、肘关节活动受限程度、骨质情况以及韧带稳定性制定了治疗指南：Ⅰ型骨折为桡骨头或颈无移位或轻微移位的骨折，关节内骨折移位 <2mm 或者边缘唇样骨折，可以行非手术治疗；Ⅱ型骨折为桡骨头或颈骨折移位 >2mm 但无粉碎或者骨块阻挡前臂旋转，可以行切开复位内固定治疗；Ⅲ型骨折为桡骨头或颈的严重粉碎性骨折，可以行桡骨头切除术或人工桡骨头置换术。虽然这些指南有助于术中做出决定，但不能为术前判定骨折类型或者制订手术方案提供规范化标准。总之，尽管 Mason 分型存有缺陷，但其仍是目前临床上应用最为广泛的分型（图 33-43）。

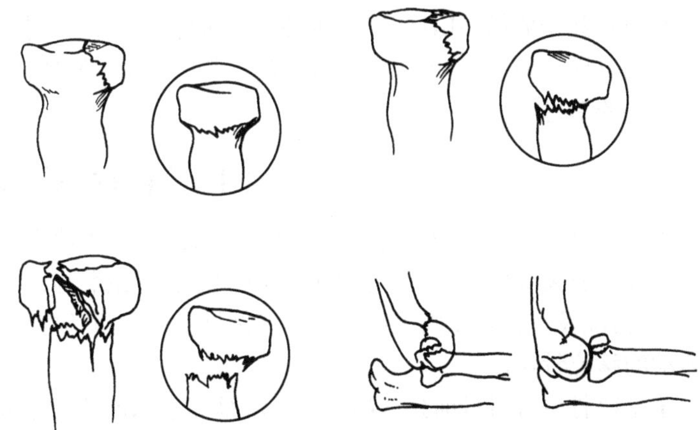

图 33-43 桡骨小头骨折 Mason 分型

三、临床表现及诊断

（一）病史及体格检查

肘关节外侧面触痛或肿胀，肘部或前臂主动或被动活动受限时，检查者应该警惕发生桡骨头骨折的可能。除了认识到与急性桡骨头骨折相关的直接体征，还应当通过体格检查辨别肘关节或前臂不稳定的体征。视诊可发现前臂和肘关节内外侧的淤斑和肿胀，提示可能存在相应的韧带损伤。仔细触诊桡骨头，远端肱骨，近端尺骨，肘关节内外侧副韧带，前臂骨间膜及下尺桡关节，若触摸前臂显示沿骨间膜有触痛，且在病史中有明显下尺桡关节不稳定、关节压痛或腕部疼痛，提示 Essex-Lopresti 损伤；肘关节内侧疼痛或病史中有自发性脱位，提示伴随有内侧副韧带的损伤；病史很重要，可提示严重的内翻损伤合并内侧副韧带破坏。此外还应仔细检查邻近的肩关节及腕关节。仔细检查肘关节，并在旋转或屈伸中施用阻力，评估包括前臂旋转在内的肘关节活动度(ROM)，并且应当注意是否存在活动受阻。抽吸关节内积血并行关节内局麻有助于判断活动受阻是由于疼痛还是确实存在着机械性阻挡因素。仔细检查有无桡神经、正中神经及尺神经和血管损伤。

（二）影像学检查

以肱桡关节为中心常规行前后位(AP)、侧位及斜位 X 线片检查，基本可以为诊断和治疗桡骨头骨折提供充分依据。如果外伤史明确，体检时发现因关节内积血而隆起的前后脂肪垫征(即所谓 sail 征)(图 33-44)，可能是无移位桡骨头骨折的唯一线索；如果 X 线片包括了二头肌粗隆，那么通常可以用以判定桡骨干骨折情况，这将有助于手术计划的制订。当临床检查发现前臂或尺侧腕关节疼痛时，提示可能合并有骨间膜损伤，此时应当行双侧腕关节旋转中立位的前后位 X 线检查。若双侧尺骨有差异，则高度怀疑存在有骨间膜损伤。若肱桡关节或尺骨滑车关节出现异常，则提示可能存在着相应的韧带损伤。

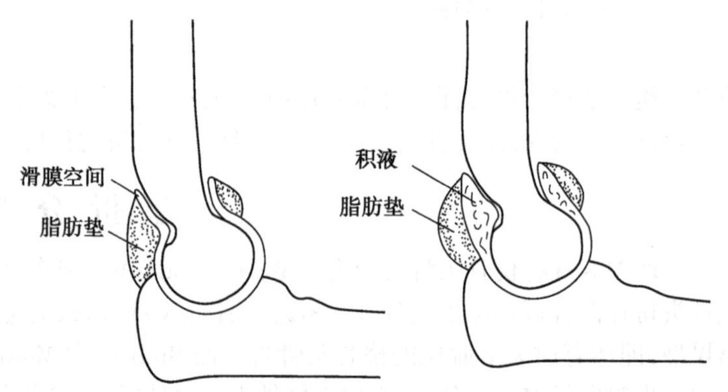

图 33-44 关节内渗血，在 X 线片上脂肪垫被膨起而变得显而易见
(引自：Browner. Skeletal Trauma, 4th ed. WB. Saunders Company, 2008)

CT 检查对于骨折类型的判定非常有用，可以发现那些很难被 X 线片显示的轻微骨折。有助于判定骨折移位程度并制订术前计划，判断行切开复位内固定术还是桡骨头置换术。磁共振成像尽管不是必需的，但其为是否合并软组织损伤提供更多信息，如侧副韧带损伤和前臂骨间膜损伤。同时它也可以发现其他损伤如软骨挫伤、骨性肿胀及非骨性游离体。最近 Starch 研究发现磁共振成像(MRI)显示骨间膜损伤时会出现沿着骨间膜的积血或积液。这一发现可能有助于这些损伤的早期诊断，并有助于治疗方法的选择。例如，在 MRI 上已识别出有骨间膜损伤，是患者行桡骨头单独切除的禁忌证。

四、治 疗 原 则

当决定治疗方案时应当综合考虑如下重要因素：桡骨头骨折形态、合并的骨折、肘关节和前臂的活动度以及提示肘关节侧副韧带不稳或前臂轴向不稳定的临床或者影像学表现。骨质情况、骨块大小、粉碎程度、撞击情况及移位程度则关系到具体每例桡骨头骨折治疗方案的制订，需要辨别并处理影响肘关节或前臂活动的移位骨块。

Ⅰ型桡骨头骨折目前公认的治疗方法是非手术治疗并早期进行肘关节及前臂活动锻炼。此类型骨折通常位于桡骨头的前侧，一般不存在阻挡前臂旋转活动的机械性因素，但是旋转活动可因急性期疼痛和肿胀而受限。可抽吸关节内积血并进行关节腔内局麻药注射(图 33-45)，这样有助于进行肘关节屈曲、伸直和旋转活动度检查以排除机械性阻挡因素，同时可以缓解疼痛，有助于早期活动。治疗方案包括上肢颈腕吊带悬吊，2~3 天的损伤不适减退后开始进行主动肘关节活动训练。肘关节活动度一般于损伤后前 6 周内逐渐改善，并于 6~12 周内恢复到功能性范围。如果肘关节伸直角度在前 6 周没有积极的改善恢复，可以于夜间施用静态固定夹板或支具将患肢固定于伸直位。每周行 X 线复查以评估是否出现骨折移位，如果发现骨折移位，则有行切开复位内固定术的指征。

大多数研究认为无移位骨折经过积极早期活动可获得 85%~90% 的优良结果。但如果骨折影响桡骨头内侧 1/2 的光滑外形时，可造成前臂旋转受限、活动时疼痛及上尺桡关节和肱桡关节创伤性关节炎。那些最初选择非手术治疗但持续存在症状的骨折可以后期行桡骨头切除术，假使骨间膜和内侧副韧带保持完整，通常可以获得满意的效果。

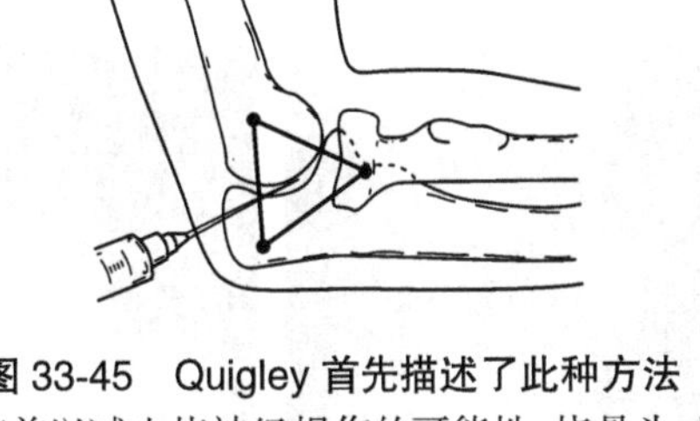

图 33-45 Quigley 首先描述了此种方法

前臂旋前以减少桡神经损伤的可能性，桡骨头、鹰嘴尖和外上髁构成的三角形中心穿刺（引自：Browner. Skeletal Trauma，4th ed. WB. Saunders Company，2008）

Ⅱ型桡骨头骨折可存在机械性因素致活动受限或不协调。可于抽吸关节内积血并注入局麻药后检查肘关节稳定性及活动度，或者通过肘关节镜检查于术中直视下评估活动度。

关于Ⅱ型骨折的最佳治疗方法存在争议，Akesson 等报道一组平均随访 19 年的轻微移位的 Mason Ⅱ型患者通过保守治疗获得了良好的效果，但明显移位的骨折是否能通过非手术治疗并早期活动而治愈则仍不确定。Ⅱ型骨折如骨折块≤桡骨头的 1/3 且移位≤2mm，肘关节活动无障碍，即当骨折不需固定而能保持肘关节稳定或不存在影响活动的机械性因素时，可以选择非手术治疗。

如骨折块累及超过桡骨头关节面的 1/3 或移位超过 2mm，或肘关节内有游离骨块，则应考虑手术治疗。手术应尽可能选择切开复位内固定以保留桡骨头（图 33-46，47）。目前随着微型钢板及加压空心螺钉的应用，固定重建粉碎桡骨头的能力已极大改善。因此，一些轻微的先前被认为是Ⅲ型的粉碎性骨折现在已经可以固定，因而被重新认定为Ⅱ型。Ikeda 及其同事研究发现粉碎性桡骨头骨折行切开复位内固定组在活动度及功能上优于桡骨头切除组，Charalambous 及其同事在尸体上行生物力学研究认为两部分桡骨头骨折合并内侧副韧带缺损时，切开复位内固定要优于桡骨头切除及桡骨头置换。但切开复位内固定治疗粉碎性骨折结果是否优于桡骨头置换仍需进一步研究。此外，粉碎性桡骨头骨折常合并有韧带性不稳定，韧带松弛可以增加骨折固定部位的载荷，从而导致内固定失败，因此，必须获得坚强稳固的内固定。

另一种治疗Ⅱ型桡骨头骨折的手术方法是骨块切除术。当骨折块较小且较碎时，或者骨质疏松难以牢固固定而阻碍前臂旋转时，可以单纯行骨块切除术。但是该骨折块不能累及桡骨头内侧半月形关节面

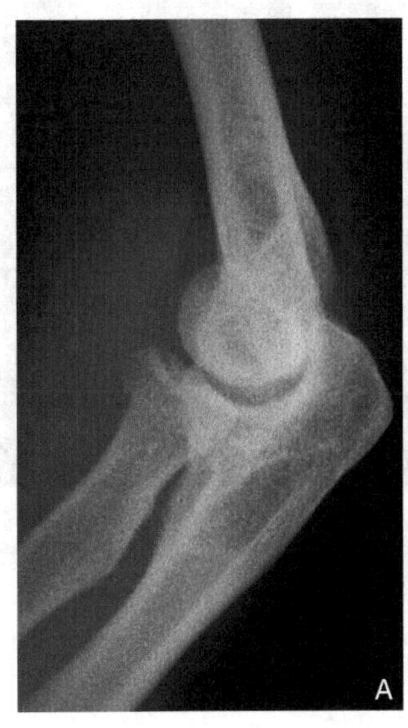

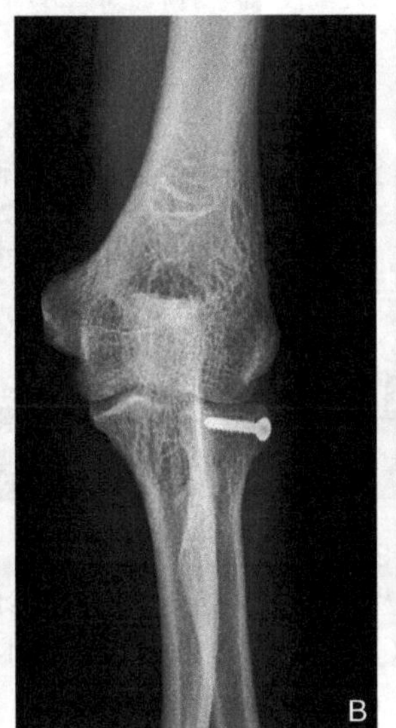

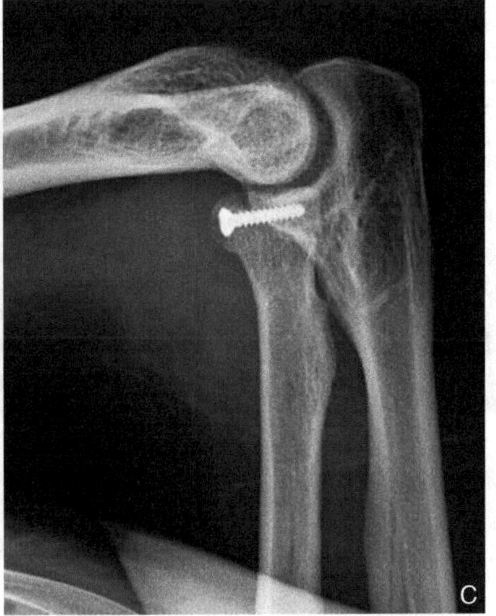

图 33-46 Mason Ⅱ型

边缘骨折，有移位；术前平片明确诊断；以 1 枚 3.5mmAO 螺钉固定

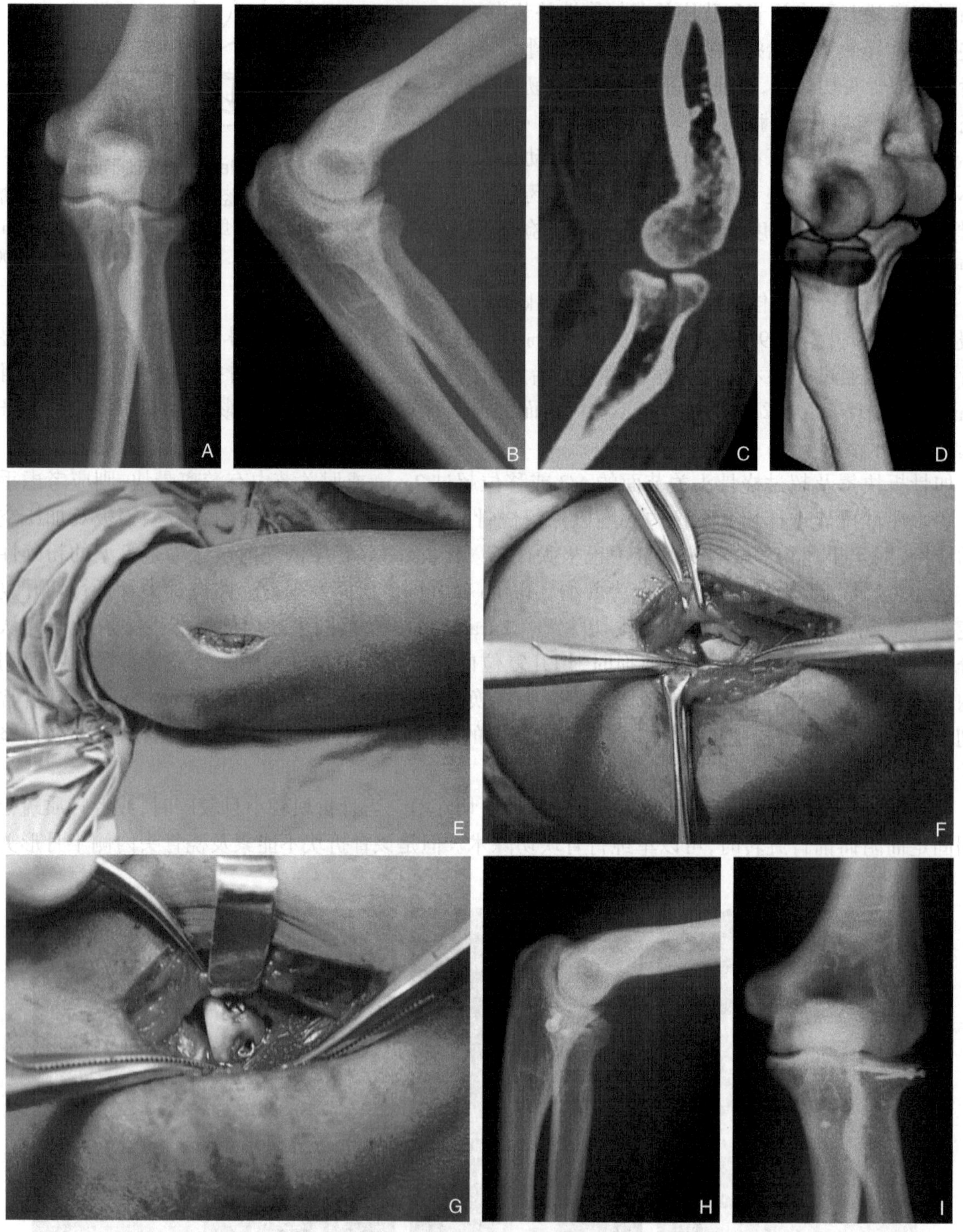

图 33-47 Mason Ⅱ型

边缘骨折，有移位。A~D. 术前平片及二维和三维重建 CT 明确诊断；E~G. 手术切口，术中用 1 枚 2.0mm 和 1 枚 2.7mm AO 手外固定；H~I. 术后正侧位

或者超过 1/3 桡骨头关节面，否则将导致上尺桡关节不稳定。大多数学者不鼓励骨块切除，因为随之而来的是有发生桡骨头半脱位的可能性。

Ⅲ型桡骨头骨折应选择手术治疗，Parasa 等研究认为此型行保守治疗会造成肘关节屈伸功能和前臂旋转功能严重丧失而影响上肢功能。治疗前应综合考虑肘关节稳定性、患者年龄及身体状况、对骨折治疗的期望值、骨质情况等因素，手术方式可选择切开复位内固定术、桡骨头切除术或桡骨头置换术。单纯桡骨头切除可缓解疼痛，并获得良好的肘关节活动度(图 33-48)。但其缺点包括握力减退、前臂旋转能力减退，以及由于桡骨短缩而导致腕关节疼痛。老年人及低期望值患者不伴有韧带不稳时可行桡骨头切除术。否则，应尽量保留桡骨头，若不能通过切开复位内固定获得稳定解剖复位，则应当行金属桡骨头置换术。

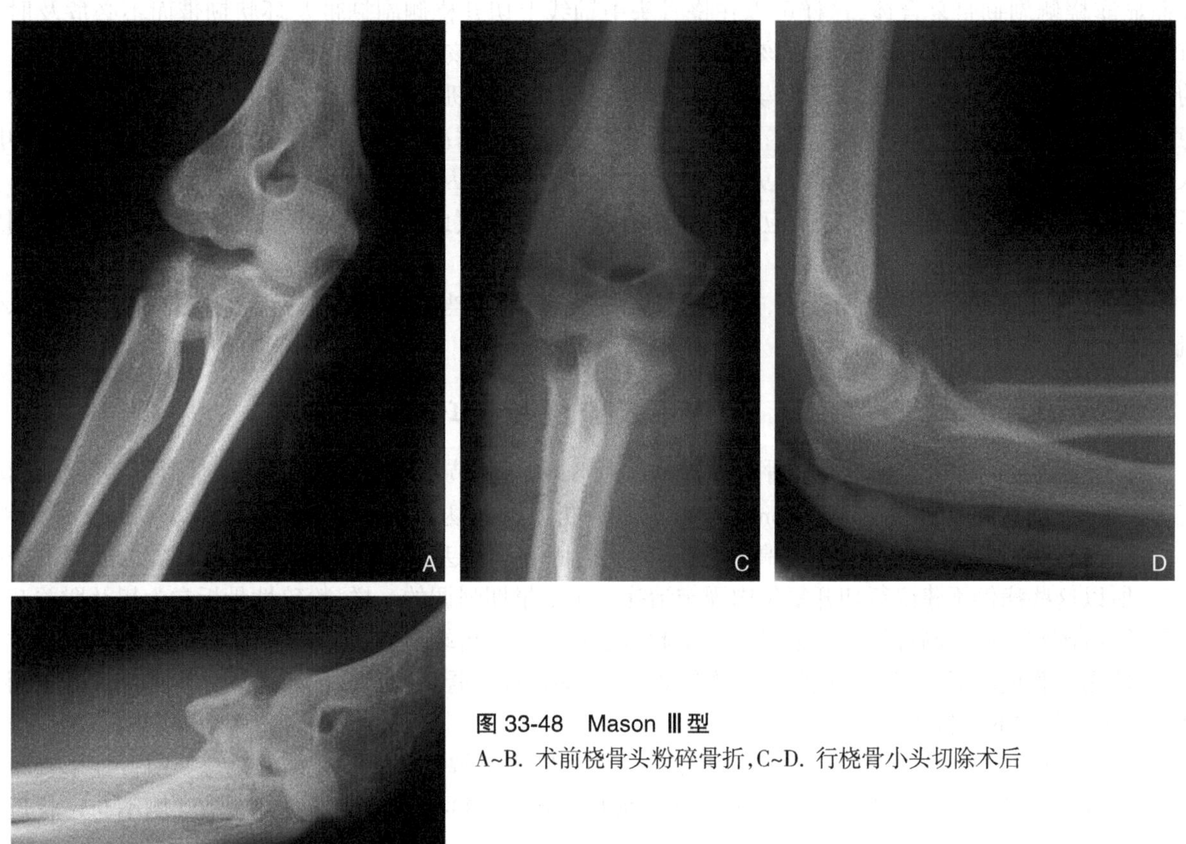

图 33-48 Mason Ⅲ型

A~B. 术前桡骨头粉碎骨折，C~D. 行桡骨小头切除术后

Ⅳ型桡骨头骨折治疗应首先将肘关节复位，再依照治疗其他三型骨折的方法进行治疗。由于本型骨折脱位常伴有肘关节韧带的严重损伤，治疗上更倾向于桡骨头重建手术。

五、手术入路

桡骨头骨折手术前需进行必要的术前准备。患者仰卧于手术台并行全身麻醉或臂丛神经区域阻滞麻醉。将患肢置于一手术桌上，或者于同侧肩胛骨下方放置沙袋以利于将上肢置于胸前。臂近侧部绑一气囊止血带，驱血后充气加压至 40kPa(约 300mmHg)。切皮前 30 分钟预防性应用抗生素滴注。术前在麻醉状态下再次检查肘关节及前臂稳定性和活动度，同时行 X 线透视以了解骨折移位情况。

肘后侧正中切口经过尺骨鹰嘴顶端侧方，将其向外侧牵开，若有需要，也可以向内侧牵开而显露内侧组织。全层切开深达筋膜层，这种切口可以延伸，降低了骨间后神经损伤的风险并适合桡骨头、冠状突和内外侧副韧带等多发复合损伤。也可以选择外侧切口，从肱骨外上髁开始直接越过桡骨头，通常情况下，当打开皮下组织后，由于受创时外侧副韧带和肱骨外上髁上的伸肌总起点被撕裂而很容易显露桡骨头。

劈裂指总伸肌（EDC）入路可用于显露桡骨头的前侧及外侧部。在桡骨头中部纵向劈裂指总伸肌，切开位于其下的桡侧副韧带及环状韧带便可显露桡骨头。切开时应保持由前方至尺侧副韧带以免医源性损伤后外侧回旋肌致不稳定。前臂充分旋前可使骨间后神经移向内侧及远侧而远离手术区。为了避免损伤骨间后神经，行远端桡骨颈横断切除时应当小心，应从远于肱桡关节两横指处切断。此入路可以直接定位并显露桡骨头，同时可以避免破坏后外侧韧带复合体。如有需要可将桡侧副韧带的肱骨起点及位于其上的伸肌从外上髁处牵拉至前方则可进入关节。

桡骨头手术经典入路为 Kocher 入路，该入路常用于显露桡骨头的后外侧部分。肌间隔位于尺侧伸腕肌与肘肌之间，可通过直接分离位于此间隙内的肌群及血管穿支而辨别。可将尺侧腕伸肌向前方牵拉而显露桡侧副韧带复合体，这样可以在桡骨头中轴线上切开桡侧副韧带及环状韧带而不必危及肘关节稳定性和尺侧副韧带的完整性。该入路有两个缺点：首先，该入路显露桡骨头过于靠后，使固定常见的桡骨头前外侧部骨折时较为困难；其次，医源性损伤尺侧副韧带很难避免，并且可导致后外侧旋转不稳定。此外，如果行金属桡骨头置换，在侧副韧带不受牵拉的情况下很难放置。此入路与劈裂指总伸肌入路相比更易于保护骨间后神经，但更易于伤及尺侧副韧带。因此，肘肌不能向后方牵拉。如需进一步显露，可考虑松解外侧副韧带，但是应当于手术结束时仔细修复此韧带以保证肘关节的内翻和后外侧旋转稳定性。

总之，当外侧副韧带已经断裂时，最好选择 Kocher 入路，而当外侧副韧带完整时，则选择劈裂指总伸肌入路。

六、手术方法及技巧

1. 切开复位内固定　移位性桡骨头骨折致疼痛不适，肘关节活动受限或不稳定时可行切开复位内固定术。Ikeda 及其同事研究发现 Mason Ⅲ型粉碎性骨折可通过切开复位内固定而获得满意的良好结果。但由于骨折块超过三块、粉碎程度越高的骨折，发生内固定早期丢失、骨不连及前臂旋转能力减退的概率越高，所以这些病例不建议行切开复位内固定治疗。正如早期强调的一样，粉碎性骨折常为累及肘关节或前臂的复合型损伤，在制订治疗方案时应当将此考虑在内。骨折端显露后，干骺端骨折线处的骨膜通常完整，当使用骨膜玻璃器行解剖复位时应动作轻柔，尽可能地保护骨折块较少的血供。光滑的克氏针常用于临时固定已复位的骨折块。

无论何种固定技术，当尝试内植入物固定桡骨头时应当了解解剖上安全区的概念。前臂处于旋转中立位时，安全区位于桡骨头中纬线上外侧 110°的弧形区域（图 33-49），也就是桡骨小头外侧不与尺骨近端

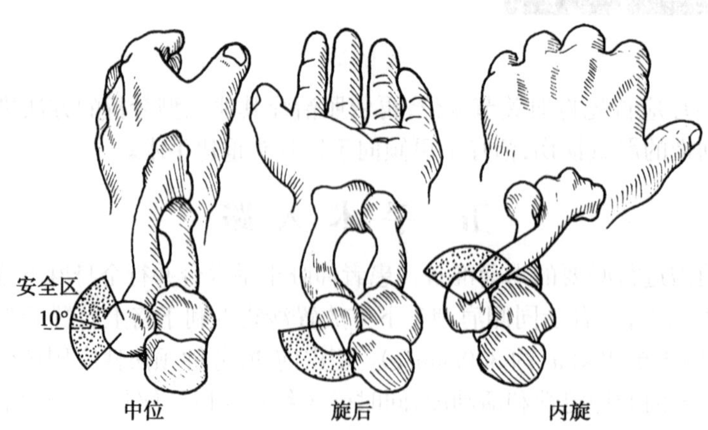

图 33-49　前臂分别位于中立位、旋后位及旋前位时放置钢板于桡骨头上的安全区

（摘自：Elsevier Science，2005）

相关节的部分。内植入物放置于该区域时不会撞击上尺桡关节。另一观点认为安全区定位为桡骨头上相当于桡骨茎突和Lister结节之间约90°的直角区域。表面解剖亦有助于辨别安全区，因为该区软骨呈淡灰色且比较薄，而涉及关节面的软骨则呈白色且较厚。当前臂处于中立位时，此区正好位于桡骨头外侧部。一旦骨折复位成功，可先用克氏针临时固定，但不能使用克氏针作为最终固定方式以免术后发生骨折移位。

对于那些未累及桡骨颈的骨折，通常使用微型螺钉，如Herbert螺钉、Accutrak螺钉、微型骨块螺钉(1.5mm，2.0mm或2.7mm)及3.0mm空心螺钉。注意将螺钉埋头于关节面下，且不要穿透对侧皮质，特别是那些在安全区外置入的螺钉。内固定物突出会影响前臂旋转并引起邻近软组织炎症，所以需要将其移除。而累及桡骨头或颈的复杂骨折常有桡骨头倾斜倒塌，此时需要跨越头-颈连接处固定或植骨以抬高桡骨头恢复其正常解剖形态，可供选择的固定方法有微型T形钢板或L形钢板、微型髁钢板、锁定钢板、穿越式空心钉和预折弯解剖型桡骨头锁定钢板。在无移位的桡骨头-颈骨折中，穿越式空心钉技术比较满意，然而当存在桡骨颈粉碎或干骺端骨缺损时最好采用钢板固定。如有必要，可从外上髁或尺骨鹰嘴处取自体骨移植于干骺端骨缺损处。Jackson及其同事成功避免了钢板固定桡骨颈塌陷骨折固有的问题。首先将桡骨头复位至解剖位置并使用带螺纹的克氏针临时固定，然后分别将螺钉斜着由上至下从近端桡骨头打向远端桡骨颈的对侧皮质，这样十字交叉放置螺钉相当于构成一高脚凳样结构，即偏心放置的螺钉支撑了桡骨头，然后再由自体骨或人工骨去填充桡骨颈处的骨缺损(图33-50)。微型髁钢板、L形钢板、T形钢板和固定角度钢板均可用于桡骨头及颈固定(图33-51)。但对于这几种固定方式之间的比较研究较少。

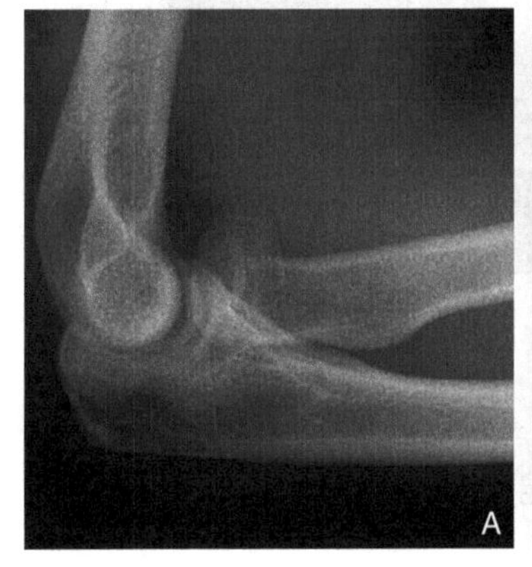

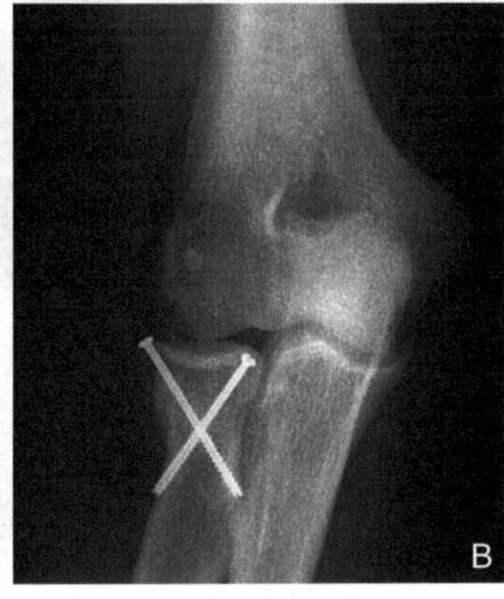

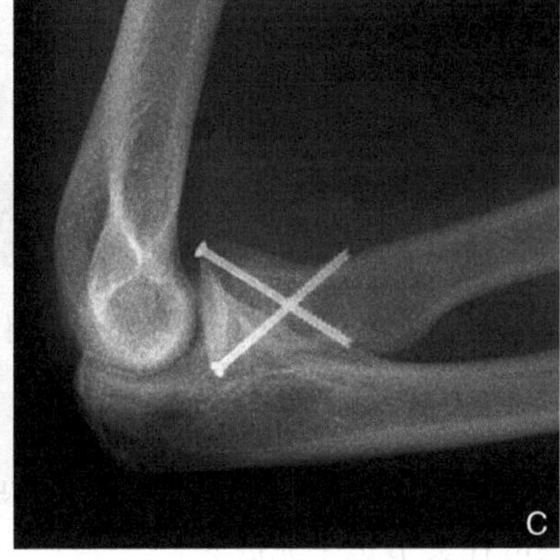

图33-50 桡骨颈骨折

A. Mason Ⅱ型桡骨颈骨折；B，C. 通过十字交叉技术恢复桡骨头高度

(引自Jackson JD，Steinmann SP. Radial head fractures. Hand Clin，2007，23(2)：185-193)

2. 骨块切除术　对于移位的骨折块，大小不及桡骨头的1/4、不包含桡骨关节面、骨折块无法进行手术复位内固定且骨折块的保留会影响肘关节活动的，可行骨折块切除术。骨块可以来源于肱骨小头或桡骨头，并且如果这些骨块是软骨成分，则在X线片上可能无法发现。肱骨小头骨块通常来源于其后部，这是由于肘关节常发生后外侧半脱位所致，如果这些骨块累及关节面小于25%~33%，则可以将它们切除。根据患者的全身及局部情况选择开放或关节镜技术切除骨块。骨块切除后应重新拼装检查是否完整，以免遗留骨块于关节内而影响肘关节活动。

3. 桡骨头切除术　明显移位桡骨头骨折，桡骨头过于粉碎而无法解剖复位获得坚强稳定的内固定，骨块较大为行单纯骨块切除术的桡骨头骨折均可行桡骨头切除术或同时行桡骨头置换术。进入关节囊后去除所有游离骨块，并于肱二头肌粗隆近侧横行截断去除桡骨头，同时切除骨膜防止新骨形成。桡骨头切除后，必须再次于内外翻及轴向应力下通过体查及X线透视评估肘关节及前臂的稳定性。评估肱骨小头有无软骨损伤或骨软骨骨折。当有手术指征时，同时处理合并的冠状突骨折，处理合并伤应当在置换桡骨

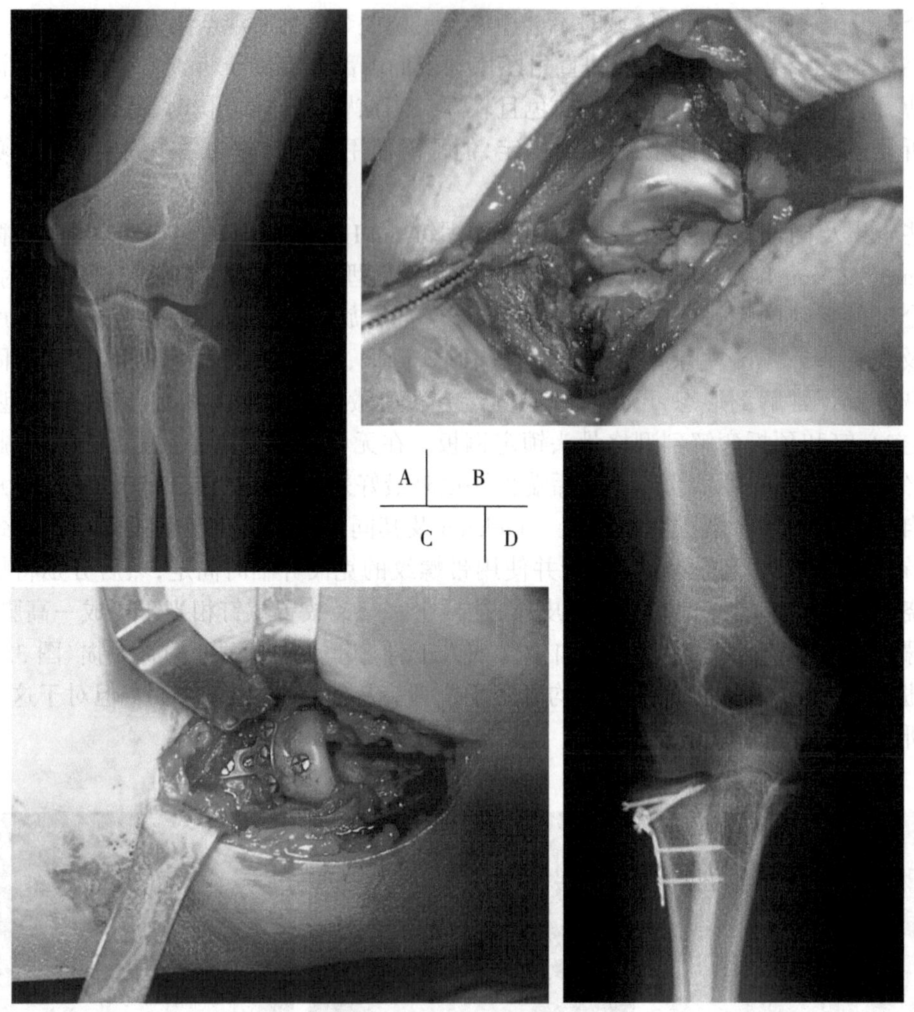

图 33-51 桡骨头骨折 Mason Ⅲ型

切开复位植骨钢板螺钉内固定

头前进行。对于那些不需行桡骨头置换术的患者，假使手术医生有能力同时处理其他关节内病损时，桡骨头切除可在关节镜下完成。

对于那些存在复合性肘关节不稳定的患者，如存在内外侧韧带损伤或 Essex-Lopresti 损伤，单纯行桡骨头切除而不行桡骨头置换术是禁忌的。生物力学研究已经表明桡骨头切除后肘关节在运动学、载荷传导及稳定性方面发生改变，它可以导致肱尺关节软骨过早磨损并诱发关节炎，而后者可导致关节疼痛。尽管文献报道的有症状的关节炎的发生率各有不同，但长期随访研究发现桡骨头切除后有影像学表现的关节炎的发生率较高。因此，越来越多的学者建议早期行桡骨头置换术。

4. 桡骨头置换术　桡骨头置换术指征为无法重建的有明显移位的桡骨头骨折，同时伴有肘关节脱位或已知存在有侧副韧带或骨间膜断裂。良好的桡骨头假体设计应具有：与患者正常的解剖相匹配，活动时与肱骨小头的关节面相符合，关节的盘状面能够吸附住肱骨小头以免造成肘关节不稳，且假体的置入和取出无太大困难。目前应用的桡骨头假体有单块金属桡骨头、压配式柄、骨水泥型柄、双极桡骨头。各种各样的假体材料已被应用在桡骨头假体中，例如丙烯酸树脂、硅酮类树脂、钴铬合金和钛合金。尽管硅酮树脂类假体早期成功应用于许多患者，但由于多种原因已被淘汰。目前金属桡骨头假体已经代替了硅树脂类桡骨头而成为桡骨头置换术的首选（图 33-52）。新型模块化金属桡骨头与患者解剖形态较为匹配且植入较为简便，可用于治疗硅酮类树脂桡骨头置换后并发的桡骨短缩。一项测量尸体近端桡骨的研究表明桡骨头为不规则的椭圆形，不同方向桡骨颈的轴线不同，并且桡骨头的直径与桡骨颈骨髓腔直径相关性很低。因此使用可选择型号的骨髓腔内植入物，更接近于

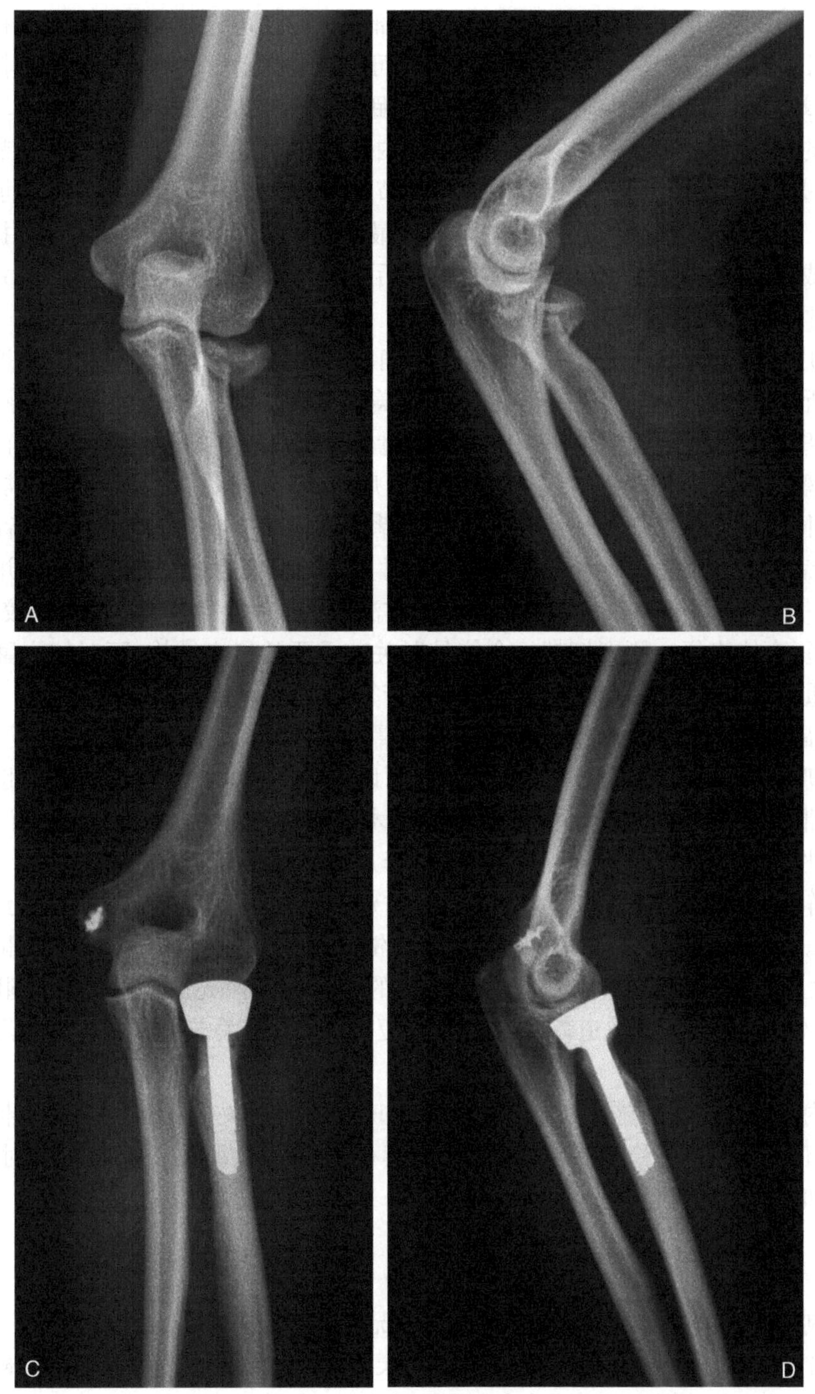

图 33-52 Mason Ⅲ型

A~B. 术前正侧位 X 线片;C~D. 金属桡骨头置换术后正侧位 X 线片

近端桡骨的正常解剖形态。由于双极假体能方便地在术中调整桡骨头的厚度,避免了肱桡关节压力过高而发生术后肘关节疼痛和活动受限,也减少了假体厚度不够造成肘关节外翻不稳定,因而使用较为广泛。

切除的桡骨头可作为选择假体型号的模板。在试模或植入假体的同时,评估假体的直径、高度、切迹和匹配性。首先横向切开环状韧带以显露桡骨头,然后确定合适的桡骨头截除平面。通常于肱二头肌粗隆近端横断桡骨颈,然后准备近端桡骨髓腔以匹配内植入物,可以施加内翻压力并将前臂旋后以改善术野显露。应用不同型号的髓腔锉将髓腔扩至合适的深度,必须精确恢复桡骨的长度,因为过长或过短都将导致肘关节不稳定。插入适当型号的试模以确保假体颈部平面与已切除的桡骨颈持平。模块化桡骨头设计时，试模桡骨头与试模桡骨柄配套使用，肘关节及前臂可以完全活动。同时需要注意假体与肱骨小头间匹配情况，应当在近端尺桡关节水平与肱骨滑车相关节，距离尺骨冠状突顶端约 2mm 远。在 X 线透视下评估远端尺桡关节的变化、尺骨的变化以及肱尺关节的内外侧间隙变化。内外侧肱尺关节间隙不平行提示肱桡关节过窄，这是因为假体桡骨头太厚导致肱尺关节间隙增宽。同时应当避免过度加压以减少肱骨小头软骨面的磨损。一旦基准线确定，就移去试模，换装最终植入的假体。假体柄可以根据髓腔内设计及其稳定性适当按压或者使用骨水泥固定于适当位置，然后使用打入器将假体桡骨头插入并固定于假体柄锥端。最后需再次评估肘关节及前臂的活动度及稳定性。

5. 关节镜治疗　关节镜治疗桡骨头骨折尚不明确。其优势主要包括镜下更直观地了解关节面损伤情况而不需通常所行的开放手术，较小的感染率，微创美容，减少了手术医生和患者暴露在 X 线下的概率。

Rolla 及其同事报道了通过关节镜下经皮固定桡骨头骨折可获得初步性满意功能的结果。Lapner 及其同事认为关节镜下关节清理术并关节囊松解术是治疗 Mason Ⅰ 型骨折并发关节纤维粘连的有效手段。Menth-Chiari 及其同事成功对 12 例创伤后肘关节炎患者行关节镜下桡骨头切除术，术后平均随访时间 39 个月，结果所有患者均没有发生关节镜桡骨头切除术常见的如感染、血管、神经损伤等并发症，7 例患者非常满意，4 例患者一般满意，1 例不满意。但此种治疗方法对手术医生的技术水平要求较高。

6. 侧副韧带复合体修复　侧副韧带复合体是肘关节重要的稳定结构，可对抗内翻和后外侧旋转应力。桡骨头修复重建或切除置换后，应当修复侧副韧带复合体，并将伸肌起点修复固定至肱骨外上髁。如果尺侧副韧带（侧副韧带复合体的后部）保持附着于肱骨外上髁，那么可将侧副韧带复合体的前半部分（环状韧带和桡侧副韧带）修复在后半部分上。这样修复可以将显露时劈裂出来的肌间隔闭合。

如果侧副韧带复合体和伸肌起点由于创伤或手术显露完全撕脱，则必须将它们修复于肱骨外上髁。使用不可吸收缝线将韧带末端连续褥式缝合，于尺侧副韧带起点处钻孔形成骨性隧道，该起点也是肱桡关节的旋转中心（肱骨小头的曲率中心），将重建的韧带束从其中穿过固定，也可使用锚钉缝线将其固定于此处。锚钉缝线的缺点是在那些需要铰链式外固定（急性或需要延期重建的慢性不稳定患者）的复杂肘关节不稳定的病例中，固定器中轴钉的插入可被原先放置的锚钉所阻挡。由于这个原因且为了节省成本，建议行经骨隧道修复。韧带修复之后，闭合关节囊，将伸肌总腱起点修复至肱骨外上髁。

在切开复位内固定或桡骨头置换术并修复好软组织之后，将肘关节置于某一屈曲伸直位，仔细评估肘关节旋前位、中立位及旋后位的稳定性。如果患者持续存在不稳定，肘关节屈曲≥40°时出现半脱位，则需修复内侧副韧带和屈肌旋前肌起点。

七、康复锻炼

康复计划的制订主要依据合并骨折或韧带损伤情况以及修复损伤结构后的稳定性。对于行单纯桡骨头置换术而尺侧副韧带未受损的患者，应当从术后当天便开始主动活动锻炼。活动间歇可使用颈腕吊带将肘关节保持在 90° 中立位。对于那些未合并韧带断裂的患者，使用夜间静态固定夹板伸直位固定 12 周。随着伸直角度的改善，每周调整夹板的位置。对于那些合并有肘关节脱位或遗留有不稳定的患者，术后 6 周再使用伸直位夹板固定。

合并有骨折、脱位或韧带损伤的患者应当于术后 1 天开始在安全范围内行主动屈伸活动锻炼。进行主动前臂旋转时应将肘关节保持屈曲 90°，这样可使受损或已修复的内外侧副韧带承受最小的应力。而伸展时也应将前臂保持在合适的旋转位，如果外侧副韧带受损而内侧副韧带完整，则应置于旋前位；如果内侧副韧带受损或经过修复而外侧副韧带完整，则应置于旋后位；如果内外侧副韧带均受损或经过修复，则应置于中立位。休息位夹板固定应将肘关节保持在 90° 且前臂置于合适的旋转位，固定 3~6 周。6 周内禁止被动伸展训练以减少修复作用弱化和异位骨化的发生。伸展训练应于受损韧带及合并骨折充分愈合后再开始，通常开始于术后 8~12 周。

对于那些因复杂肘关节损伤而接受手术治疗的患者，术后预防性口服吲哚美辛治疗，每次 25mg，每天

3次，口服3周，认为可能降低异位骨化的发生率。同样，也可以于术后72小时内行放射治疗，放射剂量为700cGy，但是这只用于异位骨化切除术的围术期，而非异位骨化的一级预防措施。

八、并　发　症

骨间后神经损伤可于远离桡骨二头肌粗隆截除或于桡骨颈前方放置拉钩时发生。最近研究表明当前臂旋前时，骨间后神经距离桡骨头关节面平均约3.8cm。因此当显露桡骨头时，特别是当采用指总伸肌劈裂入路时，前臂应尽量旋前以避免损伤骨间后神经。一些学者建议先游离辨别出该神经再行桡骨切除。

关节僵直、骨不连、畸形愈合、创伤后关节炎、缺血性坏死和疼痛或者内植入物凸出于关节腔导致的疼痛均为桡骨头骨折的并发症。关节僵直是肘关节最常见的并发症，主要是由于关节囊挛缩，环状韧带瘢痕形成，异位骨化，或者残留有软骨块或骨块而导致。肘关节终末伸展度的缺失比前臂旋转活动度的缺失常见，而前臂旋后比旋前较难恢复。当固定时间超过3~4周后结果相对较差，所以坚强的内固定是进行术后早期活动的必要条件，钢板固定可以提供比单纯螺钉固定更好的稳定性，但软组织剥离相对较多，增加了术后关节僵直的发生率。因此必须在坚强内固定及软组织剥离之间达到一种平衡。如果由于关节囊挛缩导致关节僵直，则需在康复理疗师的指导下进行被动伸展训练，同时使用静态进行性固定夹板。屈曲吊带可用于肘关节保持在终末屈曲位。对于难治性病例，应于术后12~16周使用螺旋扣夹板固定，那些前臂旋转活动度减退的患者可使用动力性预置旋后位夹板固定。伴有骨性终点的前臂旋转缺失提示有骨折畸形愈合或异位骨化，需行CT检查以确认并行手术治疗解除骨性阻挡。对于顽固性病例，采用开放或关节镜下关节囊松解术可获得满意疗效。

由于韧带修复不完全或失败而导致的肘关节不稳或复发脱位者，可采用保护性支具，韧带重建或跨关节外固定器进行治疗。

桡骨头置换术的并发症有假体松动、聚乙烯材料磨损、肱骨小头磨损和由于植入物过长而引起的疼痛。肱骨小头的创伤性关节炎是由于最初的创伤导致关节软骨损伤或关节持续不稳造成，也可由于桡骨头假体过长导致传递至肱骨小头的负荷增加所致。不管何种原因，当需要移除桡骨头假体时，应当确保肘关节外翻及轴向稳定性。

第六节　肘关节脱位

肘关节是人体内比较稳定的关节之一，但创伤性脱位仍不少见，其发生率约占全身四大关节(髋、膝、肩、肘)脱位总数的一半。10~20岁发生率最高，常属运动伤或跌落伤。

X线片的表现可以协助判断脱位的类型，尺桡骨双脱位是最常见的类型，相对于肱骨远端可以是向后、向内、向外或向前脱位，肘关节脱位是以前臂骨的方向来定义的(图33-53)。

新鲜肘关节脱位经早期正确诊断和及时处理后，一般不遗留明显功能障碍。但若早期未得到及时正确地处理，则可导致晚期出现严重功能障碍，此时无论何种类型的治疗都难以恢复正常功能，而仅仅是获得不同程度的功能改善而已。所以对肘关节脱位强调早期诊断、及时处理。

一、肘关节后脱位

(一) 受伤机制

因肘关节后部关节囊及韧带较薄弱，易向后发生脱位，故肘关节后脱位最为常见。多由传达暴力和杠杆作用所造成。跌倒时用手撑地，关节在半伸直位，作用力沿尺、桡骨长轴向上传导，使尺、桡骨上端向近侧冲击，并向上后方移位。当传达暴力使肘关节过度后伸时，尺骨鹰嘴冲击肱骨下端的鹰嘴窝，产生一种有力的杠杆作用，使止肘关节囊前壁撕裂。肱骨下端继续前移，尺骨鹰嘴向后移，形成肘关节后脱位。由于暴力方向不同，尺骨鹰嘴除向后移位外，有时还可向内侧或外侧移位，有些病例可合并冠突骨折。

多数急性脱位是累及尺桡骨的后脱位。后脱位、后外侧脱位及后内侧脱位之间很难进行区分，对治疗

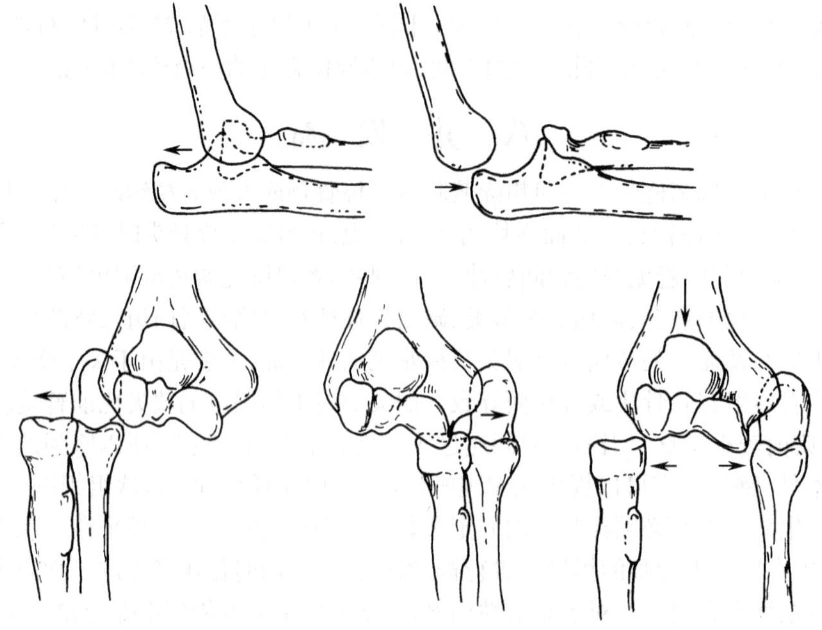

图 33-53 肘关节脱位以前臂骨的方向来定义

影响不大。而其他类型的脱位如内、外侧脱位、前脱位及爆裂型脱位，在临床上很少见，治疗也与后脱位有所不同。

（二）临床表现及诊断

肘部明显畸形，肘窝部饱满，前臂外观变短，尺骨鹰嘴后突，肘后部空虚和凹陷。关节弹性固定于120°~140°，只有微小的被动活动度，肘后骨性标志关系改变。X线检查：肘关节正侧位片可显示脱位类型、合并骨折情况。

（三）治疗方法

1. 闭合复位　诊断明确并对神经血管系统进行仔细评价之后，应及时行闭合复位。在局麻或臂丛麻醉下，两助手分别托住前臂和上臂进行对抗牵引，有侧移位者应先矫正侧移位，而后术者一手握上臂的下端，另一手握前臂，双手用力，在牵引下屈曲肘关节，一般屈曲达60°~70°时，关节即能自动复位（图 33-54）。复位后用长臂石膏托固定肘关节在屈肘90°的位置，3~4 周后去除外固定，逐渐练习关节自动活动。

2. 切开复位　很少需要切开复位。但对于超过 3 周的陈旧性脱位及并有鹰嘴骨折，或内上髁骨折块

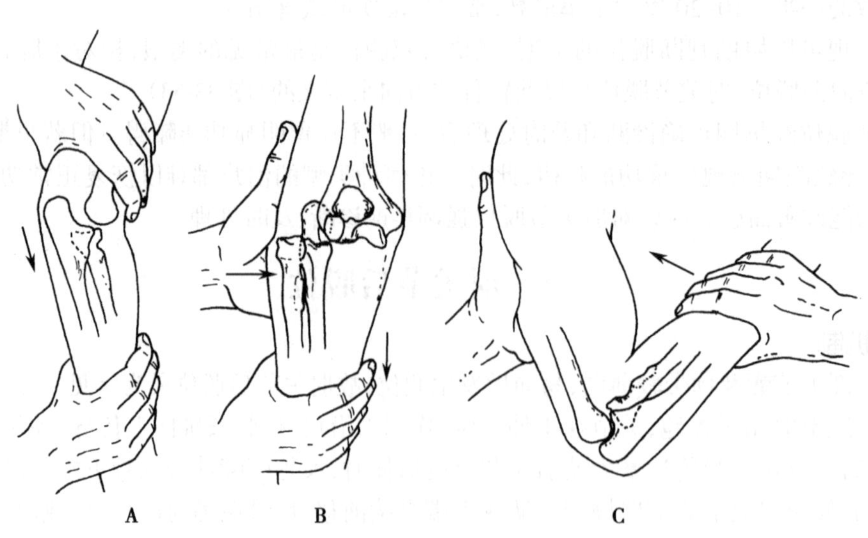

图 33-54 肘关节后脱位的复位

包括轴向牵拉（A）、校正内外向移位（B）和屈肘（C）

嵌入关节腔，或并有血管、神经损伤的新鲜脱位需行切开复位术。陈旧性脱位切开复位的疗效取决于手术时间的早或迟，手术愈早，疗效愈好。

手术方法：仰卧位，肘关节置于胸前。伤肢上臂用充气止血带，取肘关节后侧手术入路。先分离和保护尺神经，后在肱三头肌腱膜上作舌形切开下翻(图 33-55)，以备缝合时延长肌腱。再在肱骨下段的后正中线上纵行切开肱三头肌，直达骨膜，并于骨膜下剥离肱骨下端前、后面附着的肌肉、关节囊和韧带。由于尺神经已经分离和拉开，后面和侧面的剥离比较安全，但剥离前面时，须注意勿损伤肱动、静脉和正中神经。

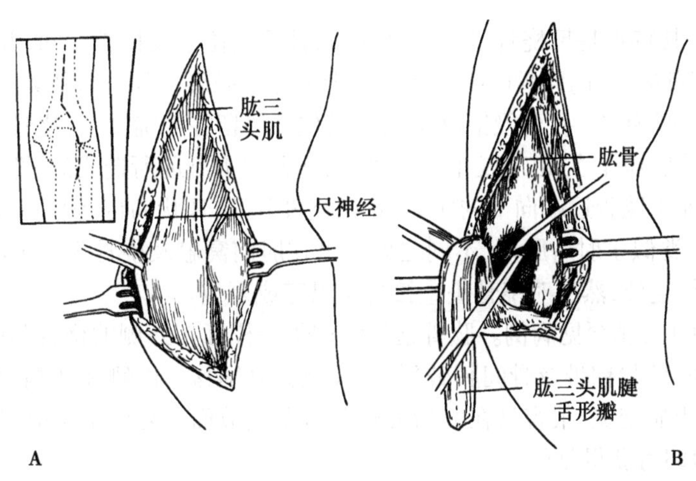

图 33-55　肘关节后脱位切开复位

分离肱骨下端后，肱骨与鹰嘴即已完全分开。如为新鲜脱位，只需清除血肿、肉芽及少量瘢痕，再将移位的骨折块复位即可。而陈旧性脱位在肱骨下端后面有大量骨痂形成，从外表看与肱骨干的皮质骨相似。如脱位时间较短，这些骨痂可用骨膜剥离器剥去；如时间过长，则须用骨刀切除。用同样方法清除尺骨半月状切迹，肱骨冠状窝的瘢痕组织，一般这些部位多为瘢痕组织，清除较易。清除骨痂过程中，如软骨面损伤严重，应考虑行关节成形术或融合术。如骨痂及瘢痕组织清除彻底，复位较易。助手将前臂屈曲并牵引，术者将鹰嘴向前推，待冠状突滑过肱骨滑车，即可复位。复位前即应松开止血带，彻底止血。复位后，将肘关节作全程伸屈活动数次，测试复位后的稳定性。肱三头肌挛缩者，应将肱三头肌腱膜延长缝合。术后用石膏托将肘关节固定于屈曲 90°位。3~4 周后去除外固定，逐渐练习关节自动活动。

二、肘关节前脱位

单纯肘关节前脱位在临床上非常少见。常因跌伤后处于屈肘位，暴力直接作用于前臂后方所致；或跌倒后手掌撑地，前臂固定，身体沿上肢纵轴旋转，首先产生肘侧方脱位，外力继续作用则可导致尺桡骨完全移位至肘前方。由于引起脱位的外力较剧烈，故软组织损伤较重，关节囊及侧副韧带多完全损伤，合并神经血管损伤的机会也增多；肘部后方受到打击，常合并鹰嘴骨折。

临床表现：可合并肱动脉损伤。复位前，肢体短缩，前臂固定在旋后位，肱二头肌腱将皮肤向前顶起绷紧。

治疗方法：基本的复位手法是反受伤机制，对前臂轻柔牵引以放松肌肉挛缩，然后对前臂施加向后、向下的压力，并同时轻柔地向前挤压肱骨远端，即可完成复位。复位后亦应仔细检查神经血管功能。肱三头肌止点可发生撕脱或剥离，应注意检查主动伸肘功能。复位后应屈肘稍小于 90°固定，根据局部肿胀和三头肌是否受损决定，若合并鹰嘴骨折，则需要切开复位内固定。

三、肘关节内侧和外侧脱位

侧方脱位分为内侧和外侧脱位两种。外侧脱位是肘外翻应力所致，内侧脱位则为肘内翻应力致伤。此时，与脱位方向相对的侧副韧带及关节囊损伤严重，而脱位侧的损伤反而较轻。肘关节增宽，上臂和前臂的长度相对正常。在正位 X 线片上，单纯肘外侧脱位可表现为尺骨的半月切迹与小头 - 滑车沟相关节，允许有一定范围的肘屈伸活动，非常容易造成误诊，特别是在肘部肿胀明显时。

复位方法：在上臂采取对抗牵引，轻度伸肘位牵引前臂远端，然后对肘内侧或外侧直接施压，注意不要使侧方脱位转化为后脱位，否则会进一步加重软组织损伤。肘内侧脱位常常是一个半脱位，而不是一个完全的脱位，合并的软组织损伤不如肘外侧脱位那样广泛、严重。Exarchou（1977）认为在肘外侧脱位中，肘肌可嵌入脱位的关节间隙，并阻挡关节复位，故外侧脱位有时需要手术切开复位。

四、肘关节爆裂性脱位

临床上非常罕见。其特点是尺桡骨呈直向分开，肱骨下端位于尺桡骨之间，并有广泛的软组织损伤。除有关节囊及侧副韧带撕裂外，前臂骨间膜及环状韧带也完全撕裂。分为两种类型：前后型和内外型。

1. 前后型　比内外型为多。尺骨及冠状突向后脱位并停留在鹰嘴窝中，桡骨头向前脱位进入冠状突窝内。尸体研究表明，此脱位是在 MCL 发生撕裂之后，前臂强力旋前所造成的，即前臂在外力作用下被动旋前和伸直，再加上施加于肱骨远端向下的应力，将尺桡骨分开，环状韧带、侧副韧带以及骨间膜都发生了撕裂。临床上此种脱位类似于肘后脱位，不同之处是可在肘前窝触及桡骨头。手法复位和肘后脱位复位类似，应首先对尺骨进行复位，然后对桡骨头直接挤压以完成复位。

2. 内外型　非常少见，属罕见病例。肱骨远端像楔子一样插入外侧的桡骨和内侧的尺骨之间。多为沿前臂传导的外力致伤，环状韧带及骨间膜破裂后，尺桡骨分别移向内侧及外侧，而肱骨下端则处在二者之间。容易诊断，肘部明显变宽，很容易在肘后方触及滑车关节面。复位手法应以伸肘位牵引为主，同时对尺桡骨施加合拢之力即可获得复位。

五、单纯尺骨脱位

在前、后直向上均可发生单纯尺骨脱位。首先，桡骨头作为枢轴，MCL 发生断裂，而 AL 及 LCL 保持完整。损伤机制中还需有肱骨及前臂的成角和轴向分离。正常情况下，尺骨近端在前臂旋后位稳定，只有前臂远端与桡骨之间发生旋转，而在此种损伤中，尺骨近端的固定作用丧失，允许整个前臂、包括尺骨近端与桡骨一起发生旋转。在前臂内收和旋后时，冠状突可发生移位至滑车后方。此时患肘保持在被动伸直位，前臂正常提携角消失，甚至可变为肘内翻。在伸肘和前臂旋后位进行牵引可获得复位，对前臂施加外翻应力有助于完成复位。单纯尺骨前脱位更为少见，此种损伤中，尺骨向前旋转，前臂外展，桡骨仍作为一个固定的枢轴，鹰嘴被带向前方，并且与冠状突窝发生锁定。此时患肘保持在屈曲位，提携角增加。在前臂内收和旋前位，直接向后挤压尺骨近端可获得复位。

六、单纯桡骨头脱位

临床上非常少见。若桡骨头向前脱位，应首先怀疑是否是 Monteggia 骨折脱位损伤的一部分：若向后脱位，则更像是肘关节后外侧旋转不稳定。推测前臂强力旋前和撞击极可能是创伤性单纯桡骨头后脱位的受伤机制。有两篇报道认为在前臂旋前位桡骨头可获得复位并且稳定，但其他学者认为在旋后位固定更好。急性损伤采取闭合复位一般能够获得成功。闭合复位失败者，可能有环状韧带等软组织嵌夹在肱桡关节间隙，需手术切开复位，应尽可能早期诊断、早期复位，避免切除桡骨头，以利于后期功能康复。Salama（1977）报道了 1 例由于电休克致肘部组织极度挛缩造成的桡骨头后脱位，也是因为延误了诊断，采取了桡骨头切除。应注意除外 Monteggia 骨折脱位和先天性桡骨头脱位才能诊断创伤性单纯桡骨头脱位。伤后，前臂旋前和旋后受限；侧位 X 线片上，桡骨头轴线在肱骨小头下方通过即可作出诊断。应与先天性桡骨头脱位鉴别，与后者相比，前者更少见。成人先天性桡骨头脱位在跌伤后可感到肘部疼痛，但前臂旋转仍勉强与伤前一样；由于桡骨的生长板发育延迟，腕部 X 线片上可发现下尺桡不平衡，类似于急性下尺桡关节分离，并且桡骨头呈穹隆状，肱骨小头发育平坦，无腕部不稳定，也没有前臂肿胀和疼痛。

七、桡骨小头半脱位

多见于 1~4 岁小儿，因为儿童肘关节的韧带、肌肉、骨骼发育不完全，关节囊较松弛，若肘部处于过伸位牵拉,肘关节内负压增加,将松弛的前关节囊及环状韧带吸入关节腔内,嵌于桡骨头与肱骨小头之间,桡骨头向桡侧移位,即形成半脱位。

临床表现及诊断:有被他人牵拉史,肘部疼痛,并保持于半屈曲位,前臂呈旋前位,肘部无明显肿胀,患儿拒绝用患肢取物。X 线检查多无明显改变。

治疗一般不需麻醉,手法复位即可。术者一手用拇指向后内方压迫桡骨小头,另一手持患手,屈曲肘关节,将前臂稍加牵引,并前后旋转,可感到或听到复位时的轻微弹响声,疼痛立即消失,患肘功能恢复。

第七节 复杂的近端尺桡关节骨折脱位

一、严重的肘关节三联损伤

1996 年 Hoctchkiss 首次在《成人骨折》一书中将肘关节后脱位合并桡骨头和尺骨冠状突骨折命名为肘部损伤三联症(terrible triad of elbow),因其治疗困难,常导致复发不稳定、关节僵硬、关节炎等并发症,故也有学者将其称为可怕三联症或恐怖三联症。2005 年 Armstrong 对这一概念加以补充,重新定义该损伤为肱尺关节后脱位合并尺骨冠状突骨折、桡骨头骨折以及外侧副韧带损伤,此外可能伴有或不伴有内侧副韧带、屈肌旋前圆肌止点、伸肌总腱、肱骨小头以及尺骨滑车切迹等软骨损伤。尽管国内外很少有单独介绍此类损伤的报道,但在包括这种类型损伤的报道中,其治疗效果不甚理想。例如,在有的报道中 13 例患者只有 4 例获得满意疗效。那些切除桡骨头的患者 90% 未获得满意。随着近年来生物力学及内固定技术的发展,此类损伤的预后得到一定改善,Pugh 等报道了 36 例,优良率达到 77.8%。

三联症是一种严重的复杂损伤,治疗时不仅要注意 X 线片可见的损伤。还要特别重视肘部稳定性及软组织损伤。其特点是:肱尺关节向后脱位;上尺桡关节多稳定;冠状突骨折绝大多数在其高度 50% 以下(即 Regan&Morrey Ⅰ型和Ⅱ型),基本为横断骨折,包括前关节囊附着点处骨折(即 O'Driseoll Ⅰ型)。主要需要与孟氏骨折脱位及经鹰嘴的肘关节骨折脱位相鉴别,三种骨折脱位类型有明显不同的治疗特点。

(一) 受伤机制

是严重的高能量损伤,多发于年轻人,受伤原因主要为高处坠落和车祸。其损伤机制为肘关节后脱位时,首先受到轴向应力作用,迫使其屈曲,随后旋后及外翻应力作用于肘部,从而引起骨折、韧带损伤以及肘关节后外侧旋转不稳定。根据损伤时暴力的大小,可进一步造成周围骨性结构及韧带和软组织的损伤。

(二) 诊断

X 线片仅能辨别所能看到的骨性损伤,包括肘关节后脱位、冠状突骨折及桡骨头骨折,但大多数情况损伤范围远不止于此,无论患者有没有出现肘关节不稳定的体征,均应考虑到周围韧带及软组织损伤的可能性。考虑到伴随的冠状突骨折及桡骨头对治疗方案及预后有明显影响,建议行肘关节 CT 扫描或三维重建。不要忽视由于上肢轴向暴力引起的伴随损伤,如桡骨远端骨折、尺骨近端骨折、前臂骨间膜撕裂、下尺桡关节脱位等。

(三) 治疗

非手术治疗存在风险,由于此类损伤使肘关节骨及周围韧带损伤严重,因此保守治疗很难维持关节的稳定性并允许早期进行功能锻炼。而手术治疗中,直接切除桡骨头的方法也不可取,因为肘关节可能会发生再次脱位。通过修复桡骨头或进行人工桡骨头置换,同时修复冠状突和前侧关节囊及外侧副韧带可取得良好的治疗效果。获得良好功能的前提是骨折块的稳定固定或重建冠突以及早期的功能锻炼。

1. 保守治疗 Pugh 等认为保守治疗需满足的条件是:肱尺关节和肱桡关节达到同心圆中心复位;肘关节有足够稳定性,关节的锻炼可在 2~3 周内进行;桡骨的骨折块相对较小且没有移位,对前臂的屈伸和旋转功能没有影响;冠状突的骨折块很小。

方法是患肢石膏或支具固定于肘关节屈曲 90°位 7~10 天,2 周后开始进行肘关节的屈伸锻炼,但避免伸肘大于 150°,1 个月内每周复查 X 线片,保证同中心复位,4~6 周后逐步增加肘关节活动范围。

2. 手术治疗 对于这类损伤的处理方法是直接对每一部位的损伤进行顺序修复,先修复冠突骨折,再修复桡骨头，然后是外侧副韧带，由内而外进行。

直接的外侧入路是首选入路，即经由肘肌和尺侧腕伸肌间显露肘外侧副韧带和关节囊。因为如果尺桡关节得到复位，内侧副韧带倾向于自然愈合。由于该部分结构多已撕裂损伤，所以应尽可能地从损伤本身造成的软组织裂隙进入肘关节。肘后正中入路切口最适合伴有尺骨近端骨折的病例，不但可同时显露肘关节内、外侧结构，而且可避免对表浅皮神经的损伤。除非冠状突、尺骨外侧副韧带和桡骨头的修复完成后还有内侧不稳定，否则不需要特意探查修复内侧副韧带。如果外侧入路显露尺骨冠状突困难，或术前有尺神经损伤症状，或需修补内侧副韧带，则可选择肘前内侧入路。

冠状突骨折的修复可以采用可吸收螺钉、板钉、锚钉或单纯螺钉固定的方式。对于较大的碎骨块(Regan&Morrey Ⅱ型或 Ⅲ型冠状突骨折)，可切开复位使用拉力螺钉，从前向后，或从尺骨的后面到达冠状突固定碎骨片(图 33-56)。对伴有尺骨鹰嘴骨折等尺骨近端的复杂骨折，则可首先将冠状突骨折块与其远端骨干进行复位，并以克氏针临时固定，再将近端的鹰嘴骨折块与尺骨进行复位，最后在尺骨后侧安放解剖型钢板进行固定，并通过钢板螺钉或拉力螺钉牢固固定。对于粉碎的、较小的骨折片，可通过锁定环的

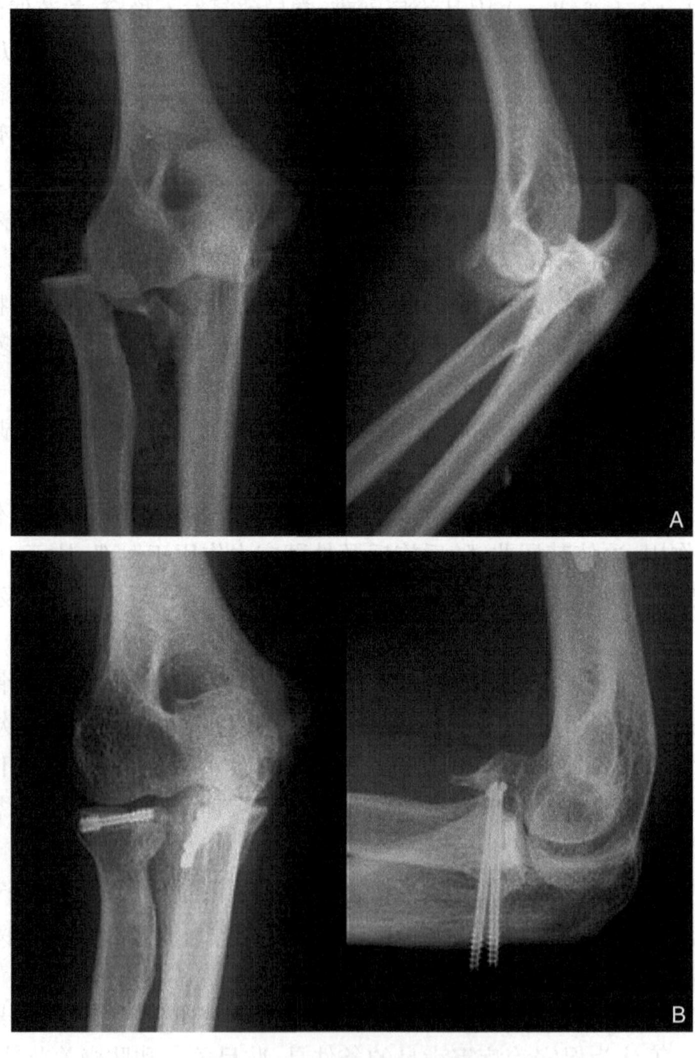

图 33-56 冠状突骨折的修复

A. 术前 X 线片显示肘关节后脱位并桡骨头骨折及尺骨冠状突骨折，即恐怖三联症；B. 经切开复位内固定术后 X 线片

(引自：Kazuki K，Miyamoto T，Ohzono K. A case of traumatic divergent fracture-dislocation of the elbow combined with Essex-Lopresti lesion in an adult. J Shoulder Elbow Surg，2005，14(2)：224-6)

捆绑带修复，然后把结放入锚内，锚插入冠状突基底部，通过牵拉非锁定的一端可将骨折碎片复位。

肘关节的外翻应力主要依靠内侧副韧带，但在内侧副韧带或同时合并骨间膜损伤时，桡骨头则成为对抗外翻应力的首要稳定结构。因此，在复杂的肘关节骨折脱位中修复桡骨头显得至关重要，既往我们在对其他损伤类型病例(桡骨头切除)的随访研究中发现，桡骨头切除的患者术后 2~3 年左右出现肘关节外翻不稳定的比例很高。对 MasonI 型、Ⅱ型和部分Ⅲ型的桡骨头骨折，可以采用可吸收钉或板钉内固定；对部分Ⅲ型和Ⅳ型的桡骨头骨折可以采取桡骨头置换，但是桡骨头切除应该慎重选择。结合此类不常见的损伤类型，我们建议临床医师应该高度重视修复重建工作，慎重选择桡骨头切除术。

肘关节外侧副韧带复合体，可应用不可吸收缝线将其缝合固定，或以锚钉固定。需特别强调的是，需将其缝合在肱骨远端外侧髁的肱骨小头圆周中心，即肘关节旋转中心。在术中测试重力伸展位时肘关节

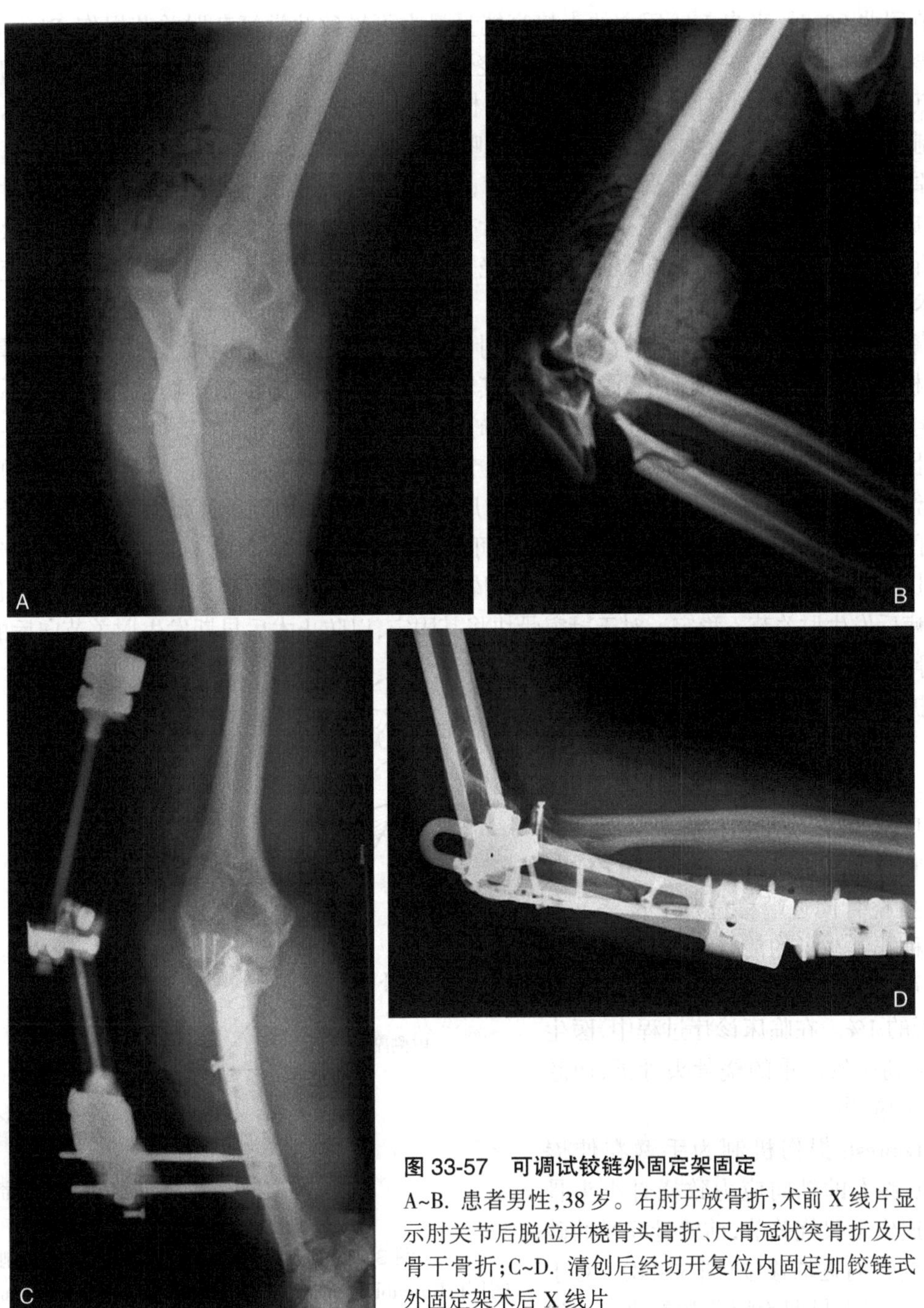

图 33-57 可调试铰链外固定架固定

A~B. 患者男性，38 岁。右肘开放骨折，术前 X 线片显示肘关节后脱位并桡骨头骨折、尺骨冠状突骨折及尺骨干骨折；C~D. 清创后经切开复位内固定加铰链式外固定架术后 X 线片

的稳定性，如出现严重的半脱位或脱位，要修复内侧副韧带。

对于某些患者采用可调式铰链外固定支架，可取得良好效果，可调整角度的铰链式外固定架的应用在很大程度上已达到稳定固定和早期功能锻炼的有效平衡(图 33-57)。铰链式外固定架对于肘关节周围骨折固定后的撑开作用十分明显，可调整角度，对于进一步辅助稳定内固定和预防肘关节囊的挛缩意义重大。

(四) 并发症

并发症的发生率和严重程度与受伤时骨骼和软组织吸收的能量大小有关。并发症包括肘部不稳定、创伤性关节炎、异位骨化及尺神经病变等，在严重的三联症损伤后都比单纯脱位及合并桡骨头骨折的脱位更严重。

二、经鹰嘴的肘关节骨折脱位

肘关节屈曲 90°时，来自前臂后方的直接高能量暴力可导致此类复杂肘关节损伤，Biga 等 1974 年首次用经鹰嘴肘关节骨折脱位一词，来描述这种尺桡骨近端前脱位伴尺骨鹰嘴滑车切迹骨折的损伤。此类损伤的特点是桡骨与尺骨同时向前方脱位，而上尺桡关节保持完好。由于此种损伤较为少见，临床医师对其致伤机制和病理过程认识较少，常误诊为单纯鹰嘴骨折或 Monteggia 损伤。

致伤原因多为汽车、摩托车车祸等高暴力因素，巨大的暴力使肱骨远端滑车嵌压进入尺骨近端滑车切迹，常常造成鹰嘴和滑车切迹发生复杂的粉碎性骨折。肘关节的正侧位 X 线可显示出鹰嘴及尺骨近侧干骺端的骨折，前后位和侧位 X 线片可显示近端尺桡关节有无脱位。建议行 CT 或重建 CT 检查用于更合理的制订手术方案。

经鹰嘴肘关节骨折脱位时，多伴有Ⅲ型冠突骨折(冠突基底部骨折)，可能会延伸到尺骨骨干，而侧副韧带完整，桡骨头骨折在此类损伤中并不常见。其不稳定性主要是由于滑车切迹的破坏而不是肱尺关节脱位。影响治疗效果的重要因素是近端尺骨的粉碎程度及骨折复位固定的质量，因此治疗要点主要是对尺骨近端骨折进行复位和固定，并尽量解剖复位关节面，保证肘关节的稳定性，尽早进行无痛的功能锻炼。

手术常规采用肘后正中入路切口，对于简单的尺骨近端骨折采用克氏针张力带固定，对于复杂的尺骨近端骨折可采用钢板螺钉、张力带螺钉固定。钢板可采用 1/3 管型钢板、LCP、LC-DCP 或解剖重建钢板固定。经鹰嘴的肘关节骨折脱位治疗中应重视肘关节周围软组织和骨的受损程度，如侧副韧带、尺骨冠突及桡骨头等，防止治疗后发生肘关节不稳定。对于冠突骨块将其固定，以防止术后早期发生肘关节向后的半脱位；对伴有的桡骨头骨折应复位固定，必要时行桡骨头置换，保护肘关节的次要稳定结构。

三、Essex-Lopresti 损伤

Essex-Lopresti 损伤是指桡骨头骨折合并前臂骨间膜(interosseous membrane，IOM)断裂，进而发生桡骨向近端移位及下尺桡关节脱位，是一种非常少见的前臂及腕、肘部同时受累的损伤。Levin 报道这种损伤约占所有桡骨头骨折的 1%。在临床诊疗过程中，医生往往只注意到比较严重的桡骨头骨折，而忽略了骨间膜的损伤。

Essex-Lopresti 损伤机制为手臂在伸展位时受到足够大的轴向应力致桡骨小头骨折，移位并损伤下尺桡关节，前臂骨间膜的破坏，使整个桡骨向近端移位(图 33-58)。对于 Essex-Lopresti 损伤早期治疗非常重要。初诊时患者的症状和医生的注意力往往集中在肘

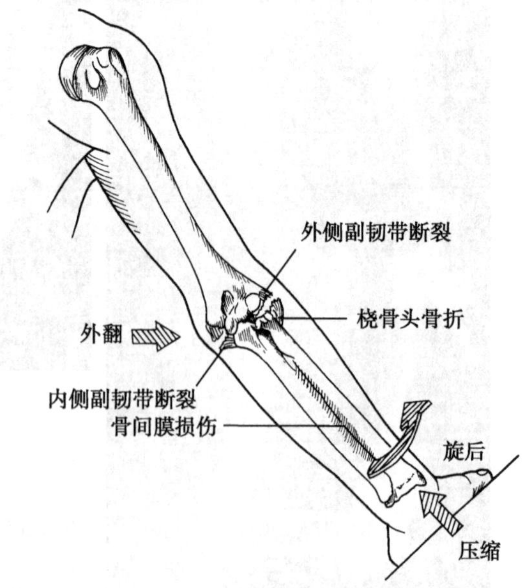

图 33-58 Essex-Lopresti 损伤的受伤机制

(引自：Rosenblatt Y，Athwal GS，Faber KJ. Current recommendations for the treatment of radial head fractures. Orthop Clin North Am，2008，39(2)：173-85)

部的桡骨小头骨折，前臂和腕部的表现经常不明显。如患者前臂显示沿骨间膜有触痛，且在病史中有明显下尺桡关节不稳定、关节压痛或腕部疼痛，则提示骨科医师应该注意联合损伤的可能。拍摄包括肘、腕部的全臂全长 X 线片，可疑者要拍摄健侧的 X 线片对比。如条件允许 MRI 检查以明确骨间膜的损伤和下尺桡关节的分离。

Essex-Lopresti 损伤治疗成功的关键在于恢复或重建桡骨的正常长度。应早期对桡骨头骨折行切开复位内固定，如桡骨头骨折粉碎严重不能行内固定时可考虑桡骨头假体置换。对前臂骨间膜损伤的患者，单纯行桡骨头切除术，会使桡骨进一步向近端移位，随后出现下尺桡关节脱位。1988 年，Edwards 和 Jupiterc 将 Essex-Lopresti 损伤分为三型：Ⅰ型：移位的桡骨头骨折块较大，没有或只有轻度粉碎，适于行切开复位内固定术；Ⅱ型：桡骨头严重粉碎性骨折，需行桡骨头切除或假体置换；Ⅲ型：陈旧性损伤，桡骨向近端移位已无法复位，需行尺骨短缩和桡骨头假体置换。对于下尺桡关节脱位的处理也是 Essex-Lopresti 损伤治疗的一个重要环节，应早期进行复位并检查其稳定性，如稳定则可用石膏或支具将前臂固定于充分旋后位，如不稳定则用克氏针固定。3 周拔除克氏针，4 周开始行功能锻炼。

第八节　肘部损伤的并发症

一、肘关节异位骨化

肘关节异位骨化是指发生在肘关节周围的非钙化组织发生新骨形成、关节周围软组织中出现成熟板层状骨的现象(图 33-59)。包括继发于肌肉、骨骼损伤后的异位骨化，创伤后神经源性异位骨化以及原发性进行性骨化性肌炎等。近年来随人工肘关节的广泛应用及肘部骨折切开复位内固定的推广，异位骨化的发生率显著提高，日益受到关注。

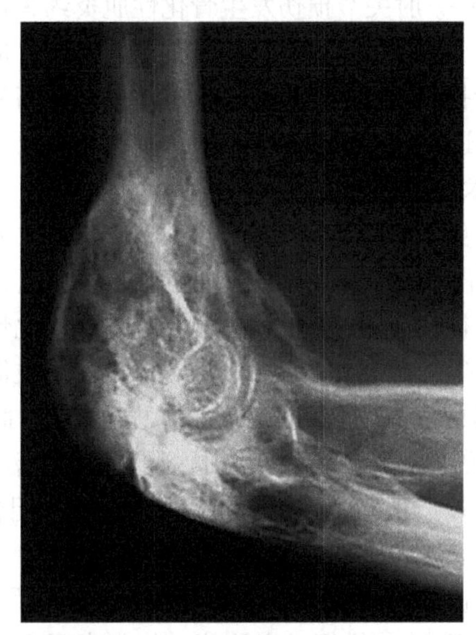

图 33-59　肘关节侧位提示异位骨化

典型的肘关节异位骨化始于损伤、手术、烧伤或神经系统创伤后 2 周。骨化早期，局部肿胀、充血、疼痛和压痛，最具特征性的体征是肘部伤后 1~4 个月内逐渐出现肘僵硬。检查发现肘关节主、被动活动受限制。病变早期，局部可有红斑、肿胀和压痛，但肘关节仍保持一定范围的活动。随着病情进展，肘关节活动度逐渐减少。通常于伤后 3~9 个月，异位骨化成熟，肘关节主、被动活动范围稳定下来。迟发性神经麻痹是肘关节异位骨化的并发症，可于几个月或几年后出现。在患者能够进行肘关节活动操练之前应避免施行肘关节粘连松解手术。

对怀疑异位骨化者除拍摄标准的肘关节、前臂和腕关节正侧位 X 线平片外，还要进行特殊位置的摄片检查(如肱骨髁、斜位、肘关节隧道位和外翻应力位摄片)。一般在伤后 2 周 X 线检查就可发现异位骨化，早期边界不清，没有骨小梁；随着病变发展边界逐渐光滑，出现骨小梁，提示异位骨化成熟。CT 可精确定位异位骨化，显示肘部复杂的关节面，轴位断层还可了解尺骨滑车关节和尺桡上关节，清晰显示尺骨滑车关节内外侧缘异位骨化。

肘关节异位骨化根据肘关节活动范围作功能分类：Ⅰ型：X 线检查肘关节或前臂有异位骨化，但功能活动无限制，患者需预防治疗；Ⅱ型：异位骨化有部分功能活动限制，又可分为三个亚型：ⅡA 型肘关节屈伸活动限制；ⅡB 型前臂旋前旋后活动限制；ⅡC 型屈伸活动和旋前旋后活动均限制；Ⅲ型：关节强直不能活动。

异位骨化预防药物有二磷酸盐和非甾体类抗炎药。二磷酸盐可干扰骨化时的钙化，用于预防，但停药则钙化反弹出现。非甾体类抗炎药可减少肘关节异位骨化发生率和严重程度。也可在切除异位骨化术后72小时一次性照射肘关节700cGy。肘关节粘连和异位骨化都应积极活动操练，研究认为缓慢且渐进的被动活动有助于治疗肘关节粘连，主动活动是预防肘关节粘连的关键。

对无症状、功能不受影响者应保守治疗，骨化影响功能或疼痛时则需手术切除。研究发现，肘关节屈伸活动范围为30°~130°，前臂活动范围在旋前50°至旋后50°时就可完成90%的日常活动。肘关节粘连松解指征：①屈伸 <100°或旋前旋后 <100°；②X线证实骨折愈合；③X线证明肱尺关节面完整；④X线确认异位骨化成熟；⑤损伤已稳定；⑥肘部软组织稳定。在手术时机的问题上仍有争议，建议至少在伤后4个月后进行。儿童手术与成人不同，据报道儿童异位骨化可自行缓解，如儿童中枢神经病变恢复后异位骨化即自行消失。

适当清创可预防肘关节创伤后异位骨化。伤口引流、术后非甾体类抗炎药或放疗也可预防异位骨化发生。一旦出现异位骨化，需手术治疗，有80%~90%的患者可恢复肘关节活动。手术需等到所有的骨折、伤口都愈合和炎症平息时，一般在损伤后3~6个月手术比较安全。异位骨化切除及关节囊松解后骨化复发率很少，且多数患者可恢复功能范围内的肘关节活动。

二、创伤性骨化肌炎

创伤性骨化性肌炎又称局限性骨化性肌炎、损伤性骨膜下血肿骨化等，临床并不少见(图33-60)。肘关节周围是骨化性肌炎的好发部位之一。肘关节损伤发生骨化性肌炎约3%，85%骨化性肌炎的患者来自肘关节脱位，肘关节骨折合并脱位者发病率更高。其确切发病机制还不清楚，常与肘部创伤有关，脱位、骨折、手术是其主要的致病因素。

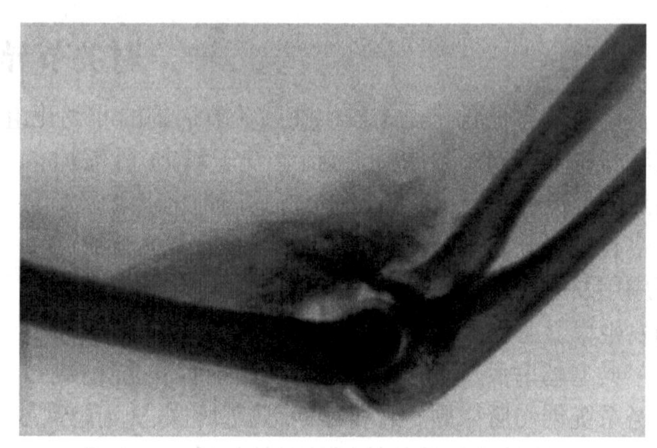

图33-60 X线片显示肱肌骨化性肌炎

避免及减轻肘部损伤后血肿形成，血肿清除、早期脱水消肿、避免骨膜多次损伤、避免强制被动活动为预防创伤性肘关节骨化性肌炎发生的重要原则。早期尽早治疗、复位制动、冰敷、止血用药，可减轻血肿程度；早期血肿穿刺、骨折术后正确的引流有利清除血肿；损伤后，抬高患肢，脱水用药有利肿胀消退；避免多次手法整复，可保护骨折断端骨膜，避免骨膜多次损伤后成骨细胞进入血肿。正确的功能锻炼及康复手段，配合中药熏洗、理疗也是避免创伤性关节骨化性肌炎的重要途径之一。

症状顽固经非手术治疗无效者可考虑手术治疗。对于严重的肘关节周围骨化性肌炎可采用手术切除骨化组织，关节松解术来治疗。临床表现为肘关节区的肿胀与压痛，肘关节被动活动与主动活动均受限。肘关节疼痛与肿胀逐渐减退，在肘部可触及一个界限清楚的硬肿块，肌肉无弹性。连续X线片观察，开始呈云雾状环行钙化，以后逐渐轮廓清楚，中央透亮。成熟后外周骨化明显致密，其内为骨小梁，与邻近骨之间常有透亮分界线。此时处于静止状态，疼痛完全消失，关节活动范围逐渐变小，最终僵在某一角度，这时则可以安全地切除骨化组织及关节松解。

手术方法为在臂丛麻醉下取肘外侧切口或后侧切口，在肱骨外上髁嵴部，分别向肘前及肘后剥离，显露骨化组织将其切除。术毕放置引流，术后7天即可开始肘关节活动。

三、创伤性肘关节强直位

肘关节强直常由于肘部骨折、脱位或软组织挫伤等原因制动过久，导致软组织粘连与挛缩。因此，单纯松解软组织挛缩很少成功。严重的关节强硬需要行关节固定术或者关节成形术治疗。

(一) 非手术治疗

除用一段理疗外，应该坚持自动功能锻炼，亦可用支具疗法，比如铰链式支具，均能取得一定的疗效。

(二) 手术疗法

适应证：适用于挛缩在非功能位，并经非手术治疗无效者。

1. 伸直位关节外强直的手术方法　做一长后外侧纵向切口，暴露肱三头肌肌腱。在上臂中线做一纵向切口，通过三头肌和骨膜，从肱骨作骨膜下剥离，横向切开三头肌附着到关节囊后面的纤维，直到鹰嘴，松解所有的挛缩组织。手术时注意保护尺神经，肘关节屈曲 90°制动，10 天后开始主动与被动活动。

2. 屈曲位关节外强直　即因外伤而致肘关节强直在 60°或大于 60°的屈曲性挛缩症而需行关节软组织松解者。

Wilson 手术法：应用空气止血带和电凝。肘关节前面做一弯曲的切口，一般中心在肱桡肌和肱肌的间隔上。假如主要的病理改变在内侧部位，应做一个前内侧弯曲进路。切开前面的筋膜，分离并 Z 形切开肱二头肌肌腱以延长之。暴露桡神经，向外侧牵开，显露肱血管和正中神经，向内侧牵开。通过肱桡肌腱(但 Glynn 等主张连同肱肌切断)和前关节囊部分作纵形切口，显露肘关节。完全切除关节囊的增厚和挛缩部分(必要时切开侧副韧带的前半部)以及任何纤维束带，或关节前面部分的增生骨刺。去除止血带，充分止血，闭合伤口。防止瘢痕组织再形成是手术成功的关键。放置的引流管需在 48~72 小时后去除。屈肘 90°固定，2 周后去石膏进行主动伸屈活动。

四、肘关节骨性关节炎

肘关节骨性关节炎原发性少见(仅见于部分高龄人群)，在临床上多见于继发性，常有以下两种情况：第一种情况为由于关节软骨面直接遭到破坏而未能获得满意复原者，如肱骨髁间骨折或粉碎骨折等，或强力手法被动活动或木工作业者，使软食磨损超过了机体的修复能力；第二种情况为近关节骨折造成的骨折畸形愈合(如肘内、外翻畸形)，由于力线发生异常导致关节负重不均，关节负重大的部分软骨面遭受超负荷的撞击与磨损，致使关节软骨面破坏与软骨下骨质裸露，最终演变为骨性关节炎。

本病多有明确的肘关节急性或慢性损伤史，该关节由隐痛逐渐变为钝痛与关节活动受限为特征。晚期常有肿胀与滑膜炎征象，活动可出现摩擦音或有绞锁现象，以及肌肉萎缩或关节畸形等症状。一般当患肘反复伸屈活动后疼痛可以有所减轻，但活动过度会在运动时或休息后疼痛更明显，甚而夜间休息仍疼痛，在天气变化时亦常出现症状。X 线片显示肘关节软骨糜烂、间隙变窄、骨质密度增高、关节边缘增生，形成骨刺或可见到及触到关节游离体。在诊断上需与类风湿关节炎相鉴别。

对于所有的肘部损伤来说，关节僵硬是一个最常见的并发症。除了最简单的损伤外，所有的损伤都可能使肘部运动持久地丧失，通常是伸展的功能丧失。严重的运动功能丧失通常伴随异位骨化、关节不匹配、尺神经病变或骨关节病。对复杂的或无效的关节僵硬，通过手术解除挛缩的关节囊、紧束的尺神经、清除异位骨块以及骨赘，通常能改善肘部功能。不鼓励为了恢复肘部运动而进行被动训练，以避免产生异位骨化、影响骨折愈合或致臂部骨折。

五、骨筋膜室综合征

(一) 临床表现

1. 局部表现　由于本综合征是局部病症，在严重情况下才影响全身，故早期表现以局部为主。创伤后肢体深部的广泛、持续性剧烈的灼痛，且进行性加剧。出现麻木感及异样感，继之出现疼痛，为本症最早期的症状。至晚期，当缺血严重，神经功能丧失后，感觉即消失，再无疼痛。手指呈屈曲状态，肌力减退，被动牵伸手指，可引起剧烈疼痛，为肌缺血早期表现。表面皮肤略红，温度稍高，肿胀并不显著，但有严重压痛。检查受累神经管辖区域有感觉异常，过敏或迟钝，晚期感觉缺失。应特别注意，前臂骨筋膜室内压力达 8.66kPa(约 65mmHg)时，即可发生室内血供障碍。而此压力远远低于患者的收缩压，不足以影响肢体主要动脉的血流，因此远端动脉及毛细血管充盈仍正常。如任其发展，筋膜室内压力高到一定程度则使远侧脉搏减弱，直至消失。

2. 全身表现　体温升高，脉率增快，血压下降，白细胞增多，血沉加快，尿中出现肌球蛋白等。均在晚期肌肉缺血较长时间后，已发生肌坏死时才出现。

（二）诊断

骨筋膜室综合征的早期诊断传统上常根据其症状及体征，即5p征：疼痛（pain）、苍白（pallor）、无脉（pulselessness）、麻痹（paralysis）、感觉异常（paresthesia）。现多数学者认为，与伤情不符的，在被动拉伸或挤压筋膜室内的肌肉时所引起的疼痛一旦出现则应高度怀疑骨筋膜室综合征的发生。Badhe等提到与伤情不符的且不能用止痛药物缓解的疼痛是诊断潜在发展的骨筋膜室综合征最早的最可靠的指标。

本症主要在早期诊断，诊断依据：①患肢受压挤等外伤史，剧痛；②骨筋膜室区触之压力增高，明显压痛；③肌肉活动障碍，在前臂表现为手指伸屈障碍；④骨筋膜室内肌肉被动牵拉疼痛，在前臂背被动牵伸手指致明显疼痛，大都不能完全伸直手指；⑤通过骨筋膜室的神经干的功能障碍，感觉早于运动。具备②③④项即可确诊。有条件时可做B超检查，亦可用超声多普勒检查血液循环情况，协助诊断。

本症是一种具有恶性循环、进行性加重的疾病，伤后24小时即可形成。如处理正确及时可完全恢复功能，否则将造成严重功能障碍甚至截肢。

（三）治疗

1. 非手术治疗　用保守疗法治疗早期骨筋膜室综合征，可取得一定疗效。解除过紧的外固定，应用甘露醇及苄氟噻嗪（可使室内压持续下降），有条件可采用高压氧治疗。

2. 手术治疗　非手术疗法可使某些早期患者缓解，但由于本症发展迅速，后果严重，故宁可失之于过早手术切开，而不可失之于延误。手术方法是彻底切开筋膜减压。

(1) 手术指征：①肢体明显肿胀.疼痛剧烈；②皮肤感觉异常或消失，肌肉收缩无力；③骨筋膜室触之压力高，深压痛明显：④剧烈的远端肢体被动牵拉痛；⑤尿中出现肌球蛋白；⑥已行切开但切口小，减压不彻底；⑦组织压测定在4.0kPa（约30mmHg）以上者。

(2) 手术要求：①上臂前侧位于肱二头肌上，后侧位于肱三头肌上；前臂掌侧位于屈肌群上，背侧位于肱桡肌与桡侧腕伸肌之间；手部鱼际肌间隙位于鱼际肌与第1掌骨间，掌中间隙位于小鱼际肌与第5掌骨间（图33-61，62）。②切口要够长，减压要彻底，每个受累骨筋膜室均应切开。③确认坏死的肌肉要彻底切除。④减压后一般不作深部探查，如必须探查时应注意保护重要神经和血管。⑤创面上重要神经、血管和肌腱不应裸露，应行减张缝合。⑥如无感染，应争取在2周内封闭切口，二期缝合或植皮。切开减压后，血液循环可望改善，但亦可发生缺血—再灌注损伤，并且大量坏死组织毒素将进入血液循环，应积极防治失水、酸中毒、高钾血症、肾衰竭、心律不齐、休克及败血症等并发症。应密切观察患肢及全身变化，若抢救无效，应考虑截肢，以挽救患者生命。

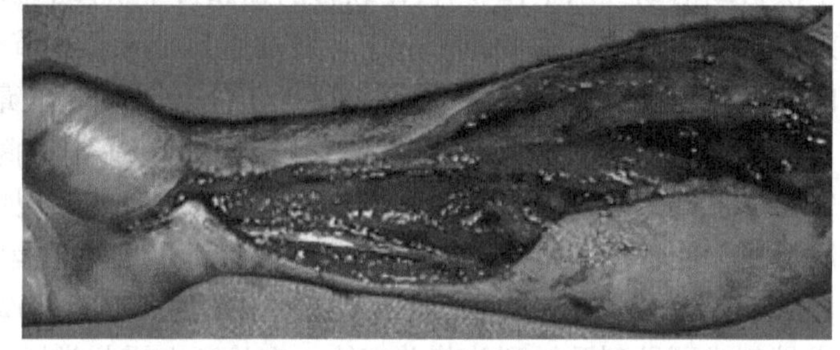

图33-61　前臂掌侧切开减压

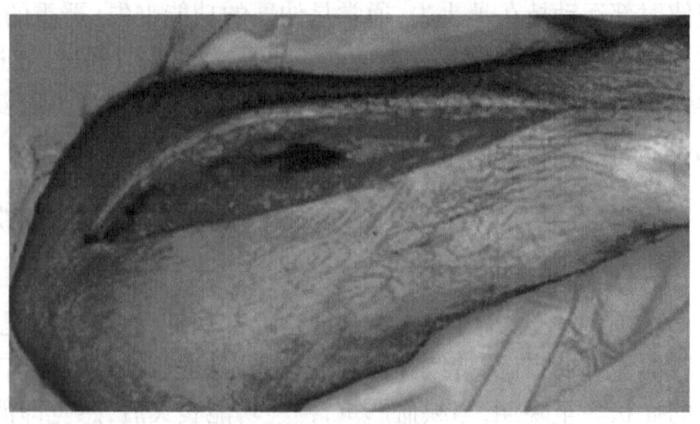

图33-62　前臂桡侧切开减压

六、前臂缺血性肌挛缩

前臂缺血性肌挛缩于1881年由Volkmann首次报道，1978年，Muborak对其提出如下定义：Volkmann挛缩是指在前臂密闭的筋膜腔内，由于组织液压力升高而导致筋膜腔内肌肉、神经循环障碍而产生的一系列症状。此病发病机制复杂，晚期对手功能损害严重，且很大一部分患者为儿童、青少年(图 33-63)。早期诊断和及时治疗即将发生的 Volkmann 挛缩，可减少该病的发生率，减轻其发展至晚期时的严重程度以及对手功能的损害程度。未诊断出或未认识到前臂骨筋膜室综合征而延误治疗可导致手部功能不同程度的损害，故预防至关重要。

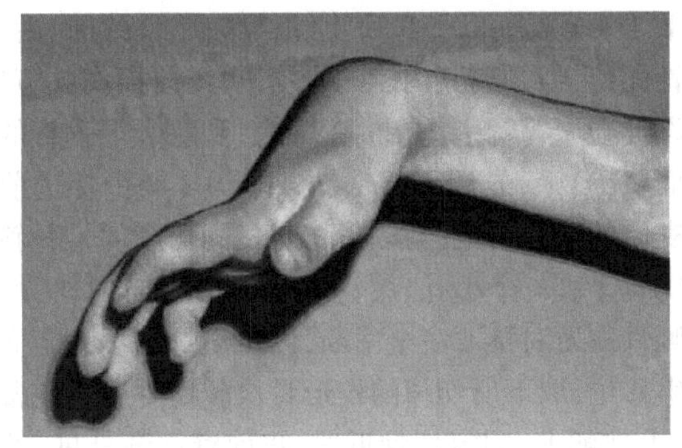

图 33-63 Volkmann 挛缩

(一) 病因

任何原因造成前臂筋膜间室内压力增高导致室内组织发生血液循环障碍，血容量减少，均可导致肌肉缺血、变性、坏死、形成瘢痕挛缩。常见原因为：①肱骨髁上骨折、肘关节骨折、前臂骨折及广泛软组织损伤，未及时处理及处理不当；②前臂邻近筋膜间室动脉损伤；③注射某些刺激性药物致动脉痉挛、栓塞；④前臂严重烧伤等。

Volkmann 挛缩的发病早期，常常被人们忽略，对其诊断主要依靠临床推断。其早期主要诊断依据同骨筋膜室综合征。

(二) 治疗

1. 伤后 24~48 小时的治疗　此期处理正确与否对患肢预后起决定性作用。急性骨筋膜室综合征被称为是需要立即诊断及积极手术干预的外科急症之一，一旦延误诊断或未进行迅速而恰当的治疗即可导致远期严重畸形，筋膜切开减压术是此期公认的治疗原则。

2. 伤后 48 小时 ~6 个月的治疗　对于此阶段分期、治疗方式选择，学者们存在较大分歧。一般认为，发生 Volkmann 挛缩后，应观察 6 个月 ~1 年，此前采用运动支具、夹板固定、物理疗法、运动疗法等保守治疗，必要时再手术治疗，有肌腱移位术、截骨术、肌肉移植术、前臂旋转畸形矫正术等。

Volkmann 挛缩的预防、早期诊断及治疗至关重要，一旦达 Volkmann 挛缩的中晚期，无论哪种治疗方式都存在弊端，都不能完全纠正其挛缩畸形及完全恢复前臂及手的功能，对患者生活及工作造成很大影响。在我国，由于多方面因素儿童、青少年患病率较高，顾玉东等提出，儿童肱骨髁上骨折是发生 Volkmann 挛缩最常见的病因，故预防儿童 Volkmann 挛缩应从正确诊治其肱骨髁上骨折着手。

七、肘内翻畸形

为髁上骨折最常见的并发症，由于内侧皮质压缩和未断骨膜的牵拉，闭合整复很难恢复正常对线；,悬吊式石膏外固定或牵引治疗均不能防止内倾和旋转移位；骨折愈合过程成骨能力不平衡，内侧骨痂多，连接早，外侧情况相反，内、外侧愈合速度悬殊使远段内倾进一步加大。

预防措施：①闭合复位后肢体应固定于有利骨折稳定位置，伸展尺偏型骨折应固定在前臂充分旋前和锐角屈肘位；②通过手法过度复位骨折使内侧骨膜断裂，消除不利复位因素；③骨折复位 7~10 天换伸肘位石膏，最大限度伸肘，同时手法矫正远段内倾；④不稳定骨折或肢肿严重不容许锐角屈肘固定者，骨折复位后应经皮穿针固定，否则牵引治疗；⑤切开复位务必恢复骨折正常对线，提携角宁可过矫，莫取不足。内固定要稳固可靠。

轻度肘内翻无需处理，肘内翻 >15°畸形明显者可行髁上截骨矫形。通常采用闭合式楔形截骨的方法，从外侧切除一楔形骨块。术前先摄患肘伸直位正位 X 线片，测量出肘内翻的角度，然后算出应予矫正的角度。先画出肱骨轴线 AB，另沿尺桡骨之间画一轴线 CD，与其相交点 E，再画一直线 EF，使∠FEB=10°(提携角)，则∠DEF 即为需切骨矫正的内翻角。然后于肱骨鹰嘴窝上 1.5~2cm 处画一与肱骨干垂直的横线 HO，并于 O 点向肱骨桡侧画一斜线 GO，使∠HOG 等于∠DEF，楔形 GHO 即为设计矫正肘内翻应切除的骨块，其底边在桡侧(图 33-64)。

手术取外侧入路，在上臂下 1/3 外侧，沿肱骨外髁嵴做一长约 6cm 的纵形切口。判明肱三头肌与肱桡肌的间隙，分开并向前拉开肱桡肌与桡神经，将肱三头肌向后拉，沿外上髁纵向切开骨膜，在骨膜下剥离肱骨下1/3至鹰嘴窝上缘为止,以显露肱骨的前、后、外侧骨面,无需剥离其内侧的骨膜,也不要损伤关节囊。按设计在鹰嘴窝上约1.5~2cm处,和肱骨干垂直的横切面(HO)上,先用手摇钻钻一排约3~4个穿透前后骨皮质的小孔,再在与测量切骨相同角度的另一斜面(GO)上,钻一排小孔,用锐利骨刀由外向内切骨,至对侧骨皮质时不要完全凿断,以免切骨端不稳定而易发生移位,取下所切掉的楔形骨块。切骨后将前臂伸直,手掌朝上,固定切骨近段,将前臂逐渐外展,使切骨面对合,矫正达到要求后,即可用两根克氏针,分别自肱骨内外上髁钻入,通过切骨断面,达到并恰好穿透对侧骨皮质为止,折弯尾端于骨外;亦可用U形钉内固定。彻底止血,需要时,可摄X线片复查,了解畸形矫正是否满意,否则重新复位与内固定。克氏针尾端埋在皮肤下,分层缝合切口。术毕,用前后长臂石膏托固定肘关节于功能位。

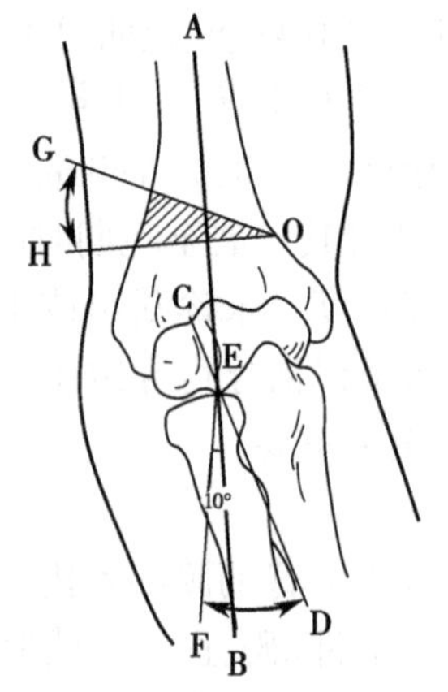

图33-64 肘内翻楔形切骨测定
使∠HOG=∠DEF

八、肘外翻畸形

肘关节提携角增大,超过了正常度数,造成肘部外形改变者,称为肘外翻畸形,也是肘部外伤的远期并发症之一,较肘内翻畸形少见,易并发迟发性尺神经炎症状。桡偏型肱骨髁上骨折复位不良或未经治疗,在桡偏位置上畸形愈合;或因为肱骨内髁正常生长,外髁骨骺早闭而生长缓慢或停止,可造成肘外翻畸形。儿童未整复的肱骨外髁骨折和肱骨远端全骺分离骨折,发生骨骺外侧早闭或外髁骨骺缺血坏死,也可导致肘外翻畸形。其他还可由肘关节脱位未整复或复位不良所致。

因而,对于肘部骨折或脱位,应尽早准确复位,力争解剖复位,复位后应立即摄片,发现复位不满意后,应拆除外固定物后重新复位。位置仍不满意应及时切开复位内固定,这样可大大降低肘外翻的发生率。对于破坏肘部正常解剖关系的手术,如桡骨小头切除术,应慎重考虑,严格掌握适应证。肘部骨折或脱位的治疗应贯彻争取恢复其正常解剖形态及功能的原则,是减少外翻畸形的重要措施之一。儿童肘外翻畸形可选择保守治疗或手术治疗。大多数畸形因对功能影响不大,不需手术治疗,而畸形明显或合并有严重的创伤性尺神经炎、创伤性关节炎者可选择不同的单纯或组合术式治疗。

轻度肘外翻畸形合并肘关节骨性关节炎,临床症状较轻的病例,选择保守治疗,主要针对疼痛而言,包括功能锻炼、理疗等物理治疗以及非甾体类消炎镇痛等药物治疗。轻度肘外翻畸形合并尺神经炎症状,应早期进行手术治疗,以免神经损害进一步加重。

尺神经的中度和重度损害非手术治疗效果甚微,而神经中度损害手术优良较高,重度损害也可取得满意结果。术式可选用尺神经松解前移术。轻中度病变选用神经外松解术;重度病变需行神经内松解术。肘外翻畸形明显或合并骨性关节炎者,可选择肱骨髁上截骨术,以恢复肘关节正常生物力线,减轻疼痛,防止尺神经炎和骨关节炎的发生。肘外翻畸形有明显临床症状,包括尺神经炎及骨关节病症状者,是手术适应证;而他们认为部分患儿家长出于美观,要求改变肘部外形,也可作为截骨术的相对适应证。

九、肘部骨折延迟愈合、不愈合

临床上骨折部仍有明显的异常活动、疼痛、肿胀及皮温略高,虽经积极治疗至8个月时仍不能愈合,应认为是骨折不愈合(图33-65)。如在4个月以内未愈合,经采取积极相应措施后而能逐渐愈合者,为骨折延迟愈合。

1. 症状和体征

(1) 骨折端异常活动:肘部骨折经4~8个月治疗后,检查时骨折端有异常活动(假关节现象)即可诊断。

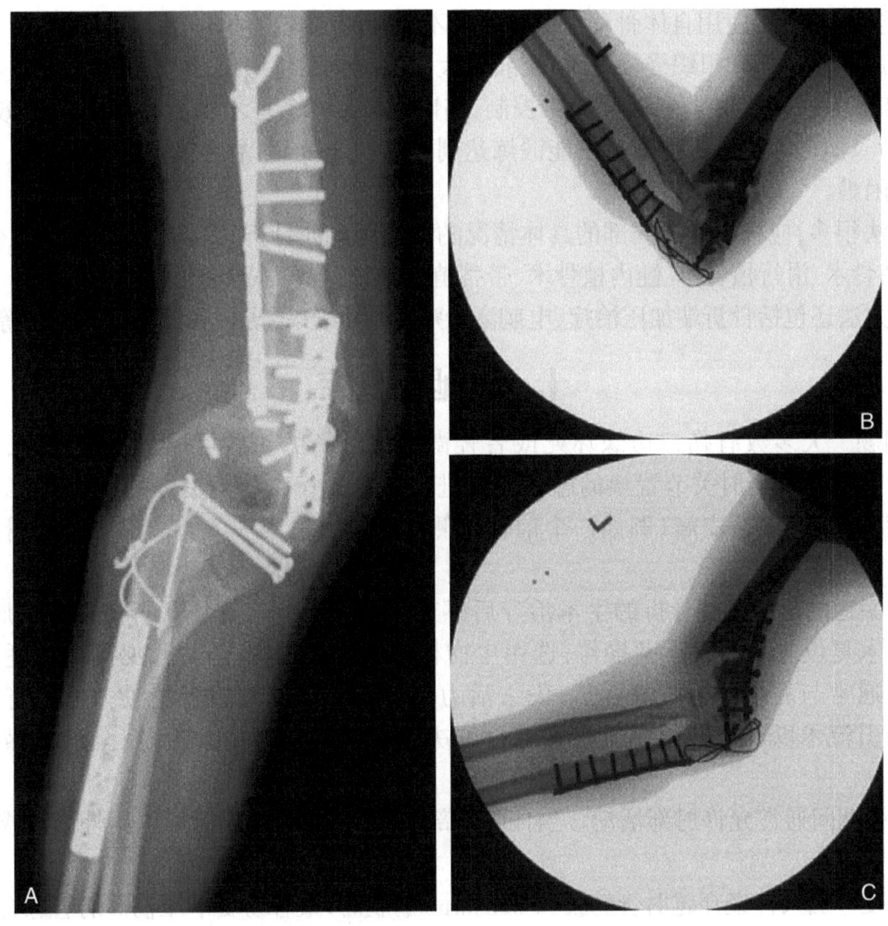

图 33-65 显示肱骨髁上骨折不愈合的侧位相

8 个月为不愈合，4 个月可能是延迟愈合，但此项时间并非绝对。

(2) 疼痛：骨端在移动或试做负重时，出现局部疼痛，不愈合者也可有无疼痛表现的。

(3) 畸形与肌萎缩；不愈合的骨折可有成角、短缩、旋转等畸形。肱骨内上髁骨折不愈合者可并有肘内翻畸形及肘管综合征；肱骨外上髁骨折不愈合者可并有肘外翻畸形和迟发性尺神经炎等。由于长期制动，可出现关节挛缩畸形及失用性肌萎缩等。

(4) 负重功能丧失或减弱：某些肘部骨折不愈合者仍有一定负重功能。

(5) 骨传导音降低。

2. X 线检查

(1) 骨折端有间隙。

(2) 骨折端硬化，骨折面光滑清晰。

(3) 骨髓腔封闭。

(4) 骨折端萎缩疏松；

(5) 骨折端硬化，相互成为杵臼状假关节。

3. 骨折延迟愈合的预防和治疗

(1) 预防：主要是充分利用对骨折愈合有利的因素，将不利因素消除或降至最低：①保护伤肢、减少损伤，尤其在运送时要妥善固定；②早期复位。骨折移位导致局部血管扭曲被压，局部血管栓塞，影响骨折端血运；③尽量采取闭合整复，复位时动作要轻柔，切勿追求解剖复位而反复多次整复；④避免骨折端形成间隙；⑤固定要确实完善，时间要充足，过早地去除外固定，很容易发生骨折延迟愈合、不愈合及再骨折；⑥合理的功能锻炼；⑦注意用药，尽量避免应用皮质类固醇、抗凝剂、抗风湿制剂等影响骨折愈合药物；⑧加强营养，治疗慢性消耗性疾病；⑨预防感染。

(2) 骨不愈合的治疗:使用自体骨移植是治疗骨不愈合的传统方法。术前必须考虑到:①骨折断端周围软组织需健康。如局部软组织受损严重,皮肤有大面积硬化贴骨瘢痕,须先行植皮或皮瓣移植,为手术创造条件;②如原为感染开放骨折,须待感染控制,伤口愈合 3~6 个月才能手术,并应用有效抗生素预防感染;③患肢关节及肌肉术前应进行充分功能锻炼达到较好功能,否则术后较长时间固定会导致关节、肌肉功能恢复非常困难。

植骨的方法很多,应根据骨折局部的具体情况酌情选用。如骨折端周围植骨、上盖植骨术、双侧上盖植骨术、嵌入植骨术、滑行植骨术、髓内植骨术、带蒂植骨术、带血管蒂游离骨移植术等。

其他治疗方法还包括骨折端加压治疗、电刺激治疗骨不愈合、诱导成骨及人造骨移植等。

十、其他并发症

1. 伤口问题　大多数有伤口边缘坏死或者轻微伤口分离的患者可通过换药治疗,但是有移植物暴露或者具内有潜在的全肘关节置换的患者应当进行手术治疗以获得更好的皮肤覆盖。对这种情况,通常用局部旋转皮瓣、带蒂皮瓣(例如一个前臂桡侧皮瓣),偶尔用一个游离的带微血管的组织转移进行治疗。

2. 感染　幸运的是肘关节骨折的手术治疗后感染非常少见。对开放骨折清创要彻底,并预防性应用抗生素。手术复位时要严格无菌操作,选用生物相容性好的内固定器材,必要时亦适当预防性应用抗生素。感染通常与复杂的开放性骨折、失去活力的骨折碎块以及患者免疫力低下有关。这些感染常常通过扩创引流术以及静脉给予抗生素治疗解决。但对于复杂的骨折,完全根除感染通常需要去除移植物。

在治疗感染期间通常允许肘部活动。当伴随肘部不稳定,或骨不连时可以用外固定或铰链外固定进行辅助治疗。

3. 神经病变　当尺神经穿越肘管筋膜和 Osbourne 筋膜时,最容易受卡压伤。肘管综合征是一种渐进性发展的慢性尺神经病变,在肘部损伤后相当普遍,可能是由于在损伤后肿胀、出血、组织损伤和畸形、瘢痕形成和组织挛缩、异位骨化以及骨关节病的形成引起。对一些有风险的骨折,例如肘部的骨折脱位,应常规地做原位尺神经的减压。

尺神经病变除了影响手的功能外,还会引起关节硬和疼痛。认识到尺神经的重要性,并且始终对尺神经功能障碍的症状体征进行评估具有重要意义,特别是当关节僵硬或疼痛比在其他情况下或许所能预料到的更严重时,要高度怀疑。

急性尺神经功能障碍(由于损伤所致,或者由于外科手术期间的操作引起),通常能得到恢复。但并不是总能如此,一些病例需要一年甚至更长时间。系列的临床检查和神经传导方面的研究以及肌电图检查,能有助于确定是否值得进行外科手术处理。此外,正中神经、桡神经等也容易损伤,要注意保护。

4. 肘关节不稳定　真正的肘关节不稳定或连枷肘通常与骨丢失或骨不连接有关。发生在骨折脱位后的不稳定通常涉及残留的位置错乱和肘关节不匹配。这将导致骨关节病的发生,必须尽可能快地处理,几周的肘部活动和使用都能永久性地损伤关节面。尽管早期的再次手术增加了广泛异位骨化的风险性,但肘关节在手术治疗后仍位置不良,要尽快进行再次手术。严重时,只有考虑进行植入关节成形术或者全关节置换术,但这两种手术对年轻、活动量大的患者并不是一个较好的选择。

5. 上肢静脉血栓形成　随着经上肢静脉置管技术应用的增多,上肢深静脉血栓形成发病率有上升趋势。可见于肘部外伤患者,主要表现为上肢肿胀、疼痛、皮肤青紫和浅静脉怒张等四大症状。若治疗不及时将严重影响上肢功能,血栓蔓延、栓子脱落等能引起肺栓塞等严重并发症,甚至死亡。临床上主要通过影像学检查来确诊,彩色多普勒超声检查常作为首选,其敏感度为 78%~100%,特异性为 81%~100%。但由于特殊解剖位置所限,彩超有时难以明确病变,因此,对临床上高度怀疑但彩超结果阴性者,可行 CTV 检查或静脉造影。目前治疗的最佳治疗方案仍存在争议,常用方法为保守治疗、介入治疗和外科手术治疗。

6. 肘关节周围疼痛性钙化症　肘关节周围钙化与软组织中的焦磷酸钙堆积有关。钙盐沉着于肌腱内，邻近软组织内或韧带的骨附着点附近，发生于肘关节的钙化多见于伸肌腱。其症状和体征类似于急性肱骨外上髁炎，表现为局部肿胀疼痛，皮肤温度升高，皮色发红，压痛明显。X 线可发现关节旁边小的薄片状钙化影。治疗时应将患肘屈曲 90°位置制动休息 2~3 周时间，局部冷敷和应用止痛剂，或者局部注射激素。症状顽固经非手术治疗无效者可考虑手术切除钙化灶。

（张殿英）

参考文献

1. Canale ST. Campbell's operative orthopaedics. 9th ed. Singapore: Harcourt Publishers, 1998, 3456-3460
2. Wilson PD. Fractures and dislocation in the region of the elbow. Surg Cynecol Obstet, 1933, 56: 335
3. Brotzman SB. Clinical Orthopaedics Rehabilitation. USA: Anne S. Patterson, 1995, 316
4. Gupta R. Intercondylar fractures of the distal humerus in adults. Injury, 1996, 27(8): 569-572
5. Bopp F, Tiele mann FW, Holz U. Elbow dislocation with fracture of the coronoid process and comminuted fracture of the radius head. Unfallchirurg, 1991, 94(6): 322
6. Waddell JP, Hatch J, Richards RR. Supracondylar fractures of the humerus: Results of surgical treatment. J Trauma, 1988, 28: 1615-1621
7. Bucholz, R. W. Rockwood and Green's Fractures in adult[M]. 6th ed, Philadelphia: Lippincott, 2009, 2296: 1641-1655
8. Canale, Beaty. Campbell's Operative Orthopaedics. 11th ed. Mosby, An Imprint of Elsevier, 2007
9. Browner, B. D&J. B, Jupiter. Skeletal Trauma[M]. 4th ed, Philadelphia: Elsevier Health Sciences, 2008, 2626: 1372-1591
10. Alsubael MO, Hegazy AAM. Radiographic evaluation of the normal elbow carrying angle in adults. J. Med. Sci, 2010, 10: 40-44
11. S ayre RH. Volkmann's ischemic paralysis and contracture. J Bone Joint Surg Am, 1908, 2-6: 221-233
12. Fraser J, Leversedge MD, Thomas J, et al. Compartment Syndrome of the Upper Extremity. The Journal of Hand Surgery, 2011, 36(3): 544-559
13. Sodl JF, Bassora R, Huffman GR, et al. Traumatic myositis ossificans as a result of college fraternity hazing. Clin. Orthop. Relat. Res, 2008, 466(1): 225-230
14. Shin Sj, Kang SS. Myositis Ossificans of the elbow ater a Trigger Point Injection. Clinics in Orthopedic Surgery, 2011, 3(1): 81-85
15. Ken MD. Yamaguchi: Advanced Reconstruction Elbow. Amer Academy of Orthopaedic, 2007
16. Bowers RF. Myositis ossificans traumatica. J Bone Joint Surg, 1937, 19(Am): 215-221
17. Huang Xingwei, Huang Jian. Prevention and Cure of the Traumant Myositis Ossificans of the Elbow Joint. West China Medical Journal, 2007, 22(4): 809-810
18. Kurer MH. Completely displaced supracondylar fracture of the humerus in children. A review of 1708 comparable cases, 1990
19. Pollock JW, Faber KJ, Athwal GS. Distal humerus fractures. Orthopedic Clinics of North America, 2008, 39(2): 187-200
20. Chaudhary S, Patil N, Bagaria V, et al. Open intercondylar fractures of the distal humerus: Management using a mini-external fixator construct. Journal of Shoulder & Elbow Surgery, 2008, 17(3): 465-470
21. Strauss, Eric J. Alaia, Michael. Egol, Kenneth A. Management of distal humeral fractures in the elderly. Injury, 2007, 38(Suppl 3): 10-16
22. Dowdy PA, Bain GI, King GJ, et al. The midline posterior elbow incision. An anatomical appraisal. J Bone Joint Surg, 1995, 77(Br): 696-699
23. Wilkinson JM, Stanley D. Posterior surgical approaches to the elbow: A comparative anatomic study(see comment). J Shoulder Elbow Surg, 2001, 10: 380-382
24. Ring D, Gulotta L, Chin K, et al. Olecranon osteotomy for exposure of fractures and nonunions of the distal humerus. J Orthop Trauma, 2004, 18: 446-449
25. Ek ETH, Goldwasser M, Bonomo AL. Functional outcome of complex intercondylar fractures of the distal humerus treated through a triceps-sparing approach. Journal of Shoulder & Elbow Surgery, 2008, 17(3): 441-446
26. Pajarinen J, Bjorkenheim JM. Operative treatment of type C intercondylar fractures of the distal humerus: results after a mean follow-up of 2 years in a series of 18 patients. J Shoulder Elbow Surg, 2002, 11: 48-52
27. Self J, Viegas SF, Buford WL Jr, et al. A comparison of double-plate fixation methods for complex distal humerus fractures. J Shoulder Elbow Surg, 1995, 4: 10-16
28. Helfet DL, Hotchkiss RN. Interal fixation of the distal humerus: a biomechanical comparison of methods. J Orthop Trauma, 1990, 4:

260
29. Schemitsch EH, Tencer AF, Henley MB. Biomechanical evaluation of methods of internal fixation of the distal humerus. J Orthop Trauma, 1994, 8:468-475
30. Jacobson SR, Glisson RR, Urbaniak JR. Comparison of distal humerus fracture fixation a biomechanical study. J South Orthop Assoc, 1997, 6:241-249
31. Shawn W. O' Driscoll Optimizing stability in distal humeral fracture fixation. Journal of Shoulder and Elbow Surgery, 2005, 14: 186-194
32. Kamineni S, Morrey BF. Distal humeral fractures treated with noncustom total elbow replacement. J Bone Joint Surg Am, 2005, 87 (Suppl 1) (Pt 1):41-50
33. Kamineni S, Bernard F. Distal humeral fractures treated with noncustom total elbow replacement. J Bone Joint Surg, 2005, 87(Am): 41-50
34. Morrey BF, An KN, Chao EYS. Functional evaluation of the elbow // Morrey BF. The Elbow and its Disorders. 2nd ed. Philadelphia: Saunders, 1993, 86-89
35. John H, Rosso R, Neff U, et al. Operative treatment of distal humeral fractures in the elderly. Journal of Bone and Joint Surgery, 1994, 76(B):793-796
36. Caja VL, Moroni M, Vendemia V, et al. Surgical treatment of bicondylar fractures of the distal humerus. Injury, 1994, 25:433-438
37. Gill DR, Morrey BF. The Coonrad-Morrey total elbow arthroplasty in patients who have rheumatoid arthritis. A ten to fifteen-year follow-up study. J Bone Joint Surg, 1998, 80(Am): 1327-1335
38. Hargreaves D, Emery R. Total elbow replacement in the treatment of rheumatoid disease. Clin Orthop, 1999, 366:61-71
39. Morrey BF, Adams RA. Semiconstrained elbow replacement for distal humeral nonunion. Journal of Bone and Joint Surgery, 1995, 77(B):67-72
40. Kozak TK, Adams RA, Morrey BF. Total elbow arthroplasty in primary osteoarthritis of the elbow. J atrthroplasty, 1998, 13:837-842
41. Hildebrand KA, Patterson SD, Regan WD, et al. Functional outcome of semiconstrained total elbow arthroplasy. Journal of Bone and Joint Surgery, 2000, 82(Am): 1379–1386
42. Cobb TK, Morrey BF. Total elbow replacement as primary treatment for distal humeral fractures in the elderly patients. Journal of Bone and Joint Surgery, 1997, 79(A):826-832
43. Ray PS, Kakarlapudi K, Rajsekhar C, et al. Total elbow arthroplasty as primary treatment for distal humeral fractures in elderly patients. Injury, 2000, 31:687-692
44. Gambirasio R, Riand N, Stern R, et al. Total elbow replacement for complex fractures of the distal humerus: An option for the elderly patient Journal of Bone and Joint Surgery, 2001, 83(Br):974-978
45. Garcia JA, Mykula R, Stanley D. Complex fractures of the distal humerus in the elderly. The role of total elbow replacement as primary ment. Journal of Bone and Joint Surgery, 2002, 84(Br):812-816
46. Kamineni S, Morrey BF. Distal humeral fractures treated with noncustom total elbow replacement. J Bone Joint Surg Am, 2004, 940-947
47. Brian PL, Robert AA, Bernard FM. Polyethylene wear after total elbow arthroplasty. J Bone Joint Surg, 2005, 87(Am): 1080-1087
48. Chapman-Sheath PJ, Giangrande P, Carr A J. Arthroplasty of the elbow in haemophilia. Journal of Bone and Joint Surgery, 2003, 85(Br): 1138-1140
49. Mason ML. Some observations on fractures of the head of the radius with a review of one hundred cases. Br J Surg, 1954, 42(172): 123-132
50. Morrey BF. Radial head fracture//Morrey BF. The elbow and its disorders. Philadelphia: WB Saunders, 2000, 341-363
51. Ring D, Jupiter JB, Zilberfarb J. Posterior dislocation of the elbow with fractures of the radial head and coronoid. J Bone Joint Surg Am, 2002, 84(4):547-551
52. Dubberley JH, Faber KJ, Macdermid JC, et al. Outcome after open reduction and internal fixation of capitella and trochlear fractures. J Bone Joint Surg Am, 2006, 88(1):46-54
53. Ring D. Displaced, unstable fractures of the radial head: fixation vs. replacement-what is the evidence? Injury, 2008, 39:1329-1337
54. Struijs PA, Smit G, Steller EP. Radial head fractures: effectiveness of conservative treatment versus surgical intervention: a systematic review. Arch Orthop Trauma Surg, 2007, 127(2):125-130
55. van Glabbeek F, van Riet R, Verstreken J. Current concepts in the treatment of radial head fractures in the adult. A clinical and biomechanical approach. Acta Orthop Belg, 2001, 67(5):430-441
56. Ikeda M, Oka Y. Function after early radial head resection for fractures: a retrospective evaluation of 15 patients followed for 3-18 years. Acta Orthop Scand, 2000, 71(2):191-194

57. Harrington IJ,Sekyi-Otu A,Barrington TW,et al. The functional outcome with metallic radial head implants in the treatment of unstable elbow fractures:a long-term review. J Trauma,2001,50(1):46-52
58. Grewal R,MacDermid JC,Faber KJ,et al. comminuted radial head fractures treated with a modular metallic radial head arthroplasty. Study of outcomes. J Bone Joint Surg Am,2006,88(10):2192-2200
59. Frosch KH,Knopp W,Dresing K,et al. A bipolar radial head prosthesis after comminuted radial head fractures:indications, treatment and outcome after 5 years. Unfallchirurg,2003,106(5):367-373
60. Dotzis A,Cochu G,Mabit C,et al. Comminuted fractures of the radial head treated by the Judet floating radial head prosthesis. J Bone Joint Surg Br,2006,88(6):760-764
61. Chapman CB,Su BW,Sinicropi SM,et al. Vitallium radial head prosthesis for acute and chronic elbow fractures and fracture-dislocations involving the radial head. J Shoulder Elbow Surg,2006,15(4):463-473
62. Amis AA,Dowson D,Wright V. Elbow joint force predictions for some strenuous isometric actions. J Biomech,1980,8:765-775
63. Pomianowski S,Morrey BF,Neale PG,et al. Contribution of monobloc and bipolar radial head prosthesis to valgus stability of the elbow. J Bone Joint Surg Am,2001,83(12):1829-1834
64. King GJ,Zarzour ZD,Rath DA,et al. Metallic radial head arthroplasty improves valgus stability of the elbow. Clin Orthop Relat Res,1999,368:114-125
65. Beingessner DM,Dunning CE,Gordon KD,et al. The effect of radial head excision and arthroplasty on elbow kinematics and stability. J Bone Joint Surg Am,2004,86(8):1730-1739
66. Ozt ü rk K,Esenyel CZ,Orhun E,et al. The results of open reduction and internal fixation of radial head fractures. Acta Orthop Traumatol Turc,2004,38(1):42-49
67. Beingessner DM,Dunning CE,Gordon KD,et al. The effect of radial head fracture size on elbow kinematics and stability. J Orthop Res,2005,23(1):210-217
68. Ikeda M,Sugiyama K,Kang C,et al. Comminuted fractures of the radial head:comparison of resection and internal fixation. J Bone Joint Surg Am,2006,88(1):11-23
69. van Riet RP,Morrey BF. Documentation of associated injuries occurring with radial head fracture. Clin Orthop Relat Res,2008, 466(1):130-134
70. Johnston GW. A follow-up of one hundred cases of fracture of the head of the radius withe a review of the literature. Ulster Med J, 1962,31:51-56
71. Broberg MA,Morrey BF. Results of treatment of fracture-dislocations of the elbow. Clin Orthop Relat Res,1987,216:109-119
72. Hotchkiss RN. Displaced fractures of the radial head:internal fixation or excision? J Am Acad Orthop Surg,1997,5(1):1-10
73. Morgan SJ,Groshen SL,Itamura JM,et al. Reliability evaluation of classifying radial head fractures by the system of Mason. Bull Hosp Jt Dis,1997,56(2):95-98
74. McGinley JC,Roach N,Hopgood BC,et al. Forearm interosseous membrane trauma:MRI diagnostic criteria and injury patterns. Skeletal Radiol,2006,35:275-281
75. Starch DW,Dabezies EJ. Magnetic resonance imaging of the interosseous membrane of the forearm. J Bone Joint Surg,2001,83 (Am):235-242
76. Liow RY,Cregan A,Nanda R,et al. Early mobilisation for minimally displaced radial head fractures is desirable. A prospective randomized study of two protocols. Injury,2002,33(9):801-806
77. Jackson JD,Steinmann SP. Radial head fractures. Hand Clin,2007,23(2):185-193
78. Pike JM,Athwal GS,Faber KJ,et al. Radial head fractures-an update. J Hand Surg Am,2009,34(3):557-565
79. Akesson T,Herbertsson P,Josefsson PO,et al. Primary nonoperative treatment of moderately displaced two-part fractures of the radial head. J Bone Joint Surg Am,2006,88(9):1909-1914
80. Ring D,Quintero J,Jupiter JB. Open reduction and internal fixation of fractures of the radial head. J Bone Joint Surg Am,2002, 84(10):1811-1815
81. Charalambous CP,Stanley JK,Siddique I,et al. Radial head fracture in the medial collateral ligament deficient elbow; biomechanical comparison of fixation,replacement and excision in human cadavers. Injury,2006,37(9):849-853
82. Giffin JR,King GJ,Patterson SD,et al. Internal fixation of radial neck fractures:an in vitro biomechanical analysis. Clin Biomech, 2004,19(4):358-361
83. Parasa RB,Maffulli N. Surgical management of radial head fractures. J R Coll Surg Edinb,2001,46(2):76-85
84. Jenson SL,Olsen BS,Sojbjerg JO. Elbow joint kinematics after excision of the radial head. J Shoulder Elbow Surg,1999,8(3): 238-241
85. Patterson SD,Bain GI,Mehta JA. Surgical approaches to the elbow. Clin Orthop Relat Res,2000,370:19-33
86. Mckee MD,Pugh DMW,Wild LM,et al. Standard surgical protocol to treat elbow dislocations with radial head and coronoid fractures. Surgical technique. J Bone Joint Surg Am,2005,87(1):22-32

87. Diliberti T, Botte MJ, Abrams RA. Anatomical considerations regarding the posterior interosseous nerve during posterolateral approaches to the proximal part of the radius. J Bone Joint Surg Am, 2000, 82 (6): 809-813
88. Dunning CE, Zarzour ZD, Patterson SD, et al. Ligamentous stabilizers against posterolateral rotatory instability of the elbow. J Bone Joint Surg Am, 2001, 83 (12): 1823-1828
89. Ikeda M, Sugiyama K, Kang C, et al. Comminuted fractures of the radial head. Comparison of resection and internal fixation. J Bone Joint Surg Am, 2005, 87 (1): 76-84
90. Ikeda M, Yamashina Y, Kamimoto M, et al. Open reduction and internal fixation of comminuted fractures of the radial head using low-profile miniplates. J Bone Joint Surg Br, 2003, 85 (7): 1040-1044
91. Rosenblatt Y, Athwal GS, Faber KJ. Current recommendations for the treatment of radial head fractures. Orthop Clin North Am, 2008, 39 (2): 173-185
92. Prokop A, Jubel A, Helling HJ, et al. New biodegradable polylactide implants (Polypin-C) in therapy for radial head fractures. Chirurg, 2002, 73 (10): 997-1004
93. Helling HJ, Prokop A, Schmid HU, et al. Biodegradable implants versus standard metal fixation for diaplaced radial head fractures. A prospective, randomized, multicenter study. J Shoulder Elbow Surg, 2006, 15 (4): 479-485
94. O' Driscoll S, Jupiter J, Cohen M, et al. Difficult elbow fractures: pearls and pitfalls. Instr Course Lect, 2003, 52: 113-134
95. Patterson J, Jones C, Glisson R, et al. Stiffness of simulated radial neck fractures fixed with 4 different devices. J Shoulder Elbow Surg, 2001, 10: 57-61
96. Griffin JR, King GJ, Patterson SD, et al. Internal fixation of radial neck fractures: an in vitro biomechanical analysis. J Clin Biomech, 2004, 19 (4): 358-361
97. Caputo AE, Burton KJ, Cohen MS, et al. Articular cartilage injuries of the capitellum interposed in radial head fractures: a report of ten cases. J Shoulder Elbow Surg, 2006, 15: 716-720
98. Rolla PR, Surace MF, Bini A, et al. Arthroscopic treatment of fractures of the radial head. Arthroscopy, 2006, 22 (2): 233-236
99. Menth-Chiari WA, Ruch DS, Poehling GG. Arthroscopic excision of the radial head: clinical outcome in 12 patients with post-traumatic arthritis after fracture of the radial head or rheumatoid arthritis. Arthroscopy, 2001, 17 (9): 918-923
100. Leppilahti J, Jalovaara P. Early excision of the radial head for fracture. Int Orthop, 2000, 24 (3): 160-162
101. Judet T. Results of acute excision of the radial head in elbow radial head fracture-dislocations. J Orthop Trauma, 2001, 15 (4): 308-309
102. Moore DR, Tanner SL, Jeray KJ. The use of minicondylar blade plates in the treatment of radial head and neck fractures. Orthopedics, 2006, 29 (11): 974-977
103. Judet T, Garreau de Loubresse C, Piriou P, et al. A floating prosthesis for radial head fractures. J Bone Joint Surg Br, 1996, 78(2): 244-249
104. Moro JK, Werier J, MacDermid JC, et al. Arthroplasty with a metal radial head for unreconstructible fractures of the radial head. J Bone Joint Surg Am, 2001, 83 (8): 1201-1211
105. Wretenberg P, Ericson A, Stark A. Radial head prosthesis after fracture of radial head with associated elbow instability. Arch Orthop Trauma Surg, 2006, 126 (3): 145-149
106. Cherry JC. Use of acrylic prosthesis in the treatment of fracture of the radial head of the radius. J Bone Joint Surg Br, 1953, 35(1): 70-71
107. Swanson AB, Jaeger SH, La Rochelle D. Comminuted fractures of the radial head. The role of silicone- implant replacement arthroplasty. J Bone Joint Surg Am, 1981, 63 (7): 1039-1049
108. Knight DJ, Rymaszewski LA, Amis AA, et al. Primary replacement of the fractured radial head with a metal prosthesis. J Bone Joint Surg Br, 1993, 75 (4): 572-576
109. Berger M, Urvoy P, Mestdagh H. A comparative study of the treatment of fractures of the radial head by resection or by Swanson Silastic implant. Ann Radiol, 1991, 34 (5): 330-337
110. Carn RM, Medige J, Curtain D, et al. Silicone rubber replacement of the severely fractured radial head. Clin Orthop Relat Res, 1986, 209: 259-269
111. Stoffelen DV, Holdsworth BJ. Excision or Silastic replacement for comminuted radial head fractures. A long-term follow-up. Acta Orthop Belg, 1994, 60 (4): 402-407
112. Vanderwilde RS, Morrey BF, Melberg MW, et al. Inflammatory arthritis after failure of silicone rubber replacement of the radial head. J Bone Joint Surg Br, 1994, 76 (1): 78-81
113. King GJ, Zarzour ZD, Patterson SD, et al. An anthropometric study of the radial head: implications in the design of a prosthesis. J Arthroplasy, 2001, 16 (1): 112-116
114. Van Glabbeek F, Van Riet RP, Baumfeld JA, et al. Detrimental effects of overstuffing or understuffing with a radial head replacement in the medial collateral-ligament deficient elbow. J Bone Joint Surg Am, 2004, 86 (12): 2629-2635

115. van Riet RP, van Glabbeek F, de Weerdt W, et al. Validation of the lesser sigmoid notch of the ulna as a reference point for accurate placement of a prosthesis for the head of the radius: a cadaver study. J Bone Joint Surg, 2007, 89(B): 413-416

116. van Riet RP, van Glabbeek F, Verborgt O, et al. Capitella erosion caused by a metal radial head prosthesis. A case report. J Bone Joint Surg Am, 2004, 86(5): 1061-1064

117. Miller D, Gregory JJ, Hay SM. Arthroscopy of the elbow. Curr Orthop, 2008, 22: 104-110

118. Smets S, Govaers K, Jansen N, et al. The floating radial head prosthesis for comminuted radial head fractures: a multicentric study. Acta Orthop Belg, 2000, 66(4): 353-358

119. Bain GI, Ashwood N, Baird R, et al. Management of Mason type Ⅲ radial head fractures with a titanium prosthesis, ligament repair, and early mobilization. Surgical technique. J Bone Joint Surg Am, 2005, 87(1): 136-147

120. Hildebrand KA, Patterson SD, King GJ. Acute elbow dislocations: simple and complex. Orthop Clin North Am, 1999, 30(1): 63-79

121. Armstrong AD, Dunning CE, Faber KJ, et al. Rehabilitation of the medial collateral ligament deficient elbow: an in vitro biomechanical study. J Hand Surg Am, 2000, 25(6): 1051-1057

122. King GJ, Faber KJ. Post-traumatic elbow stiffness. Orthop Clin North Am, 2000, 31(1): 129-143

123. Gelinas JJ, Faber KJ, Patterson SD, et al. The effectiveness of turnbuckle splinting for elbow contractures. J Bone Joint Surg Br, 2000, 82(1): 74-78

124. Shah MA, Lopez JK, Escalante AS, et al. Dynamic splinting of forearm rotational contracture after distal radius fracture. J Hand Surg Am, 2002, 27(3): 456-463

125. Nguyen D, Proper SI, MacDermid JC, et al. Functional outcomes of arthroscopic capsular release of the elbow. Arthroscopy, 2006, 22(8): 842-849

126. Van Riet RP, Van Glabbeek F, Baumfeld JA, et al. The effect of the orientation of the radial head on the kinematics of the ulnohumeral joint and force transmission through the radiocapitellar joint. Clin Biomech, 2006, 21(6): 554-559

127. Lapner PC, Leith JM, Regan WD. Arthroscopic debridement of the elbow for arthrofibrosis resulting from nondisplaced fracture of the radial head. Arthroscopy, 2005, 21(12): 1492

128. Amis AA, Miller JH. The mechanisms of elbow fractures: An investigation using impact tests in vitro. Injury, 1995, 26: 163-168

129. Neill Cage DJ, Abrams RA, Callahan JJ, et al. Soft tissue attachments of the ulnar coronoid process. An anatomic study with radiographic correlation. Clin Orthop Relat Res, 1995, 320: 154-158

130. Terada N, Yamada H, Seki T, et al. The importance of reducing small fractures of the coronoid process in the treatment of unstable elbow dislocation. J Shoulder Elbow Surg, 2000, 9: 344-346

131. O'Driscoll SW, Jupiter JB, King GJW, et al. The unstable elbow. J Bone Joint Surg, 2000, 82(Am): 724-738

132. O'Driscoll SW, Jupiter JB, Cohen MS, et al. Difficult elbow fractures: Pearls and pitfalls. Instr Course Lect, 2003, 52: 113-134

133. Sanchez-Sotelo J, O'Driscoll SW, Morrey BF. Medial oblique compression fracture of the coronoid process of the ulna. J Shoulder Elbow Surg, 2005, 14: 60-65

134. Broberg MA, Morrey BF. Results of delayed excision of the radial head after fracture. J Bone Joint Surg, 1986, 68(Am): 669-674

135. Closkey RF, Goode JR, Kirschenbaum D, et al. The role of the coronoid process in elbow stability. J Bone Joint Surg, 2000, 82(Am): 1749-1753

136. Coleman DA, Blair WF, Shurr D. Resection of the radial head for fracture of the radial head. J Bone Joint Surg, 1987, 69(Am): 385-392

137. Copf F, Holz V, Schauwecker HH. Biomechanische Probleme bei Ellenbogenluxationen mit Frakturen am Processus coronoideus und Radius koepfchen. Langenbecks Arch Chir, 1980, 350: 249-254

138. Linscheid RL, Wheeler DK. Elbow dislocations. JAMA, 1965, 194: 1171-1176

139. Regan W, Morrey B. Fractures of the coronoid process of the ulna. J Bone Joint Surg, 1989, 71(Am): 1348-1354

140. Selesnick FH, Dolitsky B, Haskell SS. Fracture of the coronoid process requiring open reduction with internal fixation: Case report. J Bone Joint Surg, 1984, 66(Am): 1304-1306

141. Doornberg JN, Ring DC. Fracture of the antero-medial facet of the coronoid process. J Bone Joint Surg, 2006, 88(Am): 2216-2224

142. Hotchkiss RN. Fractures and dislocations of the elbow//Rockwood CA, Wilkins KE, King RE. Rockwood and Green's Fractures in Adults, Vol. 1. 4th ed. Philadelphia: J. B. Lippincott, 1996, 929-1024

143. Josefsson PO, Gentz CF, Johnell O, et al. Dislocation of the elbow and intraarticular fractures. Clin Orthop Relat Res, 1989, 246: 126-130

144. O'Driscoll SW, Jupiter JB, King GJW, et al. The unstable elbow. J Bone Joint Surg, 2000, 82(Am): 724-738

145. Ring DC, Jupiter JB, Zilberfarb J. Posterior dislocation of the elbow with fractures of the radial head and coronoid. J Bone Joint Surg, 2002, 84(Am): 547-551

146. Pugh DMW, Wild LM, Schemitsch EH, et al. Standard surgical protocol to treat elbow dislocations with radial head and coronoid fractures. J Bone Joint Surg, 2004, 86(Am): 1122-1130
147. McKee MD, Schemitsch EH, Sala M, et al. The pathoanatomy of lateral ligamentous disruption in complex elbow instability. J Shoulder Elbow Surg, 2003, 12: 391-396
148. Doornberg JN, Ring DC. Fracture of the antero-medial facet of the coronoid process. J Bone Joint Surg, 2006, 88(Am): 2216-2224
149. Beingessner DM, Stacpoole RA, Dunning CE, et al. The effect of suture fixation of Type Ⅰ coronoidfractures on the kinematics and stability of the elbow with and without medial collateral ligament repair. J Shoulder Elbow Surg, 2007, 16: 213-217
150. Ring D. Fractures and dislocations of the elbow//Bucholz Rw, Heckman JD, Court-Brown CM, et a1. Rockwood and Green's fractures in adults. 6th ed. Philadelphia: Loppincott Williams&Wilkins, 2005, 989-1049
151. Cook RE, MeKee MD. Techniques to kulle the terrible triad: unstablefracture dislocations of the elbow. Operative Techniques in Orthopaedics, 2003, 13: 130-137
152. Hotehkiss RN. Displaced Fractures of the Radial Head: Internal Fixation Or Excision? J Am Aead Orthop Surg, 1997, 5(1): 1-10
153. McKee DM, Pugh MD, Wild LM, et al. Standard surgical protocol to treat elbow dislocations with radial head and coronoid fractures. Surgical technique. J Bone Joint Surg(Am), 2005, 87(Suppl 1)(Pt1): 22-32
154. Cheung EV, Steinmann SP. Surgical approaches to the elbow. J Am Acad Orthop Surg, 2009, 17(5): 325-333
155. Mathew PK, Athwal GS, King GJ. Terrible triad injury of the elbow: current concepts. J Am Aead Orthop Surg, 2009, 17(3): 137-151
156. Kalicke T, Muhr G, Frangen TM. Dislocation of the elbow with fractures of the coronoid process and radial head. Arch Orthop Trauma Surg, 2007, 127(10): 925-931
157. Celli A, Nicoli E. Fractures of the radial head associated with dislocation of the elbow. Chir Organi Mov, 2004, 89(1): 7-19
158. Biga N, Thomine JM. Trans-olecranal dislocations of the elbow. Rev Chir Orthop Reparatrice Appar Mot, 1974, 60(7): 557-567
159. Mouhsine E, Akiki A, Castagna A, et al. Transolecranon anterior fracture-dislocation. J Shoulder Elbow Sueg, 2007, 16(3): 352-357
160. Ring D, Jupiter JB, Sanders RW, et al. Transolecranon fracture-dislocation of the elbow. J Orthop Trauma, 1997, 11(8): 545-550
161. Levin PD. Fracture of the radial head with dislocation of the distal radio-ulnat joint: case report. Treatment by prosthetic replacement of the radial head. J Bone Joint Surg(Am), 1973, 55(4): 837-840
162. Hargadon EJ, Porter ML. The Essex-Lopresti injury: a variation. J Hand Surg Br, 1988, 13(4): 450-452
163. Mezera K, Hotchkiss RN. Fractures and dislocations of the elbow//Robert WB, James DH. Fracture in adlts. 5th ed. Philadelphia: Lippincott Williams & Wilkins, 2001, 921-952
164. Edwards GS Jr, Jupiter JB. Radial head fractures with acute distal radioulnar dislocation. Essex-Lopresti revisited. Clin Orthop Relat Res, 1988, (234): 61-69
165. Capuano L, Craig N, Ashcroft GP, et al. Distraction lengthening of the radius for radial longitudinal instability after distal radio-ulnar subluxation and excision of the radial head: a case report. Scand J Plast Reconstr Surg Hand Surg, 2001, 35: 331-335
166. Malik AK, Pettit P, Compson J. Distal radioulnar joint dislocation in association with elbow injuries. Injury, 2005, 36: 324-329
167. Schatzker J. Olecranon fractures//Schatzker J, Tile M. The Rational Basis of Operative Fracture Care. New York: Springer Verlag, 1987
168. Colton CL. Fractures of the olecranon in adults: Classification and management. Injury, 1973, 5: 121-129
169. 任惠民,胡海涛. 麦克明. 彩色人体解剖图谱. 第4版. 北京:人民卫生出版社,2000,89-142
170. 姜保国,傅中国,张殿英,等. 创伤骨科手术学. 北京:北京大学医学出版社,2003,35-37
171. 胥少汀,葛宝丰,徐印坎. 实用骨科学. 北京:人民军医出版社,1998,445
172. 郭士绂. 临床骨科解剖学. 天津:天津科学技术出版社,1988,476-478
173. 刘沂,刘云鹏. 骨与关节损伤和疾病的诊断分类及功能评定标准. 北京:清华大学出版社,2002,205
174. 姜保国,张殿英,付中国. 切开复位内固定治疗肱骨髁间骨折的疗效分析. 中华创伤杂志,2007,23(2):97-99
175. 姜保国,张殿英,付中国. 创伤骨科核心知识. 北京:人民卫生出版社,2009
176. 毛宾尧. 肘关节外科学. 上海:上海科学技术出版社,2002,20-400
177. 张贵林,李楠,伊明江,等. 经肱三头肌两侧入路治疗肱骨髁间骨折. 中华骨科杂志,2001,21(5):279-282
178. 张弛,姚振均,陈峥嵘. 三头肌劈开和尺骨鹰嘴截骨入路治疗肱骨髁间骨折的疗效比较. 中华创伤杂志,2005,21(3):173-175
179. 姜保国,张殿英,付中国. 全肘关节置换术治疗复杂肱骨髁间骨折的早期临床疗效分析. 中华骨科杂志,2007,27(2):110-114
180. 黄雷,张波,王满宜,等. 肱骨髁间骨折的手术治疗. 中华骨科杂志,2001,21(3):158-162
181. 王思群,吴建国,夏新雷,等. 重建钢板固定和尺神经前置治疗肱骨髁间骨折. 中华骨科杂志,2003,23(8):474-478

182. 张世民,周家钤,俞光荣. 肘关节严重损伤三联征. 中国矫形外科杂志,2005,13:782-785
183. 张培训,薛峰,党育,等. 肘关节"恐怖三联征"临床多中心回顾性分析. 中国骨与关节外科杂志,2010,3(4):275-278
184. 蒋协远,杜辉. 肘关节"可怕三联征"的诊断与治疗. 中华医学杂志,2007,47:3379-3381
185. 孙辉,罗从风,仲飙. 肘关节"恐怖三联征"基础及分类. 国际骨科学杂志,2008,29(4):219-222
186. 潘峰,梁绪,梁炳生. 经鹰嘴肘关节骨折脱位诊断与治疗. 国际骨科学杂志,2009,30(5):302-307
187. 潘骏,易先宏,苏嘉,等. Essex-Lopresti 损伤的生物力学研究. 中华骨科杂志,2010,30(12):1202-1205

34

第三十四章 前臂骨折

FRACTURES AND JOINT INJURIES

第一节 前臂的功能解剖和生物力学 861
一、桡骨 861
二、尺骨 861
三、前臂骨间膜 862
四、上尺桡关节 863
五、下尺桡关节 863
六、前臂的旋转肌 864
七、前臂的旋转运动 864
第二节 前臂双骨折 866
一、受伤机制 866
二、症状和体征 867
三、分型 867
四、治疗 867
(一) 闭合复位外固定 867
(二) 髓内固定 869
(三) 钢板螺钉内固定 869
(四) 其他少用的治疗方法 870
(五) 作者习用的治疗方法 870
五、预后 871
第三节 桡骨干骨折 872
第四节 尺骨干骨折 872
第五节 Monteggia 骨折 873
一、分型 873
二、受伤机制 874
三、症状和体征 874
四、X 线检查 874
五、治疗方法 874
六、预后 875
第六节 Galeazzi 骨折 875
一、受伤机制 876
二、骨折分型 876
三、症状和体征 876
四、X 线表现 876
五、治疗方法 876
六、预后 877
第七节 前臂开放性骨折 877
第八节 前臂骨折的合并症 879
一、迟缓愈合和不愈合 879
二、畸形愈合 880
三、交叉愈合 881
四、神经、血管损伤 882
五、筋膜间隔区综合征 882
六、感染 882
七、再骨折 882
第九节 创伤后前臂旋转功能障碍 883
一、发生原因 883
二、手术治疗 883
(一) 截骨复位内固定术 883
(二) 截骨旋转对位内固定术 883
(三) 骨端切除术 883
(四) 骨间膜松解术 884
第十节 桡骨远端骨折 884
一、分型 885
二、治疗方法 885
(一) 闭合复位石膏外固定 885
(二) 手术治疗 886
三、手术与非手术治疗方法的选择 890
四、Colles 骨折 891

(一) 受伤机制 891
(二) 创伤病理 891
(三) 症状和体征 891
(四) 治疗方法 892
(五) 合并症 893
五、Smith 骨折 896
(一) 受伤机制 896
(二) 骨折分类 896
(三) 症状和体征 896
(四) 治疗 896
六、Barton 骨折 898
七、桡骨茎突骨折 899
第十一节 下尺桡关节脱位 899

前臂在上肢的功能中占有重要地位,前臂所特有旋转活动受损往往会给患者带来巨大的功能障碍。对于前臂骨折的治疗,骨科医师要明确尺桡骨的对位对线好、上下尺桡关节稳定等基本治疗原则,这就要求我们要熟悉掌握前臂功能解剖与生物力学特点,根据具体骨折的特点,采取合理的治疗方法,进而最大程度恢复前臂的功能。

第一节 前臂的功能解剖和生物力学

前臂由尺桡骨组成,两骨借骨间膜相连。近侧,尺桡骨形成上尺桡关节;远侧,形成下尺桡关节,是前臂旋转功能的重要解剖基础。

一、桡 骨

桡骨近侧细小,远侧膨大,以桡骨头的杯状面与肱骨小头相关节,即肱桡关节;并与尺骨近端的桡骨切迹相关节,为上尺桡关节。二者均为解剖上肘关节的一部分(图 34-1)。

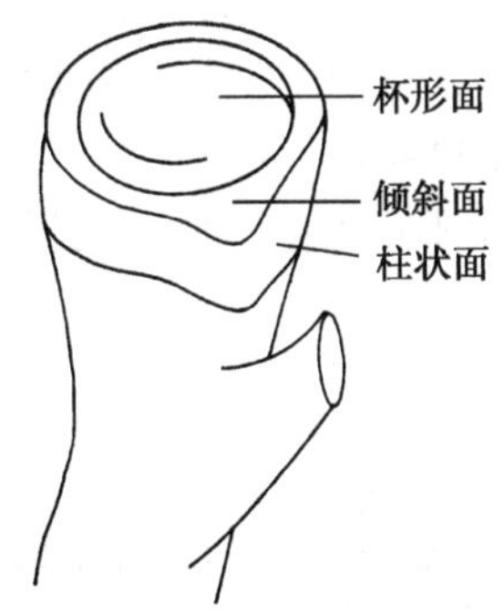

图 34-1 桡骨头的形态

桡骨头表面被有软骨;中部凹入呈杯状与肱骨小头关节面相对。当伸直肘关节时仅桡骨头的前半部与之相接触;屈肘时两者完全吻合。杯状面的尺侧为一半月形的倾斜面,于旋前时与滑车的桡侧边缘相接触。桡骨头的周边部也被有软骨,称柱状唇(cylindrical rim),与尺骨的桡骨头切迹组成上尺桡关节。

桡骨头并非正圆形,而系椭圆形,我们在新鲜成人尸体上测定的结果为长轴 24mm,短轴 21mm,长短轴之比为 8∶7。

桡骨本身具有两个弯曲,称为旋转弓。桡骨颈向远侧及尺侧斜行,桡骨干的近侧则向远侧及桡侧斜行,两者之间形成了一个夹角,称旋后弓(supinator bend),恰处于桡骨结节的水平。桡骨干的远侧斜行向远侧及尺侧,因之与近侧段之间又形成了一个夹角,称旋前弓(pronator bend),此角恰位于旋前圆肌粗隆处。旋后弓和旋前弓分别处于桡骨远近端连线(桡骨旋转轴)的两侧。这两个旋转弓并不在同一平面上,以致桡骨的正侧面都可见到这两个弯曲(图 34-2,3)。

二、尺 骨

尺骨近端粗大,远端细小。近端的冠状突,鹰嘴突所围成的半月切迹,与肱骨的滑车相关节,称肱尺关节,为解剖上肘关节的主要部分。半月切迹的弧度为 180°,而滑车的弧度为 320°。

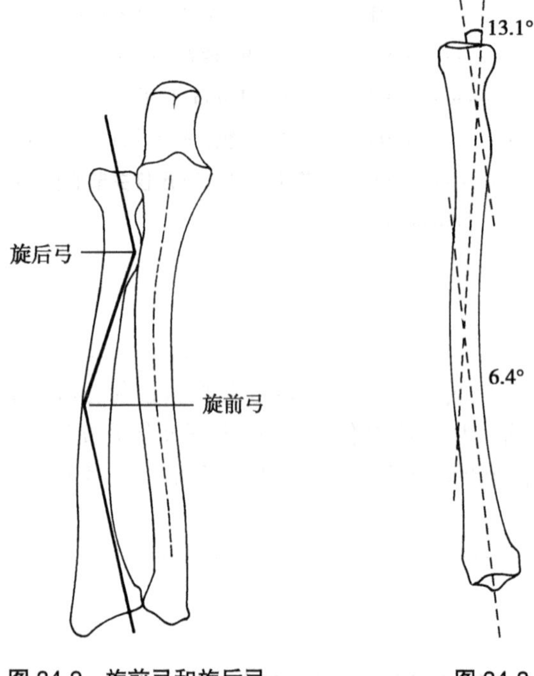

图 34-2 旋前弓和旋后弓

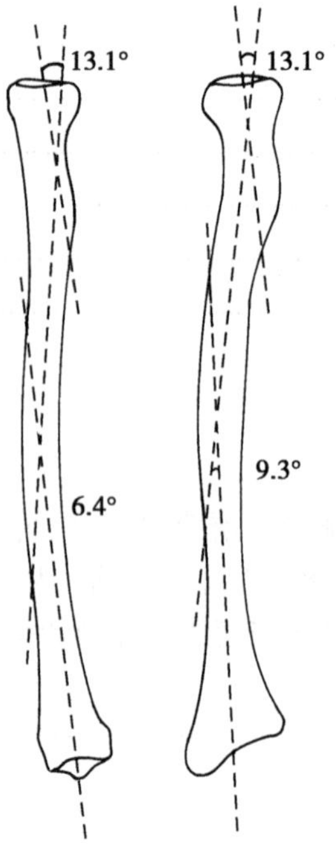

图 34-3 旋转弓角度

尺骨远端变圆,形成尺骨小头,小头远侧为圆形关节面与三角纤维软骨盘相对;侧方的拱桥形关节面与桡骨的尺骨切迹关节面相关节,称下尺桡关节。

尺骨截面呈三角形,全长均处于皮下,因而易造成开放骨折。尺骨的远 1/3 处有轻度的向尺侧的弯曲。

三、前臂骨间膜

骨间膜为一致密,交织的纤维结缔组织,膜状,远近侧均较薄弱。而中部较厚韧,其主要纤维起于尺骨骨间嵴,斜向近侧止于桡骨骨间嵴;近侧部有一束加厚的纤维称为斜索(oblique cord),纤维方向相反,走向近侧和尺侧(图 34-4)。

前臂骨间膜不仅为前臂肌肉提供了肌止,也由桡骨向尺骨传导应力。更重要的是骨间膜为前臂的旋

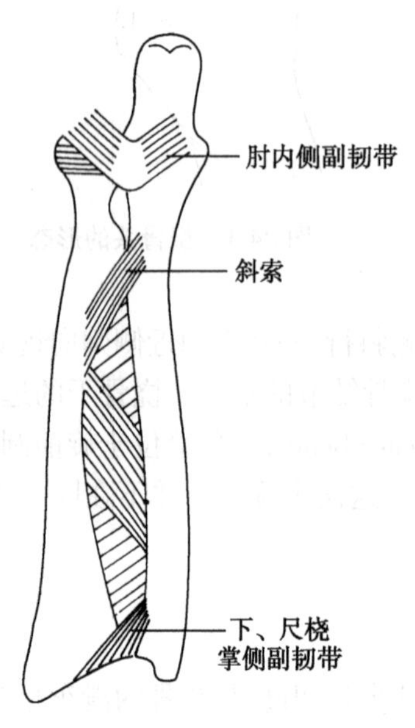

图 34-4 前臂骨间膜

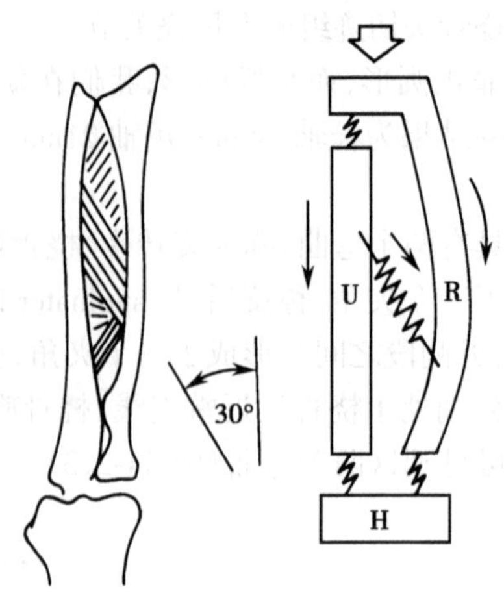

图 34-5 腕部受力时,骨间膜传导应力对尺骨的作用(模式图)

转活动,限定了一个最大活动范围。前臂的旋转活动是不能超越此范围的,否则将受到骨间膜的制约。骨间膜的瘢痕挛缩将造成前臂旋转功能障碍。

骨间膜的传导力:1977 年 Walker 的试验表明,除在旋前位外(骨间膜纤维不紧张),骨间膜是可以将力由桡骨传至尺骨的。其所以能传导力,是由于当腕部受力时会引起桡骨的偏移,如受力为 500N 时,桡骨的偏移经测定为 0.06mm,如切断骨间膜则桡骨的偏移增加至 0.69mm。桡骨的偏移将牵动骨间膜(中部厚韧处),而骨间膜将力传导至尺骨(图 34-5)。引起桡骨偏移的力(F)可由下式计算:

$$F=\frac{48EI\delta}{L^3}$$

δ:桡骨偏移距离　E:延伸模量　I:面积距　L:桡骨长度

由于骨间膜纤维与桡骨成 30°角相交,所以骨间膜上的实际受力为 F × cos 60°;而骨间膜传导至尺骨的力为 F × cos 60° × cos 30°。亦即骨间膜传导至尺骨的力约相当于腕部所加载荷力的 16%。

四、上尺桡关节

由桡骨头的柱状唇与尺骨的桡骨切迹所组成。环状韧带与尺骨的桡骨切迹共同围成一个纤维骨环,包绕着桡骨头的柱状唇。环状韧带约占纤维骨环的 3/4,因之可以适应椭圆形的桡骨头的转动。环状韧带被肘关节外侧和内侧韧带的前部纤维所加强。该关节的下部被方形韧带所加强。方形韧带(quadrates ligament)前后边缘与环状韧带相连,内侧附着于尺骨的桡骨切迹的下缘,外侧连结桡骨颈。桡骨头在纤维骨环中的旋转运动受方形韧带的制约。旋前时,方形韧带的后部纤维紧张;旋后时,方形韧带的前部纤维紧张(图 34-6)。

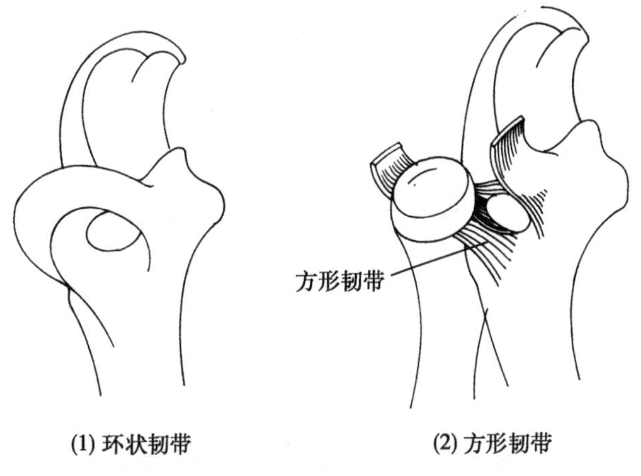

图 34-6　环状韧带和方形韧带

五、下尺桡关节

由尺骨头的侧方关节面及桡骨的尺骨切迹组成。桡骨切迹的远侧缘有三角纤维软骨盘附着,此软骨盘止于尺骨茎突的基部。其远侧连接半月板同系物(meniscus homologue)或称尺侧半月板及尺侧副韧带,共称为三角软骨复合体。三角纤维软骨盘的功能有三:连接尺桡两骨,稳定下尺桡关节;供给平滑关节面,近侧对尺骨头,远侧对近排腕骨,间隔下尺桡关节和腕关节,有时三角纤维软骨盘中央部有小孔存在,沟通下尺桡关节和腕关节;有纵向负荷传导能力,传导腕关节受力的 18.4%(经桡骨传导 81.6%)。旋转活动中三角纤维软骨盘在尺骨头上前后滑动,旋前时其背侧缘紧张,旋后时其掌侧缘紧张(图 34-7)。

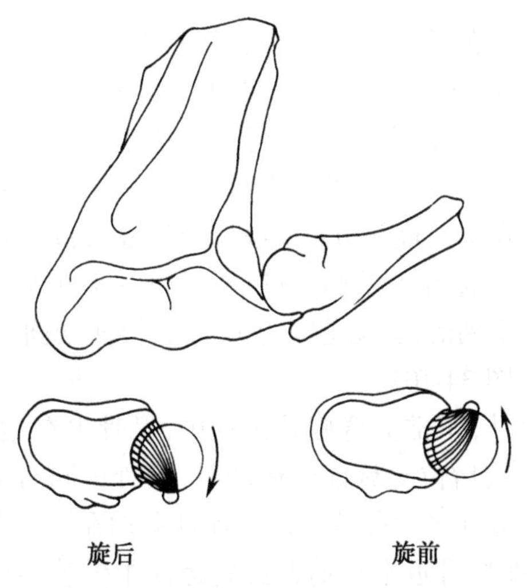

图 34-7　三角纤维软骨盘及其运动

桡骨远端关节面向掌侧及尺侧倾斜,倾斜度称掌倾角(palmary tilting angle)及尺偏角(radial inclination)。掌倾角约 9°~20°,平均 13.54°,尺偏角约 20°~35°,平均 27.05°。桡骨茎突与尺骨茎突不在同一水平,桡骨茎突在尺骨茎突以远约 10~12mm 处(图 34-8)。

下尺桡关节的掌侧和背侧有下尺桡前、后韧带加强之。旋前时,下尺桡后韧带紧张;旋后时,下尺桡前韧带紧张。

六、前臂的旋转肌

按其功能，前臂的旋转肌可分为两组，即旋前肌组——旋前方肌，旋前圆肌；旋后肌组——旋后肌及肱二头肌。但就其结构特点而言，这四个肌肉应另行分为两组：一为短而扁的旋转肌——旋前方肌和旋后肌。其特点是：止点在桡骨的两端，均远离旋转弓，前臂旋转时，此两个肌肉一个收缩，一个放松，有如两个绞盘一紧一松。它们属于静力肌；另一组肌肉是旋前圆肌和肱二头肌，其止点均在旋转弓上。如将桡骨的形态比拟为曲柄，这两个肌肉就恰止于曲柄的两个突出点上。它们均为长肌，属于动力肌。旋前圆肌和肱二头肌的收缩，即牵拉着旋前弓和旋后弓沿着前臂的旋转轴旋转。旋转弓存在的重要意义在于提供了一个旋转力臂(图 34-9)。

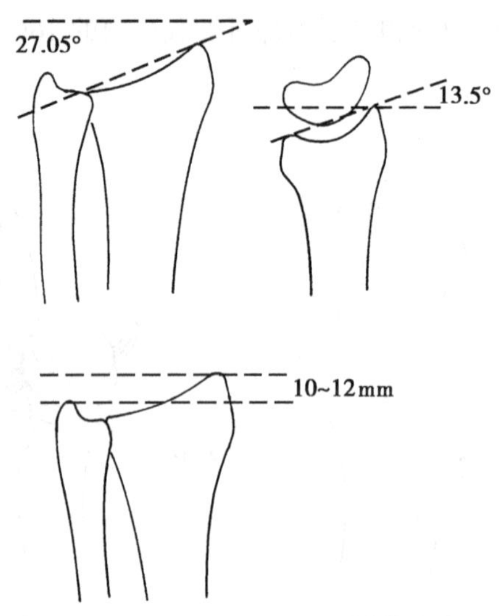

图 34-8 掌倾角和尺偏角及尺桡骨茎突的关系

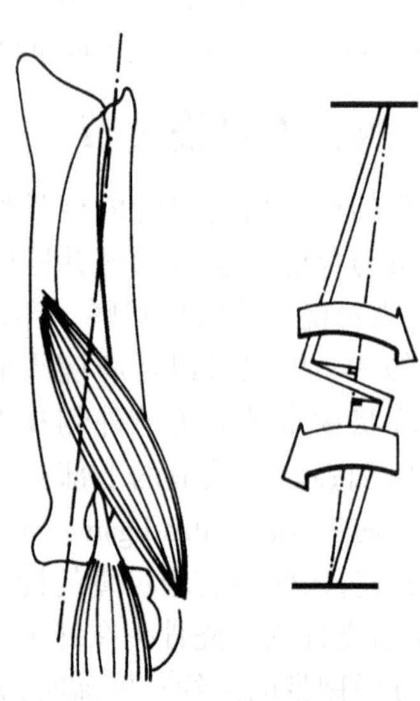
图 34-9 前臂的旋转力臂

七、前臂的旋转运动

屈肘 90°位，前臂的旋转度为旋后 90°，旋前 85°(差别很大，因年龄、性别、职业等而异)。如肘在伸直位，则前臂的旋转活动将掺入肩关节活动。例如前臂垂于体侧时，旋转范围约 360°。上肢外展 90°位，旋转范围为 360°。肩前屈 90°位肘伸直时，前臂旋转范围为 270°。

前臂的旋转运动是个相当复杂的运动，在尺骨保持固定的情况下，其旋转轴是由桡骨头的中心点到达尺骨茎突基部，三角纤维软骨盘附着处。沿此轴心，桡骨头在上尺桡关节处做“自转”运动，而桡骨远端则在下尺桡关节处围绕尺骨头做“公转”运动。

但是桡骨头系椭圆形，所以桡骨头在旋转中其轴心是变动的，变动范围约 1.5mm(长轴，短轴之差的一半)(图 34-10)。

此外，正常前臂旋转运动中，尺骨也在运动，即桡骨由旋后位至旋前位运动时，尺骨也同时向背侧及桡侧方向做短弧线运动。此种运动在肱尺关节处发生，即尺骨近端在前臂旋转运动中做着轻度伸展及向桡侧的摆动(图 34-11)。

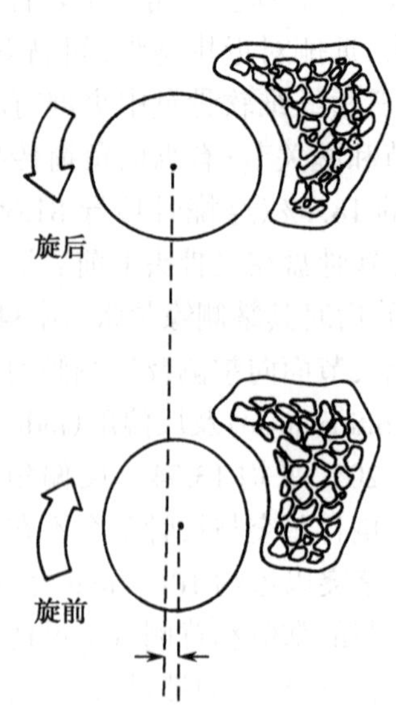

图 34-10 桡骨头旋转时轴心的移动

尺骨固定和不固定的情况下，前臂的旋转运动轴不同，其运动轨迹也不相同。尺骨不固定时，前臂的旋转幅度亦较尺骨固定时为大(图 34-12)。

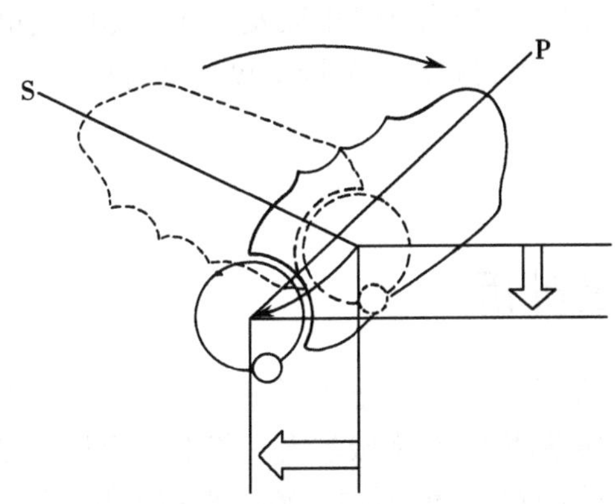

图 34-11　前臂旋转运动中尺骨的运动

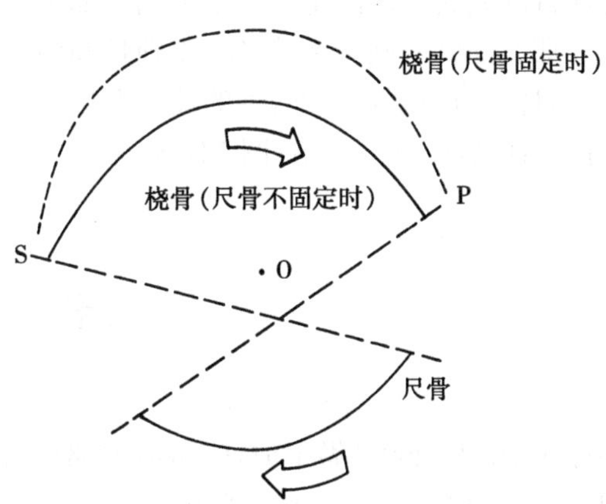

图 34-12　尺骨固定和尺骨不固定时尺桡骨运动轨迹

综上所述，不难看出：前臂旋转运动中，前臂的旋转轴是在一定的范围之内变动的。

除此而外，当前臂在旋转时，尚有以下的相关运动：①桡骨头杯状面与肱骨小头之间的旋转活动；②桡骨头的半月形倾斜面与肱骨小头滑车沟之间的滑动(图 34-13)；③桡骨头近侧关节面平面于旋前运动期间向远侧及外侧的倾斜运动。这是因为：在旋后位时，桡骨长轴平行于尺骨，而旋前终结时桡骨的长轴与尺骨交叉，因而桡骨头势必发生向远侧及外侧倾斜而与关节水平线之间形成一个角度(图 34-14)。

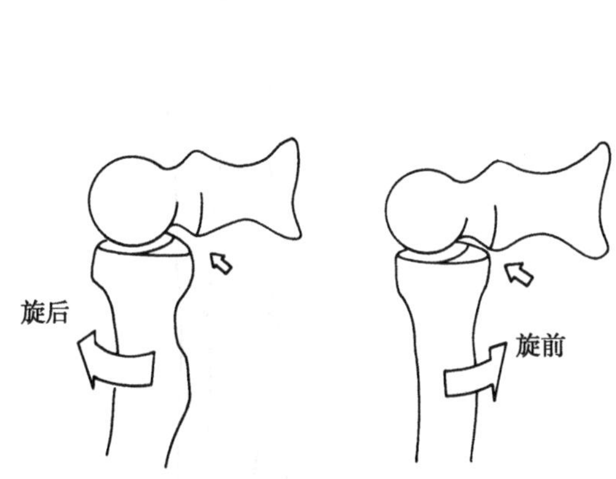

图 34-13　肱骨小头滑车沟和桡骨头倾斜面之间的滑动

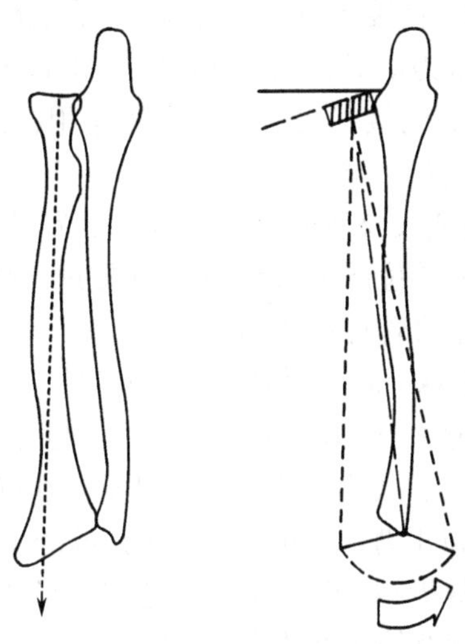

图 34-14　前臂旋前时桡骨头的倾斜

前臂在旋转运动中，尺桡骨骨间距离随着旋转角度的不同而时时变化着，因之骨间膜的张力也在随之而变化着。由于旋转弓的存在，即使同一旋转角度，骨间膜各部的张力也不相同。我们在新鲜尸体上测量了不同旋转角度时尺桡骨骨间距离，其结果表明：前臂中部及远侧，骨间距离在轻度旋后位时最大，亦即此时骨间膜最为舒展，张力亦最大。继续旋前或旋后时反而松弛；而在前臂近侧，则以完全旋后时骨间距离最大。骨间膜最为紧张，旋前时逐渐松弛。

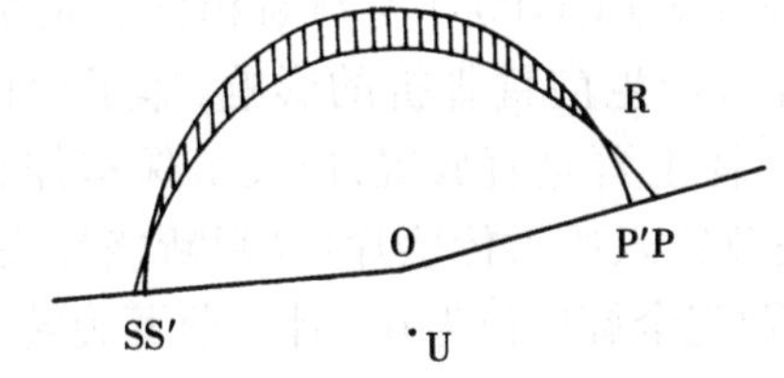

图 34-15　桡骨中段骨折向掌侧成角畸形愈合时前臂旋转断面图斜线部分示旋转受限

R. 桡骨；U. 尺骨；O. 旋转轴；P. 旋前；S. 旋后

所以正常状态下，前臂沿前臂旋转轴所进行的旋转活动，是在骨间膜宽度所允许的最大活动范围之内进行的。仅在某些方位上此运动才达到骨间膜宽度所允许的最大值（例如在前臂中段为旋后 10°~20°时）。换言之，骨间膜对前臂的旋转活动是有制约作用的，它为前臂的旋转运动限定了一个范围。如果在某些情况下，前臂按旋转轴所进行的旋转运动，超出了此一范围，那么前臂的旋转活动必将受到骨间膜的牵扯而受限。例如当桡骨中段发生向掌侧的成角畸形愈合时，此时由于尺桡骨与旋转轴的关系发生改变，因而旋后运动将超出骨间膜宽度所允许的范围，即旋后运动将因骨间膜牵扯而受限（图 34-15）。

第二节 前臂双骨折

前臂骨折为日常生活及劳动中常见的损伤，约占骨折总数的 11.2%（包括合并脱位者）。青壮年居多。Wareham，K 等（2003）做了前臂（包括腕部）骨折的流行病学调查，在南威尔士一年中门诊和住院人数为 120 万人，其中 5013 人为前臂或腕部骨折。发现季节影响的存在，但不同年龄组影响不同：儿童冬季骨折发生最少为 5.9/1000/ 每年，而其余季节为 10.7/1000/ 每年；老年人冬季最多，75 岁以上冬季发生率为 8.2/1000/ 每年而其他季节仅为 5.8/1000/ 每年；其余年龄组没有显现季节影响。

前臂不仅使人类上肢具有一定的长度，其旋转功能对手部灵巧功能的发挥也具有重要作用，因此前臂双骨折后如何最大限度地恢复其功能，是个至关重要的问题。

一、受伤机制

前臂受到不同性质的暴力，会造成不同特点的骨折。可分为以下几类：

1. 直接暴力 打击、碰撞等直接暴力作用在前臂上，能引起尺桡骨双骨折，其骨折线常在同一水平，骨折多为横形、蝶形或粉碎形（图 34-16）。

2. 间接暴力 暴力间接作用在前臂上，多系跌倒，手着地，暴力传导至桡骨，并经骨间膜传导至尺骨，造成尺桡骨骨折。骨折线常为斜形、短斜形。短缩重叠移位严重，骨间膜损伤较重。骨折水平常为桡骨高于尺骨（图 34-17）。

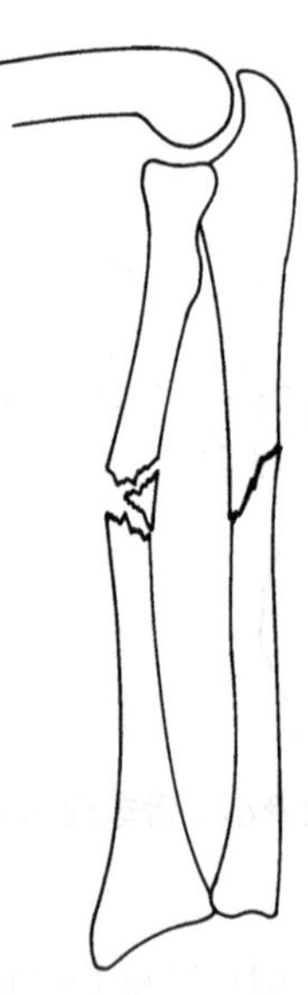

图 34-16 直接暴力引起的尺桡骨双骨折

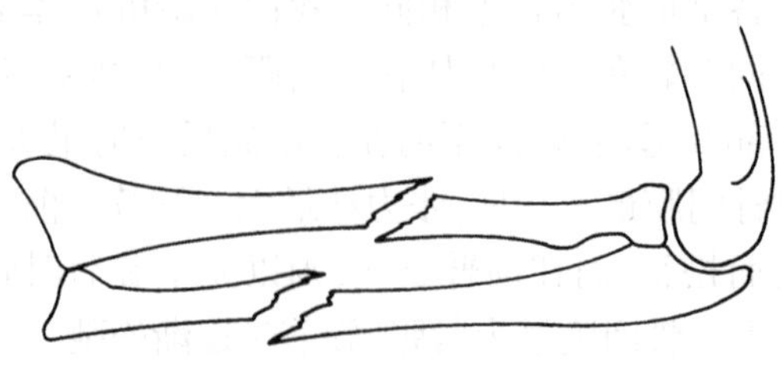

图 34-17 传导暴力造成的尺桡骨双骨折

Frykman 为明确骨折的发生机制，进行了新鲜尸体的静力学和动力学试验。于 48 个肢体标本中 32 例发生了试验性桡骨远端骨折。在静力学试验中证实了腕于背屈，40°~90°之间，可产生桡骨远端的松质骨骨折；对男性而言，产生骨折的外加载荷大于女性。腕背伸角度的大小与所需的载荷力有关，背伸角度愈小，造成骨折时所需之载荷力愈小，反之亦然。腕背伸小于 40°时，试验产生的是前臂近端的骨折；而腕背伸大于 90°时，多产生腕骨骨折。

Mc Ginley，J C（2003）为判断相同轴向载荷下，旋转位置对产生前臂骨折的影响，作了尸体试验。将 26 例尸体上臂垂直放置，肘关节保持伸直位，切开肱桡关节置入压力传感片（以判断桡骨头的接触区）；以前臂完全旋后位为 0°，计算前臂旋转位置；在 90cm 高度以 27kg 重物自由下落，作用于桡骨远端作为轴向加载，以造成骨折。结果证实：前臂双骨折发生于旋转 5° ± 2.6° 位；单纯桡骨头骨折发生于旋转

44.4°±5.2°；Essex-Lopresti 骨折发生于旋转 70°±25.2°（桡骨头骨折合并骨间膜撕裂）。前臂双骨折与桡骨头骨折的转换点是前臂旋转 10°位（P=0.001），单纯桡骨头骨折与 Essex-Lopresti 骨折的转换点是前臂旋转 54°（P=0.009）。桡骨头边缘骨折发生于前臂旋转 46.7°±6.6°而桡骨头的接触区为 30.9%±8.6%，粉碎性桡骨头骨折发生于前臂旋转 74.4°±27.2°而其接触区为 53.9%±8.3%。桡骨头的接触区和骨折的严重度，旋前位比旋后位增加。

所以前臂骨折的发生不仅与致伤力的大小，也与致伤时前臂的旋转方位和腕关节的背屈程度相关。

3. 绞压、扭转、爆炸冲击等高能量伤　多为工作中不慎将前臂卷入旋转的机器中致伤，此种损伤常造成尺桡骨的多段骨折（图 34-18），并易于合并肘关节及肱骨的损伤。软组织损伤常很严重，常有皮肤挫裂、撕脱，因之开放骨折多见。肌肉、肌腱常有断裂，也易于合并神经血管损伤。

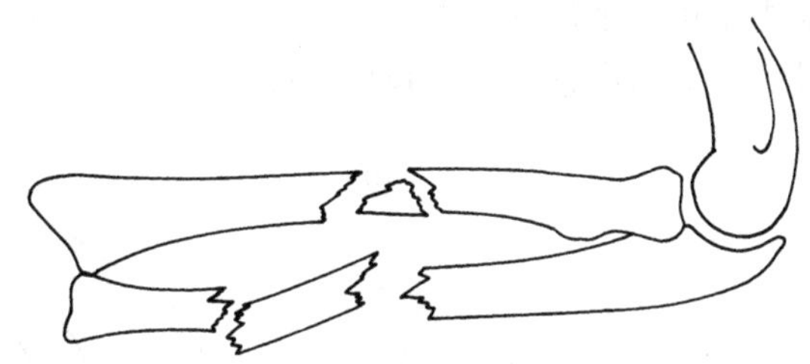

图 34-18　绞轧暴力造成的尺桡骨双骨折

1995—1999 年国家汽车抽样系统（national automotive sampling system，NASS）统计，汽车安全气囊展开时引起的前臂骨折有所增加。Atkinson 等（2002）通过分析认为驾驶者双手紧握方向盘并转动 90°位时，前臂恰处于安全气囊上方，如此时气囊展开前臂所受冲击力最大，可以造成前臂骨折。在此位置，他们在 9 具尸体试验中造成了 2 例前臂骨折。此种骨折常为开放性，甚至可合并有髓腔内异物（Soffe KE，2003）。

二、症状和体征

外伤后前臂肿胀，疼痛，活动受限，可出现成角畸形。前臂局部有压痛，骨折有移位时，可触及骨折端，并可感知骨擦音和骨折处的异常活动。骨擦音和异常活动并无必要特意检查，因其有可能造成附加损伤。

尺桡骨骨折的诊断多可依靠以上的临床体征而确定。但骨折的详细特点必须依靠 X 线片来了解。所拍 X 线片必须包括腕关节及肘关节，并须拍摄正侧两个位置。X 线片包括腕及肘关节，既可避免遗漏上下尺桡关节的合并损伤，又可判断桡骨近折段的旋转位置，以利整复。

临床检查中容易遗漏对上下尺桡关节的检查和对手部血运、神经功能的检查。

三、分　型

按有否与外界交通的伤口分为闭合性和开放性骨折；按骨折的部位分为近段，中段和远段骨折等。通常多元混合使用。

骨折的分型与治疗的选择及其预后有关，例如开放骨折预后较闭合骨折要差；粉碎型及多段骨折治疗要复杂；尺桡骨近段骨折，闭合复位成功机会较少。

四、治　疗

前臂主司旋转功能，对手部功能的发挥至为重要。因之对前臂骨折的治疗，不应作为一般骨干骨折来处理，而应像对待关节内骨折一样来加以处理。这样才能最大限度地恢复前臂的功能。

（一）闭合复位外固定

在内固定物出现之前，闭合复位外固定是治疗的主要办法。时至今日，一些移位不著，或较为稳定的尺桡骨骨折，在有经验的医师手中也仍然可以采用闭合复位外固定（夹板或石膏）的方法治疗而获得较好的结果。

但桡骨上 1/3 骨折，不稳定骨折以闭合复位外固定方法来治疗则常会遇到困难，归于失败。强求闭合复位，反复多次的整复，常会事与愿违，甚至加重创伤，肿胀严重，出现水泡。既未能达到闭合复位的目的，又失去了早期手术的时机。其结果反不如早期手术者。

正确的闭合复位应注意以下各点：

1. 良好的麻醉使患者在无痛的情况下能与术者满意的配合，并使肌肉松弛，减少整复时的困难，以臂丛阻滞为最常用。

2. 纠正旋转畸形由于前臂存在着旋前方肌、旋前圆肌、旋后肌、肱二头肌等，故不同水平的骨折，两骨折端所处的旋转方位不同(受旋转肌牵拉之故)，所以必须将前臂远折端置于与近骨折段相同的旋转位置上，再开始复位。为此必须首先判明桡骨近端处于何种旋转位置。Evans(1945)采用以肘关节正位片上，桡骨上端在不同旋转位置上的不同形态，作为判断旋转位置的依据，曾在临床上广泛应用。1963 年王云钊采用了更为准确的判断方法——肘关节的侧位片和腕关节的正侧位片上桡骨结节和尺骨茎突的形态；下尺桡关节的形态不同来判断尺桡骨所处的旋转方位(图 34-19)

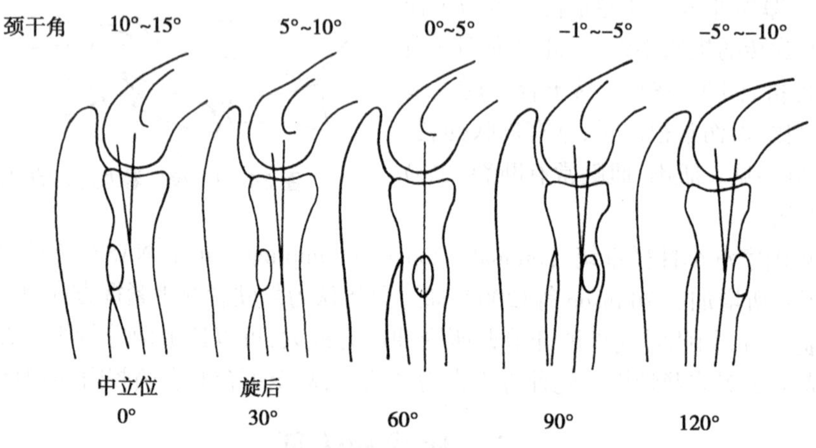

图 34-19 X 线片上判断桡骨近端旋转方位的标志

3. 牵引纠正短缩、重叠、成角畸形牵引应由两名助手进行(一名牵引，一名做反牵引)。牵引时，远骨折段仍应保持在与近骨折段相同的旋转方位上。

4. 分骨并纠正侧方移位分骨是在远、近骨折端，尺桡骨之间的掌背侧以手指捏压，其目的是使尺桡骨之间距离加大，使骨间膜紧张，利用骨间膜对尺桡骨骨间距离的限制作用，使远，近骨折端的尺桡骨骨间距离相等，旋转方位一致。在此基础上，纠正侧方移位，方能达到满意的复位。

5. 外固定在复位满意的基础上，应用石膏外固定，前臂中段以下的骨折可使用 U 形石膏夹，前臂中段以上的骨折，可使用长臂石膏前后托。在石膏凝固之前，尺桡骨骨间掌背侧以手指指腹塑形，使呈双凹状，起到分骨的作用。

复位后的前臂应尽量固定于中立位，以利旋转功能的恢复。特殊情况下，必须置于非功能位时，应待骨折端初步粘连后更换中立位石膏。

应用小夹板固定时，应密切观察，随诊，及时调整松紧度。密切注意压力垫、分骨垫的位置及是否造成了压疮。

闭合复位，石膏固定治疗前臂双骨折，其愈合情况并不理想。Knightn 和 Purvis(1949)报道的 41 例保守治疗者，不满意率高达 74%，功能优良者仅 3 例；Bolton 及 Quinlon(1952)报道的 90 例中结果有功能障碍者 37 例(41%)，不愈合为 4.4%，迟缓愈合为 4.4%。Bűhler(1951)报道的 165 个前臂骨折中 6% 不愈合。De Buren(1962)报道的 131 个前臂骨折中 6.3% 不愈合。

闭合复位外固定治疗前臂骨折，其后果不理想，除方法本身所固有的弊病外，与对前臂功能的认识不深，可接受的整复标准过低也有密切关系(特别是对尺骨的成角畸形、旋转畸形的忽视)。

我们(1981)通过新鲜尸体试验，制订了更为严格的复位标准。这个标准是：桡骨近端的旋后畸形不得大于 30°；尺骨远端的旋转畸形不得大于 10°；尺桡骨的成角畸形不得大于 10°；桡骨的旋转弓应予恢复。低于此种标准，将会造成明显的旋转功能障碍。

Yasutomi(2002)为明确前臂骨折成角畸形及骨间间隙变狭窄引起的前臂旋转障碍的机制，使用三个前臂模型做了试验，结果证实：当前臂骨折成角畸形大于向桡侧 14°、向尺侧 7°、向前侧 5°、向后侧 4°时即会出现前臂旋转障碍，其中骨间膜的紧张是重要原因。

总之，保守疗法治疗成人前臂骨折，充满了困难，其结果并不理想。因之，多数人的观点是：对成人前臂骨折的治疗应持积极手术的态度。我们认为保守治疗应仅限于移位不显著或稳定型的前臂双骨折，我们反对反复多次的闭合复位。

（二）髓内固定

Rush（1937）、Lambrinudi（1939）首先使用克氏针做前臂骨折的髓内固定以治疗 Monteggia 骨折。1940 年以后，骨折的髓内固定流行起来，各种尺桡骨髓内固定物相继出现。1957 年 Smith 和 Sage 收集了 555 例前臂骨折髓内固定病例，使用的内固定物包括克氏针、Rush 针、史氏针、V 形钉、Lottes 钉。其总的不愈合率为 20%（克氏针不愈合率高达 38%，而其他更坚固的髓内固定物的不愈合率为 14%）。

1959 年 Sage 基于对尺桡骨解剖的认识，介绍了三角形剖面的 Sage 前臂髓内钉，尺骨者为直钉，桡骨者为弯钉以保持桡骨弓的存在。其不愈合率为 6.2%，迟缓愈合率 4.9%。唯其穿入技术较为复杂困难。1961 年 Marek 使用方形髓内钉，但仍使用石膏外固定。所报道的 32 例虽全部愈合，但 4 例发生交叉愈合，功能结果差者达 16%。Ritchey、Richardson、Thompson（1958）使用硬三角钉治疗前臂骨折，与 Sage 钉有相似之处，并且不用外固定。

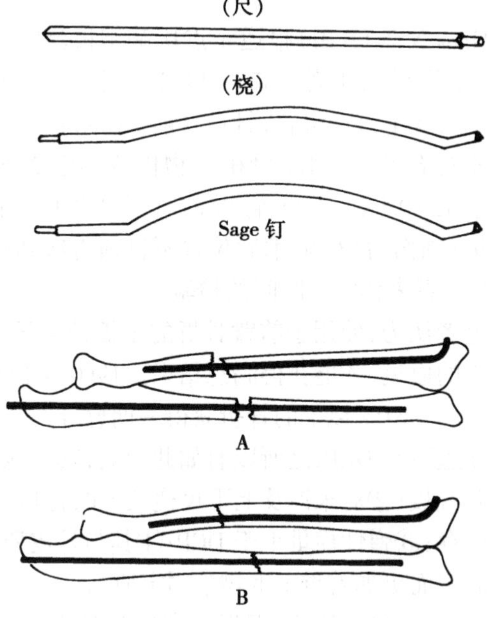

图 34-20 形态不适的髓内钉引起桡骨旋转弓消失尺骨分离（A），合适的髓内钉（B）

必须指出，髓内固定对于尺骨骨折是适宜的，但对桡骨骨折则是相当困难的，这是由于桡骨存在旋转弓之故。使用髓内固定常可造成旋转弓消失，尺骨骨折端分离而造成不良后果（图 34-20）。桡骨远端的针尾也必将影响腕关节的运动。

所以不得已的情况下（例如尺桡骨粉碎骨折，多段骨折），虽可应用髓内固定，但髓内固定绝不是桡骨骨折的首选内固定物。近年髓内固定又有回升，True-Flex（1990）设计了星状截面的钛质髓内钉，桡骨分左右而尺骨为通用的 S 形；Cole（1993）使用了不锈钢质直形带锁髓内钉；Crenshaw（1998）报道了 Foresight 直形交锁髓内钉（手术中需预弯），用于治疗前臂骨折。但前述的问题依然存在。

（三）钢板螺钉内固定

由于钢板质量问题，早年应用的钢板螺钉内固定治疗前臂骨折，其结果并不理想。后来钢板的质量和设计逐渐改进，治疗结果的满意率也逐渐提高。Knight 和 Puris（1949）报道的结果为迟缓愈合和不愈合率达 30%，而功能不满意率高达 65%。Smith（1959）102 例钢板内固定的治疗结果不愈合为 17%。De Buren（1962）报道的 115 例中不愈合率为 13%。Eggers 设计了滑槽钢板，应用于前臂骨折后收到了一定效果。Jinkins 和 Assoc（1960），Caden（1961）报道应用 Eggers 钢板治疗前臂骨折的不愈合率为 5%~7.5%。自动加压钢板为 1945 年 Danis 首用。1951 年 Venable 应用了相似的加压钢板。1952 年 Boreau 和 Hermann 使用了另一类型的加压钢板。此后，Bagby（1958）改良了 Collison 钢板，使之通过螺钉自身加压。Műller、Allgwer、Willenegger（1958）开始使用 AO 钢板通过加压器加压。此种钢板为 Danis 钢板的改良，但更坚固，能获得更大的加压力。Hickes（1961）采用坚固的 Lug 钢板于 66 例前臂骨折中，不愈合者 4 例（6.6%），此钢板强于普通钢板，而使用的螺钉也小于通常者，他认为这样可以尽可能少破坏骨质血运，利于愈合。1965 年 Sagent 和 Teipner 于 29 例前臂骨折中使用双钢板（AO 钢板）内固定，不愈合率为 0，功能不满意率为 9.3%（活动范围损失 10°）。1960—1972 年所报道的使用 AO 加压钢板治疗前臂骨折的不愈合率约为 2%~2.7%，功能不满意率为 3.1%~6%（损失 10°~30°旋转活动）。Chapman（1989）建议使用 DCP 代替原始的 AO 钢板。应该说，AO 内固定系统在规范手术操作上功不可没。

钢板的弹性模量远大于骨质，由于应力遮挡效应及其对血运的影响，钢板下骨皮质在应力下的晚期塑形难以完成。随着人们认识的深入，观念的转换，已由强调生物力学固定改变为强调生物学固定的原则，有限接触、非接触钢板等相继用于临床。Mennen U（1984）设计了齿状钢板夹（paraskeletal clamp-on-plate），不使用螺钉，实现了点状接触，避免了对骨膜的损伤，取得了良好效果。镍钛形状记忆合金板，不使用螺钉，也是一种有限接触内固定物，操作简便，特别适用于已做过钢板内固定而不愈合，骨质疏松且有多处钉孔而无法再应用钢板螺钉者。当然，如系不愈合应同时植骨。由于担心镍金属的细胞毒性，欧美等国并未批准使用，而国内已使用多年，尚未见毒副作用的报道。虽然如此，我们仍应小心对待，及时祛除，不宜终身留置。

Haas N 等（2001）报道了点接触钢板治疗前臂骨折 384 例的多中心（16 个创伤中心）研究结果：共有 272 例前臂骨折患者，387 个 PC-Fix 固定。开放骨折占 21%、25% 患者为多发创伤；随诊率 97%。355 个骨折术后 4 个月内愈合，骨愈合前 32 例发生合并症，其中 27 例需再次手术（7%），最终均获愈合。迟缓愈合及不愈合共 15 例，7 例植入物松脱其中 2 例合并感染。306 个闭合骨折中，2 例浅表感染（0.6%），2 例深部感染（0.6%）。开放骨折 81 个接骨板中 1 例发生深部感染（1.2%）。其他合并症为：交叉愈合 1 例、带板骨折（创伤后）3 例、术后位置不良须再次纠正 2 例。于 150 例去除钢板三周内患者中发生再骨折 7 例（4.7%）。看来仍需要时间的检验。

笔者认为，使用于前臂骨折的钢板种类虽多，本质区别并不大，更重要的是手术操作轻柔，爱护骨膜，保护骨的血运，才能获得满意结果。1960 年积水潭医院使用 Lane 或 Eggers 钢板治疗前臂骨折，术后即行功能活动。61% 以上的骨折获得一期愈合，去除钢板后未发生再骨折。王亦璁教授指出：此类钢板其刚度和强度远不及 DCP，之所以有如此疗效，其可能的原因是：①手术损伤小，仅剥离一侧骨膜或在已有损伤的骨膜侧置板；②对未涉及上下尺桡关节的骨折，早期进行功能锻炼，折端并不承受太大应力，而关节功能却得以保存；③弹性模量小于 DCP；④其与骨皮质的接触面积小于 DCP。AO 向 BO 转化以来，业已不再强调加压固定而更加着重于生物学固定原则。

Murry（1944）建议：钢板长度应为骨直径的 5 倍。Burwell（1964）统计了两组患者，其内固定失败率、不愈合率有明显的差别：钢板长度超过桡、尺骨中段直径 5 倍者与不足 5 倍者，两组内固定失败率之比为 5.8%：37%，两组骨折不愈合率之比则为 2.9%：21%。

此种治疗结果亦为大多数人所承认。当然应用内固定物必须遵循各种内固定物所要求的技术规程，此处不再赘述。

关于手术时机，Smith（1961）建议：成人前臂骨折应于伤后 1 周进行。他比较了两组患者，其愈合情况有明显的不同。伤后 7 日内手术者 78 例中有 17 例不愈合，而伤后 7~14 日手术者，52 例全部愈合。

（四）其他少用的治疗方法

1. 开放整复不使用内固定　Knight（1949）曾以此法治疗前臂骨折 13 例，8 例结果不满意，6 例不愈合。其明显的缺点是整复后的位置无法保持，并因有外固定而无法早期锻炼。除 De Buren（1962）认为开放骨折时不使用内固定，以免造成感染外，现已无人采用此法。

2. 钢丝内固定　Watson jones（1952）、Charnley（1957）于斜形或螺旋形骨折使用钢丝缠绕。Key 和 Conwell（1956）于骨折的远近两端钻孔，再穿以钢丝，绞紧两端。钢丝内固定不能提供良好的固定作用，且环形的缠绕也影响骨的血运，现已甚少使用。有时骨折为粉碎性，髓内固定后可将较大骨折碎片以丝线环扎，固定于原位。

3. 开放整复，螺钉内固定　Knight（1949）、Hughston（1957）、Smith（1956）等对长斜形骨折采用两枚螺钉固定，但因固定作用不强，故很少为后人采用。对蝶形骨折者，可按 AO 技术，以螺钉固定蝶形骨块，再上一“中和”钢板。

（五）作者习用的治疗方法

成人闭合性前臂双骨折，移位不严重者，骨折端整复后具有一定稳定性者（横形骨折，短斜形骨折），习惯于臂丛阻滞下闭合复位，术后以石膏做外固定，直至骨折愈合。如骨折水平在中或远 1/3 者，则采用前臂 U 形石膏外固定；骨折水平在近 1/3 者使用长臂前后石膏托固定。固定的位置应尽量采用前臂旋转中立位以利功能恢复。有时近段的骨折，桡骨近折段在旋后位，整复后置于旋转中立位时，易再错位。在此种情况下可将前臂置于旋后位，长臂石膏前后托固定，一俟骨折端初步粘连（3 周），应更换中立位石膏。

石膏干固后应立即开始手部、肩部的功能锻炼。我们习惯于整复后 3 日做首次复诊，以观察石膏的松紧、手部的血运，并摄片复查复位位置。伤后 2 周时，做第 2 次复诊，以后每 2 周复诊 1 次，并摄片 1 次以观察骨折愈合情况。骨折愈合后去除石膏，并练习前臂旋转活动及肘关节伸屈活动。

闭合复位失败者或骨折为长斜形，粉碎性，蝶形不适于闭合复位者，我们采取切开复位钢板内固定治疗（图 34-21）。术后不使用外固定，尽早进行肩、肘、前臂、手的功能锻炼。

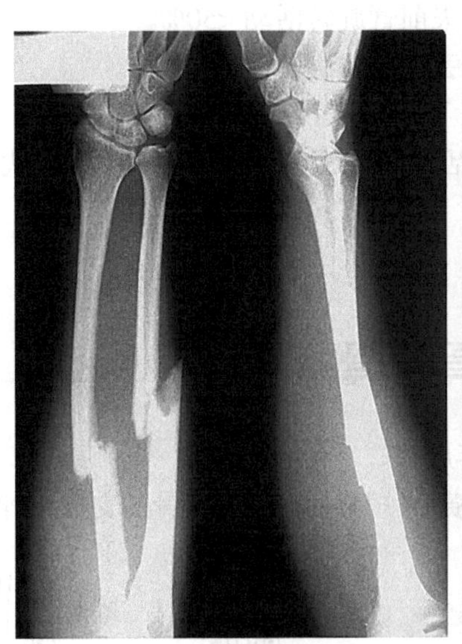
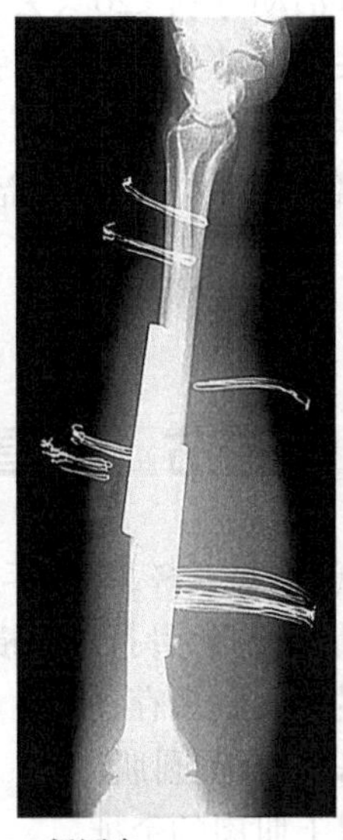
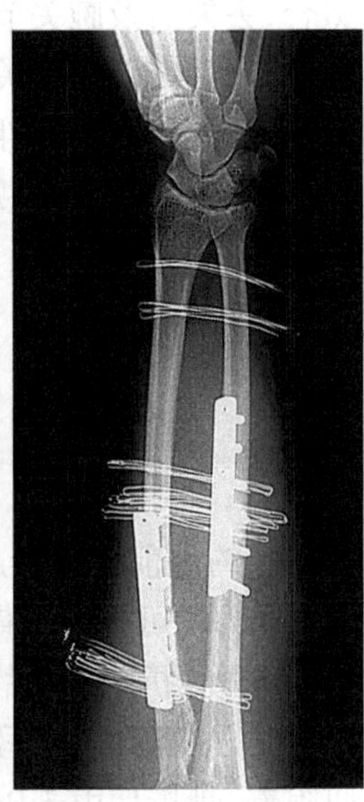

(1) DCP 板固定

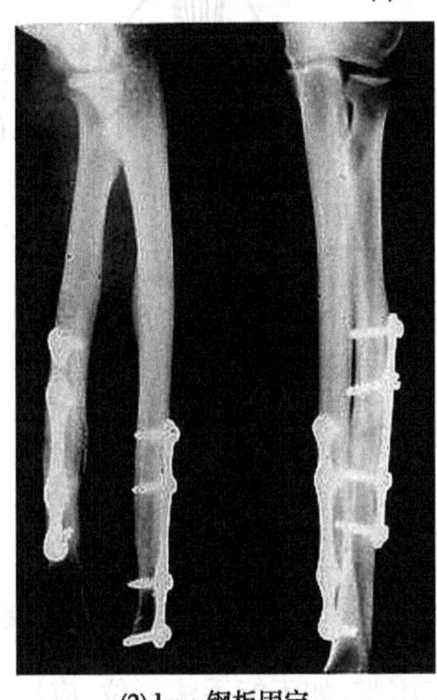

(2) lane 钢板固定

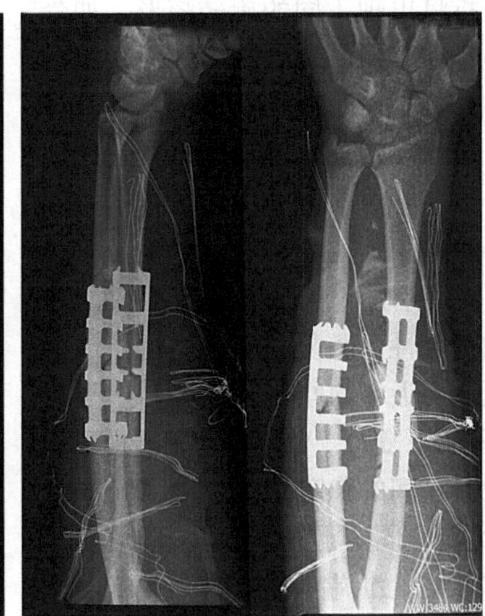

(3) 记忆合金板固定

图 34-21 前臂双骨折的钢板固定

严重粉碎骨折、多段骨折，钢板难于应用者，我们常采用髓内固定，同时应用石膏外固定。或使用外固定架维持骨折位置。

加压钢板的弹性模量高于骨组织者，妨碍骨折愈合塑形阶段的完成，故骨折愈合后应予去除，但也不应少于 18 个月。钢板去除后的前臂，应在短期内加以保护，以防发生再骨折。

五、预后

成人前臂双骨折的预后与许多因素有关：骨折是否开放性；损伤程度如何；骨折移位多少；是否为粉碎性；治疗是否及时，适当；是否发生合并症。

成人有移位的前臂骨折以闭合复位方法治疗，通常结果并不理想，功能不满意率甚高；而以切开复位，内固定治疗者愈合率可达 90% 以上，功能结果的优良率亦达 90% 以上。

开放骨折，合并严重软组织伤，情况更复杂，如果发生感染则预后不好。有时严重感染可导致截肢恶果。

有关前臂骨折后功能评定标准，多数人采用 Anderson 法：

优：骨折愈合，丢失肘及腕关节活动分别 <10°，丢失前臂旋转活动 <25%。

满意：骨折愈合，丢失肘及腕关节活动分别 <20°，丢失前臂旋转活动 <50%。

不满意：骨折愈合，丢失肘及腕关节活动分别 >30°，丢失前臂旋转活动 >50%。

差：骨折不愈合或畸形愈合；慢性骨感染。

笔者以为，此功能评定标准轻视了丢失前臂旋转活动所造成的功能障碍，应以丢失前臂旋转活动 30°，作为满意和不满意的界线。

第三节 桡骨干骨折

单独桡骨干骨折，约占前臂骨折总数的 12%，青壮年居多。

直接暴力、传达暴力均可引起桡骨干骨折，骨折多为横形、短斜形。因有尺骨的支撑，桡骨骨折的短缩重叠移位甚少，但常有桡骨骨折端之间的旋转畸形存在。

桡骨远端有旋前方肌附着，中段有旋前圆肌附着，近段有旋后肌附着。骨折后由于以上肌肉的牵扯，不同部位的桡骨骨折将出现不同的旋转畸形。如骨折在旋前圆肌止点远侧时，近折端受旋前圆肌及旋后肌牵拉，基本处于中立位，而远折端受旋前方肌牵拉处于旋前位；如骨折在旋前圆肌止点近侧时，近折端受旋后肌的牵拉处于旋后位，而远折端受旋前圆肌及旋前方肌的牵拉处于旋前位（图 34-22）。

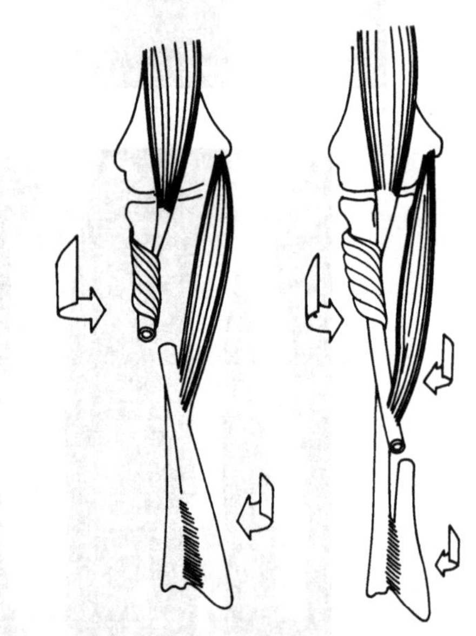

图 34-22 桡骨不同部位骨折移位方式的差别

单纯桡骨骨折，多可闭合复位，因尺骨保持完好，故整复后有一定的稳定性。整复时应判明近折段的旋转位置，按照以远端对近端的原则，将远折段置于相同的旋转位置再于牵引下复位。整复后应于透视下旋转前臂，判明桡骨骨折端间的稳定性，如远近端能同时旋转，很稳定，则外固定应固定于中立位。折端间稳定性差时，外固定的位置以近折端的旋转方位为准。

桡骨近 1/3 骨折，因局部肌肉丰满，闭合复位有一定困难，如不能手法复位，应切开复位，短四孔钢板或重建板内固定。如钢板符合标准，术后不用外固定，早期进行功能锻炼，应能获得满意结果。

桡骨骨折的治疗中（保守治疗或手术治疗），应注意恢复桡骨旋转弓的形态。桡骨旋前弓、旋后弓的减少或消失，不仅影响前臂旋转力量，也将影响前臂的旋转范围。

桡骨中下 1/3 处掌面较平坦，此部位的桡骨骨折行切开复位内固术时宜用掌侧切口，并将钢板置于掌面。桡骨近侧宜用背侧切口进入，钢板置于背侧。

第四节 尺骨干骨折

单独尺骨干骨折，多系直接打击所引起。西方国家称之为警棍骨折（night stick fracture）。骨折线多为横形,蝶形或粉碎性。骨折可为裂纹骨折,无移位。亦可发生侧方移位或成角,因有桡骨的支撑,无明显短缩重叠。

尺骨全长处于皮下,浅在,闭合复位多能成功。不稳定性骨折,使用髓内钉或经皮穿入克氏针是个简便有效的办法(图 34-23),但仍需应用石膏外固定。使用加压钢板可免去应用外固定,且有利于愈合和功能恢复。

尺骨下 1/4 移位骨折,因旋前方肌的牵拉,可造成远骨折段的旋后畸形,整复时将前臂旋前,放松旋前方肌,可以纠正远折段的旋后畸形,以利复位。

应该指出,临床及尸体试验表明:尺骨的旋转畸形或成角畸形对前臂的旋转运动的影响,远大于桡骨的相应畸形对前臂旋转运动的影响。这与通常的看法恰恰相反。我们应该有个明确的概念——尺骨骨折成角畸形不得大于 10°,旋转畸形不得大于 10°,否则不能接受。

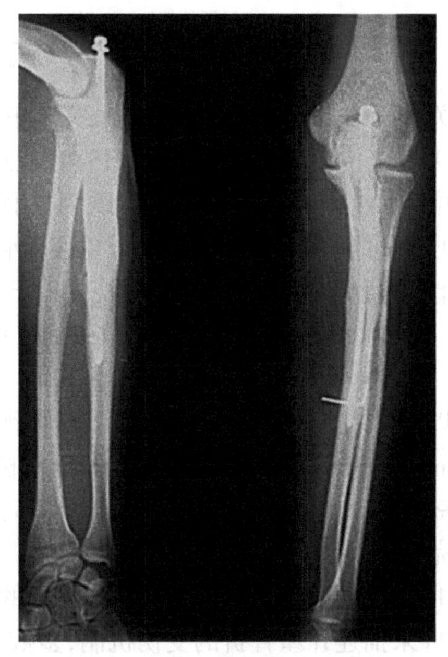

图 34-23 尺骨髓内固定

第五节 Monteggia 骨折

Monteggia 骨折系指尺骨近侧 1/3 骨折合并桡骨头脱位而言。Monteggia 于 1814 年首先对此种骨折脱位加以描述,后即以其名字称呼此种骨折脱位。

一、分 型

1967 年 Bado 将其归纳为四型:

Ⅰ型:约占 60%,为尺骨任何水平的骨折,向前侧成角,并合并桡骨头前脱位。

Ⅱ型:约占 15%,为尺骨干骨折,向后侧(背侧)成角,并合并桡骨头后脱位。

Ⅲ型:约占 20%,为尺骨近侧干骺端骨折,合并桡骨头的外侧或前侧脱位,仅见于儿童。

Ⅳ型:约占 5%,为桡骨头前脱位,桡骨近 1/3 骨折,尺骨任何水平的骨折。

其他学者的分类虽有不同,但第Ⅰ型均居绝对多数。1940 年 Speed 和 Boyd 报道的 Monteggia 骨折中,第Ⅰ型达 83.3%(图 34-24)。

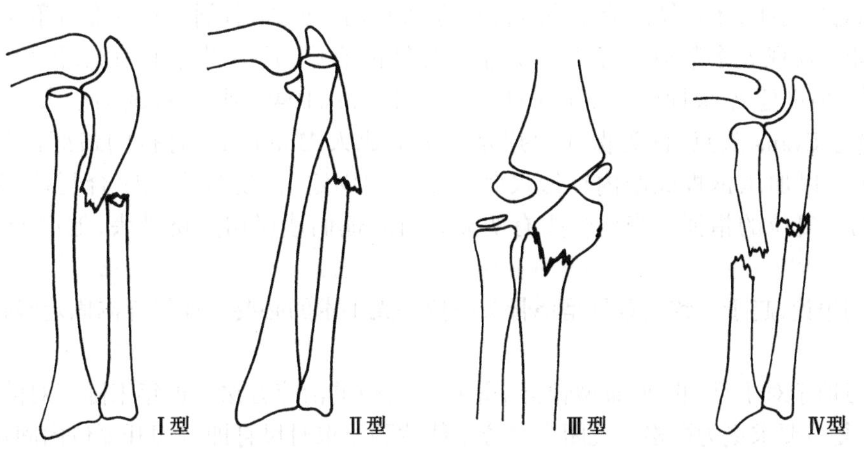

图 34-24 Monteggia 骨折的分型

二、受伤机制

有关 Monteggia 骨折的受伤机制，文献中有大量讨论。大多数学者认为Ⅰ型骨折为旋前暴力或尺骨背侧的直接打击伤所造成的。Evans(1949)在尸体上进行试验，将肱骨固定后强力使前臂旋前，造成了桡骨头前脱位和尺骨骨折。Evans 指出，跌倒时手和前臂通常是完全旋前的，当手固定于地面时，体重迫使上肢外旋，即造成了前臂的极度旋前而发生孟氏骨折。Bado 同意 Evans 的观点，并指出Ⅰ型骨折的肘关节侧位 X 线片上，桡骨结节处于后侧，表明桡骨处于完全旋前位。

另一方面，临床上可见到一定数量的Ⅰ型骨折并无跌伤史，而系玩棒球或垒球时，直接打击尺骨背侧所致。

所以，第Ⅰ型 Monteggia 骨折既可因跌倒，前臂极度旋前所造成，亦可因尺骨背侧的直接打击所造成。

Peurose(1951)描述了Ⅱ型骨折的创伤机制，他认为相似于肘关节后脱位，但此种类型者其尺骨上端附着的韧带较尺骨骨质更为坚固，这样，向后传导的暴力(跌倒、屈肘、手撑地)造成桡骨头后脱位，尺肱关节保持完好，而尺骨发生了骨折。

Bado 指出Ⅲ型的受伤机制是肘内侧面的直接打击伤所造成的。此种损伤仅见于儿童而成人鲜见。

Bado 未描述Ⅳ型骨折的受伤机制，多数人认为其发生与Ⅰ型骨折相同，但又合并了桡骨骨折，可能在桡骨头脱位后，桡骨又受到第二次创伤所致。

三、症状和体征

症状和体征与类型有关，第Ⅰ型可于肘前窝触到桡骨头，前臂短缩，尺骨向前成角。第Ⅱ型可于肘后触及桡骨头，尺骨向后成角。第Ⅲ型可于肘外侧触及桡骨头和尺骨近端向外侧成角。第Ⅳ型桡骨头处于肘前，尺桡骨骨折处有畸形及异常活动。

所有四型骨折，肘关节及前臂均有明显肿胀，疼痛，压痛。患者不能活动肘关节和旋转前臂。

桡神经深支损伤为最常见的合并症，应检查相应的神经功能。

四、X 线 检 查

X 线片应包括前臂全长及上、下尺桡关节的正侧位片，桡骨头脱位和尺骨骨折在 X 线片上极易判断，但孟氏骨折的漏诊率却出乎意外的高。其原因首先是 X 线片未包括肘关节；其二是 X 线机球管未以肘关节为中心，以至于桡骨头脱位变得不明显；其三是体检时忽略了桡骨头脱位的存在，以致读片时亦未注意此种情况；其四是患者伤后曾做过牵拉制动，使脱位的桡骨头复了位，以致来院检查时未发现脱位，但固定中可复发脱位。

五、治 疗 方 法

儿童 Monteggia 骨折，闭合复位治疗是满意的，但如何治疗成人孟氏骨折，存在着争论。

Speed(1940)发现大多数成人孟氏骨折经闭合复位治疗，其结果并不满意，因而主张切开复位并内固定尺骨，同时重建环状韧带(以筋膜袢为主)。Evans(1949)则主张旋后位复位并维持 6~8 周。Bado(1967)同意 Evans 观点，认为保守治疗是新鲜的成人 Monteggia 骨折的最好治疗办法。Boyd 和 Boals(1969)建议以加压钢板或髓内针做尺骨的坚强内固定，但桡骨头应闭合复位，除非闭合复位失败，否则并无切开复位的指征。当桡骨头有明显骨折时他们建议切除桡骨头，他们治疗的病例优良率达 77%。

经过多年的争论，趋于一致的意见是桡骨头脱位并无手术的必要。如尺骨内固定坚强，亦无必要重建环状韧带。

我们过去习惯于对Ⅰ型、Ⅱ型、Ⅲ型骨折采取闭合复位的治疗方法。近年来随着对前臂旋转功能认识的深化，对尺骨复位要求更为严格。凡闭合复位不能达到要求时尺骨即应切开复位内固定，以期获得更好的治疗结果。对Ⅳ型骨折，无疑更应早期切开复位，尺桡骨骨折均行内固定(图 34-25)。

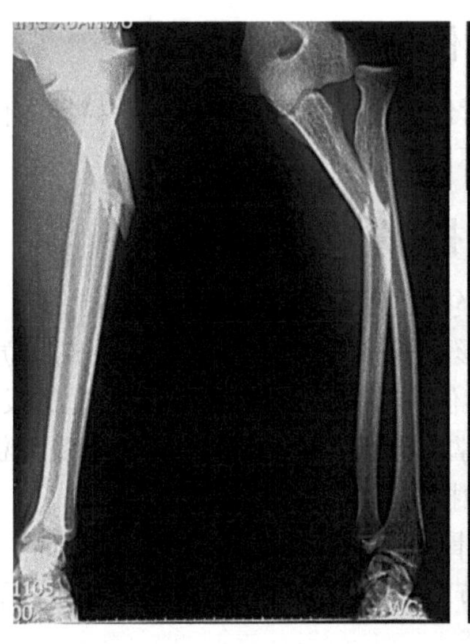
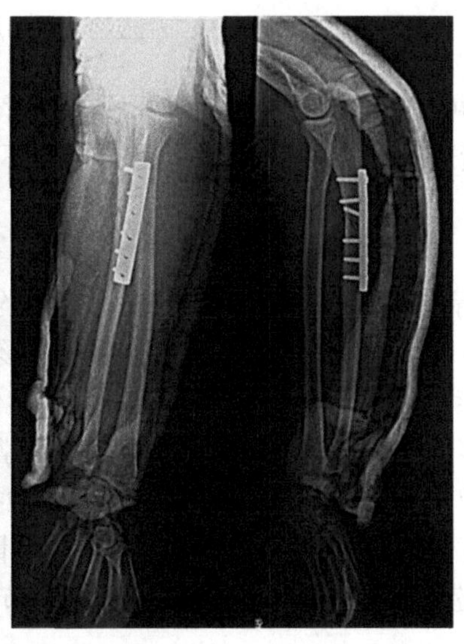

图 34-25 孟氏骨折切开复位内固定

闭合复位需于臂丛阻滞下进行，牵引该患肢，并于脱位的桡骨头处加压（Ⅰ型向后，Ⅱ型向前）即可整复桡骨头脱位，此时尺骨骨折多已复位，如仍有成角及侧方移位应加以纠正。整复完成后以长臂前后石膏托固定。Ⅰ型固定于前臂旋后，屈肘110°位；Ⅱ型固定于前臂旋后，屈肘70°位（半伸直位）。直至尺骨愈合后，去除石膏，进行功能锻炼。

桡骨头虽能复位，而尺骨骨折位置不良时应切开复位，钢板或髓内钉内固定。有时破裂的环状韧带妨碍桡骨头的复位，或桡骨头的脱位是自近端穿过环状韧带，交锁于肱骨外上髁处，此时切开复位宜采用Boyd切口，可以兼顾两者。手术内固定治疗者，术后应用长臂石膏托制动4~6周。Ⅰ、Ⅲ、Ⅳ型骨折固定于前臂旋转中立位，屈肘110°位；Ⅱ型骨折固定于屈肘70°位。石膏去除后，进行功能锻炼。

早期未治疗，或治疗不当而致畸形愈合或不愈合者，应分别情况加以处理。如果仅是轻度尺骨成角畸形愈合，桡骨头脱位，最好接受此种位置，而仅切除桡骨头。如为中度的尺骨成角畸形，桡骨头脱位，行桡骨头切除，尺骨骨突切除及骨间膜松解术，当可改善前臂的旋转功能。如为严重的尺骨成角畸形愈合、桡骨头脱位，应做尺骨的截骨复位内固定术及桡骨头切除术，术中同时松解骨间膜。当尺骨不愈合，桡骨头脱位或半脱位，应行尺骨内固定植骨术，桡骨头同时切除。

合并桡神经深支损伤为一常见合并症，桡骨头复位后几乎都能自行恢复，不需手术探查。但服用神经营养药物是有益的。

六、预　后

如能早期正确诊断，正确处理，其预后是良好的。近年来文献报道使用手术治疗，坚固内固定者优良率甚高。如为严重开放损伤，或合并感染，则预后较差。

第六节 Galeazzi骨折

桡骨中下1/3骨折，合并下尺桡关节脱位具有许多名称。早在1929年法国人即称之为反Monteggia骨折。1934年Galeazzi详细描述了此种损伤，并建议强力牵引拇指整复之。此后即称此种损伤为盖氏骨折。还曾被称为Piedmont骨折。Compbell称之为必须骨折（fracture of necessity）因其确信此种损伤必须手术治疗。此种损伤较Monteggia骨折更为多见，其发生率约高于后者6倍。

一、受伤机制

Galeazzi 骨折可因直接打击桡骨远 1/3 段的桡背侧而造成；亦可因跌倒，手撑地的传达应力而造成；还可因机器绞轧而造成。受伤机制不同，其骨折也有不同特点。

二、骨折分型

1. 桡骨远端青枝骨折合并尺骨小头骨骺分离，均为儿童。此型损伤轻，易于整复。

2. 桡骨远 1/3 骨折，骨折可为横形，短斜形，斜形。短缩移位明显，下尺桡关节脱位明显。多为跌倒手撑地致伤。前臂旋前位致伤时桡骨远折段向背侧移位；前臂旋后位致伤时桡骨远折段向掌侧移位。临床上以掌侧移位者多见。此型损伤较重，下尺桡关节掌背侧韧带，三角纤维软骨盘多已断裂（三角纤维软骨盘无断裂时多有尺骨茎突骨折）。骨间膜亦有一定的损伤。

3. 桡骨远 1/3 骨折，下尺桡关节脱位，并合并尺骨干骨折或尺骨干之外伤性弯曲。多为机器绞轧伤所致。损伤重，可能造成开放伤口。此时除下尺桡关节掌、背侧韧带，三角纤维软骨盘破裂外，骨间膜多有严重损伤。

三、症状和体征

症状和体征与创伤严重程度有关。移位不著的骨折仅有疼痛，肿胀和压痛。如移位明显桡骨将出现短缩和成角，下尺桡关节压痛，尺骨头膨出。多为闭合性骨折，开放骨折时多为桡骨近折端穿破皮肤所致，伤口小。神经血管损伤罕见。

四、X 线表现

通常骨折部位在桡骨中下 1/3 交界处，为横形或短斜形，多无严重粉碎。如桡骨骨折移位显著，下尺桡关节将完全脱位。于前后位 X 线片上，桡骨表现为短缩，远侧尺桡骨间距减少，桡骨向尺骨靠拢。侧位 X 线片上，桡骨通常向掌侧成角，尺骨头向背侧突出。

五、治疗方法

Galeazzi 骨折，牵引下复位并不十分困难，但维持闭合复位的位置却颇为困难，正如 Hughston（1957）所指出的有几种力量造成复位位置难于维持（图 34-26）：

1. 旋前方肌的收缩，使桡骨远折段向尺骨靠拢，并牵拉其向近侧及掌侧移位。

2. 肱桡肌牵拉桡骨远折段使之向近侧短缩移位。

3. 外展拇肌及伸拇肌使桡骨远折段向尺骨靠拢，向近侧移位短缩。

即使手腕尺偏位固定于石膏中，以上几种造成移位的力量依然存在。因此闭合复位的成功率不高，其治疗结果极不理想。

为了获得良好的前臂旋转功能；避免下尺桡关节紊乱，桡骨骨折必须解剖复位。因之，切开复位内固定术几乎是必选的方法。髓内针于此处宽大的髓腔内难于提供坚固的固定作用，以防止骨折端间的旋转。小的钢板也难于对抗肌肉牵拉产生的再移位力量。在这种移位力量的作用下，钢板可能弯曲，螺钉可能松动而造成畸形愈合和不愈合。所以钢板必须有足够的长度和强度，我们习惯使用 DCP 钢板（图 34-27），而手术切

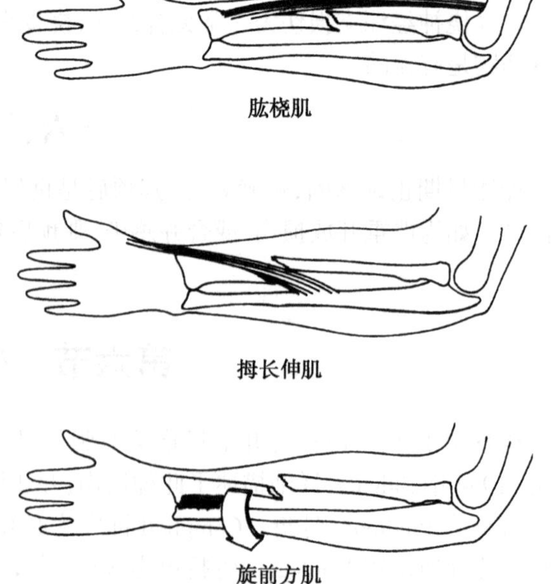

图 34-26 Galeazzi 骨折肌肉的移位作用

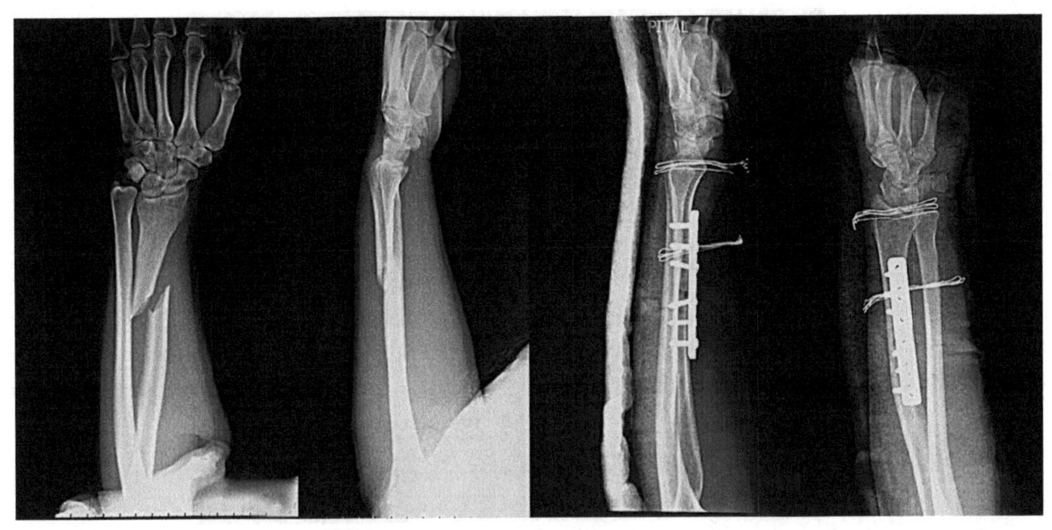

图 34-27　盖氏骨折切开复位内固定

口采用 Henry 切口，钢板置于桡骨掌面。术后短臂石膏前后托，前臂旋转中立位制动 4~6 周，以使下尺桡关节周围被损伤的组织获得愈合。去除石膏后，积极进行功能锻炼。

六、预　　后

闭合复位或内固定不当而失效者，预后不良。如内固定坚固，下尺桡关节及桡骨骨折解剖复位者预后良好。

第七节　前臂开放性骨折

前臂开放骨折的发生率仅次于胫腓骨，这是较闭合性前臂骨折更具有危险性的损伤，处理不当，可能会造成极其严重的后果。

我们的临床实践经验是在认清伤口特点的基础上彻底清创；使用内固定；无张力的闭合伤口；合理的使用抗生素。

由于受伤机制不同，前臂开放骨折时其软组织损伤的特点也不相同。前臂开放骨折以内源性开放骨折为多见，伤口较小，伤口为骨折断端哆出而造成。此种伤口污染较轻，清创后多能一期闭合伤口。外源性前臂开放骨折如系锐器砍伤，其伤口较清洁整齐，易于清创缝合；如系绞压致伤，多有严重的皮肤捻挫，撕脱，甚至套脱，骨折亦较为严重，常为粉碎性或多段骨折。此类损伤要慎重对待，清创不易充分。清创不足的结果则是无生机组织坏死，液化，细菌繁殖而致感染。

开放性前臂骨折是否应用内固定，是有争论的。有些人提出于开放骨折时不应用内固定物；而于内源性前臂开放骨折时先行清创闭合伤口，2~3 周伤口愈合后再行手术切开复位内固定。Krishnan 报道的 28 例患者 38 个前臂骨折（开放性）均采用此种延迟内固定方法，结果无 1 例感染。他对严重的前臂开放骨折，采取在清创的同时使用内固定于尺骨，他认为这样便于软组织损伤的修复，待伤口愈合后再处理桡骨。我们主张清创同时使用内固定（图 34-28）。实践证明，开放骨折时使用坚强内固定不是增加了感染率而是降低了感染率。开放骨折时使用内固定物有以下好处：

1. 稳定骨折端，消除了骨折再移位对伤口的内源性压迫的可能性，利于伤口愈合。

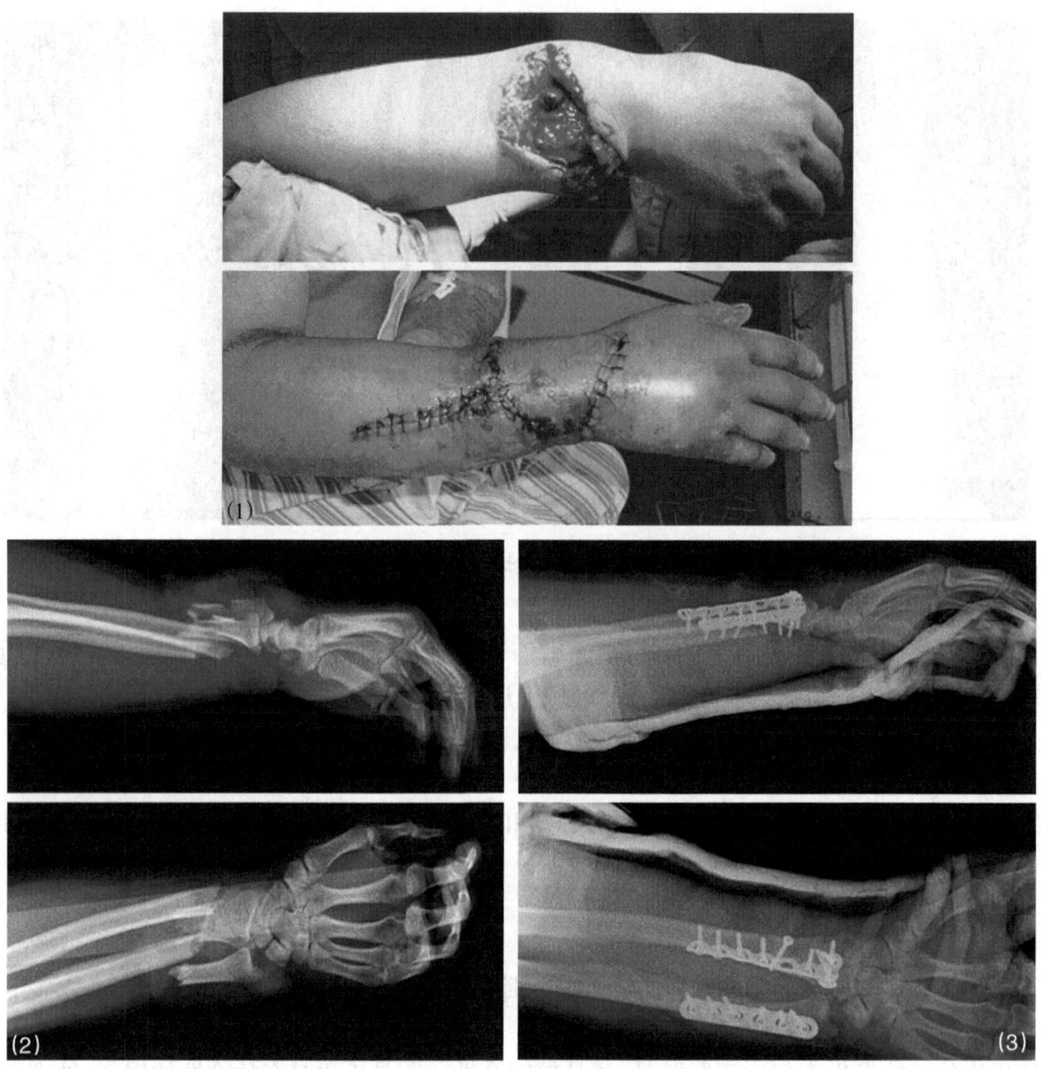

图 34-28 前臂开放骨折清创同期内固定

(1)和面机绞伤,尺桡骨远段开放骨折,清创内固定术前及术后 2 周体位像;
(2)清创内固定术前 X 线片;(3)清创内固定术后 2 周 X 线片

2. 减少或不用外固定,便于对伤肢的观察处理。特别是一旦感染发生,伤口引流、换药无法应用外固定时,有个坚固的内固定物维持骨折的良好位置,更属必要。

3. 严重开放骨折时使用内固定物,便利于软组织损伤的修复(进行植皮,皮瓣等处理)。

伤口的闭合方法,视清创后的情况而定。直接缝合当然是最简便的办法,但必须没有张力。在张力很大的情况下,勉强闭合伤口,等于没有闭合伤口,因为在张力下缝合的皮肤边缘将发生坏死,继而绽开。前臂肌肉组织丰富,不能直接缝合的伤口多能以游离植皮敷盖。大面积皮肤套脱者,可利用套脱的皮肤将脂肪层切除后游离植皮(以取皮鼓反取皮)。

开放骨折使用抗生素原则上宜早,甚至在急诊室时即应使用抗生素。在伤口培养结果未报道之前,可使用广谱抗生素。待培养结果揭晓后,应更换有针对性的抗生素。开放骨折时应常规使用 TAT。

前臂开放骨折,使用外固定架时,外露的固定针也有将感染带入骨质的危险。使用时应保持警惕,经常消毒检查(图 34-29)。

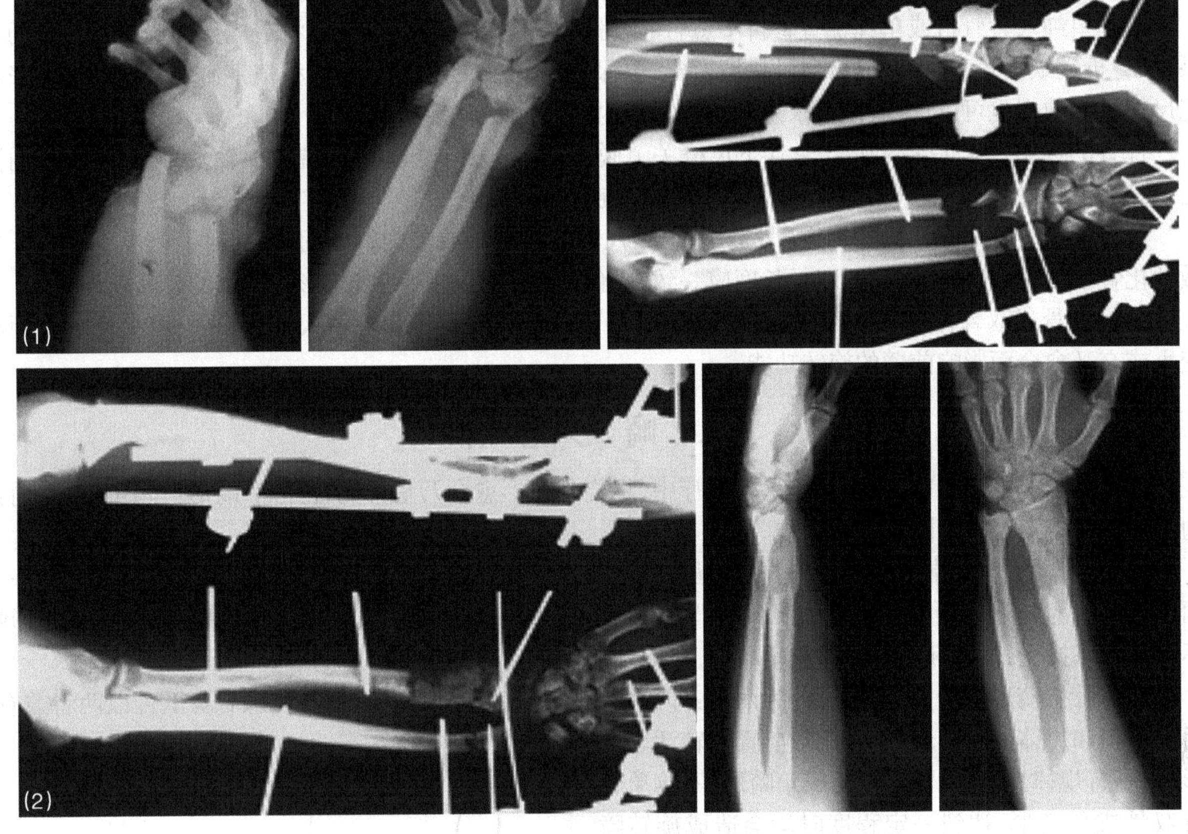

图 34-29 前臂开放骨折合并桡骨缺损，外固定架加髂骨植骨
(1)尺桡骨远端开放粉碎骨折，桡骨远端骨缺损。外固定架后，可见骨缺损的情况；(2)髂骨取骨植骨术后，及术后两年 X 线片

第八节 前臂骨折的合并症

一、迟缓愈合和不愈合

尺桡骨骨折的迟缓愈合和不愈合率并不低，根据历年所报道的情况，可高达 20%。

造成骨折的不愈合和迟缓愈合的因素是极为复杂的，诸如全身体质情况；骨折损伤程度；开放骨折还是闭合骨折；手术治疗还是非手术治疗；手术的时机；内固定物类型等均有密切关系。

Boyd、Lipinski 和 Wiley 认为下述情况易于发生骨折不愈合：开放性骨折；骨折合并感染；多段骨折，其中段骨折块常有血运障碍；严重外伤引起的粉碎骨折；不可靠的内固定；时间不足或固定不充分的外固定等。

骨折迟缓愈合或不愈合，应行植骨术。对前臂而言以自体髂骨移植术为宜，而其他植骨方法则甚少适应证。

单纯尺骨骨折不愈合率略低于单纯桡骨骨折不愈合率。

当尺骨鹰嘴部骨折不愈合时，将影响伸肘功能，故须手术治疗。在做松质骨移植的同时，骨折处应以松质骨螺钉内固定，或以克氏针，钢丝做张力带缝合。

尺骨近 1/3 段不愈合时，常伴有未整复的桡骨头脱位(Monteggia 骨折)，此时应将尺骨骨折以加压钢板内固定，同时行松质骨移植，并切除桡骨头。此种情况做髓内钉固定也是一种选择，但术后须应用较长时间的外固定。如应用尺骨的加压髓内钉则效果更好。

尺骨中段骨折不愈合时，选用加压钢板或加压髓内钉内固定，同时做松质骨移植，都是行之有效的办法。

尺骨远段骨折不愈合时，髓内钉的固定力量较差，应选用钢板内固定，同时做松质骨移植。

处理单纯尺骨骨折或单纯桡骨骨折不愈合时，骨折端不宜切除过多，否则将造成下尺桡关节脱位的后果，如骨折端缺损较多，可嵌以松质骨块填塞之，以保持尺、桡骨的长度。当然移植带血管蒂的植骨块来填充尺桡骨的缺损也可以选用，但要求复杂的技术。内固定物以钢板为宜。

桡骨的远1/3段骨折不愈合，常伴下尺桡关节脱位（Galeazzi骨折），骨折端缺损较多时，应在钢板内固定，松质骨移植的同时，做尺骨头切除术，以利前臂旋转功能的恢复。

尺桡骨骨干双骨折不愈合时，桡骨选用钢板，尺骨选用钢板或髓内钉内固定，同时做松质骨移植。如做硬化骨端的切除时，且需注意双骨长度应一致，以免造成下尺桡关节脱位，影响前臂的旋转功能。

无论单骨或双骨骨折不愈合，做松质骨移植时，应注意不要将植骨块填入骨间膜处，以免使骨间距离变小或交叉愈合而影响前臂的旋转功能。

二、畸形愈合

在前臂骨折的治疗中，特别是非手术治疗中，尺桡骨畸形愈合乃是常见合并症，畸形可轻可重，对前臂的旋转活动将会带来不同程度的影响。

畸形愈合的发生，常是未能精确复位或虽然复位良好，但愈合过程中固定不牢再度移位所致。另一方面也与医生对畸形将会造成的功能障碍的严重性认识不足有关。例如尺骨骨折小的成角，常被认为影响不大而予以接受，但实际上尺骨的成角畸形，对前臂的旋转活动有着极明显的影响。

前臂骨折畸形愈合，其畸形可分为两类：即成角畸形和旋转畸形愈合，在同一患者身上可以两者兼有。通过临床和尸体试验的观察，它们对前臂旋转活动的影响，是有规律性的：前臂骨折的成角畸形，不拘单骨或双骨成角畸形，达到一定程度时均会造成旋转障碍，角度愈大，障碍愈大。其障碍的主要原因是成角畸形后尺骨及桡骨于旋转过程中相接触形成骨性阻挡，或是引起骨间膜紧张而妨碍旋转活动，或是二者兼而有之。

1. 单桡骨骨折或尺桡双骨折向掌侧成角时旋前运动会因骨性阻挡而受限，旋后运动会因骨间膜紧张而受限；反之如向背侧成角引起旋转障碍的因素则相反。桡骨向尺侧成角或尺桡骨向尺侧成角畸形，旋前旋后运动均会出现骨性阻挡而受限。如果此种畸形甚大以致前臂旋转轴上移至桡骨上方时，旋转活动将因骨间膜紧张而不能进行。尺桡骨双骨折向桡侧成角，旋前旋后均因骨间膜紧张而受限（图34-30）。尺骨骨折向掌侧成角，旋后活动因骨间膜紧张而明显受限；反之向背侧成角时，旋前活动因骨间膜紧张而明显受限。

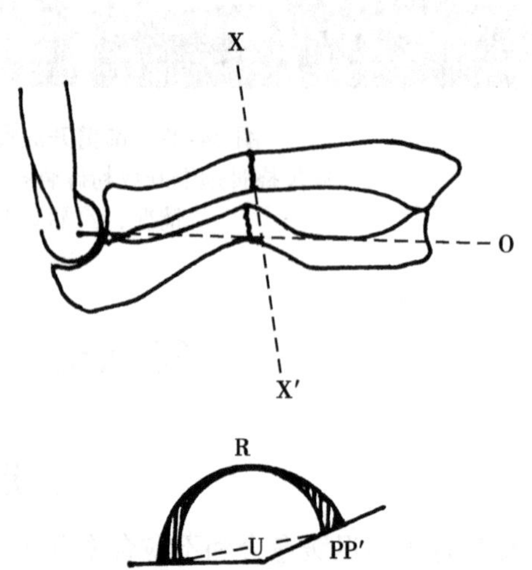

图34-30 尺桡骨双骨折
向桡侧成角畸形，尺桡骨及旋转轴的关系，斜线部分为旋转受限区
R. 桡骨的位置；U. 尺骨的位置；O. 旋转轴；P. 旋前；S. 旋后

2. 桡骨骨折时近端旋后畸形，因骨间膜紧张而影响旋后运动。畸形愈重，障碍愈大。尺骨骨折远折段旋后畸形将因骨间膜紧张而造成旋前运动受限，畸形愈重，障碍愈大。

前臂骨折成角畸形愈合，因为成角畸形的存在，使得前臂在旋转运动的某个方位上，尺桡骨异常的接近，抵触，形成骨性阻挡，因而使得此一方位的旋转运动不能继续进行，这是易于理解的。而骨间膜紧张之所以限制前臂的旋转运动，则是因为各种成角畸形时，尺骨、桡骨、前臂旋转轴之间的相对关系发生改变，桡骨按前臂旋转轴所进行的旋转活动在某方位上即会超过骨间膜的最大允许范围，造成骨间膜紧张而妨碍了此一方向上的旋转活动。至于尺桡骨骨折旋转畸形愈合时，前臂的旋转轴并无异常的变化，仅由于旋转畸形，使骨间膜发生顺时针或逆时针的卷绕，有如绞车绞紧绳索，造成骨间膜在某一方向旋转运动时的紧张,从而限制了旋转活动。

前臂骨折畸形愈合的治疗原则,既要着眼于矫正外形,更应着重改进前臂的旋转功能。其治疗方法详见前臂旋转功能障碍的治疗。

三、交 叉 愈 合

尺桡骨骨折后尺桡骨交叉愈合为一少见的晚期合并症。1975 年 Andersen 报道的以加压钢板内固定治疗的 223 例前臂骨折中,交叉愈合者仅 3 例。多发生于尺桡骨中段同一水平的双骨折,手术切开复位内固定之后。由于骨间膜损伤较重,使得相距很近的尺桡骨骨折端血肿相互沟通,继而机化成骨,形成架在尺桡骨骨间的骨桥。此种情况一旦发生,前臂的旋转功能将消失。

尺桡骨交叉愈合的治疗可行手术切除新生骨,术后麻醉恢复即应进行主动功能锻炼(图 34-31)。有时为避免复发,可以阔筋膜条间隔于尺桡骨之间。

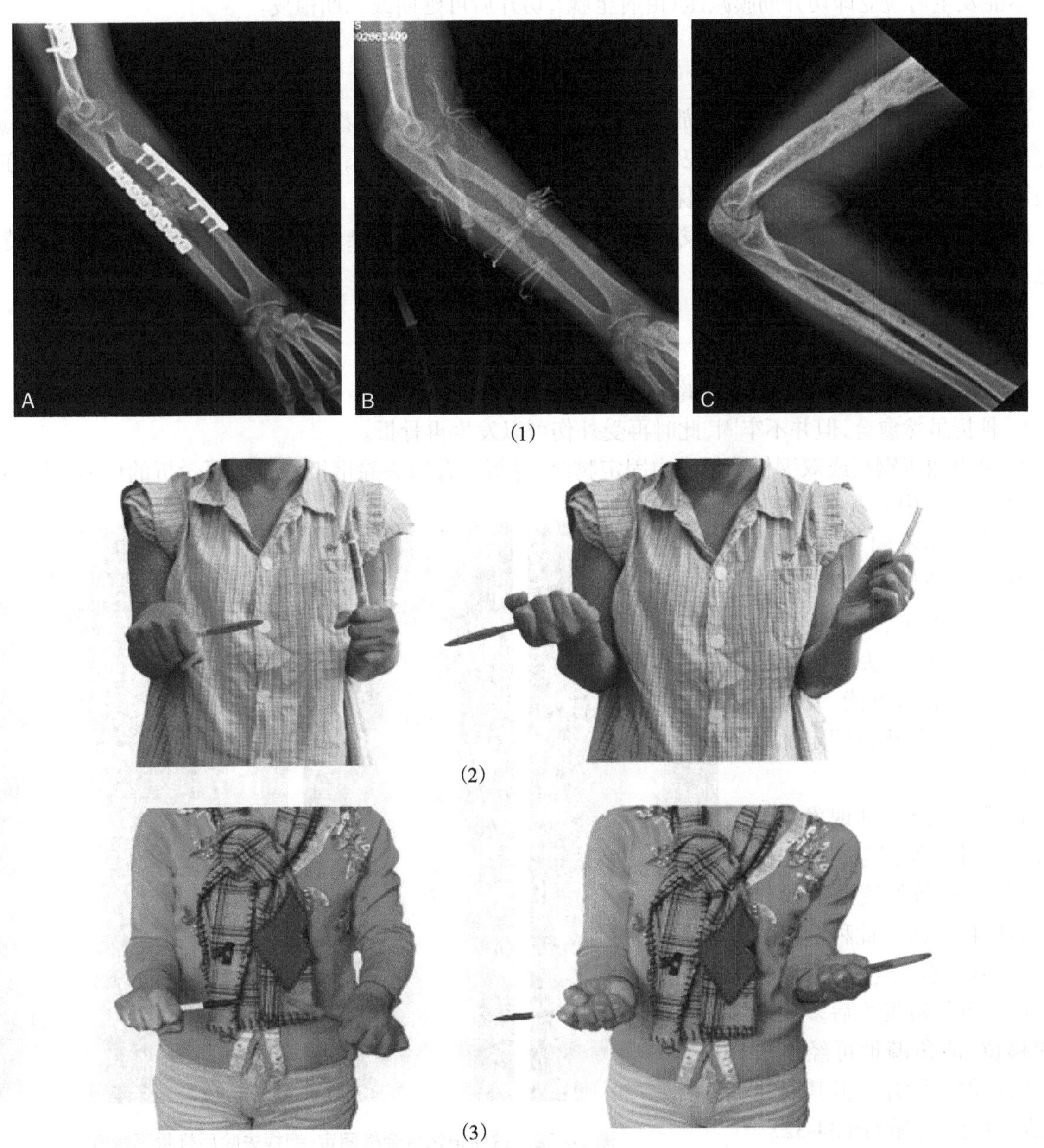

图 34-31　前臂双骨折交叉愈合的治疗

(1)A. 内固定术后,骨间有新生骨相连;B. 连接骨痂切除后当日;C. 切除后 3.5 个月 X 线片;(2)左前臂孟氏骨折 BadoⅣ型术后,发生交叉愈合,旋转功能严重受限;(3)新生骨切除后 3.5 个月,左前臂旋转功能接近正常

四、神经、血管损伤

于闭合性骨折或内源性开放骨折很少发生此种合并症，但于严重软组织伤的开放性骨折很易发生。清创时应探查神经是否断裂，如断裂而不能一期缝合者应将断端以缝线标志，以利晚期修复。

前臂侧支循环丰富，一个血管的损伤，另一血管可代替供应。对严重开放骨折，尺桡动脉均有损伤者，应妥善吻合桡动脉。

五、筋膜间隔区综合征

前臂筋膜间隔区综合征文献已有详尽阐述。此症可发生于原始损伤时或手术后，可累及前侧或后侧间隔区，或二者同时累及。手术后伤口内出血、引流不畅、深筋膜缝合过紧均可发生此综合征，故手术者不应缝合深筋膜。

本症发生后应立即切开筋膜减压（由肘至腕），切开后可延期或二期植皮。

六、感　　染

前臂骨折后发生感染，多见于开放骨折或闭合骨折切开复位后。感染为一严重合并症，常导致不愈合、骨髓炎等不良后果，故应及早处理，控制之。感染发生后伤口应引流，全身应用敏感的抗生素，局部亦可应用灌注等措施。如内固定未失败，应保持之，等待骨的愈合。

晚期感染，内固定失效，不愈合发生时，应去除内固定，控制感染，肢体暂以石膏或支具制动。待感染痊愈后 6 个月，再行进一步处理。

七、再　骨　折

前臂骨折愈合后，再骨折的发生率不高，其发生的原因有三：

1. 骨折虽然愈合，但并不牢固，此时再受外伤可以发生再骨折。

2. 使用加压钢板或双钢板等坚固内固定物时，骨折愈合后去除钢板有发生再骨折的可能。因为此时骨折愈合过程中并无外骨痂，其弹性模量亦不同于骨质，应力主要经钢板传导，骨质不能按 Wolf 定律塑形，且钢板下的骨皮质萎缩，因而去除钢板后有发生再骨折的可能。因此，去除钢板后应使用外固定加以保护 2~3 周。

3. 手术取出钢板时发生再骨折。有时遇到钢板螺钉取出困难，此时粗暴的撬凿等操作可以造成再骨折。此种情况虽然罕见，但确有发生，因而须轻柔操作。再骨折发生后多无严重的移位，成角畸形可经手法纠正而行保守治疗。但其晚期功能则会受到影响（图 34-32）。

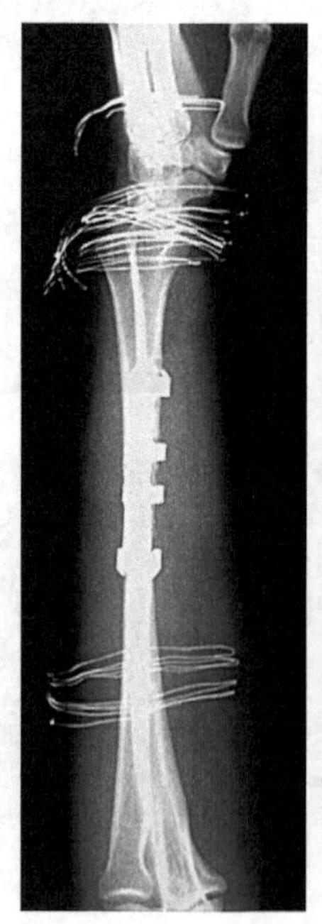
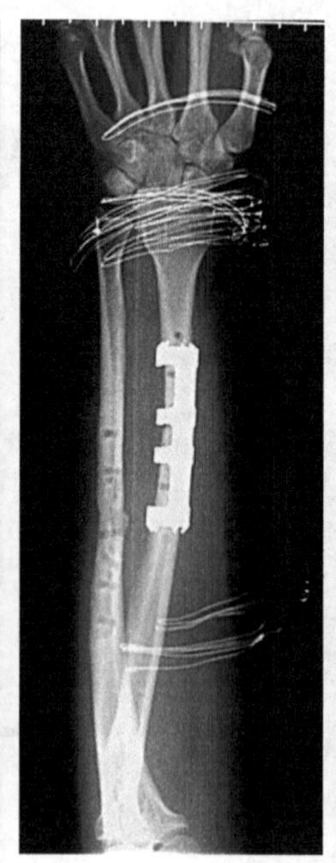
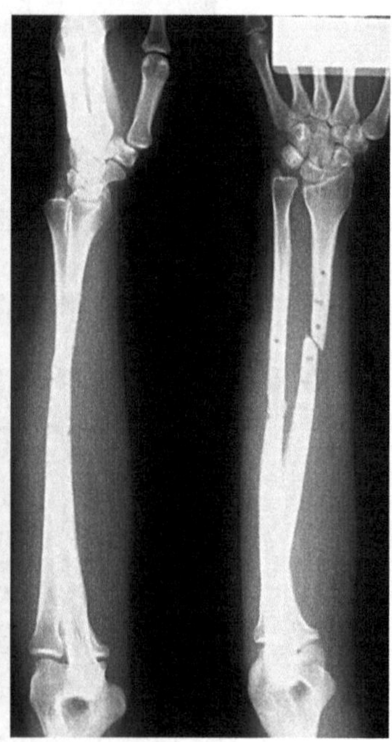

图 34-32　镍钛记忆合金板固定，钢板去除后桡骨再骨折

第九节 创伤后前臂旋转功能障碍

前臂骨折后旋转功能障碍是常见后遗症，也是造成前臂骨折治疗不满意的主要原因。1972 年 Dodge 报道的 119 个前臂骨折中，旋转功能障碍在 20°以上者占 17%。

一、发 生 原 因

根据临床手术的观察和尸体试验所见，造成前臂旋转功能障碍的原因是复杂的，包括：

1. 骨性阻挡；
2. 骨间膜的紧张和挛缩；
3. 上、下尺桡关节的紊乱；
4. 关节囊及相关韧带的挛缩；
5. 旋转肌的挛缩。

常易导致前臂旋转功能障碍的疾患是：

1. 前臂骨折成角畸形愈合和旋转畸形愈合；
2. 尺桡骨交叉愈合；
3. Volkmann 挛缩或前臂筋膜间隔区综合征；
4. 长久的石膏固定或伤肢长期不运动造成的骨间膜、旋转肌，关节囊的粘连、挛缩。

引起前臂旋转功能障碍的原因是多方面的，治疗也非易事。因之，应重视前臂骨折的早期治疗，如行闭合复位外固定治疗应严格掌握复位标准，不应勉强接受一个不良的能造成前臂旋转功能障碍的位置。近年的趋势是，采用手术复位并应用坚强内固定，以期能获得良好的解剖复位和早期活动肢体，这是恢复前臂旋转功能的重要基础。

一旦发生前臂旋转功能障碍，应首先分析造成旋转功能障碍的主要原因是什么，次要原因是什么，然后分别加以解决。因此前臂旋转功能障碍的手术治疗，绝非单一手术，常常是双重手术或多重手术。

二、手 术 治 疗

(一) 截骨复位内固定术

即在畸形位截断，按照其解剖关系复位，并加以固定。截骨复位矫正畸形的同时，也必然对骨折局部的骨间膜进行了松解。因此，无论是因成角畸形造成的骨性阻挡，或是局部骨间膜的挛缩所造成的旋转障碍，都可以通过截骨复位获得部分改进。但多数骨折往往存在复合畸形，而且有些骨间膜挛缩较广泛，或兼有其他软组织挛缩因素，即使畸形纠正后仍然存在某些张力，影响前臂的旋转，此时必须采取其他补充手术，方能获得满意的结果。

(二) 截骨旋转对位内固定术

即在畸形部位截断，而将上下段置于某一度数的旋转关系上固定。由于尺桡骨长期的畸形，其相关的肌肉、关节囊等也可能发生挛缩。虽然旋转畸形得到了纠正，消除了骨间膜张力所造成的限制因素，仍有可能改善不了旋转功能。尤其是桡骨上段的旋转畸形，常继发旋后肌的挛缩或上尺桡关节的紊乱，致使畸形矫正后旋前仍然受限。因此，当将骨折畸形部截断后应以持骨器夹住桡骨上段，检视其旋转活动范围，然后根据此一范围，以及患者在生活、劳动中对旋前旋后位置上的需用要求，将骨折下段放在特定的旋转位置上，与上段对合，在此旋转畸形位以钢板固定。如此所获得的旋转范围才是最有用的功能。

某些情况下，因骨间膜紧张而影响前臂的旋前运动时，可做尺骨的截骨旋转对位（远段旋前）内固定术，此时会放松骨间膜而改善旋前功能。

(三) 骨端切除术

有时，骨折畸形不甚严重，而脱位或半脱位的上、下尺桡关节成为主要障碍时，单纯切除桡骨头或尺骨小头也可以达到改善旋转功能的目的；骨折处冗赘的骨痂形成的阻挡也可以适当清除。骨端切除后如旋转功能改进不大，则多系骨间膜挛缩紧张之故，应同时做较广泛的骨间膜松解术，将会得到良好的结果（图34-33）。

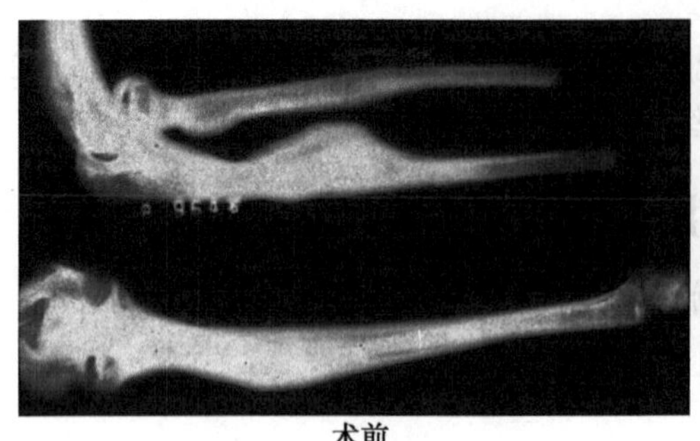
术前

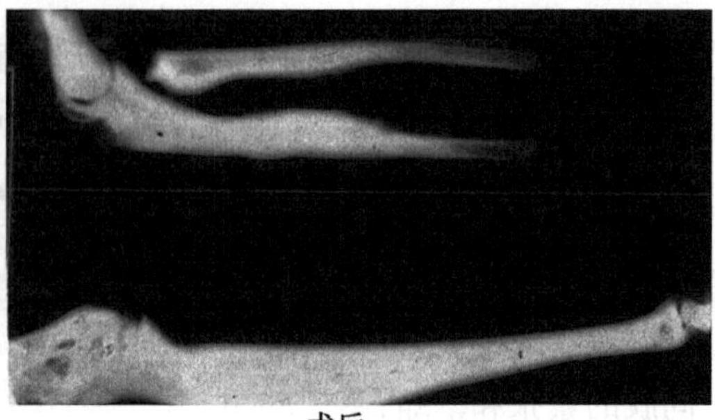
术后

图 34-33 桡骨头及骨赘切除，骨间膜松解术

（四）骨间膜松解术

除上述手术在矫正骨折畸形的同时，局部挛缩的骨间膜也必然得到一定程度的松解外，有些骨折按照形成旋转障碍的因素分析，如主要是骨间膜紧张，则可以只作较广泛的骨间膜松解。为避免松解后重新粘连，应早期活动肢体，或放置阔筋膜作为间隔。

第十节 桡骨远端骨折

桡骨远端骨折系指发生于旋前方肌近侧缘以远部位的骨折。

此种骨折发生率甚高，是较为常见的损伤。女性多于男性，好发于中老年。Wigg A E（2003）报道：澳大利亚的桡骨远端骨折发生率为 152/10 万（男），157/10 万（女），女性骨折 50 岁以上者占 81%。O'Neill TW（2001）报道英国（六个城市调查结果）桡骨远端骨折发生率为：35 岁及 35 岁以上人群，女性 36.8/（万人·年），男性 9.0/（万人·年）。左侧占 55.6%，19.4% 的伤者需要住院治疗。有理由相信我国的桡骨远端骨折发生率更高。

在老年，特别是绝经期后的妇女，此种骨折的发生与骨量减少、骨质疏松密切相关。Kanterewicz E，Yanez A 等（2002）为探讨 Colles 骨折和低骨量之间的相关性，作者选取新近发生 Colles 骨折，而年龄 45~80 岁的绝经后的西班牙妇女 58 例及相同年龄段而未发生骨折的妇女 83 人作为对照。两组均做前臂远端、腰椎及髋部的双能 X 线 BMD 测量，并以 WHO 标准判断是否有骨质疏松（osteoporosis）或骨量减少（osteopenia）存在。结果三个部位的 BMD 测量值，在 Colles 骨折组均低于对照组（$P<0.001$）；骨质疏松的发生率，骨折组明显多于对照组（腕部为骨折组 60% 比对照组 35% $P<0.001$、腰椎为 47% 比 20% $P<0.005$、髋部 19% 比 6% $P<0.005$）；校准年龄、更年期和体重指标后，65 岁及 65 岁以下绝经后的妇女其 Colles 骨折与骨质疏松和骨量减少具有明显相关性；如不计年龄，则 70%Colles 骨折的绝经后妇女均存在骨质疏松和骨量减少。

老年桡骨远端骨折不仅可作为骨质疏松的临床指标，也是再发髋部骨折的警示信号，提醒人们注意预防。Haentjens P，Autier P 等（2003）为探讨老年人 Colles 骨折和脊椎骨折后再发髋部骨折的危险性，从 1982 年 1 月 -2002 年 9 月的美英法德公共医学数据库中获取资料，入选资料由两名评选人独立选定并经再次复审而最终确定。有 9 组资料入选（美国 5 组，欧洲 4 组）。经统计分析：绝经期妇女当腕部或脊椎骨折后，再发髋部骨折的相关危险性分别为 1.53（可信度 95%，1.34~1.74，$P<0.001$）和 2.20（可信度 95%，1.92~2.51，$P<0.001$）；而老年男性其再发髋部骨折的相关危险性分别为 3.26（可信度 95%，2.08~5.11，$P<0.001$）和 3.54（可信度 95%，2.01~5.23，$P<0.001$）。老年男性在发生 Colles 骨折后，再发髋部骨折的危险比女性更高；而脊椎骨折后，再发髋部骨折的危险性两性并无差异。

一、分　　型

桡骨远端骨折的分型、分类方法较多，如早年的 Tayler & Persons(1938) 分型，Nissen-Lie(1939)，Garland 和 Werley(1951)，Lidstrom(1959) 以及 AO 分型等。各种分型各有千秋，但是至今还没有一种方案包括所有的骨折，也没有哪一种临床上使用的分型系统将骨质疏松骨折纳入，或包括任何骨密度和骨质量(Mark Kettler，2008)。

鉴于关节面的损伤、下尺桡关节的损伤，尺骨远端有否骨折与预后紧密相关。所以值得推荐细致合理的 Frykman 的分类(1967)。按照此种分类，桡骨远端骨折可分为八型：

1. 关节外骨折，无尺骨远端骨折；
2. 关节外骨折，合并尺骨远端骨折；
3. 关节内骨折波及桡腕关节但无尺骨远端骨折；
4. 关节内骨折波及桡腕关节，合并尺骨远端骨折；
5. 关节内骨折波及下尺桡关节但无尺骨远端骨折；
6. 关节内骨折波及下尺桡关节，合并尺骨远端骨折；
7. 关节内骨折波及桡腕关节及下尺桡关节，但无尺骨远端骨折；
8. 关节内骨折，波及桡腕关节及下尺桡关节，合并尺骨远端骨折。

Melon(1984) 对关节内骨折做了更详尽的分类，他将桡骨远端分成桡骨茎突、尺侧背块、尺侧掌块、干骺端四部分，并以此将关节内骨折分为四型(图 34-34)。1993 年又将Ⅱ型分为两亚型并增加了第五型：

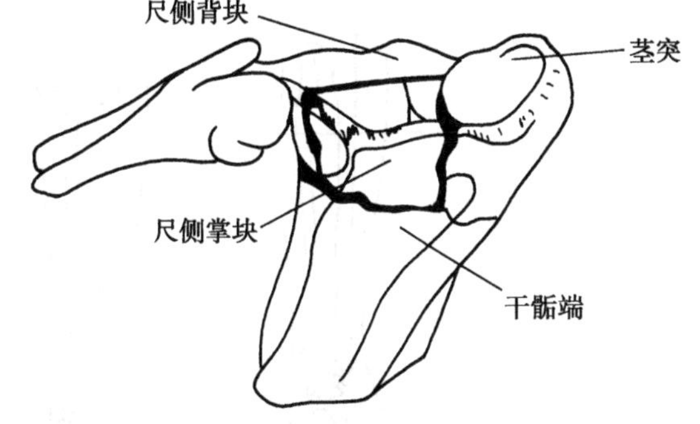

图 34-34　Melon 的四部分划分

Ⅰ型　粉碎轻微，无移位或尺侧复合块整体移位。

Ⅱ型　关节面中心压缩骨折(Die Punch 骨折)，尺侧复合块明显移位，干骺端粉碎。

A. 尺侧复合块向掌侧移位。

B. 尺侧复合块向背侧移位。

Ⅲ型　同Ⅱ型，同时有刺状骨块指向腕管。

Ⅳ型　关节面严重破坏，尺侧掌块与背块分离或旋转，软组织损伤较重。

Ⅴ型　高能伤引起的爆裂骨折，关节面及干骺端广泛粉碎，伴严重软组织损伤。

Müller-AO 分型系统，被认为是包罗万象的分型系统。和其他干骺端骨折一样，桡骨远端骨折共分 A、B、C 三大类，每类有 3 个组，每组又分 3 个亚组，这样共有 27 个亚组。

A 类：关节外骨折，包括 A1 型：尺骨远端骨折桡骨完整；A2 型：桡骨远端骨折，简单或嵌插；A3 型：桡骨远端骨折，粉碎。

B 类：部分关节内骨折 B1 型：桡骨远端骨折，矢状面；B2 型：桡骨远端背侧缘骨折(Barton)；B3 型：桡骨远端骨折，掌侧缘(反 Barton、Goyrant-Smith Ⅱ)。

C 类：完全关节内骨折，包括 C1 型：桡骨，关节内骨折简单，干骺端骨折简单；C2 型：桡骨，关节内简单骨折，干骺端骨折粉碎；C3 型：粉碎的关节内骨折。

Cooney 分型(1993)简化了复杂的桡骨远端骨折分型。1 型为关节外骨折无移位，2 型为关节外骨折移位，3 型为关节内骨折无移位，4 型为关节内骨折有移位。

二、治疗方法

(一) 闭合复位石膏外固定

应在良好的麻醉下进行，通常使用的是臂丛麻醉及血肿内麻醉。复位最好在透视下进行并有助手的协助。操作手法应尽量轻柔，避免反复多次手法复位。石膏固定的位置应根据骨折类型不同而异。切记嘱咐患者应早期进行功能锻炼。

(二) 手术治疗

1. 外固定架固定 各种横行穿针及石膏外固定的方法曾普遍使用于英国、德国。其方法为在前臂近端和掌骨横穿克氏针(或史氏针),牵引复位,然后将克氏针固定在石膏管型之内,起维持牵引,防止再移位的作用。此法 Bohler 于 1929 年首次提出,之后许多改良办法相继应用,如 Gole 和 Obletz(1966)于 4、5 掌骨及桡骨中段横行穿针。而 Green 则于尺骨近端横行穿针(图 34-35)。这其实就是原始的外固定器。

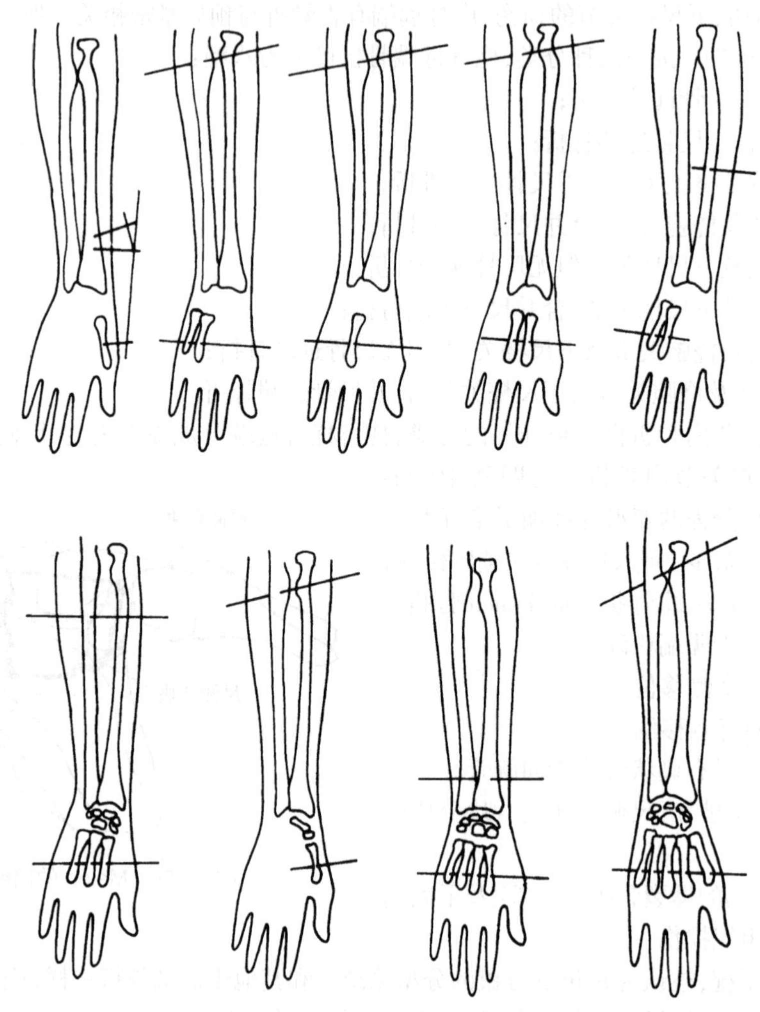

图 34-35 Colles 骨折时各种穿针石膏固定和外固定架固定

Anderson 和 Oneil(1944)及 Cooney(1979)采用 Roger and nderson 外固定架治疗 Colles 骨折,其原理同上,仅以外固定架代替了石膏外固定(图 34-36)。使用中应注意牵引力量和时间,牵引过大会出现掌倾角减少而使用时间过长会引起关节僵硬,此外,针道感染,穿针松动,医源性骨折,神经牵拉症状等,也应加以预防。外固定架治疗的优良率为 61%~94%。

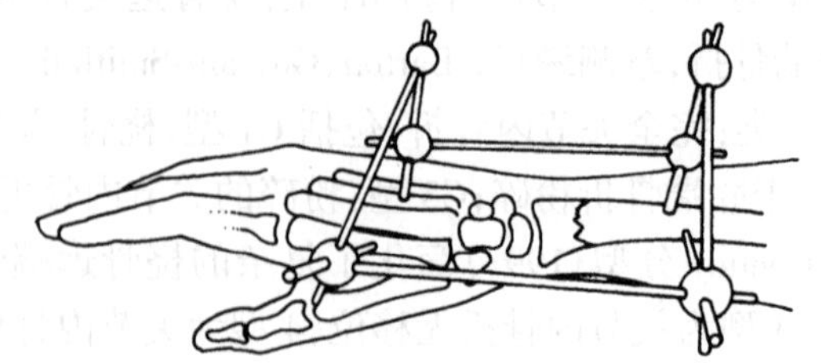

图 34-36 Roger Anderson 外固定架

外固定器可以分为桥接(超关节)和非桥接两种,桥接外固定器使用范围广,可以用于严重粉碎、骨质疏松的骨折。非桥接外固定器不固定腕关节,适用范围较窄,操作难度大,要求术者技术熟练。动力外固定器将桥接外固定器连接杆的腕关节部制作成可动的万向关节,允许腕关节进行早期的活动。

Flinkkila,-T 等(2003) 在 1996~1999 年使用非桥接外固定架治疗不稳定型前臂远端骨折 52 例(女 41

例、男 11 例),平均年龄 57 岁。45 例为 Colles 骨折,7 例为尺桡骨远端骨折。随诊 16 个月(43 例),放射学和临床结果均为良好,但针孔感染率为 19%。Yamamoto,-K 等(2003)以 Pennig 动力外固定架治疗关节内不稳定型 Colles 骨折 88 例,共 92 个骨折。35 个骨折外固定治疗期间,腕关节不做活动;57 个腕关节术后,三周开始活动。按 Sarminento 标准评定结果,优良率为 95.6%。活动组关节活动后,尺骨的变化常常增加,桡骨的长度往往减少。而掌倾角、桡偏角两组均无明显变化,尺骨茎突骨折均未愈合,32.2% 合并有尺骨疼。共 11 腕的关节面有 1~2mm 或 2mm 以上的台阶,其中 2 例出现骨关节炎表现。Diepunch 骨折时结果往往为差。作者指出关节面的不平整,应力图整复使之小于 1mm;尺骨茎突骨折亦应整复和固定,会取得更好的结果。

外固定可以与内固定、克氏针等联合使用。Sennwald GR(2002)等的研究表明,用外固定附加克氏针或者联合内固定治疗,可以很快移除外固定。

吕维加等(2006)采用新鲜的尸体前臂,进行统一标准的截骨,比较微型 AO 外固定器固定、外固定器加克氏针固定、掌侧钢板固定、背侧钢板固定、双侧支撑钢板固定的稳定性。外固定伴克氏针固定和掌侧钢板内固定是其中最稳定的方法,其次是背侧钢板内固定及单纯外固定,双侧支撑钢板固定则最不稳定。

骨质疏松的骨质使用外固定容易发生穿针松动、针道感染和复位丢失。Moroni A 等(2001)对 20 名骨质疏松的女性进行外固定治疗,评价羟基磷灰石涂层的针与标准锥形针的效果。松动的发生明显降低,而未发生感染。

2. 克氏针和髓内钉内固定 1949 年 Rush 提出采用闭合复位,Rush 针内固定方法治疗 Colles 骨折。其后,Thornton 和 Warner(1949)、Edwards(1959)、Lucas(1981)Mack(1959)也应用了此法。

George(1981),Fernandez(1991)采用经皮克氏针固定治疗 Colles 骨折,可以固定已分离的尺侧复合块等。Rosenthal AH(2002)则仅以穿针固定治疗关节外型 Colles 骨折,认为能成功的维持复位位置,是个简便易学而效果良好的治疗方法。Jung & Heineman(1961),Fernandez(1993)曾主张切开复位克氏针内固定。桡骨背侧骨皮质的粉碎、压缩是骨折不稳定的主要原因,手术复位并植骨可以稳定骨折并缩短外固定时间(Wagner,1985)。

Strohm PC(2004)为比较两种方式克氏针固定桡骨远端骨折的效果,作者随机选用 100 例移位型 Colles 骨折(AO 分型的 A2 A3 C1),分别以传统方法,自桡骨茎突处穿入两枚克氏针固定骨折(Wellenegger & Guggenbhl 法,1959)或以 Kapandji 法(Fritz 改良法)两枚克氏针自骨折间隙穿入。平均随诊 10 个月(6~20 个月),随诊率 81%,计 Kapandji 法 40 例而 Wellenegger 法 41 例,以改良 Martini 评分评估。结果 Wellenegger 法固定者为可到良,而 Kapandji 法固定者为良至优。而放射暴露时间 Kapandji 法明显短于 Wellenegger 法。

Shiota E(2003)回顾性分析 76 例 Colles 骨折以锥头楔入螺钉或克氏针折块间固定的结果,女性 57 例男性 19 例平均年龄 65.9 岁。骨折按 Frakman 分型,Ⅰ型 10 例、Ⅱ型 4 例、Ⅲ型 2 例、Ⅳ型 11 例、Ⅴ型 8 例、Ⅵ型 10 例、Ⅶ型 8 例、Ⅷ型 23 例。克氏针固定 37 例,锥头楔入螺钉固定 39 例。随诊两组分别为 28 个月和 26 个月,比较两者结果证实锥头楔入螺钉(conehead wedging screw)在维持移位骨折、中度关节面粉碎骨折的术后位置,比克氏针好而合并症低。适合应用于老年中度粉碎的关节面骨折。

桡骨远端骨折合并尺骨茎突骨折,常合并有三角纤维软骨盘的撕裂与下尺桡关节不稳定密切相关,将导致活动范围的减小和抓握力的减弱。如骨折发生在基底部,移位大于 2mm,在处理桡骨远端骨折的同时有必要用克氏针或螺丝钉固定。

Sasaki S(2002)作者将 Desmanet 髓内钉加以改良,将桡骨钉的末端改为泪滴状,尺骨钉末端改为窗钩状,治疗桡骨远端骨折 102 例。男 23 例,女 79 例。平均年龄 61 岁 ± 17.5 岁,随诊时间 9.6 个月 ± 12.9 个月。以 Saito 系统评分:优 83 例,好 19 例。X 线片测量:尺偏角 23.5° ± 5.1°,掌倾角 8.8° ± 7.1°,尺骨变化 1mm ± 1.6mm。83 例(81.4%)无畸形,23 例 75 岁以上老人结果也满意。此法对高龄合并骨质疏松患者是个好选择,钉尾的改良目的是避免对伸肌腱的损伤。适用于关节外型 Colles 骨折、无移位关节内骨折、尺骨的劈裂骨折、桡骨背侧劈裂压缩型(但尺背侧劈裂压缩不是好的适应证)。

Tan V,Capo JT, (2005)报道了微型髓内钉(Micronail)是为微创修复桡骨远端骨折而设计的。这种内植物的适应证是桡骨远端关节外骨折和简单的关节内骨折。全部内植物为钛合金制造。髓内钉全部位于髓腔内，三枚 2.5mm 固定角度的锁定钉固定桡骨远端骨折块。远端螺钉头完全陷入髓内钉表面，防止了肌腱的刺激。近端有两枚 2.7mm 的双皮质、锁定螺钉防止远折块短缩与成角。螺钉头位于掌侧皮质表面。近期疗效良好，尚需积累病例和长期疗效观察。

3. 钢板内固定 近年随着手术技术、内固定技术的发展，出现了微形 T 形钢板、π 形钢板、微形螺钉、锁定钢板等较可靠的内固定物，明显提高了手术效果。钢板固定可以分为掌侧和背侧钢板，背侧钢板更符合伸直型损伤（Colles 骨折）固定的力学原理，但更容易造成伸肌腱的损伤，掌侧钢板对肌腱的刺激较少。

Orbay JL，Fernandez DL（2002）使用一新型有固定角度的钢板，做掌侧固定，治疗 29 例 31 个不稳定而背侧移位的桡骨远端骨折。避免背侧置板引起的软组织损害。骨折均愈合且放射学测量及功能结果均满意。

Dumont C（2003）1994 年 9 月—1998 年 11 月以掌侧 T 形板（AO 3.5mm 钛板）治疗不稳定桡骨远端骨折 166 例，平均年龄 59 岁，随诊大于 18 个月。骨折类型：A_2~10 例、A_3~45 例、B_1~18 例、B_2~10 例、C_1~24 例、C_2~40 例、C_3~19 例。小于 60 岁 88 例为一组，大于 60 岁 78 例为另一组。患者自我评估：手可用性正常为 56%、轻度减少 26.5%、残疾 12.5%、严重残疾 5%。按 Lidstrom 标准评定功能：优 23%、良 58%、可 15%、差 4%；放射学评估（Lidstrom）：优及良共 88.3%、可 11.7%；按 Gartand & Werley 评级：优 66%、良 24%、可 6%、差 4%。两组病例结果无明显区别。关节面不平有台阶 0.5~1mm 占 10%、骨萎缩占 5%、正中神经刺激（感觉障碍）占 12%。

π 形钢板固定的稳定性良好但是其伸肌腱刺激问题没有得到良好的解决。

Ring D（1997）等，对 22 名患者用 π 形钢板治疗。在 1 年以上的随访中，患者保持住 75% 的腕关节活动度和大于 50% 的抓握力。没有诸如复位丢失、内固定失败和骨不连等不良后果。但有 4 例由于伸肌腱刺激而需要取出内固定。Rozental TD（2003）报道 28 名用背侧钢板进行治疗的患者。19 名为 π 形钢板，无畸形愈合、不愈合，复位丢失，均获得了好和非常好的结果。但有 9 名因肌腱炎或肌腱断裂取出钢板。

Axelrod 和 McMurty 报道 25% 的患者因为使用背侧钢板出现伸肌腱问题，而取出钢板。π 形钢板虽然剖面低，但是仍有 23% 的使用者发生了伸肌腱问题（Ring D，1997）。

Kamath 等和 Simic 等的两项研究，评价了 LoCon-T（Wright Medical，Inc，Arlington，TN）的低剖面背侧锁定钢板的所有使用者，结果表明 90% 的患者获得好或非常好的结果，与对侧相比平均活动度为 80% 和 88%。没有患者出现伸肌腱断裂，仅 1 名患者进行钢板取出。

近来使用的锁定钢板使固定更为坚强，并发症更低。生物力学试验表明，锁定钢板是唯一一个能够恢复稳定性，和完整的桡骨一样承受生理负荷的固定。一项近来的研究表明，锁定钢板在循环负重后，维持关节外骨折的复位方面明显优于背侧钢板。

Rikli 和 Regazzoni 描述了使用非锁定 2.0mm 钛板的双钢板技术。基于桡骨远端的三柱理论使用双钢板进行固定。桡侧柱由桡骨茎突和舟骨窝组成；月骨窝和半月切迹组成中间柱；尺骨头和远尺桡关节的尺侧部及三角纤维软骨盘组成尺侧柱。钢板沿尺侧和桡侧柱按约 50°~70°角彼此分开安放。可能需要外固定来辅助支撑（Rikli DA，Regazzoni P，2004）。

这一概念被延伸到 AO 2.4mm 低剖面锁定骨块特定固定钢板。这些钢板的设计特点包括：光滑的剖光面、渐变的边缘、低剖面锁定螺钉头和预波形设计使钢板的切割降到最低。这些设计比起较早的植入物来更倾向于使伸肌腱的刺激降到最低。另外，锁定钢板提高了结构的稳定性，尤其是在骨质疏松时，且允许早期练习活动（Kevin Lutsky 等，2009）。

由 Medoff 和 Kopylov（1999）倡导的骨折块针对性内固定（Fragment-Specific Fixation），使用小型低剖面钢板、针和螺钉，两块 2mm 钛板相互成 60°角摆放，以达到坚强的解剖固定使得术后早期活动足够安全。双钢板固定系统表现出高于外固定器的机械稳定性。骨折固定遵循下列原则：①螺钉固定用于近侧较厚的骨皮质；②固定桡骨远端的组件以干骺端完整的结实骨质为基础；③因松质骨压缩而产生的桡骨短缩需要植骨修复；④植入物应允许肌腱滑动；⑤暴露过程应最小限度地影响邻近软组织结构；⑥骨折块必须进行复位；⑦允许早期活动。

4. 骨水泥填塞　1997 年，Jupiter J B 报道了 5 例桡骨远端骨折闭合复位后，经皮注入 SRS（自固化磷酸钙骨水泥），石膏固定 6 周的治疗经验。自固化磷酸钙骨水泥（CPC）在维持桡骨长度、掌倾角、桡偏角方面起到良好作用。亦有作为植骨的报道。

Ikeda K，Osamura N 等（2004）报道了骨水泥（PMMA）髓内填塞治疗老龄 Colles 骨折 18 例，平均年龄 70 岁（55~91 岁），平均随诊 28 个月（6~43 个月），所有病例均于 3 个月内骨愈合，未发现骨水泥松动和其他合并症。适合于不稳定的关节外骨折并合并有骨质疏松的老年人，由于固定坚固，术后，患者可以使用伤手轻微活动，不需任何外固定。骨水泥，自背侧置入到刮除髓内松质骨所形成的沟槽中。

Kamano M（2002）报道以掌侧钢板固定结合磷酸钙骨水泥治疗不稳定 Colles 骨折 20 例（男 3 例、女 17 例），平均年龄 69 岁（65~86 岁），随诊 6~24 个月（平均 12 个月），以 Gartland & Werley 标准评估，优 16 例，良 4 例。无神经、血管、肌腱合并症。磷酸钙骨水泥是在掌侧钢板固定后注入髓内。

磷酸钙骨水泥（CPC）实际上包含了多种化合物，如磷酸四钙、磷酸三钙、二水磷酸氢钙、无水磷酸氢钙、磷酸二氢钙、羟基磷灰石（HA）。是骨的无机组成成分，具有良好的生物相容性和传导成骨作用，并可通过生理性的骨重建过程被完全吸收（数月 ~ 数年）。它不同于甲基丙烯酸甲酯骨水泥（PMMA），即便进入骨折间隙也不影响骨折的愈合。但抗压强度 CPC（20~83Mpa）则小于 PMMA（65~100Mpa），30Mpa 以下者无临床使用价值。

合并干骺端缺损的桡骨远端骨折经常用植骨（自体或同种异体）。使用磷酸钙骨水泥，可以提供附属结构的增强而没有相应的疾病传播的发生或危险。在尸体模型中，单循环负重中磷酸钙骨水泥表现出和克氏针固定同样的硬度，在循环负重中表现出更强的抗短缩性。在生物力学上，跟克氏针固定添加磷酸钙骨水泥可以明显增加其结构的硬度。一项近来的研究对 52 名骨质疏松的女性用经皮克氏针治疗石膏固定，使用或不使用磷酸钙注射，平均进行 24 个月的随访。使用磷酸钙骨水泥填充的患者制动 3 周，而另外一组制动 6 周。

5. 亦有少量关节镜下处理的报道。

腕关节镜下对桡骨远端关节内骨折进行复位及内固定是发展不久的一项新技术，它作为治疗桡骨远端骨折的一种辅助手段，但是在关节镜下进行内固定治疗操作比较局限。目前，腕关节镜还仅仅是手术治疗的辅助手段，在诊断和探查方面有一定的价值。

关节镜辅助的桡骨远端关节内骨折内固定是有争议的，尤其是与标准的透视辅助的内外固定技术相比。尽管有一个重要的学习曲线，关节镜辅助的外固定可以让外科医生直接观察关节面以便解剖复位并固定关节，使手术的误差最小化（Frank A，Liporace，2009）。

关节镜下治疗桡骨远端骨折有助于解决以下三个问题：①恢复关节面的平整；②早期修复软骨损伤的移位和缺损；③发现和修复重要韧带和腱性结构损伤，早期恢复关节稳定性，包括下尺桡关节的稳定。

治疗桡骨远端骨折的方法众多，从另一个侧面反映出治疗上的难度。各种方法的比较，更是莫衷一是。正如 Krishnan J（2002）指出：成人桡骨远端骨折为一常见损伤，但在骨折分型、治疗及对结果的评估上一直存有争议，极不统一，因而难于对各类文章做出客观地比较。

迄今，保守治疗仍是治疗这一骨折的最重要手段，为广大的医师们采用，但不能因此说保守治疗就是最佳的治疗选择。Handoll HH，Madhok R（2003）通过随机或准随机取样，自 Cochrane、Medline、EMBASE、CINAHL、PEDRO 等数据库中选取 36 篇保守治疗成人桡骨远端骨折的文章，总数计 4114 例。分析后的结论是：随机研究的证据，不足以认定保守治疗是治疗大多数普通型成人桡骨远端骨折的最适当方法。

在选择治疗方法时要明确关节外 - 关节内骨折、无移位 - 有移位骨折；要确知患者的选择和同意接受最后的转归之间的区别、能承受的费用以及医院的设备和自身的技术与经验。不应去做力所不及之选。

一些医师往往忽视尽早进行功能锻炼的原则。是否积极合理地进行早期功能锻炼与治疗的结果紧密相关。功能锻炼应自固定后立即开始，不仅积极活动手指，也要重视活动肘关节和肩关节。如因一简单的 Colles 骨折未进行积极锻炼，而造成上肢各关节僵硬，则不仅应怪罪患者，更应责备医生未能及时指导、鼓励患者进行积极的功能锻炼。

三、手术与非手术治疗方法的选择

随着内固定方法的不断改进,手术固定治疗桡骨远端骨折得到了推广。但是,手术并不是治疗桡骨远端骨折的首选方法。对于桡骨远端骨折手术与否的决策是困难的,患者的年龄、日常活动水平、生活方式的需求、现有医疗条件和骨质疏松的程度都应包括在决策制订的过程。手术与保守治疗的决策应该精确地平衡风险与收益。

桡骨远端骨折保守治疗:整复的目标应包括:恢复正常的掌倾角、恢复正常的尺偏角、恢复桡骨的长度(即恢复尺桡骨茎突正常关系)、恢复关节面的平整性。但这一理想目标常常难以达到,什么是最可能的与功能结果好坏相关的解剖参数的临界值?换言之,什么是可接受的最低整复标准?

Smilovic J,Bilic R(2003)为判断保守治疗关节外型 Colles 骨折的解剖和功能结果,以及最可能的与功能结果相关的解剖参数的临界值,作者选择关节外型 Colles 骨折保守治疗者 54 例,分析其解剖测量结果(掌倾角、尺偏角、桡骨长度)和功能测量结果(疼痛、腕活动范围、握力、外观)。共 24 例功能和解剖结果为优和良,30 例为可和差。解剖学改变与功能结果之间,在统计学上有明显相关性(Chi-Square=16.3 $P<0.001$)。背侧成角 < 或 =10°是边界值,与优良的功能结果相关联(Chi-Square =23.6 $P<0.01$);尺偏角减少,< 或 =9°为边界值,不与优良的功能结果相关联(Chi-Square=3.9 $P=0.53$);桡骨短缩,< 或 =5mm 作为边界值,不与优良的功能结果相关联(Chi-Square=6.43 $P<0.011$)。作者认为,临床可接受的复位标准应是:

掌倾角减少 < 或 =9°

尺偏角减少 < 或 =3°

桡骨短缩 < 或 =2mm

可接受的关节面整复标准:关节内骨折移位小于 2mm(Knirk & Jupiter,1986;Melone,1993;Hutchinson,1995)等。

哪种 Colles 骨折可以手法闭合复位外固定治疗? Dixon S,Allen P(2005)作者报道了 92 例移位性 Colles 骨折,在局麻下手法整复外固定治疗的结果。所有病例整复前后及 3 个月复查时拍摄 X 线片,并测定功能结果。通过 X 线片的测量分析:原始 X 线片测量桡骨短缩 3mm 或以上者,最终有 65% 出现畸形愈合;如短缩小于 3mm,仅 28% 出现畸形愈合($P<0.001$);原始 X 线片测量桡骨短缩 5mm 或以上者,73% 出现畸形愈合($P<0.001$);3 个月复查片凡桡骨短缩 3mm 或以上者均与较坏的功能相关联($P<0.001$)。作者指出原始 X 线片桡骨短缩 5mm 或以上者,不适合选择闭合复位外固定治疗。

桡骨远端骨折手术治疗只有少数绝对指征:开放骨折、神经血管损伤和骨筋膜室综合征。除此之外没有公认的桡骨远端骨折的手术指征,许多患者骨折愈合后虽然影像学片子上骨折位置并不好,但是功能良好。这对于年老和久坐的患者是事实。以畸形为结果的非手术治疗不适合于年轻的、非常活跃的人。关节面上残留的 1~2mm 的移位会导致影像学上发生关节炎,但与功能的结局并无平行关系。因此,治疗应该是个体化的,因人而异的。

不稳定背侧移位的桡骨远端骨折,用掌侧固定角度的钢板固定,其放射学结果(背倾、桡偏、桡骨短缩)比用石膏固定者明显要好。在平均 4 年至 7 年的随访期间,临床结果在两种治疗方法上无明显差别。石膏固定组的疼痛水平明显低,且没有并发症。在大于 70 岁的患者群中,手术与非手术治疗没有主观和功能结果上的差异。在老年患者不满意的放射学结果并不代表不满意的功能结果。在这一年龄组的患者中,非手术治疗可能是首选。

Young 和 Rayan 在一项评价 60 岁以上低需求的老年桡骨远端骨折研究中,发现不满意的放射学结果与功能结果无相关。在平均 68.6 个月(范围 35~81 个月)的随访中在关节内骨折用石膏固定组中创伤后关节炎的发生率明显增高。但是,不论是从 DASH 评分、PRWE 评分还是疼痛水平角度进行评价,放射学上关节炎的表现与主观结果方面两组之间无统计学上的相关。类似的结果在其他的一些文献中被验证。最终的随访表明,两组在平均活动范围和评价抓握力上无显著差异。两组在 X 线角度测量、创伤后关节炎的发生有显著性差异。

四、Colles 骨折

Pouteau (1783) 即论及此种骨折(2004 年 Liverneaux,P 载文提出异议)。1814 年时 Abraham Colles 加以详细描述,此后约定俗称即称此种骨折为 Colles 骨折,而沿用至今。

Colles 骨折系指发生于桡骨远端的松质骨骨折,且向背侧移位者而言。

Colles 骨折为人体最常发生的骨折之一,约占所有骨折的 6.7%~11%,多发生于中年及老年,女性多于男性。

(一) 受伤机制

Colles 骨折多为间接暴力所引起,常见于跌倒,肘部伸展,前臂旋前,腕关节背伸,手掌着地致伤。应力作用于桡骨远端,使得这一脆弱部分发生骨折。

Frykman 为明确骨折的发生机制,进行了新鲜尸体的静力学和动力学试验。于 48 个肢体标本中 32 例发生了试验性桡骨远端骨折。在静力学试验中证实了腕于背屈 40°~90°之间,可产生桡骨远端的松质骨骨折;对男性而言,产生骨折的外加载荷大于女性。腕背伸角度的大小与所需的载荷力有关,背伸角度愈小,造成骨折时所需之载荷力愈小,反之亦然。腕背伸小于 40°时,试验产生的是前臂近端的骨折;而腕背伸大于 90°时,多产生腕骨骨折。在动力学试验中亦证实了桡骨远端松质骨骨折的发生与力的方向密切相关。

由骨折的 X 线片特点看,可能是桡骨远端掌面的骨皮质在张力的作用下发生骨折,而背侧系受压应力的作用,发生松质骨的嵌插和粉碎。

Colles 骨折由直接暴力造成者较少见。早年,当汽车尚须摇柄发动时,摇柄反弹,击于桡骨远端的背侧,造成此种骨折者时有见之。

(二) 创伤病理

骨折处形成血肿,远折块向背侧移位、桡侧移位、向掌侧成角、背侧可以有嵌入、常有旋后畸形。掌侧骨膜断裂,背侧骨质虽然破碎但骨膜常保持完好。桡侧移位较重时常常伴有三角纤维软骨盘的撕裂或尺骨茎突骨折,下尺桡关节损伤。骨折线可以通达桡骨远端关节面,严重时桡骨远端关节面压缩或粉碎。高能损伤或粉碎折块的严重移位可造成相邻部位肌腱、神经损伤。

(三) 症状和体征

伤后腕部疼痛并迅速肿胀,常波及手背及前臂之下 1/3,骨折移位严重者,可出现餐叉状畸形。腕关节,前臂旋转运动,手指的活动均因疼痛而受限。于桡骨远端有压痛,可触及向桡背侧移位的远折端,如系粉碎骨折,可触及骨擦音。仔细检查可发现尺桡骨茎突关系异常,如桡骨茎突与尺骨茎突处于同一水平或尺骨茎突较桡骨茎突更向远侧突出。

X 线片上,典型的错位表现为以下几点:

1. 桡骨远端骨折块向背侧移位;
2. 桡骨远端骨折块向桡侧移位;
3. 骨折处向掌侧成角;
4. 桡骨短缩,骨折处背侧骨质嵌入或粉碎骨折;
5. 桡骨远端骨折块旋后。

以上的错位,组成一典型餐叉状畸形,使得掌倾角及尺偏角减小或呈负角而桡骨短缩(图 34-37)。为详细了解关节面骨折及各折块的移位情况,可行 CT 检查及三维重建。

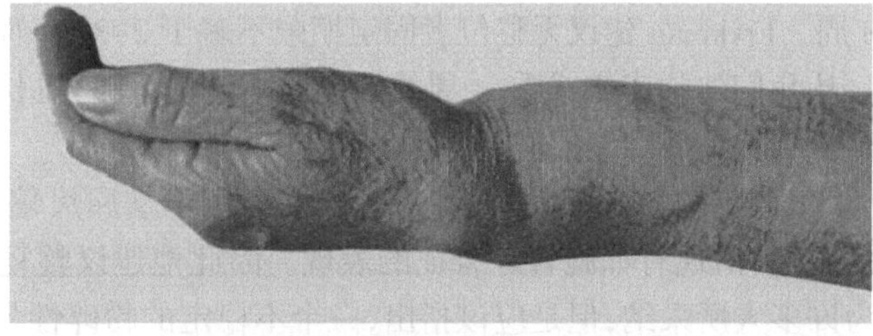

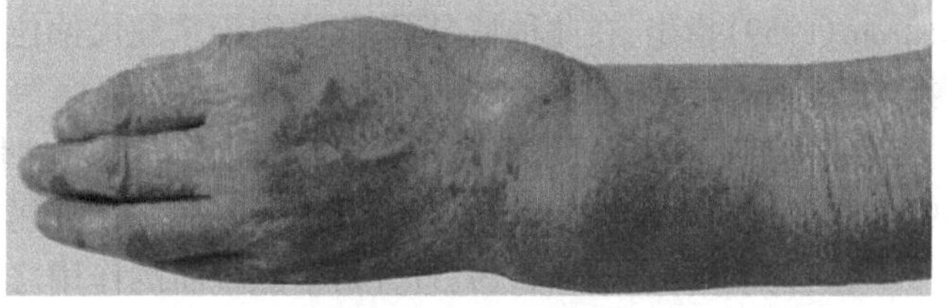

图 34-37 Colles 骨折侧面观形成的餐叉畸形及正面观形成的典型畸形

X 线片上常见合并有尺骨茎突骨折,骨折的尺骨茎突不同程度的分离,严重者并向桡侧移位。如无尺骨茎突骨折,而桡骨远折端向桡侧移位明显时，说明有三角纤维软骨盘的撕裂。

(四) 治疗方法

1. 闭合复位石膏外固定　无移位的 Colles 骨折，一个功能位的石膏托，制动 4 周，即已足够；有移位的 Colles 骨折大多数人均可采用闭合复位，石膏外固定的方法治疗。

(1) 复位技术：被广泛应用的是 Bohler(1923) 所描述的整复技术。我们的具体做法是：患者卧位或坐位，术者沿前臂长轴方向牵拉患者手掌及拇指，使腕部尺偏，并使前臂旋前。然后使腕关节掌屈并同时在桡骨之远骨折段上向掌侧及尺侧推压。保持腕部在旋前及轻度掌屈尺偏位，应用外固定。

亦有人使用指套牵引整复后，再石膏固定。Earnshaw SA 等 (2002) 对 Colles 骨折闭合复位的方法一手法复位和指套牵引复位做了随机对比，结果两种方法对骨折的整复，从骨折的最终位置以及失败率比较并无区别。虽然对大多数骨折闭合复位是成功的，但大多数骨折的再移位也发生在石膏固定期间。

(2) 整复时间：Sponsel(1965) 沿用 Kotrnetz 和 Geiring(1937) 的主张，除开放骨折和背侧移位甚重者均延迟整复(伤后 24 小时之后)。以免加重骨折处的血肿。但绝大多数人都主张尽早复位，显而易见，延迟整复不仅增加患者的痛苦，也会增加整复时的困难。反之，早期整复才是减轻创伤后肿胀的关键。因此我们主张尽早整复。

(3) 麻醉方法：局部血肿内麻醉仍是最多采用的方法，简便易行，但是不应忘记，一旦感染则通达骨折端，其后果是严重的。因此操作时应严格注意无菌技术。臂丛阻滞麻醉，肌肉放松，效果更好，对青年患者适用。

(4) 外固定方法：文献中关于外固定方法分歧很大，从无外固定到长臂管型石膏固定均有应用。

Bohler、Lidstrom 应用背侧短臂石膏托，在欧洲曾被广泛应用。但许多人怀疑这种简单的固定能否防止再移位，因之采用短臂管型石膏外固定(Guttman、Schwetlick、Soren 等)。更有人进一步建议应用肘上石膏管型以固定那些不稳定性、粉碎性的 Colles 骨折(Schnek、Kudelka、Sponsel 等)。

我们的看法是，裂纹，无移位的骨折，可采用简单的短臂石膏托固定。有移位的骨折，整复后采用短臂前后石膏托固定，或采用石膏夹固定。石膏夹简便易行，牢固可靠。其要点是：石膏剪开处恰在桡骨茎突顶部，石膏长度自掌横纹至肘下，以便肘关节和手指的充分活动(图 34-38)。

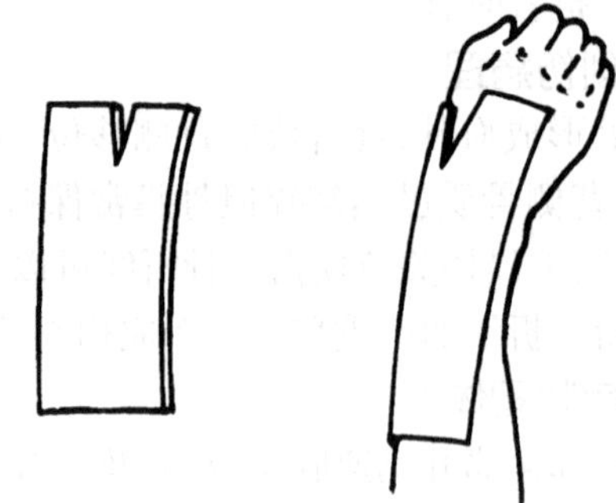

图 34-38　V 形石膏夹板

Champonnieve(1886)、Petersen(1894) 对 Colles 骨折不使用外固定，这种极端的看法早已不再为人采纳。Van Trappen(1964) 主张外固定制动期限为 3 周，而 Smaill(1965) 则主张固定 4 周。多数作者建议为 5~8 周。Frykman 建议无移位者固定期限不多于 2~3 周，而粉碎性骨折者固定 12 周。

从我们的临床实践看，4 周的固定期限已然足够，再长的固定期，对防止骨折的再移位不起作用，相反却会影响腕关节功能的恢复。

(5) 固定位置：Bohler(1919) 指出，手固定于掌屈尺偏位，特别是极度的掌屈尺偏位时，有压迫正中神经的危险，出现有如腕管综合征的表现。因此他建议整复后应固定于伸腕，中度尺偏和前臂旋转中立位。这为许多人所采纳，但是应该指出，一个不稳定的粉碎性骨折，于此种位置固定是极易再度错位的。因而，Lidstrom(1959) 指出，在此种情况下，应固定于掌屈尺偏位，待 10~14 天之后，骨折端间发生了纤维粘连，再更换中立位石膏。

我们同意 Lidstrom 的观点，对那些粉碎性、不稳定性骨折固定于掌屈尺偏位。不但如此，由于原始损伤时桡骨的远折端常有旋后畸形，因此不仅应固定在掌屈尺偏位，而且应该固定在旋前位，以防再度错位。

应该提到，Sarmiento A(1975) 分析了肱桡肌的作用之后，主张旋后位固定。他认为此种位置可放松肱桡肌，从而避免该肌牵拉桡骨远折端旋后而造成再度错位。

当然，除石膏外，支具、夹板固定也是常用的方法。似无本质差别。

Handoll HH 对三项研究进行的荟萃分析（共 404 名患者）表明：基于闭合复位制动治疗的解剖学结果和并发症没有显著性差异。这包括：复位时使用的麻醉类型（没有麻醉、血肿内阻滞、静脉麻醉）；牵引的类型（用或不用指套）；制动时旋转的位置；所使用的制动材料。

Tumia N 等（2003）对 Aberdeen 支具治疗 Colles 骨折，做了多中心前瞻性随机受控研究。共 339 例 Colles 骨折分为二组：一组为轻微移位，不需整复者 151 例；一组为移位骨折，需要整复者 188 例。均随机采用传统 Colles 石膏型（受控组）或使用预制的 Aberdeen 支具固定。最后结果分析表明：Colles 石膏型和 Aberdeen 支具固定二者结果相似，但支具在治疗早期有更好的控制力。

O'Connor D 等（2003）以 46 例成人轻微移位的 Colles 骨折，随机分派治疗方法：或石膏管型固定，或轻质夹板固定，6 周后以临床功能检查和放射学测量评估，结果功能评分以夹板组更佳。

当然，选用何种外固定还应结合患者的意愿、材料的价格以及环保性、复查频度、医师的经验等，综合考虑决定。

此外，关节面中心的压缩骨折（Die Punch 骨折）、尺侧背块与掌块分离旋转、开放骨折、高能量损伤所致关节面和干骺端严重粉碎及软组织损伤严重者不适合选择闭合复位外固定治疗。

毋庸置疑，一些粉碎不稳定的 Colles 骨折，即使严格按以上原则处理，也仍有一些病例发生再度错位。Werley 和 Gartland 报道的 60 例 Colles 骨折，采用闭合复位石膏固定治疗，60% 发生再度错位，回复到原始畸形。Bacon 和 Kurtzke（1953）报道了 200 例 Colles 骨折，随诊中有功能障碍者占 24%。他们指出，畸形与功能障碍有直接的关系；关节骨折和近关节骨折的治疗原则是应当做到解剖复位，并维持此种位置直至骨折愈合。而另一些骨折如关节面中心的压缩、尺侧复合块的分离和旋转则根本无法整复。对这些不稳定和不可整复的骨折，近年的趋势是采取更积极的治疗方法，以期获得更好结果。

2. 手术治疗　前述手术治疗方法已很多，作者习用的方法：对于关节面粉碎严重，钢板螺丝钉难以维持粉碎骨块的稳定性者采用超关节外固定架固定，为增加稳定性维持复位，可在外固定基础上加有限内固定，如克氏针、螺钉等（图 34-39）。而关节面粉碎骨块较大的骨折，采取切开复位掌侧锁定钢板内固定（图 34-40）。术后早期进行不持重功能锻炼。

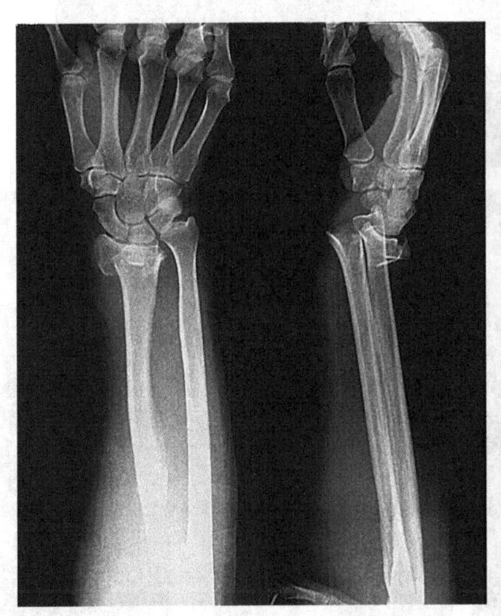
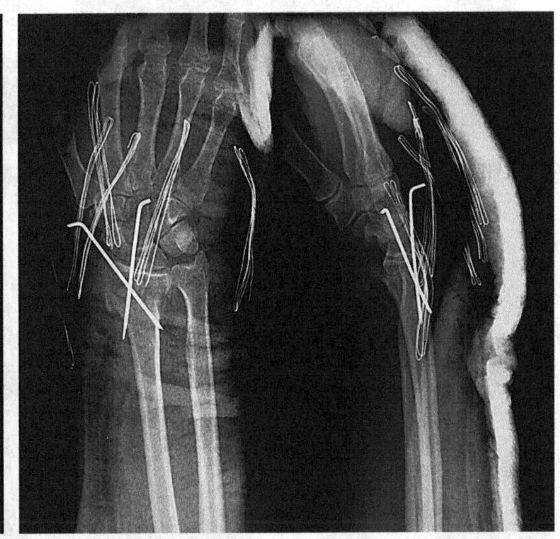

图 34-39　Colles 骨折的克氏针固定

（五）合并症

Colles 骨折虽是一简单而常见的损伤，但可发生多种合并症。较为常见的是：

1. 腕部神经损伤　系由于骨折畸形而引起的腕管压迫，出现正中神经受压症状。当尺管受压时亦可出现尺神经症状。此种神经损伤。多为感觉障碍，当畸形纠正后，往往能逐渐恢复。

2. 拇长伸肌腱断裂　此肌腱的断裂通常发生在伤后 4 周，有时出现更晚。造成拇长伸肌腱断裂的原因可能有两种：一为原始损伤，伤及肌腱血运，造成肌腱缺血坏死而断裂；一为骨折波及 Lister 结节，该肌

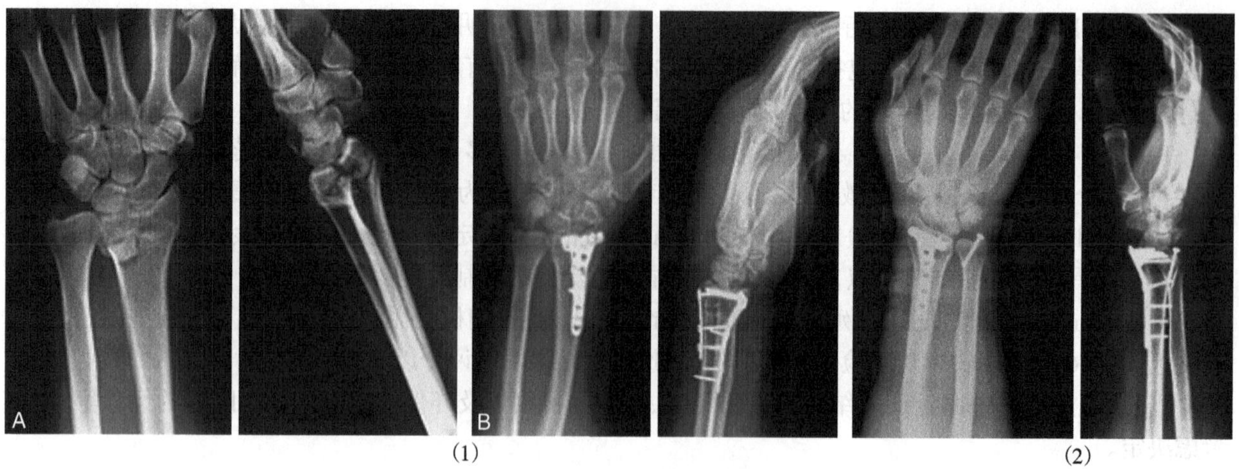

(1) (2)

图 34-40 Colles 骨折的内固定治疗

(1)掌背侧钢板内固定；(2)桡骨远端骨折掌侧钢板固定，尺骨茎突骨折螺钉内固定

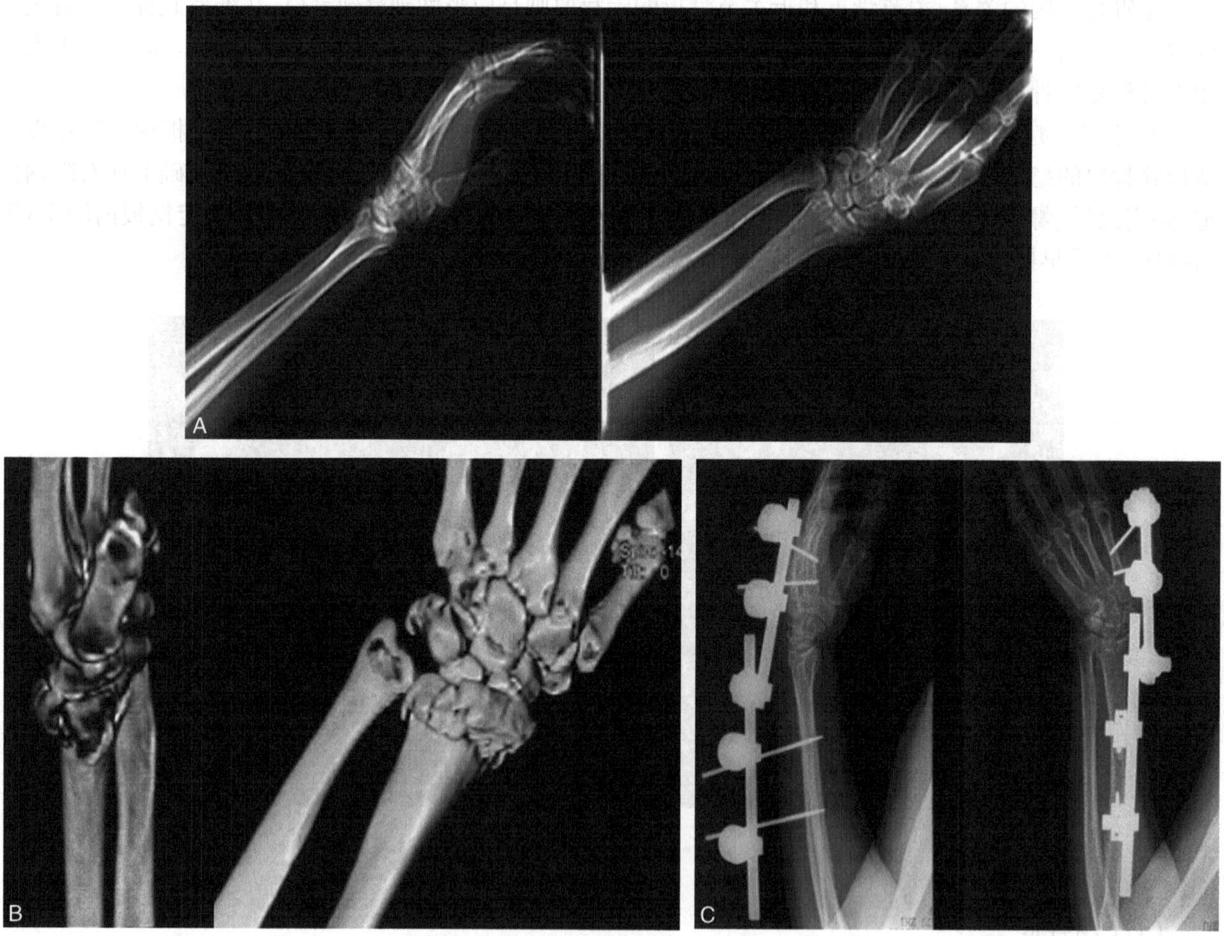

(1)

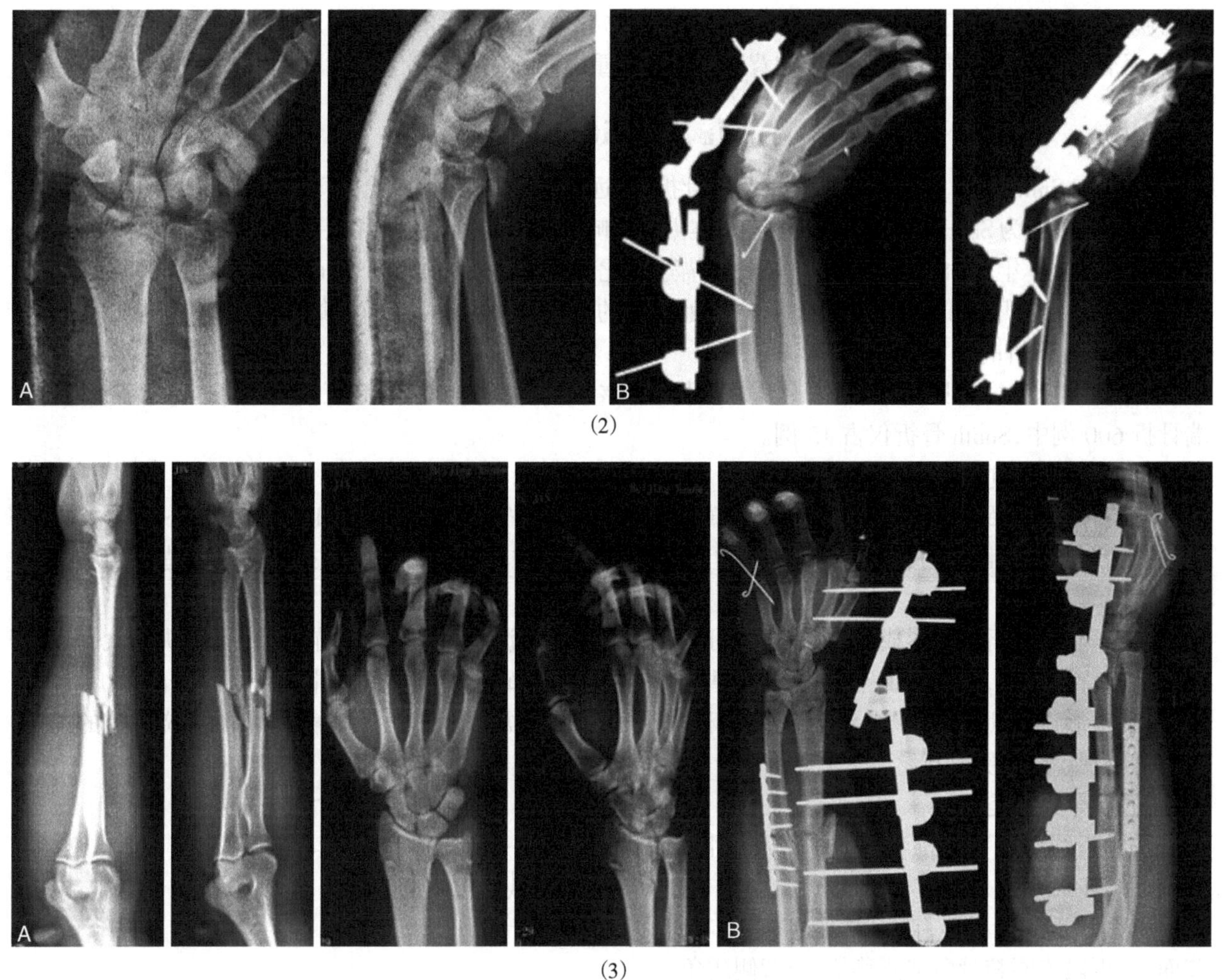

图 34-41　桡骨远端骨折的外固定治疗

(1)关节面粉碎严重的桡骨远端骨折,外固定架固定治疗:A. 桡骨远端骨折术前 X 线片;B. 桡骨远端骨折术前三维重建 CT;C. 超关节外固定架固定术后;(2)外固定架加克氏针固定:A. 桡骨远端骨折术前;B. 桡骨远端骨折术后;(3)尺桡骨干及远端多段骨折,有限内固定及外固定术后:A. 前臂及手多段骨折术前 X 线;B. 术后 X 线

腱在不平滑的骨沟上经常摩擦而受损断裂。

3. Sudeck 骨萎缩　或称反射性交感性骨萎缩、急性创伤后骨萎缩。其特点是疼痛,腕及手指肿胀僵硬,皮肤红而变薄,骨的普遍脱钙,疏松。本病的发生有时是突然的,但常常是骨折后未能积极主动活动所致。

4. 肩手综合征　与上述情况相似,但波及范围甚广,以致肩关节亦僵硬。此症发生后,治疗极为困难。

5. 骨折畸形愈合　各种原因造成的整复固定失败,均可导致骨折畸形愈合。发生率较高。

一般而言,畸形较轻,腕部功能障碍不甚显著,患者多能安于此种状态而不求进一步治疗。如畸形较重,下尺桡关节脱位时即会引起前臂旋转障碍和腕部的活动痛,此种情况可通过尺骨小头切除而获得改善。

6. 桡腕关节不稳定　虽然早年即有报道,但直至 1968 年 Fisk 才将此类疾患名为腕关节不稳定。1972 年 Linseheid & Dobyns 等系统描述了创伤性腕关节不稳定及其治疗方案。

桡骨远端骨折后腕关节不稳定的发生率(包括不同类型的不稳定)约为 33%(Widawski T & Synder M, 2002),多见于年青病例,且以桡腕关节背侧不稳定居多。受伤机制、骨折块移位程度与原发或继发不稳定有相关性。

桡腕关节背侧不稳定或称半脱位,常发生在移位型 Colles 骨折或 Barton 背缘骨折畸形愈合后。其症状为腕关节经常肿痛、不稳定感、活动度和握力明显减小、侧位观手有餐叉畸形。腕关节侧位 X 线片，可见头、月骨的中轴线移向桡骨中轴线的背侧。症状严重时可行手术治疗。

五、Smith 骨折

1847 年 Smith RW 详细描述了桡骨远端骨折，其远折端向掌侧移位，合并下尺桡关节脱位的病例。此后即称此类骨折为 Smith 骨折，沿用至今。此类损伤的畸形恰与 Colles 骨折相反，故亦称之为反 Colles 骨折。其学说成立前 9 年即 1838 年 Barton JR 曾经描述了此种骨折的一种类型（Smith 骨折第Ⅲ型），后人称之为 Barton 骨折。较早的同样报道尚有 Lecomte，他描述的骨折乃系 Smith 骨折的第Ⅰ型和第Ⅱ型；Lentenneur 描述了 Smith 骨折的第Ⅲ型。

Smith 骨折为一少见创伤，约占全身骨折的 0.11%。首都医科大学宣武医院自 1981 年治疗的桡骨远端骨折 600 例中，Smith 骨折仅占 15 例。

（一）受伤机制

此类骨折多为跌倒，腕背着地，腕关节急骤掌屈致伤。但 Thomas（1957）、Flandream、Sweeney（1962）等认为：更容易发生此种骨折的机制是跌倒时手掌伸展，旋后位着地而造成。直接暴力也可造成，例如骑摩托车撞车时。

创伤病理：骨折局部形成血肿，骨折线可处于关节外亦可波及关节面。关节外骨折，折块较大，向掌侧移位并向背侧成角，背侧骨膜连续性中断，掌侧骨质可以有粉碎而骨膜连续性常保持。关节内骨折折块较小，呈三角形，连同腕骨向掌侧及近侧移位。移位明显的骨折，常合并三角纤维软骨盘、下尺桡关节的损伤，或有时出现尺骨茎突骨折。

（二）骨折分类

按骨折线形态，Thomas（1975）将 Smith 骨折分为三型（图 34-42）。

Ⅰ型骨折线为横形，自背侧通达掌侧，未波及关节面，远折段连同腕骨向掌侧移位，向背侧成角。

Ⅱ型骨折线斜形，自背侧关节面的边缘斜向近侧和掌侧，远折段连同腕一并向掌侧及近侧移位。

Ⅲ型为桡骨下端掌侧缘骨折，骨折线斜行通达关节面，远骨折端为三角形，连同腕骨向掌侧及近侧移位，腕关节脱位状。

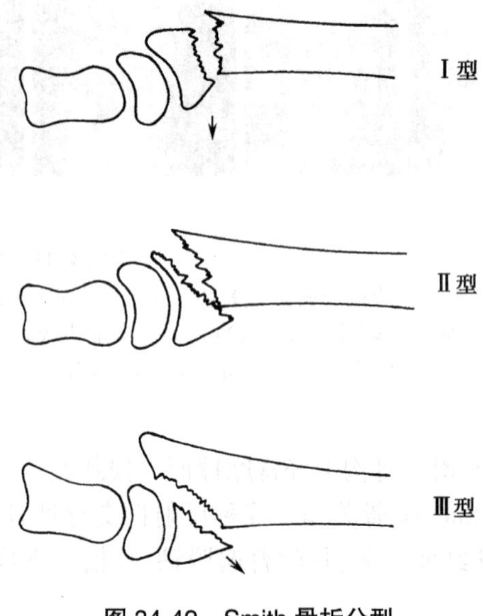

图 34-42　Smith 骨折分型

（三）症状和体征

伤后腕部肿胀，疼痛，并出现腕部畸形，此畸形恰与 Colles 骨折的典型畸形相反。腕部活动受限。桡骨远端有明显压痛，并可感知骨擦音，尺桡骨茎突关系异常。

X 线片上，典型的畸形是桡骨之远折端连同腕骨向掌侧移位，向近侧移位。尺骨茎突可受累或不受累。很少有嵌入骨折，掌侧骨皮质常有粉碎。

（四）治疗

可于局部血肿内麻醉或臂丛神经阻滞下行闭合复位。术者于腕伸直拉牵引该肢，助手于肘部做反牵引，在牵引状态下，术者一手由掌侧推挤远折端使向背侧。此种骨折，手法整复较为容易，但维持整复的位置有时甚为困难。为此 Mills（1957）和 Thomas（1957）建议以肘上石膏固定该患肢于前臂完全旋后位，肘关节 90°位，腕关节中立位，固定 5~6 周。有些患者可能在背伸位及掌屈位固定更为稳定，要视具体情况而定（图 34-43）。

我们习惯于闭合复位后，以短臂石膏托固定于轻度腕背伸位，前臂旋转中立位，4~6 周。如系第Ⅲ型骨折，可固定于腕关节掌屈位有时更为稳固。

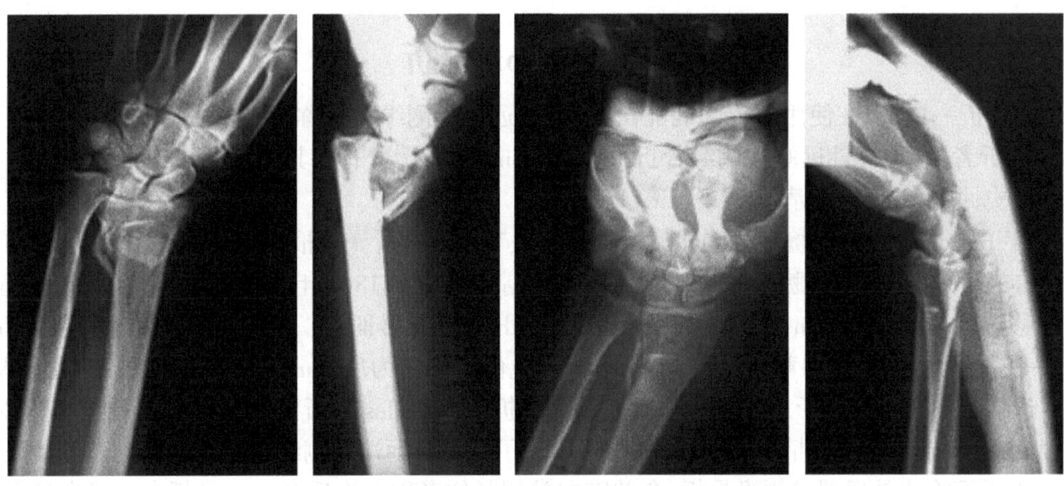

图 34-43 Smith 骨折手法复位石膏外固定术前后

对于一些极不稳定，整复后再次移位的骨折，可考虑行切开复位内固定术。

Cauchoix、Duparc 和 Potel（1960），Ellis（1965）报道了使用托状钢板（butress plate）内固定，适合于各种类型的 Smith 骨折，其托状端在远侧骨折端的掌面托住该骨折治疗此种骨折，取得了较好结果。近年则使用 T 形钢板固定（图 34-44），术后不需任何外固定，可早期活动腕关节，有利于腕关节功能的恢复。

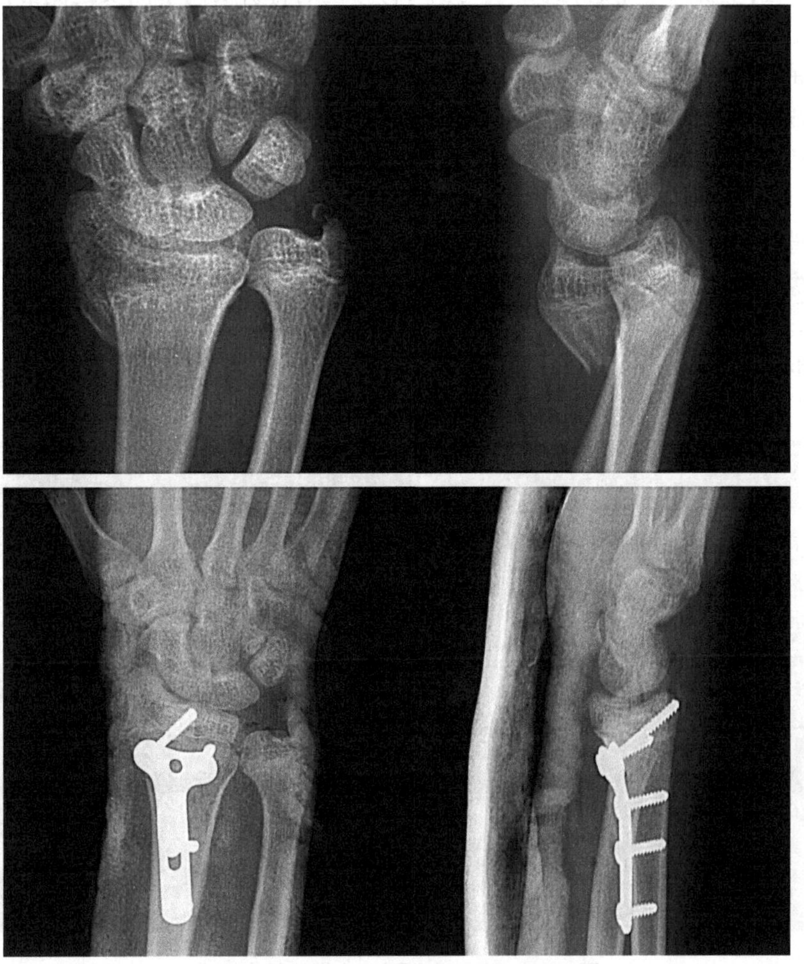

图 34-44 T 形钢板固定 Smith 骨折

六、Barton 骨折

Barton 骨折一词，现在使用的较为混乱，有将桡骨远端背侧缘骨折称为 Barton 骨折者，又有将其称为反 Barton 骨折者；有将桡骨远端掌侧缘骨折称为 Barton 骨折者，又有将其称为反 Barton 骨折者。因而有必要做一历史回顾，并加以澄清。

1838 年 Barton 描述一种腕半脱位伴随桡骨远端关节面的骨折。他报道了两种类型：一种腕向背侧脱位，骨折块向背侧移位；另者，腕向掌侧脱位，骨折块向掌侧移位。1860 年 Hamilton 将腕向掌侧脱位，骨折块向掌侧移位者命名为 Barton 骨折。此种骨折即 Smith 骨折的第Ⅲ型。像将 Smith 骨折称为反 Colles 骨折一样，一些人又将桡骨远端背侧缘骨折，腕向背侧脱位者称之为反 Barton 骨折，此种骨折可归入 Colles 骨折中。这样就出现了一种矛盾状态——反 Barton 骨折归入 Colles 骨折中而 Barton 骨折归入反 Colles 骨折中。因此，有人要纠正这种情况，于是文献中又出现了将桡骨远端背侧缘骨折合并腕向背侧脱位者称之为 Barton 骨折而将桡骨远端掌侧缘骨折，合并腕向掌侧脱位者称之为反 Barton 骨折。以至今日出现了使 Barton 骨折及反 Barton 骨折的叫法极不统一、十分混乱的状态。

纵观这段历史，我们同意 Cautill 的提法，即仍按 Barton 的原意，将桡骨远端背侧、掌侧缘骨折，合并腕的半脱位者统称为 Barton 骨折，而取消反 Barton 骨折的提法。Barton 骨折分为前缘（掌侧缘）、后缘（背侧缘）两种类型。如此一目了然，避免了不必要的混乱。

Barton 骨折很少见。

1. Barton 背缘骨折多为间接暴力引起，常见于跌倒时腕背伸而前臂旋前，腕骨冲击桡骨远端关节面之背侧缘，造成骨折。侧位 X 线片上骨折更易见到。骨折位于桡骨远端背侧缘，楔形，包括了关节面的 1/3，多向背侧及近侧移位，呈腕关节半脱位状。牵引下，将移位的骨折块向掌侧及远侧推挤，很易复位。通常以短臂石膏托固定于腕关节中立位。为防止再移位，应避免固定于掌屈位置。如有不稳定倾向或再移位时，应考虑手术治疗。螺钉或克氏针内固定，也可应用经皮克氏针固定。

2. Barton 掌侧缘骨折多为摔倒时手背着地，应力沿腕骨冲击桡骨远端的掌侧缘造成骨折。其骨折块较 Barton 背侧缘骨折者为小，向近侧及掌侧移位，腕骨随之半脱位（图 34-45）。其治疗方法详见 Smith 骨折的治疗（图 34-46）。

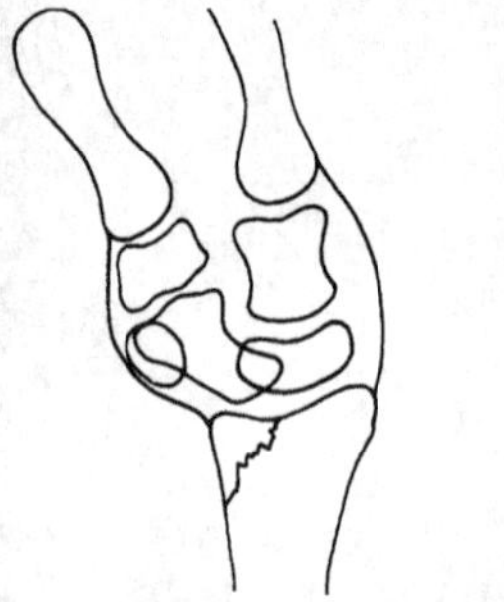
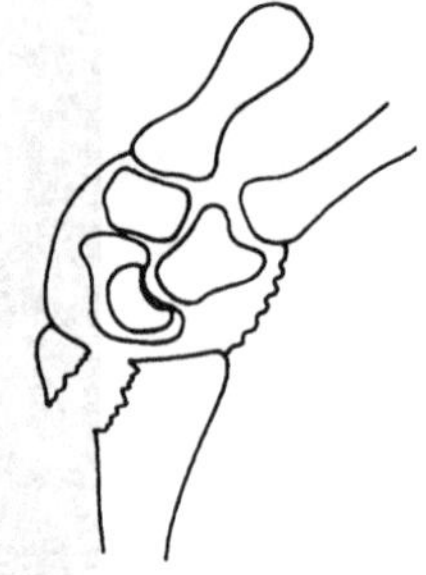

图 34-45 Barton 掌侧缘骨折

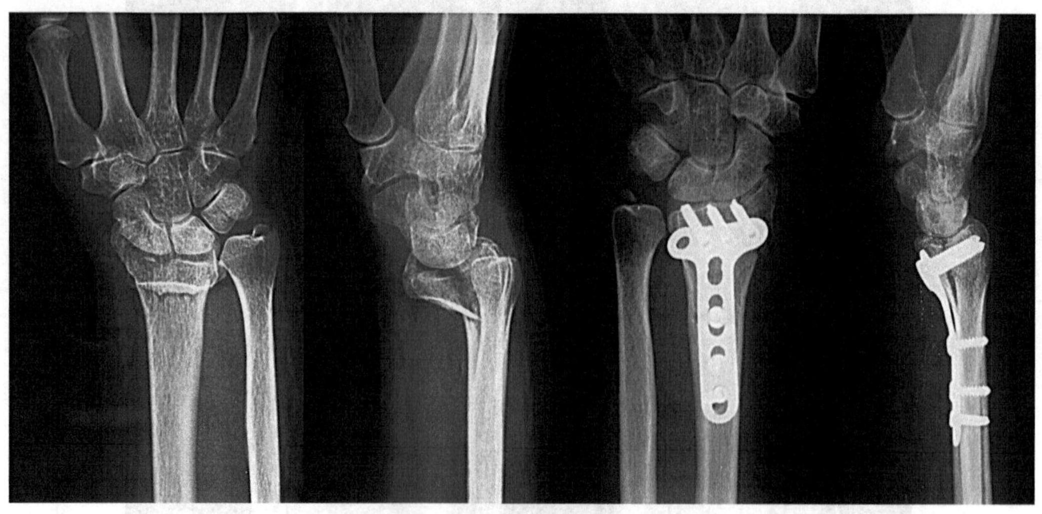

图 34-46 Barton 骨折，支撑钢板内固定

七、桡骨茎突骨折

此种骨折也较为少见。20世纪初，曾称之为Hutchinson骨折。当时老式汽车常突然熄火而骤停，造成乘者的此种骨折。

受伤机制多为跌倒时手掌着地，暴力沿腕舟骨冲击桡骨下端，而造成桡骨茎突的横形骨折。另一类桡骨茎突骨折，骨折块甚小并向远侧移位，此种类型的骨折为撕脱骨折，其发生机制不同于前者，乃系腕关节强力尺偏，桡侧副韧带强力牵拉桡骨茎突造成的撕脱骨折。

伤后桡骨茎突部位出现肿胀，疼痛，于该处有明显压痛，并可感知骨擦音。侧位X线片上不易见到骨折，正位X线片，可见到一横形骨折线，起于腕舟、月骨关节面相交外，向外走行止于桡骨茎突顶端近侧约1cm处（图34-47）。

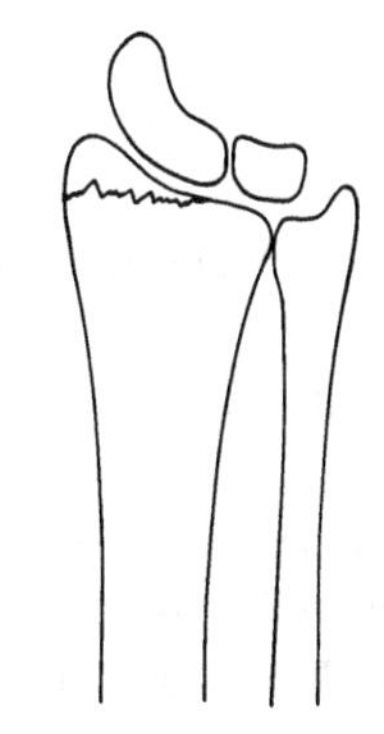

图34-47 桡骨茎突骨折

牵引尺偏腕关节，向尺侧推挤移位的骨折块，易于得到满意的复位。可采用短臂石膏托固定于腕中立位，轻度尺偏位5~6周。

如骨折不稳定或再移位，可行克氏针或螺丝钉内固定，或行经皮克氏针固定。

第十一节 下尺桡关节脱位

常为Colles、Smith、Galeazzi骨折的后遗症。单纯下尺桡关节脱位，并不少见，但常被忽视，以致延误治疗。

下尺桡关节的稳定性，由下尺桡掌侧韧带、下尺桡背侧韧带及三角纤维软骨盘维持。当前臂旋前时，下尺桡背侧韧带及三角纤维软骨盘的背侧缘紧张；反之，当旋后时，下尺桡掌侧韧带及三角纤维软骨盘的掌侧缘紧张。

当下尺桡背侧韧带断裂时，旋前过程即会发生尺骨小头向背侧的半脱位。当下尺桡掌侧韧带断裂时，旋后过程会发生尺骨小头向掌侧的半脱位。如没有三角纤维软骨盘的撕裂或尺骨茎突的骨折，不可能发生完全的尺骨头脱位。当尺骨小头完全脱位，而无尺骨茎突骨折时，则必有三角纤维软骨盘的撕裂。这种撕裂可在该软骨盘中心部，或横形，或舌形。反之，纤维软骨盘完好时，必有尺骨茎突骨折。这种骨折常在尺骨茎突的基部，是纤维软骨盘及尺侧副韧带牵拉所致。

跌倒、扭伤，或忽然提起重物，使腕关节桡偏，背屈或旋转的应力均可造成此种损伤。以尺骨头向背侧的半脱位最为常见，此时可见旋前时尺骨头向背侧突出，旋后时自动复位。局部可见肿胀，并有压痛。被动活动下尺桡关节，可感知较正常侧松弛，并伴疼痛。此种损伤应于急性期旋后位短臂石膏托固定5~6周。如急性期失于治疗，常会造成复发性半脱位的后果，引起腕部的无力和疼痛。

尺骨头向掌侧脱位时，损伤较重，除腕部肿痛，尺骨头向掌侧突出外，腕及前臂的旋转活动明显受限。尺骨头常交锁在脱位位置。因之，需在麻醉下复位。复位时前臂应于旋后位，牵引下向背侧推压脱位的尺骨头。复位时常伴有弹响声。复位成功后应以短臂石膏托固定于旋前位5~6周。

（雍宜民 曹 立）

参考文献

1. Mcginley JC, Hopgood BC, et al. Forearm and elbow injury: the influence of rotational position. J bone joint Surg Am, 2003, 85(12):

2403-2409

2. Wigg AE, Hearn TC, et al. Number, incidence and projections of distal forearm fractures admitted to hospital in Australia. J Trauma, 2003, 55(1): 87-93
3. Soffe KE, Quinlan JF, et al. An open forearm fracture with intermedullary foreign body plug-a complication of airbag deployment. Injury, 2003, 34(4): 312-315
4. Wareham K, Johansen A, et al. Seasonal variation in the incidence of wrist and forearm fractures, and its consequences. Injury, 2003, 34(3): 219-222
5. Atkinson P, hariharan P, et al. An under hand steering wheel grasp produces significant injury risk to upper extremity during airbag deployment. Annu Proc Assoc Adv Automot Med, 2002, 46: 45-62
6. Haentjens P, Autier P, et al. Colles fracture, spine fracture, and subsequent risk of hip fracture in men and women. A meta-analysis. J Bone Joint Surg Am, 2003, 85(10): 1936-1943
7. Kanterewicz E, Yanez A, et al. Association between Colles' fracture and low bone mass: age-based differences in postmenopausal women. Osteoporos Int, 2002, 13(10): 824-828
8. Dixon S, Allen P, et al. Which Colles' fractures should be manipulated? Injury, 2005, 36(1): 81-83
9. Handoll HH, Madhok R. Conservative interventions for treating distal radial fractures in adults. Cochrane Database Syst Rev, 2003, (2): CD000314
10. Tumia N, Wardlaw D, et al. Aberdeen Colles' fracture brace as a treatment for Colles' fracture. A multicentre, prospective, randomised, controlled trial. J Bone Joint Surg Br, 2003, 85(1): 78-82
11. O'Connor D, Mullett H, et al. Minimally displaced Colles' fractures: a prospective randomized trial of treatment with a wrist splint or a plaster cast. J Hand Surg, 2003, 28(1): 50-53
12. Earnshaw SA, Aladin A, et al. Closed reduction of colles fractures: comparison of manual manipulation and finger-trap traction: a prospective, randomized study. J Bone Joint Surg Am, 2002, 84(3): 354-358
13. Smilovic J, Bilic R. Conservative treatment of extra-articular Colles' type fractures of the distal radius: prospective study. Croat Med J, 003, 44(6): 740-745
14. Krishnan J. Distal radius fractures in adults. Orthopedics, 2002, 25(2): 175-179
15. Ikeda K, Osamura N, et al. Intramedullary bone cementing for the treatment of Colles fracture in elderlypatients. Scand J Plast Reconstr Surg Hand Surg, 2004, 38(3): 172-176
16. Kamano M, Honda Y, et al. Palmar plating with calcium phosphate bone cement for unstable Colles' fractures. Clin Orthop, 2003, 416: 285-290
17. Flinkkila T, Ristiniemi J, et al. Nonbridging external fixation in the treatment of unstable fractures of the distal forearm. Arch Orthop Trauma Surg, 2003, 123(7): 349-352
18. Yamamoto K, Masaoka T, et al. Clinical results of external fixation for unstable Colles' fractures. Hand Surg, 2003, 8(2): 193-200
19. Strohm PC, Muller CA, et al. Two procedures for Kirschner wire osteosynthesis of distal radial fractures. A randomized trial. J Bone Joint Surg Am, 2004, 86(12): 2621-2628
20. Shiota E, Matsuzaki A, et al. Conehead wedging screw for distal radius fractures in elderly patients. Clin Orthop, 2003, (407): 203-210
21. Rosenthal AH, Chung KC. Intrafocal pinning of distal radius fractures: a simplified approach. Ann Plast Surg, 2002, 48(6): 593-599
22. Sasaki S. Modified Desmanet's intramedullary pinning for fractures of the distal radius. J Orthop Sci, 2002, 7(2): 172-181
23. Orbay JL, Fernandez DL. Volar fixation for dorsally displaced fractures of the distal radius: a preliminary report. J Hand Surg, 2002, 27(2): 205-15
24. Dumont C, Fuchs M, et al. Ergebnisse der palmaren Plattenosteosynthese bei instabilen distalen Radiusfrakturen. Chirurg, 2003, 74(9): 827-833
25. Tuck SP, Raj N, et al. Is distal forearm fracture in men due to osteoporosis? Osteoporosis Int, 2002, 13(8): 630-636
26. Yasutomi T, Nakatsuchi Y, et al. Mechanism of pronation/supination of the forearm in geometric models of deformities of the forearm bones. Clin Biomech (Bristol, Avon), 2002, 17(6): 456-463
27. Haas N, Hauke C, et al. Treatment of diaphyseal fractures of the forearm using the Point Contact Fixator (PC-Fix): results of 387 fractures of a prospective multicentric study (PC-FixII). Injury, 2001, 32(Suppl 2): B51-62
28. Jupiter JB, Winters S, et al. Repair of five distal radius fractures with an investigational cancellous bone cement: A preliminary report. J Ortho Trauma, 1997, 11(2): 110-116
29. Ladd AL, Pliam NB. Use of bone-graft substitutes in distal radius fractures. J Am Acad Orthop Surg, 1997, 7(5): 279-290
30. Mark K, Volker K, et al. Do We Need to Include Osteoporosis in Today's Classification of Distal Radius Fractures? J Orthop Trauma, 2008, 22(8 Suppl): 79-82

31. Cooney WP. Fractures of the distal radius: amodern treatment-based classification. Orthop Clin NorthAm, 1993, 24: 211-216
32. MacKenney PJ, McQueen MM, et al. Prediction of instability in distal radial fractures. J Bone Joint Surg Am, 2006, 88: 1944-1951
33. Frank A L, Mark RA, et al. Distal Radius Fractures. J Orthop Trauma, 2009, 23(10), 739-748
34. Liporace FA, Gupta S, et al. A biomechanical comparison of a dorsal 3.5mm T-plate and a volar fixed-angle plate in a model of dorsally unstable distal radius fractures. J Orthop Trauma, 2005, 19: 187-191
35. Kevin L, Kathleen M, et al. Dorsal Fixation of Intra-articular Distal Radius Fractures Using 2.4mm Locking Plates. Techniques in Hand & Upper Extremity Surgery, 2009, 13(4): 187-196
36. Stephen BS, Bill JK, et al. Fixation of Distal Radius Fractures Using a Fragment-specific System. Clinical Orthopaedics And Related Research, 2006, 445, 51-57
37. Utku K, Amir M, et al. Does a Volar Locking Plate Provide Equivalent Stability as a Dorsal Nonlocking Plate in a Dorsally Comminuted Distal Radius Fracture? A Biomechanical Study. J Orthop Trauma, 2008, 22(9): 605-610
38. Rohit A, Tobias R, et al. A Representative Case of Osteoporotic Distal Radius Fracture. J Orthop Trauma, 2008, 22(8): 116-120
39. Arora, Markus G, et al. A Comparative Study of Clinical and Radiologic Outcomes of Unstable Colles Type Distal Radius Fractures in Patients Older Than 70 Years: Nonoperative Treatment Versus Volar Locking Plating. J Orthop Trauma, 2009, 23(4): 237-242
40. 王亦璁. 对前臂骨折复位和外固定问题的探讨. 中华骨科杂志增刊, 1963, 11: 24
41. 雍宜民. 影响前臂旋转活动的因素. 中华骨科杂志, 1983, 3(3): 169
42. 雍宜民. 前臂骨折复合畸形中各种障碍因素综合作用的分析. 中华骨科杂志, 1983, 3(3): 172
43. 王亦璁. 前臂骨折畸形愈合的手术处理. 中华骨科杂志, 1983, 3(3): 173
44. 姜保国. 桡骨远端骨折的治疗. 中华创伤骨科杂志, 2006, 8(3): 236-239
45. 张海宁, 侯筱魁. 关节内骨折的治疗进展. 中华关节外科杂志(电子版), 2009, 3(3): 358-362

35

第三十五章 腕及手部损伤

FRACTURES AND JOINT INJURIES

第一节 腕部损伤 ……903

一、功能解剖 ……903

（一）腕骨 ……903

（二）桡、尺骨远端 ……905

（三）韧带 ……906

（四）运动 ……907

（五）稳定 ……908

二、腕骨骨折 ……908

（一）舟骨骨折 ……908

（二）月骨骨折 ……911

（三）三角骨骨折 ……911

（四）豌豆骨骨折、脱位 ……911

（五）大多角骨骨折 ……911

（六）小多角骨骨折、脱位 ……912

（七）头状骨骨折 ……912

（八）钩骨骨折 ……912

三、腕骨脱位及骨折 - 脱位 ……912

（一）月骨周围背侧脱位 ……912

（二）月骨掌侧脱位 ……913

（三）舟骨脱位 ……914

（四）桡腕关节脱位 ……914

（五）三角纤维软骨复合体损伤 ……914

四、腕骨不稳定 ……915

（一）分类 ……915

（二）中间体背伸不稳定 ……916

（三）中间体掌屈不稳定 ……916

（四）舟月骨间关节不稳定 ……916

（五）腕骨尺侧移位 ……917

（六）腕骨背侧半脱位 ……918

第二节 手部损伤 ……918

一、拇指腕掌关节脱位 ……918

二、拇指掌骨骨折 ……919

（一）Bennett 骨折 ……919

（二）Rolando 骨折 ……920

（三）关节外骨折 ……921

三、拇指掌指关节脱位及韧带损伤 ……921

（一）尺侧侧副韧带损伤 ……921

（二）桡侧侧副韧带损伤 ……922

（三）掌指关节背侧脱位 ……922

（四）掌板损伤 ……922

四、手指腕掌关节脱位 ……923

五、手指掌骨骨折 ……923

（一）掌骨头骨折 ……923

（二）掌骨颈骨折 ……924

（三）掌骨干骨折 ……924

（四）掌骨基底骨折 ……925

六、手指掌指关节脱位及韧带损伤 ……925

（一）侧副韧带损伤 ……925

（二）掌指关节背侧脱位 ……926

（三）掌指关节掌侧脱位 ……927

七、掌指关节交锁 ……927

八、手指近侧指间关节骨折脱位及韧带损伤 ……927

（一）侧副韧带损伤 ……928

（二）近侧指间关节背侧脱位 ……928

（三）近侧指间关节掌侧脱位 ……928

（四）近侧指间关节旋转脱位 ……929

（五）近侧指间关节背侧骨折脱位 ……929

九、远侧指间关节脱位 ……929

十、近节及中节指骨骨折……929
(一) 指骨头骨折……930
(二) 指骨颈、干骨折……930
(三) 指骨基底骨折……930
十一、远节指骨骨折……931
(一) 甲粗隆骨折……931
(二) 基底横形骨折……931
(三) 基底背侧骨折……931
(四) 基底掌侧骨折……932

与人体其他部位的骨关节系统相比，腕部及手部的骨骼小、数量多，同时其解剖形态及生物力学、运动学机制相对复杂，甚至还有许多不为人所知的解剖和生物力学原理，这也是某些临床现象不能得到准确解释的重要原因，其结果势必影响最终的治疗结果。损伤后的愈合并非治疗的最终目的，而获得足够的功能才是我们竭力追求的目标。

第一节 腕部损伤

与人体其他部位的骨关节系统相比，腕部的骨骼小、数量多，同时其解剖形态及生物力学、运动学机制相对复杂，甚至还有许多不为人所知的解剖和生物力学原理，比如腕骨间韧带精确的解剖结构、组织学组成及其生物力学行为与腕骨间不稳定的确切关系等，这可能是某些临床现象不能得到准确解释的重要原因，其结果势必影响最终的治疗结果。临床上，腕部骨关节损伤多为复合性伤，其损伤程度、涉及范围以及造成的后果等远比传统认知复杂，如舟骨骨折、舟骨骨折不愈合、舟骨骨折缺血性坏死的形成机制等。由于腕关节解剖结构、生物力学及运动学机制的特殊性，造成损伤后固定难度大，康复时间长，运动功能障碍重，治疗应综合考虑具体病情，依据病员年龄、职业、损伤范围、程度及术者技术能力而定。盲目追求解剖复位，也未必会获得良好的运动功能。

腕关节位于手与前臂之间，参与其组成的骨性结构有 8 块腕骨、第 1~5 掌骨基底、桡尺骨远端，是一个由腕掌关节、腕中关节、桡、尺腕关节、桡尺远侧关节及腕骨间关节组成的复合关节，除了具有掌屈背伸、桡尺偏斜、前后旋转和环绕运动功能之外还负责手与前臂间的负荷传导，作用甚为重要。腕部损伤以骨折、脱位及不稳定居多。

一、功能解剖

(一) 腕骨

共有 8 块(图 35-1)，是腕的主要骨性结构。它横分远、近两排(row)，纵分内、中、外三列(column)。远排腕骨由大多角骨、小多角骨、头状骨和钩骨组成，近排腕骨包括舟骨、月骨、三角骨和豌豆骨。外侧列腕骨由舟骨构成，参与腕的各个方向的运动和稳定；中央列腕骨由远排腕骨和月骨组成，主管腕的屈伸运动；内侧列腕骨包括三角骨和豌豆骨，参与腕骨的旋转(图 35-2)。

1. 舟骨　位于腕的外侧部，远近端膨大，中间部细窄，后者又称腰部。远端与大、小多角骨相关节，为滑动型关节；近端与桡骨远端桡侧半相对，组成桡舟关节，具有屈伸、桡尺偏斜及少许旋转运动；中远部的尺侧与头状骨成关节，为臼状关节；近端尺侧与月骨相关节，有前后向的旋转运动。舟骨跨越腕中关节，与远近两排腕骨相连，是两排腕骨运动的连杆，也是维持腕骨稳定的重要结构。在暴力作用下它较其他腕骨更易折断，尤其是腰部，不愈合及缺血坏死率也高。其远端掌侧凸出，称舟骨结节，有腕屈肌支持带附着。腕中立位时，舟骨呈掌屈位，与桡骨纵轴夹角 30°~60°，平均 47°(图 35-3)。承受纵向负荷时舟骨会进一步掌屈。

舟骨的滋养血管分别经腰部背侧和结节部入骨，然后分支供血至近侧 2/3~3/4 和远侧 1/4~1/3。二者

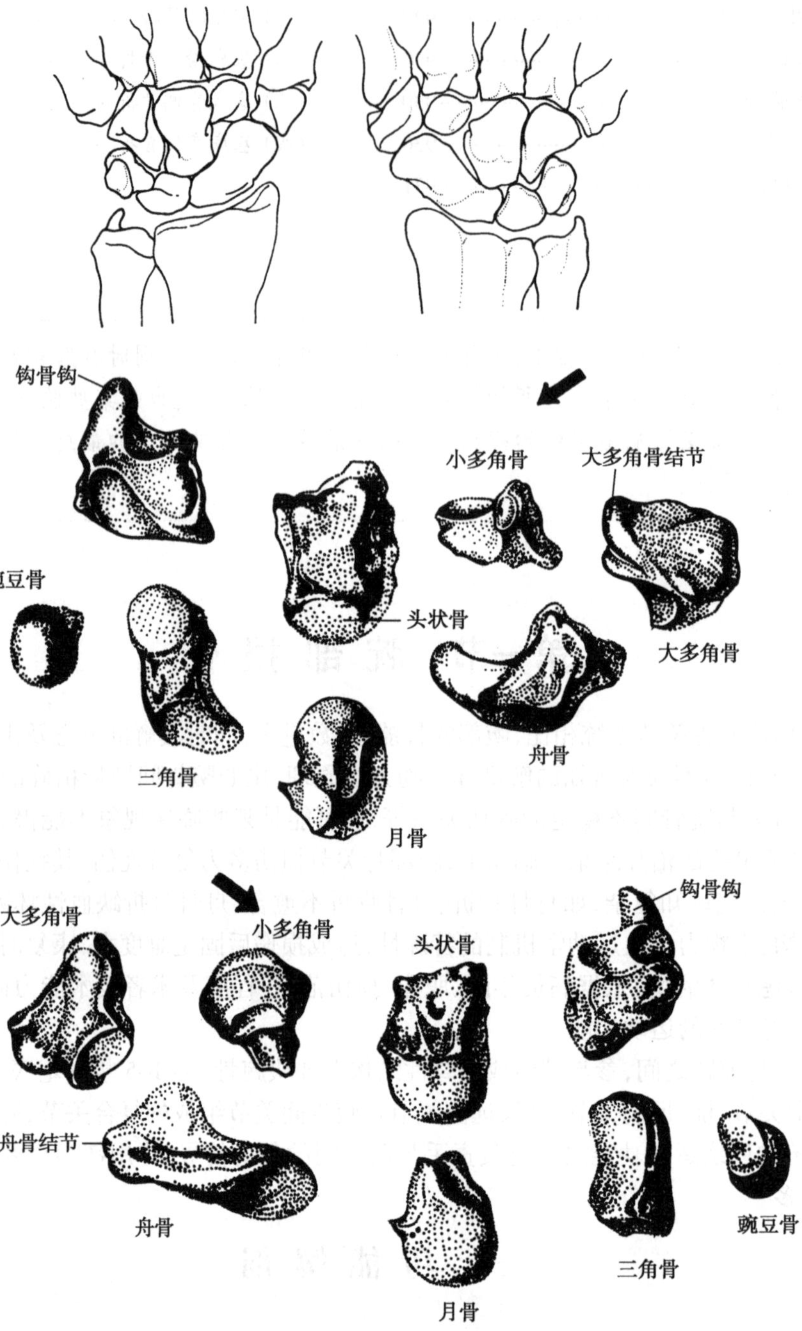

钩骨钩
小多角骨
大多角骨结节
豌豆骨
头状骨
大多角骨
舟骨
三角骨
月骨
大多角骨
小多角骨
头状骨
钩骨钩
舟骨结节
舟骨
月骨
三角骨
豌豆骨

图 35-1 腕骨掌面及背面观

远排腕骨
近排腕骨
中央列腕骨
内侧列腕骨
外侧列腕骨

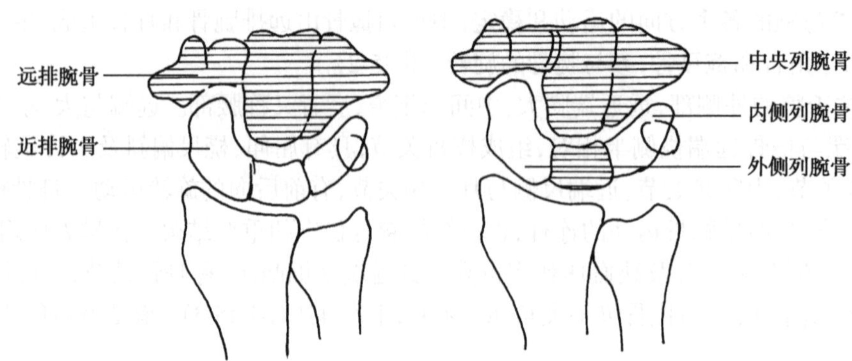

图 35-2 腕骨横分远、近两排，纵分内、中、外三列

在骨内没有交通吻合支。腰及近端骨折常会伤及由腰部入骨的血管，常常出现骨折不愈合或近端缺血坏死。

2. 月骨 侧面呈半月形。远端凹陷，与头状骨、钩骨成关节；近端凸出，与桡骨远端尺侧半及三角纤维软骨复合体构成桡月关节；内侧平坦，与三角骨组成月三角骨间关节；外侧与舟骨近端尺侧相对，构成舟月骨间关节。月骨掌侧角较背侧角高大，在纵向负荷作用下有背伸趋势。月骨掌、背侧均有滋养血管存在。但20%的月骨只有一侧滋养血管，另一侧缺如。后者血管一旦受损，很容易发生缺血坏死。

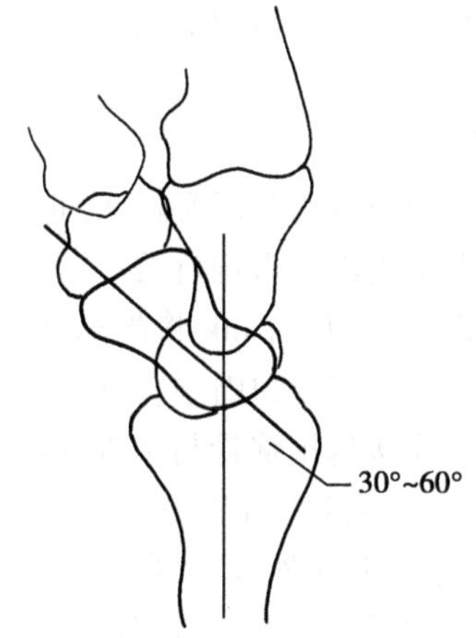

图 35-3 舟骨掌屈位，与桡骨纵轴夹角 30°~60°

3. 三角骨 呈锥体状，横置，尖端朝内，位于腕的内侧部。远侧面与钩骨、外侧面与月骨、近侧面与三角纤维软骨复合体构成关节，掌侧有椭圆形关节面与豌豆骨相接。三角钩骨间关节形似鞍状关节。腕尺偏时，三角骨沿钩骨关节面滑向远侧，可降低腕尺侧高度，保证腕尺偏运动无障碍。与此同时，三角骨还呈现背伸运动，其力经近排腕骨骨间韧带传至月骨和舟骨，使之一同背伸。三角骨掌、背侧均有滋养血管，但以背侧为主要供血源。

4. 豌豆骨 背面光滑平坦，与三角骨组成三角豌豆骨关节；掌面粗糙，有尺侧腕屈肌腱、屈肌支持带、豆钩韧带、小指展肌和三角纤维软骨复合体附着。豌豆骨实际是一个籽骨，位于尺侧腕屈肌腱内，并不直接参与腕关节的运动。豌豆骨滋养血管甚多，血液供应丰富，无缺血坏死发生。

5. 钩骨 位于腕的内侧部，三角骨的远侧。掌侧有一直立的骨突，称钩骨钩，有屈肌支持带、豆钩韧带、小指短屈肌和对掌肌附着；远端与第4、5掌骨基底成关节，后者形似鞍状关节，活动度较大；近端甚尖，称钩骨尖，与月骨或三角骨成关节；尺侧不平整，为一斜面，形似鞍状关节面，与三角骨成关节。钩骨掌、背侧均有滋养血管。钩骨钩另有滋养血管。在骨内，二者有交通吻合支。

6. 头状骨 位于远排腕骨中心，为腕骨中最大者，是腕的枢纽。其头为整个远排腕骨的运动中心。

头状骨的头为软骨覆盖，滋养血管只能从体的掌、背侧入骨，然后在骨内逆行至头。1/3的头状骨仅有掌侧滋养血管，背侧缺如，掌侧血管或颈部骨折致骨内逆行血管损伤，可致骨折不愈合或头部缺血坏死。也就是说，舟骨、月骨及头状骨滋养血管与众不同，损伤后易于出现骨折不愈合或缺血性坏死。

7. 小多角骨 深埋于第2掌骨基底近侧，大多角骨和头状骨之间，鲜有骨折。

8. 大多角骨 远端为鞍状关节面，关节囊及韧带较松弛，允许第1掌骨近端有较大范围的活动；近端与舟骨成关节，为滑动关节；尺侧与小多角骨成关节。掌侧有一凸起，称大多角骨结节，有屈肌支持带、拇短展肌和拇对掌肌附着。大多角骨结节尺侧有一沟槽，桡侧腕屈肌腱由此经过。大多角骨背侧、外侧和掌侧均有滋养血管，是腕关节中最富有血液供应的腕骨之一。

（二）桡、尺骨远端

指旋前方肌近侧缘以远的部分。

1. 桡骨远端 远侧端为双凹关节面，向掌侧倾斜9°~20°，尺侧偏斜20°~35°，与舟骨及月骨近端构成桡腕关节。手与前臂通过它进行负荷传递。任何引起桡骨远端形态变化的损伤，如Colles骨折等，都可引发腕关节纵向负荷传导障碍，关节压力不均衡，导致关节软骨退变或腕关节不稳，尤其是有背倾移位或畸形时。因此，桡骨远端骨折应力争解剖复位，以减少或防止上述并发症的发生。

2. 尺骨远端 尺骨头周缘的3/4均为关节软骨覆盖，即环状关节面，与桡骨远端尺切迹组成桡尺远侧关节，具有旋转运动功能。尺骨远端则与三角纤维软骨复合体相对成关节。尺骨茎突位于尺骨头内侧方，是由尺骨干内侧皮质延续而成，为三角纤维软骨复合体尺侧附着部之一。其形态变异大。

尺骨远侧关节面与桡骨远端关节面尺侧缘或平齐，或长短不等、错落成台阶状。这一现象称尺骨变异。尺骨远端长于桡骨，称尺骨正向变异；短于桡骨，称尺骨负向变异；平齐者，称中性变异。正向变异者，尺骨远端多与月骨近端碰撞，可引起月骨近端关节软骨退变及疼痛症状，临床称尺腕骨撞击综合征。

(三) 韧带

对韧带的研究甚为广泛和深入，但命名至今还未统一，可能与韧带彼此贴近、相互有纤维交叉、边界确定易受研究者主观因素影响有关。

根据韧带起止，Taleisnik 将腕部韧带分为外在韧带（extrinsic ligament）、内在韧带（intrinsic ligament）两类（图 35-4）。连接腕骨和周围骨骼的韧带为外在韧带——连接远排腕骨与掌骨基底者为远侧外在韧带，又称腕掌韧带；连接桡、尺骨与近排腕骨者为近侧外在韧带，又称桡腕、尺腕韧带。连接腕骨的韧带为内在韧带（表 35-1）。以后，Berger 又根据韧带所在，将韧带分成关节囊韧带（capsular ligament）、关节内韧带（intra-articular ligament）和关节囊系膜韧带（mesocapsular ligament）三类。前者位于关节囊纤维层与滑膜层之间，在切除纤维层或进入关节透过滑膜才能见到。关节内韧带位于关节腔内，连接相邻腕骨，进入关节腔方可见到。系膜韧带紧贴关节囊并凸向关节腔，附着于腕骨。

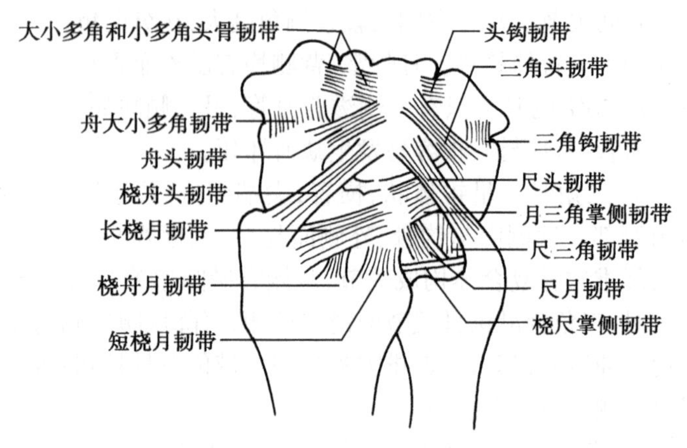

图 35-4 腕关节掌侧韧带

表 35-1 腕关节韧带

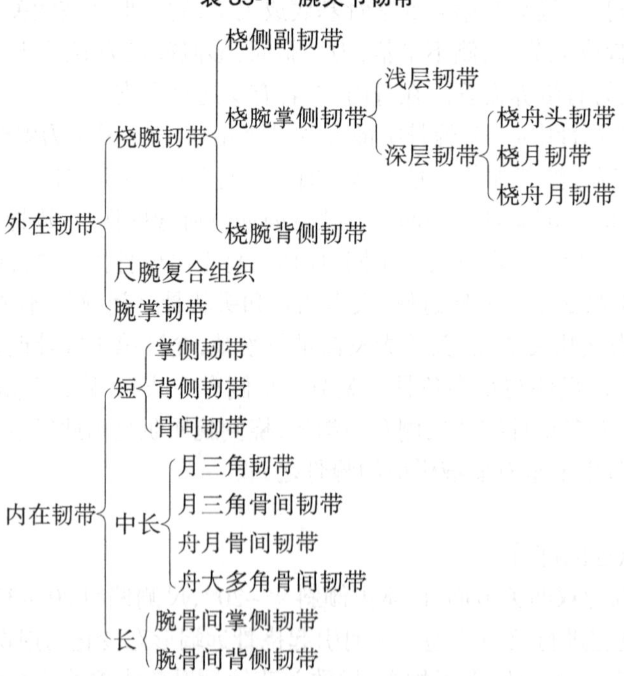

- 外在韧带
  - 桡腕韧带
    - 桡侧副韧带
    - 桡腕掌侧韧带
      - 浅层韧带
      - 深层韧带
        - 桡舟头韧带
        - 桡月韧带
        - 桡舟月韧带
    - 桡腕背侧韧带
  - 尺腕复合组织
  - 腕掌韧带
- 内在韧带
  - 短
    - 掌侧韧带
    - 背侧韧带
    - 骨间韧带
  - 中长
    - 月三角韧带
    - 月三角骨间韧带
    - 舟月骨间韧带
    - 舟大多角骨间韧带
  - 长
    - 腕骨间掌侧韧带
    - 腕骨间背侧韧带

1. 近侧外在韧带　多为关节囊韧带，包括桡腕掌侧韧带、桡腕背侧韧带和尺腕掌侧韧带。

(1) 桡腕掌侧韧带：远比背侧韧带强韧。由四条韧带组成：①桡舟头韧带：又称桡头韧带。起自桡骨茎突掌侧，止在头状骨掌侧，途中有少量纤维与舟骨相连，可限制桡侧腕骨旋前、尺侧腕骨移位，同时还有稳定舟骨远端的作用；②桡月长韧带：又称掌侧桡月韧带、掌侧桡月三角韧带、掌侧桡三角韧带。位于桡舟头韧带的尺侧，起自桡骨茎突掌侧，止在月骨掌侧，可限制月骨向远侧和尺侧移位；③桡舟月韧带：又称 Testut 韧带。属关节囊系膜韧带，由神经组织、血管和少量胶原组成，起自桡骨远端掌侧缘，止在舟月骨近极相对缘的凹陷及舟月韧带,作用可能是感受机械刺激。其内虽有血管,但不至舟、月骨;④桡月短韧带:起自桡骨远端尺侧半的掌侧缘,止于月骨掌侧,甚为强韧,限制月骨移位。桡腕掌侧韧带是维持桡舟、桡月、舟月骨间关节稳定的主要结构。

(2) 桡腕背侧韧带:起自桡骨远端尺侧半的背缘,斜向远侧及内侧,分成两束止于三角骨及月骨。此韧带扁而薄,与厚韧的指伸肌腱纤维鞘融合成一体。

(3) 尺腕掌侧韧带:由尺月、尺三角和尺头韧带组成。前二者扁宽,起自桡尺掌侧韧带,依次止于月骨和三角骨掌面。后者,起自尺骨图 35-5 尺腕复合组织茎突基底,止于头状骨掌侧,与桡舟头韧带纤维交叉混杂,组合成一个弓形结构。

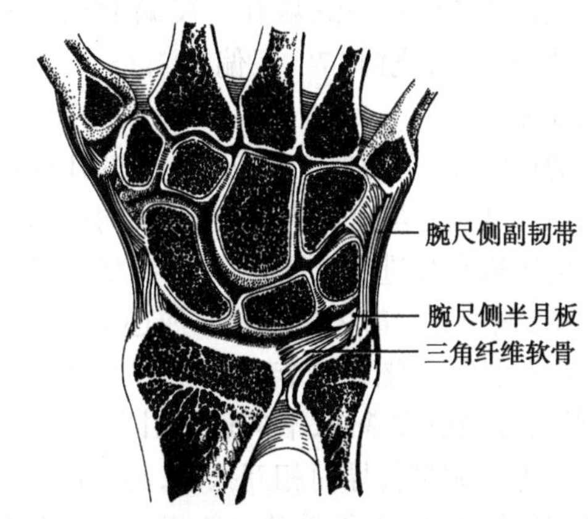

图 35-5　尺腕复合组织

尺腕掌侧韧带与腕尺侧半月板、三角纤维软骨、桡尺掌、背侧韧带连接紧密,难于分离,有学者将它们统称为三角纤维软骨复合体(图 35-5)。腕尺侧半月板起自桡骨远端尺背角,围绕腕关节尺侧向掌侧及远侧行走,止在三角骨和豌豆骨掌侧。三角纤维软骨,又称腕关节盘,起于桡骨远端尺侧缘,止在尺骨茎突尖及基底。桡尺掌侧韧带起自桡骨远端尺掌角,经三角纤维软骨掌缘止在尺骨茎突,前臂旋后时紧张。桡尺背侧韧带起自桡骨远端尺背角,经三角纤维软骨背缘止在尺骨茎突,前臂旋前时紧张。上述结构共同维护桡尺远侧关节的稳定,并可阻止腕骨尺侧移位。

2. 远侧外在韧带　连接远排腕骨与掌骨基底,维系腕掌关节的稳定。其数量多,形体小,连接紧密,难于一一解剖出来。

3. 内在韧带　包括腕骨掌侧韧带、腕骨背侧韧带和腕骨间韧带。

(1) 腕骨掌侧韧带:也较背侧厚韧,为关节囊韧带,共有五条:①舟大小多角韧带,位于舟大多角骨间关节掌侧,与桡侧腕屈肌腱鞘相连,并有纤维止于小多角骨上;②舟头韧带;③三角头韧带;④三角钩韧带;⑤月三角掌侧韧带,位于月三角骨间韧带的浅面。前四条韧带均跨越腕中关节,后一条跨越月三角骨间关节。

(2) 腕骨背侧韧带:较薄,共有两条:①腕骨间背侧韧带,起于三角骨背侧,横跨腕中关节,止于舟骨腰部及小多角骨背侧;②舟三角背侧韧带,位于腕骨间背侧韧带的近侧,起于舟骨背侧,止于三角骨背侧,并有纤维至舟月、月三角韧带。上述韧带位于腕中关节的背侧。

(3) 近排腕骨间韧带:为关节内韧带,共有两条:①舟月韧带,又称舟月骨间韧带,位于舟月骨相邻关节面掌、背及近侧缘之间,整体断面形同字母 C,开口位于远侧;位于舟月骨近端的韧带主要由纤维软骨组成,背侧韧带较掌侧短而厚韧,是维持舟月骨间关节稳定的主要结构;②月三角韧带,又称月三角骨间韧带,位于月三角骨相邻关节面掌、背及近侧缘之间,形同舟月韧带,作用是稳定月三角骨间关节。

(4) 远排腕骨间韧带:有三条:①大小多角韧带;②小多角头韧带;③头钩韧带。这些韧带甚为强韧,远排腕骨间少有活动,可被看成是一个运动功能单位。

(四) 运动

腕关节是一个三自由度关节,具有掌屈背伸、桡尺偏斜、前后旋转及环绕四种运动形式。

腕运动源于外在肌肉的作用。远排腕骨因与掌骨紧密相连,与手一起活动,可看成是一个运动单位。屈伸时,远近两排腕骨一同屈伸,呈同向运动。桡尺偏时,两排腕骨为相向运动,即,桡偏时远排腕骨桡侧移位和背伸,近排腕骨尺侧移位和掌屈;尺偏时远、近两排腕骨运动方向又各自反过来。月骨运动源于两侧骨间韧带牵拉及远侧头状骨的推挤,舟骨是它们运动的连杆。腕骨掌、背侧韧带向三角骨聚拢,三角钩骨间关节活动由此传至其他各个腕骨,引发腕骨旋转。腕掌屈及桡偏时腕骨旋前,背伸及尺偏时旋后。

1. 掌屈背伸幅度在 112°~170°之间　掌屈 70°~80°,背伸 50°~60°。但有明显的个体差异。

2. 桡尺偏斜幅度在 40°~60°之间　桡偏 20°,尺偏 30°。个体差异也明显。

3. 旋前旋后主要源于桡尺远侧关节，旋前 85°，旋后 90°；其次源于腕骨，平均幅度只有 7°，轴心位于三角骨处。

4. 环绕系上述三种运动的综合。

5. 功能运动即日常生活所需的运动幅度　Palmar 认为，腕屈伸功能运动度为 35°——掌屈 5°，背伸 30°；桡尺偏为 25°——桡偏 10°，尺偏 15°；另有学者认为，若要舒适地完成所有的日常活动，腕掌屈至少要 54°，背伸 60°，桡偏 17°，尺偏 40°。

(五) 稳定

腕的稳定，除了韧带之外还与腕骨的几何形状及彼此间的相互作用有关。腕于中立位时，舟骨相对桡骨纵轴掌屈 47°。当前臂肌肉收缩、轴向负荷由远及近传向近排腕骨时，坐落在舟骨远极偏背侧的大、小多角骨会压迫舟骨进一步掌屈，而受头状骨、钩骨作用的月骨、三角骨却趋于背伸——前者掌侧角高大、背侧角矮小，腕中立位时无论它是掌屈还是背伸，一经受到头状骨压迫就会从原始状态趋向背伸；后者受钩骨压迫沿钩骨尺侧螺旋关节面远滑，从而出现背伸运动，即三角骨沿钩骨螺旋关节面滑动的同时有屈、伸运动，滑向近侧引发掌屈，滑向远侧引发背伸；由于三骨之间有骨间韧带连接，舟骨的掌屈力与月骨、三角骨的背伸力经韧带传导而相互抵消，舟、月、三角骨保持原状、不出现运动。如果近排腕骨间韧带断裂，近排腕骨间作用消失，在承受轴向负荷时就会出现相向运动：舟月韧带断裂者，舟骨掌屈，月骨、三角骨背伸；月三角韧带断裂者，舟骨、月骨掌屈，三角骨背伸。

正常腕桡偏时，舟骨承受纵向负荷增大，除了自身掌屈、桡偏和尺侧移位之外，还有多余能量克服月、三角骨背伸力的影响，带领它们一道掌屈、桡偏和尺侧移位。当然，腕桡偏时三角骨沿钩骨尺侧螺旋关节面滑向近侧，其自身也呈现掌屈，增加舟骨掌屈力，保证腕桡偏平稳顺利。如果三角骨沿钩骨尺侧螺旋关节面滑向近侧，伴发的是背伸，不是掌屈，运动方向与舟骨相反，那么舟骨也就不可能进一步掌屈，腕桡偏也就无法完成了。腕尺偏时，经钩骨传递到三角骨的纵向负荷加大，三角骨沿钩骨尺侧螺旋关节滑向远侧，同时也呈现背伸，加上月骨背伸力的支持，可抵消舟骨掌屈力，使其与三角骨、月骨一同背伸、尺偏和桡侧移位。

由此可见，腕骨间的相互作用对腕的稳定及运动有着极为重要的影响。这种相互作用源于韧带连接和腕骨的几何形状。任一减少韧带张力、破坏腕骨形状的损伤，均可引发腕骨对应关系或运动的异常，即腕骨不稳定。

二、腕骨骨折

任一腕骨均可出现骨折，但以舟骨骨折最常见，小多角骨折最少见。

(一) 舟骨骨折

是最常见的腕骨骨折，延迟愈合率、不愈合率和缺血坏死率都远远高于其他腕骨，常引发创伤性关节炎，导致腕关节运动功能障碍。舟骨骨折的误诊、漏诊，骨不愈合或延迟愈合、缺血性坏死等仍是需要迫切解决的难题。

1. 损伤机制　多为腕背伸、桡偏及旋前暴力所致。如人体向前跌倒，手臂前伸以鱼际部最先着地，人体重量及地面反作用力致腕强力背伸桡偏，当腕关节极度背伸桡偏时，舟骨受其生物力学影响同样处于极度背伸位，由于桡骨远端及桡舟头韧带限制，其近极的可移动幅度极小，而远极由于大小多角骨、头骨的影响向背侧移位，两者作用的结果导致舟骨掌侧发生分离和断裂，随着损伤应力的进一步加大，造成舟骨的完全断裂，此时的舟骨远侧骨折端表现为掌屈，导致骨折背侧分离。损伤时桡偏的程度越大，骨折越靠近舟骨的近极，而结节部骨折则常与腕关节尺偏和直接暴力作用有关。

舟骨严重的粉碎骨折常由于直接暴力引起，如碾压、压榨或绞伤等。近年来，随着腕关节镜在舟骨骨折治疗中的应用，发现舟骨近极骨折常伴发有舟月骨间韧带损伤，如韧带部分撕裂、完全撕裂或撕脱，此现象表明舟骨骨折损伤机制复杂，确切的损伤机制与腕关节生物力学原理之间的关系尚需进一步的研究。

2. 分类方法　甚多。其中，按骨折部位、稳定程度分类更具实用价值。

(1) 按骨折部位分类(图 35-6):

1) 舟骨结节骨折:因有关节囊及韧带附着,多为撕脱骨折。结节处有滋养血管进入,供血至远侧 1/4~1/3 的舟骨,鲜有不愈合。

2) 远侧 1/3 骨折:舟骨远端血循环较好,愈合多不成问题,但时间稍长。

3) 腰部骨折:最常见。滋养血管由腰或其远侧入骨,供血至近侧 2/3~3/4 舟骨。血管入骨远侧骨折,愈合多无问题。近侧骨折,于骨内逆行至近端的血管必有损坏,舟骨近端血循环不良,愈合所需时间较长,且有 30% 的骨折不愈合。

4) 近侧 1/3 骨折:由腰入骨的逆行血管随之断裂,舟骨近端没有血液供应,骨折不愈合或近端缺血坏死常见。

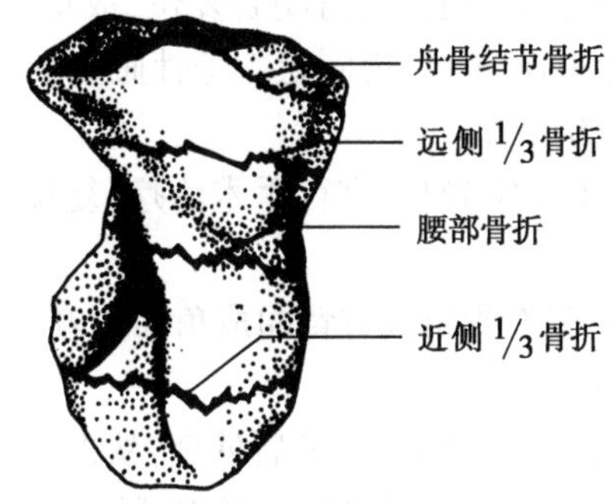

图 35-6 腕舟骨骨折按部位分类

(2) 按骨折稳定程度分类:①稳定骨折:无移位或仅有侧方移位但幅度 <1mm 者;②不稳定骨折:侧方移位 >1mm,背向或桡向成角移位,伴发中间体背伸不稳定或其他腕关节不稳定,合并其他腕骨骨折、脱位,舟骨近侧 1/3 骨折,斜形或粉碎骨折,伴有蝶形骨块的骨折等。不稳定骨折以手术治疗为宜。

3. 临床表现 患者多为男性青年。多有手臂前伸跌倒致腕过伸的外伤史。腕桡背侧疼痛、活动受限,解剖鼻烟壶部肿胀和压痛。纵向挤压拇指有时可诱发骨折部位疼痛。也可有急性直接外伤史。

确诊需靠放射影像学检查。其中,X 线片摄影检查最常用。舟骨位、腕标准正位、腕标准侧位和腕后前斜位为其常规投照体位。腕标准正、侧位 X 线片,骨影重叠重,结节部以外的舟骨骨折虽显示不清,但其投影较恒定,重复性好,便于确定腕骨夹角及腕整体结构变化,是不可或缺的。腕后前斜位,骨影重叠多于舟骨位,但明显少于腕标准正、侧位,与舟骨位联合使用,可大幅提高诊断率。临床症状、体征明显而 X 线片摄影未见骨折者,有条件应行体层摄影、CT、MRI 或闪烁摄影检查;无条件,先按骨折处理,石膏托固定,伤后第 2、4 周再复查 X 线片或体层摄影、CT、MRI,此时断端骨质吸收,骨折线加宽,显示会较以前清楚。骨折一旦确诊,即将石膏托换成管型,直到骨折愈合。第 2 周复查未见骨折,继续制动,直至第 4 周复查还无异常发现,方可拆除石膏行功能锻炼,此时软组织损伤业已愈合,难于遗留不适症状。断端无分离移位或有嵌插的舟骨骨折,放射影像学检查容易出现假阴性结果。

X 线片摄影检查发现舟骨骨折,还需判断骨折是新鲜的还是陈旧的。陈旧骨折并发腕急性损伤的病例并非少见,其治疗与新鲜骨折有很大的不同。陈旧骨折特点为:①骨折断端间隙较宽,与周围腕骨关节间隙相近;②断端骨质有硬化;③舟骨周围关节有退行性变,以桡骨茎突为著;④变换投照体位,骨折线宽度有变化;⑤舟骨有囊变或密度增加。

4. 治疗 新鲜骨折多采取闭合复位外固定,如经济条件和技术水平具备也可行加压螺丝钉内固定。

舟骨结节骨折为关节外骨折,移位多不明显,前臂石膏管型或石膏托固定 6 周多可愈合。移位显著者需做切开复位内固定。

(1) 稳定骨折:先用长臂石膏管型固定,6 周后换成前臂管型。远侧 1/3 及腰部骨折固定 10~12 周多可愈合,近侧 1/3 骨折则要固定 12~20 周。前臂旋转可致桡腕掌侧韧带张力不断变化,有碍于骨折愈合。用长臂管型石膏做固定,限制前臂旋转,其疗效明显优于前臂管型。固定时拇指通常取对掌位,腕取中立位或轻度掌屈桡偏位,前臂中立位或轻度旋前位。复查时,如伤员无不适主诉,石膏无松动和破损,固定效果良好,可带石膏行体层摄影或 CT 检查,不必非拆开石膏做 X 线片摄影不可,以免干扰骨折的正常愈合过程。

伤后就诊较晚,或未经过正规治疗骨折线已有吸收,或骨折块有轻度囊性变,或有轻度硬化者,闭合复位长臂石膏管型固定,仍有愈合可能。但所需时间较长,有时甚至长达一年,严重影响病员生活及工作质量,如病员同意,可行切开复位、植骨内固定手术治疗,促进骨折愈合,缩短疗程。

在病员经济条件允许,具备一定技术和设备条件的情况下,即使是稳定的舟骨骨折,也可行切开复位,同时应用坚强的内固定，如 ASIF 空心钉、Herbert 钉等，其优点是可以早期开始功能锻炼，减少因长期制动引起的腕关节运动功能障碍，大多数患者可获得正常或接近正常的腕关节运动功能。

(2) 不稳定骨折：先行闭合复位，成功者做经皮穿针内固定，失败者做切开复位、克氏针或螺丝钉（AO 加压钉或 Herbert 钉）内固定。舟骨血液供应主要来自背侧滋养动脉，切开复位以掌侧入路为妥，以减少对舟骨血供的损伤。

陈旧不稳定骨折：宜行手术治疗，复位后植骨、内固定，同时可切除桡骨茎突，以避免创伤性关节炎的发生。

(3) 粉碎性骨折或有背向成角移位者，掌侧皮质多有缺损，切开复位时需先做植骨矫正畸形，然后再穿针或钉固定。

(4) 切开复位内固定术后处理：从即时运动到长臂石膏管型固定，分歧甚大。一般来说，断面较完整，两侧均有血液供应，固定牢靠者均可早期活动；反之，则要制动一段时间，视骨折碎裂、复位稳定程度而定。使用内固定不会缩短骨折愈合时间。早期活动并不代表骨折愈合之前腕可负重，用支具做保护性制动还是必要的。

5. 骨折不愈合的处理 舟骨骨折不愈合原因有三：①治疗延误；②骨块缺血；③治疗不当或操作粗暴。视患者年龄、健康状况、患者对腕部功能要求、不愈合时间的长短、腕关节活动度存留、血液供应、骨折块移位以及关节退行性改变的情况，决定治疗方式及方法。

当骨折块位置及局部关节情况良好，患者年轻体壮，应考虑采用促使骨折愈合的手术方法。当患者年长，腕关节功能尚好，可采取保守治疗，减少腕部活动及用力。当腕关节疼痛日渐加重，活动受限，且骨折周围关节已有明显退行性关节炎，则考虑做关节成形术或关节融合术。结节不愈合，如与桡骨茎突相撞击，可手术切除。其余部位的骨折，多有背向成角移位，致舟骨短缩，关节软骨压力增加，关节无力及疼痛，运动功能障碍。治疗首选切开复位植骨内固定。

内固定和植骨，可单独使用或联合应用。常用的内固定物有克氏针、螺钉(图 35-7)。常用的植骨方法有：①髂骨取骨，做成骨栓，然后穿入预先钻好的跨越骨折线的孔道，空隙处再填以碎骨块；②髂骨取骨，做成骨条，嵌入预先准备好的跨越骨折线的骨槽，空隙处再填以碎骨块；③撑开骨断端，用球形锉去除硬化骨，桡骨茎突取骨，呈碎屑状，植入骨内，然后复位穿针或钉固定。有背向成角移位、中间体背伸不稳定者，掌侧骨质多有缺损，移植骨块应做成楔状，尖端朝向背侧，基底朝向掌侧，以填补缺损的掌侧皮质。此时，多余桡骨远端取带血管蒂的骨块做移植。

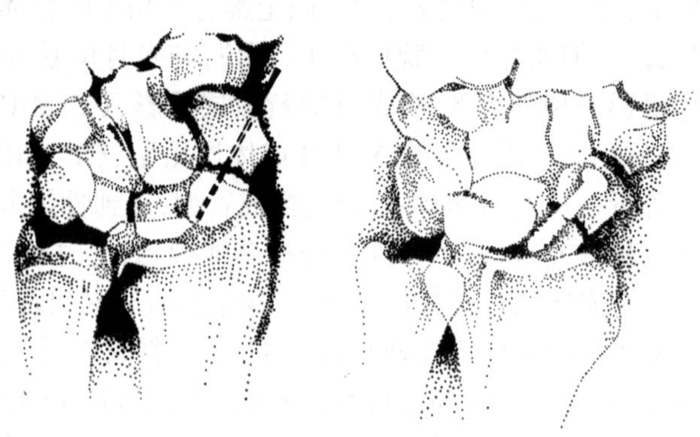

图 35-7 舟骨骨折内固定法

手术入路可从腕掌侧桡侧腕屈肌腱及桡动脉之间进入，也可从腕背侧的解剖鼻烟壶处暴露或于腕侧方进入。掌侧入路，对舟骨血液供应破坏较少，便于楔形骨块移植，填补掌侧皮质缺损，但观察复位及背向成角移位矫正却不方便。背侧方入路，需切除桡骨茎突，舟骨位置较浅，显露较容易，术野也较大，但对背侧滋养血管的损伤也大。侧方入路，兼有前二者的优点，但也需切除桡骨茎突。切除的茎突可做植骨用。

关节成形术最简单的就是桡骨茎突切除术，使茎突断面在腕关节桡偏时位于舟骨骨折线近侧 1mm，不与骨折线相接触。此术适用于桡骨茎突有退行性变、局限性腕关节融合或骨折不愈合做切开复位植骨内固定者。舟骨坏死、变形严重者，可做舟骨切除、月三角钩头状骨融合术。

关节炎若范围广泛，累及月骨近侧关节面者，可行近排腕骨切除术，使头状骨与桡骨远端成关节。但是当桡骨远端尺侧凹状关节面及头状骨近端关节软骨有损伤时，禁用此方法，或在近排腕骨切除后，使用筋膜片植入关节腔。术后用石膏托将腕关节固定在中立位，4~6 周后去石膏开始活动。

腕关节融合术包括局限性融合和全腕关节融合。前者只融合有病变的骨骼。如关节炎仅累及舟头、头月骨间关节时，可在桡骨茎突切除之后将舟头、舟月和头月骨间关节融合，以消除疼痛症状。如无特殊情况，桡尺远侧关节、尺腕关节、拇指腕掌关节及第四、五掌骨的腕掌关节不应融合。全腕关节融合术后关节运动完全丧失，但关节稳定、疼痛消失、握力恢复，可用于上述治疗方法失败以及有全腕关节炎的患者。

（二）月骨骨折

月骨骨折（较少见）。

1. 损伤机制 腕关节过度掌屈或背伸，月骨掌背侧极韧带牵拉引起月骨掌、背极撕脱骨折；或在腕关节极度背伸时头骨强烈的碰撞月骨，引起月骨冠状面横断骨折；月骨背侧极骨折也可由于桡骨远端关节面的剧烈碰撞引起；直接暴力也可引起月骨其他部位的骨折或粉碎骨折。骨折也可是轻微外力的长期或反复作用引起（疲劳性骨折），早期月骨为腕关节负荷传导的主要通道，一直承受头状骨和桡骨的挤压，一部分月骨会出现骨内血管网及骨小梁损伤。慢性骨折症状轻微，比较隐蔽，常为患者忽视，得不到及时诊治，就诊时多已出现坏死和关节运动障碍。

2. 临床表现 急性骨折患者常有腕过度背伸外伤史，月骨背侧肿痛和局部压痛，关节运动受限。疲劳性骨折多无明确外伤史，而且症状轻微。常规体位X线片检查可见月骨背侧角骨折，体部骨折由于骨影遮掩多显示不清，需做体层摄影或CT、MRI检查方能确诊。月骨密度增高、碎裂、塌陷或变形，提示已有坏死发生。

3. 治疗 掌、背侧骨折可用石膏管型将腕关节分别固定在稍掌屈或背伸位。4~6周后去石膏活动。无移位的月骨体骨折也可照此处理，有移位的骨折需行切开复位克氏针内固定。无论骨折类型如何，在固定期间应定期做体层摄影或CT检查，以了解有无缺血坏死发生，及时更换治疗方案。月骨背侧极骨折时有不愈合发生，如有临床症状，可做骨折块切除。月骨Ⅰ°~Ⅲ°坏死者，可行尺骨延长或桡骨短缩或大小多角舟骨间关节融合术。Ⅳ°坏死，行月骨摘除和肌腱填塞术。

（三）三角骨骨折

以横行骨折、背侧骨折及背侧撕脱骨折常见，受伤多为腕关节过度背伸和旋转暴力，也可为直接暴力所致，往往伴发腕关节其他结构的损伤。其中，背侧骨折最常见，系腕过度背伸尺偏时钩骨或尺骨茎突与之相撞的结果。撕脱骨折源于背侧韧带的牵拉。横形骨折可为正位X线片所显示。背侧骨折，除了侧位X线片之外，还需拍摄腕关节稍旋前的后前斜位片，后者三角骨与月骨影像重叠轻，能清楚地显示三角骨背侧部，对诊断有很好的帮助。X线片检查显示不良者，做体层摄影或CT检查即可明确诊断。

关节面骨折移位 >1mm 或分离移位 >2mm 者，闭合复位经皮穿针内固定或切开复位内固定。无移位的横行骨折、背侧骨折及背侧撕脱骨折，均可采用石膏托固定，腕背伸于功能位，6周。

（四）豌豆骨骨折、脱位

多由于直接暴力引起，如患手或腕部尺侧于腕背伸位受伤，小鱼际肌部最先着地，豌豆骨直接触地引起骨折，或致伤物直接挤压和压砸腕尺侧引起。而腕关节强力背伸引起尺侧腕屈肌剧烈收缩，可导致豌豆骨撕脱骨折。直接或间接暴力也可引起豌豆骨关节半脱位或完全脱位。

豌豆骨局部可有肿胀，疼痛和压痛，部分患者可并发尺神经嵌压症状。腕关节旋后20°~45°的前后斜位或腕管位X线片，可清楚地显示豌豆骨。

有下列情况者可诊断为豌豆骨半脱位：①豌豆骨关节间隙大于4mm；②豌豆骨、三角骨关节面不平行，成角大于20°；③豌豆骨远侧部或近侧部与三角骨重叠区超过关节面的15%。摄影时腕关节应保持在中立位，因为腕关节屈伸活动可使豌豆骨出现大幅度位移，影响诊断的准确性。X线片检查诊断不明确，可做体层摄影或CT检查。

治疗多为石膏托固定，腕屈曲位6周。粉碎性骨折、骨折愈合后遗留疼痛或引发尺神经功能障碍者，做豌豆骨切除。

（五）大多角骨骨折

多由沿拇指轴向传导的暴力撞击大多角骨引起，也可由直接暴力引起。分为大多角骨体部骨折和结节部骨折，前者常见。

拇内收位，暴力沿第一掌骨纵轴向近侧传导，可致大多角骨关节面骨折。作用在腕骨弓上的直接外力，可致屈肌支持带在大多角骨结节止点处的撕脱骨折。手后前斜位X线片可清楚地显示大多角骨及第

1 掌骨基底。如有大多角骨结节骨折，需摄腕管位 X 线片或做 CT 检查。

腕关节桡侧疼痛及压痛，拇指纵向挤压试验阳性。骨折块如进入腕管内，可引起正中神经嵌压的表现。

有移位的体部骨折，关节面移位 >1mm，可行切开复位内固定；如无移位，可用短拇人字管型石膏外固定 4~6 周。

无移位的结节部骨折，可用石膏托外固定；移位明显的结节部骨折或骨折不愈合并有严重不适症状者，可行骨折块切除。

（六）小多角骨骨折、脱位

小多角骨骨折少见，多并发第 2、3 掌骨基底骨折或脱位。由通过第 2 掌骨传导的轴向暴力作用于小多角骨，引起小多角骨骨折或脱位。

局部肿胀、疼痛和压痛。骨折块有时移向掌侧，可引起腕管内正中神经嵌压。

常规 X 线片可见到骨折线，当第 2、3 掌骨基底骨折或脱位存在时，应高度注意小多角骨骨折或脱位的发生；X 线片不能确定时，体层摄影或 CT 检查可帮助明确诊断。

有移位或并发掌骨基底骨折、脱位者，行切开复位克氏针内固定，或行植骨、腕掌关节融合。

骨折无移位者，用石膏托外固定 4~6 周。

（七）头状骨骨折

单独发生或与腕关节其他结构损伤共同存在。头状骨位于诸腕骨中央，单独发生骨折脱位的机会很少，多与掌骨或其他腕骨合并损伤，如头舟骨综合征（舟骨与头状骨同时骨折，经舟骨、头状骨月骨周围骨折、脱位等）。当腕关节受到过度背伸暴力作用时，头状骨可与桡骨远端腕关节面背侧缘相撞击，发生头状骨颈部骨折，近侧骨折段可旋转 90°或 180°。腕过度掌屈也可导致头状骨骨折。头状骨骨折后近侧段可能会出现缺血坏死，治疗时应予以注意。

腕背侧或头骨背侧疼痛、肿胀、压痛，关节活动受限。有严重旋转移位的头骨骨折可引起正中神经压迫症状。临床高度怀疑骨折而 X 线片无异常发现者，可做体层摄影或 CT 检查，以减少漏诊。

单纯无移位骨折可用石膏托外固定 4~6 周。如有移位可行切开复位克氏针内固定。陈旧骨折行切开复位植骨内固定。发生骨坏死或创伤性关节炎时，需行腕中关节融合。

（八）钩骨骨折

钩骨体骨折可发生在钩骨体远侧或近侧部。远侧部骨折多见，损伤暴力多从第 5 掌骨向近侧传导，可伴有第 4、5 腕掌关节背侧脱位，直接暴力也可造成钩骨体骨折。近侧部骨折多由于腕关节极度背伸和尺偏时钩骨与月骨强力相互撞击引起。钩骨骨折由直接暴力或腕关节极度背伸时屈肌支持带和豆钩韧带紧张造成对钩的牵拉引起。

钩骨局部有深压痛，疼痛范围弥漫，肿胀常不明显，局部组织水肿和出血可累及尺神经，引起相应的神经嵌压症状。陈旧骨折可引起小指指屈肌腱断裂。如骨折有移位或合并腕掌关节脱位可导致腕关节尺背侧隆凸畸形。

腕正位 X 线片可显示钩骨骨折及脱位。腕管位、旋后 20°前后斜位 X 线片或 CT，观察钩骨钩骨折更清楚。

关节面平整者，闭合复位外固定；反之，切开复位内固定。钩骨钩骨折多有分离移位，难于自行愈合，或切除或切开复位内固定。

三、腕骨脱位及骨折 - 脱位

以月骨周围背侧脱位及月骨掌侧脱位最多见。

（一）月骨周围背侧脱位

月骨的解剖位置不变，其他腕骨及整个手骨脱向背侧。此种损伤若并发有骨折，则称经某某骨月骨周围骨折、背侧脱位，如经舟骨月骨周围骨折、背侧脱位、经桡骨茎突月骨周围骨折背侧脱位等。

1. 损伤机制　月骨周围脱位系月骨周围的腕骨相对于桡骨远端向背侧或掌侧移位、与桡骨远端的正常解剖关系丧失，而月骨与桡骨的解剖关系仍维持正常或基本正常。多为背侧脱位，常并发其他腕骨或桡、尺骨远端骨折。如合并腕骨骨折，可根据骨折骨的名称依次来进行命名，例如合并舟骨骨折的月骨周围脱位，可称为经舟骨月骨周围骨折 - 脱位；合并多发骨折时，可依次排列受累腕骨名称，如同时合并舟骨骨折和头骨骨折的月骨周围脱位，可称为经舟骨经头骨月骨周围骨折 - 脱位。月骨周围掌侧脱位多由直接损伤引起。

受伤机制为舟月骨分离后背伸、尺偏暴力延伸向腕关节尺侧所致。暴力使桡舟头韧带、舟月骨间韧带、头三角韧带、月三角韧带和月三角骨间韧带依次断裂，同时也可导致头骨、钩骨、三角骨或及桡尺骨骨折（桡骨茎突及尺骨茎突骨折常见），最终表现为头骨、钩骨、三角骨（或者是其各自的远侧骨折段）与月骨分离并与舟骨一并脱位向背侧。

经舟骨月骨周围骨折 - 背侧脱位损伤机制略有不同，舟骨骨折发生之后，背伸、桡偏暴力作用延续，骨折近断段维持与月骨、桡骨远端的正常或接近正常的解剖关系，远断段则与其他腕骨一起脱位向背侧，同时也可合并桡骨或及尺骨茎突骨折。

月骨周围掌侧脱位较背侧脱位少见，临床所见多为直接暴力作用所致，有研究认为是由于作用于手背侧的掌屈暴力所引起，该型损伤常合并多发组织损伤，尤其是皮肤软组织损伤严重，引起误诊的机会也较大。

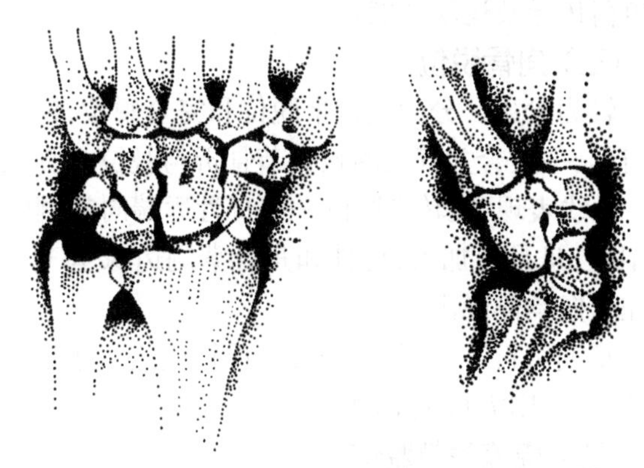

图 35-8 月骨周围背侧脱位

2. 临床表现 常有明确的腕背伸外伤史。关节疼痛、肿胀及压痛的范围较单独的骨折广泛，但是晚期也可局限于一个较小的区域，运动幅度及握力明显下降。X 线正位片可见头状骨与月骨、桡骨与舟骨影像重叠区域加大，腕中关节间隙消失（图 35-8），舟月骨间关节间隙变宽，脱位复位后尤为明显。侧位片可见舟骨掌屈加大，与其他腕骨一起向背侧脱位，其中头状骨最显著。月骨周围腕骨如有骨折，远侧段常脱向背侧，而近侧段仍滞留在原位。

3. 治疗 由于韧带损伤范围大，骨骼连接松弛，在关节明显肿胀之前闭合复位容易获得成功，尤其是在臂丛神经阻滞麻醉、肌肉松弛之后。复位后如无舟月骨、月三角骨分离，可用长臂石膏托将腕关节固定于 30°屈曲位、前臂和手旋前位，以利掌侧韧带愈合。4~6 周后拆除石膏，开始功能锻炼。如有舟骨骨折，2 周时将腕关节转为中立位固定，4 周时将长臂石膏托更换为前臂石膏管型直至骨折愈合。复位之后腕有不稳定者，即使是外固定也不能彻底消除舟月分离及骨折移位复发的危险，最好在复位之后经皮穿针做内固定。闭合复位失败、陈旧性脱位者，可行切开复位、韧带修复及克氏针内固定。术后，用长臂石膏托将腕关节固定于屈曲位或中立位，2 周拆线，6~8 周后拔针，开始功能锻炼。

陈旧性脱位，一经切开即可复位的为数不多，相当一部分因为韧带趋于或者已经愈合、周围软组织挛缩而无法复位，或软骨损伤严重不宜复位。此时可做腕中关节融合术、近排腕骨切除术或全腕关节融合术。

月骨周围掌侧脱位：通常需行切开复位内固定，同时修复伴随的软组织及骨关节损伤。陈旧性者，可以行近排腕骨切除或腕关节融合术。

（二）月骨掌侧脱位

1. 掌侧脱位多见，背侧脱位极少见，其原因与月骨特殊的解剖学形态有关。解剖学上，月骨掌侧极高大，而背侧极矮小，腕关节极度背伸时，头骨和桡骨远端背侧缘强力挤压月骨背侧极，将月骨推挤向掌侧。也有观点认为，月骨掌侧脱位为腕关节背伸型损伤发展的最终阶段，损伤机制与月骨周围脱位相同，损伤更为复杂，范围也较为广泛。

2. 临床表现 腕关节肿痛，有压痛，运动明显受限，握力下降。脱位的月骨压迫腕管内指屈肌腱及正中神经，使手指伸直困难，桡侧三指感觉障碍。正常位置的月骨，在正位 X 线片上应为四方形，脱位后呈三角形，且与头状骨下端重叠。侧位片可见月骨脱向掌侧，半月形的凹面也转向掌（图35-9）。头状骨脱离月骨远侧凹面与其背侧极相对。

3. 治疗 闭合复位的原则及方法与月骨周围脱位相同，即先完成复位，恢复月骨与桡骨及周围腕骨的对应关系，然后再矫正腕骨分离。闭合复位失败、陈旧性脱位、有正中神经嵌压、肌腱断裂者，需切开复位。正中神经充血严重者，需做外膜松解。复位后需用克氏针固定，并修复关节囊及韧带。术后再用石膏托外固定，体位及时限与月骨周围脱位相同，6~8周后开始主动活动。月骨脱位严重者无韧带附着，可行月骨切除肌腱充填术。关节若有不稳定，应加做舟大小多角骨间关节融合，以矫正舟骨旋转半脱位、恢复正常的负荷传导及运动功能。

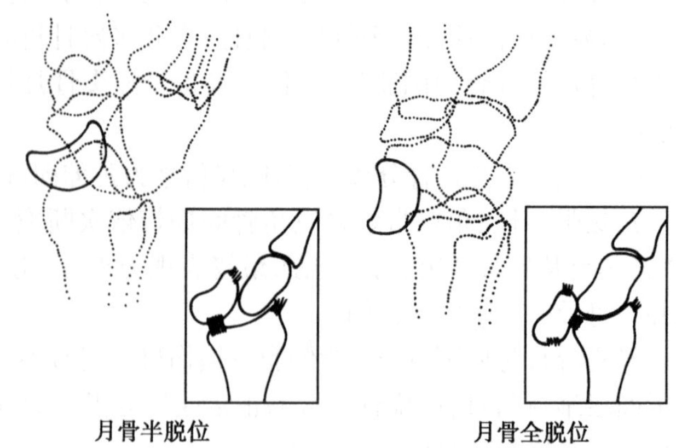

图35-9 月骨掌侧脱位

（三）舟骨脱位

较为少见。分为旋转半脱位和完全脱位，前者多见。常因腕关节背伸、桡偏暴力导致舟月骨间韧带断裂引起，一般合并其他的腕关节骨折与脱位。腕关节肿胀、疼痛、活动受限及握力减低。

X线表现：旋转半脱位——舟骨远端向掌侧旋转，近端向桡背侧旋转脱位；舟月间隙大于3mm；皮质环征阳性；舟月角加大，桡骨和舟骨掌侧边缘呈V形。完全脱位则可见舟骨近端从桡骨远端关节面舟骨窝中完全向掌侧脱出。

早期可行手法复位，经皮克氏针固定。手法复位失败或晚期者行切开复位，韧带修复或重建。如发生腕关节炎，则需行关节融合。

（四）桡腕关节脱位

多合并其他部位的骨折或脱位，往往由直接暴力引起。根据暴力引起桡腕掌侧韧带损伤或背侧韧带损伤的不同，可导致掌侧或背侧桡腕关节脱位。腕部畸形、肿胀、疼痛、活动受限及握力减低。可伴有正中神经或尺神经损伤。

X线片显示腕关节结构紊乱。相对于桡骨，近排腕骨以远的腕骨向背侧或掌侧移位，可伴发其他骨折或脱位。

新鲜闭合脱位可行手法复位石膏托外固定。开放性损伤可行切开复位克氏针内固定，同时可修复损伤的韧带。陈旧性损伤可行切开复位畸形矫正。如有神经受压症状，可同时探查神经，并予以松解。

（五）三角纤维软骨复合体损伤

1. 病因及损伤机制 三角纤维软骨复合体（TFCC）是腕关节稳定和力量传导的重要结构，引起三角纤维软骨复合体损伤的原因有外伤性损伤和退行性损伤。

外伤性三角纤维软骨复合体损伤：

A型损伤：三角纤维软骨复合体周边部撕裂或穿孔。

B型损伤：三角纤维软骨复合体从尺骨茎突的止点撕裂，可伴或不伴有尺骨茎突骨折。

C型损伤：三角纤维软骨复合体周边部撕脱。

D型损伤：三角纤维软骨复合体从桡骨附着缘上撕脱。

退行性三角纤维软骨复合体损伤：

A型损伤：三角纤维软骨复合体水平部在近侧面或远侧面磨损，无穿孔发生。

B型损伤：除具有A型损伤外，还有月骨的尺侧面或尺骨头桡侧面软骨破坏。

C型损伤：三角纤维软骨复合体水平部发生穿孔。

D型损伤：退变处于进展期，月骨和尺骨头的关节面出现退行性变化，三角纤维软骨复合体水平部穿孔，月三角骨间韧带断裂。

E型损伤：尺腕撞击综合征的终末期，出现创伤性关节炎，三角纤维软骨复合体水平部通常完全消失，月三角骨间韧带完全断裂。

2. 临床表现和诊断　多数有腕部外伤史或过度重复使用历史，少数患者也可无明确外伤史。持续腕尺侧慢性疼痛，关节无力、肿胀、活动受限，腕关节活动及前臂旋转时腕疼痛加剧，活动时可有响声。

腕尺侧或远侧桡尺关节处压痛，腕关节各向活动受限。伴有远侧桡尺关节脱位时，局部可见尺骨远端骨性隆起凸出于皮下，尺骨末端可及异常活动及骨擦音。腕关节尺侧挤压试验阳性。

X线片可见桡尺骨远端分离、重叠，也可见尺骨茎突骨折。腕关节造影三角纤维软骨复合体可见裂隙、缺损、造影剂渗漏到远侧桡尺关节。

腕关节镜可准确了解其损伤部位、形状、范围、程度及滑膜炎症情况。断层摄影、磁共振及放射性核素扫描等均可辅助诊断。

3. 治疗原则　保守治疗包括去除原发病因、制动、理疗、药物止痛等，如效果不满意可考虑手术治疗。尺骨短缩术：适应于三角纤维软骨复合体中央部撕裂或磨损及尺腕撞击综合征。尺骨头半切除间位关节成形术：适用于桡尺远侧关节不稳定及骨性关节炎、腕尺侧撞击综合征等。三角纤维软骨清创术：适用于三角纤维软骨中央部撕裂、穿孔或桡侧附着部撕裂。腕关节镜下三角纤维软骨清创术（中央型），周围撕裂型可在腕关节镜下直接修复。

四、腕骨不稳定

腕关节是一个链状关节，稳定源于韧带的制约和腕骨间的相互作用。腕骨不稳定，主要表现是腕骨对应关系紊乱、运动失常和功能障碍，多为韧带损伤所致，但也可是骨折、脱位的结果。按定义，腕骨脱位和骨折移位本身也属不稳定范畴，如月骨周围脱位、有背向成角移位或不愈合的舟骨骨折。但为叙述方便也为遵从以往的诊断分类，我们还是将骨折、脱位放在前面单独论述，这里仅述非骨折、脱位性的不稳定。后者X线片表现远不如前者显著，常被误诊为韧带扭伤，得不到及时的治疗。

腕骨不稳定（不包括骨折、脱位），既可源于暴力的直接作用，也可继发于关节骨折、骨折畸形愈合、炎症和韧带的先天松弛；既可单独出现，也可与骨折、脱位并发，在骨折、脱位复位后才显露出来；既可在伤后急性发作，也可潜伏多时才缓慢发展而至；类型多种多样，病理基础是：①韧带损伤，稳定关节的作用减退或消失；②骨折或骨折畸形愈合，骨骼间的相互作用减弱或消失，腕骨运动失去应有的支持；③前二者之和。

（一）分类

方法甚多，不统一。常用的有如下几种：

1. 静态与动态不稳定前者，何时做X线片检查均可见到，系骨折移位或韧带完全断裂之结果；后者，只有当腕关节运动到某一角度或承受外力作用时才能出现，为韧带不全断裂所致。

2. 分离与非分离不稳定前者，位于同排的腕骨出现分离，如舟月骨分离、月三角骨分离等，主要是骨间韧带损伤所致；后者，同排腕骨无分离，如腕骨掌侧半脱位、腕骨背侧半脱位等，近排腕骨骨间韧带完整，其外的韧带有损伤。

3. 中间体背伸与掌屈不稳定又称腕掌屈、背伸不稳定。近排腕骨（不包括豌豆骨）位于远排腕骨与桡尺骨远端之间，无肌腱附着，不与肌肉收缩力直接发生关联，运动及稳定全由远排腕骨及桡尺骨远端的挤压来调控，如，桡侧腕屈、伸肌收缩，第1、2掌骨基底、大小多角骨承受负荷，压迫舟骨掌屈和尺侧移位，腕关节桡偏；尺侧腕屈、伸肌收缩，第5掌骨基底、钩骨将负载传至三角骨，使之背伸和桡侧移位，腕关节尺偏；上述肌肉同时收缩，舟骨、三角骨所承受的负荷相互抵消，近排腕骨无运动，腕关节保持中立。鉴于此特点，近排腕骨又被称作中间体（intercalated segment）。腕有损伤，舟骨、三角骨所承受的负荷及其相互拮抗的结果也就不同（参阅后面所述），近排腕骨的体位也会相应变化。判断近排腕骨体位，通常以月骨为参照物，即使损伤就存在于近排腕骨之内，如舟骨骨折、舟月骨分离等。腕于中立位时，月骨或掌屈或背伸，方向不定，但幅度均小于20°。若月骨背伸、掌屈 >20°，提示腕损伤严重，已到影响近排腕骨体位的程度。月骨背伸 >20°，称作中间体背伸不稳定中间体背伸不稳定（dorsal intercalated segmental instability，DISI）；掌

屈 >20°,为中间体掌屈不稳定中间体掌屈不稳定(volar intercalated segmental instability,VISI)。许多损伤都可并发上述不稳定,必须及时矫正,以免出现腕关节运动及负荷传导障碍。

4. 单纯与复合不稳定前者,单独发生,无并发损伤;后者,可并发骨折、脱位等损伤,如经舟骨月骨周围骨折—背侧脱位、月骨周围背侧脱位等。

(二) 中间体背伸不稳定

多为舟月骨分离、舟骨骨折背向成角移位所致。

腕承受纵向负荷时舟骨趋向掌屈,月骨和三角骨趋向背伸,两种扭力相互拮抗并抵消,近排腕骨稳定不出现运动。舟骨骨折或舟月韧带断裂致舟月分离时,大小多角骨迫使舟骨掌屈的力,前者只能传到舟骨远侧段使之屈曲,近侧段接收不到掌屈力所以不掌屈,骨折出现背向成角移位,后者舟月韧带断裂掌屈力只至舟骨近端,月骨失去舟骨掌屈力的制约便会与三角骨一道过度背伸:背伸超过 20°,腕骨高度降低,侧面观头骨月骨桡骨呈 Z 形排列,又称 Z 形塌陷。舟骨骨折移位者,近端可随月骨、三角骨一道背伸,加重背向成角移位。

X 线片检查可见舟骨骨折背向成角移位或舟月分离(参阅舟月骨间关节不稳定),月骨背伸大于 20°(图 35-10)。

源于舟骨骨折背向成角移位者,切开复位内固定。舟骨骨折不愈合者,切开复位植骨内固定。舟月骨分离者,背伸腕闭合复位,经皮穿针固定舟月、舟头骨间关节,然后掌屈腕骨,以利掌侧韧带愈合,或切开复位韧带修复内固定(参阅舟月骨间关节不稳定)。陈旧性分离,需切开复位和韧带重建。月骨周围脱位或月骨脱位复位后出现的舟月分离,由于韧带损伤重,多需做切开复位和韧带修复。背向成角移位、舟月骨分离矫正了,月骨过度背伸也就随之消失。术后,前臂石膏管型固定腕 8 周。

(三) 中间体掌屈不稳定

月三角骨分离为其常见病因。

腕承受纵向负荷时月骨和三角骨趋向背伸,共同拮抗舟骨的掌屈力,保持近排腕骨稳定不出现运动。当月三角掌侧韧带和月三角韧带断裂致月三角骨分离时,三角骨的背伸力不能传到月骨,后者虽有背伸运动,但无三角骨背伸力的支持,不能独自抗衡舟骨的掌屈力,便会随同舟骨一道过度掌屈:掌屈 >20°,腕骨高度降低,侧面观头骨月骨桡骨也呈 Z 形塌陷,但方向与背伸不稳定相反。

正位 X 线片可见舟骨变短,远极投影呈环状。月骨与头状骨近端重叠,月三角骨间关节间隙加宽,腕骨弧线出现波折。侧位见舟骨掌屈加大,月骨掌屈,桡月角大于 20°,头月角加大(图 35-11)。此型不稳少见,诊断也较困难。

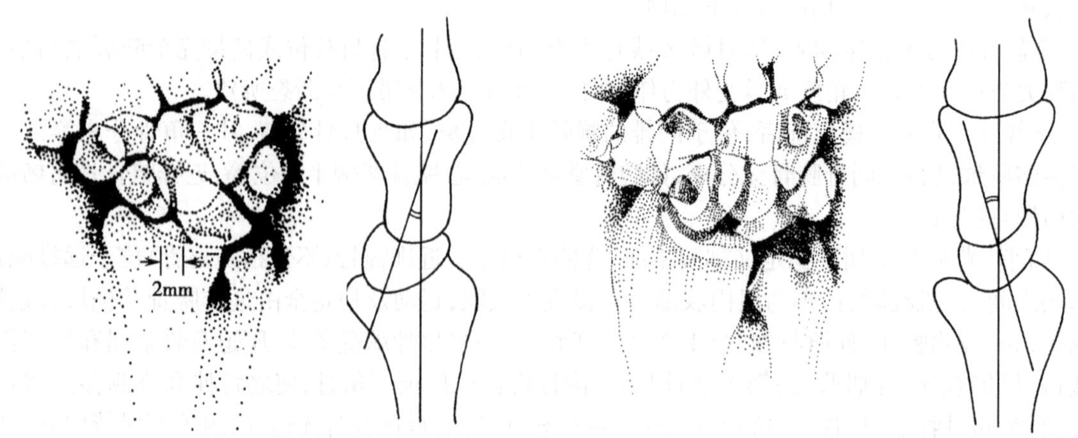

图 35-10 腕背伸不稳定

图 35-11 腕掌屈不稳定

月三角骨分离者,可做切开复位、月三角骨间关节融合或月三角韧带重建。

(四) 舟月骨间关节不稳定

又称舟月骨分离、舟骨旋转半脱位。是一种常见的不稳定。

舟骨位于月头骨间关节桡侧,远端经桡舟头韧带、舟大小多角韧带与远排腕骨相连,近端藉桡舟月和舟月韧带与桡骨、月骨连接,腰部掌外侧通过桡舟头韧带与桡骨茎突、头状骨相连。舟骨近端韧带损伤,舟骨与月骨、桡骨联系中断,失去月骨、三角骨背伸力拮抗,在大小多角骨的压迫下掌屈会进一步加大。与此同时,舟骨近端与月骨分离,向桡侧和背侧移位,导致舟月骨间关节间隙加宽。月骨、三角骨没有舟骨掌屈力限制则会过度背伸,出现中间体背伸不稳定(参阅中间体背伸不稳定)。舟骨近端向背侧、桡侧移位后桡舟关节接触区减小,压力增大,容易引发关节软骨退行性变。

舟月骨间关节不稳定多为腕背伸、尺偏和旋后暴力所致,如跌倒时上臂外展前伸、前臂旋前、小鱼际部最先着地所遭遇的地面作用力。

患者以喜好体育活动的青中年居多,多有明确的外伤史。症状有腕关节乏力、桡背侧疼痛和痛性弹响。舟月骨间关节背侧有局限性压痛。出现创伤性关节炎可致关节运动受限。

1. 应力试验 一些应力试验常可引发病变部位疼痛及弹响,有辅助诊断意义:

(1) Waston 试验:又称舟骨漂移试验。患者坐在检查台一侧,前臂旋前,肘关节屈曲并置放在台面上;检查者一手握持病员前臂远端,拇指顶压在舟骨结节掌侧,另一手握住受检手掌骨部,让腕关节被动尺偏和适度背伸,然后再桡偏,此时舟骨会由背伸转向掌屈。与此同时,顶压在舟骨结节掌侧的拇指施加背向外力阻止舟骨掌屈。舟月骨间关节若不稳定,舟骨近端在屈曲与反屈曲外力联合作用下会出现背侧半脱位,并伴有疼痛或痛性弹响。反之,舟骨会随关节桡偏继续掌屈,最终把顶压在结节部掌侧的拇指推开。

(2) 握拳试验:嘱患者在强力握拳的同时屈、伸和桡、尺偏腕关节,桡侧出现疼痛者,提示有舟月骨间不稳定。

(3) 舟月骨移动试验:检查者一手捏持舟骨,一手捏持月骨,然后前后相向移动两骨,不稳定者常有局部疼痛和弹响。

2. 正位 X 线片检查 可见:

(1) Terry-Thomas 征:即舟月骨间关节间隙宽于健侧。舟月骨间关节间隙通常不大于 2mm,且与周围关节及健侧舟月骨间关节等宽。>2mm,为可疑不稳定;>4mm 或大于健侧间隙,不稳定确立(图 35-10)。

(2) 皮质环征(cortical ring sign):舟骨过度掌屈,远端长轴与射线平行,其皮质投影呈环状。环的下界与舟骨近端关节面间距通常 <7mm。

(3) 舟骨投影变短:月骨远端呈矩形——系月骨背伸、掌侧角投影突出所致。行正位 X 线片检查,将患者前臂旋前或射线源尺偏 15°~20°,舟月骨间关节间隙与射线更趋平行,投影无重叠,有益于做出明确的诊断。

3. 侧位 X 线片检查 可见:

(1) 舟骨掌屈度加大,长轴与桡骨干中轴近乎垂直,舟月角大于 80°(正常值 30°~70°)。有时还可见舟骨近端坐落在桡骨远端关节面背侧缘,呈背侧半脱位。

(2) 月骨、三角骨背伸和掌移,桡月角大于 20°,即中间体背伸不稳定。舟月骨间关节不稳定也可源于月骨周围或月骨脱位,但 X 线片征象通常在脱位矫正之后才明显。

应力下透视或 X 线片检查,不稳定的征象会更明显,如屈指握拳予以腕关节轴向负荷,可迫使头状骨向近侧移位,加大舟月分离;主动或被动桡、尺偏斜腕关节会加剧近排腕骨的不同步运动,分离也会更显著。

4. 其他 关节造影、MRI 及腕关节镜检查可清楚地显示韧带损伤部位、范围及程度,但不能肯定与不稳定是否有关联,诊断需结合病史及临床检查。

(五) 腕骨尺侧移位

桡骨远端关节面是个斜面,向尺侧和掌侧倾斜。坐落在桡骨远端关节面上的腕骨,由于有桡腕掌侧韧带、桡腕背侧韧带束缚,再加三角纤维软骨复合体及尺骨远端的阻挡,与桡骨远端紧密相对,不会滑向尺侧和掌侧。可一旦上述稳定结构损伤,腕骨便会出现尺侧和掌侧移位,致腕关节结构紊乱。这是另一种常见的腕骨不稳定。

腕骨尺侧移位最常见的病因是类风湿性腕关节炎:病变侵及关节囊及韧带,使其张力逐渐衰减,直至最终失去稳定腕骨的作用,任由腕骨逐渐滑向尺侧。其次是尺骨头切除,使其阻挡腕骨尺侧移位的机械作用消失殆尽。腕背伸、尺偏和旋后暴力也可导致桡腕掌、背侧韧带松弛或断裂,引发腕骨尺侧移位。

正位X线片检查可见所有的腕骨均向尺侧移位,桡舟关节间隙增大,或是远排腕骨与月骨、三角骨尺侧移位,舟骨原地不动,保持与桡骨的对应关系,舟月骨间关节间隙加大,形同舟月骨分离。无论出现上述哪种移位,月骨近端与桡、尺骨远端相对的部分,都是尺侧多桡侧少,与正常的对应关系相反(图35-12)。X线侧位片,近排腕骨轻度掌侧移位和掌屈。

首选治疗方法是桡月关节融合。伴有桡舟关节炎的尺侧移位,可行桡舟月关节融合,即桡腕关节融合。

(六)腕骨背侧半脱位

多在Colles骨折畸形愈合、背侧Barton骨折及骨折畸形愈合之后发生。Colles骨折之后,远侧骨折段向背侧、桡侧和近侧移位,桡骨远端腕关节面由掌、尺倾变成背倾。腕关节韧带会因此承受过量的非生理负荷,张力逐渐减弱,腕骨便会沿背倾的关节面逐渐背移,最终出现背侧半脱位。背侧Barton骨折可致腕骨与骨折块一起向背侧移位,为急性半脱位。

正位X线片检查可见近排腕骨与桡骨远端投影重叠。侧位片,桡骨远端骨折或骨折畸形愈合,关节面掌倾角消失或呈背倾,整个腕骨向桡骨背侧半脱位(图35-13)。

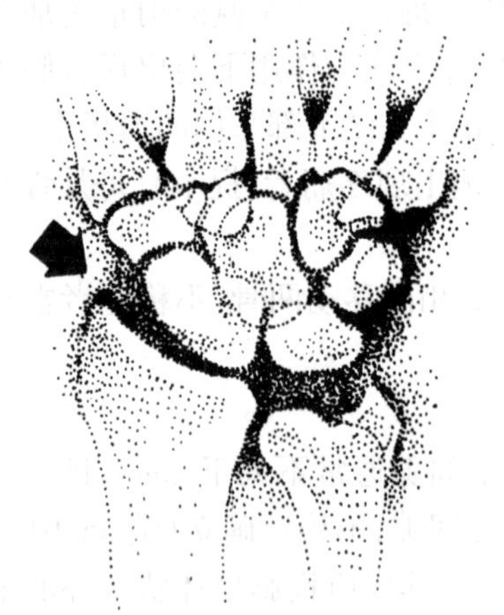

图35-12 腕尺侧移位

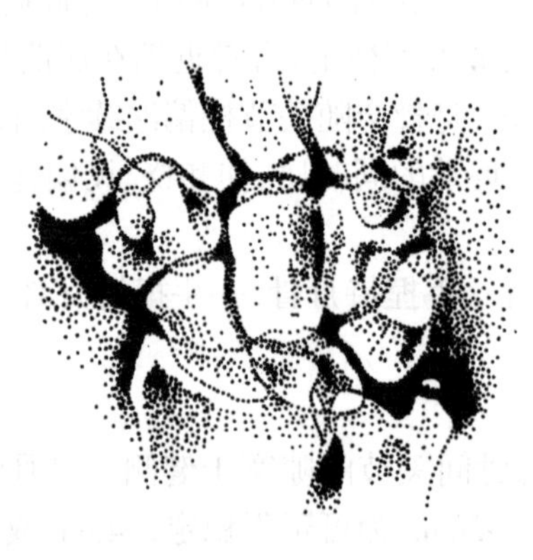

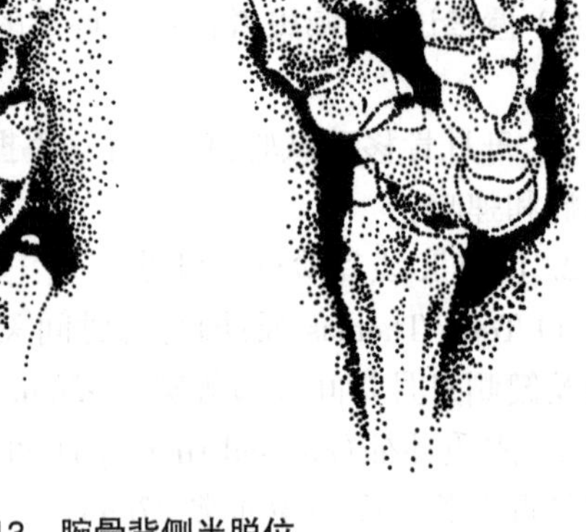

图35-13 腕骨背侧半脱位

急性半脱位通常可随桡骨远端骨折复位而得到矫正,无需特殊处理。慢性脱位多为桡骨远端骨折畸形愈合后韧带稳定作用丧失所致,需行桡骨远端截骨楔形植骨恢复其正常的掌倾和尺偏才能矫正。Barton骨折是一种关节内骨折,早期可在骨折线处截骨重新复位,晚期多有创伤性关节炎出现,以桡舟月关节融合为宜。

第二节 手部损伤

手部骨折常见,占全身骨折的10%,上肢骨折的41%。伤员以青壮年为主,如果治疗不及时或方法不当,对手功能将会造成严重影响。对于简单骨折,闭合复位、石膏或支具固定可获得满意结果。对于复杂骨折,手术治疗,稳定固定不仅益于愈合,而且利于功能恢复。

手部骨折治疗后常见并发症是关节僵硬。骨折愈合并非治疗的最终目的,而获得足够的功能才是我们竭力追求的目标。因此,过大的固定范围,过长的固定时间都要避免。

熟悉治疗总则很重要,但拟定个体化的治疗方案时还要综合考虑患者伤情、年龄、工作及生活需要、医生水平、设备条件等多方面因素。

一、拇指腕掌关节脱位

拇指腕掌关节由两个相对的鞍状关节面所组成。这种特殊形态的关节面,是为了满足人类拇指与其他手指相捏而进化形成的。由于拇指和大多角骨位于边缘,周围没有其他掌骨和腕骨包绕,再加上第 1 掌骨基底比大多角骨宽约 134%,因此,从骨性结构来讲,第 1 腕掌关节本身并不稳定。其稳定性主要由韧带提供。第 1 腕掌关节周围共有 16 条韧带,其中 7 条韧带与稳定性直接相关,包括:浅前斜韧带,深前斜韧带,背桡侧韧带,后斜韧带,尺侧副韧带,掌骨间韧带,掌骨间背侧韧带。其中深前斜韧带和背桡侧韧带作用最为重要(图 35-14)。

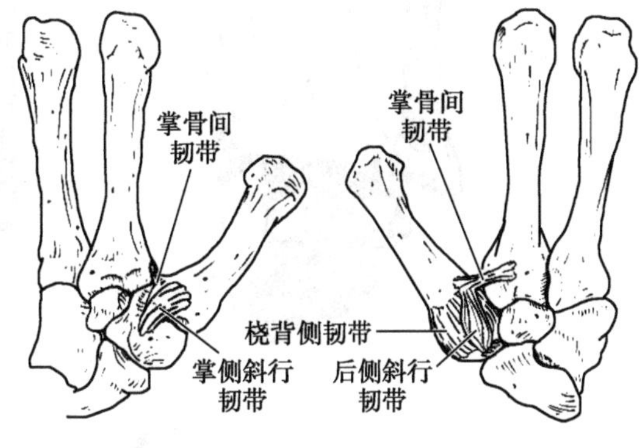

图 35-14 第 1 腕掌关节周围共有 16 条韧带:浅前斜韧带,深前斜韧带,背桡侧韧带,后斜韧带,尺侧副韧带,掌骨间韧带,掌骨间背侧韧带

1. 深前斜韧带(deep anterior oblique ligment),又称鸟喙韧带(beak ligment)。起自大多角骨结节,然后向远侧斜行止于第 1 掌骨基底的掌尺侧结节。

2. 背桡侧韧带(dorsoradial ligment),起自大多角骨背桡侧结节,止于第 1 掌骨基底背侧。

临床上,拇指腕掌关节脱位少见,半脱位多见。其损伤机制是暴力作用于拇指远端,并沿轻度屈曲的第 1 掌骨向近侧传导,迫使基底脱离韧带束缚,向桡背侧脱位。在脱位过程中,由于掌侧韧带及第 1 掌骨间韧带强力牵拉,第 1 掌骨基底掌尺侧结节常出现撕脱骨折,即脱位与骨折并存,临床称 Bennett 骨折脱位。

新鲜的半脱位,复位很容易,但维持位置很难。即便是经皮穿针固定,未来仍有脱位复发的问题。因此,新鲜脱位还是以切开复位韧带修复或重建为妥。陈旧性脱位及半脱位需做切开复位韧带重建。其中,Eaton Littler韧带重建术最常用:取 1/2 桡侧腕屈肌腱,向远侧游离,然后由掌至背侧经基底钻孔,返折后与骨孔周围骨膜、韧带及另一半桡侧腕屈肌腱缝合固定(图 35-15)。伴有创伤或退行性关节炎者,宜做人工关节置换或大多角骨切除肌腱悬吊填塞术。

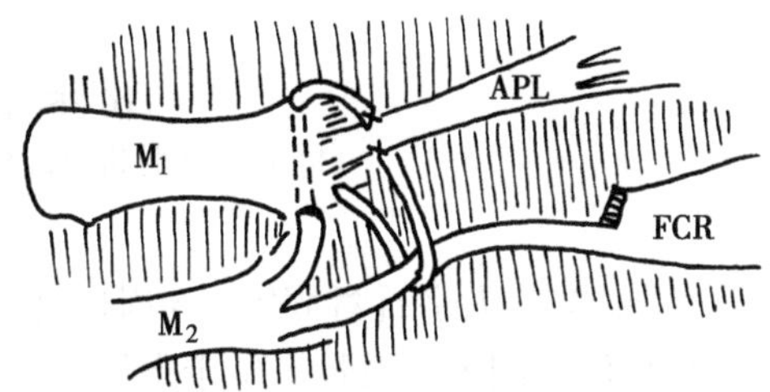

图 35-15 Eaton Littler 韧带重建术

M_1 第 1 掌骨;M_2 第 2 掌骨;FCR 桡侧腕屈肌腱;APL 拇长展肌腱

二、拇指掌骨骨折

第 1 掌骨较其他掌骨粗而短,骨折多发生在基底部,分关节内、外两种类型。前者包括 Bennett 骨折和 Rolando 骨折(图 35-16)。

(一) Bennett 骨折

合并拇指腕掌关节脱位者又称 Bennett 骨折 - 脱位,1882 年,爱尔兰医生 EH Bennett 首先报道。损伤机制与拇指腕掌关节脱位相同。骨折线偏于基底掌侧,与掌骨干近乎平行,直通腕掌关节,使基底一分为二:掌侧骨折块小,有掌侧掌骨间韧带相连,留在原位不动;背侧骨折块大,即第 1 掌骨,受拇长展肌腱牵拉向桡背侧移位。拇收肌作用于第 1 掌骨远端,使之向内侧移位,并经掌骨向近侧传导,于基底部产生杠杆作用,使之进一步向桡背侧移位(图 35-17)。

治疗拇指掌骨基底骨折的方法甚多,高达 20 余种,多数为非手术治疗。牵引和外展第 1 掌骨,同时向远端推挤掌骨基底桡背侧,即可复位。随后,在掌骨基底背侧置放一个软垫,裹敷石膏绷带,做成前臂石膏管型,将第 1 掌骨固定在外展位即可。软垫的作用是消除脱位趋势,维持复位到愈合。有些学者还设计了各种外固定支具,以控制掌骨基底脱位,同时维持第一掌骨在外展位,所报道的效果均很好。

闭合复位虽然容易,但要使关节面对合平整无台阶,并靠外固定物维持这一位置到骨折愈合却非易事。因此,在闭合复位成功之后穿针做内固定,不失为一种值得推荐的治疗方法。具体步骤是牵引、用拇指抵住掌骨基底。如果关节面光滑平整、无明显的台阶,可在影像增强器监视下经皮穿 2 枚钢针,1 枚固定第 1 腕掌关节,另 1 枚经掌尺侧骨折块穿入第 2 掌骨基底。若掌侧骨块较小,也可仅固定第 1 腕掌关

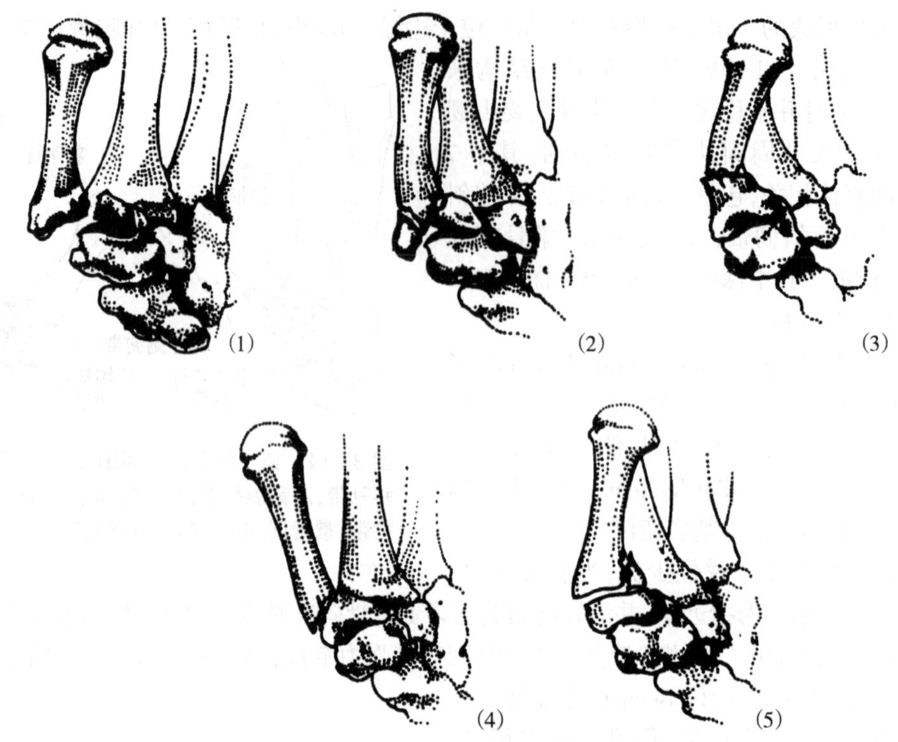

图 35-16 拇指掌骨基底骨折

(1) Bennett 骨折;(2) Rolando 骨折;(3)(4)(5) 关节外骨折

节。术后,用前臂拇人字石膏固定。6 周拔针,开始功能锻炼。如果闭合复位后关节面仍有明显的台阶,则需行切开复位内固定。因骨块位于掌尺侧,背侧切口很难显露,常规选择沿大鱼际桡侧缘和近侧缘走行的 Wagner 切口(图 35-18)。如骨块较大,可使用加压螺丝钉做内固定,次日即可开始适量的主动活动,但应佩戴保护性的外固定物至骨折愈合。用克氏针固定,还需用拇人字石膏做加强。6 周后拔针,开始主动活动。

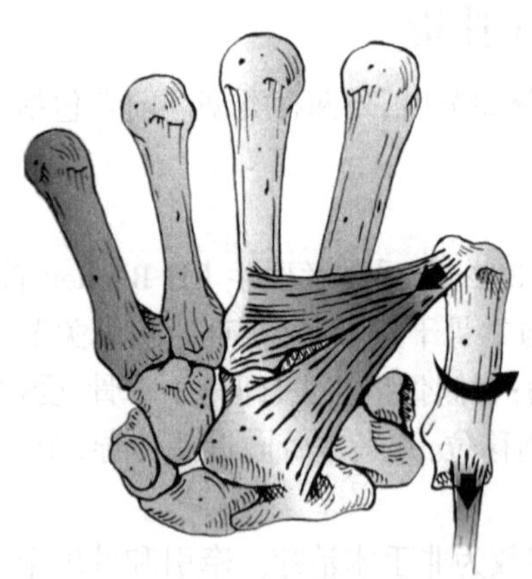

图 35-17 拇指 Bennett 骨折后,由于失去了第 1、2 掌骨间韧带等结构的稳定作用,掌骨基底受到拇长展肌的牵拉向桡背侧移位;掌骨头受到拇内收肌牵拉向掌尺侧移位

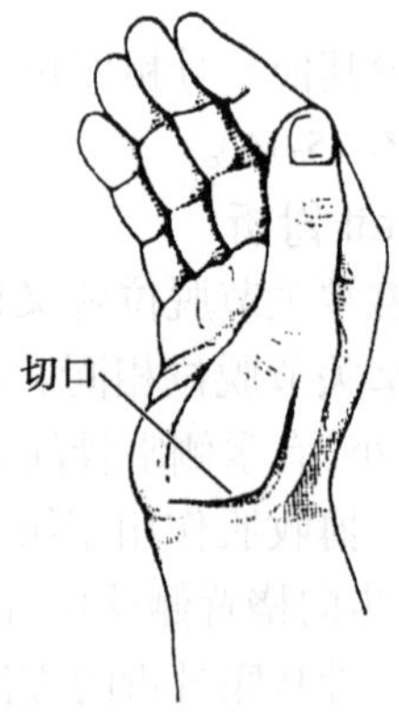

图 35-18 沿大鱼际桡侧缘和近侧缘走行的 Wagner 切口,于拇长展肌腱止点和大鱼际之间进入,显露第 1 腕掌关节

(二) Rolando 骨折

1910 年,Silvio Rolando 首先报道 3 例第 1 掌骨基底 Y 形骨折。以后的作者将第 1 掌骨基底经关节粉碎骨折统一命名为 Rolando 骨折。用管型石膏固定或皮牵引,常得不到满意效果,多需切开复位内固定。

采用掌骨背侧倒Y形切口，充分显露骨折块。严重粉碎骨折需用骨牵引，在透视下观察，力求关节面对位较平整，然后采用T形钢板螺钉固定。术后可早期活动，使掌骨基底关节面重新塑形。

(三) 关节外骨折

较上述两种骨折更常见。骨折线横行或斜行于掌骨基底部，但不与关节相通。多有桡背向成角移位。斜形骨折需注意与Bennett骨折区别。

横形骨折闭合复位容易，然后用前臂石膏管型制动6周。复位和固定时注意避免掌指关节过伸。嵌入骨折复位困难或解剖对位难于维持仍有成角移位者，不一定非手术治疗不可。掌骨即便有20°~30°背向成角移位，除外观局部隆起外，多无明显功能障碍。斜形骨折复位后仅用石膏管型不易控制位置时，可选择切开复位，加压螺钉固定或经皮穿针固定。

三、拇指掌指关节脱位及韧带损伤

拇指掌指关节近似髁状关节，可屈、伸、内收、外展及少许旋转。活动范围因人而异，变化甚大。关节两侧有侧副韧带，维持侧方稳定性。关节伸直时侧副韧带呈紧张状态，屈曲时松弛。在关节尺侧，拇收肌的一部分止点经尺侧籽骨附着于掌板，另一部分直接止于近节指骨基底尺侧部，还有些纤维加入指背腱膜尺侧扩展部分。此腱膜也有稳定关节的作用。

(一) 尺侧侧副韧带损伤

由掌指关节桡偏及过伸暴力所致，尺侧副韧带和掌板部分或全部断裂。急性损伤滑雪者多见，又称滑雪者拇指(skier's thumb)，实际上，只要拇指受外展暴力，都会伤及尺侧副韧带，而并非仅见于滑雪者。慢性损伤又称狩猎者拇指(gamekeeper's thumb)。在旧日苏格兰，狩猎者在成批处死野兔等猎物时，要一只手捏住动物颈部，因动物挣扎造成拇指尺侧副韧带慢性、积累性损伤，故而得名。

急性损伤伤后掌指关节肿痛，尤以尺侧明显。拇指与其他手指一起捏拿物品时疼痛且伴有不稳定感觉，患者常常因此就医。判断韧带是完全断裂还是部分断裂非常重要，常用的方法是桡偏应力试验。方法是将掌指关节屈曲20°~30°，放松掌板，然后向桡侧扳掌指关节，可见桡偏活动加大。大于健侧10°以上，提示尺侧副韧带部分断裂；超过30°，诊断韧带完全断裂。应力试验最好在麻醉下进行，以减少因疼痛、肌肉痉挛限制关节桡偏而出现的假阴性结果(图35-19)。应力试验也可与X线片摄影检查结合使用。尺侧韧带断裂者，应力X线片可见关节面不平行，尺侧间隙加宽。根据近节指骨基底脱位的程度还可判断是否为完全断裂。

新鲜的部分撕裂伤(扭伤)不需手术治疗，用前臂石膏管型将掌指关节制动在稍屈位，视损伤程度制动4~6周。

尺侧侧副韧带完全断裂者，指背腱膜尺侧扩展部可能会嵌入回缩的韧带断端和其止点之间(图35-20)，称为Stener病变，非手术不能愈合。因此，完全断裂应手术修复：损伤多在近节指骨基底，有时仅为韧带撕脱，有时带有骨折块。韧带实质断裂，可做褥式缝合或使用微型缝合锚修复。韧带撕脱，如带有小撕

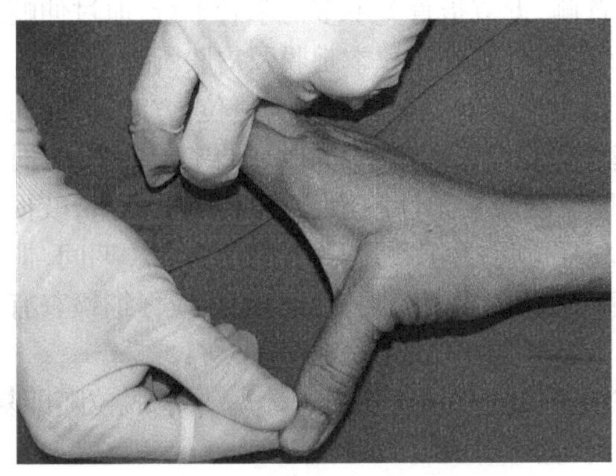

图35-19　麻醉下桡偏应力试验

掌指关节屈曲30°，放松掌板，向桡侧扳拇指

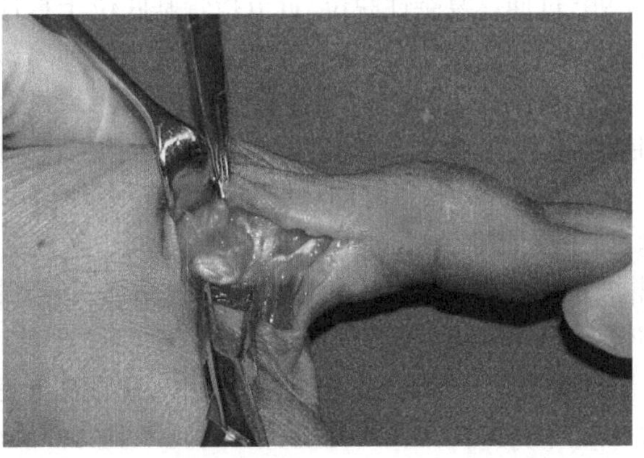

图35-20　尺侧侧副韧带损伤后，指背腱膜尺侧扩张部夹在断裂的侧副韧带之间

脱骨折块，可切除骨块，使用缝合锚修复，也可用不锈钢丝做抽出式缝合，将韧带断端缝回到止点或骨缺损处（图 35-21）。若骨折块超过关节面 25%，需要用细克氏针或螺钉固定骨折块。术后用石膏管型将掌指关节稍屈位固定 6 周。

陈旧不全性撕脱伤，被动活动如没有关节不稳定现象，可用石膏制动 4 周，然后再予以理疗。数月后疼痛症状可逐渐消失。完全性断裂，早期没有处理或未得到适当的治疗，伴有关节不稳，需做肌腱移植重建韧带（图 35-22）。若术前 X 线片或手术中发现有创伤性关节炎改变者，则做关节融合术。

（二）桡侧侧副韧带损伤

较尺侧副韧带损伤少见。多因屋门或车门挤压所致。桡侧副韧带损伤对拇指捏握功能影响小，有时容易被患者所忽视，就诊时已多是晚期了，X 线片可以看到掌指关节桡侧间隙变窄等情况。

急性患者常见表现是掌指关节桡侧肿痛，尺偏应力试验可见尺偏活动度加大（图 35-23）。应力 X 线片检查可见关节面不平行，桡侧间隙加大，或尺侧半脱位。

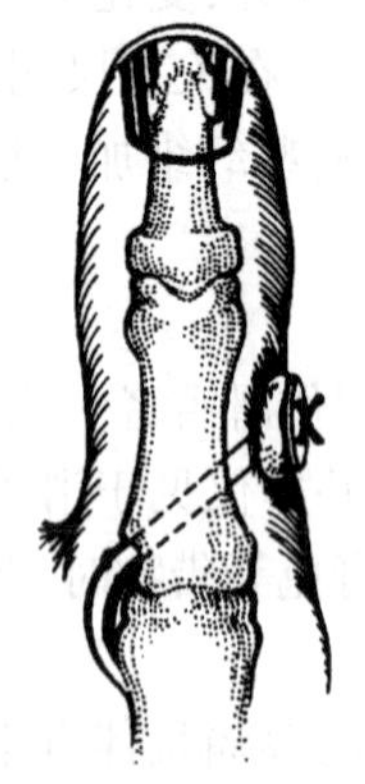

图 35-21 可抽出式缝合法缝合韧带止点

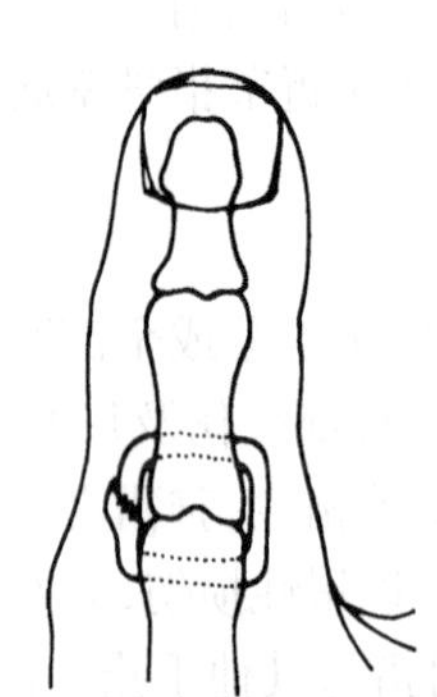

图 35-22 肌腱移植重建韧带

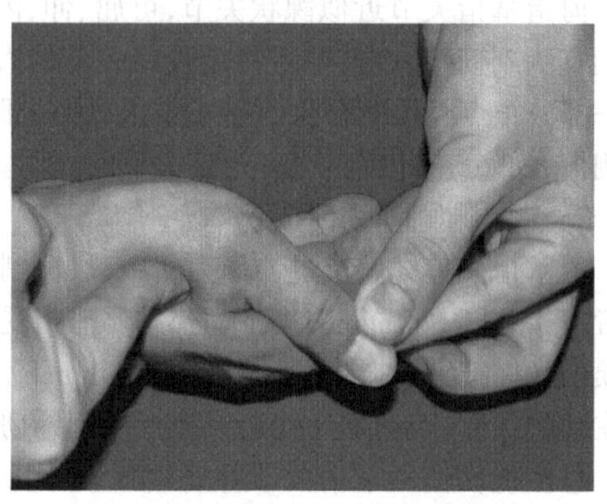

图 35-23 尺偏应力试验阳性

新鲜损伤，治疗同尺侧韧带损伤。拇指捏握物品，受力以尺侧为主，桡侧明显小于尺侧。因此，治疗桡侧侧副韧带损伤，效果也好于尺侧副韧带。陈旧性损伤，可将拇短展肌止点前移 1cm，使其止于近节指骨基底桡侧，以控制关节桡偏不稳。

（三）掌指关节背侧脱位

掌指关节过度背伸时受伤，近节指骨可脱向背侧，掌板多从掌骨颈膜部撕破，随指骨一起向掌骨头背侧移位。掌板可夹在掌骨头与脱位的近节指骨基底之间，导致复杂性脱位，使闭合复位非常困难。桡、尺侧侧副韧带常不断裂，但随指骨基底滑向掌骨头背侧。如损伤时外力偏向一边，也可导致一侧韧带断裂。

此种损伤，首先应区分是简单性脱位，还是复杂性脱位。简单性脱位，近节指骨基底多坐在掌骨头背侧，呈 90°过伸。复杂性脱位，近节指骨基底位于掌骨头背侧，近节指骨差不多与掌骨平行，但过伸畸形反倒不如简单性脱位明显。鱼际远端皮肤可出现凹陷，系脱位指骨基底牵拉掌腱膜及皮肤所致。

简单性掌指关节脱位，闭合复位容易。复杂性脱位，可在充分麻醉下试行闭合复位，方法是：屈曲腕关节和拇指指间关节，以放松屈肌腱；从脱位的近节指骨基底背侧向远端推挤，同时屈曲掌指关节，有时可得到复位。如果开始整复时即牵拉掌指关节，可使简单性脱位变成复杂性脱位，因为越牵拉拇指，破损的关节囊、拇短屈肌腱、拇长屈肌腱越夹持掌骨颈，阻挡复位。复位后，用背侧石膏托制动 3 周。期间，拇指可以屈曲，但不能背伸。此举可以减少掌板粘连，利于关节运动功能恢复。关节复位后还应仔细检查有无侧副韧带损伤，如有断裂，应按韧带损伤治疗。

若闭合复位失败，需立即行切开复位，在直视下将破损脱位的掌板还纳到掌骨头掌侧，脱位随即复位。术后处理同非手术治疗，即用背侧石膏托限制背伸活动，允许屈曲活动。

（四）掌板损伤

为掌指关节过伸暴力所致。关节掌侧压痛，背伸时疼痛，被动有过伸活动，但要注意与健侧对比，并需要与内在肌如拇收肌及拇短屈肌损伤鉴别。X 线片上若籽骨随近节指骨向远端脱位，表明有小肌肉撕裂。

新鲜掌板损伤，以前臂石膏管型将拇指掌指关节制动在屈曲 15°~20°位，限制背伸但不限制屈曲。3~4 周后拆除石膏。陈旧损伤，关节有背伸不稳，握拳或捏物时疼痛，经保守治疗无效者，可行掌板固定术——将掌板近端用抽出缝合法固定在掌骨颈处。

四、手指腕掌关节脱位

第 2~5 掌骨基底与远排腕骨相对，组成腕掌关节。其掌、背侧及掌骨基底之间有许多纵横交织的韧带，背侧较掌侧的更厚韧。第 2、3、5 掌骨基底掌、背侧有腕屈、伸肌腱附着，进一步加强了腕掌关节的稳定性。头状骨与第 3 掌骨基底形成的关节基本无活动功能；小多角骨第 2 掌骨基底关节有少许屈伸活动；钩骨第 4 掌骨基底关节约有 15°的屈伸活动；钩骨第 5 掌骨基底关节有 20°~30°的屈伸活动。

手指腕掌关节脱位，既可源于挤压等直接暴力作用，也可是掌骨传导的间接暴力所致，常伴发有关节内 / 外骨折和周围软组织损伤。掌骨既可以脱向掌侧，也可脱向背侧，依暴力大小、方向而定。除第 5 腕掌关节可单独发生脱位外，其他关节常是相邻关节联合脱位，两个或 3 个不等。腕掌关节脱位畸形虽明显，但常被严重的软组织肿胀所掩盖。损伤局部压痛明显。第 5 腕掌关节脱位需注意有无尺神经损伤。多发腕掌关节脱位，应检查有无血循环障碍，腕伸肌腱是否断裂，正中神经有无损伤。

侧位 X 线片检查很容易显示掌骨基底脱位及其方向。前后正位片，最宜观察关节内碎骨折片。为防止漏诊，应加做前后、后前斜位片摄影。第 4、5 掌骨基底骨折，特别是骨折脱位者有时合并钩骨骨折，应摄 CT 片以甄别骨折类型，并同期治疗。

新鲜的单纯性脱位，一般可闭合复位，用石膏管型固定 6 周。软组织肿胀显著者，位置较难维持，复位后最好是经皮穿针固定。若肿胀十分严重，或脱位的关节间嵌有软组织，如断裂的腕伸肌腱或有骨折块阻挡，或因拖延了治疗软组织已有挛缩，应行切开整复及克氏针内固定。第 2 掌骨基底有桡侧屈腕肌和伸腕肌附着，骨折后容易移位，手术难度大，有时需要掌背侧联合切口。第 5 腕掌关节内骨折，为保留其运动功能，应争取解剖复位，治疗首选闭合复位经皮穿针。如复位不满意，则切开复位内固定。

因漏诊而延误治疗的陈旧性腕掌关节脱位，临床上并不少见。病程超过 3 周以上者，由于周围软组织挛缩，闭合复位多不能成功。若症状和功能障碍不明显，可不做处理。若脱位显著，症状明显，需行切开复位内固定。关节软骨若有破坏，应做关节融合。第 5 掌骨多融合在 30°屈曲位，以便于握物及与拇指对指。

五、手指掌骨骨折

第 2~5 掌骨略向掌侧弯曲，背侧隆凸，由近及远呈放射状排列：近端基底紧密相靠，坐落于远排腕骨上，远端掌骨头适度分离，有掌深横韧带相连。掌骨头与近节指骨基底侧面之间有侧副韧带连接。掌骨头在矢状面上呈凸轮状：掌侧关节面半径大曲率小，背侧面半径小曲率大。因此在掌指关节伸直时，侧副韧带松弛，关节可有侧方活动(图 35-24)；屈曲时，侧副韧带变紧张，关节稳定而不能侧方活动。有鉴于此，掌指关节不宜长期制动在伸直位，以免侧副韧带松弛过久而挛缩变短，导致关节不能屈曲。掌、背侧骨间肌均起自掌骨干，止于在掌指关节以远的部位，作用之一就是屈曲掌指关节。当掌骨干骨折后，远侧骨折段也因此而屈曲，使骨折呈背向成角移位。掌骨骨折可发生在掌骨头、掌骨颈、掌骨干及掌骨基底。

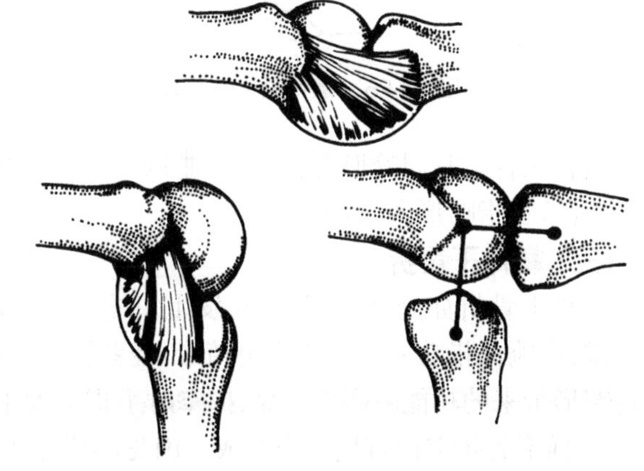

图 35-24　掌指关节侧副韧带在关节伸直时松弛，屈曲时紧张

(一) 掌骨头骨折

多为直接暴力所致，如握拳时掌骨头凸出直接承受的暴力作用。少数为挤压伤、切割伤和扭转暴力所致。骨折多位于侧副韧带止点的远侧，为关节内骨折。

单纯的骨折,可做切开复位,选择螺钉或克氏针固定。骨块过小,可切开取出。粉碎骨折无法整复,也不易维持位置,可用石膏托做短期外制动,以减轻疼痛,待肿胀稍消后开始活动,在活动中依靠指骨基底完整的关节面来重新塑形掌骨头关节面。也可使用微型外固定架撑开关节间隙,牵拉韧带产生的张力可自动复位骨折块。

(二) 掌骨颈骨折

多为作用在掌骨头的纵向暴力所致。远端骨折块屈向掌侧。尽管掌骨颈骨折多为横形骨折,但它实际上属于不稳定型骨折。因为掌侧骨皮质往往呈粉碎性骨折,复位后掌侧有骨缺损,再加上骨间肌的牵拉作用,容易复发错位及成角畸形。在畸形位愈合后,掌骨头突向掌侧,握物时可出现疼痛。

第 5 掌骨颈骨折最常见。因第五腕掌关节有 20°~30°屈伸活动,因此,小于 40°的成角畸形是可以获得有效代偿的,对手功能影响不大,所以第 5 掌骨颈骨折首选闭合整复,石膏托制动。整复方法是 90°~90°法:将掌指关节及近侧指间关节各屈曲 90°,用拇指向背侧用力推挤近节指骨,使近节指骨基底托起掌屈的掌骨头,同时用示中指向掌侧推挤骨折处近端掌骨(图 35-25),透视下确认复位满意后,用石膏托制动。此法简便易行,效果肯定,为大多数医生所接受。为避免近节指间关节屈曲畸形,2 周后更换石膏,将近节固定角度调整为屈曲 45°。为防止骨折旋转移位,应将环指一并制动。4 周后开始功能锻炼。对于稳定的掌骨颈骨折,可将环小指用胶带(buddy tape)固定在一起并早期活动。

第 2、3 掌骨颈骨折背向成角移位应及时矫正,因为其近端与远排腕骨连接紧密、彼此间无运动存在,无法缓解由成角畸形、掌骨头突出所引发的不适症状。

原发损伤中掌骨头屈曲越严重,其颈部掌侧皮质粉碎骨折程度越重,复位后位置越不容易维持。为此,可经皮穿针固定——克氏针由近及远斜行穿过骨折线,直抵掌骨头软骨下骨,将远、近侧骨折段固定在一起,或利用邻近掌骨做支架,在远、近侧骨折段各横穿 1 根克氏针,与邻近掌骨固定在一起(图 35-26)。石膏托制动 6 周,可开始功能锻炼。若错位的掌骨头已脱离近侧骨折端,闭合复位不成功者,可切开复位钢板螺钉内固定。术后可早期活动。

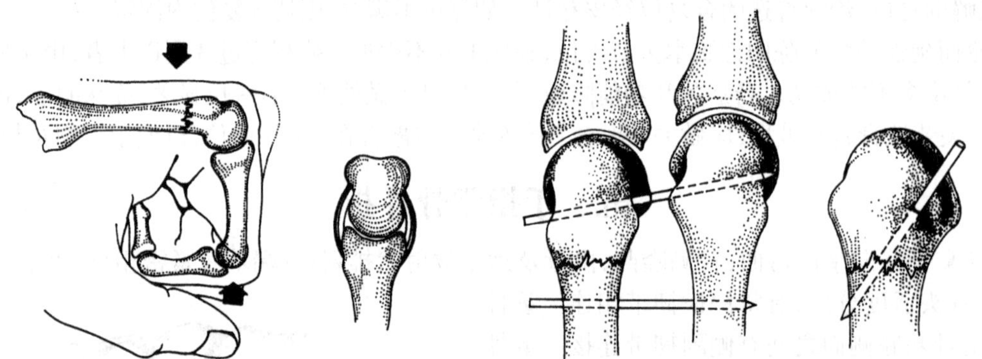

图 35-25 掌骨颈骨折复位法　　图 35-26 利用邻近掌骨做钢针内固定

掌骨颈骨折掌屈畸形愈合,有功能障碍者,如掌骨头突向掌侧、握物不便等,或因屈伸肌腱张力失去平衡,出现爪状指畸形者,需手术矫正。

(三) 掌骨干骨折

掌骨干骨折如处理不当,容易发生短缩、背向成角或旋转畸形。短缩严重者,屈、伸指肌及骨间肌张力失调,影响伸指功能。背侧成角畸形,轻者影响外观,重者影响骨间肌张力或导致指伸肌腱自发性断裂。旋转畸形带来的功能障碍更明显,握拳时手指会发生交叉。常见的掌骨干骨折有横形、斜形及粉碎性骨折。

1. 横形骨折多由直接外力造成。因骨间肌作用,通常会有背向成角移位。

闭合复位多可获得成功。复位后要用掌、背侧石膏托固定,利用三点加压控制复发成角。石膏托远端需延伸到指端,并将邻近健指包括在内,以有效地控制旋转。同治疗掌骨颈骨折一样,第 4、5 掌骨干骨折允许有轻度的背向成角移位,第 2、3 掌骨因没有腕掌关节屈伸活动代偿,不能遗有背向成角移位。同样角度的掌屈畸形,掌骨干骨折所致的掌骨头向掌侧隆凸程度要比掌骨颈骨折更明显。

掌骨干骨折后手背软组织肿胀多较严重。为了有效地维持复位,可经皮穿针固定。如做髓内穿针,可屈曲掌指关节,经指伸肌腱腱帽将钢针穿入掌骨头,再过骨折线至近侧骨折段,充分屈腕后将针从腕背穿出,将针的远端逐渐没入掌骨头、脱离指伸肌腱和掌指关节,以便术后早期活动。髓内穿针对控制成角移位有一定作用,但不能控制旋转,还需靠外固定解决。骨折复位后,经远侧骨折段横穿钢针到邻近的正常掌骨做内固定,也是可行方法。它特别适用于第 2 或第 5 掌骨骨折。

闭合复位困难或开放性骨折,可做切开复位,然后用环抱器、钢板螺钉或克氏针固定。前二者,可早期活动。

2. 斜形骨折多由扭伤所致,最好发于第四掌骨。短缩及旋转移位较成角移位更明显。第 3、4 掌骨斜形骨折,由于掌骨深横韧带的牵制,短缩移位相对较轻。而第 2、5 掌骨短缩及旋转移位均较明显。

掌骨短缩 2~3mm 对功能无大影响,若无旋转移位,予以石膏固定托即可。经皮穿针固定斜形骨折,操作困难,很难成功。若移位较多,需切开复位加压螺钉固定。髓内穿针不能控制斜形骨折短缩及旋转移位。利用邻近掌骨横穿钢针固定,常使骨折端分离,发生延迟愈合或不愈合。

3. 粉碎骨折多由直接外力所致,掌骨短缩及旋转移位不明显,但软组织损伤常较重,因而损伤后软组织肿胀严重。由于肿胀可使骨折错位,早期必须多放敷料加压包扎,外置石膏托制动。3 周后缩短石膏,开始活动指间关节。5 周后去除制动。若骨折粉碎严重并有错位,可经皮穿针,利用邻近掌骨做固定或是切开复位外固定架固定。

多发掌骨骨折视为不稳定骨折,可根据软组织条件选择内固定或外固定架制动。

(四) 掌骨基底骨折

多由直接外力造成。少有侧方和短缩移位,可有旋转移位。由间接暴力所致基底骨折,多为关节内骨折,常合并有腕掌关节脱位。其中,第 5 掌骨基底骨折背侧脱位最常见。

掌骨基底轻度旋转移位即可使手指明显偏斜。故有移位的或复位后不稳定的骨折,无论是闭合复位还是切开复位,均应做内固定。前者可做经皮穿针固定,后者可用克氏针、外固定架或钢板螺钉固定。

六、手指掌指关节脱位及韧带损伤

第 2~5 指的掌指关节为髁状关节,有屈、伸、收、展及一定程度的环绕运动。掌骨头近似球形,相对的近节指骨基底关节面呈凹面。前者曲率较后者稍大,便于关节活动。掌骨头掌侧关节面较背侧宽。掌指关节的侧方有侧副韧带附着。后者由两部分组成。偏背侧的呈索条状,由掌骨头背侧方斜行到近节指骨基底侧方,名侧副韧带。另一部分则由掌骨头侧方连接到掌板侧方,呈扇形,名副韧带或副侧副韧带。后者较薄软,关节屈时可以皱起。掌骨头侧面观呈偏心圆形,从屈伸轴心到掌骨头远侧关节面的半径较短,而到掌侧关节面的半径较长,故关节伸直时侧副韧带松弛,屈曲时紧张。因此,掌指关节固定在伸直位时间过长,侧副韧带会短缩,关节变僵,不能屈曲。正常情况下,关节在屈曲时较稳定,无侧方活动。掌指关节侧方稳定,主要靠骨间肌维系,其次才是侧副韧带(图 35-27)。

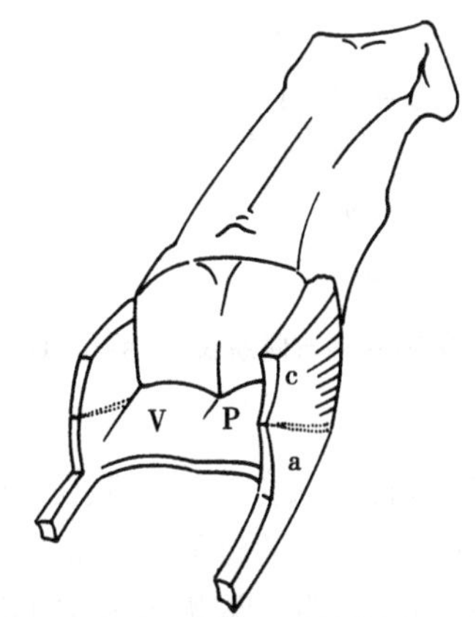

图 35-27 掌指关节囊示意图
c. 侧副韧带;a. 副侧副韧带;V、P 掌板

掌板位于掌指关节掌侧,是一种较厚的纤维软骨样组织(近、远指间关节者基本相同),构成掌侧关节囊。远端与近节指骨基底掌侧紧密相连。近端由疏松的膜状部分与掌骨颈相接,当关节屈曲时,该部分可以自身褶起。4 个掌指关节的掌板由掌骨深横韧带紧密连在一起,此韧带又称掌板间韧带(图 35-28)。

(一) 侧副韧带损伤

多由外力作用在手指侧方,使掌指关节过度侧偏致伤。桡侧侧副韧带损伤较尺侧多见,因为手指在与

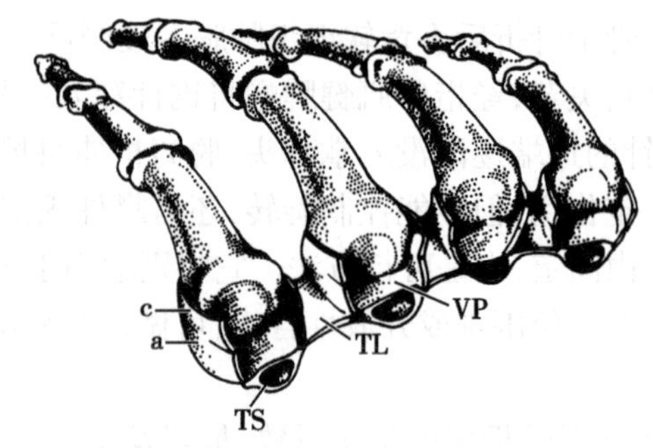

图 35-28 掌侧板与掌深横韧带

c. 侧副韧带；a. 副侧副韧带；VPTL. 掌深横韧带；TS. 腱鞘

拇指一起捏握物品所承受的外力多是尺向外力。受伤局部疼痛、肿胀，有压痛。屈曲掌指关节并向损伤对侧偏斜手指时疼痛加重。有时，关节可出现不稳。但损伤关节周围组织如屈伸肌腱、骨间肌等完整时，不稳定现象多难以表露出来。侧副韧带损伤有时可并发掌骨头或近节指骨基底撕脱骨折。

急性单纯性损伤，用石膏托将掌指关节制动在伸直位 3 周。若伴有较大的撕脱骨折，应切开复位并用钢针内固定。急性韧带断裂常被误诊为扭伤而延误治疗，晚期遗有疼痛、无力等症状。经保守治疗无效时，应手术探查。若发现侧副韧带从一端止点撕脱，且无明显短缩时，可用不锈钢丝做可抽出式缝合，将韧带缝回原止点。若韧带未断，但已被拉长变薄弱，可重叠缝合以恢复其原有张力。若损伤韧带已严重瘢痕，可彻底切除瘢痕以减轻疼痛。

(二) 掌指关节背侧脱位

掌指关节受过伸外力所致。关节囊掌板近端从掌骨颈部撕裂，近节指基底脱向掌骨头背侧。以示指掌指关节最常见。

1. 背侧半脱位　又称简单背侧脱位，掌骨头和指骨基底关节面尚有部分接触，未完全分离，掌板近侧缘位于掌骨头的远侧，掌指关节呈过伸畸形(图 35-29)。屈曲腕关节和近侧指间关节，放松指屈肌腱，由背侧向远侧、掌侧推挤近节指骨基底，不难复位。操作时禁忌暴力牵引手指，以免关节面分离，掌板滑向掌骨头背侧，变简单脱位为复杂性脱位(图 35-30)。复位后用背侧石膏托将掌指关节制动于 50°~70°屈曲位，允许关节屈曲，不允许背伸。4 周去除石膏托。

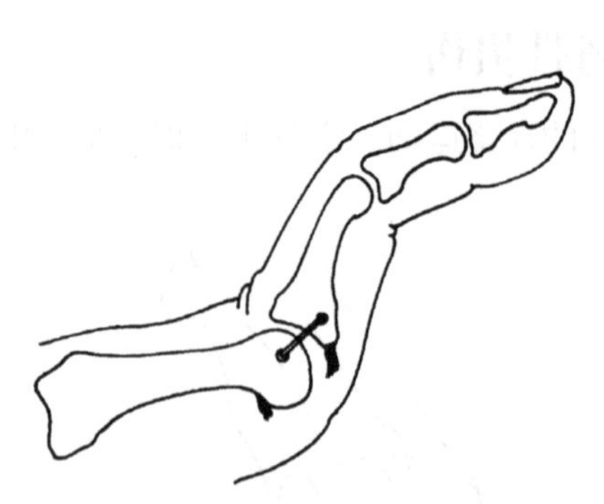

图 35-29 掌指关节单纯背侧脱位(半脱位)0°~90°

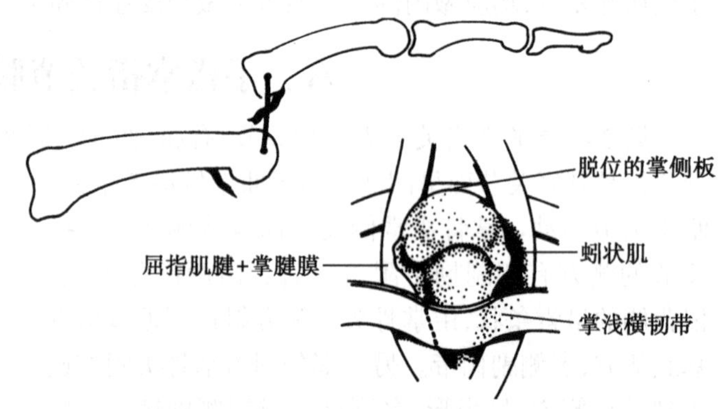

图 35-30 掌指关节复杂性背侧脱位

2. 完全性脱位　又称复杂性脱位、不可复位性脱位，近节指骨基底关节面与掌骨头关节面完全分离，掌板近侧缘位于掌骨头的背侧。受伤的掌指关节只轻度背伸，手指偏向一侧，较其他手指稍微突向背侧，近侧指间关节轻度屈曲。掌指关节掌侧皮肤因掌腱膜牵拉的关系，呈现小的凹陷。正位 X 线片可见掌指关节间隙消失，斜位见关节间隙加宽，籽骨位于间隙内。复杂性脱位多发生于示指，其次是拇指和小指，其他手指较少发生。

3. 复杂性脱位　复杂性脱位之所以不能复位，主要原因就在于掌板嵌塞在近节指骨基底与掌骨头之间，阻碍近节指骨基底回到原位。即使如此，治疗还是首选闭合复位，因为有些脱位介于简单与复杂性脱位之间，临床表现虽然与复杂性脱位无二，但掌板尚未完全脱至掌骨头背侧，闭合复位还有望成功。复位方法同简单性脱位。切开复位多取掌侧切口，沿脱位关节的远侧掌横纹做横切口，但要注意勿伤及指血管神经束，因为示指桡侧或小指尺侧的血管神经束在脱位后常移位至掌骨头表面，就在皮下。切断掌浅横韧带(掌腱膜横纤维)即可见掌骨头向掌侧突出。在示指，掌骨头桡侧有蚓状肌，尺侧有指屈肌腱。在小指，桡侧为指屈肌腱及蚓状肌，尺侧为小指展肌腱。牵开掌骨头两侧的组织后即可暴露关节。掌板向背侧移位，两侧与掌骨深横韧带相连处可能有部分撕裂。如未撕裂或裂隙较小，可在此处做纵向切开，减小掌板张力，然后用小拉钩将掌板牵回到掌骨头的掌侧，脱位即可复位。术后，予以背侧石膏托限制掌指关节背伸即可，不限制屈曲。术前 X 线片上发现有关节内撕脱骨折，宜做背侧切口，以便复位后做骨折固定。

4. 晚期复合脱位　周围软组织挛缩或瘢痕化，处理较困难，往往要切除侧副韧带。复位后常不能获得理想的活动功能。

(三) 掌指关节掌侧脱位

少见。损伤机制不详，临床所见多为直接暴力所致。治疗以切开复位为宜。

七、掌指关节交锁

掌指关节侧副韧带和副侧副韧带起自掌骨头背侧结节，止在近节指骨基底侧结节和掌板侧方，由此形成一个包绕掌骨头的 U 形骨纤维结构体：底由掌板和近节指骨基底组成，两侧壁由侧副和副侧副韧带构成。任何阻碍 U 形结构体在掌骨头关节面上滑动的病变，如关节内骨赘、关节囊箝闭在关节腔内等，都可引起掌指关节运动突发障碍，或背伸或屈曲，即掌指关节交锁。

根据病因，交锁分原发、退行和创伤三型：

1. 原发性掌指关节交锁　多因关节先天畸形所致，如关节软骨隆凸、关节内纤维索条、掌板内血管瘤等。患者以青壮年居多，女性多于男性。发作突然，无明确诱因。常累及示指。患者就诊前多有反复发作史和自行牵引按摩解锁史。除短指畸形外，其他畸形所致的交锁均发生在屈曲位，表现为掌指关节主、被动伸直运动受限，差 90°~20° 不能伸直，而掌指关节屈曲和两指间关节的屈伸运动正常。有时关节桡侧可有局限性压痛。X 线片检查可见第 2 掌骨头桡侧髁突较大，可有桡侧籽骨、关节内游离体和短指畸形存在。但不少病例的 X 线片无异常发现。体层摄影有助于明辨软骨及骨性畸形所在。

2. 退行性掌指关节交锁　多为各类关节炎晚期畸形所致。多发生于 50 岁以上，主要累及中指。交锁发生突然，绝少能自行手法解锁。掌指关节屈曲多正常，而主、被动伸直受限。个别病例表现为关节固定在某一位置，既不能伸，也不能屈。两指间关节屈伸运动正常。X 线片检查可见关节面不光滑、变形或有骨赘生成。

3. 创伤性掌指关节交锁　多为过伸、过屈暴力所致。有时，也可发生于扭伤或震伤之后。此类交锁既可在伤后急性发作，也可潜伏多时才缓慢发展而至。关节可有明确损伤。受伤关节疼痛、压痛明显，有时可见肿胀。关节既可交锁在屈曲位，表现为伸直受限；也可交锁在伸直位，表现为屈曲受限。X 线片检查可见关节内骨折或骨折畸形愈合。关节造影及 MRI 对诊断关节周边软组织损伤极有帮助。

伸直受限的原发性交锁多可闭合解锁——注射 1% 普鲁卡因到交锁的关节腔内，直至关节囊充分膨胀，接着极度屈曲掌指关节并向疼痛侧偏斜，然后再逐渐背伸掌指关节直至解锁。闭合解锁动作要轻柔，以免加剧损伤或导致关节内骨折。退行性和创伤性交锁，闭合解锁率低于原发性交锁，常常需要手术治疗。手术常采用掌侧入路，在掌板与副侧副韧带结合处纵行切开，将阻碍 U 形结构体滑动的病变切除。病变清除一定要彻底，以免交锁复发。制动 1~3 周后开始功能锻炼。

八、手指近侧指间关节骨折脱位及韧带损伤

近侧指间关节接近合页式关节，只有屈伸活动，结构上比掌指关节稳定。近节指骨远端关节面的两髁较平，掌侧中央有一三角形凹陷，关节屈曲时容纳中节指骨基底掌侧的舌状突起。侧面观，近节指骨头关节面偏心程度远不如掌骨头明显，所以关节屈伸时，凸轮作用也不如掌骨头显著。

侧副韧带走行方向与指骨纵轴接近平行，其掌侧有副侧副韧带止于掌板。由于该关节凸轮作用不明显，所以屈伸时侧副韧带的松紧变化不大。屈曲时，整个侧副韧带紧张；伸直时，只有掌侧部分紧张。

近侧指间关节屈伸范围较大，一般为 0°~110°，有些可过伸 20° 或更多。掌板结构同掌指关节，但较小，活动度也少。

近侧指间关节常见的损伤有，侧副韧带损伤，掌板损伤、脱位及骨折脱位。

(一) 侧副韧带损伤

多由桡偏或尺偏暴力所致。桡侧损伤多于尺侧。此种损伤早期多被忽略,易被认为是一般的扭伤。若怀疑有侧副韧带损伤,应仔细检查关节背侧指伸肌腱中央束、侧副韧带及掌板处有无局限性疼痛、肿胀及压痛,被动侧偏及过伸关节,了解侧副韧带及掌板有无撕裂,或是在侧偏应力下摄手指正位 X 线片,确定关节有无开口征及撕脱骨折。中央腱完全断裂后,近侧指间关节背侧肿痛,被动伸直正常而主动抗阻力背伸运动消失。关节被动过伸幅度增加多有掌板撕裂。上述检查有时会因患者惧痛不合作而难以完成,可在指神经阻滞麻醉后实施。

急性侧副韧带部分撕裂伤,关节仅有局限性压痛,无侧方不稳或异常过伸现象,保守治疗即可:用弹力绷带将患指与相邻健指绑缚在一起,利用健指制动伤指。伤后,关节肿痛症状需要 3~4 个月或更长的时间才能完全消失。有时关节会因结缔组织增生而遗留侧方胖大的外观。治疗前,应将上述情况告知患者,以免出现误会。

临床上,侧副韧带不全性断裂与完全性断裂的鉴别十分困难。有研究表明,近侧指间关节在应力位 X 线片上的侧方成角大于 20°时,为完全性断裂;否则,多为不全性断裂。

急性侧副韧带完全断裂,关节肿痛明显,有侧方或过伸不稳。推荐手术修复,缝合撕裂组织,或将断裂的韧带残端用缝合锚固定于其止点处。术后固定 4 周,开始功能锻炼,效果肯定。

病程超过 3 周的侧副韧带损伤为慢性损伤,多由未经治疗或治疗不当的急性损伤演化而来。最突出的表现为关节不稳定和梭形肿胀。前者为韧带断裂或张力衰减所致,后者为韧带损伤与修复过程交替进行、结缔组织增生的结果。关节运动幅度正常或有不同程度的减少。长期的关节不稳定可招致关节软骨损伤和创伤性关节炎。清理中节指骨基底侧方韧带止点处瘢痕,平行切口切开近端关节囊韧带,掀起舌形关节囊瓣,清理韧带残端,用缝合锚或抽出式缝合法,重建韧带止点。术后石膏托固定 4~5 周,然后开始活动。

有些韧带损伤患者,后期关节周围膨大明显,可以梭形切除增生组织改善外形,但要保护侧副韧带完整性。

(二) 近侧指间关节背侧脱位

近侧指间关节背侧脱位(掌板损伤)较常见。多为过伸暴力所致:手指或屈曲或过伸,并向一侧歪斜。关节脱位常由患者自己或他人给以牵拉而复位。因此就诊时关节多已复位,医生所能见到的只是关节肿痛、压痛及应力试验结果呈阳性。关节发生背侧脱位,侧副韧带不一定都断裂,但都伴有掌板损伤,可以是近端膜状部分撕裂,也可以是远侧在中节指骨基底附着部撕裂,后者有时伴有小片撕脱骨折(图 35-31)。

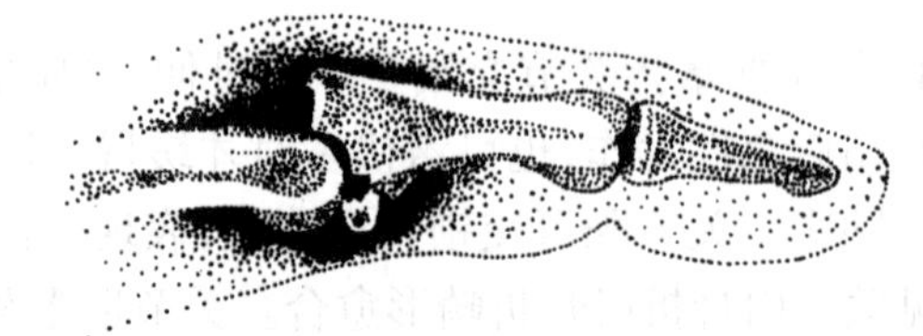

图 35-31 近位指间关节背侧脱位合并撕脱骨折

闭合复位容易。复位后用支具将近侧指间关节固定在 20°屈曲位。3 周后可允许伤指屈曲活动,但限制背伸。5~6 周后可自由屈伸。小的撕脱骨折片不需特殊处理。

早期未得到适当治疗,掌板愈合不良,关节可出现持久性过伸,或偶有反复性脱位。对此,可采用掌板缩短固定术,或肌腱固定术等方法加以矫正。有时,损伤的掌板发生挛缩,导致关节伸直受限。轻者,用弹性牵引支具做矫正,时间不短于 2 个月。挛缩严重的需手术松解掌侧关节囊。术后还应佩戴弹性牵引支具 3 个月,以免复发屈曲畸形。

(三) 近侧指间关节掌侧脱位

较少见。脱位后多伴有指伸肌腱中央腱束撕裂。

牵拉后很容易复位。有时,掌侧脱位在就诊前就已复位。若分辨不清,按背侧脱位治疗,将关节制动在屈曲位,晚期将发生钮孔畸形。通过询问损伤病史及一般检查,不能肯定原发脱位方向时,可在指神经阻滞麻醉下进行被动活动检查,多可明确诊断。如为掌侧脱位,需将关节固定于过伸位 3 周,然后再在防止过度屈曲的支具保护下活动锻炼 3 周。如不能复位、或复位后关节主动伸直运动受限大于 30°,提示关节内可能夹有软组织,或中央腱束损伤严重,应做切开复位,同时修复中央腱束。晚期钮孔畸形,也需手术修复中央腱束。

(四) 近侧指间关节旋转脱位

由旋转暴力所致。近节指骨一侧髁突穿破指伸肌腱腱帽,即从中央腱束与侧腱束之间的间隙突出,手指偏向一侧。如有关节囊等软组织夹在近节指骨头与中节指骨基底之间,闭合复位多不能成功。侧位X线片检查上可见中、远节指指骨为侧位影像,近节指骨为斜位像。多需切开复位。直视下牵拉撕裂的侧腱束,绕过脱位的近节指骨髁即可复位。复位后仔细观察有无侧副韧带撕裂,如有,应同时修复。术后不需特殊制动,2周可自由活动,术中如修复侧副韧带,术后需制动5周。

(五) 近侧指间关节背侧骨折脱位

多由挤压伤所致。中节指骨基底关节面掌侧骨折,占关节面1/3以上。中节指骨脱向近节指骨头背侧。关节畸形、肿胀明显,不能活动且疼痛严重。侧位X线片可明确诊断。

治疗原则及方法详见后文近侧指间关节掌侧骨折部分。

九、远侧指间关节脱位

手指远侧指间关节及拇指指间关节单纯脱位很少见。背侧脱位较掌侧者多见,常伴有开放损伤。指深屈肌腱从止点处撕脱时,也多不发生关节脱位。过度背伸损伤,有时使掌板从中节指骨颈部撕裂,末节手指有时不能主动屈曲,但也不一定有脱位发生。

新鲜脱位经闭合牵拉容易复位,用铝托固定3周即可。如背侧脱位闭合复位失败,很可能是从近端破裂的掌板嵌夹在脱位的关节之间。需行切开复位。

手指远侧指间关节或拇指指间关节脱位,延误治疗10天以上者,由于脱位关节周围软组织短缩,闭合复位多不可能,需切开复位。此种手术从关节背侧面显露操作较易。脱位时间越长,软组织挛缩越严重,复位后关节也常不稳定。如手术时发现关节面已有破坏,应做关节融合。

十、近节及中节指骨骨折

指骨骨折像其他管状骨骨折一样,骨折类型及移位主要取决于两个因素,损伤机制和肌肉作用力。如直接外力多导致横形或粉碎骨折。扭转外力多导致斜形或螺旋骨折。成角移位方向则决定于肌肉的作用力。

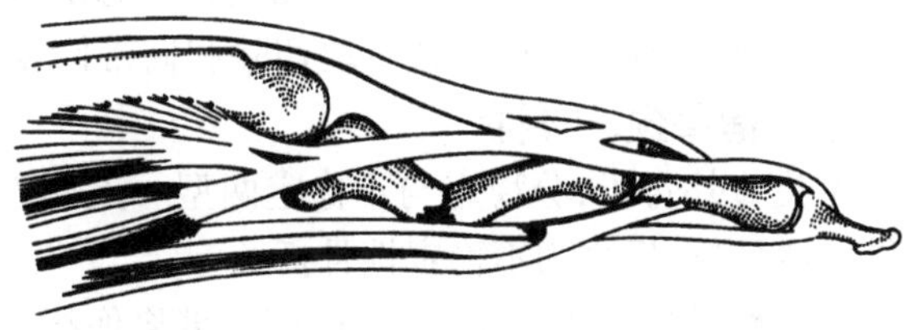

图 35-32　近节指骨骨折多向掌侧成角

近节指骨骨折,一般都有掌向成角移位:近侧骨折段有骨间肌附着,受其牵拉而屈向掌侧;远侧骨折段与中节指骨相连,受中央腱束在中节指骨基底止点的牵拉而背伸(图35-32)。

中节指骨较近节指骨骨折机会少,成角移位方向与骨折部位密切相关。指伸肌腱中央腱束止在中节指骨基底背侧,指浅屈肌腱附着在掌侧。前者可使中节指骨背伸,后者则是掌屈。与其他肌腱不一样,指浅屈肌腱在中节指骨上的止点是一段而不是一点(图35-33)。若是骨折于颈部,近侧骨折段因指浅屈肌腱牵拉屈向掌侧,远侧段间接受指伸肌腱牵拉而背伸,骨折掌向移位成角。若是基底部骨折,指浅屈肌腱牵拉骨折远侧段及中央腱束牵拉近侧段,骨折背向成角移位。若骨折发生在中节指骨中段,则成角方向不定(图35-34)。

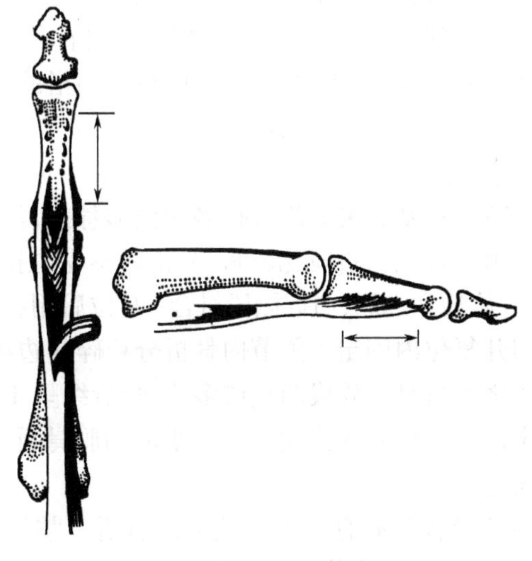

图 35-33　指浅屈肌腱在中节指骨上的止点

治疗近节及中节指骨骨折,有两点需要特别强

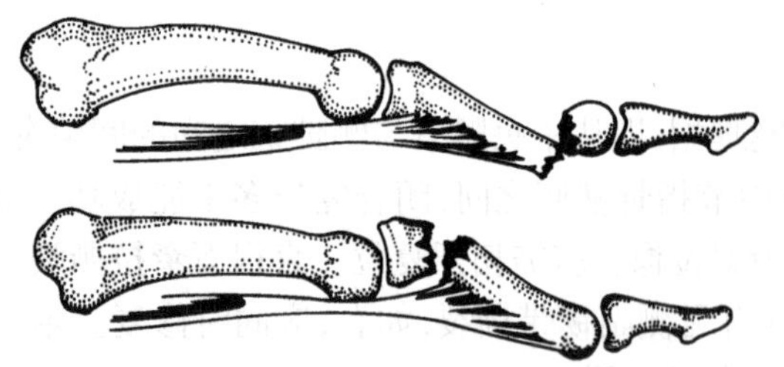
图 35-34 中节指骨不同部位骨折不同方向成角

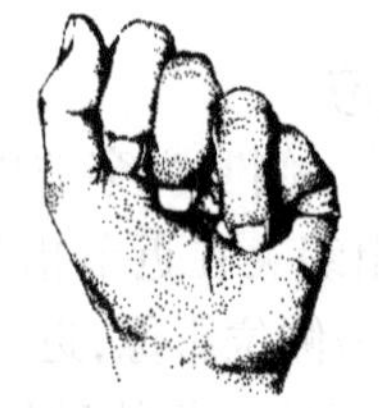
(1)屈指时呈现手指交叉

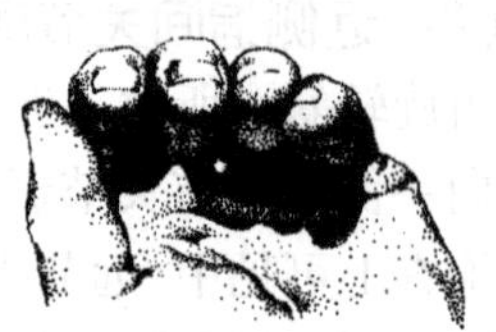
(2)伸指时指甲旋前

图 35-35 环指指骨骨折旋转畸形愈合；

调。一点是争取解剖复位，因屈伸肌腱紧贴指骨，如有侧方移位或成角畸形愈合，容易导致肌腱粘连，或张力失去平衡；另一点是不要有旋转畸形，否则手指屈曲时会与邻指交叉，影响手功能(图 35-35)。

(一) 指骨头骨折

又称指骨髁骨折。骨折线自指骨头关节面中部向指骨颈或指骨干的一侧斜行，使一侧髁断裂，称单髁骨折；若斜向两侧，骨折线呈 Y 形，使两侧髁断裂，为双髁骨折。骨折块多为三角形，无论移位与否，都为不稳定骨折，因为有侧副韧带牵拉，有侧方和短缩移位趋势。

治疗首选切开复位内固定(图 35-36)。切口从关节侧方进入，清理骨折断端，复位后用平行 K 针或加压螺钉固定。有时，骨折块呈矩形，体积较小，移位不大，也相对稳定，可予以闭合复位和伸直位外固定治疗。

对于很小的撕脱骨折，如关节无侧方不稳定可无需处理，否则需伸直位固定或骨块切除和韧带修复。

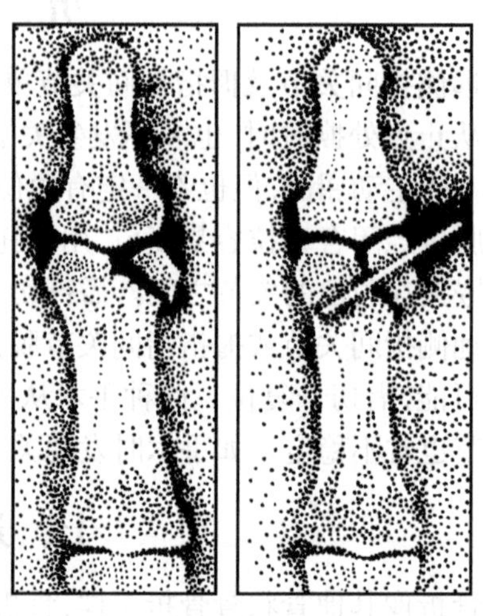
图 35-36 指骨髁骨折钢针内固定

(二) 指骨颈、干骨折

为关节外骨折，分稳定与不稳定两型。无侧方和成角移位的骨折以及远近断端相互嵌插的横形骨折为稳定性骨折，反之为不稳定性骨折。

稳定性骨折不需特殊固定，可用胶带将伤指与邻指绑缚在一起，直到骨折愈合。固定期间，手指可主动屈伸活动，但不可负重，并定期复查 X 线片，最初应每周 1 次。不稳定骨折应予以有效的固定，方法依伤而定。横形骨折可用铝托或石膏托外固定。背向成角移位的横形骨折，多将手指固定在伸直位。掌向成角移位，多取功能位。斜形及螺旋形骨折，若短缩及旋转移位不大，复位后又较稳定，也可使用石膏托外固定，但一定要将邻指包括在内，以控制伤指的旋转。但是多数情况下，还是需要做闭合复位经皮穿针内固定或切开复位螺钉 / 克氏针内固定。

(三) 指骨基底骨折

近节指骨基底关节外骨折多为横形骨折，常发生于小指。可有掌向、侧方成角移位、旋前移位及短缩移位。由于近侧骨折段比较短，复位时不易维持，故应将掌指关节屈曲 90°以稳定近侧段，然后再牵引远侧段，并旋后和掌屈，与近侧段对合。复位后用石膏托固定。有时，骨断端之间嵌入软组织，妨碍闭合复位，需行切开复位内固定。关节内骨折分粉碎与边缘骨折两型。前者为关节外骨折的延续，指骨基底在与骨干分离之后自身又碎成两块或多块，骨折线呈 T 形。如骨块大，可行切开复位内固定，否则只能予以牵引外固定治疗。后者为撕脱骨折。小的撕脱骨折，无需处理。有移位且骨折块大于关节面 25% 时，可经皮穿针固定。

中节指骨基底骨折多为关节内骨折。掌侧基底骨折多并发关节背侧脱位。根据关节面受累范围，Hastings 和 Carrol 将其分为三型：

一型：稳定型。受累面积 <30%。常用伸直阻挡技术处理：使用背侧支具将近侧指间关节固定于屈曲60°，控制背伸，不控制屈曲。以后每周将支具屈曲角度减少 15°（图 35-37）。

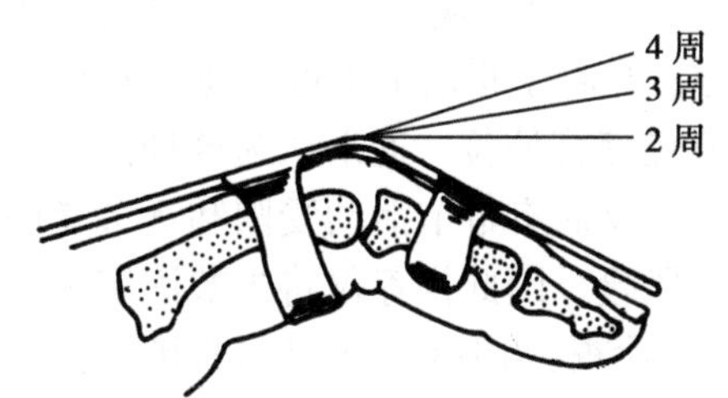

图 35-37　限制近位指间关节背伸指托，逐渐扩大屈伸范围

二型：轻度不稳定型。受累面积 30%~50%。治疗方法最多，包括伸直阻挡技术，牵引，外固定技术，经皮固定，切开复位内固定及掌板成形术等。

掌板成形术　主要用于近指间关节关节面的重塑。手术的前提条件是近节指骨头关节面正常。掌侧切口进入，切除部分 A2~A4 鞘管，牵开屈肌腱，于最远端处掀起掌板。沿掌板外侧缘切开侧副韧带。向近端掀起掌板，切除大部分侧副韧带结构，显露关节面。常会发现中节指骨基底存在不对称的缺损，为了避免术后出现侧方成角畸形，需要用微型磨钻在中节指骨基底掌侧面做一个对称的骨槽，要保证其深度足以容纳掌板的厚度。然后采用抽出式缝合法将掌板缝合固定在骨槽之内。用 1 枚 1mm 直径的克氏针将近指间关节固定于屈曲 20°位。3 周后拔出克氏针，4 周后抽出缝合线或缝合钢丝，开始功能训练。

三型：不稳定型。受累面积 >50%，建议切开复位内固定治疗，4~6 周后开始功能锻炼。背侧基底骨折较少见。如骨折移位小于 2mm 或撕脱骨块较小无法行内固定，可用支具将关节固定在伸直位，6 周后开始功能锻炼，否则，行切开复位内固定。侧方基底骨折少见，常伴发侧副韧带损伤。

十一、远节指骨骨折

远节指骨位于手的最远端，与外界接触频繁，损伤机会也多。远节指骨骨折发生概率占手部骨折首位。

远节指骨背侧有坚韧的甲板及甲床，掌侧有呈放射状的纤维束连接皮肤，形成致密的网状结构。上述因素对远节指骨骨折都具有稳定作用，可减少骨折移位的发生。但骨折出血也会因此导致软组织压力过高，手指出现剧烈的跳动性疼痛。

远节指骨骨折多数由压砸伤所致，常见者有纵形、粉碎形及横形。纵形劈裂很少有明显的移位。接近指骨基底的横形骨折，常有成角移位。粉碎骨折多发生在甲粗隆部。

（一）甲粗隆骨折

多为开放性骨折，伴有严重的软组织损伤。

没有移位的骨折及粉碎骨折，不需特殊治疗。局部可稍加包扎以保护伤指，减少疼痛。包扎过紧反而增加疼痛。肿痛缓解，即可开始活动。横形成角移位骨折，闭合整复后用细钢针固定，或用铝托、塑料托固定远节及中节手指，但注意不能妨碍近侧指间关节活动。当断端间有软组织嵌塞时，闭合复位则不能成功，需切开复位。

开放性骨折，清除碎骨折块要适度，以免骨缺损过多影响骨折愈合和甲板的正常生长。

（二）基底横形骨折

属关节外骨折。多有背向成角移位。严重者远侧骨折段向背侧脱位，导致甲床撕裂，并使甲板近端与甲床分离，甲根从甲后皱襞翘出。

通常可闭合复位，然后用铝托固定。但有甲根翘出者，应做手术治疗——拔甲、清创、骨折复位、修补甲床、还纳甲板和施行外固定。术后处理同闭合骨折。

（三）基底背侧骨折

为关节内骨折，环指常见。骨折块大小不等，多呈三角形。因伸肌腱止点附着于此，骨折后背侧骨折块多向背侧、近端移位。在失去了伸肌腱平衡作用以后，屈肌腱牵拉末节指骨，使末节屈曲，手指呈棰状，因此又称为棰状骨折（mallet fracture）。损伤机制有二：①作用于指端的暴力强力屈曲远节指骨，附着在指骨基底背侧的指伸肌腱则强力背伸指骨，二者相互拮抗，结果往往是基底背侧撕脱骨折；②暴力纵向传导，使远节指骨基底与中节指骨头相互撞击，导致基底一侧骨折，后者常并发有关节掌侧脱位或半脱位。

无明显移位或骨折块不超过基底关节面 1/3,可行闭合复位——伸直或稍过伸远侧指间关节对合骨折断端,透视检查复位满意再用支具固定（图 35-38)。传统的方法是将手指固定于近指间关节屈曲 45°,远指间关节轻度背伸位。近来认为这种固定方式并无过多益处。反而有近节活动受限和远节背侧皮肤压迫坏死的风险。因此推荐仅将末节固定于伸直位即可。6 周后检查,如果末节仍呈屈曲状,继续固定 2~4 周。然后开始活动锻炼。

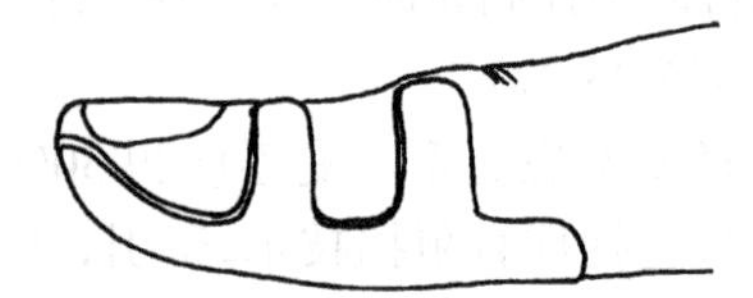

图 35-38 远节指骨基底背侧骨折支具固定

移位明显、关节脱位、大于基底关节面 1/3 的骨折,需切开复位内固定。固定方法很多,包括:

切开复位两根或多根克氏针固定(Hamas,1978;Stark,1987;Takami,2000),切开复位克氏针关节固定加可抽出钢丝骨折块固定(Damron and Engber,1994;King,2001),切开复位张力带固定(Bischoff,1994),切开复位克氏针关节固定加可抽出钢丝捆扎固定(Bauze and Bain,1999),切开复位微型骨锚固定(Vaienti and Merle,1992),切开复位微型螺钉固定(Kronlage and Faust,2004),闭合复位伸直阻挡技术(石黑法),单针贯穿技术等。后两者最为实用。

闭合复位伸直阻挡技术(石黑法) 适用于新鲜骨折。屈曲末节,一手拇指向远端推挤骨折块,使之复位。用 1 枚直径 0.8~1.0mm 克氏针于骨块近端、经伸指肌腱穿入中节指骨,维持骨块位置;伸直末节,透视下确认复位满意后,用 1 枚 1.0mm 克氏针固定远指间关节(图 35-39)。

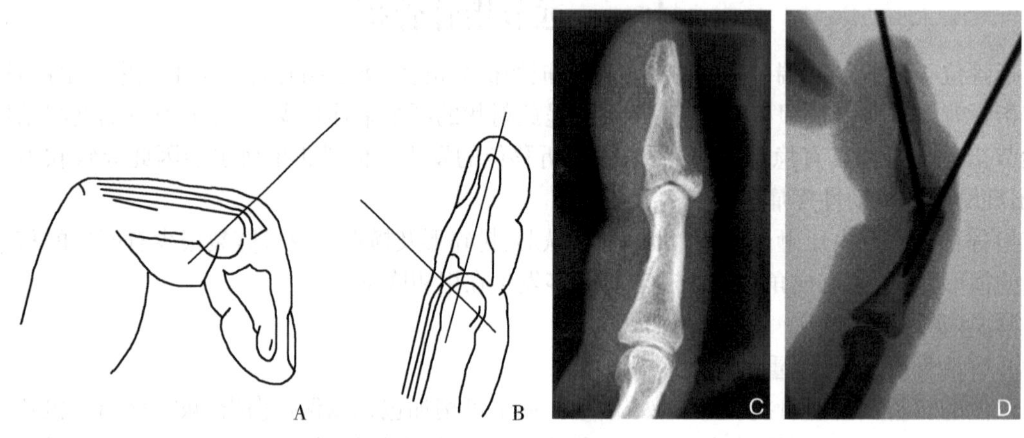

图 35-39 闭合复位伸直阻挡技术(石黑法)

单针贯穿技术 为切开复位者首选的固定方法,适用于闭合复位不成功和陈旧骨折。沿甲缘向近端做纵弧形切口,掀起皮肤,显露骨折处。清理骨折端,露出新鲜骨折面,经髓腔、沿背侧骨皮质预穿入一枚直径 1mm 克氏针。复位骨折块,用蚊式钳抵住骨块,维持其复位后位置。将克氏针穿过骨块和远指间关节,穿入中节指骨内(图 35-40)。

术后用支具制动 6 周。摄片确认愈合后,拔出克氏针,开始功能锻炼。

(四) 基底掌侧骨折

在用力屈指时突然受到强力伸直暴力时可造成末节指骨基底掌侧屈肌腱止点处撕脱骨折,因常见于橄榄球运动员而受到重视。Leddy 将其分为三型:一型:指深屈肌腱止点损伤,近端回缩至手掌处;二型:指深屈肌腱止点损伤伴小的撕脱骨块,回缩至浅、深屈肌腱交汇处;三型:骨块较大,无移位或仅移位至 A1 鞘管入口处(图 35-41)。远侧指间关节屈曲活动丧失。骨块回缩处可有局限性压痛。侧位 X 线片可见远侧指间关节背侧脱位或半脱位,骨折块向掌侧和近侧移位。应早期手术治疗,将撕脱的骨折块复位后以不锈钢丝做抽出式缝合。术后用支具将手指固定在屈曲位,4 周可开始功能锻炼,6 周拔除钢丝。如骨块较大,可选择螺钉固定。

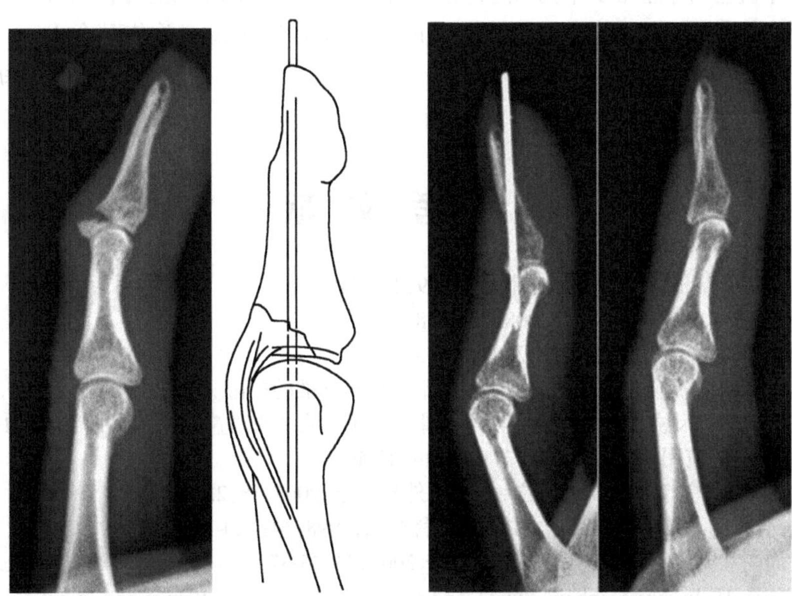

图 35-40　单针贯穿技术

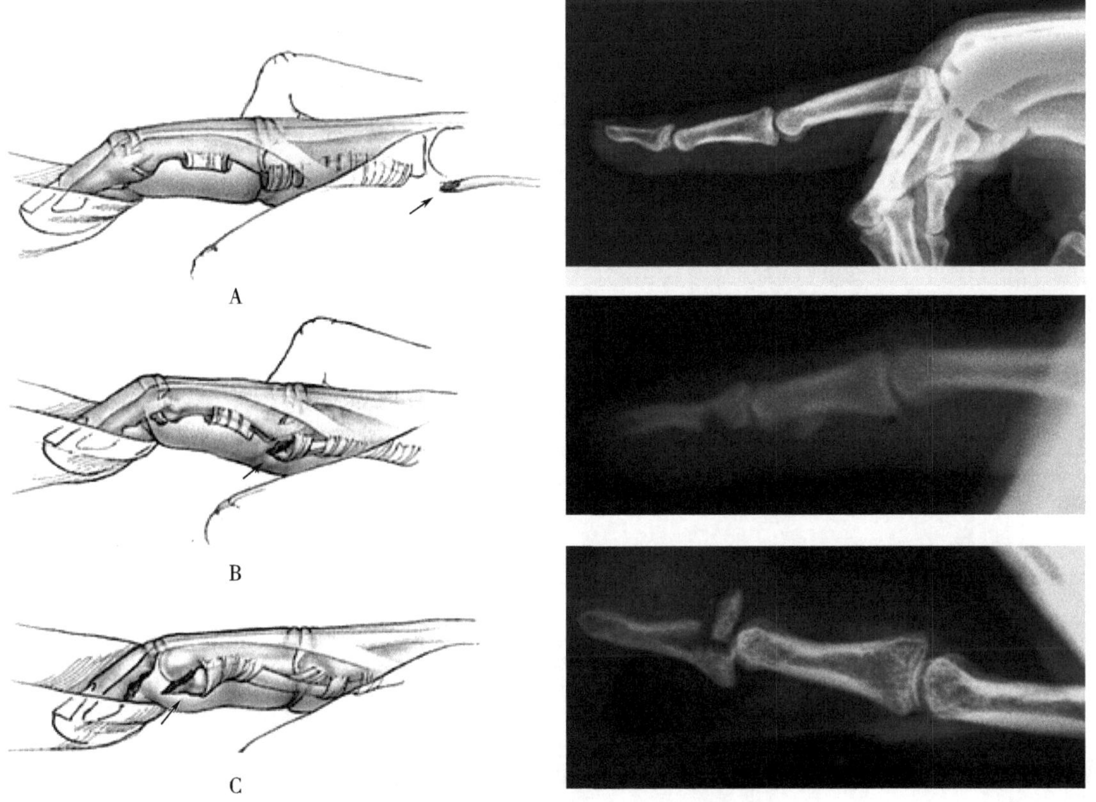

图 35-41　屈肌腱止点损伤 Leddy 分型

如早期失去治疗机会,病程在1个月以上,若肌腱及撕脱骨块回缩较多,肌肉多有挛缩,即便勉强将撕脱骨块缝回原位,术后伤指也多不能充分伸直。此时可考虑做远侧指间关节融合术。

(田光磊 田 文 陈山林)

参考文献

1. 王澍寰．手外科学．第2版．北京:人民卫生出版社,1999,286-345
2. 田伟．实用骨科学．北京:人民卫生出版社,2008,622-638
3. 于胜吉．腕关节外科．北京:人民卫生出版社,2002,269-334
4. 贡小英,荣国威,等．Colles骨折合并桡腕关节半脱位的临床诊断标准的探讨．创伤骨科学报,1997,1:3-5
5. 田光磊,王澍寰,韦加宁,等．尺桡骨远端解剖变异与月骨缺血坏死关系的调查．中华手外科杂志,1997,13:150-153
6. 胡臻．腕关节镜在手外科的应用．中华骨科杂志,1994,14:47-49
7. 郜永斌,田光磊．钩骨-掌骨关节骨折背侧脱位．实用手外科杂志,2004,18:225-227
8. 田光磊．重视腕舟骨骨折的早期诊断和治疗．中华手外科杂志,1998,14:120-121
9. 田文,田光磊．月骨周围掌侧骨折脱位,中华手外科杂志,2007,23:35-37
10. Wolf SW,Neu C,Crisco JJ. In vivo scaphoid,lunate,and capitate kinematics in flexion and in extension. J Hand Surg(AM), 2000,25:860-864
11. Viegas SF,Yamaguchi S,Boyd NL,et al. The dorsal ligament of the wrist:anatomy,mechanical properties,and function. J Hand Surg(AM),1999,24:456-460
12. Cooney WP,Lincheid RL,Donbyns. The wrist. Missouri,1998,236-632

第三十六章 脊柱损伤

FRACTURES AND JOINT INJURIES

第一节 脊柱的结构和功能……936
一、脊椎骨的形态结构特征……936
(一) 椎体……936
(二) 椎弓……939
(三) 突起……939
(四) 椎管……940
(五) 椎间孔……940
(六) 寰椎、枢椎……940
二、椎骨的连接……941
(一) 椎骨的韧带……941
(二) 椎间盘……942
(三) 肌肉与胸腰筋膜……945
三、椎骨与椎间盘的血液供应……946
四、椎骨与椎间盘的神经分布……947
五、脊髓……948
(一) 脊髓和脊神经根……948
(二) 脊髓的血液供应……949
(三) 脊髓内部结构……950
六、脊柱的运动功能……951
(一) 脊柱运动学……952
(二) 特化的脊柱功能单位……957
(三) 脊柱动力学……959
第二节 颈椎骨折脱位……960
一、颈椎损伤的分类……961
(一) 根据损伤部位和类型分类……961
(二) 上颈椎损伤的分类……961
(三) 根据损伤机制分类……963
(四) 根据生物力学分类……965
(五) 根据损伤后稳定程度分类……965
(六) 下颈椎损伤分类系统和严重度分级……966
二、颈椎损伤的诊断和病情评估……966
三、颈椎损伤的鉴别诊断……967
四、颈椎损伤的急救处理治疗……968
五、颈椎损伤的专科治疗……968
(一) 牵引复位……968
(二) 不同部位颈椎损伤的治疗原则……970
六、颈椎骨折脱位的常用手术技术……973
第三节 胸腰椎损伤……980
一、胸腰椎损伤的分类……980
(一) Holdsworth-Whitesides 两柱理论分类系统……980
(二) Denis 三柱理论分类法……980
(三) 胸腰椎骨折分类方法……983
(四) 负荷分担分类法……984
(五) TLICS 分类……985
二、胸腰椎损伤的诊断……986
(一) 临床表现……986
(二) 影像学检查……986
三、胸腰椎骨折的治疗原则……986
(一) 手术与非手术治疗的选择……986
(二) 手术时机的选择……986
(三) 手术入路选择……987
(四) 植骨融合方式的选择……988
四、胸腰椎骨折的内固定技术……988
第四节 椎体附件骨折及骶尾骨骨折……998
一、横突骨折……998
二、颈胸段棘突骨折……999
三、骶尾骨骨折……999
四、其他附件损伤及骨折……999

(一) 后关节突骨折……999
(二) 关节突跳跃交锁……999
(三) 关节突之间峡部骨折……999
(四) 椎弓根骨折……999
第五节 脊髓损伤……999
一、脊髓损伤的创伤病理和研究进展……1000
(一) 脊髓损伤的病理分型……1000
(二) 脊髓损伤的病理生理分期……1000
二、常见合并脊髓损伤的脊柱骨折……1001
三、脊髓损伤的症状和体征……1001
四、脊髓损伤的诊断……1003
(一) 病史……1003
(二) 神经系统查体……1003
(三) 影像学检查……1004
(四) 电生理检查……1005
五、脊髓损伤的评估标准……1005
(一) Frankel 法……1006
(二) ASIA 评估标准……1006
(三) 功能独立性评定……1009
六、脊髓损伤的治疗及进展……1010
(一) 脊髓损伤的治疗原则……1010
(二) 药物治疗……1011
(三) 细胞移植治疗……1013
(四) 神经架桥修补……1013
(五) 高压氧治疗……1013
(六) 手术治疗……1014
(七) 基因治疗……1014
七、脊髓损伤的并发症……1015
(一) 膀胱功能障碍及泌尿系感染……1015
(二) 呼吸系统并发症……1016
(三) 压疮……1017
(四) 高热与低温……1017
(五) 消化道功能障碍……1018
(六) 低钠血症……1018
(七) 脊髓损伤后顽固性疼痛……1018
(八) 肢体痉挛……1019
(九) 性功能障碍……1019
(十) 深静脉血栓……1019

我国的脊柱脊髓损伤发病率逐年上升，常见致伤原因有交通事故、建筑伤和矿难等劳动灾害、体育和娱乐事故、骨质疏松和脊柱退行性疾病，还有地震等自然灾害。脊柱脊髓损伤严重危害健康，轻者遗留脊背疼痛，影响生活和工作，重者导致瘫痪，丧失劳动力。本章节讲述有关脊柱脊髓损伤的解剖、病理、诊断和基本的治疗方法，帮助广大医师掌握相关知识，为患者更好的提供医疗服务。

第一节 脊柱的结构和功能

脊柱系由许多椎骨借椎间盘、椎间关节和韧带等连结构成的复杂结构，是躯干的中轴，上端承托颅骨，两侧(自上而下)附连上肢骨，肋骨及下肢骨，前面悬挂脏器并构成胸腔、腹腔和骨盆的后壁。脊柱中央形成椎管，为脊髓的通道。具有支撑、平衡和传导头部、躯干及上肢的重量和附加重力、维持重心，吸收作用于脊柱的应力及震荡，保护脊髓及胸、腹、盆腔的脏器，完成屈伸、侧屈和旋转运动等多种功能。

一、脊椎骨的形态结构特征

婴儿期脊柱一般有 33 节，即颈椎 7 节、胸椎 12 节、腰椎 5 节、骶椎 5 节、尾椎 4 节。成人因骶椎及尾椎互相分别融合，所以成人为 26 节。刚出生时脊柱具有原始弯曲的弧度，即胸、骶前弯；由于直立及行走而产生代偿性颈、腰部的前凸(图 36-1)。成人脊柱的总长度约为 70cm，占全身长度的 2/5，其中椎间盘占骶骨以上全长的 1/4。脊椎骨的构造除第 1、第 2 颈椎、骶椎及尾椎外，其余椎骨大体相似，均是由椎体、椎弓及由椎弓发出的突起三部分构成(图 36-1)。

(一) 椎体

椎体一般呈扁圆柱形，前面圆凸，有许多小孔容滋养血管进出，后面微凹，中央有 1~2 个大孔容椎体静脉通过。由颈椎向下至第1骶椎因负重逐渐增加，椎体体积相应增大，椎骨的发育和大小与其所负重量成正比(图36-2)。

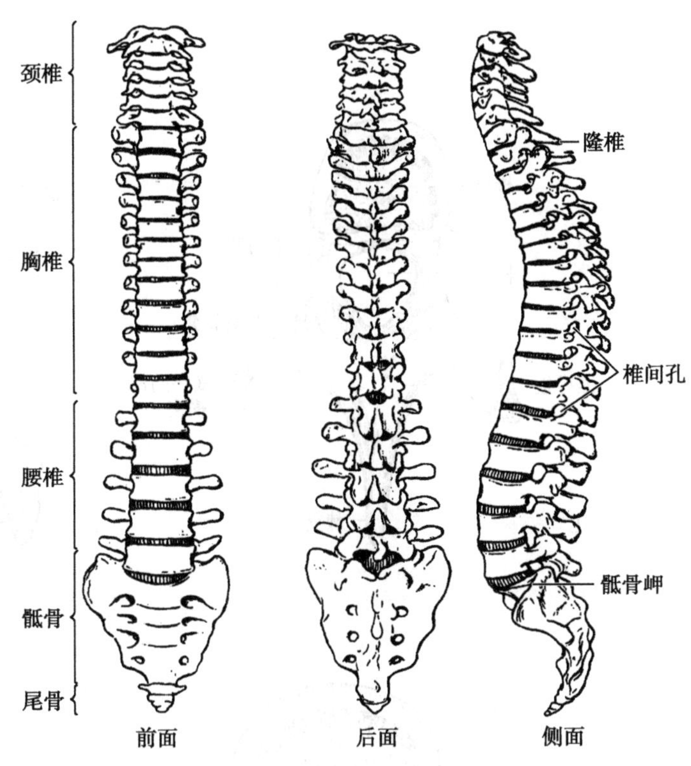

图36-1　脊柱整体观

颈椎的椎体间关节较为特殊，椎体较小，前窄后宽，横径较前后径约大1/2。第3~7颈椎体上面侧方向上凹陷，侧方有嵴样隆起称钩突，钩突有限制椎体向侧方移位的作用，它与上位椎体下面侧方的斜坡构成钩椎关节(luschka关节)，具有防止椎间盘向侧方突出的作用。钩突前外侧毗邻椎动、静脉及缠绕椎动脉周围的交感神经丛；后外侧参与构成椎间孔前壁，毗邻颈神经根及根动脉；内侧为椎间盘。如钩突向外侧倾斜度过大或钩椎关节有骨赘增生时，可压迫脊神经根及横突孔内的椎动脉，影响椎动脉对脑部的血液供应，造成颈椎病的临床体征(图36-3)。

骶骨呈三角形，底向上，背面伸出关节突与第5腰椎下关节面形成关节；其尖

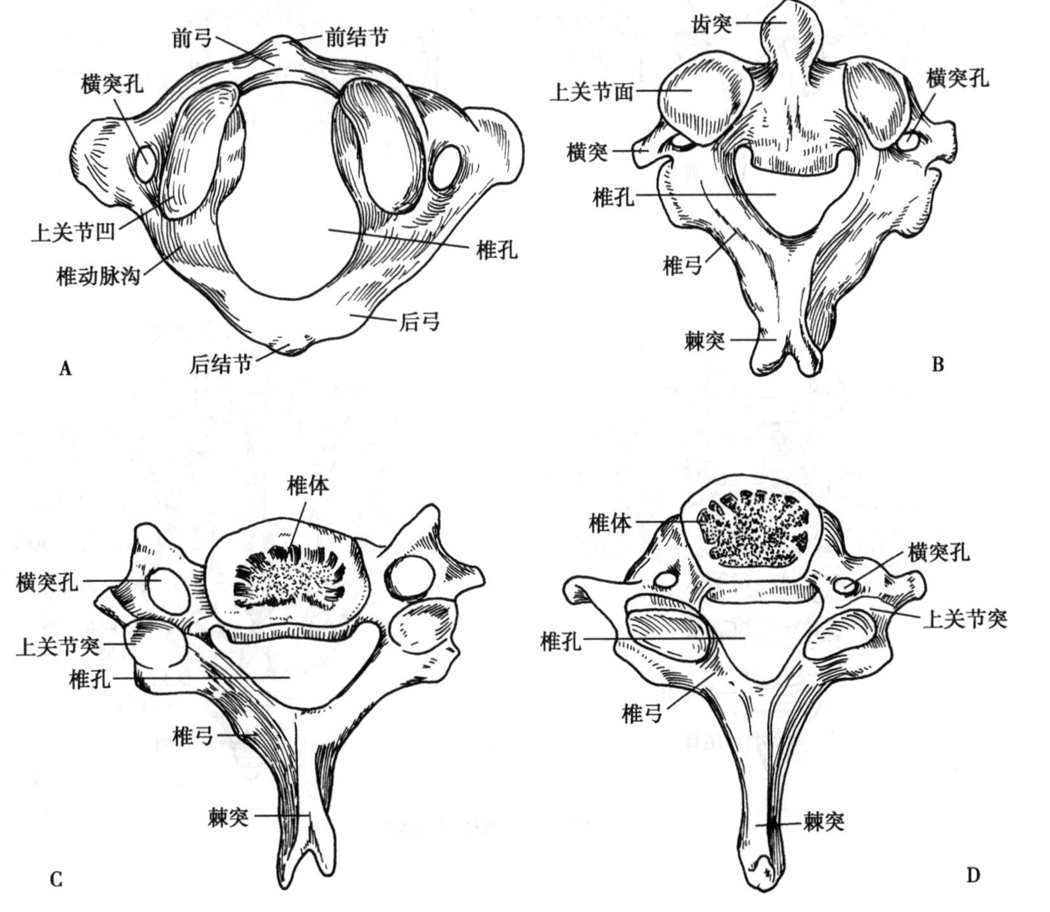

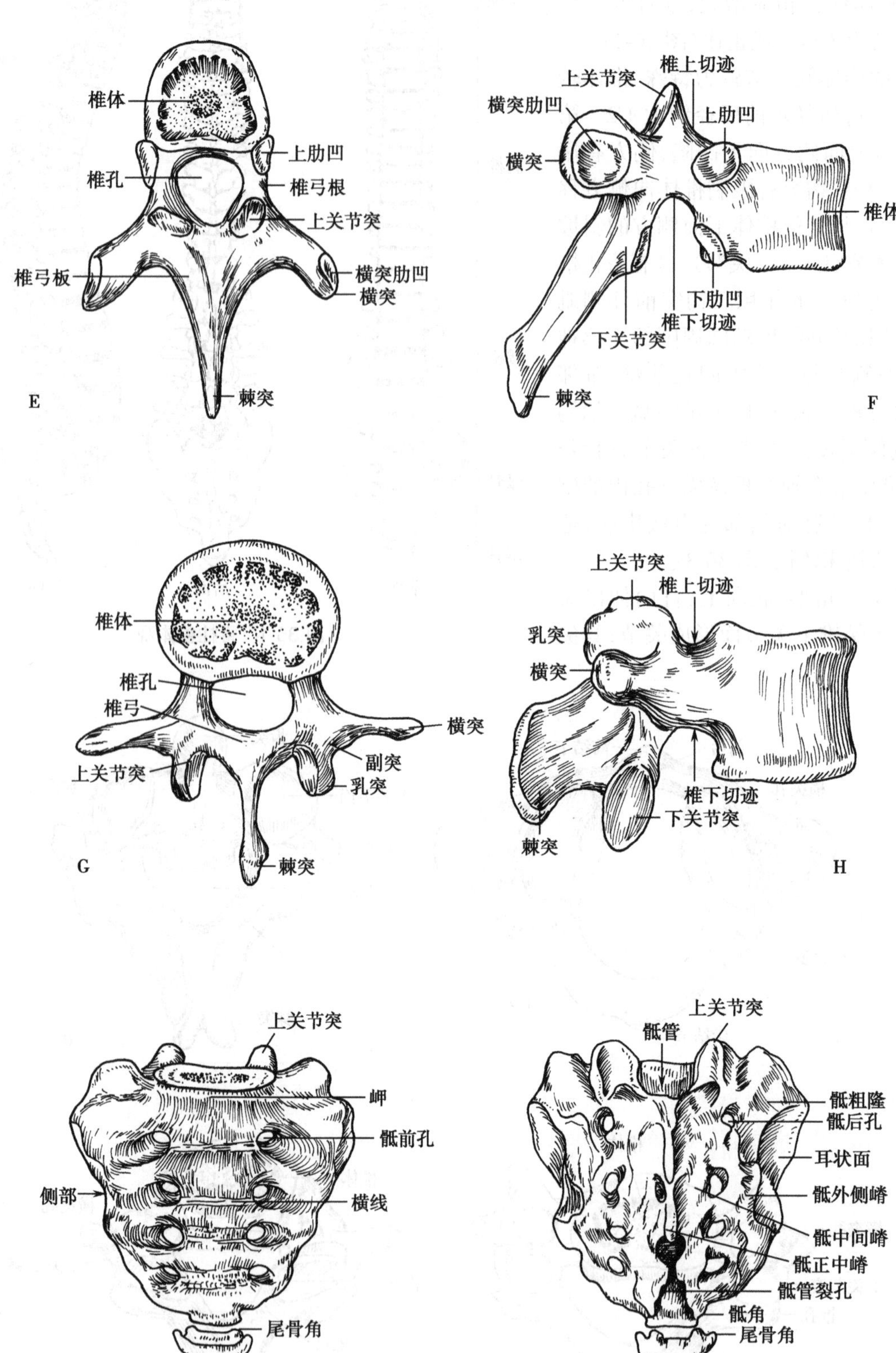
椎体
上肋凹
椎孔
椎弓根
上关节突
椎弓板
横突肋凹
横突
棘突
E
椎上切迹
上关节突
横突肋凹
上肋凹
横突
椎体
下肋凹
椎下切迹
下关节突
棘突
F
椎体
椎孔
椎弓
横突
副突
上关节突
乳突
棘突
G
上关节突
椎上切迹
乳突
横突
椎下切迹
下关节突
棘突
H
上关节突
岬
骶前孔
侧部
横线
尾骨角
尾骨
I
上关节突
骶管
骶粗隆
骶后孔
耳状面
骶外侧嵴
骶中间嵴
骶正中嵴
骶管裂孔
骶角
尾骨角
尾骨
J

图 36-2 椎体的结构

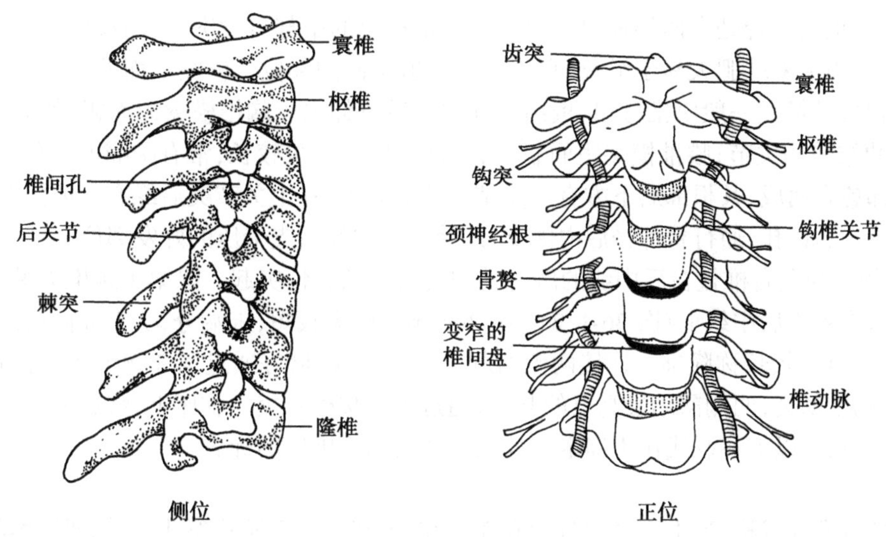

图 36-3 颈椎

向下与尾骨相接。尾骨由 3~5 块尾椎融合而成，借一软骨盘和骶骨尖相接（图 36-2）。

（二）椎弓

椎弓呈半环形，由椎弓根和椎板组成，分别构成椎管后壁及侧壁并包围脊髓。椎弓前部窄细为椎弓根，椎弓根是椎体与椎弓的连接处，向前连接椎体后外侧，相邻椎弓根围成椎间孔；椎弓后部宽扁为椎弓板，约在椎弓根、板结合部，向上下及两侧伸出成对的上、下关节突及横突。相邻椎弓板之间连有黄韧带，椎弓板于后中线左右融合并向后伸出棘突，如左右椎板在后中线不融合则为脊椎裂。临床常采用椎板切除术，以探查椎管内病变，并达到脊髓减压的目的。

经解剖及力学证实，椎弓根结构坚固，是利用椎弓根螺钉固定使三柱稳定的最佳部位，所以目前已普遍用于脊柱复位固定术。姜保国（2003）采用高速螺旋 CT 共扫描测量 30 例国人的 C_3~C_7 椎弓根各径线的数据，根据数据重建出椎弓根的形态。CT 重建显示：从 C_3~C_7，椎弓根松质骨宽度逐步变大，由 2.64mm 增加到 4.08mm，其中 C_7 的松质骨宽度明显大于其他的 4 个椎体。男女之间的差异具有显著性，左右侧差异不具有显著性。从 C_3~C_7，椎弓根的深度比较均一，在 32.84~34.09mm 之间，各个椎体之间差异不具有显著性，男女之间差异具有显著性，左右侧之间差异不具有显著性。从 C_3~C_7，椎弓根倾斜角度在 33.76°~47.20°之间，从 C_3~C_7 倾斜角度逐步变小；其中 C_7 的倾斜角度明显小于其他的椎体，男女之间差异有显著性，左右侧之间差异没有显著性。从 C_3~C_7，椎弓根进钉点与正中线的距离比较均一，在 21.12~22.65mm 之间，各个椎体之间差异不具有显著性，男女之间差异具有显著性，左右侧之间差异不具有显著性。为临床颈椎椎弓根内固定获得手术所必需的重要参考指标如椎弓根螺钉的长度、直径和倾斜角度等提供了一种行之有效的预测方法，提高了椎弓根螺钉内固定术的准确性和安全性。

（三）突起

每个椎弓有 7 个突起，即棘突 1 个、横突 2 个、上关节突和下关节突各 2 个，并与相邻关节突的关节面构成关节（图 36-2）。

1. 关节突　每个椎骨均有上、下两对关节突，位于椎弓根、板的移行处。相邻椎骨的上、下关节突构成联合关节突关节（椎间关节），也决定了该部位脊柱运动的方向和范围。第 2~7 颈椎相邻关节突关节面为上下排列，呈近似水平位，适于作屈、伸及旋转运动。因关节囊较松，运动范围较大，故易发生半脱位而骨折少见。胸椎关节突关节面为前后排列，呈额状位，可容作屈伸及侧屈运动；因关节囊紧张，活动度很小。腰椎关节突关节面的排列为半矢状位及半额状位，横切面近似弧形，能作屈伸、侧屈运动，且较灵活；因关节囊肥厚而紧张，稳固性大，故遇暴力时，腰椎易发生关节突骨折而少见脱位，一旦脱位，易并发关节交锁现象（图 36-2）。

2. 横突　横突排列于椎骨的两侧，为颈、背、腰部肌肉、筋膜和韧带的重要附着点。颈椎的横突短、宽、小，由椎体与椎弓根的结合处向两侧伸出。第1~6颈椎横突的中部有横突孔，内有椎动、静脉及交感神经丛通过，第6颈椎横突末端肥大易于触及，常为颈部压迫止血的部位。横突上面的后方有脊神经沟，为颈神经通过。胸腰椎的横突一般由椎弓根、板结合部向外后方伸出。胸椎横突短而粗，伸向后外侧，末端的前方有肋凹与肋结节相关节；腰椎横突短而扁（第3腰椎横突一般较长，常有腰痛的部位之一），在发生上由肋部和横突部愈合而成，其根部后下方有一小结节状的副突，在上关节突后缘有一卵圆形乳突。副突与乳突之间可形成沟、管、孔，通行脊神经后内侧支，此处是脊神经后支卡压的好发部位。

3. 棘突　棘突为左右椎板在后中线的融合处伸向后方的骨性突起。除第1颈椎无棘突外，所有椎骨的棘突与骶中嵴纵列于后中线上（图36-1,2）。第2~6颈椎棘突较短，末端分叉，平伸向后。第2颈椎棘突较宽大，第7颈椎棘突较长称隆椎。连接两侧肩胛上角的联线，恰好通过第3胸椎棘突；两侧肩胛下角的联线，通过第7胸椎棘突；两侧髂峭最高点的联线，通过第4腰椎棘突。临床上，将患者置于侧卧位或俯卧位进行脊柱手术时，常以上述联线作为确定和计数棘突及相应椎体的标志。

（四）椎管

全部椎骨的椎孔连成椎管，上端经枕骨大孔通颅腔，下端开口于骶管裂孔，两侧通连椎间孔及骶前、后孔。椎管由前、后及两侧壁围成。前壁为椎体、椎间盘及后纵韧带；后壁为椎弓板及黄韧带；两侧壁前部为椎弓根，后部为椎间关节。椎管内容有脊髓及其被膜、血管及脂肪组织等。椎管各段横断面的形态各异，颈段为三角形，胸段为近圆形，腰段为卵圆形或三角形，骶段为扁圆形，在CT影像上可明确观察，各段之间一般无明显分界。椎管长度因人而异，平均约70cm，椎管壁与脊髓之间存在着周围间隙，位于前后及硬膜内及硬膜外以缓冲脊髓受压，两侧间隙较大并有神经根固定。

椎管各段的内径不一，由于颈、胸段椎管狭小，其病变容易损伤脊髓，而腰段椎管相对宽大，且内容主要为马尾神经，故不易受其损伤。因此，了解各段椎管的内径，具有重要的临床意义。临床上，常将由于椎管狭窄导致神经根受压称为椎管狭窄症。一般来说，寰枢区椎管的前后内径约为30mm，颈髓齿突各约10mm，故有一定的缓冲自由度。如齿突骨折并与寰椎一并前移时则缓冲范围增大；正常寰椎后方代偿间隙约为8~12mm。胸椎及胸腰段因生理后凸脊髓前间隙较后间隙为小。胸椎脊髓前间隙平均为3.22mm，后间隙4.89mm，比例为0.66：1；胸腰段前后间隙分别为1.6mm，3.6mm，比例为0.44：1，若遇骨折脱位，脊髓前方受压较后方为多。腰椎、马尾与椎管壁之间缓冲间隙较大，受压较少。椎管可因先天发育因素存在个别差异，间隙小者易因骨折脱位损伤脊髓。根据国内资料脊髓圆锥下极比欧美人偏高一个椎体，脊髓下极位于T_{12}下1/3至L_2下1/3之间，相差约10mm，而位于L_1上1/3者最多占24%，中1/3者为17%，L_1下缘仅占14%。故诊断胸腰段神经损伤平面时应结合具体情况考虑。

（五）椎间孔

椎间孔主要由相邻椎弓根（上下）切迹围成，左右对称（图36-1,2）。其前壁为椎体后面及椎间盘，上下壁为椎弓根切迹，后壁为相邻椎骨的椎间关节、关节囊及韧带。脊神经、脊膜支及血管、淋巴管等通过于孔中。当椎间孔四壁之一骨折、移位或增生变形时，均可挤压孔内的脊神经，引发颈肩腰腿痛。

（六）寰椎、枢椎

寰椎枢椎具有独特的构造（图36-2）。寰椎（第1颈椎）呈环形，由前弓、后弓及连结两弓之间的两个侧块构成。无椎体及关节突。前弓较短，其后面正中有关节面，称齿突凹，与第2颈椎的齿突相关节；后弓较长，其上面前部有一浅沟（椎动脉沟），容同名动脉通过；侧块位于两侧，借上、下关节面分别与枕骨髁及枢椎关节面相关节。

枢椎（第2颈椎）其形态特征为椎体向上伸出——齿突。齿突借前、后关节面，分别与寰椎的齿凹及寰椎横韧带相关节。横韧带将寰椎内腔分为两部，后部略大，容纳脊髓。寰枢之间运动灵活而且稳固。寰椎与枕骨及枢椎之间有许多韧带连接并构成多个关节（图36-4）。寰枕的椭圆关节和寰枢的车轴关节；二者联合能在三个垂直轴上运动。

椎动脉与C_1关系密切，所以颈椎旋转常造成一些临床问题。椎动脉第三段（枕段）自寰椎横突孔上方穿出后，呈锐角向后方并围绕寰椎上关节面后外侧向内，经椎动脉沟转向前方，穿越寰枕后膜的外缘进入椎管；后经枕骨大孔入颅。左侧椎动脉常比右侧略粗。椎动脉供给大脑血流量的10%~15%，供应脊髓、脊

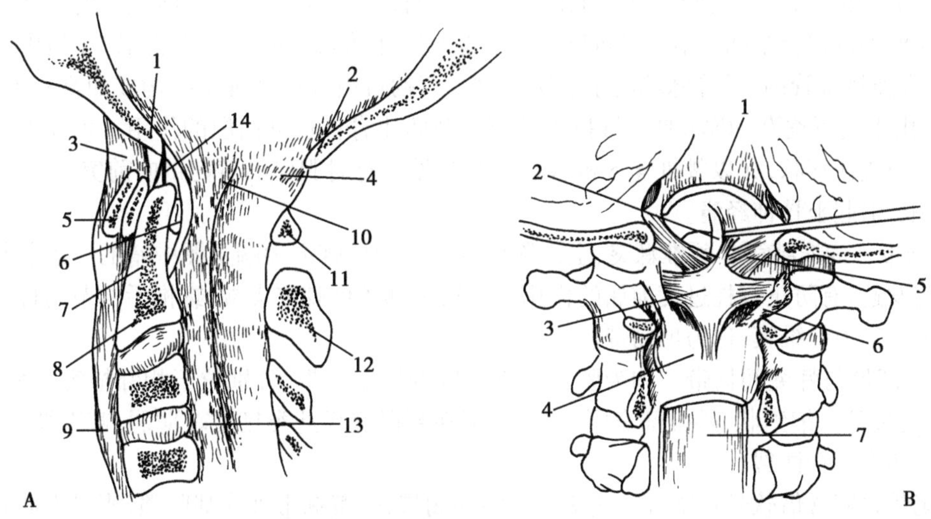

图 36-4 枢椎

A. 1. 枕骨前缘中点;2. 枕后点;3. 前寰枕膜;4. 后寰枕膜;5. 寰椎前弓;6. 寰椎横韧带;7. 齿状突;8. 枢椎体;9. 前纵韧带;10. 覆膜;11. 寰椎棘突;12. 枢椎棘突;13. 后纵韧带 14. 齿突尖韧带;B. 1. 覆膜(上端);2. 齿突尖韧带;3. 寰椎十字韧带;4. 枢椎;5. 翼状韧带;6. 覆膜;7. 覆膜(下端)

神经根及其支持组织血液量的90%。当头部扭转时对侧寰椎相对于枢椎前移,可致椎动脉拉伸、狭窄。扭转30°时,对侧椎动脉首先受累,至45°时同侧椎动脉也开始扭曲,当双侧血液受影响时,将诱发后颅凹血流减少征象。所以如在牵引按摩、推拿,体操动作时诱发恶心、眩晕、视力障碍时应及时停止。头部外伤过伸时也可挤压由寰枢后膜穿出的 C_2 神经的内侧支枕大神经,当其经头下斜肌上行时也发出分支与 C_3 分出的枕下神经及 C_3 神经后支相连,形成颈后神经丛。所以枕寰部位外伤,及长期低头伏案工作者,常引起相应分布区枕颈部及枕大神经痛。

二、椎骨的连接

相邻椎骨之间借各种关节、椎间盘、韧带和肌肉连接(参见图6-5~7)。

(一) 椎骨的韧带

1. 前纵韧带 纵行于脊柱(椎体)的前面,上起颅底,下止骶骨前面(图36-5)。借纤维束紧密附着于椎体的边缘,但与椎体连结疏松。韧带宽、厚而坚韧。前纵韧带耐力最大,可承受150kg以上的拉力,有阻止脊柱过度后伸及椎间盘向前突出的作用。

2. 后纵韧带 位于椎管内,纵行于椎体的后面,上起枢椎体,下止骶管前壁(图36-5)。韧带较窄,不能完全遮盖椎体后面和椎间盘,二者间隔有静脉丛。后纵韧带在宽度和强度上都不如前纵韧带,尤其在腰部它的两侧更为薄弱。故在一定的压力作用下,髓核容易经韧带的侧方向椎管(后外侧)突出。后纵韧带的骨化(常见于椎骨 $C_{5、4、6}$),是引起脊髓压迫的重要原因之一。

3. 黄韧带 位于相邻椎板之间,左右对称,由上而下逐渐加厚(图36-5),坚韧而富有弹性。上面附着

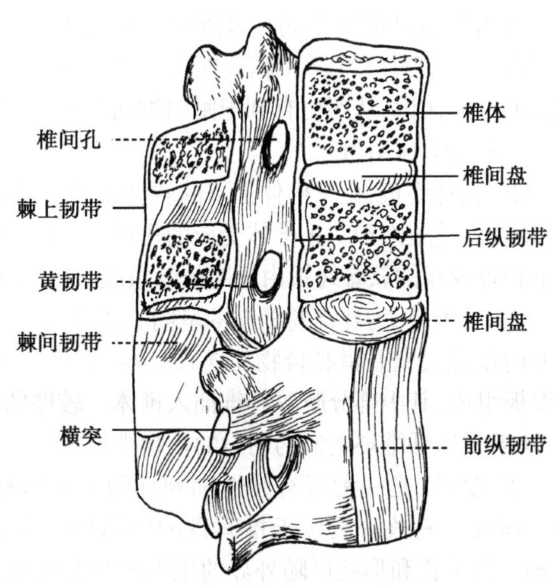

图 36-5 椎体间的韧带连接

于上位椎板下缘的前面，下面附着于下位椎板上缘的后面，从后面观，犹如顺向叠盖的屋瓦状。两侧黄韧带的前缘向前外侧延伸至椎间关节囊及椎间孔的后缘（壁），两侧黄韧带的后缘向后（于后中线）靠拢，其间有一小缝隙，容连接椎管内、外静脉丛的小静脉通过。黄韧带由弹性纤维组织构成而富有弹性，正常人厚度为 2~4mm（由上向下逐渐加厚），具有维持人体直立及防止脊柱过度前屈的作用。黄韧带肥厚可导致椎管狭窄及神经根受压症状，尤以腰椎 4~5 椎板之间为多见。有时肥厚的黄韧带向前突出还可波及 L_5 椎间孔，挤压神经根，引起坐骨神经痛。

4. 棘上韧带　为连结第 7 颈椎棘突、全部胸椎棘突及腰椎棘突尖端至骶中嵴的一条索状韧带。该韧带以腰椎部较发达，有防止脊柱过度前屈的作用。连接全部颈椎棘突尖端、寰椎后结节与枕外隆突及枕外嵴之间的三角形弹力纤维膜，称为项韧带。

5. 横突间韧带与棘突间韧带　均为胶原纤维构成的短小韧带，分别位于相邻横突与棘突之间，一般颈椎部缺如，胸椎部呈细索状，腰椎部宽厚呈膜状，但在腰骶交界此类韧带较薄弱，甚至缺如，也常合并先天性骨质畸形如隐性脊柱裂。

骶骨与尾骨之间常借软骨相结合。连接椎骨间的韧带，除黄韧带外均甚坚强，当暴力使脊柱过度屈曲或伸展可致棘上韧带、棘间韧带、关节囊甚至后纵韧带部分或完全断裂，仅黄韧带因富有弹性纤维，可以伸长而断裂较少。颈部过伸时黄韧带在其正常的弹性限度内，能够收缩而不皱褶，因此可免致挤压脊髓。20 岁以后，棘突间韧带也可变性出现腔隙或穿孔使两侧相通；特别是 L_4~S_1 之间的韧带。在项韧带部位也可见到纤维软骨样钙化结节及脂肪渗入变性，引起不适疼痛。

（二）椎间盘

1. 椎间盘结构与成分　椎间盘为连结相邻椎体（第 2 颈椎至第 1 骶椎）之间的纤维软骨，计 23 个。椎间盘维持着中轴骨骼的正常功能，它们通过固定相邻的椎体来稳定脊柱并维持其排列。椎间盘允许椎骨间相互运动，从而使脊柱具有柔韧性，同时它还可吸收分布到脊柱上的载荷和能量。椎间盘的结构决定它具有这些多种功能。每个椎间盘均由软骨板（上、下）、纤维环（周围）及髓核（内部）三部分构成（图 36-6），其中纤维环由坚韧的纤维环绕而成，髓核位于纤维环的中央，是较柔软的凝胶状团块。虽然纤维环和髓核共同组成椎间盘，但二者的组成成分和力学特性明显不同。最近的研究极大地提高了人们对纤维环和髓核独特的结构与功能关系的认识，从而更有利于阐明椎间盘的生物学和力学作用力。

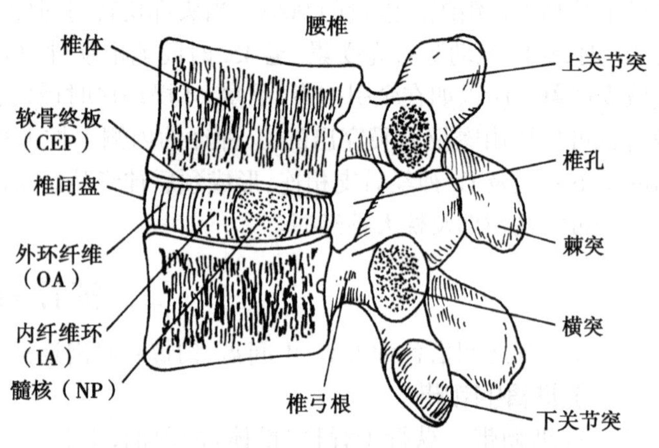

图 36-6　椎间盘的四个组成部分

软骨终板（CEP）；外纤维环（OA）；内纤维环（IA）和髓核（NP）。显示了后部的关节突、棘突及小关节的关节面

(1) 软骨终板：位于椎体上下的软骨面，作为髓核的上下界与椎体分开，其大小形状与椎体的上下面一致，具有承受压力和防止椎体受压的作用（图 36-6）。完好的软骨板对髓核还具有调节其水分留失的作用。儿童和青少年的软骨终板由透明软骨组成，老年人则由钙化的软骨和骨组成。

(2) 纤维环：为环绕髓核周围呈同心圆排列。连结相邻椎体之间，保持脊柱的整体性和稳定性，各层纤维方向彼此交错并借黏合物相连（图 36-6）。包括外纤维环，由环状高度定向排列的密集的Ⅰ型胶原纤维纤维板组成，其中部分胶原纤维插入椎体。较厚的纤维软骨性内纤维环，它由密度较低的Ⅱ型胶原基质组成，缺乏与外纤维环类似的明显的板状排列。

(3) 髓核：是一种富有弹性和韧性的半流体样胶冻状物质，由细纤维网构成，约占椎间盘横切面的 50%~60%。髓核一般位于椎间盘的中部偏后位置，并为周围纤维环及上、下软骨板所封闭而固定（图 36-6）。其位置和形状可随外界的压力改变而改变。髓核的功能在于使压力由上位椎骨传递到下位椎骨，并起着弹性垫的作用。

椎间盘：人体脊柱 23 个椎间盘的高度和直径从颈椎至腰椎逐渐增大，尽管椎间盘的大小不一，它们的基本结构和生化组成却相同。和其他结缔组织一样，它们由稀疏的细胞和丰富的细胞间质组成，细胞间质由大分子物质构成的复杂框架和填充其间的水分构成。细胞合成了这些生物大分子并维持这些分子形成的框架结构。椎间盘结构的完整性和力学特性取决于这些大分子物质和它们与水的交互作用。由于血供仅分布于椎间盘的外周，因此椎间盘中细胞的营养供给和代谢产物的排除必须通过多孔 - 可渗透固态基质的扩散和渗透。营养物质及代谢产物在细胞间质中的转运依赖于大分子框架组成和结构（即孔的大小、孔的形状）及组织间隙中的含水量。含水量则依次取决于带电蛋白多糖的浓度（即道南 Donnan 平衡）。

胶原和蛋白多糖是椎间盘大分子框架的基本构成成分。胶原维持椎间盘的形状和张力，蛋白多糖通过与水的相互作用维持了组织刚度、抗压力和黏弹性。在椎间盘基质成分中，胶原和蛋白多糖的相对含量明显不同。青年个体中，外纤维环胶原含量占其干重的 70%，而髓核中的胶原干重却小于 20%；相反地，儿童外纤维环胶原含量占其干重的比例很少，而髓核中的胶原干重却约占 50%。

2. 椎间盘力学特性　椎间盘特殊的力学性能源自于其独特的结构和组成。纤维环包容位于椎体软骨终板和内纤维环之间的髓核（图 36-6）。纤维环中的胶原纤维穿入椎体骨质中将相邻椎体连接起来，起到稳定脊柱和连接纤维环和椎体的作用。外周板状纤维环的致密胶原交叉折叠抵抗较大的拉伸应力，最大程度地限制椎间盘突出，减少脊柱在轴向压缩和扭转载荷、前后和左右弯曲或轴向旋转载荷下产生的应变。当椎间盘承受长期高水平的轴向载荷时，比如长时期的直立体位（站立），组织实体会将间质水分挤出椎间盘，因此椎间盘的高度下降并且出现椎间盘突出（图 36-7A）。当椎间盘上的载荷消失或减少时，比如睡眠时的横卧位，水分会回流进椎间盘，使其体积恢复。重新获得水分的趋势主要取决于 Donnan 渗透压，并且取决于蛋白多糖的电荷和多孔的有渗透性的胶原蛋白多糖固态基质的弹性。因此可以看到，椎间盘的每个组成部分都有一定的结构和功能，组合在一起后就为整个脊柱提供了柔韧的可动性和稳定性，同时有吸收和分散高载荷的生物力学功能。

纤维环和髓核在椎间盘的生物力学功能上扮演着不同的角色。外纤维环能抵抗拉伸载荷并包绕内纤维环；髓核（正常生理状态下）能提供一道流体静力学屏障以限制它们的形变。由于内纤维环和髓核具有软骨的特性（即以含有较高蛋白多糖成分为特征），以及较高的含水量（70%~80%），因此使整个椎间盘表现出黏弹性行为，包括维持和恢复椎间盘高度和吸收施加于脊柱上的载荷。此黏弹性行为在本质上是双向

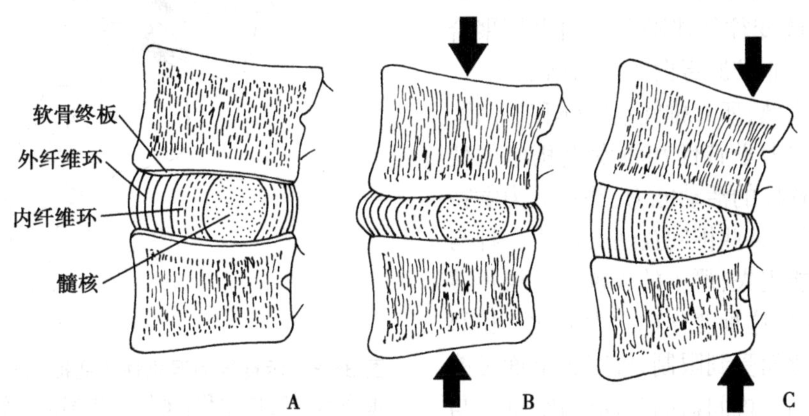

图 36-7　椎间盘的力学特性

A. 显示了运动节段的断面；B. 显示了运动节段在轴向载荷时表现出椎间盘的压缩和膨胀。在这种情况下，在外纤维环产生拉伸应力，在髓核产生压缩应力。由髓核的蛋白多糖和水产生的高液压可以帮助承受轴向载荷。此液压力包括两部分：渗透压和流体静力压。轴向载荷停止后，渗透压使排出的液体回流到椎间盘，因此恢复其高度（A）；C. 显示了脊柱在弯曲时（前屈或后伸和侧弯）是如何引起椎间盘的偏心性形变的，伴有间质液体出入椎间盘的吸入 - 排出循环变化。椎间盘在弯曲时会导致较大的剪切应变。过高的剪切应力可能引起纤维环分层，就像通常在变性椎间盘中看到的一样

的，很大程度上产生于与间质水分的排出和吸入相关的摩擦阻力（见第十七章）。也就是说，在内纤维环和髓核，不太致密的胶原基质允许以较大程度的形变来适应载荷，因此体积发生改变，依次在椎间盘内产生间质液体的流动从而消解能量和黏弹性蠕变。施加在椎体 - 椎间盘 - 椎体运动节段上的扭矩改变了纤维环的形状（无体积改变）同时弯曲和压缩使椎间盘突出、体积改变和终板变形（图 36-7）。

由于载荷产生的力学响应会因纤维环侧后部分或髓核的切除而发生改变。选择性髓核摘除会导致损伤节段的活动度增加，降低椎间盘的高度和刚度，并且增加纤维环的形变。髓核内注入生理盐水至少能暂时增加椎间盘内压力，减少节段活动。这些结果证明去除髓核或单独的纤维环损伤导致液压的丧失，并进一步导致整个椎间盘的载荷 - 形变反应。显然，椎间盘任何一个部分的异常都会影响该部分以及整个椎间盘的生物力学表现。

正常椎间盘的力学功能可总结如下：髓核在静态载荷下主要作为一种液体产生较大的流体静力学压力。部分由于髓核中高浓度带负电的蛋白多糖产生的膨胀压力机制，可维持椎间盘的高度，并对承载和转移载荷的压力增加机制起一定作用。软骨终板相对较高的水渗透性允许以一种统一的方式通过内纤维环和髓核转移载荷。纤维环较高的拉伸模量、刚度和破坏应力显示纤维环非常适合于抵抗较大的拉伸应力。特别是具有最大拉伸模量的外纤维环能在压缩、弯曲或旋转载荷下，最大限度地减轻椎间盘膨胀和降低纤维环产生的应变。相比之下，较低的纤维环模量允许通过双向流动依赖机制达到黏弹性消散。这种液流在纤维环内产生摩擦消散机制，与来自于髓核形变的非依赖的消散机制一起，可能成为整个椎间盘能量消散和“震荡吸收器”的主要机制。

3. 椎间盘的老化与退化 椎间盘的老化包括体积和形状的变化（包括椎间盘高度降低，椎间盘中心部向椎体突出造成纤维环的高度减低和纤维环的膨出），随着骨骼发育而产生的这种变化概率因不同个体和椎间盘而表现各异。随椎间盘组织的显微结构和构成的变化，出现形态学的改变。椎间盘的大小、血供和成分的变化（尤其是蛋白多糖结构、蛋白多糖和水的浓度）在人体生长发育时，并在椎间盘出现退变之前即已经开始。这些早期变化，构成了随骨骼发育而产生的改变的基础，包括退行性变化。从这种意义上讲，椎间盘随年龄增长而发生的变化在出生后不久即已开始。最大的变化发生在 20 岁以后，那时椎间盘的髓核显示出成活细胞数目减少及蛋白多糖与水的浓度降低。这些老化改变往往伴随着蛋白多糖聚合体的断裂和胶原蛋白及非胶原蛋白浓度的增加。

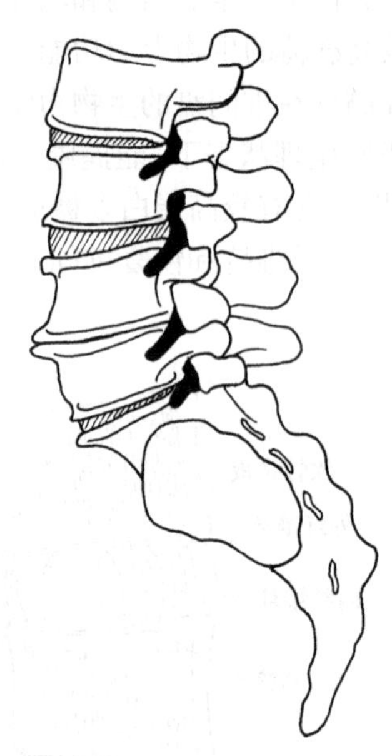

图 36-8 示脊椎的退化性改变提示 $L_{4\sim5}$ 和 $L_5\sim S_1$ 椎间盘的晚期退化，椎体与椎间关节骨刺的形成和骨刺导致的椎间孔狭窄

随着骨骼发育的成熟，所有椎间盘的体积、形状、显微结构、成分及生物力学特性都将发生相应的变化。这些改变会降低脊柱的活动能力，并对其力学特性产生负面影响。另外，某些椎间盘还会产生一种与年龄相关的结构和功能丧失，严重的仅剩下一层很薄的纤维组织与椎体分隔，这种变化称之为退化。相邻椎体之间的活动也因此而受到限制，椎间关节面可能出现退变或进一步加剧。椎间盘的晚期退化，椎体与椎间关节骨刺的形成和骨刺可导致椎间孔狭窄（图 36-8）。

脊柱退化性疾病和椎间盘突出的常见临床症状是由于椎间盘的退变而引起的。椎间盘退变的机制，包括细胞营养下降、活性细胞浓度减小、细胞衰老、蛋白多糖聚合体丢失、基质蛋白改变、酶活性降低、降解的基质大分子堆积和基质的疲劳及其他力学功能障碍。另外，从液压、流体力学和渗透压到达基质的压力可引起支撑负荷的改变更进一步加重了基质损伤。然而，椎间盘突出的最重要的诱发机制可能是细胞营养的降低，因而能够发生椎间盘损伤的累积。强制性体育活动、制动、振动、脊椎变形、吸烟、血管疾病和糖尿病都能够加速椎间盘营养的下降。椎间盘组织结构伴随着老化和退变而发生的变化,最终改变了椎间盘的力学特性。最明显的变化有形变增加、椎间盘内液体静力压和渗透压降低、疲劳周期缩短和抗损强度减弱、流体静力压与渗透压以及与基质承受压力时的受力支撑方式的改变及其双相黏弹特性的改变。椎间盘退变可以通过引发和加剧椎间关节的骨关节炎和椎管狭窄引起疼痛;也可通过释放介质刺激敏感的感觉神经末梢产生疼痛;还可以通过血管和神经的向内生长和增生产生疼痛。总之,纤维环破裂让椎间盘内组织通过缺陷处突出导致髓核突出,椎间盘突出可以通过刺激邻近组织产生炎症以及对脊髓和神经根产生压力而导致疼痛症状和神经功能障碍。

(三) 肌肉与胸腰筋膜

运动脊柱的肌肉,主要分布于躯干骨的前后面,根据其位置及作用特点大体可分为前、后两组;前组位于躯干骨的前面,为间接作用于脊柱的肌肉,包括胸肌和腹肌;后组位于躯干骨的后面及腰椎的侧方,为直接作用于脊柱的肌肉,包括背部和腰椎两侧的肌肉及胸腰筋膜(腰背筋膜)。

1. 背部的肌肉　根据其位置和神经支配,一般分为浅、深两层(表 36-1)

表 36-1　背肌

层次	名称	起点	止点	作用	神经支配	脊髓节段
浅层						
第一层	斜方肌	枕外隆凸,上项线,项韧带及C_7~T_{12}椎骨棘突	锁骨外 1/3,肩峰、肩胛冈	拉肩胛骨向内,上提或下降肩胛骨	副神经及颈神经	$C_{3\sim4}$
				使肱骨内收,内旋及后伸	胸背神经	$C_{6\sim8}$
第二层	背阔肌	T_7~L_5,椎骨棘突及髂嵴后部	肱骨小结节嵴	上提肩胛骨	肩胛背神经	$C_{3\sim5}$
第三层	肩胛提肌	C_1~C_4,椎骨横突	肩胛上角	拉肩胛骨向上内	同上	$C_{4\sim5}$
	菱形肌	C_6~T_4椎骨棘突	肩胛骨内侧缘	提肋助吸气	肋间神经	$T_{1\sim4}$
	上后锯肌	C_6~T_2椎骨棘突	第 2~5 肋角外侧	降肋助呼气	同上	$T_{9\sim12}$
	下后锯肌	T_{11}~L_2:椎骨棘突	第 9~12 肋			
	夹肌	颈韧带及上位胸椎棘突	上项线及上位颈椎横突	单侧收缩使头转向同侧,双侧收缩使头后仰	脊神经后支	$C_{1\sim8}$
深层						
第四层	竖棘肌 髂肋肌	骶骨背面、腰椎棘突、髂嵴后部及胸腰筋膜	肋骨、椎骨横突	一侧收缩脊柱侧屈	同上	C_8~L_1
	竖棘肌 最长肌		棘突及颞骨乳突	两侧收缩脊柱后伸	同上	C_1~L_5
	竖棘肌 棘肌				同上	T_{12}~L_1
第五层	横突棘肌 半棘肌	下位椎骨横突	上位椎骨棘突	单侧收缩使脊柱转向对侧,双侧收缩伸脊柱	同上	$T_{1\sim11}$
	横突棘肌 多裂肌	同上	同上		同上	C_3~S_5
	横突棘肌 回旋肌	同上	同上	使头旋转,后伸	同上	$T_{1\sim11}$
第六层	椎枕肌	位于枕骨与$C_{1、2}$椎骨之间		脊柱侧屈 脊柱后伸	同上	$C_{1\sim2}$
	横突间肌	相邻横突之间			同上	C_1~L_5
	棘突间肌	相邻棘突之间			同上	C_1~L_5

(1) 浅层:位于躯干骨后面的浅部,由浅入深依次为斜方肌和背阔肌;肩胛提肌和菱形肌;上后锯肌和下后锯肌等,除后两块肌肉外,均止于上肢带骨及肱骨。浅层所有肌肉,均由前方(肌节腹侧部及腮弓)转移而来,故由脊神经前支所支配(表 36-1)。

(2) 深层:位于浅层深面,为背部固有肌,包括位于浅面的长肌和位于深面的短肌。由浅入深依次为夹肌和竖脊肌;横突棘肌(包括半棘肌、多裂肌和回旋肌):横突间肌和棘突间肌等。上述诸肌,均由脊神经后支所支配(表 36-1)。

2. 腰椎两侧的肌肉

(1) 腰大肌:位于脊柱腰部的两侧,横突的前方。起于T_2~L_4椎体、椎间盘侧面及全部腰椎横突,肌纤维向下与起于髂窝的髂肌会合成髂腰肌(及腱),经腹股沟韧带深面外侧的肌腔隙,进入股部止于股骨小转子。屈髋关节或前屈脊柱。髂腰肌前面覆有髂腰筋膜,二者间形成密闭的腔隙,由于髂腰肌损伤所致的筋膜下血肿及腰椎结核所致的腰大肌脓肿,均可沿此腔隙向下引流至大腿根部,刺激该肌并引起挛缩,使髋关节呈屈曲外旋位。如压迫腔隙中的股神经,则可导致该神经的麻痹。

(2) 腰方肌:位于腹后壁、腰椎的两侧及第 12 肋与髂嵴上缘之间。内侧邻腰大肌,后邻胸腰筋膜前层及竖脊肌(骶棘肌)。起于髂嵴后部、髂腰韧带及第 2~4 腰椎横突,向上内止于第 12 肋下缘。有降肋(双侧)及侧屈脊柱(单侧)的作用。

腰大肌与腰方肌接受 T_2~L_3 脊神经前支支配。

3. 胸腰筋膜(腰背筋膜) 背部的固有(深)筋膜分为浅、深两层,浅层薄弱,覆盖斜方肌和背阔肌的浅面,深层于腰背部特别发达,呈腱膜状,称为胸腰筋膜(腰背筋膜)。胸腰筋膜于竖脊肌(骶棘肌)外侧缘分为前后两层向内侧包裹竖脊肌。形成竖脊肌鞘。竖脊肌鞘的前、后层向内侧分别附着于胸、腰椎的横突、横突间韧带及棘突、棘上韧带;向外侧与竖脊肌外侧缘愈合成腹肌的起始腱膜;向上方前层附着于第 12 肋下缘并形成腰肋韧带,后层向上移行为项筋膜;向下方两层附着于髂嵴的前后缘和髂腰韧带。行胸、腰段脊柱结核病灶清除术时,常须切断胸腰筋膜及腰肋韧带。

三、椎骨与椎间盘的血液供应

椎骨的动脉为节段动脉,来自椎动脉、肋间动脉、腰动脉的分支和骶外侧动脉等;自各节段动脉发出分支进入相邻椎体的前外侧面。在椎间孔处自节段动脉或其后支发出脊支或椎间动脉,沿脊神经的腹面进入椎间孔再分成三支:背侧支供应椎骨背侧部分,中间支供应包裹神经根的硬膜并穿入供应脊髓,腹侧支供应椎体、硬脊膜前外侧部和硬膜外腔组织。每个椎体从后方可接受四个动脉,每侧两支、上下各一个。

颈椎血液来自椎动脉的脊椎支由椎孔进入分为两支:一支沿神经根进入供应脊髓;一支分为上下两小支与对侧小动脉吻合供应椎体及骨膜。

胸椎来自胸主动脉的肋间动脉分支,沿椎体前及侧方又分出小支即前外侧椎体动脉。肋间动脉的后支又进入椎间孔,分为前支中支及后弓支,分别供应椎体、脊髓及椎弓。

腰椎的动脉由腰动脉供血。腰动脉来自腹主动脉,髂腰动脉或骶中动脉。于椎间孔处分出脊柱前支(腹侧),中间支和背侧支形成椎管内外血管网。腰椎的营养动脉在后纵韧带深面与对侧同名动脉吻合形成动脉丛;椎体中央支数目较少,系由椎体前外侧面及背侧进入为主要营养血管,中央支在椎体中 1/3 平面发出一大支向前直行至椎体中心,呈树枝状、伸向椎体上下端。周围支较短分布于椎体周围骨质 - 椎弓营养血管较少。

椎骨的静脉构成静脉丛,分椎内和椎外两部(图 36-9)。腰椎内静脉系统丰富,有椎管内前后两个静脉丛和椎管外前后两个静脉丛并与其邻近结构相交通。椎管外静脉丛环绕脊柱周围并通过椎间静脉与椎内

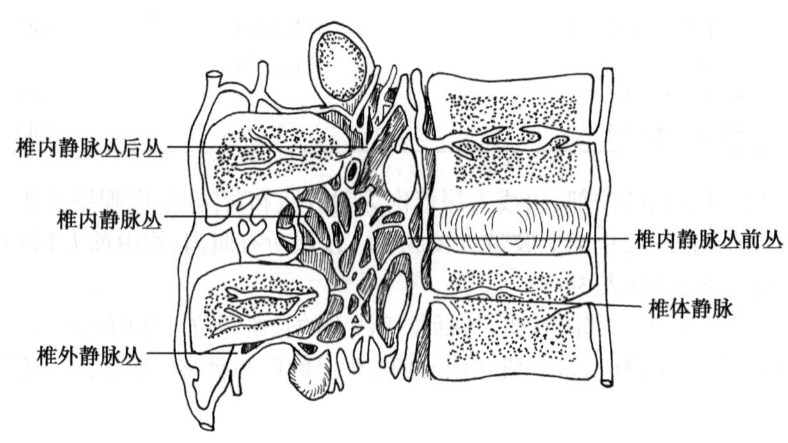

图 36-9 椎体静脉丛

静脉及体壁、肋间和腰静脉等相通。椎管内静脉缺乏静脉瓣尚能与盆腔腹腔血流沟通，而回流至下腔静脉或髂总静脉。

椎内静脉丛经椎间孔和两侧黄韧带间的裂隙与椎外静脉丛相连，还经枕骨大孔与颅内的基底静脉丛相通，所以腹后壁及背部炎症、癌细胞的转移有时可经椎静脉丛蔓延至颅内。血流逆转也使椎管内和蛛网膜下腔脑脊液压力增高，并可刺激神经根产生疼痛。也曾见有因硬膜外麻醉引起脑脊髓膜炎发生的病例。总之脊柱本身动静脉丰富；并在椎体椎管内外形成动静脉丛，所以在椎管内以及椎体手术时出血量较多、除压迫外不易止血。因此在手术前应充分估计需血量、除需少量血可术前取自血补给外，还应备妥足够的血液备用。

胎儿椎间盘的血液来自椎间盘的周围和邻近椎体的血管。椎体血管通过软骨板到达椎间盘而不到髓核。这些血管出生后即发生退行性变化，随年龄增长，深层血管逐渐变少，在正常骨骼发育成熟的椎间盘中，血管分布在纤维环表面，可以穿入外纤维环很短距离。椎体的血管也直接紧贴终板走行，并不进入椎间盘的中央。

紧邻腰椎体前面的大血管为腹主动脉、下腔静脉及其分支和属、支：

1. 腹主动脉及上 4 对腰动脉　腹主动脉沿椎体左前方下行，至第 4 腰椎体平面分为左右髂总动脉。约在第 1~4 腰椎体中部平面，有 4 对腰动脉呈直角由腹主动脉后壁向两侧发出，横越相应椎体前面（右侧）或侧面（左侧）、腰交感干及下腔静脉（右侧）的后方进入腰大肌深面腰动脉的主干营养腹后壁肌肉，发出背侧支后行营养腰部肌肉，其脊支入椎管，参与营养椎骨、脊髓及其被膜。

2. 下腔静脉及上 4 对腰静脉　下腔静脉由左右髂总静脉于第 4~5 腰椎体之间平面汇合而成（位置略低于腹主动脉的分杈部），然后沿腰椎体右前方（腹主动脉右侧）上行。沿途于第 1~4 腰椎体中上部平面，接收左右 4 对腰静脉注入。左侧腰静脉末段为腹主动脉所掩盖，当行腰椎结核病灶清除术剥离窦道周围骨质时，常需先结扎横行于椎体前面的腰静脉，否则，容易损伤它而导致难以控制的出血。

3. 骶中动脉及最下腰动静脉　骶中动脉起源于腹主动脉分杈部的后下方，沿第 5 腰椎体及骶骨前面下降，其起始段为左髂总静脉所掩盖，于后者的下方，向两侧发出左右第 5（最下）腰动脉，横过第 5 腰椎体前面走向外侧。左右第 5 腰静脉呈水平位注入骶中静脉。骶中静脉与同名动脉伴行，比动脉短，向上汇入左髂总静脉。在行腰椎结核病灶清除术时，也易伤及这些血管，故应先予结扎。

四、椎骨与椎间盘的神经分布

脊柱的神经分布，尤其是自主神经的分布对疼痛及血管的收缩功能有一定的影响。当脊神经穿出椎间孔后即分为三支：前支、后支及脊膜支。脊膜支除有来自脊神经节的感觉纤维外还有细支，即交感神经节后纤维的灰交通支与交感干神经节相连，合称为窦椎神经，返回进入椎管又称返支。脊膜支在脊神经分为前支和后支之前发出，在椎管内分为较粗的升支和较细的降支，与相同神经互相吻合构成脊膜前丛及后丛，上方入颅、下方与胸脊髓段相延续，分布于脊膜，椎骨、韧带、关节囊及脊髓血管。在椎间盘后面沿后纵韧带两侧上、下行走跨越两个椎间盘，分布共 4 个椎体。脊膜支可与对侧者吻合，因此每节椎骨、韧带、脊膜受到三个节段的神经分布。脊神经后支的内侧支发出小支分布于椎间关节的上部及下方，以及下位椎间关节的上内侧处，因此每一椎间关节至少接受两个神经节段的分布。

组织学观察其感觉神经末梢在后纵韧带，硬脊膜囊前部、神经根袖、椎管内前静脉丛的静脉壁等处最多，椎骨骨膜及硬脊膜囊的侧部次之，硬脊膜囊后部及黄韧带内最为稀少。这就说明为什么侧隐窝狭窄、椎间盘突出压迫均引起强烈疼痛，而腰椎穿刺时却不敏感。

在正常骨骼发育成熟的椎间盘中，血供和神经支配都很有限。纤维环的表面有单支和丛状无髓鞘神经末梢及包囊状神经末梢，部分有单支游离神经末梢的小神经可进入纤维环的外层。椎间盘纤维环浅层虽可查见游离感觉神经末梢，但纤维环深层和髓核内未发现任何神经组织，神经自含有交感纤维和传入纤维的脊膜支、经椎间孔进入椎管分升降两支，分布于后纵韧带；神经纤维也可到达纤维环表面，但不至纤维环里面，因此后纵韧带及纤维环受刺激时，患者可有疼痛感觉。

脊柱的椎管内、外结构都具有丰富的交感神经分布，血管的痛觉纤维是通过交感干及其交通支传入冲动的。脊柱病变或椎管内结构受卡压致痛与血管的痛觉纤维受波及有关。交感干和重要的交感神经丛的位置与脊柱关系密切，当脊柱或椎旁肿物及脊柱外伤后可波及它们。如前纵韧带深面压缩骨折后血肿刺激，可挤压附近交感神经纤维，使胃肠蠕动减慢导致腹胀。颈椎病、钩椎关节增生对椎动脉周围交感神经挤压牵扯，可导致交感型及椎动脉型颈椎病体征。椎动脉第二段系穿经横突孔管道，在此区内若颈椎或椎间盘退变、钩椎关节增生压迫椎动脉时则影响脑及脊髓供血，位于椎动脉内侧或后面的交感神经束也可受累，出现交感神经功能紊乱症。窦椎神经中含有躯体传入和交感神经两类纤维，其分布范围中的椎间盘和钩椎关节是易退变的结构，当退变失稳时便可影响同序数的窦椎神经干和下位窦椎神经的末梢而引起颈肩痛、并通过反射导致更广泛区域的交感神经紊乱。腰骶椎手术时如损伤了脊柱旁的自主神经或脊神经根内的交感节前纤维，也可造成阳痿及大小便功能障碍，潴留或失控现象。

五、脊　髓

(一) 脊髓和脊神经根

脊髓位于椎管内，呈前后稍扁的圆柱形，借前后两个纵沟分为对称的两半。长约45cm。上端连接延髓、下端终于第1腰椎下缘水平，终于圆锥；自圆锥向下延长为终丝止于尾骨背面的骨膜。脊神经根共31对：即颈节8对、胸节12对、腰节5对、骶节5对、尾节1对。胚胎自第4个月开始脊髓生长速度比椎管逐渐缓慢，因此新生儿脊髓下端平齐第3腰椎，成人则至第1腰椎下缘；因此腰骶尾部的神经根在未出相应的椎间孔之前，有一长段在椎管内走行，并围绕终丝形成马尾。

因脊髓节与脊柱的长度不等，了解脊髓节段所对应的椎骨，对临床甚为重要。粗略的推算法是：颈部和上胸部的脊髓节与同序数椎骨的上一节平对（如第6颈脊髓节平第5颈椎）。中胸部脊髓节与同序数椎骨的上两节对应；下胸部脊髓节10、11、12与同序数椎骨的上三节平对。腰髓平对 $T_{10、11}$；骶髓和尾髓则平对 T_{12} 和 L_1（图36-10）。脊髓有两处膨大区，颈膨大位于 C_4~T_1 区，腰膨大自胸髓第12节起、到腰髓第3节处最粗、向下延伸为脊髓圆锥。

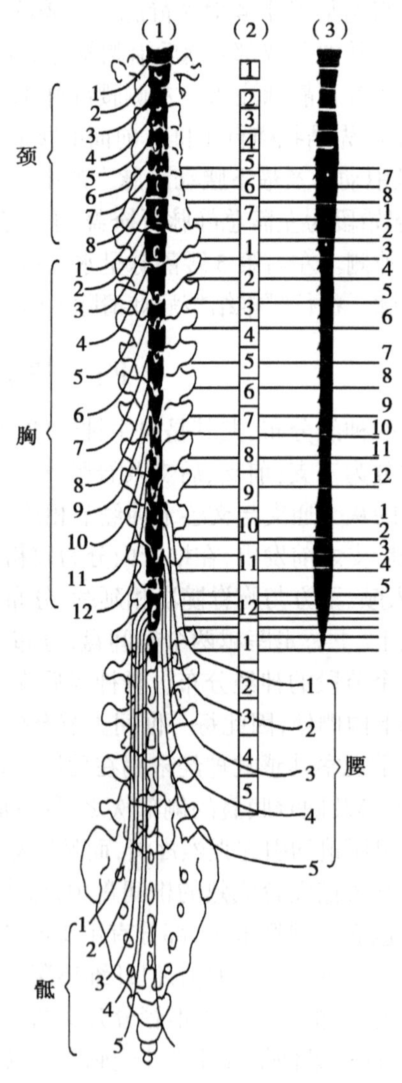

图36-10　脊髓和脊神经根

人类的颈膨大大于腰膨大，二者均分别发出神经根分布于上下肢。第1颈神经根自枕骨与寰椎后弓之间外出，由于第1颈神经无感觉纤维，其后支称枕下神经纯属运动性、支配颈枕之间的小肌肉，并无相应的感觉皮节。第2颈神经自寰枢椎之间外出。第8颈神经自第7颈椎下方的椎间孔外出。第5腰神经出第5腰椎与骶骨之间的椎间孔。除第1、2颈神经位于关节突的后方外，其他神经都在关节突的前方。

脊髓的软脊膜及齿状韧带可使脊髓的弹性模量增大，正常时脊髓本身的重量可使其长度拉长达10%，超过此限度会出现脊髓的变形或断裂。正常时脊髓的折叠与展开能足以满足从脊柱完全伸直到完全屈曲所需要的70%~75%的长度变化，其余部分则由脊髓组织本身的弹性变形来完成。脊髓长度改变的同时伴有截面积的变化，当颈髓由全屈转到全伸位时，横截面积由小变大，从接近圆形变为椭圆形。据称当颈髓矢状径受挤压时，由15mm减至7.5mm时就会出现典型的中央脊髓综合征。脊髓由于齿状韧带向下倾斜的拉力使其悬吊于硬膜内，借此得以平衡脊髓所受的张应力和轴向拉力，保持了脊髓位于近中线处，防止了骨性碰撞或震荡，而硬膜外脂肪和脑脊液的缓冲作用也对脊髓有明显保护作用。

（二）脊髓的血液供应

脊髓的动脉系来自椎动脉、颈深动脉、肋间动脉、腰动脉、髂腰动脉和骶外侧动脉等。除椎动脉发出脊髓前后动脉外、其他动脉尚分出许多根动脉，尤以大根动脉在临床上起重要作用。脊髓前动脉沿脊髓前方下行，达胸段已显著变细，至腰骶段口径又增大；到圆锥下端变细成终丝动脉。脊髓后动脉经左、右后外侧沟下行，于后正中沟两侧其分支亦可互相吻合或包绕后根形成环状吻合。在脊髓前、后动脉之间几乎没有吻合和侧支循环，因此任何段血液供应受阻，均可出现严重神经损伤体征（图 36-11）。

脊髓前动脉在前正中裂下降时分出沟动脉进入前正中裂、左右交替进入脊髓。穿过白质前连合分布于脊髓灰质、前柱、侧柱、后柱基底部及白质前索、侧索深部，每支沟动脉供血范围约 0.4~1.2cm^2，约占脊髓横断面的 2/3。脊髓后动脉沿脊髓后外侧沟下降时，在后根的侧方进入脊髓，分布于后索和后柱，供应脊髓后 1/3 部分。脊髓沟动脉受压则引起类似髓内肿瘤样的症状（图 36-11）。

根动脉均经椎间孔进入，穿入硬膜后分为前后根动脉，只有少数前、后根动脉到达脊髓后分别与脊髓前、后动脉吻合。根动脉中只有 1~2 支较粗称为大根动脉；如有 1 支则多在上腰髓。若为两支，第 2 支多见于颈髓。较大的根动脉多在 C_6、T_9 和 L_2 节段，因此血液供应薄弱区多在 T_4 和 L_1 附近，也是脊髓最易缺血的部位在第 9 胸椎部位的大根动脉，又称 Adamkiewicz 动脉；虽然一般系由 T_9 平面进入，也能在 T_9~L_3 平面的任何一处进入，通常来自左侧。当其进入脊髓后分为上行和下行支，但上行支明显细小。由颈区来的血管流向尾端，而与下胸区来的上行支相会于 T_4 部位（图 36-12）。胸腰段骨折脱位或于左下开胸手术时，

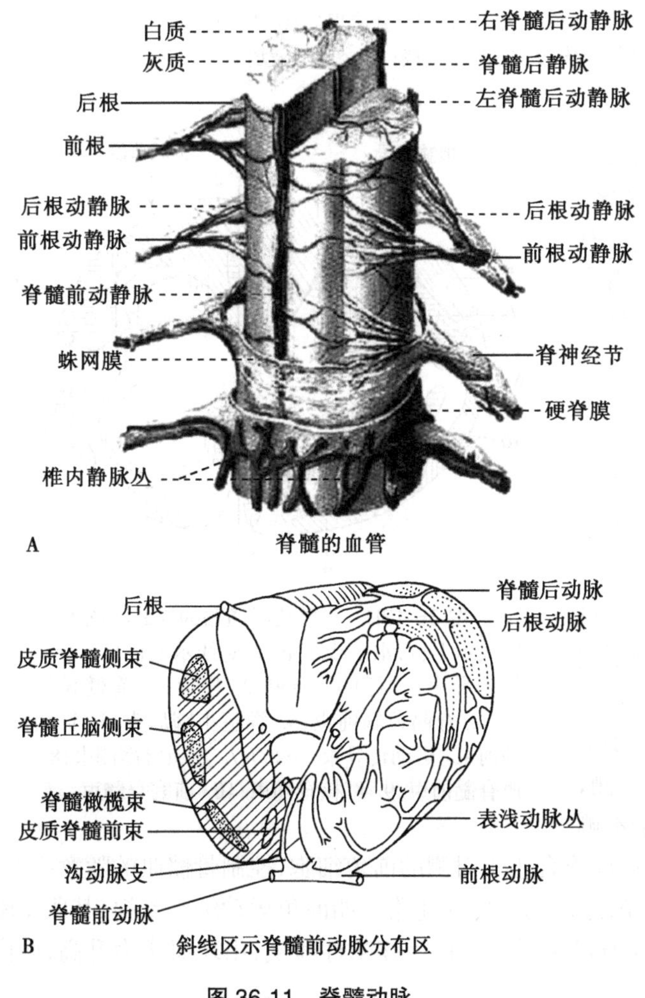

图 36-11 脊髓动脉

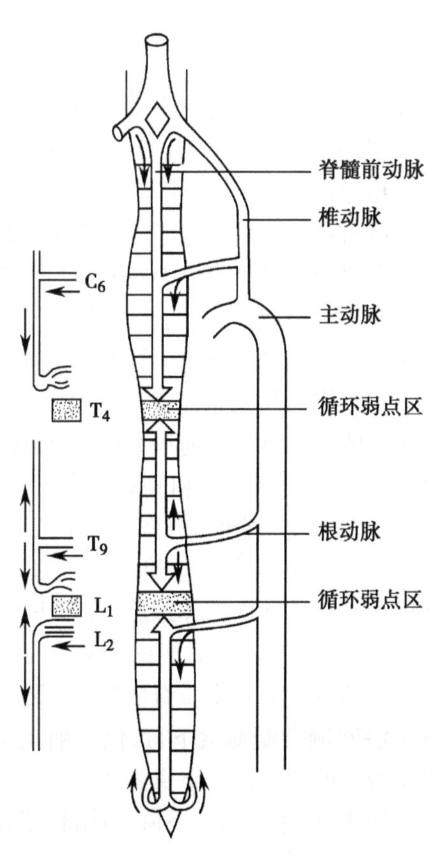

图 36-12 脊髓循环血供

可以伤及大根动脉造成脊髓血运的上行性缺血性障碍，导致截瘫麻痹。脊髓的静脉较动脉多，口径较大，多集中在脊髓后面，前侧方均少。脊髓的静脉主要经脊柱的静脉回流至上、下腔静脉系。

（三）脊髓内部结构

脊髓由中央区的灰质和周边部的白质构成。其横切面依其平面不同可呈圆形或椭圆形。前方有正中裂，后方有后正中沟。中央管周围有H形灰质，前端扩大为前角（柱），后端狭细为后角（柱）。前后角之间的侧方突出部为侧角（柱），在胸骶段较明显。中央管的前后有连接两侧灰质的灰质联合。颈段前后角之间及胸段侧角与后角之间的凹陷部，灰质白质混杂相交成网状结构称脊髓网状核，主要存在于脊髓的上段（颈胸段）。灰质内含大小不等的多极神经元，胞体聚排成群，称神经核。前角细胞属运动性，后角细胞属感觉性，侧角中为小型细胞称中间外侧核，是交感神经节前纤维的胞体。中间外侧核只见于胸髓和上三节腰髓中（图36-13A）。

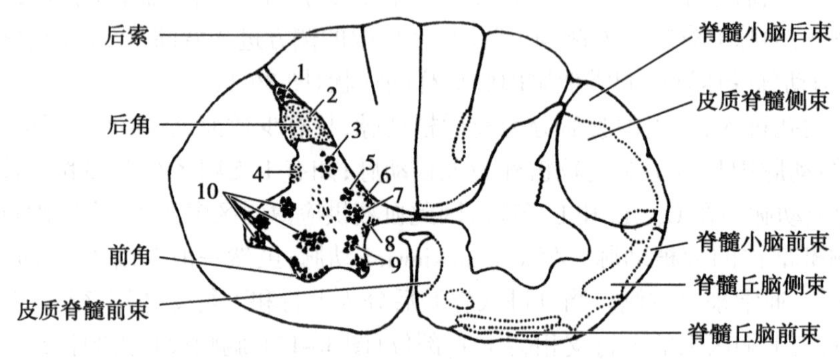

图36-13A C_{7-8}水平脊髓横断面

1. 后角边缘核；2. 胶状质；3. 后角固有核；4. 网状核；5. 克拉克柱；6. 后角连合核；7. 中间内侧核；8. 前角联合核；9. 内侧运动核；10. 外侧运动核

脊髓的白质可分为三个索：前根与前正中裂之间的部分叫前索；后根与后正中沟之间的白质称后索；前根后根之间的白质为侧索。在灰质连合的前方有横越的纤维称为白质前连合。白质中的三个索由许多纤维束组成。纤维束分上行和下行两类，上行纤维束起自后角细胞或后根，上至脑的不同阶段。下行纤维束起于脑的不同阶段止于脊髓（图36-13B）。

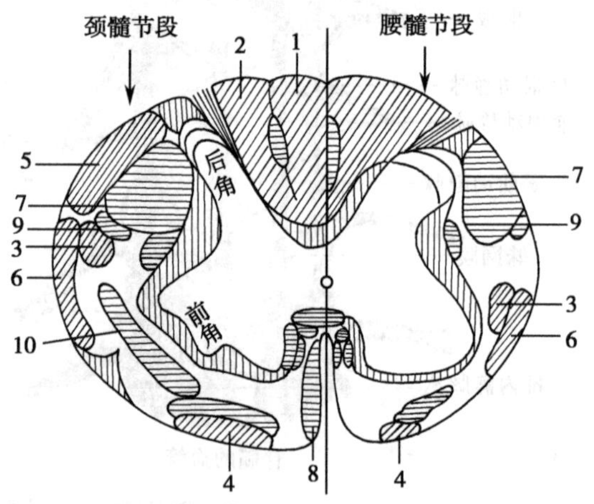

图36-13B 脊髓传导通路的横断面位置

斜线示上行，水平线示下行，竖线示上行与下行。感觉传导束（上行）：1. 薄束；2. 楔束；3. 脊髓丘脑侧束；4. 脊髓丘脑前束；5. 脊髓小脑后束；6. 脊髓小脑前束。运动传导束（下行）：7. 皮质脊髓侧束；8. 皮质脊髓前束；9. 红核脊髓束；10. 前庭脊髓束

脊髓损伤后与临床检查有关的上行传导束有：传导本体深感觉后索中的薄束和楔束；侧索中传导皮肤浅感觉的脊髓丘脑前束和侧束。在下行传导束中主要为侧索中的皮质脊髓束（图36-14）。

皮质脊髓束是人类脊髓中最大的下行束。起自大脑皮质中央前回的椎体细胞，纤维下行在延髓下端大部分经过交叉，进入对侧的外侧索下行，位于脊髓小脑后束的内侧者称皮质脊髓侧束；没有交叉的小部分纤维沿同侧脊髓前索下行，位于前正中裂的两侧，称皮质脊髓前束。侧束下贯脊髓全长，陆续止于本侧的前角细胞。前束一般只下降到胸部，沿途经白质前连合止于对侧的前角细胞，控制骨骼肌的随意运动（图36-14A）。皮质脊髓束和前角运动细胞共同组成随意运动的传导通路。如前角运动细胞受损，其所支配的肌肉松弛、萎缩、腱反射消失呈弛缓性瘫痪；皮质脊髓束受损时产生痉挛性瘫痪，出现肌张力升高，肌肉不萎缩，腱反射亢进等症状。

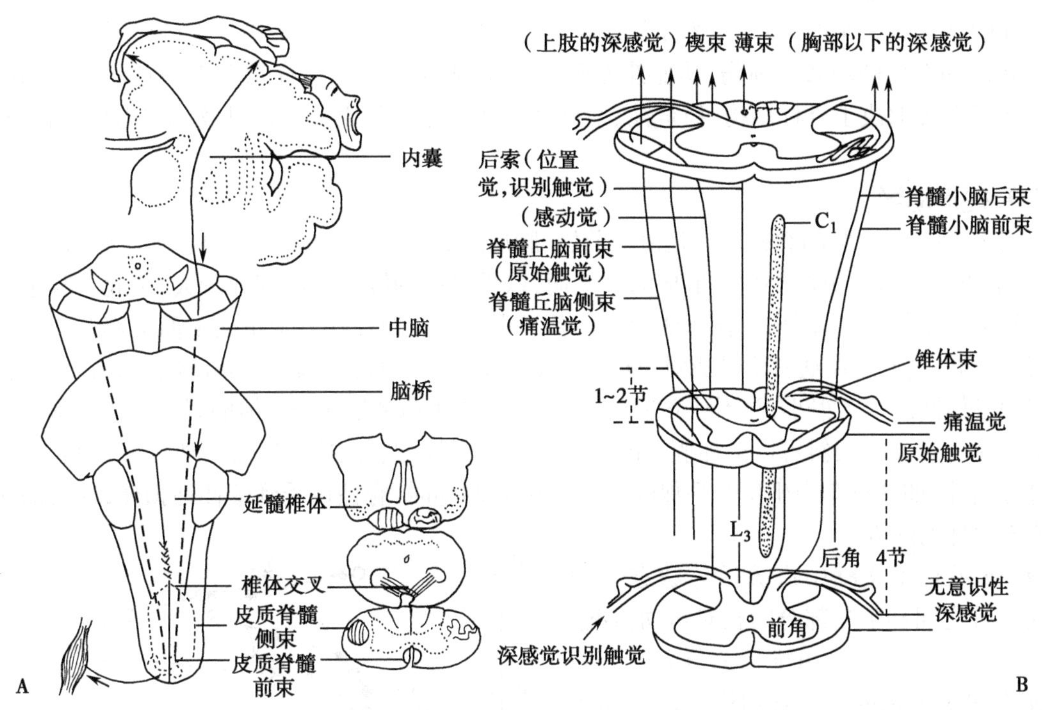

图 36-14 皮质脊髓束

薄束和楔束是后根内侧部纤维在后索中的直接延续。薄束起于第 4 胸节以下的脊神经节细胞，楔束起于第四胸节以上的脊神经节细胞。节细胞的周围突分别至肌、腱、关节和皮肤。中枢突经后根内侧部进入脊髓、在后索中上行，止于延髓的薄束核和楔束核。薄束和楔束主要传导来自肌、腱、关节等周围神经的刺激。薄束传导来自下肢和躯干下部的冲动、楔束传导上肢和躯干上部的冲动，在脑中经过两次中继，最后传至大脑皮质，引起本体感觉，即骨膜、肌、腱、关节的位置和震动感觉，精细的触觉如辨别两点距离和物体的纹理粗细等(图 36-14B)。

脊髓丘脑侧束位于侧索中脊髓小脑前束的内侧，起于后角的固有核，此核接受后外束的纤维，发出轴索向上斜越，经白质前连合到对侧沿外侧索上行止于丘脑。本束传导对侧痛觉和温度觉。单侧脊丘侧束损伤时，表现为损伤平面对侧 1~2 节以下的痛温觉丧失。脊髓丘脑前束位于前索，此束较小，起于后角固有核；接受后根纤维，发出纤维经白质前连合到对侧前索，合成脊髓丘脑前束上行止于丘脑，传导粗的触觉(图 36-14B)。

脊髓丘脑侧束和前束可以分层定位，由内向外依次为来自颈、胸、腰、骶的纤维；其由后外至前内的感觉依次为痛、温、触、压觉。皮质脊髓侧束的分层定位由内向外，依次为到颈、胸、腰、骶部去的纤维。所以支配上半身的纤维在内侧，下半身的在外侧。当脊髓中央损害时，上半身运动较下肢损伤严重。创伤性半侧脊髓横断时，伤侧截面以下的肌肉呈痉挛性瘫痪、本体感觉消失，因皮质脊髓束和后索受损。对侧伤面水平 1~2 节以下，皮肤感觉消失，因为伤侧的脊髓丘脑侧束受损。

脊髓是中枢神经的原始结构，正常状态下它的活动受脑的下行至脊髓的纤维控制。躯干及四肢受刺激后，经过脊髓传达到脑，再由脑的活动通过脊髓完成各种复杂活动。但脊髓本身也可完成许多反射活动。脊髓反射包括躯体反射和内脏反射。前者依刺激部位不同，包括深反射如腱反射和浅反射如皮肤反射及异常的病理反射。后者包括直肠、膀胱、性功能、血管反射及立毛反射等。

六、脊柱的运动功能

脊柱是一个柔性柱体。它能作多种曲线运动变化，这对吸收运动中的能量极为重要。它是由运动环节组成的动态系统，具有四个方面的主要功能：支持、运动、支架和控制。脊柱支持身体体重，承担外部作用力。同时它还有一定程度的活动性和足够的柔韧性，从而可以吸收运动中的能量，在撞击时起到保护作用。脊柱的结构具有保护脊髓、神经以及颈椎动脉的功能。作用于单个椎骨上的躯干肌肉和韧带具有控制姿势和加固脊柱的功效。损伤、功能性障碍、疼痛或者是手术后遗症都会影响脊柱正常功能。健康人的脊柱功能发挥取决于脊柱结构、稳定性、柔韧性之间的相互作用和影响以及肌肉力量、耐力和运动协调性等。

(一) 脊柱运动学

1. 一般运动学　正常的脊柱弯曲是由颈前屈、胸后屈和腰前屈构成的。脊柱的弯曲是由椎骨和椎间盘形状、胸廓以及骶骨终板倾斜自然形成的。然而，骶骨终板的倾斜程度变异较大，由此引起椎骨和椎间盘位置有较大的个体差异，因而脊柱弯曲的个体差异也很大。脊柱在三个正交平面上都有两种类型的运动：平动和转动。这些运动通常都是成对出现的。如椎骨在矢状面的旋转同时伴随着前后方向的平移。

相邻两椎体间的活动很小，并不独立运动，所以脊柱的活动多是几个椎体的联合动作。胸椎的活动因胸廓而受限制。骨盆的倾斜可以增加躯干的成角活动。脊柱的瞬间旋转轴心一般说在椎间盘内，但在保护躯干过分前冲，如在汽车内坐位受到保险带(seatbelt)制动时，脊柱可受到牵伸性损伤，这时的瞬间旋转轴心则位于脊柱的前方。

图 36-15 示意了文献中有关活体状态下脊柱内不同椎骨之间和不同部分的相对运动情况。脊柱运动幅度大小主要是由椎骨关节突关节面的定向和椎间盘决定的。尽管颈椎段以屈伸运动为主，但脊柱可以有相当大的旋转和侧弯运动幅度。屈伸和侧弯主要在颈椎的中部，而轴向转动主要在颈椎的上部。胸椎部分主要是由肋骨形成的胸廓加固的，因此运动幅度较小。腰椎的中段可以有相当显著的侧弯运动，而腰骶段有最大程度的屈伸运动幅度。由于椎骨关节突平面的定位关系，腰椎部分的转动幅度最小。与胸椎比较，颈椎段和腰椎段有较大的灵活性，因而运动中的应力较大，最易发生临床病变。

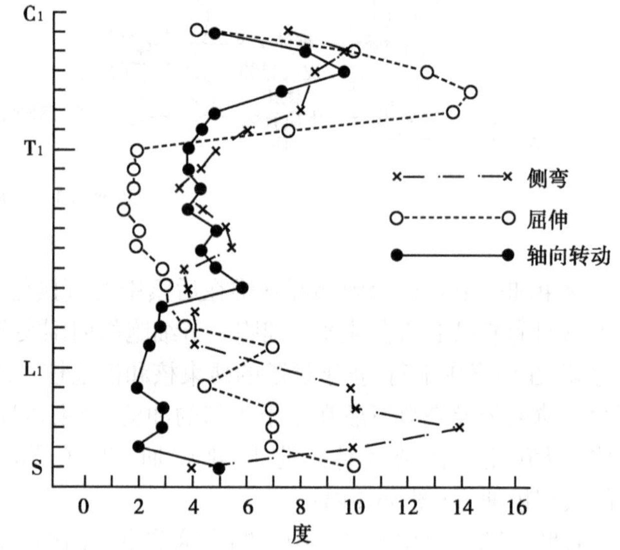

图 36-15　脊柱不同运动环节之间和环节内运动的范围

大多数研究者认为年龄大的受试者的脊柱灵活性较小。例如，有人使用双向倾斜计技术测量了白领和蓝领工人的脊柱活动度，测量人群的年龄范围在 35~45 岁之间。结果表明：年龄大者运动范围小，妇女的颈椎段活动范围略大，男子腰椎段的活动度较大。但并不是所有测量结果都是这样。一份有关美国大工业现状的调查研究结果表明：脊柱的灵活性与以后的背部功能性障碍没有确定关系。然而脊柱灵活性降低结合伤痛或者压痛能非常有效地诊断出脊柱功能障碍疾病。

2. 运动环节　运动环节是脊柱的基本解剖单位。它包括两个相邻椎骨和它们之间的软组织。这一结构有时又称为脊柱功能单位，它是一种黏弹性组织，具有吸收能量的功能。它有六个运动自由度(三个平移自由度和三个转动自由度)(图 36-16A)。由于每一个运动环节包括了两块有六个关节面的骨件以及加固环节的多种韧带结缔组织，因而其运动是复合性的。顺着前后轴向、横轴向或者自转轴向作用，或者绕上述轴转动方向作用于脊柱功能单位的负荷和力矩，不但能引起单纯轴上的运动，而且还会伴随出现多轴上的平移和转动。这种耦合运动行为在大多数功能性运动中都存在，而且受诸如年龄和病理性退化水平(假如有病理性变化存在)等因素影响，个体之间存在较大差异。

将脊柱运动环节划分为前部、后部(也就是前柱和后柱)讨论起来较为方便(图 36-16B)。分隔线紧靠在椎体后面。前部包括椎体、椎间盘和前后纵韧带。以上结构为脊柱提供了主要的支持并吸收撞击时的能量。因此它们能限制脊柱的垂直平移运动。后部包括椎弓、突起和关节突关节。与椎间盘一起控制绕其他轴的运动模式。

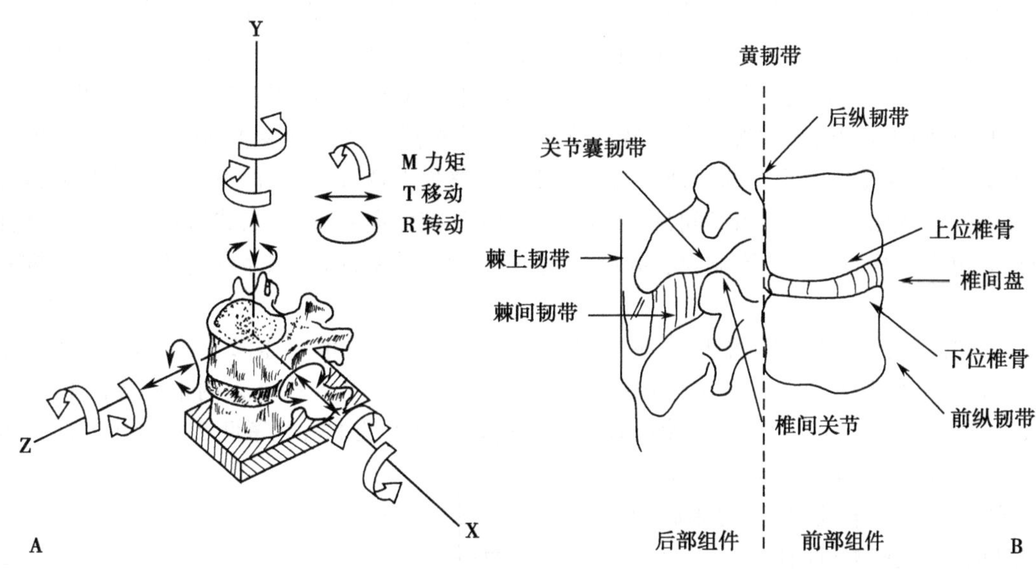

图 36-16 脊柱运动环节

A. 脊柱的基本结构单元 - 运动环节；B. 一个运动环节划分为两个功能性部位

(1) 椎间盘：椎间盘形成了椎体间的主要关节结构。它是脊柱功能单位运动的主要约束。椎间盘由两个形态独立的部分组成。周围部分是纤维环，大约包括 90 多层相互交织的胶状纤维，每层的周缘纤维都垂直向上，而越向内部，纤维的走向越倾斜(图 36-17)。在相邻层，纤维的走向大约相差 30°。这种叠片结构加固了纤维环。椎间盘的中央是髓核。年轻人髓核的 90% 是水，其余部分是由胶原纤维和蛋白多糖组成，它们有固定水分的功能。正常情况下，成年人的椎间盘是没有血管的，但椎间盘的软骨终板微结构中有血管生长，从而使得椎间盘中的髓核形状、椎间盘的化学和物理行为改变。

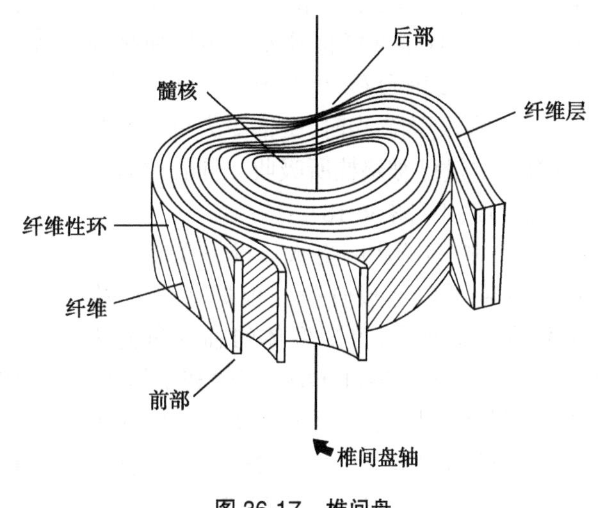

图 36-17 椎间盘

年轻健康人椎间盘髓核中的正压力随脊柱承受的负荷量增大而增大。其压力大约相当于 1.5 倍的终板受力。椎间盘在较低压缩负荷作用下活动灵活；而在较大负荷作用下，能够抵抗较大阻力。所有哺乳动物随着体重增加，椎间盘的面积也增加，这一事实反映了椎间盘起着重要的承载作用。

许多研究都曾报道了椎间盘高度、椎间盘膨胀程度、受压和运动灵活性之间的关系。当椎间盘承载时，髓核变形并将受力传递到纤维环上在轴向受压时，增大的椎间盘内压力是由环状纤维张力对抗的，有点像鼓起来的汽车轮胎。常常也会出现椎间盘狭窄现象。为了描述椎间盘内部位移，可以采用负重前后的矢状面 X 线成像技术拍摄下不透射线的髓核位移情况。这种方法对脊柱的正常运动几乎没有妨碍。在活体椎间盘受压情况下，椎间盘是以向前位移为主。脊柱屈曲运动时，髓核是向后移动的，而纤维环是向前移动的。在脊柱伸展时，髓核是向前移动的，而纤维环是向后移动的。去髓核的椎间盘在受到压缩应力和脊柱做屈曲运动时，胶原纤维环外壁向外凸出，内壁向内凸出。

脊柱屈曲、伸展和侧弯都会引起髓核的微小位移。脊柱在侧弯、压缩和屈曲联合运动时，髓核受到不对称的旋转性负荷作用，最易脱出。腰椎段运动环节仅能够抵抗 156N·M 的极限弯曲力矩和 620N 的极限剪切力联合作用，远远小于所能承担的压缩负荷。运动环节的后部结构能够承担 2.8kN 力，椎骨中的矿物质含量是腰椎运动环节所能承担的极限力量的较好预测指标。大约有 35% 力矩阻力是由椎间盘提供的，其余部分是由运动环节后部和韧带提供的。因此,运动环节后部结构的任何微小损伤都会增大椎间盘受伤的危险。已有数例研究报告指出:为了保证脊柱的稳定性,在外科手术时,髓核是不能做任何切除的。

增加椎间盘的液体成分就会提高椎间盘的硬度。椎间盘和椎体被透明软骨终板分隔两边。软骨终板的状态会影响到椎间盘的营养情况。营养液和体液穿过终板或环状纤维渗透到椎间盘,由于椎间盘自身没有血管组织,其机制是极为重要的。糖类物质主要通过终板渗透,而硫酸盐类离子主要是通过纤维环渗透。渗透过程受物理因素影响。当椎间盘上的载荷增大时,液体向外流出,当载荷减小时,液体向内流入。椎间盘的营养也受终板通透性能影响,吸烟或震动会降低营养效率,而动态体育活动能够提高椎间盘营养效率。

一般认为当作用于脊柱的压缩应力减小时,椎间盘厚度增加;椎间盘渗透压减小使得水分流向椎间盘内。如果椎间盘内压增大就会出现相反的结果。据报道:一个人在一天内椎间盘的总变化幅度在6.3~19.3mm,均值为15.7mm。一个人的身高在晚上平均要比早上低1%;儿童低2%;老年人低0.5%。50%的总高度变化大约发生在直立时的前两个小时。因此,对大多数人来说,早上起床后的两个小时是椎间盘代谢的关键时间。

腰部是躯干的主要负重区。体重70kg者,第3腰椎间盘的内压力,据测量是70kg,几乎等于测量水平以上体重40kg的两倍。当身体前屈加大转动力矩后,椎体间盘的负荷也相应增加。坐位时肌肉松弛腰部的负荷量比直立时为大。坐位时腰部挺直骨盆前倾增加腰前突,可以减少腰椎负荷,但仍比站立位时大。坐位腰后垫枕挺胸斜靠时,腰部受力可显著减轻,因部分重量已被垫枕所吸收。仰卧位时腰椎间盘受力最小(图36-18)。

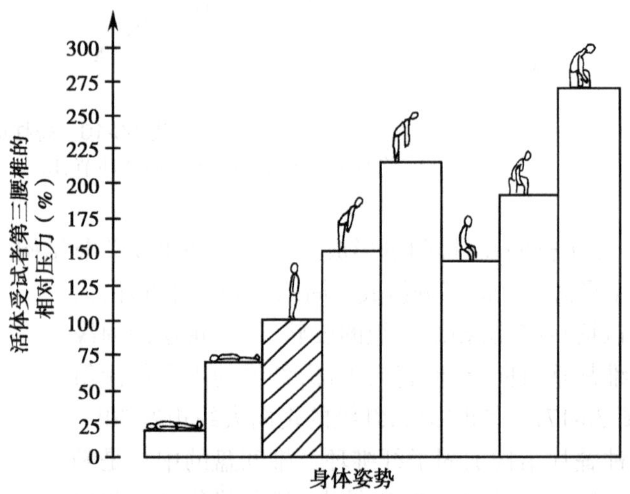

图 36-18 不同躺姿、站立姿势和坐姿情况下椎间盘对于直立姿势时的压力强度变化

负重对腰椎的影响更大。椎体受到一定量的压力后可以造成骨折。根据成人L_1椎体标本的实验研究,得知椎体的临界负荷为5000~8000N左右(Eie,1966)。年龄和椎间盘退变程度是影响间盘负荷量的因素。正常椎间盘的抗压强度常大于椎体,因此临床常见椎体骨折而间盘无恙。受压的椎体和软骨板达到骨折的临界点时,如立即解除压力,椎体可以复原;但于再次受压时,有可能易于骨折。近年来研究证明受过压力的这些正常椎体确已有微细骨折存在(Hansson,1977)。举重或提重物是增加负荷的方式,这种动作与以下几种因素有关:①物体的重心与脊柱运动中心的距离;②脊柱的弯曲和旋转的程度;③物体的性质、大小、形态、重量和密度。如把物体由远移近身体,可以缩短腰椎的转动力矩则负荷减轻。搬重物时采用挺腰屈膝,然后伸膝的方法并缩短转动力矩可以减轻腰部负荷。

还有一些研究者建议:完成重体力劳动的人应该有一段平躺休息时间。劳动负荷较大会使椎间盘产生较大的蠕变,蠕变与椎间盘较长时间的、较大负荷的承载有关。健康人的椎间盘蠕变较慢,而退行性椎间盘蠕变相对较快,而且吸收震动的能力也较差,因此椎间盘退行性变化会增大背部功能性障碍的发生率。椎间盘的物理变化(如脱出)也是因为腰椎运动环节承受了较高的旋转负荷所致。在人体振动实验研究中,已经确定了腰椎段的运动特征和自振频率。腰椎段运动环节的组织在全身5Hz自振频率运动中有最大的受伤可能性。许多交通工具的工作频率都接近于人体自振频率,因此,汽车司乘人员最易患腰背损伤疾病。负荷与承受振动作用时间关系是一条典型的疲劳曲线。当负荷超过70%时,实验样品仅仅只能承受几次振动;当负荷低于30%时,几乎所有实验样品都能承受5000次以上的振动负荷而不出现疲劳现象。在轴向压缩力作用下,骨折总是先出现在终板位置,纤维环不会损伤。腰椎承受重复性屈曲负荷和周向扭转负荷会使终板、关节平面、纤维环以及关节韧带等过早出现损伤。

压缩力引起的椎间盘损伤会加重它的退行性变化。退行性病变的椎间盘稳定性差和向外凸出增大。这时的椎间盘性能就像一个厚壁圆柱筒，而不是一个压力腔，作用于髓核上的应力就成为较大的压缩应力，而不是相对较小的拉伸应力。髓核也会出现严重的扭曲。无髓核纤维环和施行过化学核溶解疗法(chemonucleolysis)的纤维环也会出现类似的变化。

腹内压：多年来，人们一直认为腹内压在脊柱生物力学中起着重要作用。在提拉动作，物体重量与胃内或者直肠中测量的腹内压成线性相关关系。腹内压与躯干用力之间的相关关系是腹内压能够降低躯干负荷的思想基础。腹内压起着支持脊柱的作用的信念已经成为屈体练习和举重时束腹和系支持带的依据，据测试一个提起 80kg 的重物时，腰椎间盘所受的重力约为 10 000N，实际上已超过椎体骨折的临界线。但是举重运动员能举起数百公斤重量而无骨折。一些人提出：支持脊柱和减缓脊柱内压力由胸腰筋膜承担，而另外一些研究者却认为以上理论反映的解剖学假设不准确。

假如没有腹壁肌肉活动和紧闭声门动作，是不可能增大腹内压的。而与这些肌肉收缩相关联的付出是不能不考虑的。伸肌力和腹内压产生的力矩并不能抵消脊柱内压和腹肌活动产生的屈肌力矩。为了提高腹内压，体前肌肉必须收缩产生一个屈曲力矩。瓦耳萨耳瓦手法(Valsalvamaneuver)能够使腹内、外斜肌收缩，而腹直肌收缩程度极小。至今还没有直接的证据支持躯干用力时，腹内压能够减轻背肌张力和椎间盘压缩负荷假设。而与日俱增的是一些否定腹内压能提供伸展力矩从而可以减缓背肌活动观点的研究材料。但在极限外负荷作用下，腹内压有加固躯干、保持稳定性的重要功能的观点却是认同的。

(2) 椎体：当健康人体的脊柱运动环节上作用一个单纯的压缩负荷时，在脊柱功能单位内发生的平移运动会使两个椎体距离靠近一些。压缩损伤首先发生在运动环节的终板，然后是椎体，再后才是椎间盘。在承受压缩负荷时，终板中心处的压力要比外周压力大些。这种压力向心集中的趋势常常会导致髓核与终板分离。但正如前面指出的，脊柱功能单位负荷引起运动环节损伤要比其他类型负荷引起损伤大得多。这是因为椎体在自然发育和生长中就是设计来承重的，椎体的上、下面以及椎体内部结构也反映了这一特征。

如果椎体仅仅只有外层的密质部分，它就不会承受足够大的纵向压缩负荷，它就会像一个纸盒子一样被压扁。这里还是用盒子作比喻，我们可以使用支杆加固盒子的外层，就像盒子上、下两面之间的支柱一样。支杆可以承受极高的纵向压缩负荷但不会弯曲。当给盒子再增添一些横梁时，盒子的受力强度进一步提高。在负荷作用下，横梁起着将支杆约束起来的作用，从而可以使得支杆不会发生变形，也防止了盒子的塌陷。

受伤引起的椎体损伤类型与脊柱是屈曲承载还是伸展承载有关。屈曲承载时易引起骨小梁稀疏的椎体前部破坏，这一现象的发生可以用沃尔夫定律(Wolff law)修订的基本结构解释(图 36-19)。其中倾斜走向的骨小梁向上下两个方向延伸辅助承载。这些骨小梁在椎弓根处汇合以抵抗牵拉张力。骨小梁向上下关节突关节面扩散支持作用于关节面上的压缩负荷和剪切负荷，也向外侧扩展到达棘突，承受作用于棘突上的牵张力和弯曲力。此外，活体的椎骨中充满了血液，它们起着液体吸震器的作用，同时也能够提高椎骨的承载能力。

压缩试验研究表明：无论是男子或女子，随着年龄增大，椎体承受的负荷和应力降低。但由于 75 岁以上人群中，男子要比女子椎体横截面积大，因而男

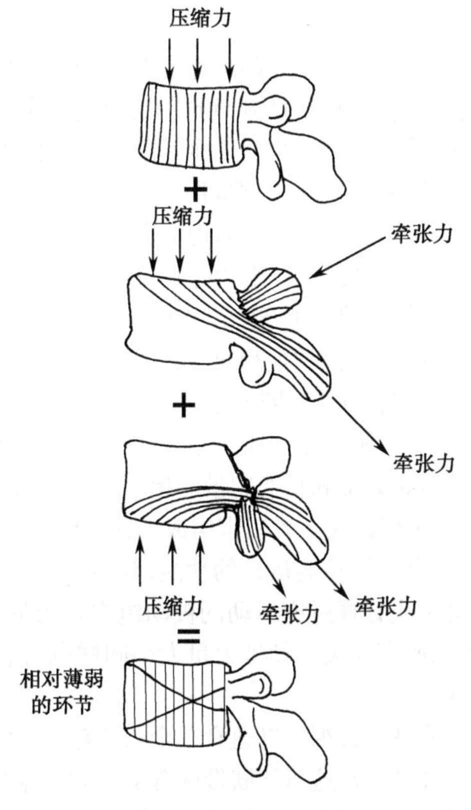

图 36-19 椎骨的骨小梁走向

子的极限承载能力比女子大。由于骨膜的持续增长,男子的椎体呈现出显著的横截面积和尺度增大。负荷引起骨损伤率随着年龄增大而增大。这一现象在老年人身上表现尤为显著。由于老年人受骨质疏松症影响,骨的力量下降,造成骨的体积缩小,骨的体积与造成骨折的负荷量成反比例关系。因此测量骨重量并不是评定支撑性骨的能力(即刚度和应力)的唯一生物力学指标,在综合描述骨结构特性时,应该考虑加上骨密度这一指标。

(3) 椎骨后部要素和椎间关节(关节突关节):脊柱运动环节的后部要素就是构成椎弓的部件:椎弓根、椎弓板、椎间关节以及棘突和横突。棘突、横突、副突和乳突是肌肉附着点的作用力杠杆。最长的杠杆是横突和棘突。腰椎段上作用的每一块肌肉都是附着于运动环节后部组件的某处。作用于棘突和关节突上的肌力最终都被传递到椎弓板上。因此,疾病、损伤或手术原因造成椎弓板强度减弱也会使腰椎的稳定性降低。

椎弓根将作用于后部组件上的所有力(如肌肉牵拉力和弯曲力)传递到椎体上。如果椎骨向前滑移,椎骨上的下关节突的移动就会被下位椎骨的上关节突阻止,它们之间的作用力也会被传递到椎弓根。此外,作用于腰椎上的所有肌肉向下牵拉时,其作用力也会通过椎弓根被传递到椎体上,椎弓根被迫弯曲,椎弓根下部受到压缩,椎弓根上部受到牵拉。椎弓根是厚壁式圆柱体,生来就是承受这种力矩作用的。

上下关节突之间的椎弓板是关节的一部分,即关节内部分,椎弓板通常在此处加厚,使得它能够承受较大的弯曲力量。可能是由于颈椎骨较薄的缘故,这些部位最易出现疲劳性(应力性)骨折或脊椎炎。这类骨折一般能够通过纤维生长修复,但运动环节强度减弱,受伤部位椎骨逐渐前移。这类脊椎疾病到底是由屈曲运动引起的还是由伸展引起的,目前还没有定论。但脊柱在超负荷伸展运动过程中,负荷最易通过关节突关节传递力量,由此在关节内部引起等量的应力作用,最终导致脊椎炎发作。

关节突之间的关节也被称为椎间关节。上下关节突形成的这些关节面是透明软骨。椎间关节的主要功能是引导运动的方向。在颈部除上两颈椎关节面为水平位外,其他颈椎关节面与横切面成45°角,而与冠状面平行。因此 C_3~C_7 后关节允许屈曲、伸展、侧弯及旋转。胸椎关节面与横切面成60°角、与冠状面成20°角,因此允许侧弯、旋转和一些屈曲、伸展活动。腰椎关节面与横切面成90°角、与冠状面成45°角,因此这种排列仅能作屈面、伸展及侧弯、几乎无旋转活动。以上仅是一些正常人的近似值,自然还存在一些变异现象。

椎间关节尚有一定的负重作用,在抵抗扭转力矩和剪切力时有着重要作用,同时也有抵抗压缩负荷的功能。根据体位变换其负重剪力可达负荷重量的0~30%,特别在过伸体位时明显(Kingetal,1975)。椎弓与椎间关节负重时的重要性可在脊柱崩解、峡部裂和椎间关节异常情况时,因压力造成疼痛及滑脱来证明。正常情况下,腰椎的椎间关节和椎间盘一起承受大约80%的扭转力,椎间关节占其中的一半,其余的20%是由被动受力的韧带结构提供的。

在剪切力和纵向压缩力作用下,负荷也是由椎间关节与椎间盘分担的。一旦切除单个椎间关节的连接,可承担的负荷显著下降。椎间关节所承担的负荷大小与运动环节是屈曲运动还是伸展运动紧密相关。坐姿下的腰椎段前屈使得椎间关节几乎没有支撑作用,受力很小,而椎间盘受压却要比站立姿势下高得多。腰椎屈曲度增大能降低椎间关节的负荷承载能力。

(4) 韧带:附着于脊柱的七条韧带可以分为三个系统。与运动环节没有对应关系的纵韧带系统包括前纵韧带、后纵韧带和棘上韧带。运动环节的纵韧带系统包括棘间韧带、横突间韧带和黄韧带。关节或关节囊韧带系统仅由关节囊韧带组成。在脊柱的头尾部,还有一些特殊的韧带相应连接到头颅和髂骨上。

韧带有协助控制运动的功能,是运动环节结构稳定性的关键因素。韧带还是基本的牵张性负荷承载结构,是防止脊柱过度运动的被动组件。韧带是黏弹性体,也就是说它们的变形大小、受伤类型与作用负荷的变化速率有关。韧带力量大小同样也与它们的变形大小有关,周期负荷的重复作用能够造成疲劳性韧带损伤。

后、前纵韧带纵向贯通脊柱全长,有进一步加固椎体和椎间盘的功效。它们在各个层次水平上都与椎间盘相互连接着,这两条韧带内有丰富的痛觉神经末梢。前纵韧带的牵张力量大约是后纵韧带的两倍。

其他韧带都起着支持和连接椎骨后部组件的作用。功能最重要的是黄韧带,它将相邻椎骨的椎弓板连接起来。脊柱的韧带主要由胶原纤维组成以减少其延伸性，但黄韧带却含有大量的弹性纤维，弹性极高，与其他韧带相比也强大有力。黄韧带的弹性性质使得它能在脊柱屈曲时伸长，在脊柱伸展时缩短，借以保持一定的张力。只有在显著的屈曲运动中，黄韧带才可能发生永久性损伤。黄韧带通常都有 6%~15% 的牵张应力。当脊柱发生严重的退行性病变时，黄韧带增厚，丧失弹性。在脊柱伸展运动过程中，由于黄韧带凸入椎管内，造成椎管腔狭窄。

棘突的尖和缘是由棘间韧带和棘上韧带连接的。由于这些韧带远离椎间盘，因此它们的作用力臂较大。这些韧带是对抗脊柱屈曲的重要结构。而黄韧带和胸腰筋膜是抵抗脊柱屈曲的最重要结构。而位于腰骶结合处的髂腰韧带也具有抵抗脊柱屈伸和轴向旋转的重要作用。横突间韧带连接着椎骨的横突。关节囊韧带有限制椎骨间关节的位移功能，像其他关节一样，它们内含丰富的痛觉神经末梢。

(二) 特化的脊柱功能单位

1. 颈椎　头的运动姿势几乎没有任何限制，每一种运动姿势都是由颈肌不同组合完成的。棘突在 C_3 到 T_1 或 T_2 区间增长，这是一种形态学适应变化，这一区段的椎骨要抵抗头部固定负荷的逐渐增大力矩。棘突越长，附着肌的力臂越长。

在 C_1~C_2 椎骨，关节面的方位几乎是水平横向的；在 C_2~C_4 段，关节面与纵轴之间的夹角大约为 45°，一直到 C_7，T_1，关节突关节面的方位近似维持这一角度不变。在 C_3 到 C_4 以下，关节突关节盘几乎与矢状面垂直，但在 C_2 到 C_3，关节面却有 10°~20°左右的侧面向下倾斜。寰枕枢复合关节（包括颅骨、寰椎、枢椎的椎体和齿状突）连接较为紧密，是一个特殊的关节，由于头和躯干之间没有椎间盘，能够有大范围的相对运动。在 C_3~C_7，主要完成屈伸运动，这一区段的椎骨也有最大范围的侧屈活动。轴向转动主要在 C_1~C_2 区段。

整个颈椎和头枕部的 60% 轴向转动是由上部区域（枕部到 C_1，C_2）完成的，其余 40% 转动是由下部颈椎（C_3~C_7）完成的。头枕部和 C_1 区域的轴向转动要求一个枕骨髁在 C_1 关节面上向前滑动，对侧的关节髁向后滑动。由于枕骨髁深深的陷在关节窝中，因此这样的运动较难。相反，轴向转动是 C_1~C_2 的主要功能，由于瞬时转动轴非常接近于脊髓，因此颈椎转动时与脊髓没有任何冲突。切断翼状韧带后，头枕骨与 C_1 关节之间以及 C_1 与 C_2 关节之间的运动幅度都增大了。

在头颈作屈伸运动时，椎骨之间有滑移，头枕骨相对于 C_1 的屈伸运动大约是绕枕髁球状曲面的中心轴。由于齿突前面是曲面，因此，在以上运动中同时包括了 C_1 前弓的向前平移和微小的向后移动。施加外部力量能够增大充分屈曲或伸展的头颈运动幅度（图 36-20）。屈伸运动主要发生在颈椎中段，C_5 和 C_6 是脊柱炎的多发部位。在伸展时，上位椎体的后下部区域靠近下位椎骨的椎弓，突入到颈椎腔内，挤压椎管使矢状轴方向的直径变窄 1~2mm。后纵韧带和黄韧带在脊柱伸展时松弛，在屈曲位时被拉紧变薄。椎管矢状轴向的直径在伸展位时要比屈曲位时小 2~3mm。正常的脊髓本身功能能够适应这种变化。但在年老退变或椎管内出现骨性突起物及椎管发育性狭窄时，脊髓将受到损害。颈椎的活动，旋转功能及退变情况是对颈椎手法按摩及旋转推拿时应予重视的问题。由于脊髓在伸展时的作用要比屈曲时的作用小，这是脊髓在伸展位要比屈曲位粗的重要临床依据。椎管在寰椎轴水平最宽，而在 C_5 水平变窄，C_4~C_7 的矢状轴直径一般为 17mm。而横轴方向的直径为 30mm（在前后面 X 线片上测量椎弓根之间的距离）。

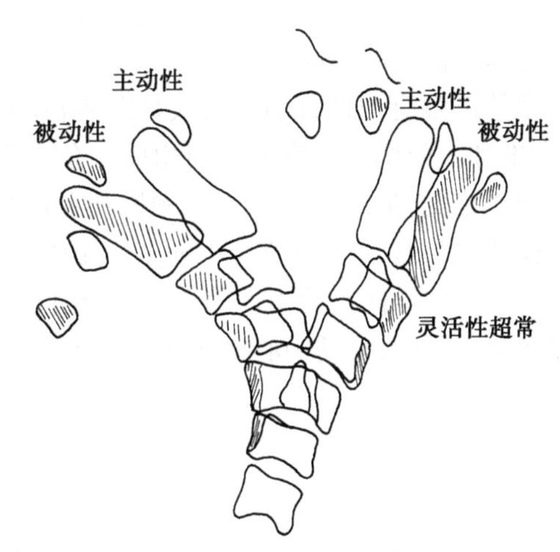

图 36-20　主动性和被动性颈椎运动图示

脊柱充分伸展时可能引起椎间孔较大程度的收缩闭合，由此可能造成椎间盘疝和骨赘侵入椎管内，患者手臂麻木病症也明显加重。在枕骨和 C_1 区间只有很小范围的侧弯，这是因为翼状韧带有绕齿突的旋转作用力，而这一作用效果反过来又造成横韧带的牵张。当上颈椎遇超伸展外力时，常自相对的枢椎侧块椎动脉孔根部即峡部与椎弓棘突断裂分离。由于在此部位的轴向压力，由上到下呈漏斗状在枢椎平面则合并为一条力线，当通过峡部时再与过伸暴力合并作用于齿状突形成合力，使其在矢状面上绕横轴旋转；由于椎体前方压力及后方张力集中于峡部薄弱处导致枢椎骨折。因此区形状特殊，也是颅骨与颈椎关节的转移部位。

C_3~C_7 椎骨的椎孔较大，它们的侧弯和转动幅度都较小。在脊椎的模拟屈伸运动中，低、中段颈椎的矢状面平移运动幅度最大。中段颈椎有明显的运动模式耦合特征，即脊柱侧弯与轴向转动是耦合关联的，受软组织牵拉或者椎间关节面定向的影响，棘突总是指向脊柱侧弯的对侧面。脊柱在侧弯时，瞬时转动轴定位在上位椎体。脊柱旋转时，椎骨突起和椎间关节起着约束限制运动的作用。由于椎间关节盘垂直于矢状面，在脊柱旋转时，这些关节要么打开些（如在右侧轴向转动时，右侧关节打开），要么同时完成耦合性侧弯。

2. 胸椎 胸椎是活动度较大的颈椎和腰椎之间的过渡。胸椎的刚度较大，对肺和胸廓的力学活动有利。低位胸椎的椎体和椎间盘都较大。椎间关节面的空间方位定向是由上到下逐渐变化的。在个体身上，胸椎关节面的方位可能在 T_7~T_{12} 区间突然发生改变，与腰椎关节面方位一致。在脊柱屈伸运动时，上位胸椎部大约有 4° 的运动幅度；中位胸椎部大约有 6° 的运动幅度；而下位的每一块胸椎大约有 12° 的运动幅度。脊柱侧弯运动时，上位胸椎部大约有 6° 运动幅度；而最低位的两个胸椎大约有 8°~9° 运动幅度。轴向转动时，胸椎上半段的总转动幅度约为 8° 左右；而最低位的 3 个胸椎之间各有 2° 运动幅度。

胸椎侧弯和轴向转动之间的运动耦合异常可能与脊柱侧凸畸形有关。在上位和下位胸椎段，两种运动之间存在着强烈的耦合关系，而在中段，耦合模式极不确定。尸体研究表明：全部的六个运动自由度都有一定程度的耦合模式变化。

3. 腰椎 腰椎与髋相连，承担着躯干运动的主体部分。腰椎段的屈伸运动范围较大，这是因为腰椎的椎间盘较大，椎间关节对运动没有约束限制作用。腰椎在矢状面上的平移运动常常被用来评定腰椎的稳定性。在无任何病症的受试者身上，正常的腰椎在矢状面的前向平移量可以达到 2~3mm，甚至更大些。一些研究报道指出：在 L_3 与 L_4 和 L_4 与 L_5 之间，平移量可达到 5mm；在 L_5 与 S_1 之间可达到 4mm，都属正常。

腰椎有几种运动耦合模式，如轴向转动与 y 轴正向平移之间的耦合；轴向转动与三自由度平移之间的耦合以及轴向转动、侧弯与屈伸运动之间的耦合等。由于脊柱是以矢状面对称的，不可能发生脊柱轴向转动与矢状面上的运动耦合。实际中偶尔出现的这种耦合运动完全是因为椎间关节面不对称、椎间盘变性或肌肉的非最佳控制所致。

腰椎的最强有力耦合运动模式是轴向转动与脊柱侧弯。在这一运动模式下，棘突尖指向侧弯同一方向，与颈椎和上位胸椎棘突的指向相反。在腰骶关节处同样也存在着轴向转动和侧弯的运动耦合模式关系。它与腰椎的耦合方向相反，与颈椎和上位胸椎（C_2 以下）方向相同。在尸体解剖实验中可以发现：运动耦合模式受脊柱预置负荷大小和姿势影响。对活体脊柱屈伸运动的 X 线照片最新分析已经确定出转动中心位置是在椎间盘后半部分靠近下位终板地方（图 36-21）。但更准确的位置还存在争论，这可能是因为屈伸运动过程中，转动中心也在变化。转动中心移动的轨迹被称之为轨迹质心。在脊柱左侧弯曲时，轴

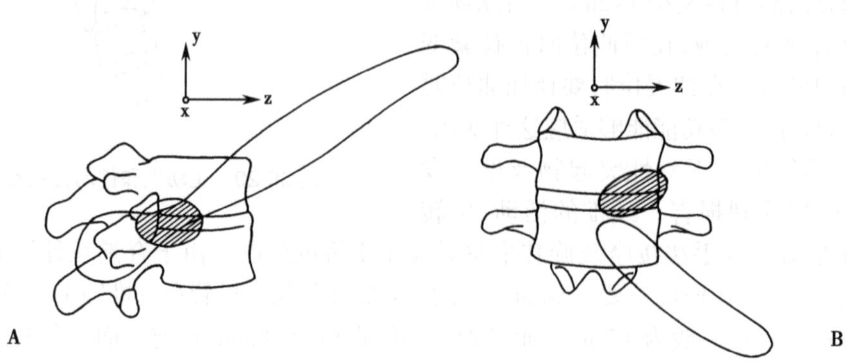

图 36-21 腰椎屈曲运动和右侧弯曲时，椎间盘有无病变两种情况下的运动环节瞬时转动轴定位变化。椎间盘正常情况下的转动轴用纵长线阴影区域表示；而椎间盘有病变情况下的转动轴用浅灰色区域表示

在椎间盘的右侧，而当脊柱右侧弯曲时，转动轴在椎间盘的左侧。活体脊柱侧弯研究椎间盘变性或其他功能性障碍疾病。

脊柱前屈时转动轴是否改变，转动是否受关节定向影响？已有研究就以上问题在完整的尸体腰椎骨和男性自愿受试者身上进行了实验。在尸体腰椎骨上植入铁丝，脊柱在扭转器械作用下转动，测量钢丝的轴向转动情况；在自愿受试者的L_3，L_4和L_5腰椎棘突上钉上不锈钢钉，当受试者在扭转器械作用下转动时，测量钢钉的轴向转动情况。实验结果表明：在身体前屈时，轴向转动很小，关节定向几乎不影响转动幅度。

4. 骶髂区 骶髂关节尽管很重要，但人们对它的运动学特性知之甚少。骶髂关节部分属于滑膜关节，部分属于韧带结合性质。这一关节在76%的年龄超过50岁的受试者中已经长合。即就是在一般受试者身上，这一关节也较为僵硬，关节的运动幅度和稳定性能受凹凸不平的粗糙关节面影响。

当个体以单腿支撑体重时，骨盆向下有移位，这说明在步行的支撑时相，骶髂关节有运动。据报道：在骨盆愈合期间，大约有2~3mm的垂直移动和3°转动。多产妇女的骨愈合运动略大些。曾经有人采用X线扫描立体成像技术研究了骶髂关节障碍病患者，关节的转动幅度较小，平均为2.5°，平均位移为0.7mm。由于运动幅度非常小，因此计算出来的瞬时转动中心轴位置是相当离散的。在脊柱轴向转动时，瞬时转动轴定位在髓核的后部区域，当椎间盘变性时，转动轴有向四周扩散展开的趋势。我们有可能利用瞬时转动轴的异常诊断使用外固定骨盆方法评定有伤痛的骶髂关节的不稳定特性，在进行外科手术前就应当这样做。

骶髂关节的瞬时转动轴在矢状运动面和额状运动面上是离散分布的，由于关节面轮廓的非规则变化性质，人们认为当足够大的力克服了韧带阻力之后，关节面就能分离开来。

（三）脊柱动力学

了解脊柱动力学特性的最好办法是考察脊柱在外负荷力矩作用下的响应情况。如果没有肌肉支持，脊柱是不稳定的。如果没有肌肉，骨韧带结合构成的脊柱将会在很小的压缩负荷作用下弯曲。尽管评定脊柱运动环节不稳定性能的临床和X线评定标准越来越精确，但在如何确定环节不稳定性上还存在分歧意见。生物力学将不稳定性定义为运动环节的刚度减小，可动性也即非正常运动幅度增大。环节不稳定性也可以按照刚度损失意义定义，即同样大小的力作用后引起以前没有的组织疼痛和较大位移。然而，脊柱结构和运动在个体之间存在着差异，为了理解腰背疼痛，我们绝不能将脊柱看做是多个椎骨的简单叠加。

脊柱的负荷，首先来自体重再加上肌肉的收缩拉力和外在的负荷重量。脊柱在不同平面的承重量，可用简化的孤立体分析技术（simplified freebody technique）进行测算。孤立体分析技术是指分出物体一部分并确信其处于静力平衡时，加力于该物体再测定物体受力大小的方法。这样单个椎间盘的负荷量就可在人体内或体外进行测试。腰部是人体主要的负重区也就是最易发生劳损疼痛的部位。在平衡状态下作脊柱的静力分析时，发现脊柱各处的负荷量是依不同的体位而异，不同动作体位均将不等量的增加负荷。缓慢步行可加大腰椎负荷，剧烈运动增加更多。作腰背肌锻炼时，腹背肌肉收缩也同样加大腰椎的负荷。站立时脊柱类似一个具有弹性的弯曲柱体，生理弧度可增加脊柱的耐压能力。切除肌肉后脊柱的临界负荷量大约是20N（Lucasand Bresler，1961），所以肌肉对体位的支持作用很重要。生理体位站立时肌肉用力很少。正常身体的重心位于脊柱前方，躯干的重心线则通过第四腰椎中心的腹侧以维持平衡。人站立时并非绝对静止，少许活动将反射性地增加肌肉收缩以维持平衡，因此人体常出现间歇性的摇摆活动。骶骨基底向前倾斜约30°，其楔形被腰骶间盘所代偿。骶骨的倾斜度大时将增加腰背肌的活动，反之则减少。骨盆的前倾后倾均同时能影响到腹背及腰肌的收缩以调节身体平衡。

脊柱的运动是由神经支配肌肉相互协调的，肌肉引起躯干运动，并且能保持脊柱环节的姿势。运动脊柱的肌肉可以分为前群、后群和侧群三类（表36-2）。后群肌还可以分为深层和浅层。除了后群肌之外，前群和侧群的腹肌以及近臀肌都有协助控制躯干运动、支撑韧带连接的脊柱功能。

一切活动如行走、扭转，各类运动均使腰椎的负荷量增加。作背伸肌及腹肌锻炼对增加肌力有效，但应根据不同身体条件适当安排。俯卧位虽对背肌锻炼有效，可是不能使压力施于椎体间盘中心。正确姿势应将腹部垫起，使腰椎平直然后锻炼。锻炼腹肌时可在仰卧位先屈髋、屈膝，然后使头及双肩稍抬高离床，这样稍卷屈一点身体就可以减轻腰椎的负荷，对锻炼腹肌非常有效。

表 36-2 脊柱肌肉和运动功能

功 能	肌 肉
前面	
体前屈脊柱肌群	颈长肌 *
如果肌肉的走向略有倾斜，而且肌肉收缩与对侧相应肌群无关，肌肉收缩将会使脊柱旋转和侧向弯曲，同时也会使脊柱屈曲	头长肌
	头前直肌
	头外侧直肌 +
	腹外斜肌 *
	腹内斜肌 *
	腰大肌 +
	腰小肌 +
	髂肌
后面	腰方肌
体后伸脊柱肌群	浅层
如果肌肉的走向略有倾斜，而且肌肉收缩与对侧相应肌群无关，肌肉收缩将会使脊柱旋转和侧向弯曲，同时也会使脊柱伸展	头夹肌 *+
	颈夹肌 +
	竖棘肌(骶棘肌)
	髂肋肌 *+
	最长肌 *
	棘肌 *+
	深层
	半棘肌 *
	胸半棘肌 *
	颈半棘肌 *
	头半棘肌 *
	多裂肌 *
	回旋肌 *
	棘间肌
	横突间肌 *
侧面	
体侧弯脊柱肌群	斜方肌
	胸锁乳突肌 *
	腰方肌
	斜角肌 *
	前斜角肌
	中斜角肌
	后斜角肌

* 有轴向转动功能的肌肉；+ 有侧向弯曲功能的肌肉

肌肉骨骼系统的运动能力不单指关节的稳定性，而且还包括柔韧性、力量以及耐力。肌肉骨骼系统的运动协调性破坏可能导致肌肉骨骼系统的运动障碍。在某些方面，较差的协调性也是造成腰背痛的主要原因之一。由于没有单一测验可以完成对运动协调性能的评价，因此协调性一般是通过多个独立的运动能力成分综合评定的。

肌肉响应包括肌肉预活动和预测性姿势调整两个方面。移动身体重心使人体在即将执行的运动到来之前有一个合适的预置力和力矩。肌肉在承担负荷之前就已经激活，在突变负荷条件下，肌肉活动要早于适宜的预警时间。肌肉活动可以看作是一个预应力状态响应，与一个预加负荷的弹簧类似。因此这个系统不是松弛的，而是一种快速响应的刚性系统。

第二节 颈椎骨折脱位

颈椎是人体比较容易受伤的部位，7 个颈椎通过其间的关节连接头颅和胸椎，并产生前屈后伸侧屈旋转等动作，当头部遭受打击超出承受范围时，即可产生损伤。多见于本身患有颈椎病和先天性颈椎管狭窄的患者。

一、颈椎损伤的分类

颈椎损伤的分类方法繁多，但由于各种分类方法都不能完全满足这一领域研究的需要，因此至今尚无公认的统一分类方法。临床上往往根据治疗和研究需要，选择不同依据进行分类或多种分类方法并用。

（一）根据损伤部位和类型分类

1. 上颈椎损伤　指枕-寰-枢椎复合体任何结构损伤。常见以下类型：①寰枕关节脱位；②寰枢关节半脱位；③寰椎爆裂性骨折（Jefferson骨折）；④寰椎前弓撕脱骨折；⑤寰椎后弓骨折；⑥枢椎椎弓骨折（Hangman骨折）；⑦枢椎椎体骨折；⑧齿状突骨折；⑨寰枢间韧带损伤、寰枢关节脱位。由于损伤机制不同，可以多种损伤类型并存。

2. 下颈椎损伤　指C_3以下的损伤，亦包括颈胸连接（C_7/T_1）处损伤。常见类型：①颈椎半脱位（前脱位或后脱位）；②椎体单纯压缩性骨折；③单纯关节突关节脱位或交锁；④双侧关节脱位或交锁；⑤椎体爆裂骨折；⑥椎体前下缘撕脱骨折；⑦椎体矢状骨折；⑧椎体水平骨折；⑨椎弓骨折；⑩椎板骨折；⑪关节突骨折（单侧或双侧）；⑫棘突骨折；⑬钩椎关节（钩状突）骨折。

（二）上颈椎损伤的分类

上颈椎是指位于枕骨和$C_{1/2}$之间的结构，上颈椎损伤指寰枢椎及其附属结构因创伤而致骨折、韧带损伤、关节脱位等，由于其解剖结构上具有一定的特殊性，故与颈椎其他部位的损伤，在损伤机制、临床表现及治疗等方面存在许多差异，需要分别进行分类。

1. 枕骨髁骨折　比较少见，但常见伴随于其他上颈椎的损伤，Anderson和Montesano根据受伤的机制分为三型：

Ⅰ型：枕骨髁直接撞击寰椎所致的损伤；

Ⅱ型：颅底骨折累及枕骨髁，与枕骨大孔连通，多是由于枕骨直接撞击所致；

Ⅲ型：是由于在侧弯、旋转等力量的作用下，枕骨髁的撕脱骨折。

其中Ⅰ型、Ⅱ型是稳定骨折，保守治疗即可，Ⅲ型有潜在的不稳定因素，必要时应行寰枕融合术。

2. 寰枕关节脱位　由于周围有坚固的韧带系统的支持，比较少见，在所有急性颈椎损伤中约占0.67%~1.0%，一旦发生，常常是致命的。Traynelis等根据脱位方向将寰枕脱位分为Ⅰ型前脱位、Ⅱ型纵向脱位和Ⅲ型后脱位，较常见的是前脱位，它常发生于颈部过伸性损伤，Power率能在X线片上发现寰枕关节前脱位，BC∶OA>1时提示寰枕关节脱位（图36-22）。

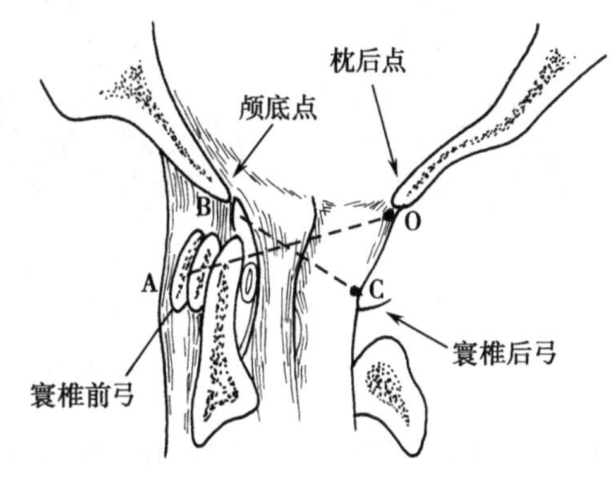

图36-22　寰枕关节

3. 寰椎骨折的分类寰椎骨折主要见于高处坠落伤和交通事故，是由颈部受到垂直暴力所致，若受伤时因颈部屈曲、侧倾或后伸可发生不同部位的损伤，而单纯的垂直暴力则可使寰椎向两侧分裂骨折移位，在所有颈椎损伤中约占1%~3%，如果不是伴有齿状突骨折和寰椎横韧带损伤，寰椎骨折很少见有神经损伤。Jefferson分型共分为六型：

Ⅰ型后弓骨折；

Ⅱ型爆裂骨折；

Ⅲ型前弓骨折；

Ⅳ型横突骨折；

Ⅴ型粉碎骨折；

Ⅵ型侧块骨折。

Levine 和 Edwards 又提出了第七种分型——Ⅶ型：由颈长肌牵拉所致的下结节撕脱骨折（图 36-23）。

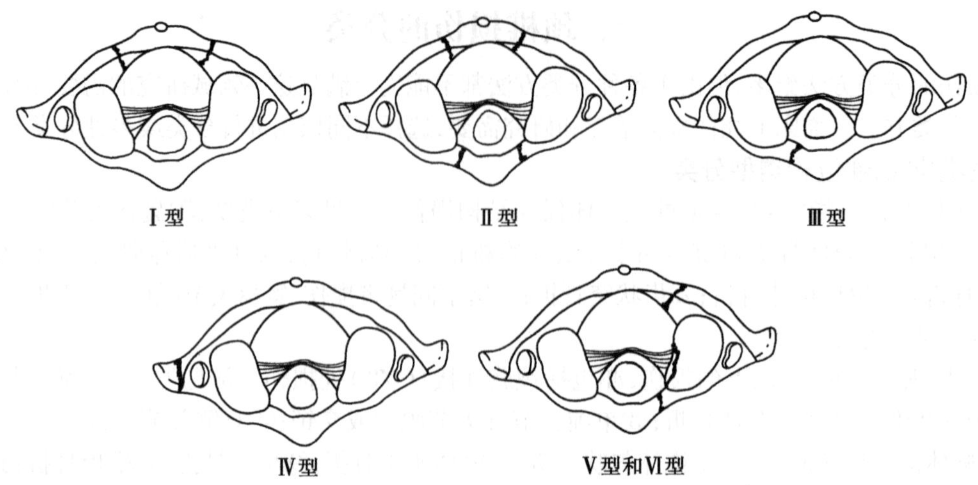

图 36-23 寰椎骨折的分类

4. 寰枢椎脱位分类

Ⅰ型 C_1 前脱位伴横韧带断裂（通常是致命）；

Ⅱ型 C_1 向前半脱位伴齿状突骨折；

Ⅲ型 C_1 后脱位，滑向齿状突后方；

Ⅳ型 C_1 旋转半脱位。

5. 寰枢椎旋转脱位与固定的分类

Fielding 分型（图 36-24）：

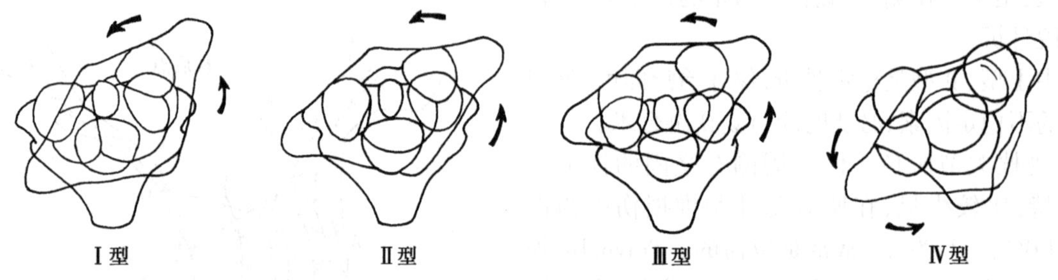

图 36-24 寰枢椎脱位分类

(1) 定义：指在生理性的运动范围内，使寰枢椎固定在旋转位的状态。

(2) 原因：上呼吸道感染、外伤及其他特殊诱因。

(3) 机制：①肌肉收缩；②寰枢椎关节囊的断裂及嵌入，韧带的损伤；③二次性的关节囊及支持韧带的损伤等。

(4) 分类：

Ⅰ型：无寰椎前脱位，寰椎以枢椎的齿状突为旋转轴，移位在 3mm 以下，横韧带没有损伤；

Ⅱ型：寰椎前移位 3~5mm，一侧的关节正常，并以此为旋转轴；

Ⅲ型：Atlantodental interval 寰椎齿突间的距离 >5mm，横韧带、翼状韧带都有损伤，寰椎侧块两侧同时向前方移位，左右有差别；

Ⅳ型：是以齿状突的形成不完全为前提，寰椎侧块的一侧或两侧后方移位。因为左右有差别，所以在枢椎上旋转。

6. 齿状突骨折的分类

Anderson D'Alonzo 分型(图 36-25):

Ⅰ型:包括齿状突的尖部并且是稳定的;

Ⅱ型:穿过齿状突的基底部;

Ⅲ型:骨折延伸到 C_2 的椎体。

7. 枢椎外伤性滑脱的分类

Levine and Edwards 分型(图 36-26):

创伤性枢椎滑脱占颈椎外伤的 7%,可以出现在任何年龄的患者。该型骨折常被称为绞刑骨折(Hangman fracture),是由于此骨折首先在受绞刑的犯人尸体上发现而得名。绞刑时绳索使犯人的颈部发生分离和过度伸展损伤,引起枢椎椎体和 $C_{2/3}$ 椎间隙破坏,导致脊髓牵拉而引起死亡。目前创伤性枢椎滑脱受伤机制多为颈椎过伸 - 压缩损伤,所以一般不出现神经损伤并发症。

Ⅰ型:骨折无移位,无成角,移位不超过 3mm;

Ⅱ型:a. 骨折有明显的成角和移位;b. 骨折有轻微的移位,但成角明显;

Ⅲ型:骨折有成角,移位同时伴有 C_2 和 C_3 单侧或双侧关节突脱位。

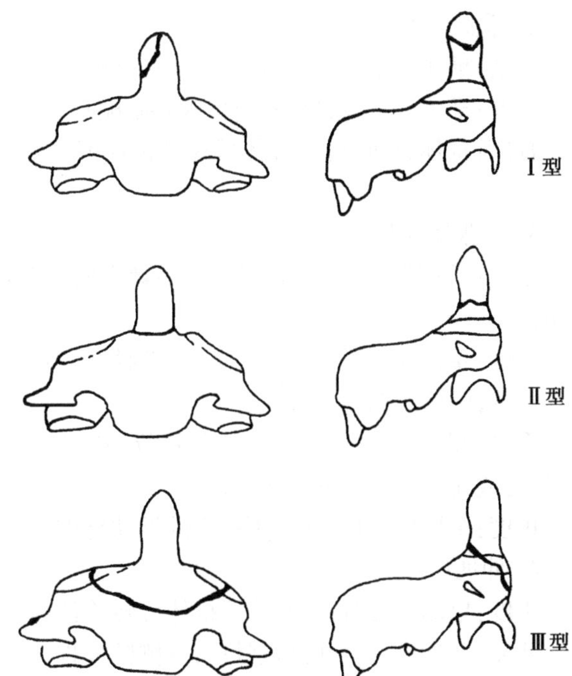

图 36-25 齿状突骨折的分类

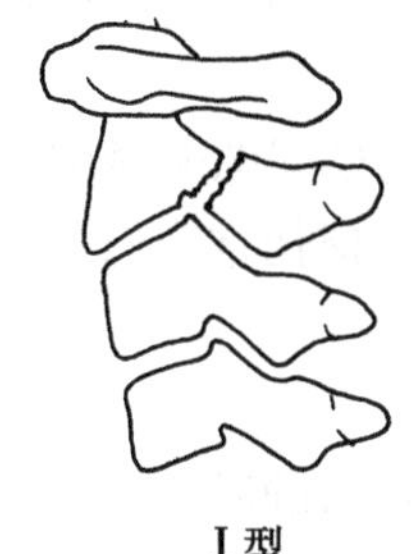

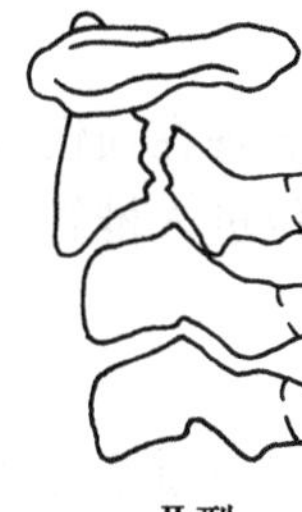

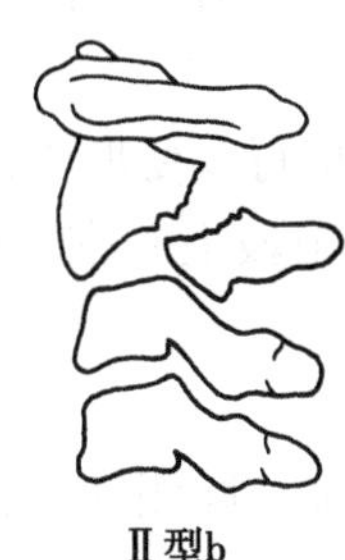

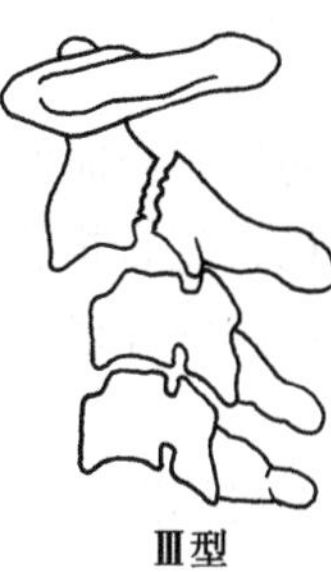

图 36-26 枢椎外伤性滑脱的分类

8. 颈椎单侧关节突脱位的分类

Ⅰ型:没有间盘间隙增宽的关节突脱位或明显的半脱位,说明中间韧带是完整的,单纯复位可达到稳定作用;

Ⅱ型:脱位伴有明显的椎体移位,中间韧带撕裂,单纯复位能导致韧带性不稳;

Ⅲ型:伴有关节突骨折,复位后的位置很难维持。

(三) 根据损伤机制分类

Allen 等(1982)将间接暴力所致的下颈椎损伤根据损伤机制分为六型,并进行详细描述。此分类方法虽较繁琐,但有助于对损伤机转的充分理解和治疗方法的正确选择。

1. 屈曲压缩型

Ⅰ度:椎体前上缘变钝,后侧韧带复合无损伤;

Ⅱ度:椎体前缘变钝并倾斜,椎体前部丧失正常高度。前下缘呈喙状,可有椎体垂直骨折;

Ⅲ度:骨折线从椎体前面斜行过椎体并延伸至下面软骨板;

Ⅳ度:椎体变形和喙突状骨折,椎体后下缘向椎管方向移位,其距离小于 3mm;

Ⅴ度:骨折同Ⅳ度,椎体后缘突入椎管,椎弓无损伤,小关节面分离,棘突间距离增宽(前后韧带复合均可损伤)。

2. 垂直压缩型

Ⅰ度：椎体上下软骨板骨折，呈吸杯状畸形；

Ⅱ度：椎体上下软骨板骨折伴吸杯状畸形，骨折线通过椎体，但移位甚微；

Ⅲ度：椎体骨折移位，椎体后缘骨折片可进入椎管，有时椎弓、韧带无损伤，有的粉碎性骨折合并韧带损伤。

3. 牵张屈曲型

Ⅰ度：后韧带复合损伤，损伤水平棘突明显分离，小关节半脱位。椎体前下缘变钝，有人称之为屈曲扭伤；

Ⅱ度：单侧小关节脱位（交锁）或半脱位，后侧韧带复合损伤，或前后韧带复合均损伤，脱位对侧小关节半脱位，脱位的钩椎关节变宽。

Ⅲ度：双侧小关节脱位，椎体前移位 1/2，上一椎节的下关节突后部对着下一椎节上关节突前部，呈栖息状，有或无下一椎体下缘变钝；

Ⅳ度：全椎体移位，或呈不稳定的浮动脊椎。

4. 伸展压缩型

Ⅰ度：单侧椎弓骨折，有或无椎体旋转移位；同侧椎弓根和椎板骨折或合并同侧关节突骨折；

Ⅱ度：邻近椎节多处椎板骨折；双侧椎板骨折而无其他组织损伤；

Ⅲ度：双侧椎弓骨折，关节突骨折，无椎体移位；

Ⅳ度：双侧椎弓根骨折，部分椎体向前移位；

Ⅴ度：双侧椎弓骨折伴整个椎体向前移位；骨折椎体的后弓无移位，而椎弓前部随椎体前移。前后韧带复合损伤。相邻的下椎体前上部被向前移位的椎体作用，呈切割状骨折，此为其特征性 X 线表现。

5. 牵张伸展型

Ⅰ度：前侧韧带复合损伤，椎体横行非变形骨折，X 线表现在损伤节段的椎间隙明显增宽；

Ⅱ度：前后韧带复合损伤，损伤节段上一椎体向后移位进入椎管。此型损伤常有自然复位现象，X 线表现移位轻微，移位少有超过 3mm 者。

6. 侧方屈曲型

Ⅰ度：椎体不对称性压缩骨折，加上同侧椎弓骨折，椎体在前后方无移位，在断层片上显示关节突骨折和椎弓骨折；

Ⅱ度：椎体一侧压缩，伴同侧椎弓骨折，椎体有前后方移位；后侧韧带复合损伤，对侧关节突撕脱骨折；偶有一侧椎体压缩，而对侧椎弓撕脱骨折。

表 36-3 颈椎损伤依损伤机制分类法

Ⅰ. 屈曲型损伤	Ⅳ. 过伸性损伤
A. 向前半脱位（过屈性扭伤）	A. 过伸性脱位
B. 双侧小关节脱位	B. 寰椎前弓撕脱骨折
C. 单纯楔形压缩骨折	C. 枢椎伸展泪滴状骨折（枢椎前下角撕脱之三角形骨块）
D. 铲土者骨折（棘突撕脱骨折，多在 $C_6 \sim T_1$）	D. 椎板骨折
E. 屈曲泪滴状骨折（椎体前方大块三角形骨块分离）	E. 创伤性枢椎滑脱（Hangman 骨折）
Ⅱ. 屈曲旋转损伤	F. 过伸性骨折脱位
单侧关节突关节脱位	Ⅴ. 侧屈损伤
伸展旋转损伤	钩状突骨折
单侧小关节突骨折	Ⅵ. 机制不明损伤
Ⅲ. 垂直压缩损伤	A. 寰枕脱位
A. 寰椎爆裂骨折（Jefferson 骨折）	B. 齿状突骨折
B. 轴向负荷的椎体爆裂、分离骨折	

(四) 根据生物力学分类

生物力学研究和尸体解剖实验确立了损伤机制——外力 - 急性颈椎损伤的基本关系。1963 年 Holdsworth 提出了脊柱的二柱概念，将前纵韧带、椎体、椎间盘、后纵韧带等前结构划分为前柱，后柱由后纵韧带之后的所有骨与韧带组织构成，这一概念对于以屈曲或伸展外力为主的损伤病理的理解具有重要价值。1983 年，Denis 在此基础上创立了三柱理论，强调韧带对脊柱的稳定作用。三柱结构分别为：①前柱，前纵韧带、椎体前半部和相应的椎间盘及纤维环；②中柱，椎体后半部及相应的椎间盘和纤维环、后纵韧带、椎管；③后柱，椎板、黄韧带、棘上和棘间韧带、棘突等脊柱附件。

1. 屈曲压缩性骨折　系前柱承受压力，中后柱承受张力，致前柱压缩，暴力强烈者前柱压缩 1/2 时，中柱可受损，而后柱分离。

2. 爆裂性骨折　系前中柱受损，为垂直和屈曲外力协同作用致椎体爆裂，椎体后部裂开并与椎间盘一并进入椎管，常致严重的脊髓损伤。多发生在 C_5~C_6，C_6~C_7 等部位。如果后柱完整，仅中柱损伤则系稳定型骨折，后柱损伤并分离、侧屈和旋转系不稳定型骨折。脊柱的损伤程度并不完全代表脊髓损伤程度，中柱损伤虽并不合并神经损害，但可引起以后迟发性损害。

3. 骨折脱位　系三柱同时受损，由垂直压缩、旋转、剪切及牵张外力同时作用或多种暴力协同作用造成。根据作用力不同，又可分为四种类型。

(1) 屈曲旋转型前柱前纵韧带损伤，椎体间脱位或半脱位，中柱完整，后柱受损，棘突分离。

(2) 剪切力型前、中、后柱均受损。剪切力可自上一节段向后，多有棘突骨折及下一节段上关节突骨折；也可上一节段向前剪切与下一椎节分离。

(3) 屈曲牵拉型常三柱受损。屈曲和牵拉暴力作用可使椎体半脱位，并可见椎体、椎弓和棘突呈分离状。

(4) 伸展牵拉型前、后柱损伤，前纵韧带撕脱，后柱可呈压缩状。

(五) 根据损伤后稳定程度分类

颈椎损伤根据骨与韧带损伤状况不同分为稳定型和不稳定型。对于严重的骨折或骨折脱位判断较为容易，但对于某些不严重的损伤判断常有困难。目前主要根据 White 标准判断损伤的不稳定性。①颈椎侧位 X 线片上，损伤节段相邻两椎体间移位距离超过 3.5mm；②相邻两椎体间成角大于 11°。符合上述标准说明前或后韧带复合体有损伤，提示为不稳(图 36-27)。此外以下三点可作参考：①相邻两棘突间距增宽；②颈椎生理弧度消失；③关节突间接触面丧失 5000/u，并往往丧失平行关系。由于 White 标准未考虑脊髓损伤状况，因此可采用评分法对脊髓损伤状况进行较为全面的评定(表 36-4)，该法尚可用于治疗效果的观察评定。

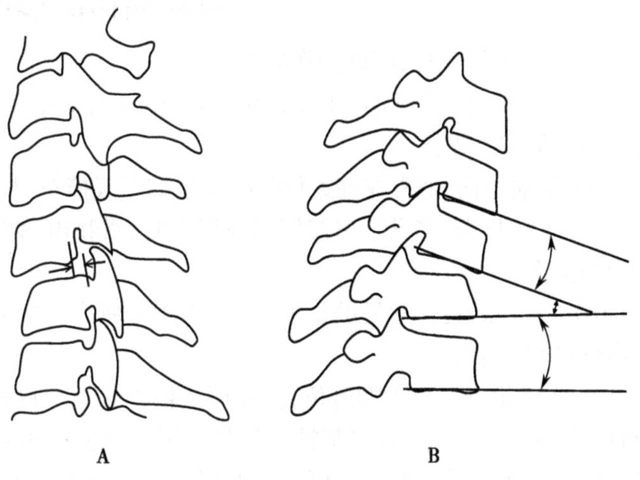

图 36-27　颈椎损伤不稳定型

表 36-4　颈椎损伤评分方法

评定内容	评分	评定内容	评分
前结构破坏或丧失功能	2	脊髓损伤	2
后结构破坏或丧失功能	2	神经根损伤	1
矢状面相对位移(水平)>3.5mm	2	椎间隙异常变窄	1
矢状面相对旋转位移 >11°	2	估计负重危害	1
牵拉试验阳性	2		

结果评定：①总分 <5 分者为稳定型损伤；②总分≥5 分者为不稳定型损伤；③如损伤早期属稳定型，观察过程中总分不断增加转为不稳定型者则视为稳定型转变为不稳定型。

（六）下颈椎损伤分类系统和严重度分级

继 2005 年提出胸腰段损伤 TLICS，Vaccaro 等领导的脊柱创伤研究小组（Spine Trauma Study Group，2004）2007 年提出了下颈椎损伤分类系统和严重程度量表。该评分系统包括损伤形态、椎间盘韧带复合体、神经功能状态三部分。具体评分如下：

损伤形态：	可疑或不确定 1
无异常 0	断裂 2
压缩 1	神经功能：
爆裂 +1 = 2	正常 0
牵张 3	神经根损伤 1
旋转 / 移位 4	完全脊髓损伤 2
椎间盘韧带复合体：	不完全脊髓损伤 3
完整 0	神经功能障碍伴有持续的神经受压 +1

若总评分≤3，建议保守治疗；若总评分≥5，建议手术治疗；若总评分 =4，可结合患者具体情况采取保守或手术治疗

SLIC 通过损伤形态、DLC 与神经功能对下颈椎损伤提供一个直接而客观的评估，而不是根据那些推测的受力机制而进行评估；其有效地结合了影像学资料和患者的临床表现，对损伤评估较为全面，对临床诊疗决策和预后的判断具有较好的指导作用；该分类系统并不复杂，容易记忆，临床应用方便；目前引起了各国脊柱外科医师的广泛关注，并获得了初步的肯定。但该分类系统毕竟诞生时间尚短，需要进行大规模的临床应用验证后方能做出最好的判断。

二、颈椎损伤的诊断和病情评估

1. 准确了解病史，明确受伤原因

(1) 高处坠落：头部向下时，头颅着地的部位不同，引起颈椎不同方向的过度运动，加上传导的暴力，可造成不同类型的损伤。

(2) 车祸外伤：通常在高速行驶时发生翻车或撞车，最易造成颈椎损伤。

(3) 重物打击：多见于房屋倒塌或塌方时，重物砸落在头顶等部位，由于脊柱的姿势不同，可造成不同类型的损伤。

(4) 直接暴力：最常见的是火器伤，子弹或弹片直接射入颈椎或者椎管，其次是锐器刺伤，刀锥或带尖硬物直接刺中颈椎。

2. 体格检查　患者仰卧位，首先评估精神状态。检查头部是否有挫裂伤，面部是否有骨折，外耳道是否有脑脊液漏或出血，这些都提示颅骨骨折。触摸颈椎棘突，如果有棘突压痛提示可能有脊柱损伤；棘突间空虚感提示韧带损伤。任何颈椎的疼痛和压痛都提示可能有脊柱损伤，需要颈围制动。如果患者已经颈围制动，在排除颈椎损伤之前，不应检查颈部的活动。只有患者主诉没有颈痛后，才能检查颈部活动。颈部触诊时，必须有助手保证患者颈椎稳定的处于中立位。检查四肢感觉肌力、腱反射及病理反射。感觉肌力减退提示脊髓损伤。必须检查肛门周围和肛门内黏膜的感觉是否存在，肛门括约肌是否有主动收缩，这是判断完全性和不完全性脊髓损伤的唯一标准。

3. 影像学检查　在相当长的一段时间内，颈椎常规放射学检查主要是指颈椎侧位 X 线片。Shaffer 和 Doris 在对 20 名颈椎损伤患者同时进行了颈椎侧位片及 CT 扫描检查，颈椎侧位片的假阳性和假阴性结果竟分别占了 40% 和 20%，准确性仅为 40%。Streitwieser 等则对 71 名患者作颈椎侧位片检查，并与断层扫描结果进行对照，证实其敏感性、特异性和准确性分别为 82%、70% 和 77%。有作者曾对 152 名疑有急性颈椎损伤的成人患者颈椎侧位片检查结果、CT 扫描及 MRI 检查的结果进行比较，得出颈椎侧位片诊断的敏感性、特异性和准确性分别是 84%、74% 和 80%。这一研究结果意味着如仅行颈椎侧位片检查将有 1/5

的患者被误诊。因此,仅仅依据颈椎侧位片就对疑有急性颈椎损伤的患者作出早期诊断显然不够充分。

鉴于颈椎侧位片在急性颈椎损伤早期诊断方面的局限性,许多作者对常规放射学检查的具体方案作了相应的改进和调整。其中最多采用的方案即是在颈椎侧位片的基础上加摄颈椎前后位片及齿状突开口位片即所谓 3 张片(three-view),目前有相当多的作者认为 3 张片是诊断急性颈椎损伤的最起码检查。颈椎的前后位片及齿状突开口位片对于颈椎的侧位片之不足不啻是一个很好的补充。研究表明将 3 张片作为颈椎常规检查时,其诊断的敏感性、特异性和准确性分别是 93%、80% 和 87%,提示采用 3 张 X 线片作为常规检查手段确实有助于早期诊断。

CT 扫描能清晰显示颈椎各横断层面的骨性和软组织结构,其良好的空间分辨力和密度分辨力是普通 X 线检查所无法达到的,必要时还可对原始资料进行不同方向的重建。当颈椎损伤表现为无明显骨折脱位的微小损伤时,X 线片难以发现问题,而 CT 扫描则常能提示损伤部位及程度。特别是当骨折线为纵行方向时,CT 的显示尤为清晰。CT 扫描对软组织结构的显示也明显优于 X 线片。不仅对于脊髓、神经根的受压定位比较准确,还可反映椎间盘损伤或突出的程度,并显示血肿的位置和大小。CT 扫描还可确定骨性或软组织因素所引起的椎管狭窄及其程度。当颈椎爆裂性骨折椎体骨折块凸入椎管,以及椎弓根、侧块、椎板等部位骨折时,CT 对骨折块的移位程度多能准确显示。X 线片对于颈胸椎交界部的显示常不尽如人意,而 CT 扫描则可较好地弥补这一缺陷。此外,CT 扫描对于枕颈部的损伤如枕骨髁骨折、Jefferson 骨折、寰枢关节旋转脱位等的诊断,均具有独特的优越性。然而,CT 扫描也存在一定的局限性。Woodring 和 Lee 曾统计 216 例颈椎损伤(其中包括 453 处骨折及 104 处半脱位或脱位),认为 CT 在显示骨折方面优于 X 线片,但对脱位的诊断却不及后者。由于 CT 扫描系以轴位图像显示为主,当骨折发生于横断面时很容易被遗漏。如Ⅱ型齿状突骨折、寰椎前弓水平骨折等。Peth 等还报道 CT 扫描容易遗漏椎弓根、侧块和棘突骨折,而这些骨折在侧位 X 线片上多可显示。

在诊断颈椎损伤时,MRI 一般仅适用于有神经损害症状、体征者。其对神经及软组织的评价能力是无与伦比的。MRI 可直接显示脊髓、椎间盘、韧带和肌肉的损伤类型及程度,因此可有效地指导治疗方案的制订以及对预后的判定。以脊髓损伤为例,脊髓横断、水肿或血肿在早期根据临床表现一般无法鉴别,其他影像学检查手段充其量也只能提供间接影像。而 MRI 则可清晰地显示脊髓不同病理改变的差异:脊髓水肿在 T_1 加权像为低或等信号,质子加权像为略高信号,T_2 加权像为高信号;而脊髓血肿在 T_1 加权像为低或等信号,质子加权像及 T_2 加权像均为低信号;当脊髓实质性损害与水肿并存时则可能显示出中央低信号、周围高信号区的混合性成像。一般认为,MRI 提示脊髓血肿表现即 T_2 加权像信号强度减低时预后较差,而表现为脊髓水肿者则相对预后较好。研究也证实,MRI 检查所提示的脊髓受压程度及信号类型均与预后有着明确的联系。MRI 对于椎间盘的损伤和突出均能较好显示。当椎间盘突出时,其突出部分与残余的髓核显示出同等信号强度,而在同一水平的脊髓因受压而变扁或成反向凹陷,其顶点即在突出的椎间盘水平。应当注意的是,患者如原有颈椎退变也可能损伤前即存在椎间盘突出,需作鉴别。韧带在 MRI 影像上为低信号,以质子加权像最为清晰。当韧带发生损伤时,代表韧带的低信号影连续性中断,损伤部位在质子加权像及 T_2 加权像上为高信号。

三、颈椎损伤的鉴别诊断

1. 癔症性瘫痪　患者遭受外伤后,大脑功能性失调而发病。虽无器质性病变但能表现出运动及感觉方面的症状。运动可表现为兴奋或抑制。癔症性瘫痪可呈全瘫或不全瘫,单瘫、偏瘫或四肢瘫。但多见是肌张力增高,反射亢进,但无病理反射;可呈拖拉或震颤步态。感觉症状有部分感觉过敏、感觉异常或感觉消失。感觉障碍的范围广泛,常与神经分布区域不符。如为偏侧感觉障碍常从中线分界。很少有大小便功能障碍。患者一般可经暗示、电兴奋或针刺疗法而好转。若诊治错误,常能持续数日至数年并引起肌肉失用性萎缩。

2. C_7~T_1 部位的骨折脱位　此部位骨折脱位常因 X 线片投照不良或伸展损伤的暂时性脱位已自行复位,而易被误诊。当标准 X 线片未能确诊,应当照穿胸斜位片、类似自游泳式体位时拍摄,一般都能显示清晰。所以在诊断高位麻痹患者时,首先要观察患者的自然体位,结合临床检查确定损伤平面;然后再考虑选用何种体位进行摄片，以便显示损伤区域的实际情况。另外有些患者仅表现为颈部疼痛，活动受限，能自己步行来医院就诊，医师常误诊为扭伤而不摄片检查而将严重的骨折脱位漏诊。

3. 寰枕及颈椎部位的先天性畸形 如齿状突先天性缺如、先天性不连接、寰枕融合、多个颈椎融合等，这类先天畸形较多，因此在诊断颈部损伤时应仔细鉴别。

四、颈椎损伤的急救处理治疗

1. 现场救护 现场救护是指在发生损伤的地点对伤员施行紧急救治和处理，并为向医院或专科医院运送做好准备。现场救护正确与否直接关系到伤员的生命安全及后续治疗的效果。颈椎损伤常合并脊髓损伤，表现为不同程度的瘫痪，严重者出现呼吸功能障碍而危及生命。因此，凡疑及颈椎损伤者在未明确排除之前均应按有此损伤处理。

(1) 迅速将伤员撤离事故现场，避免重复损伤或加重损伤。

(2) 颈椎制动。可采用临时固定器材或支具。

(3) 保持呼吸道通畅。如通气功能障碍明显则现场行紧急气管切开，必要时采用器械辅助呼吸。机械通气以气管插管为佳，原因是轻巧而准确的经鼻气管插管可避免因放置口咽镜时颈椎过度活动加重颈椎脊髓损伤。近年来也有学者对大量伤员进行前瞻性和回顾性研究指出，在保持颈椎轴线制动的条件下，经口气管插管是保持呼吸道通畅的迅速有效的方法，并不加重脊柱脊髓损伤。此法优于经鼻插管，因为经鼻插管系盲插，往往需要多次重复操作，反而容易加重损伤。这与插管器械和技术熟练与否也有关。气管切开在其他方法无法保持呼吸道通畅而呼吸窘迫已威胁患者生命时进行。

(4) 搬运要求：搬动病员时至少需要三人，保持脊柱轴线稳定，抬平放，避免颈椎扭曲和转动；使用无弹性担架或硬板，保持头略低位，避免颈椎过伸过屈；输送途中尽可能避免颠簸，并注意观察生命体征，保持呼吸道及输液管道通畅，注意保暖，但应避免用热水敷，以免烫伤。防止褥疮，每 1~2 小时翻身 1 次。运输问题乃是当今的重要课题，与道路、运输工具有直接关系。远距离自然以直升机最为便捷。

2. 急诊室处理

(1) 伤员到达急诊室时应迅速进行简要的全身检查，确定有否休克及其他重要脏器损伤；有无其他部位骨关节损伤。首先处理危及生命的合并伤，待全身情况稳定后方允许作颈椎理学检查，初步确定损伤部位和损伤的严重程度以及是否合并脊髓损伤。

(2) 如果颈椎损伤在现场或输送途中未得到确实固定，到达急诊室后应立即采取制动措施，除支具外，牵引也是有效的制动方法。

(3) 保持呼吸道通畅，必要时吸氧。

(4) 建立静脉通道，输液，必要时输血。

(5) 如合并脊髓损伤可静脉内使用激素和利尿剂脱水，以防治神经水肿。常规应用地塞米松 20~40mg 和呋塞米 20mg 静脉滴注。大剂量激素(泼尼松)冲击疗法在伤后 3~8 小时内应用，认为有减轻脊髓损伤的作用。但由于可诱发应激性溃疡且疗效不完全肯定而争议较多。

(6) 经初步处理病情稳定后可行 X 线摄片、CT 或 MRI 等特殊检查。危重伤员必须有医护人员陪同，特殊体位摄片需有医师协助，防止发生意外。

(7) 颈推损伤诊断明确，又无其他需要紧急处理的合并伤时，伤员可转入病房或转至专科医院进一步治疗。

五、颈椎损伤的专科治疗

(一) 牵引复位

颈椎轻度损伤可用颈领制动，重者可先行牵引改善症状。有脱位合并神经损伤者则需要紧急复位。高位寰枢椎部位的骨折脱位，单向牵引不满意时，可采用双向垂直牵引复位，重量由 4~5kg 开始，复位后减至 2~3kg 维持。采用枕颌布兜牵引时，重量需轻，过重则可压迫下颌皮肤产生压疮及张口困难，应当重视。高位麻痹患者若疏于观察或采用非标准牵引用品时，有引起牵引物滑移至颈部，造成窒息死亡的

表 36-5　清醒患者排除和处理颈椎损伤的常规办法

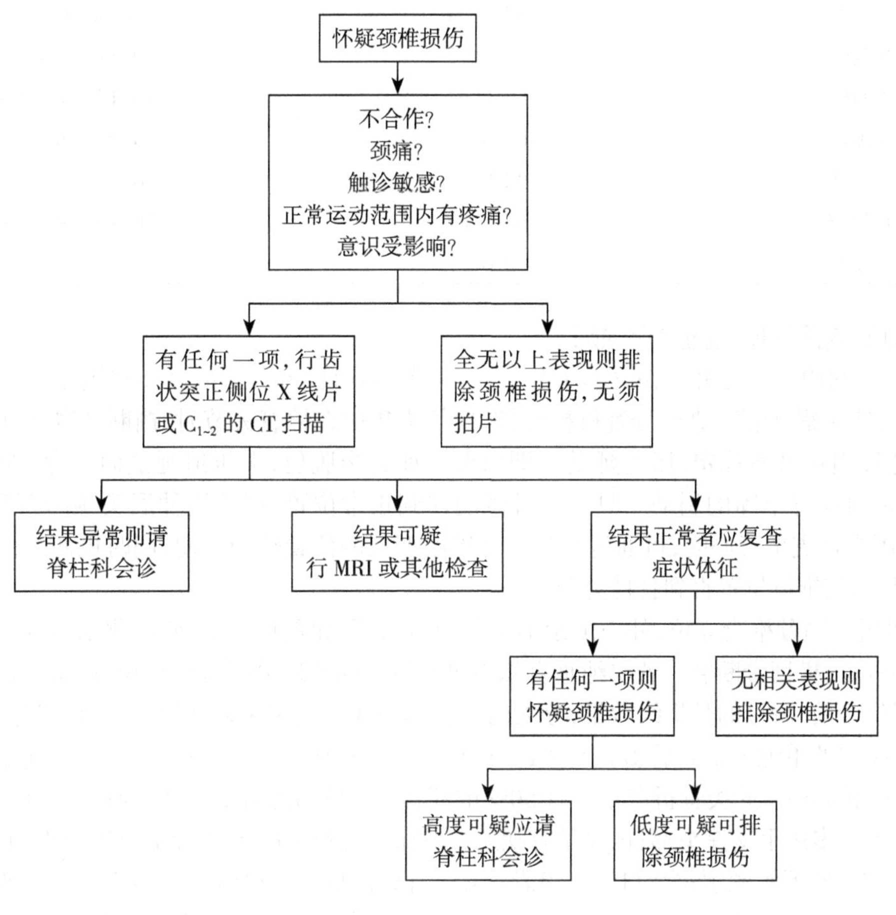

表 36-6　昏迷患者排除和处理颈椎损伤的常规办法

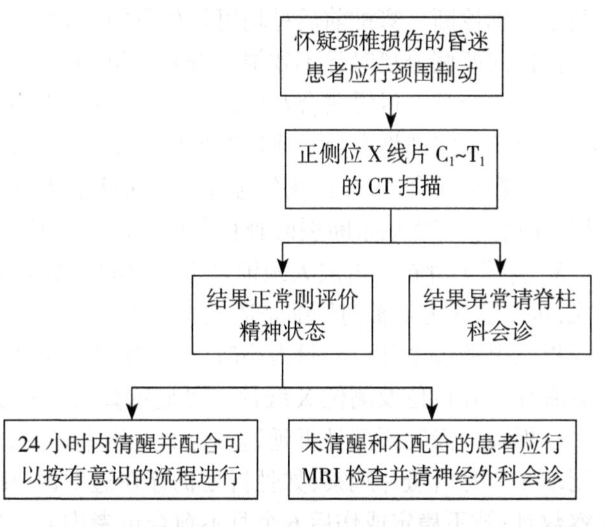

危险,所以这类患者也多采用气管切开作为辅助治疗方法以保证呼吸道畅通和安全。Crutchfield(1933)曾首先倡导采用颅骨牵引,后又有Vinke、Barton、Gardner、Wells等进行设计改进牵引器械,使用更为方便安全可靠。头环支架背心为Perry和Nickel等所倡导使用,可以控制头颅和颈椎并产生牵引制动作用使肌肉松弛。常用的颅骨牵引可于数小时或数日内使颈椎牵开复位。所加重量是每个椎体约需1.5~2.0kg重量(表36-5~7)。如C_6、C_7部位牵引时可达到12.5~15kg。如用这种重量仍不能牵开复位时,则可能有机械性交锁阻挡或有旋转,可改变牵引方向,若仍不成功应改换手术复位。曾有人在用镇痛药物或麻醉后,于影像增强器电视直视下进行手法整复,手法应细致慎重,否则可危及生命。采用颅骨牵引快速复位时,开始先加重3.5kg,以后每15分钟增加3.5kg并摄X线片观察,若出现危及脊髓神经的体征或X线片显示受损间隙的宽度、比邻近正常椎间隙超过3mm以上时即应停止再加重量,如仍不能复位,应改换手术复位法。在复位1小时后若神经症状无好转,可酌情考虑是否需作脊髓造影检查,但CT检查可更为安全。也有因牵引而造成脊髓损伤死亡者,应引起注意。

表 36-7 不同节段颈椎损伤的建议牵引重量

节段	最小重量（kg）	最大重量（kg）
第 1 颈椎	5lb（2.3）	10lb（4.5）
第 2 颈椎	6lb（2.7）	10~12lb（4.5~5.4）
第 3 颈椎	8lb（3.6）	10~15lb（4.5~6.8）
第 4 颈椎	10lb（4.5）	15~20lb（6.8~9.0）
第 5 颈椎	2lb（5.4）	20~25lb（9.0~11.3）
第 6 颈椎	15lb（6.8）	20~30lb（9.0~13.5）
第 7 颈椎	18lb（8.1）	25~35lb（11.3~15.8）

（二）不同部位颈椎损伤的治疗原则

1. 枕骨寰椎间脱位　此种损伤并非十分罕见，患者多在现场死亡，故临床报道不多。由于迅速猛力扭转头部，如高速车祸、坠落、难产分娩机械牵拉，剪切力集中在枕寰关节时，撕断枕寰之间所有的韧带而造成脱位。这种损伤极不稳定，压迫延髓立即致命。如为半脱位，未压迫延髓而幸存，因其损伤部位极不稳定，禁止牵引应行牢固的制动。只要枕骨髁能回到正常位置，可选用伸展头颈的石膏背心（minerva jacket）。如选用头环支架背心时，可通过调整头环以改变头颅位置较为方便，同时也便于由后方进行枕寰枢融合术，并利用其维持位置直到骨性愈合。

2. 寰椎骨折　当颈椎直立位，外力由颈椎轴位撞击头部，如重物压砸、俯冲跳水、人体直立位坠落等，均可发生寰椎骨折，横韧带断裂。若单纯垂直暴力可使寰椎向两侧分裂骨折移位，即 Jefferson 骨折。此类骨折又可根据位于前、后弓的骨折线数量，分为前、后 1/4、2/4、3/4 Jefferson 骨折。进行稳定性判断时，只有不合并横韧带断裂的单纯前 1/4、后 1/4 和后 1/2 Jerfferson 骨折属于稳定骨折，其余均不属于。如颈部略为伸展可使后弓骨折移位。此类骨折严重时有 50% 的死亡率。成活患者的临床症状是颈部疼痛、活动受限、枕部神经痛。患者多用手支撑头部；也偶见有咽后壁肿胀。开口位的 X 线片上可见寰椎向两侧移位，或单侧移位较多。亦可照下颌颅顶位片（Hertz 摄影法），此时寰椎显影可更清晰。但应与正常变异相鉴别。正常人单侧不对称的正常间隙范围亦可达 4mm。寰椎受挤压后虽向两侧分离，但侧位片可不显示任何骨折。前后弓骨折侧位片则较易显出。将 X 线球管中心对准 C_3 照侧斜位片时，可显示整个寰椎影像。CT 扫描有利于鉴别诊断。寰椎前后弓均可发生骨折，多见后弓骨折。椎动脉也可破裂出血致延髓受压死亡。寰椎骨折仅向两侧分离时常不致损伤脊髓。早期治疗应行牵引 4~6 周，然后换用枕颌颈托或头盔石膏背心至少制动 3 个月。迟缓愈合及愈合不良者，可发生晚期寰枢不稳定，若持续疼痛或不稳定时，可行 Gallie，Brooks 钢丝固定植骨融合术或枕寰枢融合术，后者头颈运动功能丧失较多为其缺点。一般是若寰椎侧块愈合可行寰枢融合，否则行枕颈融合。无横韧带断裂，仅前弓不愈合，行后路寰枢融合。前后弓均不愈合，行枕颈融合。有横韧带断裂或兼有齿状突骨折极不稳定者，行枕颈融合。

3. 齿状突骨折　占成人颈椎骨折脱位的 10%~15%，多由于跳水或自高处掉下头部触地，或高速车祸造成，水平剪切力加轴向压缩是造成齿突骨折的主要机制。除位于深及椎体松质骨内的骨折外，也常发生于骺板以上的各个部位。暴力小时，可以单纯齿突骨折而无移位。此时患者仅感颈部疼痛、发僵，偶有神经刺激征。开口位及测位 X 线片上可显示骨折。对稳定型的骨折可用颈领或头盔石膏背心制动，至少 3 个月后拆除。齿突腰部骨折延迟愈合的发生率较高，应尽量行前路齿突螺丝钉内固定术。保守治疗患者应制动 3 个月后摄片观察，如骨折处仍存在透明区，则再摄前屈、后伸位片观察其稳定性。若稳定可继续观察数月；若不稳定或伤后 6 个月不愈合可考虑 C_{1-2} 后方融合术或前路齿突内固定术。对累及椎体内的Ⅲ型粉碎性骨折或腰部斜行骨折不适合螺丝钉内固定。陈旧齿突骨折不能复位者，可切除后弓行枕颈融合术。

4. 寰枢椎间脱位　是上颈椎最常见的损伤，若未经及时治疗，其脱位程度会进行性加重，导致高位脊髓损伤，应积极治疗。寰枢椎间脱位可有四种情况：

（1）寰椎横韧带断裂前脱位：多因摔伤或车祸造成。横韧带断裂前脱位会将脊髓挤压于齿突与寰椎后弓之间，患者颈部僵硬，不敢转头，常需用手支托头部。儿童也可因感染致韧带松弛，形成自发性半脱位，也可见于黏多糖病或类风湿患者，应将此类非创伤性半脱位与创伤性半脱位加以鉴别。X线片上成人前弓后缘与齿突前缘平均距离为2~3mm，儿童平均为4~5mm，如侧位片上增宽或于前屈后伸位其距离有明显增宽移位时，应考虑脱位。治疗应先行牵引复位，固定头颅于伸展位至少3个月。对极度不稳定超过5mm，均应早期行$C_{1\sim2}$钢丝环绕及融合术。非创伤性半脱位同样应先行牵引，控制感染或治疗其他病因，晚期仍不稳定时再行寰枢椎融合术。老年患者仅用颈领制动即可。

(2) 寰椎后脱位：撞击于颏下至头部突然过伸时，可使寰椎自齿突上方脱出滑于齿突之后。临床可见暂时性麻痹、呼吸困难、颈部发僵、疼痛，咽喉部麻痹于血肿、枕部神经炎等。寰枢关节极不稳定，如再突然加大移位即可死亡。X线片可见齿突位于寰椎前方。脱位后多无严重脊髓损伤，常用Baily三分法则解释，即寰椎孔的前后径，1/3为脊髓，1/3为齿突、1/3为脑脊液占据。因此寰椎前弓向后移位时，脑脊液所占据的空隙尚能给脊髓有1/3的活动余地而不受损伤。治疗时可采用颅骨牵引，牵开后逐渐过伸再屈曲复位。因寰椎横韧带常未断裂、复位后仍较稳定，即牵引1周后即可拆除牵引，然后改换头盔石膏背心固定6~8周。老年人仅用颈领6~8周即可。晚期如前屈、后伸片显示仍不稳定或在活动时发生疼痛的患者，可行枕颈或寰枢融合术。如用钢丝或椎板夹植骨融合，或侧块及枢椎椎弓根螺钉内固定术。

(3) 齿状突基底部骨折及脱位：当暴力使头前屈（多见于青壮年），或伸展时（老年多见），可致齿突基底骨折，使其联同寰椎向前或向后移位。儿童骨折多在骨骺线上。因骺线多陷入椎体内所以正位片上常不显影。成人骨折多在骨骺线以上，因此X线片上容易发现。这类骨折比较少见。骨折合并前脱位者为向后脱位的两倍。其损伤脊髓的机会较单纯寰椎脱位和齿突骨折合并后脱位者为少。临床表现是颈部疼痛活动受限，无明显畸形，偶见有咽后壁血肿及枕部神经炎疼痛。后脱位合并脊髓挫伤者可引起死亡。因其极不稳定，在治疗时应重点保护脊髓，坚强固定，预防晚期不稳定。一般先采用枕颌布兜牵引或颅骨牵引，然后照侧位片观察，复位后应继续牵引维持5~6周，再改换其他方法制动。颈领适用于老年患者。青壮年可用头盔石膏背心或头环支架石膏背心制动，至少12~16个月。若晚期在前屈后伸位X线片上仍显示不稳定或畸形复发及神经痛时；可行寰枢融合或颈枕融合术。用钢丝或Nylon绳作寰枢固定术时，对向前的脱位应由C_2棘突后方绕过固定之，若向后脱位则由C_2椎板前方绕过固定之。若有脊髓损伤来自寰椎后弓或枕骨大孔后部骨质压迫时，可在减压后行枕颈融合。寰枢前路螺钉内固定融合亦可。

(4) 寰枢椎旋转固定斜颈　属于颈椎1~2的旋转半脱位，它不是真正的脱位，因其并不涉及韧带结构的损伤。可发生在儿童，成人亦可偶发。见于用脑过度及精细手工操作者。治疗前应先除外刺激神经的局部因素，如龋齿、视力缺陷。一般认为是肌肉痉挛所致，也可来源于局部感染或轻微创伤，畸形可逐渐加重。对暂时性斜颈可试用由颌布兜牵引或枕颌石膏背心制动。一般2~3周即可痊愈。对持久性痉挛斜颈应追查其原因，先牵引复位然后外固定，必要时行颈椎$C_{1\sim2}$融合术。

5. C_2椎弓骨折　C_2椎弓根骨折又称hangman骨折，此种骨折少见。多表现为第2颈椎体向前滑脱。当头颈部于过伸位受撞击、车祸、绞刑时均可发生。常见有两种类型：①头颈过伸并受纵向牵引力时（如绞刑伤），多立即死亡；②过伸椎弓骨折后，椎体向前移位。有时患者于骨折后症状较轻，常致延迟诊断。重者颈部疼痛活动受限，压痛明显，伴有咽后壁肿胀、枕部神经痛，也可偶见一过性的四肢麻痹。侧位X线片可见骨折线通过椎弓根部及关节柱区，齿状突并无骨折。在绞刑牵拉伤时，可见颈椎自骨折线处上下分离，由于呈过伸位及头部重量使C_2向C_3前方移位。治疗无神经损伤患者时可先行颅骨牵引6周，牵引力不可过重约1.5~2kg。如为牵开型骨折应慎重，甚至禁用牵引。颈椎复位后可改换头盔石膏背心制动3~4个月，直至骨折愈合。而$C_{2\sim3}$椎体之间也常自行融合强直。若未融合或不稳定时，可行颈椎后路或前路$C_{2\sim3}$融合术。因为前路融合较困难也不如后方稳定。急诊行后路手术时亦可由后方用两枚螺丝钉将椎弓根固定；手术时应熟悉枢椎解剖，如由椎弓根内侧髓腔暴露，后用螺丝钉内固定比较安全可靠。晚期严重不稳者，可行枕颈内固定融合术。

6. $C_{3\sim7}$的骨折脱位　$C_{3\sim7}$部位的损伤，系由于屈曲、伸展及旋转暴力破坏了椎间盘和后关节及其前后方的韧带稳定结构而造成。侧位X线片可看到骨折移位的情况，但是由于两侧后关节重叠，后关节突骨折易被掩盖。正常时椎体于屈曲位可前移2~3mm；如在中立位椎体也前移时，则说明后关节也有骨折脱位，这时就应照两侧斜位片来确诊后关节有无损伤。后关节单侧脱位时，椎体能够前移的距离约为椎间盘直径的25%。双侧脱位时，在标准侧位片上至少可前移50%。正位片可见棘突间隙增宽或偏离中线以及椎体间钩椎关节增宽。这段区域内损伤的治疗目的，主要是复位，稳定脊柱并对损伤的脊髓作必要的减压。颅骨牵引常为首选办法。若牵引重量达12.5~15kg时仍未能复位，应考虑其有机械阻力如关节突骨折交锁或软组织韧带嵌入，宜改换手术治疗。牵引复位成功者可继续维持4~6周，再改用其他外固定持续3~4个月。这时椎体前方多半已自行骨性融合。对早期牵引不能复位和晚期不稳定者，可酌情行手术复位并经前路或后路植骨融合、稳定脊柱。正常儿童于$C_{2\sim3}$、$C_{3\sim4}$之间的颈椎屈曲侧位片上亦可见到半脱位，并无外伤史及临床症状，不可误诊。对合并脊髓损伤者应按脊髓损伤的原则处理。

(1) 颈椎椎体楔形骨折：楔形骨折可来自成角暴力，屈曲及侧压。依屈曲压力的大小，椎体可被挤压为轻度和重度楔形变。在前屈型可按照椎体压缩的程度和前后方稳定结构破坏的多少而决定其稳定性。若侧方压力大时，同侧的关节柱及神经根都可损伤，并使颈椎发生不等程度的旋转。一般认为椎体楔形压缩小于椎体高度的1/3时比较稳定，可仅作牵引休息，以后改换颈领制动即可。若骨折合并单侧或双侧脱位或有神经损伤时，按脱位及神经损伤处理。若椎体侧方挤压、关节柱发生骨折，影响稳定并疼痛者，可酌情行前路椎体间或后路椎弓根螺钉钢板植骨内固定。

(2) 颈椎爆裂型骨折：于直立位头顶部遭受撞击，或于倒立位坠地，如跳水时，颈椎可受挤压粉碎。同时也常伴有前屈或侧压损伤。轻者仅表现颈部疼痛活动受限，重者可伴同不等程度的脊髓损伤。脊髓损伤多由于间盘或椎体碎块后移，挤压脊髓所致。有些轻伤患者仍可保留脊髓后索的功能。侧位X线片上可见椎体高度减低，骨折碎块散开向周围移位；正位像上可见有纵形骨折形成。一般来说脊柱后方的稳定结构损伤较轻，颈椎的正常前凸弧度丧失。这种骨折应根据损伤的后果、稳定性及有无脊髓损伤而作相应的处理。稳定者可用颈领或石膏领制动3~4个月，直至椎体愈合。若椎体挤压呈扁盘状并损伤脊髓时，可先行牵引4~6周，牵引不可过重以免损伤脊髓，然后再改换颈领固定3~4个月。必要时可行前路椎体减压内固定融合术。

(3) 泪滴形椎体骨折：包括伸展、屈曲两种类型发生的骨折，椎体前下方带有骨块者。伸展型损伤在椎体前下缘或下一椎体的前上缀角上带有撕脱的三角形骨块，说明椎体前方稳定结构及椎间盘破裂。治疗时不应过伸，只需在中立位或轻度屈曲位牵引及固定。损伤时移位重者可造成脊髓损伤，这由自脊髓后方黄韧带向前方皱褶挤压及脊髓被后移的椎体及下一椎体的后方椎弓挤压所致。牵引治疗多可恢复其椎管内径达到减压目的。屈曲压缩暴力常造成屈曲泪滴形骨折。X线侧位片可见椎体向前后方分离移位，前方三角骨块被上下方椎体挤出如泪滴一样，患者常出现严重的脊髓损伤，因脊柱前后方稳定结构均遭受破坏，属于不稳定骨折。轻者可行牵引复位，以后改用头盔石膏背心制动，或行前路减压内固定植骨融合。对一些损伤广泛极不稳定者，亦可先作前路减压植骨融合，第二次再由后路作钢板螺丝钉后关节内固定术。无脊髓损伤者的手术时间可以延缓，否则可先行短期牵引等待复位后再开始进行手术。

(4) 颈椎的加速与减速损伤常见于高速公路车祸时。当司机坐在靠背较低的座椅上，由于车速前驶的惯性，头颅身不由己地前屈和后伸，甚至撞于前方挡风玻璃上，即可造成这类损伤。1928年Crowe曾首先报道并命名其为挥鞭型（whiplash）损伤。临床表现是颈部疼痛，或迟至1~2个月后始逐渐出现颈痛，活动受限，胸锁乳突肌及其他颈部肌肉痉挛，特别是旋转与过伸时。有时表现为臂丛神经炎，肩部。上臂、手部麻木或感觉异常，颈前方或枕部神经痛。也有患者表现声音嘶哑、吞咽困难、视力模糊、眩晕，出现椎动脉损伤综合征。以上症状在个别患者可持续数月至数年不愈。老年患者颈部有骨质增生时症状更严重。检查时可给患者照前屈后伸位像。部分患者可见有韧带损伤的暂时性半脱位，伸展时可自行复位。骨质损伤常为阴性。早期可见食管后方软组织肿胀，椎体前方边缘有撕脱性骨折片者罕见。晚期可见颈椎弧度变形或骨质增生。许多学者曾研究这类损伤后的病理变化。实验证明家兔在加速损伤后7~45天内出现不正常的脑电波。一些学者也曾作颈椎间盘造影以确定有无损伤并考虑是否需行手术治疗和融合，根据文献报道，手术效果并不满意。

由于这类挥鞭型损伤的范围较广，可能为数个颈椎及间盘结构和颈部肌肉韧带的综合性损伤，因此在治疗中多采用保守疗法。对暂时性半脱位者应行颈领伸展位固定。症状重者应先行牵引、制动、解痉镇痛，服用激素类药物及局部封闭，并早期进行颈肌锻炼。若头痛不能缓解，应作脑电图检查。如拟行椎体前路手术，至少应等待 6~12 个月后再酌情考虑。单一间盘不稳者，可考虑采用空心柱形螺纹椎体间融合器。否则多节段融合内固定。颈椎强直性脊柱炎的患者若遭受这类损伤，可致颈椎骨折脱位、椎管内出血，压迫脊髓导致呼吸停止死亡。遇这种患者如有适应证应早作后路减压清除血肿及固定，但仍具有一定的危险性。

(5) 颈椎伸展型损伤：伸展型损伤较为常见，约占颈椎损伤的 30%。一般易于识别。多于患者工作或高处摔下时头颅前方遭受撞击，或汽车尾部突然遭受撞击，使乘客头颅过度后仰造成。临床见外观并无畸形，颈后压痛，可以发生不等程度的各种脊髓神经损伤；如后柱损伤、脊髓中心型损伤，水肿出血及脊髓压迫，甚至脊髓完全性损伤。轻者仅有颈神经的挤压挫伤，臂丛神经根炎，上肢感觉异常，根性感觉运动丧失等。X 线检查可完全正常，偶见椎板关节突骨折。前纵韧带损伤时，食管后方阴影膨大。椎体前下方边缘可有撕脱骨片，椎体间隙增宽。高龄有骨质增生者脊髓常损伤严重。强直性脊柱炎颈椎患者可整个颈椎断裂，产生高位颈髓麻痹，出血或脱位挤压脊髓以致呼吸麻痹死亡。年轻患者可因后方椎管内黄韧带皱褶隆起向前挤压脊髓而致高位麻痹。若颈椎前后稳定结构全部破坏，可在仰头伸展损伤后又反射性前屈，最后变成前屈样脱位。治疗无脊髓损伤的轻型患者、可用颈领中立位固定。若合并骨折可选用头盔石膏背心。晚期在前屈后伸位 X 线片上仍显不稳定者，可行前路植骨术。老年患者不论有无骨折均可用颈领制动，晚期仍不稳定时可考虑长期应用颈领或作骨融合术。合并脊髓损伤的年轻患者，可行颅骨牵引或颈部后路减压；老年人可用牵引，颈领或理疗对症处理。晚期仍不稳定者行前路植骨融合术。

(6) 颈椎钩突骨折：常因侧屈暴力所致，可引起神经根受压，CT 断层可显示。如使用颈托或牵引无效者，可行前路椎体融合术。

六、颈椎骨折脱位的常用手术技术

1. 后路 Cervifix 内固定、枕颈融合术　主要适应证是不稳定的寰椎爆裂骨折。Cervifix 内固定术为后路颈椎侧块固定术，是目前常用的辅助枕颈融合的内固定。颈椎侧块钢板螺钉内固定术提供的稳定性远大于钢丝固定，具有操作简便、对后方结构的完整性依赖小等优点，自 Roy-Camille 以后得到迅速推广，代替了钢丝内固定术。手术方法：显露至关节突关节外缘，若需行枕颈及上颈椎固定则向上延至枕骨区域。Cervifix 枕骨棒按模板塑形，C1/2 侧块钻孔，钻头暂不取出(图 36-28)，临时固定，按 Magerl 法行最末端椎体钻孔，在塑形好的枕骨圆棒上套入固定卡，经 C1/2 和最末椎体钻头套入，拧入 C1/2 和最末端螺钉，枕骨螺钉孔钻孔、拧入螺钉，通过固定卡拧入其余侧块螺钉，安装横向连接器(图 36-29)，枕颈及后路颈椎植骨。在需长距离脊柱固定时，通过连接器与 6mmUSS 系统连接。术后围领制动 8 周。尹庆水对 25 例陈旧性寰枢椎脱位伴高位颈髓压迫症的患者进行前后路 I 期寰枢椎减压或仅行后路或分期前后路减压植骨融合，并同时采用 Cervifix 枕颈内固定。随访 6~32 个月，术后脊髓减压改善率平均为 70.2%，脊髓功能改善率平均为 68.4%，所有病例植骨均愈合，未发生内固定移动、断裂和神经损伤，发生椎动脉损伤 1 例。作者认为

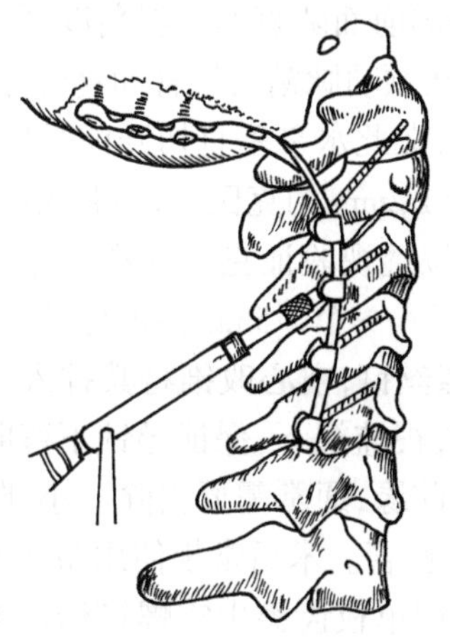

图 36-28　通过固定卡拧入侧块螺钉

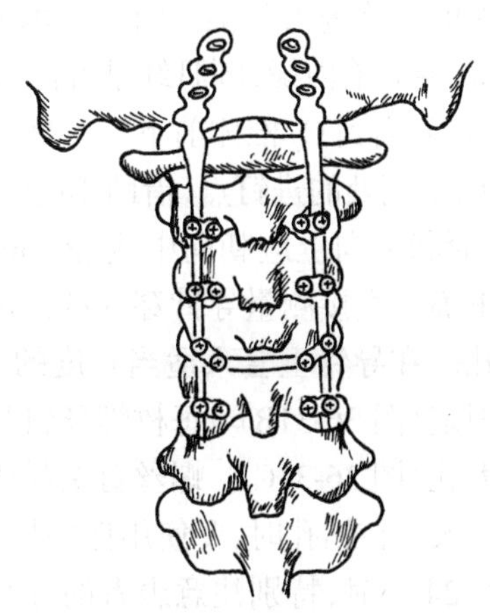

图 36-29　安装横向连接器

钛制 Cervifix 颈椎后路内固定系统具有较好的生物相容性和良好的生物力学稳定性，不影响 MRI 检查，有利于术后观察，便于量化计算出术后的脊髓减压改善率，是目前较理想的枕颈后路内固定器。

2. Magerl $C_{1/2}$ 侧块固定术 即经 $C_{1/2}$ 关节的螺钉固定术，其适应证包括需要手术治疗的 $C_{1\sim2}$ 不稳定，如诊断明确的寰椎横韧带断裂，以及粉碎的齿突骨折。传统的 $C_{1\sim2}$ 钢丝后路融合术要求 C_1 后弓必须完整，但 $C_{1/2}$ 关节螺钉固定术并不需要 C_1 环必须完整。手术方法：常规后正中切口，显露 C_1~C_3 后部。在 C_2 下关节突的下内缘，确定关节螺钉的进钉标记点（图 36-30A）。用 2mm 钻头在接近后内侧面的峡部钻入，从 C_2 关节上关节面的后侧部分穿出，再进入寰椎的侧块，应钻透 C_1 侧块的皮质（图 36-30B）。测量所需的螺钉长度（图 36-30C）。用 3.5mm 的攻丝锥进行攻丝后，通过 $C_{1/2}$ 关节拧入适当的 3.5mm 皮质骨螺钉。也可以在透视下先穿入一根克氏针作导针，然后拧入空心螺钉。旋入螺钉时一定要小心，避免损伤椎动脉。侧块螺钉固定后作传统的后路 $C_{1/2}$ 融合术。如果 C_1 后弓不完整，在拧入螺钉之前，先将 $C_{1\sim2}$ 关节的皮质去掉，用松质骨移植，然后再拧入螺钉（图 36-30D）。1991 年 Grob 等随访了 161 例用这种手术治疗的患者，其中 153 例获得了成功的融合。1993 年 Marcotte 对 18 例患者施行了此种手术，有 17 例获得了骨性融合。

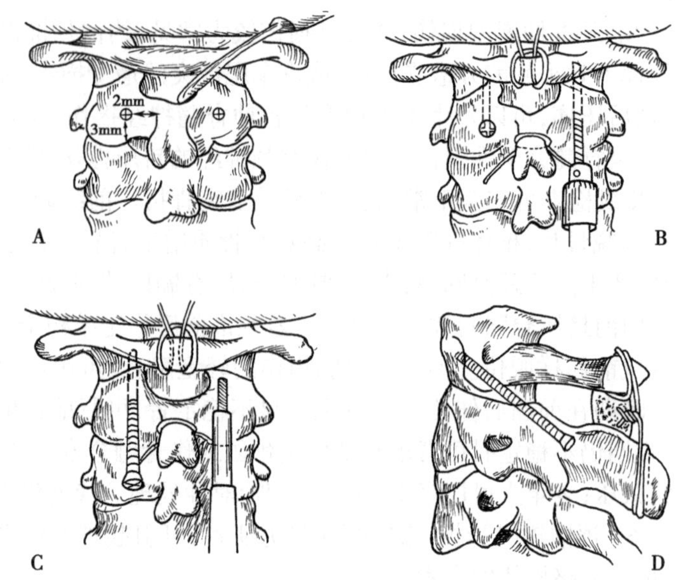

图 36-30 $C_{1/2}$ 经关节的螺丝钉固定（Magerl）

A. 经关节的螺钉进钉的标记点；B. 钢丝环绕 C_1 弓和 C_2 棘突以控制这两个椎体。通过接近 C_2 后内侧表面的峡部钻螺钉孔，进入寰椎侧块；C. 测量螺丝钉的长度并用一 3.5mm 皮质骨攻丝锥攻丝；D. 为 $C_{1/2}$ 融合恰当地安放螺钉

3. 齿突骨折中空螺钉固定术 Ⅱ型齿突骨折是中空钉固定术的最佳适应证，符合 AO/ASIF 的加压骨折愈合理论。前路螺钉固定术的主要禁忌证包括与螺钉方向平行的斜形骨折、伴有寰椎不稳定的骨折、病理性骨折和骨量不足不适于螺钉内固定的齿突骨折不愈合等。手术方法：全麻后，用颅骨钳或头环骨牵引将移位的骨折复位。使用空心螺丝钉系统行内固定之前一定要达到解剖学复位。在手术台上接一个环状枕垫以稳定患者头部。将头颈部摆放于能最大显露颈椎前部的位置上。下颌与胸骨的垂直距离要足够大，以保证有操作的空间及螺钉向下拧入的陡直角度。必需使用术中 G 形臂影像支持。术前，先摆放导针在预定要插入螺钉的方向，并透视观察，以确定手术时使用器械的工作路径。如果与胸骨间的距离不够，就调整患者的位置。术野消毒铺巾，透视管球用无菌单包住。在 $C_{5\sim6}$ 椎间隙水平作一个长 6~7cm 的横切口，然后通过前内侧入路进入颈椎。因为手术入路需要一个与颈部前面陡直的倾斜角度，所以要在皮肤深面分离，沿胸锁乳突肌前内缘，顺肌纤维方向纵向分开颈阔肌。在颈动脉鞘与气管和食管之间的间隙钝性分离，沿颈椎前方分离到 C_2 椎体前下缘。确定 $C_{2\sim3}$ 椎间盘间隙，在此水平垂直切开前纵韧带。通过透视确定在 C_2 椎体前下端处的进钉点，借助小的钻头套管，插入两根 1.2mm 的克氏针，而其矢状方向上应朝向齿突的后尖端，冠状方向上应朝向中线（图 36-31A）。通过正侧位透视验证克氏针穿透齿突的皮质，并且其位置和方向正确。直接测量导针穿入的深度，在每个导针上穿入一个 3.5mm 空心钻头，钻一个 5mm 深的螺丝钉起始孔。在导针上套入适当长度的 3.5mm 自攻空心螺丝钉，空心改锥将其拧入，将对侧齿突尖的骨皮质牢固固定（图 36-31B）。每枚螺丝钉拧入时，一定要在透视监视下，保证导针不弯曲，不向近端移位而进入枕骨大孔（图 36-31C）。螺丝钉头易于超出 $C_{2\sim3}$ 椎间盘前缘，通常需要去除一小部分纤维环以形成凹槽使钉头埋入。在钻孔时，要使用保护板以避免损伤神经和血管。术后常规使用激素和脱水剂 3~5 天。ICU 病房观察 24 小时，特别注意患者的呼吸状况。金大地等用单枚齿突中空螺钉治疗 13 例新鲜齿突基底部骨折，无明显并发症，平均 13 个月随访，均获骨性愈合。

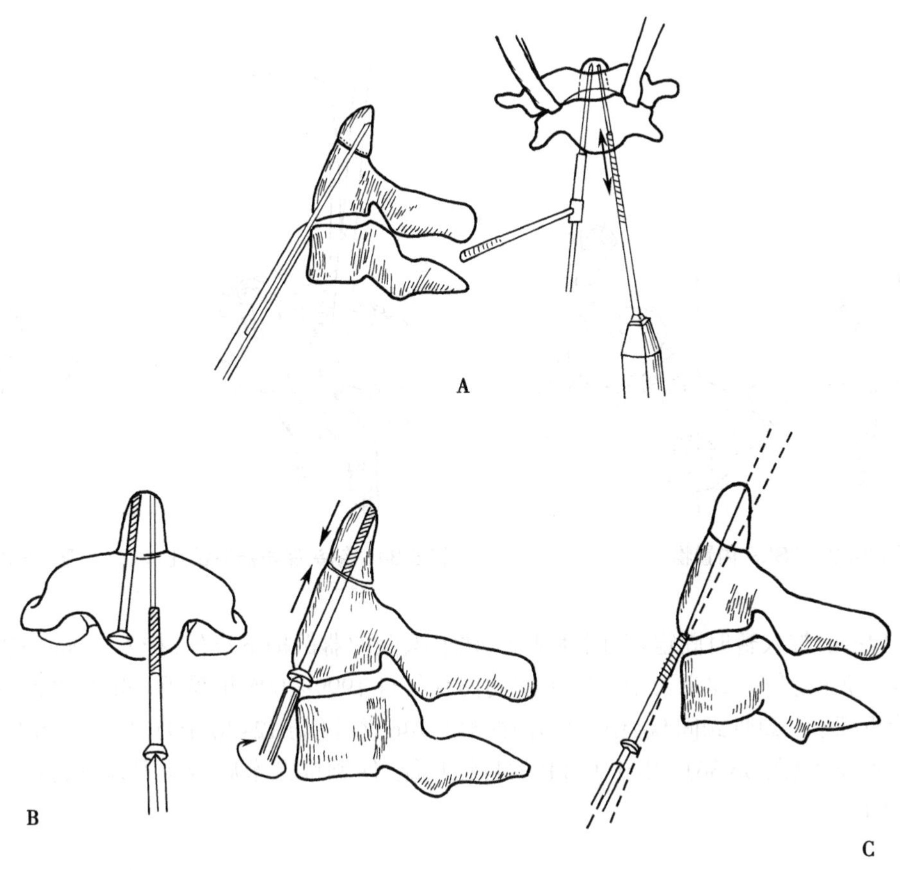

图 36-31　齿突骨折做前路空心螺钉固定的方法

A. 插入两根克氏针，测量深度，钻出 5mm 的螺钉起始孔；B. 空心螺钉套之至克氏针外拧入；C. 插入螺钉时要在透视下检测以确保导针未弯并且未向近端移位而进入枕骨大孔

4. 前路减压，CSLP（cervical spinal locking plate）内固定术　脊髓损伤多由来自椎管前方的骨性组织和椎间盘组织引起，故应取前路减压。前路可以直接将前方的压迫，如骨片、椎间盘、韧带等彻底清除，同时植骨块又可以恢复椎体的高度，减少创伤后椎管狭窄发生。CSLP 是由 Mathys 公司生产的具有自锁功能的钢板，能防止螺丝钉的松动（图 36-32，33），其他许多公司的产品都采取了类似设计。手术方法：选择横行切口显露。一般来说，显露 $C_{3\sim5}$，需要在锁骨上 3~4 横指处作切口，显露 $C_{5\sim7}$，需要在锁骨上 2~3 横指处作切口。沿皮肤切口方向切开颈阔肌，或纵向分开该肌以获得更广泛的显露。确认胸锁乳突肌前缘，纵行切开颈深筋膜的浅层，利用触摸动脉搏动确定颈动脉鞘的位置，小心切开颈动脉鞘内侧包绕肩胛舌骨肌的颈深筋膜中层。将胸锁乳突肌和颈动脉鞘拉向外侧，即可摸到颈椎的前侧。确认位于气管后侧的食管，将气管、食管和甲状腺拉向内侧。钝性剥离颈深筋膜深层，包括气管前筋膜和颈长肌表层的椎前筋膜。骨膜下从脊柱前侧向外剥离颈长肌至勾突关节平面。自动牵开器维持手术视野。C 形臂或 G 形臂 X 线机确认手术区域后环锯切除椎间盘或椎体，高速磨钻处理减压骨窗，清除脊髓前方的压迫物，包括骨片、椎间盘、后纵韧带和血肿等。取髂骨，处理成柱状立方体，植入开窗区，重新建立稳定的前柱。选择合适长度的钢板，持板器固定钢板于骨面，注意钢板上下方向，钻头导向器保护下钻孔（图 36-34），由于有限深器使钻

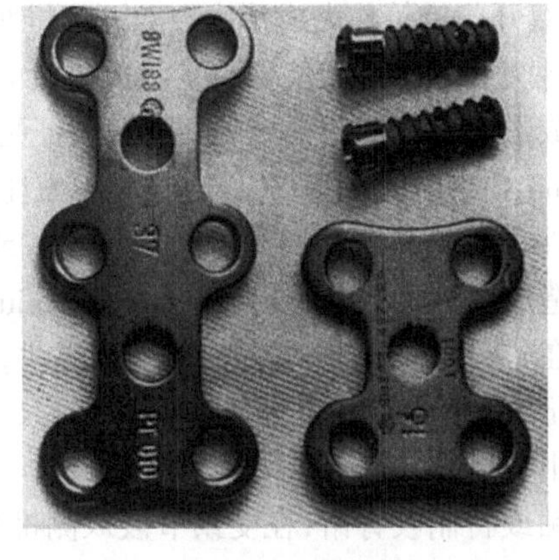

图 36-32　前路颈椎锁定钢板和螺丝钉

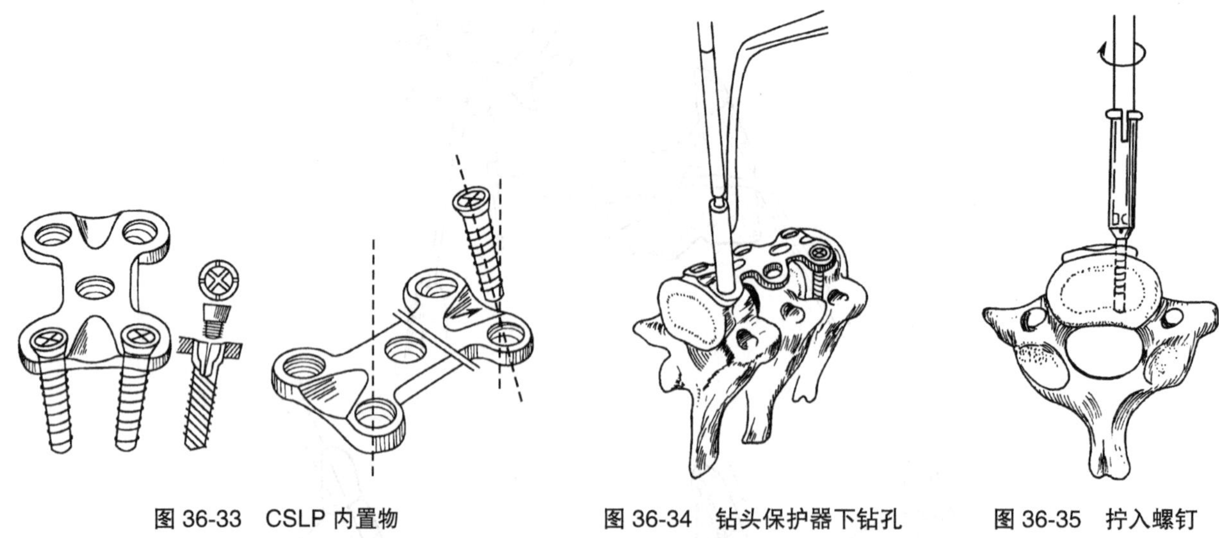

图 36-33 CSLP 内置物　　图 36-34 钻头保护器下钻孔　　图 36-35 拧入螺钉

孔深度不超过 14mm，拧入暂时固定钉，同理钻孔、软组织保护器保护下攻丝，拧入 4.0mm 螺钉（图 36-35），尾端拧入 1.8mm 锁定螺钉。北京大学人民医院创伤骨科自 1999~2005 年采用 CSLP 治疗下颈椎创伤性不稳病例（包括骨折、脱位、急性颈间盘突出和创伤性滑脱）46 例，随访 12~36 个月，所有患者神经功能均有明显改善，无骨不连发生（图 36-36）。由于 CSLP 的自锁功能，使颈椎在术后能获得即刻稳定，大大改善了患者术后的生存质量。

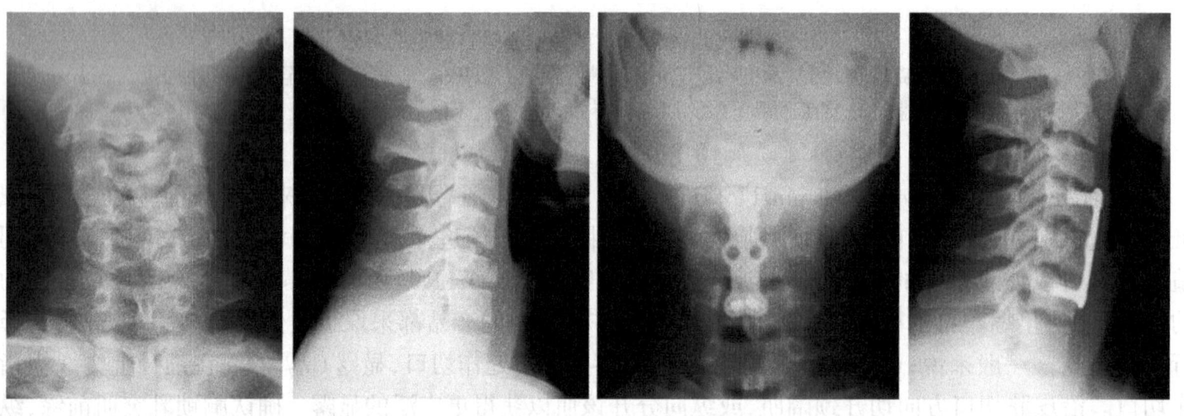

图 36-36 患者男性，58 岁。车祸致 C_5 粉碎骨折并四肢不完全瘫痪，CSLP 内固定术后半年神经功能损害部分恢复

5. 双开门椎管扩大成形术　双开门椎板扩大成形术是将两侧椎板作为“门板”，扩大椎管的容积。由于两侧棘突间的植骨能使保持扩大的椎管容积，减压效果彻底，故较之于单开门，双开门才是真正意义上的椎管成形术。在创伤领域的主要适应证是无骨折脱位性脊髓损伤（spinal cord injury without fracture and dislocation，SCIWOFAD）。SCIWOFAD 可发生在颈段，也可发生在胸段。颈段较多见，常发生在成人，既往有发育性颈椎管狭窄，退行性颈椎管狭窄，或颈椎后纵韧带骨化症（OPLL），损伤形式多是过伸性损伤，如急刹车造成的挥鞭样颈髓损伤（whiplash injury）。保守治疗后患者的脊髓损伤均有所恢复。但由于基础病变的存在，在脊髓损伤恢复停滞或不理想时，应考虑手术治疗。手术方法：患者俯卧位，头部置于颈托架上。牵引肩部，使颈部能够满意地拍摄 X 线片。常规消毒铺巾。常规方法双侧显露 C_2~T_1。清除椎板上的软组织至小关节外缘。切除受累节段的棘突。仔细游离棘突下黄韧带，用磨钻或枪式咬骨钳正中劈开棘突。使用磨钻或特制咬骨钳，在受累节段双侧椎板与关节突相交处磨出纵行沟槽。加深沟槽直到椎板的内侧骨板，注意不要磨穿内板。然后，将劈开的棘突基底向两侧分开，造成两侧椎板内侧板骨皮质骨折，椎板翻

向两边，椎管容积扩大。切除后方的黄韧带，很快可见到膨出的硬脊膜搏动。取自体髂骨，修成约1cm宽的骨块，长度视"门"的长度而定。将植骨块卡在劈开的棘突之间，用钛丝(便于术后MR检查)穿过椎板和植骨块固定(图36-37)。常规关闭切口。孙宇等报道了一组应用单开门颈椎管扩大成形术治疗此类损伤的病例，107例中，69例伤后平均1.6个月脊髓功能恢复出现停滞并维持在较低水平，另外38例伤后平均6.2个月出现病情再次加重，经手术治疗后于术后3周均明显改善。作者认为，手术治疗明显优于保守治疗效果，早期手术不仅可以改善脊髓的功能状况、缩短治疗周期，还可以避免后期发生创伤性脊髓病。

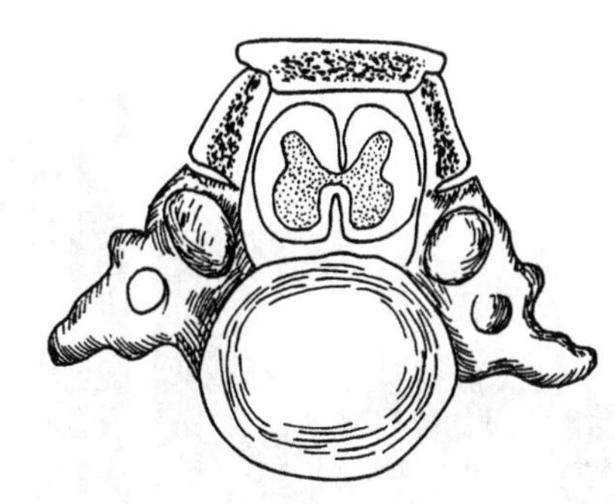

图36-37 双开门颈椎管扩大成形术

6. 椎弓根螺钉或侧块螺钉及钢板或钢棒固定融合术 椎弓根螺钉主要用于枢椎椎弓根骨折合并C_2~$_3$脱位时，也偶可用于$C_{1/2}$的融合或下颈椎的固定。应选好枢椎的进钉点及方向，注意勿伤及椎动脉。为此在解剖上从后面看，可把枢椎的下关节突分成4个象限，椎动脉走行占据了下方两个象限和外上象限的一部分，螺钉只能从内上象限进入。进钉区与枢椎上缘相逢，靠近椎管与枢椎椎弓根的内壁。可用神经剥离子在椎管内保护脊髓。钻孔向上向内各25°，从枢椎下关节突上部的内侧向内上象限进入。扩钻孔深度大约30mm，然后放置两孔钢板，选适当长度的螺钉，先拧紧上方圆孔的螺钉固定，再从C_3关节突附近拧紧第二枚螺钉固定下孔(图36-38,39)。同法完成对侧的钢板固定。C_3及其以下的下颈椎的后路固定更常选用侧块螺钉及钢棒或钢板固定融合术(图36-40,41)。

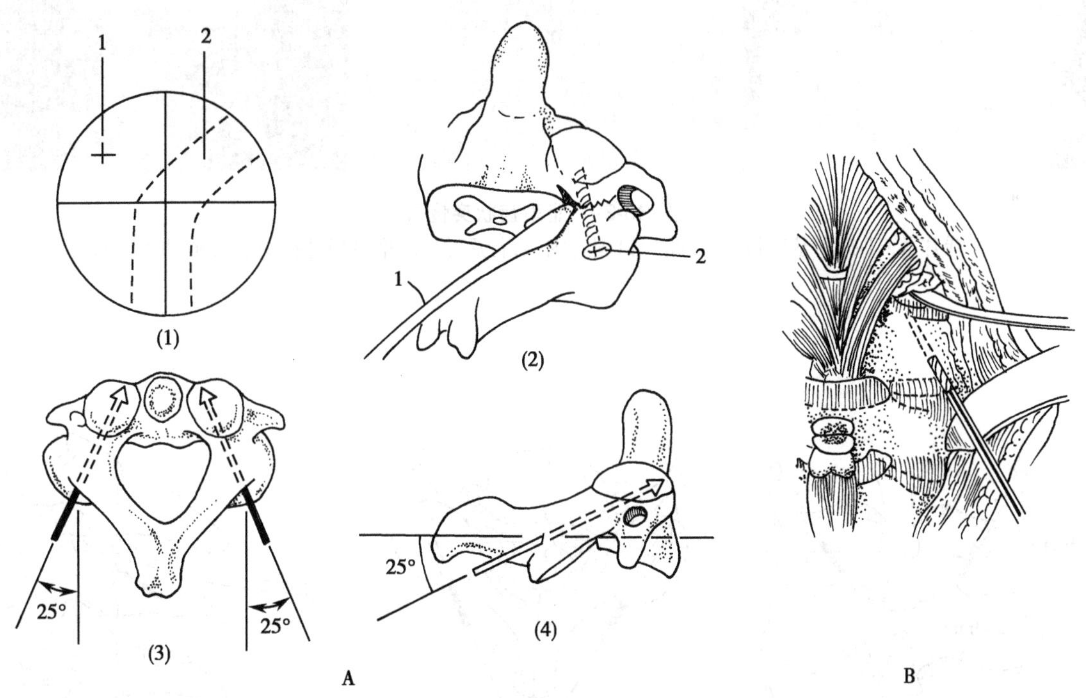

图36-38 C_2椎弓根螺钉固定

A.(1)椎弓根分为四个象限：1.内上象限为安全区；2.椎动脉走行；(2)螺钉置入位置及方向：1.用剥离子保护脊髓；2.向上25°、向内25°进钉；(3)在水平面螺钉的方向向中线倾斜25°；(4)在矢状面螺钉向头侧倾斜25°；B. 在C_2上下关节面之间中点处沿平分关节突的垂线穿入钻头

(引自：ME Muller M, Allgower R, Schneider H. Willenegger: Manual of internal Fixation. 3rd. Springer-Verlag Berlin Heidelberg New York, 1991)

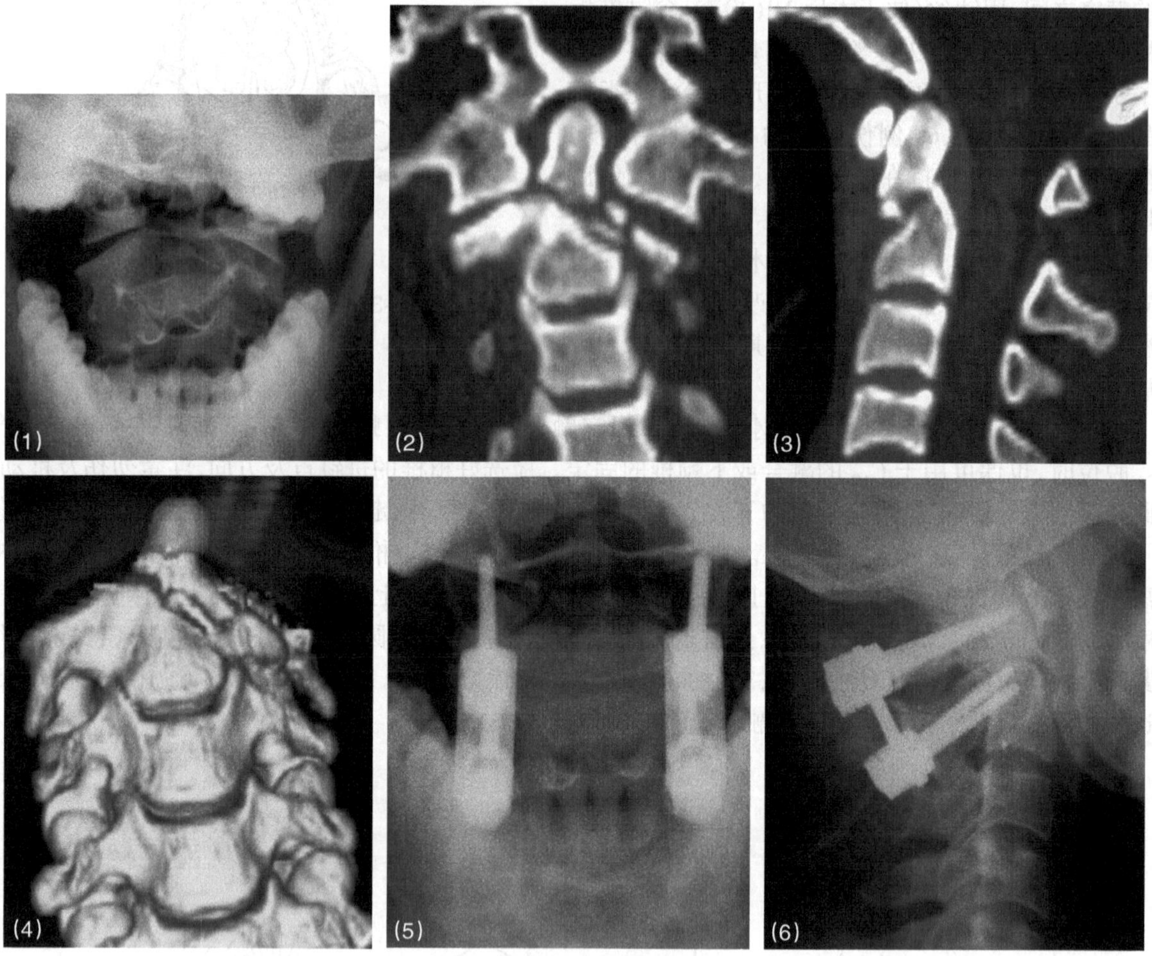

图 36-39 Ⅲ型齿状突骨折

X 线片及 CT 提示基底粉碎，前路螺钉固定困难，行后路 $C_{1/2}$ 椎弓根螺钉固定及植骨融合术

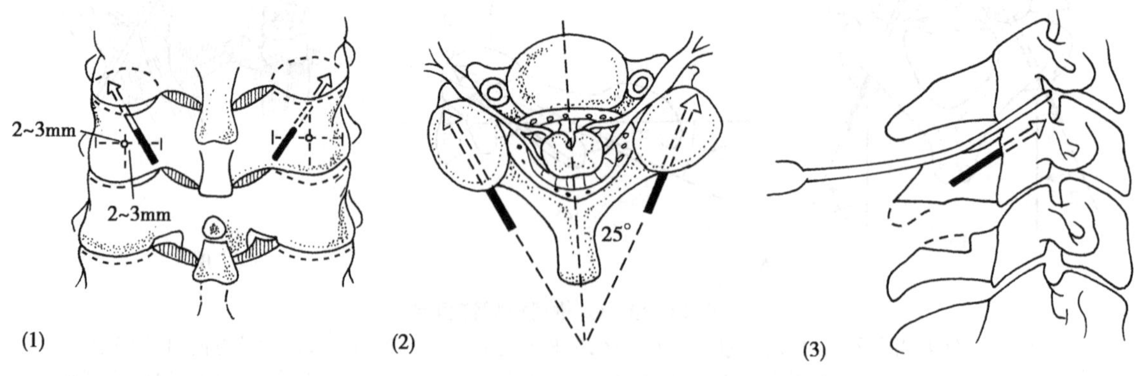

图 36-40 下颈椎侧块螺钉进钉点及方向

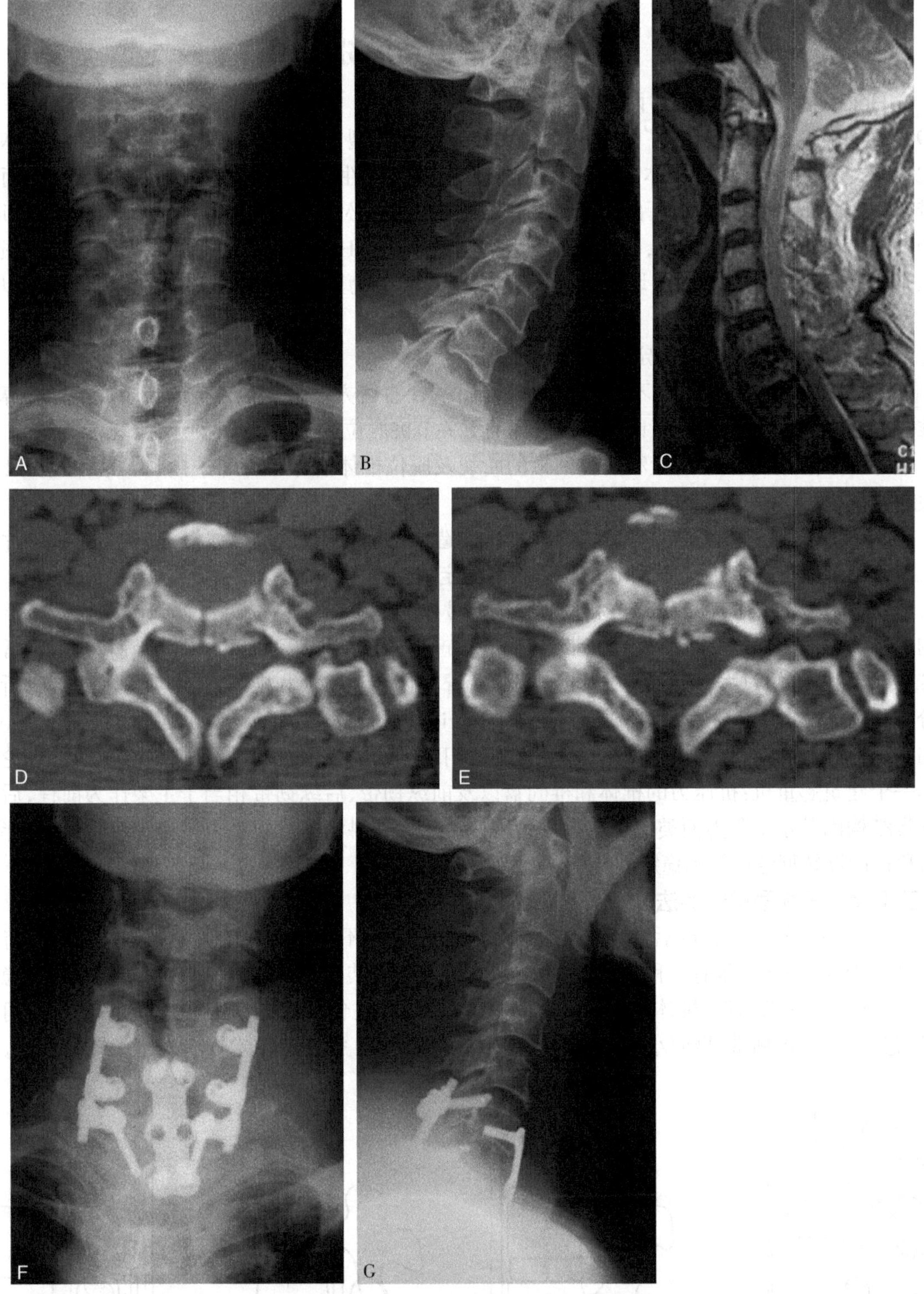

图 36-41 C_7 椎体爆裂骨折

X 线片及 MR、CT 提示诊断明确，行前路 CSLP 内固定联合后路 $C_{6/7}$ 侧块螺钉及 T_1 椎弓根钉内固定术，获得坚强稳定性

第三节 胸腰椎损伤

一、胸腰椎损伤的分类

(一) Holdsworth-Whitesides 两柱理论分类系统

1949 年,由 Nicoll 首先提出了两种基本的胸腰椎损伤类型:稳定型骨折和不稳定型骨折。Nicoll 认为 L_4 以上椎板骨折和单纯的椎体前方、侧方楔形骨折是稳定性损伤,不必进行复位固定治疗,而合并棘间韧带破裂的骨折脱位和 L_4 以下的椎板骨折是不稳定性的,必须进行复位和固定。1963 年,Holdsworth 修改和补充了 Nicoll 的分类方法,引入了爆裂型骨折的概念。Holdsworth 主张胸腰椎骨折按照损伤机制(屈曲、伸展、垂直压缩、回旋和剪切应力等作用力特点)可分为五型,每型可以独立也可以两种以上同时存在。

1. 单纯屈曲性损伤 造成稳定的楔型压缩骨折。

2. 屈曲和旋转性损伤 造成不稳定性骨折 - 脱位,伴有后方韧带复合结构的断裂、棘突的分离、靠近下位椎体上侧边缘的片状骨折块,以及上位椎体的下关节突脱位。

3. 伸展性损伤 造成椎间盘和前纵韧带的断裂及脱位椎体前缘小骨片的撕脱。这种脱位几乎总能自发性地复位,并且在屈曲位时是稳定的。

4. 椎体压缩损伤 可使椎间盘髓核突入椎体内造成终板骨折,也使椎体爆裂,椎体骨折碎片向四周移位。因为韧带保持完整,所以这种粉碎性骨折是稳定的。

5. 剪力损伤 造成整个椎体移位和关节突或椎弓根的不稳定骨折。

胸腰椎的屈曲力矩通常维持后纵韧带结构完整,产生椎体楔形压缩骨折。屈曲旋转暴力常常撕裂后方韧带,如果屈曲力矩过大,导致脱位。压缩载荷沿脊柱传导至终板和椎体,产生典型的爆裂骨折。根据这种分类方法,是否稳定视后方韧带复合结构(posterior ligament complex,PLC)的完整性而定。1968 年,Whitesides 等对 Holdsworth 的概念做了一定修改,他们以创伤的损伤机制为原则,建立了两柱理论。将脊柱比作一个建筑起重机:抗压力的椎体和椎间盘以及前纵韧带、后纵韧带相当于主架作为前柱,后方的骨性和韧带结构因其承受张力而类似于前索称为后柱。认为外科治疗应以是否侵犯神经管而定,伴有骨折片向后移位的爆裂型骨折是不稳定的,应该进行前路减压治疗。

(二) Denis 三柱理论分类法

1983 年,Denis 提出前柱的后部至少在屈曲不稳方面是与不稳定有关的关键结构。因此他将原来的前柱再进一步分为两柱,即前柱和中柱,称中柱是除后方韧带结构外的结构,它的损伤能导致不稳定。三柱概念:前柱包括前纵韧带、椎体的前 1/2、椎间盘的前部;中柱包括后纵韧带、椎体的后 1/2、椎间盘的后部;后柱包括椎弓、黄韧带、椎间小关节和棘间韧带(图 36-42)。脊柱的稳定性有赖于中柱的完整,当前柱

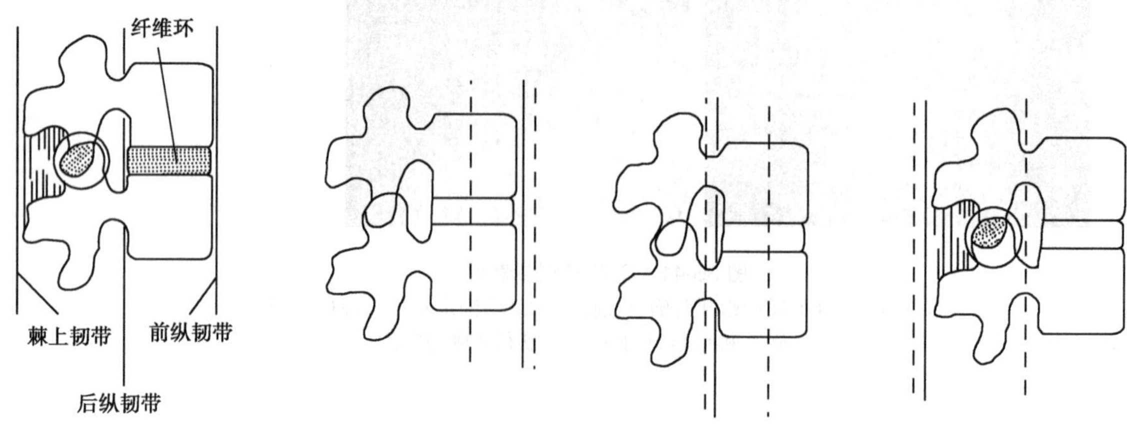

图 36-42 Denis 三柱理论

遭受压缩暴力，产生椎体前方压缩者为稳定性，而爆裂性骨折、坐带损伤及脊椎骨折-脱位，因其三柱均损伤，则属不稳定性。由于三柱理论较为合理，从20世纪80年代至今被广泛接受与应用。

Denis根据骨折形态、受伤机制将胸腰椎骨折分为四类：

1. 压缩性骨折（compression fracture） 临床上最多见，前柱在压力下崩溃，后柱受到牵张，中柱作为活动枢纽，椎体后缘的高度保持不变。损伤机制是前屈或侧屈，压缩骨折可发生在前方或侧方。Denis将压缩性骨折分成四个亚型（图36-43）。

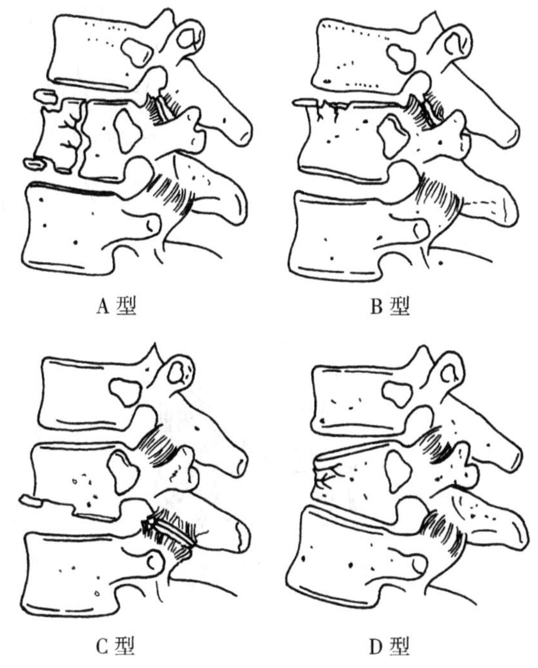

图36-43 胸腰椎压缩骨折的Denis分型

A型：骨折涉及两个终板；B型：骨折仅累及上终板；C型：仅累及下终板；D型：前侧皮质弯曲，终板未受损

2. 爆裂性骨折（burst fracture） Denis把累及前柱和中柱的骨折定义为爆裂性骨折。中柱骨折后，椎体后部的附件会爆散开来，因此在脊柱前后位片上可见椎弓根间距增宽，椎板也会发生骨折。Denis将爆裂性骨折分为五个亚型。

A型：上下终板骨折（both endplate fracture），上下终板均受累，常发生在下腰椎。

B型：上终板骨折（superior endplate fracture），仅上终板受累，常发生在胸腰椎结合部。

C型：下终板骨折（inferior endplate fracture），仅有下终板受累。

D型：爆裂-旋转型骨折（burst-rotation），中柱发生爆裂性骨折，同时合并旋转损伤，导致侧方半脱位或倾斜。

E型：侧方爆裂骨折（lateral-burst），中柱发生爆裂性骨折，前柱受到不对称压缩。

3. 安全带骨折（seat-belt type fracture，orflexion-distraction，or chance fracture） 安全带损伤的后柱和中柱受到牵拉，前柱通常不受到损伤而作为暴力作用的支点。其损伤常见于乘坐高速汽车腰部系安全带，在撞车瞬间患者躯体上部急剧向前移动并屈曲，以前柱为枢纽，后柱与中柱受到牵张力而破裂开。Denis将这一损伤根据受伤为一个水平或两个水平分为四型（图36-44）。

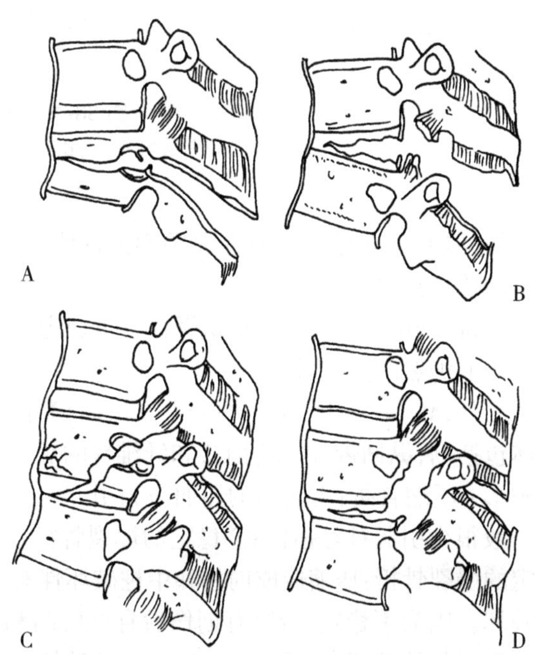

图36-44 Chance骨折Denis分型

A. 损伤发生于贯穿椎骨的一个平面；B. 贯穿韧带和间盘的一个平面；C. 贯穿骨伴有中柱损伤的两个平面；D. 贯穿韧带和间盘伴有中柱损伤的两个平面

Chance骨折在正位X线片可见两侧椎弓根和棘突呈水平分离或棘间明显增宽。侧位片可见从椎板和椎弓直至椎体后部的水平骨折线。典型病例可见到椎体后缘高度增加，椎间隙后部张开。CT扫描可发现X线片易漏诊的椎弓根骨折。

4. 骨折脱位（fracture-dislocations） 骨折脱位常由于压缩、牵张、旋转或剪切暴力使脊柱三柱均发生损伤。三种不同的损伤机制可导致三种不同类型的骨折-脱位（图36-45）。

A型：屈曲-旋转损伤；

B型：剪切骨折-脱位损伤；

C型：双侧关节突脱位。这一型损伤类似于安全

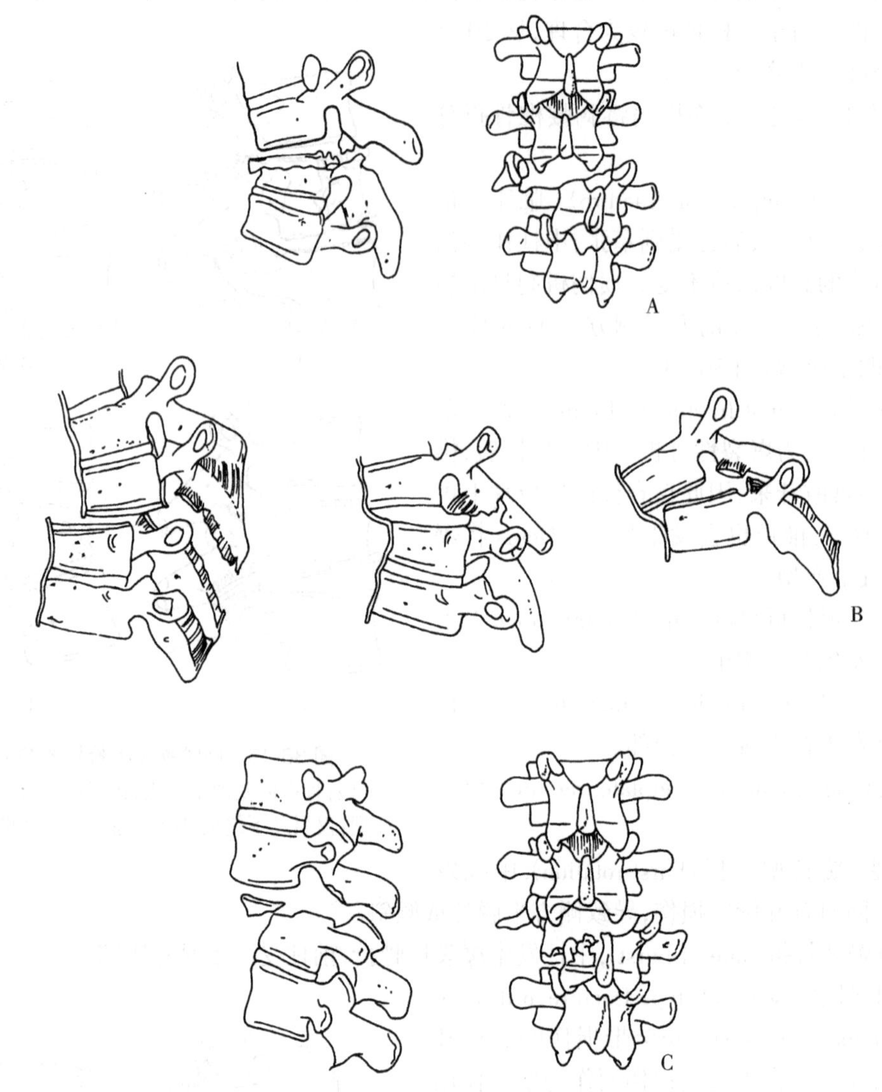

图 36-45 骨折脱位的 Denis 分型

A. 屈曲旋转损伤；B. 剪切骨折脱位损伤；C. 双侧关节突脱位

带损伤，但前柱也有损伤，通常是前面的椎体或椎间盘损伤，前纵韧带断裂常伴下位椎体上缘撕脱骨折，导致明显的半脱位。

Denis 理论及其分类对认识脊柱骨折稳定性、指导治疗具有重大意义，是认识上的飞跃和巨大进步，目前临床上仍然广泛应用。

另外，McAfee 曾提出一种分类方法，分类依据是中部骨韧带复合体的损伤形式。所谓中部骨韧带复合体包括：后纵韧带，椎体后 1/2 和纤维环的后半，其实就是 Denis 三柱结构中的中柱。共有六种损伤形式：①楔形 - 压缩骨折：由向前的屈曲应力引起，造成单纯前柱破坏。除非有多个相邻椎体节段受损，这型损伤一般很少引起神经损伤；②稳定的爆裂骨折：由压缩性负荷引起，造成前柱和中柱破坏，后柱完整；③不稳定的爆裂骨折：压缩造成前柱和中柱破坏伴有后柱断裂。后柱可以因为压缩、侧方屈曲或旋转力量而造成破坏。因为不稳定，所以有创伤后脊椎后凸和引起进行性神经损伤症状的倾向。如果前柱和中柱是因为压缩引起的破坏，则后柱不出现分离性破坏；④ Chance 骨折：是由为围绕前纵韧带前方的一个轴的屈曲力所造成的椎体水平撕脱骨折，整个椎体被强大的张力拉开；⑤屈曲 - 牵张损伤：屈曲轴位于前纵韧带后方，前柱被压缩力破坏，而中柱和后柱则被牵张力破坏。因为黄韧带、棘间韧带和棘上韧带通常是断裂的，所以这种损伤是不稳定的；⑥平移损伤：这种损伤是整个椎管断裂，表现为椎管排列紊乱。通常是剪力造成了三柱均被破坏。在受累节段，椎管的一部分发生横向移位。

（三）胸腰椎骨折分类方法

1994 年，Magerl 等继承了 AO 学派四肢管状骨分类的 3-3-3 制理论，以双柱概念为基础，提出了一种新的胸腰椎骨折分类方法。该分类也依据 3-3-3 制，将胸腰椎骨折分为三类，再细分为 9 型 25 亚型，共 50 种。此分类方法被 AO 学派和美国医师骨科学会采用。该分类主要基于脊柱损伤的病理形态学特点，损伤的类别取决于损伤的病理形态是否一致。三个主要损伤类型有一种典型损伤的基本模式，主要由几个易于识别的影像学特征来判定。因为这种损伤模式能够反映损伤的外力和（或）外力的效应，三种简单的机制可作为常见的损伤类型：①压缩性外力，它引起压缩性和爆散性损伤；②牵张外力，它引起的损伤伴有横向结构的损伤；③轴向扭转外力，它引起旋转性损伤。现在，Magerl（AO）分类已被广泛接受并应用于临床。

胸腰椎骨折 AO（Magerl）分类根据损伤机制分为三大类：A 类：椎体压缩；B 类：双柱牵张损伤；C 类：双柱旋转损伤。每一种类型又分为三个亚型，每个亚型再分为三个次亚型及其进一步的分级。在此分类中，损伤的等级是根据损伤的严重程度从上往下排列的，即损伤的严重程度从 A 到 C 逐渐加重，同样在各亚型及次亚型中也是如此。损伤的等级主要是根据不稳定的程度来决定的，预后也与损伤的等级有关。下文中所涉及的“柱”的概念引用于 Whitesides 所描述的两柱理论。单纯的横突或棘突骨折不包括在此分类中。

简单的分类见表 36-8~36-10：

表 36-8 A 型损伤：亚型、次亚型及进一步分级

A 型：椎体压缩	A3 爆散型骨折
A1 嵌压骨折	A3.1 不完全爆散骨折
A1.1 终板嵌压	1 上缘不完全爆散骨折
A1.2 楔形嵌压	2 侧方不完全爆散骨折
1 上缘楔形嵌压骨折	3 下缘不完全爆散骨折
2 侧方楔形嵌压骨折	A3.2 爆散分离骨折
3 下缘楔形嵌压骨折	1 上缘爆散分离骨折
A1.3 椎体塌陷	2 侧方爆散分离骨折
A2 分离型骨折	3 下缘爆散分离骨折
A2.1 矢状面分离骨折	A3.3 完全分离骨折
A2.2 冠状面分离骨折	1 钳夹分离骨折
A2.3 钳夹样骨折	2 完全屈曲爆散骨折
	3 完全纵轴向爆散骨折

表 36-9 B 型损伤：亚型、次亚型及进一步分级

B 型：前方及后方结构牵张性损伤	B2.2 伴有间盘损伤
B1 后方韧带结构损伤（屈曲牵张型损伤）	1 损伤通过间盘和椎弓根
B1.1 伴有间盘的横贯损伤	2 损伤通过间盘及峡部（屈曲 - 峡部裂）
1 屈曲半脱位	B2.3 伴有 A 型椎体骨折
2 前方脱位	1 损伤通过间盘和椎弓根 + A 型椎体骨折
3 屈曲半脱位 / 前方脱位伴关节突骨折	2 损伤通过间盘及峡部（屈曲 - 峡部裂）+ A 型椎体骨折
B1.2 伴有 A 型椎体骨折	B3 经间盘前方损伤（过伸剪切损伤）
1 屈曲半脱位 +A 型椎体骨折	B3.1 过伸半脱位
2 前方脱位 +A 型椎体骨折	1 不伴有后柱损伤
3 屈曲半脱位 / 前方脱位伴关节突骨折 + A 型椎体骨折	2 伴有后柱损伤
B2 后方骨性结构损伤（屈曲牵张型损伤）	B3.2 过伸 - 峡部裂
B2.1 两柱横贯性骨折	B3.3 后方脱位

表 36-10 C 型损伤：亚型、次亚型及进一步分级

C 型：前方及后方结构旋转性损伤	5 屈曲旋转半脱位伴或不伴有单侧关节突骨折 +A 型骨折
C1 A 型损伤伴有旋转（压缩损伤伴有旋转）	6 单侧脱位 +A 型骨折
C1.1 楔形旋转骨折	7 向前旋转脱位伴或不伴有关节突骨折 +A 型骨折
C1.2 分离旋转骨折	C2.2 B2 损伤伴有旋转（屈曲牵张型损伤伴有旋转）
1 矢状面分离旋转骨折	1 两柱横贯性旋转骨折
2 冠状面分离旋转骨折	2 单侧屈曲峡部裂伴有间盘损伤
3 钳夹样分离旋转骨折	3 单侧屈曲峡部裂 +A 型骨折
4 椎体分离	C2.3 B2 损伤伴有旋转（过伸剪切损伤伴有旋转）
C2 B 型损伤伴有旋转	1 旋转过伸半脱位伴或不伴有椎体后方结构的骨折
C2.1 B1 损伤伴有旋转（屈曲牵张型损伤伴有旋转）	2 单侧过伸峡部裂
1 屈曲旋转半脱位	3 向后旋转脱位
2 屈曲旋转半脱位伴有单侧关节突骨折	C3 剪切旋转样骨折
3 单侧脱位	C3.1 切片样骨折
4 向前旋转脱位伴或不伴有关节突骨折	C3.2 斜骨折

A 型损伤的特点是椎体骨折，后柱基本没有损伤。B 型损伤描述的是一种使前方（B3）或后方（B1，B2）椎体结构间距离增大的横贯伤。此外，B1 及 B2 亚型损伤依其前方损伤的类型进行划分，这可能是椎间盘损伤或是 A 型椎体骨折，这些 B 型损伤主要根据后方是否损伤进行诊断，但进一步分型则根据前方损伤的情况。C 型损伤的特点是轴向扭转外力造成的损伤模式，通常于 A 型或 B 型损伤的基础上，因此 A 型和 B 型损伤是大多数 C 型损伤进一步分类的基础。此外，剪切力并伴有扭力的损伤也包括在 C 型损伤中。A 型损伤仅累及前柱，B 型和 C 型损伤则累及前后两柱（图 36-46）。现将各型骨折分述如下：

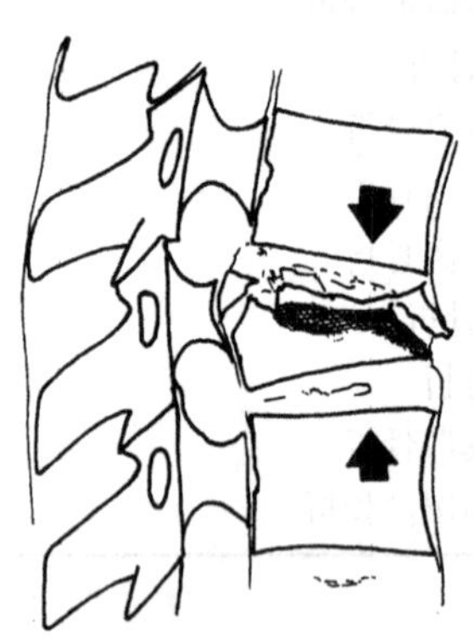

A型：前柱压缩损伤

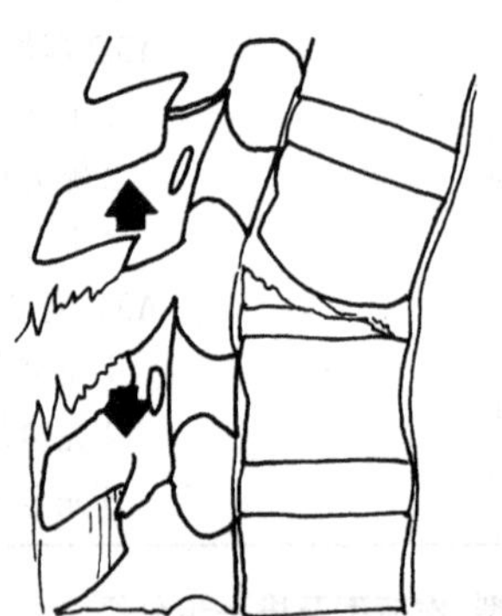

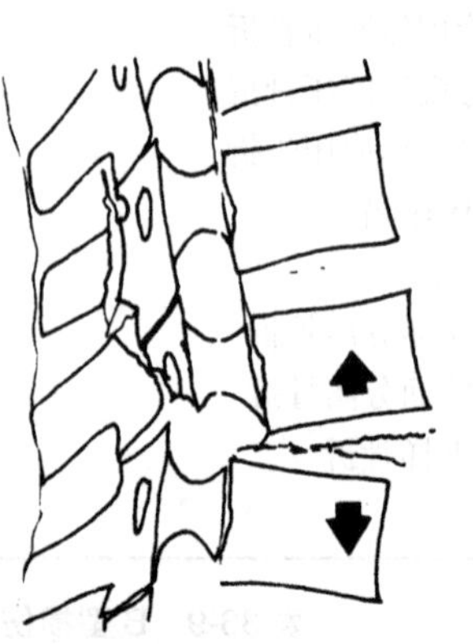

B型：两柱损伤伴有前、后或横贯伤

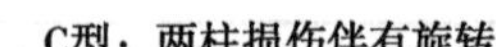

C型：两柱损伤伴有旋转

图 36-46 三种类型损伤的基本特点

（四）负荷分担分类法

严重粉碎和移位的椎体爆裂骨折不能像正常椎体那样承担载荷。因此当后路器械矫正后凸畸形后，前柱仍无支撑，椎弓根钉器械承受了悬臂式弯曲载荷，术后发生内固定折损并不少见。1994 年，McCormack 根据骨折椎体的解剖以积分方法提出负荷分担分类法（the load sharing classification of spinal fracture）。

此分类方法基于骨折椎 X 线侧位片和 CT 平扫及矢状位重建的影像学评估，包括三个方面的评分：

1. 损伤造成椎体粉碎的程度　1 分为椎体粉碎≤30%，2 分为椎体粉碎 30%~60%，3 分为椎体粉碎 >60%；

2. 骨折部位骨折碎片的排列　1 分为碎片移位 0~1mm，2 分为碎片移位 >2mm，但范围 <50%，3 分为

碎片移位 >2mm，且范围 >50%；CT 平扫还可以提供椎管横断面、神经压迫情况。

3. 后凸畸形矫正或需矫正的程度　1 分为矫正≤3°，2 分为矫正 4°~9°，3 分为矫正 >10°。

三组得分相加，即为最后的总分。分数越高，该段损伤椎体承受轴向载荷的能力越小，后路短节段固定器失败的可能性越大。该分类认为 6 分以下的骨折单纯行后路手术效果较理想，而 7 分以上的骨折前柱负荷能力差，需要前柱重建。

该分类客观合理的评价了骨折椎前柱的载荷分担能力，为手术治疗方法的选择提供了有力依据。但没有涉及韧带损伤，与损伤机制无关。

（五）TLICS 分类

2005 年，Vaccaro 等提出了一种新的胸腰椎骨折严重程度的评分方法（the thoracolumbar injury classification and severity score，TLICS）（表 36-11）。此分类方法简明、合理、实用性很强，能直接指导临床治疗，是较理想的胸腰椎骨折分类和评价系统，只是目前尚未得到广泛应用。

表 36-11　TLICS 胸腰椎损伤分类及损伤程度的评分系统

	分值
骨折机制	
压缩骨折	1
爆裂骨折	2
平移性损伤 / 旋转	3
拉伸性损伤	4
神经受累	
未受累	0
神经根	2
脊髓 / 圆锥，不完全	3
脊髓 / 圆锥，完全	2
马尾	3
后侧韧带复合体完整性	
未受损	0
可疑损伤 / 不确定	2
损伤	3
评分≤ 3—非手术治疗	
评分≥ 5—手术治疗	
评分 =4—手术治疗或非手术治疗，决定于一些限制：如合并症、有无其他损伤等	

TLICS 方法包括三个方面的评价：损伤的形态、后方韧带复合体的完整性、神经功能状态。TLICS 中三项根据不同的情况分别给予由程度最轻的 1 分至程度最重的 4 分。将各项得分累加后为最终得分。多发性骨折的评分取评分最高的一节的分值。

TLICS 中骨折的损伤形态包括压缩、侧移 / 旋转和牵张。其中将爆裂归为压缩的严重类型。根据损伤机制评分时，压缩 1 分，如有爆裂加 1 分；滑移或旋转 3 分；牵张 4 分。

TLICS 中后方韧带复合体（posterior lignentous complex，PLC）包括棘上韧带、棘间韧带、黄韧带和小关节囊，这些结构被称为“后方张力带”。因 PLC 自身修复能力差，故损伤后多需手术治疗。对 PLC 的完整性评价时，完整 0 分；可疑 / 不确定 2 分；损伤 3 分。

TLICS 中对神经功能状态评分时，正常 0 分；神经根性损伤 2 分；脊髓或圆锥损伤中完全损伤 2 分、不完全损伤 3 分；马尾损伤 3 分。

根据 TLICS 总分选择治疗方案：≤3 分：非手术治疗；4 分：非手术和手术均可；≥ 5 分：手术治疗。

二、胸腰椎损伤的诊断

(一) 临床表现

明确的外伤史是胸椎损伤的前提,伤后局部疼痛、皮下淤血、脊柱畸形、常可触及棘突漂浮感或棘突间空虚感。胸椎骨折常伴有脊髓损伤,出现相应的症状和体征。胸腰段神经损伤会产生不同的症状,脊髓通常止于 L_1。该区域以上损伤会产生上运动神经元损伤症状,L_1 以下损伤则产生下运动神经元损伤症状,T_{12}~L_1 附近损伤可能两者兼有。神经损伤通常出现在受伤即刻,椎体瞬间移位程度往往大于影像学表现。骨折的椎体碎块后凸到椎管内可能对神经造成压迫,椎管狭窄程度伴随神经损害的相关性已经被研究。T_{11}、T_{12} 椎管占位 35% 以上,L_1 在 45% 以上,L_2 及以下水平在 55% 以上,神经损伤的危险显著增加。此外后部结构的损伤与神经损害有显著关联。

(二) 影像学检查

1. X 线检查 X 线检查是胸腰椎骨折最基本的检查方法,通常拍摄正侧位 X 线片。胸腰椎骨折在正位 X 线片上可见骨折椎体的高度降低,横径增宽,横向的脱位和侧弯;侧位 X 线片可见椎体楔形改变,骨折局部后凸畸形,有时可以发现爆裂的椎体骨折块向后方突出到椎管内,小关节连续性中断,棘突间距增宽等。但 X 线片的缺点是常常低估了骨折与软组织损伤的程度以及脊髓神经损伤的程度,并不能完全显示所有的脊柱骨折。

2. CT 扫描 CT 扫描能提供更多的有关病变组织情况,较 X 线检查有更多的优越性。CT 能够准确的判断椎管的完整性及是否存在其他脏器损伤,确定损伤机制。进行多平面观察和三维重建,可以观察骨折碎裂和移位程度,判断是否占据椎管,有利于确定骨折类型,指导治疗方案。

3. MRI 检查 磁共振能清楚地显示脊髓神经和其他软组织的情况,尤其对脊髓有着其他检查难以替代的价值,它可以显示脊髓损伤的部位、损伤程度,如出血、水肿、压迫、萎缩、变性等。可以判断骨折是否为陈旧骨折。缺点是对骨折的显示不如 CT 那样清晰。

三、胸腰椎骨折的治疗原则

(一) 手术与非手术治疗的选择

有不少报道了非手术治疗的出色疗效,这些数据说明大部分的患者可以通过非手术治疗得到有效康复。但非手术治疗和手术治疗孰优孰劣,需要高质量的随机对照研究。脊柱骨折后首先要明确两个问题:

1. 是否合并有椎管受压并伴有脊髓或神经损伤。若合并有脊髓损伤应判明脊髓损伤的程度,是完全性损害还是非完全性;

2. 是否存在不稳定。脊柱骨折的不稳定性的概念尚有歧义。目前较为通用的胸腰椎骨折不稳定性的标准为任何双柱损伤的骨折均为不稳定性骨折。Vaccaro 等认为稳定性可分为三种:即刻稳定性(由骨折形态判断);长期稳定性(由椎体后方韧带复合结构的完整性判断);神经稳定性(由神经功能状态判断)。因此,根据脊柱骨折分类判断脊柱稳定性及根据影像学明确脊髓有无受压及压迫部位,程度及范围是制订治疗方案的主要依据。一般讲,椎管无压迫或轻度压迫,而无神经损伤的稳定性骨折或相对稳定性骨折,为非手术治疗的适应证。近年来大多数学者对脊柱不稳定骨折或伴有神经损伤者,主张及时手术治疗。也可以根据 TLICS 评分系统决定手术还是非手术治疗。

(二) 手术时机的选择

一般认为神经功能正常的不稳定脊柱损伤或有非进行性神经症状加重的患者,应该尽早行减压和内固定手术。动物实验发现早期减压能够促进神经功能的恢复。但早期手术同时可引起呼吸功能、血流动力学、神经功能的恶化。Fehlings 与 Tator 曾复习 1966~1998 年文献 300 余篇,实验研究证明早期手术效果好,而临床病例,则无明确结论。胥少汀回顾 1987~1995 年治疗胸腰段爆裂骨折,早期手术 64 例,晚期手术 54 例,恢复结果二者相近。Vaccaro 等前瞻性随机性研究发现,早期及延期减压之间没有明显的差异。La Rosa G 等使用 Meta 分析的方法检索了 1966~2000 年期间 Medline 所收录的关于脊髓损伤后的手术指征、手术原则、减压时机的文献,并辅以手工检索,分析了符合条件的 1687 位患者,结果发现与保守治疗和延期手术减压(>24 小时)相比,24 小时内减压可获得更好的结果。但是对于样本的同质性分析发现仅仅对于不完全性脊髓损伤行早期手术减压的效果是可靠的。2006 年 Fehlings 回顾了近 10 年尤其是近 5 年的 66 篇文献,认为目前还无法确定脊髓损伤减压的明确时间窗。Chipman 等在一项回顾性研究中,比较了早期或延迟手术与损伤严重度评分对预后的影响,发现那些损伤严重度评分高并行早期手术的患者,比那些评分相同但延期手术的患者,并发症少且住院时间短,那些延期手术的患者往往还需要更长时间机械通气。目前仍缺乏前瞻性随机化大宗病例的临床研究来分析手术减压的时机问题。

(三) 手术入路选择

手术治疗的任务主要包括:①恢复椎体的高度、序列与曲度(复位、矫形);②解除神经压迫(减压);③重建脊柱稳定性(固定、融合)。为了达到上述三个目标,如何选择最佳的手术入路及手术方法是有关胸腰椎骨折治疗争论的焦点之一。

胸腰椎骨折外科手术方式分为前路手术和后路手术。关于前路手术适应证仍有争论,但基本原则是一致的,其主要适应证是:①爆裂性骨折,椎管前方占位大于 50%;②脊柱后凸畸形大于 20%;③椎体高度丢失大于 50%;④椎管内有翻转骨块伤后超过 1 周以上者。前路手术由于直视下切除致压物,可达到椎管前方的完全减压,也可避免后路减压时对水肿、充血的脊髓神经的牵拉干扰。前路手术椎体间植骨有效地解决了前柱支撑强度与高度,而且植骨床血供丰富,植骨量大,融合快,愈合后强度大,减少术后椎体高度的丢失及内植物松动断裂等问题。同时,不破坏相对完整的后路结构,保留了后柱全部的功能。与后路手术相比,前路手术减压更彻底,植骨融合率高,神经损伤更小。但前路手术操作复杂,手术入路创伤大,并发症相对较多,对解剖知识及手术技巧要求高,所以要严格掌握其手术适应证。

后路椎弓根内固定手术较简单,创伤少,出血少,操作容易。通过椎弓根螺钉撑开后纵韧带,使突入椎管的骨块有一定的复位和减压作用。急性损伤时,通过后纵韧带的韧带整复作用(在后纵韧带完整的前提条件下),复位椎管前方压迫骨块达到间接减压是可能的,但复位效果不一,能否复位及复位程度缺乏预测性。单纯后路手术撑开间接复位减压作用随着伤后时间的延长而减少,一般认为伤后 1 周之内间接复位减压效果良好,伤后 2 周以后前方致压骨块未能良好复位可使神经组织过度牵拉而加重压迫。存在翻转骨块压迫脊髓者,因后纵韧带完全断裂,纤维环失去牵拉复位作用。若术前 CT 检查显示小椎管内有骨块,采用后路椎弓根螺钉内固定术,术中需行椎板切除,检查经椎弓根螺钉撑开后骨块是否已复位,否则需用特制 L 形骨凿打压复位。尽管后路手术椎弓根螺钉内固定有可能恢复椎体的高度,使骨皮质重新组合,但椎体内骨小梁无法完全恢复,形成一个蛋壳样结构,造成纤维化结构。近年来有学者采用经伤椎椎弓根钻孔植骨,但毕竟植骨量有限,充填不确定,特别是空洞较大时,难以达到满意效果。也有学者采用椎体成形术技术经伤椎椎弓根灌注磷酸钙人工骨,但易造成人工骨渗漏压迫脊髓神经组织等并发症。后路椎弓根螺钉内固定术压缩塌陷椎体撑开后尽管皮质骨已复位,椎体的外形已恢复,但伤椎内遗留空腔,难以达到骨性愈合,仍存在压缩倾向,易造成手术后期高度的丢失。而承重力的传导主要通过椎弓根螺钉向下至下位椎体,即椎体前柱所承受的压力全部用双侧椎弓根螺钉承担,而不是生理状态下的全部经愈合伤椎传导,所以易导致椎弓根螺钉疲劳断裂或松动。

前路与后路、短节段与长节段各有利弊,应综合考虑骨折部位、类型,神经系统损伤情况以及术者的技术和经验。许多学者正在探讨一种简单、实用、操作性强、选择手术术式的方法。

脊柱载荷评分系统(Load-Sharing scoring system)较受关注。Parker 等依椎体粉碎程度、骨块进入椎管的范围以及后凸畸形程度等三方面进行打分评定,每项各打 3 分,最低为 3 分,最高为 9 分。3~6 分可单独行后路手术,≥7 分行单独前路手术。Dai 报道认为此评分系统的可靠程度较高。最近又有文章认为此评分系统有助于评估胸腰椎骨折的急性不稳定性,有助于胸腰椎骨折的治疗选择。但是此评分系统只是用于已经决定手术治疗的不稳定骨折,最初只是用于爆裂性骨折后路短节段固定失败的预测。两篇文章都报道此评分系统和临床疗效的预测有出色的一致性,但最近的 Scholl 等却没有找到任何此评分系统与后路短节段固定疗效的关系。

Vaccaro 等认为,影响胸腰椎骨折手术入路选择最重要的两个因素是 TLICS 三大因素中的椎体后方韧带复合结构的完整性及神经系统功能状态。其基本原则是:对有不完全神经功能损伤且影像学检查证实压迫来自椎管前方者，通常需要前路减压；对有椎体后方韧带复合结构破坏者，通常需要后路手术；对两种损伤均存在者通常需要前后路联合。虽然最新研究对该系统表示肯定。但需要强调的是：TLISS 分类法仍然处于验证阶段，仍需要严格的前瞻性多中心研究加以佐证。

（四）植骨融合方式的选择

一般认为，对于术中完全复位、不伴有椎间盘损伤的 A 型骨折，可以考虑不做植骨融合，其他病例复位固定后应常规做植骨，尤其对于椎间盘损伤者，更应强调植骨。因为复位固定后骨折是可以愈合的，但损伤的椎间盘无法愈合，将影响脊柱稳定性，导致内固定失败。术中未植骨或融合失败是导致胸腰椎骨折后期断钉断棒及后凸畸形的重要原因之一。关于植骨，可以选择后外侧植骨，也可以前路做椎间融合，还可以做360°融合。对于椎体前后高度完全恢复、无明显骨缺损、不伴有椎间盘损伤的骨折，可做后外侧植骨融合。而对于椎体高度未完全恢复，或复位后椎体有明显骨缺损，以及伴有椎间盘损伤的病例，由于前柱缺乏支撑，而后外侧融合仅能承担 20%~30% 的负重，剩下的大部分载荷施加于内固定物上，易导致内固定的疲劳断裂，因此最好做前方植骨融合。前方椎体间融合提倡使用自体骨，可在钛网内填塞自体骨。植骨量、骨床的准备、骨的质量是影响植骨融合成败的关键因素。规范的横突和关节突去皮质术对于提高后外侧植骨的融合率非常重要，可以使后外侧植骨融合的成功率达到 80% 以上。经椎弓根椎体内植骨是近年应用于临床的方法，但意见并不一致。Alanay 等认为，经椎弓根椎体内植骨并不能防止断钉断棒，但能增加椎体内骨强度，减少椎体骨质丢失及矫正丢失。尽管经椎弓根植骨的有效性存在争议，但是采用椎弓根螺钉固定加经椎弓根植骨和（或）后外侧植骨融合的方法，尤其在压缩或塌陷较明显、复位后椎体内蛋壳样变的病例，仍被很多医师视为预防术后矫正丢失的主要措施。

四、胸腰椎骨折的内固定技术

1. 椎弓根螺钉内固定术 椎弓根螺钉内固定术适应于不稳定胸、腰椎骨折，伴有或不伴有神经损伤，也可用于退行性腰椎病的治疗。短节段固定和三维固定使椎弓根螺钉内固定很快取代了 Harrington 和 Luque 等手术，目前已成为后路脊柱固定的标准术式。根据螺钉的连接方式分为棒系统、板系统和框架系统。棒系统由于需要更少的植入空间，最常应用于临床。最新 Sofamor 公司的 TSRH-3D 和 AO 的 Clin'X 系统具有友好的安装界面，属于多轴万向螺钉固定系统，预期会成为椎弓根螺钉内固定系统的主流。

椎弓根内固定术的关键技术是椎弓根螺钉的安全、准确的植入，在相当长的时间里，脊柱椎弓根形态学研究成为热门课题，并推动了椎弓根内固定术的广泛开展。随着计算机技术的发展，计算机辅助脊柱外科（CASS）应运而生，当今的脊柱导航系统（spinal navigation system）已把当年复杂的椎弓根内固定术变得简单，安全，迅速。椎弓根结构极其复杂。姜保国等通过研究发现腰椎椎弓根是一个水平面、矢状面均有一定倾斜角，峡部大致椭圆，向内倾斜，内、上侧皮质骨厚度大于外、下侧，松质骨多于皮质骨的壳状复杂结构。男女性 $L_{1\sim5}$ 椎弓根峡部松质骨宽度分别为 5.2、6.0、7.5、7.5、8.7mm 和 4.0、4.1、5.4、5.7、7.1mm；椎弓根松质骨宽度 +1mm 为椎弓根螺钉的极限直径，即男女 $L_{1\sim5}$ 椎弓根螺钉极限直径分别为 6.0、7.0、8.5、8.5、9.5mm 和 5.0、5.0、6.5、6.5、8.0mm。50 岁以上的女性腰椎椎弓根松质骨的宽度和高度大于 50 岁以下的女性，即同其他大骨一样，细小的椎弓根也呈现出老年性骨质疏松情况，这类患者行椎弓根内固定时应充分考虑骨质疏松对内固定稳定的影响。左右 $L_{1\sim5}$ 椎弓根轴线入点坐标（横坐标表示椎弓根轴线入点距正中线的距离，纵坐标表示入点距横突中线的距离，s 表示在横突中线以上，i 表示在横突中线以下），单位（mm）分别为（17.7，1.9s）/（17.9，1.9s）、（18.7，1.3s）/（18.6，1.6s）、（20.2，1.0s）/（20.5，0.7s）、（21.5，0.1i）/（22.0，0.2s）和（26.0，1.5s）/（26.6，1.4s），由于 y 坐标基本上位于横突中线以上，故临床上通过横突中线确定椎弓根螺钉入点方法可行但并不准确，这点在临床上应特别注意。

手术方法：（以 AO USS 为例）后路显露至目的椎横突。定位，即确定椎弓根螺钉入点；定向，即确定椎弓根螺钉矢状面、水平面方向；定深，即确定椎弓根螺钉深度。平头钻按定位、定向、定深钻孔，注意勿穿透椎弓根皮质。椎弓根钉道孔准备有两种方式，Awl 开路、椎弓根探子（probe）和钻头（drill bit），中国内地一般用椎弓根探子，值得注意的是有些椎弓根皮质骨较少，使用探子准备钉道孔方法比较困难，应考虑使用钻头方法。以上几步在C形臂X线机监视下进行，遵循“靠上不靠下、靠外不靠内”的原则，勿伤及神经根和硬脊膜。取出平头钻，插入标记钉。C形臂X线机确认位置满意后拧入椎弓根螺钉。连接棒或板系统，安装横向连接器（图36-47）。后外侧植骨。北京大学人民医院自1999年2月~2005年10月，运用椎弓根内固定系统（包括AO USS，Sofamor TSRH、Tenor，Aesculap SSE等）治疗胸腰椎骨折、脱位及骨折-脱位97例，患者年龄18~68岁，男女比38/29，50例患者入院时有神经损害征。T_{12}、L_1损伤占绝大部分（78例）。胸段椎弓根钉最高至T_1。随访12~36个月，骨折均愈合。由于术前利用CT对目的椎（拟行椎弓根内固定的椎体）的椎弓根参数，包括椎弓根峡部和椎弓根入点坐标进行测量，并根据数据结果指导术中操作。结合术中的G形X线机，螺钉安全地经椎弓根进入椎体。本组病例未见有内固定失效。未见有医源性椎弓根骨折，严重的神经功能障碍。主要并发症有术后一过性神经功能损坏，经脱水，营养神经治疗后恢复。图36-48~54为椎弓根治疗胸腰椎骨折的病例。

2. 胸腰椎前路内固定术　主要应用于严重的不稳定骨折，全椎体或部分椎体切除后。手术方法：前路显露损伤椎体及相邻椎体，椎间撑开器撑开、恢复原有高度，取髂骨植骨重建前中柱，模板估计、截取USS圆棒的长度，用钻孔导向器/临时固定钉安装固定卡，脊椎侧面安装Ventrofix，拧入临时固定钉，固定卡前侧孔导向器保护下钻孔、测深、拧入7.5mm自攻带锁螺钉，同理拧入其余螺钉，植骨块加压后拧紧定位螺钉（图36-55）。其他前路固定系统有AO DCP板钉固定、VF单棒螺钉固定等。图36-56、36-57显示了胸腰椎骨折前路内固定手术治疗的病例。

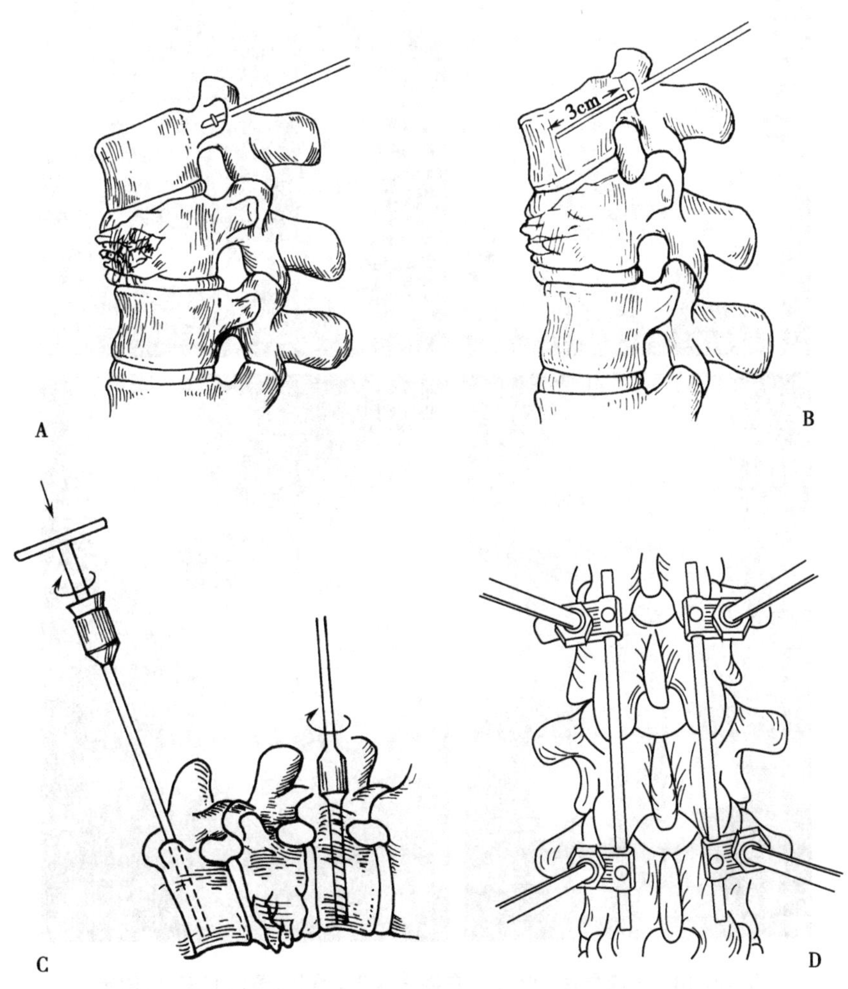

图36-47　椎弓根钉技术

A. 开路；B. 探子钻孔、测深；C. 攻丝；D. 拧入螺钉，安装连杆

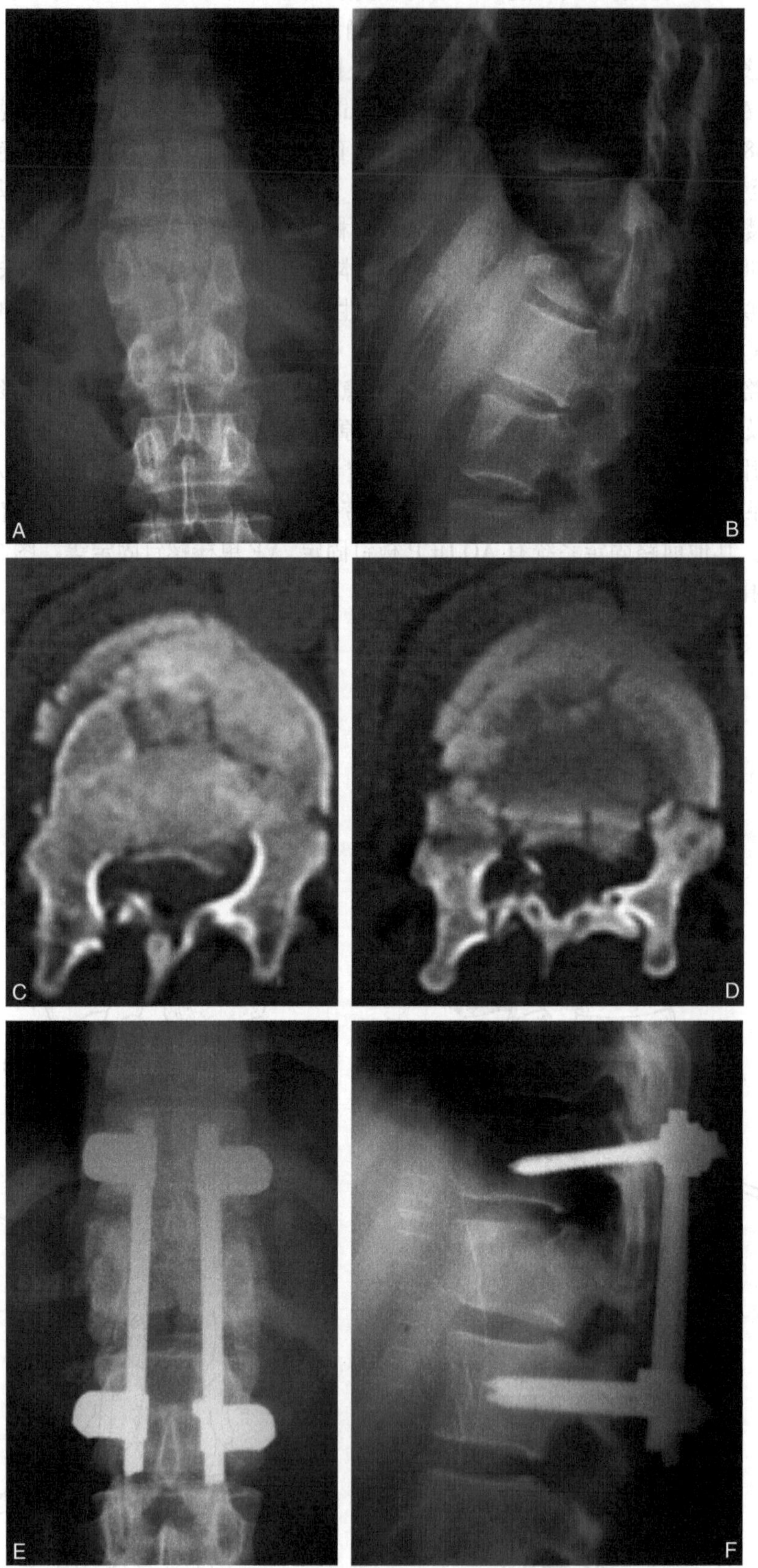

图 36-48 患者男性，23 岁。车祸伤致 T_{12} 骨折，予以 USS 内固定

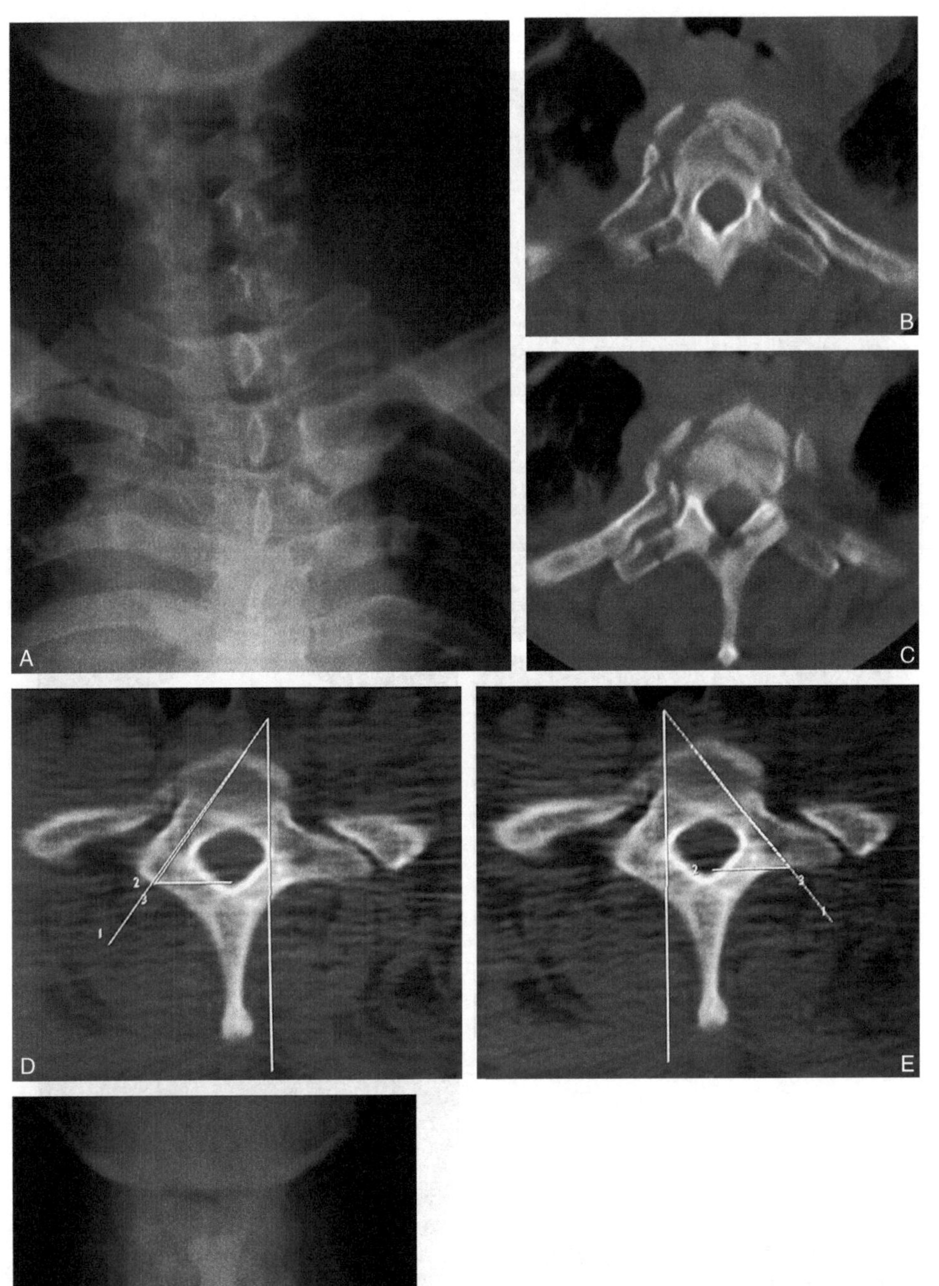

图 36-49 $T_{2/3}$椎体骨折合并 C_6 椎体骨折，截瘫

患者男性，50 岁。X 线片诊断困难，行 CT 检查明确诊断，同时测量手术目的椎体的椎弓根参数指导手术，行 $C_{5\sim7}$ 前路 CSLP 内固定及 $T_{1\sim4}$ 椎弓根螺钉内固定术

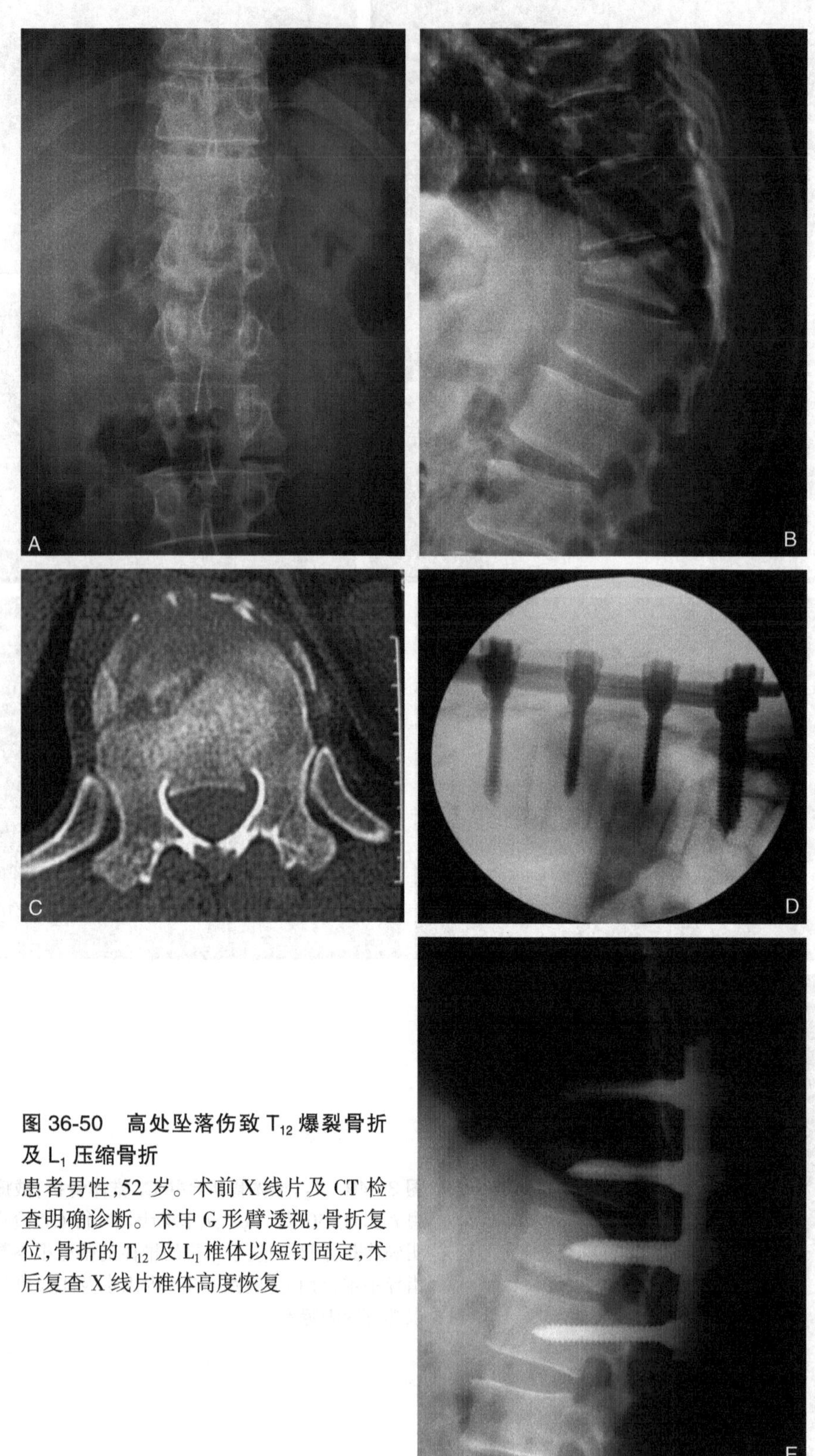

图 36-50 高处坠落伤致 T_{12} 爆裂骨折及 L_1 压缩骨折

患者男性,52 岁。术前 X 线片及 CT 检查明确诊断。术中 G 形臂透视,骨折复位,骨折的 T_{12} 及 L_1 椎体以短钉固定,术后复查 X 线片椎体高度恢复

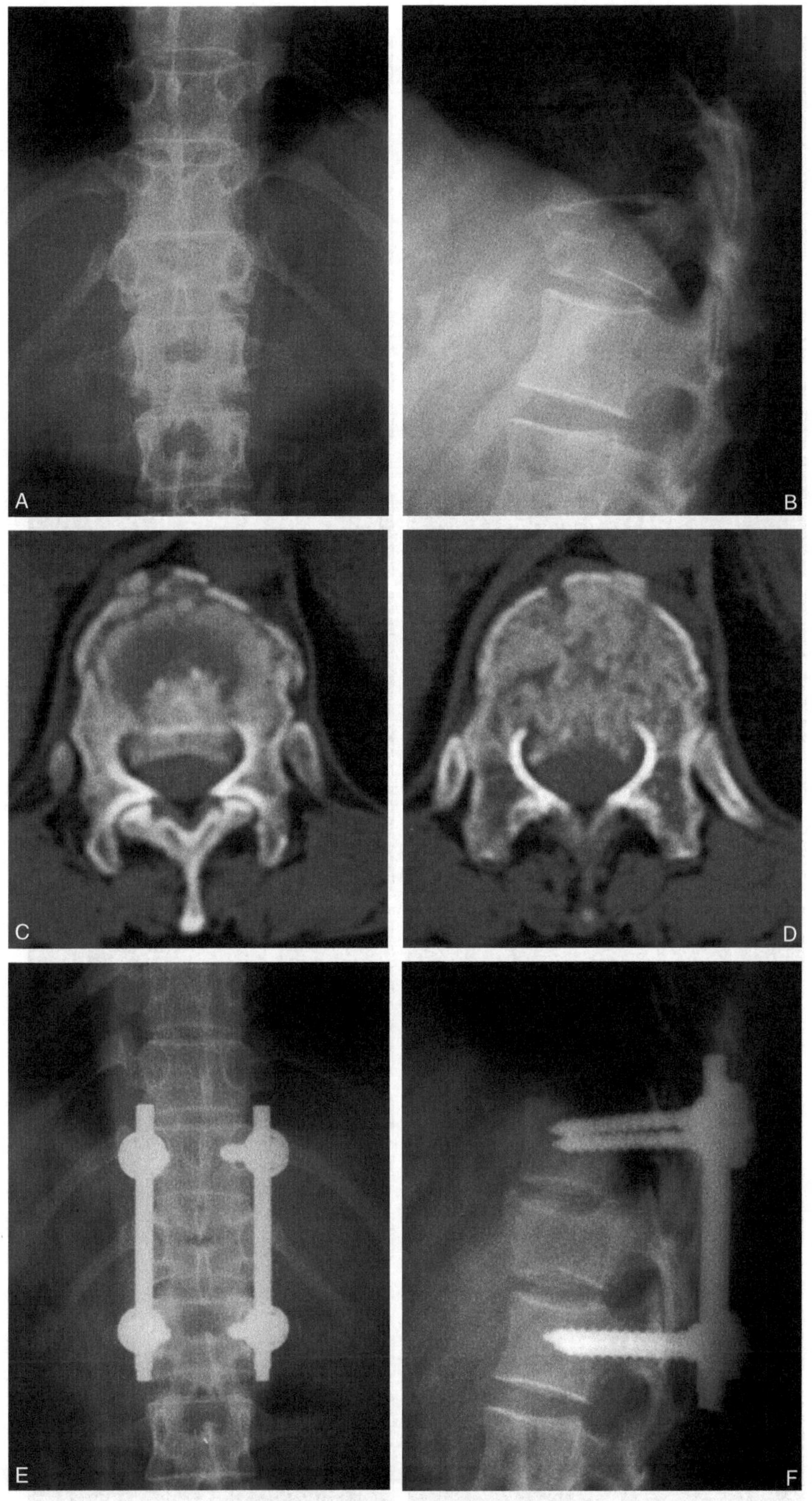

图 36-51 车祸致 T_{12} 椎体爆裂性骨折

患者女性，46 岁。X 线片显示椎体压缩超过 1/2，椎弓根间距增宽；CT 示椎管内严重挤压。予复位及椎弓根钉内固定

图 36-52 坠落伤致 L_1 爆裂骨折

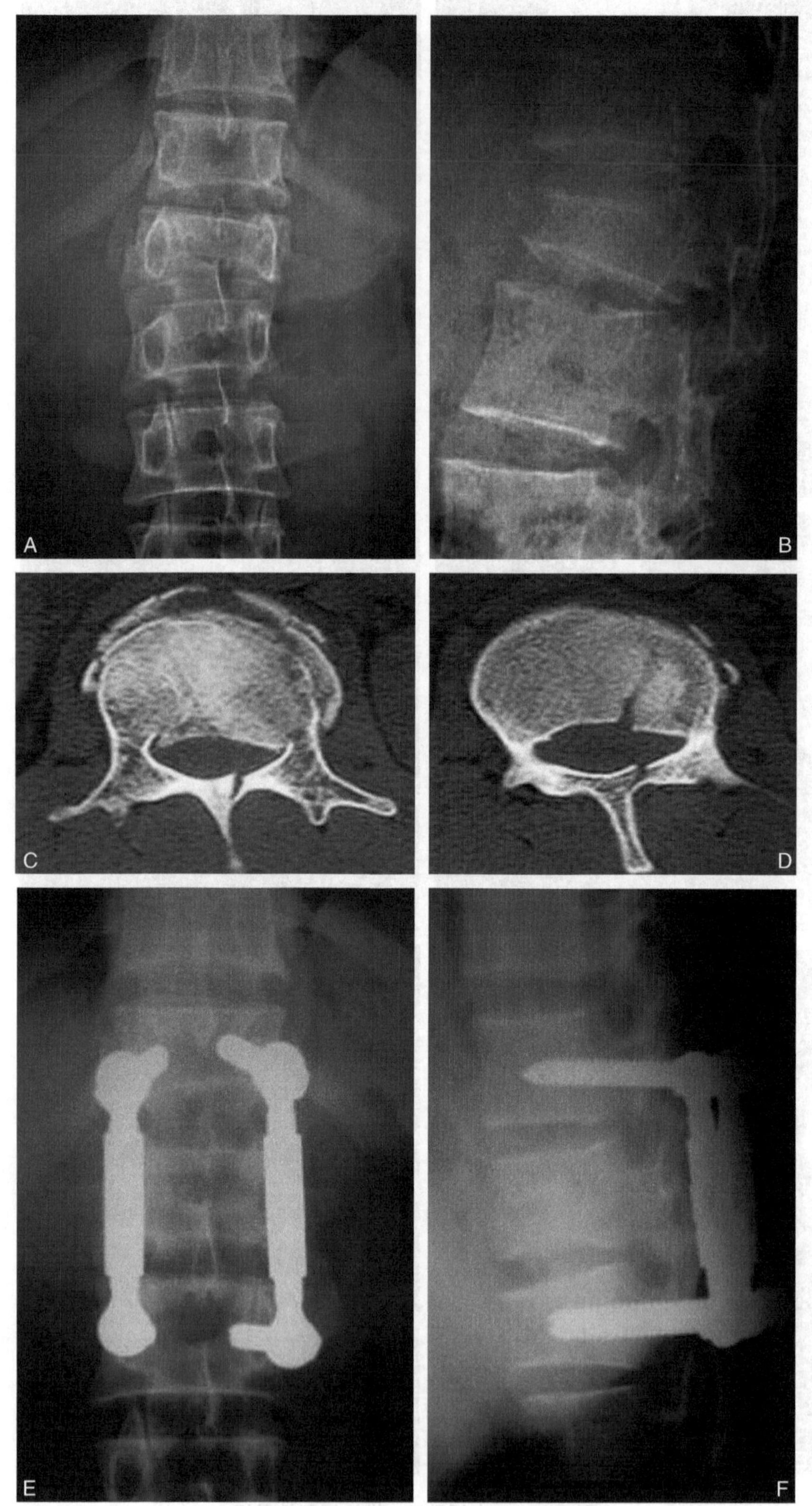

图 36-52 坠落伤致 L_1 爆裂骨折

患者男性，32 岁。CT 显示椎管容积明显变小，复位、AF 固定术后见压缩椎体高度基本恢复

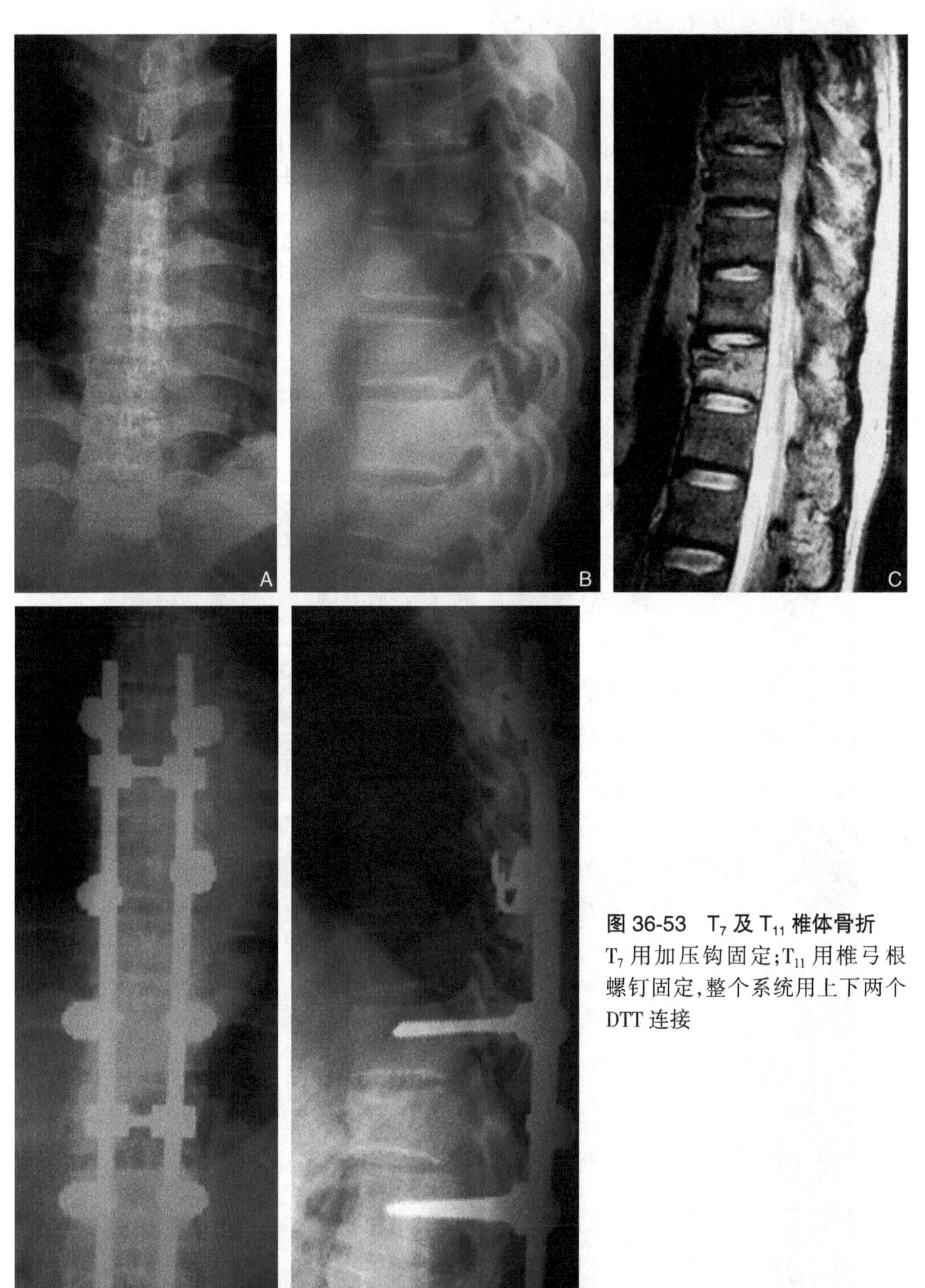

图 36-53　T_7 及 T_{11} 椎体骨折
T_7 用加压钩固定;T_{11} 用椎弓根螺钉固定,整个系统用上下两个 DTT 连接

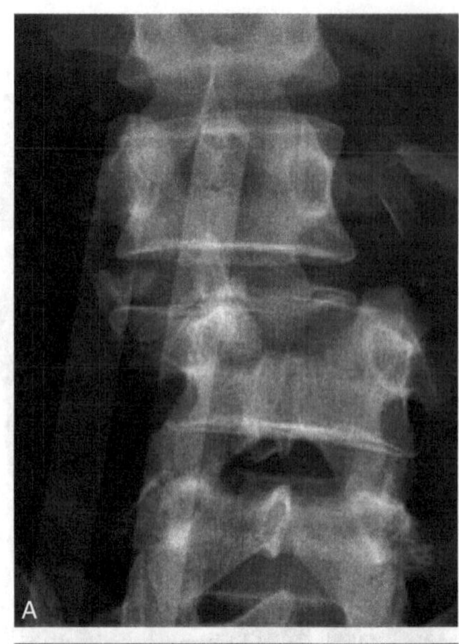

图 36-54 车祸致 L_4 爆裂骨折并 $L_{3/4}$ 脱位，双下肢完全性截瘫

患者男性，35 岁。CT 显示 $L_{3/4}$ 间分离。考虑脊柱极度不稳，故用椎弓根螺钉固定 5 个节段，术中椎管减压见硬脊膜严重破坏。术后 2 周患者戴腰围搀扶下能坐起

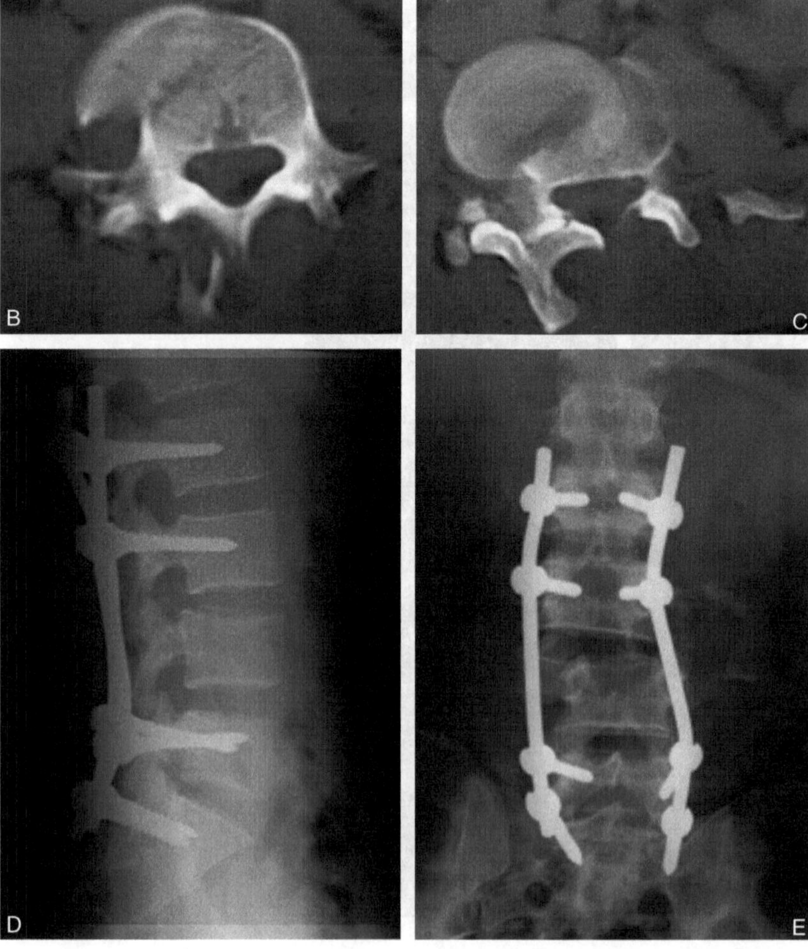

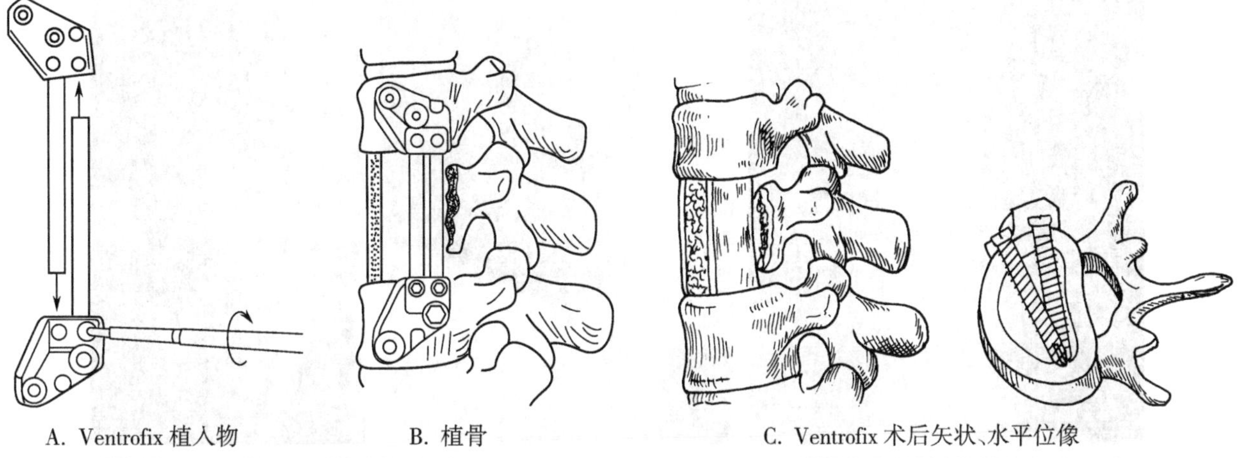

图 36-55 胸腰椎前路 Ventrofix 内固定技术

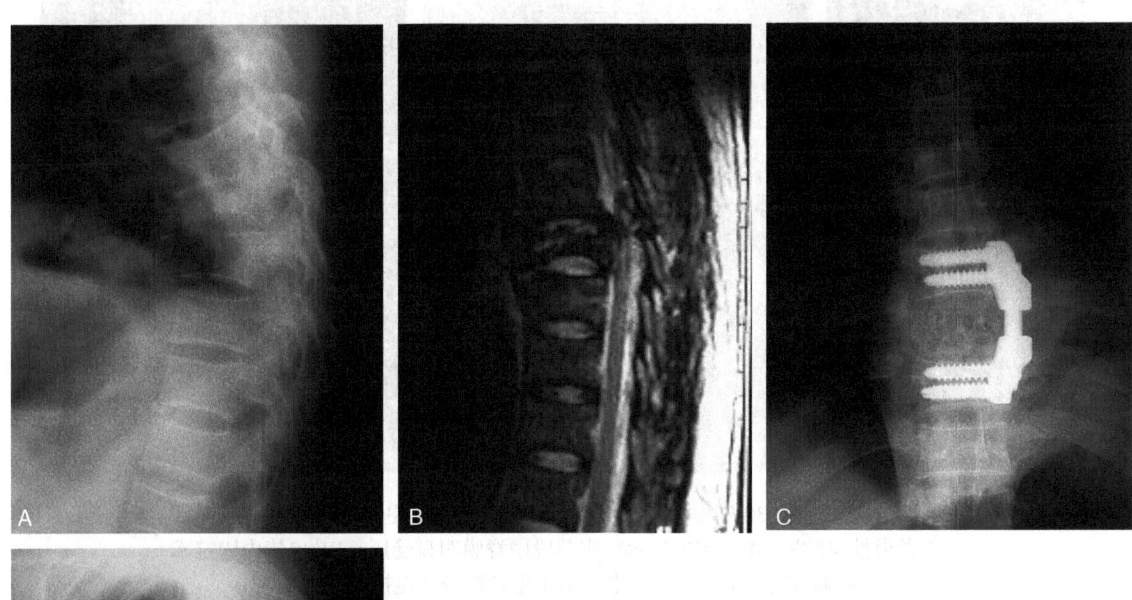

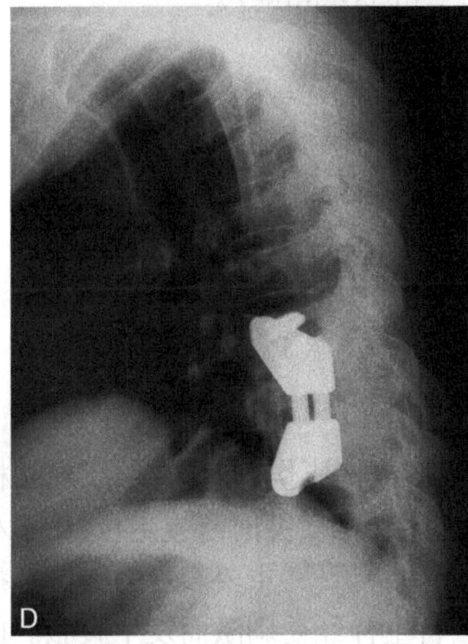

图 36-56 胸腰椎前路内固定术

A、B 图为 AO A3 型 T_9 骨折术前侧位片及 MRI 片；C. 术后正位片；D. 术后侧位片。C、D 图为经胸腔侧前方入路，T_9 椎体次全切除，自体髂骨植骨，Ventrofix 内固定术后 X 线片

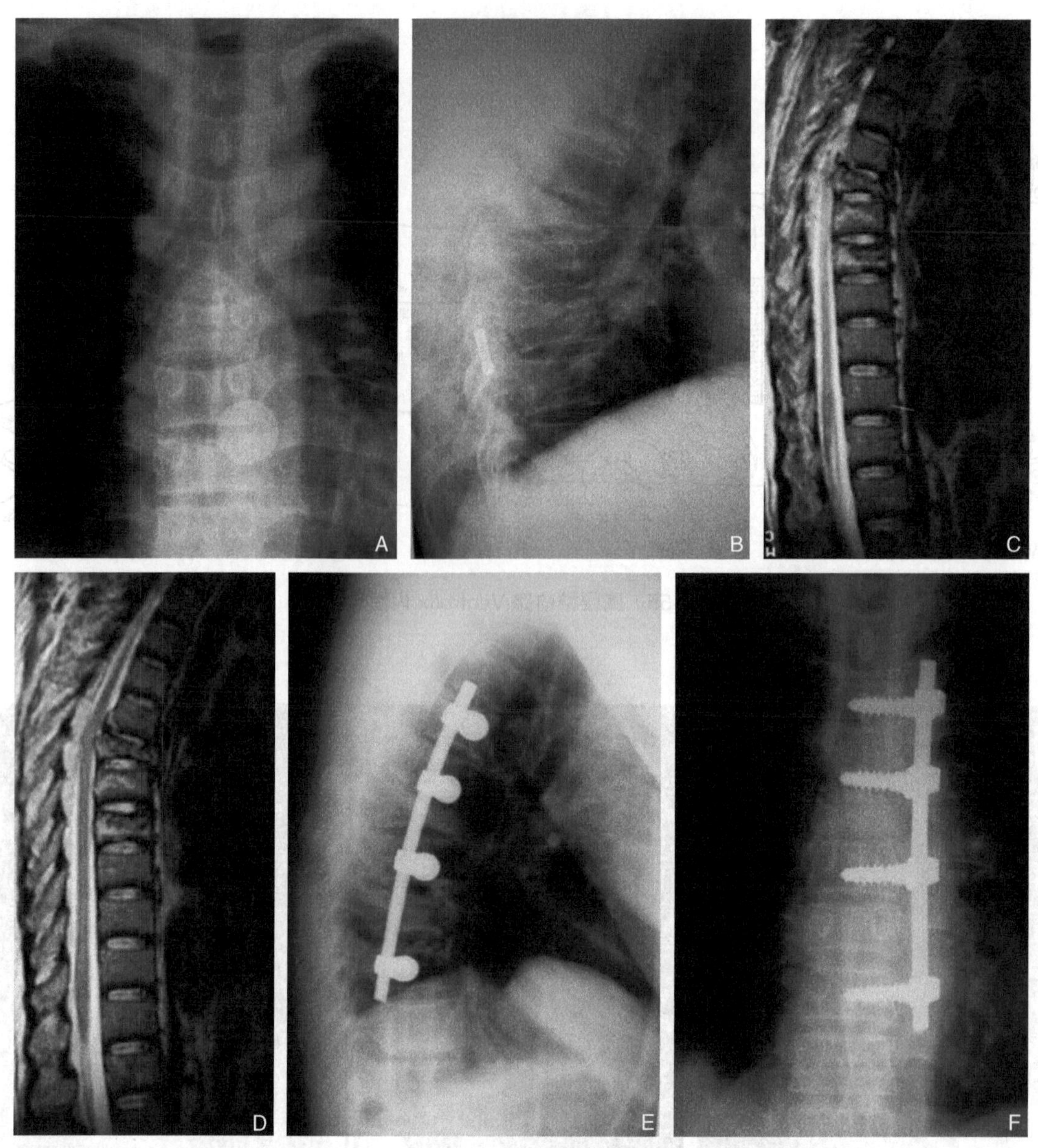

图 36-57 坠落伤致 T_8 骨折，双下肢不完全截瘫

患者男性，43 岁。术前 MR 显示相应节段硬脊膜明显受压。VF 单棒内固定术后胸段畸形明显改善。术后半年患者神经功能损害基本恢复

第四节 椎体附件骨折及骶尾骨骨折

一、横突骨折

椎体横突多为撕脱性骨折，单侧或双侧，单发或多发。见于腰部扭伤或挤压伤，亦可并发于胸腰椎骨折或骨盆骨折。因腰方肌起于髂骨止于横突尖端及下部肋骨，腰大肌起于腰椎横突向下方走行，止于小粗隆。当此二肌强烈收缩时即可撕断横突，以第 2~4 腰椎横突多见。患者除骨折外，主要表现为腰部疼痛及压痛，肌肉内出血，血肿形成。重者压迫腰神经根引起症状。患者常因自主神经受刺激而发生腹胀。此种骨折不需复位，早期可行对症止痛治疗，卧床休息 2~3 周，并配合腹肌及背肌锻炼。以后站立练习腰部活

动，促进血肿吸收，防止粘连，理疗可加快恢复。骨折无分离者一般2~3个月可愈合。有时血肿骨化，使相邻横突互相桥接或与髂骨接近形成假关节，引起疼痛。骨折块分离远者，最后可形成纤维粘连，出现疼痛，如症状严重可行横突切除术。

二、颈胸段棘突骨折

骨折多发生在C_7~T_2棘突。由于棘突上附着的肌肉和韧带的猛力收缩而造成骨质撕脱。常见于铲土工人用力将铲插入土中或扭转身体向上方投掷铲中重物时发生，又名铲土骨折。患者常突感背部弹响和锐痛。查体移动C_7、$T_{1、2}$部位棘突时有骨擦感及压痛。骨折好发部位依次为T_1、C_7、T_2。X线检查可见棘突骨折。此种骨折应与项韧带钙化、棘突裂或分叉先天畸形相鉴别。治疗仅需减少上肢过量活动、休息、止痛对症处理。3~4周后即可进行一般工作。若个别棘突移位较大、愈合不良或持久疼痛影响工作，可考虑棘突切除术。

三、骶尾骨骨折

骶尾骨骨折常与骨盆骨折并发，因此常列入骨盆缘骨折内。它常因摔伤臀部着地所致。症状以锐痛为主，偶有鞍区麻木及坐骨神经部分损伤体征。因尾骨解剖畸形较多，不应轻易误诊为骨折。无骨折者其疼痛多因为骶尾区韧带损伤。治疗应适当休息、止痛、对症处理。一般患者在1~2周左右时疼痛最重，3周左右即可逐渐好转或痊愈。有骶尾骨骨折者常较无骨折者症状消失快且彻底。对长期疼痛不愈影响较大者，可考虑尾骨切除。近端骶骨骨折有神经症状者，亦可考虑手术减压，同时行板钉内固定治疗。

四、其他附件损伤及骨折

(一) 后关节突骨折

椎体上下的后关节突均可发生骨折，因上关节突位于前方、骨折后易损伤脊髓。多发生在脊柱扭转的骨折脱位，单独骨折少见。人体顺纵轴旋转或韧带牵拉时也可骨折。骨折发生在关节突基底部时易于愈合，尖部则不易愈合。这种骨折应与先天性副骨化中心不愈合相鉴别。骨化多时也可与相邻椎弓骨性连接。轻微损伤亦可造成关节突单独骨折，偶见于下腰椎，在斜位像上易于发现，否则可被忽略而引起长期慢性腰痛。

(二) 关节突跳跃交锁

上椎体的下关节突可越过下椎体的上关节突的前方，多见于颈胸部位。在腰部也可前内外侧互相交锁。脊柱若极度屈曲可使后关节囊撕裂，下关节突上移、致关节突尖部互相接触顶撞卡住。治疗多需牵引或手术复位。

(三) 关节突之间峡部骨折

应照斜位X线片以助诊断，$L_{4、5}$峡部骨折可致椎体滑脱。

(四) 椎弓根骨折

直接暴力造成的椎弓根骨折比较少见，因下胸及腰椎弓均由质硬的皮质骨构成。间接暴力引起的骨折脱位为主要原因。椎弓根骨折一般需要3~7个月方见骨痂形成，而先天畸形则无骨痂形成。Chance骨折，椎板骨折后，骨折线常通过椎体并向后延伸至棘突，椎体也可同时出现轻度挤压，但关节无错位，严重者后部韧带也可撕裂。

以上损伤早期均可行保守治疗。如出现神经症状或不稳定即需行复位，可考虑手术探查、复位、固定。晚期症状重者可行骨融合术。

第五节 脊髓损伤

脊髓损伤是脊柱骨折脱位最严重的并发症。我国每年究竟有多少脊柱脊髓损伤的病例，目前尚缺乏确切的统计。据统计全世界脊髓损伤每年发生率是15~40例/百万，仅美国每年就有超过10 000例新发病例，这还未包括在送往医院前就已死亡的病例（占总病例的16%~30%）。最常见损伤源于交通事故（40%~50%）、坠落伤（20%）、暴力损伤（10%~25%）、工作相关性损伤（10%~25%）和运动损伤（10%~25%）。

脊柱脊髓损伤根据损伤机制、损伤部位的不同，损伤导致的脊柱骨折形态、脱位程度以及脊髓损伤的程度各不相同。绝大多数脊柱骨折脱位发生在应力集中的脊柱移行部位，如$C_{1\sim2}$、$C_{5\sim6}$、$T_{11\sim12}$、$L_{1\sim2}$、$L_{4\sim5}$，这些部位的脊柱骨折脱位占90%以上，其中胸腰段最为常见，约占整个脊柱骨折的3/4。Lucas和Ducker统计发现完全性脊髓损伤在颈段约占60%，在胸腰段约占70%。由于脊髓损伤导致的截瘫不仅给患者本人带来极大的痛苦与残疾，也给家庭及社会带来很大的负担，因而脊髓损伤已成为全球性的医疗和社会问题。近10余年来随着基础和临床研究的不断深入研究，以及材料学工程学等各学科的发展和相互渗透，在脊髓损伤的研究方法、损伤机制、损伤程度评估和诊断治疗技术等方面取得了很大的进展。

一、脊髓损伤的创伤病理和研究进展

（一）脊髓损伤的病理分型

脊髓损伤后迅速出现的病理生理变化分为三种类型：脊髓震荡、脊髓挫伤、脊髓破坏横断。脊髓震荡又称生理性脊髓横断或脊髓休克征，是脊髓的一种可逆性功能性紊乱，一般于伤后24~48小时内症状体征消失，且不留任何神经系统的后遗症。手术探查未见脊髓有明显器质性改变，无压迫，脑脊液通畅无阻。镜下仅见脊髓灰质中有少数点状出血灶，神经细胞及轴突少数退变，此病理改变持续6~8周。早期脊髓震荡的临床体征很难与脊髓横断相鉴别。

脊髓挫伤最为常见，可以造成灰质、白质、脊膜和血循环等不同程度的结构性改变，这些改变可以单独发生，但常合并存在。肉眼可见挫伤区脊髓肿胀呈紫红色，各层脊膜出血，脊髓血管瘪缩。镜下观察在血液供应丰富和松软的灰质内广泛出血并向白质扩散。有些神经纤维髓鞘消失，神经节细胞显示染色溶解，Nissl物质消失和胞核移向外周等变化。损伤严重区的脊髓可完全破坏。动物实验证明，脊髓创伤后血流减少，2小时后轻伤出血增多，并有多形核细胞及微胶质细胞反应；重伤出血坏死已很明显，占脊髓横断面积的23.3%。4小时后，轻伤出现凝血性坏死。24小时后，出血性坏死面积达脊髓横断面积的69.4%，且可向上下发展各数毫米。Dohmann（1972）等用电镜观察微循环的变化，发现伤后5分钟灰质中小静脉膨大，15~25分钟毛细血管、后微静脉表面的间隙渗有红细胞，表面有微静脉破裂和灰质内出血；伤后4小时灰质、白质中微静脉内皮出现破坏、血肿和空泡，微血管周围的星状细胞突肿胀。脊髓损伤数周或数月以后，组织的吸收和修复同时进行，初期主要为淋巴细胞浸润、吞噬细胞增多和神经胶质的增殖，这些细胞的主要功能是吸收坏死组织。随后成纤维细胞和神经胶质增生，在受伤的部位形成纤维和胶质瘢痕，肉眼可见脊髓萎缩。受伤较长时间以后，脊髓可出现囊性变。严重的脊髓挫伤导致脊髓完全性损伤，伤后24~48小时后灰质中神经细胞几乎找不到，白质开始坏死。伤后1~2周脊髓大部分坏死，出现囊腔，6周时脊髓的神经组织完全消失，为神经胶质所替代。

脊髓破坏横断时脊髓的实质性损伤，包括神经纤维束的撕裂和髓质内神经细胞的破坏。椎体脱位和小关节骨折脱位，移位的骨折块或椎间盘及其他附属结构直接侵入椎管内损伤脊髓，造成脊髓中央进行性出血性坏死，血管痉挛、轴浆外溢、溶酶体释放，表现为脊髓自溶现象。伤后6周，脊髓断端1~2cm内均为胶质及纤维瘢痕替代。当脊髓完全横断损伤后，断面以下首先表现为脊髓休克。临床常见脊髓休克多于数小时或稍长一些时间后即开始消失，而有不同程度的各类反射出现。这点对判断完全与非完全性脊髓损伤有着重要的临床意义。脊髓休克消失后反射恢复的次序一般是由下向上，先从肛门反射、球海绵体反射和跖反射开始，所以脊髓损伤后常观察远端感觉及反射出现的情况和时间来决定其损伤类型。

（二）脊髓损伤的病理生理分期

脊髓损伤机制包括即刻机械损伤和随之发生的血管、生化反应所致的继发性损害。Tator等将脊髓损伤病理生理变化分为三期：

急性期(acute injury process):即伤后至最初几天内,为脊髓及周围组织包括血管内皮受到初始机械损伤,坏死及细胞死亡瞬间发生,在脊髓挫伤中,脊髓灰质损害重于白质,白质一部分功能得以保留。受伤几分钟后,神经细胞会发生电解质紊乱(细胞内 Na^+ 浓度增加,细胞外 K^+ 浓度增加,细胞内 Ca^{2+} 浓度增加至中毒水平),导致神经功能衰竭和脊髓休克,并持续约 24 小时,决定 SCI 的程度。接着出血和局部水肿发生,由于血管痉挛、血栓形成和机械压迫导致微循环障碍,血管自我调节机制紊乱,进一步加重 SCI。

继发反应期(secondary injury process):伤后数分钟到数周内,其主要机制有细胞继续缺血性死亡、电解质紊乱和水肿,在受伤后最初 15 分钟内,机械损伤致细胞溶解和突触或非突触间的运输,出现细胞外谷氨酸盐及其他刺激性氨基酸浓度急剧升高,高于正常水平 6~8 倍,由于谷氨酸盐受体激活等原因脂质过氧化和氧自由基产生,一种不同于缺血坏死的继发性细胞程序性死亡(apoptosis)发生,导致反应性神经胶质过多,包括神经胶质纤维酸性蛋白(GFAP)增加和星状胶质细胞增殖。24 小时内嗜中性粒细胞(分泌髓过氧化物酶)从外周循环侵袭脊髓实质,同时 48 小时内淋巴细胞(分泌不同的细胞因子和生长因子)浓度达到顶峰。炎性细胞的侵入使局部细胞因子和趋化性细胞因子(chemotactic cytokine)的浓度增加。接着损伤区神经再生的抑制因子和(或)阻断物质浓度也增加,导致更大范围的细胞死亡。

慢性期(chronic injury process):发生在受伤后数天至数年,主要机制有细胞程序性死亡范围扩大,一些受体及离子通道浓度和活性改变,瘢痕出现(25% 发生率),脱髓鞘导致传导功能受损,囊性变(约 20% 发生率),脊髓空洞区域扩大,受损区及附近轴突再生反应(不超过 1mm),神经冲动传导通路改变,大多数 SCI 患者由于一些细胞兴奋性增高而出现慢性疼痛。病理生理分期决定了脊髓损伤的最佳处理时间是 3 小时内,故临床上来不及给予有效的治疗策略,只有在继发反应期和慢性期可给予有效的治疗。

Faulkner 等证明在 SCI 后退变组织区域缺乏星状胶质细胞,并揭示了星状胶质细胞在轻至中度脊髓损伤中对组织和脊髓功能的保护作用,可能会因此找到一条减少脊髓继发性损伤的新治疗方法。Karimi Abdolrezaee 等发现在小鼠 SCI 后脊髓白质中轴突 Kv1.1 和 Kv1.2 蛋白过度表达和 Casper 蛋白出现位置改变。Ditor 等进一步研究了脊髓损伤后 Na^+-K^+-ATP 酶浓度降低和肌纤维类型改变是 SCI 后肌肉痉挛疲劳的原因。Dong 等研究表明小鼠 SCI 后白质轴突的 Wallerian 变性促使了少突细胞程序性死亡。Vega 等还发现 SCI 后大量儿茶酚胺释放导致机体抗体反应削弱。Yune 等在小鼠实验中发现了急性 SCI 后肿瘤坏死因子 -alpha(TNF alpha)的过度表达导致细胞程序性死亡的意义。Bethea JR 等 1998 年报道认为核因子(nuclearfactor)κB 有可能参与继发性损伤基因调控。Carlson 等总结了继发性脊髓损伤不同机制,包括缺血、生化改变、程序性细胞死亡、毒性刺激物(excitotoxicity)、神经递质的积聚、脂质过氧化和自由基的产生及炎症反应等,有人认为神经功能最终缺陷是由于继发性损伤不同复合机制所致。

二、常见合并脊髓损伤的脊柱骨折

1. 脊柱的不稳定损伤　所有急性早期或晚期的脊柱不稳定骨折均可损伤脊髓。

2. 高位颈椎损伤　如枕寰脱位、重者多于受伤时死亡。寰椎横韧带断裂和绞刑骨折,脊髓为不全损伤时,预后一般较好。

3. 下颈椎损伤　屈曲型颈椎损伤椎间盘后移或椎体后上缘向后挤压脊髓。爆裂型椎体骨折后移。伸展型损伤尤其是老年人的椎间盘与后方黄韧带相对挤压造成颈椎中心性损伤。挥鞭型损伤使颈椎遭受屈伸两类损伤。侧屈损伤可致椎间孔部神经根以及臂丛神经损伤。

4. 胸腰椎骨折　前屈楔形骨折,侧屈楔形骨折、屈曲旋转骨折脱位。以上损伤脊髓或神经根者较多。

5. 脊髓火器伤及冲击伤　可由于高速子弹造成暂时性扩张弹道及弹片的直接穿通或爆炸时冲击波的高压震荡伤,均可损伤脊髓。

三、脊髓损伤的症状和体征

脊柱脊髓损伤都有明确的外伤史,当颈椎或胸腰椎骨折时,会有颈背或胸腰部疼痛、活动受限,部分患者有强迫体位。损伤的局部有肿胀、淤血、疼痛、压痛或畸形等。在脊髓损伤早期出现脊髓损伤平面以下的脊髓功能障碍，包括感觉消失、迟缓性瘫痪、深浅反射消失、大小便潴留，呈现脊髓休克状态。如系脊髓震荡，则无明显的脊髓实质性损伤，症状持续数小时或数日后即可逐渐恢复正常。如系脊髓挫伤，即有明显的脊髓实质性损伤，脊髓功能不能完全恢复和全部不能恢复，分别说明脊髓实质有部分性损伤和完全性损伤，两者皆随着脊髓休克的消退，损伤平面以下的肌张力逐渐增高，肌腱反射亢进，出现病理征。不完全性损伤可有部分感觉运动和括约肌功能恢复；完全性损伤在损伤平面以下的感觉运动功能完全丧失，可出现肛门反射、球海绵体肌反射，但骶尾神经分布区的感觉永久丧失。依脊髓损伤部位和程度不同出现相关的体征。

1. 脊髓各节段损伤的特点

(1) 颈髓损伤：上颈椎损伤合并脑干损伤者死亡率很高，可占脊髓损伤死亡率的60%。第4颈节以上损伤可立即出现呼吸功能麻痹，若不即刻气管插管人工辅助呼吸，死亡是常见的。第4颈节以下水平损伤时，不致影响膈肌的呼吸功能，仅出现四肢高位麻痹。上肢远端麻木无力，腱反射减弱或消失，表现为下运动神经元瘫痪；双下肢则肌张力增高，腱反射亢进，病理征阳性，表现为上运动神经元瘫痪。损伤平面以下感觉消失，并伴有括约肌障碍，约在伤后7~8周建立反射性膀胱。C_8~T_2髓节对上肢影响较少，由于交感神经自该段中传出冲动，可以出现Hornor综合征，表现为瞳孔收缩、眼球凸出、皮肤潮红以及面部和颈部以上出汗消失。

(2) 胸髓损伤：胸椎1~10部位损伤导致。由于胸椎椎管较窄，脊髓损伤多为完全性，双下肢呈痉挛性截瘫和损伤平面以下感觉消失。中上胸髓损伤因部分肋间肌瘫痪可出现呼吸困难。下胸段损伤损害腹壁反射有保留或消失，如中胸段水平损害则上腹壁反射（$T_{7、8}$）可保留，而中下腹壁反射消失，可作为判断损伤节段的体征之一。脊髓休克阶段如T_6节段以上损伤可出现交感神经阻滞综合征，血管张力丧失、血压下降、脉搏缓慢、体温随外界变动。

(3) 腰骶髓损伤：由$T_{10\sim12}$脊椎损伤导致。出现下肢感觉运动和括约肌功能障碍和内脏麻痹，下肢腱反射减弱或消失，腹壁反射不受累。

(4) 脊髓圆锥及马尾损伤：脊髓圆锥损伤一般不出现肢体瘫痪，可见臀肌萎缩，肛门反射消失，会阴部呈马鞍状感觉障碍。脊髓圆锥内有排尿中枢，损失后不能建立反射性膀胱，直肠括约肌松弛，出现大小便失禁和性功能障碍。L_1以下只能损伤马尾神经，马尾神经在椎管内比较分散，活动度大，不易全部损伤，多为不完全性损伤，两侧症状多不对称，可出现剧烈的疼痛和不等程度的感觉障碍，括约肌和性功能障碍也多为不完全性。

2. 脊髓不同部分损伤特点

(1) 脊髓半切损伤：出现脊髓半切综合征，即在损伤平面以下出现痉挛性瘫痪和深感觉消失，对侧肢体出现痛觉、温度觉消失，但在闭合性脊髓损伤中这种综合征多不典型。

(2) 脊髓前部损伤：常因后突的骨折椎体和椎间盘突出压迫脊髓前部和脊髓前动脉引起脊髓前部损伤综合征。临床表现为损伤平面以下的完全性瘫痪和痛觉、温度觉消失，而深感觉和触觉保留。

(3) 脊髓后部损伤：可见于椎板和棘突骨折压迫脊髓后部引起损伤平面以下的深感觉包括位置觉、振动觉、运动觉和两点辨别觉消失，或伴有轻度的运动障碍，而痛觉、温度觉和触觉保留。

(4) 脊髓中央损伤：多由颈髓过伸性损伤或脊髓挫伤伴发的脊髓内出血、血肿引起脊髓中央损伤综合征。临床表现为四肢瘫，往往上肢重于下肢，上肢为弛缓性瘫痪，下肢为痉挛性瘫痪。因运动传导径路的排列是上肢位于内侧，下肢位于外侧。此外脊髓前角和后角损伤，损伤平面以下可有与损伤脊髓节段相应的痛觉、温度觉消失，而触觉保留的节段性分离性感觉障碍和括约肌障碍。

(5) 脊髓外损伤：脊髓外伤性硬膜外血肿多为急性发展，比较迅速，伤后很快出现脊髓完全性或部分性损害症状。血肿形成早期对神经根的压迫刺激，可出现短时神经根刺激症状，表现为剧烈的、尖锐的灼痛、刺痛。疼痛呈连续性，并沿神经根分布区放射，咳嗽、喷嚏或用力排便时加重疼痛。一般疼痛持续数十分钟或数小时，至多1天后疼痛症状消失，很快出现脊髓部分性或完全性损害症状，肢体呈弛缓性瘫痪。当伴有脊髓挫伤时，神经根刺激症状可被掩盖，不出现疼痛，而表现为进行性加重的脊髓挫伤症状或伤后脊髓损害症状暂时好转，随后又逐渐加重，呈现所谓的中间明朗期，有助于脊髓损伤硬膜外血肿的确诊。

四、脊髓损伤的诊断

(一) 病史

脊髓损伤患者一般都有明确的外伤史，准确详细的致伤史是早期诊断、减少漏诊的首要环节。通过对患者、家属或目击者询问受伤经过，可以初步判断患者脊柱脊髓损伤的机制，了解损伤的时间，转运过程和方式，以及在转运过程中有无神经损伤的加重，了解患者是否合并其他重要疾病，如颈椎病、腰椎管狭窄等疾病，这些信息有助于医师对患者脊髓损伤的程度和部位做出大体的判断，借以指导正确制订治疗方案。对于无神经症状、病情隐匿的患者，更应该详细询问受伤史，根据病史对患者的病情作出推测，给予相应的检查，排除导致脊髓损伤的隐患。如高处坠落、暴力较大的交通事故损伤，都有可能发生脊柱的损伤，有些脊柱骨折没有明显移位，未出现明显的神经症状，但通过询问了解受伤时暴力的大小，直接受力部位，受伤时的体位等，可以推测是否有脊柱损伤的可能。尤其寰椎骨折，齿状突骨折，有时病情十分隐匿，一旦漏诊就有可能因为骨折移位导致呼吸骤停甚至立即死亡等严重后果。

(二) 神经系统查体

进行尽早而全面的神经系统查体是非常重要的，尤其是第一次神经系统检查，可以使医师确定深浅感觉丧失程度、肌肉瘫痪程度、生理和病理反射情况和括约肌功能，从而判断截瘫平面和程度。而后的随时复查可以观察截瘫是否有恢复或加重，判断病情变化。神经系统检查主要包括感觉和运动两部分，感觉和运动功能检查目前临床上多采用脊髓损伤神经学分类国际标准中制定的标准，具体的检查方法将在下文脊髓损伤的评估标准中的 ASIA 评估标准中具体介绍。另外神经系统检查还包括生理和病理反射检查。

进行反射检查，患者体位应适当，放松肌肉，分散注意力，切忌精神紧张。术者叩击部位要准确，用力要均匀适当，要双侧对比检查，双侧反射的不对称较反射强弱变化更有诊断意义。

1. 深反射　常用的深反射节段定位及检查方法如表 36-12。

表 36-12　深反射节段定位及检查方法

	节段定位	神经	检查方法	反应
肱二头肌腱反射	$C_{5\sim6}$	肌皮神经	患者肘关节屈曲 90°，检查者一手托肘，拇指压在肱二头肌腱上，叩击此拇指	屈肘
肱三头肌腱反射	$C_{6\sim7}$	桡神经	患者屈肘，叩击肱三头肌腱下端或鹰嘴	伸肘
桡骨膜反射	$C_{5\sim8}$	正中神经 桡神经 肌皮神经	患者前臂半屈，旋后位，轻叩桡骨茎突或桡骨外侧下 1/3 处	肘屈曲，前臂旋前，有时伴腕、指屈曲
膝腱反射	$L_{2\sim4}$	股神经	患者仰卧，检查者一手托住腘窝，使膝关节半屈，或患者坐于床沿，双下肢自然下垂，叩击髌腱	伸膝
跟腱反射	$S_{1\sim2}$	胫神经	患者仰卧，下肢半屈髋外展，检查者一手托足底，使小腿三头肌维持一定张力，轻叩跟腱	足跖屈

2. 浅反射　刺激皮肤或黏膜所引起的反射，常用的各种浅反射如表 36-13。

表 36-13　常用的各种浅反射

	节段定位	神经	检查方法	反应
上腹壁反射	$T_{7\sim8}$	肋间神经	用尖锐器械从腹上部外侧缘沿肋缘朝剑突轻划腹壁皮肤	上腹壁收缩
中腹壁反射	$T_{9\sim10}$	同上	从腹中部外侧缘向脐部轻划	中腹壁收缩
下腹壁反射	$T_{11\sim12}$	同上	从腹下部外侧缘向耻骨联合轻划	下腹壁收缩
提睾反射	$L_{1\sim2}$	生殖股神经	自上而下或自下而上轻划股内侧上部皮肤	同侧睾丸迅速上提
肛门反射	$S_{4\sim5}$	肛尾神经	患者侧卧位或膝胸位，刺激肛门周围皮肤	肛门外括约肌收缩

3. 病理反射

霍夫曼征(Hoffmann):检查者以示、中指夹住患者半伸的示指或中指,同时使患者其他手指半屈,腕关节稍背屈,前臂旋前,手放松,迅速弹拨夹住手指的指甲,如迅速引起各指掌屈运动,即为阳性。

巴宾斯基征(Babinski):用较尖锐的刺激物从足底沿跖外缘划去,直至踇趾附近,如踇趾背伸,即为阳性。

欧本海姆征(Oppenheim):检查者用拇指沿胫骨前面自上而下用力下压,踇趾背伸为阳性。

戈登征(Gordon):检查者以手指捏压腓肠肌,踇趾背伸为阳性。

查多克征(Chaddock):自外踝下方沿足外缘由后向前压过,踇趾背伸为阳性。

总体反射:对瘫痪患者下肢进行捏压或针刺或强力屈曲足趾,髋、膝、踝三关节发生屈曲。同时患者还可出现排便、血压升高等现象,这是脊髓反射中枢脱离高级中枢的控制,兴奋性增强和扩散的结果。此种反射多见于腰骶段脊髓以上完全横断性损伤而腰骶段未受影响者。

髌阵挛:患者仰卧,下肢伸直,检查者用手按于患者的髌骨上缘,迅速而有力的向下推动髌骨,并持续维持适当的推力,股四头肌出现有节律的收缩而髌骨急速上下跳动,为阳性。

踝阵挛:患者仰卧,检查者一手托住患者腘窝,使膝关节呈半屈位。另一手托足底,迅速用力推动足底背伸,并维持适当的推力,踝关节出现有节律的屈伸动作,为阳性。

(三)影像学检查

1. X线片检查　目前对脊柱骨折的影像学检查,最常用者仍为X线片检查,除个别部位外,对椎体骨折脱位多能很好地显示。常规拍摄脊柱的正侧位X线片,侧位片意义更大,它能显示出脱位和骨折损伤的程度。拍摄颈椎侧位片时,应使患者放松肩部肌肉,颈部向上施加牵引,双上肢向下施加牵引,以很好地显示上、下颈椎。对于颈胸段损伤,使患者颈部向一侧倾斜,突侧上肢举起与水平线成15°照斜位像。颈椎斜位像可以很好地显示椎间孔、小关节面和椎弓根。对于上颈椎损伤,侧位像上应注意有无齿状突骨折,观察齿状突移位和成角情况。其与颅底Chamberlain线(由硬腭后缘至枕骨大孔后缘连线)及McGregor线(由硬腭后缘至枕骨鳞部外板最低点连线)的关系,判断是否有突入颅底现象。寰齿间距(由寰椎前结节后缘中点至齿状突水平距离)成人超过3mm,幼儿超过5mm,则怀疑寰椎脱位。开口位摄片是必需的,可以观察齿状突与寰椎的关系,判断是否寰枢椎骨折脱位。

腰骶椎损伤一般通过前后位及侧位片即能显示,有时需要双斜位观察关节突及椎弓峡部有无断裂和移位。

2. 计算机断层扫描　计算机断层X线扫描(CT)广泛应用于脊柱损伤的诊断,对椎体附件损伤及椎管情况能清楚地显示这些结构复杂的解剖关系。CT能显示椎间盘突出与硬膜囊的关系,对椎体、椎弓根、椎板及小关节是否有骨折、脱位及移位情况都能很好地显示,对了解外伤后椎管破坏情况和损伤累及范围、脊髓或神经根是否遭受压迫均能提供更可靠的根据。螺旋CT三维重建技术可以使我们从各个角度去观察脊柱损伤的情况,并可以测量所需要的数据,对制订手术方案及选择手术入路有很大的帮助。

3. 磁共振成像(MRI)　MRI具有无创伤、多方位成像的能力和良好的软组织分辨力,是迄今最先进的影像检查手段之一。常规的X线片不能提示脊髓水肿、挫伤和硬膜外血肿等病变。另外,由于肩胛骨的影响,对颈胸交界处的骨折易漏诊。CT扫描对骨骼的检查,尤其是皮质骨的检查优于MRI,能清楚显示中后柱骨折及骨折碎片,但不能像MRI一样显示脊髓及其他软组织病变。

MRI检查能够在脊柱矢状面和横切面成像,观察脊柱脊髓变化,尤其对于脊髓、椎间盘、黄韧带等软组织变化及其病变范围能够清楚地显示,并可区别脊髓软化、囊肿、创伤性脊髓空洞症及创伤后脊髓粘连,血管改变、脊髓萎缩、硬膜外血肿等。还有对于观察脊髓损伤后病理变化,指导治疗方案,判断预后有不可替代的作用。

在急性脊髓损伤中,MRI能提示脊髓水肿、髓内出血、脊髓断裂等。脊髓水肿是损伤的早期表现,在T_1WI上呈稍低信号或等信号,T_2WI上呈均匀高信号,水肿在创伤后7天~3周可吸收。髓内出血多伴有神经挫伤,其信号强度与受伤后的时间长短有关,这主要是因为出血后髓内的脱氧血红蛋白转变为细胞外的变性血红蛋白,影响信号的强度。出血早期,T_1WI呈等信号,3~4天后变为高信号,而T_2 WI为低信号,因此，T_2WI对区分出血和水肿很有价值。细胞坏死在T_2WI上呈高信号。由于变性、出血、水肿混杂，信号可不均匀。

MRI在制订治疗计划中，是任何其他影像检查所不能替代的。脊髓受压变形在脊柱脊髓损伤中占很大比例。因此，根据MRI表现，及时手术减压是治疗的关键。相反，若临床上有神经损伤表现，但MRI仅提示脊髓水肿，无骨折移位及血肿等征象，则应保守治疗。另外，MRI在制订具体手术方案中亦有很大的参考价值。

脊髓损伤后残留神经结构的多少与以后的功能恢复有较密切关系。MRI能显示脊髓的病理变化，所以对脊髓损伤的预后评估亦有很大帮助。Kularni等曾将脊髓损伤的MRI表现分为三型：Ⅰ型以出血为主，预后差；Ⅱ型以水肿为主，预后好；Ⅲ型以挫伤为主，预后介于Ⅰ、Ⅱ之间。

（四）电生理检查

1. 体感诱发电位（SEP） 体感诱发电位是连续刺激感觉神经纤维在中枢神经系统任何部位诱发的综合电位活动。用SEP检查能够通过评价周围神经、脊髓和脑干的传导时间来测试经过脊髓（主要是脊髓背索）和周围（周围神经、神经丛）神经系统的躯体感觉神经纤维冲动传导的完整性。通过中枢（脊髓圆锥、颈髓、大脑皮质）和周围（神经丛）神经结构受累的感觉神经纤维SEP的联合检查，能够明确脊髓损害的水平。该检查不受脊髓休克的影响，甚至对应用镇静药和无意识的患者也适用。

SEP有助于判断脊髓损伤的预后。脊髓损伤后，SEP多立即明显减弱或消失。伤后仍有或伤后不久即有SEP出现者，其恢复的可能性较大。根据其出现的时间，可大致估计脊髓功能恢复的可能性。

SEP对脊柱脊髓手术能起到监护脊髓功能的作用，还能判断脊髓减压的效果。在术中监测中，SEP幅度下降30%可能代表脊髓传导功能部分阻滞，波幅下降超过50%或一个成分完全消失，可以认为有脊髓损伤的可能。

2. 运动诱发电位（MEP） 运动诱发电位是指应用电或磁刺激皮层运动区，产生兴奋，通过下行传导径路，使脊髓前角细胞或周围神经运动纤维去极化，在相应肌肉表面记录到的电位。能够评估皮层和脊髓运动束纤维的完整，直接反映锥体束的功能情况。经皮刺激的MEP能检查上下肢远近端不同肌肉，因此能用于评估SCI水平和范围。采用皮质和周围神经结构（脊神经根、神经丛、周围神经）的联合磁性刺激，能鉴别脊髓和（或）周围神经支配下的肌肉瘫痪。对于术中监护和预后判断也有一定帮助。

虽然SEP仅能检测感觉通路是否完整，但因多数脊髓损伤感觉和运动功能丧失一致，单纯SEP检测即能反映其损伤程度，但如感觉与运动功能受损不一致，则需补充作MEP检测。MEP不能引出者为完全性瘫痪，能引出但不正常者为不完全性瘫痪。一般MEP较SEP对脊髓损伤更加敏感，恢复也较SEP为快。两者结合能全面反映脊髓的功能，对判断预后有更大的帮助。

3. 肌电图（EMG）和神经图检查 在多发性创伤性SCI患者中，上下肢肌肉的肌电图和神经图检查是必需的，以便评估伴随的周围神经损害。此外，也能诊断伴随SCI（包括脊髓圆锥或马尾运动纤维）的前角细胞和脊髓前神经根的损害。

运动和感觉神经图的联合检查能鉴别脊髓前角细胞、脊髓前神经根损害或周围神经（神经丛，周围神经）损害引起的肌肉瘫痪。后者的周围感觉和运动神经纤维均受损。而前者运动神经纤维受损，而感觉神经纤维仍是无损的。H-反射和F-波的研究可以评估由于创伤、脊髓休克和痉挛的进展引起的运动神经元兴奋性的损害。H-反射（1918年首先由Hoffman描述）是一种电刺激引起的单突触反射（对腱反射的反应），包括传入、脊髓部分和传出通路的功能。周围混合神经传入纤维的次最大电刺激引起的冲击波兴奋了支配同一肌肉的运动神经元，兴奋的传入纤维是以单突触传递开始。相反，F-波为周围神经超最大电刺激引起α运动神经元的逆向传导而引起后运动反应。因此，F-波显示了沿周围传出运动通路的保护性传导，对近端神经损害有诊断价值，与脊髓节段运动神经团的兴奋性有关。

五、脊髓损伤的评估标准

脊髓损伤后及时准确的神经功能检查，对于损伤程度的正确判断、拟定治疗方案以及推测预后具有重要的指导意义。

(一) Frankel 法

1969 年由 Frankel 提出。其将损伤平面以下感觉和运动存留情况分为五个级别。Frankel 法(表 36-14)对脊髓损伤的程度进行了粗略的分级,对脊髓损伤的评定有较大的实用价值,但对脊髓圆锥和马尾损伤的评定有一定的缺陷,缺乏反射和括约肌功能判断,尤其是对膀胱、直肠括约肌功能状况表达不够清楚。

表 36-14 Frankel 脊髓损伤分级法

等级	功 能 状 况
A	损伤平面以下深浅感觉完全消失,肌肉运动功能完全消失
B	损伤平面以下运动功能完全消失,仅存某些包括骶区感觉
C	损伤平面以下仅有某些肌肉运动功能,无有用功能存在
D	损伤平面以下肌肉功能不完全,可扶拐行走
E	深浅感觉、肌肉运动及大小便功能良好,可有病理反射

(二) ASIA 评估标准

1992 年,美国脊髓损伤学会(American Spinal Injury Association,ASIA)制定出的一种用积分的方式来表达脊髓损伤严重程度的方法。其将脊髓损伤程度进行量化,便于进行统计学处理和比较。2000 年,美国脊髓损伤学会经过多次的修改制定了 ASIA 脊髓损伤神经分类标准第 6 版,2006 年再次修订。有关 ASIA 标准效度方面的研究结果显示,ASIA 标准对脊髓损伤神经功能的敏感度最高,被认为是迄今最为先进的脊髓损伤评分方法。ASIA 神经分类标准包括神经系统检查(感觉检查、运动检查),感觉和运动评分和平面确定,神经平面的确定,ASIA 残损分级等,现分述如下(图 36-58)。

1. 感觉检查　将人体分为双侧各 28 个皮节,皮节为各个脊髓节段神经的感觉神经轴突所支配的区域,由于神经根之间存在着交叉支配现象,所以每个皮节都有一个关键点,这个关键点代表了特定脊髓节

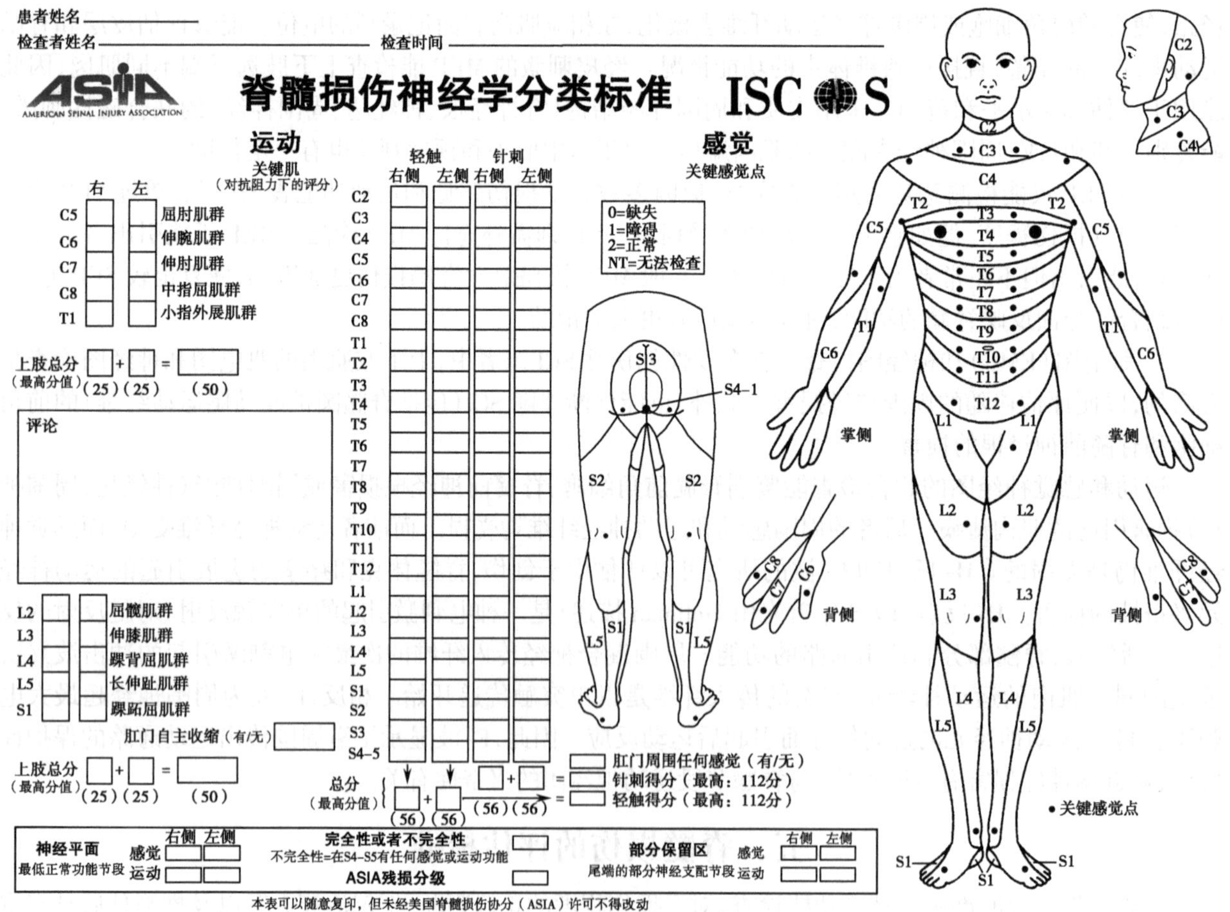

患者姓名
检查者姓名　　检查时间

ASIA AMERICAN SPINAL INJURY ASSOCIATION　脊髓损伤神经学分类标准　ISCoS

运动
关键肌
(对抗阻力下的评分)

	右	左	
C5			屈肘肌群
C6			伸腕肌群
C7			伸肘肌群
C8			中指屈肌群
T1			小指外展肌群

上肢总分 (最高分值) □+□=□ (25)(25) (50)

评论

	右	左	
L2			屈髋肌群
L3			伸膝肌群
L4			踝背屈肌群
L5			长伸趾肌群
S1			踝跖屈肌群

肛门自主收缩 (有/无)

上肢总分 (最高分值) □+□=□ (25)(25) (50)

	轻触 右侧	轻触 左侧	针刺 右侧	针刺 左侧
C2				
C3				
C4				
C5				
C6				
C7				
C8				
T1				
T2				
T3				
T4				
T5				
T6				
T7				
T8				
T9				
T10				
T11				
T12				
L1				
L2				
L3				
L4				
L5				
S1				
S2				
S3				
S4-5				

总分 (最高分值) □+□ (56)(56)　□+□ (56)(56)
□ 肛门周围任何感觉 (有/无)
= □ 针刺得分 (最高: 112分)
= □ 轻触得分 (最高: 112分)

感觉
关键感觉点
0=缺失
1=障碍
2=正常
NT=无法检查

神经平面 最低正常功能节段　感觉 右侧□ 左侧□　运动 右侧□ 左侧□
完全性或者不完全性 □
不完全性=在S4-S5有任何感觉或运动功能
ASIA残损分级 □
部分保留区 尾端的部分神经支配节段　感觉 右侧□ 左侧□　运动 右侧□ 左侧□

本表可以随意复印,但未经美国脊髓损伤协会 (ASIA) 许可不得改动

图 36-58 脊髓损伤神经学分类标准

段的感觉功能。双侧感觉关键点的检查部位如下：

C_2 枕骨粗隆

C_3 锁骨上窝

C_4 肩锁关节顶部

C_5 肘窝前方外侧

C_6 拇指近节背侧

C_7 中指近节背侧

C_8 小指近节背侧

T_1 肘窝前方内侧

T_2 腋窝顶部

T_3 第 3 肋间 *

T_4 第 4 肋间(乳头水平)*

T_5 第 5 肋间(T_4 和 T_6 连线的中点)*

T_6 第 6 肋间(剑突水平)*

T_7 第 7 肋间(T_6 和 T_8 连线的中点)*

T_8 第 8 肋间(T_6 和 T_{10} 连线的中点)*

T_9 第 9 肋间(T_8 和 T_{10} 连线的中点)*

T_{10} 第 10 肋间(脐水平)*

T_{11} 第 11 肋间(T_{10} 和 T_{12} 连线的中点)*

T_{12} 腹股沟韧带中点

L_1 T_{12}~L_2 连线的中点

L_2 大腿前方中点

L_3 股骨内髁

L_4 内踝

L_5 足背第 3 跖趾关节

S_1 足跟外侧

S_2 腘窝中点

S_3 坐骨结节

$S_{4\sim5}$ 肛门周围

每个关键点需要检查轻触觉和针刺觉。针刺觉检查时使用一次性安全针,轻触觉检查时用棉花。感觉缺失为 0 分,障碍为 1 分(部分障碍或感觉改变,包括感觉过敏),正常为 2 分。除了以上双侧各关键点的感觉测试,还应行肛门指诊检查肛门外括约肌感觉,记录为有或无,肛门周围存在任何感觉,都说明患者的感觉是不完全性损伤。

另外可以做一些选择性检查,如检查双侧上下肢各一个关节,示指和踇趾的位置觉及深压觉或深痛觉,可用缺如、受损、正常分级记录。

2. 运动检查　各个脊髓节段神经的运动神经轴突所支配的区域称为肌节,每个节段神经支配的肌节不止包括一块肌肉,而每一块肌肉也不止接受一个节段神经的支配,从双侧肢体各 10 个肌节中选择各 10 块关键肌,按头尾顺序检查。肌力按 6 级记录：

0:全瘫

1:触摸到或看到肌肉的收缩

2:主动活动可达全部活动范围,不能抗重力

3:抗重力主动活动可达全部活动范围

4:抗部分阻力主动活动达全部活动范围

5:(正常肌力)抗完全阻力主动活动达全部活动范围

5* 级：(正常肌力)在无抑制因素存在的情况下，对抗充分阻力下全关节范围的主动活动。选 10 块关键肌的检查方法为患者取仰卧位，检查 10 组动作：

C_5 屈肘肌(肱二头肌)

C_6 伸腕肌(桡侧腕长、短伸肌)

C_7 伸肘肌(肱三头肌)

C_8 中指屈肌(指深屈肌)

T_1 小指外展肌(小指展肌)

L_2 屈髋肌(髂腰肌)

L_3 伸膝肌(股四头肌)

L_4 踝背伸肌(胫骨前肌)

L_5 趾长伸肌(踇长伸肌)

S_1 踝跖屈肌(腓肠肌、比目鱼肌)

除上述各肌外，还应通过肛门指诊检查肛门外括约肌的收缩力，评定分级为存在或缺失。如果存在肛门外括约肌自主收缩，则运动损伤为不完全性。

脊髓损伤评定还包括其他肌肉，但并不用来确定运动分数或运动平面，建议测定下列肌肉：膈肌(通过透视)、三角肌、腹肌(Beevor 征)、内侧腘绳肌、髋内收肌。肌力按无、减弱和正常来记录。

3. 感觉评分和确定感觉平面　每个皮节感觉检查项目有 4 种状况，即：右侧针刺觉、右侧轻触觉、左侧针刺觉、左侧轻触觉。把身体每侧的皮区评分相加，即产生 2 个总的感觉评分，针刺觉评分和轻触觉评分。正常人感觉评分总分为 224 分。

脊髓损伤患者感觉平面的确定：①身体两侧具有正常感觉功能的最低脊髓节段；②左右两侧分别评估；③感觉平面的皮节针刺觉和轻触觉必须都正常。

4. 运动评分和确定运动平面　每个节段的神经支配 1 块以上的肌肉，同样大多数肌肉接受 1 个以上的神经节段支配(常为 2 个节段)，因此，用 1 块肌肉或 1 组肌肉(关键肌)代表 1 个脊神经节段，旨在简化检查。我们可以理解某一块肌肉在丧失一个神经节段支配但仍有另一神经节段支配时肌力减弱。按常规，如果 1 块肌肉肌力在 3 级以上，则该肌节的上一个肌节存在完整的神经支配。在确定运动平面时，相邻的上一个关键肌肌力必定是 5 级，因为预计这块肌肉受 2 个完整的神经支配。例如：C_7 支配的关键肌无任何活动，C_6 支配的肌肉肌力为 3 级，若 C_5 支配的肌肉肌力为 5 级，那么，该侧的运动平面在 C_6。各肌节按左右两侧做运动评分，将两侧肌节得分相加，得出总的运动评分并用这一评分表示运动功能的变化。正常人运动评分总分为 100 分。

脊髓损伤患者运动平面的确定：①身体两侧具有正常感觉功能的最低脊髓节段；②正常运动功能指的是脊髓节段的肌节，而不是被测试的关键肌；③运动平面也就是指最低位的关键肌肌力 3 级以上，且在其之上所有关键肌肌力正常(5 级)；④对于临床上无法测定的肌节，如 C_1~C_4，T_2~L_1，S_2~S_5，则假定运动平面与感觉平面相同。

5. 确定神经平面　神经平面是指身体双侧存在正常感觉和运动功能的最低脊髓节段。实际上，在感觉和运动评分中，双侧正常功能的节段往往是不一致的。因此应该以双侧感觉平面和运动平面这四项指标来确定脊髓损伤患者的神经水平，而不是依靠其中某个单一的平面来决定，以免产生误差。例如一个脊髓损伤患者的感觉平面为右侧 C_4，左侧 C_5；运动平面为右侧 C_5，左侧 C_6，那么其神经平面为 C_4。

6. 确定是否完全性脊髓损伤和部分保留区(zone of partial preservation，ZZP)　如果在神经平面以下包括最低位的骶段(S_{4-5})保留部分感觉或运动，则定义为不完全性损伤。如果患者骶段(S_{4-5})的感觉和运动功能完全消失，则为完全性损伤。骶部感觉包括肛门黏膜皮肤交界处和肛门深部的感觉。骶部运动功能检查通过肛门指诊感觉肛门外括约肌有无自主收缩。

部分保留区只用于完全性损伤，指在神经平面以下一些皮节和肌节保留部分神经支配。有部分感觉和运动功能的节段范围称为部分保留区，应该按照身体两侧感觉和运动功能分别记录。例如右侧感觉平面是 C_5，部分感觉延续到 C_8，那么 C_8 记录为右侧感觉部分保留区。

7. ASIA 残损分级 根据 Frankel 分级标准修订，用于判定损害程度。

A 级：完全性损伤，在骶段 $S_{4\sim5}$ 无任何感觉和运动功能保留。

B 级：不完全性损伤，在神经平面以下包括 $S_{4\sim5}$ 存在感觉功能，但无运动功能。

C 级：不完全性损伤，在神经平面以下存在运动功能，且平面以下至少一半以上的关键肌肌力小于 3 级。

D 级：不完全性损伤，在神经平面以下存在运动功能，且平面以下至少一半的关键肌肌力大于 3 级。

E 级：正常，感觉和运动功能正常。

（三）功能独立性评定

功能独立性评定（the functional independent measure，FIM）是一个功能性的评定量表，通过度量患者需要帮助的程度去评定残疾的严重性。评定的内容共 6 个方面 18 个项目（表 36-15）。

表 36-15 FIM 评分系统

功能水平	评分标准	得分
完全独立	该活动能在合理的时间内，规范地、安全地完成，无需修改活动，无须辅助设备或用具	7 分
有条件独立	在完成该活动中，需要辅助设备或用具；或需要较长的时间；或存在安全方面的顾虑	6 分
监护或准备	需要有人在旁边监护、提示或规劝，或帮助准备必须的用品，或帮忙佩带矫形器具。两人间没有身体的接触	5 分
少量帮助	需要他人接触身体帮助下的活动。但在完成活动中，自己能起 75% 以上的作用	4 分
中等量帮助	需要他人接触身体的更多帮助下进行活动。完成活动中自己仅能起 50%~75% 的作用	3 分
大量帮助	需要他人接触身体的大量帮助，才能完成活动。完成活动中自己仅能起 25%~50% 的作用	2 分
完全依赖	只有在他人接触身体的帮助下，才能完成活动。自己能起的作用，仅在 25% 以下	1 分

详细分级（总分为 18*7=126 分）

- 完全独立：126 分
- 基本独立：108~125 分
- 极轻度依赖或有条件的独立：90~107 分
- 轻度依赖：72~89 分
- 中度依赖：54~71 分
- 重度依赖：36~53 分
- 极重度依赖：19~35 分
- 完全依赖：18 分

粗分为三个等级

- 独立：126~108 分
- 有条件依赖：107~54 分
- 完全依赖：53~18 分

1. 自理能力

A. 进食

B. 梳洗

C. 沐浴

D. 穿着—上身

E. 穿着—下身

F. 如厕

2. 括约肌控制

G. 膀胱管理

H. 直肠管理

3. 转移

I. 床、椅、轮椅

J. 上厕所

K. 盆浴、淋浴

4. 行动

L. 步行和(或)轮椅

LM. 行动方式

M. 上下楼梯

5. 沟通

N. 理解

O. 表达

6. 社会认知

P. 社会交往

Q. 解决问题

R. 记忆

六、脊髓损伤的治疗及进展

脊髓损伤患者通常有永久性的、经常是毁灭性的神经学缺省和残疾。由于脊髓损伤主要发生于青壮年,治疗具有很高的价值。急症和急性期的监护技术的发展提高了患者的生存率,但同时也增加了终生残疾患者的数目,该病给家庭和社会带来异常繁重的负担。而目前对脊髓损伤患者尚未有确实的治愈性的治疗方法。然而经过全世界研究人员坚持不懈努力的探索,在了解中枢神经系统中神经原及其轴突生长方面,和在探知成年中枢神经系统能否再生方面,不断获得惊人的发现。在一些领域已经取得的研究成果在现在和将来可以帮助脊髓损伤患者。这些研究集中在推动我们认识脊髓修复的四个关键问题:①保护存活的神经细胞免受进一步的损害;②替代受损的神经细胞;③刺激轴突的再生长和建立适当的连接;④训练神经通路恢复机体功能。在以往临床经验积累和目前研究成果的基础上,人类将对脊髓损伤的治疗进行不断的挑战。

(一) 脊髓损伤的治疗原则

1. 早期治疗 由于脊髓损伤后病理改变的进展非常迅速,6 小时内灰质挫裂出血,12 小时灰质中心开始坏死,出血波及白质,白质轴突退变,24 小时伤段脊髓大部坏死。而且伤后 2 小时,受伤部位邻近脊髓组织开始出现继发性损伤。所以早期治疗的目的在于尽可能的保护受伤部位的白质不被波及,保护邻近脊髓组织免于继发性的损伤,也就是尽可能的保护存活的神经细胞和传导束免受进一步的损害。治疗越早越好,包括能在最短的时间内,将患者从受伤地点安全地转运至医院;在医院中能够在最短时间内给予有效药物;检查和改善机体全身情况;尽早地整复骨折脱位等。美国 ASIA 规定对脊髓损伤进行甲强龙治疗,必须在 8 小时之内,3 小时内最好,可持续 24~48 小时。瑞士 Brodman 主张 6 小时内脊髓减压。

2. 整复脊柱骨折脱位 脊髓损伤多由于外伤后脊柱骨折脱位造成,而脊柱稳定性的丧失可能在受伤之后继续加重脊髓损伤,如不适当的翻身和搬动,如突入椎管内的骨片和椎间盘组织对脊髓的持续压迫。因此在受伤之后就应该注意维持患者脊柱的稳定,包括搬动和转运过程中,尽早地手术复位、减压、内固定是非常必要的,最好在伤后 24~48 小时内进行。早期的手术复位、减压和内固定可以有效地保持脊柱的稳定性,有利于脊髓损伤的恢复,有利于避免由于脊柱不稳定造成的脊髓二次损伤,有利于进行其他治疗和早期康复。

3. 综合治疗脊髓损伤 脊髓损伤的机制中可以发现,除了急性脊髓组织损伤外,许多继发性的细胞反应起到了非常重要的作用,包括脊髓的缺血、细胞 Na^+/K^+ 的转移、自由基的释放、脂质过氧化、各种炎症反应及细胞分裂、水肿等。神经再生期从伤后 24 小时即开始了,在这个过程中会出现施万细胞的增生及再髓鞘化、胶质细胞桥接、细胞外基质蛋白的产生、轴突出芽和再生等。在这些反应中,予以相应的药物和其他手段来抑制继发性损伤和促进神经再生,将有助于脊髓损伤的恢复。因此外科治疗不但要针对脊柱损伤,也要包括脊髓损伤。

4. 预防及治疗并发症 脊髓损伤直接导致瘫痪,但多数并不直接危及生命,而瘫痪带来的各种并发症往往是死亡的主要原因，并且给患者个人和家庭带来无尽的烦恼和负担。所以并发症的预防和治疗应该贯穿于整个治疗和康复过程中。

5. 功能重建与康复　功能重建是治疗脊髓损伤后期并发症的重要组成部分。随着对脊髓损伤及其并发症的认识的加深和治疗技术的进展和经验的积累，对脊髓损伤后的功能重建有了明显进展。目前最先进的运动神经假体是一类植入体内帮助恢复上运动神经元损伤后肌肉功能的高科技电子装置，用人工神经电刺激的方法来代替大脑发出的神经冲动，起到控制肌肉活动的目的，可以重建上肢手功能、下肢辅助行走功能、呼吸功能、排尿排便和勃起功能，大大提高了患者的生活质量。

康复训练对于一个脊髓损伤患者来说，无疑是非常重要的，可能伴随其一生。而长期科学的康复训练可以显著的改善机体的功能，防止许多并发症的出现，提高生活自理能力，减少依赖性。所以为每一位脊髓损伤患者制订一个科学的康复计划是非常必要的。

（二）药物治疗

1. 类固醇药物　类固醇通过多种机制阻止脊髓继发性损伤的发生，且是目前被明确肯定疗效的药物。甲泼尼龙（methylprednisolone，MP）是一种合成的类固醇类激素，是唯一被 FDA 批准的治疗脊髓损伤的药物。1979 年、1985 年美国二次全国急性脊髓损伤研究（national acute spinal cord injury study，NASCIS）表明，在脊髓损伤早期，伤后 8 小时内，首先在心电监护的条件下以 30mg/kg 大剂量 15 分钟内静脉快速冲击，配制浓度 25mg/ml 注射用水，间隔 45 分钟，继之以 5.4mg/（kg·h）静脉滴入，维持 23 小时。能明显改善脊髓损伤患者的运动、感觉功能。第三次 NASCIS（1997）研究证明对于伤后 3 小时内使用甲泼尼龙者，宜使用 24 小时给药法；对伤后 3~8 小时给药者宜将药物维持至 48 小时；但超过 8 小时给药甚至会使病情恶化，因此建议 8 小时内给药。

关于甲泼尼龙抗脊髓损伤的机制归纳起来主要有以下几点：①抑制炎症反应；②减轻水肿；③抑制血管活性、前列腺素活性，增加脊髓血流量；④抑制氧自由基及脂质过氧化反应，稳定细胞膜和溶酶体膜；⑤逆转细胞内 Ca^{2+} 聚集；⑥增加 Na^+-K^+ 依赖式 ATP 酶的活性，增大静息电位和脊髓运动纤维的兴奋性，促进脊髓冲动的产生和传导。

新合成的非糖皮质激素药物 21- 氨基类固醇 U-74006F（商品名 Tirilazad mesylate），全名为：21-〔4-（2、6- 双 -1- 吡啶烷 -4- 嘧啶）-1- 哌嗪〕-16α 甲基孕烷 -1、4、9（11）- 三烯 -3、20- 二酮单甲烷磺酸盐，具有极强的抗脂质过氧化作用，大大超过了甲泼尼龙；还能和自由基作用，清除自由基；且无糖皮质激素的其他不良反应。1997 年美国第 3 次全国急性脊髓损伤研究（NASCIS-Ⅲ）结果报道，U-74006F 静脉内每 6 小时使用 2.5mg/kg 大剂量冲击并维持 48 小时，其疗效等同于 MP，且没有糖皮质激素的副作用。并有报道 U-74006F 对急性脊髓损伤恢复期（9 天）的神经功能也有恢复作用。

2. 脱水剂和利尿剂　为排除脊髓损伤后组织细胞外液中过多的水分应适当选用。常用药物为 20% 甘露醇，250~500ml 静脉点滴，每 6 小时 1 次，可连续使用 5~7 天。还可应用呋塞米，每次 20mg，肌注或静注，每日 1~2 次。

3. 神经节苷脂　自 20 世纪 80 年代以来，有关神经节苷脂（GM-1）能促进损伤神经功能恢复的研究取得进展，尤其是 GM-1 在急性脊髓损伤的治疗上取得较好疗效。GM-1 是含唾液酸糖的神经鞘脂，在中枢神经系统细胞外膜含量较高，尤其在突触区。外源性神经节苷脂可通过血脑屏障嵌入细胞膜，发挥重要的生物学作用，对受损伤脊髓也有保护作用。GM-1 作用可能机制为：①对抗兴奋性氨基酸毒性；②减少脂质过氧化反应，减少自由基形成；③保护胞膜 Na^+-K^+- ATP 酶活性，防止离子失衡；④防止胞内钙蓄积；⑤防止乳酸性酸中毒；⑥直接嵌入受损神经胞膜中修复胞膜；⑦促进多种神经生长因子作用；⑧调控多种炎性因子及其表达；⑨阻断神经细胞脊髓损伤后凋亡。

4. 神经生长因子（nerve growth factor，NGF）　神经生长因子是一种对神经细胞的生长发育、分化、再生及功能发挥调节作用的蛋白质，它对中枢神经系统的发育、再生及其功能维持起着非常重要的作用。神经生长因子的效应发挥依赖于与其受体（NGFR）的结合。实验证实脊髓损伤后可诱导自身组织细胞重新或加强 NGFR 及 NGFmRNA 的表达。Bunello 曾报道大鼠胸髓损伤 4 天其伤区内 NGFmRNA 明显增加，于伤后 7 天达高峰，此时是未损伤对照侧的 5~7 倍，至伤后 14~28 天仍为对照侧的 4 倍。这些结果提示 NGF

在脊髓损伤后的再生过程中起着重要的作用。近年来的实验表明NGF对受伤脊髓早期有着明显的保护作用,脊髓损伤后应用NGF可明显降低损伤再生组织的钙蓄积及水肿程度,因而有助于脊髓损伤后的功能恢复。目前临床上主要应用于不完全性脊髓损伤,完全性脊髓损伤则无明显效果。脊髓损伤局部使用最好,手术中局部注射,剂量为1000pg。也可肌内注射1000pg,每日1次,连续30天。

5. 胰岛素样生长因子(insulin 1ike growth factors,IGFs) 胰岛素样生长因子由2个多肽类生长因子胰岛素样生长因子Ⅰ(IGF-Ⅰ)、胰岛素样生长因子Ⅱ(IGF-Ⅱ)构成。大量实验证实,IGFs能维护神经细胞的生存,促进神经纤维的生长、分化、修复、再生。研究发现用IGF-Ⅱ预处理脊髓损伤鼠,可显著减少脊髓损伤引起的细胞应激反应、脊髓水肿形成、电生理紊乱。周围神经切断后脊髓运动神经元和靶肌肉中IGF基因和蛋白表达上调,而且应用外源性IGF-Ⅰ或IGF-Ⅱ均能够减少因轴索断裂引起的脊髓运动神经元死亡。这些作用可能与IGFs抑制损伤后脊髓血红素氧合酶(hemeoxygenase)、热休克蛋白(heat shockprotein,HSP 72000)、神经元异构一氧化氮合酶(constitutive isofrom of neu ronal nitric oxide synthase,cNOS)的上调有关。

6. 东莨菪碱(scopolamine) 东莨菪碱有调节和改善微循环的作用,使脊髓损伤水肿减轻,应用方法为0.3mg,肌内注射,每3~4小时1次,使患者东莨菪碱化,表现为面部稍有潮红,毛细血管扩张。维持3日,伤后尽早应用。

7. 其他药物

(1) 阿片受体拮抗剂:脊髓损伤引起的内源性阿片肽释放是造成脊髓继发性损伤发生、发展的重要机制之一,其中以强啡肽A(Dyn A)影响最大。脊髓损伤后损伤部位Dyn A含量升高同神经功能受损、神经组织形态学改变显著相关。大剂量阿片受体拮抗剂可以显著改善脊髓损伤预后,通过增加脊髓血流量、提高血压、维持离子平衡、改善能量代谢来实现神经功能的保护和恢复。研究显示伤后8小时内应用阿片受体拮抗剂,脊髓功能才能得到最大程度的恢复。另外,利用促甲状腺素释放激素(TRH)作为特异性阿片受体拮抗剂治疗急性脊髓损伤,可选择性阻断κ受体,无致痛作用;并且可以清除脊髓损伤后产生的前列腺素及血小板激活因子,减小继发性损伤程度,促进功能恢复,具有良好的临床应用前景。

(2) 兴奋性氨基酸受体拮抗剂(excitatory amino acid,EAA):内生的兴奋性氨基酸在脊髓损伤后释放而造成的神经毒作用是ASCI后脊髓继发性损伤的又一重要机制。EAA(谷氨酸、天门冬氨酸、海仁藻氨酸、喹啉酸)是中枢神经系统的主要兴奋性神经介质。应用其受体拮抗剂治疗ASCI继发性损伤的研究近年来发展很快。目前已确认的神经系统的兴奋性氨基酸受体主要有N-甲基-D-天门冬氨酸(NMDA)受体、α-氨基-3-羟基-5-甲基-4-异噁唑丙酸(AMPA)受体、海仁藻(KA)受体、亲代谢受体及L-AP_4受体等。其中NMDA受体在脊髓损伤中为主要角色。NMDA的竞争性拮抗剂D-APT和非竞争性拮抗剂美沙芬、氯胺酮、MK-801等在实验性脊髓损伤治疗中有显著的效果,能明显减轻组织水肿和损害,促进神经功能的恢复。

(3) 钙通道拮抗剂:细胞内Ca^{2+}的超载在脊髓继发性损伤的发生机制中越来越受到重视。脊髓损伤后由于细胞膜结构和功能的破坏,使其对Ca^{2+}的通透性增加,并导致Ca^{2+}清除功能障碍,以至于Ca^{2+}大量内流并在细胞内聚集。继发性损伤的许多病理机制如脊髓血流量减少、花生四烯酸代谢、氧自由基反应和兴奋性氨基酸的毒性作用等均可能与细胞内Ca^{2+}超载有密切关系。目前有许多学者利用钙通道拮抗剂来阻止Ca^{2+}的内流,以阻止继发性脊髓损伤的发展。临床常用的为尼莫地平0.05mg/kg。但尼莫地平会引起平均动脉压下降。因此使用时务必要谨慎,辅以输血或加用血管收缩药物,以保证全身系统血压的稳定及局部的血流灌注。合并使用右旋糖酐可以增加脊髓血流,同时还有维持血压等作用,可以更好地促进脊髓功能恢复。

(4) 一氧化氮合成酶抑制剂:一氧化氮(NO)由一氧化氮合成酶(NOS)催化左旋精氨酸(L-Arg)而合成,具有重要的生理调节功能,主要包括:血管舒张、神经信息的传递和细胞毒作用。病理状态下NO具有神经毒性,实验表明NO可能参与了继发性脊髓损伤的过程,应用NOS抑制剂亚硝基左旋精氨酸甲酯(L-NAME)蛛网膜下腔注射,适当的剂量可明显减少神经元的死亡数目,减轻继发性损伤。但也有实验表明:大剂量的L-NAME持续抑制了NO的释放,可导致脊髓严重缺血,加重功能损害。说明NO在脊髓损伤中有毒性作用,同时也有改善脊髓血流,有利于神经功能恢复的作用。如何发挥其有利的一面而避免其毒性作用，有待于进一步研究。

(5) 抗氧化剂和自由基清除剂：已有大量实验支持损伤早期神经系统中有氧自由基增加和细胞膜脂质过氧化。脊髓损伤后氧自由基的增加和细胞膜脂质过氧化引起的自毁过程已被认为是脊髓继发性损伤重要的机制之一。氧自由基通过脂质过氧化损伤细胞膜的结构、流动性和通透性。使 Na^{+}-K^{+} 依赖式 ATP 酶、腺苷酸环化酶和细胞色素氧化酶系统迅速失活，细胞离子平衡丧失，细胞能量代谢失常，最终导致组织坏死和功能丧失。脊髓损伤后内源性抗氧化剂，如维生素 E 等明显减少或耗竭，预先给予抗氧化剂如维生素 E、MP 等可明显减轻组织损害。但由于需预先给药，限制了临床应用。

(6) 血小板激活因子拮抗剂：血小板激活因子(platelet activating factor，PAF)是生物活性极强的多功能脂质炎性介质，被认为是中枢神经损伤后继发性损伤的启动因子。Faden 应用 PAF 受体拮抗剂 WEB2170 治疗猫脊髓损伤，明显减轻组织水肿及钠离子的含量。PAF 受体拮抗剂的作用可能是通过阻断 PAF 受体，间接抑制花生四烯酸代谢产物 PGI_2 及 TXA_2 的合成和释放，有效防止血管痉挛、血栓形成，同时抑制 Ca^{2+} 大量内流、脂质过氧化反应及 EAA 的产生和释放，从而抑制继发性损伤的发生、发展。利用 PAF 受体拮抗剂治疗 ASCI 仍处实验研究阶段。

(三) 细胞移植治疗

细胞移植能提供轴突再生所需的神经营养因子、细胞基质及黏附因子，在大量实验研究中被采用。常用的移植细胞包括嗅神经鞘细胞(olfactory ensheathing cells，OECs)、施万细胞(Schwann cells，SCs)、神经干细胞(neuron stem cells，NSCs)、骨髓间充质干细胞(mesenchymal stem cells，MSCs)等。这些细胞能分泌多种神经营养因子，发挥神经保护作用，其组成的基质也能支持轴突生长。这些细胞组织可能挽救、代替受损神经元或为其再生提供一个桥梁作用，使脊髓整个传导通路完整或再生，恢复脊髓功能。

McDonald JW 等研究表明胚胎干细胞可在损伤脊髓中存活，并分化为神经元和星形胶质细胞，减少损伤造成的神经功能缺失。Peterson 等报道通过功能锻炼配合胚胎脊髓移植能改善成年鼠慢性完全性脊髓损伤后的肌萎缩状态。

Mahmood 等证明骨髓间质干细胞(bone marrow stromal cells，BMSCs)是某些脑细胞如小神经胶质细胞和星形胶质细胞的前体细胞。Cao 等对小鼠采用嗅胶质细胞移植可以增加体内 GDNF(胶质源性神经生长因子)水平而促进脊髓的修复。

有些神经纤维以脱髓鞘形式存在，可以通过细胞(包括嗅胶质细胞、干细胞、施万细胞等)移植来产生新髓鞘而恢复传导功能，在动物模型上已获得成功。将来还可用分子生物学技术修正已移植的细胞来改变其分泌状态，产生更好疗效。

(四) 神经架桥修补

脊髓损伤后可出现脊髓空洞并进行性发展，导致脊髓解剖上不完整，使神经纤维再生和健康细胞增殖处于受抑制环境，需要通过架桥修补来改善。一些如细胞、胚胎组织和一些人造物质被用于神经架桥并获得成功。在成年鼠类、灵长类动物脊髓损伤模型上通过移植胚胎脊髓组织架桥获得成功。大量研究表明胚胎组织能在宿主体内存活。Private A 等报道通过向宿主受损区灰质内移植胚胎脊细胞可使轴突延长，重建突触联系，改善运动功能。Houle JD 还报道通过移植胚胎组织可显著减少移植区周围的神经胶质过多现象。临床上已开始通过将胚胎组织植入治疗患者脊髓损伤后的进展性脊髓空洞，抑制进展性神经系统退变，并已证实移植物存活，一些患者获得不同程度的功能改善。

在生物材料领域，一些进展表明可用于神经架桥修补的人工材料包括能降解的水凝胶或水凝胶和细胞的混合物。理想的人工材料既要促进轴突的黏附和再生同时又不激发宿主免疫反应，虽然研究还处于起步阶段，但化学聚合物的前景令人鼓舞。

(五) 高压氧治疗

脊髓损伤早期数小时内，组织出血、水肿、微循环障碍等病理生理变化必然使脊髓组织缺氧，早期高压氧治疗使有充分携氧的血流供应至脊髓损伤区域，可以增加组织内氧含量，防止脊髓肿胀，改善局部细胞的缺氧作用，促进损伤部位新生成的纤维细胞的胶原合成，调整酶系统因缺氧导致的破坏。高压氧治疗脊髓损伤建议早期短程突出疗法，伤后 6~12 小时之内进行，第 1 个 24 小时内行多次治疗，最少 2 次，可以 3

次或更多,用 2 个大气压,每次 2 小时,隔 6 小时 1 次,避免氧中毒,连续 2 天。

(六) 手术治疗

1. 脊柱损伤的复位减压内固定 现代脊髓损伤的治疗,要求尽早尽一切可能减轻脊髓的原发创伤,防止和减少脊髓的继发性损伤。其中尽早的进行脊柱骨折脱位的整复、椎管内的减压和维持脊柱的稳定性是临床治疗的一项重要原则。脊柱骨折脱位是导致脊髓挫裂和受压的原发因素,其创伤病理改变是非常迅速的,所以每早一分钟解除脊髓的压迫和稳定脊柱减少脊髓出血,就能多挽救一些神经组织。所以在患者全身情况允许的条件下,脊柱整复减压内固定的手术干预愈早愈好。对于无骨折脱位的脊髓损伤,其损伤机制为脊髓在椎管狭窄的情况下,外力使之发生猛烈撞击所致,早期的手术行椎管内减压,有利于释放肿胀的脊髓,解除脊髓的压迫缺血。对于严重脊柱骨折错位而发生脊髓完全横断的情况,手术可以使脊柱恢复稳定,避免对神经根的牵拉导致的疼痛,而且使椎管和脊髓断端对合,有利于将来可能的修复。稳定的脊柱也有利于康复训练。

手术以受压部位为中心,可经前方或后方入路减压整复骨折脱位,然后加用可靠的内固定器并行自体骨或人工骨移植,确保脊柱的复位和稳定。减压的措施,包括整复骨折脱位,摘除突入椎管内的骨片,椎板切除,切除挤入椎管内的黄韧带、椎间盘,清除血肿。硬膜下变色脊髓肿胀时,可切开硬膜减压。减压的范围要根据患者的临床症状和神经查体定位,以及影像学所见,后方行椎板减压时,最少需要切除 3~5 个椎板,直至看到正常的硬脊膜搏动。

2. 脊髓切开 闭合性脊髓损伤患者,何种情况需要脊髓切开治疗,应当根据对脊髓损伤程度的估计来确定。只有脊髓挫伤,解剖结构存在,可以发生中央坏死及囊腔形成,造成从内部对脊髓的压迫及损害,可行脊髓切开,以减低脊髓中央压力,减轻水肿坏死。脊髓切开指征:①临床神经学位完全性截瘫;② X 线片及临床体征,估计非横断性损伤,MRI 脊髓出血水肿;③手术探查见硬膜完整,切开硬膜时,蛛网膜下腔因脊髓肿胀而消失,脊髓表面血管存在,实质较正常为硬,张力增加者;④伤后数天至数周者,脊髓内有囊腔形成。脊髓切开的时机越早越好,实验研究显示,只有在伤后 24 小时内进行,才有恢复脊髓功能的希望。操作要点:显微镜下操作,由背侧后正中沟用锋利刀片,沿着水肿中心区纵向切开长约 2~2.5cm,深约 5mm,直达中央管,不可过深,清除积血积液。注意偏向一侧可伤及薄束和楔束。由于脊髓肿胀,硬膜多不能缝合,可用椎旁肌膜覆盖,周边与硬膜固定。

3. 马尾神经吻合术 结合马尾神经损伤的不同部位,识别前后根的解剖排列组合,在手术显微镜下进行周围神经的神经外膜缝合,可促进马尾神经恢复。近端马尾神经尚未分散,可用脑棉填入蛛网膜下腔,吸除脑脊液,用生理盐水冲洗找出断裂的神经,用尼龙线缝合神经外膜。马尾的前根(运动神经)贴近腹侧,后根(感觉神经)靠向背侧,二者往往贴在一起走行,前根细圆,后根宽扁,前根表面较后根有丰富的血管,术中加以辨认,并根据椎间孔出口的位置判断神经根的节段,为了恢复功能尽量吻合运动的前根神经。

(七) 基因治疗

目前脊髓损伤基因治疗就是通过转基因技术将神经营养因子作为目的基因以一定的方法转染靶细胞,再移植到损伤区,让其在体内表达并发挥效应,刺激脊髓再生。目前已经发现的神经营养因子有 30 多种,而常用于脊髓损伤基因治疗的主要有神经生长因子(NGF)、脑源性神经生长因子(BDNF)和神经营养素 -3(NT-3)等。载体可选择反转录病毒载体,腺病毒载体和非病毒的脂质体。靶细胞的选择包括施万细胞、成纤维细胞等。需要注意的是脊髓损伤基因治疗目前尚处在探索阶段。不少问题有待解决:①中枢神经系统存在排斥反应;②移植细胞在宿主体内尚不能长期存活;③遗传修饰细胞移植后转基因表达可能会随时间的延长而下降,失去治疗作用。此外,外源基因针对特定组织的特异导向性问题及外源基因的致癌性也不容忽视。随着转基因技术的进展,将来脊髓损伤基因治疗可导入多种神经生长因子,相互作用、调节,能更好地促进脊髓组织的再生;将转基因技术和目前研究较多的胚胎脊髓移植、外周神经移植等结合起来,使局部释放的神经生长因子不断刺激和引导宿主纤维与移植物的整合和联系,以促进脊髓损伤的修复;利用基因工程技术克隆抑制脊髓再生蛋白的基因,导入其反义寡核苷酸,抑制这些蛋白的表达,从而促进脊髓的再生修复。总之转基因技术未来将成为治疗脊髓损伤的重要措施。

七、脊髓损伤的并发症

(一) 膀胱功能障碍及泌尿系感染

脊髓损伤后膀胱功能障碍是社会和医学一大难题,它常引起严重的尿潴留和尿路感染,甚至发生肾积水和肾衰竭,成为截瘫患者最主要的死因。Hackler 的调查资料表明,截瘫患者伤后 25 年的死亡率为 49%,而因肾衰竭死亡的占 43%,为第一位死因。探索解决这一难题的途径,对于提高患者的生活质量、降低死亡率有着重要的临床意义和社会意义。

1. 膀胱功能障碍的原因　正常膀胱的神经支配来源于交感、副交感及体神经。交感神经使逼尿肌舒张和内括约肌收缩。副交感神经来自 $S_{2\sim4}$ 节的骨盆神经,使逼尿肌收缩,内括约肌舒张。体神经主要通过阴部神经支配外括约肌的舒缩功能。当膀胱内压达到 15~18cmH_2O 时,即可刺激其牵张感受器,通过盆神经经脊髓达到大脑皮层,产生尿意,再由皮层下达到阴部神经放松外括约肌,通过盆神经收缩逼尿肌,并使内括约肌松弛引起排尿反射。

脊髓损伤后的膀胱功能障碍,早期是脊髓休克导致的,膀胱失神经支配而出现尿潴留,这时膀胱反射消失,逼尿肌麻痹,膀胱逐渐扩大,待膀胱内压逐渐超过内外括约肌阻力后开始产生溢出性尿失禁。圆锥以上的脊髓损伤经过 1~2 个月左右后,伤面以下的反射多有所恢复,位于骶髓的低级中枢产生自动排尿功能,即反射性膀胱。在此期间膀胱若有感染和过度膨胀伸展,将延迟反射膀胱的建立。圆锥损伤及骶段神经根损伤表现为下运动神经元损伤,只有依靠膀胱壁肌肉的伸缩弹性形成自主膀胱。为了使尿液排空尚需辅以腹压或人工加压排尿。正常膀胱内压为 8~15cmH_2O,即能产生自动收缩。在骶神经后根单独受伤时,膀胱内压很低,甚至容量高达 1000ml 时,其内压仍在 6cmH_2O 以下。膀胱颈部由最初的保持关闭状态逐渐出现功能不全而引起尿失禁。

2. 膀胱功能障碍的诊断　通过详细询问病史,可以对脊髓损伤患者的膀胱功能障碍得到一个初步的诊断,如排尿是自主的还是无意识的,有没有尿意和膀胱充盈感,有无尿失禁,排尿时用力不用力等,可以区分完全性及不完全性膀胱功能障碍。体格检查除了一般的运动感觉检查外,还可以进行肛门指诊检查肛门括约肌的张力,肛门反射、球海绵体肌反射消失提示为下运动神经元损伤。

3. 膀胱功能障碍的治疗

(1) 导尿术:脊髓损伤后出现膀胱功能障碍而尿潴留,必须立即处理,施以导尿术,以防尿路感染和膀胱过度膨胀而引起的逼尿肌损伤。对于留置导尿的患者,每 3~4 小时开放 1 次,便于保持膀胱一定容量,防止挛缩。每隔 1~2 周更换 1 次尿管,并用 1∶5000 呋喃西林液冲洗膀胱,每日 1~2 次。然而长期留置尿管会导致尿道黏膜的损伤和逆行性感染,即使冲洗膀胱,也只能是稀释膀胱内的细菌,而不能将其完全冲出,所以长期留置尿管的感染率几乎为 100%。Guttmann 提出了间歇性导尿(intermittent catheterization,IC)的方法,现已成为急慢性 SCI 患者膀胱管理最常见的方法。每隔 4~8 小时导尿 1 次,不留置导尿管。导尿时宜选择稍细的导管,插入时须有足量的液体石蜡润滑管道,以免损伤尿道或反复插管致尿道黏膜水肿。间歇性导尿的方法,使膀胱周期性扩张和排空,维持膀胱近似生理状态,可以促进膀胱功能的恢复。而且后期可以训练患者在清洁状态下自行操作,方便了护理。研究显示间歇性导尿可使尿路感染降低到 50% 左右。耻骨上造瘘仅适用于不能经尿道排尿的患者,早期使用并不能控制感染,且有推迟反射性膀胱形成、使膀胱缩小的缺点。

(2) 康复训练:神经源性膀胱经过数月或一年的恢复后,其功能逐渐达到稳定和平衡,这时必须训练患者使其能掌握自行排尿的方法。如为上运动神经元损伤,为反射性膀胱,应训练患者找到诱发膀胱反射收缩的扳机点,如轻拍耻骨上区或下腹部两侧,引起腹肌痉挛和膀胱的反射性排尿。如果是圆锥和骶神经根损伤,则为无张力性膀胱,可靠锻炼腹肌和挤压膀胱而排尿,因为正常人腹肌收缩时可使膀胱内压达到 60cmH_2O 以上,在无特殊阻力的情况下足以把尿液由膀胱压出。另外通过控制饮水,每日不超过 2000ml,来控制排尿,并摸索排尿的时间,以便适应日常生活。骶神经区和膀胱区的电刺激和磁刺激也是改善膀胱功能的有效康复手段。

(3) 药物治疗:对于骶段以上脊髓损伤,逼尿肌亢进者,可选用乙酰胆碱能受体阻滞剂,如羟基丁酸,或

α-肾上腺素能受体阻滞剂，如酚苄明，松弛逼尿肌和尿道平滑肌，可以缓解膀胱痉挛，有效地阻断膀胱无抑制性收缩反射，从而缓解尿急、尿频和疼痛。对于无张力或低张力性膀胱，可选用胆碱能制剂，如新斯的明、盐酸乌拉胆碱等，可以使膀胱逼尿肌收缩，增加膀胱张力，减少膀胱容量，但不能促进膀胱排空。合并尿路感染者，应全身应用足量抗生素治疗，感染控制后仍应继续应用2~3天。一般选用头孢类、甲硝唑和磺胺类药物。

(4) 手术治疗：很多脊髓损伤患者的膀胱功能障碍经过长时间的恢复和康复训练，仍然不能得到改善，排尿困难、膀胱残余尿量增多、尿路感染反复发作、肾盂积水、肾功能不全。在这些情况下可以考虑手术治疗。常用的手术方法为膀胱颈部电切术和尿道外括约肌切开术及经尿道前列腺切除术，降低尿道阻力，提高反射性排尿或膀胱施压排尿的效果。目前一般认为，采用手术方法接触下尿路梗阻仍是减少和消灭残余尿的主要手段。

膀胱功能重建手术是近年来研究的热点。许多相关研究围绕着以混合神经根、脊神经前根与后根、闭孔神经、迷走神经及肋间神经、肢体神经等，通过神经吻合、神经移植、神经种植等方法来重建膀胱的神经支配，近几十年来虽取得一些进展，但尚未达到临床应用要求。骶神经根电刺激(sacral anterior root stimulation，SARS)是唯一应用于临床的方法，1976年英国Brindley将此技术应用于脊髓损伤患者，获得了良好的排尿效果。其电刺激装置称为排尿神经假体(vocare neuroprosthesis)(图36-59)，1998年获得了美国FDA认证，到目前全世界已有2000多例的临床经验。为了扩大膀胱容量获得贮尿功能，并根除反射性尿失禁和减轻括约肌的不协调收缩，配合骶神经后根切断去传入，效果更好。排尿神经假体植入配合完全性骶神经后根切断手术，被认为是目前治疗脊髓损伤患者排尿功能障碍的最理想方法。其原理是利用尿道括约肌(横纹肌)和膀胱逼尿肌(平滑肌)的收缩特性不同，即前者的舒缩反应远较后者为快的特点，通过手术将电极固定在S_{2-4}脊神经前根上，采用低频率(<50Hz)电刺激，逼尿肌与括约肌均收缩，且括约肌收缩压大于逼尿肌压力，不能排尿；停止刺激后，尿道括约肌立即松弛，而逼尿肌缓慢舒张，此时逼尿肌产生的膀胱内压超过括约肌的尿道内压，从而发生排尿。临床一般经过3~5次即可完全排空膀胱，不留残余尿。这种尖端的排尿方式依赖于逼尿肌和括约肌收缩后舒张的时间差，被称为刺激后排尿。为了去除原有的膀胱脊髓反射，避免膀胱充盈达到一定程度时的不可控制性尿失禁，必须打断所有膀胱脊髓反射通路，即进行完全性骶神经后根切断(S_{2-4})，才能获得良好的贮尿功能。这种方法优点很多，使患者获得了电极控制下的主动排尿，显著降低残余尿量，保护了肾功能，消除了尿失禁，减少了尿路感染，还能协助排便和阴茎勃起。但也有其缺点，主要为长期电刺激对神经根的不可逆损伤；刺激装置的再手术更换困难；异物反应及感染等，而且其治疗价格非常昂贵，这些缺点限制了其在临床上的广泛应用。

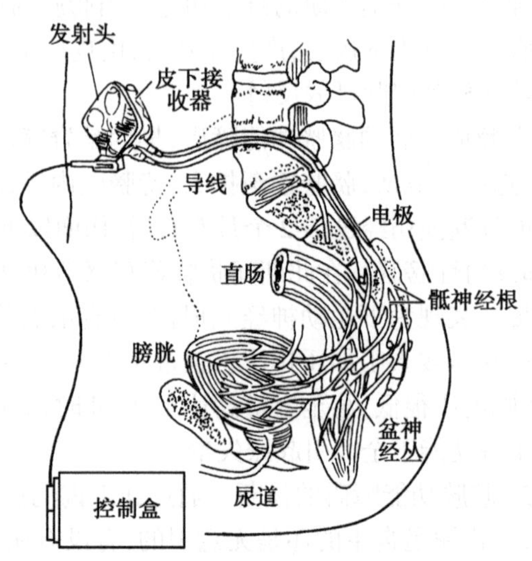

图36-59 排尿神经假体示意图

另外有实验正在试图利用脊髓损伤平面以下健存的体反射，如膝腱反射、跟腱反射，通过硬膜内脊神经前根吻合的方法建立人工膀胱反射通路，重建膀胱自主反射弧，以实现截瘫患者的控制性排尿。其特点为：①不受截瘫平面的限制；② $L_{3,4}$与S_{2-4}脊神经前根吻合，不需要神经移植；③单纯运动神经的吻合，且吻合口位置低，有利于轴突再生；④完全利用截瘫平面以下的神经，避免加重截瘫患者的感觉和运动功能丧失，骶神经后根和骶髓中枢保持完整，不影响性功能。这一研究有望为临床提供新的膀胱功能重建方法。

(二) 呼吸系统并发症

呼吸系统并发症是外伤性脊髓损伤患者早期死亡的主要原因。近十几年来的流行病学调查表明，因泌尿系统并发症死亡者所占比例目前已显著减少，而呼吸系统并发症目前已在脊髓损伤患者死亡原因中占据首位。据统计，急性脊髓损伤后呼吸系统并发症的发生率为36%~67%，其中又以通气障碍、肺不张和肺炎等最为常见。尤其是在脊髓损伤后早期，休克使得损伤节段以下的传出与传入神经纤维对神经冲动的传导均被中断，脊髓与高级中枢之间联系的重新建立往往需要数日以至数月的时间，故在脊髓损伤后早期容易发生呼吸系统并发症，而此期死亡患者中的绝大多数亦为呼吸系统并发症所致。

脊髓损伤对呼吸系统的影响可因损伤脊髓节段而异，损伤节段越高，对呼吸系统及其功能的影响也就越大。高位颈髓（$C_{1\sim2}$ 髓节）损伤患者由于几乎所有的呼吸肌均已麻痹，既不能咳嗽也无法呼吸，如不立即进行处理则将很快发生急性呼吸衰竭，不少患者可在损伤当时死亡。中位及低位颈髓（$C_{3\sim8}$ 髓节）损伤虽然可保留部分呼吸辅助肌的功能及咳嗽能力，但肋间肌和膈肌的瘫痪势必使呼吸功能受到严重的损害，从而引起限制性的通气障碍。常可发生肺不张和（或）上呼吸道感染。

急性脊髓损伤的处理应十分强调保持呼吸道通畅的重要性。在对脊柱制动固定时应注意保持正确的体位并随时清除堵塞于呼吸道内的分泌物或呕吐物，也有人主张行胃肠减压以防因胃内容物误吸而引起窒息。如仍不能使呼吸道恢复通畅或已有通气障碍，则应紧急建立人工气道，可根据病情需要采用气管插管或气管切开。根据病情如呼吸肌肌力恢复情况等应尽早撤除机械通气，使用机械通气时间越长，撤除也就越困难。

肺不张和肺炎多在急性脊髓损伤后 3 周内发生，好发部位为左下肺，吸痰、气管内插管、气管切开以及机械通气等治疗方法均使肺不张或感染的机会增加，因此应加强预防措施，包括定时翻身、湿化气道，并在保持脊柱稳定的前提下进行体位引流。要鼓励或帮助患者咳嗽排痰。腹肌电刺激可以增强咳嗽效率。可用机械方法刺激咳嗽以促进气道分泌物排出，也可用纤维支气管镜进行灌洗和药物滴注。酌情应用支气管扩张药物，以改善呼吸功能。

（三）压疮

压疮，俗称褥疮，是截瘫患者最常见的并发症之一。由于脊髓损伤患者长期卧床或其他固定体位；截瘫平面以下感觉不同程度缺失，缺少保护性反应；二便失禁导致皮肤卫生条件差；骨突起部分压迫皮肤，容易引起局部皮肤血液循环障碍，造成坏死。如果不及时更换体位，压疮可以在数小时内出现，而且坏死可发展到深层组织，侵害肌肉、肌腱和骨头，坏死组织如果发生感染，患者全身情况也随之恶化，会引起贫血、低蛋白血症和败血症，严重可危及患者生命。常见易出现压疮的部位有骶部、足跟、股骨粗隆、枕骨、肘部、肩胛骨等。

压疮的程度一般可分为四级：一级限于表皮和真皮层，局部红、肿、硬；二级由皮肤层深入至脂肪层，局部紫红、渗出、破溃；三级扩大至深筋膜，皮肤缺损，深部软组织外露；四级破坏所有软组织，累及骨与关节，可出现骨髓炎。

压疮的治疗应以预防为主，预防措施包括：坚持每 2 小时翻身一次，坐轮椅半小时支撑 1~2 分钟；保持局部皮肤的清洁干燥，注意大小便的整理；改善身体营养状况，避免吸烟；以及使用防褥疮气垫等。一旦出现压疮，应予以高度重视，分析原因，给予适当的治疗。治疗措施包括：避免继续受压；清洁伤口；采取局部和全身治疗，促进伤口愈合。一、二级压疮可采取局部换药。创面如果有坏死，应该清除坏死组织，过氧化氢、苯扎溴铵冲洗伤口，全身应用抗生素治疗。对于创面过大过深者，可采用手术彻底清创，皮瓣或肌皮瓣转移填补空腔。同时还应加强支持疗法，改善营养，增强机体免疫力和愈合能力，必要时输注新鲜全血或血浆。

（四）高热与低温

颈髓损伤导致四肢瘫的患者，由于失交感神经支配，体温失去调节，常随着外界环境的温度发生变化。截瘫平面以下失去交感神经支配，会导致皮下血管扩张，汗腺麻痹，不能出汗，体热难以散发，故常出现高热，体温可达 39~40℃以上，夏季尤为明显，如果合并感染，持续高热，患者在短期内急剧消耗，甚至会导致死亡。而在寒冷的冬季，因皮下血管不能收缩，大量体热散失后可能出现低温，从而导致低血压、心动过缓和心律失常，出现休克。

在颈髓损伤早期，体温失去调节的患者，应注意室温和衣着被褥，维持合适的外界温度，避免高热和低温的出现。颈髓损伤后交感神经恢复最快，一个月左右开始恢复，若脐部以上 50% 的皮肤恢复出汗，则可保持正常体温。

如果出现高热,应以物理方法降温为主,可以用乙醇擦浴,颈部两侧、腋窝和腹股沟等大血管走行处放置冰袋。还可采用冬眠合剂,糖皮质激素无效。冬季出现低温的患者,应缓慢复温,血管活性药物增加有效循环容量,予以能量合剂,输液要注意加温。

(五) 消化道功能障碍

1. 应激性溃疡 脊髓损伤后 2~3 周内消化道可以发生应激性溃疡及糜烂,引起胃肠道出血或穿孔,多发生在胃底和胃体部,表现为无痛性出血,可反复发作。其原因是多方面的:复合性创伤、伤后出现的低血压、低氧血症、低蛋白血症、休克、呼吸衰竭、肾衰竭等,大剂量糖皮质激素冲击治疗的使用是应激性溃疡发生的高危因素。

脊髓损伤后发生应激性溃疡的机制是多因素的,主要有:脊髓损伤后迷走神经活动亢奋,胃酸分泌量增加;消化道动力紊乱,胃淤滞导致胃黏膜破坏;以及胃肠道黏膜血供减少等。

由于脊髓损伤后大多数患者存在感觉障碍,出现消化道出血常缺乏典型的临床表现,早期不易发现,即使有恶心、呕吐、腹胀等表现也易误诊为胃肠麻痹所致,一旦出现呕吐、便血和明显的休克表现,胃肠道溃疡和出血已相当严重。因此,早期发现至关重要。治疗应该预防为主,脊髓损伤患者在伤后应禁食水,必要时胃肠引流减压,减少胃肠道负担,同时通过胃管还可以及时发现是否有消化道的出血。给予抗酸药物防止出现胃酸分泌过多是十分必要和有效的。少量的出血可以应用止血药物,静脉点滴垂体后叶素或凝血酶原复合物和纤维蛋白原。密切观察血压脉搏等生命体征,监测血常规,一旦出现短时间内大量出血,或反复多量呕血和便血,不能维持血压,血红蛋白持续下降时,应采取积极的外科干预。由于急性脊髓损伤并消化道大出血患者手术耐受能力差,手术方法采用如单纯迷走神经切断术、单纯溃疡出血缝扎加幽门成形术等较为适宜,胃大部切除或肠切除术可能会增加死亡率。

2. 消化道动力紊乱 脊髓损伤对肠道神经系统的影响可使肠蠕动、肛门括约肌功能及肛门反射、直肠感觉、排便协调性等发生改变,因而脊髓损伤患者神经源性肠道功能障碍发生率较高,出现便秘、腹胀、大便失禁、排便耗时延长、饮食受限等一系列问题。

在治疗方面,饮食控制是基本和首要的。增加水分摄入能软化大便从而促进其在肠道内的传输;膳食纤维还有助于大便成形而防止大便失禁。大便软化剂如多库酯钠,可为大便提供水分防止大便干结。渗透性缓泻剂包括一些盐类和糖类可吸附水分到肠腔内而使大便传输变得容易。刺激性缓泻剂可引起小肠和结肠的节律性收缩,并能增加肠腔内液体量,常用的有番泻叶等。同时应让患者定时排便,增加腹压,按压或扩张肛门,日久使结肠收缩加强和肛门括约肌收缩,形成反射,以达到自行排便。

(六) 低钠血症

低钠血症是急性颈髓损伤最常见的并发症之一,临床医师对其还缺乏足够认识,目前尚无根本的预防及治疗措施。1984 年 Sica 等最早报道了 14 例颈髓损伤患者继发严重的低钠血症,此后,国内外陆续有少量文献报道该病。目前认为,低钠血症的发生率与颈髓损伤的程度呈正相关。Frankel-A 型颈髓损伤患者,其低钠血症发生率可高达 92.9%~100%。而胸髓及脊髓圆锥损伤患者,则较少发生低钠血症。Frankel-A 型急性颈髓损伤患者一般在伤后 3 天即可出现低钠血症,伤后 10~14 天达高峰。低钠血症的持续时间目前还不清楚,据推测,低钠血症可能随颈髓损伤的恢复而恢复。而完全性颈髓损伤患者,其低钠血症可能长期存在。

根据目前的临床经验,积极补液,积极补充高张盐;颈髓损伤早期尚未出现低钠血症时,使用等渗液体补液,对推迟低钠血症的发生可能有一定作用。使用盐皮质激素如氟氢可的松、去氧皮质酮的替代治疗,可能非常有前景。

(七) 脊髓损伤后顽固性疼痛

疼痛作为脊髓损伤的一种并发症,在 20 世纪 50 年代已被认识。绝大部分脊髓损伤患者在损伤平面以下均有不同程度的感觉异常,部分感觉异常可以表现为疼痛,1/3~1/2 脊髓损伤患者有疼痛,其中 10%~20% 达到严重程度并影响日常生活。脊髓损伤慢性顽固性肢体疼痛的原因有:①脊髓损伤后蛛网膜炎;②损伤的脊神经根受到瘢痕压迫,出现剧烈疼痛或者烧灼样神经痛;③幻觉痛,指患者感到的发生于损伤平面以下已丧失皮肤痛觉区域的疼痛,又称中枢性疼痛。

近年来对于脊髓损伤后疼痛的机制方面的研究有很大进展，但治疗上仍缺乏治愈性的方法。一般使用的药物为非甾体类消炎镇痛药和三环类抗抑郁药，效果多不理想。疼痛部位经皮电刺激有效报道30%~40%，但有部分患者在电刺激后疼痛加重，特别是中枢性疼痛者。低位蛛网膜下腔内注射无水酒精或 2%~5% 的苯酚 0.5~2ml 行神经阻滞，破坏脊神经后根，可以达到止痛的目的。手术治疗方法包括周围神经干切断术、交感神经切除术、脊神经后根切断术和脊髓前外侧索切断术。

（八）肢体痉挛

脊髓损伤后的痉挛状态是由于损伤平面以下反射弧处于高度兴奋和无抑制状态所致，表现为下肢肌张力增高，髋关节内收，膝关节过伸，尖足，腱反射亢进，膝踝阵挛，严重者下肢达到强直状态，并伴有抽搐。一般伤后 1~2 个月出现痉挛，逐渐加重，后期则出现关节畸形挛缩。下肢的痉挛强直状态给患者的行动带来非常大的不便，不能端坐，无法借助轮椅行动等，严重影响了脊髓损伤患者的康复。护理也比较困难，尤其是会阴部的清洁护理，容易并发泌尿系的感染。

治疗措施包括：

1. 康复治疗　深入而持久的肌肉按摩，或温和地被动牵张痉挛肌，可降低肌张力，有利于系统康复训练；适当的功能锻炼，如端坐、站立、支具协助下的行走训练，对肌痉挛有交替性抑制作用，防止关节挛缩；对痉挛拮抗肌进行电刺激，有利于痉挛肌放松。

2. 药物治疗　目前有效的药物是巴氯氛（化学名为：氯苯氨丁酸，baclofen），每日 3 次，每次 5mg 口服。每隔 3 天增加半片，到有效剂量后维持。成人一般要吃到 80~100mg，才能出现止痉效果，而且要坚持长期服用。肉毒毒素、5% 酚溶液局部注射，也是目前常用的方法。

3. 封闭疗法　对周围神经干应用无水酒精或石炭酸封闭，如封闭闭孔神经缓解内收肌痉挛。向硬膜外或蛛网膜下腔注射无水酒精虽可获得长效的缓解痉挛，但可能破坏膀胱直肠和性功能的反射，还会因破坏了脊神经前根而引起下肢肌肉萎缩。

4. 手术治疗　常用的术式为选择性脊神经后根切断术（selective posterior rhizotomy，SPR）。SPR 选择性的切断脊神经后根中来自肌梭的 Ia 类纤维，阻断牵张反射通路（γ- 环路），在不破坏运动神经的前提下，解除痉挛，效果较好。对于不完全性脊髓损伤，下肢肌张力明显增高，但还残存部分运动感觉功能的患者尤其适用。

（九）性功能障碍

男性的性功能主要为神经依赖性，所以脊髓损伤者引起的性功能障碍，较女性严重。脊髓损伤者引起的勃起功能障碍，随着损伤脊髓平面的不同而有差异。脊髓休克期通常不能勃起，高位（颈髓、胸髓）脊髓损伤时，随反射恢复而出现反射性勃起。骶髓发出的副交感神经或躯体神经的损伤，可引起部分或完全性勃起功能障碍。损伤上限在 T_{12} 以下，下限在 S_2 以上则可发生混合性勃起（精神性勃起与反射性勃起的组合）。Bons 及 Comarr 收集了文献中 1000 例脊髓损伤患者，发现 63.5%~94% 患者能够勃起，23%~33% 能性交，3%~19.7% 有射精，2.8%~14% 有情欲高潮，1%~5% 能生育。

女性于脊髓损伤急性期多出现无月经，但以后月经及排卵将恢复。累及骶髓的完全性上运动神经元损伤的女性患者没有心理性阴道润滑作用，而部分损伤可保留心理性阴道润滑作用。脊髓损伤（S_2~S_4）的女性比正常女性更难获得性高潮。有关脊髓损伤对女性性反应的影响正在研究中，以期增加对正常女性性高潮和性唤起神经生理学的了解，便于更进一步治疗女性脊髓损伤者性功能障碍。

（十）深静脉血栓

脊髓损伤患者由于长期卧床，缺少运动，临床诊断为深静脉血栓者约占 13%~15%，少数可因肺栓塞而死亡。临床上如果出现瘫痪肢体肿胀，伴有不明原因的发热及白细胞计数增高，应怀疑深静脉血栓。B 超或深静脉造影可帮助诊断。

下肢深静脉血栓重在预防，鼓励患者积极活动肢体，预防措施主要包括：①物理疗法：如用机械压迫装置如弹力袜、气囊等改善下肢静脉血液回流；CPM 被动活动四肢，每日 2 次；②抗凝药物：应在伤后 72 小时内开始应用。具体方案为肝素 5000U，每日 2 次皮下注射，或低分子量肝素 30mg，每日 2 次肌内注射；③腔静脉过滤：适用于物理疗法及抗凝药物禁忌者。上述预防措施至少应持续 3 个月。一旦出现深静脉血栓,则应该限制肢体活动,停止使用下肢静脉回流气囊和 CPM,防止栓子脱落引起肺栓塞、心梗、脑梗等严重并发症。早期注射尿激酶,低分子右旋糖酐静脉点滴,肢体肿胀可在 2~3 周消退。

(姜保国 薛 峰)

参考文献

1. Tator CH. Update on the pathophysiology and pathology of acute spinal cord injury. Brain Pathol, 1995, 5:407-413
2. Tator CH. Biology of neurological recorery and function restoration after spinal cord injury. Neurosurgery, 1998, 42:517-537
3. 费琦,王以朋 . 脊髓损伤的外科治疗进展和展望 . 中华外科杂志,2005,43:822-825
4. Ralph J, Marino MD. International Standards for Neurological Classification of Spinal Cord Injury, 2002
5. 胥少汀,郭世绂 . 脊髓损伤基础与临床 . 第 2 版 . 北京:人民卫生出版社,2002
6. Kulkarni MV, Mc Ardle CB, Kopanicky D, et al. Acute spinal cord injury imaging at 1. 5T. Radiology, 1987, 164:837-840
7. Bondurant FL, Cotler HB, Kulkrani MV, et al. Acute spinal cord injury: A study using physical examination and magnetic resonance imaging. Spine, 1990, 15:161-164
8. Barker AT, et al. Magnetic stimulation of the human brain. J Physiol, 1985, 369:3
9. Salzman SK, Acosta R, Beck G, et al. Spinal endothelin content is elevated after moderate local trauma in the rat to levels associated with locomotor dysfunction after intrathecal injection. J Neurotrama, 1996, 13(2):93-101
10. Bethea JR, Castro M, Keane RW, et al. Traumatic spinal cord injury induces nuclear factor-kappa B activation. J Neurosci, 1998, 18(9):3251-3260
11. Madsen JR, MacDonald P, Irwin N, et al. Tacrolimus (FK506) increases neuronal expression of GAP-43 and improves functional recovery after spinal cord injury in rats. Exp Neurol, 1998, 154:673-683
12. Gabler C. Clinical experiences and result of high dosage methylprednisolone therapy in spinal cord trauma. Spine, 1995, 20(1):20
13. Harper GP, Banyard PJ, Sharpe PC. The International Spinal Research Trust's strategic approach to the development of treatments for the repair of spinal cord injury. Spinal Cord, 1996, 34(8):449-459
14. Bracken MB, Shepard MJ, Collins WF, et al. Methylprednisolone or naloxone treatment after acute spinal cord injury: 1-year follow-up data. J Neurosurg, 1992, 76(1):23-31
15. Geisler FH, Dorsey FC, Coleman WP. Past and current clinical studies with GM-1 gangliosides in acute spinal cord injury. Ann Emerg Med, 1993, 22(6):1041-1047
16. Chen A, Xu XM, Kleitman N, et al. Methylprednisolone administration improves axonal regeneration into schwann cell grafts in transected adult rat thoracic spinal cord. Exp Weurol, 1996, 138(2):261-276
17. Gentile NT, McIntosh TK. Antagonists of excitatory amino acids and endogenous opioid peptides in the treatment of expermental central nervous system injury. Ann Emerg Med, 1993, 22(6):1028-1034
18. Yanase M, Sakou T, Fukuda T. Role of N-methy1-D-aspartate receptor in acute spinal cord injury. J Neurosurg, 1995, 83(5):884-888
19. Bozbuga M, Izgi N, Canbolat A. The effects of chronic alpha-tocopherol administration on lipid peroxidation in an experimental model of acute spinal cord injury. Neurosurg Rev, 1998, 21(1):36-42
20. Vorstman B, Schlossbery SM, Kass L. Investigations on I urinary bladder reinnervation-Historical perspective and review. Urology, 1987, 30:89-96
21. Chuang DC, Chang PL, Cheng SY. Root reconstruction for blad der reinnervation: an experimented study in rats. Microsurgery, 1991, 12:237-244
22. 张世民,侯春林,徐瑞生 . 电刺激排尿中圆锥部完全性骶部去传入的解剖学研究 . 中国临床解剖学杂志,2002,20(2):115-116
23. Lee T. Electrical stimulation techniques to restore bladder function. Neurosurg Quarterly, 1997, 7(3):264-272
24. Jackson A, Groomes T. Incidence of respiratory complications following spinal cord injury. Arch Phys Med Rehabil, 1994, 75:270-275
25. Lemons V B, Wagner F. Respiratory complications after cervical spinal cord injury. Spine, 1994, 19:2315-2320
26. Sica DA, Midha M, Zawada E, et al. Hyponatremia in spinal cord injury. J Am Paraplegia Soc, 1990, 13(4):78-83
27. Sica DA, Culpepper RM. Severe hyponatremia in spinal cord injury. Paraplegia, 1994, 32(9):597-607

37

第三十七章 胸部创伤

FRACTURES AND JOINT INJURIES

一、总论 …… 1021

（一）解剖生理 …… 1021

（二）原因与分类 …… 1022

（三）早期评估与处理 …… 1022

二、肋骨骨折 …… 1024

三、胸骨骨折 …… 1024

四、肺损伤 …… 1024

（一）肺挫伤 …… 1024

（二）肺撕裂伤 …… 1025

五、气胸 …… 1025

（一）闭合性气胸 …… 1025

（二）开放性气胸 …… 1025

（三）张力性气胸 …… 1025

六、血胸 …… 1026

七、气管、支气管损伤 …… 1026

八、心脏和大血管损伤 …… 1026

九、食管损伤 …… 1026

由于交通事故、工程作业日渐增多，各种严重创伤也随之增加，其中胸部创伤尤为突出，而且经常造成死亡。在美国因创伤致死的病例中，有25%直接与胸部创伤有关。胸部创伤的死亡率约为10%。大多数患者均不需要进行正式手术，大约10%的钝性损伤和15%~30%的穿通伤患者需要正式的手术治疗。

一、总　　论

在外科急诊中，胸部创伤需要得到外科医生的足够重视。胸廓内保持着一定的容积和压力，保护着心、肺、大血管等重要器官。如果上述器官受到损伤，或者它们的位置发生改变，或胸腔内压力发生变化，循环和呼吸系统的功能会发生紊乱，严重时可以导致伤者迅速死亡。由于交通事故、工程作业日渐增多，各种严重创伤也随之增加，其中胸部创伤尤为突出，而且经常造成死亡。在美国因创伤致死的病例中，有25%直接与胸部创伤有关。胸腔内心脏、大血管、肺脏的复合损伤并不常见，但是为导致患者即刻死亡的主要原因。胸腔内血管损伤和中枢神经系统创伤是导致患者在入院1小时内死亡的主要原因。胸部创伤的死亡率约为10%。大多数患者均不需要进行正式手术，大约10%的钝性损伤和15%~30%的穿通伤患者需要正式的手术治疗。人们将入院最初的1小时称为“黄金1小时”，以强调对胸部创伤患者早期即刻给予确切诊断与基础治疗的重要性。

（一）解剖生理

1. 胸壁　包括胸骨、肋骨、肋软骨、锁骨、肩胛骨、软组织（肌肉、神经、血管）。壁层胸膜与脏层胸膜之间为封闭的胸膜腔，在正常情况下，胸膜腔内只有少量淋巴液起滑润作用。两侧胸腔由纵隔分开，纵隔内有气管、食管、心脏和大血管。膈肌分隔胸腔和腹腔。

2. 呼吸生理 呼吸为生物体与外界环境的气体交换。在呼吸过程中，吸入氧气呼出二氧化碳。呼吸分为外呼吸与内呼吸，外呼吸是空气与血液在肺泡内气体交换，内呼吸是组织细胞与血液通过组织液的气体交换。

3. 呼吸运动 胸腔是一个密闭的空腔，肺是一个悬挂在胸腔的弹性囊。在膈肌和肋间肌的作用下，胸腔膨大，胸腔内压力减小，肺叶扩张，空气从外界进入到肺泡内；反之，胸腔缩小，胸腔内压力增大，肺泡内压力增大，空气被压而排出体外。肋间外肌收缩，使肋骨上抬，胸骨也向上移动，胸腔前后，左右径均增大。膈肌收缩时，使膈肌下降，胸腔上下径增大。肋间外肌、膈肌松弛时肋骨与膈肌恢复原状，胸腔容积又减小，此即呼吸运动。由膈肌作用的呼吸运动为腹式呼吸；由肋间肌作用的呼吸运动为胸式呼吸。女性多为腹式呼吸。端坐时可增强胸式和腹式呼吸运动。深呼吸时，需要胸腹部许多肌肉帮助胸腔容积增大与缩小。

4. 胸腔内压力 正常情况下，胸腔内为负压，低于大气压。吸气时为 $-9\sim-12cmH_2O$，呼气时为 $-3\sim-6cmH_2O$。正常胸腔内，只有少量液体，如有空气存在即为气胸。液体增多为胸腔积液，胸腔内出血为血胸。

(二) 原因与分类

胸部创伤可以简单地分为钝性损伤和穿通伤。钝性损伤的最常见原因是车祸，其次为高处坠落、遭受打击、体育活动、挤压、爆炸等；引起穿通伤最常见的原因是利器致伤，其次为枪弹致伤。近年来非穿通性损伤增加到 60%~90%，其中交通事故损伤占 40%~60%。

(三) 早期评估与处理

1. 病史采集 对伤者受伤过程的准确了解有助于判断伤情的轻重，及早采取治疗措施。当然，由于受到伤者意识状态、抢救时间等的影响，医生能够了解到的病史又常常很简短，必要时应在合适的时间补充追问病史。Krantz 提出至少应该将以下几个方面了解清楚：过敏史，常用药物，既往疾患或是否怀孕，最后吃饭饮水时间，与受伤相关的事件。

2. 症状与体征

(1) 生命体征：患者的血压、心率、呼吸频率及体温必须按照需要随时测量并记录，并经常进行分析比较。入院当时与其后几小时的生命体征改变常可以估计失血量（表 37-1）。

表 37-1 根据入院初生命体征判断失血量

	一级	二级	三级	四级
失血量（ml）	<750	750~1500	1500~2000	>2000
失血量（血容量 %）	<15%	15%~30%	30%~40%	>40%
脉率	<100	>100	>120	>140
血压	正常	正常	降低	降低
呼吸频率	14~20	20~30	30~40	>40
尿量（ml/hr）	>30	20~30	5~15	无尿
神志	烦躁	烦躁	混沌	嗜睡
输液	晶体	晶体	晶体 + 血	晶体 + 血

(2) 休克：患者表现烦躁或反应迟钝，面色苍白或发绀，脉快，血压低，并有不同程度的呼吸困难。创伤后早期出现休克的常见原因是出血和血容量不足。心包填塞和张力性气胸可引起压迫性休克。更为少见的是心肌衰竭引起的心源性休克和交感神经张力丧失导致的神经性休克。

(3) 呼吸困难：主要有以下原因：①肺受压（气胸或血胸）；②支气管和肺泡的阻塞；③合并有肋骨骨折者深呼吸时疼痛或出现反常呼吸；④因急性失血产生的贫血。

(4) 咯血：咯血是支气管及肺损伤比较可靠的一个征象，肺深部或较大气管损伤，早期出现咯血。如为肺表面伤则无咯血或晚期才出现。肺爆震伤患者，口鼻内可见到泡沫样分泌物。此外，还应与呕血和鼻腔出血鉴别。

(5) 皮下气肿,纵隔气肿:皮下气肿是一种常见的体征。皮下气肿常可在皮下触及握雪感,听诊可及捻发音。

3. 诊断性检查

(1) 血常规检查:是合并胸部创伤患者的常规检查。对于血气胸和多发伤患者,更应该根据病情随时复查。血红蛋白和血细胞比容的变化可以估计血容量的丢失和补充情况。白细胞水平可以估计有无细菌性感染。

(2) 血气分析:这是判断胸部创伤患者病情的重要措施,通过测定氧分压与二氧化碳分压,可以评价通气情况是否有改进或恶化。氧分压与二氧化碳分压的变化经常早于相应症状的出现。血清 pH 和碱剩余反映休克严重程度和抢救治疗效果。重度或持续的酸中毒(pH<7.20 或碱剩余 >12mEq/L)常预示休克失代偿和伤者死亡的可能。

(3) 胸部 X 线检查:是常规检查项目。但在以下情况下可以不进行。①濒死患者需要急诊手术;②有明显的气胸或血胸需要紧急进行胸腔闭式引流的患者。轻微的气胸有时难以发现,需要对吸气相和呼气相进行对比才能发现。有时气胸发生在伤后数小时之后。更常见的情况是,气胸在 X 线片上显而易见,而且常进展成为张力性气胸。严重的气胸导致一侧肺完全塌陷,或者出现支气管折断征,则提示支气管破裂导致肺膨胀不全。立位胸部 X 线片对血胸或血气胸的诊断更有价值,常可以从片子中看到肋膈角消失和新月形液体影。此外,在 X 线片上还可发现以下异常:肋骨骨折、肺部阴影、纵隔加宽、心脏扩大等。应定期摄片,以观察其变化。

(4) 急诊超声检查:由于检查设备易于携带、检查快捷等优点,急诊超声检查已经成为早期评价胸部创伤患者的重要手段,对多发伤、复合伤患者尤为重要。可以在短时间内完成对骨盆、腹部的左右上象限及其邻近的胸膜腔、心脏周围腔隙的检查。

(5) CT 和 CTA:CT 平扫可以更准确的发现和定位纵隔血肿和大血管周围血肿。根据平扫结果可以进一步进行 CTA 检查,明确血管损伤位置及程度,其敏感性和特异性均超过 90%。CT 还可用于对血胸、气胸、肺挫伤等外伤的诊断。

(6) 胸腔穿刺:疑有胸腔积液时应做胸腔穿刺以证实临床诊断,并根据穿刺液的检查结果,判断积液性质,采取相应的治疗方案。

(7) 伤口检查:要重视对伤口的检查。根据伤口的外观与位置、入口与出口、经过的路径等信息,可推断伤情的轻重和可能受伤的器官。伤口有无活动性出血,有无气体随呼吸排出。通过 X 线片检查有无异物以及异物的大体位置。

(8) 其他部位的检查:胸部外伤合并头部、四肢、腹部外伤的发生率较高,有人统计占 60%,应该对其他可能受到伤害的部位进行详细的专科检查。

4. 早期处理

(1) 呼吸:通畅呼吸道,保持良好的通气。清除呼吸道内的异物、血块,通过鼻腔吸痰管吸痰或者用气管镜直视下吸痰。气管内分泌物不易吸出或伤员病情危重时则需要做气管内插管,患者能够吸入充分氧合的、经湿化的空气,并易吸引分泌物,随时可以做人工辅助呼吸,但缺点是清醒患者很难长时间忍受。气管切开是治疗严重胸部创伤的重要措施之一,便于吸引或使用呼吸机。气管切开的指征有以下几点:①患者昏迷合并有颅脑损伤者;②合并颌面外伤者;③分泌物不易咳出者;④不能耐受气管插管者。气管切开术后的护理非常重要。套管的固定一定要可靠。应经常湿化气道,防止气管黏膜因干燥而受到损害,亦可稀释分泌物。套管与皮肤之间的敷料要经常更换,避免感染。患者应输入足够液体,避免脱水影响黏膜水分的含量。在吸引前,经气管导管注入少量消毒盐水,一方面刺激患者咳嗽,另一方面可稀释分泌物。

(2) 循环:首先开放静脉通道,输注晶体液,然后评估患者的失血量,必要时予以输血。对患者的心率和血压要持续监测。活动性出血在合适的时机手术止血。

(3) 止痛:严重的疼痛可以影响到患者的肺通气量和咳嗽。多头带固定肋骨骨折可以有效减轻疼痛。局部麻醉药注射对肋骨骨折所引起的严重疼痛很有效,已被广泛应用于临床。使用盐酸利多卡因,局部注射于骨折部位安全而有效,0.5% 溶液成人一次可用到 50ml。止痛时间较长,需要时可重复应用。0.25%

布比卡因(bupivacaine marcaine)是一种作用时间长的局部麻醉药,止痛时间可以维持 12~15 小时左右。肋间神经阻滞对严重疼痛效果较好,阻滞范围,除肋骨骨折部位的肋间神经外,还应包括骨折部位上、下的肋间神经。口服或肌注止痛药应遵照镇痛三级阶梯方案进行。

(4) 胸腔闭式引流:对气胸和血胸诊断明确的患者,应尽早做胸腔闭式引流。对大多数胸部创伤患者,此方法都是简单且效果确切的治疗。

保持胸廓和呼吸运动的完整:对开放性气胸,应先加压包扎使之转变为闭合性气胸。多发肋骨骨折有浮动胸壁者,局限者应用巾钳或钢丝牵引,严重者可施行间歇性正压通气。必要时应行切开复位肋骨内固定。

二、肋骨骨折

肋骨骨折是胸部创伤最常见的形式,其中 4~9 肋骨折最为常见,且容易损伤肺、胸膜、支气管、心脏等重要器官。高位肋骨(1~3 肋)骨折可能伴有大血管损伤的严重创伤,低位肋骨(11~12 肋)可能伴有腹腔脏器损伤。单发肋骨骨折常见,文献报道占胸部钝性创伤的 10%,但由于胸片对肋骨骨折不敏感,单发肋骨骨折的漏诊并不少见。多发肋骨骨折则要注意是否有严重胸部创伤的存在。多根多处肋骨骨折容易引起胸壁的反常活动,称为“连枷胸”,导致严重的呼吸循环障碍。

病因:多为胸部直接暴力引起。

临床表现:局部疼痛是肋骨骨折最明显的症状。患者常因疼痛而不敢用力呼吸和咳嗽。体检发现局部肿胀,压痛。多根多处肋骨骨折可有反常呼吸运动,出现不同程度的呼吸和循环障碍。

诊断:有明确的受伤史,体检发现局部压痛,胸廓挤压试验骨折处出现疼痛,X 线检查发现骨折征象。

治疗:治疗原则包括镇痛、维持正常的呼吸功能和治疗合并伤。

对单发肋骨骨折可以用宽黏膏在呼气末贴在胸壁上,固定效果良好。对多发肋骨骨折,所需用的黏膏过于大,常引起患者皮肤损害,应用受到限制,可以选用多头胸带制动。镇痛方法较多,疼痛轻者可以口服非甾体抗炎药,严重疼痛患者可以进行局部神经阻滞,麻醉药可以选用 0.5%~1% 利多卡因和 0.25% 布比卡因。局部神经阻滞效果好,缺点是常需要反复应用。良好的疼痛治疗可以改善患者的呼吸功能。

对引起呼吸功能障碍的连枷胸患者应该尽早进行治疗,给予患者插管和机械通气。对有严重呼吸功能障碍或者功能障碍进行性加重的患者,气管插管或气管切开可以有效改善通气、降低死腔。

连枷胸患者肋骨骨折的固定方法:过去对浮动胸壁局限者用巾钳或钢丝牵引,目前已少用。可以考虑手术行内固定治疗。固定方法包括钢丝缝合、髓内针、Judet 钉、板钉固定等。内固定手术并不能降低气管插管和机械通气的使用时间。

三、胸骨骨折

胸骨骨折好发于胸骨上、中段。受伤机制多为直接暴力,比如车祸中胸骨体直接撞击到方向盘上。胸骨骨折合并后方重要器官损伤的发生率报道不一,从 18%~91% 不等。单纯胸骨骨折患者死亡率不足 1%。

查体发现胸骨局限肿胀,压痛和畸形。侧位胸片可见骨折。

临床表现:可有胸部剧痛、气促、发绀,局部肿痛、淤斑。咳嗽及深呼吸时疼痛加重。

诊断:有明确外伤史,体检发现阳性体征,X 线显示骨折和移位。

治疗:患者需要持续心电监护。仔细检查是否有合并损伤。胸骨骨折一般为稳定骨折,不需要手术治疗。但是,如果患者有持续的疼痛或可能影响呼吸运动的畸形,则可以选择手术治疗。治疗方法可以选择钢丝缝合、板钉固定。

四、肺 损 伤

(一) 肺挫伤

肺挫伤是最主要的胸部钝性伤,约占胸部创伤的 30%~75%。常见受伤机制是车祸、高处坠落和爆炸伤。肺挫伤常与其他胸部损伤同时存在。Wagner 等通过 CT 扫描和组织活检发现,肺挫伤的病理基础不是肺泡毛细血管破裂,而是肺撕裂伤出血浸润肺泡间隙。他们进一步描述了与肺挫伤有关的四种撕裂类型。1 型:弹性胸壁受到压迫,导致其内充气的肺破裂。2 型:下部胸壁受到挤压,肺下叶突然发生移位并经过脊柱前方,这一过程产生的剪切力导致局部肺叶破裂。3 型:肋骨骨折端刺破肺组织产生的肺表面的小的裂伤。4 型:肺与胸膜有致密粘连,胸壁受到挤压暴力导致肺向内侧剧烈移位,产生肺撕裂。上述四型中,1 型最常见,3 型次之。

诊断:直接钝性打击、高处坠落、爆炸伤及胸部都是常见致伤原因,遇到此类患者都要怀疑有无肺挫伤。患者多有呼吸急促或困难,咯血,黏膜苍白。肺部听诊可及啰音和伤部呼吸音降低。胸片可见孤立或多发的片状渗出阴影。这些片状影可以融合占据整个肺叶甚至一侧肺。CT 检查敏感性更高。血气分析示动脉氧分压降低。

治疗:患者血氧饱和度应在 90% 以上,必要时吸氧。给予止痛治疗。如果通气不能维持,则需要气管插管和机械通气。

(二) 肺撕裂伤

肺撕裂伤常见于穿通伤。钝性损伤也可发生撕裂伤。肺撕裂后可以产生气胸、血胸、血气胸。枪弹伤时的肺损伤,肺组织挫灭较重而发生坏死,可带进异物而引起感染。

患者因合并的损伤不同可出现胸痛、呼吸困难、发绀等症状。X 线片可发现气胸,胸腔积液等表现。CT 可以发现肺裂伤的程度和范围。

治疗:患者取半坐位,静脉补液,抗感染治疗。胸腔内有积气或积血者尽早行胸腔闭式引流术。多数患者在闭式引流后肺部撕裂伤即可逐渐痊愈。如引流管继续出血或出现大量血气胸合并休克者,必须及时开胸探查。在开胸手术中发现的肺表面撕裂伤可以手术修复或行楔形切除。对肺部大血管破裂不能修复者应做肺叶切除。

五、气　　胸

胸膜腔内积气,称为气胸。多由于肺组织及支气管劈裂,或者胸壁伤口导致胸膜腔与外界相通,空气进入胸膜腔所致。分为闭合性、开放性和张力性气胸三类。

(一) 闭合性气胸

多为肋骨骨折的并发症,肋骨断端刺破肺表面,空气漏入胸膜腔,导致伤侧肺部分萎陷。

临床表现:少量气胸,肺萎陷在 30% 以下者,影响呼吸和循环功能较小,多无明显症状。中等量以上气胸常出现胸痛,胸闷和气促症状。检查发现伤侧肺呼吸音减弱或消失,叩诊呈鼓音。X 线检查可显示不同程度的肺萎陷,可伴有少量积液。气管和纵隔向健侧移位。

治疗:小量气胸不需要治疗,可于 1~2 周内自行吸收。中等至大量气胸需要进行穿刺抽气,或行胸腔闭式引流,促进肺复张,同时应用抗生素预防感染。如持续萎陷,需行开胸探查修补。

(二) 开放性气胸

胸壁开放性损伤造成胸膜腔与外界大气直接相通,空气随呼吸自由进出胸膜腔,称开放性气胸。

临床表现:伤员出现明显呼吸困难、鼻翼扇动、口唇发绀、颈静脉怒张。伤侧胸壁可见伴有气体进出的胸腔发出吸吮样声音的伤口,称为胸部吸吮伤口。气管向健侧移位,伤侧胸部叩诊鼓音,呼吸音消失,严重者伴有休克。胸部 X 线检查可见伤侧胸腔大量积气,肺萎陷,纵隔移向健侧。

治疗:开放性气胸急救处理时,要将开放性气胸立即变为闭合性气胸。可使用无菌敷料如凡士林纱布、棉垫等制作不透气敷料和压迫物,在伤员用力呼气末封闭伤口,加压包扎,并迅速转运。送达医院后,给氧,补充血容量,清创缝合胸壁伤口并作闭式引流,同时给予抗生素预防感染。如怀疑胸腔内脏器损伤或进行性出血,则需开胸探查。

(三) 张力性气胸

张力性气胸为气管、支气管或肺损伤处形成活瓣,气体随每次吸气进入胸膜腔并积累增多,导致胸膜腔压力高于大气压,又称为高压型气胸。伤侧肺严重萎陷,纵隔显著向健侧移位,健侧肺受压,腔静脉回流障碍。

临床表现：张力性气胸表现为严重或极度的呼吸困难、烦躁、意识障碍、大汗、发绀。气管明显移向健侧，颈静脉怒张，多有皮下血肿。伤侧胸部饱满，叩诊呈鼓音，呼吸音消失。胸部X线检查显示胸腔严重积气，肺完全萎陷、纵隔移位，并可能有纵隔和皮下气肿。胸腔穿刺有高压气体外推针筒芯。

治疗：张力性气胸是可迅速致死的危重症。急救时需迅速使用粗针头穿刺胸膜腔减压，使胸腔内高压气体易于排出。进一步处理时应安置闭式胸腔引流，并使用抗生素预防感染。肺持续不复张时需考虑开胸探查。

六、血　胸

胸膜腔内积血称为血胸，可与气胸同时存在。胸腔积血主要来源于心脏、胸内大血管及其分支、胸壁、肺、膈肌等。血胸发生后不但因血容量丢失影响循环功能，还可压迫肺，减少呼吸面积，并影响腔静脉回流。胸腔内的积血应尽早彻底引出，否则积血凝固后发生机化，导致肺与胸膜粘连，影响呼吸功能。

临床表现：血胸患者会出现不同程度的面色苍白、脉搏细速、血压下降和末梢血管充盈不良等低血容量休克表现；并有呼吸急促、肋间隙饱满、气管向健侧移位、伤侧叩诊浊音等胸腔积液的表现。

治疗：非进行性血胸可根据积血量多少，采用胸腔穿刺活闭式引流，及时排除积血，促进肺膨胀，改善呼吸功能。出现进行性血胸时，应及时开胸探查。胸腔内血块应尽早清除，并剥除胸膜表面血凝块机化形成的包膜。

七、气管、支气管损伤

随着诊断技术的不断提高，气管、支气管损伤越来越多地被诊断出来。患者在遭受创伤时，声门关闭，胸部受到暴力挤压导致肺容积减小，气管内压力骤然上升引起断裂。颈部锐器伤也可发生的气管损伤。

患者有自颈部开始波及全身的皮下气肿、呼吸困难、有时出现张力气胸、血胸、纵隔气肿。气管镜检查能确定诊断。

治疗：部分断裂者，做气管切开，保证呼吸道畅通，密切观察病情，随时准备急诊手术开胸探查。完全断裂的病例应紧急手术行断端吻合，周围组织止血，放置胸腔引流。

八、心脏和大血管损伤

最常见的致伤原因还是高速车祸伤，胸部直接撞击方向盘或硬物。心脏大血管钝性损伤的伤情轻重不一。轻者如心肌挫伤，常不引起临床症状，重者如心脏游离壁破裂，导致急性死亡。心脏大血管破裂致大出血患者常常没有进入医院急诊室的机会。心脏大血管损伤常合并多发肋骨骨折、连枷胸、膈肌破裂。有超过50%的伤者合并头外伤，超过40%合并腹部创伤。如心包内积血，可出现心包填塞，心输出量减少，发生循环衰竭。

治疗：应有输血及紧急开胸的准备，紧急开胸探查，根据损伤情况进行紧急处理。

九、食管损伤

钝性创伤和穿通性创伤均可导致食管损伤，但钝性创伤所致很少。食管损伤并不常见，但应该引起注意，因为超过24小时的食管破裂有很高的死亡率，会导致纵隔化学性炎症进而导致多器官衰竭。超过半数的食管损伤合并有气管损伤。颈段食管是最好发部位，其次为胸段。

诊断：胸片可以发现纵隔气肿和皮下气肿，但有约1/3患者胸片无异常发现。食管造影的敏感性并不高，食管镜可以提高检出率。

治疗：应该及早手术探查。颈段食管损伤可以一期清创后修复，放置纵隔引流。经右侧第4或5肋间开胸入路适于中、上部胸段食管损伤。经左侧第6肋间开胸入路适合食管远端损伤。

（付中国）

参考文献

1. Krantz BE. Subcommittee on trauma: Advanced trauma life support program for doctors. 6th ed. Chicago: American college of surgeons, 1997
2. Acosta JA, Yang JC, Winchell RJ, et al. Lethal injuries and time to death in a level 1 trauma center. J Am Coll Surg, 1998, 186: 528
3. Mirvis SE. Imaging of thoracic trauma. Semin Thorac Cardiovasc Surg, 1992, 4: 27
4. Rozycki GS, Ballard RB, Feliciano DV. Surgeon-performed ultrasound for the assessment of truncal injuries: Lessons learned from 1540 patients. Ann Surg, 1998, 28: 557
5. Shorr R, Crittenden M, Indeck M, et al. Blunt thoracic trauma: Analysis of SIS patients. Ann Thorac Surg, 1987, 206: 200-205
6. Freedland M, Wilson R, Levison M. The management of flail check injury: Factors affecting outcome. J Trauma, 1990, 30: 1460-1468
7. Harley D, Mena I. Cardiac and vascular sequelae of sternal fractures. J Trauma, 1986, 26: 553-555
8. Wojcik J, Morgan A. Sternal fractures: The natural history. Ann Emerg Med, 1988, 17: 912-914
9. Brookes J, Dunn R, Rogers I. Sternal fractures: A retrospective analysis of 272 cases. J Trauma, 1993, 35: 46-54
10. Wagner RB, Crawford WO Jr, Shimpf PP. Classification of parenchymal injuries of the lung. Radiology, 1988, 167: 77-82
11. Calhoon J, Hoffman T. Trinkle J, et al. Management of blunt rupture of the heart. J Trauma, 1986, 26: 495-502
12. Fulda G, Brathwaite C, Rodriguez A, et al. Blunt traumatic rupture of the heart and pericardium: A ten year experience(1979-1989). J Trauma, 1991, 31: 167-173

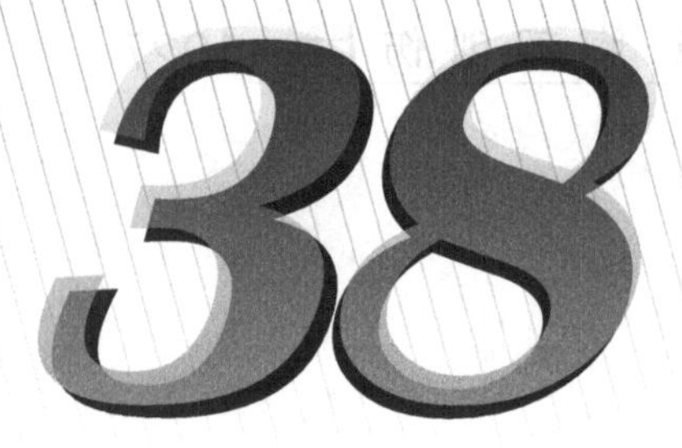

第三十八章 骨盆与髋臼骨折

FRACTURES AND JOINT INJURIES

第一节　骨盆与髋臼的应用解剖……1029
一、骨盆骨与骨连接……1029
（一）骨盆……1029
（二）髋骨……1030
（三）骶骨和尾骨……1030
（四）骶髂关节……1031
（五）耻骨联合……1032
二、盆腔与腔内脏器……1033
三、髋臼的应用解剖……1034
第二节　骨盆与髋臼生物力学……1035
一、骨盆生物力学……1035
（一）骨盆解剖力学特点……1035
（二）骨盆受伤的力学形式……1037
二、髋臼生物力学……1039
（一）髋臼骨折的创伤力学……1039
（二）髋臼骨折内固定的生物力学……1040
第三节　骨盆骨折的急救及合并伤的处理……1040
一、抢救生命……1040
（一）心肺复苏……1040
（二）控制出血……1041
二、合并伤的处理……1042
（一）腹部脏器损伤……1042
（二）直肠、肛管损伤……1043
（三）膀胱及尿道损伤……1043
（四）阴道损伤……1043
（五）创伤性膈疝……1043
三、骨盆骨折的急救处理……1044
第四节　骨盆骨折……1045
一、骨盆骨折的诊断……1045
（一）病史……1045
（二）临床表现……1045
（三）影像学检查、评估……1045
二、骨盆骨折的分型……1048
（一）骨盆骨折的 Tile 分类……1048
（二）骨盆骨折的 AO 分类……1053
（三）骨盆骨折的 Young-Burgess 分类……1055
（四）按骨盆的稳定性分类……1056
（五）按骨盆损伤的部位分类……1056
（六）骨盆骨折的简单分类法……1056
（七）骶骨骨折的分型……1056
三、骨盆骨折的治疗……1057
（一）骨盆骨折的治疗原则……1057
（二）骨盆骨折内固定手术入路……1058
（三）骨盆骨折的复位内固定技术……1061
第五节　髋臼骨折……1071
一、髋臼骨折的诊断……1072
（一）病史……1072
（二）临床表现……1072
（三）影像学检查……1072
二、髋臼骨折分型……1075
（一）Judet-Letournel 分型……1075
（二）AO 分型……1075
三、髋臼骨折的治疗……1085
（一）非手术治疗……1085
（二）髋臼骨折的手术适应证……1085
（三）手术时机与术前准备……1086
（四）髋臼骨折的手术入路及选择……1087
（五）髋臼骨折的复位和固定原则……1092

（六）各型髋臼骨折的手术治疗 1093
第六节　开放性骨盆骨折 1109
一、开放性骨盆骨折的分类 1110
（一）Hanson 分类法 1110
（二）Jones-Powell 分类法 1110
（三）山东省立医院提出的分类法 1110
二、开放性骨盆骨折的临床处理原则 1110
（一）控制出血 1110
（二）合并伤的处理 1110
（三）开放伤口的处理 1110
（四）骨折的处理 1111
三、各级开放性骨盆骨折的处理 1111
（一）Ⅰ级开放性骨盆骨折 1111
（二）Ⅱ级开放性骨盆骨折 1111
（三）Ⅲ级开放性骨盆骨折 1113
（四）Ⅳ级开放性骨盆骨折 1114
四、术后处理原则 1116
第七节　儿童与老年骨盆髋臼骨折 1116
一、儿童骨盆髋臼骨折 1116
（一）分类 1116
（二）诊断 1116
（三）治疗 1117
二、老年骨盆髋臼骨折 1118
第八节　骨盆髋臼骨折的微创治疗 1119
一、耻骨联合分离的微创治疗 1120
二、耻骨支及髋臼前柱骨折的微创治疗 1121
三、髋臼后柱骨折的微创治疗 1122
四、骶髂关节分离和骶骨纵形骨折的微创治疗 1123
第九节　骨盆髋臼骨折术后并发症 1125
一、感染 1125
二、内固定失败 1126
三、骨盆骨折畸形愈合 1126
四、骨不连 1127
五、异位骨化 1127
六、内固定物刺入关节 1128
七、骨缺血性坏死 1128
八、创伤性关节炎 1129
九、静脉血栓 1130

骨盆与髋臼损伤的治疗是近年来创伤骨科领域的热点问题。该部位解剖位置较深、结构复杂，骨盆与髋臼骨折手术的技术要求高，手术难度大，救治不当有很高的致残率和死亡率。本章内容对骨盆与髋臼骨折的基本概念、临床解剖、生物力学、创伤病理特点、常见骨折类型、诊断分类及临床治疗与康复方案作了较为详细、全面的介绍。

第一节　骨盆与髋臼的应用解剖

一、骨盆骨与骨连接

（一）骨盆

骨盆由两侧的髋骨、后方的骶骨和尾骨借助骨连结围成（图 38-1），其具有保护盆内脏器、连接躯干和下肢、支持并传递重力的作用。盆部分为前上方的大骨盆和后下方的小骨盆，二者的分界为界线。界线由骶骨岬、骶翼前缘、弓状线、耻骨梳、耻骨结节、耻骨嵴和耻骨联合上缘共同围成。大骨盆又称假骨盆，属腹部。小骨盆又称真骨盆，分为骨盆上口、骨盆下口和骨盆腔。骨盆上口由界线围成，骨盆下口由尾骨尖、骶结节韧带、坐骨结节、坐骨支、耻骨下支和耻骨联合下缘围成，呈菱形。骨盆上下口之间的腔称为骨盆腔。大骨盆内有消化器官，小骨盆内有直肠及泌尿生殖器官。骨盆的前壁为耻骨支和耻骨联合，后壁为凹陷的骶、尾骨前面，两侧壁为髂骨、坐骨、骶结节韧带及骶棘韧带。在盆部正中，耻骨弓在耻骨联合之下由双侧耻骨下支形成，其下通过泌尿生殖器官。两侧的骶结节韧带和骶棘韧带参与围成坐骨大、小孔，盆腔内的血管和神经借此两孔使盆部、臀部和会阴部相沟通。骨盆的前外侧有闭孔，其周缘附着一层结缔组织膜称闭孔膜，其内外覆以闭孔内、外肌，闭孔膜的外上方有一管状裂隙，称闭膜管，闭孔动脉和神经通过闭孔沟和闭膜管进入股部。正常情况下,人体直立时骨盆向前方倾斜,骨盆上口平面与水平面形成一角度,称为骨盆倾斜度,约为50°~60°,骨盆下口平面也与水平面形成约15°的角。

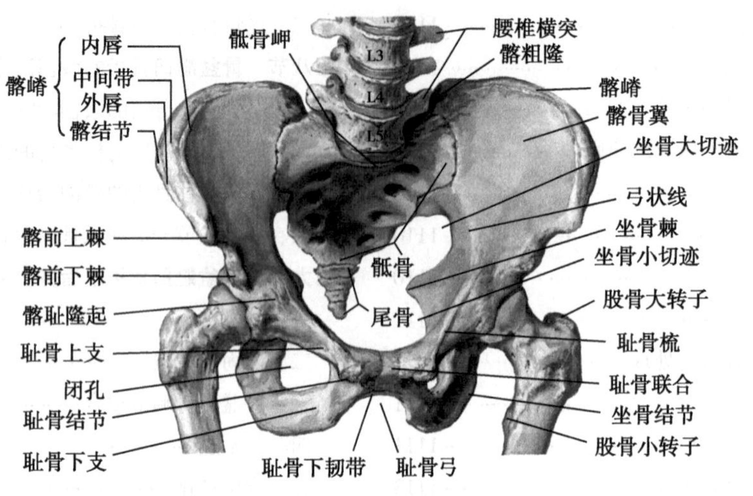

图38-1 骨盆的整体观

(二) 髋骨

髋骨(图38-2)是一块不规则扁骨,由三个部分组成,髂骨在上,耻骨在前下,坐骨在后下,三骨的会合处为髋臼。两侧髋骨在前部借耻骨联合相连,在内侧面与骶骨和尾骨共同组成骨盆,既传达躯干重力,供肌肉附着,又保护盆腔脏器。

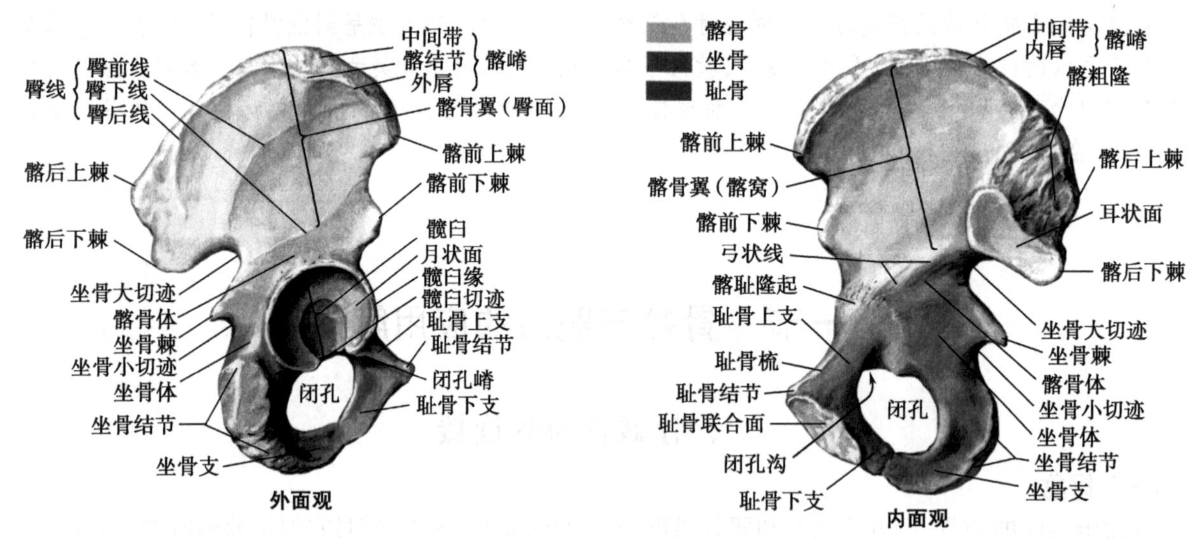

图38-2 髋骨的外面观、内面观

(三) 骶骨和尾骨

骶骨由5节骶椎融合而成(图38-3),呈三角形,底朝上,尖朝下。骶骨底宽大,向前突出,称为骶骨岬,尖部与尾骨相连。骶骨底的上面呈椭圆形,与第5腰椎椎体的下面形成腰骶关节,基底的两侧平滑称为骶骨翼,骶骨上关节突多数呈冠状位,也可呈矢状位或斜位。骶骨两侧上部的耳状面与髂骨的耳状面形成骶髂关节。骶骨中部有4条横线,是椎体融合的痕迹,横线两端有4对骶前孔,由骶管出来的前4对骶神经前支由此穿出。骶骨的后面粗糙不平,正中隆起为骶正中嵴,由第1~4骶椎的棘突融合而成,在骶正中嵴的两侧,各有一条断续的骶中间嵴,由各骶椎的关节突形成。在每侧骶中间嵴的外侧各有4个骶后孔,前

4 对骶神经的后支由此穿出，若骶骨与尾椎或第 5 腰椎融合，可有 5 对骶后孔，如为 4 个骶椎，则只有 3 对骶后孔。在每侧骶后孔的外侧，又有 1 条断续的骶外侧嵴，由各骶椎的横突构成。骶管下端的裂孔称骶管裂孔，第 5 骶神经和尾神经从该裂孔内穿出。骶管裂孔两侧有向下突出的骶角，骶管麻醉常以骶角为标志。骶骨的倾斜度不同，可呈水平位、垂直位、斜位、斜直位（即上半为斜位，下半为垂直位，或上半呈水平位而下半为垂直位）。

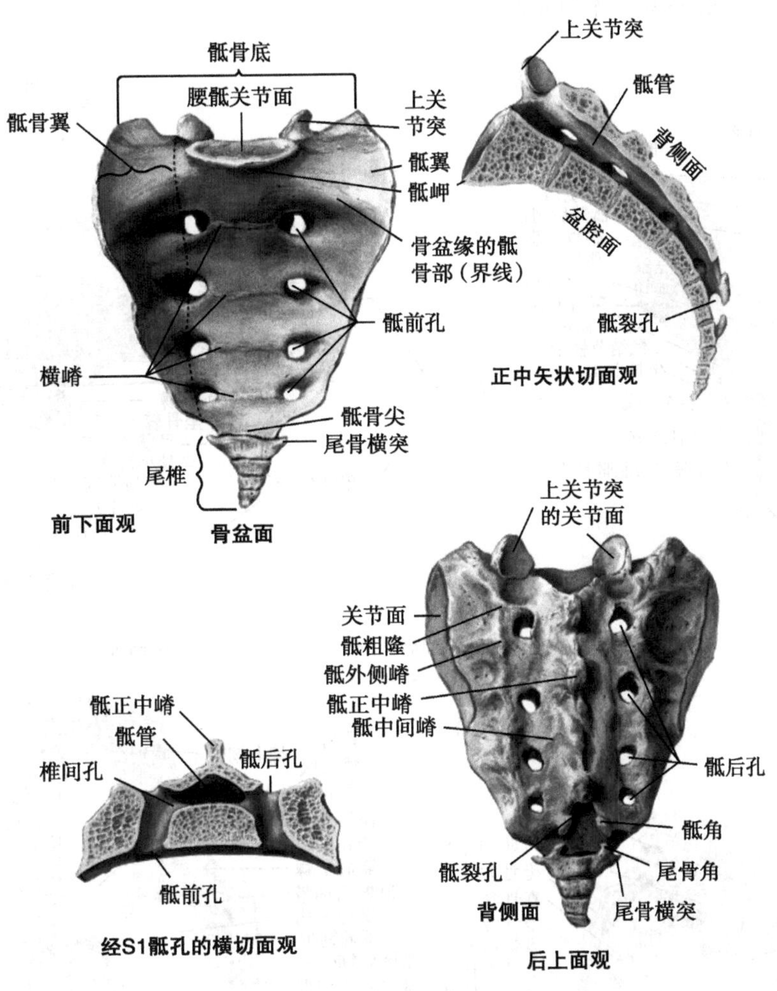

图 38-3 骶骨和尾骨

尾骨呈三角形（图 38-3）。在坐位时，尾骨并不负重，负重的是坐骨结节。尾骨最初由 4~5 节独立的尾椎构成，以后互相融合，尾骨有时与骶骨相融合形成一整块骨。尾骨后上部的凹陷与骶骨相连部分称为骶尾间隙，在关节面后部两侧各有一尾骨角，相当于第 1 尾椎的椎弓和上关节突，尾骨的侧缘是韧带和肌肉附着处。

（四）骶髂关节

骶髂关节由骶骨和髂骨的耳状面构成，关节面凹凸不平，但彼此结合紧密，关节囊紧张，其前后面均有韧带加强。骶骨的耳状面在上 3 个骶椎的侧部，向外向后，其前面较后面为宽；髂骨的耳状面向前向内，整个关节显得向后向内。骶骨的关节面上有一层较厚的透明软骨，而髂骨关节面上的透明软骨则较薄。骶髂关节的韧带（图 38-4）包括：①骶髂骨间韧带：为众多短而坚强的纤维束，位于关节软骨之后，纤维方向杂乱，介于骶粗隆与髂粗隆之间；②骶髂后韧带：分为长、短两部，为坚强的纤维束，从骶外侧嵴向外斜至髂骨，加强关节后部。后短韧带的纤维近似水平，后长韧带呈斜形，在后短韧带的浅面向下与骶结节韧带相融合；③骶髂前韧带：为宽薄的纤维束，内侧起自骶骨盆面的外侧，向外止于髂骨耳状面的前缘和耳前沟，仅在关节上部存在；④骶结节韧带：为一坚强的纤维束，起点甚宽，一部分与骶髂后韧带相融合，由髂后上棘和髂嵴的后部向外下止于坐骨结节，其附着处由坐骨结节沿坐骨支前延为镰状突。骶结节韧带作为骨盆下口的后外侧界，亦作为坐骨小孔的下界；⑤骶棘韧带：呈三角形，韧带的基底由骶尾骨的侧面向外止于坐骨棘，其后部有阴部神经和阴部内血管跨过，此韧带介于坐骨大、小孔之间，作为两孔之分界。骶结节韧带及骶棘韧带使骶骨稳定于坐骨结节及坐骨棘上，防止骶骨向后旋转。骶髂关节及周围的骶髂韧带、骶棘韧带、骶结节韧带以及骨盆底的肌肉和筋膜共同组成骶髂复合体。骶髂韧带非常坚强，能维持骶骨在骨盆环上的正常位置，骶棘韧带能防止一侧骨盆的旋转，而骶结节韧带能防止骶骨在矢状面上的旋转，骨盆环的完整性主要依靠后方骶髂复合体的完整性。

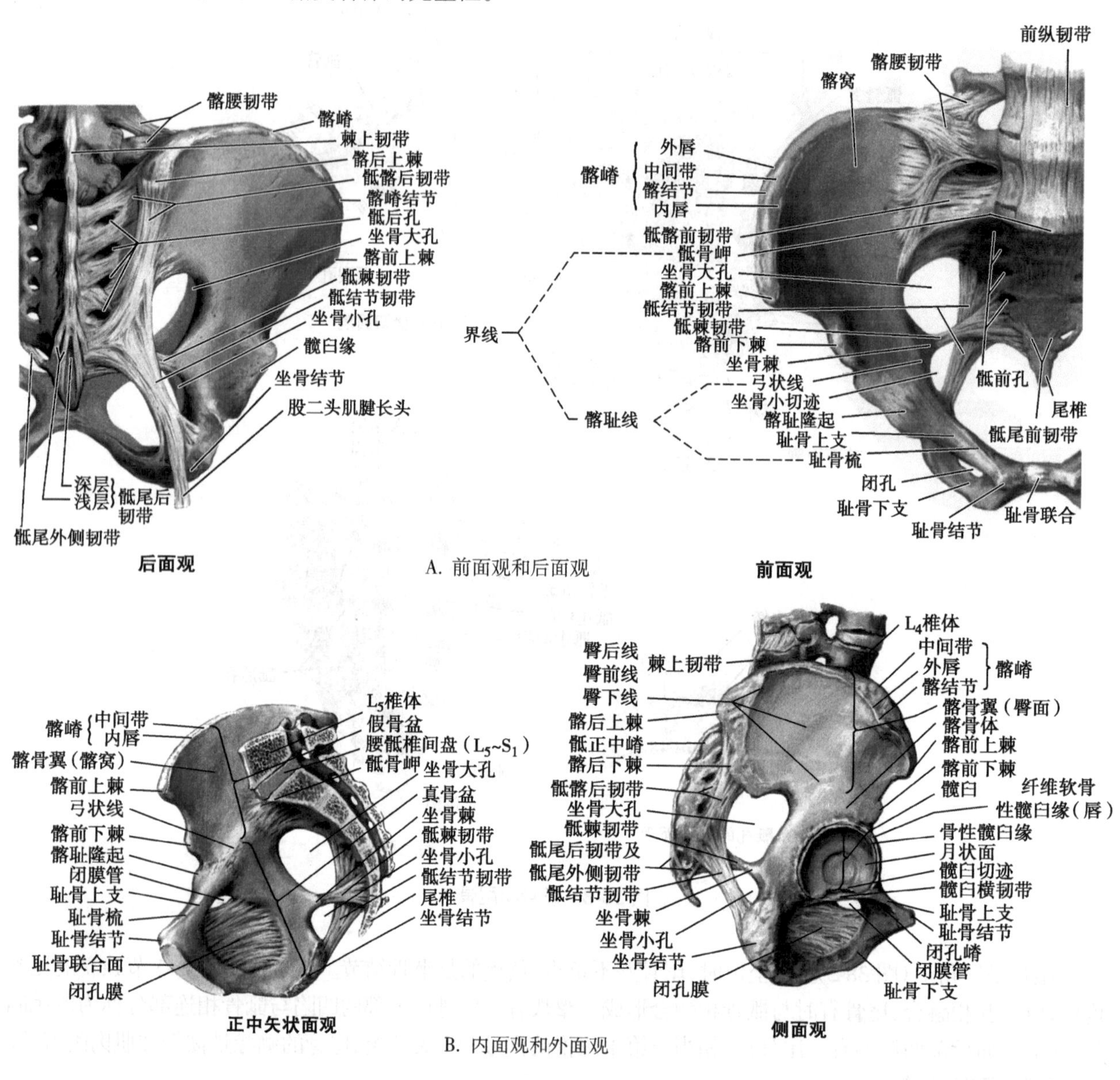

图 38-4 骶髂关节周围的韧带

骶髂关节的血供主要由臀上动脉、髂腰动脉和骶外侧动脉的关节支供给。骶髂关节的神经支配主要为臀上神经的关节支，骶丛和第 1~2 骶神经后支亦有时发支至该关节。

(五) 耻骨联合

耻骨联合由两侧耻骨体内侧的耻骨联合面组成，关节面上覆以透明软骨，其间为一较厚的纤维软骨盘，关节的周围有前、后、上、下四韧带，各韧带皆甚薄弱，真正具有连接作用的为关节内耻骨间盘。耻骨上韧带附着于耻骨嵴和耻骨结节；耻骨下韧带亦称为弓状韧带，为弓形的厚纤维束，附着于两侧耻骨下支，做成耻骨弓的圆形部分；耻骨前韧带由坚强的纤维交织而成，与腹直肌与腹外斜肌的纤维相混；耻骨后韧带只有极少的纤维束，最为薄弱。耻骨联合的血供由闭孔动脉、阴部内动脉、腹壁下动脉和旋股内侧动脉的分支供给。神经支配为阴部神经和生殖股神经的分支。

二、盆腔与腔内脏器

盆腔前壁为耻骨联合、耻骨及弓状韧带，两侧壁为髋臼、坐骨上支、骶棘和骶结节韧带。后壁为骶尾骨及梨状肌。左右肛提肌及其筋膜构成盆膈，状似漏斗，张于盆壁之间，内有直肠末端通过，尿生殖三角肌及其筋膜构成尿生殖膈，有尿道穿过，女子阴道也由此穿过。盆膈和尿生殖膈组成盆底，封闭整个骨盆下口，有承载盆腔及腹腔脏器的作用。

盆腔可分为盆腹膜腔、盆腹膜下（外）腔和皮下腔三个层次。盆腹膜腔是腹膜腔的延续，其中容纳部分直肠、结肠和回肠。在女性，还有子宫及其附件和阴道的最上部。盆腹膜外腔是腹膜外、盆筋膜上的腔隙，直肠和膀胱的腹膜外部分，输尿管的盆部、血管神经等位于其中。此外，男性的前列腺、精囊、输精管，女性的子宫颈和阴道上部也在此腔隙中。盆皮下腔在盆筋膜和皮肤之间，位于会阴深部，尿道及女性阴道位于前部，后部为直肠末端（图 38-5）。

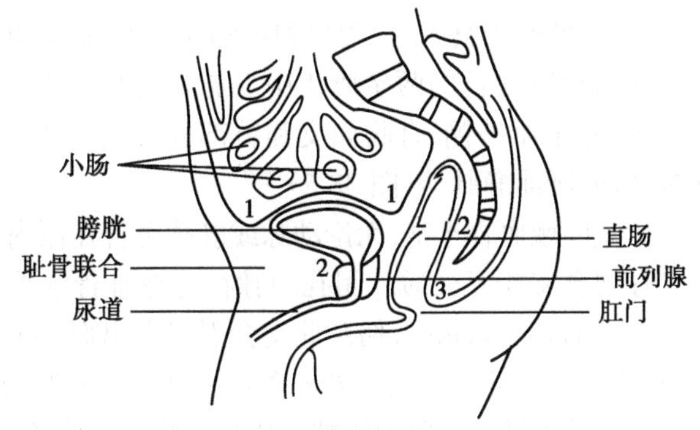

图 38-5　男性盆腔及腔内脏器正中矢状面示意图

1. 盆腹膜腔；2. 腹膜外腔；3. 皮下腔

髂内动脉为盆内的主要动脉，为髂总动脉的内侧末支，起点多平第5腰椎下缘或 L_5S_1 椎间盘高度，本干长约 4cm，斜向内下进入盆腔，其前方有输尿管跨过，髂内静脉和闭孔神经行于其内侧，下行经骶髂关节之前，平对坐骨大孔上缘分为前、后两个短干。按其分布，髂内动脉的分支可分为壁支和脏支，这些分支均走行在腰大肌、梨状肌的浅面与腹膜壁层深面之间，同时跨过腰骶丛的浅部。

1. 髂内动脉前干壁支　包括闭孔动脉、阴部内动脉和臀下动脉。

(1) 闭孔动脉：闭孔动脉与同名静脉和神经相伴，初沿盆侧壁闭孔内肌筋膜表面，继贴骨面向前下走行于腹膜下组织间隙，再由闭孔沟和闭膜管出盆。闭孔动脉在耻骨盆面与腹壁下动脉之间有通畅的吻合。闭孔动脉亦可起自髂外动脉本干、腹壁下动脉或同时起自腹壁下动脉及髂内动脉，称为异常闭孔动脉（图 38-6）。作髂腹股沟入路显露耻骨上支时应注意有无此动脉，若有应先结扎再切断该动脉，因为一旦撕裂该血管将导致难以制止的大出血。

(2) 阴部内动脉：阴部内动脉分布于肛门周围的肌肉和皮肤。阴部内动脉行至阴部管前端时，即分为会阴动脉和阴茎动脉（女性为阴蒂动脉）两支进入尿生殖区。

(3) 臀下动脉：臀下动脉亦由梨状肌下孔出盆，其发出小支供应梨状肌、肛提肌及骶结节韧带，另外一小部分也参与供应股后肌群、髋关节、臀后及大腿后侧皮肤。

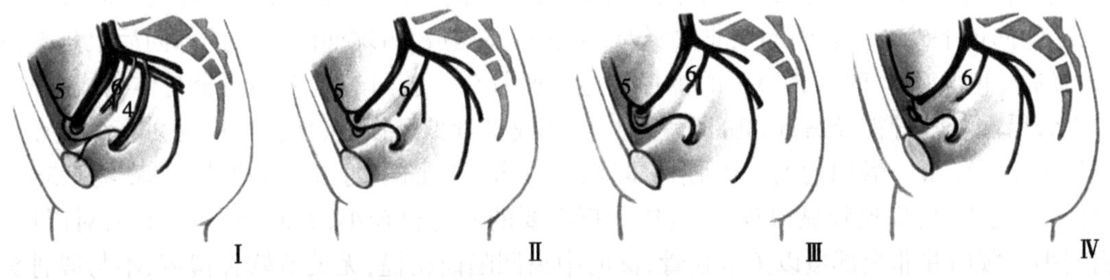

图 38-6　闭孔动脉的变异

Ⅰ. 正常闭孔动脉　起自髂内动脉系，占 82.1%；Ⅱ. 异常闭孔动脉　与腹壁下动脉共干发自髂外动脉，共干长度平均 9.1mm，经股环外缘，紧贴髂外静脉下内行，占 10.6%；Ⅲ. 异常闭孔动脉　与腹壁下动脉共干发自髂外动脉，共干平均长 10.4mm，经股环内缘，紧贴腔隙（陷窝）韧带后方下行，占 5.1%；Ⅳ. 异常闭孔动脉　自髂外动脉发出后，斜过股环中份，占 2.1%。在股疝形成过程中，此动脉可能被疝囊推至环的内侧或外侧

2. 髂内动脉前干脏支 有脐动脉、膀胱下动脉和直肠下动脉，女性没有膀胱下动脉，另有子宫动脉和阴道动脉。

3. 髂内动脉后干的分支 其分支全部为壁支，包括臀上动脉、髂腰动脉和骶外侧动脉。

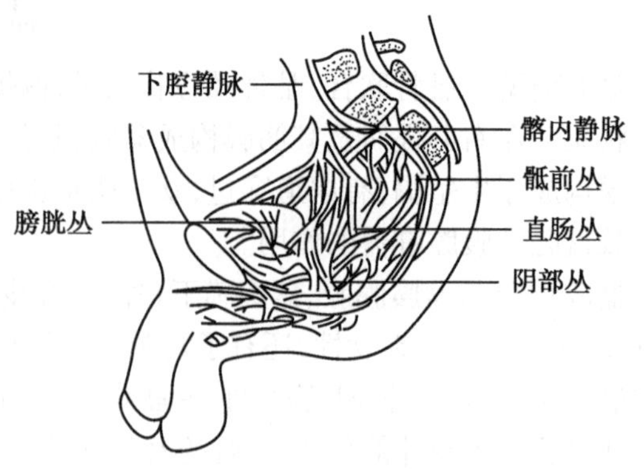

图 38-7 盆内静脉丛示意图

盆内静脉血流主要回纳于髂内静脉。髂内静脉无瓣膜，其属支除脐静脉外，均与髂内动脉同名并与同名动脉伴行。髂内静脉的壁支中的臀上、臀下。骶外侧静脉各有两条静脉，脏支静脉多是从各脏器周围层叠交错的静脉丛开始，而后形成静脉干汇入髂内静脉。计有膀胱、子宫阴道、阴部和直肠 4 个静脉丛，此外与同名动脉伴行的两条骶正中静脉在骶骨盆面相互吻合，并于骶外侧、直肠属支和臀部静脉相互连接成网，形成骶前静脉丛（图 38-7）。

骨盆区域血管丰富，无论动脉或静脉血管在髂内与髂外血管分支以及腹主动脉和腔静脉等一些分支之间均有吻合支相互交通。闭孔动脉在跨越耻骨水平支与耻骨联合处与腹壁下动脉的连接是一种变异，称为死亡冠(corona mortis)，伤及此支会引起大出血。重度骨盆骨折者，出血量大，出骨折处出血外，盆内静脉，特别是臀上、阴部、闭孔、骶外侧血管和骶前丛易遭受损伤造成出血，但盆内动脉损伤出血的概率较少。

骨盆腔内神经主要为骶神经丛和盆部自主神经，只有闭孔神经来自腰丛。骶丛由第 4 腰神经的一部分、第 5 腰神经前股和第 2、第 3、4 骶神经共同组成的腰骶干与 1~5 骶神经前支及尾神经组成。骶丛位于盆腔后壁、梨状肌前面，呈三角形，沿腰大肌内缘下行斜向下外，经骶髂关节前方至坐骨大孔出盆至臀部（图 30-12）。骶丛发出的内脏支为盆腔内脏神经，是副交感神经，分布于盆腔内脏；皮支为股后皮神经和臀下内皮神经，分布于股后部、腘窝、小腿后面上部及部分会阴和臀部的皮肤。肌支中除支配股方肌、闭孔内肌、在孖肌和梨状肌的短小的肌支外，臀上和臀下神经经梨状肌穿出至臀部，在坐骨结节和大转子连线中点处下降至腘窝。另一个混合神经为阴部神经，经梨状肌下孔至坐骨直肠窝，其分支布于会阴皮肤及肛门和外生殖器。

盆部的自主神经，主要是盆神经丛，由骶交感干的分支和盆内脏神经组成。其中有交感神经和副交感神经纤维，其副交感纤维支配膀胱、尿道、直肠的平滑肌和阴茎或阴蒂的勃起。骨盆神经合并盆内脏神经损伤者可导致尿潴留和勃起障碍。

闭孔神经纤维多数来自 $L_{2\text{-}4}$ 前支的前股，以来自 L_3 的纤维最多，来自 L_2 的纤维最少。神经在腰大肌实质中形成，出现于该肌内缘，然后在髂总动脉后方入小骨盆，沿盆侧壁向前下行，经闭膜管至股部。闭孔神经发出肌支、皮支和关节支，关节支自神经干后方发出，分布于髋关节，切断此支有缓解髋关节疼痛的效果。

三、髋臼的应用解剖

髋臼为髋骨外面中部的半球形深窝，呈倒置杯形，位于髂前上棘及坐骨结节连线中间，由髂、耻、坐三骨的体合成，朝向前下外方。髋臼的顶非常坚厚，由髂骨体构成，占球面的 2/5，此部向后上延至骶髂关节，作为强有力的承重点，直立时可将躯干的重量传递到股骨头。髋臼的后下部由坐骨体构成，呈三棱柱状，占球面的 2/5，后面与坐骨神经贴近，此部骨折时，可造成坐骨神经损伤，坐骨体作为另一承重点，坐位时传递身体重量至坐骨结节。髋臼的前壁由耻骨体构成，只占髋臼面积的 1/5，较薄弱，厚度约 1.5cm。髋臼的下 1/3（或内壁）与上、后部比较显得较薄，造成骨折需要的暴力也较小，如此部发生断裂，对以后髋关节的功能影响较小。髋臼并非全部覆以关节软骨，窝的中央凹陷而粗糙，无关节软骨覆盖，不与股骨头相贴，称为髋臼窝，被股骨头韧带和移动性脂肪所占据，当关节内压增大或减小时，这些移动性脂肪可被挤出或吸入，以维持关节内外压力的平衡。髋臼窝的骨壁很薄，可因骨质破坏或外伤被股骨头向内穿透。髋臼窝的周围有蹄铁形关节面，称月状面，上覆关节软骨，其上部因承受最大压力，宽而且厚，前后部略窄。髋臼缘呈堤状，非常坚实，缘的后部隆起，前部低下，其下缘有宽而深的缺口，称髋臼切迹，向上与髋臼窝相连，此处是股骨头韧带的附着处。髋臼切迹之间有髋臼横韧带通过，恰好将髋臼前下部的缺口弥补为完整的球凹，通过髋臼切迹与髋臼横韧带的小孔，有股骨头韧带动脉及神经进入关节内，髋臼及髋臼横韧带四周镶以一圈髋臼唇，为纤维软骨，以增加髋臼深度。髋臼唇平面与身体矢状面之间形成向后开放40°角，与水平面之间形成向外开放60°角。髋臼中轴为髋臼轴，亦指向前外下方，与水平面形成30°~40°角。骨性髋臼内缘（在髂前上棘与坐骨结节连线上）的直径平均为52.8mm（49.2~60.1mm），带有髋臼唇的髋臼口内缘直径平均为45.5mm（42.8~48.2mm），带有髋臼唇的髋臼深度平均为32.6mm（30.9~34.3mm）。

第二节　骨盆与髋臼生物力学

一、骨盆生物力学

骨盆为环形，位于身体的中部，它的主要功能是支持和传导体重，连接下肢，同时保护盆腔内脏器官免受损伤。骨盆后部是承担体重的主要部位，其承重通过两个承重弓即主弓，也就是骶股弓和骶坐弓。在直立位时，重力线由骶骨经两侧骶髂关节到两侧髋关节；在坐位时，重力线由骶骨经两侧骶髂关节到两侧坐骨结节。骨盆前部为联结弓即副弓，也有两条，一条经两侧耻骨体及其上支与骶股弓连结；另一条经两侧耻骨下支及坐骨与骶坐弓相连（图38-8），这两条副弓起增强主弓的作用。当骨盆受到前后方向的挤压时，骨盆的副弓往往首先发生骨折，因耻骨支最细，为前环之薄弱点，最易骨折。当骨盆环的完整性被破坏后，如果暴力仍存在，那么，承重弓即主弓也将发生骨折，临床上常见的是骶髂关节邻近部位的骨折。

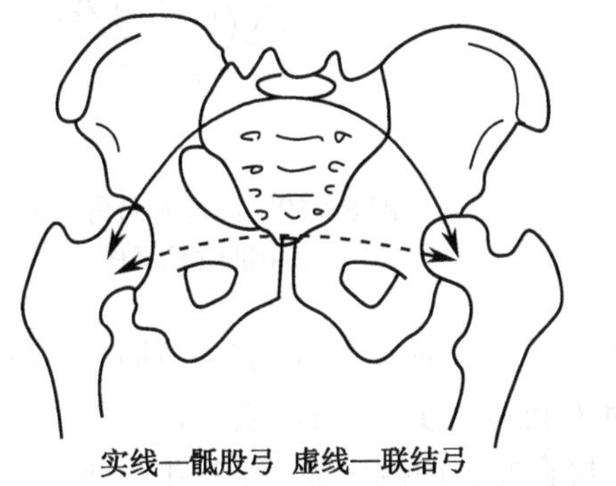
实线—骶股弓　虚线—联结弓

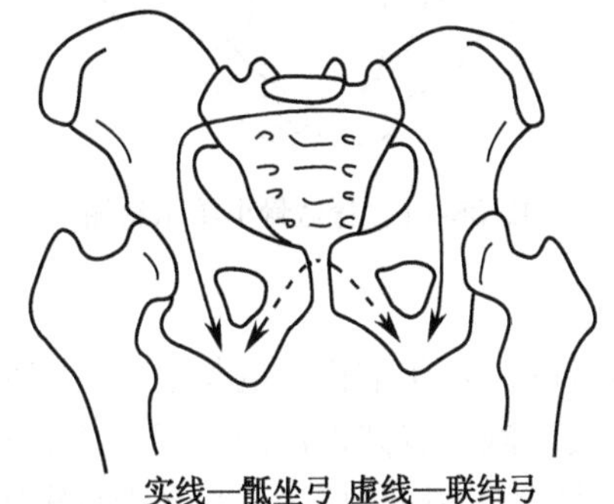
实线—骶坐弓　虚线—联结弓

图38-8　骨盆弓

（一）骨盆解剖力学特点

骨盆的稳定性主要依靠骨盆后部的骶髂复合体，这取决于骶骨和髂骨在结构上的特点。除此之外，骨盆前部的耻骨联合结构对骨盆稳定性也有较大作用。

从宏观来看，骶骨上宽下窄，嵌合于左右两块髂骨之间，好像拱门之拱心石一样，负重越大，三者之间结合越紧密（图38-9）。在横断面，骶骨耳状关节面特点是前宽后窄，当受到张应力时，同样是张应力越大，三者之间嵌合越紧密（图38-10）。

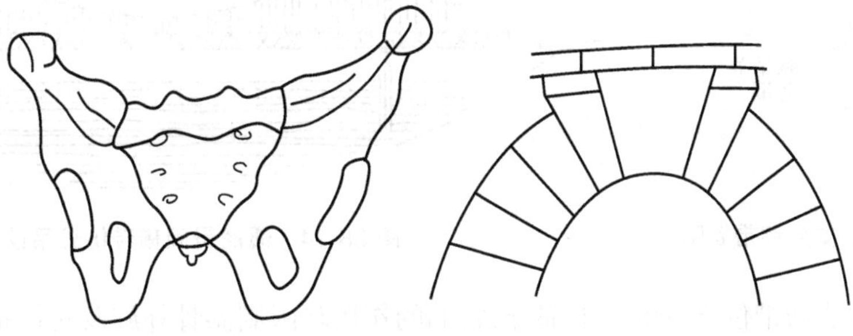

图38-9　骨盆拱顶式结构垂直平面模式图

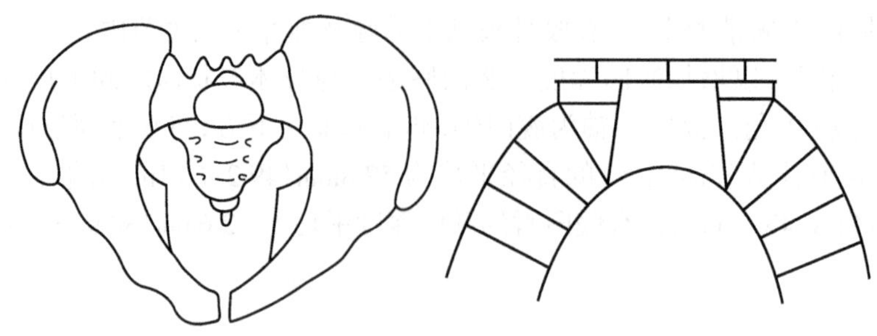

图 38-10 骨盆拱顶式结构横向平面模式图

从微观角度来看，骨盆骨小梁的分布按照张应力和压应力的方向排列。在横断面上，骨小梁由后向前，按骨盆的形态呈环形分布（图 38-11），从而起到对抗张应力的作用。在纵行方向上骨小梁集中在髂骨翼、弓状线、髋臼后上部及坐骨结节等压应力集中部位（图 38-12）。

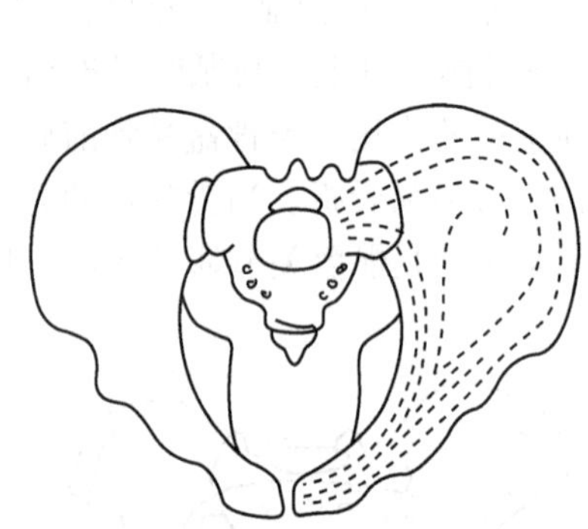

图 38-11 骨盆骨小梁示意图

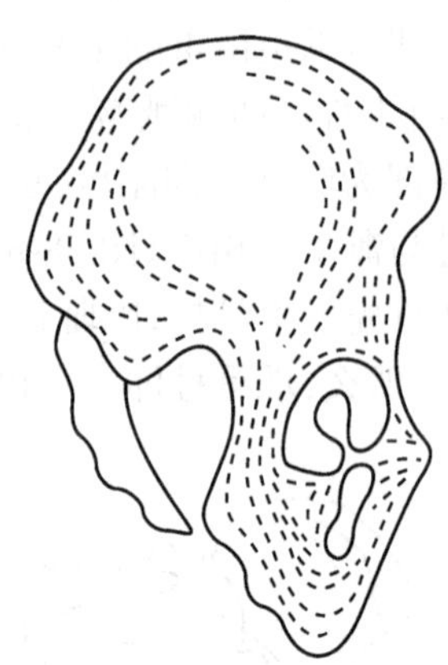

图 38-12 纵行方向骨小梁集中部位示意图

骶骨与髂骨的结合在结构上的特点，除上述骨的宏观、微观描述外，骶髂关节周围的韧带也是骨盆环稳定的重要因素。骶髂前韧带作用是阻挡髂骨外旋和对抗垂直剪应力；骶髂后韧带作用是阻挡髂骨内旋和垂直剪力；骶髂骨间韧带力量较大，将骶骨牢牢地连接在左右两侧之间（图 38-13），承受人体除卧位外的绝大部分体重，Grant 曾将骶髂骨间韧带描述为人体最强大的韧带。完整的骨盆后部韧带复合体主要包括骶髂骨间韧带、骶骨、两侧髂骨，此复合体可以看作一个悬吊桥梁，其中两侧髂骨的髂后上棘被看做桥柱，骶髂骨间韧带被看做悬吊铁索（图 38-14）。这样，我们对骨盆后部韧带复合体的功能就较容易理解了。

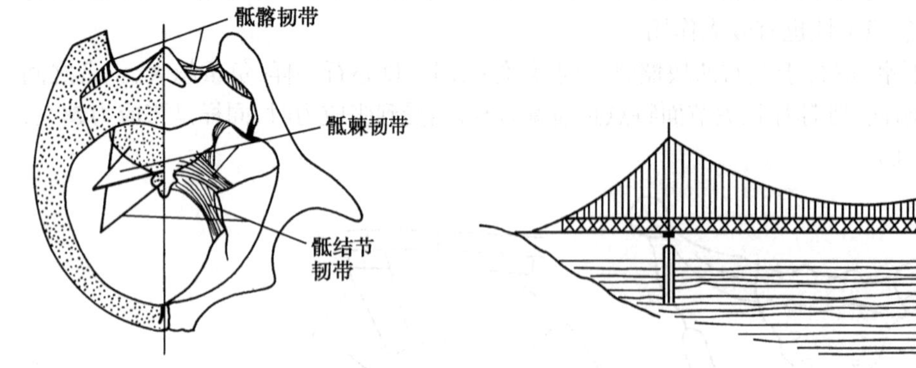

图 38-13 骨盆环和它的支持韧带简图

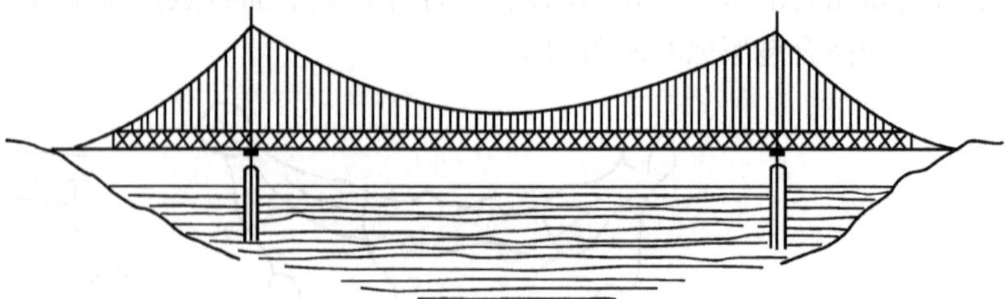

图 38-14 骶髂骨间韧带仿悬吊铁索简图

骶棘韧带与骶结节韧带位于骨盆后下部分，它们的作用除限制髂骨外旋及对抗垂直剪应力外，同时又与骶髂韧带形成自锁系统，防止负重时骶骨下端向后翘起，对抗骶骨在矢状面上向前旋转（图 38-15）。

耻骨联合在生理情况下有一定活动度,其在妊娠分娩期间可开大,由于骨盆后方骶髂韧带完整,骨盆仍可保持相对稳定性。但是,如外伤使耻骨联合分离,髋骨间隙过于增宽,骶髂韧带将松弛,进而使骶骨不稳定向前移位,最后导致整个骨盆环的稳定性遭到破坏(图 38-16)。据测定,耻骨联合周围韧带承受重量可达 236kg,耻骨联合本身抗张应力可达 270kg。

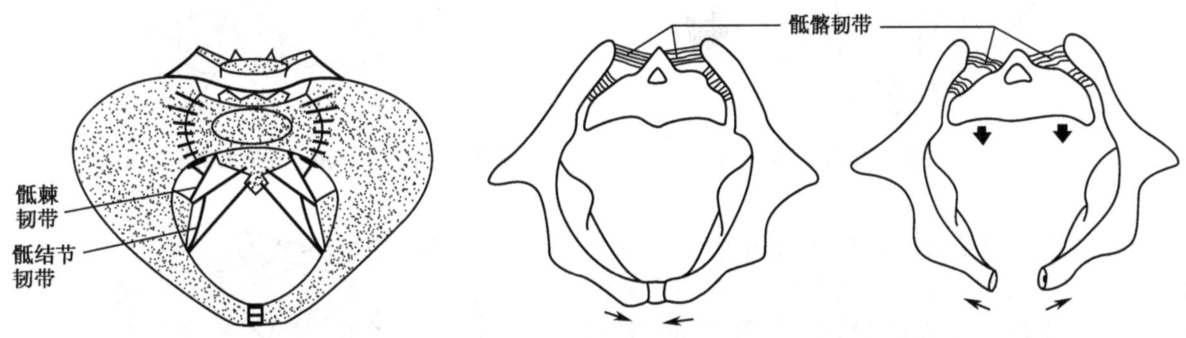

图 38-15　骨盆主要韧带

图 38-16　耻骨联合对骨盆环稳定作用简图

(二) 骨盆受伤的力学形式

作用在骨盆环上主要的力学形式有三种,即向外旋转力、侧方压缩力和垂直剪力。这三种力可产生典型的骨折形式,从而形成骨盆环破损的分类形式的基础。但是,在多数剧烈创伤中,受伤力的形式是复杂的,要准确估计受伤力学形式是困难的。

1. 向外旋转力　创伤性向外旋转力作用在骨盆环上可通过以下三种可能力学机制。

(1) 骨盆环后方碰撞力:直接作用在髂后上棘的力可引起前方耻骨联合的伸展,伴随着持续的向外旋转力,骶髂前韧带和骶棘韧带将会破裂(图 38-17)。

(2) 直接作用在髂前上棘的力:髂前上棘所受的直接作用力可以使耻骨联合破裂,此力持续作用可使骶棘韧带和骶髂前韧带最终撕裂。

(3) 通过股骨作用在骨盆环上的向外旋转力:以股骨为杠杆作用在骨盆环上的剧烈向外旋转力,将使耻骨联合破裂或耻骨支骨折,若该力持续作用,骶棘韧带和骶髂前韧带将会破裂(图 38-18)。

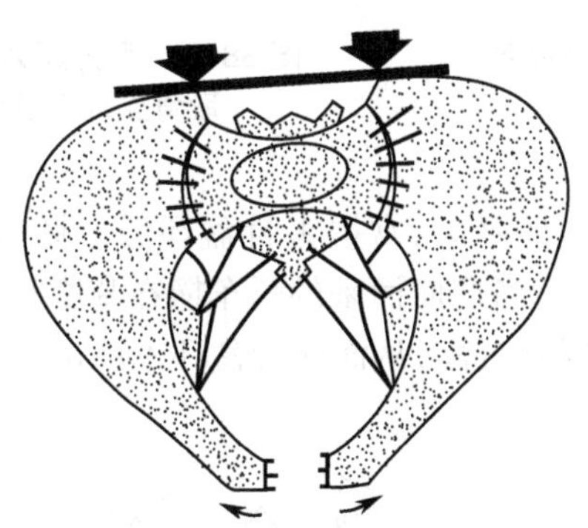

图 38-17　骨盆环后方碰撞力图解

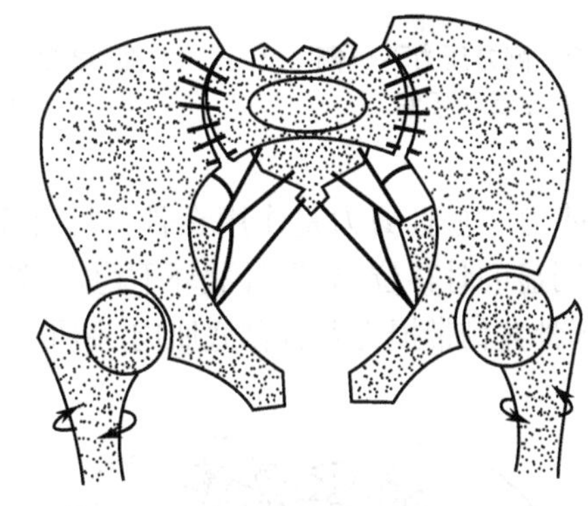

图 38-18　通过股骨作用在骨盆环上的向外旋转力图解

在以上三种情况下,如果后方韧带仍保持完整,在垂直平面上移位是不可能的。虽然骨盆环可以像翻书样裂开,但只有当向外旋转力超越后方韧带保持力时,骨盆环才会变得垂直方向不稳定。

2. 侧方压缩力　作用在骨盆环上的侧方应力常常是由高能量损伤造成的,外力可直接作用髂嵴上(图 38-19)或股骨大粗隆上(图 38-20)引起骨盆环破损,同时可伴有髋臼骨折。

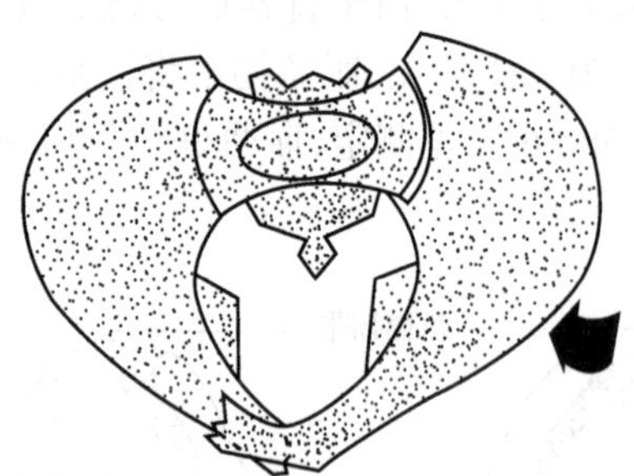
图 38-19 外力作用于髂嵴图解

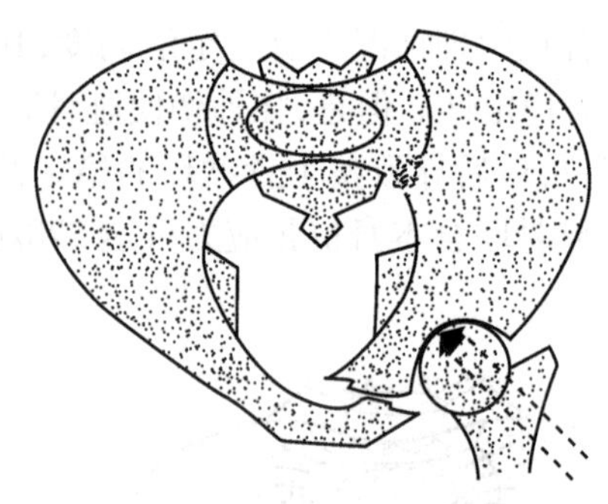
图 38-20 外力作用于股骨大粗隆上图解

如果骨盆环仅受侧方应力，不伴剪力因素，骨盆环后面周围的软组织则仍保持完整，骨盆环通常仍保持稳定。即使后面韧带结构破裂，盆底韧带能基本维持其稳定性(图 38-21)。在侧方压力作用下，一侧两个耻骨支会骨折(图 38-22)，耻骨联合会破裂(图 38-23)，四个耻骨支有可能骨折(图 38-24)，耻骨联合分离伴耻骨支骨折更为常见。有时通过力的传导可引起 L_5 横突撕裂骨折。

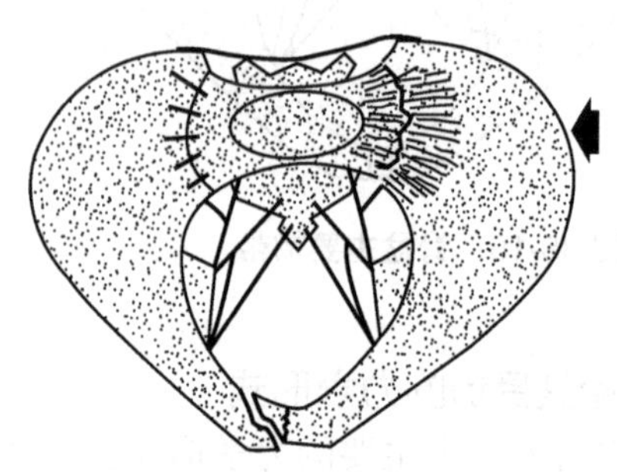
图 38-21 骨盆环单受侧方应力图解

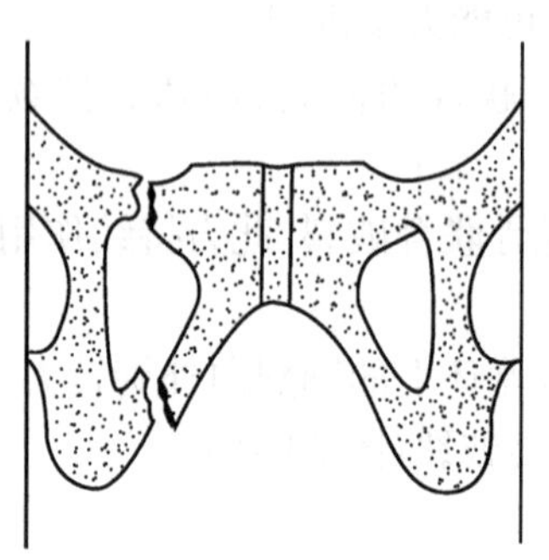
图 38-22 侧方压力下一侧耻骨支骨折图解

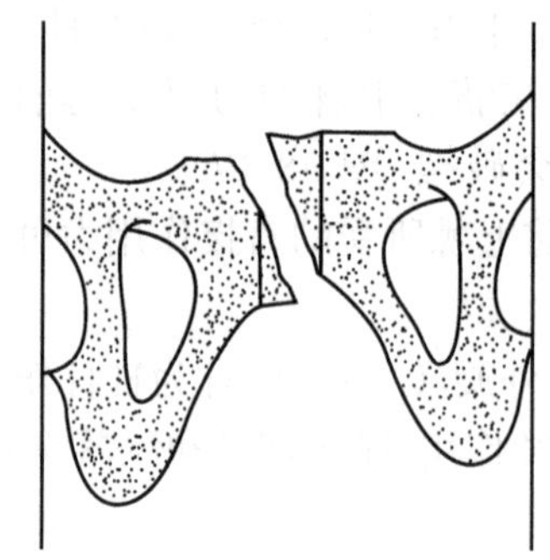
图 38-23 侧方压力下耻骨联合破裂图解

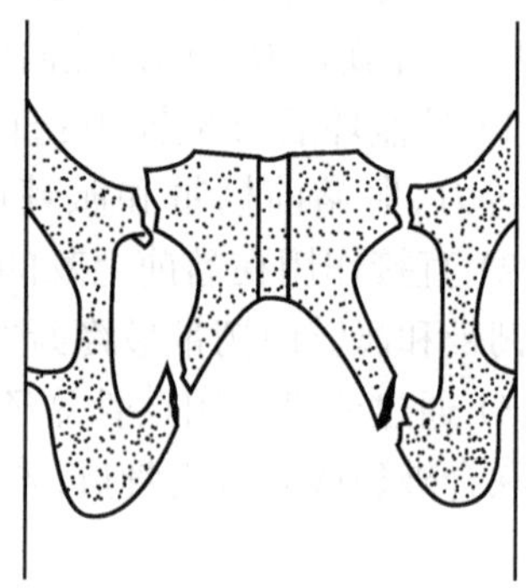
图 38-24 侧方压力下四个耻骨支骨折图解

3. 垂直剪力 垂直剪力是作用在骨盆后部垂直平面上的暴力，常损害骨盆环后方韧带和其他软组织，从而引起明显的骨移位，导致骨盆环不稳定(图 38-25，26)。当迎面而来的轿车撞在骑摩托人的下肢上，常常导致后部骨盆韧带损害及骨盆底肌肉、韧带损伤、耻骨联合分离，从而使骨盆环不稳定。

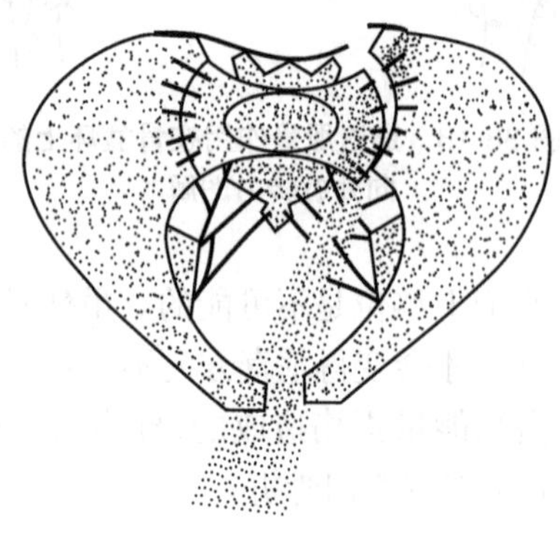
图 38-25 骨盆垂直剪力图解

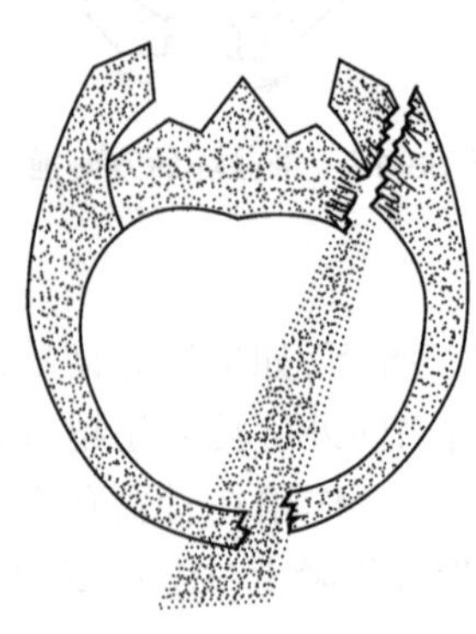
图 38-26 骨盆垂直剪力图解

二、髋臼生物力学

(一) 髋臼骨折的创伤力学

髋臼骨折常由驱使股骨头突入骨盆的暴力引起，所以，任何类型的髋臼骨折均应怀疑有股骨头关节面和关节囊韧带损伤的可能。髋臼骨折的类型取决于受伤时股骨头的位置以及暴力的大小、方向和暴力作用的速度，尤其是股骨头的位置较为重要。股骨头的位置不同，髋臼骨折的类型往往不同。一般来说，股骨头外旋常导致髋臼前部骨折，而股骨头内旋则导致髋臼后部骨折(图 38-27)。暴力一般施加于以下三个部位。

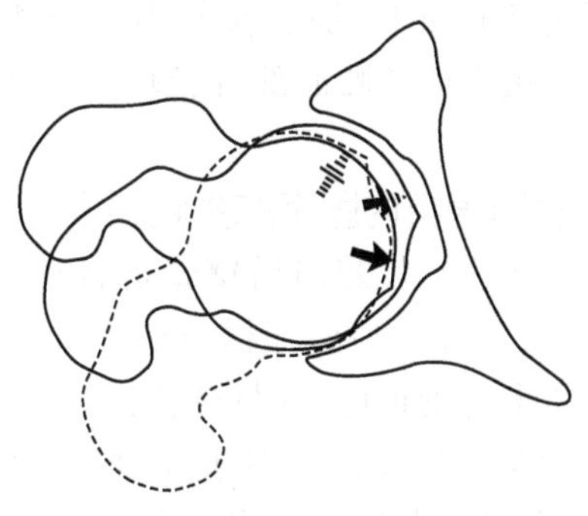

图 38-27　髋臼骨折的类型取决于暴力作用时股骨头的位置

虚线箭头示股骨头外旋，实线箭头示股骨头内旋

1. 膝关节前部　高速行驶的汽车相撞或者急刹车时，膝、髋关节处于屈曲 90°~100°位，由于惯性作用，膝关节前部撞击前排座板或仪表板，暴力通过股骨向后传导至股骨头，这就是所谓的仪表板损伤(dashboard injury)(图 38-28)。根据下肢不同的收展位置，可产生不同形式的髋臼后部损伤(图 38-29)。当股骨内收位时，可能仅造成股骨头脱位，而不损伤髋臼或仅有髋臼后唇骨折；股骨轻度外展或处于中立位时，髋臼可有后壁骨折，并且可能合并后脱位(图 38-30)；股骨外展大于 10°~15°时，后柱常可被破坏。同时，仪表板损伤时髌骨和后交叉韧带常同时伤及，临床查体应引起重视。

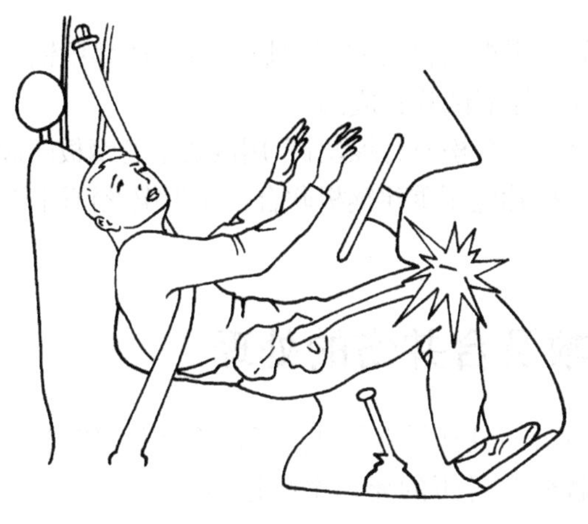

图 38-28　仪表板损伤图解

2. 股骨大转子外侧部　常见的暴力来源有两个：一是失足跌倒时髋外侧着地，暴力沿股骨头传

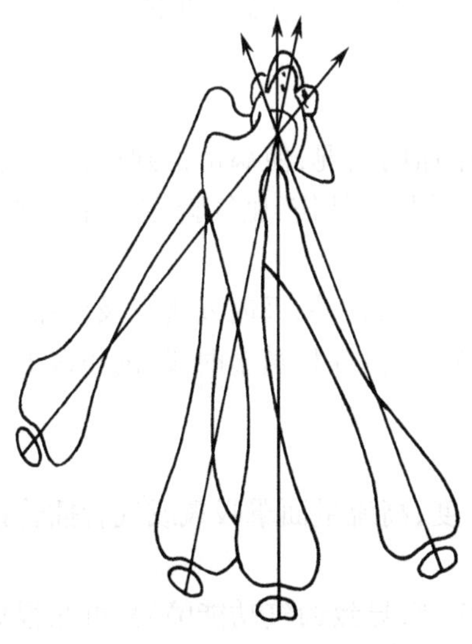

图 38-29　下肢不同收展位产生不同髋臼后部损伤图解

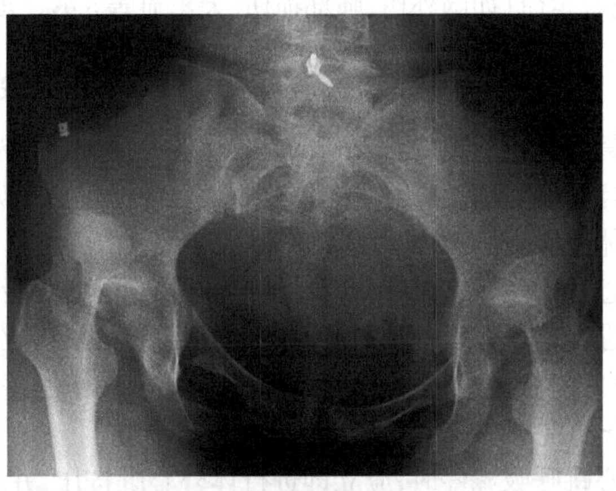

图 38-30　双侧股骨头后脱位

双侧耻骨支坐骨支骨折，右侧髋臼骨折，该患者受伤时双股骨处于内收屈曲位，膝部撞击前排座位导致双股骨头脱位、右侧髋臼骨折以及双侧耻骨支坐骨支骨折

导至髋臼；二是暴力直接作用于股骨大转子外侧部(图 38-31)，作用于股骨大转子外侧部的暴力几乎可产生所有类型的髋臼骨折。

3. 腰骶区后部 该型损伤比较少见，受伤时髋关节固定于屈曲位，股骨头作为一个铁砧，暴力从后方直接作用于腰骶部，该型主要产生髋臼后部骨折。

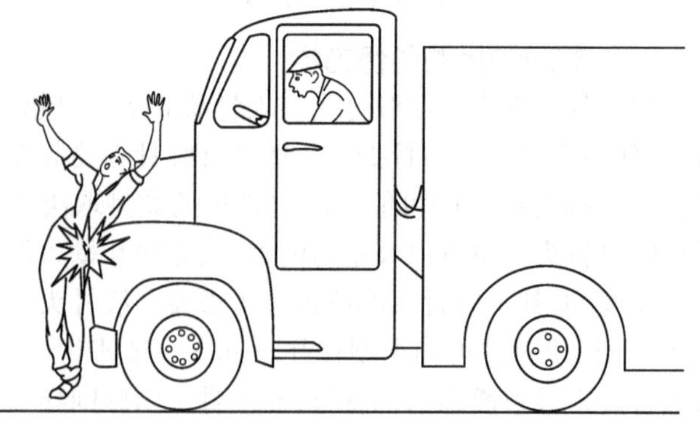

图 38-31 暴力作用于股骨大转子外侧部图解

(二) 髋臼骨折内固定的生物力学

Goulet 通过比较髋臼后壁骨折各种内固定器材发现，对于髋臼后壁伴横行粉碎骨折，用松质骨螺钉及重建钢板比单用重建钢板坚固，也比单用松质骨螺丝钉坚固。对于髋臼后壁伴纵形粉碎骨折，单用重建钢板即可牢固固定骨折块。

Sawaguchi 比较用于髋臼骨折的内固定方法，3.5mm 动力加压钢板、3.5mm 重建钢板、6.5mm 松质骨螺丝钉被用于固定髋臼前柱骨折患者，3.5mm 动力加压钢板、3.5mm 重建钢板被用于固定髋臼后柱骨折患者，发现没有一种很令人满意的联合固定方法，而对于髋臼前柱骨折，用松质骨螺丝钉联合应用钢板内固定的效果与单独使用钢板内固定的效果是一样的。

同样，对髋臼 T 形骨折，前柱用钢板后柱用螺丝钉、前柱用螺丝钉后柱用钢板及前后柱都用钢板固定效果相同。应该知道这些研究均是在较低负重(150 牛顿)条件下试验完成的。

Schopfer 等对髋臼后柱骨折模型单用重建钢板、重建钢板联合松质骨螺丝钉、用两块重建钢板的固定方法，通过比较发现，此三种内固定方法无明显差别。临床上多推荐应用重建钢板联合松质骨螺丝钉固定方法。

第三节 骨盆骨折的急救及合并伤的处理

骨盆骨折多为高能量损伤，不仅导致骨盆本身严重损伤，而且常伴有复杂严重的合并伤，资料显示，骨盆骨折合并低血容量休克的患者死亡率约为 43%，开放性骨盆骨折的死亡率高达 50%。因此，骨盆骨折的急救是降低死亡率的重要环节之一。

骨盆骨折的急救应遵循损伤控制理论(damage control surgery，DCS)，基本原则为三步处理模式：第一步，抢救生命(如脑外伤、肺部损伤、大出血等)；第二步，合并伤的处理；第三步，骨盆骨折的处理。

一、抢 救 生 命

骨盆骨折急救的首要目的是挽救生命，应优先解除危及患者生命的情况，使病情得到初步控制，然后再进行后续处理。必须优先抢救的紧急情况包括呼吸心搏骤停、严重颅脑外伤、血气胸、张力性气胸、大出血和休克等。

患者入院后首先应立即对气道、颅脑、颈椎、呼吸状态、循环状态进行评估，及时发现危及生命的损伤，迅速进行有效处理。原则上评估与治疗同时进行。在急诊室第 1 个小时(亦称黄金时段)的正确处理对降低死亡率和致残率至关重要，其抢救可按照以下程序进行。

(一) 心肺复苏

心跳呼吸骤停时，应立即进行体外心脏按压，并尽快给予高浓度、高流量面罩吸氧或气管插管接呼吸机辅助呼吸；在心电监测下电除颤，开胸心脏按压；药物除颤等。

保持呼吸道通畅。血凝块、呕吐物或舌后坠等可造成呼吸道阻塞，导致通气功能障碍，可在很短时间内使患者窒息死亡，故应争分夺秒解除呼吸道阻塞，维持呼吸道通畅，如果改变体位、吸氧等措施难以维持气道通畅时应行气管插管。对存在不稳定颈椎骨折脱位的伤员，在行气管插管时一定要注意不要过多地搬动头部以免加重损伤。紧急情况下，气管切开术是保持气道通畅最有效的方法。

扩充血容量,维持有效循环。应迅速建立多通道进行输血输液,在2~3次静脉穿刺失败后,应考虑行静脉切开术。首先应快速滴注等渗盐水或平衡盐溶液,45分钟内输入1000~2000ml。若患者血压恢复正常并能维持,则表明失血量较小且已停止出血。如果患者的血细胞比容为30%以上,则可继续输上述溶液(补充量可达估计失血量的3倍),不必进行输血。如果失血量大或继续失血则应输全血或浓缩红细胞,但仍应补给部分等渗盐水或平衡盐溶液。

(二)控制出血

在以上紧急处理的同时,应全面分析评估病情的发展趋势,如病情趋向稳定,出血量比较小,可在进一步完善检查后择期处理骨盆骨折。如生命体征经处理后仍不稳定,应考虑大出血或脏器破裂等因素的存在,进一步现场急救处理。

在3小时内出血量超过血容量的50%或24小时丢失全血容量为大出血,骨盆骨折大出血来源主要有如下方面:①骨盆壁血管;②盆腔静脉丛;③盆腔内脏器;④骨折断端;⑤盆壁软组织。由于急诊急救时常难以判断出血的来源,所以处理比较棘手。各种止血措施的应用效果与出血血管的走行分布密切相关。常见的损伤血管有:髂内血管(臀上臀下动静脉及闭孔动静脉)、髂外血管(股动静脉)、死亡冠(闭孔动静脉与髂外动静脉的吻合支)(图38-32)等。骨盆骨折合并大出血的治疗主要是补充血容量和进行有效的止血,具体措施主要有以下几点:

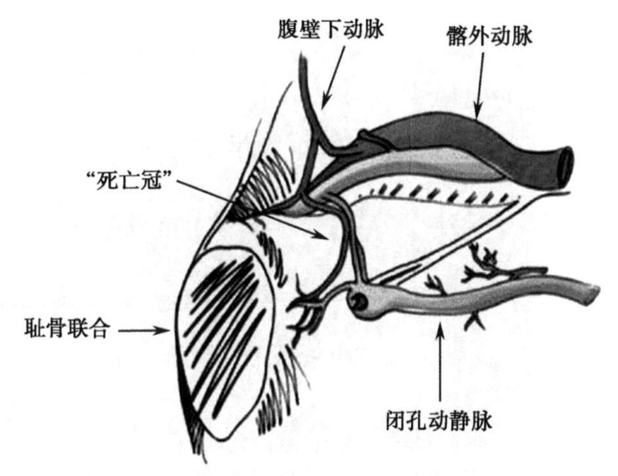

图38-32　闭孔动静脉与髂外动静脉吻合构成所谓死亡冠

1. 大出血的一般治疗　主要为输血输液,补充血容量,维持有效循环。

2. 骨折复位并临时固定　为控制盆腔内出血的重要措施之一。在复苏及抗休克的同时,应尽早进行骨盆骨折的复位与固定,实现骨盆容积控制。可应用骨盆束缚带、C形钳及骨盆外固定支架等。

3. 动脉造影栓塞止血　经积极输液、输血等抗休克治疗情况仍不见好转,怀疑有较大的盆腔血管损伤出血者,可经选择性动脉栓塞术控制或减少出血。该技术存在以下缺点:①在介入科进行,透视下操作,时间长,抢救条件差;②栓塞剂对盆腔内广泛小血管出血栓塞效果差,而且可能会发生阻塞不良或再出血。

4. 暂时性腹主动脉阻断术　该技术主要适用于以下情况:3~6小时内输血3000ml、输液3000ml血流动力学仍不稳定,并且排除肝脾破裂的大出血的患者(如肝脾破裂诊断明确,则急症行剖腹探查止血)。暂时性腹主动脉阻断术是指将导管经股动脉插入腹主动脉,并在肾动脉水平以下用球囊将其阻断(图38-33),

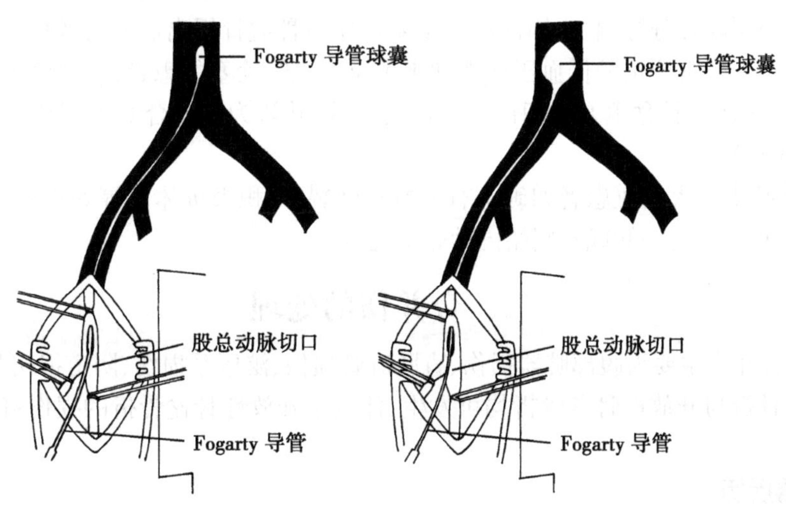

图38-33　暂时性腹主动脉阻断术示意图

其机制是在此水平阻断腹主动脉，能够阻止循环血量的继续流失，维持有效循环血量和保证重要组织器官的血流灌注，为抢救生命争取时间。并且在阻断水平以下的供血范围内，没有对缺血较为敏感的器官，是目前临床上应用于骨盆骨折大出血的快速、有效治疗手段，止血效果显著。此外，在腹主动脉阻断基础上将双侧或单侧髂内动脉结扎，止血效果会更加显著、稳定。笔者于2003~2010年中将该技术运用于骨盆骨折急救患者，均抢救成功，效果较好。具体操作步骤（图38-34）：①股动脉插管；②置入Forgarty导管（腹股沟韧带为起点）：a.阻断腹主动脉进管20cm左右；b.阻断单侧髂总动脉进管14~16cm左右；③气囊充生理盐水（如难以确定球囊位置，可注入造影剂定位）。

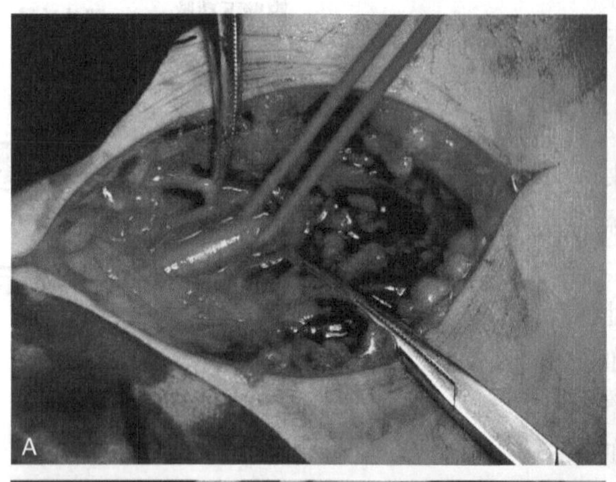

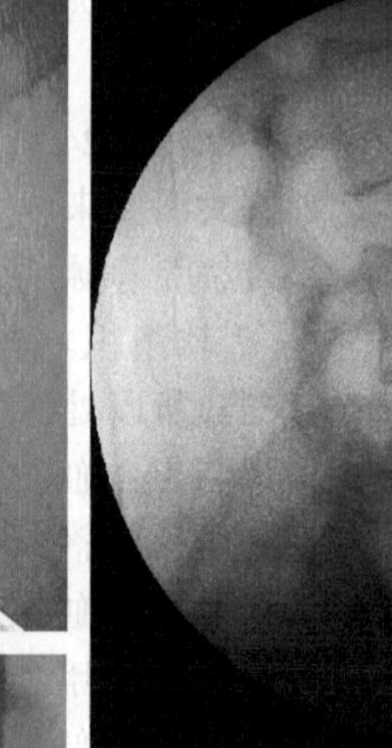

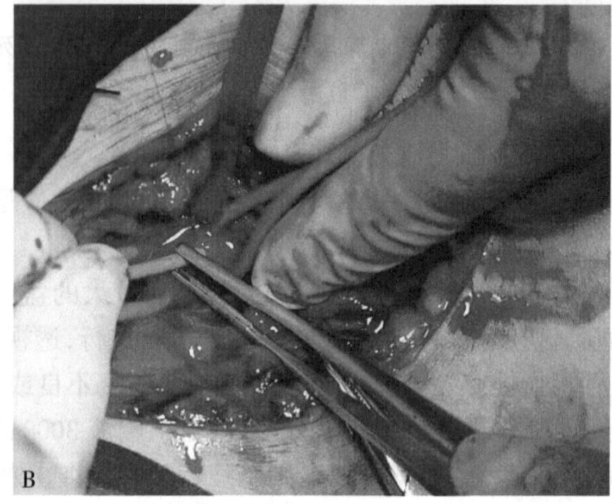

图38-34 暂时性腹主动脉阻断术操作步骤
A. 显露股动脉，并用橡皮条将其暂时性阻断；B. 向股动脉内插入Fogarty导管，进入腹主动脉；C. 向导管球囊内注入生理盐水或造影剂（X线透视证实阻塞节段位于肾动脉水平以下）

5. 局部填塞止血 局部填塞是一种简单有效的止血方法，对于来源于静脉丛的骨盆骨折出血，由于动脉栓塞不能有效控制隐性静脉出血，因此纱布填塞可作为骨盆骨折出血的有效控制手段之一。过去认为骨盆填塞主要适用于非常严重的低血压患者和来不及行血管栓塞的患者，然而鉴于骨盆骨折出血85%源于后腹膜静脉，现在认为骨盆填塞在理论上应该更有效，并认为其结合C形钳或外固定架固定骨盆后环，止血效果会更加显著。

6. 髂内动脉结扎术 大出血患者如确认有大血管破裂，经积极抗休克等处理后大出血仍不能控制，患者情况持续恶化，可考虑行一侧或双侧髂内动脉结扎术。

二、合并伤的处理

骨盆骨折常见合并伤主要为腹部脏器损伤、直肠肛管损伤、泌尿系损伤、阴道损伤及创伤性膈疝，这些损伤在闭合性骨盆骨折与开放性骨盆骨折均可发生，伴发于开放性骨盆骨折的损伤将在开放性骨盆骨折一节叙述。

（一）腹部脏器损伤

骨盆骨折常伴发腹部损伤，其可分为实质脏器及空腔脏器损伤。实质脏器如肝、胰、脾、肾损伤，主要表现为腹内出血，可有移动性浊音体征；空腔脏器如胃肠道损伤等，主要表现为腹膜刺激征、肠鸣音消失和肝浊音界消失等体征。腹部损伤对多发创伤的患者常规行腹腔穿刺，有助于鉴别诊断空腔脏器损伤还是实质性脏器损伤，腹部B超和CT可协助确诊腹部脏器损伤。如高度怀疑或确定存在腹部脏器破裂，应立即请普外科医师会诊处理，急症行剖腹探查术。

(二) 直肠、肛管损伤

直肠和肛管损伤主要由坐骨骨折端移位所引起，骶骨、耻骨骨折移位也可引起。直肠损伤如破裂在腹膜反折以下，可引起直肠周围严重感染及盆腔蜂窝组织炎；如破裂在腹膜反折以上，可导致弥漫性腹膜炎。美国医师Lisa.K等报道总结64例开放性骨盆骨折，其中16例伴有直肠肛管损伤，均急症行结肠造瘘术，效果良好。因此，早期确诊并采取及时而有效的治疗是提高创伤性直肠肛管损伤疗效的关键。笔者认为直肠肛管损伤的治疗关键是早期诊断及合理处理，具体处理措施是：①直肠损伤应予急症修补并作结肠造瘘；②低位直肠破裂处修补不满意者，必须行局部引流，而且经会阴的引流应达盆膈以上，使坐骨直肠窝完全敞开；③清创要尽可能彻底，必要时用邻近有活力的组织覆盖已暴露的骨折端；④腹股沟及其他适当位置均放置引流，必要时持续负压吸引；⑤合理使用抗生素。

(三) 膀胱及尿道损伤

膀胱及尿道损伤是骨盆骨折常见的合并伤，在骨盆骨折中，膀胱和尿道损伤的发生率为13%。尿道损伤常见于男性，通常是膜部的损伤；而女性患者中，膀胱损伤更常见。

骨盆骨折合并膀胱破裂多由耻骨联合及耻骨支骨折脱位后间接暴力引起。临床上常根据膀胱破裂口与腹膜的关系将膀胱破裂分为腹膜内型、腹膜外型和腹膜内外型三种。膀胱造影检查确诊率可达85%~100%，是诊断膀胱破裂的可靠方法。一旦确诊膀胱破裂，则应根据情况施行膀胱修补术，手术适应证：①尿外渗或出血严重；②腹膜内型膀胱破裂；③合并后尿道断裂；④合并腹内脏器损伤。外伤合并腹膜内型膀胱破裂是一种严重的多发伤，要有全局观念，优先处理合并的腹内重要脏器损伤肝、脾、肠，然后修补膀胱。术中充分清除血块，术后充分引流，留置导尿管时间要达4周以上。

尿道损伤多由于骨盆骨折时的撕裂、牵拉甚至是移位的骨折块切割所致。尿道外口滴血或有血迹，有尿意但不能排尿，是尿道损伤的重要临床表现。但有时大多数患者在早期可能无此典型表现，仅有下腹或会阴部的疼痛。尿道完全断裂者尿液可渗至膀胱颈和前列腺周围，引起耻骨上或会阴部肿胀、疼痛，肛门指诊可发现前列腺窝处肿胀、压痛，前列腺移位或触诊有漂浮感。可试行导尿来判断有无尿道断裂，如尿管不能进入膀胱，无尿液流出，或仅流出少量血液，则可判断尿道完全断裂。尿道逆行造影或排泄性尿道造影是确诊尿道、膀胱损伤的有效方法。

尿道断裂如早期处理不当可导致尿道狭窄、尿失禁、勃起障碍等并发症，直接影响疗效和生活质量。对于能顺利将导尿管插入膀胱的尿道损伤，可以尿管为支架，留置导尿管3周。对并发于骨盆骨折的后尿道完全断裂，目前治疗方法主要有早期进行尿道吻合修复术、耻骨上膀胱造瘘延期尿道成形术、尿道会师术等。

笔者认为尿道会师术能早期恢复尿道连续性，避免了单纯耻骨上膀胱造瘘的缺点，而且手术简单、创伤相对较小，是骨盆骨折后尿道断裂较为合适、有效的方法。对于一些病情危重，血流动力学不稳定的患者，在早期急救时不适合行尿道会师术，此时应单纯行耻骨上膀胱造瘘术，待患者病情稳定后再早期行尿道会师术。

(四) 阴道损伤

严重的骨盆骨折可累及女性阴道，骨盆前环耻骨支、坐骨支骨折端移位可直接刺入阴道，使得骨折与阴道相通，导致开放性损伤，并可伴大量出血。骨盆骨折合并阴道损伤者应尽早在严格清创后，缝合修补阴道损伤，放置引流。如在创口内探及耻骨或坐骨骨折，应尽量使骨折复位，对于碎裂的骨块应予以取出，以免影响创口愈合，尽量使创口一期愈合。对严重骨盆骨折伴有阴道流血的患者应及时请妇产科医师会诊处理。

(五) 创伤性膈疝

骨盆骨折合并创伤性膈疝的发生率为1.9%，其发病机制为：造成骨盆骨折的巨大暴力挤压盆部和腹部，使腹内压骤然升高，骤然挤压腹腔脏器穿破膈肌的薄弱区进入胸腔，同时因胸腔内负压的作用，进入胸腔内的腹腔脏器不易复位。右侧的膈疝内容物通常为肝脏，左侧通常为脾脏、胃、小肠等。当腹腔内脏器疝入胸腔可致肺塌陷，肺通气障碍，严重时纵隔移向健侧，致回心血量减少，循环障碍；膈肌破裂口勒紧疝内容物，可导致其血循环中断，发生嵌顿、绞窄、坏死、穿孔及胸腔积液，最后形成脓毒血症。

当遇到如下情况即应高度怀疑创伤性膈疝：①不能用其他原因解释的持续性上腹痛，或继发胸闷、胸痛、呼吸困难；②胸部听诊有肠鸣音，伴呼吸音减弱或消失；③胸腔闭式引流引出大网膜或胆汁；④胸腹部X线片对于创伤性膈疝有较高的诊断价值。创伤性膈疝常见X线征象包括：膈面失去正常光滑的轮廓线或全面变形、缺如，膈上有异常阴影与膈下器官影相连；纵隔偏移；左半胸充满血液致不透光，有时见气泡影、脾脏影、胃泡影或胃肠蠕动影；CT检查可确诊。如怀疑创伤性膈疝时应立即请胸外科医师会诊处理。

创伤性膈疝一经确诊，多需急症手术，经腹修补膈肌，虽然操作有些困难，特别是右侧的膈疝，有时需要切断右三角韧带以增加显露，但经腹的优点是可以同时探查和处理腹腔脏器的损伤，必要时延长切口为胸腹联合切口。

三、骨盆骨折的急救处理

一般来讲，对于稳定性骨盆骨折，急症可暂不处理骨折，待病情稳定后确定进一步治疗方案。对于不稳定性骨盆骨折，在进行初期的输液输血后，应对骨盆进行临时性外固定，包括骨盆束缚带（图38-35）以及C形钳、外固定支架（图38-36）等。在急症室应急情况下，如无外固定支架、C形钳等设备，可先行骨盆束缚带甚至床单捆绑稳定骨盆。这些措施不仅可暂时稳定骨盆骨折，有效恢复骨盆容积，提高生存率，而且可以减少骨折端活动与出血，有利于抗休克治疗。其优点是：①调整腹膜后容积，对腹膜后血肿有控制作用；②减少骨折段端的移动，有利于凝血、减少对软组织的进一步损伤；③有利于患者的搬移。对于合并尿道、直肠或腹部损伤等需剖腹探查时可一并行骨盆骨折切开复位内固定。此外，对于不稳定性骨盆骨折，应遵循损伤控制理论（DCS），待患者病情稳定后，择期行骨折切开复位内固定或外固定（详见骨盆骨折的治疗）。

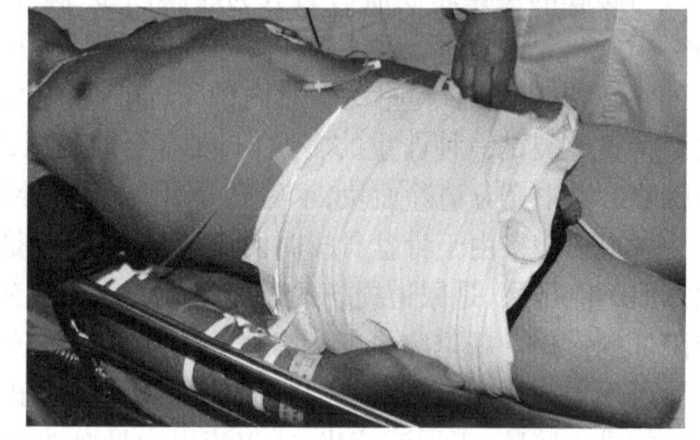

图 38-35 骨盆束缚带临时稳定骨盆

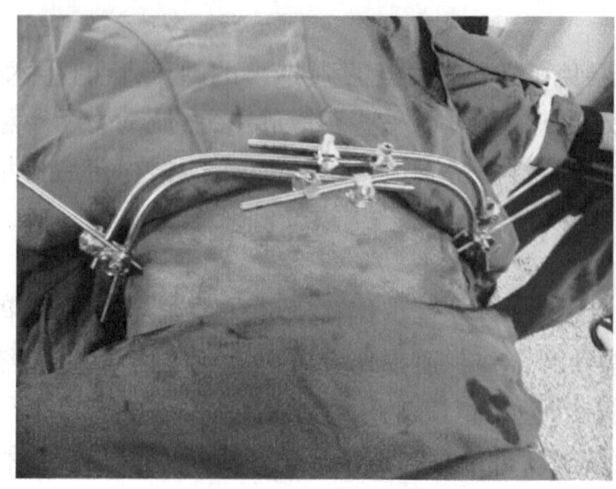

A. 骨盆骨折行外固定架固定

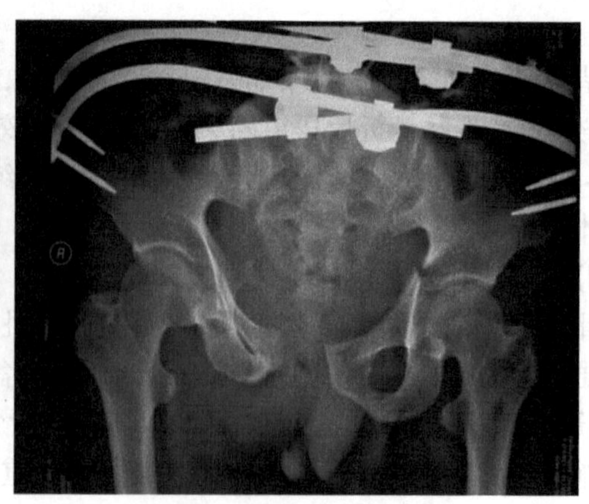

B. 骨盆骨折外固定术后X线片

图 38-36 外固定支架稳定骨盆

第四节 骨 盆 骨 折

骨盆环由前环与后环构成。前环由耻骨联合连接的耻骨支和坐骨支构成,耻骨联合中间为纤维软骨盘;后环由骶骨和两个髂骨经骶髂关节连接而成,其连接结构为前骶髂韧带、骨间骶髂韧带、后骶髂韧带、骶结节韧带、骶棘韧带和髂腰韧带。这些软组织对于维持骨盆环的稳定性非常重要。由于人体主要负重线通过骶髂关节传导至股骨颈,因此可以认为骨盆的主要稳定结构位于后方。耻骨联合更像个支撑结构,而非主要的负重和稳定结构。骨盆环骨折时,无论其损伤的是韧带或骨性结构,都将导致骨盆不稳定,其严重程度取决于骨盆环移位的程度。

骨盆骨折包括稳定骨折和不稳定骨折,后者有较高的致死率和致残率。稳定骨盆骨折一般不需手术治疗,大多数患者经对症处理、保守治疗,可以治愈。不稳定骨盆骨折最常见的致伤原因是机动车事故、高处坠落伤、摩托车事故等,治疗方法包括保守治疗和手术治疗,治疗方法取决于伤后骨盆的稳定程度。不稳定骨盆骨折常伴有严重的并发症:如大血管损伤、主要脏器损伤、重要神经损伤等,其中骨盆骨折大出血是骨盆骨折最严重的并发症,是致死的首要原因,对此必须高度警惕、积极处理,才能降低骨盆骨折的致死率。

对骨盆创伤的准确诊断是一切正确治疗的基础,其中最重要的是要准确判断骨盆骨折是否稳定,这对于其后的治疗有重要的指导意义。

一、骨盆骨折的诊断

(一) 病史

骨盆骨折一般都有明确的外伤史,分为低能量损伤(如行走摔倒)和高能量损伤(如车祸伤、高处坠落伤、工业事故等)两种。对于同样的骨盆骨折,老年患者可能只需要很小的外力,而年轻患者就需要非常大的外力。受伤时外力的方向可以导致不同类型的骨盆骨折,前后方向的外力常导致翻书样损伤,但一般不会累及骶髂后韧带;剪切外力可造成骨盆垂直移位,表现为严重不稳。询问外伤史时应详细了解外力的性质、方向及大小,以便于判断损伤机制,骨折部位与骨折类型。

(二) 临床表现

骨盆环连续性未受损害的骨盆边缘骨折主要表现是局部疼痛与压痛,骨盆挤压与分离试验阴性;而骨盆环单处骨折者的挤压与分离试验为阳性。骨盆环前后联合骨折或骨折脱位时,则骨盆不稳定并多有骨盆变形,疼痛也广泛。患者入院后,初步诊断骨盆骨折的依据是,骨盆部有受暴力冲击或挤压的外伤史,有较广泛的局部疼痛或肿胀,活动下肢时骨盆部疼痛加重,局部压痛显著,骨盆挤压与分离试验阳性。不稳定型的骨盆骨折患者除有上述一般表现外,还有下列表现:①下肢不等长或有明显的旋转畸形;②两侧的脐 - 髂前上棘间距不等;③耻骨联合间隙显著变宽;④伤侧髂后上棘较健侧明显向后凸起;⑤骨盆有明显可见的变形。

骨盆骨折出血多时可表现为神志淡漠、皮肤苍白、四肢厥冷、尿少、脉快、血压下降等失血性休克征象,对上述表现的患者,检查要轻柔,骨盆分离、挤压及伸屈髋关节检查应尽量避免,以免加重出血和疼痛。

另外,注意检查患者的尿道、直肠以及女性患者的阴道是否损伤,判断是否为隐匿性开放性骨盆骨折。

(三) 影像学检查、评估

1. 骨盆骨折的 X 线评估 X 线检查可以让临床医生快速获取评估骨盆骨折的资料,对损伤严重的患者及时进行抢救和处理,降低骨盆骨折的病死率和致残率。骨盆骨折的 X 线评估包括骨盆平片(即前后位片)、骨盆入口位片、骨盆出口位片、斜位片。前后位 X 线片在临床上最常用。

(1) 骨盆 X 线片:检查时患者平卧位,感光成像板水平置于骨盆下方,球管置于骨盆正上方,与身体平面成垂直位投照(图 38-37)。大多数骨盆骨折可以在 X 线片上得到比较清晰地显示。骨盆后侧损伤可以表现为断端的明显移位或出现裂隙,提示不稳定;其他一些骨折不稳定有关的征象,也可以在前后位像上显示出来,如 L_5 横突移位的撕脱骨折常常提示骨盆不稳定。骶髂韧带起止点任一处的撕脱骨折都意味着半骨盆不稳定。

(2) 骨盆入口位片:检查时患者平卧位,感光成像板水平置于骨盆下方,球管置于骨盆正上方偏头侧,与身体平面成 60°角投照(图 38-38)。此投照位垂直于真骨盆入口,真实地显示了骨盆的入口,所以获得的是最为直观的骨盆环二维图像。与其他投照位相比,骨盆入口位片可以更好的显示骨盆前后方的移位。经过骶髂关节联合体的后方移位,在入口位可最佳地显示出来。

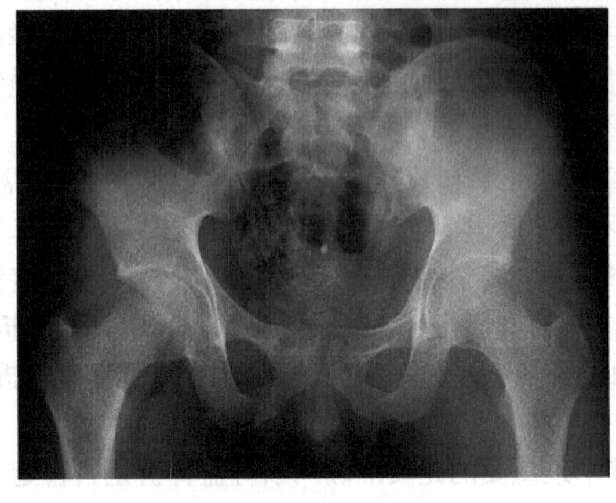

图 38-37 骨盆前后位片(即骨盆平片)

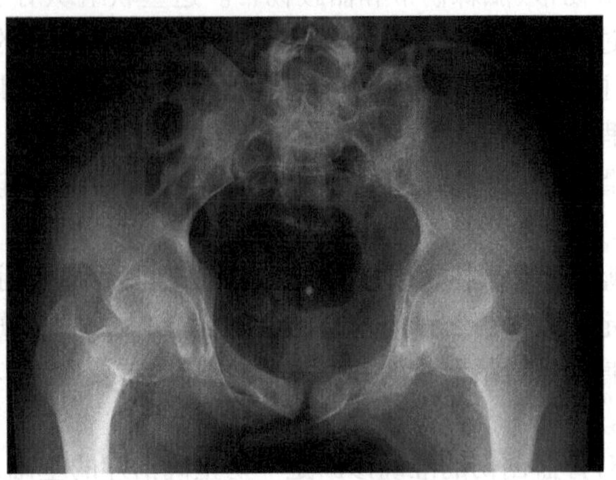

图 38-38 骨盆入口位片

(3) 骨盆出口位片:检查时患者平卧位,感光成像板水平置于骨盆下方,球管置于骨盆正上方偏尾侧,与身体平面成 45°角投照(图 38-39)。与以上两种投照方法相比,该种投照位可以比较清晰地显示骨盆前环的骨折移位情况以及骨盆后环断裂后向上移位的情况。出口位也可以清楚地显示骶髂关节的上移,表现为股骨头不在同一水平线。

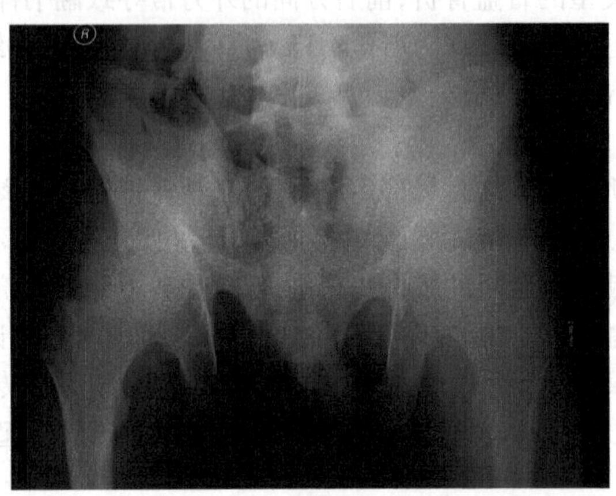

图 38-39 骨盆出口位片

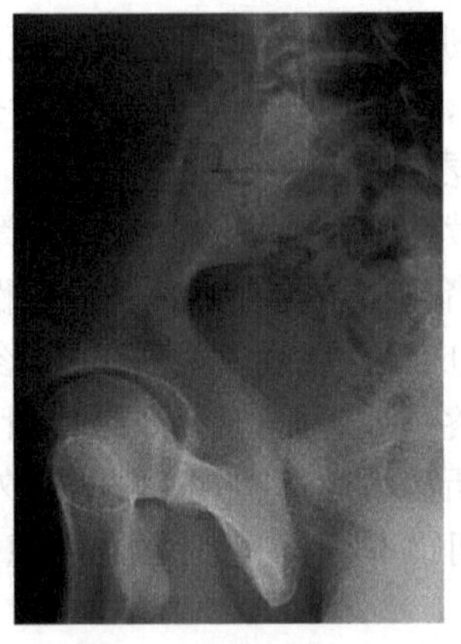

图 38-40 骨盆髂骨斜位片

(4) 骨盆斜位片:主要包括髂骨斜位片(图 38-40)和闭孔斜位片(图 38-41),使用频率不如以上三种角度的 X 线片。通过骶髂关节的斜位像对检查骶髂关节的脱位或骨折十分重要,有利于显示骶髂后复合体的骨折移位情况,也可以显示骶髂关节处的骨折是侧方挤压导致的,还是剪切应力导致的。

2. 骨盆骨折的 CT 评估 CT 平扫,即 CT 横断面扫描可以非常清晰地显示骨盆骨折移位情况。在普通骨盆前后位 X 线片上无法显示的细小骨折和轻度移位,在 CT 平扫图像中都可以清晰地显示出来。CT 平扫对评价骨盆的稳定性和治疗方案的制订具有重要参考价值(图 38-42)。

多层平面重建(multiplanar reconstructions, MPR):是一种基于 CT 平扫数据的影像重建技术。对骨盆骨折来说,冠状面和矢状面的重建图像最有价值,与平扫图像相结合可以使临床医生对骨盆骨折的移位情

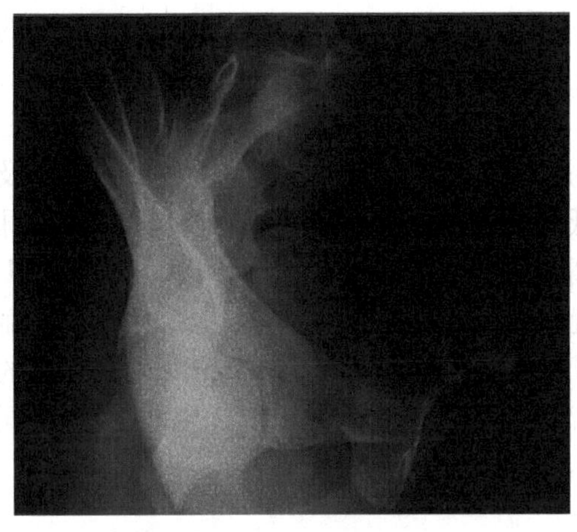

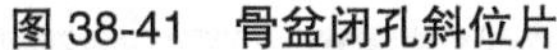

图 38-41　骨盆闭孔斜位片

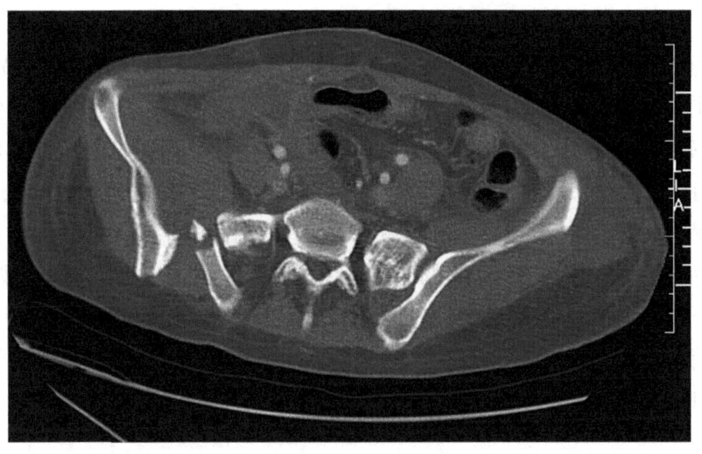

图 38-42　CT 横断面显示右侧髂骨骨折，后弓已完全破裂

况进行综合的评价。对于骨盆单侧骨折，通过 MPR 调整距离，消除扫描时体位不正造成的骨盆两侧不对称，然后与健侧相比较，可以精确地测量骨折移位的程度(图 38-43)。

CT 三维重建(three dimensional reconstruction，3D)：可以提供直观、立体的三维图像，而且可以根据需要向任何方向旋转，使医生可以在任意角度观察骨盆骨折移位情况和骨盆环变形情况，从而得到直观印象。需要说明的是要想在三维重建图像上显示出骨折的细节情况必须进行薄层扫描，层面设定为 2.5mm 或更小(图 38-44)。

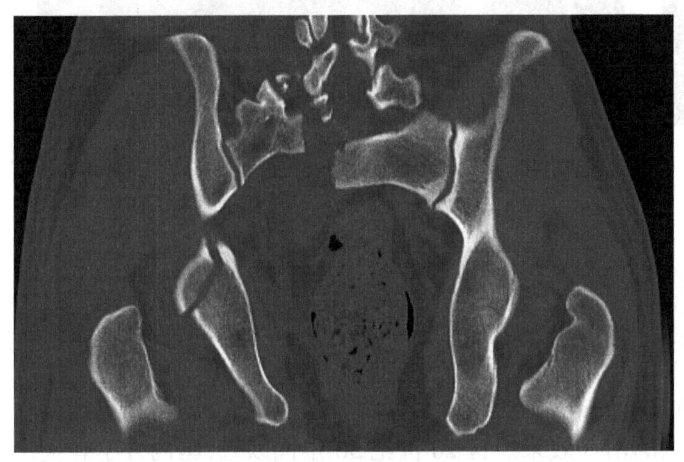

图 38-43　CT 冠状面示右侧骶骨骨折，右侧半骨盆向上移位

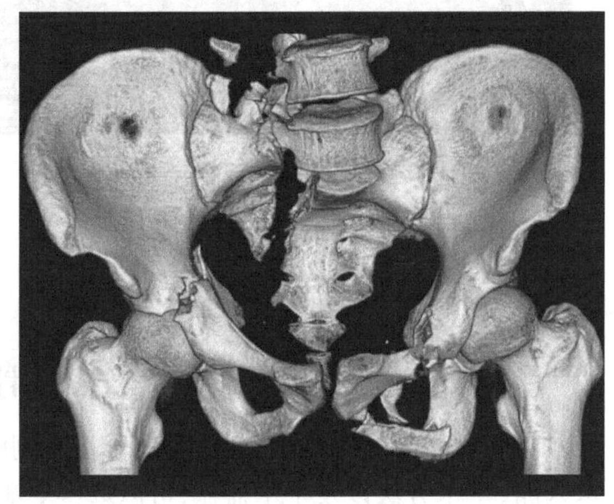

图 38-44　CT 三维重建显示骨盆左侧耻骨支骨折，右侧骶骨骨折，完全不稳定

3. 磁共振扫描　磁共振成像(magnetic resonance imaging，MRI)是将射频电磁波与人体内的氢质子共振所产生的信号，经计算机处理后，转换成影像的检查方法。MRI 检查具有软组织结构显像对比好，多平面扫描、非侵袭性及无辐射损害等特点。对于骨盆骨折，MRI 检查可发现骨盆部位的肌肉、肌腱、韧带、神经等软组织损伤及隐匿性的骨盆应力骨折。目前 MRI 不作为骨盆骨折患者常规的检查方法。

4. 椎管或骶管造影 CT　椎管或骶管造影 CT 扫描：将造影剂从 $L_{4/5}$ 椎间隙注入椎管或从骶裂孔注入骶管。在扫描摄片前定位观察，见造影剂完全充盈骶管，集中于后侧，最终达 S_1 部位。骶管造影 CT 扫描属硬膜外造影，安全可靠，对于诊断骶骨骨折及骶神经损伤很有价值，可作为诊断骶骨骨折及骶神经卡压的放射学诊断技术(图 38-45)。

5. CT 血管造影(CTA)　CTA 即 CT 血管造影，即在进行 CT 扫描时静脉内注入血管造影剂(如 ^{131}I 等)，这样 CT 平面扫描及之后的重建图像上就可以比较清晰的显示出血管的图像。该检查有助于诊断动脉出血，也有助于显示骨盆骨折部位和重要血管的比邻关系，有利于加强保护，减少医源性损伤。血管的解剖位置与骨盆骨折好发部位关系密切，以下几个部位易造成血管损伤：①骨盆壁附近的主要血管，围绕耻骨上支的血管有髂外动、静脉及闭孔动、静脉；在耻骨下支、坐骨支内缘有阴部内动、静脉；髋臼窝内侧有闭孔动、静脉；髂总动、静脉经腰大肌内侧的筋膜深层下行。骨盆后部主要有髂内动、静脉及其主要分支和属支：如臀上动、静脉经坐骨大切迹到臀区，骶外侧动脉行经骶骨的前面，髂腰动、静脉跨过骶髂关节到髂肌前面；②骨盆壁及骨盆腔内的静脉丛：骨盆壁静脉丛静脉吻合成网状，壁薄，缺少弹性。位于盆腔前部的静脉及静脉丛较大，且比动脉更靠近骨面，撕裂后易渗血，故骨折时静脉出血比动脉多见。骶骨周围血供丰富，骶骨外侧部骨折后可引起腹膜后血肿。此外，骨盆腔内还有丰富的静脉丛，为动脉面积的10~15倍，主要围绕盆腔内壁构成血管湖，严重复杂的骶骨骨折，可致数组血管同时受损（图38-46）。

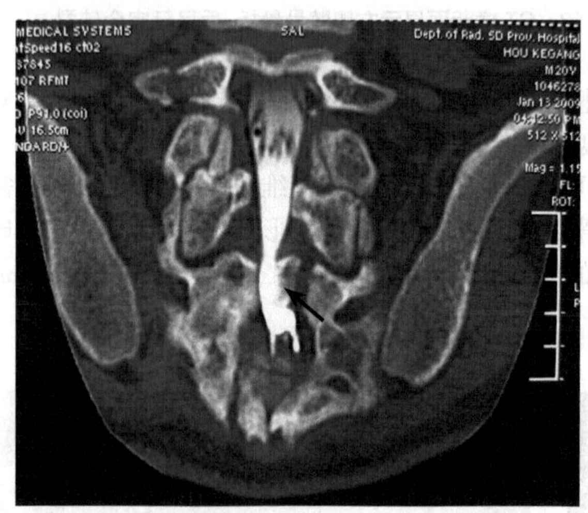

图 38-45 椎管造影 CT 冠状面可见骶骨骨折卡压骶管，骶神经受压（箭头所示）

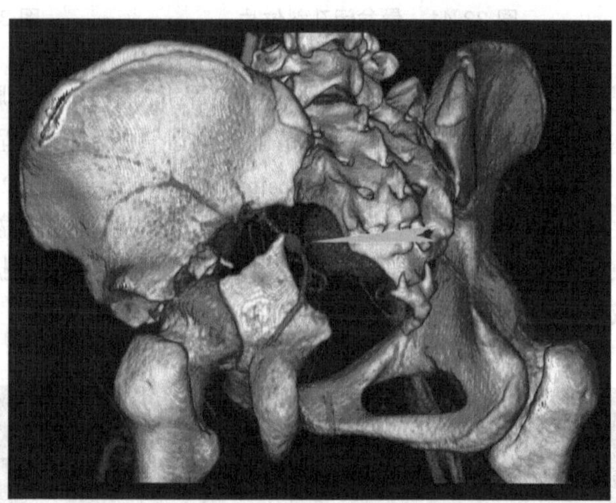

图 38-46 CTA 示骨折断端嵌压血管形成假性动脉瘤，假性动脉瘤形成于髂窝内侧（箭头所示）

二、骨盆骨折的分型

将骨盆骨折进行科学分类，有助于正确判断骨折的类型、受伤机制以及受伤程度，有利于正确选择手术入路、手术方法以及手术器械，可以取得更满意的治疗效果。自20世纪50年代以来，国内外学者提出了许多骨盆骨折的分类方法，但至今尚未有一种分类系统能完全、精确地反映骨盆骨折的特点。

（一）骨盆骨折的 Tile 分类

Tile 基于骨盆垂直面的稳定性、后方结构的完整性以及外力作用方向将骨盆骨折分为 A、B、C 三型，按顺序病情严重程度逐渐增加。每型又分为三个亚型，每个亚型又可以进一步分型。这种分类方法现已被多数医生所接受。但是对每一个患者的具体处理，还需要个性化评估，而不是依赖死板的分类。

1. A 型（稳定型）

(1) A1 型：撕脱骨折（图 38-47）

A1-1 型：髂前上棘撕脱骨折，猛烈屈髋引起，由于缝匠肌的强烈收缩所致。

A1-2 型：髂前下棘撕脱骨折，由股直肌猛烈收缩

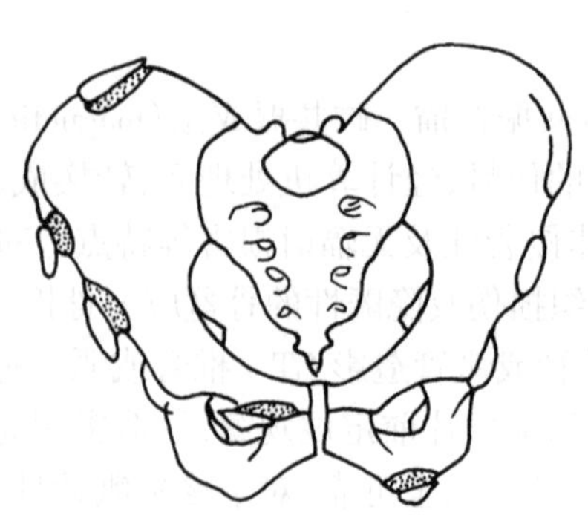

图 38-47 Tile A1 型：撕脱骨折

A1-1. 髂前上棘；A1-2. 髂前下棘；A1-3. 耻骨结节；A1-4. 髂骨翼；A1-5. 坐骨结节

所致。

A1-3 型：耻骨结节（棘）撕脱骨折。

A1-4 型：髂结节撕脱骨折。

A1-5 型：坐骨结节撕脱骨折，由于腘绳肌的强烈收缩引起。

(2) A2 型：稳定的髂骨翼骨折或移位较小的骨盆环骨折。

A2-1 型：孤立的髂骨翼骨折（图 38-48A）。

A2-2 型：稳定的无移位或仅少许移位的骨盆环骨折（图 38-48B）。

A2-3 型：孤立前环骨折（图 38-48C）。它累及全部 4 个耻骨支而没有后部损伤。

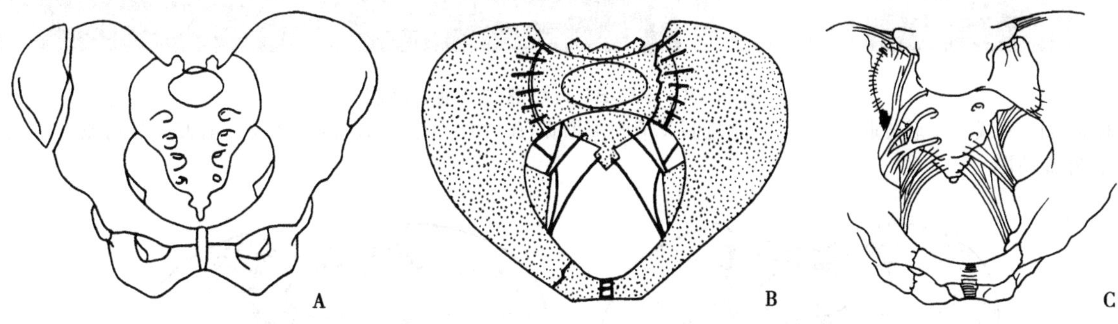

图 38-48 TileA2 型损伤

A. TileA2.1：孤立的髂骨翼骨折；B. TileA2.2：稳定的无移位或仅少许移位的骨盆环骨折；C. TileA2.3：孤立前环骨折

(3) A3 型：骶/尾骨的横向骨折。

A3-1 型：尾骨骨折或骶尾关节脱位（图 38-49A）。

A3-2 型：无移位的骶骨横向骨折（图 38-49B）。通常在 S_2 以下的骶骨横行骨折。

A3-3 型：有移位的骶骨的横向骨折（图 38-49C）。常合并重要的骶部马尾神经的损伤。

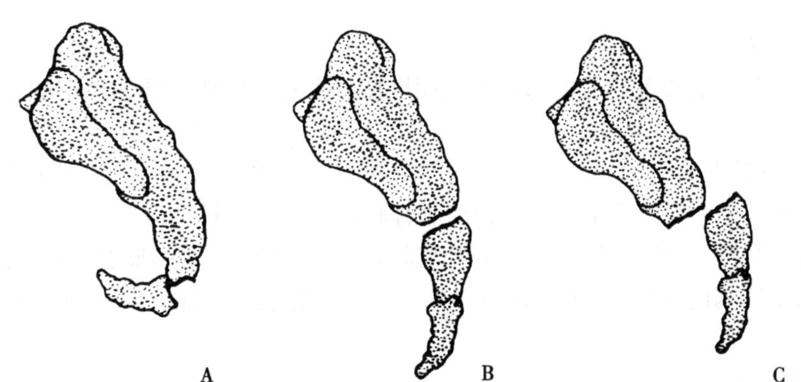

图 38-49 TileA3 骶/尾骨的横向骨折

A. 尾骨骨折或骶尾关节脱位；B. 无移位的骶骨横向骨折；C. 有移位的骶骨横向骨折

2. B 型（部分稳定型） 这类骨折旋转不稳定，但垂直方向和后方却是稳定的。垂直方向稳定的 B 型损伤可以由外部的旋转暴力（前后向的挤压）导致，也可由内部的旋转暴力（侧方挤压）所导致。B 型损伤的特征是后部张力带完整以及骨盆底完整。

(1) B1 型：翻书样损伤（外部的旋转不稳定）。

经实验研究，若耻骨联合分离小于 2.5cm，则不会伴有盆底或骶棘韧带的破坏，若耻骨联合分离大于 2.5cm，常常会伴有骶棘韧带、骶髂前韧带的断裂和盆底的破坏。这种损伤可以是单侧 B1 型或双侧 B3-1 型（图 38-50）。

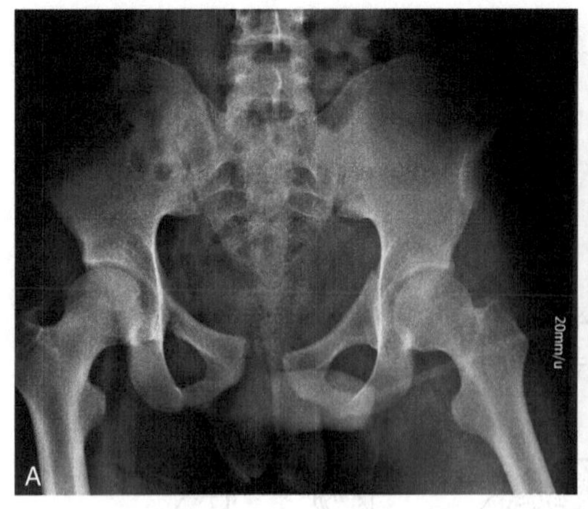

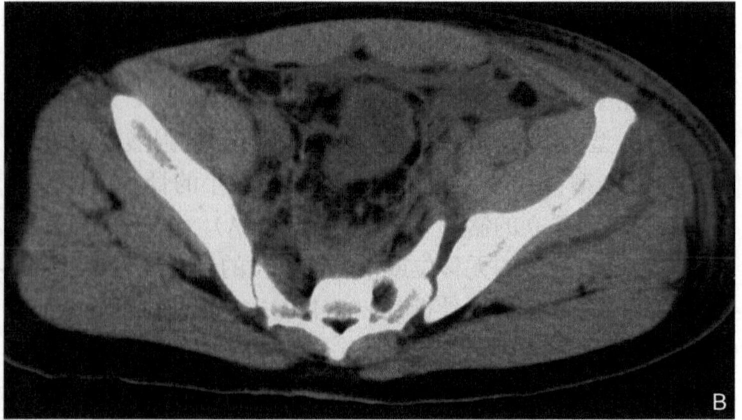

图 38-50 AO-B1.1:骶髂关节前方破裂

A. 骨盆前后位 X 线片示耻骨联合分离、左侧骶髂关节间隙增宽;B. CT 横断面示左侧骶髂关节前方关节间隙增宽(箭头所示)、髂骨外旋畸形

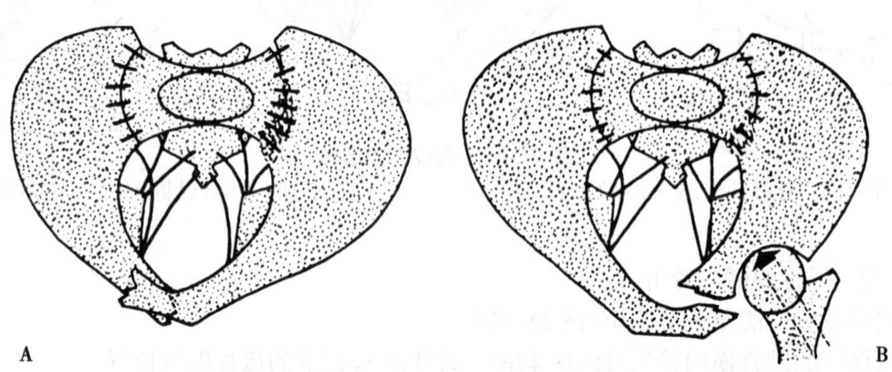

图 38-51 TileB2:侧方挤压伤

A. 对侧骨盆前部损伤;B. 同侧骨盆前部损伤

(2) B2 型:侧方挤压伤。

这类损伤的特点为单侧骨盆后弓的部分破裂而维持着垂直方向或后部的稳定性(即内部旋转稳定性)(图 38-51)。

B2-1:同侧前方和后方损伤:当侧方压力作用于髂嵴时,受累的半骨盆承受了内旋应力,导致骨盆环的前方损伤。这种损伤可能是耻骨上下支的骨折或耻骨联合绞锁或倾斜骨折。

B2-2:对侧型(桶柄伤):当侧方压力联合一个旋转因素时,前方的耻骨联合分离或双侧耻骨体上下支的骨折合并对侧后部结构的损伤,这种骨折可以导致临床上骨盆环明显的旋转移位及患侧肢体的短缩移位(图 38-52)。

(3) B3 型:双侧 B 型损伤。

B3-1 型:双侧都是翻书样损伤(图 38-53);

B3-2 型:一侧是 B1 型损伤即单侧翻书样损伤,而对侧则是 B2 型损伤;

B3-3 型:双侧都是 B2 型损伤(图 38-54)。

3. C 型(不稳定型) C 型损伤的特征是后部骶髂关节结构的严重破坏,骶骨、骶髂关节或骶骨可发生严重的移位。前部的损伤可以是耻骨联合分离和(或)单侧耻骨支或双侧耻骨支的骨折。

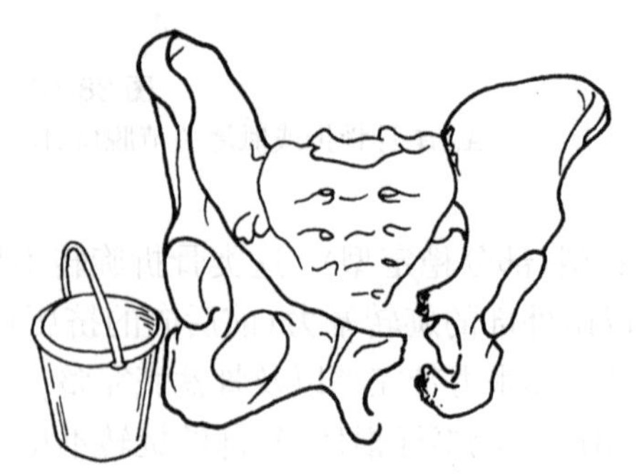

图 38-52 桶柄样损伤示意图

(1) C1 型:单侧损伤

C1-1 型:髂骨骨折(图 38-55)。

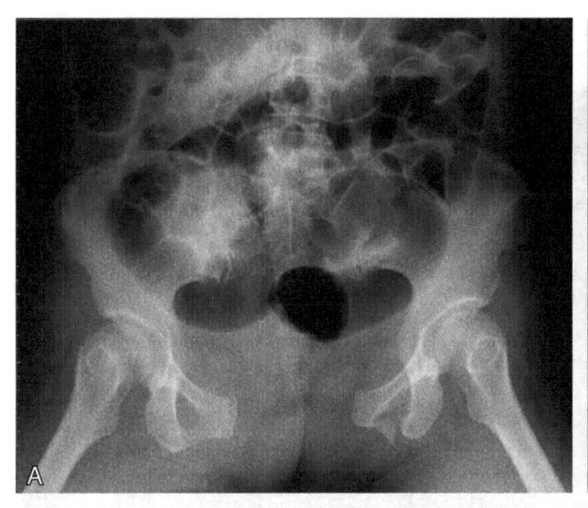
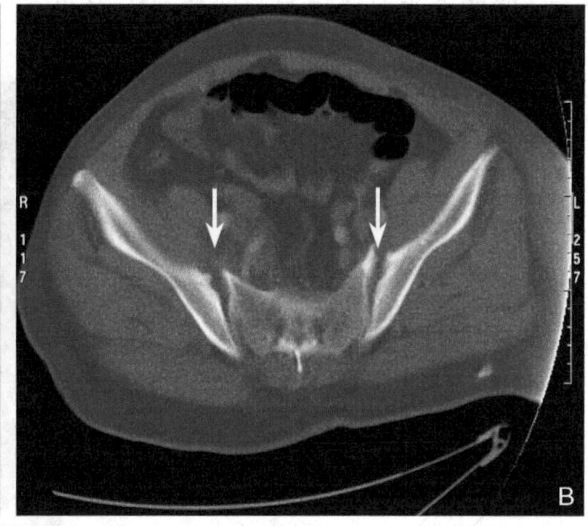

图 38-53　Tile B3-1：双侧翻书样损伤

A. 骨盆前后位 X 线片示耻骨联合巨大分离、双侧髂骨外旋，双侧耻骨下支、坐骨支骨折；B. CT 横断面显示双侧髂骨外旋畸形、骶髂关节前方间隙增宽（箭头所示）

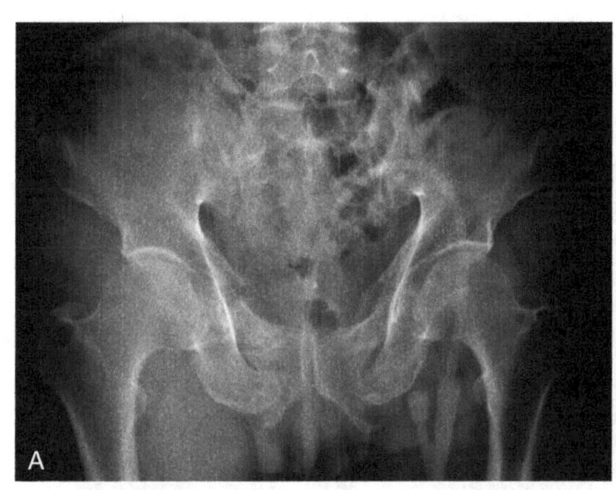
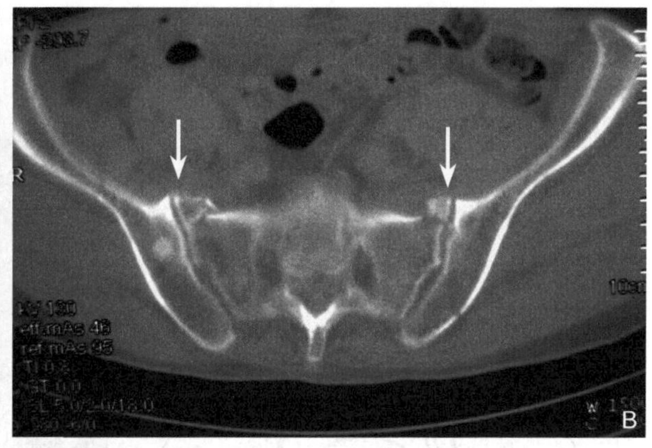

图 38-54　Tile B3-3：双侧侧方挤压损伤

A. 骨盆前后位 X 线片示双侧耻骨上下支骨折，重叠移位；B. CT 横断面可见骶骨双侧前方压缩骨折（箭头所示），左侧髂骨后方骨折

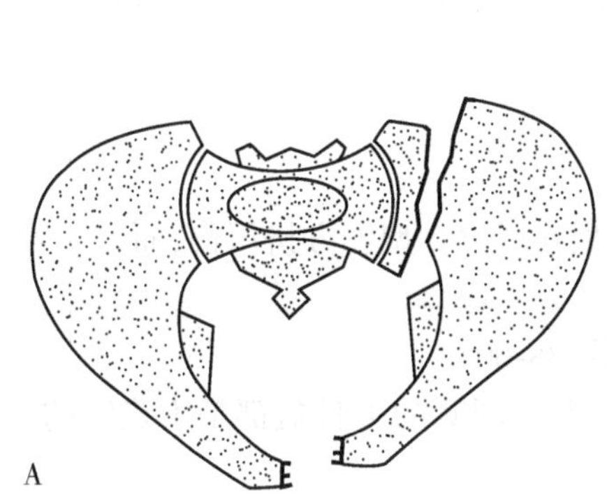
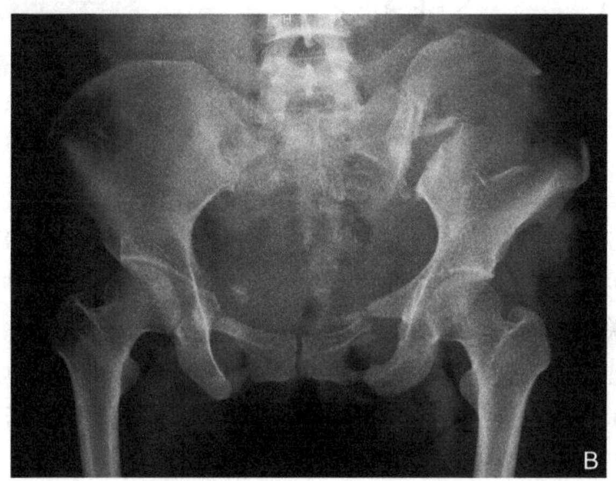

图 38-55　Tile C1-1 型骨盆骨折

A. Tile C1-1 型骨折示意图；B. 骨盆前后位示 Tile C1-1 型骨盆骨折，左侧髂骨骨折，双侧耻骨上下支骨折

C1-2 型：骶髂关节脱位或骨折脱位（图 38-56）。

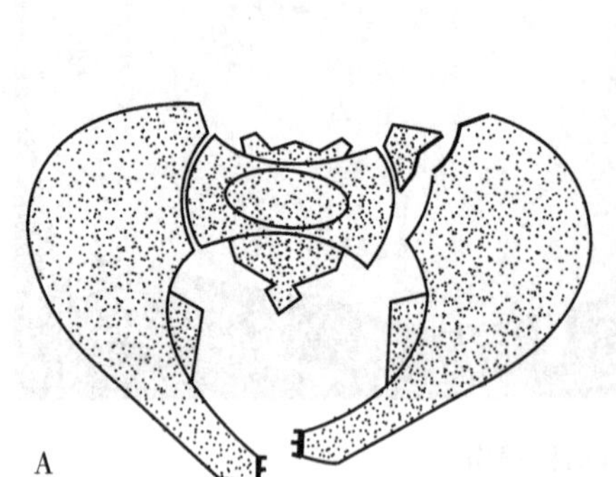

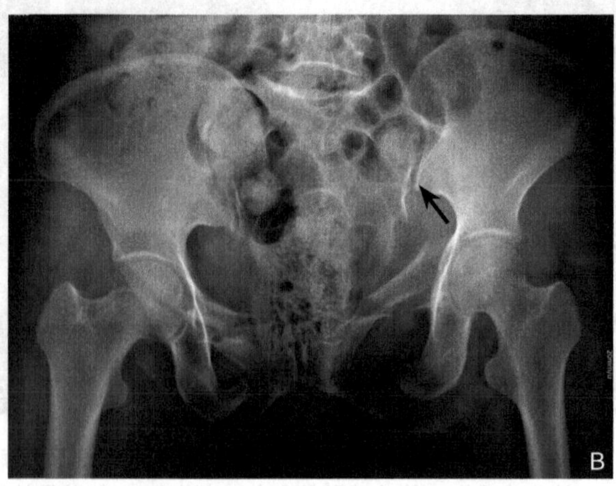

图 38-56　Tile C1-2 骨盆骨折

A. TileC1-2 骨盆骨折示意图；B. 骨盆前后位 X 线片示 TileC1-2 骨盆骨折，双侧耻骨上下支骨折，左侧骶髂关节脱位（箭头所示）致左侧骨盆垂直向上移位、内旋畸形，骨盆环不连续

C1-3 型：骶骨骨折（图 38-57）是最常见的 C1 型损伤，骶骨骨折的分型会在后面详细章节介绍。

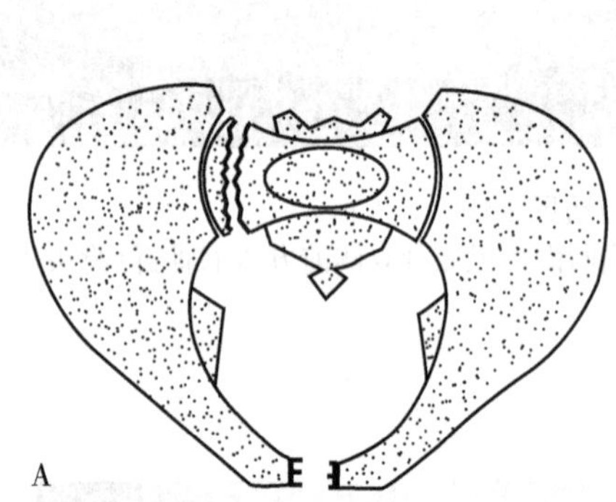

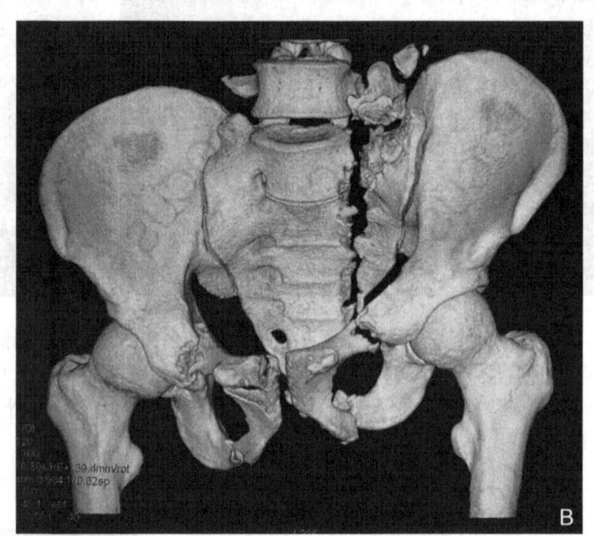

图 38-57　Tile C1-3：骶骨骨折

A. TileC1-3 型骨盆骨折示意图；B. CT 三维重建示 TileC1-3 型骨盆骨折：双侧耻骨支骨折，左侧骶骨骨折垂直移位

(2) C2 型：双侧损伤：一侧 B 型，另一侧 C 型（图 38-58）。

这种损伤类型，通常一侧为部分不稳定的 B-1 型翻书样损伤或 B-2 型侧方挤压伤，而另一侧为经过髂骨、骶髂关节或骶骨的不稳定的 C 型损伤。

(3) C3 型：双侧损伤：双侧均为 C 型损伤（图 38-59，图 38-60）。

这种类型的骨折骨盆移位最严重，最不稳定并且预后最差。两侧的半骨盆都是不稳定的 C 型损伤。整个盆底双侧都受到破坏。

(4) C3 变异型：双侧骶髂关节脱位，前弓完整（图 38-61）。

这种损伤，实际上是变异的 C3 型损伤。这种损伤常发生在年轻女性患者，多是由于患者在过度屈曲

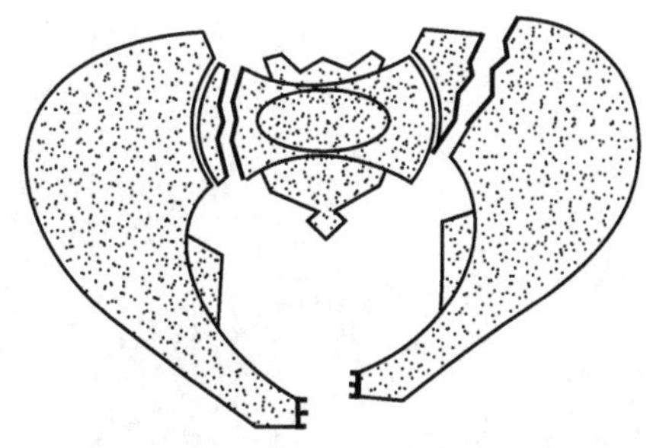

图 38-58 Tile C2 型：左侧为 B 型损伤，右侧为 C 型损伤

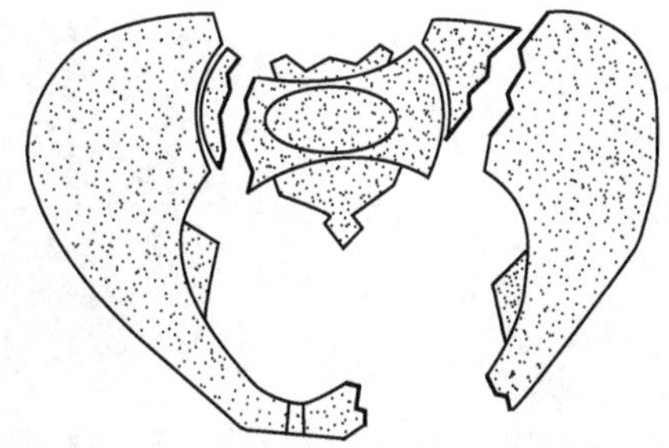

图 38-59 Tile C3 型：双侧均为 C 型损伤

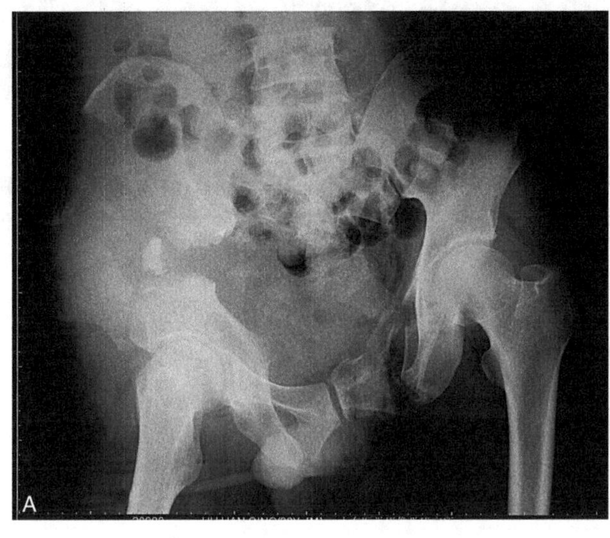

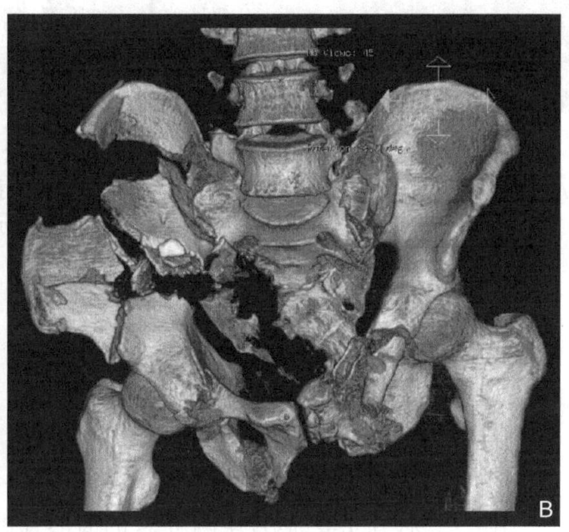

图 38-60 Tile C3：双侧损伤，双侧完全不稳定

A. 骨盆前后位 X 线片示双侧耻骨上下支骨折，右侧髂骨粉碎性骨折，双侧骶髂关节分离。骶骨骨折；
B. CT 三维重建示双侧耻骨上下支骨折，右侧髂骨粉碎性骨折，双侧骶髂关节分离，骶骨粉碎骨折

位骑马时，因马摔倒而患者向后摔落在地上而遭受了持续的撞击伤。从 X 线片上看，其骨盆前部结构保持完整，但双侧骶髂关节后脱位。

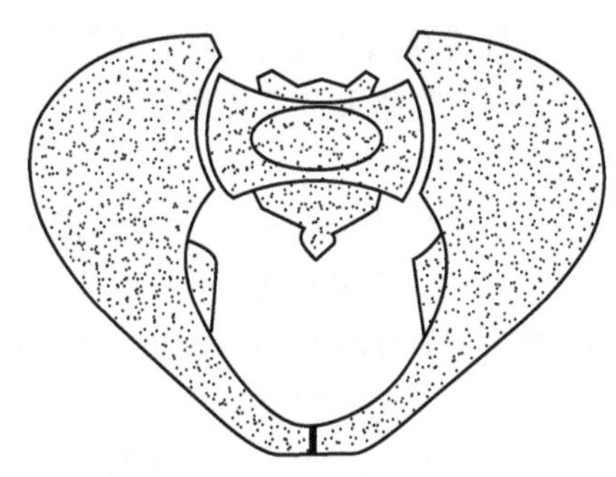

图 38-61 Tile C3 变异型：前弓完整，双侧骶髂关节脱位

4. 骨盆环破坏合并髋臼骨折 大多数髋臼骨折会合并同侧骨盆环骨折或骶髂关节损伤，有些髋臼骨折也会并发对侧的骨盆环损伤。严重的骨盆环损伤合并严重的髋臼骨折时预后要比其他类型更差（图 38-62）。

Tile 骨盆骨折分类是目前临床医师应用最广泛的分类方法，对临床医师确定治疗方案及手术方式有决定性指导意义。

（二）骨盆骨折的 AO 分类

骨盆骨折 AO 分型系统已逐渐被人们所接受，是应用较广泛的分型系统之一。AO 与 Tile 分型系统相似，但是 Tile 分型把骨盆环破坏合并髋臼骨折单独列出（见 Tile 四型），下面简要介绍骨盆骨折的 AO 分型。

A 型——稳定型，后弓完整

A1——后弓完整，撕脱骨折

A1.1——髂前上棘

A1.2——髂嵴

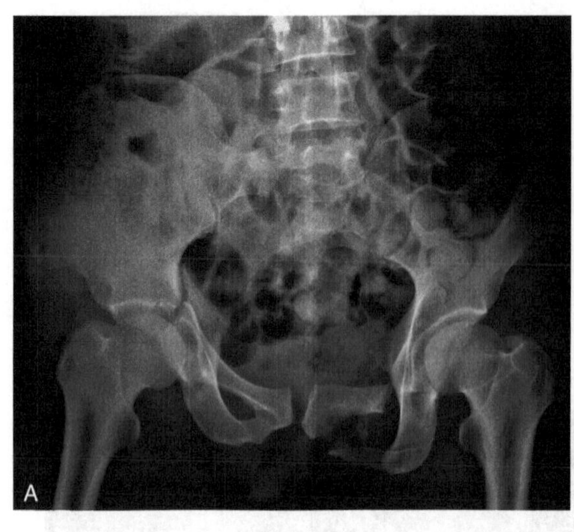

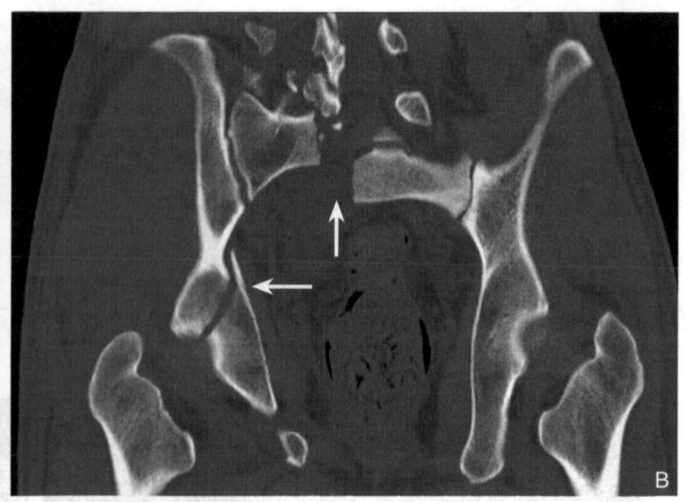

图 38-62 骨盆环损伤合并髋臼骨折

A. 骨盆前后位 X 线片示左侧耻骨骨折、右侧髋臼横行骨折，半骨盆垂直向上移位；B. CT 冠状面示右侧髋臼骨折及右侧骶骨骨折（箭头所示），伴有明显的垂直移位

A1.3——坐骨结节

A2——后弓完整，耻骨骨折（直接暴力）

A2.1——髂骨翼骨折

A2.2——单侧前弓骨折

A2.3——双侧前弓骨折

A3——后弓完整，骶骨尾侧至 S_2 的横形骨折

A3.1——骶尾关节脱位

A3.2——骶骨未脱位

A3.3——骶骨脱位

B 型——后弓的不完全破裂，部分稳定，旋转

B1——外部旋转不稳定，翻书样损伤，单侧

B1.1——骶髂关节前方破裂

B1.2——骶骨骨折

B2——后弓的不完全破裂，单侧，内部旋转（侧方挤压）

B2.1——骶骨前方挤压骨折

B2.2——部分骶髂关节骨折，半脱位

B2.3——不完全髂骨后方骨折

B3——后弓的不完全破裂，双侧

B3.1——双侧翻书样损伤

B3.2——一侧翻书样损伤，一侧侧方挤压损伤

B3.3——双侧侧方挤压损伤

C 型——后弓的完全破裂，不稳定

C1——后弓的完全破裂，单侧

C1.1——髂骨骨折

C1.2——骶髂关节脱位和（或）骨折脱位

C1.3——骶骨骨折

C2——双侧损伤，一侧旋转不稳定，一侧垂直不稳定

C3——双侧损伤，双侧完全不稳定

(三) 骨盆骨折的 Young-Burgess 分类

Pennal 等提出了一种力学分型系统,将骨盆骨折分为前后压缩损伤、侧方压缩伤和垂直剪切伤。Young 和 Burgess 在 Pennal 分型系统上,增加了一个复合外力损伤的新类型。Young-Burgess 分型主要有以下三个类型(图 38-63):

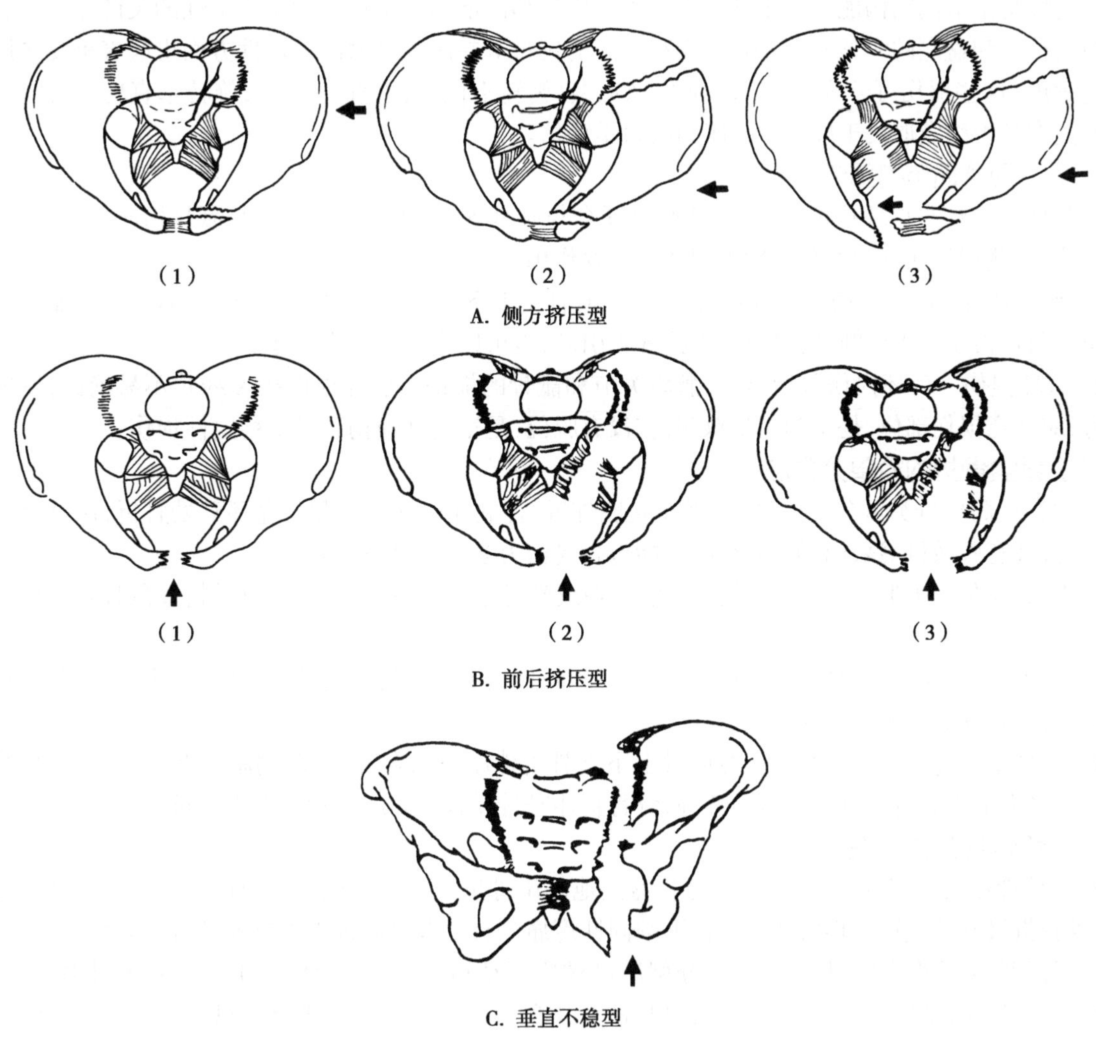

图 38-63　Young-Burgess 分类法

1. APC 型(前后挤压型损伤)　它又可以分为三种亚型:

(1) APCⅠ型:耻骨联合分离不超过 2.5cm,有单侧或双侧耻骨支的垂直骨折或骨盆环的破裂。

(2) APCⅡ型:耻骨联合分离大于 2.5cm,伴有骶髂关节的分离,但是仍保留有垂直稳定性。

(3) APCⅢ型:前方和后方结构的完全破裂,伴有明显的骶骨分离或垂直方向的骨折移位,该类型稳定性差,常伴有严重的复合伤。

2. LC 型(侧方挤压损伤)　也有三个亚型:

(1) LCⅠ型:后方应力使骶骨受到冲击,是稳定性骨折。

(2) LCⅡ型:前方应力导致后部韧带结构破裂,但是垂直稳定性仍然被保留,可能伴有骶骨前方挤压伤。这两种损伤常常并发许多其他创伤,包括颅脑外伤和腹腔内脏损伤。

(3) LCⅢ型:侧方暴力持续通过骨盆产生双侧半骨盆的损伤,与被挤压或碾压引起的孤立性损伤类似。这种损伤一般不伴有严重的复合伤。

3. VS 型(垂直不稳定型骨折或剪力型损伤)　轴向暴力作用于骨盆产生骨盆环前后韧带和骨复合物破裂。骶髂关节分离并纵向移位,偶有骨折线通过髂骨翼和(或)骶骨。它导致不稳定骨折,常有较严重的腹膜后出血。

4. CM 型(复合机制损伤) 前部和(或)后部纵形和(或)横形骨折,可见各类骨折的组合形式(LC-VS 型和 LC-APC 型等)。

(四) 按骨盆的稳定性分类

稳定性是指解剖结构能承受生理应力而不发生位移的能力。维持骨盆环稳定性的关键是骨盆后部承重弓的完整性和盆底的完整性,肌肉、筋膜和盆底的韧带等在决定骨盆的稳定性方面也起着重要作用。按照稳定程度,这些损伤可分为:稳定型,部分稳定型(旋转不稳定、垂直稳定型),旋转垂直均不稳定型。任何一个损伤是否稳定取决于准确的临床和放射学评估。

(五) 按骨盆损伤的部位分类

骨盆环由前环与后环构成,前环包括耻骨联合与耻骨支,后环由两侧髋骨与骶骨构成,骨与骨之间由韧带连接,这些韧带在骨盆的稳定性中同样起重要作用。

1. 前环损伤 前环损伤包括耻骨联合分离;耻骨支上下支骨折(单侧或双侧);耻骨联合和耻骨支的联合损伤。前环损伤易于诊断,既可以由直接暴力引起,也可以由间接暴力引起。

2. 后环损伤 后环损伤包括髂骨、骶髂关节和骶骨的损伤。后环损伤在 X 线片不易确诊,发现后环损伤时,应注意损伤部位,是单侧还是双侧,有没有脱位,是稳定性损伤还是不稳定性损伤。

(六) 骨盆骨折的简单分类法

骨盆骨折简单分类可分为:骨盆边缘孤立性骨折、骨盆环单处骨折和骨盆环双处骨折,该分类法简单易于理解,被有些教科书采用,但不全面,不能包含受伤力学、稳定性等因素。

1. 骨盆边缘孤立性骨折 主要包括髂前上棘或坐骨结节撕脱骨折、髂骨翼骨折及骶骨骨折或尾骨骨折脱位。

2. 骨盆环单处骨折 主要包括髂骨骨折、一侧耻骨上下支骨折、耻骨联合轻度分离、骶髂关节轻度脱位、髋臼骨折合并股骨头中心性脱位。

3. 骨盆环双处骨折 主要为一侧耻骨上下支骨折伴耻骨联合分离、双侧耻骨上下支骨折、骶髂关节脱位伴耻骨上下支骨折或耻骨联合分离、髂骨骨折伴耻骨联合分离或耻骨上下支骨折。

(七) 骶骨骨折的分型

骶骨是骨盆的一部分,骶骨骨折可与骨盆其他部位骨折合并存在也可单独存在。由于骶骨的解剖特点,骶骨骨折极易造成神经损害或者遗留下顽固性疼痛。有学者对骶骨骨折单独进行了分型。

关于骶骨骨折的分型,目前 Denis 分型法已被广泛认可。Ⅰ型指骨折发生在骶孔的外侧方,Ⅱ型指骨折位于骶孔区,Ⅲ型指骨折位于骶孔内侧骶骨中间(图 38-64)。这种分类只描述了纵向骨折,而没有描述横行等其他类型骨折。但是骶骨横行骨折也被列入Ⅲ型骨折。骶骨横行骨折有时涉及骶孔并且常常呈复杂的 H 形骨折(图 38-65A)或 T 形骨折(图 38-65B)。这类骨折在骶骨侧位片上可见显著移位。

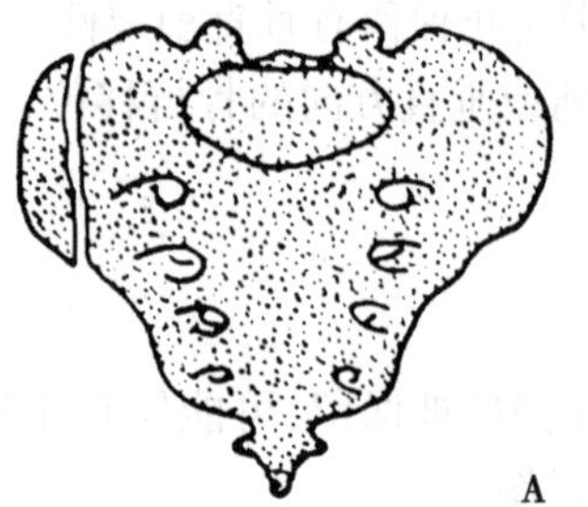

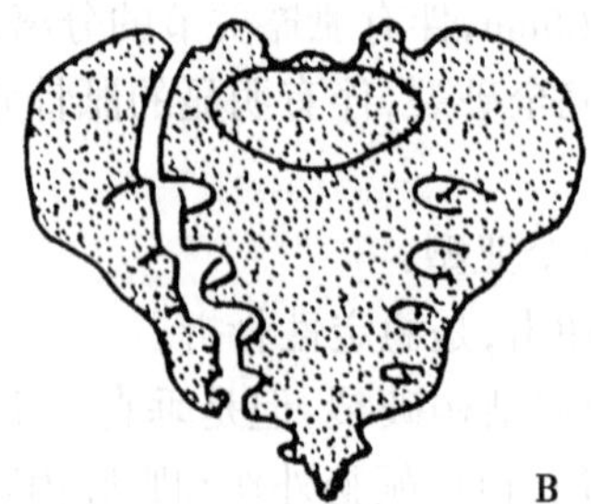

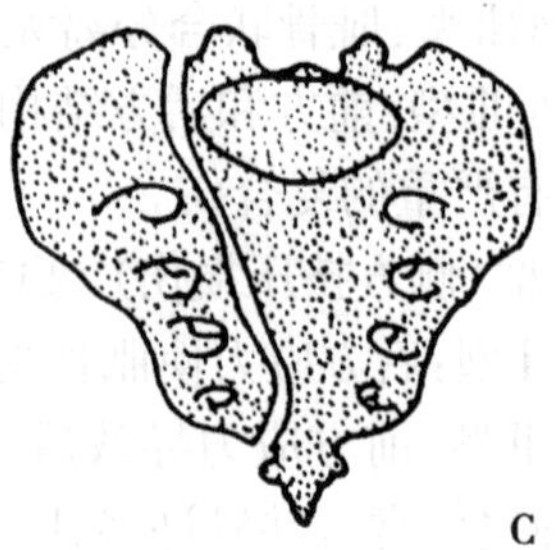

图 38-64 骶骨骨折的 Denis 分型

A. Ⅰ型骨折位于骶孔的外侧方;B. Ⅱ型骨折位于骶孔区;C. Ⅲ型骨折位于骶孔内侧骶骨中间

三、骨盆骨折的治疗

骨盆骨折常有严重的伴发伤，骨盆骨折的早期治疗应以抢救患者的生命为主，首先治疗危及患者生命的颅脑、胸、腹损伤，其次是治疗合并伤或伴发伤，最后及时有效的治疗包括骨盆骨折在内的骨与关节损伤。对于骨盆骨折本身来说，其治疗目的是恢复骨盆环的完整性和稳定性。对于稳定型及大多数部分稳定型骨盆骨折一般采用非手术治疗，包括骨盆束缚带、骨牵引等方法。对于某些部分稳定型和不稳定型骨盆骨折，如患者一般情况允许，应采用手术治疗。如患者不能耐受手术，存在手术禁忌证，则只能采用非手术治疗。

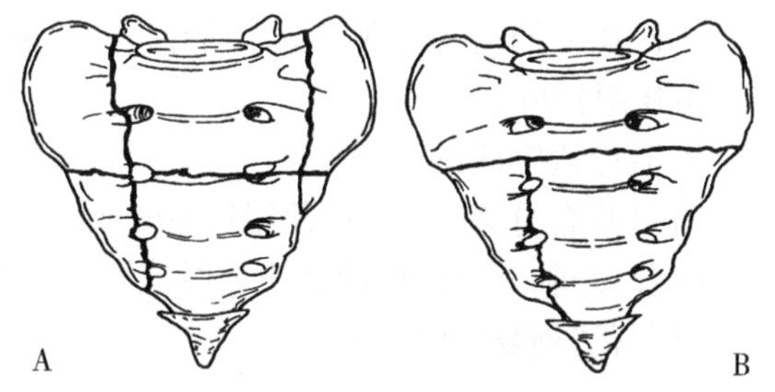

图 38-65 复杂骶骨骨折

A. 骶骨 H 形骨折；B. 骶骨 T 形骨折

（一）骨盆骨折的治疗原则

1. Tile A 型的治疗原则 Tile A 型骨折为不累及骨盆环的稳定性骨折，如撕脱骨折、无移位或移位轻微的骨盆前环骨折（图 38-66A）以及 S_2 以下的骶尾骨骨折脱位（图 38-66B）等，均不需要手术治疗，方法主要有卧床、骨牵引、骨盆束带等。只有髂骨骨折移位明显者，才需切开复位内固定治疗（图 38-67）。

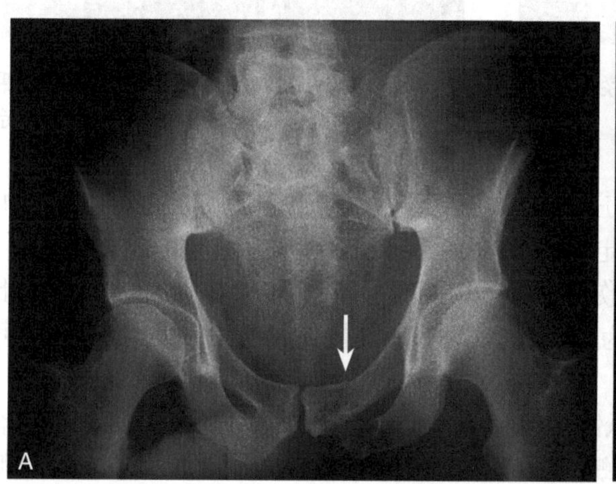

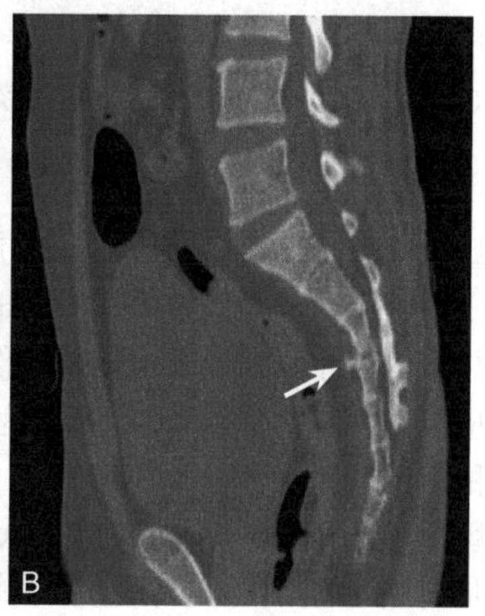

图 38-66 Tile A 型骨盆骨折

A. 骨盆前后位 X 线片示耻骨支骨折，无明显移位（箭头所示）。B. CT 示 S_2 以下横行骨折（箭头所示）

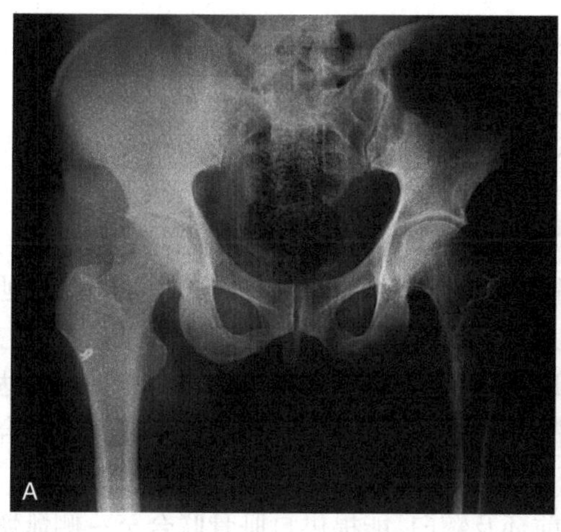

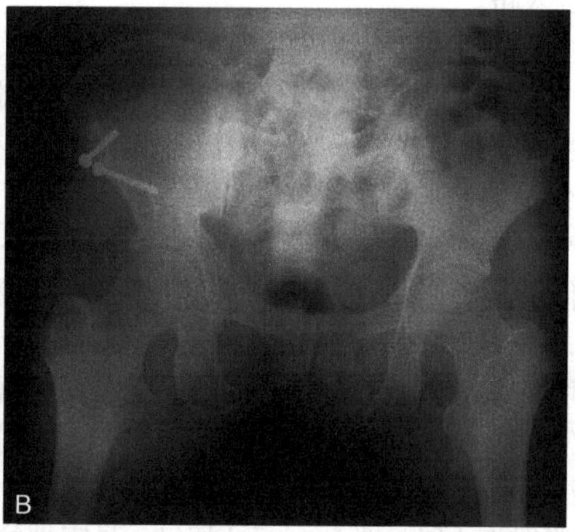

图 38-67 髂前上棘撕脱骨折的手术治疗

A. 骨盆前后位 X 线片示右髂前上棘撕脱性骨折、移位；B. 术后 X 线片显示两枚螺钉固定骨折，复位固定满意

2. Tile B 型的治疗原则 保守治疗适用于耻骨联合分离 <2.5cm(图 38-68)或无移位的耻骨支骨折等部分 Tile B 型骨折。

手术治疗适应证:

①耻骨联合分离≥2.5cm 者(图 38-69);②耻骨联合绞锁;③耻骨支骨折移位≥2cm 者;④双下肢不等长≥2cm 者;⑤耻骨支骨折伴有股神经或股血管损伤者;⑥耻骨支移位损伤、压迫尿道、阴道者,如污染不重,可一期行清创复位内固定术。

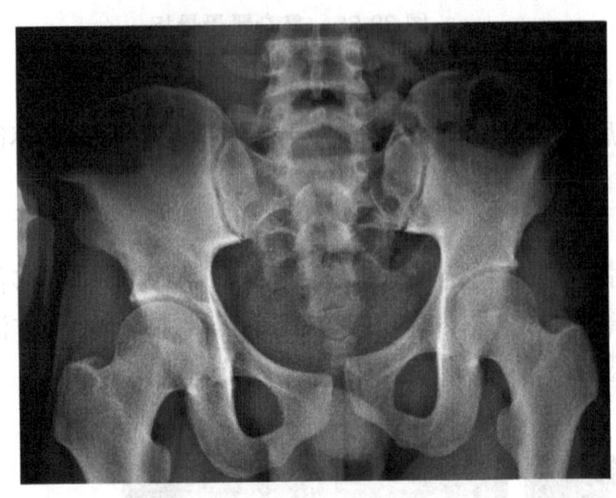

图 38-68 骨盆前后位 X 线片示耻骨联合分离 <2.5cm,无需手术治疗

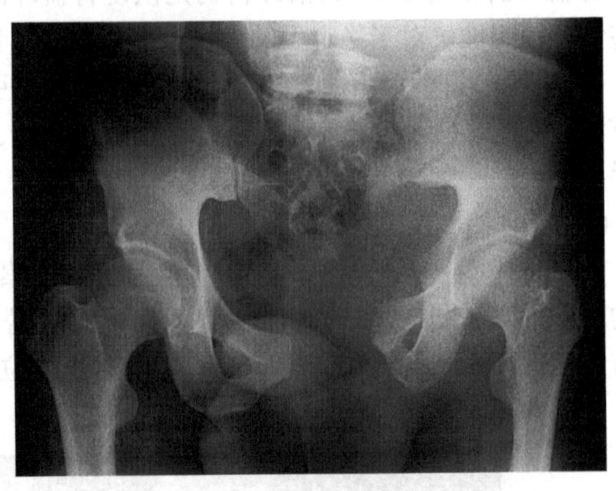

图 38-69 骨盆前后位 X 线片示耻骨联合分离 >2.5cm,需手术切开复位内固定

Tile B 型骨折的治疗:耻骨联合分离切开复位,可用重建及锁定钢板固定;也可经皮用 1 枚或 2 枚空心螺钉固定。耻骨支骨折可用重建钢板固定,也可在透视或导航下经皮置入空心螺钉固定。

3. Tile C 型的治疗原则 因为该型损伤是前后环均损伤,具有旋转和垂直不稳定,原则上以手术治疗为主。治疗应同时固定前后环,使骨盆成为闭合环形结构,使其抗变形能力大大增强,这样可以获得最大限度的骨盆稳定性。

Tile C 型骨盆骨折中,后环损伤包括骶髂关节骨折脱位或移位的骶骨骨折等。对于骶髂关节骨折脱位或骶骨纵形骨折,可采用重建钢板,空心螺钉或经髂骨棒固定;而对于引起腰盆不稳定的骶骨粉碎性骨折,可采用脊柱-骨盆内固定系统,重建中轴骨和骨盆的连续性。前环损伤辅助固定的指征包括耻骨联合分离及移位明显的耻骨支骨折,可采用钢板或螺钉固定;前环若是耻骨联合分离,双钢板固定的效果好于单一钢板固定;前环若是耻骨支骨折,则可采用钢板或空心螺钉固定。手术入路采用骨盆前入路或后入路,或前后联合入路。

关于骨盆前后环联合固定的顺序,按解剖及损伤机制,应遵照由近及远,由后及前的顺序。首先复位固定后环损伤,再行前环的复位固定,后环的复位固定通常能够改善前环的移位情况。

下面主要介绍骨盆骨折切开复位内固定的手术入路,复位和固定方法。

(二) 骨盆骨折内固定手术入路

1. 耻骨联合横切口——Pfannenstiel 入路(图 38-70),适用于耻骨联合分离、耻骨支骨折。

患者仰卧于可透视手术床上,在耻骨联合及耻骨上支上方约 2cm 做横形切口,可向两侧延长。切开皮下组织,平行于腹股沟韧带切开腹外斜肌腱膜,确认精索或子宫圆韧带、髂腹股沟神经,牵开并保护;自耻骨上支切断腹直肌腱膜及锥状肌;骨膜下剥离显露耻骨上支的上方、前方、后方各约 5cm,到达耻骨联合后间隙,必须注意此间隙的解剖,避免损伤静脉丛或膀胱。关闭切口时应严密缝合腹直肌,缝合腹外斜肌腱膜时应注意腹股沟管内环,防止出现腹股沟斜疝。

2. 髂腹股沟入路 即 Letournel 切口。显露骨盆前环及髋臼,能提供自耻骨联合至一侧骶髂关节前方的显露,包括耻骨支的上下表面,适用于涉及髋臼前柱的耻骨支骨折(详见髋臼骨折的治疗)。

3. 双侧髂腹股沟入路 可显露骨盆环的前半部分,包括耻骨联合、双侧髂窝、双侧骶髂关节前方(详

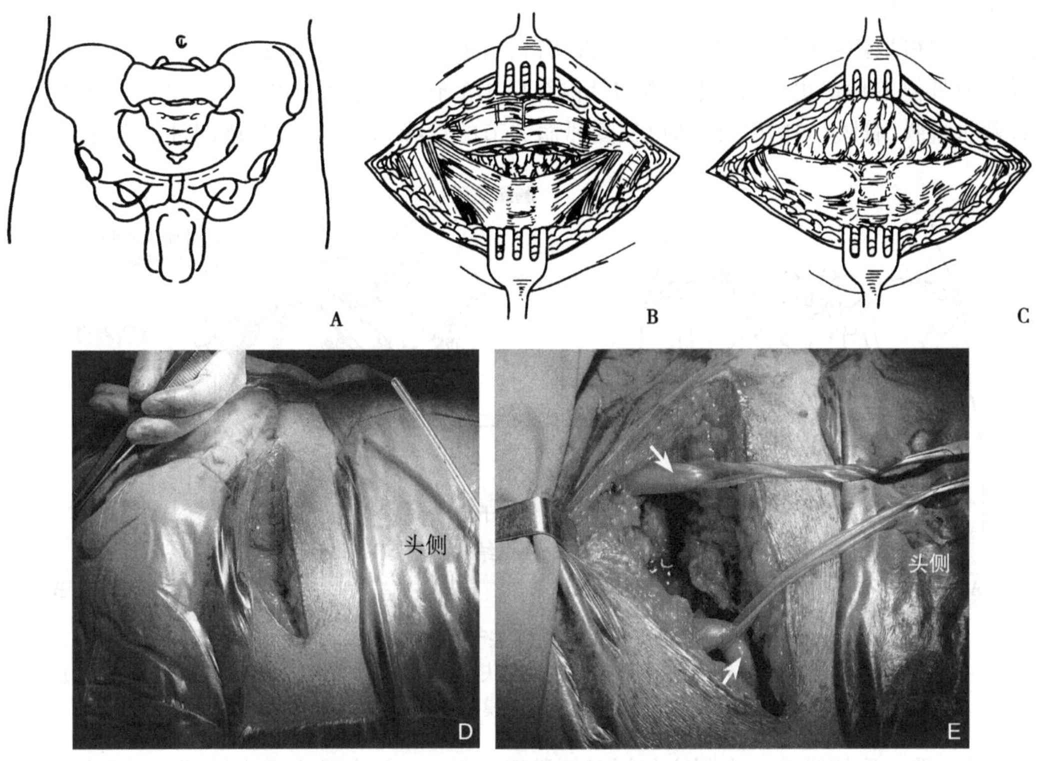

图 38-70　Pfannenstiel 骨盆横切口耻骨联合入路

A. 皮肤切口；B. 切断腹直肌止点；C. 显露整个耻骨联合；D. 术中照片示皮肤切口；E. 术中照片示显露并保护双侧精索（白色箭头）

见髋臼骨折的治疗）。

4. 骶髂关节前方入路（Avila 切口）　主要的优点是能直视骶髂关节，适用于骶髂关节脱位和（或）累及髂骨的骨折脱位的切开复位内固定。主要缺点是有损伤神经的风险。

患者取仰卧位，可在患侧骶后放置一软垫，使骨盆倾斜，也可采用漂浮体位。自髂前上棘以远开始，平行于髂嵴向后延长约 10~15cm，切开皮肤及皮下组织后，自髂骨内侧面剥离腹壁肌肉，骨膜下钝性剥离髂肌，将髂肌及盆内脏器向内牵开，继续分离至骶髂前韧带的外侧附着部，将其自髂骨上剥离；可内收并屈曲患侧髋关节以放松腰大肌而便于显露，即可显露骶髂关节前缘和骶骨（图 38-71）。腰骶干位于骶髂关节内侧约 2~3cm，自内上向外下走行。在向骶骨继续游离时要避免过度牵拉腰大肌，以免牵拉腰骶干。

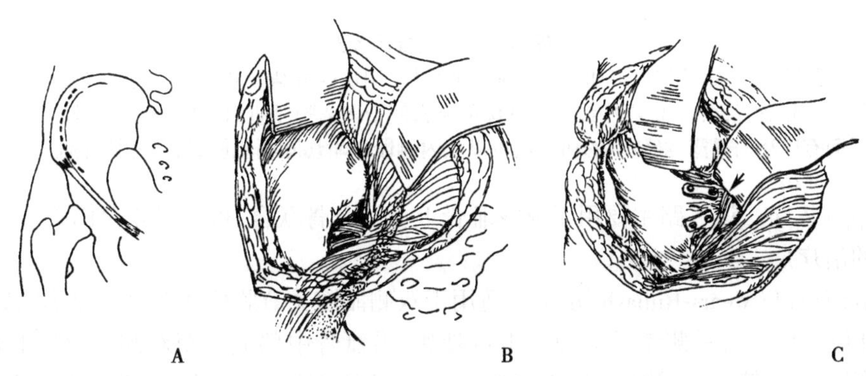

图 38-71　骶髂关节前方入路

A. 皮肤切口自髂前上棘开始，沿髂嵴至髂结节，再向后适当延伸；B. 沿髂骨内板钝性分离腹肌与髂肌，可显露脱位的骶髂关节；C. 骶髂关节复位后可以用 2 枚 2~3 孔钢板固定，骶骨侧只能拧入 1 枚螺钉

5. 骶髂关节后方入路 主要用于显露骶髂关节的后缘。

取俯卧位；也可取漂浮体位。手术切口是直切口，自髂后上棘的内侧或外侧开始，对于髂骨翼骨折、骶髂关节脱位，取外侧的切口更适合；沿髂嵴的外侧缘后 1/3 至髂后上棘，向深部钝性剥离至髂嵴，切断下腰背筋膜、骶棘肌腱膜、骨膜，向内牵开，即可显露骶髂关节的后缘(图 38-72)。显露时注意避免损伤臀上动脉。

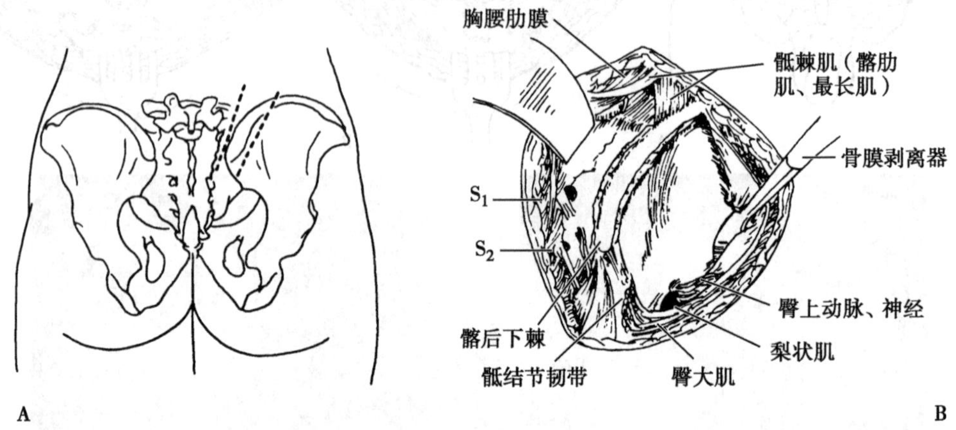

图 38-72 骶髂关节后方入路

A. 在髂嵴后部的内侧或外侧做平行于髂嵴的皮肤切口，骶骨骨折取内侧切口，骶髂关节脱位取外侧切口；B. 沿髂嵴分别向内外做骨膜下剥离，显露骨折处和坐骨大切迹

6. 骶骨后入路 取俯卧位。术野应包括双侧髂后上棘、L_4 棘突及坐骨支近端。经平行于骶骨中央嵴的纵向中线切口，在 L_4 和 L_5 棘突处将腰骶筋膜切断，锐性剥离骶骨上附着的肌肉，可至骶骨外侧区，一个切口即可获得广泛的显露(图 38-73)。对于涉及骶髂关节的骶骨骨折，可在髂后上棘和内侧骶骨嵴之间的中线附加小切口，锐性剥离以显露双侧髂后上棘和髂后柱，便于放置内置物。

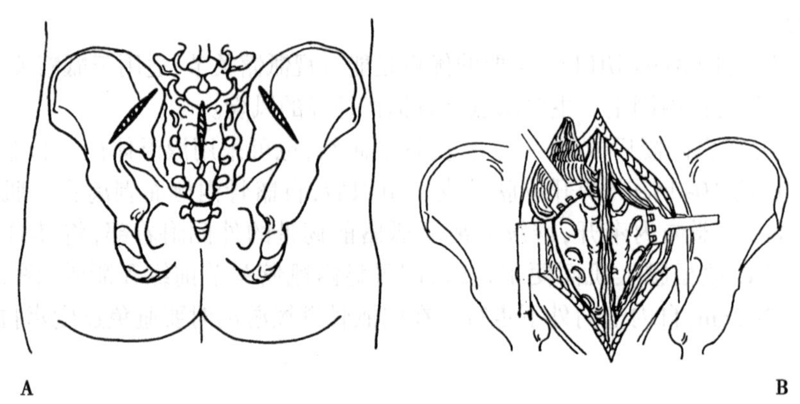

图 38-73 骶骨后入路

A. 后方骶骨钢板固定的切口可如上述所描述的那样，用从后方结节开始的斜切口以及中线切口来进行复位和放置钢板；B. 经中线切口的深部显露便于剥离腰骶肌肉结构，显露骶骨的后面，这就使后面有广泛的显露，经较小的切口就可以从内侧骶骨嵴切除腰骶筋膜，向外拉开肌肉

7. 改良 Stoppa 入路 该入路主要用于显露耻骨上支及耻骨联合，也可显露髋臼骨折和骶髂关节前缘(详见髋臼骨折的治疗)。

8. 骶髂关节横切口(Mears-Rubash 切口) 适用于双侧骶髂关节脱位或骶骨的纵形粉碎性骨折。

患者取俯卧位。切口自一侧髂后上棘下 1cm 处始，沿骶骨中部横行至对侧的髂后上棘下 1cm 处，切开深筋膜，在双侧髂后上棘处显露臀大肌起点的上份，剥离竖脊肌，自中间向两侧行髂后上棘截骨，将其与臀大肌起点一起向外牵开，这样即可显露骶骨背侧及双侧骶髂关节后缘，方便实施复位，且为放置钢板提供了一个平坦的表面。关闭时，将髂后上棘复位，以螺钉固定，将竖脊肌与臀大肌拉拢缝合(图 38-74)。

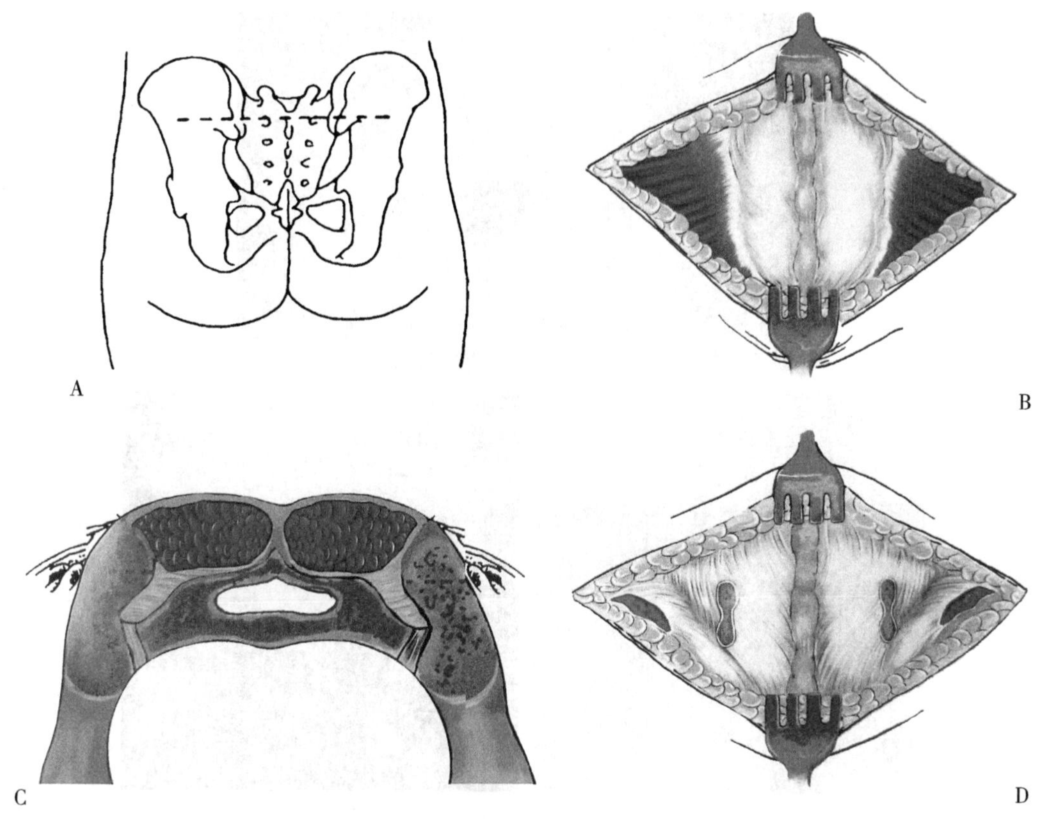

图 38-74 骶髂关节横切口

A. 皮肤切口；B. 髂嵴后方，臀大肌和椎旁肌已经显露；C. 为安放钢板和螺丝钉而在髂后上棘所做的截骨线；D. 已完成截骨，臀大肌已进一步向外侧翻转

(三) 骨盆骨折的复位内固定技术

1. 前环损伤的复位固定技术

(1) 耻骨联合分离的复位固定技术：

1) 手术入路：Pfannenstiel 入路。

2) 体位：仰卧位。

3) 复位：显露耻骨联合，在腹直肌前方，利用 Weber 复位钳夹住耻骨体前面，逐渐分次地复位，尤其是分离移位明显的，更应逐渐复位，可由助手向内挤压髂骨翼或内旋髋关节以助复位；也可于双侧耻骨体的前方各打入 1 枚螺钉，然后利用螺钉复位钳或 Farabeuf 钳夹持复位。

4) 固定技术：重建钢板或动力加压钢板经塑形后，置于耻骨上方，若是单纯的耻骨联合分离，可用 4~6 孔钢板，每侧 2~3 孔，螺钉应与耻骨后侧面平行；若放置第 2 块钢板，则按耻骨前侧面形状塑形，且螺钉由前向后打入，不要将螺钉打入耻骨联合(图 38-75)；现在耻骨联合锁定钢板已逐渐应用于临床。还可以 1 枚或 2 枚空心螺钉交叉固定耻骨联合分离。

(2) 耻骨支骨折的复位固定技术：

1) 手术入路：髂腹股沟入路或改良 Stoppa 入路。

2) 体位：仰卧位。

3) 复位技术：暴露耻骨骨折端，以复位钳夹持，直视下复位，主要使耻骨上支复位，因为上支复位后，同侧下支对位大多满意，不必强求下支的解剖复位，只要骨盆环的连续性恢复，则不影响骨盆的力学传导和负重作用。

4) 固定技术：重建钢板固定耻骨支骨折，应精确塑形，要有足够的长度，以便每一骨折块都有螺钉固定，若钢板越过髂耻隆起外侧，则必须防止螺钉穿入髋关节。耻骨支粉碎骨折，尤其是游离耻骨支骨折，在固定时要跨耻骨联合固定(图 38-76)。也可在透视或导航下经皮打入空心螺钉固定耻骨上支骨折。

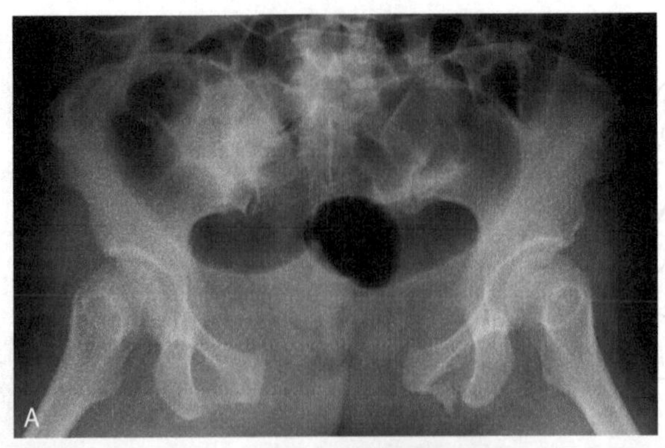

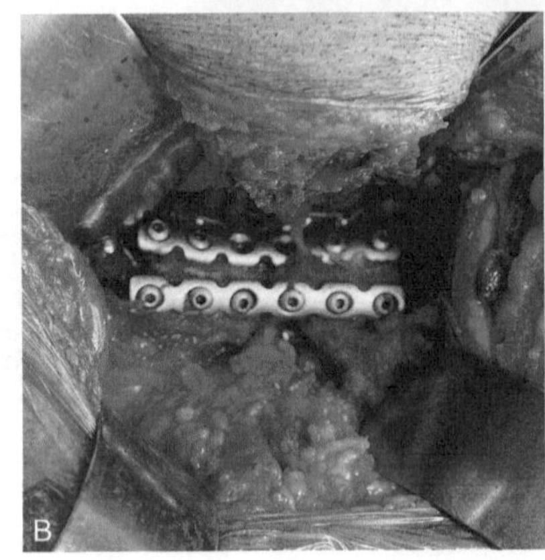

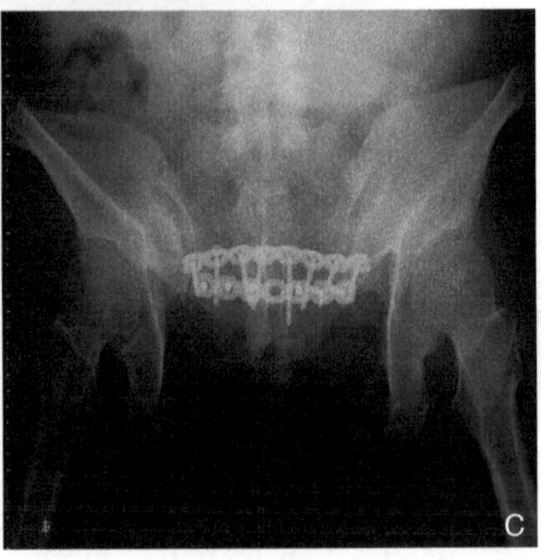

图 38-75 耻骨联合分离经前路双钢板固定技术

A. 术前骨盆前后位 X 线片示耻骨联合分离；B. 术中用 2 枚 6 孔钢板固定耻骨联合；C. 术后骨盆出口位 X 线片示耻骨联合复位良好，钢板、螺钉位置佳

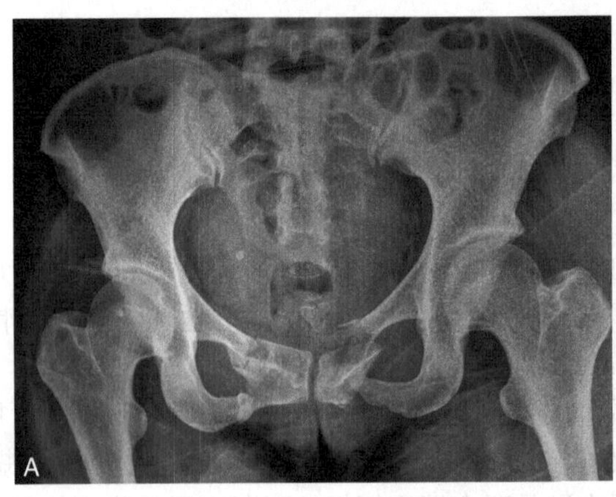

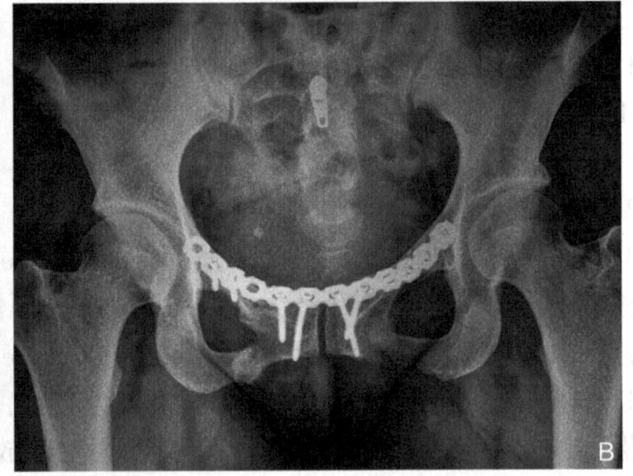

图 38-76 游离耻骨支骨折钢板固定技术

A. 术前骨盆前后位X线片示双侧耻骨支骨折，耻骨支游离；B. 术后骨盆前后位X线片示耻骨骨折解剖复位，游离耻骨支行跨耻骨联合钢板固定

2. 后环损伤的复位固定技术

(1) 髂骨骨折的复位固定技术：

1) 手术入路：骨盆前方入路或骨盆后方入路。

2) 体位：半俯卧位或漂浮体位。

3) 复位技术：骨折暴露后，在髂前上棘处安放 Schanz 钉，通过 T 形把手提拉、旋转使骨折复位；也可用尖端复位钳钳夹、提拉使骨折复位；对于移位明显的骨折，可借助顶棒，在骨折线两侧钻孔安放螺钉，再借助 Farabeuf 复位钳来夹闭、挤压使骨折复位。

4）固定技术：

A. 空心螺钉：复位后，以克氏针临时固定，用 3.5mm 或 4.0mm 空心螺钉斜行固定并加压。

B. 钢板固定：固定器械以重建钢板为主，因为髂骨中央部骨质非常薄，钢板放置应靠近髂嵴（图 38-77，78）。

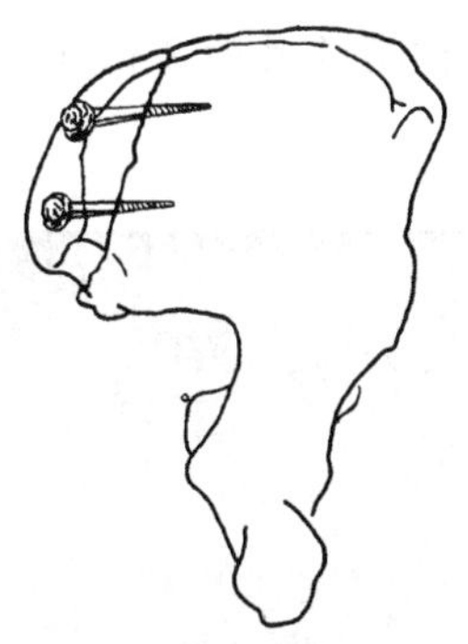

A. 拉力螺钉固定

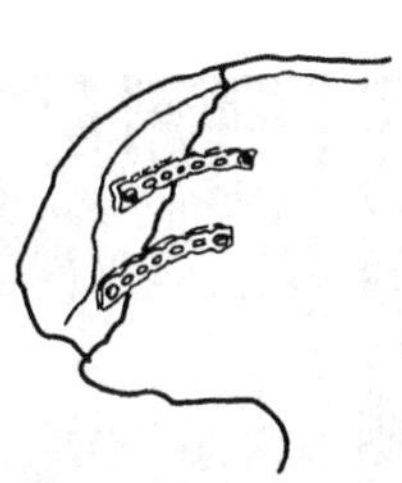

B. 动力加压钢板固定

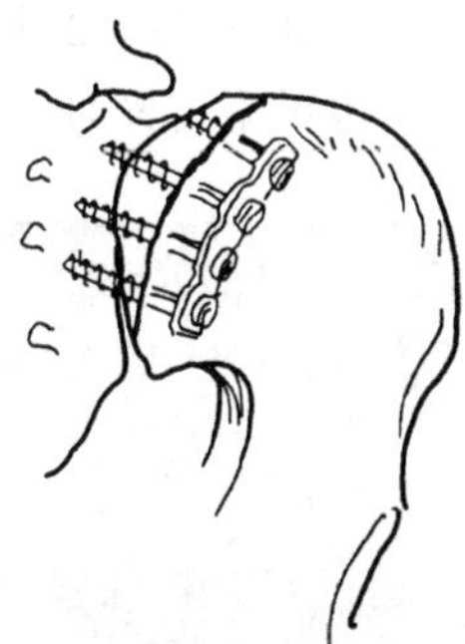

C. 重建钢板固定

图 38-77　髂骨翼及髂骨体骨折的内固定示意图

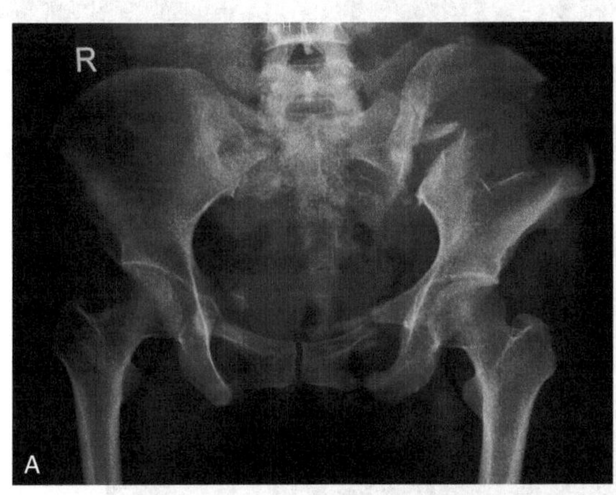

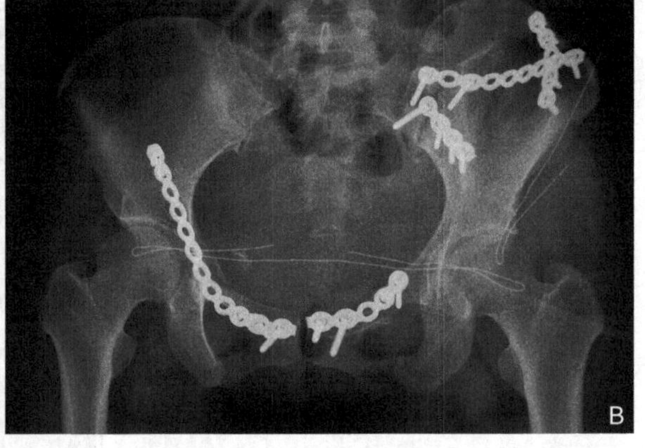

图 38-78　髂骨骨折的钢板固定技术

A. 骨盆前后位片示 Tile C1.1 型骨折，左侧髂骨骨折，双侧耻骨支骨折；B. 术后骨盆前后位片可见三块钢板固定髂骨骨折，其中两块跨骶髂关节固定，骨盆前环两块钢板固定

C. 螺钉和钢板联合固定：先在接近髂后上棘、髂后下棘、髂嵴等处打入带垫圈的拉力螺钉，拧入螺钉后可加用跨骨折线的重建钢板固定（图 38-79）。

⑵ 骶髂关节脱位的复位固定：骶髂关节脱位根据不同的分类方法，可分为单侧脱位和双侧脱位，或者为开书和闭书两型。治疗上应根据损伤的机制，选择合适的治疗方法，如为开书型损伤可选择骶髂螺钉和前路钢板固定，如为闭书型损伤，可选择骶髂螺钉、后路钢板和骶骨棒固定。

骶髂关节脱位前路复位内固定：

1）手术入路：骶髂关节前方入路。

2）体位：仰卧位。

3）复位技术：骶髂关节显露清楚后，观察其脱位

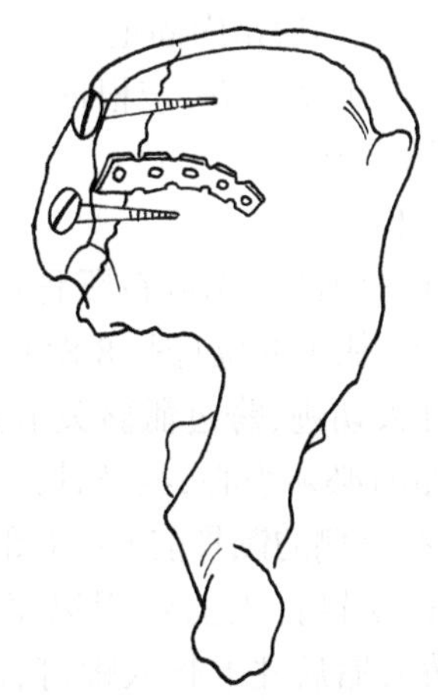

图 38-79　髂骨骨折的联合固定示意图

情况，在多数情况下，髂骨向后、向上脱位，所以可采用屈髋，轴向牵引患侧下肢，同时用持骨钳或尖头复位钳夹在髂前上棘处的内外侧面上，也可以在髂结节处沿髂骨翼方向打入1根Schanz螺钉，借助螺钉和(或)复位钳向上牵拉并内旋，使骶髂关节复位。一旦骶髂关节复位，应设法维持复位状态，并在关节两侧骶、髂骨上各打入1枚螺钉以Farabeuf钳或螺钉复位钳夹持以维持复位。

4）固定技术：

重建钢板固定：通常选择2块3孔的重建钢板，将其中1孔置于骶骨侧，1孔或2孔置于髂骨侧。2块钢板可平行放置，也可略交叉(图38-80)。

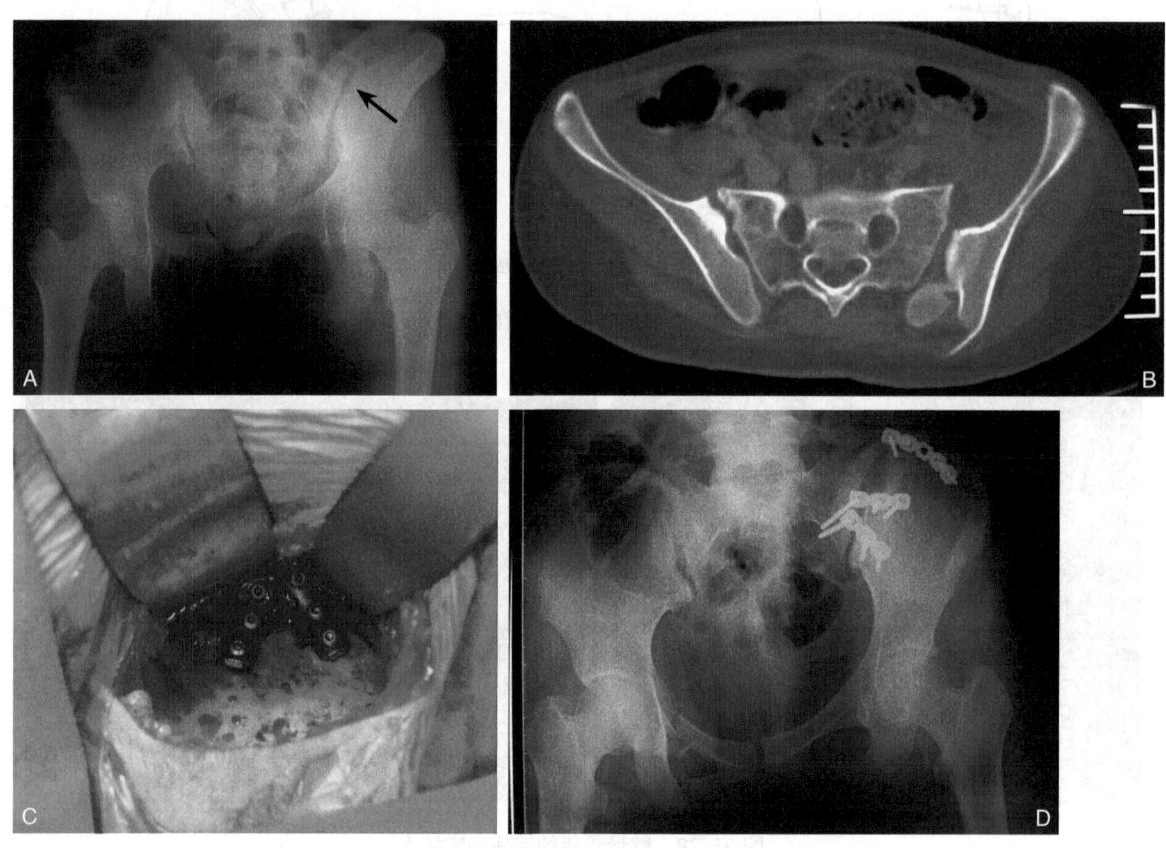

图38-80 骶髂关节骨折脱位经前路钢板固定技术

A. 术前骨盆前后位X线片示骨盆Tile C型骨折，右侧耻骨上下支骨折、左侧骶髂关节骨折脱位(箭头所示)；B. CT横断面示左侧骶髂关节骨折脱位；C. 术中复位后以2块3孔钢板固定骶髂关节；D. 术后骨盆前后位X线片示髂骨及骶髂关节钢板固定位置好

骶髂关节脱位的后路内固定：

1）手术入路：后方入路，应根据骨折和固定情况选择。

2）体位：俯卧位。

3）复位技术：

A. 将Weber钳的一端放在骶骨正中棘上，另一端置于髂后柱上，钳夹复位(图38-81)。

B. 经坐骨大切迹、跨过骶髂关节安放尖端复位钳，安放复位钳时必须小心，经坐骨大切迹用手指进行钝性分离骶孔外侧的骶骨前方区(图38-82)。

C. 将Schanz钉打入髂嵴用以牵拉复位；或在骶骨Ⅰ区、髂嵴或髂后柱上拧入螺钉，以复位钳钳夹复位。

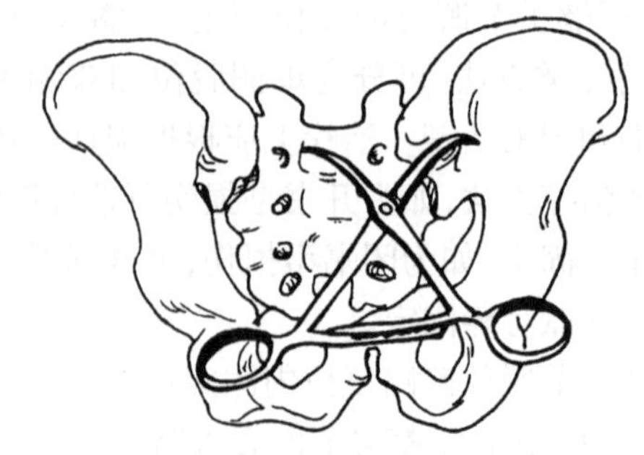

图38-81 使用大的复位钳，钳尖从S_1棘突跨到髂骨

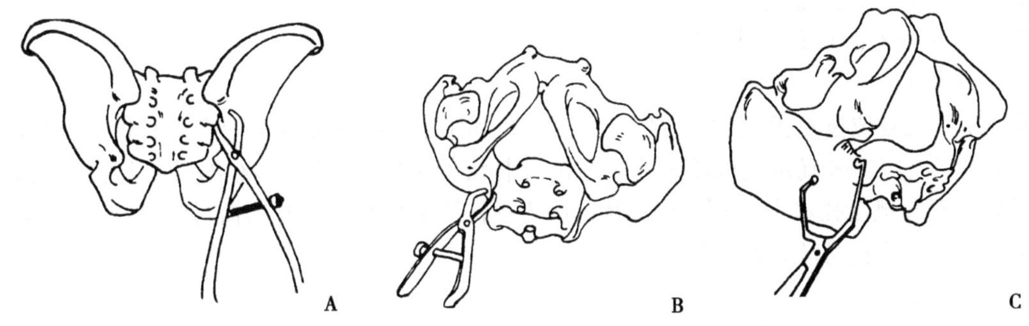

图 38-82　经大切迹放置锯齿持骨钳

A. 后方观；B. 前面观，显示 S_1~S_2 水平骶孔外侧的内侧钳爪；C. 也可使用角度复位钳

4）固定技术：

A. 骶髂螺钉固定：S_1 周围有很多重要的结构，所以螺钉的位置要求十分准确。打入 S_1 的螺钉的理想位置如图 38-83 所示。其入点在自髂嵴至坐骨大切迹连线中点的两边，在髂嵴前方约 1.5cm 处，并与之平行，进钉方向与髂骨表面垂直。随着微创技术和理念的发展，对于骶髂关节脱位，经皮微创内固定越来越受到骨科医师的重视，临床应用逐渐增多。

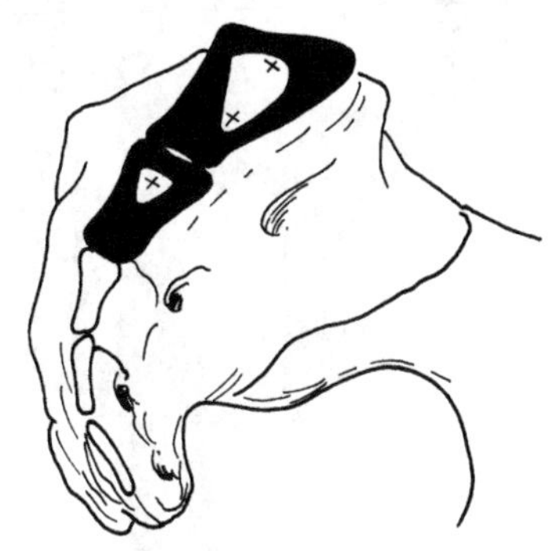

图 38-83　骶骨的正中矢状剖面图

白色区域为打入螺钉的安全范围，不可将螺钉打入黑色区域，× 处为拧入螺钉的理想位置

B. 经髂骨棒固定：经髂骨棒有时也被称为骶骨棒。骶髂关节复位后，在髂后上棘附近以导针钻孔，经骶骨背侧，打入对侧髂后上棘附近，然后在其下方约 2~4cm 处再钻一对孔，第 1 根棒应放置在 L_5/S_1 椎间隙水平的 S_1 椎孔的近端，第 2 根棒则在 S_1 椎孔的远端，两根棒至少要相距 2cm。若合并骶骨Ⅱ区骨折时，不要对骶骨过度加压，以免损伤神经（图 38-84）。

C. 骶骨后钢板：在双侧髂骨后方各行一切口，剥离至髂后柱，可使用 3.5mm 或 4.5mm 的重建钢板，将其预弯塑形后，钝性分离骶骨后方肌肉形成筋膜下隧道，将钢板经隧道穿过，经骶骨后方向下到髂骨翼，两端以螺钉固定于髂骨翼上，其中 1 枚螺钉要打入髂骨翼剖面，长度要足够。可将锁定钢板塑形后使用，固定加压效果更佳。

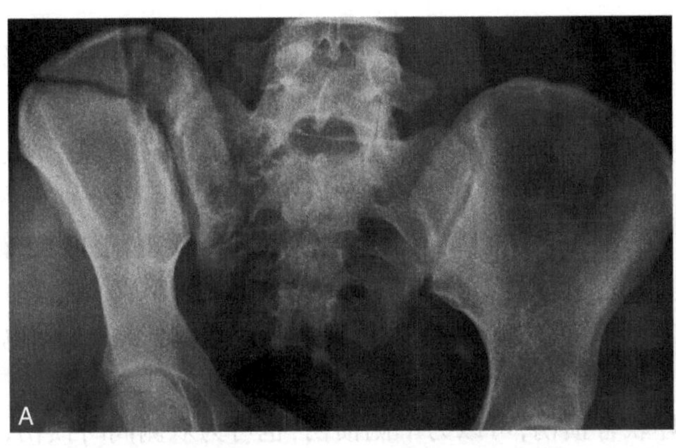

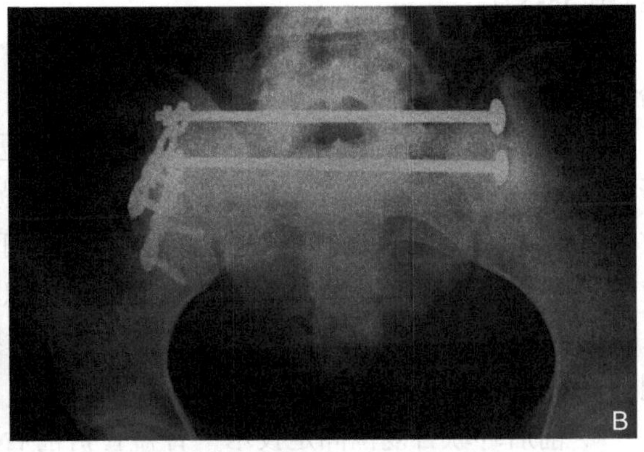

图 38-84　经髂骨螺栓和钢板固定骨盆后环技术

A. 术前骨盆前后位 X 线片示 Tile C 型骨盆骨折，右侧骶髂关节骨折脱位并累及髂骨；B. 术后骨盆前后位 X 线片示钢板与经髂骨螺栓组合、固定，可见骨盆环较术前明显改善

(3) 骶骨骨折的复位固定技术：

1) 手术入路：纵行正中切口或骶髂关节横切口。

2) 体位：俯卧位。

3) 神经减压及复位技术：经手术入路切口显露后，利用椎板撑开器谨慎地牵开骨折线，检查并清理整条骨折线，根据术前CT来确定造成骶椎管狭窄的碎骨块的位置，压迫骶神经的骨碎片要完全取出；仔细探查骶神经根，至腹侧骶孔水平，操作谨慎细致，避免损伤骶前静脉丛引起出血(图38-85)。对于移位的骨块，可用尖端复位钳夹持骨块，轻柔操作使其复位。

(4) 固定技术：

A. 骶髂螺钉固定：适用于骶骨Ⅰ区或Ⅱ区，移位不严重且不伴有腰骶丛损伤的骨折(图38-86)。其固定技术如前所述。

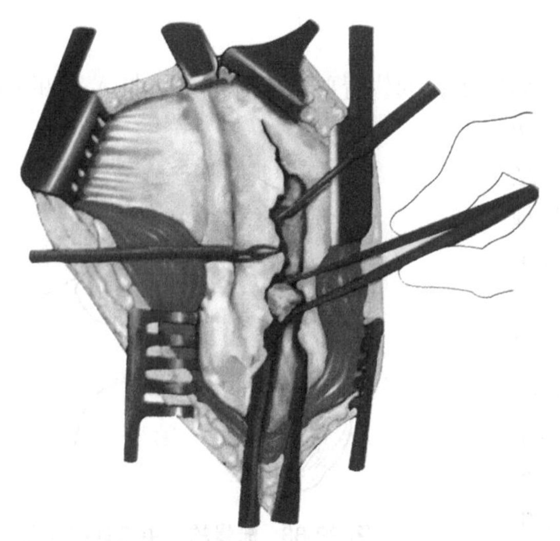

图38-85 骶神经根减压
通过使用椎板牵开器检查整个骨折线

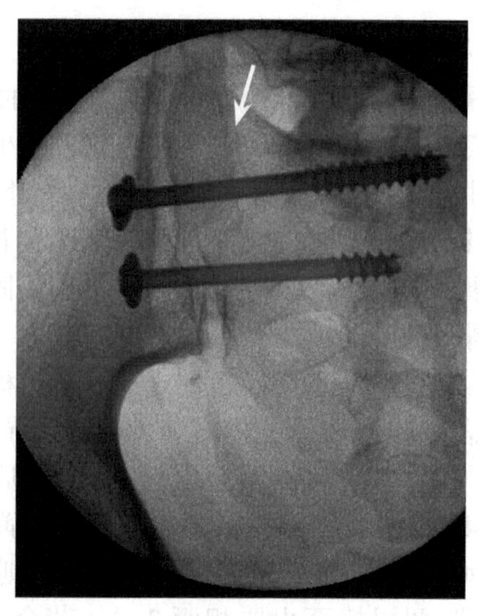

图38-86 骶髂螺钉固定骶骨Ⅰ区骨折
(箭头所示)

B. 骶后钢板：适用于各种类型的骶骨骨折。其优点是内固定的同时可做骶管减压。为适合骶骨后方的形态，可以把钢板预弯成M形，也可通过钢板螺孔，应用螺钉对移位的骶骨骨折进行复位，并增加固定的稳定性(图38-87)。为加强骶骨骨折的稳定性，可在其下方加用横行钢板直接固定骶骨纵行骨折(图38-88)。有时骶骨骨折并非为单一骨折线，如纵行骨折伴有横行骨折时，可另外加用一钢板纵行固定(图38-89)。

C. 脊柱-骨盆内固定术：即自腰椎固定至髂骨后区来获得稳定。适合于骶骨横行、井形、H形、T形等粉碎性骨折。

对于伴有骶神经损伤的Ⅱ型或Ⅲ型骨折应先进行骶椎板切除、骶管减压、骶神经探查，在神经减压、骨折复位完成后，向两侧分离显露双侧髂嵴后区，分别植入椎弓根螺钉，在L_4和L_5的两侧椎弓根分别拧入2枚椎弓根螺钉，然后在双侧髂骨内各拧入1枚螺钉，采用标准的椎弓根内固定系统，插入连棒，根据骨折移位情况提升、固定钉棒。该固定系统可单侧固定，也可双侧同时固定(图38-90)。

D. 经髂骨棒固定：经髂骨棒固定的适应证是移位不严重的骶骨骨折，但要同后路拉力螺钉合用，也适用于骶髂关节脱位、骶骨双侧骨折(图38-91)。

3. 前后环联合复位固定技术　骨盆骨折前后环联合损伤，可以为单侧损伤，也可为双侧同时损伤，其治疗原则均应采用前后联合固定。

(1) 复位技术：前面已经详细介绍了骨盆前环及后环骨折的各种复位技术，在此不再详述，主要介绍骨盆骨折前后环损伤的联合固定技术。

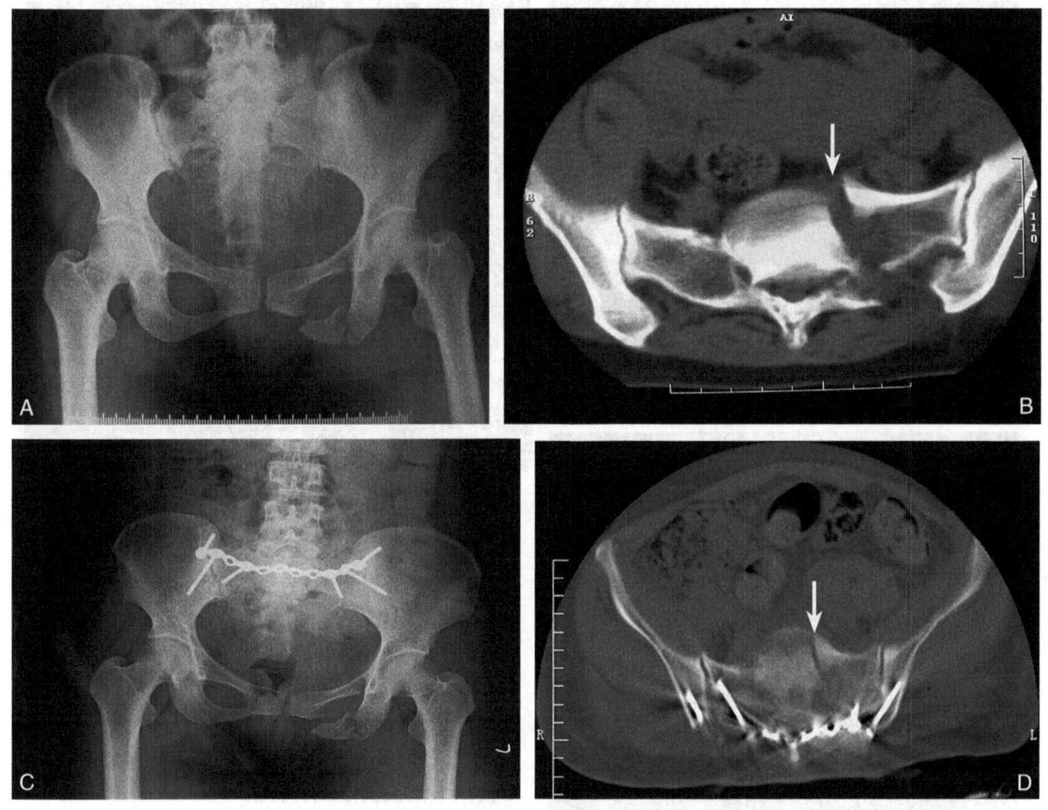

图 38-87　骶骨骨折骶后钢板固定技术

A. 术前骨盆前后位 X 线片示左侧耻骨上下支骨折及左侧骶骨骨折；B. CT 横断面示双侧骶骨骨折，左侧移位明显(箭头所示)；C. 骶骨骨折行后路钢板固定术后 X 线片；D. 术后 CT 横断面示 M 形钢板固定骶骨骨折，骨折基本解剖复位(箭头所示)

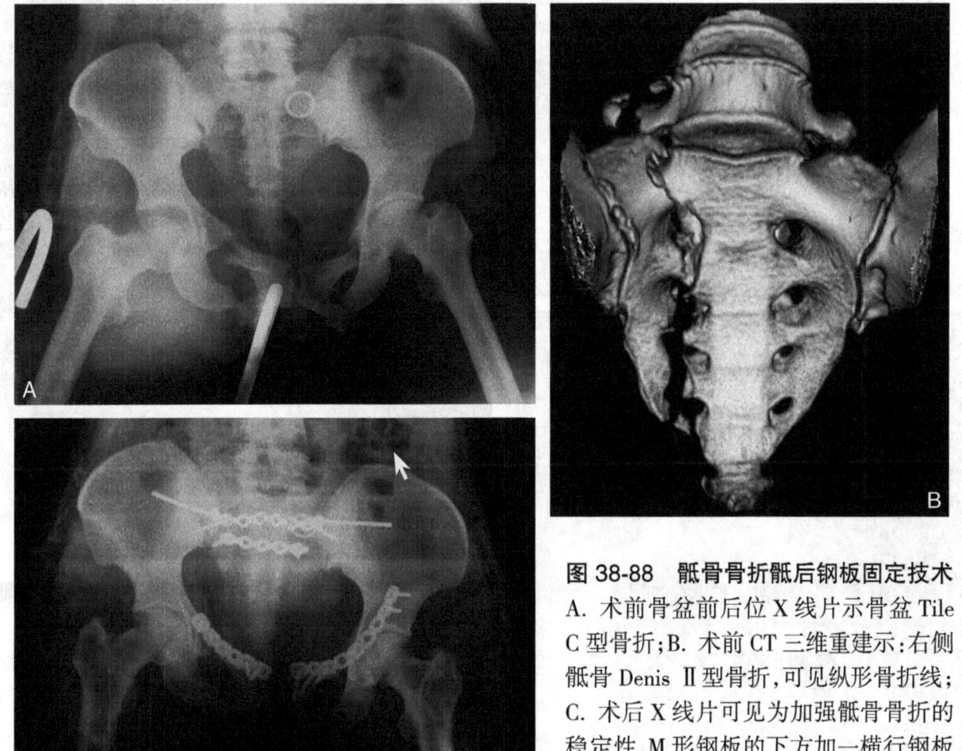

图 38-88　骶骨骨折骶后钢板固定技术

A. 术前骨盆前后位 X 线片示骨盆 Tile C 型骨折；B. 术前 CT 三维重建示：右侧骶骨 Denis Ⅱ型骨折，可见纵形骨折线；C. 术后 X 线片可见为加强骶骨骨折的稳定性，M 形钢板的下方加一横行钢板固定骶骨骨折

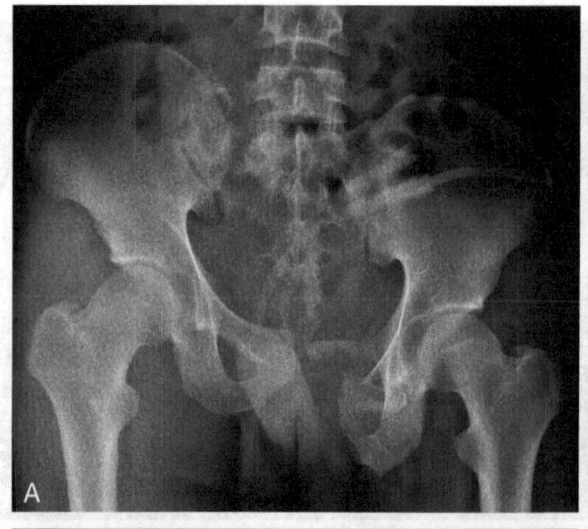

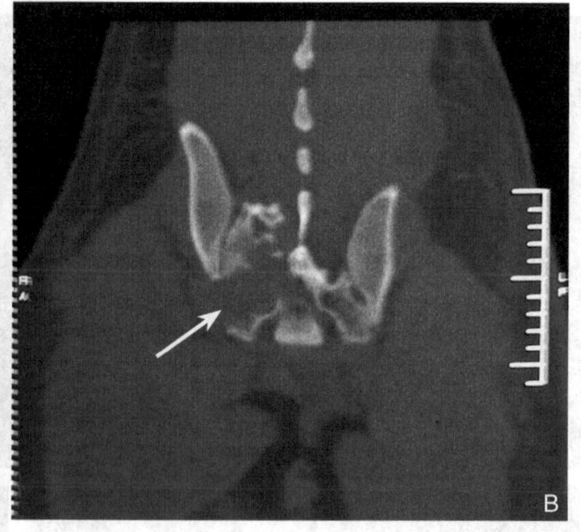

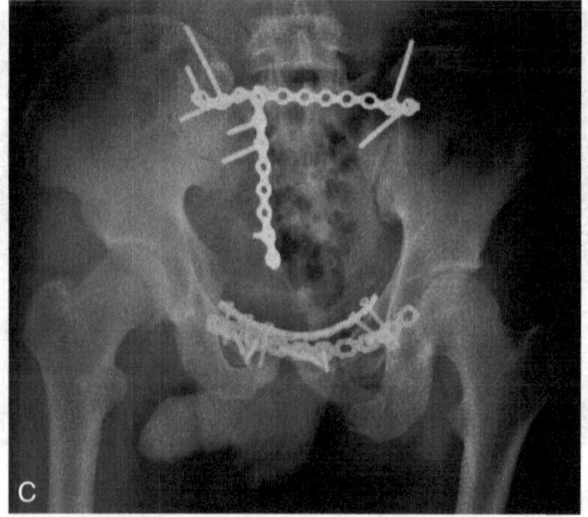

图 38-89 骶骨骨折骶后钢板固定技术

A. 骨盆前后位 X 线片示骨盆骨折 Tile C 型，耻骨联合分离，左侧耻骨支骨折，右侧骶骨骨折，右半骨盆垂直向上移位；B. CT 冠状面示右侧骶骨骨折伴有横行骨折线（箭头所示）；C. 术后骨盆前后位 X 线示前环双钢板固定，后环 1 枚横行钢板及 1 枚纵形钢板固定骶骨骨折

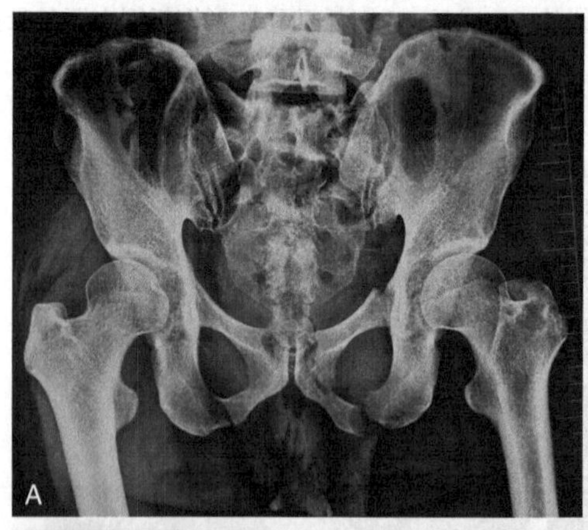

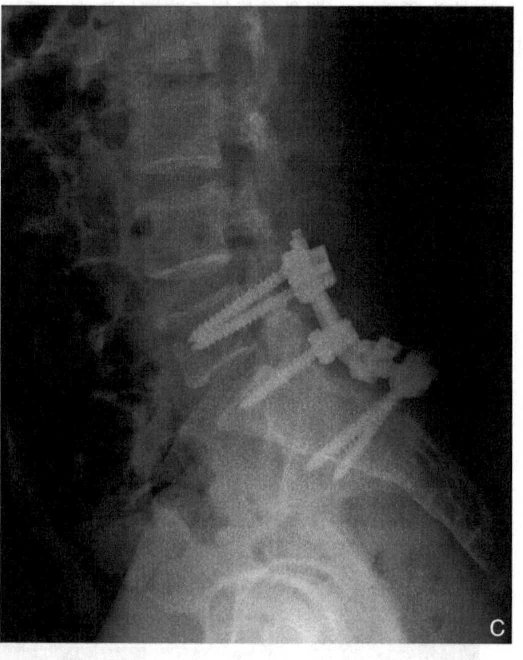

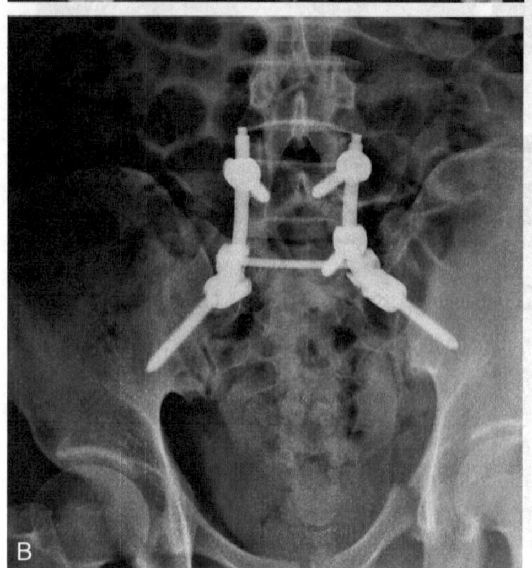

图 38-90 脊柱-骨盆内固定系统治疗粉碎性骶骨骨折

A. 术前骨盆前后位 X 线片示左侧骶骨粉碎性骨折；B. 术后骨盆前后位 X 线片示双侧骨盆-脊柱内固定，内固定物位置良好，骨折复位可；C. 术后腰骶侧位片示脊柱内固定螺钉均在椎弓根内，位置良好

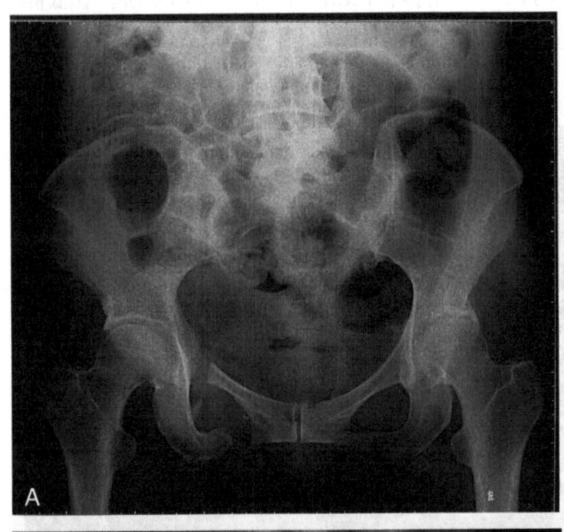
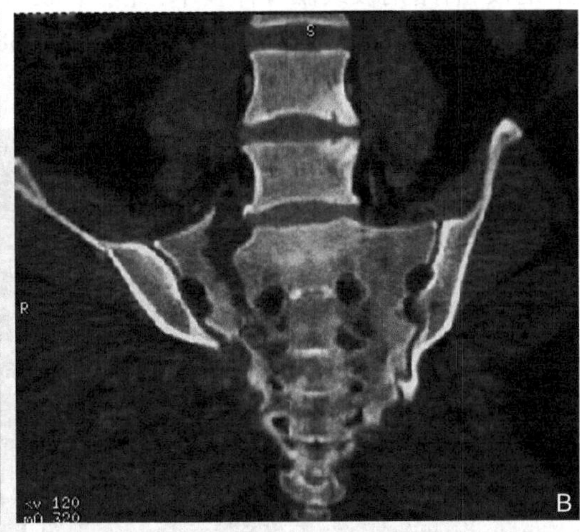
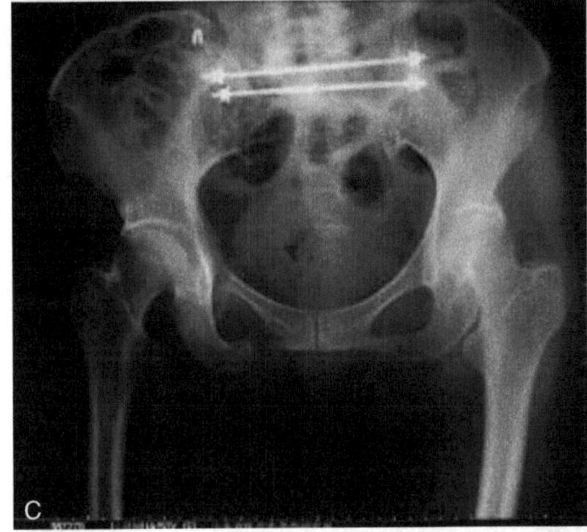

图 38-91　骶骨骨折经髂骨棒固定技术

A. 术前骨盆前后位 X 线片示骶骨骨折、右侧耻骨支骨折；B. CT 冠状面示骶骨Ⅰ区骨折；C. 术后骨盆前后位 X 线片示经髂骨棒固定骶骨，复位良好

(2) 固定技术：

1) 前路钢板技术：经前路切口 Pfannenstiel 延长切口和骶髂关节前切口；标准的内固定方式是前方入路采用重建钢板固定耻骨联合或耻骨支骨折及骶髂关节（图 38-92）。

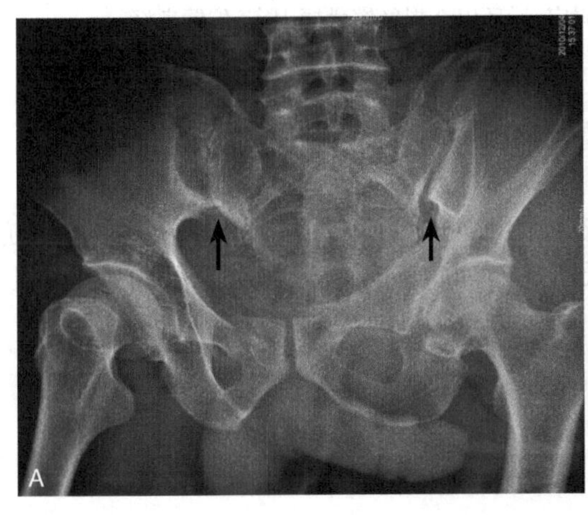
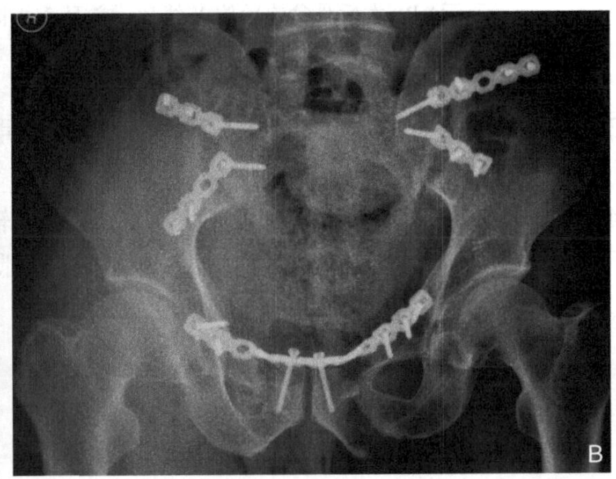

图 38-92　经前路钢板前后环固定技术

A. 术前骨盆前后位 X 线片示 Tile C 型骨折，双侧耻骨骨折、骶髂关节骨折脱位（箭头所示）；B. 术后骨盆前后位 X 线片示双侧骶髂关节钢板固定、耻骨支骨折行跨耻骨联合钢板固定，骨盆环较术前明显改善

2）前路钢板、后路钢板或骶骨棒技术：经前后联合切口——前环 Pfannenstiel 切口和后环骶髂关节后入路，前环采用重建钢板固定，后环采用重建钢板（图 38-93）或骶骨棒固定（图 38-94）。

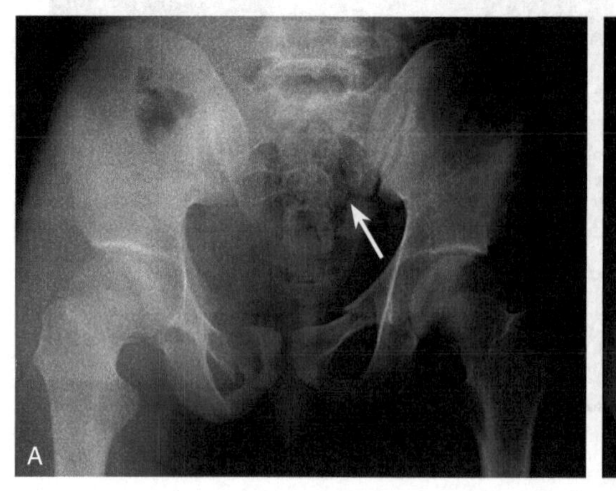
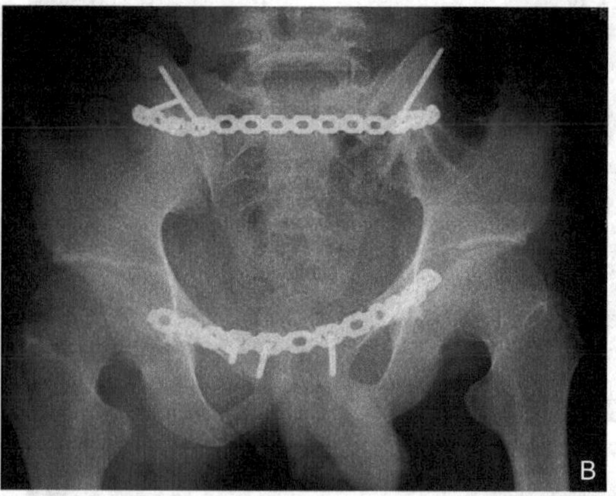

图 38-93 耻骨联合钢板、骶髂关节后路重建钢板技术

A. 骨盆前后位 X 线片示前环损伤合并单侧骶骨骨折（箭头所示）；B. 术后骨盆前后位 X 线片示以钢板固定耻骨联合、耻骨支，以 M 形钢板固定后环

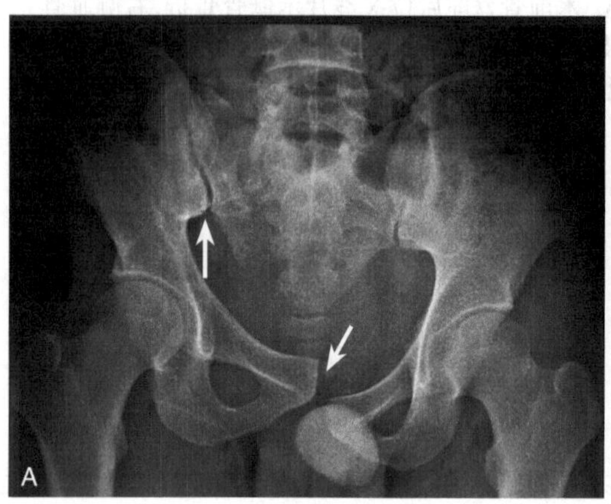
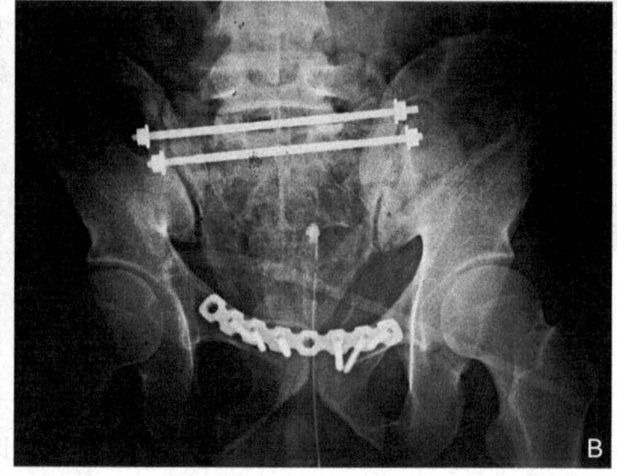

图 38-94 骨盆前环钢板、后环经髂骨棒固定技术

A. 术前骨盆前后位 X 线片示骨盆 Tile C 型骨折：耻骨联合垂直和旋转移位、右侧骶髂关节垂直移位（箭头所示）；B. 术后骨盆前后位 X 线片示前环钢板固定，后环以 2 根经髂骨棒固定，位置良好

3）前路钢板、后路空心螺钉技术：骨盆前环采用重建钢板固定，后环采用骶髂螺钉固定，如图 38-95 所示。

4）前后环螺钉固定技术：在某些无移位或移位较轻的双侧前后环骨盆骨折病例，可在导航系统辅助下或透视下，以长螺钉经髓内固定耻骨支；以骶髂螺钉固定后环的骶髂关节脱位或骶骨Ⅰ、Ⅱ区骨折。

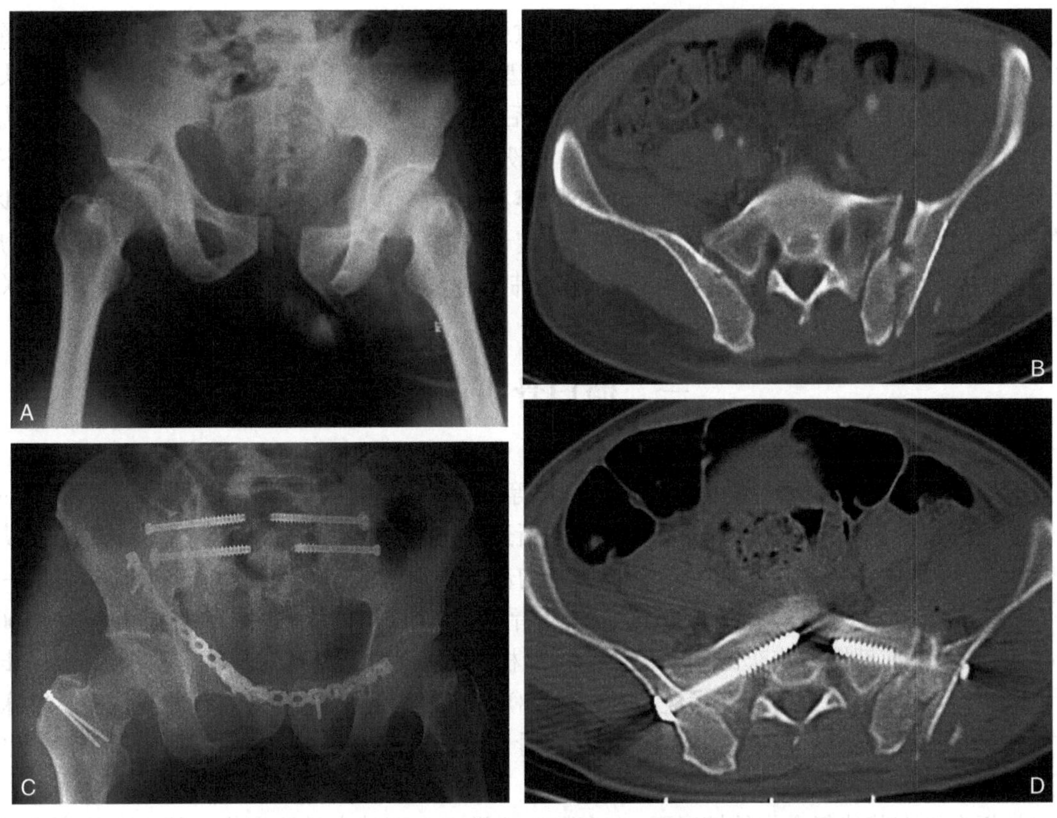

图 38-95　前路钢板后路空心钉技术

A. 术前骨盆前后位 X 线片示骨盆骨折 Tile C 型，耻骨联合分离、左侧耻骨支骨折、右侧髋臼骨折及双侧骶髂关节脱位；B. 术前 CT 示左侧骶髂关节骨折脱位，右侧脱位；C. 术后 X 线片示以长重建钢板固定骨盆前环骨折、双侧骶髂关节分别以 2 枚骶髂螺钉固定；D. 术后 CT 横断面示螺钉位置佳，双侧骶髂关节复位良好

第五节　髋 臼 骨 折

髋关节是人体最重要的关节之一，负荷及生理活动度都很大，髋臼一旦发生骨折、移位后，会造成股骨头和髋臼匹配不良以及应力分布和传导的改变。若治疗不当很容易造成不可逆髋关节损害，如头臼磨损、创伤性关节炎、骨缺血坏死等，这些会造成髋关节疼痛、功能障碍，严重影响患者的工作和生活。

髋臼骨折多为高能量损伤所致，常见于青壮年，可为单纯的髋臼骨折，亦可为骨盆骨折的一部分。但髋臼骨折在局部解剖、损伤机制、诊断和治疗等方面又有自身的特点和规律。

髋臼由耻骨、髂骨和坐骨的连接处构成。Judet 和 Letournel 从临床诊治角度出发，基于髋臼周围倒置 Y 型的骨质结构特点，提出了髋臼两柱学说，将髋臼看作为包含于半骨盆前、后两个骨柱内的一个凹陷。前柱又称髂耻柱，包括髂嵴前部，髋臼前唇、前壁、部分臼顶，下方的全部耻骨、髂骨翼前部及小骨盆入口的前缘。后柱由髂骨的后部分及坐骨构成，又称髂坐柱，包括坐骨大小切迹，髋臼的后唇、后壁、部分臼顶及全部坐骨。另外，从外侧面看，前后柱连接处上方的拱形结构也被称为髋臼顶，包括髋臼的上 1/3（负重顶）及髂骨后部；从内侧面看，前后柱会合形成内侧面，称四边体（图 38-96）。

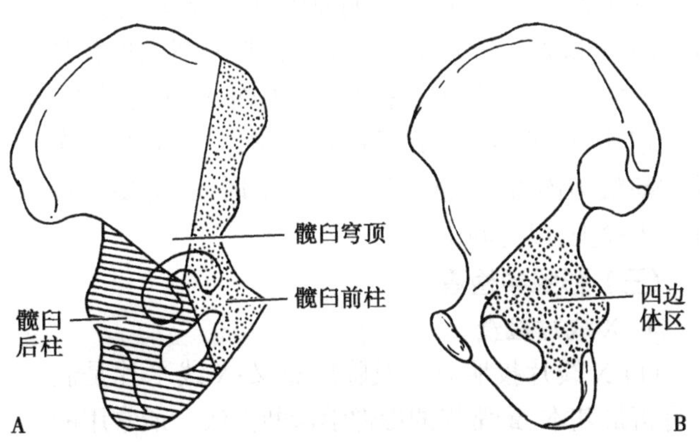

图 38-96　髋臼双柱示意图

A. 髋臼外面观，包括前柱、后柱、臼顶三部分；B. 髋臼内面观及四边体

髋臼骨折多系经股骨干或大粗隆的传达暴力导致股骨头撞击髋臼所致。受伤时股骨头的位置以及暴力的大小、方向和作用的速度可以影响髋臼骨折的类型，尤其是股骨头的位置。一般来说，股骨头外旋常导致髋臼前柱骨折和脱位，而股骨头内旋则导致髋臼后柱骨折和脱位。若股骨头处于中立位、暴力沿股骨颈方向传递，即可造成涉及前后柱的横行骨折，甚至股骨头脱位于盆腔内（中心性脱位），此时如下肢处于外展位，则容易造成低位横行骨折，如处于内收位则容易造成高位横行骨折。此外还有一种较为少见的情况：暴力从后方直接作用于腰骶部，而此时髋关节固定于屈曲位，股骨头就像一个铁砧样撞击髋臼后部，导致髋臼后部骨折、脱位。由于髋臼骨折的这种损伤机制，任何类型的髋臼骨折均应怀疑有股骨头关节面和关节囊韧带损伤的可能。

一、髋臼骨折的诊断

（一）病史

一般有明确外伤史，交通伤、高处坠落伤、压砸伤等高能量损伤是常见的致伤原因。了解受伤时患者的体位以及暴力的大小、方向和作用点非常重要。如前所述外伤的瞬间股骨头和髋臼的相对位置，可决定骨折的类型，因此可以通过了解髋臼骨折的损伤机制、来初步判断损伤的部位和类型。如临床常见的一种仪表盘损伤（dashboard injury），即高速行驶的汽车相撞或者急刹车时，伤员膝、髋关节处于屈曲 90°~100°位，由于惯性作用，膝关节前部撞击汽车的仪表板或前排座板，暴力通过股骨向后传导至股骨头，进一步撞击髋臼后壁，常可导致后壁骨折或髋关节后脱位（图 38-28）。此时髌骨和后交叉韧带常同时伤及，临床查体应引起重视，以免漏诊。此外，对老年人来说，由于存在骨质疏松等原因，一些低能量损伤亦可导致髋臼骨折。

（二）临床表现

髋臼骨折在没有其他复合伤的情况下，大多数患者没有血流动力学的变化。其主要临床表现为髋部肿胀、皮下淤血、疼痛、功能障碍；合并髋关节脱位者下肢会出现前后脱位的典型表现；髋关节后脱位与后壁骨折可挤压坐骨神经，造成坐骨神经损伤而出现相应的临床症状；累及后柱的骨折，坐骨神经可嵌压于坐骨切迹的骨折部位而造成损伤；前壁、前柱骨折或髋关节前脱位时可造成股血管或股神经的损伤。有时候在髋部及大腿周围可出现大面积皮肤淤斑、淤血及积液，称为 Morel-Lavalle 损伤。

髋臼骨折多为高能量损伤，往往合并有严重的并发伤，甚至发生休克。有报道大约 57% 的患者合并有髋臼骨折之外的损伤，所以在遇到髋臼骨折时一定要想到可能合并或伴发的损伤。临床应首先排除威胁生命的相关损伤，例如：颅脑外伤、胸部外伤、腹部外伤（如肝脾破裂）等，应及时做出诊断，进行抢救。大出血在髋臼骨折中可以出现，但出现的概率并不高，如同时合并骨盆骨折，发生大出血的风险则会增加。大出血最常见的原因是臀上动、静脉破裂，主要是由骨折移位压迫、挤压、刺破血管或骨折碎片的划伤所致。如髂外动、静脉损伤后果更为严重，这种情况比较少见，但应引起重视。如果患者出现持续性的血流动力学不稳定时，一定要查明原因，可选择动脉造影或 CTA 等检查。还要注意有无合并其他部位骨骼肌肉系统的损伤，最常见的是膝关节损伤，如髌骨骨折、软骨损伤、韧带损伤。在髋臼骨折时，对膝关节损伤的判断较为困难，若患者膝关节不适时，一定要进行进一步检查，以免漏诊。

（三）影像学检查

1. X 线片检查

（1）X 线片投照方法及临床意义：X 线平片是髋臼骨折最基本、最常规的影像学诊断方法。最常用的投照方法有三种，即前后位、闭孔斜位及髂骨斜位。

1）前后位片（即正位片）：在前后位片上应仔细观察以下 6 条解剖标志线（图 38-97）：①髂耻线：起自

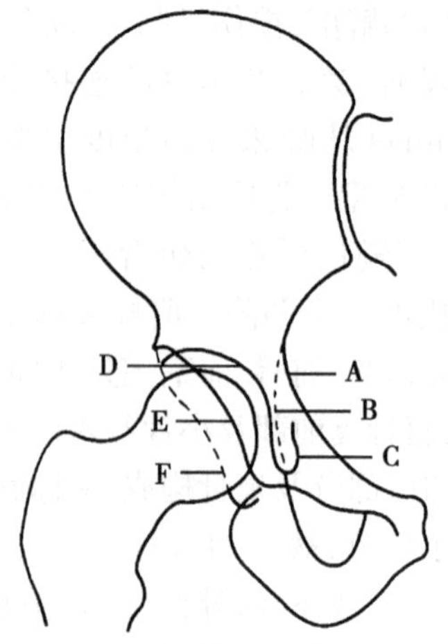

图 38-97 髋臼前后位片的各条标志线

A. 髂耻线；B. 髂坐线；C. 泪滴线；D. 髋臼顶线；E. 髋臼前缘线；F. 髋臼后缘线

坐骨大切迹上缘，向下连于耻骨结节，该线代表真骨盆入口前缘，该线中断表示前壁或前柱骨折；②髂坐线：起自坐骨大切迹上缘（起始处与髂耻线重叠）向下穿过泪滴线延伸至闭孔后缘线，该线代表四边体的后下边即后柱；③泪滴线（U形线）：由髋臼最下和最前面部分的边缘及四边体前方平坦部分的边缘构成，分为泪滴内支及泪滴外支，泪滴内支代表闭孔管及四边体前下面，泪滴外支代表髋臼前壁的上面，由于泪滴线与髂坐线均为四边体的一部分投射形成，因此二者在正位片上相重叠，该线中断代表涉及四边体的骨折；④髋臼顶线：该线代表髋臼负重区，由泪滴外支向外上方延至髋臼外上角形成，该线中断说明骨折累及臼顶负重区；⑤髋臼前缘线：起自髋臼外上角延伸至泪滴线下方续于闭孔上缘线，该线中断提示髋臼前缘或前壁骨折；⑥髋臼后缘线：起自髋臼外上角，自下延伸续于坐骨外缘线，该线代表髋臼后缘，如中断说明有后壁骨折。

2）闭孔斜位片：投照方法为仰卧位，伤侧抬高45°，X线球管中轴线对准伤侧腹股沟区，其特点是闭孔大，髂骨翼变小。该方法可以更清晰地显示髋臼前柱，髋臼后缘，闭孔及臼顶，主要观察前柱线（髂耻线）和后唇线（髋臼后缘线）（图38-98）。

3）髂骨斜位片：投照方法为仰卧位，健侧抬高45°，X线球管中轴线对准伤侧腹股沟近端，其特点是髂骨翼变大，闭孔小。该方法有利于显示后柱，髋臼前缘及髂骨翼，主要观察后柱线（髂坐线）和前唇线（髋臼前缘线）（图38-99）。

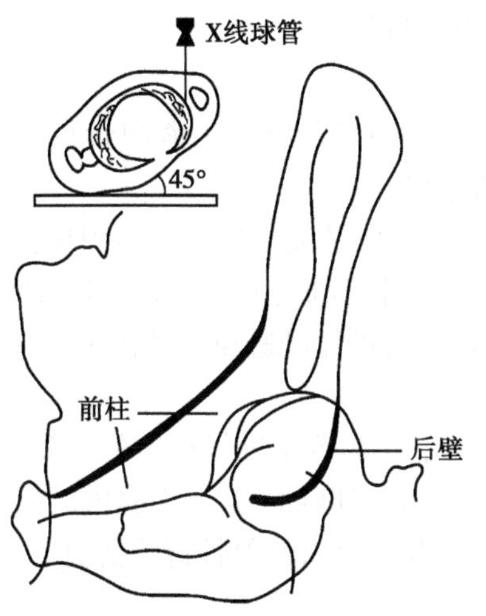

图38-98　闭孔斜位片的投照方法

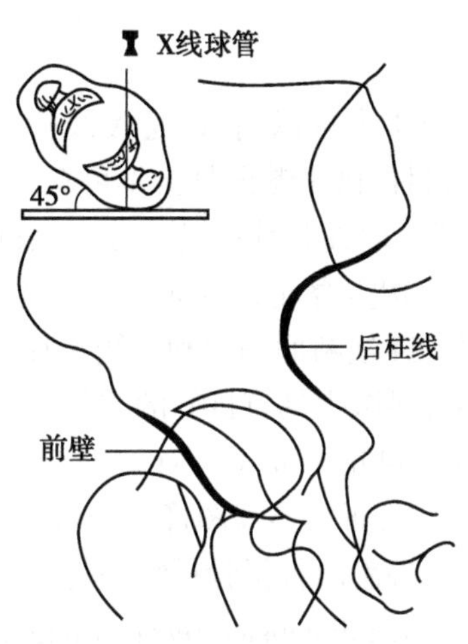

图38-99　髂骨斜位片的投照方法

（2）Matta角及其临床意义：Matta于1986年用上述三种投射方法，测量出3个髋臼顶弧，三种平片上的不同顶部弧度范围划定出了髋臼有效载荷负重区的范围，用以评价不同类型的骨折是否累及负重区，帮助确定手术指征。

具体测量方法是：①先找出髋臼的几何中心，即在髋臼周边任取两点作横切线，然后从两个切点分别画出切线的垂直线，两条垂直线的交点，就是髋臼的几何中心，应当注意的是，正常髋臼的中心与股骨头的中心，位置是重叠的，当髋臼骨折时，股骨头往往随髋臼下半部分一起内移，此时二者是分离的，髋臼中心应该从髋臼上部完整区内取两点，以上述方法确定（图38-100）；② Matta角的测定，从髋臼中心画一条垂线，然后画一条髋臼中心与

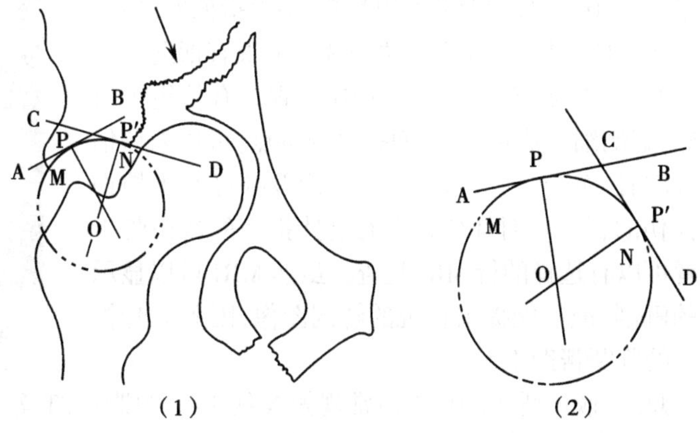

图38-100　髋臼的几何中心点P及P'为切点，AB及CD为切线，两条垂直线的交点O即为髋臼的几何中心

髋臼骨折端间的连线，这两条线所成的角称为 Matta 角，在正位片上该角称内顶弧角，如该角 >30°说明髋臼负重区完整，如 <30°说明骨折侵及负重区，移位明显者应建议手术治疗。在闭孔斜位片上该角称前顶弧角，主要反映髋臼前部破坏情况，如：该角 <40°说明骨折侵及负重区，移位明显者建议手术治疗。在髂骨斜位片上，该角称后顶弧角，主要反映髋臼后部破坏情况，如该角 <50°说明骨折累及负重区，移位破坏明显者应建议手术治疗（图 38-101）。

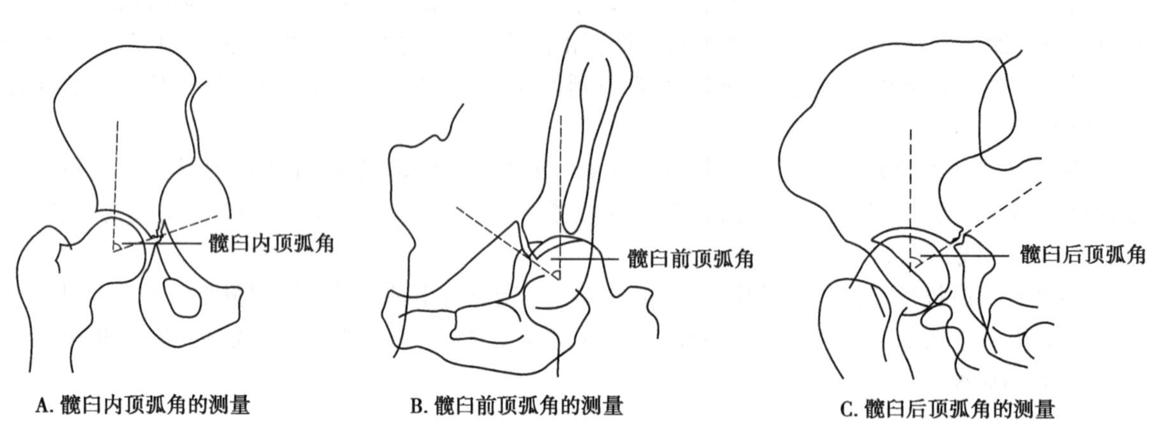

图 38-101 Matta 角的测定

2. CT 检查 CT 出现以前，普通 X 线检查是常用的方法。CT 的问世为髋臼骨折的诊断和治疗提供了强有力的工具，目前已是髋臼骨折不可缺少的辅助检查手段。

普通 CT 横断面检查对骨折线的方向、数目、骨折碎片情况以及关节周围软组织损伤都具有良好显示能力。可发现因结构重叠而在普通 X 线片上难以发现的隐匿性骨折、关节内骨折片、股骨头骨折及髋臼边缘压缩骨折。但 CT 横断面图像和 X 线平片一样，为二维图像，虽然已避免了结构重叠，但仍缺乏立体感，还需要阅片者和骨科医生具有良好的空间分辨理解能力。

多平面重建（multiplanar reconstructions，MPR）是将 CT 平扫的数据进行特定的电脑软件处理，可以提供髋臼冠状面和矢状面的连续图像，在一定程度上补充了许多横断面 CT 无法提供的信息。这样便于阅片者清晰直观的掌握髋臼骨折骨折线的行径、骨折块移位以及关节间隙内骨折片情况。

CT 三维（CT three dimension reconstructions）重建是将螺旋 CT 容积扫描采集到的信息进行重建而成。三维 CT 较二维 CT 图像更能直观、形象地呈现骨折的形态，而且还辅以多方位旋转、切割、叠加及着色等工具使髋臼骨折全貌以较为丰富的形式展现出来(图 38-102)。对骨折类型的判断，手术指征的确立，手术切口的选择，内固定方法的选择都很有帮助。

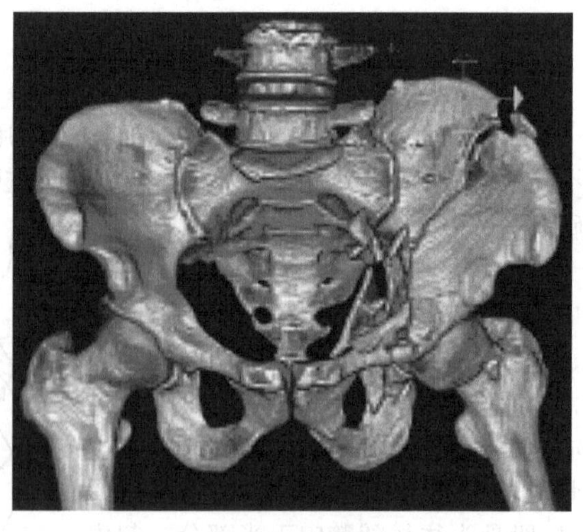

图 38-102 CT 三维重建后的髋臼骨折前面观

3. 磁共振（MRI）检查 MRI 检查具有软组织对比好、解剖细节清楚、多平面扫描的特点，可用来评估关节软骨、关节盂、关节周围软组织及神经有无损伤及损伤的程度。对怀疑存在有这些损伤的髋臼骨折患者可以有选择的行 MRI 检查。虽然 MRI 可以显示骨的解剖，但不能提供直观的解剖图像，因此对骨折类型的判断帮助不大。

总之，髋臼骨折的检查应常规做 X 线平片及螺旋 CT 等影像学检查，并将 X 线平片、CT 二维、三维图像结合起来综合分析诊断，为临床提供正确翔实的骨折信息。MRI 不作为常规检查。

二、髋臼骨折分型

髋臼的解剖结构与受伤机制的复杂性决定了髋臼骨折方式的多样性。因此髋臼骨折分类方法有多种，各有优缺点，但没有一种分型系统能完全、精确地反映髋臼骨折的特点。目前临床较为常用的是 Judet-Letournel 分型和 AO 分型。

(一) Judet-Letournel 分型

Judet-Letournel 分型由 Judet 于 1964 年首先提出，后经 Letournel 改进，形成了现在的分类形式。该分型将髋臼骨折分为简单骨折和复杂骨折(图 38-103)。前者包括：①后壁骨折；②后柱骨折；③前壁骨折；④前柱骨折；⑤横行骨折。后者包括：①后壁伴后柱骨折；②横行伴后壁骨折；③ T 形骨折；④前柱伴后半横行骨折；⑤双柱骨折。

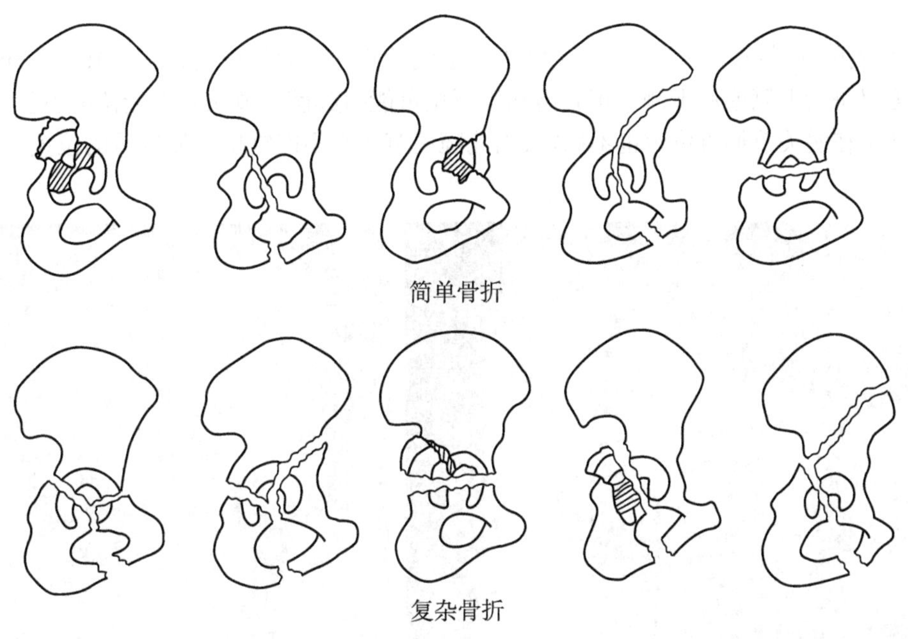

图 38-103 髋臼骨折 Judet-Letournel 分型

在这一分类中，任何类型都可以是简单的(如无移位)也可以是复杂的(骨折粉碎或移位)。同一类型的骨折，损伤程度可以完全不同。因此，对分析同一组资料的不同调查者来说，这些信息的缺乏导致难以进行正确地比较。例如：一个横行骨折，可以是移位的，也可以是无移位的，可以是粉碎性的，也可以不是，可以合并股骨头中心或后脱位，也可以没有，这些因素均影响到预后。

(二) AO 分型

AO 学派根据骨折的严重程度提出了髋臼骨折的字母与数字分型系统。从 A、B 到 C，程度逐渐加重。A 型最轻，C 型最重。A 型：部分关节骨折，B 型：部分关节面保持完整，C 型：双柱骨折，髋臼和髂骨失去连续性形成浮动髋；各型可进一步细分为不同的亚型，就可以对骨折进行完全分类。加拿大学者 Tile 在 AO 分类的基础上，又将影响预后的因素包括在内，还形成了一种综合分型系统。

1. A 型骨折　A 型骨折为部分关节的骨折，仅累及髋臼关节面的一部分，其余部分保持完整。因此，仅一柱和(或)相应的壁被累及[即前柱和(或)前壁骨折，后柱和(或)后壁骨折]，常合并股骨头，向前或向后的脱位。A 型骨折又可分为 A1、A2 和 A3 三种亚型。

A1：后壁骨折：

A1 型为后壁骨折。即后壁的骨折片，可以是单纯后壁骨折，或合并髋关节后脱位。另外后壁骨折也可发生在其他类型的骨折中，如后柱(A2)，横行(B1)，T 形(B2)或双柱(C 型)伴有后壁骨折，不属于 A1 型所讲的后壁骨折，但此时后壁骨折将影响其性质，因为后壁骨折提示髋关节后侧的不稳定。A1 型骨折可分以下亚分型(图 38-104)：

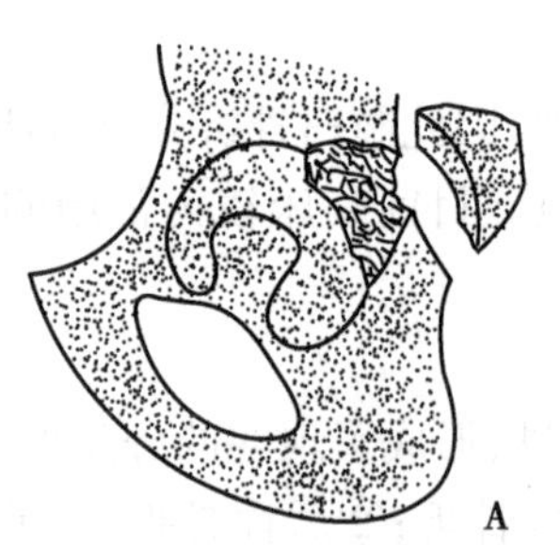

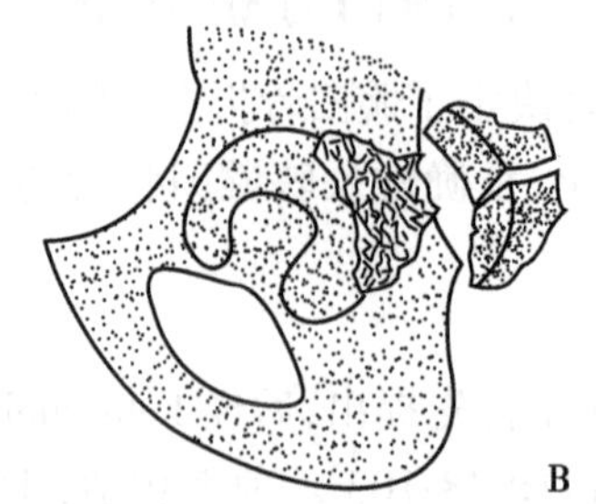

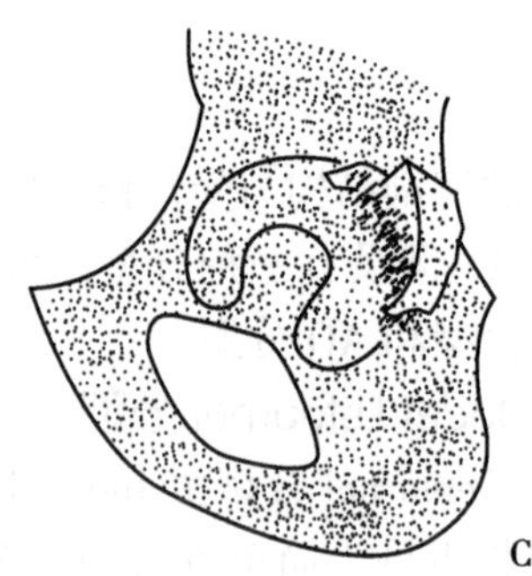

图 38-104 A1 型骨折的亚分型示意图

A. A1-1 单个骨折片；B. A1-2 多个骨折片；C. A1-3 后壁骨折伴边缘压缩

A1-1：单纯骨折 - 脱位型（一个骨折片）：A1-1 型是仅后侧一个大骨折块（图 38-104A，105），骨折可以位于正后侧，也可以是后上侧或后下侧。正后型和后下型可能引起髋关节屈曲内旋位的不稳定，而后上型则绝对不稳定，甚至在髋关节伸直位时也不稳定，因此髋关节通常不能维持在复位后的位置。

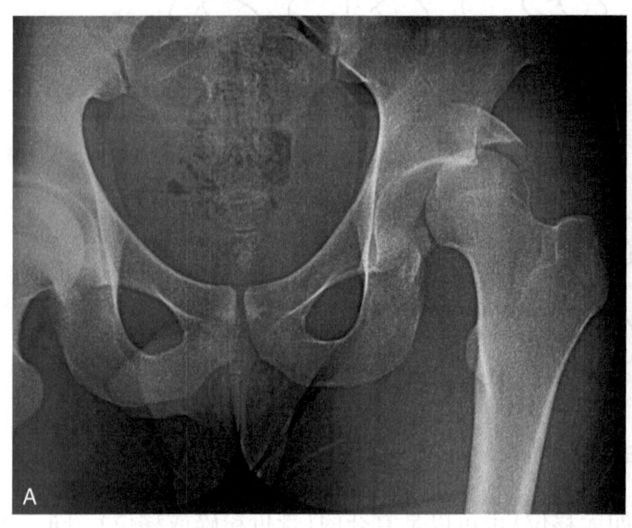

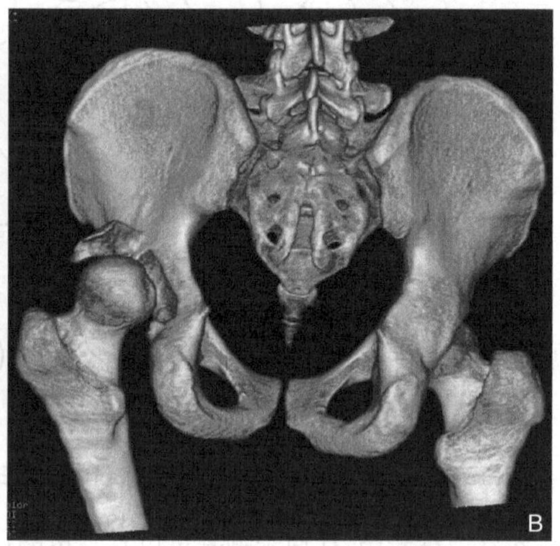

图 38-105 A1-1 型后壁骨折

A. 骨盆前后位 X 线示左侧髋臼后壁骨折，股骨头后脱位；B. CT 三维重建后面观示左侧髋臼后壁骨折，股骨头向后脱位

A1-2：单纯骨折 - 脱位型（多个骨折块）：后壁骨折粉碎，有多个骨折块（图 38-104B，106），骨折片可以位于正后侧，后上或后下侧，手术修复困难。

A1-3：单纯骨折 - 脱位合并臼缘压缩骨折：这些压缩骨折常位于髋臼缘处（图 38-104C，107），通常是在造成后壁骨折时，脱位的股骨头可以将后侧的髋臼缘嵌入其下的松质骨内所致。认识不到这一点，就不能完成后壁的解剖复位。压缩的部位可能是后侧，也可能是后上或后下。后上部特别重要，因为此处是主要的承重区。压缩的骨折还可能失去其血供，即使最初获得了解剖复位，术后也可能出现塌陷，因此 A1-3 型对判断预后非常有意义。

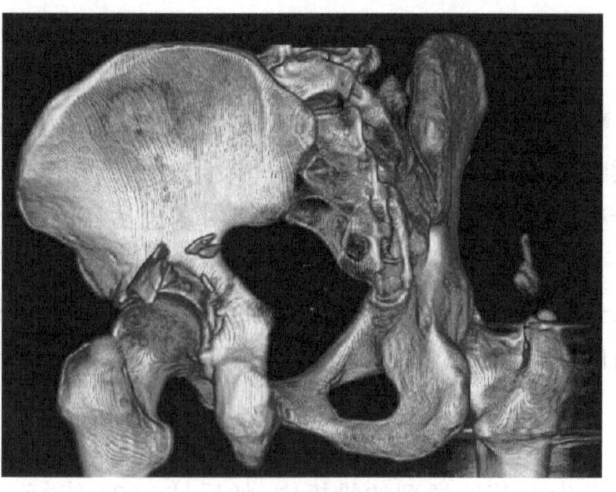

图 38-106 CT 三维重建显示后壁多个骨折块更为直观、清楚

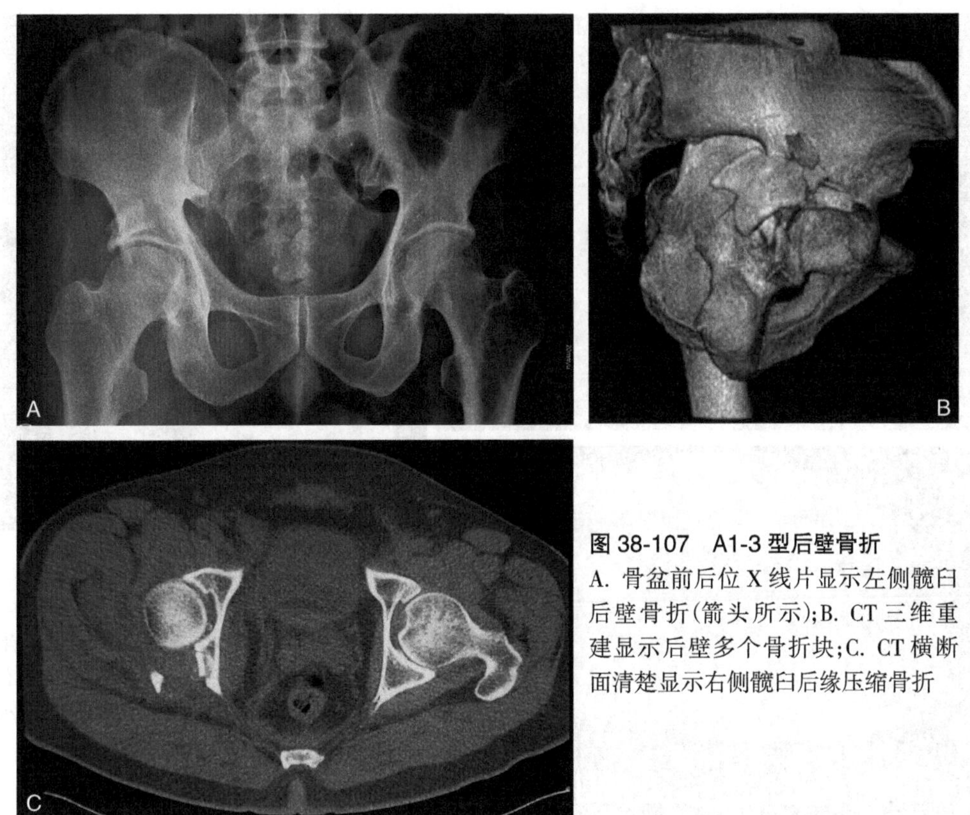

图 38-107　A1-3 型后壁骨折
A. 骨盆前后位 X 线片显示左侧髋臼后壁骨折(箭头所示);B. CT 三维重建显示后壁多个骨折块;C. CT 横断面清楚显示右侧髋臼后缘压缩骨折

A2:后柱骨折:

单独的后柱骨折少见,在髂骨斜位 X 线片上十分清楚。根据骨折形态可分为多个亚分型(图 38-108)。

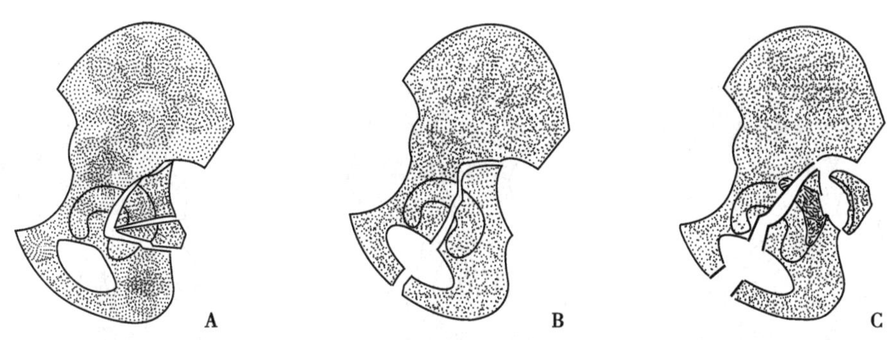

图 38-108　A2 型后柱骨折亚分型示意图
A. A2-1 型:后柱骨折完全位于坐骨内,实际上是一个扩大的后壁骨折;B. A2-2 型:后柱骨折线通过闭孔,为典型的后柱骨折,泪滴线可以完整也可以破坏;C. A2-3 型:后柱联合后壁的骨折

A2-1:骨折线通过坐骨:后柱骨折完全位于坐骨区(图 38-108A),实际上是一个扩大的后壁骨折,因为它从后柱的后缘延至四边体区。

A2-2:骨折线通过闭孔:典型的后柱骨折(图 38-108B,109),泪滴线保持完整,但偶尔可累及。

A2-3:后柱联合后壁骨折:A2-3 型是后柱骨折联合一部分后壁的骨折(图 38-108C)。后壁骨折十分重要,必须认清其特征:是位于后侧、后上还是后下,骨折块的数量以及是否还存在臼缘压缩。

A3:前柱和(或)前壁骨折:

单纯性的前侧骨折一直被认为是少见的损伤。真实的情况并非如此,耻骨上支(前柱的一部分)经常见于骨盆骨折的侧方挤压型,但这种情况一般被视为骨盆骨折的一部分,而非髋臼骨折。髋臼前侧的骨折

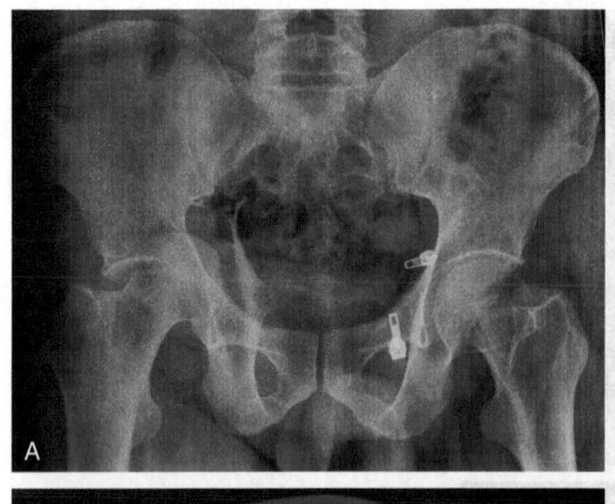

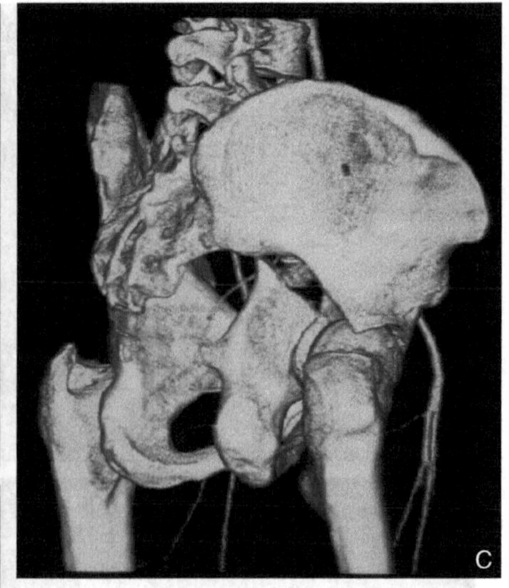

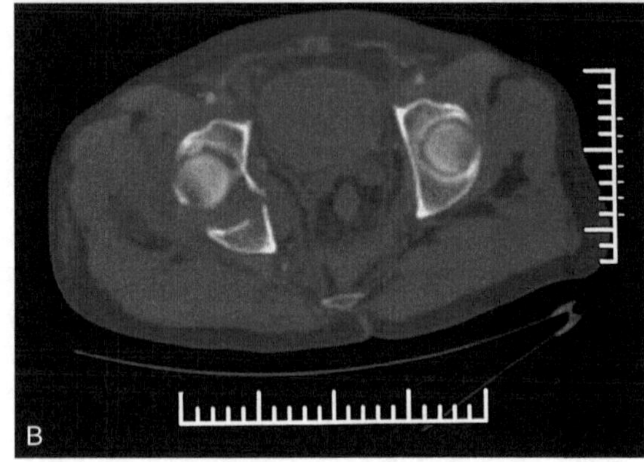

图 38-109 A2-2 型后柱骨折
A. 骨盆前后位 X 线片显示右侧髋臼髂坐线断裂，髂坐线完整；B. CT 横断面显示右侧髋臼后柱骨折线；C. CT 三维重建显示骨折位于髋臼后方，骨折块内后移位

一般很少合并髋关节的前脱位，与之相反，髋臼的后侧骨折常常合并髋关节的后脱位。具体亚分型如下(图 38-110)：

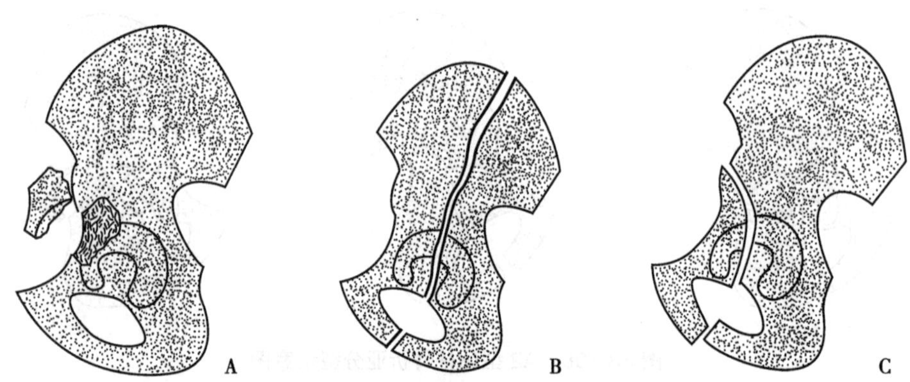

图 38-110 A3：前柱和 / 或前壁骨折亚分型示意图
A. A3-1：单纯前壁骨折；B. A3-2 高位前柱骨折；C. A3-3 低位前柱骨折

A3-1：前壁骨折：单纯性的前壁骨折(图 38-110A)少见，多由外展，外旋位的暴力损伤所致，一般不合并髋关节的前脱位。前壁骨折可仅出现一个骨块，也可以是多个骨折块，有时候会合并臼缘压缩。

A3-2：前柱骨折(高位型)：前柱骨折线达髂嵴(图 38-110B)。

A3-3：前柱骨折(低位型)：骨折线通常低于髂嵴(图 38-110C，111)，如上所述，骨盆骨折耻骨上支骨折可累及髋臼，但累及部位低。

前柱骨折，按骨折块的多少，可进一步分为一块(–a1)、两块(–a2)或多块(–a3)。

2. B 型骨折　B 型骨折为部分关节面完整的骨折，可分 B1 型(横行)骨折、B2 型(T 形)骨折和 B3 型(前柱加后半横行)骨折。

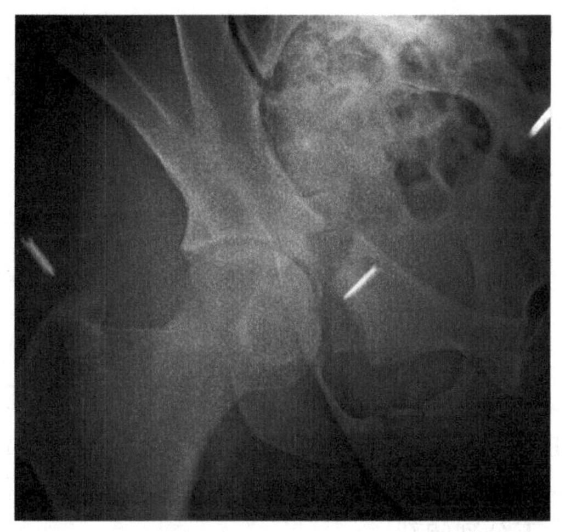

图 38-111　骨盆前后位 X 线片示右侧髋臼低位前柱骨折（A3-3），骨折线低于髂嵴

B1 横行骨折：

横行骨折通过髋臼的某处将半侧骨盆分为上、下两部分（图 38-112）。骨折线的位置有多种，但通常经过髋臼窝的上缘，有时候偏上或偏下而形成不同的亚分型（图 38-113）。骨折线在矢状面或横断面上也会有不同程度地倾斜（图 38-114）。股骨头可轻度向中心移位，也可以完全性中心脱位。骨折的远侧部分常内移，并围绕着耻骨联合旋转，当骨折移位较大时就会在髋臼 CT 横断面上形成双臼征。

B1-1：臼顶下型（图 38-113A）：属低位横行骨折，可以非手术处理，因为骨折线低于负重的臼顶，负重面得以保存完整。

B1-2：臼顶下缘型（图 38-113B）：骨折恰恰经过髋关节面与髋臼窝上缘的交界处。

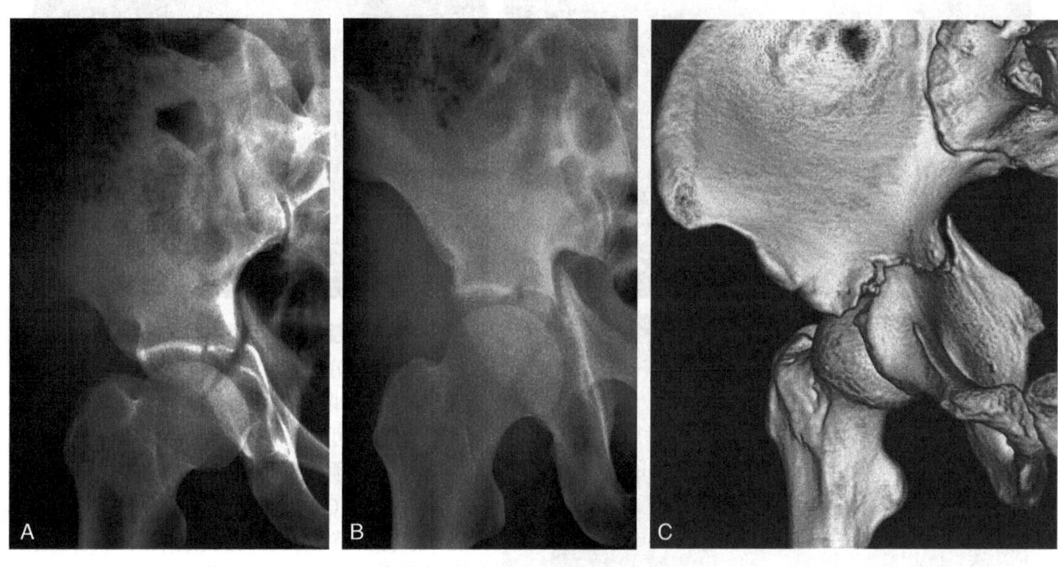

图 38-112　B1 髋臼横行骨折

A、B. 右侧髋臼髂骨斜、闭孔斜位 X 线片分别显示髂坐线、髂耻线断裂，横行骨折线将髋臼分为上下两部分；C. CT 三维重建内斜位显示的髋臼横行骨折情况

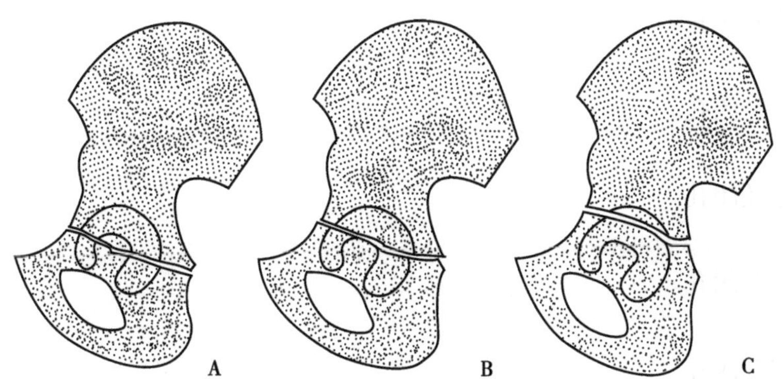

图 38-113　B1：横行骨折的亚分型示意图

A. B1-1：臼顶下型；B. B1-2 臼顶下缘型；C. 经臼顶型

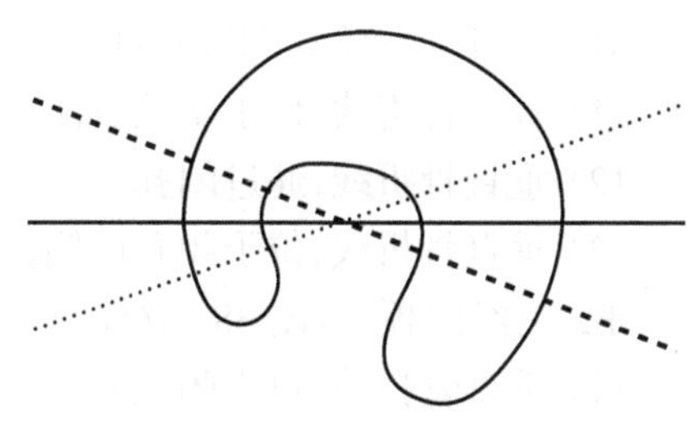

图 38-114　骨折线在矢状面可有不同程度地倾斜

B1-3:经臼顶型(图 38-113C):骨折横过主要负重的臼顶区,此型预后最差。

髋臼横行骨折常伴后壁骨折(发生率约 20%),大多合并髋关节后脱位。在 Tile 描述的综合分型系统的 B 型中,后缀"a"作为修正因子表示联合后壁骨折的情况:

a1:单纯横行骨折,未累及后壁。

a2:+ 后壁骨折,一个骨折块。

a3:+ 后壁骨折,多个骨折块(粉碎性)。

a4:+ 后壁骨折,多个骨折块(粉碎性)并臼缘压缩。

B2:T 形骨折:

在横行骨折的基础上,髋臼垂直分裂,即为 T 形骨折。横行骨折线可以位于髋臼的任何平面、任何部分,如横行骨折一样,通常在髋臼窝的上部;垂直骨折线通常将髋臼的中央部和耻骨下支劈裂,通常在 X 线片上显示闭孔环的骨折、变形,这是与单纯横行骨折的不同点(图 38-115)。垂直骨折线位置有多种,骨折线可以更向前或更向后,有时候,垂直骨折线也可以根本不分裂闭孔。

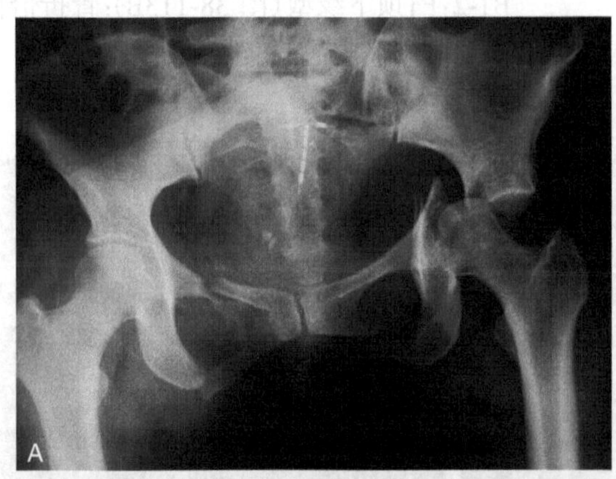

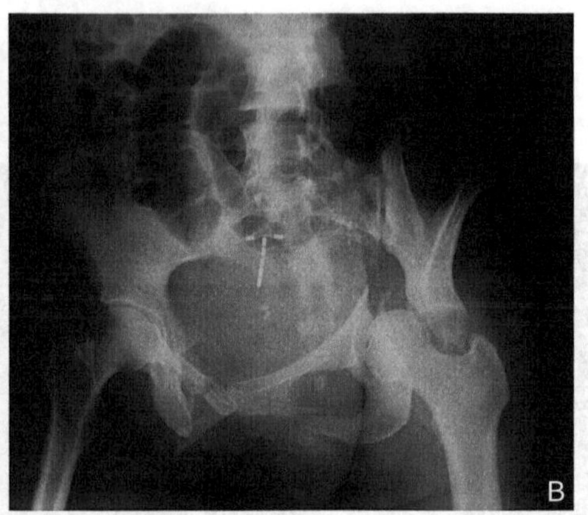

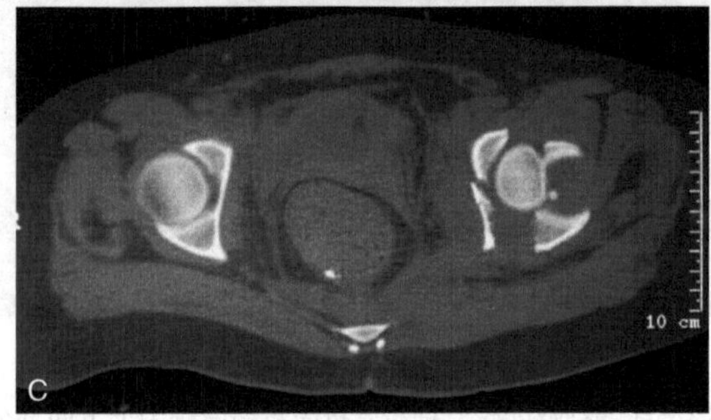

图 38-115 髋臼 B2 型(T 形)骨折
A. 术前骨盆前后位 X 线片可见左侧髋臼 T 形骨折,右侧耻骨上下支骨折;B. 术前闭孔斜位 X 线片可见左侧髋臼 T 形骨折,横行骨折线通过臼顶下缘,垂直骨折线穿过闭孔,股骨头内移;C. CT 横断面显示左侧髋臼典型 T 形骨折特征:横行骨折造成远侧髋臼内移而形成双臼征,垂直骨折线经过髋臼内壁向下裂开髋臼

根据横行骨折线的水平和垂直骨折线的位置,T 形骨折可以进一步分为以下亚分型(图 38-116)。

B2-1:臼顶下型(图 38-116A):

(1) 垂直骨折线,位于闭孔后侧,不累及闭孔。

(2) 垂直骨折线通过闭孔。

(3) 垂直骨折线,位于闭孔前侧,不累及闭孔。

B2-2:臼顶下缘型(图 38-116B):

(1) 垂直骨折线,位于闭孔后侧,不累及闭孔。

(2) 垂直骨折线,通过闭孔。

(3) 垂直骨折线,位于闭孔前侧,不累及闭孔。

B2-3:经臼顶型(图 38-116C)

(1) 垂直骨折线,位于闭孔后侧,不累及闭孔。

(2) 垂直骨折线,通过闭孔。

(3) 垂直骨折线,位于闭孔前侧,不累及闭孔。

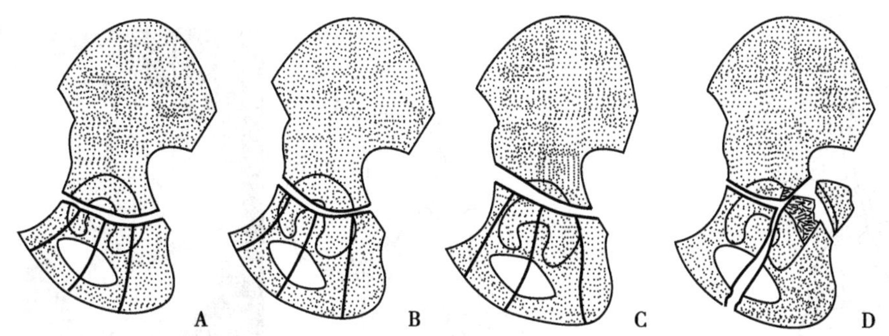

图 38-116　B2(T 形)骨折的亚分型示意图

根据横行骨折线水平和垂直骨折线的位置，分类如下：A. B2-1：臼顶下型：(1)垂直骨折线位于闭孔后侧；(2)垂直骨折线通过闭孔；(3)垂直骨折线位于闭孔前侧；B. B2-2：臼顶下缘型：(1)垂直骨折线位于闭孔后侧；(2)垂直骨折线通过闭孔；(3)垂直骨折线位于闭孔前侧；C. B2-3：经臼顶型；(1)垂直骨折线位于闭孔后侧；(2)垂直骨折线通过闭孔；(3)垂直骨折线位于闭孔前侧；D. T 形联合后壁骨折

骨折的严重程度随分类的级别而逐渐加重，如 B2-3 比 B2-2、B2-1 损伤严重。因此，分型可以提示预后。

如 B1(横行骨折)一样，后缀“a”作为修正因子表示存在后壁骨折的情况(图 38-116D)。

a1：无后壁骨折。

a2：+ 后壁骨折，一个骨折块。

a3：+ 后壁骨折，多个骨折块(粉碎性)。

a4：+ 后壁骨折，多个骨折块(粉碎性)并臼缘压缩。

B2 型(T 形骨折)联合后壁骨折，通常合并股骨头后脱位。因此，预后通常很差。后缀“a”对预后有很重要地提示作用。

B3：前柱伴后半横行骨折：

此型骨折并不常见，实际上是 T 形的变异，这类骨折包括前柱的骨折和后柱的横行骨折，股骨头向前方脱位或半脱位，后柱在髂骨斜位片常无明显移位。X 线片上后半横行骨折线的位置难以确定，CT 或三维 CT 显示最为清楚。B3 型的后半横行骨折线应位于髋臼水平，而 C3 型的双柱骨折横行骨折线在髋臼上水平劈裂髂骨，这是两者的不同之处。

根据前壁骨折的不同水平可分为以下亚分型(图 38-117)：

B3-1：前壁骨折(图 38-117A)；

B3-2：前柱骨折(高位型)(图 38-117B)；

B3-3：前柱骨折(低位型)(图 38-117C)。

后缀“a”提示前柱骨折的粉碎程度：

a1：前柱一处骨折。

a2：前柱两处骨折。

a3：前柱骨折超过两处。

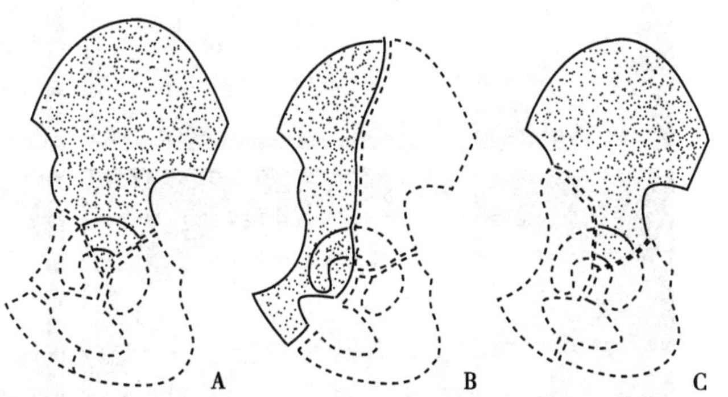

图 38-117　B3 型(前柱伴后半横行)骨折亚分型示意图

A. B3-1：前壁伴后半横行骨折；B. B3-2：高位前柱伴后半横行骨折；C. B3-3：低位前柱伴后半横行骨折

3. C 型骨折　C 型骨折为髋臼双柱骨折，关节完全破坏，骨折线经髂骨冠状面将两柱分开，T 形扩展至整个关节(图 38-118)，实际上也是 T 形骨折的变异，但性质完全不同。双柱骨折的横行骨折线在髋臼关节面上方劈裂髂骨(图 38-119)，而 T 形的横行骨折线经过关节面劈裂髋臼。有人称双柱骨折为漂浮髋，因为关节面不再与中轴骨相连续，所以，将其分类为完全关节骨折。因为损伤常由高能量暴力所致，所以股骨头的中心脱位常见，髂骨和髋臼的粉碎骨折也是常见的。必须注意有无髋臼壁的损伤，这是影响预后的一个重要因素。

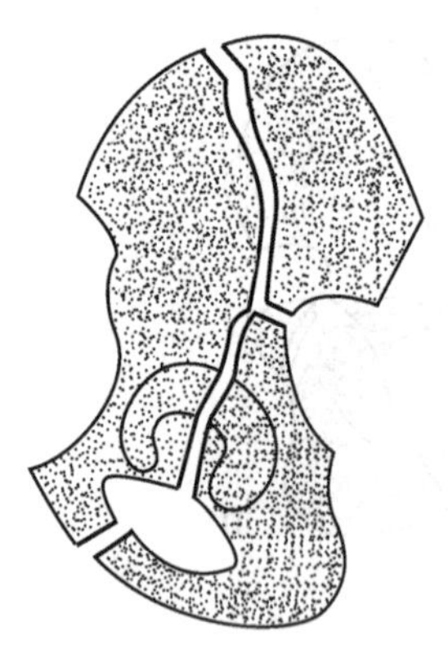

图 38-118 C 型(双柱)骨折示意图
双柱骨折髋臼的所有部分均与中轴骨分离,此型骨折又称漂浮髋,也可视作 T 形的变异,垂直骨折线向下延及髋臼并分裂闭孔

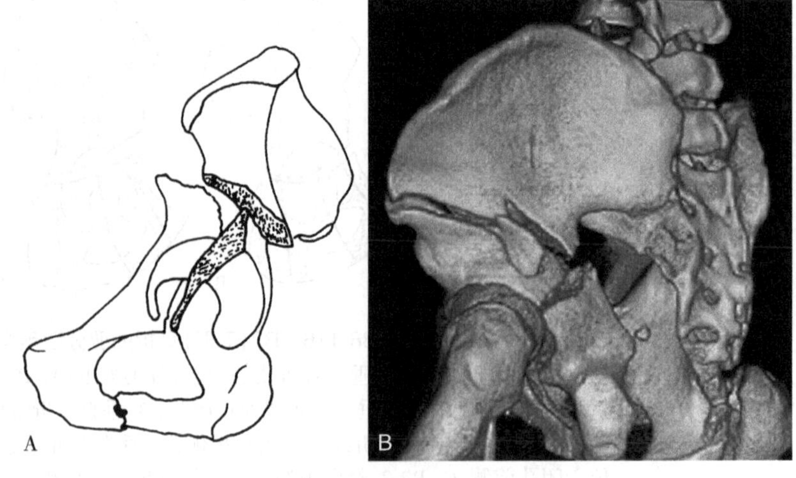

图 38-119
A. 双柱骨折模式图;B. CT 三维重建显示在髋臼上方的骨折线

双柱骨折的主要 X 线特征(图 38-120A、B)包括股骨头中心脱位,髂骨的骨折形成的马刺征等。马刺征在闭孔位显示最好(图 38-120B)。CT 及三维重建能进一步显示这一骨折的特点(图 38-120C~G)。CT 冠状面重建可以清楚显示髋臼关节面尤其是臼顶的骨折情况。另外要注意的是,如果要出现一个游离的、旋转的臼顶部三角形关节软骨块,提示预后差。特别是手术过程中,如果骨折块未能很好复位,会影响到髋臼的复位质量和临床效果。

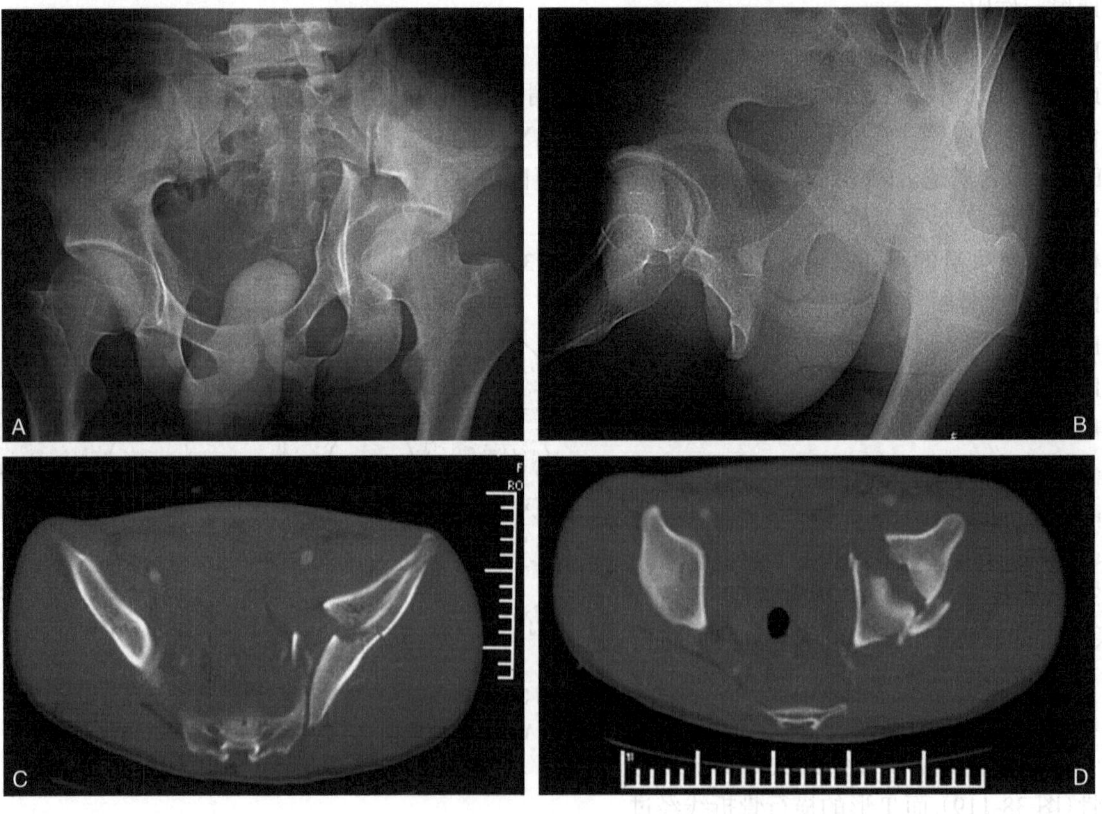

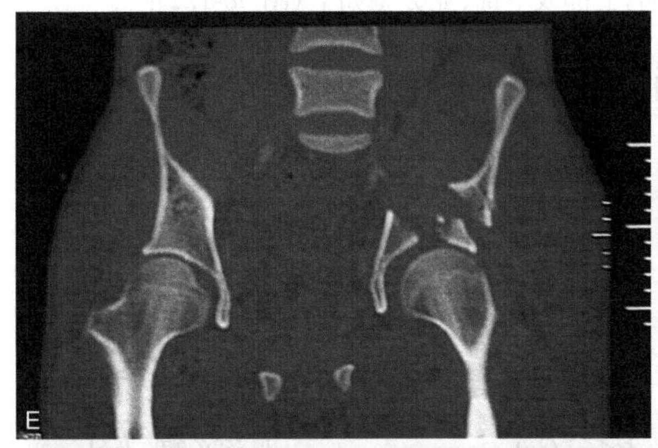

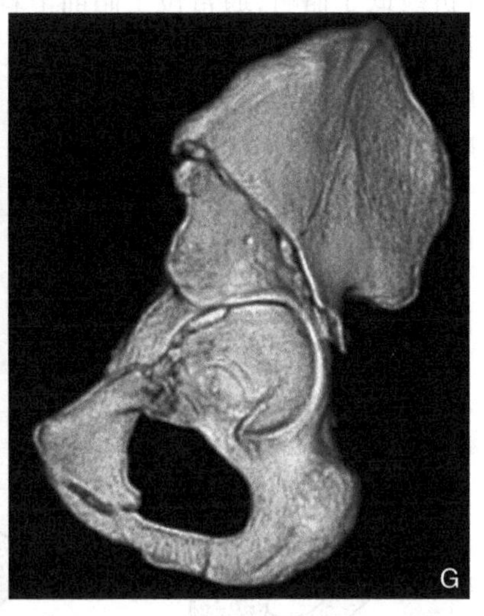

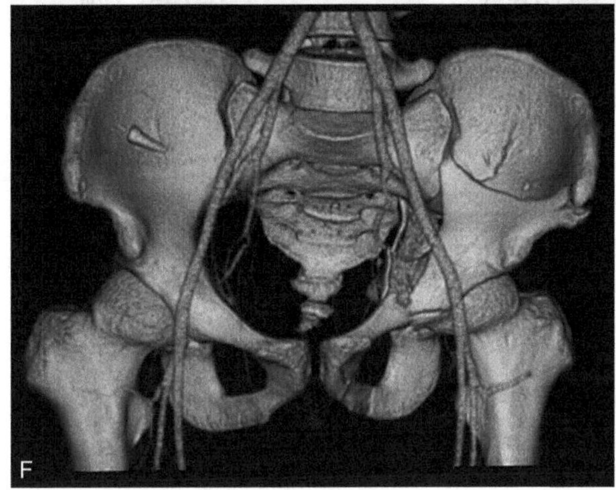

图 38-120　C 型双柱骨折

A. 骨盆前后位 X 线片示前后柱在髋臼水平上骨折、股骨头内移，髋臼与中轴骨失去联系；B. 闭孔斜位 X 线片示典型马刺征；C、D. CT 横断面可以清楚显示髂骨的骨折线，并向下分裂髋臼；E. CT 冠状面清楚显示骨折线高于髋臼关节面，提示髋臼与中轴骨失去联系；F. CT 三维重建示髋臼双柱骨折；G. CT 三维重建示马刺征

双柱骨折亚型分类如下：

C1：双柱骨折，高位型：

此型骨折线通过髂嵴，亚分型如下（图 38-121）。

C1-1：每柱均一处骨折（图 38-121A）。

C1-2：后柱一处骨折，前柱两处或多处骨折（图 38-121B）。

C1-3：后壁与后柱骨折同时存在（图 38-121C）。

如前所述，以 a1、a2、a3 表示前柱骨折的数量，b1、b2、b3、b4 表示后壁骨折的情况。C2、C3 型也如此采用。

C2：双柱骨折，低位型：

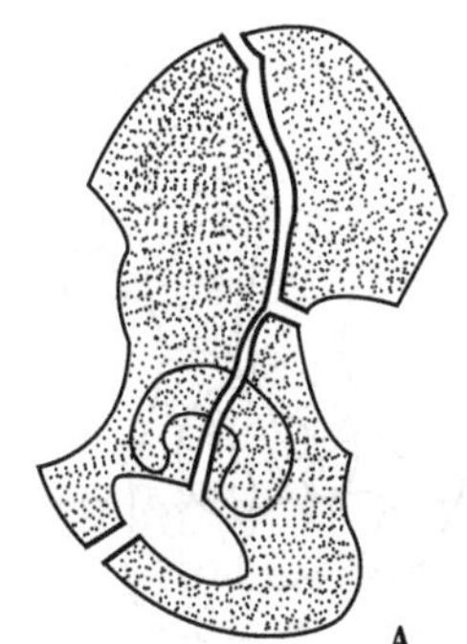

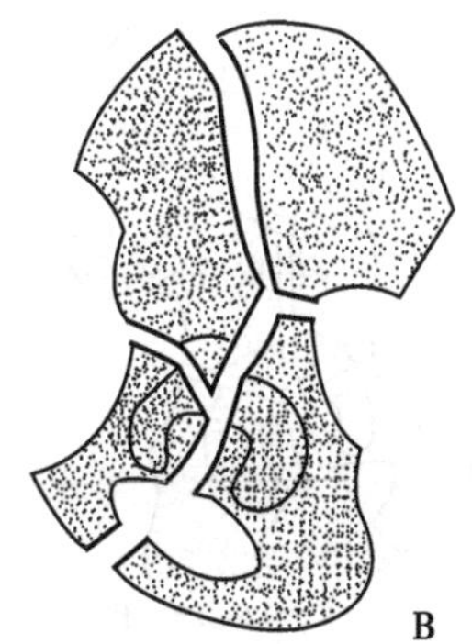

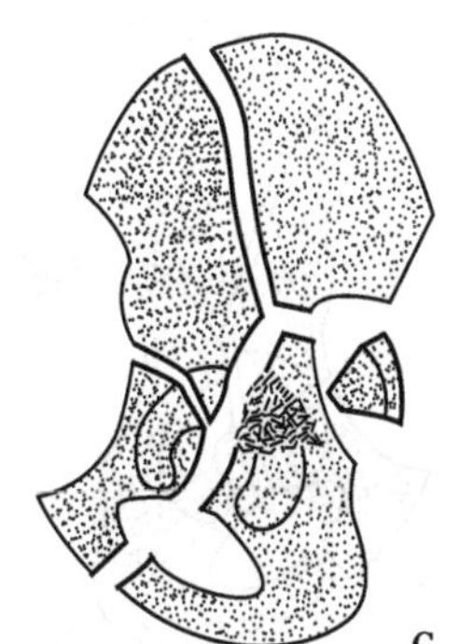

图 38-121　C1 型（双柱、高位）骨折亚分型示意图，此型特点为前柱骨折线延伸至髂嵴

A. C1-1：每柱一处骨折；B. C1-2：后柱一处骨折，前柱两处或多处；C. C1-3：后柱联合后壁骨折

前柱骨折线低于髂嵴，通常位于髂前下棘的上部或下部，亚分型如下（图 38-122）：

C2-1：每柱均一处骨折（图 38-122A）。

C2-2：后柱一处骨折，前柱两处或两处以上骨折（图 38-122B）。

C2-3：后柱联合后壁骨折（图 38-122C）。

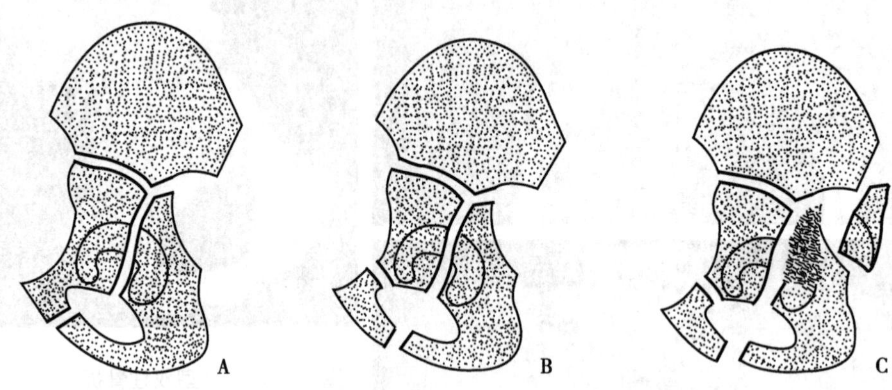

图 38-122 C2 型（双柱、低位）骨折亚分型示意图

此型特点为前柱骨折线低于髂嵴，多位于髂前下棘上或下。A. C2-1：每柱一处骨折；B. C2-2：后柱一处骨折，前柱两处或多处；C. C2-3：后柱联合后壁骨折

C3：双柱骨折，累及骶髂关节：

此型骨折髂骨的骨折线延及骶髂关节（图 38-123）。

C3-1：后柱一处骨折（图 38-123A）：

a1：高位前柱骨折（一处）。

a2：低位前柱骨折（一处）。

a3：高位，多处骨折。

a4：低位，多处骨折。

C3-2：后柱多处骨折，前柱高位骨折（图 38-123B）。

C3-3：后柱多处骨折，前柱低位骨折（图 38-123C）。

AO 分型系统内容详尽，逻辑性强，便于进行病例比较，有助于临床医生针对不同的病例，做出个性化的处理决定。但最大的缺点是复杂而繁琐，难以记忆。有时候，由于诊断资料的缺乏，或诊断手段的差别，导致出现不同的诊断结果。例如，X 线片显示的结果有时与 CT 扫描结果可能大不相同。特别是在紧急的情况下，难以做出正确的判断。而且对每一个具体患者来说，各有各的特点，不可能存在完全一样的骨折，

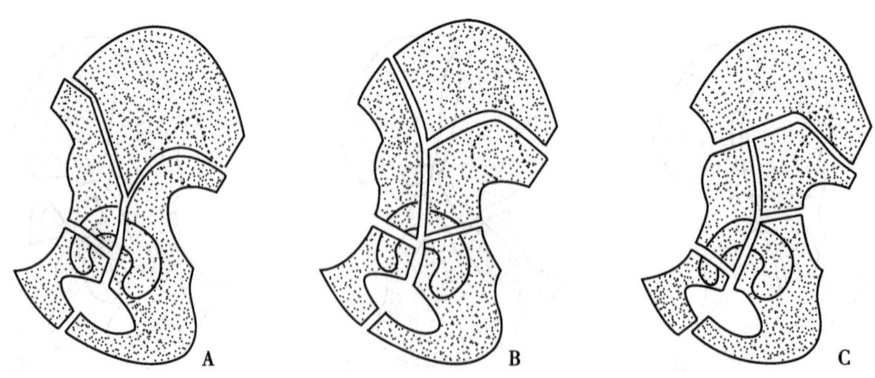

图 38-123 C3 型（双柱，累及骶髂关节）骨折

此型特点为髂骨骨折线累及骶髂关节。A. C3-1：后柱一处骨折，骨折线进入骶髂关节；B. C3-2：后柱多处骨折，前柱高位；C. C3-3：后柱多处骨折，前柱低位

因此临床骨科医生应熟悉骨折的基本类型，能够阅读和解释影像学资料，建立髋臼及骨盆的三维空间立体结构感观，并能够在标本上画出骨折线，来分析每一具体骨折类型和特点。

三、髋臼骨折的治疗

髋臼骨折的治疗和其他部位关节内骨折的治疗一样，目的为：重建髋臼的正常解剖、保持关节的稳定和良好匹配、恢复关节面的完整性，尽量避免创伤性关节炎、骨缺血坏死等晚期并发症的发生。治疗方法包括非手术治疗和手术治疗。如何选择，一般从两方面来评估：一是患者方面，二是骨折方面。患者的年龄、全身情况、伴发伤的严重程度以及骨质情况等往往具有决定性意义。如果患者生命体征不稳定，应遵循损伤控制（DCS）原则来治疗；如患有严重的内科疾病等手术禁忌情况则只能选择保守治疗；如果患者的一般情况允许，选择手术还是非手术治疗就主要考虑骨折局部情况。关节不稳定、头臼匹配不良应选择手术治疗；关节稳定，头臼匹配好可选择非手术治疗。对于双柱骨折，Letournel 提出继发性匹配的概念，这种类型的髋臼骨折块的分离往往是在冠状面上的，虽然骨折块分离的间隙达 3~4mm，但粉碎的骨折块围绕股骨头形成一个继发性匹配的关节位置，即使股骨头内移，也易为骨折块之间的缺口包围，头臼仍旧匹配良好（图 38-124），这种骨折非手术治疗通常可取得较好的疗效。Matta 通过测量顶弧角来观察股骨头的曲线与髋臼的臼顶的匹配程度。内、前、后顶弧角分别大于 30°、40°、50°是头臼匹配良好的最低要求，若内、前、后顶弧角分别小于 30°、40°、50°时，说明头臼匹配不良，需要手术治疗。特别需要强调的是顶弧角的测定在双柱骨折时是不适用的，因为没有正常的髂骨位置。

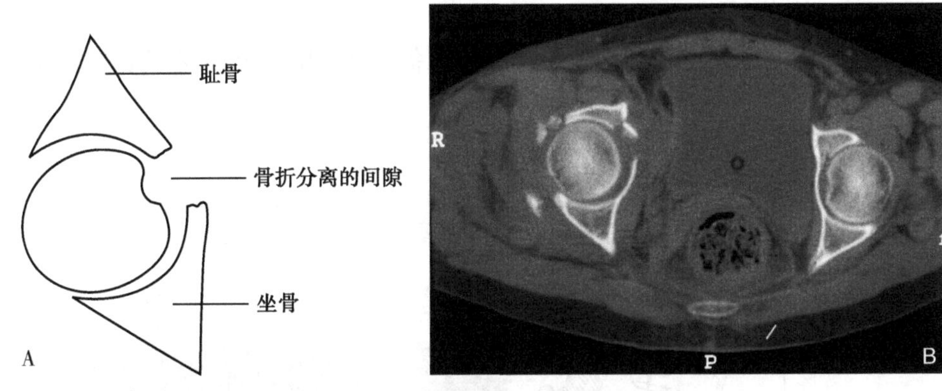

图 38-124　髋臼双柱骨折继发性匹配，可行保守治疗

A. 髋臼双柱骨折继发性匹配示意图；B. CT 示右侧髋臼双柱骨折继发性匹配

（一）非手术治疗

1. 非手术治疗适应证

（1）无移位或移位不大的髋臼骨折（移位 <3mm）；

（2）低位前柱骨折、低位横行骨折；

（3）头臼匹配良好的双柱骨折（尤其老年骨折）；

（4）不影响髋关节稳定性的后壁骨折（后壁骨折小于 1/4）；

（5）各种原因不能耐受手术者（高龄、骨质疏松、粉碎严重、感染、严重的内科疾病等）。

2. 非手术治疗方法　皮肤牵引术和骨牵引术是常用的非手术治疗方法。

（二）髋臼骨折的手术适应证

手术治疗髋臼骨折，不但能使移位的髋臼关节面易于获得解剖复位，而且通过坚强的内固定，使患者能够早期活动，减少了髋关节僵硬的发生机会，减少了长期卧床引起的诸如褥疮、坠积性肺炎、下肢深静脉血栓形成等并发症，另外还通过早期活动对髋臼软骨的模造作用，有利于髋关节功能的恢复。手术治疗要求患者无明显的内科禁忌证及合并伤。手术适应证如下：

1. 髋关节结构破坏、不稳定

(1) 后壁和(或)后柱骨折合并股骨头后脱位;

(2) 前壁和(或)前柱骨折合并股骨头前脱位;

(3) 合并骨盆骨折,髋臼骨折移位伴有耻坐骨、骶髂骨骨折和分离,将影响骨盆环的稳定,应适时进行切开复位内固定,重建骨盆环的完整性。

2. 头臼匹配不良

(1) 累及臼顶的骨折,内、前、后顶弧角分别小于 30°、40°、50°;

(2) 关节内骨折块及软组织嵌入;

(3) 移位的股骨头骨折。

(三) 手术时机与术前准备

正确选择手术时机和充分术前准备(器械、医生等)是决定手术成功的重要因素。髋臼骨折常伴有其他脏器或肢体的损伤,治疗上应先处理危及生命的复合伤或合并症。除髋关节脱位闭合复位失败、进行性神经功能障碍、开放性骨折、血管损伤等需要急症手术之外,其他情况应选择合适的手术时机。笔者的经验是伤后 7 天左右,Letournel、Matta 也认为最佳时机为 4~9 天。大于 3 周的手术治疗困难较大,复位效果也差。而 3 个月以上的陈旧性骨折,已基本失去切开复位的机会。

对于明显移位髋臼骨折患者术前应及早行骨牵引术以便于术中复位,如髋臼骨折明显移位或伴有股骨头脱位,应早期行手法复位。对于伴有股骨头中心性脱位的患者应同时应用大转子侧向牵引和下肢长轴上的纵向牵引。纵向牵引一般应在股骨髁上或胫骨结节上施行。侧向牵引应选用 Limpscomb 技术牵引(图 38-125)。

手术器械和术者准备也是至关重要的,手术器械应准备骨盆专用器械,手术者也应是经过专业培训的医生。

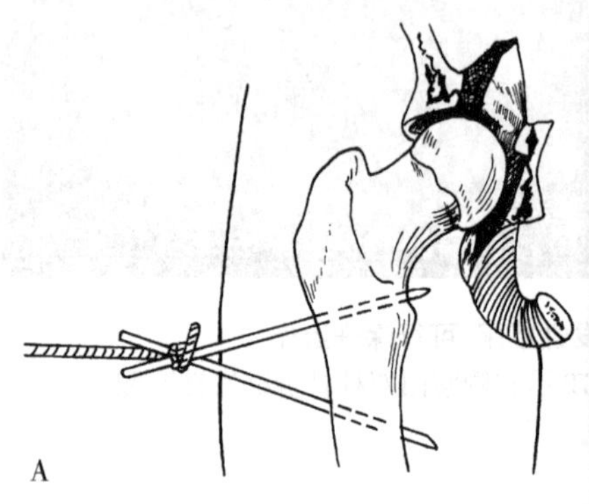

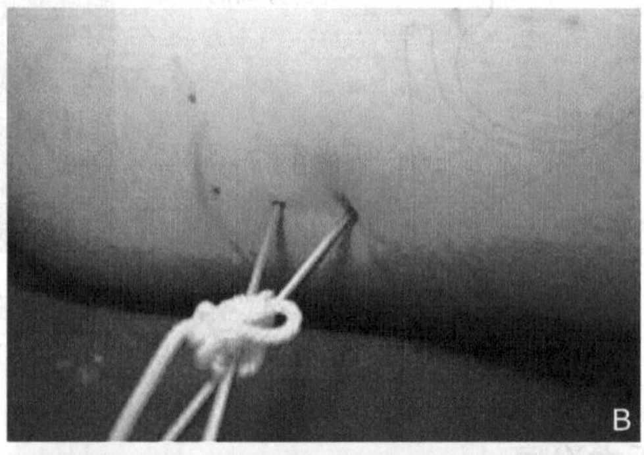

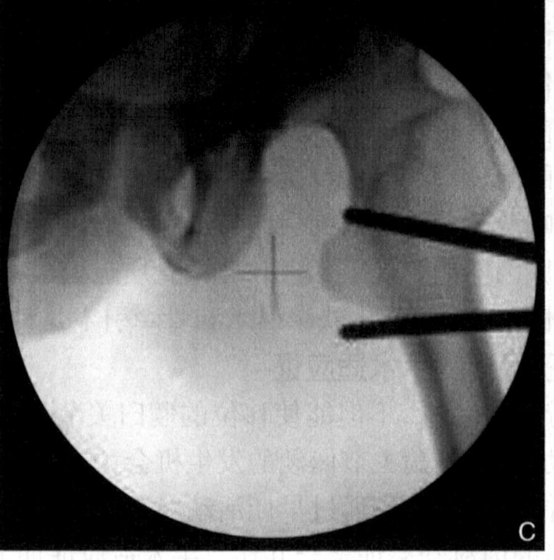

图 38-125 Limpscomb 牵引术

A. Limpscomb 牵引术;B. 股骨转子区置入螺钉;C. 术中透视显示螺钉位置

(四) 髋臼骨折的手术入路及选择

髋臼骨折的治疗效果与手术切口的选择密切相关。髋臼骨折的手术入路有几十种,虽然到现在为止没有一个切口能满意暴露各种类型的髋臼骨折,但常用的有三种,即 K-L 入路、髂腹股沟入路、前后联合入路,只要能正确应用这三种入路,基本上可以满足各种类型髋臼骨折的治疗需要。笔者选择以下几个比较典型的手术入路加以介绍。

1. Kocher-Langenbeck 入路(K-L 入路)　患者侧卧或俯卧位,皮肤切口起于髂后上棘,弧形向下经股骨大转子顶点,再垂直向远侧延长 15~20cm。沿皮肤切口切开臀大肌筋膜并沿臀大肌纤维方向钝形分开臀大肌,向远侧纵行切开阔筋膜。内旋患肢,显露梨状肌和短外旋肌群,在大转子后方外旋肌群附着处内侧 0.5cm 处切断,向内侧翻转进一步保护坐骨神经,用骨膜剥离器在短外旋肌的深层与关节囊之间向内侧作钝性剥离达坐骨小切迹和坐骨结节内侧缘可显露髋臼后柱。如骨折累及负重区并向前上方延伸,可切断臀中肌止点的后 1/3,有助于扩大暴露(图 38-126)。此入路有损伤坐骨神经的危险,需要时刻保持着警惕,避免损伤坐骨神经,伸髋屈膝有助于放松坐骨神经,将切断的短外旋肌群翻向内侧可用来保护坐骨神经。此入路由于受臀上血管和神经的限制,到达髋骨外侧壁的范围有限,如果试图通过强力牵拉臀中肌来达到显露更加充分的目的,有时可能会撕裂臀上动脉,造成难以处理的大出血,或牵拉损伤臀上神经,造成髋外展肌的永久性瘫痪。

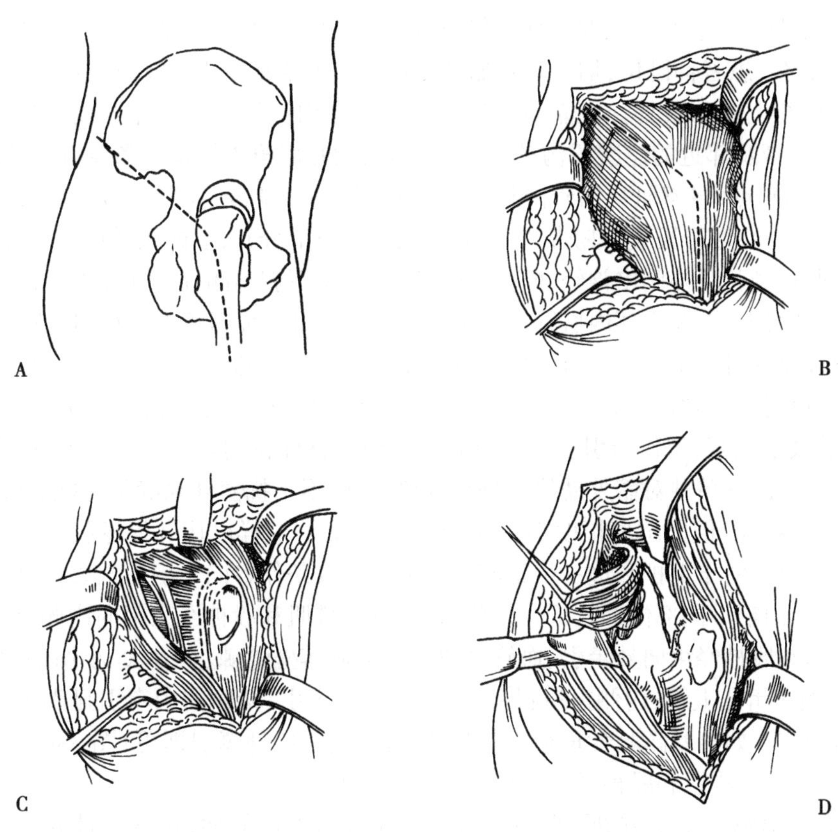

图 38-126　Kocher-Langenbeck 入路示意图

A. 皮肤切口;B. 沿虚线分离臀大肌,切开阔筋膜;C. 牵开臀大肌和阔筋膜张肌显露髋外旋肌群,并沿虚线切断梨状肌和短外旋肌群;D. 骨膜下剥离外旋肌群至坐骨大小切迹,暴露髋臼后柱、后壁,再向上、向前分离到髋关节囊以便暴露髋臼顶部

此切口可显露整个髋臼后壁和坐骨大切迹以下的后柱(图 38-127)。可应用于:①后壁骨折;②后柱骨折;③后柱伴后壁骨折;④横行伴后壁骨折;⑤以后柱移位为主的 T 形骨折;⑥需同时探查坐骨神经的骨折。

有时为了进一步显露髋臼顶部,可行大转子截骨术(图 38-128),称为改良 K-L 入路。大转子截骨以后,

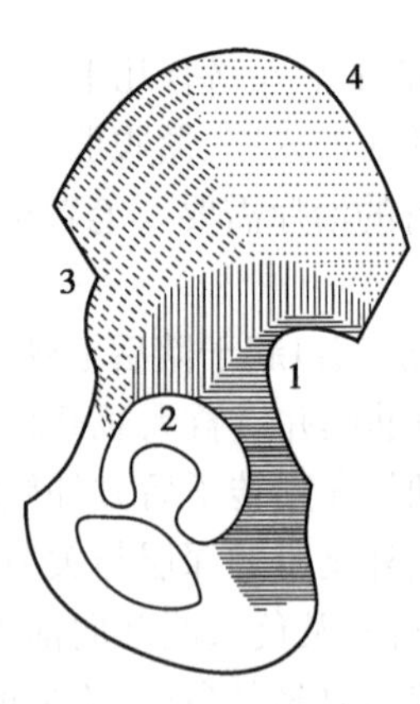

图 38-127 各髋臼手术入路显露髋骨外板的范围

1. Kocher-Langenbeck 入路；2. 改良 Kocher-Langenbeck 入路(附加大转子截骨的 K-L 入路)；3. 三叉形扩展入路；4. 髂股扩展入路

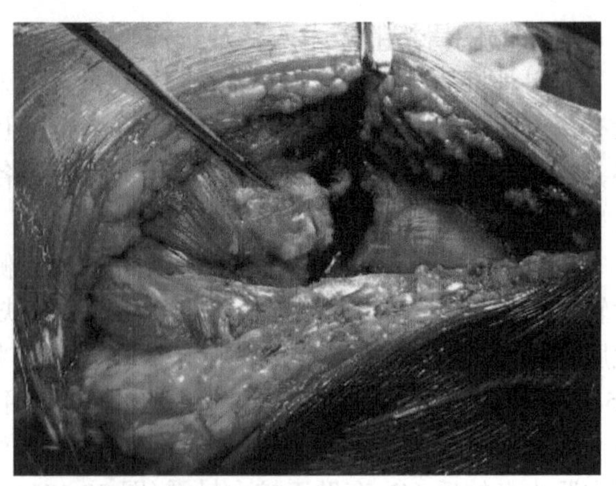

图 38-128 改良 Kocher-Langenbeck 入路

术中照片示行大转子截骨

不但增加了暴露范围(图 38-127)，还减轻了臀上血管和神经的张力，可以减少牵拉造成的损伤机会。但大转子截骨和从髋骨的外侧面剥离臀小肌增加了异位骨化的发生机会，还可能会发生大转子骨不连。

2. 髂腹股沟入路 患者仰卧位，切口起自髂嵴中后 1/3 交界处，沿髂嵴内侧 1cm 至髂前上棘，再横过下腹部，止于耻骨联合上方 2cm 处。在髂前上棘下方 3cm 稍内侧处游离并保护股外侧皮神经，在下方切口段找到精索或圆韧带及邻近的髂腹股沟神经，游离出精索并用第 1 根橡胶条牵开。然后沿切口切开腹肌和髂肌在髂嵴上的起点，将髂肌从髂骨内板处做骨膜下剥离，显露髂窝、骶髂关节前方和真骨盆上缘。再沿腹股沟韧带方向小心切开腹股沟韧带，将髂耻弓从髂腰肌上分开，显露髂腰肌及股神经。用第 2 根橡胶条绕过髂腰肌、股神经及股外侧皮神经，向内侧牵开，在骨膜下剥离闭孔内肌至髋骨的四方区，剥离时要避免损伤髂内血管和臀上、下及阴部内血管。牵出髂耻弓并剪开至髂耻隆起，从外向内钝性分开髂外血管及淋巴管，分离髂外血管时一定要注意血管后壁有无变异的闭孔动脉，或在腹壁下动脉与闭孔动脉之间的吻合支，因这些血管损伤后很容易引起大出血，可导致患者死亡，故又称死亡冠(corona mortis)。用 1 根橡胶条包绕髂外血管及淋巴管，留作牵引。或保留髂耻弓的完整性，将髂外血管、淋巴管连同髂耻筋膜作为一束用 1 根橡胶条包绕，不单独对髂外动静脉进行分离，这样不干扰髂外动静脉、淋巴管，避免了分离血管而造成对血管的直接损伤，但因游离幅度小，暴露中间窗困难。这样已用 3 根橡胶条分别绕过精索、髂腰肌和股神经束、血管束以便于保护和进一步暴露。对上述橡胶条作各向牵引形成外侧、中间和内侧 3 个窗口，由此显露、复位和固定不同部位的骨折。外侧窗口：将髂腰肌和股神经束牵向内侧显露髂窝及弓状线；中间窗口：将髂腰肌和股神经束向外牵引、血管束向内牵引显露坐骨棘、坐骨大、小切迹、四边体、髋臼的前壁、耻骨上支的外侧和闭孔上缘；内侧窗口：将血管束向外侧牵引、精索向内牵引显露耻骨上支、闭孔上缘和 Retzius 耻骨后间隙。如需暴露耻骨角和耻骨联合，可将精索向外牵引即可(图 38-129)。女性暴露时较男性容易，将股血管束、髂腰肌和股神经束分离后即形成三窗。

该入路可显露从骶髂关节前方到耻骨联合几乎整个髋骨的内侧面，包括髋骨的四边体和上、下耻骨支，但坐骨内侧份不能通过该切口显露，髋骨外侧的显露有限(图 38-129H)。适用于：①髋臼前壁骨折；②髋臼前柱骨折；③旋转和移位的方向位于髋臼前部的横行骨折和 T 形骨折；④前柱伴后半横行骨折；⑤后柱骨折块比较大的双柱骨折。如果后柱骨折粉碎、位于下部或合并后壁骨折不适合应用此入路，应用前后联合入路。

该入路与 Langer 皮纹平行，手术瘢痕小，伤口亦较美观，创伤相对较小，术后功能恢复快，异位骨化发生率低，不切开关节囊，有利于保持股骨头的血运，易于显露和固定作为髋臼延伸段的髂骨骨折，有利于髋臼的解剖复位。但不能直视关节面是此入路的最大缺点。另外，该切口容易引起髂外血管、股神经损伤、髂外血管血栓形成、腹股沟疝和淋巴漏等并发症，术中应予以注意，操作切忌粗暴。

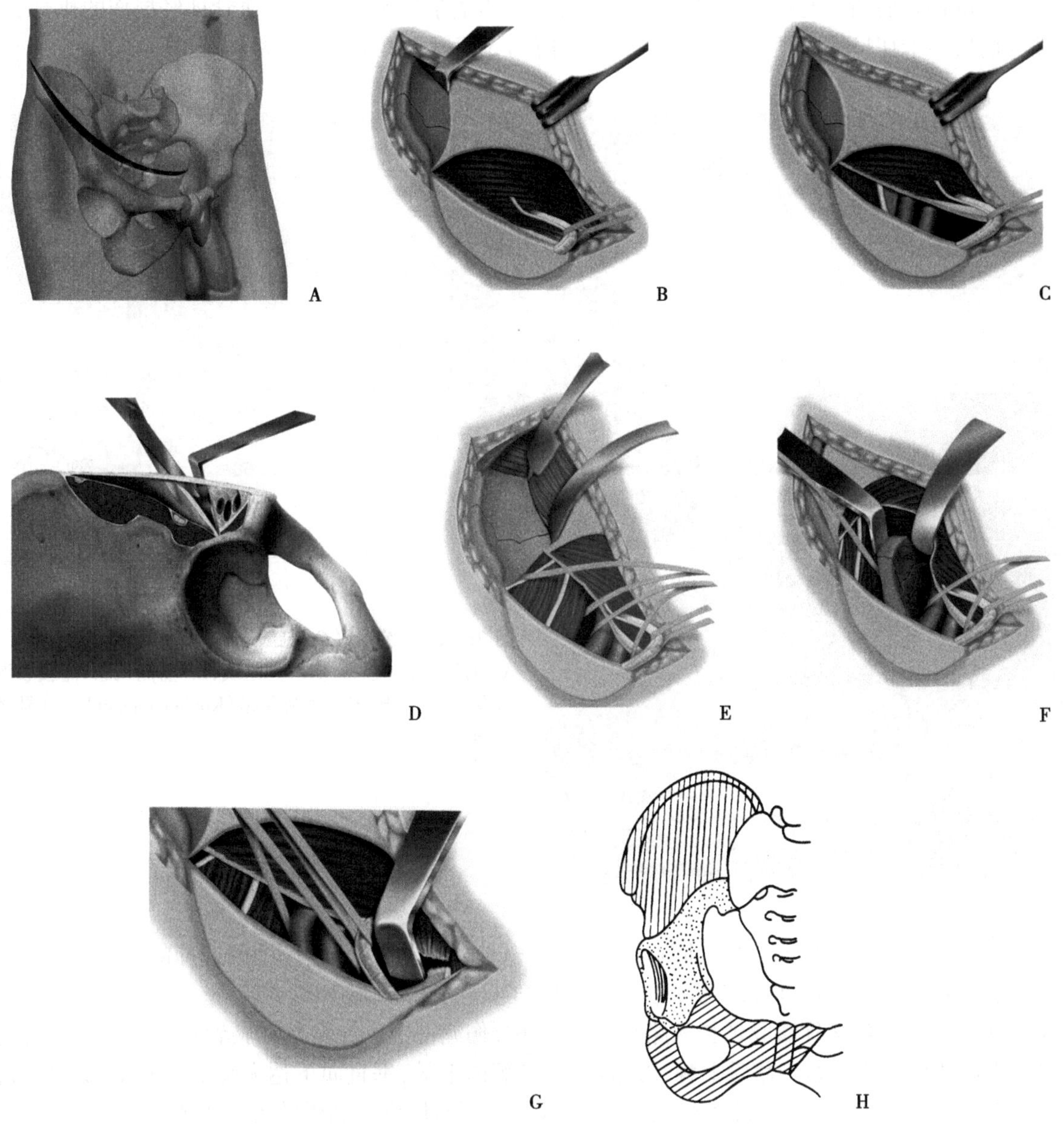

图 38-129　髂腹股沟入路示意图

A. 图示髂腹股沟入路皮肤切口：从髂嵴上方切开，走向髂前上棘，然后沿一条直线向内止于耻骨联合上方两指处；B. 图示在切口外侧段从髂窝内分离腹外斜肌和髂肌并向近端翻开；在切口内侧段沿皮肤切口切开腹外斜肌腱膜，找到精索并游离出来，用1根橡胶条绕过精索并作牵引；C. 图示纵行切开腹股沟韧带后即可见到被髂耻弓分开的两个腔隙：外侧的肌腔隙和内侧的血管腔隙，髂外静脉就走行于髂耻弓的内侧；D. 腹股沟横切面示意图示向内侧牵开内侧血管束，仔细分离剪开髂耻弓；E. 外侧窗：髂腰肌和股神经束牵向内侧显露髂窝及弓状线；F. 中间窗：将髂腰肌和股神经束向外牵引、血管束向内牵引显露坐骨棘、坐骨大、小切迹、方形区、髋臼的前壁、耻骨上支的外侧和闭孔上缘；G. 内侧窗：将精索向外牵引，显露耻骨角和耻骨联合以及Retzius耻骨后间隙；H. 通过髂腹股沟入路的外侧、中间和内侧3个窗口，可以显露髋骨的3个区域

3. 前后联合入路　前后联合入路据有关专家统计可以解决90%的髋臼骨折的复位固定，因此大部分学者主张对于较为复杂的髋臼骨折采用前后联合入路，而不必勉强在一条切口内完成难度较大的手术，前侧入路应用髂腹股沟入路，偶尔也应用髂股入路，后侧入路应用K-L入路或改良K-L入路。

取患侧在上的漂浮体位，前侧的髂股入路、髂腹股沟入路和后侧的K-L入路的手术方法和前面所述完全相同，只不过是联合应用而已。根据骨折的部位不同，选择先作前路或先作后路，单独一个切口不能满足需要时，再作另一入路（图38-130）。此入路几乎可以显露髋骨内外侧面的全部区域，适用于各种类型的复杂骨折和陈旧性骨折。与扩展入路相比,创伤小,解剖游离少,异位骨化和血管神经损伤的机会少。但该入路为前后两个切口,手术危险性大,需要漂浮体位,无菌操作要求更加严格。

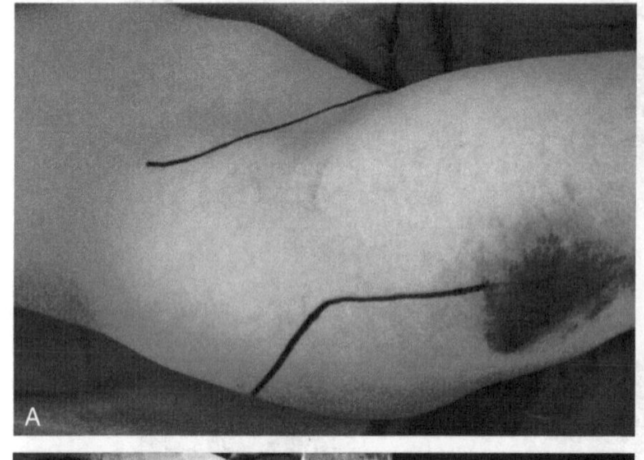

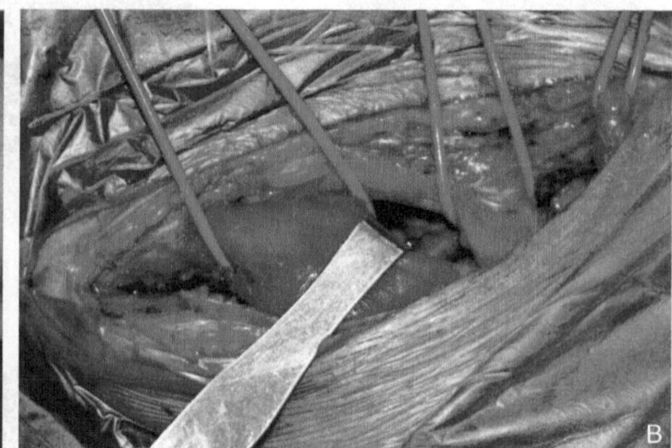

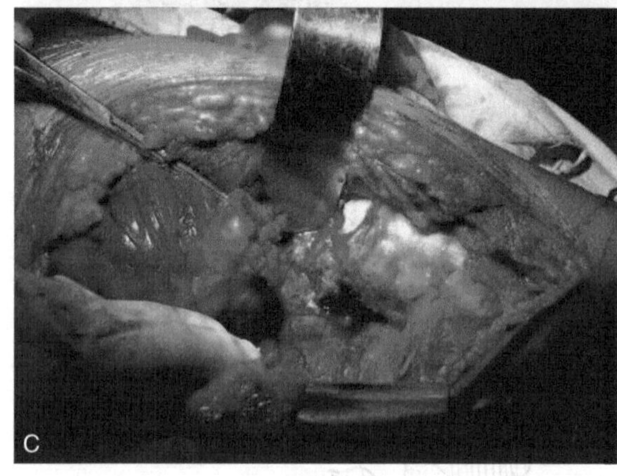

图 38-130 前后联合入路

A. 前后联合入路的切口标记线;B. 前侧入路(髂腹股沟入路显露完毕);C. 后侧入路(Kocher-Langenbeck)显露完毕

后侧入路可以显露后壁和后柱,前侧入路可以显露前柱和前壁,显露范围因选择的前、后侧入路不同而不同。该入路可适用于:①横行骨折;② T 形骨折;③双柱骨折;④陈旧性骨折。

4. 髂股扩展入路(又称髂股延长入路) 取侧卧位,伤髋向上。在背部和腰背部加垫,使躯干向前倾斜 45°或漂浮体位。切口始于髂后上棘,沿髂嵴,经过髂前上棘,垂直向下达大腿前外侧中部。切开髂嵴上的阔筋膜、骨膜,用骨膜剥离器将附着于髂骨外板上的所有肌肉从髂骨翼外板上剥离下来,就像 Smith-Petersen 切口那样,剥离范围前至髂前上棘,后至坐骨大切迹,下至髋臼的上缘。继续向下切开大转子上的筋膜和股外侧肌,在大转子顶部切断臀中肌及臀小肌的肌腱,并将它们向后牵开(也可行大转子截骨)。显露短外旋肌群并切断,向内侧翻转进一步剥离至坐骨结节和坐骨大切迹,以充分显露后柱、后壁。如需扩大暴露骨盆内侧面和前柱,可从髂嵴上沿髂骨内板剥离髂肌。在髂前上棘水平剥离出腹股沟韧带和缝匠肌后予以切断,将缝匠肌和股外侧皮神经一并向切口内侧牵拉,切断股直肌的直头与反折头,并将股直肌向下翻开,可显露髋关节囊的前部(图 38-131)。

该入路的最大优点是显露好,可以显露半个骨盆,包括整个髂骨的内外板、髋臼和前后柱(图 38-127)。一个主要的缺点是臀中肌和臀小肌肌瓣的血供受到较大的损害。如果骨折损伤了臀上动脉,髋外展肌处于无血供状态,必将发生坏死。另外还有手术时间较长、失血量较多、感染机会多、外展肌肌力减弱明显、关节僵硬发生率高、关闭切口时深筋膜的缝合较困难等缺点,因此应尽谨慎采用此入路。该入路可适用于:①横行骨折的骨折线在相当于臼顶部位,并劈裂臼顶部;② T 形骨折;③前柱伴后半横行骨折;④双柱骨折;⑤陈旧性髋臼骨折。

5. 髂股入路 此入路实际上是由 Smith-Petersen 入路改进而成。患者取仰卧位,伤侧腰背部垫高与水平面呈 30°。若与后侧入路联合使用时可使用漂浮体位。皮肤切口始于髂嵴中部,通常沿髂嵴内侧 1cm 或外侧 1cm 切开,避免直接在髂嵴上作切口,向前越过髂前上棘,然后向远侧沿缝匠肌的内侧缘到达大腿

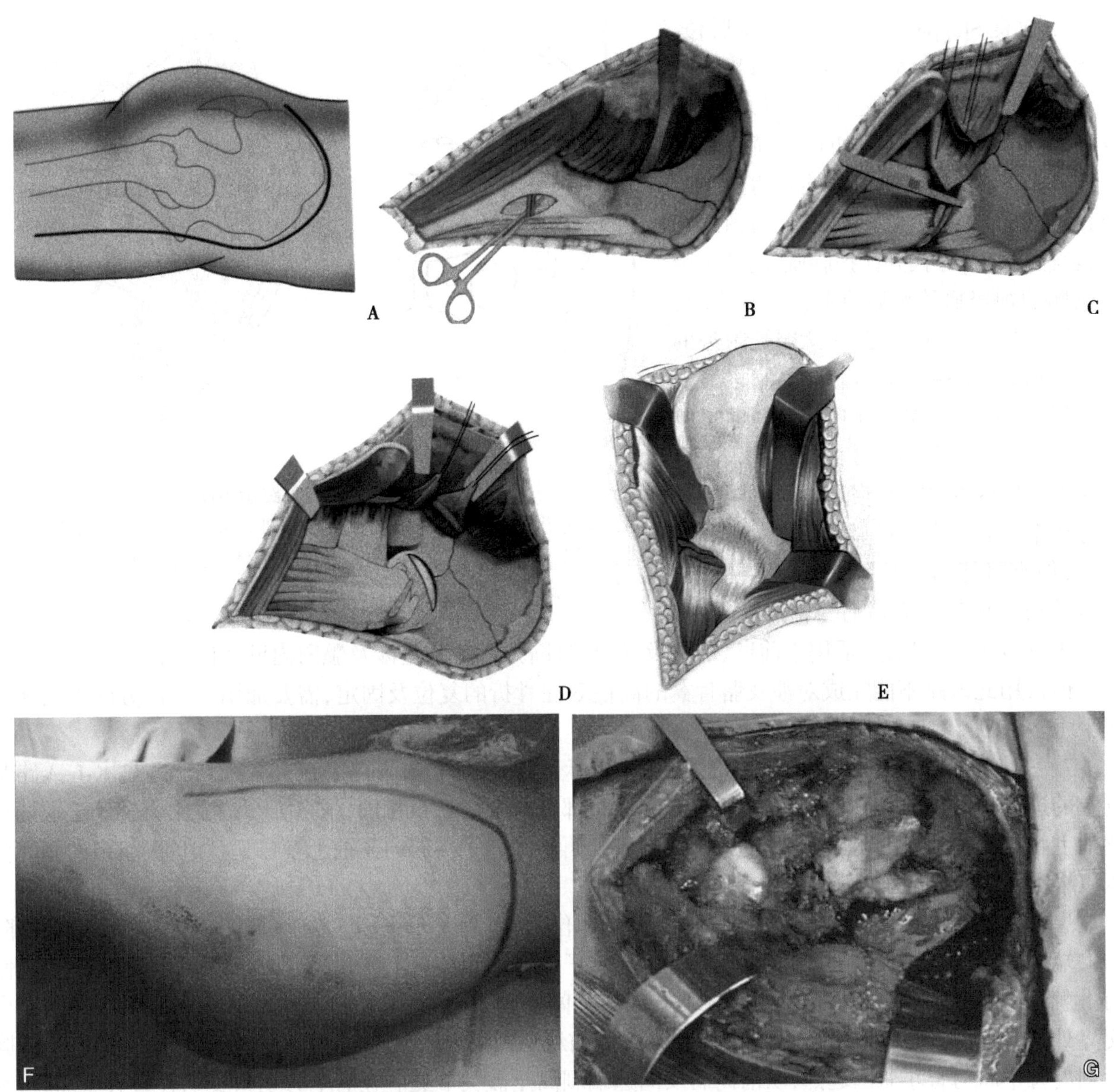

图 38-131　髂股扩展入路示意图及术中照片

A. 皮肤切口；B. 从髂骨外板上剥离下阔筋膜张肌和臀肌，结扎切断旋股外侧动脉分支；C. 切断臀中肌及臀小肌的肌腱，并向后牵开；D. 将梨状肌和短外旋肌群切断并做骨膜下剥离显露坐骨大、小切迹，牵开臀肌、梨状肌和短外旋肌群，充分地显露髋骨的外侧面；E. 切断缝匠肌和腹股沟韧带的起点，骨膜下剥离髂腰肌，切断股直肌的两头，显露髋关节囊的前部和前柱；F、G. 手术切口及深部显露

中段 1/3 处。游离保护股外侧皮神经，在髂前上棘处切断缝匠肌起点和腹股沟韧带的起点。从髂嵴上切开腹部肌肉并将它们向内侧牵开，向内侧剥离髂腰肌显露髂窝，显露范围后方可达骶髂关节和坐骨大切迹，前方达髂耻隆起。在股直肌髂前下棘和髋臼上缘的两个起点以下 1.5cm 处切断股直肌并向内下翻转，显露髋关节囊的前表面及髋臼的前柱，为显露更多的前柱，可将髂腰肌于小转子以上 3cm 处切断，向内侧牵开髂肌和腹肌可以提供包括骶髂关节在内的髂骨内板的显露，在前侧也可显露耻骨上支，但耻骨联合无法显露。扩展阔筋膜张肌和缝匠肌之间的间隙，将髋外展肌从髂骨外板上剥离下来，这样可以看到髋关节囊的前部和髂前下棘（图 38-132）。

大多数医师熟悉这个入路，因为这个入路是由 Smith-Petersen 入路改进而成，手术中不需要解剖股血管，通过屈曲和内收髋关节可以显露前柱至髂耻隆起，同时髂骨翼的外面也能显露，但前柱和髋臼的显露不充分。可适用于：①前壁骨折；②前柱骨折；③向前移位的横行骨折；④某些前柱伴后半横行骨折。也可作为前后联合入路的一个组成部分。

6. 改良 Stoppa 入路　患者取仰卧位,患侧下肢保持能活动。切口可选择腹部低正中切口,也可在两侧腹股沟外环之间、耻骨联合上方 2cm 做横行切口。横行切口可能更适合美容要求,但可能妨碍进一步暴露。切开皮肤及皮下组织后,沿白线切开腹直肌,向下寻找并保护膀胱,向外上牵开患侧的神经血管和腹直肌。锐性剥离,显露耻骨联合及耻骨支,注意闭孔附近的血管出血;向上锐性剥离髂耻筋膜以显露骨盆缘、外侧耻骨支、髋臼内壁,屈曲患侧髋关节以放松骨盆内的结构。这一入路可以显露髋臼内壁、内侧穹顶及四边体,进一步分离牵开髂外血管可显露骶髂关节和髂骨翼,但有可能损伤神经、血管及腰骶干。该入路可以作为前方路的一种选择,因对髋臼内壁有更好的显露,适用于前壁、前柱及部分双柱骨折,特别是涉及髋臼内壁及四方体严重粉碎骨折的。但仅用此入路不能完成对涉及髂骨翼的高位双柱骨折的复位及固定,需要加用一个侧方的入路来完成手术。

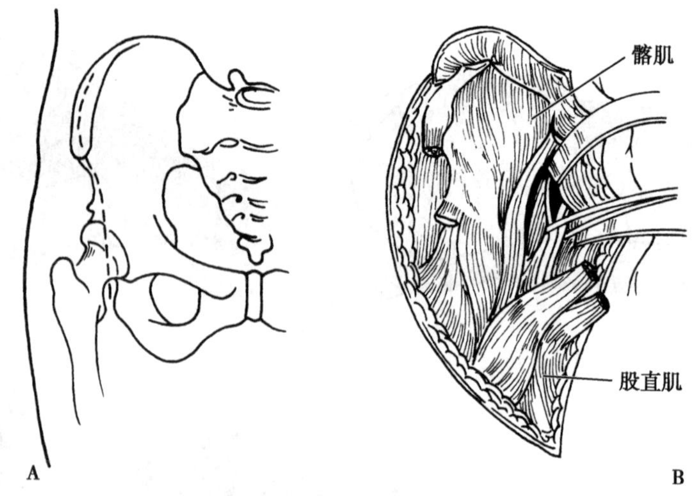

图 38-132　髂股入路示意图

A. 皮肤切口;B. 切断缝匠肌和腹股沟韧带的起点,沿髂嵴切开腹肌,骨膜下剥离髂腰肌并向内牵开,显露髂骨内板,切断股直肌的两头,显露髋关节的前侧和前柱

7. 三叉形扩展入路(又称 Y 形扩展入路)　实际上,三叉形扩展入路是在 K-L 入路和改良 K-L 入路基础上的进一步的扩展,切口的后上方切口支和纵行部分与 K-L 切口相同,前上方切口支由大转子尖端切至髂前上棘。当改良 K-L 入路不能充分显露骨折时,再从大转子尖斜向髂前上棘作切口,扩大肌肉的剥离范围以求更大的显露。

患者取躯干向前倾斜 45°的健侧卧位或漂浮体位,切口为 Y 形,先作 Y 形切口的纵行部分,由大粗隆的尖端开始向远端切开 6~8cm,后上切口支由大转子尖端切至髂后上棘,前上切口支由大转子尖端切经髂前上棘,两条斜切口之间呈 120°。沿纤维方向切开阔筋膜,在前上方切口支在阔筋膜张肌肌腹和髂胫束交界处切开,显露臀中肌,并先分离阔筋膜张肌的前缘,并将该肌的起点从髂嵴上剥离。再从髂嵴上骨膜下剥离臀中肌与臀小肌的起点,从前向后及向远端剥离至髋关节囊。在后上方切口支切开臀大肌筋膜,钝性分开臀大肌。大转子截骨后连同所附着的臀中、小肌的止点向后方和上方牵开,继续剥离至坐骨大切迹,在靠近股骨近端切断短外旋肌并向后翻开,以显露髋关节囊的后侧和后柱。若需显露前柱及髂骨内板,扩展前上切口支至髂前上棘内侧 6~8cm 处,从髂嵴上方切开腹肌,并从髂骨内板上骨膜下剥离髂肌。为进一步扩大显露,可从髂前上棘切断缝匠肌的起点,并从髂前下棘和髋关节囊上方切断股直肌的直头及返折头。当附着于髂骨内外板的肌肉全部被剥离下来时,必须注意保护关节内骨折块的血运。该入路的优点,灵活性较大,可先作后路切口,必要时再改为 Y 形入路(图 38-133)。

该入路可以显露整个后柱和后壁区域以及坐骨大切迹前方的髂骨翼外侧面(图 38-127)。与 K-L 入路和改良 K-L 入路相比,该入路异位骨化的发生率明显增高,而且由于切断了股部的皮神经,会导致股部某些区域的感觉丧失,创伤大,皮瓣有时出现坏死。该入路其余的缺点与 K-L 入路和改良 K-L 入路相同。适用于 ①高位的横行骨折,骨折线在臼顶部位;②高位的 T 形骨折;③前柱骨折伴后半横行骨折;④高位的双柱骨折;⑤陈旧性髋臼骨折。

(五) 髋臼骨折的复位和固定原则

髋臼骨折复位和固定目的在于用尽可能小的手术创伤恢复髋臼关节面的完整和光滑,并且能够保存股骨头和髋臼骨折片的血运,使髋关节获得一个较好的功能。固定是为了维持复位,保持正常的解剖结构和生物力学。复位与固定二者相辅相成,只有复位满意才能达到良好的固定效果,也只有良好的固定才能维持满意的复位,两者缺一不可。

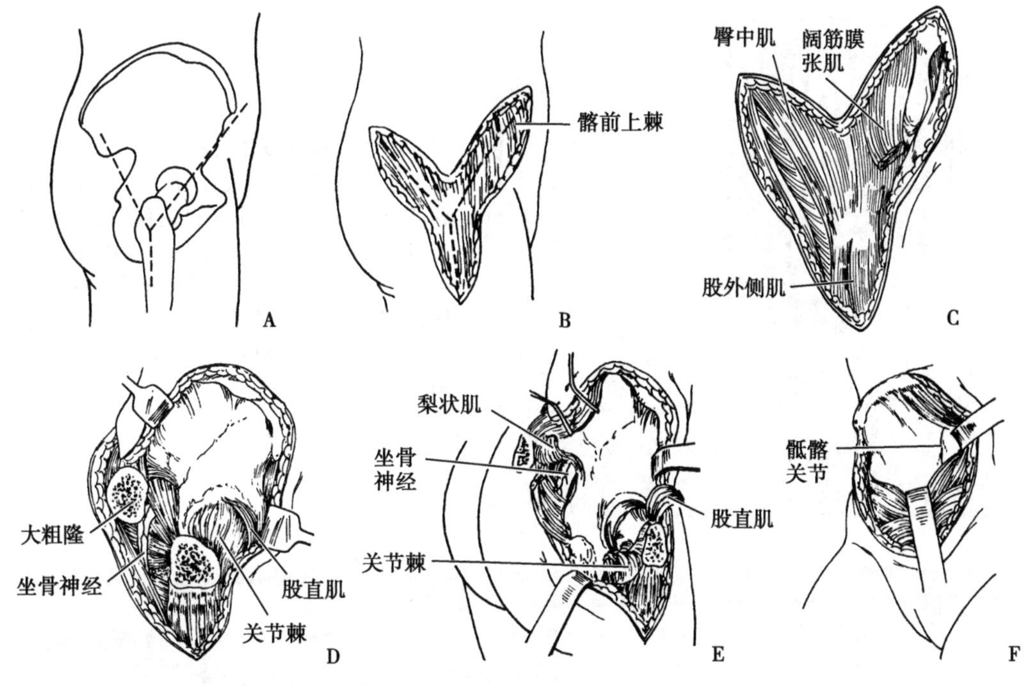

图 38-133　三叉形扩展入路示意图

A. 皮肤切口；B. 浅筋膜切口；C. 从髂嵴上剥离阔筋膜张肌起点，沿臀大肌纤维方向分离臀大肌；D. 行大转子截骨，将大转子向后方和上方牵开，显露坐骨神经和短外旋肌群，将阔筋膜张肌和臀肌从髋骨外表面及髋关节囊掀起并向后方和上方牵开；E. 切断短外旋肌群并向后翻开，向上牵开臀肌和阔筋膜张肌并用斯氏针固定，沿髋臼缘环形切开髋关节囊；F. 从髂嵴上方切开腹肌，沿髂骨内板骨膜下剥离髂肌并向内牵开

髋臼的复位、固定常需分步骤进行，首先复位并固定单一的骨折块，然后再将其他的骨折块与已固定的骨折块固定。对累及前柱和后柱的T形、双柱骨折等，通常应先复位固定前柱，然后复位固定后柱，如复位次序颠倒，则骨折复位固定较难。髋臼骨折伴有骶髂关节脱位或有移位的骶骨骨折，应首先复位固定骶髂关节或骶骨骨折，然后再复位固定髋臼骨折。髋臼骨折合并坐骨大切迹上方的髂骨骨折时应首先复位和固定髂骨骨折，然后复位和固定髋臼骨折。对骨柱合并骨壁骨折者，如后柱合并后壁骨折，应先复位骨柱再复位骨壁。只有掌握正确的复位固定次序，才能达到事半功倍的效果。在复位固定双柱骨折时，因髂骨复位的满意度将与关节面的复位密切相关，应解剖复位固定髂骨上的每一个骨块。

为了保证关节面复位，每一步复位步骤都应力争准确，其中关节上骨折块的复位质量将直接影响到关节面复位的质量。骨折的复位可通过直视下观察骨折线的对位或非直视下的触摸来判断，当然直视下检查关节面是最好的检查方法。不建议为了直视下检查关节面的复位情况进行不必要的软组织和关节囊的剥离，最好通过检查关节外髋骨骨皮质的复位情况来间接判断关节面的复位好坏。

要达到满意的复位和牢固的固定，不仅要遵循一定的原则，还要有合适的复位、固定技术与器械。术前和术中牵引有助于骨折的复位，特别是术中牵引，有时是主要的复位方法。多功能手术牵引床有助于骨折的复位，但是有时会影响操作和术中透视。也可将 ASIF 股骨牵引器固定于髂嵴和股骨近端用来术中牵引髋关节来协助复位。术中还可利用各种专用骨盆髋臼复位器械（图 38-134）来进行复位，利用这些复位器械进行复位从而形成了以各种器械命名的复位技术。重建钢板和拉力螺钉是髋臼骨折常用的固定器械（图 38-135），在髋臼骨折固定中钢板的作用为维持骨骼特别是柱的形态并暂时承担功能性载荷，因此常称之为支持钢板。在应用钢板、螺钉固定骨折时，术中应注意钢板的放置位置和螺钉的植入方向，避免固定物进入关节。关于这些具体的复位固定技术将在各型骨折的复位固定治疗中予以论述。

（六）各型髋臼骨折的手术治疗

即使正确地判定了骨折类型，选择了正确的手术入路，髋臼骨折的复位和固定仍是极富挑战性。骨折类型不同，要求复位和固定技术也不同，甚至对某一复杂骨折来说，其每一部分的复位和固定技术也不一样。对在这方面经验不足的医师来说是一件非常困难的事情。此部分按 AO 分类，着重介绍各种类型髋

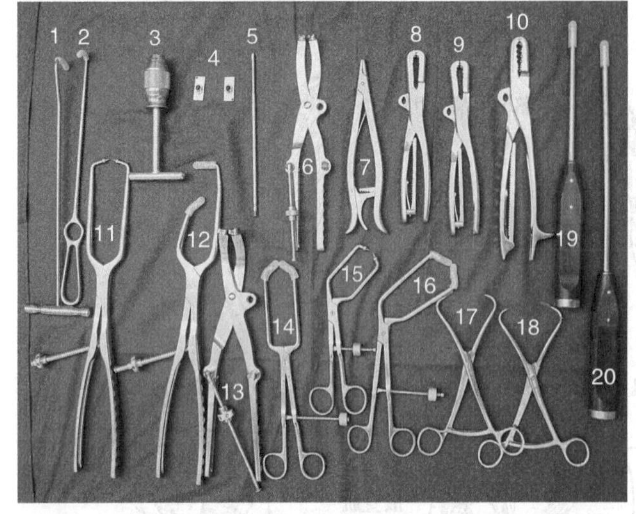

图 38-134 髋臼复位器械

1. T形骨钩;2. 直柄大骨钩;3. T形手柄;4. 方形顶盘;5. Schanz钉;6. 小螺钉复位钳;7. 螺钉取出钳;8. 小Farabeuf钳;9. 小Farabeuf钳;10. 大Farabeuf钳;11. 双爪复位钳;12. 不对称复位钳;13. 大螺钉复位钳;14. 球端直钳;15. 小球端弯钳;16. 大球端弯钳;17. 复位巾钳;18. 复位巾钳;19. 短顶棒;20. 加长顶棒

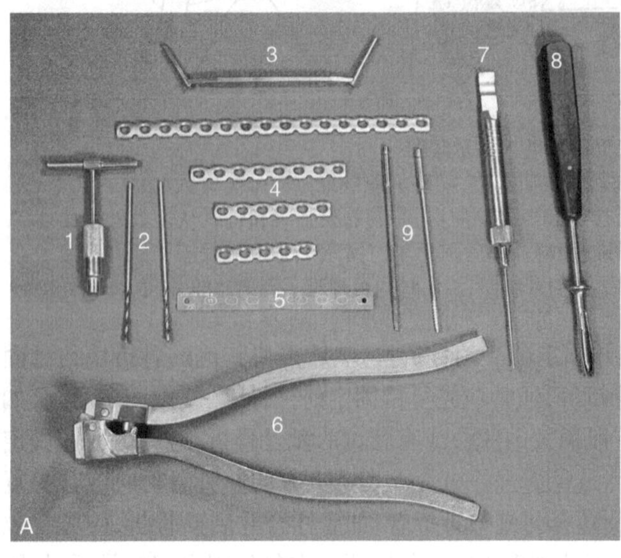

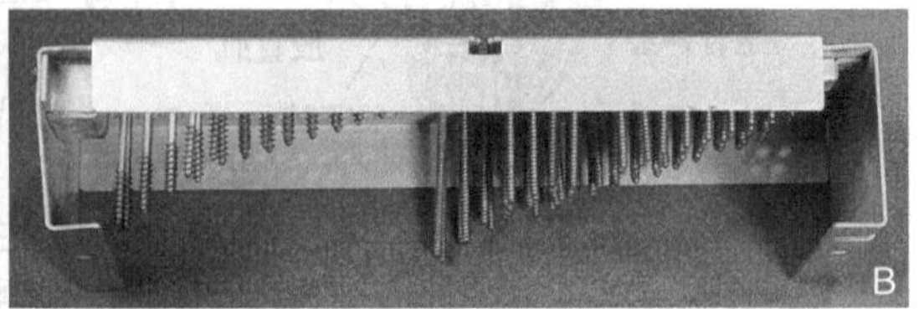

图 38-135 髋臼骨折内固定器械

A. 重建钢板及配套器械:1. T形手柄;2. 钻头;3. 钻头导向器;4. 重建钢板;5. 模板;6. 钢板折弯器;7. 测深尺;8. 改锥;9. 丝攻;B. 各种型号螺钉及拉力螺钉

臼骨折的复位和固定技术。

1. A 型骨折

(1) A1 型 - 后壁骨折:

1) 手术入路:常采用 Kocher-Langenbeck 入路。

2) 体位:俯卧位或侧卧位。

3) 复位技术及要点:在手术过程中髋臼壁骨折块应保留软组织附着,特别是与关节囊的相连,以最大限度的保存骨折块的血运。显露骨折块暴露髋臼后,应先清理关节腔内游离骨片,再复位。

A1-1 型髋臼后壁骨折易于复位;A1-2 型有多个骨折块,需逐一进行复位;A1-3 型有髋臼边缘的关节面嵌压骨折,复位嵌压的关节面时可用股骨头作模具,通过后壁缺损直视嵌压的关节面,将嵌压的关节面小心地撬起,直至与股骨头软骨关节面齐平为止,然后植骨支撑(图 38-136)。骨折复位后,可用顶棒维持复位或用两把大复位巾钳钳夹骨折块临时固定,也可用克氏针作临时固定(图 38-137)。

4) 固定技术及要点:

A. 螺钉加钢板固定技术:如果后壁的骨折块比较小,对髋关节的稳定性影响不大,后壁骨折可应用直接拉力螺钉技术。通常情况是后壁骨折一般较大,单纯应用螺丝钉固定不够稳定,应使用后柱支持钢板技术加强固定,这种支持钢板(弧形重建钢板)能直接中和后壁骨折移位的力量,阻止骨折的再移位。大的骨折块复位后先以 1~2 枚螺钉固定,然后在后柱上从坐骨结节至髂骨翼前半放置重建钢板固定。钢板应该先进行很好的塑形以适合后柱的形状(图 38-138)。

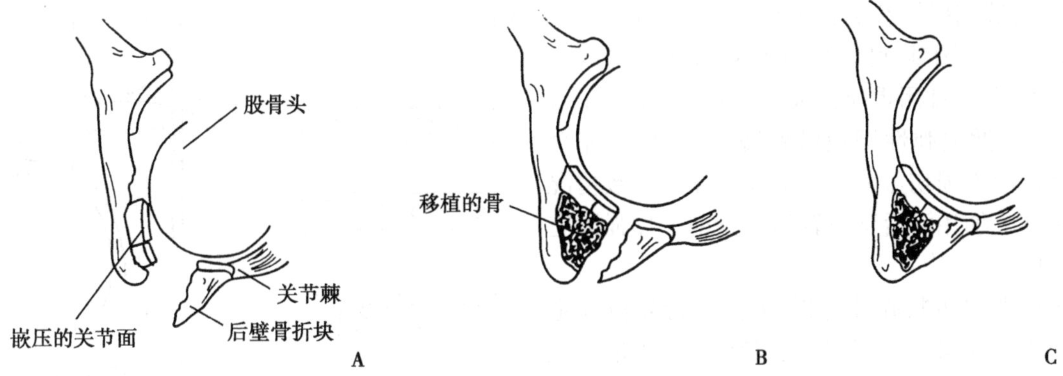

图 38-136　髋臼边缘关节面嵌压的复位模式图

A. 经髋臼中部断面模式图显示髋臼平滑的圆弧状关节面被破坏，后壁有塌陷，而股骨头的关节面仍保持平滑；B. 撬起嵌压的关节面，在其下方植骨；C. 后壁骨折复位以后可见髋臼关节面恢复了正常的形状

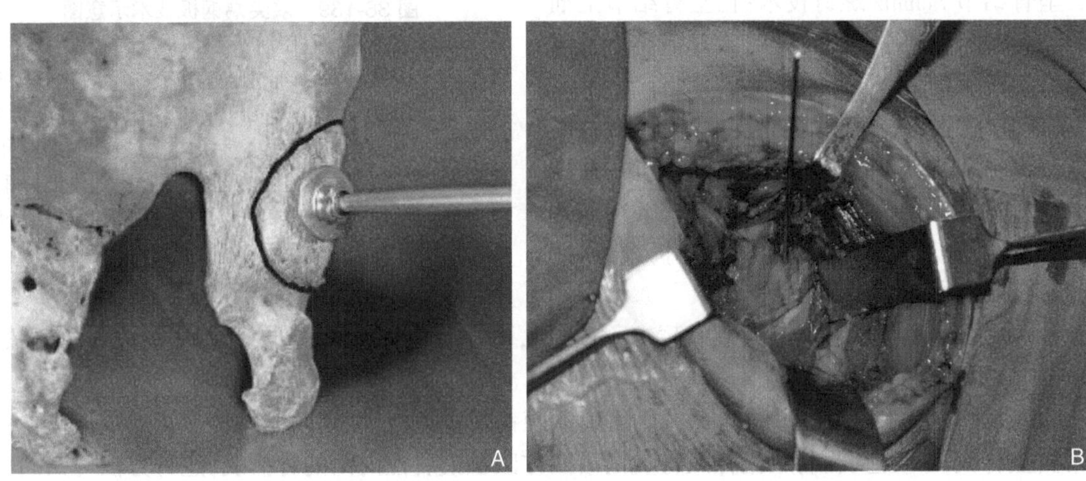

图 38-137　复位并临时固定后壁骨折块

A. 用安装顶盘的顶棒推顶骨折块复位标本示意图；B. 术中克氏针临时固定后壁骨折块

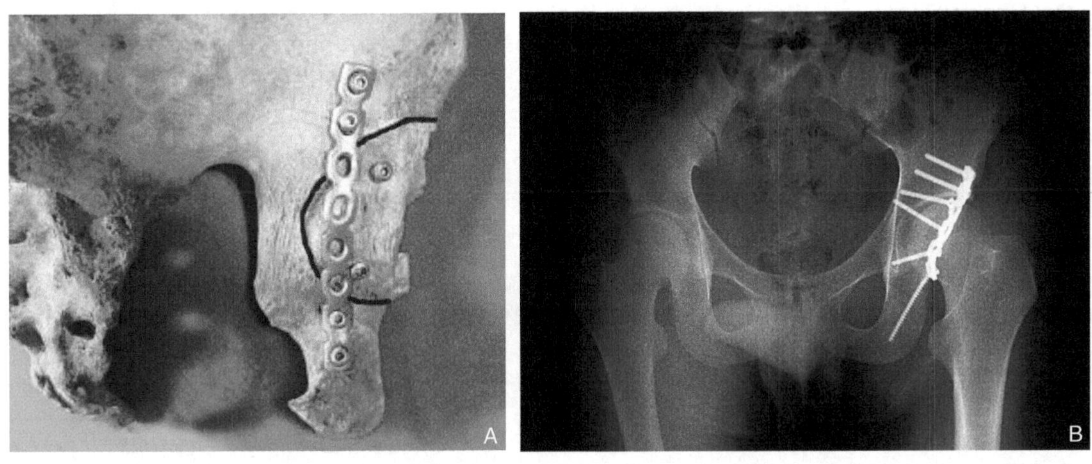

图 38-138　螺钉加钢板技术固定髋臼后壁骨折

A. 髋臼后壁骨折应用 2 枚拉力螺钉 + 后柱支持钢板固定标本示意图；B. 术后骨盆正位 X 线片

B. 双尖端钢板技术＋后柱支持钢板技术：偶尔与髋臼盂唇和关节囊相连的后壁骨折块非常小，将其保持在原位非常困难，可以采用Mast等所述的双尖端钢板技术固定，即用重建钢板或1/3管形钢板予以轻度的预弯，做成弹性钢板沿着髋臼缘放置，完全压住碎骨片而不损伤盂唇与关节囊。在大多数情况还需要在其上加用沿后壁放置的支持钢板加强固定（图38-139）。

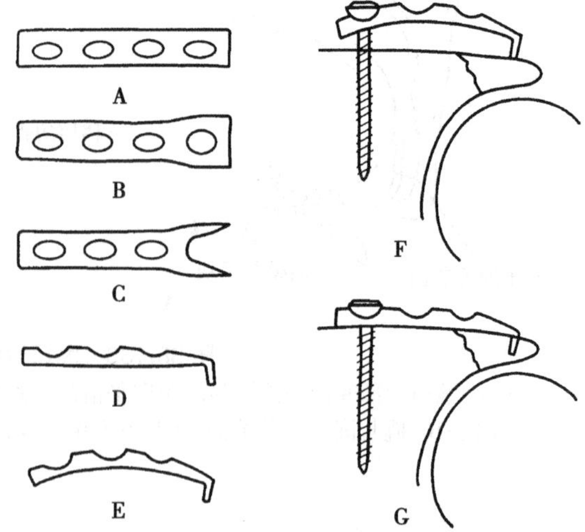

图38-139 双尖端钢板技术示意图

A. AO1/3管形钢板；B. 将钢板的一端砸平；C. 将被砸平的末端孔剪掉一部分，使其有2个尖端；D. 将钢板的双尖端折弯成90°；E. 再将钢板略微过度折弯；F. 将钢板的双尖端刺入小骨块内，另一端的螺钉孔内拧入螺钉，在此钢板的上方还需要放置1枚支持钢板以保证其稳定性；G. 螺钉拧紧以后，钢板变直，通过其弹性作用将骨块压紧，使其牢固固定

对于后壁严重粉碎性骨折，无法进行复位固定者，有报道取髂骨重建后壁，钢板螺钉固定，可取得较好疗效。

(2) A2型-后柱骨折：

1) 手术入路：K-L入路或改良K-L入路。

2) 体位：俯卧位或侧卧位。

3) 复位技术及要点

A. 坐骨结节Schanz螺钉技术：在坐骨结节上插入一根带有T形手柄的Schanz螺钉或其他类似的复位针，通过旋转手柄来纠正后柱的旋转移位。

B. 后柱巾钳及球端弯钳复位技术：在骨折线的上、下方分别钻孔，然后用大复位巾钳钳夹复位；使用球端弯钳时，将其一个球端通过坐骨大切迹插入到髋臼的内壁（即四方区），另一个球端插入骨折线近端，通常为髋臼顶部位。

C. 后柱螺钉复位技术：对于移位明显的后柱骨折，可在后柱骨折线的上、下方分别拧入两枚螺钉，用Farabeuf钳或螺钉复位钳钳夹复位。

D. 四方区检查技术：切断骶棘韧带（钝性剥离骶棘韧带止点，锐性切断骶棘韧带止点或作坐骨棘截骨均可）暴露坐骨大、小切迹，再将示指伸入骨盆内沿四方区触摸后柱内面的骨折线，这种方法对判断后柱是否复位，特别是旋转移位是否矫正有重要意义。若复位不满意，可通过旋转或提拉Schanz螺钉来达到骨折复位。

4) 固定技术及要点：

A. 后柱支持钢板技术：后柱骨折复位后，可应用后柱重建钢板固定后柱。在后柱上从坐骨结节至髋臼上方以3.5mm的重建钢板作固定，钢板下端最后1~2孔应用1~2枚5~6cm长的松质骨螺钉拧入坐骨结节，以达到坚强固定（图38-140）。

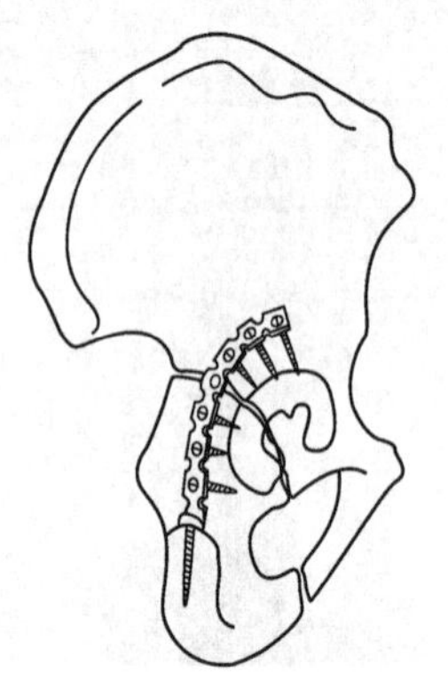

图38-140 后柱支持钢板固定模式图

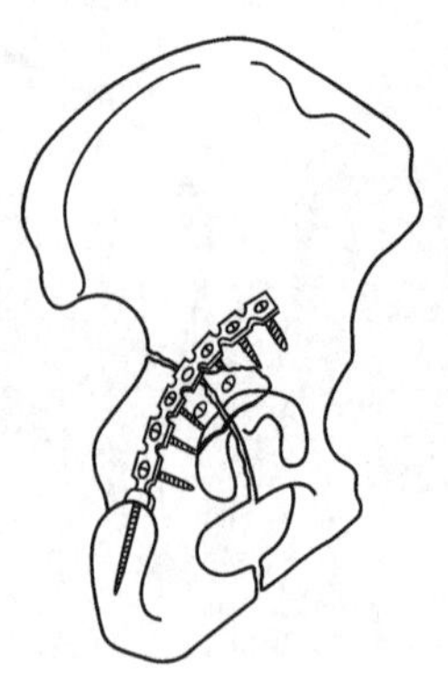

图38-141 后柱支持钢板技术＋髋臼壁拉力螺钉技术固定髋臼后柱＋后壁骨折模式图

B. 后柱支持钢板技术 + 髋臼壁拉力螺钉技术或双后柱支持钢板技术：若为后柱 + 后壁骨折，在后柱复位后，先沿后柱后缘放置 1 块重建钢板固定后柱。然后对后壁骨折进行复位和固定。若后壁骨块较小，可用 1~2 枚松质骨螺钉固定（图 38-141）。若后壁骨块较大，于后壁骨折部另外用一单独的钢板固定。固定完成后应常规活动髋关节，或探查关节腔，检查螺钉是否进入关节内。

C. 后柱拉力螺钉技术 + 后柱支持钢板技术：后柱拉力螺钉可从骨折远端坐骨结节或坐骨棘从下向上固定，也可从骨折近端髋臼的后上方从上向下固定。在拉力螺钉固定完成后，再在后柱上用 1 块 3.5mm 的重建钢板固定。此方法比单独应用后柱支持钢板的固定强度大，尤其是抗旋转能力更强。

5）典型病例：后柱双支持钢板技术固定髋臼 A2 型（后柱 / 后壁）骨折病例（图 38-142）。

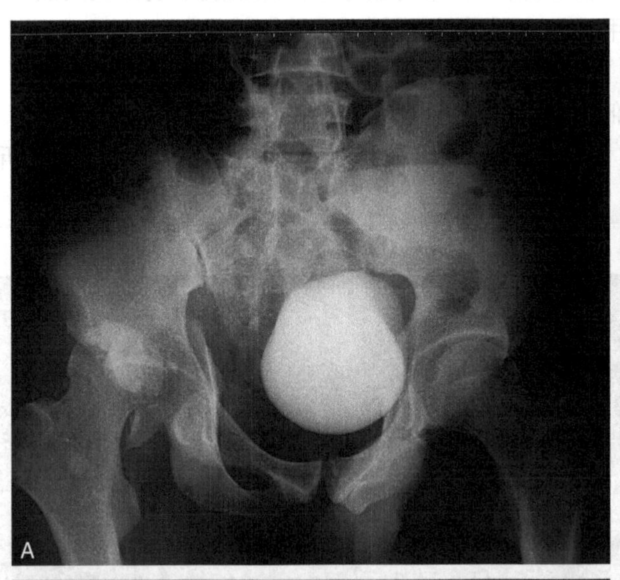

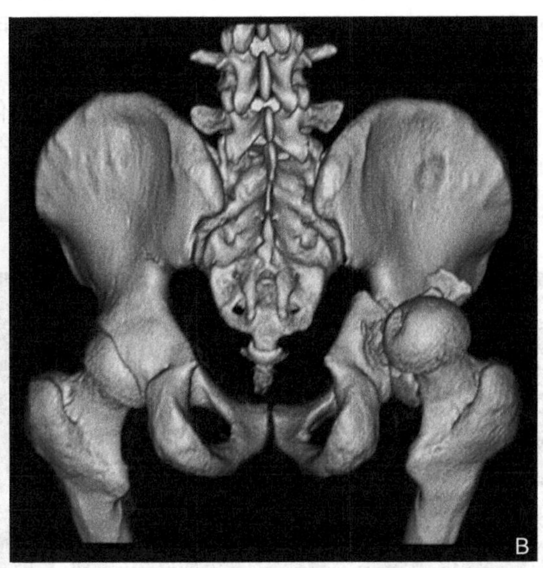

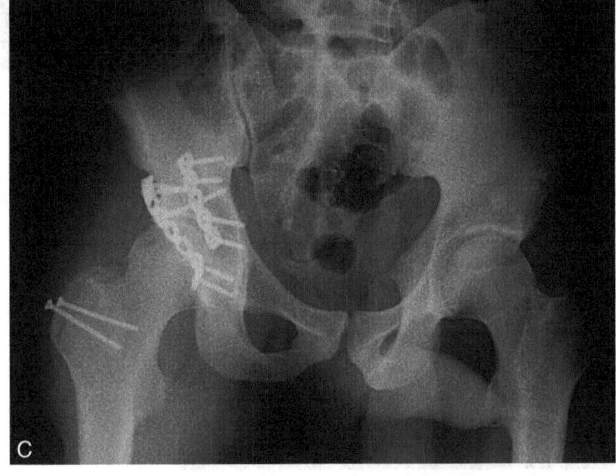

图 38-142　后柱双支持钢板技术固定髋臼 A2-3 型（后柱 + 后壁）骨折

A. 术前骨盆前后位 X 线片示右髋臼后柱 + 后壁骨折伴髋关节后脱位；B. 术前 CT 三维重建后面观示右侧髋臼后柱骨折移位、后壁 2 处骨折；C. 术后骨盆前后位 X 线片

（3）A3 型 - 前柱和（或）前壁骨折：

1）手术入路：髂腹股沟入路或髂股入路。

2）体位：仰卧位。

3）复位技术及要点：前柱骨折块的移位主要是由于附着于其上的肌肉和关节囊牵拉造成的，复位时适当屈髋使肌肉松弛，若骨折块仍然难以复位，可将股直肌腱或缝匠肌腱切断。精确复位多在复位器械的辅助下进行，如顶棒、Farabeuf 钳、球端复位钳、巾钳等专门设计的骨盆复位器械。关节面复位情况可通过在骨盆内面检查髂骨翼、髂嵴、髂窝、骨盆界线和四方区的骨折线的复位情况来判断。

4）固定技术及要点：

A. 前柱支持钢板技术：适用于前壁或前柱骨折，骨折复位后沿骨盆界线自耻骨上支到髂窝后下方安放重建钢板，使之跨越骨折线。应用此技术时螺钉容易进入髋关节，螺钉的放置应当靠近骨盆的界线而且方向应与四方区平面平行。固定后应行X线透视检查，确认螺钉未进入关节。前壁骨折还可用螺钉斜向上或向下将其固定于前柱以达到坚强固定。同样，要注意螺钉不能进入关节内。

B. 拉力螺钉技术+前柱支持钢板技术：低位前柱骨折骨折线在髂前上棘下方，可应用髂前下棘拉力螺钉技术，骨折复位后，将拉力螺钉自髂前下棘进钉向后部拧入，经骨折线达坐骨体区域（恰好在坐骨大切迹的上方），此方法可使螺钉全部在较厚的松质骨内，能取得良好的固定效果。然后用重建钢板沿骨盆界线固定。高位前柱骨折的骨折线的上部通常延伸到髂前上棘上方的髂嵴，在应用髂前下棘拉力螺钉技术后，再用1枚螺钉自髂前上棘和髂嵴向后拧入髂骨后上棘，这样才能保证固定的牢固性。当前柱骨折的骨折线下端在骨盆界线以上，除应用拉力螺丝钉外，通常还需要在髂嵴上缘或内缘放置重建钢板加强固定。当前柱骨折的骨折线下端在骨盆界线以下，除应用髂前下棘、髂前上棘和髂嵴拉力螺钉外，还需要沿骨盆界线放置钢板来固定骨折。

C. 单纯拉力螺钉技术：对于单纯轻微移位的低位前柱骨折可以经皮应用拉力螺钉来固定。

5）典型病例：前柱支持钢板技术+前壁拉力螺钉技术固定髋A3型［前柱和（或）前壁］骨折病例（图38-143）。

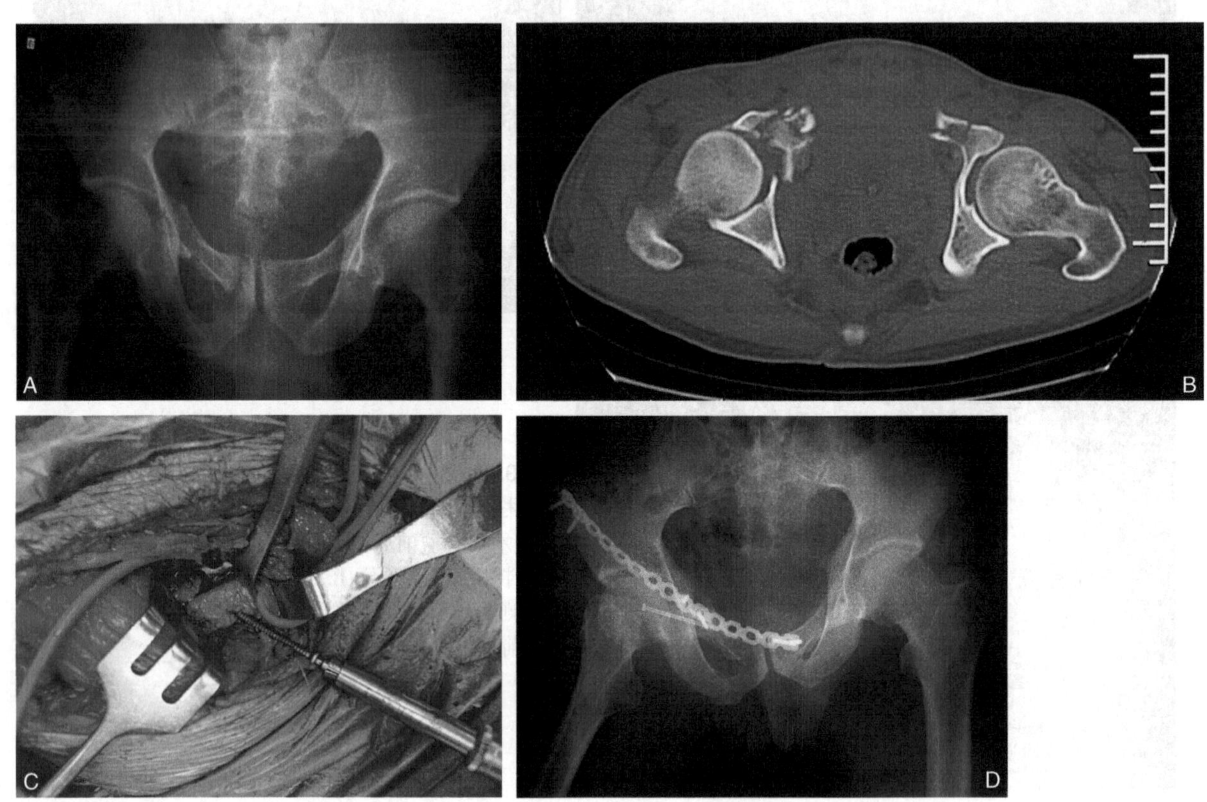

图38-143 螺钉加钢板技术固定A3型（前柱/前壁）骨折

A、B. 术前骨盆前后位X线片及CT横断面示右侧髋臼前柱、前壁骨折；C. 通过髂腹股沟入路复位固定；D. 术后骨盆前后位X线片

2. B型骨折

（1）B1型-横行骨折：

1）手术入路：单纯横行骨折，入路应当视骨折块旋转和移位的情况而定。如骨折块之间的间隙开口向前，需要作髂腹股沟入路；如骨折端开口向后，或合并有较大后壁骨折的需要作标准或改良K-L入路。对于手术难度比较大的骨折或陈旧性骨折，需要做扩展或联合入路。

2）体位：可根据选择的手术入路采用仰卧位或俯卧位或漂浮体位。

3）复位技术及要点：复位的方法取决于医生选择的手术入路，各入路的复位方法不尽相同。

A. 后侧入路：行后侧入路时，复位技术与后柱骨折相似，术中持续牵引技术、坐骨结节 Schanz 螺钉技术、后柱双螺钉复位技术、各种复位钳复位技术及环行拉钩复位技术等有助于骨折的复位。对于横行＋后壁骨折，应先复位、临时固定横行骨折，再复位后壁骨折。如果存在1个或多个后壁骨折块（有或没有边缘关节面嵌压），应该用顶棒复位后壁骨折块并用克氏针临时固定。最后应用四方区检查技术来判断髋臼关节面的复位情况。

B. 前侧入路：使用前侧入路时骨折的前柱复位方法与低位前柱骨折相似，可以应用双螺钉及各种复位钳复位技术。横行骨折如果其后柱骨折成分较完整，也可以通过前侧入路复位。通过髂腹股沟入路可以应用撬拨、各种复位钳、骨钩及钢丝环扎等技术对后柱复位。骨折复位后用克氏针做临时固定，通过直视或触摸四方区和触摸坐骨大切迹来间接的判断复位是否完全。

4）固定技术及要点：

A. 单纯横行骨折的固定技术：

后柱拉力螺钉技术＋后柱支持钢板技术：应用后侧入路时可以采用此技术。骨折复位后，同后柱骨折一样，先从骨折近端髋臼的后上方自上向下用拉力螺钉固定，也可从骨折远端坐骨结节或坐骨棘自下向上用拉力螺钉固定。然后再在后柱放置一重建钢板固定。注意重建钢板应给予略微过度预弯，使钢板与髋臼后柱之间的骨面之间有一小的间隙，此时当钢板加压时，骨折端的前方可被加压，否则可使前柱复位丢失（图 38-144）。

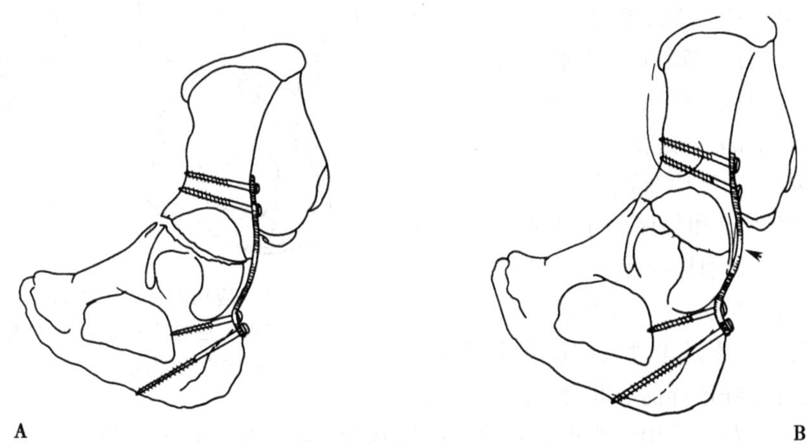

图 38-144　应用后柱支持钢板固定横行骨折的注意事项

A. 如果钢板塑形以后与骨面正好吻合，当拧紧螺钉时，前柱的骨折间隙将可能分离　B. 钢板过度塑形以后，钢板与骨面之间有约 2mm 的空隙，当拧紧螺钉时，前柱的骨折间隙将被加压从而增加稳定性。这是后柱支持钢板的正确用法

后柱支持钢板技术＋前柱拉力螺钉技术：应用后侧入路或扩展入路时可以采用此技术。后柱复位后应用支持钢板固定，如前柱复位良好，可通过后路自髋臼上方从后向前使用拉力螺钉固定。但此技术风险高，钻头或螺丝钉可能会钻入关节内，更严重的是可能损伤股动脉或股静脉，所以尽量不采用这种间接的技术。

后柱拉力螺钉技术＋前柱拉力螺钉技术：此方法可以通过单一的后侧入路完成。在髋骨的臀面，先从髋臼后上方坐骨体的位置从上向下用拉力螺钉固定后柱骨折成分，然后再自髋臼上方从后向前使用拉力螺钉固定前柱（图 38-145）。

后柱支持钢板技术＋前柱支持钢板技术：应用扩展或联合入路时可以采用此技术。后柱的固定应用重建钢板，固定的方法同前面讲的后柱骨折的固定相同。前柱的固定采用沿骨盆界线放置的重建钢板固定。

前柱支持钢板技术＋后柱拉力螺钉技术：对于极少数横行骨折，单独使用前侧入路就可达到解剖复

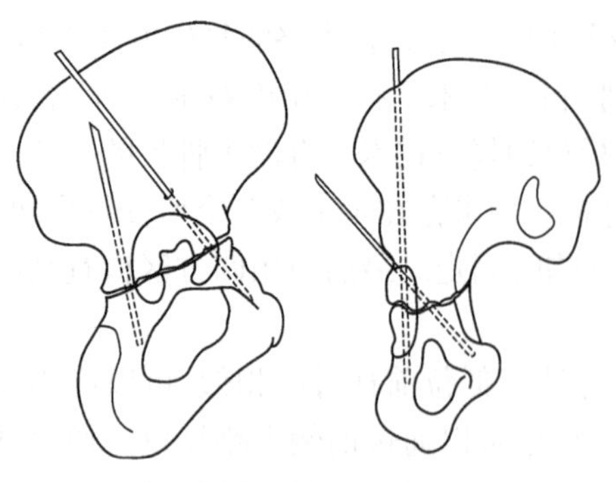
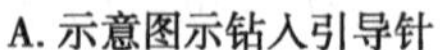
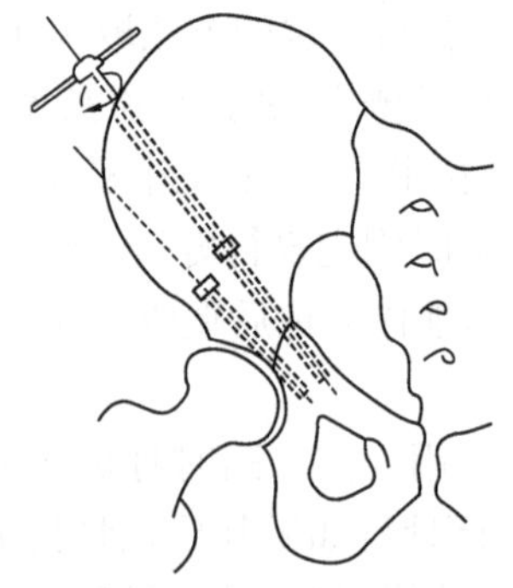

A. 示意图示钻入引导针　　　　B. 示意图示沿引导针拧入拉力螺钉

图 38-145　后柱拉力螺钉技术＋前柱拉力螺钉技术固定横行骨折

位，这时可以使用沿骨盆界线放置重建钢板的前柱支持钢板技术。为了加强后柱的固定强度，可在前入路内在骨盆界限的外侧，骶髂关节前方，自上向下用拉力螺钉来固定后柱。也可在钢板的后部的螺钉孔，相当于拉力螺钉技术的进钉点部位，拧入 1 枚长拉力螺钉通过后柱骨折线来固定后柱。这实际上也相当于前柱支持钢板技术＋后柱拉力螺钉技术。

B. 横行骨折＋后壁骨折的固定技术：通常采用前柱拉力螺钉技术＋髋臼壁拉力螺钉技术＋后柱支持钢板技术。可采用 K-L 入路，先固定横行骨折，自髋臼上方从后向前使用拉力螺钉固定前柱，固定完毕后再复位后壁骨折并用拉力螺钉初步固定，最后将钢板从坐骨结节到髂骨下部，跨过横行骨折和后壁骨折放置固定（图 38-146）。固定应兼顾横行和后壁骨折，以发挥钢板对后者的支撑和整体固定功能。为达到牢固固定，一般应使用双钢板固定，一块用来固定后柱，一块用来加强后壁的固定。有些此类骨折非常难处理，如横行骨折合并累及坐骨大切迹或小切迹的扩展后壁骨折。此时最好选择前后联合入路、髂股扩展入路或三叉形扩展入路。采用髂股扩展入路和前后联合入路时应采用髋臼壁拉力螺钉技术＋后柱支持钢板技术＋前柱支持钢板技术。粉碎的后壁小骨折块可以利用前壁骨折中介绍的双尖端钢板固定技术来固定。

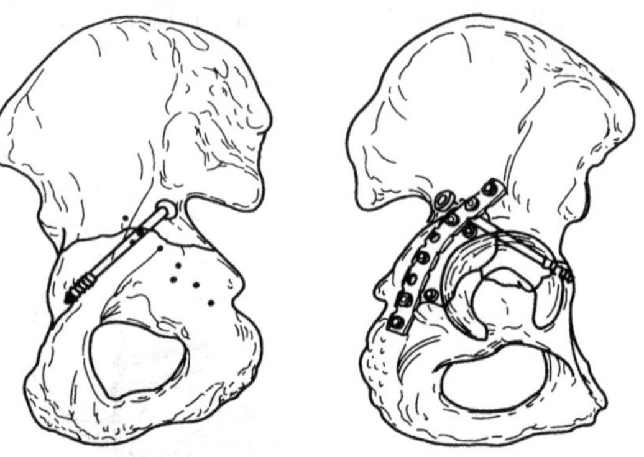

图 38-146　应用前柱拉力螺钉技术＋髋臼壁拉力螺钉技术＋后柱支持钢板技术固定横行骨折

左图为髋骨内侧面观，右图为髋骨外侧面观

5）典型病例：

A. 前、后柱支持钢板技术＋前柱拉力螺钉技术固定髋臼 B1 型（横行）骨折病例（图 38-147）。

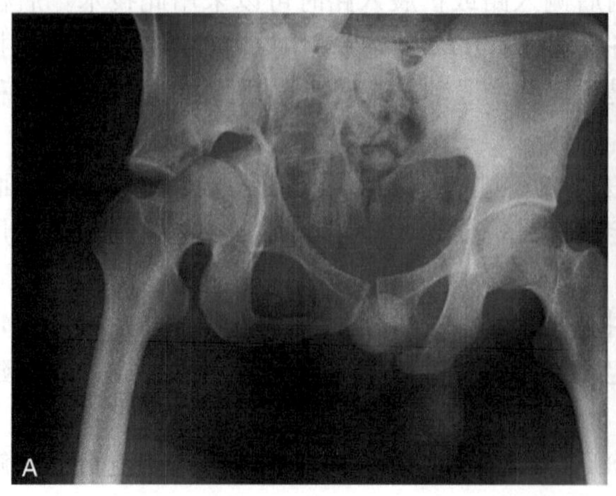

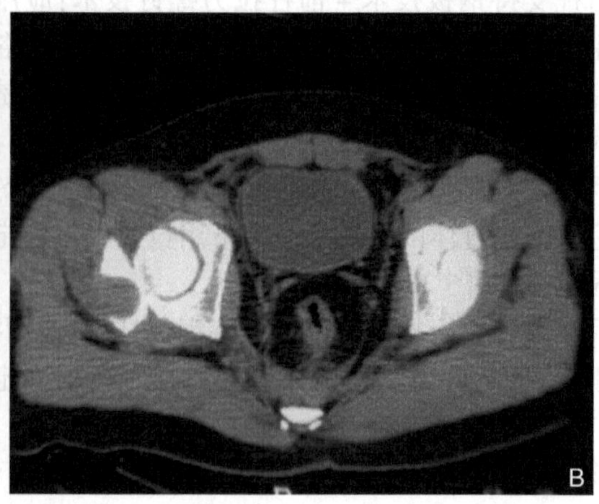

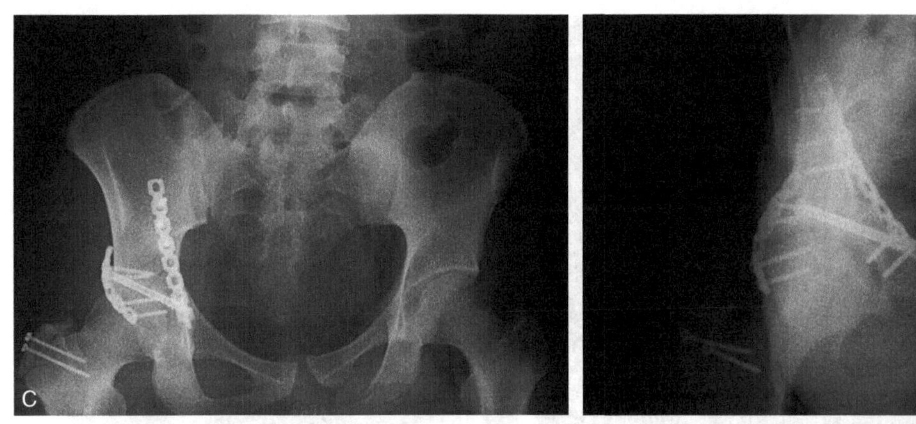

图 38-147　前、后柱支持钢板技术 + 前柱拉力螺钉技术固定髋臼 B1 型(横行)骨折

A. 术前骨盆前后位 X 线片示右髋臼横行骨折;B. 术前 CT 横断面示右髋臼横行骨折移位后形成的双臼征;C、D. 术后骨盆前后位 X 线片及右侧髋臼闭孔斜位片

B. 前、后柱支持钢板技术 + 后壁拉力螺钉、支持钢板技术固定 B1 型(横行 + 后壁)骨折病例(图 38-148)。

(2) B2 型 -T 形骨折:

1) 入路:只有在术前仔细研究骨折的方式才能决定最佳手术入路,前柱和后柱常常均需要显露,但如果前柱的骨折线比较低,我们可以不去显露它。直接或间接到达前柱和后柱的手术入路是必须的,同横行

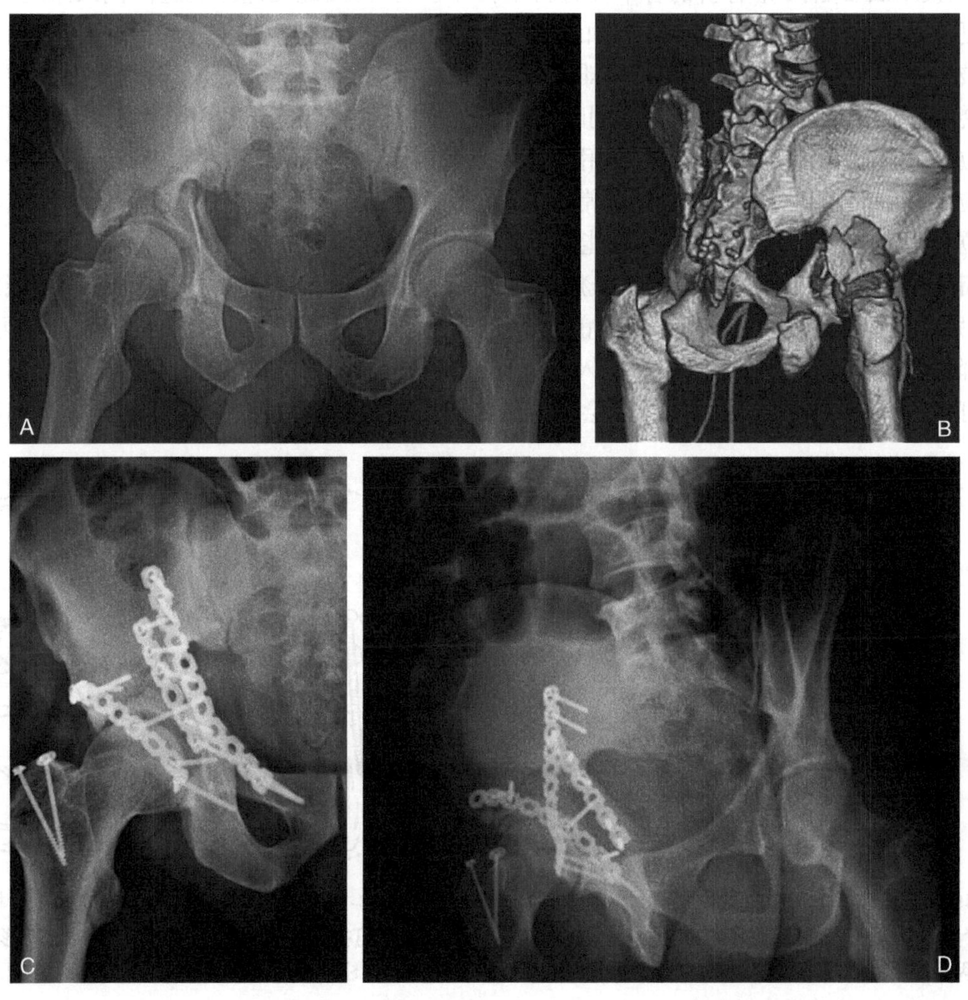

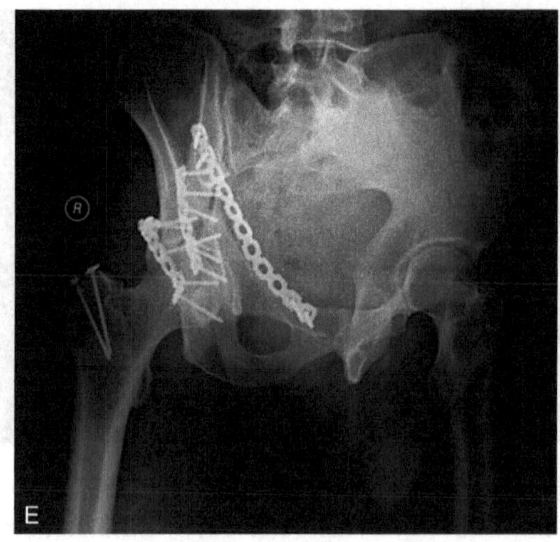

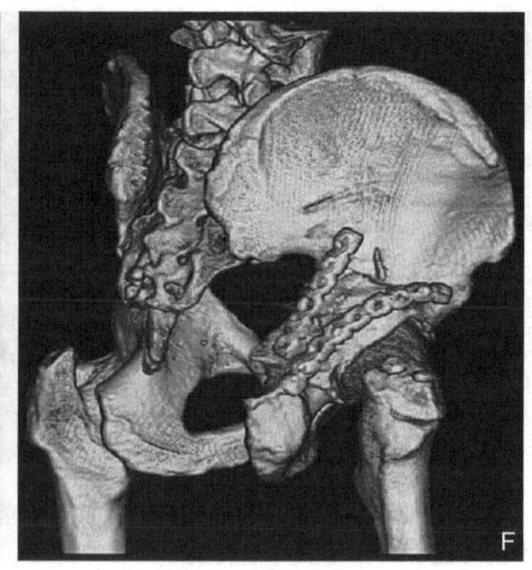

图 38-148 前、后柱支持钢板技术 + 后壁拉力螺钉、支持钢板技术固定 B1 型(髋臼横行 + 后壁)骨折

A、B. 术前 X 线片及 CT 三维重建示右髋臼横行骨折合并后壁骨折及髋关节脱位；
C~F. 术后 X 线片及 CT 三维重建

骨折那样,应根据骨折最大的旋转和移位方向来选择具体手术入路。对于多数 T 形骨折来讲,应先做 K-L 入路或改良 K-L 入路,如果发现单纯应用改良 K-L 入路难以使前柱骨折复位,可再做髂腹股沟入路或髂股入路,形成前后联合入路。

2) 体位:可根据选择的手术入路采用仰卧位、俯卧位或漂浮体位。

3) 复位技术及要点:T 形骨折的各个柱骨折是相互独立的,因此无论是通过前侧入路还是后侧入路,必须首先复位其中的一个柱,使髋臼关节面的一部分先复位。复位技术与上述的后柱骨折、前柱骨折或横行骨折的技术相似。有时 T 形骨折非常困难,因为这些骨折的旋转和移位是在多个平面上的。纠正一个平面的旋转和移位可能比较容易,但是要同时控制多个平面的旋转和移位相当困难。这时可先控制一个平面的移位,并用克氏针临时固定,然后再用骨盆复位钳夹住骨折块以克氏针为轴旋转骨折块来调整骨折的旋转移位。在临时固定骨折块时必须非常小心,必须确定克氏针没有使另一柱骨折移位或妨碍另一柱骨折的复位和固定。选择前后联合入路可能会使骨折的复位变得容易。

4) 固定技术及要点:T 形骨折是由一个独立的前柱骨折和一个独立的后柱骨折构成,不能期望一柱复位固定后,另一柱也随之复位(图 38-149)。前面所讲的所有治疗前柱和后柱骨折的技术都有可能用上,这主要看选择的是什么入路。如果采用后侧入路,可能会用到前柱拉力螺钉技术和后柱支持钢板技术或后柱拉力螺钉技术;如果采用前侧入路,可能会用到后柱拉力螺钉技术和前柱支持钢板技术。前后联合入路

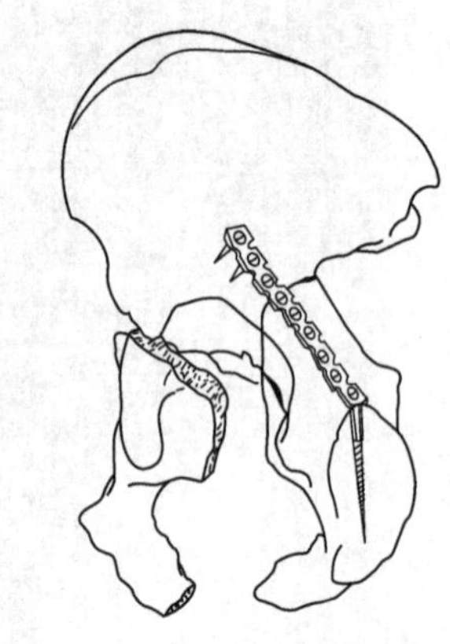

图 38-149 正确认识 T 形骨折非常重要,如果 T 形骨折的一个柱已行复位内固定术,不能期望另一个柱也复位,因为两个柱已经被 T 形骨折的垂直骨折线分裂开来

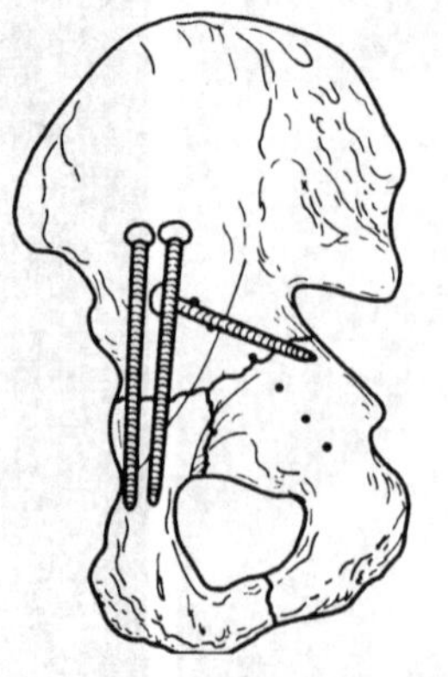

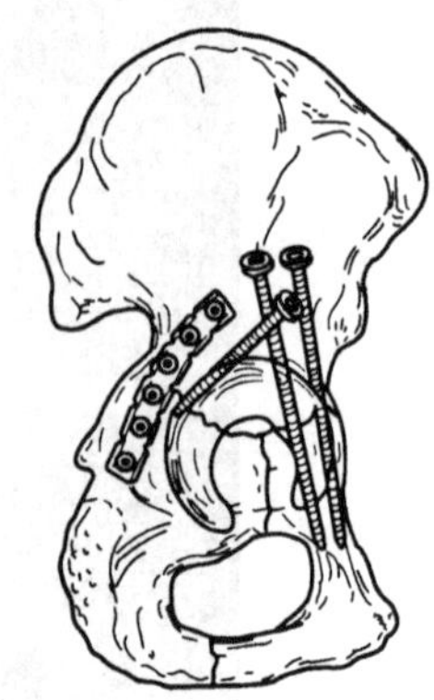

图 38-150 应用前柱拉力螺钉技术 + 后柱拉力螺钉技术 + 后柱支持钢板技术固定 T 形骨折

左图为髋骨内侧面观,右图为髋骨外侧面观

可以组合这些固定技术来固定。如果其中一个柱的骨折线比较高，通过坐骨大切迹，亦可用钢丝环扎技术来固定前后柱(图 38-150,151)。

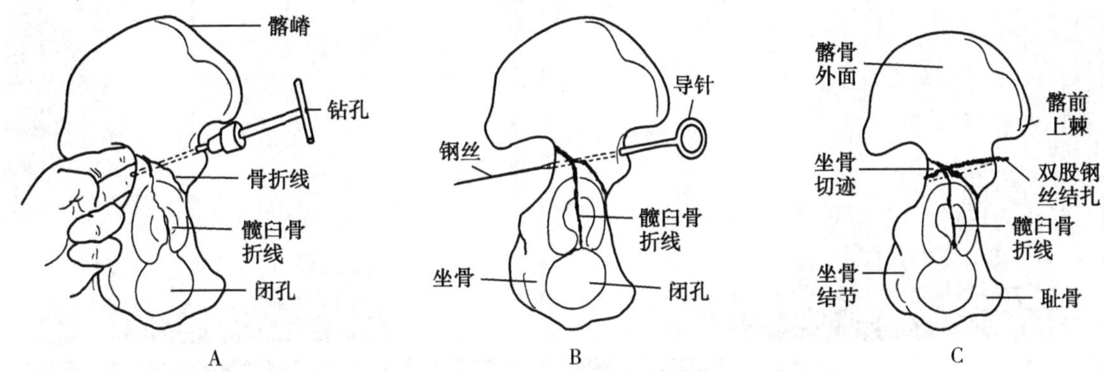

图 38-151 钢丝半环扎技术固定骨折线高于坐骨大切迹上方的 T 形骨折

A. 左手示、中二指插入坐骨大切迹，钻头穿透骨皮质；B. 带孔导针引导钢丝贯穿骨折线；C. 固定完毕示意图

5) 典型病例：

A. 单一 K-L 入路，后柱支持钢板技术 + 前柱拉力螺钉技术固定髋臼 B2 型(T 形)骨折病例(图 38-152)。

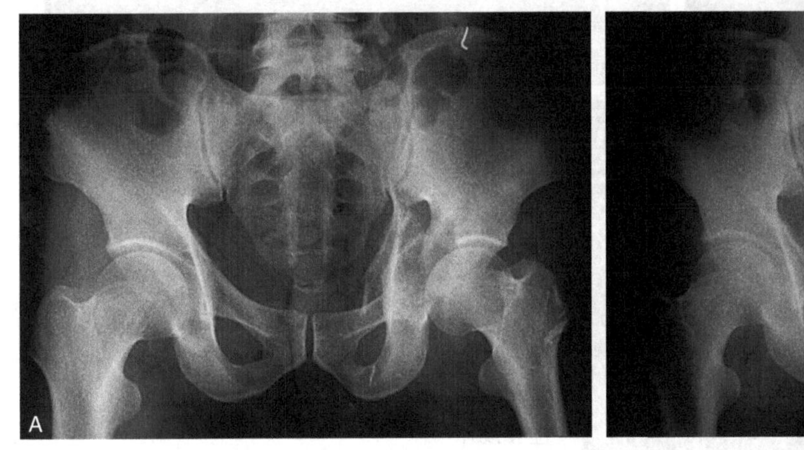

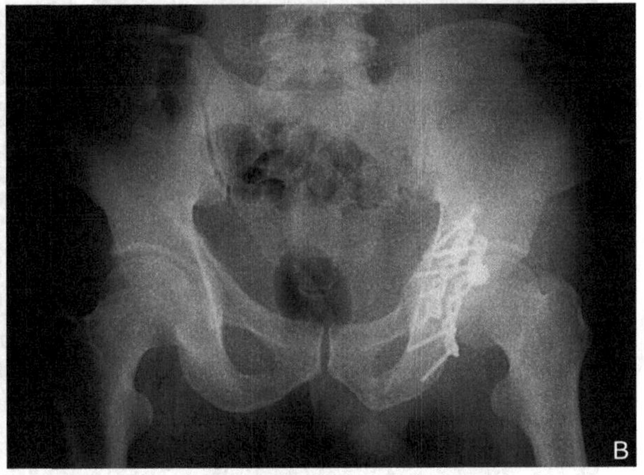

图 38-152 后柱支持钢板技术 + 前柱拉力螺钉技术固定髋臼 B2 型(T 形)骨折

A. 术前骨盆前后位 X 线片示左侧髋臼 T 形骨折；B. 术后骨盆前后位 X 线片

B. 前后联合路，前后柱支持钢板技术固定髋臼 B2 型(T 形)骨折病例(图 38-153)。

(3) B3 型 - 前柱伴后半横行骨折：

1) 入路：髂腹股沟入路，偶尔在高位前柱骨折时采用髂股入路；如果髂腹股沟入路无法使骨折复位，需要作前后联合入路。

2) 体位：仰卧位，但在后柱骨折移位和不稳定时采用侧卧位或漂浮体位，以便于由单一前入路改为前后联合入路。

3) 复位技术及要点：复位技术与 T 形骨折中的前柱、前壁和后柱骨折应用到的大致相同。这一类型的后柱横行骨折通常移位不大或根本没有移位。因此可通过单一髂腹股沟入路来复位固定，并且后半横行骨折线可以通过髂腹股沟入路的中间窗口的四方区看到。如果后柱移位较大，且关节囊不完整，后柱骨折常不能随前柱复位而复位，故对残留移位应作进一步手法复位矫正。通常骨折的后半横行成分可以在四方区的后下部直接向外用力挤压使之复位。若不能复位，需要进一步采用横行或 T 形骨折中所采用的

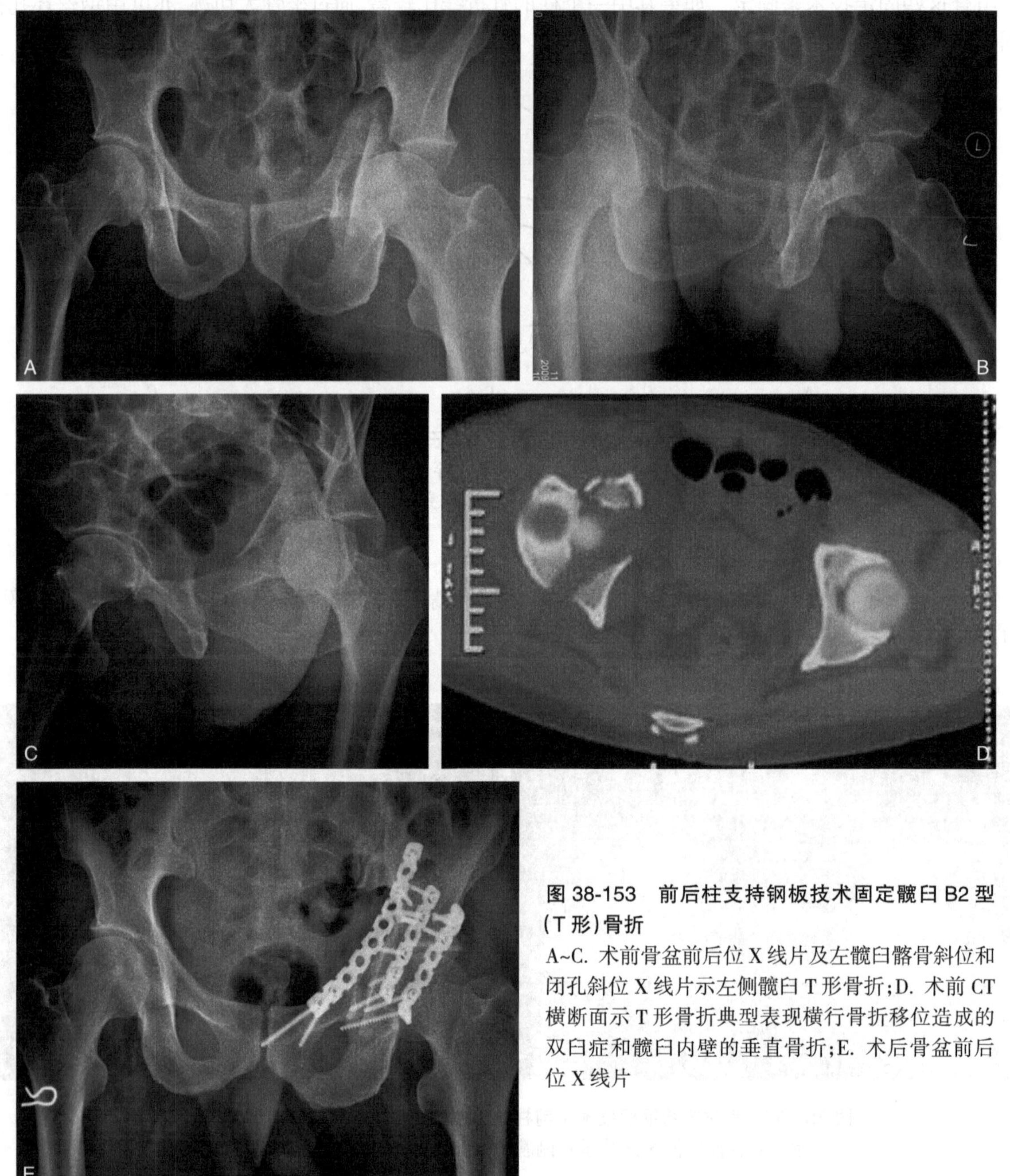

图 38-153 前后柱支持钢板技术固定髋臼 B2 型（T 形）骨折

A~C. 术前骨盆前后位 X 线片及左髋臼髂骨斜位和闭孔斜位 X 线片示左侧髋臼 T 形骨折；D. 术前 CT 横断面示 T 形骨折典型表现横行骨折移位造成的双臼症和髋臼内壁的垂直骨折；E. 术后骨盆前后位 X 线片

通过前路复位后柱的技术进行复位。如果用上述方法仍不能使骨折的后半横行成分复位，则必须再作 K-L 入路以复位。

4）固定技术及要点：固定技术与前面所述的前柱骨折、T 形骨折中的前柱、前壁及不稳定的后柱骨折基本相同。

如果是高位前柱加后半横行骨折，通过髂腹股沟入路，所有骨折复位以后，首先根据前柱骨折线的高低，应用髂前下棘拉力螺钉技术 + 髂前上棘拉力螺钉技术 / 髂嵴拉力螺钉技术固定前柱的骨折，再应用前柱支持钢板技术，沿骨盆的界线放置 3.5mm 弧形或塑形的重建钢板加强前柱的固定，同时在钢板后部的螺孔内至少拧入 1 或 2 枚长的拉力螺钉通过后柱的横行骨折线以固定后柱。这些通过钢板后面螺孔的长拉力螺钉实际上是应用后柱拉力螺钉技术固定骨折的后半后柱横行骨折部分，只不过是拉力螺钉通过钢板的螺孔而已。因此也可不经过钢板直接应用后柱拉力螺钉技术。偶尔骨折的后半横行部分移位很大，通过髂腹股沟入路无法复位，需要再作 K-L 入路，骨折复位后，应用后柱支持钢板技术或后柱拉力螺钉技术固定骨折。

对于低位的前柱或前壁加后半横行骨折，其复位固定技术基本同 B2 型（T 形）骨折。

5）典型病例：前柱支持钢板技术 + 后柱拉力螺钉技术固定髋臼 B3 型（前柱加后半横行）骨折（图 38-154）。

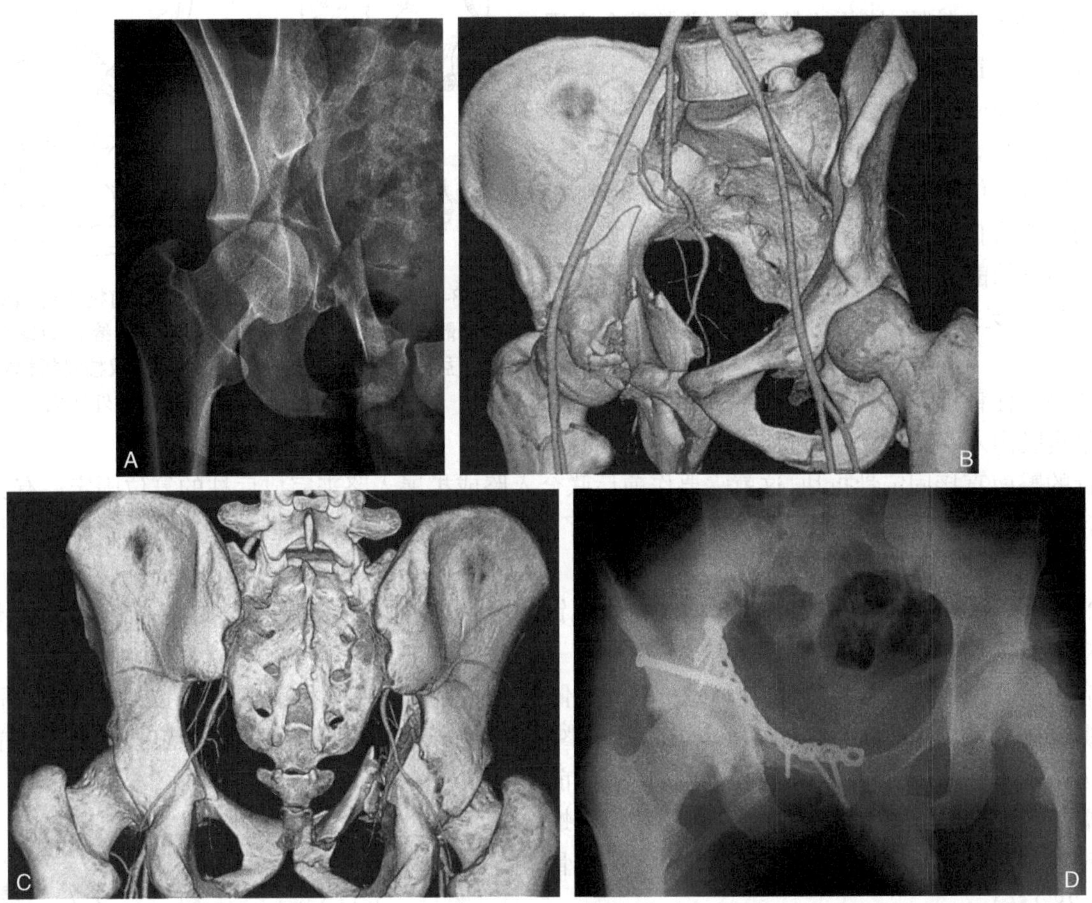

图 38-154　前柱支持钢板技术 + 后柱拉力螺钉技术固定髋臼 B3 型（前柱加后半横行）骨折

A. 右侧髋臼闭孔斜位片示低位前柱加后半横行骨折，前壁、前柱多处骨折并移位，后柱横行骨折，轻微移位；B，C. CT 三维重建内斜位、后面观；D. 术后骨盆前后 X 线片

3. C 型 - 双柱骨折　对于髋臼双柱骨折，如果头臼匹配良好，可以采取保守治疗，尤其是在老年人更应该如此，保守治疗有希望获得较好的临床效果。但对大多数双柱骨折来说，需要手术治疗。

（1）入路：多数髋臼双柱骨折应选用前后联合入路，特别是部分 C2 型和 C3 型髋臼双柱骨折；对于 C1 型和部分 C2 型髋臼双柱骨折，有时单一入路就能满足复位和固定要求的，可选用单一的前侧髂腹股沟入路或后侧 K-L 入路。也有学者喜欢作单一切口的扩展入路，如三叉形扩展入路或髂股扩展入路。

（2）体位：前后联合入路采用漂浮体位，选择单一髂腹股沟入路时用仰卧位，行扩展三叉形扩展入路和髂股扩展入路时可采用侧卧位。

（3）复位技术及要点：复位髋臼双柱骨折，通常先复位和固定前柱骨折，然后再复位和固定后柱。髋臼双柱骨折复位应从骨折的最近端开始，逐渐向关节方向进行，每个小骨折块均应解剖复位，因为骨折上方髂骨复位不良时，均可在关节水平放大畸形。在前面各型骨折中使用的多种复位技术，可以在不同的入路中，针对骨折的具体部位和移位的方向，或单独或组合使用来复位双柱骨折。

（4）固定技术及要点：双柱骨折通常先固定前柱骨折，然后再固定后柱骨折，但必须确认前柱的内固定没有使后柱骨折移位，也没有妨碍后柱骨折的解剖复位。

1）髂前下棘拉力螺钉技术+髂骨前缘拉力螺钉技术+髂嵴拉力螺钉技术/髂骨内板支持钢板技术+后柱拉力螺钉技术+前柱支持钢板技术

通常在前入路手术中应用，固定常常采用拉力螺钉技术，从髂嵴向后经骨折线拧入髂骨内外板之间的骨质内，或者从髂前下棘、髂骨前缘向后经骨折线达坐骨大切迹上方较厚、较硬的骨质内，或者联合应用这两种方法。髂嵴前部的骨折常常需要用一个支持钢板作为加强固定，钢板安放在髂嵴的内板。前部骨折固定完毕后，后柱骨折可以用拉力螺钉技术固定，螺钉的进钉点位于骶髂关节的前方的骨盆界线外侧，螺钉的拉力方向应与髋臼内壁或四方区平行并位于坐骨大切迹的前方。另外，这类骨折通常还要沿骨盆界线放置一支持钢板来完成对前柱的牢固固定（图38-155）。

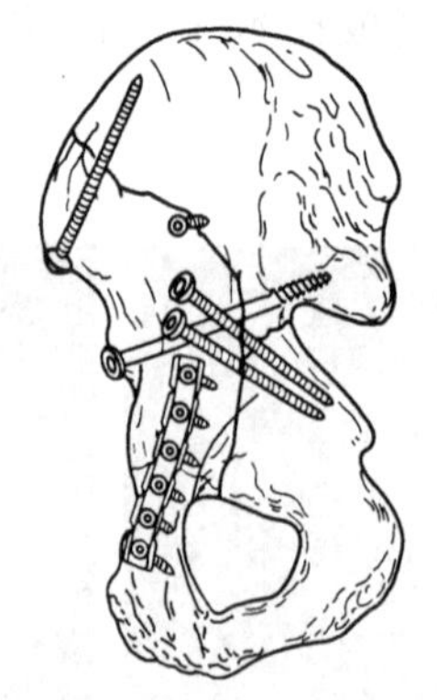
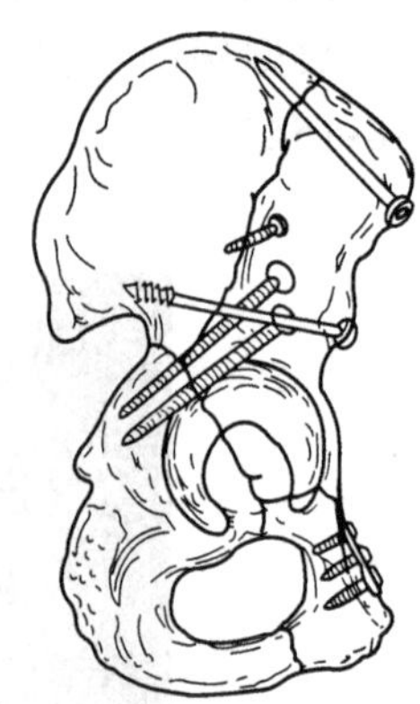

图 38-155 通过髂腹股沟入路，应用前柱支持钢板技术+髂前下棘拉力螺钉技术+髂骨前缘拉力螺钉技术+盆面后柱逆行拉力螺钉技术固定双柱骨折模式图

左图为髋骨内侧面，右图为髋骨外侧面

如果后柱骨折是粉碎性的或合并有后壁骨折，单一的髂腹股沟入路无法复位和固定这些骨折，必须显露髋骨的臀面直接固定骨折块，这就需要作前后联合入路或扩展入路来完成后柱的复位固定。有关后柱骨折和后壁骨折的固定技术在前面章节已经讲过了，复位髋臼双柱骨折后柱、后壁成分的技术基本与这些相同，这里不再赘述。

2）髂前下棘拉力螺钉技术+髂骨前缘拉力螺钉技术+髂嵴拉力螺钉技术+前柱拉力螺钉技术+后柱支持钢板技术：

应用髂股扩展入路时，在复位前柱骨折后先用髂前下棘拉力螺钉技术、髂骨前缘拉力螺钉技术和髂嵴拉力螺钉技术将前柱近端的骨折块固定于后方完整的髂骨上。然后应用前柱拉力螺钉技术从后向前固定前柱远端的骨折，注意如果用1枚拉力螺钉固定，前柱远端骨折块有可能发生旋转，应当应用2枚拉力螺钉固定前柱。最后用后柱支持钢板技术固定后柱骨折（图38-156）。

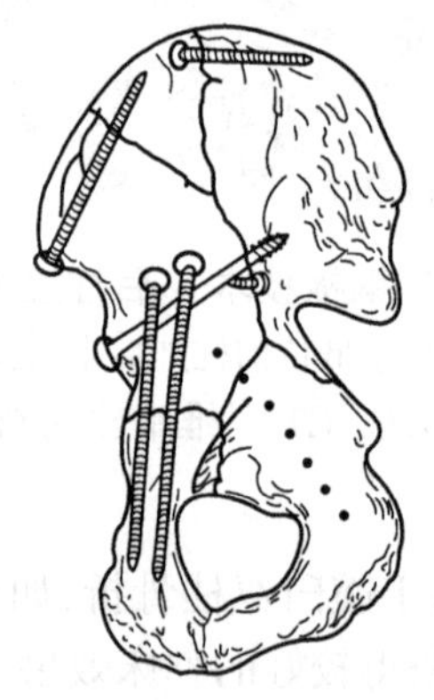
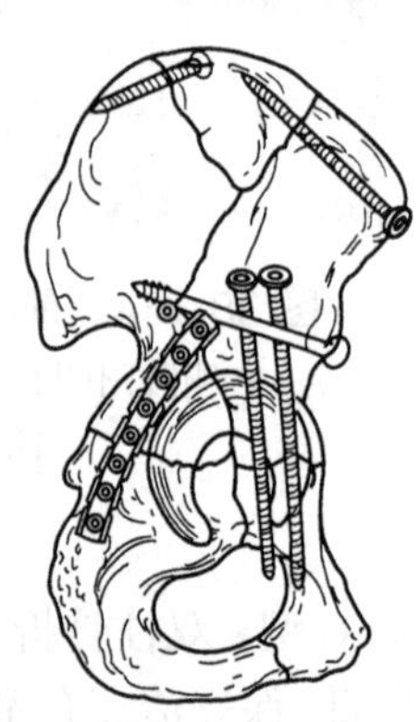

图 38-156 通过髂股扩展入路，应用髂前下棘拉力螺钉技术+髂骨前缘拉力螺钉技术+髂嵴拉力螺钉技术+前柱拉力螺钉技术+后柱支持钢板技术固定双柱骨折模式图

左图为髋骨内侧面，右图为髋骨外侧面

后柱骨折累及骶髂关节的双柱骨折，骶髂关节本身可能需要固定，这依赖于骨折的形态和大小是否影响骶髂关节的稳定性。此时最好首先复位并固定后柱，然后再复位并固定前柱。

（5）典型病例：

A. 前后联合入路支持钢板技术或联合拉力螺钉技术固定C1型髋臼（高位双柱）骨折病例（图38-157，158）。

B. 单一髂腹股沟入路支持钢板+拉力螺钉技术固定C3型髋臼（双柱，累及骶髂关节）骨折病例（图38-159）。

C. 前后联合入路支持钢板+拉力螺钉技术固定C3型髋臼（双柱，累及骶髂关节）骨折病例（图38-160）。

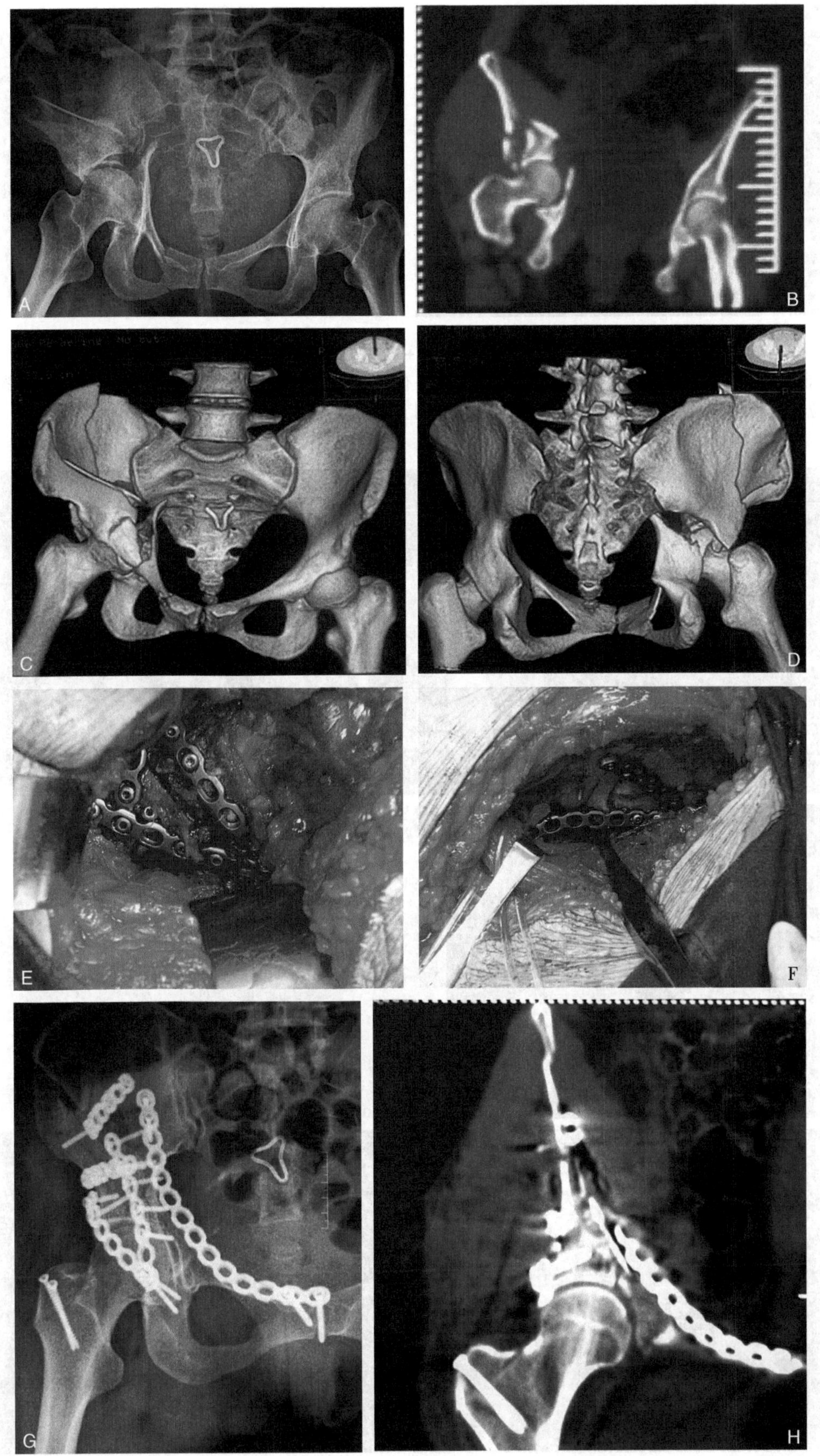

图 38-157 前后联合入路支持钢板技术固定 C1.2 型髋臼骨折

A~D. 术前骨盆前后位 X 线片及右侧髋臼 CT 冠状面重建、CT 三维重建示右侧髋臼高位双柱骨折，前柱多处、后柱 1 处骨折；E，F. 前后联合入路术中固定情况；G，H. 术后骨盆前后位 X 线片及右侧髋臼 CT 冠状面重建

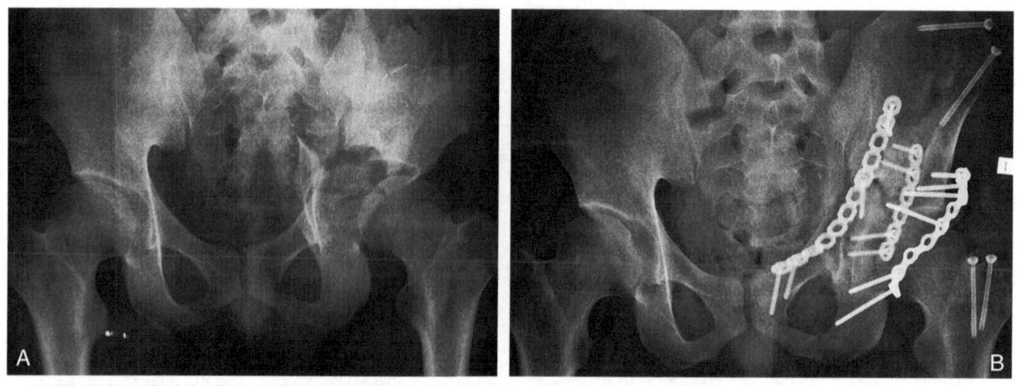

图 38-158 前后联合入路支持钢板＋拉力螺钉技术固定 C1.2 型髋臼骨折

A. 术前骨盆前后位 X 线片示左侧髋髂耻线、髂坐线各有一处断裂、伴有明显移位，骨折线向上通过髂嵴，提示为高位双柱骨折，耻骨下支骨折考虑前柱应有 2 处以上骨折，AO 分类应为 C1.2 型；B. 术后骨盆前后位 X 线片

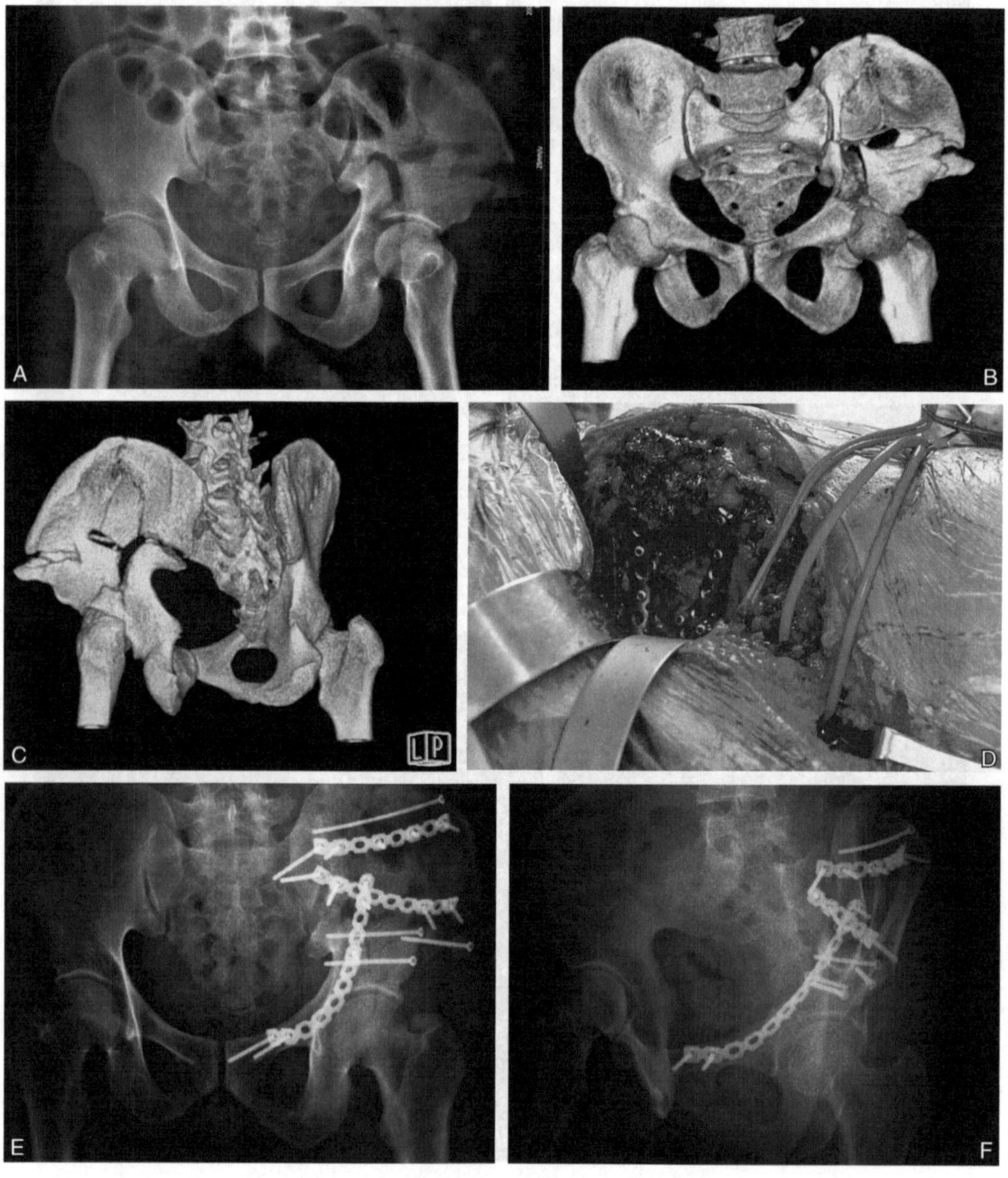

图 38-159 单一髂腹股沟入路支持钢板及拉力螺钉技术固定 C3.1 型髋臼骨折

A~C. 术前骨盆前后位 X 线示及 CT 三维重建示左侧髋臼双柱骨折，前柱为多处高位骨折，后柱骨折累及骶髂关节；D. 髂腹股沟入路术中应用支持钢板、拉力螺钉固定情况；E，F. 术后骨盆前后位、左侧髋臼闭孔斜位 X 线片

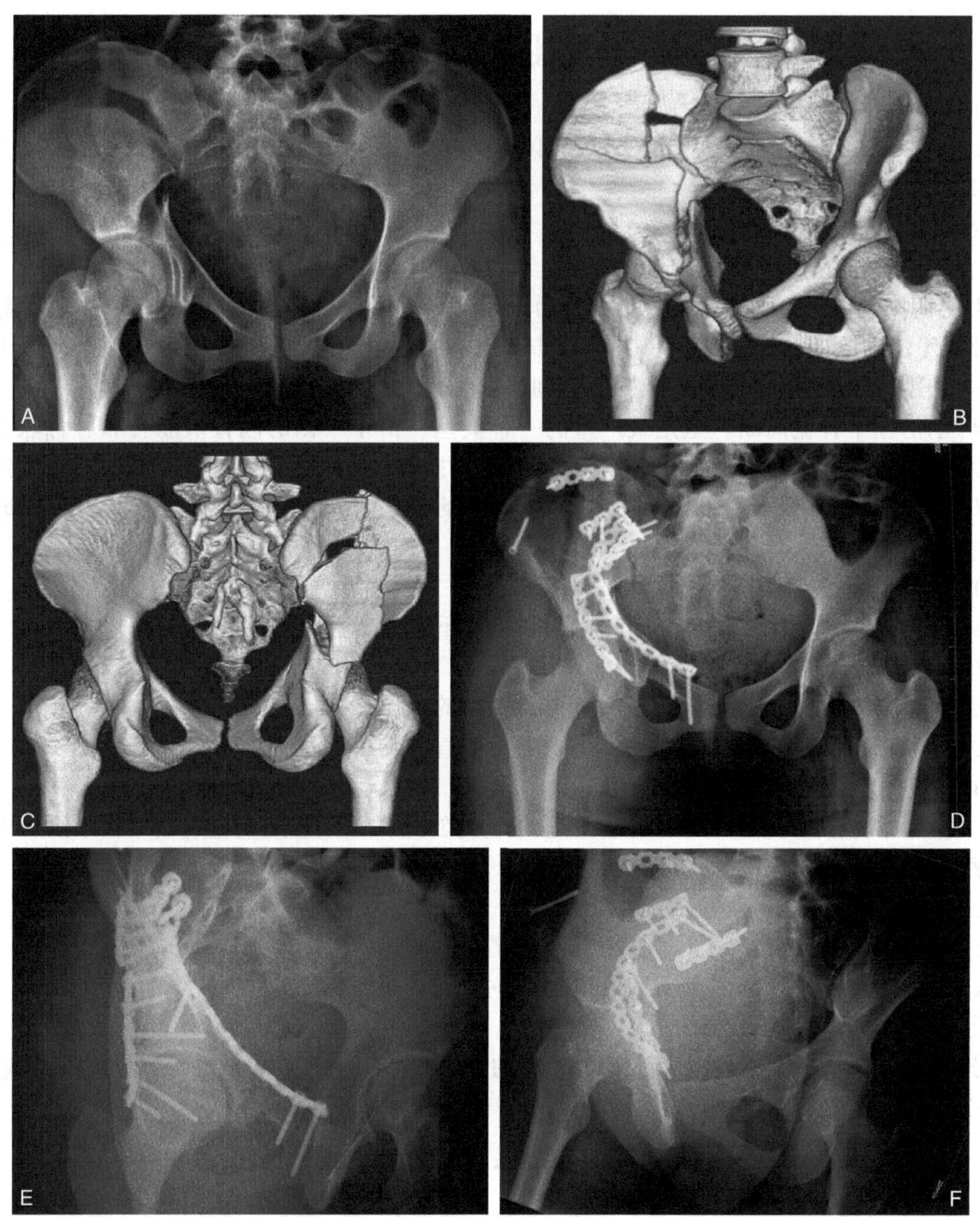

图 38-160 前后联合入路支持钢板及拉力螺钉技术固定 C3.2 型髋臼骨折

A~C. 术前骨盆前后位 X 线片及 CT 三维重建示右侧右侧髋臼双柱骨折，高位前柱骨折，后柱多处骨折，骨折线累及骶髂关节；F. 术后骨盆前后位 X 线片及右侧髋臼闭孔斜位、髂骨斜位 X 线片

第六节 开放性骨盆骨折

开放性骨盆骨折是指与外界（包括直肠、阴道、尿道）相通的骨盆骨折，约占整个骨盆骨折的 2%~4%，常是高能量损伤的结果，其损伤程度比闭合性损伤严重，20 世纪 90 年代国内外研究显示平均死亡率为 25%~30%，明显高于闭合性骨盆骨折。开放性骨盆骨折死亡原因主要包括：①早期难以控制的大出血（最主要）；②合并伤（多且严重）；③败血症；④后期盆腔内化脓性感染。

一、开放性骨盆骨折的分类

(一) Hanson 分类法

Hanson 在 1991 年提出的一种分类方法,将闭合骨盆骨折的分类法与长骨开放骨折伤口的分类方法结合起来使用。分型如下:

Ⅰ型:单纯髂骨或骶骨开放骨折。

Ⅱ型:骨盆穿透性损伤(包括枪弹伤)。

Ⅲ型:会阴撕裂伤。这种类型最常见,又分为两个亚型:①单纯性开放性骨盆骨折——会阴撕裂:除骨盆开放骨折外,会阴部有大小、深浅不一的撕裂伤,但不波及泌尿生殖道及肛门直肠;②复杂性开放性骨盆骨折——会阴撕裂:会阴撕裂伤及泌尿生殖道及肛门直肠。

Ⅳ型:创伤性半骨盆离断。这是最严重的一种类型。由于一侧的髋骨从骶骨和耻骨联合广泛的分离,腹股沟区软组织大范围的撕裂,一侧髂外血管撕断,股神经及坐骨神经严重牵拉伤,患肢失去血供及神经支配,常伴有直肠肛门及泌尿生殖道的损伤,所以在解剖和功能上均已构成创伤性截肢。

(二) Jones-Powell 分类法

Jones 和 Powell 于 1997 年联合提出了 Jones-Powell 开放性骨盆骨折分型,其具体分类如下:

1 级:骨盆环稳定的开放性骨折。

2 级:骨盆环旋转或纵向不稳定,不伴有可导致污染的直肠或者会阴损伤。

3 级:骨盆环旋转或纵向不稳定,伴有可导致污染的直肠或者会阴损伤。

(三) 山东省立医院提出的分类法

山东省立医院创伤骨科于 2008 年结合上述两种分类方法以及开放性骨盆骨折的临床救治经验,根据抢救治疗原则的不同,提出了一种新的分类方法:

Ⅰ级:单纯开放性骨盆骨折,包括贯通伤。

Ⅱ级:骨折端与阴道、尿道、直肠等腔道相通(隐匿性开放)。

Ⅲ级:骨折端与阴道、尿道、直肠等腔道相通,同时合并会阴部撕裂伤。

Ⅳ级:骨盆半离断或碾挫毁损伤。

本分类方法简便实用,便于在临床抢救治疗中的应用,本节所提到的开放性骨盆骨折病例都是以山东省立医院提出的分类法来分类进行论述的。

二、开放性骨盆骨折的临床处理原则

开放性骨盆骨折为高能量损伤,常合并其他重要脏器损伤,其一般急救措施详见本章第三节骨盆骨折的急救及合并伤的处理。本部分重点介绍开放性骨盆骨折的急救处理原则。

(一) 控制出血

1. 伤口加压包扎　对开放性骨盆骨折的伤口进行加压包扎要在急救室进行,并且要加压可靠,伤口内填塞纱布或纱布垫压迫出血的创面,绝大多数出血可通过压迫而达到止血的目的。如果出血量大,局部压迫不能止血,应果断采取进一步治疗措施。

2. 骨折复位并临时固定,控制骨盆容积。

3. 暂时性腹主动脉阻断术。

4. 动脉造影栓塞止血。

5. 合并有严重的腹部外伤,一旦确诊,应急症行剖腹探查。

(二) 合并伤的处理

详细内容参见第三节骨盆骨折的急救及合并伤的处理。

(三) 开放伤口的处理

严重开放性骨盆骨折伤口的特点是伤口面积大、位置深、污染重,伤口可涉及会阴部、臀部和腹股沟区，并可深达肛周、直肠前和骶前间隙，出血较多。伤口处理的目的是止血、减少感染及促进愈合，除用大量生理盐水、过氧化氢、碘附反复彻底冲洗伤口外，还应彻底清除伤口内的坏死组织。如果伤口条件允许，可在清创后一期缝合伤口，伤口内放置引流管。如果伤口深而狭窄，应考虑放置双腔引流管，术后从旁边的侧孔注入冲洗液冲洗伤口。伤口的充分引流对污染重的伤口尤为重要，烟卷引流条通常在术后2~3 天拔除，双腔引流管在术后 5 天左右拔除。多数伤口因需压迫止血而不能一期缝合，可用纱布填塞，填塞的纱布在 3~5 天后去除后置入双腔引流管，通过换药及冲洗伤口，使伤口逐渐缩小、愈合。如伤口较大不能自行愈合者，可二期直接缝合、植皮或转移皮瓣覆盖创面。对软组织大面积缺损的，一期不能闭合创口，可应用负压吸引技术，一方面充分引流了创面，另一方面又临时封闭了创面为二期闭合创面创造了条件。

（四）骨折的处理

1. 外固定　外固定支架是开放性骨盆骨折的传统治疗方法，其可迅速完成，并可起到预防感染扩散的作用，可用于不稳定性开放性骨盆骨折的临时固定。

2. 内固定　如果伤口位于前方且沿髂嵴走行，可以考虑用 AO/ASIF 加压螺钉和钢板内固定。耻骨联合分离常常在剖腹探查的同时使用钢板固定。骨盆骨折合并直肠或膀胱破裂时是否采用内固定，目前的意见还不一致。越来越多的学者认为，对于不稳定性骨盆骨折，在合并腹部损伤或直肠膀胱破裂需行剖腹探查时，可一并行骨折内固定。

Leenen 等对 14 例开放性骨盆骨折均一期行骨盆骨折切开复位内固定，无 1 例发生继发感染，取得了良好效果。决定是否可以行骨折内固定的重要因素有：患者的血流动力学情况、局部的软组织损伤状况和污染程度等。对于耻骨联合分离、耻骨支骨折等骨盆前环损伤，如需剖腹探查则可同时行前环内固定。笔者的体会：待胸腹部重要脏器损伤被排除或处理完毕后，对伤口污染较轻的骨盆骨折，可一期行内固定，但应尽可能减小软组织损伤，且不宜行复杂的内固定手术。

三、各级开放性骨盆骨折的处理

（一）Ⅰ级开放性骨盆骨折

Ⅰ级开放性骨盆骨折即单纯开放性骨盆骨折，常见为髂骨开放性骨折、骶骨开放性骨折以及贯通伤，此类骨盆骨折的损伤往往并不严重，而盆腔内组织、器官可有不同范围和程度损伤；轻的仅一般软组织损伤，严重的可伤及泌尿生殖系统、直肠和血管神经。Ⅰ级开放性骨盆骨折，主要为处理局部伤口，清创后修复软组织损伤，若伤口条件允许，可一期缝合，对于皮肤撕脱伤的患者应彻底清创后力求一期封闭创面，对骨盆骨折视情况给予一期外固定或延期内固定。对贯通伤的处理要对伤道彻底探查止血，对周围的组织、器官要仔细辨认是否损伤，若有损伤应及时处理，对清洁伤口可一期封闭，对污染伤口（尤其是火器伤）应延期缝合。

典型病例：患者男性，15 岁。摩托车车祸导致钢筋穿入右侧腹股沟区出血、疼痛 2 小时入院，入院诊断为：钢筋贯通伤，开放性骨盆骨折，骨盆骨折 Tile 分型为 A1 型。急症全麻下向上下延长伤口，彻底清创并探查伤道、修复损伤组织，一期缝合伤口，术后患者一期愈合（图 38-161）。

（二）Ⅱ级开放性骨盆骨折

1. 合并泌尿系损伤　开放性骨盆骨折合并膀胱破裂多由耻骨联合及耻骨支骨折脱位后间接暴力引起。①腹膜内型膀胱破裂：一旦确诊，应急症行膀胱修补术，保持尿液引流通畅及腹腔引流通畅；②腹膜外型膀胱破裂：根据情况急症行膀胱修补术或留置导尿保守治疗。

开放性骨盆骨折合并尿道损伤，如尿道未完全断裂，则可以导尿管为支架，保留至尿道愈合。如尿道完全断裂，笔者建议早期行尿道会师术，这样早期恢复尿道连续性，避免了单纯耻骨上膀胱造瘘的缺点，是骨盆骨折后尿道断裂较为合适、有效的方法。对于一些病情危重，血流动力学不稳定的患者，在早期急救时不适合行尿道会师术，此时可单纯行耻骨上膀胱造瘘术，待患者病情稳定后再早期行尿道会师术。

典型病例：患者男性，47 岁。高处坠落伤致开放性骨盆骨折（骨盆骨折 AO 分型：C1 型）、膀胱破裂，在

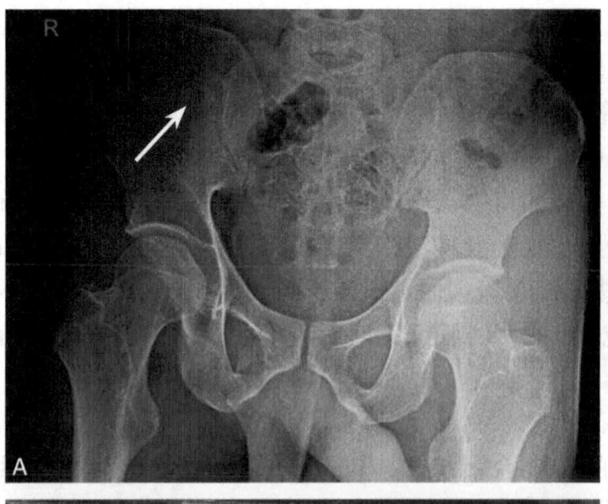

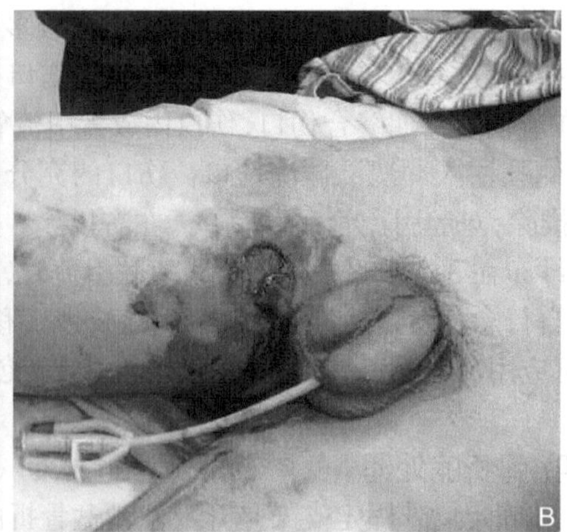

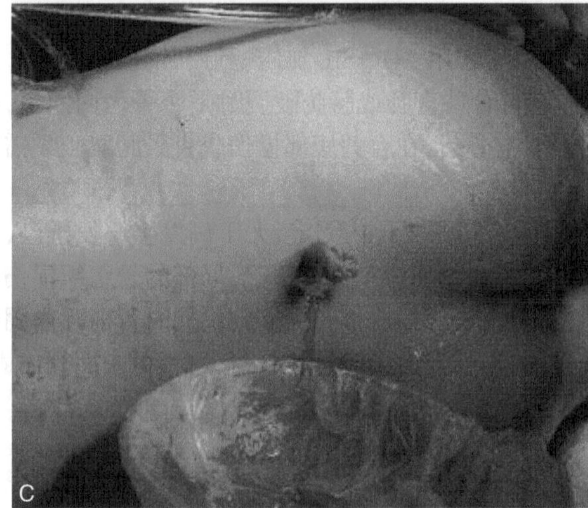

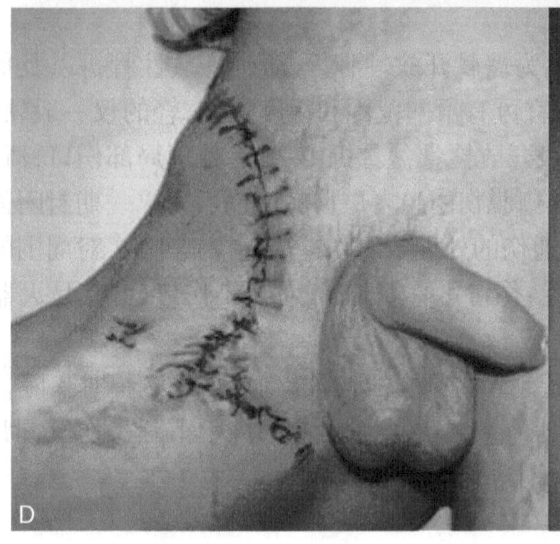

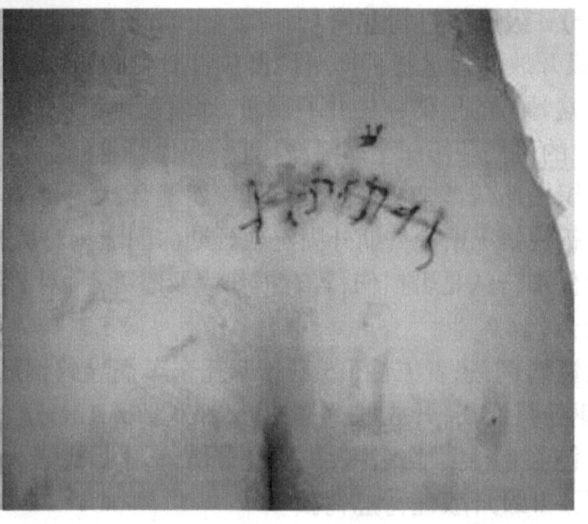

图 38-161 Ⅰ级开放性骨盆骨折(贯通伤)
A. 术前骨盆前后位 X 线片,可见右侧髂骨上的骨缺损;B. 腹股沟区伤道入口情况;C. 臀部伤道出口可见髂骨骨折碎块穿出;D. 清创探查术后伤口愈合良好

急诊室 4 小时内输血 3000ml,生命体征不能维持,急诊行剖腹探查止血、膀胱修补术,一期行骨折内固定(图 38-162)。

2. 合并阴道损伤 女性骨盆骨折患者如发现阴道流血应高度警惕阴道损伤。由于阴道富有动脉血供和静脉网,有时出血十分严重。但阴道又是一个肌性管道,有时创伤刺激和疼痛可致其痉挛而导致出血不明显,所以应预防漏诊,内外生殖器检查应同泌尿系统检查及肛检一样常规实施。

由于阴道的极强修复力,如果单纯的黏膜损伤无须缝合,较深的撕裂伤,要准确缝合关键的出血部位,有活动出血的血管应缝扎,阴道壁破裂严重,早期多伴有剧烈出血,应及时修复并用碘仿棉柱填塞止血,7 天后拔除碘仿棉柱,阴道壁黏膜即可愈合。经阴道修补穹隆部裂伤时,应防止误伤腹腔脏器及邻近阴道穹

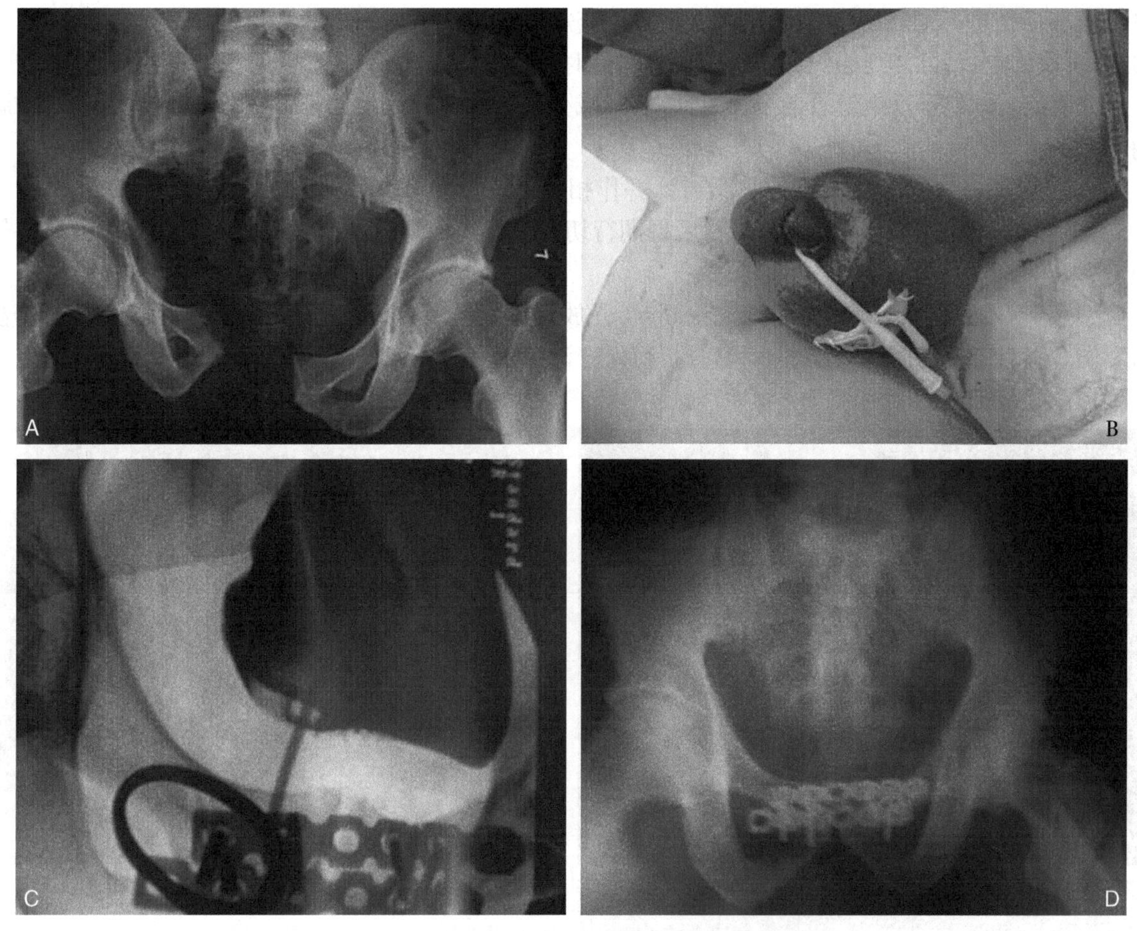

图 38-162　Ⅱ级开放性骨盆骨折(合并泌尿系损伤)

A. 术前骨盆前后位 X 线片示 C1 型骨盆骨折;B. 术前会阴及阴囊肿胀淤血严重,导尿管引流出新鲜出血;C. 术中行膀胱造影术显示膀胱无造影剂外漏,说明膀胱修补完好;D. 术后前后位 X 线片示骨折复位固定良好

隆的子宫动脉。另外,创口须充分引流以防阴道血肿继发盆腔感染。

3. 合并直肠损伤　对于隐匿性的、会阴部无伤口的直肠损伤,其临床表现有时不甚典型,容易漏诊,因此若发现有腹膜炎刺激症状,应考虑到是否有直肠损伤,并立即请普外科医生进行诊治,避免漏诊。Jones 等报道 44 例伴有直肠损伤的开放性骨盆骨折患者的死亡率为 45%,并且 70% 患者发生了全身系统性感染。笔者认为针对直肠损伤的处理策略为:①反复冲洗伤口;②彻底清创,尽量去除伤口及直肠内异物;③乙状结肠造瘘术;④彻底引流;⑤术后合理应用抗生素预防感染。Maull 等认为,除彻底清创、结肠造瘘外,应将造瘘口远端的肠腔内粪便清除干净,有利于预防伤口感染。此外,Jones 等认为早期行乙状结肠造瘘术是治疗的关键,据其报道:伴有直肠损伤的开放性骨盆骨折患者于伤后 48 小时内行结肠造瘘术的患者死亡率为 20%,而 48 小时以后行造瘘术者死亡率高达 75%。笔者同意 Maull 及 Jones 的观点,早期行结肠造瘘术并清除远端肠腔粪便可及时有效地预防后期感染的发生,降低后期死亡率。

(三) Ⅲ级开放性骨盆骨折

伴有会阴部撕裂伤的开放性骨盆骨折具有高死亡率,在治疗方面也颇为困难。伤情严重应首先抢救生命,补充血容量,待伤情稳定后即行影像学等检查,明确损伤程度并做出正确的诊断,按会阴部彻底清创、膀胱造瘘、修复尿道、坐骨直肠窝敞开引流等程序处理。

治疗方案与程序:

1. 抢救工作以保住生命为目的,首先应大量输血输液、抗休克治疗。
2. 判明伤情后,优先处理有出血的脏器损伤。
3. 伤后彻底清创,根据情况早期行结肠造瘘和骶骨前充分引流,尽早使用广谱抗生素,防止感染:

①对会阴部损伤进行彻底清创。可用消毒液反复冲洗，清除异物，敞开伤口，72 小时后失活组织界线已清楚，此时再次清创，清除坏死组织，敞开伤口，有出血时可填塞纱布；②直肠损伤患者应早期行结肠造瘘术，同时充分引流。对结肠远端缝合前要反复冲洗，以减少残余粪便的污染。若后期会阴部伤口愈合，结肠可回纳修复。

4. 膀胱尿道损伤应请泌尿外科医师会诊，并作相应处理。

5. 若合并其他部位骨折，在病情平稳后择期行切开复位内固定，可控制进一步出血、减轻疼痛并便于护理。

典型病例一：患者女性，21 岁。入院诊断：①开放性骨盆骨折；② A 型骨盆骨折；③阴道裂伤；④会阴部撕裂伤。患者急症行阴道修复术，骨盆骨折行保守治疗术后患者恢复良好（图 38-163）。

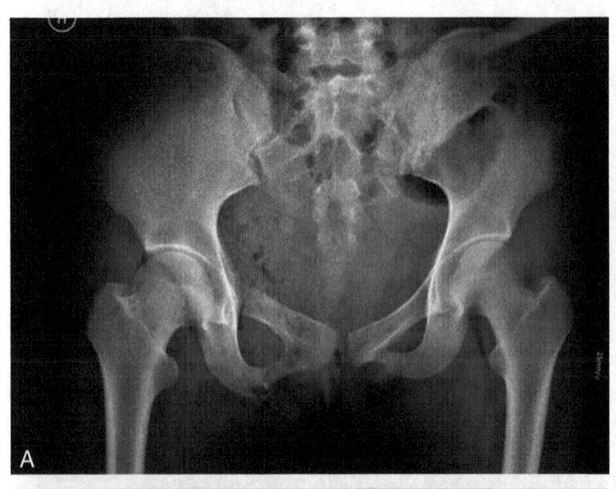

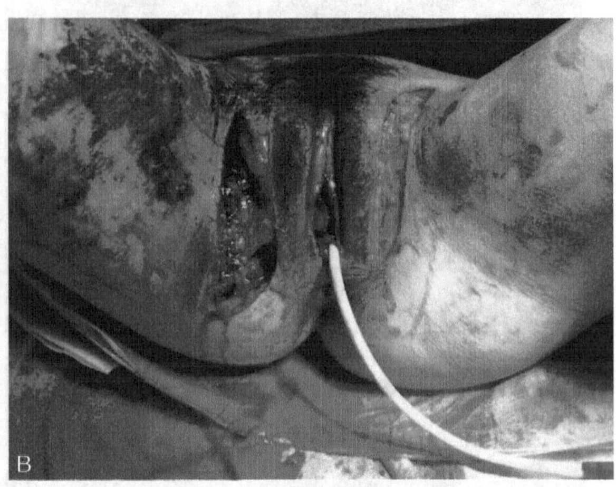

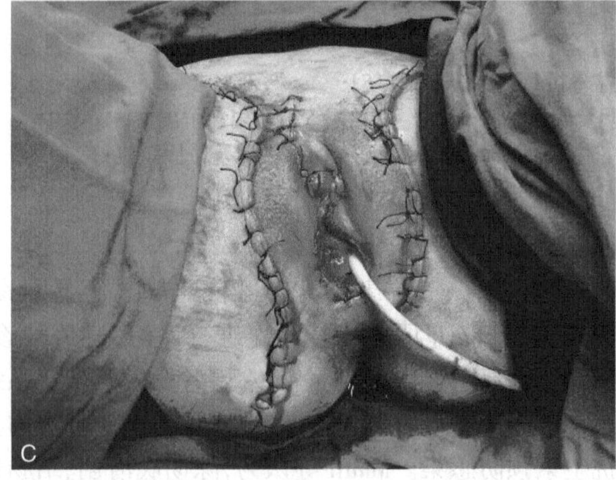

图 38-163 Ⅲ级开放性骨盆骨折（合并阴道损伤）

A. 入院时 X 线片示骨盆骨折；B. 会阴部撕裂伤伴阴道损伤；C. 患者急症行阴道修复术

典型病例二：患者男性，22 岁。入院情况为：①创伤性休克；②开放性骨盆骨折；③ A 型骨盆骨折（右侧耻骨支骨折）；④外生殖器断裂伤（尿道断裂）；⑤直肠损伤。入院后行抗休克治疗，急症彻底清创伤口，行耻骨上膀胱造瘘术 + 结肠造瘘术，骨盆骨折行保守治疗（图 38-164）。

（四）Ⅳ级开放性骨盆骨折

创伤性半骨盆离断是开放性骨盆骨折中最为严重的一种损伤。包括两种类型：一种是一侧骨盆完全离断，受损半侧骨盆离断后，下腹壁软组织大部分缺损，尿道或膀胱均可伤及，甚至伤侧腰背部软组织严重损伤；另一种是骨盆虽然未完全离断，部分皮肤等软组织仍有连续，但髂血管、神经已完全损伤，无法保留伤侧整个肢体。此类损伤多为机动车碾压伤所致，随着交通事业的发展，此种损伤有增多趋势，应当引起临床骨科医师的高度重视。

半骨盆离断有髂血管的断裂及骨盆底血管丛的损伤，因此创伤性休克发生早、失血量大且迅速，应迅速果断地结扎损伤的大血管及填塞加压包扎盆腹部，同时建立多通道输血输液，迅速有效纠正血容量不

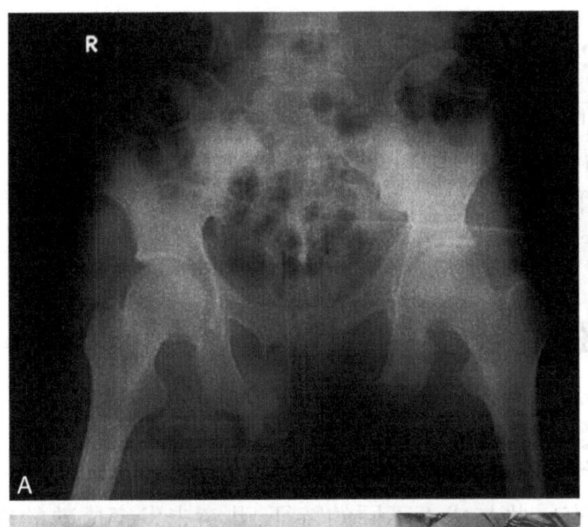

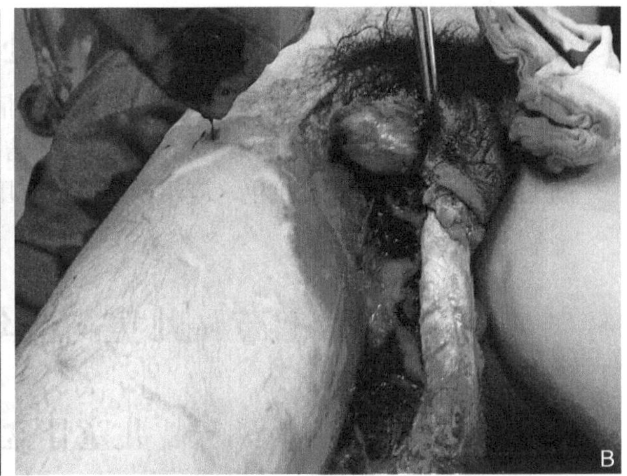

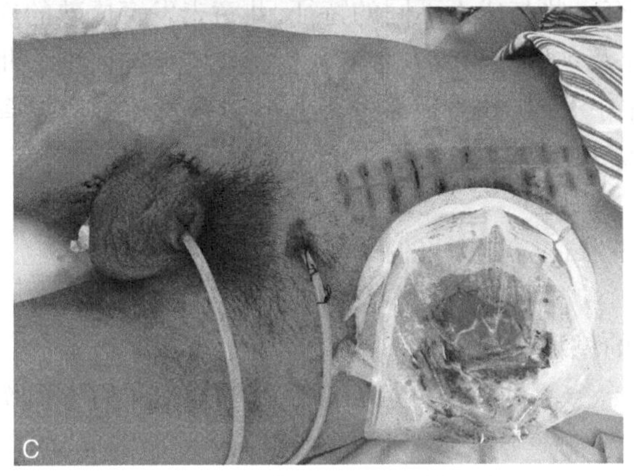

图 38-164 Ⅲ级开放性骨盆骨折(合并泌尿系损伤)
A. 入院时X线片示A型骨盆骨折(右侧耻骨支骨折);B. 患者外生殖器断裂伤(尿道断裂)、直肠损伤;C. 彻底清创伤口,行耻骨上膀胱造瘘术+结肠造瘘术,图示为伤后2个月患者情况

足,维持心脑血供,以抢救生命。当臀部及下腹部软组织缺损时,在保证内脏不外露的前提下,应采用腹壁或腰部皮瓣转移术覆盖创面,争取一期修复缺损。如软组织缺损较大,一期不能修复者,可行负压吸引术,创面条件成熟后二期修复创面。半骨盆不完全离断伤,下肢已不能完全重建,应早期果断行截肢术。术后应用广谱抗生素以避免造成难以控制的感染。

典型病例:患者男性,42岁。因车祸伤致左髋部严重碾挫伤,左半骨盆及左下肢完全离断,遂急诊于全麻下行清创止血,一期植皮、封闭创面。术后患者恢复良好(图38-165)。

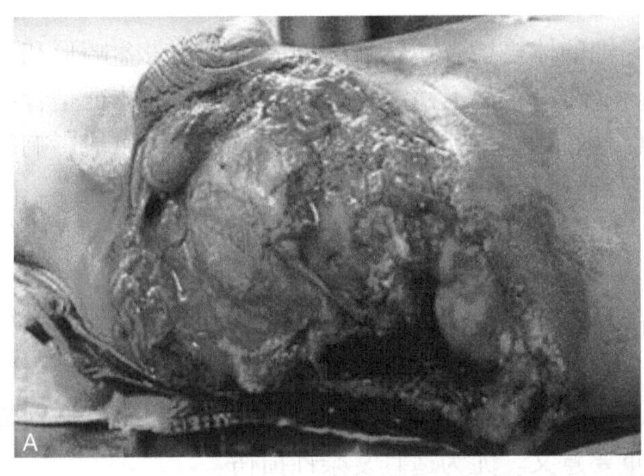

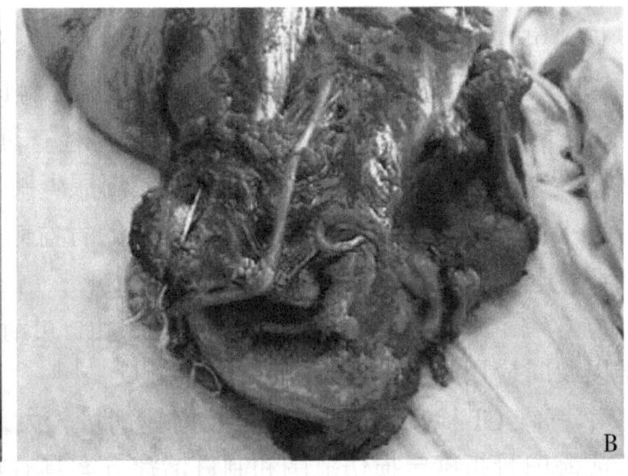

图 38-165 Ⅳ级开放性骨盆骨折(骨盆半离断)
A. 左侧骨盆离断后创面情况;B. 骨盆离断后的肢体

四、术后处理原则

1. 引流通畅　所有开放性骨盆骨折在彻底清创的情况下，一定要确保引流通畅。

2. 保持创面清洁　对渗出、感染的创面要保持清洁（及时更换敷料），必要时反复清创。

3. 抗生素应用　术后要按抗生素应用原则进行应用，可联合应用或根据药敏结果针对性用药。

第七节　儿童与老年骨盆髋臼骨折

一、儿童骨盆髋臼骨折

儿童骨盆髋臼骨折表现与成人骨盆骨折相似，但又有一些与成人不同的特征，儿童未发育成熟的皮质骨是多孔的，可产生塑性畸形和青枝骨折。在诊断、治疗及预后上与成人骨盆骨折有较明显的区别。儿童骨盆骨折的并发症多而且严重，尤其骨折累及次级骨化中心时，如骨折累及Y形软骨可发生髋臼发育不良而导致所谓的小髋臼，其原因是Y形软骨的早期闭合。

(一) 分类

常见的儿童骨盆髋臼骨折分类方法主要有Torode和Zeig分类法与Tile分类法。

1. Tile分类法　与成人骨盆骨折分类方法相似。

(1) 稳定骨折：①二次骨化中心撕脱骨折；②骨盆环的稳定骨折。

(2) 不稳定骨折：与成人类似，前方损伤可为耻骨联合分离、耻骨支骨折或二者同时存在，后方损伤常为骶髂关节脱位，偶有骶骨或髂骨骨折。

2. Torode和Zeig分类法　是根据受伤机制进行分类。它将骨盆骨折分为四型。

第Ⅰ型：撕脱骨折。多为软骨板的撕脱伤，类似运动伤。

第Ⅱ型：髂骨翼骨折。多直接暴力所致。

第Ⅲ型：单环骨折。包括耻骨支骨折或耻骨联合分离。

第Ⅳ型：骨盆环断裂的骨折。骨折或关节分离产生骨盆环的不稳定，包括：①双侧耻骨支骨折。②一侧耻骨支骨折或耻骨联合分离及骨盆后部骨折或骶髂关节分离；③骨折累及前环和髋臼。

(二) 诊断

儿童骨盆髋臼骨折在采取治疗措施之前，要进行详细的临床和影像学检查，其诊断主要根据以下几点：

1. 病史　要了解损伤机制、暴力大小和方向。仔细的体格检查包括有无肉眼可见的骨盆畸形和下肢短缩，阴囊或阴唇和腹股沟周围有无肿胀、淤斑，触诊以确定骨盆不稳定的程度。最常见的体征是骨盆触痛。Junkins根据研究结果认为骨盆骨折体格检查具有敏感性和特异性，但是如有意识障碍可能影响检查的敏感性和特异性，同时要注意腹腔脏器、泌尿生殖系统、神经系统和会阴部、阴道的检查。

2. X线检查　X线检查包括三个标准的骨盆像，即入口、出口和前后位像。另加闭孔斜位和髂骨斜位像，有利于髋臼骨折和三角软骨损伤的诊断。

3. CT扫描　对骨盆骨折的诊断很有价值，可清晰地显示骶髂关节后复合体。但CT扫描在急诊处理时难以及时应用，且增加患儿的射线接触量。

4. 三维CT检查　三维CT虽然射线剂量较大，但可大大提高儿童骨盆骨折的诊断率，对外伤性骨盆骨折或髋臼骨折确定损伤范围和制订治疗方案具有重要意义。尤为适宜复杂性损伤。

5. 骨盆对角线测定　儿童骨盆骨折的诊断较为困难，尤其骨盆环后部结构、骶骨侧方及骶髂关节的损伤。因为许多骨盆骨折为非典型的，诊断非常困难。为此提出骨盆对角线概念，即用普通前后位X线片，从骶髂关节的下缘到对侧髋臼底内侧的中点连线，正常时两侧对角线长度相等或差别小于4mm。髂骨侧方单侧骨折伴骶髂关节损伤者对角线长度相差可达6~8mm，前后环同时损伤者对角线长度相差可高达 13~25mm。

（三）治疗

儿童骨盆髋臼骨折往往伴有严重的合并伤，多需要紧急抢救。骨盆骨折的治疗效果取决于损伤部位和类型。治疗要求骨盆骨折的确切复位和稳定的固定，以减少可能出现的骨盆畸形、步态异常、骶髂或髋关节骨性关节炎。

早期文献中认为儿童骨盆骨折的治疗仅限于支持疗法，大部分患儿卧床几天至一周，如疼痛能够忍受且其他损伤允许时即可下地。对有耻骨联合分离和骶髂关节分离者则行髋人字石膏固定。部分患儿需行牵引复位，对保守治疗不能复位的患儿再行切开复位内固定治疗。近十几年来治疗的观点有了改变，对儿童的不稳定和移位骨折要予以固定。多数医师倾向于使用外固定，通过减少骨盆容量控制腹膜后出血，减轻疼痛，便于护理和多发伤的治疗，并允许早期活动。对严重移位的不稳定骨折外固定不能足以维持复位，如后部损伤（骶髂关节分离）需进行内固定治疗。如存在移位的髋臼骨折，要恢复关节的完整性，需切开复位牢固内固定，并要早期活动。

多数学者认为，不稳定性骨折应该早期行外固定，减少骨盆移位和再出血，控制或减少出血，可明显降低复杂骨盆骨折的病死率及致残率。笔者认为对于外固定治疗不稳定性骨折如下注意事项（图 38-166）：①术前明确骨折类型，通过骨盆前后位、入口位、出口位 X 线片及 CT 扫描明确骨折类型，有报道其准确率可达 96%。②患儿年龄不应过小，年龄越小，髂骨板越薄，不易稳定钢针，也有穿通进入盆腔损伤内脏的危险。

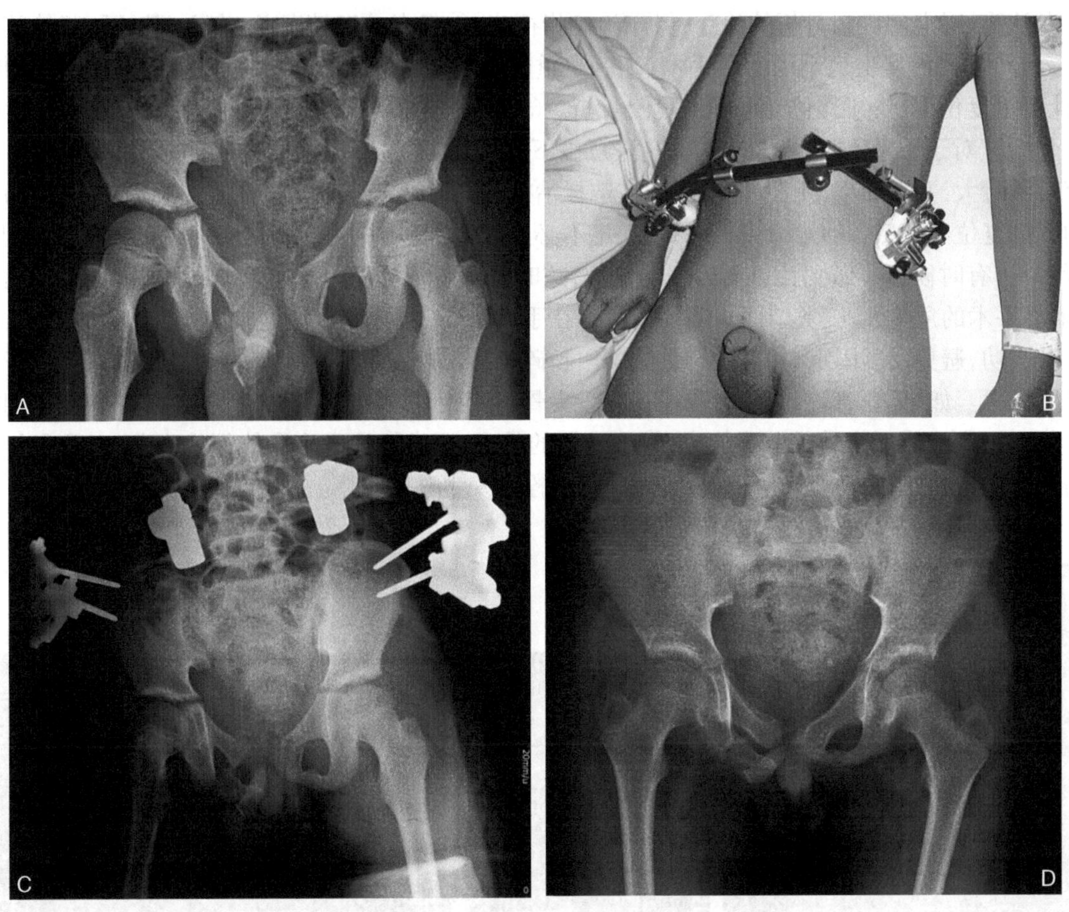

图 38-166 Tile B 型骨盆骨折

患者男性，10 岁。A. 骨盆前后位 X 线片示 Tile B 型骨盆骨折：左侧骶髂关节脱位、耻骨联合分离、双侧耻骨上下支骨折，双侧髂骨不对称，左侧髂骨内翻（侧方挤压型损伤）；B. 患者行闭合复位、外固定架固定术后照片；C. 患者外固定术后 X 线片，可见耻骨联合较术前复位改善、双侧髂骨基本对称；D. 术后 2 个月去除外固定支架后骨盆前后位 X 线片，可见双侧髂骨完全对称、耻骨联合已复位

二、老年骨盆髋臼骨折

老年人骨盆及髋臼骨折有以下特点:①低能量损伤往往导致严重粉碎骨折。老年人由于骨骼中的有机物减少,导致骨的脆性增加,因此同等程度暴力造成的骨盆髋臼骨折,粉碎程度一般比年轻人严重;②关节面的压缩和塌陷多见。由于老年性骨质疏松,髋臼骨折时,髋臼被相对比较坚硬的股骨头撞击,撞击部位多发生关节面的压缩和塌陷,这时候就需要将压缩和塌陷的关节面撬起,然后在其下方植入自体松质骨。这样可以恢复股骨头和髋臼的匹配关系,防止出现股骨头在髋臼内晃动现象;③复位和固定比较困难。由于骨折粉碎比较严重,骨折碎块比较多,增加了复位的难度;由于严重的骨质疏松,骨盆复位器械和复位技术的应用受到限制。另外关节面的压缩和塌陷在撬起植骨时也影响了骨折的复位和固定效果。

对于老年骨盆骨折患者,多数学者认为保守治疗在经过了6~12周卧床后(伴或不伴有牵引),常常导致压疮、坠积性肺炎、骨质疏松、深静脉血栓等并发症。在Judet和Letournel手术治疗骨盆之前,非手术治疗是骨盆骨折治疗的常规,而直到今天对于一些移位较轻和不能耐受手术的患者,仍然是一个不错的选择。随着影像技术和外科手术水平的提高,切开复位内固定取得了比保守治疗更好的效果。Jose在2004年总结65例老年人髋臼骨折病例认为:①对于早期切开复位内固定,疗效比较满意,并发症发生率较低,约4%~7%,与青壮年无区别;②急性期切开复位内固定,如不伴有股骨头骨折,指征明显可取得良好效果;③如伴有股骨头骨折,应行髋关节置换。Spencer回顾了25例采用牵引治疗的患者(其中许多为早期无移位),其中30%关节功能差,他认为过早负重及不正确的牵引是导致失败的原因。Matta报道了老年患者保守治疗的效果,结果同样只有33%的满意率。

笔者认为,对老年髋臼骨折的治疗,保守治疗指征为:①患者一般情况差,有心、肺、肝、肾等脏器的严重病变,有严重的内科疾病难以耐受手术;②有严重的骨质疏松,难以把持内固定器械;③严重的粉碎骨折,估计手术复位困难;④移位 <3mm 的髋臼骨折。⑤低位前柱骨折和低位横形骨折;⑥获得继发性匹配的双柱骨折。对于手术治疗(图38-167),应注意以下事项:①严格掌握手术适应证,老年人髋臼骨折的手术治疗时风险大,并发症高,死亡率高,因此在选择治疗方案时一定要把安全性放在第一位,不能为了追求髋臼的解剖复位而拿患者的生命去冒险;②手术不必过度追求解剖复位。正是由于骨折粉碎比较严重,压缩骨折多见,有时候很难做到关节面的解剖复位,这时候不应该过度追求解剖复位,这样会大大延长手术时间,增加手术的危险性;③关节面塌陷要植骨。在手术中要轻柔操作,避免加重骨折的粉碎程度,固定时争取一次成功,避免反复固定;④对于严重的髋臼粉碎骨折和严重的骨质疏松患者,难以固定,可行人工全髋关节置换术。如果髋臼骨折的同时合并有股骨头骨折或股骨颈骨折,无严重的骨质疏松,可早期行髋臼切开复位内固定或人工全髋关节置换术;⑤围术期的处理:要密切注意生命体征的变化,以及老年性基础性疾病的处理,预防其并发症发生;⑥预防深静脉血栓的发生。

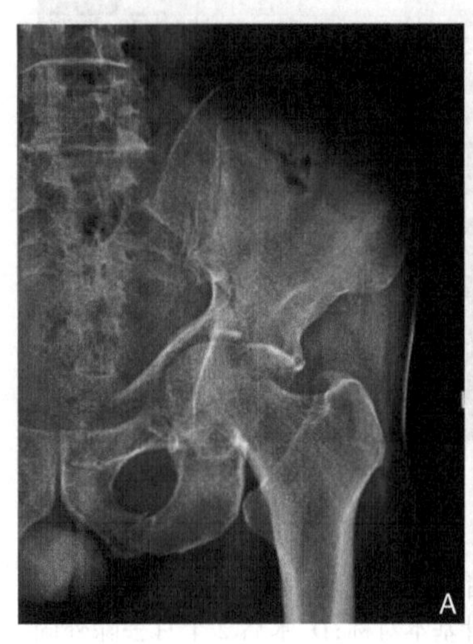

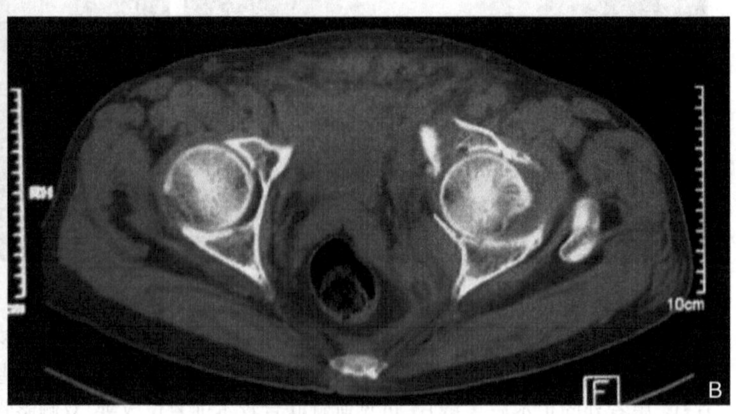

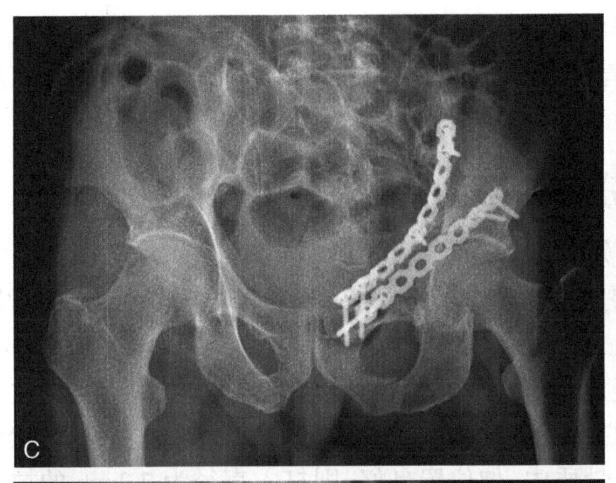

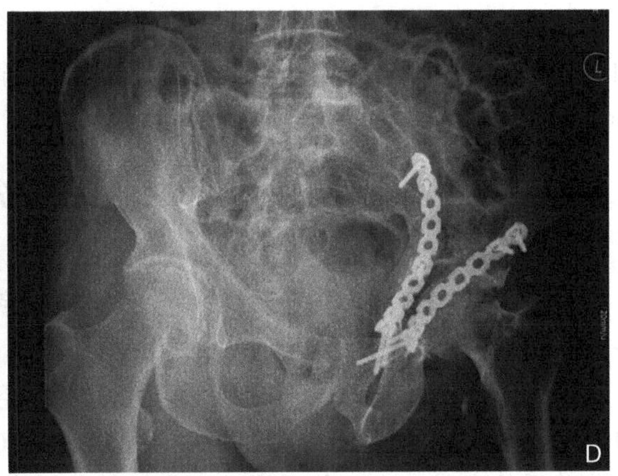

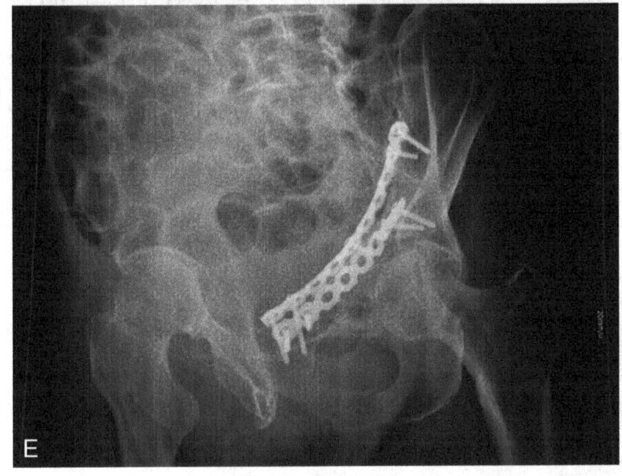

图 38-167 左侧髋臼 T 形骨折

患者男性，82 岁。A. 术前前后位 X 线片示左侧髋臼 T 形骨折；B. 术前 CT 平扫示左侧髋臼 T 形骨折；C. 术后前后位 X 线片示右侧髋臼行钢板固定，复位良好；D. 术后髂骨斜位 X 线片；E. 术后闭孔斜位 X 线片

第八节 骨盆髋臼骨折的微创治疗

微创技术通常指的是以最小侵袭和最少生理干扰达到最佳的外科治疗目的的一种外科技术。与传统外科手术相比，具有内环境稳定状态更佳、手术切口更小、全身反应更轻、瘢痕愈合更少、恢复时间更短等优点。近年来，微创技术逐渐在创伤骨科中得到较为广泛的应用。主要包括闭合复位髓内钉技术、闭合复位经皮穿钉技术和计算机导航辅助骨科手术等。

闭合复位经皮骨折内固定技术是指术中操纵者在 C 形臂或 G 形臂透视监视下对骨折部位行闭合复位后并内固定的手术。计算机辅助骨外科手术（computer assisted orthopedic surgery，CAOS）是从 20 世纪 90 年代初开始的。其工作原理是将数字化扫描技术所得到的患者术前影像信息通过媒介体输入到系统工作站中，工作站经过处理后重建出三维模型影像，手术医生即可在此影像基础上进行术前计划并模拟进程。实际手术过程中，手术医生可以通过高解像度的显示屏从各个方位（轴向、矢状位、冠状位等）观察当前的手术入路并分析各种参数（角度、深度等），从而最大限度地避开危险区，在最短的时间内到达靶点病灶，大大减轻了患者的手术创伤，减少了患者的失血量与并发症，相比透视下微创骨科手术，能够显著提高手术的准确性并能减少手术者接触的 X 线放射量，完成真正意义上的微创手术。笔者所在的医院主要应用的是 FluoroNav TM 骨科手术导航系统（图 38-168）。

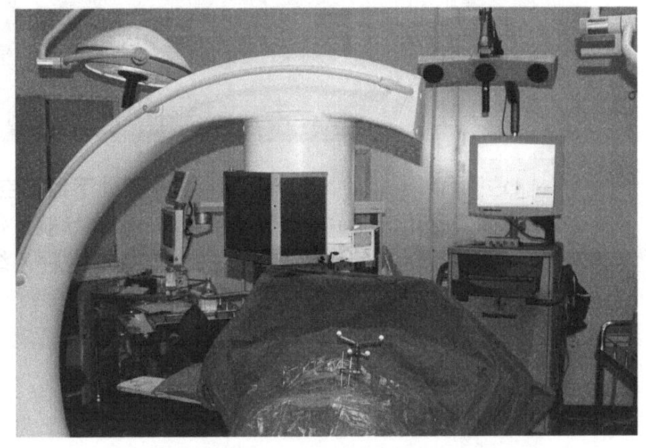

图 38-168 骨科手术导航系统

骨盆髋臼骨折中应用的微创技术主要包括闭合复位经皮空心螺钉固定技术以及计算机导航辅助下内固定技术，主要应用于耻骨联合分离，耻骨支骨折，髋臼前后柱骨折，骶髂关节分离和骶骨纵形骨折等。

一、耻骨联合分离的微创治疗

1. 适应证　大于2.5cm而小于5cm的耻骨联合分离。

2. 入钉点　耻骨结节和耻骨体的上1/2部是入钉区域，最佳入钉点是耻骨结节的外缘根部，向对侧近水平方向钻入。

3. 固定技术　耻骨联合分离可用骨盆复位钳经皮复位，复位满意后，可在C形臂透视下行经皮空心钉内固定术，术中采用上述的入钉点和入钉方向，在C形臂透视下先经皮钻入导针，穿过耻骨联合，然后通过骨盆前后位和骨盆入口位透视确定导针的位置在骨质内，如位置良好，则打入直径为7.3mm的拉力螺钉。如在导航下操作，通过导航系统采集的患者影像学资料，重建患者耻骨联合的三维影像模型，然后在此基础上，设计并适时检测耻骨联合螺钉的方向和深度，进行精确的固定(图38-169)。也可在透视或导航下采用2枚空心拉力螺钉固定耻骨联合，2枚螺钉可交叉放置(图38-170)。

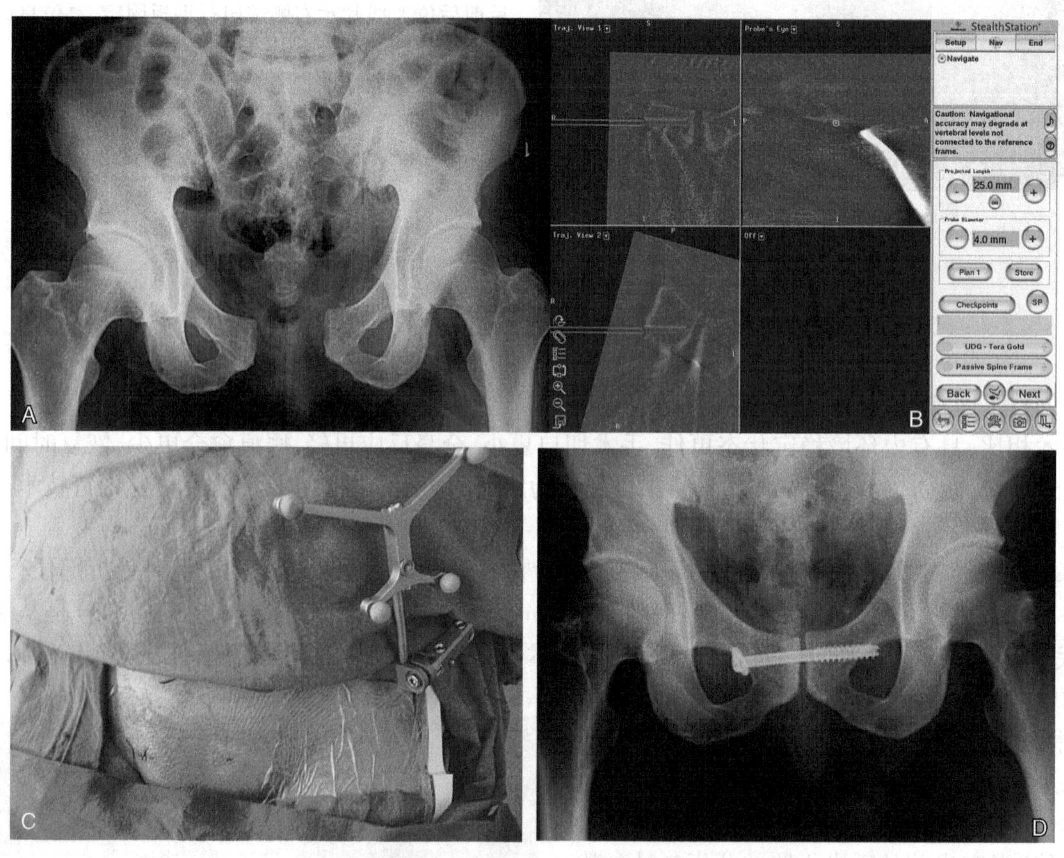

图38-169　导航辅助下经皮空心螺钉固定耻骨联合分离

A. 术前骨盆正位片示为耻骨联合分离；B. 在导航设备的引导下确定经耻骨联合螺钉的进钉点及进钉方向；C. 置钉完毕，微创皮肤切口；D. 术后X线示1枚7.5mm的空心螺钉固定耻骨联合

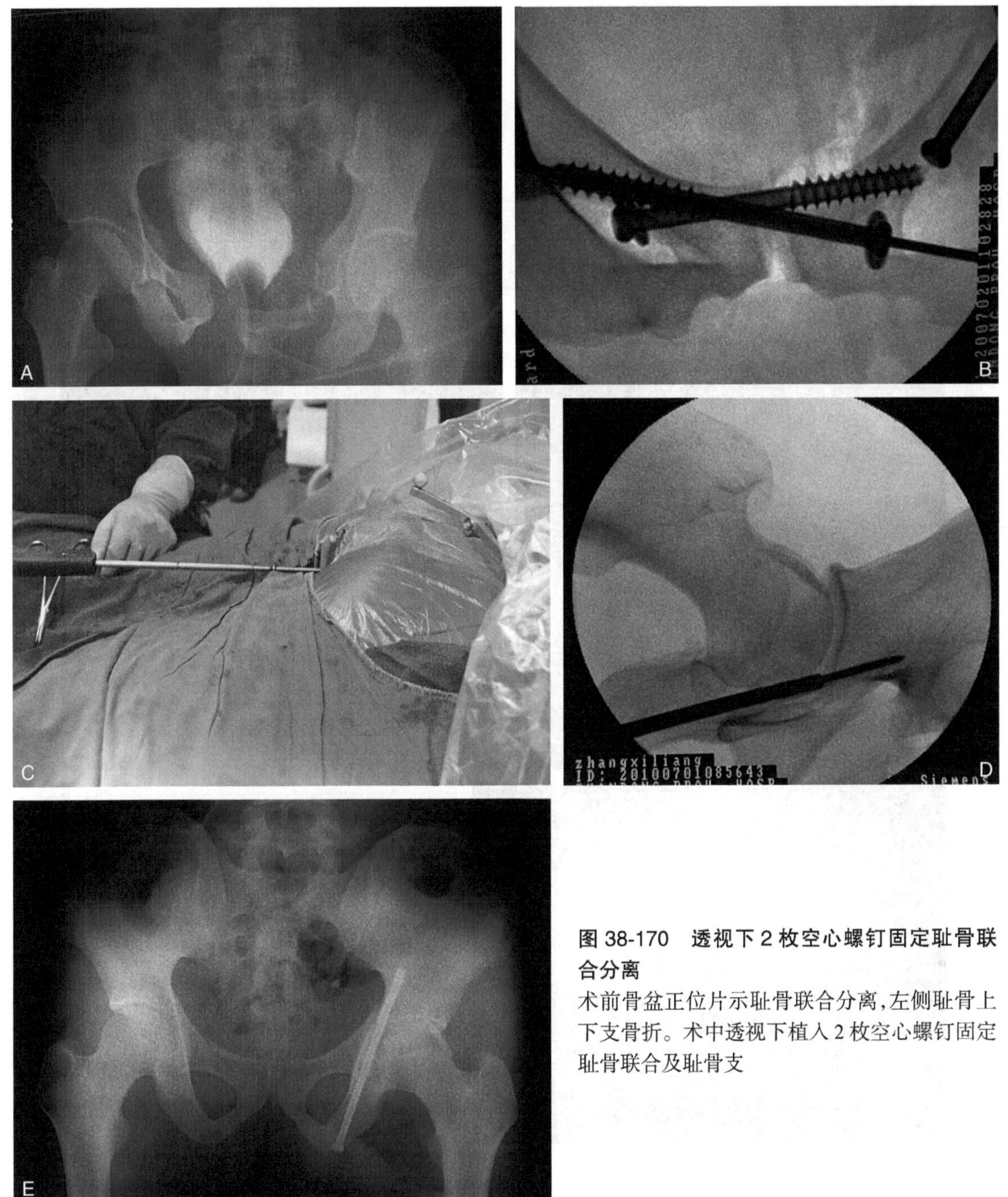

图 38-170　透视下 2 枚空心螺钉固定耻骨联合分离

术前骨盆正位片示耻骨联合分离，左侧耻骨上下支骨折。术中透视下植入 2 枚空心螺钉固定耻骨联合及耻骨支

二、耻骨支及髋臼前柱骨折的微创治疗

1. 适应证　耻骨支骨折侧方移位大于耻骨支横断面的 1/2 者或分离移位大于 1cm 者；髋臼前柱骨折间隙在 1cm 之内者，没有错位，头臼匹配良好者。

2. 逆行拉力螺钉的入钉点及方向　入点在耻骨结节下方，耻骨联合外侧。螺钉的方向平行于耻骨支的方向，螺钉完全走行于耻骨支及髋臼前柱内为准。

3. 固定技术　耻骨支骨折或髋臼前柱骨折，术前必须复位移位的骨折。按照上述的入钉点和入钉方向，在 C 形臂透视下，先穿入耻骨上支 1 枚导针，该导针与患者正中矢状面呈 45°角，在闭孔斜位导针与骨性髋臼缘相切，与髂耻线中段平行，术中透视确定导针未穿出骨皮质且越过骨折线，选用直径 6.5mm 的拉力螺钉，螺钉的螺纹要跨过骨折线（图 38-171）。如在导航下操作，以导航系统采集并重建患者骨折部位的三维影像模型为基础，设计并实时监测耻骨上支或髋臼前柱螺钉的方向和深度，进行精确的固定。

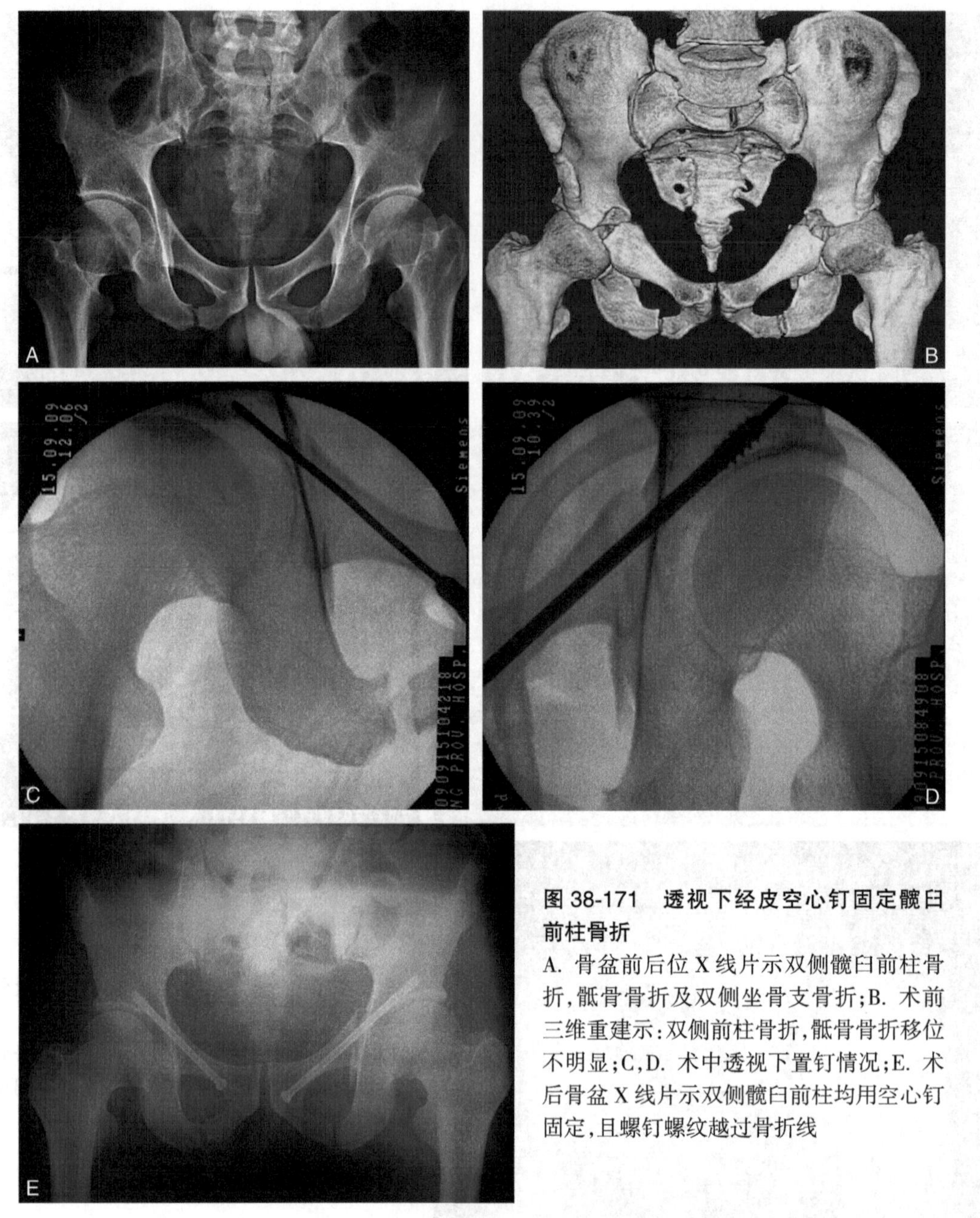

图 38-171 透视下经皮空心钉固定髋臼前柱骨折

A. 骨盆前后位 X 线片示双侧髋臼前柱骨折，骶骨骨折及双侧坐骨支骨折；B. 术前三维重建示：双侧前柱骨折，骶骨骨折移位不明显；C，D. 术中透视下置钉情况；E. 术后骨盆 X 线片示双侧髋臼前柱均用空心钉固定，且螺钉螺纹越过骨折线

三、髋臼后柱骨折的微创治疗

1. 适应证　髋臼后柱骨折间隙在 1cm 之内者，没有错位，头臼匹配良好者，或通过闭合牵引复位达到上述标准者。

2. 逆行拉力螺钉的入钉点及方向　坐骨小切迹中点，拉力螺钉确保在坐骨体内，方向为与身体纵轴呈外倾 10°~15°，后倾 20°~25°。

3. 固定技术　髋臼后柱骨折，术前必须复位移位的骨折。按照上述的入钉点和入钉方向，在 C 形臂透视下，先穿入髋臼后柱 1 枚导针，打入导针的过程中，应在 C 形臂 X 线机监视下，通过前后位，闭孔斜位及髂骨斜位透视，如导针在上述三个位置透视下均与坐骨体后缘平行，而且与髋臼相切，则可证实导针在坐骨体内。术中透视确定导针未穿出骨皮质且越过骨折线，同样选用直径 6.5mm 的拉力螺钉，螺钉的螺纹要跨过骨折线。如使用导航系统，则可根据导航所获得的患者的髋臼后柱的三维图像，设计并实时监测髋臼后柱螺钉的方向和深度，置入螺钉后，透视确认螺钉位置（图 38-172）。

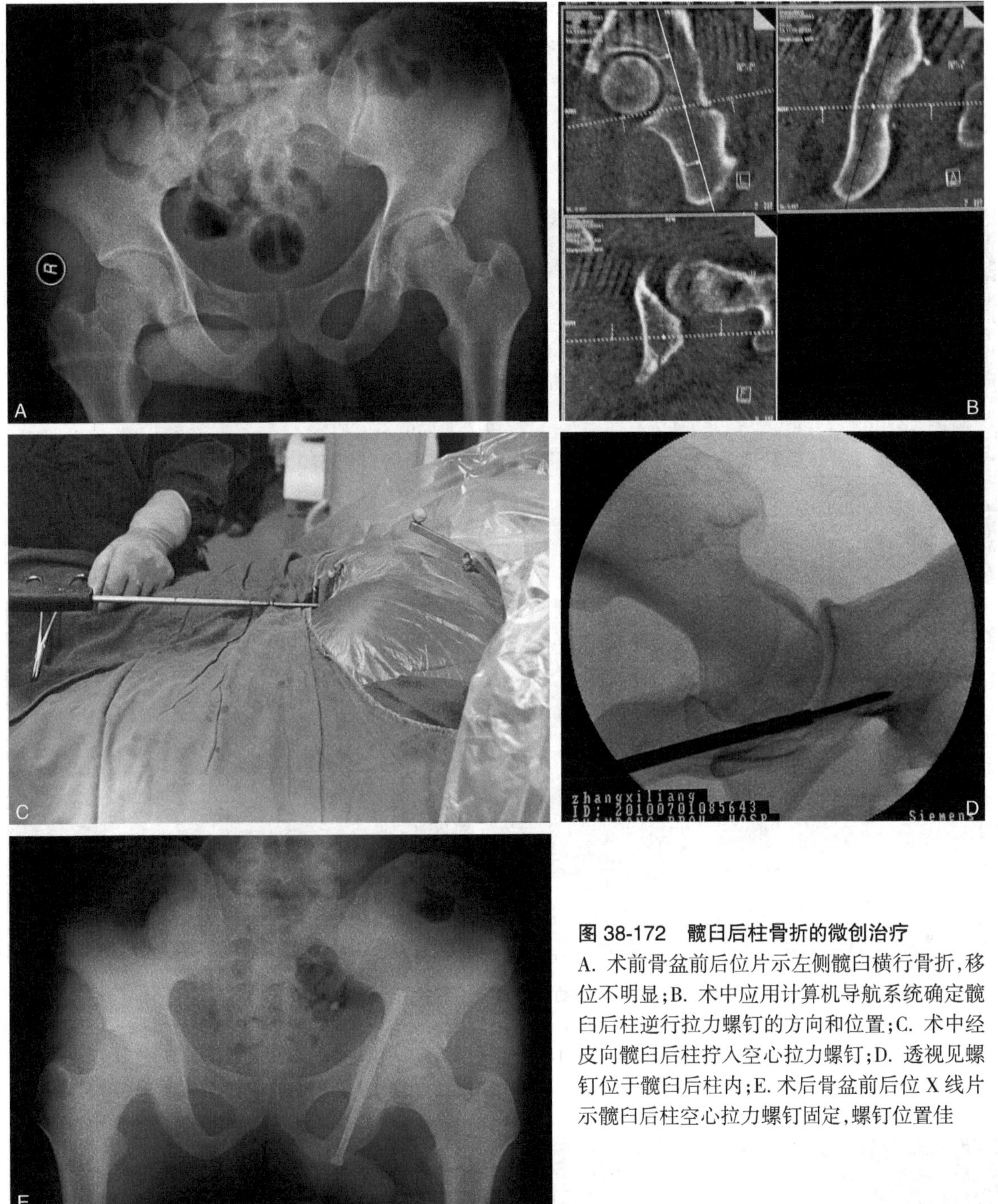

图 38-172 髋臼后柱骨折的微创治疗

A. 术前骨盆前后位片示左侧髋臼横行骨折，移位不明显；B. 术中应用计算机导航系统确定髋臼后柱逆行拉力螺钉的方向和位置；C. 术中经皮向髋臼后柱拧入空心拉力螺钉；D. 透视见螺钉位于髋臼后柱内；E. 术后骨盆前后位 X 线片示髋臼后柱空心拉力螺钉固定，螺钉位置佳

四、骶髂关节分离和骶骨纵形骨折的微创治疗

1. 适应证　单纯骶髂骨间韧带损伤；骶髂关节脱位；骶骨骨折 Denis Ⅰ或Ⅱ型。禁忌证：S_1 椎体粉碎骨折，髂骨进钉点周围骨折以及严重的骨质疏松患者。

2. 入钉点　S_1 的进钉点为髂嵴至坐骨大切迹连线中点的两边，在髂嵴前方约 1.5cm 处。S_1 的进钉方向与冠状面的夹角为 25°~30°，与水平面的夹角为 20°左右。S_2 的进钉点可通过 S_1 的进针点与髂后下棘的连线的中点来确定。进钉的方向与冠状面的夹角为 10°~15°，与水平面的夹角为 5°~10°。

3. 固定技术　在行内固定以前，骨折或脱位必须先复位，若闭合复位失败，可行切开复位，无论闭合复位还是切开复位，皆可经皮内固定。透视将 1 或 2 枚导针打入 S_1 椎体，需要骨盆透视前后位、入口位、出口位及完全的侧位像，以确保导针进入 S_1 椎体，然后沿导针钻孔，拧入带垫圈空心加压螺纹钉，将螺钉沿导针拧入,旋紧,然后将导针拔除。第 2 枚螺钉拧入的程序相同,在各种位置上透视检查螺钉情况。如在导航下操作,通过导航系统采集的患者影像学资料,重建患者骶髂关节的三维影像模型,然后在此基础上,设计并实时监测骶髂关节螺钉的方向和深度,进行空心螺钉固定。骶髂关节空心螺钉固定可采用 1 或 2 枚空心螺钉固定(图 38-173,174)。

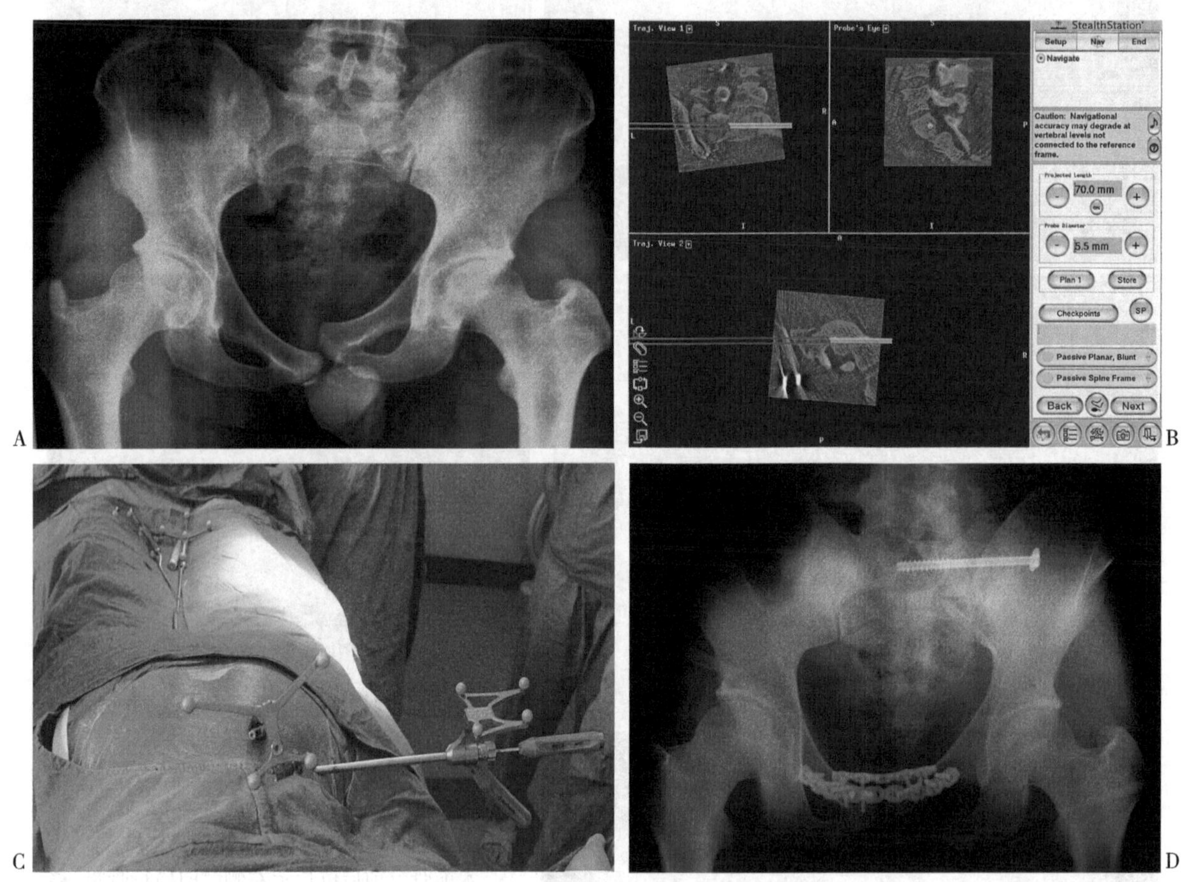

图 38-173 导航辅助下经皮空心钉固定骶髂关节脱位

A. 术前骨盆前后位 X 线示骨盆骨折 Tile C1 型;B. 在导航设备的引导下确定经骶髂关节螺钉的进钉点及进钉方向;C. 术中应用计算机导航系统辅助置钉;D. 术后 X 线片示一枚空心螺钉固定骶髂关节,位置满意

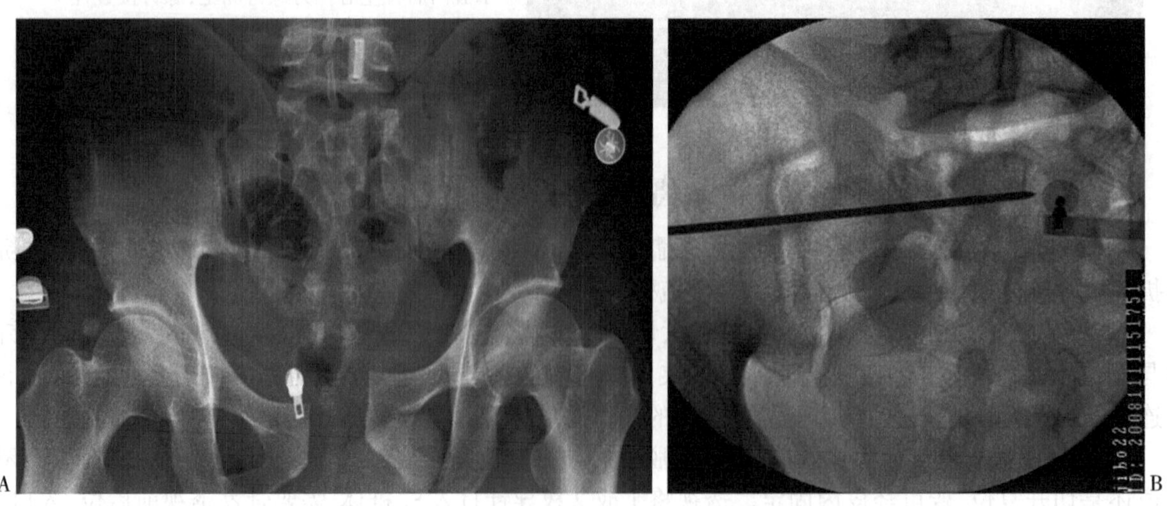

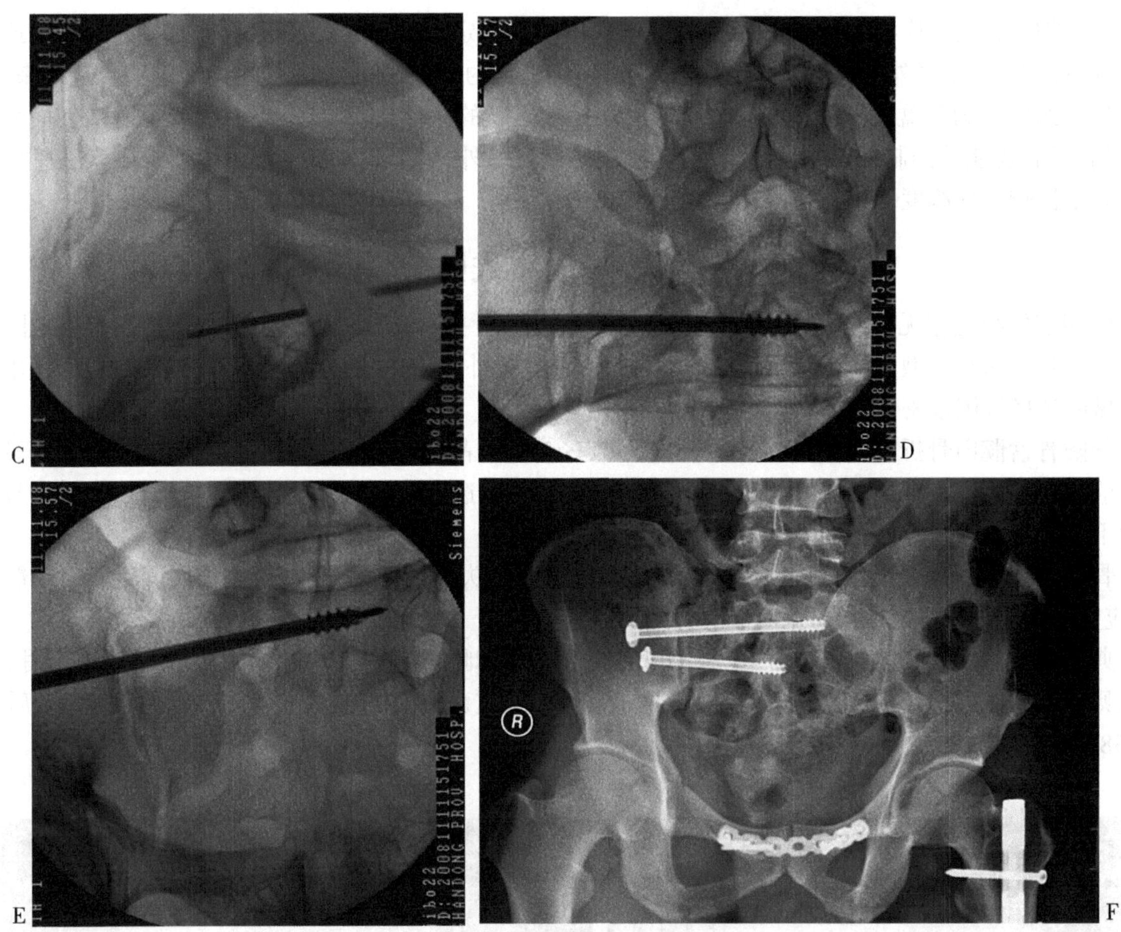

图 38-174　透视下骶髂螺钉固定骨盆骨折

A. 骨盆前后位 X 线片示骨盆骨折 Tile C1 型；B~E. 术中在 C 形臂透视下置入导针，分别透视骨盆正位、腰骶侧位、骨盆入口位及出口位观察导针或螺钉的位置；F. 术后骨盆前后位 X 线片示耻骨联合钢板固定、骶髂关节两枚空心螺钉固定，位置良好

第九节　骨盆髋臼骨折术后并发症

骨盆髋臼骨折多为高能量损失，病情复杂，治疗难度大，手术学习曲线长，随着骨盆髋臼骨折手术大量开展，不可避免的产生了一些并发症。这些并发症的产生大大影响了骨盆髋臼骨折的治疗效果，其中一部分并发症是由骨折本身所带来的，一部分由于治疗所产生的。因此如何降低这些并发症的发生率也是骨盆髋臼骨折治疗的目的。本节将就常见的骨盆髋臼骨折术后并发症的病因、诊疗及预防作一简单介绍。

一、感　　染

由于解剖等因素，骨盆髋臼骨折术后感染发生率要高于其他部位骨折(5%~15%)，其中开放性骨盆骨折感染率更是高达 20% 以上。发生感染的原因主要有以下几点：①开放性伤口，污染重；②软组织条件差，如 Morel-Lavalle 损伤；③手术难度大，持续时间长；④手术刀口距离会阴部较近，污染概率大。骨盆髋臼骨折术后一旦发生感染，无论对患者还是临床医师都是一个非常棘手的问题，因此，骨盆髋臼骨折术后感染重在预防，主要应注意以下几点：①开放性伤口应彻底清创，合理有效覆盖创面；②仔细评估软组织条件，如发现 Morel-Lavalle 损伤应慎重考虑，有学者认为此类损伤应当做开放性骨折进行处理；③术前对术区常规严格消毒；④伤口或刀口不留死腔，术后充分引流；⑤术后合理应用抗生素。

骨盆髋臼骨折术后感染，一旦确诊，必须早期切开伤口，彻底引流，根据细菌培养选择敏感抗生素。对于内固定物是否去除应根据具体情况来选择，若内固定物固定牢靠则尽量保留，内固定物已经松动或不起作用则将其取出，更换外固定支架固定骨盆，既可满足稳定的要求，又能避免使用内固定物。近年来，负压吸引技术的应用为骨盆髋臼骨折术后感染的治疗提供了新的途径，这种技术不但起到了清洁创面和持续引流的作用，还能够抑制细菌的生长，有助于控制感染。另外，局部载体抗生素可以使抗生素在感染部位长时间维持较高的浓度，对控制感染也具有一定的效果。

二、内固定失败

内固定失败是指无效内固定、内固定物断裂松动导致骨折再移位。骨盆髋臼骨折内固定失败除与受伤当时的骨折粉碎类型、高龄、骨质疏松等不可控因素有关外，还有一部分与手术者的经验技术、手术时机及器械的选择等因素密切相关。

预防骨盆髋臼骨折内固定失败应注意以下几点：①手术者应经过骨盆髋臼骨折临床处理的专门培训；②术前应仔细评估骨折类型选择正确的手术入路；③手术应选择专用的骨盆髋臼骨折器械；④综合救治水平达不到要求的医院应尽量将患者转诊至上级医院。

骨盆骨折术后如果出现内固定失败，应仔细评估，分析失败的原因，重新行复位内固定。对于髋臼骨折，应重新行复位内固定或人工全髋关节置换术。

典型病例：患者女性。交通伤，骨盆 Tile C 型骨折，当地医院行切开复位内固定，术后 1 个月，内固定失败脱出，骨折移位，转上级医院后，行内固定取出，重新行骨折复位内固定，术后治愈，无后遗症（图 38-175）。

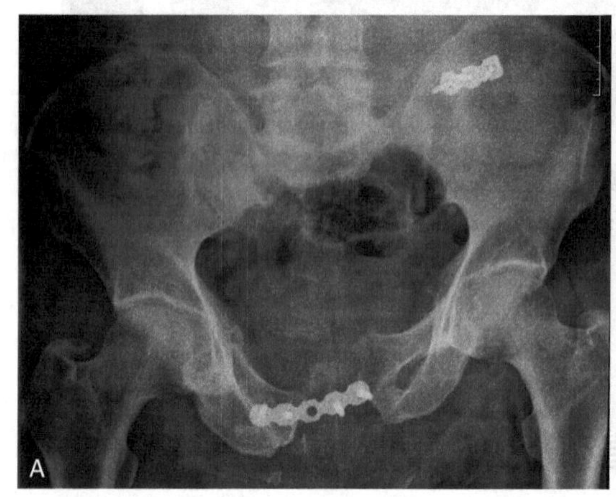

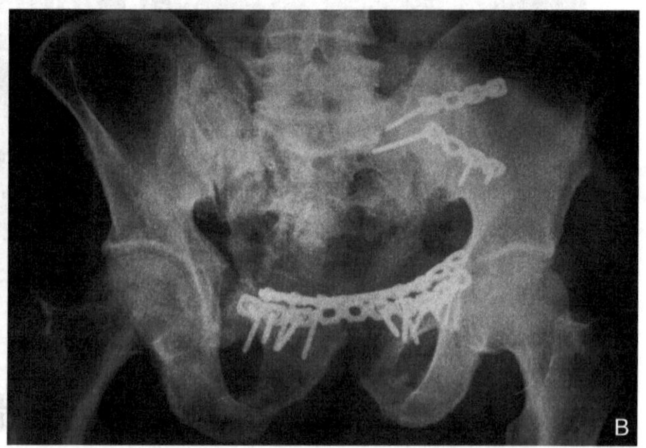

图 38-175 骨盆骨折内固定失败病例

A. 第一次骨盆骨折内固定术后 1 个月 X 线片示耻骨联合再分离；B. 二次骨盆骨折内固定术后骶髂关节及耻骨联合复位良好、内固定牢固、钢板螺钉位置佳

三、骨盆骨折畸形愈合

骨盆骨折畸形愈合常见两个原因：一是不恰当的手术造成的畸形愈合；二是患者受伤后病情复杂未能及时手术而导致的后期畸形愈合。外固定可以为骨盆骨折提供一定程度的稳定性，但是单独使用外固定治疗完全不稳定骨盆骨折会导致畸形的出现。内固定通常比较可靠，但是如果采用的复位固定方法不恰当，术后也同样可以出现畸形愈合。在术后早期的 X 线片中，存在有 1cm 骨折垂直移位和（或）15°~20°的半骨盆旋转移位被认为是可以接受的，如果超过这个范围就意味着畸形愈合。

疼痛、畸形和步态异常是骨盆骨折后畸形愈合的主要症状和体征。治疗包括保守治疗和手术治疗。如果骨盆畸形较轻，肢体短缩不超过 2cm，机体能通过自身的代偿机制可不导致步态异常，这类患者可不选择手术治疗；如果骨盆畸形程度严重，伴有骨盆不稳，肢体短缩超过 2cm，出现疼痛或步态异常等复杂情况，则应选择手术治疗，术前应仔细评估，明确疼痛的部位和性质、骨盆畸形的程度和方向，确定手术方案。手术目的包括矫正畸形和稳定固定骨盆环，由于手术较为复杂，常需分阶段进行。

四、骨　不　连

由于骨盆和髋臼周围的血运十分丰富，因此骨盆髋臼骨折骨不连在临床上发生率很低。

骨盆髋臼骨折骨不连除与骨折部位、骨折粉碎程度、软组织状况、患者体质等不可控因素有关外，手术医师的经验技术、手术时机的选择、器械的选择以及术后康复训练不当也是骨盆髋臼骨折骨不连的因素。

骨盆髋臼骨折骨不连常导致疼痛、骨盆畸形、骨盆环不稳定、下肢不等长等，有时也会造成膀胱及神经功能障碍。

骨盆髋臼骨折骨不连的预防包括：①手术者应经过骨盆髋臼骨折临床处理的专门培训；②术前借助CT和三维CT，充分了解和评估骨盆损伤部位和程度，从而决定手术方式，术后再行CT检查随访。③手术应选择专用的骨盆髋臼骨折器械；④充分认识骨盆环稳定的重要性，术中应矫正骨盆稳定和旋转畸形；⑤对不稳定型骨盆环骨折不应将外固定支架或保守治疗作为最终固定方式；⑥综合救治水平达不到要求的医院应尽量将患者转诊至上级医院。

骨盆髋臼骨折骨不连的治疗以手术治疗为主。术前应仔细评估骨不连的部位和原因，制订合适的手术方案，手术以重建骨盆环的稳定性为主，尽可能复位纠正骨盆畸形，坚强固定，同时植骨。

五、异 位 骨 化

异位骨化（heterotopic ossification，HO）也是骨盆髋臼骨折术后尤其是髋臼骨折术后的常见并发症，且多见于后方入路术后。

异位骨化发病潜隐，缺乏特征性表现，多数患者术后2~3周有髋部疼痛加重史或休息痛，局部有压痛，肌肉痉挛，偶有皮肤红肿、全身低热，有时易误诊为感染，少数患者无特殊不适。晚期患者可出现关节功能障碍或丧失。伤后第1周可出现短暂血钙降低，第2周出现血清碱性磷酸酶急性升高，第3周时核素骨扫描可有阳性反应，伤后4~6周待局部出现钙化后，X线片上才会出现改变。

异位骨化的分类方法有Brooker分级法及Alonso分类法等，但临床最为常用的是Brooker分级法，此方法主要根据X线片上髋臼与股骨异位骨化之间的距离来分为五级：

0级：正常；

Ⅰ级：髋臼周围出现孤立性的异位骨岛；

Ⅱ级：髋臼周围、股骨近端出现骨化块，骨块相对间距至少1cm；

Ⅲ级：髋臼周围、股骨近端出现骨化块，骨块相对间距小于1cm；

Ⅳ级：髋关节骨性强直。

异位骨化的治疗主要包括：药物治疗、放射治疗、药物和放疗联合疗法、手术治疗。具体如下：

1. 药物治疗　目前公认的预防髋臼骨折术后异位骨化发生的药物为吲哚美辛。

2. 放射治疗　术后放射治疗，能阻止间质细胞的分化过程，也是非常有效的预防方法。

3. 药物和放疗联合疗法　放射疗法与药物治疗是通过不同的途径来降低异位骨化的发病率及严重程度。Moed和Letournel报道联合应用放疗与吲哚美辛治疗异位骨化，总发病率为18%，Brooker3级和4级HO发病率降为0。

4. 手术治疗　采用手术治疗时应谨慎，因为二次手术仍有可能导致异位骨化。一般对于行走困难、髋关节功能受限且骨化成熟的患者才考虑采用，方法多采用骨化灶清理术。

典型病例：患者男性，33岁。车祸伤，左侧髋臼后壁骨折伴髋关节后脱位。闭合复位后，采用K-L入路行切开复位内固定手术，术后半年CT复查示髋臼周围出现不连续的骨化块，术后1年患者复查见HO Ⅲ级，髋关节活动受限，术后1.5年复查HO Ⅳ级，患侧髋关节强直；再次行手术取出内固定物及切除异位骨化块，并且给予放疗和药物治疗，二次手术后1.5年复查X线片示异位骨化无明显进展，患髋功能良好（图38-176）。

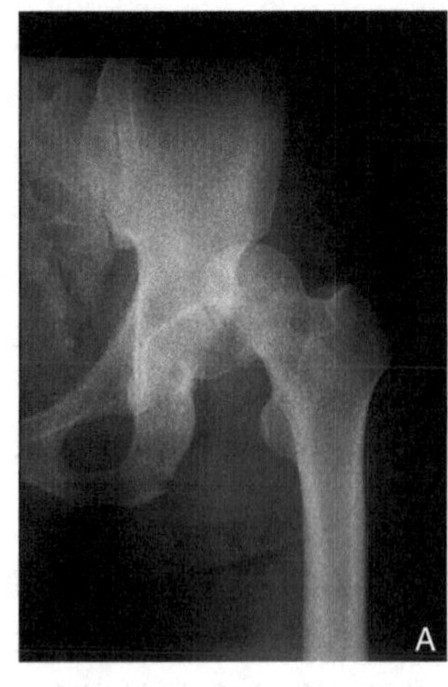

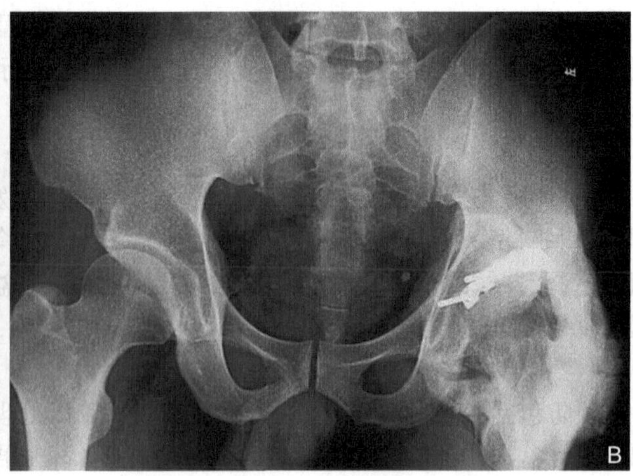

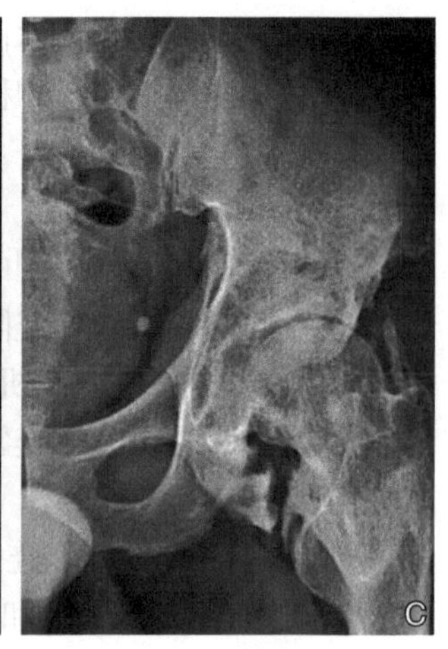

图 38-176 异位骨化

A. 术前骨盆前后位 X 线片示左侧髋关节后脱位，髋臼后壁骨折；B. 内固定手术后 1 年 X 线片示髋臼周围、股骨近端出现骨化块，HO Ⅲ级，髋关节活动严重受限；C. 手术切除异位骨化骨，术后经放疗和药物治疗，图示患者术后 1.5 年复查 X 线片见异位骨化无明显进展，患髋功能良好

六、内固定物刺入关节

髋臼骨折内固定时，螺钉的方向和长度不正确有可能进入关节内，若未能及时发现可造成关节内软骨面的进行性破坏和早期的创伤性关节炎。最常见的是在应用前柱钢板技术（即沿骨盆的界线放置钢板）时因难以判断髋臼边界，导致螺钉拧入关节内。

内固定物刺入关节应重在预防，手术者应熟悉髋臼缘在髋骨内侧面的投影。髂耻隆起和髂前下棘是两个最重要、最准确的解剖标志，髂前下棘向下正对髋关节的中点，髂前下棘的下缘是髋臼的上缘；在界线上，髂耻隆起中心的前方 1.5cm 和后方 3.5cm 处是髋臼的前后缘在骨盆界线上的投影位置，应避免在这两点之间的区域钻孔和拧入螺钉。应用拉力螺钉技术固定前柱 / 后柱骨折时，钻头或长螺钉有可能进入髋臼的前部 / 后部。应用后柱支持钢板或拉力螺钉技术固定后壁、后柱或横行骨折时，螺钉的方向如果指向关节，就有可能进入关节内。因此，在骨折内固定以后应尽可能直视下显露关节面观察有无螺钉尖端进入关节内，如不能直视的术中应反复不同体位、不同投照方向进行 X 线透视，只要在一个投射位置观察到螺钉不在关节内即可证明螺钉未进入关节。术后常规做 CT 扫描观察骨折的复位情况和有无螺钉进入关节内，一旦发现螺钉进入髋关节，应急症行二次手术将其取出。

典型病例：患者男性，56 岁。诊断为髋臼横性加后壁骨折，行 K-L 入路手术，髋臼骨折术后内固定刺入关节，导致严重的创伤性关节炎，最后行全髋关节置换术（图 38-177）。

七、骨缺血性坏死

骨缺血性坏死（avascular necrosis，AVN）可以发生在股骨头、髋臼或髋骨，主要以股骨头坏死最为常见。其主要原因为受伤时的瞬间高能量损伤导致髋关节脱位、髋臼粉碎骨折、股骨头骨折等。其病理生理变化为早期髋关节或股骨头的血运破坏，软骨下骨小梁的微型骨折，晚期发生囊性变。其主要症状为髋部疼痛，开始常为隐袭性钝痛，常位于腹股沟区并可向下放射至大腿、臀部、膝部，约 1/3 患者疼痛可为间断性。大多数患者疼痛比 X 线片表现异常早出现 2~6 个月，但 X 线片变化早于疼痛的发作也并非少见。

股骨头缺血性坏死的治疗包括手术治疗与非手术治疗。即早期髋关节避免负重、对症治疗（包括中医疗法）等，后期行人工全髋关节置换术。

髋臼缺血性坏死也较为常见，主要与髋臼的粉碎程度以及手术复位固定技巧有关，提高手术复位固定技术是预防髋臼缺血性坏死的关键。

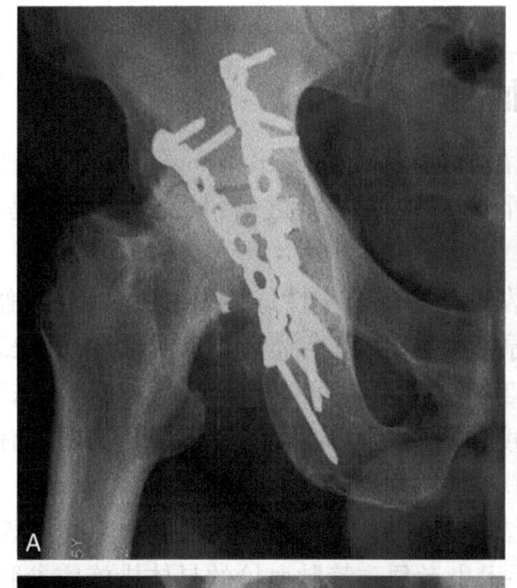

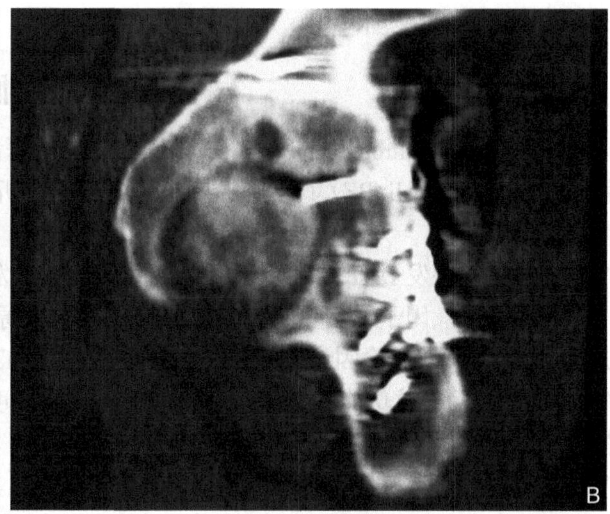

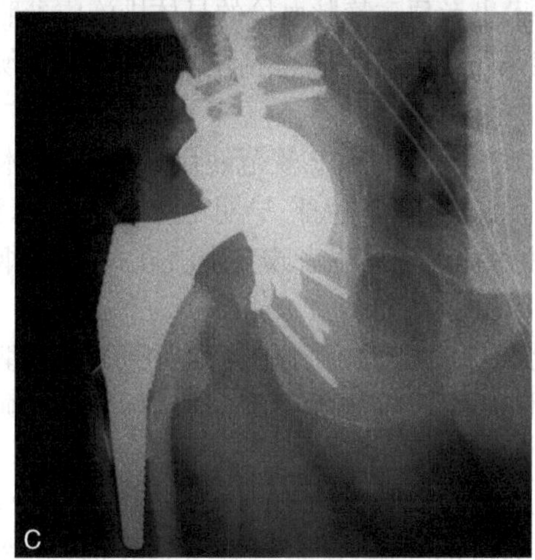

图 38-177　内固定物刺入关节病例

A. 髋臼骨折患者内固定术后 6 个月复查 X 线片示股骨头变形，关节间隙变窄；B. 术后 18 个月 CT 矢状面重建发现内固定物刺入关节，股骨头变形，髋臼囊性变，关节间隙变窄；C. 全髋置换术后 X 线片

八、创伤性关节炎

创伤性关节炎是髋臼骨折术后最常见的并发症之一，其与高能量损伤和复位质量直接相关，与骨缺血坏死的发病机制基本类似，高能量损伤对于创伤性关节炎是不可控因素，但是复位技术的提高可以降低创伤性关节炎的发病率。

创伤性关节炎的主要症状为疼痛和关节僵硬，也有的患者症状不明显。其 X 线表现为骨性关节面模糊、中断、消失及硬化。关节间隙多表现变窄，常比对侧狭窄 50% 以上，此为关节软骨退变坏死所致。有时关节软骨增生或滑膜嵌入，也可引起关节间隙增宽，关节间隙宽窄不匀多提示既有关节软骨的坏死，又有其下方骨质的增生。

创伤性关节炎的治疗主要包括以下几点：

1. 一般疗法和局部理疗　一般疗法是指健康教育，过度肥胖者减轻体重，进行适当的体育锻炼（游泳），增强肌力，避免过度活动或损伤，保护关节，严重时卧床休息。局部理疗有电磁波、紫外线、温热疗法、中药热敷、针灸、推拿按摩等。

2. 药物治疗　常用的药物有非甾体类药物（NSAIDs）、昔布类药物、软骨保护药物等。药物治疗的目的是缓解疼痛、减轻炎症、延缓软骨退变，恢复功能。

3. 手术治疗　主要包括髋关节镜、截骨术、关节融合、关节置换，这些手术治疗方法可以分为两类，一类是为中晚期患者，关节功能障碍不显著者设计的，目的是消除关节疼痛、减轻炎症、改变髋关节负重力线，延迟病情进展，推迟行关节融合术或关节置换术的时间。如：髋关节镜、截骨术等。另一类为关节成形术，主要是为晚期患者，疼痛严重，关节功能严重障碍者设计的，目的是为消除疼痛，恢复关节的功能，主要为关节融合术和关节置换术。

九、静 脉 血 栓

静脉栓塞(venous thromboembolism,VTE)通常包括深静脉血栓形成(deep venous thrombosis,DVT)及肺栓塞(pulmonary emboli,PE),其中肺栓塞是骨盆髋臼骨折最严重的并发症之一,其常见的原因是DVT栓子脱落和脂肪栓塞。

骨盆髋臼骨折并发DVT的危险因素包括原发性及继发性两种。原发性危险因素,包括抗凝血酶缺乏症、纤溶酶原缺乏症、因子Ⅴ突变、因子Ⅻ缺乏症、凝血酶原基因突变、高半胱氨酸血症、蛋白C缺乏症、蛋白S缺乏症等;继发性危险因素,包括手术、创伤、既往VTE病史、老年、瘫痪、制动、全身麻醉、恶性肿瘤、中心静脉插管、慢性静脉功能不全等。髋臼骨折是具有高度风险的骨科大手术,髋臼骨折患者伴有其他危险因素时发生VTE危险性更大,应引起高度重视。

Tile建议对所有髋臼骨折患者行预防性抗凝治疗,尤其是对于年龄大于60岁、过度肥胖或既往有深静脉血栓史等高危人群更应如此。对接受骨盆髋臼骨折手术患者预防静脉血栓的具体措施应参照中华医学会骨科学分会制定的《中国骨科大手术静脉血栓栓塞症预防指南》,主要包括基本预防、物理预防和药物预防。

1. 基本预防措施　①手术操作尽量轻柔、精细,避免静脉内膜损伤;②规范使用止血带;③术后抬高患肢,防止深静脉回流障碍;④常规进行静脉血栓知识宣教,鼓励患者勤翻身、早期功能锻炼、下床活动、做深呼吸及咳嗽动作;⑤术中和术后适度补液,多饮水,避免脱水;⑥ 建议患者改善生活方式,如戒烟、戒酒、控制血糖、控制血脂等。

2. 物理预防措施　足底静脉泵、间歇充气加压装置及梯度压力弹力袜等,利用机械原理促使下肢静脉血流加速,减少血液滞留,可降低术后下肢深静脉血栓形成的发生率。推荐与药物预防联合应用。

3. 药物预防措施　①伤后12小时内开始手术者:术后12~24小时(硬膜外腔导管拔除后2~4小时)皮下给予常规剂量低分子肝素或术后4~6小时给予常规剂量的一半,次日恢复至常规剂量;磺达肝癸钠215mg,术后6~24小时皮下注射;术前或术后当晚开始应用维生素K拮抗剂(华法林),监测用药剂量,维持INR在210~215,勿超过310。②延迟手术:自入院之日开始综合预防。术前12小时停用低分子肝素。磺达肝癸钠半衰期长,不建议术前使用。若术前已用药物抗凝,手术应尽量避免硬膜外麻醉。术后预防用药同伤后12小时内开始手术者。③利伐沙班:暂无适应证。④对有高出血风险的患者,推荐单独采取足底静脉泵或间歇充气加压装置进行物理预防,当高出血风险下降时再采用与药物联合预防。

(周东生)

参 考 文 献

1. Agolini SF, ShahK, Jaffe J, et al.Arterial embolizationis a rapidandeffective technique for controlling pelvic fracture haemorrhage. J Trauma, 1997, 43:395-399

2. American College of Surgeons Committee on Trauma. ATLS student course manual. 8th ed. Chicago: American College of Surgeons Committee on Trauma, 2008

3. Anderson SW, Soto JA, Lucey BC, et al. Blunt trauma: feasibility and clinical utility of pelvic CT angiography performed with 64 detector row CT. Radiology, 2008, 245(2):410-419

4. Ben-Menachem Y, Coldwell DM, Young JW, Burgess AR. Hemorrhage associated with pelvic fractures: causes, diagnosis and emergent management. Am J Roentgenol, 1991, 157:1005-1014

5. Blackmore CC, Cummings P, Jurkovich GJ, et al. Predicting major haemorrhage in patients with pelvic fracture. J Trauma, 2006, 61(2):346-352

6. Cerva Jr DS, Mirvis SE, Shanmuganathan K, et al. Detection of bleeding in patients with major pelvic fractures: value of contrast enhanced CT. Am J Roentgenol, 1996, 166: 131-135
7. Chang JK, Gill SS, Zura RD, et al. Comparative strength of three methods of fixation of transverse acetabular fractures. Clin Orthop Rel Res, 2001, 392: 433-441
8. Cook RE, Keating JF, Gillespie I. The role of angiography in the management of haemorrhage from major fractures of the pelvis. J Bone Joint Surg, 2002, 84(Br): 178-182
9. Dalal SA, Burgess AR, Siegel JH, et al. Pelvic fracture pattern inmultiple trauma; classification by mechanism is key to pattern of organ injury, resuscitation requirements and outcome. J Trauma, 1989, 29(7): 981-1000
10. Davit FE, Schaefer GP, Po RP, et al.Open pelvic fracture and rectal injury managed with abdominoperineal resection. Am Surg, 2010, 76(5): 15-16
11. Denis F, Davis S, Comfort T. Sacral fractures: an important problem. Retrospective analysis of 236 cases. Clin Orthop Relat Res, 1988, 227: 67-81
12. Dong JL, Zhou DS.Management and outcome of open pelvic fractures: A retrospective study of 41 cases. Injury, 2011, 22
13. Dyer GSM, Vrahas MS. Review of the pathophysiology and acute management of haemorrhage in pelvic fracture. Injury, 2006, 37: 602-613
14. EastridgeBJ, StarrA, Minei JP, et al. The importance of fracturepatterninguiding therapeutic decision-making in patients with haemorrhagic shock and pelvic ring disruptions. J Trauma, 2002, 53(3): 446-450
15. Ebrahein NA, Xu R, Biyani A, et al. Anatomic basis of lag screw placement in the anterior column of the acetabulum. Clin Orthop Rel Res, 1997, 339: 200-205
16. Fangio P, Asehnoune K, Edouard A, et al. Early embolization and vasopressor administration for management of life-threatening hemorrhage from pelvic fracture. J Trauma, 2005, 58(5): 978-984
17. Feugier P, Fessy MH, B é jui J, et al. Acetabular anatomy and the relationship with pelvic vascular structures. Implications in hip surgery. Surg Radiol Anat, 1997, 19: 85-90
18. Gansslen A, Giannoudis P, Pape HC. Hemorrhage in pelvic fracture: who needs angiography ? Curr Opin Crit Care, 2003, 9: 515-523
19. Giordano V, Amaral NP, Franklin CE, et al. Functional outcome after operative treatment of displaced fractures of the acetabulum: a 12-monthto 5-year follow-up investigation. Eur J Trauma Emerg Surg, 2007, 33: 520-527
20. Gross T, Jacob AL, Messmer P, et al. Transverse acetabular fracture: hybrid minimal access and percutaneous CT-navigated fixation. AJR, 2004, 183: 1000-1002
21. Guillamondegui OD, Pryor JP, Gracias VH, et al. Pelvic radiography in blunt trauma resuscitation: a diminishing role. J Trauma, 2002, 53(6): 1043-1047
22. HiltyMP, Behrendt I, Benneker LM, et al. Pelvic radiography in ATLS algorithms: a diminishing role ? World J Emerg Surg, 2008, 3: 11
23. Huber-Wagner S, Lefering R, Qvick LM, et al. Effect of whole body CT during trauma resuscitation on survival: a retrospective multicentre study. Lancet, 2009, 373(9673): 1455-1461
24. Judet R, Judet J, Letournel E. Fractures of the acetabulum: classification and surgical approaches for open reduction: preliminary report. J Bone Joint Surg, 1964, 46: 1615-1646
25. Kaempfe FA, Bone LB, Border JR. Open reduction and internal fixation of acetabular fractures: Heterotopic ossification and other complications of treatment. J Orthop Trauma, 1991, 3: 439-445
26. Kaempfe FA, Bone LB, Border JR. Open reduction and internal fixation of acetabular fractures: Heterotopic ossification and other complications of treatment. J Orthop Trauma, 1991, 3: 439-445
27. Letournel E. Acetabulum fractures: classification and management. Clin Orthop Rel Res, 1980, 151: 81-106
28. Matta JM, Anderson LM, Epstein HC, et al. Fractures of the acetabulum: A retrospective analysis. Clin Orthop Rel Res, 1986, 205: 230-240
29. Mu Wei-dong, Wang Hong, Zhou Dong-sheng, et al. Computer navigated percutaneous screw fixation for traumatic pubic symphysis diastasis of unstable pelvic ring injuries. Chin Med J, 2009, 122(14): 1699-1703
30. Nicodemo A, Cuocolo C, Capella M, et al.Minimally invasive reduction of vertically displaced sacral fracture without use of traction table. J Orthop Traumatol, 2011, 12(1): 49-55
31. Oh CW, Kim PT, Park BC, et al. Results after operative treatment of transverse acetabular fractures. J Orthop Sci, 2006, 11: 478-484
32. Panetta T, Sclafani SJ, Goldstein AS, et al. Percutaneous transcatheter embolization for massive bleeding from pelvic fractures. J

Trauma, 1985, 25: 1021-1029

33. Parker JP, Copeland C. Percutaneous fluoroscopic screw fixation of acetabular fractures. Injury, 1997, 28: 597-600
34. Perez JV, Hughes TM, Bowers K. Angiographic embolization in pelvic fracture. Injury, 1998, 29: 187-191
35. Perez JV, Hughes TM, Bowers K. Angiographic embolization in pelvic fracture. Injury, 1998, 29: 187-191
36. Rai SK, Far RF, Ghovanlou B. Neurologic deficits associated with sacral wing fractures. Orthopedics, 1990, 13(12): 1363-1366
37. Shazar N, Brumback RJ, Novak VP, et al. Biomechanical evaluation of transverse acetabular fracture fixation. Clin Orthop Rel Res, 1998, 352: 215-222
38. Starr AJ, Reinert CM, Jones AL. Percutaneous fixation of the columns of the acetabulum: A new technique. J Orthop Trauma, 1998, 12: 51-58
39. Thomas KA, Vrahas MS, Noble JW Jr, et al. Evaluation of hip stability after simulated transverse acetabular fractures. Clin Orthop Rel Res, 1997, 340: 244-256
40. Tile M. eds. Fracture of the Pelvis and Acetabulum. 2nd ed. Baltimore: Williams and Wilkins, 1995
41. Tile M. eds. Fracture of the Pelvis and Acetabulum. 3nd ed. Baltimore: Williams and Wilkins, 2003
42. Tile M. Pelvic ring fractures: should they be fixed? J Bone Joint Surg, 1988, 70: 1-12
43. Velmahos GC, Konstantinos KG, Vassiliu P, et al. A prospective study on the safety and efficacy of angiographic embolization for pelvic and visceral injuries. J Trauma, 2002, 52(2): 303-308
44. Vrahas MS, Widding KK, Thomas KA. The effects of simulated transverse, anterior column, and posterior column fractures of the acetabulum on the stability of the hip joint. J Bone Joint Surg, 1999, 81: 966-974
45. Young JW, Burgess AR, Brumback RJ, et al. Pelvic fractures: value of plain radiography in early assessment and management. Radiology, 1986, 160(2): 445-451
46. Yu-Chuan Lin, Chung-Hwan Chen, Hsuan Ti, et al. Percutaneous antegrade screwing for anterior column fracture of acetabulum with fluoroscopic-based computerized navigation.Archives of Orthopaedic and Trauma Surgery, 2008, 128(2): 123-126.
47. 戴力扬 . 骶骨骨折的诊断与治疗方法选择 . 临床骨科杂志, 2000, (03): 177-178
48. 戴力扬 . 骶骨骨折与骨盆骨折 . 中国矫形外科杂志, 2002, (05): 427-429
49. 郭晓山, 池永龙 . 经皮闭合内固定治疗骨盆环损伤 . 中华外科杂志, 2006, (04): 260-263
50. 黄涛, 周东生, 吕荷荣, 等 . 骶骨棒微创小切口治疗骶骨纵行骨折 . 中国矫形外科杂志, 2006, (16): 1218-1220
51. 罗从风, 高洪, 周凯华, 等 . 透视导航下经皮螺钉固定治疗髋臼骨折 . 中华关节外科杂志(电子版), 2008, (02): 50-53
52. 穆卫东, 王先泉, 张进禄, 等 . 改良 Gibson 入路治疗髋臼骨折 . 中国骨伤, 2005, (02): 78-80
53. 王钢, 陈滨, 王华民, 等 . 改良髂股入路前后显露治疗复杂髋臼骨折 . 中华创伤骨科杂志, 2002, (03): 181-184
54. 王钢, 裴国献, 陈滨, 等 . Letournel 分型复杂髋臼骨折的手术治疗 . 中华创伤骨科杂志, 2005, (12): 1114-1116
55. 王钢, 王瑞金 . 骨盆骨折的分类、诊断与早期救治 . 中华创伤骨科杂志, 2007, (10): 903-906
56. 王鲁博, 周东生, 穆卫东 . 髋臼骨折不愈合原因分析 . 中国骨与关节损伤杂志, 2006, (05): 402-403
57. 王满宜, 吴新宝, 荣国威 . 髋臼骨折 . 中华创伤骨科杂志, 2001, (02): 85-90
58. 王先泉, 张进禄, 周东生 . 骨盆后环损伤内固定方法的选择(附 38 例报告). 中国骨与关节损伤杂志, 2004, (09): 577-579
59. 王先泉, 张进禄, 周东生 . 髋臼后柱支持钢板的临床解剖学研究 . 中国骨与关节损伤杂志, 2005, (01): 9-11
60. 王先泉, 张进禄, 周东生 . 髋臼双柱骨折的临床特点与前后联合入路手术治疗 . 骨与关节损伤杂志, 2004, (07): 433-435
61. 王先泉, 张进禄, 周东生 . 髋臼 T 形骨折的诊断和治疗 . 中国矫形外科杂志, 2004, (16): 1208-1210
62. 王永会, 孙占胜, 周东生, 等 . 计算机导航系统辅助经皮内固定术治疗骨盆前环损伤疗效观察 . 山东医药, 2009, (38): 52-53
63. 吴新宝, 王满宜, 朱仕文, 等 . 112 例髋臼骨折手术治疗结果分析 . 中华创伤杂志, 2002, (02): 80-84
64. 许世宏, 周东生, 穆卫东, 等 . 手术治疗 AOC 型髋臼骨折 . 中华创伤骨科杂志, 2006, (02): 108-111
65. 张鹏, 李连欣, 周东生 . 髋臼骨折后壁缺损的重建方法及其评估 . 创伤外科杂志, 2010, (3): 277-278
66. 周东生 . 骨盆创伤学 . 第 2 版 . 济南: 山东科学技术出版社, 2009
67. 周东生 . 骨盆创伤学 . 济南: 山东科学技术出版社, 2003
68. 周东生, 穆卫东, 孙占胜, 等 . Tile C 型髋臼骨折的诊断与治疗 . 中华创伤杂志, 2006, (01): 27-31
69. 周东生, 穆卫东, 王鲁博, 等 . 多排螺旋 CT 三维血管成像技术在不稳定骨盆骨折中的应用 . 中华骨科杂志, 2006, (06): 424-426
70. 周东生, 穆卫东, 王鲁博, 等 . 暂时性腹主动脉阻断术在骨盆骨折大出血急救中的应用 . 中华创伤骨科杂志, 2007, (10): 912-914
71. 周东生, 王先泉, 王伯珉, 等 . 耻骨联合分离 / 耻骨上下支骨折合并骶骨骨折的治疗(附 11 例报告). 中华创伤骨科杂志,

2004，(04)：372-375
72. 周东生，王先泉，王伯珉，等．前后联合入路治疗复杂髋臼骨折(附46例报告)．中国矫形外科杂志，2004，(22)：29-31
73. 周东生，王永会，穆卫东，等．复杂髋臼骨折后侧手术入路损伤臀上动脉的处理．中国骨与关节损伤杂志，2007，(03)：198-200
74. 周东生，穆卫东，郝伟，等．Colorado 2TM 脊柱内固定系统及髂骨螺钉联合应用治疗骨盆后环损伤．中国脊柱脊髓杂志，2009，(08)：614-617
75. 周东生，穆卫东，孙占胜，等．Tile C 型髋臼骨折的诊断与治疗．中华创伤杂志，2006，(01)：27-31
76. 朱仕文，王满宜，吴新宝，等．经单一髂腹股沟入路治疗复合髋臼骨折．中华创伤骨科杂志，2005，(11)：1025-1027

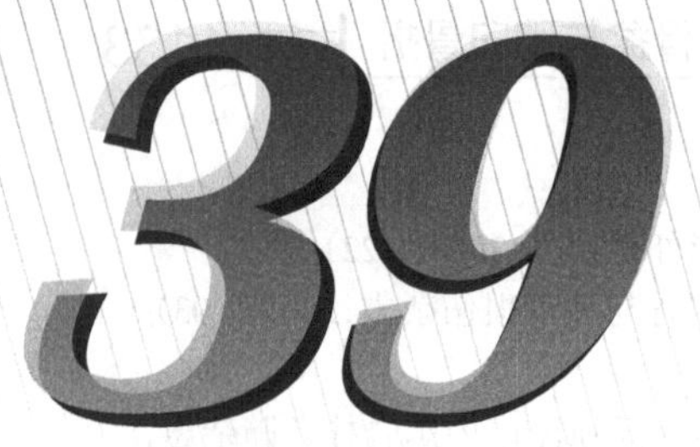

第三十九章 髋部损伤

FRACTURES AND JOINT INJURIES

第一节 功能解剖与生物力学……1135
一、骨骼……1135
（一）髋臼……1135
（二）股骨头……1135
（三）股骨颈……1135
（四）股骨近端的解剖特点……1135
二、关节囊、韧带和血液供应……1136
（一）关节囊和韧带……1136
（二）股骨头血运……1137
三、肌肉……1138
四、髋关节的生物力学特点……1139
五、股骨头与髋臼匹配关系……1140
第二节 股骨颈骨折……1140
一、致伤原因……1141
（一）老年-骨质疏松者……1141
（二）青壮年患者……1141
（三）应力（疲劳）骨折……1141
二、分类……1141
（一）根据骨折部位分型……1142
（二）根据骨折线走行角度分类……1142
（三）根据骨折移位程度分类……1142
（四）AO 分类……1143
三、临床表现及诊断……1144
四、股骨颈骨折的治疗……1144
（一）内固定治疗……1144
（二）股骨颈骨折不愈合的治疗……1150
（三）人工关节置换……1153
（四）老年人股骨颈骨折治疗方案的选择……1155
（五）非手术治疗……1156
五、青壮年股骨颈骨折特点……1156
第三节 股骨头缺血坏死及塌陷……1156
一、发生率……1157
二、症状……1157
三、诊断与分级……1157
四、治疗……1158
第四节 股骨转子间骨折……1160
一、伤因……1160
二、临床表现……1161
三、骨折分型……1161
四、治疗……1163
五、单纯的大、小转子骨折……1174
第五节 髋关节脱位和股骨头骨折……1174
一、髋关节前脱位……1175
（一）病因……1175
（二）临床表现……1175
（三）分型……1175
二、髋关节后脱位……1176
（一）伤因……1176
（二）临床表现……1176
（三）分类……1176
三、治疗……1178
（一）闭合复位……1178
（二）闭合复位失败的原因……1180
（三）切开手术治疗……1180
四、并发症……1184
五、陈旧性脱位……1185

髋关节脱位和股骨头骨折较常见于青壮年人，多为高能量损伤。但是，老年人的髋部骨折即股骨颈骨折和股骨转子间骨折更为常见。近年来随着社会人口老龄化，髋部骨折的发生率逐年上升，给患者个人、家庭及社会带来巨大的经济问题。骨科医师要明确髋关节局部的功能解剖和生物力学特点，掌握髋部骨折的处理原则，才能最大程度减少髋部骨折所造成的致死率及致残率。

第一节　功能解剖与生物力学

一、骨　　骼

涉及髋部的骨骼包括：髋骨 - 髋臼、股骨头、股骨颈及股骨转子间部分。

（一）髋臼

髋骨由髂、耻、坐三骨组成，幼年时为软骨结合，成年后在髋臼处形成骨性融合。骨性髋臼关节面部分仅限于月状面，关节软骨靠近端负重区部分最厚，全身重力由此传递给股骨头。髋臼内半月形关节面围绕的中心凹陷为髋臼窝，内有脂肪组织填充即所谓的 Havers 腺，可随关节内压的增减而被挤出或吸入。髋臼下方有髋臼切迹，表面有髋臼横韧带相连，下方间隙为血管通道。髋臼半球状开口朝向前、下、外，其周径面与躯干矢状面呈 40° 开口向后的角度，与身体横断面呈 60° 开口向外侧的角度。髋臼周缘有关节盂唇，性质为纤维软骨，盂唇的存在加深、加宽了髋臼，使其包容股骨头超过半径，增加了稳定性。

（二）股骨头

股骨的上末端呈球状，为股骨头。表面光滑与髋臼构成髋关节。其近端 2/3 接近正球形，正中略偏下方有一凹陷，为股骨头凹，是圆韧带附着处。股骨头表面为关节软骨覆盖，在中内侧部分软骨最厚，周缘处最薄，这一特点与股骨头负重的生物力学特性相关，当处于中立位负重时、头臼获得最大适应和接触面积。

（三）股骨颈

为近似管状结构，指向上内方，上缘相对短、下缘相对较长。颈下方皮质显著厚于上部分，骨折内固定时应注意利用这一解剖特点。

（四）股骨近端的解剖特点

颈干角：在冠状面股骨干与股骨颈轴线相交构成颈干角，婴幼儿时期此角大约为 150°；成年后正常范围在 125°~135° 之间，多数情况下女性约 127°、男性约 132°。颈干角存在的生理意义为股骨干更偏向骨盆外侧，以适应髋关节较大范围活动。颈干角小于 120° 时称为髋内翻，此时股骨颈承受的剪应力增加；颈干角大于 140° 时称为髋外翻（图 39-1），此时股骨颈承受的压应力增加。在髋部骨折治疗时往往宁愿颈干角略大于正常（>140°），以获得压应力增加，减少剪应力，提高内固定稳定性。某些青壮年股骨颈骨折不愈合时，采用粗隆下截骨改变远近骨折段关系、增大颈干角，使剪力减小压应力以增加促进骨折愈合。

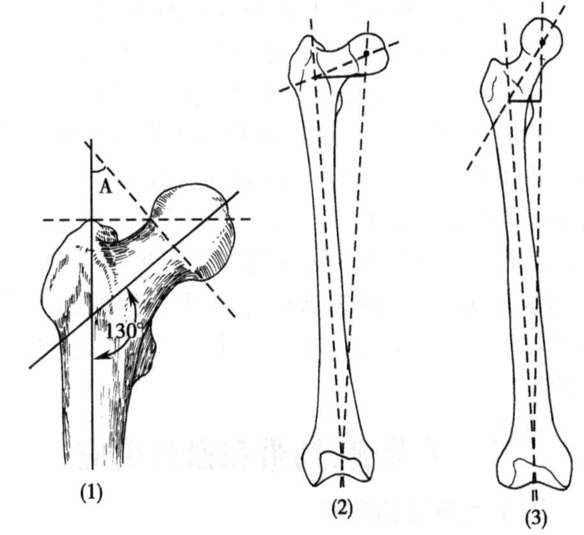

图 39-1　股骨颈颈干角

（1）正常颈干角为 125°~135°；（2）<120° 为髋内翻；（3）>140° 为髋外翻

股骨颈前倾角：股骨颈的轴线斜向前上内，与冠状面形成锐角，换言之，就是股骨颈轴线与股骨内外髁连线间的夹角（图 39-2）。婴儿时期，前倾角较大，约 20°~30°，成年后此角为 12°~15°。髋臼发育不良或先天性髋关节脱位时前倾角普遍大于正常，多数超过 40°。臀中肌走行自前上至外下，恰与前倾角方向一致，此角的存在提高了臀中肌的效能。

某些髋部疾患，如早期股骨头缺血性坏死通过转子间截骨改变颈干角或前倾角调整头臼对应关系，缓解临床症状。

股骨距：位于股骨颈、干连接部的内后方，是位于小转子深部的纵行致密骨板，上极与股骨颈的后侧皮质连续，下极与小转子下方股骨干后内侧皮质融合（图 39-3）。股骨距实际上是股骨干后内侧皮质向松质

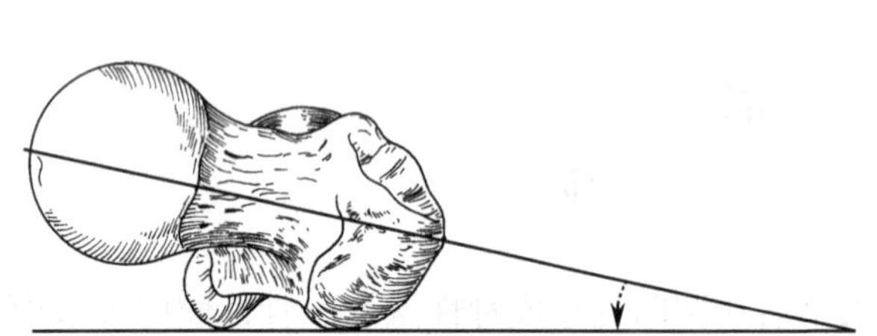

图 39-2 股骨颈前倾角
正常为 12°~15°

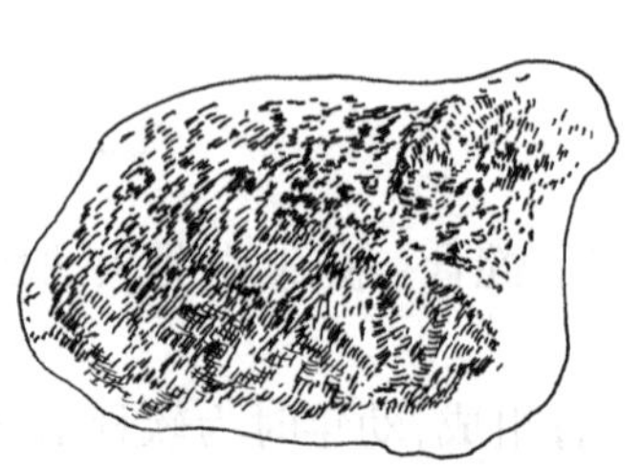

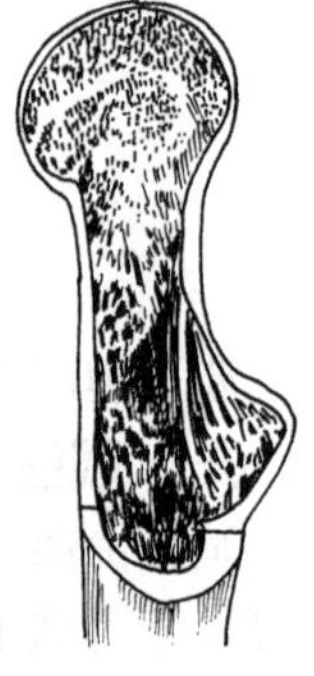

图 39-3 股骨距骨结构特点

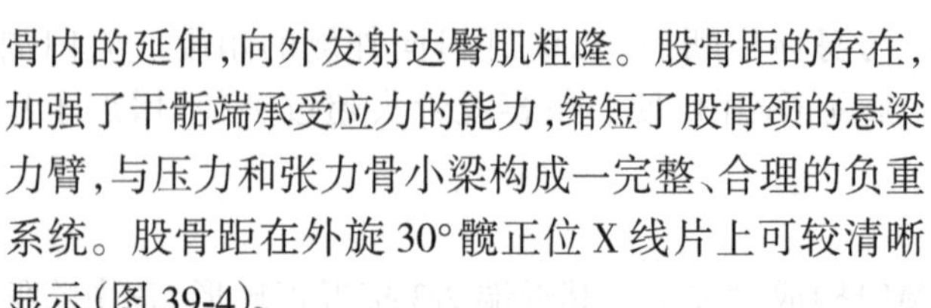

骨内的延伸，向外发射达臀肌粗隆。股骨距的存在，加强了干骺端承受应力的能力，缩短了股骨颈的悬梁力臂，与压力和张力骨小梁构成一完整、合理的负重系统。股骨距在外旋 30°髋正位 X 线片上可较清晰显示（图 39-4）。

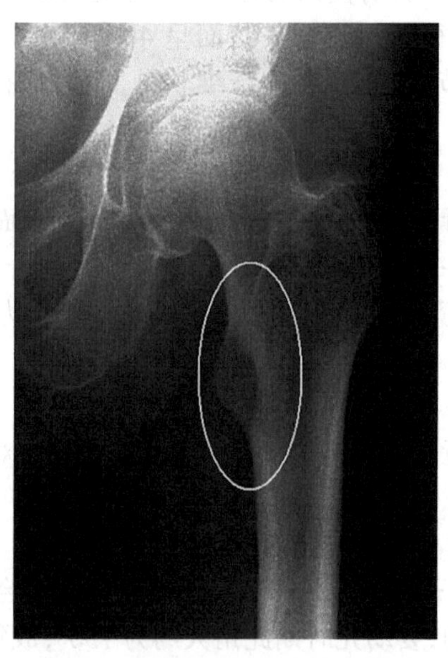

图 39-4 股骨距

骨小梁特点：同其他骨骼结构一样，股骨近端的结构适应于其所承担的应力，并符合以最少的材料获得最大承力结构的特点，这一特性在股骨颈体现得尤为突出。股骨颈内部基本由松质骨构成，其特有的小梁系统共同承担股骨近端的张压应力。内侧为主压力小梁，起自股骨颈下方和骨干内侧皮质，向上终于股骨颈上面和股骨头的皮质骨。外侧为弓形的主张力小梁，起自干骺端外侧皮质与主压力小梁成 60°相交，止于股骨头下面和颈下方的皮质。此两组小梁相交之下方的三角形区域，承受应力最小，骨小梁稀少，称为 Ward 三角，此区域也是出现骨质疏松后行骨密度检查最敏感的部位。此外尚有次张力和次压力小梁（图 39-5）。临床上常用的 Sign 指数通过上述小骨梁的不同变化对骨质疏松做出初步判断。

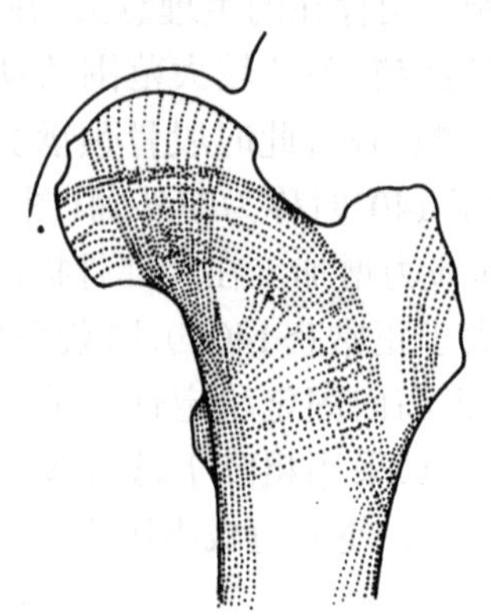

图 39-5 股骨头内骨小梁

二、关节囊、韧带和血液供应

（一）关节囊和韧带

髋关节囊为圆筒状结构，厚而坚韧。纤维层近端起自髋臼内缘、髋臼横韧带和盂唇外侧。远端，前方附着于转子间线，后方附于转子间嵴内侧即股骨颈中

外1/3交界处。而股骨颈后外1/3没有关节囊覆盖，所以如股骨颈骨折线通过颈的后外部时形成囊内外混合骨折。滑膜层近端起于髋臼缘覆盖盂唇、股骨头圆韧带，远端于纤维层附着处反折向上覆盖股骨颈，最终止于股骨头关节软骨面周缘。在股骨颈下方有数条滑膜皱襞，其中走行有营养股骨头的血管。因此若股骨颈骨折时未伤及皱襞中血管，将有利于骨折愈合。滑膜腔有时与髂耻囊相同。髋关节处于微屈外旋位时，关节囊最为松弛；而内旋伸直位时最紧张，关节腔容积亦最小。

关节囊被四条重要韧带增强，其中最强大的是位于颈前方的髂股韧带。起于髋臼上缘的髂骨，向下呈扇形（主要分为两股）止于转子间线全长。该韧带主要纤维束走行呈倒Y形亦被称做Y形韧带。此韧带可限制关节过伸。耻股韧带呈三角形位于囊的下壁，可限制过度外展、外旋。坐股韧带位于囊的后下方，可限制内收、内旋。轮匝带由环行纤维构成，位于股骨颈中部，部分纤维与耻股和坐股韧带相连。各韧带之间为相对薄弱区，遭受较强大暴力时股骨头可经此脱出（图39-6）。此外尚有股骨头圆韧带，但对于维持髋关节稳定作用并不很强。

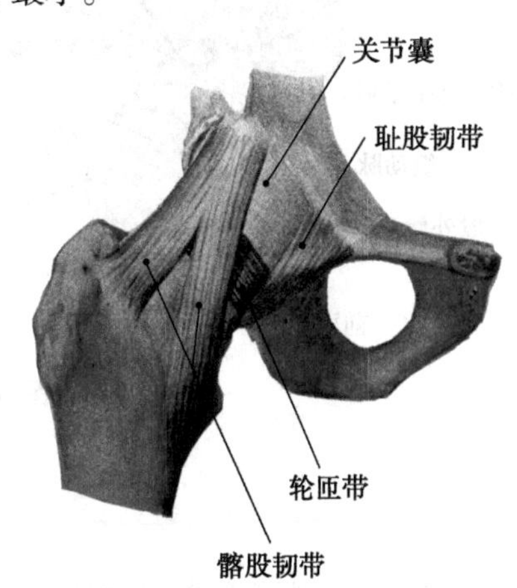

图39-6　髋关节的主要韧带

（二）股骨头血运

股骨头血运来自：支持带动脉、股骨滋养动脉、圆韧带动脉。

1. 支持带动脉　又被称为关节囊动脉，真正营养关节囊的血管并不进入股骨，只有支持带动脉不通过关节囊，而自滑膜反折深面近骺板处进入股骨颈。

支持带动脉由旋股内和旋股外动脉构成的囊外动脉环发出。旋股内动脉对于股骨头血液供应至关重要，依其走行和发出先后顺序分别为：

后下支持带动脉（又称：内侧颈升动脉、干骺端下动脉、下网状动脉），由旋股内动脉发出，位于股骨颈下极后分，由侧面看，相当于5~7点之间，直径约0.4mm，供应股骨头下1/3血运。

干骺动脉（又称后颈升动脉、干骺端上动脉），由囊外动脉环发出，有10余支，一部分向下至大小转子，一部分向上自滑膜反折处进入股骨颈，这些血管支对于股骨头血运影响不大。

后上支持带动脉（又称外侧颈升动脉、骺外侧动脉、上干骺端动脉、上网状动脉）是旋股内动脉的终末支。位于股骨颈上极后分，由侧方看，相当于11~2点之间，直径约0.8mm，供应股骨头上2/3血运。此支动脉对于股骨头血运最为重要，一旦损伤极易发生股骨头缺血性坏死。在行髋部手术，切开后关节囊时，应尽量保护此动脉支流。

此外，尚有前支持带动脉（又称前颈升动脉、由参与囊外动脉环的旋股外动脉发出，不恒定，直径较细小，约0.1~0.3mm，由基底部向近端走行，仅供应股骨头少量血运。

上述动脉支在头下沟关节软骨边缘、股骨颈表面形成囊内环，最后进入股骨头。

2. 股骨滋养动脉　由股骨干中部进入，升支延髓腔上行，与支持带动脉的股骨颈支吻合。青少年期间因骺板的屏障作用滋养动脉不进入股骨头。至成人虽部分分支可经骺线入股骨头，但其对股骨头的营养血运作用甚微。

3. 圆韧带动脉　多数起自闭孔动脉，随圆韧带经髋臼横韧带下方至股骨头凹，仅营养股骨头凹附近小片区域，不是股骨头的主要血运来源，且随年龄增长硬化堵塞概率增加。

股骨头的血运来源最主要依靠后方关节囊的后上和后下支持带动脉，一旦损伤，则股骨头的大部分血运被阻断，所以当实行某些髋部手术时尽量保留后关节囊完好（图39-7）。

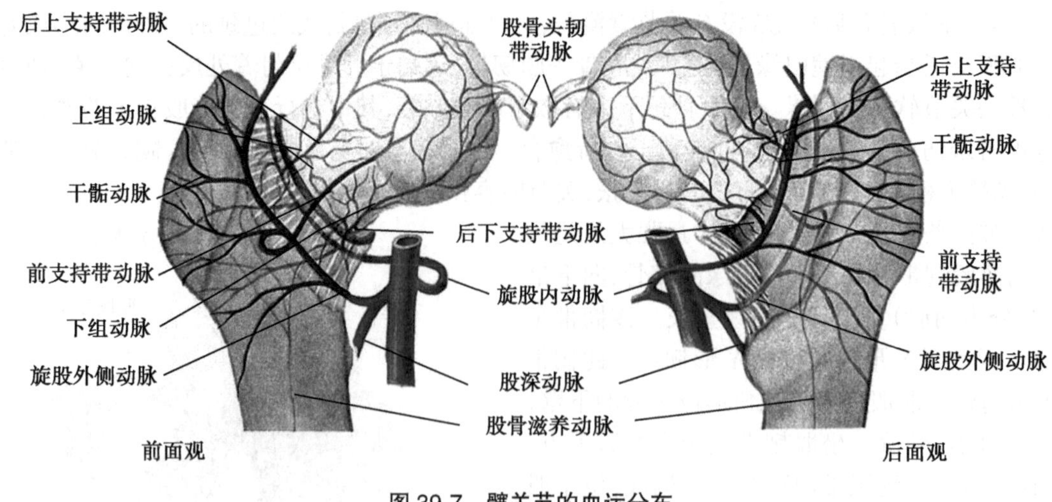

图 39-7 髋关节的血运分布

三、肌　　肉

髋关节比较深在周围有丰富的肌肉包绕，这些肌肉大多起自骨盆，向下止于股骨、胫腓骨近端。这些肌肉对髋关节的稳定和活动起着重要作用。髋关节是全身最大的杵臼关节，球形，可以有三轴运动，即：屈伸、收展、内外旋。表 39-1 基本概括了髋关节主要活动范围、参与的肌肉及支配的神经、神经节段。

需要强调的是，髋关节周围的肌肉所司功能并非固定不变，由于肌肉的起点位置不同或肌肉收缩时髋关节所处位置变化均可造成其功能的复杂和交叉可变性。比较典型的有下列几种情况：

1. 肌肉本身具有多重作用，如臀大肌既是伸髋肌又是外旋肌，髂腰肌具有屈髋和外旋髋作用。臀中肌是主要外展肌，但前半部具有内旋功能、后半部可辅助髋关节外旋。

2. 关节位置的不同，肌肉所发挥作用不同。如内收短肌，最初屈曲 50°时起内收兼屈髋作用，当超过 50°时则成为伸髋肌。再有，内收长肌，当屈髋大于 70°时亦有伸髋作用。

3. 跨越两个关节肌肉功能的特点，如股直肌的伸髋作用在伸膝时作用较强，反之其屈髋作用亦是在屈膝时更为有利。

正确理解髋关节周围肌肉的这些解剖特点对于骨科医师临床检查和治疗具有积极的意义。

表 39-1 髋关节主要活动范围及支配肌肉

活动	主动活动范围	参与运动的主要肌肉	支配神经	辅助运动肌肉	支配神经
屈曲	0°~120°	髂腰肌	腰丛、股神经 $L_{1\sim4}$	股直肌、缝匠肌、阔筋膜张肌	股神经 $L_{2\sim4}$，臀上神经 $L_{4,5}$
伸展(后伸)	0°~20°	臀大肌	臀下神经 L_5，S_1	股二头肌、半腱肌、半膜肌、大收肌	坐骨神经 L_5~S_3，股神经 $L_{2\sim4}$
内收	0°~60°	大收肌、长收肌、短收肌、耻骨肌、股薄肌	闭孔神经 $L_{2\sim4}$	耻骨肌、股薄肌	闭孔神经 $L_{2\sim4}$
外展	60°~0°	臀中肌、臀小肌、阔筋膜张肌	臀上神经 $L_{4,5}$	缝匠肌、梨状肌	股神经 $L_{2,3}$，骶丛支 L_5，$S_{1,2}$
内旋	0°~30°	臀中、臀小肌的前部纤维	臀上神经 $L_{4,5}$	阔筋膜张肌(屈髋时)，部分内收肌(伸髋时)	臀上神经 $L_{4,5}$，闭孔神经 $L_{2\sim4}$
外旋	0°~60°	梨状肌、孖上肌、孖下肌、闭孔内肌、闭孔外肌、股方肌	骶丛分支、L_5、$S_{1,2}$	髂腰肌、臀大肌和臀中肌后部纤维	股神经 $L_{2\sim4}$，臀下神经 L_5，S_1，臀上神经 $L_{4,5}$

四、髋关节的生物力学特点

髋关节的力学负荷比较复杂，是随三维空间不断变化的多种载荷的复合。为便于理解大多将其简化为简单的冠状面二维静态分析。

双足站立时，身体重心处于两髋关节连线中点，体重平均分配于两侧下肢，每侧髋关节承受约全部体重的1/3，或者为髋关节以上体重的1/2。更有意义的是单足负重，单足站立时，身体重心处于第3、4腰椎前方，中心偏向负重侧，骨盆歪向支持髋，身体必须在负重的股骨头上保持平衡，此时的重心已经外移，常常仍旧在髋关节内侧；对抗力为外展肌（臀中小肌、阔筋膜张肌）牵拉作用（M），它由大转子作用于髂骨翼外面（ED）。为保持骨盆平衡，外展肌必须抵消体重的影响。因此，单腿负重时，骨盆的稳定主要靠同侧外展肌的维持。作为一简单的杠杆系统，支点两侧的力矩。即：W×PC=M×PB。作用于髋关节的合力（R），为体重与外展肌力之和。这一合力（R）的作用方向，不是垂直作用于股骨头，而与股骨颈压力小梁的方向一致。合力的作用很大，约为体重的2.5~4倍（图39-8）。

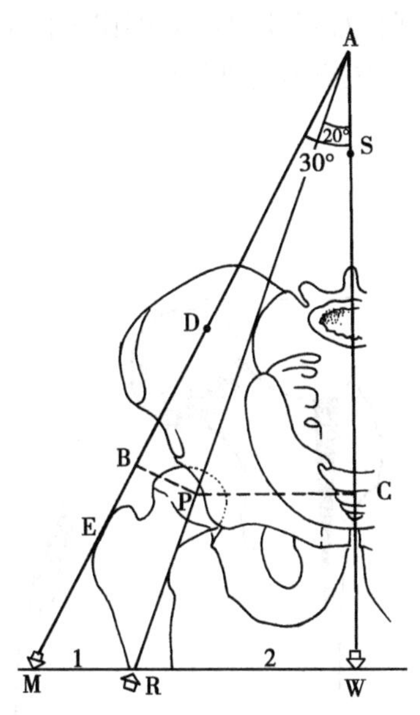

图39-8　髋关节的静态平衡

单足站立时，同侧外展肌主要维持骨盆的稳定。外展肌所消耗肌力大小决定于身体姿势。如果重心完全落于负重的髋关节，内侧力臂为0，此时不需要外展肌收缩即可维持平衡；如身体向另侧倾斜，内侧力臂加大，所需外展肌肌力也增大；如重心落于髋关节外侧，则外展肌松弛，而由内收肌维持平衡。

单足站立时，身体重心位于第3~4腰椎前方、略偏向对侧。由于髋关节需要偏心支持体重，骨盆向对侧倾斜，为保持身体平衡，作用在大转子外侧缘至股骨头中心这一杠杆力臂的外展肌会产生强大的外展力量，以股骨头为支点，牵拉躯干向下外。此时作用于股骨头上的力比双足站立时明显增加，其实际承受的力量应为体重K和外展肌力M的合力R。一般情况下，体重的力臂OC约为外展肌力臂的2.5倍，因此外展肌力必须接近体重的2.5倍，方能够在单足负重情况下维持身体平衡。结果作用于股骨头上的合力R至少3倍于自身体重以上，它通过股骨头的中心向下外，对于正常髋关节，股骨头承受的合力R的方向与垂线呈16°夹角（θ）（图39-9）。

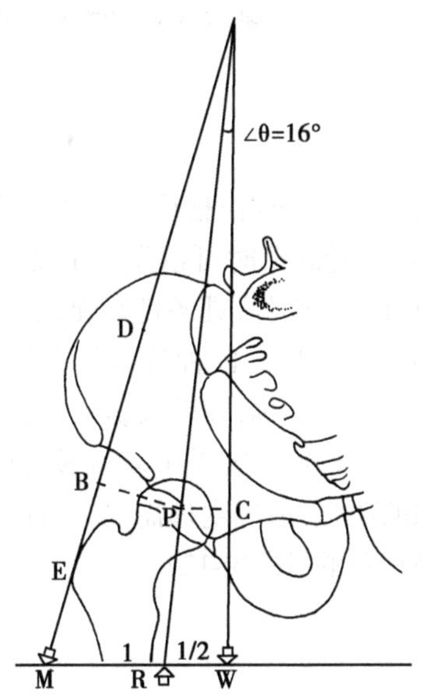

图39-9　髋关节的动态平衡

在行走过程中，双髋关节交替支撑自身重力，冠状面上身体重心左右移动4~4.5cm，同时尚有上下移动，重心发生有规律的三维空间位移，此时髋关节外展肌力除与体重相关以外，还会受到行进过程中产生的加速度即质量惯性矩影响，所以股骨头上承受的负载应力R更大。行走过程中将产生三个载荷高峰：其中最大的载荷高峰出现于同侧足跟着地后由部分负重变为完全负重，此时股骨头上负载合力R可达体重的5.8倍。另外两个较小的受力高峰发生在对侧足跟即将着地和同侧足趾离地时。外展肌力及力臂是影响股骨近端负荷的主要因素，力臂延长可减少所需外展肌力，进而降低股骨近端负荷，若缩短力臂则结果相反(图 39-10)。

股骨头颈的受力特点　身体重心传达至股骨头颈的负载呈偏心方向,合力 R 趋向于使股骨颈产生弯曲趋势,R 的作用方向并不与股骨颈长轴一致,偏于股骨颈内侧,因而产生三个分力:压应力 D、张应力 Z 和剪力 S,压应力远大于张应力,其最大压应力位于颈的下缘,而最大张应力位于上缘。处于最中心部的骨小梁其压应力 D 和张应力 Z 均为 0。剪力 S 的大小取决于合力 R 与股骨颈轴线的夹角(图 39-11),所以在髋内翻时剪力显著增加,反之则减小;在青壮年陈旧性股骨颈骨折不愈合时可通过外展截骨增大颈干角减小剪力增加压应力促进骨愈合。

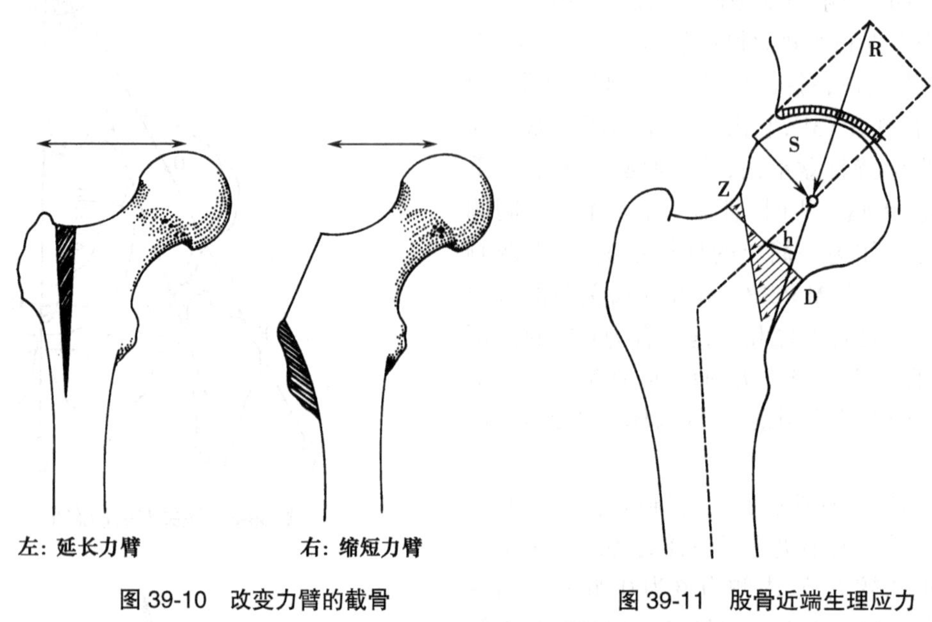

图 39-10　改变力臂的截骨

图 39-11　股骨近端生理应力

五、股骨头与髋臼匹配关系

髋臼与股骨头主要由松质骨小梁构成,具有骨组织的黏弹性,承受载荷时可以发生形变,同时股骨头和髋臼表面有两层软骨,具备良好弹性。股骨头的直径实际上略大于髋臼。此种特点使得关节间隙在低负荷下保持轻度不相称;在较大负荷下骨小梁发生形变,同时辅以软骨的形变,关节获得最大接触面,降低了单位面积的压强,适应生理需要。所以髋关节两关节面相称是相对的(图 39-12)。

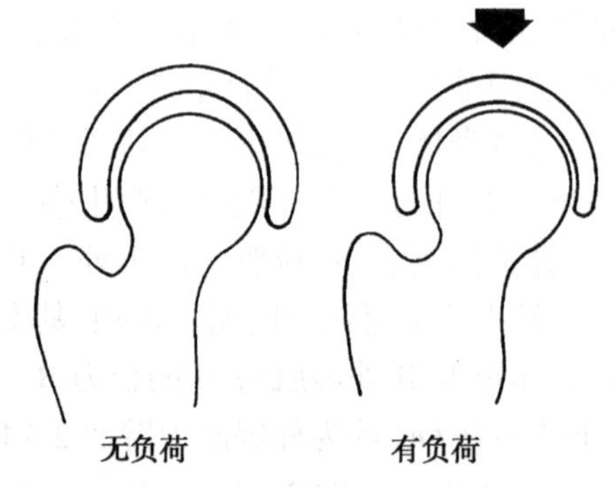

图 39-12　关节的正常形变

第二节　股骨颈骨折

1882 年 Jacob Astley Cooper 第一次将股骨颈骨折与转子间骨折加以区分,前者属于关节囊内骨折而后者属于囊外骨折;这两种类型骨折段血运供应特点不同,预后差异很大。股骨颈骨折比较常见,1998 年美国有 28 万髋部骨折,国内尚缺乏权威的完整资料,在日本,过去的 20 多年间曾经进行过每 5 年一次全国性股骨颈骨折的流行病学调查,2002 年度的新发生股骨颈骨折的例数约 12 万。而且骨折的发生呈快速递增的趋势,以 1987 年为基线,其后的 3 个 5 年间递增的百分比分别为 40%、70%、120%。由于骨质疏松的原因,女性的发生率远高于男性。这一数字对判断我国的流行病学情况有一定参考。此类患者的年龄以 50~80 岁者居多,随着社会经济发展人均预期寿命增加,其发病率也一定呈增高趋势。

与身体其他部位骨折相比，股骨颈骨折具有某些特殊点：一是股骨头的血液供应比较特殊，骨折后供血血管损伤，尤其是后上支持带动脉（骺外侧动脉）受阻可能引起股骨头慢性缺血，最终导致缺血性坏死、塌陷等严重的不良结果；其次是患者年龄多数偏大，90% 以上的患者是老年人，常并存有慢性心肺疾患、糖尿病、脑血管病后遗症、老年痴呆、全身营养状态欠佳等，对于创伤本身及手术治疗耐受性较差；第三是股骨颈部位承受较大的剪力和扭转应力，且患者常常合并有骨质疏松，尽管手术方式和内固定器材已得到了极大改进，但仍有一定的骨折不愈合及内固定失效的概率，国内的文献报道率相对较低约为 5%~10%。更应强调的是，一旦发生骨折不愈合，其后续治疗远比其他部位的骨折不愈合困难得多。这一点在处理青壮年患者时更应引起重视。

一、致伤原因

(一) 老年 - 骨质疏松者

股骨颈骨折大多为老年人，其骨折的基本病因是骨质疏松，骨量降低。骨基质和矿物质同比例减少，骨的脆性增加，易于发生骨折。人体骨骼发育结束后达到峰值骨量，维持一段相对稳定的平台期后（大约 30~35 岁后），将逐年降低，女性 60 岁，男性 70 岁后有相当一部分可被诊断为骨质疏松症，即骨密度低于同性别正常年轻人峰值骨量 2.5 个标准差以上；即使没有达到构成诊断的标准，也属骨量减少。股骨颈内的小梁变得细小，甚至连续性中断，机械强度显著降低，轻微扭转外力即可造成骨折。老年人四肢协调能力差，反应迟缓，发生骨折大多为生活伤，如不慎滑倒、绊倒，由床或椅子上跌落等。损伤机制有三种可能：一是跌倒时外力直接作用于大转子外侧，那些骨折后呈外展嵌插表现的病例，基本属于此种类型；其次是外旋伴时受到突然的外力，此时股骨头相对固定于髋臼，下肢相对于躯干外旋，颈的后方与髋臼边缘相撞击，骨折移位并伴有颈后方粉碎骨块，70% 移位骨折病例属此型；第三种是疲劳骨折，因为骨质疏松，股骨头下部位早已存在小梁的微小骨折，积累到一定程度，用力稍大即可导致完全性骨折。

(二) 青壮年患者

正常青壮年股骨颈骨质、结构强韧，一般外力难以造成骨折。能够引发骨折的原因多为高能量强大暴力，如交通伤、高处坠落伤等。由于致伤外力强大，造成的骨折移位明显，骨折段的血运破坏严重。其创伤机制常是暴力沿股骨干长轴传导（如果膝关节处在伸直位可自足部向上传导），到达股骨颈时因颈干角与前倾角存在，轴向力转换为剪力，导致骨折，如果关节处于外展位、股骨头完全包容在髋臼内，则形成单纯股骨颈骨折，若受伤时关节处于内收位，则更易引起骨折脱位。股骨颈骨折常是全身多发性创伤的一部分，由于存在其他危重损伤，而股骨颈骨折未在第一时间内给予及时诊断，如股骨干合并股骨颈骨折的病例并不罕见，约为 3%~6%，但初期有 1/3 的病例被漏诊。

(三) 应力（疲劳）骨折

由于反复重复性超生理负载导致微小创伤超过了骨组织自身修复能力，最终可造成骨的连续性中断，可见于耐力训练、士兵、长跑锻炼者、青少年运动员，以及严重骨质疏松的老年人。如果骨骼正常仅仅是承受了过量重复积累的载荷其骨折被称做疲劳骨折（fatigue fracture），如果因骨质疏松或其他原因导致骨质薄弱而仅是在正常生活活动水平则称为应力（tension fracture）骨折。由于缺乏急性外伤史，致伤原因不明确和及时的 X 线检查，骨折容易漏诊。发生应力骨折时，患者的主诉往往就是腹股沟部疼痛，长距离行走后明显，休息可减轻。应力骨折可以发生在双侧，迟延诊断对其预后影响很大，骨折移位，甚至股骨头缺血性坏死。所以当患者腹股沟部持续有疼痛，而 X 线片呈阴性时，可考虑行 MRI 检查，在 T_1 加权像上骨折部位的骨髓信号降低，骨折周围存在水肿信号。Devas 将这类骨折分成两类：张力性骨折，始于颈的上方，骨折线横行走向，易于移位，更多见于老年人；压缩性骨折多位于颈下方皮质，患者仍可部分负重。

二、分　类

股骨颈骨折有多种分型和分类方法，目的在于指导治疗及估计预后。在临床实际工作中最常考虑两点：一是骨折移位程度，二是骨折线位置。

(一) 根据骨折部位分型（图 39-13）

1. 头下型　此型临床比较多见，骨折线正位于股骨头下方，股骨颈完全处在远骨折段。因股骨头血运来自支持带动脉，而支持带围绕于头颈接合部，仅残留带来血运很少的股骨头圆韧带动脉，所以此型骨折对造成的血运影响最为严重，发生股骨头缺血坏死概率最高。若骨折复位满意，仍可具有一定稳定性。

2. 头颈型　临床上多见，骨折线走行位于股骨头下和股骨颈之间，故名头颈型。最长见的形式是骨折面的外上端位于头下，内下端位于股骨颈，下端比较尖锐形如鸟嘴状。此型承受剪应力最大，非常不稳定。

3. 经颈型　骨折面完全通过股骨颈，但此型在临床非常少见，尤其是老年人。因而有的学者认为此型不存在，普通正位 X 线片表现的经颈骨折线多为假象，牵引下复拍 X 线片或通过 CT 扫描检查可以验证，多表现为头颈型骨折。

4. 基底型　此型少见，某些文献或专著中未提及此型，容易与股骨转子间骨折混淆，需仔细读片、认真鉴别。骨折线位于股骨颈与大小转子间连线相交处，支持带动脉受影响较小，且此处有旋股内外动脉分支形成的动脉环，血运丰富，骨折容易愈合。

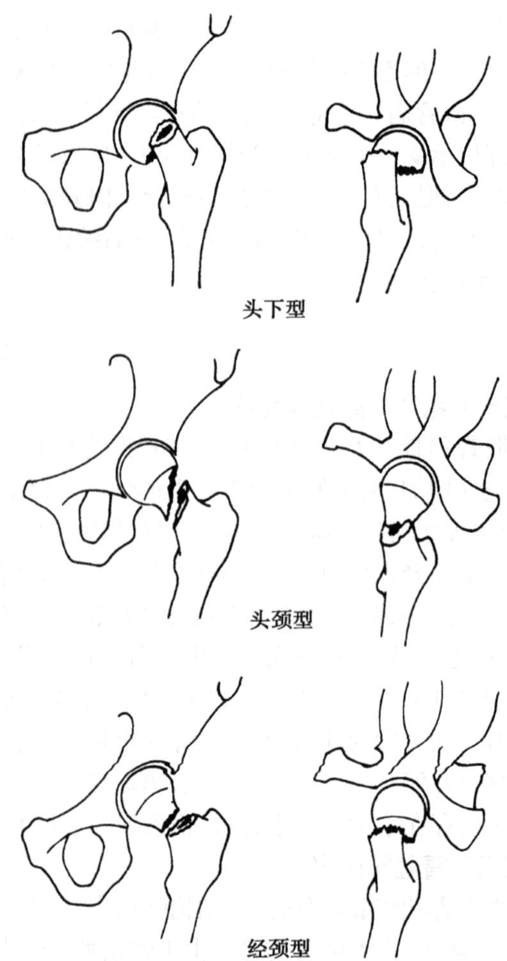

图 39-13　按骨折部位分型

(二) 根据骨折线走行角度分类（图 39-14）

主要依据骨折线的倾斜角度评价骨折移位的趋势，最早由 Pauwels 于 1935 年提出。

Ⅰ型　远端骨折线与身体纵轴垂线夹角小于 30°为外展型骨折，骨折断端之间承受的剪力较小，比较稳定。

Ⅱ型　骨折线与身体纵轴垂线夹角大于 30°小于 50°为中间型骨折，稳定性较差。

Ⅲ型　远端骨折线与身体纵轴垂线夹角大于 50°为内收型骨折，骨折断端之间承受的剪力较大，骨折不稳定，且角度愈大愈不稳定。

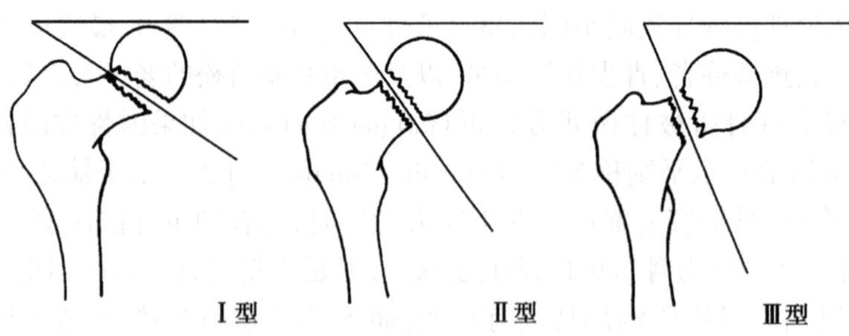

图 39-14　按骨折线走行分型

由于骨折段的移位、旋转，骨折线走行评判有一定难度，由临床实际工作看，此分类实用价值不大，使用者较少。

(三) 根据骨折移位程度分类

这一分型依据 Garden（1961）提出的标准加以分类，尽管已经使用多年，但直至目前国内外文献中仍在广泛采用（图 39-15）。

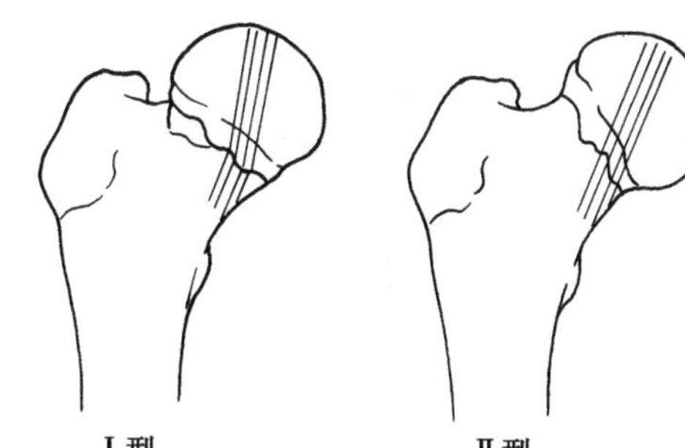

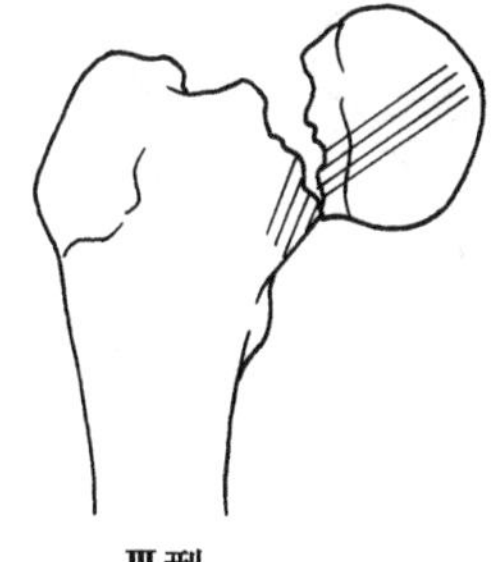

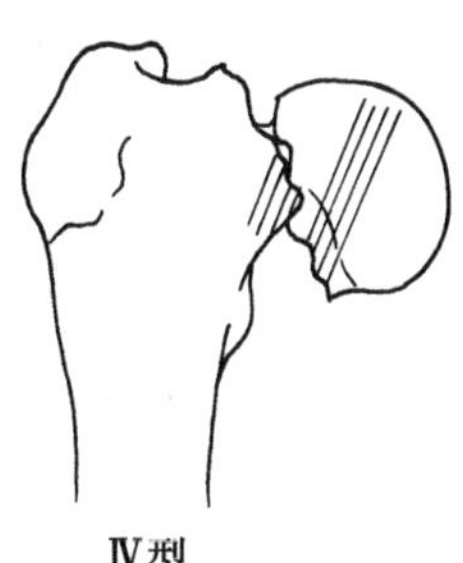

图 39-15 Garden 分型

评判这一分型主要参照正位 X 线片,注意头颈内骨小梁的对线指数(正常 160°)。

GardenⅠ型 有两种情况:一是不完全骨折;另一种更为常见的是外展嵌插型骨折同时可伴有股骨头一定程度后倾(图 39-16)。

Garden Ⅱ型 完全性骨折,但没有发生移位(图 39-17)。

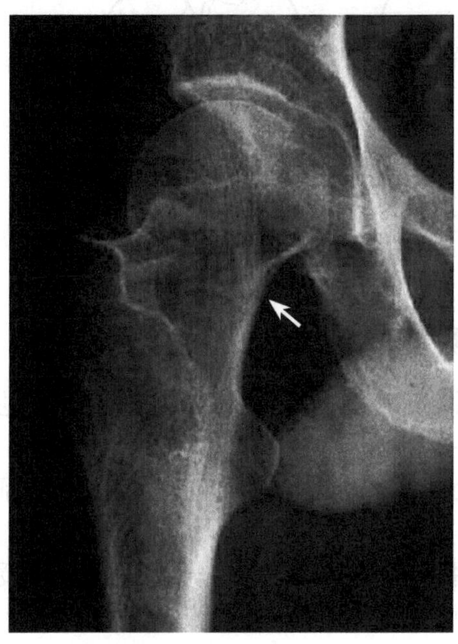

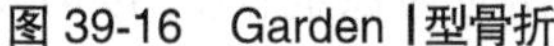
图 39-16 Garden Ⅰ型骨折

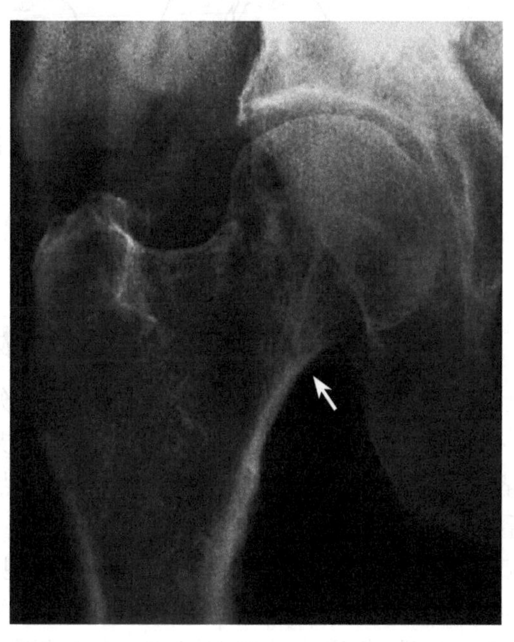

图 39-17 Garden Ⅱ型骨折

Garden Ⅲ型 骨折部分移位,股骨头外展,股骨颈轻度上移并外旋。

Garden Ⅳ型 骨折完全移位,股骨颈明显上移外旋。

Garden 分型主要凭借髋关节正位 X 线片,而股骨头后倾和骨折碎片没有充分考虑,因而,若正位片上定义无移位,侧位 X 线片上可能存在轻度移位。

由治疗的预后转归看,GardenⅠ、Ⅱ型之间以及 GardenⅢ型、Ⅳ型之间很相似,所以有学者认为只要将骨折区分为移位骨折或无移位骨折两型即可,没有必要分为四型。

(四) AO 分类

根据其统一编码排序将股骨颈骨折分类为:股骨近段、关节囊内、干骺端,31B(图 39-18)。

1. 31-B1 型 无或轻微移位的股骨头下型骨折。
2. 31-B2 型 骨折面经过股骨颈中部或基底的骨折。
3. 31-B3 型 有移位的股骨头下型骨折。

尽管股骨颈骨折分类有多种形式,但目前临床上应用较多的是部位分型结合 Garden 分型。其中以头下型 +Garden Ⅳ型预后最差,发生股骨头缺血性坏死和骨折不愈合概率最高。

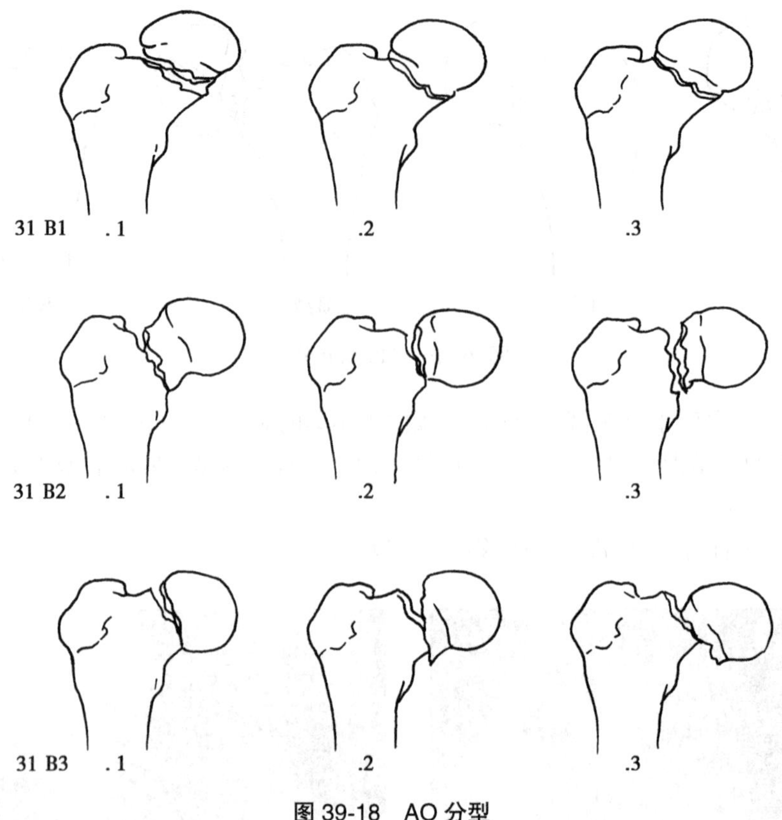

图 39-18 AO 分型

三、临床表现及诊断

移位型股骨颈骨折诊断多无困难，具有外伤史，伤后髋部疼痛、不能站立，肢体活动困难，患肢呈内收、外旋(45°~60°)、短缩畸形。有经验的医生可根据患肢外旋的程度大致判断其骨折是股骨颈还是转子间骨折，因后者的外旋可达 90°，此外还可伴有腹股沟中点处压痛、下肢纵向叩击痛；拍 X 线片可证实诊断，并区分骨折类型。

更应引起重视的是无移位的骨折，如 GardenⅠ型骨折。伤后局部疼痛轻微，肢体活动不受限，仍能够行走。体检时体征很少，除股骨头体表投影点(腹股沟中点处)轻微压痛外，缺乏其他骨折的确切表现。数日后疼痛逐渐加重，负重、行走出现困难。此种情况常表明，受伤时为稳定骨折，以后发展为错位骨折，而出现功能障碍。部分患者甚至可无外伤史，如前面所述的应力(疲劳)骨折。因而对中、老年人主诉髋部疼痛应考虑到股骨颈骨折可能，需拍 X 线片加以明确，即使当时没有显示骨折，而临床上怀疑者，应嘱患者免负重休息，2 周后再行 X 线检查，此时由于骨折局部吸收，骨折线相对清晰，结合局部查体可明确诊断。

四、股骨颈骨折的治疗

凭据现阶段治疗观点，原则上讲所有股骨颈骨折均需手术治疗。即使是无移位型骨折，因为存在着继发移位可能，也应考虑给予内固定治疗，除非患者存在绝对禁忌证，或为患方所拒绝。

(一) 内固定治疗

1. 移位型骨折

(1) 骨折复位：股骨颈骨折大多为错位型骨折，高质量复位有助于增加骨折愈合并降低股骨头坏死的概率。

1) 闭合复位：Mc Elvenny 法：是最常用的复位方法。具体过程是：麻醉后，患者仰卧于牵引手术台上，双下肢维持旋转中立位、外展约 30°，会阴部由柱状附件抵住(男性患者注意切勿挤压外生殖器)，适当牵引至两侧肢体等长，然后患肢同时内收、内旋，内旋度数约 20°，一般将股骨颈前倾角旋转至与地面平行，最后可采取适当叩击股骨大转子促使骨折段相互嵌插，但未必奏效。采用此法，大多数患者可达到满意复位。复位过程中，应考虑患者年龄、性别和肌肉发达程度，调整患肢张力，防止过牵。一旦内固定完成应及时放松牵引，避免会阴部水肿（图 39-19）。

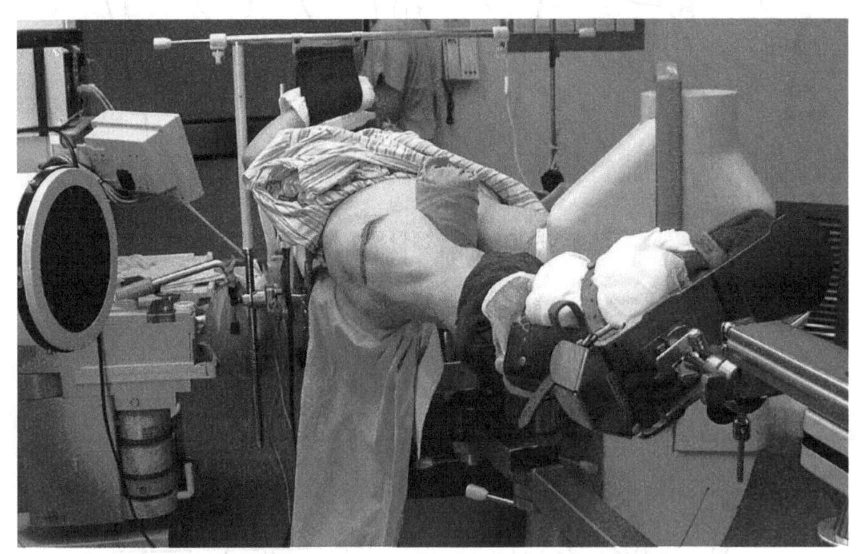

图 39-19 Mc Elvenny 复位法 复位后患肢置于内收、内旋约 20°

Swiontkowski（1998）推荐了一种改良的复位方法，患肢在原外旋状态下加以牵引，利用 C 形臂 X 线透视监测，直至患肢长度恢复、骨折段内翻畸形纠正，然后患肢内旋、内收至中立位。认为通过这一复位过程，可以在施加患肢内旋动作之前便使远骨折段前移和股骨颈的后倾得以纠正，认为此法造成创伤较小。但其基本过程与 Mc Elvenny 法无显著差异。

Leadbetter 法：患者仰卧，术者一手握住患肢踝部，另一前臂置于小腿近端后侧，使得髋膝关节均维持 90°屈曲，沿股骨干长轴牵引，同时助手按压住骨盆作为拮抗牵引，然后依次内旋 45°、外展、伸直髋关节。当放松牵引，患肢置放于手术台上，若外旋畸形已经消失，则表明骨折已经复位。但此法复位效果常不够满意，仅适用于股骨头极度前屈，采用 Mc Elvenny 法失败者。

2）切开复位：一般用于闭合复位失败，或缺乏术中 X 线透视设备条件下使用。不作为常规方法。多数医师采用切开前关节囊，实施撬拨。优点是较少干扰对股骨头血供最为重要的后上支持带动脉，而且仍可在牵引手术台上完成，术中可实时 X 线透视监测。如果患者年龄超过 65 岁，且闭合复位失败，可考虑直接行人工关节置换。不需勉强行切开复位内固定手术。

3）其他：以往曾有逐步牵引复位法，采用术前病房内骨牵引 1~2 周，使得骨折逐渐达到复位，然后连同牵引器械送入手术室实施手术，目的为减少损伤。但这种方法复位不可靠，而且增加患者卧床时间和各种相关并发症，已被逐步摈弃。

4）复位质量：骨折复位的质量对愈合影响很大，复位后有三种可能性：第一为解剖复位，骨折远、近端在正侧位 X 像上均呈完全复位，没有成角畸形，是理想的复位结果；第二为功能(过度)复位，X 线正位像上，远骨折段略向内侧移位，其内侧皮质托住近骨折段的内侧皮质，侧位像上没有成角畸形。此种位置能够接受，若固定牢固对愈合影响不大；第三为复位不足，远骨折段略向上移位，其内侧皮质没有托住近骨折端的内侧皮质。这种位置不能够接受，内固定后易发生失败，应当予以调整（图 39-20）。

另外可以依据 Garden 对位指数（图 39-21）加以判断，Tornkvist 将能够接受的骨折复位标准定为三条：第一侧方移位小于 5mm；第二条是正位 X 线片上 Garden 指数为 160°~175°，即：原按照有解剖对线或外翻小于 15°；第三条是侧方成角小于 10°。

⑵ 骨折内固定：纵观股骨颈骨折治疗的历史沿革，曾经用过的内固定物种类繁多，据相关文献介绍，大概不少于 100 种。但对骨折治疗产生广泛而显著影响的内固定器材有两种：一是 1931 年由 Smith-

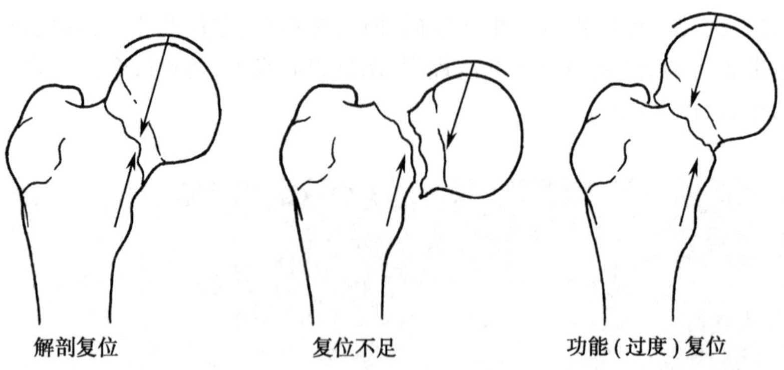

图 39-20 股骨颈骨折复位标准

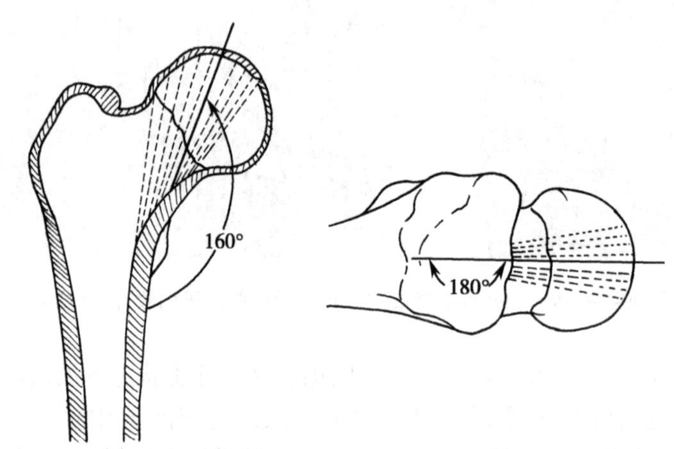

图 39-21 Garden 骨小梁对线

Petersen 开始倡导使用的三翼钉,在其后的半个世纪内三翼钉的治疗效果相对较好并长时期作为主要内固定方式。再有更为重要的是,目前仍作为主要内固定器材使用的空心螺丝钉。自 20 世纪 80 年代开始逐步推广应用以来,由于临床应用后的优良效果以及其简单易用,空心螺丝钉被逐步接受和推广,其优点逐渐显现。同时空心钉本身也有了改进,包括材质和规格特点等。目前,采用三根空心钉、平行等腰三角形排列的固定方式已成为内固定的首选方式,也有些文献称之为“金标准”。可以认为:空心螺丝钉的引入开创了股骨颈骨折内固定治疗一个新的时代。

空心螺丝钉:是一大类固定器材的统称,直径、材质、用法各不相同,也有人将其称为中空加压螺丝钉。以往曾经有单枚使用、直径超过 11mm 的螺丝钉以及较大直径的双螺纹螺丝钉,与此处所谈论的空心钉本非一类器材。目前临床上大多数医师主要使用的空心钉是指:直径小于 7.3mm、多根应用的螺丝钉。按照材质区分有医用不锈钢和钛合金,直径有 6.5mm、7.0mm、7.3mm,螺纹分为自攻型或非自攻型。螺纹长度多数在 16mm 左右,因螺钉的中空程度不同,与之配套的导针直径有 2.5、2.8、3.2mm。根据作者体会,较理想的空心钉应具备以下特点:第一,钛合金材质;其生物相容性好、顺磁性、骨折愈合后可以不必取出,尤其适合老年患者;第二,导针直径适宜如 3.0mm、3.2mm、而且不应过长;导针硬度较高、术中不易变形,容易控制角度和方向,经皮操作比较容易;第三,螺纹呈自攻型,入钉前只需将皮质钻透即可,不需攻丝,简化操作;第四,螺纹直径适宜,7mm 左右为佳,若螺钉过粗,将占据较多骨质,影响血运重建,也影响在空间有限的股骨头、颈内满意地排列 3 枚螺丝钉,而且螺纹长度以 16mm 左右为宜,过长容易使其骑跨在骨折线上,不易形成加压作用。

空心螺丝钉治疗股骨颈的优点:①创伤小,可以经皮操作;②操作难度小,易学、便于掌握;③固定效果肯定,优于以往的各类器材;④因呈空心结构,可降低关节腔内压力;⑤具有动力加压作用,3 根平行排列打入的空心钉如同滑轨,在众多跨越髋关节的肌肉作用下两骨断端间产生动力嵌压,骨折愈合后钉尾有少许退出正是动力加压作用的表现;⑥骨折愈合率高,参照国内诸多作者报道的骨折愈合率,可达95%左右。

操作方法:

切开打钉操作方法:不同品牌的各类空心钉设计和配套工具不同,具体步骤上有所不一,但大致过程相同,此处仅以AO/ASIF7.3mm螺纹自攻型空心钉为例:①骨折闭合复位(标准如上述 解剖复位或功能复位)。②大转子以远股外侧切口长约5~6cm,至骨面,用小自动牵开器撑开显露骨面,经导向器顺股骨颈长轴向股骨头方向打入第1根导针(直径2.8mm),采用C(或G)形臂X线透视,了解导针在股骨颈内的位置及角度,此时多数情况下第1根导针不能够直接用来入钉,需要做冠状面、矢状面及入点的调整,但第1枚导针需暂时保留,作为参照物,然后以单筒导向器协助或经徒手将股骨颈近端入钉的导针打入,经X线透视确认满意可作为保留的空心钉位置,去掉打入的第一根暂时保留的参考导针,然后用双联套筒平行导向器调整好两钉间隔,其中一套筒套在前述可以保留在导针上,再利用另一套筒分别将其余两根导针打入,经X线透视位置深度满意后,测深尺确认每根空心钉的长度;③用空心钻头分别沿三根导针将骨皮质钻透,将已经确认的3根空心钉分别拧入股骨头内,钉尖最好达到关节软骨下5mm左右;④再次X线透视,确认螺钉位置深度满意,去掉导针,闭合伤口,手术结束。

闭合打钉法:优点是创伤减小,手术时间缩短,术中出血很少,一般在20ml以内,对于高龄无移位的股骨颈骨折患者甚至可在局麻加神经安定镇痛术下完成手术。方法大致基本同切开打钉方式,但多数情况下需徒手打入导针,根据宣武医院骨科近年来400余例的应用体会,操作中应注意如下几点:①术者应对于器械有较好的手感;②选用空心钉类型时特别注意导针特点,最好选择长度略短且直径较粗的导针,如3.2mm直径,否则不易控制方向和入点;③闭合复位后在股骨颈体表投影位置处放1枚克氏针,X线透视后画一标识线,作为初次打入导针的参照;④操作中有疑义时应及时用X线透视确认问题;⑤导针穿破皮肤到达骨表面过程中,基本与设定的打入方向一致。切忌盲目扎入导针然后大范围调整方向、位置继而向股骨头内打入,如此打入的导针容易受软组织干扰产生较大的角度偏差(图39-22)。

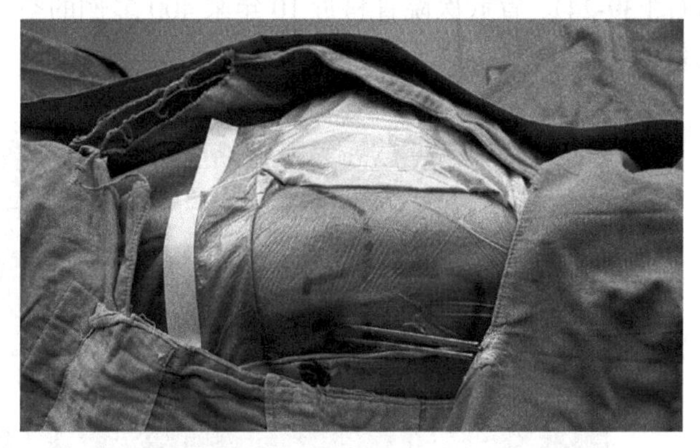

图39-22 经皮穿针

空心钉的构型:传统的标准做法是采用正等腰三角形,即一根在上、两根在下。下方两根螺钉均可达到张力和压力骨小梁相交处,螺纹具有较大把持力。但由生物力学角度看,股骨颈上方承受张应力、下方承受压应力,因而股骨颈上方似应需要更强的控制力量,所以相当一部分医师采用两根螺钉在上的倒三角形构型。其次是不规则三角形构型,即不追求标准的正或倒三角形,只要螺钉保持平行、在股骨头颈内前后错开、股骨颈截面上围合成一较大三角形即可。实际上保持平行排列的各类构型均有较好的临床效果,其中最为重要的一点是其中1根空心钉对于股骨颈的后下方皮质形成支撑;再有,3根空心钉应有较好的分散度,不要过于集中在股骨头的中心部,也应避免在侧位透视像上呈一字排列,否则其抗扭转能力不足。具有良好分散度的3根空心钉形成立体几何构型,结合其间骨质围合成一檩架构型,具有较强的抗剪、抗扭转和弯曲能力(图39-23)。

入钉深度:多数文献认为螺钉尖端应达到关节面下5~10mm,此处为软骨下骨区域,骨质量相对高,尤其是老年人,只有达到如此深度,方能避免术后螺钉松动。但对于周边置钉,钉尖接近关节面小于5mm时,应考虑到螺钉有穿入关节间隙可能,除了正、侧位透视,还应增加斜位X线透视。

钉尾垫片可以不用:早期推介的空心钉均使用钉尾垫片,强调所谓术中加压。但3根平行排列的空心钉固定,可产生明显的动力加压作用,其动力来自跨越髋关节的肌肉群,3根平行排列的空心钉形成滑轨,肌肉张力的很大一部分形成沿空心钉走行的分力,对骨断端之间产生加压作用。移位型的骨折,手术复位固定后尽管留有一些间隙,但在手术后1~2天再拍X线片时,间隙多已消失。在骨折愈合过程中,钉尾向外不同程度退出也说明是动力加压的结果。所以使用垫片作用不大,过分强调术中静力加

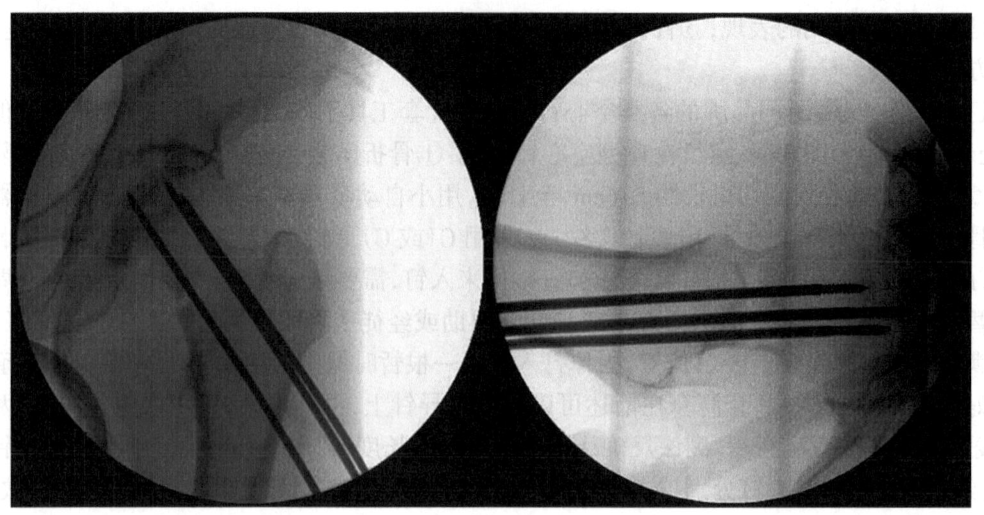

图 39-23 穿针位置

压，期望术中将骨折线紧密靠拢在一起的做法并不可取，而且对于存在骨质疏松的患者容易造成螺纹滑口(图 39-24)。宣武医院骨科近 10 年来 400 多例的空心钉固定手术均未采用垫片，未曾发生医源性固定失效的病例。

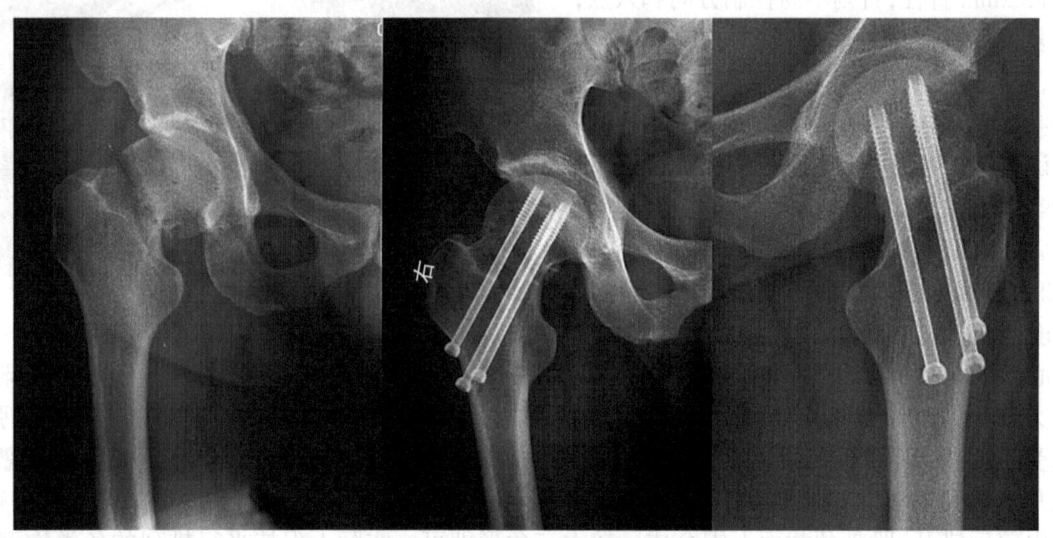

图 39-24 经皮空心钉固定股骨颈骨折

(3) 内固定后处理：质量良好的内固定应能允许患者早期活动。术后第 2 日即可床上行髋、膝、踝关节的矢状面屈伸活动，第 3~4 日可患肢不负重情况下扶双拐下地。定期拍片复查，如无异常，多数患者自术后 6~8 周开始部分负重，愈合时间一般为 3~6 个月。

2. 无移位型骨折 对于无移位的股骨颈骨折，如 GardenⅠ、Ⅱ型，传统方法是卧床，皮牵引或穿防旋鞋 4~16 周，然后逐步离床活动。但其中一部分患者将转变为移位型骨折。所以目前绝大多数医师主张手术治疗为妥，对于年老体弱、麻醉耐受性差的患者，若无法实施椎管内麻醉者，可采取基础麻醉加局部麻醉。采用空心钉经皮固定创伤很小，属于微创。除非高龄、身体情况极差无法耐受微小手术者例外。

3. 基底型股骨颈骨折 此型骨折相对特殊，骨折线位于后关节囊支持带以远，容易愈合，很少发生股骨头缺血性坏死，但近骨折段产生的弯曲力矩很大。由解剖学及生物力学角度看，可以认为基底型骨折是头下型股骨颈骨折与股骨转子间骨折之间一过渡类型的骨折。但因骨折错位，术前 X 线片投照角度不佳，临床上容易将股骨颈基底或转子间骨折加以混淆。对此种类型骨折，选择内固定方式时应充分考虑其力学特点，由于股骨颈的前后方皮质均位于近骨折段，若行 3 枚空心钉固定，螺钉在远骨折段内缺乏有效支撑结构，成为点状固定，难以承受轴向负载，易于失效（图 39-25）。对于此类骨折，Deneka 曾比较两种固定方式：一种是 3 枚空心钉；另一种是动力髋螺钉（DHS）附加 1 根防旋螺钉，前者的失效率高达 50%。所以对基底型股骨颈骨折应当充分认识其特殊性，选择内固定器材时，可以将其看做是股骨转子间骨折，比如采用动力髋螺钉（或附加 1 根防旋螺钉），也可采用治疗转子间骨折的股骨近端髓内钉（图 39-26）。

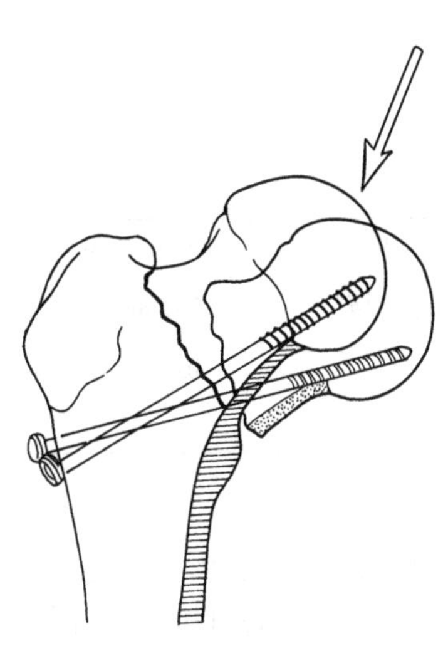

图 39-25　空心钉固定基底型股骨颈骨折易于失败

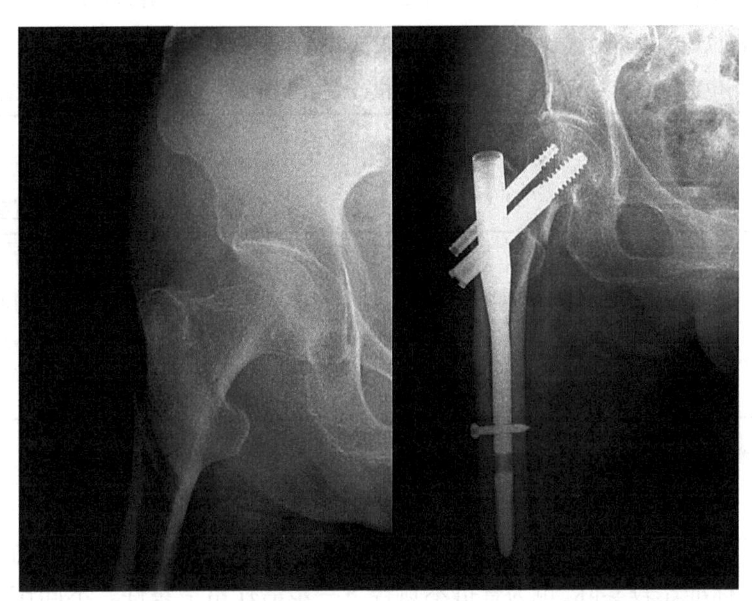

图 39-26　采用股骨近端髓内钉（PFN）固定基底型股骨颈骨折

4. 影响骨折愈合因素　近 20 年来，随着内固定器材改进及 C（G）形臂术中透视设备的普及，骨折内固定质量有了显著提高，但即使如此仍有 5%~10% 的患者最终演变为骨折不愈合，关注影响因素，减少治疗中盲目性，提高针对性有利于将骨折愈合率提高并维持在一较高水平。

（1）骨折类型：骨折断端的移位程度对于愈合影响最大，无移位型或嵌插型（Garden Ⅰ、Ⅱ型）骨折很少发生骨折不愈合，愈合率接近 100%。移位型骨折愈合率为 85%~95%，尤其是头下型骨折，股骨头内残留的血运较少、内固定物的金属螺纹所能够把持住的骨量少，稳定程度相对低。再有，股骨颈后方存在粉碎性骨块者，造成颈后方空虚，缺乏支撑，股骨头存在后倒趋势，内固定易失效，Frangakis 报道后方有严重粉碎骨块者最高的不愈率达 75%。

（2）年龄：所谓年龄因素主要针对老年人。此时考虑对骨折愈合的不利影响主要基于两个方面，一是可能存在骨质疏松，严重疏松的骨质难以对内固定物形成足够支撑，固定强度显著降低，在老年女性患者更为突出。再有是高龄老人大多并存多种疾病，身体活动能力降低，四肢协调性弱，对治疗依从性差。内固定术后康复锻炼需要良好的照顾，否则容易出现过早负重，或长期卧床不活动，失用性骨质疏松加重，内固定易于失效。根据较多文献介绍，75 岁以上高龄老年人骨折不愈合率显著增高。Tidermark 介绍的数字是 36%；Rogmark 曾报道一项包括 200 多例 70 岁以上患者的多中心回顾分析结果，内固定失败率为 43%。但自然年龄仅是参考因素，更应注意患者的生理年龄，同龄老年人的个体间差异很大，选择具体治疗方案时需区别对待。

（3）治疗时间：原则上骨折内固定应当尽早实施，有些医生主张将股骨颈骨折列为急诊手术，也有文献介绍伤后 24 小时内手术骨折愈合率显著高于数日后再手术的愈合率。但直至目前为止，尚无充足证据表明，急诊手术可明显提高骨折愈合率。对于移位型骨折，由于关节囊内压力较高，支持带内的残留血管存在扭曲、痉挛;骨折复位、固定后有助于这一病理现象缓解。所以,如患者身体条件允许,尽早实施手术对于日后骨折愈合有益无害。

(4) 骨折复位和内固定质量:目前很多作者介绍的股骨颈骨折愈合率达到95%甚至更高,同其良好的复位和高质量的内固定密不可分。骨折愈合需要一良好的力学环境,经治医师应力争获得满意的复位和牢靠的固定。表39-2和表39-3可作为骨折复位和打入空心钉的参考标准:

表 39-2 股骨颈骨折复位质量参考标准

良好复位		功能复位*	
骨折移位	小于2mm	骨折移位	2~5mm
正位透视骨折对线	解剖复位或外展小于15°	正位透视骨折对线	小于5°的内收或小于25°的外展
侧位透视骨折对线	解剖复位或成角小于10°	侧位透视骨折对线	成角10°~20°

*达不到功能复位标准者不能接受

表 39-3 股骨颈骨折空心钉固定位置参考标准

与股骨干轴线夹角	大于130°	距离股骨颈后方皮质距离	小于3mm
空心钉之间的夹角(平行度)	小于10°	螺钉尖与股骨头关节面距离	5~10mm
空心钉之间间距	大于15mm	空心钉螺纹位置	超过骨折线
距离股骨颈下方皮质距离	小于3mm		

(二) 股骨颈骨折不愈合的治疗

具体采用何种时限定义为股骨颈骨折不愈合,各文献中所用标准不完全一致,多数作者认为超过6个月仍不愈合即可诊断。在半年时间内大多数患者应当能够获得临床愈合并达到负重行走的水平。因此这一标准比较实际,也为骨折不愈合下一步治疗留下条件。不同作者和文献中介绍股骨颈骨折术后不愈合的比例差别较大,较低的为0%~4%,高的可达30%。根本原因在于患者群不一样,国内对于老年移位型股骨颈骨折大多采取人工关节置换,而在欧美一些医疗机构中对老年人移位股骨颈骨折实施内固定的亦不在少数,所带来的不愈合比例固然较高。骨折不愈合是相对棘手的问题,老年人骨折不愈合,如果症状明显,无禁忌证,可选择人工关节置换,关键是中青年患者,如何保留原有股骨头。手术包括:内固定翻修,植骨(或结合再固定),股骨近端截骨矫形等。

对于骨折不愈合应当具体分析原因,选择方案时需考虑患者的年龄、距离初次受伤的时间、伤前活动情况、骨骼质量等。

1. 内固定翻修　青壮年患者应当首先考虑可保留股骨头的治疗方案。如果原有内固定存在技术性原因,如固定物选择不当或位置不佳,股骨颈吸收不多,剩余骨骼预计能够承受再次内固定时可予以考虑。必要时可以结合骨折部位植骨(游离或带肌蒂骨块)。

2. 截骨术　患者比较年轻小于60岁,存在髋内翻、股骨颈虽有一定吸收但股骨头完好者,可考虑截骨术或截骨同时应用植骨术。很多医生顾虑,股骨近端截骨后,以后再实施人工髋关节置换有一定影响,这种担忧不无道理。所以,在确定截骨手术前应全面分析病情和患者具体情况,最终确定适合患者的治疗方案。

(1) Pauwels股骨转子间外展截骨术:在各类截骨术中最具代表性,尽管已经使用了半个多世纪,但仍有一定的现实价值。该截骨方式的指导思想认为:骨折不愈合的主要原因是骨折段之间剪应力过大,妨碍骨愈合,通过截骨将剪应力转变为压应力。截骨前呈现髋内翻,臀中肌无松弛,股骨头主要承受剪应力,位移趋势较大。截骨后,原骨折面变水平,臀中肌张力恢复,骨折段之间的剪应力大部分转为压缩应力,有利于骨折愈合(图39-27)。术前应进行周密设计(图39-28)。在正位X线片上画一水平线为1,沿骨折线划另一条线与水平线相交为2,由此交点画一线与水平线呈16°角(与压缩合力近垂直)为3,第3线与第2线所成的角度(图中为45°),即为截骨所需要的角度。根据此角度截骨,可使骨折线转变为与压缩应力近

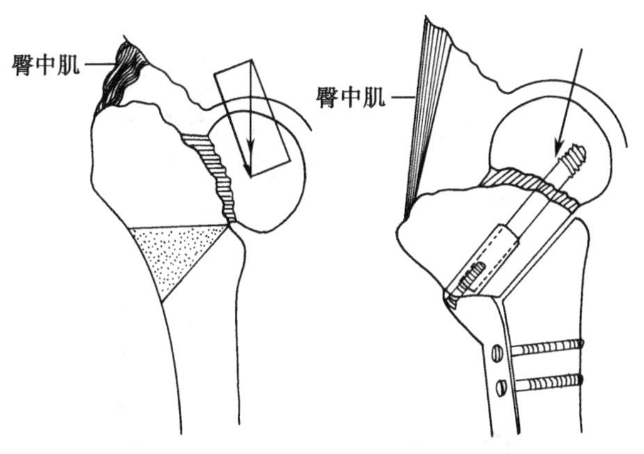

图 39-27 Pauwels 外展截骨治疗股骨颈骨折不愈合

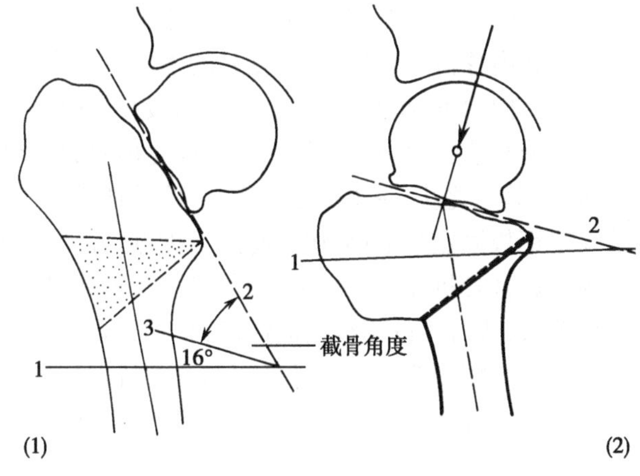

图 39-28 Pauwels 改向截骨术的设计

于垂直的方向，将原来的剪力转化为压缩应力，因而可促进骨折愈合。

Marti 曾介绍采用 Pauwels 外展截骨，治疗 50 例 70 岁以下股骨颈骨折不愈合患者随访 7 年的结果。其中 43 例(86%)3~8 个月内愈合，其余 7 例因不愈合或股骨头坏死伴严重疼痛转为人工关节置换。Anglen(1997)报道一组 13 例，年龄 18~59 岁，骨折不愈合，经转子间外展截骨后全部愈合。Khan AQ(2009)等介绍了一组 16 例陈旧性或不愈合的股骨颈骨折病例，采用外展截骨，术后平均 14.7 周骨折愈合，其中有两例术后内固定失效(图 39-29)。

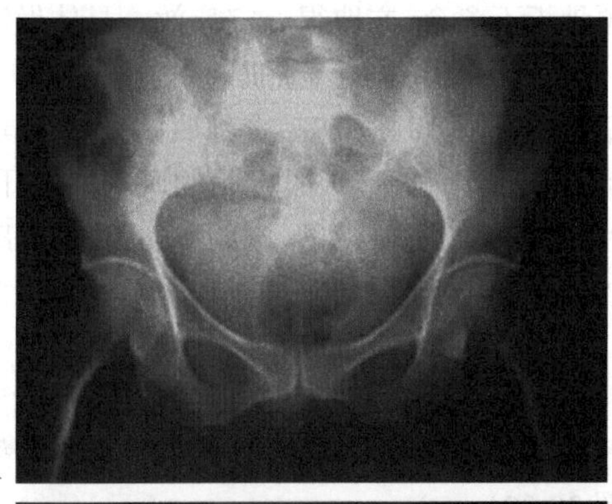
A

图 39-29 股骨颈骨折不愈合行外展截骨治疗

A. 骨折不愈合;B. 外展截骨内固定;C. 15 周后愈合

(引自:J Orthop Traumatol,2009,1071-8)

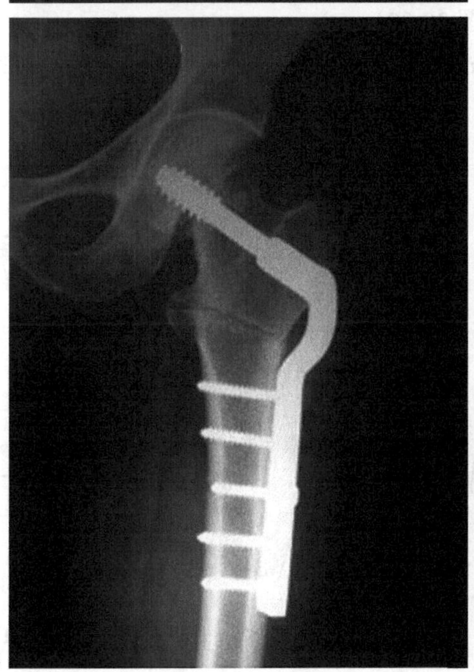
B

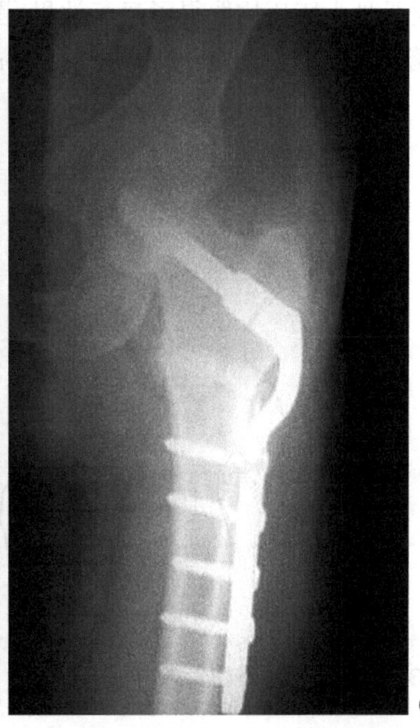
C

(2) 孟氏截骨术：由孟继懋设计和创用，在原有的粗隆间内移截骨基础上，将截骨的走向改为自大粗隆下缘斜向内下，抵小粗隆下缘，截断股骨，保留内侧一小部分相连。以单钩牵拉大粗隆使之内收，再外展大腿，将截骨之尖端插入大粗隆内，必要时插入一辅助固定钢板固定(图 39-30)。此法的优点是使得截骨后的不愈合骨折面接近水平位，与股骨头形成良好的托顶关系，股骨干的力线指向髋臼，有利于骨折愈合。但此法较大幅度改变了股骨近端的解剖特点，日后改为人工关节置换时难度最大，近年来临床实际工作中应用较少。

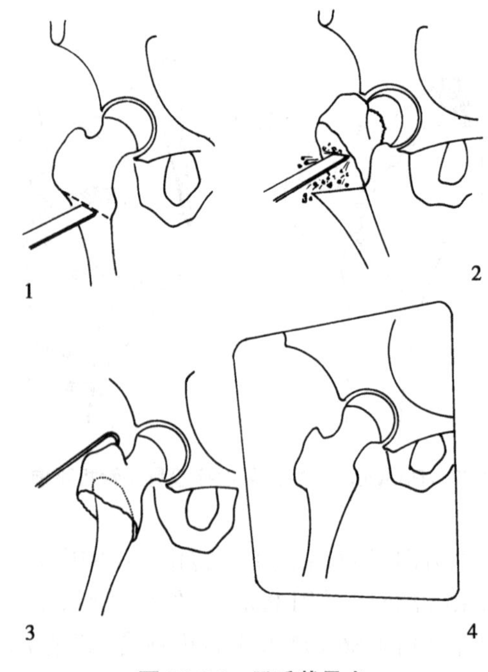

图 39-30 孟氏截骨术

3. 植骨术 植骨方法有三种：游离植骨、带血运的肌蒂骨瓣植骨以及带血管蒂植骨。无论采用何种植骨术，均应以良好的复位和内固定为前提。

(1) 游离植骨：可通过大转子下向股骨头方向钻孔，跨越骨折线，然后将取自髂骨、腓骨的骨块条植入。但以往也有医生通过切开前关节囊直接将髂骨块植于骨折线处。

(2) 肌蒂骨瓣植骨：Meyers 首先利用股方肌骨瓣治疗新鲜股骨颈骨折合并颈后方粉碎性骨块患者，提高了骨折愈合率，其后被其他医师用来治疗股骨颈骨折不愈合，亦取得一定疗效。具体做法为：

患者俯卧位，髋关节后侧切口，显露股方肌及其在股骨上的附着，在肌肉附着点处凿取骨瓣，近端起于股方肌上缘，远端位于该肌下缘，骨瓣全长约4cm，宽1.5cm，厚1cm，包括全部肌肉止点连同骨瓣向内翻开，适当向内侧游离股方肌上下缘，使其有一定活动范围，注意保护进入股方肌的血管。切开后关节囊，直视下检查骨折断端情况，在颈后侧由股骨头下向股骨头内方向凿一骨槽，深约 2cm，骨槽应跨越骨折线并与骨瓣大小相配合，经适当修正后将骨瓣嵌合于上述骨槽内，需要时可附加一枚螺钉固定骨瓣。注意股方肌无扭转和张力(图 39-31)。

(3) 带血管蒂髂骨瓣植骨术：自20世纪80年代以后，有人研究了旋髂和旋股外动脉的走行、分布特点，在此基础上分别设计了旋髂深动脉带蒂骨瓣、旋股外动脉带蒂骨块和旋股外动脉横支带蒂骨块，治疗股骨颈骨折不愈合及股骨头坏死均取得了显著效果(图 39-32)。

如切取旋髂深动脉骨瓣基本过程为：改良 SmithPeterson 切口，显露切断腹股沟韧带，在股动脉或髂

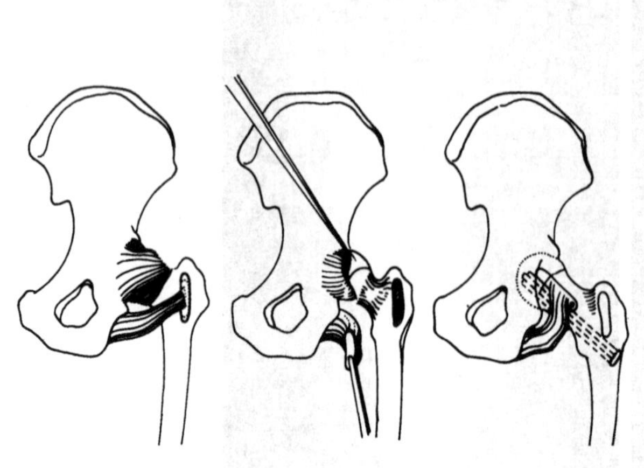
图 39-31 肌蒂骨瓣植骨术

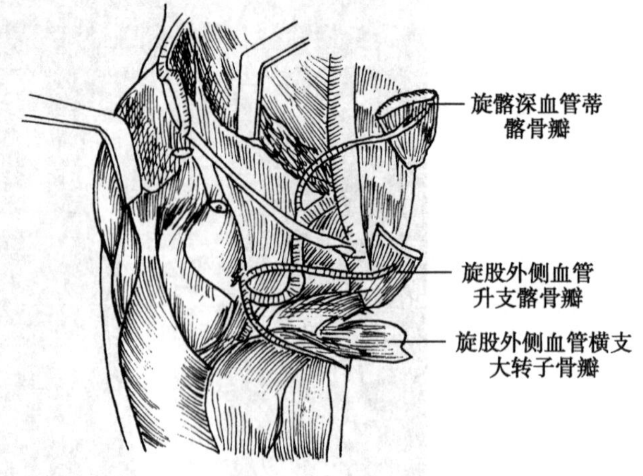

图 39-32 各种可供移植的带血管蒂的骨瓣

外动脉上寻找向外上方走行的旋髂深动静脉。切开腹内斜肌和部分腹横肌，循血管分离进入髂肌。保护好髂骨内板骨膜、肌肉附着和旋髂深血管束，由外板向内切取 6cm × 2cm × 1.5cm 大小全层骨块，切取的带血管蒂骨块可见鲜血渗出。显露股骨颈，清除骨折断端的瘢痕组织，跨越骨折线，在颈前侧沿其长轴凿一 6cm × 2cm × 1.5cm 骨槽，并在骨槽上端向股骨头内挖一骨穴，深约 1cm，屈曲髋关节，将带蒂髂骨瓣穿过缝匠肌下方隧道后镶嵌于骨槽中，骨块近端尽量深入股骨头骨穴内，轻轻锤击使骨块镶嵌牢固。

带血管蒂骨瓣的优点是既可改善血运又可为骨断端增加骨髓干细胞成分（尽管很少），此外通过修整骨折面有利于促使休眠状态的骨折愈合过程再次启动。

4. 骨形态发生蛋白（BMP）的应用　经多年的临床验证，BMP 的诱导成骨作用基本得到肯定，在身体其他部位的骨折不愈合治疗中具有一定促进作用，借助肌骨瓣或带血管蒂转移骨瓣等复合 BMP 材料，促进股骨颈骨折愈合曾有不少成功介绍。有条件情况下可以将其作为治疗的方法之一，国内已经有若干文献介绍成功使用 BMP 复合异种骨或人工骨治疗股骨颈骨折的文献，但这一方法有待于循证医学的长期随访证据支持。

5. 其他　一些有经验的医师，临床上可见到这样的特殊病例，即股骨颈骨折虽不愈合，已成假关节，但其关节仍保留有一定功能。借助辅助支撑在居室内短距离行走，但活动时髋部跛行并伴有一定程度不适或疼痛。如果是年老、体弱、手术耐受性很差的患者，可以接受该现状，作为姑息性方法。

（三）人工关节置换

人工关节置换术主要适用于老年患者，对于移位型股骨颈骨折的治疗具有一定实用价值，为临床医师提供了除内固定以外的另一有效治疗手段。中年以上的患者，已经历多次手术治疗仍未愈合的陈旧骨折，也可作为治疗手段之一。采用关节置换（半髋或全髋）手术可早期下床活动，恢复行走功能，减少了因长时间卧床产生的褥疮、肺部感染、泌尿系感染等严重并发症，还能一次性消除内固定术后部分患者出现的不愈合、缺血性坏死塌陷等并发症。关节置换根据固定类型还可区分为骨水泥型和非骨水泥型。关节置换也有相关的并发症如：感染、残留疼痛、脱位、假体松动下沉等。根据国内不完全文献数据介绍：半髋置换 3 年、5 年、8 年的优良率分别是 84.7%、78.4%、61.5%。随着技术的普及和改进，此类治疗的效果趋于不断提高（图 39-33~35）。

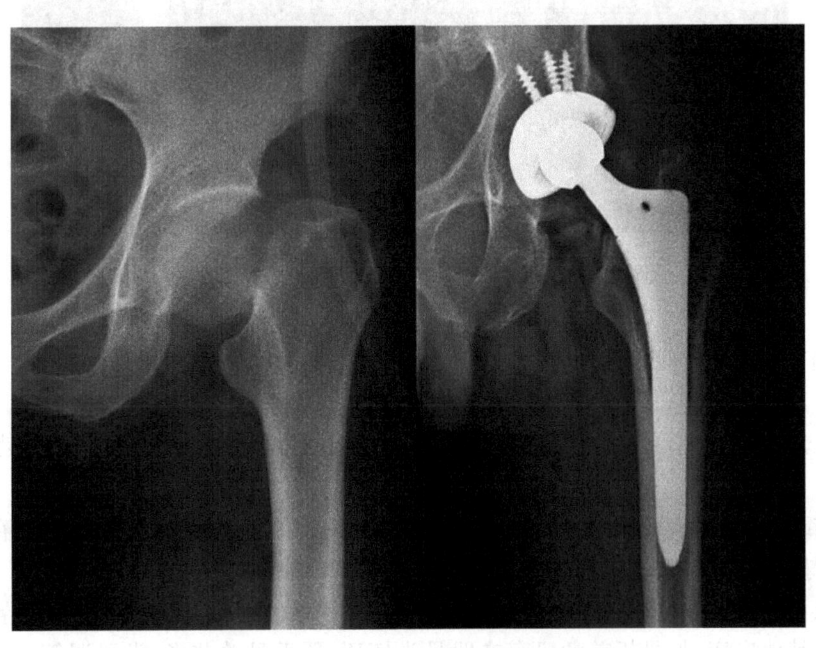

图 39-33　全髋置换治疗老年股骨颈骨折

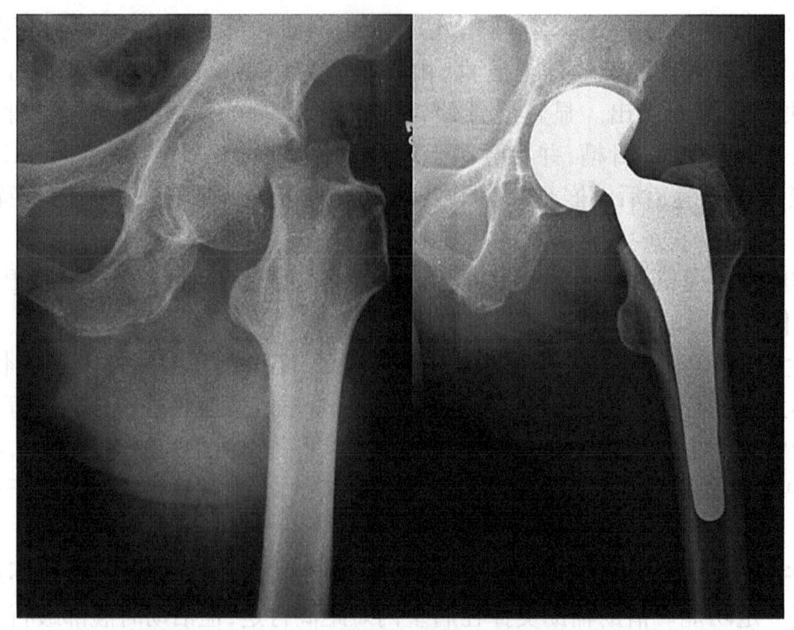

图 39-34 人工股骨头置换治疗高龄股骨颈骨折

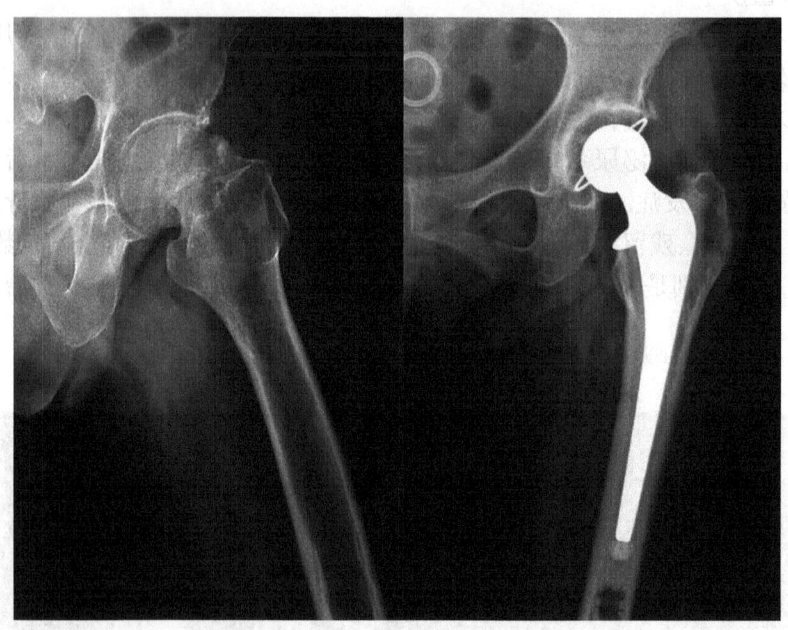

图 39-35 股骨颈骨折采用水泥型全髋假体置换

在实际应用中，应注意适应证选择，提高并稳定手术质量，减少并发症。

1. 适应证

(1) 年龄：超过 65 岁预期寿命不超过 10~15 年者。而小于 65 岁的新鲜骨折，可先考虑先试行内固定治疗。

(2) 严重骨质疏松：老年人普遍存在程度不同的骨质疏松，女性更为突出，股骨近端存在严重骨质疏松时内固定难以获得有效支撑，效能降低，失败率高。

(3) 全身情况：全身情况较差、体质虚弱，难以耐受二次手术者可以考虑行人工关节置换。

(4) 局部并存其他疾病：如骨折前业已存在股骨头坏死、严重骨关节炎、类风湿等。

(5) 并存神经系统性疾病：如频繁全身性癫痫发作、严重帕金森病、老年痴呆、脑卒中遗留偏瘫等，若实行内固定患肢难以维持有效保护。

(6) 骨折不愈合或陈旧性股骨颈骨折、年龄超过 60 岁。

(7) 内固定失败、无再次内固定条件者。

(8) 治疗依从性差者：内固定后，骨折愈合过程中由不负重、部分负重再至完全负重期间，依从性差的患者，因身体协调性和体能因素难以很好依从治疗需要，容易过早行走导致内固定失效。此类患者可以考虑行关节置换。

2. 关节置换类型选择 采用半髋或全髋置换始终存在争议，有医师认为，不管是双极还是单极半髋置换都可引起髋臼磨损及晚期中心脱位的现象，最终导致假体翻修，提倡全髋置换。也有文献指出，髋臼软骨的磨损是引起腹股沟部疼痛的原因。Gebhard 比较了两组病例资料，患者基本情况相似，但分别接受半髋或全髋置换，最后评价为：假体翻修和功能评分方面，全髋组优于半髋组。与之相反，Greenough 曾经报道一组新鲜骨折病例采用全髋置换，至 5.6 年时约 50% 的病例需要翻修。Broos（1999）报道，在 778 个关节置换（477 个半髋、301 个全髋），随访期生存的患者中，有 68% 的患者恢复到原来的状态。全髋置换功能恢复结果略好于半髋，认为对于高龄、活动量不大的患者不必强求全髋关节置换，半髋置换也能达到良好效果；全髋置换应针对有选择的患者使用，如：年龄在 70~80 岁、骨折移位重、预期寿命长、功能状态良好的患者。

国内近年来也有类似的结果见诸文献报道，一些医师积极主张全髋置换，排斥半髋。但在实际应用中，应当理性、客观对待。根据作者自身体会，所谓半髋置换引起髋臼磨损 - 中心脱位及腹股沟部疼痛的现象，并不像一些文献中所介绍的那样严重，即该类问题虽然存在，但并不突出。全髋置换在手术时间、出血量等方面大于半髋，同时对于手术医师的操作技巧、经验，要求相对较高。所以对于身体条件差、合并症多的高龄患者应首选半髋（人工股骨头）置换（图 39-36）。

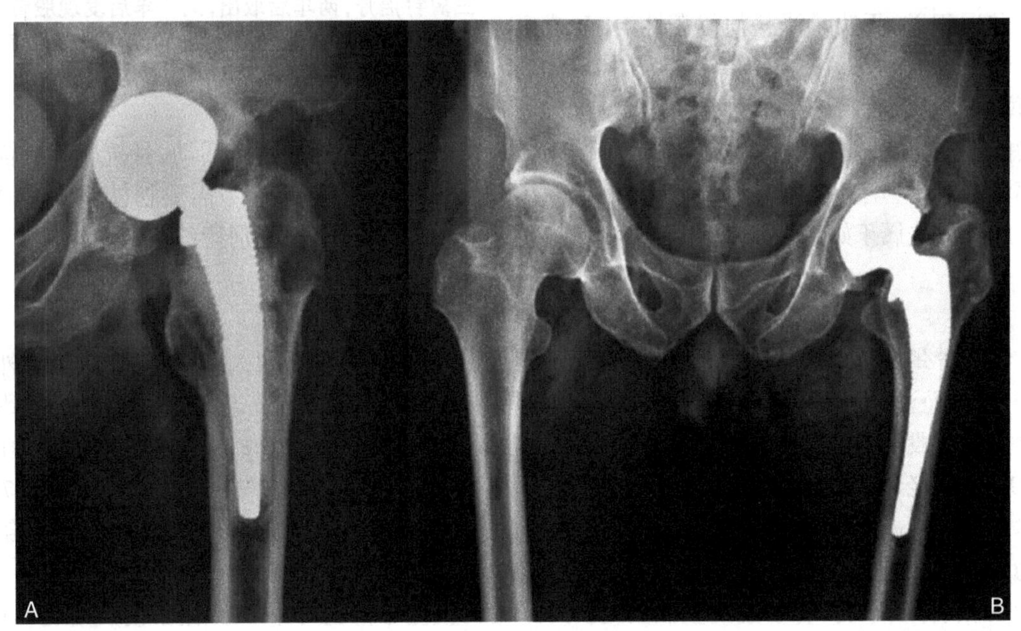

图 39-36 股骨头置换术

A. 双极股骨头置换术后 2 年，髋臼底部显著变薄，确诊为关节内低度感染；B. 单极股骨头置换后 22 年髋臼变化不明显，因股骨假体柄下沉而要求翻修

（四）老年人股骨颈骨折治疗方案的选择

长期以来，对于老年人股骨颈骨折治疗中选择内固定抑或关节置换一直是争论的内容。但近 20 年来股骨颈骨折的治疗效果较以往有了显著提高，主要得益于医师对于此类疾病认识的深入及手段的改进。3 枚空心螺丝钉的内固定效果优于以往任何一种内固定物。而假体置换不论是半髋（股骨头）或全髋，假体自身的质量和手术技术的改进都显著改进了此类手术的效果。具体选择何种治疗方案尤其是对于老年人新鲜股骨颈骨折，应当区别对待，实施个体化治疗。若患者骨骼质量较高、身体条件良好、精力充沛，内固

定仍旧是一个值得积极推荐的方案，虽然骨折愈合后有 20% 左右发生股骨头缺血性坏死，但应当强调指出：即使发生了缺血性坏死，相当一部分患者仍可维持使用较长时间。临床上不乏见到一些患者 X 线片上坏死、塌陷明显，但功能尚好的病例(图 39-37)。对于那些骨质量不高、需要尽早下地负重、恢复行走功能、减少他人护理帮助的患者可首选人工关节置换。

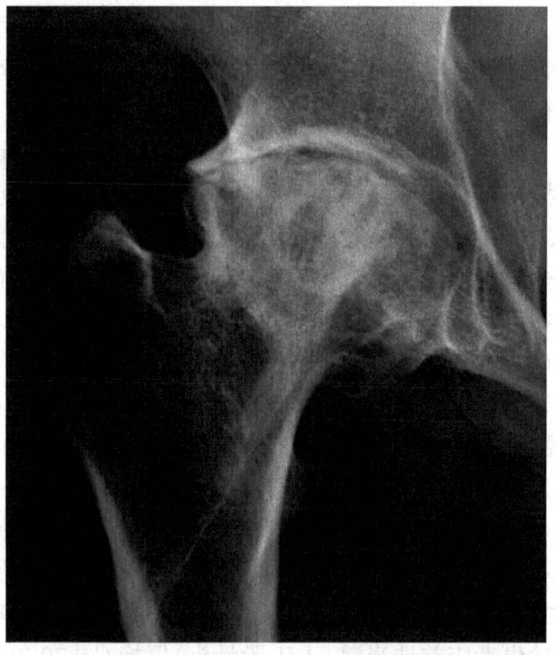

图 39-37 患者男性，69 岁。28 年前因股骨颈骨折行三翼钉治疗，两年后取出，又 1 年后发现股骨头缺血坏死，至 2010 年能坚持使用，可无痛或轻微疼痛行走 1000 米，但下蹲有一定困难

(五) 非手术治疗

1. 无移位骨折 即 GardenⅠ、Ⅱ型骨折，以往的传统做法为通过皮牵引或穿防旋鞋制动 4~6 周，然后离床逐步活动，待骨性愈合后恢复负重行走。多数患者可以获得痊愈。但其中一部分将转为移位型骨折。因而现阶段多数医生观点认为，对于无移位的股骨颈骨折，也应行内固定治疗。目前的空心钉固定方法基本属于微侵袭治疗，甚至可以在局麻下完成手术，通过这样一简单手术而避免骨折移位，并减少长期卧床所带来的诸多并发症，利多弊少。除非患者全身情况太差，存在绝对禁忌证。

2. 移位型骨折 即 GardenⅢ、Ⅳ型骨折，因患者全身健康状况很差，无法承受任何侵袭性治疗，或患方拒绝接受手术治疗方案。此类患者多为高龄、体弱者，而移位的股骨颈骨折难以通过牵引获得复位，可以考虑功能性治疗，即通过皮牵引或穿防旋鞋制动 2~3 周，继而转为逐步离床活动，骨折虽不愈合，但局部疼痛可逐渐减轻、甚至基本无痛，但臀中肌无力加上肢体短缩，跛行明显，多数需要拐杖等支撑，且行走距离受限。此种方法属于姑息性治疗，患者生活质量受到很大影响，仅用于个别特殊病例。

五、青壮年股骨颈骨折特点

青壮年股骨颈骨折受伤机制以及创伤病理、治疗、预后与老年人具有很大区别，除少数患者外，大多数为交通伤、高处坠落伤。骨折线比较偏颈远端，由于导致骨折的暴力方向多与身体长轴方向一致，所以骨折线相对垂直于股骨颈长轴。早期曾报道较高的股骨头坏死率为 41%~86%，甚至有些作者报道的不愈合率高达 59%。与老年人不同，多数青壮年发生股骨头坏死后局部症状明显。Swiontkowski 报道 27 例，采取急诊手术，解剖复位，对于达不到解剖复位者切开前关节囊直视复位，随访 6 年，骨折全部愈合，股骨头坏死率为 20%。其他作者报道不愈合率是 3%~7%，头坏死率为 6%~19%，80% 获得满意效果。青壮年患者股骨头、颈骨质量高，容易达到坚强固定。可采用三枚空心钉也可用 DHS 附加防旋螺钉。股骨头坏死率取决于骨折面位置、移位程度。若骨折线靠近基底，移位程度轻，其预后相对较好，如系多发伤患者，更易发生股骨头坏死。严重创伤患者的股骨干骨折中有 3%~6% 合并有股骨颈骨折，应当注意比较隐匿的骨折。

第三节 股骨头缺血坏死及塌陷

股骨颈骨折后的股骨头坏死长期以来是困扰创伤骨科界的难题，近 20 多年来内固定技术的改进很大程度上提高了治疗效果，愈合率提高、坏死率有所下降，并且随着 MRI 的普及提高了早期诊断概率，但股骨头坏死的治疗并未获得根本性改观。虽有一些新的方法见诸报道，然而尚未有一种得到普遍认可的、能有效保留已发生坏死股骨头的治疗方法。

一、发 生 率

骨折后是否发生股骨头坏死(AVN)主要取决于血管损伤程度,尤其是后上支持带动脉,对股骨头血供至关重要。若骨折移位较多,该动脉损伤概率显著增加。此外取决于血运重建情况,能否在股骨头塌陷之前恢复足够的血运。股骨颈骨折后的AVN的发生率不同作者报道的差异很大,Asnis报道2年内是22%。AVN发生率的差异在于患者组资料不同,随访时间、诊断AVN标准不同。移位型的股骨颈骨折发生坏死并塌陷的概率为16%~30%,而非移位型骨折8%~15%。影响骨折愈合的因素同样影响AVN,如头下型、移位明显的骨折,过度外翻复位,延迟手术,以及股骨头内占据空间较多的内固定物均可增加AVN发生率。蔡汝宾根据自身经验认为:术中过度牵引可增加AVN的发生率。

青壮年患者发生AVN的比例高于老年人,能够解释的观点为,年轻人骨质量高,往往需要强大暴力方可造成股骨颈骨折,同时伴随的血运破坏自然较严重。

一些学者认为,骨折后关节内血肿可导致关节内压力增高、影响残留的股骨头血供,因而主张伤后24小时内作血肿穿刺,以降低关节内压,借以保护残留的股骨头内动脉血供和静脉回流。也有人主张对于移位型骨折,内固定时常规行前关节囊切开,以便清除血肿降低关节内压力。

危杰曾经回顾性分析137例平均年龄49岁的股骨颈骨折,平均随访49个月,其中发生股骨头缺血性坏死者为37.2%,发展成晚期塌陷者24.1%,AVN主要在伤后第2、3年被诊断。活动受限是股骨头缺血性坏死最常见的临床症状,其次为跛行和疼痛;但在晚期塌陷组中约30%的病例没有明确疼痛主诉,但平均Harris评分低于早期坏死组。股骨颈骨折的原始移位程度是决定骨折术后是否发生股骨头缺血性坏死的主要因素。

良好的复位和可靠的固定有助于减少AVN的发生率。近20年来内固定技术的改进一方面提高了骨折愈合率,也在一定程度上减少了股骨头坏死的发生率。目前尚没有充分证据表明骨折固定时附加各类带血管蒂、肌蒂的骨移植能够减少AVN的发生率。

二、症 状

股骨头坏死的症状表现差异很大,轻微者可无痛,严重者则完全丧失关节功能,症状同坏死的范围、塌陷程度、累及髋臼软骨程度等,最根本的原因在于关节滑膜无菌性炎症反应程度。

X线片表现与临床症状不完全成正比,Barnes曾介绍181例患者虽然X线片显示有部分塌陷,而无症状或功能尚好暂不需进一步积极治疗的占71%。国内愈来愈多的医师开始重视这一点,发生股骨头坏死并不意味着需要尽快手术。作者曾亲历过数名患者,虽已被诊断为股骨头坏死并超过15年,但因症状轻微,近期不需积极治疗。

年轻患者的病情进展比老年人显著,后期多数往往需要手术治疗。

三、诊断与分级

目前比较公认的可以早期诊断AVN的手段是MRI扫描,为便于随访期内的评估,内固定器材应选用钛合金材料制品,因其顺磁性较好;若内固定器材为医用不锈钢,则无法实施MRI检查。Sugano采用术后早期MRI检查方式了解股骨头变化,发现术后1个月时的MRI检查具有预测性,1个月时有异常信号者,日后将不同程度发生AVN,并且与1个月时的MRI表现成正比。也有学者认为术前依据^{99m}锝同位素扫描或MRI检查确定股骨头血运改变,决定治疗方案是采取内固定或人工关节置换手术。但其实用性有待于长期观察。

股骨头坏死分级:目前采用较多的有改良Ficat分级和ARCO(association research circulation osseous)分级法(见表39-4和表39-5)。

表 39-4 改良 Ficat 分级法

分级	表现	X 线征象
Ⅰ	尚无 X 线表现	无
ⅡA	尚未发现股骨头变扁平或死骨	弥散性疏松、硬化或囊性变
ⅡA B	过渡期	头变扁、新月征
Ⅲ	塌陷	头变形、死骨，关节间隙正常
Ⅳ	骨关节病	头扁平、塌陷、关节间隙变窄

表 39-5 ARCO 分级法

分级	特征
0	骨组织活检符合缺血坏死、其他检查均正常
Ⅰ	骨扫描或 MRI 不正常
A	头损害 <15%（MRI 检查）
B	头损害 15%~30%
C	头损害 >30%
Ⅱ	X 线检查头呈斑点状、硬化透明区，无塌陷，臼正常，骨扫描、MRI 异常
A	头损害 <15%
B	头损害 15%~30%
C	头损害 >30%
Ⅲ	新月征
A	新月征 <15%，塌陷 <2mm（X 线片测定）
B	新月征 15%~30%，塌陷 2~4mm
C	新月征 >30%，塌陷 4mm
Ⅳ	X 线片上股骨头呈扁平状，关节间隙变窄，臼硬化，囊性变及骨赘形成

四、治 疗

股骨颈骨折后股骨头节段性塌陷大多发生于 1~5 年之间。国内李子荣等研究后认为，有两种不同类型的股骨头坏死，一种为负重区的节段性坏死，最终发生塌陷 - 临床骨坏死；一种是股骨头多发性小灶坏死 - 静息型骨坏死，此种坏死多在 MRI 上有异常信号，X 线片上无改变或出现小的硬化灶，无或仅有轻微临床症状，最终不出现节段性塌陷。虽可在若干年后因股骨头生物力学的改变而继发关节软骨损害，演变为骨性关节炎，但早期无需手术治疗。防治股骨头负重区节段性塌陷是治疗的目的。

股骨头缺血坏死的治疗不能单凭影像学表现，主要应参照患者的症状、体征。为数很多的患者虽 X 线表现明显，但症状、体征并不严重，此时手术治疗应慎重，应以减少活动量、对症等保守治疗为主。

保留股骨头手术主要有髓心减压打压植骨、支撑植骨适用于 ARCOⅠ、Ⅱ和ⅢA 期，其效果各家文献报道不一。再有以往曾被采用的经转子间股骨头、颈改向和旋转截骨术，适用于 ARCO ⅢA 、B 期（图 39-38，39）。但技术要求高，影响效果因素较多，近年来应用有减少趋势。

症状严重的中年以上的晚期患者，可选择半髋或全髋人工关节置换。

此外，另一具有可能的手段是 20 世纪 90 年代始于欧洲的金属对金属的表面全髋置换（metal-on-metal surface arthroplasty MMSA），但其并不同于历史上曾经出现过的双杯假体。股骨头金属杯大多采用骨水泥固定，髋臼杯为生物型固定，相对应的关节摩擦面均为金属，主要用于青壮年骨关节疾病患者。尤其是股骨头缺血性坏死病例，保留了股骨近端的骨质，为以后的全髋置换留下良好骨条件。另外还有股骨头表面置换（hemi-surface arthroplasty，HSA），理论上讲，单纯股骨头表面置换更具优势，手术不涉及髋臼，即使若干年后需要行传统全髋手术，仍旧保留了充分骨量。Beaule 曾介绍两组 MMSA（56 例）和 HAS（28 例）术后

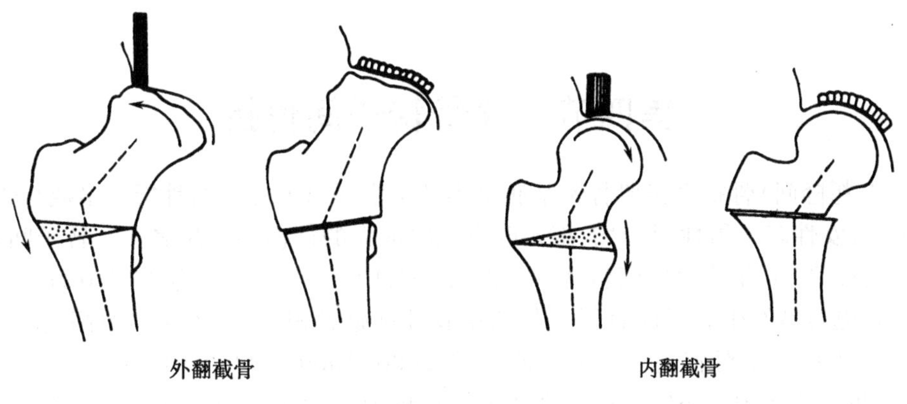

图 39-38 改向截骨术

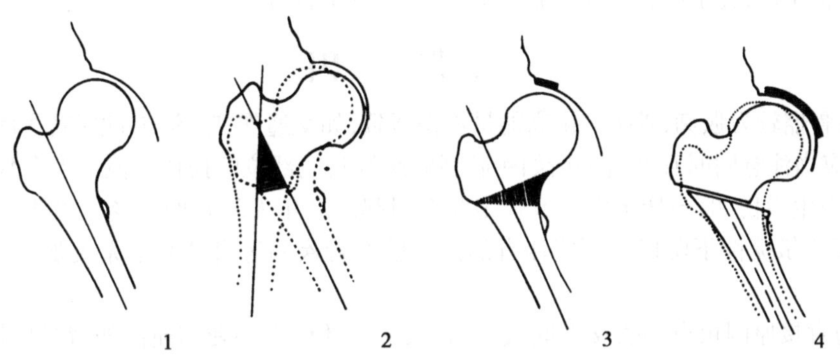

图 39-39 改向截骨术的设计

随访近 5 年的结果，前者有 3.6% 因股骨侧松动已经接受了全髋置换，后者有 10.7% 因局部疼痛而改为全髋手术。这两类假体并非专为创伤后股骨头坏死设计的，用于 AVN 的前提是股骨头应保留有较多完好骨质，即切削后、安放股骨头假体杯之前，保留的呈圆柱状股骨头残留骨质基本正常。这两类手术国内均有少量开展，对于解决创伤后股骨头坏死的应用价值有待于临床实践的检验(图 39-40)。

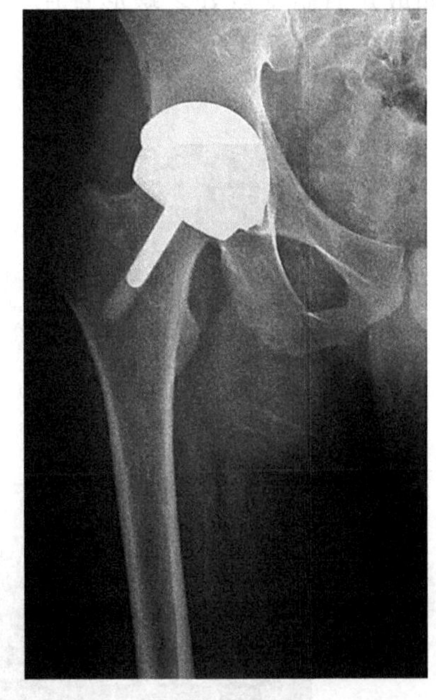

图 39-40 髋关节表面置换治疗股骨头缺血坏死

需要明确的是髋关节表面置换并不是创伤后或非创伤后的股骨头坏缺血死的最佳适应证，继发于髋臼发育不良的骨关节炎或许更为适合该类治疗方法。

还应当指出的是股骨颈骨折后的股骨头坏死与非创伤性的股骨头坏死不同，此类病例过程个体差异很大，多数进展缓慢，股骨近端截骨术或带血运的肌骨瓣的抑或骨髓干细胞移植术、金属钽棒支撑等疗效并不很确切，未得到广泛认可，所以临床医生在作出治疗决断时应当审慎选择，对于青壮年患者若无很大把握时，不妨暂时保守治疗为主，尤其是对那些虽已经确诊为 AVN，但临床症状不重、尚有较好活动能力的患者。人工关节置换是终末性治疗手段，更多用于 50 岁以上的中老年患者。

第四节 股骨转子间骨折

股骨转子间(粗隆间)骨折系指股骨颈基底至小转子水平以上部位的骨折。多数与骨质疏松有关,最常见于老年人,女性多于男性,是对老年人健康威胁最大的创伤性疾病之一。转子间骨折的发病率与种族性别地区有关,80 年代美国资料显示女性为 63/(10 万·年),男性为 34/(10 万·年),骨质疏松严重的患者跌倒时更容易发生转子间骨折。与老年股骨颈患者相比,平均年龄更高、伤前活动能力差、行走时辅助支撑依赖性相对较高。根据宣武医院 2000~2009 年间 783 例 55 岁以上髋部骨折资料统计,股骨颈骨折平均年龄为 61.9 岁,股骨转子间骨折为 75.2 岁。其中转子间骨折年龄男女之间无显著差异。

与股骨颈骨折不同,转子间骨折部位血运丰富,很少发生骨折不愈合,以及股骨头缺血性坏死。

一、伤　因

青壮年患者骨骼较为强韧,骨折多由高能量损伤所致,如交通伤、坠落伤,此时转子间骨折可能仅为多发伤的一部分,应当注意同时存在着的诸如颅脑、胸、腹等其他部位的损伤。但绝大多数转子间骨折发生于老年患者,多为生活伤如:自床上滑落或行走跌倒引起。老年人随着增龄老化趋势,视力减退、肌肉无力,四肢协调、反应敏捷性下降以及可能伴有的诸如脑血管疾病等身体其他系统疾病,发生跌倒受伤概率增加。

引起骨折的直接原因可分为直接和间接暴力,大转子部位直接受到撞击如:跌倒时身体侧方着力倒地,或高能量损伤时硬物体表面直接作用于髋部。间接暴力可因跌倒时,身体发生扭转,髋部同时受到内翻和向前成角的应力作用,小转子为支点,受到强烈挤压同时抑或有髂腰肌牵拉作用,形成蝶形骨块,而大转子因受臀中肌的强烈牵拉亦可形成分离骨块。

王亦璁根据 216 例转子间骨折患者的原始正侧位 X 线片分析,90% 以上均存在不同程度的向前成角,而小转子的骨折程度及其移位程度也与之成正比(图 39-41)。牵引后,大部分小转子骨折块自行复位,恰如成角骨折支点处之蝶形骨片。由此认为,转子间骨折主要是间接暴力形成,Horn 也有同样观点。

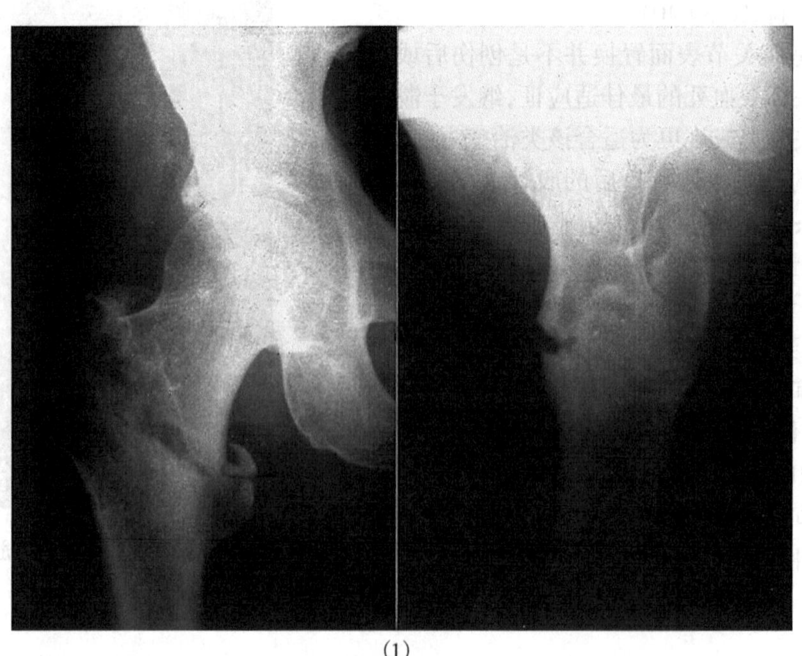

(1)

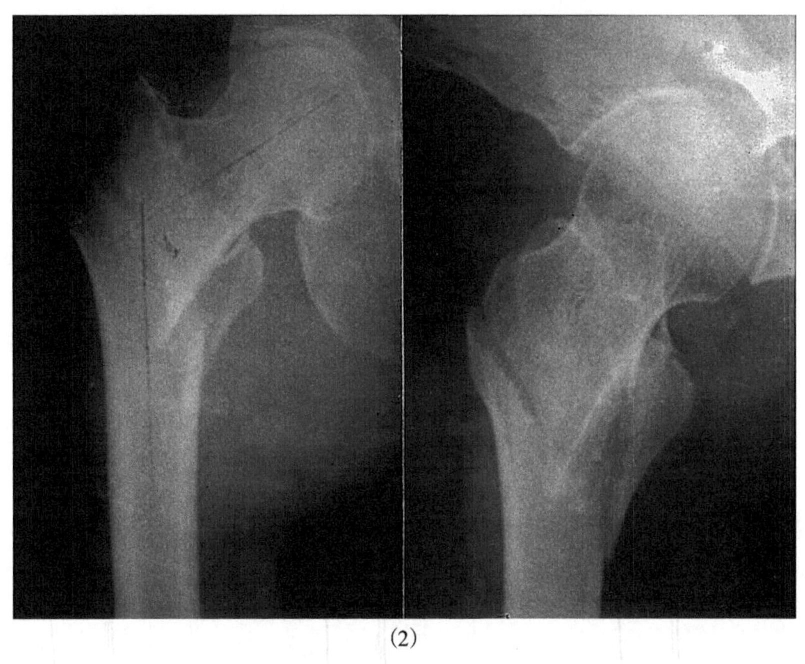

(2)

图 39-41 股骨粗隆间骨折损伤机制

侧位显示有向前成角，其程度和小粗隆骨折及移位的程度是相当的。表明小粗隆是支承点，与蝶形骨折类似

二、临床表现

转子间骨折后表现与股骨颈相似，伤后局部疼痛、肿胀、患肢功能受限，但可有几点不同：①因是关节囊外骨折，没有关节囊的制约、出现的下肢外旋短缩、畸形比股骨颈骨折更为明显，典型者外旋畸形可达90°；②局部血肿相对严重，可有较广泛的皮下淤血，严重者可达小腿部位；③若为老年患者，往往较股骨颈患者年龄更高，大多在 70 岁以上。由于是老年人更易发生，相当一部分患者既往有脑卒中，肢体不灵便、下肢支撑无力，抑或是先脑卒中发作站立不稳随即跌倒致股骨转子间骨折，因此对于此类老年患者应当同时关注其全身健康状况。

三、骨折分型

1. Evans 分型 自 1949 年提出以来历经半个多世纪，由于该分型考虑到骨折后的初始稳定性以及复位后的稳定与否，比较合理，因而直至目前仍被广泛应用。Evans 认为稳定性的关键在于后内侧骨皮质的连续性是否存在或复位后能否恢复。该分型主要分为顺转子间线的Ⅰ型，逆转子间线的Ⅱ型。其中Ⅰ型又分为四个亚型(图 39-42)。除Ⅰa、Ⅰb 型外，其余均为不稳定型骨折。其后又有改良的 Tronzo-Evans 分型，但与最初的 Evans 分型没有本质区别，只是不区分骨折线走向，将逆转子间线的Ⅱ型顺延排为第Ⅴ型。由于修改后的 Tronzo-Evans 分型更为简便、易记，临床上也被很多医师采用。

2. AO 分型 AO 分型股骨转子间骨折属于股骨近端囊外骨折，其顺序编号为 31A(图 39-43)。具体分型依据如下：

AO 股骨转子间骨折分型

- 31-A1 骨折线单纯经过转子间
  - 31-A1.1 骨折线经过转子间线
  - 31-A1.2 骨折经过大转子
  - 31-A1.3 骨折经过小转子下方
- 31-A2 骨折经过转子间，但为粉碎性
  - 31-A2.1 骨折伴有一粉碎性骨块

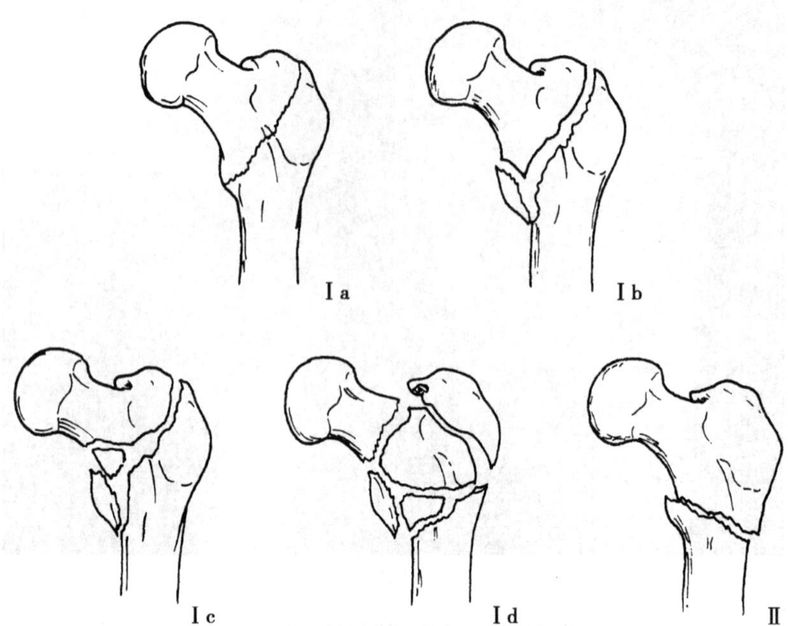

图 39-42 粗隆间骨折 Evans 分型

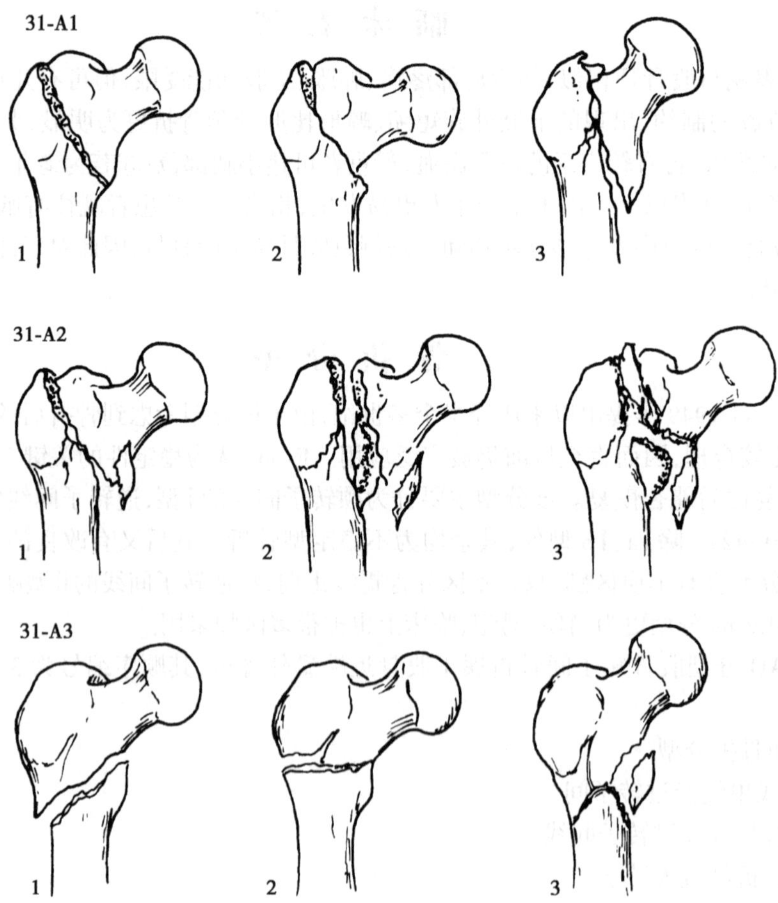

图 39-43 粗隆间骨折对应的 AO 分型

31-A2.2 骨折伴有多块粉碎性骨块

31-A2.3 骨折波及小转子以下 1cm 以上

31-A3 逆转子间线骨折

31-A3.1 简单斜形

31-A3.2 简单横形

31-A3.3 粉碎性

3. 根据骨折原始状态分型　骨折分型目的在于判断伤情、估计预后并指导治疗。骨折的原始状态很大程度反映了伤情，蔡汝宾观点认为，主要依据受伤后有无原始髋内翻加以判断，分为稳定型或不稳定型。凡是伤后出现髋内翻者即为不稳定型，而且原始髋内翻愈严重，经治疗后遗留内翻畸形的可能性愈大；反之，无原始髋内翻者，为稳定性，后遗髋内翻畸形概率相对较小。此种分型对于估计预后和指导治疗有一定的实际意义。

关于转子间骨折的各种分型主要基于骨折的稳定与否，但较多文献作者最终的观点认为，骨折的稳定关键在于后内侧骨皮质的状态，小转子粉碎、累及小转子下部位或逆转子间线的骨折均为不稳定骨折。如此判断更为简单。

四、治　　疗

股骨转子部血运丰富，修复能力极强，骨折极少发生不愈合；愈合后，也很少发生股骨头坏死等合并症。青壮年患者的治疗方法选择相对容易，但对于老年患者，往往伤前业已存在的各种疾病及高龄本身，加上骨折创伤的影响，无论采取何种治疗方法，对老年患者本身都是具有一定风险的选择。20 世纪 60 年代以前，因缺乏适宜的内固定材料，对于转子间骨折尤其稳定性骨折，多采取保守治疗。但保守治疗极易发生髋内翻和肢体外旋、短缩畸形，同时带来失用性骨质疏松和肌肉萎缩。此外，长期卧床容易造成褥疮、泌尿系感染、肺部感染、关节挛缩、深静脉血栓等全身各种并发症，死亡率较高。国外文献曾介绍保守治疗的死亡率达高达 34.6%，国内文献报道虽没有如此之高的死亡率，但日后肢体功能丢失、活动能力下降仍旧非常突出。近半个世纪以来，各种形式的内固定器材不断推出，取得极大改进，与内固定器材本身相关的问题，大多得到解决。现阶段，随着就医人群对健康要求的提高，医疗常识的相对普及、围术期诊治水平的进步及现代内固定器材的引入，采取积极手术治疗方法多成为首选。

1. 非手术治疗　主要适用于少数患者，因一般情况太差，无法耐受手术及麻醉带来的生理干扰。如：有多种并存症，重要脏器功能不全且短期内难以纠正；伤前活动能力很差或已失去负重行走功能，或存在严重意识障碍；预期生存期不超过 6 个月。对稳定或不稳定型骨折应分别牵引至 8~12 周。另有一种观点认为对于已无行走可能的患者，一旦耐受，可不顾及骨折位置及愈合情况就早期开始活动，以减少卧床并发症的发生。

2. 手术治疗　手术治疗的目的为骨折复位、可靠固定、尽可能早地使患者离床活动，减少因长期卧床带来的各种并发症。不同骨科医师在治疗原则掌握方面并无根本不同，主要区别在于固定器材的选择、使用以及各自的临床经验上的差异。现阶段临床上使用的固定方式主要有三类：

(1) 内固定：

第一类：简单固定类。包括外固定架、多根空心螺丝钉等。此类固定的优点是创伤小，经济花费较低。采用外固定架的缺点是：固定强度有限，可用于稳定性骨折，如 EvansⅠa、Ⅰb，患者带架期间活动不够方便、影响其生活质量，需要针道护理，有一定的针道感染率，若固定范围过长，部分患者的膝关节屈伸功能将受到影响(图 39-44,45)；多根空心钉固定只适用稳定型骨折，因固定后的近端力矩大于远端力矩，难以完全避免部分患者日后出现髋内翻畸形的可能。选择空心钉治疗，只适用于高龄，身体状态很差，难以耐受麻醉或较长时间手术操作者。对于无移位的 EvansⅠ型骨折，可采取局麻加安定镇痛术下完成。应当强调此法的内固定强度较低，是近乎于姑息性的治疗。

第二类：侧钢板类固定物。早期使用的此类内固定物是角钢板(130°、150°)，因其对骨折近端把持力以及支撑力弱，而且操作相对复杂，现已基本被摈弃。其后出现的有加压滑动鹅头钉(Richards 钉)，20 世

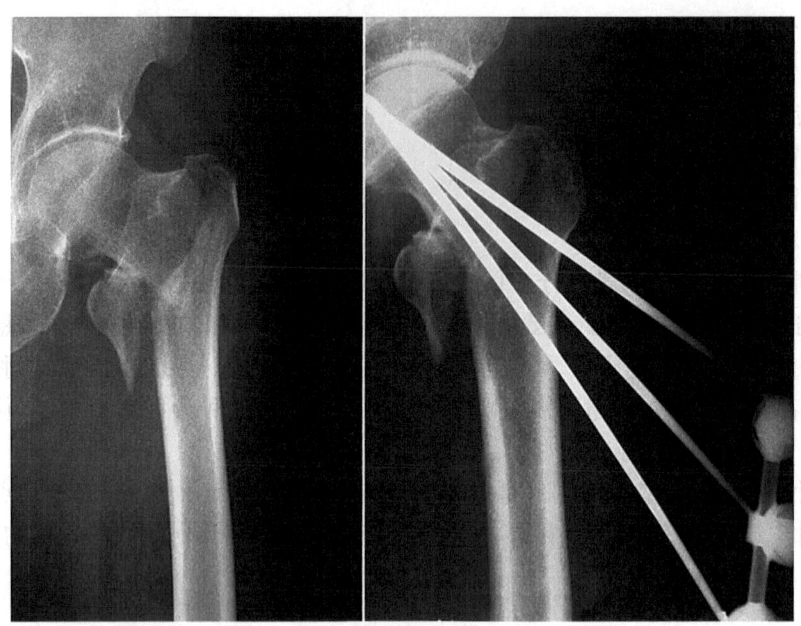

图 39-44 骨外固定器治疗粗隆间骨折

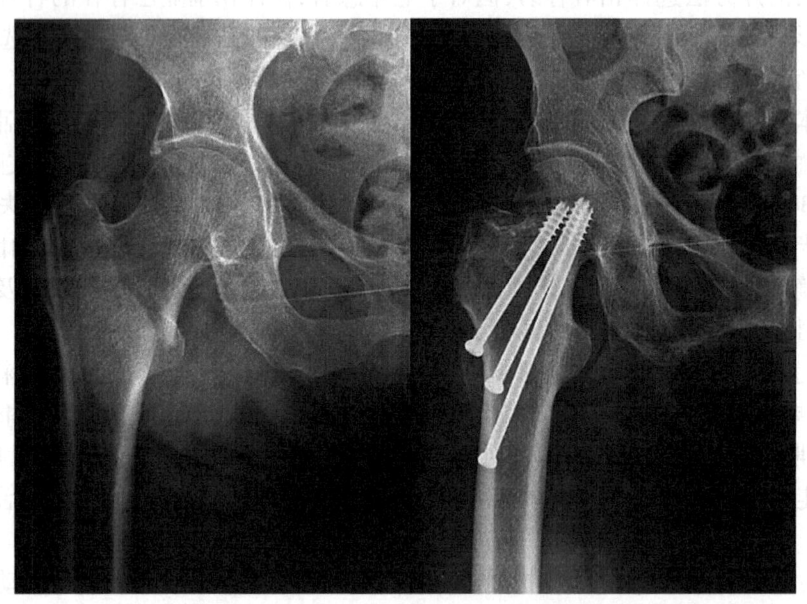

图 39-45 空心钉内固定治疗稳定型粗隆间骨折

纪 70 年代即开始应用于临床，经 AO/ASIF 改进后称之为动力髋螺钉（DHS），以一根粗大宽螺纹的拉力螺钉与套筒钢板及加压螺钉连接，在复位及骨折愈合过程中可使两骨折端靠拢，产生静力加压作用，对于顺转子间线骨折可以获得及动力加压作用，较先前的各类固定方式明显改进。自 20 世纪 80 年代后期逐步在国内得到推广，直至目前尽管股骨近端髓内钉在广泛应用的情况下仍然在临床中保持应用，是治疗股骨转子间骨折的重要内固定方法之一。由于股骨颈干角平均为 127°，130°的 DHS 适用于大多数转子间骨折（图 39-46，47）。

DHS 的操作要点：①牵引床下复位，维持患肢旋转中立位（髌骨内侧缘略高于外侧缘），恢复颈干角，宁可略大于正常，而不能够留有髋内翻；②大转子偏远端纵向切开 12cm 左右切口，显露骨面，借助导向器打入导针，C 形臂透视下满意的位置应当是正位在股骨头中下 1/3 相交处，侧位在股骨头正中，此处为张力和

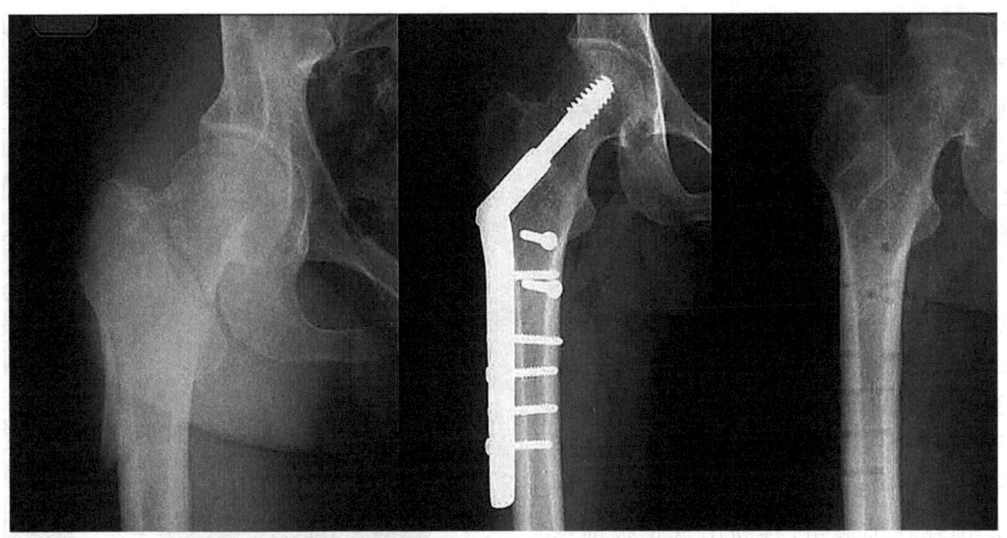

图 39-46 DHS 内固定治疗粗隆间骨折

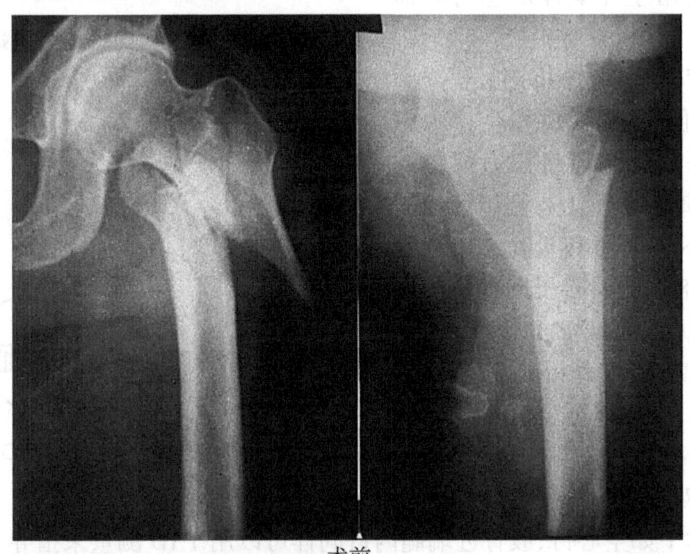

术前

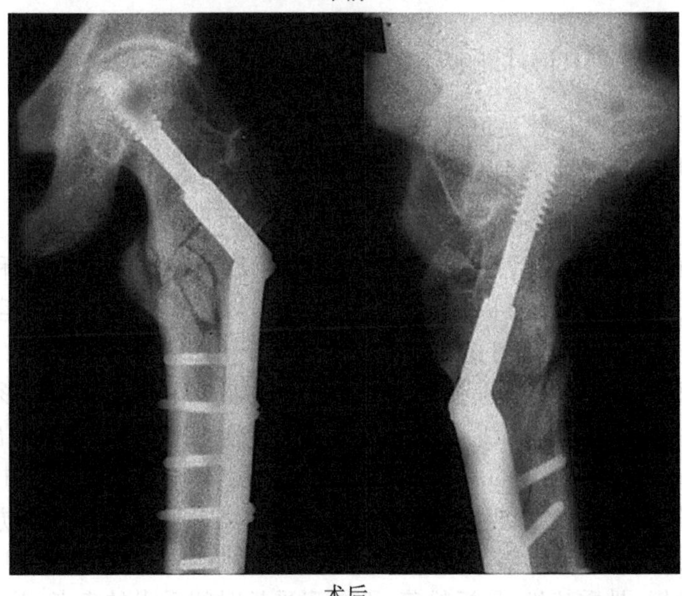

术后

图 39-47 股骨粗隆间骨折 Richards 钉内固定术

抗压力骨小梁相交点，对于骨质疏松患者尤为重要；③调整导针时注意保持与股骨干长轴的130°关系，否则容易形成髋内翻或外翻，拉力钉尾端应当进入钢板套筒内2/3左右，以防脱出；④拉力钉尖位于关节面下0.5cm左右，以获得最大把持力；⑤套筒钢板就位后检查钢板与骨干侧面的贴附情况，并首先固定偏远端的皮质骨螺钉。该系统缺点：存在相对不稳定，抗旋转能力弱；用于骨质疏松患者有一定的拉力螺钉切出率（cut out）（图39-48），尤其是当拉力钉位置偏上时；因钢板位于负重力线外侧固定力臂较大，不适用于逆转子骨折；此外由于此类器材不区分左右侧，而股骨颈存在前倾角，容易出现钢板前缘贴附不佳，在使用较长钢板时更为突出。另外，切口长、创伤偏大，应用于年老体弱患者时需考虑耐受性问题。

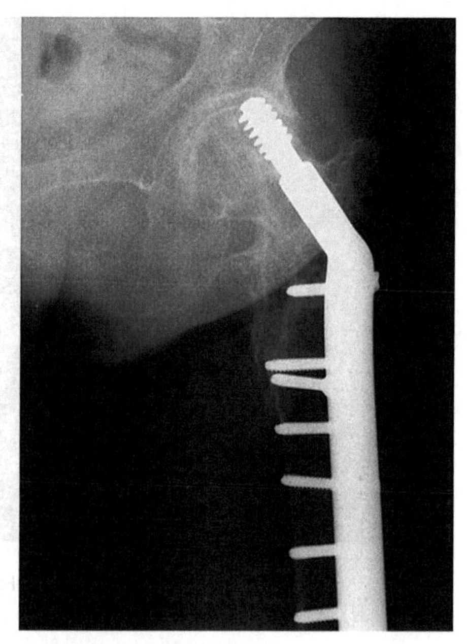

图39-48 DHS螺钉尖端切出股骨头

在应用DHS治疗转子间骨折时，若拉力螺钉在股骨头颈内的位置不当，可发生拉力钉切出（cut out）。多数医生认为应将拉力螺钉的位置正位片上处于股骨头中下1/3，侧位片的正中，但这种认识仍然不够全面和量化。1995年Baumgaertner经过对198例股骨转子间骨折的回顾性研究提出了尖顶距（Tip-apex distance，TAD）这一量化数值与螺钉切出有极显著相关性，经过临床病例分析，提出了改善TAD可显著减少内固定失败率，若TAD<25mm很少发生内固定失效。近年的文献中TAD的观念被多次提及应用。而在髋部其他内固定手术中如空心钉、股骨近端髓内钉同样可以用TAD测量来指导和评价手术（图39-49）。

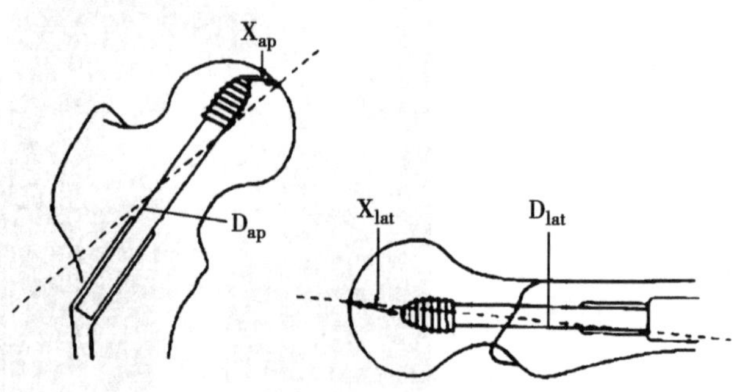

图39-49 尖顶距-TAD的测量计算

$$\text{TAD的计算}\quad TAD=\left(X_{ap}\times\frac{D_{true}}{D_{ap}}\right)+\left(X_{lat}\times\frac{D_{true}}{D_{lat}}\right)$$

X_{ap}=正位片尖顶距，X_{lat}=侧位片尖顶距，D_{ap}=正位片钉杆部直径，D_{lat}=侧位片钉杆部直径，D_{true}=钉杆部真实直径

第三类：是股骨近端髓内固定。近年来正逐步成为内固定的主流形式。早期具有代表性的是Gamma钉，10多年前开始在国内应用，通过髓腔内主钉、拉力钉和远端锁钉，将股骨头颈和远骨折段连接为一体，有效传递了载荷；可用于各类转子间骨折；半闭合操作，创伤小，并保留了骨折血运。与DHS相比，其固定力臂短，力学优点突出，对于不稳定型骨折髓内固定明显优于DHS。基于其优点，自其一经推出即被迅速广泛地接受，应用于各种类型的转子间骨折，效果肯定。其缺点是钉尖部易于形成应力集中，有导致应力骨折之虞，而且股骨头颈内为单根拉力钉，抗旋转作用不足。20世纪90年代出现的股骨近端髓内钉PFN（proximal femoral nail），是针对Gamma钉的某些不足做出了相应改进而推出的产品，主钉的直径减小，不必扩髓，缩短了操作时间；近端可置入两枚中空拉力螺钉、便于操作、具有防旋作用；交锁钉孔以远的髓内钉远端部分较长，可分散骨干部所受到的应力，使应力集中有效减小，而且材料是用钛合金。这些特点使得其更适用于老年、骨质疏松、骨折粉碎、不能耐受长时间手术的患者，并允许术后早期活动和负重（图39-50，51）。1997年PFN在欧洲推出后，被广泛认为是治疗股骨转子间骨折的较好方式。国内使用

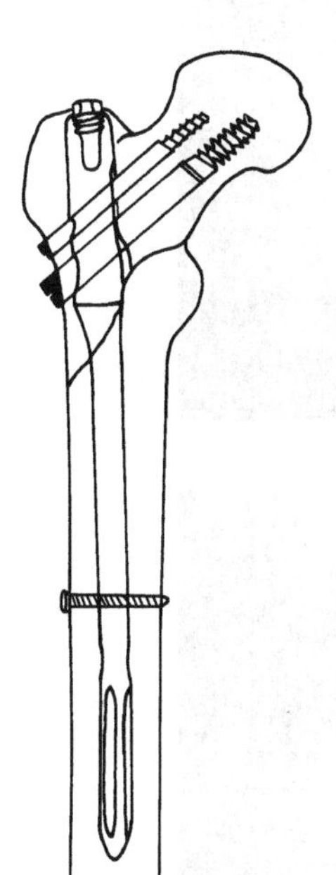
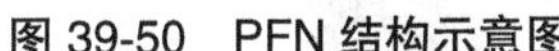

图 39-50 PFN 结构示意图

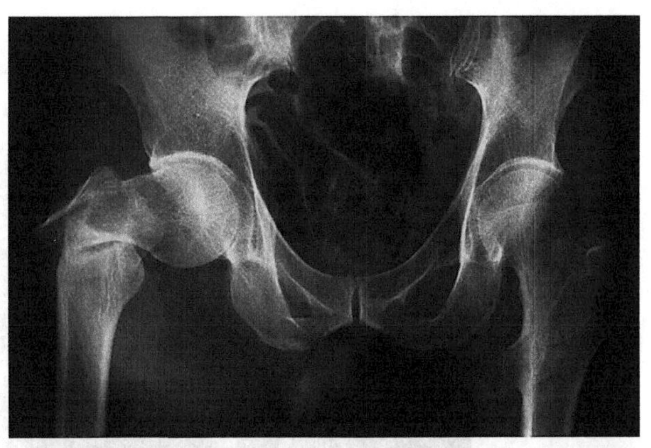
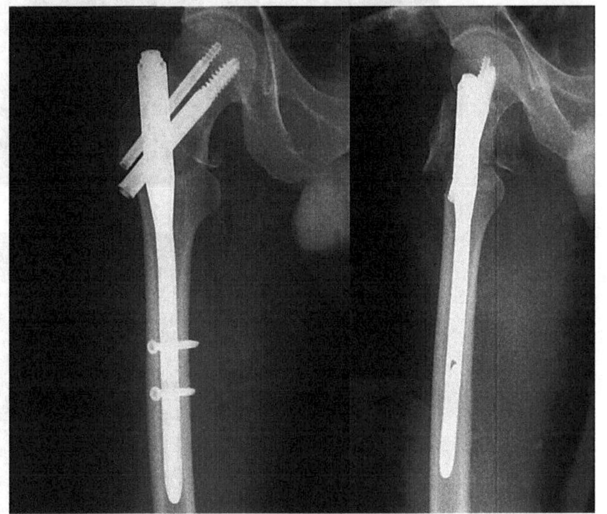

图 39-51 PFN 内固定治疗不稳定型粗隆间骨折

PFN 的治疗效果也得到广泛肯定。针对这一类固定方式，国内生产厂家也有类似的展品，材质包括有医用不锈钢或钛合金。名称不够统一，有的医师称之为 PFN 也有称之为短重建钉，同样取得了较好的应用效果（图 39-52）。近 2 年来国内又引入经皮操作的股骨近端髓内钉 Trigen（Smith-Nephew），其设计理念为手

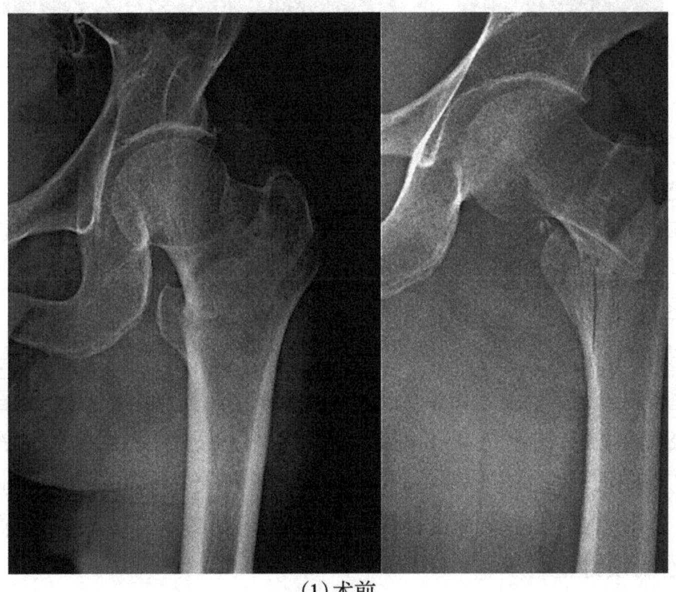

（1）术前

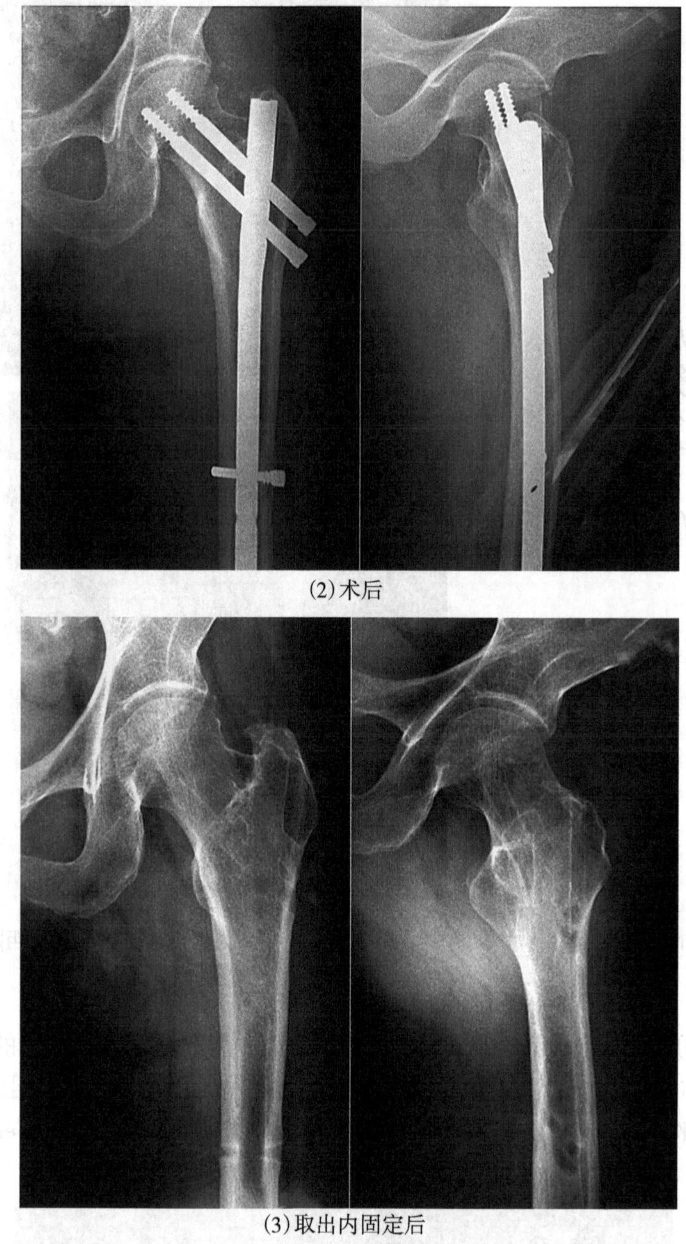

(2)术后

(3)取出内固定后

图 39-52 国产 PFN 治疗粗隆间骨折

术创伤微侵袭化，操作过程基本在保护套筒内进行，主钉入口首先通过导针确定，所需切口只需将保护套筒置入即可，最大的切口可控制在 3cm 左右。手术时间和术中出血显著下降，较为熟练的医师可在 1 小时内完成手术，出血量一般小于 100ml。基本使得以往创伤较大的内固定手术成为一近乎微创化的手术，尤其适合老年患者，这类方法具有进一步推广前景(图 39-53，54)。

基本步骤为：①经皮将导针插入至大转子尖端，X 线透视观察，若有较小偏差可采用其配套的蜂窝状调整器插入第 2 枚导针加以修正；②沿导针将皮肤切开 3cm、分开深筋膜将配套三连钻及保护套筒插入至骨面、三连钻钻入髓腔 8cm 左右，钻至 3~4cm 时，应停下，经 X 线透视，确保方向准确；③退出三连钻和套筒，插入主钉；④经定位器向股骨头内打入两枚斯氏针(配套工具内有长钻头，为避免钻头意外断裂，选用斯氏针更为安全)，配合 C 形臂适当调整斯氏针的前倾角和远近端位置；⑤测量深度后分别拧入两枚拉力钉；⑥利用瞄准器打入远端锁钉。

尽管股骨近端髓内钉的治疗效果得到肯定并为多数医生所接受，但在骨折愈合中发生的拉力钉向近

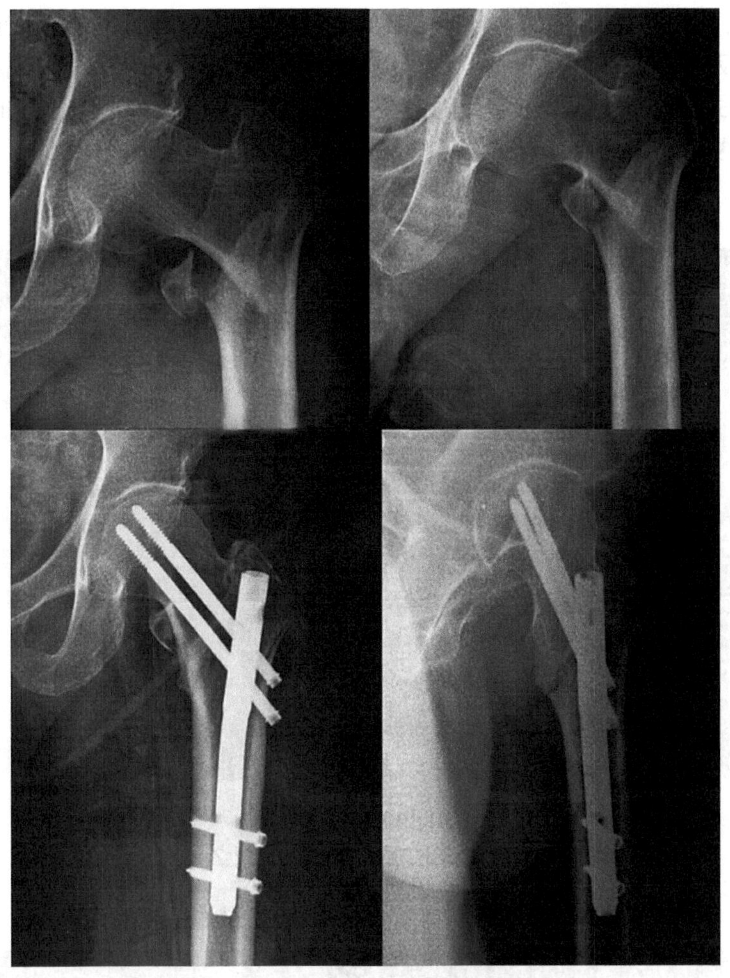

图 39-53 经皮操作短髓内钉治疗粗隆间骨折

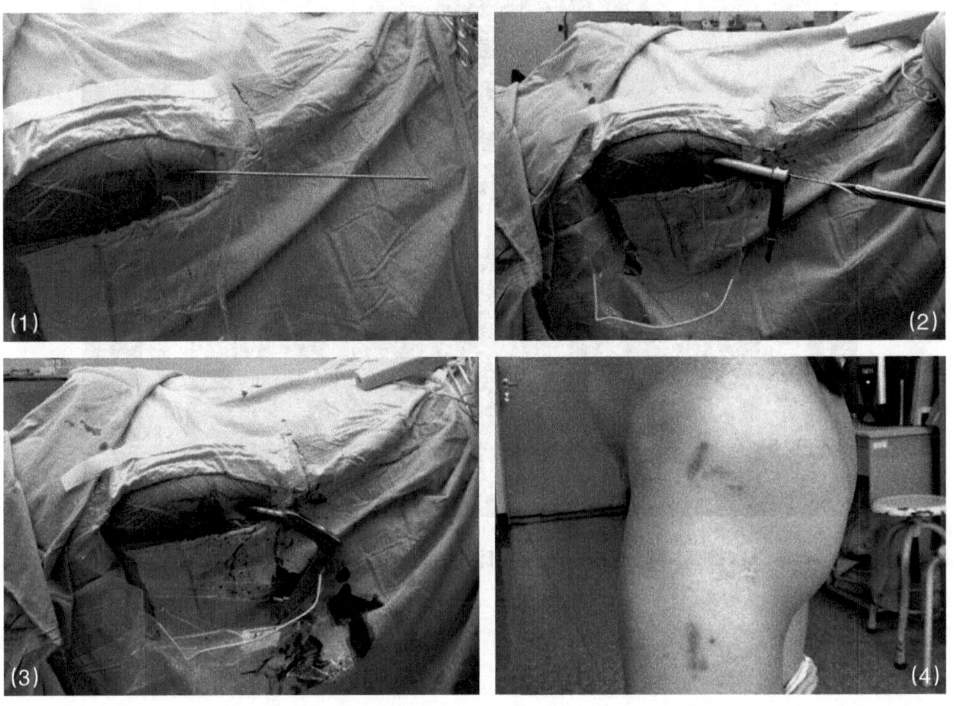

图 39-54 经皮操作股骨近端髓内钉治疗粗隆间骨折

(1)经皮插入导针;(2)经导针套筒保护下钻开入点;(3)送入髓内钉;(4)伤口瘢痕

端或远端的位移得到重视，文献中将其命名为 Z 效应，即近端拉力钉向近端位移，而远端拉力钉向远端移动(图 39-55)，与之相反的是反 Z 效应。Strauss 专门做过力学分析研究，并认为此种现象是双钉结构的弊病，故而近年来有多种形式的单钉类股骨近端髓内钉在临床中获得应用，如亚洲钉 -Smith Nephew、PFN-A-AO/ASIF(图 39-56，57)。更新型的还有子母钉结构的 Intertan- Smith Nephew(图 39-58)。

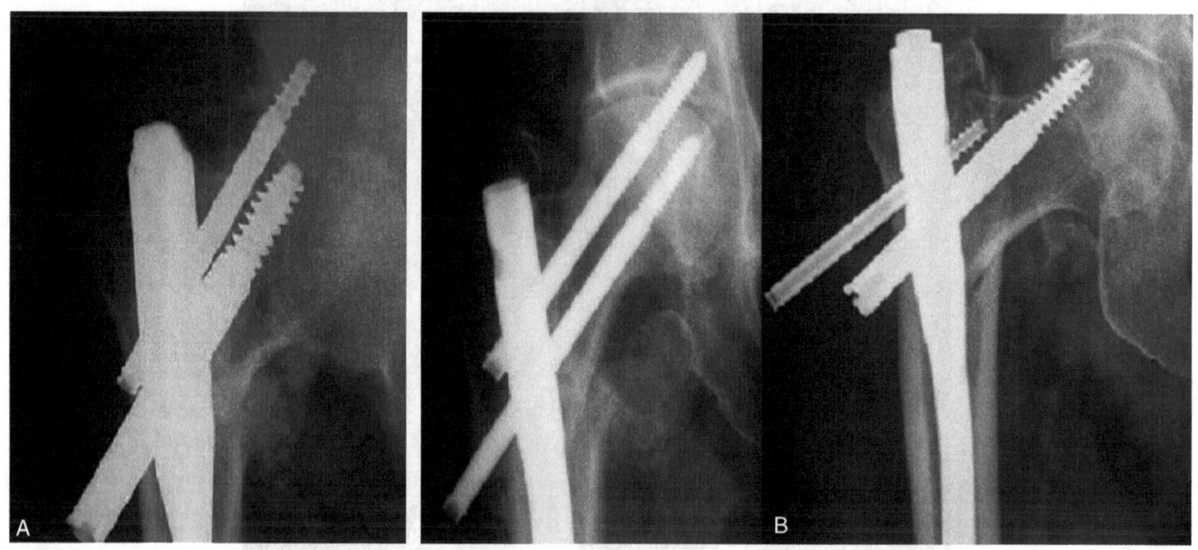

图 39-55 Z 效应

A. 双钉结构出现的 Z 效应；B. 反 Z 效应

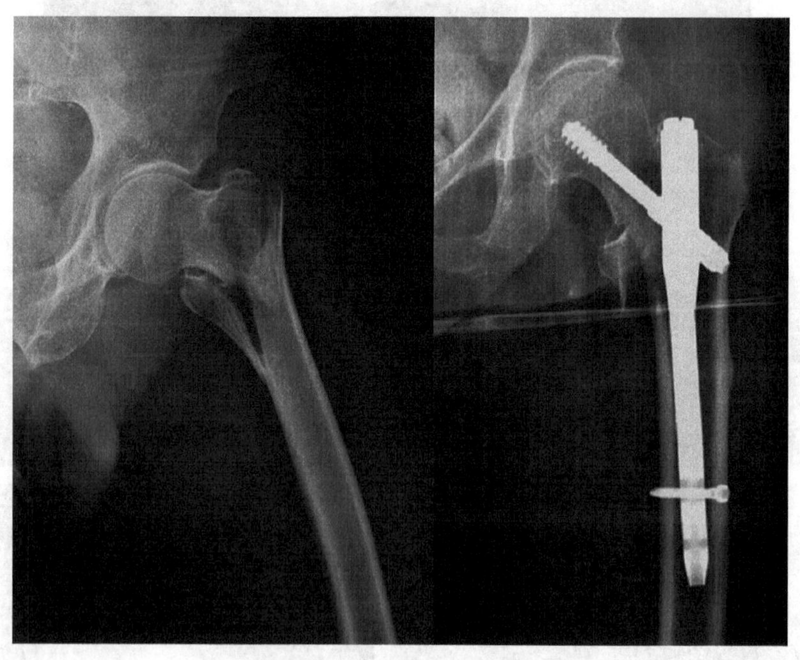

图 39-56 亚洲钉治疗股骨转子间骨折

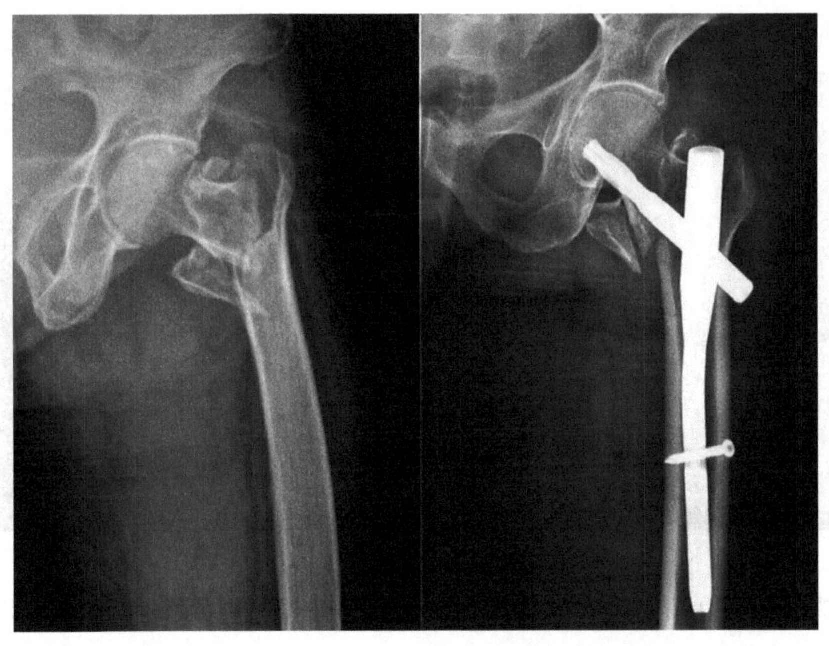

图 39-57 PFN-A-AO/ASIF 治疗股骨转子间骨折

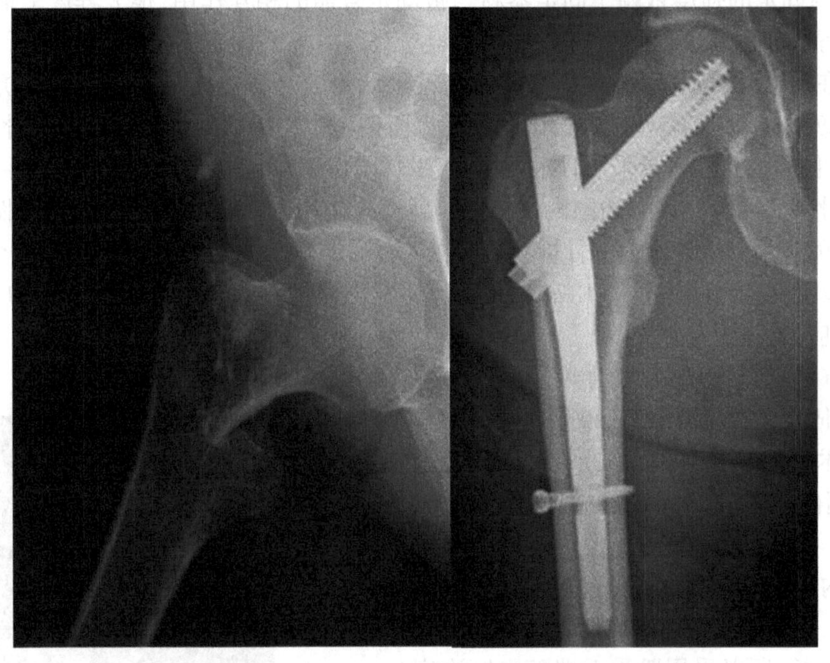

图 39-58 Intertan- Smith Nephew 治疗股骨转子间骨折

不可否认这些最新型的内固定器材绝大多数取得了令人满意的治疗效果，然而不幸的是单钉类的仍然有拉力钉位移、向内切入髋臼导致内固定失败的病例出现（图 39-59）。作者认为这些现象包括所谓的 Z 效应、反 Z 效应或单钉结构的拉力钉切入髋臼，本质是内固定器材与骨组织的弹性模量不同，关节负重时股骨近端产生周期性形变，在恢复形变的过程中使得拉力钉产生横向位移力矩，此时若两骨折端未形成有效地接触，将导致拉力钉向内或向外产生位移，具体方向取决于哪一侧的阻力更小。通过这些现象可以看出内固定手术的治疗效果更多取决于手术复位质量、内固定质量、术后的正确指导和患方的良好配合。不可能单凭新型的内固定器材而获得良好的治疗结局。

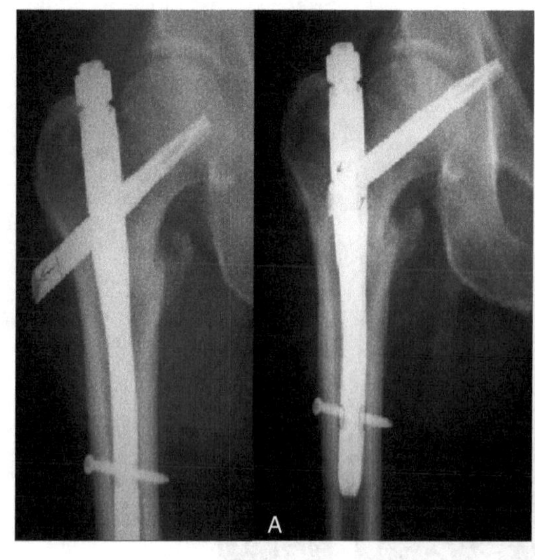

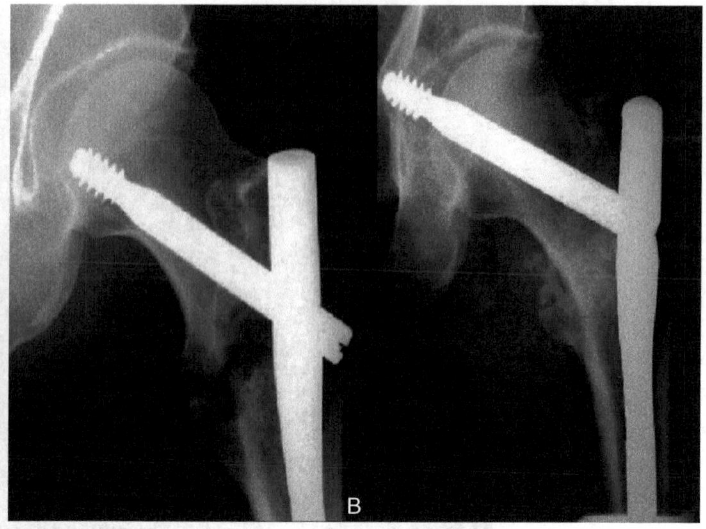

图 39-59 髓内钉固定失败

A. 螺旋刀片结构的股骨近端髓内钉固定失败；B. 单拉力钉结构的股骨近端髓内钉固定失败

(2) 影响内固定效果的因素：

1) 骨质量：内固定的强度依赖于固定器材与被固定骨骼的相互作用，很大程度上取决于股骨近端的骨骼质量，对于青壮年患者，如果操作得法，比较容易获得可靠的固定。但转子间骨折大多为 70 岁以上的高龄患者，存在严重的骨质疏松，因而有些学者甚至认为应当将此类骨质疏松性骨折归类为病理性骨折。为克服骨质疏松的影响，有些医师尝试利用注入所谓可生物降解的骨水泥或人工骨提高内固定效果，Cheng 曾经对 38 例不稳定性骨折采用骨水泥增强，平均随访 3.7 年，优良率 76%；远期并发症包括不愈合、股骨颈骨折、股骨头坏死等。该方法国内多年以前就有人使用，但一直未被广泛采纳，临床效果有待于较大样本和长时间的观察。从理论上讲骨折断端间注入普通的骨水泥 PMMA 骨折难以完全愈合。

2) 骨折类型，不稳定性骨折，如 Evans Ⅰc、Ⅰd 型，复位后仍存在趋向于原始位置的力学因素，内固定器材承受较大的应力，易于发生失效。

3) 内固定方法选择：DHS 与股骨近端髓内钉系列均是较好的内固定器材，使用的效果除内固定物本身特点以外，同术者的经验有很大关系，根据作者个人观察、体会，髓内钉系列的固定器材，操作更为简单，容易掌握，学习曲线相对较短。但对于某些类型的患者，采用髓内固定时，入钉点恰好位于骨折线处，虽经过扩髓步骤，但插入主钉后造成两骨折段间被撑开分离，股骨颈变长，所以采用股骨近端髓内钉治疗转子间骨折时髓内钉通过骨折线入钉是一大禁忌（图 39-60，61），术后通过动力加压作用，多数病例骨折线可以靠拢，但需密切观察，指导循序渐进功能锻炼。

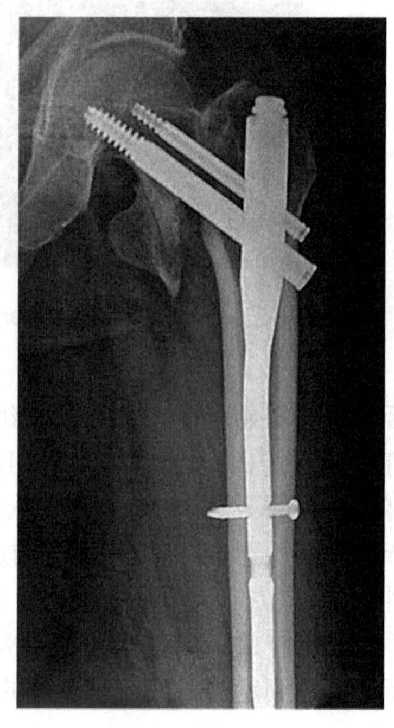

图 39-60 PFN 沿骨折线入钉，造成两骨折段分离

4) 手术质量：内固定对于近骨折段的控制主要依赖对于股骨头内骨质的把持，无论采用 DHS 或股骨近端髓内钉，其拉力钉均应位于相对良好的位置和深度，失效的内固定，很多与内固定物置放位置不佳有关。失效的固定多伴有髋内翻、拉力钉切出，失败率 4%~20%，多发生在术后 3 个月。原因：①拉力钉偏心位置放；②拉力钉孔道反复钻入，造成骨缺损；

图 39-61　送入髓内钉时，应避免沿骨折线插入

③骨折复位不佳，如髋内翻未纠正，形成较大的分力，造成切割作用；④严重的骨质疏松。

5）老年人术后康复阶段的依从性，此类患者存在严重骨质疏松，术后数月内的功能康复至关重要，其锻炼过程应当循序渐进。完全负重前，生活不能全部自理，对于他人的依赖程度较高，过早负重易于引起固定失效。

（3）小转子骨块的处理：转子间骨折的稳定程度同后内侧骨皮质的状态、小转子是否完整有很大关系。对于 EvansⅠc、Ⅰd 型骨折，很多学者认为，内固定时应当将小转子复位、固定。术中为获得小转子骨折块复位、固定，多数需要较大范围显露，此外很多小转子骨块本身即为粉碎性、抑或存在隐裂，勉强用拉力钉固定住也难以获得后内侧的可靠支撑。此外如果选用髓内系列固定器材，再用其他附加的手段固定小转子骨块也有一定难度，同时大大增加手术创伤。我们体会，如果主要骨折段复位满意、固定物置放达到要求、术后 8~10 周内严格指导功能锻炼，多数可以达到良好的愈合，并非强求将小转子骨块复位、固定。

（4）人工关节置换：对于转子间骨折的患者行人工关节置换国内外均有介绍，可选择骨水泥型双极人工股骨头。重度骨质疏松并骨折粉碎、移位严重的极高龄患者，可考虑行一期假体置换，是最直接、有效、快速的治疗手段。但在运动能力低，要求不高，且预期寿命不长的高龄患者中，显得意义不大。对于个别骨折不愈合和内固定失败的患者是一种可选择的手段。需要强调的是，大多数转子间骨折患者内固定术后的效果良好，尤其是现阶段有较多的新型内固定器材可供选择以及辅助手术的手段（C 形臂、牵引床等），人工关节置换的方法只作为内固定方法以外的一种补充手段，而非主要方式。Haentjens 曾报道采用骨水泥型双极股骨头假体置换治疗了 93 例年龄超过 75 岁的不稳定性转子间骨折，优良率 78%，术后脱位率为 3%。如果内固定手术质量较高，失败需要翻修的一般小于 5%。比较明确需要置换假体的指征应当是：①患侧髋关节既往已存在有症状的病变 - 如股骨头坏死；②骨折呈严重粉碎性、闭合复位困难，需要切开复位、而且骨质严重疏松、内固定难以保证质量者；③内固定失败需要翻修的（图 39-62）。采用髋部假体置换手术，治疗费用相对较高、创伤大、并发症多。因大、小转子都呈粉碎状，置放假体的骨性参照标志不明确，术中需要良好判断，并将移位的大小转子设法固定、避免骨水泥进入骨折间隙影响骨块愈合。

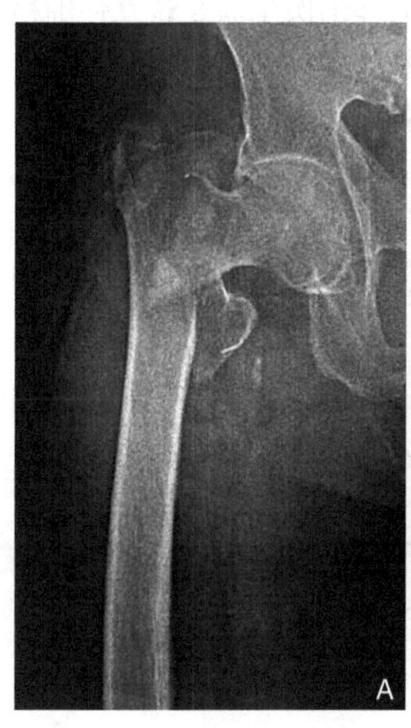

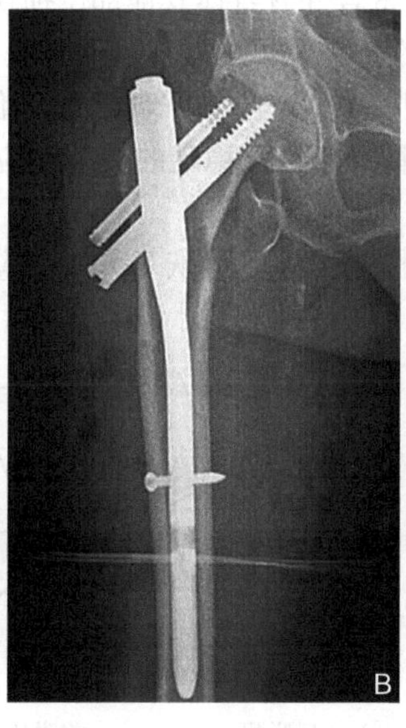

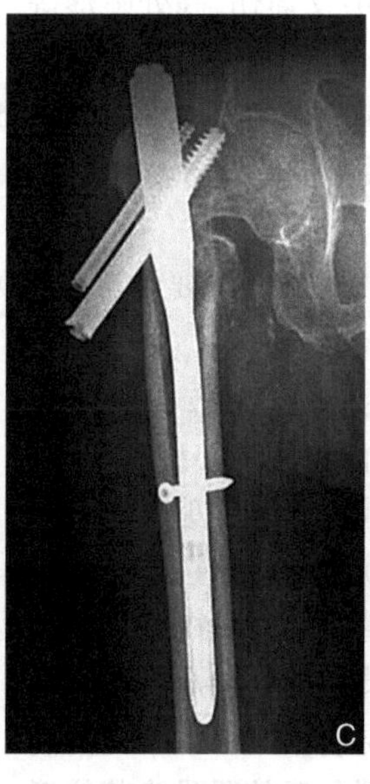

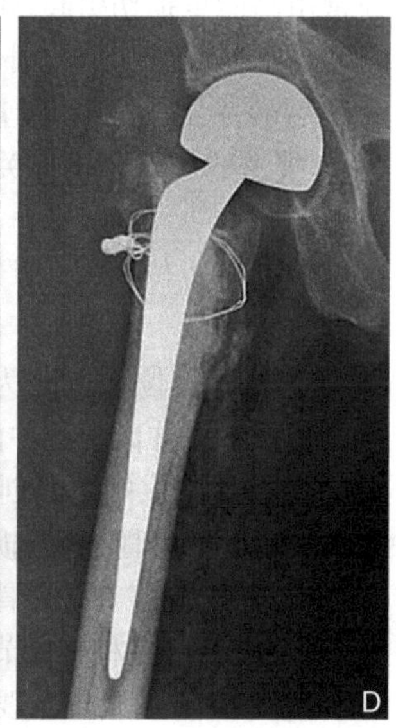

图 39-62　人工股骨头置换治疗内固定失败的病例

A. 骨折后；B. 短髓内钉固定后；C. 内固定失效；D. 水泥柄人工股骨头置换后

(5) 术后功能训练:术后第二天就应当开始功能锻炼,主要是髋、膝、踝关节的矢状面屈伸活动、直腿抬高等。待局部伤口疼痛消失后,即应离床锻炼活动。

国内外学者对于转子间骨折后下肢功能锻炼的观点并不一致,Nordin 等认为患者在床上用便器时髋部受到的力学作用同无支撑保护下的行走已比较接近。即使是仅活动踝关节,通过肌肉收缩作用,即可在髋部产生较大的作用力。Koval 等报道,术后即允许负重行走并没有显著增加并发症以及因此而翻修的比例。国内医师多数比较谨慎,在骨折未愈合前多建议有支撑保护下的部分负重。比较理性的做法应当是强调个体化治疗,患者的情况各不相同,指导功能锻炼时应参考年龄、骨折类型、骨质疏松情况、内固定手术质量等多种因素,不应千篇一律。

五、单纯的大、小转子骨折

单纯的大转子骨折少见,预后多数较好,典型的病例可见于老年患者因直接撞击而引起;少数可因臀中小肌强烈收缩引起大转子撕脱骨折。伤后可有髋外侧、臀部疼痛,关节活动时加重,可伴皮下淤血,伴有骨块移位者普通 X 线片比较容易识别,多见大转子骨块向后上方移位,无移位的骨折普通 X 线片上不易识别,对高度可疑的病例可采取 CT 或 MRI 检查,以防漏诊。有时所谓的大转子骨折其实是股骨转子间骨折的一部分,只不过转子间的骨折线比较隐蔽。

因大转子骨折多数仅累及一部分,而非整个大转子全部,外展肌功能大部分得到保留,即使少许移位,日后功能亦影响不大,其治疗多采取保守治疗,对症药物,支撑器具保护下行走等。若为青壮年患者、骨块移位较多,也可考虑手术治疗,如采取张力带或拉力螺钉固定。

单纯小转子骨折罕见,偶因髂腰肌的强烈收缩将小转子撕脱,例如运动员做剧烈运动时,可能发生。伤后,髋内侧有疼痛和压痛,髋关节无明显功能障碍,拍摄 X 线片可辅助诊断。一般不需特殊处理,对症并适当休息即可,预后佳。

第五节 髋关节脱位和股骨头骨折

髋关节为最典型的杵臼关节,髋臼包括骨性部分和纤维性的盂唇,比较深,包容股骨头的大部分,二者紧密贴合,形成真空。关节囊及周围韧带坚强,构成的关节非常稳定,而且关节周围有丰富的肌肉,作用于股骨近端使得股骨头牢靠地贴附于髋臼内。引起脱位需要强大的暴力作用,脱位或脱位合并股骨头骨折通常由高能量损伤引起,如:交通伤、高处坠落等。常合并有身体其他部位损伤,经治医生需要认真仔细检查避免其他漏诊部位的损伤。髋关节脱位后,多存在不同程度的髋臼或股骨头软骨损伤,股骨头血运破坏。脱位后的并发症,例如股骨头缺血性坏死、创伤型关节炎、坐骨神经损伤、移位骨化、再脱位等比较常见。Yang 报道的远期创伤性关节炎高达 50%,其治疗目的是恢复稳定的关节对应关系,力争保留股骨头的几何外形。

髋关节脱位属于较严重损伤,需要急诊及时处理,力争尽早恢复关节对应关系,减少脱位带来合并损伤的影响程度。

髋关节脱位可以分为两个类型:前脱位和后脱位。在以往的分类中尚包括中心型脱位,所谓的中心性脱位的主要创伤病理改变为髋臼骨折,常常涉及髂骨、耻骨损伤,治疗主要针对髋臼骨折,其脱位多在处理骨折后而获得纠正。对于该部分讨论,在相应章节中已经涉及。

髋关节前后脱位主要依据 Nelaton 线(髂前上棘与坐骨结节的连线),脱位后的股骨头若位于该线后方者是后脱位,反之为前脱位(图 39-63)。

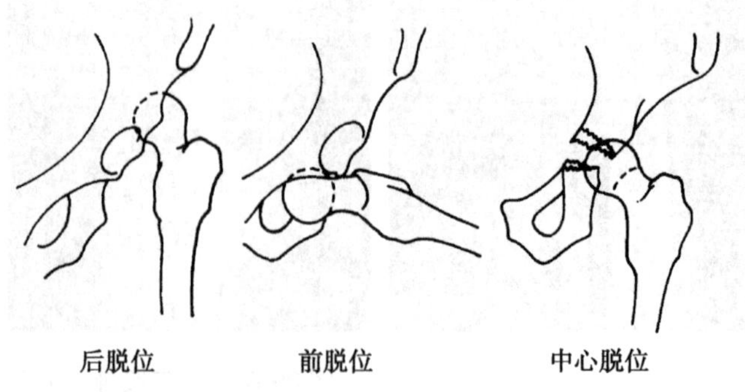

图 39-63 髋关节脱位

一、髋关节前脱位

比较少见,在髋关节脱位中所占比例不超过10%~15%。

(一) 病因

当股骨强力急骤外展、外旋时,大粗隆与髋臼上缘顶撞,以此为支点形成杠杆作用,迫使股骨头穿破关节囊,由髂股韧带与耻骨韧带之间的薄弱区穿出。或者当股骨外旋时,由体侧向内下方直接作用于大腿近端,亦可发生前脱位。

(二) 临床表现

患者有明显的外伤史,伤后局部疼痛,患肢呈外展、外旋、屈曲畸形位弹性固定(图39-64)。如为低位脱位,患肢可比健肢长。腹股沟部肿胀,抑或可触及脱位的股骨头。被动活动,引起肌肉痉挛和剧烈疼痛。经拍摄X线片多可明确诊断。如为可疑病例,普通X线片上表现不典型者,应行CT检查,现阶段螺旋CT得到普及,通过表面重建的三维结构重现可以比较清晰地判断出脱位的方向。

(三) 分型

Thompson和Epstein提出两种位置分型:高位型(耻骨型),脱位的股骨头上移至耻骨支水平;低位型(闭孔型),脱位的股骨头停留于闭孔处(图39-65)。

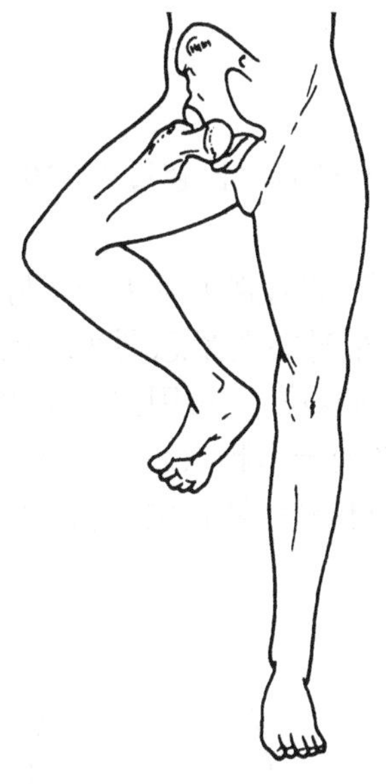

图39-64 髋关节前脱位的典型体征

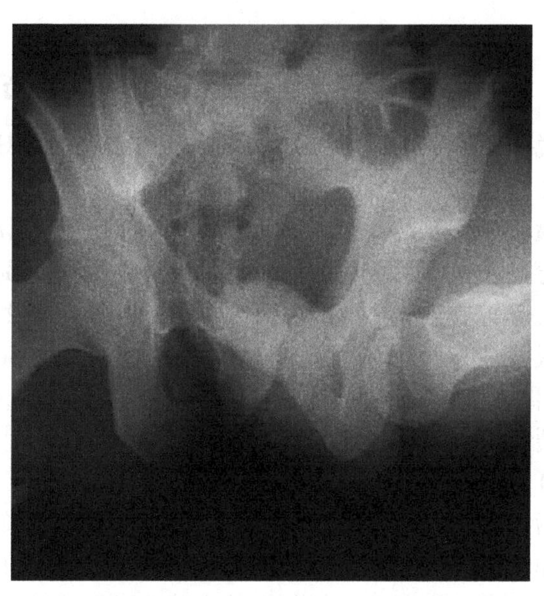

图39-65 髋关节前脱位——低位型

Levin(1998)参考了Stewart和Milford的分类,提出一综合性(comprehensive classification)分型:

Ⅰ型 前脱位,没有合并明显骨折,复位后关节稳定。

Ⅱ型 难复性的前脱位,若尝试复位需在全麻下进行。

Ⅲ型 前脱位复位后不稳定或关节间隙内嵌入软骨、撕裂的盂唇或碎骨块。

Ⅳ型 前脱位,伴有髋臼骨折,该骨折需要修复,以恢复关节形状和稳定。

Ⅴ型 前脱位,伴有股骨头或股骨颈骨折(图39-66)。

该分型目的在于更好地指导治疗,同样的分型方法也用于后脱位。

前脱位与后脱位的治疗基本相似,将在后面的内容中一并论述。

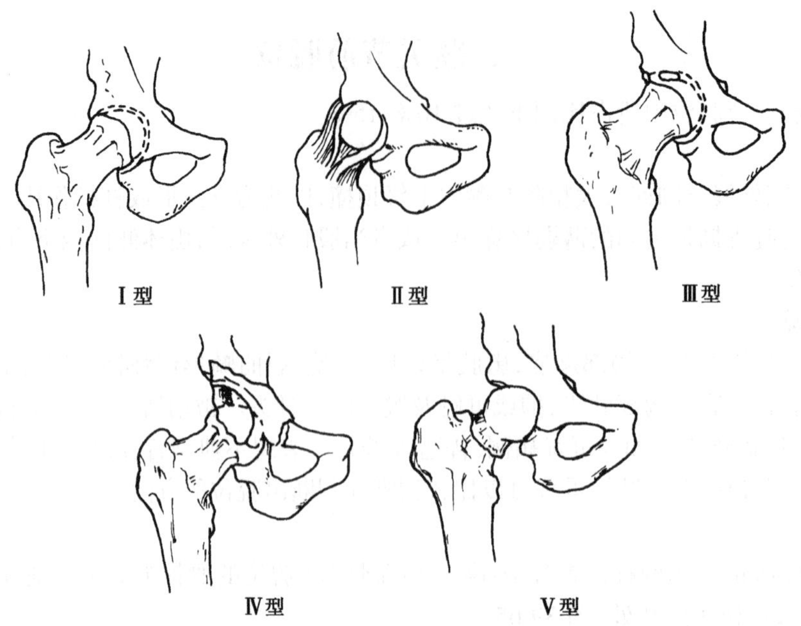

图 39-66 髋关节前脱位 Levin 综合分型

二、髋关节后脱位

后脱位是髋关节脱位中最为常见的类型，其发生率远高于前脱位，两者之比超过 1∶10。

（一）伤因

若髋关节处于屈曲、内收位时，股骨头的上外侧已超越髋臼后缘，如有强大暴力撞击膝前方，便可使股骨头穿破关节囊后壁形成后脱位。最常见的典型损伤机制为乘车时突遇紧急刹车或追尾碰撞，后排乘员的膝部撞在前排靠背的后面。即使受伤时关节没有处于明显内收位，也可因强大暴力作用，造成髋臼后壁或股骨头骨折，继而股骨头向后脱位。在塌方事故中，如伤者处于弯腰状态下劳动，重物压砸在骨盆部，股骨头相对后移而发生脱位。股骨头后脱位时，多由髂股韧带和坐骨韧带之间的薄弱区穿出，后关节囊撕裂。

（二）临床表现

伤后可表现为局部严重疼痛，患肢屈曲、内收、内旋畸形位弹性固定，肢体短缩（图 39-67）。瘦弱的患者可在臀部触及脱位的股骨头。但如合并有髋臼后壁或后柱骨折，患肢的畸形位置并不明显。

应当强调的是，此类损伤多为强大暴力所致，常为多发损伤，尤其是合并有颅脑外伤导致昏迷，以及同侧肢体股骨、胫骨等骨折，查体不够满意，容易发生漏诊。

（三）分类

1. Thompson-Epstein（1951 年）分型　此种分类法主要考虑有无髋臼和股骨头骨折，以及骨折程度，多年来被广泛采纳（图 39-68）。

Ⅰ型　单纯后脱位或伴有微小骨片。

Ⅱ型　后脱位伴有髋臼后唇一大块骨折。

Ⅲ型　后脱位伴有髋臼后唇粉碎性骨折，可存在一较大的主要骨块。

Ⅳ型　后脱位伴有髋臼顶部骨折。

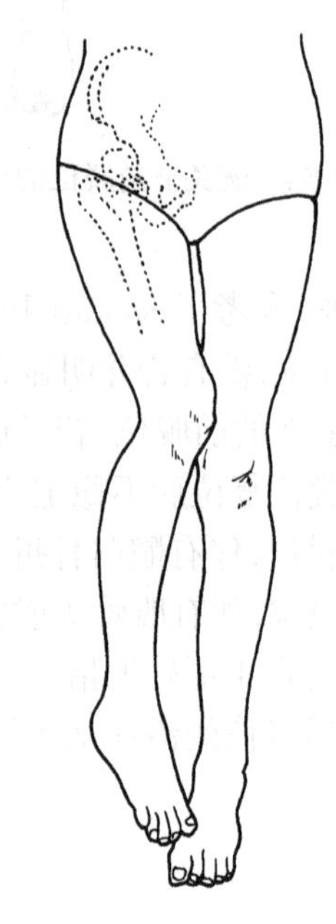

图 39-67 髋关节后脱位的典型体征

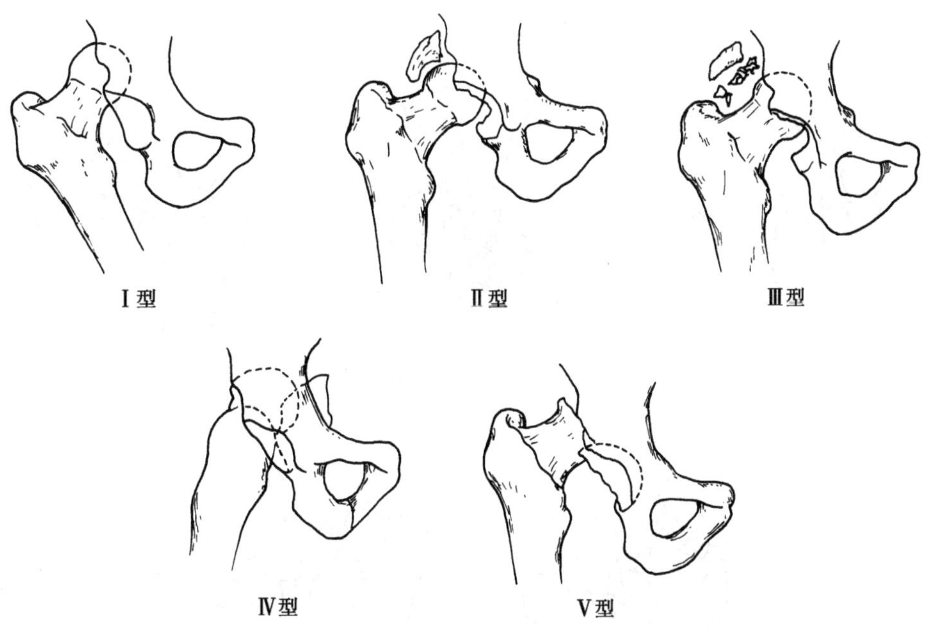

图 39-68 髋关节后脱位的 Thompson-Epstein 分型

Ⅴ型 后脱位伴有股骨头骨折。

针对Ⅴ型骨折，Pipkin（1959）又将其进一步分为四型，该分型长期被引用对治疗有较强的参考价值。

Ⅰ型 后脱位，股骨头骨折，骨折线位于股骨头中心凹的远侧。

Ⅱ型 后脱位，股骨头骨折，骨折线位于股骨头中心凹近侧。

Ⅲ型 股骨头骨折合并有股骨颈骨折。

Ⅳ型 股骨头骨折（上述任何类型）合并髋臼骨折（图 39-69）。

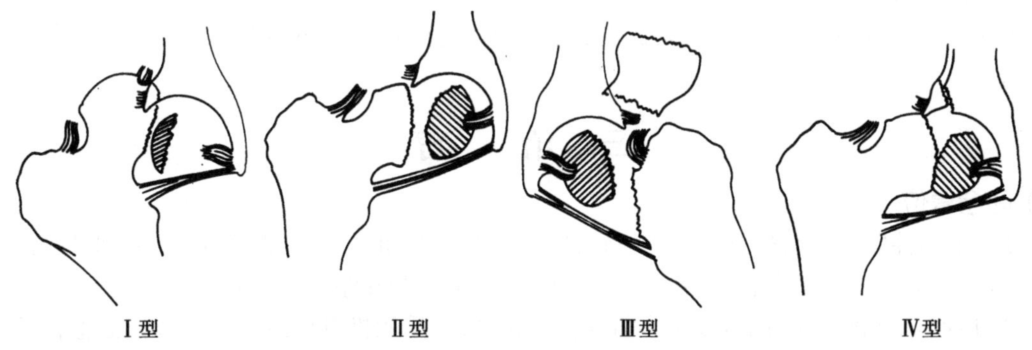

图 39-69 髋关节脱位合并股骨头骨折 Pipkin 分型

上述四型中以Ⅰ、Ⅱ型常见，此类创伤属严重损伤，处理时应当积极慎重。

2. Stewart-Milford（1954）分型 该分型主要考虑复位后关节的稳定性，同时参考并发骨折的情况。

Ⅰ型 单纯后脱位，不伴骨折。

Ⅱ型 后脱位伴有一或多块骨折片，但髋臼窝尚好，复位后稳定。

Ⅲ型 后脱位伴有髋臼后缘骨折引起复位后的髋关节明显不稳定。

Ⅳ型 后脱位伴有股骨头或股骨颈骨折。

3. Levin 分型 Levin（1998）认为上述分型在指导治疗、估计预后方面不够实用。因而提出一综合性分类（comprehensive classification），该分型考虑到复位前后的临床表现以及多种影像资料，包括 X 线片、CT 甚至 MRI。

Levin 分型（图 39-70）：

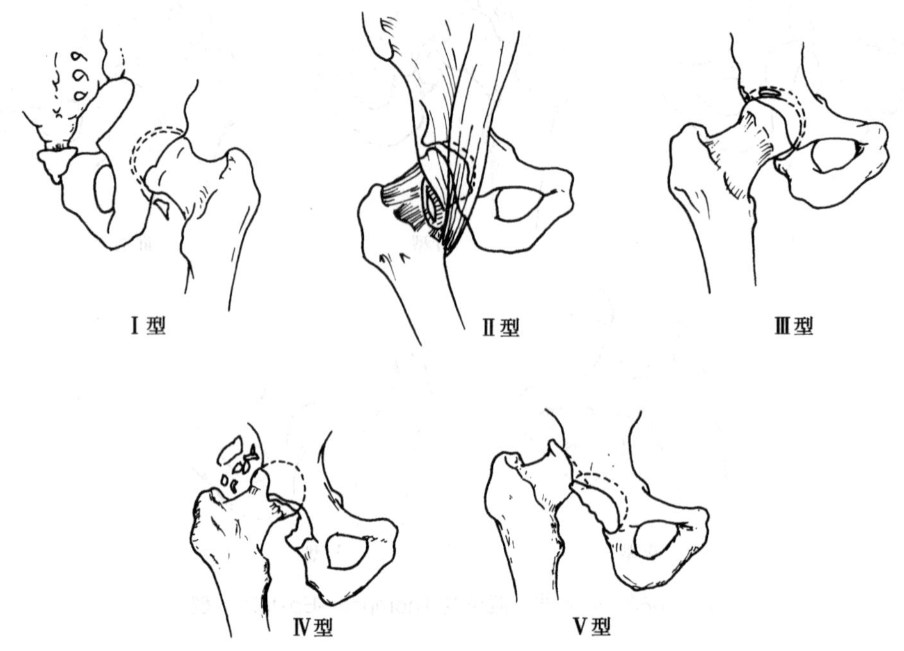

图 39-70 髋关节后脱位 Levin 综合分型

Ⅰ型 后脱位，没有合并明显骨折，复位后关节稳定。

Ⅱ型 难复性的后脱位，若尝试复位需在全麻下进行。

Ⅲ型 后脱位，复位后不稳定或关节间隙内嵌入软骨、撕裂的盂唇或碎骨等。

Ⅳ型 后脱位，伴有髋臼骨折，该骨折需要修复，以恢复关节形状和稳定。

Ⅴ型 后脱位，伴有股骨头或股骨颈骨折。

该分型对于临床治疗的指导作用较强，与髋关节前脱位中的 Levin 分型方法一致，仅是"前"、"后"有别。

三、治　　疗

(一) 闭合复位

对于Ⅰ型单纯性脱位的治疗意见比较一致，应当尽快争取闭合复位，力争在 12~24 小时内完成，而对于Ⅱ~Ⅴ型(Thompson-Epstein 分型，Levin 分型)，则应当根据具体伤情酌情处理。

伤后由于疼痛，肌肉痉挛，闭合复位多需要良好止痛，可采用椎管内或全身麻醉。如患者身体条件允许，可由麻醉医师静脉应用短效麻醉诱导剂 - 丙泊酚，可获得简单快速的麻醉效果。复位过程中，注意缓慢持续牵引用力，避免粗暴动作带来的副损伤。

1. 前脱位复位

Allis 法：患者仰卧位，一助手将骨盆固定或布带固定于床面，另一助手握住患者的小腿近端，维持屈髋，顺畸形方向牵引并逐渐加大力量，术者向外侧推挤大腿近端，此时助手适当增加屈髋至 60°~90°、并轻柔内收、内旋患肢，此时多可听到股骨头还纳的弹响声，畸形消失，提示复位成功。有条件时，应即刻拍片证实(图 39-71，72)。复位成功的要点在于充分的牵引。

如果一次复位不成功还可以尝试第二次，但应当避免重复多次的闭合复位，难以复位的病例，常提示可能存在前方关节囊破裂处卡压，应考虑切开复位，避免进一步复位带来的副损伤。

2. 后脱位复位

(1) Stimson 重力复位法：患者俯卧位，下肢离开床面，髋、膝关节分别屈曲 90°，助手固定住骨盆，术者一手握于踝部，另一手向下按压小腿近侧后方即沿股骨干长轴牵引，适当旋转髋关节，主要为外旋。若有

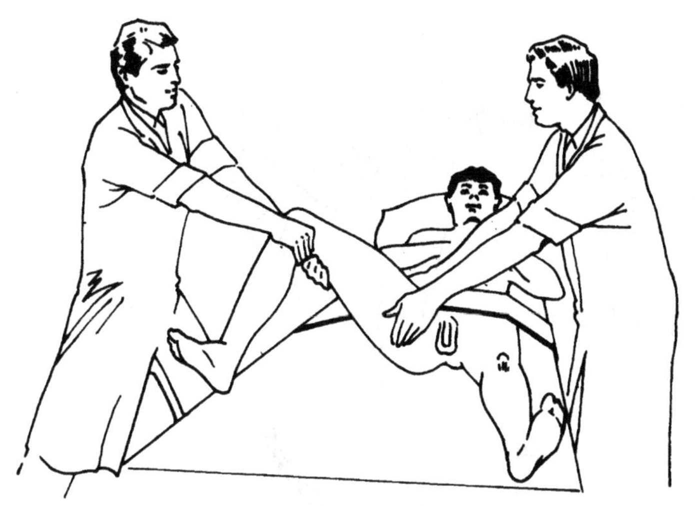

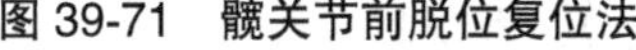

图 39-71　髋关节前脱位复位法

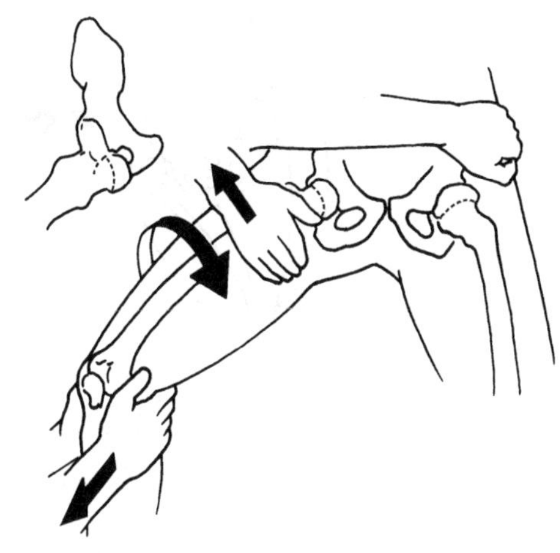

图 39-72　髋关节前脱位复位时的用力方向

明显的弹响感，则表明复位成功（图 39-73）。此法借助重力，理论上的优点是可以减少股骨头关节软骨继发性损伤。

(2) 改良 Allis（提拉）法：应与前脱位时的 Allis 法相区别。患者仰卧于床面或地上（衬垫于褥单等物品上），术者位于患肢侧，面对患者，助手按压髂前上棘固定骨盆，患肢髋、膝关节逐渐屈曲至 90°左右，小腿置于术者双膝内侧，双手握住小腿上端，沿股骨长轴方向持续牵引，维持牵引状态下适当外旋髋关节，感到明显的弹跳、弹响、畸形消失，表明股骨头还纳入髋臼，复位成功（图 39-74）。此法最为常用，成功率较高。

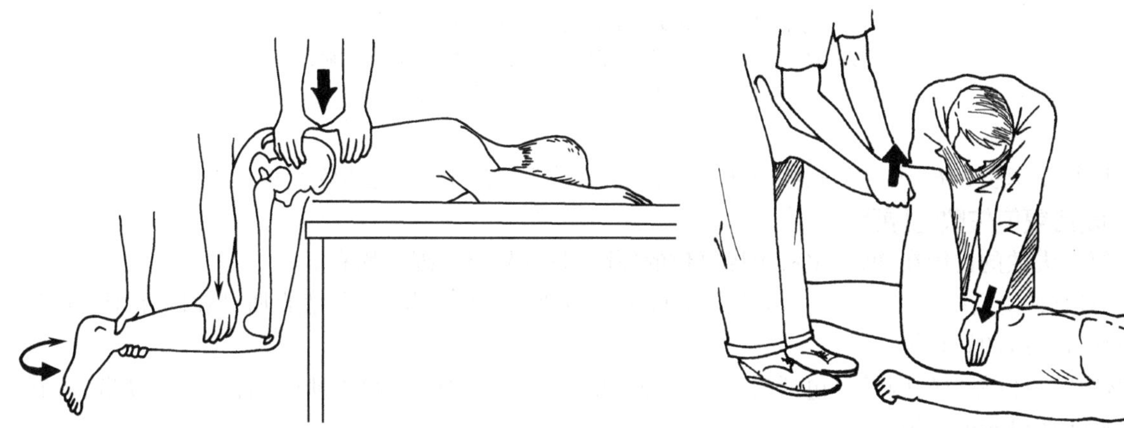

图 39-73　髋关节后脱位的 Stimson 重力复位法

图 39-74　垂直牵引复位（Allis 法）

原 Allis 法：术者一手握住踝部，另一侧前臂顶住腘窝部，用一侧上肢通过杠杆力量牵引使得关节复位。

(3) Bigelow（问号）法：患者仰卧位，术者一手握住患肢踝部，另一手握住小腿上端，在保持牵引下逐渐屈髋、屈膝、内收、并内旋髋关节，使膝部接近对侧髂前上棘和腹壁。在维持牵引下，再使髋外展、外旋、伸直。其动作轨迹在左髋复位过程中犹如画了一个？号（图 39-75），如果在右侧，则轨迹为镜像关系，呈一个反问号。复位后感到弹响，髋部畸形消失，关节复位。

复位后立即拍 X 线片，证实复位。如果怀疑间隙内有组织块嵌入，应给与 CT 扫描检查，若怀疑软组织嵌入可采用 MRI 检查，也有学者认为，应将此类检查作为常规性检查。若有组织块嵌入，并且位于相对应关节面之间，则应考虑手术取出。而位于卵圆窝内的组织块，如果对关节面没有形成实质性影响的可不必采取更为积极的切开手术。

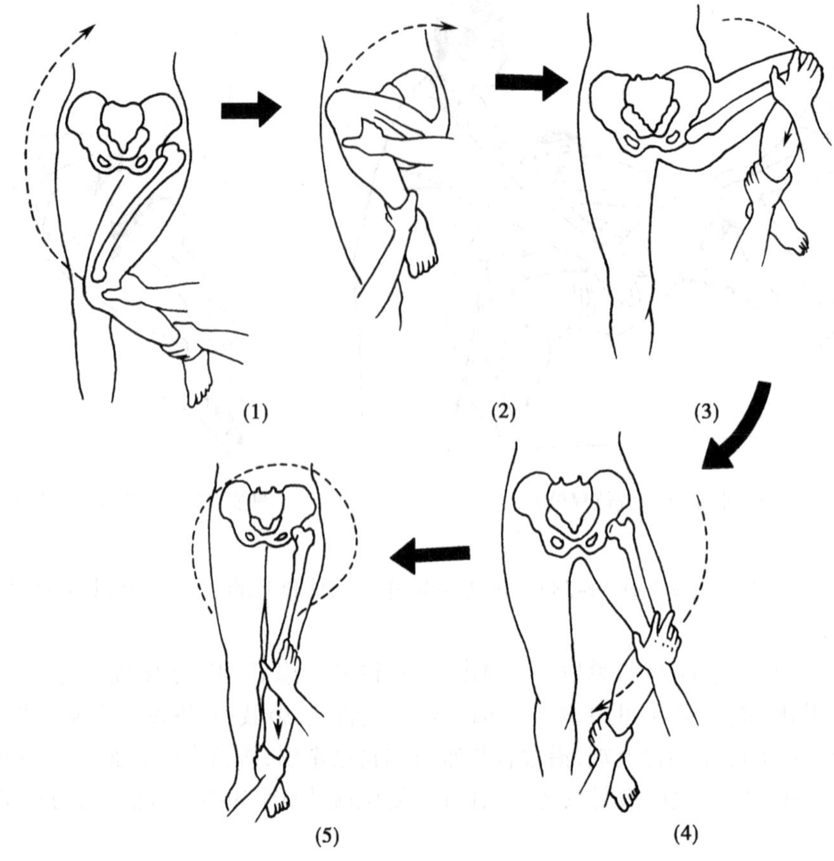

图 39-75 髋关节后脱位的问号法复法

(1)~(2) 牵引，屈膝、屈髋、内收内旋；(2)~(3) 外展、外旋，(3)~(4) 逐渐伸直；(4)~(5) 伸直下肢

复位后行皮牵引 3~6 周，然后扶拐离床负重行走，在伤后 12 周左右逐步恢复至正常。

(二) 闭合复位失败的原因

闭合复位失败的比例在 2%~15%，干扰复位的原因，骨性软组织因素均有。

1. 影响前脱位复位的因素　包括关节囊裂隙卡住股骨头形成纽扣作用，股直肌、髂腰肌的阻挡，破裂的前关节囊或盂唇的妨碍等。

2. 影响后脱位复位的因素　包括后关节囊裂孔的卡压，梨状肌腱、臀大肌阻挡，以及圆韧带、盂唇或较大骨块妨碍股骨头就位等。

闭合复位失败的患者如果病情允许，应给与小于 2mm 层厚的 CT 扫描，明确原因，由于目前多数医疗机构所用的为螺旋 CT，是容积扫描影像可以重建，通过矢状面和冠状面的重建图像结合横断面（轴位）的显示结果，多数可以找到问题所在，并尽早实施手术复位。

(三) 切开手术治疗

1. Ⅱ型（Levin）脱位　此型脱位的治疗多因软组织嵌于股骨头和髋臼壁之间使得闭合复位难以成功。Proctor 曾经报道 1 例因梨状肌腱阻挡致使后脱位闭合复位失败。Epstein 介绍过 1 例难以复位的前脱位病例，术中发现为髂腰肌腱的阻碍。实际原因可为多种形式，但无论何种创伤病理造成的复位失败，都应尽快实施手术、切开复位。后脱位可采用 Kocher-Langenbeck 入路；前脱位用 Watson-Jones 切口或 Hardinge 直接外侧入路，但是不建议使用 Smith-Petersen 切口，以避免损伤已被牵拉紧张的股神经和血管。

术中需认真检视髋臼和股骨头软骨面，明显塌陷的关节面应当予以撬拨，有条件者给予植骨并配合适当的内固定。

切开复位成功后，用大量生理盐水清洗髋臼和伤口深部，避免各类组织块遗留。缝合修复关节囊。

2. Ⅲ型(Levin)脱位的治疗　如果关节复位后仍旧存在不稳定,有明显再脱位趋势,或X线片显示股骨头与髋臼的轮廓线不同心、关节间隙不等宽,应高度警惕,问题可能尚未解决,普通X线检查若见不到明显的间隙内骨折块,可采用CT、MRI检查,了解有无关节内骨、软骨块、单纯软骨块或撕裂的盂唇块嵌入关节间隙内。影响关节稳定的骨(软骨)块,处于相对关节软骨面之间必将影响髋关节日后功能,应采取手术方法处理,此类组织块一般不大,能够复位并加以固定的机会不多,大多取出即可。术中应检查关节稳定程度,并拍X线片,确认股骨头已经完全复位。通过髋关节镜摘取关节内组织块,尚难以保证效果,如有条件可以尝试。

如果关节内没有组织块嵌入,但关节仍然显示不稳定,则通过MRI检查分析关节盂唇附着情况,如有广泛的撕裂可考虑手术修补。较小的盂唇或关节囊撕裂可行保守治疗,采用髋关节限制性支具,将关节限制在尚存稳定性的活动角度内。6周后仍旧不稳定,则考虑手术探查,修复。

3. Ⅳ型(Levin)脱位的治疗　即脱位伴有髋臼骨折(详见第三十八章),对应Thompson- Epstein分型中的Ⅱ~Ⅳ型。如果股骨头可以满意复位,但存在髋臼骨折,经治医师应当分析,骨折块是否需要复位、固定(图39-76,77)。Olson(1996)曾经论证后壁缺损超过27%,可引起关节面力学分布改变,远期有导致骨关节炎可能。后壁骨折累计多大比例就应积极手术固定尚无绝对指征。但手术后毕竟能够获得骨折块精确复位、良好固定,日后残留问题相对较少,所以大多数医师所采用的手术参考指征是:后壁骨折缺损超过后壁的后壁关节面30%。

另外一种需要手术的明确指征是:后壁骨折伴有关节不稳定,而不必过多计较骨块的大小。PAUL推荐一种关节稳定试验方法:患者位于透视手术床上,将患肢屈髋、内旋,同时顺股骨干长轴牵引,试图将关节后脱位,通过正位和闭孔位透视观察头臼关系,如果存在不稳定,就应考虑手术复位固定骨块抑或修复后方关节囊、盂唇缺损。

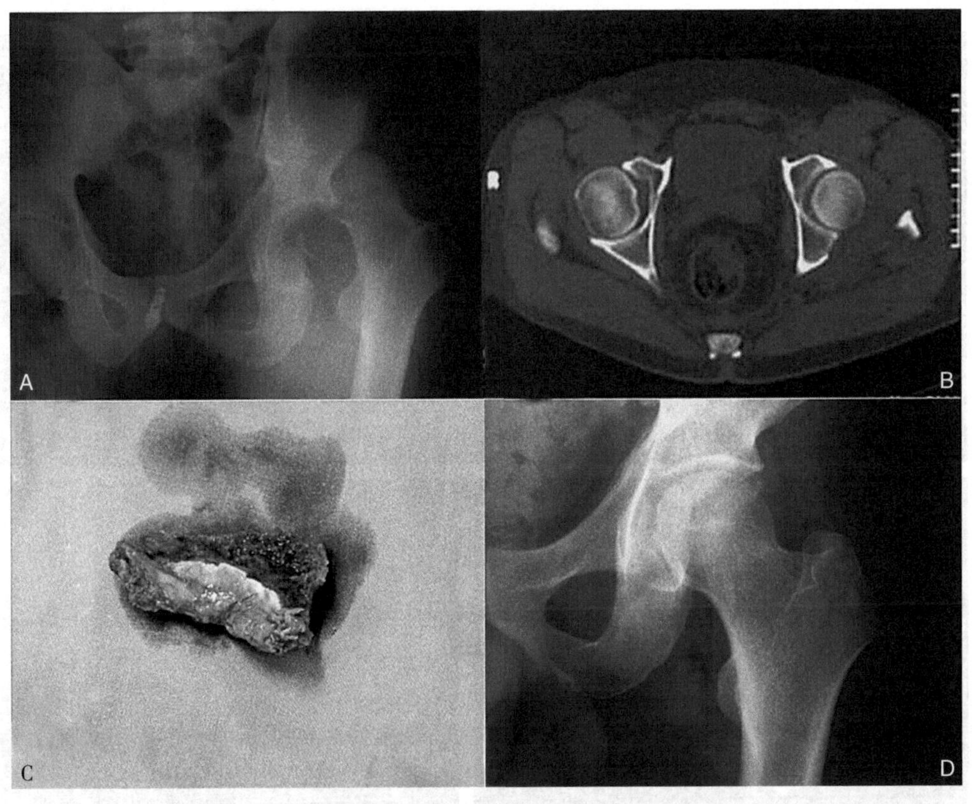

图39-76　髋关节后脱位Levin Ⅳ型

A. 急诊脱位X线片;B. 复位不稳定CT示髋臼后有较大缺损;C. 术中所见的骨块;D. 可吸收螺钉固定骨块关节复位后X线片

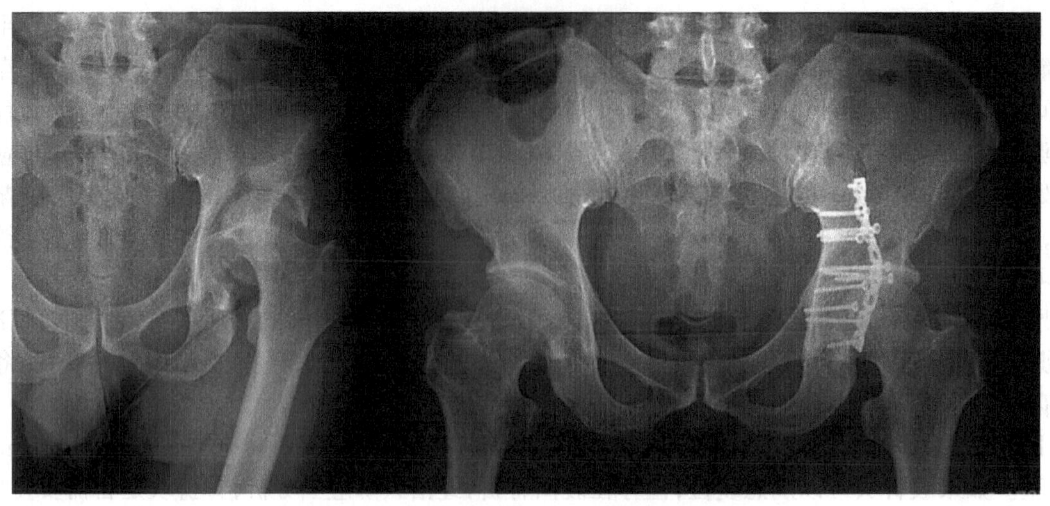

图 39-77 髋关节后脱位 Levin Ⅳ型手术治疗

髋关节脱位合并髋臼骨折的具体治疗原则与方法将在髋臼骨折章节中论述。

4. Ⅴ型(Levin)脱位的治疗 髋关节脱位合并股骨头(颈)骨折在 Levin 分型或 Thompson- Epstein 分型中均属于第Ⅴ型,是髋关节脱位中最严重的一类情况,预后最差。Pipkin 又将其分做四型。此种分型至今在各类文献中被广泛引用。

(1) 对于 Pipkin Ⅰ、Ⅱ型骨折可以先试行闭合复位,如果股骨头和骨块均达到满意复位(台阶 <1mm)可以采取非手术治疗,牵引 4~6 周。否则应当切开复位,是否给予内固定应视骨块大小、部位而定。固定可

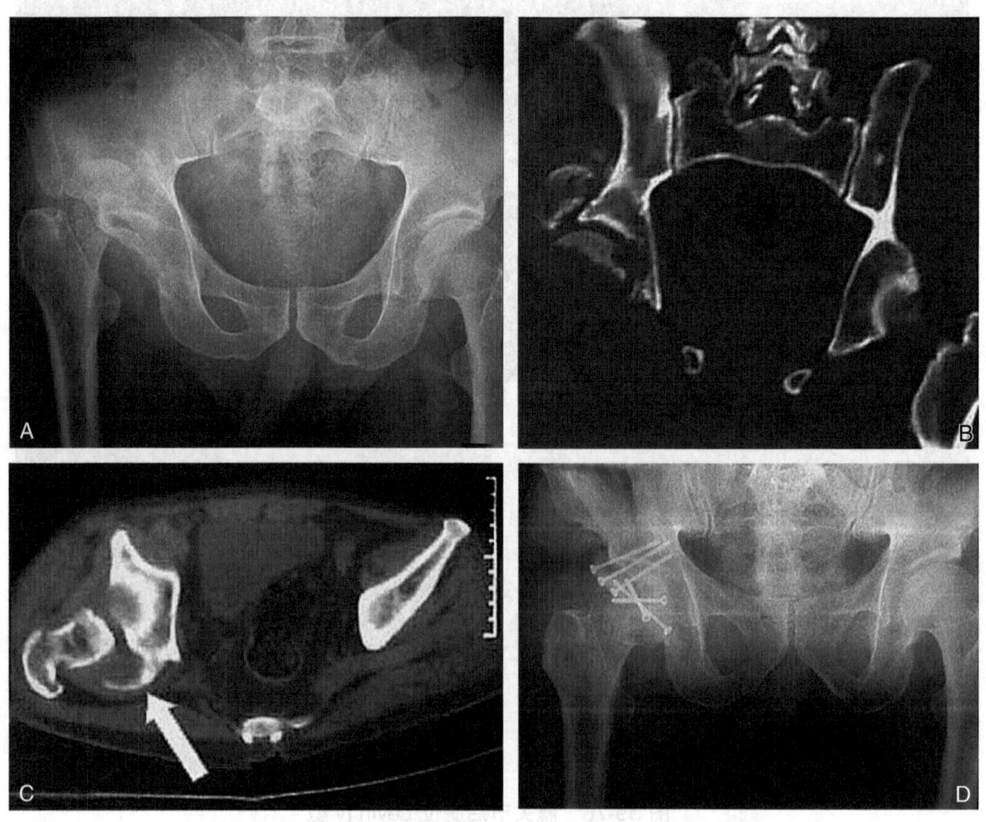

图 39-78 髋关节后脱位合并股骨头骨折,Pipkin Ⅳ型

A. 术前 X 线片;B. 术前 CT 重建片可见髋臼内的股骨头骨块;C. CT 轴位片,可见髋臼后缘骨块;D. 术后 X 线片,股骨头为钛合金螺钉固定

以采用可吸收螺钉或钛合金螺钉，但无论采用何种材料螺钉，都应确保固定完成后股骨头表面平整，没有凸起。Ⅰ型骨块多数较小，且位于股骨小头凹以远、非负重区，保守治疗的效果多数较好。对于卡压在关节面之间的骨块可以经手术取出，对日后关节功能影响不大。

(2) PipkinⅢ型的预后最差，发生股骨头缺血性坏死概率较高，并同原始骨块移位程度有关。青壮年患者力争行复位空心钉固定，如患者年龄超过 50~60 岁，可以考虑一期行人工关节置换手术。

(3) Ⅳ型合并有髋臼骨折，但其髋臼部分骨折处理原则同单纯髋臼骨折相一致；但股骨头（颈）骨折原则上都应内固定，便于术后早期功能锻炼（图 39-78）。如果髋臼骨折需要复位固定，其手术入路设计应结合髋臼和股骨头两方面加以综合考虑。

对于髋关节后脱位合并不同分型的股骨头骨折，Marc 总结了一些有较长随访时间的文献资料，比较不同治疗方法的效果，由于资料出自不同的作者，其结果不一定有很强可比性，但仍有一定参考价值。见表 39-6：

表 39-6　髋关节后脱位合并股骨头骨折不同治疗后的转归

脱位合并股骨头损伤类型	例数	效果			
		优良	中	差	失访
PipkinⅠ型	26				
闭合复位	18	13	2	1	2
手术骨块切除	8	2	3	2	1
Pipkin Ⅱ型	36				
闭合复位	13	8	3	2	0
闭合复位，切开清除骨块 *	6	4	2		
切开内固定	17	10	3	4	0
Pipkin Ⅲ型	17				
一期关节置换	3	3			
闭合复位牵引	3			3	
闭合复位骨块切除 *	1			1	
切开复位内固定	10	5	2	3	
Pipkin Ⅳ型	28				
闭合复位牵引	12	6	1	3	2
闭合复位，切开清除骨块 *	8		3	3	2
切开复位内固定	8	2	1	4	1

*：由于骨折为严重粉碎性或在股骨头与髋臼关节面之间有嵌入性骨块，因而复位后再次手术清除部分骨块

(4) 髋关节前脱位合并股骨头骨折：此类损伤并不包括在 Pipkin 的分型当中，临床上少见，造成骨折的原因是股骨头脱位过程中的杠杆作用或与髋臼缘形成碰撞，股骨头负重区常伴有骨软骨凹陷性骨折，远期发生创伤性关节炎概率高，如果有劈裂骨折应当行内固定手术（图 39-79）。

至于髋关节前脱位合并股骨颈骨折更为罕见，损伤极其严重。其创伤机制应当是巨大暴力造成同时发生的骨折脱位，治疗只能选择手术切开复位内固定(图 39-80)。此类损伤预后不佳，股骨头坏死难以避免。

(5) 切开复位固定的手术入路，Swiontkowski 曾经比较过分别经前或后入路行切开复位内固定的效果，最后认为，前路如 Watson-Jonse 优于后入路；优点是：前入路手术视野好，易于操作，术后股骨头缺血坏死发生率低，但异位骨化发生率较高。作者自身亦有体会，经后入路手术（PipkinⅡ型），但因术中骨折断面难以直视，操作质量无法保障，不得已再改行前脱位行固定手术。

(6) 术后康复：闭合复位保守治疗者，初期行患肢牵引 3~6 周，然后再扶拐部分负重 4~6 周。切开复

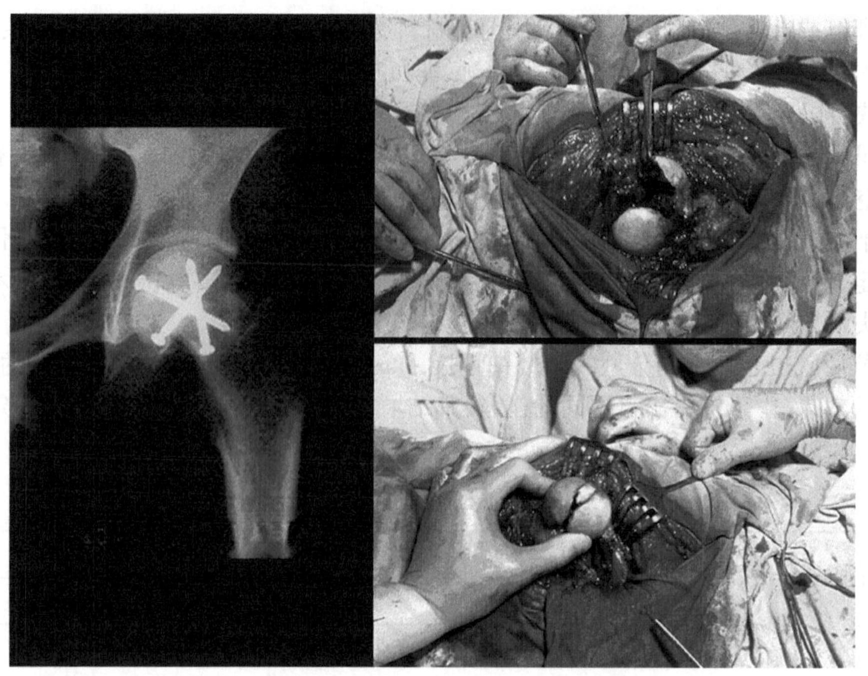

图 39-79 髋关节前脱位合并股骨头骨折
切开复位内固定。晚期头缺血坏死

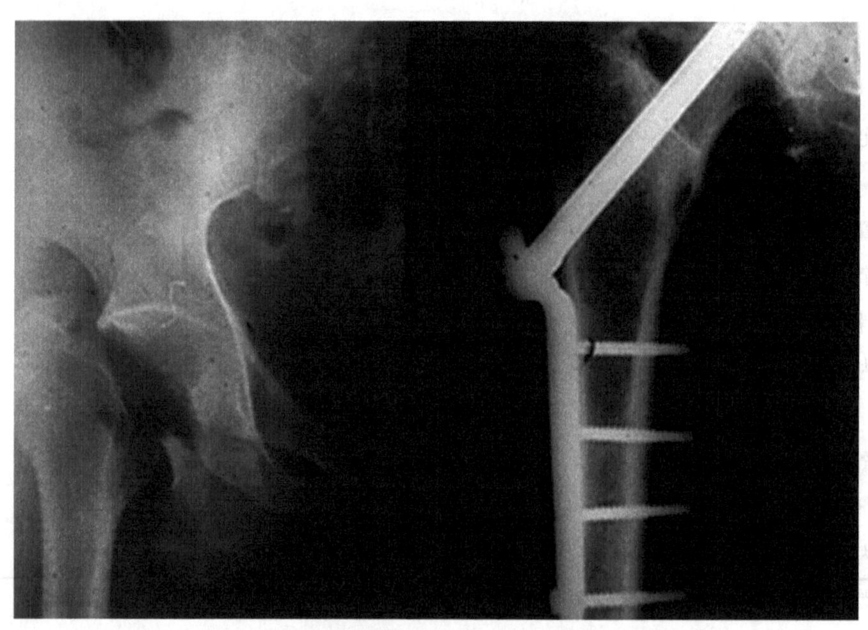

图 39-80 髋关节前脱位合并股骨颈骨折
内固定治疗，晚期股骨头缺血坏死

位内固定者，术后应牵引 3 周，然后逐步离床活动，借助拐杖部分负重 6~8 周。对于Ⅰ型骨块切除出者，最初 8~12 周应避免髋关节过度屈曲。Ⅲ、Ⅳ型骨折内固定后，早期可以在病床上行关节功能锻炼，4 周后离床借助拐杖保护下部分负重至骨折愈合。

四、并 发 症

1. 坐骨神经损伤　发生率为 8%~19%，发生于后脱位，多因受到移位股骨头或骨折块的牵拉、卡压所致。其预后不够满意，且判断影响恢复的因素不确切。Epstein 曾报道有 43% 的恢复率，Gregory 报道 40%

的完全恢复和30%部分恢复。Fassler报道14例随访27个月，13例获得功能性恢复。此类损伤，应当注意保护皮肤避免出现压疮，采用支具置踝关节于功能位；定期复查肌电图，了解神经功能恢复趋势。急诊接治患者时应认真仔细全面查体，避免漏诊，对于坐骨神经损伤，尽快复位解除牵拉和卡压是最好的治疗。更多病例表现为腓总部分的神经损伤，如果超过1年仍无恢复迹象，可以考虑肌腱移位。但若为包括胫神经功能障碍的全坐骨神经损伤，则建议长期使用支具，不建议行其他矫形手术。而坐骨神经探查手术，收效帮助不大。

2. 股骨头坏死　主要发生在后脱位病例中，不同作者报道的坏死率出入很大，范围可达1.7%~40%。以往观点认为如能够在6小时内复位，坏死率可降至0%~10%。但也有人认为，最主要的影响因素，应是原始损伤的程度，例如合并股骨头、颈骨折的脱位，远期坏死概率将远大于其他类型的脱位。尽早复位有利于减少坏死概率。股骨头坏死大多出现在伤后最初2年，但5年后发生的亦不罕见。与其他非创伤性因素导致的全股骨头坏死不同，股骨头坏死相对局限，骨关节炎出现晚；采取改变负重面的各种截骨矫形手术有一定效果。病变早期者，可以限制负重活动，以减少塌陷程度。

3. 创伤性关节炎　这是髋脱位后最常见的并发症，传统观点认为，单纯髋关节后脱位较少发生创伤性关节炎，但实际情况并非如此。国内陈斌等(2005)介绍的1~5年随访病例中，有32.6%，出现骨关节炎。Upadhyay报道74例简单后脱位病例，随访14.5年，包括继发于股骨头坏死的患者，创伤性关节炎比例达24%。如果脱位同时伴有髋臼或股骨头骨折，远期功能必然更差。Epstein统计了292例，均伴有不同类型骨折，随访6.5年，发生各类程度创伤关节炎的比例为65%。发生创伤性关节炎原因取决于相对应的关节面是否平整，再有是否股骨头坏死及塌陷的速度和程度。创伤特点对于预后的判断有一定参考意义，就一般发生规律而言，后脱位＞前脱位，合并骨折者＞单纯脱位，超过12小时复位＞伤后及时复位。

髋关节脱位属较严重损伤，以往对于创伤程度判断多依据普通X线片或CT，但对于软骨或软骨下的损伤难以早期发现，即使肉眼所见关节软骨面完好，但软骨损伤实际上客观存在。受损的软骨代谢发生异常改变，在正常关节压应力状态下发生退变，一部分最终形成骨关节炎。复位后若及时给予MRI扫描检查，对于分析软骨和软骨下损伤将有一定帮助。

创伤型关节炎临床上表现并无特异性，可以有关节周围疼痛、肌肉痉挛、活动受限，严重者可以形成关节强直。X线片表现为关节间隙变窄、软骨下骨硬化或伴囊性变、关节面边缘骨质增生等。

创伤骨关节炎治疗比较困难，大多尽量采取减少负重、对症等保守治疗为主。症状严重的晚期患者可以考虑行人工关节置换，但对于青壮年患者，应慎重考虑。髋关节融合术适合于个别对关节功能要求不高的患者。

4. 异位骨化　更多见于髋关节后脱位尤其是切开复位后的病例。原因不明，可能同脱位时后方肌肉组织牵拉损伤以及手术本身的创伤有关。曾有文献介绍，经前入路手术其以后的异位骨化概率大于后入路，但没有得到广泛认同。如果骨化的范围较小，多数对关节功能影响不大，不需特殊处理。钙化范围广，严重影响髋关节活动者，可以考虑手术清理。伤后给予口服吲哚美辛25mg，每日3次，或局部单次剂量放射治疗对预防异位骨化有作用。

五、陈旧性脱位

多发性创伤，未及时发现髋部损伤脱位的病例不在少数。Gillespie曾报道35例脱位患者中，有25例合并膝关节损伤，漏诊率较高。转变为陈旧性损伤必然增加了治疗难度以及其他相应的并发症。因而，急诊时，多发创伤患者髋部体检甚至拍骨盆X线片应成为常规性内容。

一般情况下，脱位不超过2个月，仍有闭合复位的可能。根据伤后时间，先行患肢骨牵引，逐步将牵引重量加至20kg左右，经数日~3周时间牵引，待肢体等长、经拍片证实股骨头达到正常甚至更低水平后，将患肢改为外展位，使得股骨头还纳入髋臼。如果闭合复位失败，可以改行切开复位。

超过6个月的患者难以再行复位，可以考虑截骨矫形，将髋关节纠正至功能位。症状病残严重者可以考虑关节融合或人工关节置换术。

（沈惠良）

参考文献

1. Yang RS, Tsuang, YH, Yang YS, et al. Traumatic dislocation of the hip. Clin Orthop, 1991, 265: 218-228
2. Levin PE. Hip dislocations//Browner BD, Jupiter JB, Levine AM, et al.eds. Skeletal trauma, Vol 2. Philadelphia: WB Saunders, 1998, 1329-1369
3. DeLee JC. Fractures and dislocations of the hip//Rockwood CA Jr, Green DP, Bucholz R, eds. Fractures in adults.4th ed. vol 2. Philadelphia: Lippincott-Raven, 1996, 1756-1803
4. Proctor, H. Dislocation of the hip joint (excluding central dislocations)and their complications. Injury, 1973, 5: 1-12
5. Epstein HC. Traumatic Dislocation of the Hip. Baltimore, Williams & Wilkins, 1980
6. Olson S, Bay B, Pollack AN, et al. The effect of variable size posterior wall acetabular fractures on contact characteristics of the hip joint. J Orthop Trauma, 1996, 10 (6): 395-402
7. Paul Tornetta Ⅲ Fractures in Adults Chapter 37: Hip Dislocations and Fractures of the Femoral Head. 2001 by Lippincott Williams & Wilkins, 2001
8. Swiontkowski, MF, Thorpe M, Seiler JG, et al. Operative management of femoral head fractures. Orthop Trans, 1989, 13: 51
9. Marc F. Swiontkowski Intracapsular Hip Fractures in: Chapter 47 Skeletal Trauma, 2nd Edition Harcourt Publishers Limited, 1998
10. Fassler PR, Swiotkowski MF, Kilroy AW, et al. Injury to the Sciatic never associated with acetabular fractures. J Bone Joint Surg, 1993, 75: 1157-1166
11. Upadhyay, SS. Moulton, A. Strikrishnamurthy, K. An analysis an the late effects of traumatic posterior dislocation of the hip without fractures. J Bone Joint Surg, 1983, 65: 150-157
12. 陈斌,郑银旺,罗瑞鑫,等. 创伤性髋关节脱位的治疗及疗效观察. 中华创伤骨科杂志,2005,7:43-47
13. Gillespie WJ. The incidence and pattern of knee injury associated with dislocation of the hip. J Bone Joint Surg, 1975, 57: 376-378
14. Haentjens P, Casteleyn P, Opdecam P. Primary bipolar arthroplasty or total hip replacement for the treatment of unstable intertrochanteric and subtrochanteric fractures in elderly patients. Acta Orthop Belg, 1994, 60 (suppl): 124-128
15. Cheng CL, Chow SP, Pun WK, et al. Long-term results and complications of cement augmentation in the treatment of unstable trochanteric fractures. Injury, 1989, 20 (3): 134-138
16. Nordin M, Frankel VH. Biomechanics of the hip//Nordin M, Frankel VH, eds. Basic biomechanics of the musculoskeletal system. Malvern, PA: Lea and Febiger, 1989, 135-151
17. Koval KJ, Friend K, Aharonoff G, et al. Weightbearing after hip fracture: a prospective series of 596 geriatric hip fracture patients. J Orthop Trauma, 1996, 10 (8): 526-530
18. Asnis SE, Wanek-Sgaglione L. Intracapsular fractures of the femoral neck. Results of cannulated screw fixation. J Bone Joint Surg, 1994, 76: 1793-1803
19. Barnes R, Brown JT, Garden RS, et al. Subcapital fractures of the femur. A prospective review. J Bone Joint Surg, 1976, 58: 2-24
20. Ludkowski P, Wilson-MacDonald J. Total arthroplasty in Paget's disease of the hip. Clin Orthop, 1990, 225: 160-167
21. Barnes R, Brown JT, Garden RS, et al. Subcapital fractures of the femur. A prospective review. J Bone Joint Surg, 1976, 58: 2-24
22. 李子荣. 股骨颈骨折后股骨头坏死. 中华创伤骨科杂志,2004,6:488-490
23. Sugano N, Masuhara K, Nakamura N, et al. MRI of early osteonecrosis of the femoral head after transcervical fracture. J Bone Joint Surg, 1996, 78: 253-257
24. Beaule PE, Amstutz HC, Le Duff M, et al. Surface arthroplasty for osteonecrosis of the hip: hemiresurfacing versus metal-on-metal hybrid resurfacing. J Arthroplasty, 2004, 19 (8 Suppl 3): 54-58
25. Noriko Yoshimura, Takao Suzuki, Takayuki Hosoi et al. Epidemiology of hip fracture in Japan: incidence and risk factors. Journal of bone and mineral metabolism, 2005, 23: (Supplement 1)78-80
26. Khan AQ, Khan MS, Sherwani Mkat, et al. Role of valgus osteotomy and fixation with dynamic hip screw and 120 degrees double angle barrel plate in the management of neglected and ununited femoral neck fracture in young patients. Orthop Traumatol, 2009, 10: 71-78
27. 张昆,沈惠良,雍宜民. 内固定和关节置换治疗老年股骨颈骨折的生活质量评价. 中华创伤杂志,2006,22:272-275
28. 危杰,周力,王满宜. 股骨颈骨折术后股骨头缺血性坏死的发生及转归. 中华骨科杂志,2005,25:1-6
29. Baumgaertner MR, Curtin SL, Lindskog DM, et al. The value of the tip-apex distance in predicting failure of fixation of peritrochanteric fractures of the hip. J Bone Joint Surg, 1995, 77: 1058-1064
30. Strauss EJ, Kummer FJ, Koval KJ, et al. The "Z-effect" phenomenon defined: a laboratory study. J Orthop Res, 2007, 25: 1568-1573

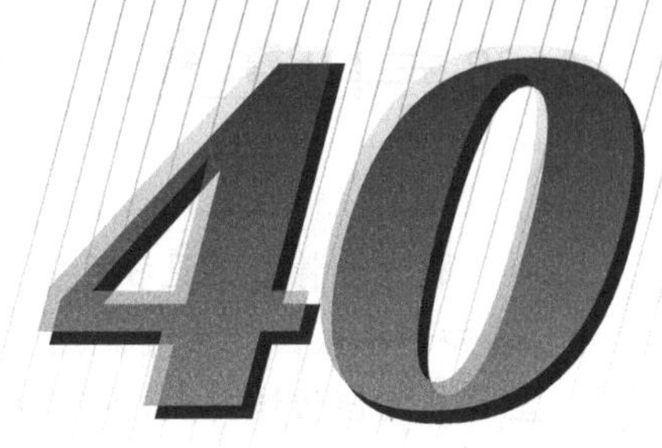

第四十章 股骨干骨折

FRACTURES AND JOINT INJURIES

第一节　股骨的解剖和生物力学……1188
第二节　股骨粗隆下骨折……1192
一、损伤机制……1192
二、常见的合并损伤……1192
三、分类……1192
四、诊断……1194
五、治疗……1195
（一）治疗方法的决策……1195
（二）植骨的适应证……1195
（三）开放性粗隆下骨折……1195
（四）多发创伤患者的特殊考虑……1195
（五）非手术治疗……1196
（六）手术治疗……1196
（七）术后处理……1202
（八）结果的评价……1202
（九）并发症……1203
六、病理性粗隆下骨折……1205
七、作者推荐的治疗方法……1205
第三节　股骨干骨折……1206
一、损伤机制……1206
二、常见的合并损伤……1206
（一）神经损伤……1206
（二）血管损伤……1206
（三）骨骼损伤……1206
三、临床诊断……1207
四、股骨干骨折的分类……1209
五、治疗……1211
（一）骨牵引……1211
（二）外固定法……1212
（三）内固定治疗（髓内和钢板固定技术）……1214
（四）股骨粉碎骨折的治疗……1218
（五）开放骨折的治疗……1218
（六）股骨干骨折合并髋部骨折的治疗……1219
（七）同侧股骨干骨折合并远侧干骺端骨折的治疗……1221
（八）股骨下端疲劳骨折……1222
（九）术后处理……1223
（十）并发症……1223
六、儿童股骨干骨折的特点……1227
七、作者推荐的治疗方法……1231
第四节　股骨髁上骨折……1232
一、受伤机制……1232
二、常见的合并损伤……1232
三、股骨髁上骨折的分类……1232
四、诊断……1232
五、治疗……1233
（一）保守疗法……1233
（二）切开复位内固定……1233
（三）植骨术……1237
（四）术后处理……1238
（五）并发症的处理……1238
六、作者推荐的治疗方法……1239

股骨干骨折常见和可发生在不同年龄人群，虽不同年龄阶段人体解剖具有共同特点，仍存在有个体差异，如老年人因骨质疏松、年轻人遭受高速高能量的骨折更为多见、儿童仍处于生长发育期，发生骨折的类型及其创伤病理特点，虽有其共性，也有其不同特点，即使同一部位的骨折，处理方式也不应相同。股骨干骨折可单独发生，也可伴有同一肢体，或同一骨干的多处骨折，在近、远端可波及髋和膝的骨折，在治疗选择上就有所不同。作为人体最大的骨干骨折，可能引起的周身并发症增加，在早期处理中应有足够重视。由于骨折本身的严重性和采取的治疗措施的不当可出现这样或那样的并发症，如不愈合、关节僵硬、骨感染等，须引起我们思考的是在早期采取治疗措施前必须要依据患者的具体情况、医疗的条件，在遵循骨关节损伤治疗的基本原则的基础上个性化的选择最佳的治疗方案。骨折可同时存在一种或多种并发症，如不愈合、骨感染、关节僵硬等，在处理时也应依据存在问题的主次分别对待。

股骨干骨折应包括小粗隆下 5cm 的粗隆下骨折，骨干骨折及股骨髁上部位的骨折。约占全身骨折的 6%，男多于女，呈 2.8∶1。多发生于 20~40 岁的青壮年，其次为 10 岁以下的儿童。此三个组成部分的解剖及生物力学特点，诊断和治疗方法各不相同，因而我们将在本章节中分别进行讨论。

第一节 股骨的解剖和生物力学

股骨近侧起始于髋关节，远侧至膝关节，是人体骨骼中最长，最强和最重的骨骼。股骨的近侧干骺端包括股骨头、股骨颈及大小粗隆。远侧股骨干骺端构成膝关节的一部分。股骨干从小粗隆水平至髁的展开部分，形状不规则，上端呈圆柱形，向下延行呈椭圆形，至髁上部位则呈三角形(图 40-1)。

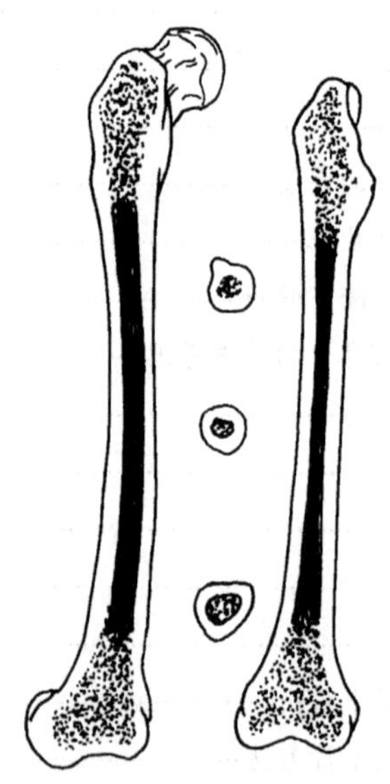

图 40-1 股骨的解剖

股骨干的几何构型被描述为在复杂负荷下最完美而强有力的负重材料，有轻度向前弧度，干的中间部位最狭窄。股骨干除了在粗隆部位以外形似管型，按照机械学的观点，管状结构的特点是能承受负荷抵御成角应力，但并不认为是抗扭转应力的最好结构。股骨形态学的研究发现，个体间存在有明显差异。大多数股骨头颈与股骨的平面间有 13°±7°的前倾。在东方人群中最大可达到 30°。平均的颈干角女性是 133°±6.6°，男性 129°±7.3°，若与股骨干的中心轴比较，股骨头颈的平面向前约 1~1.5cm。在前后位 X 线片股骨干的中心线通过粗隆间区域，位于大粗隆的内侧，梨状窝位于此线的外侧。侧位片此线是通过梨状肌窝。小粗隆是位于粗隆间嵴末端的后外侧，是髂腰肌腱的附丽点。若前后位 X 线片骨折未波及小粗隆，可通过小粗隆的大小来判断近侧骨折块是否有外旋。若骨折涉及小粗隆内侧皮质，并骨折线恰好在它的前侧，用内锁髓内钉固定时对判断近侧内锁栓的固定稳定性极为重要。而在涉及小粗隆的骨折，就不应使用标准的内锁髓内钉，应用插入内锁栓到股骨头的重建内锁髓内钉。整体观察股骨有向前向外的弧度，中 1/3 尤为明显，向前的弧度利于四头肌发挥伸膝作用，在整复和骨折固定时应尽可能保持此弧线。前后位 X 线片可见有向外 15°的弧度。在股骨干骨折髓内钉固定时不仅应考虑到插入髓内钉的前后位置，也应考虑到股骨的轻度向外弧线。股骨的解剖轴是粗隆间中点至膝关节中点的连线，机械轴是股骨头的中心到两髁间中点的连线，机械轴和解剖轴之间有 5°~7°的夹角。解剖轴与股骨颈轴线之间构成约 127°之颈干角，其大小也因人略有变异。在体内股骨较其他长骨承受更大的应力。股骨髁上部位是指股骨髁至股骨干干骺端的连结部，密质骨和松质骨移行部位，文献上所指的范围有很大差异，分别指从股骨远端7.6~15cm。股骨干至髁的连接部干骺端逐渐扩大，在内侧构成膝关节宽大的负重面，两个髁的前侧是平滑略呈凹陷的滑车关节面与髌骨构成关节，两髁的后侧是髁间窝。干骺端内侧最突出的是内收肌结节。矢状面上股骨干与髁的前半成一直线，髁的后侧比前侧宽大。横切面呈梯形，自后向前在内侧有25°的倾斜。前侧有体内最大的肌肉为股四头肌，由内外侧肌间隔可区分为前侧和后侧部分，是膝关节内外侧入路的重要途径。由于股骨的机械轴偏离垂线3°，解剖轴相对于垂直轴有平均9°的外翻角。正常情况膝关节的水平轴与地面平行，与股骨的解剖轴间有81°的外侧股骨髁角。具体每个患者需从对侧的股骨来确定此角度，手术时以此为标准来重建股骨外翻角（解剖轴），使膝关节能与地面保持平行。

股骨的最主要功能是站立和行走，尤其是承受轴向和弯曲负荷强度最好的结构，后侧的股骨粗线增加股骨在行走期间对抗前后的弯曲应力。股骨髓腔在近侧和远侧开口呈喇叭形，在峡部近侧开口小于远侧。Koch在20世纪早期在负荷的情况下测试股骨的机械应力，200Lb的男性，小粗隆水平的远侧2.54~7.26cm处，压应力可超过1200Lb/inch^2，而外侧的张应力约少20%。但Koch的分析没有考虑肌肉力量的附加因素。Frankle和Burstein认为即使在床上作髋关节的屈伸运动，肌力对髋和近侧的股骨均有显著的作用，此说明由于股骨近侧的解剖特点，即使患者在床上休息，也有持续的应力作用。Fielding等分析粗隆下骨折的生物力学特点，指出为减少内植物的应力，骨折的固定必须要有内侧的支撑。否则内植物可因疲劳应力失效引起骨不愈合。在外侧用的内植物（如钢板螺钉固定）比中心髓内固定会受到更大的弯曲应力。Koch的应力分析理论证明静态负重时，若股骨头负荷45kg，则在股骨近端内侧皮质能产生540kg/6.45cm^{2}的应力，该处是应力集中的部位，顺骨干而下应力逐渐减少。近年来其他研究也证实了Koch理论，并进一步证明附着于股骨的强大肌肉牵拉，可使股骨所受的应力增加3倍。

股骨干由坚厚的皮质骨组成，由于粗隆下是粗隆间的松质骨和厚的骨干皮质骨之间的移行部位，该处的皮质要比股骨的其余部位皮质薄。整个股骨表面光滑，在中1/3后方有股骨粗线增加股骨在行走期间对抗前后的弯曲应力，切开复位时股骨粗线的骨嵴可作为骨折复位的标志。股骨髓腔在近侧和远侧开口呈喇叭形，在峡部近侧开口小于远侧。粗隆下区是应力集中部位，如在代谢性骨疾病骨的塑形能力差常易发生病理骨折。股骨远端增宽抵御应力和发生骨折的能力增加，但随年龄的变化骨代谢的迟缓和弹性减弱也易发生骨折。

粗隆下和干的部位，股骨是由丰富血运的肌肉群包绕（图40-2），手术由该部位显露时，可劈开股外侧肌或经外侧肌间隔将其牵向前，常可因损伤股深动脉的穿通支引起大出血（图40-3）。由于髋部肌肉附丽在股骨近侧（髂腰肌、臀中、小肌，臀大肌和内收肌），可对粗隆下骨折的骨折块有强力的牵拉作用。该部位的主要神经，在后侧有坐骨神经，前侧有股神经，在闭合性损伤很少引起神经损伤（图40-4）。

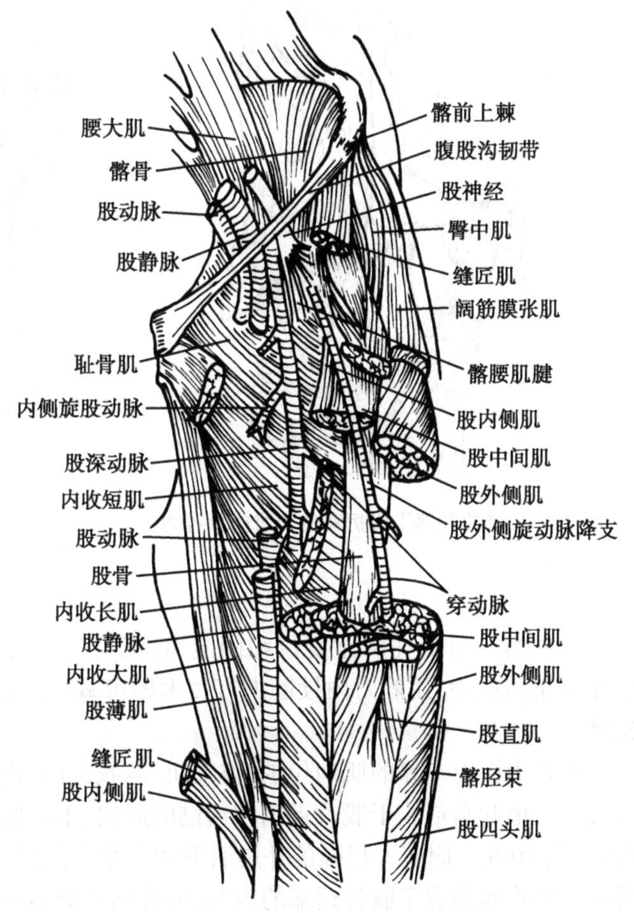

图40-2 髋和粗隆下区前侧解剖

了解该部位肌肉的牵拉力的作用，就可了解粗隆下骨折移位特点和骨折应如何复位（图40-5）。大粗隆常在近侧骨折块，由于臀中、小肌的作用而使近侧骨折块外展，附着于小粗隆的髂腰肌的牵拉作用可使近骨折块屈曲和外旋。腘绳肌可使远骨折块向近侧移位导致短缩，内收肌的牵拉作用使近侧骨折块内收，可

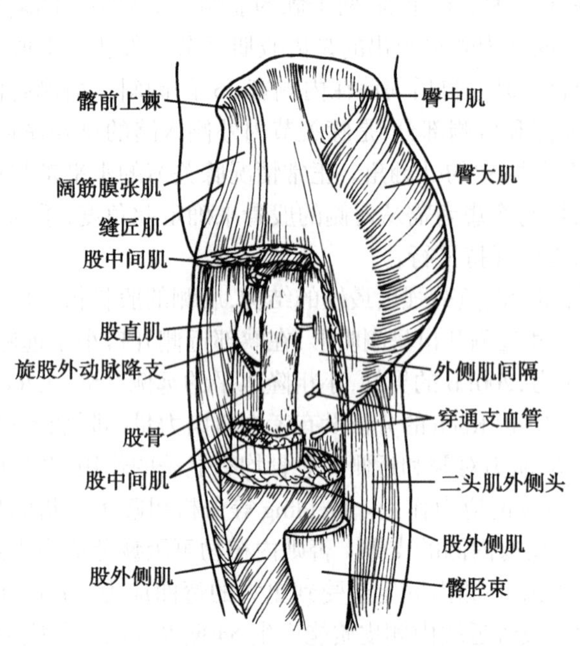

图 40-3 髋和粗隆下区外侧解剖

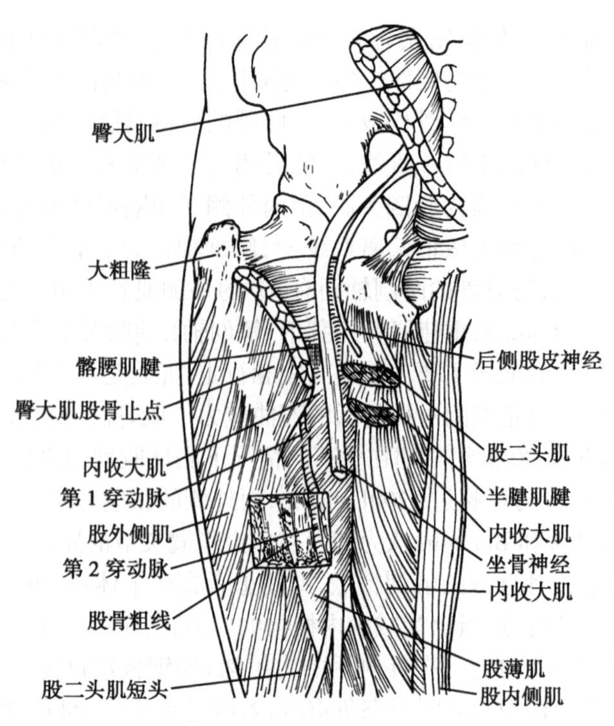

图 40-4 髋和粗隆下区后侧解剖

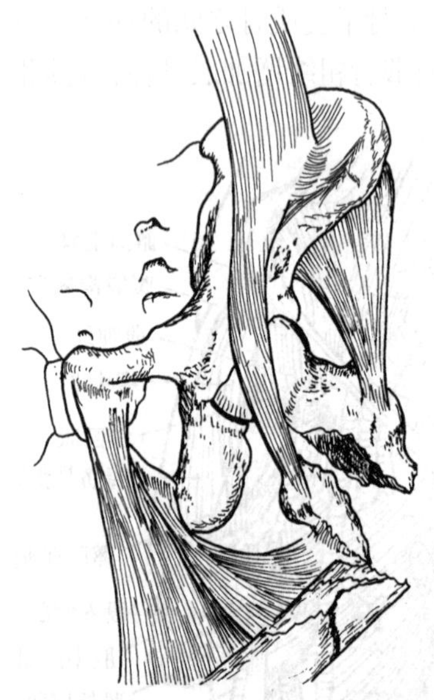

图 40-5 造成粗隆下骨折移位的肌肉牵拉力

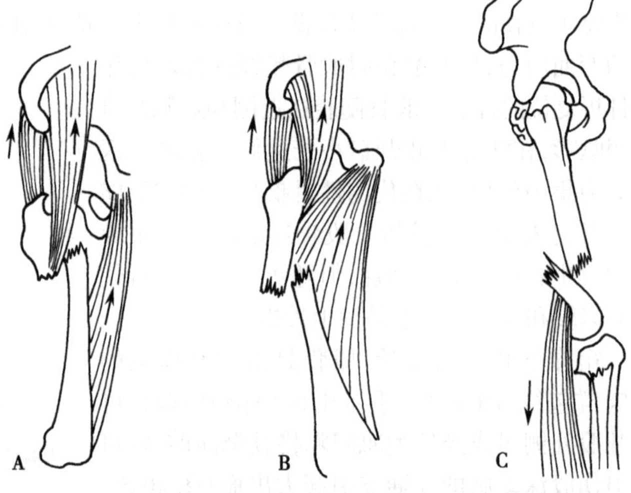

图 40-6 由于肌肉的牵拉作用在不同部位的骨折发生的典型畸形

A. 近侧的骨折,近端骨折块的屈曲和外旋;B. 中段骨折,骨折向外成角和短缩;C. 远端骨折,远骨折端向后屈曲

引起髋内翻。骨折在满意复位和固定后,就可使异常肌肉的牵拉力得到中和。Toridis 认为粗隆下骨折存在的扭转应力,用静力内锁髓内钉技术即可减少旋转应力,避免扭转应力的反复作用导致内植物固定失效。

股骨周围有丰厚的肌肉包围,臀大肌、内收大肌,内收短肌、股内侧肌、外侧肌和股中间肌及二头肌的短头及其他起自或止于股骨近侧和远侧的肌肉,不同肌肉产生的作用力可对不同部位的骨折造成典型的畸形(图 40-6)。附着大粗隆的外展肌群和小粗隆的髂腰肌,两者共同作用可造成近骨折块屈曲外展外旋畸形。内收肌附着于股骨远端的内侧,形成向外成角应力使股骨中段骨折呈内翻畸形,形成外侧张力带。并由于股骨的负重力线位于骨干的内侧,负重可加重发生畸形的应力。正常情况内收肌造成的畸形应力可由大腿外侧的肌肉和阔筋膜的张力支架所抵抗(图 40-7),由于废用此肌肉结构,支架作用减弱就更易发生成角畸形。股骨髁后侧腓肠肌的附丽点使股骨远 1/3 骨折块向后成角。

股骨上 1/3 骨折断端移位较有规律,骨折近端因受髂腰肌,臀中小肌和其他外旋肌群的牵拉,呈屈曲外展外旋畸形。远折端因受内收肌群的牵拉而向上向内和向后移位。股骨中 1/3 骨折断端除有重叠畸形外无一定移位规律,需视外力作用方向而定,一般远端因受内收肌的牵拉引起向外成角畸形。股骨下 1/3 骨折典型的表现为近端内收向前移位,远端因受腓肠肌的牵拉向后成角。股骨髁上骨折受肌肉的牵拉作用可产生典型畸形,四头肌和腘绳肌可引起短缩和股骨干向前移位,腓肠肌的作用则股骨髁移位向后和向后成角(图 40-8)。

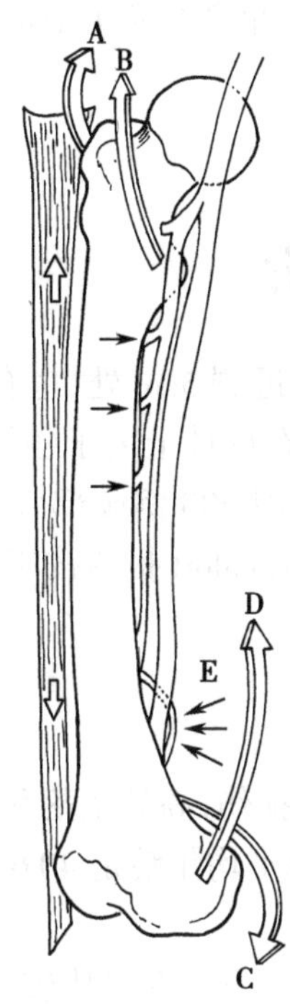

图 40-7 引起股骨干骨折后发生畸形的肌肉力量

A. 外展肌;B. 髂腰肌;C. 腓肠肌的起点;D. 股内收肌造成的畸形力量可由大腿外侧的肌肉和阔筋膜的张力支架所抵抗;E. 内收肌管是潜在的血管损伤的部位

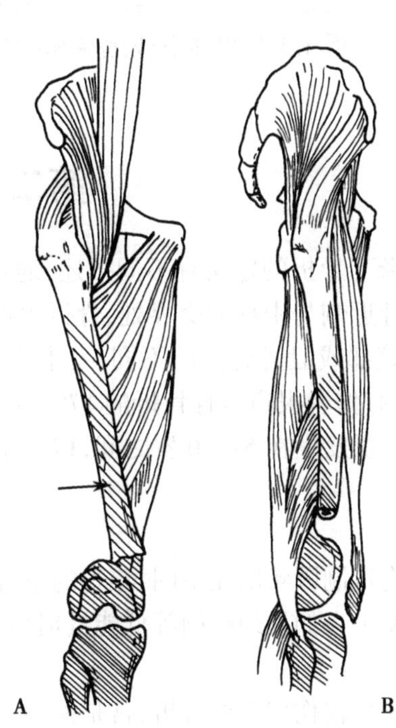

图 40-8 股骨远端的解剖特点

A. 图示干骺端的前后位,虚线之间是髁上区域;B. 图示侧位观肌肉的附着和骨折的移位

股骨的血运类同管状骨来自干骺端,骨膜和骨内膜。骨膜的血供来自股骨干周围的肌肉,除因创伤引起骨膜广泛剥离,骨膜血运很少损伤。股动脉在股骨头远侧分出股深动脉,沿着股骨后侧走向远侧,股骨的营养动脉即来自股深动脉贯穿支,通常有四个贯穿支绕过股骨后面,穿过附着于粗隆部位肌肉,由股骨粗线穿入,由于血管位于肌肉内,因手术显露损伤结扎极为困难。成人除有一支上行的营养动脉,常另有一降支营养骨内膜。营养动脉形成髓内动脉向近远侧伸展供养内侧皮质的 2/3。如果营养动脉断裂,干骺端动脉可通过近侧和远侧的交通支营养骨内膜,骨膜动脉则供应骨皮质的外侧 1/3,股骨髓内钉固定可损伤髓内血供,有研究证明若髓内钉和骨皮质间存在有血管长入的间隙,髓腔血供即可在 6~8 周重建。股动脉在股骨中远侧交界处由内收肌管转向外后侧成为腘动脉,该部位由于软组织的束缚,股动脉常易在内收肌管损伤。

钢板和髓内钉固定对血运的损害,Rhinelander 用微血管技术对两者比较,认为髓内钉固定对血运破坏更大,骨内膜血管受到损害后骨膜血管即能明显扩张,代偿供给骨干大部分。如髓内血管完全被实心髓内钉阻塞损害时就会影响骨愈合。骨折用钢板固定骨膜剥离造成的暂时缺血也可由髓内血供代偿,且骨膜的血管可很快重建。由于骨膜的血管是来自周围肌肉,不是沿骨膜纵向走行,若用环行钢丝或缝合材料,不剥离过多的肌肉组织就不会影响血供。当前由于影像技术和微创外科技术的迅速发展,通过间接复位技术髓内固定成为股骨干骨折首选固定方法,锁定钢板经皮桥接固定技术,常对骨折部位和骨膜的血供影响甚微。

股神经由腹股沟韧带下进入大腿前内侧支配股四头肌。坐骨神经在梨状肌下由后侧进入大腿,由于受到骨和肌肉的保护,股骨干骨折时很少损伤神经,而在伴发骨盆和髋臼骨折,因坐骨神经邻近髋臼后柱可引起损伤。

手术显露股骨干并不困难,血管和神经位于后内侧及后侧进入骨折部位较安全,一般来说后外侧显露可不损伤股四头肌的包壳。前外侧显露则由股直肌和股外侧肌间隙进入,股中间肌由于在骨折时已有损伤,显露骨折端时并不增加其损伤,虽然有作者担忧股四头肌包壳的损伤可在局部形成瘢痕粘连,但此显露在股骨中段较清楚并由于当今内固定器材的进步,在骨折稳定固定后早期行膝关节活动,不易影响膝的功能。但在近 1/3 及粗隆下或远端和股骨髁上骨折以后外侧显露较好。

第二节 股骨粗隆下骨折

粗隆下骨折的定义有不同描述,通常认为是骨折波及小粗隆及其远侧 5cm 处,也有主张应包括小粗隆至股骨近侧与中部的交界处,骨折也可向近侧有不同程度的伸展。在统计上由于各作者将粗隆下骨折划分在髋部或股骨骨折的不同,发生率也有所不同,Boyd 和 Griffin 复习 500 例髋部骨折,粗隆下骨折占 26.7%。有作者报道股骨骨折的 17%~44% 是粗隆下骨折。Velasco 和 Comfort 报道按年龄段划分,63% 的粗隆下骨折发生在 51~70 岁之间,17 岁和 50 岁之间占 24%。

一、损伤机制

损伤机制因年龄而不同,年轻的患者常见于高能量损伤,如摩托车损伤,高处坠落和穿通伤,老年患者骨折常发生在如平地跌倒等低能量损伤,Bergman 等分析高能量损伤组平均年龄是 40.6 岁,在低能量组是 76.2 岁。

低能量损伤引起的骨折,常是横的、短的、斜的和螺旋形骨折,骨折常发生在骨质较疏松而髓腔较宽和皮质骨较薄的患者。高能量损伤的患者,常合并近侧股骨的粉碎骨折块,即使是闭合损伤也可有明显的软组织损伤,骨折可引起严重出血,应注意出血可能引起的并发症和骨筋膜室综合征。因骨折块引起的血管损伤,排除穿通性损伤,粗隆部骨折绝大多数是由于直接作用于大腿近侧的侧方,或作用在粗隆下的轴向应力引起。

二、常见的合并损伤

在低能量损伤,如老年患者常因意识和协调能力较差,可因平地跌倒引起,合并损伤并不常见,高能量损伤引起的粗隆下骨折,应考虑到发生多发伤的可能,需作全面系统地检查。同时应特别注意合并同侧的髌骨和胫骨骨折,由于这些损伤早期处理不当可影响下肢髋、膝和踝关节的功能。

三、分 类

骨折的分类应有助于医生理解创伤病理特点、可能发生的潜在并发症和治疗方法的选择。粗隆下骨折的分类,必须考虑到骨折的部位、稳定性和是否波及粗隆梨状肌窝的部位。骨折线越向下,延迟愈合和内植物失效的发生率越高;稳定的粗隆下骨折是指有可能重建股骨内后侧的皮质骨,并有解剖接触的骨折。骨折端的嵌入并在负重时能直接通过内侧皮质,由此股骨外侧固定的内植物起到了张力带的作用。不稳定的骨折常是粉碎或斜型骨折,复位后常不能得到内侧皮质的对位,由于内侧缺乏支撑,外侧固定的钢板,甚至髓内钉将承受弯曲的疲劳应力,而导致内植物失效,折断或松弛,若内侧小粗隆区粉碎或缺乏支撑就须考虑行植骨术。骨折是否涉及大粗隆和梨状窝,对选择内植物尤为重要,若该部位的完整性受损,常难以确定髓内钉的入口。下述的各种不同的分类方法有不同的特点,其中较全面概括了上述粗隆下骨折创伤病理和治疗方法选择的多方面因素，目前Russell-Taylor分类法为各学者采用（图40-9）。此分类方法重点关注梨状肌窝的完整性，Ⅰ型骨折未波及梨状肌窝，Ⅱ型骨折就涉及梨状肌窝，此分类法有助于内植物的选择。每一个范畴分成两个亚型：ⅠA小粗隆完整可选用标准的顺行髓内钉固定。ⅠB型骨折涉及小粗隆，因近侧内锁钉不能在小粗隆具握持力，不宜选用标准的顺行内锁髓内钉，须选择重建的内锁髓内钉，近侧有一个或两个螺钉固定于股骨颈或头部，另也可选择角钢板，或95°滑动髁螺钉或近侧股骨锁定钢板。Ⅱ型波及梨状窝，ⅡA型则无小粗隆粉碎，而ⅡB型若有大粗隆粉碎，并骨折延至内侧皮质包括小粗隆，由于骨折内侧皮质失去支撑，并涉及梨状肌窝，应避免在此类骨折选择用梨状肌窝入点的髓内钉，而选择不同形式的钢板固定。

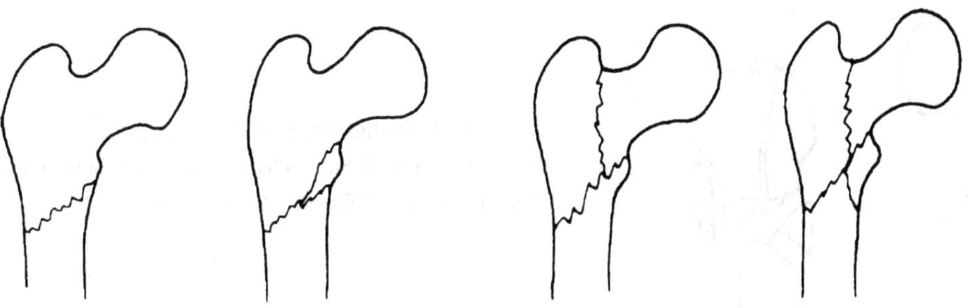

图40-9　Russell-Taylor分类法

其他分类法有Boyd和Griffin分类，Fielding和Magliato分类（图40-10，11）和Seinsheimer主张基于骨折块的数目，部位和类型分类（图40-12）（表40-1）仅供作参考。

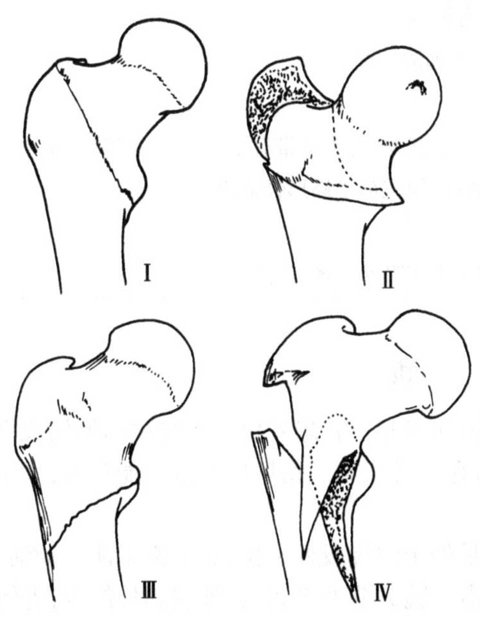

图40-10　粗隆下骨折的Boyd和Griffin分型

（引自Boyd HB，Griffin LL. Classification and treatment of trochanteric fractures. Arch Surg，1949，58：853-866）

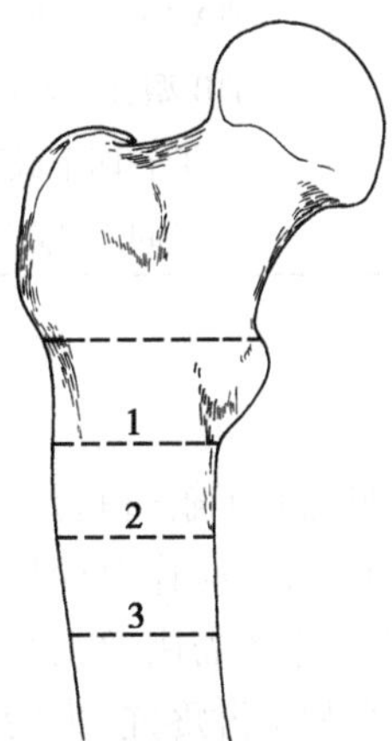

图40-11　粗隆下骨折的Fielding和Magliato分型

（引自Frielding JW，Magliato HJ. Subtrocanteric fractures；Surg Gynecol Obstet，1966，122：555-560）

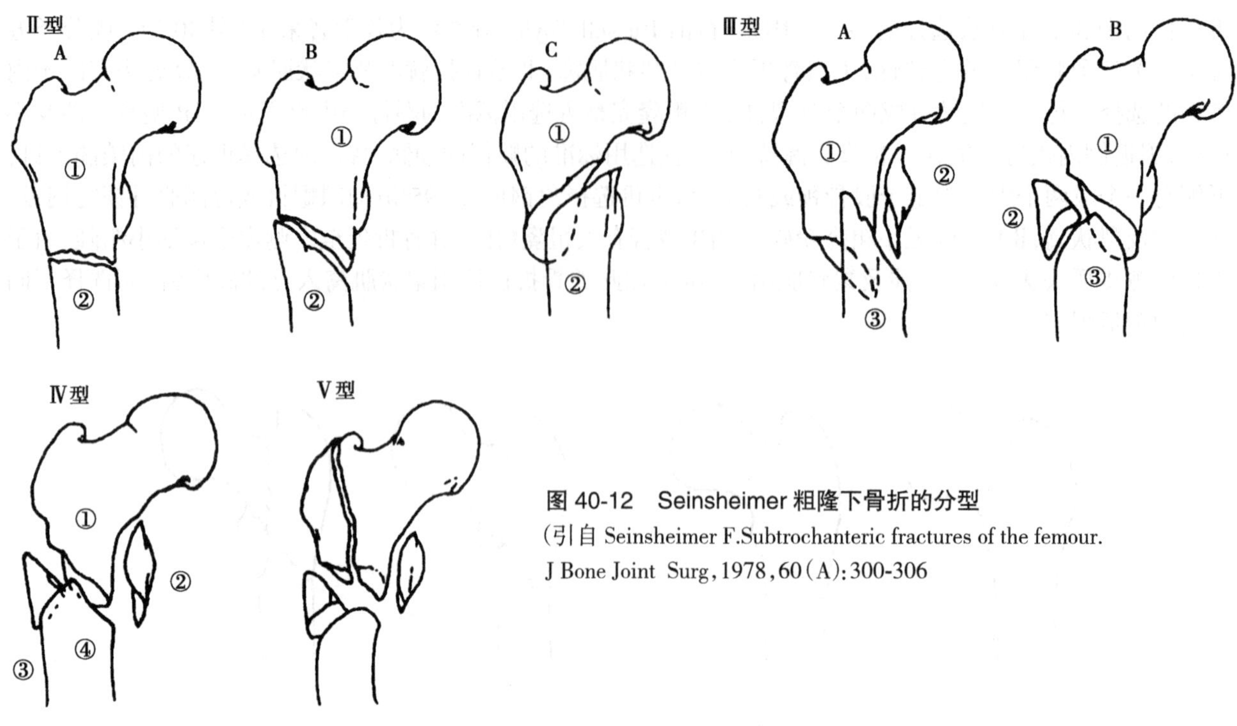

图 40-12 Seinsheimer 粗隆下骨折的分型

(引自 Seinsheimer F.Subtrochanteric fractures of the femour. J Bone Joint Surg, 1978, 60(A): 300-306

表 40-1 粗隆下骨折的 Seinsheimer 分类

Ⅰ型	骨折无移位或骨折块移位 <2mm
Ⅱ型	2 部骨折
	ⅡA 型:2 部横断骨折
	ⅡB 型:2 部螺旋形骨折,小粗隆位于近侧骨折块
	ⅡC 型: 2 部螺旋形骨折块,小粗隆位于远侧骨折
Ⅲ型	3 部骨折
	ⅢA 型:3 部螺旋形骨折,小粗隆是第三骨折块,并下端带有不同长度尖的骨皮质
	ⅢB 型:股骨近侧 1/3 的三部螺旋形骨折,第三部是蝶形骨折块
Ⅳ型	骨折有四个或更多粉碎骨折块
Ⅴ型	粗隆间 - 粗隆下骨折,此组包括延伸到大粗隆的粗隆下骨折

四、诊 断

询问病史可明确的了解骨折是由高能量或低能量损伤引起。若患者仅受到轻微的创伤或没有明显的外伤发生的粗隆下骨折,应作全面检查以除外以前是否存在骨疾病。伤后患肢常不能负重,由于肢体活动时的疼痛,大多数的患者需由急救车运送到医院。

患者常能合作和主诉疼痛。大腿肿胀和肢体短缩。足处于内旋或外旋位,患者常不能主动活动髋关节。除穿通伤外,神经和血管的损伤并不常见。在触诊时,由于髋关节处于屈曲、外展和外旋位,近侧骨折块向外突起。

影像学的检查,应包括双侧从髋到膝关节全长的前后位和侧位片,骨盆前后位片。高能量损伤常可有合并损伤,必须细致的检查骨盆和膝关节。侧位片应包括粗隆部骨折延伸的范围,特别要明确是否涉及梨状窝的前侧和后侧。因考虑治疗时内植物的选择,必须要注意髓腔的内在和外在直径,股骨的弧度,未受伤侧的颈干角,以前是否存在畸形或有内植物。有神经损伤的病例,应进一步的检查,排除脊髓内或腰骶部神经丛的损伤。在粗隆下骨折坐骨神经损伤很罕见。在严重粉碎骨折,可在手术中使用的扫描图尺,来测量正常侧长度,用牵引床或股骨牵开器恢复伤侧肢体的长度。在穿通伤,如在踝部多普勒动脉测压少于在腕部压力的90%。应建议做动脉造影。

五、治 疗

粗隆下骨折可引起患肢短缩和髋内翻,外展肌力减弱。由于外展肌工作长度的缩短,行走时可引起明显跛行。因此粗隆下骨折治疗的目的应是恢复肢体正常的长度、颈干角和外展肌张力。

(一) 治疗方法的决策

在复杂的骨折、粗隆下骨折的治疗首先应决定是选择手术或保守治疗。大多数患者治疗方法的选择,应在不加重骨折部位血运损害的情况下,而又能充分使骨折得到稳定的固定。粗隆下骨折的治疗方案,可依据表40-2作全面的考虑。

表 40-2 闭合粗隆下骨折的治疗计划

Ⅰ	患者周身情况的评估	
	患者的复苏情况	
	合并损伤的治疗	
	临时的固定方式	
	交叉配血	
	实验室的检查	
Ⅱ	治疗方法的选择	
	手术治疗	非手术治疗
	髓内固定	骨牵引
	钉板固定	骨牵引和具有骨盆带的石膏支具
	假体置换	

(二) 植骨的适应证

植骨的适应证是骨折在手术复位后,内侧壁有粉碎骨折块的情况,在切开复位时,应尽可能勿过多的剥离骨折块上的软组织,使骨折块失去血运,粗隆下股骨是高应力区,对内植物要求高,内侧受到高的压应力,外侧有高张应力,在内侧粉碎,内植物就承受高的弯曲负荷,粗隆下骨折一般愈合比粗隆间骨折愈合慢,愈合慢对内植物就有更高的要求,既往采用辅助植骨来避免不愈合,现代的间接复位和微创的固定技术常无须骨移植。

(三) 开放性粗隆下骨折

开放性粗隆下骨折较为少见,经常发生在穿通和高能量损伤,如交通或高处坠落伤。治疗类同于其他部位的开放骨折的处理原则,即刻扩创,并在污染的伤口清洁后,骨折的固定也有助于防止感染。要求使用的内植物,既能使粗隆下骨折能得到足够的稳定,又减少骨折块附着的软组织过多剥离,而使骨块失去血运。由于大多数的内固定方法,需进一步的剥离软组织,而加重伤口的污染,Delee等则建议用90°~90°位的牵引和石膏管型支具治疗。Joshon则在粗隆下骨折得到充分的扩创成为一个清洁的伤口后,在延迟闭合伤口后10~12天或甚至急症行髓内钉固定。有学者主张Ⅰ型的开放性粗隆下骨折,或甚至是Gastilo分型Ⅲ的病例,在充分扩创后,在合并使用抗生素的情况下行内固定,伤口保留开放,在24~48小时再次扩创,延迟闭合伤口。在ⅢA或ⅢB型的粗隆下开放骨折,可在近侧骨折块插入外固定针,作成三角形的构型,其适应证是在骨折合并需要修复的血管损伤,或在初次扩创后,伤口并不能确定无污染的情况下,可行局部灌注,选用外固定器固定。由于重建髓内钉的出现,不锉髓腔的内锁髓内钉技术,也可在开放的粗隆下骨折应用,但至今仍有不同的意见。

(四) 多发创伤患者的特殊考虑

回顾性和前瞻性的研究,有充分的资料表明,在多发创伤的患者,应即刻对长骨骨折的固定(在最初24小时内)。粗隆下骨折也不例外,以利早期活动和避免多发创伤患者的牵引综合征,尽最大的努力用内固定或外固定得到骨折的稳定,因为这些患者易于发生肺衰竭和感染。如在同侧肢体有其他损伤时,应首先固定此损伤。

粗隆下骨折治疗的主要问题在于如何防止畸形愈合或迟延和不愈合。从生物力学观点来看，由于内侧承受高度压缩力，外侧的张应力，外展肌与屈曲髋关节和外旋的肌肉的共同作用，造成典型的屈曲外旋畸形。由于这些因素的影响可发生短缩成角及旋转畸形愈合。另外粗隆下区域主要是由皮质骨组成，且常是粉碎骨折，皮质骨的血运和骨折的粉碎性与富有血运以松质骨为主的粗隆间骨折相比明显较差，不利于骨折的愈合。粗隆下骨折由于波及粗隆间和粉碎骨折较多，常给治疗带来困难。老年人由于骨质疏松，而年轻人因高能量损伤造成粉碎骨折较多，两者治疗方法应分别考虑，对每一个患者来说均应根据骨折的创伤病理特点、个体的状况、医院的设备和技术条件来个性化的选择最佳治疗方法。

（五）非手术治疗

年轻人的严重粉碎骨折，在不易获得稳定的内固定或开放性骨折情况下可选用非手术治疗。单纯的髋人字石膏固定，易引起成角和旋转畸形，目前已不采用。Mooney 和 Sarmiento 使用的石膏支具，由于成角和短缩并发症较多，目前用有骨盆带，并使髋关节外展 20°和垫高健侧鞋来预防髋内翻畸形。据报道用此方法治疗粉碎和开放性粗隆下骨折，可避免明显短缩和成角旋转畸形的发生。

住院患者可采用 Russell 牵引，将髋关节屈曲外展，肢体置中立位，直至骨折牢固愈合。患者虽可早期坐起活动，但仍要长期卧床。老年人需要加强护理来预防周身并发症。对于严重粉碎骨折的患者，牵引常需长达 16 周左右。少数粉碎骨折患者，若略有过度牵引即可发生愈合不良。

Delee 等建议骨牵引通过股骨穿针，避免通过膝关节，肢体悬吊，髋和膝关节屈曲 90°，牵引的重量应根据骨折的类型和患者的体重决定，并在摄片后随时作适当的调整。在正侧位片，少于 5°~10°的内、外翻成角，在两个位置上骨折端至少有 25% 的对位。短缩应少于 1cm。在大约 3~4 周后，如患者情况稳定，下肢可逐渐减少屈曲度，肢体应外展，避免内翻畸形。在已达到临床愈合，X 线片上有骨痂形成，患者可用有骨盆吊带的，近侧成四边形的石膏管型支具固定，并可逐渐离床足尖着地的负重，而对侧下肢应稍垫高，每周复查 X 线片，如发现有再移位，可用手法复位后再用石膏管型固定或牵引治疗。

（六）手术治疗

股骨粗隆下特殊的生物力学特性，采用切开复位和内固定的方法，其优点是可达到满意复位和早期活动的目的。因粗隆下常是粉碎性骨折，难以达到稳定的内固定，内固定的失效常超过 20%。手术恢复内侧皮质完整性和内植物置于张力侧，对防止内植物失效极为必要。Velasco 和 Comfort 报道小至 2mm 的内侧皮质的分离，即可导致内侧塌陷和外侧钢板弯曲。目前很多内固定装置用于治疗粗隆下骨折，它们各具有优缺点，因而治疗的选择应从骨折的生物学和生物力学上的特点考虑。

1. AO 角钢板　可选用在粗隆下区稍远的骨折，近侧骨折端在叶片下用松质骨螺钉固定于股骨矩，以增加近侧骨折块固定的稳定性，大多作者强调恢复内侧皮质结构的重要性，并应注意保留血运，勿剥离内侧的软组织，可通过间接方式复位，以降低不愈合率，是提高疗效的先决条件（图 40-13）。

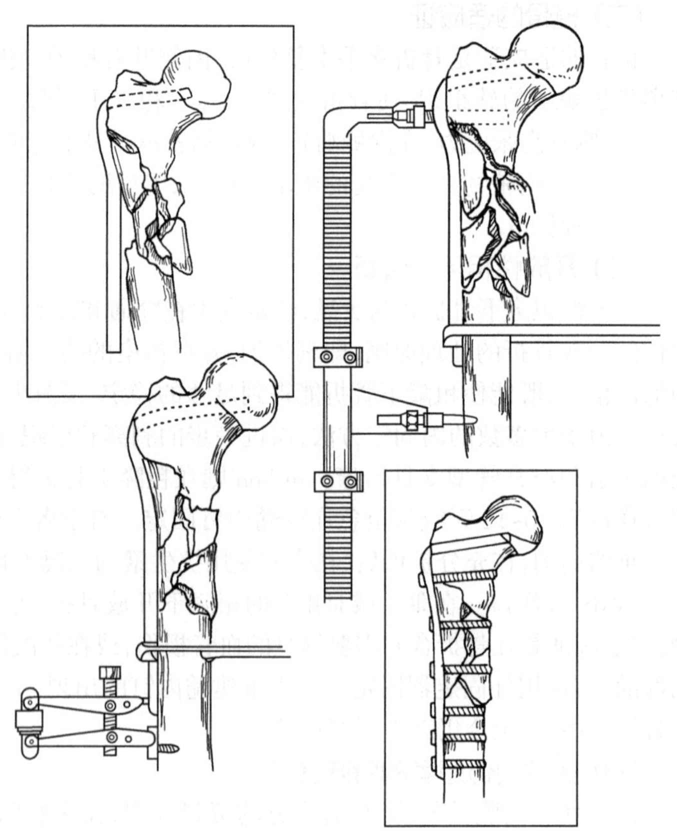

图 40-13　用 AO 股骨牵开器间接复位技术，而使主要的骨折块不失去血液供应

文献报道 AO 钢板失败率为 20%，不愈合率为 10%~18%，是与骨折复位不良，缺乏内侧支撑和负重太早有关。

2. 滑动髋螺钉和滑动髁螺钉（DHS 和 DCS） 经生物力学和临床研究表明适合于 Russell-Taylor 分型的ⅡA 和ⅡB 型粗隆下骨折，因骨折涉及梨状窝，影响内锁髓内钉的入口。DHS 或 DCS 近侧的螺钉得到比钉板装置的叶片有更大的握持力，钝的滑动螺钉的头端，很少能穿通股骨头到髋臼。钉可在板的套筒内滑动，使骨干轻度向内侧移位，减少弯曲力距，而防止内侧塌陷。由于 DHS 的角度为 135°，入点位低，常不能用螺钉经钢板固定于近侧骨折块。因此适合用于近侧粗隆下骨折。虽然 DHS 已加强侧板的强度，仍应强调重建内侧支撑的重要性，即使最强大的钢板仍会发生疲劳失效。在有严重的骨质疏松的患者，滑动螺钉常不能得到强的握持力，可填充甲基丙烯酸树脂，增强其固定力。手术前应使用皮肤或骨牵引。由于从粗隆下骨折出血到周围的肌肉群引起的肿胀，使 DHS 固定粗隆下骨折操作技术困难，因在手术前摄健侧的关节片，便于手术前计划，包括头颈角的测量，选择 DHS 的尺寸大小。135°滑动髋螺钉治疗粗隆下骨折，需更多骨膜剥离可影响愈合，单一的近侧骨块可围绕近侧加压螺钉旋转，135°动力滑动螺钉在不稳定的粗隆下骨折，有作者做回顾性的研究，固定失效率是 56%（9/16），95°角钢板失效率则为 13%（2/16）（图 40-14，15）。

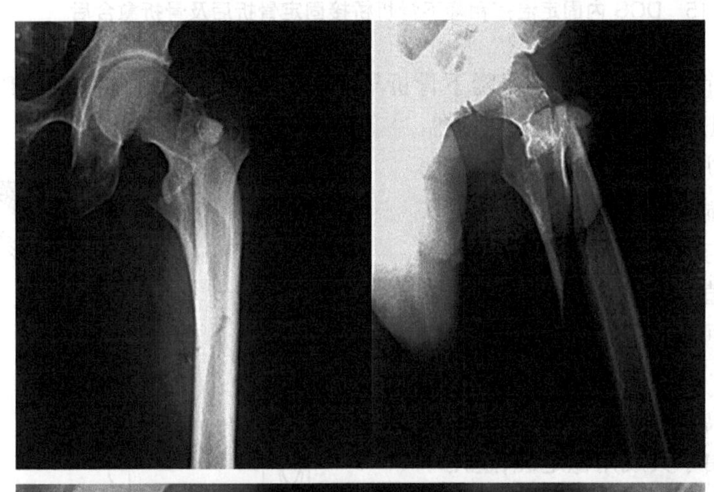

手术前正侧位 X 线片

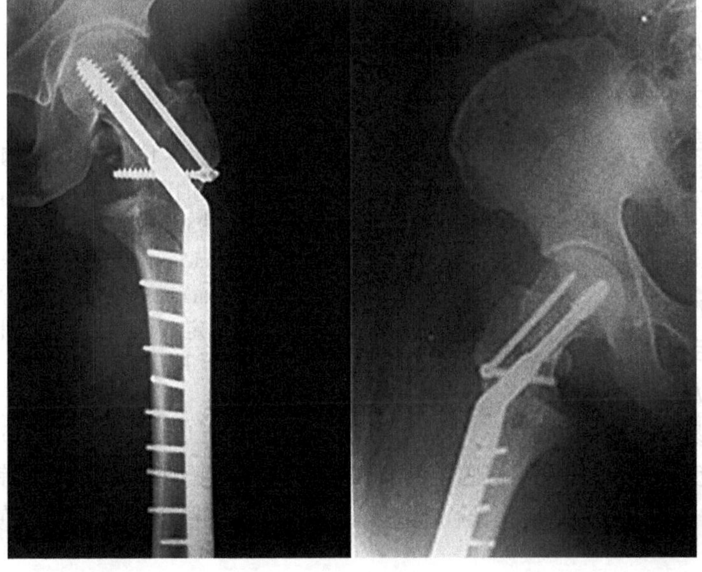

手术后 X 线片

图 40-14　DHS 附加螺钉内固定治疗粗隆下波及粗隆间骨折

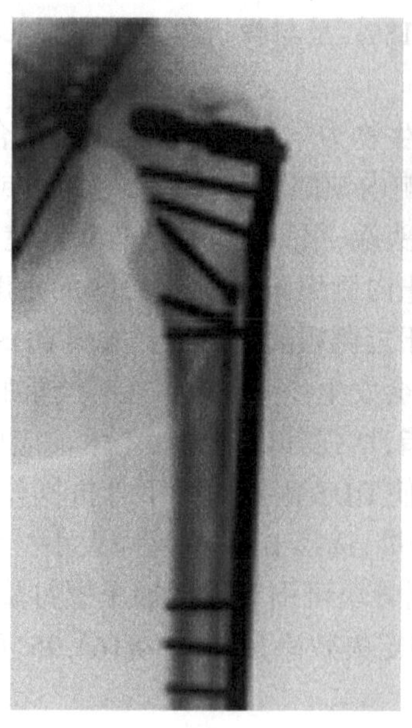
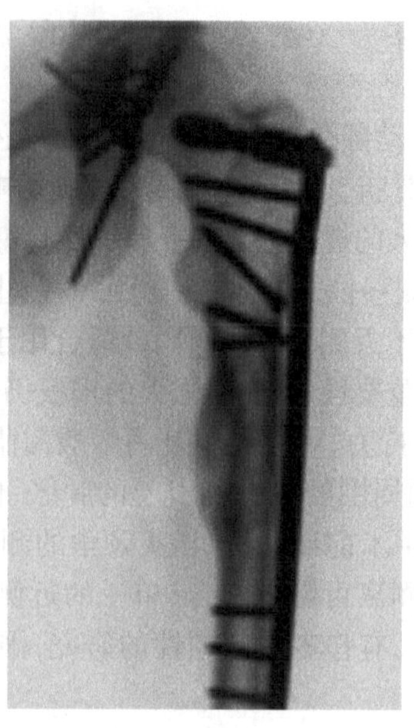

图 40-15 DCS 内固定治疗粗隆下骨折桥接固定骨折后及骨折愈合后

3. 近侧股骨锁定加压钢板(PF-LCP) 粗隆下骨折早期治疗主要使用的内植物有 DHS、DCS 和角钢板或顺行的髓内钉固定,但对不稳定的骨折用 DHS、DCS 或角钢板治疗发生的并发症率为 3%~5%,主要表现有早期或晚期的内翻塌陷、内植物失效及螺钉头的切割,顺行髓内钉固定与上述方法的比较增加了固定的稳定性,但继发内植物失效报道发生率仍在 3%~17%。PF-LCP 的固定可经皮下途径无须大切口和广泛的软组织剥离,符合生物学固定的微创技术。可用于骨折延伸到梨状肌窝,不稳定的粗隆间或粗隆下骨折,此钢板属解剖型,由于其成角稳定性,适用于复杂和骨质疏松的骨折(图 40-16)。

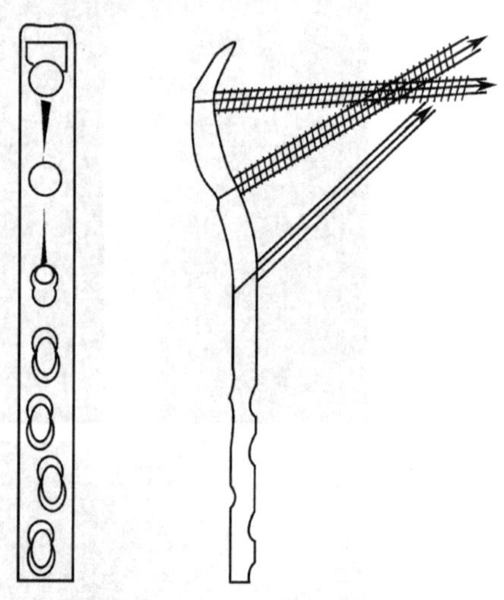

图 40-16 PF-LCP 钢板

两个近侧带螺纹的圆孔是固定 7.3mm 的空心锁定螺钉,与股骨干成 95° 和 120° 角。第三个孔在 135° 股骨矩的水平,为 5mm 空心锁定螺钉,其余螺钉孔有 4~16 孔可用锁定(5mm)或非锁定(4.5mm)。最远侧卵圆孔通常不用螺钉固定,而用克氏针临时固定钢板,以保证钢板的骨干的确切位置

闭合复位成功后钢板经肌肉下插入,远侧切口可见钢板安放在确切位置,并在透视下确认。对于复杂和粉碎的骨折,为利于复位在大粗隆用克氏针临时固定,可作为撬棍复位近骨折块,在前后位片三个锁定螺钉在头部聚合,而在侧位片散开,得到成角稳定,增加固定的稳定性,远侧钢板用 2~3 个双皮质锁定螺钉固定。在干骺端粉碎的骨折至少在骨折水平远侧 3~4 孔闲置不用螺钉固定,可使钢板在较大区域应力分散和减少骨折部位的应变,固定所有螺钉孔可产生应力集中,在循环负荷下易导致内植物的失效(图 40-17)。术后可即刻部分负荷 10~15kg 约 6 周,后逐渐增加负荷至完全负重。锁定近侧钢板提供钢板固定的机械稳定,作为用于粗隆下骨折角钢板设计的另一种选择。Hasenboehler 等曾指出在年轻高能量火器伤的粉碎性粗隆下骨折,用锁定钢板的使用可获得成功的愈合。

4. 髓内固定装置 用于粗隆下骨折的髓内固定可分为以下三种类型:中央髓内固定系统;头状髓内钉和可弯曲逆行髓内固定。髓内固定与钉板固定比较,可减少内植物受到的应力(图 40-18)。

中央髓内钉系统:最有代表性是 Grosse 和 Kempf 设计的内锁髓内钉,简称 G-K 钉。G-K 钉分左、右两侧。近端是全螺纹螺钉呈 130° 沿股骨粗隆部位锁定,远端是两枚半螺纹的螺钉横行穿过髓内钉远端的螺钉孔,

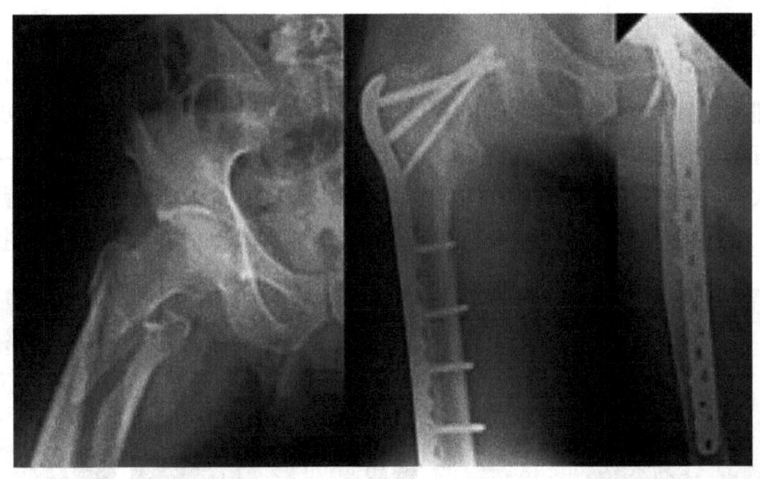

图 40-17 右侧粗隆下骨折（骨折线扩展到近侧梨状肌窝（Russell-Taylor ⅡB），在牵引台上闭合复位（正位和侧位片）手术后正侧位片显示解剖复位和内植物满意固定位置

静力锁定髓内钉以控制短缩和旋转，轴向负荷近体重的4倍。适用于治疗低位的股骨粗隆下骨折，主要并发症有：①髓内钉的入点偏内易发生医源性的股骨颈骨折；②骨折内翻畸形。通常内翻成角在5°~10°之间。在粗隆下骨折，髓内钉在股骨粗隆的入点不要太靠外，以免骨折固定的力线在内翻位；③髓内钉在近端螺钉内锁的位置折断。髓内钉近端内锁处是力学上的薄弱部位，由于环状扭转应力，髓内钉易在此强度薄弱区导致固定失效；④在远端内锁螺钉部位的螺旋骨折。

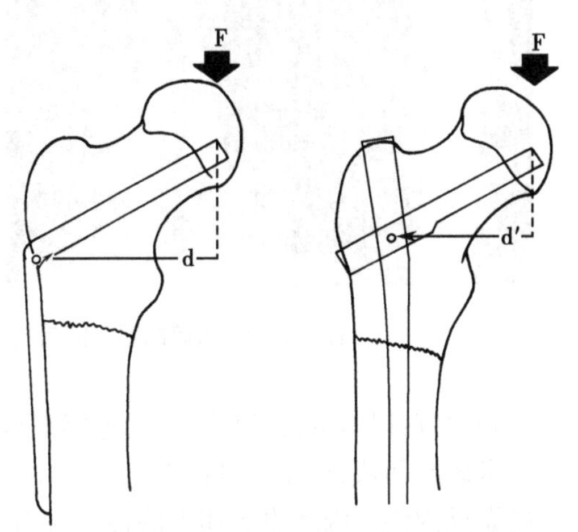

图 40-18 髓内固定和钢板固定的比较

图示在作用力相同情况下钉板力矩臂（d）大于髓内钉力矩臂（d′）

（引自 Rockwood CA，Green DP，Bucholz RW，et al. Fractures in adult. Rockwood and green；Lippincott-Raven，Pliladelphia，New York，1996）

因而近年来采用股骨的内锁髓内钉可适用于严重粉碎和节段性骨折，可用于股骨远侧1/5及小粗隆下的骨折，扩大了粗隆下骨折闭合髓内钉的适应证。内锁栓可控制骨折的旋转稳定性，防止短缩和内翻成角。此装置仅适用于未波及大粗隆，位于小粗隆下的骨折。由于闭合穿钉，不暴露骨折端，保留了骨折块的血运，而利于骨折的愈合。随着髓内钉技术的发展，采用闭合内锁髓内钉技术，手术失血量小，感染率低，通过扩髓产生的骨碎屑，起到了髓内植骨的作用，手术时间短，手术操作简单，符合微创技术的特点。文献报道使用开放髓内钉技术治疗骨折，不愈合率为2.1%，感染率为3.0%；而使用闭合髓内钉技术治疗骨折，不愈合率为0.2%，感染率为0.7%。

当前使用的重建内锁髓内钉，近端壁的加厚，增加了抗弯曲和剪力的作用，两枚的近端的内锁栓固定于股骨的头颈内，可避免近端内锁栓的断裂，在重建内锁髓内钉固定的粗隆下节段骨折，其抗弯刚度及抗扭转刚度分别可达正常股骨的70%和30%，轴向负荷可达体重的4~5倍。因而重建内锁髓内钉的应用是较为理想的治疗方法，为防止粗隆下骨折发生髋内翻，选择的入针点应正确。入针点不能偏外，而使髓内钉未能沿近端外侧皮质进入髓腔，而是斜行进入骨折远端。入点应选择在大粗隆的顶端和梨状窝，而在大粗隆外侧的入点即易发生髋内翻。

重建内锁髓内钉，它不同于标准的髓内钉仅是在近侧端，标准的髓内钉在近侧截面的直径为8mm，干的直径较细，而国人比西方人的直径相对较细。一般股骨干的髓腔必须比准备要使用的髓内钉扩大1mm，应依据使用钉在该部位的直径决定。标准的Russell-Taylor钉因有8°的前倾，需区分股骨的左、右侧。

近侧内锁螺钉有一定的可调性，容许 8mm 的栓子固定在股骨颈的低位，并给第 2 个 6.4mm 螺钉固定的余地。如近侧仅能使用 1 个内锁栓，应使用 8mm 的拉力螺钉，而两个螺钉的固定更稳定。

使用重建内锁髓内钉的愈合率，在新鲜的粗隆下骨折，如不伴有其他损伤可达 95%~100%。如患者在骨折后 6 个月，没有辅助装置仍不能完全负重，应考虑不愈合。若肯定不愈合，在 8~12 个月内，需作自体骨移植，并更换较大直径的内植物。现在的重建内锁髓内钉是中空的，在导针安放满意后，可防止失去骨折复位（图 40-19）。Russell-Taylor 重建髓内钉可适用于ⅠB 型、ⅡA 和ⅡB 型粗隆下骨折。

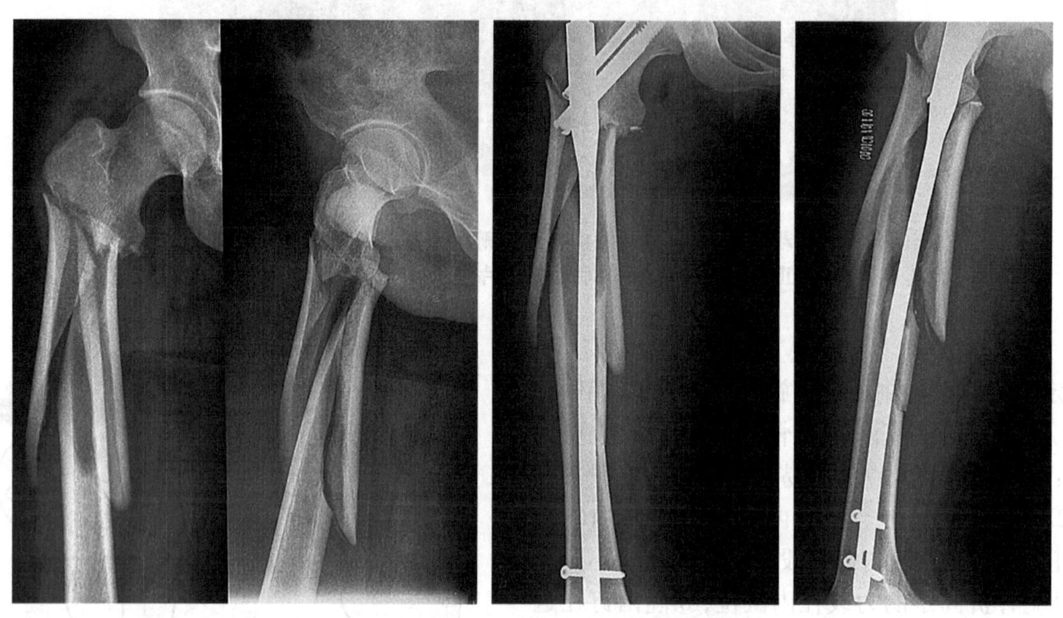

图 40-19 粉碎的粗隆间骨折合并粗隆下骨折，用重建髓内钉内固定术

头状髓内钉：以 Gamma 钉为代表，近年来也用于治疗股骨近端骨折。Gamma 钉是由滑动髋螺钉结合髓内钉技术研制而成，属于强硬的髓内钉。由于 Gamma 钉位于股骨干髓腔内，它较标准的滑动加压髋螺钉钢板更靠近内侧。因此患者体重的传导比滑动加压髋螺钉更靠近股骨矩，这就增强了内植物的力学强度。测试表明 Gamma 钉能承受的失效负荷最高，可达 5000N。从力学上看，对涉及内侧皮质粉碎的股骨粗隆下骨折，Gamma 钉避免了骨折解剖重建的需要，因此有益于骨折线逆行的粗隆间骨折或粗隆下骨折的治疗。在 20 世纪 90 年代初 Gamma 钉成为欧美国家普遍采用的一种治疗方法。并在早期的文献报道中获得了 100% 的成功，没有内植物固定失效和不愈合。尽管 Gamma 钉获得了良好的临床效果，但也存在以下并发症：①插入 Gamma 髓内钉时发生纵向骨折，是术中的主要并发症。设计上，Gamma 钉近端 10°的外翻弯曲，虽然避开了梨状窝，可以从外侧进入，但是这种非解剖形状的髓内钉进入股骨髓腔可以增加股骨干髓腔内的应力，存在潜在骨折的危险。为了防止这种医源性的骨折，股骨近端髓腔应比所选用的髓内钉至少扩大 2mm。如 Gamma 钉近端直径 16mm，那么股骨近端髓腔应扩大到 18mm。另外，钉插入时绝对禁止暴力，而 Leung 等人认为，髓内钉对亚洲人来说，单纯将髓腔过度扩大 2mm，并不能阻止术中医源性骨折的发生。他们通过对中国人股骨干的测试研究，研制成适合亚洲人的 Gamma 钉。亚洲型 Gamma 钉标准长度 180mm，远端直径 11mm 或 12mm，外翻角 4°，颈干角 130°，并将拉力螺钉孔向远端移动 10mm，同时改进手术技术，减少了扩髓。结果通过多个医疗中心的联合试用，术中及术后的并发症只有 7.7%；②拉力螺钉在股骨头、颈内脱出。应用 Gamma 钉的另一个弊端是不容易获得拉力螺钉在股骨头和股骨颈内恰当的侧位影像。因为插入的髓内钉和所使用的器械挡住了视线，这就增加了拉力螺钉安放位置不恰当及拉力螺钉脱出的危险。解剖学和生物力学研究证实：股骨头的内上 1/4 是内固定最薄弱的部位，也是髋关节应力的集中区。亚洲型 Gamma 钉将拉力螺钉移至股骨矩，因此减小了拉力螺钉向上方脱出的发生率；③髓内钉远端内锁螺钉部位或针尾部的骨折。Lacroix 等通过力学试验证实：在用骨锥钻破股骨外侧皮质时，常常导致外侧骨皮质出现裂纹。这种裂纹在 X 线片上由于髓内钉的存在，大多看不到，因此存在

潜在发生骨折的诱因。另外负荷沿着 Gamma 钉向下传递，并将负荷应力集中于股骨干的针尾处，由于应力集中可导致在髓内钉的远端发生股骨干骨折。

Gamma 钉尾部由于应力集中易发生骨折，Stapert 等采用长 Gamma 钉治疗股骨近端骨折，钉的长度为 300~360mm，近端直径 17mm，远端直径 12mm，拉力螺钉为 12mm，并以 135°角交锁固定于股骨头、颈内。由于长 Gamma 钉的外科技术简单，适应证广。1993 年 Stapert 等人报道了他们应用长 Gamma 钉的经验，认为长 Gamma 钉适用于许多股骨近端复杂的骨折。生物力学实验表明加长的髓内髋螺钉明显地减少了靠近股骨粗隆下区的应力，而且在股骨中段和远段没有明显的应力增加，但是它的强度不及标准的髓内髋螺钉。尽管新一代髓内钉的固定强度更加坚强可靠，但盲目相信内植物的强度，一味追求早期负重必将增加内植物的固定失效和骨折不愈合的发生率，荷兰 2500 例成功的治疗病例中，仍有 4 例发生钉的折断。其原因即是骨折不愈合及早期负重。临床上，一般在骨折 4 周以后，X 线片显示骨折端有连续骨痂生长，临床上患肢直腿抬高无疼痛，此时才可开始部分负重。否则应延长负重时间。完全负重应在手术 12 周有明显骨折愈合后。

头状髓内钉的另一个内植物是 Zickel 改进了 Kuntscher Y 形钉的设计，于 1967 年介绍专用于治疗股骨粗隆下骨折的 Zickel 钉。类同髓内钉的装置，通过髓内钉插入另一个钉固定于股骨头颈起补充固定作用，此装置包括三个组成部分：①特殊设计的髓内钉，近端设计成矩状，并有一个约 12°的外翻角和 6°的前倾角；②穿过髓内钉的改良 Smith-petersen 钉；③用一个固定的螺钉固定于髓内钉和近侧贯穿钉上(图 40-20)。此内植物的优点是：①通过近侧 Smith-petersen 钉增加近侧骨折块的固定；②阻止近侧骨干向内移位。在 Zickel 早期的三大临床系列报道中，内植物力学失效率低于 2%，近年的 Reynders 等也获得了 100% 的成功，没有内植物失败，术后持拐完全负重时间不超过 2 天。Zickel 钉成为当时治疗股骨粗隆下骨折的重要固定手段。但是 Zickel 钉也存在如下的并发症：① Zickel 钉取出后股骨粗隆下区再骨折。这些骨折均见于 20~30 岁的青壮年；②由于 Zickel 钉近端的弯曲度以及近端矩形棒的设计，手术插入技术难度大。文献报道术中并发症高达 21%，技术上的并发症有手术所致的粗隆部粉碎骨折，股骨干的旋转对位和穿透股骨头；③用 Zickel 钉存在的另一问题是在骨折愈合后是否需取钉，尤其在年轻患者。如钉在股骨颈内插入不够深，钉的顶端可发生应力骨折，应是取钉的适应证。同样髓内钉的远钉端，也是应力集中部位，可引起远端股骨骨折；④不能控制短缩和旋转。鉴于上述原因，许多研究者建议将 Zickel 钉用于低速创伤所致的股骨粗隆下骨折或病理性股骨粗隆下骨折。

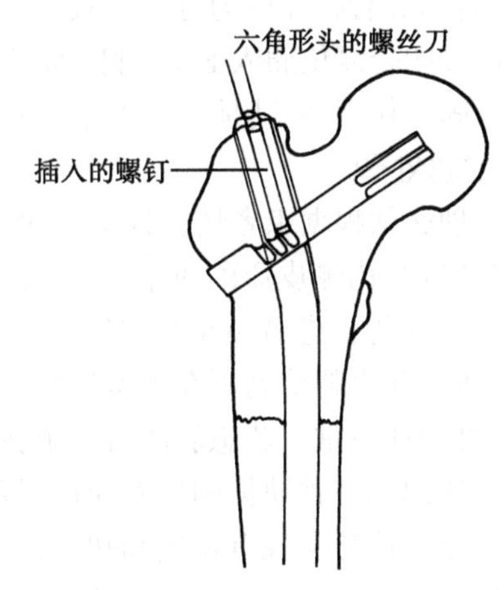

图 40-20 粗隆下骨折 Zickel 钉内固定示意图

在做髓内固定时，不论有无内锁栓，必须注意是否有轴向的旋转，常用的测量轴线的方法易发生误差，至今仍未有一种在手术中能正确判定的量化标准，通常以两骨折端的宽度的差异、股骨在复位后的弧度以及与正常侧正位片的小粗隆的大小的比较来判断(图 40-21)。另一个常见的问题是在粉碎的骨折肢体长度的改变，必须在手术中以影像学技术来判断，在确定没有肢体长度改变的情况下再作内锁栓的锁定，手术后也须立即测量肢体长度，若出现大于 1cm 的明显差异，应立即纠正。

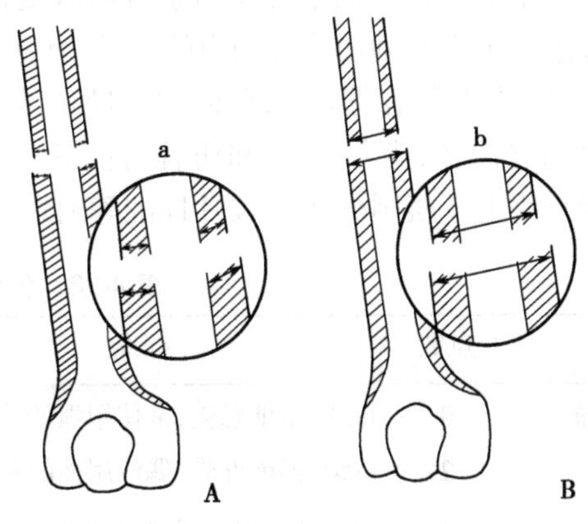

图 40-21 股骨旋转的判断

A. 骨皮质宽度不等；B. 近远侧骨干直径不等

可弯曲逆行髓内固定:经股骨髁向近侧插入的髓内钉:常用的可弯曲的髓内钉是从股骨髁插入,并固定到近端的股骨颈和股骨头。如 Ender 钉、Ender 改进并设计用多枚光滑而富有弹性的髁头钉固定老年股骨粗隆下和粗隆间骨折。Ender 钉打入股骨髓腔并固定到股骨颈和股骨头内以后,近端的轴向力可以沿着 Ender 钉的全长分布到远端,同时减少了弯曲力矩,使失败率降低。但是 Ender 钉的抗弯曲以及轴向失效强度均不如前述的中央髓内钉及头状髓内钉,Ender 钉适用于低速创伤所致的老年股骨粗隆下骨折。虽然它具有手术损伤小、失血量少、感染率和死亡率低等优点,但是也存在许多并发症:膝关节疼痛,不能控制短缩和旋转畸形,膝关节活动范围减小,近端和远端钉的移动和穿透,在骨折远端进针部位的骨折和早期再手术等问题。有时需要辅助固定、植骨或术后牵引。Levy 等报道术后膝关节疼痛率高达 76%。这主要是由于插针的入口太靠近前方或远端,以及 Ender 钉从入口处穿出所致。正确的入点可以减少术后膝关节疼痛的发生。Ender 钉的理想入点应位于膝上内侧动脉的近端。另外由于其不能控制旋转,导致负重期间发生畸形,Ender 钉移动,从而失去解剖固定,而需再手术治疗。再手术率为 25%~36%。

临床上,除了应严格遵循 Ender 钉的适应证外,对 Seinsheimer Ⅱ型中的横形和短斜形粗隆下骨折,可以单独应用闭合的 Ender 钉技术固定;长斜形的粗隆下骨折,在穿钉前需环扎钢丝固定,以防止骨折处的短缩或外旋。Seinsheimer Ⅲ、Ⅳ型伴有内侧皮质粉碎的骨折可以单独应用闭合 Ender 钉技术治疗,但是需要术后维持胫骨牵引 3 周,直到出现骨痂后方能行走负重。

此类内固定钉用于粗隆下骨折的适应证很少,而仅用在近侧皮肤有损伤,不宜做皮肤切口和老年人具较大的股骨髓腔,至少可容许插入 4~5 枚 Ender 钉的患者。Russin 和 Sonni 建议用此钉治疗粗隆下骨折,减少手术损伤和出血,并应力分布一致,骨愈合能力强。但 Schatzker 和 Waddell 报道由于在粗隆下骨折,经常难以通过闭合复位插入 Ender 钉,如切开复位也并不能减少手术损伤。Ender 钉的问题是常易发生钉的移位失去固定作用,尤其是在骨质疏松患者,经常需附加固定。

(七) 术后处理

术后处理必须根据患者情况具体化,如骨折的特点,内固定后骨折的稳定性。取决于内植物的强度和骨的质量(特别是内侧皮质的质量)。术后负重过早是发生并发症的重要原因之一,应建议扶拐用足尖着地负重。在粉碎骨折患肢负重是限制在 10~15kg,如骨的质量好,骨端的复位接触满意,可用拐或步行器负重,关节活动和直腿抬高可在手术后数天内开始。间隔 3~4 周应复查患者,并摄片检查,在 4~8 周确定有骨痂时,可增加负重。若患肢能持续单腿站立 60 秒,就可弃拐完全负重。并可从事游泳和静止的骑自行车活动。如内侧有骨缺损的患者应推迟负重时间。对不合作和内固定存在问题的患者,术后应考虑辅助外固定。正侧位片发现有桥接和塑形完善的骨痂,才可考虑取出内植物。恢复到内植物取出前时的步态后,可弃拐行走,手术后 3 个月内应避免接触性的运动。

(八) 结果的评价

粗隆下骨折成功的治疗是指患者能恢复伤前的行走状态,正常的颈干角和肢体长度,并无旋转畸形。大部分患者可恢复到功能范围内的活动,有些患者下蹲受到影响,目前最常用的评定标准是由美国医学会制定,主要是依据活动范围,肢体的力量和是否有肢体不等长等来判断。Sander 等对此标准进行了改良,依据疼痛、行走的能力、伤前和伤后的状态的比较,及是否能满足日常生活所需要的活动,如穿鞋,穿短袜和能否克服上下楼困难和 X 线片标准等因素(表 40-3)。

表 40-3 创伤髋评定标准(Sander 标准)

	点数	标准	点数	标准
Ⅰ疼痛	0	持续,不能忍受,常使用强的药物	6	在开始有疼痛,然后较好,或在一定活动后,偶然用水杨酸类药
	2	持续,但能忍受,偶然用强的药物	8	偶然和有轻度的疼痛
	4	在休息时几乎或没有疼痛,而活动时有疼痛常使用水杨酸类药物	10	偶有疼痛

续表

	点数	标准
Ⅱ行走(步态)	0	
	2	使用轮椅,用步行器移动 不用辅助支持,不能离家
(明显受限)	4	使用一侧支持,少于一个街区 使用双侧支持,短的距离
(中度受限)	6	不用支持,少于一个街区 使用一个支持,至 5 个街区 使用双侧支持,无限制
(轻度受限)	8	不使用辅助支持,跛行 使用一个支持,无跛行
(无限制)	10	无须使用辅助支持,无明显跛行
Ⅲ 功能		
退休受伤前	0	完全依赖他人帮助和受限制
	2	部分依赖
	4	单独能做有限的家务,有限的购物
	6	能做很多的家务,自由购物,及办公室的工作
	8	仅轻度的受影响,能站立工作
	10	正常的活动
伤前有工作	0	未再被雇佣 / 伤后退休
	2	部分时间 / 轻工作
	4	由于受伤改变工作
	6	需多少改变工作
	8	恢复工作,仍有一定
Ⅳ活动 - 肌肉力量	0	僵硬有畸形
	2	僵硬在功能位
	4	肌肉力量差到可,屈曲范围小于 60° 外展和旋转活动受限
	6	肌肉力量可到好,屈曲范围达到 90°
	8	肌肉力量好到正常,屈曲范围大于 90° 外展和旋转活动可
	10	肌肉力量正常,活动正常或几乎正常
Ⅴ日常活动		
穿鞋和短袜	0	不能
	3	有困难
	5	容易
上下楼梯	0	不能
	2	一次一个台阶
	4	须要依靠
	5	正常
Ⅵ放射学的评价	0	不愈合 / 钢板失效 / 关节炎
	2	延迟愈合
	4	内翻大于 10°,短缩大于 2.5cm
	6	内翻大于 5° 小于 10° 短缩大于 1cm 但小于 2.5cm
	8	内翻小于 5°,短缩小于 1cm
	10	解剖复位
总的评价		结果
55~60		优
45~54		良
35~44		差
<35		失败

(九) 并发症

粗隆下骨折周身的并发症,可包括肺炎、泌尿系感染和胃肠道溃疡、心血管等的并发症,尤其是在老年人。骨折治疗失败的原因可分为多种情况:固定失败或内植物的失效,不愈合、畸形愈合和感染等。

1. 内植物的失效　近年来使用的 DHS,内植物的失效常见在骨量减少的患者,螺钉在股骨头中切割。类同股骨干骨折的内固定,需要有足够的钢板长度和螺钉的固定极为重要。固定失效的临床常表现为进行性的畸形和短缩或突然出现弹响,随后感到疼痛和不能负重。固定的失败,在髓内固定装置是与不能使用静态的内锁栓;粉碎的骨折线涉及梨状窝,不能正确的定位入口(钉可从近侧切割出来);或使用的内植物没有足够的强度有关。通常需重新切开复位和内固定,同时行髂骨植骨使骨折愈合。

重建髓内钉近侧内锁螺钉的Z效应(图40-22):重建髓内钉近侧两枚内锁螺钉短,上方的螺钉随着负荷而向内挤入,钉住髋臼而不能滑动,第二个螺钉由于未受到应力而向外脱出,甚至穿出,图像类同Z字形,常是内固定失效的原因,也有报道重建钉固定在治疗不稳定骨折,在股骨头内能得不到牢固的固定,钉周围的松动,可出现近侧钉的退出或进入,而另一个钉向相反的方向移动,也可发生Z效应。

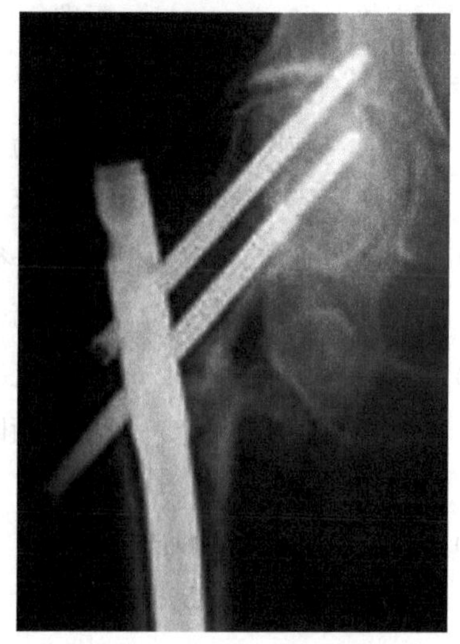

图40-22 重建髓内钉近侧固定头颈部两枚螺钉的Z效应

2. 不愈合 延迟愈合或不愈合在粗隆下骨折比骨干骨折更常见,有限的接触区,血管供应减少和高的机械应力是影响预后的原因。发生此并发症的主要原因是由于严重血运损害,固定不稳定,内植物失效,临床表现近侧的大腿在负重的情况下有持续的疼痛和发热,通常表明为延迟和不愈合,可用放射学检查确定。不愈合常发生在干的部位,最好的治疗方法是用静力内锁髓内钉,可选择更大的直径髓内钉,作切开复位则需同时植骨。对已有内植物固定,并固定仍有效情况,我们常采用在关节镜下植骨的方法,以微创的技术,在清除骨折端周围的瘢痕组织,并不进一步破坏骨折端周围的软组织和血运的情况下植骨,有利骨折的愈合。内固定究竟是选择动力或静力的内锁髓内钉,仍有不同意见。笔者认为静力内锁髓内钉可更有利于抵抗骨折不愈合部位的旋转剪切应力。有时为能得到内侧的支持需要辅助固定,在内侧植骨成为绝对必要。

3. 畸形愈合 常主诉跛行,畸形的程度应与健侧相比较。畸形愈合的矫正常与三种情况相关:第一是恢复正常的颈干角,如颈干角不能恢复常可出现臀中肌步态,外展肌群软弱,需做外翻截骨手术和重新内固定和植骨。内翻畸形也可发生在使用的髓内钉的入点太靠近外侧,在大粗隆的顶端有关,但内翻畸形常小于10°,患者常可无主诉症状,无需再次手术;第二是下肢的不等长,波及粗隆部位的骨折,骨干部是粉碎性骨折,常使用的是动力而不是静力的内锁钉。由于在成人肢体延长的方法常有很多并发症,应尽量避免其发生,因此必须在手术前和手术中注意恢复可接受的长度。很少伤肢是在过牵情况下愈合。第三是旋转畸形愈合,手术中未注意用股骨粗线来对位及放射学的检查确认,常易发生此并发症,故应在髓内钉手术后比较下肢的长度和内、外旋的范围,来确定是否有旋转畸形的发生,应尽早给予纠正,如在晚期发现,应通过截骨手术矫正。用旋转截骨,静力内锁髓内钉固定是可选择的治疗方法。

4. 感染 感染通常发生在手术后的第4天和10天内,出现疼痛和常见的炎症症状。在手术部位穿刺可确定诊断。骨扫描很少有助于急性感染的诊断,有时B超检查常有助于发现有无脓腔存在,可早期引流和灌注处理。晚期的感染经常表现为不愈合,再手术前应取活检培养。Gallium扫描局限于使用在诊断感染性不愈合,活检的结果更为可靠。粗隆下骨折因并发症需要翻修手术,应做手术中的普通和厌氧培养。粗隆下骨折感染最常见于开放骨折内固定,而闭合髓内钉固定,感染的危险明显减少。预防性抗生素的使用也相应减少手术后感染的可能性。急性感染的处理,最好是扩创和引流,伤口应保持开放或在闭合后用抗生素链。如果固定是稳定的,应保留内植物直至骨折愈合,内植物的固定已失效,应取出改用牵引或外固定,髓内钉。笔者常在扩创后即刻植入松质骨,保持伤口开放或闭合伤口灌注,也有作者主张延迟植骨。抗生素常需使用6周。

5. 功能障碍 功能障碍常发生于在髋和膝关节周围的并发症。异位骨化常仅见于放射学上的表现,很少有临床症状。在合并髌骨骨折,膝关节周围的骨折和软组织损伤,也常是引起粗隆下骨折功能障碍的原因。神经损伤的并发症很少见,但在髓内钉固定后必须细致检查。坐骨神经和阴部神经损伤,常发生在骨折过度牵引复位。过度牵引复位同样也可引起骨筋膜室综合征。

六、病理性粗隆下骨折

粗隆下的病理性骨折十分常见，由于该部位是应力集中区，正常骨具有抵抗此应力的能力，但当骨的强度发生变化时，极易发生病理骨折。病理骨折可见于全身性疾病，代谢性疾病或转移性肿瘤等。发生骨折前已有骨质丧失，使治疗发生困难。在伴有前弯畸形的病理骨折更增加治疗困难，难以选择适合内固定。可选择 Zickel 钉和重建内锁钉固定较好，其优点是它能稳定近侧骨折块，对远侧股骨也有保护作用。但在代谢性疾病所致的病理骨折，由于远侧股骨同样可发生向前弯曲，髓内固定就有困难，宜选择经塑形的钢板或外固定装置。

七、作者推荐的治疗方法

在作了初步临床检查和读 X 线片后，应了解患者的一般情况和骨折局部的创伤病理特点，医生的技术水平，医院的设备条件，以及患者的经济能力来确定最佳的治疗方法。我们介绍了近代采用的不同的治疗方法，重要的是了解不同治疗方法的优缺点、疗效和适应证，做任何治疗方法的选择，必需要考虑到上述的因素，如在一个不具备手术条件的医院，也许正确的使用保守治疗的牵引或外固定的方法即是最佳的治疗选择。采取任何的治疗方法，在操作时也应了解可能发生的并发症和应采取哪些方法去预防，因此对不同类型、年龄、条件和技术水平的个性化的处理，就是治疗的最佳选择。也就是说，在我国不同地区、不同条件的医院，什么是最佳的治疗方法也显然不同。

保守治疗可选用 Russell 牵引，肢体处于中立位，髋关节呈外展屈曲位，通常在粗隆下骨折可保持良好的对线。如小粗隆仍附着于近侧骨折块，髂腰肌成为造成近侧骨折块屈曲和外旋的力量，有作者采用 90°~90° 位牵引以利远骨折块对位近骨折块，同时肢体保持外展位 3 周，第 4 周时屈曲可逐渐减少，直至放平，改用带有骨盆带的石膏支具，并保持肢体 15°~20° 外展。如小粗隆已撕脱作为骨折的一部分，它不再是造成屈曲的畸形因素，就无需采用 90°~90° 位牵引，可用一般外展位牵引，维持其颈干角，数周后改用石膏支具，对侧肢体用鞋垫高，石膏支具在膝关节处带有铰链，可练习活动直至骨愈合。牵引治疗期间必须密切观察肢体位置，在横断或粉碎骨折常需注意过度牵引，应定期测量肢体长度和摄 X 线片来判断，并及时给予调整。同样，在牵引过程中，由于重力作用，骨折常易发生向后成角，在局部应用软垫垫高。内翻畸形可通过调整肢体外展位来纠正。不同的骨折类型及周围软组织损伤的严重性不同，此意味着局部血运的不同，骨愈合时间不能一律看待。在骨愈合未完全牢固前，去除牵引可发生髋内翻畸形。有时 X 线片并不能很好判断骨愈合是否确实，在临床愈合后，可减轻或暂时去除牵引观察，在两周后再摄片，如骨愈合不坚固而发生髋内翻，无疑需继续维持牵引直至骨愈合。用牵引治疗常须长期卧床，老年患者应注意防止发生卧床并发症，应鼓励患者早期坐起。牵引期间肢体肌肉和远端关节的功能活动极为重要，此不仅对防止肌萎缩，同时对改善血液循环，水肿的消退及血肿的吸收极为有利，更重要的是防止下肢深静脉血栓形成。此并发症近年来愈趋多见。去牵引后 1 个月后开始负重，在此期间患者应积极地作肌力及关节活动。由部分负重至完全负重通常也需 1 个月的时间。

近年来手术切开复位内固定已普及和推广应用，复位和固定时应尽可能保存骨折局部的血运利于骨折愈合。在陈旧性的病例，骨折端间已有纤维连接或有软组织嵌入则需切开复位，如有蝶形骨折块或粉碎骨折块时，尽量避免过度剥离软组织，以防损害骨折块血运，骨折的复位无需过于强调解剖复位，主要是要保持良好的对线。一味强调解剖复位，过多剥离软组织会影响骨折块血运，对愈合造成影响。内固定的选择，常用的有髓内装置和钉板固定装置。在低位横断或短斜形粗隆下骨折，可选用髓内固定。对粗隆下骨折，普通髓内钉及 Ender 钉，常不能控制旋转，内固定后在短期内常需辅助固定，如牵引或石膏支具。我们建议内锁式髓内钉及近年来重建内锁髓内钉，可闭合穿钉和用内锁栓来控制旋转，符合生物学固定的原则，此类型的固定方式，是一种中心型固定，比偏心的钉板固定所受到的疲劳应力小，更符合生物力学的要求，是当前治疗粗隆下骨折首选的治疗方法。粗隆下骨折由于近骨折块较短，近端内锁栓固定于股骨颈头部极为必要，运端的内锁栓用以控制旋转。此种内固定常可达到稳定的固定，患者可早期离床活动及负重，但手术操作需在透视监测下进行。

另一种较好的固定方式为钉板装置。近侧钉需固定于股骨颈至头部,连接钉的钢板则固定于股骨的侧方。常用的有两种装置,一种是角钢板,如 AO 的 95°或 130°钢板。此类钉板手术操作较为困难,常有钉穿出股骨头到髋臼的可能,选择病例应在粗隆下区稍远一点的骨折。DHS 或 DCS,其螺钉头钝,很少贯通股骨头到髋臼,操作简单,并可适用于位置比较高的粗隆下骨折,甚至波及于粗隆部位的骨折适应证较广。钢板顶端发生再骨折率比短的 Gamma 钉明显减少。近年来用的股骨近端的锁定钢板,并有解剖型具成角稳定,形成一个完整钉的固定结构,并可经皮下插入固定,不进一步破坏骨折端的血运,符合生物学固定微创技术的原则,具有更大优点。

在治疗粗隆下骨折时必须要考虑到内侧皮质的完整性,尤其有小粗隆分离或有蝶形和粉碎骨折块。在此类型骨折早期植骨极为必要,不能仅依靠内固定装置来维持骨折的稳定性,否则内固定装置常由于应力集中而发生疲劳弯曲,甚而折断。固定的螺钉可松动脱落,而内固定失效,闭合穿钉的重建内锁髓内钉固定,因未破坏局部粉碎骨折块的血运,切开植骨即无必要,植骨可选择在内侧骨皮质缺乏支撑的病例,采用关节镜下植骨的方法。

第三节 股骨干骨折

股骨干骨折常发生在摩托车或汽车交通伤,火器伤或从高处坠落等高能量损伤,据英美和北欧文献报道,分别从 20 世纪 70 年代至 90 年代股骨骨折发生率分别为每年每 1 万人中有 1 个和 1.33 个股骨干骨折,<25 岁的年轻人和 >65 岁的老年人更常见,每 1 万人中有 3 个。英国和北欧的资料分析,随老年人群的增加,股骨干骨折的发生率也有所增加,并常是低或中等能量的损伤。股骨开放骨折发生率为 16.5%,其中 88.4% 为Ⅰ型开放骨折,虽然伤口可很小,而深部组织的损伤常很严重。

一、损伤机制

股骨干骨折常由高能量创伤引起,常见于在 30 岁以下的男性因摩托车或汽车的交通伤。骨折的类型是依据暴力的性质和作用方向决定,垂直作用于骨干长轴的直接暴力可引起横断或短斜型的骨折。沿着股骨长轴的暴力可同时引起髋和膝关节的损伤。老年人骨折常是旋转暴力引起的长斜型或螺旋形骨折并可有轻度粉碎,骨折粉碎的程度常与损伤时作用于股骨的能量有关。

二、常见的合并损伤

(一) 神经损伤

股骨干骨折合并周围神经损伤较少见。坐骨神经由于受到周围肌肉的保护,仅可能发生在有明显移位的骨折。实质上神经损伤更常见于直接的贯通伤(如火器伤和切割伤)。

(二) 血管损伤

股骨干骨折合并血管损伤并不多见,文献报道发生率约是骨折的 0.1%~2%。因考虑到血管损伤的后果,对所有股骨干骨折必须对肢体的血运作细致的评估。股骨远 1/4 的骨折可引起在内收肌管内的股动脉撕裂,早期可以是内膜撕裂远侧动脉搏动正常,此后可因血管内血栓形成而栓塞。Dopple 脉压检查发现踝 - 肱指数小于 0.9 时,及任何怀疑有动脉损伤的贯通伤或钝性损伤均应作动脉造影。如果远侧仍有动脉搏动,应密切监测患者的血管状态,动脉造影可以延迟至 24 小时。动脉损伤的治疗取决于血管损伤的严重性和伤后时间。如远侧肢体仍有血运应早期固定股骨干骨折,造影可在骨折固定之后进行。如动脉有严重损害必须在 6 小时内重建血运。股骨干骨折后合并远侧肢体的急性缺血,动脉修复时必须切开小腿四个骨筋膜室防止缺血组织在再灌流后发生骨筋膜室综合征。修复动脉的同时也应修复主干静脉。动脉损伤可同时合并有坐骨神经损伤,通常是由缺血、挫伤或牵拉伤引起,偶尔需探查或外科修复。

(三) 骨骼损伤

股骨干骨折常合并多发的骨骼损伤,必须检查是否有其他部位的多发骨关节损伤。股骨干骨折摄片必须包括整个股骨干以及上下关节。必须摄骨盆的正位及髋关节的内旋位片来排除是否有股骨颈骨折，股骨颈骨折的漏诊率可高达30%，若未能早期诊断和处理常可增加股骨颈骨折的不愈合和缺血坏死率。股骨干骨折同时有膝关节肿胀，常表明有膝关节主要韧带的损伤，发生率可达15%~55%。有报道中48%为部分和5%为完全的前交叉韧带损伤；5%为部分和2.5%完全的后交叉韧带损伤。12%有内侧半月板的损伤和20%有外侧半月板损伤。股骨干骨折未固定时由于骨折的不稳定常难以评价膝关节的功能和膝关节韧带是否有损伤。在骨折稳定固定或骨折愈合后必须评价是否有膝关节韧带损伤并给以必要的治疗，应在股骨干骨折固定后作膝关节镜检查。同侧的胫骨与股骨干可同时发生骨折称为漂浮膝（图40-23），更应特别注意有无其他部位损伤。

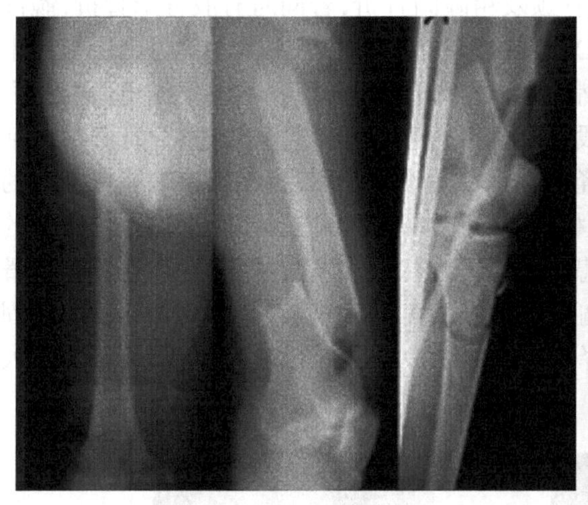
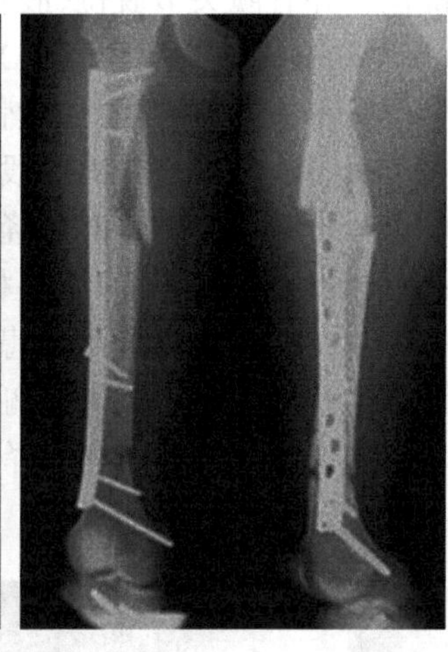
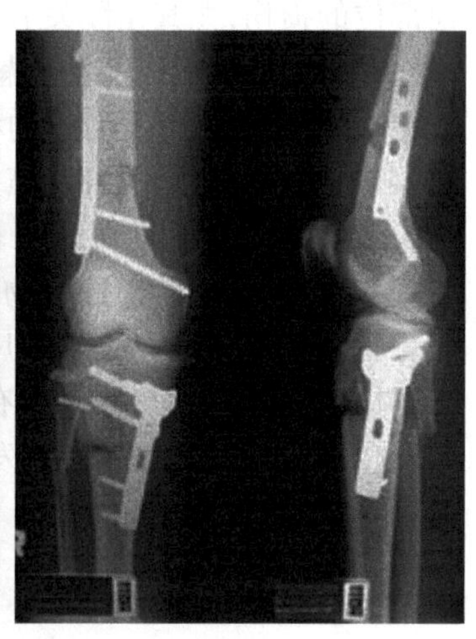

图 40-23　漂浮膝损伤：手术前后 X 线片

三、临床诊断

一般来说诊断较为简单，据外伤史、疼痛、肢体短缩畸形和折端的异常活动即可作出诊断。虽临床检查即能作出诊断，但仍需放射学检查摄正侧位片来判断骨折的创伤病理特点以便制订治疗方案。因患者常可能有合并损伤，股骨干骨折的患者必须作全面周身检查。如患者同时主诉髋、背或骨盆部位的疼痛，即表明该部位有脱位或骨折的可能，有膝关节肿胀就有关节内韧带损伤的可能，在骨折固定后必定须做有关韧带稳定性的检查。虽股骨干骨折可有大量失血，但单独的股骨干骨折很少有低血压性休克，若有休克则必须排除合并其他部位的损伤引起的出血。

患肢必须立即做血管和神经系统的检查，由于因骨折畸形引起的血管痉挛可在牵引骨折部分复位后缓解，应在轻度纵向牵引后重新检查血管的状态。若在骨折侧不能触及动脉搏动必须作进一步的检查，如Dopple 脉压检查时发现踝 - 肱指数小于 0.9 应考虑作血管造影，凡临床检查疑有肢体血管损伤时应立即请血管外科医生会诊。

神经系统的检查必须做股神经和坐骨神经所支配的肌力检查，坐骨神经损伤虽不常见但也有少数报道，神经系统检查情况在骨折治疗前必须要有明确记载。

大腿软组织情况也必须评价和记录，应该注意有无擦伤、挫伤和脱套伤或有无血肿存在。开放骨折应按 Gastillo 分型来评价并应在急症室摄像记录。患者到手术室行扩创前不应揭开覆盖的无菌敷料，反复的暴露伤口易增加感染危险。

股骨干作为人体最大的管状骨，在粗隆下和股骨髁上部位局部血运丰富，大腿又有丰厚的肌肉又为高能量暴力的损伤出血量较大，闭合性骨折据估计出血约在 1000~1500ml，开放性的骨折则更多，局部可明显肿胀。由于外力的作用和肌肉的牵拉骨折常有明显畸形，因而临床诊断并不困难，但股骨干骨折患者的伴发伤较多，据报道伴胸、腰椎骨折大约为 3.5%，其中超过半数未能早期诊断，因此对股骨干骨折患者应对周身的骨骼系统作全面的检查，有下列周身及局部情况更应引起注意。

1. 由于失血量较大及骨折后的剧烈疼痛，需注意发生创伤性休克的可能。每个患者必须作血压，脉搏的测定，常规血红蛋白及血细胞比容检查，若发现有低血容量情况应及时纠正，也不应忽视寻找其他部位损伤引起的出血。

2. 股骨干骨折患者局部往往形成较大血肿，且髓腔开放，周围静脉破裂，搬运过程中常又未能很好制动，髓内脂肪很易进入破裂的静脉，因而在股骨干骨折的患者脂肪栓塞综合征的发生率较高。早期诊断指标血气分析的测定，若发现血氧分压呈进行性的下降，就应高度警惕脂肪栓塞综合征发生的可能性，血气分析应作为股骨干骨折的患者常规检测的指标。

3. 由交通伤发生的股骨干骨折的患者常为强大暴力所致。在作出股骨干骨折诊断后应注意有无其他部位的损伤，尤其是髋关节部位合并有髋关节脱位、股骨颈及粗隆间骨折，若同时有股骨干骨折，髋部损伤常失去典型畸形易发生漏诊。除临床检查应注意外 X 线片应包括上下髋膝关节。常可因所摄片未能包括髋关节，股骨干骨折的移位又不呈典型表现，如股骨中上段骨折近骨折块并不向外成角而处于内收移位，就应高度警惕合并髋关节后脱位的可能。因此股骨干骨折的患者需摄骨盆正位，股骨必须包括全长及上下髋和膝关节，30% 的患者常漏诊股骨颈和粗隆间骨折。漏诊的原因为：①急诊未能摄骨盆的正位 X 线片；②摄片时因有物体遮挡股骨近端，如牵引夹板等；③近侧股骨的外旋掩盖了骨折线，所有的股骨骨折必须有内旋的 X 线片来充分显示股骨颈，除非患者完全无症状或在清醒状态，并须在股骨干骨折内固定前就能明确。对疑有多发伤的患者应常规摄胸部及颈椎的 X 线片检查（图 40-24）。髓内钉固定发生医源性的股骨颈骨折发生率为 0.13%，与入点选择不当、钻孔大小与髓钉直径不匹配及暴力过大有关。

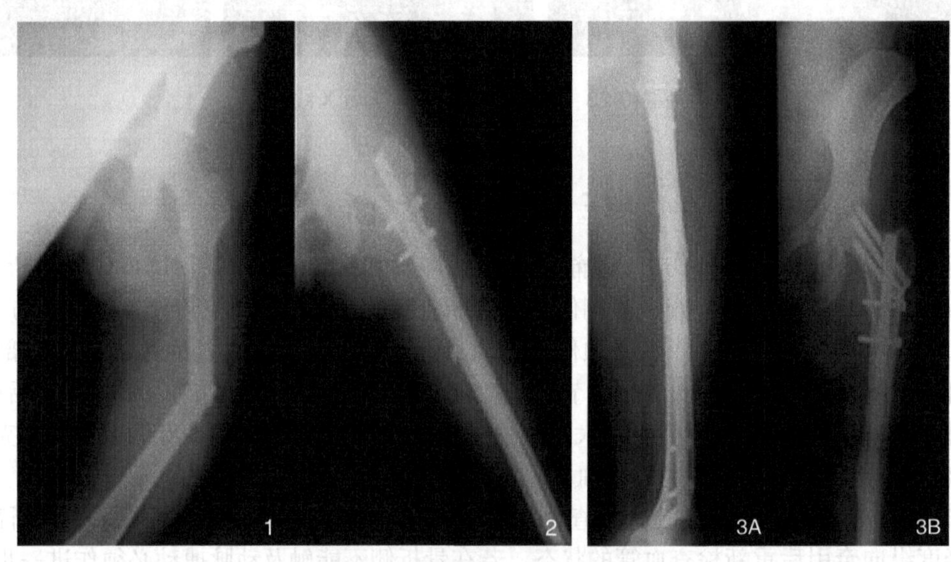

图 40-24 髓内钉固定治疗股骨干骨折

1. 前后片显示左股骨干骨折；2. 髓内钉手术后即刻摄前后位片显示有左股骨颈骨折；
3. 前后位片（A）侧位片（B）手术 10 个月后股骨干和颈骨折愈合

4. 股骨干骨折并发神经及血管损伤虽不多见，仍不应忽略常规的远端血运及运动的检查。合并血管损伤虽然少见（<2%），但仍可发生在所有的骨折类型，尤其是穿通性损伤所致的股骨干骨折。股骨髁上骨折更应注意股动脉损伤。血管损伤的诊断可分为特异性和非特异性体征，特异性的体征可包括肢体远端缺血或脉搏丧失、出现动脉杂音不断扩大的或搏动性的血肿及明显的动脉出血。非特异性的体征是小而稳定的血肿、邻近部位的神经损伤、无原因的低血压及在血管邻近部位有尖端或移位的骨折（如在内收肌裂孔水平的骨折）。多普勒测定的动脉压力指数对于隐性动脉损伤的诊断具有筛选价值。尤其因有出血或水肿干扰脉搏触诊时，踝肱收缩压比（踝肱指数）小于 0.9 或上下肢存在 20mmHg 的压力差时就预示异常，需做动脉造影，检查疑有动脉损伤时直接动脉造影具有重要的诊断价值。钝性损伤所致的股骨干骨折常不伴周围神经损伤，而锐器穿通伤中神经损伤的发生率较高。不全神经损伤更应细致检查明确诊断。有

时骨折本身并没有引起神经损伤，但伤后肢体处于外旋位腓骨头受压而发生腓总神经麻痹。

5. 骨筋膜室综合征在股骨干骨折较为少见，但也必须考虑此并发症，其诱因可包括多发伤、低血压、血管损伤、肢体挤压和抗休克裤应用、高能量损伤所致的开放骨折等因素。必要时应用骨筋膜室压力监测。

6. 同侧膝关节损伤发生率可高达 50%，但股骨干骨折未固定前常难以评估膝关节损伤，应在骨折固定后再次检查。半月板损伤的发生率 >30%。如股骨干骨折伴膝关节渗出肿胀和膝关节韧带松弛的患者应考虑关节内损伤的可能。Szalay 等发现 11% 股骨干骨折合并有同侧膝关节韧带损伤。典型的损伤为摩托车损伤，膝关节撞击挡泥板受到的轴向暴力，除可引起股骨干粉碎和股骨颈骨折外常合并膝关节损伤，包括髌骨骨折，挫伤和切割伤。膝关节过伸和胫骨相对股骨内旋，可引起前交叉韧带和其他的支持结构损伤，Lundy 和 Johnson 报道韧带损伤常见于漂浮膝，暴力可引起膝关节韧带断裂和其余能量可被股骨和胫骨吸收发生骨折。急性创伤后膝关节血肿常表明有严重损伤，最常见是前交叉断裂，部分断裂为 28% 和完全断裂为 44%。Szalay 等报道股骨干骨折后 27% 膝关节不稳定。

当临床及 X 线片证实有股骨干骨折时，我们应对骨折的创伤病理有一个正确的分析，不仅应分析骨折的部位，类型及移位的状况，也应分析软组织损伤的特点，如骨折的哪一侧软组织合页是完整，而哪一侧是破损。在作闭合复位或手术时就可正确利用软组织合页的作用并不给以进一步损伤，以免影响骨端或蝶形或粉碎骨块的血运。因而我们在作临床诊断时不仅单纯诊断有无骨折更重要的是分析其创伤病理特点。

四、股骨干骨折的分类

股骨干骨折的分类常依据骨折形态及周围软组织损伤的程度而分类，评价开放伤口的严重性和骨折粉碎的程度具有重要意义，其可影响到并发症的发生率和骨折的愈合率。按 Gastilo 的开放骨折分类Ⅰ型和Ⅱ型早期扩创治疗发生并发症较少。Ⅲ型因有严重的软组织损伤和污染或有动脉损伤就与前两者不同，感染率和不愈合率高预后明显较差。闭合骨折也可有不同程度的软组织损伤对预后可有明显影响，但对闭合性软组织损伤的前瞻性的评价常很困难，也难以制订判断标准。

骨折类型可分为简单、蝶形、节段和粉碎骨折。简单骨折可分为三种类型：①螺旋形；②斜形；③横断。粉碎的骨折块同样可分为三种类型：①单一蝶形骨折块；②两个骨折块；③三个或更多的骨折块。最严重的粉碎或节段骨折也可分为三种类型：①为单一中间节段骨折；②短的粉碎节段骨折；③长节段多骨折块的粉碎骨折。节段骨折意味着节段骨折块区有中度缺血为不稳定骨折，内固定更为困难(图 40-25)。目前粉碎骨折程度通常采用 Winquist 等(图 40-26)分成 4 级：Ⅰ级有小的蝶形骨块，< 骨干宽度 25%；Ⅱ级蝶形骨块相当或 < 骨干的宽度 50%，两侧骨折端间有 50% 的接触，对维持长度和旋转相对稳定有利；Ⅲ级粉碎骨折块 >50% 骨干宽度近远两端仅保留有小的骨尖接触对维持长度和旋转常不稳定；Ⅳ级是节段性的粉碎骨折，近远骨折端间没有直接接触，维持长度和旋转上均不稳定并常是开放性骨折。

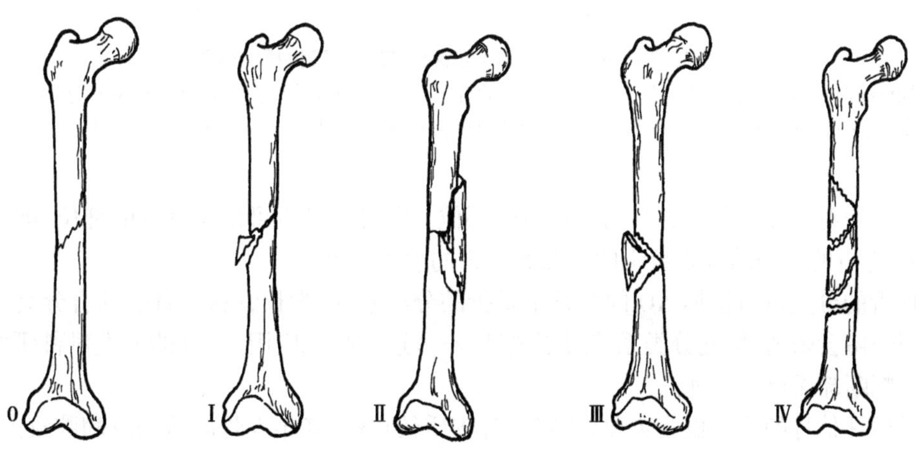

图 40-25　不同类型的股骨干骨折

Ⅰ. 横断骨折；Ⅱ. 短斜形骨折；Ⅲ. 长斜形骨折；Ⅳ. 蝶形骨折；Ⅴ. 节段骨折；F. 粉碎骨折

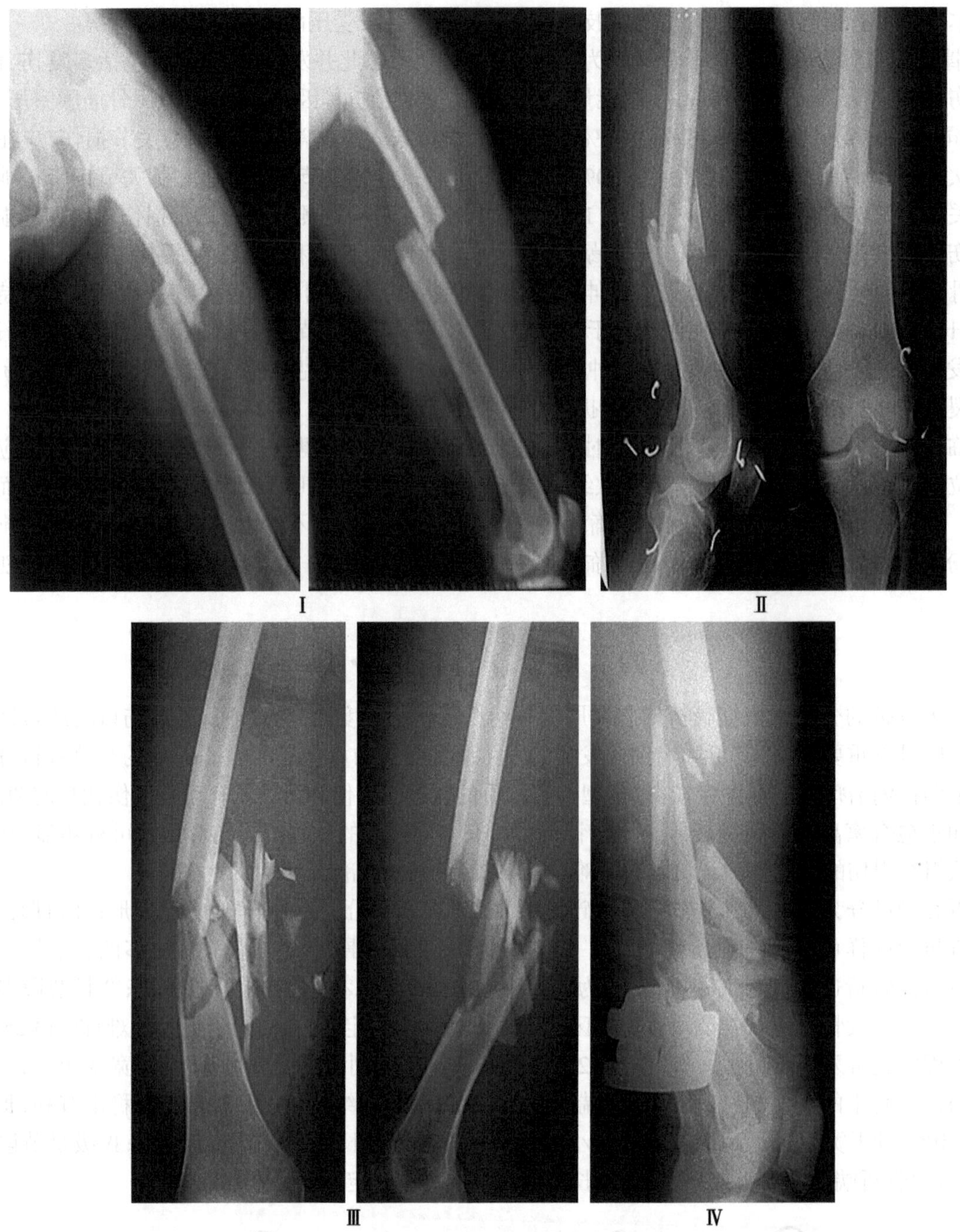

图 40-26 Winquist 和 Hansen 有关粉碎骨折的分类

Ⅰ. 小的蝶形骨折，占骨折宽度小于 25%；Ⅱ. 大的蝶形骨折，小于股骨宽度的 50%，近侧和远侧骨折块的皮质接触接近 50%；Ⅲ. 大的蝶形骨折，近侧和远侧骨折块的皮质接触小于 50%；Ⅳ. 节段多发粉碎骨块

从治疗观点来看分类上最有意义的是骨折的部位。股骨干骨折可依据骨折的部位（即骨干的近侧，中部或远侧 1/3），骨折的类型结合软组织的情况和骨折的粉碎程度。

股骨干骨折的分类也可依据 AO 的股骨干骨折的分类系统，为长管状骨骨折综合分类的一部分，此分类已被骨科创伤协会采纳，但此分类系统过于复杂，不太适合临床应用。AO 的分类对科研可能有用，而对治疗和预后的判断却无更多帮助。

骨折分类后评估骨的质量极为重要，年轻人骨皮质较致密，老年人骨质疏松及髓腔较大并应注意有无病理改变。股骨干骨折患者损伤的严重性也可用损伤严重性指数（ISS）来评估，如指数是 18 或更大就应考虑合并有多发损伤可能。

总之在分析股骨干骨折时,必须考虑到下面的因素:是开放或闭合的骨折;是单一或是多发骨折中的一个骨折;患者的年龄和骨的质量;骨折的类型和粉碎程度;骨折的部位和合并损伤等综合因素来评估其创伤病理特点,有利于确定最佳治疗方法的选择。

五、治　疗

股骨干骨折的治疗可包括下列的方法:①骨牵引后使用石膏管型支具;②持续牵引;③外固定;④钢板和植骨术;⑤可弯曲的髓内钉固定;⑥闭合内锁髓内钉技术。

(一) 骨牵引

通过纵向的牵引来维持骨折的对线和位置,由于皮肤牵引作用力较小,仅用于转送患者和儿童股骨干骨折,如用 Thomas 架临时固定转送患者。骨牵引是常用的治疗方法,可在整个股骨干骨折愈合期间持续使用。牵引针可通过股骨远端或胫骨结节部位,如考虑牵引作为一个主要的治疗方法,应用中心带螺纹针以防针的滑动,仅作为临时固定可用平滑的斯氏针固定于牵引弓。股骨远端是插入牵引针理想的部位,不会对膝关节施加外在的应力引起潜在的韧带损伤,但有引起膝关节僵硬和关节感染的危险,并影响作髓内钉固定。目前最常插入牵引针的部位仍是通过胫骨结节,针容易插入并不易损伤神经和血管,但牵引力需通过膝关节至股骨,虽正常膝关节韧带可承受相当量的纵向牵引力,但牵引力即使很小仍有害于潜在损伤的膝关节韧带,因此凡疑有膝关节韧带损伤的患者仍应谨慎使用胫骨结节骨牵引。

骨牵引的主要并发症是骨折对线不良,患者在仰卧位时近侧股骨骨折块处于外展和外旋位,远骨折块常因内收大肌的牵拉内收和内旋。牵引期间应在最初 7~10 天通过调整牵引方式和位置来维持对线,骨痂形成后就难以再矫正畸形。常用的牵引方法有:

1. Bryant 牵引　通常用皮牵引,适用于 3 岁以下的儿童,牵引时双腿直角悬吊,牵引重量以臀部离开床面为宜。此牵引便于护理,3~4 周后有骨痂形成即可拆除牵引。由于牵引时双下肢向上悬吊,牵引期间需注意肢端血运(图 40-27)。由于儿童骨愈合能力较强并有过度生长的倾向,通过牵引维持对线骨折断端可重叠 1~2cm,可接受轻度向前外成角,但应严格控制旋转畸形,儿童即使有再强的塑形能力旋转畸形也常不能矫正。

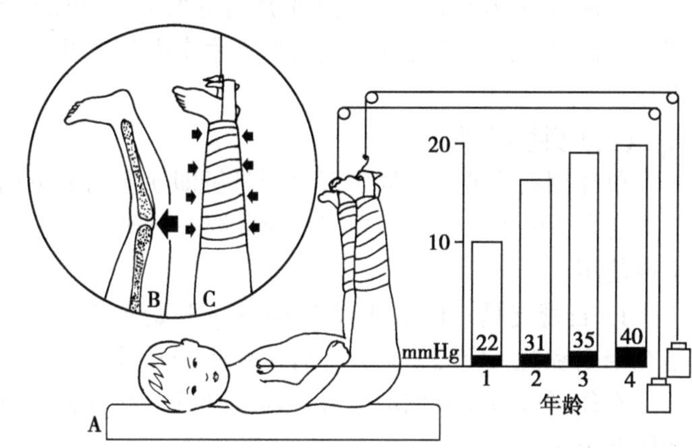

图 40-27　Bryant 牵引,由于过头的牵引可引起循环的障碍

A. 由于肢体长度的增加,为维持循环需要增加水静力压;B. 足的活动使膝关节过伸,可牵伸腘动脉;C. 外在的包扎绷带可加重血运障碍

(引自:Rockwood CA,et al. Frcctures 3rd ed. Philadolphia Lippincott,1996)

2. Russell 牵引　适用于 3~12 岁的儿童股骨干骨折,此牵引方式较为舒适护理方便,骨折可容许短缩 1~2cm,仍应强调维持对线严格控制旋转畸形。一般儿童在 6~8 周后骨折愈合可去除牵引。此牵引上方通过一个远端通过两个滑轮。则牵引力是所悬吊重量的两倍,牵引方向是两个牵引方向的合力。Russell 牵引用于成人股骨中上 1/3 的骨折时,对长斜型或螺旋形骨折极易得到良好对线及复位,肢体取外展中立位,因重力作用骨折端有向后成角倾向,后方应用垫子垫高维持股骨正常向前弧度。中上 1/3 的横断骨折对位较为困难常须考虑切开复位内固定。

3. 平衡悬吊牵引　将肢体置 Thomas 架和 pearson 副架上,支架用滑轮悬吊床尾垫高,身体作为反牵引力。远端行胫骨结节或髁上滑动牵引。患者在床上活动时肢体位置不变,并可随支架整体活动便于患者抬高臀部易于护理。同样此牵引对长斜型或螺旋形骨折易维持对位对线,对横断骨折虽可维持对线但对位极为困难。

我国采用的中西医结合疗法,牵引时骨折先行闭合复位,局部用小夹板固定以维持位置,牵引期间经常调整位置和夹板的松紧度,按步骤进行周身和肢体功能训练。

4. Bryant架滑动牵引 患肢置于Bryant架上膝关节呈屈曲位，使屈肌和伸肌处于平衡状态利于维持位置，牵引装置比较简单无需特殊牵引床。但牵引肢体不能任意随牵引架移动，护理上有一定困难，也无法早期进行膝关节功能训练，只能通过抬高臀部方式作有限范围的活动。此牵引方式不易控制成角且骨折端常有活动易发生畸形愈合和迟延愈合。

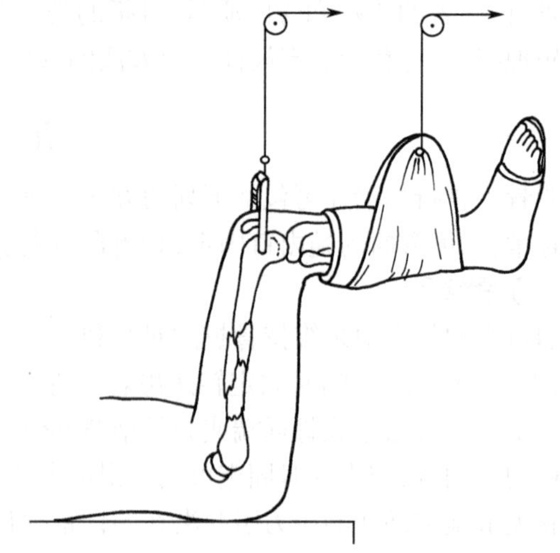
图40-28 90°~90°位的骨的悬吊牵引

5. 90°~90°位的悬吊牵引 髋和膝关节均处于90°的屈曲位，同样可维持股骨干骨折的对线(图40-28)，适用于在臀部和在大腿后侧有软组织损伤的病例，体重作为反牵引力，由于是屈曲位牵引，远骨折块易与屈曲的近骨折块维持对线。膝关节的屈曲常可造成关节轻度僵硬，一般能在骨折愈合后恢复。患者需在床上相对制动，在多发损伤患者问题更大。

骨牵引治疗方法虽具有安全简便，无须特殊的设备条件和特殊技术要求的优点，但仍可发生不同的并发症，包括长期卧床易发生的周身并发症；骨折的对线不良出现旋转和成角畸形；肢体的不等长；膝关节的僵硬等后患。治疗期间应密切观察牵引位置并随时调整，指导患者合理的功能锻炼即可减少上述并发症。

(二) 外固定法

单纯用石膏或夹板固定股骨干骨折即使包括上下两个关节，由于不能抵抗肌肉的牵引力骨折不可避免地会发生畸形愈合。髋人字石膏常带来护理上的不便周身并发症多，肢体肌肉萎缩和关节僵硬，目前已不再使用。

1. 石膏支具 1970年以来Mooney开始实验带有膝部铰链的石膏-支具治疗股骨中段和远段骨折，是在牵引和髋人字石膏治疗股骨干骨折的基础上发展起来的治疗方法，允许骨折上下关节和肌肉功能活动。有作者报道150例治疗股骨远端骨折平均骨愈合时间为3个半月，80%患者膝关节活动范围可达到功能要求。

石膏支具常用在骨折端相对稳定已有纤维连接，局部肿胀消退触痛减轻时，在牵引3~4周(经验不足的医生则建议在伤后5~7周)后使用。更换石膏支具尤其是在骨折早期，骨折端间的连接仍十分软弱，应在手术室牵引下更换，更换后可在有控制的情况下活动关节。石膏支具悬吊极为重要，若石膏向远侧滑动常会失去固定作用，有作者保留胫骨牵引针在石膏管型内作对抗牵引。带有关节的石膏支具其活动轴必须与膝关节解剖轴一致在内收肌结节髌骨中部水平。

石膏支具需很好塑形内部不用衬垫，偶尔衬垫可用在腓骨头和踝部，踝关节固定于中立和轻度外翻位。使用期间若出现成角畸形可利用三点关系的原理纠正(图40-29)。股骨近端骨折，可利用带有髋部铰链的石膏支具保持髋关节20°外展位，骨折一般在15~18周愈合。为防止支具滑脱可用皮带悬吊，前方用两条皮带后方为一条弹力带以便于坐下。大腿石膏的近端应呈四边形以便于控制肢体旋转(图40-30)。

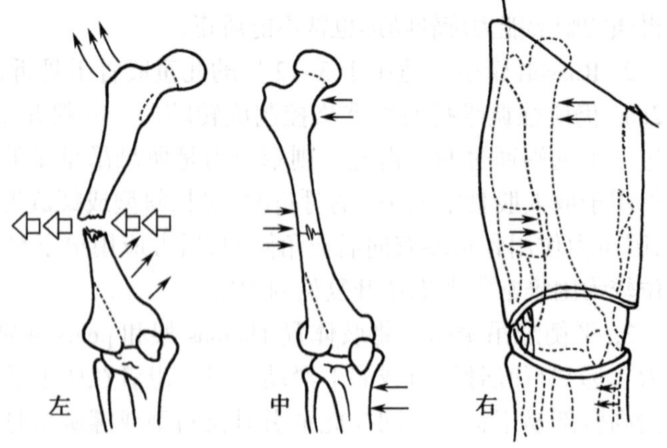

图40-29 控制股骨干骨折成角的三点固定法(中1/3)
左：股骨干骨折形成畸形的受力因素；中：利用三点压力的原则矫正畸形的机制；右：表示石膏支具抗弯曲的功能

应用石膏支具的最佳适应证是股骨中段和远段骨干的粉碎或开放骨折，年轻人简单骨

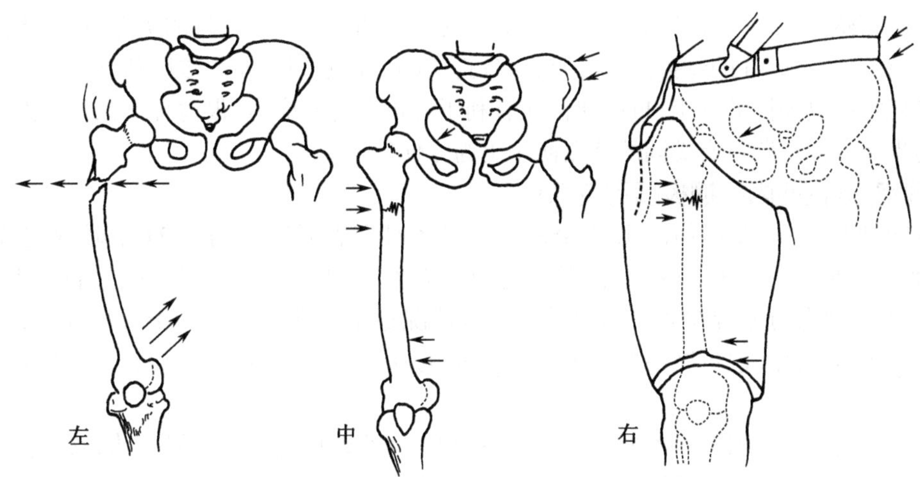

图 40-30　控制股骨干骨折成角的三点固定法（中上 1/3）

左：股骨干近端骨折形成畸形的受力因素；中：利用三点压力的原则矫正畸形的机制；右：表明带有髋部铰链的大腿，石膏 - 支具的抗弯曲的功能

折。髁上骨折特别是老年骨质疏松的患者起始用牵引方法后期可改用石膏支具，有时功能性石膏支具可与滑动牵引联合使用（图 40-31）。

Mooney 等指出石膏支具最初可承担 50% 的负荷，若在石膏管型内有软组织萎缩可适当减少 10%~20% 的负荷。

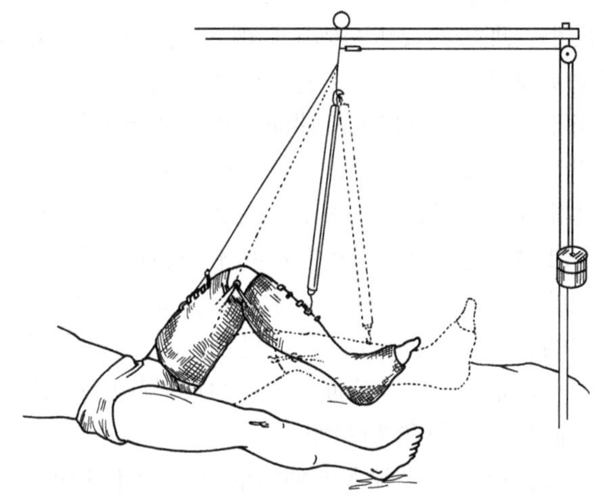

图 40-31　Neufeld 和 Mooney 骨折支具与胫骨结节牵引针结合在一起，两者联合使用

2. 外固定架治疗　外固定架被认为是可移动的骨牵引，笔者认为并不是治疗股骨干骨折最好适应证。其优点是可避免手术创伤和骨折部位安放内植物，穿针至股骨内侧时有损伤血管的危险，固定针穿过四头肌可损害伸膝装置影响膝关节功能。因而用外固定治疗股骨干骨折通常采用半针固定，由于单平面固定的稳定性较差，外固定架仅可作为暂时短期固定装置。早年有作者采用带针的石膏固定来治疗股骨干骨折，目前自外固定器的不断发展和更新此方法已不再使用。

用外固定治疗股骨干骨折的最好适应证是：挤压伤有广泛软组织损伤和骨缺损；Ⅲ度开放骨折并有严重的污染；同侧肢体部位多发骨折，如骨盆骨折合并股骨干骨折；有生命危险的多发创伤和感染性股骨干骨折的患者。外固定的固定构型可有多种不同形式：如管型组合式多平面结构、管型结构、单侧半针固定等。如用 Wagner 装置由 4 个针从前外穿至后内方向，针经股外侧肌至内侧皮质，用一个支架连接固定针构成一个单平面的固定，在开放性骨折可在外固定维持位置下行伤口扩创。外固定治疗期间需每隔 3~4 周摄 X 线片复查，骨折一般在 3~6 个月内愈合，如发生迟缓愈合可暂时去除外固定架的连接干行植骨术。外固定架最常见的并发症是针道感染，轻度感染可加强局部护理和口服抗生素。严重感染针可在骨内松动应取出后重新在邻近部位穿针固定。文献报道外固定治疗股骨干骨折最终治疗结果有对线不良（15%），针道感染（20%）和膝关节功能障碍（45%）等并发症。

笔者经验认为单边半针固定，抗成角和扭转的应力较差，而喜用 AO 管型的外固定架从外侧和前外侧插入半针构成 60°左右的夹角的 V 形结构，并在两个连接杆间用横杆相连，此固定方式不仅增加固定的稳定性并固定针不影响大腿前侧肌肉对膝关节活动影响也小。

Ilizarov 的环行固定可有多方向和平面的固定，固定的稳定性好但需穿过较厚的内外侧肌肉群，并下肢需处于外展位而感到不适，此固定方式对骨折部位的加压和延长具有独特的优点，符合于微创的外科技术，特别适用于有严重粉碎性的骨折，对保护粉碎骨折块的血运起到重要的作用利于骨折的愈合。此固定方法可称为是稳定而具弹性的固定，折端间存在有利于骨折愈合的应力，很适合于在基层推广使用。国内李起鸿研制的半环式固定器具有类同的特点使用更为方便舒适。

（三）内固定治疗（髓内和钢板固定技术）

1. 内固定时间　在多发损伤的患者（ISS>19），很多研究表明应在伤后 24 小时内完成股骨干骨折的固定。近来两个回顾性的研究指出骨折固定前需有充分复苏的时间，早期骨折固定应在伤后 2~4 天。笔者主张多发创伤的患者在血流动力学等周身情况稳定后即应将股骨干骨折固定，可早期活动和有利其他部位损伤的治疗，也可减少肺部和周身感染的并发症，明显地减少死亡率，延迟治疗结果常不满意。

单独的股骨干骨折（ISS<18）手术常可在伤后最初的 24 小时内完成。有研究认为超过 72 小时的单独股骨干骨折的患者用髓内钉固定，肺部等其他部位的感染率即增加。伤前是健康的年轻患者，不能确定有无临床脂肪栓塞综合征或其他肺部损害时，应作血液气体分析监测。虽急症或延迟几天手术内固定的功能结果类同，但延迟治疗无疑增加住院时间和治疗费用。

2. 髓内固定　髓内钉固定技术已成为成人股骨骨折治疗的金标准，由于内锁技术的发展髓内钉固定已使用在各个部位的股骨干骨折。

(1) 髓内钉的生物力学：髓内钉固定的目的是使骨折稳定，并能承受足够的负荷和骨折部位的活动减到最小。理想的要求是固定后既可允许负重而又不会发生骨折移位，此决定于内植物的刚度，刚度过大可产生明显的应力遮挡，反之可屈度太大又不足以控制骨折的稳定。股骨干骨折带锁髓内钉固定弯曲刚度相当于完整股骨的 75%，轴向可承受体重 4 倍大小的力，并可控制复杂骨折的扭转应力，一个内锁栓可使抗扭转刚度增强 10 倍。股骨中段横断截骨的动物生物力学试验比较开放和闭合截面的髓内钉，虽然弯曲刚度相同而扭转刚度分别是完整股骨的 41.8% 和 11.7%。

(2) 髓内钉的选择和操作技术：股骨干骨折髓内钉固定扩髓存在其利弊，其优点是可选用直径和刚度更大的髓内钉，并增加钉与骨的接触面，增加固定的摩擦，提高固定的稳定性，扩髓后不冲洗髓腔在骨折处形成的骨碎屑有助于成骨作用利于骨折的愈合，但扩髓有增加脂肪栓塞综合征发生的危险，并可暂时的破坏髓腔的血供，血运需通过骨膜的血供代偿直至骨内膜血运重建。扩髓的另一个问题是使骨皮质厚度减小降低骨的弯曲和扭转刚度。

选择髓内钉必须考虑到钉的总长，工作长度和钉与骨之间接触面的长度，钉的总长度决定轴向的固定力，太短常不能得到有效的固定。工作长度是表示从骨折近端碎片固定的最远点到其远端碎片固定的最近点之间的长度，也是髓内钉通过骨折处承担大部分负载的长度。髓内钉和骨的接触长度决定髓内钉 - 骨的固定程度。临床上最常见的技术错误是：①钉的粗细选择不当，锉髓腔的不充分，选择髓内钉直径不当，使钉卡挤在髓腔内（通常髓内钉应小于所锉髓腔直径 1mm）。为能取出卡挤的髓内钉，可用摆动锯短距离纵行劈开骨皮质；②钉的导锉或钉本身打入软组织有损伤血管和神经的可能。为避免钉插入时损伤臀上神经，在操作时应增加髋关节屈曲度；③在作闭合髓内钉时，插入髓钉位置不当，偏心的锉髓腔进一步增加骨折粉碎的程度，钉的顶端嵌入内侧或外侧皮质造成骨折；④逆行穿钉若穿出股骨颈可造成髋关节损害；⑤顺行插入钉太长易插入膝关节造成损伤，术中须有影像增大器监测；⑥如短缩，成角或旋转移位。为防止成角畸形在远侧导针不宜插入偏心位置。术中应对比近远侧的骨皮质的宽度，股骨的正常弧度和摄标准的正位片与健侧对比小粗隆的大小来判断有无旋转畸形。

内锁髓内钉在近远侧均有横穿螺栓经髓内钉固定具有维持长度控制旋转的功能，使髓内钉的适应证扩大到股骨的中下 1/3 和许多粉碎的股骨干骨折均可用内锁髓内钉来固定。内锁髓内钉有多种类型操作需有一定的设备条件，锁定远侧髓内钉必须要有影像增大器监测，近侧锁孔可通过钉的尾端连接的手把比较容易定位。技术操作上一般应先锁定远侧易于控制远骨折块和并可在骨折端之间行使加压。

(3) 闭合髓内钉技术：患者置于手术牵引台上，若无骨折牵引台的医院可采用股骨牵开器（图 40-32）。

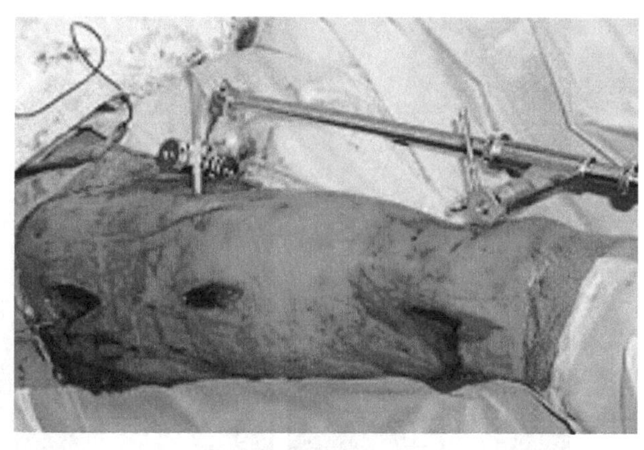

图 40-32　股骨牵开器放在前侧，用于顺行髓内钉插入

骨折先行闭合复位，在大粗隆内后的梨状窝处用特殊的锥子开口，或选择较导针稍粗的开髓器开口，以免在入点选择错误时更换入口而损伤股骨颈的基底。如插入孔太靠前有向前侧穿出的危险。正确的插入髓内钉可使髓内钉的弧度与股骨向前弧度匹配，否则可引起骨折移位及在钉插入时造成股骨粉碎骨折。插入导针应在透视下使导针顺利通过复位的骨折端，在粉碎骨折导针常易穿出骨折端，通常须在影像学监测下穿入导针。经导针用可曲髓腔锉扩大髓腔至所需要大小，选择相应长度和大小直径的髓内钉经导针顺行插入。闭合髓内钉技术因其不暴露骨折端手术创伤较小，手术切口小感染率相对较低，感染率仅 0.8%。而开放髓内钉插入感染率分别报道可高达 6% 和 20%。

有骨缺损的病例闭合髓内钉固定常不能得到稳定的固定需考虑作骨移植。Chapman 推荐闭合植骨技术，在插入髓内钉之前，髓腔内置入空管，顶端置于骨折部位并植入松质骨利于骨折愈合。笔者等采用关节镜下植骨技术，既不破坏粉碎骨折块的血运，植骨后不仅利于折块间的愈合也不影响骨膜下成骨（图 40-33），符合骨折治疗的生物学原则。闭合内锁髓内钉技术在骨折闭合复位和远侧插入内锁栓时，必须暴露在 X 线下，累积照射对医生健康不利，近年来 Hazan 等报道用计算机辅助的影像导航技术的髓内钉固定技术，具有明显减少放射线暴露的优点。

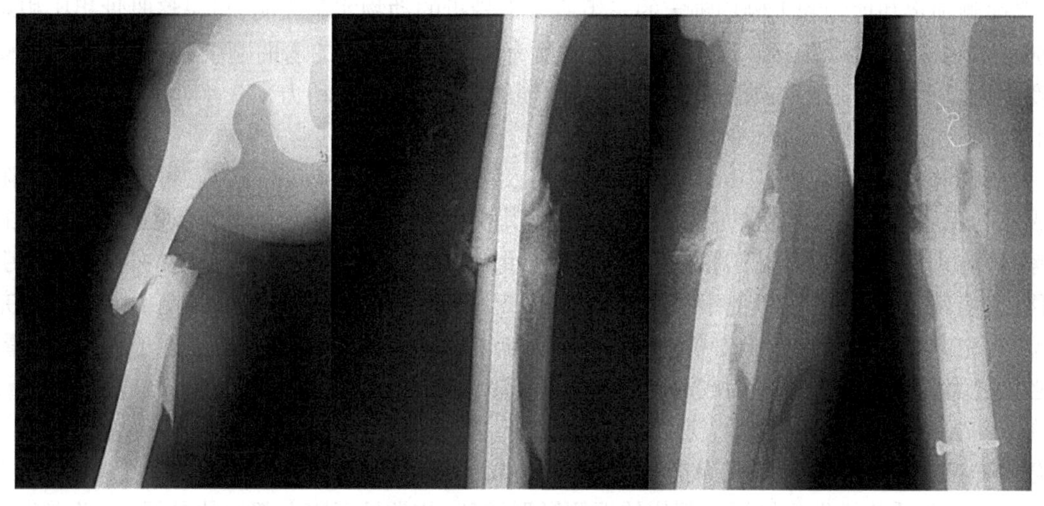

图 40-33　关节镜下植骨技术

(4) 开放髓内钉技术：通常在闭合复位失败时采用。在长螺旋形或多骨折块的骨折仅靠一个钉的固定不足以得到稳定的固定，对粉碎骨折或斜形骨折端附加环行钢丝固定，可增加固定的稳定性，但应尽可能地保留粉碎骨折块的血运，不宜过多的剥离骨膜。术后处理与闭合髓内钉技术没有明显差别。但必须了解由于切开复位软组织损伤较严重，骨折愈合时间较长负重时间应相对延迟。

(5) 髓内钉的内锁技术：内锁技术可分为静力和动力固定方式（图 40-34）。静力内锁内锁栓成为一个负荷装置，经髓内钉传递负荷，由于负载加在内锁栓上常有内锁栓断裂的危险，因此在骨折愈合前不应承重避免内锁栓断裂。粉碎骨折早期存在有短缩倾向，内锁栓应固定至骨愈合，临床观察表明一般无需动力化，仅在骨折端的愈合有延迟倾向时才考虑将静力固定方式改成动力固定，可通过取出远离骨折部位的内锁栓，使更多的生理应力作用于骨折部位利于骨折愈合。从理论上说固定内锁栓的螺纹越多固定就越牢固，取决于骨皮质的厚度，也可理解为双皮质固定的内锁栓比单皮质更为牢固，但双皮质固定的内锁栓所

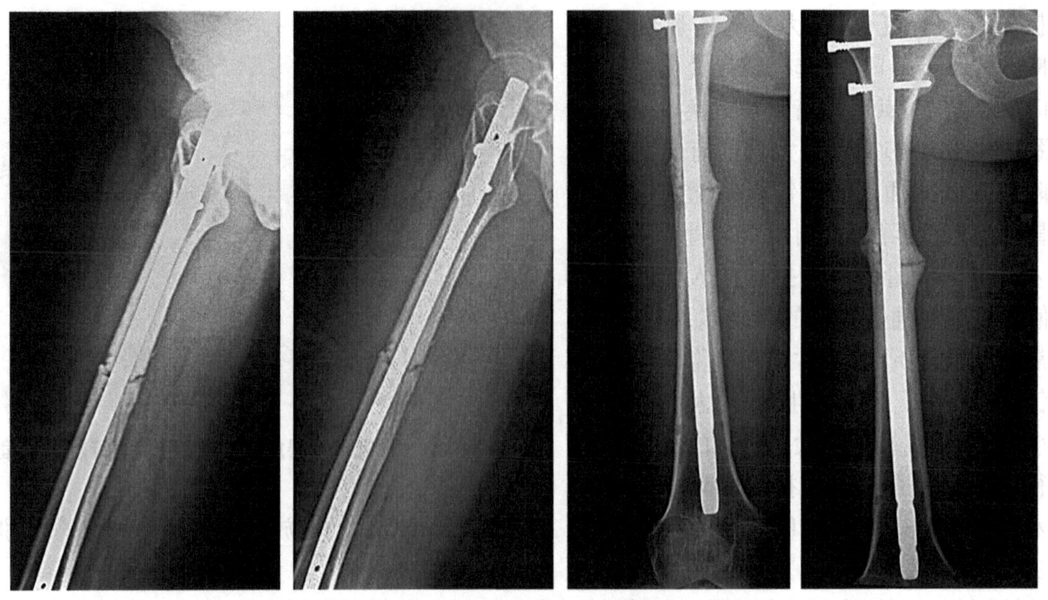

图 40-34 股骨干骨折静力改动力髓内钉固定

静力髓内钉固定后愈合迟缓，去除远端锁定螺钉，改为动力固定，骨痂出现

受到的应力较大，发生断裂的可能性相对也大。

关于股骨远侧内锁栓是安放一个或两个的研究结果并不相同。在股骨远端骨折到峡部的长度少于60%，远侧应推荐用两个内锁栓固定骨折块。有关内锁髓内钉动力化至今仍未定论。曾有研究比较无锁定螺钉、仅远侧锁定和远侧和近侧均锁定的三组股骨干骨折的动物实验表明，与完整股骨相比相对的旋转刚度分别是28.4%、36.8%和38%，虽然在25周时所有组均达到完全的弯曲刚度，在早期有内锁栓的髓内钉组刚度较大。负重时间则取决于骨折的类型，内锁的方式（静力或动力），患者对术后康复配合的程度。是否取出内锁栓应根据骨折愈合的情况来决定。

(6) 可曲的髓内钉：其代表是Rush钉和Ender钉及类似的Simon-Weidner钉。可曲钉一般仅限于用在骨骼未成熟的患者和年轻人稳定的骨折。Perry等将其扩大应用于不稳定的骨折，通过Ender钉的钉孔附加锁定螺钉，防止钉的移位和骨折端的短缩。尽管如此Ender钉用于粉碎和不稳定的骨折，仍常引起短缩和旋转移位，应辅以环行钢丝、单侧钢板固定、钉的锁定或牵引。环行钢丝和单侧钢板固定需要完全暴露骨折部位，有引起感染风险和影响骨折愈合。在骨质疏松的患者入针部位容易被锥子粉碎。骨骼未成熟的患者必须注意钉勿进入股骨头骺或远侧的股骨骺板。在X线片显示骨愈合前患肢应避免负重，完全负重应在临床和X线片显示骨愈合后。

闭合用Ender钉有钉的插入，钉从骨折部位穿出和近侧钉在股骨近侧安放位置三个问题：①入口部位常因入口过大和骨质疏松发生钉插入部位的近侧纵形劈裂，此常见于髁上部位的骨折；②必需确切复位骨折并在钉穿过骨折部位，并需检查是否有骨折端旋转移位；③近侧股骨固定的长度对固定的牢固程度极为重要，应确切选择钉的长度。手术后的并发症包括钉向远侧移位，可能与入口太大和髓腔太宽有关，远侧使用锁钉或钢丝固定常可有效地防止这些并发症。不愈合和感染的发生率类同于髓内钉约1%。旋转和短缩是主要的并发症，常见于粉碎性和不稳定的骨折。骨愈合后在青少年建议取出可曲钉，随着骨生长，钉的入口可移至骨干部位造成取钉困难。

3. 钢板固定 钢板与髓内钉固定相比仍存在有生物力学及生物学上的缺点。由于钢板的偏心固定方式，负重作用力形成的杠杆臂比髓内钉大1~2cm，作用于钢板或髓内钉上的弯曲应力是作用力与内植物间的距离相关（图40-35）。正常作用在股骨的应力本应直接作用在骨干上，钢板固定后应力是经股骨的旁路通过远侧的螺钉至钢板，然后再通过近侧的钢板和螺钉回到股骨，钢板固定引起的骨皮质局部的缺血或应力遮挡作用，钢板下可发生典型的骨质疏松，在钢板取出后就有再骨折的危险，即使是在骨折愈合后很长时间甚至可发生在钢板取出后39个月。钢板在股骨上固定期间引起的某种程度缺血和骨折血肿的消

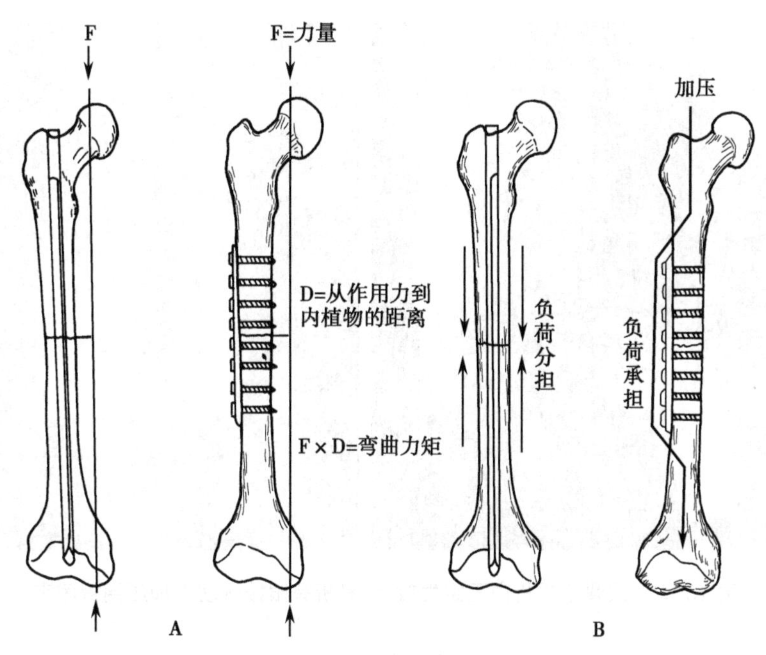

图 40-35 股骨干骨折髓内钉与钢板固定的比较

A. 钢板相对于髓内钉的固定，钢板是位于股骨负重轴线的外侧，比髓内钉承受更大的弯曲力矩（=F×D）；B. 钢板作为应力负荷装置替代了骨折部位的负荷

除，两者均是骨折愈合延迟的因素。因而钢板固定机械上的缺点和骨折愈合的延迟，两者是引起固定失效的因素，常可在骨愈合前发生钢板螺钉折断。

钢板固定的适应证：①多发创伤患者在手术台上的体位，常难以用髓内钉固定；②正在生长发育的儿童，钢板固定不通过骨骺线不影响生长发育；③合并颅脑损伤时肢体经常抽动，难以用牵引维持位置，钢板固定可防止骨折周围的软组织和皮肤进一步损伤；④同侧的股骨干骨折又合并股骨近侧和远侧端的骨折；⑤股骨干骨折合并大动脉损伤需要修复。

近年来依据骨折固定的生物学原则，采用钢板桥接的固定的方式，对骨折端尤其是粉碎骨折的骨折块的血运影响较小，有利于骨的愈合。而不是一味强调骨折端间和骨折块间的加压固定及追求骨折一期愈合为目的。在此原则的指导下，微创固定技术得到很大的发展（图 40-36），因而既往 AO 钢板固定的原则应作适当修正。钢板对侧有骨缺损是否行植骨必须根据所采用的手术方式，开放复位钢板内固定植骨仍为必要，而以桥接固定的方式，骨折局部的血运未受到进一步的破坏，植骨即并非必要。近年来钢板也得到不断的改进，如有限制接触的动力加压钢板可减少钢板对骨皮质的压迫引起的血运损害（图 40-37）。锁定钢板类同可植入的外固定架，具非接触和成角稳定，手术采用 MIPPO 技术不进一步损害骨折部位的血运，则更有利于骨折固定稳定和愈合（具体固定原则和技术可参见骨内固定章节）。股骨干骨折在不追求骨折解剖复位情况下，可使用股骨牵开器无需在骨折台上使用其他牵引方式，股骨牵开器能维持长度和对线且不会使骨折块失活，以桥接的固定方式替代加压固定，这是在技术上的一个明显进步，骨折可通过骨膜下骨痂形成愈合。

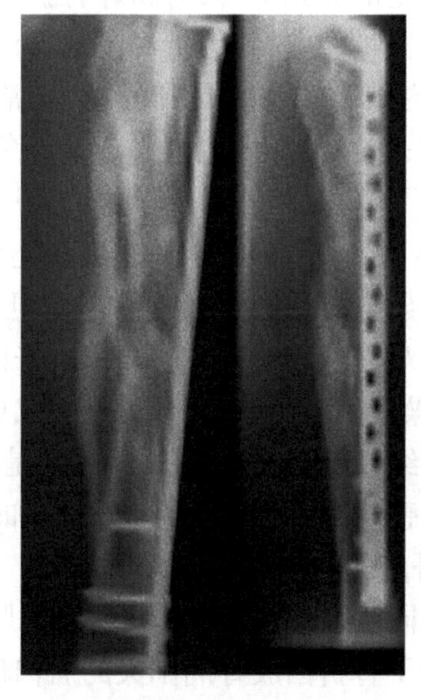

图 40-36 钢板固定的微创技术

伤口内应放置引流，术后肢体放置在接近 90°~90° 屈曲位。能合作的患者术后 4 周鼓励用足趾触地随

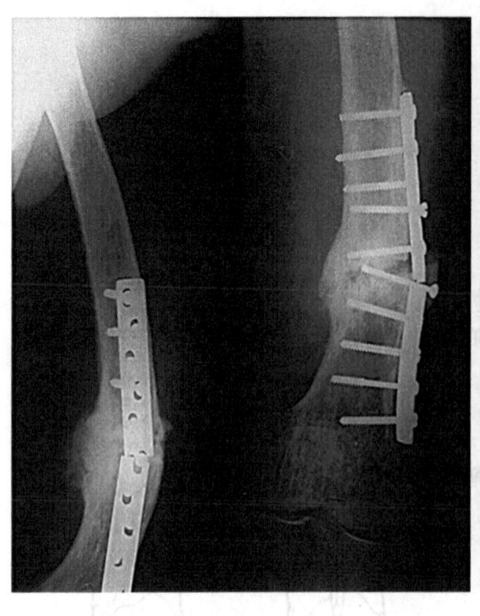
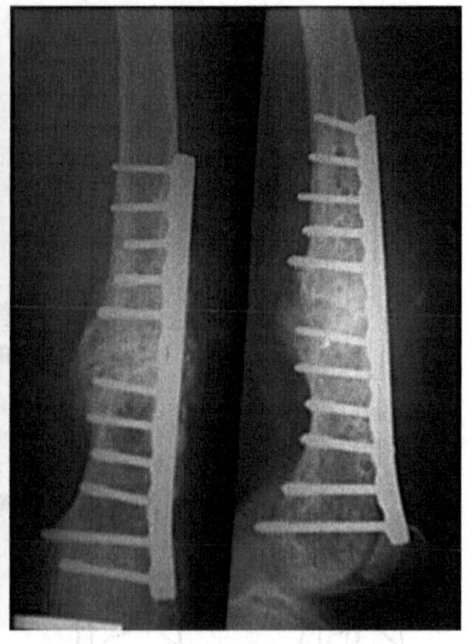

图 40-37 股骨干骨折内固定失效后，骨折有限接触动力加压钢板固定

后增加负重，每周增加 4~5kg 直至完全负重，不能合作患者不允许负重。股骨钢板不应在 2 年骨完善塑形前取出，取出钢板后骨折部位仍须有一个再塑形的过程，位于钢板下的皮质骨通过正常负重应力的刺激进一步完善骨的修复。钢板取出后的一个突出的问题是再骨折，甚至发生在钢板取出后 1 年，可发生在钢板外和用较大的拉力螺钉孔处。通常钢板取出后的 3~4 个月内应避免过度负重，4~6 个月内不参加体育活动。

（四）股骨粉碎骨折的治疗

通常粉碎骨折块可通过三种方式固定：①最常用的是用环形钢丝固定，一般用两根钢丝充分拧紧固定骨折块，但钢丝不宜过粗以免影响骨折块的血运；②粉碎骨折块用螺钉采用拉力螺钉固定方式，单纯依靠螺钉固定是不足以维持骨折的稳定性，一定要用中和钢板来保护。近年来 AO 提出生物学固定的原则，认为粉碎骨折块无须追求解剖复位，仅须维持骨折的对线避免短缩和旋转，避免粉碎骨折块失去血运以利骨折愈合。应采用桥接或波形固定的方式，在粉碎骨折的局部可用松质骨植骨（图 40-38）；③目前认为股骨干粉碎骨折，最可取的固定方法是采用内锁髓内钉，对控制长度旋转及固定的稳定性均较满意。从生物学固定的原则上看，对粉碎骨折的局部血运影响较少，若早期在粉碎骨折周围植骨以利骨折愈合，可减少内植物本身所受到的应力，常可达到更满意的疗效；④在没有理想内固定设备条件或技术条件的情况下，可选用外固定器的方式局部辅以植骨。笔者认为最理想的外固定方式是采用 AO 管型外固定架，呈 V 形构架，两管间并用横杆连接得到稳定的固定。单臂式固定器常仅能控制一个方向的稳定。环形外固定架虽可达到固定的稳定性，但患者常感到不舒适，肢体必须保持在外展位，同时任何方向的侧卧均感到困难。外固定架对粉碎骨折来说是最安全的治疗方式，即便发生感染局部因无内固定物也较易控制，另外操作比较简易，此种治疗方式更适用于在基层医院。但股骨粉碎骨折的外固定治疗，由于外固定针穿入须经过股骨前外侧肌群，尤其是在节段性粉碎骨折穿针部位较低，常可影响肌肉和膝关节的功能锻炼。针道感染是一个难免的并发症，加强护理极为重要，严重感染导致骨感染者，常需更换穿针部位。

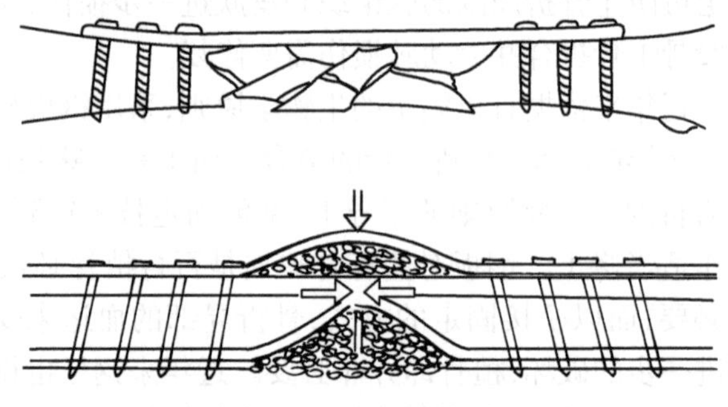

图 40-38 桥接和波形钢板固定

（五）开放骨折的治疗

股骨不同于胫骨有丰富的血运和丰厚的肌肉，有关软组织闭合和骨折块的固定问题要简单得多，造成开放的股骨干骨折因股骨周围大的肌肉群可有明显的能量吸收，即使是Ⅰ度的开放骨折也应考虑是高能量损伤，所以在股骨开放性骨折的患者必须考虑到有多发伴发伤的可能。所有开放性股骨干骨折需要立

即冲洗和伤口扩创，有时开放骨折常不能确定是否因锐利的骨端，在穿通皮肤后又回缩到伤口内，常难以确定其污染的程度，应恰当的给予抗生素和破伤风抗毒素。开放骨折早期固定表明有很多优越性，以前有些作者主张先行骨牵引，在软组织愈合后再行闭合髓内钉固定，近年来有报道甚至在严重的Ⅱ度和Ⅲ度开放骨折立即行髓内钉固定。感染率在5%左右，在Ⅲ型的开放骨折可高达6%。目前认为对Ⅰ和Ⅱ型的开放骨折不论是单独的或多发伤的患者，可在扩创后即刻行闭合髓内钉固定。多发伤的患者Ⅲ型（A或B）开放股骨干骨折可在扩创后立即用不扩髓的髓内钉固定。用较小直径的髓内钉不锉髓腔造成皮质坏死较少，并可减少利于感染微生物繁殖的死腔，但这种治疗方法仍有争论。火器伤不同于钝性损伤，低能量的手枪损伤仅需软组织扩创和常规骨折固定，高能量火器伤的治疗应与ⅢB和ⅢC型的开放骨折同样考虑。

对有多发伤的患者不宜采用骨牵引，检查和更换伤口敷料均很困难，并对维持骨折的稳定性也差。在单独的股骨干骨折，偶尔可用以作临时性固定维持长度和控制旋转。开放复位和钢板内固定，具增加感染率的危险并可使软组织和骨进一步失活，除非在Ⅰ或Ⅱ型的开放骨折，不应考虑在Ⅲ型开放骨折中使用。

外固定治疗开放性股骨干骨折30%有软组织感染，主要是针道感染，超过50%患者有膝关节活动障碍，15%发生畸形愈合。外固定仅适用于ⅢC型的开放骨折（需作血管修复）或有严重污染的开放骨折。外固定方式的选择可用外侧单边双干的固定，而我们认为最好是使用Ⅴ型构型的外固定装置，以确保固定的稳定，用Wagner装置畸形愈合的发生率较高。

总之股骨开放骨折在扩创后骨折端应用软组织敷盖，为预防伤口感染，除周身即早使用抗生素外，可局部用灌洗的方法来预防感染。Ⅰ度开放骨折无疑在扩创后可按闭合骨折来处理。骨折的固定方式则取决于骨折和开放损伤的类型。在Ⅲ度开放骨折不宜Ⅰ期作钢板内固定，是否采用髓内钉固定，应依据上述的情况分别考虑或先用外固定架固定，在确认无感染的情况下，再用内固定替换。Ⅱ度开放骨折若在8小时内处理伤口可作内固定，但此固定方式应取决于骨折的类型。在完整无骨缺损的情况下，可用钢板或不锉髓腔直径较细的或实心髓内钉固定。在粉碎骨折有报道用内锁式髓内钉易于控制旋转和维持长度，钢板固定剥离面较大影响血运严重，并伤口内遗有较大异物更易发生感染，感染的后果也不可设想。另一种更为安全可靠的固定方式是采用外固定架固定，利于观察伤口。常有争议的问题是开放粉碎骨折能否早期植骨，有些医生常顾虑，感染会导致植骨的失败。如同我们在治疗感染性骨折不愈合的经验表明，粉碎骨干骨折早期用松质骨植骨，在有效措施控制下（灌注或开放伤口等），植骨可利于骨的愈合，即使感染也不会导致严重后果。

（六）股骨干骨折合并髋部骨折的治疗

近年来由于高速高能量损伤日趋多见，在屈髋屈膝位时膝关节前方受到外力先致股骨干骨折，外力的继续作用可使髋关节受到损伤，依据髋所处的位置可发生不同类型的髋部损伤，内收位时可引起髋脱位，外展位可引起髋部骨折。由于外力的作用发生股骨干骨折后，能量已得到部分释放至髋部时已明显减弱，故髋部的骨折常移位很小或无移位，发生股骨颈骨折的病例股骨头坏死也较少。股骨干骨折合并同侧股骨颈或粗隆间骨折及粗隆下粉碎骨折，临床上称为复杂股骨骨折。这类骨折在临床上比较多见，治疗方法很多，但一直没有理想的方法。多数学者认为应采用手术内固定而不是牵引治疗。此类患者受伤时的外力较大，致伤因素多为高能量损伤，包括车祸、高空坠落及严重摔伤。患者的平均年龄较小，且常合并其他脏器损伤，有报道高能量损伤占94%。髋部损伤可由于缺乏典型畸形和X线片未能包括髋关节发生漏诊，文献报道漏诊率可达30%~45%，最常见为股骨颈骨折，粗隆间骨折较少，即使经合理的治疗，主要的并发症是不愈合和股骨头缺血坏死，发生率分别是10%和30%。延迟治疗即可增加缺血坏死的发生率。股骨颈骨折应优先于股骨干骨折的治疗，股骨干骨折即使是畸形或不愈合治疗相对也较简单，后遗问题较少。因此，每一个股骨干骨折的患者必须摄前后和内旋位的髋关节的X线片，单纯的骨盆片常不足以发现股骨颈骨折，摄片时股骨颈常呈外旋位，不能清楚的见到股骨颈的轮廓。大多数股骨干骨折合并股骨颈骨折是无移位和剪切类型的骨折，骨折线常是从近外侧走向远内侧。

有很多方式可治疗同侧的股骨颈和股骨干骨折，但股骨颈骨折必须先于股骨干骨折的治疗，达到解剖复位和稳定的内固定。文献报道一致同意采用手术内固定的方法，手术步骤方式可有不同，笔者认为若股骨颈骨折无明显移位可考虑先用针临时固定以防进一步移位，再根据选择的内植物决定下一步固定方式。通常可采用以下几种方法：①股骨干合并股骨颈基底部稳定的骨折，可用髓内钉固定股骨干骨折再用3~4

枚中空松质骨螺钉经髓内钉的前后侧插入股骨头固定股骨颈骨折，但使用髓内订的直径应较小，入口比通常的位置偏后；②先用两个平行的拉力螺钉固定股骨颈骨折，随后经髁间窝逆行插入髓内钉（图 40-39）；③股骨中段或远段骨折合并股骨颈骨折或粗隆间骨折，早年使用 Zekle 钉，经该钉近端的内锁栓至股骨头来固定股骨颈或粗隆间骨折，远端同样也作内锁固定控制旋转；④近年来设计的重建内锁髓内钉用于治疗同侧股骨干和股骨颈或粗隆间骨折（图 40-40），其优点是用同一体位和切口，对两处骨折同时固定使整个股骨成为同一的完整体；近端的锁定栓有加压滑动功能，对股骨颈骨折的固定具有加压作用；用于固定股骨干骨折的髓内钉可采用闭合穿针的方法，不破坏骨折端的血运。手术时先闭合复位股骨颈骨折，用两个平行的针临时固定股骨颈骨折，随后插入髓内钉导针和扩髓，髓内钉在股骨干骨折复位后顺导针插入，近侧经髓内钉插入两枚中空的松质骨螺钉固定股骨颈骨折，取出预先临时固定的针，远侧的髓内钉在股骨干同样可内锁固定，此固定装置需要在同一个骨上固定两处骨折，技术处理较为复杂，髓内钉插入过程中必须避免股骨颈骨折的移位，有关重建髓内钉对股骨颈骨折固定的稳定性，Watson 和 Moed 认为重建髓内钉固定股骨颈和股骨干骨折，他们报道的病例中 8 个股骨颈骨折不愈合，6 例（75%）是用重建髓内钉固定。他们指出重建髓内钉的近侧内锁栓虽固定于到头颈部，并非专为固定股骨颈骨折，由于在髓内钉内工作长度短，经髓内钉的固定头颈部的内锁螺钉不具拉力螺钉功能，滑动性能也差，骨折部位的骨吸收可使骨折线增大，螺钉固定的位置受到近侧钉孔的限制，也常不能安放在头颈内理想位置（图 40-41）；⑤ Harryman

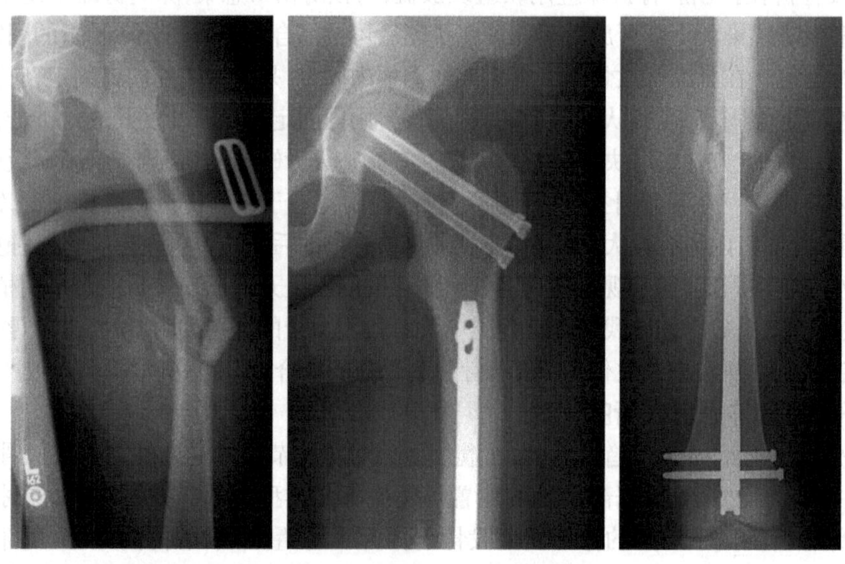

图 40-39 逆行髓内钉固定股骨干骨折，空心螺钉固定股骨颈骨折

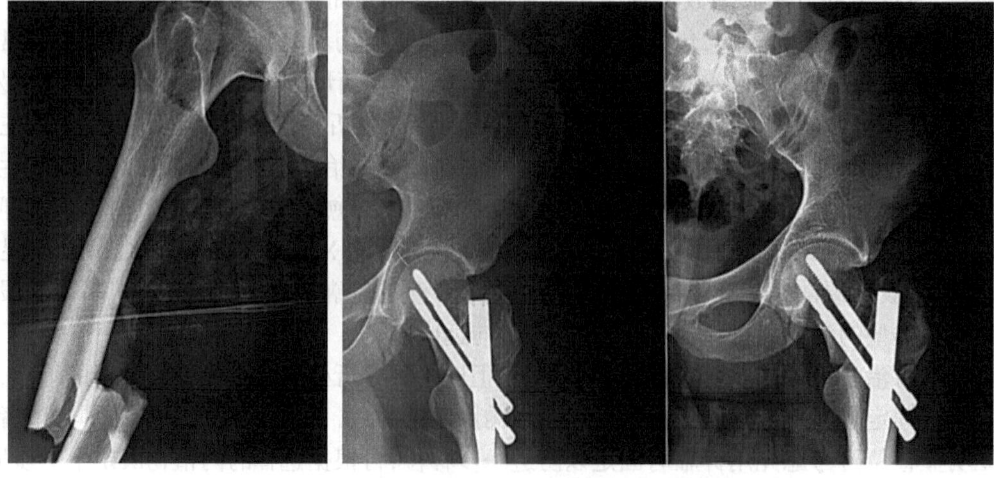

图 40-40 股骨颈合并股骨干骨折的重建内锁髓内钉治疗

等用一个体位和切口固定两处骨折,用螺钉固定股骨颈骨折再用 Ender 钉由大粗隆固定股骨干骨折。也有用 Ender 钉治疗两处骨折,可减少手术出血缩短手术时间,对多发创伤患者有利。但困难在于如何经骨折的股骨干插入足够数量的 Ender 钉至股骨头内以获得旋转稳定;⑥近侧的股骨颈或粗隆间骨折用螺钉或 DHS 固定,股骨干骨折则选用钢板固定,但此手术切口及创伤大,并在股骨干外侧钢板固定的内侧需要植骨,若同时合并股骨髁上和髁间骨折也可用钢板联合固定(图 40-42);⑦股骨干骨折的同时合并坐骨神经损伤,应注意是否是因髋关节后脱位压迫神经所致,需细致做髋部检查。治疗新鲜股骨干骨折合并髋关节脱位的方法,脱位通常可采用闭合复位方式,可用斯氏针穿过股骨粗隆部行牵引复位或在股骨干骨折内固定后再作髋关节脱位的闭合复位。也有个别病例可通过单纯手法复位,要求有良好的麻醉使髋部肌肉放松,不强调过大的牵引力由助手固定骨盆,术者顶压脱位的股骨头即可复位。上述治疗方法的选择应依据个体情况和医疗设施和医生的技术和经验来考虑。

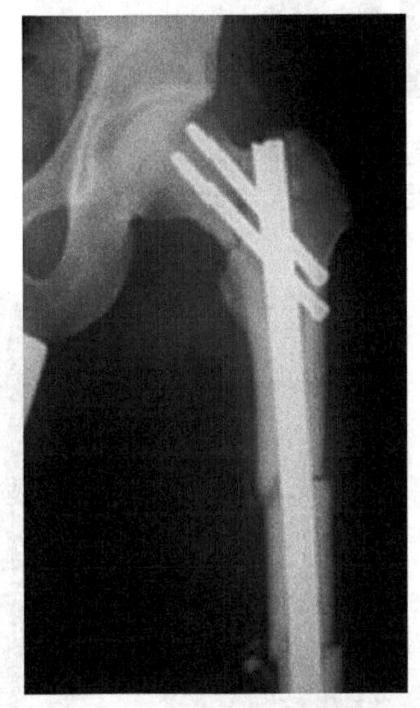

图 40-41 重建髓内钉,近侧两枚内锁螺钉固定股骨颈骨折在头颈内位置并不理想

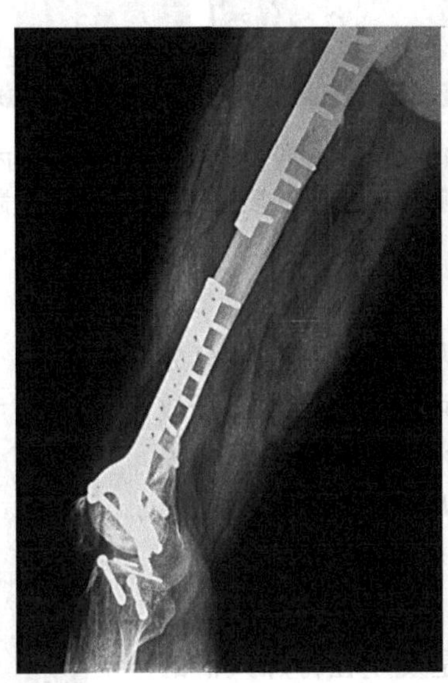

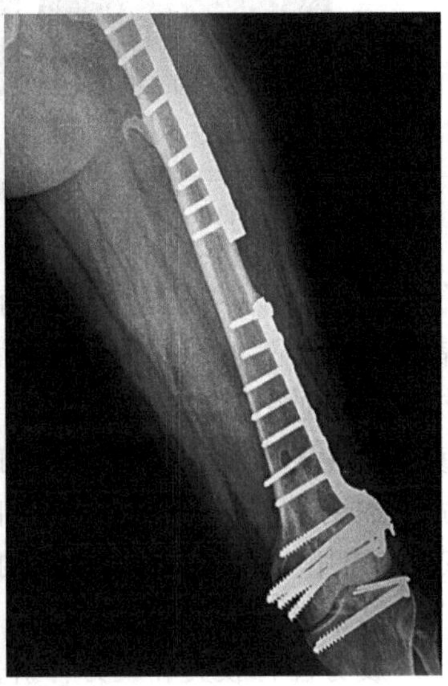

图 40-42 合并有股骨髁上和髁间骨折用钢板联合固定

同侧股骨颈骨折和干骨折股骨头的缺血坏死率是低于单独的股骨颈骨折,在不同组报道股骨头缺血坏死率是 1.2%~5%,股骨干骨折不愈合率常较高,而股骨颈骨折不愈合率仅 1%,常见于重建髓内钉固定患者。

(七)同侧股骨干骨折合并远侧干骺端骨折的治疗

同侧股骨干骨折合并远侧干骺端骨折相对少见,有明显移位的远侧股骨骨折应切开复位和内固定,在较近侧的股骨骨折可另用一个钢板固定或用同一超长的钢板固定两个骨折,目前最佳的固定选择应是内锁髓内钉固定,不论是切开复位或闭合穿针均减少局部外骨膜的剥离和骨折块的血运损伤,采用切开复位必须在骨折端行自体的松质骨植骨。常见的另一种情况是股骨干骨折纵行向远侧延伸至干骺端,骨折线常无移位或轻度移位,在此情况下可用折块间经皮的拉力螺钉固定,随后用内锁髓内钉固定但应注意螺钉对插入髓内钉的干扰。笔者认为在合并远侧干骺端骨折时可先用针对远侧骨折作临时固定,维持远侧骨折的位置随后经髁间窝逆行插入内锁髓内钉,内锁栓也可起到对远骨折的固定作用,否则可附加拉力螺钉固定(图 40-43)。

闭合锉髓腔的内锁髓内钉固定,即使是严重粉碎的骨折,没有植骨常也能很好的愈合,锉髓腔时形成的骨屑沉着于骨折血肿内可有利骨愈合,植骨就并非需要。但在有明显骨缺损和切开复位钢板固定应行自体松质骨植骨,植骨有利钢板对侧骨痂形成,可防止钢板由于受到循环的弯曲负荷应力而失效。牢固的内固定发生的 I 期骨愈合无外骨痂形成,此骨愈合方式比骨膜骨痂形成的骨愈合强度较小,因而在达到相同的骨强度前需要长时期的保护(1~2 年),在延迟骨愈合或成熟的骨愈合前有再骨折的危险。笔者在有粉碎股骨干骨折且粉碎的骨折块远离骨干,采用关节镜下植骨并同时可在关节镜下使远离粉碎的骨折块复

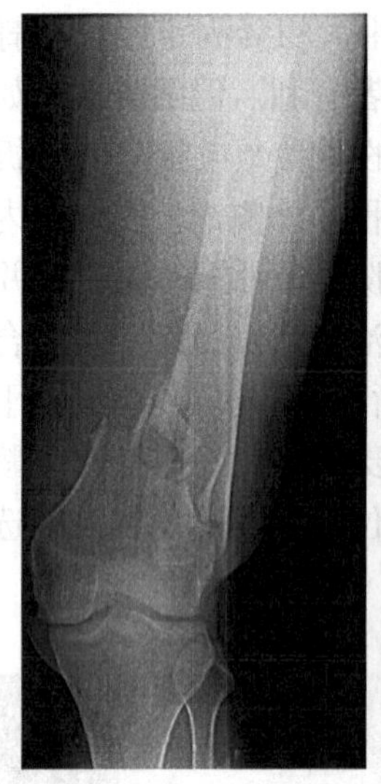
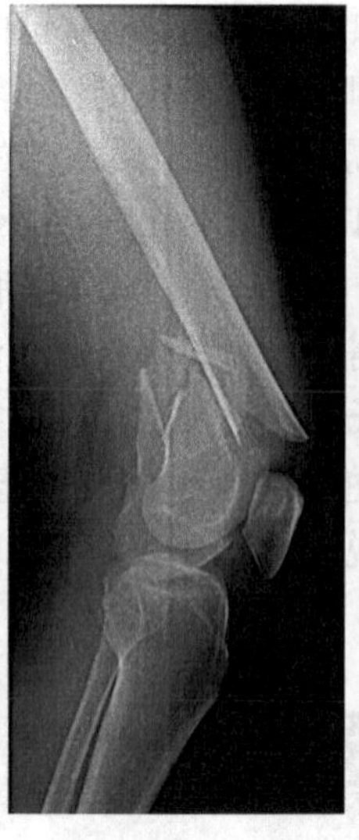
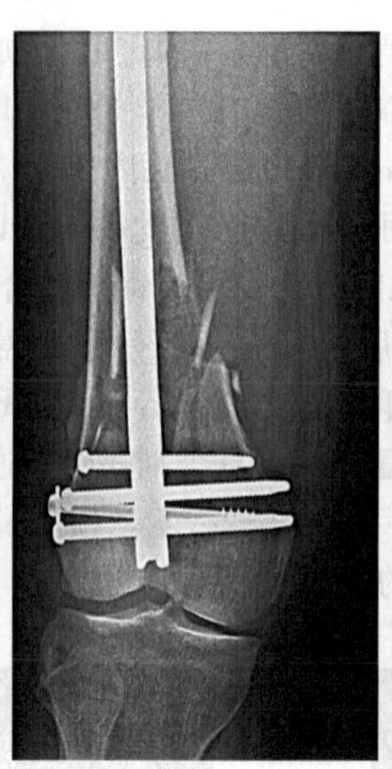
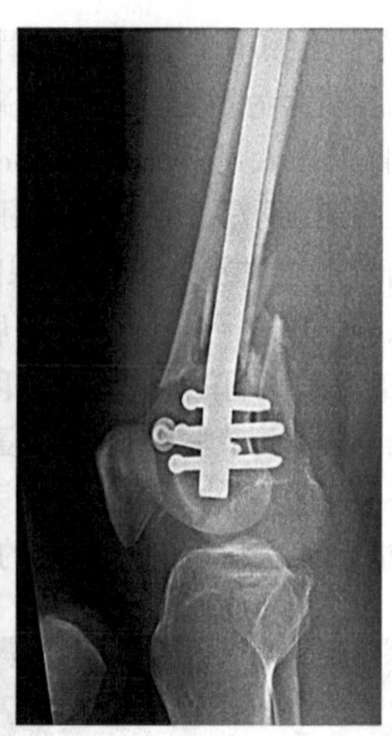

图 40-43 同侧股骨干合并干骺端骨折内锁髓内钉固定

用远侧的内锁栓和松质骨螺钉固定波及干骺端的纵形骨折线

位(图 40-44)。在开放骨折和有明显骨缺损,大多作者主张行延迟的植骨。笔者认为开放骨折可在充分扩创后同时用自体松质骨植骨,可暂时保持伤口开放或以灌注的方法预防感染。有的作者在原已有髓内固定取出后扩髓更换更粗的髓内钉来增加固定的稳定性,再用 Chapman 的闭合髓内植骨技术。

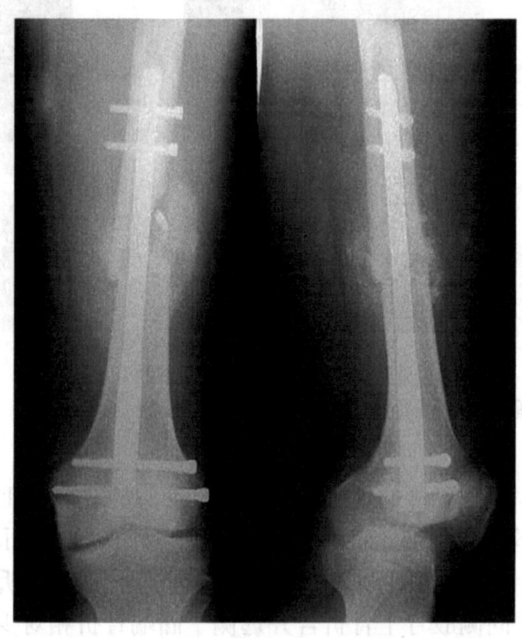

图 40-44 关节镜下对粉碎骨折的复位和植骨技术

(八) 股骨下端疲劳骨折

疲劳性骨膜炎和疲劳骨折是发生在特殊人群的损伤,在普通骨科患者中并不多见,因此易被忽视。近年来,随着体育运动的发展和全民健身活动的开展,这类患者渐渐多了起来。如果骨科医生对此病缺乏足够的认识,很容易误诊造成严重后果。疲劳骨折在未明确看到骨折线的情况下,由于骨膜反应易与慢性骨髓炎尤其是骨肿瘤相混淆,容易造成截肢等严重后果。股骨下端疲劳骨折多发生于青少年学生较长时间的强烈活动之后。此时,低能负荷较高频率的往复作用引起肌肉储存能量减少,代谢酸性物质蓄积,使肌腱相对拉长,骨质抗力和抗扭曲力负荷明显增加,长骨内应力分布不均而集中于股骨下端陷窝、小管及黏结线集中的移行部位,造成局部骨质损伤。初期症状轻微,多不引起重视,待出现局部温度增高、疼痛、肿胀等明显症状和质硬压痛的肿块时,多已为 2~3 周以后。因此,在询问病史时,因患者没有典型的突然损伤后功能障碍的经历,常自述无明显诱因。根据患者发病年龄、肿块发生部位、症状特点,X 线片上发现 Codman 三角改变以及血 AKP 增高等方面,易与骨肉瘤相混淆。早期作出正确的诊断十分重要,在疲劳性骨膜炎或疲劳骨折的诊断中,患者的病史非常重要,尤其是职业和运动史不能忽视。该病一般发生于青少年,绝大多数患者有长途跋涉、行军、大运动或剧烈活动史。部队中青年战士军事训练尤其长时间正步走也可发生疲劳骨折。发病常与突然增加运动量和运动强度有很大关系;症状轻重也随运动量和强度的增减而变化。局部检查没有明显的红肿热现象,更无静脉怒张,这与感染或恶性骨肿瘤的表现是不同的。X 线片表现的骨膜反应呈连续平行状,自然上下延伸;有骨折线时,可见连续性骨小梁断裂;陈旧性损伤患者骨皮质增厚,骨痂呈丘状并局限。没有慢性骨髓炎所表现的不规则骨硬化区、片状密度增高及透明区;没有软组织肿块内放射状骨针、溶骨及斑状密度增高，骨膜反应不会呈层状，骨干内无虫蚀样改变等恶性骨肿瘤特有的X线征象。磁共振（MRI）对诊断疲劳性骨膜炎和疲劳骨折有其优越性及特异性，尤其在病变早期更为有利，诊断中怀疑该病时不妨使用。恶性肿瘤的特点是生长迅速，持续性疼痛，且逐渐加重，常有局部高度肿胀和表面皮肤静脉怒张，也常伴有邻近关节积液；而疲劳骨折一般具有一定的突然性，患者有较大强度运动的经历，疼痛表现为白天加重，夜晚减轻，而且当疼痛发展到一定程度后经休息逐渐减轻，邻近关节一般不出现积液，无贫血、消瘦等中毒症状。因而仔细询问病史，掌握骨折愈合各阶段形态学改变的X线特征十分重要，而系列X线片跟踪复查，密切观察短间隔X线片特征性改变是鉴别诊断的关键。长管状骨干骺端的骨肉瘤虽可表现为成骨性骨硬化病灶，无骨皮质的破坏，但其骨膜反应是呈Codman三角改变或日光放射状改变，而疲劳骨折在病程接近4周时，已表现为平行骨膜反应，软组织肿块无侵袭性扩大征，在6周左右时即出现可见的局部皮质内骨折线和早期骨性骨痂的形成。此外，骨肉瘤无论是症状、体征还是影像学表现以及血清学检查，都是一个迅速或波动型恶化加重的过程。大多诊断明确无移位的疲劳骨折，并已有骨痂形成可采用下肢支具或石膏外固定，通常无须内固定，并依据骨愈合和骨痂塑形情况决定须固定时间，固定期间须做肌肉的功能训练，取外固定后可逐步增加负重和关节活动，近期内勿做剧烈活动。

（九）术后处理

股骨干骨折髓内钉固定后，若固定牢固，就无需再用外固定，术后下肢可放在90°~90°位支架上数天。使用CPM辅助练习膝关节功能，物理治疗和股四头肌强度训练，在患者的主动肌力能控制下肢和膝关节时即可下床活动。患者在没有其他伴发损伤的情况下可在24~48小时内扶拐或步行器行走，允许15kg左右负重。骨折解剖复位髓内钉固定稳定，通常在2个月内即可完全负重，3个月内作非接触性的运动，取决于骨折的类型，骨愈合的质量和患者选择的运动方式，4~8个月内可作一般的体育活动。年轻患者可在术后18~24个月可取出髓内钉，由于髓内钉是一个负荷分担装置，取钉后常无需作短期保护。远侧股骨干骨折若在伤后4~5个月骨折延迟或未愈合应考虑固定动力化利于骨折愈合，动力化前应考虑到内锁钉取出后不发生短缩，有足够的皮质骨的接触，不发生旋转畸形。

在骨骼发育未成熟的青少年，因近侧股骨或大粗隆仍保持生长能力应较早取出髓内钉，可在确认骨折愈合后6~9个月内取出。过晚常由于近侧股骨的生长难以找到髓内钉的尾端，增加取钉困难。

（十）并发症

1. 内植物的疲劳弯曲和折断　若股骨骨折的类型是粉碎或有骨缺损，尤其是切开复位钢板内固定，因有明显的软组织剥离和骨血运损害，在骨折粉碎或缺损区必须早期植骨，由于骨痂形成得到骨性支撑可防止钢板发生疲劳弯曲和折断（图40-45）。

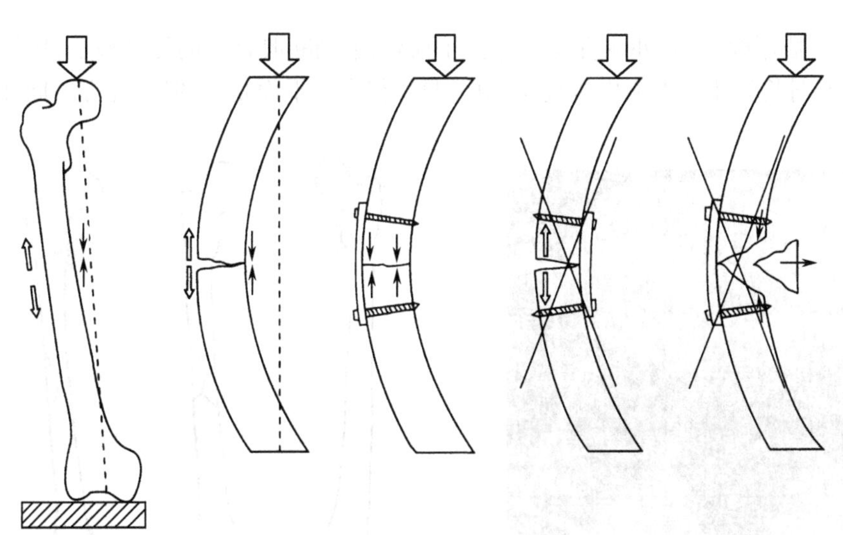

图40-45　钢板疲劳断裂

骨折内侧皮质完整时，可在内侧形成支撑；当内侧皮质粉碎或有缺损时，支撑点则移至外侧（钢板侧），在承受应力时，钢板可反复弯曲、复原直至对侧皮质接触为止内固定失效常是骨折不愈合的重要原因，为避免此情况发生，应使用较大直径的内锁髓内钉和在X线片证明骨折愈合前避免完全负重。髓内钉固定的远侧内锁孔是钉的主要应力集中点，同样钉的近侧焊接点也常是易折断的部位，近代内锁髓内钉已很少在近侧再使用焊接技术，髓内钉成为闭合的圆形截面而不是开槽的苜蓿型，并减小开槽的宽度，减少髓内钉所受到的应力，由于正确的插钉技术或设计的改进，使内植物失效的发生率，即使是在远侧1/3骨折也已明显减少。

折断的髓内钉的取出，Franklin等报道采用不同形式的钩，伸入髓内钉的中空部分钩住髓钉的断端，向后敲打取出断钉，折断的实心钉取出更为困难，需采用其他特殊的方式和器械取出断钉。

钉的弯曲易发生在Kuntscher钉和早期设计的AO髓内钉，因骨折端是应力高度集中部位。在粉碎骨折发生钉弯曲和扭转时，可在麻醉下用手法使弯曲的钉拉直后取出，再扩髓更换较大直径的静力内锁髓内钉。

2. 内植物突出引起的症状　早期使用的Kuntscher髓内钉，常发生髓内钉在近侧股骨插入部位退出和钉尾顶压臀部，偶尔也有向远侧移位至膝关节，并具有旋转不稳定，负重行走时由于骨折部位的嵌插而使钉向后退出，顶压严重时应取出更换髓内钉。现在使用的内锁髓内钉因近侧有内锁栓可防止钉的退出。内锁栓的尾端不论在粗隆或远侧部位，均可形成滑囊引起疼痛症状，虽不影响骨折愈合但应在骨折愈合后取出，由此原因取出内锁栓比因动力化取出更为常见。如内锁栓过长突出内侧皮质的1cm也需取出或更换内锁栓，否则可引起大腿内侧明显疼痛。

3. 开放骨折合并感染　开放骨折有软组织严重损伤，伤口感染的机会较多必须细致清创，然后根据开放损伤的类型选择内或外固定。污染严重伤口除放置引流外，可局部灌洗预防感染，早期不宜做内固定的开放骨折，可暂先用外固定器固定待伤口确无炎症表现后再作切开复位内固定。

4. 畸形愈合　股骨畸形愈合一般认为是短缩大于1cm，旋转畸形大于10°成角大于15°，或上述畸形的因素综合在一起。一般来说短缩1cm常可接受，大于2cm的短缩可出现有典型的跛行。对线不良常发生向前成角畸形，文献报道采用牵引或石膏支具治疗粉碎骨折成角大于10°占62%，短缩大于1cm平均1.7cm占78%，畸形矫正需通过截骨和内外固定及植骨，骨愈合后需数月康复才能得到较满意结果。Jaarsma等研究用CT和物理检查来评估76名患者旋转畸形，作髓内固定者28%(21名患者)有15°或以上旋转畸形。12个外旋和9个内旋旋转畸形影响跑步等活动。物理检查常不能精确的评估旋转畸形。旋转畸形常发生在复位过程中，Gardner等认为徒手锁钉时，成角钻孔可引起旋转畸形，并在尸体研究表明在股骨远端有平均5.8°钉的旋转移位，而远侧导航锁定仅为2°。Jeanmart等用CT在股骨近侧和远侧扫描评估股骨的旋转畸形，一个平面是经股骨髁的缘另一个通过股骨颈来测量两条线之间的角度，并比较损伤侧和健侧间的差别，骨折侧角度减小表明远骨折端的外旋增加，角度增加表明远骨折端的内旋(图40-46)。

Krettek等用皮质厚度、内和外侧直径、小粗隆的形态来判断股骨干的旋转畸形，比较皮质骨厚度可用于简单横行和短斜骨折。比较外侧皮质直径，由于股骨很多水平面是卵圆形，此方法同样仅能用于简单横

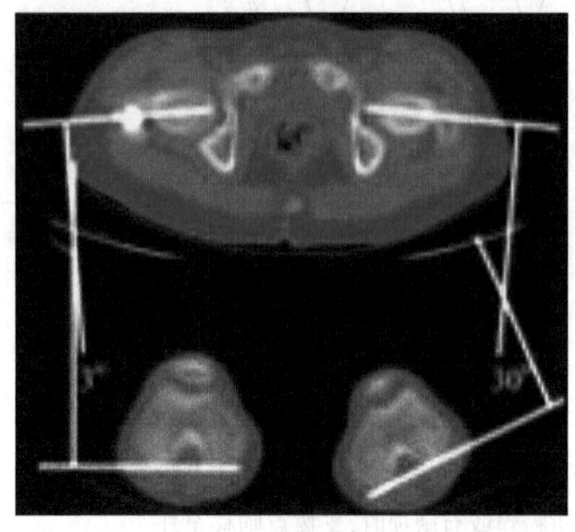

图40-46　CT评估股骨旋转畸形

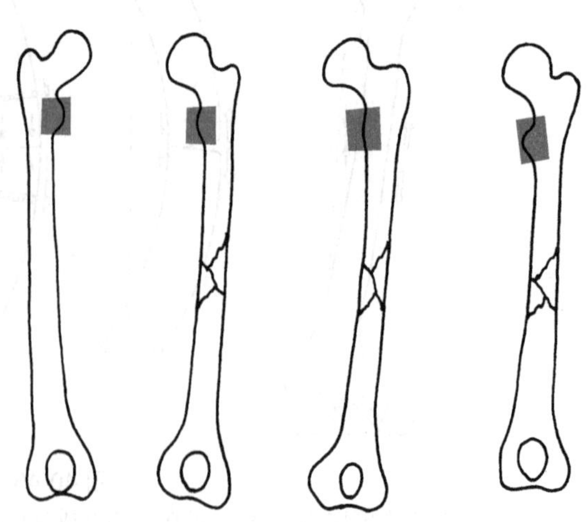

图40-47　与健侧小粗隆大小相比判断股骨旋转畸形

形和短斜型骨折，如皮质直径有差异支持有旋转移位。如皮质直径是相等，如骨折水平股骨干的切面是圆形，虽直径相等而仍可有明显的旋转畸形。与正常侧比较小粗隆的形态，可比较确切的判断髓内钉固定时有无旋转畸形，由于小粗隆位于后内侧，其形态改变取决于近侧股骨骨折块的旋转，因有个体差异应与健侧小粗隆形态在相同位置摄片比较，小粗隆形态相同表明无旋转畸形，变小则近侧骨折块有内旋远骨折块相对外旋，变大则近侧外旋远侧内旋（图 40-47）。

闭合髓内钉固定发生旋转畸形比成角畸形更常见，旋转畸形的发生通常是由于复位不良，尤其是粉碎骨折由于折端间无确切的对合标志，在闭合穿钉时更易发生，术中除通过下肢轴线的测量外，在影像学上也应根据上述客观指标来判断，确认无明显旋转畸形后再作远侧内锁栓锁定。Tornetta 等用 CT 扫描来确定旋转畸形，平均为 16°。Braten 等报道 321 名患者中 8 例旋转畸形大于 15° 主诉有与旋转畸形相关的症状，因此可接受的旋转畸形需小于 15°。

内锁髓内钉出现短缩的问题并不多见，但在很多 Winquist 的Ⅲ和Ⅳ度粉碎骨折，手术时很难确定其长度，如术前没有测量健侧长度，手术时就更难确定股骨的正常长度。在骨折牵引台上手术更易发生骨延长，即使仅延长 1cm 也常有症状，延长的肢体早期可在术后 6~8 周取出静力内锁栓，鼓励完全负重可缩短股骨干，但此方法并不确切可靠。

出现成角畸形特别是在远侧 1/3 骨折，髓内钉位置偏外，骨折复位不足、紧张的髂胫束使骨折端外翻可引起成角畸形，因而钉应放置在干骺端较深和中心位置。股骨近侧骨折，近骨折端常处于屈曲内收位，钉的入点易偏前外可发生骨折内翻位愈合，若不是过度的内翻畸形（颈干角 110°~120° 间）可不出现临床症状。骨折髓内钉固定前后成角并不常见，即使发生轻度成角也常无症状。钢板固定如存在有骨缺损或用石膏牵引治疗，由于不对称肌力的牵拉、重力作用可发生成角畸形，最常见的畸形是向前外成角，常发生在骨折牢固愈合前负重，并可使钢板固定失效。骨折向前 15° 成角可由髋膝活动来代偿，向外成角过大因膝关节因载荷传导紊乱可继发创伤性关节炎。成角畸形在骨折尚未牢固愈合前可用折骨术纠正，过大的畸形并有内植物的情况下，须手术纠正和更换内固定（图 40-48）。

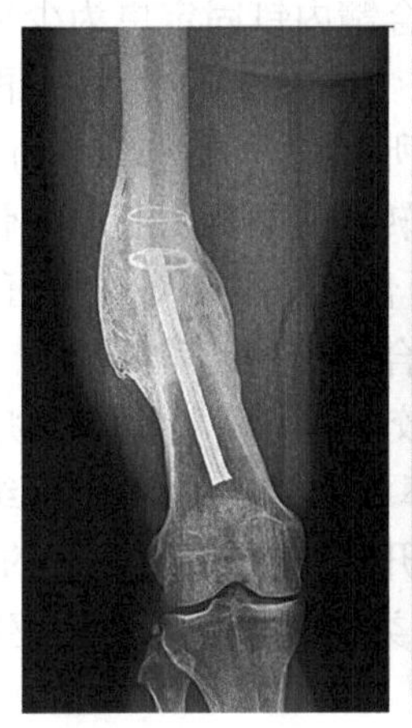
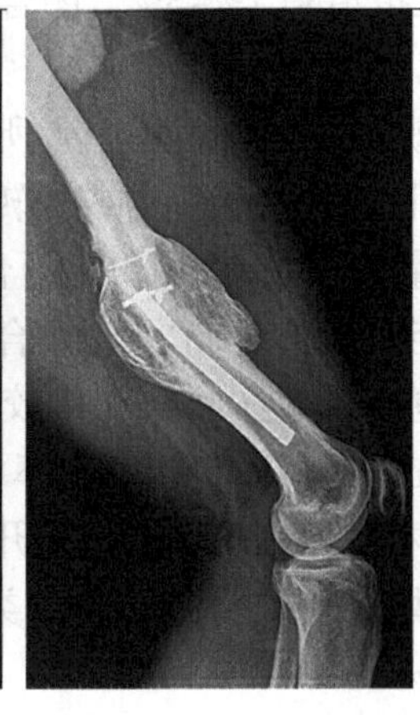
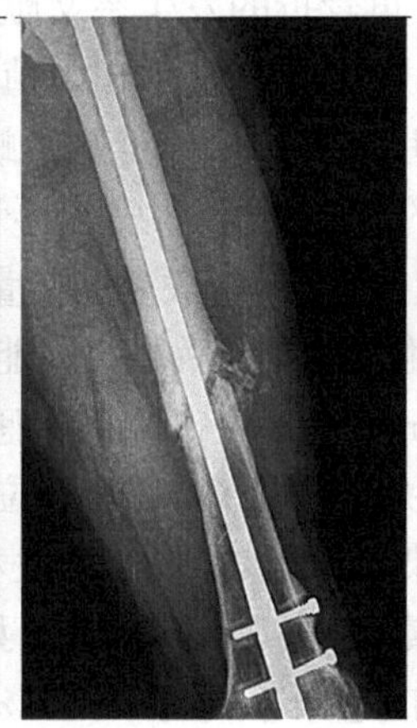
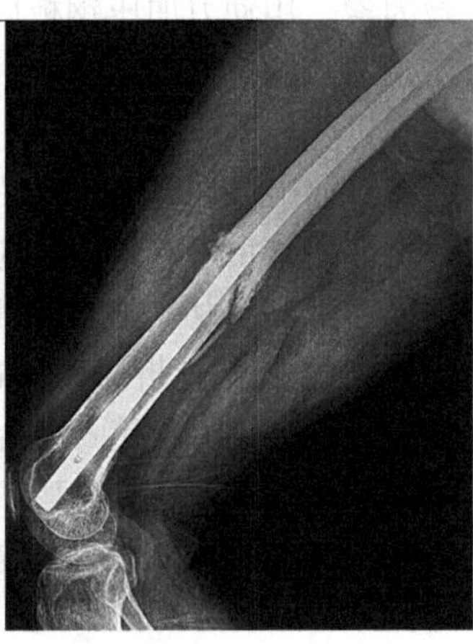

图 40-48　股骨干骨折用普通髓内钉固定，骨折畸形愈合

取出原内植物，截骨矫形后用内锁髓内钉固定和植骨

5. 异位骨化　髓内钉固定后可出现不同程度的异位骨化，小量的异位骨化可出现在髓内钉的近侧钉尾形成骨帽。通常并无症状但给取钉寻找钉尾造成困难，大量的异位骨化影响髋关节功能很少见。有症状的异位骨化可在骨折愈合后取内植物时取出，取出后可用小剂量的放射照射或服用吲哚美辛预防。

6. 延迟愈合和不愈合　闭合髓内钉固定治疗股骨干骨折，不愈合率少于 1%。骨折迟延愈合或不愈合常与下列因素有关：①开放骨折伴有严重的软组织损伤；②切开复位手术的广泛剥离软组织引起的血运障碍；③骨折未得到稳定的固定；④感染和过度牵引等；⑤静力内锁髓内钉固定时骨折端间有轻度的分离、横断骨折不恰当使用锁定钢板。延迟愈合较不愈合稍多见，用内锁髓内钉固定可取出近侧或远侧内锁栓动力化使骨折端嵌插，并鼓励患者作肌肉收缩活动来改善局部血液循环，在无感染的情况可更换直径较大的髓内钉。如有骨折移位或对线不良应切开复位重新内固定并同时植骨。若用钢板固定对侧有骨缺损则必须植骨。肥大型的骨折不愈合表明骨折区有良好的血运和成骨能力，是由于骨折固定不良造成的骨折不愈合，可采用加压固定的方式使骨折端得到稳定的固定即可愈合。萎缩型骨折不愈合常由于感染所致，局部血运和成骨能力极差，除需牢固固定外，植骨绝对必要。对于具有窦道的感染性骨折不愈合，通常采用先闭合伤口的方法待感染稳定半年后再重新内固定和植骨。目前由于抗菌技术的进展，笔者采用更为积极的治疗方法，在扩创的同时局部植入直径小于5cm的松质骨块或骨条。骨折用外固定架固定，能闭合伤口者可用灌洗方法控制感染，不能闭合伤口可开放换药直至伤口闭合，骨折也常在3~6个月愈合，笔者报道20余例均取得成功。有大块骨缺损的情况下可采用大块植骨加松质骨植骨，或可采用Ilizallov骨节段移位和延长方法，文献报道有较多成功病例值得推荐。也有作者主张在急性炎症控制后更换固定方式和持续引流，用电刺激治疗股骨的不愈合，但因难以通过丰厚的肌肉使电刺激到达骨折部位故很少采用。

7. 再骨折 再骨折是指骨折牢固愈合已处于正常骨骼可以耐受的负荷水平时，发生在原骨折线或位于因骨折和治疗的原因发生变化的骨骼区域内。再骨折的发生常可避免，发生率与股骨干骨折的早期处理有关。在20世纪40~50年代用牵引和钢板固定，发生率为9%~15%，常发生在骨折部位有少量的骨痂而又未完善塑形的病例。防止发生再骨折的有效措施应是逐渐增加骨折部位的应力，使骨小梁结构能按所受应力方向排列得到良好塑形。一般来说有大量骨膜下骨痂形成，发生再骨折的可能性最小，多见于骨折直接愈合的方式，而不是有丰富骨膜下骨痂的间接愈合，用桥接钢板固定后的骨愈合，因未暴露粉碎骨折区域，再骨折的发生率就较低。骨折牢固内固定后用钢板加压固定直接骨愈合方式无骨痂形成，依赖于再塑形的机制得到骨愈合，由于应力遮挡或钢板下血运障碍所致的骨质疏松，该部位骨的修复往往需较长时间，根据临床和实验观察表明，由于加压钢板固定的骨坏死由活骨替代，须在骨折区的强度能替代钢板时方可取出钢板。AO建议股骨干骨折钢板应在24~36个月后取出，高能量损伤的患者需更长的时间，骨组织需按所受应力塑形。为防止钢板取出后再骨折，应有2~3个月的保护避免激烈运动。折块间拉力螺钉孔或钢板孔，可在螺钉取出后应力上升，虽然几周内此部位可达到正常骨强度，螺钉孔仍是引起再骨折的危险因素。用动力加压钢板后再骨折的发生率文献报道是1%~3%。闭合髓内钉固定更为少见。在瑞典报道一组40例再骨折的病例，再骨折常发生在内植物取出后12个月内，大多在2~6个月内，再骨折多发生在螺钉孔的部位，因在X线片上常难以确定是否螺钉孔已被骨膜下骨所填充。通过螺钉孔的骨折可发生在螺钉取出后11个月激烈的接触性运动，引起再骨折的直接暴力或扭转暴力要比引起原始骨折要小。再骨折的治疗由于它是一种应力骨折，一般是低能量的损伤，可用负重石膏支具维持对线即可，手术治疗最好采用闭合髓内钉固定，在髓内钉固定后很快即能完全负重，常无骨愈合问题并无需植骨。

8. 感染 股骨干骨折感染Winquist报道520例中感染率是0.9%，在比较股骨干骨折保守治疗和切开复位髓内钉固定及闭合髓内钉治疗的感染率，切开复位髓内钉固定组感染率可达13%，而其他两组无感染发生，切开复位钢板内固定组感染率是1%~7%。急性术后感染的原因包括开放骨折，手术时间的延长，过度的剥离骨折块使其失活等因素有关。在Ⅰ型和Ⅱ型的开放骨折感染率类同于闭合骨折，发生率为1%~2%而Ⅲ型开放骨折明显的增加，感染率约为4%~5%。

感染的股骨干骨折的治疗同样需要骨折的稳定，内固定仍未失效的情况下仍可保留，灌洗和扩创切除坏死的骨和组织，对感染部位的充分引流，最初可使用广谱，此后可用对细菌培养敏感的抗生素，但不应过分的依赖抗生素的作用。如果按上述的方法不能控制感染，骨折固定也不稳定或患者有周身性的疾病应取出内固定更换固定方式，采用外固定或选择用更大的髓内钉来稳定骨折端。扩创后伤口可延迟闭合，用植皮或肌肉瓣闭合伤口。若有骨折间隙存在，可考虑早期植骨。

骨折愈合后可取出内植物以防感染复发，感染的髓腔可扩大1~2mm，清除钉周围感染的肉芽组织，在股骨的远侧股骨干骺端打开髓腔，可在股骨内髁钻孔。也可扩大远侧的内锁栓的孔，使髓腔与外侧沟通后灌洗髓腔，并同时使用敏感的抗生素2~6周。在这样处理后很少形成慢性骨髓炎及需要截肢(图40-49)。

9. 其他并发症 绝大多数发生在术中，可有下列情况：①如术前股骨颈骨折诊断的遗漏，插入髓内钉时可使骨折线扩展发生粉碎性骨折；②插入髓内钉时钻入口孔锥子过钝，锤打锤子引起股骨颈骨折；③插入髓内钉应与髓腔平行，以免造成骨折块碎裂；④入口处用弯曲和硬的髓内钉时近侧骨折块因产生过度的

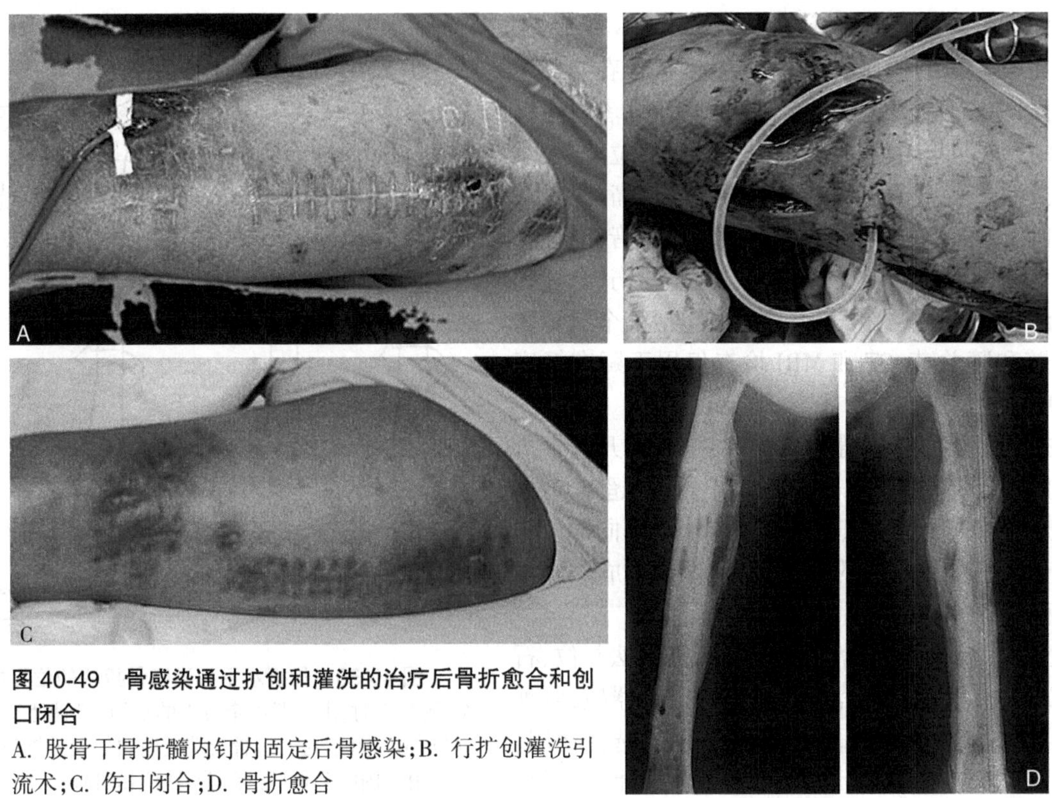

图 40-49　骨感染通过扩创和灌洗的治疗后骨折愈合和创口闭合

A. 股骨干骨折髓内钉内固定后骨感染；B. 行扩创灌洗引流术；C. 伤口闭合；D. 骨折愈合

周边环形应力，就冒有骨折块碎裂的危险；⑤为避免选择内锁髓内钉和内锁栓的长度及安放位置的错误，术中必须用影像增大器证实其位置和骨折固定的情况。

10. 膝关节功能障碍　股骨干骨折后的膝关节功能障碍是常见的并发症，根据北京积水潭医院 59 例手术所见，其发生的主要病理改变是由于创伤或手术所致的四头肌损伤，又未能早期进行四头肌及膝关节的功能锻炼，膝关节长期处于伸直位，使四头肌和骨折端间形成牢固的纤维性粘连。术中可见股中间肌瘢痕化，且与股骨间形成牢固的粘连。粘连的股中间肌纤维在膝关节伸直位时处于松弛状态，屈曲时呈现明显紧张。其他病理改变有由于膝关节长期处伸直位固定而造成四头肌扩张部的挛缩。长期制动由于浆液纤维素性渗出引起关节内粘连，粘连主要位于髌间窝和髌上囊部位，有时甚至是膝关节功能障碍的主要原因，其创伤病理特点及治疗可参见 27 章第二节关节僵硬。

六、儿童股骨干骨折的特点

股骨干骨折是小儿生长期间一种常见的骨折，处理方法多种多样，掌握起来比较容易，但处理不当，就会造成不良的后果。小儿有其特殊的生理特点，如生长发育功能旺盛，愈合快，自我矫形、塑形能力强，且常存在一定的过度生长等。因而决定了有别于成人的治疗要求，应尽量采取既简单、损伤小、痛苦少，又能取得最佳疗效的方法。

儿童及青少年股骨骨折在所有股骨干骨折中，包括粗隆下或髁上骨折约占所有儿童骨折的 1.6%。男性与女性之比为 2.6∶1。骨折发生有两个高峰期：第一个高峰是在较小的儿童；第二个高峰是在青春期的中期，由轻微的暴力或高能量的创伤引起，据国外统计，儿童股骨干骨折发病年龄在早年儿童较高至 11 岁下降，此后在青少年由于参加高强度体育活动，股骨干骨折发生率近成倍增加。发生儿童股骨干骨折最常见的原因幼小儿童常可由虐待或疏忽照顾跌倒占 80%，4 岁以下占 30%，6~9 岁多见于车撞伤，14~17 岁常见是摩托车损伤，国外枪击伤也日趋多见。在整个儿童时期骨的发育可从早期较软弱的波纹骨经再塑形变成强的板状骨，骨强度逐渐增加。病理性骨折在儿童相对少见，较小的儿童可由于骨量减少或成骨不全，无外伤或因照顾不周发生的股骨干骨折就应考虑是成骨不全。有的病理骨折可发生有神经系统疾病或骨的新生物，受轻微外伤即可引起。病理骨折普通X线片常不易确定诊断，而需做软组织和骨的活体标本检查。应力骨折可发生在股骨干的任何部位，大多发生在青春期儿童的运动损伤（占所有儿童应力骨折的4%），患者可主诉大腿疼痛，如早期未能发现常可发生骨折移位。

骨折后患者常不能行走和有明显的疼痛，患者常可有低血压，若存在有肿胀，异常活动，骨擦音和触痛，体检时就易明确诊断。交通伤引起的多发伤，合并邻近关节的损伤很常见，摄X线片时应包括整个股骨和邻近的髋和膝关节，CT和MRI检查仅用于疑有轻度弯曲或应力的骨折。

骨折的分类可依据骨折的类型、是否是开放骨折及有无血管或神经损伤。儿童股骨干骨折（超过50%）最常见是简单横断，闭合、无粉碎的骨折。不同部位的骨折由于骨折受到附着的肌肉牵拉，类同于成人发生的典型移位（图40-50）。

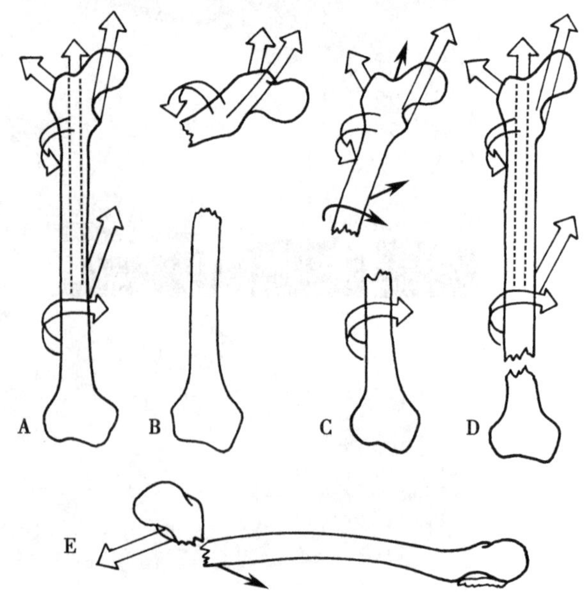

图40-50 骨折水平与近侧骨折块的位置关系

A. 无骨折时，由于肌肉牵拉力的平衡，股骨处于相对的中立位；B. 近侧骨折，近骨折端处屈曲外展外旋位；C. 中段骨折由于内收和伸肌的附着，移位相对较小；D. 在远端骨折，由于大部分肌肉附着在近侧，远骨折块移位相对较小；E. 髁上骨折由于腓肠肌的牵拉，远骨折块过伸

儿童股骨干骨折的治疗方法繁多，如手法复位、石膏固定或夹板固定，牵引治疗，外固定支具器械，各种内固定器材等，各有利弊，应根据不同情况选择使用。具体应用时，应考虑到骨折的类型、家庭、社会条件。儿童股骨干骨折的治疗取决于年龄，儿童体格的大小和骨龄（由于儿童骨的成熟的时间可有不同，骨龄的判断需个别对待）以及致伤的原因，是单独伤或多发伤。新生儿至6个月的年龄的儿童，因有厚的骨皮质常是稳定骨折，对近侧和中段的骨折可用简单的夹板或Pavlik支具。对股骨干骨折有大于1~2cm的短缩或大于30°成角畸形需用髋人字石膏固定。6个月和6岁之间的儿童短缩少于2cm，早期可选择髋人字石膏。如短缩大于2cm或明显的不稳定骨折需作皮肤牵引治疗，开放或多发伤的股骨骨干骨折可考虑用外固定架。6~11岁的儿童股骨干骨折的治疗尚有争议，稳定和有轻度移位的骨折髋人字石膏固定常可得到满意的结果。年龄较大的儿童粉碎和不稳定骨折，可在牵引后用石膏支具或髋人字石膏固定。骨内固定可用于多发伤、头部损伤、血管损伤、浮膝损伤或多发骨折的患者。较大的儿童，牵引后用石膏支具或髋人字石膏，常可发生不可接受的短缩和成角畸形，可选择其他骨折内、外固定的方法。骨折的外固定治疗可选用在5~11岁的儿童，特别是伴有广泛软组织或头部损伤、开放骨折的患者。常使用的外固定有三种，单边的外固定支架，包括Orthofix，Hex fix和AO管型组合的外固定架，支架应用至骨折愈合（图40-51），在5~12岁之间的儿童应维持至2.5~4个月。除非有广泛的软组织损伤很少发生膝关节僵硬，其主要并发症是针道的感染，有深部感染需引流和用抗生素治疗，松弛过紧的皮肤。Aronson和Tursky报道44例股骨干骨折用外固定治疗和早期负重，大多患者在4周回到学校，取出外固定器后6周膝关节活动均恢复正常。16例经18个月随访，仅6个儿童（38%）有过度生长平均5.8mm。再骨折率为2%~12%，在骨折两端有完善塑形骨痂发生率少，横断简单骨折多于长斜骨折。

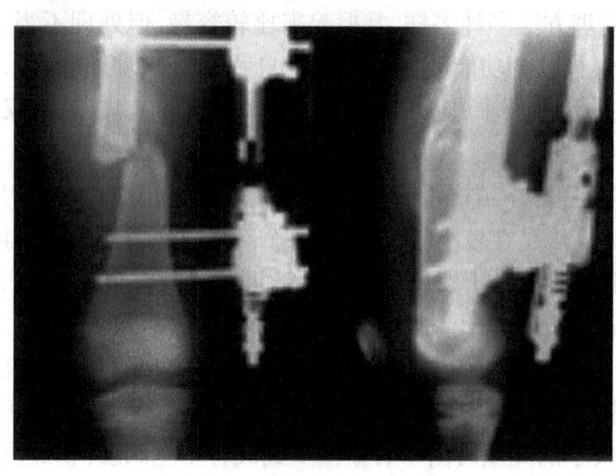

图40-51 股骨干骨折外固定治疗

髓内钉固定可用于12岁至骨成熟的儿童，可采用逆行的可屈的髓内钉固定，或经大粗隆的顺行较小的Rush针（图40-52），对生长紊乱和股骨头血运的影响较小。但对粉碎不稳定的骨折，

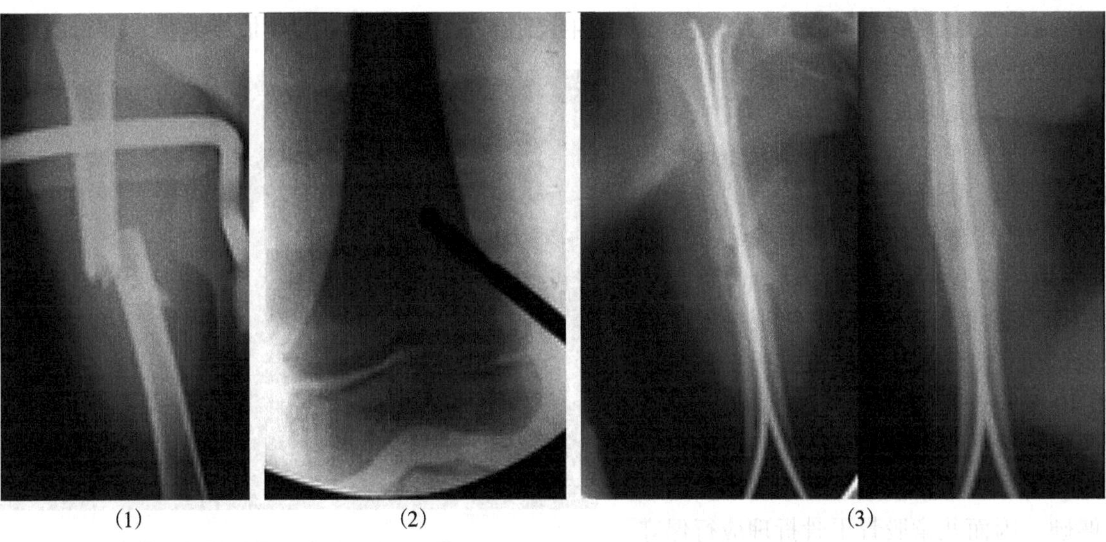

图 40-52　股骨干骨折可屈髓内针固定
(1)手术前片;(2)插针部位;(3)可屈髓内针固定术后

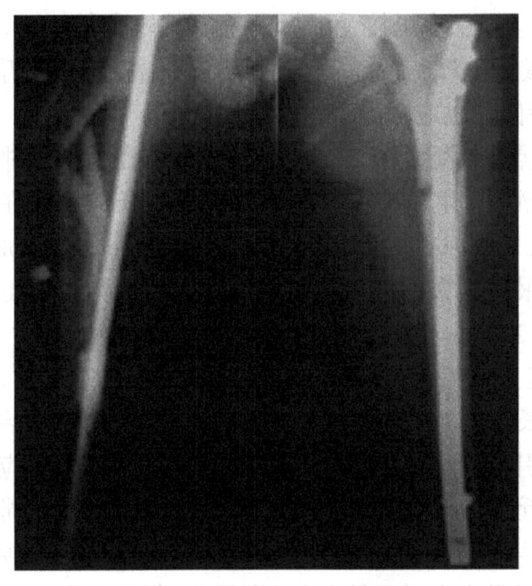

图 40-53　儿童股骨干骨折髓内钉固定

骨折端不能嵌插常不能控制短缩和旋转畸形。但在多发伤、伴头部损伤,多发性长骨骨折,浮膝损伤、以前有肺功能不全的儿童超过 10°的内翻畸形,大于 15°的前后成角畸形和大于 2cm 短缩的患者可选用可弯曲的髓内钉固定。有报道 87 个儿童 89 个股骨干骨折,所有骨折均愈合,髋和膝关节的活动恢复正常,未发生过度生长。

关于用刚度大的髓内钉固定(图 40-53),Beaty 等报道在 10~15 岁 30 例 31 个股骨干骨折用内锁髓内钉治疗,所有骨折均愈合,平均下肢长度差别是 0.51cm,无成角和旋转畸形,髓内钉平均在伤后 14 个月取出未发生再骨折。小于 12 岁的儿童除非近侧股骨已接近骨骼成熟,可用不锉髓腔的顺行髓内钉固定。在 7~12 岁的年龄组也可选用适合儿童的新型内锁髓内钉,钉的入点应在大粗隆的顶端顺行插入髓内钉,理想年龄是 10~14 岁骨折需牢固的固定。

此固定方式具有维持长度,防止成角和旋转畸形早期活动和提前出院优点。虽然髓内钉固定有其优越性,但也不应忽视影响近侧股骨生长和发生股骨头缺血坏死的并发症(图 40-54),有作者报道 500 例中缺血坏死发生率约 1%~2%。Beaty 等在 31 个骨折用髓内钉固定组中 1 例在伤后 15 个月 X 线片上发现。股骨头的节段性坏死,从解剖上看股骨头骺的血运主要是由起自粗隆窝部外侧升颈动脉供给,小于 8 岁的儿童粗隆和股骨头之间的间隙很小,极易损伤到此动脉。Buford 等报道较小儿童的股骨干骨折用髓内钉治疗 60 例中有 2 例虽无临床症状,MRI 仍显示有股骨头缺血坏死,作者仍认为这是一个安全可选择的治

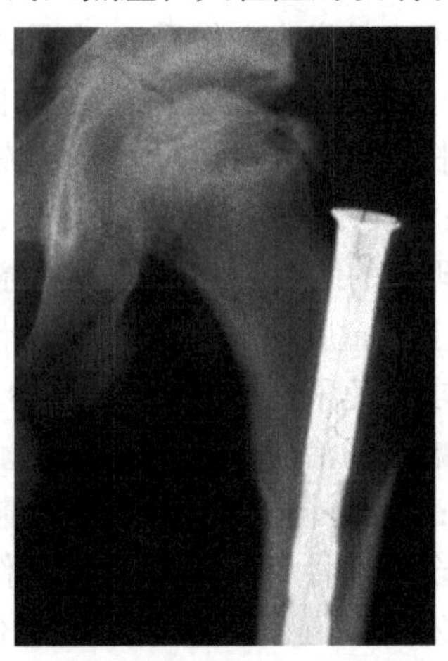

图 40-54　儿童股骨干骨折髓内钉固定后发生的股骨头缺血坏死

疗方法。顺行的髓内钉固定可引起大粗隆骨骺的生长阻滞发生髋外翻和轻度髋半脱位。顺行的髓内钉固定时锉髓腔同样可引起近侧股骨的生长紊乱和股骨颈骨折的危险。

钢板内固定的优点是可解剖复位简化护理和早期活动，可适合不同年龄组的儿童股骨干骨折，尤其在伴有多发伤或头部损伤患者，可早期稳定骨折和早期活动。缺点是须做长的切口过度剥离骨膜，取钢板后发生应力骨折的危险，钢板一般可在骨折 1 年后取出（图 40-55）。

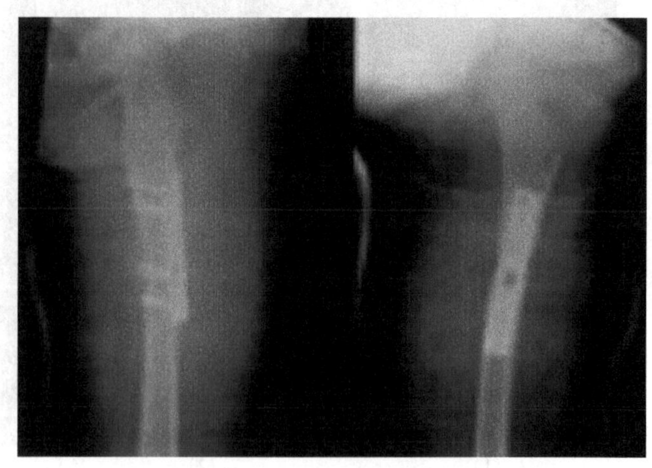

图 40-55 股骨干骨折钢板内固定

儿童股骨干骨折由于愈合迅速，自行塑形能力较强，牵引和外固定治疗常不易引起关节僵硬。因而儿童股骨干骨折理应行保守治疗。塑形能力在儿童年龄越小，骨折部位越近于干骺端，并畸形的方向与关节轴的活动一致则最强，旋转畸形因难以塑形应尽力避免。出生至 2 岁儿童股骨干骨折冠状面的对线 20°，向前 30°，向后 10°，短缩 1cm 可接受，3~5 岁可接受的结果是：向内或外成角 <15°，向前成角 <20°，向后成角 <10°，短缩 <1.5cm。6~9 岁可接受的标准是内或外成角 <10°，前成角 <15°，后成角 <5°，短缩 <2cm。浮膝损伤在 3~9 岁儿童，若以前有肺功能不全或皮肤病，开放骨折而不能用髋人字石膏固定，骨折不能得到可接受的复位或维持位置也应考虑手术治疗。

骨折后过度生长是儿童股骨干骨折另一个重要的特点，常发生在 2~11 岁儿童，常与在骨折后邻近骨骺的血供增加有关，骨折愈合骨痂重新塑形后，血供影响消失，生长即恢复正常。过度生长的程度在不同的文献报道中，虽然数值不同，但差别不大。Bathfield 及 Clement 等报道平均为 8.1~13.0mm，Revnolds 报道约为 7.0~8.0mm，Shapiro 的结果是平均 9.2mm，而国内报道观察的结果平均为 9.7mm。基本可以得出这样的结论：小儿股骨干骨折治疗后过度生长程度约 10.0 ± 2.0mm。

关于骨折后过度生长的确切原因仍不清楚，年龄可能是最为重要因素，在 2~10 岁之间儿童最为常见。根据 Staheli 的报道大于 10 岁的儿童，发生股骨的过度生长平均是 0.9cm（0.4~2.5cm），特别是用牵引治疗的儿童股骨干骨折平均过度生长 1.5cm，因而在用石膏或牵引治疗时最大可接受的短缩是 2 ~3cm。但应考虑到年龄因素，6 岁的儿童可接受的短缩是 2.5cm，14 岁接近骨骼发育成熟的儿童为 1~2cm。骨折 6 周后如有不可接受的短缩应考虑截骨延长即刻用外固定。过度生长最迅速发生在骨折后 2 年，以后就较少。据 Shapiro 观察 74 例 13 岁以下儿童的股骨干骨折从伤后 3 个月骨愈合时至骨发育成熟阶段，做了临床及 X 线测量，发现股骨平均过度生长是 0.92cm（0.4~2.7cm），82% 的患儿并有胫骨过度生长，平均是 0.29cm（0.1~0.5cm）。78% 患儿过度生长发生在伤后 18 个月，85% 的患儿在 3 年 6 个月终止，但仍有 9% 过度生长可持续至骨生长终止期，一般在骨折 18 个月后过度生长较为缓慢。骨折的部位和过度生长的关系意见仍不统一。骨折类型和过度生长观点也不相同，大多认为发生在螺旋、斜型和合并有严重的粉碎骨折。总之年龄越小，过度生长能力越强；相反，随着年龄的不断增长，过度生长的能力减弱。这就可以指导我们的工作，虽然治疗过程中，允许或者说理想的结果是 10mm 左右重叠，但在 10 岁以上患儿，应减少重叠的程度，可适当强调解剖对位。

根据以上儿童股骨干骨折的特点，骨折在维持对线情况下，短缩不超过 2cm，无旋转畸形，均可被认为达到功能要求避免采用手术治疗，原始复位长度差异应少于 1 cm，骨痂形成前可接受短缩是 2.5cm，超出此范围须考虑别的治疗方法，如外固定。手术适应证应严格限制在下列范围：①有明显移位和软组织损伤的开放骨折；②合并同侧股骨颈骨折或髋关节脱位；③骨折端间有软组织嵌入；④伴有周身其他疾病，如痉挛性偏瘫或全身性骨疾病；⑤多发性损伤便于护理，目前外固定器或柔性的钢针固定，正被逐渐推广应用。但外固定易发生针道感染、发生延迟愈合和再骨折。10 岁和 12 岁以上的儿童可建议用内锁髓内钉治疗，但有近端骨骺坏死和股骨近端的生长异常等并发症，此治疗方法的使用应采取更为谨慎的态度。

股骨干骨折有某种程度的成角畸形很常见，但随着生长可塑形，与关节活动方向一致的成角畸形更易塑形,内外翻畸形的塑形较慢。在儿童股骨干骨折可接受的对线有很大差异,2 岁前的儿童前后成角是 30°~40°,而在较大的儿童和青少年是 10°(图 40-56)。内翻成角在婴幼儿应在 10°~15°之间,外翻是 20°~30°之间,到 5 岁是 15°~20°,较大的儿童和青少年是 10°。大腿的肌肉群常可掩盖存在的畸形。明显的成角畸形,除非严重影响到功能,应在 1 年以后矫正。由于胫骨的牵引针通过或邻近近侧的胫骨骨骺、针道感染、过度牵引或长期的石膏制动常在晚期可引起膝关节后翻畸形,最好采用股骨牵引但应避免损伤骨骺。

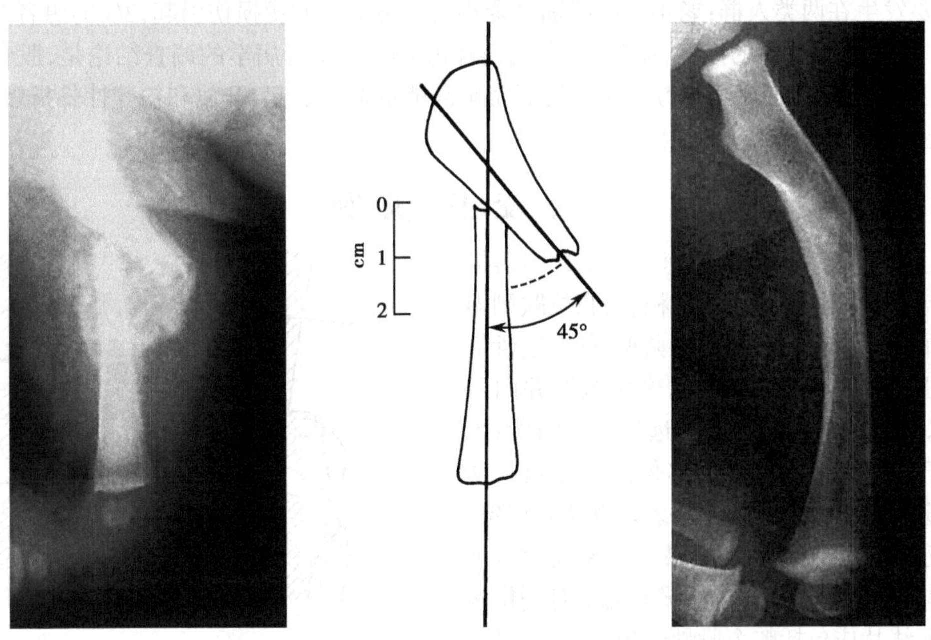

图 40-56　儿童股骨干骨折后畸形和长度代偿

据 Verbeek 的报道股骨干骨折的保守治疗,1/3 的儿童有 10°~30°的旋转畸形。与对侧相比骨折侧的前倾角增加,差别大于 10°表明有明显的畸形,CT 测量要比普通的 X 线片更为精确。大于 25°常可有主诉症状,旋转畸形通常不能自行塑形矫正,应严格控制在 10°以内。

七、作者推荐的治疗方法

股骨干骨折的治疗有多种方法,究竟采用哪一种治疗方法,主要取决于患者的年龄,骨折的类型和设备条件。对儿童的股骨干骨折,无疑应首先考虑采用保守治疗,3 岁以下的儿童可用 Bryant 牵引,3 岁以上则用 Russell 或 90°~90°位的牵引方式。考虑到儿童生长发育及骨折愈合和塑形能力强的特点,骨折治疗要求应维持良好对线,可允许 1~2cm,但旋转畸形应严格控制在 10°以内,因它不能通过塑形来矫正。内固定术应有严格的适应证,如开放性损伤、骨折端间有软组织嵌入、多发伤等。内植物在骨发育不成熟的儿童不应选择粗大和硬的髓内钉以免损伤骨骺。

成人股骨干骨折,骨折的类型和设备技术条件来决定治疗方法,如开放性骨折则决定于开放损伤和骨折的类型。在基层无内固定手术条件应选用保守治疗。根据不同骨折类型,选择不同牵引方式。我国的中西医结合通过牵引加小夹板方式来治疗常可取得满意疗效。

外固定架并不是股骨干骨折优选的方式,因股骨有丰厚的肌肉,针道易发生感染且影响膝关节功能锻炼,穿针并有损伤神经血管的可能,外固定架仅适用于Ⅲ度开放损伤、粉碎性骨折、骨感染等情况。股骨的内固定从生物力学和生物学固定的原则,应用闭合内锁髓内钉固定是股骨干骨折治疗的金标准,易维持长度,控制旋转。并减少骨折端血运的损坏。内锁髓内钉要求设备条件较高,必须要用影像增强器监测,是内锁远侧孔必不可少的条件。

对于内侧有骨缺损或粉碎骨折,为得到内侧的支撑极为重要,不论髓内固定或钢板固定易发生应力集中于内植物上,而导致固定失效,作者采用关节镜下植骨是一个较好的方法。

第四节 股骨髁上骨折

股骨髁上骨折约占股骨干骨折的 4%~7%，在瑞典每百万人口中，16 岁以上年发生率为 51 人，若除外髋部骨折股，骨髁上骨折发生率为 31%，随着高能量损伤增多和人的寿命的延长发生率也随之增加。股骨髁上骨折主要发生在两类人群：老年人群特别是老年女性可由低能量损伤引起，2/3 的患者有周身性的骨质疏松，84% 发生在 >50 岁的人群，超过 65 岁的女性占 84%。流行病学的调查结论是，股骨髁上骨折发生率随年龄上升，老年女性多于男性。年轻患者常是高能量损伤引起，开放和粉碎性骨折多见，大部分为交通或高处坠落伤，年龄小于 35 岁男性居多。

一、受伤机制

股骨髁上骨折大多病例为高速或由高处坠落损伤所致。老年患者因干骺端骨质疏松，屈膝位跌倒即可引起髁上的嵌入骨折。骨折常呈典型移位，远骨折块由于四头肌，腘绳肌及腓肠肌的牵拉短缩并向后移位和成角，内收肌的作用使股骨远端内翻内旋（图 40-57）。由于骨折远骨折端向后移位偶可导致腘动脉损伤，局部可见张力性肿胀，小腿表现有缺血征象，治疗前若未注意常可引起不良后果。摄 X 线片可确定诊断，了解骨折的类型和移位情况有助于对创伤病理的分析。X 线片应包括整个股骨干和髋关节，以免漏诊股骨颈骨折和髋脱位，偶尔需摄其他方位 X 线片和 CT 来确定骨折是否波及关节内。

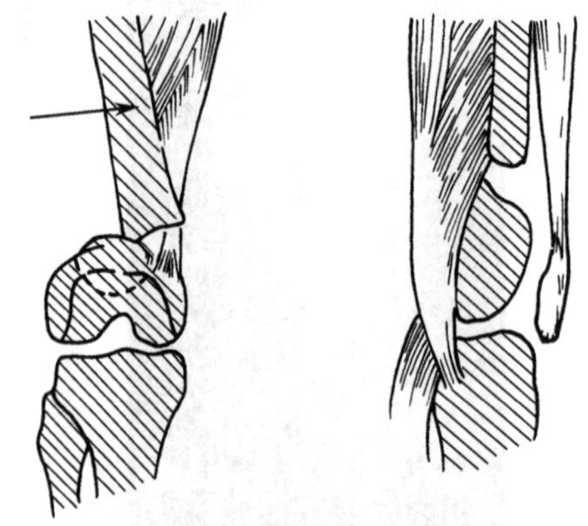

图 40-57 股骨髁上骨折的典型移位

股骨髁上骨折经髁间窝穿入带锁髓内钉固定位于斜线区域内骨折可用股骨髁上髓内钉

二、常见的合并损伤

高能量的损伤特别是年轻患者引起的股骨髁上骨折，常见于多发性骨折。典型损伤是直接撞伤屈曲的膝关节，如开机动车时撞伤，检查时必须排除是否伴有髋部的骨折脱位和股骨干骨折。股骨髁上骨折也常合并膝关节韧带结构的损伤约占 20%，且在骨折固定前常难以诊断。

股骨髁上骨折常可合并胫骨骨折，并在内翻和外翻的应力作用下发生胫骨平台骨折，通常需 CT 检查协助诊断，在合并胫骨干骨折时常是开放或粉碎性骨折。由于股动脉在该部位的解剖特点，高能量损伤时常可引起此血管损伤，合并有韧带损伤时发生动脉损伤的危险性可高达 40%，远端有缺血表现的高能量损伤应考虑动脉造影。

三、股骨髁上骨折的分类

股骨髁上骨折通常以骨折类型分类，骨折线虽可累及股骨髁或髁间部位，但主要骨折仍是在股骨髁上部位，以髁部为主的骨折，将在股骨髁骨折中讨论。髁上骨折因受伤机制不同，可分为无移位、嵌入、移位或粉碎的几种类型。多见横断或斜形的移位骨折，粉碎性的较少（图 40-58）。开放骨折股骨近端常在髌上部位穿出大腿皮肤。

按 AO 股骨远端骨折的分型，将髁上骨折列入 A 型，属于关节外的骨折，AO 分型在髁上部位又分成三个亚型：A1 型为简单的骨折，分为两部；A2 型为楔形骨折；A3 为髁上部位的粉碎骨折。

四、诊 断

物理检查时常发现膝关节和髁上部位的肿胀，伴有畸形和明显的触痛，骨折部位可确定异常活动和骨擦音。高能量损伤患者应作全面检查，除下肢作为重点检查部位外同时应注意有无合并髋和膝部的伴发

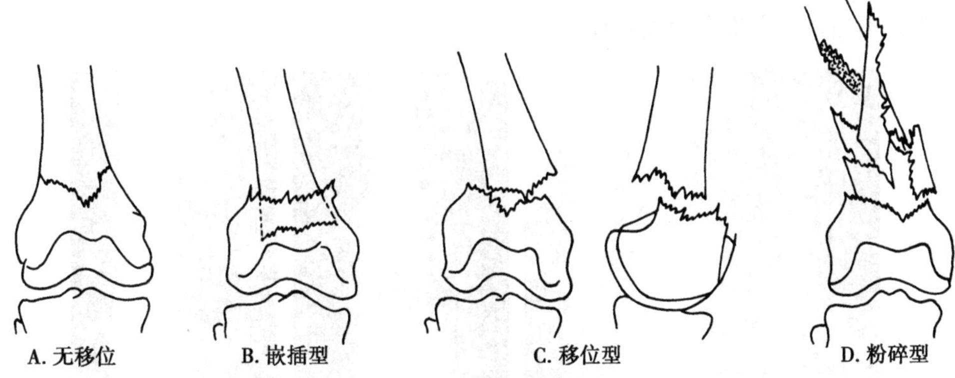

图 40-58　髁上骨折的分类

（引自 Rockwood CA, et al. Fractures in adult, Philadelphia JB, Lippincott company, 1984, 1934）

伤。由于该部位股动脉血管走行的解剖特点，合并有膝关节脱位时 40% 患者可合并有血管损伤。凡疑有血管损伤时应做 Doppler 测定，若仍不能确定就应即刻做动脉造影。

因大腿明显肿胀为排除骨筋膜室综合征，可作骨筋膜室的压力监察。直接暴力发生的开放性损伤必须鉴别是开放骨折或是单纯的软组织损伤。

应常规的摄前后位和侧位的 X 线片，手法牵引下摄片可更能清楚显示骨折形态。若怀疑有膝关节韧带损伤时在骨折固定后摄应力位片或在术前做 MRI 检查可有助于诊断，骨折线若涉及股骨髁应做 CT 检查以明确关节内骨折的病理特点，并有助确定软骨或骨软骨损伤。为排除同侧的髋部损伤需摄骨盆的正位片和髋的侧位片。

五、治　　疗

（一）保守疗法

大多嵌入骨折可用塑形很好长腿石膏固定直至骨愈合。由于大腿肌肉的牵拉作用易引起成角畸形或移位，在骨折的早期最好牵引数周后再更换石膏固定。

最常用的牵引方法是胫骨结节骨牵引，患肢置于托马斯架膝关节屈曲位。由于内收肌牵拉远骨折端使骨折块内旋和内翻，在牵引时应使膝处于轻度外旋位，以使远骨折远端能更确切的与近骨折端对位。摄 X 线片时应取肢体轻度外旋位作为真正前后位，否则常会造成判断错误，最初牵引重量为 7~10kg 左右，应依据患者体重决定随后逐渐减少。若牵引不能复位可在麻醉及影像增大器的监测下辅以手法复位维持牵引直至骨愈合（通常是 8~12 周），或在骨折纤维愈合后改用石膏管型或石膏支具。牵引期间应鼓励患者作膝关节活动以防关节粘连。但应避免过牵发生迟延或不愈合。

为利于骨折确切复位和维持位置可用双针牵引法，经股骨远端附加牵引针，允许膝关节早期活动但需注意勿损伤血管和骨折部位的感染（图 40-59）。

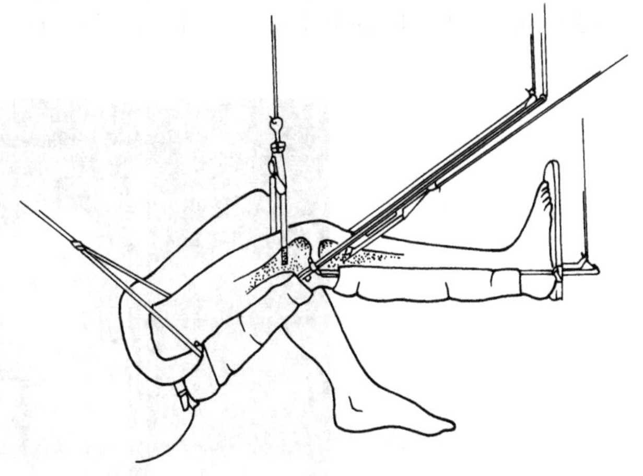

图 40-59　经股骨远端和胫骨近端的双针牵引法

（二）切开复位内固定

经常选择软组织条件较好，具有做内固定技术和设备。其优点是可得到确切复位和牢固的内固定，膝关节早期功能活动，患者无需长期卧床和缩短住院日期，功能恢复满意。内固定有以下几种类型：

1. 叶片钢板 AO 角钢板固定和动力加压髁板(DCS)技术(图 40-60~63),叶片钢板虽可得到稳定的固定,但固定位置不当常可产生内翻或外翻成角。

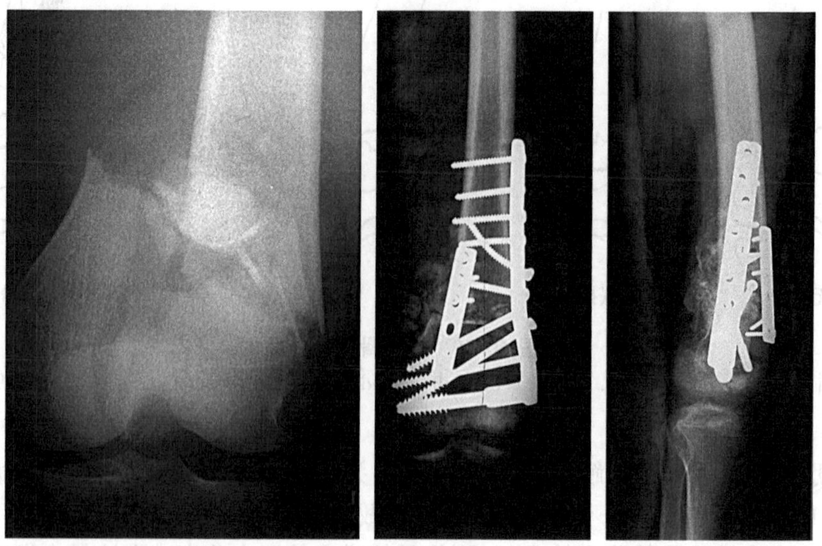

图 40-60 髁间和髁上粉碎骨折的角钢板或 DCS 固定,并内侧辅以小钢板

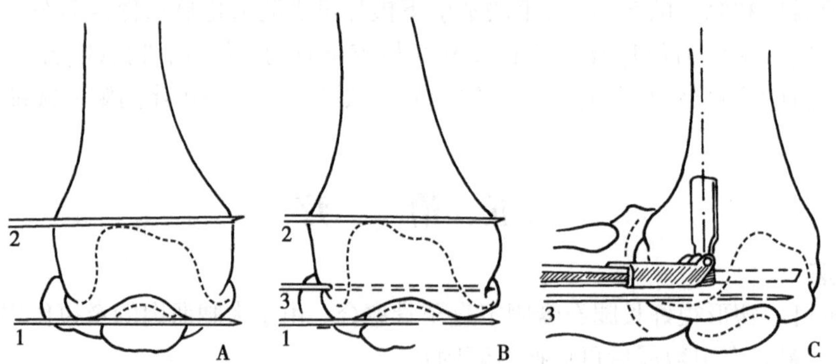

图 40-61 角钢板固定技术,为确定座凿和打入角钢板叶片的位置

A. 屈曲 90°穿入第 1 枚克氏针,标记膝关节轴线,第 2 枚插入膝关节的前方,它表示髌股关节的倾斜度;B. 钻进第 3 枚克氏针距关节线 1cm,沿骨干轴线并平行前两枚克氏针,它是插入座凿的决定性导针;C. 顺第 3 枚导针打入座凿叶片

(引自 Muller ME, Allgower M, Willennegger H. Manual of internal fixation, Springer-Verleg Berlin Heideberg. New tork, 1991)

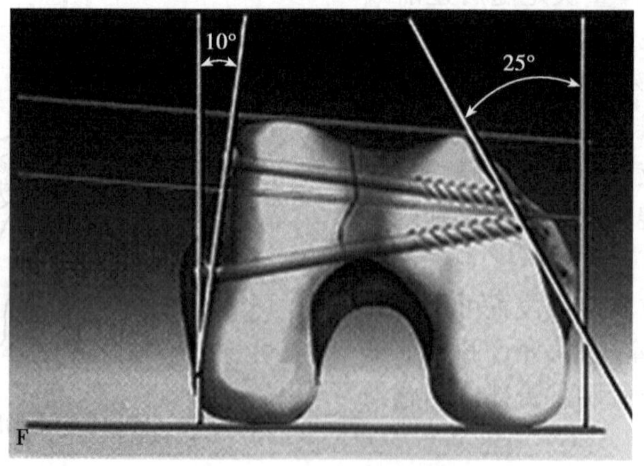

图 40-62 在决定钢板叶片长度时,必须考虑到在股骨远端呈梯形截面,内侧皮质倾斜 25°角,若在 X 线片上见其长度合适,实际上是太长,叶片顶端易穿出内侧皮质,位于皮下

(引自 Muller ME, Allgower M, Willennegger H. Manual of internal fixation, Springer-Verleg Berlin Heideberg. New tork, 1991)

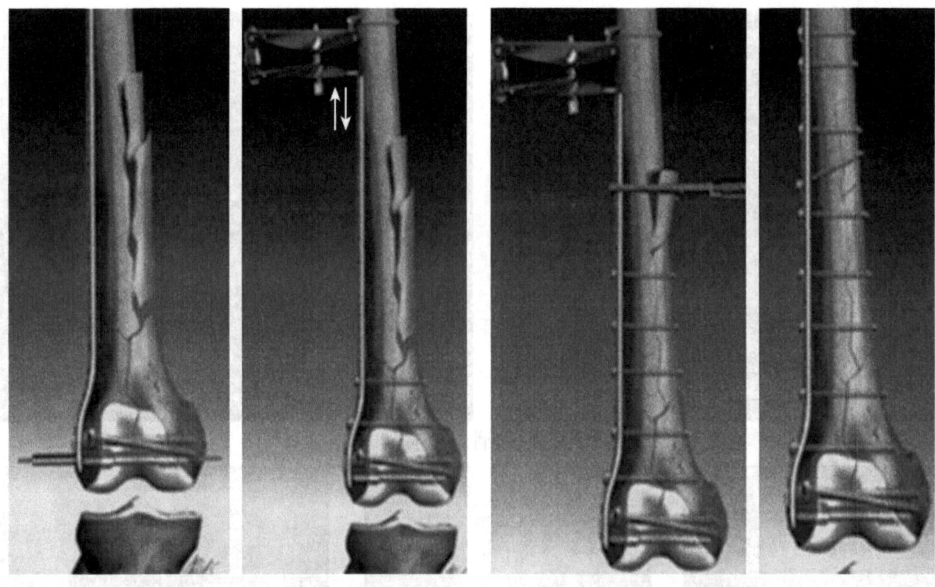

图 40-63 为对髁上骨折线行使加压，可用张力器来得到轴向加压

（引自 Muller ME，Allgower M，Willennegger H. Manual of internal fixation，Springer-Verleg Berlin Heideberg.New tork，1991）

2. LISS 固定技术　近年来由于生物学固定原则的提出，为保护骨折端的血运，减少骨膜的过多剥离，LISS 固定技术得到广泛推广，其技术要点是经皮下内固定技术（MIPPO），维持骨折对线，非接触的锁定钢板使钢板和螺钉的固定形成一个完整的固定结构，可认为是一个可植入的外固定架和得到成角稳定的微创固定技术，使髁上骨折的固定更为简便易行，创伤小，出血少，利于骨折愈合的优点，尤其在有粉碎骨折可不损害骨折粉碎骨块的周围软组织血运的桥接固定的方式，取得满意疗效。此固定技术也可适用于在骨质相对疏松的患者，但目前此固定系统价格较高，在基层和贫困地区使用仍受到限制（图 40-64）。另外可采用股骨髁的支撑钢板或解剖型的钢板，使远骨折端有多枚钉固定，增加固定的稳定性（图 40-65）。

3. Zickle 钉　其内植物由内外侧两个锥形干分别经内外侧髁插入髓腔，并用一个髁螺钉横行的固定内外侧干，早期报道愈合和功能结果满意率为 82%，最好的适应证是髁上的横断骨折。

4. Rush 钉　Shelbourne 和 Brueckmann1982 年报道用 Rush 钉固定的 98 个髁上和髁间骨折 84% 结果满意。Rush 钉最好的适应证是无粉碎或轻度粉碎和老年人骨质疏松骨折，粉碎骨折可附以环行钢丝固定，

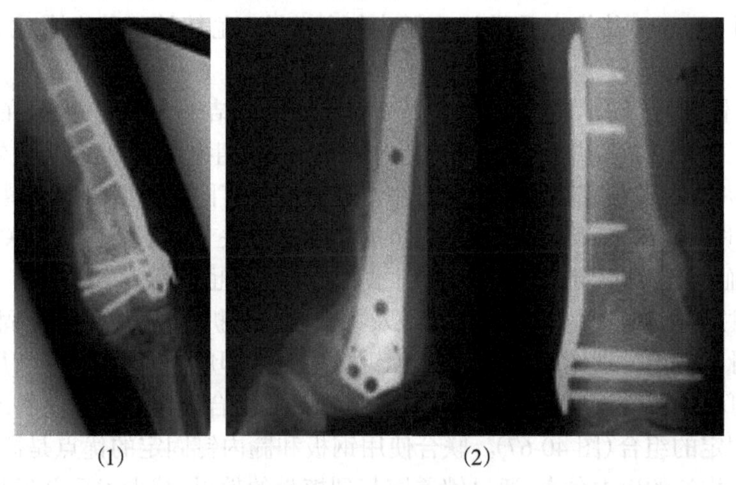

(1)　　(2)

图 40-64 LISS 固定技术

(1)髁钢板由于不能锁定，在粉碎骨折可发生内翻畸形；(2)髁上骨折固定的微创固定系统（LISS）具成角稳定可防止发生内翻畸形

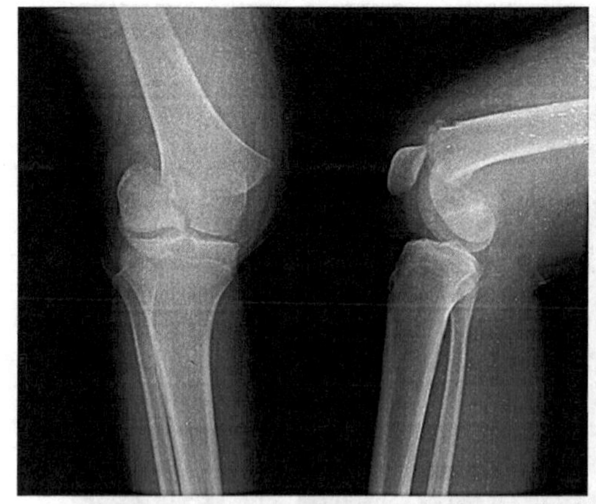
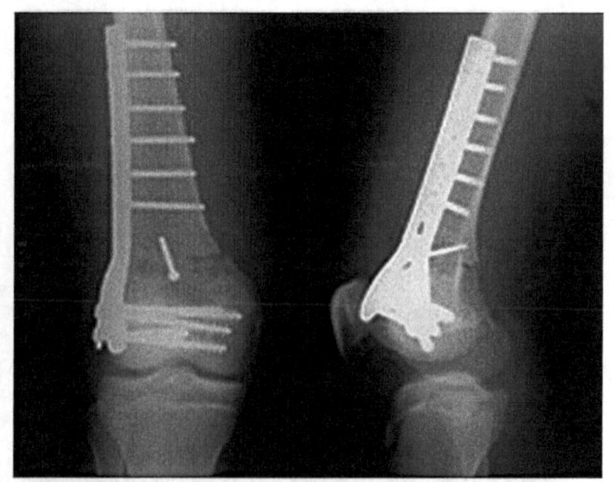

(1)股骨髁支撑

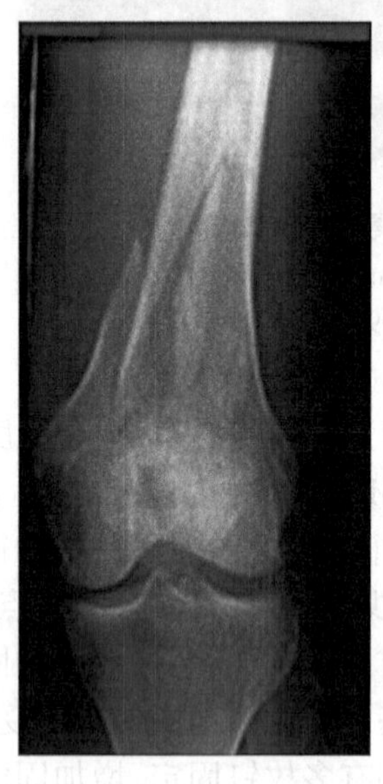
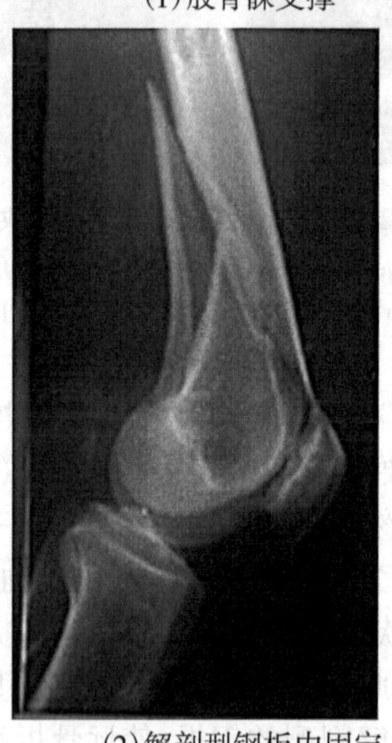
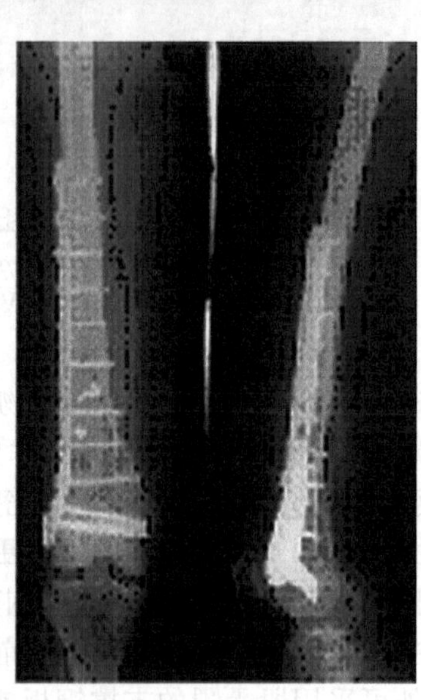

(2)解剖型钢板内固定

图 40-65 股骨髁支撑钢板或解剖型钢板的内固定

但应尽可能少的剥离骨折块周围的软组织。

5. 内锁髓内钉固定技术 逆行的股骨髓内钉可用于离膝关节 9cm 或更短一些的股骨髁上骨折，也可用于同侧的股骨干合并髁上骨折的病例，通过股骨髁间窝顺着股骨轴线插入髓内钉，近远端分别用两枚内锁栓(图 40-66)。其优点是易找到髓内钉的入点，尤其是肥胖患者比在髋部寻找入点更为方便。

近年来在髁上 - 髁间骨折采用逆行内锁髓内钉固定的报道结果大多满意，但在复杂的股骨远端骨折有不愈合、延迟愈合、疲劳骨折等并发症。内锁髓内钉固定除在生物力学上的优点外，可减少出血和手术时间和骨膜的剥离，并通过锉髓腔起到植骨的作用。逆行髓内钉固定为股骨髁上骨折提供了一个可靠的固定方法，但钉插入时须暴露膝关节可影响膝关节的功能。在关节镜下插钉对膝关节损伤小并不破坏伸膝装置，具切口小出血少，进针点定位正确等优点，术后功能恢复也快。

6. 组合固定 主要适应证是股骨髁上骨折波及关节内的骨折，骨折须用钢板固定者。用两个钢板分别固定近侧和远侧骨折就须分别作两个大切口，无钢板固定区即成为应力集中区，用逆行髓内钉固定，其近侧端和内锁螺钉可作为股骨干应力上升区也易发生骨折。组合固定可以用 2 种或更多方法组合固定，如髓内固定和髓外固定的组合(图 40-67)。联合使用钢板和髓内钉固定的优点是微创技术、皮肤切口小、骨折固定更稳定和更均匀的应力分布，通过锉髓腔起到植骨的效果，减少术后并发症，如不愈合和手术后感染。但有技术上局限性，要求在插入远侧内锁螺钉需在术前选择恰当长度的髓内钉和依据钢板孔的大小选择其直径。

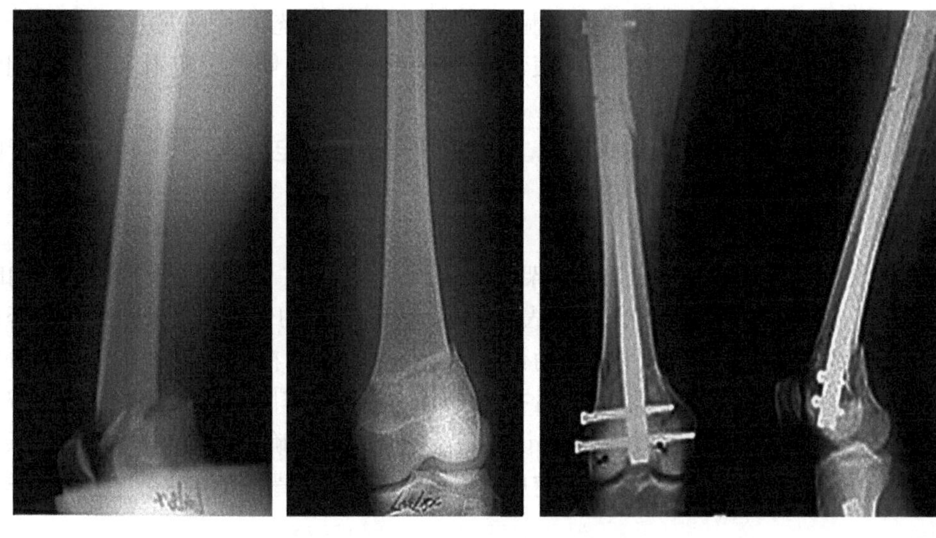

图 40-66 逆行的股骨髓内钉固定

可用于离膝关节 9cm 或更短一些的股骨髁上骨折

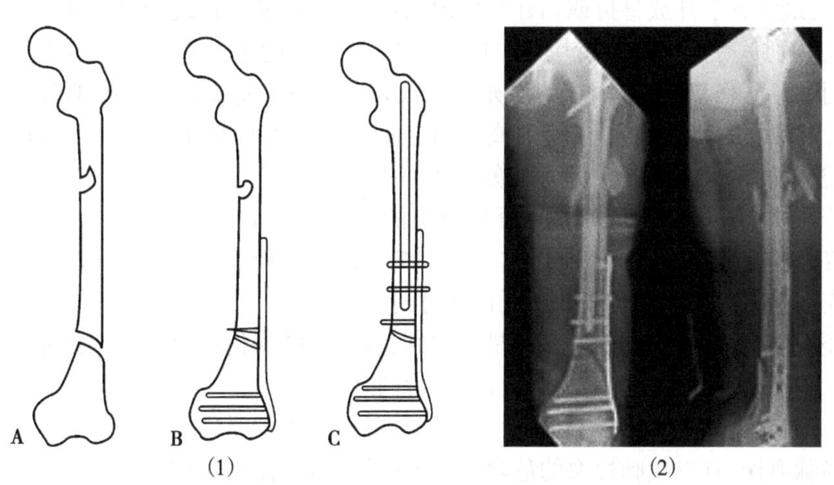

图 40-67 股骨节段骨折髓内钉和钢板组合固定

(1)A. 股骨节段骨折;B. 远侧用钢板固定;C. 组合固定后;

(2)股骨干节段骨折组合固定正侧位片

(三) 植骨术

对粉碎性股骨髁上骨折,特别是老年患者或高能量损伤的年轻患者,在骨折复位和固定后常不能得到内侧的稳定,并由于软组织严重的损伤可有更明显的骨缺血,因而必须在内侧作松质骨植骨。但植骨的时机应取决于软组织的条件,有严重软组织损伤情况下植骨应延迟。如骨折需附加内侧钢板固定时(有明显的不稳定或骨缺损)同样应考虑植骨。植骨有利于骨愈合,对维护内植物的稳定性有利。但近年来采用 LISS 固定系统,使用间接的复位技术经皮下安放内植物,不剥离骨折端的骨膜,保存了内侧骨和软组织的血运,即使是粉碎骨折也常无须骨移植。但在严重开放骨折或有明显骨质疏松和骨缺损者仍须考虑植骨。

老年患者因有明显骨质疏松固定螺钉的握持力不足,为增强螺钉固定可用骨水泥在压力下注入螺钉孔,在骨水泥变硬后再将其拧紧。此技术增加了螺钉和骨界面的稳定性和提供更加稳定的固定,但必须防止骨水泥渗入到骨折线影响骨愈合,更应注意骨水泥勿进入关节腔。有学者用另一种辅以骨水泥的固定技术,在远骨折端的近侧取出所有的松质骨保留用于植骨,DCS 的侧板和螺钉安放在远骨折端,在骨水泥成面团状态时,填入远骨折端和螺钉的周围。同样在近骨折端也取出松质骨,在预期安放钢板水平的近侧，髓腔的上方放置骨水泥的阻隔器，然后在髓腔内放置相对呈液态的骨水泥，变硬前骨折复位后用螺钉固定钢板，并在骨折的周围植骨。此技术可使骨质疏松患者得到足够稳定的固定允许早期活动和部分负重。

目前在骨质疏松的患者应用锁定的长钢板，形成一个完整的固定结构，使应力分散利于固定的稳定性，是治疗骨质疏松骨折的优选方法。

(四) 术后处理

手术后患肢放在膝关节屈曲90°的Bryant架上3~4天，随后可在CPM上活动膝关节，同时作四头肌和腘绳肌的锻炼。不仅可有利于关节软骨的修复，并可防止四头肌的挛缩，减少肿胀。能否负重决定于术中骨折固定的稳定性，若固定稳定可用拐和助行器行走部分负重。在术后2~3个月临床和X线片显示有骨愈合可行抗阻力的练习及增加负重，直至骨折4~6个月后骨折牢固愈合。合并有膝关节韧带损伤的患者，应用功能支具控制膝关节活动。若术中确认固定的稳定性不够确切，术后应用外固定保护以防止内固定失效、畸形愈合或不愈合。内固定极不稳定应附加骨牵引，保持骨折稳定，牵引期间同样应鼓励患者做膝关节活动。

(五) 并发症的处理

1. 早期并发症

(1) 伤口感染：最常见于开放骨折或切开复位内固定后，近年文献报道为0%~7%。发生感染的因素有：①高能量的损伤，特别是有失活的骨折块；②开放骨折；③广泛的手术剥离进一步损害血运；④无经验的手术队伍，长时间的暴露伤口；⑤内固定的不充分。预防术后发生感染需要细致的外科技术，尽可能地保留软组织的血运，预防性的使用抗生素，用内或外固定使骨折得到足够的稳定。手术的时机同样极为重要，特别是在Ⅲ型开放骨折并有严重的软组织损伤，伤口不宜早期闭合，应在再次扩创后确认无感染的情况下延迟闭合伤口，若严格的遵循这些原则即可降低感染的发生率(1%~2%)。术后一旦发生感染需即刻扩创和灌洗，仍应保留确实有效的内固定。有严重的软组织缺损者可用抗生素链，不仅可局部释放抗生素也可填充空腔，周身抗生素应持续应用至6周或更长的时间。

(2) 血管神经损伤：治疗前必须确定血运是否完好，有股动脉损伤情况应早期修复，神经损伤可作短期观察，经肌电图证实确定其损伤性质来决定是否需探查和修复。

(3) 脂肪栓塞综合征：早期发生并非少见，要作血气分析监测即时作出诊断和治疗。

(4) 下肢深静脉血栓：有发生肺栓塞的危险，减少静脉淤滞和血液凝固性可减少此并发症。

2. 晚期并发症

(1) 不愈合：股骨远端骨折是一种严重的损伤，处理较为困难，其骨折不愈合、延迟愈合及膝关节功能受限等并发症发生率较高。早期文献报道股骨远端骨折不愈合发生率达20%。近年来由于AO技术以及新型内固定材料的应用，使骨折不愈合发生率有所下降。Iannacone等报道，股骨远端骨折不愈合发生率为9.8%，延迟愈合发生率为12.2%。近年来报道为0%~4%。发生骨不愈合的因素有：①骨缺损；②高能量损伤，特别是开放损伤和粉碎骨折，有明显的软组织剥离，骨的血运丧失；③粉碎骨折未行骨移植；④伤口感染。由于废用骨质明显疏松和膝关节僵硬。治疗目的应是骨折得到稳定的固定并又恢复膝关节的功能，但常难同时满足上述要求，若骨折不能得到确实可靠的固定，治疗必须分两部进行，先解决骨折不愈合，再解决膝关节的功能。内固定常因骨质疏松且远骨折端短，仅能用2~3枚螺钉经钢板固定而达不到稳定固定；角钢板固定时仅能提供单叶片的插入，在此情况应选用股骨髁钢板，以增加螺钉固定数来增加固定的稳定性，骨质极度疏松的情况下，可选用骨栓经钢板孔固定，比单纯用松质骨螺钉固定更为可靠，目前采用的锁定钢板系统(LISS固定系统)则是更好的选择。骨不愈合常伴有畸形已失去正常的解剖形态，给解剖型的锁定钢板固定带来困难。有时为增加骨折固定的牢固性，笔者选用髓内(半侧腓骨)或髓外骨板(髂骨或胫骨板)置于钢板对侧，既达到桥接植骨的作用又增加钢板固定的牢固性，同时辅以骨折端周围松质骨植骨。固定不牢固的情况下膝关节又处于僵硬状态，为减少骨折端可能受到的应力，术后必须辅以牵引或石膏管型制动直至骨愈合。膝关节功能的改善必须在骨牢固愈合并有良好塑形后再行松解或成形术。对老年患者为避免长期制动及卧床，骨折不愈合和骨质极度疏松的情况可采用下述方法：在髓腔内置于短截段的金属条并填塞骨水泥，然后再作钢板固定以增加固定的稳定性(图 40-68)。但此方法仅适用于年迈患者，因它不符合生物学的原则，骨水泥填塞髓腔必定影响骨端血运和骨愈合，并在填充骨水泥时切忌将骨水泥填入骨折线内。

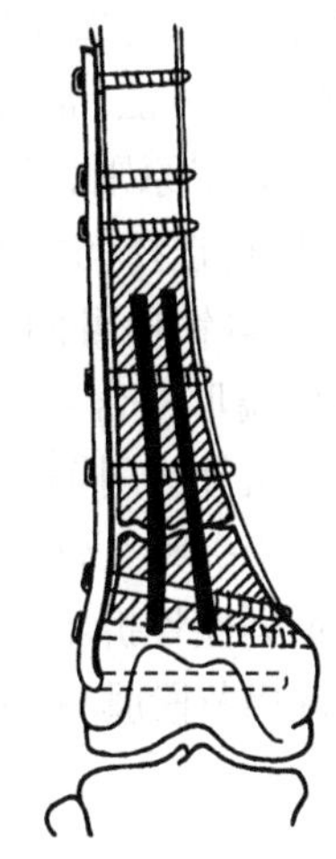

图 40-68 老年骨质疏松患者，髓内植入短节段钢条，髓腔内填充骨水泥，再用角钢板或其他钢板固定

(2) 感染性骨折不愈合：若原有内固定仍有维持固定作用，即使有窦道存在可暂给以保留。反之若已失去固定作用，应取出后改为超膝关节的外固定架制动，两者均可以在扩创基础上骨折端周围植以松质骨条，并以灌注的方式控制感染以利骨折愈合，在骨折愈合后尽早取出内固定以免感染复发。

(3) 骨缺损：由于粉碎骨折或开放骨折继发感染造成骨缺损，可采用 Illizalov 方法，在股骨近端截骨(通常在粗隆下)，截骨骨段远侧向下移位，使骨缺损处靠近以消灭骨缺损，而截骨处的分离可通过骨膜成骨，此方法必须注意近端勿出现髋内翻，近端需用两个平面外固定架固定，虽此治疗时间较长，若骨缺损较大，肢体短缩明显仍不失为一个好方法。骨缺损另可用髓内植骨法(取自腓骨)加用钢板固定，同时在植入大量松质骨以增加愈合强度，否则单纯腓骨很易发生再骨折，完整的腓骨完全由无血运状态成为有血运的生命骨，并代偿增粗往往需数年时间。若软组织条件较好也可采用显微外科技术作带血管的腓骨移植。

(4) 畸形愈合：常见于保守治疗主要是发生旋转畸形、短缩和轴线的对位不良。髁上部位有明显的粉碎骨折，常可因内固定失效而发生内翻畸形。为避免此并发症内侧应植骨或用钢板固定。钢板内固定安放常见问题是远骨折端的前或后成角和内外翻畸形。必须作好充分的术前计划以正常侧为标准，确定骨折复位和内植物安放的位置，并在术中摄片确认。用髓内钉固定时尤其术中取侧卧位，应注意避免发生远骨折端外翻成角和旋转畸形。

骨折端畸形愈合必须摄患侧和健侧的前后和侧位 X 线片评估其成角和移位的情况。旋转畸形必须从临床检查和 CT 扫描来确定，畸形矫正可通过髁上截骨，截骨的方式可由存在的畸形来决定。畸形愈合不同于骨折不愈合的患者，即使存在畸形也能负重使用，骨质疏松轻。如同时有膝关节僵硬，在确定能做到稳定的内固定，即可同时行关节松解或成形术，术后在 CPM 上早期活动膝关节以改善功能。

(5) 内固定的失效：股骨髁上骨折主要的并发症之一是内固定的失效，导致失效的因素有：①骨折的粉碎性；②骨质疏松；③骨折位置较低，使远骨折端难以得到牢固的固定；④患者的不合作，在骨折愈合前负重；⑤感染。骨折内固定后早期可在 CPM 上活动膝关节，随后是主动的活动并辅以物理治疗。但必须在术中确认骨折得到牢固的固定，若因骨的质量或骨折的类型不能得到稳定的固定应该延迟活动膝关节，并需植骨或用双钢板固定。发现有内固定失效的迹象时而仍有愈合趋向，应减少活动和负重。如确认不愈合就须再次切开复位和内固定，并同时植骨利于骨愈合。不论何种原因引起的内固定失效，必须排除感染的因素，应作细致的临床评估、白细胞计数和分类、血沉和 C 反应蛋白的测定、透视下穿刺等。有营养不良的患者在再次手术前应给予高营养改善体质。

(6) 膝关节功能障碍：多半是纤维性僵直，其原因包括：①骨折的复位不良，尤其是波及关节内的骨折；②关节的粘连；③韧带和关节囊的挛缩；④股四头肌或腘绳肌的瘢痕化；⑤创伤后的关节炎。在原因确定后，需要判断是否能改进功能，通常可采用保守的物理和康复治疗，或在麻醉下手法推拿，在无效的情况下可用粘连松解术，有严重的四头肌的挛缩特别是在髁上区域，必要时需行四头肌成形术，此后通过积极的关节功能活动和肌力的训练来改进功能。

六、作者推荐的治疗方法

髁上骨折由于为邻近膝关节部位的损伤，年轻人常发生于高能量的损伤，骨折移位与软组织损伤均较重，肌肉的强力收缩，常可造成骨折的成角和移位。长期外固定（采用石膏和牵引制动）常影响膝关节的早期活动，股中间肌及扩张部易发生粘连造成膝关节纤维僵直。为达到早期功能锻炼的目的和稳定的内固定，LISS 固定是较理想的方法，常可取得满意的结果。LISS 经皮下锁定钢板固定系统，微创固定技术保留局部血运符合生物学固定原则，尤其在骨质疏松患者，采用长钢板锁定固定，形成完整钢板和螺钉固定装置，具成角稳定性是值得选择的好方法。在股骨远端较长或骨折线波及髁间，骨折块仍较完整可采用逆行的髓内钉固定，远侧的内锁栓可同时固定髁间的骨折线是一个较理想的固定方法。

晚期并发症出现畸形愈合及不愈合，同时有膝关节僵硬和骨质疏松则需考虑髓内植骨（可取自腓骨）或在钢板对侧作上盖植骨加用钢板固定，上盖植骨不仅在骨折端起桥接作用同时可增加固定牢固性，内固定不确切时仍需辅以牵引和石膏外固定直至骨愈合。关节纤维僵硬应在骨牢固愈合后再考虑行关节松解或四头肌成形术。感染性骨折不愈合除须解决固定问题外，应在扩创的基础上植入松质骨以利骨折愈合。无感染的骨缺损可选用节段腓骨髓内植入附加松质骨植骨，有感染者可选用 Ilizallov 骨节段移位术。

（刘 沂）

参考文献

1. Muller ME, Allgower M, Willennegger H. Manual of internal fixation.3rd. New york: Springer-Verleg Berlin Heideberg, 1991
2. Rockwood CA, Green DP, Bucholz R W, et al.Fractures in adult.5th.Philadelphia JB: Lippincott company, 2001
3. Babis GC, Panayictis JP, John T, et al. Fixation of femoral shaft fractures with a flexible bundle-type nail. Clin Orthop, 2000, 380: 226-233
4. Oh CW, Oh JK, Min WK, et al. Management of ipsilateral femoral and tibial fractures. Int Orthop, 2005, 29: 245-250
5. Harris T, Ruth JT, Szivek J, et al. The effect of implant overlap on the mechanical properties of the femur. J Trauma, 2003, 54: 930-935
6. Jaarsma RL, Pakviz DFM, Verdonschot N, et al. Rotational malalignment after intramedullary nailing of femoral fractures. J Orthop Trauma, 2004, 18: 403-409
7. Gardner MJ, Citak M, Kendoff D, et al. Femoral fracture malrotation caused by freehand versus navigated distal interlocking. Injury, 2008, 39: 176-180
8. Tornetta P, Kain MS, Creevy WR. Diagnosis of femoral neck fractures in patients with a femoral shaft fracture. Improvement with a standard protocol. J Bone Joint Surg Am, 2007, 89: 39-43
9. Watson JT, Moed BR. Ipsilateral femoral neck and shaft fractures: Complications and their treatment. Clin Orthop Relat Res, 2002, 399: 78-86
10. Bhandari M. Ipsilateral femoral neck and shaft fractures. J Orthop Trauma, 2003, 17: 138-140
11. Jain P, Maini L, Mishra P, et al. Cephalomedullary interlocked nail for ipsilateral hip and femoral shaft fractures. Injury, 2004, 35: 1031-1038
12. Oh CW, Oh JK, Park BC, et al. Retrograde nailing with subsequent screw fixation for ipsilateral femoral shaft and neck fractures. Arch Orthop Trauma Surg, 2006, 126: 448-453
13. Hung SH, Hsu CY, Hsu SF, et al. Surgical treatment for ipsilateral fractures of the hip and femoral shaft. Injury, 2004, 35: 165-169
14. Browner BD, Jupiter JB, Levine AM, et al. Skeletal Trauma. 3rd ed. Philadelphia, PA: WB. Saunders, 2003
15. Aiyer S, Jagaisi J, Argekar H, et al. Closed antegrade interlocked nailing of femoral shaft fractures operated up to 2 weeks postinjury in the absence of a fracture table or C-arm. J Trauma, 2006, 61 (2): 457-460
16. Ostrum RF, Marcantonio A, Marburger R. A critical analysis of the eccentric starting point for trochanteric intramedullary femoral nailing. J Orthop Trauma, 2005, 19 (10): 681-686
17. Lundy DW. Subtrochanteric femoral fractures. J Am Acad Orthop Surg, 2007, 15 (11): 663-671
18. Stedtfeld HW, Mittlmeier T, Landgraf P, et al. The logic and clinical applications of blocking screws. J Bone Joint Surg Am, 2004, 86 (suppl 2): 17-25
19. Boldin C, Seibert FJ, Fankhauser F, et al. The proximal femoral nail (PFN) a minimal invasive treatment of unstable proximal femoral fractures. Acta Orthop Scand, 2003, 74 (1): 53-58
20. Kim KC, Lee JK, Hwang DS, et al. Stabilizing subtrochanteric femoral fractures with an interlocked intramedullary nail using the "joystick" technique. Orthopedics, 2007, 30 (9): 705-708

21. Asfari A, Infante A, Lindvall E, et al. "Open nailing" and selected cerclage of high subtrochanteric femur fractures does not affect union rates. Paper presented: Annual Orthopaedic Trauma Association Meeting, October, 2008, 15-18
22. Lisa K. Jones TR, Bejarano MG, et al.Retrograde Intramedullary Nailing of Femoral Diaphyseal Fractures Caused by Low-velocity Gunshots.ORTHOPEDICS, 2009, 32: 162
23. Bartlett CS. Clinical update: gunshot wound ballistics. Clin Orthop Relat Res, 2003, 408: 28-57
24. Papadokostakis G, Papakostidis C, Dimitriou R, et al. The role and efficacy of retrograde nailing for the treatment of diaphyseal and distal femoral fractures: a systematic review of the literature. Injury, 2005, 36(7): 813-822
25. Kregor PJ, Obremskey WT, Kreder HJ, et al. Evidence-Based Orthopaedic Trauma Working Group. Unstable pertrochanteric femoral fractures. J Orthop Trauma, 2005, 19: 63-66
26. Egol KA, Kubiak EN, Fulkerson E, et al. Biomechanics of locked plates and screws. J Orthop Trauma, 2004, 18: 488-493
27. Frigg R. Development of the Locking Compression Plate. Injury, 2003, 34(suppl 2): 6-10
28. Wagner M. General principles for the clinical use of the LCP. Injury, 2003, 34(suppl 2): B31-B42
29. Yoo MC, Cho YJ, Kim KI, et al. Treatment of unstable pertrochanteric femoral fractures using a 95 degrees angled blade plate. J Orthop Trauma, 2005, 19: 687-692
30. Perren SM. Evolution of the internal fixation of long bone fractures. The scientific basis of biological internal fixation: choosing a new balance between stability and biology. J Bone Joint Surg Br, 2002, 84: 1093-1110
31. Papadokostakis G, Papakostidis C, Dimitriou R, et al. The role and efficacy of retrograde nailing for the treatment of diaphyseal and distal femoral fractures: a systematic review of the literature. Injury, 2005, 36(7): 813-822
32. Cramer KE, Tornetta P Ⅲ, Sipero CR, et al. Ender rod fixation of femoral shaft fractures in children. Clin Orthop, 2000, 376: 119-123
33. Infante AF, Albert MC, Do BJ, et al. Immediate hip spica casting for femur fractures in pediatric. Clin Orthop, 2000, 376: 106-112
34. Barry M, Paterson JMH. Flexible intramedullary nailing of fractures in children. J bone Joint Surg, 2004, 86: 947-953
35. Metaizeau JP. Stable elastic intramedullary nailing for the femur in children. J bone Joint Surg, 2004, 86: 954-57
36. Nåsell H, Adami J, Samnegård E, et al.Effect of Smoking Cessation Intervention on Results of Acute Fracture Surgery: A Randomized Controlled Trial J Bone Joint Surg, 2010, 92(A): 1335-1342
37. Salem KH, Keppler P. Limb Geometry After Elastic Stable Nailing for Pediatric Femoral Fractures J Bone Joint Surg Am, 2010, 92(A): 1409-1417
38. Oh CW, Song HR, J IH, et al.Nail-assisted Percutaneous Plating of Pediatric Femoral Fractures. Clinical Orthopaedics & Related Research, 2007, 456: 176-181
39. Tornetta P, Kain MSH, Creevy WR. Diagnosis of Femoral Neck Fractures in Patients with a Femoral Shaft Fracture . Journal Bone Joint Surg, 2007, 89(A): 39-43
40. 许硕贵,张春才,任可．股骨髁上骨不连的治疗．中华创伤杂志,2005,21(4):260-263
41. 汪曾荣,詹伟彦,陈庠仑,等.AO股骨钉旁交锁髓内钉治疗同侧股骨颈、干骨折．中华创伤杂志,2005,21(2):94-97
42. 孙林,王满宜,刘德全,等．股骨重建髓内针治疗股骨干骨折合并同侧髋部骨折36例．中华创伤杂志,2001,17:216-218
43. 孙林,武勇,毛玉江．逆行股骨髓内针治疗股骨骨折119例．中华创伤杂志,2005,21:66-69
44. Stephen LH. supracondylar femur fractures treated percutaneously. Clin Orthop, 2000, 375: 51-59
45. Seifert J, Stengel D, Matthes G, et al. Retrograde fixation of distal femoral fractures: results using a new nail system. J Orthop Trauma, 2003, 17: 488-495
46. Lauri H, Jarkko P, Lindahl J, et al. Retrograde intramedullary nailing in distal femoral fractures--results in a series of 46 consecutive operations. Injury, 2004, 35: 517-22
47. 林立波,刘庆志,俞新胜．逆行交锁髓内钉治疗股骨中下段复杂性骨折．中华创伤杂志,2005,21(9)715-716
48. Ricci AR, Yue JJ, Taffet R, et al. Less Invasive Stabilization System for treatment of distal femur fractures. Am J Orthop, 2004, 33: 250-255
49. Handolin L, Pajarinen J, Lindahl J, et al. Retrograde intramedullary nailing in distal femoral fractures-results in a series of 46 consecutive operations. Injury, 2004, 35: 517-522
50. Saw A, Lau CP. Supracondylar nailing for difficult distal femur fractures. J Orthop Surg(Hong Kong), 2003, 11: 141-147
51. 杨洪昌,陈仲,杨华刚．交锁髓内钉远端锁定方法对股骨干骨折术后膝关节功能恢复的影响．中华创伤杂志,2005,21(8):588-590
52. Yuehua SUN, Xiaokui HOU. Retrograde interlocking intramedullary nailing under arthroscopy for supracondylar femoral fracture .Chinese Journal of Traumatology(English Edition), 2001, 4(3): 143-146
53. Liu YANG, Qihong LI, Zhong-an ZHOU .Changes of blood circulation of the extremity after external fixation for tibia shaft defect: an experimental study. Chinese Journal of Traumatology, 2001, 4(2): 89-92
54. Li-dong WU, Qiong-hua WU, Shi-gui YAN, et al. Treatment of ipsilateral hip and femoral shaft fractures with reconstructive

intramedullary interlocking nail. Chinese Journal of Traumatology (English Edition), 2004, 7 (1): 7-12
55. 张耀明,黄崇新,祁彦. 股骨干骨折不同内固定方法的疗效评价. 中华创伤杂志,2001,17(12):715-717
56. 池雷霆,裴福兴. 交锁髓内钉的应用生物力学. 中华创伤杂志,2001,17(5):317-319
57. Niva MH, Kiuru MJ, Haataja R, et al. Fatigue injuries of the femur .J Bone Joint Surg, 2005, 87 (10): 1385-1390
58. 王捷,张铁良,于建华,等. 股骨干骨折合并同侧股骨颈骨折的手术治疗. 中华骨科杂志,2006,26.(5):309-312
59. 廖燚,白靖平,锡林宝勒日,等. 扩髓与非扩髓髓内钉固定术治疗成人股骨干骨折的系统评价. 中华骨科杂志,2006,26 (6):404-408
60. 孙林,刘兴华,王雪松,等. 带锁髓内钉治疗新鲜四肢长骨干骨折 1224 例疗效分析. 中华骨科杂志,2005,25(3):129-135
61. 李振宙,侯树勋,李文峰,等. 单边外固定器在股骨转子下骨折治疗中的应用. 中华骨科杂志,2005,25(3):189-191
62. 刘飞,张连清,姜永冲,等. 关节镜下经皮逆行交锁髓内钉固定治疗股骨髁上骨折. 中华骨科杂志,2004,24(3):167-169
63. 蒋协远,李晓彤,王满宜,等. 股骨干骨折带锁髓内针固定后骨折端旋转畸形的测量. 中华外科杂志,2002,40(1):55-58
64. 武勇,王满宜,孙林,等. 非扩髓带锁髓内针治疗股骨干新鲜骨折. 中华外科杂志,2000,38(6):418–421
65. 贺良,郭维光,孙林. 股骨髁上骨折的手术治疗. 中华外科杂志,2005,43(4):235-238
66. 张保中,刘长贵,罗先正,等. 带锁髓内钉治疗股骨干骨折合并股骨颈及转子间骨折或转子下粉碎骨折. 中华骨科杂志, 2000,20(3):157-159
67. 张先龙,眭述平,章玮,等. 逆行交锁髓内钉治疗股骨远端骨折不愈合及延迟愈合. 中华骨科杂志,2000,20(11):.652-655
68. Ramseier LE, Janicki JA, Weir S, et al. Femoral Fractures in Adolescents: A Comparison of Four Methods of Fixation .J Bone Joint Surg, 2010, 92 (A): 1122-1129
69. Barton TM, Gleeson R, Topliss C, et al, A Comparison of the Long Gamma Nail with the Sliding Hip Screw for the Treatment of AO/OTA 31-A2 Fractures of the Proximal Part of the Femur. J Bone Joint Surg , 2010, 92 (A): 792-798
70. Ozsoy MH, Basarir K, Bayramoglu A, et al. Risk of Superior Gluteal Nerve and Gluteus Medius Muscle Injury During Femoral Nail Insertion. J Bone Joint Surg, 2007, 89 (A): 829-834
71. Tornetta P, Sean M, Kain H, et al, Diagnosis of Femoral Neck Fractures in Patients with a Femoral Shaft Fracture. J Bone Joint Surg, 2007, 89: 39-43

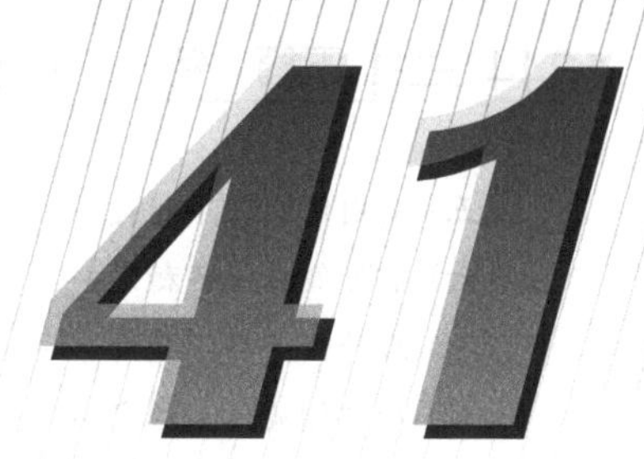

第四十一章 膝关节损伤

FRACTURES AND JOINT INJURIES

第一节　膝关节结构及运动特点……1244
一、关节结构……1244
（一）胫股关节……1244
（二）髌股关节……1244
（三）半月板……1245
（四）关节腔……1245
（五）膝关节的韧带……1246
二、膝关节的运动……1247
三、运动膝关节的肌肉及其作用……1248
（一）伸膝肌组……1248
（二）屈膝肌组……1249
（三）旋转肌组……1249
（四）同时作用于髋关节及膝关节的双关节肌肉……1249
（五）膝关节稳定性的维持……1249
第二节　膝关节的载荷传导……1250
一、滑膜关节传导载荷的机制……1250
二、膝关节的接触面及其载荷传导……1251
（一）胫股关节的接触面及其载荷传导……1251
（二）髌股关节的载荷传导……1252
第三节　半月板损伤……1252
一、半月板的功能……1253
（一）传导载荷……1253
（二）维持关节稳定……1253
（三）协助润滑关节……1254
二、半月板损伤机制及类型……1254
三、诊断……1255
（一）病史……1256
（二）影像学检查……1256
四、治疗和预后……1257
（一）保守治疗……1257
（二）手术治疗……1258
（三）同种异体半月板移植术……1258
五、有关膝关节半月板损伤的研究进展……1259
（一）促进半月板损伤愈合的基础研究……1260
（二）同种异体半月板移植的相关研究……1260
（三）组织工程半月板研究……1261
第四节　盘状软骨及其损伤……1263
一、盘状软骨形成的原因……1263
二、分型……1263
三、盘状软骨损伤的诊断……1263
四、治疗和预后……1264
第五节　膝关节韧带损伤及不稳……1265
一、维持膝关节稳定的因素……1265
（一）骨骼结构……1265
（二）韧带……1266
（三）半月板……1268
（四）脂肪垫……1268
（五）肌肉……1268
二、韧带损伤引起的不稳定……1269
三、临床体征的检查方法……1270
（一）侧向应力试验……1270
（二）前、后向应力试验……1270
（三）旋转试验……1272
四、各向不稳定形成的因素……1272
（一）内侧直向不稳定……1272
（二）外侧直向不稳定……1272
（三）前直向不稳定……1273
（四）后直向不稳定……1273

（五）前内侧旋转不稳定……1273
（六）前外侧旋转不稳定……1273
（七）后外侧旋转不稳定……1273
（八）后内侧旋转不稳定……1273
五、诊断……1273
（一）前交叉韧带损伤……1273
（二）后交叉韧带损伤……1274
（三）内侧副韧带损伤……1275
（四）外侧副韧带损伤……1276
（五）联合损伤……1276
六、急性韧带损伤的治疗……1276
（一）周缘韧带及关节囊韧带修复……1276
（二）交叉韧带修复……1277
（三）增强术式……1279
七、膝关节韧带解剖重建……1280
（一）前交叉韧带重建术……1280
（二）移植物固定……1282
（三）后交叉韧带解剖重建术……1283
八、膝关节交叉韧带损伤的动力学重建……1283
（一）前向不稳定……1283
（二）后向不稳定……1284
（三）小结……1285
九、交叉韧带重建中移植物的选择……1286
十、有关膝关节韧带损伤的评估……1289
第六节 滑膜皱襞综合征……1292
一、滑膜皱襞的类型……1292
二、滑膜皱襞综合征的形成……1292
三、临床症状和治疗……1292

膝关节是人体最大和最复杂的关节，由髌骨、股骨远端、胫骨近端和腓骨上端组成。由于股骨和胫骨是人体最长的长骨，杠杆作用使发生创伤时膝关节更容易受到损伤，并将受力传导至关节周围支持组织，因此膝关节是最常发生创伤的关节之一，重要结构损伤将引起关节疼痛、肿胀及功能障碍。了解膝关节的解剖和生物力学是正确诊断和治疗膝关节创伤的基础。

第一节 膝关节结构及运动特点

一、关节结构

（一）胫股关节

膝关节不符合某一种标准的关节分类，它具有屈戌关节和滑动关节的特点，包括三个相关而某种程度上又相互独立的关节，即内外侧胫股关节和髌股关节，任何一个关节面都不是准确匹配的，同时存在滚动和滑动运动。

膝关节的旋转不固定于一个轴线上，在正常活动时旋转和平移运动同时存在。股骨内外髁和胫骨内外侧平台的形状互不相同，股骨内髁较外髁大，且弧度较外髁更连续，而股骨外髁前部的弧度较内髁更长更平，股骨内髁倾斜角为120°，较外髁的100°大。股骨外髁中部有一四方形凹陷区，是髌股关节和胫股关节面的分界区。股骨内髁的分界区为三角形，较股骨外髁靠前，伸直时此区与内侧半月板前角相接触。胫骨内侧平台较外侧长。冠状位上内外侧平台均为凹面，形同鞍状。矢状位上外侧平台为凸面，与股骨外髁形成关节所需的稳定性则来自外侧半月板、韧带、关节囊及肌肉组织。由于内外侧胫股关节面形状的不对称，使得伸直时胫骨相对于股骨内髁较外髁更靠前而形成外旋，此时关节周围韧带关节囊都处于紧张状态。屈曲开始的10°~20°胫骨出现内旋。屈曲起始时股骨相对胫骨为单纯滚动，股骨内髁屈曲10°~15°(此时外髁屈曲20°）后，股骨出现向后平移运动，直至屈曲终末时股骨骑跨于半月板后角上。

（二）髌股关节

髌骨和股骨滑车面形成髌股关节，为伸膝装置提供滑动的关节面。髌骨关节面被中央嵴分为内外两个面，一般外侧面宽于内侧面，有时因解剖变异可出现内外侧面等宽。内侧面又可由一不很明显的纵嵴分为内侧和极内侧面，极内侧面在膝关节屈曲 90°以上时和髁间窝内侧的股骨髁关节面相接触。髌骨内外侧面又被略突起的横嵴分为上中下三个面，因此一共形成七个区域（图 41-1）。滑车中部有一凹陷将内外侧滑车分开，约深 5~6mm，外侧滑车较内侧滑车更突出，与髌骨关节面形成关节（图 41-2）。膝关节完全伸直时，髌骨位于滑车外侧关节面上方的髌上囊滑膜区，此区与滑车外侧面形成的连接较与滑车内侧面形成的连接更平滑，有利于屈膝时髌骨进入滑车轨迹。屈膝时髌骨则由外上向内下滑动，以适应胫骨的内旋活动。随着屈曲角度增大，髌股关节面受力逐渐增大，而接触面也逐渐增加，因此应力（每单位面积受力）增加不显著。当髌骨位置不良，髌股关节关系紊乱时，受力面积将减少，应力明显增加，就容易造成关节软骨的退变，而出现前膝痛等症状。

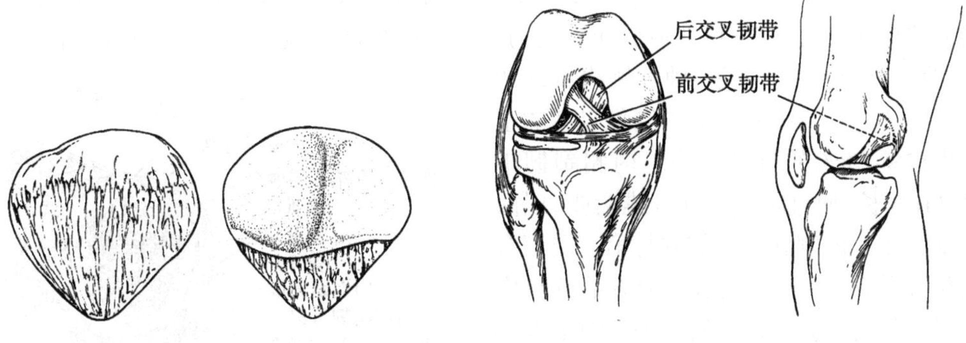

图 41-1 髌骨

图 41-2 股骨滑车及胫股关节

（三）半月板

半月板位于胫骨平台表面，有内外侧两个半月板（图 41-3）。外侧半月板呈 O 形，前角止于前交叉韧带前方，通过半月板横韧带与内侧半月板前角连接。内侧半月板前角后角止于外侧髁间嵴后方。内侧半月板呈 C 形，前角止于前交叉韧带前方，后角止于后交叉韧带前方，周边由冠状韧带固定于胫骨。外侧半月板前后角基本等宽，内侧半月板由前向后逐渐增宽，周边经半月板股骨韧带和半月板胫骨韧带附着于胫骨和股骨。内侧半月板周围与关节囊连续，而外侧半月板后方被腘肌腱中断，形成腘肌腱裂孔。腘肌发出一束筋膜止于外侧半月板后角。另有两束半月板股骨韧带连接股骨和外侧半月板后角，走行于后交叉韧带前方的为 Humphery 韧带，走行后方的是 Wrisberg 韧带。内侧半月板则无任何肌肉止点，但与半膜肌间接相连，起一定固定作用。半月板截面为三角形，周缘为凸面，与关节囊相连，内缘即游离缘为凹面，较菲薄。半月板覆盖 1/2~2/3 的胫骨平台关节面，起着充填关节隙、传导受力、减震、润滑关节、促进滑膜正常分布、增加关节稳定性和辅助关节平移运动的作用。外侧半月板有解剖变异，可以形成盘状，分为完全、不全和 Wrisberg 型三种。Wrisberg 型半月板形态正常，但无后角止点，由 Wrisberg 韧带固定。内侧盘状半月板罕见。盘状半月板宽大而厚，容易发生损伤。半月板由膝内侧上下动脉和膝外侧上下动脉提供血运，仅周边 1/3 有血管分布，内侧 2/3 无血供，因此半月板损伤后不易愈合。

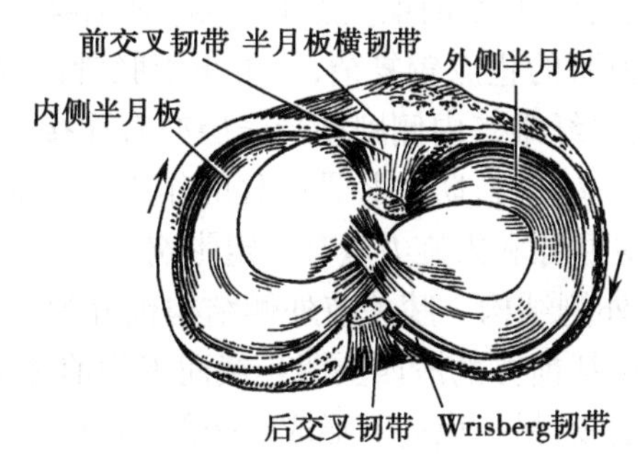

图 41-3 半月板解剖

半月板损伤的内在因素与解剖和生物力学特性有关。当膝伸屈时，半月板上表面相对股骨髁向前后滑动。而站立膝旋转时，则是半月板下表面相对胫骨旋转，即半月板随股骨髁旋转。例如，小腿外旋时相对胫骨内侧半月板向后移动，外侧半月板向前移动，此时膝关节突然伸屈，半月板前后角之间形成相互矛盾的力量，可以引起撕裂，即所谓半月板的矛盾运动。半月板损伤往往由于运动中出现矛盾运动而发生。

（四）关节腔

膝关节腔是人体最大的关节腔，上方达髌骨上方四指，约 5~7cm。正常膝关节腔内可见三种滑膜皱襞，即髌上皱襞、髌下皱襞和内侧皱襞。胚胎期髌上囊与关节腔由一层横隔膜分开，随着生长发育，隔膜穿孔，成年后形成部分隔膜，即髌上皱襞，其内侧常保留半月形隔膜。有的仅皱襞中央有一小孔，甚至有的保留有完整的皱襞，没有孔隙。髌下皱襞又称黏膜皱襞，连接脂肪垫和髁间窝顶壁。皱襞可以很宽大，甚至连接前交叉韧带，将膝分为内外侧间室。皱襞内有血管分布，损伤断裂后可以发生血肿。内侧皱襞较常见，由髌上皱襞内侧部分向下延伸至内侧脂肪垫区，发生率为19%~60%。正常滑膜皱襞不会引起症状，如增厚或炎症时可以引起疼痛和弹响。

（五）膝关节的韧带

1. 内侧结构　膝关节内侧结构分为三层：第一层是深筋膜层，包括髌骨内侧支持带延续而来的深筋膜和缝匠肌肌肉和肌腱。前方1~2cm与第二层结构融合，后方深层是股薄肌、半腱肌和半膜肌，向上和股四头肌浅层筋膜延续，向下在缝匠肌胫骨止点处与胫骨骨膜相延续；第二层是内侧副韧带，或称内侧副韧带浅层，起于股骨内上髁，止于关节隙远侧约4cm鹅掌深层的骨膜上。它是维持膝关节内侧稳定性的主要结构，提供57%~78%的抗外翻力。内侧副韧带约1.5cm宽，11cm长，伸直时其后部纤维紧张，屈曲时其前部纤维紧张。内侧副韧带前方与第一层汇合形成髌骨内侧支持带，后方在关节隙上方部分自内收肌结节向后下斜行，与关节囊融合，关节隙下方部分自韧带后部向后上走行，与关节囊融合。第二层结构向前上延续为股内侧肌深层筋膜；第三层结构由内侧关节囊及其增厚部组成。增厚部位于膝内侧中部，又称内侧副韧带的深层，起于股骨内上髁远端0.5cm，止于半膜肌前束止点的近侧（图41-4）。

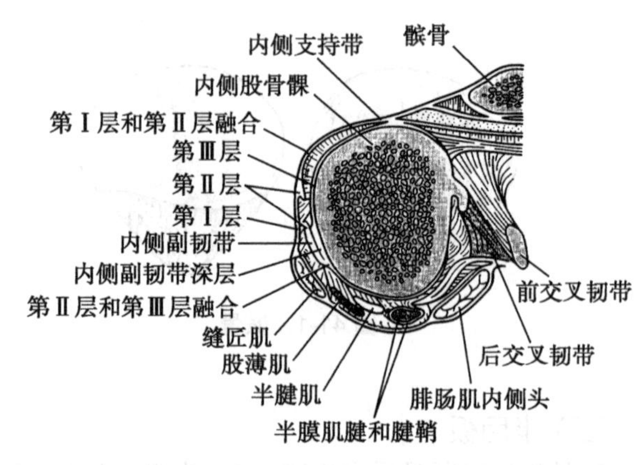

图41-4　膝关节内侧结构

半膜肌的止点较复杂，一束止于胫骨内缘，一束自膝关节后方向外上走行，止于股骨外髁，称腘斜韧带，另发出纤维与内侧副韧带浅层亦有连接。半膜肌是重要的屈膝肌，也是膝关节后内侧稳定装置，还有保护前交叉韧带，防止胫骨前移的作用。形成鹅掌的三个肌腱是屈膝肌，也有内旋胫骨作用，取股薄肌和半腱肌对屈膝和内旋力量有一定影响。

2. 外侧结构　膝关节外侧结构也分为三层：第一层为髂胫束及其分支和二头肌及其后方的扩张部；第二层包括前方的股四头肌延续而来的前膝筋膜和后方的两束髌股韧带。髌股韧带一束向上，为外侧肌间隔的延续，另一束向下形成扩张部，止于多个外侧结构上，包括豆骨、腓肠肌外侧头和外侧肌间隔末端下方的髂胫束；第三层是关节囊的外侧部，与外侧半月板边缘连接，分别成为半月板股骨韧带和半月板胫骨韧带，即冠状韧带。外侧中部关节囊增厚部分为两层，浅层是外侧副韧带，后方达豆腓韧带，深层为后外侧关节囊及弓状韧带。外侧副韧带起于股骨外上髁，止于腓骨头中部后方，伸直时韧带紧张，屈曲后松弛，是防止膝内翻的主要限制结构（图41-5）。

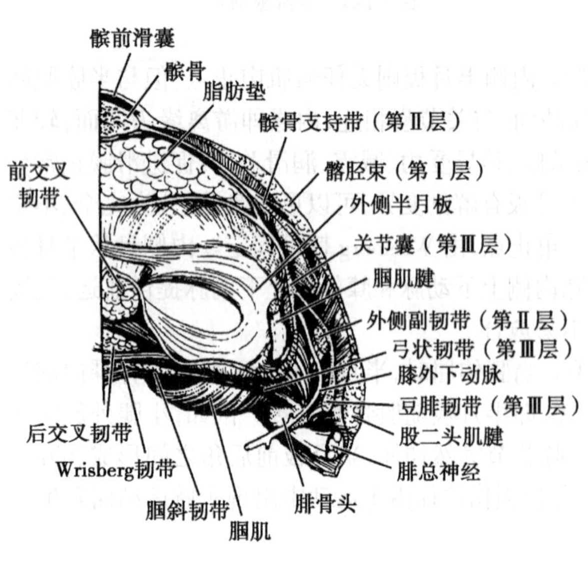

图41-5　膝关节外侧结构

腘肌腱起于股骨外髁外侧副韧带上止点前下方和外侧半月板，同时接受来自弓状韧带的纤维，向后下内走行，止于胫骨后方，又有腘腓韧带止于腓骨头。它具有内旋胫骨的作用，尤其在屈膝10°~20°内更明显。它还具有较弱的屈膝作用和后方固定外侧半月板的作用。它同时也是维持膝关节后外侧稳定性的重要结构。

股二头肌腱的下止点如同半膜肌腱的止点，也比较复杂，可分为三部分：一部分止于腓骨头、胫骨近侧和小腿筋膜；一部分止于膝关节后关节囊；还有一部分包绕并间接止于外侧副韧带。股二头肌具有屈膝，对抗伸膝力，加强后外侧稳定性，防止胫骨前移和加强外侧副韧带张力的作用。

3. 前交叉韧带　前交叉韧带（图 41-6）属于关节内滑膜外组织，位于髁间窝内，起于髁间窝外侧壁后部，向前下走行成扇形，止于胫骨髁间嵴前方，表面有滑膜覆盖提供血运。该韧带平均长 38mm，宽 11mm，厚 5mm，可承受的最大拉力为 2250N。前交叉韧带可分为前内和后外两束，伸膝时后外束较前内束更紧张，屈膝时后外束较前内束松弛。屈膝超过 90°，原先止点前部旋转至后方，韧带自身随之旋转 180°。因此，前交叉韧带止点不存在真正的等距点。前交叉韧带的主要功能是限制胫骨相对股骨前移和防止膝过伸。另外，它还有防止膝内外翻和胫骨内旋的作用。

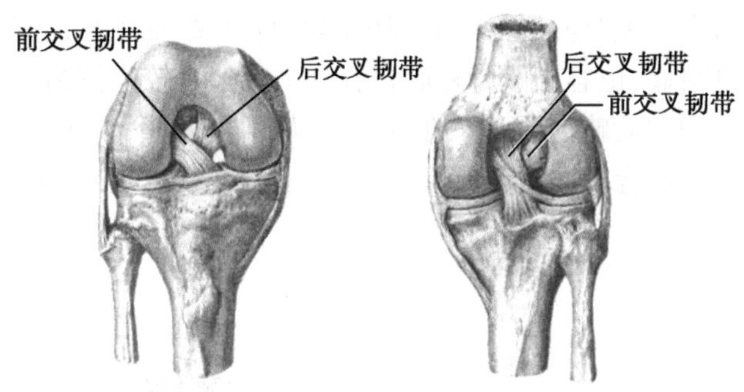

图 41-6　前交叉韧带和后交叉韧带

4. 后交叉韧带　后交叉韧带（图 41-6）也属于关节内滑膜外组织，起自胫骨后方中部略偏外，关节隙下方 1~1.5cm，向前内走行止于髁间窝内侧壁。后关节囊滑膜向前包绕后交叉韧带的前、内、外部，后方与后关节囊紧密相连。后交叉韧带呈扇形，全长 32~38mm，宽 13~14mm，中部横截面积约 31.2mm^2，是前交叉韧带的 1.5 倍。一般认为，后交叉韧带分为前外和后内两束，前外侧束横截面是后内侧束的两倍，强度和硬度也是后者的 1.5 倍。屈膝时，前外侧束紧张，后内侧束松弛，伸膝时反之。另有显微镜下解剖研究发现后交叉韧带分为前、中、后纵和后斜四束，中束最宽。伸屈膝时前、中束张力变化如前外侧束，后束于 0°~90°间由紧到松，屈曲 90°以上时会再紧张。可见后交叉韧带也非整体等长。后交叉韧带的主要功能是防止胫骨过度后移。

二、膝关节的运动

膝关节的运动特点是由其构成关节的骨骼形状及韧带的指导作用所决定的。这种复杂的解剖关系使膝关节产生六种运动，即三种旋转运动和三种平移运动。平移运动包括前后、内外和上下（牵拉和压缩）活动。正常前后活动度有 5~10mm，内外活动度有 1~2mm，上下活动度有 2~5mm，受到膝关节韧带、关节囊和髁间嵴的限制。旋转运动包括屈伸、内外翻和内外旋。正常人有 0°~15°过伸，屈曲可达 130°~150°，完全伸直时膝关节处于外旋位，但没有旋转活动，屈曲时有 20°~30°的外旋。

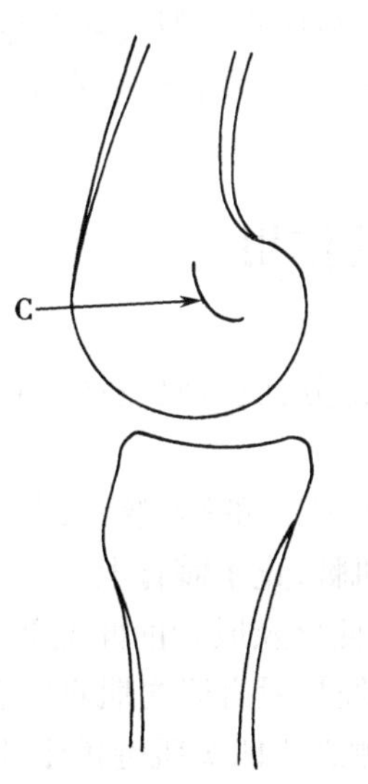

图 41-7　膝关节额面轴移动轨迹

C 即伸屈运动的瞬时中心曲线

伸展与屈曲：在矢状面上的运动，在伸屈时，股骨髁与胫骨髁的相对运动大部分过程是滑动方式，其运动轴横贯内、外髁，为额面轴，随滑动而变动，伸展时轴偏前，运动的半径亦长；屈曲时轴偏后，运动的半径渐变短，最前与最后方半径之比为 9∶5。此额面轴的轨迹是心形，称为伸屈运动的瞬时中心曲线（图 41-7）。在伸展的最后 20°时，股骨髁与胫骨髁的相对运动乃变为滚动方式，但股骨内外髁滚动幅度不一致，外髁在最后 20°时开始，而内髁则在最后 10°开始，因此，自然形成股骨髁在最后伸直时发生内旋（即小腿的外旋），此阶段内每 1°的伸展约伴有 0.5°的股骨内旋，此伸膝运动的终末旋转可使膝关节更趋稳定，称之为膝关节的扣锁机制（screw home）。相反，当自伸直位开始屈曲时，在最初的20°伴有股骨的外旋(即小腿的内旋)，滚动式的运动较滑动式的运动稳定。

旋转运动：只有在膝关节屈曲位才存在。旋转轴(垂直轴)位于胫骨髁隆突的内壁(图41-8)。胫骨平台的内髁关节面形如一椭圆体的截面，其纵轴正指向隆突内壁(图41-9)。在屈膝位时侧副韧带放松，外侧者更明显，也容许股骨外髁在胫骨平台上有较内侧为大的旋转幅度。此旋转轴并非固定不变，随着屈曲角度的增加而略向后移。在伸屈运动的同时还伴随旋转运动，自伸而屈时，小腿内旋，反之外旋。旋转范围因屈曲位置不同而各异，以90°屈曲位最大，外旋约40°，内旋约30°。

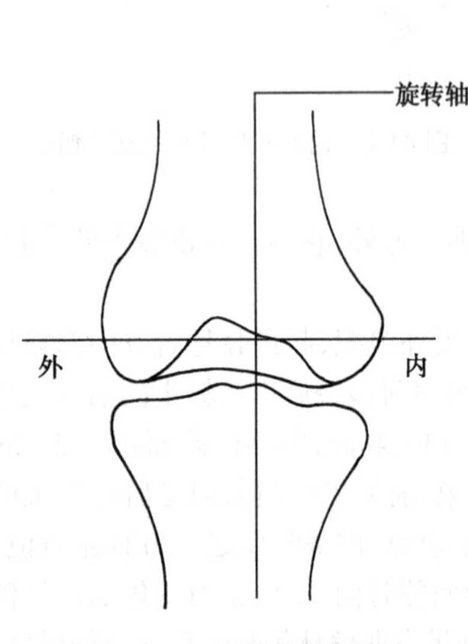

图41-8 膝关节的旋转轴

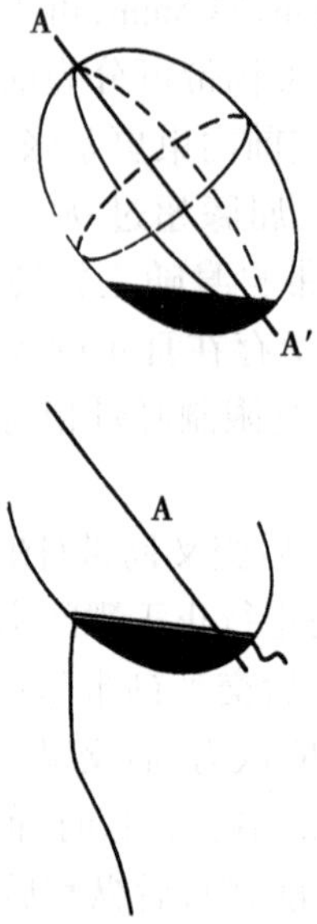

图41-9 胫骨平台之内髁关节面形如一椭圆体之截面(黑色部分)，其纵轴(A)直指胫骨内侧隆突之坡面

如在屈膝位检查膝关节内、外翻活动，从踝部测量，约有1~2cm的横向距离，但无自主的内外翻运动。在日常生活中膝关节的活动所需范围如下：行走，5°~67°±；上楼，81°±；下楼，83°±；坐位，93°±。

行走中的膝关节运动范围和行走时的频率、步距等有关。按一般人正常中速行走(约95步/min)计算，步态的每个周期中膝关节的运动范围约在5°~67°之间。在负重期开始，足跟着地阶段，膝关节接近完全伸直，而在摆动期开始后，膝关节最初先加大屈曲，约达70°±，然后渐伸直。但实际上膝关节在整个周期并未完全伸直达到0°。只有在站立时，主要是一足负重时才完全伸直，呈现扣锁。在上、下楼时所需的度数则和人的高度以及台阶的高度有关。

三、运动膝关节的肌肉及其作用

(一) 伸膝肌组

股四头肌为大腿最粗大的肌肉，覆盖于其前、内、侧，分为四个部分：股直肌、股内侧肌、股外侧肌及股中间肌，后三者的肌腹不易分开。

股直肌居于前方浅层中央，其直头起于髂前下棘，是股四头肌中唯一的跨过髋关节的肌肉，反折头起于髋臼上缘，二者合并下行，与其他三个组成部分共同形成股四头肌腱，止于髌骨上。

股内侧肌起自股骨后方粗线之内侧唇，股外侧肌起自粗线之外侧唇及股骨前面上部、股中间肌起点以上，股中间肌起于股骨前内外三个面上的广大骨面上，三者合于一处与股直肌之肌腱联合止于髌骨上，并将髌骨包埋于其内，向下延续构成髌韧带，止于胫骨结节。髌骨两侧之股四头肌腱扩张部分则成为膝关节囊之加强部分，止于胫骨髁的前缘。

股四头肌为股神经所支配，是主要的伸膝肌，与髌骨、髌韧带一起统称为伸膝系统。在伸膝运动中，最后的伸膝动作主要是由股内侧肌完成，该肌牵拉髌骨向内上，以防止其向外滑脱；股直肌除伸膝外，也有辅助屈髋的作用。

（二）屈膝肌组

腘绳肌为膝关节的主要屈肌，包括半腱肌、半膜肌及股二头肌，前二者位于内侧，称为内侧腘绳肌，后者称为外侧腘绳肌。

半腱肌起于坐骨结节，经膝关节之后内侧，向下止于胫骨髁内侧面，缝匠肌与股薄肌的下方，三者之联合肌腱称为鹅足。半膜肌起于坐骨结节的外侧面，在股二头肌长头及半腱肌之深层行走，经膝关节后内侧止于胫骨内髁及后内侧，共五个止点：前束及直束止于内侧；胫骨内后侧的止点向外上方反折形成腘斜韧带，终于腓肠肌外侧头的起点处；在后方有两个止点，其中之一附着在内侧半月板后角及后关节囊。股二头肌之长头与半腱肌共同起于坐骨结节，短头起于股骨粗线，二者会合后经膝关节之后外侧止于腓骨头。腘绳肌为坐骨神经所支配，半腱肌及半膜肌为坐骨神经之胫神经分支所支配，股二头肌则由坐骨神经的腓总神经支配，腘绳肌既是主要的屈膝肌，也具有良好的伸髋功能。

腓肠肌起于股骨内外髁的内后面，其内、外侧头在膝关节以下会合，并在小腿中部与比目鱼肌共同组成跟腱，止于跟骨，为胫神经所支配，该肌在非负重情况下，可协助屈膝，当足固定于地面时则相反。但其更主要的作用是跖屈踝关节。

股薄肌及缝匠肌均有协助屈膝的功能。

伸膝肌组主要是单关节肌肉，其肌肉断面粗大，且通过髌骨加大与膝关节轴的垂直距离，力矩远较屈膝肌组为大，杠杆作用强；而屈膝肌组主要是双关节肌肉，使用时其长度 - 张力因素则远较杠杆因素为大。

（三）旋转肌组

腘肌起于胫骨上端的后面，斜向外上，经膝关节囊后方的孔道进入关节，在关节囊之纤维层与滑膜层之间向上走行，与外侧半月板交叉，止于股骨外髁，受胫神经支配，为小腿的内旋肌，或当足固定于地时的股骨外旋肌，有起动或反扣锁机制的作用。该肌亦可协助屈肌，当人屈膝负重时，可协助后交叉韧带防止股骨在胫骨平台上向前滑。

半腱肌、半膜肌及股薄肌均为屈膝位的内旋小腿肌。股二头肌及阔筋膜张肌则为屈膝位的外旋小腿肌。

（四）同时作用于髋关节及膝关节的双关节肌肉

双关节肌肉极少同时运动两个关节，从长度 - 张力关系而言，是不利的，已如前述。通过髋、膝关节的肌肉在前面的是股直肌直头，作用是屈髋及伸膝、伸膝是主要的，其杠杆作用远较屈髋者为大。在后方的是腘绳肌，作用是伸髋、屈膝，二者的杠杆作用相近。

1. 屈膝 - 伸髋　当直立位伸髋同时又屈膝时，均属于腘绳肌的作用，腘绳肌必须通过两个关节而收缩，不易充分发挥作用。在前面的股直肌则经两个关节而被动牵拉，因疼痛而反射性收缩，限制了腘绳肌的屈膝 - 伸髋作用。

2. 伸膝 - 屈髋　即在平卧时的直腿抬高动作，此动作在一段过程中无困难，但以后则由于腘绳肌经过两个关节被动牵拉而限制了直腿抬高动作，股直肌因经两个关节而收缩，失去了其有利的长度 - 张力关系。

3. 屈膝 - 屈髋　腘绳肌在屈髋位被动延长，处于有利的长度 - 张力关系，因此屈膝动作的功效大，股直肌作为屈髋的协助肌亦处于相似情况，二者是协同的。

4. 伸膝 - 伸髋　日常生活中的常见动作，如自坐位站起、上台阶、跑、跳等，此时股四头肌伸膝，腘绳肌伸髋，二者均处于同样的有利条件，但作用方向则恰与屈膝 - 屈髋相反。

由此可见，屈膝 - 伸髋或伸膝 - 屈髋是不利的，不但从长度 - 张力关系来看是不利的，而且就拮抗肌而言，承受了过度的牵拉而会产生症状。相反，屈膝 - 屈髋或伸膝 - 伸髋则是有利的，对作用肌而言，可以使其一端经非作用关节而延长，以有利的长度 - 张力关系，供其另一端在作用关节发生功效，而拮抗肌反而变成了协同肌。

（五）膝关节稳定性的维持

站立时稳定性的维持：直立位时，人体的重心线落在膝关节前方，有迫使膝关节被动伸直的趋势，此时关节外韧带紧张以维持关节的稳定；另一方面，臀大肌及小腿三头肌同时作用，牵拉股骨及胫骨上端向后，以防止膝关节发生屈曲动作。

直立时，踝关节处于90°位，当踝关节背伸并使之稳定在90°左右的同时，小腿三头肌也必然要牵拉股骨下端及胫骨上端向后(图41-10)，不使膝关节发生屈曲动作，因此，腓肠肌对膝关节而言，虽为协助屈膝的作用，但当足固定于地面时，其作用即变为牵拉股骨下端向后，使膝关节维持在伸直位；小腿三头肌的另一头比目鱼肌则牵拉胫骨上端向后，成为腓肠肌的协同动作。

单足负重时(如稍息位)，该侧膝关节趋向于更多的伸展，通过扣锁机制使膝关节更加稳定，此时股四头肌是松弛的；但在双足同时负重时，则膝关节往往处于轻度屈曲位，依赖股四头肌的作用以维持其稳定，从而避免在扣锁机制时的完全伸直所引起的不适。

运动时稳定性的维持详见本章第五节之一：维持膝关节稳定的因素。

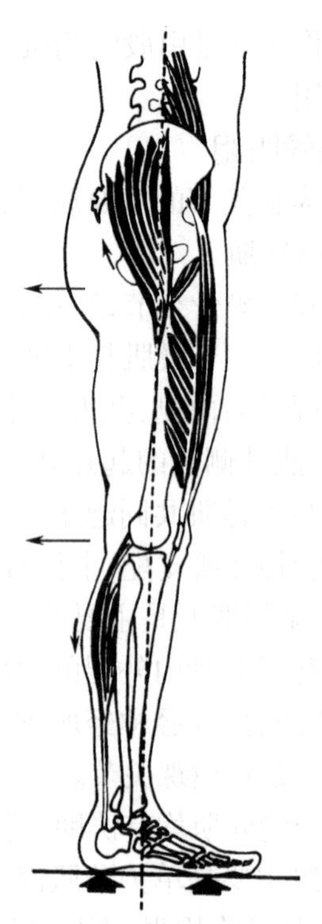

图41-10 小腿三头肌及臀大肌协同伸膝的作用

第二节 膝关节的载荷传导

一、滑膜关节传导载荷的机制

肢体的基本功能都是运用或者抵抗一种力量，把载荷从肢体的一端传导到另一端。当各种载荷成分传经肢体时，基本上无摩擦力的正常滑膜关节产生应力，这种应力只能是压力，而通过关节周围的软组织、韧带、关节囊、肌肉则产生张力。通常二者是同时存在的。

任何关节面所承受压力的大小，主要取决于关节内在杠杆力臂的长度。在关节面上的压力直接受作用力大小的影响，但和力所作用的接触面则成反比。如作用力为 F，接触面积为 A，则该面上的平均压力 P 为：

$$P=F/A$$

假如滑膜关节面为平面，则其平均压力与最大压力相同。但任何关节的关节面都是曲面，因此，此曲面的某一部分承受最大的压力，而另一部分则承受最小的压力。如果最大压力超越构成关节面物质所承受的限度时，即会出现断裂。

当形成关节的两个相应曲面完全吻合时，称为吻合曲面，否则称为不吻合曲面。在吻合曲面上作用力 F 所产生的压力则呈不均匀的分布，位于表面任何点上的压力都和通过该点的直线与力线 F 二者之间的夹角大小有关(图41-11)，而在和 F 力线一致的点上所承受的压力最大，且出现了最高压力和平均压力之间的显著差别。这种曲面对传导载荷的不理想，造成了某一局部的压力过高。

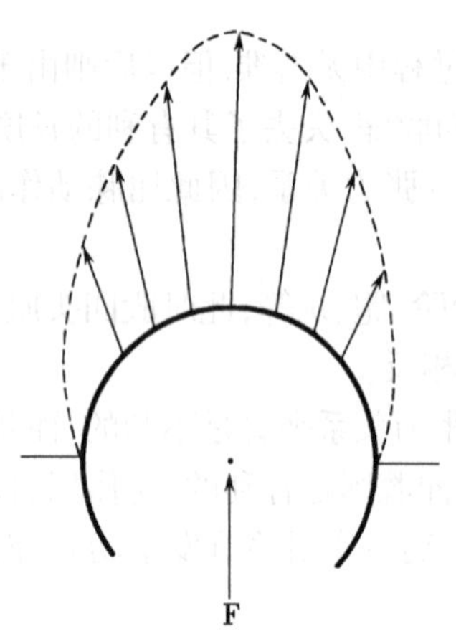

图41-11 完全吻合曲面的载荷传导作用力呈不均匀分布

完全不吻合曲面同样不利于载荷传导，例如球体作用于平面上，作用集中于极小的接触面上，形成了压力过高的现象。肢体上的关节往往呈轻度不吻合曲面状态，这种轻度不吻合曲面十分有利于载荷的均匀传导。髋关节即属于此类轻度不稳合的杵臼关节。当轻度载荷时，接触发生在前部及后部髋臼缘，而不发生于顶部。当载荷传导逐渐增加而达到并超过体重的50%时，由于关节软骨及其下骨质具有一定强度的顺应性，在载荷增加时乃发生变形，使接触面积逐渐增加，最后达到曲面完全吻合，和作用力 F 力线一致的点由于开始并未与相应面积接触，仅在最后形成接触。因此，该部位所承受的压力与平均压力之间的差别很小，整个关节面上的压力分布更为均匀(图 41-12)。

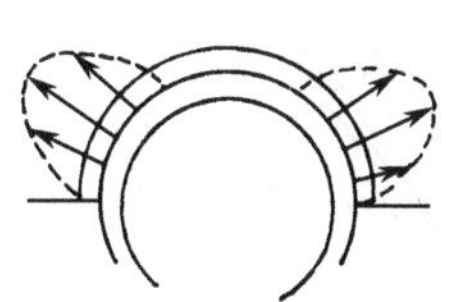
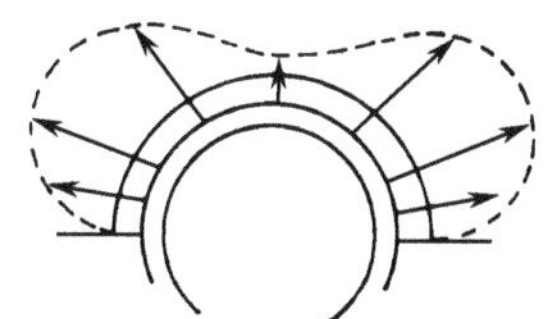
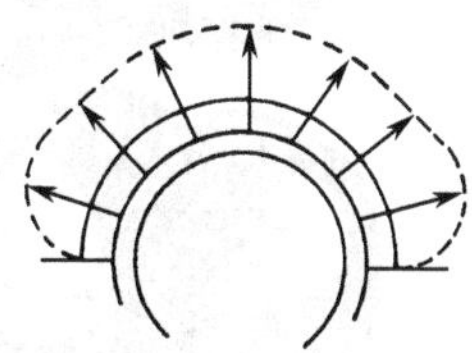

图 41-12　轻度不吻合曲面的载荷传导

当作用力逐渐增加时(自左至右)，整个关节面上的压力分布更为均匀

概括来说，平均压力的大小和关节的接触面相关，接触面越大，平均压力越小，而压力分布的均匀程度则与以下三方面因素有关，即：①关节面之间的精确关系，使其在负重初期呈轻度不吻合状态；②构成关节的组织做具备的顺应性或可塑性；③加之于关节上的载荷的大小。

由此可见，无论关节面外形的改变，或是关节软骨面或其下骨质变性，失去顺应性，均会减少接触面，使平均压力增高，并导致压力分布的过分不均匀，不利于载荷传导。

二、膝关节的接触面及其载荷传导

膝关节的接触面上所受压力取决于以下因素：

1. 两接触面之间，以及夹入物体(如半月板)与之相应的几何学关系。
2. 作用于关节面之间的载荷和力矩。
3. 关节面及其下物质的弹性性能。
4. 关节面及其下物质的黏弹性性能。

(一) 胫股关节的接触面及其载荷传导

股骨的两髁，无论从额面或矢面看，都是凸弧形。胫骨内髁在两个面上均呈凹弧形。两髁之前后径均较横径为长。胫骨两侧髁的曲面与相应的股骨髁全不吻合，尤其是外侧胫股关节，形成不吻合曲面。

如上述，全不吻合的胫股关节，显然是十分不利于载荷传导的。而半月板的存在，则不仅直接将大部分的载荷，经其本身传递至其下的胫骨面(或反之)，而且大大扩充了胫股关节接触面，更重要的则是使全不吻合曲面变成了对传导载荷最理想的轻度不吻合曲面。

一些学者通过实验观察了充分的证据，说明了半月板在传导载荷方面的重要作用。如 Toru 等的实验观察表明：

1. 胫股关节的接触面随载荷的增加而增加，开始时增长速度较快，后渐平缓，所以平均压应力逐渐上升。切除半月板之前的接触面约为切除后的两倍多。内侧胫股关节面的接触面较外侧大，但随着载荷的增加，二者之间的差别渐减小，说明内外侧载荷平衡。

2. 当载荷小时，几乎全部由半月板承担，尤其是外侧，甚至载荷达到 1000N 时，半月板的接触面仍占 50%~70%(图 41-13)。

3. 切除半月板之后，胫股关节承受的压应力的峰值(最高压应力)约相当于切除前的 2 倍。

Walker 和 Erkman 用铸型法对膝关节在不同曲面角度上，承受轻度至两倍于体重的载荷时，胫股关节面的接触面情况作了详细的观察。当轻度载荷时，接触面主要发生于半月板的侧方、后缘以及内侧胫骨隆突的内面。随着载荷的增加，半月板以及未被半月板覆盖的胫骨软骨面的接触面也渐增加，在内侧的胫骨软骨面尤其明显(图 41-13)。载荷小于体重时,仅在内侧半月板未覆盖的关节软骨面有接触,而外侧则在载荷相当于体重以后,该软骨面才有接触。这种表现正符合于轻度不吻合曲面的传导载荷的特点。

Walker 和 Erkman 的实验还证明:胫股关节的最高压应力在内侧位于软骨面,而在外侧则位于半月板,在内侧软骨面和半月板所承受的载荷相当,而在外侧载荷大部由半月板承受。

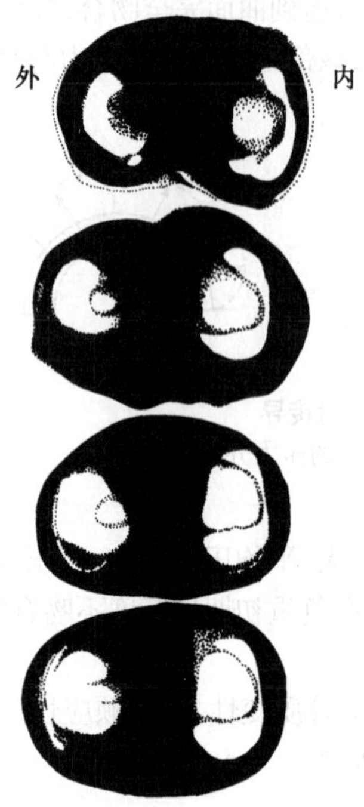

图 41-13 膝关节载荷传导主要通过半月板
用铸型法观察承重时的股骨髁与其下面的半月板及胫骨关节面的接触面。自上而下压应力逐渐增加

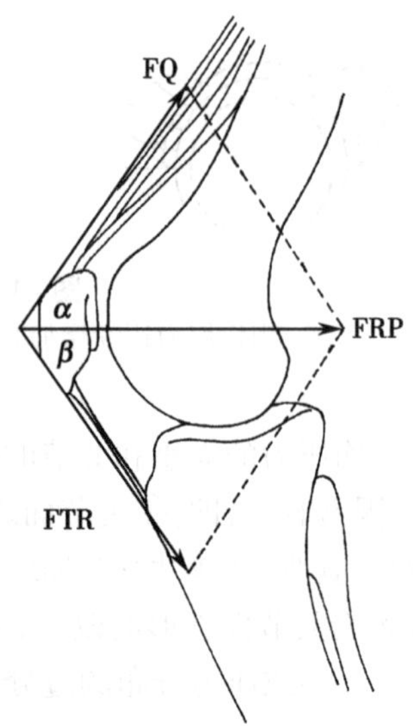

图 41-14 髌股关节作用力
FQ. 股四头肌收缩力;FTR. 髌腱拉力;FRP. 髌股关节上的作用力

(二) 髌股关节的载荷传导

髌股关节上的作用力(patellofemoral joint reaction force,PFJRF)是和股四头肌及髌韧带的合力相等而方向相反(图 41-14)。PFJRF 随着膝关节屈曲程度的增加而增长,因为屈曲度加大,股四头肌与髌韧带之间的夹角随之减小,同时,股骨和胫骨的作用力臂也减小。膝屈曲于 30°位时,伸膝装置的力臂,即髌腱与该位置的旋转中心垂距最长,所以此时的力矩最大;而当屈曲至 120°时,力臂最短,力矩也最小,需要更大的股四头肌肌力以抵抗体重对膝关节形成的屈曲力矩。

在绝大多数活动中,股四头肌收缩力合体重都对 PFJRF 直接产生影响,屈曲增加,股四头肌作用力增加,结果 PFJRF 也增加。

平地行走时,所需膝关节屈曲角度很小,在负重期只需 30° ±,PFJRF 约相当于 1/2 体重。

上、下楼梯时,所需屈膝角度明显增加,在屈曲 90°时,PFJRF 约相当于体重的 3.3 倍。

站立位下蹲,当屈膝到 90°时,PFJRF 约相当于体重的 2.5~3.0 倍。

髌股关节的接触面也随着膝关节屈曲程度的增加而转换并且增加,从 0°~90°,二者成正比。据 Aglietti 等人的实验结果,髌股关节的接触面在屈膝 30°位为 2.95cm^2,60°位为 4.72cm^2,90°位则增至 5.0cm^2,因此是维持单位面积恒定载荷的重要因素。

第三节 半月板损伤

1784 年,William Hey 将影响膝关节正常运动的机械性紊乱笼统地称为膝关节内扰乱。这一概念被长期延续下来,但范围则愈来愈局限于尚未查明原因的膝关节内的功能紊乱。1887 年,Annandale 首次将撕裂的半月板切除。由于半月板损伤十分常见,一旦撕裂后又往往造成明显的影响,而在切除后一般在近期内较少发现有严重的后遗症,加之手术不复杂,因此半月板切除术已成为十分普通而常见的手术之一,甚至以切除半月板作为诊断半月板损伤的一种手段。

对半月板切除后发生退行性关节炎这一问题早已为人所知,但对术后造成膝关节不稳定以及引起退行性关节炎的真正原因,则只是近年才有所认识。这种认识上的进步,首先是从生物力学方面加深了对半月板功能的了解,从而在很大程度上改变了半月板损伤的治疗原则。

一、半月板的功能

(一) 传导载荷

半月板传导载荷的作用已在膝关节的生物力学一章中提及,概括为:①直接承受载荷再传经其下的胫骨关节面(或反之);②扩大股胫关节的接触面,以减少单位面积上的压应力;③构成轻度不吻合曲面,使压强和最大压应力之间的差距缩至最小。

半月板的楔形填充不仅扩大了股胫关节的接触面,而且由于它的成臼作用(socket forming function)和延展作用(elongation),使股胫关节原来的完全不吻合曲面转变为轻度不吻合曲面。

Bullough 等对半月板的显微结构作了详细的观察和描述,认识到半月板内的胶原纤维的排列方向,绝大部分呈环绕状,即与半月板边缘一致。其他纤维则呈垂直和水平走向,相互编织(图 41-15)。这种结构是半月板在承受来自股骨载荷时发生延展的形态学基础。由于半月板前后角均固定不动,当承受载荷时乃向关节周缘扩展,并在卸载时回缩(图 41-16)。

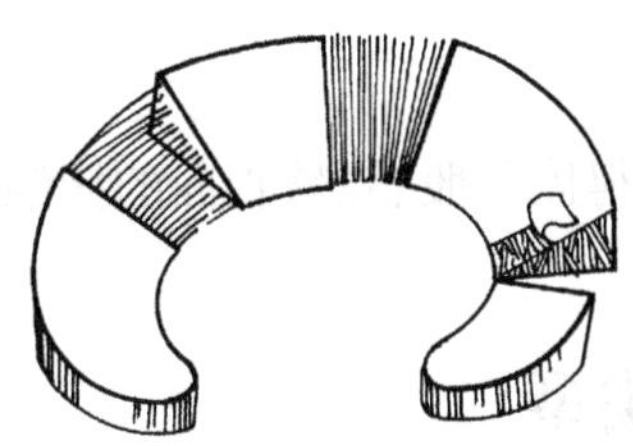

图 41-15 半月板内的胶原纤维排列主要纤维走向与周缘平行,并与垂直向及横向者交叉编织

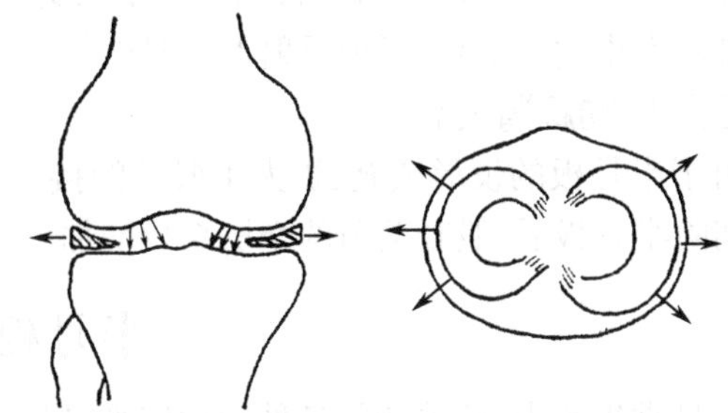

图 41-16 半月板在承受逐渐加大的载荷时向周缘延展

Krause 等利用 Instrone 通用试验器对膝关节施加载荷,凭借置入半月板前角的应变传感器测出半月板的周缘移位,同时还对膝关节的压迫变形作了测定。当两侧半月板均保留时,载荷达到 700N,关节面压迫变形为 1mm。而当切除内侧半月板后,载荷仅 500N,关节压迫变形即已达到 1mm。由此也可以说明半月板传导载荷的作用。

可见,半月板不仅自身直接传导载荷,而更重要的作用则是随着载荷的增加,使通过膝关节的载荷逐渐均匀地分布于当时的关节接触面上。

(二) 维持关节稳定

膝关节伸直时,股胫关节的接触点前移,半月板一方面由于股骨髁在伸直过程中的推挤而被动向前。同时也由于伸直时髌骨的前移,通过髌骨半月板韧带将半月板拉向前方。当膝关节屈曲时,股胫关节的接触点后移,同样,半月板又被股骨髁推挤移向后方,同时,附着于内侧半月板后缘的半膜肌和附着于外侧半月板的腘肌均可将其拉向后方。半月板的这种移动可以防止股骨髁过度前滑或后滑,外侧半月板的前后角十分接近,而且也不似内侧半月板与内侧关节囊韧带有紧密的附着,因此其前后移动的幅度大于内侧者,二者之比为 2∶1(图 41-17(上))。当膝关节外旋(股骨髁在胫骨髁上内旋),外侧半月板向前移,同时内侧者向后移;内旋时则相反(图 41-17(下)),形成扭动。

综合半月板在膝关节运动中的情况可以看出:半月板的运动是随股骨的运动而移动的。尽管在伸屈

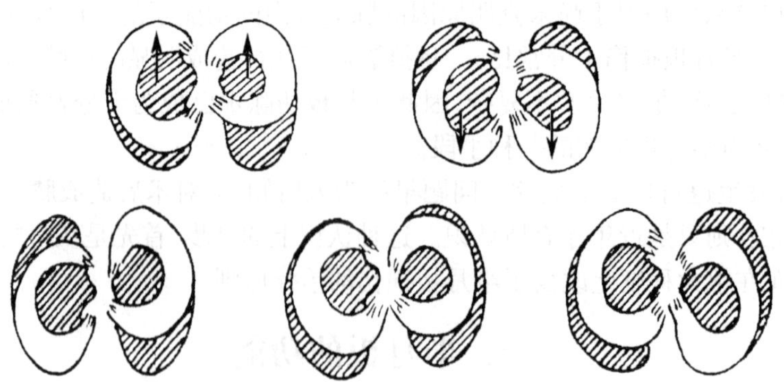

图 41-17 膝关节在运动时半月板的活动
(上)膝关节伸屈时半月板前后移动;
(下)膝关节旋转时半月板反向扭动

过程中,股骨与半月板之间有大幅度的接触面转移,但从半月板移动的结果看,则是使股骨髁在任何伸屈位置上,都有楔形填充以达到稳定。

半月板是膝关节内8字结构的组成部分,但它的作用是次要的,首先是肌肉与韧带的动力和静力稳定作用,Hsieh和Walke通过尸体标本观察发现,当交叉韧带完整时,切除半月板后不增加前后不稳定。而当切除交叉韧带后,再切除半月板,则该不稳定显著增加。因此认为,在交叉韧带失效后,半月板在维持膝关节稳定上起着一定的作用。

此外,半月板通过其附着的关节囊,在承受关节内的压力、剪力以及扭转应力时,经过关节滑膜及关节囊的神经发出输入信号,形成反射性的肌肉收缩。

(三) 协助润滑关节

由于半月板的楔形填充,扩大了股骨的接触面,因此使润滑液得以与股、胫软骨面的接触。Macconail发现切除半月板后,股胫关节的摩擦系数增加了20%。

二、半月板损伤机制及类型

在日常生活中,膝关节的各种运动使半月板不断承受着传导载荷的垂直压力,向周缘移位的水平拉力和旋转时的剪式应力。由于年龄、职业和运动情况的不同,半月板在日常生活或劳动、运动中受到损伤的机会不同,造成的损伤和特点或类型也各异。运动员、舞蹈演员显然比教员受伤的机会大得多,而矿工长期处于蹲位,其半月板损伤的特点则又不同于球类运动员。青年人半月板较厚,弹性好,吸收震动力的能力强,因外伤而造成的半月板撕裂多呈纵形;而老年人的半月板因退行性变而变薄,弹性差,边缘往往有粘连,活动性差,剪式应力引起的水平撕裂或磨损较多。但青年人的活动量远远超过老年者,因此损伤的概率又比后者多。

损伤的机制在于膝关节运动中引起的半月板的矛盾运动(矛盾性),以及膝关节运动中的突然变化(突然性)。例如,当膝关节伸屈过程中同时出现旋转,甚至内外翻,半月板既要完成伸屈时的移位运动,又要完成旋转时的移位运动,再加上被动的内、外翻运动,就会出现矛盾运动,而使半月板挤于股骨髁和胫骨平台之间,使承受垂直压力的同时,又遭受牵拉或剪力,这种矛盾运动往往是在膝关节运动中的突然变化而带来的。例如踢足球时踢空,造成膝关节的突然过伸,半月板往往被挤于股骨与胫骨髁之间,或在两角之间形成反向牵拉,造成横裂或前角撕裂。行走时绊于树桩上,踢足球时的对脚,出现的伸屈、旋转加外翻,内侧半月板被拉向中央,被凸出的股骨内髁所压榨,当膝继续伸直时,造成纵裂或边缘撕裂。

损伤机制与损伤类型之间的规律不一定总是固定不变,尤其是应力多为复合的,因此,很难依据机制而将半月板损伤分型。一般多按照损伤的解剖特点而分型。其参考依据有:①形状;②部位;③大小;④稳定性。分为退变型、水平型、放射型、纵型(垂直型)和横型(图41-18)。

1. 退变型　多发生于40岁以上,常伴有X线片显示的关节间隙变窄,但难以辨别其症状究竟来源于

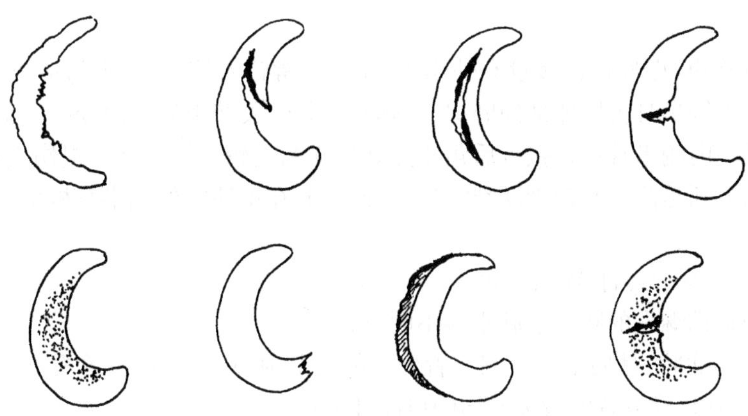

图 41-18 半月板损伤分型

上:退变型,放射(斜)型,纵(桶柄)型,横型;下:水平型,前(后)角撕裂型,边缘型,混合型

关节退变抑或半月板病变。

2. 水平型 多自半月板游离缘向滑膜缘呈现之水平撕裂,形成上、下两层。其症状常由其中一层在关节间隙中滑动而引起。

3. 放射型(斜形,鸟嘴形) 常使沿周缘走向排列的环行纤维断裂,当此放射裂或斜裂延伸至滑膜缘时,则半月板的延展作用完全丧失,大大影响到载荷的正常传导。

4. 纵型(垂直形,桶柄形) 可以是全层的,也可以仅涉及股骨面或胫骨面,多靠近后角。其纵长如 >1.5cm,则属于不稳定者,即桶柄,易向中间滑动,常与前交叉韧带断裂合并发生。

5. 横型 自游离缘横向断裂,多位于体部。如伸至滑膜缘,则环形纤维显然会完全断裂。

除上述五型外,尚应补充以下三型:

6. 前、后角撕裂型 易进而演变为部分边缘撕裂而形成较大的游动。

7. 边缘撕裂型前、后角附着部完整,游离之半月板甚至可滑移至髁间窝形成交锁(图 41-19)。常合并有前交叉韧带断裂。

8. 混合型。

Groh 按照病因学的分类法分为四型,有一定的临床实用意义,即:

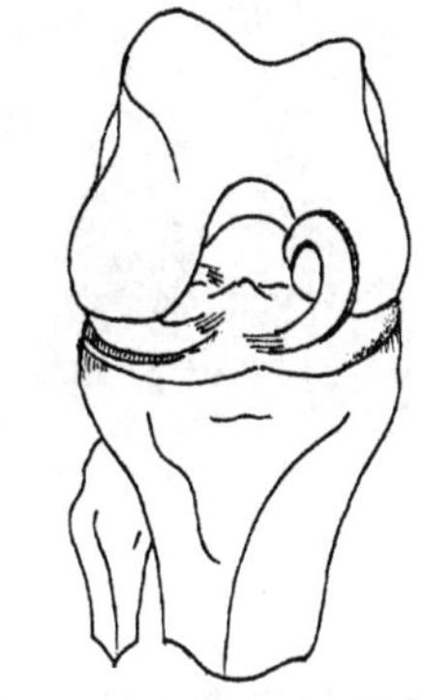

图 41-19 半月板边缘撕裂形成交锁

1. 急性外伤性撕裂 最常见。有明确外伤史,多为青年、运动员,撕裂呈纵裂或边缘裂。

2. 自发性撕裂(原发性退行变) 多发生在长期蹲位或跪位工作者,以水平裂多见。

3. 外伤撕裂晚期改变(继发性改变) 初次外伤时造成较小的损伤,如附着区的部分撕裂,愈合不完全,经继续机械作用,撕裂渐扩大;或在局部退变的基础上继续承受应力,或再次较小的外伤,出现新的撕裂。

4. 韧带损伤后的晚期改变(假性原发性退行性变) 韧带损伤,膝关节不稳定,加重了半月板的负担。前内侧旋转不稳定,常继发内侧半月板后角的退变撕裂;前外侧旋转不稳定,则多引起外侧半月板后角的同样改变。

三、诊 断

据北京大学第三医院运动医学研究所 9000 例统计,内外侧半月板损伤比例约为 1∶1。诊断主要依靠病史和膝关节 MRI。

(一) 病史

急性损伤多有外伤史，慢性损伤多没有外伤史，比如经常蹲着擦地板，容易造成内侧半月板后角的慢性损伤。还有一种是内侧半月板后体部的磨损，实际它是骨性关节炎病理改变的一部分，是膝关节退变在半月板上的表现。其中内侧半月板在接近后角止点处的横断是较为特征性的损伤表现。而外侧半月板后角止点的横裂或者斜裂则是前交叉韧带断裂常见的合并伤，在单纯的外侧半月板损伤中，外侧半月板前体部的层裂也比较常见。

1. 症状 常见的有肿、疼、响、锁四个症状：

(1) 肿胀：半月板损伤继发的膝关节肿胀多不明显；

(2) 疼痛：最常见的症状，且局限在内侧或者外侧的关节隙，对于疼痛位置模糊，或者不能分清内侧或者外侧的疼痛，则髌骨软化症或者髌股关节病的可能性大；

(3) 弹响：并不常见，多见于盘状半月板，要鉴别紧张的髂胫束在股骨大转子的弹响。

(4) 交锁：也不常见，其位置固定，故可与关节内游离体引起的交锁鉴别。

2. 体征

(1) 股四头肌萎缩：常见，但没有特异性；

(2) 胫股关节隙的压痛：可与摇摆试验同时做；

(3) 过伸痛或过屈痛：前者常提示接近外侧半月板前角损伤，后者则提示接近半月板后角的损伤。

(4) 摇摆试验(图 41-20)：是诊断半月板损伤首选的体格检查试验，检查者一手握住患者足跟，另一手拇指置于胫股关节隙，最重要的是让患者放松，轻轻内外翻或屈伸膝关节，感受胫股关节隙的疼、凸和响，若三者同时出现其诊断准确性高。

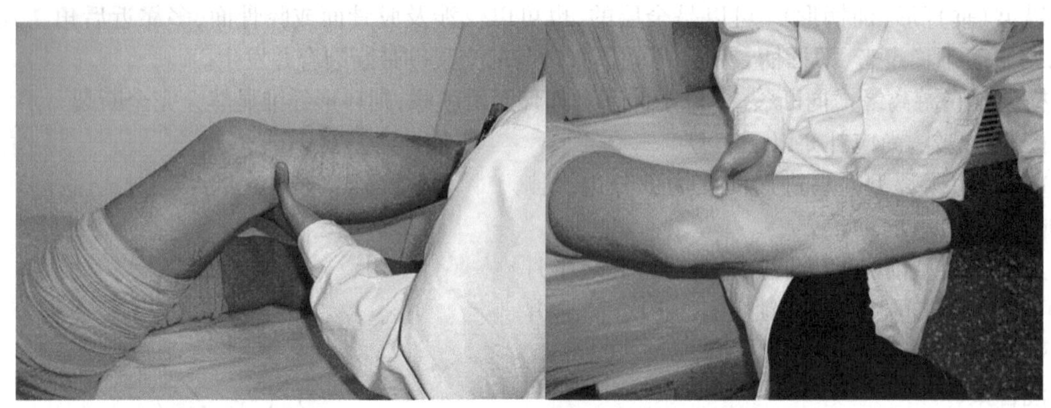

图 41-20 摇摆试验

(5) 麦氏征：多引起患者不适，做时手法要轻柔，膝关节活动范围要从完全屈曲到完全伸直。小腿的旋转方向并不重要，重要的是要引出疼痛或弹响，检查者要将拇指和中指分别置于内外侧胫股关节隙，感受疼痛或弹响的位置，以帮助定位。

(6) 鸭步试验：敏感性较高。

(二) 影像学检查

1. MRI 是半月板损伤首选的诊断方法，半月板的扫描层厚、部分容积效应等对诊断有一定的影响。半月板损伤的 MRI 诊断主要依靠矢状位和冠状位，正常半月板呈黑三角形，且边缘锐利，半月板损伤在 MRI 可分为Ⅰ、Ⅱ、Ⅲ度信号。Ⅰ度信号：半月板内球形或不规则信号，没有波及半月板关节面，组织学显示半月板黏液样变性；Ⅱ度信号(图 41-21)：半月板内线状信号，没有波及半月板关节面，但可延伸到半月板关节囊结合部，显微镜下显示有纤维软骨的破碎和分离；Ⅲ度信号(图 41-22)：半月板内信号通达半月板表面，提示半月板撕裂。只有Ⅲ度信号在关节镜下才能见到半月板的裂口。MRI 显示半月板变小、变形或者游离缘变钝，也提示半月板损伤。半月板桶柄状撕裂，也称提篮样损伤，多见于内侧半月板，在冠状面上表现为半月板变小、游离缘变钝，撕裂部分进入髁间窝，矢状位上可以呈现双后交叉韧带征(图 41-23)。

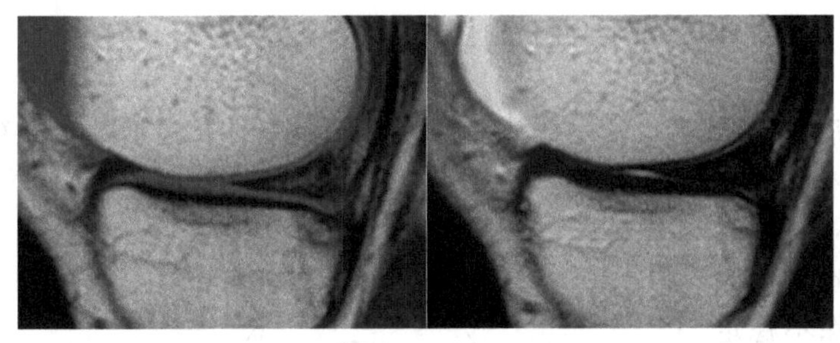

图 41-21　内侧半月板后体部的Ⅱ度损伤信号

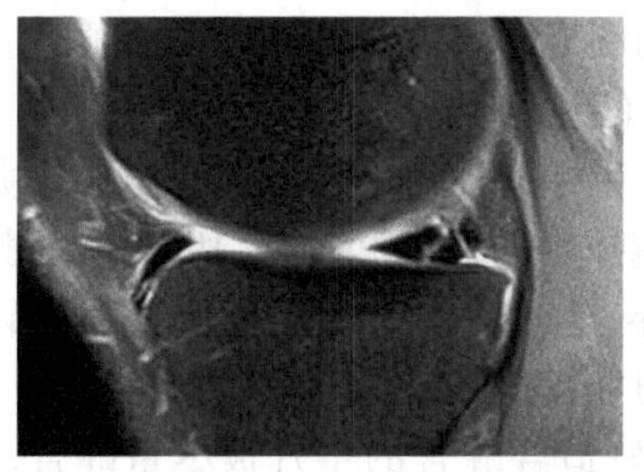

图 41-22　内侧半月板后体部的Ⅲ度损伤信号

2. X 线造影（图 41-24）　通过膝关节穿刺向关节内注入造影剂，照正位和双斜位共 6 张片子（前后位和后前位），外侧半月板因为有腘肌腱窝的影响，容易出现假阳性。由于膝关节 MRI 的广泛应用，该法已经较少用。

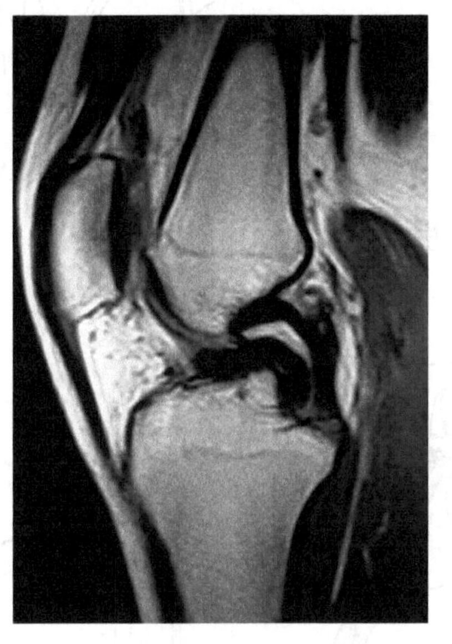

图 41-23　双后交叉韧带征提示内侧半月板的提篮样损伤

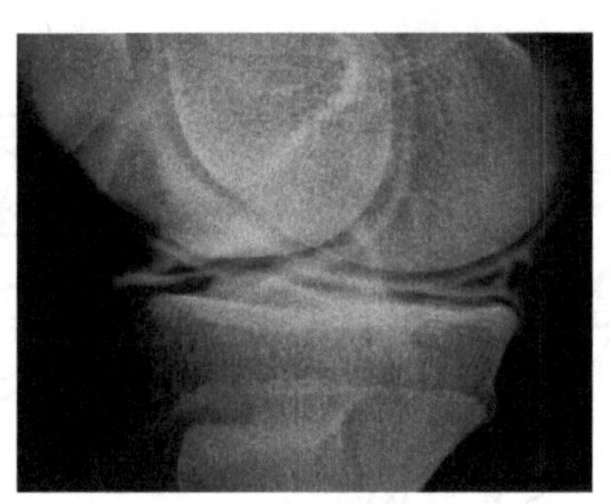

图 41-24　关节造影显示内侧半月板后体部损伤

3. CT 造影　对于 MRI 无法确诊，临床又高度怀疑的病例可以应用膝关节 CT 造影，半月板损伤的表现是造影剂进入半月板轮廓内。

四、治疗和预后

及早诊断和及早治疗对半月板损伤至关重要，原因是：

1. 半月板损伤越新鲜，其愈合可能性就越大；

2. 半月板损伤不及时治疗将会继发关节软骨损伤。

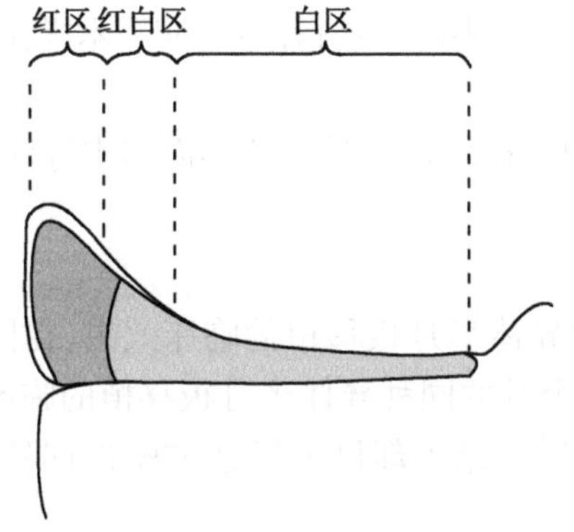

图 41-25　根据半月板血运的分区

在讨论半月板损伤的治疗之前，首先要了解何种类型的半月板损伤更容易愈合，半月板根据其血供分为三个区：红区，红白区和白区（图 41-25）。红区愈合能力最强，红白区次之，白区最差。从损伤类型来说，单纯纵裂因为最稳定，也最容易愈合。

（一）保守治疗

并不是所有的半月板损伤都需要手术治疗，对于半月板红区的纵裂可以通过直夹板固定 4~6 周来使损伤的半月板愈合,但是医生必须通过 MRI 阅片来准确判断半月板损伤的部位和类型。

(二) 手术治疗

手术指征:膝关节伸直受限,交锁、肿、痛明显,或者反复发作,影响日常生活或者体育运动。随着关节镜技术的发展和普及,切开的半月板手术已经被摒弃,随着对半月板功能重要性的认识不断深入,半月板全切也越来越少用,半月板手术的治疗原则是:适合缝合的半月板尽量缝合,只切除不稳定的、引起症状的损伤部分,尽可能多地保留半月板组织。

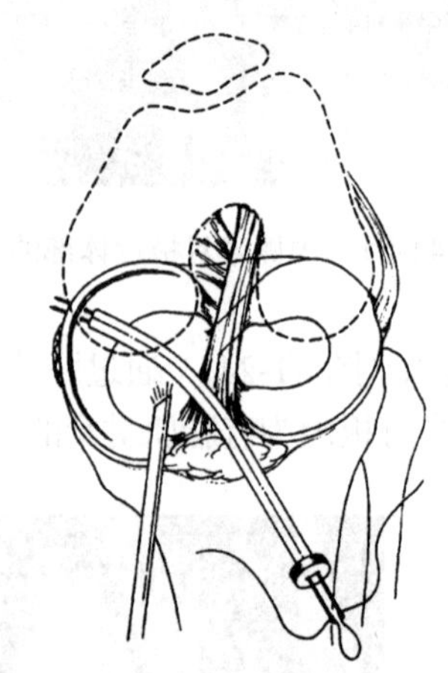

图 41-26 由内向外的半月板缝合技术

半月板损伤的手术方式包括:半月板切除、半月板缝合和半月板移植。根据半月板切除的多少,半月板切除术可以分为:半月板部分切除术、半月板次全切除术、半月板全切术。半月板缝合技术包括:inside-out 技术(自内向外技术)、outside-in 技术(自外向内技术)、all-inside 技术(全关节内技术)。

1. 由内向外的半月板缝合技术 顾名思义,是缝合针带线自关节内向关节外穿过损伤半月板的缝合方法(图 41-26)。

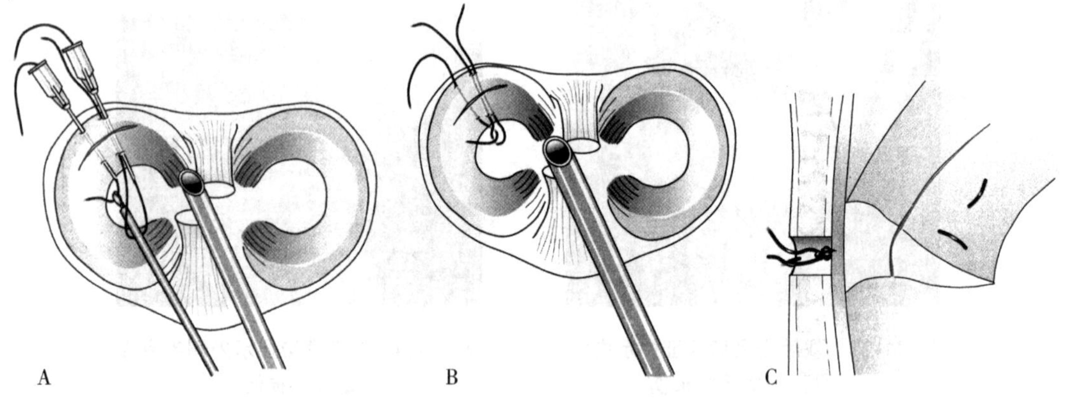

图 41-27 由外向内的半月板缝合技术

2. 由外向内的半月板缝合技术 是指缝合针带线自关节外向关节内穿过损伤半月板的方法(图 41-27)。

3. 全关节内的半月板缝合技术 市场上有多种全关节内的半月板缝合器械,下面介绍其中的两种:

(1) 可吸收半月板箭:常用的可吸收性半月板箭(BIOFIX)直径为 1.1mm,长度有 10mm、13mm、16mm 规格(图 41-28),目前,应用可吸收性半月板固定物(钉、箭、镖等)修复半月板损伤的器械已发展到射钉枪似的装置,将固定物装入后扣动扳机即可像射击一样将固定物射入半月板进行固定,使手术操作更为简捷(图 41-29)。

(2) FasT-Fix:FasT-Fix 缝合技术不需要手工打结,操作简便,在生物力学特性方面基本等同于垂直褥式缝合(图 41-30~32)。

(三) 同种异体半月板移植术

早在 1984 年,德国的 Milachowski 和 Wirth 就报道了同种异体半月板移植的临床效果,在国内,北京大学第三医院运动医学研究所在 2007 年报道了 4 例超过 20 个月的同种异体半月板移植的临床效果,虽然术后早期的临床随访结果令人鼓舞,但是超过 10 年的临床随访结果却显示超过 50% 的同种异体半月板移植是失败的。

同种异体半月板移植的临床效果受多种因素的制约,如:正确的适应证、合适的半月板移植物尺寸、移

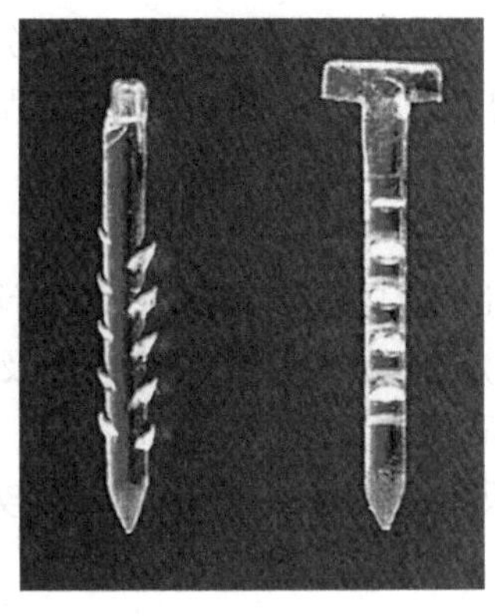

图 41-28 可吸收半月板箭侧面观和正面观

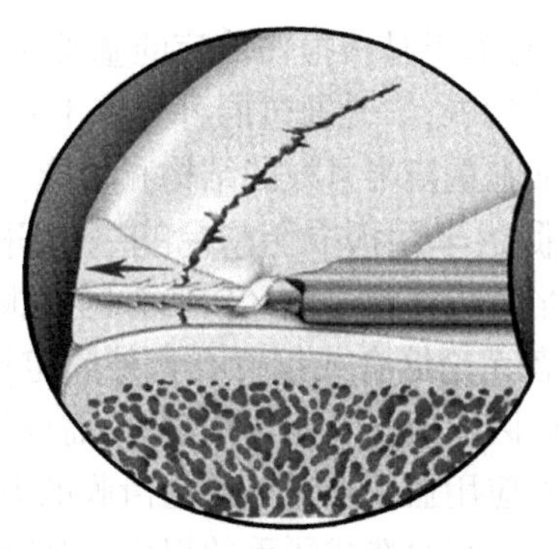

图 41-29 将可吸收半月板箭通过射钉枪一样的装置射入半月板，从而缝合半月板裂口

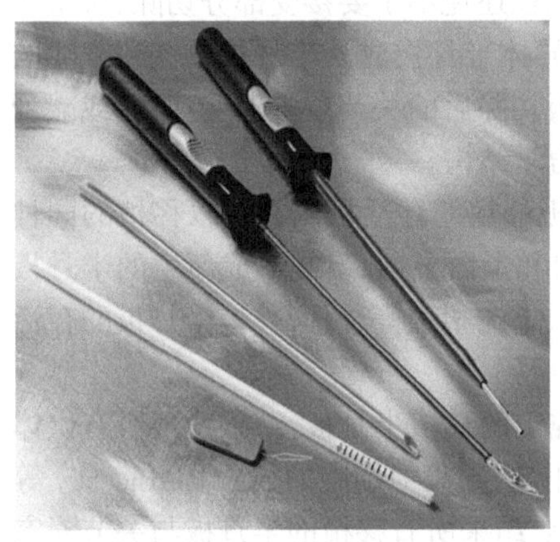

图 41-30 FasT-Fix 缝合器械

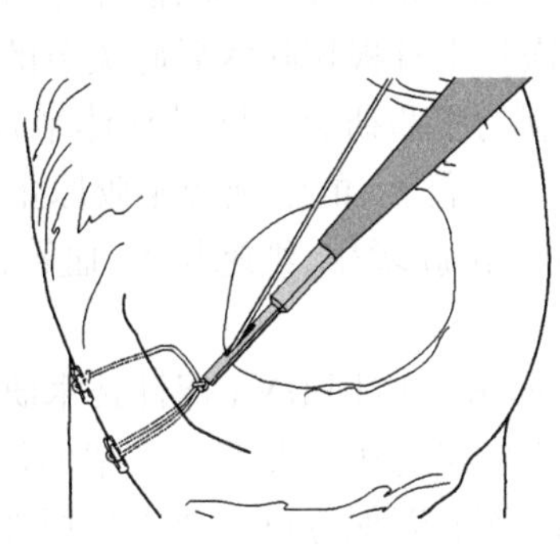

图 41-31 FasT-Fix 缝合示意图

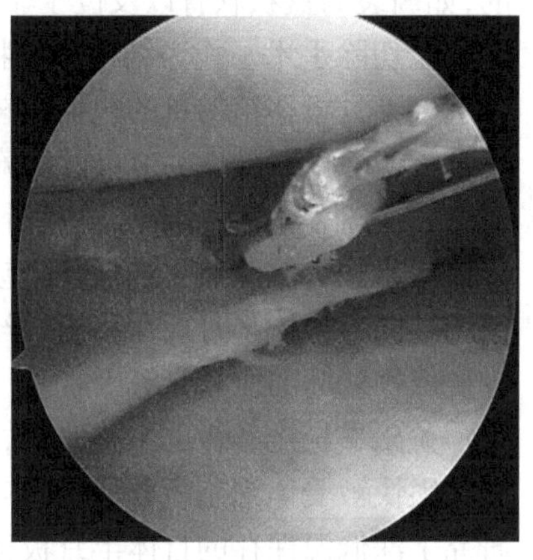

图 41-32 FasT-Fix 镜下表现

植物的制备和储存方法、手术技术、术后康复等，应该强调的是该侧胫股关节软骨的明显退变是同种异体半月板移植的主要禁忌证。对于不得已接受半月板全切或者次全切除的年轻患者，如果术后出现明显与之有关的临床症状，同种异体半月板移植仍然是目前为止的最佳选择。

10 年来，关节镜技术不断提高，我们有理由相信同种异体半月板移植的临床效果也会不断提高。

半月板损伤如果不及时治疗将会继发该侧间室的软骨损伤，同样如果行半月板全切手术，该侧间室的软骨因为失去半月板的保护作用也将逐渐发生退变，继发软骨损伤，因此在进行半月板手术时应该尽量多地保留半月板组织，虽然保留半月板就有再损伤的可能性，但是只要我们手术中保留的半月板足够稳定和光滑，实际上再产生症状的可能性很小。

半月板缝合的成功率备受关注，如果将失败定义为需要翻修手术或者出现交锁，文献报道的成功率是 56%~100%，随访时间越长失败率越高，合并前交叉韧带重建的半月板缝合的成功率明显较高。

同种异体半月板移植的临床效果还有争议，但是我们相信随着技术的不断提高，同种异体半月板移植还是大有前途的。

五、有关膝关节半月板损伤的研究进展

部分或全部切除半月板会改变膝关节的生物力学性能，从而导致膝关节骨性关节炎的过早发生。研究表明，半月板部分或全切后膝关节的接触面积明显减少，半月板节段性切除后膝关节的平均接触压及峰接触压均接近于全切的膝关节。此外，切除的半月板组织越多，膝关节的接触面积减少得越多。因此，尽可能多的保留半月板组织对于防止膝关节退变具有重要意义。20 世纪 70 年代后，临床上出现了许多保留或替代半月板的技术，如部分半月板切除术、半月板缝合术、半月板移植与替代等。有些研究已应用于临床，有些还停留在基础研究阶段。

目前,有关半月板损伤治疗的基础研究主要包括以下三个方面:一是促进半月板损伤的愈合,保留原有半月板的功能;二是通过同种异体半月板移植以取代原有的半月板;三是借助组织工程的方法,应用其他组织和细胞重建半月板的结构和功能。

(一) 促进半月板损伤愈合的基础研究

国人半月板血液供应区较西方国家报道者略宽,儿童者可达半月板边缘 60%,成人者则有 20%~30%。边缘撕裂者无论缝合或仅行石膏外固定均可愈合。而未经固定者也可获得愈合,但不及固定者效果好。位于无血运区的损伤不能自然愈合,需要周围的血液或其他物质促进其愈合。

有学者应用血管隧道或移植滑膜的方法改善缺血区半月板的组织修复,但手术创伤较大,而且对正常部分的半月板胶原造成严重的损伤,因此仅停留在试验阶段。

(二) 同种异体半月板移植的相关研究

虽然半月板修复可保留部分半月板的形态和功能,但并非所有的半月板撕裂都是可以进行缝合修补的,如撕裂的盘状软骨以及位于非血供丰富区的严重撕裂的半月板往往还免不了要接受部分切除、次全切除和全切除手术。作为结构和生物力学性能最为接近的组织,同种异体半月板成为半月板移植和替代的首选。半月板移植的目的包括减轻半月板切除后的疼痛,防止半月板切除后的关节软骨退变,避免或减少半月板切除术后骨性关节炎的风险,恢复半月板切除术后膝关节的力学结构。

1. 同种异体移植半月板存活机制的实验研究 同种异体半月板移植的存活机制在于以移植的同种异体半月板为支架,诱导其他细胞长入,新长入的细胞分泌胶原蛋白和蛋白多糖,最终形成新生的半月板组织。同种异体半月板在移植后经历了滑膜增生、细胞长入、血管化、重建塑型等过程,移植半月板的存活主要依赖外周的血管化等因素。

关于移植半月板的细胞来源,Jackson 等应用 DNA 探针技术研究羊的移植半月板,结果发现所有供体细胞很快被受体细胞所取代,证实植入的半月板主要起到支架的作用,诱导其他细胞的长入。Arnoczky 等研究了深低温保存的自体半月板移植,深低温保存可杀死半月板细胞,结果所有移植的半月板与关节囊完全愈合,6 个月后,移植半月板中已有大量来自受体滑膜的细胞。其他相关研究也表明移植半月板的细胞主要来源于滑膜和周围的结缔组织。

2. 免疫排斥反应的研究 半月板组织介于软骨和纤维组织之间,有少量血管结构,免疫排斥反应较弱,早期半月板移植的实验研究没有发现明显的免疫排斥反应。后来,深低温保存的半月板被检测出Ⅰ类和Ⅱ类人白细胞组织相容性抗原,提示这些半月板植入后有产生一定程度免疫反应的可能性。DeBoer 和 Koudstall 为一名患者进行了组织相容性抗原不匹配的异体外侧半月板移植,术后 6 个月进行移植半月板的多部位活检,并与正常外侧半月板比较。结果发现,虽然组织相容性抗原不匹配,但是移植半月板中的软骨细胞的代谢与正常半月板一样活跃,而且术后的临床效果良好。此外,Rodeo 等报道了 12 例接受新鲜低温保存的同种异体半月板移植患者中有 9 例移植物中发现有免疫活性细胞(B 淋巴细胞、T 淋巴毒性细胞)浸润,并用单克隆抗体法作用于 MHC-Ⅰ、MHC-Ⅱ、CD-8、CD-11b 和 CD19 抗原决定簇,证实有移植物有免疫原性,但移植的临床疗效却与半月板或滑膜标本的组织学检查结果及免疫应答的出现与否都无关。其机制可能是:软骨基质能阻止分子量大于 6 万的大分子渗透和通过,阻隔了软骨细胞与大分子免疫球蛋白的接触作用。因此,半月板同种异体移植无需应用免疫抑制剂。

由此可见,同种异体半月板移植可能会引起轻度的免疫排斥反应,但对于移植的临床效果没有明显的影响,其免疫应答机制和可能对人体的潜在影响有待于进一步的研究。

3. 临床应用及研究进展 自从 Milachowski 等于 1986-1988 年首先开展半月板移植的临床应用,目前世界上已经有许多半月板移植的临床报道。包括最长 20 年的临床随访结果显示,同种异体半月板移植后能够存活,改善关节功能和缓解半月板切除术后的疼痛、肿胀等症状是该手术最显著的作用。患者的满意率达到了 83%~95%。

严格掌握半月板移植的适应证是保证手术效果的关键,目前,公认的半月板移植的适应证包括:年龄不超过 50 岁;半月板全切或次全切除后患侧有疼痛等不适;关节间隙狭窄不超过 3mm;镜下评估关节软骨损伤最好不超过 Outerbridge Ⅱ度;关节稳定或者同时恢复关节的稳定性;力线良好或移植手术的同时纠正力线。

同时，移植物的处理和保存方法也会影响半月板移植的效果。早期常用的戊二醛会导致半月板愈合不良，关节反复肿胀，容易引起慢性滑膜炎。冷冻干燥则会导致移植半月板的皱缩，其大小甚至只相当于新生半月板。目前，最常用也是效果最好的处理和保存方法是低温冷冻，包括新鲜冷冻（fresh frozen）保存和程序性深低温冷冻（cryopreserved）保存。前者是直接将新鲜的半月板放入 -80℃环境中，后者是将移植物从 0℃逐步冷冻到 -196℃，防止细胞内水分结晶。Verdonk 等研究发现新鲜冷冻的半月板没有活性，而超低温（-196℃）冷冻保存的半月板有 10%~30% 纤维软骨细胞保留。另一项低温冷冻保存和深低温冷冻保存的半月板移植对照实验研究表明，虽然冷冻保存相对于深低温保存来说可以保留部分细胞，但两者术后 12 个月大体正常，水分和 GAG 含量逐渐增加，半月板的愈合和临床效果没有明显差别。

移植半月板后缓解症状或保护软骨是通过恢复膝关节胫股间正常的接触面积和生物力学来实现的。因此，只有精确的匹配半月板的大小，才能达到半月板移植的理想效果。半月板大小不匹配可直接导致移植的失败。通过 X 线测量胫骨平台的前后径和左右径来匹配半月板是早期也是目前最常使用的方法。Pollard 等通过 X 线研究提出半月板的左右径相当于冠状位髁间嵴的最高点和胫骨平台边缘的距离，而半月板的前后径分别相当于矢状位内外侧胫骨平台前后距离的 80% 和 70%，平均误差仅为 7.8%。但是正侧位片拍摄方法和角度常不够准确，并且它只能匹配半月板的长宽大小，而不能反映半月板的厚度等横截面信息，较难做到精确的匹配。因此也有学者提出 MRI 测量更加准确，而且可以提供更多的信息，但该过程复杂，且对组织库取材时的测量提出了很高的要求，实际操作存在困难，需要进一步研究简便而准确的匹配方法。

此外，只有将供体半月板准确地固定在受体原来半月板的位置，才能最好地恢复膝关节的生物力学环境。半月板前后角的固定方法包括带骨块（包括骨桥和骨栓）和不带骨块的固定。Alhalki 等研究了内侧半月板自体移植的三种固定方法（骨栓、骨桥和缝合）对胫骨接触机制的影响，结果表明，骨栓固定后的膝关节生物力学性能最接近正常，但是最大接触压仍大于正常；缝合对接触机制没有影响，接近于半月板全切的情况。因此，牢固的前后角骨栓固定非常重要，其效果明显优于单纯缝合固定。同时，半月板切除时残余边缘有利于半月板周围的固定，减少移植物外凸的倾向，并且有利于半月板的存活和组织的长入，但半月板残留边缘的宽度有待进一步研究。最近的一项对半月板周围连接的解剖和组织学研究表明，内侧半月板前角并非位于胫骨平台上，而位于对应胫骨平台前缘的前方 9.19mm ± 1.83mm，同时提出了半月板周围连接的概念。因此，如何重建半月板天然的止点及周围连接可能是今后半月板移植技术的研究方向。

总之，同种异体半月板移植取得了良好的临床效果，但移植物的保存、尺寸匹配及固定方法等仍需进一步研究和改进。

（三）组织工程半月板研究

由于同种异体半月板移植物的来源有限，组织工程技术逐渐应用于半月板修复和替代研究中。组织工程半月板是利用天然或人工合成的有机或无机材料加入种子细胞通过一定条件复合培育而成的一种特殊半月板组织。移植的组织工程半月板可用来修复半月板损伤的裂隙、部分切除后的半月板局限性缺损或替代半月板全切后的完整半月板缺失，其研究领域包括种子细胞、支架材料、细胞因子等方面。

1. 种子细胞　组织工程半月板应用的种子细胞包括纤维软骨细胞（半月板细胞）、滑膜细胞、骨髓间充质干细胞、软骨细胞等。

(1) 半月板细胞：早在 1986 年，Webber 就研究了半月板细胞的分离方法。国内外已有一些以此为种子细胞的研究报道。最近一项研究将 PGA 交联后与半月板细胞复合培养 1 周后移植替代兔半月板，术后 10 周移植物的胶原结构即接近于正常半月板。尽管半月板细胞复合支架的移植实验取得了初步的成功，但不同区域分离的半月板细胞具有不同的细胞表型及分化潜能，临床可应用的自体半月板细胞一般仅来源于部分切除的半月板游离缘，移植后不能完全模拟天然半月板。同时，半月板细胞的来源非常有限，而且取材于损伤半月板的细胞活性较差，难以增殖到需要的数量。

(2) 成体干细胞：成体的干细胞分为三类，分别是 $CD34^+$ 的外周血细胞、来自内胚层的干细胞以及骨髓间充质干细胞(bone mesenchymal stem cells,BMSC)。其中,BMSC 是研究最多的,它具有很强的增殖能力和多向分化潜能。研究表明,BMSC 在 TGF-β 的作用下可分化为软骨细胞或纤维软骨细胞。Yamasaki 等将小鼠的 BMSC 分离培养 2 周后与脱钙半月板复合培养,术后 1 周即可见细胞长入支架,2 周时用免疫荧光检测到蛋白多糖和 X 型胶原的分泌,而且其硬度接近于正常半月板。Baker 等分别将 MSC 和纤维软骨细胞复合纳米纤维支架培养,MSC 组能产生更多的细胞基质,而且形成的组织的力学性能更好。BMSC 能提供足够数量的种子细胞,而且分离和培养比较方便,但用于组织工程半月板构建的 BMSC 数量及浓度以及培养的调控机制尚不清楚,需要进一步研究。

(3) 软骨细胞和滑膜细胞:Peretti 等应用猪自体软骨细胞复合灭活的同种异体半月板组织修复半月板部分缺损,形成了半月板组织。其他研究表明,滑膜细胞在一定的细胞因子和力学环境刺激下可分化为纤维软骨细胞。

(4) 胚胎干细胞和外周血干细胞:骨形态发生蛋白(BMP)家族的细胞因子可诱导胚胎干细胞分化为软骨细胞。Koay 等的研究表明,TGF-β_3 联合 BMP-2 可诱导胚胎干细胞向软骨细胞分化,且分化后的软骨细胞分泌的Ⅰ型胶原较多,Ⅱ型胶原较少,这种分化条件得到的种子细胞可能适于半月板的组织工程。目前尚没有胚胎干细胞应用于组织工程半月板的报道,这可能是以后组织工程半月板的研究方向之一。

2. 支架材料 支架材料可以分为两类:天然的材料包括异种半月板组织、胶原、小肠黏膜下组织、骨膜及软骨膜等;人工合成的材料包括涤纶、特富龙、纤维素、藻酸盐、聚乳酸碳纤维、PGA、PLGA、糖氨聚糖复合物、纳米纤维、聚氨酯等。理想的支架材料应该具备的条件包括:长期的生物相容性和可降解性;允许细胞长入的合适空隙;具备足够的力学强度承载关节内的负荷;降解后的外形适合长入的新组织在负荷影响下重新塑型。目前尚没有一种材料完全符合上述要求。

其中,异种半月板组织因其生物学特性更接近移植需求而受到研究者的关注。Stapleton 等将猪半月板在体外脱细胞,并研究脱细胞后半月板的组织学、生物化学、生物力学及异种抗原 1,3- 半乳糖苷(α-Gal)的表达情况,结果表明,脱细胞后的猪半月板基本保持原有的生理特性,并且没有 α-Gal 的表达。Maier 等将牛半月板脱细胞后检测 MHC-Ⅰ/Ⅱ抗体为阴性,且其生物力学强度接近于正常半月板。根据本实验室既往报告的结果,γ 射线结合深低温冷冻处理的异种异体半月板在移植术后 6 周及 12 周均存活良好,但术后 24 周大部分半月板组织被吸收。作者分析其原因可能是修整的异种异体半月板在大小和形状上与兔膝关节不匹配,引起磨损增加从而导致半月板组织的吸收。该实验用 ELISA 检测兔血清中 IL-2、IL-6 的含量,除 IL-6 在 6 周时异种异体组高于同种异体组,其余各时段均无显著性差异,而且 IL-2 和 IL-6 的含量在术后 12 周以后明显下降。同时,补体依赖淋巴细胞毒试验表明,术后 6 周时异种异体组淋巴细胞死亡数目高于同种异体组,而术后 12 周及 24 周两组间无显著性差异。这些实验结果均提示兔对猪半月板的免疫排斥反应是一过性的,并未影响半月板的存活。如能解决形状匹配和免疫排斥等问题,异种半月板有望成为半月板移植的理想材料。

3. 细胞因子及力学因素 许多细胞因子被证实在体外的半月板组织培养或细胞培养中起着重要作用,包括促进细胞外基质的合成,抑制其降解,促进种子细胞分化为理想的细胞表型等。其中研究较多的有转化生长因子 TGF-β、血小板来源生长因子(PDGF)、碱性成纤维细胞生长因子(bFGF)、胰岛素样生长因子(IGF-I)、成纤维细胞生长因子 2(FGF-2)、骨形态发生蛋白 6(BMP-6)等。此外,机械负荷将影响半月板植入后许多重要的生物过程,包括细胞的迁移,血管的长入,基质的合成,以及胶原纤维的再分布和塑型。如何应用合适的细胞因子和力学刺激促进种子细胞分化为纤维软骨细胞成为未来组织工程半月板研究的重点。

小结:半月板因其血运的特殊性较难修复,多数严重损伤的半月板只能部分或完全切除。同种异体半月板移植能够缓解患者因半月板切除引起的关节疼痛、肿胀、不适等症状,取得了较好的中长期临床效果,但在移植物的保存、匹配、手术技术等需要进一步改进,以提高半月板移植的成功率,使移植物经过替代、成活和重新塑形,能够完全恢复天然半月板的形态和功能。同时,有限的移植物来源促进了多种半月板替代材料的研究,人工合成材料、组织工程半月板及异种半月板可能成为未来半月板移植的新选择。

第四节　盘状软骨及其损伤

膝关节盘状软骨损伤是骨关节外科常见的疾病之一。盘状软骨是半月板的一种解剖学变异，这种变异不仅改变了半月板的形状及运动，而且改变了膝关节表面的机械关系并成为一种致伤因素。Young 于1889 年首先报道了膝关节盘状软骨。膝关节盘状软骨在我国相当常见。北京大学第三医院运动医学研究所余家阔等统计了 8094 例患者的 8126 个膝关节的 9582 个半月板损伤，内侧盘状软骨损伤 21 例，占0.21%，外侧盘状软骨损伤 870 例，占 9.08%。

一、盘状软骨形成的原因

盘状软骨发生原因至今尚未明确，主要分为两大派学说，即先天性和后天性。主张先天性学说的一种观点认为胚胎早期的半月板均为盘状，在发育过程中由于某种原因使之未吸收或吸收不全，则表现为不同程度的盘状；另一种观点认为它是一种先天畸形。主张后天性者认为盘状软骨是增生肥厚的结果。Kaplan(1961)研究证实正常半月板其前身并不是盘状软骨，其开始的形态就是新月形。随后 Clark 和Ogden 在对人及动物的胚胎样本进行解剖时未证实在任何发展阶段半月板为盘状软骨。Kaplan 曾经提出一个理论，即假设盘状软骨的形成是由于正常半月板后角胫骨止点缺失，他注意到 6 例患者中盘状软骨的后附着点只有外侧半月板股骨韧带(Wrisberg 韧带)。因为这种盘状软骨胫骨止点的缺失，伸膝时其被拉向内，到髁间窝后部；屈膝时被冠状韧带和腘肌拉向后外侧。他认为半月板由于长期受到异常的运动和碾磨的影响而增生肥厚形成盘状。但这个理论显然不能解释很多盘状软骨具有正常的胫骨止点。

另外，膝关节外侧盘状软骨据报道与膝关节的其他解剖学变异相联系，如外侧股骨髁的发育不全，外侧髁间棘的发育不全，高位腓骨头，外侧胫骨平台杯口样变，外侧关节间隙增宽和外侧股骨髁关节面平坦。内侧盘状软骨偶可见到伴随的解剖变异：同侧膝关节外侧盘状软骨，前角与前交叉韧带异常连接，半月板囊肿以及内侧髌股关节滑膜皱襞；影像学表现有：内侧胫骨平台的杯口状改变，内侧干骺端塌陷以及内侧关节间隙增宽。这些解剖上的变异，说明了盘状软骨的成因不能完全排除先天性畸形。

二、分　　型

Smillie 首先将盘状软骨分为三型：原始型，表现为完整盘形，中心区域和游离缘变厚；中间型，中心区域薄，较透明；婴儿型：主要的区别在于中间区域的增宽。但是这种分型所根据的学说被认为不可信，因此被弃用。

目前较为常用的盘状软骨分类系统是 Watanabe 基于其形状和与胫骨平台的附着提出的。这种分类是根据关节镜观察，将盘状软骨分为三型：完全型、不完全型、Wrisberg 型。完全型和不完全型有正常的胫骨止点，主要的区别是对胫骨平台的覆盖率。1 型盘状软骨覆盖整个的胫骨平台；而 2 型主要区别于形状、大小和结构；对 3 型的描述必须是盘形，它的特征是半月板后角缺乏胫骨止点，仅有增粗的 Wrisberg 韧带连接，这种盘状软骨被划分为不稳定型，而前两种属于稳定型。

三、盘状软骨损伤的诊断

介于股骨髁和胫骨平台之间的盘状软骨使股胫关节完全隔开，不能起到正常半月板的楔形填充作用。当膝关节伸屈及旋转运动时，盘状软骨的股、胫面分别受到股骨髁和胫骨平台的影响而随之运动。二者的运动相反，形成对盘状软骨的剪切力。这是盘状软骨水平裂(层裂)的损伤机制。也常见到盘状软骨的胫骨面严重受损，偶尔有盘状软骨中央部完全通透成为圆环形者。

因盘状软骨形状的不同及膝关节扭伤时的力学因素不一，盘状软骨损伤也不仅限于层裂一种，关节镜下亦可见到纵裂、横裂或者边缘撕裂。但是，盘状软骨的水平裂最常见。

有些盘状软骨即便没有损伤，也不能适应膝关节的运动要求，从而在日常生活或者运动过程中引起某些症状。有症状盘状软骨的典型临床表现是膝关节的弹响。弹响膝的症状通常是与不稳定型盘状软骨相联系的而且更多出现在儿童和青少年，没有特别的创伤原因，弹响膝的症状发病通常十分隐匿。主诉包括听到、看到或可触到的伸直过程中不同程度的弹响，此外可有膝关节伸直障碍、疼痛或者膝关节内活动时不适感等。若盘状软骨因外伤发生撕裂，上述症状或有变化，如弹响消失。但是，年龄较大的盘状软骨患者若出现上述症状，往往已有撕裂。

体征较明显，主要有：

1. 弹响及弹跳　患者平卧或者坐位自主伸屈膝关节过程中，在某一位置，膝关节会出现明显的弹响和弹跳。如注意观察，可发现弹跳时小腿向侧方摆动，同时轻度旋转，这种体征被称为弹拨感。盘状软骨绝大多数发生在外侧，因此弹响一般也在外侧，摆动的方向为外展，自屈而伸时伴随弹响出现的旋转为外旋，自伸而屈时则相反。膝关节运动过程中，伴随有小腿外旋，屈时内旋。盘状软骨的存在使膝关节运动过程失去平滑，盘状软骨中部一般较厚，当股骨外髁自其后方的凹面滑过中央隆起部而达到前方的小凹面时，首先出现膝关节内翻，加大外侧间隙，使其易于滑过最厚的中央部分，刚一滑过即突然外翻回到正常位置，表现为带有外展和旋转的弹跳。弹响和弹跳出现的位置，伸屈时多不一致，伸膝时多发生在20°左右，屈膝时多发生在120°左右。这是由于盘状软骨也如同半月板一样，随膝关节的伸和屈而向前和向后移动之故。当盘状软骨撕裂后，此规律往往改变。

2. 伸屈受限　当盘状软骨很厚时，体征也可表现为伸直受限，而不出现弹响和弹跳。屈曲受限者一般较少。有时在被动内收膝关节的条件下伸膝，仍可出现弹响及弹跳。

3. 侧卧重力试验　患者先后取健侧卧位（同时患肢髋关节外展）、患侧卧位（同时垫起骨盆），主动伸屈膝关节，在不同体位，根据伸屈过程中出现弹响、弹跳的强弱，来判断是否为盘状软骨以及在何侧。由于小腿重力的关系而使膝关节被动内翻或外翻，加大或减小一侧股胫关节间隙，如为盘状软骨，则其所受的压力亦随之减少或增加。减少时弹响、弹跳体征则减弱或消失，反之则加强。例如右膝外侧盘状软骨，患者左侧卧位伸屈膝关节时体征减弱或消失，反之加强。但若盘状软骨很厚，则可以出现相反的体征，即当健侧卧位股胫关节间隙加大时出现弹响弹跳，而患侧卧位股胫关节间隙减小时体征不出现；但此时膝关节必有伸直障碍。因此，判断外或内侧疾患时，不能只根据体位和体征的相互关系，而仍需依靠何侧出现弹响、弹跳或者疼痛而定。

4. 其他体征　当盘状软骨有撕裂时，则会出现和半月板相类似的症状和体征。

影像学表现一般包括：

1. X线片检查　此曾经是怀疑外侧盘状软骨患者的常规检查，学者对其变化的报道各不相同。盘状软骨患者X线片的特征包括外侧关节间隙变宽，外侧胫骨平台杯口样变，外侧股骨髁扁平，髁间棘发育异常和腓骨头偏高。

2. X线关节造影　关节造影过去被经常应用，但是随着磁共振检查（MRI）技术的进步，其现在已经很少应用。

3. 磁共振检查　当MRI矢状位像5 mm层厚，连续3层或3层以上为前后角相连，就提示为盘状软骨。异常增厚的蝶形表现也提示为盘状软骨。

4. 关节镜检查　关节镜检查的指征目前渐趋严格，一般仅限于考虑到盘状软骨有损伤需要关节镜手术治疗的患者。通过关节镜检可以直观地看到盘状软骨后角胫骨止点是否有缺失和半月板的过度活动。对于稳定的完全型和不完全型盘状软骨的内部损伤或者下表面近滑膜缘撕裂，关节镜的诊断有一定难度，此时一定要结合磁共振上盘状软骨的表现综合考虑，也可在游离缘的成形后逐步探查来发现上述损伤。

根据病史及体征诊断盘状软骨及其损伤并不困难，但临床上要警惕一些盘状软骨损伤的年轻患者，其半月板体征并不典型，需要磁共振检查明确。

盘状软骨及其损伤的鉴别诊断主要在于除外关节外引起弹响的疾患，如腘肌腱弹响等，但后者可在胫骨髁一侧触及异常滑动的腘绳肌腱，患者关节内无症状。

四、治疗和预后

无论盘状软骨是否有损伤，凡引起症状者均应手术处理。症状性盘状软骨治疗以往常采用半月板全切除术，短期效果满意，但由于失去半月板正常生理作用，术后可引起关节不稳和退行性变。随着关节镜技术的发展，传统的切开手术已逐渐被淘汰。关节镜下盘状软骨损伤治疗包括盘状软骨部分切除成形，盘状软骨次全切除和盘状软骨全切除术。采取何种方法取决于盘状软骨的类型、破裂类型和程度。对于Wrisberg 韧带型和后角滑膜缘撕裂的完全及不完全型盘状软骨，因为其极其不稳定，行全切除术，切除后因该侧空虚，患者有不适感，需 1~3 个月才能适应。对于边缘撕裂或广泛的水平撕裂，其损伤部位多已靠近滑膜缘或肌裂孔，无法进行常规盘状软骨成形，则选择次全切除；对于单纯的层裂或范围较小的放射状撕裂一般采取半月板部分切除成形术。

有学者报道对损伤性盘状软骨进行关节镜下成形术的同时行撕裂半月板缝合，后经二次镜下观察缝合半月板愈合良好，且成形后的半月板形态同正常半月板类似。这说明盘状软骨损伤后的修复值得探索。

第五节　膝关节韧带损伤及不稳

一、维持膝关节稳定的因素

膝关节根据其解剖生理特点，按照一定的方式和规律进行运动。其稳定则由骨骼结构、半月板、韧带及有关肌肉共同维持。按照功能可分为静态稳定结构与动态稳定结构，前者主要包括骨骼、半月板、韧带与关节囊，后者主要包括肌肉系统，前者的作用是持续存在的，后者为间断性（表 41-1）。

表 41-1　膝关节稳定结构与功能

结构	功能性质	造成不稳定的因素
骨骼（股、胫、髌）		
半月板（内、外）	静力稳定	异常或（和）破坏
韧带及关节囊		
肌肉	动力稳定	失效或不足

（一）骨骼结构

股骨髁与胫骨髁形成内、外侧胫股关节，髌骨与股骨滑车形成髌股关节。其解剖学特点为膝关节的稳定性提供了基础，半月板、韧带及肌肉等软组织是在该基础上维持膝关节的稳定性，由骨骼结构异常造成的膝关节不稳少见，如果发生应首先处理。

1. 股骨内、外髁与胫骨髁间棘的关系，使股骨与胫骨之间主要发生前后移动与旋转，对内、外翻运动有一定的限制作用，从而维持了膝关节的稳定性（图 41-33）。

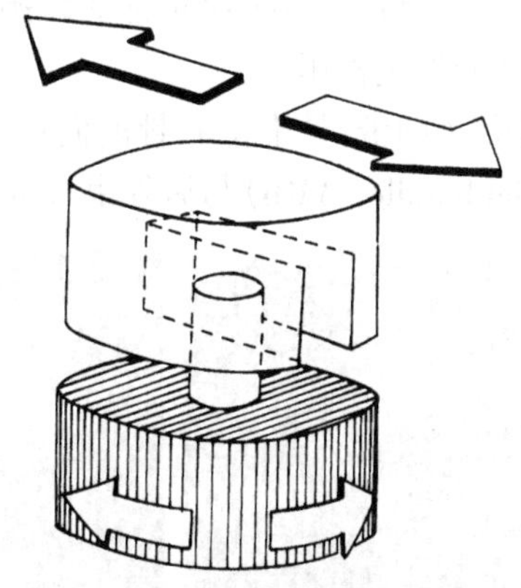

图 41-33　胫骨髁间隆突限制股骨髁向内外侧的剪式移动

2. 胫骨髁间棘呈圆锥状，当膝关节旋转时，股骨髁沿胫骨髁间棘滑移上升。这一上升运动吸收了一定的能量，从而减少了韧带及关节囊在稳定膝关节时所承受的负荷（图 41-34）。

3. 股骨内髁的关节面略呈螺旋形，其长度及曲率半径也比外髁大。而且其矢状面轴与膝关节的正中矢状面之间的夹角也比外侧大（图 41-35）。因而当膝关节自屈而伸时，先呈螺旋式滑动，伸直到最后 20°时，股骨外髁与胫骨髁之间的相对运动由滚动变为滑动；到最后 10°时，内髁也变为滑动。在韧带的制导下，股骨髁在胫骨平台上形成内旋运动，每伸直 2°，就伴有 1°内旋。此伸膝运动的终末旋转可使膝关节趋于

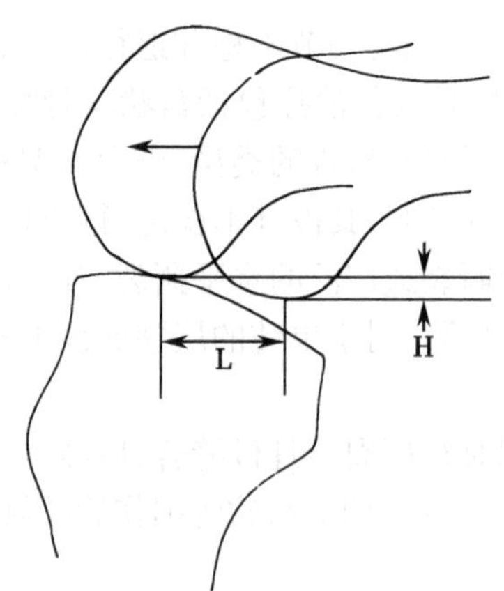

图 41-34 股骨髁在胫骨平台上内旋时的上升运动

L. 内旋时前移的距离；H. 上升高度

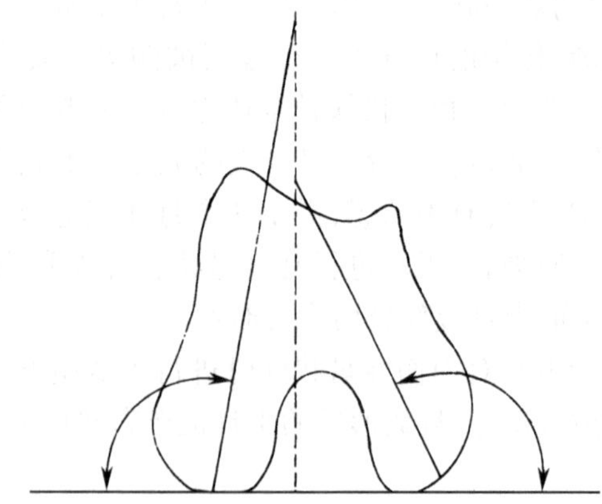

图 41-35 股骨内、外髁与矢状轴之间的夹角内侧者大于外侧者

稳定，即扣锁机制（mechanism of screw home）。

4. 髌骨有 7 个关节面，在膝关节屈伸过程中由不同的关节面与股骨滑车接触（图 41-36），使伸膝装置能有效地发挥作用，稳定膝关节。同时，当股四头肌收缩时，在髌骨上形成合力，将向股骨滑车上挤压，犹如车轮的制动闸，也有助于稳定膝关节。

髌骨与股骨滑车关节面在不同屈伸角度，分别由不同部位的关节面接触，自伸而屈时，髌骨接触面自下而上移动，股骨者则自上而下移动。

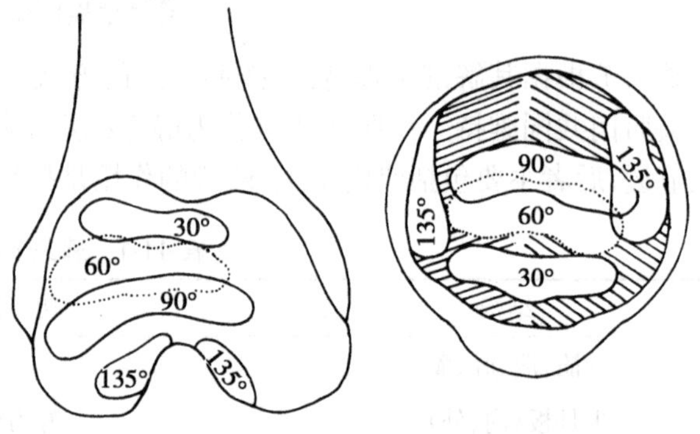

图 41-36 髌股关节运动的接触面

髌骨与股骨滑车关节面在不同伸屈角度，分别由不同部位的关节面相接触，自伸而屈时，髌骨接触面自下而上移动，股骨者则自上而下移动

（二）韧带

通常所说的膝关节不稳主要由膝关节周围韧带损伤造成。前、后交叉韧带，内、外侧副韧带及后外结构是维持膝关节稳定最主要的软组织结构，关节囊也起到一定的稳定作用。在稳定膝关节的同时，韧带引导膝关节按照正常的轨迹运动（制导，guiding rein）。

1. 韧带的稳定作用

（1）前交叉韧带：是维持胫骨前向稳定性最重要的结构，现在认为其在功能上可以分为两束，前内束（anteromedial bundle，AMB）与后外束（posterolateral bundle，PLB），（图 41-37）。

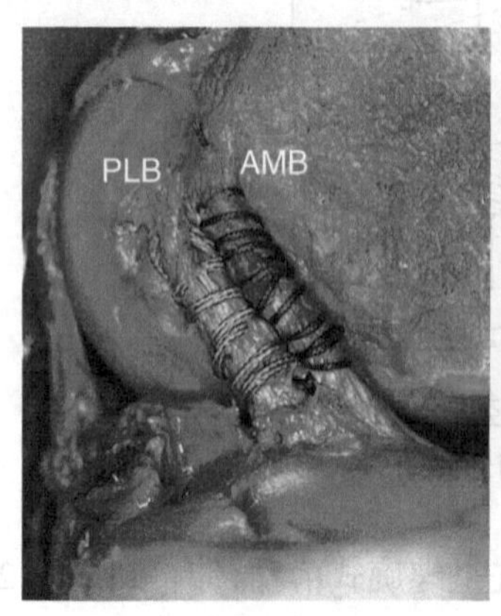

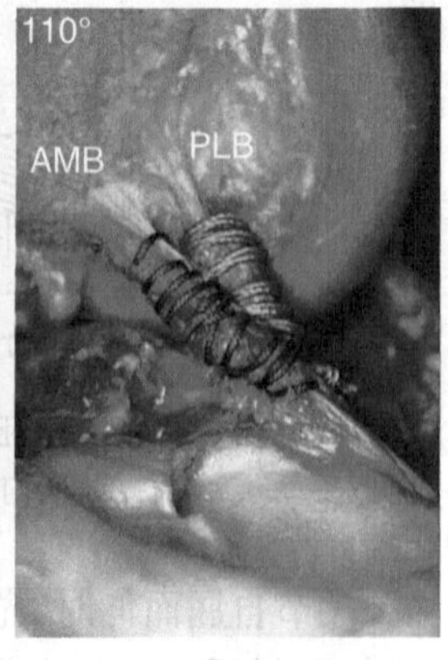

图 41-37 前交叉韧带的前内束与后外束，二者在膝关节伸直位时平行，在屈膝位时相互缠绕

我们在试验中发现：ACL 在屈膝过程中沿矢状面发生旋转，其轴心大约位于股骨止点的近前角，接近 over-the-top 位置，面积较小，该区域的纤维束在屈膝过程中始终处于紧张状态，具有良好的等长性，止点离轴心越远的纤维束在膝关节屈伸过程中的等长性越差。PLB 不具有等长性，仅在膝关节伸直位（或接近伸直位）及完全屈曲时紧张；AMB 基本具有等长性，其前内部分纤维等长性最好。

生物力学试验发现：双束重建前交叉韧带在恢复膝关节前向稳定性及胫骨内、外旋方面均好于单束重建，接近正常。单独前内束重建能较好地恢复膝关节前向稳定性，单独后外束重建 ACL 不能很好地恢复膝关节前向稳定性，二者均有限制膝关节过度内、外旋转作用。

目前多数报道认为 ACL 单束与双束重建结果差异不明显。

(2) 后交叉韧带：是维持膝关节后向稳定性最重要的结构，根据功能可分为前外侧束(anterolateral bundle, ALB)与后内侧束(posteromedial bundle, PMB)，二者均不具有等长性，在不同屈膝位置胫骨发生后移，均有相应的后交叉韧带纤维紧张保证胫骨的后向稳定性。我们研究发现：ALB 与 PMB 中均存在功能束，两者的功能束联合作用可基本维持膝关节活动范围内胫骨的后向稳定性，功能束止点与两束止点中心不吻合，后交叉韧带是不等长的复杂的纤维结合体，其双束重建应根据功能束止点位置进行骨道定位。

其他韧带及韧带组合的功能可参照表 41-2。

2. 稳定结构间的协同作用 静态稳定结构与动态稳定结构通常发生协同作用，韧带内有无髓神经纤维，运动时韧带受到张力，即反射地引起相应的肌肉收缩，限制膝关节异常活动，保持稳定，称为韧带肌肉反射(ligament-muscular reflex)。如肌肉控制失效，则只有韧带与关节囊的静态稳定作用。韧带组合之间也存在协同作用，各组韧带的限制功能，认识上尚有出入，可参考表 41-2。

表 41-2 膝关节韧带的限制作用

应力		起限制作用的韧带(依作用主次排列)
外翻	伸直	1. MCL 2. ACL 3. M Caps L 4. PCL
	屈曲	1. MCL 2. ACL 3. PCL
内翻	伸直	1. ACL, LCL 2. PCL
	屈曲	LCL
过伸		1. MCL 2. PCL 或 ACL
前移		1. ACL 2. MCL
后移		PCL
外旋	屈曲	1. MCL 2. ACL, LCL 3. M Caps L
	伸直	1. ACL, MCL
内旋	屈曲	1. ACL, PCL 2. LCL
	伸直	1. ACL 2. LCL 3. PCL

3. 制导作用 交叉韧带与半月板紧密相连：前交叉韧带胫骨止点有纤维与内侧半月板前角相连，前方又有横韧带将内、外侧半月板连接；外侧半月板后角有半月板股骨韧带(Wrisberg 或 Humphry 韧带)与后交叉韧带并行。如此，两半月板与前、后交叉韧带在膝关节内形成一个 8 字形结构(图 41-38)；再加上内侧副韧带与内侧半月板紧密连接，半月板髌骨韧带附着于内、外侧半月板前缘，半膜肌、腘肌又分别附着于其后缘，这些组织共同保持膝关节在三个轴相上按照一定的规律稳定运动。

交叉韧带的解剖生理特点又恰似一交叉的四边形闭合链，在伸屈过程中，前、后交叉韧带之间的交叉

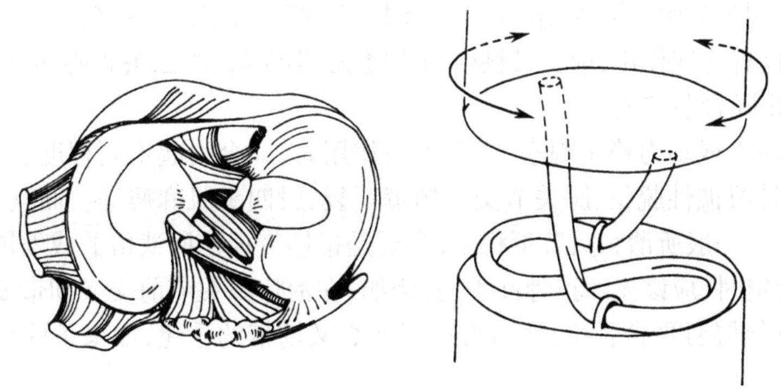

图 41-38 膝关节内的 8 字形结构

点所形成的运动轨迹即相当于膝关节的瞬时运动中心的轨迹(图 41-39)。交叉韧带的这一特点和骨性结构以及其他组织的作用相辅相成,共同制导膝关节按照一定的方位和步骤运动。

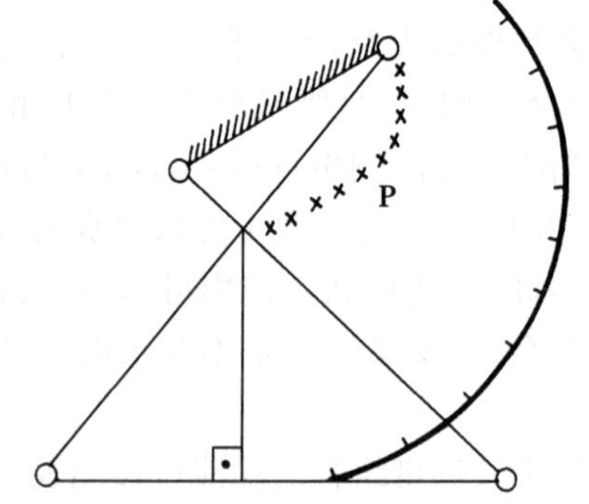

图 41-39 前、后交叉韧带交叉点所形成的运动轨迹 P,与瞬时运动中心的轨迹一致

(三) 半月板

半月板是稳定膝关节的复杂结构中重要的组成部分,其外形为半月形的楔状体,其周围通过冠状韧带与胫骨和股骨相连,前、后止点位于胫骨髁间棘的前后方,另外,与交叉韧带,内、外半月板髌骨韧带,半膜肌和腘肌相连(半膜肌的一个支点附着于内侧半月板后角,腘肌的一个止点位于外侧半月板后角),可见,一方面,半月板增加了胫股关节的吻合度;另一方面,在一定范围内随股骨髁而旋转和有限的前后运动,起到限制和刹车作用。

(四) 脂肪垫

股四头肌收缩时,脂肪垫的内压力随之升高,成为坚硬的实体,充填于髁间窝前方的空间,以遏制膝关节过度活动,并吸收震荡。

(五) 肌肉

肌肉是动力稳定因素,与作为静力稳定因素的韧带共同稳定膝关节。这种肌肉 - 韧带稳定因素根据其所在位置分为前、内、外及后方结构(表 41-3)。

表 41-3 肌肉 - 韧带稳定装置

稳定因素	前侧结构	内侧结构	外侧结构	后侧结构
动力因素	股四头肌	鹅足	股二头肌	腓肠肌
		半膜肌	腘肌	腘肌
静力因素		内侧副韧带	髂胫束	腘斜韧带
		关节囊韧带	外侧副韧带	弓形韧带

1. 前侧结构 股四头肌及其扩张部、髌韧带(伸膝装置)。

2. 内侧结构 鹅足(pes anserinus,即半腱肌、缝匠肌和股薄肌的联合腱)、半膜肌(位于内侧的附着点)及腓肠肌内侧头;内侧副韧带(即浅层)及内侧关节囊韧带,后者又分为前、中、后 1/3,中 1/3 即内侧副韧带深层,后 1/3 又称后斜韧带(posterior oblique ligament)。

3. 外侧结构 股二头肌、腘肌及腓肠肌外侧头;髂胫束、外侧副韧带及弓形韧带(arcuate ligament)。

4. 后侧结构 腓肠肌及腘肌;腘斜韧带(oblique popliteal ligament,即半膜肌在关节囊后方止点反折形成,自胫骨上方斜向外上,止于股骨外髁后方关节囊)及弓形韧带。

同一方位的肌肉与韧带固然有协同作用,而不同方位的肌肉韧带也有交叉协同作用。位于关节内的交叉韧带和其他韧带也有协同作用,前交叉韧带与半腱肌、半膜肌、股二头肌协同,后交叉韧带则与股四头肌、腘肌协同,分别防止胫骨前移或后移。

无论是静力稳定因素或动力稳定因素,当其失去作用时,即会引起不同程度、不同方位的不稳定。例如:骨骼结构异常、髌骨习惯性脱位、膝关节交叉韧带断裂、股四头肌麻痹等。而其中最常见、最主要的因素则属韧带断裂。因此,一般所谓膝关节不稳定,主要是指韧带损伤所遗留的或发展而引起的不稳定。当然,在处理膝关节不稳定时,应该先纠正骨性不稳,例如,在治疗膝关节前交叉韧带断裂合并外侧胫骨平台骨折时,应该先处理外侧胫骨平台骨折,然后再进行前交叉韧带的重建,如果条件允许,同时治疗也可以,但康复难度增大。

二、韧带损伤引起的不稳定

韧带损伤后，其制动及限制作用遭到破坏，如未及时修复或修复不当，或是在某组韧带失效后，因长期慢性牵拉而继发其他韧带松弛，膝关节在某种活动状态下即可能出现不稳定。需解释的是韧带断裂检查时有超常范围的活动称为关节松弛(laxity)，而不稳系指活动中关节不稳定感，称功能性不稳(functional instability)，此处不稳事实上指的是松弛，只是临床工作者已习惯应用，希勿误解。基本上分为两大类：直向及旋转不稳定(表 41-4)。

表 41-4 膝关节不稳定的基本分类

不稳定性质	方位	表现方式	检查方式
直向不稳定	内侧直向	外翻	外翻应力试验(0°,30°)
	外侧直向	内翻	内翻应力试验(0°,30°)
	前直向	前移	前抽屉试验
	后直向	后移	后抽屉试验
旋转不稳定	前内侧	胫骨内髁向前半脱位	前抽屉试验(外旋 15°)
	前外侧	胫骨外髁向前半脱位	前抽屉试验(内旋 30°)
	后外侧	胫骨外髁向后半脱位	后抽屉试验(外旋 15°)
	后内侧	胫骨内髁向后半脱位	后抽屉试验(内旋 30°)

注：所列检查方式，仅为便于理解，因其既非唯一的，也不一定是主要的

直向不稳定又分为侧方直向及前后直向不稳定，分别表示在额面上及矢状面上的异常活动。1968 年 Slocum 提出膝内侧韧带损伤后引起胫骨内髁向前半脱位的概念，称之为前内侧旋转不稳定，分为前内侧、前外侧、后外侧及后内侧旋转不稳定。此时，其旋转轴(垂直轴)必然发生相应的移动(图 41-40)。

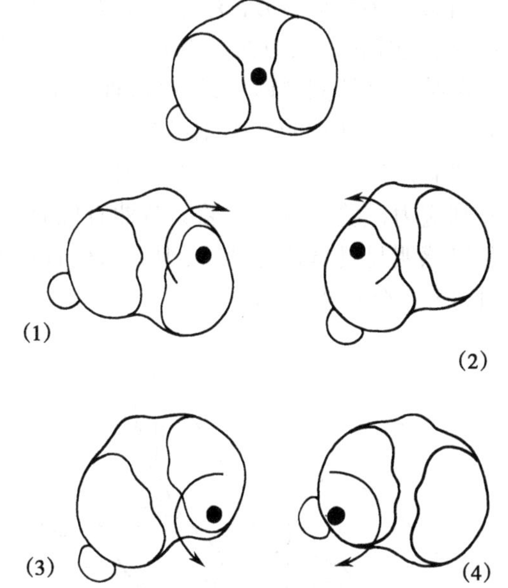

图 41-40 膝关节旋转不稳定

(1)前外侧；(2)前内侧；(3)后外侧；(4)后内侧；●旋转轴

不稳定经常是复合的。对各种不稳定的形成因素及其创伤解剖存在不少认识上的分歧。但必须十分注意区别旋转范围的增加和旋转不稳定。某组韧带的损伤可以造成旋转范围的增加，但却不一定引起旋转不稳定，此论点将在后面予以阐明。

外伤造成的新鲜韧带损伤，在临床上并不冠以不稳定。不稳定实际上是指其晚期的后遗症。急性损伤后虽有不稳定存在，可能由于某些因素而有所隐蔽，如疼痛、肌肉痉挛等。

在伤后数周、数月甚至数年发现的不稳定则属于晚期不稳定，或称为慢性不稳定。有些是早期未经发现，漏诊或误诊造成的，有些是早期治疗不当或治疗效果不佳而遗留的，但有些是后期发展形成的。当一组韧带损伤后，可能早期并未表现出不稳定，但由于韧带组合的整体稳定作用的破坏，特别是 8 字形结构作用的破坏，使得膝关节在运动时失去了平滑而严谨的规律性，加重了其他未受伤的韧带和半月板负担，甚至反复的异常牵拉，某些韧带或关节囊乃渐渐继发松弛，半月板发生断裂，终于造成了临床上的晚期不稳定。例如后交叉韧带(PCL)损伤后早期并不一定出现临床不稳定现象，继外侧结构牵拉松弛后而形成后外侧旋转不稳定。事实上，单独一组韧带损伤很少见，前交叉韧带(ACL)的单独损伤，往往有其他韧带或关节囊的微小而难以在临床上发现的损伤同时存在，如未经合理治疗，已存在微小损伤的组织就更容易

继发松弛，甚至断裂。

三、临床体征的检查方法

对于膝关节韧带损伤导致膝关节不稳的检查方式，在临床上有很多种，包括现在应用非常广泛的核磁，它有非常好的敏感性和准确性。但对于临床医生来说，最重要的检查方法还是对于患者临床体征的检查，它才是最基础、最重要的检查手段。也是运动医学或者骨科医生的基本功。只有真正掌握了这些临床体征的检查方法，才能更好地、更准确地对患者的伤情做出诊断和制订治疗方案。

在进行体格检查之前，一定要注意以下几个重要方面：①要按一定的顺序进行，以防遗漏；②双侧对比，最好先检查健侧；③尽量多暴露肢体，使膝关节检查在不受任何约束的状况下进行（裤腿过紧会影响检查结果的真实性）；④按望诊、触诊、测量、动诊以及特殊检查顺序进行。

ACL 断裂后膝向前活动度加大，PCL 断裂导致后向活动度增加，同时有些患者也会出现膝的旋转不稳定，常用的检查方法如下：

（一）侧向应力试验

侧向应力试验可分为内、外两侧。是指在冠状面上检查膝关节两侧韧带结构稳定性的方法。

1. 内侧应力试验，即外翻应力试验。是检查膝关节内侧不稳定的主要方法。因为膝关节内侧最主要的稳定结构是内侧副韧带，所以这种试验其实主要是检查内侧副韧带的张力和稳定性。一般分为膝关节伸直位（0°）和屈曲 30°位两种方法。前者主要用来检查内侧副韧带前纵束的完整性和张力，后者主要是检查后斜束。

其阳性的标准主要分为两个部分：一是开口感，即膝关节外翻的活动度明显超出正常范围；二是抵抗感，即外翻时在膝关节内侧是否有组织牵拉抵抗的感觉。一般认为，当 0°和 30°位开口感同时存在，抵抗感也消失时，则说明很可能是内侧副韧带完全断裂。

2. 外侧应力试验，即外翻应力试验。是检查膝关节外侧不稳定的主要方法。因为膝关节外侧最主要的稳定结构是外侧副韧带，所以这种试验其实主要是检查外侧副韧带的张力和稳定性。因为外侧副韧带解剖上只有一束，而且主要只在膝伸直时紧张，所以外翻应力试验一般只在膝关节伸直位时检查。如果开口感明显且抵抗感消失，则提示很有可能是外侧副韧带完全断裂（图 41-41）。

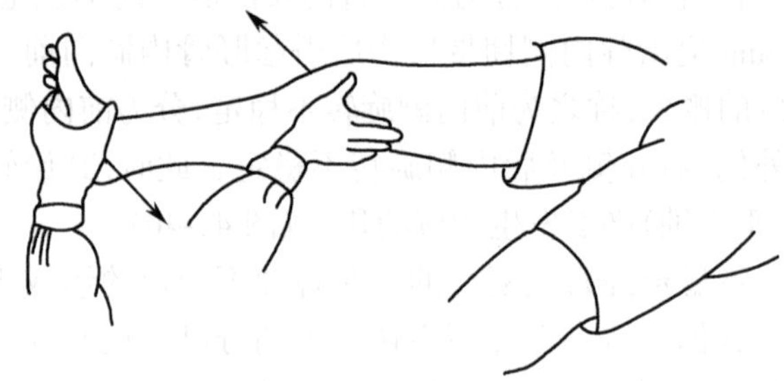

图 41-41 膝外翻应力试验检查方法

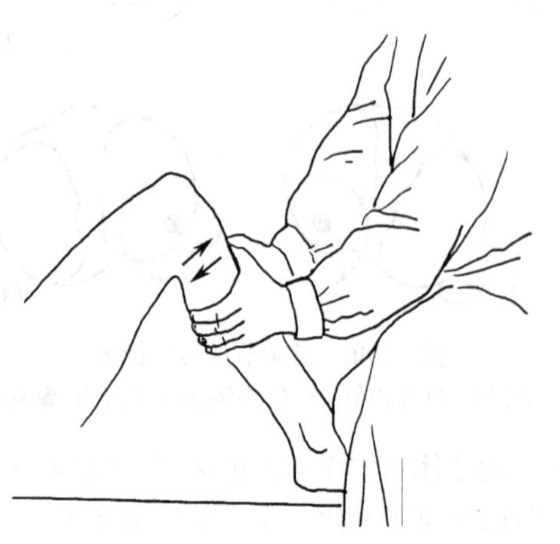

图 41-42 前抽屉试验图

（二）前、后向应力试验

1. 前抽屉试验（anterior drawer test，ADT） 患者仰卧位，屈膝 90°，放松，检查者以臀部固定患者双足，双手握住小腿上段、拇指压在胫骨结节下方做前拉动作（图 41-42），如胫骨平台相对于股骨明显前移（移位大于 5mm），则提示 ACL 断裂。

2. 垂腿前抽屉试验 患者坐于床缘，双膝屈 90°垂于床下，检查者双膝夹住患足，双手握胫骨上端做前向抽动（图 41-43）。因为此位置患者肌肉更能放松，更有利检查结果的准确，阳性意义同前抽屉试验。

3. Lachman 试验 患者仰卧位，放松，检查者以同侧手握持同侧患肢胫骨上段内侧，另一手握股骨远端外侧，微屈膝 15°~20°，双手反向用力（使胫骨向前股骨向后，图 41-44），如见胫骨明显向前移位则试验阳性，考虑前交叉韧带断裂可能。

4. 垂腿 Lachman 试验 患者仰卧位，放松，患者下肢垂于床外，检查者双腿夹持患者下肢踝部，患肢

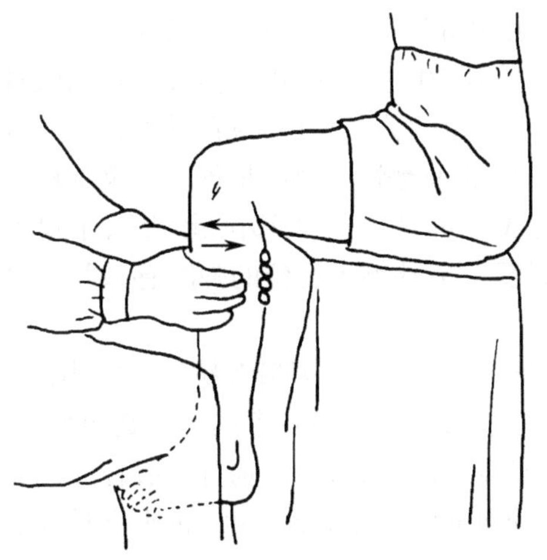

图 41-43 垂腿前抽屉试验

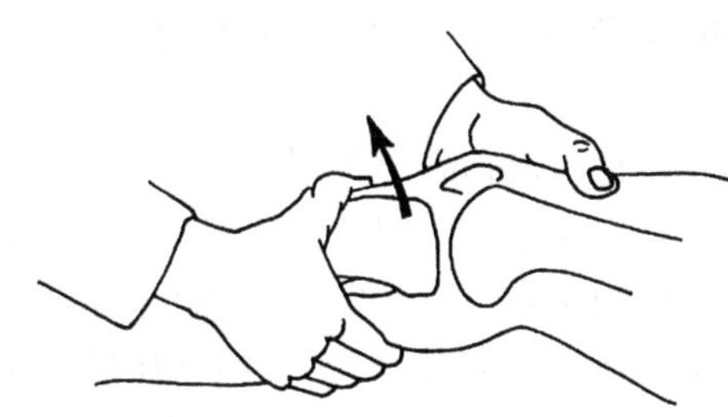

图 41-44 Lachman 试验

屈膝 15°，检查手法与 Lachman 试验相同，如果胫骨移位明显则为阳性，应考虑交叉韧带断裂可能。垂腿状态下患者肌肉放松较好，更易于发现阳性体征。急性膝关节损伤该方法检查准确性较好。

5. 胫骨近端塌陷（Sag sign） 患者仰卧，屈髋、屈膝 90°、足支撑于床上，胫骨近端向后下塌陷即为阳性，用力向后推时更明显（图 41-45）。注意双侧对比，多提示 PCL 断裂或（和）后外侧结构损伤。

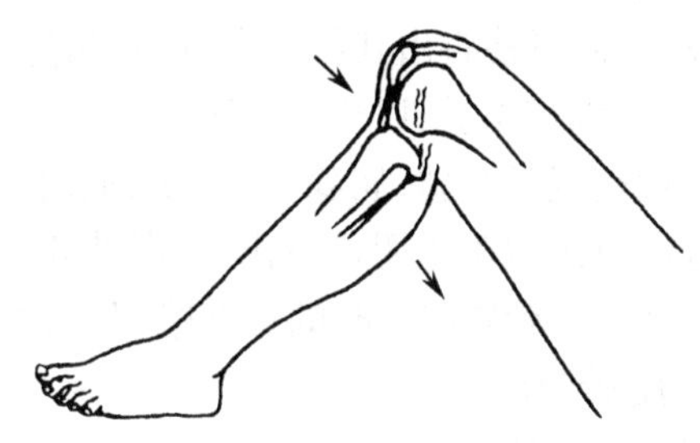

图 41-45 胫骨近端塌陷

6. 塌陷试验（drop back test） 患者仰卧位，屈髋 90°、屈膝 90°，检查者托持其足踝部，观察双侧胫骨前缘曲线，如患侧胫骨结节塌陷则提示 PCL 撕裂（图 41-46）。

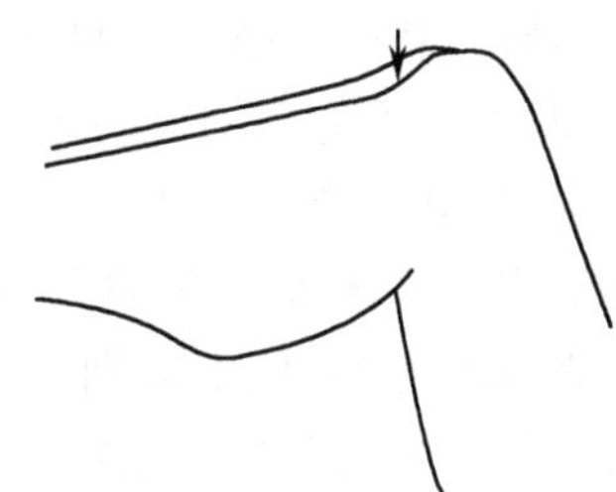

图 41-46 胫骨结节塌陷试验

7. 后抽屉试验（posterior draw test，PDT） 检查体位同前抽屉试验，检查者向后推胫骨，如有移位，则支持有 PCL 损伤。

在这里，要提醒大家需要特别注意的是：

（1）韧带检查时尤其是前交叉韧带检查时，终末（end point）抵抗感的体会尤其重要，一般分为强抵抗、弱抵抗和无抵抗。弱抵抗及无抵抗多为前交叉韧带断裂。有一定移位后的强抵抗分以下情况：如患者双侧一致则正常，如移位较对侧大，则前交叉韧带有部分损伤或损伤后与交叉韧带等组织粘连，或半月板桶柄状撕裂卡于髁间窝内（内侧多见）。MRI 检查可助区分。

（2）Lachman 检查较前抽屉检查阳性率高，原因如下：①患者易于放松；②许多患者尤其是急性伤患者屈膝困难；③屈膝 90°位时圆凸的股骨内髁在相对较厚的内侧半月板的楔形阻挡下使移位不明显，而伸膝 15°~20°位时股骨髁平滑的一面使半月板间楔形阻挡作用减弱，易于检查出前向移位。

（3）注意检查时胫股关节正常位置。例如 PCL 断裂时，患者在接受抽屉试验检查前，胫骨平台通常处于向后方塌陷的状态，做前抽屉时可出现假阳性，而前后交叉韧带均有损伤的患者更易发生，故检查前应尽量先使双侧肢体位置一致，使胫骨及股骨回复正常位置，再前后推动检查，以免误诊。

8. 轴移试验

（1）Macintosh 外侧轴移试验（Macintosh lateral pivot shift test，简称 Pivot shift test 或者 Pivot 试验）：以右膝为例，患者仰卧，检查者右手握持患肢足踝使小腿内旋，伸直膝关节，左手置于腓骨小头下方，双手施加外翻力，并逐渐使患膝逐渐屈曲。此时由于股骨后沉及髂胫束等的前向牵拉作用（此时髂胫束位于股骨外侧髁瞬时中心前侧）造成胫骨外侧髁的前向半脱位。当屈膝到 20°~30°时，由于髂胫束移到股骨外侧髁瞬时中心后侧，对胫骨外侧髁产生强烈的后向牵拉力，迫使半脱位的关节复位，检查者可感觉或者看到复位时的弹跳及错动，患者因其与平时的产生症状的错动感一致，常有恐惧、疼痛，拒绝多次重复检查。

(2) Jerk-test（Hughston 外侧轴移试验）：其检查方法与 Macintosh 外侧轴移试验相反，小腿内旋后膝关节由屈曲 90°到逐渐伸直，在伸直到 30°左右时，可感到胫股关节外侧半脱位的弹跳感，即为阳性，表示前交叉韧带松弛。

(3) Slocum test（Slocum 外侧轴移试验）：是上述轴移试验的改良方法，因患者易于放松，阳性率较高，患者健侧卧，健肢屈曲，患肢在上，伸直膝关节并用其足内缘支撑床面。上身逐渐向患侧旋转平卧，此姿势造成膝外翻，小腿内旋位，检查者双手分别握持股骨下段及胫骨上段，双拇指分别置于股骨外侧髁及腓骨小头后方，示指位于关节隙处，轻柔向前挤压膝关节使之逐渐屈曲，大约在 20°~40°屈曲位时可触及或听到膝关节从胫骨前外侧半脱位被迫复位的错动感，即为阳性。

(4) 屈曲旋转抽屉试验（flexion-rotation drawer test）：它的检查机制与 Macintosh 及 Slocum test 一样都是先造成胫骨外侧髁的前向半脱位，再使之复位，体会其复位时的弹跳感。检查时屈膝 20°，检查者双手握住小腿上段，肘部及髂嵴夹持患足，施加轴向压力、外翻力及内旋力，当屈至 25°~30°位时关节弹跳复位，此方法较敏感，可检查出其他方法所漏过的轻度半脱位。

(5) 反向轴移试验：以检查右膝为例，检查者以右手握住患者足踝部并将其固定于自己骨盆右侧，左手掌在胫骨近端轻托小腿，屈膝 70°~80°，同时外旋小腿（在此位置上造成外侧胫骨骨平台向后半脱伤）这可以从胫骨结节的塌陷上明显看出，逐渐伸膝，并施加轴向压力及外翻力，当屈膝接近 20°~30°时，可听到关节复位回到正常旋转状态时的错动感，此试验阳性提示后交叉韧带、弓形韧带、外侧副韧带完全断裂。

（三）旋转试验

将双膝同时置于同一个屈膝角度，做被动内或者外旋，测定其两侧角度之差异。如有明显差异，则说明一侧旋转范围的改变，但并不意味着存在旋转不稳定，二者可以并存，但不是一个概念。

从新鲜尸体研究获得的结果表明：单独 MCL、ACL、PCL 的断裂，均可造成旋转范围的增加，而单独的 ACL 或者 MCL 断裂却不能引起旋转不稳定。换言之，只有在旋转轴移位的情况下才会出现旋转不稳定，而单独的 ACL 或者 MCL 断裂并不造成旋转轴的移位，因此，不出现旋转不稳定。

临床上最常用的是：俯卧位胫骨外旋试验（拨号试验，Dial test）

此检查可在 30°及 90°位上分别进行。俯卧位后，以中立位足的内缘作为外旋起点，用力外旋足部，通过测量足内缘及大腿角衡量外旋角度对比，双膝角度相差 10°，可确定为异常。如 30°（+）90°（-）则提示单纯后外侧角损伤（外侧副韧带、弓形韧带、腘肌腱等）；如 30°（+）、90°（+）则提示 PCL 和后外侧角均有损伤。

四、各向不稳定形成的因素

由于膝关节稳定结构较多，仅周围韧带就有多个，而每个韧带的稳定作用也不是唯一，如 ACL 是限制前向的主要稳定结构，同时其对限制膝关节内外翻及内外旋都有一定的作用，所以膝关节各向不稳形成因素较复杂，争议也较多，尤其是复合不稳，单纯外侧副韧带损伤不仅外侧松弛，同时前后向也有轻度松弛，但其引起的前后向松弛临床意义不大。以下仅就临床意义明确的不稳因素进行分析。

（一）内侧直向不稳定

当有外翻应力作用于膝部时，其内侧间隙张开。临床检查方式为 Abd ST。内侧副韧带损伤时会出现 Abd ST（+），内侧副韧带完全断裂时 0°、30°位均（+），而内侧副韧带部分断裂时 30°位（+），0°位（-）；如同时合并前交叉韧带（ACL）损伤，可加重不稳表现。

（二）外侧直向不稳定

当膝关节承受内翻应力时，其外侧间隙张开。临床检查方式为（Add ST）伸直位。如 LCL 断裂，则为（+）；ACL 损伤会加重此体征。但单独外侧关节囊的损伤，则不会出现（+）。

(三) 前直向不稳定

当应力自后方向前作用于胫骨上端时,胫骨两髁同时出现异常的前移。其临床检查方式为ADT及Lachman试验。ACL损伤后会出现上述体征,由于ACL损伤常合并内外侧结构损伤,所以为辨别单纯ACL损伤还是复合损伤,还必须结合外旋位及内旋位的ADT结果来分析。在急性损伤期,屈膝常较困难,很难查出ADT,可使用Lachman试验来判断。

(四) 后直向不稳定

胫骨上端承受来自前方的应力时,胫骨两髁同时向后移位,临床上用PDT来验证。只有PCL断裂时,才有可能出现PDT(+)。由于PCL损伤常伴随后外侧结构损伤,因此尚需通过外旋位PDT及胫骨外旋试验来进行验证。

(五) 前内侧旋转不稳定

胫骨内髁向前旋转半脱位称为前内侧旋转不稳定(antero-medial rotatory instability,AMRI),其旋转轴向前外侧移位。临床上的检查手段和诊断依据主要为ADT,即在中立位和外旋位均为(+),Abd ST也多为(+)。AMRI形成的因素是内侧结构和ACL的损伤。

(六) 前外侧旋转不稳定

胫骨外髁向前旋转半脱位,其旋转轴向前内侧移位,称为前外侧旋转不稳定(antero-lateral rotatory instability,ALRI)。临床上表现为中立位及内旋位ADT(+),往往同时有Add ST(+),形成因素是ACL损伤后同时伴随后外侧结构(LCL、腘肌腱、弓形韧带、腘腓韧带及后外侧关节囊)的损伤。

(七) 后外侧旋转不稳定

后外侧旋转不稳定(postero-lateral rotatory instability,PLRI)系指胫骨外髁向后旋转半脱位,其旋转轴移向后内。在临床上表现为中立位及外旋位PDT(+),而且胫骨外旋试验(+),胫骨外旋试验是膝关节屈曲30°及90°时比较两侧小腿外旋角度差值,如果仅在屈膝30°患侧超过健侧10°,表明仅有PCL损伤,如果屈膝30°及90°均超过10°,表明PCL和后外侧结构同时损伤。后外侧旋转不稳定形成因素是PCL和后外侧结构同时损伤。

(八) 后内侧旋转不稳定

后内侧旋转不稳定(postero-medial rotatory instability,PMRI)系指胫骨内髁向后旋转半脱位,其旋转轴移向后外。在临床上依靠内旋位PDT来明确,同时中立位PDT也为(+)。形成因素是PCL和MCL同时损伤。

近来,对于后外侧旋转不稳定越来越重视,其形成基础之一的后外侧结构也受到关注。后外侧结构包括结构较多,除了LCL对维持外侧结构的稳定有重要的作用,腘腓韧带的重要性也渐渐被重视并得到许多学者的认同。因此后外侧结构损伤目前的治疗不仅要求修复LCL,同时也要修复腘腓韧带。

五、诊　　断

同其他疾患一样,要对膝关节韧带损伤做出准确的诊断,必须全面掌握患者的病史、体格检查和辅助检查的情况。同时还需要做出合理的分析,才能得出正确的结论。

因为膝关节周围重要韧带较多,损伤机制和诊断方式有各有特点,一起介绍容易引起混淆,故此节以不同韧带为分类,以个论的方式分别介绍其诊断方法。

(一) 前交叉韧带损伤

前交叉韧带(anterior cruciate ligament,ACL)损伤是比较严重的膝关节损伤,尤其是对于运动员,很有可能会减少其运动寿命,故早期诊断和治疗通常对他们有很大的意义。

1. 病史和症状(包括损伤机制)　ACL损伤通常见于膝关节屈曲时外翻损伤,其次还可以见于膝关节过伸损伤和膝关节屈曲位支撑时大腿被撞导致股骨髁向后错动时。这些情况多发生在运动损伤时,尤其是橄榄球、足球、篮球等对抗比较剧烈的运动,还常见于在欧美特别流行的滑雪运动,尤其是对膝关节要求非常高的自由式滑雪。

一般患者损伤时,都会有前面所介绍的受伤动作,多数患者会感觉到膝关节内明显的撕裂或者错动感,伴有明显的疼痛,通常当时因无法支撑而倒地。很快会出现关节肿胀,影响屈伸活动。通常需要经过

2~3 周左右症状才能明显缓解。而陈旧损伤的患者则通常会有明显的做急转、急停、斜切等动作时的膝关节不稳感,甚至反复扭伤。

2. 体格检查 急性期多数患者可以出现膝关节肿胀,浮髌试验阳性,膝关节经常因肌肉的保护性痉挛而固定于轻度屈曲位,拒绝搬动或者活动。

而对于陈旧损伤的患者,通常可以通过特殊体征的检查来确定诊断,即 Lachman 试验、ADT 试验和 Pivot Shift 试验为阳性。Pivot Shift 试验在清醒的患者有时候不一定容易引出,但在麻醉后最为明显,所以临床上经常将其用在麻醉后对于膝关节不稳的检查。

3. 影像学检查 最常用、最敏感有效的影像学检查是磁共振。朱峰等报道其诊断急性 ACL 损伤的敏感性为 91.5%,准确性为 93.6%。随着核磁成像质量的提高和技术人员技能的熟练,敏感性和准确性还可以更高。因为 ACL 断裂最常发生于韧带中上部,所以其损伤的 MRI 表现通常为中上部的形态和信号两个方面的改变。完全断裂的影像学表现主要是韧带连续性中断,断端游离并失去张力(图 41-47)。部分损伤通常则表现为韧带走行区信号和走行方向改变、出现局限性高信号以及韧带边缘波浪状等。

X 线片对 ACL 断裂诊断的作用相对来说就显得小多了。但通常也需要作为常规来检查:一是这种检查便宜方便,二是它经常可以提供诊断线索。例如前交叉韧带下止点的撕脱骨折(髁间棘撕脱骨折),通常可以直接由 X 线片确定诊断。文献报道 ACL 上止点也可以发生撕脱骨折,但非常罕见。有些 ACL 断裂的患者还可以出现胫骨髁外侧上缘的撕脱骨折(Segond 征),通常可以间接确定有 ACL 断裂(图 41-48)。

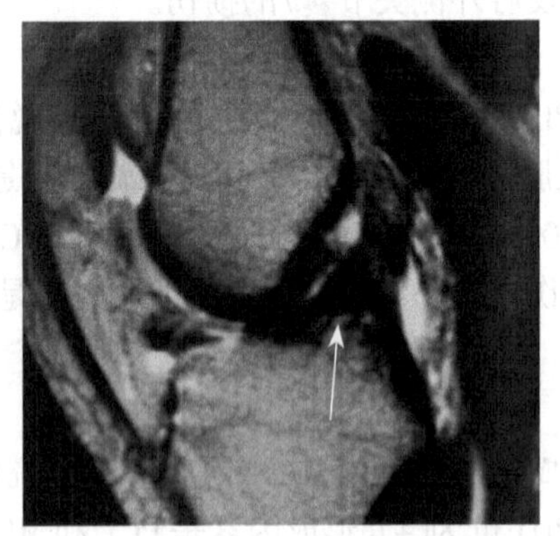

图 41-47 ACL 完全断裂的 MRI

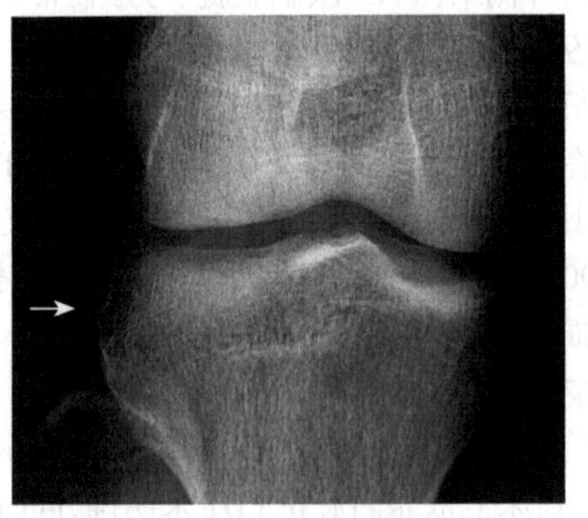

图 41-48 Segond 骨折的 X 线片

其形成原因可能是 ACL 断裂引起的关节不稳,最终导致外侧关节囊韧带胫骨附着部撕脱所致。另外,还可以采用双侧前抽屉位的对比 X 线照相检查 ACL 功能,如果患侧胫骨向前方移位超过 5mm,通常就具有诊断意义了。

4. 其他辅助检查 Rolimeter 测量仪、KT 1000 或者 KT 2000 测量仪等。这几种仪器都是常用来检测双侧膝关节前向松弛度差异的(图 41-49)。尤其在麻醉放松的状态下,可以直接测出双侧松弛度差值,确定诊断。

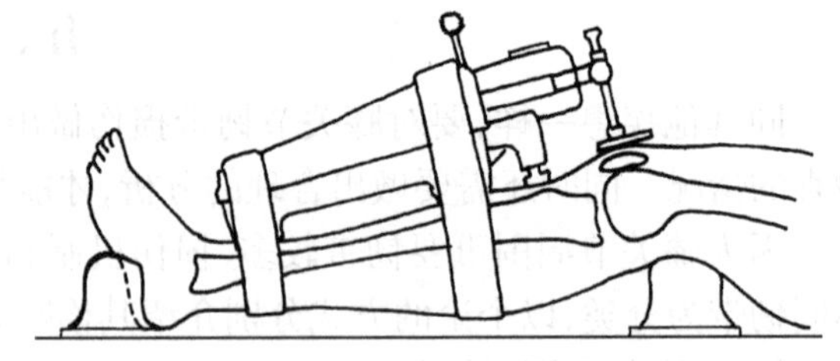

图 41-49 KT-1000 测量器

(二) 后交叉韧带损伤

1. 病史和症状(包括损伤机制) 后交叉韧带(posterior cruciate ligament,PCL)损伤多发生在过伸伤和屈膝时胫骨近端前方受到大而迅速的冲击力这两种情况下(如乘客坐位时突然急刹车,导致胫骨结节撞击前方座椅后背;骑摩托或者自行车意外摔倒导致膝关节屈曲时胫骨结节部位着地撞伤等)。

患者急性期受伤后的主要症状是膝关节的肿胀和疼痛,以及功能受限。慢性期则可以表现为膝关节的前后向不稳定(向后的错动感)、下楼梯打软及膝前痛等。

2. 体格检查 最主要的体格检查阳性体征是胫骨近端(结节)塌陷和 PDT 试验阳性。

3. 影像学检查　像 ACL 一样，MRI 检查同样是临床上非常常用而且敏感性很高的方法。PCL 断裂经常发生在中段，故往往可以看到 PCL 中段信号强度改变、形态改变（主要是增粗）或者信号中断甚至部分消失（陈旧病例）。部分断裂也常见到，主要表现为韧带影像连续性尚可，但韧带内部出现局限性长 T_1、T_2 异常信号，或韧带局限性变薄，或者局部边缘波浪状（图 41-50）。

另外，X 线片对于 PCL 损伤来说在临床上应用相对于 ACL 要多一些。因为双侧对比的后抽屉位的 X 线检查不但非常有助于确定诊断，而且还可以测量其松弛的程度（胫骨后移的距离），帮助确定是否需要手术治疗。另外，PCL 也可以发生下止点撕脱骨折，如果骨折块有移位，通常可以在 X 线侧位像上比较明显的看出来（图 41-51）。

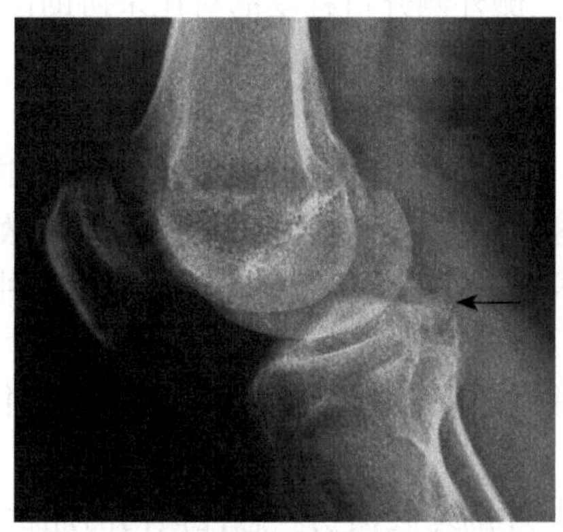

图 41-50　PCL 部分断裂的 MRI

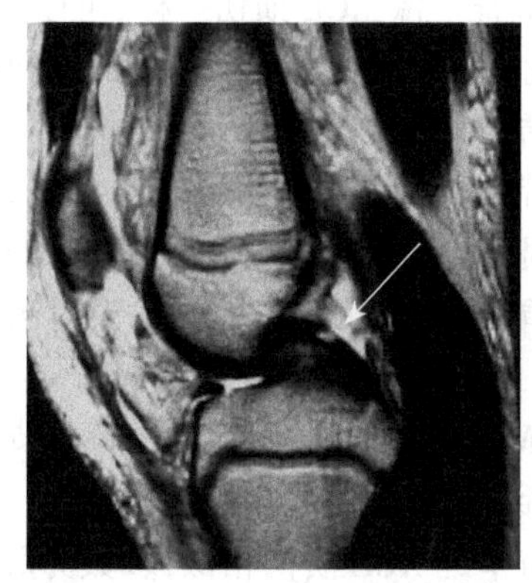

图 41-51　PCL 下止点撕脱骨折

4. 其他辅助检查　PCL 断裂也可以应用 KT 1000 或者 KT 2000 测量仪来检查其松弛程度。但其测量角度一般是在屈膝 70°~90°之间。

（三）内侧副韧带损伤

1. 病史和症状（包括损伤机制）　内侧副韧带（medial collateral ligament，MCL）损伤主要分为不完全和完全断裂。前者受伤机制主要是膝关节屈曲时，小腿突然内收内旋时产生，但其扭转力较小，不足以产生韧带的完全断裂。此类损伤多发生在股骨附着处。症状主要是受伤时膝内侧剧痛，又立即减轻，多数仍可继续从事运动或者比赛。

完全断裂则因为损伤力量较大引起，其损伤部位主要位于韧带浅层的前部，其次是韧带股骨内髁附着点，再次是胫骨附着点。症状则主要是受伤当时产生剧烈疼痛，很快又减轻，但随后又加重。继而半腱半膜肌、股二头肌等产生反射性痉挛保护，使膝关节固定于轻度屈曲位。

而对于陈旧性内侧副韧带断裂，则可以出现内侧不稳的症状，导致做膝关节外翻动作时膝关节有不稳感。

2. 体格检查　急性期首先要检查压痛点，基本可以由此确定损失的部位。急性期在患者完全放松的情况下可以进行外翻试验的检查，但因患者通常疼痛比较明显，不易放松。

对于陈旧损伤的患者，通常就采用屈膝外翻位触诊内侧副韧带的张力以及 0°、30°膝外翻试验（膝内侧开口感）来协助诊断。

3. 影像学检查　X 线检查可以帮助确定膝关节外翻的程度，间接反映内侧副韧带松弛的程度。可以对损伤部位进行局部麻醉，然后将双膝关节置于被动屈曲外展位，摄双侧膝关节正位像，对比其内侧间隙的大小。如果患侧明显增大，则可以说明有内侧副韧带断裂存在。

另外，MRI 也是非常常用而且重要的检查手段。并且可以通过 MRI 的影像学表现将 MCL 损伤进行分度。参考 Fetto 和 Marshall 的方法，将 MCL 损伤程度分为Ⅲ度：

Ⅰ度：仅有很少量纤维的撕裂，在 MRI 上表现为韧带的肿胀。

Ⅱ度：完全的浅层纤维（胫侧副韧带）断裂，在 MRI 上也有同样的表现（但不包括浅层下止点完全断裂）。

Ⅲ度：深层（内侧关节囊韧带）和浅层均断裂，MRI 表现是在Ⅱ度损伤的基础上，还有关节液外渗到内侧副韧带组织中。

(四) 外侧副韧带损伤

1. 病史和症状(包括损伤机制) 外侧副韧带(lateral collateral ligament,LCL)损伤较 MCL 明显少见得多,即使发生,也不如 MCL 损伤严重。因为正常人下肢都有轻度的膝外翻,而且膝外侧还有髂胫束、股二头肌等结构的保护,不易受伤。通常 LCL 损伤多为膝伸直位时膝关节的内侧受到直接的撞击造成。当然,如果屈膝时小腿内收内旋过大,有时也可以损伤到 LCL。损伤后可以出现局部的疼痛和肿胀。

2. 体格检查 急性期通常可以通过触诊韧带的张力和压痛点帮助确定诊断。而陈旧性则通常可以通过膝关节内翻应力试验检查膝关节内翻时的外侧开口感。

3. 影像学检查 像 MCL 损伤一样,可以采用 X 线双侧外侧开口程度的对比来协助诊断。另外,MRI 也是可以帮助我们更直观地看到损伤的部位和程度。

(五) 联合损伤

膝关节韧带的联合损伤其实也是非常多见的。如 ACL 和 MCL 联合损伤,PCL 和外侧副韧带甚至后外侧结构联合损伤。而且,韧带损伤还经常可以合并关节内结构如半月板、软骨等损伤,故有时诊断就会比较复杂,如果能够更全面地做出诊断,会对治疗和手术有更好的指导意义。下面列举几种较常见的联合损伤。

1. ACL 和 MCL 的联合损伤 这是膝关节韧带最常见的联合损伤,急性期还经常合并外侧半月板损伤,概率可以达到 58.3%。

损伤机制与单纯 ACL 损伤相似,多数为膝关节屈曲外翻外旋损伤。急性损伤的症状也与 ACL 断裂相似,只是多数患者肿胀和疼痛更加明显,膝关节通常保护性固定于轻度屈曲位,不敢活动。如果是陈旧性损伤,可以表现出前向及内侧不稳定,松弛一般比单纯 ACL 断裂更加明显。

体格检查在急性期主要就是兼有 ACL 损伤和 MCL 损伤的体征。而慢性期则可以出现前内侧不稳定的阳性体征。就是在做 ADT 试验体位的同时,将膝关节做最大外旋,然后再进行前抽屉动作的检查,可以出现胫骨近端向前明显的过度移位(与健侧对比),而且如果抵抗感也同时消失的话,常提示 ACL 和 MCL 完全断裂。

2. PCL 和 LCL 联合损伤,或者 PCL 与后外侧角(后外侧结构,posterior lateral corner)结构的联合损伤。

这也是膝关节韧带一种比较常见的联合损伤方式。后外侧角主要包括 LCL、弓形韧带和腘肌腱。当然,同时也会损伤此部分的关节囊结构。

损伤机制主要有二:膝内翻位过伸损伤,或者因膝于过伸位胫骨前方突然被撞击所致。体格检查通常表现为内翻应力试验阳性,尤其是屈膝 30°时更加明显;PDT 试验阳性;后外旋松弛、不稳定,及在做 PDT 试验体位时,将膝关节做最大外旋,然后再进行后抽屉动作的检查,可以出现胫骨近端向后方明显的过度移位(与健侧对比)。

六、急性韧带损伤的治疗

韧带损伤在运动员、舞蹈演员、杂技演员等易发生外,其他工作者以及非运动原因造成者也不少见。而且一旦形成后,其影响或给患者带来的困难往往与日俱增。

只有少数韧带损伤的患者可以行保守治疗,主要指韧带的不完全断裂,不引起急性不稳定者。完全断裂而又暂时未出现不稳定者,如 ACL 的单独损伤,或一组韧带中的某束断裂,如 ACL 的前内束,M Caps L 的后斜韧带断裂等,都不应该以保守治疗作为首选。在诊断已经明确排除了韧带的完全断裂后,作为韧带损伤仍需以外固定保护,长腿石膏固定于屈膝 30°位 4~6 周,待其修复。如使用可控式支具,则可在伤后 3 周开始,将膝关节的活动控制在 30°~60°之间。期间,应尽早开始锻炼股四头肌和腘绳肌。韧带损伤可行保守治疗者主要是 MCL 或 M Caps L 的损伤。

急性韧带损伤的手术主要是早期修复。部分可以修复的损伤,不使其发展成为晚期的不稳定。

(一) 周缘韧带及关节囊韧带修复

韧带损伤以内侧结构损伤最为多见,其修复有一定难度,尤其是在后斜韧带(POL)及其与 MCL 之间一带往往撕裂严重,甚至难以修复。

1. 内侧结构修复 最常见的类型是MCL自胫骨附着区横断,M Caps L的中1/3及后1/3斜向撕裂,其次为二者自股骨内上髁撕裂(图41-52)。

(1) M Caps L断裂处应行间断缝合,然后修复MCL。如MCL断裂接近胫骨附着区,则可用齿状钉板将断端固定于胫骨上。若断裂在关节间隙区,则应间断缝合。为增加其强度,可将MCL之后缘与POL之前缘缝合(图41-53)。自股骨附着区撕脱者也可用齿状钉板固定,或用AO螺钉加垫圈固定。

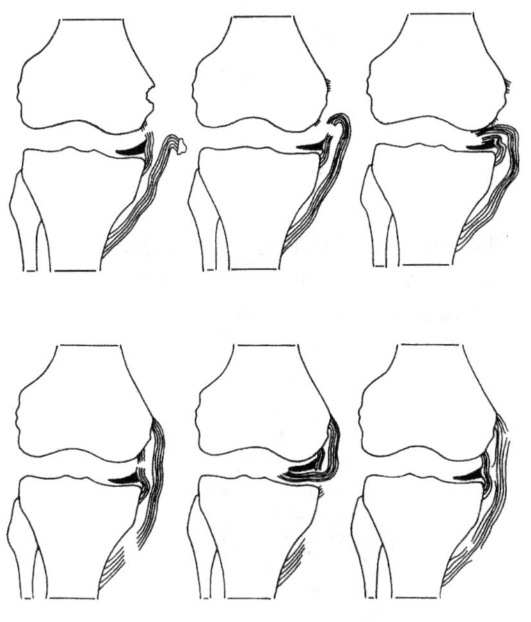

图41-52 内侧结构撕裂常见类型

(引自Smillie I. Injuries of the Knee Joint. Churchill Livingstone,1978,5:194)

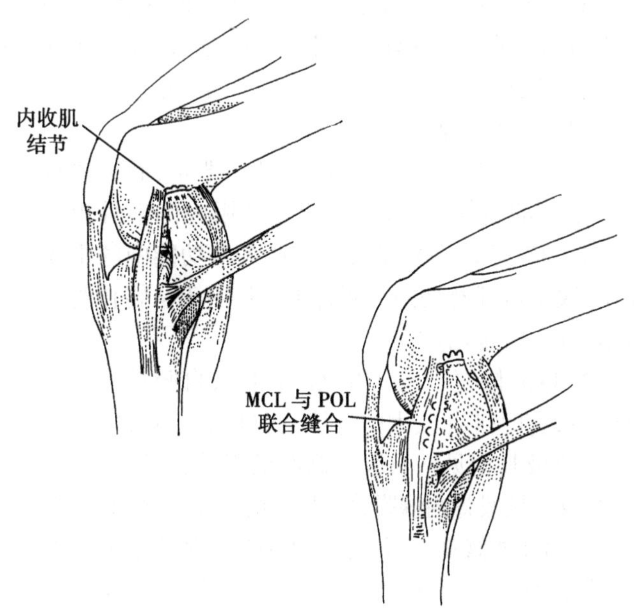

图41-53 MCL联合缝合POL

(引自Hughston JC and Eilers AF. J Bone Joint Surg,1973,55(A):923)

(2) 移位缝合:当韧带损伤严重而难以还原修复或缝合时,则需借助邻近的健康组织移位修补,其方式不一而足,只能根据具体情况而定。取邻近较健康的组织必须全面考虑,不应由于移用健康组织而造成另一种不稳定,或带来其他性质的功能紊乱。腓肠肌内侧头、半膜肌前移以修复内侧结构撕脱后造成的缺损。

(3) 内侧结构的严重损伤往往合并有交叉韧带损伤,以及半月板撕裂,故在行内侧结构修复前,必须掌握关节内损伤的情况,以考虑如何全面修复以及修复的程序。

2. 外侧结构修复

(1) LCL可自股骨附着区、体部或腓骨头附着区断裂或撕脱。如近股骨附着区,可自股骨外髁斜向内上钻孔至股骨内髁穿出,利用尼龙线将断端引入骨隧道口,在对侧固定。如与腘肌腱同时撕脱,则应将该腱同时引入固定。

(2) LCL在体部断裂时,可按Bunnell缝合法缝合。

(3) 如为腓骨头附着区撕脱,采用Bunnell缝合或利用撕脱骨片以尼龙线固定于腓骨头上。

(二) 交叉韧带修复

1. ACL修复 ACL有三种主要的断裂方式,即:①自胫骨附着区撕脱,往往带有较大的骨块。既往对向上方移位较少者,有人采用以伸直位石膏固定,使骨块接近的方法。此法实不可取,因伸直位石膏极不舒适,甚至会引起腓总神经牵拉而出现麻痹;而且将来会因骨折位置不良而造成伸膝障碍。因此,解剖复位实属必要;②自股骨髁附着区撕脱,未见有骨块被撕脱者。撕脱之断端多呈斜向,即至少有部分是从根部断裂者。此断端有时因外周的滑膜完整而被掩盖。如注意检查,可隐约见及滑膜下有血迹,当切开滑膜后即可一目了然;③自体部断裂多参差不齐。

(1) 自胫骨附着区撕脱带有骨块者:应解剖复位。自胫骨结节内侧斜向外上,以粗克氏针钻通两个孔道直达撕脱之骨床穿出，再经 ACL 之根部以尼龙线或钢丝贯穿后将骨块引向骨床，并分别自两个钻孔将线引出，于胫骨前方拉紧结扎牢固。如无骨块者则可用同样方法拉紧缝合后，游离一脂肪垫覆盖缝合于 ACL 的表面(图 41-54)。在关节镜监视下复位固定不仅简单易行，而且手术创伤远较切开者为小。

(2) 自股骨附着区撕脱者：用尼龙线缝合将残端引出骨隧道，或引向后方，自股骨外髁顶部绕过，固定于股骨外髁部坚厚的软组织上的方法(MacIntosh 法)，难以恢复关节的稳定。即使加用了增强术(见后)也不理想。现已基本放弃。

(3) 半月板代 ACL：当 ACL 断裂严重，而无法行任何术式的自体修复时，曾有人利用内侧半月板代之。必须充分认识到半月板在膝关节功能中的重要作用，决不可任意切除。而且半月板更无从转化为韧带组。因此，也已放弃。

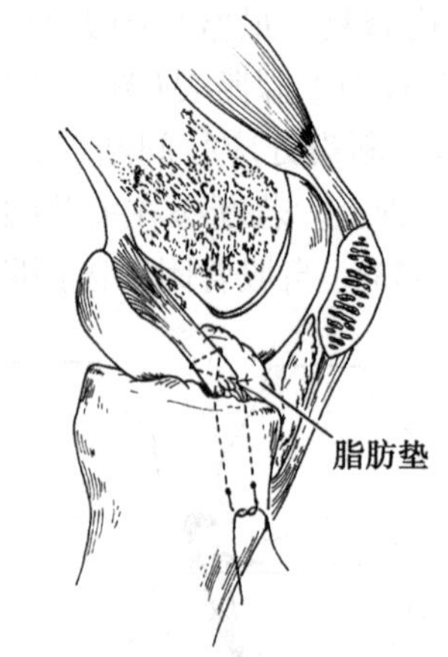

图 41-54 ACL 胫骨附着区撕脱的修复

(引自 Crenshaw AH.Campbell's Operative Orthopaedics. Mosby. Year Book 8ed, 1992, 1569)

2. PCL 修复 与 ACL 断端相似，自胫骨附着区撕脱者，有时带有较大的骨块，而自股骨附着区撕脱者，骨块极其罕见。自股骨撕脱的断端，如被拖向后方，则仅可见股骨内髁附着区呈现的骨床，需将 PCL 自后方牵出才能修复。而自胫骨附着区撕脱者有时会拥聚于髁间窝前方，而从膝前方进入关节才能探查到。

(1) 自胫骨附着区撕脱带有骨块者：骨块往往较大，多可用骨松质拉力螺钉固定。经 X 线片证实确有骨块者，不必自前方探查，而应直接采取后侧入路。将骨块复位后以 1 枚松质骨螺钉固定(图 41-55)，或以钢丝通过钻孔牵拉骨块使之紧贴骨床。

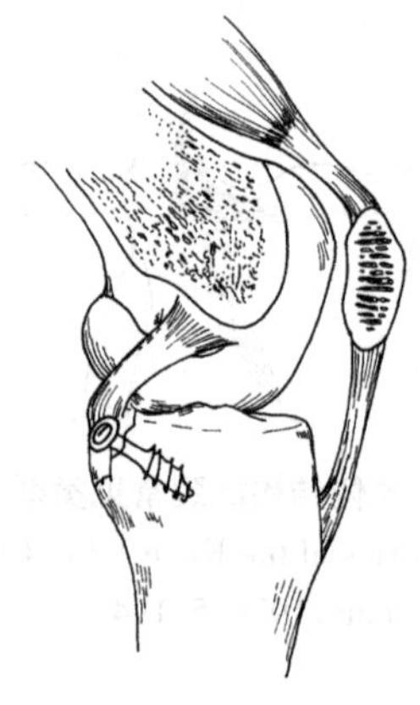

图 41-55 PCL 胫骨附着区撕脱的骨块固定

(引自 Crenshaw AH.Campbell's Operative Orthopaedics. Mosby. Year Book 8ed, 1992, 1584)

(2) PCL 自胫骨附着区撕脱不带有骨块者：先自前内侧入路显露关节，或在关节镜下进行探查，再行后内侧切口，屈膝 90°，将腓肠肌内侧头牵向后方以充分显露胫骨附着区，将撕脱的 PCL 断端拉紧，以尼龙线贯穿缝合备用。从前方插入导钻(图 41-56)，自前向后平行钻孔直达后方胫骨附着区，其高度宜在关节面下 0.5cm 处。将 PCL 的贯穿缝线分别由导引器经两平行孔道牵向胫骨前方拉紧结扎(图 41-57)。导钻

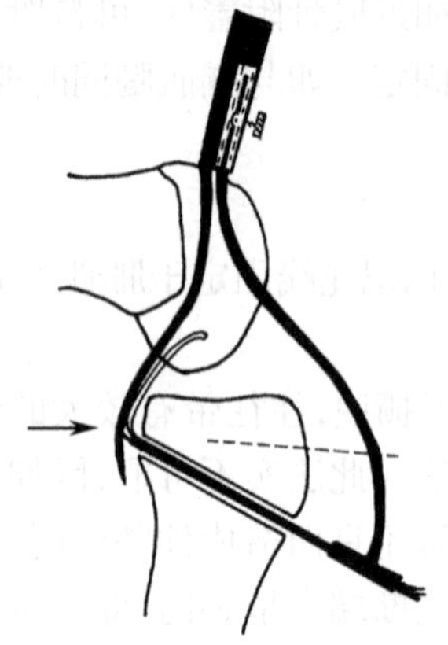

图 41-56 一种修复 PCL 的导钻箭头所示为定位器挡板在腘窝部的保护作用

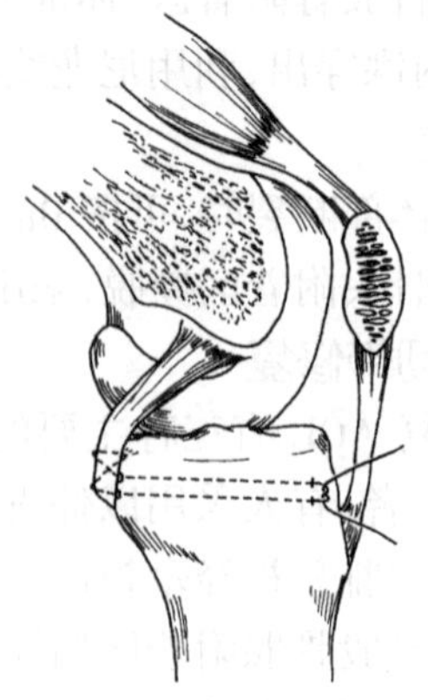

图 41-57 PCL 自胫骨附着区撕脱的修复

(引自 Crenshaw AH. Campbell's Operative Orthopaedics. Mosby. Year Book 8ed, 1992, 1585)

之后方护板可防止钻孔时误伤腘部血管，如无导钻，则必须在后方切口置入一宽拉钩以保护之。

(3) PCL 自股骨内髁附着区撕脱，参见 ACL 之同类情况者。

(三) 增强术式

为强化修复或晚期重建的韧带性能，增强术式有一定的应用价值。Kipfer 等在 10 年间共进行了 ACL 的一期修复 241 例，有 156 例平均随诊 5.5 年。其中 23% 于修复同时附加髂胫束(过顶或经骨隧道)以增强之。该作者发现附加增强术者，其膝关节稳定性明显强于未加者，如轴移试验在前组为 0%，而在后组则为 50%。从而认为急性 ACL 损伤加以增强术，可有效地保护二级韧带的控制作用，以及半月板。

增强术式可有三种形式：①原位 ACL 修复，加一种组织的移位增强；②两种自体组织同时移位，相互增强；③一种自体组织移位加人工韧带重建 ACL。可用做增强之组织为髌韧带中 1/3、髂胫束、半腱肌及股薄肌等。带有骨块的 ACL 损伤一般不需增强。

1. 髌韧带中 1/3 增强 ACL 术　详见重建术。

2. 髂胫束增强 ACL 术　20 世纪 20 年代，Hey Groves 即开始应用髂胫束来重建 ACL，作为增强术，仍可沿用 Insall Nicholas 移位法。即自 Gerdy 结节处始，切断髂胫束中 1/3，宽度约 1.5~2cm，长 15cm，卷筒缝成圆柱形，借助导钻瞄准 ACL 在股骨外髁即胫骨平台之附着区，分别钻骨隧道。再将圆柱状之髂胫束引入隧道，穿出胫骨后，固定于前方的骨膜上(图 41-58)。另一方式则将 Gerdy 结节端附着保留，而在其上约 15cm 处切断髂胫束的中间部分，同样卷成柱状，自 LCL 深部穿过，拉紧后用齿状钉板固定于股骨外髁上端，以形成悬吊。也有人主张行过顶术以增强之。

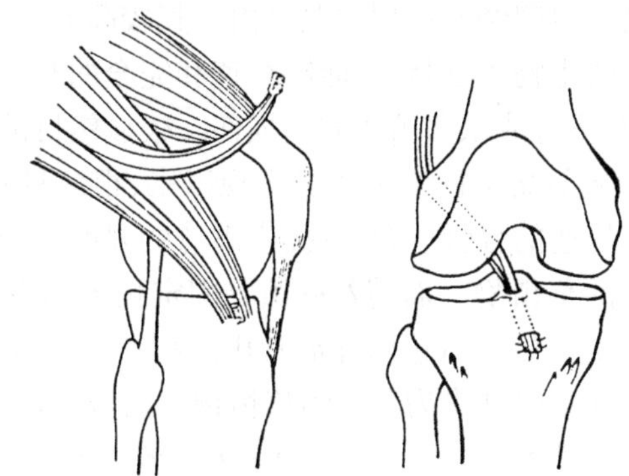

图 41-58　髂胫束增强修复的 ACL

3. 半腱肌增强 ACL 术　将半腱肌自肌腹肌腱交界处切断翻向下方备用。自胫骨结节内侧向关节内 ACL 在胫骨附着区的后方钻孔，再将半腱肌引入或经股骨隧道，或过顶拉紧固定之(图 41-59)。

4. 人工韧带增强 ACL　人工韧带种类众多，特点各异，Kennedy 所设计的 LAD(ligament augmentation device)是专门用以增强自体组织的移植物(图 41-60)。

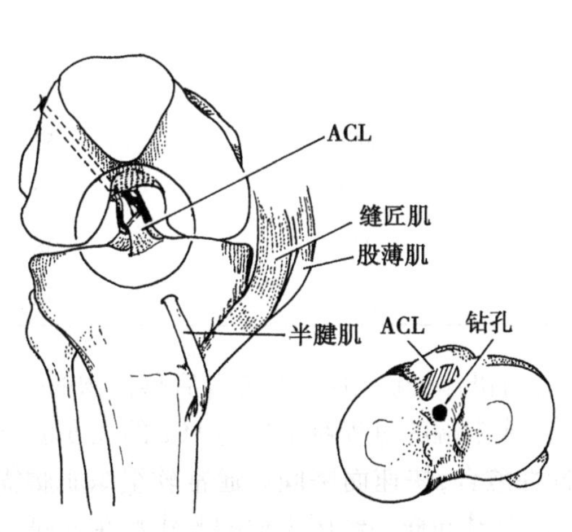

图 41-59　半腱肌增强 ACL

引自 Larson RL. Orthop Clin North Am，1985，16：135)

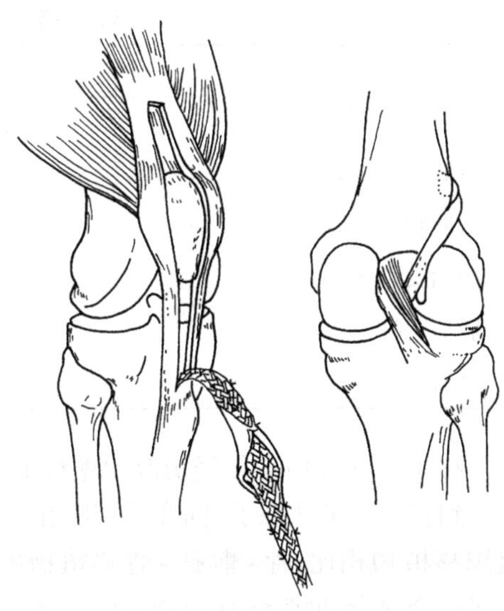

图 41-60　LAD 增强术

(引自 Roth JH，Kennedy JC，Lockstadt H，et al. Am. Sports Med，1985，13：32)

七、膝关节韧带解剖重建

(一) 前交叉韧带重建术

1. 前交叉韧带解剖重建 前交叉韧带重建术是最常见的骨科手术之一,在美国每年有超过10万例的数量。随着竞技体育和全民体育在我国不断广泛的开展,前交叉韧带断裂的患者也日益增多,前交叉韧带断裂后所带来的疼痛,关节不稳,继发关节软骨和半月板的损伤均严重地影响着伤者的正常活动和生活,目前由于前交叉韧带重建手术良好的可预期的效果使得这一手术也变得越发普遍。目前大多数前交叉韧带断裂的患者都希望通过手术恢复关节的稳定,能够重新进行急转急停,变向跑等运动。前交叉韧带重建的手术方法和移植物多种多样,有时候也需要医生根据患者的活动量,从事的运动,有无软骨和半月板的损伤以及其本身的预期等来选择最佳的手术方案。

(1) 移植物的选择:ACL重建的目标是试图在解剖上和生物力学上恢复正常的前交叉韧带。当已经决定需要进行ACL重建后,移植物的选择是非常重要的一点。常用的移植物包括多种自体及异体移植物,人工韧带也曾经被应用过但是由于其较高的并发症目前应用的比较少了。理想的移植物应该是能恢复关节伤前的生物力学特性,能够快速和完全的与组织相容,能提供坚固的早期固定强度从而承受康复中的应力,以及不造成取移植物的副损伤。很显然目前还没有这样理想的移植物。

自从前交叉韧带重建术出现以来,很多种自体移植物都被采用过。骨-髌腱-骨复合体自体移植物由于其快速的骨骨愈合,可提供满意的强度以及良好的临床稳定性,曾经在很多年中作为主要的前交叉韧带重建的移植物。而随着移植物固定技术的发展,自体腘绳肌腱近年来越来越多地被广泛的使用。临床也出现了大量的对这两种最常用的移植物效果进行对比的研究。自体股四头肌腱应用相对较少,对于多数医生并不将其作为首选的移植物。而曾经作为关节外手术重建而使用过的髂胫束随着解剖重建技术的出现已经基本被放弃了。异体移植物包括髌腱,跟腱,股四头肌腱,腘绳肌腱,胫前肌腱和胫后肌腱。

前交叉韧带主要的功能就是防止胫骨过度的向前,同时也有限制胫骨内旋及内外翻的功能。Noyes等研究了正常前交叉韧带及一些常用移植物的生物力学特性(表41-5),了解这些数据有助于在选择移植物时作为参考。异体移植物需要面对的问题是在对异体移植物进行可能的致病原消除的过程中也会削弱移植物本身的结构特性。目前对于异体移植物的处理采用较多的是结合无菌取材,抗生素浸泡,多重培养和低剂量照射的方法。

表41-5 ACL移植物的生物力学特性

移植物	最大强度(N)	刚度(N/mm)	横截面积(mm^2)
ACL	2160	242	44
骨髌腱骨(10mm)	2977	620	50
四股腘绳肌腱	4590	861	53
股四头肌腱(10mm)	2352	463	62
胫前肌腱	3412	344	38
胫后肌腱	3391	302	48

由于移植物在体内需要经历改建塑性的过程后才能与机体彻底相容,而愈合后移植物的强度和刚度也远达不到移植时的状态了。同样移植物在骨道内愈合形成末端的过程对于最终ACL的强度也至关重要。与软组织移植物相比,骨-髌腱-骨移植物可以提供骨性愈合,快速而坚固。通常软组织肌腱需要约12周的时间完全愈合,而骨性移植物6周就已经愈合。异体肌腱同样要经历类似的改建塑性过程,动物实验已经证明异体移植物较自体移植物愈合的时间要显著的延长,故建议对于异体肌腱移植物的患者进行更长时间的保护。

移植物的固定装置必须提供足够的强度来对抗康复过程中移植物所受到的应力,事实上在重建后早期移植物固定点往往是最薄弱的区域,早期的失败也多是发生在固定装置的位置。对于移植物固定装置的研究也得到了广泛深入的进行，目前对于骨髌腱骨复合体多数还是采用界面螺钉，而螺钉与骨块的方向和螺钉的直径也会对固定强度产生影响。软组织移植物固定装置包括有界面螺钉、螺钉、门钉、cross-pin以及纽扣等，胫骨端还可以使用Intrafix（Mitek）装置进行固定。

各种移植物都有一些与其相关的并发症，如骨-髌腱-骨常见的并发症有膝前痛，跪地疼，髌下支损伤后的麻木，活动范围受限，早期退变及股四头肌力量减弱等。腘绳肌腱由于相对创伤及并发症较少而被越来越多的使用，但是其同样也会有膝前痛和屈膝受限的问题。异体肌腱虽然没有取材的并发症，但是其所带来的感染和疾病传播的危险及塑形时间长的缺点也不能被忽视。

究竟何种移植物更好目前仍存在争议。自体骨-髌腱-骨和腘绳肌腱仍是目前最常用的移植物，多种异体肌腱移植物的使用量近年也在不断增加。对于急需重返赛场和从事高强度剪切变向动作很多的高水平运动员，有人倾向采用骨-髌腱-骨移植物。但是如果患者之前已经有膝前痛，经常需要跪姿，以及存在髌骨不稳的情况则是相对的禁忌证。腘绳肌腱由于取材部位创伤小，生物力学特性好，特别是随着软组织移植物固定技术的提高近年来应用的越来越多。对于一些特殊项目的运动员，其有可能会对屈膝力量有些影响。随着消毒和固定技术的提高，异体移植物的安全性和有效性也得到了提高，在临床也逐步得到了更大范围的应用，特别是在多根韧带损伤的患者中。其优势是没有取材部位的损伤，但存在疾病传染的可能及愈合时间延迟仍是不能忽视的问题。

因此了解各种移植物的优缺点有助于根据不同的患者选择最佳的移植物。

(2) 单束前交叉韧带解剖重建术：随着关节镜技术的不断发展，镜下前交叉韧带重建术已经取代了传统的切开ACL重建术，目前如无特殊情况，前交叉韧带重建术基本都是在关节镜下完成。也即在关节镜下，分别在ACL股骨和胫骨止点处制备胫骨和股骨骨道，将移植物穿入骨道，两端进行固定后，移植物即成为了重建的前交叉韧带。而随着技术的不断发展和进步，ACL重建术已经成为了一项安全，重复性好和有效的手术。但近年对于ACL解剖和功能的进一步的研究使得人们对于解剖重建ACL更加重视。临床研究已经证明大多数ACL重建失败的病例都是因为定点位置错误，也即没有在解剖位置上重建ACL。很多学者认为在定位前交叉韧带股骨止点时，如果以髁间窝为表盘的话，股骨止点应该定位于10点或2点相对于右膝或左膝来说，这个位点较过去建议的11点或1点的位置相对更低，更有利于控制旋转稳定，也更接近ACL股骨解剖位点。所谓的单束前交叉韧带解剖重建就是将股骨和胫骨骨道的位点均位于ACL解剖止点内。单束重建技术仍然是目前ACL重建术中最常用的技术，其多年的临床效果也肯定了这一术式的成功率在70%~95%。

(3) 双束前交叉韧带解剖重建术：尽管单束前交叉韧带重建术取得了满意的临床效果，但是仍有一部分患者经过手术后仍有不稳感，同时一些患者手术后仍会发生影像学上的关节退变，疼痛，不能恢复伤前的运动，手术似乎并没有完全恢复正常ACL的功能。故近年来有学者提出了双束前交叉韧带重建的理念和手术技术。事实上解剖学已经证实前交叉韧带由功能性的前内束和后外束两束结构构成，前交叉韧带不光控制的前向稳定同时也有旋转稳定的功能。基于这些发现，同时重建ACL前内和后外两束的方法在临床得到了应用。也就是在股骨和胫骨分别依照ACL前内和后外束止点制作股骨双骨道和胫骨双骨道，将前内束移植物和后外束移植物分别引入各自的骨道进行重建的手术。理论上讲，双束前交叉韧带重建有如下优点：首先其从解剖上和生物力学上更接近解剖生理的双束状态；其次由于其具有双骨道，故韧带与骨壁接触的面积较单束移植物更大，更易愈合；双束移植物的横截面积和止点面积都要大于单束移植物，再生的神经感觉末梢数量可能也更多，有利于本体感觉的进一步恢复。当然其手术操作相对复杂，创伤更大，并发症也更多，手术失误的机会也更多。目前临床上大部分的单双束对比研究也未有确实公认的证据表明在稳定性和功能上双束ACL重建较单束重建有明显的优势，故ACL双束重建术的应用仍存在着争议。

2. 后交叉韧带解剖重建　相对于文献中针对前交叉韧带断裂大量的研究而言，在很长的时间里后交叉韧带损伤所引起的严重的临床危害并没有得到足够的认识。过去很长时间里对于后交叉韧带断裂的手术还是以经内侧或外侧切口切开关节进行手术为主，由于创伤很大，故适于做手术的病例也较少。而近年随着诊断和内镜技术的提高，PCL重建手术也越来越多的在临床广泛的开展，也取得了良好的效果，但目前对于PCL的治疗仍然存在着很多争议。

对于所有的PCL的损伤，在治疗前首先需要明确究竟是首先选择保守治疗还是手术治疗。由于对PCL解剖和生物力学认识不足以及手术创伤很大，很多患者都被建议不行手术治疗，结果造成了韧带拉长或陈旧断裂从而继发了关节不稳和软骨的损害。一般说来陈旧损伤，有合并损伤，多根韧带损伤，年龄较轻的患者，活动量较大的患者首选手术治疗。但是对于单纯的急性PCL损伤，由于后交叉韧带血运很丰富自愈能力较强，可以首先采用支具固定6周进行保守治疗，文献报道对于部分患者也可以达到良好的临床效果。通常对于保守无效以及陈旧PCL损伤后抽屉移位在10mm以上的患者是比较公认的手术适应证，但由于PCL手术技术的不断成熟和手术创伤不断变小，为了更好地恢复患者关节的稳定以及延缓患者关节的退变，手术指征也在不断的放宽，手术重建PCL也逐渐作为PCL损伤后主要的治疗手段。

(1) 移植物的选择：常用的移植物仍是骨-髌腱-骨复合体，腘绳肌腱，股四头肌腱和异体肌腱。而前两者仍是最常用的移植物，关于骨-髌腱-骨复合体和腘绳肌腱的优缺点的争论也已经进行了多年。由于PCL损伤的患者由于胫骨后移，会有髌股关节压力增高的情况，故有人认为在这种情况下尽量不从伸膝装置取材，而倾向采用自体腘绳肌腱。

(2) 自体腘绳肌腱移植物的优点：在于取材简单，副损伤小，不干扰伸膝装置和髌股关节，且由于是软组织故从骨道内穿过时比较容易，而这点对于PCL重建时尤为重要，因为PCL重建时骨道往往不在一条直线上，移植物的植入较重建ACL时困难许多。腘绳肌腱移植物的缺点在于由于是软组织移植物故固定的牢靠程度不如带骨块的移植物，末端形成时间也较长，且有可能会对内侧稳定性有一定的影响。

(3) 骨-髌腱-骨复合体的优点：由于有骨块的存在因此移植物固定牢靠，简单，适合于翻修手术，亦可应用Inlay技术。但是其缺点在于有可能干扰髌股关节，取材及手术时并发症较多如髌骨骨折，固定时骨块骨折，移植物长度不足，在植入移植物时由于带骨块故通过骨道比较困难，也由于这点往往不得不将后交叉韧带的残端清理的比较彻底易于通过，切取材切口和创伤较大。

股四头肌腱移植物由于一侧带骨块，生物力学性质良好故也作为PCL一种移植物在临床应用，但其取材较复杂时间较长故多应用在有经验的医生和翻修手术中。

异体肌腱：股四头肌腱，跟腱，髌腱，胫前胫后肌腱等均可作为异体移植物，其优缺点在前交叉韧带移植物选择中已有过讨论。

(二) 移植物固定

依据移植物的不同，同ACL移植物固定的方式一样，主要也分为骨-骨固定和腱骨固定（同ACL重建固定装置）。但与ACL固定不同的在于，依据手术方式的不同，在采用骨-髌腱-骨移植物时，在胫骨侧可以有两种固定方法即：经胫骨骨道固定和inlay法固定。

经胫骨骨道固定即是胫骨侧采用经胫骨的骨道植入移植物，然后在胫骨骨道内固定移植物（图41-61）。

Inlay技术则是在胫骨侧通过后内侧切口暴露后交叉韧带的下止点，将胫骨侧骨块直接固定在胫骨后方的PCL止点处（图41-62）。

Inlay技术的优点在于避免了killer角对移植物的磨损，胫骨止点位置准确，可以在近关节线处固定移

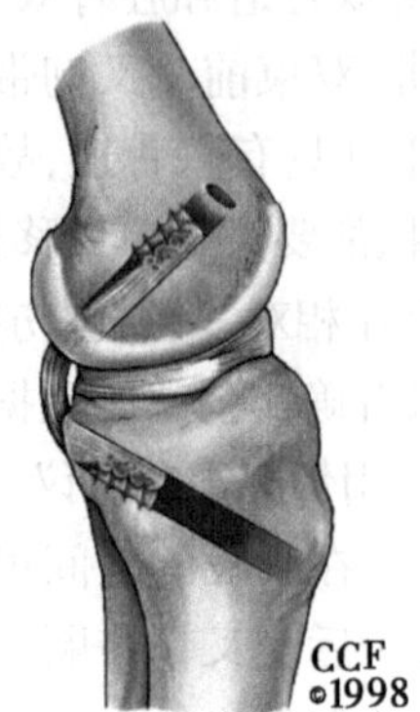

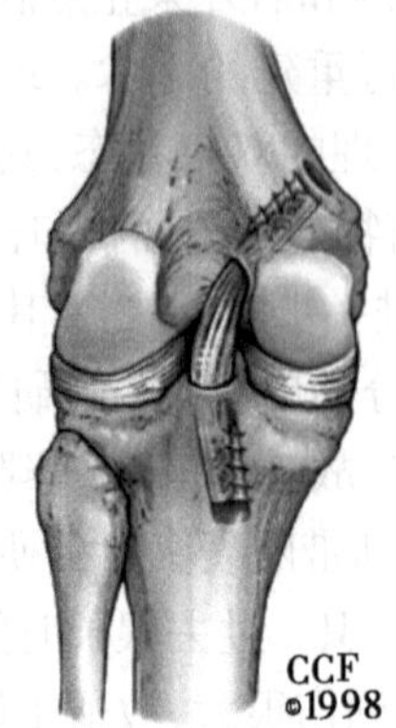

图41-61 经胫骨技术重建PCL
(引自：Wind WM, Bergfeld JA, Parker RD.)

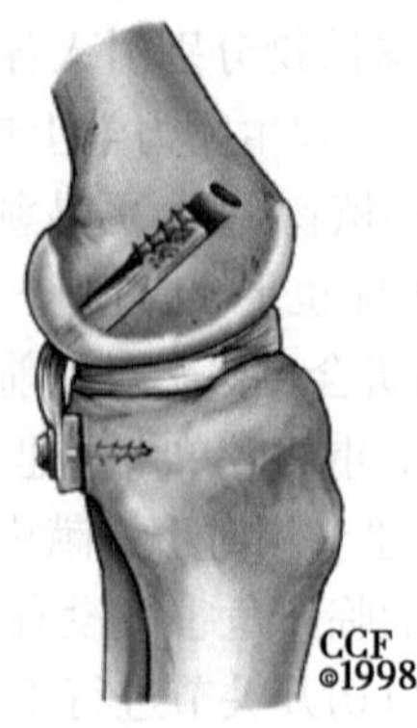

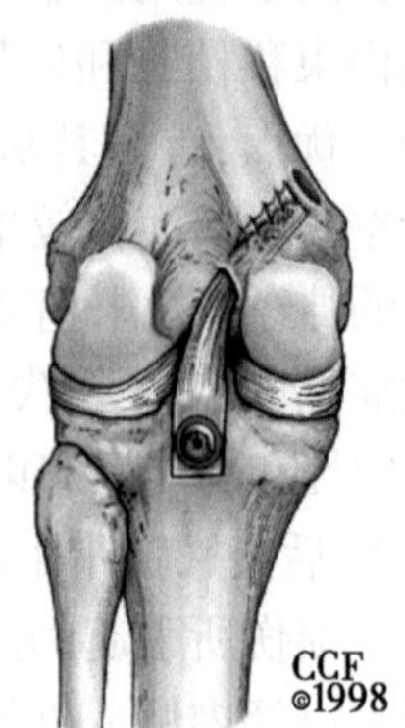

图41-62 Inlay技术重建PCL
(引自：Wind WM, Bergfeld JA, Parker RD.)

植物，适合于胫骨骨道增宽的翻修手术。但是其缺点是手术时间较长较复杂，创伤大，需要另外在后方切口，只能采用带骨块的移植物，会发生骨块突出在后方造成腘窝部疼痛的情况，并且在固定时张力不易调节，且很多临床对比研究并未发现其相对经胫骨骨道重建有力学上的显著优势。

（三）后交叉韧带解剖重建术

后交叉韧带由于其解剖特点，表面滑膜丰富，血运好，手术时往往残端遗留的较多，且其止点面积是韧带横截面积的 3 倍，如很多学者认为在后交叉韧带重建时应尽可能地保留其原有残端，对移植物的塑性和愈合以及本体感觉的恢复可能都有好处。

后交叉韧带重建技术多种多样，但目前应用最多的还是关节镜下单束重建的方法。解剖学和生物力学研究已经证实后交叉韧带功能上分前外和后内两束，两束共同协作在不同角度控制关节后向稳定，前外束在关节屈曲时具有更强的张力，而后内束在关节伸直时张力高。其中前外束更粗大，功能上也更重要，故重建手术主要是单束重建后交叉韧带的前外束，临床效果也很满意。

近年来一些生物力学研究表明单束 PCL 重建并不能够在各个角度控制关节的后向稳定。近年为达到更好的重建效果有人采用了股骨双骨道胫骨单骨道双束后交叉韧带重建术，其较单束重建具有更好的力学优势，但临床研究也为发现两者显著的不同。

研究表明后交叉韧带胫骨止点的直径达到 14~18mm，前外和后内束具有完全独立的止点分布，有人认为单骨道很难覆盖全部止点的面积，也无法使两束移植物达到解剖状态下的双束的功能。为更接近 PCL 解剖状态，股骨双骨道胫骨双骨道双束后交叉韧带重建术被提出应用于临床。理论上其很接近后交叉韧带的解剖状态，解剖状态下的韧带理论上应该是最具生理功能的韧带，可以使得双束移植物既独立又协作的行使功能。但股骨胫骨双骨道双束后交叉韧带重建对于手术技术要求要更高，对于关节的创伤可能会更大，目前临床还未证实其会带来更佳的效果。

八、膝关节交叉韧带损伤的动力学重建

膝关节韧带的动力学重建是指通过肌腱移位，利用该肌肉形成的动力作用控制关节的稳定。动力重建后需要经过一定的训练和适应才能较好地发挥作用，而在放松时应力试验仍为阳性。

（一）前向不稳定

导致慢性前交叉韧带功能不全的病理解剖改变包括胫骨上前后移位的一级限制结构的丧失（如前交叉韧带），加上二级限制结构的松弛，尤其是那些控制关节不稳的结构（如关节囊和副韧带）。关节内手术意在重建前交叉韧带，而关节外手术（动力学重建）意在紧缩内侧二级限制结构，或内、外侧均紧缩。

关节外手术通过紧缩膝关节内侧或外侧的次级结构，控制膝关节不稳活动。具体有 MacIntosh、Losee、Andrews 和 Ellison 介绍的髂胫束腱固定术或股二头肌成形术，及 Slocum 鹅足成形术和后斜韧带重建术。这些手术可对膝关节功能有一定的改善。

1. 髂胫束腱固定术

（1）MacIntosh 术（图 41-63）：从髂胫束中部距其远端止点约 16cm 处开始解剖下一块 1.5cm 宽的髂胫束组织条，向下返折至其在 Gerdy 结节的附着部。将此髂胫束组织条穿过外侧副韧带深层的隧道至膝关节的后外角。在股骨外上髁处外侧肌间隔的远侧止点处，用一直角钳做出一个大小足够的裂孔，穿过髂胫束组织条，然后将其绕回，反向穿过外侧副韧带深面的隧道，再将其固定至在 Gerdy 结节止点的附近。在用 U 形钉或缝线固定前，将膝关节屈曲至 90°，胫骨保持外旋，将筋膜条拉紧。多点间断缝合髂胫束取材后的缺损，并以相似的方法关闭髂胫束后部与股二头肌之间的间隙。

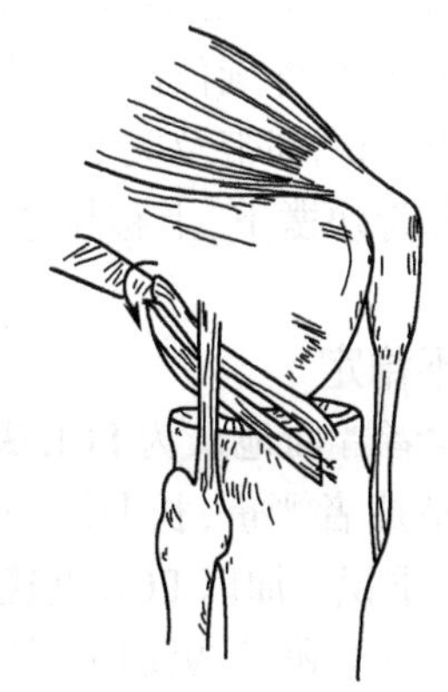

图 41-63 MacIntosh 术
（引自：Canale ST，Beaty JH ）

(2) Losee 术(图 41-64):Losee 以如下方法对 MacIntosh 的髂胫束手术加以改进。从股骨髁的前外侧做一个表浅的骨性隧道,穿过外侧副韧带和腘肌腱在股骨附着部的深面,由后外侧穿出,此出口位于后关节囊上部、腓肠肌外侧头和髂胫束在股骨外上髁的止点。将髂胫束组织条从前向后穿过骨性隧道,并在屈膝90°,胫骨外旋的位置,将此组织束拉紧。然后将此组织束穿过外侧肌间隔和腓肠肌外侧头的股骨附着部,并将其编织穿过膝关节后外角的弓形复合体最外侧部,再将其向前下方拉紧。这样,可进一步拉紧后关节囊结构和弓形复合体。将髂胫束的组织条向前穿过一位于外侧副韧带深面、关节面远侧的软组织隧道,返回至 Gerdy 结节的区域,保持膝关节屈曲 90°,胫骨极度外旋位,用缝线或 U 形钉将其固定到骨质上。

(3) Andrews 术(图 41-65):将缝合于髂胫束组织条的两条缝线穿过股骨远端的两个平行孔,使髂胫束组织条与股骨远端贴紧,将缝线在股骨内侧、股内侧肌的深面相互打结。将髂胫束组织条固定到股骨的远端后,即形成一条生物力学功能与前交叉韧带非常相似的韧带。此韧带从股骨远侧延伸至 Gerdy 结节,可阻止外侧胫骨平台相对股骨外侧髁出现前外侧半脱位。

(4) Ellison 术(图 41-66):Ellison 术是加强对前外侧旋转不稳定的控制,将髂胫束自胫骨结节带一骨块凿下,向上游离取成 1.5cm 宽之索条,卷成筒状缝合后穿经 LCL 之深层,拉紧固定于原位。由于髂胫束表浅,而 LCL 深在,当穿经 LCL 深部拉紧后,不仅移位的髂胫束张力大大增加,可以限制胫骨外髁的向前旋转半脱位,同时又通过绷紧的髂胫束使较松弛的 LCL 也被动增加了张力,加强了外侧结构的作用。

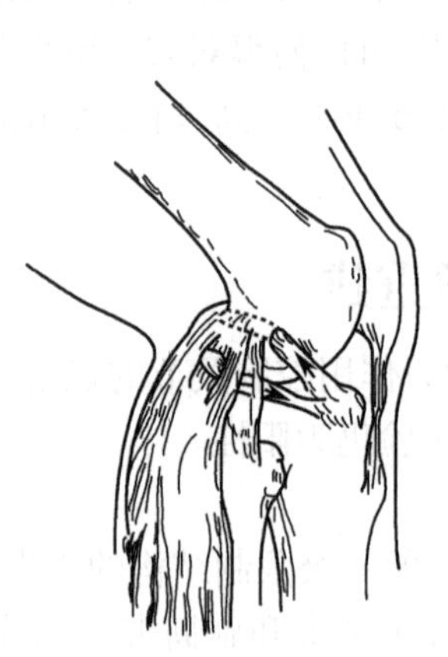

图 41-64 Losee 术
(引自:Canale ST,Beaty JH)

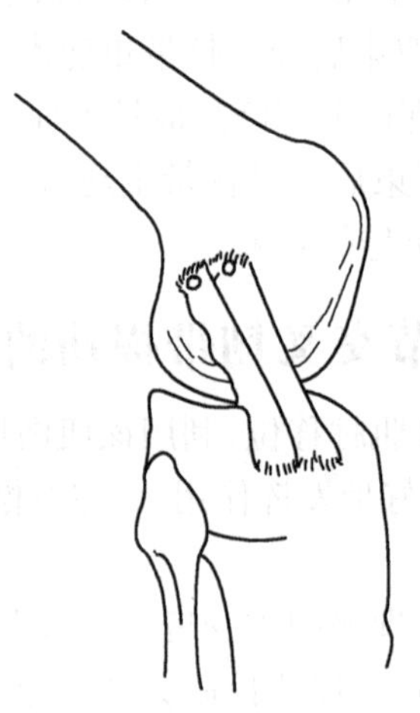

图 41-65 Andrews 术
(引自:Canale ST,Beaty JH)

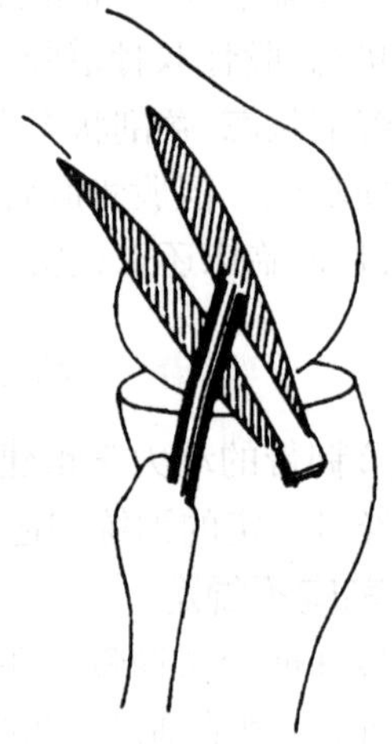

图 41-66 Ellison 术
(引自:Canale ST,Beaty JH)

2. Slocum 鹅足成形术(图 41-67) Slocum 鹅足成形术主要是加强对前内侧旋转不稳定的控制,将鹅足的下 2/3 切开,下缘游离向上翻转缝合固定,目的是加强内旋小腿的作用,以抵抗外旋位的前移趋势。如在内侧呈现松弛者,可将内侧副韧带及关节囊韧带于股骨髁的附着部连同一方形骨块凿下,上移拉紧,以 1 枚细拉力螺钉固定。

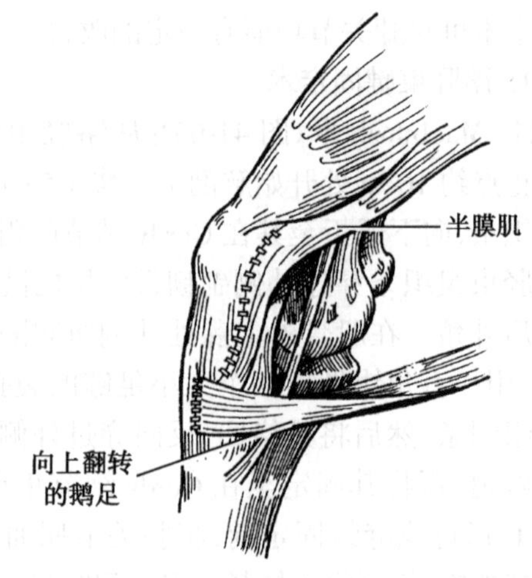

图 41-67 Slocum 鹅足成形术及其改良术式
(引自 Larson RL,Rockwood CA,Jr and Green DP. Fractures,JB. Lippincott Co,1983,2:1533)

(二) 后向不稳定

由于一些学者片面地认为 PCL 失效所造成的困难远不及 ACL 所造成者严重,长期以来,PCL 损伤后的处理未受到应有的重视。加以 PCL 重建上的难度较大,静力重建后的效果多不满意,更加重了这种偏见。PCL 损伤患者往往不能恢复原劳动,在生活上的困难主要表现在上下楼梯或行走于坡道。即使患者在若干年内仍可代偿使用，但由于关节不稳定而造成的载荷传导紊乱，日久后很难避免引起膝关节的退行性变。

PCL 的静力重建所用组织均同于重建 ACL 者，动力重建则极少见于 ACL 之重建。动力重建后其体征仍同术前，但当患者已学会运用移位的动力结构主动控制关节时，则不仅体征可于检查时呈阴性，而且在运动中可保持关节的稳定。因此，术后的自我训练十分关键，而且需要时日。动力重建 PCL 据报道疗效较肯定者有：①髌韧带中 1/3 移位术（Augustine 术）；②腓肠肌内侧头移位术（Hughston 术）；③改良腘肌移位术（改良 McCormick 术）。

1. Augustine 术　将髌韧带中 1/3 自胫骨结节附着部离断，游离至髌尖部，经髌韧带中间之切开间隙纳入关节内，再穿经 ACL 在胫骨平台附着区前方的胫骨隧道引出缝合固定之，伸膝装置和 PCL 有协同作用，因而不存在术后需长期训练适应的问题。此外，在下楼时，因 PCL 失效而需伸膝装置拮抗重力的同时，增强控制以避免股骨髁在胫骨平台上向前滑移。当髌韧带中 1/3 移位术后，伸膝装置收缩的同时，可通过此束控制住胫骨平台，以达到消除滑移的作用。如移位于胫骨平台上之固定点偏后，或在完全伸直位拉紧，容易造成伸屈受限（图 41-68）。

2. Hughston 术　将腓肠肌内侧头之内 2/3 自股骨内髁附着部离断，分离至肌腱肌腹交界处，经后关节囊进入关节，再自 PCL 在股骨内髁附着部的骨隧道引入，牵出关节外缝合固定。腓肠肌为双关节肌肉，它既可使踝跖屈，完成行走中的推进，又可以通过牵拉股骨髁向后而伸膝。动力重建即利用其后者作用而消除膝关节后向不稳定（图 41-69）。

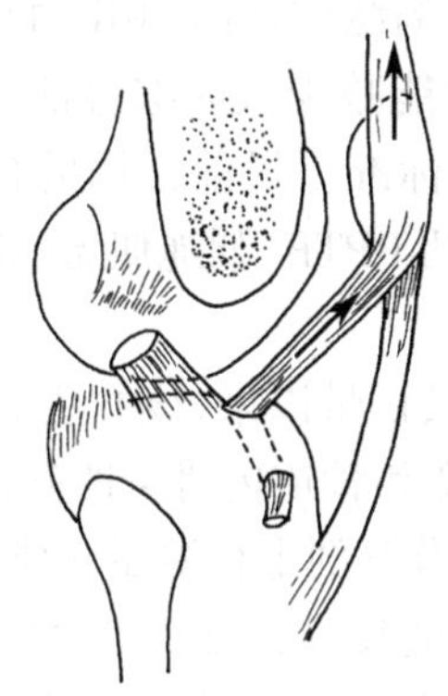

图 41-68　Augustine 术

（引自 Muller W. The Knee, function and ligament reconstruction, New York: Springer-Verlag, 1983, 236）

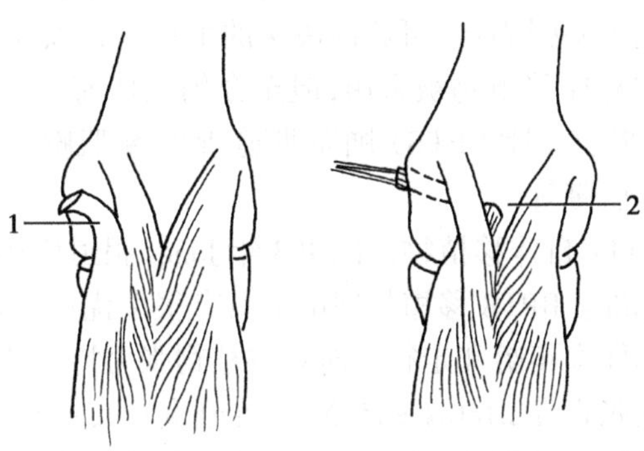

图 41-69　Hughston 腓肠肌内侧头动力重建 PCL 术

1. 切开之腓肠肌内侧头；2. 经后关节囊移位

3. 改良 McCormick 术　将腘肌的股骨外髁附着部带小骨片离断，游离至相当于腓骨颈部，紧贴胫骨平台后缘穿过后关节囊中央部分，然后引向股骨内髁之钻孔，穿出关节外固定。作者改良之处有三：①自股二头肌前方间隙进入，不显露腓总神经，不凿断腓骨头，既安全又直接；②腘肌腱穿入后关节囊部不缝合固定，使之成为动力重建；③在入路中，先将腓肠肌外侧头游离切断，而在闭合伤口时，再将其向前移，固定于股骨外髁外侧面。如此，可加强其后外角的稳定作用。由于腘肌与 PCL 有协同作用，本身为近关节肌肉，其功能原本即以稳定关节为主，加以转移后的走向平顺，因此，此重建的动力稳定作用容易形成（图 41-70）。

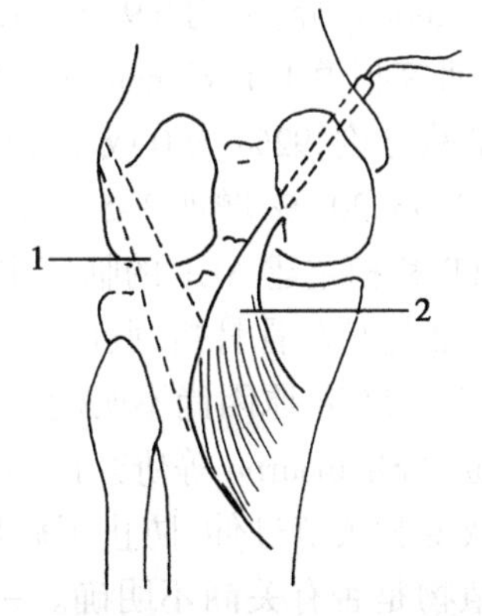

图 41-70　改良 McCormick 术

1. 腘肌腱原来的走向；2. 移位的腘肌腱

（三）小结

动力性转位对稳定膝关节的作用从未经科学证实，损伤发生的速度远大于通过肌肉收缩保护膝关节的反射弧的速度。另外，肌肉或肌腱的转位使其力量至少减弱一级。我们对鹅足移植的长期疗效进行了严格的分析，其结果并不令人满意。因此，治疗膝关节不稳定的手术应着眼于静力性稳定而不是动力性稳定。

由于前交叉韧带断裂后的严重关节不稳是由于失去前交叉韧带加上二级的关节囊稳定结构的损伤或继发性拉长引起，因此，对于重度的关节旋转不稳，需要联合采用关节内前交叉韧带重建术及关节外手术，关节外手术可在关节外、关节内或关节内、外同时进行。对于大多数关节不稳，我们更愿意采用关节内前交叉韧带重建术（矫正一级稳定结构的功能不全），而不试图矫正二级稳定结构的松弛。关节内和关节外联合手术正确的选择要依据对关节不稳精确的分类和严重程度的判断，先前是否接受过重建术且手术失败（现在是否可获得健康、坚固的组织作为代替物）以及手术医生的经验和习惯。

九、交叉韧带重建中移植物的选择

交叉韧带是膝关节重要的稳定装置，交叉韧带断裂将会导致关节不稳及其继发损伤的发生。对于活动量较大、活动强度较高、对膝关节功能要求较高或重体力劳动者来讲，手术是最理想的治疗方式。交叉韧带断裂经保守治疗韧带不会愈合或松弛，而韧带缝合的效果明显不如重建。因此，ACL 重建成为最主要的手术方式。

交叉韧带重建的目的在于重建膝关节正常的活动度、良好的稳定性和力量，预防半月板和软骨等继发损伤。为了达到这个目的，需要解决重建技术中的三个关键问题：移植材料、手术技术和固定方式。

移植材料的选择：理想的移植材料应具有与 ACL 类似的复杂解剖结构，提供相同的生物力学特性，可达到坚强固定，可获得快速的生物愈合以加速康复进程，同时尽可能减少供区综合征。尽管有很多自体和异体移植物被采用，但至今仍无任何一种移植物符合上述所有标准。目前常用的自体移植物包括骨 - 髌腱 - 骨（BPTB）、腘绳肌腱、股四头肌腱等。同种异体移植物包括 BPTB、腘绳肌腱、跟腱、胫前肌腱、胫后肌腱等。

（1）自体移植物：自 1963 年 Jones 报道应用自体 BPTB 重建前交叉韧带以来，该方法成为重建 ACL 的金标准。BPTB 移植物理论上具有很多优点，包括移植物的强度、刚度和骨道内骨 - 骨愈合等。Woo 等认识到样本年龄和走行方向对移植物张力特点的影响，采用年轻标本，沿解剖走行测量正常 ACL，结果为最大抗张强度 2160N ± 157N，线性刚度（242 ± 28）N/mm。该数据可能最能反映正常 ACL 的力学特点。从目前已知的数据看，中 1/3BPTB 的初始张力强度和刚度最接近或超过正常 ACL，移植后移植物的转归则取决于固定情况、移植物坏死的范围、改建塑形的结果。

对既往 31 个自体 BPTB 重建 ACL 的临床研究进行元分析研究的术后主观评价中，18 个研究报道了 IKDC 评分，平均 86.2% 报道正常（A）或接近正常（B）；20 个研究进行了 Lysholm 评分，平均 91.4 分；16 个研究报道了 Tegner 评分，平均 5.9 分。12 个研究中平均 70% 的运动员恢复了以往的运动水平。术后客观评价中，22 个研究报道了 Lachman 试验分度，平均 89.6% 为正常或Ⅰ度，10.6% Ⅱ度，1% Ⅲ度。21 个研究报道了轴移试验分度，92% 为 0 或 1+，7.5% 为 2+，0.5% 为 3+。KT 1000 结果中 22 个研究平均 73% 患膝较健侧增加 <3mm，20.7% 增加 3~5mm，8% 增加 >5mm。10 个研究平均总体移植物失效率为 8%。

有关 BPTB 移植重建 ACL 的临床主观和客观结果比较满意，但它仍因其供区综合征的并发症备受质疑。术后并发症包括髌骨骨折、股四头肌无力、髌腱炎等，引起相应症状。膝前痛是最常见的术后并发症表现，发病率 5%~55%，原因尚不明确。Sachs 等最先关注到膝前痛和 ACL 重建术后屈曲挛缩及股四头肌无力相关。随后 Shelbourne 等研究证实早期良好的活动度可预防术后髌股关节疼痛并发症，其原因可能是术后快速恢复膝关节过伸，防止了瘢痕组织的形成，从而减少了膝前痛的发生。ACL 重建术后膝前痛与取髌腱移植物是否有关尚不明确。一些研究比较了取腘绳肌腱自体移植物和取 BPTB 自体移植物重建 ACL 术后在膝前痛、跪地或髌后摩擦音等方面的情况，结果无明显差异。其他研究又得出相反的结论，提出 BPTB 重建患者膝前痛、跪地困难和髌后摩擦音的发生率更高。一些研究显示自体中 1/3BPTB 重建 ACL 术后会出现髌腱短缩 10%~20%，使髌股关节接触面积和压力改变，引起膝前痛。其他研究则提示术后无明显髌腱短缩或髌腱短缩与膝前痛无明显相关性，可能与髌股关节力线改变有关，最终结论尚需通过更多的研究来得出。另外，取自体 BPTB 时常容易损伤隐神经髌下支，造成膝前感觉异常。Kartus 等采用两切口法取腱，可以明显减少隐神经髌下支损伤的发生率。

鉴于BPTB移植物重建ACL存在上述供区并发症，很多学者转而采用自体腘绳肌腱（股薄肌腱和半腱肌腱）作为移植替代物。该移植物理论上存在移植物强度和刚度较大、横截面积较大和低供区并发症的优势，且保留了完整的伸膝装置。其缺点则包括腱-骨愈合时间长和腘绳肌无力。四股腘绳肌腱具有较好生物力学特性。以往数据显示单股腘绳肌腱最大张力强度为838~1216N，四股腘绳肌腱则为4108N，几乎是正常ACL的3倍。四股腘绳肌腱的横截面积为$55mm^2$，与10mm宽的BPTB横截面积$32.3mm^2$相比有更粗大的初始结构。另外，四股腘绳肌腱和BPTB均采用界面螺钉固定，强度相似。

很多文献对腘绳肌腱和BPTB移植重建ACL进行了比较研究。一组四个对照性实验的元分析研究对比了两种移植物的临床结果，发现移植BPTB的患者较移植腘绳肌腱的患者术后膝关节稳定性更好，恢复伤前运动水平的概率上升20%。当然四个研究之间的不同适应证和手术方式有可能对研究结果有影响。Corry等首先描述了接受四股腘绳肌腱ACL重建的女性患者术后关节松弛度测量仪检查显示松弛度增加。之后，四股腘绳肌腱与BPTB 2~5年随访研究中接受四股腘绳肌腱重建的女性患者术后差异在2~5年内逐渐消失，原因可能与女性患者骨密度下降有关。ACL术后韧带化过程中出现的肌原纤维母细胞可能是后期腘绳肌腱移植物又变紧的原因。还有一些研究显示了相同的性别趋势。另一些比较性研究则未显示性别趋势，但腘绳肌腱组总体术后松弛度要高于BPTB组，恢复运动比例较BPTB组低。这些研究多数采用的是腘绳肌腱悬吊方式固定。而另两个采用界面螺钉方式固定的研究显示主观评价与恢复运动情况与BPTB无显著差异。Aglietti等的前瞻性、随机性临床试验对60例BPTB和60例四股腘绳肌腱自体移植物的临床结果进行了比较，随访2年，视觉疼痛评分、IKDC、KT 1000双侧对比、膝前痛的功能评分、肌肉力量的恢复或恢复运动的情况均无明显差异。BPTB组跪地痛发生率高，膝前皮肤感觉障碍面积较大。腘绳肌腱组股骨骨道增宽明显，但与临床结果无关。作者得出结论，两种重建方式效果相同。腘绳肌的等速扭矩在腘绳肌腱移植1年内明显下降，1年后逐渐恢复。

对一组17个应用腘绳肌腱重建ACL的临床研究（12个研究为四股腘绳肌腱，5个研究为双股腘绳肌腱）进行元分析。主观评价方面，11个研究平均85.6%IKDC评分为正常（A）或接近正常（B），9个研究平均Lysholm评分91分，8个研究平均Tegner评分为5.9分，6个研究中平均69%的患者恢复以往的运动水平。客观评价方面，7个研究Lachman试验平均83%为正常或Ⅰ度，15%为Ⅱ度。1个相对偏颇的研究报道23%患者术后Lachman试验为Ⅲ度。9个研究中轴移试验结果平均89%为0或1+，10%为2+，5%为3+。12个研究中KT-1000结果平均63%双侧差值<3mm，30%为3~5mm，11.2%>5mm。7个研究中移植物失效率平均为8%。

1979年，Marshall首先提出应用部分厚度的股四头肌腱移植重建ACL。这一方法未得到推广，生物力学实验显示其最大失效负荷仅为正常ACL的14%~21%，且临床结果也很勉强。直到1984年Blauth和1995年Fulkerson采用中1/3全层股四头肌腱-骨移植物后该方法逐渐普及。然而，关于中1/3股四头肌腱-骨的生物力学特性有不同的报道。一种报道认为股四头肌腱横截面积为$64.4mm^2$，明显大于ACL的$36.8mm^2$，而最大失效负荷却明显小于ACL（$33.5N/mm^2$比$53.4N/mm^2$）。另一研究结果则为股四头肌腱的最大失效负荷是相同宽度髌腱的1.36倍。

关于中1/3股四头肌腱移植物的临床长期结果研究很少。一项研究显示股四头肌腱和BPTB重建ACL随访1年的临床结果无差异。股四头肌腱具有取材时保留了完好的髌腱和脂肪垫，防止形成髌下瘢痕和低位髌骨的优点。另外，取材切口位于髌骨上极上方，避免了隐神经髌下支损伤的可能。由于长期结果研究的缺乏，股四头肌腱不被多数医生作为初次ACL重建的首选移植物，但可以作为其他主流自体和异体移植物不能采用情况下的替代物。

(2) 同种异体移植物：同种异体移植物的应用最大的优点是无需从受体自身取材，因而没有供区综合征。其他优点还包括手术时间缩短、较小而美观的手术切口、因移植物无大小限制而可以用于翻修和联合韧带损伤的手术治疗、无低位髌骨并发症以及术后关节粘连发生率等。然而，同种异体材料也存在一些潜在的缺点。最受到关注的是病毒或细菌性疾病传播的问题，其次为宿主对异体组织产生的免疫反应、延迟愈合和骨道增宽。T细胞介导的免疫反应是多数异体移植物排异的主要原因，而抗体则是对某些异体移植物,尤其是骨髓的排异的产物。是否对异体移植物出现排异主要取决于供体细胞上的Ⅱ型MHC蛋白(主要组织相容性蛋白)。Ⅱ型MHC蛋白位于抗原呈递细胞,如B细胞和巨噬细胞上。这些细胞处理和呈递抗原给T细胞,后者识别其特异类型的MHC蛋白,然后被$CD4^{+}T$辅助细胞(HIV所攻击的同一细胞)的T细胞受体识别。外源性MHC蛋白激活T细胞,对移植物产生反应,从而引起移植排斥。移植物延迟愈合和骨道增宽(局部骨吸收)同样是需要重视的问题。另外,移植物的准备和消毒过程降低了移植物的力学特性,使术后创伤性断裂的概率上升。同种异体移植的长期效果不明和移植物的费用也是影响其使用的重要因素。

目前最常用的同种异体移植物包括:BPTB、跟腱和阔筋膜。同种异体BPTB的初始强度是ACL的1.5~2倍,但重建后在愈合过程中强度将丧失50%。因此有人推荐使用宽15mm的髌腱以抵消丧失的强度。异体BPTB具有骨端,因此重建后骨道内为骨-骨愈合,愈合速度较快,但要求移植物长度与骨道总长度匹配。跟腱的强度大于ACL,且为圆柱形,与骨道较匹配,因此较多被使用于韧带重建。但跟腱一端为软组织末端(肌腱),重建后与骨道形成腱-骨愈合是其弱点。阔筋膜的强度弱于BPTB和跟腱,两端均为软组织末端是潜在弱点,使用不多。也有报道认为异体组织骨-骨愈合慢于软组织-骨愈合。其他移植材料经生物力学实验研究也被证实具有良好的效果。Pearshall等发现双束胫前肌腱、胫后肌腱、腓骨长肌腱的平均失效强度分别为3412N、3391N和2483N,与以往的研究结果比较,这些数据要高于正常ACL的失效强度。因此,这些组织也可以作为ACL重建潜在的异体移植物。

在获取移植物之前需要对供体进行监测和筛选,进行血液样本检测,以排除不适合的供体。这一过程是相当重要的。监测系统可以减少随移植带来疾病传播的可能,使HIV传播的危险性降至1/17.3万~166.7万,HCV传播的危险性降至1/42.1万。取材应在无菌的条件下进行,冷冻供体应在24~48小时取材,室温保存的供体的取材则应在12小时内完成。一旦材料获取后应取样送培养、包装、标签、密封,冰冻(湿冰)条件下保存在特制的容器中运输,在目的地储存在预先制订好的保存环境下,等待进一步处理和移植。

移植物在被运送到加工场所之前皆有可能遭受污染,原因可能是供体的隐性感染、胃肠道细菌的侵入或组织取材时的污染。因此移植物取材后需进行消毒处理。消毒就是杀死一切形式的生命体,尤其是微生物。肌肉骨骼系统组织的消毒具有相当的挑战性。首先,加热、放射线照射等方式对组织的生物力学特点产生负面影响。其次,很多消毒剂(气态或液态)的组织穿透力不足,消毒效果不能保证。与金属和塑料等合成材料相比,组织更容易被大量生命体感染(即高生命负荷),达到消毒作用所需的时间长。另外,组织是一种有机材料,可对微生物形成保护,使消毒作用失效。消毒效果以消毒确认级别(SAL)为标准,医用材料要求达到10^{-6},即$1/10^{6}$的概率移植材料或医用材料内或表面存在活体微生物。目前还没有一种理想的消毒方法。γ射线照射是非常有效的消毒方式,具有很强的组织穿透力。其机制为直接改变核酸的结构,导致基因组功能丧失或破坏,以及生成自由基。目前常用的照射剂量为10~35kGy。对于细菌,照射剂量15~25kGy已经非常有效,而针对病毒的照射剂量则需更大。γ射线照射产生的自由基对组织的生物力学特性会产生影响。30kGy的照射剂量可以使皮质骨的弯曲和扭转强度明显下降,低剂量则使韧带的强度受到影响。为了尽量减少负影响,移植物在冷冻和水抽提后加入二甲基亚砜(DMSO)和丙二醇作为放射线保护剂,可以减少初始生物力学强度的损失。还有一些机构和组织采用它们自己的专利技术进行消毒处理,可使SAL达到10^{-6},且对组织影响很小。

移植物消毒处理后需进行储藏。目前有四种保存方式:第一种是新鲜保存,即取材后放置于2~4℃乳酸林格液中冷却7~14天,24天内使用。该方法的优点是保存了活细胞和细胞外基质,但增加了抗原的暴露和疾病传播的概率。保存24天后细胞死亡率增加;第二种方式为深低温储存,即采用二甲基亚砜和甘油抽取水分后,速度控制下冷冻保存,防止快速冷冻形成结晶,预防细胞死亡。典型步骤为:供体0℃保存,48小时内进行加工处理,浸泡于抗生素溶液中,控制温度下降速度,逐渐降至-135℃,包装于冷冻保护溶液中。深低温保存的移植物可在-196℃下储存10年;第三种保存方式为新鲜冷冻保存,即取材加工处理后,-80℃冷冻保存。组织内所有细胞均被破坏,但由于韧带的低细胞化,对临床效果没有破坏性影响。新鲜冷冻保存的移植物可储存3~5年;第四种保存方式为冻干保存,即取材后将组织冷冻,经升华、解吸附等步骤使水分减少至原重的6%以下,不能维持任何生物活动和化学反应。该方法会降低韧带的力学特性,一般不被运动医学领域的组织移植技术采用,但可用于其他领域如神经外科、颌面外科等。新鲜组织移植会诱导明显的免疫反应,而深低温、新鲜冷冻及冻干等低温保存则可以改变免疫源性,明显减少移植排异反应。

关于同种异体组织重建前交叉韧带后移植物转归的实验研究有不少报道。这些研究勾勒出 ACL 重建后移植物的转归过程,即早期移植物坏死、细胞增殖、再血管化和胶原重新塑型。

同种异体移植物重建 ACL 的临床结果多数报道认为与自体移植物无差异,也有少数研究显示创伤性再断率高于自体移植,稳定性下降,甚至推荐不使用异体组织。但是,目前缺少前瞻性、随机性临床实验研究,因此最终的结论尚不能得出。总体来说,大多数报道还是支持同种异体移植的。2004 年,Kustos 同样对 79 例自体和异体 BPTB 重建 ACL 患者进行了回顾性比较研究,随访 38 个月,主观评价(Lysholm、Tegner 和 IKDC 评分)两组相似,无统计学差异。但研究缺少客观评价指标。Poehling 等比较了 41 例冻干异体跟腱和 118 例自体 BPTB 的重建效果,术后 1 周、6 周和 3 个月自体组疼痛更重,6 周、3 个月和 6 个月异体组活动受限更小,1 周、3 个月和 1 年异体组功能更好,术后 2 年异体组膝关节活动度受限更少,总体 IKDC 评价术后 2 年异体组更接近正常,KT 1000 术后两组无差异,两组随时间松弛度逐渐减小。这些研究表明同种异体组织移植重建 ACL 的效果不亚于自体移植。当然也有一些负面评价认为同种异体肌腱重建交叉韧带后再断裂和失效的发生率较高,在进行交叉韧带重建时应慎重选择异体移植物。

尽管存在争议,同种异体组织重建前交叉韧带仍具有无供区并发症、手术快、移植物尺寸限制较少的优势,疾病传播发病率也被控制在很低,如果找到更接近 ACL 的移植替代物,解决好组织愈合问题,那么同种异体组织仍具有重要的应用价值。

(3) 人工材料:人工韧带以往曾被临床使用。作为韧带的替代物,它的作用是早期替代韧带,成为主要稳定结构,使患者尽快恢复功能;后期作为支架,使宿主细胞长入,改建、塑型,形成新生自体韧带。人工韧带也可以作为加强装置,在自体或异体移植物植入时同时被装入,起到早期保护移植物的作用。常用的人工韧带包括 Leeds-Keio 韧带、Dacron 韧带和 Goretex 韧带。但是,人工韧带组织相容性较差,植入后取代过程较长,特别是末端结构的再形成方面,明显较应用生物组织迟缓,对早期恢复膝关节功能不利,而且在抗磨损强度上稍差,并有异物反应,仅作为供体选择之一,目前不被常规应用。到目前为止,没有任何证据证明单纯使用人工韧带在 ACL 损伤的治疗方面具有重要意义。

随着生物材料和基因工程的技术发展,人工韧带再次受到人们的重视,以人工韧带为支架,引入自身细胞而形成的组织工程韧带的相关研究被国内外广泛开展。作为非生物性组织,不用考虑术后的组织学转归过程,术后康复快,能更快恢复运动功能,且短期内临床并发症少,无供区并发症,对于 ACL 重建后加快康复进程具有重要意义。而且,随着人工材料的进步,新型人工韧带材料无论在抗磨损强度及异物反应上都有很大的提高,目前国外已有相关的临床应用在开展。

十、有关膝关节韧带损伤的评估

世界卫生组织按照残疾的性质、程度和影响,于 1980 年公布了残疾分类标准,即 Impairment(病损)、Disability(失能)和 Handicap(残障)。残损指解剖结构或功能的损失,残弱指个体能力的障碍,而残障则指个人社会能力的丧失。因创伤所引起的残疾,其程度和层次的关联如下所示:

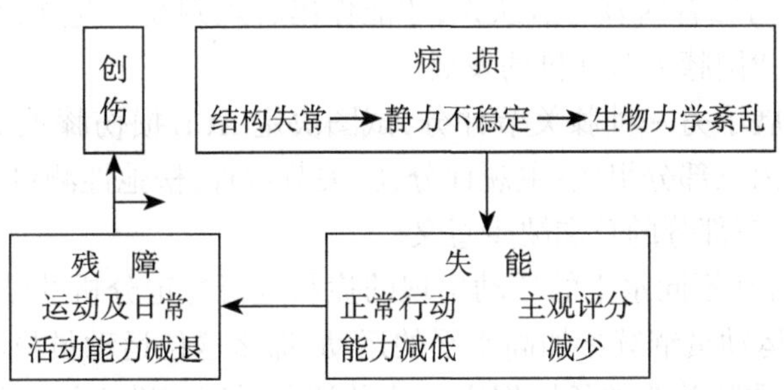

对膝关节韧带损伤所造成的功能损失及恢复水平，Lysholm曾提出了评估标准，即Lysholm膝关节评分法（knee score scale）。此后Tegner又根据WHO所公布的有关残疾定级的原则，对膝关节损伤所造成的病损、失能和残障提出了评估标准，并于1985年和Lysholm共同制订了运动和日常活动能力的评级法，即Tegner运动评级法（activity scale）。这两项评估标准在世界范围内已广为应用。

1. 对病损评估　关节镜检所见，麻醉下稳定试验结果，Cybex运动器于0°位和30°位测量，以及60°位等长肌力测量结果作为评估的依据。

2. 对失能的评估　用Lysholm评分法（表41-6）。

表41-6　Lysholm膝关节评分表

项目	术前	术后	项目	术前	术后
关节不稳（25分）			疼痛（25分）		
从不打软	25	25	无	25	25
体育运动或其他剧烈活动中罕有不稳	20	20	剧烈活动中有时轻微疼痛	20	20
体育运动或其他剧烈活动中时有不稳（或不能参加）	15	15	剧烈活动中显著疼痛	15	15
			走2公里后或以上显著疼痛	10	10
日常生活活动中偶有发生	10	10	走2公里以内或后显著疼痛	5	5
日常生活活动中经常发生	5	5	持续疼痛	0	0
每步均不稳	0	0	是否需支撑物负重（5分）		
有否跛行（5分）			不需	5	5
无	5	5	需用手杖或拐杖	2	2
轻微或偶尔	3	3	不能负重	0	0
持续严重	0	0	肿胀（10分）		
爬楼梯（10分）			无	10	10
无困难	10	10	剧烈活动发生	6	6
有轻微困难	6	6	日常活动发生	2	2
一次只能上一级台阶	2	2	持续	0	0
不能	0	0	下蹲（5分）		
膝关节是否有关节绞锁（15分）			没问题	5	5
无	15	15	稍有影响	4	4
有卡的感觉但无绞锁	10	10	不能超过90°	2	2
偶然发生绞锁	6	6	不能	0	0
经常发生绞锁	2	2			
体检关节已绞锁	0	0			

3. 对残障评估　用Tegner运动评级法（表41-7）。

上述两种通行的评分标准显然有不尽合理之处，而且也不完全符合我国国情。但仍有其参照价值，尤其是在参阅国外文献时，应对二者内容有所认识，才能作出客观判断。此外，在此基础上设计出适用于我国的评估标准，才更有助于我国膝关节外科的发展。

1983年，Noyes等人发展了另一种膝关节评分，试图决定ACL损伤膝关节康复治疗和活动改变的效果，而不行手术治疗。评分由三部分组成：主观评分，膝关节检查，松弛性测量。三部分中的每一个部分均被单独分析；比起单独部分，三部分的总和缺少意义。

主观部分报道了对患者在不同水平的活动出现的症状进行特定分析的结果。Noyes等人是最早认识到假如有ACL损伤症状的运动员继续参加高水平的运动，那么这位运动员将不能在这个分类中获得任意分数，因为这样将有可能导致膝关节的长期损害。这种评分系统有助于评估那些减少了运动能力而无症

表 41-7　Tegner 运动评级标准

级别	活动	级别	活动
10	竞赛运动 足球，国家或国际级	5	工作 重劳动（建筑，林业） 竞赛运动 自行车 越野滑雪 娱乐性运动 跑步，不平地面每周 2 次以上
9	竞赛运动 足球，低级别 冰球 角力 体操	4	工作 中度劳动（货车司机，清洁工） 娱乐性运动 自行车 越野滑雪 跑步，不平地面每周 2 次以上
8	竞赛运动 曲棍球 回力球或羽毛球 田径运动（跳跃类等） 高山跳跃滑雪	3	工作 较轻度劳动（护理） 竞赛或娱乐性运动 游泳 不平整林区步行
7	竞赛运动 网球 田径运动（跑类） 摩托车越野赛 手球或篮球 娱乐性运动 足球 曲棍球或冰球 回力球（壁球） 田径（跳跃） 越野 娱乐或竞赛性 越野识途赛	2	工作 轻劳动 娱乐活动 不平整地面行走
6	娱乐性运动 网球或羽毛球 手球或篮球 高山跳跃滑雪 跑步，至少每周 5 次	1	工作 秘书 娱乐活动 平整地面行走
		0	膝部问题而病退或残弱人员

状的运动员情况。这项评分还将对运动中和日常生活中出现的症状进行了区分。这些症状包括疼痛、活动受限、打软腿和肿胀，均在活动的不同水平进行评估，这点胜于二进制方式。这种膝关节评分共有 50 分（范围，0~50）。

膝关节检查部分所设计的测定因素和韧带无关，其分为变量和恒量，评估髌股关节、内侧和外侧间室、半月板以及伸膝装置。八种分类的恒量和变量部分根据弹响、疼痛、髌骨半脱位、髌骨倾斜以及股四头肌角（Q 角）来评估髌股关节和伸膝装置。

在松弛性测试部分，检查每个膝关节，两个膝关节的差异有两种原因：在未受影响的膝关节定义为正常或固有的松弛性，对比未受损的膝关节，松弛性用绝对松弛性和增加的松弛性表达。只有对侧膝关节是未受伤的才是真实的。

对松弛性和增加的松弛性表达。只有对侧膝关节是未受伤的才是真实的。另外还有 IKDC2000 膝关节功能评分，改良 Larson 膝关节韧带损伤评分表等。

第六节 滑膜皱襞综合征

一、滑膜皱襞的类型

在胚胎早期膝关节由三个滑膜间室构成，分别为髌上囊，内侧和外侧股胫关节腔，一般情况下在胚胎12周左右，滑膜分隔逐渐消退，这些间室融合成单个滑膜腔。如果分隔吸收不完全，就会形成滑膜皱襞，膝关节内的皱襞都是这些分隔的遗迹。按其与髌骨的解剖关系分为髌上、髌下、髌内侧和髌外侧皱襞。如果认为皱襞发生炎变导致患者出现局部症状，则称之为滑膜皱襞综合征，一般指髌内侧滑膜皱襞。

1. 髌下皱襞　又称黏膜韧带或者滑膜韧带，起源于髁间窝顶部，向前下方延伸，逐渐增宽，附着于髌下脂肪垫区域，整个皱襞呈现棚状，与前交叉韧带相连，但很少连成一体。它既可以是从脂肪垫后方进入髁间窝的细小滑膜带，也可以是几乎完全分开内外侧间室的滑膜隔。一般没有任何症状。

2. 髌上皱襞　位于髌骨上方，将髌上囊分成两个间室，很少完全隔绝，中央部位有孔洞相通，但更常见的是内侧或者外侧残留一半月形的皱襞，极少引起膝关节症状。起源于股四头肌腱下伸向膝关节内侧壁，可以位于髌上囊任何部位，多位于髌上极。偶有髌上皱襞完全隔绝髌上囊和膝关节腔，大部分完全隔绝的髌上皱襞终身没有症状，偶有发生症状时表现为膝关节上部间断钝痛，常常在上下楼梯或者久坐后加重。查体发现髌骨上方的软组织团块。髌上囊血肿常常伴有血友病，也偶有髌上囊处发生色素沉着绒毛结节性滑膜炎的个案报道。

3. 髌内侧皱襞　最常见，临床意义最大。它在正常膝关节的发生率为10%~50%以上。髌内侧皱襞沿膝关节内侧壁走行，起始于髌骨正上面，有时与髌上皱襞的远端相连，沿关节的内侧壁走向远端，越过股骨内髁止于脂肪垫。如果皱襞较大，它的游离缘会进入髌骨和股骨之间。

二、滑膜皱襞综合征的形成

滑膜皱襞主要有疏松组织构成，膝关节活动是，它可以随之改变形状，适应不同体位时存在的空间形状而且皱襞在滑经股骨髁时不会产生磨损。但由于以下几种原因，往往使皱襞发生慢性炎症，而引起症状。

1. 滑膜皱襞直接钝性损伤。
2. 膝关节大运动量活动。
3. 膝关节内病变引起创伤性滑膜炎。

因此，内侧滑膜皱襞只有在因外伤或慢性炎症而增厚和失去弹性时才会引起症状。由于受到直接撞击，引起皱襞肿胀和炎性改变。在这种情况下，反复屈伸膝关节会引起皱襞增厚和透明变性并失去弹性。皱襞的弹性组织逐渐被纤维组织所代替。无弹性的条索状物会在股骨内髁上摩擦而不是滑动，随着时间的延长，这种摩擦会导致股骨内髁的软骨软化，甚至引起髌骨软化等症状。

三、临床症状和治疗

临床上，患者常常诉存在膝关节外伤病史，如膝关节的前方直接撞击硬物的病史。随后膝前部内侧出现慢性疼痛不适，活动时加重，久坐后明显。屈伸关节时感到弹响伴疼痛，偶有关节被卡住的感觉，渗出很少。

检查时常发现膝前内侧部位关节线上方有局部压痛。偶尔在膝关节主动屈伸活动中，股骨内髁有皱襞摩擦感或者摩擦音，在屈膝30°~40°时最易出现。有时沿髌骨内缘可触及这个增厚的纤维性皱襞。随关节活动时在股骨内髁上滑动，伴有疼痛。

影像学检查方面：双对比关节造影可以显示滑膜皱襞影像，但由于存在有创操作，一般很少应用。目前随着核磁发展，采用核磁检查可以明确诊断，尤其是关节积液的情况下。

滑膜皱襞综合征的患者，可先行保守治疗。改变运动方式，减少反复的关节屈伸活动，避免长时间屈膝。推荐进行股四头肌等长和绷腿锻炼，同时短期内应用抗感染药。物理治疗，按摩，应避免进行股四头肌抗阻力锻炼，但对于年轻患者往往恢复运动后症状依然存在，如果症状是慢性的且保守措施无效时，可经关节镜手术完全切除滑膜皱襞。

（敖英芳 王健全 焦 晨 王 成）

参考文献

1. Bullough PG, Munuera L, Murphy J, et al. The srtenghth of the menisci of the knee as it relates to their fine structure. J Bone joint surg Br, 1970, 52(3): 564-570
2. Krause WR, Pope MH, Johnson RJ, et al. Mechanical changes in the knee after meniscectomy. J Bone Joint Surg Am, 1976, 58(5): 599-604
3. Hsieh HH, Walker PS.The effect of compressive load of the stability of the knee joint [proceedings]. Bull Hosp Joint Dis, 1977, 38(1): 10-14
4. MacConaill MA. Studies in the mechanics of synovial joints. Ⅳ. The transarticular force: its magnitude and consequences. Ir J Med Sci, 1956, 365: 193-203
5. Lanzer WL, Komenda G. Changes in articular cartilage after meniscectomy. Clin Orthop Relat Res, 1990, 252: 41-48
6. Lee SJ, Aadalen KJ, Malaviya P, et al. Tibiofemoral contact mechanics after serial medial meniscectomies in the human cadaveric knee.The American Journal of Sports Medicine, .2006, 34(8): 1334-1344
7. Ihn JC, Kim SJ, Park IH. In vitro study of contact area and pressure distribution in the human knee after partial and total meniscectomy. Int Orthop, 1993, 17(4): 214-218
8. McAndrews PT, Arnoczky SP. Meniscal repair enhancement techniques. Clin Sports Med, 1996, 15(3): 499-510
9. Kobuna Y, Shirakura K, Niijima M. Meniscal repair using a flap of synovium. An experimental study in the dog. American Journal of Knee Surgery, 1995, 8(2): 52-55
10. De Boer HH, Koudstaal J. Failed meniscus transplantation. A report of three cases. Clin Orthop Relat Res, 1994, 306: 155-162
11. Jackson DW, Simon T. Assessment of donor cell survival in fresh allografts (ligament, tendon, and meniscus) using DNA probe analysis in a goat model. Iowa Orthop J, 1993, 13: 107-114
12. Arnoczky SP, DiCarlo EF, O'Brien SJ, et al. Cellular repopulation of deep-frozen meniscal autografts: an experimental study in the dog. Arthroscopy, 1992, 8(4): 428-436
13. Fabbriciani C, Lucania L, Milano G, et al. Meniscal allografts: cryopreservation vs deep-frozen technique. An experimental study in goats. Knee Surg Sports Traumatol Arthroscopy, 1997, 5(2): 124-134
14. Rodeo SA, Seneviratne A, Suzuki K, et al. Histological analysis of human meniscal allografts. A preliminary report. Bone Joint Surg Am, 2000, 82(8): 1071-1082
15. De Boer HH, Koudstaal J. The fate of meniscus cartilage after transplantation of cryopreserved nontissue-antigen-matched allograft. A case report. Clin Orthop Relat Res, 1991, 266: 145-151
16. Milachowski KA, Weismeier K, Wirth CJ. Homologous meniscus transplantation. Experimental and clinical results. Int Orthop, 1989, 13(1): 1-11
17. Wirth CJ, Peters G, Milachowski KA, et al. Long-term results of meniscal allograft transplantation. Am J Sports Med, 2002, 30(2): 174-181
18. von Lewinski G, Milachowski KA, Weismeier K, et al. Twenty-year results of combined meniscal allograft transplantation, anterior cruciate ligament reconstruction and advancement of the medial collateral ligament. Knee Surg Sports Traumatol Arthroscopy, 2007, 15(9): 1072-1082
19. Matava MJ. Meniscal allograft transplantation: a systematic review. Clin Orthop Relat Res, 2007, 455: 142-157
20. Canham W, Stanish W. A study of the biological behavior of the meniscus as a transplant in the medial compartment of a dog's knee. Am J Sports Med, 1986, 14(5): 376-379
21. Milachowski KA, Weismeier K, Wirth CJ, et al. Meniscus transplantation and anterior cruciate ligament replacement-results 2-4 years postoperative. Sportverletz Sportschaden, 1990, 4(2): 73-78
22. Verdonk R, Kohn D. Harvest and conservation of meniscal allografts. Scand J Med Sci Sports, 1999, 9(3): 158-159
23. Lazović D, Wirth CJ, Sieg A, et al. Effect of surgical technique on meniscus transplants. A histological, animal experiment study. Unfallchirurg, 1997, 100(7): 541-546
24. Pollard ME, Kang Q, Berg EE. Radiographic sizing for meniscal transplantation. Arthroscopy, 1995, 11(6): 684-687

25. Prodromos CC, Joyce BT, Keller BL, et al. Magnetic resonance imaging measurement of the contralateral normal meniscus is a more accurate method of determining meniscal allograft size than radiographic measurement of the recipient tibial plateau. Arthroscopy ,2007,23(11):1174-1179
26. Alhalki MM, Howell SM, Hull ML. How three methods for fixing a medial meniscal autograft affect tibial contact mechanics. Am J Sports Med,1999,27(3):320-328
27. Matava MJ. Meniscal allograft transplantation: a systematic review. Clin Orthop Relat Res,2007,455:142-157
28. Wang YJ, Yu JK, Luo H, et al. An anatomical and histological study of human meniscal horn bony insertions and peri-meniscal attachments as a basis for meniscal transplantation. Chin Med J(Engl),2009,122(5):536-540
29. Kang SW, Son SM, Lee JS, et al. Regeneration of whole meniscus using meniscal cells and polymer scaffolds in a rabbit total meniscectomy model. J Biomed Mater Res A,2006,77(4):659-671
30. Johnstone B, Yoo JU. Autologous mesenchymal progenitor cells in articular cartilage repair. Clin Orthop Relat Res,1999, (367 Suppl):156-162
31. Yoo JU, Barthel TS, Nishimura K, et al. The chondrogenic potential of human bone-marrow-derived mesenchymal progenitor cells. J Bone Joint Surg Am,1998,80(12): 1745-1757
32. Yamasaki T, Deie M, Shinomiya R, et al. Meniscal regeneration using tissue engineering with a scaffold derived from a rat meniscus and mesenchymal stromal cells derived from rat bone marrow. J Biomed Mater Res A,2005,75(1):23-30
33. Baker BM, Mauck RL. The effect of nanofiber alignment on the maturation of engineered meniscus constructs. Biomaterials, 2007,28(11):1967-1977
34. Peretti GM, Gill TJ, Xu JW, et al. Cell-based therapy for meniscal repair: a large animal study. Am J Sports Med,2004,32(1): 146-158
35. Buma P, Ramrattan NN, van Tienen TG, et al. Tissue engineering of the meniscus. Biomaterials,2004,25(9):1523-1532
36. Koay EJ, Hoben GM, Athanasiou KA. Tissue engineering with chondrogenically differentiated human embryonic stem cells. Stem Cells,2007,25(9):2183-2190
37. Arnoczky SP. Building a meniscus. Biologic considerations. Clin Orthop Relat Res,1999, (367 Suppl):244-253
38. Stapleton TW, Ingram J, Katta J, et al. Development and characterization of an acellular porcine medial meniscus for use in tissue engineering. Tissue Eng Part A,2008,14(4):505-518
39. Maier D, Braeun K, Steinhauser E, et al. In vitro analysis of an allogenic scaffold for tissue-engineered meniscus replacement. J Orthop Res,2007,25(12):1598-1608
40. 余家阔,谢兴,张继英,等. 异种异体和同种异体半月板移植修复兔膝关节半月板缺失的预后研究. 中国运动医学杂志, 2004,23(6): 604-611
41. 谢兴,余家阔,张继英,等. 异种异体和同种异体半月板移植术后兔半月板和关节软骨中Ⅰ、Ⅱ、Ⅲ、Ⅹ型胶原表达和免疫排斥研究. 中国运动医学杂志,2004,24(1): 4-8
42. Young RB. The external semilunar cartilage as a complete disc.In Cleland J, MacKay JY, Young RB eds. Memoirs and Memoranda in Anatomy. London:Williams and Norgate, 1889,179
43. Kaplan EB. Discoid lateral meniscus of the knee joint .J Bone Joint Surg(Am), 1957,39(1):77-87
44. Clark C, Ogden J. Development of the menisci of the human joint: morphologic changes and their potential role in childhood meniscal injury.J Bone Joint Surg(Am),1983,65(4A):538-547
45. Kaplan E. Discoid lateral meniscus of the knee joint.Bull Hosp Joint Dis,1955,16(2): 111-124
46. 王栋,纪斌平. 外侧盘状半月板的研究进展. 基层医学论坛, 2008, 12:654-657
47. Smillie IS. The congenital discoid meniscus. J Bone Joint Surg, 1948, 30(4B): 671-682
48. Watanabe M, Takada S, Ikeuchi H eds. Atlas of Arthroscopy. Tokyo:Igaku-Shoinb,1969
49. Heybeli N. Bilateral complete discoid medial meniscus: how many cases? associated pathologies? Knee Surg Sports Traumatol Arthrosc,2007,15(8):1062
50. Duthon VB, Barea C, Abrassart S,et al Anatomy of the anterior cruciate ligament. Knee Surg Sports Traumatol Arthrosc,2006, 14(3):204-213
51. 刘平, 敖英芳. 膝关节后交叉韧带及板股韧带临床解剖学研究. 中国运动医学杂志, 2008,2:189-193
52. 刘平, 敖英芳. 后交叉韧带胫骨止点与双束重建胫骨骨道定位的临床解剖学研究. 中华外科杂志, 2008,14:1080-1084
53. 刘平, 敖英芳. 膝关节后交叉韧带股骨止点与韧带重建股骨骨道定位的临床解剖学研究. 中国运动医学杂志, 2008,3: 270-274
54. Slocum DB, James SL, Larson RL, et al. Clinical test for anterolateral rotatory instability of the knee, Clin Orthop,1976,118: 63
55. Slocum DB, Larson RL. Rotatory instability of the knee: its pathogenesis and a clinical test to demonstrate its presence, J Bone Joint Surg Am,1968,50:211

56. MacIntosh DL, Darby TA.Lateral substitution reconstruction, J Bone Joint Surg Br, 1976, 58:142
57. Opstelten W, Scholten RJPM Physical diagnostic tests for assessing ruptures of the anterior cruciate ligament. Australia Journal of Physiotherapy, 2007, 53:289
58. Van de Plas, Opstelten W, Ceville WLJM, et al. Physical diagnosis : The value of some common tests for the demostration of an anterior cruciate ligament rupture : Meta-analysis. Ned Tijdschr Geneeskd, 2005, 149:83-88
59. Scholten RJPM, Opstelten W, van der Plas CG, et al.Accuracy of physical diagnostic tests for assessing ruptures of the anterior cruciate ligament: a meta-analysis. J Fam Pract, 2003, 52:689-694
60. Fetto JF, Marshall JL. Medial collateral ligament injuries of the knee: a rationale for treatment. Clin Orthop Relat Res, 1978, 132:206-218
61. 杨渝平,敖英芳.急性前交叉韧带断裂合并内侧副韧带、半月板损伤的临床研究.中国运动医学杂志,2007,26(5):527-529
62. Larson RL. Augmentation of acute rupture of the anterior cruciate ligament. Orthop Clin North Am, 1985, 16:135-142
63. Roth JH, Kennedy JC, Lockstadt H, et al. Lockstadt H, et al. Polypropylene braid augmented and nonaugmented intraarticular anterior cruciate ligament reconstruction. Am J Sports Med, 1985, 13(5):321-36
64. 王亦璁.骨与关节损伤.第4版.北京:人民卫生出版社,2007
65. Losee RE, Johnson TR, Southwick WO. Anterior subluxation of the lateral tibial plateau. A diagnostic test and operative repair. J Bone Joint Surg Am, 1978, 60:1015-1030
66. Andrews JR, Sanders RA, Morin B. Surgical treatment of anterolateral rotatory instability. A follow up study. Am J Sports Med, 1985, 13:112-119
67. Ellison AE. Distal iliotibial-band transfer for anterolateral rotatory instability of the knee, J Bone Joint Surg Am, 1979, 61:330-337
68. Slocum DB, Larson RL. Pes Anserinus Transplantation: A Surgical Procedure for Control of Rotatory Instability of the Knee. J Bone Joint Surg Am, 1968, 50:226-242
70. Hughston JC, Degenhardt TC.Reconstruction of the posterior cruciate ligamen. Clin Orthop, 1982, 164:59-77
71. Woo SL-Y, Hollis M, Adams DJ, et al. Tensile properties of the human femur-anterior cruciate ligament-tibia complex. The effects of specimen age and orientation. Am J Sports Med, 1991, 19:217-225
72. Beasley LS, Weiland DE, Vidal AF, et al. Anterior Cruciate Ligament Reconstruction: A Literature Review of the Anatomy, Biomechanics, Surgical Considerations, and Clinical Outcomes. Oper Tech Orthop, 2005, 15:5-19
73. Shelbourne KD, Stube KC. Anterior cruciate ligament (ACL)-deficient knee with degenerative arthrosis: treatment with an isolated autogenous patellar tendon ACL reconstruction. Knee Surg Sports Traumatol Arthrosc, 1997, 5:150-156
74. Pinczewski LA, Deehan DJ, Salmon LJ, et al. A five-year comparison of patellar tendon versus four-strand hamstring tendon autograft for arthroscopic reconstruction of the anterior cruciate ligament. Am J Sports Med, 2002, 30:523-536
75. Jansson KA, Linko E, Sandelin J, et al. A prospective randomized study of patellar versus hamstring tendon autografts for anterior cruciate ligament reconstruction. Am J Sports Med, 2003, 31:12-18
76. Marrale J, Morrissey MC, Haddad FS. A literature review of autograft and allograft anterior cruciate ligament reconstruction. Knee Surg Sports Traumatol Arthrosc, 2007, 15:690-704
77. Kartus J, Ejerhed L, Eriksson BI, et al. The localization of the infrapatellar nerves in the anterior knee region with special emphasis on central third patellar tendon harvest: a dissection study on cadaver and amputated specimens. Arthroscopy, 1999, 15:577-586
78. Yunes M, Richmond JC, Engels EA, et al. Patellar versus hamstring tendons in anterior cruciate ligament reconstruction: A meta-analysis. Arthroscopy, 2001, 17:248-257
79. Corry IS, Webb JM, Clingeleffer AJ, et al. Arthroscopic reconstruction of the anterior cruciate ligament. Am J Sports Med, 1999, 27(3):444-454
80. Barrett GR, Noojin FK, Hartzog CW, et al. Reconstruction of the anterior cruciate ligament in females: A comparison of hamstring versus patellar tendon autograft. Arthroscopy, 2002, 18:46-54
81. Aglietti P, Giron F, Buzzi R, et al. Anterior cruciate ligament reconstruction: bone-patellar tendon-bone compared with double semitendinosus and gracilis tendon grafts. A prospective, randomized clinical trial. J Bone Joint Surg Am, 2004, 86:2143-2155
82. O'Neill DB. Arthroscopically assisted reconstruction of the anterior cruciate ligament. A prospective randomized analysis of three techniques. J Bone Joint Surg Am, 1996, 78:803-813
83. Marshall JL, Warren RF, Wickiewicz TL, et al. The anterior cruciate ligament: A technique of repair and reconstruction. Clin Orthop, 1979, 143:97-106
84. Fulkerson JP, Langeland R. An alternative cruciate reconstruction graft: the central quadriceps tendon. Arthroscopy, 1995, 11:252-254

85. Staubli HU, Schatzmann L, Brunner P, et al. Mechanical tensile properties of the quadriceps tendon and patellar ligament in young adults. Am J Sports Med, 1999, 27:27-34
86. Harris NL, Smith DA, Lamoreaux L, et al. Central quadriceps tendon for anterior cruciate ligament reconstruction. Part I: Morphometric and biomechanical evaluation. Am J Sports Med, 1997, 25:23-28
87. Griffith PSW, Bomboy A. A comparison of quadriceps and patellar tendon for ACL reconstruction: one-year functional results. Arthroscopy, 1998, 14:18
88. Lawhorn KW, Howell SM. Scientific justification and technique for anterior cruciate ligament reconstruction using autogenous and allogenic soft-tissue grafts. Orthop Clin N Am, 2003, 34:19-30
89. Pearsall AW, Hollis JM, Russell GV, ET AL. A biomechanical comparison of three lower extremity tendons for ligamentous reconstruction about the knee. Arthroscopy, 2003, 19(10):1091-1096
90. Gocke DJ. Tissue donor selection and safety. Clin Orthop, 2005, 435:17-21
91. Shelton WR, Treacy SH, Dukes AD, et al. Use of allografts in knee reconstruction: Ⅱ. Surgical considerations. J Am Acad Orthop Surg, 1998, 6:169-175
92. Shelton WR, Treacy SH, Dukes AD, et al. Use of allografts in knee reconstruction: I. Basic science aspects and current status. J Am Acad Orthop Surg, 1998, 6: 165-168
93. Kustos T, Balint L, Than P, et al. Comparative study of autograft or allograft in primary anterior cruciate reconstruction. Int Orthop, 2004, 28:290-293
94. Barrett GR, Luber K, Replogle WH, et al. Allograft Anterior Cruciate Ligament Reconstruction in the Young, Active Patient: Tegner Activity Level and Failure Rate. Arthroscopy, 2010, 26(12):1593-1601
95. Guidoin M, Marois Y, Bejui J, et al. Analysis of retrieved polymer fiber based replacements for the ACL. Biomaterials, 2000, 21:2461-2474
96. Laurencin CT, Freeman JW. Ligament tissue engineering: An evolutionary materials science approach. Biomaterial, 2005, 26: 7530-7536
97. Hefti, F., Muller, W., Jakob, R.P., et al. Evaluation of knee ligament injuries with the IKDC form. Knee Surg Sports Traumatol Arthrosc, 1993, 1(3-4)226-234
98. Tegner Y, Lysholm J. Rating systems in the evaluation of knee ligament injuries. Clin Orthop Relat Res, 1985, (198):43-49
99. Lysholm J, Gillquist J.Evaluation of knee ligament surgery results with special emphasis on use of a scoring scale. Am J Sports Med, 1982, 10(3):150-154
100. Larson DE, Premer RF, Gustilo RB. Acute ligamentous injuries of the knee joint.Minn Med, 1973, 56(5):374-376

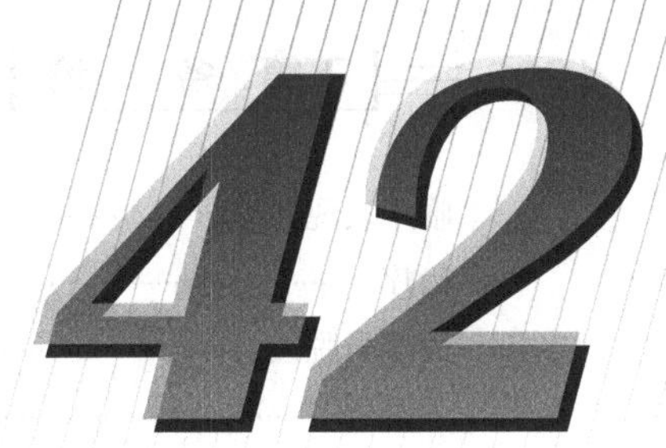

第四十二章 膝关节骨折脱位

FRACTURES AND JOINT INJURIES

第一节 股骨髁骨折 1298
一、股骨髁的解剖特点 1298
二、临床表现和诊断 1299
三、分型和损伤机制 1299
(一) 股骨单髁骨折 1299
(二) 股骨髁间骨折 1299
四、治疗 1301
(一) 股骨单髁骨折 1301
(二) 双髁骨折 1301
(三) 股骨髁上骨折 1305
五、合并损伤的治疗 1306
六、股骨髁骨折畸形愈合的治疗 1306
七、预后和并发症 1306
八、术后处理 1306
第二节 膝关节软骨和骨软骨骨折 1307
一、解剖特点 1308
二、损伤机制和分类 1308
三、临床表现和诊断 1311
四、治疗 1312
第三节 髌骨骨折 1313
一、髌骨的作用及髌股关节的运动 1313
(一) 传导并增强股四头肌的作用力 1313
(二) 维护膝关节的稳定 1313
(三) 保护股骨髁使其免于直接遭受外伤性打击 1314
二、类型和机制 1314
三、诊断 1315
四、治疗 1316
(一) 通行的治疗方法 1316
(二) 治疗效果的衡量标准 1316
(三) 临床治疗的实验依据 1317
(四) 治疗原则 1319
(五) 治疗措施及存在的问题 1319
第四节 胫骨平台骨折 1322
一、胫骨髁的解剖特点 1322
二、临床表现和诊断 1323
三、分类和受伤机制 1324
四、治疗 1326
五、手术后处理 1333
六、并发症 1333
七、预后 1333
第五节 膝关节外伤性脱位 1334
一、分类 1334
二、全脱位和韧带损伤之间的关系 1336
三、膝关节骨折脱位的特点 1337
四、诊断 1337
(一) 涉及韧带损伤 1337
(二) 涉及血管损伤 1337
(三) 涉及神经损伤 1338
五、治疗 1338
(一) 复位 1338
(二) 血管损伤的处理 1338
(三) 韧带损伤的处理 1339
(四) 术后处理 1340
六、可能被忽略的问题 1340
第六节 创伤性髌骨脱位 1340
一、髌股关节的解剖和生物力学特点 1340
二、损伤机制 1341

三、临床表现和诊断……1341
四、治疗……1345
五、关节内脱位……1345
六、上脱位……1346
七、髌骨垂直脱位……1346
八、髌骨翻转脱位……1346
第七节 胫腓上关节脱位……1347
一、胫腓上关节的解剖……1347
二、临床表现和诊断……1347
三、分类……1348
四、治疗……1349
（一）急性脱位……1349
（二）复发性脱位……1349
（三）陈旧性脱位……1349
第八节 浮膝损伤……1349
一、临床表现和诊断……1349
二、损伤机制和分型……1350
三、治疗……1350
（一）骨干骨折型……1350
（二）双髁部骨折……1351
（三）一侧为骨干骨折，另一侧为髁部骨折……1351
（四）开放性损伤……1351
（五）合并膝关节内韧带结构损伤……1351
四、儿童浮膝损伤……1352
五、并发症……1352
（一）创伤性关节炎……1352
（二）关节的纤维僵直……1352
（三）骨不愈合和骨缺损……1352
六、治疗结果的评定……1352
第九节 创伤后膝关节功能障碍……1353
一、创伤后膝关节功能障碍的分类及病因……1353
（一）伸膝功能障碍……1353
（二）屈膝功能障碍……1354
二、治疗……1355
（一）伸膝功能障碍的治疗……1355
（二）屈膝功能障碍的治疗……1355
三、术后康复……1357
四、影响手术疗效的因素……1358

膝关节是人体最为复杂的关节之一。膝关节骨折脱位多见于高能量损伤，骨折脱位的同时往往伴有关节内外的韧带、半月板及关节软骨的损伤。这就要求经治医师在诊疗过程中要同时关注骨质和软组织损伤情况，不能只见树木不见森林。维持及重建关节面的平整性、修复膝关节周围的重要软组织及确保膝关节的稳定性是获得良好膝关节功能的有力保证。

第一节 股骨髁骨折

股骨髁骨折较为少见，其发生率约占全身骨折脱位的0.4%。因损伤波及关节面，并可改变下肢负重轴线，治疗较为困难，有移位的骨折大多需切开复位内固定。骨折易发生折块分离，而不同于胫骨髁骨折发生塌陷。这是由于在遭受外力时三角形的髌骨如同楔子一样正对着它，易将两髁劈开。

一、股骨髁的解剖特点

股骨干近似圆柱状，在远端增宽形成两个有曲度的髁。在两个髁前侧的关节面合在一起与髌骨构成关节，后侧由深的髁间窝分开，提供膝关节交叉韧带的附着点。与髌骨的接触面包括两个髁的部分，但主要是在外侧髁，外侧髁较宽和较短，在外上髁的部分有腓侧副韧带起始部分，紧贴在外上髁的下方是一个含有腘肌腱的斜沟。内髁比外髁较长，向远侧伸展较低平，其内侧面突起，在内上髁上有内侧副韧带的附着。位于髁的最上部位是内收肌结节，系内收大肌的附着部位。扩大的股骨和相应的胫骨髁相适应，直接向下传递体重。在负重期间，两个股骨髁是在胫骨髁的平台上，股骨髁倾向下向内。股骨髁上的区域是股骨干的干骺端与股骨髁的结合部，距股骨远端约9cm，由于治疗方法的不同，重要的是应区分髁上骨折与低位的股骨干骨折。

二、临床表现和诊断

股骨髁骨折后膝部出现明显肿胀，股骨髁部增宽，可见畸形。在做膝关节主动或被动活动时，经常可感到骨擦音。临床检查时，同样必须注意肢体远端的血运和神经损伤的体征。

在正侧位 X 线片常不能明确骨折的范围和移位情况，而加拍斜位片作诊断参考，明确髌股关节的构型和胫股关节面的关系。螺旋 CT 已经普及，通过两维和三维重建图像可大大丰富医生的诊断信息，对于准确评估伤情和做出手术方案的决策有积极的帮助。

三、分型和损伤机制

(一) 股骨单髁骨折

单独的股骨髁骨折并不常见，损伤机制是轴向的负荷并具有内翻和外翻的应力。在胫骨隆起的突起部可以顶撞髁间窝的内侧面，使股骨髁劈开。

1. Hohl 将此分为三型(图 42-1)

(1) 矢状位骨折：骨折线在矢状面呈垂直型。自股骨髁间窝向外上至外上髁上方的干骺端骨皮质。骨折块仍有同侧的副韧带和关节囊附着，也可能有膝交叉韧带附着，故一般移位不太严重。骨折块向上移位时，可引起膝内外翻畸形。

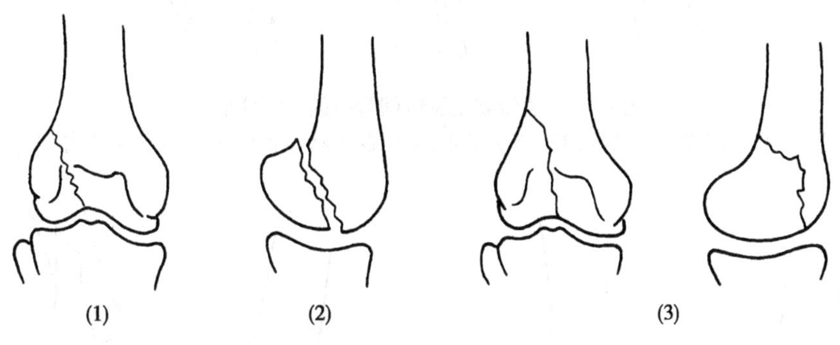

图 42-1　股骨髁骨折的 Hohl 分型

(1) 矢状位骨折；(2) 冠状位骨折；(3) 混合型骨折

(2) 冠状位骨折：又称 Hoffa 骨折。此骨折在股骨外髁的发生率较内髁多 2~3 倍。在膝关节屈曲时，骨折是由于股骨后侧突起部受到胫骨平台撞击所造成。骨折线在冠状位呈垂直，骨折块含有股骨内髁或外髁后部突起的关节面。外髁骨折块可向后外旋转移位，仍可有膝前交叉韧带和腘肌腱附着。内髁骨折块可能无膝后交叉韧带附着。

(3) 混合型骨折：骨折线介于矢状位和冠状位骨折之间。

2. 按 AO 分型(图 42-2)　股骨髁的骨折属于 B 型，可分为三种类型，依据骨折的部位和方向，肌肉和韧带的附着常使骨折张开、移位和旋转。

(二) 股骨髁间骨折

股骨髁间骨折常称为 T 形或 Y 形骨折，目前有两种分类方法。

1. Neer 分类(图 42-3)　普遍为学者接受。

(1) 轻度移位：常在膝关节处屈曲位受撞击伤造成，多发生于骨质疏松者。由扭转暴力造成的螺旋形骨折较少见。两折端呈嵌顿或轻度移位，股四头肌常无损伤，骨折整复后稳定。

(2) 股骨髁向内移位：膝关节呈屈曲位，暴力来自前外侧，骨折线由股骨外上髁近侧向内上斜至内上髁上方。股骨髁受内收大肌的下部肌纤维牵拉而发生向内和内旋移位，股骨两髁分离者少见。近侧骨折端向前外移位，在髌骨上缘处可损伤伸肌腱。远端骨折块、髌骨和胫骨向后移位。由于腘绳肌和股四头肌牵拉，远近侧骨折端互相重叠。近骨折端可刺入伸肌腱并穿破皮肤，造成开放骨折，伤口常位于大腿前外侧。

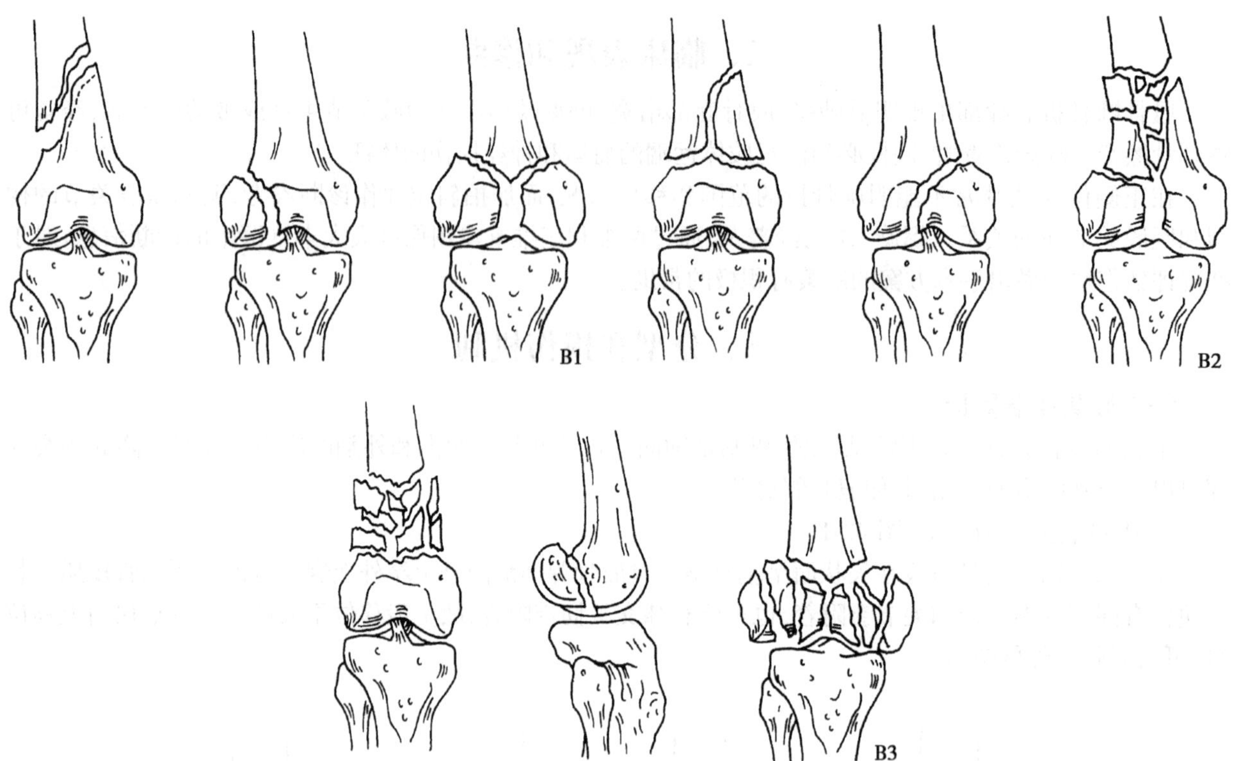

图 42-2 股骨髁上及髁间骨折的 AO 分型

B1. 部分关节内，外髁矢状面骨折；B2. 部分关节内，内髁矢状面骨折；B3. 部分关节内，冠状面骨折

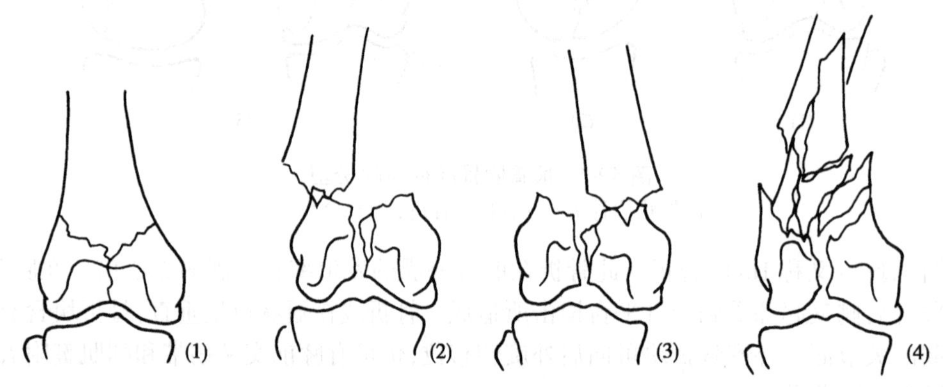

图 42-3 股骨髁间骨折的 Neer 分类

(1)轻度移位；(2)股骨髁向内移位；(3)股骨髁向外移位；(4)髁上和骨干骨折及移位

(3) 股骨髁向外移位：膝关节处伸直位，暴力来自大腿外侧，造成横断骨折，骨折线可略呈斜形，自内下方至外上方，近侧骨折端向内移位，可穿破大腿内侧皮肤，造成开放性骨折。或暴力来自大腿内侧，膝关节处屈曲位，也可造成此种类型骨折。股骨髁裂开较常见。由于腘绳肌和股四头肌牵拉而发生重叠移位。远骨折端向后屈曲移位者少见，伸肌腱常无损害。

(4) 合并髁上和骨干部移位的骨折：膝关节处屈曲位，来自前方暴力，髁上部位常呈粉碎骨折，近侧骨折端可穿破髌骨上缘皮肤，股骨内外两髁分离。由挤压伤所致的粉碎骨折常伴有髌骨骨折和严重伸肌腱损伤，或腘部大血管损伤。

2. AO 分型 AO 将股骨远端的双髁骨折分作 C 型，其中 C2、C3 型同时累及股骨髁上部位型，依据其严重程度再分为亚型(图 34-2)。其中 C1. 完全关节内骨折，T 形和 Y 形骨折；C2. 完全关节内骨折，干骺端为粉碎骨折；C3. 完全关节内骨折，髁和干骺端均为粉碎骨折。

虽然 Neer 的分型较为清晰地描述了骨折的损伤机制和病理特点，但在考虑骨折治疗方法的选择上，

AO 分型更便于参考并且在国内外的文献中得到广泛应用。

四、治　疗

不论选择何种治疗方法，重要的是重建膝关节的解剖结构，不仅要求骨折尽可能的达到解剖复位，若合并有韧带支持结构或半月板的损伤也应做相应修复。对无移位的骨折可采用石膏外固定方式。外髁骨折应固定于膝关节微屈内翻位，内髁骨折则在微屈外翻位。但是大多医生或许选择对有移位的单髁骨折做切开或经关节镜辅助复位经皮单纯螺钉内固定，以便恢复关节面的完整、骨折块获得的牢固固定，膝关节可行早期功能锻炼。内固定物可选用半螺纹松质骨螺钉，螺钉方向应与骨折线垂直，螺纹部分需超过骨折线。在需经关节面固定的骨折块，可以采用可吸收螺钉，钉尾应低于过节软骨面、若过长可以用手术刀片切除。对严重骨质疏松的单髁骨折，应采用支撑钢板内固定。冠状面骨折，在骨折复位后用复位巾钳维持其位置，由前向后也可由侧方斜向做骨折块内固定。

（一）股骨单髁骨折

AO 的 B1 型和 B2 型骨折，是股骨髁的单髁骨折，必须解剖复位，术中可临时用克氏针固定，在年轻患者可用松质骨螺钉固定，而较老年的患者因骨质疏松，应使用支撑钢板，如骨折线已扩展到近侧的干骺端，为抵抗骨折块的近侧移位潜力，可用一贴附性很好的解剖型钢板抑或锁定钢板，远侧用松质骨螺钉，近侧用皮质骨螺钉，在骨折线的部位可使用拉力螺钉的固定方式（图 42-4，5）。

在 AO 的 B3 型冠状位的单髁骨折（Hoffa 骨折）同样需解剖复位关节面，复位后临时用克氏针固定，与骨折面垂直，在前后位方向用拉力螺钉固定。固定时应尽可能地避开关节软骨，不得已时则将钉尾沉入软骨面下。根据骨折块的大小选择螺钉的大小，螺钉可选择松质骨螺钉、可吸收螺钉，也有些医生则选用双螺纹松质骨加压螺钉，因其无螺钉头，可完全埋入软骨内（图 42-6）。

（二）双髁骨折

双髁骨折治疗具有一定难度，要求严格解剖复位。非手术治疗很困难，多以手术治疗为主，在骨折复位后予以可靠的内固定，以使膝关节能早期功能锻炼。

1. 牵引治疗　目前已经很少采用，仅用于存在手术禁忌证或患方拒绝接受手术治疗的病例且移位不

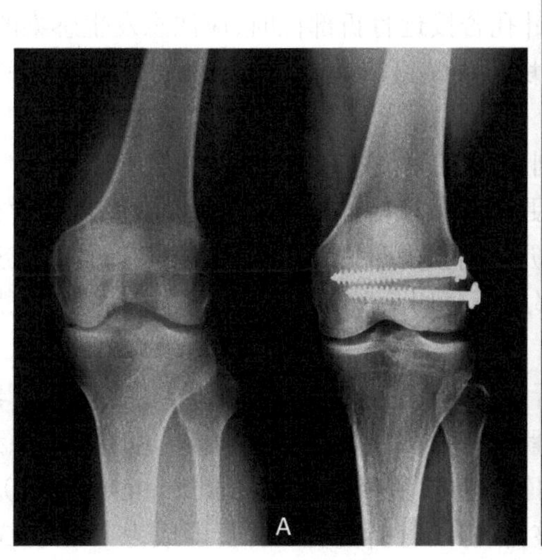

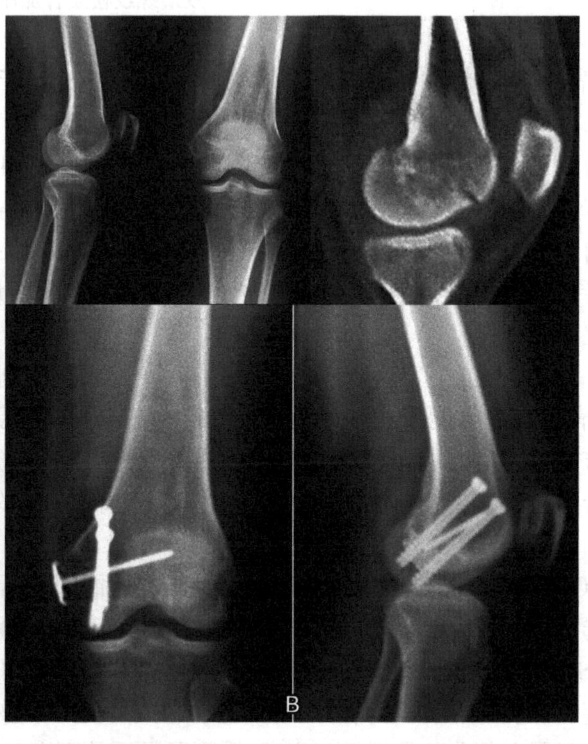

图 42-4　股骨单髁骨折

A. B1 型骨折以纯松质骨拉力螺钉固定；B. B3 型骨折以松质骨拉力螺钉固定，圆形钢板固定侧副韧带

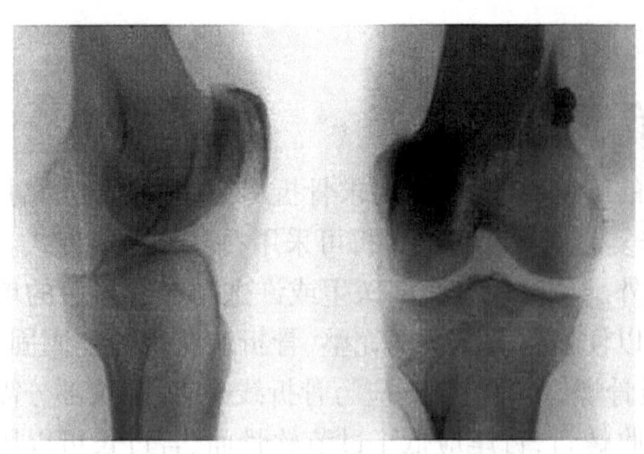

(1)手术前片　　(2)手术后片

图 42-5　股骨髁矢状位骨折

双端螺纹松质骨加压螺钉内固定

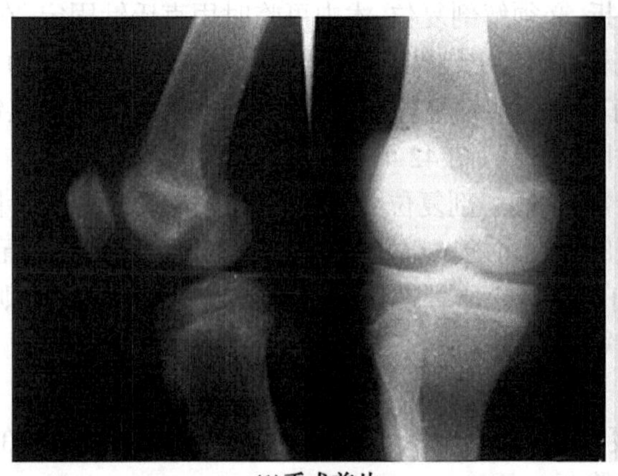

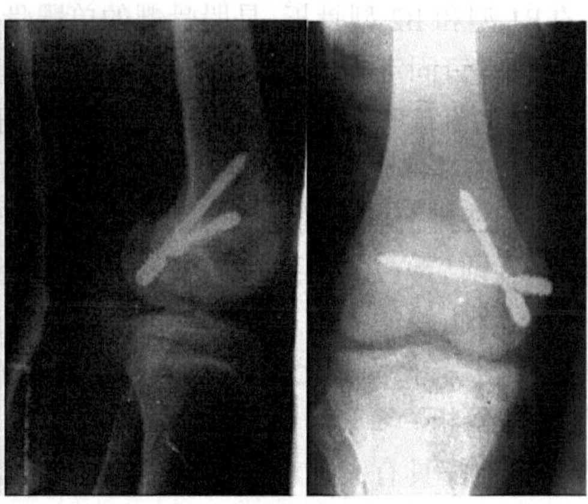

(1)手术前片　　(2)手术后片

图 42-6　股骨髁冠状位骨折

双端螺纹松质骨加压螺钉固定

大，关节面尚平整的骨折，在牵引复位不满意时，需略加手法复位。Neer 提出由于髋关节和股骨干受外旋肌群牵拉而趋向外旋，远骨折块易发生内旋，并向后成角及内翻。因此，做胫骨结节牵引时内侧皮肤针孔略偏向后，外侧略偏前，将小腿保持外旋 15°位做牵引。由于腓肠肌牵拉，远骨折块向后旋转移位，故应在膝关节屈曲 20°~30°位牵引，即可整复向后旋转移位。Stewart 等采用双钢针牵引法，在股骨下端增加一钢针做向前牵引，以加强骨折复位力量。股骨远端的骨牵引针孔若接近骨折部位时，应注意发生感染的可能。髁间骨折复位不良，也可做有限的内固定，股骨髁两骨折块可用螺钉或骨栓固定，然后用牵引维持髁上骨折的位置。

2. 切开复位内固定治疗　内固定的基本要求应达到：①关节面平整；②恢复股骨远端的正常力线关系；③满足术后功能锻炼需要的可靠固定。在双髁骨折更应注意恢复髌股关节的平整，恢复髌骨在股骨髁前方骨面上的正常滑动机制。在合并髌骨骨折时，骨折可用张力带固定。若为粉碎骨折时，应选用荷包缝合，在此基础上再做张力带钢丝固定，不宜轻易全部或部分切除髌骨。双髁骨折内固定可采用以下方式：

AO 分型的 C1 和 C2 型骨折，是累及双髁的髁间骨折，多数伴有一定数量的粉碎骨片，内固定器材有多重选择，一般情况下髓内外固定均可，如 95°的动力髁螺钉（DCS）、股骨髁支撑钢板、AO/ASIF 系列的股骨 LISS 系统或其他锁定类的髁钢板或股骨髁上倒打髓内钉，也可用膝钉（Knee Nail Smith-Nephew）。术中首先应当恢复、固定内外侧髁的解剖轮廓和关节面的平整，在髁间骨折复位后骨折即成为 A2 或 A3 型，具体取决于髁上部分的骨折粉碎程度，髁到股骨干的固定可类同于 A2 和 A3 型髁上骨折。如选择髓内固定，首先应解剖复位髁的关节面，用拉力螺钉固定内外侧髁时其位置不能与即将插入的髓内钉相互干扰，在插入髓内钉和锁定时应确保复位的位置和注意股骨角(正常股骨外侧角 =81°)的正确,C2 型骨折采用髓内固定具有一定难度,若非很有经验的医生操作,难以保证手术效果。C1 或 C2 型骨折相对容易获得可靠的固定,若在手术结束前确认内固定可靠,回至病房后即可开始 CPM 上的功能锻炼或附加其他有助于伤口消肿止疼的物理治疗。部分负重应在 4~6 周以后,依据临床和放射学的表现逐步增加负重,如骨折复位质量高且固定可靠,此类骨折的预后大多比较满意。

C3 型骨折是最难处理的骨折,多为高能量损伤,尤以摩托车伤为代表,其髁上和髁间均为粉碎甚至是严重粉碎性骨折,有时具体有多少骨片难以确切判断。此型骨折的治疗难点首先是如何确认并恢复内外侧髁的解剖轮廓外形——多块粉碎性骨块、相互间的位置关系不易辨认恢复;再有是确认后如何获得有效的固定——使得众多的骨折块间实现可靠固定并能够满足术后功能锻炼要求。手术顺序同 C1、C2 型骨折,仍然是先髁间再髁上,术中应首先恢复内外髁的基本关系,因致伤暴力大,骨块多存在嵌插移位,先将容易辨认的主要骨块恢复相互对位关系并用克氏针或空心钉的导针临时固定,借助主要骨块将内外侧髁的大体轮廓恢复,期间较小缺损暂时留一下,然后用拉力螺钉将已经恢复的髁轮廓固定,再用剩余的粉碎骨块填补至先前还是缺损部位处,放回这些骨块时有的只能是大致"正确",因为粉碎过于严重或骨块已经变形,使每一粉碎骨块均是严格意义的解剖复位已不大可能;但术者应当避免内外侧髁变窄,特别是在应用拉力螺钉时。在骨缺损区域可植入髂骨块,增加固定的稳定性。最后用钢板类的固定器材将髁间并髁上固定成一整体,严重骨质疏松的患者可在对侧加用一较短的支撑钢板,防止长期的内翻应力致使外侧固定器材失效。

(1) 95° 动力髁螺钉(DCS)固定,不同于用在髁上骨折,为得到髁间骨折块获得稳定,除主拉力钉外还需额外两枚半螺纹松质骨螺钉固定。操作相对简单,只要保证主拉力钉与髁远端关节面连线平行并与外髁骨面垂直,则股骨远端力线就可得到保障,而且 DCS 的钢板获得良好贴附。DCS 的髁钉(主拉力螺钉)通过尾钉也可使得折块间产生加压作用,增加固定的稳定性(图 42-7)。

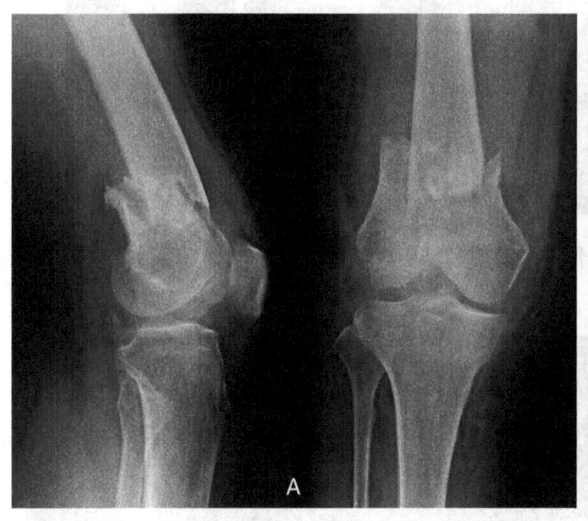

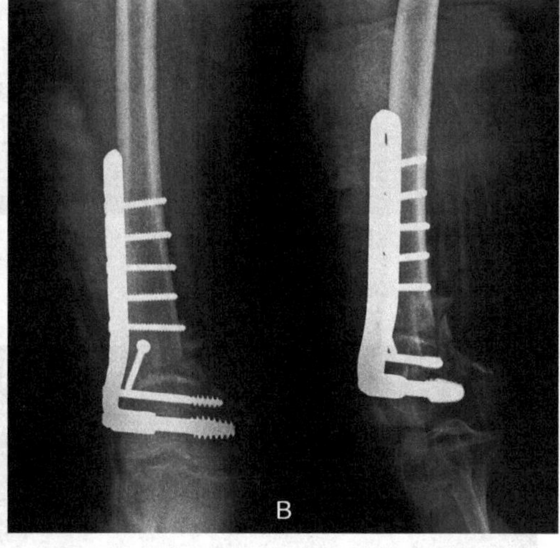

图 42-7　股骨髁间骨折以动力髁螺钉(DCS)固定

(2) 髁部支撑钢板和解剖型钢板固定:适用于复杂的骨折(图 42-8,9),如双髁骨折合并股骨远侧粉碎或前侧切线骨折。内侧有骨缺损者需早期植骨。粉碎的大骨折块复位后应用拉力螺钉固定。在干骺端粉碎严重的骨折,可以用具有锁定特点的钢板实施固定,必要时可以采用桥接方式,只要股骨髁的解剖轮廓获得恢复、关节面平整,没有旋转或成角畸形即可将钢板跨越粉碎的髁上节段而固定,粉碎的骨块不必逐一固定,因此可避免影响粉碎骨折块的血运。

(3) 髓内钉:髓内钉可用于 A1~A3 型和 C1、C2 型骨折,多数采用倒打的方式,但是若为严重骨质疏松的患者应当慎用,因远端锁钉易于失效(图 42-10)。

(4) Liss 固定:Liss(less invasive stabilization system)为 AO/ASIF 系列产品之一,最大优点是钉板锁

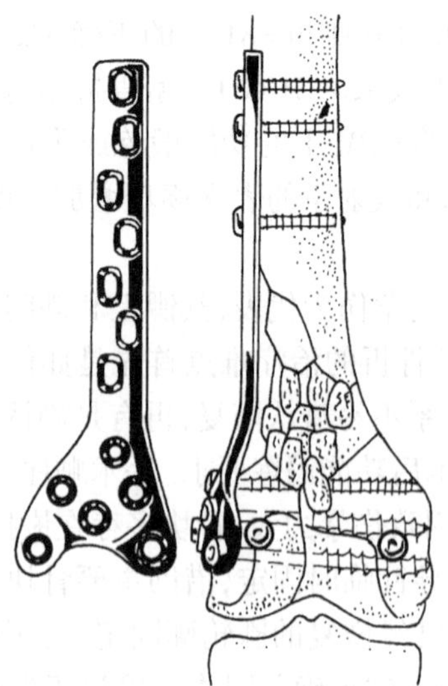
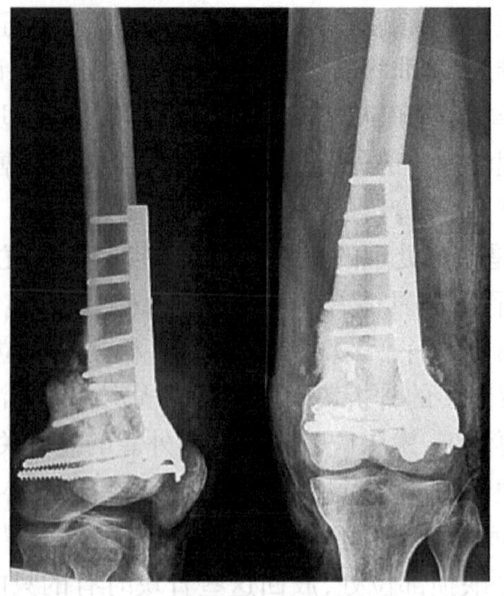

图 42-8 股骨髁间骨折髁部支撑钢板内固定术

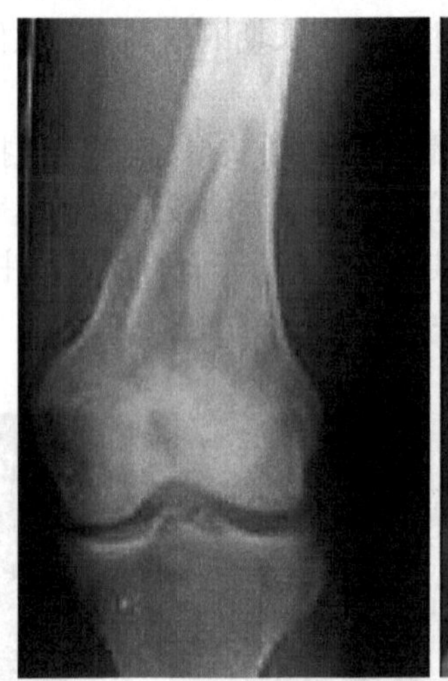
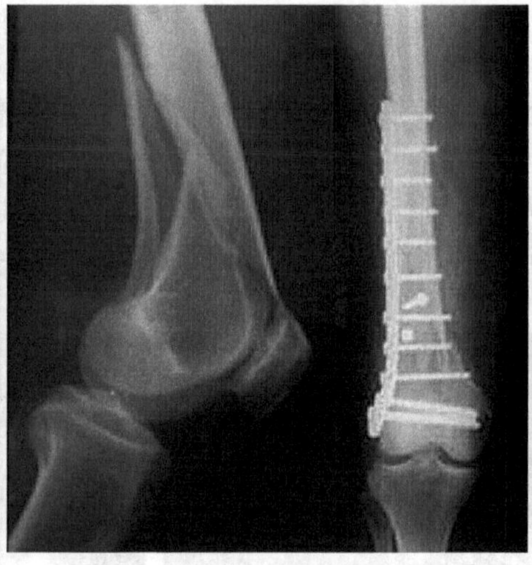
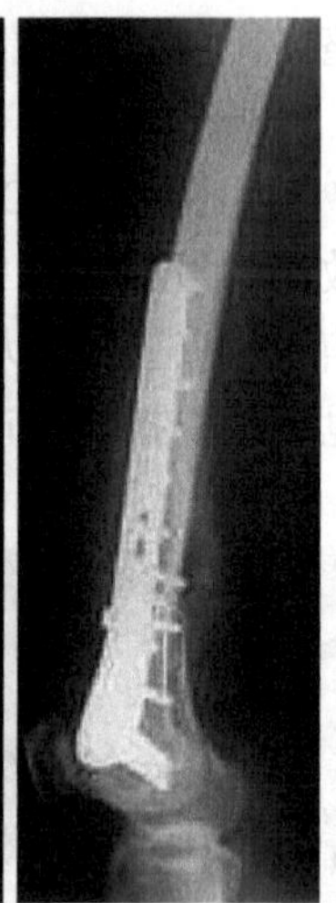

图 42-9 股骨髁间骨折的解剖型钢板内固定

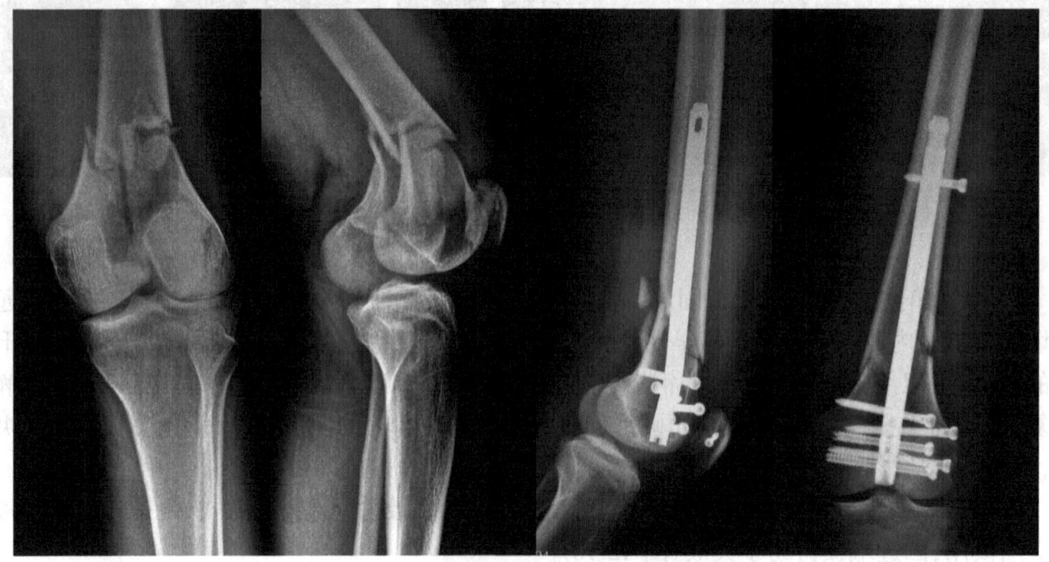

图 42-10 倒打髓内钉治疗 A3 型骨折

定结构，弹性固定、效果比较可靠，可以相对微创操作，更适宜用于C3型骨折，进入临床应用已有数年。缺点是股骨远端力线控制不如DCS容易，价格较高、操作不当容易发生冷焊接现象(cold-welding)，同其钛金材质有一定关系，拧紧螺钉时切忌过分用力。类似的产品其他公司也在陆续推出，效果近似(图42-11,12)。

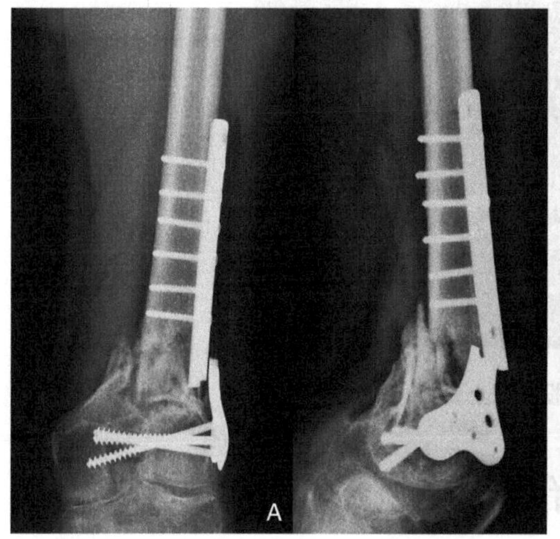

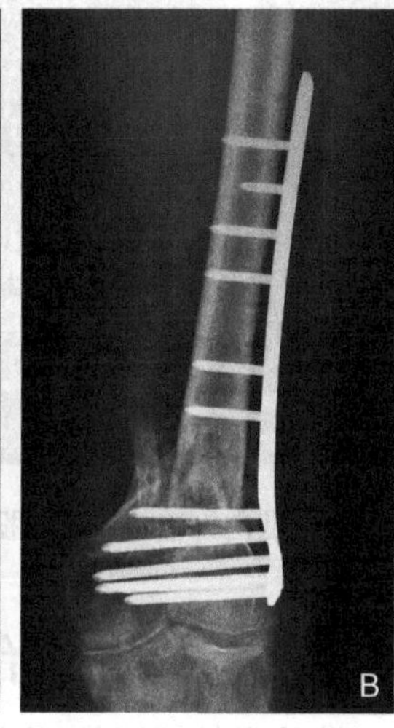

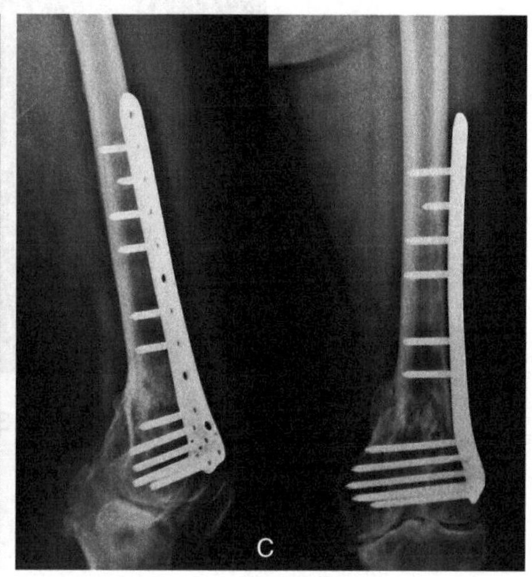

图42-11　股骨髁C2型骨折髁钢板固定后断裂，LISS钢板翻修后6个月愈合

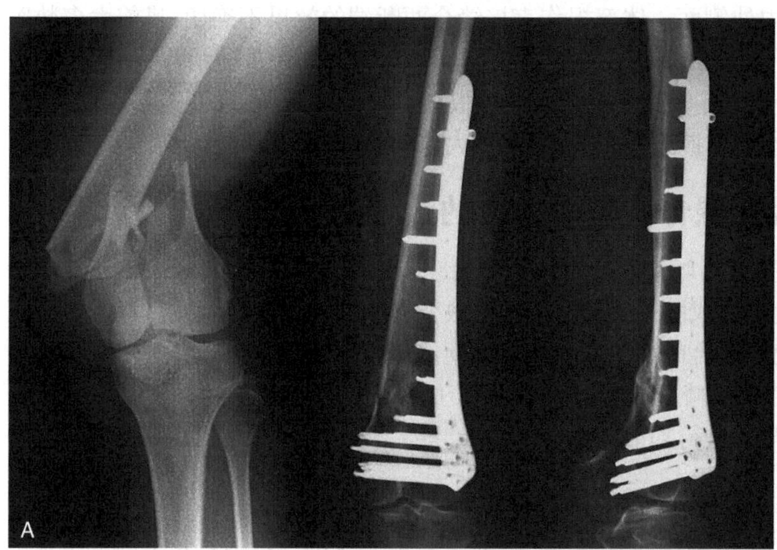

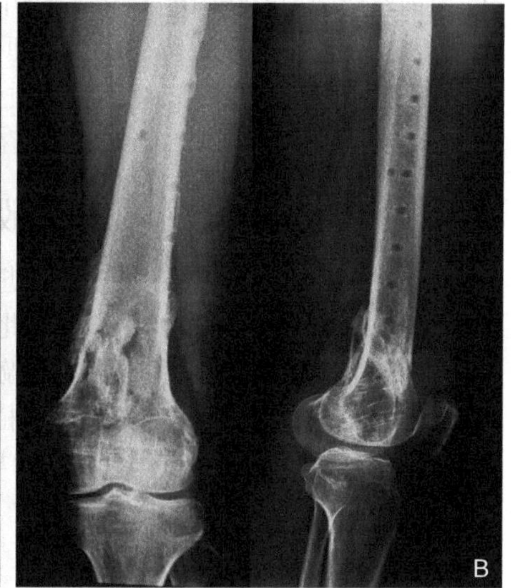

图42-12　股骨髁骨折LISS钢板固定

股骨髁骨折罕见合并膝关节骨折脱位，这样的病例可由于侧副韧带、交叉韧带和膝关节的关节囊损伤引起明显的不稳定。细致的评价周围动脉的脉搏和小腿的骨筋膜室的情况极为重要，必要时需行动脉造影检查。

(三) 股骨髁上骨折

所谓“髁上”部位一般是指股骨关节面上缘向近端延伸9cm的范围，单纯波及此区域的骨折为髁上骨折。相比较于C型骨折，髁上骨折属于关节外骨折，对应于AO分型的A型，该类骨折不存在关节面复位的问题，况且股骨远端留有很大骨块，固定操作相对容易。理论上讲，可用于C型骨折的内固定器材均可用于此型。有条件的可实行闭合复位或微创小切口复位固定，例如采用倒打的髓内固定，也有医生采用顺行的髓内固定，但需要严格选择钉长(图42-13)。

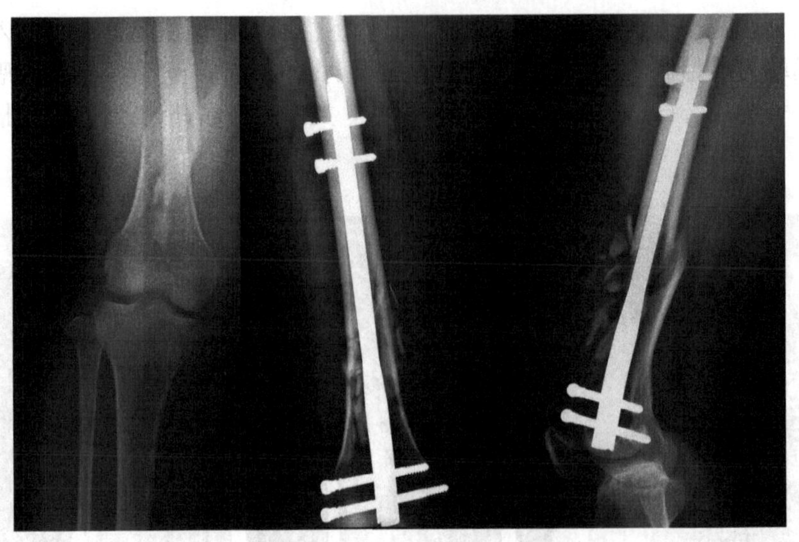

图 42-13 倒打髓内钉治疗 A3 型股骨髁上骨折

五、合并损伤的治疗

股骨髁骨折的同时常可合并有交叉韧带及半月板损伤,为维持膝关节完善的功能,损伤的韧带必须处理,附丽点部位撕脱不论是否伴有骨块,处理都相对容易,可将撕脱的断端再固定于原附丽处,经股骨髁钻孔,用钢丝或强力丝线固定于股骨髁的内外侧面。体部损伤直接缝合两断端的效果不确切,目前大多数医生持否定态度,多数需要留待后期处理,如果后期存在不稳定损伤症状则考虑韧带重建治疗,一期时往往缺乏必要的韧带重建准备,仓促手术质量没有保障。损伤的半月板应尽可能保留,边缘性损伤应修复,小的体部或前后角撕裂则做部分切除,仅在严重撕裂伤、累及半月板大部分的,则需全切除。

六、股骨髁骨折畸形愈合的治疗

股骨髁骨折由于早期未能达到理想复位,晚期常造成畸形愈合。向前后成角可造成膝关节屈伸功能障碍,内外成角可引起膝内外翻畸形,此可造成膝关节负重力线的改变,使胫股骨髁在运动过程中,由于相互不适应而易继发创伤性关节炎。在畸形愈合的病例应做截骨重新复位或矫形,力求恢复正常解剖关系。在截骨矫正后有骨缺损的部位应嵌入植骨。畸形愈合的患者,由于肢体仍在使用,发生骨质疏松的少见,做内固定一般较可靠,关节仍可在术后早期进行功能活动。

七、预后和并发症

开放性股骨髁间骨折常由严重暴力造成,需做局部彻底清创,以免发生感染。切开复位内固定也常有感染的危险,必要时可考虑特殊类型的治疗方式,如有限内固定结合外固定架(图 42-14)。由于骨折复位不当,常出现远骨折端内旋而发生内翻畸形,有时可出现前后成角。内固定不当,尤其在钢板对侧有骨缺损时,内固定物由于所受应力集中,可发生折断,导致骨折不愈合。若损伤韧带未予修复,手术后出现的内外翻畸形可加重韧带松弛,导致膝关节不稳定。

八、术 后 处 理

术后置下肢于屈髋屈膝 90°位,并早期用持续被动活动器进行功能锻炼(CPM),及鼓励患者做股四头肌收缩,在伤口愈合后可做髌骨按摩防止粘连。

作者的治疗意见:

股骨髁骨折属于关节内骨折,并波及负重关节面,精确的解剖复位极为重要,以恢复正常的股胫和髌股关节的关系,治疗方法应以切开复位内固定为主。单髁较完整的骨折可用松质骨螺钉固定,需经关节面

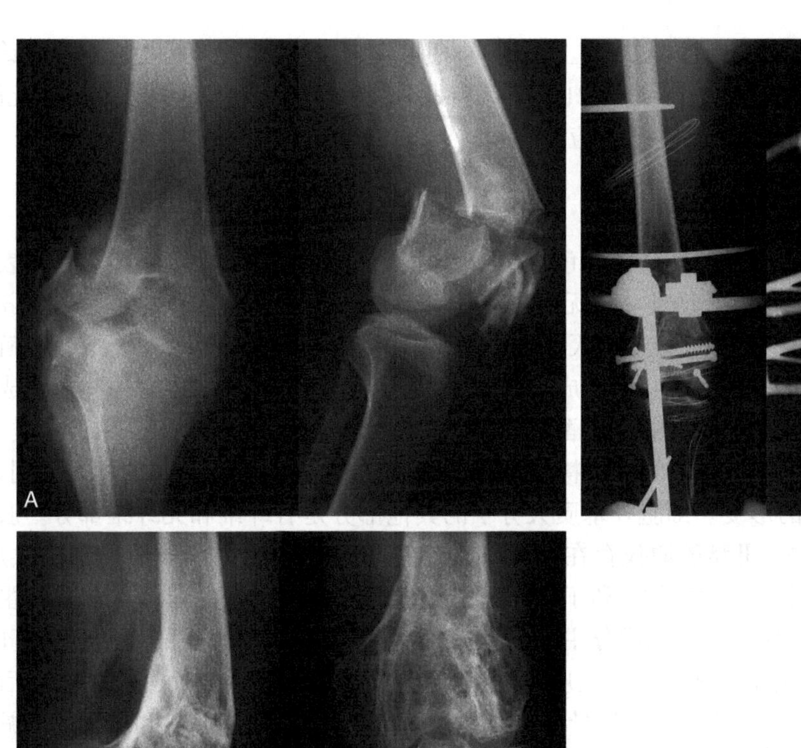

图 42-14　采用有限内固定结合外固定治疗股骨髁间严重骨折

固定的骨折，选用半螺纹松质骨加压螺钉更具有优势。C1、C2 型的双髁骨折可选用 DCS、LISS、普通髁钢板或锁定髁钢板固定，如果骨骼质量较好，也可采用股骨远端倒打髓内钉，此法的手术创伤较小，伸膝装置干扰少，但采用闭合复位，不易达到解剖复位，力线容易出现几度范围内的偏差。若股骨两髁间有粉碎骨折块则必须注意维持正常的两髁间的前后径及横径，以保持与胫骨关节面相适合的对应关系。在髁间有骨缺损情况下常需植骨，并注意勿在髁间进行加压固定，且不宜用半螺纹松质骨螺钉而选用全螺纹松质骨螺钉，这样避免在髁间加压后使两髁间距缩短，而与胫骨髁不相适应，在干骺端有粉碎的情况下，可以考虑采用具有锁定结构的钢板以桥接的方式固定。

治疗严重粉碎的 C3 型和部分 C2 型股骨远端骨折具有极大的挑战性，如果患者同时伴有骨质疏松，其难度将进一步增加。术前需要有良好的全系列影像资料，充分估计手术的难度，做好各种物质的和思想上的准备，内固定以具备锁定结构的钉板类为好，倒打髓内钉不适宜用于 C3 型骨折。

术后的康复极为重要，在下肢各部位骨折中，尤其以该部位的骨折残留的关节功能障碍最多，内固定出现问题的概率也最高，术中应当明确内固定是否可靠，如果答案是肯定的，就应在术后尽可能短的时间内开始膝关节功能锻炼，有经验的医生会提出阶段性的康复建议，同康复科医生、患者间取得相互配合，以便最大程度恢复伤肢的功能。

第二节　膝关节软骨和骨软骨骨折

膝关节软骨和骨软骨损伤，患者常可有很多的主诉和持续不适的症状，在高度怀疑有此损伤的患者，因软骨或薄片的骨软骨损伤常不易在X线片上发现，早期可发生漏诊，而关节镜检查可明确诊断。曾有人报道，在186例有膝关节游离体的患者中，21例是来自股骨或髌骨的骨软骨骨折。在讨论此问题前，骨科医师必须对正常关节软骨的特征和生理反应有较好的了解。

一、解剖特点

膝关节软骨厚3~5mm，裸眼观察呈蓝白色，半透明，光滑而有光泽，平滑地覆盖在关节表面。关节软骨是一个高度复杂的结构，软骨是唯一的无神经支配和血液供应及淋巴循环的组织。营养是来自于营养物质的扩散，在软骨细胞内形成很好的厌氧通道，营养物质可在细胞外基质中合成。新鲜的关节软骨基质是高度含水的凝胶，呈均质状，其主要成分为水、蛋白多糖及其聚合体，还有一些血清成分（蛋白、葡萄糖、尿素、电解质、激素）、细胞代谢产物、酶类及一些糖蛋白。液体中包括水分和蛋白质，占总量的70%，并没有被膜所包绕，为关节软骨的机械特征，液体和细胞外的大分子细胞间的相互作用，使得基质能抵御压力而不发生持久的形变。细胞外基质大分子的其他部分是有纤维和无纤维部分。胶原是纤维成分，占组织干重量的50%。Ⅱ型胶原仅存在在关节软骨内，胶原纤维在关节软骨内形成拱形结构，能更好地承受施加于它们的特定应力，尤其利于抵抗压缩性破坏。关节软骨的非纤维部分是蛋白和糖蛋白类物质，蛋白多糖是关节软骨非纤维成分主要的大分子，它承担对压缩应力的弹性和硬度的作用，而胶原成分和细胞外基质提供张力硬度。压缩应力使水从蛋白多糖单位移出，而在压力去除后而使水分回到负荷前的状态，这就解释为什么关节软骨能足以抵抗压应力，仍能恢复原状和尽可能地减少持久的形变。

关节软骨损伤后是否能发生修复，迄今人们仍认为成人关节软骨不能再生，正常的关节软骨能抵抗各种应力的破坏及免受机械的磨损，但关节软骨即使是超微结构的损伤，也会导致软骨渗透性的增加，液体的流动阻力减小，液体从软骨面流失，从而增加了关节两端面的接触而加深研磨，加重软骨损伤，形成一个恶性循环。关节软骨损伤后的修复反应，有内在的和外在的因素。内在的修复取决于软骨细胞合成新基质的功能，虽然研究表明人类的关节软骨不能被修复，但动物的关节软骨有内在修复的能力。关节软骨无血管供应的特征，限制了炎性反应，而修复能力仅依靠营养物质的扩散能力。外在的修复取决于滑膜反应或在损伤时软骨下骨的反应。当骨受到损害，形成凝血块，然后被肉芽组织和纤维组织替代。虽然动物实验显示可形成全厚层的透明软骨修复，但修复的组织经常是纤维软骨，而纤维软骨常不耐磨。

二、损伤机制和分类

膝关节软骨和软骨骨折可由于外源性原因直接撞击引起，也可有间接原因，肌肉牵拉的内源性原因所致。胫股关节由三个运动轴和髌骨的倾斜角，与股骨沟接触，此关节易受肌肉不平衡的影响，一个方面的活动受限与其他活动也相关。异常活动所引起的剪切暴力能引起关节软骨表面损伤。暴力可区分为嵌压或压缩力，剪切暴力在肌腱和韧带附着部造成撕脱损伤。损伤常发生在六个部位：股骨内外侧髁、胫骨内外侧髁、髌骨和髁间窝区。由髌骨脱位发生的骨折最为常见，在髌骨脱位时，膝关节屈曲，股内侧肌的斜形纤维收缩可使股内侧肌撕裂，股骨外髁间的切线暴力能产生髌骨内侧关节面或股骨外髁骨折，有时甚至两者均发生骨折（图42-15）。直接暴力可致股骨髁软骨和骨软骨骨折，当膝关节屈曲小于120°时，股骨髁受到髌骨保护，此时外力可经髌骨撞击造成骨软骨骨折；屈膝大于120°时，股骨髁位于髌骨之上，暴力可直接造成髁部的骨软骨骨折。

间接外力造成的骨软骨骨折。单腿站立时，小腿外旋可致股骨内髁骨软骨骨折，内旋可致股骨外髁骨软骨骨折。在有盘状软骨的患者，由于股骨外髁仅与盘状软骨的中部和偏内侧部位接触，该处应力较为集中，此外盘状软骨厚度增加，不能平滑的随膝关节的伸屈而前后移动，只是在某一位置产生突然的水平的剪切活动，此时盘状软骨对股骨外髁施加了近似水平的应力，此应力与股骨外髁和盘状软骨之间的压应力间产生切削股骨外髁后部的合力，此时易发生股骨髁后部骨软骨骨折（图42-16，17）。

Landells研究指出，关节软骨的损伤易发生在软骨钙化层的结合部，而骨软骨的结合部不易损伤。青

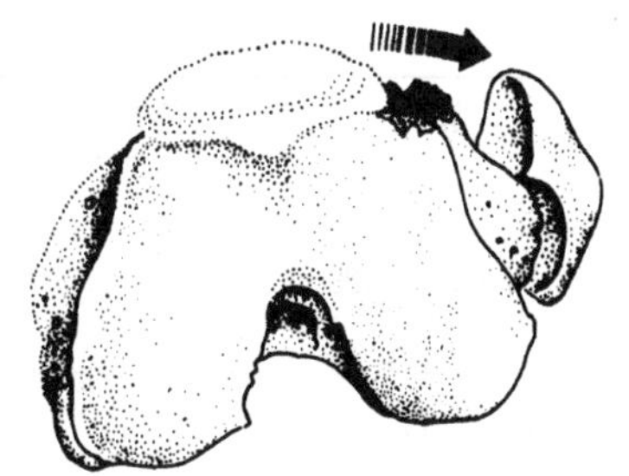

图 42-15 髌骨脱位造成股骨外髁骨折

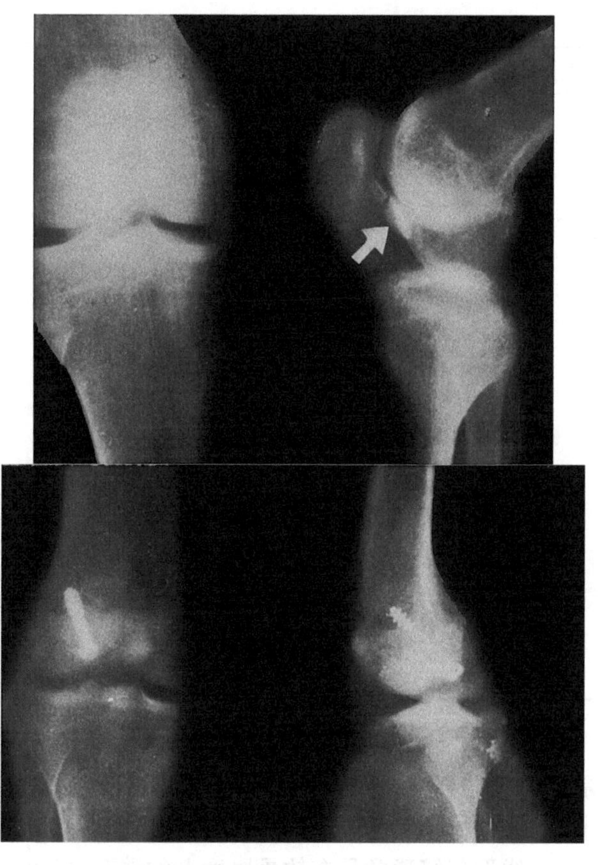

图 42-17 膝盘状软骨合并股骨外髁骨折
骨软骨骨折形成游离体(上,箭头所示)
修整后以螺纹钉原位固定(下)

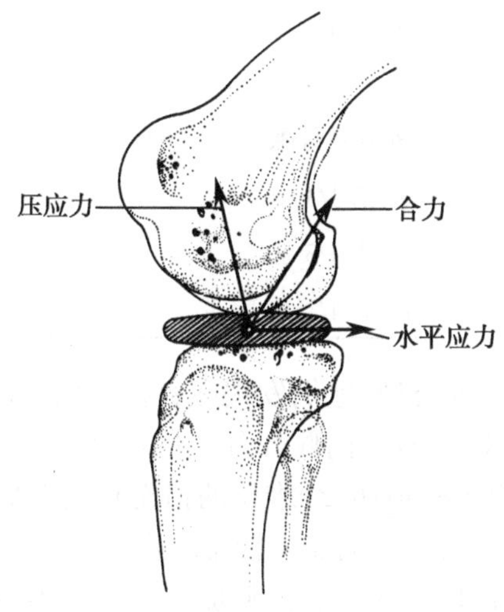

图 42-16 盘状软骨造成的股骨髁骨软骨骨折

少年无钙化软骨,软骨和韧带弹性较大,切线暴力常直接作用于软骨下区,因而不同于成年人,骨软骨骨折发生率高。

近年来有几种分类方法来描述软骨的损伤,由于关节镜技术的进展,大多喜欢使用简单和可重复性的分类方法,Noyer 和 Stabler 提出的分类系统,是依据关节表面的描述,涉及的深度,损伤的直径和损伤的部位(表 42-1),但这种分类是依据肉眼的观察,具有主观性。

表 42-1 Noyer 关节软骨损伤分类

表面的描述	涉及的范围	直径(mm)	部位	损伤是在负重膝关节
软骨表面完整	A. 明确的软化,仍保留有某些弹性	<10	髌骨	屈曲程度
软骨表面损害	B. 广泛的软化,弹性丧失(畸形)	<15	近 1/3	(20°~45°)
裂开、裂缝		<20	中 1/3	
纤维化或骨折块		<25	远 1/3	
		>25	Bodd 关节面	
骨的裸露	A. <1/2 厚度		内侧	
	B. >1/2 厚度		外侧	
	A. 骨表面完整		滑车	
	B. 骨表面有空腔		内侧股骨髁	
			a. 前 1/3	
			b. 中 1/3	

续表

表面的描述	涉及的范围	直径(mm)	部位	损伤是在负重膝关节
			c. 后 1/3	
			外侧股骨髁	
			a. 前 1/3	
			b. 中 1/3	
			c. 后 1/3	
			内侧胫骨髁	
			a. 前 1/3	
			b. 中 1/3	
			c. 后 1/3	
			外侧胫骨髁	
			a. 前 1/3	
			b. 中 1/3	
			c. 后 1/3	

Bauer 和 Jackson 提出关节软骨损伤的另一种分类方法,有六种类型,他们发现在直接创伤中旋转暴力是最常见的损伤原因,病例的大多数损伤是在关节面的负重区,经常在内侧部分。最常见的合并损伤是半月板撕裂。此六种损伤是线形裂缝、星形骨折、瓣形损伤、弹坑样损伤、纤维化的损伤和表面缺损(图 42-18)。线形裂缝通常是在软骨厚度上的劈开,常见在外侧胫骨平台合并前交叉韧带损伤;星形骨折常是分叉性有中间软骨的剥离,是最常见的损伤类型;瓣形的撕裂软骨是从软骨下骨撕脱;弹坑样损伤常是全厚层和软骨下骨暴露;纤维化的损伤是软骨部分厚度的损伤。异常关节软骨最后的表现是退行性改变和向下伸展到软骨下骨(图 42-19)。

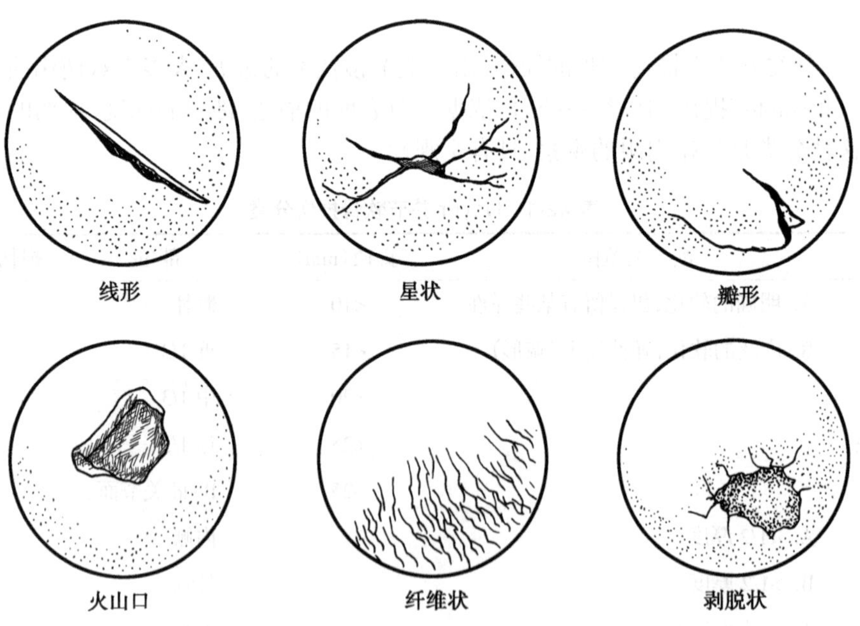

图 42-18 关节软骨的分类

(引自 Baucer M, Jacknon RW. Chondral Lesions of the femoral condyles, A system of arthoscopic classification. J Arthoscopic and Related Surgery, 1988, 4: 97-102)

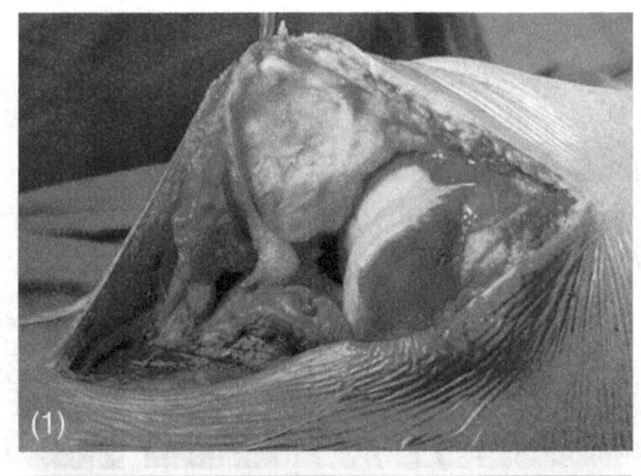

图 42-19 膝关节不同部位和类型的关节软骨损伤

(1)髌骨软骨面损伤;(2)软骨瓣状损伤;(3)股骨髁软骨损伤

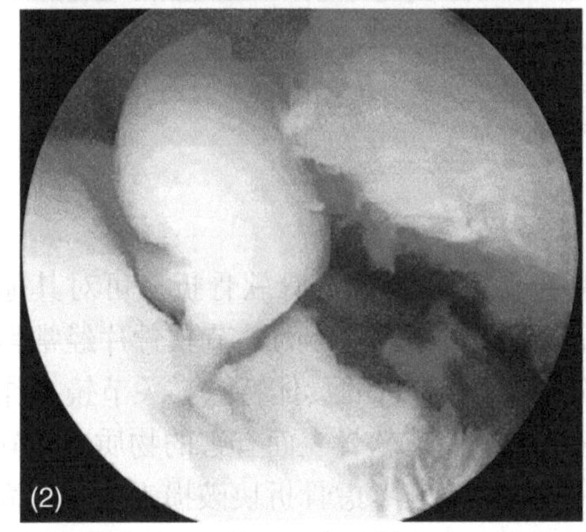

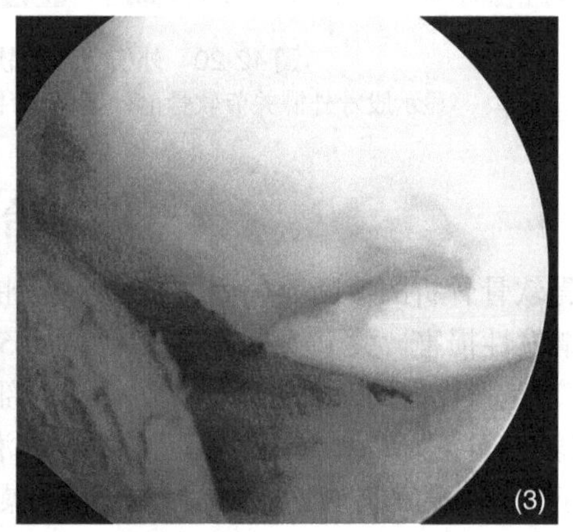

三、临床表现和诊断

关节软骨损伤难以诊断,其表现类同于半月板和滑膜炎,症状是非特异性的,常合并有渗出,一般伤后有关节血肿、迅速肿胀,关节液为血性并有脂肪滴。若骨折无移位则肿胀较轻,关节活动时疼痛。有髌骨脱位时应有髌骨脱位的特有体征,在髌骨内侧支持带或髌骨内侧缘有压痛;屈膝 30° 左右,压迫膝内侧时疼痛,并有恐惧感,即所谓 Smille 征阳性。髌骨活动度在髌骨脱位患者可异常增大,甚至髌骨可推至股骨外侧缘。如无髌骨脱位,在屈膝位受到直接或扭转暴力,常可感觉到有弹响,检查时除发现有关节血肿外,可有关节绞锁和骨折区有触痛。早期未能明确诊断,患者常可反复出现关节绞锁及积液,持续疼痛和骨擦音,易误诊为半月板损伤。若 X 线片未能显示骨软骨骨折块,常难以作出鉴别诊断。在摄 X 线片时除前后位片,需再摄左右斜位,以利确定股骨髁塌陷或缺损,在膝关节不同屈曲位摄髌骨切线位可有助于判断髌骨软骨面的骨性缺损及有无髌骨半脱位。摄片时与健侧对照也有助于诊断。由于扭转暴力所致的裂缝骨折,常位于股骨髁的中部和偏后部,偶尔在 X 线片上可见到铅笔线样的阴影或在股骨髁软骨板下的凹陷。特殊的X线技术,如断层扫描可发现由骨重叠阴影所掩盖的小薄片骨折。关节造影可发现关节面缺损,有时由于凹陷极浅薄,也难以确定。

当软骨损伤同时累及有软骨下骨折,随后不透 X 线片的损伤,游离体可在标准的 X 线片上显现。患者在 20~40 岁期间最易受到此损伤,切线位的髌骨片和 Tunnel 片在易于有剥脱性骨软骨炎的患者尤为重要,此损伤最常见的是在内侧股骨髁的外侧面,通常是单侧(74%),在男性常是女性的 2 倍。受累人的年龄范围是 6~53 岁,但典型的表现发生在 18 岁以下。类似的髌骨剥脱性骨软骨炎较少见,或许可误诊为髌骨的骨软骨骨折;髌骨的下极撕脱骨折,必须同样不应与髌骨的骨软骨骨折相混淆。

在过去关节摄影可用于骨软骨损伤,但对小的损伤并没有帮助,可考虑做 CT 和 MRI 检查。若损伤为合并有软骨下骨的骨折,CT 扫描可以显示。单纯软骨损伤的无创检查只能通过 MRI(图 42-20)。但小于 3mm 的缺损也不易发现。MRI 对软骨损伤具有较高的敏感性,不仅较为明显的软骨损伤可以显示,而且关节软骨的退变变薄、水肿增厚等均有所表现。若 MRI 仍不能明确诊断,可做关节镜检查确定。另外,MRI 也可与关节镜一起来评价软骨损伤。关节镜不论对创伤性或骨软骨性,对软骨的缺损是一个确切的诊断方法。

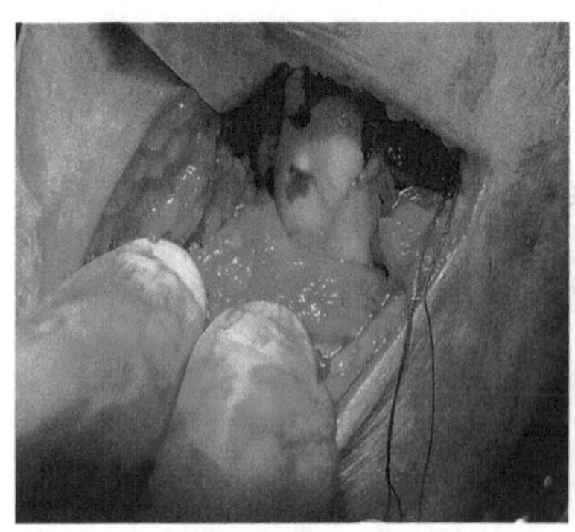
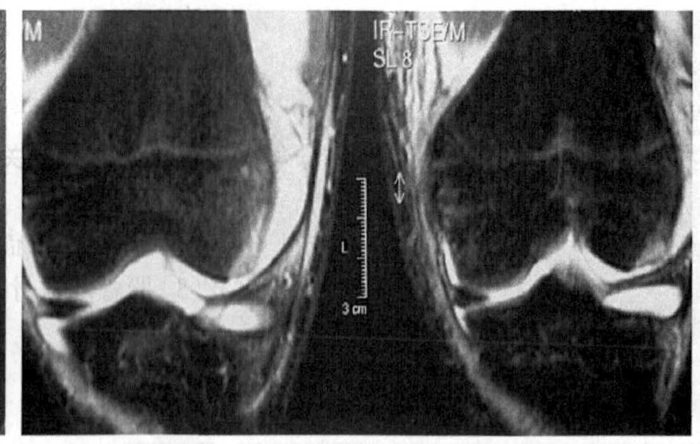
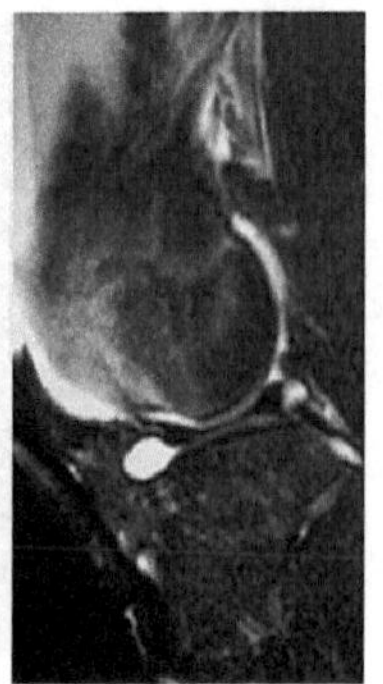

图 42-20 外伤所致的软骨损伤 MRI 和术中所见

显示股骨外髁关节软骨前外侧的薄片状粉碎骨软骨骨折，用可吸收线缝合

四、治 疗

膝关节骨软骨骨折的诊断明确后，在成人应尽快手术，否则移位的骨软骨折块可对其他完好的关节软骨面造成继发性损害。关节软骨的游离片，大于 5mm 的应取出，较小的关节软骨片经常埋没在滑膜内而无症状，关节镜操作的同时可以明确了解病损的部位和软骨骨折的具体特点。关节镜操作过程中的灌洗，还可冲出较小的各类碎片、减低水解酶的浓度和潜在的对关节软骨表面有害的物质。骨软骨骨折的修复过程依赖于软骨下骨获得的创伤刺激，在关节镜操作过程中，若考虑骨折块破损无法复位固定则予以清除，残留的缺损位于负重区时，其边缘采用相应的器械清理，形成新的创面，缺损的基底部用克氏针钻孔，以获得来自深部的血运，利于后期创面修复（纤维软骨形式的替代修复）。若位于负重面的骨软骨骨折块较大超过 $2cm^2$，需复位固定，镜下无法完成操作时可开放手术，选用不干扰关节面运动的螺钉类器材固定（手外科用的钛合金螺钉、小直径的 Herbert 钉或可吸收螺钉）同时还可配合使用可吸收纤维粘连性物质——生物胶（图 42-21）。文献中也有报道骨软骨骨块单纯取出的结果反而更好，但更多的观点认为较大的骨软骨骨块必须固定。骨折块复位后是否需要制动膝关节，应当根据术中的稳定程度确定，没有统一的绝对标

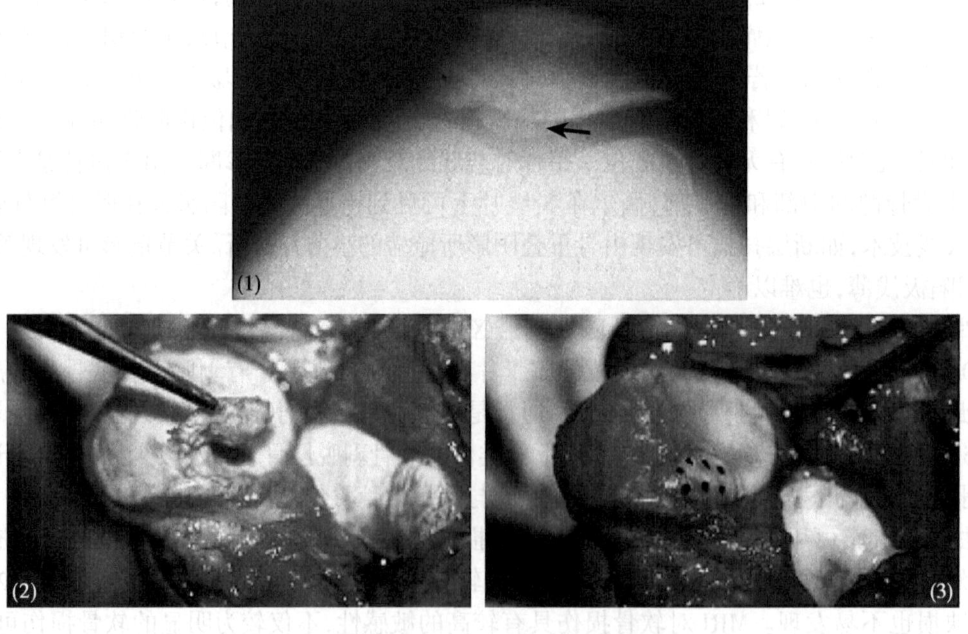

图 42-21 膝关节骨软骨骨折的修复

(1) 在 Merchant 位上见到的骨软骨骨折；(2) 手术中所见的骨软骨骨折；(3) 复位后用可吸收钉固定（引自 Rockwood CA, Green DP, Bucholz RW, et al. Fractures in adult, 3rd, Philadelphia JB, Lippincott company 1996）

准。骨折愈合后内固定物如果对关节活动不造成影响，可以不取出。

如果手术过程中没有发现有必要的指征，术后不制动关节，应鼓励关节活动，在有骨软骨损伤的患者，经常出现的问题是究竟什么时候允许负重，至今仍没有证据支持超过 6 周仍不负重。

近来采用自体或同种异体骨软骨移植，虽然存在明显的问题，如供体配型、排异反应、植入物的不相容性、长时间的不负重、早期的膝关节活动等。在观察几个组的骨软骨骨折患者中，最满意的结果是 75%。Brittberg 等在膝关节全厚层的关节软骨缺损中用软骨细胞移植治疗，此技术是通过关节镜技术，从未损伤的区域取大量健康的软骨细胞，这些软骨细胞在实验室中培养 14~21 天，第二次手术切开关节，切除损伤的软骨至边缘正常的区域。缺损用骨膜瓣覆盖，局部缝合，培养的软骨细胞注射在骨膜瓣下，常规闭合伤口。开始主动练习关节活动和不负重，至 8 周后允许患者完全负重。在移植后 2 年检查 16 例股骨髁移植的患者中，14 例结果优或良。平均随访 3 年，7 例髌骨移植中 2 例结果优良，3 例可，2 例差。在 15 例股骨髁移植中的 11 例和 7 例髌骨移植中的 1 例表明有透明样软骨，包含有Ⅱ型胶原。此新技术的结果虽令人鼓舞，但仍必须做进一步的研究。关节镜下的自体骨软骨移植已在临床开展应用，自体软骨可取自股骨的非负重关节面，取出点状的骨软骨块，然后移植至软骨缺损处，文献中称为“马赛克”植骨，具有一定的应用价值，供区有限，多数仅限于骨软骨损伤范围小于 2cm × 2cm 的病例（图 42-22）。

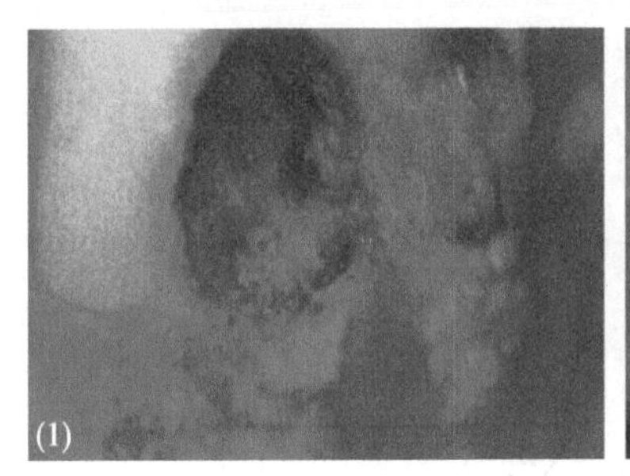
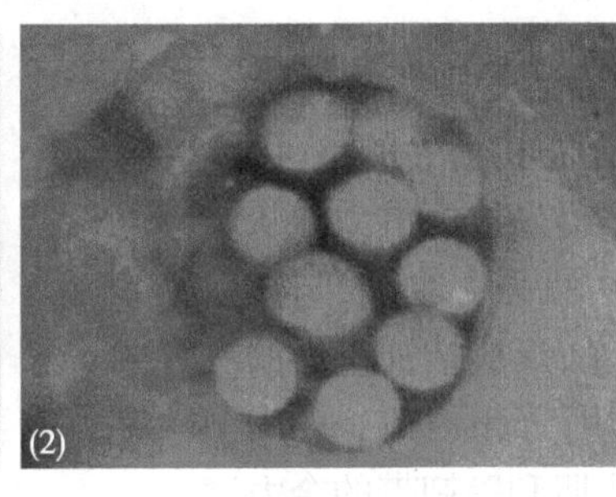
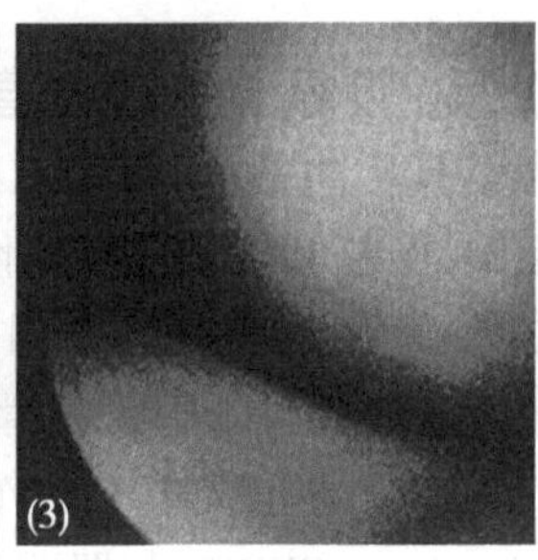

图 42-22　骨软骨移植术

(1) 骨软骨损伤区；(2) 软骨移植后；(3) 随访时修复的关节软骨

由髌骨脱位造成骨软骨治疗，除根据骨折块情况按上述原则处理外，应针对髌骨脱位创伤病理特点行修复术，如采用撕裂股内侧肌扩张部缝合或髌腱止点移位等手术方式。由韧带撕脱造成的骨软骨骨折，应复位固定。若仅做骨折块切除，关节应用棉垫包扎 3~4 天，等待手术反应消退后，改用弹力绷带。手术后第 1 天即开始做直腿抬高的股四头肌练习，当关节积液明显消退，股四头肌达到足够强度时开始负重。

第三节　髌 骨 骨 折

一、髌骨的作用及髌股关节的运动

髌骨是全身骨骼中最大的籽骨，在膝关节生理运动中其主要作用有三：

（一）传导并增强股四头肌的作用力

1. 髌骨是伸膝装置的中间结构；
2. 与股骨髁的滑车间，通过关节的滑动，减少伸屈运动中相对组织的摩擦；
3. 增大股四头肌的作用力矩，加强其机械效益（图 42-23）。

（二）维护膝关节的稳定

1. 在伸屈运动中通过髌骨关节的依次传递转换，伸膝装置能在股骨髁滑车间沿着一定的轨迹稳定地运动（图 42-24）。

2. 在下蹲运动中，三角形的髌骨既协助防止了膝关节异常的侧方运动（非生理的内移或外移），又能抵挡股骨髁，避免其向前滑动。

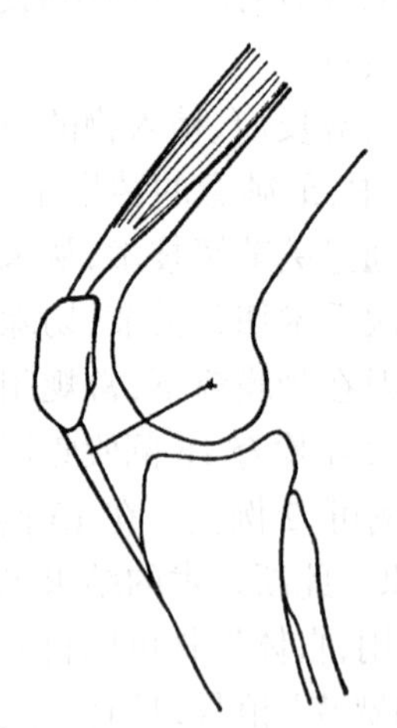

图 42-23 髌骨增长股四头肌的力臂

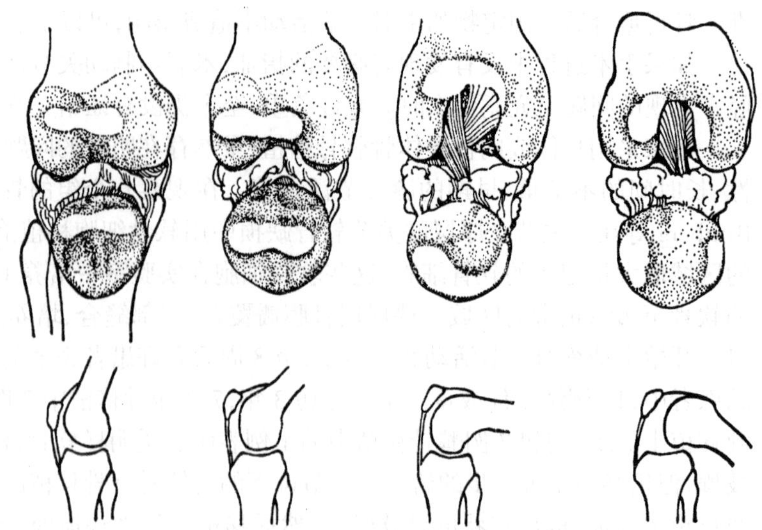

图 42-24 髌股关节的运动

(三) 保护股骨髁使其免于直接遭受外伤性打击

在大量日常生活中,行走占有极其重要的地位。而在行走中,伸膝装置最根本的作用是拮抗重力。从支撑期之始直至支撑中期,股四头肌强力收缩,与髌韧带的合力通过髌骨抵于股骨滑车,形成拮抗重力的作用(图 42-25)。髌股关节上的作用力(patella-femoral joint reaction force,PFJRF)与股四头肌和髌韧带的合力相等而方向相反。髌骨的存在不仅使股四头肌更为有效,而且通过髌股关节接触面的合理分布,使 PFJRF 的传导也更为均匀。因此,就伸膝装置作用而言,如髌骨一旦缺如或失常,则拮抗重力的功能必然大受影响。

当髌骨发生骨折后,以上作用即暂时丧失。治疗髌骨骨折的根本目标,即恢复其正常功能,而绝非简单的恢复伸膝装置的连续性。

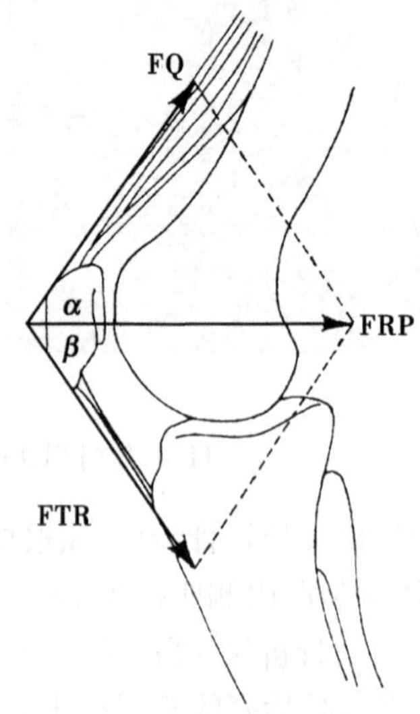

图 42-25 髌股关节作用力

FQ. 股四头肌收缩力;FTR. 髌腱拉力;FRP. 髌股关节上的作用力

二、类型和机制

髌骨骨折的发生率约为 1.05%,中壮年多见,占 58.7%,50 岁以上占 35.5%,青少年很少发生。其类型主要取决于受伤机制。依其不同的类型,结合说明其受伤机制如下:髌骨骨折可分为四个基本类型,即横断、粉碎、纵形和撕脱型(图 42-26)。

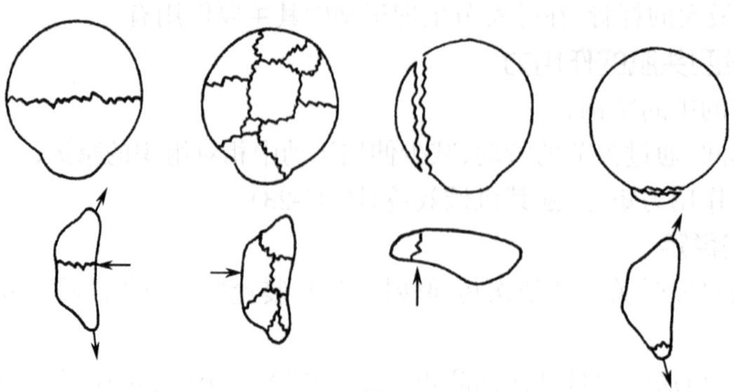

图 42-26 髌骨骨折的类型

横断者包括斜行,约占所有髌骨骨折的2/3,这种类型骨折的受伤机制为间接暴力。当屈膝30°位时,髌骨略倾斜,仅其下1/3部一横行条状关节面与股骨髁接触;随着膝关节屈曲程度的增加,髌骨接触面渐向上移,髌股关节间所承受的压应力随着屈曲度的增大而增加。当股四头肌突然强力收缩时,所在位置的髌骨横行条状接触面形成支点而造成横断骨折。例如疾步行走中在未及防备的情况下突然绊于树桩上或由高处跳下两足着地,股四头肌突然强力收缩以防跪倒而造成骨折。两折块分离愈大,髌骨两侧股四头肌腱的扩张部分撕裂也愈严重且广泛。有些发生横形骨折后跌倒,其下骨折块撞击于地面进而形成粉碎折块,但其基本骨折线仍为横形,仍应包括于此类型中。

粉碎骨折包括星形者,约占所有髌骨骨折的1/3。主要为直接暴力,如坐于汽车中,突然刹车时,膝部撞击前方挡板而形成。此类骨折往往上下分离不严重,反映股四头肌的两侧扩张部分破坏较轻。髌前部有时有损伤,甚至形成开放骨折。

纵形者及撕脱者均较少见。纵形者多在外侧,当屈膝位同时有外翻动作时,髌骨被拉向外侧,在股骨外髁上形成支点而造成。撕脱者多在髌骨下极,不涉及关节面(图42-27)。

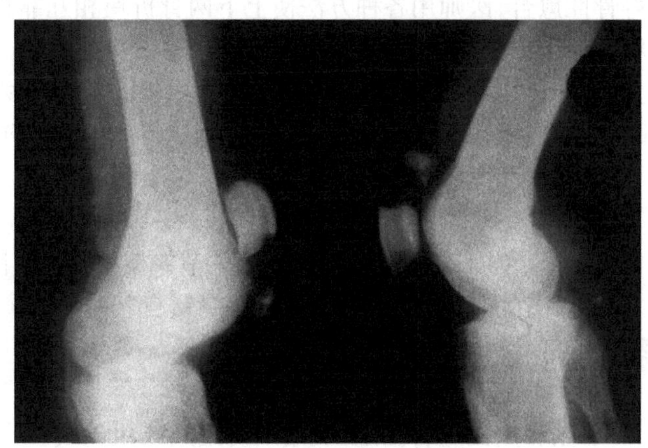

图42-27 双侧髌骨的撕脱骨折(上、下极)

同一患者左膝为上极撕脱,右膝为下极撕脱

三、诊 断

通过病史、体检以及X线片检查,诊断无困难。但对以下几方面需加以注意:

1. X线片对诊断骨折块分离最为有用,但不能了解有无纵形骨折以及粉碎骨折的情况。斜位可常规采用外旋45°位,以避免与股骨髁重叠;既可显示其全貌,更有利于诊断外侧的纵形骨折。如怀疑内侧损伤,可取内旋45°位(图42-28)。如临床高度怀疑有髌骨骨折而斜位及侧位X线片均未显示时,可再照髌骨切位X线或CT片(图42-29)。

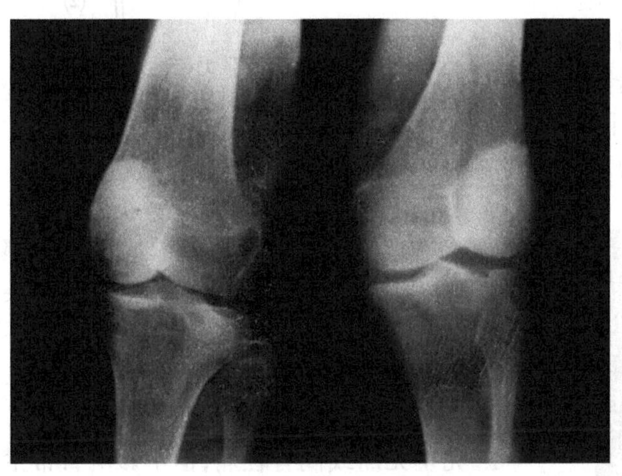

图42-28 膝关节X线片投照的位置

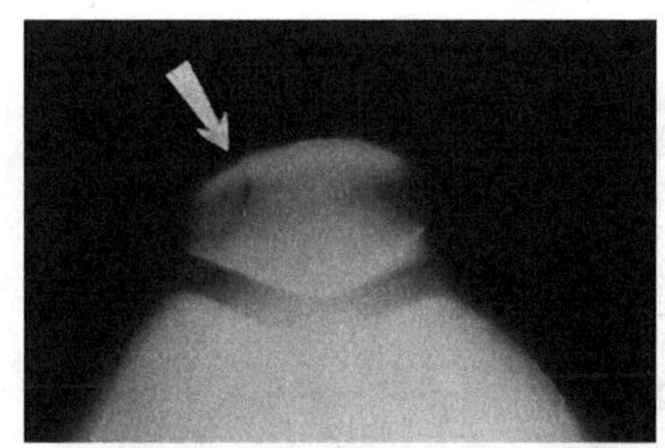

图42-29 髌骨切线位

2. 临床上怀疑有髌骨骨折而X线片阴性者,还应考虑股四头肌的髌骨附着部或髌韧带的髌骨附着部损伤。这两类损伤可以不带有骨折片,但局部应有显著的压痛,伸膝困难。

3. 在鉴别诊断中应注意除外二分髌骨,它多位于髌骨外上极(约占75%),位于外缘及下缘者少见。副髌骨与主髌骨之间的间隙较整齐,临床上局部无压痛。但如有髌骨的应力骨折,则与副髌骨或其损伤较难区别。

四、治　疗

髌骨骨折的治疗观点基本分为两类：一种以恢复伸膝装置的连续性为主要目标，另一种则强调髌骨本身功能的重要性，认为应全面恢复髌骨的作用，而不仅限于恢复伸膝装置的连续性。在1877年以前，治疗方法为单纯用支架保护，膝关节放在完全伸直位以放松股四头肌，卧床休息。其结果多为纤维性愈合。为获得骨性愈合，医师用各种方法使上下两骨折块相互靠拢。例如Malgaigne所设计的髌骨钳，通过上下的金属钩穿入皮肤抓住髌骨，但因其易发生感染而被放弃。1877年Cameron首次手术切开复位治疗髌骨骨折。20世纪初，手术治疗已被广泛接受，用于固定的器材和固定方法则创新不多。1935年Thomson介绍了髌骨部分切除术。1955年Mckeever则试行人工髌骨置换，以治疗新鲜髌骨粉碎骨折。

（一）通行的治疗方法

1. 保守治疗　仅用于无移位的骨折。

（1）伸直位固定：以长腿石膏或超关节夹板将膝关节固定于伸直位。

（2）髌骨钳外固定：各种类型的髌骨钳自基本骨折线上下将骨折块向中央钳紧固定。

2. 手术治疗

（1）髌骨周围缝合固定：利用不锈钢丝或粗丝线等绕髌骨周围环形或双半环形缝合，即所谓的荷包缝合。

（2）髌骨固定：利用螺丝钉固定，或经髌骨上下骨折块纵行或横行钻孔穿钢丝结扎固定。

（3）AO张力带固定：为AO学派首创并推行的方法。当膝关节伸屈运动时，其髌骨的前侧有分离趋势，为张力侧。因此，固定应经髌骨的前方，使张力转变为压力（图42-30，31）。

（4）内聚髌器固定：利用记忆合金制成的内聚髌器，可将髌骨骨折块自周缘向中心聚拢并维持复位。

（5）髌骨部分切除或完全切除：对难以保留的髌骨上部或下部切除，将髌韧带或股四头肌腱缝合于保留的上部或下部髌骨断端，保持缝合部位后方平整。根据髌骨血运多自下半部进入，Scapineni认为切除上部而保留下部是可行的。纵形骨折的小折片可切除，以避免晚期的创伤性关节炎。髌骨如完全切除后，需注意修补原髌骨部位的空隙。可利用股四头肌腱全层的1/2，向下反转以加强之。

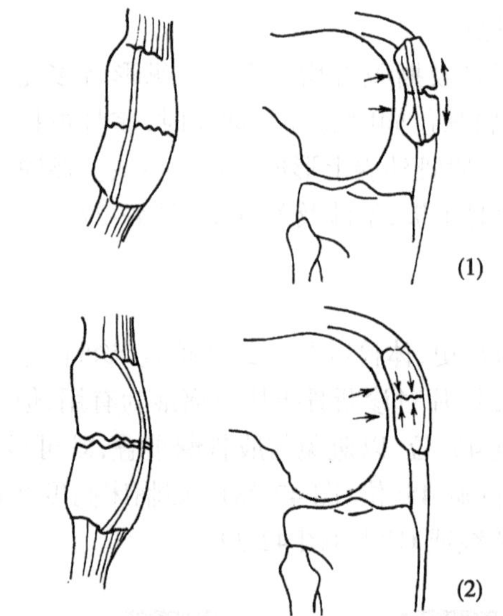

图42-30　髌骨骨折张力带固定的原理

（1）基底部环形缝合，屈膝运动所造成的分离；（2）张力带固定后形成的加压

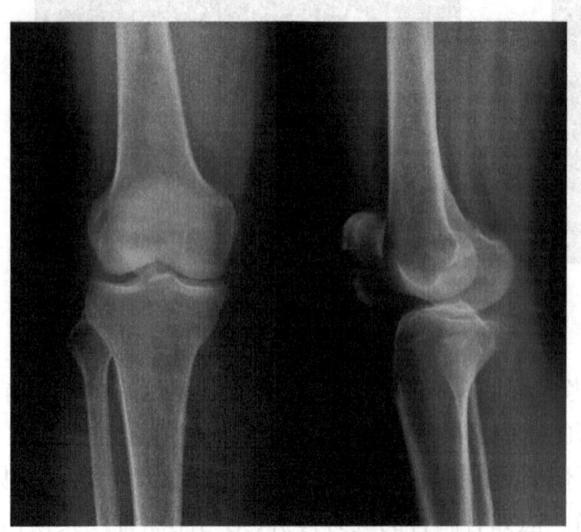

图42-31　AO张力带固定

（二）治疗效果的衡量标准

作者认为其标准应包括以下四项内容：

1. 完全无痛或偶有轻痛，但不影响日常生活及工作。

2. 股四头肌肌力5级。

3. 膝关节主动伸直正常，屈曲受限不足20°。

4. 无晚期创伤性关节炎症状出现。

以此标准分析既往治疗的结果，保留髌骨者疗效好，部分切除者略差，全切除者最差。髌骨全切除者主要的问题是股四头肌肌力弱，其次是伸膝受限，髌骨全切除后，股四头肌力臂明显缩短，必须增加 15%~30% 的肌力才能完成拮抗作用（或抗阻力伸膝）。尽管股四头肌有一定的潜力来代偿，但体弱年老的患者，或在站立、行走过久后，很容易出现股四头肌肌力弱，打软腿以至膝关节不稳。如在手术时为避免出现肌力弱而加强重叠缝合，则又会遗留屈曲受限。此外，当髌骨存在时，膝关节的伸屈运动是由摩擦系数很小的髌股关节面之间的滑动来完成的。一旦切除，则由肌腱直接在股骨滑车软骨上滑动，不仅增加了运动时的摩擦力，而且肌腱承受摩擦及压力的能力也远不及其承受拉伸力的能力，同时还直接造成股骨髁软骨的磨损。由于肌腱不具有适应股骨滑车的外形，滑动时很不稳定，易出现股四头肌肌腱滑脱，乃至发生断裂或部分断裂。部分切除组中，主要问题是晚期的创伤性关节炎（图 42-32），其次是屈曲受限。尽管有些病例原始损伤并不严重，或为下极粉碎性骨折，而上骨折段较完整，甚至完全未涉及髌骨之后关节面，但当髌骨下部切除后，其上骨折段与髌韧带缝合，势必造成保留的髌骨整体下移，所有髌股关节接触面完全错格，作者权称之为错格现象。

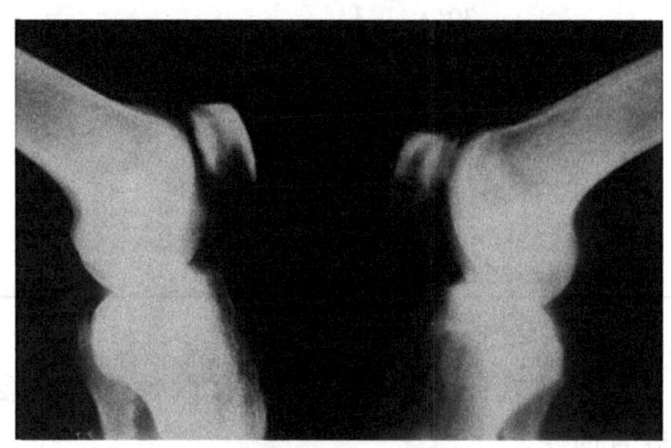

图 42-32　髌股关节创伤性关节炎（右侧）

（三）临床治疗的实验依据

通过实验观察，对上述推论做出了可信服的印证：

1. 关节接触面观察新鲜青年尸体标本的髌股关节接触面。左膝为对照组，右膝将髌韧带缩短 1.5cm，为实验组。分别将膝关节置于 30°、60° 及 90°，以染色法显示各屈曲位承受应力时髌股关节的接触面（图 42-33），观察其位置及形状，测量其面积，加以比较。观察结果：髌韧带短缩侧的髌股接触面，其位置与正常侧比较均有变异，髌骨接触面有上移，至 90° 位时，接触面已部分超出髌骨上缘。面积比较：短缩侧在三个位置上平均接触面积较正常侧者减少 44.9%（图 42-34）。

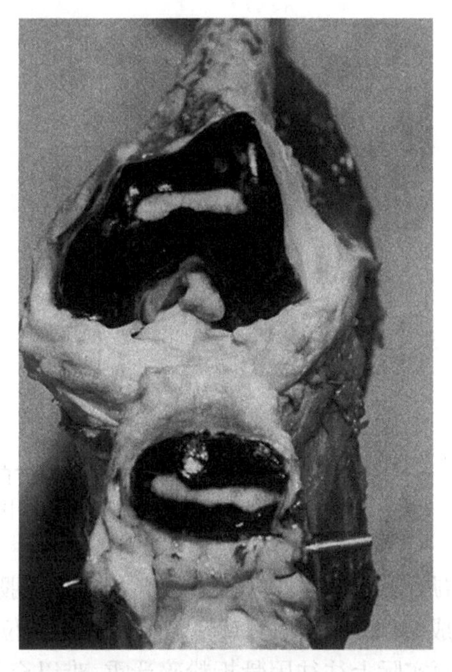

图 42-33　染色法显示接触面

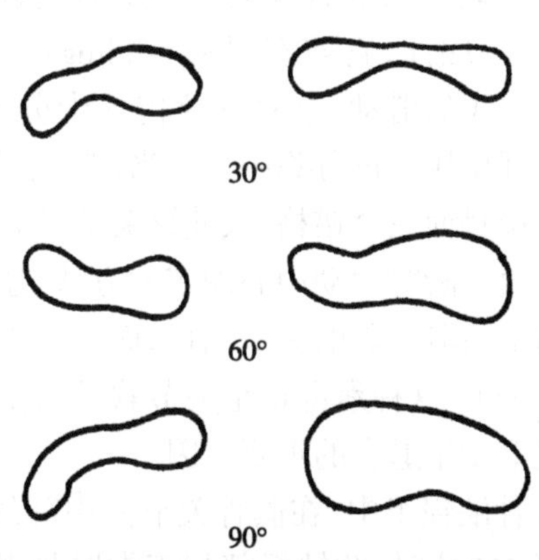

图 42-34　髌股关节接触面双侧对比

左列为髌韧带缩短侧；右列为正常侧

髌韧带缩短的幅度即反映髌骨下移的幅度（相当于髌骨下部切除的范围）。正常负重情况下，膝关节屈曲度增加，通过髌 - 股关节的压应力随之增加，同时接触面也相应加大，如此才使通过关节的载荷得以较均匀地分布，而维持较稳定的压强，这是合乎生理的正常载荷传导。但髌骨下移发生错格现象后，关节接触面并不随关节屈曲度的增加而增加，甚至有减少趋向，其平均接触面仅及正常侧 55.1%，显然压应力过分集中，压强必然增大（表 42-2）。

表 42-2 髌股关节接触面检测（cm^2）

膝屈曲度	右	左
30°	2.015	1.615
60°	1.885	3.715
90°	1.915	5.215
平均	1.940	3.520
%	55.1	100
随屈曲度增加而	减少	增加

注：右：缩短侧，左：正常侧

2. 关节软骨退变观察实验 ①髌骨全切除；②髌骨韧带缩短 0.5cm；③髌骨软骨限局性软骨缺损的关节软骨退变。

髌骨全切除组的软骨退变符合临床情况。髌韧带缩短相当于髌骨部分切除术，临床上，当髌骨下部切除，髌韧带与保留的上骨折块缝合后，髌骨的位置必然下移，造成与上述情况相同的结果。髌骨限局性关节软骨缺损为粉碎髌骨骨折复位固定的模型。髌骨粉碎骨折复位固定，容易出现的问题是后关节面不平整，愈合后在某一局部形成台阶或凹陷。三组模型观察的主要内容均集中于髌股关节在失去正常关系条件下的关节软骨病理改变。

髌骨全切除术后形成了肌腱、韧带的致密胶原结缔组织在股骨关节软骨面上的摩擦，与摩擦系数极小的正常关节面之间的运动相比，这种致密胶原结缔组织在股骨髁软骨面上的滑动显然会大大增加后者的磨损。此外，由于修复后的肌腱不适应股骨滑车的外形，滑动时很不稳定，因此，包括股骨滑车嵴在内的软骨面均有蚀损。关节软骨的退变仍显示出较快的进展，其位置不固定且较广泛，也说明了肌腱在软骨上的滑动既不稳定，也不规律。

髌韧带短缩组，其缩短的长度相当于髌骨下移的程度。尽管实验犬的髌股关节未受到任何手术干扰，但在髌骨及股骨关节面上均有明显的局限性软骨退行性变。正常情况下髌股关节运动时，髌骨的关节面是自下而上依次转移与股骨髁关节面反向接触传导载荷（图 42-24）。因此，它兼有滑移（sliding）与自旋（spining）两种方式的滑动，这对载荷传导十分理想，不致造成某一部位压力过分集中。但当髌骨下移后，所有髌股关节接触面完全错格，致使该关节的载荷传导紊乱。而且通过瞬时运动中心测定的方法，还会发现髌骨的滑动不与股骨髁的关节相切，而是出现了剪切应力（图 42-35）。这种紊乱正是关节软骨未受到任何损伤的情况下发生退变的重要原因。

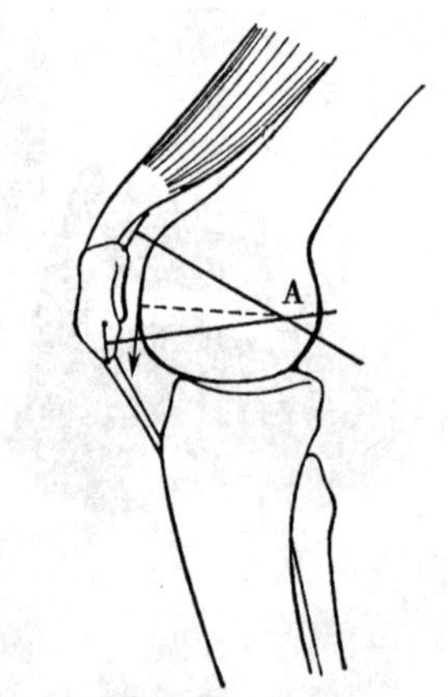

图 42-35 髌股关节的运动方向
A 为髌股关节运动的瞬时运动中心

限局性软骨缺损组中，在髌骨关节面中部的软骨缺损位置相当于屈膝 60° 位时的髌 - 股接触面，即当膝伸屈运动经 60° 位时，此缺损部与正常股骨滑车形成接触。临床上，对粉碎髌骨骨折复位固定，或环形缝合，或张力带固定，均要求髌骨后关节面尽量平整，而实际上往往因骨折粉碎严重，难以充分复位或获得可靠的固定，从而在某一局部形成凹凸不平，但从整体而言髌骨并无上下移位，大部分髌股关节面在运动中是吻合的，可以正常传导载荷。不平整的部位仅在运动中某一相应的角度出现短暂的接触，加以关节面缺损部在术后 2 个月即由纤维软骨填充覆盖。因此，不致发生明显的机械性损伤，更无出现剪切应力之虞。此组股骨髁关节面上出现的软骨蚀损是三组中程度最轻者，只影响到软骨的Ⅰ、Ⅱ层；不仅很局限，而且进展不明显。

实验中的三组模型，虽和临床三大类治疗方法不可能完全一致，但所造成的载荷传导改变乃至紊乱，则是相当的，其结果和临床观察的分析是吻合的。由于此种载荷传导紊乱而引起的关节软骨退变，较之半月板全切除后所造成者，其过程更长。因此，临床上短期随诊不易发现。

（四）治疗原则

基于前述理由，髌骨骨折的治疗原则应该是充分恢复髌骨的功能，具体要求如下：

1. 尽可能保留髌骨。
2. 充分恢复其后关节面的平整。
3. 修复股四头肌腱扩张部分的横行裂伤。
4. 早期锻炼股四头肌。
5. 在可能条件下，早期练习膝关节伸屈运动，以期通过模造，使髌股关节恢复吻合。

（五）治疗措施及存在的问题

1. 无移位的骨折无论是何种类型，如 X 线片未显示移位，均可保守治疗。但如侧位显示骨折上下两部分之间有大于 2mm 以上的台阶者，则应考虑手术治疗，除非高龄全身情况很差者例外，单纯使用长腿前后石膏托即可获得有效的固定，膝关节置于 10° 屈膝位，以避免因长期完全伸直所引起的不适，甚至腓总神经麻痹。如关节肿胀明显，可先穿刺抽出积血，包扎，然后固定。一般情况下石膏固定 6 周，若时间过长容易导致后期关节功能锻炼困难。

2. 有分离的横形骨折应以手术修复为首选。横形或兼有小部分粉碎骨折者，多存在两个主要骨块，较易对合，而且对合固定一般较稳定。

髌骨周缘环形缝扎是多年来常用的方法，至今在国内仍在应用。其中粗丝线双半环缝合法使用最多，它比单根钢丝整环缝合更易于扎紧，从四周向髌骨中心均匀挤压。有时作为其他固定的初步措施，然后再施加张力带或螺钉或记忆合金聚髌器。

AO 张力带缝合已在原有基础上进行了若干改良，应用较广泛的仍是双克氏针钢丝环绕法。两枚克氏针纵行穿过骨折线，两针各自之一端弯成钩状，每根针的两端露出骨外，将钢丝绕经此四个外露的针端，然后扎紧，并将钩端敲入骨内。此手术的关键是使缝合固定的钢丝在髌骨前方形成拉力，以抵消骨折前方的分离张力。因此，纵行跨过骨折线的钢丝不可过分偏向侧方，从而失去其张力带固定的作用（图 42-36）。

AO 张力带固定法与既往惯用的环形缝合法最根本的区别在于：前者是以髌股关节的运动特点为依据而设计的，即当膝关节进行伸屈运动时，股骨髁形成髌骨运动的点，其前方产生分离力，是为张力侧。在前方进行张力带固定即可消除运动时的分离趋势，维持复位。后者则相反，自髌骨周缘基底部环形缝合，可迫使髌骨骨折块向中心聚拢并维护之。但一旦开始屈伸运动，前方即出现分离，继而移位，造成畸形愈合。除非骨折缝合后以石膏固定于近伸直位 8 周以上，待其坚强愈合后再行功能锻炼，显然这种处理容易遗留功能障碍。临床上环形缝合后 4 周甚至 6 周开始膝关节屈伸活动者，其髌骨常呈长弯曲状畸形愈合（图 42-37），髌股关节的对合关系必然遭到破坏。因此，单独使用环形缝合或类似方法是不可取的。

AO 张力带固定在应用中经常出现的错误是克氏针过长、上端未折弯并敲入骨内、钢丝未尽量贴近根部环绕扎紧等，或影响伸屈活动，或钢丝滑脱而失败。

3. 有移位的粉碎骨折此类骨折复位及固定均有一定困难，可先以双半环髌骨周围缝合法缝合，在拉紧的过程中同时复位，边收缩拉紧，边平整复位。对一些容易坠入关节腔内的小骨块可去除。也可以在周围缝合后，先将较大的骨块对合，并以克氏针固定，再将缝合圈拉紧。移位较明显的粉碎骨折，既要保留髌骨，又要使其后方平整，其难度较大，有时仍难免遗留不平整的台阶。如与部分切除下骨折块者相比，则保留髌骨虽可能存在局部的不平整，但大部分髌股关节在运动中仍能保持正常的对合关系。

在环行缝合的基础上，如何对粉碎骨折施行张力带固定有一定难度。缝合髌前腱膜的破裂处，然后在前方加以双圈张力带缝合，不足以保证在膝关节屈伸运动时维持复位。选择较大的骨块纵向穿针行张力带固定，理论上是可行的，但可供选择穿针的骨块有限，位置也不一定理想。关键在于克氏针所提供的钢丝环行路线是否确实自髌骨前方纵向跨越。此外，还需注意在穿过骨块时勿造成新的骨折而致手术失败。

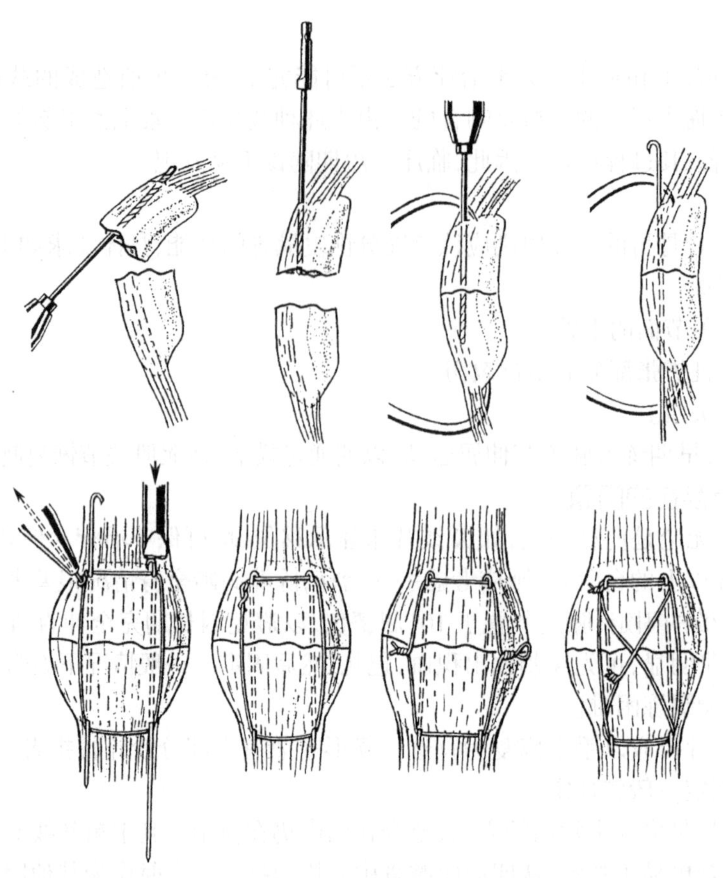

图 42-36 髌骨骨折 AO 张力带缝合固定

（引自 Muller ME, Allgower M. Schneider R. Willenegger H. Manual of Internal Fixation. 3rd. ed Springer-Verlag Berlin Heidelberg New York, 1991）

横向贯穿克氏针不失为一种选择，但钢丝必须在髌前方 8 字交叉缝扎。也有人试图以各种缝合法来求得骨折块之间的相对稳定，甚至行三维缝合，即除额状面的环形缝合、矢状面的张力带缝合外，再从髌骨最厚处加上水平缝合，并获得了成功。

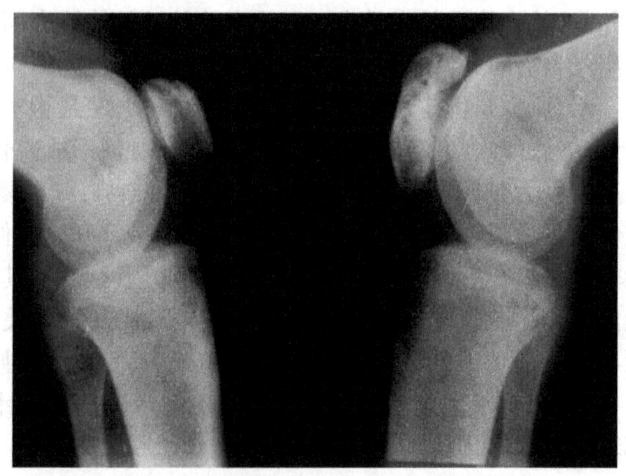

图 42-37 髌骨骨折环形缝合后，4 周后开始练习膝关节伸屈，骨折常易出现变形（右）

张春才所倡导的镍钛记忆合金内聚髌器兼有复位与固定的作用。由于材料本身的性能，以及爪支形状的特点，使其能多方向、向心性持续自动地向骨断端间施加聚合加压力（图 42-38，39）。尤其是内聚髌器各爪支的连接体部正位于髌骨前表面，固定完全符合张力带原则，固定效果远较其他方法可靠，可更早地进行膝关节功能锻炼。根据不同的粉碎情况，选择适当型号的内聚髌器，使周缘的爪支能十分准确地拢住粉碎的骨折块，无需附加任何其他辅助固定。据已有的报道，用此法以及类似的非记忆合金的，或拼联式的内聚髌器治疗髌骨粉碎性骨折不仅疗效高，而且方法简便易行，并发症少。到目前为止，可认为是一种较为理想的手术方法。从临床实践中看，应用聚髌器最好先行骨折复位并环形缝扎，然后再用聚髌器固定，否则不易控制各个骨块的复位位置。

个别确实难以缝合保留髌骨者，如系上部粉碎需切除，则无错格之虞。如必须全部切除者，则在缝合股四头肌肌腱与髌韧带时，可将股四头肌肌腱下端部分向下翻转，以填补切除髌骨后遗留的空隙，再与髌

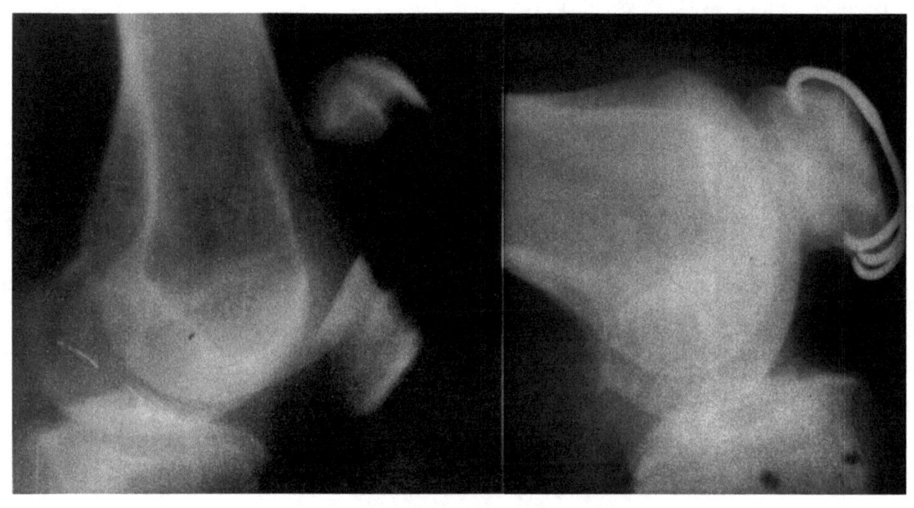

图 42-38 记忆合金聚髌器固定髌骨骨折

韧带缝合，并将两侧扩张部覆盖以加强之。注意上下缝合时应稍加紧缩，否则容易出现股四头肌无力。

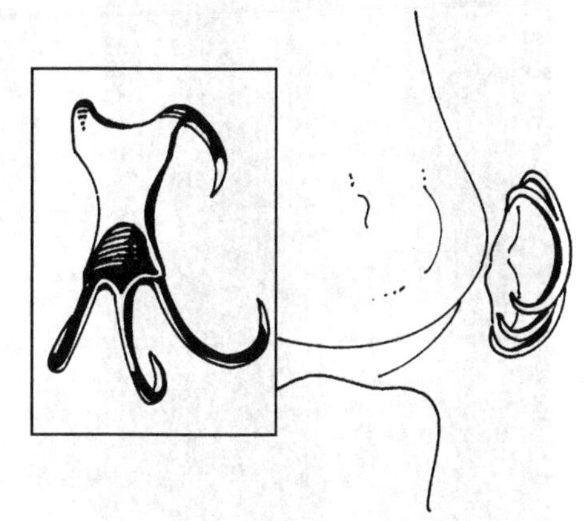

图 42-39 记忆合金聚髌器的示意图

作者的意见：

髌股关节的功能在人体的运动中占有极其重要的地位，因此，髌骨骨折后必须尽最大的努力保留髌骨，并尽可能恢复其原有的解剖关系。在治疗上，AO倡议的张力带缝合，其所依据的是：髌骨骨折后，前侧为其张力侧，应将其转化为压力的论点，当视为髌骨骨折手术治疗的基本点。但张力带缝合法却并非最理想的方法，需加以改进，而且若干粉碎性骨折难以实行AO张力带缝合。尤其是有分离的粉碎骨折，既要克服其向四周散开的应力，并要恢复其后关节面的平整，又要防止其在前方的分离移位趋势。前者最简单而又有效的方法当数环形周缘缝合法一类，后者则仍需以张力带缝合法为基础。近年来国内各地所试行的多种结合式固定获得了一定程度的成功，正是体现了这一思路的结果。尽管目前对记忆合金固定物的使用仍有若干不同的看法，但记忆合金内聚髌器确实较好地将前述的两项基本要求结合成为一体。有不少医生将手术入路由传统的髌前方弧形切口改为前正中纵形切口，减少了切口对于膝关节前部皮肤血运的影响，而且为今后膝部可能的手术留下较好皮肤条件。

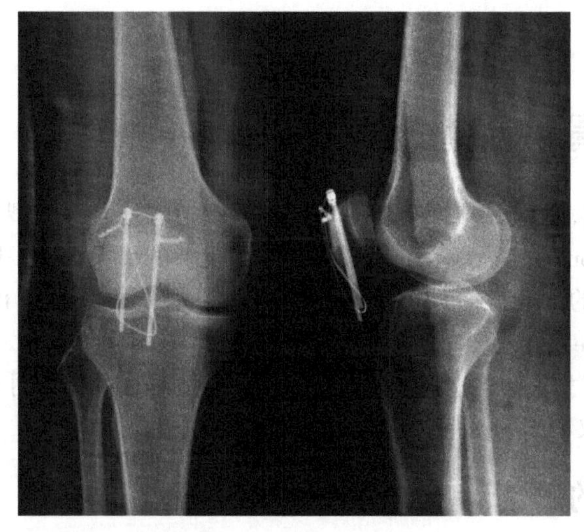

图 42-40 带孔改良克氏针固定

现阶段各种新型的手术设备及内固定器材不断出现，也有医生采用关节镜和C形臂透视监测闭合复位、经皮空心钉固定髌骨骨折。此外还有人采用空心钉固定纵形分离或严重粉碎类型的髌骨骨折、带孔改良克氏针替代传统克氏针、用带缆螺钉替代克氏针和钢丝等(图 42-40~42)。这些方法在一定程度上具有其合理性，也不乏成功的病例；但评价一新的治疗方法不外乎应具备如下几条基本要素：①不同医生可以重复出的良好治疗效果；②操作简单易行；③经济花费较低。如果某一方法确具有这些优势，自然就有其推广的价值。临床医生具体采用何种治疗方法，则

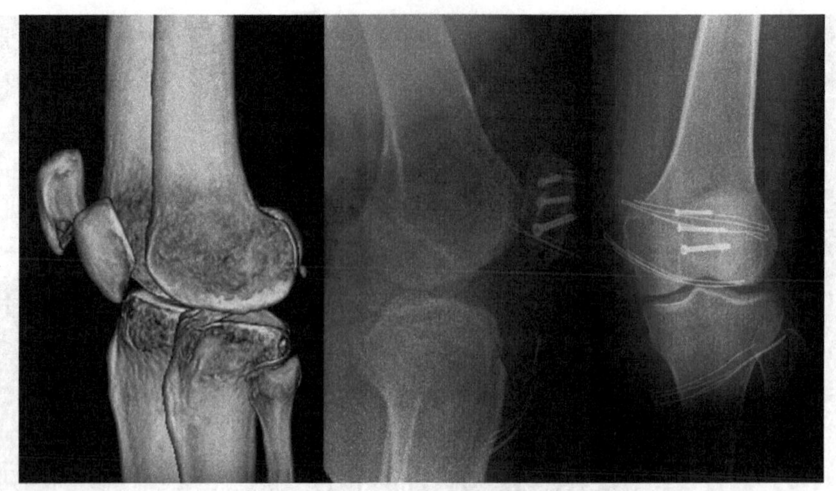

图 42-41 带缆螺钉固定

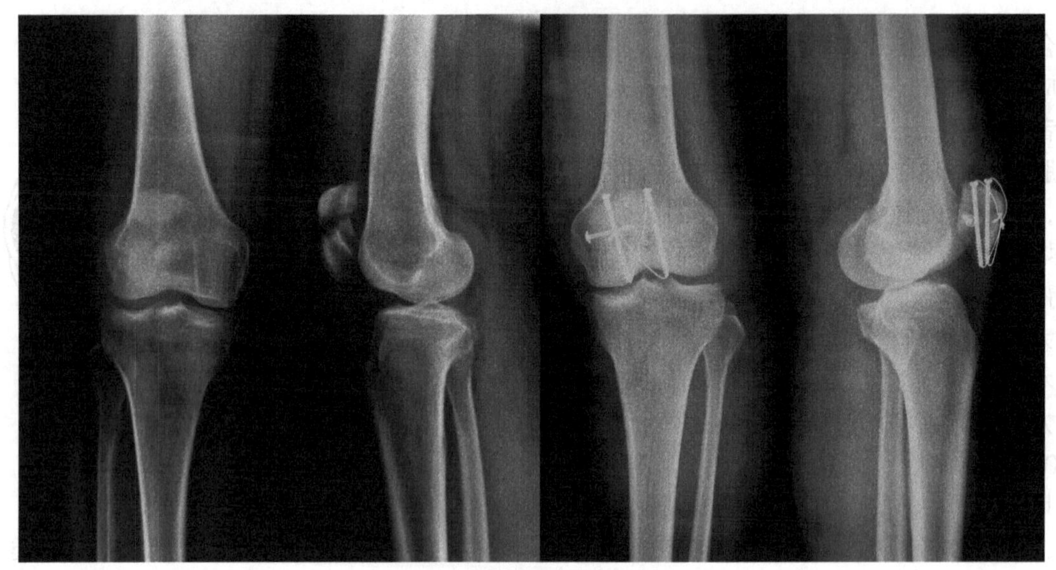

图 42-42 空心钉张力带固定

需根据患者的伤情、自身积累的经验、所具备的手术条件等最终加以选择，而最终目的是获得良好的治疗结局。

第四节 胫骨平台骨折

对于同一创伤病理现象有时会有不同的名词描述，胫骨髁骨折或胫骨平台骨折应指的是同一类型骨折，文献上更多见用胫骨平台的称谓。胫骨髁(tibial condyle)解剖上是指胫骨干向上延伸的膨大部分。胫骨平台的定义是：胫骨髁上端与股骨髁关节面相对应的平滑骨面(the smooth bony surface of condyle of the tibia that articulates with the corresponding condylar surface of the femur)。

胫骨平台(tibial plateau fracture)骨折较为常见，多为关节内骨折波及负重关节面，还可合并有半月板及关节韧带损伤。治疗时必须针对不同损伤类型，采取不同的治疗方法，以获得良好的效果。

一、胫骨髁的解剖特点

胫骨内外侧髁的关节面是与股骨髁的关节面相对应构成关节。内侧平台较大，从前向后，在两侧间呈凹面。外侧平台较小并高于内侧面,从前到后及两侧面间呈凹型。在做内固定时必须考虑到这一点,以免在从外向内拧入螺钉时进入关节面。外侧髁的突起也有助于在侧位X线片上确认。两个平台由髁间隆起分开,具有两个髁间嵴,是上下关节软骨摩擦面非对和的区域。前交叉韧带正好附着在髁间嵴的前方,后交叉韧带附着于髁间嵴后方并伸展到后方骨面。每一个平台的外侧部分由半月的纤维软骨覆盖,外侧半月板覆盖的关节面比内侧更大,支撑内侧关节面的内髁骨质比外侧部分更强。由此可见,外髁的骨折更为常见。当发生内侧平台骨折时,具有更大的暴力和合并软组织损伤更为常见,如外侧韧带复合结构的撕裂,外侧腓神经的损伤或腘血管的损伤。

二、临床表现和诊断

胫骨平台骨折不可避免地存在膝关节肿胀和患肢不能负重,仅很少的患者能描述损伤机制。大部分损伤是由外翻暴力引起的,如保险杠损伤,踢足球的意外伤害或由高处坠落。虽大部分患者不能具体描述损伤的机制,但可从患者了解是高或低能量损伤,此对是否会发生合并损伤具有意义,尤其是在高能量损伤的患者。胫骨平台骨折的症状和体征随骨折的严重程度而有所不同。骨折无移位者症状较轻,在临床细致检查时,骨折部位常有明显压痛,结合X线片即可作出诊断。有移位的骨折,骨折部常有明显血肿,渗入至关节腔及其周围肌肉、筋膜和皮下组织中,造成膝关节和小腿上段严重肿胀,并伴有广泛淤斑。由于严重肿胀,皮肤可产生张力性水疱。骨折移位可见局部畸形,有时甚至可触及骨擦音。

胫骨平台骨折能合并严重的软组织损伤,如半月板撕裂,特别是在边缘附丽部的分离,以及侧副韧带的和交叉韧带的撕裂。髌腱与胫骨结节一起撕脱较为少见。外侧平台骨折很少合并神经和血管损伤,而内侧平台的损伤,由于经受的暴力较大,常有膝关节脱位,虽脱位已复位,常合并腓神经或腘血管损伤。动脉损伤很少表现出血,或因为动脉完全撕裂,也可由于内膜的撕裂而引起栓塞。在物理检查上膝关节主动和被动活动受限制,并伴有疼痛。在胫骨近端和关节线有触痛,同时必须检查包括覆盖的皮肤和软组织、小腿骨筋膜室的情况,周围脉搏的搏动和神经功能。如在开放骨折时,必须确定骨折与关节的关系,在怀疑有筋膜间隔综合征(骨筋膜室综合征)时,应当做骨筋膜室的压力测定,如果没有条件测定,则需要密切观察肢体远端的血运、局部张力和远端肢体主被动活动情况。在周围动脉搏动缺乏的情况下,应考虑动脉造影。同其他下肢骨折一样,胫骨平台骨折查体时必须评估小腿远端的神经功能状态,特别是腓总神经的功能以及其对治疗结果的影响。

体检中要注意是否合并膝关节韧带损伤。侧副韧带部位肿胀,压痛常表明其有损伤,但有时异常外翻活动,可能由于骨折塌陷对股骨缺乏支撑力造成,并不一定表明为侧副韧带损伤,因而临床检查应两者结合起来考虑。膝关节在15°位作Lachmsn试验,若有过度松弛常应考虑是否合并有交叉韧带损伤。半月板损伤,常不易在急性损伤时作出诊断,仅在手术探查时明确。

X线片可明确诊断及了解骨折的类型和严重性,骨折的实际损伤常较X线片所显示的更为严重。常规摄前后及侧位X线片,通常可发现胫骨平台骨折。如怀疑有骨折,在上述的两个位置不能发现,应摄内旋或外旋40°位片,内旋位片可发现外侧平台和髁的骨折;外旋位片可发现内侧平台和髁的骨折。骨折的塌陷和移位的情况必须明确,以便选择理想的治疗方法,尤其是塌陷的部位位于髁的前或后部。由X线片来估计骨折塌陷的程度常可有2~3mm误差。因胫骨髁关节面向后倾斜约为11°,将球管中心与胫骨平台成105°位摄X线片,以利更精确测量塌陷程度。CT片则更有利于判断骨折块粉碎及塌陷程度和部位,可供选择手术方式参考。CT在轴状位的扫描,冠状位、矢状位和三维重建已在很多医院得到普及,它可明确骨折的特点和程度,但对软组织损伤的情况了解很有限。正确的解释CT的影像学表现,可确定如何选择手术入路,指导如何经皮插入螺钉或放置薄的钢板。因为胫骨平台骨折经常合并软组织损伤,有些医师建议采用MRI检查,便于判断软组织损伤。有作者比较CT和MRI检查,认为两者描述骨折的情况是相等的,而在软组织情况,MRI描述优于CT检查,前者是更有利于韧带和半月板损伤的诊断。动脉造影在判断怀疑有血管损伤的患者有重要意义,而超声检查不能可靠地评价血管内膜的撕裂。

膝关节造影可有助于诊断半月板撕裂,对需手术切开复位和内固定的病例,此检查常无必要,不应作为常规检查。在局麻或全身麻醉下消除疼痛,在伸直位或15°屈曲位做内外翻应力试验摄片,以助确定有无侧副韧带损伤。

胫骨平台骨折，特别是合并有累及胫骨干的损伤，由于涉及的骨筋膜室出血和水肿，可合并急性筋膜间隔综合征。另一个原因是在成功纠正缺血以后的再灌注引起。近侧胫骨除前侧和后侧，只有皮肤和皮下组织覆盖着肌腱和关节韧带，如覆盖的皮肤丧失，可发生骨、肌腱和韧带坏死。严重的皮肤挫伤，特别是在该部位的高能量损伤，即使不是开放骨折，挫伤的软组织可因下方骨折的不稳定，严重的肿胀或选择手术时机不当，可有坏死的危险。因而近侧胫骨骨折，即使不做手术也有并发伤口感染和骨髓炎的可能。

三、分类和受伤机制

胫骨平台的损伤由以下原因引起：

1. 由于暴力直接作用于内侧（外翻畸形，为典型的保险杠骨折）或外侧（内翻畸形）。
2. 轴向的压缩力量。
3. 两侧均为轴向的力量和一个来自侧方的力量。

在损伤时股骨髁行使剪切和压缩的暴力，作用于胫骨平台上，引起的骨折最常见的是劈裂和压缩骨折，或两者均有。单纯的劈裂骨折更常见于较年轻的患者，因胫骨髁强硬的骨质能抵挡其上方的股骨髁的压缩力量。随着年龄的增长，在胫骨髁致密的松质骨骨量逐渐减少。由于物理特性的改变，不再能抵挡压缩力量。在 50 岁以后劈裂压缩骨折更为常见，常由低能量损伤引起。既往胫骨髁骨折被认为是“保险杆或挡泥板”损伤，而此骨折常由高处坠落或扭转损伤所致。Leach 分析 900 例此种损伤，17% 为高处坠落，52% 为汽车 - 步行者损伤。此骨折主要由外展、内收或垂直压缩力所造成。Sahulak 和 Gunn 描述了造成骨折和侧副韧带损伤的机制（图 42-43）。

骨折的类型同样反映了涉及的暴力。Kennedy 和 Bailey 在尸体的膝关节经受在 1600~8000lb 内或外

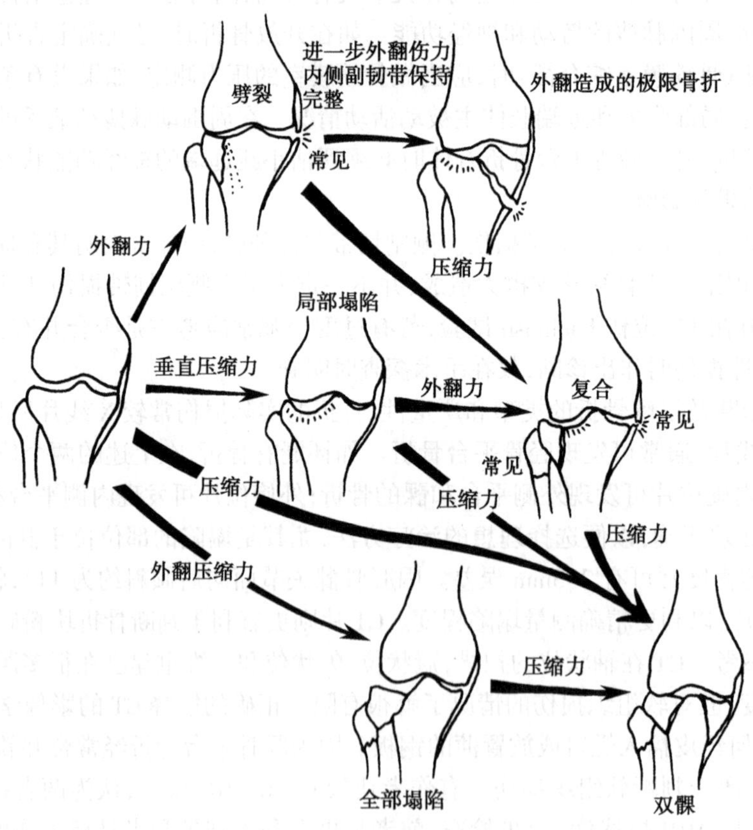

图 42-43　伤力对胫骨髁骨折的关系
内侧副韧带损伤常见于劈裂骨折，在复合骨折中常见腓骨骨折。
在整个塌陷骨折中可见腓骨近端骨折或胫腓上关节分离
（仿自：Schulak DJ，Gunn DR. Clin Orthop，1975，109：166）

翻的应力结合轴向的压缩力,可观察到大多常见的胫骨平台骨折,外翻的负荷在 2250~3750lb/in^2。产生混合的骨折,在关节嵌插和髁的分离的程度和量有很大不同。这种暴力认为可与产生经典的保险杠骨折相比较。这种外侧平台骨折是由外侧暴力作用于小腿产生外翻畸形的力量,并承受上方股骨髁在胫骨平台的负荷。在高能量损伤,此暴力可以很大,平台爆裂成很多粉碎骨块(图 42-44)。生物力学的研究证明,若轴向负荷超过 8000lb,可产生严重的粉碎骨折。此损伤机制可见于从高处坠落或摩托车伤时,具有轴向的负荷作用在伸直的膝关节上。暴力的大小不仅决定于骨折的程度,也决定于移位的程度。可同时合并软组织损伤,如侧副韧带或前交叉韧带撕裂合并外侧平台骨折;外侧复合结构的撕裂,后交叉韧带、腓神经或腘血管损伤合并内侧平台骨折。应该鉴别由剪切暴力引起的劈裂骨折与边缘撕脱骨折,合并膝关节脱位,常更为不稳定。

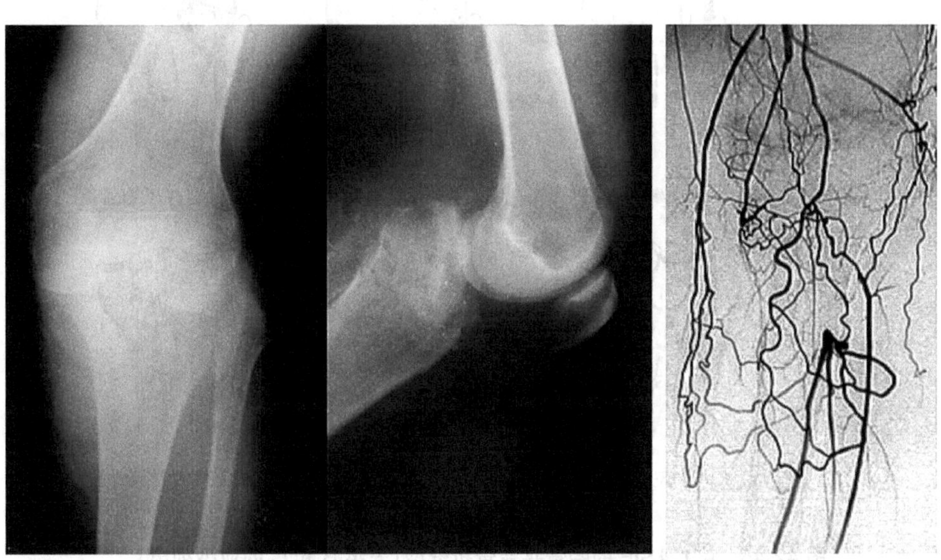

图 42-44 高能量损伤引起的胫骨平台粉碎骨折和膝关节后外侧脱位,动脉造影显示腘动脉损伤

胫骨平台骨折的分类也类同于其他部位的分类,应根据骨折的创伤病理特点,如骨折部位和移位程度,同时也应考虑到其损伤机制,且简单便于记忆,对治疗和预后的判断有指导意义。不论哪一种分类方法,对具体患者来说应该个体化,应考虑下述因素:①骨折移位的程度;②粉碎的程度;③软组织损伤的范围;④合并神经血管损伤;⑤涉及关节面的大小;⑥骨量减少的程度;⑦是否存在多发损伤;⑧同侧的复合损伤(即交叉韧带或侧副韧带损伤)。

胫骨髁骨折有很多分类方法,至今任何一种分类都不能包含临床上所见的所有现象。下述四种分类方法较常为采用。

1. AO 分型方法最初将胫骨平台骨折分成楔形、压缩楔形、压缩、Y 形、T 形和粉碎骨折。1990 年 AO 提出长骨骨折的全面分类方法,试图将所有的肢体骨折分类,并根据严重的程度分为亚型。在此分型中干骺端的损伤不涉及关节面分为 A 型;部分关节面损伤分为 B 型,关节的部分仍与干骺端骨干保持连续;而 C 型骨折涉及关节面并与骨干分离。除 A 型外,有 18 个亚型(9 个 B 型和 9 个 C 型),这样的分类方法难以记忆,但在文献中仍有一定的使用频度(图 42-45)。

2. Hohl 将胫骨髁部骨折分为六个类型:①无移位骨折;②局部压缩骨折;③劈裂压缩骨折;④整个髁压缩骨折;⑤劈裂骨折;⑥粉碎骨折(图 42-46)。

3. Moore 曾经提出一种新的分类方法,将骨折分为两大类(图 42-47)。

(1) 平台骨折:①轻度移位;②局部压缩骨折;③劈裂压缩骨折;④全髁压缩;⑤双髁骨折。此主要阐明骨的损伤。

(2) 骨折脱位:①劈裂骨折;②整个髁骨折;③边缘撕脱骨折;④边缘压缩骨折;⑤四部骨折。此类损伤主要考虑到软组织损伤产生的不稳定,绝大部分病例需手术治疗。

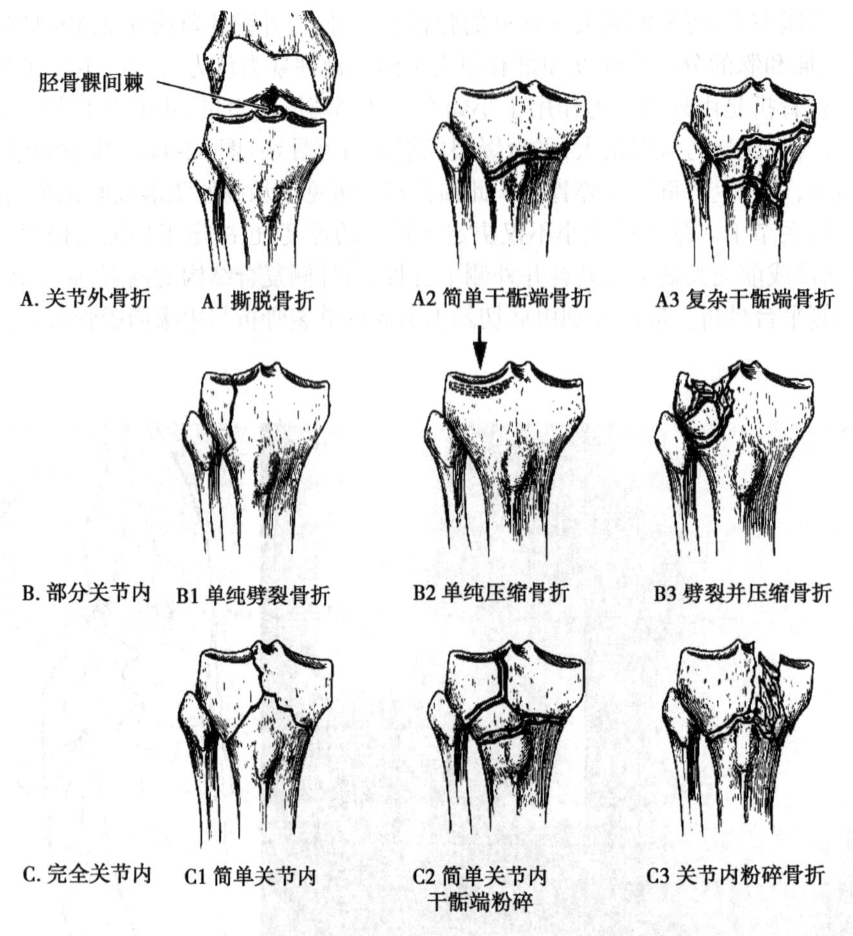

图 42-45 AO_ASIF 的胫骨平台骨折分型(未将 B 和 C 的亚型列出)

4. 临床工作中使用较为广泛的为 Schatzker 分类法(图 42-48)。

Ⅰ型外侧平台劈裂骨折;无关节面塌陷,发生在松质骨致密的年轻人。

Ⅱ型外侧平台劈裂塌陷,是外侧屈曲应力合并纵向负荷所致,常发生在 40 岁或以上的人。

Ⅲ型单纯外侧平台劈裂塌陷,可发生在关节面的任何部分,但常见于中心区塌陷。

Ⅳ型内侧平台塌陷,因内翻和轴向负荷所致,常是中等或高能量损伤。

Ⅴ型双髁骨折,伴不同程度的关节面塌陷和移位,常是内髁骨折合并外髁劈裂或劈裂塌陷。

Ⅵ型双髁骨折合并干骺端骨折,常见于高能量损伤或高处坠落伤,X 线检查常呈爆裂样。

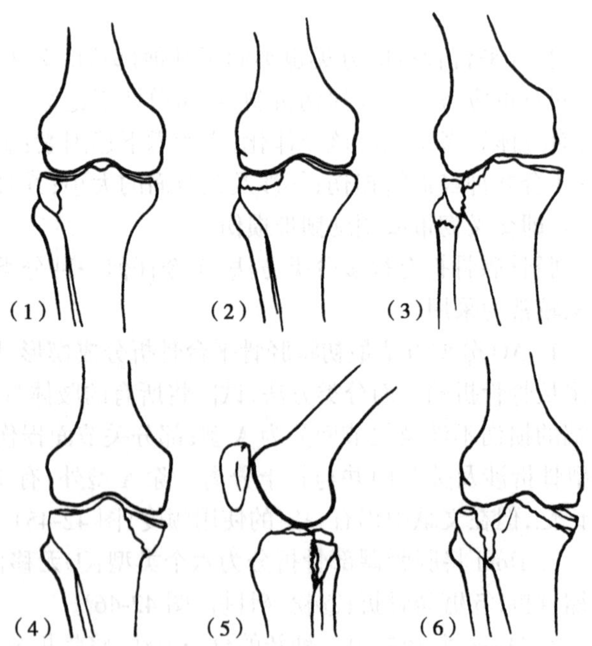

图 42-46 Hohl 的分型

(1)无移位;(2)局部压缩;(3)劈裂压缩;(4)整髁压缩;(5)劈裂骨折;(6)粉碎骨折

(仿自 Hohl M.Tibial condylar fractures;J Bone Joint Surg,1967,40(A):1456)

四、治 疗

胫骨髁骨折有多种治疗方法,各作者有不同观点,一些作者主张应行保守治疗。另一些认为骨折应解剖复位,修复损伤的结构,如半月板和韧带等,以利关节功能的恢复,防止畸形和维持关节

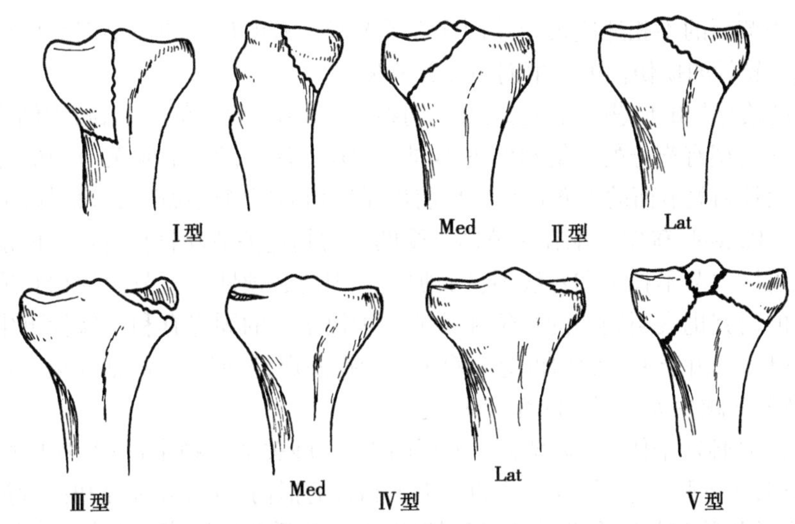

图 42-47 Moore 分型

Ⅰ型. 劈裂骨折;Ⅱ型. 整个髁骨折;Ⅲ型. 边缘撕脱;Ⅳ型. 边缘压缩;Ⅴ型. 四部骨折

(仿自 Moore TM. Fracture-Dislocation of the Knee. Clin Orthop, 1981, 156: 129)

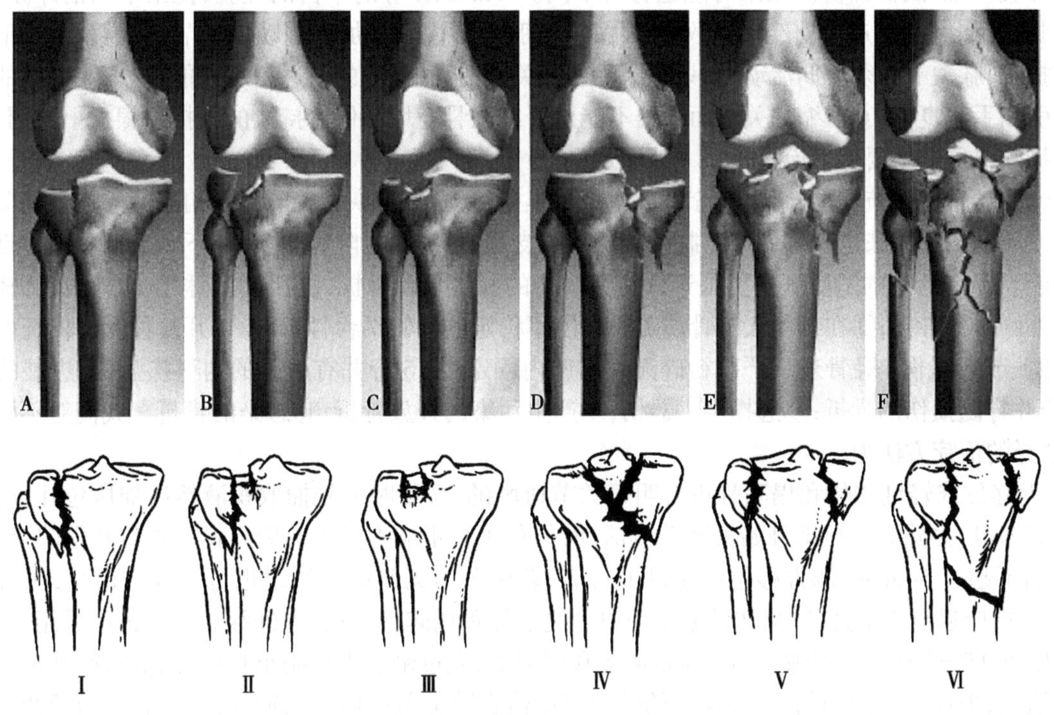

图 42-48 Schatzker 分类法

胫骨平台骨折分为 A~F 型六型

(仿自 Rockwood CA. Fracture of the knee. Fracture in Adult. ed by Rockwood 4th Ed. Philadephis: JB Lippincott Co, 1996, 1951)

稳定性。最终功能应达到膝能完全伸展,屈曲至少达 120° 的活动范围。具体选择何种治疗方法,则需从多方面因素考虑,包括患者年龄、全身情况、皮肤条件、有无合并损伤、骨折类型和严重程度。

胫骨平台骨折对膝关节功能和结构有很大的损伤,仅用石膏制动如超过 5~6 周,可造成不可接受的膝关节僵硬,对物理康复治疗疗效也不满意。牵引虽可在一定程度上保留膝关节的活动,由于关节面的嵌插至下方的松质骨内,因没有软组织附着而不能复位。关节的塌陷和松质骨骨折也可引起成角畸形,导致关节某些部位不均匀的过度负荷。为达到解剖复位和恢复良好的对线、早期的功能活动,只能采取切开复位和内固定方法。延迟活动可引起关节僵硬,不能恢复骨的解剖和韧带的功能,可引起关节不稳定的后患,其单独损伤或合并关节面的不相适应可导致创伤性关节炎。有的病例即使早期治疗很满意，由于原始创伤骨折的损害和关节软骨的损伤仍可发生创伤性关节炎。

胫骨平台骨折的治疗目的应获得稳定、良好的对线，可动和无疼痛的关节，减少创伤后关节炎的危险。医师应对损伤的创伤病理有充分的了解和熟悉不同的治疗方法。理想的膝关节功能应具有关节稳定，相适应而健康的关节软骨和关节面的平衡负荷。目前仍无确切的资料能说明关节面塌陷和移位的多少能导致关节软骨的退变。Pauwels 确定如果在关节内承受的应力超过关节软骨自身修复的能力，则创伤后关节炎即可能发生。此可因关节不稳定和对线不良而加重。因此必须恢复关节面的相互适应性，使其得到最大的接触面。随后的研究也表明确切的复位和关节骨折块稳定的固定有利于软骨再生，复位不良或不稳定预示关节软骨的退变。由于关节面的再造和稳定的骨折固定，早期关节的活动成为可能，因此可改善关节的润滑、软骨的营养和减少关节周围的纤维化。

在选择治疗方法时必须个体化，应取决于下列因素：①膝关节的稳定性；②骨折移位和粉碎的程度；③开放或闭合的损伤；④皮肤的情况；⑤合并的软组织和骨的损伤；⑥合并神经和血管损伤情况；⑦是否存在多发损伤；⑧患者的年龄和是否合并其他内科情况；⑨骨的质量等因素。此外，手术后的康复治疗同样具有重要意义。有些作者报道不稳定和对线不良结果常较差；有作者报道差的结果占 10%，其原因主要是膝关节不稳定而不是移位的程度，前者是考虑手术适应证的重要因素。由于各作者治疗的病例并不能按一致的分类标准，因而评价的结果可能也有所不同。Schatzker 等的丰富的经验，提出下列治疗原则：①胫骨平台骨折，如制动超过 4 周经常导致关节僵硬；②膝关节内固定加上制动使关节更为僵硬；③不管治疗方法和技术，膝关节必须早期活动；④只有保留了膝关节活动，其他的再造手术才能进行；⑤嵌插的骨块不能用牵引和手法复位；⑥压缩的关节面缺损不能由纤维软骨充填和保持持久的缺损。根据上述因素，不稳定或骨折的移位必须要手术治疗。

石膏制动常使关节僵硬，牵引治疗虽可使关节早期活动，但对恢复关节面的相互适应性和关节的稳定性仍存在问题。近年来也有采用可控制绞链膝关节支具，可缩短住院时间、早期下床活动和恢复良好的膝关节功能。保守治疗的适应证主要限于低能量损伤的胫骨平台骨折，包括：①无移位的骨折；②轻度移位稳定的外侧平台骨折；③在老年人有骨质疏松轻度不稳定的外侧平台骨折；④切开复位无法保证内固定质量的，如关节毁损伤 - 胫骨近端严重粉碎无法实施内固定者；⑤合并有严重的内科疾病；⑥进展的骨质疏松；⑦合并脊髓损伤的骨折；⑧选择性火器伤；⑨严重污染的开放骨折；⑩感染的骨折。我们对不同类型的骨折，选择的治疗方法为：

1. 无移位或轻度移位和塌陷骨折有明显关节血肿的，必要时可先抽取积液然后加压包扎，用石膏托制动 4 周即可，去除石膏后即开始做膝关节活动，但负重行走应不早于 8 周。轻度移位和塌陷骨折，一般认为塌陷不超过 5~8mm，侧方移位不超过 1cm 者，若膝关节无侧向不稳定也可行保守治疗，用石膏固定 4~5 周，负重应迟至 3 个月，以免在骨未牢固愈合之前加重塌陷，造成膝内外翻畸形。也可采用牵引治疗，用胫骨中下 1/3 骨牵引，将小腿置于 Thomas 架和副架上，通过牵引来控制小腿内外翻位置，并可早期进行膝关节活动，但应注意副架与 Thomas 架的结合点应恰在膝关节屈伸运动轴处，变动后应给予调整。轻度移位或塌陷骨折，若有韧带损伤导致膝不稳定，则应修复韧带，骨折也考虑切开复位内固定。

2. 塌陷或劈裂骨折若骨折塌陷已超过 5mm 以上，且膝关节存在有侧向不稳定，伴韧带损伤；劈裂骨折块较大，波及负重面，并经手法又不能得到满意复位，则应考虑切开复位内固定。骨折类型往往是两者并存，有的劈裂骨块较大，而塌陷区较小；有的则反之。凡塌陷区在复位后均存在空腔，需用松质骨、人工骨等物充填，起到支撑作用。内固定方式则应根据骨折类型而定。

(1) 劈裂塌陷骨折：以劈裂骨块为主则可用松质骨螺钉固定（图 42-49）。

(2) 塌陷劈裂骨折：以塌陷为主的骨折，则用支撑钢板固定，在塌陷部复位后，下方空腔应用松质骨或人工骨充填（图 42-50，51）。

3. 双髁骨折通常内髁骨折较少塌陷，则外侧用较大支撑钢板，内侧也辅以钢板固定（图 42-52，53）。

4. 胫骨近端粉碎骨折先恢复关节面的平整，骨折块用螺钉固定，然后用单边的外固定架跨越膝关节及骨折端做临时支撑固定，以利抬高患肢，2~3 周后可改用膝下支架或再行内固定，这样可开始膝关节运动(图42-54)。有时此种骨折可用小螺钉固定骨折块,尽可能恢复关节面平整,配合胫骨下端的骨牵引,置患肢于Thomas架及副架上,以利早期膝关节活动。由于严重粉碎骨折,局部早期行松质骨植骨,有助于骨折愈合。

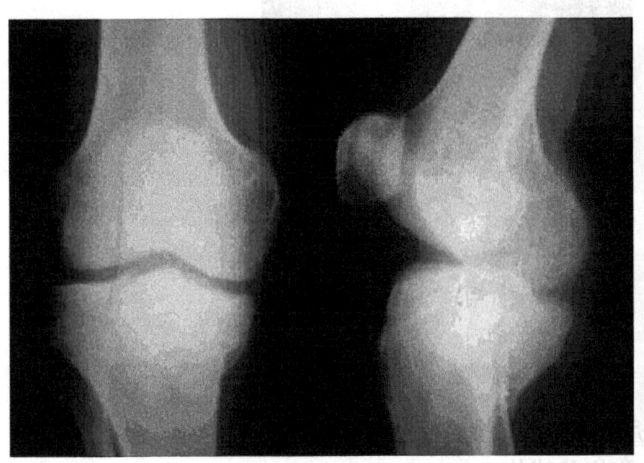
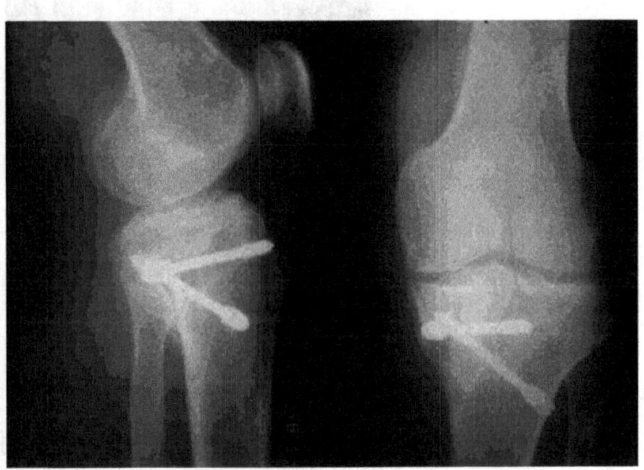

图42-49 胫骨髁劈裂骨折的双端螺纹松质骨加压螺钉固定手术前后X线片

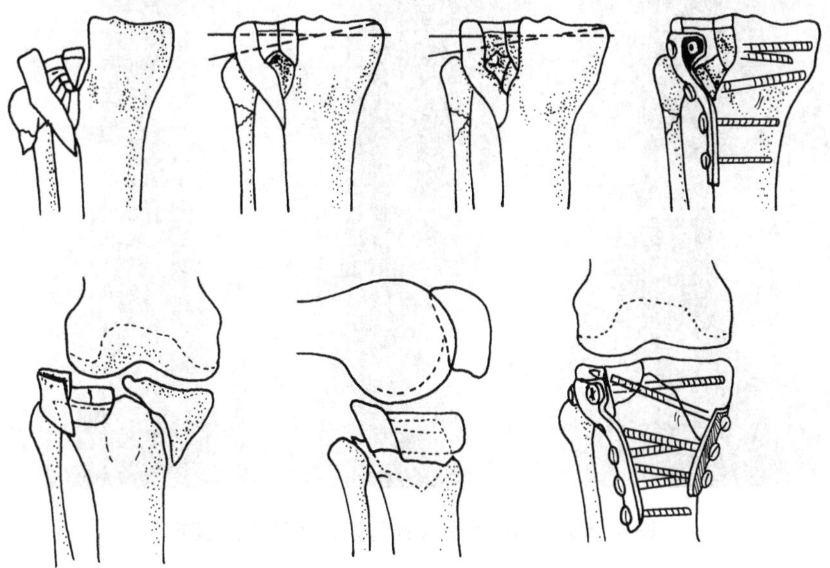

图42-50 胫骨髁塌陷骨折的支撑钢板固定示意图

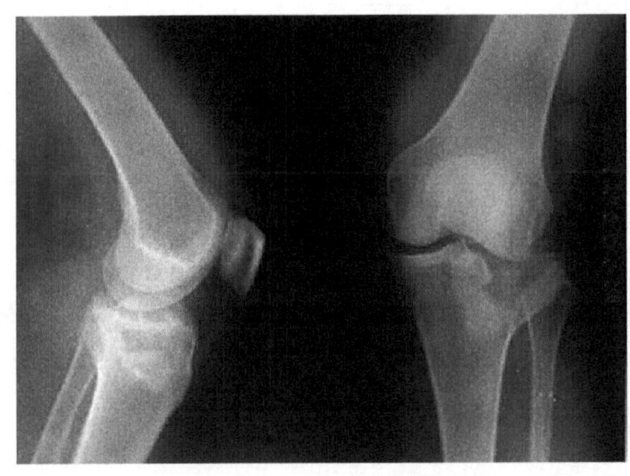
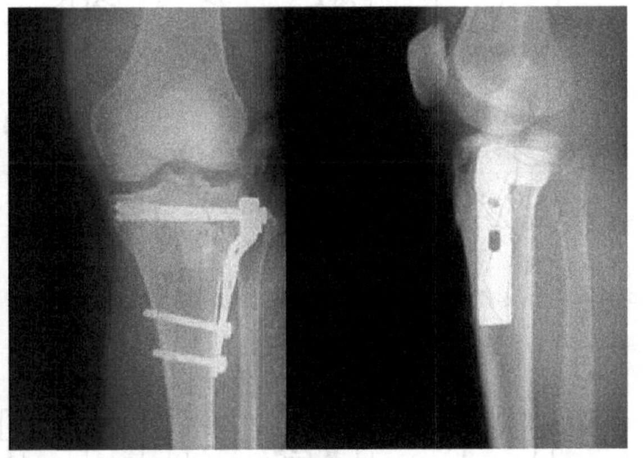

图42-51 胫骨髁塌陷骨折的支撑钢板固定

复位后下方空腔行松质骨植骨术示意图及X线片

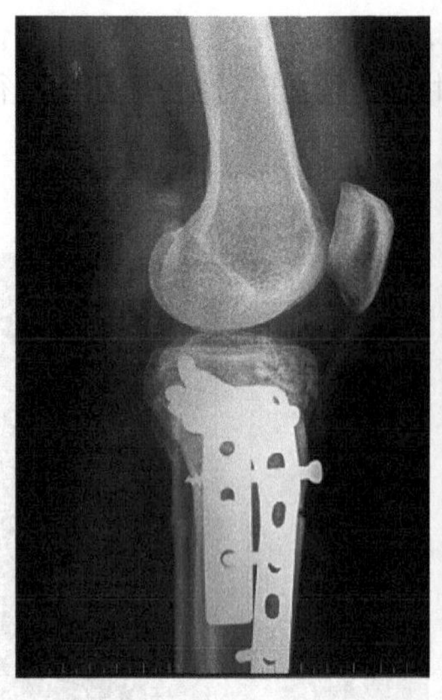

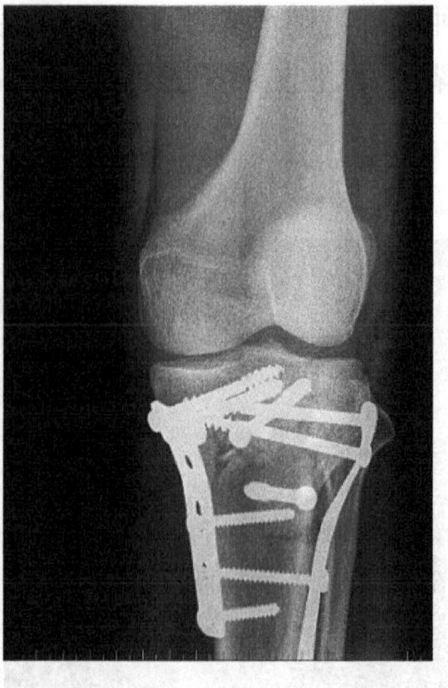

图 42-52 双髁骨折内外侧用支撑钢板
钢板固定示意和 X 线片

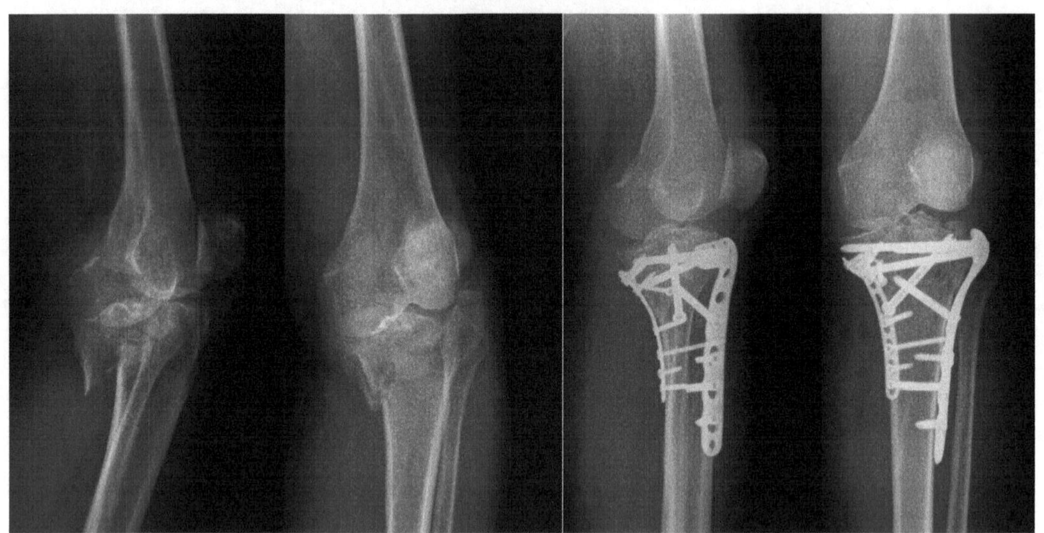

图 42-53 Schatzker Ⅴ型骨折，双侧钢板内固定

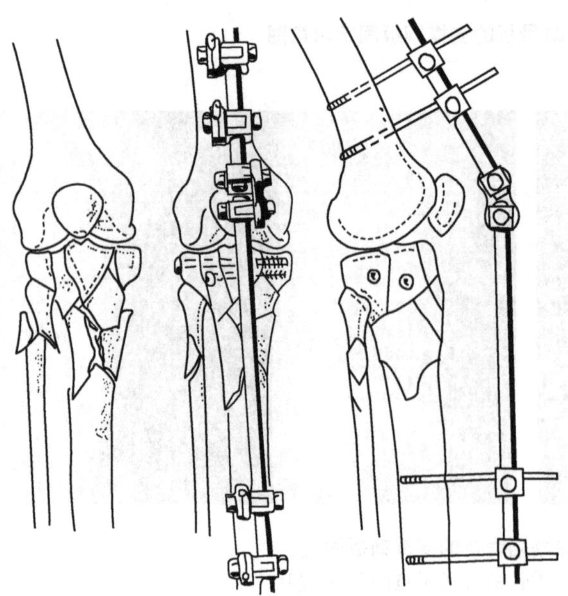

图 42-54 胫骨髁粉碎骨折在恢复关节面平整后，骨折块间用螺钉固定，用单臂外固定架跨越膝关节及骨折端作临时支撑固定

5. 关节镜下骨折切开复位内固定　关节镜在处理胫骨平台骨折的作用可区分为两大范畴：第一是能作为诊断工具，评价软组织损伤的程度，如半月板、交叉韧带和关节软骨损伤的程度和了解骨折的解剖特点；第二是治疗上的作用，有利清除血肿和关节内的碎屑，可行部分半月板切除和辅助、评价骨折复位或固定的情况。最好的适应证是低能量的外侧胫骨平台骨折。对内侧损伤或双髁骨折的高能量损伤，关节镜的使用并无优点。关节镜的主要缺点是包括有深静脉栓塞、感染、肺栓塞和液体渗出导致的筋膜间隔综合征。有报道关节面的塌陷可用小的皮质骨窗撬起和植骨。平均随访 5 年半、没有关节病的证据和膝关节活动正常。也有选择性的胫骨平台骨折在关节镜下手术与传统的切开复位内固定的比较，其结果是前者优于切开内固定的病例，关节功能恢复较好，住院和负重的时间短于后者。研究表明关节镜可用在 Schatzker 1~3 型胫骨平台骨折的治疗(图 42-55)。

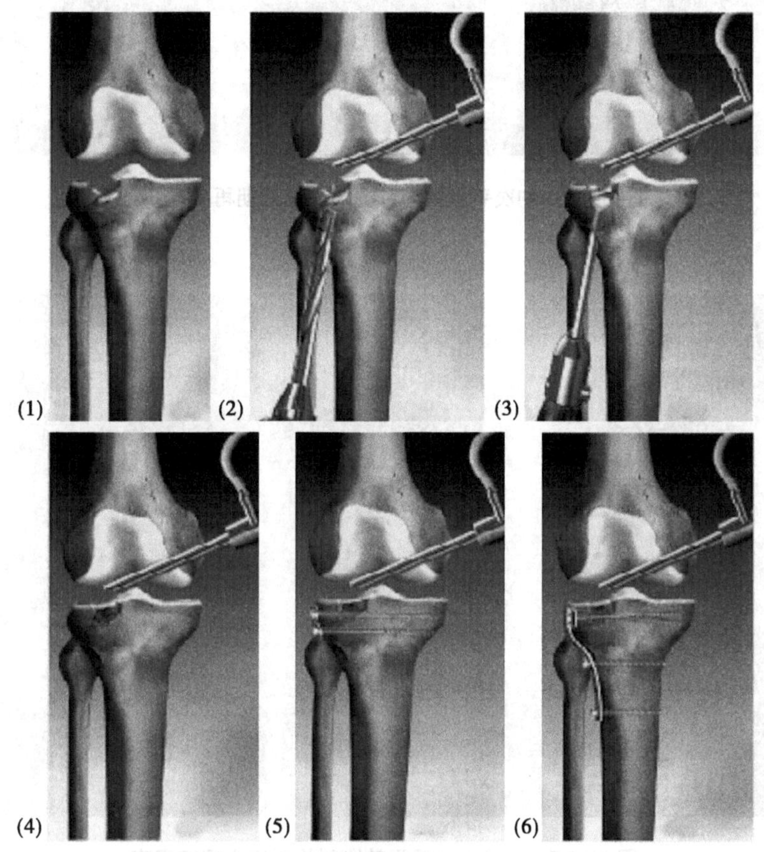

图 42-55　关节镜下手术示意图

(1)外侧胫骨髁塌陷骨折；(2)经前外侧小切口，在关节镜监控下，导针置于塌陷的骨折块下，用中空钻头作隧道和植骨；(3)在关节镜监测下撬起塌陷的骨折块；(4)植骨支撑塌陷的关节面；(5)用两枚松质骨螺钉固定骨折；(6)骨质疏松的患者用外侧支撑钢板固定

6. 陈旧性胫骨髁骨折的治疗　陈旧性胫骨髁骨折，不仅可造成下肢负重力线的改变，也常是造成膝关节不稳定的骨性因素，在此情况下若仅修复损伤的韧带，常不能取得理想效果。对单髁塌陷造成的膝内外翻畸形，常可做单髁截骨矫正，缺损区需嵌入植骨，起支撑作用，同时做内固定。有韧带损伤，重建手术需在后期进行。若初次不成功的手术造成膝内外翻畸形，需要后期翻修手术矫正畸形(图 42-56)。

7. 胫骨髁间棘骨折若骨折块移位较大情况下，常可使交叉韧带松弛，且前嵴撕脱骨块移位可使膝伸直受限，应手术切开复位，以骨折块大小决定用螺钉或钢丝固定(图 42-57)。后交叉韧带在胫骨后侧的撕脱骨折，将胫骨向前拉，撕脱骨折块即能闭合复位，用髌骨鹰嘴化固定，曾经是传统而简单易行的方法(图 42-58)。

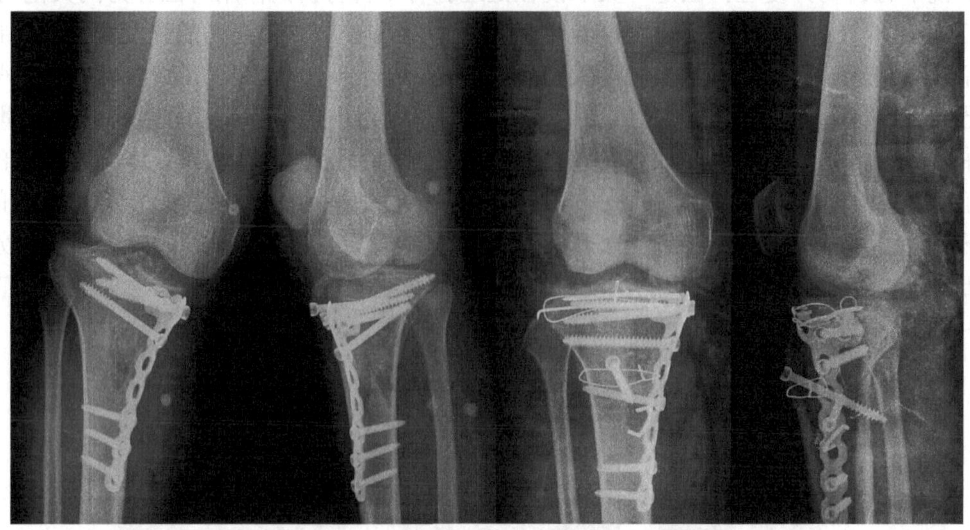

图 42-56 初次手术留有膝关节内翻后期再手术纠正

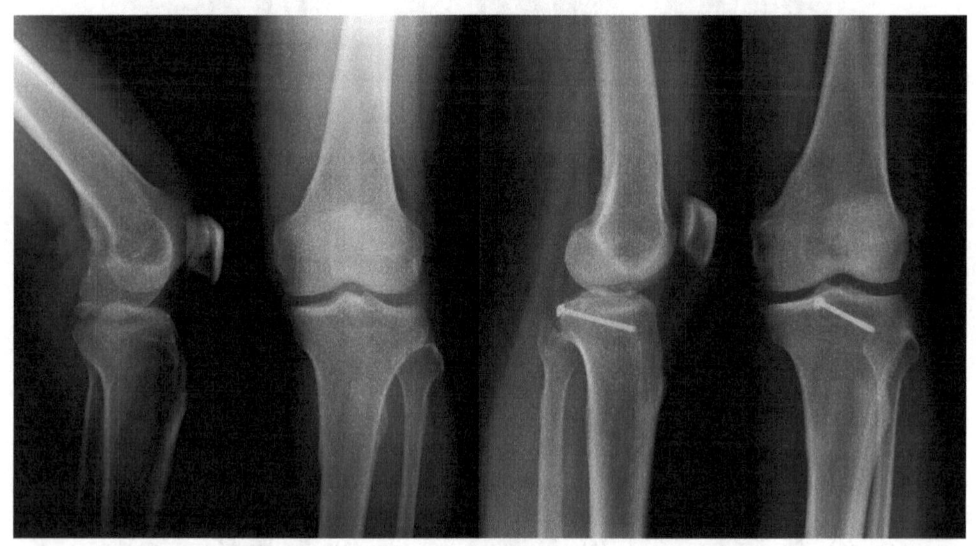

图 42-57 胫骨平台髁间棘撕脱骨折空心螺钉固定

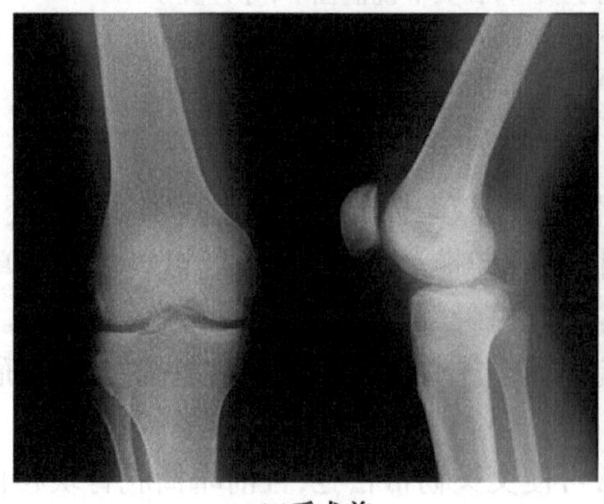

(1)手术前

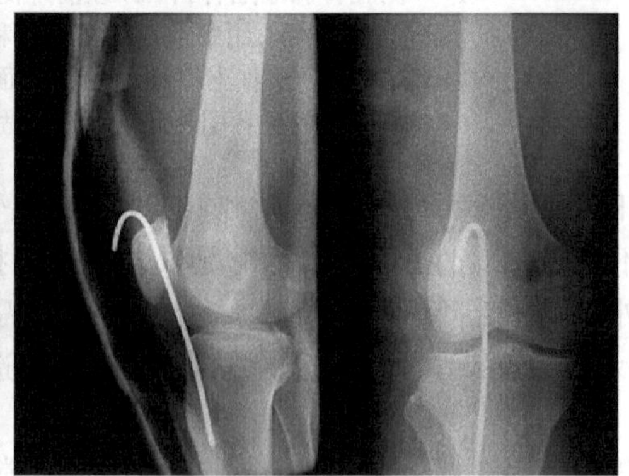

(2) 固定后X线片

图 42-58 胫骨后侧后交叉韧带的撕脱骨折，闭合复位髌骨鹰嘴化固定

8. 韧带和半月板损伤的处理　对合并有韧带损伤的骨折，除治疗骨折外，应尽可能早期行韧带修补，治疗方法则应根据其损伤部位和性质决定，严重损伤者可留待初次手术伤口愈合后Ⅱ期处理，以保障韧带修复质量。陈旧性未能修复的损伤，晚期存在膝关节不稳定，根据其不同创伤病理特点，行损伤韧带再造重建术。

半月板损伤，若已破损无法保留，为清楚地显露手术野，可给予切除。仅有前角、后角或周边撕裂的半月板，一般不主张切除。必要时，可沿半月板边缘分离，暂时翻开，以便更清楚地显露关节面，骨折复位后再放回原处，与周缘组织高质量地缝合固定。保留半月板者，用以覆盖胫骨平台骨折面，起到保护股骨关节面的作用，疗效优于未保留者。

五、手术后处理

在切开复位内固定后24小时内维持应用抗生素，开放骨折需持续至48~72小时。手术后需引流1~2天。有严重污染的病例，应在手术后采用灌注治疗，以预防感染。建议采用CPM早期活动膝关节，可有利于消除肿胀，改善软骨的营养。负重应限制在3个月以后，表明有骨的较好的愈合。内植物通常用在低能量损伤的骨折，在近侧干骺端的骨愈合较迅速，1年后可取出；如高能量损伤，骨折扩展到上方的干骺端愈合较慢，如有稳定的内固定，未使用植骨几乎没有外骨痂，应在18~24个月取出内植物以避免再骨折。在老年人内植物若没有不适，则不一定取出；年轻人取出内植物后应用拐杖4~6周，恢复重体力劳动和剧烈的运动则需在4~6个月后。

六、并　发　症

并发症可分为早期未能复位和再移位、深部血栓性静脉炎、感染或晚期的不愈合、内植物断裂、创伤后关节炎和关节僵硬。大部分早期并发症认为是生物学的问题，而晚期的则常是合并机械性的问题。

七、预　　后

胫骨平台骨折若早期恢复关节面的平整，骨折块固定牢固，手术后能早期利用持续被动活动器（CPM）进行膝关节屈伸功能锻炼，股四头肌肌力强大，韧带结构的修复，关节稳定，疗效常较满意。

胫骨髁主要由松质骨组成，周围有软组织附着，具有良好的血液供给和成骨能力，骨折容易愈合。有时平台中部骨折呈明显塌陷移位时，可能与周围组织完全分离，但后期发生缺血坏死者少见。为恢复关节功能应坚持关节早期活动的原则，但负重应在骨愈合牢固的基础上开始，以免骨折再塌陷造成膝内外翻畸形，一般负重应在手术3个月后开始。

胫骨平台骨折为关节内损伤，由于骨折血肿，纤维蛋白性渗出，较长期的制动，必然导致关节的纤维粘连而僵硬。在牢固内固定的基础上，利用CPM做膝关节功能锻炼，或利用牵引治疗，并在牵引架上进行膝的屈伸活动，常可防止此并发症的发生。早期活动也利于粗糙的平台关节面的重新塑造，骨缺损处最初由肉芽组织充填，逐渐转化为纤维和软骨组织，甚而转化为透明软骨。从后期尸体检验和关节造影，均可证明骨折缺损区得到重新修复。

骨折整复不良，关节面的不平整，以及内外翻畸形导致负重轴线的改变，不仅可造成创伤性骨关节炎的发生，也常造成后期膝关节不稳定。关节稳定性愈差，后期发生骨关节炎愈迅速也更严重。因此，胫骨平台骨折的早期复位、固定以及术后正确的康复治疗，是获得优良结果必不可少的条件。

作者的意见：

胫骨平台（髁）骨折就其骨折类型而言，基本上分为两大类：塌陷骨折和劈裂骨折。治疗方法按作者意见应尽可能达到解剖复位，这常需用切开复位方式。究竟塌陷关节面多少是手术复位的适应证，各作者虽有不同意见，但作者认为最低限度应是塌陷>2mm。手术的绝对适应证应当是：①胫骨平台移位的开放性骨折；②合并筋膜间室综合征的；③合并腘窝部大血管损伤的；④关节面塌陷、分离≥5mm。相对适应证：①移位的双侧平台骨折；②移位的内侧平台骨折；③不稳定的外侧平台骨折。手术不是唯一的治疗手段，毕竟我们可以看到，早年相当一部分有轻微塌陷的平台骨折患者采用保守治疗，其后在很多年内并未出现膝关节病的表现。塌陷复位后留下的空腔用松质骨或人工骨充填，然后用支撑钢板固定。有移位的劈裂骨折，除边缘不波及负重关节面者均应复位，其固定方式可用松质骨螺钉、各类支撑钢板或新近引入的锁定型支撑钢板、围关节解剖型钢板等，均可取得较好效果。有些塌陷粉碎骨折，软骨面有缺损，对于全层损伤，其松质骨已经暴露者，只需修正边缘即可；对于非全层损伤仍有深层覆盖者，可切除残存的软骨直达松质骨，使从富有血运的松质骨长出纤维软骨来修复软骨的缺损，并有可能使之转化为纤维软骨或透明软骨。对合并有韧带损伤的骨折，除对骨折治疗外，应酌情尽早进行韧带修补，治疗方法则应根据其损伤部位和性质决定。早期未能修复的损伤，晚期存在膝关节不稳定，根据其不同创伤病理特点，行损伤韧带重建。损伤的半月板应尽可能保留，或可做损伤部位部分切除，用以覆盖胫骨平台骨折面，可保护股骨关节面，通常疗效较未保留者为好。有的手术可在关节镜监测下，进行复位固定。

需要强调的是，术前必须注意软组织损伤程度，软组织挫伤极为严重者禁忌急诊手术，需待观察数日后局部条件改善方可考虑手术。

术后有条件者早期在 CPM 上做膝关节功能锻炼，以利关节功能的恢复和软骨的修复。如果没有此类设备，则在医生督促下尽早开始主被动关节活动。负重应在骨愈合牢固的基础上开始，以免再塌陷造成膝内外翻畸形。

对陈旧性胫骨髁塌陷骨折，由于发生内外翻畸形、负重力线的改变，是造成膝关节不稳定的骨性因素，应予截骨矫正，有韧带损伤者应重建，可放在Ⅱ期进行。

第五节 膝关节外伤性脱位

膝关节外伤性脱位虽不多见，但其损伤的严重程度和涉及组织之广，却居各类骨关节损伤之前茅，因而仍需十分注意。既往文献报道有限，且多侧重其合并伤，特别是有关血管损伤的诊治。近年文献则反映出其发生率有明显增长趋势：Florida 医疗中心 1993 年报道 5 年发生 37 例（38 膝）；Vancouver 总医院 1993 年报道 7.5 年发生 35 例（37 膝）；New Mexico 大学医院 1997 年报道 7 年发生 50 例。而且多为高能量创伤所致。最近（2003）西雅图 Harborview 医疗中心报道 26 个月内竟收治了 36 例。作者结合国内一组 41 例（42 膝）新鲜外伤性膝关节脱位的资料分析，认为有必要对以往的论点重新认识，并加以充实。

一、分 类

传统分类是依据胫骨髁针对股骨髁的移位方向而定的，分为前、后、内、外及旋转移位。以后有人将旋转移位再分为前内、前外、后内和后外，共 8 个类别。分类的主要目的是指导治疗，应尽可能反映出各类的特点。从作者的国内资料分析，其前、后、内、外区别显著；而在旋转脱位中，仅后外旋转脱位具有显著特点，其他三类实际上均可归入前或后脱位中，并无单独存在的必要。此外，尚有一类完全不同于单独脱位的骨折脱位，即股骨髁或胫骨髁骨折，或二者同时骨折合并膝关节完全脱位。因此，将膝关节外伤性脱位分为六类更为实际（表 42-3）。

表 42-3 42 膝外伤性膝关节脱位分类及其发生率

类别	前	后	内	外	后外	骨折脱位	共计
膝数	10	9	1	12	5	5	42
%	23.8	21.4	2.4	28.6	11.9	11.9	100

1. 前脱位 ACL、PCL 同时断裂最为常见，也有单独 ACL 断裂者。MCL、LCL 也多为同时断裂。合并腘部血管或腓总神经损伤者也有所见（图 42-59）。

2. 后脱位 除 ACL、PCL 同时断裂仍占多数外，也有单独 PCL 断裂者，而 MCL 及 LCL 均断裂者较少

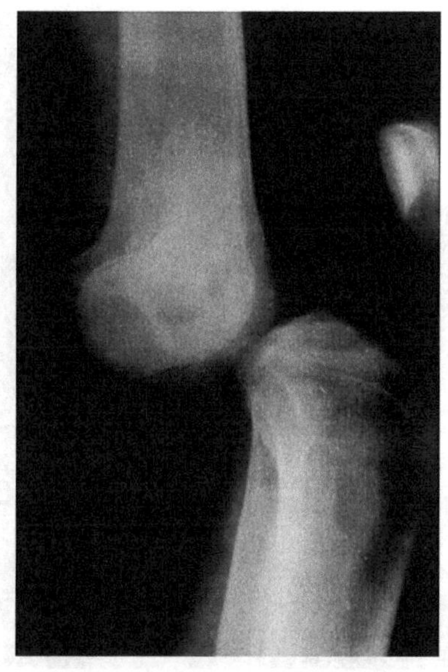
图 42-59 外伤性膝关节前脱位

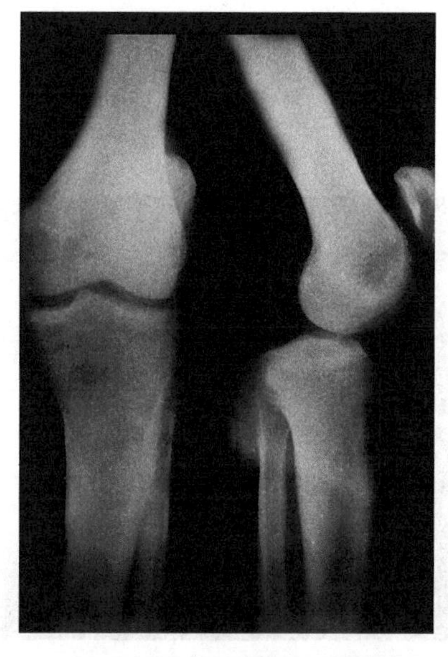
图 42-60 外伤性膝关节后脱位

见。髌韧带断裂仅在此组中可以见到(图 42-60)。合并腘部血管及神经损伤者(主要是腓总神经),在此组最为常见,约近半数。合并半月板损伤者也较其他组为多。

3. 外脱位 主要特征为 ACL、PCL 和 MCL 断裂,但未见有合并血管损伤者,神经损伤也仅有 2 例。髌骨向外脱位往往同时存在(图 42-61)。

4. 内脱位 为数甚少(图 42-62),尚不足以言规律。

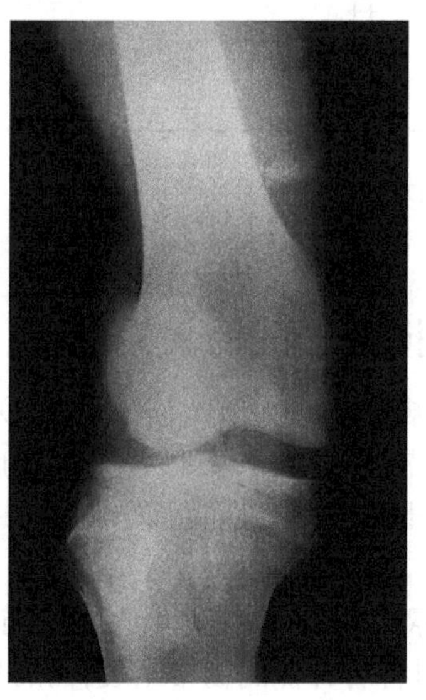
图 42-61 外伤性膝关节外脱位

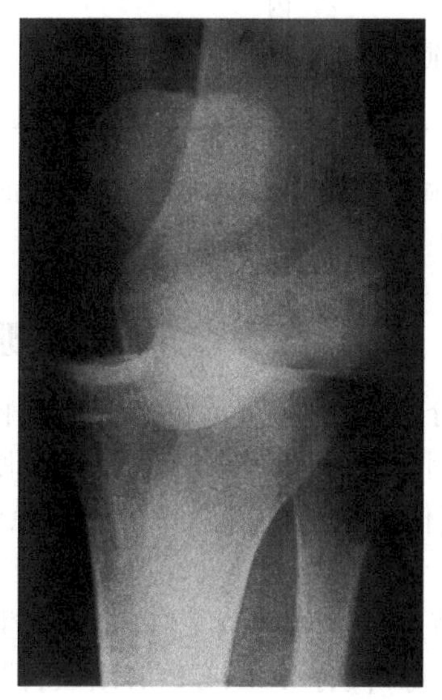
图 42-62 外伤性膝关节内脱位

5. 后外旋转脱位 ACL、PCL。同时断裂或 ACL 单独断裂约各占其半。神经及血管损伤也可见到。最具特色的是除一例外均发生股骨内髁突出关节囊及股内侧肌或髌旁支持带,形成扣孔交锁而无法闭合复位(图 42-58)。此即一旦脱位后,畸形固定,难以改变其特有位置的原因所在。

6. 骨折脱位组仅包括股骨或胫骨髁,或二者同时骨折,合并股胫关节完全脱位者(图 42-63)。至于胫骨髁间棘、腓骨头撕脱骨折,或当脱位过程中,股骨髁、胫骨平台边缘受撞击而发生的局限性骨折,或骨软骨骨折,均不属此类。骨折脱位皆为高能量损伤。脱位以脱位居多,而合并损伤除交叉韧带断裂外,无显著的规律性。

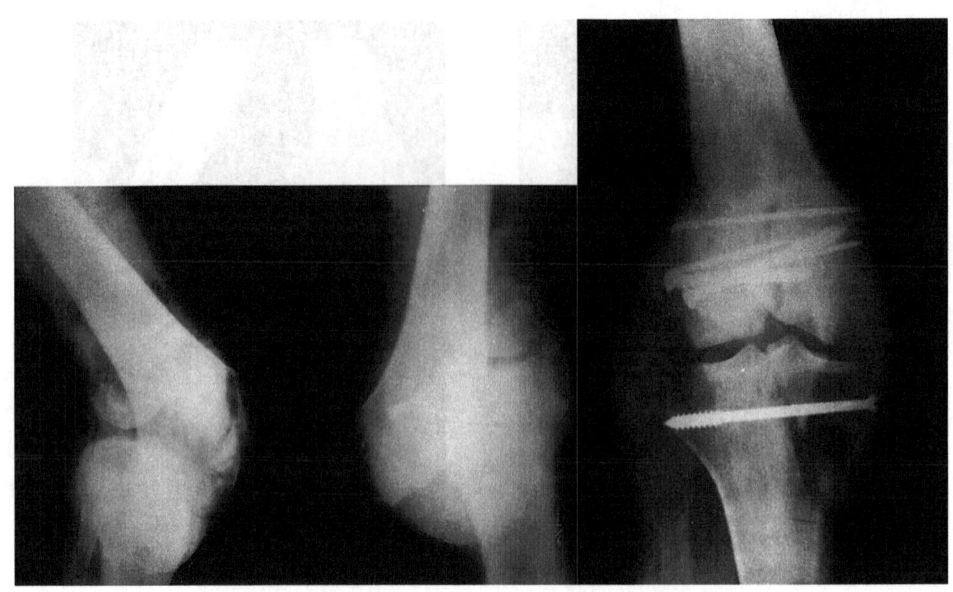

图 42-63 外伤性膝关节骨折脱位

各类脱位的特点,可归纳如表 42-4。

表 42-4 各类脱位之特点

	交叉韧带损伤	侧副韧带损伤	髌韧带损伤	髌脱位	腘部血管损伤	腓总神经损伤	扣孔交锁
前	双或前	内及外	+*		+	+	
后	双或后	内及外	++		++	+	
外	双	内		++		+	
后外	双或前				+	+	++
骨折脱位	双				+	+	

注:内侧脱位仅 1 例,不足以言规律

因体检可能存在误差,而部分病例又未行手术探查,韧带损伤的分析不尽充分

* 为髌骨下极撕脱骨折

二、全脱位和韧带损伤之间的关系

膝关节结构十分复杂,生理运动也有十分独特的规律。膝关节的韧带,包括关节囊韧带,不仅是维护关节稳定的主要因素,而且交叉韧带更是制导膝关节正常生理运动的核心结构。全脱位必有多组韧带损伤,而韧带的损伤又必然反馈为膝关节不稳定。因此,需十分明了全脱位和韧带损伤之间的存在关系。

一般认为膝关节全脱位时,ACL 和 PCL 均发生断裂。本组基本上印证了这一论点,但有例外。作者的 42 例膝中有 5 例(膝)仅有 ACL 或 PCL 断裂,但同时皆合并侧副韧带断裂;而后外旋转脱位中,有 2 例 PCL 未受损。文献中亦有类似报道,如 Copper 等(1992)报道前脱位中有 4 例 PCL 完整;Shelbourne 等(1992)报道有 3 例同前;Bratt 等(1993)报道 3 例前脱位中 PCL 无损,1 例后脱位的 ACL 完整,并为其形成作出了解释。

值得重视的是如何看待未显示脱位的双交叉韧带断裂。Wascher(1997)报道的一组病例中,将 28 例 ACL 和 PCL 均断裂者列为已复位的膝关节全脱位,与同组的膝全脱位病例对比,其血管损伤率相当。也有学者强调凡 ACL 与 PCL 在一次创伤中同时断裂者,均应视为膝关节全脱位。任何关节脱位均有自行复位的可能,膝关节也不例外。因此,凡有 ACL 和 PCL 的同时损伤,无论是否原已脱位并自行复位,将其损伤的严重程度与膝关节全脱位者等量齐观,并不为过。提高对此类损伤的警惕,会有助于减少误诊漏诊(图 42-64)。至于膝关节损伤后出现的旋转不稳定,仅仅是一侧胫骨髁向前或向后旋转半脱位,实为单侧股胫关节一时性脱位，而另一侧则保持正常对合关系。因此，不属于膝关节脱位。旋转不稳定的半脱位，多是在膝关节伸屈过程中某一体位出现的，当改变体位时，常可自行复位，所以性质上也不同于全脱位。

Kennedy 等人曾先后阐述了过伸损伤造成膝关节前脱位的机制，即过伸可造成后侧结构和 ACL 断裂，也可进而使 PCL 断裂而形成前脱位。这一解释不尽合理，且后来的试验结果也有与之相悖之处。作者曾在 4 例新鲜完整下肢上进行过实验观察，当给予过伸应力时，首先是 MCL 自股骨附着部撕脱；如应力继续作用于股骨下端时，继之 ACL 断裂；如作用于胫骨上端时，则是：PCL 断裂。但后关节囊始终保持完整。可见，过伸应力既可造成前脱位，也可造成后脱位。

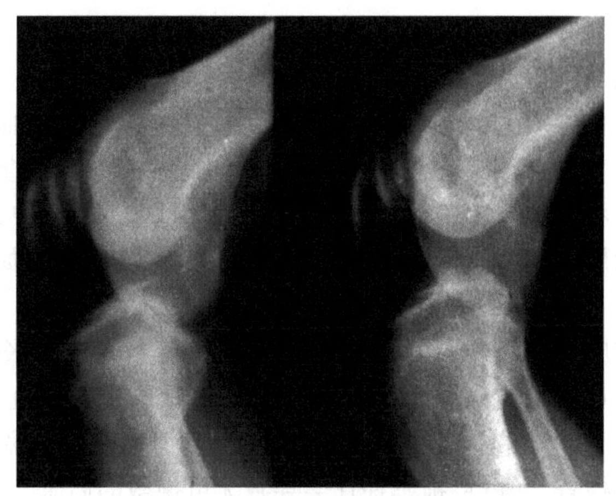

图 42-64 膝关节前后交叉韧带同时断裂很可能使膝关节全脱位

此例无论是内旋位或外旋位均显示股胫关节明显分离，表明膝关节周缘韧带全部断裂

三、膝关节骨折脱位的特点

肢体任何大关节的骨折脱位，均有两种不同的形成原因。一种主要是因脱位而骨折，即在脱位的过程中，因撞击或撕脱而形成骨折（A 类）。另一种则是脱位与骨折同时形成，或先骨折继而脱位（B 类）。显然 B 类骨折脱位形成的暴力更为强大，其创伤也更加严重。膝关节在此类中尤其突出，无论股骨髁或胫骨髁均为粉碎骨折。而 A 类则只能称为脱位合并骨折。

既往的全脱位分型中，从未见有提及骨折脱位型者，近年渐为人所注意。如 Wiedemann（1995）报道胫骨平台骨折脱位；Schenck（1997）报道 4 例股骨髁骨折脱位。作者的 42 例（膝）中，有 5 例骨折脱位，其中 3 例为股骨髁，胫骨髁及二者兼有者各 1 例。不仅均为高能量损伤，而且 3 例为开放性。从有限的报道可以看出：尽管对骨折进行了有效的固定，甚至有些韧带也进行了积极的处理，但预后多欠佳。或关节功能受限，或不稳定，均较严重，疼痛也较普遍。国外报道其 Lysholm 评分相当低。这些均提示我们对此类型的全脱位尚缺乏行之有效的治疗措施，需给予更多的注意。

四、诊　　断

全脱位的诊断无论从体检或 X 线片，均无困难。而对其涉及的韧带损伤、并发的血管神经损伤的诊断，则存在若干问题。

（一）涉及韧带损伤

1. 根据脱位的类型，对韧带损伤的组合可作出初步诊断。
2. 冠状面及矢状面的稳定试验，只能在脱位整复后才能进行。
3. 当发现有血管损伤可疑迹象时，不稳定检查应视为禁忌。
4. 因疼痛、肌紧张以及局部严重的肿胀，会大大影响稳定试验的准确性。

由于上述情况，在急诊就诊时往往难以对涉及的韧带损伤作出确切和全面的判断，或估计不足。有时需要在病情稍稳定后，或在闭合复位后，暂时保护数日再行复查；另一方面，对急性膝关节外伤而无脱位，但明确有双交叉韧带断裂者，应考虑到有脱位后自行复位的可能，应慎重对待。

（二）涉及血管损伤

全脱位导致的腘部血管损伤已引起了高度重视，但失误率仍较高。42 例中有 8 例合并腘动脉损伤，截肢者竟有 4 例，这固然和损伤的严重性有关，但更值得重视的则是在诊治上的失误。

1. 文献报道中腘部血管损伤发生率相差甚大，本组发生率为 19%，属居中。
2. 合并腘部血管损伤的脱位类型，依发生率的高低为后、前、旋转。因此，对后脱位者尤其应加以注意。

3. 主要症状是缺血，肢端麻木疼痛；主要体征则是足背动脉无搏动，足部温度降低，足趾感觉减退和腘部进行性肿胀。

4. 足部动脉可触及和足部温暖，决不能排除血管损伤，而足趾的感觉消失则是明确的缺血征象。

5. 当存在任何可疑情况时，均需做进一步诊查。Dopplel 超声检查测定和动脉造影可更确切地反映供血状态。Dennis 等（1993）报道一组膝全脱位中，17 例（膝）做了动脉造影，其中有 7 例均可触及足背动脉（2 例减弱）。而造影却发现 3 例血管内膜破损，4 例狭窄。

6. 在掌握血管造影的尺度上有较大的差别。如 Kendell 等（1993）认为动脉造影仅需用于有缺血史和临床体征者，不必作为常规。McCoy 等（1987）主张 ACL 及 PCL 同时断裂者均应急诊做动脉造影。Vamell 等（1989）也主张：双交叉韧带断裂，无论是否有真正的脱位，均应行 Doppler 超声检查和动脉造影。作者认为动脉造影虽无需作为常规检查，但尺度应放宽，尤其对后脱位者更是如此。至少可以先做 Doppler 超声检查。等待、拖延往往会导致无可挽救的后果。

7. 部分病例在闭合复位后即可恢复循环，有些则需在复位后持续观察其转归，但决不能超过 6 小时。无明显改进者必须立即探查。

（三）涉及神经损伤

并发神经损伤的概率较高。42 例中共发现 12 例。但感觉和运动障碍是神经本身损伤，抑或缺血所致，在急性期难以区别。

1. 并发神经障碍多发生于后脱位，而前、外、后外及骨折脱位组均有之。在后脱位组中，并发腘部神经损伤者也占较大比例。因此，至少应考虑到其中一部分为缺血所致。

2. 当肢体无血运障碍而仅神经障碍时，可明确为神经本身损伤。

3. 存在神经障碍并不急于探查，可在复位后观察其转归。

五、治　　疗

诊断基本明确后，即应对治疗全面衡量。既要考虑治疗的步骤、主次，也要权衡手术的必要性和时机。

（一）复位

闭合复位是治疗的首要步骤，而且应尽快施行。即使是在肢体有明显血运障碍时，也需先行闭合复位，审视血运的改变。

1. 充分麻醉，使肌肉松弛，同时有利于血运的改善。

2. 纵向牵引是复位的基本手法，单纯性脱位多可顺利复位，但整复时严禁自腘部挤压。

3. 脱位的两端间有软组织嵌夹，是妨碍复位的重要原因，这在后外旋转脱位最为典型。股骨内髁被扣孔交锁而无法成功复位。在复位有困难时，禁忌采用暴力一再整复，以免造成更为严重的合并伤。

4. 有扣孔交锁之脱位，体征十分明显，外观显示典型体位（图 42-58），固定且难以改变。X 线片证实为后外旋转脱位，无须试行闭合复位，而应立即切开复位。沿其穿出之扣孔纵向延长使股骨内髁还纳。

5. 髌骨鹰嘴化（olecranisation）固定　Grammont 于 1984 年首先提出：对后脱位者，闭合复位后以斯氏针纵向穿过髌骨，经髌韧带后方向下，钉入胫骨平台前部（图 42-58）。不仅可维持复位，而且可进行 0°~90°的活动。Rouvillain 等（1995）报道 18 例，观察 1~8 年，认为虽然 X 线应力片仍显示后抽屉试验阳性，但较手术修复者恢复显著加快。应注意防止穿针误入关节（图 42-65）。

（二）血管损伤的处理

腘动脉穿行于腘窝之中，近侧固定于股部的内收肌管，远侧固定于腓肠肌上缘的纤维弓。这一解剖特点决定了其损伤部位即在此两固定点之间，而且概率很大。

1. 在闭合复位后，如血运有所改变，则可以长腿石膏后托将下肢维护于屈 15° 位，密切观察其进展。

2. 如血运无任何改善，则应通过 Doppler 超声检查或动脉造影检查，明确血管损伤后，毫不迟疑地立即手术探查腘部。

3. 单纯切除动脉内的血栓几乎不起任何作用。动脉结扎虽有少数病例得以保存肢体，但造成截肢的机会更多。腘动脉有 5 条穿支与胫前回返动脉相吻合，但不能供应足够的血运，以维持小腿及其下的存活，何况这些交通支也有损伤的可能。因此，动脉结扎术已渐被摈弃。

4. 近年愈来愈多的报道表明，利用隐静脉倒置移植修复腘动脉，大多数肢体得以挽救。损伤的腘静脉也应做相应的处理。

5. 近年来血管外科进步很大，许多过去需要切开手术的可以通过血管造影结合血管支架得以完成，采用覆膜支架的效果甚至优于传统的搭桥手术。

6. 所有行腘动脉修复者，均必须同时行筋膜切开术。神经损伤不急于立即处理，在血运改善后神经也随之改善者显然可以继续观察。肯定为神经本身损伤者，可以在病情稳定后再做进一步的诊治。

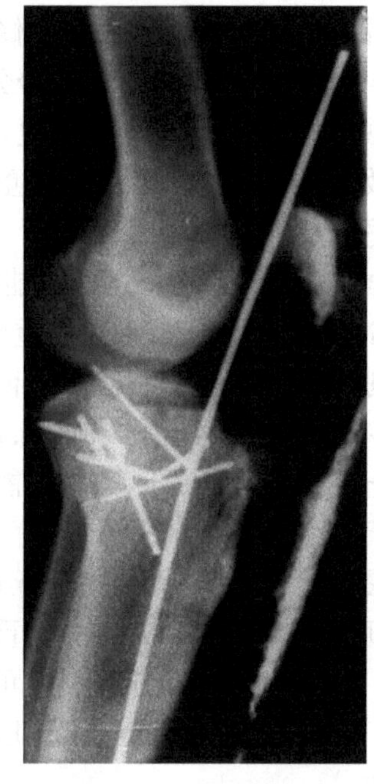

图 42-65 穿针误入关节内

（三）韧带损伤的处理

全脱位的韧带损伤是在所有膝关节韧带损伤中最广泛、最严重者，必须予以修复或重建。但修复的时机和修复的范围，在认识上却有较大的差别。近年文献反映出手术修复者总的治愈率明显高于保守治疗者。

1. 全面修复手术损伤较大，只有在肯定无血管合并伤的患者才可以在急性期进行。

2. 凡有血管损伤或血运障碍者，即使在闭合复位后血运有所改善，也不可在急性期进行韧带修复。

3. 由于损伤范围很广泛，因而修复术需有限度，急性期修复不应附加增强术式。人工韧带的应用有其现实意义，不仅节省了膝周围组织，而且可以获得稳定性。即使是 ACL、PCL 完全性断裂的膝关节脱位也有仅仅通过韧带修补而获得良好恢复的可能（图 42-66）。

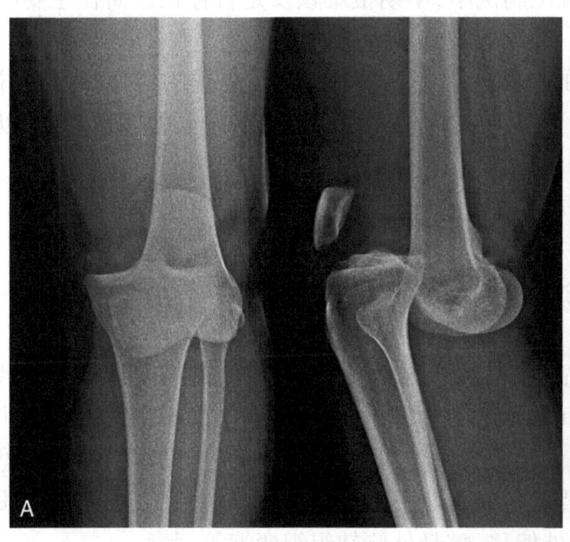

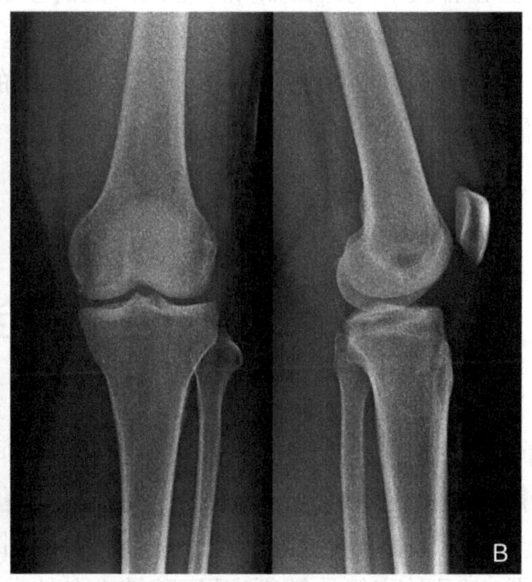

图 42-66 膝关节完全性后脱位，复位、韧带修补术

A. 患者男性，41 岁。高处跌落伤致左膝关节后脱位合并腓总神经损伤；B. 急诊复位并探查，术中见 ACL、PCL、MCL 均位于股骨止点处断裂；MCL 相邻组织缝合，ACL、PCL 予以缝合经股骨钻孔外侧打结。1 年后查体：腓总神经功能完全恢复，关节有前向轻度不稳定（ADT test +），但患者日常生活无困难

4. 在急性期不能进行修复者,或在病情稳定后,大约伤后 2~3 周再行重建,或索性在保守治疗石膏固定 6 周,经充分康复后再根据当时存在的不稳定情况,进行有针对性的重建。Liow 等(2003)报道了 22 例急性膝关节脱位的病例,8 例在急性期修复韧带,14 例在伤后半年以上时间用自体加异体腱性材料修复。平均随访 32 个月,两组的 Lysholm 评分分别为:87 和 75,早期效果略优于晚期修复。

5. 有撕脱骨折者,应同时原位修复,而骨折脱位者则于骨折脱位固定(按照髁部骨折的治疗原则)后,根据条件只做韧带的原位修复,不进行重建,更勿做增强术,否则更易形成关节的严重粘连。

(四) 术后处理

膝关节全脱位往往遗留显著的功能障碍或不稳定。如膝关节活动范围可以满足生理运动的要求(主要是行走,其次是上、下楼),晚期再做重建术以解决或改善不稳定较易达到目的。其关键在于充分掌握晚期重建的原则和技术要领。反之,如遗留严重的功能障碍,不稳定必然被掩盖。行松解术后活动范围得以改善,但关节不稳定却往往会得以显现,而给患者带来另一方面的功能欠缺。因此,从预防来反顾治疗,原则上应在防止不稳定的前提下,兼顾功能的保护。在具体措施上,即如何解决韧带修复和功能锻炼之间的矛盾,关键在于术后处理。

1. 闭合复位后,在石膏固定中进行充分的肌肉收缩和固定以外部分的等张收缩。病情稳定后或大约伤后 2~3 周,可短时间多量次地部分负重练习(骨折脱位组例外)。6 周去石膏后进行全面康复。

2. 早期修复韧带者,伤后 3 周可在限制支具的保护下,进行 30°~60° 之间的小范围活动。Monteggomery(1987)曾主张修复后立即进行 40°~70° 间的被动运动。过大范围的活动则会使修复组织被动牵拉而松动。

六、可能被忽略的问题

膝关节全脱位容易引起血管损伤日渐被认识,因而已很少被人忽略。髌股关节紊乱及伸膝装置的损伤则仍需加以注意。上胫腓关节脱位也很少被提及。

1. 髌股关节紊乱膝关节外脱位者很难避免同时引发的髌骨向外脱位,既有可能存在内侧肌和内侧韧带撕裂,也有可能因撞击而发生的关节软骨损伤。探查关节及修复韧带时需给予处理,并在预后方面加以评估。

2. 伸膝装置损伤后脱位合并伸膝装置损伤较为常见,本组中既有髌韧带断裂,也有髌骨骨折,但尚未见有股四头肌断裂者。在闭合复位后务必注意检查,并给予处理。

3. 上胫腓关节脱位在如此严重而广泛的全脱位病例中,早期很难顾及是否存在。而在主要的治疗基本结束后,会偶尔发现上胫腓局部的疼痛和滑动。晚期处理并不困难。

4. 半月板损伤相当常见。由于它在全脱位的早期处理中几乎处于无足轻重的地位,所以易被忽略。偶尔妨碍复位,特别是骨折复位者,需考虑及此。在预后的评估中也应考虑这方面的因素,并给以必要的处理。

第六节 创伤性髌骨脱位

由于髌骨处于浅表部位,髌股关节和伸膝装置的其余部分,如四头肌肌腱、髌韧带是膝关节最易受到直接和间接损伤的部位。另外,连接躯干和下肢间的生物力学特点,在髌股关节间产生很大接触压力。创伤性髌骨脱位并不多见,它有明显的外伤史,而复发性髌骨脱位,最常见的是向外侧脱位,偶尔可见到关节内脱位。不同于常见的复发性髌脱位,创伤性髌骨脱位常无明显的局部解剖结构缺陷,如髌骨和股骨髁的发育异常,以及软组织的解剖变异,髌骨止点的向外偏移,髌骨外侧软组织挛缩等因素。

一、髌股关节的解剖和生物力学特点

髌股关节为一滑动装置,以股四头肌及髌韧带为拉力带。屈伸膝关节时由髌骨的内侧和外侧关节面滑行于股骨髁间形成的滑车沟及两侧的关节面上。高位髌骨是髌骨易脱位的因素之一。髌骨的两侧有稍厚的支持带，限制髌骨的侧方活动在正常生理范围内。髂胫束也有一部分纤维连接于髌骨外上方，对髌骨有一定的约束，而股四头肌内侧头向内上方牵拉，内侧头又分为纵头和斜头。纵头与大腿纵轴成 15°~18° 角，斜头成 50°~55° 角，其最低纤维几乎为水平位，因而有利于向内侧牵拉髌骨以拮抗股外侧头，保持髌骨稳定。髌骨在髌股关节内的活动受到起自髂前上棘和髋关节的股四头肌控制。髌骨位于 Q 角的顶端(图 42-67)，此角随膝关节的屈伸而变化，在伸膝时胫骨在外旋位，髌腱稍向外下方倾斜；屈曲内旋时髌腱变为垂直位，髌骨顶端向内移动；外旋时胫骨粗隆将髌韧带拉向外方，髌骨向外移动时容易发生脱位。在 Q 角加大及膝外翻，小腿外旋时胫骨结节外移使 Q 角加大。若由于股四头肌的内外侧不平衡，外侧髌股支持带及髂胫束紧张，内侧髌股支持带松弛，股四头肌内侧头，尤其是斜头萎缩，也是易发生脱位的因素。若屈曲膝关节在 20°~30° 时，只有髌骨的下 1/3 与滑车沟的上部接触，此时滑车沟较浅而不稳定，在此情况下 Q 角增大，受到外力后，由于股四头肌收缩而将髌骨拉向外侧导致脱位。因此，由于髌骨受到两侧肌肉和韧带，对髌骨异常的牵拉，此动力活动，可引起在静态和动力活动时的评价间有很大的差异。也可解释为什么一个患者有正常的 Q 角和相对正常的 X 线片的测量值，仍然易于髌骨半脱位。因此，必须全面评价伸膝装置及其组成部分。

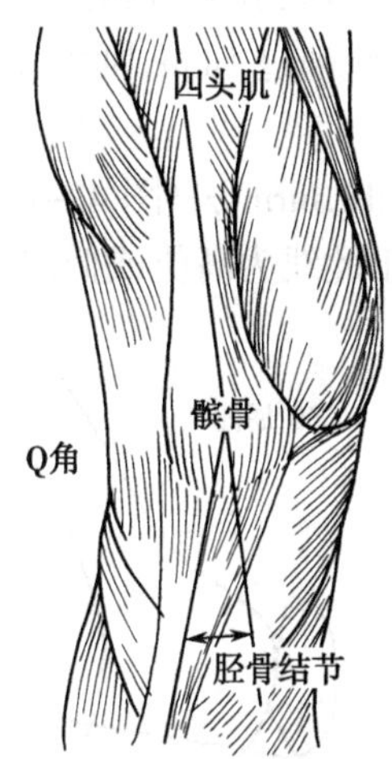

图 42-67　Q 角测定

通过股外侧肌和它扩展的外侧支持带与髂胫束的共同作用，是髌骨外侧移位牵拉的主要异常力量。当外侧结构超出了内侧支持结构间的平衡，髌骨外侧受到过度的压力，甚至可引起脱位。此不平衡可出现在正常解剖或内侧结构切开的情况，从轴位上看，外侧高于内侧，此对髌骨的外侧脱位或半脱位提供较大的阻力，但在创伤或有先天缺陷的病例，可造成不稳定状态。

二、损 伤 机 制

髌股关节可在多种情况下损伤，外侧脱位机制可在膝关节屈曲情况下，股骨在外旋和固定的胫骨上强力内旋引起。在股四头肌紧张的情况下，牵拉髌骨向外，如果内侧支持带撕裂，髌骨可滑出股骨外髁向外侧脱位。在髌骨的内下缘和股骨外髁之间引起剪力，这些部位的骨软骨骨折，可有力支持髌骨为何易向外侧脱位，以前曾报道发生率 5%。若在有异常解剖结构时发生损伤，即可发生在较小暴力的情况下。

三、临床表现和诊断

髌骨急性脱位，膝关节常可有明显肿胀，脱位的髌骨在膝关节伸直时极易自行复位。来院检查时，脱位向外的髌骨未复位，在膝关节的外侧可发现有大的包块，关节血肿，内侧支持带部位疼痛，若发现髌骨内侧有淤斑，明显的压痛，将髌骨向外侧推移时有松动感，膝关节不能屈曲，如果将复位的髌骨推向外侧有激烈的疼痛或患者有恐惧感，则为恐惧试验阳性。屈膝时(通常在麻醉下)可发现髌骨向外移位，有这些症状即可明确诊断。若临床医师未能想到或未做细致的体检，则常可误诊为一般的膝关节挫伤或创伤性膝关节滑膜炎等。

1. X 线片检查，应摄标准的前后、侧位和轴位片。

(1) 前后位：可评价股 - 胫角，内和外侧间隙的改变、髌骨的大小、位置和完整性。在正常情况下髌骨的中点应位于下肢轴线上或稍内侧，下极应位于两侧股骨髁最低点的连线之上，若高于此连线 2cm，应认为是高位髌骨。也可判断髌骨和髁的外形，是否存在畸形。侧位片有助于评估髌骨相对于关节线的高度，常用四种方法。

1) Blumensaat 法：膝关节屈曲 30°，髁间窝顶部的连线向前延长，正常髌骨下极应与该线相交，若髌骨下极位于该线近侧超过 5mm，则为高位髌骨（图 42-68），经 44 个正常膝关节的 X 线片验证，没有髌骨是在该线上。

2) Labelle 和 Laurin 法（图 42-69）：屈膝 90° 的侧位片，沿股骨骨皮质前缘向远端引线，髌骨上极通过此线，高于或低于此线为高位或低位髌骨。

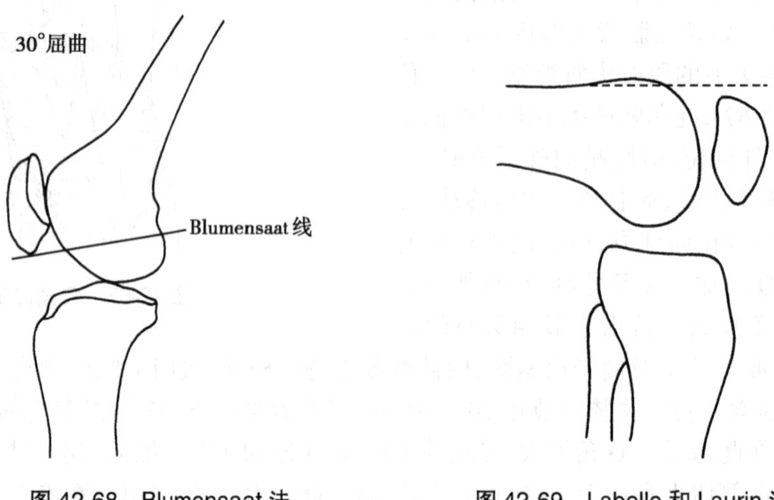

图 42-68 Blumensaat 法　　图 42-69 Labelle 和 Laurin 法

3) Insall 和 Salvati 法：摄屈曲 30° 位的侧位片，测量髌骨最长对角线的长度和髌骨下极至胫骨结节顶点上缘的髌腱长度，此方法是基于 114 个膝关节的测量基础上又经其他作者证实，简化了测定方法，屈曲膝关节的角度可容许有变化（20°~70°），两者粗略相等，平均比值是 1.02，有标准的偏差是 0.13，髌腱的长度不应大于髌骨长度的 20%（图 42-70）。

4) Blackburne-Peel 法：有时难以确定胫骨结节，特别是在以前有 Osggod-Schlatter 病的患者，而且髌骨的下极在形态上有明显的不同，可采用此测定方法，在屈膝 30° 位侧位片，测髌骨关节面下缘至胫骨平台的垂直距离（a），再测关节面的厚度（b），a 与 b 之比，正常为 0.8，大于 0.8 为高位髌骨（图 42-71）。

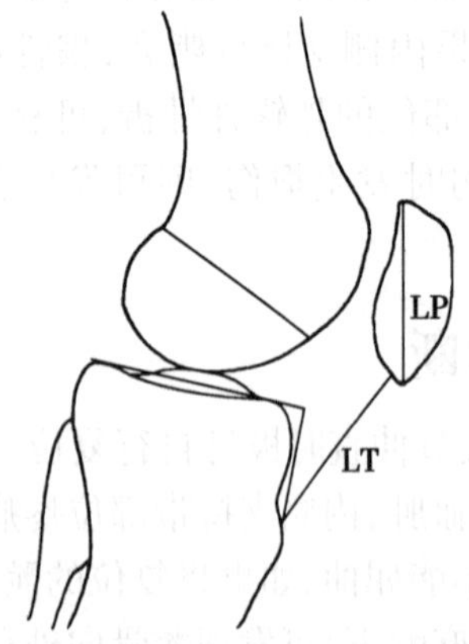

图 42-70 Insall 和 Salvati 法
LP. 髌骨的长度；LT. 髌腱的长度

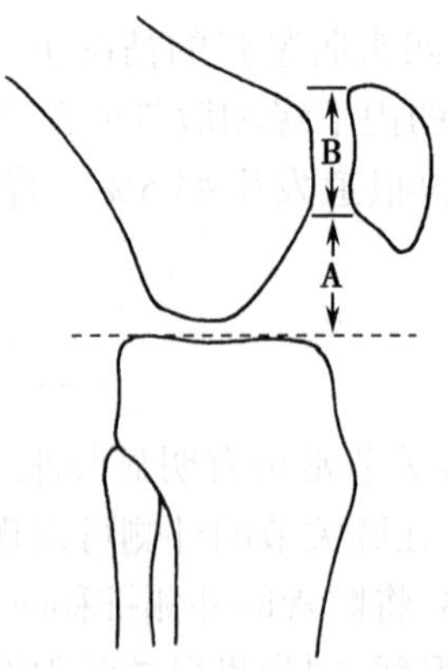

图 42-71 Blackburne-Peel 法
A. 髌骨的最低的关节缘与到胫骨平台的垂直线；B. 髌骨关节面的长度

(2) 膝关节轴位：有助于判断髌股的关系和排除有无骨软骨骨折，如骨折片很小，就可在 X 线片上漏诊。此时若做关节穿刺，如抽出的关节内血液有脂肪球，应考虑有骨软骨骨折。在脱位已复位的情况，诊断更为困难，可仅仅发现是内侧关节的疼痛和渗出，必须排除是否有骨软骨骨折。合并骨软骨骨折的常见症状是绞锁，打软腿和内侧触痛，而这些症状不是来自半月板或韧带。在膝关节接近完全伸直的情况下，髌骨不应处于半脱位状态。在轴位摄片时各作者采用不同的屈膝角度，Hughston 采用屈曲 55°，而球管的投照是从 45° 角摄片（图 42-72），Merchant 取 45°、Laurin 取 20° 角。Ficat 分别是在屈膝 30°、60°、90° 角。通过轴位片可测定以下值。

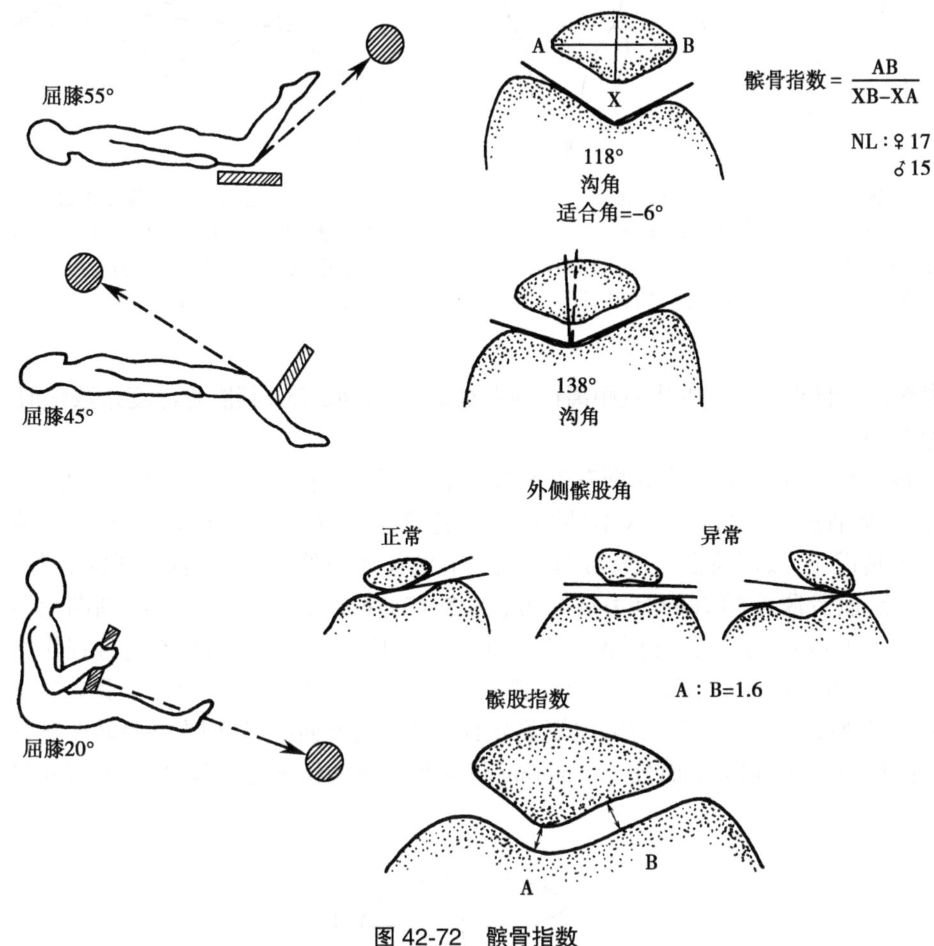

图 42-72　髌骨指数

（引自：Rockwood CA，Green DP，Bucholz RW，et al.Fractures in adult，4 ed. Philadelphia：Lippincott.Raven publishers，1996）

1）沟角：在髌骨轴位片上，自股骨髁间沟的最低点分别向内、外髁的最高点画两直线，其夹角为沟角或称滑车面角，其大小代表股骨髁间沟的深度，髁和滑车发育情况。

2）适合角：沟角的角分线和沟角顶与髌骨下极的连线形成的夹角。该角位于内侧为负角，外侧为正角，此角代表髌骨与股骨的相对位置关系，通常髌骨下极位于角分线的内侧，在正常情况下应是负角。

3）外侧髌股角：股骨内外髁的最高点连线与髌骨外侧关节面切线的夹角为外侧髌股角，正常该角开口向外，若开口向内或两线平行，表示髌骨有外侧倾斜。

4）髌骨倾斜角：股骨内外髁最高点的连线与髌骨切线位最大横径延长形成的夹角，该角增大，表示髌骨的倾斜度增大（图 42-73）。

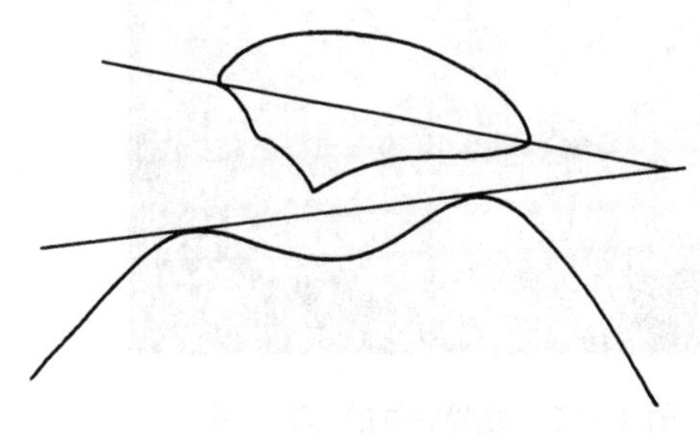

图 42-73　髌骨倾斜角

5）髌骨外移度：经股骨内髁最高点作股骨内、外髁最高点连线的垂直线，位于垂直线上或越过垂直线为正常，远离该线表示髌骨有外移（图 42-74）。

6）深度指数：髌骨横径长度与髌骨下极至横径轴线的垂直距离比为髌骨深度；股骨内外髁最高点连

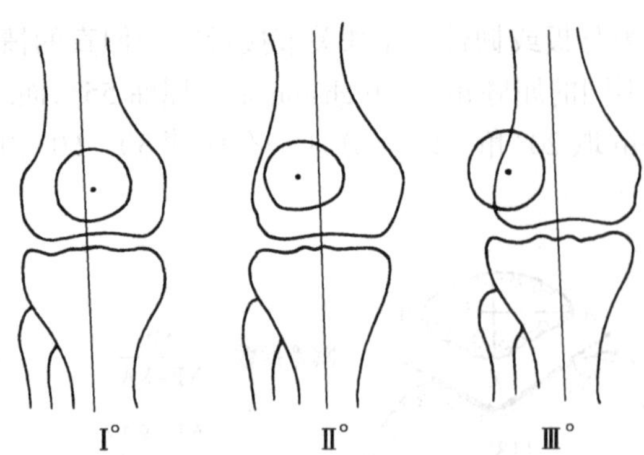

图 42-74 髌骨外移度,ML

髌骨内外髁最高点的连线

Ⅰ°轴线通过髌骨的外 1/3;Ⅱ°轴线通过髌骨的内 1/3;Ⅲ°髌骨完全移位在轴线外

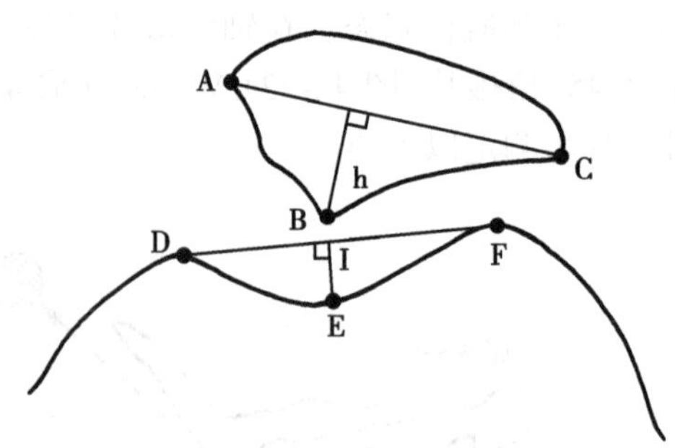

图 42-75 深度指数

AC. 髌骨横径;B. 髌骨下极;h. 髌骨深度;DF. 髌骨内外髁最高点的连线;E. 股骨滑车沟最低点;I. 股骨滑车深度

线长度与由滑车沟最低点至连线的垂直距离比为滑车深度(图 42-75),其髌骨深度指数常值为 3.6~4.2,滑车深度指数为 5.3 ± 1.2。

2. CT 检查使髌骨脱位的诊断和判断有无发育异常,具有更确切的诊断目的。CT 测量可在膝关节伸直位,尤其在急性髌骨脱位的情况下,关节肿胀、疼痛,患者常难以按照要求的屈曲角度做轴位片检查,在膝关节伸直位的情况下,股四头肌放松,可对髌股关节做任何一处的断面扫描,图像清晰,重复性好,便于测量和计算,是髌骨脱位检查的有力诊断方法(图 42-76)。在 CT 片上也易判断髌骨关节面的形态(图 42-77),按照 Wiberg 的分类,可摄膝关节屈曲 40° 位的轴位片来分类,但在急性损伤患者,活动膝关节常因疼痛而难以做到,但 CT 片即较为方便。髌骨的形态通常分为三型:Ⅰ型为髌骨嵴位于中央位置,内外侧关节面相等;Ⅱ型为髌骨嵴位于内侧,内侧关节面比外侧关节面小;Ⅲ型为髌骨嵴明显偏内,内侧关节面显著倾斜,并且股骨髁内侧关节面极小;Jagerhut 将无髌骨嵴的情况分为Ⅳ型,正常以Ⅱ型最为多见,而

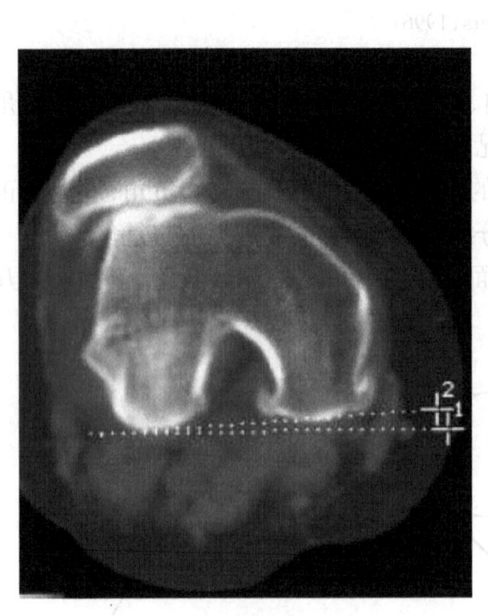

图 42-76 髌骨脱位的 CT 诊断

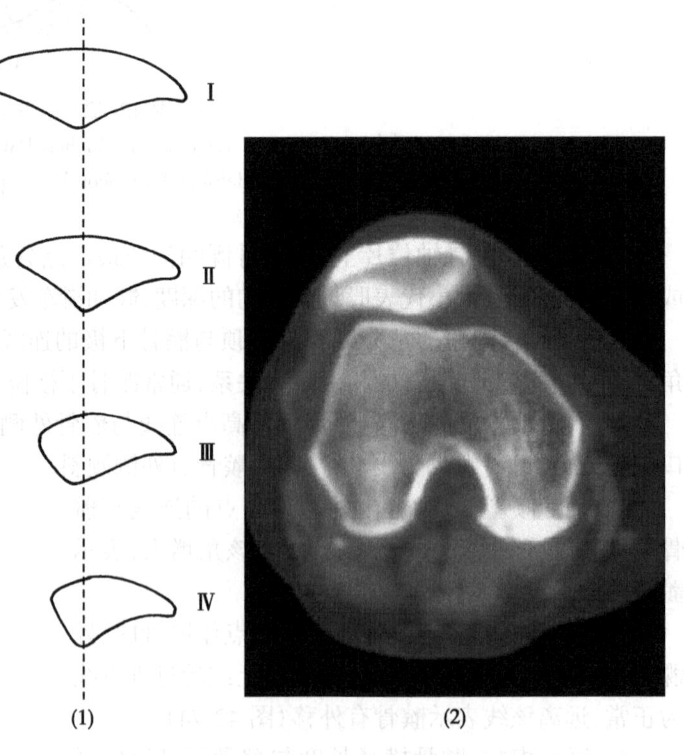

图 42-77 髌骨关节面的四种形态

(1) 髌骨关节面的四种形态;(2) CT 片判断髌骨关节面的形态

Ⅲ和Ⅳ型最易发生脱位。

一般来说临床检查对软组织的损伤的判断有较大意义，而放射学检查对骨结构的异常更为明确，两者不应偏废，对决定治疗方法有重要意义，若有结构异常者在早期不能及时处理，常易发生复发性脱位。总之下列因素倾向于髌骨脱位：①Q 角增大若超过 25°，由于在股四头肌收缩时，伸膝装置有趋向成直线的倾向；②髌骨和滑车沟的发育异常，在髌骨关节面的嵴不够高或滑车的沟不够深；③髌骨关节面倾斜，女性更多于男性，其原因是由于膝外翻和 Q 角增大有关；④高位髌骨。

四、治　疗

在髌骨脱位采取治疗措施前，需对其创伤病例的特点有明确认识，尤其在轻微外伤引起的髌骨脱位，其有更为重要的意义。一般来说在来院时髌骨仍处于脱位状态者，常可用手法复位，在膝关节伸直位时，在髌骨外侧边缘挤压即能将脱位的髌骨复位。复位后应摄 X 线片检查髌骨是否复位，应细致地检查有无骨软骨的碎片留在关节内，此常是髌骨向外脱位时与股骨外髁撞击产生的，有时也可见髌骨内侧缘由扩张部撕脱的小薄骨片（图 42-78）。在复位前根据临床和放射学检查无发育缺陷，可用石膏固定 4~6 周，但保守治疗可因内侧的结构松弛，此后易发生半脱位，一般主张应对撕裂的膝关节内侧软组织，包括股四头肌的内侧扩张部给予手术修复，有骨软骨碎片应予切除，以避免在关节内形成游离体，同时为髌骨内侧的牵引力，可将股内侧肌的止点外移至髌骨的外侧，手术后用长腿石膏固定 4~6 周。Cofield 和 Bryan 评估了 50 例保守治疗，用伸直位石膏固定，随访至 5 年或直至需修复治疗时，认为患者的年龄、性别、损伤机制、石膏制动的时间对结果无影响。其中虽然 1/3 的患者考虑治疗失败，他们认为急性髌骨脱位的早期手术治疗并不是有充分理由，除非是移位的关节内脱位。Larsen 和 Lauridsen 统计了在 79 例在保守治疗后再脱位的发生率，其中包括管型石膏 22 例和弹力绷带 57 例，临床结果和再脱位的倾向与治疗方法无关。在第一次脱位时的年龄大于 20 岁，再脱位危险的统计学意义较小。在 Morscher 的膝关节 34 例骨软骨骨折，骨折是由外侧髌骨脱位引起，占 34 例中的 21 例（62%）。一例在股骨的外侧髁，4 例是在双侧表面，所有的患者需选择手术治疗。近来有作者建议保守治疗用石膏管型或支具在伸直位固定 3 周，随着患者情况允许逐步的增加屈曲范围，如疑有骨软骨骨折，建议做诊断性的关节镜，有骨折片存在，可考虑手术修补或切除。在伴有骨和软组织异常的患者，应根据其创伤病理特点，选择不同手术方式。

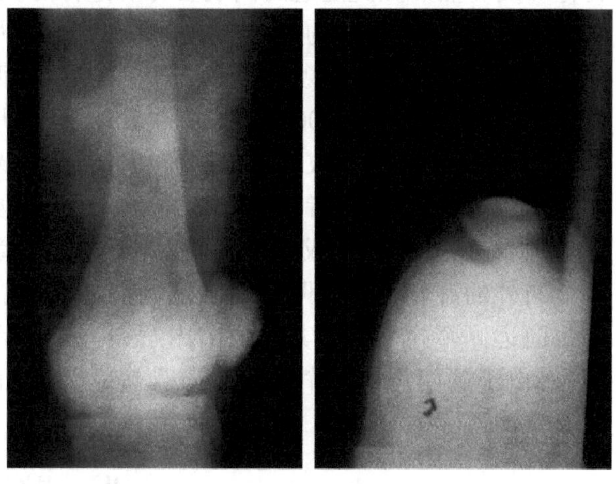

图 42-78　屈膝切线位见髌骨向外半脱位

适当的康复治疗是必须的，应集中于控制疼痛、减轻肿胀，恢复运动范围和正常的肌肉强度。股内侧肌肉的恢复应作为康复的重点，其对髌骨内侧的牵拉力在减少外侧移位的脱位力量上具有重要作用，特别是在明显大的 Q 角和膝外翻存在的情况下。

五、关节内脱位

关节内脱位极为罕见，最常见的报道是水平型，是髌骨围绕其水平轴旋转，并发生绞锁，关节面朝向上或下。关节内或水平的髌骨脱位经常发生在青春期男孩，脱位髌骨强力顶撞（ripped off）股四头肌肌腱和围绕它的水平轴旋转，这样近侧的髌骨就处于髁间窝内。膝关节轻度屈曲，股四头肌肌腱完整，治疗是在麻醉下闭合复位和在伸直位石膏制动 6 周，同时做股四头肌练习，愈合通常没有问题。

六、上 脱 位

在文献中也很少报道髌骨的上脱位，发生于有膝关节骨性关节炎的老年人群，髌骨的下角绞锁正对着骨赘的部位，常是由膝关节过伸引起，需要采用轻柔的手法复位和石膏制动。

七、髌骨垂直脱位

垂直脱位也十分少见，这些病例常见于运动损伤，如足球运动，由直接暴力作用于伸直膝关节的内侧或外侧，髌骨围绕它的垂直轴旋转，使关节面面向内或外，和绞锁于股骨髁下，但大部分关节面是面向下，膝关节处于轻度的屈曲位。至今文献仅有8例报道，关于其损伤机制，Frangakis认为是开始时直接暴力作用于部分屈曲的膝关节，髌骨的上极推向后并绞锁，股四头肌从髌骨的上极分离，由于股四头肌收缩力的作用，使髌骨仍保持旋转，这些脱位常合并骨软骨骨折。Colville认为损伤机制是伸展的膝关节.具有严重的外翻应力。Levin根据他报道的1例，推理此损伤发生于在膝关节轻度屈曲，胫骨外旋和然后如此迅速的内旋胫骨和过伸膝关节，以至于髌骨不能滑回正常的位置，使髌骨处于髁间区域上的前面，紧张的股四头肌的扩张部起到弓弦作用，阻止髌骨复位。如果外力垂直于髌骨的纵轴，与发生髌骨的水平脱位相反，没有髌骨和股四头肌腱损伤，但有某种程度的支持带撕裂使髌骨发生旋转。Ahmed等在2002年报道的2例，损伤机制类同于Levin的推理。大多病例是在全麻下行闭合复位，在闭合复位失败的病例则需切开复位。Ahmed等基于髌骨前面的特殊解剖构型，介绍一种简单的闭合复位方法，作者认为股骨的外髁比内髁更向前突出和更位于近侧，且股骨内髁的髌骨关节面更平坦，在内外髁间形成一个倾斜面，通过推髌骨的外下角朝向内上方至股骨内髁的扁平部分，具有一个向外的旋转力量，即容易使在股骨髁间区域垂直位置，关节面朝向外侧的髌骨脱位复位。Alioto主张向远侧牵拉髌骨使其从关节内解锁。Kate在切开复位时用Shanz螺钉帮助，从无关节面的部分插入，由于髁间沟的整个部分是股骨髌骨关节面的远侧部分和紧张的股四头肌的扩张部，似乎更为困难。

八、髌骨翻转脱位

髌骨完全翻转脱位，极为罕见，国内张世强等报道1例，考虑其受伤机制是由于在膝关节呈屈曲位时，受到来自前内侧外力挤压，髌骨内缘在高能量外力推移压迫下，致使附着于髌骨内侧缘的股四头肌腱及其扩张部发生断裂，髌骨及髌韧带逆钟向扭转，外力持续作用，股四头肌腱外侧扩张部发生断裂，使髌骨最终呈180°翻转。治疗需切开复位后修复损伤的软组织，手术后石膏制动6周(图42-79)。

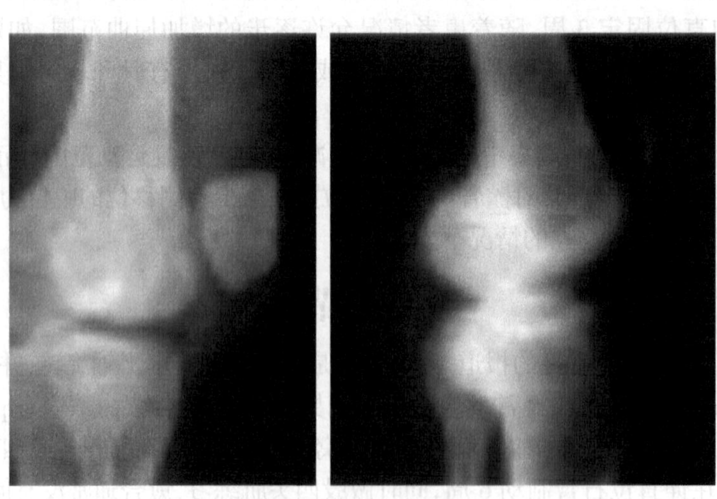

图 42-79 髌骨完全翻转脱位

第七节　胫腓上关节脱位

胫腓上关节脱位，1874年由Nelaton报道，临床上并不多见，至20世纪70年代中期，文献报道仅有100例。因骑马者通过门洞时腓骨头冲撞于门栓，而引起腓骨头后脱位，曾被称之为骑马者膝（horseback ride's knee）。实质上，胫腓上关节常因扭转应力引起脱位，并常合并其他损伤，其临床症状常与膝关节其他损伤相混淆而延误及时诊治，给患者带来痛苦和功能障碍，所以对伤者要做细致的临床检查，以免漏诊。

一、胫腓上关节的解剖

胫腓上关节系滑膜软骨关节，位于胫骨外髁的外侧壁，胫骨关节面与腓骨关节面近乎平行，关节软骨面的大小、形状及倾斜度变异较大。腓骨头关节面通常为椭圆形或圆形，大多数是带浅沟的平面，关节面覆以关节软骨，而骨骼由关节纤维囊及关节前、后韧带连接。关节纤维层附丽于胫腓骨关节小面的边缘，其前部比后部增厚，大约10%的人胫腓上关节的滑膜囊腘窝下隐窝与膝关节滑膜关节腔相通。胫腓上关节前韧带为2~3条扁平带，自腓骨头前上方斜行走向胫骨外髁的前方；胫腓上关节后韧带是一增厚的韧带结构，从腓骨头后方斜向上方止于胫骨外髁的后方，并被腘肌腱覆盖，上述各韧带难与关节纤维囊完全分离。胫腓上关节的上方由腓侧韧带支持。通过胫腓前韧带前面的股二头肌肌腱同样增强其稳定性。胫腓上关节的倾斜度有明显的个体差异，测量方法为胫腓上关节面分别与腓骨干纵轴和水平线的夹角，可分为两个主要的类型，其差异变化可从水平至76°，但大多数在10°~40°之间。国内陈新刚等对109名国人胫腓上关节的倾斜度进行测量，范围在11°~59°之间，其中10°~40°占86.46%，大于40°者仅占13.54%，与国外研究相符。Ogden将20°作为区别的界限，倾斜度大于20°为斜面关节，接触面小而不稳定，小于20°则相对较为稳定（图42-80）。水平型表现为腓骨关节面呈圆盘状或轻微凹陷，关节面类似水平状，胫骨关节呈圆形，胫骨外侧缘向下向后突起，可增加胫腓上关节的稳定性，防止腓骨头向后脱位。倾斜型表现为关节面倾斜，可变化很大。大多数胫腓上关节是水平位活动，也有轴向旋转。倾斜型的关节面水平活动相对地受到限制，所以大多数损伤是倾斜型的胫腓上关节，大约占70%，同样是否容易脱位也与支持结构的强度有关。从生物力学上看，在膝关节伸直时，不可能发生脱位，除非是在腓侧副韧带被切断时；如果膝关节屈曲到大约80°，在腓侧韧带松弛的情况下可发生脱位。胫腓上关节的血供来自胫前动脉的胫前、胫后反折处的分支。神经支配来自腓总神经及胫神经分支围绕腓骨颈部分，由后方至前外侧，脱位时易受到损伤。胫腓上关节的重要作用是可轻度旋转，缓冲踝关节的旋转应力。同其他较为垂直的关节一样，多数因适应旋转的能力较差，似乎更常见脱位，究竟胫腓上关节能承受多少负荷并不很清楚。但关节解剖的差异可表现出耐受脱位的负荷各不相同。

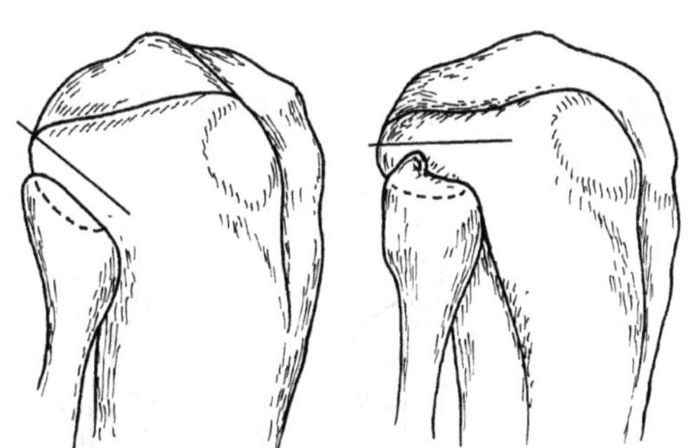

图42-80　Ogden将上胫腓关节以20°作为区别的界限，倾斜度大于20°为斜面关节，接触面小而不稳定，小于20°则相对较为稳定

（引自Ogden JA.J Bone Joint Surg，1974，56（A）：145）

二、临床表现和诊断

胫腓上关节脱位好发于少年和青年人。Ogden等认为交通伤和运动损伤最多见。由于受伤的瞬间膝关节强力扭转，常合并其他损伤，如腓骨骨折、胫骨干骨折，股骨骨折或膝关节脱位，而孤立性的胫腓上关节脱位少见。单纯的胫腓上关节前外侧脱位，多发生在膝关节呈屈曲位，小腿外旋，足踝内翻自高处落下时。由于腓骨长短肌、趾长伸肌张力的突然增加，将腓骨近侧向前猛力牵拉，在腓骨头产生扭转力，同时股二头肌腱与膝关节侧副韧带松弛而降低了胫腓关节的稳定性。小腿外旋扭转而撕裂胫腓后韧带致腓骨头

挤向前外侧穿破胫腓前韧带而发生脱位。Crother、Ogden 分别从手术和尸体解剖标本证实上述胫腓上关节前外侧脱位的力学机制。后脱位或是由于直接暴力,或由于扭伤引起,撕裂关节囊和韧带,由于股二头肌的强力收缩,牵拉腓骨头向后。向上脱位必定合并踝关节损伤,强大暴力使远侧胫腓关节分离,骨间膜有损伤,整个腓骨向上移位。

Ogden 和 Resnick 对此损伤作了全面复习,此损伤可发生在合并胫骨骨折或是单独的损伤,复发性脱位很少见。在有移位的胫骨骨折而腓骨完整时,需注意此关节有无损伤极为重要。1995 年袁天祥等报道胫腓骨粉碎骨折和 1997 年黄河等报道胫腓骨骨折合并胫腓上关节脱位。作者在 1994 年报道 128 例胫腓骨骨折中,胫腓关节脱位占 6.7%,损伤机制可能是暴力首先使胫骨骨折,骨折远端发生移位,产生胫腓上关节脱位,最后是腓骨骨折,在胫腓骨骨折类型,胫骨骨折的复位,胫腓上关节自行复位的可能性较小。有些患者可有合并损伤,如髋脱位、开放性胫腓骨骨折、踝关节骨折脱位和远侧股骨骨折,由于有上述合并损伤存在,胫腓上关节的脱位常被忽略。

临床上,患者常以膝关节错位、滑落感、疼痛、无力、功能障碍等主诉就诊,在足踝背伸和内翻时膝关节外侧疼痛加重。由于膝关节外侧不稳定,外侧半月板和韧带损伤,因而临床上容易误诊或漏诊。体检可见腓骨头部位明显突出,局部压痛,虽无青紫淤斑,但可有梭形肿胀,浮髌征常为阴性,抽屉试验均属于正常,膝关节主动伸屈活动受限,但被动活动正常。检查可发现腓骨头的突出和二头肌腱异常向前的弯曲走向。胫腓上关节的后内侧脱位是罕见的损伤,经常由直接和高能量损伤引起。胫腓上关节的上脱位为严重的小腿损伤,有移位的胫骨干骨折和完整的腓骨。大多数单独的胫骨干骨折是由低能量损伤引起和总的预后好,重要的是去寻找胫腓上关节少见的损伤而不是腓骨干骨折,由于外力的作用可合并神经血管损伤和筋膜间隔综合征。

慢性脱位患者,膝关节外侧发生反复绞锁,应高度怀疑胫腓上关节脱位和半脱位,与健侧对比,腓骨头前后移动明显。与正常 X 线片比较可有助于诊断,在正常前后位 X 线片,显示腓骨头和胫骨髁外侧缘重叠,侧位片腓骨头正好位于胫骨之后。前脱位时胫腓上关节增宽,半脱位时则不明显,侧位 X 线片可见腓骨头与腓骨上端重叠范围显著增大。Keogh 等研究显示,单侧 X 线正侧位片的诊断率为 72.5%,双侧对照 X 线正侧位片的诊断率可提高到 81.3%,CT 扫描的诊断率为 86.3%。急性损伤常伴有腓总神经损伤,但鲜有垂足者,多为一过性感觉障碍。局部畸形在早期可由于软组织肿胀而掩盖,使得早期诊断困难。

三、分 类

胫腓上关节有四种类型的损伤(图 42-81):半脱位、前外侧脱位、后内侧脱位和上或近侧脱位,前外侧

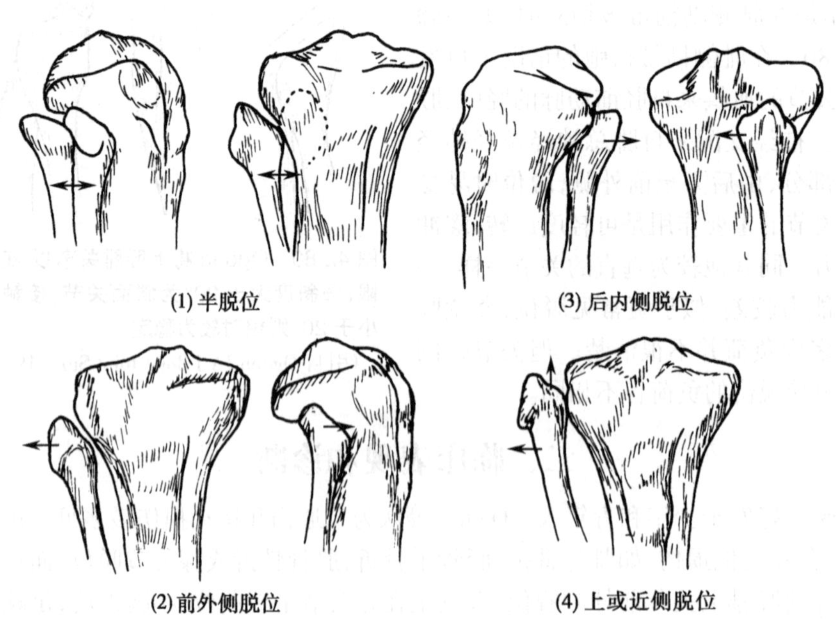

图 42-81 Ogden 上胫腓关节脱位的分类

(引自:Ogden JA. J Bone Joint Surg, 1974, 56(A): 145)

脱位比后脱位多见。其损伤机制、后果和治疗不同。

四、治 疗

(一) 急性脱位

常无须手术处理,可手法复位,但必须在麻醉下松弛肌肉,且膝关节在屈曲位置松弛侧副韧带,根据脱位的类型,按相应的方向压迫腓骨头。对前外侧脱位,直接向内朝向胫骨压迫,常可听到在复位时的弹响。除非诊断的过度延迟,均可行闭合复位。膝关节至少屈曲 70°,足背伸旋前和外旋。直接压迫腓骨头而不是在腓总神经,然后在外侧的胫骨嵴上突然推向后,回到近侧的胫骨沟内,复位后通常十分稳定。上脱位经常合并踝关节内翻,直接向远侧推挤腓骨使其复位。前脱位类同于后脱位的复位,但自前向后推挤腓骨头。后脱位的复位,膝关节必须在屈曲位(使外侧副韧带松弛),以脱位相反的方向推挤腓骨头。复位后制动 3~6 周,完全回到正常的活动是在 6 周内,局部没有触痛或在踝关节内或外翻没有不适。很少脱位需切开复位。一般来说,单独的胫腓上关节脱位,预后好,合并腓总神经损伤经常是暂时性,除非在后脱位,必须注意腓总神经损伤的恢复情况。Lyle 报道麻痹大约占 5% 的病例。

(二) 复发性脱位

为解除关节不稳、无力和疼痛,可采用切开复位和克氏针内固定 6 周。关节融合的方法,因妨碍腓骨的旋转功能,影响足的内外翻和背伸,导致踝关节的不稳和疼痛,有作者主张腓骨头切除术,但研究发现,腓骨头切除后,膝关节腓侧副韧带及股二头肌腱失去正常的附丽点,可加重膝关节外侧不稳;有主张用股二头肌腱腱膜修补胫腓上关节纤维囊层,以恢复其稳定性,特别适用于有腓神经症状的患者。Ogden 报道 14 例患者中的 8 例有复发性疼痛和主观上的不稳定,对此他建议腓骨头切除,在 4 例患者治疗满意。不主张近侧的关节融合,由于外踝旋转的丢失,可发生随后的踝关节症状。同样也注意到在融合上的困难,固定内植物的失效和有症状的不愈合。一旦在胫腓上关节融合后出现踝关节症状,0gden 建议远于联合部位,一个节段的腓骨切除或腓骨头切除。然而如延迟太长时间,症状不能消除,可考虑行踝关节融合手术。

合并膝关节外侧支持结构的损伤,非手术治疗结果差,需手术修复损伤的结构,包括切开复位和暂时的近侧腓骨的螺钉固定,可提供最好的结果,在任何操作的过程中须注意保护腓总神经。

(三) 陈旧性脱位

大多数胫腓上关节的陈旧性脱位不影响功能,少数患者可产生膝关节疼痛和不稳定,腓骨头有少许突出,反复损伤可引起继发性神经损伤的症状和体征,一般无须手术治疗,症状重,关节有退行性改变,但退变性关节炎并不是常见的并发症,患者也常不能记忆以前有损伤的历史,可做腓骨头切除或融合术。

第八节 浮 膝 损 伤

关于浮膝(floating knee)损伤的定义,至今仍然没有一普遍接受的看法。最初在 1965 年由 Mcbryde 提出命名(即同侧的股骨和胫骨骨折)。有作者认为应限定为股骨中下 1/3 和胫骨中上 1/3 部位同时骨折,使膝关节两侧力臂丧失完整性的一种高能量的损伤,在 1986 年 Lett 等也提出不应包括膝关节内骨折(胫骨和股骨髁的骨折)。而 Fraser 将涉及关节内的骨折也列入其内,作为另一种的类型。提出浮膝的概念,主要是由于此种膝关节上、下同时骨折与单纯胫骨或股骨骨折在处理方式及膝关节功能的恢复情况有明显不同,为获得关节两侧力臂完整性的恢复,膝关节内的骨折和制动等原因,就易造成膝关节活动障碍。若伤后膝关节两侧均失去了力臂的完整性,根据此概念的认识,我们认为浮膝损伤应包括胫骨和股骨髁的双髁骨折在内。

一、临床表现和诊断

此类损伤多伴有局部明显肿胀畸形,一般不易漏诊,有些常为开放骨折,失血量大,早期可伴有休克和脂肪栓塞综合征。此类损伤经常发生在多发损伤的患者,因交通伤的高速暴力引起,车辆的迎面相撞使驾乘人员或摩托车手的膝部直接受到暴力,致膝关节与股骨和胫骨连续中断而失去稳定,部分残余的能量可伤及髋臼,伤情严重复杂,处理困难,摩托车手损伤更为严重。浮膝损伤大约发生在有长骨骨折患者的50%。Mcbryde 和 Blake 注意到此损伤并发症发生率高,60%~70% 患者有持久的功能障碍,可由多种因素引起,包括高能量损伤,在处于多发损伤状态不能转送患者得到及时治疗,病死率报道在 5%~15%。在浮膝损伤中,有作者报道合并血管损伤的有 15.15%,比单纯股骨或胫骨的发生率要明显增高,此与该损伤的暴力大,骨折有严重移位有关,因而此类损伤合并有休克者,更应注意损伤肢体远端的血运,以免漏诊,可采取修复的措施。

二、损伤机制和分型

一些作者根据骨折的部位、类型及是否涉及关节,以及有无开放损伤而进行分类。Fraser 在 1978 年将此病理特点分为两个类型,其中Ⅱ型又分为三个亚型。Ⅰ型为股骨干和胫骨干损伤;Ⅱ型常累及膝关节损伤,其中Ⅱa 型为胫骨平台骨折合并股骨干骨折;Ⅱb 型为胫骨干骨折合并股骨髁骨折;Ⅱc 型为股骨髁和胫骨平台骨折,也有将开放性骨折分类为Ⅳ型。关于胫骨和股骨髁的骨折是否能列入浮膝损伤的诊断,各作者有不同的意见,有的认为关节内骨折破坏了膝关节本身的完整性,不适用浮膝损伤的诊断,也有将一侧的单髁骨折也列入其内,我们认为单髁骨折并未完全的失去关节两侧力臂的完整性,而双髁或髁间骨折则完全不同,膝关节两侧的力臂完整性完全失去,应认为是浮膝损伤中一个严重和难以处理的类型。我们将其综合归纳分类如下:①骨干骨折型:是指股骨髁上部以上至股骨干中 1/3 和胫骨髁下部至胫骨中 1/3 以上同时发生骨折;②双髁部骨折型:即股骨和胫骨髁部同时发生骨折,而不包括胫骨和股骨髁的单髁骨折,关节面常受损伤;③一侧为骨干骨折,而另一侧为髁部骨折,更严重的是股骨干和髁或胫骨干和髁同时发生多处骨折;④一骨或两骨均为开放骨折。

三、治 疗

在处理浮膝损伤时面临两个问题,首先要处理好周身性的合并损伤,注意预防休克,挽救生命,纠正血容量及脂肪栓塞综合征的治疗。然后是如何处理损伤所致的骨折,早期肢体应注意制动,防止骨折不稳定加重软组织的损伤,或合并神经和血管损伤,不能以某一种方式处理所有类型的骨折,应根据骨折的部位、是否涉及关节面和软组织损伤的程度,以及是否是开放骨折,综合分析来选择适合的治疗方法。如为闭合性损伤要注意筋膜间隔综合征。一般应在稳定股骨干的前提下再处理胫骨骨折。只有两个骨折进行稳定固定后才可能做膝关节的功能活动,如有膝关节韧带损伤应早期修复,避免后期膝关节不稳定。晚期的处理主要是针对畸形、不愈合及膝关节功能障碍。

漂浮膝多为高能量暴力所致,是一类严重创伤。早些年过度强调急诊处理多发骨折,忽视了全身情况,有些结局并不理想。现阶段在严重创伤治疗中,应当重视采用损伤控制理论指导治疗,严重创伤可引发机体全身炎症反应,酸中毒和凝血机制异常,进而引起急性呼吸窘迫综合征和多器官功能衰竭,长时间的手术治疗可视为二次打击,加重患者的病情。漂浮膝治疗的原则应当是:首先稳定生命体征、避免漏诊、恢复肢体功能;手术节奏慢些的"慢治"远好于那些匆忙手术的"乱治"。

(一) 骨干骨折型

单纯牵引难以维持两处骨折的稳定,目前大多作者认为同侧股骨干和胫骨骨折两者均应行内固定。若其中一个骨折采用非手术治疗,并发症的发生率高。文献报道病死率为 5%~15%,脂肪栓塞综合征发生率为 9.4%~20%,骨愈合的问题及关节活动范围的减少。大多作者认为若所有骨折行内固定治疗,可预防此并发症。Veith 等在 1984 年建议即刻的股骨和胫骨的内固定,他们注意到在延迟骨折的固定,发生肺栓塞和脂肪栓塞综合征成为主要问题,特别是股骨干骨折的患者,若仅是固定股骨干骨折,患者膝关节的活动范围常减小。在浮膝损伤的患者,一般在股骨用闭合髓内钉固定,胫骨用钢板螺钉固定。目前较多的医生更愿意采用膝关节正中的单一小切口方式,用股骨逆行内锁髓内钉和胫骨非扩髓内锁髓内钉的方法,手术后结合 CPM 的膝关节功能锻炼,有作者报道优良率达 90%,此治疗方法是创伤小、固定可靠，可以早期锻炼关节功能的优点（图 42-82）。

开放骨折在固定前应扩创和冲洗。在股骨干固定之后再处理胫骨骨折。有作者主张有限手术的意见，因大多为多发伤的患者，文献报道在两处骨折的内固定骨髓炎的发生率是单一骨折的 3 倍，考虑采用股骨内固定和胫骨外固定支架固定，可早期行膝关节功能锻炼。国内有作者分析 37 例浮膝损伤（仅为胫骨和股骨骨折的病例），无 1 例优良的结果，而尚可和差的病例占 42.85%，骨折愈合不良或畸形愈合，而需要再手术的较手术组高，住院时间也长。在有多发伤的患者，同时有肺损伤者，做髓内钉固定时，为防止髓腔压力增加，易使脂肪栓子进入肺内，则不应考虑扩髓的处理。若小腿为开放骨折，股骨骨折可行内固定，而小腿用外固定支架固定。在基层医疗单位无手术条件，可选择用小腿外固定和大腿采用牵引治疗。

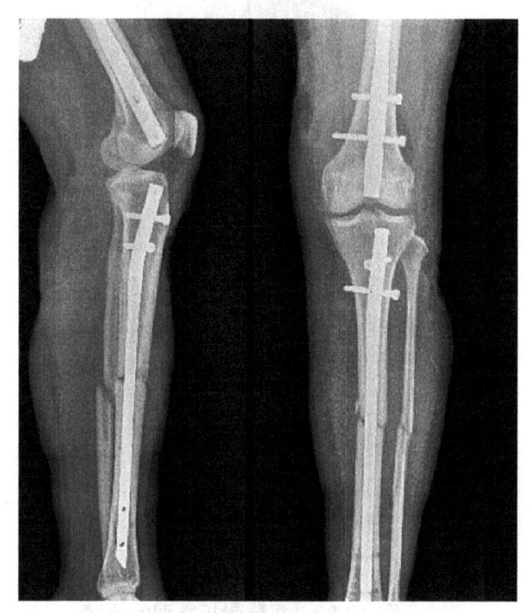

图 42-82　骨干型浮膝损伤在膝部同一切口作胫骨和股骨骨折内锁髓内钉内固定

（二）双髁部骨折

此类型的损伤治疗具有较大难度（图 42-83），因为是关节内骨折，应达到解剖复位，使两个相对的关节面相互达到匹配，避免因关节面的不相适应或负重力线的改变，导致局部载荷过度集中而发生创伤性关节炎。对于股骨髁间骨折，可用 95° 动力髁螺钉或 LISS、锁定解剖钢板等，此类内植物的应用，必须确切定关节力线，避免术后出现膝关节内外翻的情况。在股骨髁的骨折块完整的情况，也可考虑用倒打髓内钉固定，两髁间的固定可通过松质骨拉力钉实现。若髁间或髁上部位是粉碎骨折，则需同时在骨缺损部位行植骨术，以免内固定物因受疲劳应力而弯曲折断。

胫骨髁间骨折常为塌陷骨折，关节面在塌陷复位后，下方的骨缺损区常需用松质骨来填充，以防止骨折块的再塌陷。而使用内固定钢板或螺钉起到支撑的作用，骨折块间的加压是通过松质骨螺钉来完成。

在胫骨和股骨髁骨折得到稳定固定后，即可在手术后用 CPM 练习膝关节的活动，有利于关节软骨的愈合，减少关节内瘢痕组织形成，防止关节粘连而僵硬。在合并有关节周围韧带损伤，在骨折固定后做应力试验，应即时治疗，以恢复关节的稳定性。

（三）一侧为骨干骨折，另一侧为髁部骨折

首先应对关节内骨折做解剖复位和牢固的内固定，若骨干骨折为胫骨干，应行内锁髓内钉固定，髁部的骨折再根据具体情况选用钉板类或逆行的髓内钉固定（图 42-84）。骨干为股骨，同样应首选髓内钉固定，在严重的开放骨折或严重的软组织挫伤者，可选用外固定架固定。

（四）开放性损伤

应根据开放性骨折的处理原则来治疗，依据骨折的类型，软组织损伤的程度，决定是否选用内固定和一期闭合伤口。不应强调一期闭合伤口，必要时可延期缝合。若为开放性关节髁部骨折，应在彻底清创的基础上做到解剖复位和牢固的内固定。除周身用抗生素外，可用局部灌注预防感染。骨干部骨折，若为Ⅲ度开放骨折，则一般不应闭合伤口，骨折可用外固定架固定，若为Ⅰ度开放骨折，清创后可闭合伤口，骨折的固定则依据骨折的类型，粉碎骨折应选用内锁髓内钉或外固定架固定。

（五）合并膝关节内韧带结构损伤

在合并有膝关节内韧带结构损伤，而引起关节不稳定者，应及早诊断和早期修复，在有两处骨折的情况下，骨折未固定以前，临床上常不易明确诊断，疑有损伤者，如骨干骨折的同时有膝关节肿胀，则必须在骨折固定后，做应力试验检查，有条件的在手术前可做 MRI 检查，供诊断参考。损伤韧带处理的原则需根据不同的损伤病理特点分别处理，但在韧带损伤修复前，应固定骨折为前提。

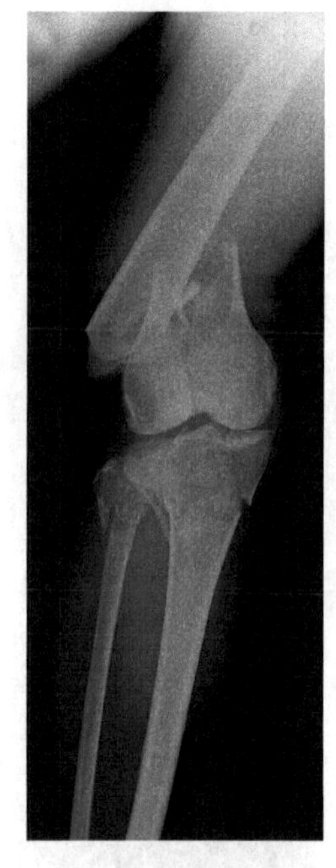

图 42-83 双髁骨折类型的浮膝

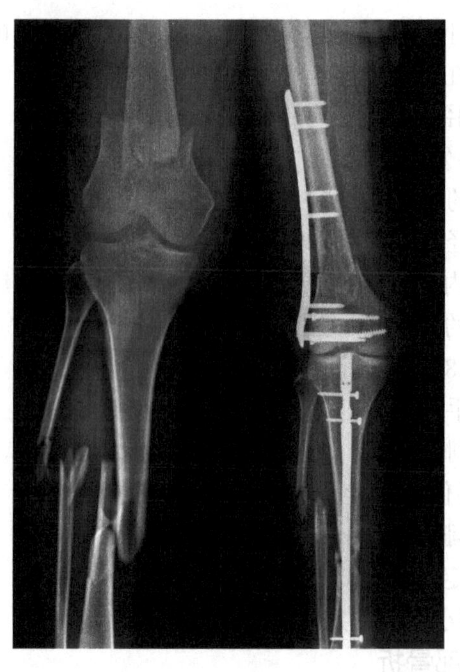

图 42-84 一侧为股骨髁骨折的浮膝内固定治疗

四、儿童浮膝损伤

儿童浮膝损伤较为少见，多由高能量损伤所致，临床上分为三型：

1. 骨干骨折型 即股骨干和胫骨干同时骨折。
2. 混合型股骨或胫骨髁部同时有骨干骨折。
3. 双髁骨折型 即股骨髁和胫骨髁同时发生骨折，但应排除仅是单髁的骨折。

Yue 比较在儿童的浮膝损伤，认为在较小的儿童采用非手术治疗，增加下肢长度差别、成角畸形的发生率和与牢固的内固定治疗相比，需要再次手术。基于此治疗的近代研究结果，手术固定至少是股骨骨折，更可取的是两个骨折均应固定，甚至是较小的儿童。

五、并 发 症

(一) 创伤性关节炎

可发生在髁部骨折型，尤其是粉碎骨折，难以达到解剖复位，关节面的相互适应性受到破坏，载荷传导紊乱，常易发生创伤性关节炎。在骨干骨折，若由于骨折的成角或有旋转畸形，可因负重力线的改变而引起载荷传导紊乱，关节面的应力集中也可在晚期发生创伤性关节炎。

(二) 关节的纤维僵直

由于关节内损伤或虽为骨干骨折，早期未能达到稳定的内固定，延迟的关节活动常可导致关节的纤维僵直，则晚期需通过松解手术来改善其功能。

(三) 骨不愈合和骨缺损

常可因感染或内固定失效，引起不愈合和骨缺损，处理原则可参考骨折不愈合章节。

六、治疗结果的评定

目前常采用的是 Karistrom 和 Olemd 推荐的评定标准(表 42-5)。

Hee 等分析浮膝损伤 98 例，随访 2~12 年，在成人浮膝治疗结果的预测因素，其病例的损伤严重性的指数(ISS)是 18~45，根据 Karistrom 和 Olerud 的疗效评定标准，他们创立了一个手术前预后评分标准，显示敏感性是 0.72 和特异性是 0.90。

表 42-5　浮膝损伤的功能评定标准

标准差	优	良	中	差
胫骨 / 股骨骨折症状	无	间断有轻微症状	症状较重功能受限	严重功能障碍休息时有疼痛
膝 / 踝关节症状	无	同上	同上	同上
行走能力	同伤前	同上	距离受限	需扶拐行走
工作与运动	同伤前	放弃某些项目工作同前	换轻工作	永久残疾
成角与旋转	无	<10°	10°~20°	>20°
肢体短缩	无	<1cm	1~3cm	>3cm
关节受限度				
髋	无	<20°	20°~40°	>40°
膝	无	<20°	20°~40°	>40°
踝	无	<10°	10°~20°	>20°

第九节　创伤后膝关节功能障碍

在日常生活中，不同的情况所需的屈伸范围不同，例如在行走和跑步活动中，随行走和跑步的速度不同，所需要膝关节屈曲功能不同，慢步行走仅屈曲 30° 范围即可满足，而跑步时需达到屈曲在 90° 以上。一般来讲，日常生活对膝关节活动的要求参见表 42-6。

表 42-6　日常生活对膝关节的功能要求

活动	活动范围（从屈到伸）	活动	活动范围（从屈到伸）
行走	0°~67°	坐位	0°~95°
上楼	0°~83°	系鞋带	0°~106°
下楼	0°~90°	举重物	0°~117°

造成膝关节功能障碍的原因可多种多样，如由于韧带支持结构的损伤造成的膝关节不稳定，此将在有关章节中讨论，本章节仅论述膝关节骨关节损伤所致的伸屈功能障碍。

一、创伤后膝关节功能障碍的分类及病因

膝关节功能障碍主要分为伸膝及屈曲功能障碍两大类：

（一）伸膝功能障碍

常见的病因和病理特点，可见有下列几种：

1. 伸膝装置的陈旧性损伤早期未能及时修复，表现为伸膝无力，常见有股四头肌腱和髌腱的陈旧性损伤和缺损；髌骨陈旧性不愈合，骨折断端分离等。此类损伤常使股四头肌不能发挥正常的伸膝功能，虽伸膝无力，而被动活动可达正常。重者在步行中。为维持膝关节在伸直时的稳定性，常呈轻度过伸状态。如有股四头肌或髌腱损伤，应摄侧位 X 线片，可见到髌骨的位置，与健侧对比，可处于高位或低位，常提示有股四头肌或髌腱损伤，MRI 检查对确定此损伤有特殊意义。

2. 膝关节屈曲挛缩膝关节屈曲挛缩常伴有胫骨相对于股骨的半脱位和外旋，其原因是由于腘绳肌的牵拉，胫骨向后；股二头肌和髂胫束使胫骨向外旋转，同时均有腘窝处的软组织挛缩。另外，由于膝关节在损伤后长期制动于屈曲位，造成屈肌挛缩和关节内粘连，也是造成膝关节挛缩的重要原因。此外，目前认为屈曲挛缩也可由于髌腱后脂肪垫及有关结构的纤维化和挛缩，而阻止髌骨的上下活动，常是膝关节不能伸直的原因。在此情况下，如果患者曾做过前路手术，而最后 15°~30° 不能伸直，应做髌骨上下活动的手法检查，如果髌骨向近侧运动减少，髌骨由于受纤维化的脂肪垫的牵拉，影响膝关节伸直，而单纯做后方松解将不能改善伸膝，在保守治疗无效的情况下，应切除纤维化的脂肪垫，改善髌骨向上活动，使膝关节伸

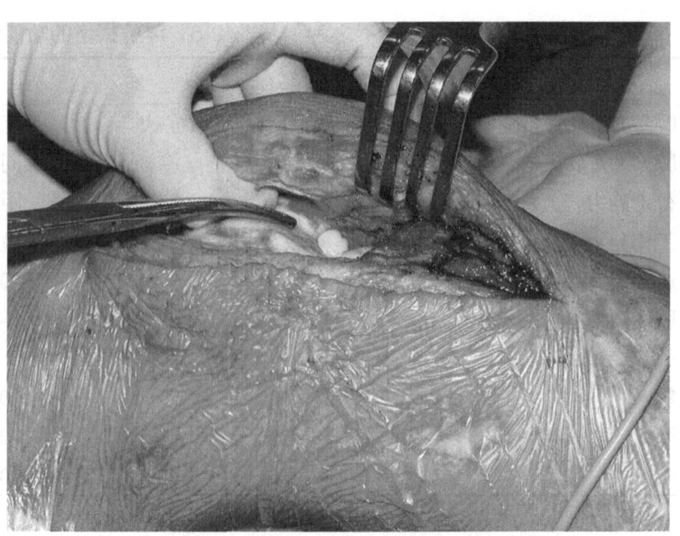

图 42-85 膝关节屈曲挛缩，髌骨由于受纤维化的脂肪垫的牵拉而影响膝关节伸直

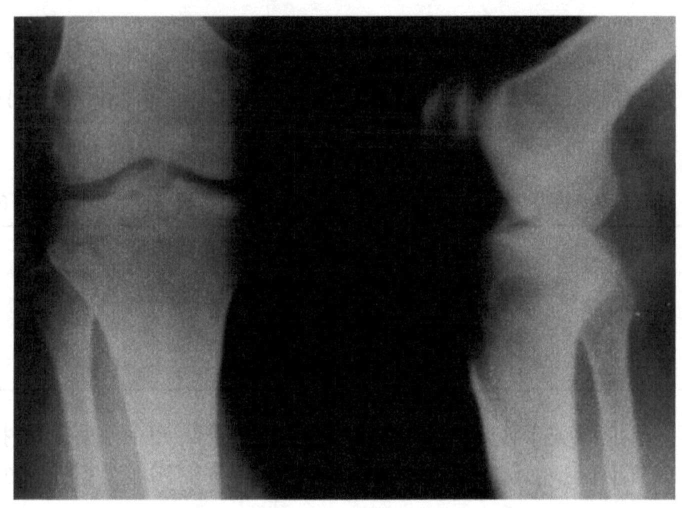

图 42-86 陈旧性胫骨嵴撕脱骨折呈骨性阻挡致膝关节伸直受限

直。以上原因造成的伸膝功能障碍，常常使固定性的被动活动达不到正常的伸膝位置(图 42-85)。

3. 关节内的骨性阻挡在关节内骨折由于骨折块嵌挤在胫股骨髁间而不能使膝关节达到伸直位，常见有膝关节前交叉韧带造成的大块撕脱骨折块，早期未能满意地复位，成为骨性阻挡，造成伸膝功能障碍(图 42-86)。其他关节内游离体，半月板尤其是盘状软骨合并撕裂，也可作为伸膝功能障碍的原因，但游离体和半月板绞锁常可解锁，因而伸膝障碍不是固定性的。

4. 膝关节邻近部位的胫骨和股骨的骨折向前成角畸形，使膝关节长期处于屈曲位置，而使后侧的肌肉和关节内粘连，造成膝关节伸直障碍，此情况在松解关节内粘连的同时，必须矫正骨折的成角畸形，否则仍不能伸直膝关节。

(二) 屈膝功能障碍

屈膝功能障碍，除某些疾病造成的骨性僵直外(如类风湿等)，由于创伤所致的原因，大多是纤维僵直，一般伸膝多无障碍，而表现为不同程度的屈膝功能受限，它的主要创伤病理特点如下：

1. 股中间肌的纤维粘连尤其是股骨中下 1/3 或股骨髁上骨折后，骨折的血肿及股中间肌本身的创伤，如早期治疗不能做到早期的功能活动，骨折血肿形成的纤维瘢痕与股中间肌损伤后形成的纤维瘢痕黏着在一起并固定于股骨前方(图 42-87)，这些粘连的纤维在伸膝时可表现松弛，而在屈膝时显示紧张，瘢痕化的股中间肌和股直肌常紧密相连，以至不能分离(图 42-88)。

2. 关节内的粘连关节内的损伤，由于早期治疗过程中长期制动，可发生关节内粘连。而在股骨干骨折，早期采用牵引和石膏制动，不稳定的内固定，不能早期进行功能活动，由于浆液纤维蛋白性渗出，在髌

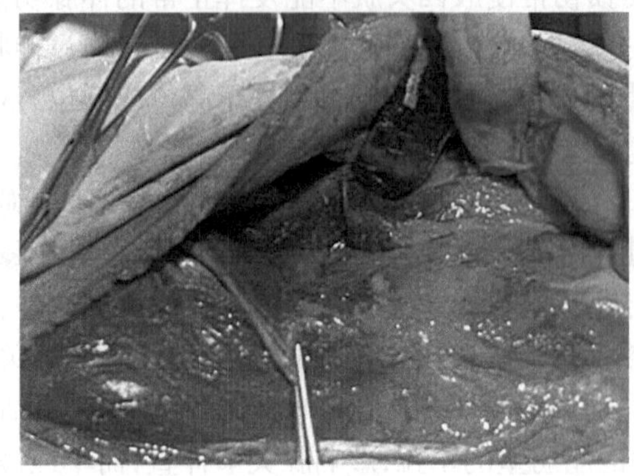

图 42-87 股中间肌和股直肌及关节内粘连

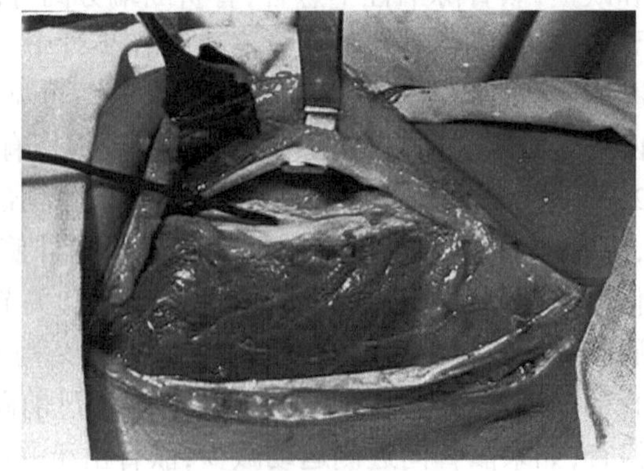

图 42-88 股中间肌粘连于股骨前方

上囊、髌股关节间和关节内形成牢固的纤维粘连，常是影响膝关节活动的因素。

3. 股直肌及扩张部的挛缩　由于关节长期处于伸直位制动，必然导致股直肌及扩张部的挛缩，严重的挛缩即使在粘连松解后，有时也是影响屈膝的因素。

4. 骨性阻挡造成的屈膝功能障碍少数病例由于关节内骨折，尤其是粉碎性，胫股骨髁后侧骨折块的畸形愈合，即可造成骨性阻挡而影响膝关节屈曲。

二、治　疗

膝关节功能障碍的治疗必须根据其病因及创伤病理特点来决定治疗方法。

（一）伸膝功能障碍的治疗

1. 伸膝无力往往是主动伸膝不能，其原因可能是失用性的，由于膝关节病变，长期被失用，导致肌肉萎缩，表现伸膝无力及不能完全伸膝，可在原发病治疗过程中或治愈后，加强伸膝肌力的锻炼，往往功能即可恢复正常。此可以嘱患者做直腿抬高的主动练习，也可辅以康复器械进行。若由于伸膝装置损伤，早期未能及时修复，则仍需进一步手术处理，先恢复伸膝装置的完整性，然后开始康复训练，其具体治疗方法在有关章节中论述。

2. 膝关节屈曲挛缩所致的伸膝功能障碍　经常发生在膝关节损伤后，长期处于屈膝位制动，造成后侧肌肉挛缩和关节内粘连。大部分病例通过功能训练，伸膝功能得到恢复。少数病例膝关节严重屈曲挛缩，切开和松解后侧的关节囊是适应证，通常需两侧切口，将关节胫股骨髁的后侧完全游离松解，偶尔二头肌、半膜肌和髂胫束屈曲挛缩，则可做肌腱的Z形延长及切断髂胫束和外侧肌间隔。关节内的粘连，尤其是髌腱下脂肪垫的粘连，松解也极为必要。不论采用保守或手术方式来改善膝关节伸膝功能，均应注意因后方有血管和神经。如屈曲挛缩较为严重，则不应强求在松解后达到完全伸直，手术后通过理疗和牵引的方式或通过外固定逐步牵拉的方法，来达到关节的伸直，否则即有损伤血管和神经的危险。对腓总神经的牵拉，甚至比腘动脉和其分支更易损伤，可由于矫正屈曲畸形，即可出现长期或持续的麻痹。血管的损伤常可由于内膜撕裂，局部形成血栓阻塞血管而引起远端血运障碍，引起筋膜间隔综合征，甚至是肢体坏死，尤其是老年人动脉硬化，常因牵拉可引起血管撕裂，是为更严重的损伤，除引起血运障碍外并可引起大出血的危险。

近年来，由于骨外固定结构和技术的发展，其应用范围已大大扩展。夏和桃等利用骨外固定技术治疗膝关节屈曲性挛缩，渐进式的伸展，获得初步成功，值得关注。

3. 关节内骨性阻挡所致的伸膝功能障碍常见于髁间隆起骨折块未完全复位，成为骨挡而阻碍伸膝。在此情况下，强调早期骨折块的完全解剖复位极为重要，晚期病例或可重新复位，较大骨块可做部分切除，保留前交叉韧带附丽点重新固定。

4. 近关节部位的股骨和胫骨成角畸形引起患者伸膝障碍，存在的成角和关节内粘连的因素必须同时解决，同样要考虑到后侧的血管神经因素，严重的屈曲挛缩病例，不应强调一次手术完全解决伸膝问题，骨折成角在经截骨矫正后须做牢固的内固定，以利手术后可早期在CPM上练习关节功能，防止僵硬。

5. 半月板和游离体所致的关节绞锁而影响伸膝，常不是固定性的，当关节绞锁时，先用手法解锁，以暂时缓解症状，然后择期手术来处理关节内游离体及半月板损伤。

（二）屈膝功能障碍的治疗

由创伤引起的屈膝功能障碍，大多是由于纤维粘连所致的僵直，一般来说，屈膝功能达到70°，患者常可满足，若双膝僵直，则需达105°~110°。但患者对屈膝的要求，是依据每个人生活和工作要求来决定，也因性别不同而要求不同。由于纤维粘连的病变，除关节内因素外，同样由骨折部位所致的粘连，手术松解的范围常较广泛，手术后早期功能锻炼必不可少，因此患者应对手术目的及手术后康复的要求有充分理解，以配合理疗和体疗师指导下进行康复训练。

在决定手术前，往往可在麻醉下，充分松弛肌肉后作手法推拿，如仍无效，则更增强手术干预的适应证。手法推拿时，患者的足和踝放在医师的臂下，助手抱着大腿做反牵引，然后在小腿前方逐步加压，所施加的压力，应根据经验判断，不要产生意外损伤，特别应避免做突然猛推动作，以免引起肌腱撕裂和髌骨骨折、胫骨结节撕脱等并发症。推拿时可触到或听到关节内有撕裂的响声，随即可屈曲膝关节，在屈曲到某一角度时，所施的压力要持续10~15分钟，在膝关节若处在接近伸直位置，推拿常很困难，应慎重使用。

一般来说手术应选择在原始损伤后1年为宜，此时骨折愈合已较牢固，现有的膝关节屈曲功能是否满足要求，患者也已有深刻的体验，膝关节功能再经保守治疗也常无改进的可能，在此情况下，手术时机也较成熟。

改善膝关节屈曲功能障碍的手术方式，既往Thompson描述的股四头肌成形术，实质上也是粘连松解，故作者认为应称为伸膝装置粘连松解术更为恰当。

作者总结了58例(59个膝关节)的手术经验如下：

1. 手术切口的选择应取决于创伤的病理特点。若病变以关节内粘连为主，则应做关节旁切口，有时可做内外侧两侧切口，以减少髌前皮肤剥离可能造成皮肤坏死；若病变以关节外髁上和骨折部位为主，则以病变为中心做股外侧切口，然后向上下延长。

2. 手术应在无止血带下进行，用电刀剥离粘连瘢痕和用电凝严密止血，以预防手术后血肿形成。

3. 手术松解必须按步骤进行，并逐步做手法推拿，以达到最大屈曲度，一般应要求术中能达到屈曲120°，松解必须彻底，特别应注意松解髌腱下的纤维粘连，否则在做屈曲推拿时，常会造成髌腱自附丽点处撕脱。

4. 尽可能不切除髌骨和延长股直肌，以避免影响手术后早期功能锻炼及伸膝肌力的恢复。Ludet认为在股直肌挛缩的情况下，应从髂骨和髋臼上缘其起点处松解。我们在手术中遇见股直肌挛缩的病例，可做股直肌部分交叉切开并相对延长，而又不失去其连续性。在做推拿以松解关节内粘连时，由于股直肌挛缩，可将髌骨推向外侧脱位，否则有造成髌骨骨折及股四头肌断裂的危险(图42-89)。

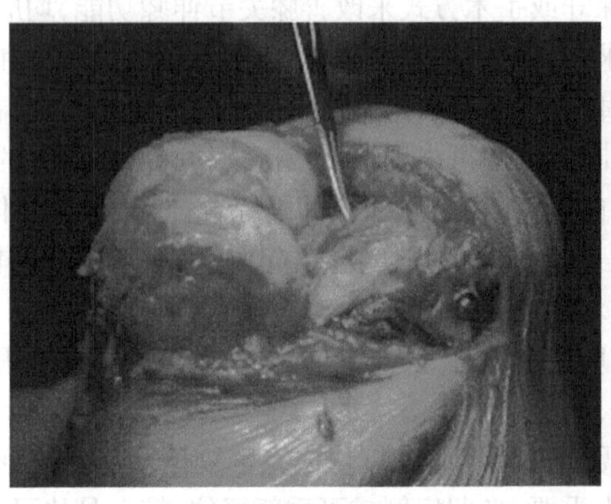
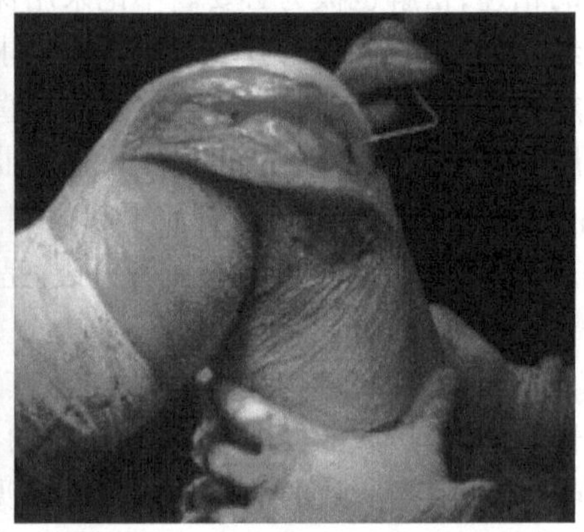

图42-89 髌骨侧方脱位，推拿松解关节内粘连

5. 扩张部紧密粘连于股骨及胫骨髁，术中应将其剥离至关节的侧方，甚至做部分横断，否则也会影响膝关节屈曲。

6. 股直肌和股中间肌的纤维瘢痕若紧密粘连，无需将其分离，切除瘢痕化的股中间肌，切除后常会影响股直肌的强度。为保证股直肌下光滑的表面，可将股内侧肌携股外侧肌缝合于股直肌肌腱下(图42-90)。多余的骨痂，若不影响屈曲功能则不应切除，否则粗糙出血的创面极易引起再粘连。有作者主张在股直肌腱下垫硅胶膜，虽可防止所垫局限部位的粘连，但对于严重关节内外粘连的病例，使用有其局限性，它不可能覆盖整个剥离创面，并且也不宜在关节内使用作为防止再粘连的方法，因而我们认为防止再粘连的重要措施是早期充分的主动和被动活动，使伸膝装置在股骨前面形成滑动机制，其具体方法将在后面谈到的手

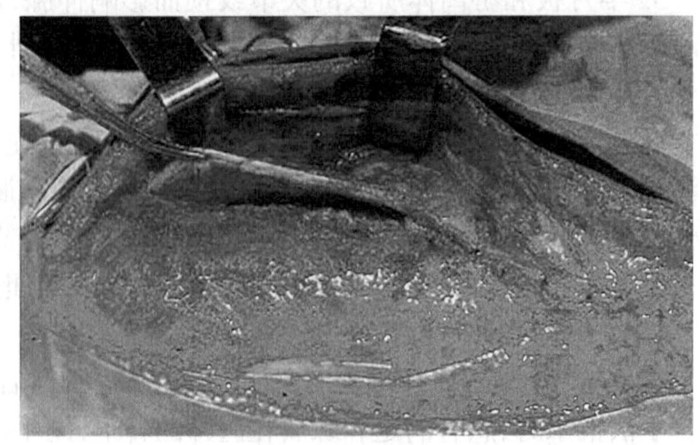

图42-90 股内外侧肌肉缝合于股直肌腱下

术后康复训练中给予说明。

7. 松解后软组织的缝合应在轻度屈曲位进行，有时扩张部不能完全缝合而遗留部分缺损。在缝合皮肤后需在屈曲位观察髌前皮肤血运状况（图 42-91），尤其是原膝关节是在伸直位僵直的病例。

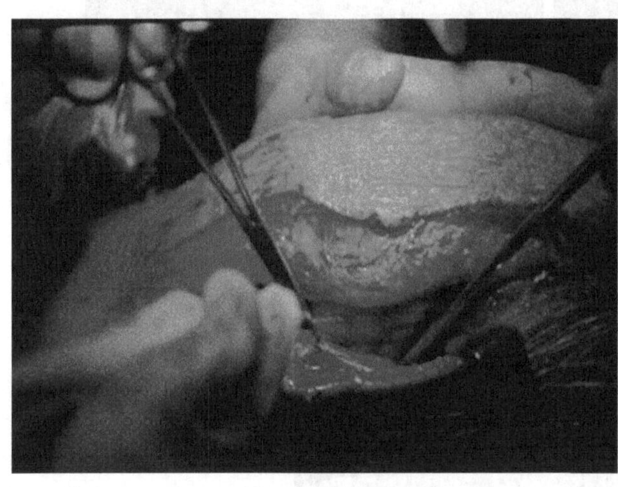
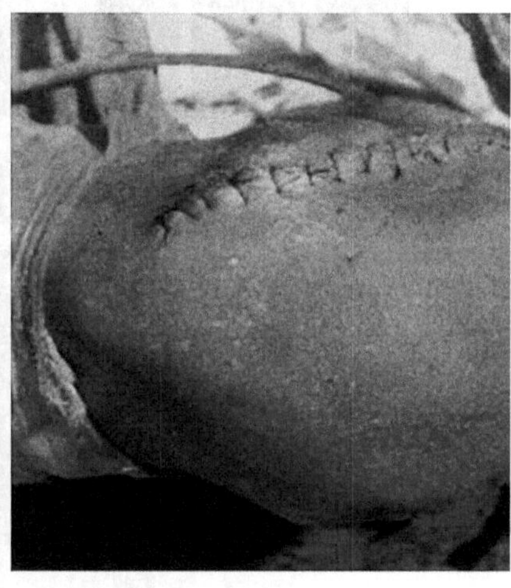

图 42-91　缝合时肢体体位，手术中屈膝关节时注意髌骨前皮肤血运

8. 缝合皮肤前应放置引流管，由于剥离创面较大，不可避免有大量渗血，为防止手术后血肿形成，引流积血极为重要。

手术后肢体放置的位置，一般屈曲 30°~40° 位即可，患肢必须抬高，肢体可置于 Thomas 架上，也可置于 Brown 架上。Thompson 主张肢体制动在屈曲 90° 位，此常有髌前皮肤压迫坏死的可能性，特别是在手术中屈膝位观察到髌前皮肤有血运不良的情况，则更应注意。

有人主张做小切口松解术，在髌上部位做小切口，然后根据粘连的范围，用尖刀予以剥离，这仅适用于粘连较轻，范围又局限的病例，但有止血不彻底及松解不完全的可能。单纯关节内粘连的患者，如在髌骨骨折后的关节粘连，可在关节镜下松解（图 42-92），手术也必须按步骤松解，由髌上囊部位至髁间及关节间隙。松解过程中同时配合手法推拿，以增加屈曲范围，推拿同样勿使用过猛暴力，以免引起股四头肌腱、髌腱断裂，髌骨骨折等并发症。

三、术后康复

术后康复与手术的松解具有同样的重要性。康复的重点是恢复伸膝肌力和重建伸膝装置，在股骨前面形成的滑动机制，康复的训练既要尽早，又要按步骤进行。我们采用的康复步骤如下：股四头肌的训练在手术后次日即开始，首先是恢复收缩功能以增强肌力及利于下肢循环的恢复。48 小时后，引流管已无引流液时，拔出引流管后可在 CPM 上做膝关节活动，活动范围由小至大，逐渐增加，尤其在伸膝时，可辅以主动股四头肌收缩，活动范围的增加不能操之过急，主要的要求是使股四头肌在股骨上滑动，防止再粘连。每次活动次数不要求很多，但要求活动范围达到预想指定的范围，活动范围应逐步增加。一般在手术后 3 周左右，伤口已经愈合，创伤炎症反应消失，如屈曲范围无明显增加，并比手术中达到的范围逐渐减小，此时可在麻醉下手法推拿，以改进屈曲范围，推拿手法同样需注意轻柔，以防止伤口裂开，髌腱、髌骨及股四头肌断裂等并发症的发生。

在伤口愈合后，可行理疗和体疗，常用的方法是局部热疗，同时让患者做牵引治疗，以增加屈膝范围。在病房内患者可自己增加被动屈膝的锻炼，如做下蹲。在俯卧位，由他人辅以做屈膝的推压。这些必须注意循序渐进的原则，过快和过猛的进展，常会再次增加创伤反应，形成血肿。一般这样的康复训练需坚持半年至 1 年左右，以恢复肌力，伸展挛缩的股四头肌和巩固屈曲活动的范围。大部分患者可得到满意疗效。我们 58 例（59 膝关节）随访结果，屈膝功能比手术前增加 67°，仅少数病例主动伸膝减少 5°~30°，而被动仍可达正常范围。

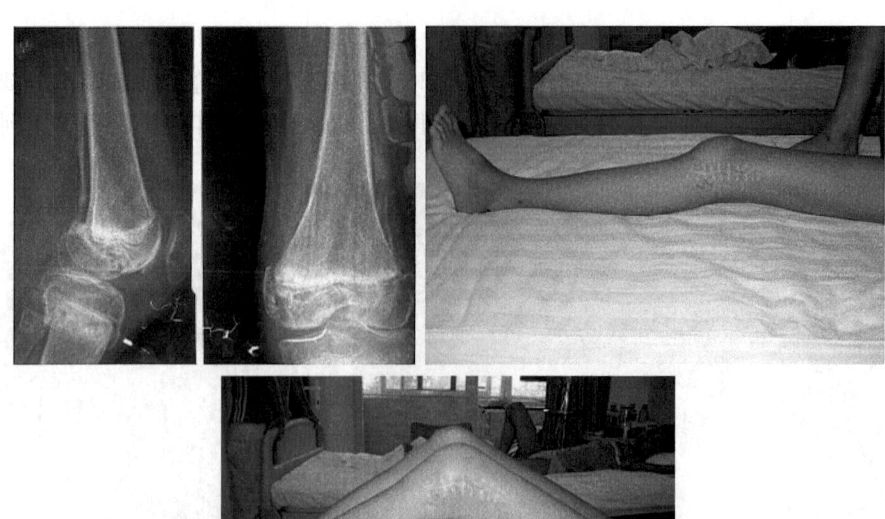

(1)术前X线片及体位相

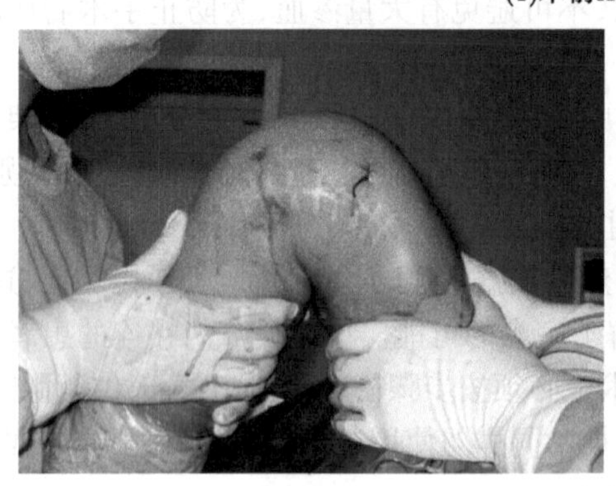

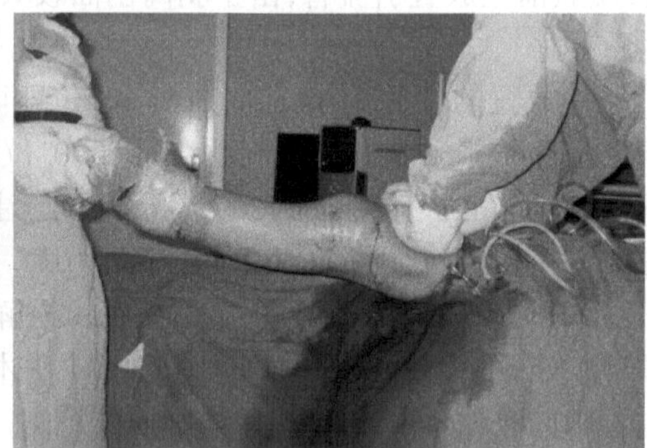

(2) 术中松解后膝关节的屈曲和伸展功能

图 42-92 单纯关节内的损伤可采用关节镜下松解

四、影响手术疗效的因素

伸膝装置粘连松解术后，有少数病例未达到预期效果，往往与以下因素有关：

1. 原始创伤的严重性，尤其是关节内，如胫骨和股骨髁的粉碎骨折后，在我们的病例中，关节内骨折行松解手术后，平均增加屈曲范围仅 45°。

2. 关节有退行性改变的病例，多数年龄在 40 岁以上，疗效较差。

3. 手术中松解不彻底，未能达到预期目的，Judet 认为手术松解应达到 110°~120°，而有些病例据手术记录记载，并未达到此屈曲范围而终止手术。

4. 手术后缺乏正确的康复训练指导，患者在出院后仅依靠自己的理解来做康复训练，患者或因疼痛、或因训练不当而影响疗效，对这类患者应严密随访观察。

5. 手术后出现并发症，如髌前皮肤坏死，伸膝装置损伤等，影响手术后早期功能活动，而形成再粘连。

膝关节内骨挡所致的屈曲功能障碍，单纯因此原因引起的屈膝功能障碍较为少见，往往同时有伸膝装置的粘连，尤其是关节内粘连，所以在做松解术时发现骨挡成为屈膝障碍的主要因素时，可予切除，否则可不处理，因为切除骨挡后出现的新鲜创面渗血，易引起关节血肿及机化后再粘连。

（沈惠良 刘 沂 王亦璁）

参考文献

1. Rockwood CA, Green DP, Bucholz RW, et al. Fractures in adult. 3rd ed. Philadelphia: Lippincott, 1996
2. Bauer, M, Jackson, RW. Chondral lesions of the femoral condyles: A system of arthroscopic classification. J Arthroscopic Relat Surg, 1988, 4:97-102
3. Brittberg M, Lindahl A, Nilsson A, et al. Treatment of deep cartilage defects in the knee with autologous chondrocyte transplantation. N Engl J Med, 1994, 331:889-895
4. Gao J, Knaack D, Goldberg VM, et al. Osteochondral defect repair by demineralized cortical bone matrix. Clin Orthop, 2004, 427: 62-66
5. Rick WW, Matthew M, Matthew JM, et al. Osteochondritis dissecans of the knee: long-term results of excision of the fragment. Clin Orthop, 2004, 424:239-243
6. Wendy EB, Hollis GP, Robert GM, et al. Magnetic resonance imaging appearance of cartilage repair in the knee. Clin Orthop, 2004, 422:214-223
7. Nelson M. Nora S. Healing of articular cartilage in intra-articular fractures in rabbits. Clin Orthop, 2004, 423:3-6
8. Farshid G, Beverley F, Francis JK, et al. The role of biomechanics and inflammation in cartilage injury and repair. Clin Orthop, 2004, 423:17-26
9. Joseph B, William MR. Acute effects of cartilage impact. Clin Orthop, 2004, 423:33-39
10. Mark SV, Kai M, David J. Long-term effects of articular impaction. Clin Orthop, 2004, 423:40-43
11. Thomas T, James V. Remodeling of articular defects in an animal model. Clin Orthop, 2004, 423:59-63
12. Ochi M, Sumem Y, Kanda T, et al. The Diagnostic value and limitation of magnetic resonance imaging on chondral lesion in the knee joint. Arthroscopy, 1994, 10:176-183
13. Rand JA. Arthroscopic Diagnosis and management of articular cartilage pathology. Scott WN, ed. Arthroscopy of the knee. Philadelphia: Saunders, 1990
14. Thompson RC, Oegema TR, Lewis JL, et al. Osteoarthrotic changes after acute transarticular load. An animal model. J Bone Joint Surg, 1991, 73(A):990-1001
15. Thompson RC, Vener MJ, Griffiths H J, et al. Scanning elective microscopic and magnetic resonance imaging studies of injuries to the patellofemoral joint after acute transarticular loading. J. Bone Joint Surg, 1993, 75(A):704-713
16. Koller D, Murray M, Wilson M. Osteochondral defects of the talus treated with autologous bone grafting. J Bone Joint Surg, 2004, 86(B):521-526
17. Brittberg M, Lindahl A, Nilsson A, et al. Treatment of deep cartilage defects in the knee with autologous chondrocyte transplantation. N Engl J Med, 1994, 331:889-895
18. Danziger MB, Caucci D, Zecher SB, et al. Treatment of intercondylar and supracondylar distal femur fractures using the GSH supraconlar nail. Am J Orthop, 1995, 24:684-690
19. Hahn DM. Current principles of treatment in the clinical practice of articular fractures. Clin Orthop, 2004, 423:27-32
20. Todd M, James RM, Daniel CK, et al. Incongruity versus instability in the etiology of posttraumatic arthritis. Clin Orthop, 2004, 423:44-51
21. Thomas DB, James RM, Nicole MG. New methods for assessing cartilage contact stress after articular fracture. Clin Orthop, 2004, 423:52-58
22. Rockwood CA, Green DP, Bucholz RW, et al. Fractures in adult. 3rd ed. Philadelphia: Lippincott, 1996
23. Browner BD, Jupiter JB, Levine AM, et al. Skeletal trauma. 2nd ed. Beijing: Science Press, Harcourt asia, Saunders, 2001
24. Leung KS, Shen WY, So WS, et al. Interlocking intramedullary nailing for supracondylar and intercondylar fractures of the distal part of the femur. J Bone Joint Surg, 1991, 73(A):332
25. Mize RD, Bucholz RW, Grogan DP. Surgical treatment of displaced, comminuted fractures of the Distal End of the Femur. J Bone Joint Surg, 1982, 64(A):871-879
26. Bolhofner BR, Carmen B, Clifford P. The results of open reduction and intenal fixation of distal femur fractures using a biologic (indirect) reduction technique. J Orthop Trauma, 1996, 10:372-377
27. 王亦璁，雍宜民，谢明．从髌股关节的生物力学评价髌骨骨折的治疗．中华创伤杂志，1985，1:6
28. 王亦璁，毕五蝉，高继宗．髌骨骨折治疗原则的实验依据．中华创伤杂志，1990，6:133
29. 王亦璁．髌骨骨折治疗方法的选择与评估．骨与关节损伤，1995，10:208-209
30. 王亦璁．陈扬．对膝关节脱位的再认识．中华骨科杂志，1999，19:629-632

31. Goodfellow JW. Patello-femoral mechanics and pathology. J Bone Joint Surg(Br),1967,58:287
32. Wascher DC,Dvirnak PC,DeCoster TA. Knee dislocation:initial assessment and implication for treatment. J Orthop Trauma,1997,11:525-529
33. Schenck RC Jr,McGanity PL,Heckman JD. Femoral-sided fracture-dislocation of the knee. J OrthopTrauma,1997,11:416-421
34. Liow RY,McNicholas MJ,Keating TF,et al. Ligament repair and reconstruction in traumatic dislocation of the knee. J Bone Joint Surg,2003,85(Sr):845-851
35. Rouvillain JL,Dib C,Bahuet F,et al. Treatment of posterior cruciate ligament rupture and recent knee dislocations bv 0lectanization of the patella without surgical repair. Int Oahop,1995,19:269-274
36. Duwelius PJ. Rangitsch MR,Colville MR,et al. Treatment of tibial plateau fractures by limited internal fixation. Clin Orthop,1997,339:47-57
37. Honkonen SE. Indications for surgical treatment of tibial condyle fractures. Clin Orthop,1994,302:199-205
38. Andrews JR,Tedder JL,Godbout BP. Bicondylar tibial plateau fracture complicated by compartment syndrome. Orthop Rev,1992,21:317-319
39. Watson JT. High-energy fractures of the tibial plateau. Orthop Clin Noah Am,1994,25:723-732
40. Sallay PI,Garrett WE. Acute dislocation of the patella:a correlative pathoanatomical study. American Academv of Orthopaedic Surgeons 1995 Annual Meeting-Scientific Program,1995,548
41. Lehto MH. Patellar dislocation has predisposing factors. A retroentgenographic study on lateral and tangential views in patients and healthy controls. Knee Surg Sports Traumatol Arthrosc,1996,4:212-216
42. Awadh K. Emine A,et al. Femoral sulcus angle measurements:an anatomical study of magnetic resonannce images and dry bones. Turk J Med Sci,2004,34:165-169
43. 王亦璁.膝关节的外科基础与临床.北京:人民卫生出版社,2001
44. Abraham E,Washington E,Huang TL. Insall proximal realignment for disorders of the patella. Clin Orthop,1989,248:61-65
45. Fulkerson JP,Becker GJ,Meaney JA,et al. Anteromedial tibial tubercle transfer without bone graft. Am J Sports Med,1990,18:490-497
46. Post WR,Fulkerson JP. Distal Realignment of the Patellofemoral Joint:Indications,Effects,Resultsand Recommendations. Orthop Clin North Am,1992,23:631-643
47. Small NC,Glogau AI,Berezin NA. Arthroscopically Assisted Proximal Extensor Mechanism Realignment of the Knee. Arthroscopy,1993,9:63-67
48. Vainionpaa S,Laasonen E,Silvennoinen J,et al. Acute dislocation of the patella:A prospective review of operative treatment. J Bone Joint Surg,1990,72(B):366-369
49. 袁天祥,赵文宽.胫腓骨开放性骨折合并上胫腓关节脱位.中华骨科杂志,1995,15:559
50. 黄河,王永年,杨克敏,等.胫腓骨骨折合并上胫腓关节脱位 8 例报告.云南医药,1997,18:121
51. 李明祚.急性上胫腓关节脱位 7 例报告.骨与关节损伤杂志,1996,11:109
52. 陈履平.人体腓骨承重实验研究.中华骨科杂志,1989,9:429
53. Thomason PA,Limson MA. Isolated dislocation of the proximal tibiofibularjoint. J Trauma,1986,26:192
54. Parkes JC,Zelko RR. Isolated of the proximal tibiofibular joint. J Bone Joint Surg,1973,55(A):177
55. 陈新刚,朱建明,方浩,等.人干腓骨上胫腓关节坡度测量.临床骨科杂志,2000,3:4-5
56. Keogh P,Masterson E,Murphy B,et al. The role of radiography and computed tomography in the diagnosis of acute dislocation of the proximal tibiofibular. J Radiol,1993,66:108-111
57. Ahmad A,Jorge V,Munawar H,et al. Judet's quadricepsplasty,surgical technique,and results in limb reconstruction. Clin Orthop,2003,415:214-220
58. Larsen L,Lund PM. Ruptures of the extensor mechanism of the knee joint. Clin Orthop,1986,213:150
59. Cerullo G,Puddu G,Conteduca F,et al. Evaluation of the results of extensor mechanism Ileconstruction. Am J Sports Med,1988,16:93
60. Yue JJ,Churchill RS,Cooperman DR,et al. The floating knee in the pediatric patient,Clin Orthop,2000,376:124-136
61. 王雅芹,马承宣,李浩宇.儿童浮膝损伤的治疗.中华小儿外科杂志,1996,17:308-309
62. 万春友,金鸿宾.创伤性"浮膝"损伤 78 例回顾分析.中华骨科杂志,1997,17:357-360
63. Arsian H,Kapukaya A,Kasemenli C,et al. Floating knee in children. J pediatr Orthop,2003,23:458-463
64. Hee TK,Wong HP,Low YP,et al. Predictors of outcome of floating knee injuries in adults:89 patients followed for 2-12 years. Acta Orthop Scand,2001,72:385-394
65. Yue JJ,Churchill RS,Cooperman DR,et al. The floating knee in the pediatric patient nonoperative ver-SUS operative stabilization. Clin Orthop,2000,376:124-136
66. 杨伟民,李承球,邵震,等.浮膝损伤的机制及治疗.中华创伤杂志,1995,11:175-176

67. Liow RY, McNicholas MJ, Keating JF, et al. Ligament repair and reconstruction in traumatic dislocation of the knee. J Bone Joint Surg Br, 2003, 85: 845, 851
68. Blake R, MacBryde A Jr. The floating knee: Ipsilateral fractures of the tibia and femur. South Med J, 1975, 68: 13-16
69. Arslan H, Kapukaya A, Kesemenli CC, et al. "The floating knee in adults: twenty-four cases of ipsilaleteral fractures of the femur and the tibia". Acta Orthop Traumatol Turc, 2003, 37: 107-112
70. Lundy DW, Johnson KD. "Floating Knee Injuries: ipsilateral fractures of the femur and tibia". J Am Acad Orthop Surg, 2001, 9: 238-245
71. Schiedts D, Mukisi M, Bouger D, et al. Ipsilateral fractures of the femur and tibial diaphyses. Rev Chir Orthop Reparatrice Appar Mot, 199, 82: 535-540
72. van Raay JJ, Raaymakers EL, Dupree HW. Knee ligament injuries combined with ipslateral tibial and femoral diaphyseal fractures: the "floating knee". Arch Orthop Trauma Surg, 199, 110: 75-77
73. Ostrum RF. Treatment of Floating knee injuries through a single percutaneous approach. Clin Ortop Relat Res, 2000, (375): 43-50
74. Fraser RD, Hunter GA, Waddell JP. Ipsilateral fractures of femur and tibia. J Bone Joint Br, 1978, 60: 510-515
75. Gustilo RB, Anderson JT. Prevention of infection in the treatment of one thousand and twenty five open fractures of long bones: retrospective and prospective analyses. J Bone Joint Surg Am, 1976, 58: 453-458
76. Tegner Y, Lisholm J. Rating systems in the evaluation of knee ligament injuries. Clin Orthop Rel Res, 1985, 19: 43-49
77. Viskontas DG, Nork SE, Barei DP, Dunbar R. Technique of reduction and fixation of unicondylar medial hoffa fracture. Am J Orthop Belle Mead NJ, 2010, 39: 424, 428
78. Dua A, Shamshery PK. Bicondylar Hoffa fracture: open reduction internal fixation using the swashbuckler approach. J Knee Surg, 2010, 23: 21, 24
79. Karlstr G., Olerud S. Ipsilateral fracture of femur and tibia. J Bone Joint Surg Am, 1977, 59: 240-243

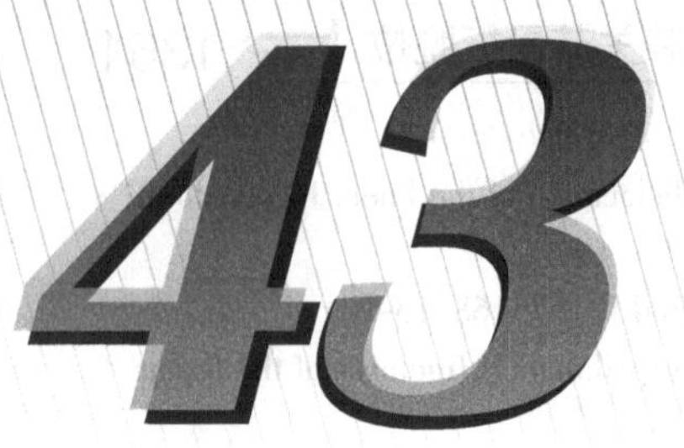

第四十三章 胫腓骨骨折

FRACTURES AND JOINT INJURIES

第一节 小腿局部解剖 1363
一、骨性结构 1363
二、骨筋膜间隔室 1364
(一) 前侧骨筋膜间隔室 1364
(二) 外侧骨筋膜间隔室 1365
(三) 后深骨筋膜间隔室 1365
(四) 后浅骨筋膜间隔室 1365
三、胫骨的血液供应 1365
四、小腿手术入路 1366
(一) 胫骨手术入路 1366
(二) 腓骨手术入路 1366
(三) 探查小腿神经血管手术入路 1367
第二节 小腿骨折的诊断 1367
一、受伤病史 1367
二、临床体检 1367
三、X 线检查 1368
四、容易出现误诊或漏诊的问题 1369
五、骨折分型 1369
第三节 闭合骨折的治疗 1370
一、闭合复位石膏外固定 1370
二、Sarmiento 功能支具固定 1372
三、牵引 1373
四、闭合穿针骨外固定器固定 1373
五、切开复位内固定 1374
(一) 螺钉固定 1374
(二) 钢板固定 1375
(三) 髓内钉固定 1380
六、术后处理 1382
第四节 开放性小腿骨折的治疗 1382
一、清创中容易出现的问题 1382
(一) 皮肤损伤严重程度判断上的困难 1382
(二) 对深层组织损伤严重程度的判断更加困难 1383
二、骨折固定所存在的问题 1383
(一) 骨折本身 1383
(二) 周围软组织条件 1383
(三) 感染的威胁 1383
(四) 血运的破坏 1383
三、固定方法的选择 1383
(一) 钢板内固定 1383
(二) 髓内钉固定 1384
(三) 骨外固定器固定 1384
四、闭合伤口应掌握的几项原则 1387
第五节 Pilon 骨折 1389
一、创伤机制 1389
二、骨折分类 1389
三、诊断 1390
四、治疗 1391
(一) 非手术治疗 1391
(二) 手术治疗 1391
五、开放性 Pilon 骨折的治疗 1395
六、治疗中容易出现的问题及并发症的防治 1395
第六节 小腿筋膜间隔综合征 1396
一、诊断 1396
(一) 临床表现 1396
(二) 与神经损伤的鉴别 1397
(三) 与血管损伤鉴别 1397
(四) 组织压测定 1397

二、治疗 ··· 1398
第七节　小腿血管损伤 ··· 1400
一、临床特点及有关解剖 ··· 1400
二、诊断 ··· 1400
三、治疗 ··· 1401
第八节　小腿骨折的并发症及后遗症 ··· 1402
一、组织损伤及伤口感染 ··· 1402
二、骨折延迟愈合,不愈合,畸形愈合 ··· 1402
三、感染性骨不连 ··· 1405
四、关节功能障碍,创伤性关节炎 ··· 1407
五、爪状趾畸形 ··· 1408
第九节　跟腱断裂 ··· 1408
一、应用解剖 ··· 1408
二、分类 ··· 1409
(一) 开放性跟腱损伤 ··· 1409
(二) 闭合性跟腱损伤 ··· 1409
三、诊断 ··· 1409
四、治疗 ··· 1410
(一) 新鲜跟腱断裂 ··· 1410
(二) 陈旧性跟腱断裂 ··· 1412

高能量伤造成的各种严重胫腓骨骨折不断增加,常导致胫腓骨粉碎性骨折或骨缺损,也易伴发严重软组织损伤或重度污染,给胫腓骨骨折的处理带来较大困难。在治疗胫腓骨骨折时,还应特别注意胫骨近端组成的膝关节面与胫骨远端组成的踝关节面的平行关系。

胫腓骨肩负着行走和负重的功能,是人体中主要负重骨骼。胫腓骨处于人体的低位,在日常工作和生活中容易遭受损伤。胫腓骨骨折为人体最常见的长骨骨折之一,其骨折约占全身骨折的12%,而且多为双骨同时骨折。胫骨表面软组织覆盖少,其前内侧面均位于皮下,在遭受暴力作用时,比其他部位长骨更容易出现开放性损伤。小腿肌肉主要包裹于后外侧,骨折发生时由于力量失衡,容易使骨折端出现短缩、旋转、成角畸形或向前内侧开放。胫骨血供有三个主要来源(干骺端、骨膜、滋养动脉),其滋养动脉系统在骨折发生时往往容易受损。尤其胫骨中下段骨折或多段骨折时,胫骨骨折远端的血供破坏明显,容易导致骨折延迟愈合或骨折不愈合。随着社会的快速发展,尤其是交通业,建筑业的日益昌盛,高能量伤造成的各种严重胫腓骨骨折不断增加。常导致胫腓骨粉碎性骨折或骨缺损,也易伴发严重软组织损伤或重度污染,这些都给胫腓骨骨折的处理带来了较大困难。此外,在治疗胫腓骨骨折时,应特别注意胫骨近端组成的膝关节面与胫骨远端组成的踝关节面的平行关系。如果处理不当,不仅容易引起骨折延迟愈合、不愈合,或引起骨缺损,导致感染、骨髓炎等外,而且还可能使骨折形成内 / 外成角或旋转移位的畸形愈合,这将给下肢功能造成难以代偿的障碍。

第一节　小腿局部解剖

一、骨 性 结 构

胫骨干上1/3呈三角形,下1/3略呈四方形,由前、内、外三个嵴将胫骨干分成内、外、后三面。胫骨前缘(前嵴)上部较锐,下部较圆,皮下几乎可触及胫骨前嵴的全长。胫骨干凸向前外侧的生理弧度,使其形成略向前外的张力性改变,在处理骨折时,应注意此解剖特点。胫骨远端在其前内侧形成明显凹面,且缺少肌肉组织包裹。在行胫骨远端骨折闭合复位石膏托固定时,如果不注意进行小腿内侧凹面的塑形而垂直固定,有可能使骨折再移位,产生外翻畸形。胫骨中1/3是三角形和类似四方形骨干的移行部,较为薄弱,为胫骨骨折好发部位。胫骨前内侧面仅为皮肤覆盖,软组织保护少,容易发生开放性骨折。胫骨平台与股骨内外髁构成膝关节,胫骨远端内侧骨突为内踝,与腓骨下端所形成的外踝共同构成踝穴,并与距骨共同组成踝关节。胫骨上下端的膝、踝关节在平行轴上运动,胫骨骨折后恢复其良好力线,保持膝、踝关节轴的平行一致,防止成角和旋转移位,是治疗胫骨骨折的基本原则之一。

腓骨体附着许多肌肉，上 1/3 为强大的比目鱼肌，下 2/3 有踇长屈肌和腓骨短肌。在腓骨上 2/3 的前、外、后侧有趾长伸肌、腓骨长肌和胫骨后肌包绕，而下 1/3 则甚少肌肉附着。腓骨中上 1/3 交点及中下 1/3 交点均是两组肌肉附着区的临界点，也是相对活动与相对不动的临界点，承受着较大张应力，在肌肉强力收缩时，可能使腓骨遭受损伤。腓骨体有支持胫骨的作用，但无直接负重作用。

腓骨近端腓骨头扁圆形的关节面与胫骨近端外侧髁后外侧的腓关节面形成上胫腓关节，当踝关节背伸 / 跖屈使腓骨下端分开 / 接近时，上胫腓关节亦有少量运动。腓骨远端向下延续与胫骨外侧切迹形成胫腓连接组成外踝。由于腓骨体解剖的特殊性，经常被切取用于内植材料，其后果往往不被关注。在儿童可引起踝外翻畸形，但在成人，以往认为，只要保留下端，以保持距小腿关节稳定，腓骨干切除后对小腿负重既无影响，亦不致引起畸形。但近年来有人研究认为，腓骨干的完整性对稳定踝关节非常重要。在腓骨干中 1/3 切断，虽然保持胫腓连接及骨间膜完整，但可引起胫腓连接分离，踝关节不稳及距骨移位，一定时间后，有可能引起踝关节创伤性关节炎。单独腓骨骨折多系直接打击造成，骨折移位不多，且容易愈合，往往保守治疗。儿童腓骨富有弹性，胫骨发生骨折时，腓骨可能仅发生弯曲变形（图 43-1）。

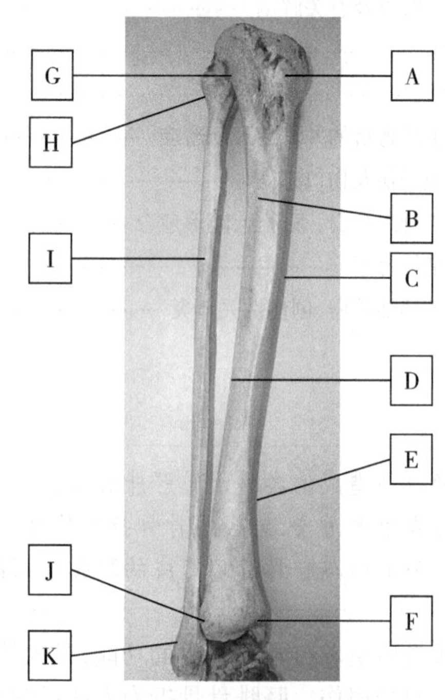

图 43-1 胫腓骨正侧面

胫骨粗隆（A），胫骨外侧面（B），胫骨嵴（C），骨间缘（D），胫骨中下段内侧凹（E），内踝（F），上胫腓关节（G），腓骨小头（H），腓骨体（I），下胫腓连接（J），外踝（K）。

二、骨筋膜间隔室

小腿被胫、腓骨，骨间膜，深筋膜，小腿前侧肌间隔及小腿后侧肌间隔分为 4 个筋膜间隔区，其中包含有肌肉，神经和血管。这 4 个间隔区从上到下延伸为 4 个骨筋膜间隔室，即前、外、后浅及后深骨筋膜间隔室（图 43-2，3）。

（一）前侧骨筋膜间隔室

小腿前侧骨筋膜间隔室包含了胫前神经血管束和使踝关节及足背屈的肌肉：胫骨前肌、踇长伸肌、趾长伸肌、第三腓骨肌；胫前动、静脉及由近端进入的腓深神经。肌肉、神经和血管被由前侧为深筋膜，后侧为结实的骨间膜及腓骨前侧，内侧为胫骨，外侧为小腿前肌间隔，顶部为上胫腓关节，下界为小腿伸肌上支持带所组成的锥形筋膜间隔包绕。腓深神经支配前间隔室的肌肉和趾短伸肌的运动。神经血管束一般位于胫骨前肌的外侧，骨间膜的深面，在行胫骨穿针时应注意避免损伤之。在正常情况下受外力时，由于肌肉的保护，其深面的神经、血管一般可免受损伤。在近踝关节部位，胫前肌肌腱，伸踇长肌肌腱、伸趾长肌肌腱逐渐靠近，胫骨骨折后形成的骨痂，在此处可能影响此部位肌腱的滑行。骨筋膜前室坚韧的四壁，由上向下逐渐变小类似于锥形的空腔，弹性差。正常时，其组织压为 0mmHg。一旦间隙内压力增加，组织

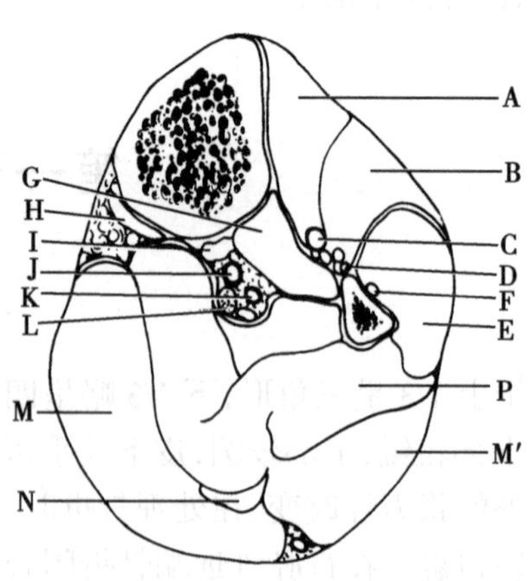

图 43-2 小腿筋膜间隔区（骨筋膜室）分布

前区包括胫前肌（A），伸踇、伸趾肌（B），胫前动脉（C），腓深神经（D）；外区包括腓骨肌（E），腓浅神经（F），后深区包括胫后肌（G），屈踇、屈趾肌（I），胫后动脉（J），腓动脉（K），胫后神经（L）；后浅区包括腓肠肌（M、M′），跖肌（N），比目鱼肌（P），（H）为踇肌

压加大，其间隙的缓冲能力差，较容易产生循环特别是肌肉内微循环的障碍，导致缺血性变化，甚或缺血性坏死。

（二）外侧骨筋膜间隔室

外侧骨筋膜间隔室位于腓骨外侧，包含腓骨长、短肌及足外翻肌。腓骨长肌起于腓骨头外侧面，腓骨短肌近端位于腓骨长肌深面，远端则位于其前方，至外踝后方时，位于前侧的一条即为腓骨短肌腱。腓骨长、短肌的肌腹保护了除外踝以外的腓骨骨干。腓浅神经在腓骨肌和伸趾长肌的肌间隙内经过，并支配此两肌肉。除了腓骨颈骨折外，腓神经很少因为腓骨干骨折致伤。外侧间隔室内无重要的血管结构，其骨筋膜间隔室综合征发生率比前间隔室低，严重程度亦比前间隔室小。

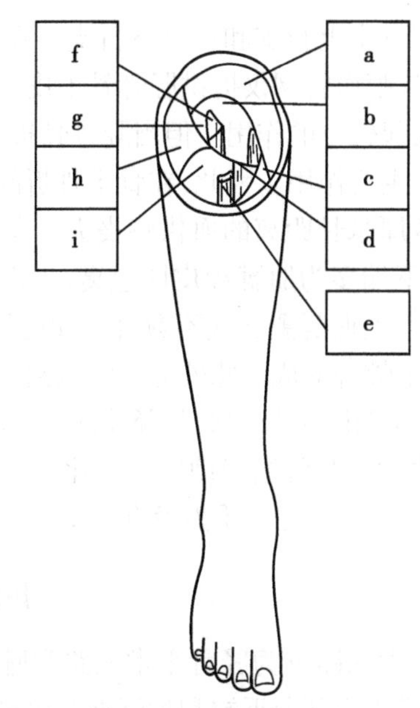

图 43-3　小腿筋膜间隔室分区

后侧浅室(a)，后侧深室(b)，胫后血管及胫神经(c)，胫骨(d)，胫前血管及腓深神经(e)，腓血管(f)，腓骨(g)，外侧室(h)，前侧室(i)

（三）后深骨筋膜间隔室

后深骨筋膜间隔室位于浅室的深面，由胫、腓骨，骨间膜和小腿筋膜深层组成，比目鱼肌几乎包绕着此间隔室后侧。此间隔室虽小，但有重要的组织结构穿行。除包含有附着于胫骨、骨间膜及腓骨后侧面的胫骨后肌，踇长屈肌、趾长屈肌外，还有胫神经和胫后动脉及其主要分支腓动脉。胫后血管、神经束首先由腘窝进入，再穿行于胫后肌和踇长屈肌、趾长屈肌之间，至内踝后方时形成胫骨后肌，趾长屈肌，胫后神经血管及踇长屈肌的组织结构形式。

（四）后浅骨筋膜间隔室

后浅骨筋膜室间隔最大，有小腿三头肌的腓肠肌、比目鱼肌，跖肌和紧贴于胫骨内后壁的腘肌。腓肠神经，大、小隐静脉亦位于其中。此区亦可发生骨筋膜间隔室综合征，但其张力较小，无重要的神经血管束。位置比较表浅，临床上比较容易发现。

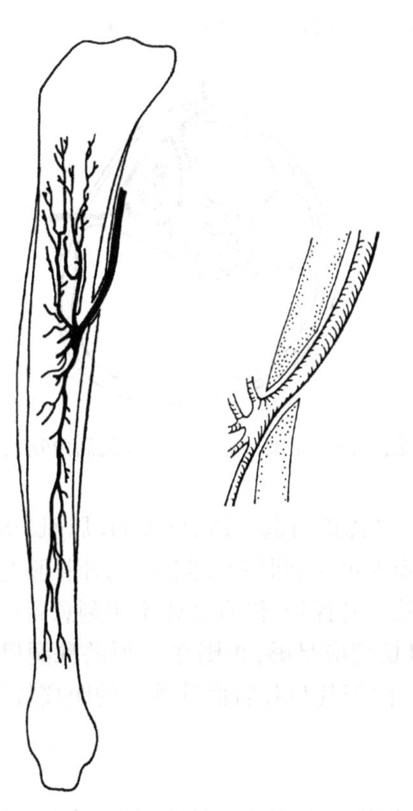

图 43-4　胫骨营养动脉的入骨部位在胫骨后外中上 1/3 交界处

三、胫骨的血液供应

胫骨的血液供应有三个来源：骨骺干骺端血管系统，骨膜血管系统，滋养动脉系统。骨骺干骺端血管在骨骺及干骺部血管吻合甚多，血供丰富，胫骨远端干骺血管与由髓腔下降的滋养动脉存在吻合。胫前动脉沿骨间膜而下并发出很多分支供应胫骨骨膜，胫骨骨膜血管网主要来自胫前动脉系统。胫前动脉在胫骨后肌起点上端，由骨间膜近端裂孔穿过骨间膜进入胫前间隙并紧贴骨间膜下行。胫骨近端骨折时容易损伤胫前动脉系统。胫骨的滋养动脉主要起源于胫后动脉，它通过胫后肌的近端再于胫骨中 1/3 近端的后外侧面进入骨皮质，入点恰在比目鱼肌线下。滋养动脉在入髓腔前斜穿骨皮质约 5cm，其在皮质内没有分支(图 43-4)。如胫骨骨折发生在血管进入胫骨皮质处则容易导致滋养动脉主干损伤。该动脉入髓后一般分成三个上行支和一个下行支。在通常情况下,胫骨髓腔动脉系统供给未受损伤胫骨骨干的绝大多数营养,骨膜血管网仅提供胫骨骨干皮质周围 1/4~1/3 的血供,所以,骨膜血管在未受损的胫骨骨皮质血液供应中仅起较小的作用。但当胫骨骨折发生后,由滋养动脉来的髓内血液供应遭到破坏,骨膜的血液供应则逐渐起主要作用。因此,在骨干骨折的治疗过程中,如果髓内血液供应破坏的同时,骨膜被广泛剥离,那么整个数厘米长距离的血供将丧失。尤其胫骨中下 1/3 段骨折时,供应胫骨下 1/3 的血供将明显减少。同时、胫骨下端多为肌腱和皮肤包裹,骨折远折端骨膜动脉一旦破坏,往往导致胫骨下 1/3 骨折愈合速度减慢,甚或产生迟延愈合或不愈合。如能尽少破坏胫骨周围软组织,减少骨膜剥离,将有利于其周围血管再生,有利于骨痂形成。此外应该注意到,足背动脉虽然为胫前动脉的终末支,但是,由胫后动脉于腓骨上 1/3 的中下部发出的腓动脉,与胫前动脉之间有许多吻合。因此,当胫前动脉损伤或栓塞后,仍有可能扪及足背动脉搏动。胫骨滋养动脉恰在比目鱼肌线下,于胫骨后外中上 1/3 交界处进入骨皮质。其入髓腔前斜穿骨皮质约 5cm,在皮质内没有分支。入髓腔后分为上行和下行支,为皮质骨的主要血供来源。

四、小腿手术入路

小腿手术入路分为胫骨手术入路和腓骨手术入路。胫骨 1/3 位于皮下,术中较容易沿胫骨前内侧显示胫骨,而腓骨除部分近端和远端外均包裹于肌肉中,显露腓骨常常需要剥离肌肉组织。手术路径的选择通常依据其骨折部位、软组织条件、所采用的固定器材及固定技术来决定。胫骨手术入路主要有:胫骨前内侧手术途径、前外侧手术途径、后内侧及后外侧手术途径,其中以前外侧和内侧手术途径较为常用。

(一) 胫骨手术入路

1. 胫骨前内侧入路　于髌韧带内侧开始,沿胫骨前缘内侧向下延伸,皮瓣下即可见胫骨内侧面,切口长度可按手术需要而定。胫骨骨折后的断端血供主要来源于骨膜血管,不宜过多切开和剥离骨膜,仅限于需要显露的区域。

2. 胫骨前外侧入路　沿胫骨前缘外侧略呈弧形向下切开,于骨膜下向内、外侧剥离骨膜。将胫骨前肌、蹈长伸肌以及胫前血管神经束牵向外侧即可显露胫骨。胫骨骨膜血供主要来源于前间隔室的胫前动脉系统,不可无原则地剥离骨膜,一般剥离骨折端够复位或够放置持骨器稳定骨折端即可。

3. 胫骨后内侧入路　在小腿三头肌前缘沿胫骨后内侧嵴做纵切口,切口长度依据手术需要而定。切开皮肤皮下组织,找出隐神经及大隐静脉并予以保护。切开深筋膜,显示腓肠肌和比目鱼肌等,将肌肉、神经血管束牵向后方,切开骨膜显露胫骨。如有必要,可切断比目鱼肌在胫骨内侧起始,推向后方,显露位于深浅肌群之间的胫神经及胫后血管(图 43-5)。

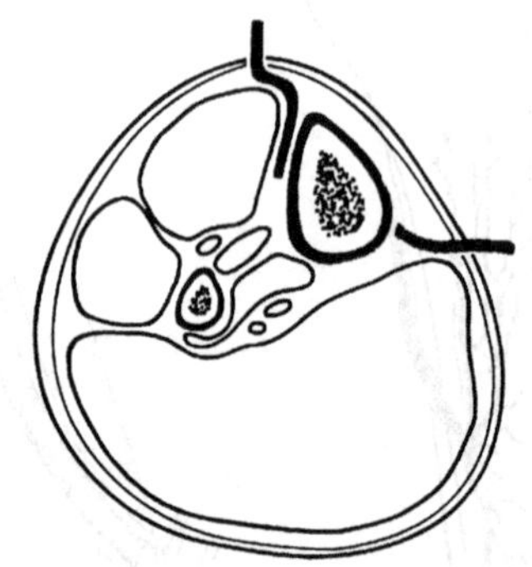

图 43-5　胫骨骨折手术之外及后内侧入路

4. 胫骨后外侧入路　侧卧位或患侧垫高 45°位,从外侧间隔室肌肉及腓骨的后方,后侧间隔室肌肉的前方进入。小隐静脉行走于小腿后外侧,主要勿损伤该静脉。由位于后侧肌间隔的腓肠肌、蹈长屈肌与外侧肌间隔的腓骨、长短肌之间的间隙进入。找到腓骨外侧缘,其深面有起于腓骨的蹈长屈肌,将其切开后通过骨间膜的前侧继续向内侧解剖。分离胫骨后肌,顺骨间膜即可达到胫骨外侧缘,切开骨膜行骨膜下剥离即可显露胫骨。胫后血管神经束有胫骨后肌、蹈长屈肌将其隔开保护,没有必要不用刻意解剖。手术切口沿腓骨后缘进行,胫骨位于腓骨的前内侧,部位较深,切口长度应足够,否则在 V 形的深洞里操作会很困难。胫骨后外侧入路可显示胫骨干后侧面,但在胫骨近端,由于其与胫后血管神经的距离较近,很难进行安全显露,不能应用后外侧途径。

(二) 腓骨手术入路

显露腓骨较为简单。切口可自外踝的后方开始,沿腓骨外侧缘向上到达腓骨头。切开皮肤,浅、深筋膜,分离肌肉,切开骨膜,骨膜下剥离显示腓骨。腓总神经在绕经腓骨颈时,位置表浅,切口过深容易损伤之。

(三) 探查小腿神经血管手术入路

1. 探查腓总神经入路　入路沿股二头肌肌腱后缘下行至腓骨颈下方约5cm处。腓总神经位于胫神经外侧，沿股二头肌肌腱后内缘下行，于腓骨头后绕过腓骨颈，与骨膜紧密相连。顺切口切开皮肤，浅、深筋膜，显露股二头肌并向侧方牵开。在切口近侧股二头肌后内侧面游离腓总神经，分离保护绕过腓骨颈的腓总神经后，见其进入腓骨长肌深面。腓骨长肌起自腓骨头，探查神经走向，可切断附着于腓骨头上的腓骨长肌，注意辨认和保留腓总神经分支，可向下显露腓总神经。

2. 探查腘动、静脉入路　沿半腱肌、半膜肌肌腱外缘纵行向下至腘窝皱纹横行向外，于股二头肌后缘向下呈S形切开皮肤。在小隐静脉汇入腘静脉的外侧，纵向切开深筋膜。在上半部，分开半腱肌、半膜肌及股二头肌；在下半部，分开腓肠肌内、外侧头即可显示胫神经。胫神经前内侧的深方即为腘动、静脉。

3. 探查胫后动、静脉入路　沿胫骨后内缘做纵向切口，显露大隐静脉、隐神经。切开深筋膜，向后切开腓肠肌，显露深面的比目鱼肌并沿其内缘切开，再向后牵开该肌，即可见神经血管鞘。

4. 探查胫前动、静脉入路　沿胫骨前缘做纵向切口，辨认胫前肌和趾长伸肌的间隙，分别将两肌向内、外牵开，即可显露胫前动、静脉和腓深神经。

第二节　小腿骨折的诊断

一、受伤病史

小腿胫腓骨骨折一般有较为明显的外伤史，伤后局部的主要表现为：疼痛、肿胀、功能障碍等。就诊时应该了解其创伤作用力种类(如直接暴力伤或车祸、坠落等间接暴力伤)，受伤时间，受伤时情况，接诊时生命体征，是否为开放性损伤及伤口情况，是否有其他合并伤以及伤后经过何种处置，尤其是开放性骨折。

创伤作用力愈大，受伤时间愈长，其可能形成损伤的严重程度愈大，合并伤的概率亦愈高。例如车祸等高能量伤，容易导致胫骨致粉碎性骨折、开放性骨折。受伤时间长，其伤口感染、内出血形成的间隔区内压力增高的可能性愈大等。

受伤时情况主要是要了解其创伤机制。通过对创伤机制的分析，掌握其骨折的特点，骨折移位方向，软组织损伤的范围及程度，合并伤存在的可能，以及其发展的趋势等。

伤后曾经何处置，主要涉及运送中有否进行固定，为何种固定，固定时间的长短；有否使用止血带；伤口是否包扎，骨折端是否回纳；使用过何种药物等。

二、临床体检

临床体检时除了肿胀、压痛等基本体征外，还可能存在畸形、反常活动、骨擦音或骨擦感等骨折的专有体征。反常活动、骨擦音或骨擦感有可能增加其副损伤，不要刻意进行。

压痛是反映骨折存在部位的基本体征。在儿童的青枝骨折，成人的腓骨骨折，有时尚可以负重行走，而固定且限局的压痛有可能警示骨折存在的可能性，必须摄X线片予以证实或排除。

如已有局部异常活动，乃至出现成角旋转等畸形时，则无需再查压痛，而只需对合并伤的征象加以核实，并摄X线片了解骨折情况。

胫腓骨骨折直接合并神经损伤者较少见，但腓骨颈骨折时，容易伤及绕行腓骨颈的腓总神经。但是，每个胫腓骨骨折的患者必须要记录踝关节背伸、跖屈，足趾的背伸、跖屈以及足的皮肤感觉等神经系统的情况，以备了解有无前筋膜间隔综合征发生的征兆，了解石膏固定后是否发生腓总神经压迫，了解术中操作或体位是否造成腓总神经功能改变等情况。

胫腓骨骨干骨折直接合并血管损伤的可能性也不多，但胫骨上端骨折发生血管损伤的可能性较大。胫前动脉在该处穿过骨间膜，骨折时容易拉伤，或被附近的骨折块损伤。另一处有可能损伤血管的部位是胫骨下端骨折。无论什么部位胫腓骨骨折的患者，必须检查足背动脉和胫后动脉有无搏动，此外，还要检查其他有关血运的体征，如毛细血管充盈、肌肉收缩力、皮肤感觉及疼痛的类型等，并做详细的记载。

软组织损伤的情况需仔细估计。有无开放伤口，有无潜在的皮肤坏死区，在预后估计上均有重要意义。捻挫伤对皮肤及软组织均会造成严重影响，有时软组织和皮肤损伤的真正范围，需要经过若干天才能确切判断。

伤肢远端温暖以及足背动脉未消失，绝非供血无障碍的证据。有任何可疑时，均应进行 Doppler 超声检测，乃至动脉造影检查。对小腿部肿胀应有充分的警惕，尤其是触诊张力大，牵拉相关肌肉引起疼痛时，应立即行骨筋膜室压力的检测及监测，以及时发现筋膜间隔综合征并予以解除。

三、X 线检查

创伤后良好的 X 线片检查是非常必要的。一般包括胫腓骨正位、侧位，有必要时可摄内侧、外侧斜位片。正确的 X 线片除有助于明确骨折部位、骨折类型、骨折移位程度等内容外，还能协助分析其创伤机制、骨膜的损伤情况，有可能出现的软组织损伤以及骨折的移位趋势等（详见创伤解剖一章），并为创伤治疗提供依据。

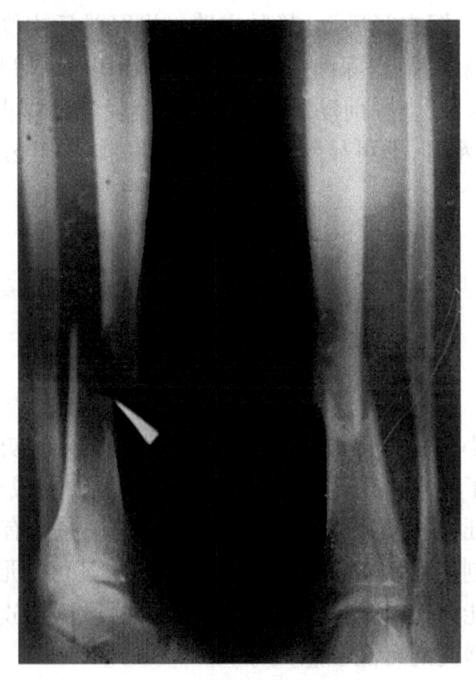

图 43-6 蝶形骨折

基底部对侧总有一短横形骨折线。此例蝶形骨折块之下斜折片未显示，易误诊为斜形骨折而选择错误治疗

有些线形骨折不一定能在 X 线片上显示清楚，可疑时必须结合临床，并以临床为主，先行实行保护性措施。急诊 X 线片无法诊断者，可建议行 CT 扫描，或两周后线形骨折区出现变化时复查 X 线片以协助诊断。

还有一些骨折，可以通过骨折表现出的特点，来推断其损伤机制和真正应归属的骨折类型（图 43-6）。

创伤暴力的作用有可能是一种复杂的过程，如胫骨远端骨折时，其作用力有可能涉及腓骨的近端。X 线片正侧位检查，应包括相应的膝、踝关节，以便更好地了解骨折的具体情况，了解上下关节面的关系。长度不够的 X 线片有时可能遗漏高位的腓骨骨折（图 43-7）。

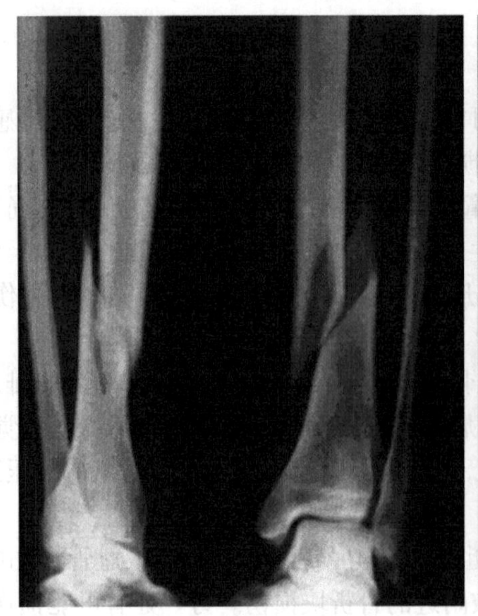

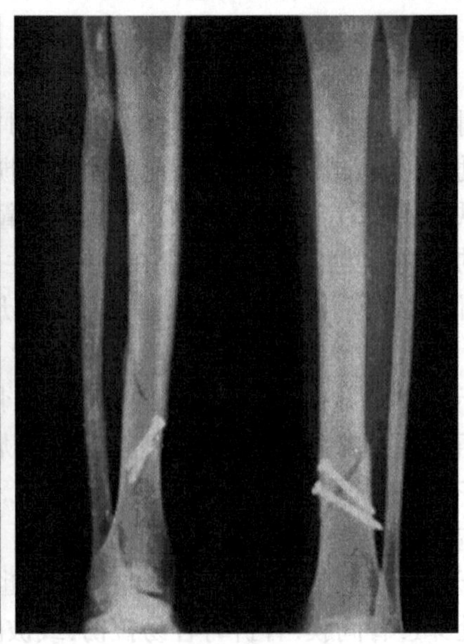

图 43-7 投照范围不足的 X 线片，遗漏了病变部位

基底部对侧总有一短横形骨折线。此例蝶形折块之下斜折片未显示，骨折远端可见线形低密度影直通踝关节，易误认为仅为斜形骨折而选择错误治疗。

四、容易出现误诊或漏诊的问题

胫腓骨骨折本身的诊断并不困难，而有些合并伤和并发症时却有遗漏，甚至造成严重后果，不能不十分慎重。

1. 皮肤损伤伤口的大小不足以反映皮肤及皮下组织损伤的严重程度，潜在性开放骨折更是如此。
2. 神经损伤性功能障碍　有三种可能：神经本身损伤，血管损伤或筋膜间隔综合征，需加以区别。
3. 血管损伤。
4. 筋膜间隔室综合征。
5. 同侧膝关节损伤。
6. 高位腓骨骨折。

以上各项将在开放性骨折一节及并发症一节中深入讨论。

五、骨 折 分 型

骨折一般依据骨折发生部位，骨折线走行，骨折形态，骨折程度及软组织损伤情况等因素进行分类。由于小腿骨折分类方法较多，标准不一致，从而给诊断、治疗及术后结果的比较带来一定困难。目前临床应用较多的是基于骨折部位、形态及损伤程度等的 AO/ASIF 分类法。

AO/ASIF 分类是以数字字母组合的形式来代表骨折部位及骨折类型。解剖部位用数字代表：1 代表肱骨，2 代表尺桡骨，3 代表股骨，4 代表胫腓骨等。长骨（胫骨）又被分为上、中、下 3 个段，再以 1 近端、2 中段、3 远端进行标示。但基于踝关节骨折的复杂性，AO/ASIF 将踝关节骨折列为第 4 段即踝段。每一区域骨折用 A、B、C 字母进行分型：A 代表单纯骨折，B 为楔形骨折，C 代表复杂骨折。每一型又被分为三个组：A1、A2、A3；B1、B2、B3 和 C1、C2、C3。也就是说，除踝关节外的胫骨骨折的诊断分类有：41A、41B、41C；42A、42B、42C；43A、43B、43C，如 42-C，4 代表胫骨、2 代表中段、C 代表复杂骨折，即胫骨中段复杂骨折。每组又可细分为三个亚组，亚组分类比较细致，复杂，详见附录二 AO 骨折分类法。

Johner 和 Wruhs 分类亦有一定的参考价值，其将胫骨干骨折分为单纯、蝶形及粉碎性骨折。并以此反映出其常见原因和机制，但并不涉及骨折移位及软组织的损伤严重程度（图 43-8）。

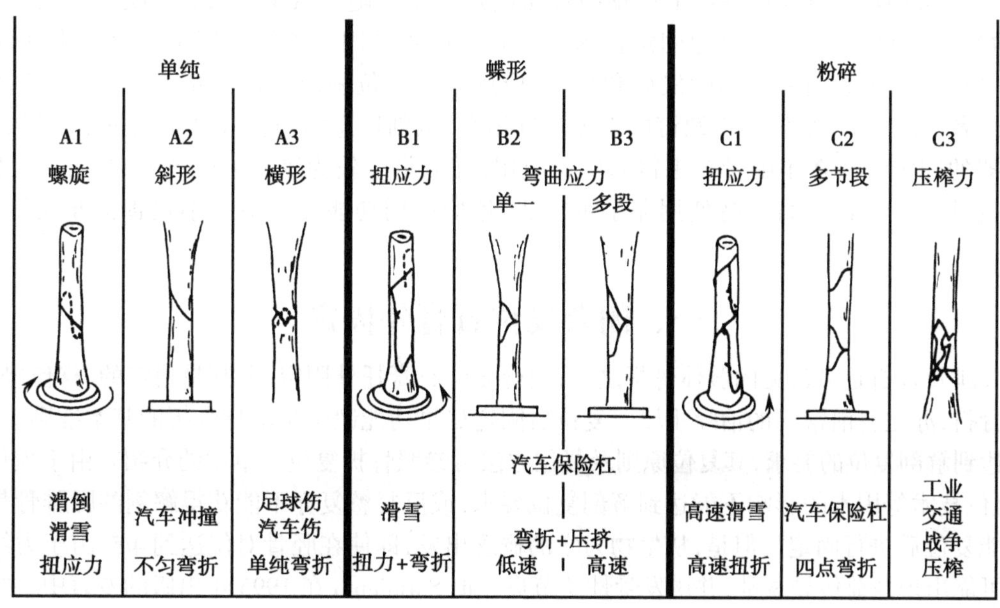

图 43-8　小腿骨折的类型、常见原因和创伤机制

（引自 Johner R，Wruhs O. Clin Orthop，1983，178：7-25）

骨折后移位的趋势固然和骨折的类型有一定的相关性，但创伤机制以及肌肉牵拉二者的影响更为直接。小腿双骨折绝大部分的移位是向内、向前成角，极少有反向者（图 43-9）。而单独胫骨骨折则主要向外成角。

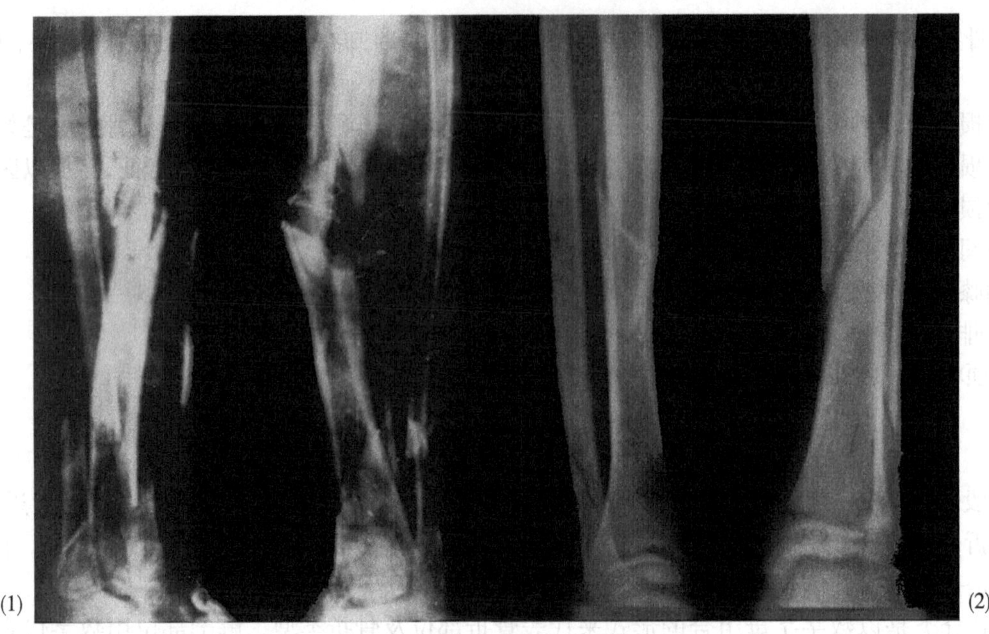

(1) (2)

图 43-9 胫腓骨双骨折的移位趋势

(1) 常见之移位：胫骨向内、向前成角；(2) 胫腓骨螺旋形骨折，腓骨外踝上骨折，无移位，形成支撑，类似单独胫骨骨折之向外成角

第三节 闭合骨折的治疗

胫腓骨骨折的治疗原则多年来变化不太大，但对于这些原则的应用则不断有所改变。在 20 世纪 30~40 年代多数主张用闭合复位固定，50~60 年代初又多趋向于手术治疗。近 30 年来，AO 技术传播甚广，产生了极大的影响，内固定基本上以钢板加压固定为主。随着 AO 技术所反映出来的一些负面影响，受到愈来愈多重视的同时，其他固定技术，如髓内钉、骨外固定器等应用于治疗胫腓骨骨折，得到了迅速的开展。由于髓内钉技术的发展和进步，应用闭合复位髓内钉内固定术治疗具有适应证的胫腓骨骨折患者，优于切开复位钢板螺钉内固定。近年来，微创理念的强调和锁定板技术发展，使锁定板内固定支架的固定方式在小腿骨折中得以广泛应用，并取得了较为满意的临床效果。但与此同时，以 Satmiento 为代表的学派一直坚持使用非手术疗法，他们应用功能支具治疗小腿骨折亦获得了优良的治疗效果。

一、闭合复位石膏外固定

小腿胫腓骨骨折是最常见的肢体骨折之一，闭合复位石膏托外固定，尤其是稳定的、移位轻或没有移位的简单骨折，亦是目前常用的治疗手段。复位后固定尽早功能锻炼是治疗骨折的基本准则。骨折复位应尽可能达到解剖复位的要求，其复位原则及复位方法可参照骨折复位一章中的介绍。由于损伤原因，创伤程度，复位技术等因素的影响不能达到解剖复位要求，或反复整复亦不能获得解剖的胫腓骨骨折，允许其达到功能复位后进行固定。但是，从生物力学的概念出发，即使在胫骨对位达到 4/5，由于力线的改变，踝关节也可能出现载荷传导紊乱，并诱发骨性关节炎。但 Sarmiento 在 1995 年出版的专著中，提出胫骨骨折复位遗留轻度移位或成角者（$<15°$），经长期观察，并未发现有骨关节炎改变。但此观察仅为 X 线片结果，尚不足成为定论。

在充分麻醉状态下，采用合理的步骤，应用熟练的手法，可使某些种类骨折达到解剖位置。但如确实由于某种原因或其他困难而致复位难以满意时，反复多次的复位操作，甚至是暴力式的整复是不可取的。反复整复或暴力式复位的整复过程可能引发再损伤，或由此而引发严重的并发症，如筋膜间隔综合征，神经、血管损伤，或原为潜在性的开放骨折演变为实际的开放骨折等，此种因小失大做法是不可取的治疗方式。因此，依据“骨折复位”一章中提出的标准尺度，闭合复位不满意者，在不增加创伤的情况下，于骨折部位行小切口切开复位或行手术切开复位能更好地改善其复位程度，减少术后可能的并发症（图 43-10，11）。

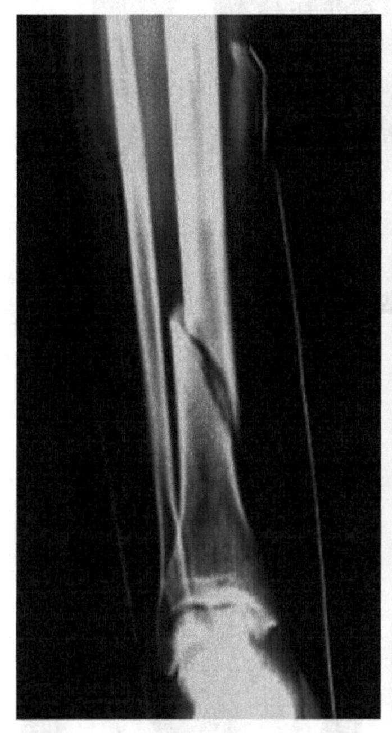
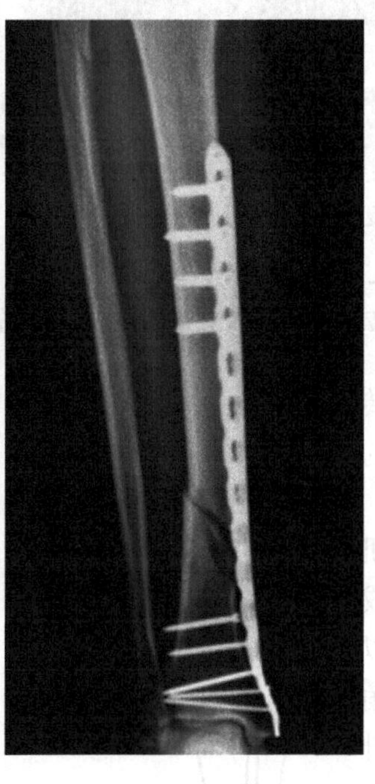

图 43-10 右胫腓骨骨折闭合复位 Mippo 技术干骺端板内固定

胫骨干骺端板偏长，远折端近侧螺钉从锁定孔中滑脱成为无效固定，骨折端残存部分旋转畸形，残留 8° 外侧成角

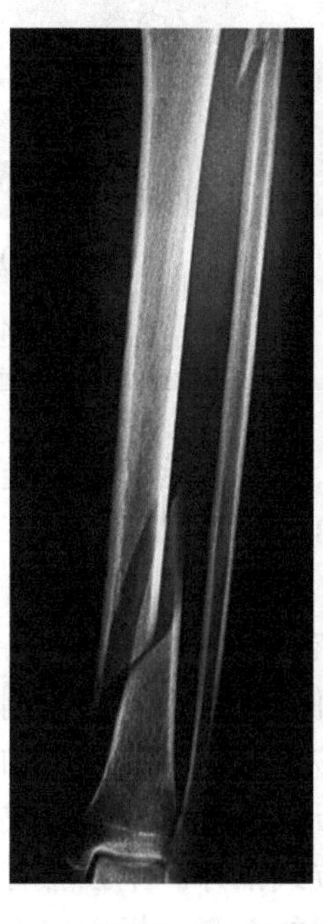
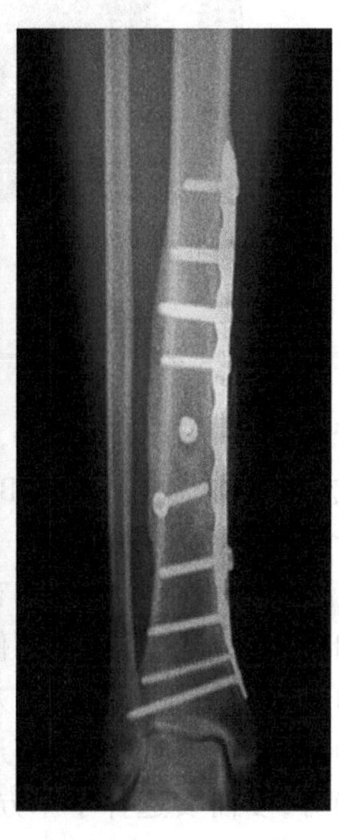

图 43-11 左胫腓骨闭合骨折，断端小切口复位干骺端板内固定

闭合复位未能达到解剖复位要求，行骨折端小切口复位、拉力螺钉稳定，不推移骨折远近端骨膜，经切口置入干骺端板行胫骨内侧锁定钉固定，骨折愈合良好

骨折初期，由于骨折端、软组织等的出血，小腿必然肿胀。在以往的治疗中，开始即以长腿石膏管型固定的方法不利于组织回流，不利于对软组织和血运的观察，还容易发生皮肤压疮、坏死或筋膜间隔室综合征。所以，在骨折整复后，初期最好使用长腿石膏后托维持骨折的复位。待肿胀明显减轻或消退后再改为管形石膏固定。膝关节屈 20°~30° 固定，以利控制旋转。屈曲过多，有可能因伸膝装置紧张，牵拉致使胫骨上骨折端抬起，骨折向前成角。踝关节应置于功能位，这是经常被忽略的问题，以致最终遗留踝关节背伸障碍，造成行走及下蹲困难。在石膏管型固定过程中，由于软组织肿胀的消退，常有发生骨折成角畸形的可能，可于 3~4 周利用石膏切开的几何成角方式进行楔形矫正（见图 4-40，41）。

U 形石膏夹板对小腿下 1/3 及其以下部位的新鲜骨折，或在中 1/3 部位愈合后期的骨折均有良好的固定作用。后者是先以长腿石膏管型固定，待骨折已有连接性骨痂后，更换为 U 形石膏夹板固定。更换石膏时，应注意由助手协助把持骨折端的稳定。由于胫腓骨双骨折后的基本移位趋势是向侧软组织作用力小的前内侧方向成角，即向内向前成角。所以，无论早期或后期使用 U 形石膏夹板固定，应注意使 U 形石膏的小腿段略向前移，移行至踝部时再转向两侧并绕过足底，使其处于前内和后外的对夹状态，而非绝对的内外侧对夹固定。这种旋转式的 U 形石膏夹板对旋转移位的控制也十分可靠（图 43-12）。U 形石膏在小腿向踝关节的移行部，其内侧板前缘应向后翻转（图 43-13A），以减少其对踝关节前内侧的挤压，并可消除其对踝关节背伸运动的妨碍，同时也增强了夹板的坚固性。根据骨折所获得的稳定程度，可将 U 形石

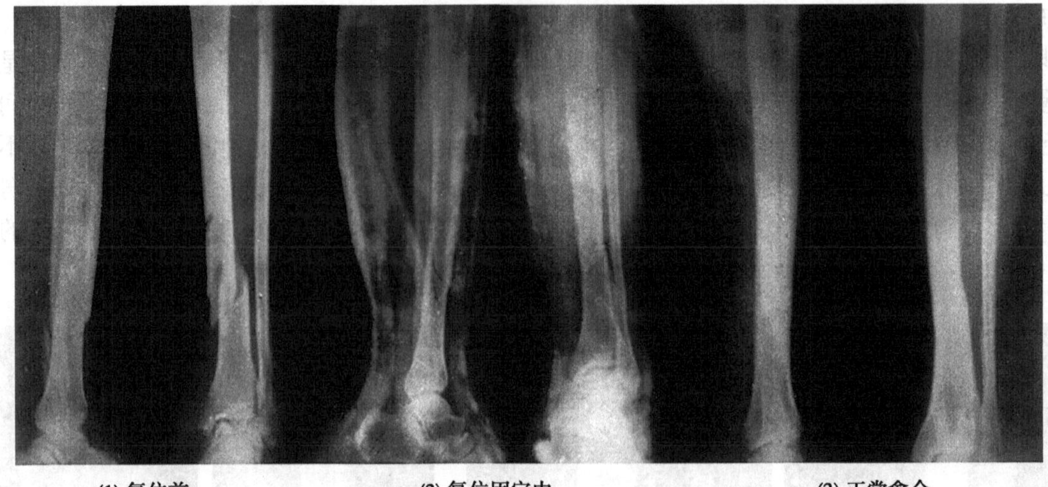

图 43-12 胫腓骨双骨折
胫骨螺旋形，以旋转式 U 形石膏夹板固定，作用可靠

膏夹板的足跟部分切去，或一开始即使用旋转式的石膏夹板（图 43-13B）。对踝部及其以下的骨折固定则无需加旋转。

单独胫骨骨折由于有完整的腓骨支撑，肌肉收缩只能造成踝关节侧倾，骨折多向外侧成角。即使应用真正的侧方 U 形石膏夹板，加以向内弯曲应力的弧形塑形，也难以控制此成角趋势，多需要选择手术方式治疗。单独腓骨骨折往往移位不大，短时间的石膏夹板固定至症状消失即可。

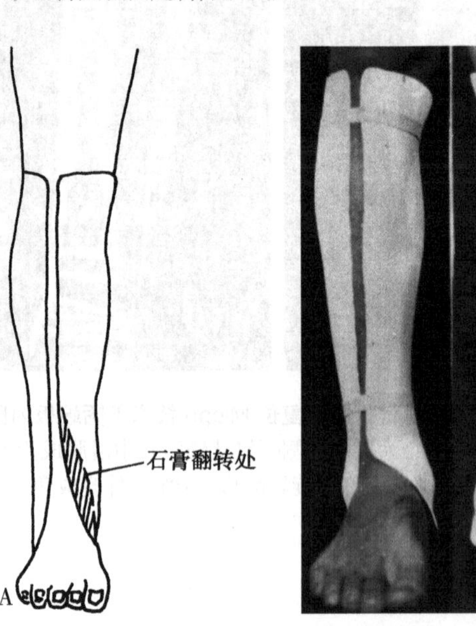

图 43-13 小腿 U 形旋转石膏
以前内与后外相对应，在踝部转为侧方，踝上部石膏应翻转，以免影响踝关节活动

二、Sarmiento 功能支具固定

早在 20 世纪 60 年代，Satmiento 即主张以髌腱支持石膏（PTBC）或功能支具（RTBO）治疗胫腓骨双骨折（见第五章之二）。先以长腿石膏屈曲 50° 固定，由于在髌上及髌旁加以塑形，可防止旋转，改变了以往长腿石膏必须屈曲 20°~30° 位固定的原则。肿消后改用 PTBC 或 PTBO 固定，早期负重，愈合后再换短石膏夹板保护。1967 年报道 100 例全部愈合，闭合者为 13.6 周，开放者为 16.7 周。1989 年报道 780 例有选择者，97.5% 愈合，90% 的患者 <1cm，2% 有 11° 以上的向内或向外成角，2% 有 16° 以下向前或向后成角，其适应证限制在闭合性和低能量开放性损伤者。在 1995 年的报道中，又明确将其适应证定为轴向稳定，最初短缩 < 15mm 或复位后稳定的横形骨折。其数千例的分析，平均短缩 4.28mm，75% 在 21 周内愈合，年龄及部位均不影响愈合速度。Sarmiento 强调早期愈合，这与 Hughston 在 1996 年的观点是一致的，即立即负重较延期负重者，其骨折愈合率高而且快。也就是说，为使闭合复位功能支具治疗获得成功，复位后必须使功能支具能够维持住可以接受的力线，骨折类型必须允许早期负重以减少或避免骨折不愈合。由于骨折在这种固定中必然存在一定范围的活动，移位是难以绝对避免的，因而必然会出现一定程度的错位愈合。究竟以何为度，Sarmiento、Dehne 等，Brown 及 Arlan 均认为 <10° 的成角，疗效仍会满意。Russell、Taylor、Iaavelle 的标准则是内外翻 <5°，前后成角 <10°，旋转 <10°，短缩 15mm 以下。但分离则不能接受，5mm 的分离可能使胫骨骨折的愈合延长到 8~12 个月。

胫腓骨位于膝踝关节之间，维持上下关节的平衡是胫腓骨的主要功能之一。胫腓骨骨折发生后无论使用闭合复位石膏托或功能支具外固定，均不可能达到真正的可靠稳定的要求，由于肌肉软组织作用或肿胀消退后或多或少地会出现骨折的移位或成角。即便是达到了上述复位要求，待治疗结束后亦有可能影响到今后踝关节的功能。所以，只针对于非近关节端的、低能量型的、或不适合行手术治疗的胫腓骨骨折，可采用闭合复位石膏托外固定或功能支具外固定治疗。

三、牵引

在行手法闭合复位后仍不能达到满意复位的胫腓骨骨折，或是有较严重软组织损伤的胫腓骨骨折，做一段时期的牵引治疗，仍不失为一种较好的治疗手段。通过牵引方式使骨折达到骨折复位、对线。对有严重软组织损伤的病例，牵引无挤压或压迫软组织的弊病，并能在牵引下进行换药等治疗。对于肿胀或软组织损伤需要等待时日再行手术者，牵引可维持骨折的长度，减少手术时术中复位的困难。牵引时可行跟骨结节骨牵引术或胫骨下端骨牵引术，可使用牵引弓，将患肢置于 Bŏhler 架，Thomas 架或床头牵引架上。膝关节稍屈曲，牵引力量一般为 3~5kg，在牵引后 24~48 小时内摄 X 线片复查骨折位置。一般在 48 小时内均能达到满意的复位，如复位不满意可进行调整。复位后牵引力要适当减量，选择合适的维持量牵引即可，以免过度牵引。在伤后 3 周左右骨折端已有纤维性连接，比较稳固，可改以长腿管型石膏固定，石膏中保留牵引针。由于选择牵引治疗的病例一般均较严重，因而不宜早期负重。牵引针在伤后 6 周左右拔除，并开始练习持重。

近年来，由于骨折固定方法的日新月异，钢板螺钉内固定技术（如普通板、干骺端板、关节端解剖板，锁定板技术、Mipo- 经皮微创置板技术等），髓内钉内固定技术以及骨外固定架固定技术的长足发展，以及其临床的广泛应用均显示出了其各自优点。因而真正选择牵引治疗作为其终极治疗目标的病例并不多，往往仅作为其早期稳定骨折的权宜之计。当然，牵引治疗的长时间牵引，不仅有可能严重影响患者离床活动，影响关节功能锻炼，而且可能招致一系列的不良后果，尤其对老年人，更值得我们注意。

四、闭合穿针骨外固定器固定

骨外固定器已被广泛应用于四肢长骨骨折的治疗，而对小腿骨折则更显示出其明显的优越性。由于小腿肌肉、神经、血管分布上与其他长骨有着不同的特点，所以在解剖上为骨外固定技术的应用提供了良好的自然条件，它可以以最小的损伤取得较为理想的复位和固定。可靠的固定又为其提供了早期功能锻炼的基础，外固定架弹性固定的优点也可使骨折获得良好的愈合，因此，骨外固定用于小腿骨折治疗的应用范围越来越广。

1. 易复位而不能维持对位的骨折　通过手法复位，在骨折端不切开的情况下闭合穿针，使用简单的骨外固定器即能稳定地维持骨折对位。

2. 胫腓骨严重粉碎性骨折　对于胫腓骨严重粉碎性骨折，采用切开复位内固定很难获理想的对位和稳定的固定。另外，广泛的软组织剥离会导致骨折延迟愈合或不愈合。尤其是靠近胫骨上、下端的粉碎骨折，内固定物置入困难甚至无法置入。而闭合穿针外固定，远、近端固定针可以置入关节面下，采用稳定性能较好的外固定器（如环式、半环式或双平面外固定架器），通过纵向牵引，在 C 形臂 X 线机监视下，利用间接复位技术对粉碎骨折进行功能复位，主要恢复胫腓骨长度、轴线、矫正旋转（图 43-14）。由于固定效果确切，可早期进行功能锻炼，是治疗胫腓骨严重粉碎性骨折的较理想的方法。

3. 作为阶段治疗　一些患者因牵引或石膏固定效果不佳，或不能耐受长期卧床及关节制动的痛苦，又不愿接受切开复位内固定手术，骨外固定可作为阶段治疗的手段。

4. 作为临时治疗　对于一些开发性骨折或早期无条件进行内固定的患者，骨外固定可作为其临时固定手段，待条件允许后再改行内固定治疗。

近年出现的无针骨外固定（pineless extelaaal fixation）（图 43-15），是在骨折早期的某些情况下，作为骨折阶段性固定的一种更加简单的方法。数周后再更换为终极治疗，例如钢板或带锁髓内钉固定等。

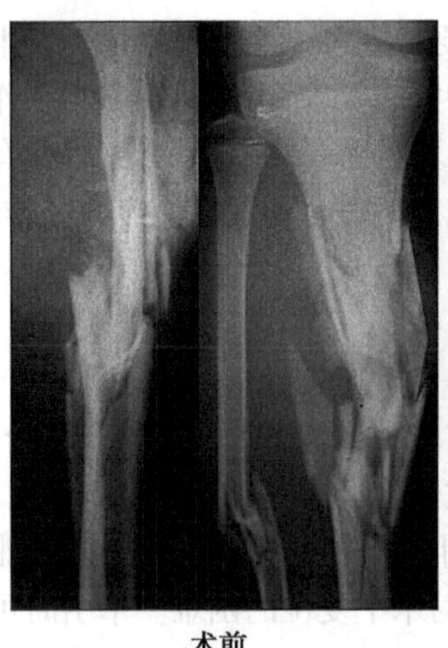
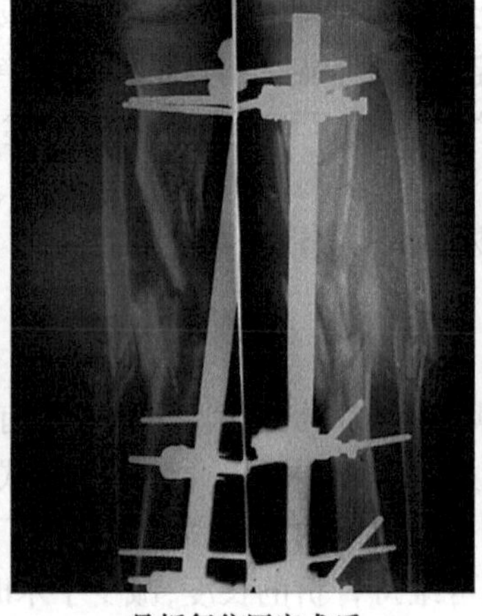
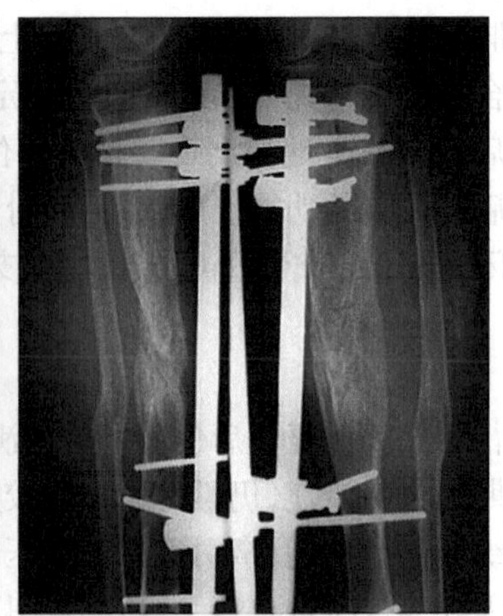

术前　　骨折复位固定术后　　获正常骨愈合

(1) 胫腓骨中上段粉碎性骨折，骨外固定器复位固定

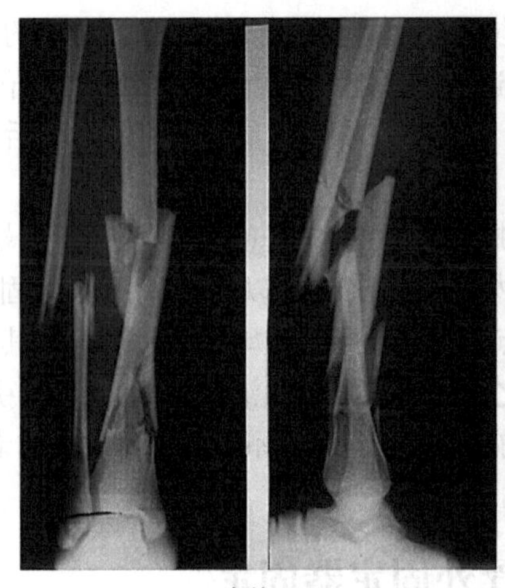
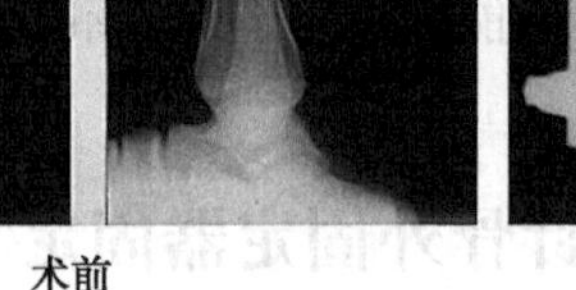
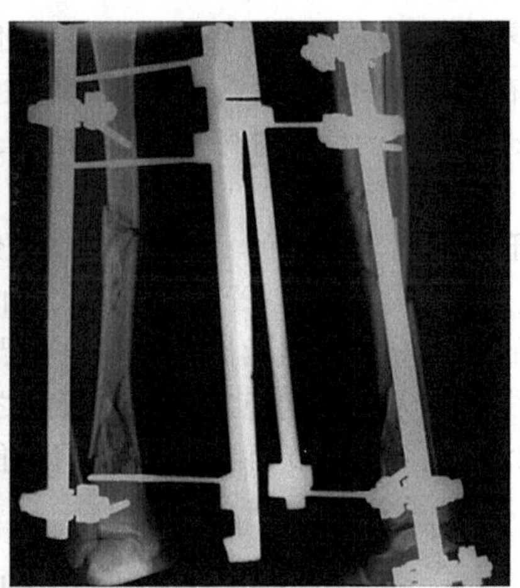

术前　　骨折复位固定术后

(2) 胫腓骨中下段粉碎性骨折，骨外固定器复位固定

图 43-14　胫腓骨严重粉碎性骨折(闭合性),采用闭合穿针外固定

在 C 形臂 X 线机监视下,通过纵向牵引,恢复胫腓骨长度、轴线,矫正旋转及成角畸形

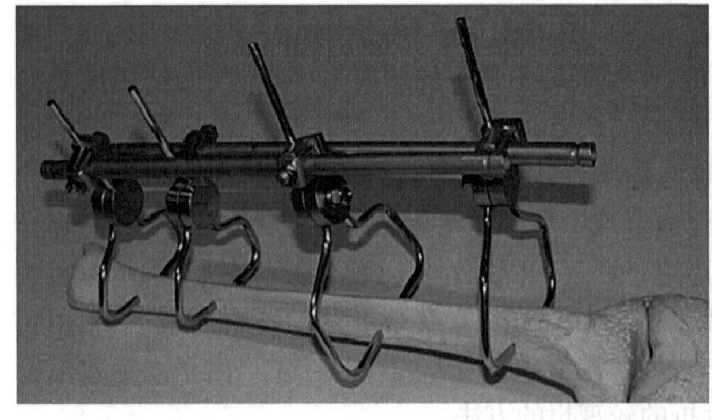
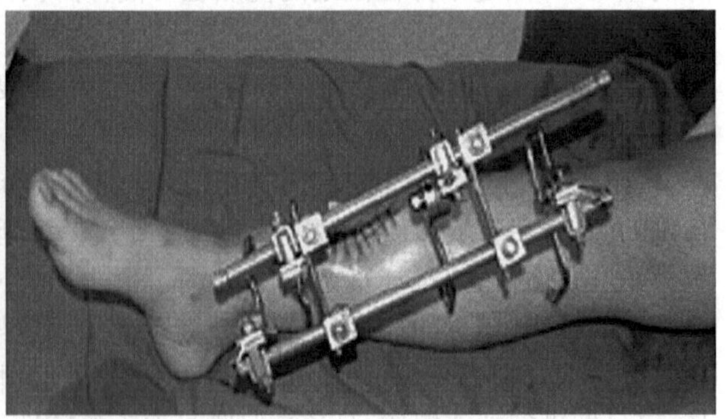

图 43-15　无针骨外固定

五、切开复位内固定

(一) 螺钉固定

螺钉固定适用于胫骨长斜形或螺旋形骨折。长斜形者主要是控制其滑移短缩移位,而螺旋形骨折者则主要用于控制其外旋及短缩移位。螺钉固定时可以用 1~2 枚螺钉垂直于骨干纵轴固定,这种固定不同

于骨折块间加压的垂直于骨折面的固定，否则难以控制其短缩趋势。但螺钉必须通过骨折块的中心部，此点与 AO 骨折块间加压是一致的。若在此基础上，同时将腓骨用钢板固定，则会大大增强胫骨复位后的稳定程度。但无论腓骨是否有钢板固定，术后均需加用石膏固定。由于长斜形或螺旋形胫骨骨折绝大多数发生在中段及下段，上段者多为粉碎骨折。骨折采用闭合或小切口不破坏骨膜血供的复位方式，使用螺钉控制旋转及短缩移位，术后采用旋转式侧方石膏夹板固定即可。这种内外固定的结合，较诸单独使用一种方法具有更明显的稳定优势(图 43-16)。

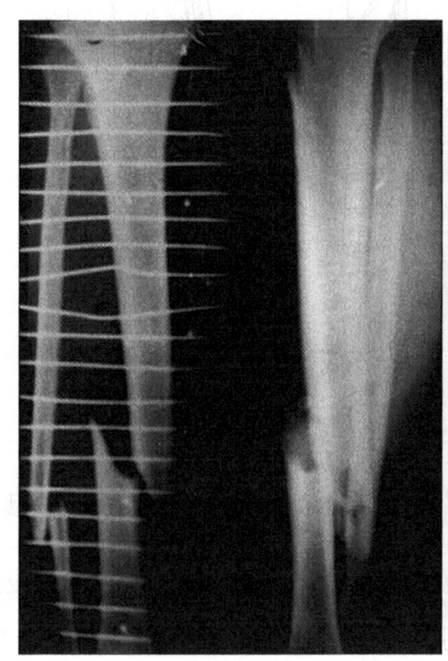

原始骨折移位情况
皮肤仅 1cm 之哆开伤口

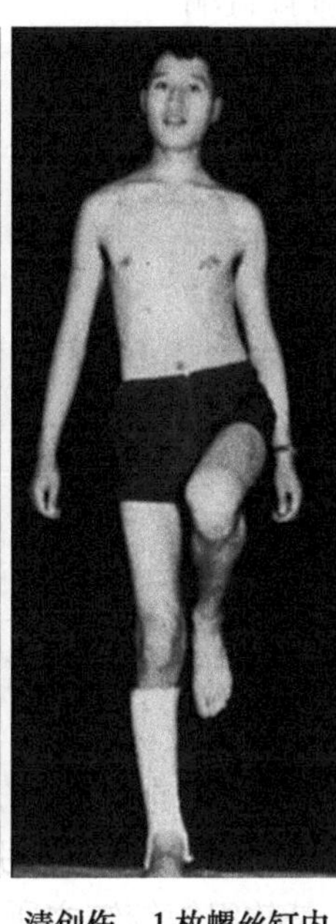

清创伤，1 枚螺丝钉内固定 3 个月后骨折临床愈合，患肢在石膏夹板保护下负重情况

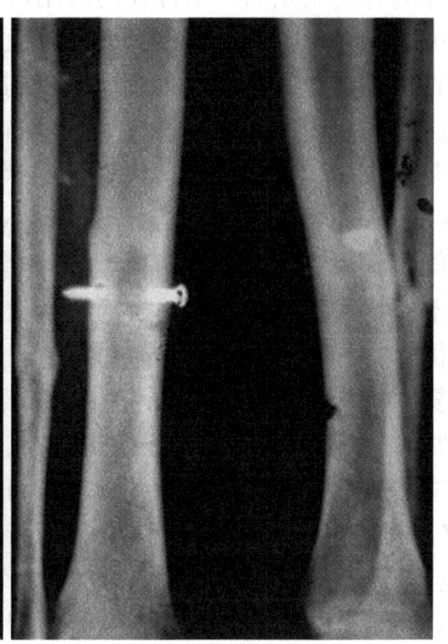

6 个月后骨折坚固愈合

图 43-16 胫骨螺旋形开放性骨折行螺丝钉及石膏局部夹板固定

(二) 钢板固定

在骨折固定一章中已介绍过多种类型的钢板，并结合 AO 技术的发展过程，阐述了其优、缺点及其发展的来龙去脉，并要求针对不同类型的骨折，做出不同的选择。但就目前情况而言，加压器型加压钢板至少在胫骨骨折中已较少应用，其他近年开发的符合 BO(biological osteosynthesis)概念的钢板也已渐成熟(如 LCP)。以往 DCP 最大改变是使用较窄的型号，两端分别带有一个可以容纳松质骨加压钉(6.5mm 直径)穿过的钉孔，以备上下端固定于胫骨平台或踝上部位。专用于固定胫骨平台的 T 形或 L 形支撑钢板或解剖型板均带有较长的板体，对上段或包括上段在内的较长胫骨骨折均有特殊的作用。近年来，钢板内固定有了较大发展，减少了钢板与骨质的接触，尤其锁定板的应用拓展了钢板内固定的应用技术和应用范围。锁定钢板的螺钉锁定于钢板上，为骨质较少的骨骼提供了更好的稳定，其单皮质、双皮质或结合孔的灵活使用，使固定后的力学分布更加合理，应用范围也更加广泛，尤其适用于近胫骨平台的或近踝关节的胫骨骨折。对粉碎性骨折，Mast(1989)、Perren(1991)、Bolbrofner(1995)也曾先后提出一种不同于加压固定的桥接式钢板固定方式(bridging plate)(图 43-17)，这种钢板具有较大弹性，其固定作用类似髓内针，骨膜免遭人为破坏，属于生物固定。

由于胫骨内侧面仅有一层皮肤覆盖，缺乏肌肉保护，因此，习惯上均将钢板置于胫骨前外侧肌肉下。Leach(1984)再次强调了钢板置于前内侧的弊端，对高能量创伤形成的小腿骨折易出现皮肤破裂，或因钢板突起而造成滑囊炎样征(bursitis-like)。对此我们有所质疑，作者考虑：如何才能获得最大的稳定；如何最大限度地保护局部血运；钢板置于内侧，是否必然出现如 Leach 所指出的问题。作者注意到：绝大部分严重开放骨折的伤口均位于前内侧，无论是自内而外的 L 形大伤口，或自外而内的广泛的挫灭伤。在清创后往往遗留较大创面，而骨折也完全暴露于此，大部分骨膜已剥脱，将钢板置于已裸露的骨折部乃是顺理成章的。当以合理的方式用健康的皮肤进行覆盖修复后,如不发生严重感染,结果也是满意的。目前,针对胫骨骨折的治疗技术亦有了较大发展(如胫骨内侧锁定、外侧锁定板,胫骨远端前外侧锁定、内侧干骺端板等),胫骨远端解剖型板的设计更符合胫骨远端解剖要求,钢板不必预弯,置入后能较好地与胫骨内侧或胫骨前外侧骨皮质贴附。结合孔的应用可对骨折端或骨折块进行适当加压,螺钉的成角固定及锁定螺钉与钢板的锁定起着内固定支架的作用,有利于骨折的稳定,也有利于固定物的整体稳定,尤其粉碎性骨折,骨质疏松性骨折。对闭合性骨折,如果采用 Mippo (Minimally invasive percutaneous plate osteosynthesis)技术,则可以减少手术创伤,感染风险显然也会小得多,况且也不应该发生感染。虽然解剖锁定板具有较为明显的优势,但如果钢板放置的位置欠佳,有可能导致骨折复位的丢失,术中若于复位后先行螺钉固定或克氏针临时固定,可较好地稳定骨折端,减少固定时骨折复位丢失的可能。另外,手术时锁定钉过度锁紧,错扣锁定或过早完全负重导致锁钉与锁定板的螺扣变形,又有可能导致钢板取出困难,尤其是钛质材料板。

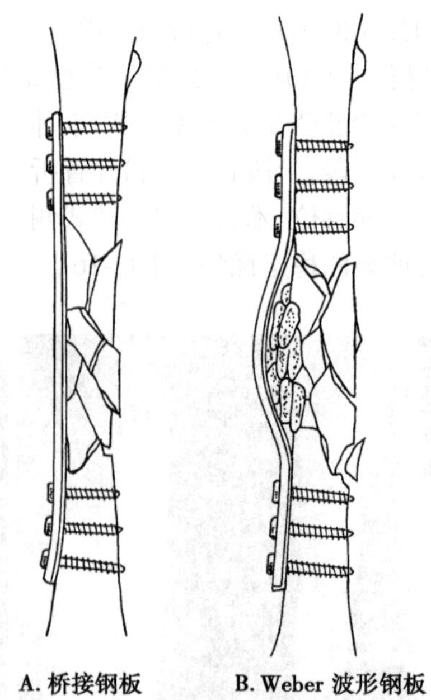
A. 桥接钢板 B. Weber 波形钢板

图 43-17 桥式固定

前已论及,胫腓骨双骨折的移位趋势多为向前内成角。这是两方面因素所决定的:其一,致伤外力大多来自后外侧;其二,由于小腿肌群分布的特点,伤后肌肉收缩引起的移位趋势也是向前内成角。因此,前内侧的骨膜多已断裂,而后外侧则是完整的,是软组织绞链之所在。

AO 学派十分强调,骨干骨折钢板应置放于该骨的张力侧,例如股骨干的张力侧是在外侧,而胫骨则无明显而固定的张力侧。因为从步态的力学分析,自一肢的负重后期过渡到另一肢的负重前期时,身体有一额状面的侧移,左右各 2.5cm(图 43-18)。人体的重力线交替落于负重肢胫骨的内或外侧,并不是固定的,因此,AO 学派亦未提出胫骨的张力侧何在。从生物力学的概念出发,也未强调钢板应置于胫骨的何侧,而在 AO 内固定手册中,则对内、外侧手术显露及钢板置放亦有图示。但前已论及,就骨折的创伤机制和肌肉收缩的继发作用而言,胫骨的张力侧多在其内侧,外侧是完整的软组织(骨膜)铰链。因而钢板置于胫骨内侧,既可使内侧的张应力转为压应力,又可利用其外侧的软组织铰链增强骨折复位后的紧密接触及稳定(图 43-19)。一方面,胫骨张力侧的骨膜严重破损,意味着局部血运的破坏,保护对侧完整的骨膜以保障其尚存的血供,显然极其重要。如按照旧习,只将钢板置于外侧,则不仅将仅存的来自骨膜的血运完全破坏,也必然同时将滋养动脉破坏,危及髓内血供。这正是 BO 原则之大忌。可见,就大多数胫腓骨双骨折而言,钢板置于胫骨内侧可达到使骨折稳定的要求,也符合保护局部血运的原则。由于目前内固定材料设计及操作技术水平的提高,即便是涉及胫骨远端关节面的胫骨远端骨折,依据骨折类型,选用胫骨前内侧 L 形锁定亦或胫骨内侧锁定板固定,不仅能较好地完成骨折内固定术,而且可以减少软组织损伤,减少对血供的破坏,从而获得满意的治疗效果。至于一些

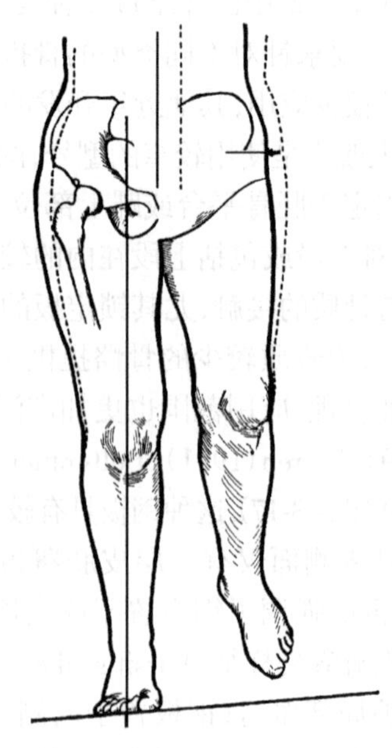
图 43-18 步态中侧方移动

左右各 2.5cm 人体重力线交替落于胫骨之内、外侧

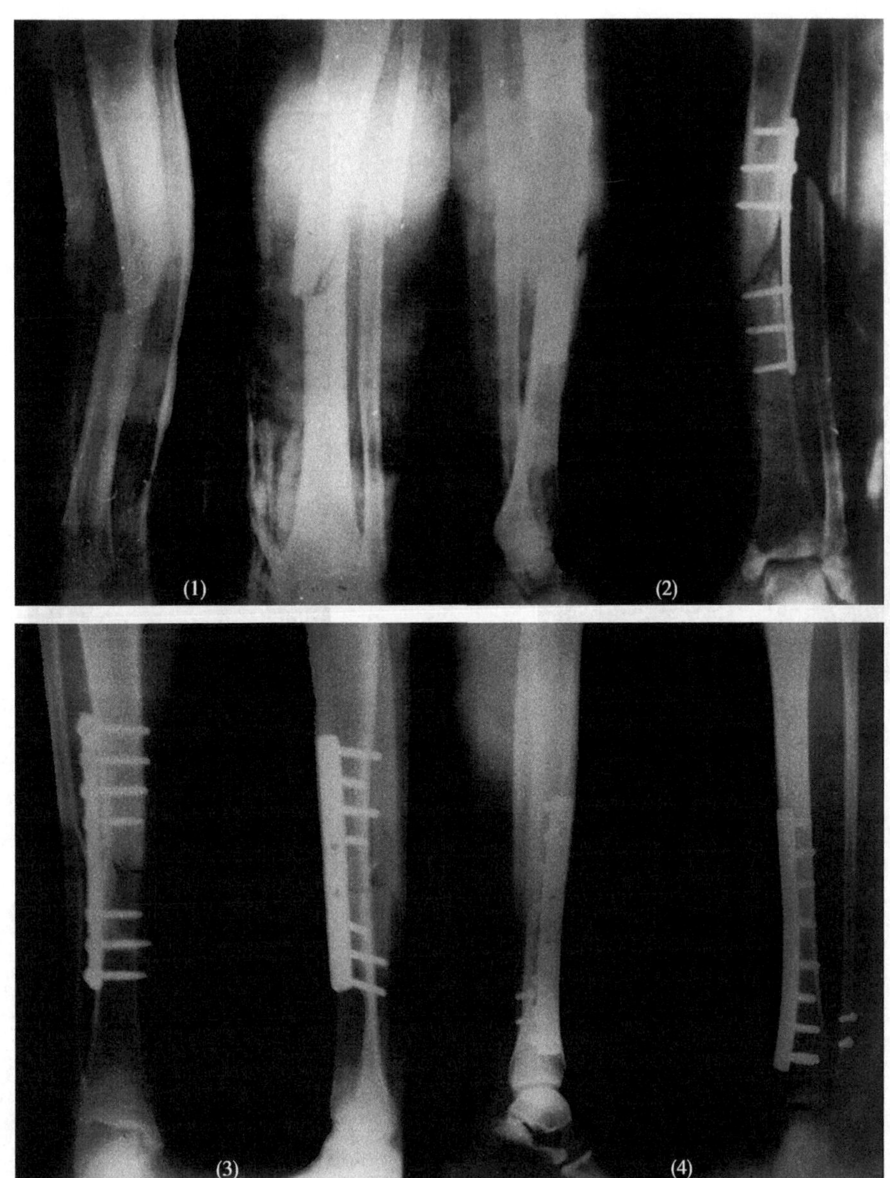

图 43-19 钢板置放于胫骨内、外侧效果的比较

(1)小腿双骨折最常见之移位方式,显示胫骨内侧为张力侧,外侧为软组织绞链侧;(2)钢板置于外侧,内侧严重分离;(3)即使以加压钢板固定于外侧,内侧也有分离;(4)置于内侧,外侧无分离

因皮肤坏死,感染,钢板外露之类的问题,并非闭合骨折切开复位所应有的并发症,而实际上多发生于开放性骨折。

当移位情况不同于前述类型者,应当分析其创伤解剖特点,依其特点而区别对待,切不可千篇一律,将钢板均置于内侧(43-20)。对单独胫骨骨折,其成角趋势向外,钢板则应置于外侧。

多用于固定腓骨等较小直径的,固定强度要求较低的半管状钢板(1/3 或 1/4 周径 1mm 厚),早在 1960 年曾用于固定胫骨骨折(图 43-21)。由于胫骨后内嵴大部分节段均呈弧形,半管状钢板薄、可塑性好与之颇为吻合。通过后内入路(图 43-22),直达后内嵴,可在最少剥离骨膜的条件下,将半管状钢板固定于胫骨后内嵴上,比较稳定(图 43-23)。后嵴骨皮质厚,螺钉在该处的把持力强。同时半管状钢板并非解剖型钢板,不可能与胫骨后内嵴之骨面完全贴合,从而形成类似部分接触钢板的作用,符合于 BO 的要求。作者曾在一组实验观察中,将犬的胫腓骨中 1/3 截断,做成内侧为张力型的模型,并将半管状钢板在后内嵴固定,笼内放养,所得结果证明了其固定的稳定性,骨折愈合大部为一期愈合(图 43-24)。如粉碎骨折,难以获得足

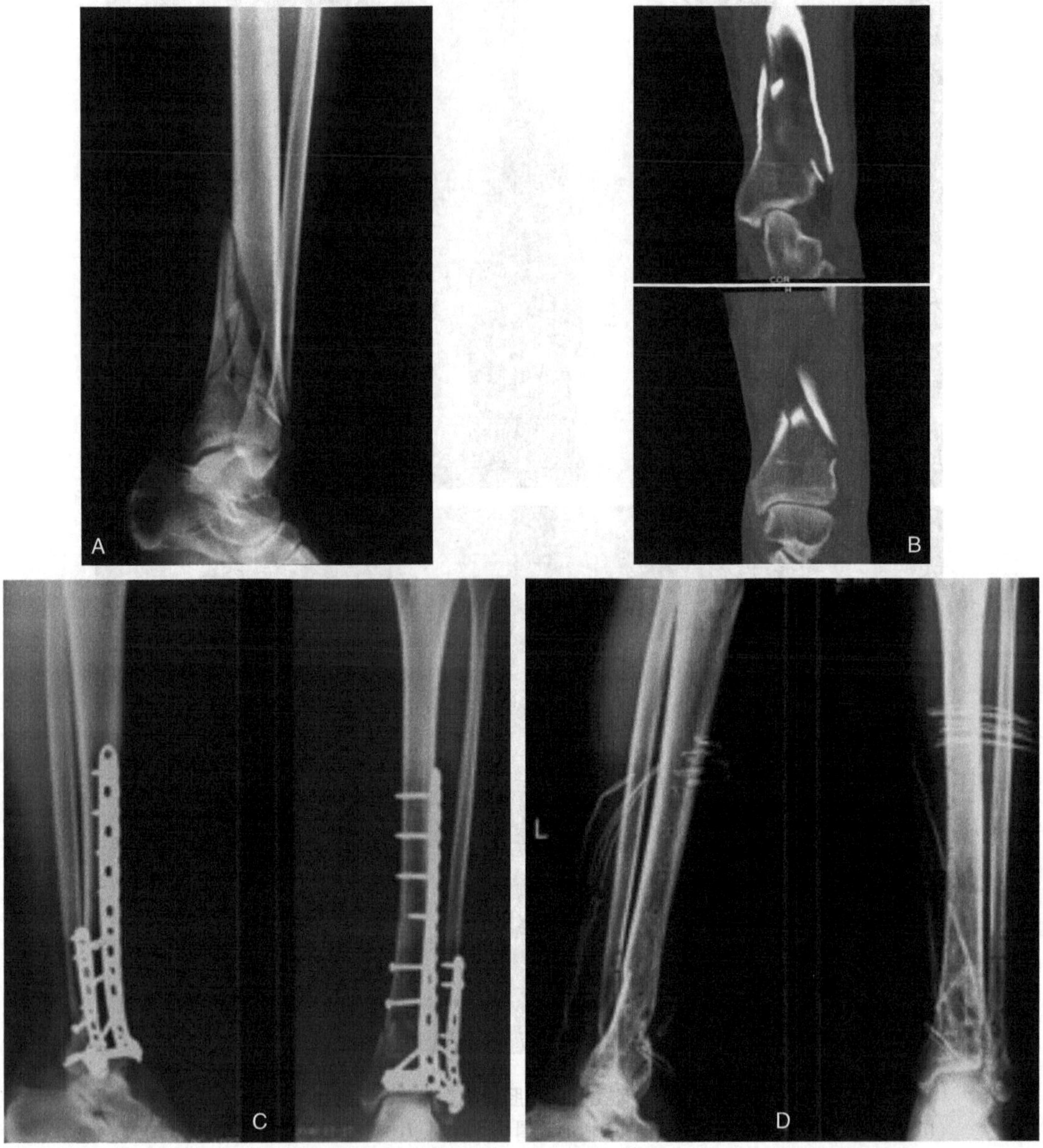

图 43-20 胫腓骨远端骨折腓骨解剖板、胫骨前外侧解剖锁定板固定，骨折愈合良好

A. X 线片示胫腓骨远端骨折；B. CT 扫描（冠状位、矢状位）示骨折线未涉及关节；C. 腓骨远端解剖板固定，胫骨远端前外侧 L 形解剖锁定板固定；D. 骨折愈合良好

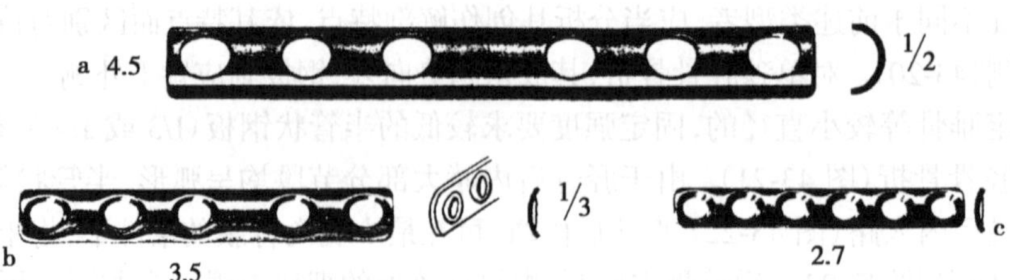

图 43-21 半管状钢板

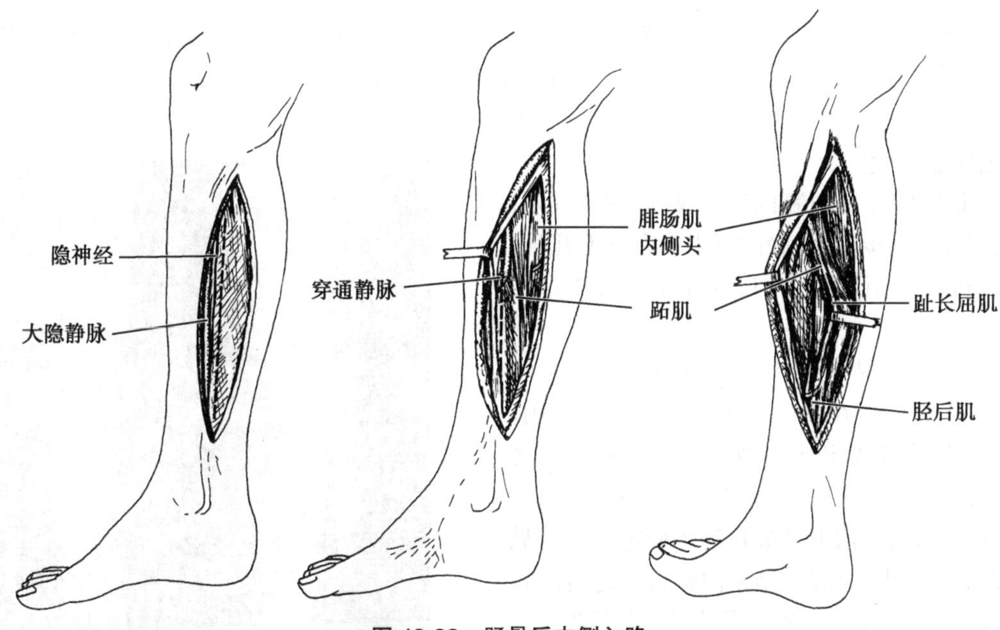

图 43-22　胫骨后内侧入路

（引自 Ruedi Th, et al.Surgical Approaches for Internal Fixation.Springer-Verlag Berlin Heidelberg New York Tokyo, 1984）

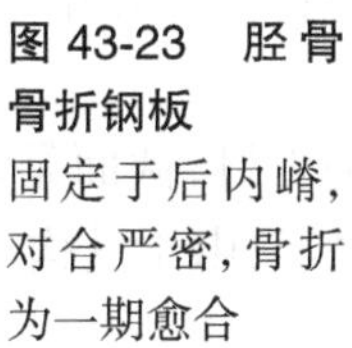

图 43-23　胫骨骨折钢板
固定于后内嵴，对合严密，骨折为一期愈合

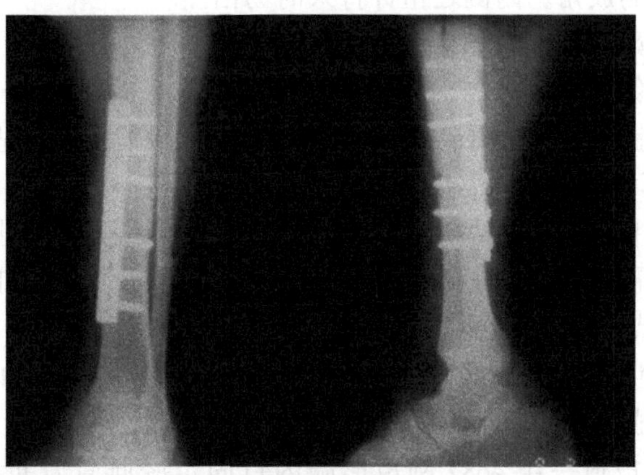

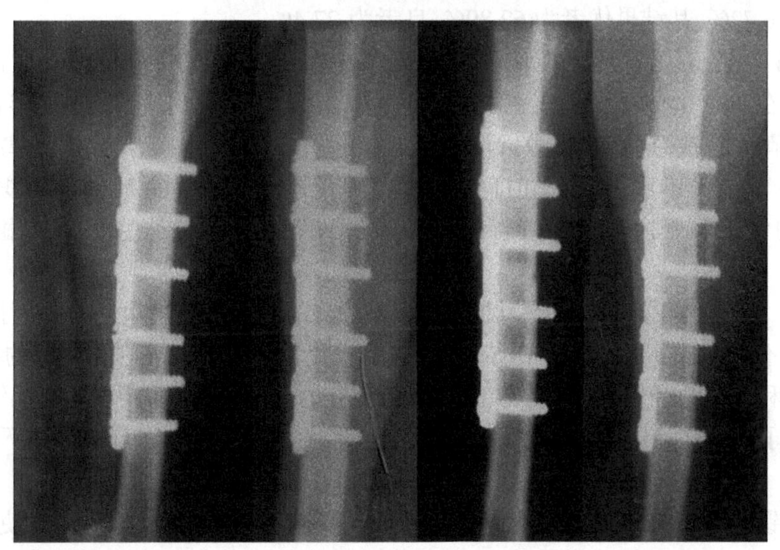

图 43-24　犬小腿双骨折，管状钢板置于内侧的实验观察

模型为中 1/3 骨折，内侧骨膜破坏；自左至右为：术后当日，1 个月，2 个月末及 3 个月末骨愈合；未见骨吸收及外骨痂形成，髓腔保持通畅，骨折为一期愈合

够的骨性稳定(即骨折复位后的骨性支持)时,固定后,应加用小腿石膏旋转夹板予以保护。当然,虽然此种固定形式符合 BO 要求,但由于近期涌现了较多可供选择的内固定材料,目前临床上已较少用于胫骨骨折的固定。

(三) 髓内钉固定

用于固定胫骨骨折的髓内钉有多种,从 V 形钉直到带锁髓内钉,进步很大。髓内钉主要有以下几种:①Ender 髓内钉;②矩形髓内钉;③Lottes 钉;④带锁髓内钉。

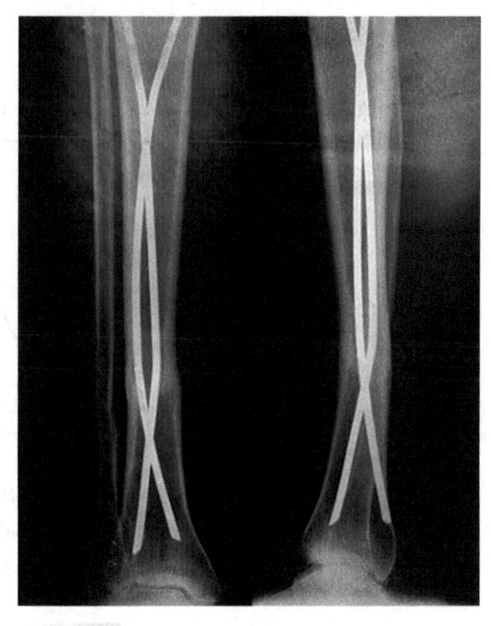

图 43-25 可弯性髓内钉固定

1. Ender 髓内钉固定 由于钉具有较强的可弯屈性,双钉进入髓腔后在髓内形成三点支撑的作用。两端抵于骨皮质形成固定,中间则可抵于对侧皮质之中部,以消除其反向成角应力。因而在打入髓内钉时,对钉的粗细、方向均需依据其成角趋势而定。最常见的成角趋势是向前内,自胫骨结节内侧打入之钉应较粗,在髓腔内中部抵住胫骨外侧骨皮质,从而消除胫骨原有的成角趋势。而另一钉自胫骨结节外侧打入,可较细,作为前者的辅助钉(图 43-25),如二者反向,则会加剧胫骨骨折的成角。内侧之粗针打入时易沿矢状面滑行,向后弯曲,可于胫骨结节旁之入点略向后移 1.5cm,即可避免。

以弹性钉作为髓腔之填充固定,或自踝部逆行穿入均非上策。适应证主要在中 1/3 的骨折,但中段如为严重粉碎者,亦不宜选用。

2. 矩形髓内钉固定 矩形髓内钉与 Ender 髓内钉同属可弯屈性髓内钉,截面是矩形,宽度 6~13mm,约相当于胫骨髓腔最狭窄处的前后径;厚度 1.4~2.0mm,仅及 Ender 钉之半,由于其构形而使之具有可屈性和抗屈性的双重特点。

内、外侧矩形髓内钉同时从胫骨结节两侧进入,并分别沿胫骨之内、外壁向下滑行,在胫骨最狭窄处相贴,向下再分开,形成 X 形。术后石膏固定,稳定者 1~2 周,不稳定者 3 周以上。

吴岳嵩(1997)报道一组 4682 例矩形髓内钉固定胫腓骨骨折,开放伤者占 20.26%,中 1/3 骨折占 62.53%,下骨折占 26.72%,其结果优者为 62.89%,良者为 27.4%。

3. Lottes 髓内钉 在美国曾应用极广。其适应证主要为移位或成角显著的中段横形或短斜形骨折。Lottes 本人则在治疗上或下段胫骨骨折时也使用,并获得了成功,但需要更丰富的实践经验。粉碎者为禁忌证,但节段性者,只要中段骨折块完整,仍可用 Lottes 钉固定。在 C 形臂 X 线机监控下,行闭合穿钉不仅减少了手术难度,节省了时间,更重要的是避免增加骨折局部软组织损伤,对骨折愈合有利。为扩大髓内针在髓腔内与骨的接触面,以增强把持力,一般主张穿钉前扩髓,但对开放性者又当别论。

4. 带锁髓内钉 带锁髓内钉用于治疗胫骨干骨折是非常受临床医生欢迎的一项技术,目前随着带锁髓内钉及其器械的不断改进,应用范围亦由最初只适用于胫骨髓腔最为规则和狭窄的中 1/3 部位骨折,逐渐扩大至更靠近端和远端的胫骨骨折。带锁髓内钉与髓腔内壁的接触、远近端的交叉锁定,较其他髓内钉在很大程度上改善了对旋转稳定性和侧方移位的控制(图 43-26),一般应用范围为膝下和踝上 4cm 的胫骨骨折。

临床使用的带锁髓内钉分为扩髓和不扩髓两种。同意扩髓者认为:扩髓后可以使用足够粗度的髓内钉来替代骨折部位的功能,可以增加钉与髓腔内壁的接触面积,使力学稳定性提高。同时,扩髓后的骨屑在骨折处有内植骨作用。Court-Brown 等随机对 50 例闭合性胫骨骨折应用扩髓与不扩髓髓内钉的治疗情况进行了比较,发现扩髓组骨折愈合时间短,建议所有闭合性胫骨骨折均应使用扩髓髓内钉。Blachut 等也报道了一组病例，比较 73 例扩髓髓内钉和 64 例不扩髓髓内钉治疗的胫骨骨折，结果是在感染率、折钉、畸形愈合、骨折愈合率等方面均无明显差异。

带锁髓内钉有静力锁定和动力锁定。静力锁定是在骨折远、近端分别锁定，即通过锁定螺钉孔用锁定钉将髓内钉与骨折远、近端双层骨皮质进行直接锁定。静力锁定后的力量传导是从完整的近端管状骨经锁定螺钉传至髓内钉，跨越骨折端再通过锁定螺钉传到远端管状骨上。如此可使骨折处免受成角、压力、弯曲应力的影响(图 43-27)。动力锁定则只锁定骨折远或近一端，而另一端不锁定。有认为动力锁定有利于骨折端间的紧密接触乃至加压，但多数作者认为动力锁定对骨折愈合并非绝对必要，相反会对长度，旋转的控制不利。对不稳定的胫骨骨折，静力锁定显然对维持位置十分有利，它不仅可以限制骨折进一步移位或短缩，也可以限制其延长，维持接触，不发生分

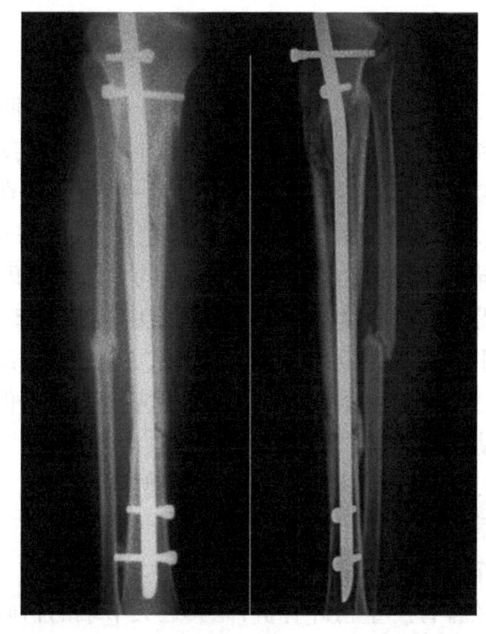

图 43-26 胫腓骨多节段骨折的带锁髓内钉固定

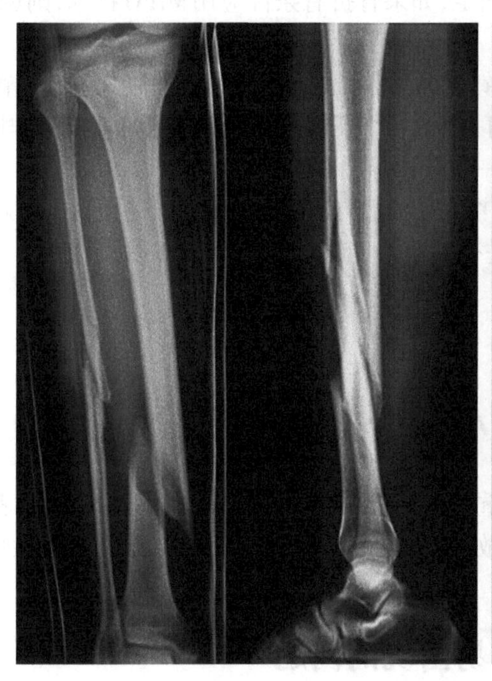

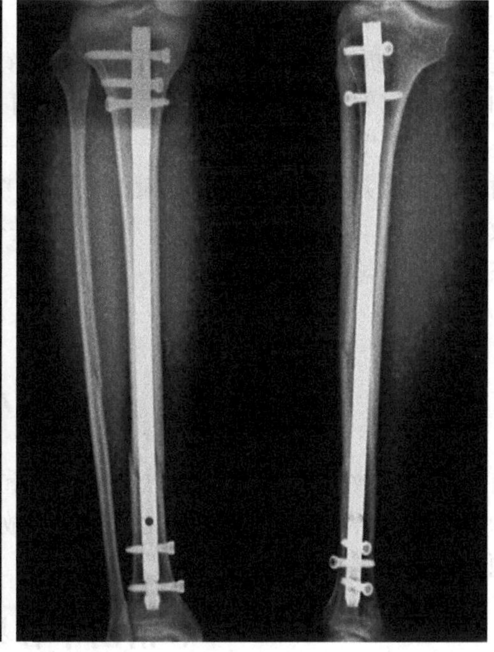

图 43-27 胫腓骨骨折带锁髓内钉固定
胫骨远 1/3 段骨折闭合复位带锁髓内钉静力锁定，可使骨折端免受成角、压力、弯曲应力的影响，远端髓腔较宽，矢状位锁钉防止复位丢失

离。在静力锁定的患者，若 8~12 周仍无明显骨痂形成，可将离骨折端最远一侧的锁钉拆除，即动力化。动力化后，随着活动和负重的进行，骨折处可产生有效应力刺激，虽然有利于骨的愈合，尤其是骨折延迟愈合者，但应注意避免断缩、旋转等畸形的发生。对有骨缺损者，利用静力型锁定维持其长度，无论早或晚期植骨，均为先决条件。

近年来，国内研制开发的具有自锁功能的髓内钉已应用于临床，也逐渐被人们所接受，如李建民等介绍的髓内扩张自锁钉，王向利等介绍的新型胫骨分叉式交锁髓内钉等均取得了满意的疗效。手术创伤小，操作简便，避免了远端锁钉插入困难的弊病，并可应用于更远端的胫骨骨折。自锁髓内钉属动力型固定，克服了应力集中的现象，符合生物学接骨术的要求。

六、术后处理

1. 关节活动 伤后第1天即开始股四头肌收缩，主要是等长收缩，以免膝关节粘连。同时练习足趾的伸和屈，以及踝关节的背伸、跖屈。对同一肢体多发骨折的患者，如有条件，应在返回病房后立即开始CPM功能锻炼，从小范围渐扩大。一般应争取在3个月以内完全恢复各关节的正常活动范围。

2. 负重 胫骨骨折由于内固定强度的不一，固定材料疲劳寿命的不知，胫骨解剖上的变异，患者的个体差异以及骨折类型的复杂，术后的个体化处理更为重要。一般来说，负重起始时间主要依据骨折固定后所获得稳定的程度。在各类内固定中，钢板和带锁髓内钉更具有支撑条件，应将二者结合考虑。而使用支具或小腿石膏夹板保护后逐渐负重更为安全。部分负重可在3~6周开始，但必须正确使用双拐，而非单拐，逐渐过渡直到骨折愈合后，再去拐完全负重。但作者认为从扶双拐改变为单拐作为过渡，既无必要，有时反而使步态更易失常。

3. 内固定的取出 应在骨性愈合后拔除，一般不应少于1年。使用加压钢板者，所需时间会更长，且拔除后应予以一定期限的保护。

作者的见解：

胫腓骨严重粉碎骨折，尤其近关节端的粉碎骨折，复位及固定的难度均很大。术前应行CT扫描充分了解骨折情况，可在C形臂X线机监视下，通过间接复位技术，采用闭合穿针骨外固定器固定，有其独到的优越性，当属首选。近关节端者可采用解剖锁定板固定，如果骨折有条件应用MIPO技术，则创伤会更小，亦有利于骨折愈合。

胫骨近1/3段骨折因其髓腔宽大，应用带锁髓内钉常常可能出现对位、对线的丢失。除术前和术中需正确估计和妥善操作外，如果能使用阻挡钉（Poller钉）技术或小切口置入短锁定板单侧皮质固定，可减少或避免此类弊病的产生。

负重时间的早晚并不是评判治疗质量的主要参考，相反过早负重尤其过早地完全负重有可能导致内固定物失效、断裂、松动等并发症。所以，术后尽早进行关节功能锻炼，恢复正常的关节功能，正确掌握部分负重及完全负重的时机是治疗的关键。

第四节 开放性小腿骨折的治疗

在所有部位的开放性骨折中，小腿骨折所占比重居首，同时，在小腿骨折中，开放性骨折者也最为常见。开放骨折一章中已对其清创、固定、闭合伤口等做了原则性的阐述。以下将对小腿开放性骨折中一些特定的问题予以补充。

一、清创中容易出现的问题

清创是治疗开放骨折的基础，而清创的依据则是对其软组织损伤的正确判断。估计不足的原因在于：

（一）皮肤损伤严重程度判断上的困难

开放性小腿骨折，由于血液外溢，肿胀往往较闭合者轻。自内而外的开放性骨折，其皮肤损伤有十分明显而典型的表现，骨折哆出部位的皮肤有一定范围的皮下剥脱。即使裂伤很长，其挫灭伤的部位仍相当明显，判断不易失误。自外而内的开放性骨折则错综复杂，急诊时往往难以辨认清楚。压砸伤者，其致伤物接触小腿部位的皮肤遭受不规则的挫灭伤，其下多为粉碎性骨折。正因为皮肤损伤部位的开放伤口大小不一，甚至不及1cm，而实际挫灭部位却多较广泛或散在，易造成判断上的困难。有时需数日后，皮肤出现坏死才能真正识别出其范围及分布，清创时又不得不将整个局部皮肤切除。

机器或车轮碾轧致伤的开放性小腿骨折有类似情况，表现各异。从散在小的开放伤口到广泛的皮肤剥脱均可见到。准确判断其挫灭的范围及分布同样困难。

潜在性开放骨折中，皮下剥脱者在小腿难得见到，而自内而外穿出者中，在骨折端即将穿出皮肤之前，作用力戛然而止,虽尚未形成开放伤,但骨端抵触处之皮肤已然挫灭,如不及时解除其压迫,必然发展成坏死。如就诊较晚,局部压迫已存在较长时间,不能仅满足于矫正位置,解除局部皮肤受压状态,应考虑按照开放性骨折的处理原则进行清创,至少应严密观察其进展。这类情况临床并非偶见。

如何在清创中防止发生这些问题,关键在于重视。既不要为小伤口所迷惑,也不要在切除挫灭皮肤或可疑部分时过于保守。在处理小腿开放性骨折时,往往不愿切除太多皮肤,尤其是抱有尽量直接缝合意向者,往往会因小失大。当前对皮肤挫灭伤尚缺乏有效手段和仪器鉴定,有人注射荧光素,在 Wood 灯下观察辨别,但临床效果的报道甚少,尚难下定论。

(二) 对深层组织损伤严重程度的判断更加困难

伤口愈小,在清创上愈易趋向保守,不仅是对皮肤,对深层组织,肌肉更如此。术者不愿将小伤口扩大,从而无法了解到深层肌肉的损伤情况,即使能窥见大概,也无从操作。在伤口较小时,其下的组织损伤面积要广泛得多,因此,有必要时应延长伤口做深部组织的探查和清创,尤其应注意对盲腔、盲袋的处理。当然伤口延长时要充分顾及尽量不加重皮肤血供的破坏,同时还要兼顾内植物的需要。对肌肉组织的清理应基于 4C 原则:收缩力(contractivity)、颜色(colour)、张力(consis-tency)、出血状态(capacity to blood)。用镊子钳夹或用电刀轻触肌肉粗略检查肌肉的收缩性,对于严重碾挫,苍白或灰暗,切割不出血,检查无收缩的肌肉可给予切除。清创时除了应清除无活力的、坏死的组织外,还必须小心保护血管、神经和有软组织相连的骨块以及有活力的软组织,同时还应尽量注意到对血管、神经,肌腱及骨组织的覆盖。

二、骨折固定所存在的问题

(一) 骨折本身

骨折本身决定着治疗方法的选择。近关节端骨折,小腿多段骨折,相当数量的粉碎性骨折,即使不是开放性的,固定有时也难以达到满意,因而,想方设法使骨折取得良好对位,达到稳定固定是保证骨折患者获得良好治疗效果的前提条件。

(二) 周围软组织条件

小腿骨折,无论伤口大小,骨折端就在伤口下,而且经常在清创后,骨折局部已无健康皮肤保护。所以,如何处理伤口,如何利用各种技术覆盖伤口,如何避免骨端外露是胫骨开放性骨折获得进一步治疗的基础。当创面较广泛或广泛套脱伤需植皮时,固定有利于植皮术的成功。

(三) 感染的威胁

尽管内固定并非感染源,但 Cristinna 及 Costerton 仍认为在污染伤口内放置金属物易致细菌形成生物膜,不利于抗生素以及自体抵抗能力对之起作用,从而成为慢性感染,因而使用内固定显然会有所顾及。如果使用内固定物,必须考虑尽量减少更多的手术创伤,节省时间,减少感染机会。利用外固定架进行早期临时固定,等待软组织条件好转后去除外固定器改内固定物固定,也是减少感染威胁的可行治疗手段。

(四) 血运的破坏

骨折愈合的基本条件之一是骨折端的血供,胫骨本身血供差,软组织覆盖少,遭受创伤后局部软组织剥离和骨块移位,使血供更差。开放骨折的清创范围应基于损伤的范围和程度,避免人为地加重血运破坏。骨折固定物的选择,在满足骨折端稳定的前提下,尽量选择能避免对组织的剥离者,以免导致骨折延迟愈合或不愈合。

三、固定方法的选择

(一) 钢板内固定

小腿开放性骨折中,仍有钢板内固定的适应证,对 A 类,尤其是 A3 类,大段骨外露,且其内侧面的骨膜也有广泛剥离时,仅需将下骨折段稍做延长及有限的剥离,即可安置钢板。此类骨折,其外侧面的骨膜是仅存的软组织铰链,在内侧行钢板固定的情况下,可共同维持骨折固定的稳定性。保留局部的血供更有重大意义,此点已在前节中论及。在有钢板固定的表面,绝对禁忌有张力的直接缝合。

(二) 髓内钉固定

髓内钉用于固定胫骨骨折远不及用于股骨者广泛。20世纪70年代才在保护血运的前提下,实施胫骨骨折的髓内钉固定。众多学者主张选用小直径、非扩髓的Lottes、Ender、AO和Hacrethal棒等,但骨折不稳定较多。扩髓髓内钉在开放性胫骨骨折的应用始终存在争议,因其不仅对血供有影响,而且扩髓后的感染率也有所增加。80年代后,用不扩髓髓内钉作为胫骨开放性骨折的固定日渐盛行。尽管此前顾虑重重,唯恐穿钉引起污染源扩散,但日后愈来愈多的临床报道作了肯定的答复(表43-1,2)。

表43-1 开放胫骨骨折不扩髓带锁髓内钉固定骨折愈合比较

	例数	Ⅰ	Ⅱ	ⅢA	ⅢB	ⅢC	畸形愈合	迟延愈合	不愈合	永不愈合
Helfet	37	8	14	11	2	2	0	2(5%)	2(5%)	2(5%)
Henley	103	0	52	40	12	0	5(5%)	14(14%)	36(35%)	10(10%)
Senders	64	10	16	17	21	0	0	17(38%)	1(2%)	1(2%)
Tometta	15	0	0	0	15	0	0	2(13%)	0	0
Whittle	50	3	13	22	13	0	0	25(50%)	2(4%)	2(4%)

表43-2 开放胫骨骨折不扩髓带锁髓内钉固定深部感染比较

	例数	Ⅰ	Ⅱ	ⅢA	ⅢB	ⅢC	总感染率(%)
Helfet	37	0	0	2(18%)	0	0	5
Henley	103	0	2(4%)	4(10%)	1(8%)	0	7
Senders	64	0	0	1(6%)	5(24%)	0	9
Tometta	15	0	0	0	1(7%)	0	7
Whittle	50	0	0	1(4%)	3(23%)	0	8

使用髓内钉固定治疗小腿开放性骨折,最大的优点是对骨折局部无需增加更多的显露。固定后对软组织的处理也更加方便自如。尽管对骨折局部不会造成更多的破坏,但髓内穿钉时对骨膜的血供有影响。此外,扩髓后的感染率也有所提高。因此,多数人强调用于开放性胫骨骨折的髓内钉不应扩髓,而且只限用于GustiloⅠ、Ⅱ及ⅢA型的胫骨开放骨折。对就诊晚于8小时者,即使污染不严重,也不宜使用髓内钉固定。

(三) 骨外固定器固定

骨外固定器对开放性小腿骨折尤其有实用价值。在十分严重的开放性骨折,软组织广泛挫灭伤,广泛皮肤套脱伤;多段骨折,粉碎性骨折甚至骨缺损时,外固定架固定往往是唯一的选择。开放性骨折愈严重,愈能显示出骨外固定术的操作简便、创伤小、固定可靠的优点。

根据小腿解剖学特点,骨外固定穿针通道应尽量选择其安全区。前内侧面仅一层皮肤覆盖最为安全,其次为小腿前外侧区,小腿后侧相对危险。Behrens对不同小腿节段穿针的入针范围提供了应遵守的数据(图43-28)。无论使用单边式、双边式、框式或半环式、环式骨外固定,均应尽量遵循安全区穿针要求。但基于外固定架构架的不同,骨折稳定的力学要求的不一以及对损伤软组织修复的需要的差异,在注意避开血管、神经后亦可于其他区域穿针。当然,进/出针部位也最好避开肌肉、肌腱,以免造成损伤,影响膝、踝关节运动。

骨外固定既可较好地稳定骨折,还可跨越伤口对损伤组织进行旷置,创口内无异物存留,有利于对伤口的处理。骨外固定能以较小的手术创伤,获得较为理想的治疗效果。感染发生率低,Bach等将59例CustiloⅡ、Ⅲ型胫骨开放性骨折患者随机分成钢板固定治疗组和外固定器治疗组,发现钢板固定后的感染率为35%,而外固定器治疗后的感染率仅为13%。国内报道使用外固定治疗CustiloⅡ、Ⅲ型胫骨开放性骨折感染率为8.33%~12.77%。

使用骨外固定作支撑,通过调整力线,一般情况下很容易达到骨折复位。即使是较复杂得多节段骨折(图43-29),也能达到理想的对位。但有些粉碎骨折的骨块移位较大,严重影响骨折复位和愈合,因而,对移位大的骨折块也需做适当的复位和固定。操作过程中需注意保护骨折块与软组织的连接,不可随意使其游离。用手指将骨折块复位,然后用尖头复位钳夹持固定,如骨折块较大则以螺钉固定(图43-30),骨折

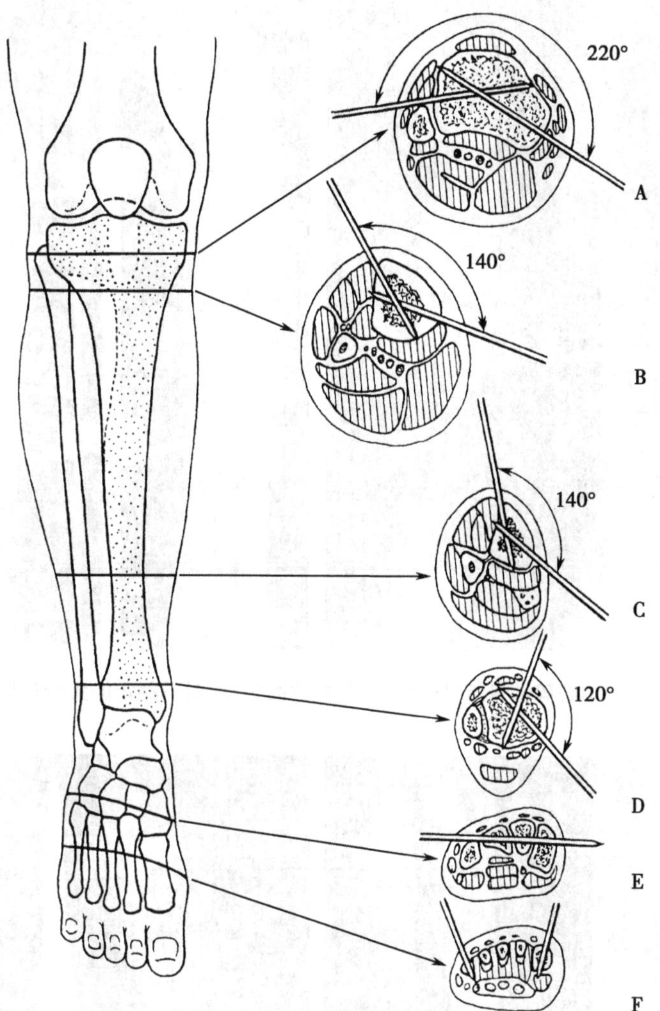

图 43-28 小腿骨外固定安全穿针部位 A~F 小腿不同截面的安全区
（引自 Muller ME, Allgower M, Schneider R, Willenegger H.Manual of Internal Fixation.3rd.ed Springer-Verlag Berlin Heidelberg.New York, 1991）

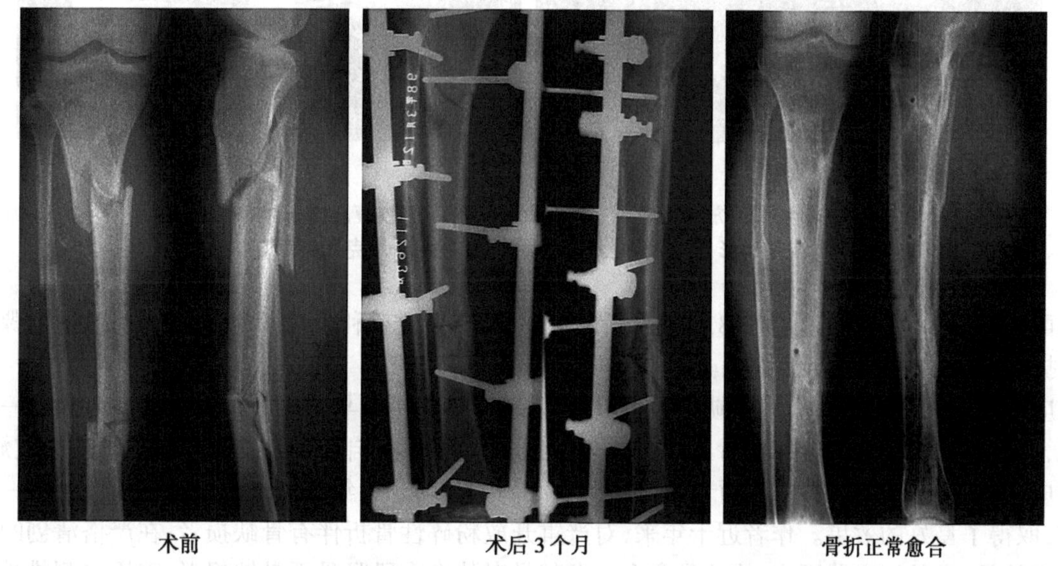

术前　　术后3个月　　骨折正常愈合

图 43-29 胫骨严重开放性多节段骨折，经骨外固定器复位固定

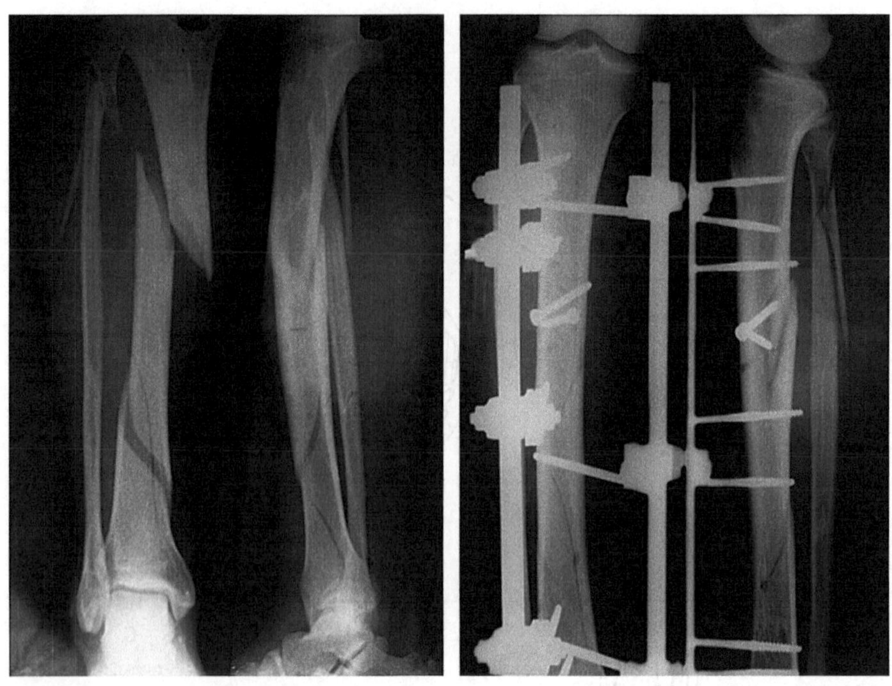

图 43-30 胫腓骨开放粉碎性骨折，骨外固定器复位固定后，对不稳定的大骨折块加用螺丝钉固定

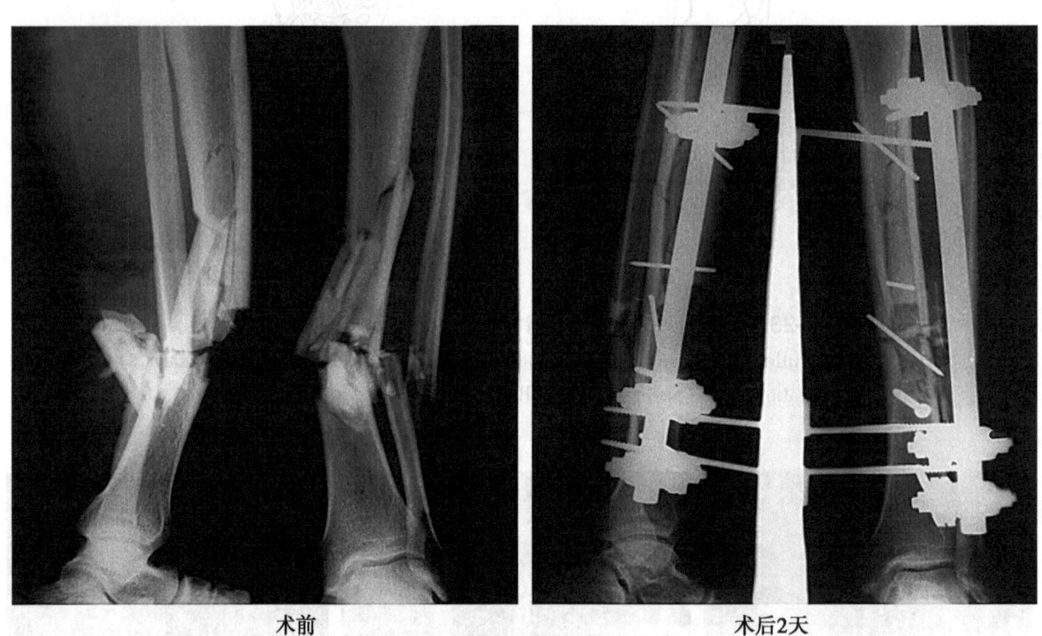

术前　　术后2天

图 43-31 胫腓骨开放粉碎性骨折，应用骨外固定器，恢复肢体长度，矫正旋转及成角畸形，对移位较大的小骨折块，复位后用克氏针固定

块较小可用克氏针辅助固定(图 43-31)，使骨折断端间紧密对合，有利于骨折的愈合。对于近膝、踝关节部位的骨折，可行超关节外固定架固定。

在应用骨外固定的基础上对骨缺损患者行骨移植，能使骨折更早愈合。但对开放伤口内行一期植骨有争议，有人建议待伤口闭合 4 周后，骨折部位有充分的血供再行自体骨植骨。如果必须实施皮瓣覆盖，骨移植应推迟到皮瓣稳定后才能进行，通常需要 6~8 周的时间。近年来国内外多有开放性骨折一期植骨的报道，取得了良好的效果。作者近十年来，对严重开放粉碎性骨折伴有骨缺损者，在严格清创的基础上均行一期植骨，骨外固定器固定，均达骨愈合。尤其是对伴有大段胫骨干骨缺损者，采用对侧腓骨游离移植，髂骨松质骨片贴附植骨的方法获得成功(图 43-32)。

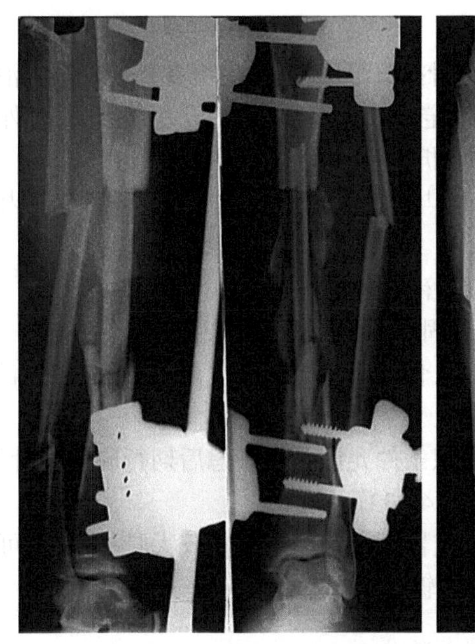
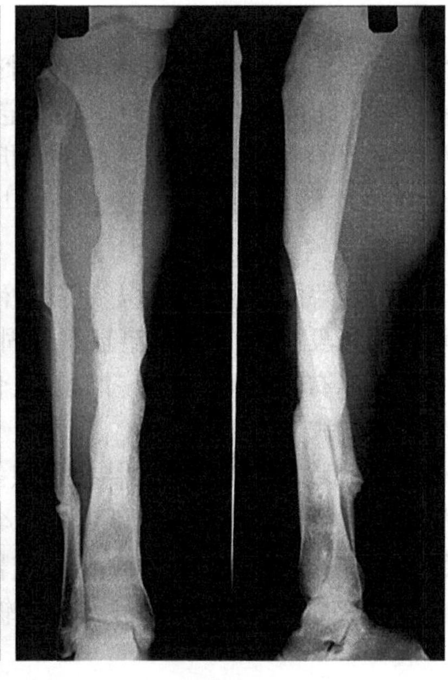

图 43-32　胫腓骨严重开放骨折，骨缺损
行对侧游离腓骨移植，髂骨片贴附植骨，骨外固定器固定

四、闭合伤口应掌握的几项原则

小腿的严重开放性骨折较常见，复位固定后常遗留较大面积的皮肤缺损，胫骨常大段外露，甚至骨膜也被大段撕脱。小腿的下段周径小，血供较差，周围缺乏皮肤包绕。由于这些特点，在闭合伤口时决不可掉以轻心。多种闭合伤口的方法在第十一章中已有详尽阐述，现仅就其应用中应遵守的重点原则再次强调如下：

1. 骨折部必须以健康的软组织覆盖　这是最根本的原则。例如胫前肌翻转覆盖，双蒂皮瓣前移覆盖等，都是典型的例证。切忌在胫骨表面上游离植皮。

2. 直接缝合不允许存在张力　对于皮下有广泛剥脱，清创后皮肤有缺损但不甚严重者，使用网状减张闭合伤口不失为一种较好的方法。即在伤口两侧剥脱的皮肤上用刀戳成多个小切口，拉开呈网状，在无张力下直接缝合伤口。即便是皮肤血运较差者，经皮下组织削除后仍可使用，成活率极高。小切口自然愈合，不需特殊处理。

3. 小腿下段局部皮瓣转移设计应合理又充分　小腿下段周径小，血供差，有时皮肤缺损不大，却容易在局部皮瓣转移时估计过低，扭转过大或存在张力而造成失败。此处的局部皮瓣转移应考虑好血供的来源，转移幅度不大，不存在张力。

4. 显微外科手术修复慎用　前已多次说明：小腿开放性骨折，高能量致伤者日益增多，深在的软组织伤在急诊时很难充分了解清楚，供区及受区血管肌肉很有可能存在不同程度的损伤。如对此缺乏充分了解，在无把握的情况下，行显微外科手术易遭失败。

5. 少数病例应考虑伤口的延迟一期或二期闭合　如就诊晚，污染严重，清创难以充分，病情复杂，全身情况不允许的条件下，在清创后暂时以消毒敷料包扎，再行迟延一期或二期闭合是稳妥的。在小腿骨折这类情况更应充分考虑。急诊一期闭合虽在多数病例可行，但决不可一成不变。此外，在行内固定后，内置物暴露于伤口，包扎观察也毋庸多虑。骨折的稳定有利于控制感染。在术后观察 2~3 天，如有必要仍可再次清创，无论是 1 次，两次乃至更多次更换敷料观察伤口，只要创面清洁，不仅可以闭合，而且可以同时植骨。

Russell(1996)认为 Gustilo Ⅰ~Ⅱ型者，保持开放以利引流，3~5 天闭合伤口，ⅢA、ⅢB 型者 5~7 天植皮。7 天后再闭合伤口者，多出现感染。

作者的见解：

近年来，高能量伤所致的小腿严重开放粉碎性骨折日渐增多，并发症多，病残率高，治疗困难。对于软组织条件差的严重开放粉碎性骨折，早期使用内固定方式处理，往往比较勉强，此时骨外固定架固定几乎是唯一可选择的方法，在严格清创的基础上，根据骨折类型，进行复位和固定。

1. 粉碎骨折块移位较大者，在注意保护骨折块与软组织连接的前提下，可用有限内固定结合骨外固定器固定。

2. 早期行临时外固定架固定，待软组织条件改善后再改行内固定。

3. 多段骨折可采取分段穿针，环式或半环式外固定器固定，提高其稳定性。

4. 严重粉碎性骨折伴有骨缺损者，可一期植骨，骨外固定器固定。如果无法一期植骨者，可待软组织条件允许后再行骨移植外固定或内固定。

5. 软组织损伤严重，骨缺损亦明显者，待软组织条件允许后可考虑后期行胫骨截骨外固定架固定，截骨段滑移延长填充骨缺损区，骨折端加压骨愈合（图 43-33）。

6. 近膝、踝关节部位的骨折，可行超关节外固定器固定。如果存在较大骨折块，亦可于近关节面下预置交叉针，待骨折端基本稳定后去除超关节部分，逐渐行关节功能锻炼。

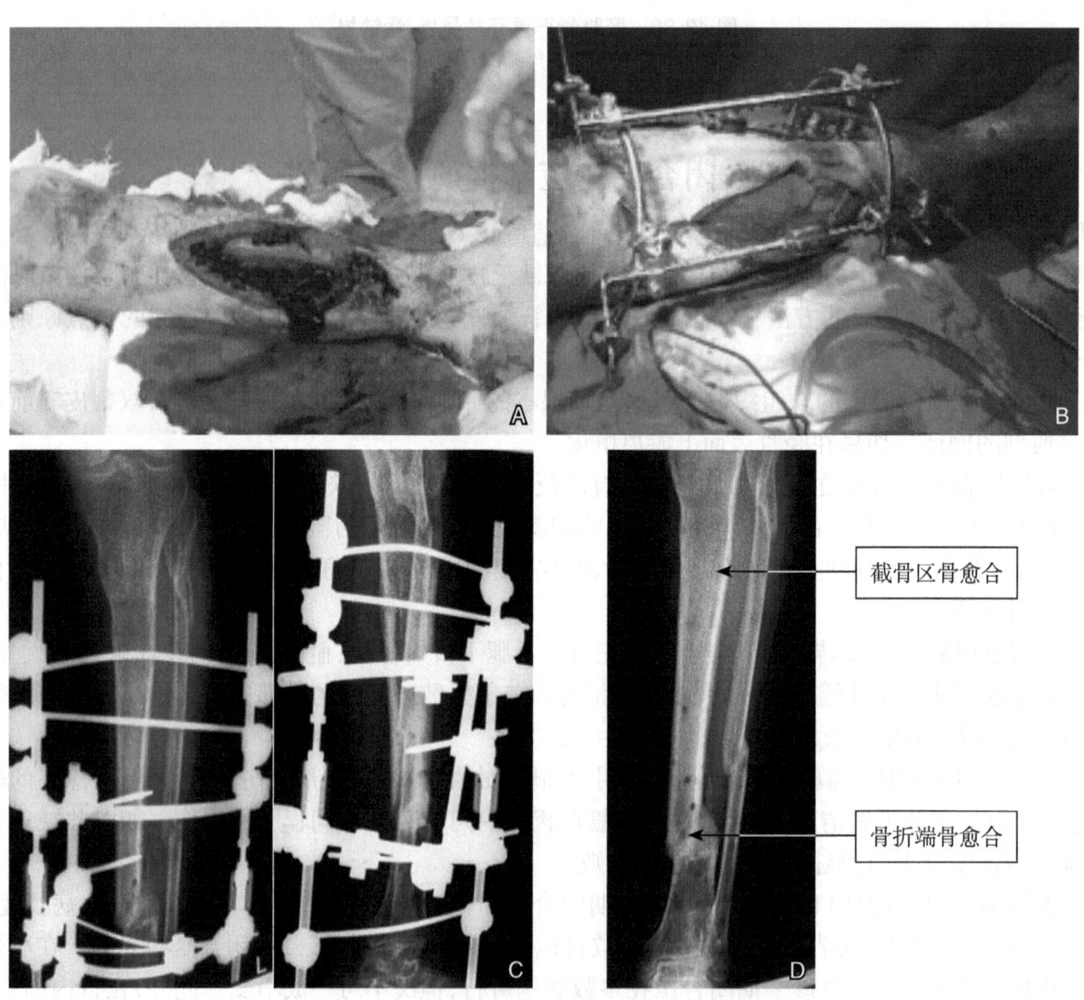

图 43-33 小腿开放粉碎性骨折（GustiloⅢ型）

A. 皮肤广泛剥脱性损伤，骨缺损，胫后神经、血管断裂；B. 早期清创探查，神经吻合，胫后血管缺损行人工血管移植，外固定架固定稳定骨折、维持肢体长度，伤口情况稳定后再行局部皮瓣转移及游离植皮覆盖创面；C. 胫骨内侧骨折端为贴骨疤痕，行骨折端植骨内固定有风险而行胫骨近端截骨，骨段滑移延长，骨折端加压外固定架固定；D. 骨折端接触面积小，加压过程出现近端向内侧滑移（如果能于加压固定前行骨端修整，可改善断端愈合情况），但力线尚好，截骨区及骨折端均或良好愈合

手术全过程均应遵守微创的原则，只要严格按照规程耐心操作，就能避免或减少并发症的发生，取得理想的效果。

第五节 Pilon 骨折

Pilon 骨折是当距骨撞击胫骨远端关节面时产生波及负重关节面与干骺端的胫骨远端骨折。占下肢骨折的 1%，胫骨骨折的 3%~10%。1911 年首先由法国放射学家 Deston 提出“tibial pilon”一词，他把胫骨远端干骺端的形状描述为像药剂师的杵棒（pilon）。胫骨远端关节面形似天花板（ceiling）；1950 年 Bonin 称之为“tibial platfond”，因此，Pilon 骨折又称为 Platfond 骨折。

干骺端不同程度的压缩、粉碎，其高度的不稳定、关节软骨的原发性损伤以及关节面的不平整是 Pilon 骨折的特征。治疗难度大，并发症多，病残率高，所以，Pilon 骨折的治疗也是骨科最具挑战性的难题之一。

一、创伤机制

Pilon 骨折最常发生于高处坠落及车祸骤停所形成的高能量轴向压缩暴力伤或滑冰及绊倒前摔等形成的低能量旋转剪切力伤。

损伤时足的位置与骨折类型密切相关。足跖屈位时，应力集中于后方，造成后方较大分离移位的较大块骨折或粉碎骨折。足中立位，垂直轴向暴力造成整个关节面的压缩性骨折或产生伴发前、后较大骨块的 Y 形骨折。足背屈位，应力集中于前方，形成胫骨前缘较大骨折块或前缘压缩（图 43-34）。

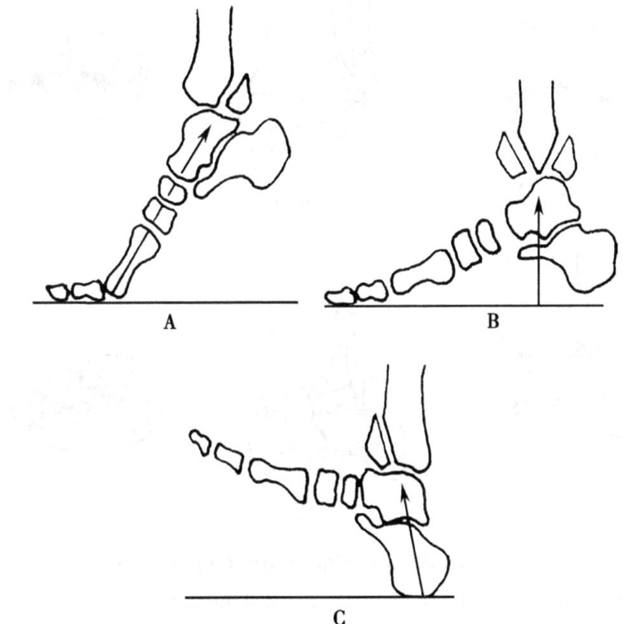

图 43-34 损伤时足的位置与骨折类型密切相关

A. 足跖屈位受伤致后踝骨折；B. 中立位受伤导致前后踝骨折；C. 背伸位损伤时引起前踝骨折（引自：Gay R，Edward J.Rev Chir Orthop，1963，49：397-512）

轴向压缩暴力和旋转或剪切力决定骨折类型。当距骨向胫骨关节面撞击产生巨大的轴向冲击力时（如车祸伤或高处坠落伤），通常产生伴发胫骨关节面严重压缩、塌陷，干骺端粉碎以及软组织严重损伤的严重骨折类型。此种暴力使胫骨远端关节面遭受巨大的轴向应力作用，其关节软骨及软骨下骨由于直接受力而遭受严重损伤，关节面压缩、塌陷、软骨碎裂，可引起关节软骨损伤性坏死。也就是说，有些骨折可能术中复位良好，术后 X 线片亦显示解剖复位，但其最终疗效并不满意。而如滑冰等扭转或剪切暴力则常常造成低能量损伤，产生的骨折及软组织损伤程度均较前者明显减轻。当然，如两力同时作用同样可产生关节面压缩、塌陷，骨折错位和干骺端压缩、粉碎等严重骨折的表现，并可导致轴向对线的严重不良。70%~85% 的 Pilon 骨折合并腓骨骨折，这表明通常是由外翻剪切暴力所致，主要造成外侧关节面损害和外翻畸形。由于外侧柱的不完整，骨折端容易损伤内侧紧贴胫骨的皮肤软组织，而又常常造成为开放性损伤。若腓骨完整，表明主要为内翻压缩暴力伤，其常常导致内侧关节面损伤和内翻畸形。

二、骨折分类

有关 Pilon 骨折的分类，许多学者根据不同的用途提出了多种分类方法。Ovidia 和 Beals 将 Pilon 骨折分为五型:关节面骨折无移位型;轻度移位型;移位伴有几个大骨折块型;同时干骺端有较大的骨缺损型和关节面明显移位与严重粉碎型。Kellam 和 Waddell 则将骨折分为两型:旋转型和轴向压力型。

Rušdi 和 Allgŏwer 根据关节面骨折的移位程度提出了一个既简单又符合临床应用的分类方法。这种分类方法对无移位的低能量损伤和关节面压缩干骺端粉碎的高能量损伤进行了较为明确的区分(图 43-35):Ⅰ型为累及关节面的、无移位的劈裂骨折;Ⅱ型为累及关节面、关节内骨折有明显移位,但关节面无压缩,无明显粉碎的骨折;Ⅲ型骨折为累及关节面及干骺端的压缩、粉碎性骨折。Maale & Seligon 将胫骨干表现为螺旋形而累及胫骨远端关节面的 Pilon 骨折单列为一种,这是一种低能量损伤型骨折,其预后相对更好些(图 43-36)。

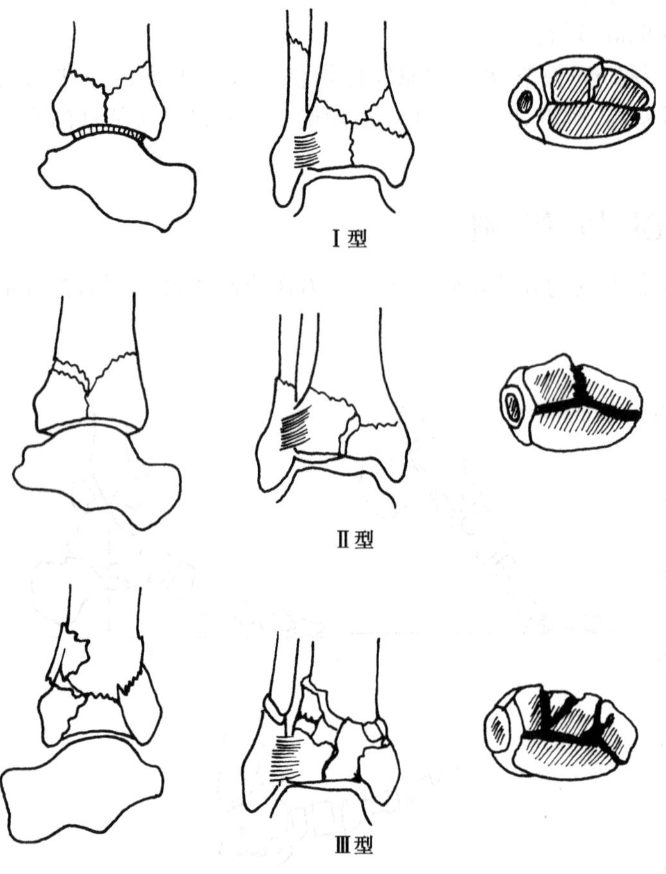

图 43-35 Pilon 骨折的 Rušdi-Allgŏwer 分型

(仿自 Ruedi TP.The operative treatment of intraarticular fractures of the lower end of the tibia.Clin Orthop,1979,138:105-110)

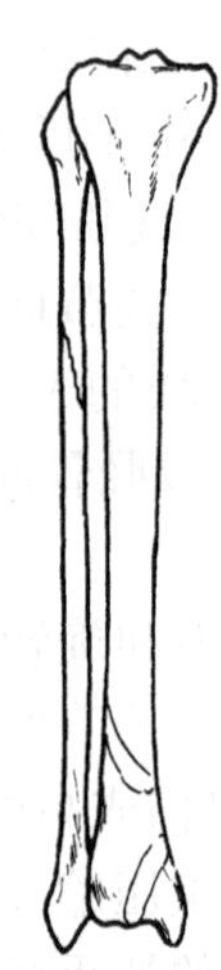

图 43-36 螺旋低能量伤骨折示意图

(引自:meyers MH.The multiply Injured Patient with Complex Fractures,1st ed. Philadelphia,lea & Febiger,1984,299)

另外,胫骨远端骨折的 AO 分型也常被应用,但事实上其总体分型已超出了 Pilon 骨折的范畴。因为 A 型骨折为关节外骨折,不符合 Pilon 骨折的定义。C 型(完全关节内及干骺端骨折)属波及负重关节面的胫骨远端骨折,为 Pilon 骨折。B2 型(部分关节内骨折伴劈裂压缩)与 B3 型(部分关节内骨折伴多骨折块压缩)均涉及胫骨远端关节面,也被认为是 Pilon 骨折。

骨折分类的主要目的是为指导临床工作,评估预后,所以,最好能做到简单、易记,具有明确的临床指导意义。无论 Rušdi 分类还是 AO 分型虽然均存在一定的局限性,但对于指导临床工作均有其一定的指导价值。

三、诊 断

应该了解受伤时足的位置,暴力类型等。对于高能量伤的患者,应做全面、系统的检查,以免遗漏身体其他部位的损伤。Blauth 等报道 1/3 伴发对侧小腿和足部损伤,6% 为多发伤,6% 伴发腓神经损伤。对于如高处坠落等高能量损伤的患者而言，事实上，其整个肢体均受到轴向冲击力的作用，其从足到脊柱的任何部位均可能出现骨折或导致复合性损伤。所以，在详细检查局部皮肤、软组织及神经血管情况的同时，还应注意其他部位的检查。

常规摄踝关节正侧位、踝穴位以及显示胫骨前内侧和后外侧关节面的外旋45°位的X线片，以区分骨折类型。摄对侧踝关节正侧位片可作为术前计划与术中复位时参考。牵引应力位片有助于观察游离的骨折块。CT三维重建扫描能够很好地显示骨折的形态、骨折块的数量、位置以及骨折的移位程度，冠状位和矢状位重建图像对判断骨折类型更有帮助。

四、治　　疗

由于Pilon骨折通常为伴发严重软组织损伤的粉碎性、移位性骨折，治疗难度较大。对于由低能量损伤造成的或Ruědi Ⅰ型软组织损伤较轻的Pilon骨折，较为容易获得比较满意的治疗效果。但对于胫骨远端关节面压缩、粉碎的Ruědi Ⅲ型Pilon骨折，由于骨骼及软组织均处于严重的损伤状态，治疗效果往往不尽如人意。如果伴发胫骨干骨折，其治疗效果则更难以确定。此类骨折于20世纪60年代时，由于其获得良好治疗效果者不及50%，有人称之为不宜内固定的骨折。此后，由于内固定材料的改进和治疗方法及固定技术的进步（如依据软组织损伤程度的分期治疗、解剖锁定型钢板以及有限内固定加外固定架复合固定方式的应用），使Pilon骨折的治疗效果得以明显提高。就骨折本身而言，Pilon骨折属于关节内骨折，无论采用何种治疗方式，均应尽量遵循关节内骨折的治疗原则，尽量使关节面获得良好复位，使骨折获得良好对线，使骨折端获得可靠固定并尽早进行关节功能锻炼。Pilon骨折是目前创伤骨科具有挑战性的骨折之一，虽然从非手术治疗到手术治疗均取得了不同程度的成功，但是，没有一种治疗方式能适应于各种类型Pilon骨折的治疗。所以，医生应该根据不同的骨折类型、软组织情况、医疗条件、结合自己的治疗经验，选择合适的治疗方法，以减少并发症或医源性并发症的产生，以期获得较好的治疗效果。

（一）非手术治疗

Pilon骨折的非手术治疗方法包括石膏外固定和跟骨牵引，非手术治疗主要需要通过踝关节周围韧带的牵伸和合页作用来达到骨折的复位和维持复位的效果。但由于踝关节前后关节囊较内外侧松弛，或由于骨折过程中某一部分韧带损伤，从而可导致石膏固定不能长久地有效地维持住骨折的良好对位对线，因而使早期对位对线良好的骨折后期再移位。此外，韧带的复位作用也很难复位胫骨远端压缩塌陷的关节面，而踝关节的长期制动又将直接影响关节软骨的修复和关节面的磨造。因此，非手术治疗的指征仅为无移位骨折；或全身情况较差不能耐受手术的患者；或为等待软组织条件的一种暂时性的措施。

在采用石膏外固定时，应密切观察局部血运及皮肤情况，定期摄X线片，防止发生骨折再移位。由于石膏外固定限制了关节活动，可导致关节营养不良、关节僵硬。所以，如果条件允许，手术能获得较好的固定，术后关节又能获得早期功能锻炼，即便是无移位的骨折，手术治疗亦有其一定的价值。

跟骨牵引适用于软组织条件差，需要推迟施行手术患者的早期治疗，可以起到临时稳定骨折，维持肢体长度，减少软组织肿胀的作用。跟骨牵引一般为6~9kg，目前，跟骨牵引作为Pilon骨折的最终治疗方法已很少单独使用。对于确实有手术指征，但因全身情况差而又不能耐受的患者，闭合穿针外固定架较跟骨牵引有更大的优越性。

（二）手术治疗

1. 手术治疗指征和原则　手术治疗的主要目的是尽可能使关节面达到解剖复位，使骨折获得良好的对位对线，使骨折端得到可靠固定，使软组织得以修复并尽早进行关节活动。开放骨折；明显移位、嵌插或明显骨缺损的骨折；或伴有神经、血管损伤者；关节面骨折块移位大于2mm者；骨折成角大于10°者均有手术指征。

20世纪70年代以来，对于开放性Pilon骨折，在彻底清创的基础上放置内固定器，尤其是运用外固定支架的手术治疗已被广泛接受。Ruědi-Allgŏwer提出的AO/ASIF原则，后来被Wyrsch等认为主要适用于低能量损伤的切开复位内固定，而对于高能量损伤引起的开放、粉碎性骨折，则倡导有限内固定和外固定架结合的复合治疗手段。目前，有关Pilon骨折手术治疗的生物学原则已经形成，即强调细致的软组织保护和暴露，骨折块的有限剥离，间接复位，稳定固定后的早期关节活动和晚期负重等。治疗的目的可以归纳为 3P，即保护（preserve）骨与软组织活力、进行（perform）关节面的解剖复位、提供（provide）满足踝关节早期活动的固定。

2. 手术时机 手术时机的选择主要是对软组织条件的选择，正确掌握手术时机，能降低切开复位内固定术后软组织并发症的危险性。开放性骨折或出现筋膜间隔室综合征的患者，均应急诊手术处理。而对于闭合性骨折的手术时机存在争议，有人建议应急诊手术或 12~13 天后再手术；也有人提出应保持距骨中立位，7~12 天内手术；还有人认为应急诊行腓骨固定，择期再行胫骨复位固定。除了患者的全身情况外，软组织状况也是必须认真考虑的因素。对于就诊时间早、无其他重要脏器损伤、软组织肿胀不重者，可尽早进行手术治疗。而对于受伤后因各种原因延误就诊时间，软组织肿胀明显，伴有水泡形成的患者，可先行跟骨牵引或石膏后托固定，抬高患肢，或应用超关节外固定架做临时支撑固定，待局部水泡愈合或肿胀基本消退后再手术治疗，一般需要 7~14 天。但若手术推迟超过 3 周，血肿一旦机化，手术操作较困难，也较难解剖复位，远期效果亦不佳。如果能持续牵引，维持好力线和长度，对 3 周后 Pilon 骨折的复位及手术操作具有明显帮助。对于早期水泡形成，软组织条件差的患者，分期手术治疗也是一种不错的选择。

3. 手术方法 用于治疗各种类型 Pilon 骨折手术形式多种多样，其主要方法有：切开复位内固定术、外固定架固定术，或两者联合应用，亦或有限内固定加外固定架固定术等。参照 Pilon 骨折的 Rušdi-Allgǒwer 分型，对手术方法的选择有一定的指导作用。

Ⅰ型骨折：有时为了避免单纯石膏外固定可能发生的骨折再移位，或缩短固定时间，减少因关节制动所导致的并发症，亦采用有限切开简单内固定加石膏外固定，亦或采用 Mippo 技术进行内固定术。

Ⅱ型骨折：关节面虽有移位，但并未粉碎和压缩，复位和固定并不困难，可采用有限切开复位内固定为主或应用 Mippo 技术进行内固定术。

Ⅲ型骨折：关节面严重粉碎，干骺端明显压缩，骨折端高度不稳定，使复位后很难维持对位。对闭合性骨折主要采用切开复位内固定术（图 43-37）；而对于严重粉碎，伴有大块骨缺损或严重的软组织损伤，开放骨折的 GustiloⅡ、Ⅲ型患者，骨外固定架固定术是较好的选择（图 43-38）。

Pilon 骨折首先由 Rušdi-Allgǒwer 提出四条顺序原则：①恢复下肢长度；②重建干骺端外形；③干骺端植骨；④复位固定骨干干骺端。综合起来，其手术治疗过程一般包括以下四个主要步骤：①腓骨骨折的解剖复位和可靠固定；②重建胫骨远端关节面；③干骺端骨缺损处植骨；④重新连接骨干与干骺端。

(1) 腓骨骨折的解剖复位与固定：选择腓骨后缘的小腿外侧的后外侧切口，为胫骨前内侧切开时留出更大空间。骨折复位后，采用 1/3 管形钢板、外踝解剖板或窄动力板固定。如果腓骨复位有困难，可于术中使用牵开装置协助牵伸胫骨远端。腓骨的解剖复位有利于恢复肢体长度；由于韧带及关节囊的牵拉作用，腓骨的解剖复位也有利于移位的骨折块的复位；有利于维持踝关节稳定及防止距骨倾斜。腓骨的解剖

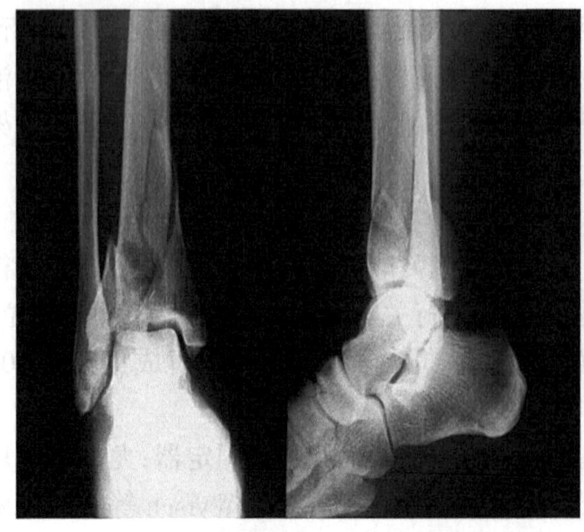

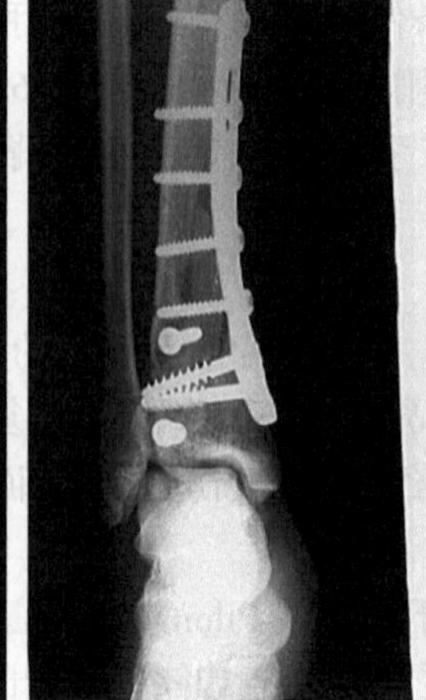

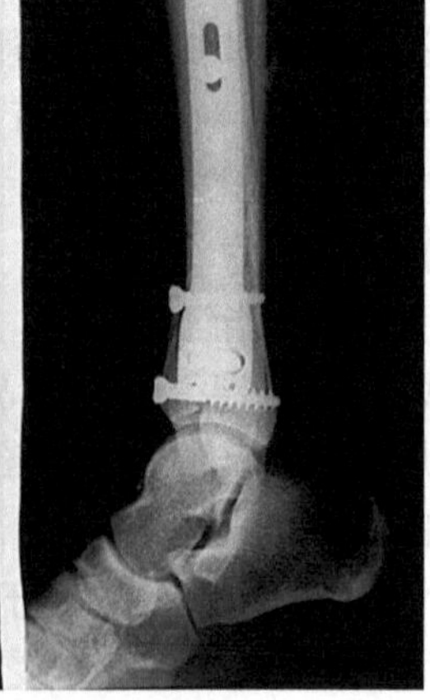

关节面及干骺端粉碎、塌陷约1cm左右　　复位后行钢板螺钉固定

图 43-37 Pilon 骨折 Rušdi-Allgǒwer Ⅲ型，采用切开复位内固定

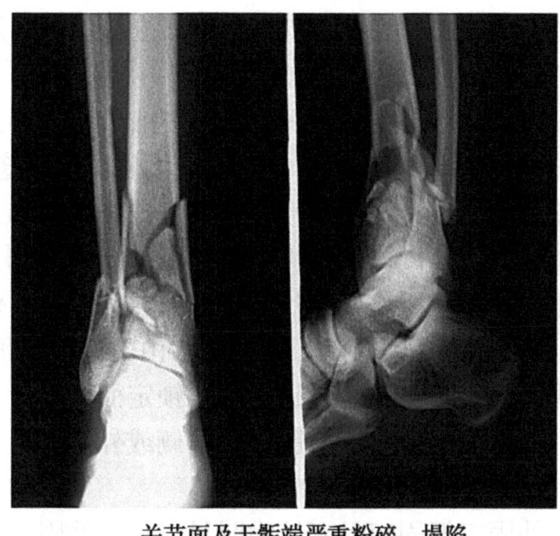

关节面及干骺端严重粉碎、塌陷

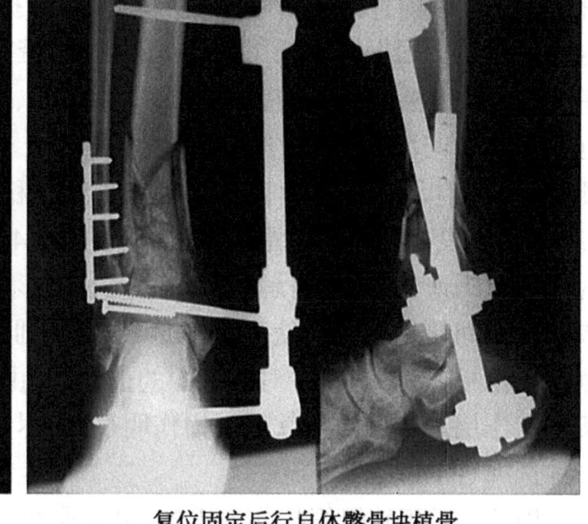

复位固定后行自体髂骨块植骨

图 43-38 Pilon 骨折 Rüedi-Allgŏwer Ⅲ型

开放骨折，严重粉碎伴骨缺损。采用腓骨钢板内固定，结合胫骨超关节外固定，同时行自体髂骨植骨

复位使外侧柱得以稳定，使腓骨长度得以恢复和维持，从而有利于恢复胫骨长度时的参考和胫骨远端骨折的复位，也有利于 Pilon 骨折的整体稳定。腓骨骨折未能获得解剖复位或粉碎骨折不能达到解剖复位时，腓骨的固定将有可能影响胫骨远端骨折块的复位，甚或导致胫骨远端外翻畸形。

(2) 重建胫骨远端关节面：采用小腿前内侧弯向内踝的切口，显露胫骨穹顶和干骺端。也可采用改良前内侧切口，其切口远端指向距舟关节，此切口能更好地显示胫骨远端外侧结构，但应行全厚皮瓣分离，牵拉或使用电刀亦应避免损伤皮缘。胫骨与腓骨两切口间隔至少应相距 7~8cm，以防皮肤坏死。

胫骨远端关节面的重建遵循由外向内、由后向前的顺序进行。找出关键的骨折块，注意胫骨远端前外侧区域常有粉碎缺损和不稳定，前外侧的 Chaput 结节常有下胫腓前韧带附着，该结节复位后可据此恢复胫骨长度，成为关节面复位最重要的标志(图 43-39)。后外侧或后侧骨折块通过胫腓后侧韧带亦与腓骨相连，通常可作为复位关节面和重建胫骨外侧柱的重要参考。其余骨块、包括中央压缩性骨块可重新对位对线，必要时将内踝骨折块向后侧掀起，以更清楚地暴露关节面的复位情况。先用克氏针做临时固定，摄 X 线片证实复位满意后再做终极固定。有时胫骨干骺端发生严重压缩、粉碎，使复位缺乏明显标志，此时牵引患足，维持肢体长度，保持距骨中立位，利用距骨顶的模板作用进行间接复位，并可于术中使用克氏针等进行临时固定。

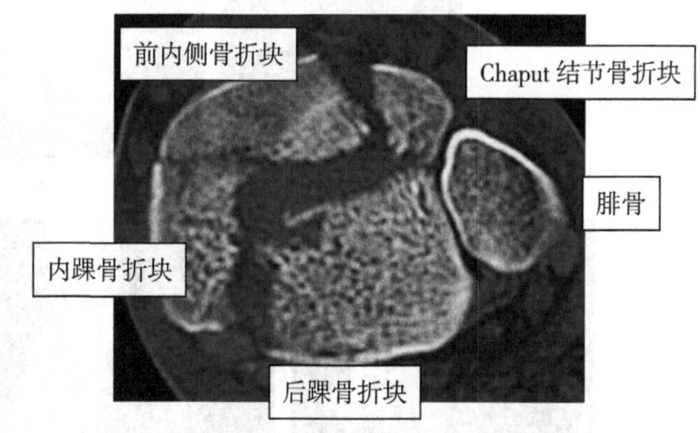

图 43-39 CT 断层扫描

扫面图像中包括腓骨、前外侧骨折块(Tillaux-Chaput 骨折块)、后踝骨折块、内踝骨折块及前内侧骨块

(3) 干骺端骨缺损处植骨：Ruědi-AllgŏwerⅢ型骨折的关节面甚或干骺端均可出现压缩，复位后往往有明显的骨缺损，必须植骨。植骨亦有利于关节面和胫骨远端的复位，稳定和骨折愈合。切忌因侥幸心理未行植骨而最终影响骨折的愈合，或增加并发症的发生率。自体髂骨仍然作为首选的植骨材料。

(4) 重新连接骨干与干骺端：腓骨已固定，胫骨长度已恢复，关节面已复位，最后是如何有效稳定干骺端。通常固定胫骨干骺端有螺钉、钢板螺钉、外固定架固定等方法。当然，即便是同一种类型骨折，其软组织损伤程度，骨折块的大小、数目，骨折的移位程度等均可有所不同，因而没有哪种单一的固定方式能用于所有 Pilon 骨折的固定，所以，应该根据骨折类型、软组织条件、技术水平及术中情况选择与之相适应的方法进行固定。

1）螺钉：干骺端前外侧骨折块和后缘较大的骨折块用松质骨螺钉固定，骨干部位的骨块则用骨皮质螺钉固定。内踝骨折根据情况选用拉力螺钉、张力带亦或胫骨内侧钢板固定。

2）钢板：弧形钢板、T形钢板、三叶形支撑钢板、干骺端钢板都有很好的固定作用，但三叶形支撑钢板及胫骨远端解剖板与胫骨远端的解剖形态更相吻合。如果胫骨远端内侧骨折块较大复位后较稳定，可选用前外侧L形解剖板固定，若骨折复位后外侧比较稳定亦可选用内侧解剖板进行固定，如果为多方向不稳，软组织条件也良好，双钢板固定亦是可选的（图43-40）。因Pilon骨折容易导致胫骨远端血供破坏，尤其胫骨内侧软组织薄弱，在获得解剖复位的同时，必须注意术中操作，尽量减少对软组织的剥离，保护好血运。如果能采用间接复位技术使非Ruědi-AllgŏwerⅢ型骨折获得复位时，可尽量利用内侧/外侧解剖板锁定或内侧薄型钢板插入，既减少对软组织的损伤，又由于锁定板与锁定螺钉的相互锁定而使骨折端获得内固定支架固定作用。如果内侧软组织损伤明显，可尽量采用前外侧入路，胫骨前外侧或外侧固定。木梳技术也是一种选择（图43-41）。

3）外固定架：对于软组织损伤严重的Pilon骨折，外固定架固定具有较为明显优势。外固定架操作简单，对软组织损伤小，固定可靠，便于伤口观察及处理。外固定既可作为术中牵引维持肢体长度和骨折位置，亦可为软组织条件差，或开放性骨折就诊时间晚，不得不推迟实施手术治疗患者的临时固定，也作为Pilon骨折的最终治疗手段。良好外固定既起到支撑、稳定骨折的作用，又符合微创意识，是微创技术在骨

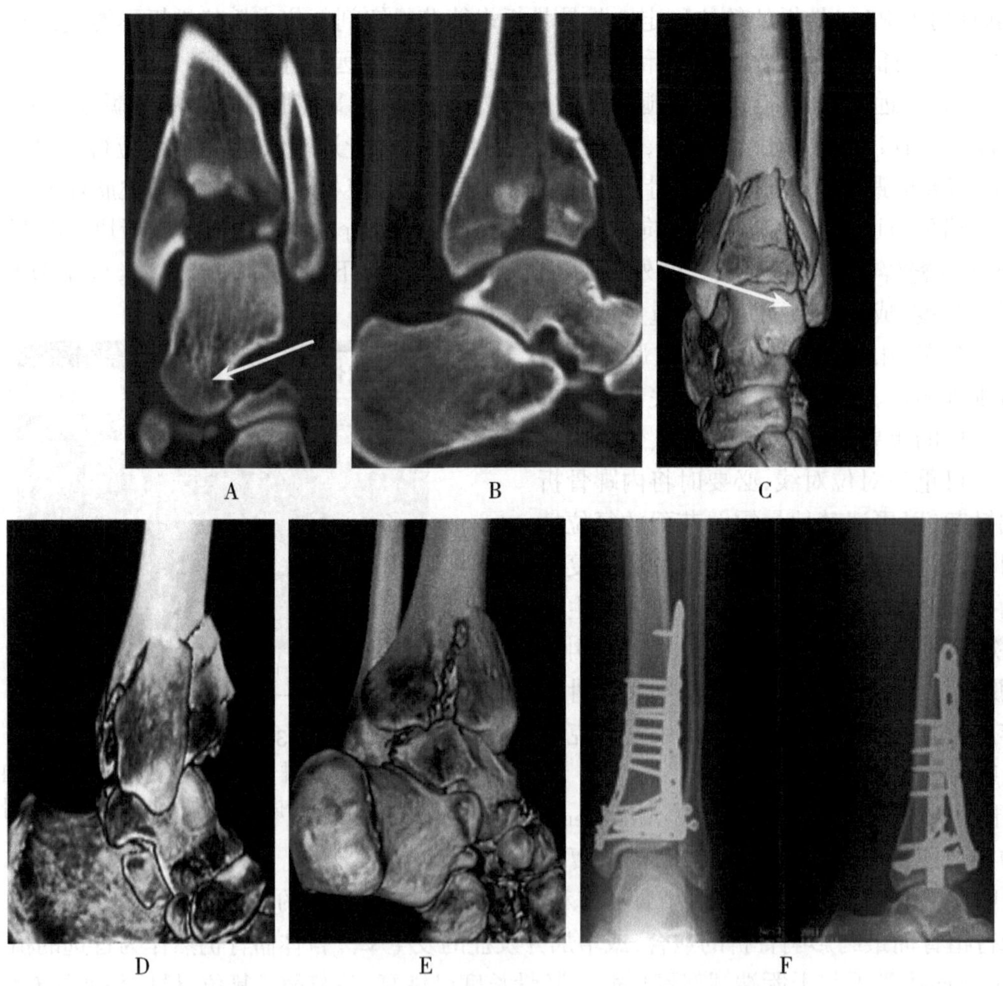

图43-40 前侧、内侧极不稳定的Pilon骨折，双钢板内固定

A. 冠状位断层CT示中心关节面压缩塌陷、内踝骨折，手术必须植骨，腓骨完整，外侧柱相对稳定；B. 矢状位断层CT示中心关节面压缩，胫骨前缘粉碎压缩性骨折；C、D. 表面重建示腓骨完整，胫骨前缘、内侧均骨折，且距骨陷入胫骨远端；E. 表面重建示后踝骨折，骨折块未分离；F. 正侧位X线片示胫骨远端骨折解剖复位，外侧使用胫骨远端前外侧L形解剖锁定板固定，内侧插入薄型直钢板固定

科手术中的具体应用。外固定架固定形式可为胫骨远端非超关节外固定，超关节外固定架固定，简单内固定结合外固定架固定。外固定架的构架形式有单边、双边、环式、半环式等。

外固定架固定是一种弹性固定，于固定早期可提供足够稳定，随着骨折愈合过程的进行，通过减少钢针等方式可减小其固定强度，改变其固定的力学环境，使应力逐渐由外固定架转向骨骼，从而促进骨折的愈合。

应引起注意的是，超关节外固定架固定，限制了踝关节活动，增加了踝关节甚或距下关节僵硬的可能性。张伯锋等报道的15例应用带关节的外固定架治疗高能量开放性Pilon骨折取得了较满意的疗效。不限制踝关节的功能锻炼，减少了关节僵硬和跖屈挛缩，是一种可以借鉴的方法。另外，铰链式外固定架除了有桥接式外固定架的优点，还可使踝关节早期具有一定活动度，有利于踝关节的早期磨造。

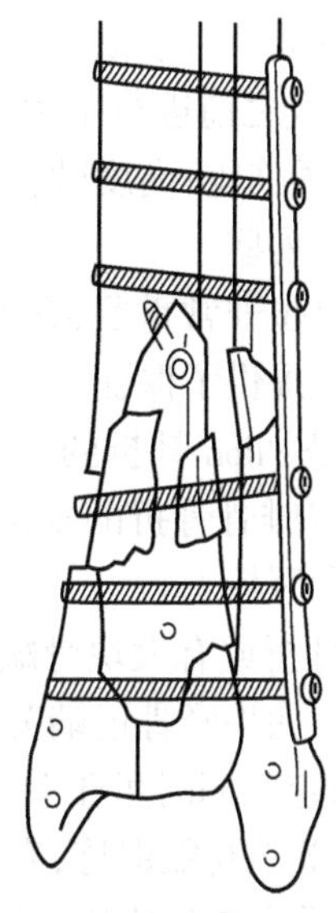

图43-41 木梳技术
木梳技术对处理伴软组织损伤的骨折有一定的实用性

五、开放性Pilon骨折的治疗

在开放性Pilon骨折的治疗过程中，大部分骨折均可通过很少的内植物取得固定效果，且能被软组织覆盖，但有时并非如此。对于严重开放粉碎性骨折，外固定架固定或有限内固定结合外固定架是最理想的选择。既能稳定骨折，又有利于创面的处理。

实践证明，在严格清创的基础上行急诊手术内固定感染率亦很低，与闭合性骨折基本相同。

六、治疗中容易出现的问题及并发症的防治

1. 伤口愈合不良　由于小腿下端软组织覆盖薄弱，一旦遭受严重损伤，原始损伤容易造成血供破坏，而前内侧及后外侧切口又有可能破坏来自胫后动脉和腓动脉的皮肤血供，从而使发生皮肤坏死或伤口感染的可能性加大。不管软组织损伤程度如何，急于行切开复位内固定，勉强带张力闭合伤口的治疗方式是不可取的。胫骨远端皮肤与骨骼紧密贴附，组织空间的容错性很差，组织高度肿胀，术中置入钢板，同时高张力下勉强闭合伤口，势必造成皮肤愈合缓慢，皮缘或皮肤坏死，骨外露，使感染机会增大，甚至发生骨髓炎。因此，对软组织条件应正确判断，对损伤程度较重，肿胀明显且伴有水泡的闭合性骨折，应分步行延期或分期手术治疗。对开放性骨折，皮肤或软组织闭合有张力或皮肤缺损者，可遗留创面待二期以肌皮瓣或游离皮瓣等方式覆盖。

2. 创伤性关节炎　关节面对合不良，加之关节面原发损伤时软骨破坏，容易导致创伤性关节炎、关节僵硬。术中应根据骨折后的一些特殊标记进行关节面对合复位(如Chaput结节、内踝骨折块等)。踝关节制动最好不超过8~10周。对于难以重建的严重塌陷粉碎性骨折，特别是软骨缺损超出肉眼可以修复的程度时，可考虑行踝关节融合术，但适应证的掌握应严格而慎重。

3. 畸形愈合　骨折复位不良，造成畸形愈合。最常见的是由内翻剪切力造成的粉碎性骨折，内侧骨皮质未达解剖复位或内侧支撑不够坚固时，发生内翻畸形愈合。骨折对位时一定要注意解剖标志，不论何种固定都应相对稳定。

4. 骨折延迟愈合或不愈合　骨缺损处不植骨，容易导致骨折延迟愈合或不愈合。结构骨及大量松质骨的植入不仅能协助关节面和干骺端稳定，而且有利于骨折愈合。所以，对于Ruĕdi-AllgŏwerⅢ型骨折，复位后形成的骨缺损必须予以植骨填充，切忌妄图侥幸，以免造成骨折延迟愈合或不愈合。

作者的见解：

Pilon骨折的治疗不仅针对骨折本身，同样重要的还有软组织。手术时机的选择其实是考验对软组织

损伤程度的正确判断。对于损伤较轻，软组织条件相对较好者，可于伤后8~10小时之内，肢体肿胀不甚严重，无明显水泡形成之前进行手术。伤口内放置负压引流，闭合有张力及皮肤缺损者，可遗留创面待二期处理。相反，组织损伤重，高度肿胀者，除非并发如筋膜间隔室综合征等非急诊处理的并发症外，采用延期或分期处理比较稳妥些。

腓骨的解剖复位非常重要，它不仅为胫骨复位和肢体长度的恢复提供参考，而且为胫骨干骺端及胫骨远端关节面的复位提供了保证。

Chaput结节是Pilon骨折的一个病理特征，即便严重Pilon骨折，术中亦常常可见此结节仍与下胫腓前韧带相连。随着腓骨骨折的复位固定，寻找Chaput结节并顺行向前内侧牵拉使韧带紧张，是关节面骨折复位的最重要参照标志。

对严重粉碎骨折或有大块骨缺损患者，行内固定很难置入螺钉，稳定性差，有限内固定结合超关节外固定架更为实用。如果胫骨远端关节面上有较大骨折块残留，并有一定稳定和支撑关节面的作用，骨折复位后，行超关节固定的同时可于关节面上穿入交叉克氏针固定，待6~8周骨折基本稳定后，去除远端超关节部分，逐渐进行关节功能锻炼，有利于改善踝关节功能。

Pilon骨折的手术首先应进行腓骨骨折的复位和固定，腓骨解剖复位后，可以以其为参考进行胫骨远端前外侧骨折块的复位（Chaput结节），复位后侧骨折块后再行中心骨块、内侧骨块的复位及干骺端植骨。

对于严重Pilon骨折而言，骨折即便获得可靠固定，最好还是尽早进行踝关节的非负重状态的主被动关节功能锻炼，尽可能改善和恢复踝关节的运动功能，负重则应考虑延期进行。

第六节　小腿筋膜间隔综合征

筋膜间隔室综合征是指在密闭的骨筋膜间隔腔内，由于压力的升高导致血液循环障碍，造成间隔室内肌肉、神经等组织的损伤甚或不可逆性损伤。筋膜间隔室综合征主要发生在具有双骨特点的前臂及小腿，而以后者更为多见，更严重。此综合征发生于小腿前筋膜间隔室最多，外侧者最少，但也有多筋膜间隔室同时发生。它并非只发生于高能量损伤，也并非仅发生于闭合性损伤，间隔低能量伤和开放性骨折均可出现。Blick等（1986）及Delee等（1981）曾报道开放性骨折合并筋膜间隔综合征者可达6%~9%，并和软组织损伤程度呈正比，小腿上段移位明显的骨折尤应注意。此外，如小腿压砸、碾轧、挤压伤，软组织损伤明显而未见骨折者，均亦有可能单独发生小腿筋膜间隔室综合征（图43-42）。

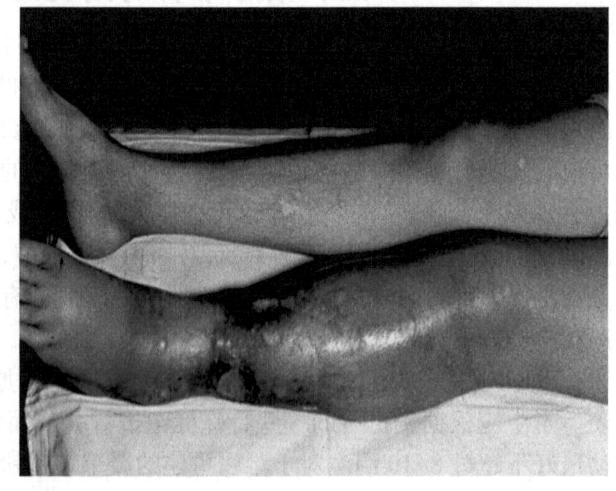

图43-42　左小腿砸伤，无骨折，前、外及后骨筋膜室综合征

小腿的骨筋膜间隔室综合征，特别是小腿骨折后并发筋膜间隔室综合征者，有其若干特点，需加以强调，以提醒注意，避免导致严重后果。

还需要提醒的是：糖尿病患者因其独有的病理生理特点，即使是很轻的损伤也可能发生小腿筋膜间隔室综合征，临床处理十分棘手，应特别注意。

一、诊　　断

（一）临床表现

除严重创伤的早期并发症一章中所述各筋膜间隔室综合征的体检要点外，尚有以下几点需要特别有所警惕：

1. 疼痛　患者除骨折部位外，其他位置亦可表现疼痛，但部位往往不太容易明确，有时整复骨折后疼痛会有所缓解，但数小时后可表现疼痛逐渐加重。

2. 麻木感　麻木兼刺痛，患者也不能准确定位，但往往较先体现在足及小腿下段。当受累神经支配区出现明显感觉障碍时，神经、肌肉组织可能已为不可逆性损伤。

3. 压痛　易与骨折部的压痛相混淆，但在远离骨折部也可存在压痛。

4. 肿胀　高度肿胀、发硬，无弹性感，常常并发皮肤颜色苍白、水泡形成。

5. 活动受限　可较先表现为足趾主动跖屈、背伸不利，随着时间推移可逐渐出现足及踝的主 / 被动活动受限，并可伴发活动时疼痛。

6. 被动牵拉痛　是被动牵拉肿胀、缺血变性的肌肉组织所致，是协助诊断的可靠指标。

7. 动脉搏动　不伴发血管损伤或骨折复位不良等原因的急性筋膜间隔室综合征，远端动脉搏动并不一定消失，待搏动消失再诊断，往往失去了最好手术时机。

8. 存在多发伤时，极易被其他更明显的症状或体征所掩盖。因此，凡见有小腿部肿胀或渐进性发展者，必须考虑到筋膜间隔室综合征的可能，并采取进一步的诊断措施，如组织压测定等。

（二）与神经损伤的鉴别

表 43-3 综合列出小腿各筋膜间隔室所涉及的神经及其支配。当发现有相应的神经症状时，应反复检查其相应的筋膜间隔室是否存在问题，以便与单独的末梢神经损伤相鉴别。

表 43-3　小腿末梢神经与骨筋膜室的相关关系

末梢神经	骨筋膜室	运动功能	感觉功能
腓深	前	足趾背伸	Ⅰ、Ⅱ跖蹼背面
腓浅	外	足内翻	足背外侧
胫	后深	足趾跖屈	足跖面
腓肠	后浅	小腿三头肌	足跟外侧

（三）与血管损伤鉴别

1. 远端可触及动脉搏动或肢端温暖，均不能除外血管损伤。

2. Doppler 检查对诊断血管损伤有价值。患肢收缩压 / 健肢收缩压 <0.90 则为（±）。

3. Doppler 检查对血管内血流是否存在有一定积极意义，对筋膜间隔室的血流量是否充足无判断意义。

4. 动脉造影对血管是否损伤以及损伤程度和受损部位的判断具有诊断价值。

（四）组织压测定

组织压升高先于临床症状，有助于早期诊断。一旦临床症状已明确，则必须立即减压，无须再测组织压。因此，现在的主张是只要有隐约存在可疑趋向时，即可进行组织压检测。

1. 决定进行组织压检测的情况，除上述提及的有可疑趋向者外，以下三项也需引起注意：

(1) 多发伤患者：易发生骨筋膜间隔室综合征，但病史不易了解清楚，而且患者就诊时常处于低血压状态，其筋膜间隔室综合征的形成阀也相应降低也可改为所以形成筋膜间隔室综合征的域阀值也相应减低。

(2) 神智不清，有小腿骨折者。

(3) 临床难以下结论，例如神经损伤或血管损伤、血管内血栓形成同时并发骨筋膜间隔室综合征者。

2. 组织压检测法参见严重创伤的早期并发症一章。

McQueen 和 Court-Brown 等建议采用舒张压与组织压之差来判断，≤30mmHg 者列为手术切开减压适应证。

应对四个筋膜间隔室，或至少有怀疑的筋膜间隔室做组织压测定，并将测压管保留在高组织压区内，以便随时观测。有时一次检测不能肯定，尚需进行继续检测。

二、治　疗

组织缺血后造成的损害与缺血时间有密切关系。一般情况下，周围神经在缺血 30 分钟后即有功能异常，缺血 12 小时以上时神经功能可能永远丧失；肌肉在缺血 2~4 小时即出现功能改变，而缺血在 4~12 小时后亦可发生永久性功能丧失，肌肉发生挛缩。肌肉缺血 4 小时，患者即可有肌红蛋白尿。因此，治疗的首要原则是早期诊断急诊治疗。

以抬高患肢达到静脉回流的企图是原则性的错误，因为抬高患肢只会降低肢体内动脉的压力。在组织压力增大时，动脉压下降会导致小动脉的闭锁，更加重了组织的缺血。在组织压高于静脉压时，抬高患肢达不到促进静脉回流的作用。

筋膜间隔室综合征治疗的目标是敞开受累的筋膜间隔腔，使组织压下降，动、静脉的压力差增大，有利于动脉血液灌注，亦使静脉血液得以回流。既往曾有过在受累骨筋膜间隔室上下端做皮肤小切口，在皮下切开筋膜减压的方法。但此法由于减压不彻底，术后皮肤仍有限制减压的作用，难以达到真正减压的目的。要达到完全减压的目的，应该采用皮肤大切口减压的方法，把覆盖骨筋膜间隔室的筋膜彻底而完全地打开，尽管肌肉有一定程度的向外膨出，但当组织压力恢复正常后膨出的肌肉即可还纳。大切口的优点：一是切开充分，减压彻底；二是可充分观察受损肌肉的变化情况；三是可避免小切口潜行分离时损伤筋膜与皮下组织之间的血管交通支。

腓骨切除可以做到四个筋膜间隔均减压，在 20 世纪 70 年代开始应用，但以后渐被认识到切除腓骨实属过分，而且不利于骨折的治疗。

腓骨周围筋膜切开减压术为 Matsen(1980)首倡(图 43-43)，经外侧切口，上达腓骨头，下至踝部，显露腓骨，可见到前及外筋膜间隔室的间隔部。在其前及后各切开 1cm 筋膜，进而可探到后浅筋膜间隔，予以切开。分别向前后牵开外侧筋膜间隔室及后浅骨筋膜间隔室，即可显露后深筋膜间隔，自腓骨后沿骨间膜达到后深筋膜间隔，切开筋膜松解之。但应注意对腓总神经的保护。

双切开型减压术是从两侧将四个筋膜间隔室全部切开(图 43-44)。近年多强调所有骨筋膜间隔室均减压的重要性和必要性。外侧切口是沿前及外筋膜间隔的中间间隙进入，在肌肉间隙前后各 1cm 切开筋膜。注意保护腓浅神经。内侧切口在胫骨内后缘 1~2cm 处切开腓肠肌和跖肌复合体的筋膜，显露后深筋膜间隔的下 1/3，自下而上切开，有时可能需将跖肌部分离断。

通过手术切开受累筋膜间隔室的全部皮肤及筋膜，彻底减压是防止肌肉和神经坏死，使之不发生永久性损害的唯一方法。事实上只有彻底减压才能防止组织坏死，改善肢体血供，减少深部感染，甚至截肢的可能。

在有部分肌肉组织发生不可逆性的缺血改变时，手术单纯减压则显不足，尚需进行坏死肌肉的切除，术后敞开伤口。如果肌肉组织坏死范围极广泛，则在进行切除后，即使最后能达到创面愈合，保留了肢体，其结果也只能是疼痛或间歇性跛行，关节僵硬，毫无功能的残肢。如若在急性期让患者冒着高热、肌红蛋白尿、肾衰竭的生命危险，则不如及时选择小腿开放性截肢术或大腿闭合截肢术为上策。

对于伴有糖尿病的患者，即便是不甚严重的损伤，也应引起高度重视。作者曾遇 6 例比较轻微外力造成的胫骨不全骨折，单纯腓骨骨折和无骨折而伴有糖尿病的患者，受伤后肿胀发生早，并迅速出现小腿弥漫性水泡，乃至发生筋膜间隔室综合征。对于他们的处理，应在积极控制血糖的前提下，更加密切观察病情变化。而对于进展迅速，且出现被动牵拉试验阳性者(4 例)，应积极进行切开减压。此 4 例取得了满意的治疗效果。

随着骨筋膜间隔室综合征切开减压后的组织压力下降，血流的恢复，在随后的一定时间内组织损伤不仅不减轻反而逐渐加重。这种现象称之为缺血再灌注(iscllemic reperfusion，IR)损伤。损伤的发生机制复杂，其大致观点有以下四个方面：①无复流(noreflow)现象；②氧自由基的损伤；③细胞内钙超载；④中性粒细胞激活引起的组织损伤。其结果不仅加重组织损伤，影响缺血组织的存活及功能，严重时可引发多脏器功能衰竭而导致患者死亡。

因肢体的 IR 损伤有很高的病残率和致死率，经近 10 年来的大量研究，已有一些较好的方法，如控

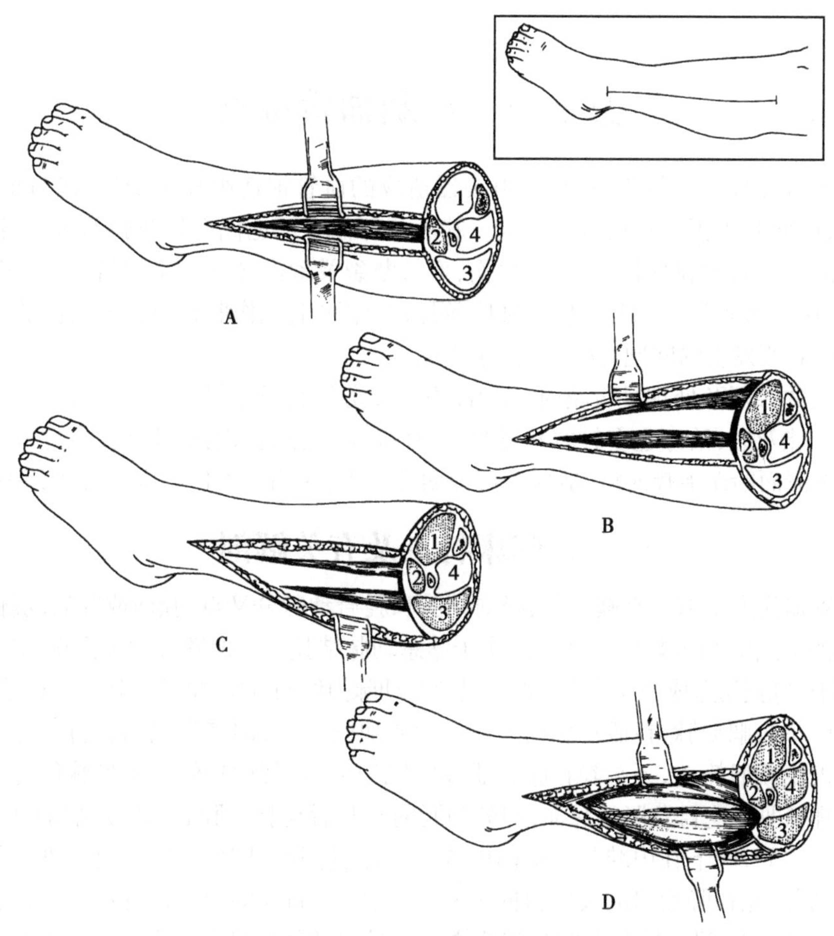

图 43-43 经外侧切口四室减压术

A. 外侧切口直达外侧骨筋膜室(2);B. 切口牵向前侧,显露前侧骨筋膜室(1);C. 切口牵向后侧,显露后浅骨筋膜室之筋膜(3);D. 将外及后浅骨筋膜室肌肉分别牵向前后,显露后深骨筋膜室(4)(引自 Seligson D.Concepts in Intramedullary Nailing.Orlando,FL,Grune & Stratton,1985,114-115)

制性再灌注:在恢复系统血流前,调控再灌注的组成成分和物理状态,能有效减轻 IR 损伤。有效药物的使用:各种氧自由基清除剂,钙通道阻断药,各类抗感染、抑制白细胞黏附及游出的药物,以及其他类药物。肢体的低温处理;缺血预处理等许多方法。但预防性筋膜切开,仍不失为一种行之有效的处理措施。

作者的见解:

有关筋膜间隔室综合征切开减压的时机,切忌保守,但也不能鲁莽。必须做到随时观察其临床症状体征的变化,手术一定是完全打开筋膜间隔腔,彻底地减压。后续应警惕 IR 损伤的出现。

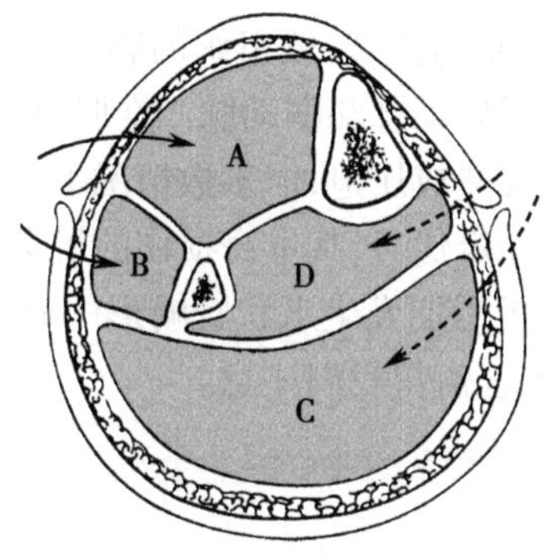

图 43-44 骨筋膜室综合征,双侧四室同时切开减压

A. 前室;B. 外室;C. 后浅室;D. 后深室

糖尿病患者常常因合并有血管等病变的生理病理变化特点,筋膜间隔室综合征的发生率相对较高,肢体遭受损伤或并不严重损伤,亦有引发筋膜间隔室综合征的可能,应引起重视。

本病重在预防,贵在及时诊断,一旦确诊,应及早行筋膜间隔室切开减压。

第七节 小腿血管损伤

火器伤常可致成小腿血管损伤,而单纯由锐器造成的血管损伤则较为少见,多与小腿的严重开放损伤,膝关节脱位或胫腓骨骨折等损伤合并发生。膝关节部位手术也偶有伤及腘部血管者。常见的血管损伤主要为:血管痉挛,血管内膜损伤,血管壁损伤,血管断裂及动静脉瘘。小腿挤压伤,多不是直接造成血管破裂性损伤,但由于血管挤压、牵拉,肢体肿胀等原因,常可造成伤肢缺血或血管内膜受损,继而发生血栓形成,血管栓塞,其所发生的问题有些与血管损伤相似。

小腿血管损伤的诊断及处理是否及时、得当,关系着伤肢能否保留,功能如何以及生命的安危。单纯的血管损伤诊断如能及时,治疗也多较容易,但与其他损伤如筋膜间隔室综合征合并发生时,常因对血管的损伤情况辨认不清而贻误治疗时机,造成不可挽回的后果,在临床工作中应该有所警惕。

一、临床特点及有关解剖

常见小腿血管损伤发生部位有腘动脉、胫前动脉和胫后动脉分叉点、胫前或胫后动脉。其中腘动脉损伤后,如采用结扎法治疗,其截肢率为40%,仅次于髂总动脉结扎者。但髂总动脉损伤的发生率远远低于腘动脉损伤。因此,腘动脉损伤造成截肢的绝对例数是全身动脉损伤的首位,足见对其认识和适当处理的重要性。

小腿血液供应来自腘动脉,在股动脉向下经过内收肌管孔后,即名为腘动脉,在腘窝的三角区内可用手触及。其上端被半膜肌掩盖,下端隐在腓肠肌及跖肌的下面,其后外侧有腘静脉伴行,周围包以脂肪组织。再下行进入腓肠肌与比目鱼肌的深面,即分为胫前与胫后动脉。胫后动脉是腘动脉的延续,走在小腿屈肌浅深两层肌肉之间,向下在内踝与跟腱内侧缘之间,通过分裂韧带的深面由踝管下行。在腘肌下缘,胫后动脉分出腓动脉,先在胫后肌的浅面斜向下外,再沿腓骨的内侧缘下行,位于踇长屈肌的深处。该动脉有一足底外侧动脉分支,进入踇收肌和骨间肌之间与足背动脉的足底深支吻合。因此,单纯胫前动脉损伤,足背动脉仍可扪及搏动。胫前动脉在胫骨结节水平发自腘动脉,穿过小腿骨间膜后再沿骨间膜下行,夹在胫前肌与伸趾长肌间,至小腿远端浅出,到足背时称足背动脉。

骨科医师对上述血管走行解剖必须有所了解,才能理解小腿血管损伤的好发部位,并在有损伤时进行有的放矢地探查。

腘动脉损伤多发生于膝关节脱位和骨折脱位。在胫骨上端1/4骨折时合并胫前动脉损伤的机会较多。因为在该处跨越骨间膜上端的裂孔达到前方时,胫前动脉相对固定,其位移程度有限。小腿损伤后骨折片的移位、骨间膜的撕裂,软组织的肿胀与血肿,均可能对胫前动脉产生压迫、撕裂,内膜损伤,血栓形成,甚至由此波及胫后动脉和腘动脉。在胫骨下段骨折时,如果远骨折端明显向后移位,那么胫骨的近骨折端也会对胫前血管造成压迫,但多数情况下骨折复位后,足背动脉的搏动也能恢复。胫后血管相对胫前血管在解剖上更具一定优势,其本身损伤的机会较少。胫后动脉供应屈趾肌的血管在胫骨骨折时,有时也会损伤。这是胫骨骨折后期发生爪状趾畸形的原因之一,但损伤早期,因其对整个小腿的血运无多大影响,故不易被发现,这点也值得我们注意。

二、诊 断

1. 详细询问病史对诊断小腿的血管损伤有重要意义,特别是在闭合性损伤中,怀疑有血管损伤时,应详细询问创伤性质,暴力大小,暴力方向,结合受伤部位的主要症状,考虑血管有无损伤可能及损伤程度如何。假如暴力很大,造成胫骨粉碎骨折,骨折移位明显,而且又发生在胫骨上1/4处,其合并血管损伤的可能性即较大。

2. 临床检查足的皮肤颜色及温度的改变,局部的疼痛性质,肿胀发生的速度和程度,有无感觉及运动障碍的存在,有无搏动性血肿的存在等,均为诊断有无小腿血管损伤的重要依据。

(1) 足背皮肤颜色及温度:若静脉回流受阻,血液淤滞,则皮肤发绀;动脉受阻,供血断绝,皮肤呈苍白色，皮温下降。但需与健侧对比，若患侧较健侧低 2°以上，表示患侧血流已减慢，如低 4°以上，则说明血循环有严重障碍。

(2) 疼痛：胫腓骨骨折时肢体会有疼痛，但肢体合并缺血时，疼痛会非常剧烈，不局限于骨折部而且常规镇痛效果明显减弱。肌肉缺血后很快丧失舒缩能力及其弹性，被动牵拉足趾时会引起剧痛。如果得不到及时有效的处理将很快丧失其主动活动能力。

(3) 肿胀：肢体在严重创伤时会发生肿胀，但合并动脉损伤时肿胀发生很快，特别在闭合性损伤时更为明显。如静脉损伤，血液回流受阻也会发生肿胀，但其肿胀速度没有动脉损伤快。有时在小腿筋膜间隔室中出血，肿胀不能明显地表现出来。但可触及间隔区的张力极大。

(4) 皮肤感觉及足趾活动障碍：缺血和缺氧使肢体的神经和肌肉功能受损，发生小腿皮肤感觉减退或消失；肌肉麻痹，肌肉主动收缩能力差。这也表明组织缺血已十分严重，虽然有时末梢循环还存在，也不能放松对血管损伤的处理。

(5) 搏动性血肿：多发生于闭合性损伤，动脉壁破裂或完全断裂，出血积存于肌肉和筋膜之间，形成血肿。如动脉裂口未闭合，与血肿相通，则血肿随心跳而搏动，且常可听到血管杂音。晚期可形成假性动脉瘤。

特别需要警惕的是：当足部动脉可触及和足部温暖时，决不可轻易排除血管损伤。而足趾的感觉明显减退或消失则是明确的缺血征象。

3. Doppler 超声检测及血管造影　血管造影在急性血管损伤诊断上的应用有不同意见，反对者认为由于血管堵塞，或肢体肿胀、组织压力增高，常不能显影，且造影剂刺激血管壁，有引起痉挛，加重血运障碍的可能性。但作者认为：在有条件的情况下，行血管造影对急性血管损伤的诊断有极重要的指导价值。血管造影即便不显影也能提示有血管堵塞或肢体压力增高，也就有了手术探查的指征。

血管造影剂虽然有刺激血管壁引起痉挛的缺点，但其损害比手术探查尤其是盲目探查还是要好得多。因此，当伤肢有缺血症状，怀疑有血管损伤又不能肯定诊断时，应该及时做血管造影。犹豫不决，在观察中丧失治疗时机，使组织缺血发生不可逆反应，造成伤肢残废甚或导致丧失肢体的教训已经很多。一旦血管造影诊断为血管损伤，应该即行手术探查。

三、治　疗

小腿血管损伤行手术探查的指征：开放性血管损伤，损伤的血管继续出血，或损伤远端小腿有缺血现象，应立即处理损伤的血管。闭合性损伤，有明显的动脉供血中断现象时，如伤腿有缺血性剧痛，小腿及足部的感觉及运动功能障碍，肤色苍白，皮温下降，足背动脉搏动消失等，需及时行血管探查术。闭合性损伤出现搏动性血肿，或张力血肿影响小腿血运者，应行探查术。广泛挤压捻挫伤，软组织肿胀严重，伤肢有血循环障碍者，应行切开减张及探查血管。总之，凡对高度怀疑有血管损伤的患者，即使在没有血管造影或 Doppler 血流检测的情况下，也应积极进行手术探查，以免延误时机。

手术方式为三类：筋膜减张术、血管修复术、小腿或大腿截肢术。筋膜减张术在小腿筋膜间隔室综合征一节已做详细讨论。截肢术适于小腿血管损伤合并广泛、严重软组织损伤病例；或小腿血管在胫前动脉与胫后动脉分叉处或以上损伤，无法进行血管修复的病例；血管损伤时间过长局部有严重而无法控制的感染，或损伤以远出现感染坏死者；或缺血时间长已造成无法修复的不可逆性损伤者；或由此而引发全身脏器严重并发症如肾衰竭者。

小腿血管吻合及修复术的实施细则参见第二十九章。

胫前动脉或胫后动脉的管径较细，若管壁裂伤，能直接缝合就缝合，无法直接缝合者不宜行静脉片移植修补，可将损伤管壁截除，做端对端直接吻合。若为血栓栓塞又无法取出或取出后又栓塞者，可将栓塞段血管切除行对端吻合。由于血管损伤后缺损或切除后缺损即便将损伤段血管进行部分游离亦不能对端吻合或勉强吻合而张力极大时，可行血管移植术以修复缺损。移植的血管多采用隐静脉。如果需用的静脉较细较短，可以从伤腿本身切取；若所需较长，可采用对侧肢体的大隐静脉或人工血管移植。因移植血管的两端有回缩，所以移植静脉的长度需较缺损距离稍短，否则移植后会出现迂曲过长。若采用人工血管移植修复，可同血管外科医生一并完成。单纯一根胫前动脉或胫后动脉损伤，仅有 0%~5% 的肢体坏死率，过去都不予手术。但治疗小腿血管损伤不应满足于肢体的保存，而应以能否恢复充足血运及良好功能为目标。如胫前动脉损伤不予治疗，会导致胫前筋膜间隔内的肌肉缺血坏死，最终造成功能障碍。对于合并骨折的血管损伤患者，只要缺血时间允许，一般应先固定骨折端，再行血管吻合，才能使吻合有保证。

第八节 小腿骨折的并发症及后遗症

胫腓骨骨折是最常见的肢体骨折之一，其治疗的实质是尽量避免并发症，努力恢复肢体功能。胫腓骨骨折后的并发症涉及面比较广，如血管、神经、皮肤、肌肉、骨骼、关节、小腿筋膜间隔室等。此外，还有与石膏外固定术、内固定术、骨外固定架固定术、截肢术等手术及各种操作有关的并发症或问题。小腿筋膜间隔综合征和小腿血管损伤已论述，创伤性截肢于随后的第九节中叙述。对于胫腓骨骨折并发症的报道不一，Trafton(1998)报道小腿骨折的各类合并症及其他损伤占30%，可见其严重性，因此，对于小腿创伤应该仔细查体，并应于急诊收治后48小时内重复检查。本节主要归纳叙述的后遗症有：

一、组织损伤及伤口感染

事实上，大多数胫腓骨骨折并发症都或多或少地与软组织损伤直接或间接相关，如血管损伤可引起肢体血供障碍，而对骨骼供血的血管遭受破坏则容易引起骨折延迟愈合或不愈合；肌肉组织损伤明显则有导致筋膜间隔室综合征及关节功能不良的危险等。

伤口愈合也往往与多种因素相关联，但原始损伤程度是影响皮肤软组织愈合的主要因素。如大面积皮肤软组织挫伤，皮肤脱套伤者，其皮肤软组织血流灌注差或无。其他组织亦可伴发较为严重损伤，或明显组织缺损，因而容易导致伤口闭合困难或伤口感染。所以，为了减少伤口问题，我们在处理伤口时应该注意：如果皮肤表面存在深擦伤、挫伤；或软组织处于高度肿胀，皮肤水泡形成时，除非并发筋膜间隔室综合征等严重并发症，否则不应急于在此区域进行手术操作。如果皮肤表面仅为小面积浅表擦伤而又必须手术时，应尽量避免擦伤区域，并注意术中皮肤消毒后的手术贴膜保护，注意术中对手术野的消毒和冲洗。术中电刀使用应尽量离开皮缘，减少脂肪液化的概率，减少创缘灼伤或细小水泡的形成。对于顶压皮肤的骨折端要及时牵开解压，如果不能及时手术者，解压后可用石膏托或牵引或临时外固定架维持骨折端位置，以避免由于骨端顶压而使其变为潜在开放甚或开放骨折。

伤口浅表感染可为开放性损伤本身引起，亦可能为手术切口本身的浅表性炎症反应。伤口浅表感染可出现伤口区域疼痛，局部红肿，或明显的缝线反应。伤口周围皮肤有的可出现蜂窝织炎或淋巴管网炎(丹毒)样改变，可有压痛，血常规检查基本正常。对于此种浅表性炎症反应，如能及时发现及时给予抗菌治疗并进行良好的局部处理，多能痊愈。如果疼痛持续，压痛深且明显，局部红肿加重，甚或出现分泌物，并超过了伤口正常炎性反应的时间，应高度注意伤口深部感染的可能。伤口深部感染，除血常规等检查外，细菌学检查显得尤为重要。如果伤口未见分泌物而又高度怀疑时，可在正规消毒条件下，通过穿刺获取样本。标本送革兰染色检查，同时进行细菌培养及药敏试验。如果抽取的样本较少，可以抽取少量的无菌生理盐水混合后进行培养及药敏。治疗方面应尽早给予抗菌治疗，一旦感染形成则有可能不得不再次手术处理。有些感染后骨或金属外露者，如伤口周围血供良好，术中保留了较为完整的骨膜，伤口感染反应不活跃，骨折固定可靠，又有愈合迹象时，不必急于取出内固定物，而伤口清洁换药等伤口护理显得更为重要，骨折一旦愈合即可将内固定物取出并逐步进行伤口清创，创面覆盖等治疗。所以，胫腓骨骨折术后应密切关注伤口情况变化，做到尽早发现，尽早处理，尽可能最大限度地减少伤口感染概率，改善治疗结果。

二、骨折延迟愈合，不愈合，畸形愈合

胫骨骨折愈合期长，不愈合率高。Russell(1996)对胫骨骨折愈合期提出的一般标准是：闭合-低能量伤：10~14周；闭合-高能量伤：12~16周；开放骨折平均16~26周；GustiloⅢb、Ⅲc：30~50周。此标准仅供参照。必须充分估计其愈合时间，在不能肯定时，可等待观察其愈合进展，并配合积极的功能康复。

所谓充分估计其愈合时间是指：全面考虑对骨折愈合产生影响的因素。就负面影响而言，影响骨折愈合的本身因素：①高能量伤；②开放性骨折；③粉碎性骨折；④多段骨折；⑤皮肤、软组织严重损伤或骨缺损。操作原因：①骨折固定不稳定，骨端存在应力干扰；②骨折端接触不良；③手术广泛剥离骨端血供差。其他因素：①感染；②腓骨完整；③骨折端软组织嵌入等。

骨折修复及塑形是个复杂的过程，到目前为止，还没有一个明确而统一的骨折延迟愈合或不愈合的定义。有将不愈合定义为：骨折至少9个月，且连续3个月无任何愈合迹象。而延迟愈合则更难完全准确定义，一般认为：骨折在预期的时间内没有愈合。尽管延迟愈合可继续朝着愈合的方向发展，但也可以发展为不愈合。我们知道骨折的愈合、延迟愈合或不愈合与骨及软组织损伤程度、患者身体状况、骨骼质量、固定方式、操作技术等因素密切相关，而仅仅以时间作为单一因素进行定义，的确不太可取。而真正重要的是了解其发展趋势，剖析和比较骨折不同时期的系列X线片。如果骨折断端间没有骨吸收尤其是进行性骨吸收现象，尽管骨痂量少，或骨性愈合迹象不显著，但仍处于愈合过程中，属于迟缓-延迟愈合的范畴。当然，如果在X线上看见：骨端硬化，髓腔封闭(图43-45)；骨端萎缩、疏松，骨端吸收，断端间存在较大的间隙；或骨端硬化相互成为杵臼状假关节的任何一种时，则可定为骨折不愈合。骨折不愈合的患者在临床上常可伴有小腿成角畸形，疼痛，不能持重或持重时疼痛或疼痛加重，局部压痛或局部在应力下疼痛等症状，可结合参考。迟缓愈合与不愈合属于两种不同性质的问题，前者仍具有愈合能力，只是时间问题，而后者则必须采取新的干预措施，否则不可能愈合。诊断上仔细甄别，治疗上区别对待。

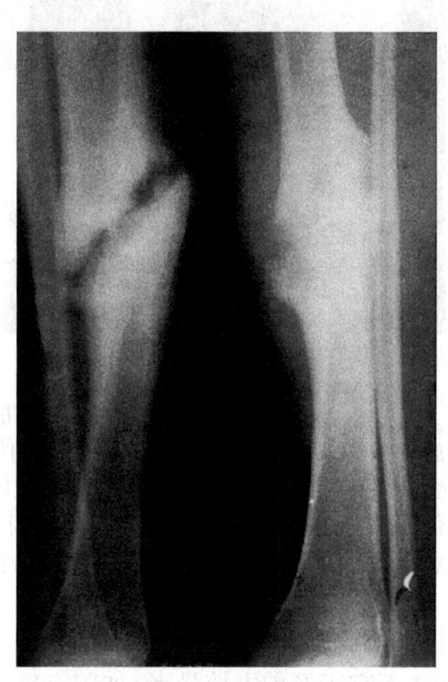

图43-45　胫骨骨折不愈合

骨端硬化，髓腔闭合，有形成假关节趋势。
完整的腓骨也使胫骨骨端无法接触

当然，对于胫骨骨折迟缓愈合，就每一个具体骨折病例而言，也可能很难都找出其具体原因。但了解其局部血供，骨折的力学环境，是否有低毒性或潜在性感染的存在，抑或功能锻炼不足等是必要的。如骨折稳定，或内固定可靠，则可使用在适当的支具或小腿旋转石膏夹板固定保护下逐渐增加负重练习，给以良性的轴向应力刺激(图43-46)。当然也可以采用骨折周围Phemister植骨术，以促进其愈合，此方法简单，创伤小。使用髓内钉固定者，如果骨折是稳定的，使其动力化也是一种较好的选择。如果动力化后有旋转趋势，也可通过扩髓而选择更大直径的髓内钉固定，抑或使用钉板系统固定。其他，如各种形式的电刺激，低强度脉冲超声波，骨折端自体骨髓移植等也是治疗手段。

骨折迟缓愈合表明骨折尚具有一定的愈合能力，我们应该想方设法使骨折朝着愈合的方向发展。但是，如果治疗过程过长，明显影响患者的生活和锻炼，骨折又不能在一个较为合理的时间内愈合；或者通过系列X线片分析新增骨痂不明显；或高度怀疑骨折不愈合时，应该重新评价并采用更为积极有效的方法。

骨折不愈合明显的放射学证据常常需要较长时间，所以也有作者认为，如果在3个月内X线片上没有骨折愈合的进展亦可以考虑不愈合。就小腿骨折而言，较为常见的为肥大性骨不连(骨折不愈合)，萎缩性骨不连和感染性骨不连。肥大性骨不连常常提示骨折愈合的力学环境欠佳，但骨端血运良好，具有较好的成骨能力。主要的治疗措施是增加其机械稳定性，骨折端可不必植骨。如果采用钉板类内固定必需显露骨折端时，骨折端可进行去皮质处理，有利于其愈合。萎缩性骨不连是一种无活力的骨折不愈合，其断端缺乏骨痂，骨端血供差，很难愈合。治疗时往往需要在采取机械力学稳定的同时给予生物学刺激(如植骨或加压外固定)。胫骨骨折不愈合的治疗方式多种多样，但总的要求有三点：①可靠的固定(内或外固定)；②骨折周围良好的血运；③可以接受的对合位置。至于髓腔是否打通，则看法不一。作者认为部分骨折不愈合，如有牢固的纤维愈合并且骨折位置可接受时，可采用胫骨骨折部Phemister植骨，术中不打开骨折

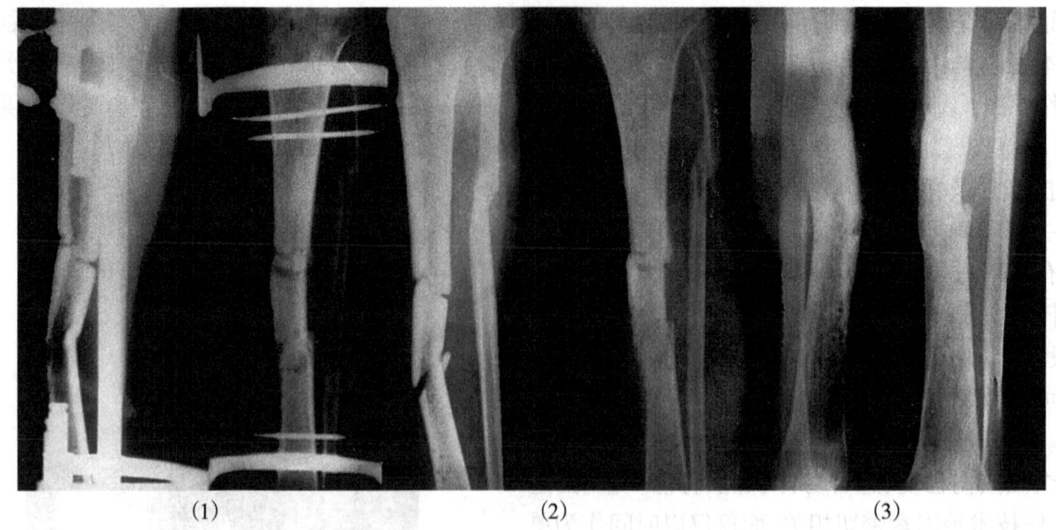

(1) (2) (3)

图 43-46 胫骨骨折迟缓愈合的非手术治疗

患者因车祸致多发骨折，左股骨颈、右股骨干、胫腓骨骨折手术内固定，伤后 10 个月愈合。(1)左胫腓骨骨折多节段骨折，经骨外固定半年，未见骨痂生长。(2)又改用长腿石膏固定 4 个月，仍未见骨痂生长；但腓骨愈合。乃改在小腿旋转石膏夹板固定下练习关节活动及渐进式部分负重。(3)又经 8 个月骨折愈合。膝关节活动度为 0°~80°。开始完全负重

端、不再行复位和内固定的简单的治疗方法。但应将接受植骨的胫骨骨皮质凿成粗糙面，最好有新鲜血液渗出。有些不宜于经前方植骨者(如曾有感染，皮肤剥离易致坏死者)，可行后方植骨。

胫骨后路植骨术经小腿后面的腓肠肌和比目鱼肌外侧缘纵行皮肤切口，在腓肠肌、比目鱼肌、屈踇长肌和腓骨肌之间找到间隙。将腓肠肌和屈踇长肌拉向内侧，腓骨肌拉向外侧，显露腓骨的后面。再将胫后肌和屈踇长肌从骨间膜和胫骨后面经骨膜下剥离，拉向内后侧。因胫后动、静脉和胫后神经位于屈踇长肌与胫后肌之间，因而不必分离显露，随同肌肉一同拉向内后侧，在胫骨后面即可行松质骨植骨。因为胫骨能接受较好植骨为后侧面，故必须把胫骨骨皮质凿毛，保证植骨愈合。如有条件采用后内入路时，则更便捷。

骨折位置不佳，骨端硬化者，应该暴露骨折两端，打通髓腔，用接骨板(如 DCP 或锁定钢板)，髓内钉或外固定架进行可靠固定，并于术后早期进行功能练习。

外固定技术在处理胫腓骨骨折不愈合，尤其骨折端缺损较大时具有较为明显的优势。根据 Ilizarov 的牵拉应力成骨的原理，借助骨外固定器，在骨干一端的干骺端截骨后向另一端牵拉延伸，当两端接触后对其进行加压处理的骨转运方法也是一种实用价值较高的治疗手段。此种骨转运方式的应用，既促成了骨折的愈合，也保持了肢体的长度(图 43-47)，在治疗骨不连方面也获得了满意的效果。但应注意骨膜下截骨技术，及骨外固定架固定技术(如 Ilizarov 技术)的正确使用，注意骨转运过程中不同牵拉延伸时段的骨延长量的正确评价。此手术国内已有大量报道。

胫骨骨折不愈合，如腓骨已愈合时，会妨碍胫骨的接触，应在胫骨固定之前先行腓骨截骨。单独胫骨骨折也因同样的原因而有较高的迟缓愈合率，Teitz(1980)曾报道为 26%，并建议先将腓骨截除 1cm。由于此类骨折均存在向外成角的趋势，其软组织链存在于内侧。因此，在外侧行 DCP 加压固定，可以获得良好的接触和稳定，不一定需要行腓骨截骨。外固定架的胫骨截骨骨段滑移加压(骨转运)，也是不用行腓骨截骨的良好方法。

带血管的游离骨移植术近年来用于治疗胫骨不愈合并伴有骨缺损的病例，临床常用的植骨来源有带血管蒂的游离腓骨，带血管蒂的游离肋骨。这种手术是截取其他部位一大段骨来填充胫骨骨缺损，应用时必须慎重。如在行腓骨移植时必须牺牲一组胫前血管，在软组织损伤严重，小腿血运不足，有过骨感染的病例，手术有很大风险。截取同侧或对侧腓骨切忌过长，以免影响该侧踝关节的稳定乃至载荷传导紊乱。至少应将腓骨下端保留 4cm 以上。

理论上讲，凡是非解剖位愈合，都是畸形愈合。但许多非解剖位愈合，其外观及功能是可以接受的。

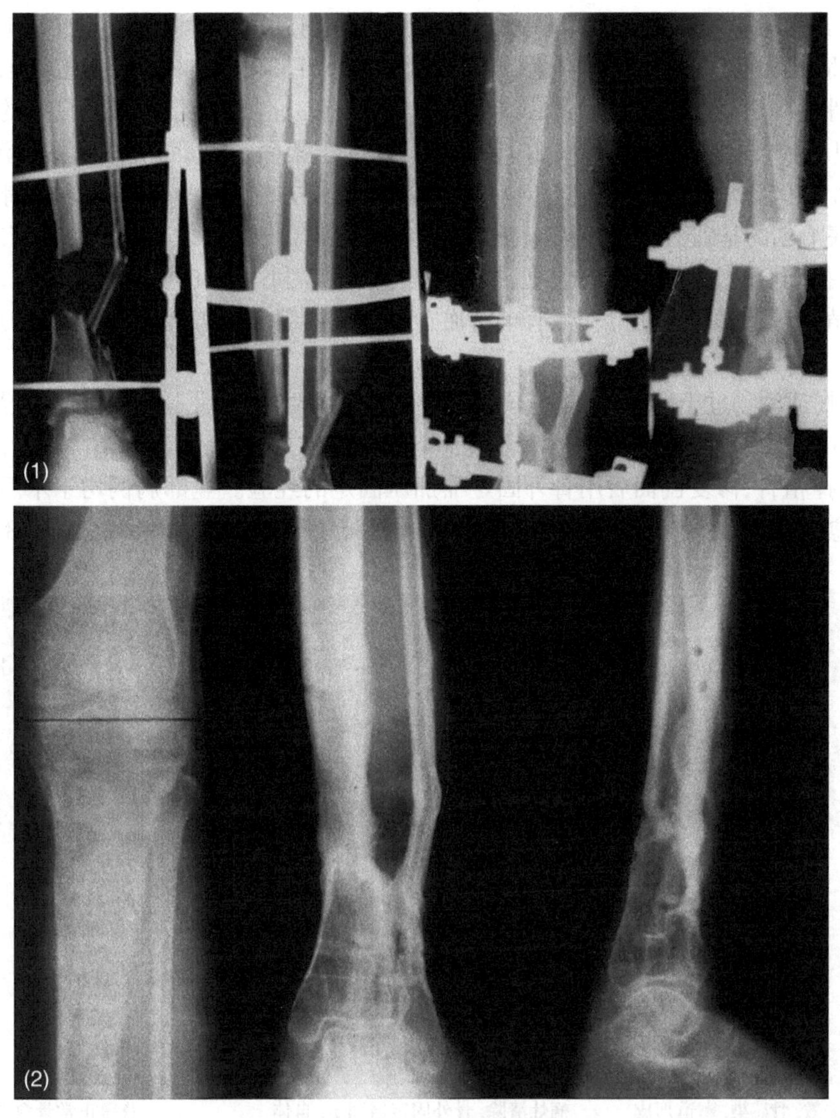

图 43-47　胫骨骨折大段缺损，骨不愈合

（1）经胫骨上干骺端截骨延长，下段缺损处加压；（2）最终骨折愈合（夏和桃提供）

因此，判断骨折是否属于畸形愈合，还需从更实用的角度去考虑，在第十章中已有系统阐述。近年来，许多学者要求更高，提出应从生物力学的角度去考虑。小腿骨折更多考虑的是畸形对踝、膝关节载荷传导是否有影响。有人提出胫骨骨折如存在 1/4 的错位愈合，即会引起踝关节接触面积减少。但若干临床学者经长期随诊观察，并不能作出肯定结论。Sarmiento、Brown、Russell 等均提出过可接受的标准，作者认为应按解剖复位的标准进行要求，而以第十章中提出的功能复位作为可接受的低限。在小腿骨折向后或侧方成角不能 >10°，向内旋也不能 >10°，否则会步态失常。胫腓骨双骨折易出现向前内成角，而单独胫骨骨折易向外成角，弹性髓内钉固定易出现向后成角，均应注意。Lang（1995）提醒髓内钉固定胫骨上 1/3 骨折者，极易出现成角，Freeman 报道其发生率高达 59%。

三、感染性骨不连

感染性骨不连治疗往往旷日持久，需分几个阶段进行，而且结果并不见得满意。小腿感染性骨不连处理上是比较棘手的骨折不愈合。治疗成败的关键不在于感染本身，而小腿皮肤软组织条件，感染范围，以及非感染部位的骨质量直接影响着治疗结果。近年来采取更积极的措施，先有的放矢地应用药物及必要的引流控制感染，继之充分清创，清除死骨、坏死组织及骨端间无血运组织，然后在骨缺损部植入松质骨条块,闭合伤口,放置冲洗引流管。冲洗液中加入有效抗生素,持续点滴冲洗,直至冲洗液多次培养呈阴性为止。原有的内固定如已失效,或妨碍引流;螺钉周围有吸收、钉痕,螺钉松动,钉道感染,则必须取出原有内固定物,改用骨外固定架固定。虽然彻底清创,植骨,灌洗的办法取得了积极而良好的治疗效果,但是,对于伴有软组织缺损,骨缺损的病例,采用彻底清创,外固定架固定,创面负压闭式引流(vacuum sealing drainage VSD),植骨及组织瓣转移修复创面也是可选择的治疗方式。对于主要表现为骨缺损而软组织条件尚好者,在彻底清创的基础上应用Ilizarov技术进行截骨牵伸延长(骨转运)也是一种有效而可行的办法。

伤口无法直接闭合者,可先以敷料包扎,换药观察,也可以利用VSD技术清洁创面,再择期利用健康的肌皮瓣,游离植皮等技术闭合伤口。带有丰富血运的健康组织瓣覆盖,保证良好血供是关键,切忌将伤口勉强闭合。

灌洗引流不畅或清创过于保守,往往是导致治疗失败的主要原因,尤其是前者,务须严密监督。

作者于1999年总结了对16例感染性骨不连患者在应用有效抗生素,彻底清除病灶的基础上,依骨缺损的长度一期支撑植骨,修复创面后用骨外固定器加压固定的经验。全部病例均于术后3~13个月,平均6.4个月达到骨愈合。感染得到彻底控制,伤口愈合,并保证了肢体长度的均衡(图43-48,图43-49)。黄雷

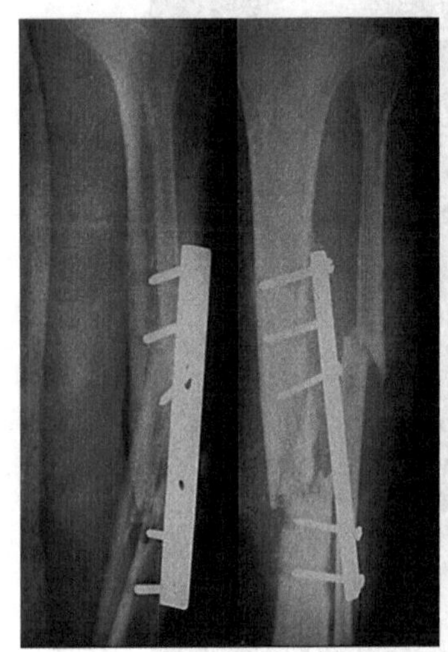

内固定失效,骨感染,窦道形成

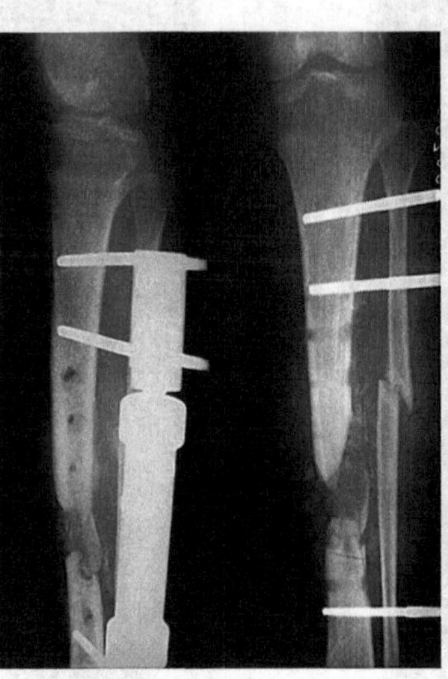

病灶清除,骨外固定器固定,自体髂骨植骨,伤口一期愈合

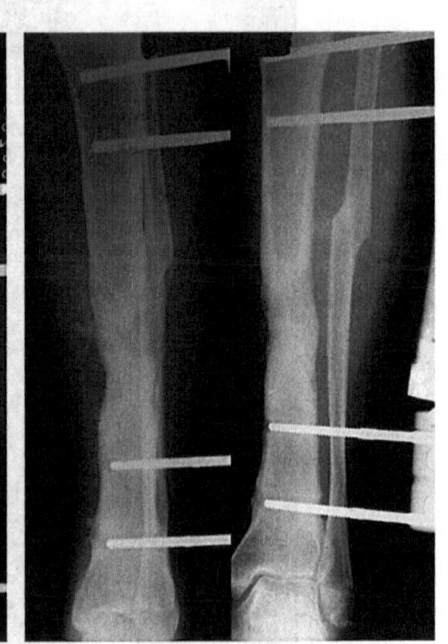

获得正常骨愈合

图43-48 骨折钢板内固定后感染,内固定失效,窦道形成。清创,取出内固定,自体髂骨植骨,以骨外固定器固定。伤口一期愈合,11个月骨折愈合,肢体等长

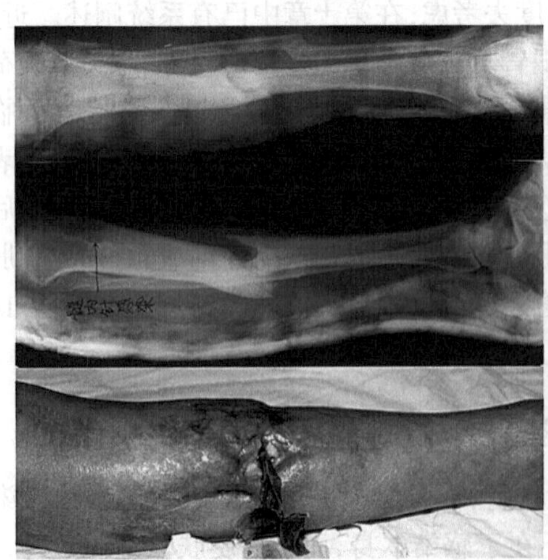

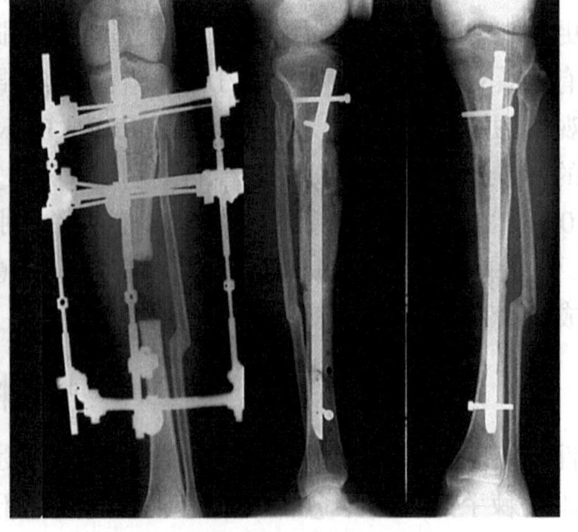

图43-49 骨感染久治不愈,清创后骨缺损,行Ilizarov术,骨外固定。同期骨段延长,缺损部加压;后期改带锁髓钉固定。伤口及骨愈合痊愈,肢体等长

等对126例感染性骨不连或骨缺损患者,采用患处彻底清创,切除失活的软组织和骨组织,直至骨折端点状出血。根据骨质疏松程度及骨折稳定性使用骨外固定架或石膏固定。一期或择期植入带骨皮质的自体松质骨条,开放伤口。

感染性骨不连的治疗方式多种多样,没有如何一种治疗方法能解决所有问题,根据患者的具体情况选择合适的处理方式是至关重要的。

四、关节功能障碍,创伤性关节炎

影响到关节的,无论是功能障碍,还是创伤性关节炎,基本有四类原因:①骨折固定时间过长或固定不当;②骨折畸形愈合;③骨折涉及关节;④筋膜间隔综合征后遗症。膝、踝、距下关节均可出现后遗症。愈是损伤严重,往往固定时间愈长,关节后遗问题也就愈多。

骨折固定时间长,固定不当,是遗留关节功能障碍的主要原因,尤其是踝关节。石膏固定和骨外固定均可引起。长时间包括踝关节的石膏固定,或是固定时经常出现的踝处于跖屈位均会导致踝关节背伸障碍。除在打石膏时应注意将石膏置于功能位外,更需注意尽早在骨折相对稳定后,改用小腿旋转石膏夹板或U形夹板固定,解放或部分解放踝关节进行功能活动。

骨折畸形愈合前已述及,并不一定会造成不良后果。

Merchantj及Dietz(1998)报道108例Gustilo Ⅰ型胫骨骨折闭合治疗者,平均29年随诊,22%踝关节、8%膝关节均有骨关节炎(图43-50)。但与畸形愈合是否有关,尚难做定论。严重的畸形愈合,则必然会引

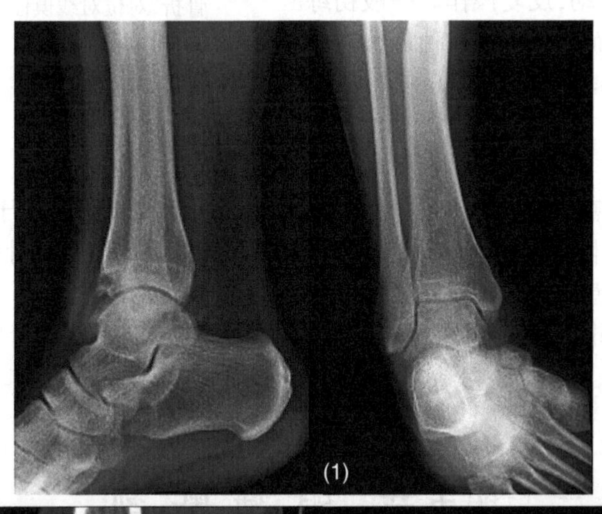

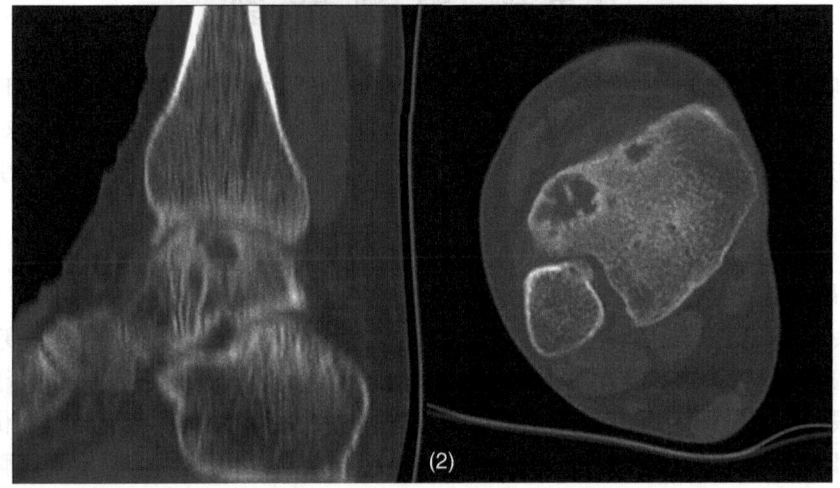

图43-50 踝关节创伤性关节炎

(1)胫腓骨中下1/3骨折,侧方成角<10°愈合;(2)18年后随诊,X相显示踝关节间隙变窄,MRI显示踝关节及距周关节明显退行性变,距骨囊性变

起创伤性关节炎、疼痛、负重障碍等。不仅应注意骨干身的轴线，同时还应注意肢体的轴线，否则同样会造成关节载荷传导紊乱(图 43-51)。

至于涉及关节的骨折，当然主要是关节内骨折，如胫骨平台骨折，踝关节骨折脱位。而骨干骨折涉及关节者有两种情况：其一是骨折线延伸进入关节；另一种则是进关节的骨折，牵连到大段的骨干，如较长的 Pilon 骨折。高能量创伤造成的胫骨干粉碎骨折，延续至关节也非偶见，它往往同时有软组织的严重损伤。引起功能障碍和创伤性关节炎的可能均存在。

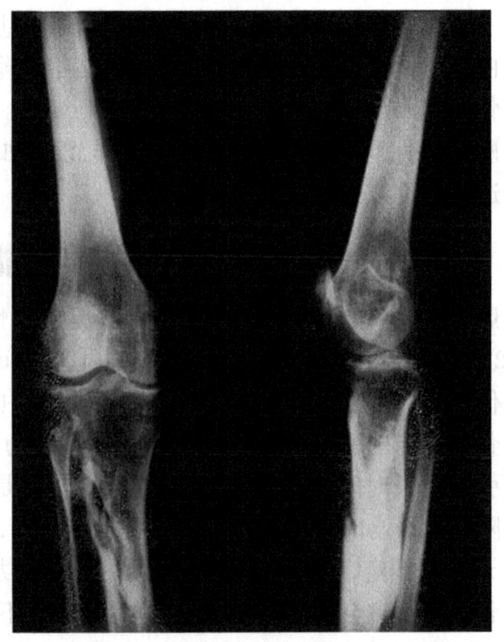

图 43-51 胫骨骨折呈膝内翻位畸形愈合

股胫关节内侧间隙狭窄，退变。胫骨近全长粉碎骨折，对位对线俱佳，但未顾及下肢之轴线

踝关节无论是功能障碍或创伤性关节炎，都缺少有效的治疗方法，关键是预防。除早期练习关节活动外，适应性的负重练习也很重要。短时多次，循序渐进，是练习的指导准则。每日不限制负重次数，但每次时间宜短。以自我感到肢端有胀感，有些则可见到肤色变深为限。然后抬高患肢，练习关节活动，当感到不适已消退，再次下地活动，反复操作。一般初练时每次约 10 分钟，随感觉而渐延长。这种训练对防止或治疗创伤后骨萎缩(posttraumatic dystrophy)或 Sudech 骨萎缩，均十分必要。

五、爪状趾畸形

爪状趾畸形也是胫骨愈合后造成病残的原因之一。如果爪状趾畸形是由于小腿后筋膜区肌肉缺血所造成，畸形会很严重。伸趾长肌在胫骨骨折处粘连则是另一种原因。因胫骨骨痂包埋，伸趾长肌造成爪状趾者少见。在石膏固定中，患者要练习足趾屈伸，每天至少被动背伸几次。

爪状趾畸形可影响穿鞋、袜，也会影响行走，如被动牵引不能纠正，则可行屈趾长肌切断、固定或趾关节切除等。

第九节 跟腱断裂

跟腱断裂是临床比较常见的创伤，多为运动伤，好发生于青壮年。新鲜伤的早期发现尽早治疗，大多数效果比较满意。但有些病例，常因各种原因未能早期明确诊断，以致延误治疗。近年来有开放性损伤减少，而闭合性损伤发生率增高的趋势，并且轻微损伤后跟腱断裂的患者越来越被发现，应引起重视。

一、应用解剖

跟腱是人体最长最强大的腱性组织之一，成人跟腱长约 15cm，起始于小腿中部，止于跟骨结节后面的中点，由小腿三头肌的肌腱合成。在跟骨止点上约 4cm 处最窄而厚，向下逐渐展开变宽变薄。

跟腱的血供来自胫后动脉及腓动脉下段主干，通过三个途径营养跟腱：近端来源于肌腱连接处的肌支；远端来源于跟骨骨膜血管；中段来源于腱周组织血管。也就是说，跟腱两端有较好血供，而血供来源于腱周组织的中段即跟骨附丽点以上 2~6cm 处血液供应较差。肌腱受损伤后容易出现跟腱局部营养不良，引起炎症反应，发生退行性改变，是跟腱断裂的基础。跟腱止于跟骨结节，为踝关节运动时杠杆作用力的顶端，当起跳或前脚着地落下时，跟腱承受着巨大的冲击力，并容易导致血供较差，易出现退变的中下段跟腱断裂。

跟腱的内侧有伴行的跖肌腱，止于跟骨结节内侧，此肌腱对跟腱断裂的诊断与手术有关。

二、分　　类

跟腱断裂分为开放性和闭合性两大类：

（一）开放性跟腱损伤

多见于工农业劳动者，大多数系在跟腱有张力的情况下由锐器造成的切割伤，如工业机器或锐利的金属碎片致伤，或在农村因铁锹或镰刀的切割伤。由锐器造成的跟腱断裂多位于止点上 3~4cm，多为横行损伤，断面整齐。完全断裂者，近端可向上回缩 4~5cm。跟腱的损伤亦可在不同水平。

（二）闭合性跟腱损伤

多见于演员、运动员或体育运动爱好者的运动性损伤。其机制系跟腱处于紧张状态时，受到垂直于紧张的跟腱方向的暴力打击，或由于肌肉突然猛力收缩所致，如足尖蹬地跳跃、跳起，连续翻跟斗或不正确姿势着地等时发生。如果跟腱有慢性炎症，营养不良的退行性病变和跟腱钙化等病理基础时，则更易损伤。

跟腱受力后遭受到直接暴力作用时，跟腱止点部可发生撕脱性损伤。但跟腱断裂前往往存在慢性炎症、营养不良的退行性病变或跟腱钙化等病理基础，跟腱的强度降低，有时轻微的损伤即可造成其断裂。闭合性跟腱断裂多见于跟腱附丽点上方 2~6cm 处的撕裂伤，断端呈马尾状参差不齐，完全断裂者近端可向近端回缩 2~3cm。近年来有关于局部注射糖皮质激素加重跟腱缺血变性，应用喹诺酮类药物引起肌腱疾病而导致跟腱断裂的报道。反复的应力也会减弱跟腱的纤维强度，应引起注意。

三、诊　　断

开放性跟腱损伤的诊断并不困难，跟腱走行部位有伤口存在，即提示跟腱损伤的可能性，若清创时仔细检查伤口，即可发现。

闭合性跟腱损伤常有较明显的外伤史，伤时突然感到跟腱部似受到棍击，有时还可听到响声，随后局部肿胀、疼痛，小腿无力，行路困难。体检时发现，患侧踝关节跖屈活动减少或完全消失，而被动的踝关节背伸活动反较正常侧增加。跟腱位于皮下，位置表浅容易触及。跟腱断裂后的肌肉收缩，使肌腱的近心端向上移位，触诊时可触及跟腱连续性中断，肌腱断裂处常常可触及一横沟，并可有明显触 / 压痛。患者直立位，足跟离地，即提踵试验，则可发现患足不能提踵或较健侧力弱，提踵的高度也低。腓骨肌与胫后肌协同收缩也有使踝关节跖屈的作用，因此，单纯踝关节跖屈活动的存在，不能说明跟腱没有断裂或部分断裂。

Thompsons 试验可以清楚地显示跟腱是否断裂。患者俯卧位，将足置于检查床缘，捏挤小腿三头肌，如足不出现跖屈，即表明跟腱断裂。

另有一些比较少用的检查方法。如：Copeland 诊断实验，将血压计缚于患者腓肠肌处，加压至 100mmHg，跖屈足，若跟腱断裂则汞柱活动轻微，若跟腱连续则压力将升高至 140mmHg；O'Brien 针刺实验，用 1 枚针经皮刺入近端肌腹中线，活动足时观察针是否活动，以此判断跟腱的连续性。

必要的影像学检查有助于减少诊断错误，踝关节标准侧位 X 线片可见跟腱阴影不连续或阴影模糊，跟骨上脂肪垫三角影边缘模糊，变形甚至消失，亦称 Kaget 征阳性（图 43-52）。投照应为标准侧位软组织像，并和健侧对比。有时还会发现跟腱钙化或跟骨撕脱骨折片（图 43-53）。超声波检查范围和清晰度有限。MRI 对软组织断裂很敏感，能清晰地显示断端情况，对诊断很有帮助，但费用偏贵，可不作为常规检查手段。

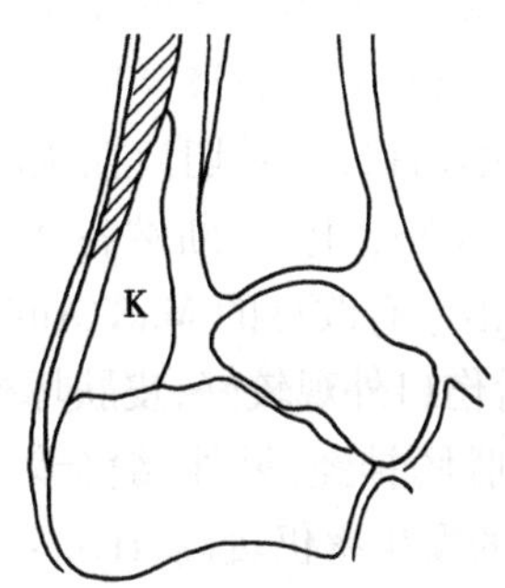

图 43-52 跟腱断裂的 Kaget 征

K. 跟腱腹面脂肪显影呈三角形，跟腱断裂时，此脂肪显影紊乱，缩小，边界不清

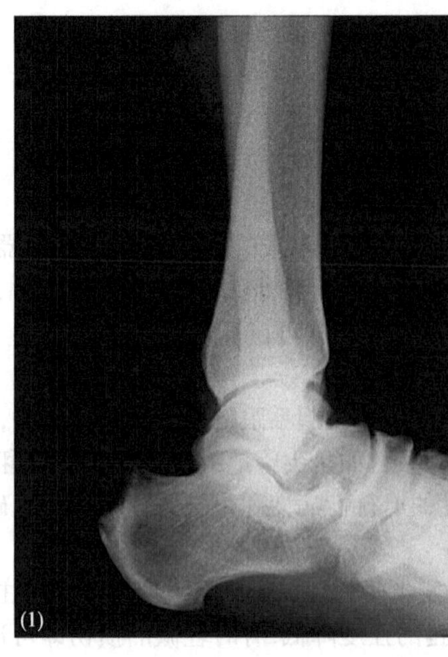

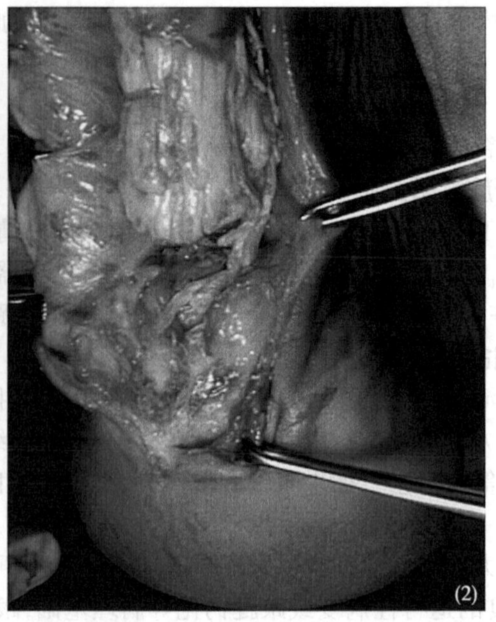

图 43-53 跟腱断裂

(1)跟部侧位 X 线片显示跟腱断裂端局限性骨化影;(2)手术所见:跟腱近断裂端约 5cm 表面颜色苍白,无光泽。切开见断面暗黄,组织脆弱

四、治 疗

跟腱断裂的治疗目的在于恢复跟腱的完整性,以保持足踝的跖屈力量。在修复过程中尽力设法使跟腱表面保持平滑,减少跟腱粘连,以利于跟腱滑动。

(一) 新鲜跟腱断裂

新鲜跟腱断裂的治疗方法包括非手术治疗、经皮修复与开放手术治疗。

1. 非手术治疗 跟腱断裂 48 小时以内的闭合性损伤患者,可采用非手术治疗,其方法不一,有建议用长腿石膏管型跖屈位固定 6 周,后改为短腿管型继续固定 4 周,然后进行 2~4 个月不超过 2cm 的提踵练习;也有建议立即在跖屈位短腿行走石膏管型内行走,固定 8 周,继而进行 4 周 2.5cm 内的提踵锻炼。

非手术治疗虽能通过足的跖屈使跟腱断端接触而愈合,但往往因断端瘢痕组织较多而失去其坚韧性,再断裂发生率较高,从 Lea 和 Smith 报道的 11% 到 Haggmark 等报道的 35% 不等。此外,跟腱的相对延长也使跖屈力量减弱,因而不能被临床广为接受,主要用于可长期不活动或有手术禁忌证的患者。

2. 经皮修复 Ma 和 Griffith(1977)设计了一种经皮修复跟腱断裂的方法(图 43-54),在跟腱两侧皮肤上各做三对小切口,一对切口在跟腱断裂正中,另外两对切口分别在距上、下断端各 2~3cm 处,行双 8 字缝合。以后相继有改良的 Ma&Griffith 等经皮修复手术方法,术后伤口外观较好,皮肤坏死率相对较低,但手术易损伤腓肠神经,另外,缝合效果也不如开放手术。再断裂的发生率仍较高,Hynes 和 Ma、Bradley 及 Tibone 分别报道为 10% 和 13%,因而也不适合于临床普遍应用。只用于对跟腱强度要求不高,有美容要求的患者。

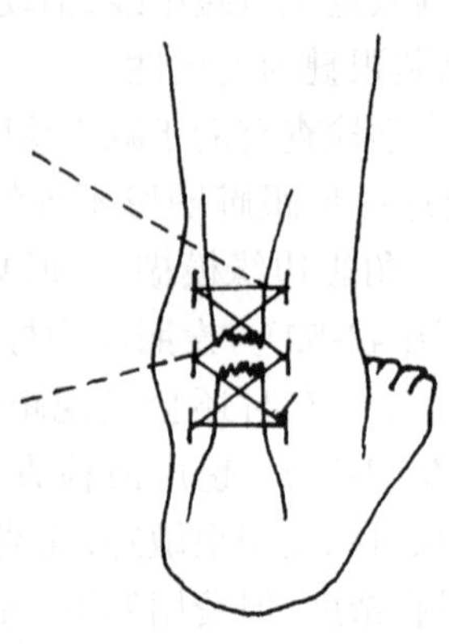

图 43-54 新鲜跟腱断裂的 Ma 修复法

3. 开放手术治疗　对完全性跟腱断裂施行开放手术缝合效果最好，减少了制动时间，再断裂的发生率也低。患者俯卧位，取跟腱后内侧纵切口长约10cm，皮下组织应尽可能少剥离，将它和腱鞘一起翻转，清除血肿后显露跟腱断裂端。具体的修复方法从简单的改良 Kessler 或 Bunnell 端端吻合，到更复杂的利用筋膜强化或肌腱移植等，手术方式多种多样。

改良 Kessler 缝合法：采用较强有力的不吸收缝线，在跟腱断端偏外侧距断端 2.5cm 处进针，再横行穿过跟腱，纵行进针从断端穿出。以同样方法缝合对侧，拉紧缝线使两断端对合，双结打于断端间固定，抑或单结于断端间打结固定。再用细的可吸收缝线在跟腱断端处行间断缝合（图 43-55）。此方法缝线作用力为纵向，抗扩张能力较强，且无绞窄腱端血管作用，是一种较理想的端端修复方法。

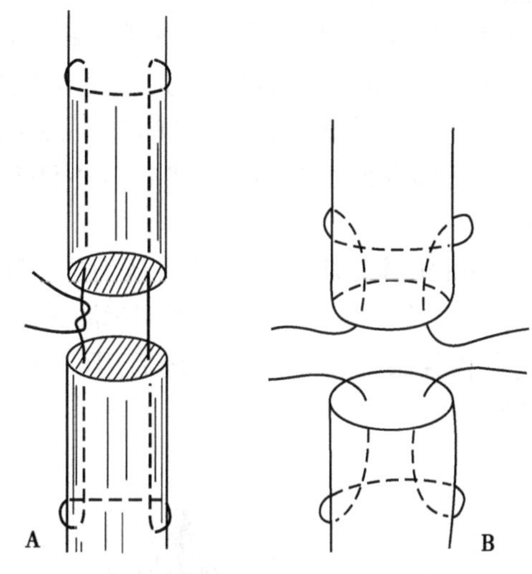

图 43-55　改良 Kessler 缝合示意图

Bunnell 缝合法：用直径 1mm 的不锈钢丝的一端，从近断面插入，在跟腱中向近端行径约 2cm，再弯向外侧穿过跟腱外面，在钢丝出口的近端 1cm 处，再横穿跟腱从对侧穿出，从出口远端 1cm 处，斜行向远端穿过跟腱，从近断面穿出。拉紧钢丝后，分别穿入两根直针头，用两针头穿入跟腱远端断面或在跟骨上打孔，从足底处皮肤出。拉紧钢丝使跟腱断端尽量对合。用纽扣把钢丝固定于皮外，断端间再用细的可吸收缝线行间断缝合。此方法最适合于近跟腱止点处断裂或撕脱者。

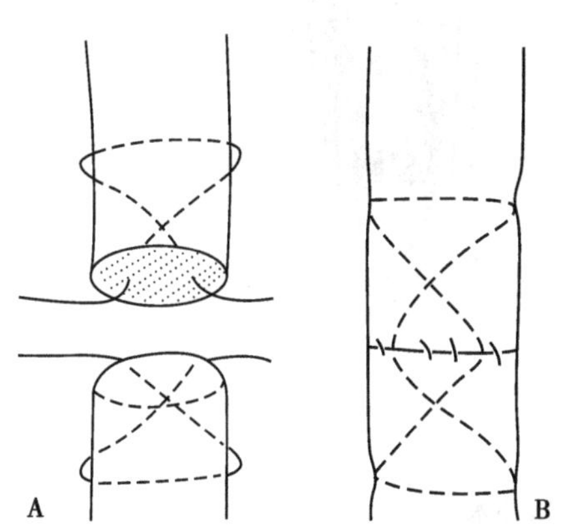

图 43-56　改良 Bunnell 缝合法
两端用不可吸收缝线缝合后抽紧于断端间打结固定，表面用可吸收细线间断缝合

对于远断端不少于 2.5cm 的跟腱断裂，跟腱远近端亦可用缝线进行 Bunnell 法缝合。缝合完成后屈膝 90°，跖屈踝关节，使跟腱两端处于无张力状态下对合，抽紧缝线，断端打结固定，断端间用可吸收细线间断缝合（图 43-56）。

为了防止吻合处与皮肤粘连并用筋膜加强跟腱断裂的吻合口，可做 Lindholm 手术，此手术在临床上比较常用。手术时患者俯卧，从小腿中部到跟骨做后侧微弧形切口，从正中切开深筋膜，显露跟腱断裂处，修整粗糙的断端，用抗张力较强的不吸收缝线或钢丝行褥式缝合，并用细的可吸收缝线做间断缝合。从近侧跟腱及腓肠肌腱膜两侧切取 1cm 宽，7~8cm 长的两个筋膜瓣，将其分离至断端近侧 3cm 处翻转 180°，使其光滑面向外，将两瓣分别与跟腱的远侧断端缝合，并相互缝合以完全覆盖于断裂处（图 43-57）。Gerde 等后来将此方法改进为使用一个筋膜瓣。

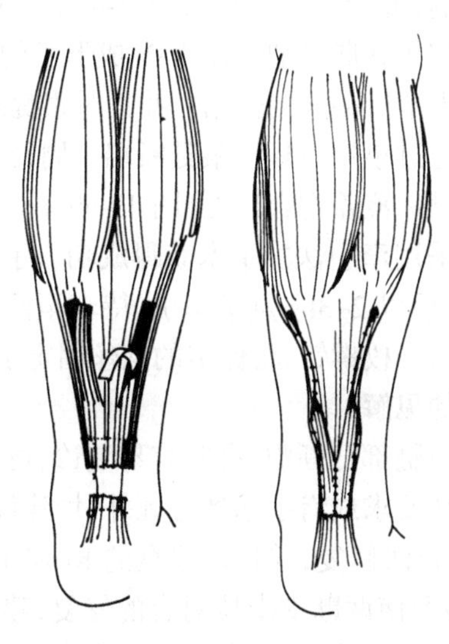

图 43-57　Lindholm 跟腱修补术

术后处理：术后严格跖屈、屈膝 30° 位长腿石膏前后托固定 3~4 周，然后改足中立位继续固定 2~3 周，拆石膏后在防背屈支具保护下负重 6 周开始正常

行走。

(二) 陈旧性跟腱断裂

闭合性跟腱断裂有时因尚有踝关节跖屈功能而被漏诊,未能及时治疗而成为陈旧性。陈旧性跟腱断裂常因腓肠肌萎缩、短缩及无力,踝关节不能自动跖屈,而需做跟腱修补术。陈旧跟腱断裂由于肌肉等软组织挛缩,不可勉强做端对端吻合,以免因跟腱短缩而发生足下垂畸形。陈旧性跟腱断裂的修补方法众多,目前国内使用较多的是 Bosworth 法和腓肠肌腱瓣 V-Y 成形术。其他如人工材料修复术、阔筋膜移植术等。

Bosworth 跟腱修补术:众多学者认为是一种较为理想的方法。行后正中切口,从小腿中上 1/3 到足跟,显露跟腱断端,切除瘢痕组织,从近到远游离宽 2cm,长 7~9cm 的腓肠肌肌腱,直到断端。保留其在断端的连接,将其横穿跟腱近端及远端,随后用可吸收缝线缝合固定,尽量使两断端接近。再缝合取腱处及切口(图 43-58)。

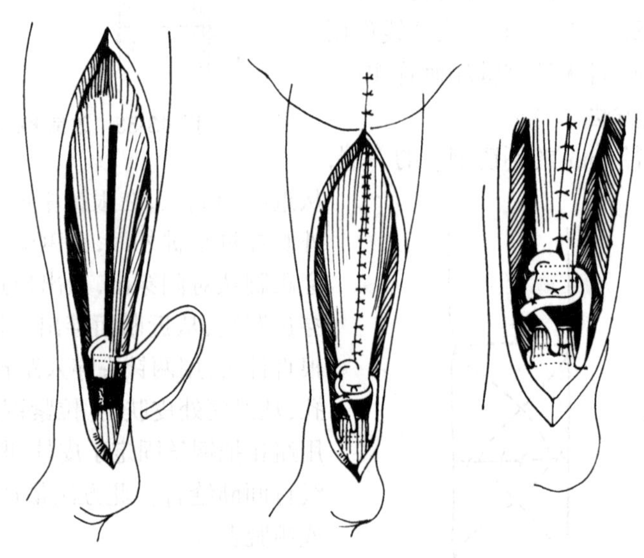

图 43-58 Bosworth 跟腱修补术

腓肠肌腱瓣 V-Y 成形术:从跟腱止点内侧至小腿中部做 S 形切口,暴露隐神经,牵开保护,切开深筋膜,切除瘢痕组织,膝关节屈曲 30° 和踝关节跖屈 20° 位测量跟腱缺损的长度。在腱膜上做倒 V 形切口,向两侧臂切开的长度至少应为缺损的 1.5 倍,将肌腱瓣向下牵拉,使两断端对合。以改良的 Kessler 法缝合跟腱断端,近端的 V 形腱膜切口缝合成 Y 形。

潘哲尔等在腓肠肌腱瓣 V-Y 成形术的基础上加跖肌腱扇形膜片修复陈旧性跟腱断裂,起到加固跟腱断端和减少术后粘连的作用。并且对跟腱缺损范围较大者,可在跟腱断裂端上下 2cm 处各做 4 个小切口,将跖肌腱通过小切口环绕跟腱断端一周,在肌腱进入跟腱的出入口处加固缝合固定,然后将剩余的跖肌腱形成扇形膜片覆盖吻合口处(图 43-59)。

国内采用牵引法加手术获得成功。手术分两期进行,一期松解粘连,清除断端间瘢痕,并用钢丝缝于上断端,术后以 2~3kg 重量牵引,待牵至两端基本对合(一般 2 周以内)后,行二期断端吻合术。于跟骨结节垂直拧入 1 枚螺钉,将保留的钢丝固定于其上以维持牵引力。愈合后去除螺钉及钢丝。

作者的见解:

对于跟腱部分断裂,有时容易漏诊,可行 MRI 协助诊断。无论跟腱断裂或跟腱部分断裂的治疗,除非患者有特殊要求或有手术禁忌证外,均建议行开放手术治疗。新鲜损伤的初次手术方式多采用 Kessler 或 Bunnell 缝合法修复,并且以改良的 Kessler 缝合法最为实用。加强修复方式并不明显优于未加强的端端修复,凡涉及使两断端牵拉对合的修复,建议使用高抗扩张能力的非吸收性缝线,而断端间的间断缝合则可用细的可吸收缝线(如表面带抗菌涂层的爱惜帮缝线)。

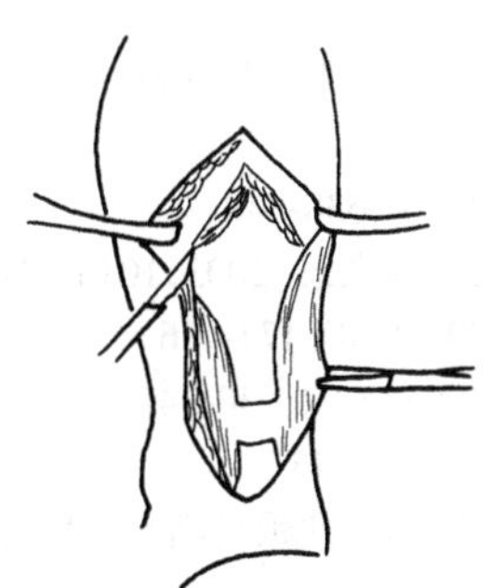
(1) V形肌腱瓣设计，向下推移示意图

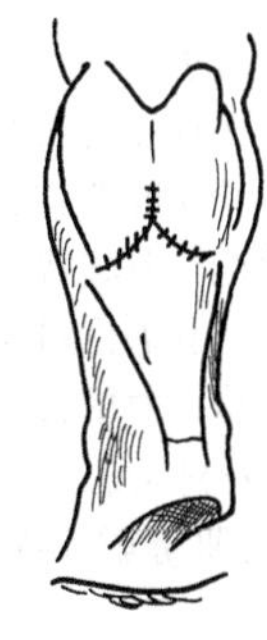
(2) Y形修复腱腹交界处，跟腱缺损端端吻合

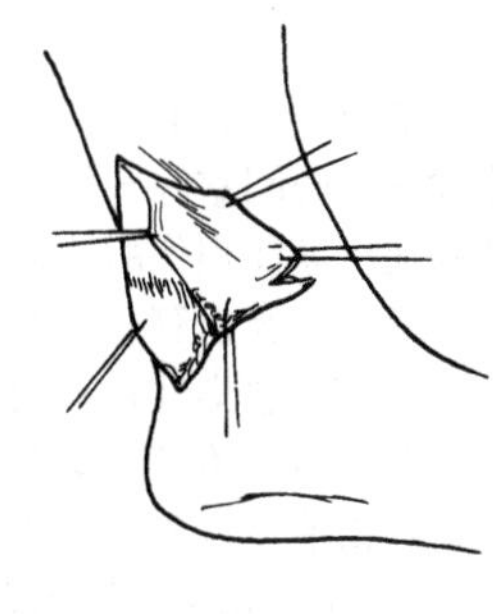
(3) 跖肌腱扇形铺开形成光滑膜片

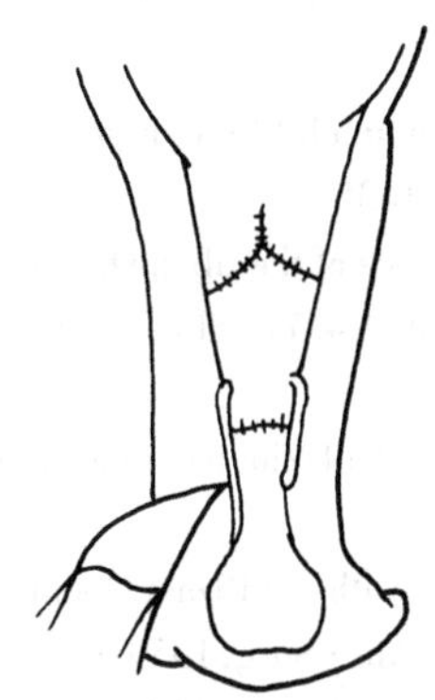
(4) 跖肌腱环形跟腱加固

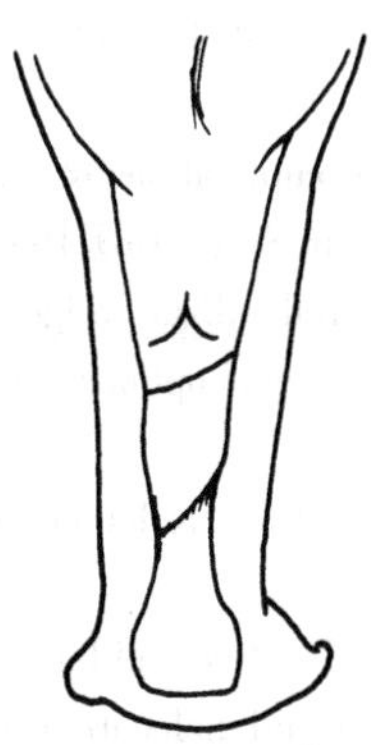
(5) 跖肌腱扇形膜片覆盖吻合口

图 43-59　腓肠肌腱瓣 V-Y 成形术
加跖肌腱扇形膜片修复陈旧性跟腱断裂

（刘利民　张双喜　王亦璁）

参考文献

1. 郝毅，张明，杨文勋，等．胫前动脉的解剖学研究与临床应用．中华骨科杂志，1999，19（12）：712-715
2. 冯卫，刘建国．交锁髓内钉治疗胫骨骨折研究进展．骨与关节损伤杂志，2001，16（9）：390-392
3. 李起鸿．骨外固定原理与临床应用．成都：四川科学技术出版社，1992
4. 刘利民，沈惠良，胡怀建．锁定钢板内固定治疗不稳定型桡骨远端骨折骨质疏松骨折，2010，12（12）：1197-1198
5. 陈哨军．胫骨骨折与髓内固定．中华骨科杂志，2003，23（12）：735-742
6. 王亦璁．如何掌握开放骨折的治疗原则．中华骨科杂志，1997，17（7）：467-469
7. 王亦璁．如何理解合理的骨折治疗．中华创伤骨科杂志，2002，4（1）：1-3
8. 张双喜，顾方瑞，刘秀芳，等．胫腓骨严重开放粉碎性骨折 28 例．中华创伤杂志，2000，16（10）：638
9. 张双喜，赵永泽，付江，等．开放性胫骨多段骨折的治疗．中华骨科杂志，2001，21（10）：33-634
10. Bruce D，Browner Jesse B，Jupiter Alan M，et al. 创伤骨科学．王学谦，娄思权，侯筱魁，等主译．天津：天津科技翻译出版公司，2007
11. 黎文，林志雄，白波，等．胫骨开放性骨折的治疗．中华创伤杂志，2005，21（2）：91-93
12. 潘志军，黄宗坚，袁中兴．重度开放性胫腓骨骨折的治疗．中华骨科杂志，1997，17（9）：373-375
13. 李健民，胥少汀．髓内扩张自锁钉治疗胫骨干、肱骨干骨折．中华骨科杂志，2003，23（10）：634-636
14. 刘利民，付立新．骨不连相关因素分析．中国骨与关节损伤杂志，2009，24（5）：451-452
15. 王向利，郑祖根，王以进．新型胫骨分叉式交锁髓内钉的研制和应用．中华骨科杂志，2002，22（6）：362-366
16. 沈洪兴，张春才．Pilon 骨折的治疗进展．中华骨科杂志，2002，22（8）：505-508
17. 刘利民，沈惠良，雍宜民．Pilon 骨折组合式外固定支架的应用．骨与关节损伤杂志，2002，17（3）：221-223
18. 张伯锋，李衡，李增利，等．超踝关节可动外固定架治疗严重和开放性 Pilon 骨折初步报告．中华骨科杂志，2003，23（4）：

220-222

19. 张建国,林枫松,尹双波,等.胫骨 Pilon 骨折手术疗效的相关因素分析.中华骨科杂志,2004,24(1):44-47
20. 郭世绂,刘自宽.小腿骨筋膜间室综合征.天津医药,1980,6:342-345
21. 汪群力,王钢.肢体缺血再灌注损伤的治疗进展.中华骨科杂志,2002,22(10):638-640
22. 何春水,何延政,钟武,等.下肢血管开放性损伤的诊治.中国普外基础与临床杂志,2003,10(3):272-274
23. 张双喜,付志新,刘秀芳,等.感染性骨不愈合的治疗.中华骨科杂志,1999,19(8):474-476
24. 黄雷,李兵,刘沂,等.开放植骨治疗感染性骨折不愈合.中华骨科杂志,2005,25(1):30-34
25. 余利鹏,罗永湘.跟腱损伤治疗进展.中国修复重建外科杂志,2003,17(4):343-345
26. 潘哲尔,顾湘杰,黄加张,等.跖肌腱扇形膜片和腓肠肌腱瓣 V-Y 成形治疗陈旧性跟腱断裂.骨与关节损伤杂志,2004,19(12):815-817
27. 梁贵诚,刘宗礼,马丹志,等.跟腱牵引二期修复陈旧性跟腱断裂.中华骨科杂志,2000,20(5):313-314
28. 姚健.孙鼎元,王林森.急性跟腱断裂的 X 线诊断.中华骨科杂志,2000,20(10):639-640
29. Rmmbeau C, Touiemonde JL, Albaret P, et al. The anterior tibial artery: interest of profile angiography. Surg Radiol Anat, 1979, 1: 325-329
30. Steel HH, Sandrow RE, Sullivan PD. Complications of tibial osteotomy in children for genu or valgum: evidence that neurological changes are due to ischemia. J Bone Joint Surg (Am), 1971, 53: 1629-1635
31. maale, G, Seligson, D. Fractures through the distal weight-bearing surface of the tibia. Orthopedics, 1980, 3: 517-521
32. Blauth M, Bastian L, Krettek C, et al. Surgical options for the treatment of severe tibial pilon fractures; A study of three techniques. J Orthop trauma, 2001, 15: 153-160
33. Court-Brown CH, Keatig JF, Christie J, et al. Exchange intramedullary nails: its use in aseptic tibial nonunion. J Bone Jiont Surg (Br), 1995, 315: 169-174
34. Naggar L, Chevally F, Blanc CH, et al. Treatment of large bone defects with the Ilizamv technique. J Trauma, 1993, 34: 390-393
35. Jergesen, F. Open reduction of fractures and dislocations of the ankle. Am J Surg, 1959, 98: 136
36. Watson, J. T, Moed, B. R, Karges, D. E, et al. Pilon fractures. Treatment protocol based on severity of soft tissue injury. Clin Orthop, 2000, 375: 78-90
37. Keating JF, O'brien PJ, Blachut PA, et al. Locking intramedullary nailing with and without reaming for open fractures of tibial shaft. Aprospective randomized study. J Bone Joint Surg (Am), 1997, 79: 334-341.
38. Ruědi TP, Allgǒwer M. The operative treatment of intra-articular fractures of the lower end of the tibia. Clin Orhop, 1979, 138: 105-110
39. Patterson MJ, Cole JD. Two-staged delayed open reduction and internal fixation of severe Pilon fracture. J Orthop Trauma, 1999, 13: 85-91
40. Watson JT, Moed BR, Karges DE, et al. Pilon fractures: treatment Protocol based on severity of soft tissue injury. Clin Orhop, 2000, 375: 78-90
41. Neuman PC, Catalano JD. Treatment of the sequela of Pilon fractures. Clin Podiatr Med Surg, 2000, 17: 117-130
42. Ihnken K, Beyersdorf F, Winkclmann BR, et al. Experimental application of controlled limb repercussion after incomplete ischaemia. Br J Surg, 1996, 83: 803-809
43. Howard CA, Thal ER, Redman HC, et al. Intra-arterial digital subtraction angiography in the evaluation of peripheral vascular trauma. Ann Surg, 1989, 210(1): 108-114
44. Lange RH, Bach AW, Hansen ST, et al. Open tibial fractures with associated vascular injuries: prognosis for limb salvage. J Trauma, 1985, 25: 203-208
45. Lawrence CH, Cave EF, Connor HO, et al. Injury to the Achilles tendon: experience at the Massachusetts general hospital 1900-1954. Am J Surg, 1995, 89: 795-802
46. Coombs RRH, Klenerman L, Narcisi P, et at. Collagen typingin Achilles tendon rupture in proceedings of the British orthopedic Reasearch Society. J Bone Joint Surg (Br), 2002, 62: 258-263
47. Roberts CP, Palmer S, Vince A, et al. Dynamised cast management of Achilles tendon ruptures. Injury, 2001, 32(5): 423-428
48. Schutz M, Sudkamp N, Frigg R, et al. Pinless external fixation. Clin Orthop, 1998, 347: 35-42

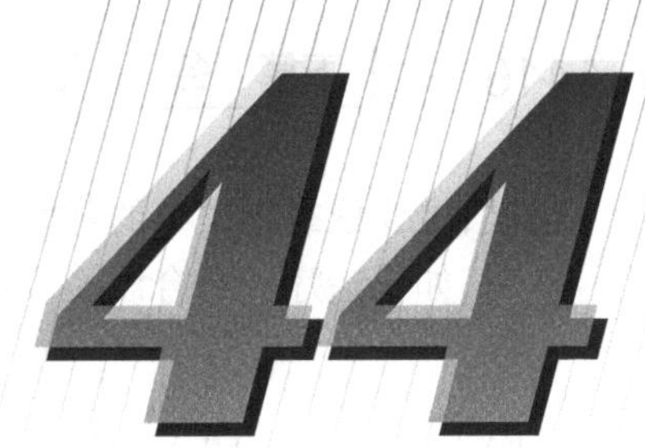

第四十四章 踝关节损伤

FRACTURES AND JOINT INJURIES

第一节 踝关节功能解剖……1415

一、骨性结构……1416

二、韧带……1416

三、肌肉及神经……1416

四、运动及载荷……1417

第二节 踝关节骨折分类……1418

（一）Lauge-Hansen 分类……1418

（二）AO 系统分类……1419

第三节 踝关节骨折脱位的诊断和治疗……1419

一、踝关节骨折脱位的诊断……1419

二、踝关节骨折脱位的治疗……1420

（一）单纯内踝骨折……1420

（二）单纯外踝骨折……1421

（三）双踝骨折……1423

（四）三踝骨折……1424

（五）难复性骨折或骨折脱位……1425

（六）踝关节陈旧骨折……1426

（七）踝关节开放性骨折脱位……1426

（八）踝关节骨折脱位的并发症……1426

第四节 踝关节侧副韧带损伤和下胫腓联合损伤……1427

一、踝关节侧副韧带损伤……1427

（一）外踝侧副韧带损伤……1427

（二）三角韧带损伤……1428

二、下胫腓联合损伤……1429

第五节 特殊类型的踝关节损伤……1431

一、Maisonneuve 骨折……1431

二、踝关节损伤合并胫腓上关节脱位……1431

三、Bosworth 骨折……1432

四、Dupuytren 骨折……1433

五、无骨折的踝关节脱位……1433

第六节 创伤性腓骨肌腱滑脱……1434

踝部损伤是临床上常见损伤，包括踝关节骨折和周围韧带损伤等。处理时除了治疗骨折外，还要重视伴随的下胫腓联合、三角韧带损伤的诊断治疗，如果漏诊或处理不当可能会导致后期踝关节创伤性关节炎等严重后果。此外，踝关节软骨损伤也是一个不容忽视的问题，可疑病例行一期踝关节 MRI 检查有助于早期发现。

第一节 踝关节功能解剖

踝关节是人体负重最大的关节。站立行走时全身重量均落在该关节上，日常生活中的行走和跳跃等活动，主要依靠踝关节的背伸、跖屈运动。踝关节的稳定性与灵活性十分重要，当发生骨折、脱位或韧带损伤时，如果治疗不符合该关节功能解剖特点，会对关节功能造成严重影响。

一、骨性结构

踝关节是由骨和韧带结构组成，其稳定性也是由骨与韧带系统共同支撑的。骨性结构由胫、腓骨远端与距骨组成。胫骨远端膨大向内下方突出的部分构成内踝，腓骨远端稍膨大的部分构成外踝，胫骨下端后缘稍向后突，构成后踝，其中内踝的外侧面有关节软骨附着，构成了内踝关节面，下胫腓后韧带加深了后踝，从而限制距骨在踝穴内的后移。距骨分体、颈、头三部分，有六个关节面，仅颈部附有骨膜，为主要的营养血管进出部。距骨体呈前宽后窄形，其横径之差平均为 2.4mm，容纳于内外踝所形成的踝穴中，距骨体马鞍形顶与胫骨平台所构成的关节是踝关节的主要组成部分，其两侧的关节面还与相应的内、外踝构成关节。外踝比内踝于冠状面上低 1cm 左右，且较内踝偏向后方 1cm 左右。在踝关节背屈活动时距骨体外旋前部较宽部分进入踝穴，同时腓骨发生向后外侧的移动及外旋活动以适应距骨的运动。而在踝关节跖屈活动时距骨体内旋后部较窄部分进入踝穴。故踝关节无论在什么位置上背屈或跖屈，距骨均与踝穴内各关节面紧密接触。踝关节的接触面积在踝关节处于中立位、背屈位和跖屈位时有所不同。如 Macko（1991）研究指出：踝关节中立位时其关节接触面积为 $(5.22 \pm 0.94)\,cm^2$，于跖屈 15°位时为 $(3.81 \pm 0.93)\,cm^2$，而于背屈 10°位时则为 $(5.40 \pm 0.74)\,cm^2$。骨折后治疗不当可导致踝关节接触面积减少，从而造成踝关节不稳定，最终可能导致踝关节骨性关节炎的发生，故踝关节骨折在临床上应引起足够重视。

二、韧　　带

踝关节的韧带结构主要包括两个韧带复合体，分别为下胫腓复合体及内外副韧带系统。下胫腓复合体使胫腓骨远端紧密联合在一起，主要包括三个部分：

1. 下胫腓前韧带将胫骨前结节与外踝连接在一起。
2. 下胫腓后韧带将胫骨后结节与外踝连接在一起。
3. 骨间韧带在腓骨切迹处连接腓骨和胫骨，并与小腿骨间膜相延续。

上述三者中，骨间韧带最为强韧，下胫腓后韧带次之，而下胫腓前韧带最为薄弱。故下胫腓联合后方的损伤多表现为胫骨后结节的撕脱骨折，而前方的损伤通常为下胫腓前韧带的撕裂。内外副韧带从两侧加强关节囊，可以阻止距骨在踝关节内的内外翻倾斜。外侧副韧带自前向后为距腓前韧带、跟腓韧带及距腓后韧带。

Anderson、LeCocp、Clayton 等对上述三者作了如下描述：

1. 距腓前韧带厚 2~2.5mm，向后附着于外踝前缘，向前附着于距骨颈。
2. 跟腓韧带较距腓前韧带强，向上附着于外踝尖端，向下附着于跟骨外侧面（它是踝部唯一的关节囊外韧带）。
3. 距腓后韧带更强，向前附着于腓骨的指状窝，向后附着于距骨后部的外侧结节。

外侧副韧带可以防止足内翻，而距腓前韧带还是防止距骨向前移位的重要结构。Johnson（1983）发现，切断该韧带后，踝关节前后松动 4.3mm，踝关节旋转活动增加 10.8°。内侧副韧带（又名三角韧带）主要由浅层的胫跟韧带和深层的前后胫距韧带组成。浅层主要对抗后足的外翻应力，深层粗大，能限制距骨侧向移位且能对抗距骨外旋应力。Michelsen 等（1996）通过尸体标本实验做腓骨截骨而内侧结构保持完整，距骨不发生外旋，指出如果是单纯外踝骨折，可行保守治疗，不影响踝关节稳定。而如果外踝骨折合并内侧三角韧带损伤，则应切开复位内固定外踝；同时应用石膏外固定使三角韧带愈合，而不应过分强调早期活动（图 44-1）。

三、肌肉及神经

踝关节周围肌肉起于小腿前、后及侧方筋膜间隔。前方的肌腱自外向内包括：趾伸肌肌腱、背伸肌肌腱及胫前肌肌腱，均由腓深神经支配，是踝关节背伸。后方的肌腱主要包括：浅层的腓肠肌、比目鱼肌及跖

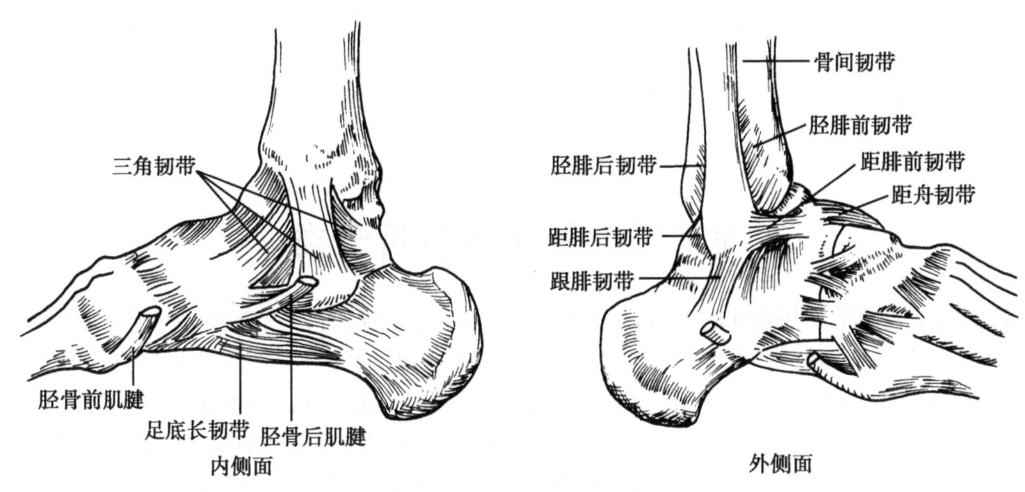

图 44-1　踝部韧带示意图

肌肌腱和深层的趾屈肌、屈肌及胫后肌肌腱，使踝跖屈及内翻，由胫神经支配。外侧肌包括腓骨长短肌，使踝跖屈及外翻，由腓浅神经支配。其中腓骨短肌肌腱止于第 5 跖骨基底，是撕脱骨折的常见部位。由于踝关节跖屈肌与足的内翻肌肌力强于踝背伸肌与足外翻肌，可以达到踝与足的稳定与平衡，对抗踝背伸与足外翻的活动，减少踝关节损伤的机会。

四、运动及载荷

踝关节运动的方式是由距骨体滑车的形状所决定的。距骨滑车为一圆锥体，其底面朝向腓侧，顶端朝向内侧，圆锥体的轴心线就是内踝前丘稍下方与外踝尖端的连线，此连线由内上向外下倾斜，与胫骨纵轴相交成 79°左右的交角（胫距角）。故踝关节跖屈时距骨有内旋活动，而背屈时距骨有外旋活动（图 44-2）。

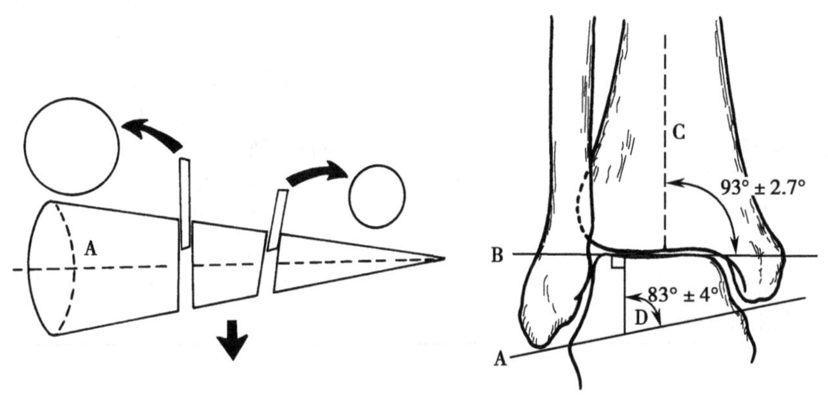

图 44-2　胫距角示意图
A. 圆锥体轴线；B. 胫距关节面；C. 胫骨轴线；D. 胫距角

踝关节的运动主要是围绕横轴的跖屈、背伸活动。此外，还有围绕纵轴的内旋、外旋活动及围绕矢状轴的内翻和外翻活动。正常踝关节屈伸活动范围约为 60°~70°，其中背伸活动约为 20°，跖屈活动约为 40°~50°。有学者证实当踝关节背伸时，踝关节可增宽 1.5~2.0mm，以容纳较宽的距骨体前面。因而使下胫腓韧带紧张，距骨两侧关节面与内外踝关节面贴紧，使踝关节稳定，易发生骨折。跖屈时，距骨体较窄的部分进入关节内，踝穴变窄。下胫腓韧带松弛，踝关节稳定性下降，易发生韧带损伤。

正常踝关节受力的峰值约为体重之 4 倍，而在内翻位时 22% 的负荷经胫距关节面的内侧部分传导，当外翻位时 10% 的负荷经关节面的外侧部分传导。距骨如果在踝穴内向外侧移位 1mm，则减少胫距关节的接触面积 42%；向外侧移位 3mm，关节接触面积减少 60% 以上。接触面积减少，局部应力增加，是导致踝关节创伤性关节炎的原因。距骨关节面的倾斜同样影响关节面负重部位和大小，Ramsey 和 Hamiiton 报道距骨在没有倾斜的情况下，主要接触面在外侧；距骨倾斜，若外侧下降 2mm，则整个接触面明显减少，且主要接触面位于内侧。

第二节 踝关节骨折分类

近年来在国际上通常采用的 Lauge-Hansen 和 AO/OTA 的分型，前者较全面地反映了对踝关节稳定性的影响，明确了损伤机制和创伤病理的特点，涉及了踝部韧带，对治疗具有实践的指导意义，理解和记忆比较复杂，不足之处在于：①仅根据 X 线片有时不能明确骨折的分型；② Lauge-Hansen 分类没有包括直接暴力所造成的骨折；③对骨折的预后没有评价意义。AO/OTA 分型便于记忆，但最大的缺点是没有涉及内侧结构的损伤。踝关节的损伤范围在考虑局部解剖结构损伤的同时，可由于其特殊的损伤机制，损伤甚至可波及上胫腓关节，只有这样全面的理解，我们在临床工作中才不至于犯不必要的错误。

(一) Lauge-Hansen 分类

1922 年 Ashurst 和 Brommer 将踝关节骨折分为外旋型、外展型、内收型与垂直压缩型。又根据骨折的严重程度分为单踝、双踝和三踝骨折。1952 年，Lauge、Hansen 在前人的基础上提出另一种分类方法，根据受伤时足部所处的位置、外力作用的方向以及不同的创伤病理改变，分为旋后 - 内收型、旋后 - 外旋型、旋前 - 外展型、旋前 - 外旋型和旋前背屈型，其中以旋后 - 外旋型最为常见。Lauge-Hansen 分类系统中分类命名的第一个词表示损伤时足所处的位置，第二个词表示造成畸形的暴力方向。以旋后 - 外旋型骨折为例，旋后是指损伤时踝关节处于旋后位，继发的暴力是外旋暴力（表 44-1，图 44-3）。

表 44-1 Lauge-Hansen 分类

旋后 - 内收型（SA） 1. 腓骨在踝关节平面以下横行撕脱骨折或者外侧副韧带撕裂 2. 内踝垂直骨折 旋后 - 外旋型（SER） 1. 下胫腓前韧带断裂 2. 腓骨远端螺旋斜形骨折 3. 下胫腓后韧带断裂或后踝骨折 4. 内踝骨折或三角韧带断裂 旋前 - 外展型（PA） 1. 内踝横形骨折或三角韧带撕裂 2. 联合韧带断裂或其附着点撕脱骨折	3. 踝关节平面以上腓骨短、水平、斜形骨折 旋前 - 外旋型（PER） 1. 内踝横形骨折或三角韧带断裂 2. 下胫腓前韧带断裂 3. 踝关节面以上腓骨短斜形骨折 4. 后胫腓韧带撕裂或胫骨后外侧撕脱骨折 旋前背屈型 1. 内踝骨折 2. 胫骨前缘骨折 3. 腓骨踝上骨折 4. 胫骨下关节面后侧横形骨折

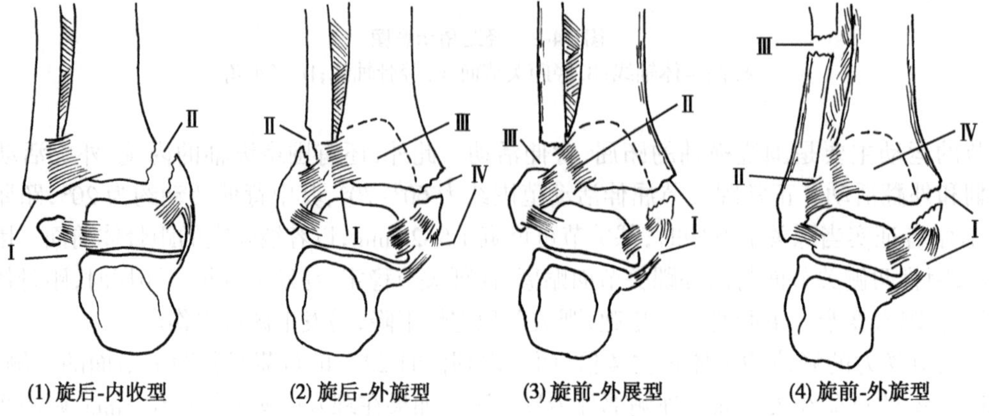

图 44-3 Lauge-Hansen 分类

(二) AO 系统分类

Denis-Weber 分型是根据损伤机制，特别是腓骨骨折部位及形态进行的一种分类方法。AO(ASIF)进一步将 Denis-Weber 分型分为三个亚型，主要根据腓骨骨折的高度与下胫腓韧带联合之间的关系而将踝关节骨折分为 A、B、C 三型。其优点是强调外踝的治疗，目前在临床上已广为采用。AO 分类法根据外踝损伤的情况，将踝关节骨折分为了 A、B、C 三型，而在 A、B、C 三种类型中又有不同的亚型，分别以 1、2、3 等数字代表(表 44-2)。由于踝关节骨折特有的复杂性及其区别于垂直压缩 Pilon 骨折的必要性，AO 将踝关节骨折编码为 44。

1. A 型骨折外踝骨折低于胫距关节水平间隙以下，可为外踝撕脱骨折(外踝顶端小骨折片撕脱或外踝较大骨折片撕脱)，也可为外踝韧带断裂，可合并有内踝斜形骨折。

A 型骨折的损伤机制为足于旋后位置受到内收暴力，导致外侧结构紧张而受累。如果暴力持续存在，距骨将发生倾斜，导致内踝的剪切压缩性骨折。AO 分型之 A 型踝关节骨折与 Lauge-Hansen 分型中的旋后 - 内收型是一致的，在这种类型中下胫腓联合是完整的，不会发生损伤。

2. B 型骨折腓骨骨折位于下胫腓联合水平，在冠状面呈自前下向后上之斜形骨折，50% 的概率发生下胫腓分离，并可同时有后踝、内踝骨折或三角韧带损伤。B 型骨折最常见的损伤类型发生于足旋后位上，受到一个轴向的压力，足内翻导致距骨外旋，腓骨受压发生斜形骨折。若距骨继续旋转可导致腓骨向后移位，最终导致胫骨后唇骨折，距骨向后离开踝穴，造成内侧损伤(三角韧带撕裂或内踝骨折)。AO 分型之 B 型踝关节骨折与 Lauge-Hanson 分型中的旋后 - 外旋型基本一致。

3. C 型骨折腓骨骨折位于下胫腓联合以上，常见为腓骨中下 1/3 部位，但也可高达腓骨中上 1/3 甚或达到腓骨颈部位。C 型踝关节骨折均可合并后踝骨折，并且三型中均合并有下胫腓分离，在踝关节骨折脱位中 C 型损伤下胫腓分离 100% 发生，而且最为严重。

C 型骨折发生于足旋前位，内侧结构紧张，外旋的力量作用于足部，内侧结构首先受损，表现为三角韧带断裂或内踝撕脱骨折。这样，距骨的内侧壁便可向前移位。距骨外旋，迫使腓骨沿其纵轴发生扭曲，导致下胫腓前韧带、骨间韧带及下胫腓后韧带依次断裂。最后，腓骨干间接骨折，骨折水平取决于骨间膜撕裂的程度。此外，还有一种单纯由腓骨外旋引起的联合韧带上方的螺旋形骨折，目前认为，此类骨折仅有下胫腓前韧带撕裂，骨间膜和下胫腓后韧带保持完整，骨折较稳定。

表 44-2　踝部骨折的 AO 分类

A 型：韧带联合平面以下腓骨骨折(韧带联合下型)	B2——合并内侧损伤
A1——单纯腓骨骨折	B3——合并内侧损伤及胫骨后外侧骨折
A2——合并内踝损伤	C 型：韧带联合平面以上腓骨骨折(韧带联合上型)
A3——合并后内侧骨折	C1——单纯腓骨干骨折
B 型：韧带联合平面腓骨骨折(经韧带联合型)	C2——复合性腓骨干骨折
B1——单纯腓骨骨折	C3——近端腓骨骨折

第三节　踝关节骨折脱位的诊断和治疗

一、踝关节骨折脱位的诊断

局部肿胀、压痛和功能障碍是踝关节骨折的主要临床表现。诊断时三个方位的踝关节 X 线片是必需的，包括踝关节前后位片、踝关节内旋 20° 的前后位片及踝关节侧位片。内旋 20° 的前后位片即踝穴位，腓骨短缩最易在踝穴位上发现，如果胫骨关节面软骨下骨和外踝的软骨下骨的连线处出现台阶，即表明腓骨有短缩。距骨和胫骨关节面的间隙应与内踝和距骨内侧关节面间隙相同。内侧间隙增大反映踝穴的移位。侧位片可反映腓骨骨折的形态以及距骨向前或向后的移位。应力下摄片需对患者进行麻醉且应与对侧比较。此外，踝关节骨折多合并韧带损伤，必要时可行踝关节 MRI 检查，以明确诊断。由于踝关节是由胫腓骨远端和距骨构成,它的稳定性则由连接这些骨性结构的韧带,包括外侧和内侧副韧带和骨间的下胫腓韧带和骨间膜来维持,以及活动此关节的肌肉,如腓骨肌和胫后肌及跟腱等。因而它的损伤不应仅看到是这些骨性结构的损伤,即既往所认为的三踝骨折,而应包括所有韧带和骨骼的整个环行结构的损伤。

踝关节的损伤范围在考虑局部解剖结构损伤的同时,也由于其特殊的损伤机制,损伤可波及腓骨的近侧,甚至上胫腓关节,只有这样全面的理解,在临床工作中才不至于犯不必要的错误。因而在讨论踝关节损伤的时候,应在复习踝关节的解剖和对常见损伤理解的基础上,对一些特殊类型的损伤也应有充分的认识。所谓特殊类型的损伤,通常指的是少见的,包括有局部软组织的损伤,如腓骨肌腱的滑脱和波及腓骨近端和上胫腓关节的损伤;难复位和少见的踝部骨折脱位等。只有这样才能真正地全面了解踝关节的损伤,有助于在临床工作中采取正确的治疗方法。

二、踝关节骨折脱位的治疗

踝关节作为一个负重关节,决定治疗方案应考虑以下因素:

1. 波及负重关节面的大小,关节面是否平整,以及胫距关节相互的对应关系是否正常,否则会引起载荷传导紊乱,应力在某些部位过于集中而发生创伤性关节炎。

2. 对踝关节稳定性的影响,影响踝关节稳定的因素可归纳为:踝关节有两处或以上的损伤(包括骨折和韧带损伤);原始损伤距骨有明显的脱位。

3. 波及负重关节面的大小,如后踝骨折超过胫骨关节面的 1/4 以上,并向后上移位,距骨易向后半脱位;反之,前缘的骨折并向上移位,也可影响向前的稳定性和关节面的平整。

4. 下胫腓分离,踝穴的增宽,常发生在踝关节水平以上的骨折,并同时伴有内踝或三角韧带损伤的情况。

考虑到上述影响预后的因素,选择手术适应证就应考虑以下几点:

1. 不稳定的踝关节骨折。

2. 闭合复位失败,即复位后位置不能接受的骨折。

3. 垂直压缩的骨折,关节面不平整,闭合复位又达不到满意的位置。

4. 骨折端有软组织的嵌入。

毫无疑问,无移位的或经闭合复位满意的骨折仍应考虑保守治疗方法。切开复位的优点是易达到关节面的平整和稳定的固定,利于关节早期活动和关节功能的康复。手术时机应在伤后 6 小时之内,即在明显的踝关节肿胀出现之前,若局部出现严重肿胀或出现水疱,手术应延迟进行,骨折部位应做临时固定,抬高患肢,冷敷等措施,手术在肿胀和水疱消除后再进行。

踝关节骨折的复位标准,可在踝关节内旋 20°位的正位片和侧位片上来判断:

1. 完整等距且平行的关节间隙。

2. 踝关节的申通线:胫骨软骨下的骨线在下胫腓联合处与腓骨相连通。

3. 距骨外侧关节面下部与腓骨远端腓骨肌腱经过的隐窝之间有一连续的曲线。

Burwell 和 Charnlew 认为踝关节复位的 X 线标准是:

复位优:①内或外踝无向内或外移位;②无成角;③内或外踝纵向移位不超过 1mm;④后踝骨折块向近侧移位不超过 2mm;⑤距骨无移位。

复位良:①内或外踝无向内外移位;②无成角;③外踝向后移位 2.5mm;④后踝骨折块向后移位大于 2~5mm;⑤距骨无移位。

复位差:①内或外踝向内或外移位;②外踝向后移位大于 5mm;③后踝向近侧移位大于 5mm;④距骨移位。上述的标准可作为判断踝关节复位的要求。

(一) 单纯内踝骨折

对于无移位的内踝骨折,由于外侧结构完整所以较稳定,允许采用石膏外固定治疗,对于踝关节功能要求较高者,亦可行内固定以促进功能恢复。方法可以考虑透视下经皮操作,以 2 枚 4.0mm 空心钉固定。对于有移位的内踝骨折应尽早行切开复位内固定治疗,将移位的骨折块复位后可用两枚 4.0mm 松质骨螺钉垂直于骨折线方向固定内踝，较小的骨折块可用1枚松质骨螺钉及1枚防止旋转的克氏针固定。对于太小的骨折块以及粉碎性骨折无法用螺钉固定者，可用2枚克氏针加张力带钢丝固定。由于内踝骨折固定物所受应力较小，因此，也可考虑用可吸收材料进行固定，这样可以避免二次手术取内固定，但在应用上目前尚存在争议，大部分文献认为应用可吸收材料与金属固定物相比，两者的功能恢复情况和并发症的发生率并没有明显差异。但一些文献报道可吸收钉棒固定会导致较高的不愈合率，可吸收材料分解吸收会导致局部渗液甚至窦道，另外，可吸收材料内固定操作过程稍复杂，而且费用较昂贵，也影响了它的应用（图44-4~7）。

当X线片显示单纯内踝骨折时，应考虑有踝关节外侧副韧带损伤的可能性，如韧带完全断裂应手术修补。

（二）单纯外踝骨折

既往对外踝骨折的治疗不够重视，主要是对外踝在维持踝关节稳定和功能的重要性认识不足，外踝的短缩和旋转使距骨向外倾斜移位，治疗结果常不满意，单独的外踝骨折在踝部骨折中最常见，大部分情况

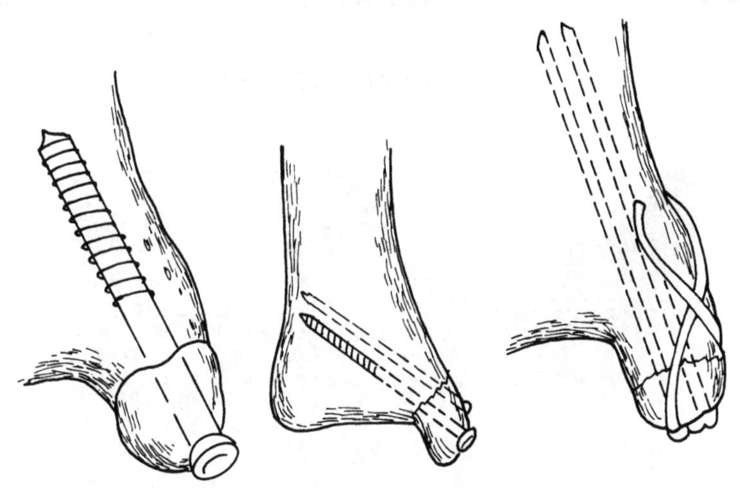

图44-4　内踝骨折固定示意图

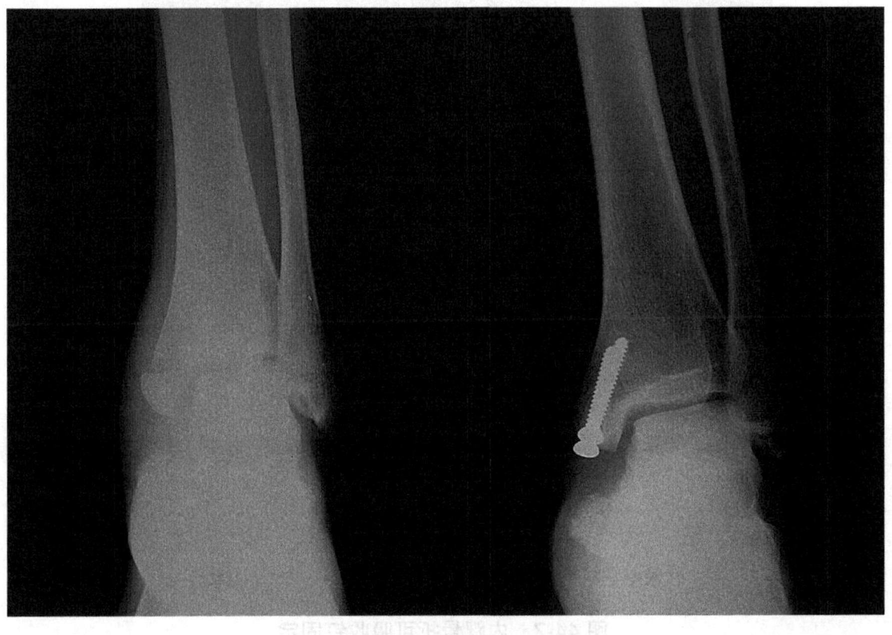

图44-5　内踝骨折螺钉固定

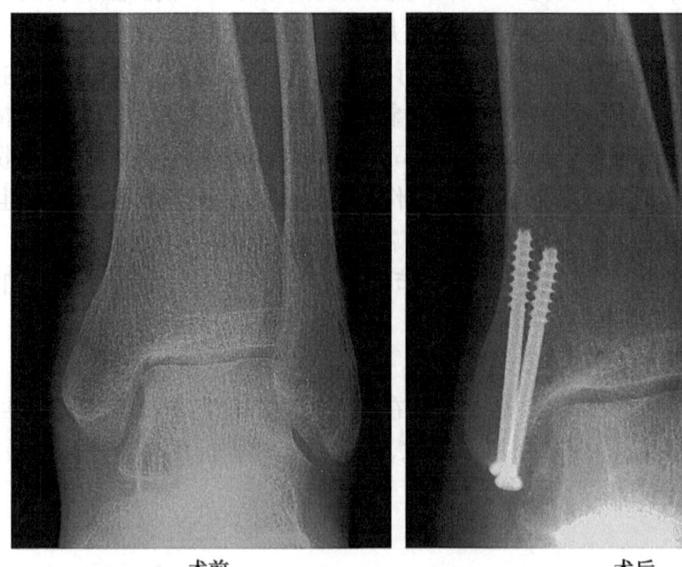

术前 术后

图 44-6 内踝骨折经皮空心钉固定

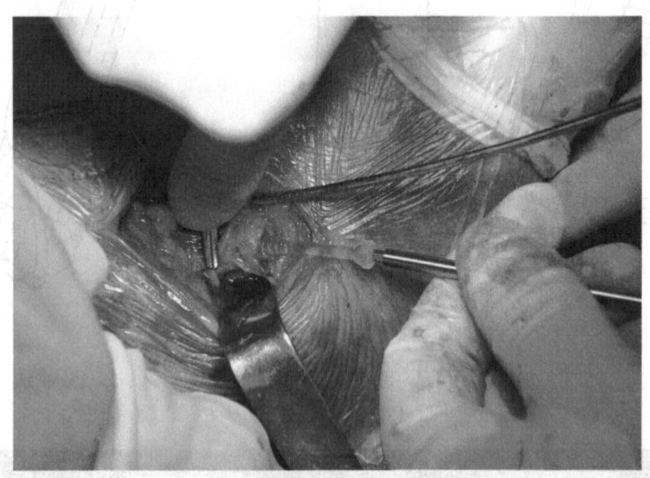

术前

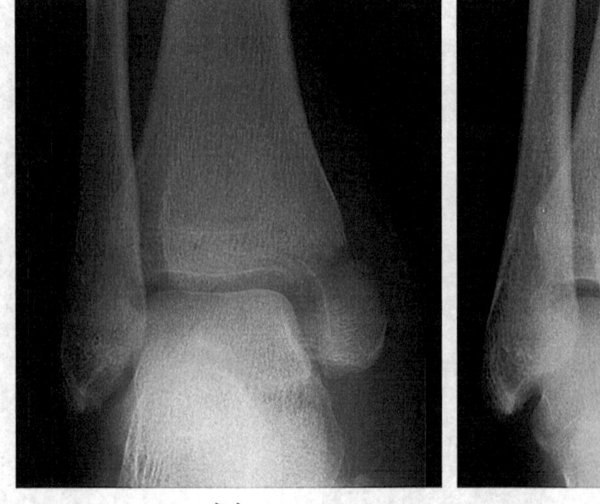

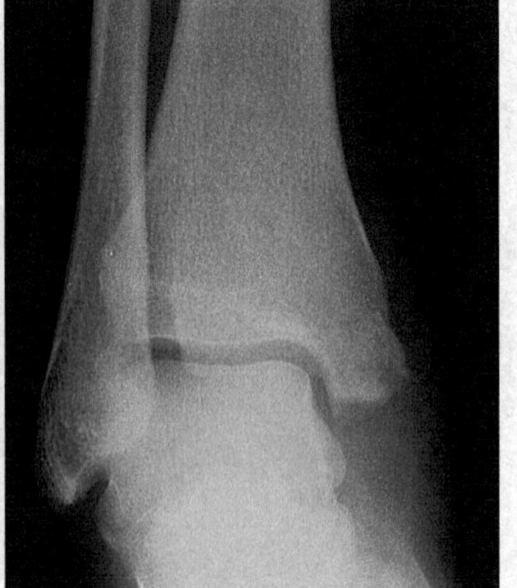

术中 术后

图 44-7 内踝骨折可吸收钉固定

采用保守治疗即可,也可进行手术治疗(图44-8,9),但关于具体的手术治疗指征目前尚存争议。一部分研究结果显示腓骨骨折移位在6mm以内不会产生明显的不良影响,而一些人则认为腓骨的微小移位都会引起踝关节压力的明显变化,所以均应解剖复位。但从大宗临床病例的随访资料来看,手术治疗的结果并不优于保守治疗。 除外踝顶端的撕脱骨折外,一般认为均能愈合,但有人统计不愈合率为0.3%,近年来有作者指出其不愈合比内踝不愈合所引起的症状更为严重。由于外踝在踝关节复位中起重要作用,因而对腓骨畸形愈合伴关节复位不良者,晚期需进行修复,Speed和Body认为可采用腓骨截骨延长和矫正腓骨短缩和外旋是一个有效的方法。

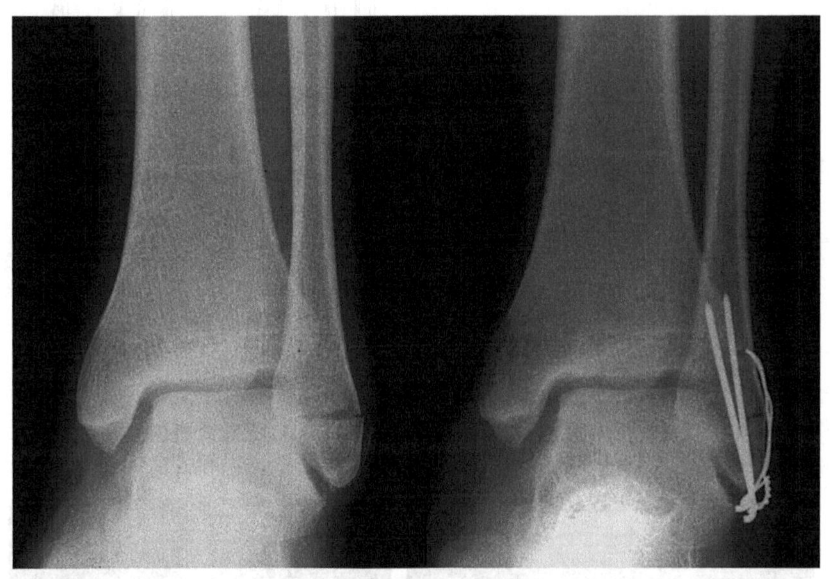

图44-8 外踝骨折克氏针固定

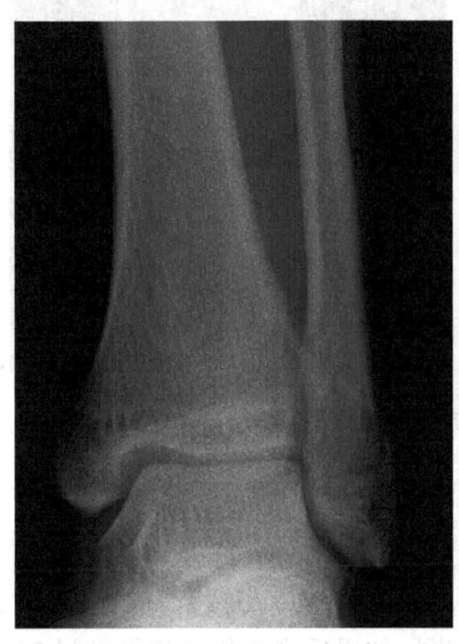

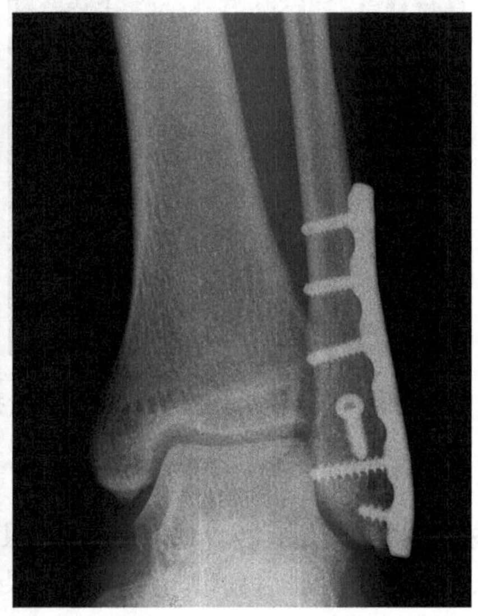

图44-9 外踝骨折钛板固定

(三)双踝骨折

双踝骨折或内外侧联合损伤,主要是指AO分型中的A2型和B2型。同时破坏了内外侧踝关节的稳定性,改变了关节的运动力学。虽可闭合复位,但多由于踝部消肿后外固定不稳固,很难维持正常的解剖复位。大量研究认为,手术治疗的效果要明显优于保守治疗。AO组织认为对双踝骨折或内外侧联合损伤,应采用双侧切开解剖复位内固定。手术时机应尽量在伤后6~8小时内进行急诊手术,否则,由于伤口肿胀,需延迟至1~2周后手术。但需行临时复位和固定以减少进一步损伤。临床研究认为延迟手术和急诊手术患者在复位效果、手术难度、功能恢复、并发症方面没有明显差别,只是延长了住院时间,疼痛时间较长。术中如果肿胀明显,必要时可延迟关闭切口或进行植皮来关闭切口(图44-10~12)。

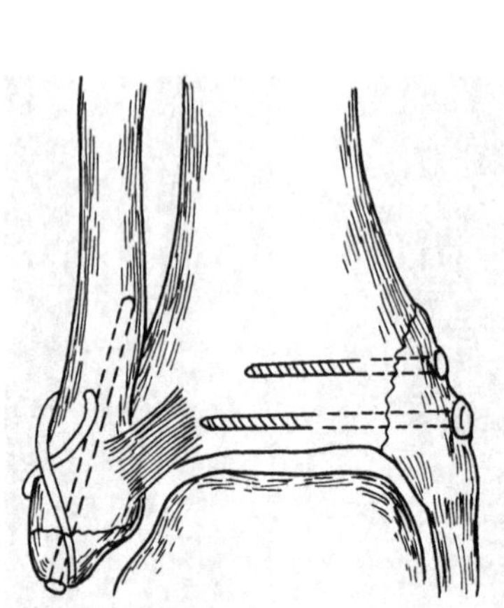

图44-10 双踝骨折内固定示意图

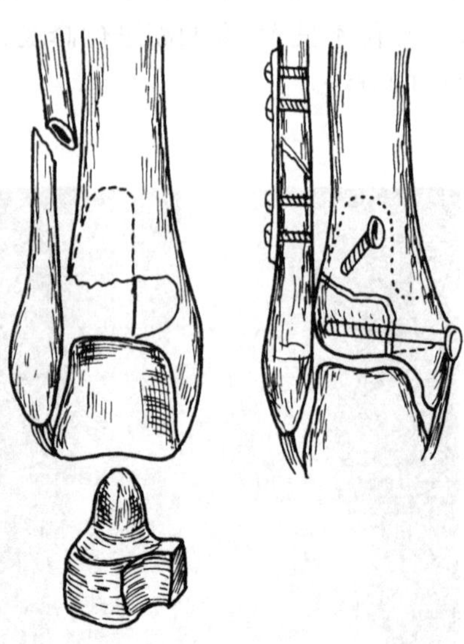

图44-11 三踝骨折内固定示意图

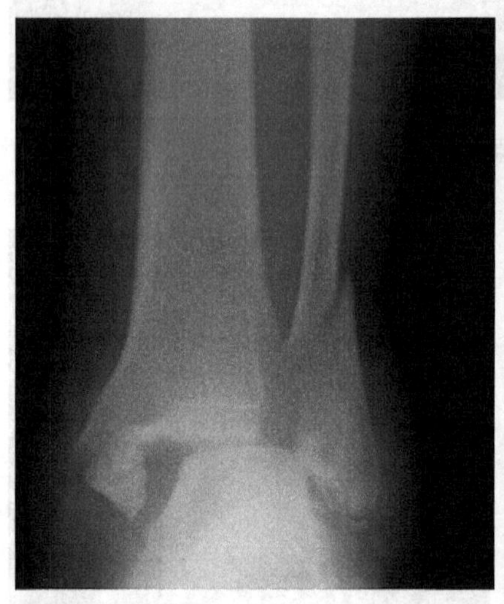

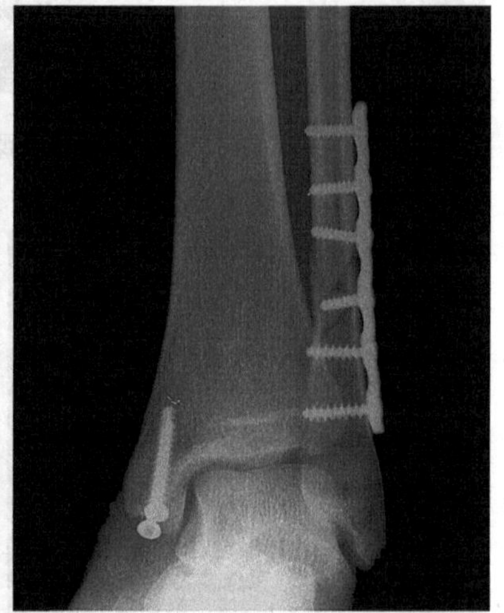

图44-12 双踝骨折钛板螺钉固定

(四) 三踝骨折

三踝指除内外踝骨折外,还有胫骨远端后唇(后踝)骨折,多由外展或外旋暴力引起。后踝骨折最常发生于胫骨后外侧,此处有下胫腓后韧带与其连接外踝。踝关节侧位X线片通常可以发现骨折线,但可靠性不如普通CT或重建CT。治疗原则与双踝骨折基本相同。如果后踝骨折块累及超过25%~30%的关节面,且移位大于2mm时,应行切开复位内固定。如果小于该比例,因剩下的关节面足以提供稳定的负重面,一般不会出现明显后患。术中将外踝解剖复位后,因为下胫腓后韧带的牵拉,常可以使后踝骨折块获得满意复位,也可用力背伸踝关节,通过后关节囊的牵拉作用辅助骨折复位。后踝固定可以通过外侧切口直接复位,以松质骨螺钉由后向前固定,如果骨块较大,也可以以埋头拉力螺钉由前向后固定,但注意螺纹需都在骨块内,以达到加压作用(图44-13)。

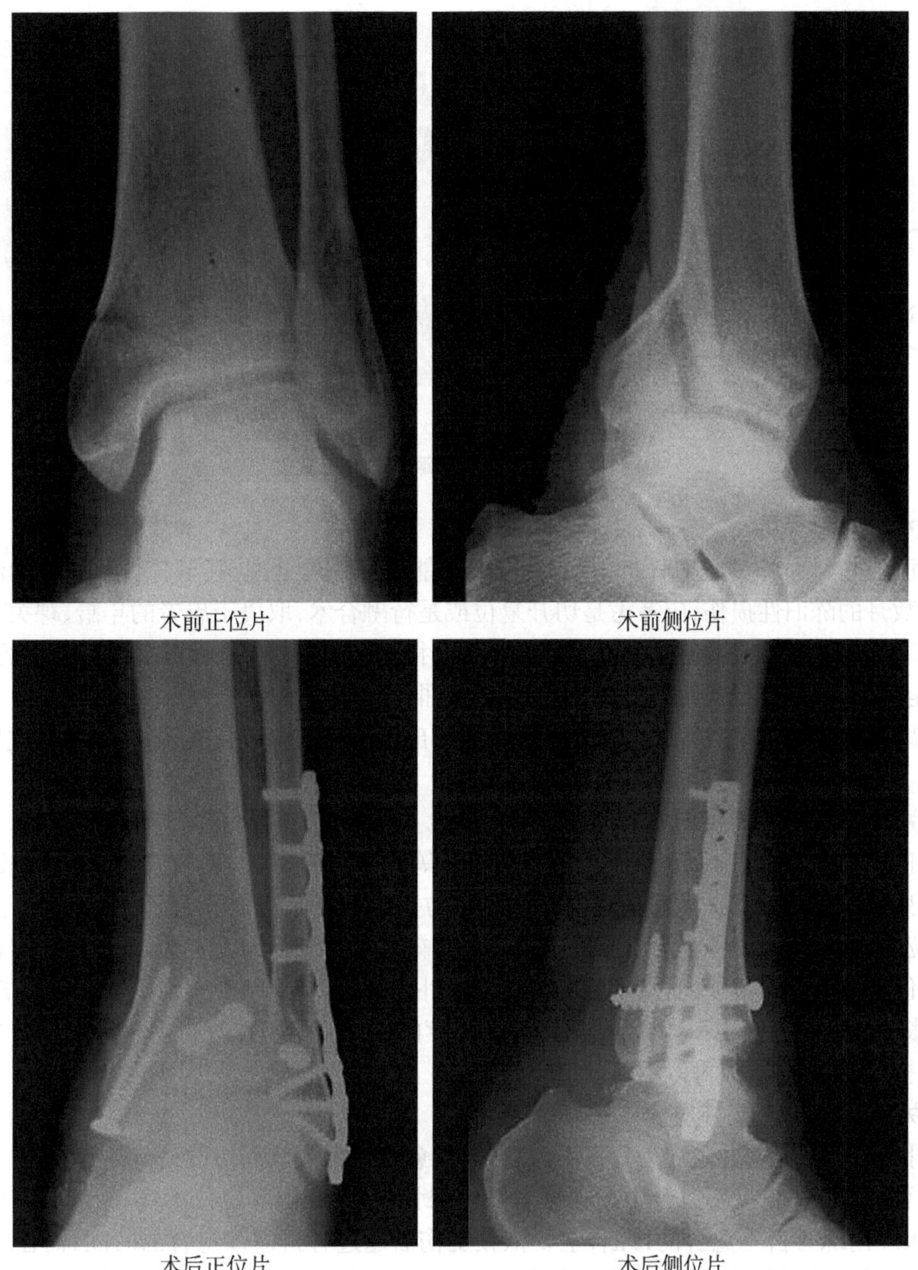

图 44-13 三踝骨折内固定手术前和后 X 线片

(五) 难复性骨折或骨折脱位

单纯的内外踝骨折,闭合复位通常能获得良好复位,但如果外踝骨折同时内踝三角韧带撕裂,或者下胫腓联合撕裂,通过闭合方法复位很难见效,通常在踝穴位能看见内踝距骨之间明显间距增宽。这种情况可能是由于撕脱的三角韧带或是胫后肌腱、血管神经嵌在内踝与距骨之间影响复位。需通过切开,拉开嵌入的软组织,修复断裂的三角韧带或下胫腓联合,固定外踝骨折。

台湾的 Hsiao 和 Tu 等总结了三类难复性踝关节损伤:

Ⅰ型:内踝三角韧带或胫后肌腱的嵌入(图 44-14);

Ⅱ型:腓骨绞锁于胫骨后缘,即 Bosworth 骨折;

Ⅲ型:踝关节骨折脱位合并了背伸肌腱嵌入到下胫腓关节,并被伸肌支持带(extensor retinaculum)所限制而不能复位。

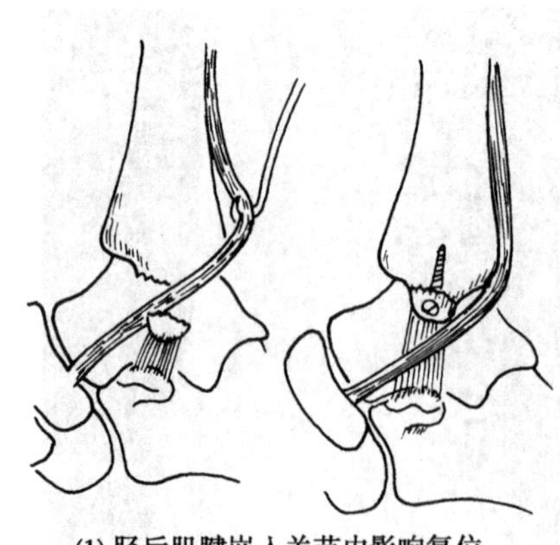

(1) 胫后肌腱嵌入关节内影响复位

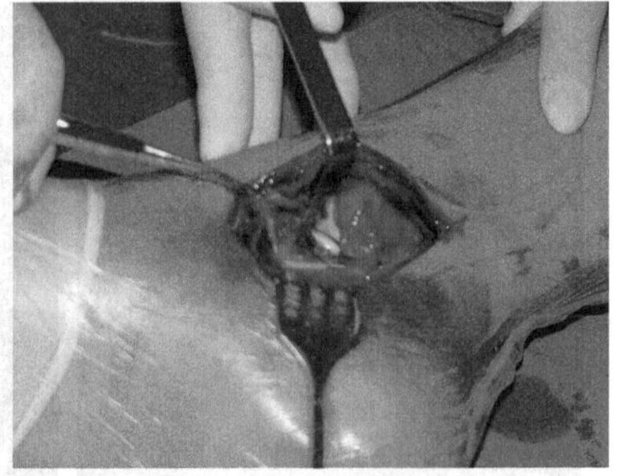

(2) 手术中所见

图 44-14 难复位型踝关节骨折脱位

(六) 踝关节陈旧骨折

骨折时间超过 3 周，称为陈旧骨折，有的在早期未能得到正确处理，甚至骨折和脱位的治疗延误在数月以上，长达数月的陈旧性损伤，应考虑是切开复位或是行融合术，取决于患者的年龄、踝关节仍保留的活动范围及原始损伤是否累及负重的关节面来决定。手术时应尽可能去除骨折端及关节内的纤维组织，再行坚强内固定，如腓骨骨折已短缩，应重新截骨以恢复腓骨的正常长度，如存在下胫腓分离者而不能恢复踝穴的正常宽度，则应固定下胫腓联合。除非踝关节已出现明显的关节炎表现，否则不应过早决定施行踝关节融合术。

(七) 踝关节开放性骨折脱位

踝关节开放骨折脱位多由压砸、挤压、坠落和扭转等外力引起。由于踝关节距离地面较近，故伤口一般污染较重，感染率相对较高。彻底清创并行固定对防止感染及保持骨折稳定极为必要。如外固定不能达到解剖复位的骨折，应以内固定为主。对于损伤或污染严重不能行内固定治疗的病例，需彻底清创并延期关闭创口，但关节腔应尽可能闭合，术后可行石膏托外固定，但应经常观察伤口情况并清洁换药，防止发生感染。肿胀消退后要重新更换石膏，以保持最大限度的功能复位。在进行换药与更换敷料中不能维持骨折位置，骨折可发生移位，故可以用外固定架固定。

(八) 踝关节骨折脱位的并发症

踝关节骨折脱位常见之并发症为骨折不愈合、畸形愈合与踝关节创伤性关节炎等。

1. 骨折不愈合　在骨折不愈合中最常见者为内踝骨折，其原因有复位不良、断端分离以及骨折断端间软组织嵌入。内踝骨折不愈合的诊断，主要依赖受伤后超过骨折应该愈合的时间，而在 X 线片中仍可见到清晰的骨折线、骨折断端硬化、吸收等征象，一般至少在伤后半年以上，在 X 线片上有上述表现时方可诊断不愈合。由于部分患者有较为坚强的纤维性愈合，出现的临床症状不严重。另外，也有部分患者经随诊观察开始怀疑为不愈合者又逐渐进展为愈合。因此，在进行手术治疗之前应结合临床症状进行分析，是否确系内踝骨折不愈合所致。必要时可摄足内翻与足外翻应力下踝关节正位 X 线片，以确定内踝骨折部位有无异常活动，来决定是否进行切开复位内固定和进行植骨，植骨可选用松质骨嵌入或用松质骨充填于断端之间的方法。

外踝骨折不愈合较少见，据文献报道仅占 0.3% 左右，但外踝骨折不愈合所产生之症状远较内踝骨折不愈合为重。因为在步态周期的负重期中期，跟骨轻度外翻、距骨向外侧挤压外踝，同时当外踝骨折不愈合时对距骨外移和旋转的支持作用减弱，最终将导致踝关节退行性改变，因此，如已明确诊断外踝骨折不愈合，则应行切开复位内固定及植骨术。

2. 骨折畸形愈合　踝关节骨折畸形愈合多由复位不良引起，也见于儿童踝关节骨骺损伤以后导致的生长发育障碍，当前十分强调应恢复腓骨的正常长度，以恢复踝穴的完整性，如果腓骨中下 1/3 骨折有重叠移位并有短缩畸形，可行腓骨截骨延长术。在矫正腓骨或外踝骨折畸形愈合时，也应注意纠正旋转畸形，以及腓骨下端与下胫腓联合中胫骨远端腓骨切迹之间的正常对位关系。由于胫骨远端骨折畸形愈合引起踝穴倾斜者，可行胫骨远端截骨术进行矫正。

3. 创伤性关节炎　踝关节创伤性关节炎的发生与原始损伤的严重程度、距骨复位不良仍残存有半脱位或倾斜，以及骨折对位不良而影响踝穴完整性等因素相关；另外，踝关节关节软骨与距骨关节软骨的损伤也是继发创伤性关节炎的重要原因。对踝关节创伤性关节炎应紧密结合临床症状、踝关节功能情况与X线表现来决定是否施行踝关节融合术，不应只依靠X线表现做出治疗决定。有的患者尽管X线表现有明显的创伤性关节炎改变，但踝关节仍保留有20°~30°左右的活动，而且疼痛症状又不十分严重，这种情况则可适当推迟踝关节融合术。在施行踝关节融合术之前，还应注意距下、中跗、跖趾以及趾间关节的功能情况，以判断在踝关节融合术后其余足部关节能否代偿损失的功能。经过步态分析证明关节融合术应融合于0°位，不应留有5°左右的跖屈，轻微跖屈将使足外侧第5跖骨头部位负重增加，日久会形成胼胝引起疼痛症状。

第四节　踝关节侧副韧带损伤和下胫腓联合损伤

一、踝关节侧副韧带损伤

踝关节侧副韧带是维持踝关节稳定的重要结构，其损伤在临床上非常多见，发生率在关节韧带损伤中居第一位，但迄今尚未受到足够的重视。事实上，治疗不当，可造成踝关节不稳定，容易反复扭伤，久而久之可继发关节粘连或创伤性关节炎，造成踝关节功能障碍。踝关节的侧副韧带损伤可分为轻微韧带损伤（Ⅰ型损伤）、不完全韧带损伤（Ⅱ型损伤）及一条或多条韧带完全断裂（Ⅲ型损伤）三类。其中Ⅲ型损伤常可严重破坏踝关节的稳定性，出现踝关节脱位。踝关节侧副韧带损伤在很多情况下是踝关节骨折脱位的一个组成部分，从创伤机制与创伤病理方面来看，不应将踝关节侧副韧带损伤与踝关节骨折脱位分割开去分析与认识。

目前临床上常用三个试验来判断踝关节侧副韧带的损伤范围及踝关节不稳定的程度：①内翻与外翻应力试验；②前后应力试验（前后抽屉试验）；③关节造影术。

此外，Verhanven等指出三维快速成像的MRI是一种非创伤性的、精确的诊断手段，有助于对年轻的、从事竞技而发生两条韧带撕裂的运动员制订手术计划。

（一）外踝侧副韧带损伤

临床上，踝关节侧副韧带损伤中最为常见的是外踝侧副韧带损伤。主要是因为踝关节外踝较内踝低，外侧副韧带较内侧薄弱且足内翻肌群之肌力较外翻肌群强大，当快速行走时，足若来不及协调位置，容易造成内翻跖屈位着地，足受到内翻应力，使外侧副韧带受到牵拉直至损伤。

当踝关节跖屈位受到内翻应力时，距腓前韧带最为紧张，故首先发生距腓前韧带损伤，表现为外踝前下方局部肿胀、疼痛，前抽屉试验阳性。Anderson和LeCocp认为如果距骨能够向前移位3mm，即提示距腓前韧带损伤。在向前应力下摄踝关节侧位X线片，可显示距骨凸向前方的半脱位（图44-15）。如系单纯距腓前韧带损伤，可通过制动来治疗。足外翻位、踝背屈位8字绷带加压包扎制动，或辅以黏膏固定，2~3周去除固定。距腓前韧带愈合后，一些患者仍有踝关节外侧的疼痛和肿胀，其原因可能为局限性的滑膜炎、韧带疼痛性瘢痕形成、腓骨肌系统无力及关节软骨损伤等。

跟腓韧带断裂多继发于距腓前韧带断裂，有时表现为外踝顶端的撕脱骨折，外踝中心部位肿胀、疼痛，内翻应力试验阳性且伴有疼痛加重。于内翻应力下摄踝关节正位X线片可显示胫骨下关节面与距骨上关节面的成角大于10°，即距骨倾斜试验阳性，且成角越大说明韧带损伤越严重（图44-15）。但Rubin和Witten（1960）指出4%~30%的正常人在内翻应力下摄踝关节正位X线片时，距骨可以倾斜5°~15°，因此，在诊断外踝韧带断裂时，应以健侧应力下X线片做对比，不应单纯依赖患侧应力下X线片作出诊断。跟腓韧带的急性损伤，主要是早期诊断，不应漏诊，以避免由于早期未做及时、适当的处理而造成日后发生踝关节不稳定。当距腓前韧带断裂合并有跟腓韧带损伤时，应建议手术治疗，缝合撕裂韧带的末端。若韧带

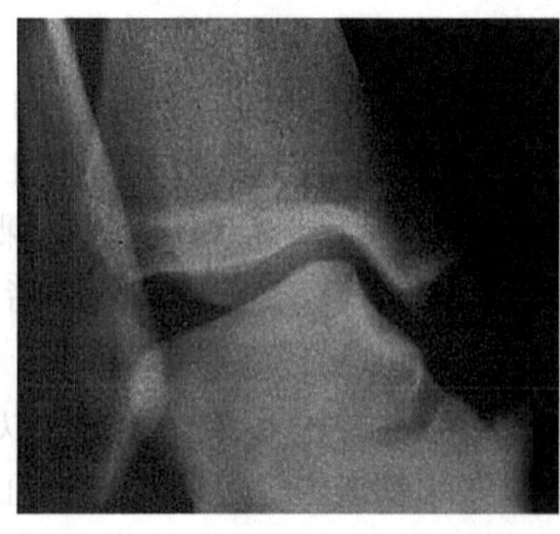
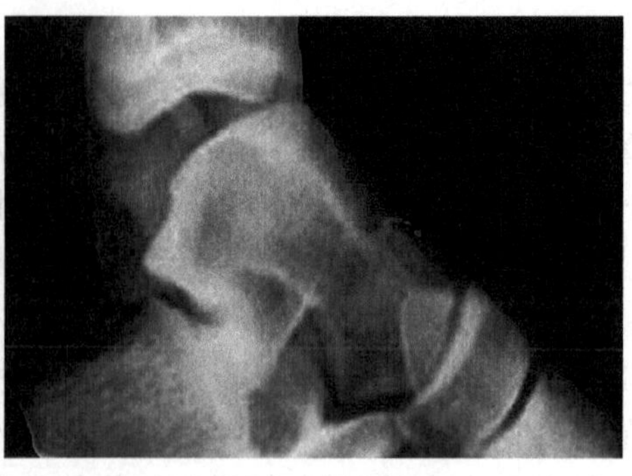

图 44-15 外侧副韧带损伤内翻和前抽屉位应力像
显示距骨倾斜和向前半脱位 X 线片

从骨质上撕脱时，要将韧带缝于邻近的腱膜组织上，或在骨上钻孔缝合，也可采用锚钉重建止点缝合。如系外踝顶端撕脱骨折，亦可行手术，以可吸收缝线经骨折近端钻孔与穿过韧带近骨折片部位缝合固定，如撕脱骨折片较大，可用小螺钉固定，亦可行克氏针与钢丝张力带固定。术后均应辅以石膏外固定 3~4 周。

此损伤并不少见，但常不引起重视，通常是在走不平的路面时，足内翻扭伤，引起局部肿胀和淤血，早期常不能引起患者和医师的重视。韧带的损伤按其损伤程度可分为捩伤和部分或完全性损伤，在踝关节的外侧有三条韧带，包括距腓前、跟腓和距腓后韧带，它们共同维持踝关节的外侧结构的稳定性。在此三条韧带中，距腓前韧带损伤较为多见，也可引起外踝的撕脱骨折，在没有骨折的情况下，也应进行严格的固定，此时患者常予以拒绝，医师也就用简单的包扎固定，并且固定时间也不充分，患者往往在肿胀消退，疼痛症状减轻后去除固定，常使韧带未能得到充分的愈合。尤其是部分和完全断裂的患者，此后可引起韧带松弛。同时我们也应充分认识到，韧带本身不仅仅是一个支持关节稳定性的结构，同样它也是一个感觉器官，由于早期韧带损伤后未能完全愈合，它的感觉反应能力也相应减退，患者经常容易发生反复地扭伤踝关节，所谓的踝关节的外侧不稳定。在早期和晚期判断是否是完全损伤，需要在应力位下摄片，正常情况下在内翻位下距骨的倾斜度最大不超过 10°。Watson-Jones 曾指出，若距骨倾斜在 5°~15°者为距腓前韧带损伤，15°~30°者为距腓前和跟腓韧带损伤，30°以上者表明外侧的三条韧带完全断裂，急症情况下应力相必须在麻醉下测定较为可靠。单纯距腓前韧带损伤，在正位应力相若无距骨倾斜，而侧位应力相前抽屉试验可见距骨有向前半脱位。

捩伤或部分损伤早期可用石膏制动 4~6 周，而完全损伤应考虑手术修复，然后用石膏制动 4~6 周，以后用弹力绷带固定直至踝关节功能恢复后容许负重行走。

对陈旧性损伤，由于经常反复扭伤，引起踝关节的不稳定，为防止创伤性关节炎的发生，应考虑做外侧韧带重建术，通常可用多种方式的腓骨短肌腱来重建，如 Evans 法（在腓上支持带断裂情况下采用）和 Watson-Jones（腓上支持带完好的情况）等方法（图 44-16）。

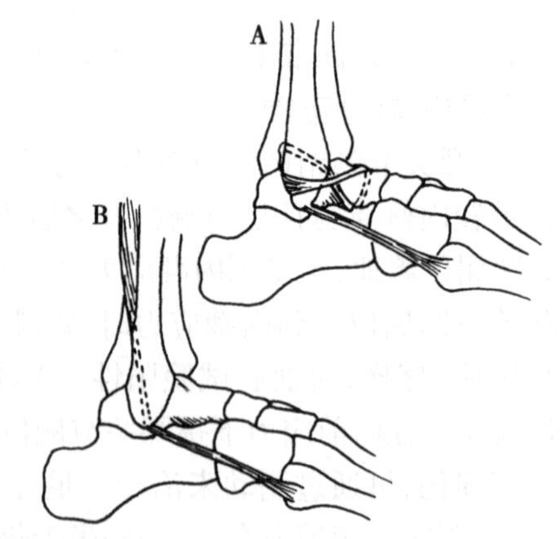

图 44-16 A. Watson-Jones 法和 B. Evans 法

（二）三角韧带损伤

三角韧带较坚固且足限制外翻，故足外翻暴力一般引起外踝骨折，三角韧带的完全断裂较少见。三角韧带完全断裂多合并有外踝或腓骨下端骨折，并可同时有下胫腓韧带、骨间膜的损伤，出现下胫腓分离。主要表现为内踝处肿胀、压痛。足受外翻应力时疼痛加重。X 线片上可见踝穴增宽，距骨体与内踝间隙增大。

对于单纯的三角韧带断裂，应以短腿石膏托将足固定于内翻位 4~6 周，然后穿矫正鞋 4~6 个月。如果有证据显示患者在受伤时出现无法复位的移位，则考虑手术探查切除嵌入关节间隙的软组织。如考虑外踝骨折合并三角韧带损伤者，可在麻醉下固定外踝骨折后，手法内翻踝关节；如有明显的外翻不稳定，可以手术探查三角韧带，如从止点上撕裂，可以考虑用锚钉重建止点（图 44-17）。

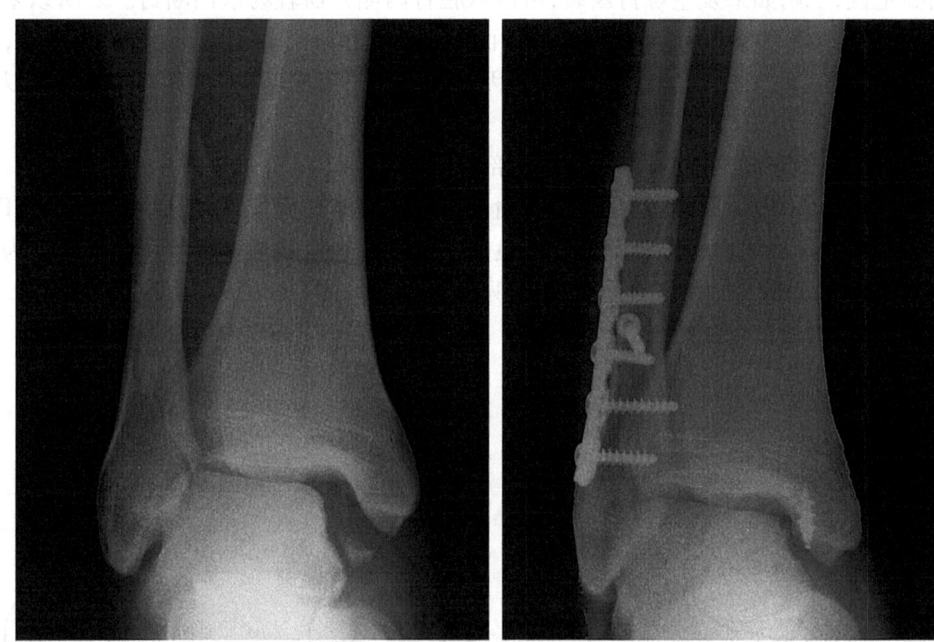

图 44-17　外踝骨折合并三角韧带断裂以锚钉重建止点修复三角韧带

由于关节囊和侧副韧带的紧密接触关系，不少学者运用关节造影来诊断踝关节侧副韧带损伤。该法最早由 Brostrom（1965）所推广，其方法是在关节腔内注入造影剂，摄 X 线片观察有无造影剂从内或外侧及上方溢出，不少学者证实在诊断三角韧带损伤（造影剂渗出于内踝周围）及下胫腓韧带损伤（造影剂向踝关节近端渗出达胫腓骨之间）时阳性率较高，而外侧副韧带断裂时关节造影的结果可能比较混乱。这是由于跟腓韧带损伤需观察造影剂是否进入腓骨肌腱鞘，但由于常合并有距腓前韧带损伤，使造影剂大量流入前外侧而不易进入腓骨肌腱鞘内。一些学者开始应用经腓骨肌腱鞘将造影剂逆行注入踝关节的技术，但对于踝关节与腓骨肌腱鞘间什么样情况认为是正常，临床上尚无统一的标准。目前临床上反对关节造影术的主要理由有：①正常情况下腓骨肌腱鞘和潜在的滑液囊可能与踝关节相通造成假阳性结果；②在完全性的韧带损伤中，由于血肿和血凝块的形成，可能阻碍穿刺或在完全性的韧带损伤时仅有少量造影剂外漏，导致假阴性结果；③关节造影不能鉴别前外侧和后外侧韧带的损伤；④伤后 1 周再进行关节造影检查，其结果可能不可靠。

二、下胫腓联合损伤

下胫腓联合包括四条韧带，分别是下胫腓前、后韧带，下胫腓横韧带，骨间韧带。常见的损伤机制是外力使距骨在踝穴内外展或外旋，导致联合韧带断裂。荣国威（1983）提出形成下胫腓分离必须具备三个条件，即内踝或三角韧带损伤、下胫腓韧带损伤及腓骨与骨间膜在同一水平的损伤。恢复下胫腓联合的解剖关系对于踝关节的功能非常重要。联合韧带断裂是否均需进行手术治疗目前尚有争议，临床上广泛认同固定下胫腓联合的指征是：①内踝三角韧带损伤未修复，腓骨骨折线高于踝关节水平间隙上方 3cm 以上；②不行固定的腓骨近端骨折合并下胫腓联合损伤；③陈旧性的下胫腓分离；④下胫腓联合复位不稳定。

在术中如何判断下胫腓联合不稳定，目前尚有不同看法。AO 组织主张在固定内外踝骨折以后，用钩拉试验（hook test）来判断下胫腓联合的稳定性，如不稳定则需将其固定。钩拉试验是固定胫骨远端，用尖钩轻轻向外牵拉外踝并观察，如果活动超过 3~4mm，则提示有明显的下胫腓不稳定，需要固定。或者外展外旋足部摄应力位踝穴 X 线片，如果内侧踝关节间隙大于 2mm 则判断有下胫腓不稳定。

下胫腓联合固定物，AO 组织推荐采用 1~2 枚直径 3.5~4.5mm 的皮质骨螺钉紧靠下胫腓联合的上方，平行于胫距关节面且从后向前倾斜 25°~30°，固定三层骨皮质（腓骨双侧、胫骨外侧），螺钉顶端位于胫骨髓腔内（图 44-18），目的是在踝关节活动中适应下胫腓联合的正常微动；有人主张最好穿透四层骨皮质，一则能提供更好的稳定性，二则如果发生螺钉断裂，可以从胫骨内侧开窗轻易取出断钉。之所以采用皮质骨螺钉是因为主要目的是维持下胫腓联合的正常位置，而不是对其加压，从而使下胫腓联合变窄，致踝关节背伸受限。固定下胫腓联合时踝关节应处于背伸位，因为距骨体关节面略呈前宽后窄，这样可以避免踝穴狭窄而导致关节背伸受限。

关于内固定物取出的时间目前尚存在争议，大部分文献认为术后应常规取出下胫腓螺钉，以免限制踝关节活动或导致螺钉断裂，但时间不宜太早，以防由于愈合时间不够而致下胫腓联合再分离，以术后 12 周后取出螺钉比较合适。取出之前应限制踝关节的负重以免出现螺钉断裂。也有一些研究认为可以保留螺钉至取内外踝固定时一起取出。有趣的是，如螺钉只贯穿三层骨皮质，一般会出现松动，不易发生断裂；而如果贯穿四层骨皮质，则易发生断裂。

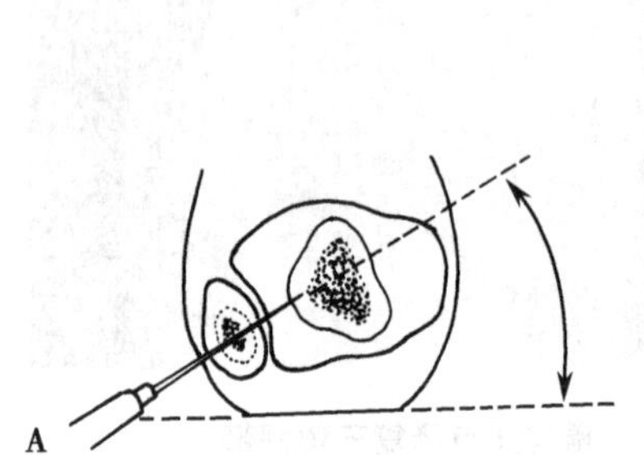

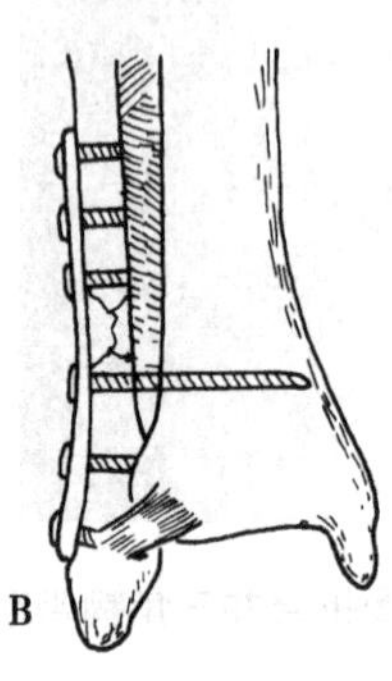

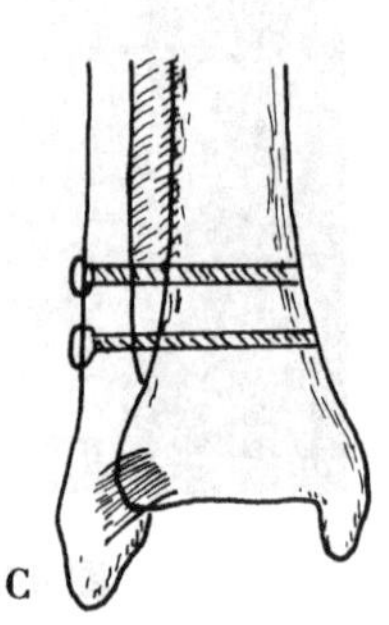

图 44-18 下胫腓间螺钉固定方法

如果腓骨下段太细或是腓骨下段骨折已行髓内固定，难以打入螺钉，这种情况下可以采用胫腓钩（图 44-19）。胫腓钩钩向腓骨后方，环部固定在胫骨前方，并通过环部用松质骨螺钉固定，胫腓钩的大小可以用专用工具随意调整，以更好地适应腓骨的解剖形态；必要时也可以将其剪短。它的优点是可以允许下胫腓联合正常的微动，不易折断；弊端是对下胫腓联合稳定性的维持不如螺钉。

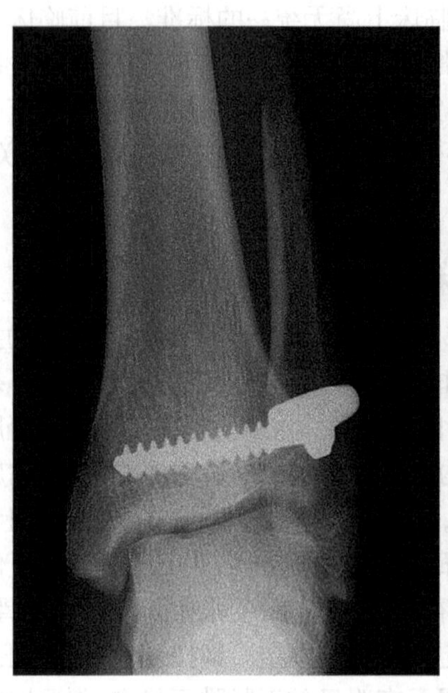

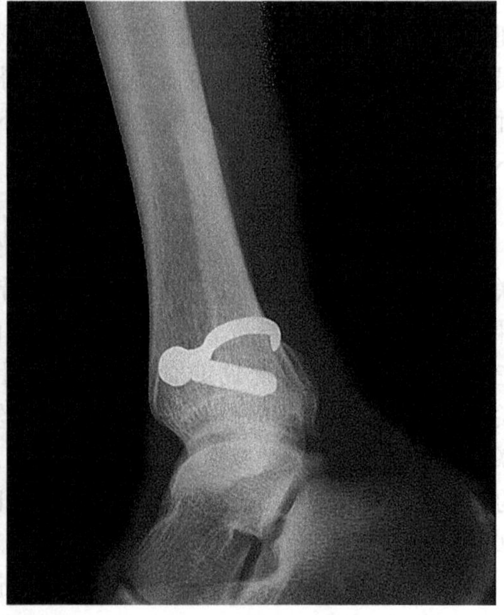

图 44-19 下胫腓联合损伤以胫腓钩固定

第五节　特殊类型的踝关节损伤

一、Maisonneuve 骨折

此类型骨折属于旋前外旋型(PE)Ⅲ度损伤,骨折常位于外踝上 7~8cm 以上(中上段),有骨间膜撕裂和腓骨螺旋形骨折,踝关节极为不稳定,容易漏诊。在踝关节损伤摄片时,若仅发现内踝和后踝损伤而未见有外踝骨折,就应高度怀疑有高位的腓骨骨折,常常可见内踝骨折合并腓骨近端 1/3 骨折,最高可达腓骨颈,因而摄片应包括胫腓骨全长。

Maisonneuve 骨折的治疗:开放复位,应用螺钉自腓骨正中固定于胫骨。把持三个骨皮质,不应用拉力螺钉,以免下胫腓联合过度紧张,使踝穴变窄。手术同时修复内侧结构,若后踝关节面超过 1/4 时,也应复位固定(图 44-20)。

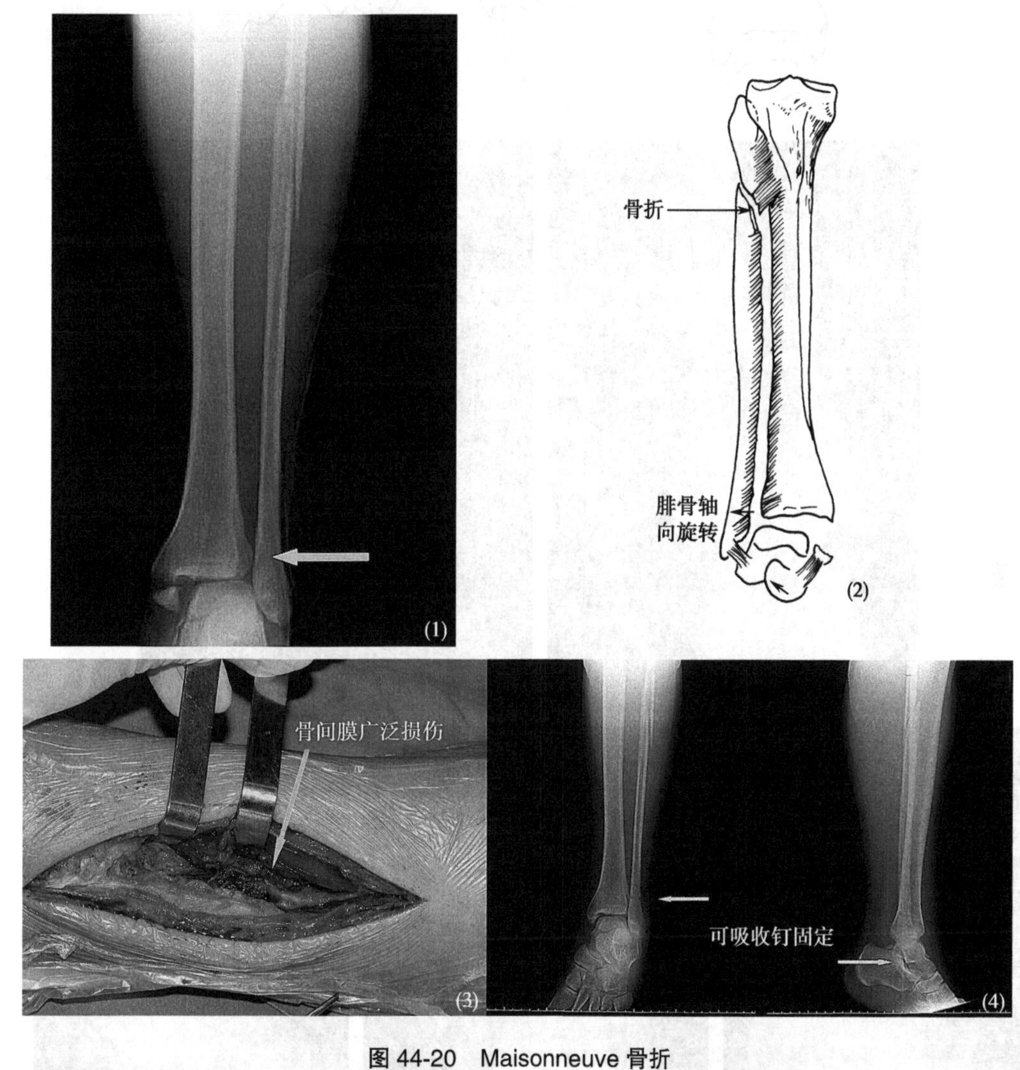

图 44-20　Maisonneuve 骨折

(1)骨折的 X 线片;(2)损伤机制的示意图;(3)手术所见的骨间膜的广泛撕裂;(4)用可吸收钉固定下胫腓韧带和内踝骨折

二、踝关节损伤合并胫腓上关节脱位

胫腓上关节脱位,常因扭转应力引起,并常合并其他损伤,其临床症状常与膝关节其他损伤相混淆,而延误及时诊治，给患者带来痛苦和功能障碍，所以要对伤者做细致的临床检查，以免漏诊。

向上脱位必定合并踝关节损伤，强大暴力使远侧胫腓关节分离，骨间膜损伤，整个腓骨向上移位。在有移位的胫骨骨折和踝关节骨折而腓骨完整时，须注意上胫腓关节有无损伤极为重要，上胫腓关节自行复位的可能性较小，而上胫腓关节的脱位常被忽略，有关其诊断和处理可参阅膝关节骨折脱位的相关章节。

三、Bosworth 骨折

Hugier 在 1848 年首次描述了这种新的踝关节损伤，而 Bosworth 在 1947 年将此类损伤进行了分类（1947—2003，共有个案报道约 30 例）。Bosworth 骨折（图 44-21）是一种难复性踝关节骨折脱位，损伤与踝

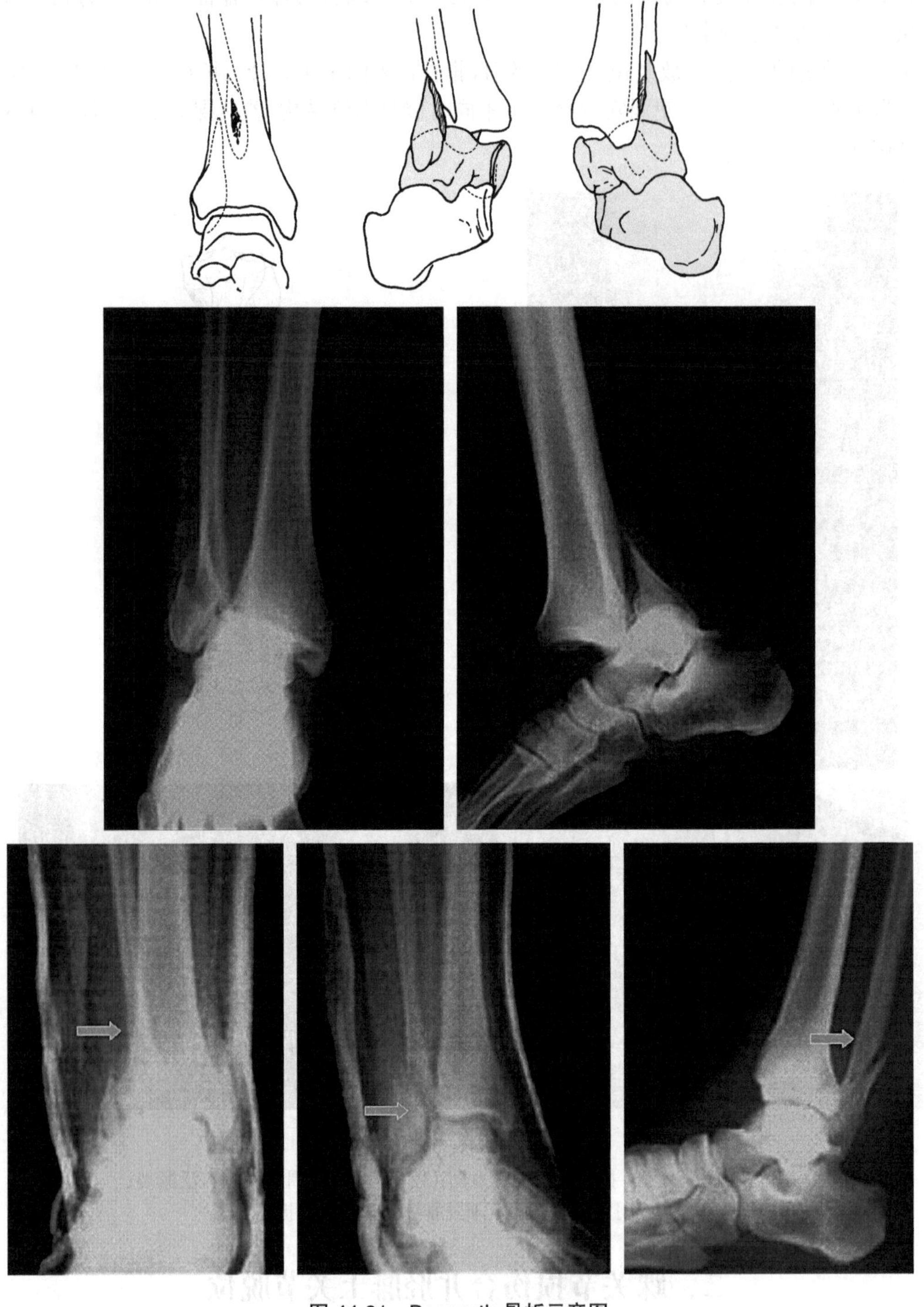

图 44-21 Bosworth 骨折示意图

Bosworth 骨折 X 线片显示 Bosworth 骨折闭合复位后可见腓骨近端仍在胫骨后方，需切开复位

关节极度外旋和跖屈有关。腓骨骨折近端的尖端移位至胫骨后侧，并被胫骨的后外侧嵴卡住，同时由于完整的骨间膜的牵拉使手法复位失败。手法复位失败就应考虑切开复位，用骨膜起子从胫骨后外侧撬拨腓骨骨折的近断端，使绞锁的腓骨复位，然后用钢板、螺丝钉或髓内针固定腓骨骨折，石膏固定3~4周后功能锻炼位。有报道此类骨折可引起筋膜间隔综合征(3/30)。

四、Dupuytren骨折

此骨折是属于旋前外展型(PA)Ⅲ度损伤，三角韧带断裂，腓骨高位骨折，距骨向外明显移位，下胫腓及骨间膜有广泛损伤，胫骨下端腓骨切迹部位的撕脱，骨折同时合并下胫腓的明显分离。治疗除固定腓骨骨折外，下胫腓间应用螺钉固定三层骨皮质，维持正常的踝穴的宽度，踝的内侧结构的损伤也应修复固定(图44-22)。

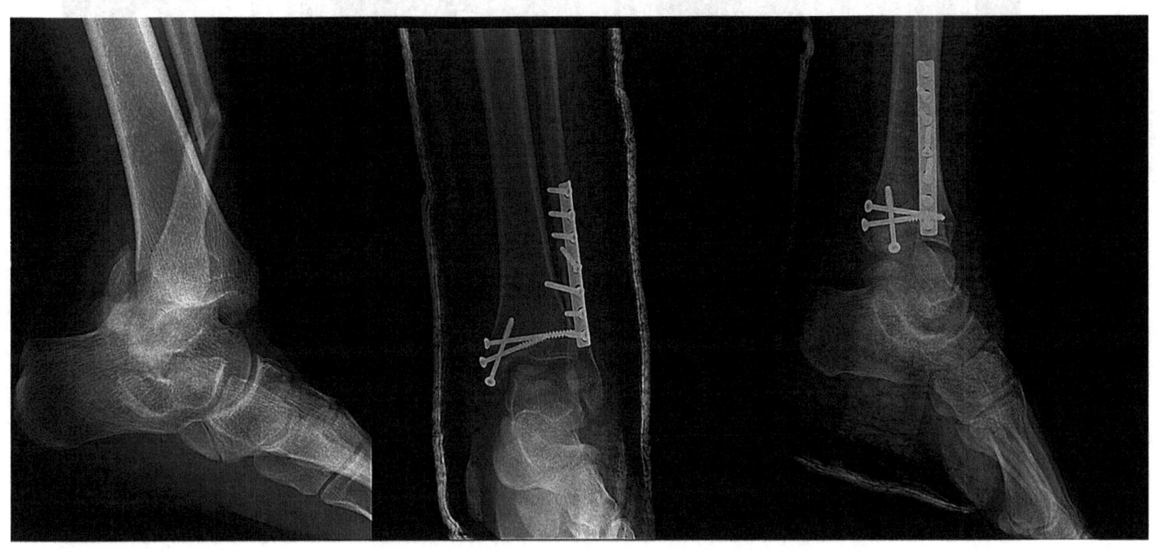

图44-22 Dupuytren骨折手术前后X线片

五、无骨折的踝关节脱位

无骨折的闭合性踝关节内后侧脱位十分罕见，作者曾有1例报道。此脱位是在踝关节极度跖屈内翻位，受到前后方向的暴力作用，使前侧关节囊、外侧副韧带撕裂，距骨脱出关节。踝关节内距骨的极度跖屈，使关节的内在稳定性减弱，是造成脱位的关键，而下胫腓联合可以是完整的，国外报道多为年轻运动员，并且有周身其他关节存在韧带松弛的现象。John等综合了20世纪60~80年代的此类个案报道，并进行了回顾性分析，依据关节脱位方向：后内侧脱位；后外侧脱位(多见)；后侧脱位。闭合脱位可能造成前、外侧关节囊，外侧副韧带，前距腓韧带，以及后距腓韧带损伤。开放脱位可能伴有神经、血管损伤：如足背动脉、腓浅神经损伤，也可伴有肌肉韧带的损伤，如伸肌腱、三角韧带等的损伤。DePalma采用的复位方法是在麻醉下屈曲膝关节，助手向反方向牵引小腿，术者将患足轻度跖屈，并握住前足向下、再向前牵引，使足背伸而复位，足背伸在90°，将小腿和足用石膏固定踝关节于中立位，3周后更换石膏，共固定6周，石膏拆除后行物理治疗和功能锻炼，以恢复踝、足功能(图44-23)。

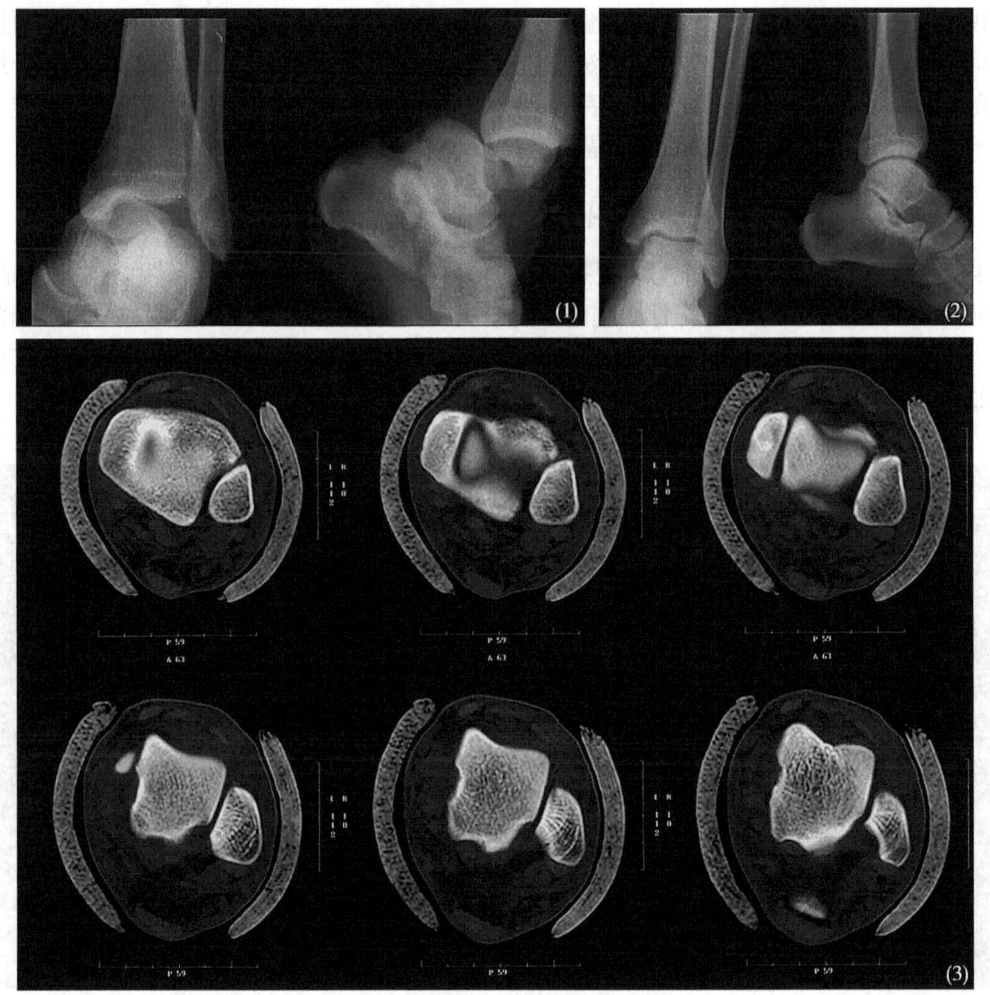

图 44-23 无骨折的踝关节脱位

(1)损伤前;(2)闭合复位后;(3)1 年后 CT 扫描无距骨坏死表现(刘沂)

第六节 创伤性腓骨肌腱滑脱

创伤性腓骨肌腱滑脱常由踝关节极度的背伸和内翻暴力导致,多为运动损伤,当足处于内翻位时,突然强力背伸的外力,使腓骨肌腱向前顶破腓骨肌上支持带滑向前方。急性损伤早期表现为外踝后方肿胀、淤血,明显压痛。抗阻力外翻踝部时疼痛加重,有时被动背伸、外翻踝部时,可扪及腓骨肌腱滑向外踝前方,跖屈时可自行复位,但不一定能成功引出,也不能因没引出而否定该诊断。X 线片表现常为阴性,有时可见外踝后缘有小的撕脱骨片,CT 检查的阳性率更高。

治疗可先复位腓骨肌腱,将踝关节轻度跖屈、内翻位,短腿石膏制动 4~6 周。也有文献报道一期行支持带缝合术。由于对该病的认识不足,常易被误诊为一般的扭伤,作者早年曾经治的 4 例,均未能在急性损伤时作出诊断,未行足够时间的制动而形成复发性的腓骨肌腱滑脱,每当踝关节做背伸活动时,腓骨肌腱即滑向前方,随即出现踝关节无力。此时保守治疗效果不佳,多采用手术治疗,方法有重建腓骨上支持带、加深肌腱沟等。

该病例很少见,腓骨长短肌腱在踝后沟的走行过程中,两肌腱在通过一个共同的肌膜鞘,以减少摩擦,肌腱在踝下方,则向前斜行于跟骨的外侧面,在踝关节的外侧,有上下腓骨肌肉支持带架于外踝与跟骨之间,以防肌腱向前滑脱。在损伤时因踝关节的强力背伸和外翻,由于腓骨肌腱的极度紧张,使肌腱向前顶挤腓骨上支持带而造成此韧带断裂，使肌腱失去约束而自外踝后侧向前滑脱。有时支持带相对牢固，可在外踝附丽点处发生撕脱骨折，此时腓骨肌腱可滑向前方，在外力作用消失后自行复位，在初诊断时类同于踝关节扭伤，而易漏诊，而以后成为慢性的复发性滑脱。因而在早期诊断有踝扭伤病史的患者，主诉扭伤后踝关节外后侧肿胀，除应注意是否在外踝或前外侧韧带部位有无压痛外，也应注意到外踝的后外侧是否是压痛的最严重部位，在踝关节的侧位 X 线位片上，应注意有无薄层的撕脱骨片，而不是仅看到外踝是否有骨折。若能做主动的背伸和外翻动作时，患者会主诉该部位剧痛，则应考虑有腓上支持带损伤的可能，有时可见到肌腱向前滑脱，但在急性期由于局部肿胀，不一定使滑脱重复出现，也不能否定肌腱滑脱存在的可能，个别的也有在急症就诊时肌腱仍卡在外踝的前方，局部可见到异常隆起，可触到硬韧的束条，在踝关节跖屈，同时将拇指推此束条，可使脱位的肌腱滑动到外踝的后方而复位。

腓骨肌腱滑脱在急症时诊断，就可在肌腱复位后，用石膏固定于跖屈内翻位 4~6 周；如撕脱骨折块大而移位明显，可考虑手术修复损伤的腓骨上支持带；对复发性腓骨肌腱滑脱，可采用以下的手术方法来重建腓骨上支持带，其中有用骨膜瓣修复法、Jones 法和 Duvries 法等(图 44-24)。

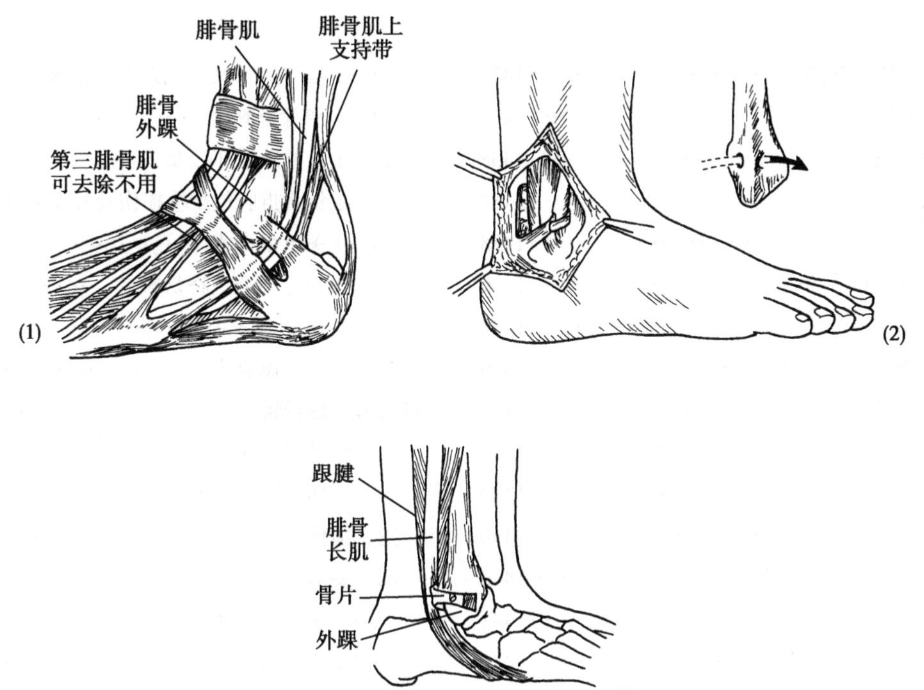

图 44-24　手术修复腓骨上支持带

(1)腓上支持带；(2)部分跟腱经腓骨孔翻转修复法；(3)骨片形成骨挡法(付中国)

(付中国　徐海林)

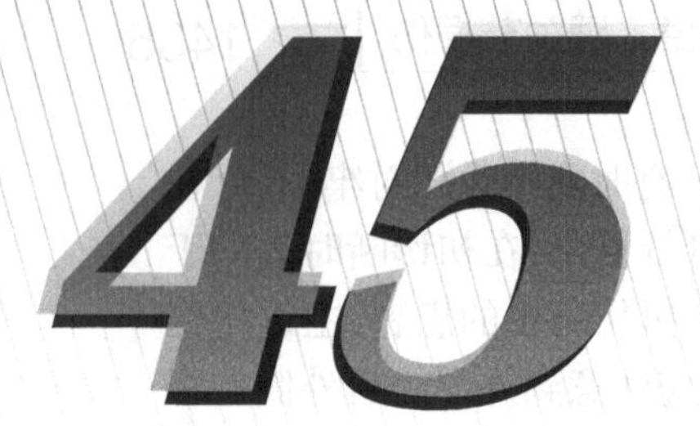

第四十五章 足部损伤

FRACTURES AND JOINT INJURIES

第一节 足的结构及功能……1437
一、足的基本构造……1438
(一) 骨骼及关节 ……1438
(二) 肌肉……1438
(三) 神经及血管 ……1438
二、足部关节及其活动……1439
(一) 踝关节 ……1439
(二) 距下关节 ……1439
(三) 跗横关节 ……1440
(四) 跖跗关节(Lisfranc 关节)及跗骨间关节 ……1440
(五) 跖趾关节 ……1440
(六) 趾间关节 ……1440
三、控制足部活动的肌肉及其功能……1440
(一) 小腿前间隔肌肉 ……1441
(二) 小腿后侧间隔肌肉 ……1441
(三) 小腿外侧间隔肌肉 ……1441
(四) 足内在肌 ……1441
四、足稳定性的维持……1441
第二节 距骨骨折及脱位……1442
一、距骨解剖特点……1442
二、分类……1443
三、距骨头骨折……1444
四、距骨颈部骨折……1444
五、距骨体部骨折……1446
(一) 骨软骨骨折 ……1446
(二) 距骨外侧突骨折 ……1447
(三) 距骨后侧突骨折 ……1447
(四) 距骨体部剪力和粉碎骨折 ……1448
六、距骨脱位……1449
(一) 距下关节脱位或距骨周围脱位 ……1449
(二) 距骨全脱位 ……1450
七、距骨的缺血坏死及其治疗……1451
八、距骨骨折脱位严重损伤及并发症处理……1452
(一) 关节融合术 ……1452
(二) 距骨部分或全切除术 ……1452
(三) Blair 融合术 ……1452
(四) 胫跟融合术 ……1453
第三节 跟骨骨折……1453
一、跟骨解剖和功能……1453
二、损伤机制和分类……1455
三、损伤分类……1455
四、关节外骨折……1457
(一) 前结节骨折 ……1457
(二) 跟骨结节骨折 ……1458
(三) 跟骨结节内、外侧突骨折 ……1458
(四) 载距突骨折 ……1458
(五) 跟骨体骨折 ……1458
五、关节内骨折……1459
(一) 骨折机制与病理解剖 ……1459
(二) 临床及影像学检查 ……1461
(三) 治疗 ……1461
六、并发症……1464
七、跟骨畸形愈合……1465
第四节 中跗关节损伤……1466
一、中跗关节损伤……1466
(一) 损伤机制及其分类 ……1466
(二) 临床检查 ……1466
(三) 治疗 ……1466

（四）预后 ……1467
二、足舟骨骨折……1467
（一）舟骨结节骨折 ……1467
（二）舟骨背侧缘骨折 ……1467
（三）舟骨体部骨折 ……1467
（四）舟骨疲劳骨折 ……1468
第五节 跖跗关节脱位和骨折脱位……1469
一、Lisfranc 关节的解剖结构特点 ……1469
二、损伤机制……1470
（一）直接外力 ……1470
（二）间接外力 ……1470
三、分类……1471
四、诊断……1472
五、治疗……1472
（一）闭合复位 ……1472
（二）开放复位 ……1472
（三）软组织损伤 ……1473
（四）陈旧损伤的处理 ……1473
第六节 跖、趾骨骨折及脱位 ……1474
一、跖骨骨折……1474
（一）跖骨干骨折 ……1474
（二）跖骨颈骨折 ……1475
（三）跖骨头骨折 ……1475
（四）第 5 跖骨基底骨折 ……1475
（五）跖骨干疲劳骨折 ……1477
二、跖趾关节脱位……1477
（一）趾跖趾关节损伤 ……1478
（二）其他跖趾关节损伤 ……1479
三、趾骨骨折……1479
（一）趾末节趾骨骨折 ……1479
（二）第 2~5 趾骨闭合骨折 ……1479
（三）趾骨开放骨折 ……1479
（四）趾末节趾骨撕脱骨折 ……1479
四、近侧趾间关节脱位……1479
五、籽骨骨折……1480
第七节 足部其他损伤……1480
一、足舟骨脱位及骨折脱位……1480
（一）足舟骨脱位或骨折脱位的发生机制 ……1480
（二）诊断 ……1480
（三）治疗 ……1481
（四）预后 ……1481
二、骰骨骨折及脱位……1481
三、楔骨骨折及脱位……1481
四、足筋膜间隔综合征……1482
第八节 外伤性足部皮肤缺损……1483
一、足背皮肤缺损的治疗……1483
（一）游离植皮术 ……1483
（二）二期植皮覆盖创面 ……1483
（三）小腿交叉皮瓣术 ……1484
（四）带血管蒂的皮瓣 ……1484
（五）游离皮瓣的移植 ……1484
二、足跟近端及内、外踝的皮肤缺损 ……1484
三、足部皮肤撕脱伤……1484
四、足部套状皮肤撕脱伤……1484

足部是最复杂精细的人体结构之一，由众多的骨和韧带组成。其中，距骨、跟骨骨折和 Lisfranc 损伤治疗难度较高，处理不当极易导致后遗症出现。另外，足部损伤患者在手术前一定要充分考虑到影响伤口愈合的各种因素，如吸烟等。

第一节 足的结构及功能

足是由 26 块骨骼以及肌肉、韧带、神经和血管等构成的一个统一体。为满足各种不同的生理要求，足有时变得非常坚硬，有时又很柔韧，而在正常的步态行走中则介乎上述两种情况之间。在足本身的结构中，之所以有各种各样的活动，是由于人类赖以活动的地面情况千变万化及足部关节结构的特殊性之故。从足的生长过程观察得知，在儿童时期足的生长总是比肢体发育快，而更早接近于成年时的长度，12 个月的女孩及 18 个月的男孩，其足的长度已经达到成年时的一半，而股骨及胫骨则要到 3 岁时才能达到上述水平。这种发育提供了一个广阔的基底，以维持儿童站立时的稳定，以代偿儿童期的肌力不足及弥补其协调能力差的缺陷。

一、足的基本构造

(一) 骨骼及关节

踝关节以远部位为足,其基本结构颇似于手,计有跗骨 7 块、跖骨 5 块及趾骨 14 块。此 26 块骨形成众多的关节,以满足足部的不同功能要求。较大的关节有踝关节、距下关节、跗横关节及跖跗关节等。骨间联结则十分稳固,除关节囊外,尚有许多韧带加强之(图 45-1)。按足的功能解剖部位,足又分为前足、中足和后足(图 45-2)。前足由 5 块跖骨和 14 块趾骨组成。中足由 5 块跗骨组成,即 3 块楔骨、舟骨和骰骨。后足由跟骨和距骨组成。足还可分为三柱:内侧柱由第 1 跖骨和内侧楔骨组成,中柱由第 2、3 跖骨和中、外楔骨组成,外侧柱由 4、5 跖骨和骰骨组成。

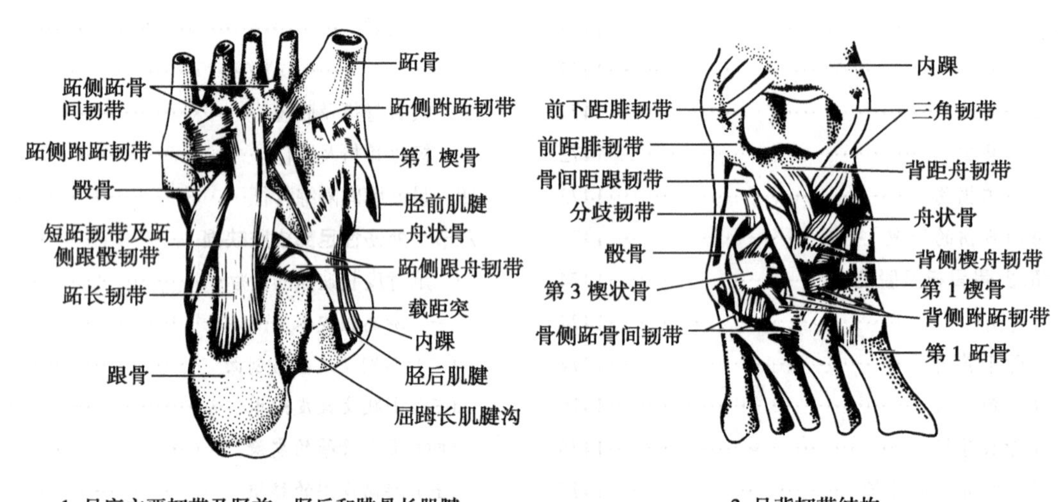

1. 足底主要韧带及胫前、胫后和腓骨长肌腱　　2. 足背韧带结构

图 45-1　足部的韧带

(二) 肌肉

控制足部活动的肌肉来自足内在肌及外在肌。足内在肌多集中在足底,由浅到深可分四层(图 45-3),足外在肌分别来自小腿的前、后及外侧间隔。

(三) 神经及血管

足部肌肉的神经支配及皮肤感觉神经来自胫后神经及腓深和腓浅神经。足外侧缘和内侧缘的感觉神经还来自腓肠神经及隐神经。胫后神经在足底又分为跖内及跖外神经以支配足底肌肉,其皮支分布在足底及足趾。腓深及腓浅神经支配小腿前侧及外侧间隔内肌肉,皮支分布在足背及趾背。足部血管主要为胫后动脉及足背动脉。胫后动脉在足底又分为足底内侧和足底外侧动脉,后者同足背动脉的足底深支构成足底弓,并发出供应足趾的跖背动脉及趾背动脉。足背动脉在第 1 跖骨背侧分出第 1 跖骨背动脉及足底深支,后者穿过第 1 背侧骨间肌与足底外侧动脉吻合而形成足底弓。

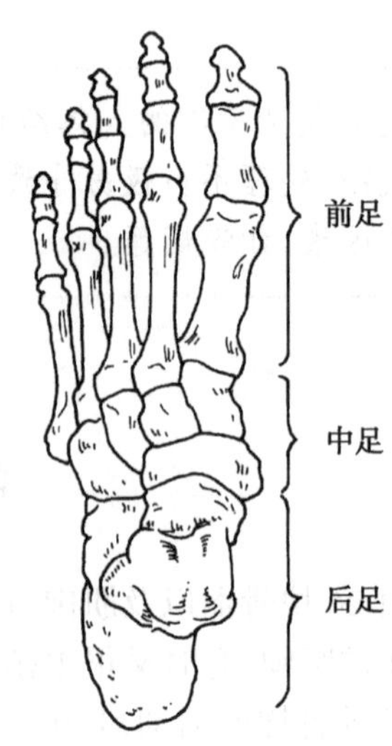

图 45-2　足的功能解剖分区

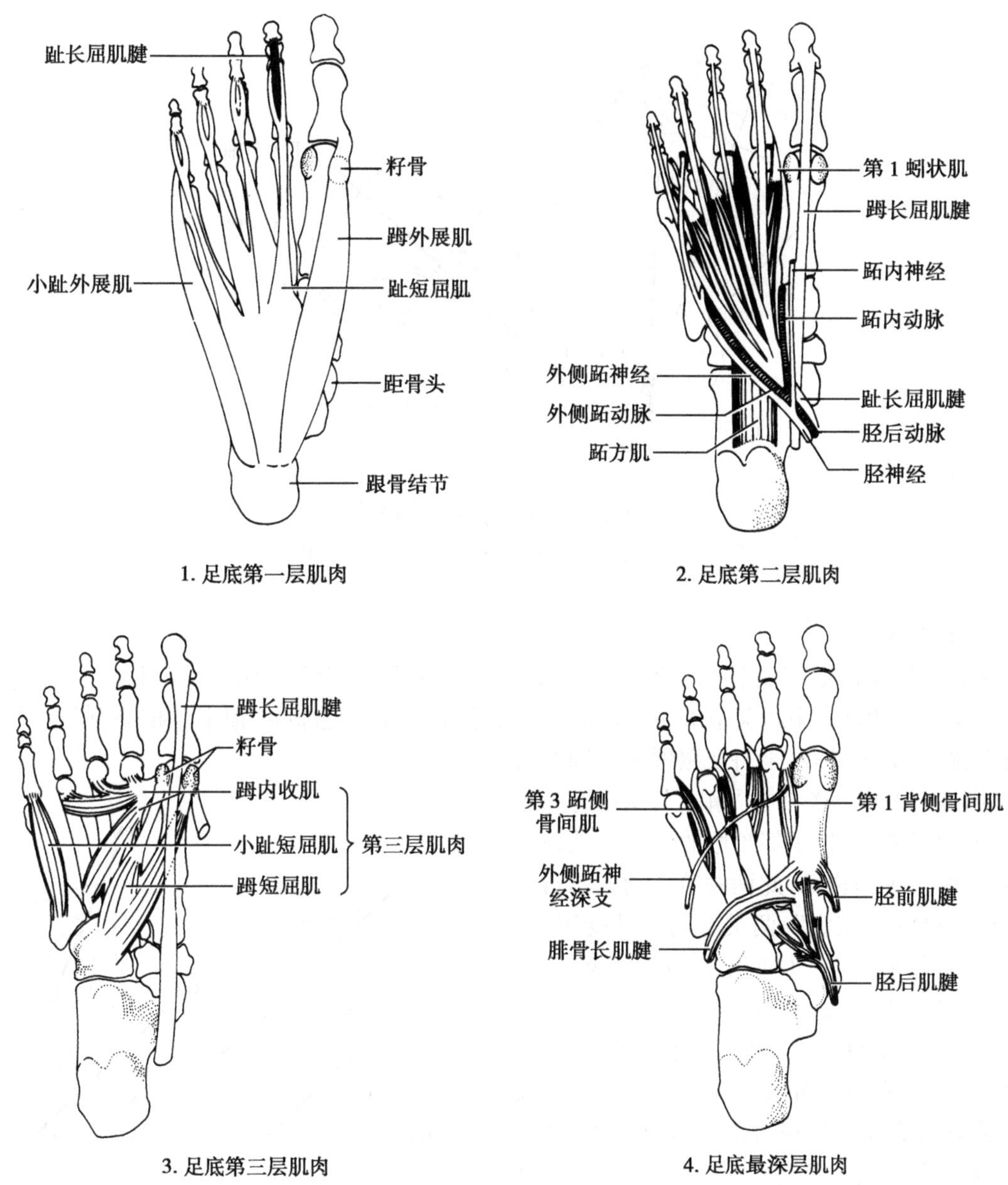

图 45-3 足底肌肉分层

二、足部关节及其活动

(一) 踝关节

见第四十四章。

(二) 距下关节

距下关节是由距骨和跟骨形成的关节。其活动轴是舟骨内背侧到跟骨外跖侧的连线(图 45-4)。距下关节的活动为内、外翻。其构造类似于阿基米德螺旋的一段,即右距下关节像一个右手螺丝,而左距下关节像左手螺丝。其活动范围各家意见颇不一致,但内翻要比外翻明显。正常足在平地行走时,内外翻活动范围约为 6°,有平足者可达 9°,此即为功能活动范围。有人将踝关节距下关节复合体的活动比喻为万能关节,即此复合体可在各种方向自由活动,当其中一个关节活动受限时,另一关节活动则增加,如在踝外旋时,踝关节的活动减少,而距下关节的活动则增加。当踝关节内旋或处于中立位时,踝关节本身活动增加而距下关节活动则减少。因此,使得足能在各种不同的地面上自如地行走及运动。之所以有这两个关节活动的相互代偿,是因为此两关节轴倾斜的关系并非固定之故。

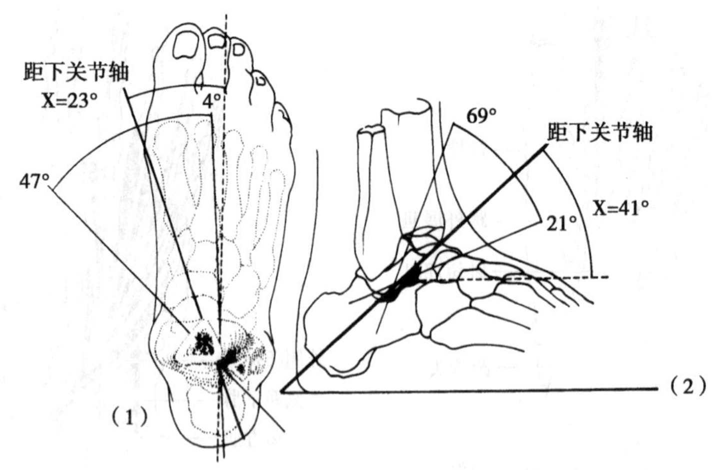

图 45-4 距下关节运动轴

(1)该轴与足中线成 23°角;(2)与水平面成 41°角

(三) 跗横关节

跗横关节(Chopart 关节)即距舟和跟骰关节,又称中跗关节。其活动为内收及外展,并有轻微跖屈及背伸和旋前及旋后活动。中跗关节的主要功能是在步态中完成中足部的“锁定”和“解锁”。从足跟着地到全足负重,距下关节外翻,距舟及跟骰关节轴变得相互平行(图 45-5),中跗关节被“解锁”,从而有一定的活动度,变得柔软,可以更好地吸收应力。从跟抬起到趾抬起,距下关节内翻,此两关节活动轴不再平行(图 45-5),中足被“锁定”,两关节的活动受限,中足变得坚硬,有效地推进身体向前。由此可见,距舟关节、跟骰关节和距下关节在活动时有着密切的关系。一个关节的病变可能对其他关节有影响。Astion 通过尸体研究发现,如果距下关节融合后,距舟关节和跟骰关节的活动度分别由正常的 36.7°和 14.4°减少到 9°和 7°。跟骰关节融合后,距下关节由正常的 20.4°减少到 18°,距舟关节由正常的 36.7°减少到 25°。距舟关节融合后,跟骰关节和距下关节活动度均减少到 2°。距舟和跟骰关节同时融合后,距下关节只有 2°的活动度。

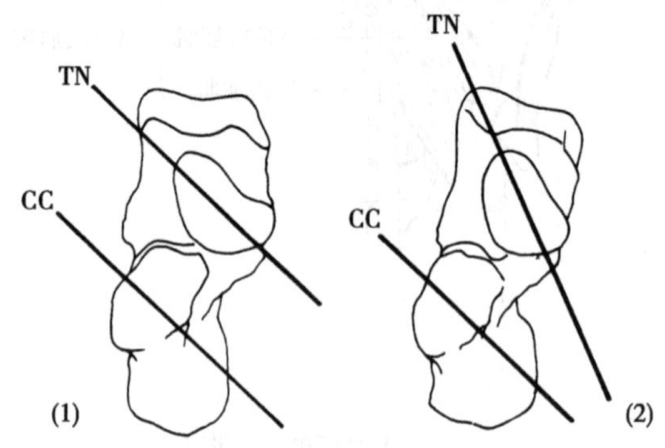

图 45-5 距舟及跟骰关节轴在足内外翻时的关系

(1)足外翻时,二轴相互平行;(2)足内翻时;二轴不再平行 CC-跟骰关节轴 TN-距舟关节轴

(四) 跖跗关节(Lisfranc 关节)及跗骨间关节

此一区域的各个关节很少有明显的活动,是足部比较稳定的一个部位。在骨间有强力韧带加强其稳定。第 2 跖骨又深入到 3 块楔骨所形成的马蹄样结构的中心,其在维持这一部位的稳定上有重要的作用。

(五) 跖趾关节

主要活动为跖屈及背伸。在行走时,最大范围的背伸发生在起动前,而在正常行走时几乎无跖屈活动。

(六) 趾间关节

趾间关节无背伸活动,行走时趾间关节处于伸直位。

三、控制足部活动的肌肉及其功能

前已述及,控制足部活动的肌肉有外在肌及内在肌。但未经特殊训练的足,与上肢及手的良好肌肉控制相比则相差甚远。这是因为在活动中,足部的肌肉多以间隔化的形式发挥作用之故。在考虑这些肌肉的功能时，如能注意到其与踝关节和距下关节轴的位置关系，则对理解这些肌肉的功能会很有益。通常将控制足部活动的肌肉分为四组，即小腿前、外及后侧间隔肌肉和足内在肌。

(一) 小腿前间隔肌肉

即胫前肌、跗长伸肌、趾长伸肌和第3腓骨肌。通常还将伸趾短肌也归入这一组。这些肌肉均在踝关节轴前方。可使足内翻、踝背伸、伸跗及伸趾，第3腓骨肌还可使足外翻。在行走时，这些肌肉在负重期的最后10%时限内及摆动期时使踝背伸。这些肌肉的功能丧失就可导致在行走时抬高大腿、膝关节屈曲增加，导致跨阈步态。

(二) 小腿后侧间隔肌肉

小腿后侧间隔有腓肠肌、比目鱼肌、胫后肌、跗长屈肌及趾长屈肌。这些肌肉都在踝关节轴的后方，因而可将其视为一个功能单位。主要作用为使踝跖屈、足内翻和屈跗及屈趾。在行走中，后侧间隔的肌肉在负重期的15%时限后开始活动，大约该期的50%时停止活动。其功能为控制负重足的前移。

(三) 小腿外侧间隔肌肉

小腿外侧间隔只有腓骨长、短肌，其功能为跖屈踝关节并可使足外翻。在步态中，其活动与小腿后侧间隔之肌肉同时发生。

(四) 足内在肌

足内在肌也作为一个整体发挥作用。主要肌肉有跗展肌、趾短屈肌、小趾外展肌、跖方肌、蚓状肌、跗短屈肌、跗内收肌、小趾短屈肌和骨间肌等。这些肌肉的活动在步态周期的30%时开始并持续到负重期终了。其功能主要是维持跖趾关节的稳定及维持足弓。有关控制足部活动的肌肉在步态中的动作状态可借助于肌电活动图显示出来(图45-6)。

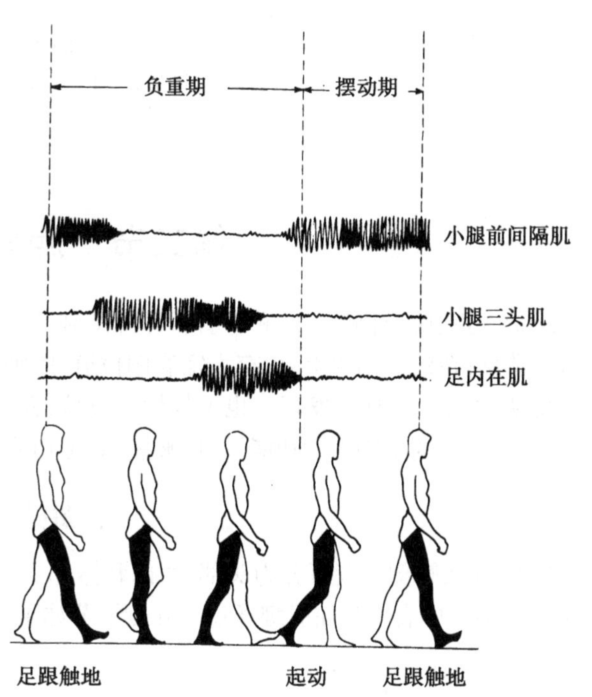

图45-6 步态中小腿肌肉及内在肌的肌电活动图

四、足稳定性的维持

足稳定性的维持有赖于骨骼构造的特点，使其相互间的接合十分严密，同时又有关节囊及韧带的加固以及肌肉收缩所产生的动力作用，这就使足部结构非常稳定。从骨性结构本身观察，在足底则形成内、外纵弓及横弓(图45-7)。内侧纵弓由跟骨、距骨、舟骨及内侧三排跖趾骨组成；外侧纵弓由跟骨、骰骨及外侧两排跖趾骨组成。足横弓存在于跖骨头下。内侧纵弓在行走中可发生结构上的一些变化，并被认为是足的动力部分。外侧纵弓相对较稳定，是足的负重部分。足纵弓除在行走时可发生一定的变化外，还可由于胫骨、跟骨及前足的位置变化而相应发生一定的改变。如胫骨外旋、跟骨内翻及前足内收时纵弓可抬高，而胫骨内旋、跟骨外翻及前足外展时纵弓则较为平坦。足横弓实际上只在非负重情况下存在。足纵弓还可由跖腱膜的作用而进一步得到稳定。跖腱膜的功能类似于一个绞盘机制，起于跟骨结节，向前行而止在近节趾骨基底，当足趾背伸时，其就包绕在跖骨头周围而导致足弓抬高，此种作用以在足内侧较明显。如因某种原因而切除跖骨头或近节趾骨基底，此种机制就破坏了。此外，足内在肌也可帮助稳定足弓及抬高足弓。外在肌本身对足弓也有一定影响，某些肌肉可使足内翻，因而可使足纵弓升高。又如当外在肌维持踝跖屈时，足趾的背伸就增强了跖腱膜及内在肌的功能。此外，距舟关节的接触也对足的稳定有影响，在跖屈时，距舟关节接触面变大而相对稳定。

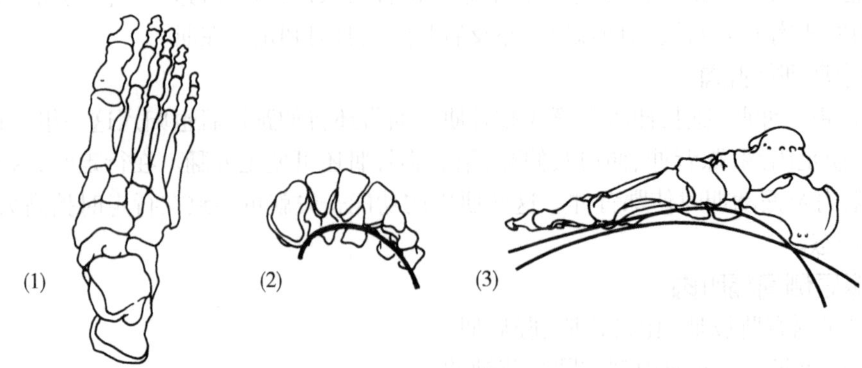

图 45-7 足弓的构成

(1)足纵弓的上面观;(2)横弓;(3)足纵弓侧位观

第二节 距骨骨折及脱位

距骨骨折、脱位仍然是一种使骨科医师感到治疗困难的损伤。其一,因为它只占足部骨折的 3%~6%,因而不常见;在治疗结果上,少有大宗病例报道,医师对这种损伤相对不熟悉;其二,距骨位置较隐蔽,骨折后不易从常规 X 线片上发现。也不易切开复位,获得好的内固定;其三,距骨参与形成踝、距下和距舟等关节,具有重要的生物力学功能,一旦破坏,对足功能影响较大。

一、距骨解剖特点

1. 距骨从解剖位置可分为头部、颈部和体部。体部又有外侧突和后侧突。后侧突有内、外侧结节(图 45-8)。两结节中有跗长屈肌腱通过。外侧结节如果和距骨体未融合即成为游离的三角骨。

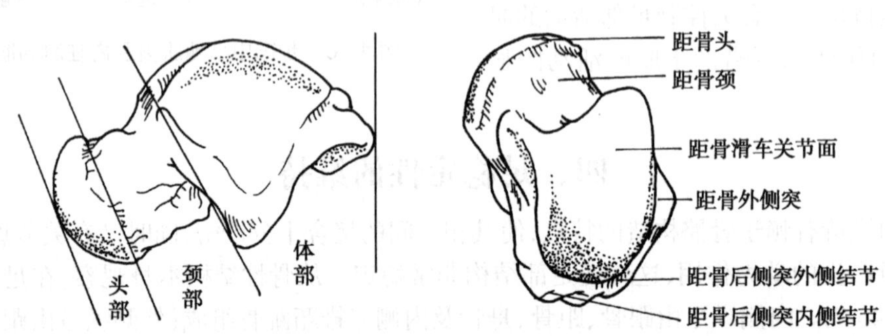

图 45-8 距骨解剖

2. 距骨表面 60%~70% 为关节面。有七个关节面分别与周围邻骨形成关节。其上方滑车关节面与胫骨远端形成踝关节;外侧与外踝相关节;内侧与内踝相关节;下方有三个关节面分别与跟骨上相应关节面形成距下关节;前方与舟骨相关节。距骨骨折后易发生关节内骨折脱位,对治疗提出了较高要求。

3. 距骨颈向内及跖侧各倾斜平均 24°。因而距骨颈内侧粉碎多见,且易遗留内翻畸形愈合。

4. 距骨体前宽后窄,踝背伸稳定,而跖屈不稳定。易受到旋转暴力作用发生脱位、半脱位。

5. 距骨表面无肌腱肌肉直接附着,其血供主要通过关节囊和滑膜进入距骨。一旦骨折移位,很易损伤血运,造成距骨缺血性坏死。

6. 距骨血液循环可分为外循环和内循环两部分(图 45-9)。外循环环绕于距骨颈和跗骨窦,由胫前、胫后动脉及腓动脉发出分支组成。跗骨窦动脉来自胫前动脉和腓动脉穿支,供应距骨颈和距骨体远侧部

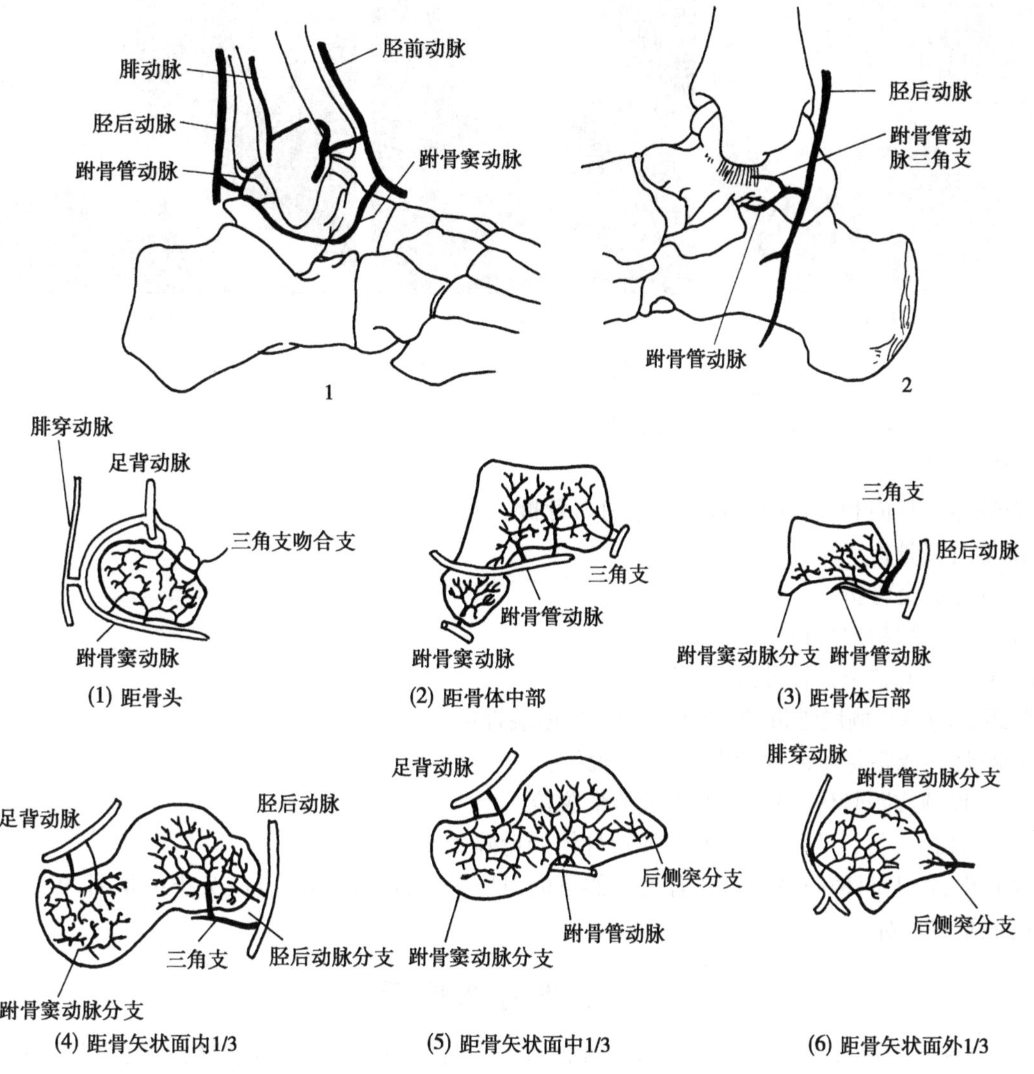

图 45-9 距骨血供的外循环与内循环

(引自 Adelaar RS. Complex of Foot and Ankle Trauma, Philadelphia. Lippincott-Raven, 1999)

分。跗骨管动脉来自胫后动脉分支并经三角韧带分支进入距骨,供应距骨体内侧 1/3,最后和跗骨窦动脉相连。内循环由进入距骨内的血管吻合而成。距骨头血运丰富,主要来自胫前动脉。距骨体的内侧和近侧部分主要由跗骨管动脉供应,而前外侧和后外侧相对缺乏血运。

二、分 类

距骨骨折尚无一个统一的分类方法。Coltat(1952)把距骨骨折分为三大类:

1. 骨折 ①撕脱骨折;②头部压缩骨折;③颈部骨折;④体部骨折。

2. 骨折脱位 ①颈部骨折合并距下关节脱位;②颈部骨折合并距骨体后脱位;③体部骨折合并距下关节脱位。

3. 全脱位。

1970 年 Hawkins 把距骨颈部骨折分为三型:

Ⅰ型:无移位的距骨颈部骨折。

Ⅱ型:移位的距骨颈部骨折合并距下关节脱位或半脱位。

Ⅲ型:移位的距骨颈部骨折,距骨体完全脱出、距下关节脱位。

Canale(1978)提出 HawkinsⅡ、Ⅲ型可伴有距舟关节脱位。这种骨折又被称为 HawkinsⅣ型(图 45-10)。

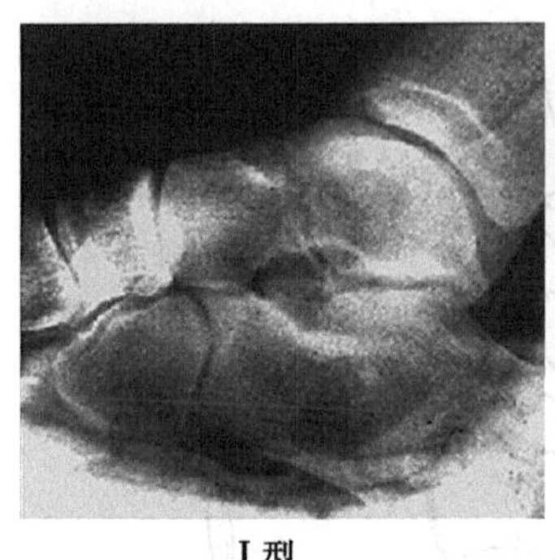
Ⅰ型

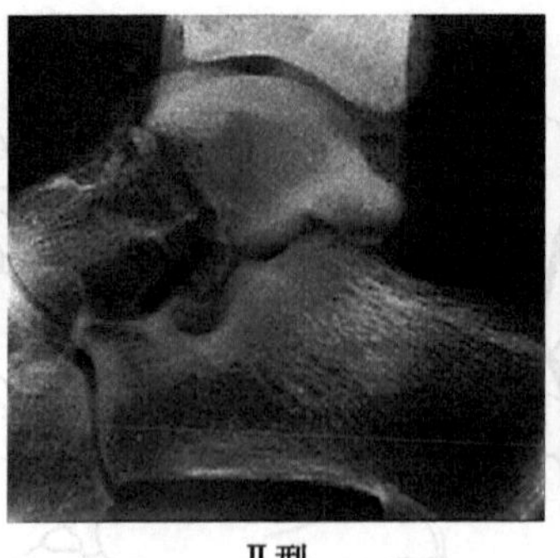
Ⅱ型

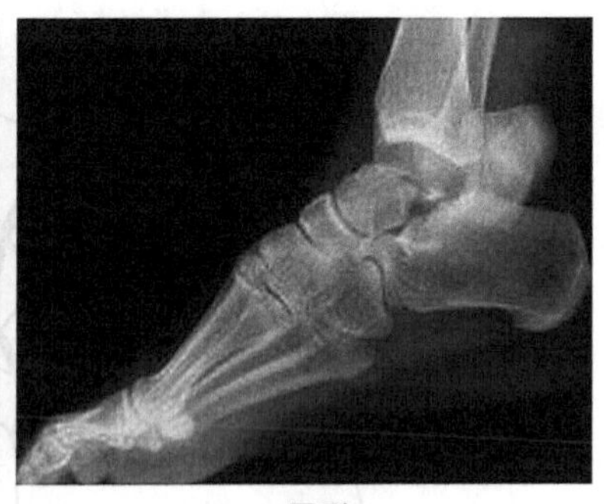
Ⅲ型

图 45-10 Hawkins 分型

Steppen(1977)把距骨体部骨折分为五类:

1. 骨软骨骨折。
2. 距骨体冠状面和矢状面垂直和水平剪力骨折。
3. 距骨后突骨折。
4. 距骨外侧突骨折。
5. 距骨体压缩粉碎骨折。

Matti-Weber 就整个距骨骨折分为四型:

Ⅰ型:距骨的薄片撕脱骨折,距骨头或距骨颈远端骨折。

Ⅱ型:距骨颈或距骨体远端骨折,不伴有脱位。

Ⅲ型:距骨颈或距骨体骨折,伴距下关节半脱位。

Ⅳ型:距骨颈骨折,伴距骨体全脱位或距骨体的粉碎骨折。

可以看出,以上两种分类法存在着大致如下的对应关系,即 Marti-Weber 分类的Ⅱ、Ⅲ、Ⅳ型与 Hawkins 分类的Ⅰ、Ⅱ、Ⅲ型相对应。

三、距骨头骨折

距骨头骨折约占距骨骨折的 5%~10%。骨折可分为两型:一为过度跖屈时发生距骨头压缩骨折,也可合并舟骨压缩骨折;二是足内翻后引起剪切骨折,骨折块常为两部分。距骨头骨折因局部血运丰富,不易发生缺血性坏死。单独距骨头骨折罕见,常常会合并周围关节骨折,可以出现距下关节不稳定或脱位,也可伴有外侧柱损伤,出现骰骨骨折。

行 X 线检查时,足部正侧位像比踝关节正侧位像要对诊断更有帮助,阅片时要注意排除有无邻近关节骨折的可能,必要时行 CT 检查。稳定的、无移位骨折可用非负重小腿石膏固定 4 周,以后非负重下轻柔地练习距下关节活动,4~6 周后逐渐负重行走。移位骨折一般都不稳定,需切开复位,恢复距骨颈的短缩和距骨头的外形,使用克氏针、螺钉或可吸收螺钉固定,螺钉需埋头处理。小块骨折如无关节不稳定,可手术摘除移位骨块。如果骨折粉碎,若可基本恢复外形,可用外固定器固定;无法复位固定时,可一期行距舟关节融合术。

四、距骨颈部骨折

距骨颈部骨折约占距骨骨折的 50%,青壮年男性多见。由于颈部是血管进入距骨的重要部位,该部位骨折后较易引起距骨缺血性坏死。严重损伤多合并开放损伤和其他损伤,20%~28% 伴有踝部或邻近骨的骨折。在所有距骨骨折中,距骨颈、体骨折脱位,尤以距骨颈最为多见,该部位易发生骨折的原因为:①从解剖上看该处直径最窄;②缺乏透明软骨垫;③处于两个不相等的杠杆小腿与足之间;④该处内在支持骨小梁结构较少;⑤有很多血管孔贯穿;⑥局部为蜂窝状的血管通道。当足强力背伸时,距骨颈恰抵在胫骨下端前缘,就像一个凿子对距骨颈背部施予剪切力而导致距骨颈骨折。另一种为足被迫处于背伸位,多见于驾驶员对撞伤中,亦是目前造成距骨颈骨折增多的主要原因之一,如骨折无移位的 Hawkins Ⅰ型骨折。

暴力进一步作用，距骨体被挤压向后，并以三角韧带为轴旋转，距下关节半脱位，此时称 Hawkins Ⅱ型骨折。距下关节移位越大，距跟骨间韧带断裂可能性也越大，复位越困难。暴力加大使距跟韧带、距腓后韧带断裂，三角韧带可断裂也可完整，距骨体从踝穴中完全脱出，此时称 Hawkins Ⅲ型骨折。距骨体被挤压向后内侧，位于内踝和跟腱之间，并以纵轴旋转 90°，近端骨折面指向外侧。内踝可由于距骨体撞击而骨折。由于距骨体移位挤压皮肤，可引起皮肤缺血坏死。约 50% 为开放损伤。距骨体虽离胫后神经血管束较近，但由于踇长屈肌腱的阻挡，神经血管束较少受到损伤。Ⅱ、Ⅲ型骨折如合并距舟关节脱位，即为 Hawkins Ⅳ型骨折。

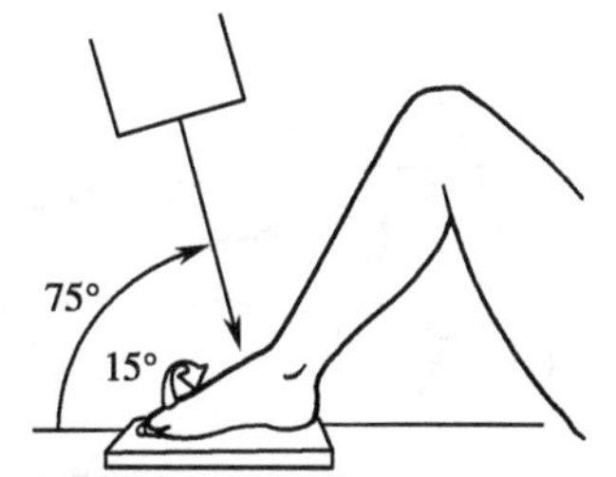

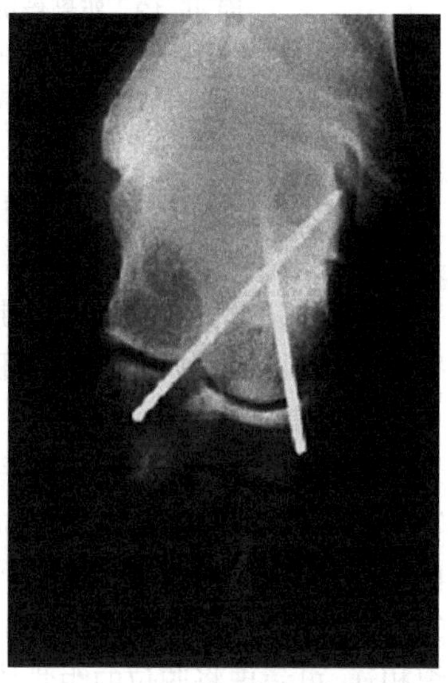

图 45-11 Canale 投照法
可清晰的见到距骨颈部位

诊断：体检时可发现内踝下方肿胀或淤斑，X 线检查可以明确诊断，复杂骨折或伴有距下关节脱位时可行三维 CT 检查以明确骨折或脱位形态。

治疗：

Hawkins Ⅰ型：非负重小腿石膏固定足于中立位或轻度跖屈位 6~12 周。此型不愈合极少见，但发生缺血性坏死率约为 10%。确定骨折有无移位非常重要，但有时不太容易，可摄 Canale 位 X 线片以帮助诊断。摄片时患足内翻 15°，X 线向头侧倾斜 75°（图 45-11），此位置可较好地显示出距骨颈部。三维 CT 检查能够清晰地显示骨折形态，有重要诊断价值。非手术治疗的主要问题是易遗留关节僵硬和踝关节背伸受限。因此，一些医师建议经皮空心螺钉固定，可以早期活动，减少并发症的发生。

Hawkins Ⅱ型：可先试行手法复位，如移位较大，应尽快复位。越早复位，发生缺血性坏死的可能性越小。复位时先使足跖屈，再向后推挤足并向前牵拉踝部，以恢复距骨轴线。内翻或外翻足跟部以纠正距下关节脱位。如距骨颈和距下关节达到解剖复位，用小腿石膏固定足踝于轻度跖屈和内、外翻位。也可先用克氏针经皮固定，再用石膏固定。但手法常不易获得距骨颈和距下关节的解剖复位。此时不应反复操作，以免加重软组织损伤，而应切开复位。

切开复位一般采用前内或前外切口。在足前内侧胫前和胫后肌腱之间做一纵切口，切口起自舟骨结节，近端止于内踝。显露距骨颈骨折，复位骨折。用复位钳维持复位，克氏针临时固定。透视骨折满意后，用两枚 3.5mm 或 4.5mm 直径螺钉或空心螺钉固定（图 45-12）。如果骨折内侧粉碎严重，不能较好判断复位情况，可在足背伸肌腱外侧和第 4 跖骨轴线一致处另做一纵向切口，显露距骨颈和体部，从此切口也可看到距下关节，较易复位骨折和脱位。如有条件，使用钛螺钉可为以后做 MRI 检查提供好的条件，以便早期发现距骨缺血性坏死。

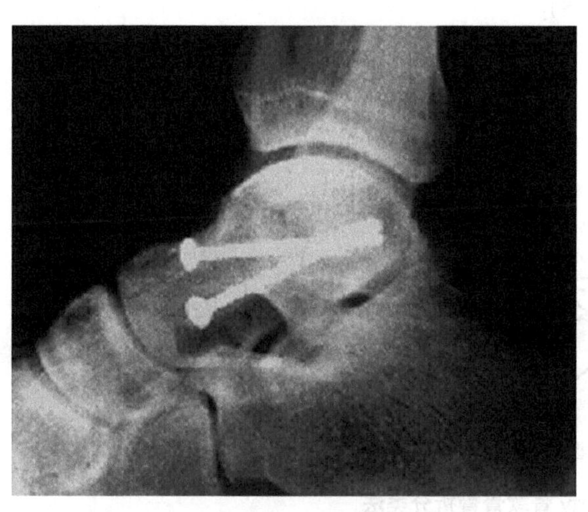

图 45-12 距骨颈骨折螺钉内固定

有时螺钉需要经距骨头软骨面打入，螺钉尾部外露将影响距舟关节活动并引起后期骨性关节炎，此时应使用埋头处理，使螺钉尾沉于关节面下或使用可吸收材料螺钉埋头固定。从距骨远端向近端固定，因受穿针和钉位置限制，不易达到好的固定效果。易发生骨折在跖侧张开。固定强度亦不如从后向前固定理想（图 45-13）。后方穿钉可采用后外切口，从跟腱和腓骨肌腱之间进入，显露距骨后外结节，在此结节和外踝之间，以及距骨后关节面和跟骨后关节面之间，作为入针点。沿距骨纵轴线

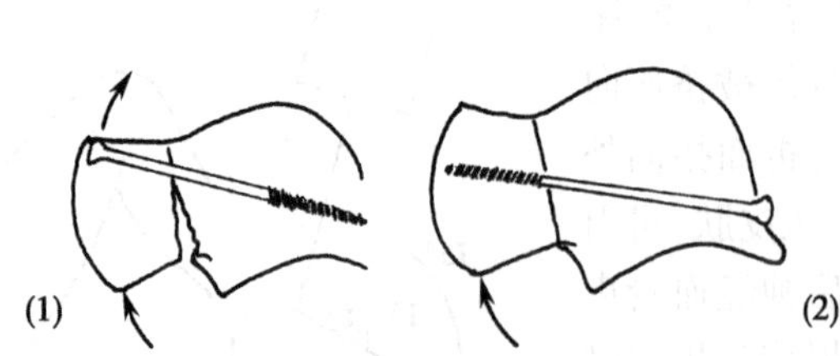

图 45-13 距骨骨折的固定
(1)螺钉由远向近固定,跖侧易张开;
(2)螺钉由后向前固定,固定力线好

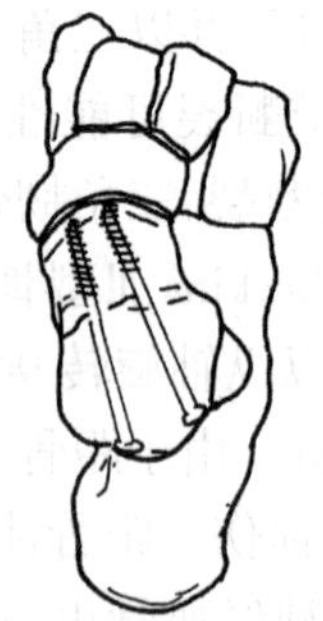

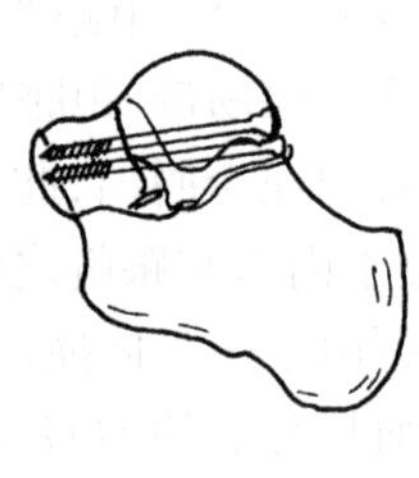

图 45-14 从距骨后方向头颈部固定螺钉

穿入导针,然后旋入 4.5mm 或 6.5mm 空心螺钉(图 45-14),螺钉头部应紧贴距骨下关节面,以避免和胫骨后关节面撞击。

如果颈部骨折粉碎严重,应使用全螺纹螺钉固定或使用小钢板固定。有时需清除碎骨块后植入髂骨块后再予以固定。如果骨折固定稳定,术后用石膏固定 4~6 周,去石膏后早期非负重活动。在 10~12 周时如 X 线证实骨愈合后方可负重。

Hawkins Ⅲ型:对闭合损伤,手法复位更加困难。开放复位可采用前内侧入路。如合并内踝骨折,复位较容易。如内踝完整,为方便复位可做内踝截骨,向下翻开内踝进入关节。注意保护三角韧带不要损伤。复位距骨体时,如遇困难,可用跟骨牵引或股骨撑开器或外固定器固定于胫骨和跟骨,以牵开关节间隙后再复位。骨折复位后可采用上述固定方法予以固定。开放损伤应彻底清创,如果污染不重,距骨体仍有软组织相连,可考虑将脱位的距骨体复位固定。如不能保留距骨体,则需行 Blair 融合术或跟胫融合术。有关该型骨折的治疗,仍存在有不同意见,因为该型骨折发生距骨的缺血坏死率可高达 90% 以上,有作者建议一期行踝关节融合术。

Hawkins Ⅳ型:除复位距骨颈骨折和距下关节脱位、半脱位外,尚需复位距舟关节并固定该关节。

五、距骨体部骨折

(一) 骨软骨骨折

距骨滑车关节面在受到应力作用后,可在其外侧和内侧面发生骨软骨骨折。前者是由于足背伸时受内翻应力旋转,距骨滑车外侧关节面撞击腓骨关节面而引起;后者是足跖屈时内翻应力使胫骨远端关节面挤压距骨滑车内侧关节面而发生骨折。

Berndt 和 Harty 1952 年提出一种分类方法(图 45-15):

Ⅰ型软骨下骨质压缩。

Ⅱ型骨软骨部分骨折。

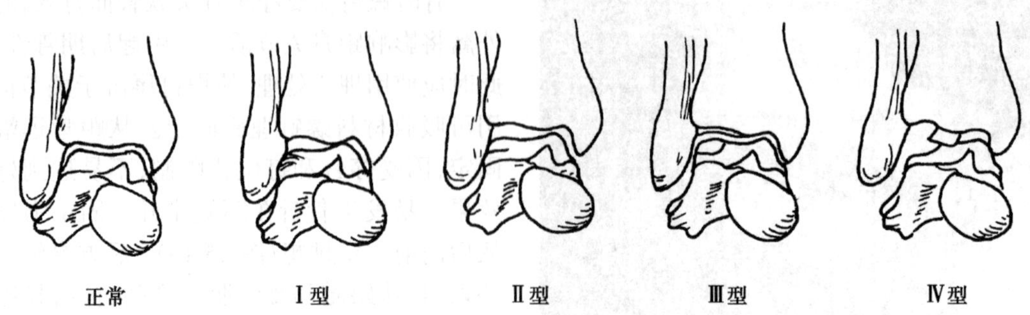

图 45-15 Berndt 和 Harty 骨软骨骨折分类法
(引自:From Berndt AL, Harty MJ. Bone Joint Surg, 1959, 41(A):988-1020)

Ⅲ型骨软骨完全骨折，无移位。

Ⅳ型骨软骨完全骨折，有移位。

距骨滑车关节面的骨软骨骨折常发生于踝关节扭伤后，患者就诊时关节肿胀、疼痛、活动受限，很易诊断为踝扭伤。有作者报道，此类骨折在急诊室的漏诊率为75%。所有踝扭伤患者中约2%~6%后来被确诊伴有骨软骨骨折。因此，踝扭伤后应注意此类骨折的发生，摄足的正、侧和踝穴位X线片，体格检查时应注意检查踝的内外侧间隙有无压痛。高度怀疑骨折时，可一期行关节造影双重对比或MRI检查。

治疗：

Ⅰ型损伤限制活动。

Ⅱ型损伤用小腿石膏固定6周。

Ⅲ型损伤内侧损伤可用小腿石膏固定6周，外侧损伤应手术切开或在关节镜下切除撕脱软骨块，缺损区钻孔，以使再生纤维软骨覆盖。大的骨块可用可吸收螺钉固定。

Ⅳ型损伤切开或在关节镜下切除或固定软骨块。

（二）距骨外侧突骨折

由于此类骨折常见于滑雪运动员，又被称为滑雪板骨折。骨折常由足背伸时受到纵向压缩和旋转暴力引起。也可于足内翻后撕脱骨折或外翻旋转时腓骨撞击而产生。骨折块一般移位小，并常常带有距跟韧带和距腓前韧带的附着点。典型表现是后足外侧和跗骨窦区的肿胀、淤斑，外踝尖的前下方压痛明显。骨折一般单独出现，如发生于高能创伤时，可合并距骨颈骨折、踝关节骨折脱位等损伤。漏诊是处理此类骨折最常见的问题，其结果有可能影响踝关节和距下关节功能。所以，对于任何一名踝关节扭伤和足部撞击损伤的患者，都应仔细检查，并摄踝正、侧位和踝穴位的X线片检查，如有怀疑，应行三维CT检查。

治疗：石膏固定免负重6~8周。如果发现较晚，持续有症状，骨块小时可手术切除，大的骨块可行手术内固定。

（三）距骨后侧突骨折

距骨后侧突可分为较大的外侧结节和较小的内侧结节。两个结节之间为一骨纤维沟，通过踇长屈肌腱。儿童8~11岁时，距骨后侧突后方出现一个独立的骨化中心，在以后的发育成长中，此骨化中心可以和外侧结节融合成一体，此时又被称为三角突（trigonal process）。也可成为一个独立的骨块，称为三角骨（os trigonum）。三角骨的出现率文献报道差异较大，从1.7%~50%。距骨后侧突外侧结节和三角骨的大小和形态也变化不一。三角骨部分可以独立存在，部分可以与外侧结节形成关节，所以从X线平片上很难区分外侧结节和三角骨。三角骨有三个面，其前面以纤维组织、纤维软骨组织或软骨组织连接于距骨后侧突外侧结节，下面和跟骨成关节，后面有距腓后韧带和距腓跟韧带的附着。骨折可发生于外侧结节、三角骨、内侧结节或整个后侧突。

1. 距骨后侧突外侧结节骨折和三角骨损伤最多见，多发生于足强力跖屈后胫骨后下缘撞击后外侧结节或三角骨所致。少数可由足过度背伸后距腓韧带牵拉所致撕脱骨折。三角骨可以为急性骨折也可以是反复应力作用下的软骨分离，由此引起的慢性撞击症状，常常又被称为三角骨综合征。患者常述有踝部扭伤史。在患侧踝关节后外侧有压痛，踝及距下关节活动受限。强力跖屈踝关节可引起踝后方的疼痛。部分患者被动伸屈趾时，可加重骨折部疼痛。

从踝关节侧位X线片可以区别骨折的外侧结节和三角骨，三角骨一般边界清楚，呈圆形、椭圆形。核素骨扫描在急性骨折和有症状的三角骨可有阳性表现，但无法区分两者。正常的三角骨在核素骨扫描上一般无阳性表现。CT有助于区别急性骨折和有症状的三角骨。双侧对比摄片不可靠，因约1/3人为单侧三角骨。

治疗：小腿石膏固定6周后练习活动，如仍有症状，可再继续固定6周；如为陈旧损伤或持续有症状时，小的骨块可手术切除。较大骨块如影响关节稳定，应切开复位，内固定。

2. 距骨后内侧结节骨折较少见。由Cedell首次报道，又被称为Cedell骨折。骨折常发生于踝背伸和旋后时,内后结节被胫距后韧带撕脱。骨折移位后可压迫或刺激胫后神经引起踝管综合征,治疗同外侧结节骨折。

3. 整个后侧突骨折罕见,距下关节脱位时可发生。移位骨折亦可压迫或刺激胫后神经,因骨块较大,带部分关节面,常需切开复位,内固定。

(四) 距骨体部剪力和粉碎骨折

剪力骨折损伤机制类似于距骨颈骨折,但骨折线更靠后。粉碎骨折常由严重压砸暴力引起(图 45-16)。Boyd 和 Knight 把距骨体部剪力骨折分为两型:

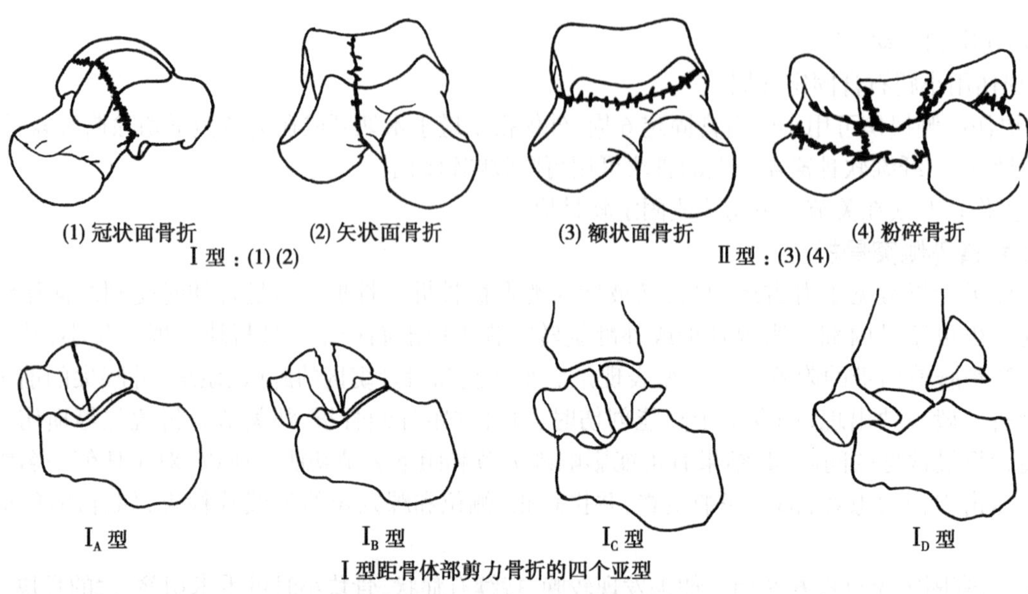

图 45-16A 距骨体部剪力骨折和粉碎骨折

(引自:Coughlin MJ, Mann RA. Surgery of the Foot and Ankle, ed 7, St. Louis, 1999)

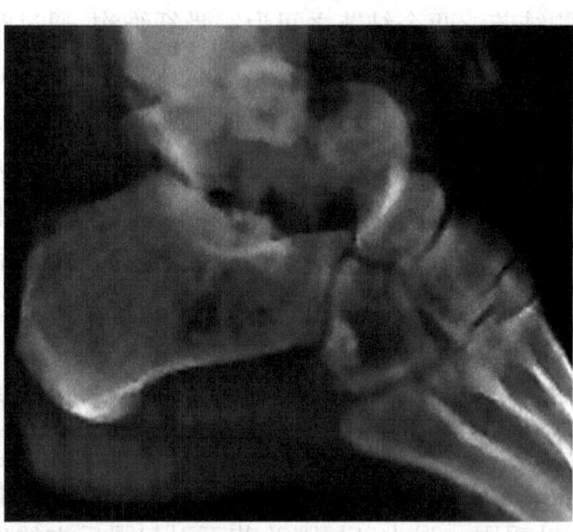

图 45-16B 距骨体粉碎骨折 X 线片图

(引自:Coughlin MJ, Mann RA. Surgery of the Foot and Ankle, ed 7, St. Louis, 1999)

Ⅰ型骨折线位于冠状面或矢状面。

ⅠA 型:无移位骨折。

ⅠB 型:有移位骨折。

ⅠC 型:骨折移位伴距下关节脱位。

ⅠD 型:骨折移位并脱出距下关节和踝关节。

Ⅱ型骨折线位于额状面。

ⅡA 型:无移位骨折和移位小于 3mm 的骨折。

ⅡB 型:大于 3mm 移位骨折。

治疗：Ⅰ A 型、Ⅰ B 型但移位小于 3mm 时，Ⅱ A 型、无移位粉碎骨折，均可用小腿石膏固定 6~8 周。移位大于 3mm 的Ⅰ B 型、Ⅰ C 型、Ⅰ D 型、Ⅱ B 型骨折，可先手法复位，位置满意后石膏固定；如复位失败，应切开复位，螺钉固定。切开复位应通过内、外侧两个切口分别进入踝关节和距下关节，如果仍然不能充分显露，也可做内踝或外踝截骨。严重移位粉碎骨折，已不可能复位，可能需要切除距骨体，做 Blair 融合术或跟胫骨融合术。

六、距 骨 脱 位

（一）距下关节脱位或距骨周围脱位

距骨周围脱位是距舟和距跟关节同时发生脱位而胫距关节保持正常关系，据 Cambell 和 Leitner 统计，分别占外伤性脱位的 1.3% 和 1%。通常发生于较大暴力损伤，或由高处跳下，或为严重压砸伤，薄弱的距跟韧带和距舟韧带断裂以及关节囊破裂，继而产生距下关节和距舟关节脱位。此时，距骨仍停留于踝穴中，未发生脱位。坚强的跟舟韧带保持完整亦无跟骰关节脱位。脱位一般不合并距骨颈骨折。因此，称此脱位为距骨周围脱位更合适。

按脱位后足远端移位方向，可分为内侧脱位、外侧脱位、前脱位和后脱位。当足在强力跖屈、内翻应力作用下，距骨颈抵于载距突旋转，如不发生距骨颈骨折，即产生内侧脱位。此时，距骨头向足背外侧移位，舟骨常位于距骨头颈内侧和背侧（图 45-17）。内侧脱位最为常见，约占所有距下关节脱位的 80%。当足在强力跖屈及外翻应力作用时，发生外侧脱位。距骨头移向内侧，舟骨和跟骨移向距骨外侧。此脱位约占 15%。外侧脱位时损伤暴力更大，软组织损伤严重，开放损伤多，且多伴有距下关节和踝关节的骨、软骨骨折。单纯的前、后脱位极为罕见。

脱位后，足有明显的内翻或外翻畸形，诊断一般不困难。有时软组织肿胀严重，可掩盖畸形，结合足 X

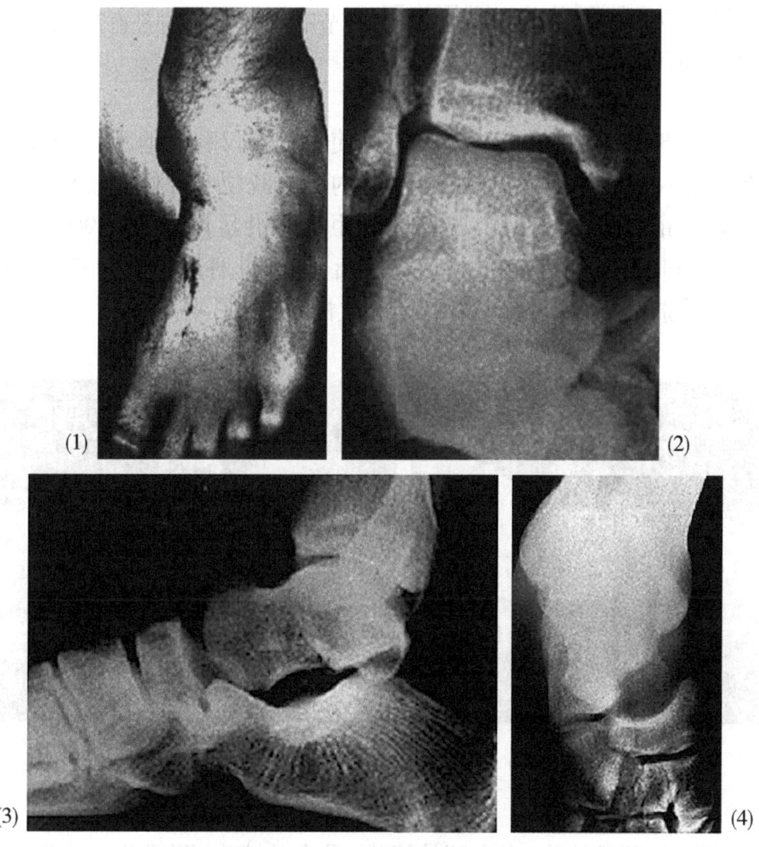

图 45-17 距骨周围脱位

（1）距骨周围脱位典型体位片；（2）踝关节正位片显示胫距关系正常；（3）、（4）显示距骨周围脱位典型足正侧位 X 线片

线正、侧位和斜位片可明确诊断。少数患者可合并神经血管束损伤，应注意检查足的感觉和血运情况。

治疗：脱位后应及早复位，以免皮肤长时间受压坏死和足血运障碍。闭合损伤可先手法复位：屈曲膝关节放松腓肠肌，纵向牵引足跟部，先稍加大畸形后再反畸形方向复位。内侧脱位时足外翻、外展，然后背伸。外侧脱位时足内翻，前足内收、背伸。闭合复位约有 5%~20% 失败。内侧脱位时，复位失败的主要原因为伸肌支持带和距舟关节囊嵌顿，外侧脱位时复位失败的主要原因为胫后肌腱和趾长屈肌腱绕过距骨颈阻碍复位（图 45-18）。另外，如合并距下关节和距舟关节内骨折，也可影响复位。闭合复位失败或合并关节内需要切开复位的骨折，应切开复位，去除阻碍复位的原因，使距骨复位。刘沂报道 17 例中有 4 例闭合复位失败而行切开复位，原因是 1 例因合并距骨头骨折，1 例由于距骨颈嵌入软组织内，2 例因距骨头及体后内侧骨折块分别嵌压于踝及距舟关节内阻碍复位。Halibnrton 报道 3 例闭合复位失败，均由于距骨头嵌顿于踝伸侧支持带中，故在足外侧皮下可能及距骨头，X 线片有明显移位，而闭合复位失败者，应疑有距骨头嵌顿于伸侧支持带之可能。Leitner 报道 2 例闭合复位失败是由于舟骨外侧顶压于距骨头内侧所致。开放损伤应彻底清创，污染严重时可二期关闭伤口。复位后，如果关节稳定，可用小腿石膏固定足于中立位 4 周。4 周后练习功能活动。如不稳定，可用克氏针临时固定距舟关节和距下关节。再用小腿石膏固定并适当延长固定时间。

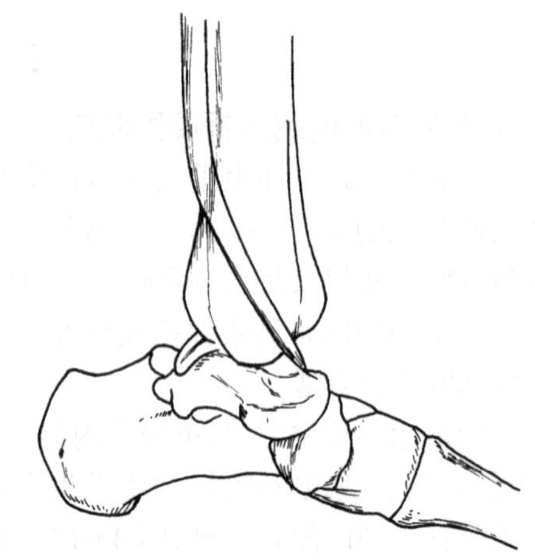

图 45-18 因胫后肌腱嵌入而影响复位

距下关节脱位后，虽然距骨血供可能受到损害，但由于未从踝关节脱位，从而保留了踝关节前关节囊进入距骨体的血管和踝内侧下方的血管，较少发生距骨缺血性坏死。但在外侧脱位、开放损伤或合并关节内骨折时，都难以达到好的疗效。其他并发症有皮肤坏死、关节不稳定、感染、神经血管束损伤等

（二）距骨全脱位

在距骨周围脱位的基础上，如果外力继续作用，可使距骨不仅和其他跗骨分离而且还从踝穴中脱出，结果就发生了距骨全脱位。由于内、外翻应力不同，有内侧全脱位和外侧全脱位。在足极度内翻时，距骨围绕垂直轴旋转 90°，致使距骨头朝向内侧，与此同时距骨还沿足长轴外旋 90°，故其跟骨关节面朝向后方。由于损伤暴力大，距骨可脱出踝穴将皮肤冲破而脱出体外。此种脱位多为开放损伤。即便是闭合损伤，距骨脱位至皮肤下，对皮肤造成很大压力，也可见有开放性脱位（图 45-19）。

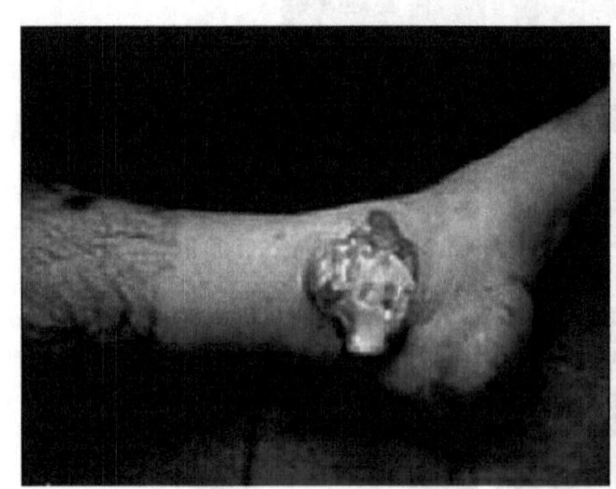

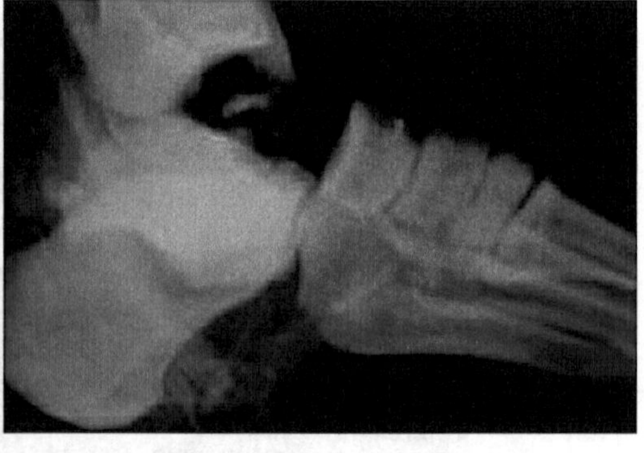

图 45-19 开放性距骨脱位体位片和 X 线片

治疗：距骨全脱位是一种严重损伤，多为开放损伤，易合并感染，预后差。选择治疗亦很困难。如把脱位之距骨复位，发生感染的可能较大，易产生距骨缺血性坏死及踝和距下关节的创伤性关节炎，功能不满意。因此，有人主张应早期切除距骨，行胫跟融合术。但由于足畸形，也很难达到满意功能。如果污染不

严重，清创彻底或仍有部分软组织相连，均为距骨再植入创造了条件。如污染严重，完全脱出无任何软组织相连，估计再植入后不能成活时，可切除距骨，行胫跟融合。

闭合损伤可先手法复位：将足极度屈曲、内翻，用拇指从足前内侧向外推挤距骨头，同时在足踝内侧向下推压距骨体，希望将距骨重新纳入踝穴。也可同时配合跟骨牵引或用钢针撬拨以协助复位。如复位失败，应切开复位。因手法复位困难，也可直接采取切开复位。采用前外或前内侧入路，尽量少剥离软组织，对仍连于距骨的软组织应予以保护。开放损伤应彻底清创，污染严重时，有时需二期关闭伤口。术后石膏固定6周以便关节囊愈合，并应密切观察距骨有无缺血性坏死。国外Petenbeck等报道9例，此类脱位造成距骨坏死率也可达到100%，该作者作一期距骨摘除1例，二期摘除7例(同时行胫跟融合5例)，认为胫跟融合效果最好。刘沂报道3例，1例为开放性，清创后将距骨体复位，术后感染，距骨坏死，二期做距骨切除，将胫骨骑跨于跟骨上，未做融合，随诊14年尚有10°左右跖背屈活动，能走5~6里，感踝部疼痛不重，因前足呈内翻畸形，在第5跖骨基底部形成胼胝体，引起疼痛，X线片显示胫跟间形成假关节。1例伤后6个月，距骨坏死行四关节融合术，15年后随访效果佳。1例切开复位，术后5个月，发现距骨缺血坏死，未做进一步处理，失访。由于病例数少，故治疗经验不多，但我们认为单纯切开复位，由于不能防止缺血坏死，预后不佳，距骨切除后做胫跟融合于良好位置或关节融合术，可取得较满意疗效(图45-20)。

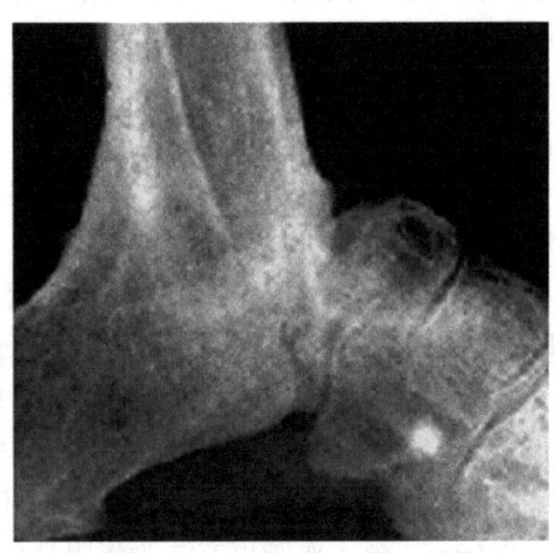

图45-20　距骨全脱位胫跟融合手术

七、距骨的缺血坏死及其治疗

距骨缺血性坏死是距骨骨折脱位最常见的并发症。骨折脱位越严重，发生缺血性坏死的可能性就越大。但在距骨缺血坏死的过程中，距骨颈骨折也可以愈合。在距骨颈骨折中，缺血性坏死的发生率：Hawkins Ⅰ型为0%~13%；Hawkins Ⅱ型为20%~50%；Hawkins Ⅲ型为83%~100%。

Hawkins报道，所有距骨颈骨折中，有21%~58%以后发生缺血坏死。但骨折后功能情况受多种因素影响，并不只决定于距骨的缺血坏死。距骨发生缺血坏死后，对患足功能的影响有不同的报道。Canal、Penny、Adelarr等认为距骨缺血性坏死是引起足功能障碍的主要原因。而Peterson、Gillquist、Miller等则认为即使距骨骨折后发生缺血坏死，大部分患者也可有较好的足功能。

距骨缺血性坏死的早期诊断常需要通过放射学检查来确定。Hawkins发现在一部分距骨骨折后6~8周，可从踝关节前后位X线片上看到距骨体软骨面下有X线透亮区，他认为此时说明距骨仍有部分血供存在，不易发生缺血坏死，预后较好。后来人们把此征象称为Hawkins征。距骨骨折后12周如无Hawkins征，75%有坏死可能。也可用核素^{99m}Tc扫描协助诊断，使用发射计算机体层成像(ECT)可早期作出诊断。其缺点是敏感性高，但特异性不高。MRI可在骨折脱位后3周即可显示出距骨坏死，敏感性极高。但不能对预后作出好的判断。即MRI阴性一般可以排除诊断，MRI阳性却不能较好地说明将来距骨坏死的转归。但也有MRI假阴性的报道。

1996年，Mont根据Ficat分级方法从X线上对距骨缺血性坏死进行分期：

Ⅰ期：无异常表现。

Ⅱ期：有囊性变或硬化表现，距骨外形尚完整。

Ⅲ期：有新月征，或软骨下塌陷。

Ⅳ期：关节间隙狭窄，距骨远端有囊变、骨赘形成或软骨破坏等继发性变化。

当距骨体发生缺血坏死后，在处理上有两种意见：一种是保守观察，有作者(如Kenwright等)认为缺血坏死多可以修复，很少发生塌陷，故主张保守治疗。如果早期怀疑距骨坏死，应延长固定时间，避免负重，以防距骨塌陷。但是否免负重就能避免发生距骨塌陷还不确定。Pennny认为负重对于一个硬化和缺血的距骨并无危险，尤其是在随后血运重建缓慢时。但现在还无法判断距骨血运重建的时间和速度。所以，很多医师认为应该免负重，直到骨折愈合和血运重建。距骨坏死后修复重建需2~4年时间，患者不可能接受如此长时间固定，这给治疗带来困难；第二种意见是手术治疗，认为距骨体发生缺血坏死后，即使不发生塌陷，但可诱发距下或踝关节创伤性关节炎，造成功能障碍。手术方法可采用以下几种方式：

对于Ⅰ期、Ⅱ期的距骨缺血坏死，可采用距骨钻孔减压术。从踝关节后外侧跟腱和腓骨肌腱之间进入。用钻头在距骨体内钻孔，4mm直径钻头钻2~4孔，2mm直径钻头钻6~8孔。术后用短腿石膏固定2周，后改用支具固定4周，以后逐渐负重行走。钻孔减压术后，约有70%患者可以减轻症状，改善活动。患者负重行走后，每3个月应该再次评价有无距骨塌陷和疼痛。如果疼痛加重，距骨体出现小部分的塌陷，可采用自体、异体或带血管的骨移植。

胫跟融合术：切除坏死距骨，做胫跟融合，融合时应将跟骨后移，以免形成L形足。术后肢体短缩较多，但疼痛消失，穿矫形鞋，以改进步态。

改良Blair手术：在切除距骨体后将胫骨与跟骨及残余距骨颈融合。术中为保证骨块之间的良好贴合，可以将内踝部分尽量切除，同时行大量植骨。

血管束骨内植入术：日本学者Hori（1978）报道用血管束植入距骨体内治疗缺血坏死获得成功。国内张发惠（1984）提供了向60例成人尸体足标本距舟骨内植入血管束的解剖资料，认为向距骨植入血管束，以选用跗外侧动脉静脉最好，经研究测定其长度为64.3±11.2mm，动脉径1.3±0.4mm，静脉径1.0±0.4mm。植入血管束方法为将跗外侧动静脉完全游离后，其远端结扎切断。选钻头为血管径之两倍，踝内翻时在距骨头外侧可摸到跗骨窦，由此向后内方打孔，将血管由一端骨孔引入，另端骨孔引出或不引出。血管盲端牵引线可缝于筋膜上。若血管长度不够，也可不从对侧骨孔引出，而在盲端系一小块松质骨放在骨内。但目前临床上尚无确切的证据表明手术可以改善距骨血运。

八、距骨骨折脱位严重损伤及并发症处理

严重的距骨骨折脱位后，部分患者不能保留距骨，部分患者早期处理后，可能会发生距骨缺血性坏死，最后距骨体塌陷；由于复位不良可造成畸形愈合，最后出现距骨周围关节的创伤性关节炎。由于开放损伤，伤口感染，最后发生距骨骨髓炎。也可由于早期延误，留有陈旧性骨折脱位。这些都给治疗带来了较大困难。根据不同情况，可选用以下方法治疗。

（一）关节融合术

对距骨周围关节创伤性关节炎，在仔细地临床检查后，通过注射麻醉药、X线平片或CT分析是哪个关节受累，可做踝关节、距下关节、三关节或胫距跟融合术。

（二）距骨部分或全切除术

距骨体的严重粉碎骨折、距骨缺血坏死以及距骨骨髓炎，切除距骨体或整个距骨可能是一种治疗选择。Marsh报道2例骨髓炎后距骨全切除，经21年和14年随访，不扶拐可行走较长路程，无明显疼痛，功能较满意。Hawkins报道6例患者在切除距骨后，平均17年随访，只有2例无痛，其他4例均有后足增宽、短缩，行走跛行。一般认为，单纯切除距骨不行融合术会造成足踝部疼痛。

（三）Blair融合术

这是胫距跟融合术一种类型。由于足外形正常，肢体不短缩，且保留了部分足的伸屈和内外翻活动，在新鲜损伤不能保留距骨体或距骨体缺血坏死塌陷时，常被作为首选治疗方法。1943年Blair描述了他的方法后，又有很多人进行了改进。现常采用的方法是：用踝前方切口，在伸长肌肌腱和伸趾长肌肌腱之间进入，将神经血管束牵向内侧，切除并取出距骨体，保留距骨头和颈，由胫骨远端前方凿下一个长2.5cm×5.0cm骨块，在距骨颈部凿一个2cm深的槽，不切除胫骨和跟骨关节软骨，将胫骨块向下滑行插入距骨颈的槽内，使足有约10°跖屈，近端用螺丝钉固定于胫骨上，远端经距骨颈用一螺钉固定，再用一斯氏针由跟骨穿入胫骨髓腔内10~12cm，用髂骨松质骨填入距骨颈和胫前之间（图45-21，22）。术后用长腿石膏固定，6周后换为短腿石膏并拔出斯氏针开始练习不负重行走，待有明显骨愈合证据后再开始负重行

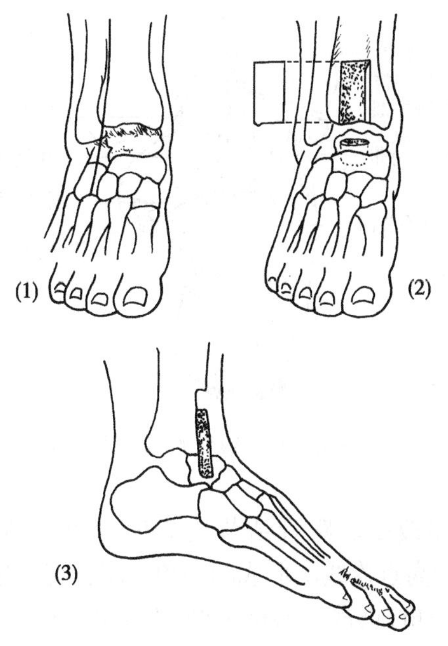

图 45-21 Blair 融合术
(1)手术切口;(2)胫骨前侧取骨板;
(3)骨板插入距骨头内开的糟内

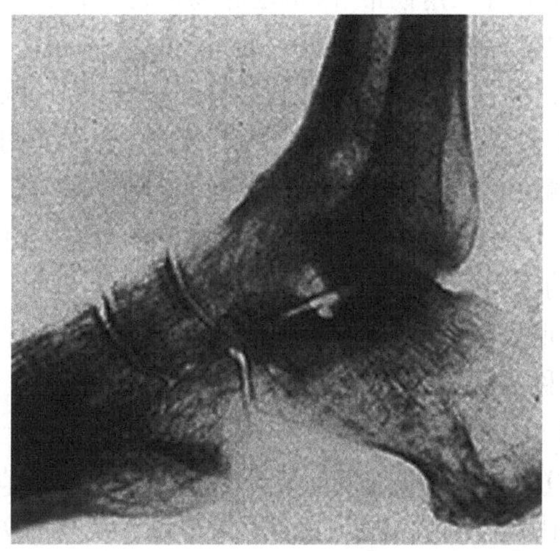

图 45-22 胫-距-跟融合术

走。Blair 融合术的并发症是不愈合,据报道达 28%~43%。因此,近来有人采用松质骨螺钉从胫骨后向距骨头颈固定,以减少假关节发生。

(四) 胫跟融合术

当无条件做 Blair 融合时,可直接做胫跟融合,手术较前者简单。但肢体一般短缩 3cm。切除内、外踝后,去除胫骨和跟骨关节软骨,使胫骨远端坐于跟骨上。可用斯氏针、螺钉或钢板固定。为防止肢体短缩,也可采用大块髂骨置于胫骨与跟骨之间,使其融合(图 45-22);或可将截除的腓骨干部分插入胫骨跟骨之间作为支撑再辅以大量植骨以促其融合,但上述这两种方法的禁止负重时间需 3~6 个月,相对较长。

第三节 跟骨骨折

跟骨骨折是足部的常见损伤,1834 年首次报道该骨折,发生率约占全身所有骨折的 2%,以青壮年伤者最多,严重损伤后易遗留伤残。尽管很多学者为改善治疗效果做了大量工作,但跟骨骨折特别是关节内骨折的治疗效果一直不能令人满意,至今仍没有一种大家都能认可的分类及治疗方法。近十年来,已在治疗此类骨折方面取得较大进展。使用 CT 分类骨折,使我们对跟骨关节内骨折认识更加清楚。像其他部位关节内骨折一样,解剖复位、坚强内固定、早期活动,是达到理想功能效果的基础。

一、跟骨解剖和功能

1. 跟骨是足部最大一块跗骨,是由一薄层骨皮质包绕丰富的松质骨组成的不规则长方形结构。

2. 跟骨形态不规则,有六面和四个关节面,其上方有三个关节面,即前距、中距、后距关节面(图 45-23)。三者分别与距骨的前跟、中跟、后跟关节面相关节组成距下关节。中与后距下关节间有一向外侧开口较宽的沟,称跗骨窦。

3. 跟骨前方有一突起为跟骨前结节,分歧韧带起于该结节,止于骰骨和舟骨。跟骨前关节面呈鞍状与骰骨相关节。

4. 跟骨外侧皮下组织薄,骨面宽广平坦。前面有一结节为腓骨滑车,其后下方和前上方各有一斜沟分别为腓骨长、短肌腱通过。

5. 跟骨内侧面皮下软组织厚,骨面呈弧形凹陷。中1/3有一扁平突起,为载距突。其骨皮质厚而坚硬。载距突上有三角韧带、跟舟足底韧带(弹簧韧带)等附着。跟骨内侧有血管神经束通过。

6. 跟骨后部宽大,向下移行于跟骨结节,跟腱附着于跟骨结节。其跖侧面有两个突起,分别为内侧突和外侧突,是跖筋膜和足底小肌肉起点。

7. 跟骨骨小梁按所承受压力和张力方向排列为固定的两组,即压力骨小梁和张力骨小梁。两组骨小梁之间形成一骨质疏松的区域,在侧位X线片呈三角形,称为跟骨中央三角(图45-24A)。

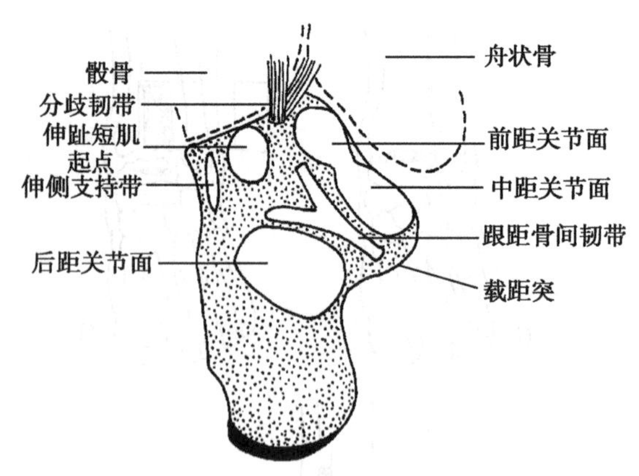

图45-23 跟骨的距下关节面

8. 跟骨骨折后常可在跟骨侧位X线片上看到两个角改变。跟骨结节关节角(Bolher角),正常为25°~40°,由跟骨后关节面最高点分别向跟骨结节和前结节最高点连线所形成的夹角。跟骨交叉角(Gissane角),由跟骨外侧沟底向前结节最高点连线与后关节面线之夹角,正常为120°~145°(图45-24B)。

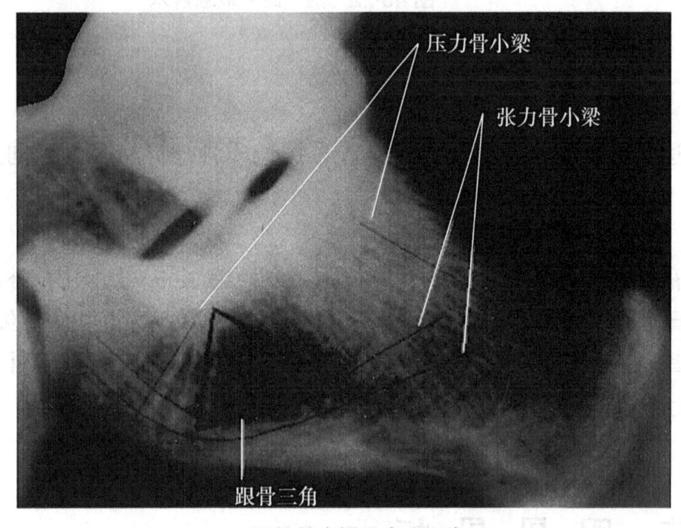

A. 跟骨骨小梁及中央三角

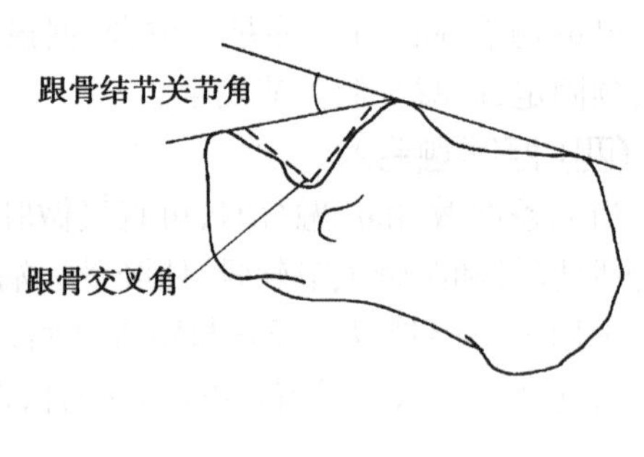

B. 跟骨结节关节角

图45-24 跟骨中央三角和交叉角

跟骨的功能包括:

1. 负重功能跟骨作为足弓的组成部分,足纵弓的后支较短而垂直,跟骨是此后支的组成部分,其前端对距骨起支撑作用,承受身体重量。它所承受的负荷主要为张力负荷和压力负荷两种。前者来源于跖筋膜,足内在肌、肌间隔、腱鞘受被动牵拉(跖趾关节背伸时及足内在肌、三头肌主动收缩时传导至跟骨结节处的牵拉张力);后者来源于经距骨传导的体重负荷。压力负荷在行走过程中其大小可因行走速率的不同而变化。行走速率愈大,瞬时压力负荷越大(如跑时瞬时压力负荷 = 瞬时压力负荷 × 触地次数),所以一定时间内的累积压力负荷也与行走速率成正比。

2. 距下关节运动距下关节的前、中、后三个关节围绕同一单轴运动。运动轴心的方向自跟骨后外缘的下方,向前上和向内通过距骨颈。其运动方式是由关节面的形状及走行决定。后关节面的走行为斜行走向,即从后内走向前外,与矢状轴成45°角,因而距下关节的运动方式是复合运动,即跖屈 - 旋后 - 内收或背伸 - 旋前 - 外展。距下关节的活动很好地辅助了踝关节的活动,在步态周期中,膝关节、小腿、踝关节、距下关节的运动是协同的，如屈膝则小腿将内旋、踝关节背伸，距下关节则外翻。距下关节连接跟骨和距骨就好像在小腿与足之间，除踝关节外又多了一个绞链，它可以直接影响到中远足的活动，如垂直的小腿做旋转活动，则通过距下关节的绞链作用，使水平部分的足同样产生旋转活动，若一旦丧失距下关节活动，则必将由踝关节代偿，在成人则易发生创伤性关节炎。

二、损伤机制和分类

跟骨因所受暴力不同，故引起的骨折类型亦不同，跟骨的受伤暴力可分为以下几种：

1. 撕脱应力　足踝部在跖屈位时受暴力而突然背伸，或躯干突然前倾和用力伸直膝关节，均可引起腓肠肌强烈收缩，由于跟腱牵拉附着的跟骨结节，可产生撕脱骨折。其骨折线常呈横形，又称鸟嘴形骨折，此骨折片可向上翻转，使骨折面面向后面皮肤。有些作者从解剖和临床手术发现年龄在50岁以上者，由于跟腱附着处常呈退行变性，使其附着的远侧部力量减弱，近侧部力量相对增高，所以骨折线可位于跟腱附着的远近两部分之间，远侧部纤维可发生撕裂，近侧部纤维仍与骨折片保持附着，或远侧部纤维无撕裂，较深层的近侧部纤维与骨折片附着而引起骨折片旋转，结节撕脱骨折。当足部受突然内翻和跖屈暴力，使叉状韧带受强烈牵拉，可引起前突骨折。足受突然内翻暴力，亦可引起载距突骨折。

2. 垂直压缩力　当患者由高处坠落，足跟着地时，身体向下的重力与足跟向上的反冲力对足跟形成压缩力，可引起跟骨结节纵形骨折、体部的关节外骨折或关节面的塌陷骨折。结节纵形骨折可为内侧或外侧的单独骨折或两侧骨折，骨折块向上移位或嵌入结节部松质骨内。体部并关节外骨折，常将跟骨分成前后两块，后骨折块后端可发生向上旋转移位，使足纵弓变平。后关节面塌陷骨折，后关节面常嵌入体部松质骨内，同时体部内外两侧分别受向内和向外张力，可产生载距突和外侧壁骨折，外侧壁骨折片可向外移位，隆起在外踝下方。后关节面塌陷骨折也可合并有体部冠状位骨折，骨折线可达侧方皮质骨或跖侧皮质骨，呈粉碎骨折。

3. 剪切力　患者由高处坠落时，足跟常呈不同程度的内翻或外翻位，使跟骨受到剪切暴力的作用，尤以足外翻位着地较多见。当足内翻位着地时，载距突和后关节面的内侧部受距骨向下压缩力时，可将跟骨劈开成前内侧和后外侧两骨折块，前内侧骨折片包含跟骨的前部、载距突和后关节面的内侧部，因有内侧关节囊和韧带附着，常无移位。后外侧骨折块包括后关节面的外侧部和跟骨其余部分，可呈内翻位向外移位，在移位过程中，后关节面的外侧部与距下关节面的外侧相互撞击，可引起跟骨后关节面外侧中部塌陷骨折，或由于跟骨在极度内翻位向外移位，后关节面的外侧部未受到距骨压缩力面无塌陷骨折，造成跟骨骨折脱位。足外翻位着地时，距骨外侧突酷似锥子似向下插入跗骨窦底部，同样将跟骨劈裂成为前内侧和后外侧两骨折块。前内侧骨折块包括跟骨的前部、载距突或后关节面的内侧1/3部，后外侧骨折块为跟骨的余下部分。暴力的继续作用，前内侧骨折块可产生继发骨折线，向前延伸到前关节面，常无显著移位，偶有前关节面的外侧与骰骨和舟骨向外移位，造成距舟关节半脱位。后外侧骨折块也可产生继发骨折线，后关节面可受距骨下关节面压迫向下移位，嵌插入体部的松质骨，其骨折线常位于软骨下皮质骨的下方，起自跗骨窦底部，向后至后关节面的后缘，骨折片前部向下向后旋转移位可达90°，并与体部的跖侧皮质骨较接近，即所谓半月形骨折；或起自跗窦底部后方的骨折线亦可向后延伸至结节部后上方，骨折片前端向下移位，后部向上移位，即所谓舌形骨折。后外侧骨折块的结节部可向上严重移位，造成足纵弓塌陷，跟骨外侧壁受向外推挤力，引起外侧壁骨折，骨折片向外移位，隆起于外踝下方。

三、损伤分类

跟骨骨折根据骨折线是否波及距下关节分为关节内骨折和关节外骨折。

关节外骨折按解剖部位可分为：①跟骨结节骨折；②跟骨前结节骨折；③载距突骨折；④跟骨体骨折(图45-25)。

关节内骨折有多分类方法。过去多根据X线平片分类，如最常见的Essex-Lopresti分类法，把骨折分为舌形骨折和关节压缩骨折。其他人根据骨折粉碎和移位情况进一步分类，如Paley分类法(图45-26)。

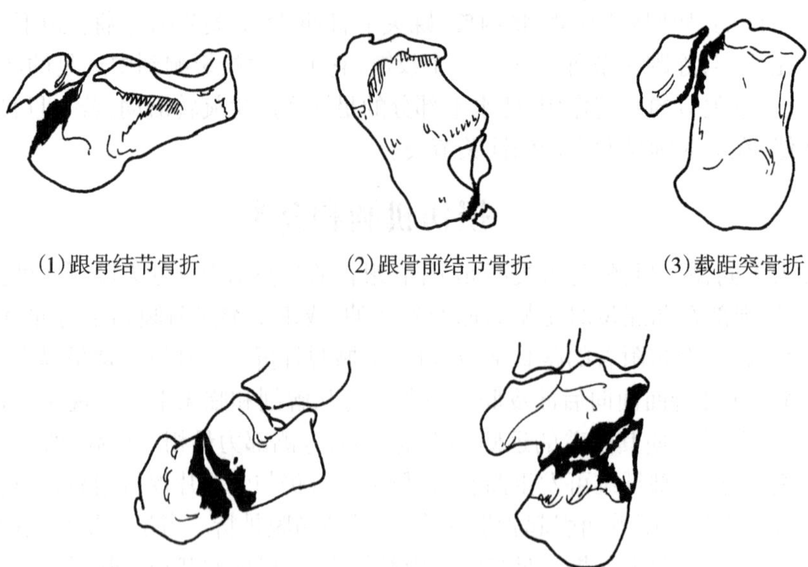

图 45-25 跟骨关节外骨折

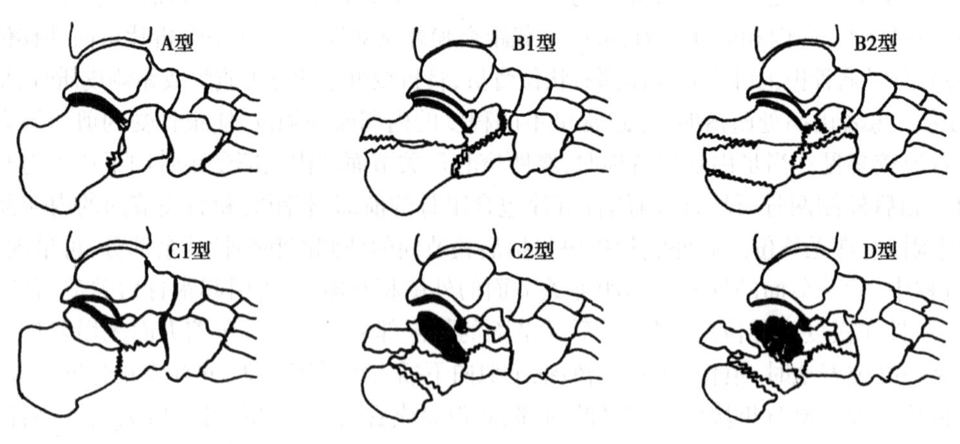

图 45-26 Paley 分类法

A 型. 无移位骨折;B1 型. 舌状骨折;B2 型. 粉碎舌状骨折;C1 型. 关节压缩型;C2 型. 粉碎的关节压缩型;D 型. 粉碎的关节内骨折

(引自 Kelikian AS. Operative Treatment of the Foot and Ankle, Stamford, Appleton & Lange, 1999)

根据 X 线平片分类的缺点是不能准确地了解关节面损伤情况,对治疗和预后缺乏指导意义。因此,大量 CT 分类方法应运而生。现将较常见的 Sanders 分类法介绍如下(图 45-27)。

Sanders 分类基于冠状面 CT 扫描。在冠状面上选择距骨后跟关节面最宽处,从外向内有两条线将其分为相等的三部分,分别由 A、B 和 C 代表等分点,跟骨骨折后在后距关节面上的骨折线以其相对应的 A、B 或 C 点分别代表骨折线位置。这样,就可能有四部分骨折块,三部分关节面骨折块和二部分载距突骨折块。

Ⅰ型:所有无移位骨折,不管骨折线多少和位于何处。

Ⅱ型:二部分骨折,根据骨折位置在 A、B 或 C,又分为Ⅱ A、Ⅱ B、Ⅱ C 骨折。

Ⅲ型:三部分骨折,同样,根据骨折位置在 A、B 或 C,又分为Ⅲ AB、Ⅲ BC、Ⅲ AC 骨折。典型骨折有一中央压缩骨块。

Ⅳ型:骨折含有所有骨折线,Ⅳ ABC。或多于四部分的粉碎骨折。

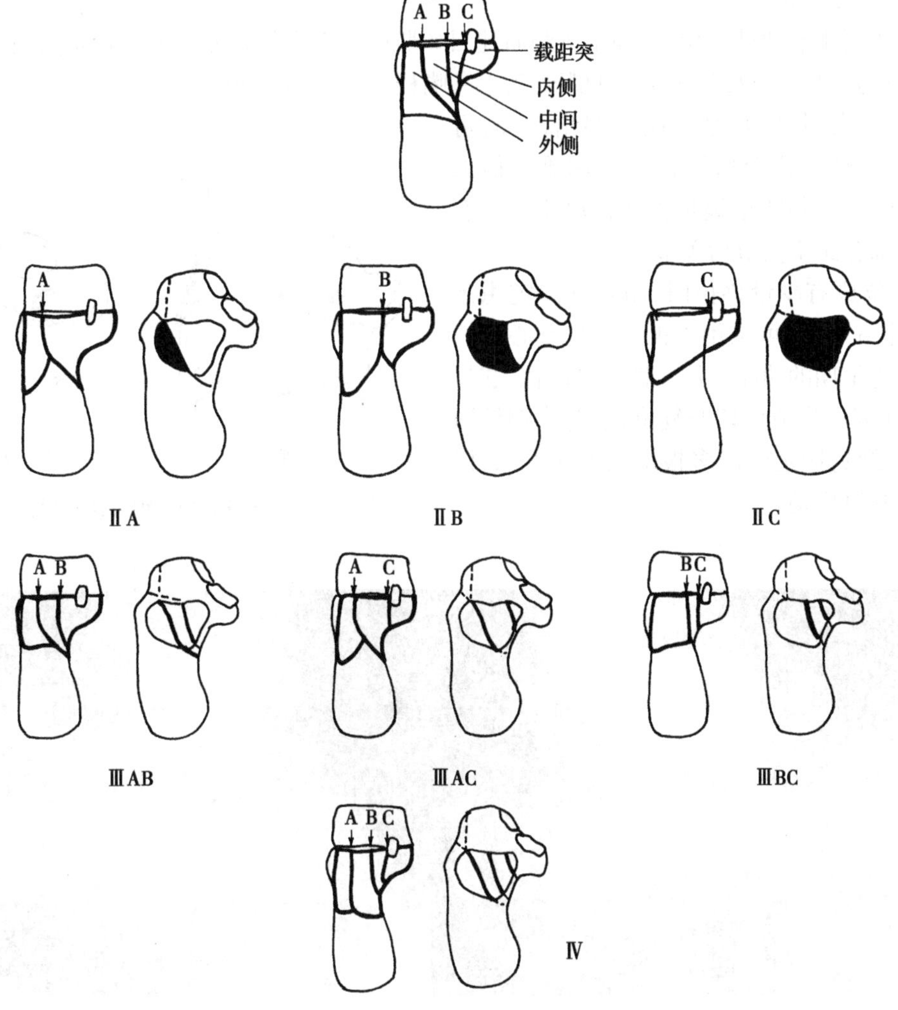

图 45-27 Sanders CT 分类法

（引自：Adelaar RS. Complex of Foot and Ankle Trauma，Philadelphia，Lippincott-Raven，1999）

四、关节外骨折

关节外骨折约占所有跟骨骨折的 30%~40%。一般由较小暴力引起，常不需手术治疗，预后较好。

（一）前结节骨折

可分为两种类型。撕脱骨折多见，常由足跖屈、内翻应力引起。分歧韧带或伸趾短肌牵拉跟骨前结节附着部造成骨折，骨折块较小并不波及跟骰关节。较少见的是足强力外展造成跟骰关节压缩骨折，骨折块常较大并波及跟骰关节。

骨折易被误诊为踝扭伤。骨折后距下关节活动受限，压痛点位于距腓前韧带前 2cm、下 1cm。检查者也可用拇指置于患者外踝尖部，中指置于第 5 跖骨基底尖部，示指微屈后指腹正好落在前结节压痛点。X 线片检查常难以发现该骨折，如局部症状体征明显，可行 CT 检查以明确诊断。

无移位骨折用石膏固定 4~6 周。骨折块较大时，可切开内固定。陈旧骨折或骨折不愈合有症状时，可手术切除骨折块（图 45-28）。

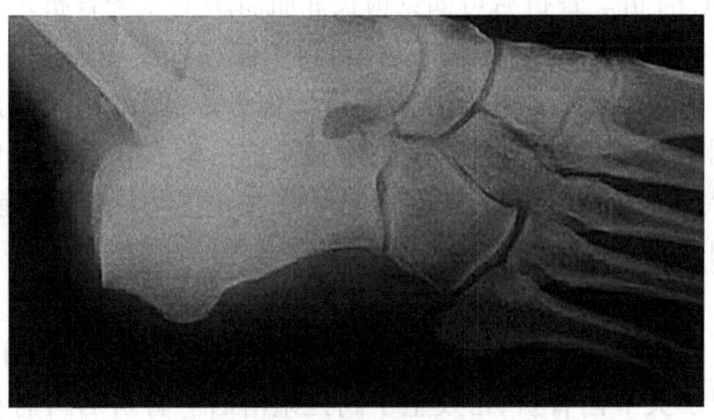

图 45-28 跟骨前结节骨折

(二) 跟骨结节骨折

跟骨结节骨折也有两种类型：一种是腓肠肌比目鱼肌联合腱突然猛烈收缩牵拉跟腱附着部，发生跟骨后部撕脱骨折；另一种为直接暴力引起的跟骨后上鸟嘴样骨折（图 45-29）。

骨折移位较大时，跟骨结节明显突出，有时可压迫皮肤坏死。畸形愈合后可使穿鞋困难。借助 Tompson 试验可帮助判断跟腱是否和骨块相连。有时骨块可连带部分距下关节后关节面。

骨折无移位或有少量移位时，用石膏固定患足于跖屈位，固定 6 周，也可采用透视下经皮空心钉技术内固定以促进早期的功能锻炼。骨折移位较大时，应手法复位，如复位失败可切开复位，螺钉或钢针固定（图 45-30）。螺钉固定应以多根交叉方向拧入，以防康复锻炼时螺钉松动。

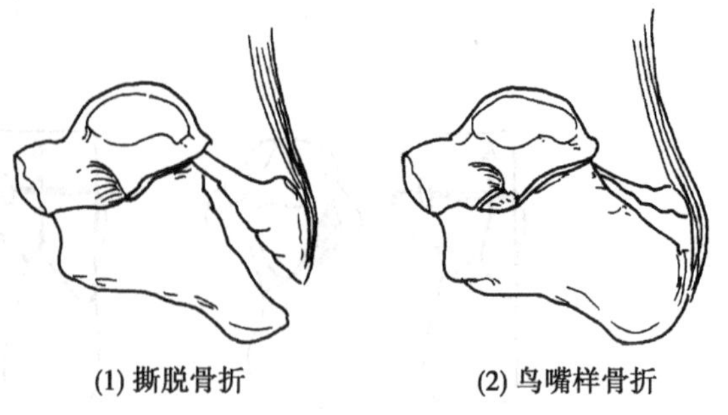

图 45-29 跟骨结节骨折

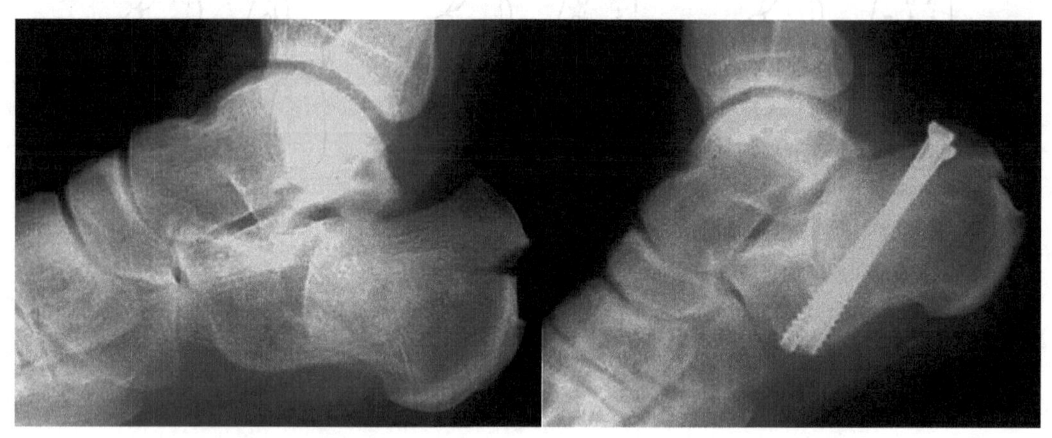

图 45-30 跟骨结节骨折切开复位内固定

(三) 跟骨结节内、外侧突骨折

单纯跟骨结节内、外侧突骨折少见且常常无移位。相比较而言，内侧突更易骨折。骨折常由于足内翻或外翻时受到垂直应力而产生的剪切力作用所致。通过跟骨轴位片或 CT 检查可作出诊断。无移位或少量移位时可用小腿石膏固定 8~10 周。可闭合复位，经皮钢针或螺钉固定。如果骨折畸形愈合且有跟部疼痛时，可通过矫形鞋改善症状，无效者也可手术切除骨突起部位。

(四) 载距突骨折

单纯载距突骨折（图 45-31）很少见，按 Sanders 分类此类骨折为ⅡC 骨折。骨折后可偶见踇长屈肌肌腱卡压于骨折之中，移位骨块也可挤压神经血管束。被动伸趾可引起局部疼痛加重。

无移位骨折可用小腿石膏固定 6 周。移位骨折可手法复位足内翻跖屈，用手指直接推挤载距突复位。较大骨折块时也可切开复位。骨折不愈合较少见，不要轻易切除载距突骨块，因为有可能失去弹簧韧带附着而致扁平足。

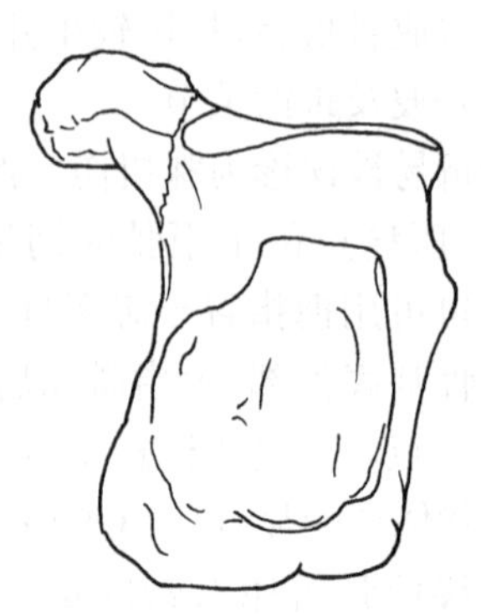

图 45-31 载距突骨折示意图

(五) 跟骨体骨折

跟骨体骨折因不影响距下关节面，一般预后较好。骨折机制类似于关节内骨折，常发生于高处坠落后。骨折后可有移位，如跟骨体增宽，高度减低，跟骨结节内外翻等。此类骨折除常规摄 X 线片外，还应行CT检查,以明确关节面是否受累及骨折移位情况。骨折移位较大时,可手法复位、石膏外固定,或切开复位、内固定(图45-32)。

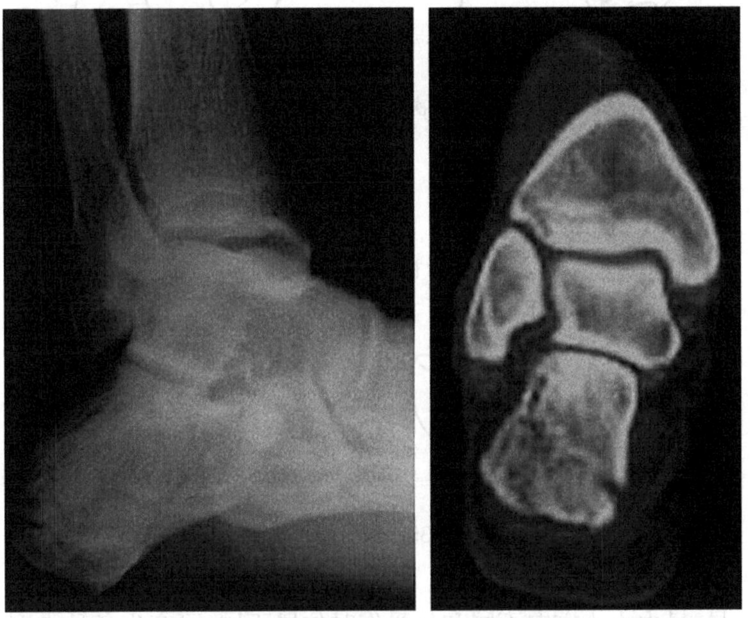

图45-32 跟骨体骨折X线片和CT片

五、关节内骨折

关节内骨折约占所有跟骨骨折的70%。

(一)骨折机制与病理解剖

跟骨关节内骨折是由于垂直应力经过距骨作用于跟骨后,由于跟骨和距骨的轴线不同(图45-33),先造成一个平行距骨后上缘的跟骨剪力骨折(图45-34)。骨折线从跟骨后内向前外,该骨折线又称为初级骨折线。它经过跟骨后关节面,将跟骨分为两部分:①跟骨后外侧部分,即跟骨结节骨折块;②跟骨前内侧部分,即载距突骨折块。

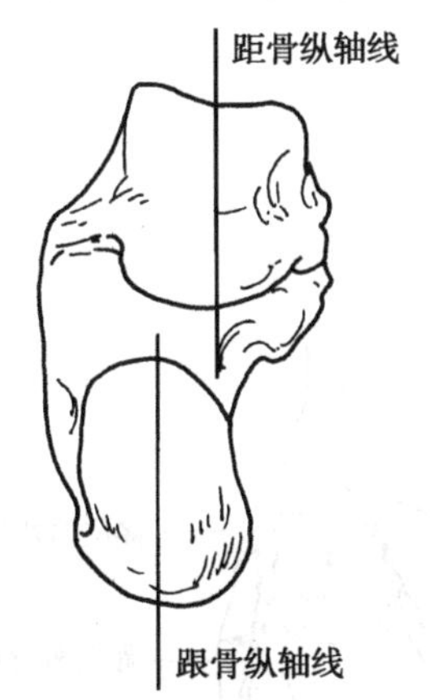

图45-33 跟骨、距骨轴线不同

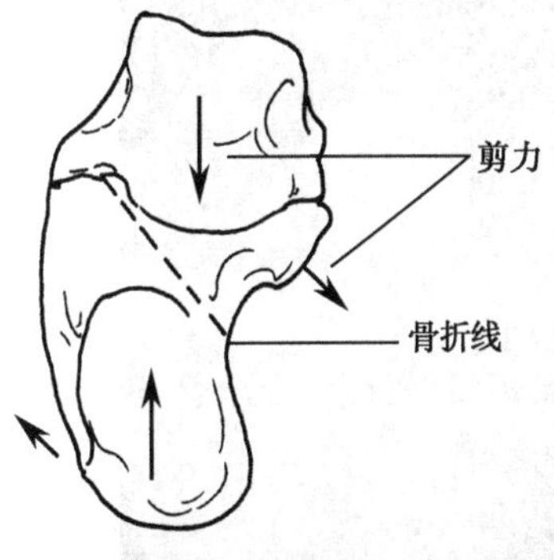

图45-34 骨折剪力方向

根据受伤时足所处内、外翻位置不同,每个骨折块包含大小不同的关节面。由于应力作用,跟骨结节骨折块向外侧和近侧移位,而载距突骨折块由于坚强韧带附着保持原位。应力继续作用,可造成其他骨折,产生次级骨折线。典型骨折有两种类型:①骨折线向后方走行,由跟骨结节后缘穿出,形成舌形骨折;②骨折线向后上方走行,由跟骨结节上缘穿出,则可造成关节压缩骨折(图45-35)。

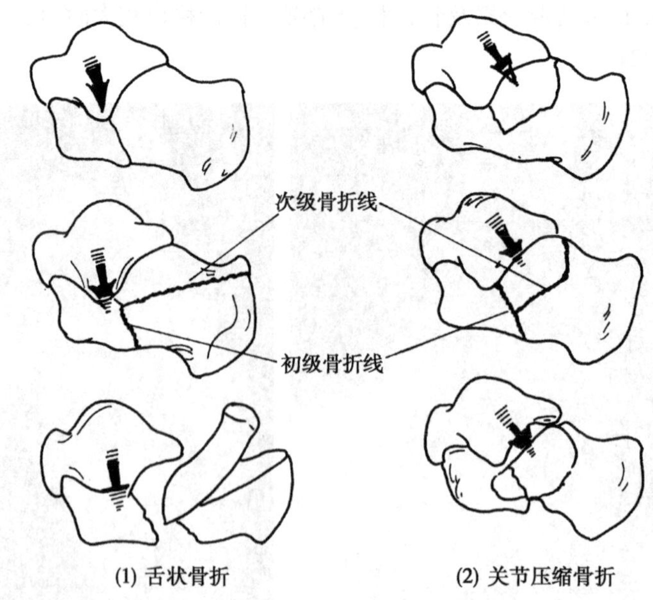

图 45-35 跟骨骨折机制

由于跟骨形态差异、暴力大小方向不同和足受伤时位置不同,可产生各种类型跟骨后关节面粉碎骨折。但在临床中发现常会出现以下三种情况:

1. 跟骨骨折后,载距突骨折块总是保持原位,和距骨有着正常关系。骨折线常位于跟距骨间韧带外侧。

2. 关节压缩骨折、Sanders ⅡA 型骨折较常见。后关节面骨折线常位矢状面,且多将后关节面分为两部分,内侧部分位载距突上,外侧部分常陷于关节面之下,并由于距骨外侧缘撞击而呈旋转外翻,陷入跟骨体内(图 45-36)。

3. 由于距骨外侧缘撞击跟骨后关节面,使骨折进入跟骨体内,从而推挤跟骨外侧壁突出隆起,使跟腓间距减小,产生跟腓撞击综合征和腓骨肌腱嵌压征。

跟骨骨折后可出现:①跟骨高度丧失,尤其是内侧壁;②跟骨宽度增加;③距下关节面破坏;④外侧壁突起;⑤跟骨结节内翻(图 45-37)。因此,如想恢复跟骨功能,应首先恢复距下关节面完整和跟骨外形。

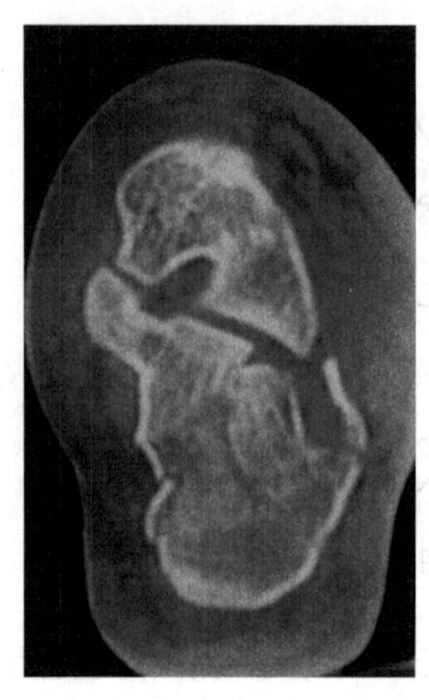

图 45-36 骨折常见类型 Sanders $Ⅱ_A$ 型

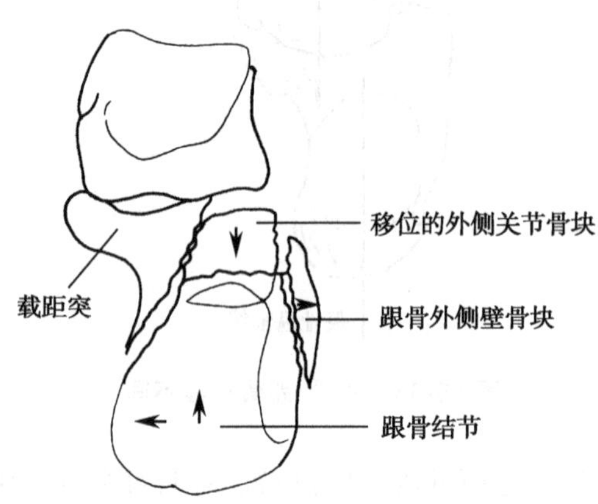

图 45-37 骨折后病理改变

（二）临床及影像学检查

骨折多发生于高处坠落或交通事故，男性青壮年多见。伤后足在数小时内迅速肿胀，皮肤可出现水疱或血疱。如疼痛剧烈，足感觉障碍，被动伸趾引起剧烈疼痛时，应注意足筋膜间隔综合征可能。同时应警惕是否有全身其他合并损伤，由于其受伤机制常为高能暴力，常伴有脊柱或下肢其他处骨折，其发生率可高达50%，但易漏诊，患者就诊时应对这几处进行认真的体检，并结合必要的放射学检查以防漏诊，建议常规行腰椎X线检查。

X线检查：足前后位可见骨折是否波及跟骰关节，侧位可显示跟骨结节角（Bolher角）和交叉角（Gissane角）变化，跟骨高度降低。跟骨轴位可显示跟骨宽度变化及跟骨内、外翻。Broden位是一常用的斜位，可在术前、术中了解距下关节面损伤及复位情况。投照时，伤足内旋30°~40°，X线球管对准外踝并向头侧分别倾斜10°、20°、30°、40°照射（图45-38），10°位显像跟距后关节面最后段区域，40°位显像跟距后关节面最前段区域，术中可以反复透照以确定后关节面的复位情况。

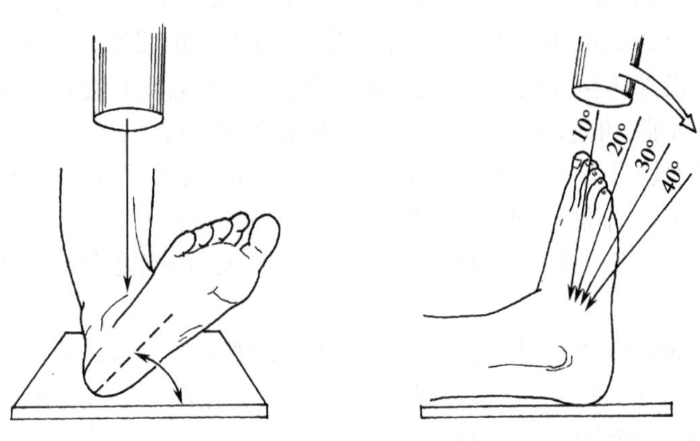

图45-38　Broden投照方法

Peries角：在跟骨轴位片上，内外侧壁切线之夹角，正常15°~17°。骨折后跟骨横位增宽，此角变小甚至变负值。采用足前部内翻位摄跟骨轴位片，较容易观察跟骨外侧壁与外踝顶点之间的间隙，亦可避免外踝、外侧壁和第5跖骨基底三者的重叠影。

后关节面的双重影：跟骨的正常后关节面呈凸形，略向外下倾斜。X线侧位片所显示的后关节面系其内侧部，因外侧部受内侧部重叠遮盖，不容易识别。凡需识别后关节面的外侧部时，可沿跗骨窦底部皮质骨骨面向后至此关节面的外侧皮质骨骨面进行观察。此与内侧部皮质骨骨面形成双重影。后关节面塌陷骨折时，关节面向下移位，此双重影与距骨下关节面分离；后关节面的外侧部向下移位时，可仅见外侧部阴影与距骨下关节面分离。观察跗骨窦底部与后关节面外侧部的皮质骨连续情况，有助于了解骨折整复的程度。若后关节面外侧受挤压而内侧仍完整者，侧位片可显示Bohler角正常而被认为无严重骨折。因此，检查后关节面双重影对诊断此关节面的外侧移位和整复情况，较测量Bohler角更有帮助。

跗中关节正位片：凡疑有跟骨前关节面骨折或骨折脱位者所需此位置X线片。

通常跟骨侧位和轴位片即可基本了解骨折情况。骨折时，侧位X线片可见后关节面塌陷，跟骨高度降低，Bohler角及Gissane角变小。后关节面嵌入跟骨体内，表现为双重密度影像。在轴位片可见到跟骨横径增大，Peries角变小，另外，还可观察结节骨块的移位成角情况。CT检查：CT扫描尤其是三维CT可以明确跟骨的骨折形态和骨折块的具体数量及其位置，对于制订术前计划和判断预后价值极大。关节内骨折应常规行CT检查以了解关节面损伤情况。

（三）治疗

关节外骨折：前突骨折，载距突骨折，内侧和外侧骨突骨折，或体部的关节外骨折无移位者，可用石膏固定4~6周，再做功能锻炼；或不用石膏固定，早期开始不负重的功能锻炼。前突骨折有不愈合的可能，一般用石膏固定，在后期，骨折不愈合伴有疼痛症状者可做骨折块切除。结节撕脱骨折可在足跖屈位手法复位，用石膏固定。手法整复无效或严重移位者，可切开复位，螺钉或钢丝内固定，然后再用石膏固定。

对于跟骨关节内骨折是手术抑或非手术，多年来一直存在争论。由于缺乏统一分类方法和术后评价标准，各种治疗方法都有好的和不好的结果报道。单纯用 X 线平片分类骨折，难以识别关节内骨折实际的粉碎情况以及骨块的移位程度。同一型骨折，由于骨块和移位不同，会有明显不同的治疗结果。近 10 年来，在治疗跟骨骨折的主要进展之一是采用了 CT 分类骨折，以及在手术方法上的改进。CT 分类使我们对关节内骨折的病理变化更加清楚，使用标准入路和术中透视可明显减少手术并发症。各种专用钢板的出现，使内固定更加稳定，患者可早期活动。大量病例已证明跟骨关节内骨折如要获得好的功能，应该解剖复位跟骨关节面及跟骨外形，但即使是达到解剖复位也不能保证一定可以获得好的功能。

跟骨骨折复杂多样，在选择治疗方案时，还应考虑几个方面：①年龄：老年患者，骨折后关节易僵硬，且骨质疏松，不易牢固内固定；②全身情况：如合并较严重糖尿病、周围血管疾病，身体极度虚弱，或合并全身其他部位损伤不宜手术时，应考虑非手术治疗；③局部情况：足部严重肿胀、皮肤水疱，不宜马上手术。应等 1~2 周肿胀消退后方可手术。开放损伤时，如软组织损伤较重，可用外固定器固定；④损伤后时间：手术应尽量在伤后 3 周内完成。如果肿胀、水疱或其他合并损伤而不能及时手术时，可先采用非手术治疗；⑤骨折类型：无移位或移位小于 1~2mm 时，采用非手术治疗。Sanders Ⅱ、Ⅲ型骨折应选用切开复位。虽然关节面骨折块无明显移位，如跟骨体移位较大，为减少晚期并发症，也应切开复位内固定。关节面严重粉碎骨折，恢复关节面形态已不可能，可选用非手术治疗。如有条件，也可在恢复跟骨外形后一期融合距下关节；⑥医师的经验和条件：手术切开有一定的技术和设备条件要求，如不具备时，应转患者到其他有条件医院治疗或选用非手术方法治疗。不能达到理想复位的手术，不如不做。

1. 功能疗法　适用于无移位或少量移位骨折，或年龄较大、功能要求不高或有全身并发症不适于手术治疗的患者。

具体方法如下：伤后即卧床休息，抬高患肢，并用冰袋冷敷患足。24 小时后开始主动活动足踝关节。3~5 天后开始用弹性绷带包扎。1 周左右可开始拄拐行走，3 周在保护下或穿跟骨矫形鞋部分负重，6 周后可完全负重。伤后 4 个月可逐渐开始恢复轻工作。

无移位或少量移位骨折，应用此方法可早期活动，较早恢复足的功能。但对移位骨折，由于未复位骨折可能会遗留足跟加宽，结节关节角减小，足弓消失及足内、外翻畸形等，患者多不能恢复正常功能。

2. 闭合复位疗法　用手法结合某些器械或钢针复位移位之骨折有两种方法。

(1) Bohler 法：在跟骨结节下方及胫骨中下段各横穿 1 钢针，做牵引和反牵引，以期恢复结节关节角和跟骨宽度以及距下关节面，再将 Bohler 夹置于内、外踝下，逐渐夹紧则可将跟骨体部恢复正常，透视位置满意后，石膏固定足于中立位，并将钢针固定于石膏之中。内、外踝下方及足跟部仔细塑形。4~6 周去除石膏和钢针，开始活动足踝关节。此方法由于不能较好恢复距下关节面，疗效不满意。现已很少采用。

(2) Essex-Lopresti 法：患者俯卧位。在跟腱止点处插入 1 根斯氏针，针尖沿跟骨纵轴向前并略微偏向外侧，达后关节面下方后撬起。撬拨复位后再用双手在跟骨部做侧方挤压，侧位及轴位透视，位置满意后，将斯氏针穿入跟骨前方；粉碎骨折时，也可将斯氏针穿过跟骰关节，然后用石膏将斯氏针固定于小腿石膏管型内。6 周后去除石膏和斯氏针。此方法适用于某些舌形骨折。由于石膏固定，功能恢复较慢。

3. 切开复位术　切开复位可在直视下复位关节面骨块和跟骨外侧壁，结合牵引可同时恢复跟骨轴线并纠正短缩和内、外翻。使用钢板螺钉达到较坚强固定，可使患者早期活动。尽快地恢复足的功能，避免了由于复位不良带来的各种并发症。具体方法如下：

(1) 体位：单侧骨折取侧卧位；如为双侧骨折，则取俯卧位。

(2) 切口：采用扩大的外侧 L 形切口（图 45-39）。切口起于外踝上 3~5cm、沿跟腱前缘或腓骨后缘与跟腱后缘连线的中点，切口向下至足背皮肤与足底皮肤交界水平，再折向前，至第 5 跖骨基底近侧 1cm。在纵形切口位于跟腱和腓骨长短肌腱之间，水平切口位于外踝尖部和足底皮肤之间。切开皮肤后，从骨膜下翻起皮瓣，显露距下关节和跟骰关节，用 3 根克氏针从皮瓣下分别钻入腓骨、距骨和骰骨后向上弯曲牵开切口皮瓣以充分显露（无牵拉技术）。腓肠神经位于皮瓣中，注意不要损伤。

(3) 复位：掀开跟骨外侧壁，显露后关节面，寻找骨折线，认清关节面骨折情况，取出载距突关节面外侧压缩移位的关节内骨折块（图 45-39）。使用 Schanz 针或跟骨牵引，先内翻跟骨结节，同时向下牵引，再外翻，

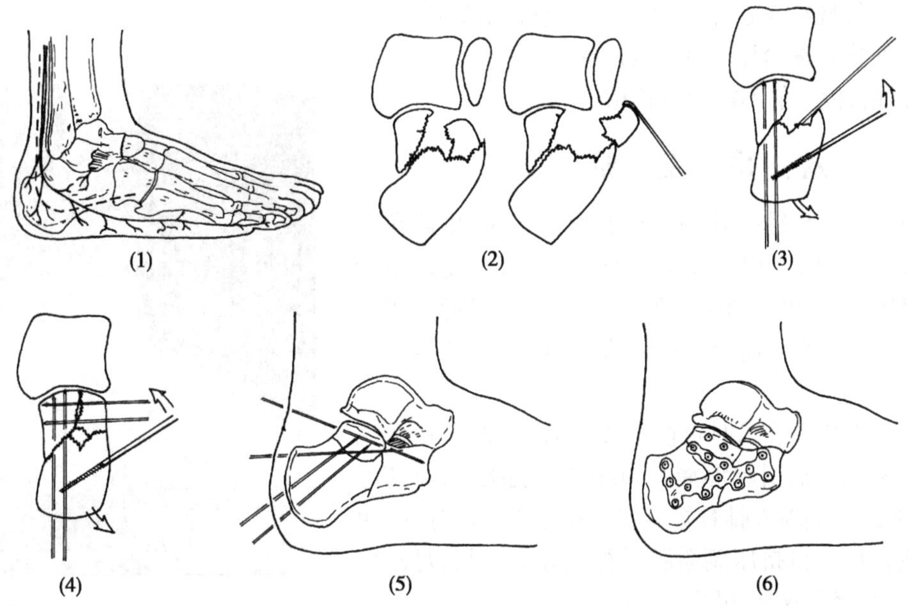

图 45-39 跟骨切开复位，内固定

(引自 Myerson MS. Foot and Ankle Disorders，Philadelphia. WB Saunders，1999)

以纠正跟骨短缩及跟骨结节内翻，使跟骨内侧壁复位，用克氏针维持复位（图 45-39）。然后把取出之关节面骨折块复位，放回外侧壁并恢复 Gissane 角和跟骰关节，克氏针固定各骨折块（图 45-39）。透视检查骨折位置，尤其是 Broden 位，查看跟骨后关节面是否完全复位（图 45-40）。

(4) 固定：根据骨折类型选用钢板和螺钉固定（图 45-41）。如可能，螺钉应固定外侧壁到对侧载距突下骨皮质上，以保证固定确实可靠。少数严重粉碎骨折，需要加用内侧切口协助复位固定。固定后，伤口放置引流管或引流条，关闭伤口。

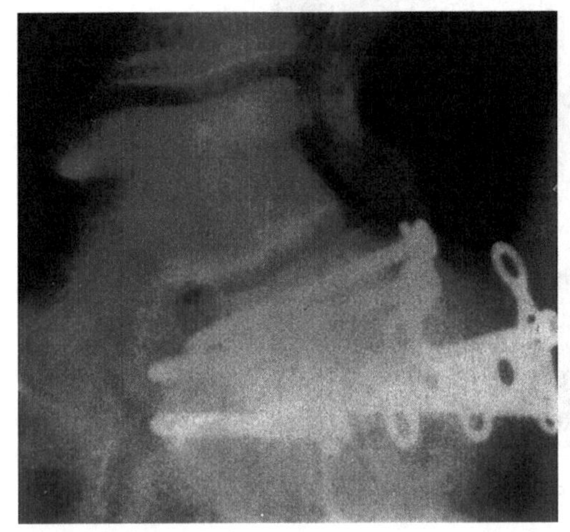

图 45-40 Broden 位术中透视检查跟骨后距关节面是否复位

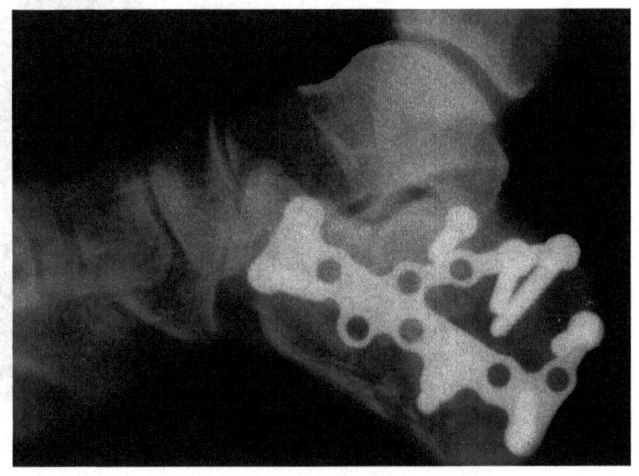

图 45-41 用 AO 跟骨修复钢板固定

(5) 术后处理：2 周拆线。伤口愈合良好时，开始活动，6~10 周穿行走靴部分负重。12~16 周去除行走靴负重行走，逐渐开始正常活动。

4. 关节融合术　严重粉碎骨折，患者年轻对功能要求较高时，切开难以达到关节面解剖复位，非手术治疗又极有可能遗留跟骨畸形而影响功能。一期融合并同时恢复跟骨外形可缩短治疗时间，使患者尽快地恢复工作。在切开复位时，亦应有做关节融合术的准备，一旦不能达到较好复位，也可一期融合距下关节。手术时用磨钻磨去关节软骨，大的骨缺损可植骨，用钢板维持跟骨基本外形，用 1 枚 6.5mm

或 7.3mm 直径全长螺纹空心螺钉，经导针从跟骨结节到距骨（图 45-42）。

恢复跟骨外形后融合距下关节如骨折压缩严重，空腔较大，可使用骨移植，但一般不需要骨移植。

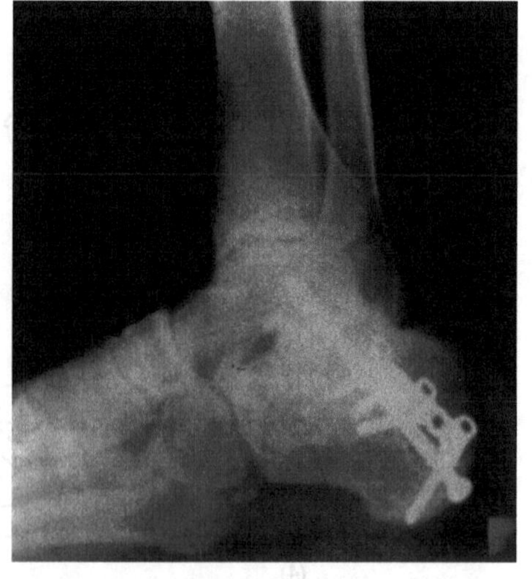

图 45-42 严重粉碎骨折，恢复跟骨外形后融合距下关节

六、并 发 症

1. 伤口皮肤坏死，感染外侧入路 L 形切口时，皮瓣角部边缘有可能发生坏死，所以手术时应仔细操作，避免过度牵拉。一旦出现坏死，应停止活动。如伤口感染，浅部感染可保留内植物，伤口换药，有时需要皮瓣转移；深部感染，需取出钢板和螺钉。

2. 神经炎、神经瘤手术时可能会损伤腓肠神经，造成局部麻木或形成神经瘤后引起疼痛。如疼痛不能缓解，可切除神经瘤后，将神经残端埋入腓骨短肌中。在非手术治疗时，由于跟骨畸形愈合后内侧挤压刺激胫后神经分支，引起足跟内侧疼痛，非手术治疗无效时，可手术松解。

3. 腓骨肌腱脱位、肌腱炎骨折后由于跟骨外侧壁突出，缩小了跟骨和腓骨间隙，挤压腓骨长短肌肌腱引起肌腱脱位或嵌压（图 45-43）。手术时切开腱鞘使肌腱直接接触距下关节，或螺钉、钢板的摩擦及手术后瘢痕也是引起肌腱炎的原因。腓骨肌腱脱位、嵌压后，如患者有症状，可手术切除突出的跟骨外侧壁，扩大跟骨和腓骨间隙。同时紧缩腓骨肌上支持带，加深外踝后侧沟。

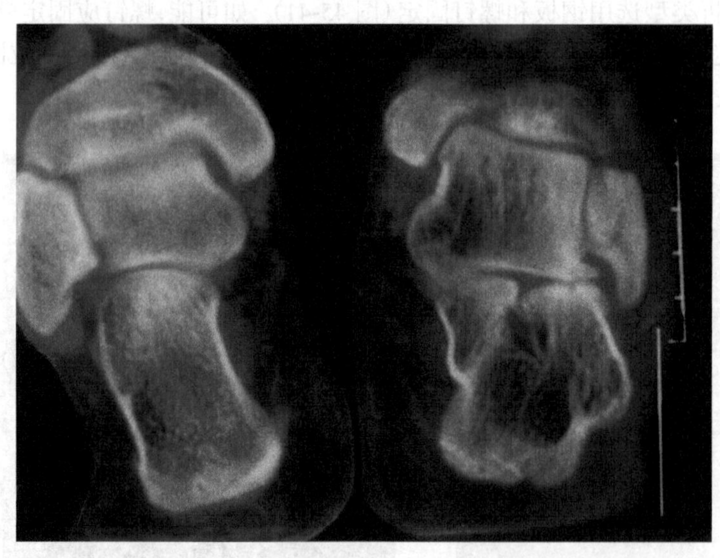

图 45-43 跟骨外侧壁突出后，挤压腓骨肌腱脱位

4. 距下关节和跟骰关节创伤性关节炎由于关节面骨折复位不良或关节软骨的损伤，距下关节和跟骰关节退变产生创伤性关节炎。关节出现疼痛及活动障碍，可使用消炎镇痛药、理疗和支具等治疗。如症状不缓解，应做距下关节或三关节融合术。

5. 跟痛可由于外伤时损伤跟下脂肪垫引起，也可因跟骨结节跖侧骨突出所致。可用足跟垫减轻症状，如无效可手术切除骨突出。

6. 跟腱无力系因结节关节角减少，跟骨结节上移，使跟腱相对松弛，行走时无力，呈跟足步态，治疗可考虑做跟骨截骨术矫正。

7. 跟骨感染常因撬拨复位或切开复位所致，严重者可引起跟骨骨髓炎。

七、跟骨畸形愈合

移位的跟骨骨折采用非手术治疗或手术治疗复位不满意，都可遗留跟骨的畸形愈合。跟骨畸形愈合后可致腓骨肌腱撞击、脱位或半脱位，引起疼痛和踝关节不稳定；创伤后距下关节和跟骰关节炎；后足内、外翻等对线异常，穿鞋困难并引起步态异常；胫后神经和腓肠神经炎。

距下关节受损时，患者行走不平路面可有困难。腓骨肌腱脱位时，踝关节可有突然卡住或发软无力的现象。跟骨高度丧失可使肢体长度不等。跟骨增宽可使所穿的鞋严重变形。神经受损可引起足部感觉异常。踝关节背伸后，内、外翻活动距下关节可引发疼痛并可有明显的活动受限。X线平片可见跟骨畸形所在。但不能了解距下关节情况，所以仍需要CT检查。Stephens和Sanders根据CT表现将跟骨畸形愈合分为三型（图45-44）。

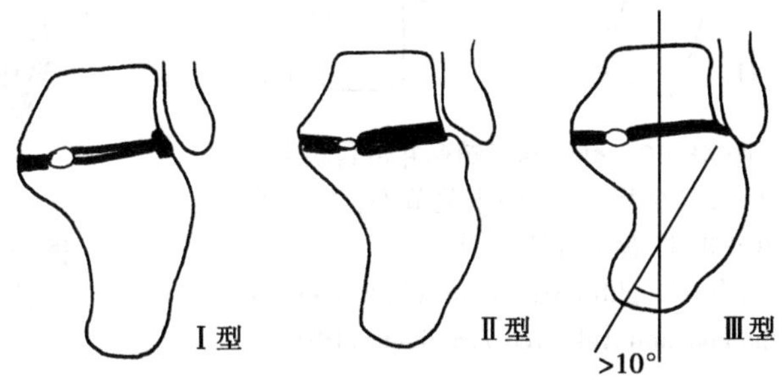

图45-44 Stephens和Sanders跟骨畸形愈合分型

Ⅰ型：跟骨外侧壁有较大的骨突，距下关节无或仅有外侧的关节炎。

Ⅱ型：跟骨外侧壁有较大的骨突，整个距下关节均有明显的关节炎，跟骨有小于10°的内、外翻畸形。

Ⅲ型：跟骨外侧壁有较大的骨突，整个距下关节均有明显的关节炎，跟骨的内、外翻畸形大于10°。

有症状的跟骨畸形愈合常常需要手术治疗，手术方法取决于畸形的程度和类型，疼痛的程度和患者的要求等。如Stephens Ⅰ型畸形只需要切除突出的骨质，如果有腓骨肌腱炎，需要行肌腱松解。

对于腓骨肌腱脱位，可同时行外踝窝加深术或用部分腓骨短肌肌腱加固稳定脱位的肌腱，如Chrisman-Snook手术。如果跟骨短缩并有内、外畸形而无距下关节炎，可切除突出的外侧壁后行跟骨截骨，植骨纠正畸形。对于Stephens Ⅱ型畸形，切除突出的外侧壁后，融合距下关节。对于Stephens Ⅲ型畸形，距下关节融合时，可同时纠正内、外翻畸形（图45-45）。

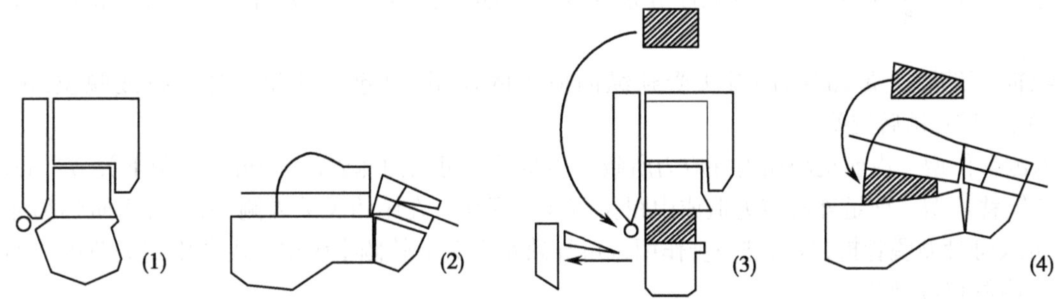

图45-45 Stephens Ⅲ型畸形，距下关节截骨撑开后植骨、融合

（引自Coughlin MJ，Mann RA. Surgery of the Foot and Ankle，ed 7，St. Louis，1999）

如果患者有距骨向后倾斜，胫距撞击引起的前踝疼痛和背伸受限，可截骨撑开距下关节并植骨融合（图45-46）。

较严重的跟骨短缩和内、外翻畸形，可能需要行跟骨截骨纠正。如跟骨高度减低大于8mm，或Bohler角小于10°，可行跟骨滑移截骨，从跟骨结节垂直截骨向跖侧滑移10mm，必要时行跟腱延长。也可通过原始骨折线截骨，将跟骨结节向内侧和跖侧推移，外侧植骨并融合距下关节（图45-47）。但跟骨畸形愈合手术治疗难度较大，并发症较多，术前应全面分析病理改变，精心设计手术方案，并要有一定的手术经验。

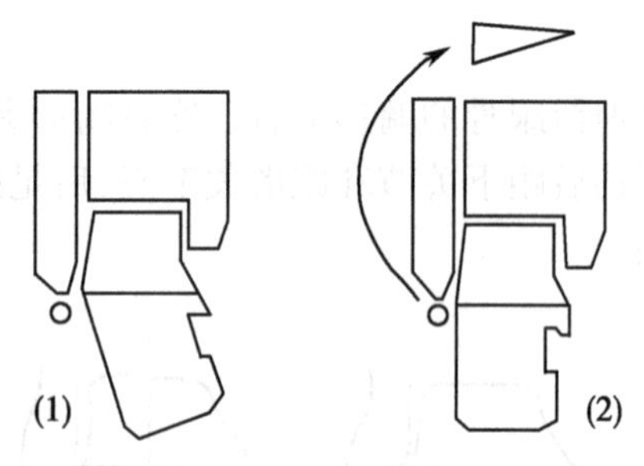

图 45-46 截骨纠正畸形并植骨融合
(1)跟骨畸形愈合,距下关节炎;(2)截骨纠正畸形,融合距下关节
(引自:Coughlin MJ,Mann RA. Surgery of the Foot and Ankle,ed 7,St. Louis,1999)

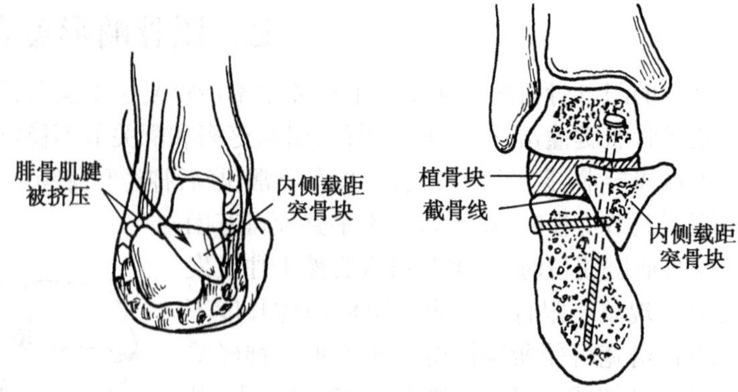

图 45-47 跟骨畸形愈合后,跟骨重建,距下关节融合
(引自:Coughlin MJ,Mann RA. Surgery of the Foot and Ankle,ed 7,St. Louis,1999)

第四节 中跗关节损伤

中跗关节位于后、中足交界处,又称跗横关节、Chopart 关节,是由距舟及跟骰关节构成。距舟关节位于足的内侧纵弓,富有弹性且活动性相对较大;跟骰关节位于足的外侧纵弓,相对更为稳定。该部位损伤较少见。可分为中跗关节损伤和单纯舟骨、骰骨骨折或脱位。

一、中跗关节损伤

(一) 损伤机制及其分类

由于此种损伤很少见,有关的文献报道也较少。除直接外力致伤者外,对间接外力致伤的机制及特征研究得还不够。Main 和 Goweet 在分析了 71 例中跗关节损伤病例后,根据导致移位的外力作用方式,将中跗关节损伤分为五型。按常见顺序分别为纵向压缩型、内侧移位型、外侧移位型、跖屈型和碾轧损伤型。

1. 纵向压缩型 足跖屈,跖骨头受到纵向应力的作用,引起舟骨和骰骨骨折或脱位,也可伴有 Lisfranc 关节损伤,预后较差。

2. 内侧移位型 由前足跖屈内翻应力所致。距舟关节可向内侧脱位,并可伴有距下关节半脱位。

3. 外侧移位型 前足外翻应力造成中跗关节外侧损伤。在中跗关节内侧,由于胫后肌腱和弹簧韧带的牵拉,可致舟骨撕脱骨折,暴力进一步作用也可导致距下关节外侧半脱位。由于中跗关节内外侧均受损伤,预后较内侧移位型差。

4. 跖屈型 跖屈应力引起,中跗关节扭伤或跖侧脱位。可见舟骨、距骨背侧缘撕脱骨折或跟骰关节跖侧压缩骨折。

5. 碾轧损伤型 常为开放骨折,软组织损伤重,骨折脱位类型不一。预后差。

(二) 临床检查

中跗关节损伤后,由于其多种类型足有各种表现,较轻损伤常易被漏诊或误诊为踝扭伤。伤后患足肿胀、疼痛并可出现淤斑,足负重后疼痛加重。足跖侧出现淤斑常提示有胫后肌腱在外侧应力下造成损伤,而小的撕脱骨折有时标志着严重韧带损伤后可能存在中跗关节不稳定。仔细分析患足正、侧及斜位 X 线表现可协助诊断。必要时需行 CT 检查以明确诊断。

(三) 治疗

1. 无移位骨折可用小腿石膏固定 6 周。

2. 关节脱位应尽早复位。除非关节间嵌有骨片或软组织，一般手法复位常可成功。复位后石膏固定8周。

3. 手法复位失败或合并有开放伤口者应行切开复位，小的骨折片可切除，大的骨块应予以固定。解除嵌入关节的软组织使关节复位，如不稳定可用细克氏针固定关节6~8周，以防术后再脱位。

4. 如骨折粉碎严重，关节面塌陷，难以达到理想复位，可去除碎骨片，取髂骨做关节融合。

5. 足部软组织严重捻挫及挤压者，应以保存肢体为主要目标，而骨关节损伤的处理应以不导致软组织进一步损伤为原则。

6. 陈旧性中跗关节损伤时，再行开放复位多不可能，解除症状的有效措施是关节融合。同时尽可能恢复足的外形，特别是足纵弓，否则即使关节融合十分牢固，但因遗有明显平足，也仍然有疼痛症状。

(四) 预后

1. 不合并有骨折的中跗关节损伤，经恰当治疗，预后较好。

2. 虽未合并骨折，但软组织损伤严重，可导致广泛粘连及小关节僵硬，预后并不理想。

3. 合并有骨折及严重软组织损伤者，即使关节得到复位，也可发生创伤性关节炎，广泛的骨质疏松及关节僵硬，预后也不甚佳。

二、足舟骨骨折

舟骨骨折较为少见。根据最大组文献报道，1964年Eichenholtz和Leine报道66例，分为三种类型：皮质撕脱骨折(47%)、结节部骨折(24%)和体部骨折(29%)，有作者认为疲劳骨折应属第四种类型，也应包括其内。

(一) 舟骨结节骨折

足受内翻应力后，由于胫后肌腱和弹簧韧带牵拉，可造成舟骨结节骨折。由于胫后肌腱止点广泛，除止于舟骨结节跖侧外，尚有纤维扩展到3个楔骨，故对舟骨结节起到限制作用，骨折移位多不明显。另外，直接外力作用于局部也可造成骨折。

骨折后应注意识别是单纯舟骨骨折还是广泛中跗关节损伤的一部分，应摄足前后位及侧位和斜位X线片，必要时行CT检查以明确诊断。还应排除先天性副舟骨的可能，其多为双侧对称，且边缘整齐与舟骨有明显分界。

无移位骨折只需制动3~4周即可。如骨折移位大于5mm时，有可能发生不愈合，应切开复位，螺钉内固定(图45-48)。

如果发生骨折不愈合，一般无症状，不需处理。如果不愈合后局部持续疼痛，可切开复位螺钉内固定，石膏固定8周。小块骨片也可切除，固定肌腱至骨折远端。

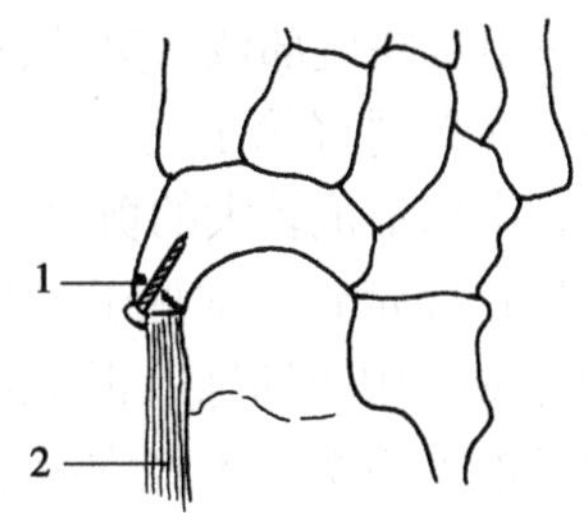

图45-48 舟状骨结节骨折螺钉固定

1. 骨折线；2. 胫后肌腱

(二) 舟骨背侧缘骨折

此类骨折在足舟骨骨折最为常见，多为足跖屈内翻时距舟韧带或关节囊牵拉舟骨背侧缘附着造成撕脱骨折。骨折块多为小薄片，有时可伴有外踝扭伤。还应注意识别这种骨折可能是中跗关节损伤的一部分(图45-49)。

一般短期休息和制动即可，如长期有症状时可手术切除骨片。如果骨块较大，带有部分舟骨关节面应切开复位内固定，以减少中跗关节半脱位的危险。

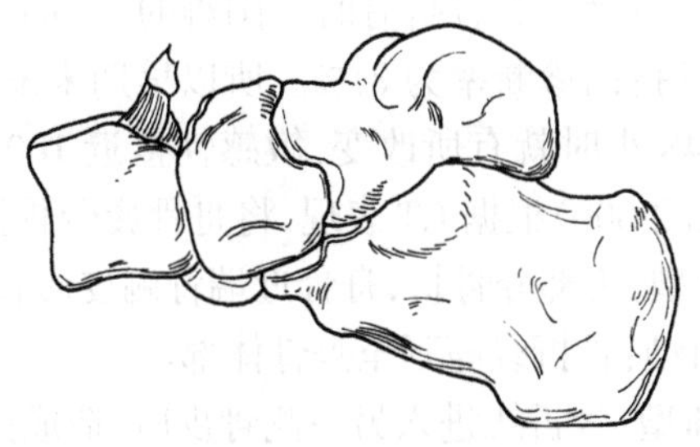

图45-49 舟骨背侧缘骨折

(三) 舟骨体部骨折

舟骨体部骨折不常见，可由直接外力或间接外力引起。如碾轧伤常引起粉碎骨折，而间接应力如跖屈的足从高处坠落后产生的轴向压缩应力，可引起舟骨骨折移位和韧带损伤。Sangeofzan将舟骨体部骨折分为三型(图45-50)：

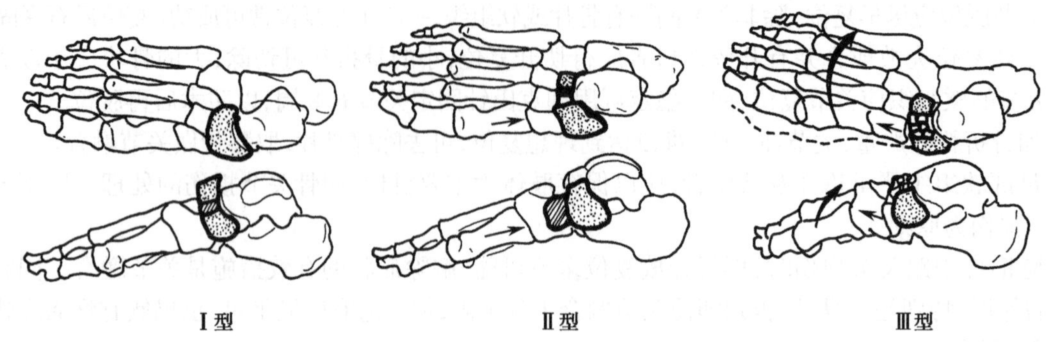

图 45-50 舟骨体骨折 Sangeorzan 分类法

（引自：Hansen ST Jr，Swiontkowski MF. *Orthopaedic trauma protocols*，New York. Raven，1993）

Ⅰ型：舟骨水平骨折，背侧骨折块常小于跖侧骨折块，前足无移位。

Ⅱ型：最常见，骨折线从舟骨背外侧向跖内侧，内侧骨折块较大并向背内侧移位，跖外侧骨折块较小且常粉碎，前足亦向内侧移位，但跟舟关节完整。

Ⅲ型：舟骨中部矢状面粉碎骨折，内侧骨折块较大，跟舟关节破坏，前足向外移位，跟骰关节可半脱位。

无移位骨折小腿固定 6 周，移位骨折应切开复位并尽可能达到解剖复位，这样才能获得较好疗效。手术采用前内侧切口，从内踝前方胫前、胫后肌腱间进入，显露距舟和距楔关节。Ⅰ型骨折较易复位，可用螺钉固定。Ⅱ型骨折由于骨折线斜形不易看到，可用外固定器撑开骨折间隙。粉碎不严重，复位骨折后用螺钉固定。严重粉碎骨折，可先将较大骨块经舟楔关节固定于楔骨。Ⅲ型骨折，手术较困难，由于骨折中间粉碎，难以固定，可将主要骨折块复位并用螺钉或克氏针固定于胫骨或楔骨。骨质缺损处植骨。术后用小腿石膏固定 6~8 周。

Ⅰ型骨折预后较好，Ⅱ、Ⅲ型骨折由于难以达到解剖复位，易发生距舟关节创伤性关节炎和舟骨缺血性坏死。预后常常不好。

（四）舟骨疲劳骨折

疲劳骨折好发于跖骨及胫骨等部位，但在足舟骨也偶有发生。足舟骨疲劳骨折占全身所有疲劳骨折的 14%~35%。由于舟骨的远、近面是关节面，进入舟骨的血运主要由胫后动脉和足背动脉发出的分支，从胫后肌腱附着处和舟骨偏外侧的背、跖侧关节囊附着部进入并由舟骨内、外两端向中央部蔓延，因此，舟骨的中 1/3 为一相对缺血部位。另外，由于第 1 跖骨短缩或内翻和第 2 跖骨过长时，在跑、跳时足抬起可使舟骨受到由第 1 跖骨经第 1 楔骨传达到舟骨内侧应力和第 2 跖骨经中间楔骨传达到舟骨外侧的应力，两种应力在舟骨中部形成较大的剪力。

复位后螺钉固定骨折常见于一些猛力蹬地或改变方向的运动，如田径、足球、篮球等运动。如果运动量的突然增加或在中止训练后再恢复时强度过大都有可能引起舟骨疲劳骨折。此外，骨折的发生也可能和训练器材的改变有关。不经常运动者偶然一次的运动也可导致此种骨折。患者一般多无明确外伤史，疼痛的症状通常缓慢出现中足部，疼痛可放射至足的内侧弓，很易被当作中足部扭伤或胫前肌肌腱炎。仔细检查可在舟骨中部背侧触及压痛点，叩击舟骨或让患者单足跳也可引发疼痛，一般足部无肿胀和淤斑，足的活动也可完全正常。由于足的复杂解剖结构和较难获得一个真正的舟骨正位 X 线片，单纯依靠 X 线片诊断舟骨疲劳骨折有时是困难的。Khan 回顾文献，发现在 X 线片上舟骨不完全骨折的诊断率为 24%，完全骨折的诊断率为 81%。所以早期未发现骨折而又高度怀疑时，应反复再次摄片。核素骨扫描可在损伤后 48 小时就有所改变，敏感性接近 100%，但特异性较低。CT 对诊断舟骨疲劳骨折具有极高的价值。Saxena（2000）根据 CT 表现，将舟骨疲劳骨折分为三型：

Ⅰ型：为部分骨折，舟骨近端背侧皮质骨断裂。

Ⅱ型：骨折线蔓延至舟骨体部。

Ⅲ型：骨折线进入另一侧骨皮质，造成完全骨折。

进一步还可分为缺血性、囊变型和硬化型。MRI 虽可在其发现舟骨的改变，但却不能区别舟骨疲劳骨折和缺血性坏死之间水肿的差别。

舟骨疲劳骨折如果未能及时诊断,有可能使骨折发生移位或不愈合。骨折常位舟骨中 1/3,以矢状面垂直骨折多见,一般无明显移位。不完全的和无移位的骨折,可用小腿非负重石膏固定 6~8 周。Saxena 报道:Ⅰ、Ⅱ、Ⅲ型骨折患者返回运动的时间分别为 3 个月、3~6 个月和 6~8 个月,因此建议,对Ⅱ、Ⅲ型骨折应积极手术治疗。Fitch 认为,由于非手术治疗需要较长时间以及对治疗结果的不可预见性,对于有移位骨折、完全骨折和石膏固定无效的骨折,应手术治疗。无移位骨折和不完全骨折可以经皮肤闭式空心螺钉固定,移位骨折或骨折不愈合需要手术切开植骨,两枚松质骨螺钉固定(图 45-51)。如果骨折线偏外侧时,最好将两枚螺钉水平从外向内固定,以达到最好的骨内抓持。如果已经发生距舟关节炎,就需要关节融合。

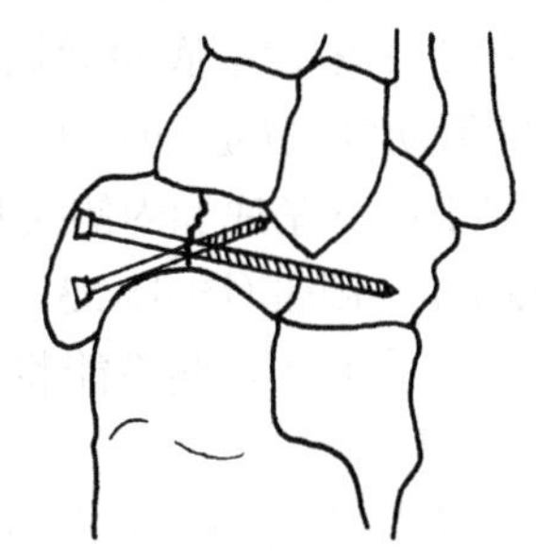

图 45-51 移位的舟状骨骨折复位后螺钉固定

第五节 跖跗关节脱位和骨折脱位

跖跗关节又称为 Lisfranc 关节,该部位的损伤称为 Lisfranc 损伤。Lisfranc 关节是中足一复杂结构,它在步行时完成重力由中足向前足的传导,并在步态各期中支持体重。因此,一旦该部位受到损伤结构破坏就会严重影响步行。早期正确诊断和处理尤为重要,否则易遗留病残。

一、Lisfranc 关节的解剖结构特点

第 2 跖骨基底深入 3 个楔骨形成的马蹄形凹槽之中;跖骨基底及楔骨骰骨形成一拱形结构。

1. 跖跗关节是前中足之间关节,第 1~3 跖骨和相应楔骨形成关节,第 4~5 跖骨和骰骨相关节。组成足的横弓结构。其骨和韧带结构特点使该关节具有相当的稳定性。

2. 为方便分析和指导治疗,可将整个关节结构划分为三柱:内侧柱由第 1 跖骨内侧楔骨组成,中柱由第 2、3 跖骨和中、外楔骨组成,外侧柱由第 4、5 跖骨和骰骨组成。

3. 第 2 跖骨基底深入到 3 个楔骨形成的马蹄形凹槽之中,在跖跗关节的稳定中起重要作用。跖骨基底及楔骨、骰骨形成一拱形结构,也有较好的稳定作用(图 45-52)。

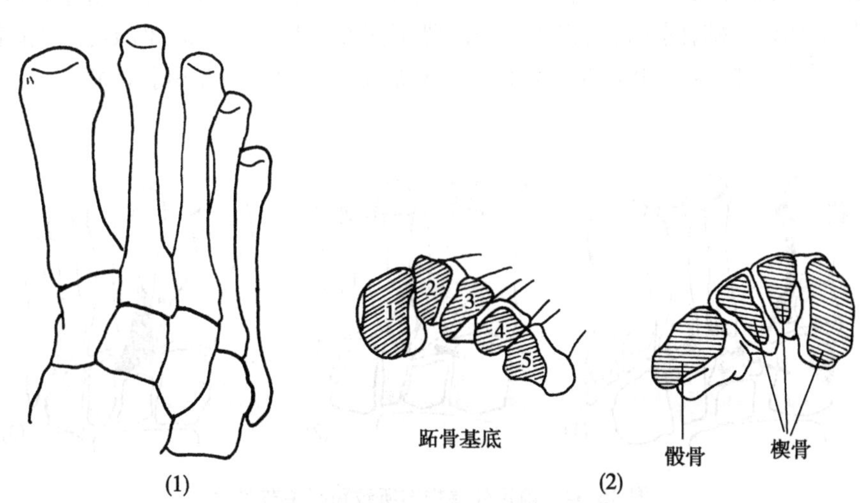

图 45-52 跖趾关节骨性稳定结构

(1)第 2 跖骨基底深入 3 个楔骨形成的马蹄形凹槽之中;(2)跖骨基底及楔骨骰骨形成一拱形结构

4. 软组织稳定(图 45-53) ①跖骨颈部由骨间横韧带将相邻跖骨连接在一起;②跖骨基底除第 1、2 跖骨外亦有骨间横韧带相互连接;③侧副韧带和关节囊;④腓骨长肌腱、胫前肌腱和胫后肌腱提供一动力稳定。

5. 第 1、2 跖骨基底间无韧带相连,使第 1 跖骨具有一定的活动度,也是一应力薄弱部位。

6. 第 2 跖骨基底和内侧楔骨间跖侧有一较强壮韧带,称 Lisfranc 韧带(图 45-53)。在内中柱的稳定中起重要作用。手术从背侧不能将其修复,只能使用内固定使其达到稳定。

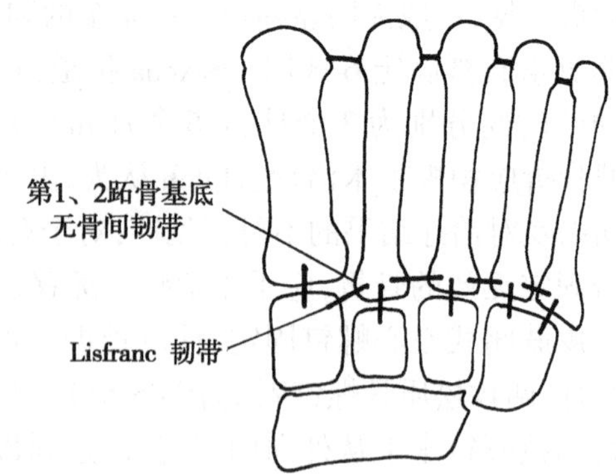

图 45-53 跖趾关节的韧带连接

7. 跖跗关节跖侧有丰富的软组织保护,在结构上较牢固。而背侧仅有关节囊及韧带被覆,在结构上较为薄弱。受到外力易发生背侧损伤或脱位。另外,由于跖跗关节面排列方式在冠状面由前内斜向后外,当发生脱位时,远端均向背外侧移位,除第 1 跖骨外,少有向内侧移位者。

8. 由于损伤后足肿胀或直接损伤足背动、静脉,可发生足血液循环障碍。

二、损 伤 机 制

跖跗关节脱位和骨折脱位的发生机制很复杂,由直接外力致伤者的病史较可靠,损伤机制也较清楚,而由间接外力致伤的了解则较少。在尸体标本上所做的实验虽有助于对损伤机制的了解,但与实际情况并非完全相符。下述的损伤机制是较为通用及合理的。

(一) 直接外力

多为重物坠落砸伤及车轮碾轧所致。由于外力作用方式不同,导致不同的骨折、脱位类型,并常合并开放伤口及严重的软组织捻挫伤,重者甚至可影响前足或足趾的存留。

(二) 间接外力

间接外力致伤者大多有一定形式的骨关节损伤。跖骨骨折及跖跗关节的表现都显示产生这一损伤的两种机制。

1. 前足外展损伤 当后足固定,前足受强力外展应力时,其作用点位于第 2 跖骨基底内侧(图 45-54)。外展应力如不能引起第 2 跖骨基底或骨干骨折,则整个跖跗关节仍可保持完整。在外展应力持续作用并增大时,即可导致第 2 跖骨基底骨折,随之即发生第 2~5 跖骨的外侧脱位(图 45-54)。因此,第 2 跖骨骨折是外展损伤的病理基础,同时还可发生其他跖骨不同部位及类型骨折,但多数是跖骨颈或基底部斜形骨折(图 45-54)。在尸体标本上,将后足固定而强力外展能产生这种典型骨折的损伤。

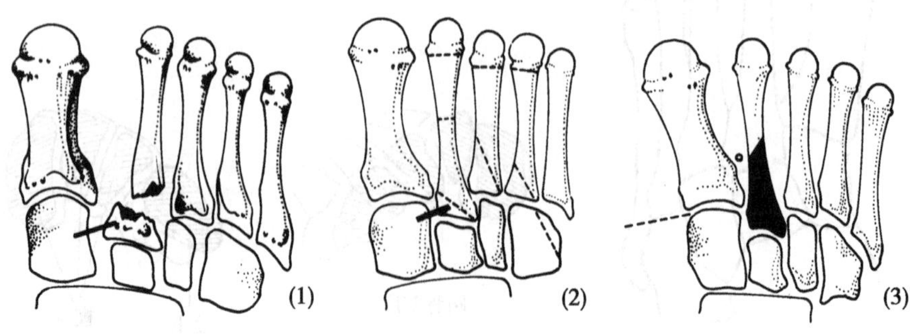

图 45-54 前足外展损伤所致跖跗关节脱位

2. 足跖屈损伤 当踝关节及前足强力跖屈时,例如芭蕾舞演员用足尖站立的姿势。此时胫骨、跗骨及跖骨处在一条直线上。因中足及后足有强有力韧带及肌腱保护,而跖跗关节的背侧在结构上是薄弱区,其骨性的稳定作用主要是由第2跖骨来提供,此时如沿纵轴施以压缩外力,就可导致跖跗关节脱位(图45-55)。从高处坠落时,如足尖先着地就可产生典型的跖屈损伤,其他如交通事故、驾车人急刹车时,足也可受到沿足纵轴挤压应力而致伤。

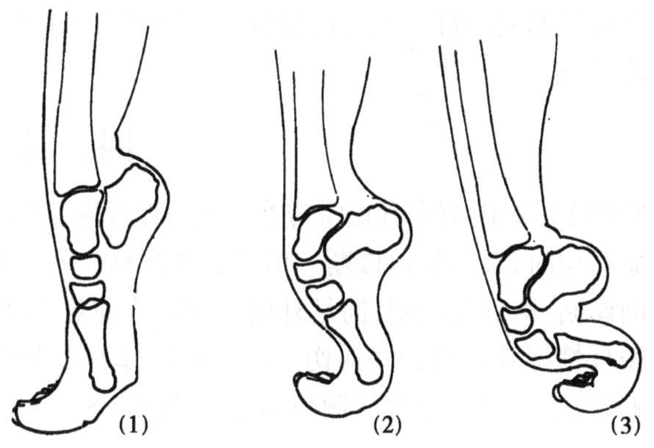

图45-55 足踝极度跖屈所致跖跗关节脱位

三、分 类

现临床较常使用的分类方法是由 QuenuKuss 首先提出,后由 Hardcastle 以及 Myerson 改良的方法。此分类方法较好地包括了常见的损伤类型,对治疗的选择有一定的指导意义,但未考虑软组织损伤。另外,对判断预后意义不大。

根据跖跗关节损伤后的X线表现,将其分为三型(图45-56):

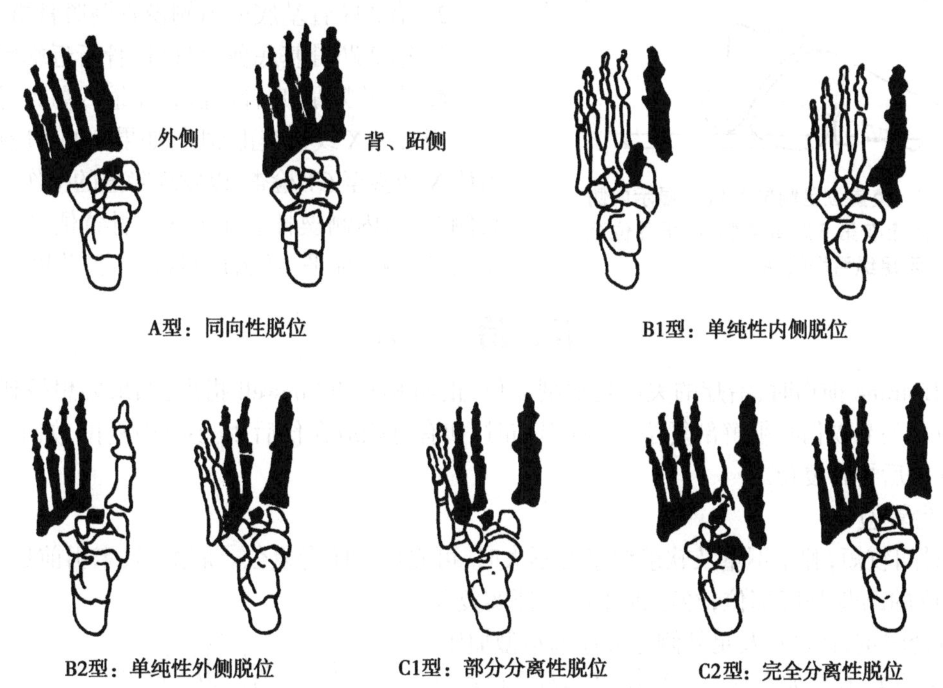

图45-56 LisfraHc 损伤分类

(引自 Myerson MS, Fisher RT. Kenzora JE. Foot Ankle, 1986, 6:228)

A 型同向型脱位:即所有5个跖骨同时向一个方向脱位,通常向背外侧脱位。常伴有第2跖骨基底或骰骨骨折。

B 型单纯型脱位:仅有1个或几个跖骨脱位,常为前足旋转应力引起。可再分为两亚型:B1型:单纯第1跖骨脱位;B2型:外侧数个跖骨脱位,并常向背外侧脱位。

C 型分离型脱位:第1跖骨与其他4个跖骨向相反方向移位。外力沿足纵轴传导,但作用点常在1~2趾之间,造成第1跖骨向内移,其余跖骨向背外侧移位。第1跖骨脱位部位可在第1跖楔关节,或者第1

楔骨及舟骨的内侧部一同向内移位。根据波及外侧跖骨多少,可再分为 C1 型:只波及部分跖骨;C2 型:波及全部跖骨。

四、诊 断

X线片显示内侧楔骨正常应在第5跖骨背侧,如果移位至跖侧,表示足纵弓塌陷、扁平Lisfranc损伤后,有明显移位时,较易作出诊断。但当无明显移位时或脱位后自行复位者,有时易漏诊。此时可做应力试验以帮助诊断,即后足固定,前足外展、旋前,或前足跖屈,背伸,可引起中足部疼痛加重。还应注意检查足趾血液循环情况及其他合并损伤。由于中足部有多个骨块,X 线上相互重叠,另外,一些医师对足部 X 线表现不熟悉,给正确诊断骨折脱位带来了困难。Stein 在分析了 100 例正常人正、侧和 30°斜位 X 线表现后,发现:

1. 在正位 X 线片上,可见第 2 跖骨内缘和中间楔骨内缘连续成一条直线,第 1、2 跖骨基底间隙和内、中楔骨间隙相等。

2. 在 30°斜位上,可见第 4 跖骨内缘和骰骨内缘连续成一条直线。第 3 跖骨内缘和外侧楔骨内缘成一条直线。2、3 跖骨基底间隙和内、中楔骨间隙相等。

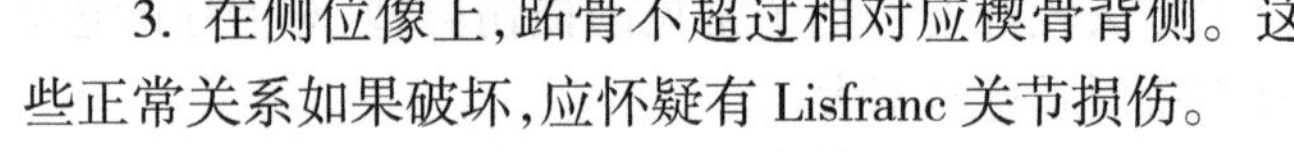

3. 在侧位像上,跖骨不超过相对应楔骨背侧。这些正常关系如果破坏,应怀疑有 Lisfranc 关节损伤。

出现下列表现时,有一定诊断意义:

1. 第 1、2 跖骨基底间隙或 2、3 跖骨基底间隙增宽。
2. 第 2 跖骨基底或内侧楔骨撕脱骨折。
3. 第 2 跖骨基底剪力骨折,骨折近端留于原位。
4. 内侧楔骨、舟骨和骰骨压缩或剪力骨折。

当常规 X 线检查正常时,如果需要还应摄负重位、应力位 X 线甚至 CT 检查,以发现隐匿的损伤。如在负重位足侧位上,内侧楔骨应在第 5 跖骨背侧;如果相反,表明足纵弓塌陷、扁平,可能有 Lisfranc 关节损伤(图 45-57)。

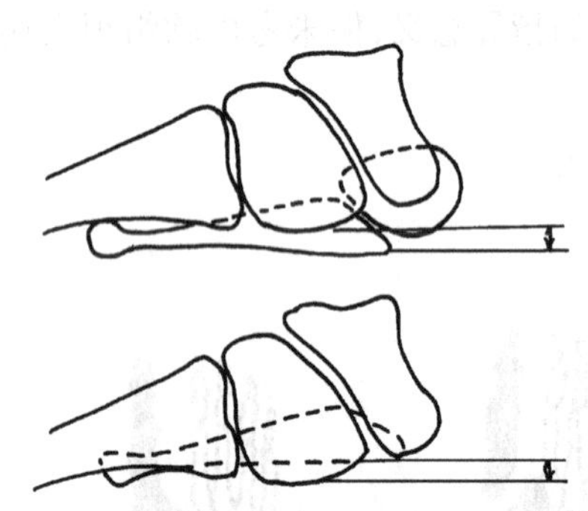

图 45-57 负重位足侧位 X 线片显示内侧楔骨正常应在第 5 跖骨背侧,如果移位至跖侧,表示足纵弓塌陷、扁平

五、治 疗

在治疗 Lisfranc 损伤时,治疗的关键是解剖复位,正如 Key 和 Conwell 指出:如果要想得到功能好而又无痛的足,则骨关节损伤必须解剖复位。新鲜损伤时,如有可能应在伤后 24 小时内复位,如果足肿胀严重,可等待 7~10 日后再行复位。

(一) 闭合复位

如伤后时间较短,肿胀不重及软组织张力不大时,可先试行闭合复位。麻醉后,牵引前足,并向前内及跖侧推压脱位的跖骨基底部位,经透视或摄片证实复位后,用小腿石膏固定,在足背及足外侧缘应仔细塑型加压。1 周后需更换石膏,其后如有松动应再次更换石膏以维持复位的稳定。石膏可在 8~10 周后去除。但很多医师反对用石膏固定,认为石膏不易维持复位的稳定,导致再移位,影响治疗效果。主张达到解剖复位后,先用克氏针经皮交叉固定(图 45-58),或空心螺钉经皮固定,再用石膏固定。6~8 周后可拔出克氏针。如果复位后不稳定则松手后即刻脱位,更应该用克氏针固定或空心螺钉固定。

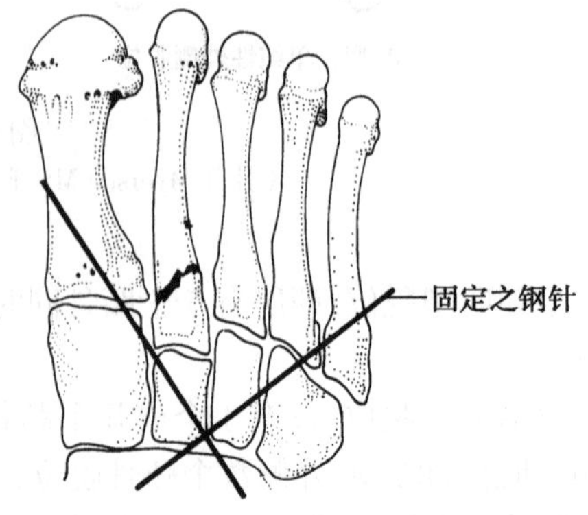

图 45-58 跖跗关节脱位,闭合复位后经皮穿入钢针固定

(二) 开放复位

当手法复位失败,就应切开复位。Myerson 提出无论何种复位,至少应达到第 1、2 跖骨基底间隙和内、中楔骨

间隙应在 2mm 以内，跖跗骨轴线不应超过 15°，跖骨在跖及背侧无移位。但对功能要求高者，应尽可能达到解剖复位。

对内固定的选择，有不同意见，克氏针固定较方便，对关节软骨损伤小，但维持复位能力不如螺钉。如保留针尾在皮肤外，因固定时间较长，针易滑动且易感染。螺钉控制复位能力强，但对技术要求较高，也有人担心螺钉会对关节面软骨造成一定损伤。使用拉力螺钉还是非拉力螺钉固定，空心螺钉还是实心螺钉，不同医师也有不同选择。一般认为：1、2、3 跖跗关节可用螺钉固定，4、5 跖跗关节因活动性较大，用克氏针固定。部分学者推荐采用微型钢板固定，认为可以减少螺钉对关节面软骨的损伤。

具体手术方法如下：做足背第 1、2 跖骨基底间纵向切口，注意保护神经血管束，显露第 1、2 跖楔关节及内、中楔骨间隙，检查有无关节不稳定，清除血肿及骨软骨碎块，如果需要，可在第 4、5 跖骨基底背侧另做一纵向切口。复位脱位的第 1 跖楔关节及内侧楔骨和第 2 跖骨基底，并暂时用复位钳固定，透视位置满意后，根据骨折、脱位情况，用 3.5mm 皮质骨螺钉分别固定各关节。一般第 2 跖骨复位后，外侧其他跖骨也随之复位，第 4、5 跖骨基底一般用克氏针固定(图 45-59)。石膏固定 8~12 周。如果固定稳定，术后 2 周可开始功能锻炼，4~6 周部分负重，6 周后完全负重。术后 6~8 周可拔去克氏针，术后 3~4 个月可取出螺钉。

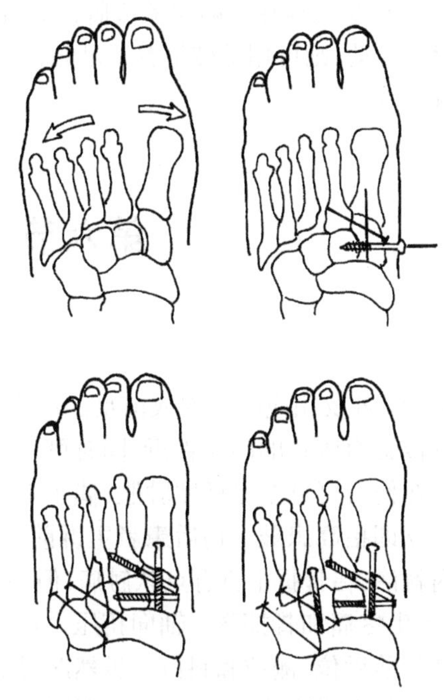

图 45-59 Lisfranc 损伤固定方法

(三) 软组织损伤

在足部压砸或碾轧伤时，软组织损伤多很严重，且多合并有开放伤口，也有足骨筋膜间隔综合征可能，严重者可影响到足是否能存留。如无开放伤口，捻搓的皮肤常发生坏死，在这种情况下应以处理软组织损伤为主，如减张切开或游离植皮，在确实可能保存肢体的情况下，可同时处理跖跗关节的损伤，如复位及钢针固定。

(四) 陈旧损伤的处理

晚至 6 周的陈旧损伤，如条件许可，仍可切开复位、内固定，取得较好疗效。但更晚的损伤多遗留明显的外翻平足畸形，足内侧有明显的骨性突起，前足僵硬并伴有疼痛。由于足底软组织挛缩及骨关节本身的改变，再行复位已不可能。为减轻疼痛及足内侧骨性突起的压迫及摩擦，可考虑采取以下措施。

1. 跖跗关节融合术　陈旧损伤时，如跖跗关节仍处在脱位状态下，在行走过程中就可引起跖跗关节疼痛。行跖跗关节融合术是消除疼痛的重要措施，可在足背内外侧分别做两个纵切口，充分显露跖跗关节，清除其间的瘢痕组织及切除关节软骨，对合相应的骨结构，即第 1、2、3 跖骨与相应楔骨对合，第 4、5 跖骨与骰骨对合，用克氏针或螺钉固定，术后用石膏制动 3 个月。

跖跗关节融合后，足弓的生理性改变受到极大限制，在行走过程中就失去了足所发挥的弹性跳板作用，这是在融合术后仍有可能有疼痛的原因之一。此外，由于技术操作方面的原因，跖跗关节的融合可能由于融合范围不够，使其他未融合关节仍处于脱位及纤维粘连状态，这也是术后仍有疼痛的原因。

2. 足内侧骨性突起切除术　在全部 5 个跖骨向外侧脱位后，足弓则变平，内侧楔骨突出于足内侧缘及跖侧，致使在穿鞋时引起局部压迫及疼痛，将第 1 楔骨内侧突出部及舟骨内侧半切除，可部分解除局部压迫症状(图 45-60)，但不能解除全足症状，严重者仍需行跖跗关节融合术。

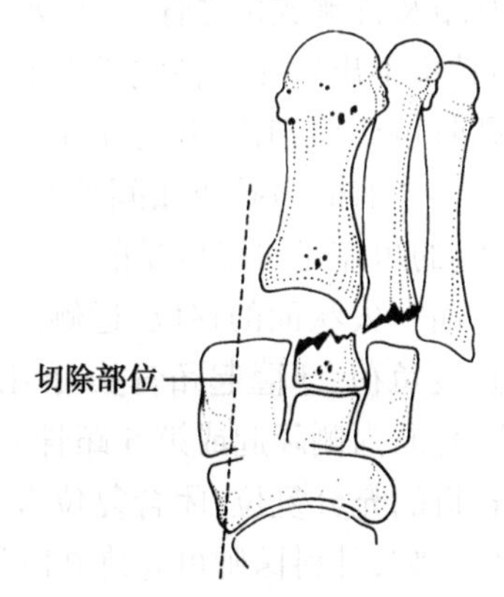

图 45-60 陈旧性跖跗关节脱位切除部分突出的第 1 楔骨及舟状骨

3. 足弓垫的应用 跖跗关节脱位后可引起外翻平足畸形,脱位后的跖骨基底如果在矢状面上还存在跖及背侧活动,则可用足弓垫置于足底,恢复正常足弓高度,以减轻足的疼痛症状。如仍有症状,可行跖跗关节融合术。

第六节 跖、趾骨骨折及脱位

一、跖骨骨折

5个跖骨及相应趾骨构成前足。造成跖骨骨折的主要原因为直接外力,如重物的压砸及车轮的碾压等。直接暴力所致的跖骨骨折,同时可产生明显的软组织损伤,由于足背皮肤相对脆弱,易造成切割伤和挫伤。在伤后可见全足极度肿胀,偶尔由于软组织伤可引起皮肤坏死或腐烂。伤后需密切观察足的循环状态和立即抬高患肢。伤后患者主诉前足背疼痛,并在负重时加重。前足背肿胀并有淤斑。当患者在数小时内就诊,在骨折上方有点状触痛,但一旦发生肿胀就难以定位触痛。将受伤跖骨干的跖骨头向跖侧按压,可产生疼痛和骨擦音。轴向挤压也可引起骨折部位疼痛。并需密切观察足趾的循环和感觉。摄片需照标准的前后位、侧位和斜位。虽然跖骨的互相重叠可难以解释,由于骨折的移位大多发生在矢状面,只有在侧位片得到明确。明显的向跖侧和背侧的骨折移位需复位,摄侧位片有更重要意义。细致阅读整个足部X线片极为重要,以免漏诊其他部位骨折,尤其在压砸性损伤,可发生多发骨折或合并有近侧关节脱位。第1跖骨具有重要的负重功能,比其他跖骨大而强,损伤较少见。扭转应力也可造成骨折,如前足固定,后足的转动就可在跖骨部形成扭矩而引起骨折,常见位于内侧3个跖骨的螺旋形骨折。在芭蕾舞演员最常见的骨折是第5跖骨远侧干部螺旋骨折,此骨折是由于作用于足部的内翻暴力所致。撕脱骨折常见于第5跖骨基底。疲劳骨折常见于第2和第3跖骨颈和第5跖骨干的近侧部分。

(一)跖骨干骨折

较为多见,可为单发也可多发。由直接外力致伤者多呈横断及粉碎形状,由扭转及其他传导外力致伤者可造成斜形或螺旋形骨折。因屈肌及骨间肌的牵拉作用,骨折多向背侧成角。与骨折同时存在的软组织损伤应特别注意,常有在骨折复位后而发生皮肤坏死者,故在伤后需密切观察。对骨折的处理应视不同情况而定。第1跖骨具有重要的负重功能,比其他跖骨大而强,治疗应采取更为积极的态度恢复解剖排列和负重功能。

1. 石膏制动 无移动的跖骨干螺旋形或斜形骨折及粉碎骨折,只用小腿前后石膏托制动即可,待骨折愈合后再充分负重。

2. 闭合复位 有移位的跖骨骨折行闭合复位是相当困难的,特别是仅有第2~4跖骨骨折时。即使是所有跖骨均骨折,因为其相互间的限制作用,在行闭合复位时也还是相当困难。虽然如此,对横形骨折而有明显移位者,以及有明显跖背侧成角之骨折,仍应首先试行闭合复位。麻醉后,经牵引及分骨就可能复位。至于有跖及背侧成角之骨折,只要适当地对位,单纯用挤压手法即可纠正成角畸形。如果残留背侧成角,可使跖骨头下出现顽固性痛性胼胝,而跖侧成角则可使邻趾出现相同胼胝。向内或向外及成角移位,由于2~4跖骨位于肌肉内,并有第1和第5跖骨保护,不引起长期后遗症状,因而治疗可类同于无移位的骨折。侧方移位有时可挤压跖间神经造成神经瘤。因此,应尽量纠正骨折移位。但在斜形骨折及螺旋形骨折,有一定的短缩是可以接受的。复位后用小腿石膏固定,但应密切注意足趾血液循环变化及局部皮肤受压情况。而在矢状面的移位,远侧跖骨骨折块在明显的跖侧移位情况下愈合,跖骨头可明显突出,在负重时造成过度负荷,于隆起跖骨头可引起疼痛;反之,明显的背侧骨性隆起,穿鞋的磨损,可引起疼痛性鸡眼。第1跖骨向内侧隆起或第5跖骨向外隆起,同样可由于穿鞋的刺激引起疼痛。这些畸形应避免发生,必须做好骨折的充分复位。闭合复位常可成功,但常由于牵引松弛而发生再移位,应考虑做经皮穿针固定。如闭合复位失败,外科医师可允许在畸形位愈合,晚期考虑截骨矫形或去除突出的骨块。但最好还是在新鲜骨折时切开复位及经皮穿针固定,除非其他因素可发生更大并发症的危险。

3. 开放复位 经闭合复位不成功或有开放伤口者,是行开放复位内固定的适应证。切开复位内固定,特别在有移位的第1和第5跖骨骨折，第1跖骨骨折虽然并不常见，但由于它在负重功能上的重要性，畸形愈合会比其他跖骨造成更多的后患。切开复位牢固内固定的优点是可开始早期邻近关节的活动。在严重压砸伤造成软组织损伤不能行切开复位内固定时，可采用骨牵引维持跖骨骨折的对线，曾报道有较好疗效。所有跖骨骨折，应避免长期石膏和针的固定，固定针一般在3~4周，临床上及X线片上表现有愈合征象时拔除。在石膏保护下尽可能早负重，以减少失用性骨质疏松和小腿及足部的肌肉萎缩。在固定期间应鼓励患者做足趾的主动活动。在去石膏后逐渐负重，同时做全足的主动活动练习。

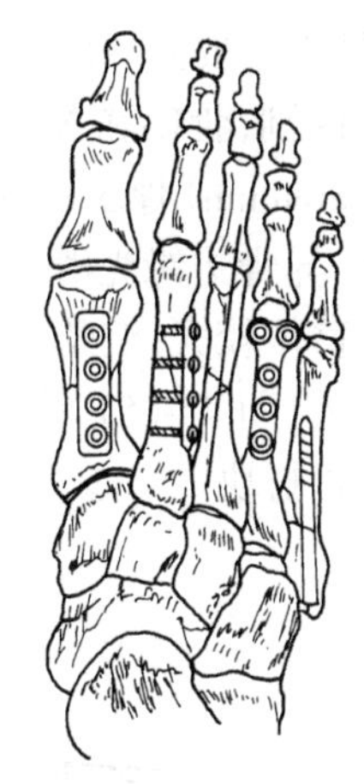

图45-61 跖骨骨折切开复位不同类型和部位骨折的内固定方法

切开复位，采用足背纵切口复位后用细钢针做髓内固定。相邻跖骨骨折可在跖骨间做一纵切口同时固定两骨折。但此种方法不宜固定时间太长，否则会影响跖趾关节的活动。移位的第1跖骨干骨折最好用交叉钢针固定，但有时会遇到很大困难，因骨干骨皮质难于在斜行方向钻入。目前有为固定跖骨及掌骨而设计的小钢板及螺丝钉，适用于横断及斜形或螺旋形骨折，术后足部各关节功能恢复很快，是较理想的内固定器材（图45-61）。克氏针固定后，仍需要用石膏固定4~6周。如果使用钢板固定，患者可穿硬底鞋行走。

（二）跖骨颈骨折

跖骨颈骨折是较为常见的骨折，多为直接外力或传导外力致伤。骨折后，因骨间肌的牵拉，跖骨头多向跖侧移位而形成背侧成角。复位不良会导致足跖侧压力异常而引起疼痛。闭合复位很少能达到解剖复位，开放复位后应该用钢针做内固定，也可采用微型髁钢板螺钉固定。跖骨颈粉碎骨折复位固定时需注意跖骨头高度，以防术后跖骨痛。

（三）跖骨头骨折

偶尔可见有跖骨头骨折，远侧骨折块属关节内且无关节囊附着。此骨折通常是直接暴力损伤，经常合并有内侧邻近跖骨近端骨折。一般移位不大，经常向跖外侧成角。可通过轻柔的手法和牵引做到稳定的复位，然后用石膏托维持位置。未见有跖骨头发生无菌性坏死。

（四）第5跖骨基底骨折

第5跖骨基底由于其具有粗隆部而与其他跖骨不同。粗隆部向跖侧和外侧突出。在粗隆部的末端有一小的突向后侧的茎突。第5跖骨基底与骰骨和第4跖骨基底外侧分别形成关节。腓骨短肌腱止于粗隆的背外侧，第5跖骨肌腱止于粗隆以远基底部的背侧，跖腱膜的外侧束茎突的跖侧面（图45-62）。第5跖骨基底骨折是足部一种常见骨折。Dameron和Quill把第5跖骨基底部分为三个区域（图45-63）。

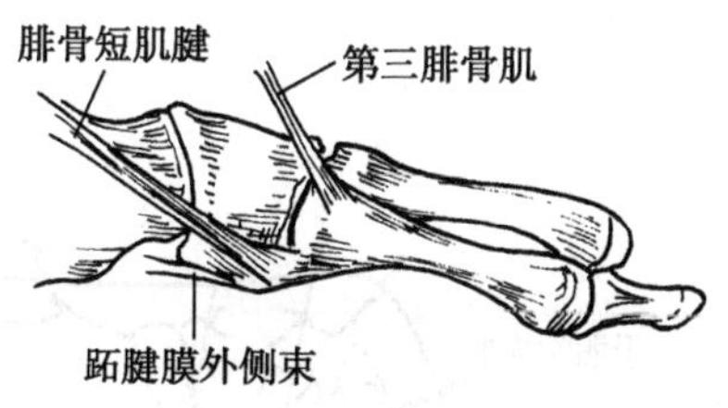

图45-62 第5跖骨基底部肌腱附着

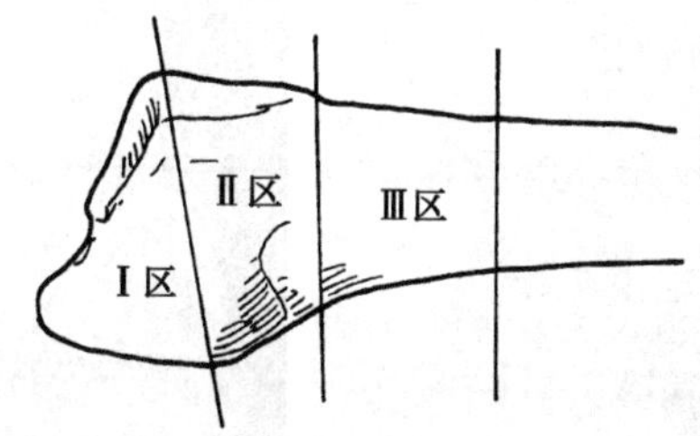

图45-63 第5跖骨基底分区

Ⅰ区：为第5跖骨基底粗隆部骨折，常为撕脱骨折。

Ⅱ区：为第5跖骨基底干骺端骨折，骨折常为横形，又被称为Jones骨折。该区骨折可累及4、5跖间关节面。

Ⅲ区：为干骺端以远 15mm 近端骨干的骨折，常为疲劳骨折。

Ⅰ区骨折又称粗隆撕脱骨折，是第 5 跖骨基底部最常见骨折。骨折常发生于后足跖屈内翻时，腓骨短肌肌腱牵拉将基底部粗隆撕脱。但 Richli 通过尸体研究发现，腓骨短肌肌腱绝大部分附着在粗隆以远部分，此部分骨折主要是由跖腱膜的外侧束牵拉所致。骨折后局部疼痛、肿胀，摄片后可确诊。但在儿童应注意与骨骺区别，骨骺在 X 线上表现为一与骨干平行的透亮线，且边缘光滑。在成人要与腓骨肌籽骨和维扎里（Vesalianum）骨区别（图 45-64），腓骨肌籽骨位腓骨长肌肌腱之中，而维扎里骨位腓骨短肌肌腱附着部，这些变异骨边缘光滑，后者出现率较低。此区骨折如无移位，可用弹力绷带包扎，休息 2~3 周即可。如果骨折块移位较大，波及跖骰关节面且移位大于 2mm 时，应手法复位经皮肤穿针固定，或切开复位克氏针或螺钉固定（图 45-65）。如果骨折发生不愈合，一般多无症状，无需特殊治疗。如果局部长期疼痛，可手术切除小的骨折块。

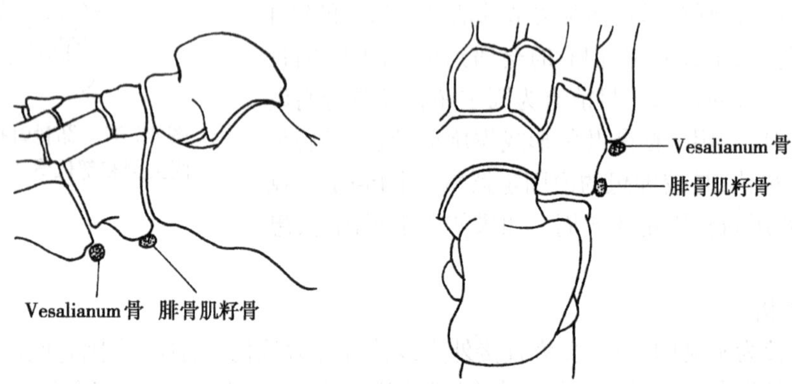

图 45-64 维扎里骨和腓骨肌籽骨

Ⅱ区骨折又称为 Jones 骨折，由 1902 年 Jones 最先报道而得名。此类骨折由于涉及第 4、5 跖骨基底间关节面，成为关节内骨折。骨折常由踝跖屈前足内收应力引起，少部分也可由直接暴力引起。由于基底部血供主要来自关节囊进入的干骺端血管和自跖骨干内侧中部进入的滋养血管（图 45-66），此区是一相对缺血部位，骨折后愈合较慢。急性无移位骨折可用非负重小腿石膏固定 6~8 周。文献报道，在经过 6~8 周固定后仍有 7%~28% 的患者会发生不愈合。进一步处理可以继续使用石膏或足踝支具延长固定

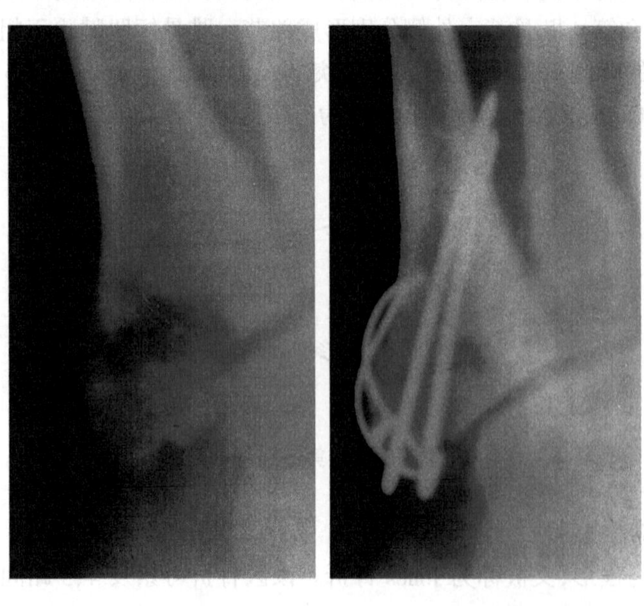

图 45-65 第 5 跖骨基底粗隆撕脱骨折，克氏针钢丝张力带固定

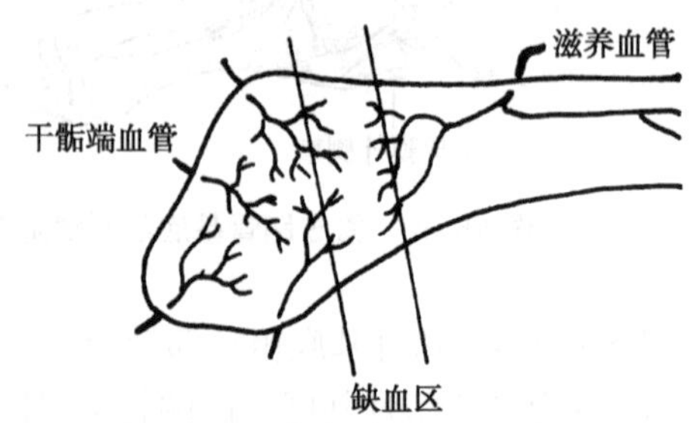

图 45-66 第 5 跖骨基底血供

时间。有长达21周外固定最后愈合的报道。也有人认为对于延迟愈合或高水平运动员的新鲜骨折应手术内固定,缩短治疗时间。骨折不愈合应植骨、内固定。移位骨折应切开复位,克氏针、髓内螺钉(图45-67)或钢板固定。

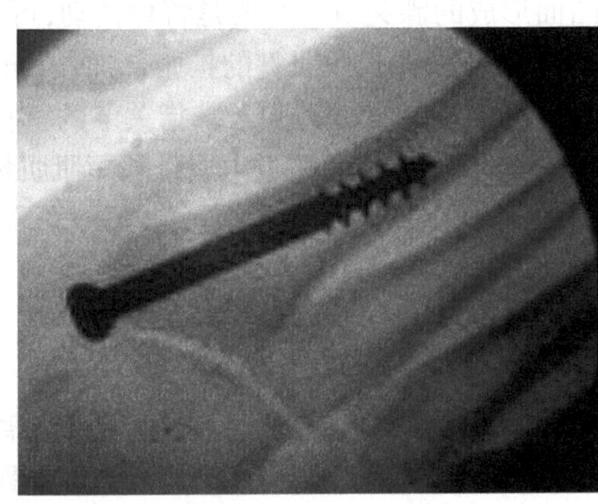
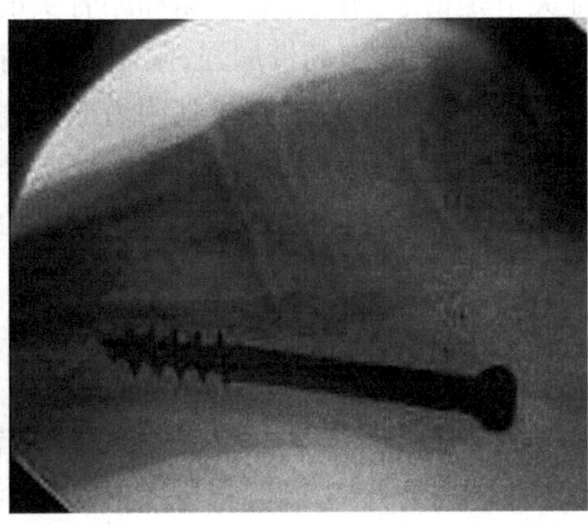

图45-67 切开复位螺钉内固定

Ⅲ区骨折多为骨干的疲劳骨折。足受到反复应力作用而引起。Torg按就诊时骨折情况分为三型:

Ⅰ型:新鲜的疲劳骨折,有骨膜反应。无移位骨折用小腿石膏固定8周。

Ⅱ型:骨折迟缓愈合。骨折线增宽,髓腔硬化,此时应延长固定时间到3个月或切开植骨、内固定。

Ⅲ型:骨折不愈合,髓腔已闭合。需切开植骨、内固定。植骨可采用嵌入植骨方式。使用4.5或6.5mm直径部分螺纹空心钉做髓内固定,可使手术操作更为方便。但螺钉断裂是手术后较常见的并发症。骨折植骨、内固定后多在6~8周愈合。

(五)跖骨干疲劳骨折

骨骼的正常生理代谢是破骨和成骨活动基本上处于平衡状态。如果对它施加的应力强度增加及持续更长的时间时,骨骼本身就会根据沃尔夫(Wolff)法重新改造塑形,以适应增加了的负荷。

当破骨活动超出骨正常生理代谢的速度后,而成骨活动又不能及时加以修复时,就可在局部发生微细的骨折,其继续发展就可造成临床所见的疲劳骨折。此外,单纯从力学角度看,疲劳骨折就是骨本身耐受不了增加的应力,导致其内部结构破坏的结果。人体好发疲劳骨折的部位均在下肢,以跖骨、胫骨及股骨颈为多见,但跖骨占了大多数。其中又以第2、3跖骨最多。

第2、3跖骨易发生疲劳骨折可能与其相对于其他跖骨较长且较固定有关。在足的推进动作中,两个跖骨要承受较大的应力。在一些人,足的结构和骨强度改变时也会发生跖骨的疲劳骨折。如由于挛缩或骨赘造成的踝关节背伸受限和跟腱痉挛、挛缩,可以引起前足应力的增加。高弓足、扁平足、蹋趾外翻、爪形趾等足部病变,都可使跖骨承受的应力增加。在一些服用避孕药或使用激素替代治疗的妇女,骨的强度会有所改变。

跖骨的疲劳骨折不仅发生在剧烈运动及长途行走后,也可发生于日常的各种活动中。有些患者甚至不能追问出有任何活动量增加的病史,各种年龄都会发生。骨折后前足部疼痛常常是首要症状,不能正常行走。足背可有肿胀,少数人可有淤斑,在跖骨干可有明显压痛。应注意和跖间神经瘤及其他跖痛症区别。在骨折最初2周时虽有症状,但X线片可能无特殊发现,不能早期作出诊断。核素扫描和MIR可早期帮助确诊,但常常无此必要。3周后再次摄片常常可发现骨折缝隙及骨膜反应和骨痂。如果早期怀疑有这种骨折的可能,而X线片尚未证实时,应首先按骨折处理,穿前足免负重鞋或用石膏固定,待证实为骨折后应继续制动或固定直到骨愈合。一般骨折愈合需要6~8周时间,骨折不愈合时,如有症状,切除硬化骨质,打通髓腔,植骨并用钢板固定。

二、跖趾关节脱位

跖趾关节脱位不常见,但跖趾关节的各种不同程度的损伤并不少见。损伤机制最多见的是过伸损伤,其他少见的是过屈损伤和外翻损伤。这些损伤多发生于各种体育运动中。在处理这些损伤时,首先要确定是哪些结构损伤,才能有的放矢地治疗。

(一) 跖趾关节损伤

第1跖趾关节是由近侧趾骨的凹面和跖骨头的凸面形成的髁关节。主要是背伸活动,可达75°,跖屈35°。关节囊两侧由强的侧副韧带加强,限制内外翻活动;背侧由伸长肌肌腱的扩张部加强;跖侧关节囊增厚,近侧牢固附着于近侧趾骨,远侧松弛附着于跖骨颈。纤维板是十分类同于掌指关节的掌板(有称之为跖侧关节囊韧带,跖板和掌板)与外侧跖横韧带混合。在它的跖侧面,此跖板由屈趾长短肌肌腱加强,屈长肌肌腱位于趾的中央,内侧有屈趾短肌与外侧短肌的联合腱。在跖趾关节水平近侧,每一个联合腱内含有籽骨。

跖趾关节损伤分类:

1. 急性损伤

(1) 软组织损伤:①关节囊韧带撕裂;②跖趾关节脱位;③软骨挫伤;④软骨剥脱或形成游离体。

(2) 软组织和骨的损伤:①撕脱骨折;②关节内骨折;③籽骨骨折;④二分籽骨分离;⑤跖趾关节骨折、脱位。

2. 亚急性和慢性损伤

(1) 趾僵硬:①软骨性;②骨性。

(2) 趾外翻:当较大的纵向应力作用于过伸位置的跖趾关节时,可使跖趾关节跖侧关节囊撕裂,严重者还可导致近节趾骨向背侧脱位。由于趾跖趾关节的过伸损伤常常发生于在草地上运动的一些运动员,这种损伤又被称为草地趾(turf toe)。它包括不同程度的关节囊损伤和足底韧带损伤。根据不同的损伤程度,草地趾可分为三级:

1级:跖侧关节囊韧带的挨伤。

2级:跖侧关节囊韧带的部分撕裂。

3级:跖侧关节囊的完全撕裂。

跖趾关节背侧脱位时,足底韧带从跖骨颈部撕脱,并随跖侧籽骨移位到跖骨颈背侧,跖骨头穿出跖侧关节囊,足底韧带和籽骨卡于关节之中。Jahss 提出籽骨结构在趾背侧脱位时有不同改变,从而把跖趾关节背侧脱位分为三种类型(图45-68)。

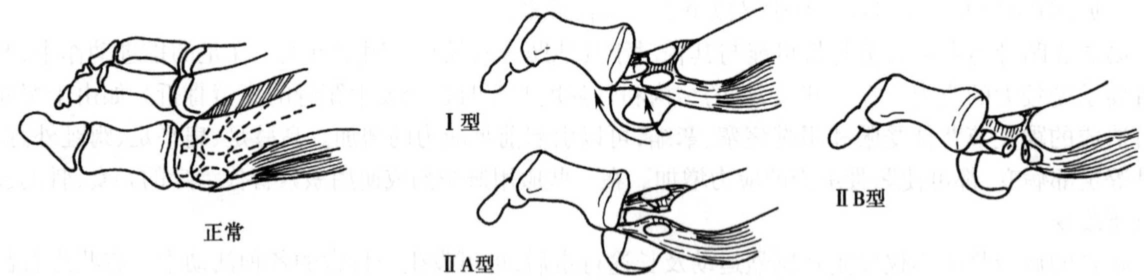

图45-68 跖趾关节背侧脱位 Jahss 分型

(引自 Jahss MH. Disorders of the Foot and Ankle, Philadelphia, WB Saunders, 1991)

Ⅰ型:籽骨间韧带移位于跖骨颈背侧卡住跖骨头,但仍保持完整。跖骨头内侧有展肌腱,而外侧有收肌腱,如果纵向牵引,则拉紧这些结构,使手法复位失败。

Ⅱ型:根据有无籽骨间韧带断裂和籽骨骨折分为两个亚型。

ⅡA型:籽骨间韧带断裂,内、外籽骨移位较大,籽骨无骨折。

ⅡB型:无籽骨间韧带断裂,但一侧籽骨(通常是内侧)横断骨折,骨折近端保持原位,而远端进入关节。

1991年 Copeland 描述了ⅡC型表现:结合了前两型的病理改变,既有籽骨间韧带断裂,又有一侧籽骨骨折。背侧脱位时,跖趾关节的畸形和肿胀都较明显,压痛的部位和严重程度有助于判断是哪些结构损伤。

检查跖趾关节的稳定性时，可内翻和外翻跖趾关节，跖背侧的稳定性可通过检查者两手分别握住近节趾骨基底和跖骨做背侧和跖侧的相对移动(Lachman 试验)来判断。两侧对比跖趾关节活动度，抗阻力伸屈跖趾关节可判断伸趾和屈趾肌腱状况和关节在应力下的完整性。

常规足的正、侧位及斜位 X 线片可显示脱位的方向，有无撕脱骨折，籽骨有无骨折及分离。需要时可在应力下摄 X 线平片，判断关节的稳定性。

对于稳定的跖趾关节软组织损伤，可以早期康复活动。消肿镇痛，给予关节适当保护。逐渐练习关节活动和负重行走。不稳定的软组织损伤需要石膏夹板或支具的固定。跖趾 2 级损伤可能需要固定 2~3 周，3 级损伤可能需要固定 3~6 周。然后开始功能锻炼。

跖趾关节背侧脱位可先在局麻下试用手法复位。先过伸趾，随后纵向牵引，再将近节趾骨压向跖侧即可复位。如果复位稳定，可穿硬底鞋行走，或在背侧用一压舌板或轻便金属板制动以防再脱位，3~4 周后去除制动，逐渐恢复正常行走。如果复位后关节不稳定，可用一克氏针固定关节，3~4 周后去除克氏针。如果手法复位失败或关节内有碎骨块，应切开复位，从背侧进入关节，解除足底韧带卡压；如仍不能复位，就要切断展肌肌腱和跖间横韧带，使足底韧带回复到关节跖侧，再复位关节。

(二) 其他跖趾关节损伤

其他趾的跖趾关节脱位较第一趾少见，以背侧脱位为主，也可见到跖侧脱位和侧方脱位。背侧脱位复位手法同趾，一般易成功，但有时足底韧带的背侧移位也可阻碍复位。跖侧脱位时，伸趾长、短肌肌腱可嵌压于关节间影响复位。手法复位失败时，需切开复位。

新鲜脱位经及时复位，功能均可恢复正常。陈旧损伤未复位者可导致爪形趾畸形、创伤性关节炎、跖骨痛和由于突出的跖骨头引起痛性胼胝。这种情况有必要纠正畸形，以利于负重及解除症状。

三、趾 骨 骨 折

趾骨骨折多由直接外力致伤，传导外力也可引起骨折。如行走时足趾撞在硬物上。

(一) 趾末节趾骨骨折

多为重物砸伤所致，疼痛明显，常有甲下积血，可用细针穿刺引流以解除疼痛。2~3 周后可负重行走，4~5 周后基本可无症状。至于爪粗隆部骨折愈合与否与功能结果无关。如为严重粉碎及开放骨折时，趾甲应拔除。清创后，甲床损伤严重无法闭合伤口时，可将末节趾骨截除。

(二) 第 2~5 趾骨闭合骨折

手法纠正畸形后，固定在相邻足趾即可，但各足趾间要垫以纱布，然后再用粘膏固定，应注意不要过紧，以免发生坏死。

(三) 趾骨开放骨折

趾骨严重开放损伤时不可一味追求保留足趾，有时即使勉强保留足趾，但因遗有明显畸形及影响负重行走，晚期仍须再截除。

(四) 趾末节趾骨撕脱骨折

此种撕脱骨折多波及末节趾骨近端背侧或跖侧缘，是过伸损伤伴有和近节趾骨关节面相碰撞的结果，也可是内收或外展应力伴有过伸损伤的结果。闭合复位后用夹板制动 3 周即可。

四、近侧趾间关节脱位

近侧趾间关节脱位不常见，一旦发生则多合并足的其他损伤。以趾趾间关节脱位最多见，小趾次之。闭合损伤首先行闭合复位，如果关节稳定，可用夹板固定或用相邻足趾制动。开放损伤或闭合复位后不稳定的脱位，可用细钢针做内固定。Miki 发现难以手法复位的趾趾间关节脱位有两种类型：

Ⅰ型：断裂的跖侧韧带进入关节间隙，造成关节间隙增宽，外观畸形不明显。易被漏诊。常需要切开复位。

Ⅱ型：跖侧韧带和籽骨移位到近节跖骨头的背侧，关节间隙窄，过伸畸形明显。需要切开复位，修复韧带结构。

五、籽骨骨折

屈𧿹短肌肌腱在接近近节趾骨止点处有两个籽骨，籽骨背侧和跖骨头跖侧相关节，两籽骨间有籽骨间横韧带相连。趾的这种籽骨结构是其重要的负重结构，它具有吸收应力，减少摩擦，保护肌腱等重要功能，并为屈𧿹短肌腱提供一作用杠杆。胫侧或称内侧籽骨，常较腓侧或外侧大，也更易发生骨折。

籽骨骨折（图45-69）多是由高处坠落后致伤。即在落地时第1跖骨头首先着地，籽骨则承受了外力并传导到跖骨。芭蕾舞演员常发生这种骨折。运动员趾受到反复应力作用可发生疲劳骨折。ⅡB型跖趾关节脱位时，可见内侧籽骨横断骨折。

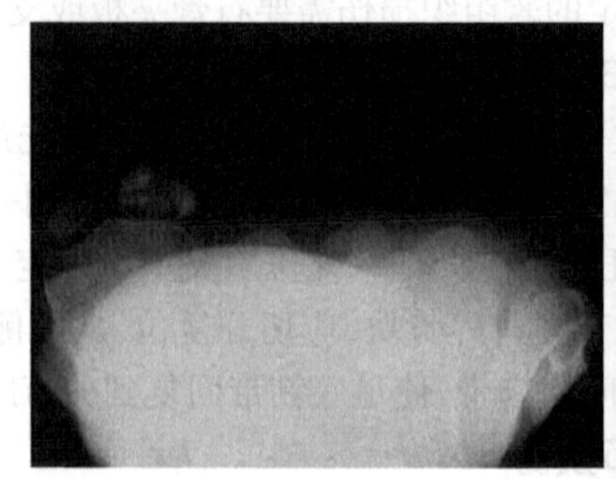

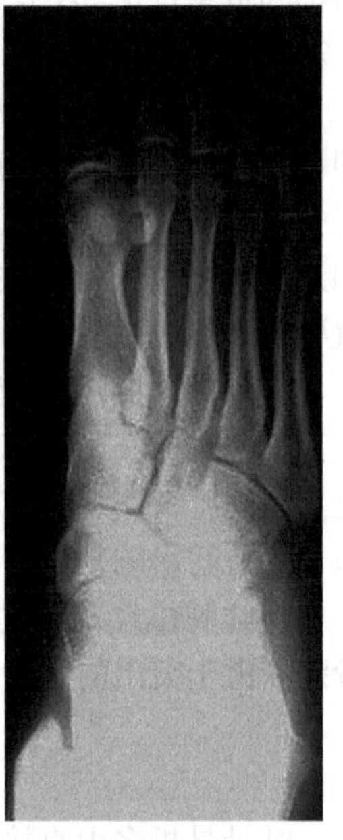

图45-69 籽骨骨折切线位和正位片

籽骨骨折后，局部可有肿胀，压痛，背伸趾时疼痛加重。摄前足正位、斜位和切线位片可显示出骨折，但应和二分或多分籽骨以及带有碎骨块的籽骨骨软骨炎鉴别。二分籽骨边界清楚、光滑且多为双侧，而骨折边缘多不规则。诊断困难时，核素骨扫描可帮助诊断。

无移位骨折可穿前足免负重硬底鞋或用小腿石膏托固定4周。如骨折仍未愈合，应再延长制动时间。如局部持续疼痛超过6个月以上可手术切除。疲劳骨折应用石膏固定6~8周。延误诊断或不适当治疗可造成骨折延迟愈合或不愈合，需行手术切除或植骨。

第七节 足部其他损伤

一、足舟骨脱位及骨折脱位

舟骨脱位及骨折脱位闭合复位较为困难，即使复位成功也难以维持其稳定，故常需切开复位，取足内侧切口，复位后用内固定维持其复位，术后制动8~10周开始练习活动及逐渐负重。过早负重常可能引起舟骨与邻近骨联结松弛，在行走时可出现距-舟-楔关节的异常活动，常是造成晚期病残的原因。缺血坏死仍是可能发生的晚期并发症，需作长期随诊观察。

（一）足舟骨脱位或骨折脱位的发生机制

因为这种损伤很少见，在一些著名的骨科专著中也很少见到关于这种损伤的描述，北京积水潭医院曾收治单纯脱位和骨折脱位各2例。至于其损伤机转则更少有结论，故对其发生机转的描述仅仅是根据个别病例材料的推断而作出的。如踝关节的极度背伸使距骨牢固地固定在踝穴内，前足再继续背伸则可使距-舟-楔关节跖侧之关节囊及韧带张力加大，继之则发生断裂。如此则使距舟及舟楔两关节在跖侧开放。在背侧则是距骨头和楔骨同时对舟骨施以向跖侧的挤压。因为踝关节的背伸总是合并有足内翻，故距-舟-楔关节在外侧同时对舟骨施以向内的挤压应力，最终使舟骨脱向跖内侧。在北京积水潭医院收治的4例中，3例是踝极度背伸，使距骨牢固地固定在踝穴内，前足的继续背伸可使距-舟-楔关节跖侧之关节囊及韧带张力加大，继之发生断裂。在背侧舟骨由于受到距骨头和楔骨的挤压，而使舟骨向跖内侧脱位。

（二）诊断

诊断较为容易，常有踝关节极度背伸外伤史，临床检查在足跖内侧可触及突出骨块，且有一定的活动度。X线片，尤其是足的侧位X线片可见脱位舟骨。此外，尚须注意有无足踝部的其他合并损伤。

(三) 治疗

足舟骨脱位或骨折脱位多为闭合性损伤,在诊断明确后,首先应在充分麻醉后试行闭合复位,牵引及外翻前足可以开大距 - 舟 - 楔关节间隙,再将脱位舟骨回复。一般讲,如果脱位的舟骨无明显旋转,闭合复位可能成功,但多数病例很难成功,即使复位成功也难于维持其稳定,因舟骨已无软组织附着,当其受到距骨和楔骨的挤压时极易再脱位。多数病例须开放复位,取足内侧切口,发现舟骨多已呈游离状态,复位后需用内固定方能维持其稳定,术后制动 8~10 周再开始练习活动及逐渐负重。

(四) 预后

足舟骨处于纵弓最高点,是构成足纵弓的关键成分,当舟骨脱位后,至少足纵弓的内缘即告破裂。将舟骨复位后,其和邻近诸骨的韧带连接只能以瘢痕形式来修复,而过早负重可能干扰这一过程,导致舟骨与其相邻骨联结松弛,因而在行走时会引起距舟楔关节的异常活动,这可能是晚期遗有病残的一个原因。因此,复位后晚负重是必要的,以利其在原位牢固愈合,能发挥关键结构的作用。此外,舟骨脱位后能否发生缺血坏死也是一个疑问,根据我们的观察,有 3 例分别在伤后 19 年、6 年及 2 年摄片检查,并未发现有异常,说明舟骨复位后是可以再建立血液循环的,像其他足部严重损伤一样,舟骨脱位复位后,康复时间较长,恢复正常至少需 1~2 年,在此期间切不可因有某些症状而贸然再做其他手术治疗。

二、骰骨骨折及脱位

骰骨骨折有两种类型:撕脱骨折和压缩骨折。以前者常见,但后者更为严重。足的外侧柱相对更为稳定。在足趾固定时,身体应力可经跟骨传导到骰骨,两端挤压骰骨发生压缩骨折。严重外伤可产生中跗关节脱位,引起不稳定。此时应注意检查足的内侧,发现韧带损伤或骨折。

无移位撕脱骨折和不严重压缩骨折,可用小腿石膏固定 4~6 周。严重压缩骨折可引起外侧柱短缩、塌陷,中跗关节不稳定,需恢复骰骨外形。从骰骨中间撑开后植骨,用外固定器或钢板固定(图 45-70)。如果骨折粉碎严重,则需行关节融合。

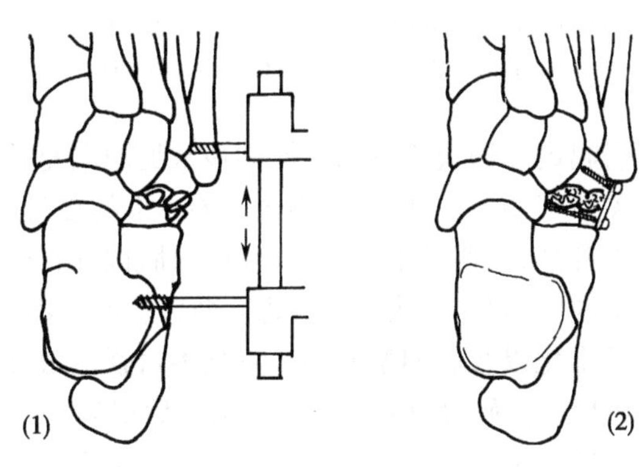

图 45-70 骰骨骨折

(1)用外固定器固定;(2)植骨后用钢板固定

骰骨也可发生单纯脱位,脱位常由直接外力或间接外力引起,骰骨通常向背内侧脱出,足斜位可很好显示骰骨脱位形态。完全脱位后应尽早复位,以解除对皮肤的压迫。手法复位时可在牵引足趾同时,足旋后、内收,并用手指从足的背内侧推挤骰骨。如复位失败,应切开复位,并用克氏针固定,术后用石膏托固定 6 周。拔出克氏针后练习活动。

三、楔骨骨折及脱位

楔骨骨折少见。骨折常由直接外力引起,由于骨间韧带坚强,骨折后常无移位。间接外力致韧带牵拉也可产生撕脱骨折。如果骨折有移位,应注意是否为 Lisfranc 损伤。无移位骨折、撕脱骨折用小腿石膏固定 4~6 周。如移位明显,应切开复位内固定,术后石膏固定 6~8 周。

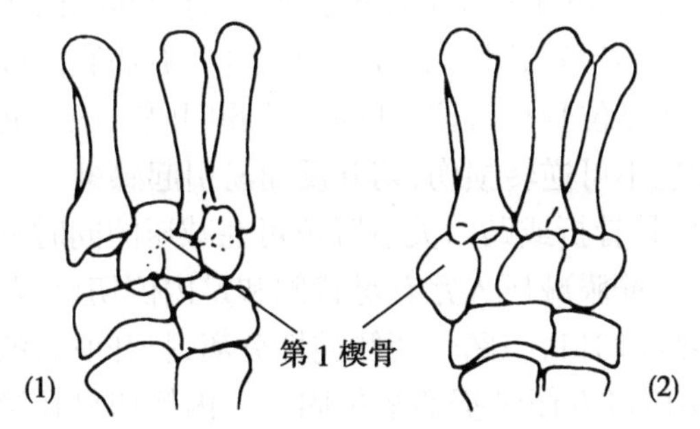

图 45-71 楔状骨骨折及脱位

(1)示内侧楔骨向外脱位;(2)或向内脱位

楔骨脱位常为 Lisfranc 损伤的一部分,偶尔也可见到单纯楔骨脱位。由于其拱形结构,足跖侧又有丰富的软组织稳定,内侧楔骨脱位需要较大暴力,直接暴力常使其脱向内侧。而当跖跗关节跖屈、前足外翻时,由于舟骨挤压,可使内侧楔骨脱向外侧(图 45-71)。脱位后应尽快复位以解除对皮肤的压迫。

但手法复位常难以完全复位。需切开复位克氏针或螺钉内固定。

四、足筋膜间隔综合征

足部的深、浅筋膜将足分隔为多个筋膜间隔。1976 年 Mubarak 提出足有 4 个筋膜间隔，即内侧筋膜间隔、外侧筋膜间隔、中央筋膜间隔和骨间筋膜间隔（图 45-72）。Myerson 经研究发现，中央筋膜间隔又可分为中央浅筋膜间隔和跟骨间筋膜间隔（图 45-73）。骨间筋膜间隔由 5 个跖骨分隔后形成 4 个骨间跖侧骨筋膜间隔。这样，足部就有了 9 个筋膜间隔。内侧筋膜间隔含有展肌和短屈肌，外侧筋膜间隔含有小趾展肌和小趾短屈肌，中央浅筋膜间隔含有趾短屈肌，跟骨间筋膜间隔含有跖方肌、趾长屈肌腱和蚓状肌，骨间筋膜间隔含有骨间肌。

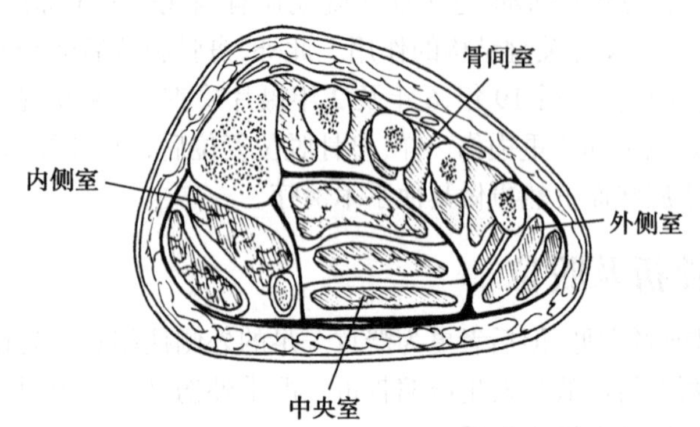

图 45-72 经跖骨基底平面显示足骨筋膜室
（引自 Adelaar RS.Complex Foot and Ankle Trauma，Philadelphia. Lippincott-Raven.1999）

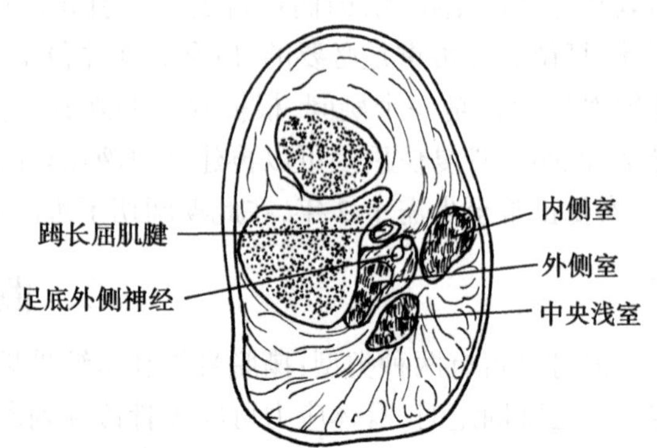

图 45-73 经后足平面显示足骨筋膜室
（引自 Adelaar RS. Complex Foot and Ankle Trauma，Philadelphia. Lippincott-Raven，1999）

引起足部筋膜间隔综合征的最常见原因是足部严重挤压伤和骨折脱位，如跟骨骨折、多个跖骨骨折、跖跗关节损伤等。Myerson 报道约有 5% 的跟骨骨折伴有筋膜间隔综合征。各种原因所造成的筋膜间隔内压力升高，会使毛细血管血流减少，肌肉和神经组织缺血。组织缺血又会使组织水肿加重，进一步加剧了组织内压的升高，从而形成恶性循环。如果不及时解除这种组织缺血的状况，肌肉在 4 小时后就将发生坏死纤维化以及后期挛缩等一系列不可逆的改变。严重缺血可导致软组织广泛坏死，可引起感染。晚期足部可出现僵硬、疼痛、爪形趾畸形等后遗症。

早期诊断足部筋膜间隔综合征最重要的是诊断意识，对足部严重损伤要想到筋膜间隔综合征的可能。足部外伤史，严重的足部肿胀、疼痛，足趾被动牵拉引发剧烈疼痛，足背动脉搏动减弱，足部感觉减退等，对建立诊断有所帮助。但应注意足部筋膜间隔内没有大的血管，足趾血供较丰富，足底筋膜间隔内缺血对足趾血供影响小。足部筋膜间隔综合征的症状没有小腿和上肢那么明显。单靠症状、体征诊断常常比较困难。更为可靠的诊断方法是进行筋膜间隔内压力测定。

如果确定了筋膜间隔综合征诊断，即应尽早行筋膜切开减压术。一般认为，筋膜间隔内压力测定超过 40mmHg，或舒张压和筋膜间隔内压之差小于 30mmHg，是手术切开筋膜减压的指征。筋膜间隔内压力在 30~40mmHg 之间可密切观察，使用足底静脉泵消肿减压。如果是跖跗关节骨折脱位合并有筋膜间隔综合征，即使筋膜间隔内压力未达到 40mmHg，也可尽早手术，在复位骨折脱位的同时，筋膜间隔减压。筋膜切开减压术应在伤后 8 小时内完成。延迟诊断者，肌肉已发生不可逆转损伤，切开反而易引起感染。

筋膜切开术不使用止血带，也不做肌肉组织的清创，跖骨骨折或跖跗关节脱位可在减压的同时复位固定，跟骨骨折一般不建议在筋膜减压时做骨折的复位固定。筋膜减压入路有足背侧和足内侧切口，背侧切口分别在第 2 跖骨干稍偏内侧和第 4 跖骨干稍偏外侧做纵向切口，在跖骨两侧钝性分离，打开所有的筋膜间隔（图 45-74）。跖骨骨折和跖跗关节损伤时使用背侧切口可方便骨折的复位固定。内侧切口在第 1 跖骨干的内下缘做纵向切口（图 45-75），在展肌背侧进入内侧筋膜间隔，打开背侧的骨间筋膜间隔，经过中央浅筋膜间隔进入外侧筋膜间隔。内侧切口向近侧延伸可打开跟骨间筋膜间隔。在跟骨骨折引起的跟骨间

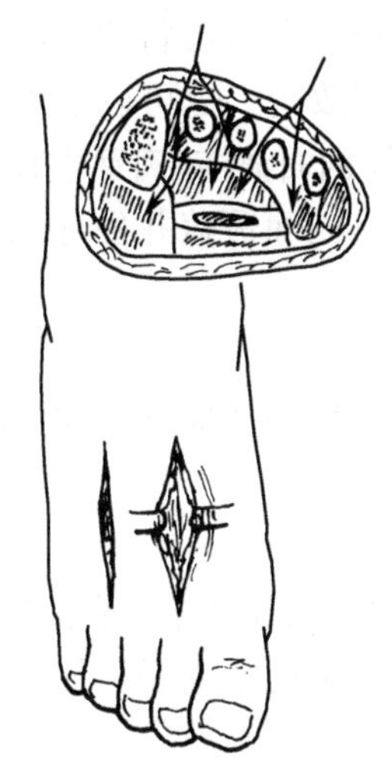

图 45-74　前足背侧筋膜切开减压入路
（引自 Adelaar RS. Complex Foot and Ankle Trauma, Philadelphia. Lippincott-Raven, 1999）

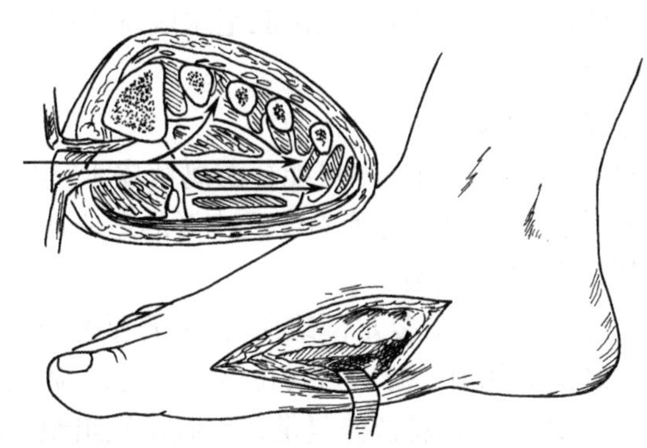

图 45-75　足内侧筋膜切开减压入路
（引自 Adelaar RS. Complex Foot and Ankle Trauma, Philadelphia. Lippincott-Raven, 1999）

筋膜间隔压力升高时，可在距跟前 4cm、足底背侧 3cm 向远端做一纵形切口，长约 6cm。分开展肌，切开内侧肌间隔进入跟骨间筋膜间隔。筋膜切开减压后，应再次作各个筋膜间隔的测压，如压力仍然高，需要再次减压。

切口保持开放 5~10 天，肿胀消退后，关闭伤口或植皮。急性筋膜间隔综合征没有及时处理，可能遗留足的功能障碍。如慢性疼痛，感觉异常，僵硬，广泛的软组织挛缩，固定的爪形趾畸形等，治疗十分困难。轻度畸形可以理疗、支具固定或穿矫形鞋，严重畸形需要手术矫正。如爪形趾畸形可能需要趾间关节融合，跖趾关节软组织松解或切除，屈趾肌肌腱延长等手术。

第八节　外伤性足部皮肤缺损

足部很多重要功能有赖于足部皮肤软组织的完整，修复足部皮肤缺损不仅是单纯的创面覆盖，而是足部功能重建的重要组成部分。如足底皮肤为了负重和行走的需要而特别粗糙，角质层极厚，而且有很多垂直纤维将皮肤和跖腱膜及趾骨等深部组织相连，使其在负重时不易滑动，皮肤弹性差而移动性小，足在活动中要吸收较大的应力，需要一定的软组织厚度。足部皮肤还要有较好的感觉，才能更耐磨。近些年来显微修复技术的进步，已使一些过去处理困难的足部软组织创伤的修复水平有了较大的提高。

一、足背皮肤缺损的治疗

足背皮肤较薄，皮下组织少且疏松。在足部捻挫和挤压外伤后，常易造成皮肤撕脱及皮下的肌腱、血管及骨关节外露，如不及时修复，可能引起软组织感染、组织坏死和晚期软组织挛缩等问题。有以下几种覆盖创面的方法可采用。

（一）游离植皮术

如果创面污染不重，经适当清创后仍保留有部分皮下组织，如伸肌腱腱膜甚或伸趾短肌等，在这种条件时就可采用游离植皮术以闭合创面，创面基底情况较好时可用厚断层皮片，基底情况较差时可用薄断层皮片以利其成活。

（二）二期植皮覆盖创面

在创面污染严重，经清创后仍不理想时，或原始损伤较重，足背软组织大部分缺失而不可能行一期植皮闭合创面时，可采用连续更换敷料及清洁创面而等待肉芽组织生长。在足背，肉芽组织生长十分迅速及丰富，其多从跗骨间及跖跗关节囊部生长出来，并向周围扩展，约在两周左右即可将裸露的跖跗骨完全覆盖。在植皮前 3 天开始用 3% 盐水湿敷创面，可消除肉芽水肿使其更加致密。也可以采用负压封闭引流（vacuum sealing drainage，VSD）技术，连续吸引 7~10 天后可拆开 VSD，如创面清洁，肉芽生长满意即可进行二期植皮。植皮时再将创面用无菌肥皂水刷洗 3 遍，最后用断层皮片将创面覆盖并妥善包扎固定。两周后去除包扎敷料即可。

（三）小腿交叉皮瓣术

新鲜的足背皮肤缺损应尽可能行游离植皮术，很少有行交叉皮瓣移植的适应证。在考虑晚期必须修复深部组织而重建功能时，才有行交叉皮瓣的适应证。

（四）带血管蒂的皮瓣

以带血管蒂的皮瓣修复足部缺损时，不需要吻合血管，手术操作简单，安全可靠，成活率高。如使用以足背动脉为血供的踝前皮瓣逆行转位修复前足缺损，腓肠神经营养血管半岛状皮瓣修复踝前及足背皮肤软组织缺损，外踝上皮瓣转位修复足背皮肤及软组织缺损。

（五）游离皮瓣的移植

在考虑行游离皮瓣移植时，应注意受区有无可供吻接的血管，其次要考虑皮瓣的来源以及移植后晚期的结果如何，以及是否值得牺牲某些部位的正常组织来修复这个创面。皮瓣一般选用皮下组织薄，切取后对供区影响不大，创面能直接缝合不需要植皮的皮瓣。如股外侧皮瓣、肩胛部皮瓣等。

二、足跟近端及内、外踝的皮肤缺损

足跟部皮肤的特点是，既要有一定的硬度，能够耐磨耐压，又要有良好的感觉，皮下还要有一定厚度的致密组织。跟部皮肤软组织缺损后，较小范围的缺损，可用足底内侧皮瓣和足底外侧皮瓣。较大范围的缺损，可用腓肠神经营养血管蒂逆行岛状皮瓣，小腿外侧带蒂逆行皮瓣或小腿内侧带蒂逆行皮瓣修复。但这些皮瓣由于缺少含有垂直纤维的致密组织，移植修复后易滑动，稳定性差。如果足跟合并内、外踝皮肤软组织缺损，可使用膝与小腿双蒂皮瓣修复。

三、足部皮肤撕脱伤

足部皮肤撕脱伤并不少见，如系单纯足背皮肤撕脱，则可依前述之方法处理。如果撕脱的皮肤无捻挫伤，经清创后再制成中厚断层皮片仍可植回原位。如系足底皮肤撕脱，特别是足跟部皮肤，因角化层太厚不宜制成断层皮片再移植回原位，应从其他部位切取皮片植皮。

四、足部套状皮肤撕脱伤

足部套状皮肤撕脱伤在处理上相当困难，由于皮肤血液循环的关系，从肢体近端向远端的撕脱伤，皮肤的血运基本上全部破坏，故而不能将撕脱的皮肤回复再缝合，如此则可导致皮肤坏死。从肢体远端向近端的撕脱，偶有保存皮肤血运者，将皮肤回复并缝合则有成活可能，但容易发生血管栓塞而导致再发生坏死。对于前足套状皮肤及软组织缺损，如果足趾皮肤已撕脱，趾骨关节损伤严重，可将足趾切除。足底用带血管的皮瓣移植修复，缝接皮肤感觉神经，恢复足底感觉。足背用游离皮片修复，但如果肌腱骨骼裸露，皮片不易成活，或由于皮肤瘢痕挛缩影响功能。全足皮肤及软组织缺损需要用大型皮瓣包裹全足创面，一期消灭床面。如采用侧胸皮瓣、脐旁皮瓣、肩部双叶皮瓣等。如能在皮瓣移植时缝接神经，恢复一部分保护性感觉，对恢复足的功能也有一定的意义。

（徐海林）

索　　引

FRACTURES AND JOINT INJURIES

5P 征　795

A

AAOS 分型　415
Adamkiewicz 动脉　949

B

Bankart 损伤　750
Bankart 手术　751
Bardinet 韧带　790
Beals 和 Tower 分型　416
Bethea 分型　415
Blair 融合术　1452
Bosworth 跟腱修补术　1412
Bosworth 骨折　1432
板状骨折　199
半月板桶柄状撕裂　1256
被动活动　184
被动免疫　605
闭合骨折　208
闭合伤口　224
闭合性气胸　1025
臂丛神经损伤　639
表层(薄层)皮片　243
表面轮廓重建　87
病理性骨折　83,512
搏动性血肿　1401
薄束　951
不愈合　783

C

Canale 位 X 线片　1445
Cedell 骨折　1447
Chaput 结节　1396
Chopart 关节　1440
Chopart 截肢　545
Codman 三角　516
Colton 分型　818
Cooke 和 Newman 分型　415
Cooper 韧带　790
Copeland 诊断实验　1409
Craig 分型　718
残肢痛　544
草地趾(turf toe)　1478
持续被动运动器械　178
出口速度　235
初级骨化中心　189
初始骨痂反应　288
初始速度　234
穿入伤　210
创面负压闭式引流　1406
创伤机制　62
创伤记分(revised trauma score,RTS)　685
创伤解剖　55
创伤系列片　710
创伤性动静脉瘘　671
创伤性动脉瘤　671
创伤性关节炎　176
创伤性肩关节不稳定　750
创伤性休克　568

磁共振成像 88
粗隆下骨折 1192
挫伤区 238

D

Denis 分型法 1056
Dugas 阳性体征 740
Dupuytren 骨折 1433
大结节骨折 711
弹头翻转 235
等长收缩 184
等动收缩(isokinetic contraction) 9
等张收缩 184
低强度脉冲超声 343
动力锁定 1381
窦椎神经 947
断层(中厚)皮片 244
多发骨关节损伤 366
多平面重建 87

E

Ender 髓内钉 1380
Essex-Lopresti 损伤 826, 844
Evans 分型 1161
鹅足 1249
二级骨化中心 190
二期愈合 287
二头肌腱断裂 785

F

反射性交感神经营养不良综合征 613
反跳伤 237
放射性核素显像 93
非创伤性肩关节不稳定 750
肥大型骨不愈合 327
腓总神经卡压综合征 668
封闭负压引流技术 224
跗管综合征 669
跗横关节(距-舟、跟-骰关节) 17
伏克曼管(Volkmann canal) 7
浮膝(floating knee)损伤 1349
负压封闭引流技术 228
复杂性区域性疼痛综合征 613

G

Garden 分型 1143
Genant 分类 404
改良 Allis(提拉)法 1179
改良 Ficat 分级 1157
干骺端 190
高处坠落伤 367
高能震波 342
革兰阴性杆菌 230
膈神经移位术 648
跟骨交叉角(Gissane 角) 1454
跟骨结节关节角(Bolher 角) 1454
跟骨中央三角 1454
功能锻炼 175, 181
功能复位 109
功能治疗 745
肱动脉损伤 783
肱骨近端骨折 707
肱骨髁上骨突综合征 664
肱骨头坏死 716
肱三头肌断裂 785
钩拉试验(hook test) 1429
钩椎关节 937
股骨干骨折 1206
股骨颈前倾角 1135
股骨距 1136
股骨头坏死(AVN) 1157
股骨头缺血性坏死 560
股神经卡压综合征 667
骨挫伤 89
骨的再生过程 283
骨骺分离 197
骨化性肌炎 784
骨化中心 192
骨痂延长术 153
骨间背侧神经卡压综合征 664
骨间掌侧神经卡压综合征 665
骨筋膜室综合征 67,588
骨龄 192
骨膜剥离 210

骨皮质剥脱术 336
骨桥 204, 205
骨桥切除 205
骨髓炎 216
骨外固定 151
骨外固定技术 151
骨折畸形愈合 349
骨质疏松症 390
关节 425
关节镜 442
关节内骨骺骨折 197
关节内骨折 203
关节囊 425
关节融合术 181
关节软骨 425
关节松解术 180,477
关节稳定性 180
贯通伤 237

H

hangman 骨折 971
Hanson 分类法 1110
Hawkins-Kennedy 撞击征 766
Hawkins 征 1451
Hill-Sachs 损伤 748
Hippocratic 复位法 743
哈弗系统(Haversian system) 4
核素三时相骨扫描 615
骺(epiphysis) 6
骺板 189, 190
骺板生长停滞 204
骺板损伤 193
骺板再开放术 205
骺板早闭 204
骺动脉 190
骺软骨 190
后抽屉试验 1271
后方肩盂骨挡手术 755
后脱位 739
华勒退行性变(Wallerian degeneration) 631
滑雪板骨折 1447
滑液 425
化骨核 190
踝足矫形器(AFO) 559
幻肢痛 541
喙突下型 738
火器伤 234
霍希普陷窝(Howship lacunae) 5

J

Jefferson 骨折 961, 970
Johansson 分型 415
Jones 骨折 1476
Judet-Letournel 分型 1075
机器损伤 367
肌基膜管(muscle basal lamina, MBL) 53
肌痉挛 177
肌力 177
肌皮瓣 244
肌肉成形术(myoplastic) 540
肌肉固定术(myodesis) 540
肌肉挛缩 177
肌肉萎缩 176, 177
肌张力 177
挤压综合征 599
计算机辅助导航 483
计算机辅助骨外科手术(computer assisted orthopedic surgery, CAOS) 1119
计算机体层摄影 86
甲基丙烯酸树脂(poly-methyl-meth-acrylate, PMMA) 12
假肢 178
尖顶距(Tip-apex distance, TAD) 1166
坚实度 215
间接暴力 62
肩峰下关节 703
肩关节不稳定 750
肩关节的功能位 699
肩关节的休息位 699
肩关节复发脱位 747
肩关节僵硬 716
肩关节置换术 714
肩关节中立位 699
肩胛骨脱位 736
肩胛绞锁 736
肩胛胸壁分离 736

肩锁关节脱位 757
肩胸关节 702
肩袖 762
肩袖间隙 771
肩撞击征 763
肩坠落试验 766
简明损伤定级标准(abbreviated injury scale,AIS) 686
交通损伤 366
矫形器 178,556
矫形术 180
截肢(amputation) 534
截肢性神经瘤(amputation neuroma) 42
解剖复位 108,203
金属异物 240
筋膜皮瓣 244
经皮椎体成形术 405
颈干角 1135
胫腓骨骨折 1363
静力锁定 1381
静脉血栓取出术 610
局部皮瓣转移 225
距骨倾斜试验 1427

K

Kocher-Langenbeck 入路 1087
Kocher 方法 744
Kocher 骨折 814
Kocher 入路 832
开放骨折 208
开放式灌注 233
开放性截肢 540
开放性气胸 1025
康复 177
康复协作组 177
康复训练 175
抗瘢痕因子 36
抗骨吸收 397
恐怖三联症 841
扣锁机制 74
髋内翻 64

L

Lachman 试验 1270,1479
Lindholm 手术 1411
Lisfranc 关节 1440
Lisfranc 截肢 545
Lisfranc 韧带 1470
Lottes 髓内钉 1380
雷诺病 682
肋间神经移位术 647
梨状肌综合征 667
理疗 178
力偶(coupled forces) 14
连枷胸 1024
滤网成形术 610

M

Maisonneuve 骨折 1431
Mason 分型 827
Mayo 分型 818
Mehne 分型 798
Moloney 线 741
Mont 和 Maar 分型 415
Morel-Lavalle 损伤 1072
脉冲冲洗 215
盲管伤 237
免荷矫形器 180
膜内化骨 189

N

Neer 分型 707
Neer 撞击试验 766
Neer 撞击征 766

O

Osbourne 筋膜 793
O 形石膏 778
耦联 390

P

Peries 角　1461
Phemister 植骨　1403
皮瓣　244
疲劳骨折　497
漂浮膝　1207

Q

气性坏疽　606
牵拉成骨　313
牵拉性骨再生　153
牵拉性组织再生　154
牵引疗法　178
前抽屉试验　1270,1427
前脱位　738
潜在性开放骨折　212
切线伤　237
清创　214
清创术　239
全层(全厚)皮片　244
全骺分离　200
全身核素骨扫描　518
缺血性的不愈合　327
缺血性坏死　68

R

Regan-Morrey 分类　824
Riseborough 分型　798
Robinson 分型　720
桡管综合征　663
桡神经损伤　776
韧带　425
容积再现技术　88
蠕变(creep)　11
入口速度　235
软骨内化骨　189
软组织失活　215
锐器伤　210

S

sail 征　813, 828
Sarmiento 功能支具　1372
Schatzker 分型　818
Stimson 重力复位法　1178
Stimson 牵引复位法　743
赛姆截肢　539, 548
三部分骨折　713
三角骨　1447
三角韧带　1416
三平面骨折　197
伤道　237
上胫腓关节　1364
上脱位　740
深静脉血栓形成　607,1130
神经瘤　540
神经束膜　630
神经束膜吻合法　636
神经松解术　635
神经毯(neuropile)　49
神经外膜(epineurium)　630
神经外膜吻合法　635
神经吻合术　635
神经系膜(mesoneurium)　631
生物逻辑性固定　295
生物学固定　295
收缩性　215
瞬时空腔　236
撕脱伤　212
死亡冠(corona mortis)　1034
四边孔综合征　663
四部分骨折　713
塑形区　190
随意性肩关节脱位　756
髓核　942
髓内钉　220
髓鞘球体(myelin ovoid)　41
损伤控制理论(damage control surgery,DCS)　1040
锁骨远端骨折　723

T

Thompson-Epstein(1951 年)分型 1176
Thompsons 试验 1409
Tile 分类 1048
Tinel 征 634
特发性肩松弛症 756
疼痛弧征 766
提携角 791
体感诱发电位 646

V

Vancouver 分型 416
Volkmann 挛缩 849
Volkmann 缺血挛缩 795, 796

W

Wadsworth 分类 813
外翻嵌插型骨折 708
外固定器 151
外科颈骨折 713
腕尺管综合征 667
腕关节的三柱理论(Taleisnik 学说) 20
腕管综合征 666
微创外科 166
稳定性 234
沃勒变性(Wallerian degeneration) 41
无针骨外固定 1373
物理治疗 179

X

下脱位 739
纤维环 942
小结节骨折 712
楔束 951
协同 71
协同肌 71
心理康复 179
新型敷料 39
胸大肌移位术 769
胸廓出口综合征 662
胸内脱位型 739
胸锁关节脱位 760
嗅鞘细胞 52
悬垂石膏 778
旋前圆肌综合征 665
血胸 1026

Y

延迟愈合 783
延期闭合伤口 228
严重程度评分的评定方法(mangled extremity severity score,MESS) 536
腋位像 710
一期愈合 222, 287
异体神经移植 638
异位骨化 622,717
异位骨化(heterotopic ossification,HO) 1127
音乐疗法 179
引导性骨再生 287
隐动脉皮瓣 254
茚三酮试验(ninhydrin test) 634
应变(strain) 10
应力刺激 158
应力骨折 84,497
应力遮挡效应(stress shielding) 12
游离植皮术 243
盂肱关节脱位 737
盂肱节律 701
盂下型 738
原发伤道区 238
远达效应 238
院前指数(prehospital index,PHI) 685
运动疗法 178, 179

Z

张力性气胸 1025
章动角 235
震荡区 238
肢骨质疏松 556
肢体严重毁损严重评分(mangled extremity severity score,MESS) 686

脂肪垫征　813, 828
脂肪栓塞综合征　577
直接暴力　62
直接缝合　225
职业康复　179
致伤能力　234
中心型骨桥　205
重力作用　185
重物压砸伤　367
周围神经　629
轴突球　41
轴移试验　1271
肘管综合征　666
主动活动　184
主动肌　71
转动瞬心（instant center）　14
撞击压砸伤　211
椎间盘　942
自动免疫　605
自体神经移植　638
足矫形器（OF）　559
足印　763
阻挡钉（Poller 钉）技术　1382
组织再生　314
最大强度投影法　87
作业疗法　178, 179

图书在版编目（CIP）数据

骨与关节损伤 / 王亦璁等主编 . —5 版 . —北京：人民卫生出版社，2012.8

ISBN 978-7-117-14697-5

Ⅰ.①骨…　Ⅱ.①王…　Ⅲ.①骨损伤②关节损伤　Ⅳ.①R68

中国版本图书馆 CIP 数据核字（2012）第 058038 号

骨与关节损伤

第 5 版

主　　编：王亦璁　姜保国
出版发行：人民卫生出版社（中继线 010-59780011）
地　　址：北京市朝阳区潘家园南里 19 号
邮　　编：100021
E - mail：pmph @ pmph.com
购书热线：010-59787592　010-59787584　010-65264830
印　　刷：北京盛通数码印刷有限公司
经　　销：新华书店
开　　本：889 × 1194　1/16　　**印张：**95　　**插页：**8
字　　数：3010 千字
版　　次：1980 年 8 月第 1 版　　2025 年 2 月第 5 版第 30 次印刷
标准书号：ISBN 978-7-117-14697-5
定　　价：298.00 元
打击盗版举报电话：010-59787491　E-mail：WQ @ pmph.com
质量问题联系电话：010-59787234　E-mail：zhiliang @ pmph.com
数字融合服务电话：4001118166　E-mail：zengzhi @ pmph.com